Inhalt

M. Schartl, M. Gessler, A. v. Eckardstein

Biochemie und Molekularbiologie des Menschen

Manfred Schartl, Manfred Gessler,
Arnold von Eckardstein (Hrsg.)

Biochemie und Molekularbiologie des Menschen

Mit über 1000 Abbildungen

Große Falttafel mit Stoffwechselübersicht

Mit Beiträgen von

M. Arand, I. Behrmann, M. Blaut, R. Brigelius-Flohe, A. Dorn-Beineke, A. von Eckardstein, S. von Eckardstein, M. Eilers, K.H. Friedrich, H.-J. Galla, M. Gessler, M. Hersberger, T. Hornemann, R. Hutterer, T. Hünig, T. Igo-Kemenes, U. B. Kaupp, S. Klaus, H. Koepsell, M. Lübben, C. Luley, F. Müller, M. Neumaier, J. Rassow, J. Roth, K. Rentsch, M. Schartl, B. Stieger, H. Wajant, H. Wiesinger , W. Wintermeyer, T. Wirth, G. Woehlke

ELSEVIER
URBAN & FISCHER

URBAN & FISCHER München

Zuschriften und Kritik an:
Elsevier GmbH, Urban & Fischer Verlag, Lektorat Medizinstudium, Karolin Dospil, Karlstraße 45, 80333 München
e-mail: medizinstudium@elsevier.de

Wichtiger Hinweis für den Benutzer
Die Erkenntnisse in der Medizin unterliegen laufendem Wandel durch Forschung und klinische Erfahrungen. Herausgeber und Autoren dieses Werkes haben große Sorgfalt darauf verwendet, dass die in diesem Werk gemachten therapeutischen Angaben dem derzeitigen Wissensstand entsprechen. Das entbindet den Nutzer dieses Werkes aber nicht von der Verpflichtung, anhand weiterer schriftlicher Informationsquellen zu überprüfen, ob die dort gemachten Angaben von denen in diesem Buch abweichen und seine Verordnung in eigener Verantwortung zu treffen.

Bibliografische Information der Deutschen Nationalbibliothek
Die Deutsche Nationalbibliothek verzeichnet diese Publikation in der Deutschen Nationalbibliografie; detaillierte bibliografische Daten sind im Internet über http://dnb.d-nb.de abrufbar.

09 10 11 12 5 4 3 2 1

Um den Textfluss nicht zu stören, wurde bei Patienten und Berufsbezeichnungen die grammatikalisch maskuline Form gewählt. Selbstverständlich sind in diesen Fällen immer Frauen und Männer gemeint.

Als Basis wurde der Biochemie-Teil des folgenden Werkes verwendet:
Schmidt, Robert F/Unsicker, Klaus (Hrsg.): Lehrbuch Vorklinik
Copyright © 2003 Deutscher Ärzte-Verlag GmbH

Programmleitung: Dr. med. Dorothea Hennessen
Planung: Alexandra Frntic, Andrea Wintermayr
Lektorat: Dr. Andrea Beilmann, Karolin Dospil, Sabine Hennhöfer
Redaktion: Dr. Claudia Deigele, Dr. Kathrin Feyl, Dr. Verena Pilger, Friedhelm Glauner
Herstellung: Christine Jehl; Renate Hausdorf, München
Satz: abavo GmbH, Buchloe/Deutschland; TnQ, Chennay/Indien
Druck und Bindung: MKT Print, Ljubljana
Zeichnungen: Dr. Wolfgang Zettlmeier, Barbing
Umschlaggestaltung: SpieszDesign, Neu-Ulm

ISBN 978-3-437-43690-1

Aktuelle Informationen finden Sie im Internet unter **www.elsevier.de** und **www.elsevier.com**

Benutzerhinweise

Mehr als nur Buch
Ein Buch zum Lernen und Nachschlagen ist gut. Aber es geht noch besser: Weiterführende Informationen finden Sie jetzt auch Online: Videos, Animationen, Abbildungen, Fälle, vertiefender Text, Tabellen, IMPP-Fragen um einige zu nennen. Nicht immer sind alle Info-Typen in einem Buch vertreten – nicht immer sind alle Typen sinnvoll –, doch die Elsevier-Welt des Wissens hört beim Buch nicht auf.

Wie funktioniert's?
So kommen Sie an die Online-Extras: Rubbeln Sie Ihren persönlichen Zugangscode frei und gehen Sie Online. Folgen Sie dann den Anweisungen und Sie kommen zu den Infos, die Sie brauchen.

Damit nicht genug
Auch nach Erscheinen eines Buches bleibt das Elsevier-Team am Ball und stellt weitere Extras Online. Surfen Sie also immer wieder bei uns vorbei, es lohnt sich.

Viel Freude beim Erforschen der Online-Welten wünscht
Ihr Elsevier-Team

Die Herausgeber

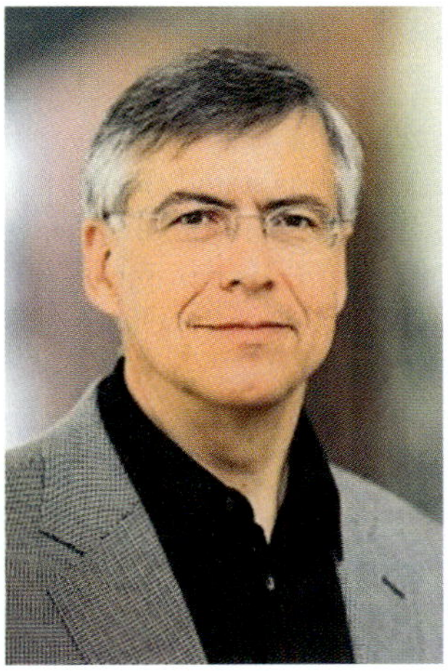

Prof. Dr. rer. nat. Manfred Schartl
Studium der Biologie und Chemie und Assistententätigkeit an der Universität Gießen. 1985–1991 Arbeitsgruppenleiter am Genzentrum des Max-Planck-Instituts für Biochemie in Martinsried. 1988 Habilitation. Seit 1991 Ordinarius für Physiologische Chemie am Biozentrum der Universität Würzburg und seit 2001 Adjunct Professor für Molekularbiologie an der Universität Bergen/Norwegen. Forschungsschwerpunkte: Signaltransduktion und Molekulargenetik von Tumorerkrankungen, Entwicklungsbiochemie.

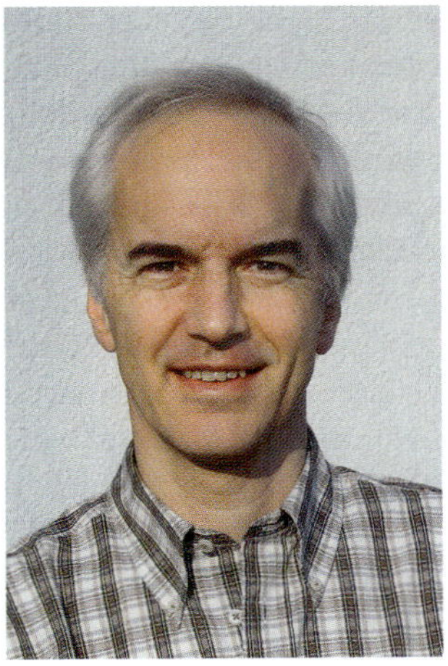

Prof. Dr. med. Manfred Gessler
Studium der Medizin und Promotion an der Universität Gießen, 1986–1989 Postdoc an der Harvard Medical School (Children's Hospital) in Boston, 1990–1993 Wiss. Assistent am Institut für Humangenetik in Marburg, 1993 Habilitation. Seit 1993 Professor für Physiologische Chemie und seit 2008 Ordinarius für Entwicklungsbiochemie am Theodor-Boveri-Institut (Biozentrum) der Universität Würzburg. Forschungsschwerpunkte: Molekularbiologie der Entwicklung des kardiovaskulären Systems und der Nieren, Signaltransduktion und Zelldifferenzierung, Tumorforschung.

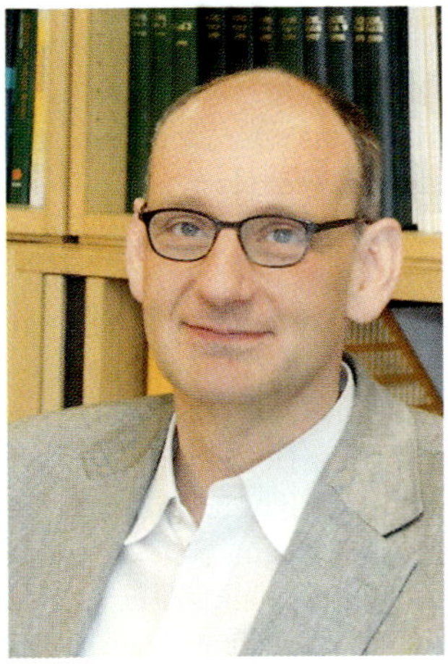

Prof. Dr. med. Arnold von Eckardstein
Studium der Medizin und Promotion in Gießen und Kiel. Weiterbildung zum Facharzt für Laboratoriumsmedizin und Klinischen Chemiker sowie wissenschaftliche Ausbildung in Frankfurt und Münster. 1994 Habilitation und 2000 apl. Professor an der Westfälischen Wilhelms-Universität Münster. Seit 2001 Ordinarius für Klinische Chemie an der Universität Zürich und Direktor des Institutes für Klinische Chemie des Universitätsspitals Zürich. Forschungsschwerpunkte: Lipid- und Lipoproteinstoffwechsel, Arteriosklerose, kardiovaskuläre Risikofaktoren und Biomarker.

Vorwort

Die Biochemie ist die Lehre von den chemischen Vorgängen in Lebewesen (griechisch βιοχημεία biochēmeia, „die Chemie des Lebens"). Sie befindet sich im Grenz- und Überschneidungsbereich zwischen Chemie, (Zell-)Biologie, Genetik und Physiologie. Die Biochemie ist eine der am rasantesten fortschreitenden naturwissenschaftlichen Disziplinen und hat in den letzten Jahren und Jahrzehnten ein Umdenken (Paradigmenwechsel) in fast allen vorklinischen, klinisch-theoretischen und klinischen Fächern der Medizin eingeleitet, was als molekulare Revolution bezeichnet werden kann. Die genaue Kenntnis der Struktur und Funktion der Proteine, Lipide und Kohlenhydrate des menschlichen Körpers, ein immer detaillierteres Verständnis normaler und pathologischer Stoffwechselprozesse einschließlich ihrer Regulation, der molekularen Grundlagen des Informationsaustausches innerhalb und zwischen Zellen sowie nicht zuletzt die vollständige Entschlüsselung des menschlichen Genoms sind essenzielle Grundlagen der ärztlichen Tätigkeit geworden. Unser heutiges Verständnis der Zellbiologie, Anatomie und Physiologie des Menschen basiert zunehmend auf diesen biochemischen Grundlagen. Schließlich beruht schon jetzt ein großer und ständig zunehmender Anteil diagnostischer und therapeutischer Verfahren des klinischen Alltags auf biochemischen Erkenntnissen.

Damit hat sich der Stellenwert einer fundierten biochemischen Ausbildung im Medizinstudium weiter erhöht. Gleichzeitig stellen die enorme Wissenszunahme in der Biochemie sowie die verschwimmenden Grenzen zur Zell- und Molekularbiologie sowie zur Physiologie eine besondere Herausforderung für den biochemischen Unterricht dar, dessen zeitlicher Anteil am vorklinischen Studienabschnitt trotz dieser Entwicklung unverändert geblieben ist. Hier kann ein dem aktuellen Erkenntnisstand angepasstes Lehrbuch wertvolle Unterstützung geben, und dies war die Motivation der Herausgeber, die ersten Schritte zu einem Lehrbuch der Biochemie des Menschen zu machen.

Durch die zunehmende Spezialisierung, die immer schwieriger zu überschauende Fülle an Einzelinformation und die wechselseitigen Einflüsse zwischen der Biochemie und ihren Nachbardisziplinen sind jedoch weder ein einzelner Autor noch ein kleines Team in der Lage, dem aktuellen Wissensstand in der Biochemie in seiner Breite und der notwendigen Tiefe gerecht zu werden. Daher entschlossen wir uns, fachlich ausgewiesene Kollegen zu bitten, einzelne Kapitel beizutragen. Wir sind der Überzeugung, dass derjenige, der ein bestimmtes Teilgebiet der Biochemie in all seinen Einzelheiten und Querbeziehungen kennt und darin verwurzelt ist, besonders gut in der Lage ist, den Stoff zu strukturieren, Schwerpunkte zu setzen, allgemein Wichtiges von Spezialwissen zu trennen und es letztendlich didaktisch so aufzuarbeiten, dass Biochemie „erlernbar" wird.

Trotz des angestrebten hohen fachlichen Niveaus wurde bei der Konzeption der einzelnen Beiträge besonderer Wert darauf gelegt, dass dieses Lehrbuch den gesamten prüfungsrelevanten Stoff in leicht verständlicher Weise wiedergibt und eine umfassende Prüfungsvorbereitung erlaubt. Die Anforderungen des Gegenstandskatalogs wurden hierzu am Ende des Buches mit den entsprechenden Kapitelverweisen in einer Tabelle zusammengefasst.

Zur leichteren Bewältigung des Stoffes haben wir Wert darauf gelegt dass jedes der 30 Kapitel in sich geschlossen und aus sich heraus verständlich ist, auch wenn es auf früheren Kapiteln aufbaut. Dies macht an einigen Stellen Wiederholungen und Überschneidungen notwendig, von denen wir aber glauben, dass sie im Sinne nicht nur eines Lehr- sondern auch eines Lernbuches berechtigt sind.

Dem Konzept eines fächerübergreifenden vorklinischen Unterrichts, wie ihn die neue deutsche Approbationsordnung fordert und er in vielen europäischen Ländern auch im Rahmen der Bologna-Reform umgesetzt wird, versucht dieses Buch durch Querverbindungen zur Anatomie und Physiologie, wo immer es im Sinne einer integrativen Darstellung möglich und dem allgemein medizinischen Verständnis dienlich ist, zu entsprechen. Dabei wird aber auch deutlich, wie sich die Grenzen der klassischen vorklinischen Fächer immer mehr verwischen, insbesondere in der Zellbiologie und Molekularphysiologie. Besonderer Wert wurde darauf gelegt, vom biochemischen Grundlagenwissen ausgehend auf die klinischen Bezüge einzugehen und die enge Verzahnung der Biochemie mit der klinischen Arbeit des Arztes darzustellen.

Nicht zuletzt ist es unser Anliegen, mit dieser kompakten Gesamtdarstellung, des sich enorm erweiternden biochemischen Grundwissens, auch fortgeschrittenen Medizinstudenten und jungen Ärzten in der Weiterbildung ein Nachschlagewerk an die Hand zu geben, das beim Einarbeiten und bei Recherchen zu neuen Fragestellungen aus der täglichen Arbeit hilfreich und nützlich ist.

Dass dieses Lehrbuch bei all den verschiedenen Anforderungen und den zu Beginn der Arbeit nicht vorhergesehenen Schwierigkeiten, entstehen konnte, ist in erster Linie dem großen Enthusiasmus vieler Beteiligter zu verdanken.

Unser besonderer Dank gilt dabei allen Autoren, die trotz ihres großen Engangements in Forschung und Lehre und eines übervollen Terminkalenders auch ihre Freizeit geopfert haben, um mit ihrer Fachkenntnis und didaktischen Erfahrung zu diesem Lehrbuch beizutragen. Danken möchten wir auch Frau Wintermayr, Frau Hennhöfer und Frau Dospil vom Elsevier Verlag, die durch ihren unermüdlichen Einsatz dieses Werk von Verlegerseite koordiniert, vorangetrieben und letztendlich zur Produktreife gebracht haben. Der Graphiker, Herr Zettlmeier, hat mit viel Einfühlungsvermögen die Vorlagen und

Skizzen der Autoren zu übersichtlichen und verständlichen Abbildungen umgesetzt, die mithelfen, die schwierigen Sachverhalte und Abläufe verständlich zu machen. Nicht zuletzt hat eine Gruppe von Redakteuren mitgeholfen, die von den 33 Autoren in eigenem Stil verfassten Kapitel in einen einheitlichen „Lesefluss" aus einem Guss zu bringen. Allen, die mit großem Sachverstand mitgeholfen haben, die bei einem vollkommen neuen Lehrbuch unvermeidlichen Fehler aufzudecken und zu berichtigen, gilt unser besonderer Dank. Für die Fehler, die trotzdem unser aller gemeinsamer Aufmerksamkeit entgangen sind, möchten wir uns entschuldigen.

Uns ist bewusst, dass ein solches Werk nicht im ersten Anlauf perfekt gelingen kann. Wir bitten deshalb unsere Leser, Studierende und Fachkollegen, nicht mit konstruktiver Kritik zu sparen und uns ihre konkreten Verbesserungsvorschläge zukommen zu lassen.

Würzburg und Zürich im Februar 2009
M. Schartl
M. Gessler
A. v. Eckardstein

Autorenverzeichnis

Prof. Dr. Michael Arand
Abteilung für Toxikologie
Institut für Pharmakologie und Toxikologie
Universität Zürich
Winterthurerstr. 190
CH-8057 Zürich

Prof. Dr. Iris Behrmann
Faculté des Sciences, de la Technologie et de la Communication
Université du Luxembourg 162a
Avenue de la Faiencerie
L-1511 Luxembourg

Prof. Dr. Michael Blaut
Deutsches Institut für Ernährungsforschung
Abt. Gastrointestinale Mikrobiologie
Potsdam-Rehbrücke
Arthur-Scheunert-Allee 114–116
14558 Nuthetal

Prof. Dr. Regina Brigelius-Flohe
Deutsches Institut für Ernährungsforschung
Abt. Gastrointestinale Mikrobiologie
Potsdam-Rehbrücke
Arthur-Scheunert-Allee 114–116
14558 Nuthetal

Dr. Alexandra Dorn-Beineke
Institut für Klinische Chemie am
Universitätsklinikum Mannheim der
Universität Heidelberg
Theodor-Kutzer-Ufer 1–3
68167 Mannheim

Prof. Dr. Arnold von Eckardstein
Institut für Klinische Chemie
Universitätsspital Zürich
Rämistrasse 100
CH-8091 Zürich

PD Dr. Sigrid von Eckardstein
Neue Frauenklinik
Kantonspital Luzern
CH-6000 Luzern 16

Prof. Dr. Martin Eilers
Physiologische Chemie II
Biozentrum der Universität Würzburg
Am Hubland
97074 Würzburg

Prof. Dr. Karlheinz Friedrich
Friedrich-Schiller-Universität Jena
Klinikum Institut für Biochemie II
Nonnenplan 2
07743 Jena

Prof. Dr. Hans-Joachim Galla
Institut für Biochemie
Westfälische Wilhelms-Universität Münster
Wilhelm-Klemm-Str. 2
48149 Münster

Prof. Dr. Manfred Gessler
Physiologische Chemie I
Biozentrum der Universität Würzburg
Am Hubland
97074 Würzburg

PD Dr. Martin Hersberger
Universitäts-Kinderkliniken Zürich
Abteilung für Klinische Chemie und Biochemie
Steinwiesstrasse 75
CH-8032 Zürich

Dr. Thorsten Hornemann
Institut für Klinische Chemie
Universitätsspital Zürich
Rämistrasse 100
CH-8091 Zürich

Dr. Rudolf Hutterer
Institut für Analytische Chemie, Chemo- und Biosensorik
Universität Regensburg
93040 Regensburg

Prof. Dr. Thomas Hünig
Institut für Virologie und Immunbiologie
Universität Würzburg
Versbacher Str. 7
97078 Würzburg

Prof. Dr. Tibor Igo-Kemenes
Adolf-Butenandt-Institut für Molekularbiologie
Ludwig-Maximilan-Universität München
Schillerstr. 44
80336 München

Prof. Dr. U. B. Kaupp
Wissenschaftlicher Direktor
Center of Advanced European Studies and Research (caesar)
Abteilung für Molekulare Neurosensorik
Ludwig-Erhard-Allee 2
53175 Bonn

Prof. Dr. Susanne Klaus
Deutsches Institut für Ernährungsforschung
Abt. Gastrointestinale Mikrobiologie
Potsdam-Rehbrücke
Arthur-Scheunert-Allee 114–116
14558 Nuthetal

Prof. Dr. Hermann Koepsell
Institut für Anatomie und Zellbiologie
Universität Würzburg
Koellikerstr. 6
97070 Würzburg

PD Dr. Mathias Lübben
Lehrstuhl Biophysik
Ruhr-Universität Bochum
Universitätsstr. 150
44780 Bochum

Prof. Dr. Claus Luley
Institut für Klinische Chemie und Pathobiochemie
Klinikum der Otto-von-Guericke-Universität
Leipziger Str. 44
39120 Magdeburg

Prof. Dr. Frank Müller
Institut für Neurowissenschaften und Biophysik 1
Forschungszentrum Jülich
52425 Jülich

Prof. Dr. Michael Neumaier
Institut für Klinische Chemie am
Universitätsklinikum Mannheim der
Universität Heidelberg
Theodor-Kutzer-Ufer 1–3
68167 Mannheim

Prof. Dr. Joachim Rassow
Ruhr-Universität Bochum
Medizinische Fakultät
Institut für Physiologische Chemie
Abteilung für Zellbiochemie, MA 3
44780 Bochum

Prof. Dr. Dr. Dr. h.c. Jurgen Roth
Abteilung für Zell- und Molekularpathologie
Departement Pathologie
Universität Zürich
Schmelzbergstr. 12
CH-8091 Zürich

PD Dr. Katharina Rentsch
Institut für Klinische Chemie
Universitätsspital Zürich
Rämistrasse 100
CH-8091 Zürich

Prof. Dr. Dr. h.c. Manfred Schartl
Physiologische Chemie I
Biozentrum der Universität Würzburg
Am Hubland
97074 Würzburg

Prof. Dr. Bruno Stieger
Klinik für Klinische Pharmakologie und Toxikologie
Departement Innere Medizin
Universitätsspital Zürich
Rämistrasse 100
CH-8091 Zürich

Prof. Dr. Harald Wajant
Abteilung Molekulare Innere Medizin
Medizinische Klinik und Poliklinik II
Röntgenring 11
97070 Würzburg

Prof. Dr. Heinrich Wiesinger
Interfakultäres Institut für Biochemie
Universität Tübingen
Hoppe-Seyler-Straße 4
72076 Tübingen
und
Naturwissenschaftlich-Technische Akademie
Prof. Dr. Grübler gGmbH
Seidenstraße 12–35
88316 Isny im Allgäu

Prof. Dr. Wolfgang Wintermeyer
Institut für Molekularbiologie
Universität Witten/Herdecke
Alfred-Herrhausen-Straße 50
58448 Witten

Prof. Dr. Thomas Wirth
Institut für Physiologische Chemie
Universität Ulm
Albert-Einstein-Allee 11
89081 Ulm

PD Dr. Günther Woehlke
Physik Department E22
Technische Universität München
James-Franck-Straße
85748 Garching

Abkürzungsverzeichnis

A

ABC = ATP-Bindungskassette(n Transporter)
ACAT = Acyl-CoA-Cholesterin-Acyltransferase
ACEH = Saure Cholesterylesterhydrolase
ACh = Acetylcholin
ACP = Acyl-Carrier-Protein
ACTH = adrenocorticotropes Hormon
ADA = Adenosin-Desaminase
ADH = Alkoholdehydrogenase
ADH = Aldehyddehydrogenase
ADH = Antidiuretisches Hormon
ADP = Adenosindiphosphat
AFP = α-Fetoprotein
ALA = Aminolävulinat
ALT = Alanin-Aminotransferase (s.a. GPT)
AMP = Adenosinmonophosphat
AMPA = α-Amino-hydroxy-methyl-isoxazolproprionat
AMPK = Amp-Kinase
ANP = Atriales natriuretisches Peptid
APC = Aktiviertes Protein C
Apo = Apolipoprotein
APR = Akute-Phase-Reaktion
APRT = Adenin-Phosphoribosyl-Transferase
ASS = Acetylsalicylsäure
AST = Aspartat-Aminotransferase (s.a. GOT)
AT III = Antithrombin III
ATGL = Adipozyten-Triacylglycerinlipase
ATP = Adenosintriphosphat

B

BCR = B-Zell-Rezeptor
bFGF = Basischer Fibroblastenwachstumsfaktor
BH4 = Tetrahydrobiopterin
BNP = B-Typ natriuretisches Peptid
BMI = Body-Mass-Index
BMP = Bone morphogenetic proteins
bp = Basenpaar
BPG = Bisphosphoglycerat
BSG = Blutkörperchen-Senkungsgeschwindigkeit

C

cAMP = Cyclisches Adenosinmonophosphat
CAP = Katabolitaktivatorprotein
CAT = Cholin-Acetyl-Transferase
CBG = cortisolbindendes Globulin
CCK = Cholecystokinin
CD = Cluster of differentiation
Cdk = Cyclin dependent kinase
cDNA = Complementary DNA
CE = Cholesterylester
CEA = Carcinoembryonales Antigen
CERT = Ceramidtransferprotein
CETP = Cholesterylestertransferprotein
CF = Cystische Fibrose
CFTR = Cystic fibrosis transmembrane conductance regulator
CFU = Colony forming unit
CK = Creatinkinase
CNP = C-Typ natriuretisches Peptid
CoA = Coenzym A
COMT = Catechol-O-Methyl-Transferase
COP = Coat-Protein
COX = Cyclooxygenase
CPS = Carbamoylphosphat-Synthetase
CPT = Carnitin-Palmitoyltransferase
CRH = Corticotropin releasing hormone
CRP = C-reaktives Protein (Coccen-reaktives Protein)
CSF = Colony stimulating factor
CT = Choleratoxin
CTP = Cytdintriphosphat
CYP = Cytochrom-P450

D

DAG = Diacylglycerin
DGAT = Diacylglycerin-Acyltransferase
DHAP = Dihydroxyacetonphosphat
DHEA = Dehydroepiandrosteron
DHT = Dihydrotestosteron
DMT = Divalenter Metalltransporter
DNA = Desoxyribonukleinsäure
DNMT = DNA-Methyltransferasen
DOPA = Dihydroxyphenylalanin

E

ECM = Extrazelluläre Matrix
EDTA = Ethylendiamintetraessigsäure
EGF = Epithelialer Wachstumsfaktor
ELISA = Enzyme linked immunosorbent assay
EMT = Epithelial-mesenchymale Transformation
ENaC = Epithelialer Natriumkanal
eNOS = Endotheliale Stickoxid-Synthase
EPO = Erythropoetin
EPSP = Exzitatorisches postsynaptisches Potenzial
ER = Endoplasmatisches Retikulum
ER = Östrogenrezeptor
ERAD = ER-assoziierte Degradation

F

FABP = Fettsäurebindungsprotein
FAD = Flavinadenindinucleotid
FATP = Fettsäuretransportprotein
FFA = Freie Fettsäuren
FGF = Fibroblasten Wachstumsfaktor
FH4 = Tetrahydrofolat
FISH = Fluoreszenz in situ Hybridisierung
FMN = Flavinmononucleotid
FSH = Follikel stimulierendes Hormon
FXR = Farnesoid-x-Rezeptor

G

G6PDH = Glucose-6-Phosphat-Dehydrogenase
GABA = γ-Aminobuttersäure
GAD = Glutamat-Decarboxylase
GAG = Glykosaminoglykan
GAPDH = Glycerinaldehyd-3-phosphat-Dehydrogenase
GCSF = Granulozytenkolonie-stimulierender Faktor
GH = Wachstumshormon
GHRH = Wachstumshormon-releasing Hormon
GLP = Glucagon like peptide
GLUT = Glucose-Transporter

GMO = Gentechnisch modifizierter Organismus
GMP = Guanosinmonophosphat
GnRH = Gonadotropin-releasing-Hormon
GOT = Glutamat-Oxalacetat-Transaminase (s.a. AST)
GP = Glykoprotein
GPCR = G-Protein-gekoppelter Rezeptor
GPI = Glycosylphosphatidylinositol
GPT = Glutamat-Pyruvat-Transaminase (s.a. ALT)
GPAT = Glycerin-3-phosphat-Acyltransferase
GSH = Glutathion
GSSG = Glutathion-Disulfid
GST = Glutathion-S-Transferase
γ-GT = γ-Glutamyltransferase
GTP = Guanosintriphosphat

H

Hb = Hämoglobin
HbS = Sichelzellhämoglobin
hCG = humanes Choriongonadotropin
HDL = High-density-Lipoprotein
hGH = humanes Wachstumshormon
HGPRT = Hypoxanthin-Guanin-Phosphoribosyl-Transferase
HIF = Hypoxie-induzierter Faktor
HIV = humanes Immundefizienzvirus
Hkt = Hämatokrit
HL = Hepatische Lipase
HLA = humanes Leukozytenantigen
HMG-CoA = Hydroxymethylglutaryl-Coenzym A
hnRNA = heterogene nucleäre RNA
HSL = Hormonsensitive Lipase
Hsp = Hitzeschockprotein
5-HT = 5-Hydroxytryptamin (Serotonin)

I

ICAM = Interzelluläres Adhäsionsmolekül
IDL = Intermediate-density-Lipoprotein
IEF = Isoelektrische Fokussierung
IEP = Isoelektrischer Punkt
IF = Initiationsfaktor
IFN = Interferone
IGF = Insulinähnlicher Wachstumsfaktor
IGFBP = IGF-Bindungsprotein
Ig-CAM = Immunglobulinähnliches Zelladhäsionsmolekül
IL = Interleukin
IMP = Inosin-monophosphat
IP_3 = Inositoltriphosphat
IPSP = Inhibitorisches Postsynaptisches Potenzial
IRES = Internal ribosome entry site

J

JAK = Janus-Kinase
JAM = Junktionales Adhäsionsmolekül

L

LAMP = lysosomenassoziiertes Membranprotein
LCAD = Long chain acyl-CoA dehydrogenase
LCAT = Lecithin-Cholesterin-Acyltransferase
LCR = Locus control region
LDH = Laktatdehydrogenase
LDL = Low-density-Lipoprotein
LH = Luteinisierendes Hormon
LINEs = Long interspersed elements
LP = Lipoprotein
LPC = Lysophosphatidylcholin
LPL = Lipoproteinlipase
LRP = LDL-Receptor related Protein
LTP = Lipidtransferprotein
LTR = Long terminal repeats
LXR = Leber-X-Rezeptor

M

MAC = Membrane attack complex
MAG = Monoacylglycerin
MAO = Monoamin-Oxidase
MAPK = Mitogen-activated protein kinase
MAP = Mikrotubuliassoziierte Proteine
MBP = Basisches Myelinprotein
MCAD = Medium chain acyl-CoA dehydrogenase
MDR = Multi-drug-resistance
mEH = Mikrosomale Epoxid-Hydrolase
MET = mesenchymal-epitheliale Transformation
MGAT = Monoacylglycerin-Acyltransferase
MGL = Monoacylglycerinlipase
MHC = Major histocompatibility complex
miRNA = Micro-RNA
MIT = Monoiodthyrosin
MLCK = Myosin light chain kinase
MLCP = Myosin light chain phosphatase
MMP = Metalloproteinasen
MMR = Mismatch-Reparatur
MMS = Monozyten-Makrophagen-System
MRP = Multidrug resistance associated protein
MSH = Melanozyten stimulierendes Hormon

N

NAD^+ = Nicotinamidadenindinucleotid
$NADP^+$ = Nicotinamidadenindinucleotidphosphat
NANA = N-Acetylneuraminsäure
NAT = N-Acetyltransferase
NCEH = Neutrale Cholesterylesterhydrolase
NER = Nucleotidexzisionsreparatur
NES = Nuclear export signal
NGF = Nerve growth factor
NMDA = N-methyl-D-aspartat
NO = Stickstoffmonoxid
NOS = NO-Synthase
NSAID = Nonsteroidal ant-inflammatory drugs

O

ORC = Origin recognition complex

P

tPA = Tissue Plasminogenaktivator
PAF = Plättchen-Aktivierungsfaktor
PAPS = Phosphoadenosin-phosphosulfat
PBG = Porphobilinogen
PC = Phosphatidylcholin
PCNA = Proliferating cell nuclear antigen
PCR = Polymerasekettenreaktion
PDE = Phosphodiesterase
PDI = Protein-Disulfid-Isomerase
PDGF = Platelet derieved growth factor
PG = Prostaglandin
PIP2 = Phosphatidylinositol-4,5-bisphosphat
PITP = Phosphatidylinositoltransferprotein
PLTP = Phospholipidtransferprotein
PKA = Proteinkinase A
PKC = Proteinkinase C

PKU = Phenylketonurie
PL = Phospholipide
PMK = protonenmotorische Kraft
PNP = Purinnucleotid-Phosphorylase
POMC = Proopiomelanocortin
PP = Pyrophosphat
PPAR = Peroxisom Proliferator aktivierter Rezeptor
PRPP = Phosphoribosylpyrophosphat
PSA = Prostata-spezifisches Antigen
PTH = Parathyroidhormon
PXR = Pregnan-X-Rezeptor

R

RAAS = Renin-Angiotensin-Aldosteron-System
RBP = Retinol-bindendes Protein
RES = Retikulo-endotheliales System
RF = Releasing factor
RIA = Radioimmunoassay
RNA = Ribonucleinsäure
ROS = Reaktive Sauerstoffspezies
RTK = Rezeptor-Tyrosin-Kinase
RXR = Retinsäure-X-Rezeptor

S

SAM = S-Adenosylmethionin
SCF = Stammzellfaktor
SCID = Schwere kombinierte Immundefizienz
SF1 = Steroidogenic factor 1
SGLT = Natrium-abhängiger Glucosetransporter
SINE = Short interspersed element
SHBG = sexualhormonbindendes Globulin
Shh = Sonic hedgehog
siRNA = Small interfering RNA
SLC = Solute carrier
SM = Sphingomyelin
SNAP = Soluble NSF-attachment protein
SNARE = Soluble N-ethylmaleimide-sensitive factor attachment protein receptors
SNP = Single nucleotide polymorphism
snRNA = Small nuclear RNA
snRNP = Small nuclear ribonucleoprotein
SOD = Superoxid-Dismutase
SRE = Sterol-regulatory-element
SREBP = Sterol-regulatory-element-binding-Protein
SR-B1 = Scavenger-Rezeptor B1
SRP = Signal recognition particle
StAR = Steroidogenic-acute-response-Protein
STAT = Signal transducers and activators of transcription
STH = Somatotropes Hormon

T

T3 = Triiodthyronin
T4 = Tetraiodthyronin, Thyroxin
TAD = Transaktivierungsdomäne
TAF = TBP-assoziierten Faktoren
TAG = Triacylglycerin
TAFI = Thrombinaktivierbarer Fibrinolyse-Inhibitor
TBG = Thyroxin-bindendes Globulin
TBP = TATA-Box-Bindungsprotein
TCR = T-Zell-Rezeptor
Tf = Transferrin
TF = Transkriptionsfaktor
TfR = Transferrinrezeptor
TGF = Transformierender Wachstumsfaktor
TGN = trans-Golgi-Netzwerk
THF = Tetrahydrofolat (s.a. FH4)
TK = Tyrosinkinase
TLR = Toll-like receptor
TLS = Translesion synthesis
TMP = Thymidin-Monophosphat
TNF = Tumor-Nekrose-Faktor
TnT = Troponin T
TPO = Thyreoperoxidase
TRD = Transkriptionsrepressordomäne
TRH = Thyreotropin releasing hormone
TPA = Tissue plasminogen activator
TRH = Thyreotropin-releasing-Hormon
TSH = thyreoideastimulierendes Hormon

U

UDP = Uridindiphosphat
UGT = UDP-Glucuronosyltransferase
UMP = Uridinmonophosphat
UPRT = Uracil-Phosphoribosyl-Transferase
UTP = Uridintriphosphat

V

VEGF = Vascular endothelial growth-factor
VIC = Voltage-gated ion channel
VIP = Vasoaktives intestinales Polypeptid
VLCAD = Very long chain acyl-CoA dehydrogenase
VLDL = Very-low-density-Lipoprotein
vWF = von-Willebrand-Faktor

X

XMP = Xanthosinmonophosphat
XP = Xeroderma pigmentosum

Inhaltsverzeichnis

Ihr Plus im Web:
- Ausführliches Glossar
- Chemische Grundlagenkapitel aus Zeck „Chemie für Mediziner"
- IMPP-Fragen, den einzelnen Kapiteln zusortiert
- Lerneinheit Citratzyklus
- Bildarchiv aller Abbildungen des Lehrbuches

KAPITEL

1

R. Hutterer

Grundlagen der Biochemie

Zur Orientierung

Aus rein biochemischer Sicht besteht der Mensch überwiegend aus **Wasser** und neben vielen anderen Stoffen hauptsächlich noch aus **Proteinen**, **Kohlenhydraten**, **Lipiden**, **Nucleinsäuren, niedermolekularen organisch-chemischen Verbindungen und Mineralstoffen**. Doch obwohl die Bausteine bei allen Menschen die gleichen sind, stimmen bekanntlich keine zwei Menschen in allen Merkmalen und Eigenschaften überein. Kleine biochemische Unterschiede können die Ursache sein. Diese zu verstehen, die normalen Prozesse des Lebens und die mit Erkrankungen verbundenen Veränderungen dieser Prozesse zu beschreiben und zu erklären sind Aufgabe und Ziel der Humanbiochemie. Ihr Verständnis beruht auf der sog. **reduktionistischen Vorgehensweise**, die davon ausgeht, dass (fast) alle Vorgänge und Erscheinungsformen des Lebens auf physikalische und chemische Prozesse zurückzuführen sind, deren Gesetzmäßigkeiten erklärbar und mit Formelsprache beschreibbar sind.

Die Biochemie wendet sich vom ganzen Menschen ausgehend z.B. einem Organ zu, dann dem Organgewebe, den speziellen Organzellen und deren Zellkomponenten bis hin zu den molekularen Strukturen der Zellbausteine. Im Fokus stehen dabei **Eigenschaften und Strukturen** der Stoffe, die am Aufbau des menschlichen Körpers beteiligt sind, aber auch die **Stoffumwandlungen** und **Stoffwechselprozesse** sowie deren **Regulation**, die nötig sind, damit Leben erhalten bleibt.

Das erste Kapitel stellt in einer kurzen Wiederholung die für die Biochemie des Menschen relevanten Grundlagen der Chemie dar. Ausgehend vom Ort des molekularen Geschehens – der **Zelle** – sowie vom allgegenwärtigen Reaktionsmedium **Wasser** mit seinen ganz besonderen Eigenschaften, werden die Grundlagen zum Wesen **(bio)chemischer Reaktionen** besprochen und abschließend die **wichtigsten Reaktionstypen** und **Moleküle** der Biochemie vorgestellt.

1.1 Zellen als Reaktionsraum biochemischer Prozesse

Eine der ersten bahnbrechenden Entdeckungen in der Biologie war 1665 die Beobachtung von *Robert Hooke*, dass pflanzliches Gewebe in kleine Kompartimente unterteilt ist, die er *cellulae* („Zellen") nannte. Anhand ihrer unterschiedlichen Zellstruktur kennt man heute zwei Klassen von Organismen: **Eukaryonten**, die einen **membranumhüllten Zellkern** aufweisen, der DNA enthält, und **Prokaryonten**, die **keinen Zellkern** besitzen.

1.1.1 Prokaryonten

Eine typische prokaryontische Zelle ist schematisch in ➤ Abb. 1.1 gezeigt. Sie ist umgeben von der **Plasmamembran**, die das **Zytoplasma** und das **Nucleoid** umhüllt.

- Auf der Außenseite der **Plasmamembran** schließt sich eine Schicht von **Peptidoglykanen** an (sog. **Mureinschicht**, bestehend aus Zuckerpolymeren, die durch Aminosäuren vernetzt sind), die wiederum von einer äußeren Membran umgeben sein kann. Je nach Affinität zu einem Farbstoff, der

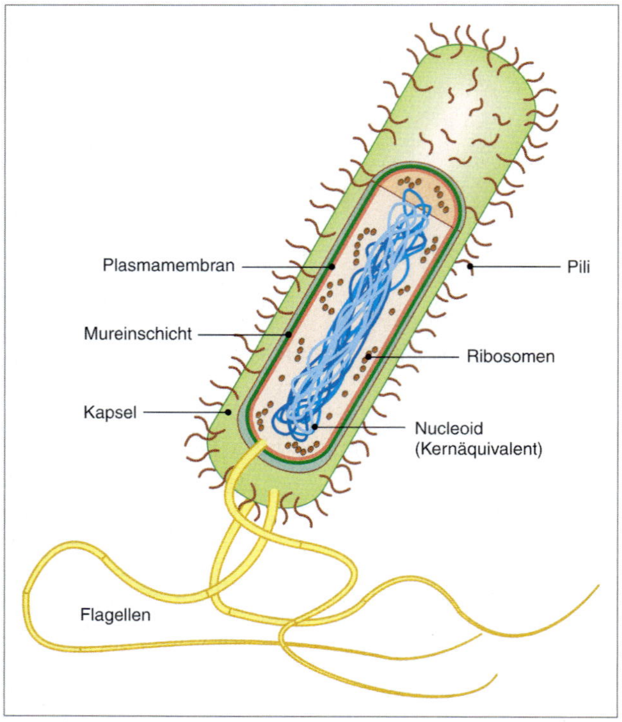

Abb. 1.1 Schematische Darstellung einer prokaryontischen Zelle. Die Struktur der Zellhülle ist bei den verschiedenen Bakterienarten unterschiedlich.

bei der sog. **Gram-Färbung** verwendet wird, unterscheidet man anfärbbare, „grampositive" Bakterien (mit dickerer Peptidoglykanschicht, jedoch ohne äußere Membran) und „gramnegative" Bakterien (mit dünner Peptidoglykanschicht und äußerer Membran). Die Struktur der Zellhülle unterscheidet sich bei den verschiedenen Bakterienarten und sogar einzelnen -stämmen.

- Das **Zytoplasma** von Prokaryonten ist nicht durch Membranen in einzelne Kompartimente aufgeteilt; es enthält mehrere tausend **Ribosomen** (die Orte der Proteinsynthese), zahlreiche Enzyme, Stoffwechselprodukte und anorganische Ionen.
- Das **Nucleoid** enthält ein einzelnes dicht gepacktes **ringförmiges DNA-Molekül** mit der genetischen Information. Im Zytoplasma finden sich daneben meist noch einige **kleinere DNA-Ringe (Plasmide)**, die nicht lebensnotwendig sind und z.B. Resistenzgene gegen Antibiotika tragen können.

1.1.2 Eukaryonten

Eukaryontenzellen sind im Vergleich zu Prokaryonten deutlich komplexer aufgebaut. Eine typische Eukaryontenzelle (➤ Abb. 1.2) ist deutlich größer als die meisten Prokaryonten; ihr Durchmesser beträgt ca. 10–30 µm. Charakteristisch sind

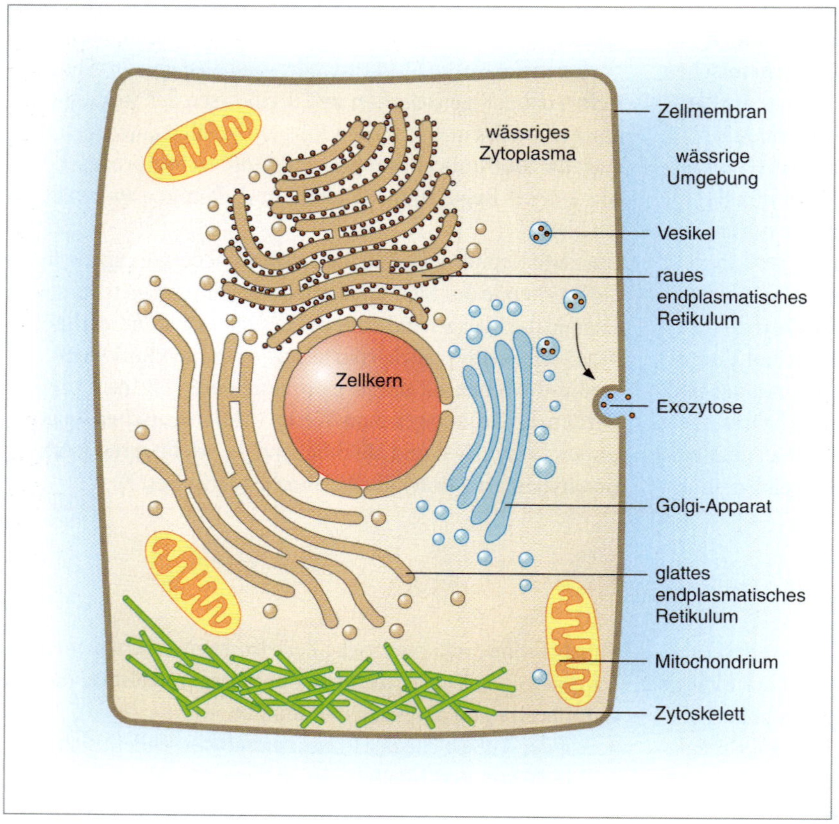

Abb. 1.2 Schematische Darstellung einer eukaryontischen Zelle. Eine typische Pflanzenzelle unterscheidet sich v.a. durch das Vorhandensein von Chloroplasten im Zytosol, einer großen zentralen Vakuole und einer äußeren Zellwand.

der von einer Doppelmembran umgebene **Zellkern**, der die DNA enthält, sowie eine Reihe von **membranumhüllten Organellen**, deren spezifische Strukturen und Funktionen in ➤ Kap. 16 detaillierter beschrieben werden.

- Eukaryontische Zellen besitzen ein sog. **endoplasmatisches Retikulum**, ein dreidimensionales Geflecht membranumschlossener Hohlräume, das als Syntheseort für viele Zellkomponenten dient. **Ribosomen**, an denen für den Export bestimmte Proteine synthetisiert werden, sind an das endoplasmatische Retikulum angeheftet („raues endoplasmatisches Retikulum"), wogegen ribosomenfreie Abschnitte („glattes endoplasmatisches Retikulum") u.a. Orte der Lipidsynthese sind.
- Im **Golgi-Apparat**, einem Stapel aus abgeflachten Membranzisternen, werden u.a. Proteine modifiziert und mit entsprechenden „Adressen" für ihren jeweiligen Bestimmungsort versehen.
- Eine zentrale Funktion besitzen auch die in den meisten Eukaryontenzellen vorhandenen, von einer Doppelmembran umgebenen **Mitochondrien**. Die stark gefaltete innere Membran umgibt die sog. Matrix; sowohl Matrix als auch innere Mitochondrienmembran enthalten zahlreiche an der Oxidation organischer Nährstoffe beteiligte Enzyme.
- Das **Zytosol** (= Zytoplasma ohne seine membranumhüllten Organellen) wird durch das Zytoskelett strukturiert. Dabei handelt es sich um ein ausgedehntes Fasergeflecht, das der Zelle ihre Gestalt verleiht und sie dazu befähigt, sich zu bewegen.

MERKE

Prokaryonten sind einzellige Lebewesen ohne Zellkern und membranumhüllte Organellen, umgeben von einer Plasmamembran und einer äußeren Zellhülle. Eukaryontische Zellen sind wesentlich größer, ihre DNA befindet sich in einem membranumhüllten Zellkern, und sie besitzen verschiedene, ebenfalls von einer Membran umgebene Organellen (Kompartimentierung).

1.2 Wasser als Reaktionsmedium

Der folgende Abschnitt beschäftigt sich mit der häufigsten Substanz in fast allen lebenden Systemen, die 70% und mehr der Masse der meisten Organismen ausmacht – dem Wasser. Um die Eigenschaften von Wasser bei biochemischen Prozessen zu verstehen, müssen wir uns zunächst grundsätzlich mit den verschiedenen Arten von Wechselwirkungen zwischen Molekülen beschäftigen. Diese Betrachtungen sind auch für alle anderen Moleküle, die in der Biochemie eine Rolle spielen, von Bedeutung.

1.2.1 Arten zwischenmolekularer Wechselwirkungen

Sowohl kleinere Moleküle, wie Aminosäuren oder die Zwischen- und Endprodukte des Stoffwechsels, als auch Makromoleküle, wie z.B. Proteine und Nucleinsäuren, werden durch starke **kovalente Bindungen** (Atombindungen) gebildet. Eine kovalente Bindung ist durch ein **gemeinsames Elektronenpaar zwischen zwei Atomen** gekennzeichnet; im Gegensatz zur rein elektrostatischen Wechselwirkung zwischen Ionen (➤ unten) weist sie eine **räumliche Vorzugsrichtung** auf.

Neben den kovalenten Bindungen spielen **nichtkovalente Wechselwirkungen** – obwohl schwach im Vergleich zu typischen kovalenten Bindungen – aufgrund ihrer Anzahl eine entscheidende Rolle. So wird zwar die lineare Sequenz der Aminosäuren in einem Polypeptid durch kovalente Bindungen gebildet – entscheidend für die Funktion eines solchen Polypeptids ist jedoch seine **dreidimensionale Raumstruktur**, die durch eine Vielzahl nichtkovalenter Wechselwirkungen zwischen verschiedenen, unter Umständen in der linearen Sequenz weit voneinander entfernten Gruppen zustande kommt. Nicht nur innerhalb eines Makromoleküls (z.B. eines Proteins) sind solche schwachen Wechselwirkungen von Bedeutung, sie sorgen auch für die Ausbildung höherer Organisationsstrukturen, z.B. durch Wechselwirkung von Proteinen mit Nucleinsäuren oder durch Aggregation von Phospholipiden, wodurch letztlich Zellstrukturen, Gewebe und schließlich ganze Organismen entstehen.

Typische und häufige kovalente Bindungen in der Biochemie, wie C–C- und C–H-Bindungen, weisen **Bindungsenergien** von ca. 300–400 kJ/mol auf. Nichtkovalente Wechselwirkungen sind demgegenüber um ein Vielfaches schwächer. Nur dadurch ist es möglich, dass sie immer wieder rasch gebrochen und neu gebildet werden, sodass es zu einem schnellen Austausch verschiedener molekularer Partner kommen kann. Neben der Natur dieser nichtkovalenten Wechselwirkungen spielt auch ihr Verhalten in wässriger Umgebung eine entscheidende Rolle, da alle biologischen Strukturen von wässrigem Milieu umgeben sind.

Letztlich sind alle nichtkovalenten Wechselwirkungen elektrostatischer Natur, d.h., sie beruhen auf Kräften, die von elektrischen (Teil-)Ladungen aufeinander ausgeübt werden.

Ion-Ion-Wechselwirkungen

Viele Moleküle in der Zelle tragen unter physiologischen Bedingungen eine oder mehrere Ladungen; so ist z.B. eine Nucleinsäure (ein DNA- oder RNA-Strang) stark negativ geladen, weil die einzelnen Phosphatgruppen jeweils eine negative Ladung aufweisen. Daneben finden sich verschiedene einfache Ionen, wie z.B. die Kationen Na^+, K^+ und Ca^{2+} oder Anionen wie Cl^- und HCO_3^-. Alle diese geladenen Teilchen üben Kräfte aufeinander aus, die durch das **Coulomb'sche Gesetz** beschrieben werden. Für zwei Ladungen q_1 und q_2 mit einem Abstand r zueinander gilt für die Kraft zwischen ihnen:

$$F = \frac{q_1 \cdot q_2}{4\pi\varepsilon_0\varepsilon_r \cdot r^2}$$

Die Konstante ε_0 ist die Dielektrizitätskonstante des Vakuums ($\varepsilon_0 = 8{,}85 \cdot 10^{-12}$ C^2/J m).

1

Tragen beide Ladungen entgegengesetzte Vorzeichen, ist F negativ. Daraus resultiert eine anziehende Wechselwirkung, ansonsten eine abstoßende.

Die (dimensionslose) relative **Dielektrizitätskonstante** ε_r berücksichtigt, dass sich die Ladungen in einem biologischen System natürlich nicht im Vakuum befinden, sondern von Wasser oder anderen Molekülen bzw. Molekülteilen umgeben sind. Die Anwesenheit von Wasser ($\varepsilon_r \approx 80$) schirmt zwei elektrische Ladungen effektiv voneinander ab. Ihre Anziehungskräfte sind daher vergleichsweise schwach.

Um zwei Ladungen mit entgegengesetztem Vorzeichen und einem Abstand r vollständig voneinander zu trennen, ist eine Energie mit dem Betrag

$$E = \frac{q_1 \cdot q_2}{4\pi\varepsilon_0\varepsilon_r \cdot r}$$

erforderlich. Sie ist umgekehrt proportional zu r und fällt damit relativ langsam mit dem Abstand der Ladungen ab, im Gegensatz zu anderen im Folgenden angesprochenen Wechselwirkungen.

Wechselwirkungen zwischen permanenten Dipolen

Viele Moleküle tragen zwar keine positiven oder negativen Nettoladungen, weisen aber dennoch permanent eine unsymmetrische Ladungsverteilung auf. Derartige Moleküle werden als **permanente Dipole** bezeichnet. Trägt ein solches Molekül zwei Teilladungen q^+ und q^- in einem Abstand r, so ordnet man ihm ein **Dipolmoment** vom Betrag $\mu = q \cdot r$ zu, wobei die Richtung des Dipols **vom positiven zum negativen Pol** weist. Es handelt sich also um eine vektorielle Größe.

- Wasser ist aufgrund seiner gewinkelten Struktur und seinen polaren O–H-Bindungen (wegen der höheren Elektronegativität des Sauerstoffs [➤ Kap. 1.2.2]) ein typisches Dipolmolekül; sein Dipolmoment beträgt 1,83 D (1 D = 1 Debye = $3{,}34 \cdot 10^{-30}$ C m).
- Im Vergleich dazu weist Kohlendioxid (CO_2) zwar ebenfalls zwei polare Bindungen auf; aufgrund seiner linearen und damit symmetrischen Struktur heben sich jedoch die beiden Einzeldipole auf, sodass ein Nettodipolmoment von null resultiert. Kohlendioxid ist ein unpolares Molekül, das sich deshalb nur mäßig in Wasser löst.

Moleküle mit einem permanenten Dipolmoment werden von Ionen angezogen; daraus resultiert eine **Ion-Dipol-Wechselwirkung**. Handelt sich es um ein positives Ion (z.B. Na^+), so wird sich das Dipolmolekül (z.B. H_2O) so ausrichten, dass sein negativer Pol zur positiven Ladung weist. Ion-Dipol-Wechselwirkungen sind also abhängig von der Orientierung des Dipols; die Energie der Wechselwirkung ist proportional zu $1/r^2$. Derartige Wechselwirkungen spielen eine wichtige Rolle bei der Lösung von Salzen in Wasser (➤ Kap. 1.2.3).

Moleküle mit permanentem Dipolmoment treten auch untereinander in Wechselwirkung. Man spricht dementsprechend von **Dipol-Dipol-Wechselwirkungen**. Auch hierbei ist die relative Orientierung der Dipolmoleküle zueinander entscheidend. Die Wechselwirkungsenergie ist proportional zu $1/r^3$; sie nimmt also relativ rasch mit steigendem Abstand der Dipole ab. Die Löslichkeit vieler polarer Substanzen in Wasser ist auf Dipol-Dipol-Wechselwirkungen zurückzuführen.

Selbst zwei Moleküle, die weder eine Ladung noch ein permanentes Dipolmoment aufweisen, sind zu Wechselwirkungen in der Lage. Die elektronische Ladungsverteilung in einem Molekül ist nicht statisch, sondern ständiger Fluktuation unterworfen. So kann in einem unpolaren Molekül durch ein benachbartes Ion oder Dipolmolekül vorübergehend eine asymmetrische Ladungsverteilung induziert werden; man nennt dies **induziertes Dipolmoment** bzw. spricht von einem **polarisierbaren Molekül**. Aromatische Ringe sind z.B. relativ leicht polarisierbar. Auf diese Weise kommt es zu Wechselwirkungen zwischen Ionen und induzierten Dipolen bzw. zwischen Dipolmolekülen und induzierten Dipolen.

Wechselwirkungen zwischen induzierten Dipolen (Van-der-Waals-Kräfte)

Schließlich können auch zwei **unpolare Moleküle** attraktive Wechselwirkungen aufeinander ausüben, wenn sie sich hinreichend nahe kommen. Durch die Fluktuation der Ladungswolken kommt es zu ungleichen Ladungsverteilungen. So können kurzzeitig Dipolmomente induziert werden, die zu einer **Anziehung der Moleküle** führen. Diese zwischenmolekularen Kräfte werden als Dispersionskräfte oder auch **Van-der-Waals-Kräfte** bezeichnet und treten bei allen ungeladenen Atomen und Molekülen auf. Ihre Wechselwirkungsenergie, die mit ca. 0,8–1,3 kJ/mol vergleichsweise schwach ist, verhält sich proportional zu $1/r^6$, sodass diese Kräfte nur über sehr kurze Entfernungen bedeutsam sind. Von einiger Bedeutung sind diese attraktiven Wechselwirkungen dennoch z.B. zwischen den planaren aromatischen Ringen der heterozyklischen Basen in Nucleinsäuren (➤ Kap. 10.1).

Darüber hinaus kommt es zu einer **abstoßenden Wechselwirkung**, wenn sich nicht durch eine kovalente Bindung verbundene Atome oder Moleküle so nahe kommen, dass ihre äußeren (negativ geladenen) Elektronenhüllen beginnen, in Wechselwirkung zu treten. Diese Abstoßung steigt mit abnehmendem Abstand der Zentren beider Teilchen rapide an.

Die Summe aus attraktiver und repulsiver Wechselwirkung der Van-der-Waals-Kräfte ergibt ein typisches **Energieprofil** als Funktion des Kern-Kern-Abstands zweier Atome oder miteinander wechselwirkender Gruppen mit einem Minimum beim sog. **Van-der-Waals-Radius R** (= die Summe der individuellen Van-der-Waals-Radien der beiden sich annähernden Atome). Reale Moleküle sind natürlich keine sphärischen Objekte, sondern besitzen komplizierte Formen. Neben den Van-der-Waals-Radien für einzelne Atome wurden daher auch solche für verschiedene Atomgruppen definiert, die angeben, wie weit sich zwei Atome oder Gruppen annähern können. Versucht man, komplexere Moleküle durch raumfüllende Modelle wiederzugeben, greift man auf die Van-der-Waals-Radien zurück und repräsentiert jedes Atom als Kugel mit entsprechendem Van-der-Waals-Radius.

Wasserstoffbrücken

Bei den sog. **Wasserstoffbrücken** handelt es sich um eine spezifische Art nichtkovalenter Wechselwirkungen, die ebenfalls elektrostatischer Natur sind. Wir werden sie, ebenso wie die sog. hydrophobe Wechselwirkung, im folgenden Abschnitt nach einer Diskussion der wichtigsten physikalischen und chemischen Eigenschaften des Wassers näher betrachten.

In ➤ Tab. 1.1 sind die wichtigsten Arten schwacher Wechselwirkungen mit ihrer Abstandsabhängigkeit und dem typischen Energiebereich der Interaktionen zusammengefasst.

MERKE
Die Struktur von Biomolekülen wird von kovalenten Bindungen und einer Vielzahl relativ schwacher zwischenmolekularer Wechselwirkungen bestimmt. Dazu gehören Ion-Ion- und Ion-Dipol- sowie Dipol-Dipol-Wechselwirkungen, aber auch schwache Kräfte zwischen induzierten Dipolen. Eine besondere Rolle nehmen die Wasserstoffbrückenbindungen ein, eine spezifische Art von Dipol-Dipol-Wechselwirkungen.

1.2.2 Struktur und Eigenschaften des Wassers

Wasser spielt in der Biochemie bei allen Organismen eine ganz entscheidende Rolle. Fast alle Biomoleküle erhalten ihre dreidimensionale Form (und damit auch ihre Funktion) durch ihre Wechselwirkungen mit Wasser. Wasser ist sowohl *das* **universelle Lösungsmittel und Reaktionsmedium** innerhalb der Zelle als auch **Transportmedium** für Nährstoffe wie Abfallstoffe innerhalb und zwischen den Zellen.

Wasser fungiert als Reaktionspartner in vielen Reaktionen des Stoffwechsels. Durch seine (wenn auch geringfügige) **Dissoziation** in H^+- und OH^--Ionen werden viele Reaktionen katalysiert; die Reaktivität zahlreicher Biomoleküle ist abhängig von der relativen Konzentration an H^+- und OH^--Ionen im Reaktionsmedium.

Der Sauerstoff im Wassermolekül besitzt sechs Valenzelektronen, davon werden zwei mit jeweils einem Valenzelektron eines Wasserstoffs unter Ausbildung einer kovalenten Bindung gepaart. Es verbleiben also noch zwei freie Valenzelektronenpaare, die aufgrund ihrer gegenseitigen Abstoßung bestrebt sind, sich in möglichst großer Entfernung aufzuhalten. Daher sind die beiden Bindungen zu den H-Atomen und die freien Paare ungefähr in Richtung der Ecken eines **Tetraeders** ausgerichtet; die Bindungsverhältnisse am Sauerstoff lassen sich durch eine **sp^3-Hybridisierung** (➤ Lehrbücher der Chemie) beschreiben. Der H–O–H-Bindungswinkel beträgt 104,5° und weicht damit etwas vom idealen Tetraederwinkel (109,5°) ab. Man führt dies auf den größeren Platzbedarf und die größere

Tab. 1.1 Schwache Wechselwirkungen (δ steht für die Teilladungen q^+ bzw. q^-)

Art der Wechselwirkung	Beispiel	Abhängigkeit der Wechselwirkungsenergie vom Abstand	typische Wechselwirkungsenergie (kJ/mol)
Ion-Ion	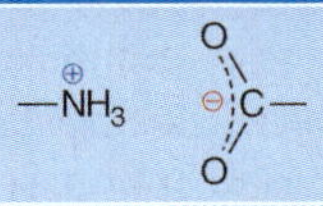	$1/r$	≈ 20–50
Ion-Dipol	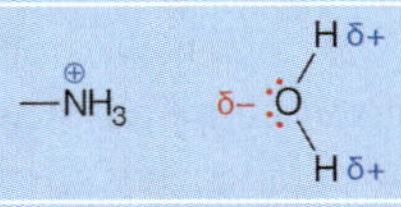	$1/r^2$	≤ 20
Dipol-Dipol	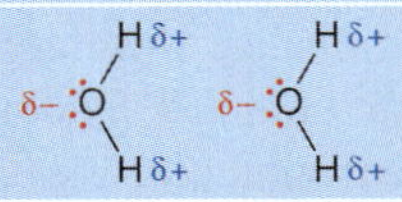	$1/r^3$	≤ 20
Ion-induzierter Dipol	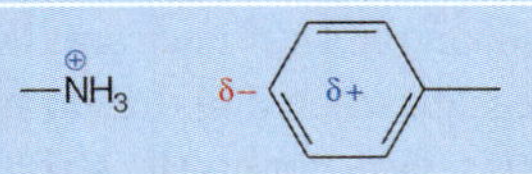	$1/r^4$	≤ 20
Dipol-induzierter Dipol	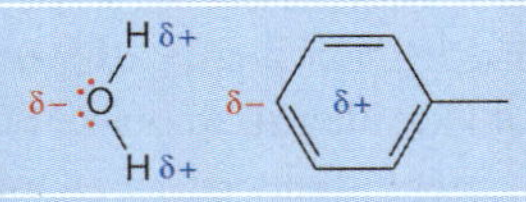	$1/r^5$	≤ 10
Dispersionskräfte (Van-der-Waals-Kräfte)	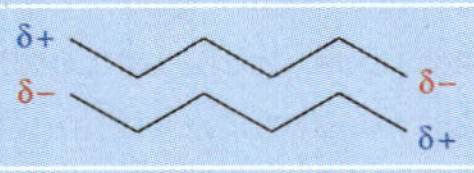	$1/r^6$	2–8
Wasserstoffbrücken	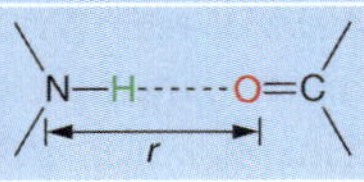	feste Bindungslänge (r)	10–20

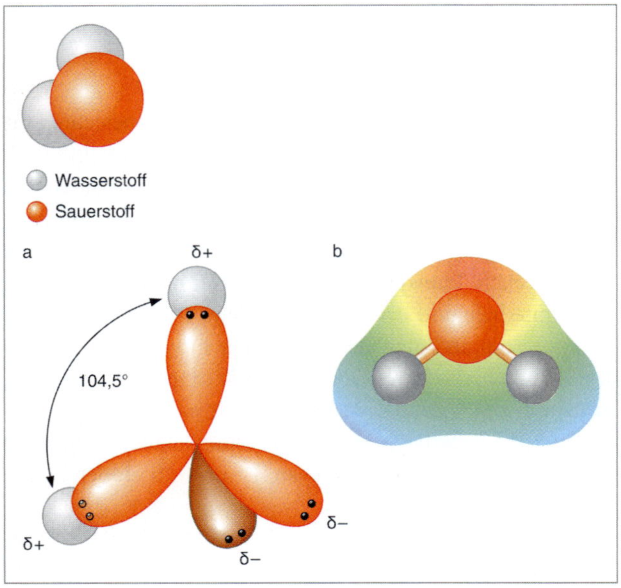

Abb. 1.3 Struktur von Wasser.
a) Molekulare und elektronische Struktur.
b) Raumfüllendes Modell und elektrostatische Potenzialfläche (rot: hohe Elektronendichte; blau: niedrige Elektronendichte).

Abstoßung der beiden freien Elektronenpaare untereinander zurück (➤ Abb. 1.3).

Wasserstoffbrückenbindung

Sauerstoff ist wesentlich stärker elektronegativ als Wasserstoff, wodurch das Sauerstoffatom eine negative, die beiden H-Atome dagegen je eine positive Partialladung aufweisen. Zusammen mit der gewinkelten Molekülstruktur bedeutet dies, dass das **Wassermolekül ein permanentes Dipolmoment besitzt** und somit ein polares Molekül ist.

Die starke **Polarität** der O–H-Bindungen sowie das daraus resultierende Dipolmoment von 1,8 D sind entscheidend für die Eigenschaften des Wassers und seine Funktion als Lösungsmittel. Benachbarte Wassermoleküle richten sich meist so aus, dass die O–H-Bindung eines Wassermoleküls (positives Ende des Dipols) in Richtung eines der Elektronenpaare eines anderen Wassermoleküls (negatives Dipolende) weist (➤ Abb. 1.4). Diese gerichtete intermolekulare Assoziation wird als **Wasserstoffbrückenbindung** bezeichnet. Das Wasserstoffatom bleibt dabei an sein Sauerstoffatom (den „H-Donor") gebunden, wird aber zugleich von einem anderen Sauerstoffatom (dem „H-Akzeptor") angezogen. Die **Bindungsenergie** einer solchen Wasserstoffbrücke beträgt ca. 10–20 kJ/mol unter Standardbedingungen. Dies sind nur knapp 5% einer typischen kovalenten Bindung wie z.B. einer O–H-Bindung.

Auch die **Orientierung** spielt eine Rolle: Eine Wasserstoffbrückenbindung ist am stabilsten, wenn das H-Atom und die beiden elektronegativen Bindungspartner (z.B. die zwei O-Atome im Fall von Wasser) möglichst linear angeordnet sind.

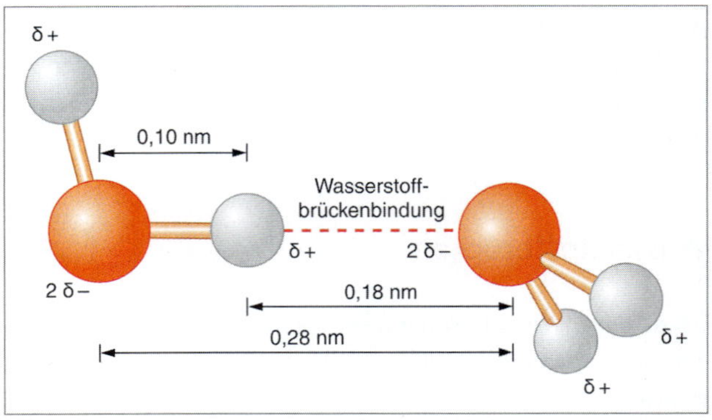

Abb. 1.4 Wasserstoffbrückenbindung zwischen zwei Wassermolekülen. Ein partiell positiv (δ^+) geladenes Wasserstoffatom eines Wassermoleküls zieht das partiell negativ ($2\delta^-$) geladene Sauerstoffatom eines zweiten Wassermoleküls an – es kommt zur Ausbildung einer Wasserstoffbrücke. Die angegebenen Abstände gelten für zwei Wassermoleküle in Eis.

Schon gewusst

Mit zwei H-Atomen (Donor) sowie zwei freien Elektronenpaaren am Sauerstoff (Akzeptor) kann jedes Wassermolekül bis zu vier Wasserstoffbrückenbindungen zu anderen Wassermolekülen ausbilden. Die Lebensdauer jeder einzelnen H-Brücke beträgt bei Raumtemperatur weniger als 10^{-9} s. Flüssiges Wasser besteht demnach aus einem schnell fluktuierenden dreidimensionalen Netzwerk von über H-Brücken verbundenen Molekülen. In festem Wasser (Eis) ist dagegen jedes Wassermolekül durch Wasserstoffbrückenbindungen mit vier weiteren Molekülen in einer regelmäßigen offenen Gitterstruktur räumlich fixiert. Aufgrund der relativ starren Anordnung der Wasserstoffbrücken im Eis ist Wasser eine der wenigen Substanzen, die sich beim Übergang vom flüssigen in den festen Zustand ausdehnt (ρ[(Eis)] = 0,92 g/mL, ρ[Wasser (0 °C)] = 1,00 g/mL). Diese „**Anomalie des Wassers**" hat entscheidende biologische Konsequenzen: Wäre Eis dichter als Wasser, würde es in Seen und Ozeanen auf dem Grund liegen; die tieferen Schichten wären permanent gefroren. Leben hätte sich vermutlich nie entwickelt, besäße Wasser nicht eine höhere Dichte als Eis.

Die Ausbildung von Wasserstoffbrücken ist zwischen einer Reihe von biochemisch wichtigen **funktionellen Gruppen** möglich; einige wichtige Fälle werden im Folgenden gezeigt (➤ Abb. 1.5). Die Bindungsenergie der meisten Wasserstoffbrückenbindungen, wie sie z.B. zwischen einem Enzym und seinem Substrat oder zwischen den Basen der DNA auftreten, liegt zwischen 2 und maximal 20 kJ/mol. Sie sind damit deutlich schwächer als die H-Brücken im Wasser: einerseits stark genug, um typische dreidimensionale Raumstrukturen von Biomolekülen zu stabilisieren, zugleich jedoch schwach genug, um leicht wieder gelöst zu werden.

Die in ➤ Abb. 1.5 gezeigten funktionellen Gruppen bilden Wasserstoffbrückenbindungen mit Wasser aus. In wässrigen Lösungen ist eine Wechselwirkung mit Wasser wahrscheinlicher als zwischen diesen verschiedenen Gruppen. Damit sie untereinander Wasserstoffbrückenbindungen ausbilden, müs-

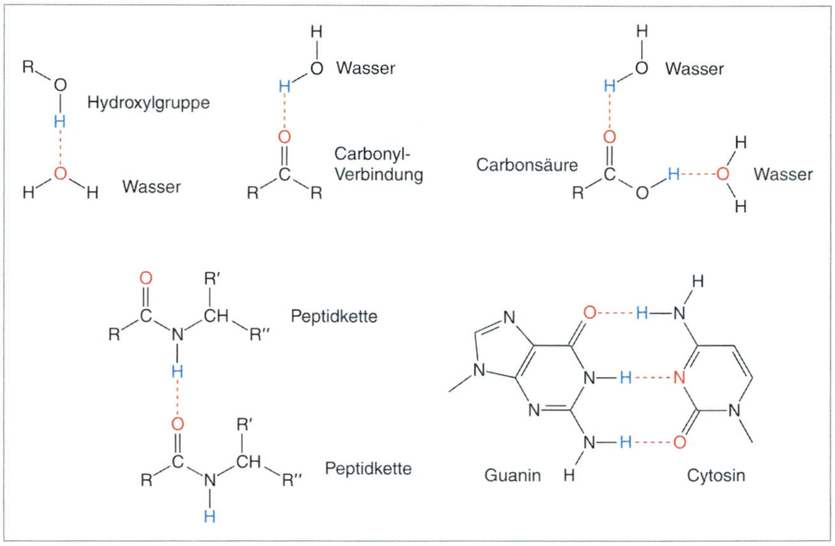

Abb. 1.5 Typische Wasserstoffbrücken zwischen einer D—H-Gruppe (Wasserstoffdonor) und einem stark elektronegativen Atom A (Wasserstoffakzeptor) in biologischen Systemen. Die typische Bindungslänge einer D—H···A-Einheit, gemessen vom Zentrum des Donoratoms D zum Akzeptoratom A, beträgt ca. 0,28 ± 0,02 nm.

sen sie folglich **von Wasser abgeschirmt** sein, z.B. im hydrophoben Inneren eines Makromoleküls, das von Wassermolekülen nicht erreicht werden kann. Beispiele hierfür sind die Wasserstoffbrückenbindungen im Inneren eines globulären Proteinmoleküls oder zwischen komplementären DNA-Basen. Unter bestimmten Bedingungen (z.B. Temperaturerhöhung) können diese Wasserstoffbrückenbindungen allerdings gebrochen werden, und es bilden sich neue H-Brücken mit Wassermolekülen. Dadurch ändert sich die Struktur des Biomoleküls; man spricht in solchen Fällen von **Denaturierung**.

MERKE

Wasserstoffbrücken können ausgebildet werden zwischen einem D—H-Donor (D = O, N) und einem stark elektronegativen Atom als Akzeptor. Obwohl ihre Bindungsenergie mit 2–20 kJ/mol relativ gering ist, beeinflussen sie entscheidend die dreidimensionale Struktur vieler Biomoleküle, z.B. in Proteinen oder der DNA-Doppelhelix.

Wasser als Lösungsmittel für polare Substanzen

Die Präsenz von Wasser als universellem Lösungsmittel in allen lebenden Systemen beruht im Wesentlichen auf seiner Polarität und seiner Fähigkeit zur Ausbildung von Wasserstoffbrückenbindungen.

- Verbindungen, die sich bereitwillig in Wasser lösen, heißen **hydrophil** („wasserliebend").
- Unpolare Flüssigkeiten, wie z.B. Chloroform oder Toluol, sind dagegen schlechte Lösungsmittel für polare Biomoleküle, dagegen lösen sie gut **hydrophobe** Stoffe wie Lipide oder Wachse.

Die gute Löslichkeit von **ionischen Verbindungen** in Wasser beruht auf der Ausbildung starker Ion-Dipol-Wechselwirkungen zwischen den Ionen und den Wasserdipolen. Die Ionen werden dabei von einer sog. **Hydrathülle** umgeben, was die Tendenz der Ionen, sich zu einem Kristallgitter zusammenzuschließen, aufgrund der hohen Dielektrizitätskonstante von Wasser stark schwächt. Die bei der Ausbildung der Hydrathülle frei werdende **Hydratisierungsenthalpie** bringt einen Großteil der Gitterenthalpie auf, die erforderlich ist, um die Ionen aus dem Kristallgitter zu lösen. Häufig ist die Auflösung gleichzeitig mit einer Zunahme der **Entropie** (der „Unordnung" des Systems; ➤ Kap. 1.3.1) verbunden, die eine insgesamt positive Lösungsenthalpie kompensieren kann. Auch zahlreiche **organische Substanzen mit polaren Gruppen** lösen sich gut in Wasser. So besitzen Monosaccharide wie z.B. Glucose zahlreiche polare O-H-Gruppen, die zur Ausbildung von Wasserstoffbrückenbindungen mit Wassermolekülen in der Lage sind. Es handelt sich also um hydrophile Biomoleküle.

Hydrophobe Wechselwirkungen

Hydrophober Effekt

Die Löslichkeit von **unpolaren Stoffen** ist in Wasser sehr gering. Es bilden sich selbst nach guter Durchmischung zwei getrennte Phasen. Apolare Stoffe sind hydrophob, sie können keine energetisch günstigen Wechselwirkungen mit Wassermolekülen ausbilden. Das Bestreben von Wasser, den Kontakt mit hydrophoben Molekülen so gering wie möglich zu halten, wird als **hydrophober Effekt** oder **hydrophobe Wechselwirkung** bezeichnet. Um ein apolares Molekül in Wasser zu lösen, d.h. ein „Loch" für dieses Molekül zu schaffen, müssen etliche Wasserstoffbrückenbindungen zwischen den Wassermolekülen gebrochen werden, wozu Energie aufgewandt werden muss (➤ oben). Noch stärker wiegt jedoch die Abnahme der Entropie bei der Lösung eines apolaren Moleküls in Wasser. Durch das Einbringen einer apolaren Gruppe wird das komplexe Netzwerk aus Wasserstoffbrückenbindungen teilweise zerstört. Da die apolare Gruppe weder als Donor noch als Akzeptor für Wasserstoffbrückenbindungen fungieren kann, geht die Bindungsenergie der Wasserstoffbrücken verloren. Die Wassermoleküle an der Grenzschicht zur apolaren Substanz orientieren sich so zu einem Netzwerk um die apolare Substanz herum, dass dieser Verlust an Wasserstoffbrückenbindungsenergie minimiert wird. Diese Umordnung bedingt eine höhere Ordnung der Wasserstruktur, da die Anzahl möglicher Wasserstoffbrückenbindungen geringer ist als zwischen freien Wassermolekülen.

Es ist also energetisch unvorteilhaft, eine größere Anzahl apolarer Moleküle in Wasser einzeln zu dispergieren und sie individuell mit einer Hydrathülle zu versehen. Stattdessen tendieren die apolaren Moleküle dazu zu **aggregieren**, wodurch der Kontakt mit Wassermolekülen minimiert wird. Obwohl dadurch die Entropie der apolaren Moleküle abnimmt, ist der Gesamtprozess thermodynamisch vorteilhaft, da die Entropiezunahme der Wassermoleküle, die nun frei miteinander in Wechselwirkung treten können, erheblich überwiegt.

Dieser hydrophobe Effekt (der also ein entropischer Effekt ist) spielt, obwohl es sich dabei um keine Bindung oder attraktive Wechselwirkung handelt, eine extrem wichtige Rolle in biochemischen Systemen. Die **Aggregation apolarer Moleküle** erfolgt, weil sie aus der wässrigen Phase infolge der ungünstigen Entropieabnahme, die eine individuelle Hydratisierung mit sich brächte, ausgeschlossen werden. Der hydrophobe Effekt bestimmt Struktur und Funktion zahlreicher biologischer Moleküle. Er spielt eine essenzielle Rolle bei der Faltung von Proteinen in ihre native dreidimensionale Struktur (➤ Kap. 2.3.2), bei der hydrophobe Seitenketten von Aminosäuren in das Innere des Proteins gelangen und so dem (energetisch ungünstigen) Kontakt mit umgebenden Wassermolekülen entzogen werden, während polare Gruppen vermehrt an der Oberfläche verbleiben und hydratisiert werden können.

Bildung supramolekularer Aggregate: Mizellen und Lipiddoppelschichten

Eine weitere Klasse biologischer Moleküle besitzt sowohl hydrophile als auch hydrophobe Eigenschaften. Zu diesen als amphipathisch bezeichneten Molekülen gehören z.B. langkettige Carbonsäuren („Fettsäuren"), Detergenzien (z.B. Natriumdodecylsulfat, SDS) oder Phospholipide (z.B. Lecithin, ➤ Abb. 1.6).

Derartige amphipathische Verbindungen mit einer polaren „Kopfgruppe" und einem größeren unpolaren Molekülteil bilden in Abhängigkeit von Konzentration und Art des Moleküls dadurch charakteristische supramolekulare Strukturen wie **Mizellen** oder **Lipiddoppelschichten** aus (➤ Kap. 8, ➤ Abb. 8.1).

MERKE

Aufgrund seiner hohen Polarität und seiner Fähigkeit zur Ausbildung von Wasserstoffbrücken ist Wasser ein ausgezeichnetes Lösungsmittel für ionische und stark polare Stoffe. Apolare Stoffe lösen sich nur geringfügig; amphipathische Verbindungen bilden in Wasser typischerweise Aggregatstrukturen aus, wie etwa Mizellen oder Lipiddoppelschichten. Amphipathische Verbindungen können als Lösungsvermittler fungieren und so hydrophobe Stoffe in einem polaren Lösungsmittel emulgieren.

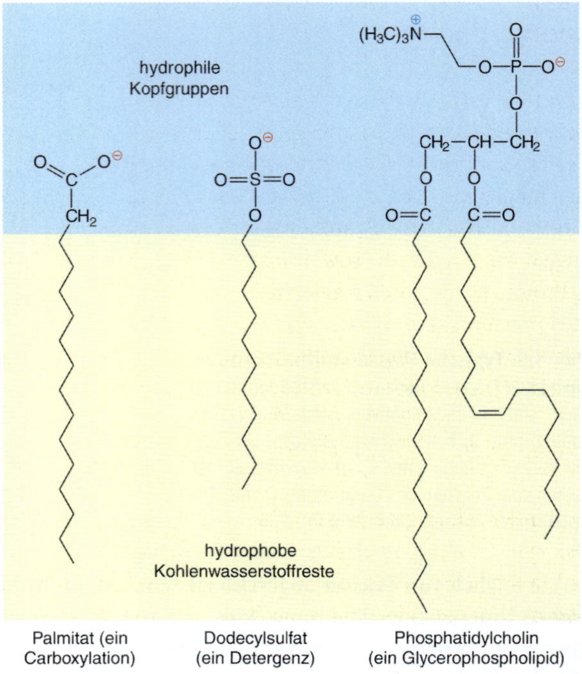

Abb. 1.6 Strukturen einiger typischer amphipathischer Moleküle.

1.2.3 Wasser als Reaktionspartner

Wasser als Nucleophil

Wasser ist nicht nur *das* Reaktionsmedium der Zelle, sondern nimmt auch selbst an vielen Reaktionen teil. In ➤ Kap. 1.4 werden wir sehen, dass praktisch alle biochemisch relevanten Reaktionen einem prinzipiell sehr einfachen Muster folgen: Ein **elektronenreiches** Atom oder eine Atomgruppe (ein sog. **Nucleophil**; in den folgenden Gleichungen rot dargestellt) reagiert mit einem **elektronenarmen** Atom (einem **Elektrophil**; im Folgenden blau dargestellt). Wasser ist aufgrund seiner beiden freien Elektronenpaare ein typisches (wenn auch relativ schwaches) Nucleophil. Weitere typische Nucleophile sind Alkohole (freies Elektronenpaar am Sauerstoff), Amine (freies Elektronenpaar am Stickstoff) oder Thiole (freies Elektronenpaar am Schwefel).

Eine typische Reaktion mit Wasser als Nucleophil ist beispielsweise die Hydrolyse eines Esters, z.B. des Neurotransmitters Acetylcholin:

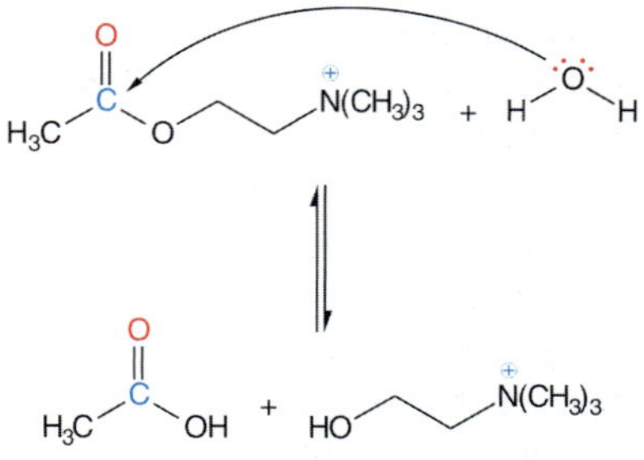

Wasser als Ampholyt: Eigendissoziation und Ionenprodukt

Obwohl Wasser im Wesentlichen als neutrales H_2O-Molekül vorliegt, besitzt es doch eine geringe Tendenz zur Ionisation. Wasser kann sowohl als schwache Säure wie auch als schwache Base fungieren. Nach *Brønstedt* sind **Säuren als Protonendonoren** und **Basen als Protonenakzeptoren** definiert. Verbindungen wie Wasser, die sowohl als Protonendonoren wie auch als Protonenakzeptoren reagieren können, werden als **Ampholyte** bezeichnet. Das Wassermolekül kann also ein H^+-Ion auf ein anderes Wassermolekül übertragen; auf diese Weise entstehen ein **Hydroniumion** (H_3O^+) und ein **Hydroxidion** (OH^-):

$$H_2O + H_2O \rightleftharpoons H_3O^+ + OH^-$$

Wenn man sich vergegenwärtigt, dass freie Protonen in wässriger Lösung nicht vorkommen (sie sind stets mit einem oder mehreren Wassermolekülen assoziiert, also hydratisiert), kann man die **Dissoziation von Wasser** vereinfacht auch schreiben als:

$$H_2O \rightleftharpoons H^+ + OH^-$$

Setzt man für die obige Gleichung das Massenwirkungsgesetz (➤ Kap. 1.3) an, so erhält man für die **Gleichgewichtskonstante** der Reaktion K_R:

$$K_R = \frac{c(H^+) \cdot c(OH^-)}{c(H_2O)} = 1{,}8 \cdot 10^{-16}\ \text{mol/L} \qquad (T = 25\ °C)$$

Da die Konzentration des Wassers (die Menge der Wassermoleküle in einem Liter) praktisch konstant ist (c = 55,5 mol/L), kann sie in die Gleichgewichtskonstante mit einbezogen werden. Man erhält dann:

$$K_W = K_R \cdot c(H_2O) = c(H^+) \cdot c(OH^-) = 10^{-14}\ \text{mol}^2/\text{L}^2 \quad (T = 25\ °C)$$

K_W ist die **Ionenproduktkonstante des Wassers**. Dieser Zusammenhang zeigt, dass die H^+- und die OH^--Ionen-Konzentration in einer Lösung nicht unabhängig voneinander sind. In reinem Wasser muss die Konzentration beider Ionen gleich sein, es gilt also $c(H^+) = c(OH^-) = 10^{-7}$ mol/L. Wird $c(H^+)$ größer als 10^{-7} mol/L, so muss $c(OH^-)$ entsprechend abnehmen.

- Lösungen mit einer H^+-Konzentration von 10^{-7} mol/L werden als **neutral** bezeichnet
- solche mit $c(H^+) > 10^{-7}$ mol/L als **sauer**
- solche mit $c(H^+) < 10^{-7}$ mol/L als **basisch**.

In den meisten physiologischen Lösungen liegt die H^+-Konzentration nahe dem Neutralwert.

Für viele Fälle ist die folgende Erweiterung des Säure-Base-Begriffs nach *G. N. Lewis* nützlich: Eine Base (mit ihrem freien Elektronenpaar, das ein H^+-Ion binden kann) ist danach nicht nur ein Protonenakzeptor, sondern allgemein ein **Elektronenpaardonor (Lewis-Base)**, eine Säure umgekehrt ein **Elektronenpaarakzeptor (Lewis-Säure)**. Typische und biochemisch wichtige Lewis-Säuren sind neben dem H^+-Ion auch Übergangsmetallionen wie Zn^{2+} oder Fe^{2+}, die bei vielen enzymatischen Reaktionen eine essenzielle Rolle als Cofaktoren spielen.

1.2.4 Saure und basische Lösungen: die pH-Skala

Im menschlichen Blut z.B. ist $c(H^+) = 4 \cdot 10^{-8}$ mol/L; es ist also schwach basisch. Da die absoluten Werte für die H^+-Konzentration in den meisten Flüssigkeiten sehr niedrig sind, wurde im Jahre 1909 durch *S. Sørensen* ein logarithmisches Konzentrationsmaß, der sog. **pH-Wert**, eingeführt. Er wird als **negativer dekadischer Logarithmus der (normierten) Wasserstoffionenkonzentration** $[H^+]$ definiert

$$pH = -\lg [H^+]$$

Je höher die H^+-Ionen-Konzentration einer Lösung, desto niedriger ist ihr pH-Wert und umgekehrt. Die meisten Körperflüssigkeiten weisen einen pH-Wert von ca. 6,5–8 auf, was auch als **physiologischer pH-Bereich** bezeichnet wird.

Schon gewusst

Die Definition des pH-Werts als negativer Logarithmus der H^+-Ionen-Konzentration ist streng genommen nicht korrekt, weil die H^+-Konzentration als dimensionsbehaftete Größe nicht logarithmiert werden kann. Tatsächlich muss eigentlich die dimensionslose Aktivität eingesetzt werden, die nur in hinreichend stark verdünnten Lösungen durch die Konzentration angenähert werden darf. Alternativ kann man sich durch die Einführung einer normierten Konzentration $[H^+]$ behelfen mit $[H^+] = c(H^+)$ / mol L^{-1}.

1.2.5 Säure-Base-Gleichgewichte und Dissoziationskonstanten

Zahlreiche biochemisch wichtige Verbindungen tragen **sauer und/oder basisch reagierende Gruppen**. Beispielsweise besitzen Proteine eine Vielzahl von Carboxyl- und Aminogruppen, die Säure-Base-Reaktionen eingehen können. Derartige Gruppen beeinflussen einerseits den pH-Wert einer umgebenden wässrigen Lösung. Andererseits hängt ihr Ladungszustand (und damit auch die Struktur und Funktion des entsprechenden Moleküls) vom pH-Wert der Umgebung ab. **Säure-Base-Gleichgewichte** spielen eine extrem wichtige Rolle in der Biochemie.

Eine Säure (abgekürzt mit HA) ist definitionsgemäß ein Protonendonor; sie reagiert mit einer Base (z.B. H_2O) zur korrespondierenden Base (A^-) und zu H_3O^+:

$$HA + H_2O \rightleftharpoons A^- + H_3O^+$$

Die Lage dieses Dissoziationsgleichgewichts hängt von der **Stärke der Säure** ab. Als starke Säuren bezeichnet man solche, die in Wasser praktisch vollständig dissoziieren, d.h., obiges

1

Gleichgewicht liegt weit auf der rechten Seite. Nur wenige Säuren sind demnach als stark zu klassifizieren; dazu gehören HCl, H_2SO_4 und HNO_3. Die meisten Säuren sind mehr oder weniger schwach; sie dissoziieren nur zu einem geringen Anteil.

Ein Maß für die Stärke einer Säure ist ihre **Dissoziationskonstante K_S**:

$$K_S = K_R \cdot c(H_2O) = \frac{c(H_3O^+) \cdot c(A^-)}{c(HA)}$$

wobei die (annähernd konstante) Konzentration des Wassers wiederum in die Gleichgewichtskonstante mit einbezogen wird. Unter Verwendung normierter Konzentrationen (die man durch Division durch die entsprechende Konzentrationseinheit, z.B. mol/L, erhält) ergibt sich entsprechend die dimensionslose **Säurekonstante K_S** bzw. analog dazu die dimensionslose **Basenkonstante K_B** für eine schwache Base:

$$K_S = \frac{[H_3O^+] \cdot [A^-]}{[HA]} \qquad K_B = \frac{[OH^-] \cdot [HA]}{[A^-]}$$

Je größer K_S bzw. K_B, desto stärker ist die Säure bzw. Base. Auch hier wurden zur Vermeidung sehr kleiner exponentieller Zahlen entsprechende logarithmische Größen eingeführt. Es gilt:

$$pK_S = -\lg K_S \text{ und } pK_B = -\lg K_B$$

Die Dissoziationskonstanten einiger schwacher Säuren, die in der Biochemie eine Rolle spielen, sind in ➤ Tab. 1.2 wiedergegeben.

Löst man die obige Gleichung für K_S nach der H_3O^+-Konzentration auf, so ergibt sich:

$$[H_3O^+] = \frac{K_S \cdot [HA]}{[A^-]}$$

bzw. nach Logarithmieren die **Henderson-Hasselbalch-Gleichung**:

$$pH = pK_S + \lg \frac{[A^-]}{[HA]}$$

Kennt man in einer Lösung die Mengen an schwacher Säure bzw. korrespondierender Base, so kann mit ihrer Hilfe der pH-Wert (näherungsweise) berechnet werden, solange die Eigendissoziation des Wassers vernachlässigt werden kann, d.h. die Lösung nicht allzu verdünnt ist. Für gleiche Stoffmengen einer schwachen Säure und ihrer korrespondierenden Base in einer Lösung ist der pH-Wert der Lösung gleich dem pK_S-Wert der Säure.

1.2.6 Titrationskurven und Pufferlösungen

Wie ändert sich der pH-Wert, wenn zu einer schwachen Säure portionsweise eine starke Base zugegeben wird (Titration)? Eine **Titrationskurve** kann experimentell, aber auch rechnerisch mithilfe der Henderson-Hasselbalch-Gleichung erstellt werden. Zu Beginn der Titration liegt nur die schwache Säure vor. Der pH-Wert der Lösung kann aus der Säurekonstante der schwachen Säure und deren Konzentration berechnet werden. Dabei gilt, wenn man näherungsweise die Gleichgewichtskonzentration an schwacher Säure gleich der Anfangskonzentration setzt:

$$pH = \frac{1}{2}(pK_S - \lg [HA])$$

Durch Zusatz der starken Base wird eine entsprechende Stoffmenge an HA in das Anion A^- umgewandelt; der resultierende pH-Wert lässt sich mithilfe der Henderson-Hasselbalch-Gleichung berechnen. Alle derartigen Titrationskurven zeigen einen ähnlichen Verlauf, sind aber, wie ➤ Abb. 1.7 zeigt, je nach Säurekonstante der schwachen Säure entlang der pH-Achse vertikal verschoben. Als **Äquivalenzpunkt** wird der Punkt bezeichnet, an dem es bei weiterer Zugabe des Reagens zu einer plötzlichen pH-Wert-Änderung kommt. Am sog. **Halbäquivalenzpunkt** ist genau die Hälfte der ursprünglichen Säure in die korrespondierende Base umgewandelt. Entsprechend gilt: $pH = pK_S$; es liegt ein **Puffersystem** vor. Eine kleine Zugabe von H^+-Ionen bzw. OH^--Ionen wird durch Reaktion mit A^- bzw. HA abgefangen („abgepuffert"), wodurch eine starke Änderung des pH-Werts vermieden wird.

Einige Säuren sind in der Lage, mehr als ein Proton abzugeben; man bezeichnet sie entsprechend als **mehrprotonige Säuren**. Biochemisch wichtige Beispiele sind die Phosphorsäure (H_3PO_4), die Zitronensäure ($C_6H_8O_7$) sowie Aminosäuren. Sie dissoziieren schrittweise, wobei jeder Dissoziationsstufe ein eigener pK_S-Wert zugeordnet wird. Dabei wird, wie am folgenden Beispiel der Phosphorsäure ersichtlich, grundsätzlich das erste Proton am leichtesten abgegeben (niedrigster pK_S-Wert),

Tab. 1.2 Dissoziationskonstanten und pK_S-Werte einiger wichtiger schwacher Säuren

	Säure		konjugierte Base	pK_S	K_S
Phosphorsäure	H_3PO_4	$\rightleftharpoons$	$H_2PO_4^-$	2,2	$6{,}3 \cdot 10^{-3}$
Ameisensäure	HCOOH	$\rightleftharpoons$	$HCOO^-$	3,75	$1{,}78 \cdot 10^{-4}$
Essigsäure	CH_3COOH	$\rightleftharpoons$	CH_3COO^-	4,76	$1{,}76 \cdot 10^{-5}$
Kohlensäure	H_2CO_3	$\rightleftharpoons$	HCO_3^-	6,4	$3{,}98 \cdot 10^{-7}$
Dihydrogenphosphat	$H_2PO_4^-$	$\rightleftharpoons$	HPO_4^{2-}	7,2	$6{,}32 \cdot 10^{-8}$
Ammonium	NH_4^+	$\rightleftharpoons$	NH_3	9,2	$5{,}62 \cdot 10^{-10}$
Hydrogencarbonat	HCO_3^-	$\rightleftharpoons$	CO_3^{2-}	10,2	$6{,}32 \cdot 10^{-11}$
Hydrogenphosphat	HPO_4^{2-}	$\rightleftharpoons$	PO_4^{3-}	12,7	$2{,}0 \cdot 10^{-13}$

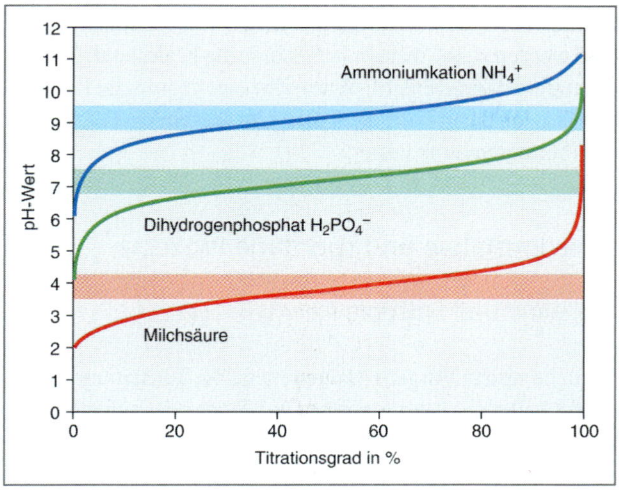

Abb. 1.7 Berechnete Titrationskurven von Milchsäure, Dihydrogenphosphat- und Ammoniumionen. Die waagrechten Linien kennzeichnen jeweils die Pufferbereiche.

da die weitere Dissoziation durch die infolge der ersten Deprotonierung entstandene Ladung erschwert wird:

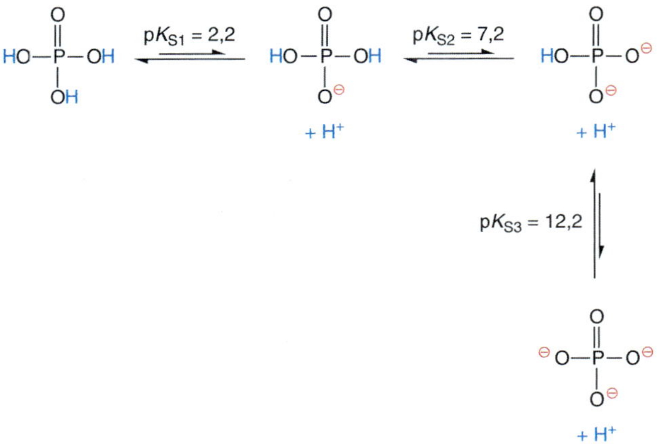

- Liegen, wie bei der Phosphorsäure, die einzelnen pK_S-Werte um mindestens drei Einheiten auseinander, so können bei einer Titration die einzelnen Äquivalenzpunkte durch einen deutlichen pH-Sprung detektiert werden.
- Viele Biomoleküle besitzen dagegen mehrere ionisierbare Gruppen mit nahe beisammen liegenden pK_S-Werten; in diesem Fall sind an den Äquivalenzpunkten keine klaren pH-Sprünge sichtbar (z.B. bei der Zitronensäure).

Blick ins Labor

Die **Wirkung von biologischen Puffersystemen** wird am folgenden Beispiel ersichtlich: Von einer konzentrierten HCl-Lösung (c = 10 mol/L) wird in einem Experiment 1 mL zu einem Liter reinem Wasser (pH = 7) gegeben, in dem anderen Experiment – als Modellsystem für Blutplasma – zu einem Liter einer Lösung, die je 0,1 mol $H_2PO_4^-$ (pK_S = 7,2) und HPO_4^{2-} enthält. Die jeweils zugegebene Stoffmenge n an H^+-Ionen beträgt $c \cdot V$ = 10 mmol.

Im ersten Experiment liegen nach der Zugabe 10 mmol H^+-Ionen in 1,001 L Lösung vor; die H^+-Konzentration beträgt also $c = 10^{-2}$ mol / 1,001 L ≅ 10^{-2} mol/L. Der pH-Wert ist somit von ursprünglich 7 auf etwa 2 gefallen. Im zweiten Experiment liegt vor der Zugabe ein äquimolares Puffergemisch mit pH = pK_S = 7,2 vor. Die zugegebenen H^+-Ionen reagieren mit der schwachen Base des Puffers, also den HPO_4^{2-}-Ionen, zu $H_2PO_4^-$. Für den neuen pH-Wert ergibt sich dadurch:

$$\mathrm{pH} = 7{,}2 + \lg\frac{(0{,}1\,\mathrm{mol} - 0{,}01\,\mathrm{mol})}{(0{,}1\,\mathrm{mol} + 0{,}01\,\mathrm{mol})} = 7{,}2 + \lg\frac{0{,}09\,\mathrm{mol}}{0{,}11\,\mathrm{mol}} = 7{,}1$$

Ein gewaltiger Unterschied! In lebenden Systemen sind Puffersysteme unverzichtbar, da die Stoffwechselvorgänge gewöhnlich innerhalb eines eng begrenzten pH-Bereichs ablaufen sollen.

Extra- wie intrazelluläre Flüssigkeiten im Organismus sind stark gepuffert. Eine wichtige Rolle spielen dabei die Paare $H_2PO_4^-/HPO_4^{2-}$ sowie H_2CO_3/HCO_3^-, da deren pK_S-Werte nahe dem Neutralpunkt liegen. Aber auch Proteine mit ihren vielen sauren und basischen Gruppen besitzen wirksame Puffereigenschaften. In ➤ Abb. 1.8 sind die Stoffmengenanteile von Kohlensäure, Hydrogencarbonat und Carbonat als Funktion des pH-Werts dargestellt. Man erkennt, dass bei pH 7,4, dem pH-Wert des Bluts, in erster Linie HCO_3^- sowie etwas H_2CO_3, aber praktisch kein CO_3^{2-} vorliegen.

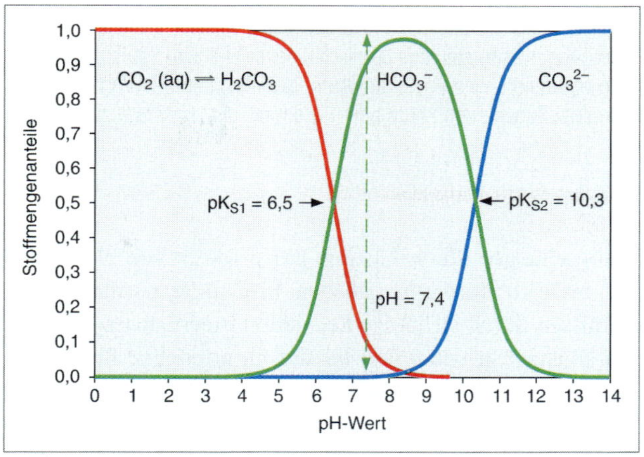

Abb. 1.8 Berechnete Stoffmengenanteile von Kohlensäure und ihren korrespondierenden Basen als Funktion des pH-Werts. Die gestrichelte Linie symbolisiert den physiologischen pH-Wert und erlaubt eine Abschätzung der Stoffmengenanteile an H_2CO_3 bzw. HCO_3^- bei diesem pH-Wert.

Die **Pufferkapazität** eines Puffersystems, d.h. die Fähigkeit zur Konstanthaltung des pH-Werts bei Zugabe von Säure oder Base, ist jeweils maximal, wenn pH = pK_S. In der Praxis kann man davon ausgehen, dass man für eine schwache Säure eine befriedigende Pufferwirkung in Bereich pH = pK_S ± 1 erhält.

MERKE

Säuren sind Protonendonoren, Basen sind Protonenakzeptoren. Verbindungen, die sowohl als Säuren wie auch als Basen fungieren können (z.B. Wasser), heißen Ampholyte.

Nach *G. N. Lewis* bezeichnet man einen Elektronenpaardonor auch als Lewis-Base, einen Elektronenpaarakzeptor umgekehrt als Lewis-Säure. Die Stärke einer (Brønstedt-)Säure wird durch ihre Dissoziationskonstante K_S bestimmt. Der pH-Wert einer Lösung ist ein Maß für ihre

Protonenkonzentration und ist unabhängig von der Säurestärke. Pufferlösungen enthalten das Gemisch einer schwachen Säure und deren korrespondierenden Base; ihre Aufgabe ist es, den pH-Wert einer Lösung bei Zugabe von Säure oder Base möglichst konstant zu halten.

Klinik

Blut – eine gepufferte Lösung: Der pH-Wert von Blutplasma und anderen Körperflüssigkeiten wird unter normalen Verhältnissen durch vielfältige Regulation innerhalb enger Grenzen konstant gehalten und beträgt im arteriellen Blutplasma 7,4 mit einer Schwankungsbreite von nur ± 0,05 Einheiten.

Von allen Puffersystemen des Bluts ist das Kohlensäure-Hydrogencarbonat-System das wichtigste, zu dem die folgenden Gleichgewichte beitragen:

$$CO_2(aq) + H_2O \rightleftharpoons H_2CO_3(aq \quad (1)$$
$$H_2CO_3(aq) \rightleftharpoons H^+(aq) + HCO_3^-(aq) \quad (2)$$
$$CO_2(aq) \rightleftharpoons CO_2(g) \quad (3)$$

Die Gleichgewichte (1) und (2) liegen auf der linken Seite; für den pK_S-Wert der Kohlensäure gilt:

$$K_S = \frac{[H^+] \cdot [HCO_3^-]}{[CO_2(aq)] + [H_2CO_3]} = 10^{-6,4} = 4 \cdot 10^{-7}$$

Von großer Bedeutung ist des Weiteren die Pufferwirkung der Proteine im Blut, v.a. des Hämoglobins und der Plasmaproteine.

Die **pH-Regulation** ist durch die koordinierte Tätigkeit von Organsystemen des Körpers gewährleistet, in erster Linie durch die Lunge und die Niere. Sinkt der pH-Wert des Plasmas aufgrund metabolischer H^+-Produktion, so verschiebt sich Gleichgewicht (2) zur Kohlensäure hin. Diese zerfällt [Gleichgewicht (1)] in Wasser und (gelöstes) CO_2, das in den Lungen als gasförmiges CO_2 abgeatmet wird [Gleichgewicht (3)]. Die Lungenventilation bestimmt also den Partialdruck des CO_2 in der Alveolarluft und damit die Konzentration der Kohlensäure im Plasma, während die HCO_3^--Konzentration unter normalen Bedingungen v.a. durch die Nierenregulation konstant gehalten wird.

Entgleisungen werden als **Azidose** (pH < 7,35) bzw. **Alkalose** (pH > 7,45) bezeichnet. Sie können jeweils metabolischen oder respiratorischen Ursprungs sein und werden gegenläufig durch die Lunge bzw. Niere kompensiert. Eine typische Ursache einer metabolischen Azidose ist der entgleiste Diabetes mellitus, eine typische Ursache für eine respiratorische Azidose eine reduzierte Atemtätigkeit, z.B. bei Lungenentzündung. Lang währendes Erbrechen kann zur metabolischen Alkalose führen, Hyperventilation zur respiratorischen Alkalose.

1.3 Biochemische Reaktionen

1.3.1 Thermodynamische Grundlagen

Der Stoffwechsel einer Zelle ist eine höchst komplexe Angelegenheit, bei der eine Vielzahl von Molekülen (sog. Edukte) prinzipiell in eine noch größere Vielzahl von Produkten umgesetzt werden kann. Warum laufen manche Reaktionen spontan ab, andere dagegen nicht? Was treibt eine chemische Reaktion an? Bei der Beantwortung dieser grundlegenden Fragen hilft die Thermodynamik weiter.

Freie Enthalpie und spontane Prozesse

Enthalpie und Entropie

(Bio)chemische Vorgänge laufen meist bei konstantem Druck ab; die bei solchen Prozessen frei werdende oder aufgenommene Wärme (in kJ/mol) wird als **Enthalpie** *H* bezeichnet.

- Reaktionen, die unter Abgabe von Wärme verlaufen ($\Delta H < 0$), werden als **exotherm** bezeichnet,
- solche, bei denen Wärme aufgenommen wird ($\Delta H > 0$), als **endotherm**.

Die **Enthalpieänderung** ΔH einer Reaktion entscheidet jedoch nicht allein über den spontanen Ablauf einer Reaktion, wie man leicht am „spontanen" Auftreten endothermer Vorgänge, wie z.B. der Verdunstung von Wasser, erkennt.

Die meisten Reaktionen laufen unter Änderung auch der **Entropie** *S*, also der „Unordnung" eines Systems, ab. Um eine Aussage über die Spontaneität eines Prozesses machen zu können, müssen wir deshalb beide Zustandsgrößen mit einbeziehen. Eine geeignete Größe hierfür ist die **freie Enthalpie G,** auch als **Gibbs'sche freie Enthalpie** oder **Gibbs'sche freie Energie** bezeichnet (benannt nach ihrem Begründer *J. W. Gibbs*). *G* ist ebenfalls eine Zustandsgröße und wird für ein bestimmtes System, z.B. eine chemische Verbindung, als Stoffkonstante bei definiertem Druck und Temperatur angegeben. Für eine Änderung der freien Enthalpie bei konstantem Druck und konstanter Temperatur gilt:

$\Delta G = \Delta H - T \cdot \Delta S$ (*T* steht für die absolute Temperatur in Kelvin).

Damit ein Prozess spontan verläuft, muss die Änderung der freien Enthalpie negativ sein, d.h.:

$$\Delta G = G_{Produkte} - G_{Edukte} < 0$$

- Ein Prozess, für den $\Delta G < 0$ ist, wird als **exergon** bezeichnet; er läuft spontan (freiwillig) ab.
- Umgekehrt heißt ein nicht freiwillig ablaufender Prozess mit $\Delta G > 0$ **endergon**.
- Sind die beiden Terme ΔH und $T\Delta S$ gleich groß, so wird offensichtlich $\Delta G = 0$, das System befindet sich im **chemischen Gleichgewicht**.

Konzentrationsabhängigkeit der freien Enthalpie und chemisches Gleichgewicht

Die freie Enthalpie einer chemischen Reaktion hängt von der **Konzentration der Edukte wie auch der Produkte** ab. Diese Abhängigkeit ist aus biochemischer Sicht bedeutsam, da viele Reaktionen in Abhängigkeit von den relativen Konzentrationen der Edukte und Produkte in die eine oder andere Richtung freiwillig ablaufen können.

In verdünnten Lösungen, wie sie in der Biochemie im Allgemeinen vorliegen, darf die Aktivität einer gelösten Komponente näherungsweise durch ihre Konzentration ersetzt werden. Es gilt dann für die **molare freie Enthalpie** einer Komponente A:

$$\Delta G = \Delta G^0 + R \cdot T \cdot \ln[A]$$

Hierbei ist **ΔG^0 die molare freie Enthalpie im Standardzustand**, d.h. bei einer Konzentration von A gleich 1 mol/L und einer Temperatur von 25 °C; *R* ist die allgemeine Gaskonstante und *T* die absolute Temperatur. Für eine allgemeine Gleichgewichtsreaktion der Form

$$aA + bB \rightleftharpoons cC + dD$$

ist die Änderung der freien Enthalpie gegeben durch die Differenz der freien Enthalpien der Produkte und der Edukte, also

$$\Delta G = cG(C) + dG(D) - aG(A) - bG(B)$$

Daraus gibt sich:

$$\Delta G = \Delta G^0 + R \cdot T \cdot \ln\left(\frac{[C]^c \cdot [D]^d}{[A]^a \cdot [B]^b}\right)$$

wobei ΔG^0 der Änderung der freien Reaktionsenthalpie entspricht, wenn alle Edukte und Produkte in ihrem Standardzustand vorliegen. Befindet sich eine Reaktion im Gleichgewicht, ($\Delta G = 0$), so gilt:

$$\Delta G^0 = -R \cdot T \cdot \ln\left(\frac{[C]^c_{eq} \cdot [D]^d_{eq}}{[A]^a_{eq} \cdot [B]^b_{eq}}\right) = -R \cdot T \cdot \ln K_{eq}$$

mit der **Gleichgewichtskonstanten K_{eq}**. Der Index „eq" symbolisiert, dass es sich bei den Konzentrationen der Reaktionspartner um Gleichgewichtskonzentrationen handelt. Aus der freien Standardreaktionsenthalpie ΔG^0 kann umgekehrt die Gleichgewichtskonstante für die Reaktion berechnet werden:

$$K_{eq} = e^{-\Delta G^0/RT}$$

Werte für ΔG^0, die aus Tabellen entnommen werden bzw. aus den freien Standardbildungsenthalpien für Edukte und Produkte berechnet werden können, erlauben also eine Abschätzung der Gleichgewichtslage für eine Reaktion. Für eine Anwendung auf biochemische Probleme ist jedoch stets zu bedenken, dass über den tatsächlichen Ablauf einer Reaktion der Wert von ΔG entscheidet, der von den konkret in der Zelle vorliegenden Konzentrationen der Reaktionspartner abhängt. So findet man öfter, dass eine Reaktion mit positivem Wert für ΔG^0 aufgrund der herrschenden Konzentrationsverhältnisse in der Zelle dennoch freiwillig abläuft.

Da die meisten biochemischen Reaktionen in gepufferten Lösungen bei einem pH-Wert nahe 7 ablaufen, hat man als **biochemischen Standardzustand** (➤ Kap. 3.2) einen pH-Wert von 7 und eine Wasserkonzentration von 55,5 mol/L festgelegt; für die übrigen Reaktanden gilt $c = 1$ mol/L. Auf diesen biochemischen Standardzustand bezogene Konstanten werden mit einem senkrechten Strich gekennzeichnet, z.B. $\Delta G^{0'}$ oder K_{eq}'.

MERKE

Die Enthalpie einer Reaktion gibt an, ob bei konstantem Druck Wärme aufgenommen (endotherme Reaktion) oder abgegeben wird (exotherme Reaktion). Ob eine Reaktion freiwillig (spontan) verläuft, hängt von ihrer freien Enthalpie ΔG ab. Eine Reaktion verläuft freiwillig, wenn gilt $\Delta G = \Delta H - T \cdot \Delta S < 0$; ist ein chemisches Gleichgewicht erreicht, so gilt $\Delta G = 0$. Aus der freien Enthalpie unter Standardbedingungen kann die Gleichgewichtskonstante K_{eq} berechnet werden.

Gekoppelte Reaktionen – die Lösung für nichtspontane Prozesse

Zahlreiche biosynthetische Reaktionen oder z.B. der Transport von Stoffen durch eine Membran gegen einen Konzentrationsgradienten sind unter den in der Zelle herrschenden Konzentrationsverhältnissen stark endergon. Wie können solche thermodynamisch ungünstigen Prozesse trotzdem ablaufen?

Die Lösung liegt in einer **Kopplung mit einem thermodynamisch stark begünstigten Prozess**. Dies kann so geschehen, dass das Produkt einer endergonen Reaktion sofort als Edukt in eine thermodynamisch günstige Folgereaktion eingeht und somit aus dem Gleichgewicht entfernt wird. Ferner kann sich durch Kopplung einer endergonen mit einer hinreichend exergonen Reaktion ein alternativer Reaktionsweg ergeben, der in der Summe thermodynamisch begünstigt ist. Ein Beispiel hierfür ist die endergone Phosphorylierung von Glucose zu Glucose-6-phosphat, die durch Kopplung mit der exergonen Hydrolyse von ATP angetrieben wird.

Verbindungen wie das ubiquitär in allen Lebewesen vorkommende ATP (Adenosintriphosphat) werden häufig als **energiereiche Verbindungen** bezeichnet. Gemeint ist, dass ihre Hydrolyse (Spaltung mit Wasser) stark exergon verläuft. Im Fall von ATP (➤ Tab. 1.3, Zeile 5) werden dabei eine Phosphorsäureanhydridbindung gespalten und eine Phosphorylgruppe (unter Freisetzung von ADP) auf eine andere Verbindung übertragen. Auch andere „energiereiche Verbindungen" übertragen Phosphorylgruppen. Je nach Höhe von $\Delta G^{0'}$ für die Hydrolyse einer derartigen Verbindung weist man ihr oft ein sog. **Phosphorylgruppenübertragungspotenzial** zu, das umso größer ist, je negativer $\Delta G^{0'}_{Hydrolyse}$ ist. Wichtige Beispiele aus der Biochemie für Verbindungen mit einem hohen Phosphorylgruppenübertragungspotenzial sind in ➤ Tab 1.3 zusammengefasst.

Man erkennt, dass der wohl wichtigste Vertreter, das ATP, eine Mittelstellung einnimmt. Sein Übertragungspotenzial ist einerseits groß genug, damit eine Vielzahl von Substraten phosphoryliert und dadurch viele Reaktionen angetrieben werden können. Andererseits kann es aus ADP und P_i durch Kopplung an die Spaltung einer Verbindung mit noch höherem Übertragungspotenzial, wie z.B. Phosphoenolpyruvat im letzten Schritt in der Glykolyse, regeneriert werden.

Tab. 1.3 Hydrolyse von Verbindungen mit hohem Phosphorylgruppenübertragungspotenzial. Die in exergoner Reaktion abspaltbare Phosphatgruppe ist jeweils grün dargestellt

Hydrolysereaktion	$\Delta G^{0\prime}$ (kJ/mol)
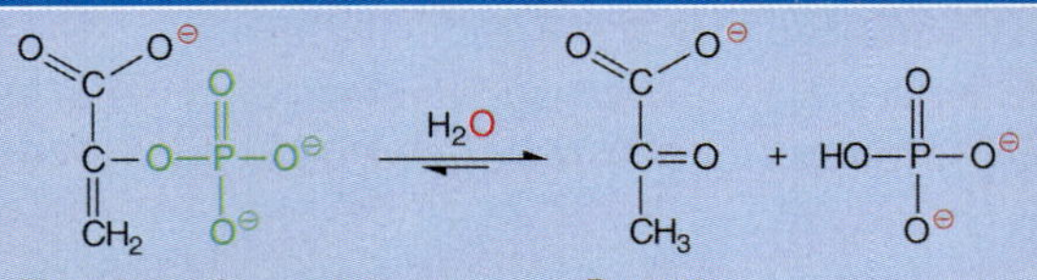 Phosphoenolpyruvat; Pyruvat	–62
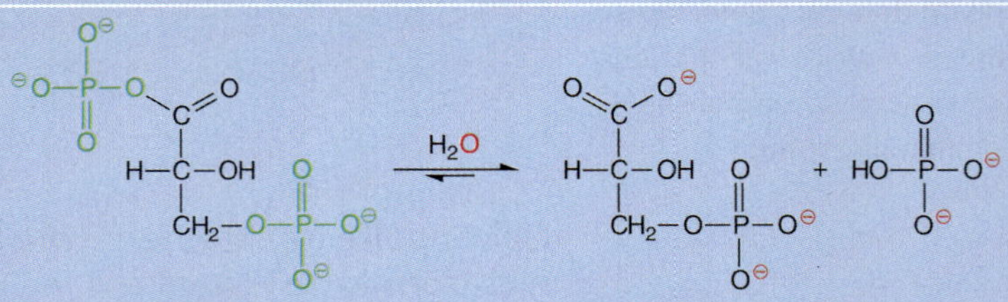 1,3-Bisphosphoglycerat; 3-Phosphoglycerat	–49
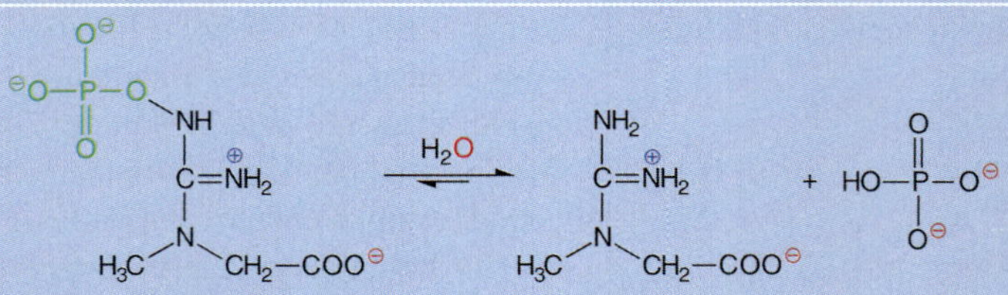 Creatinphosphat; Creatin	–43
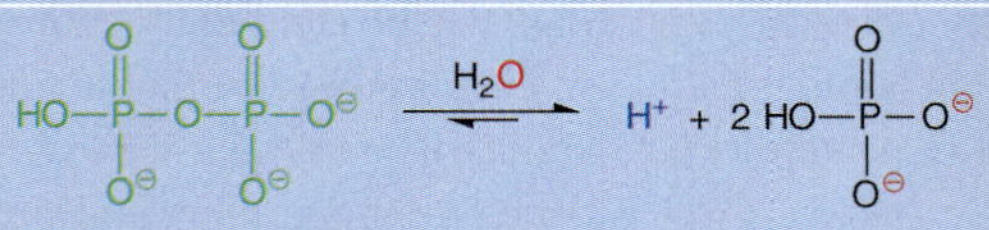 Pyrophosphat	–33
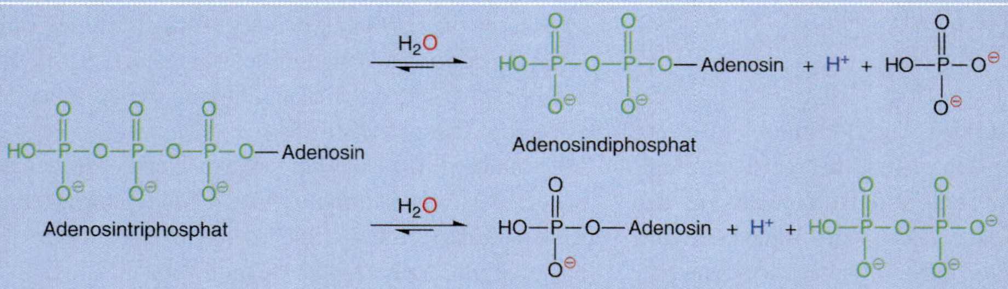 Adenosintriphosphat; Adenosindiphosphat; Adenosinmonophosphat	–31 –31
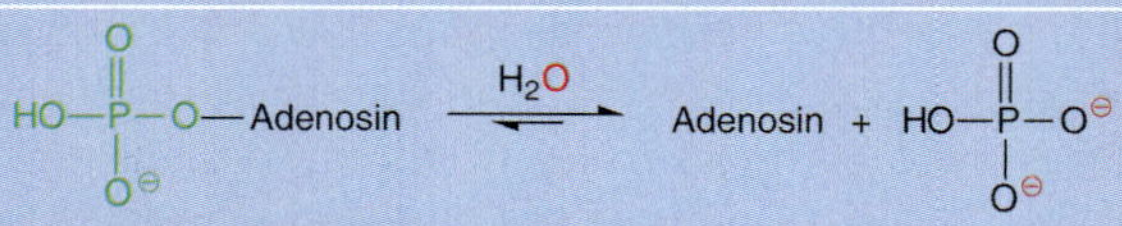 Adenosinmonophosphat	–14
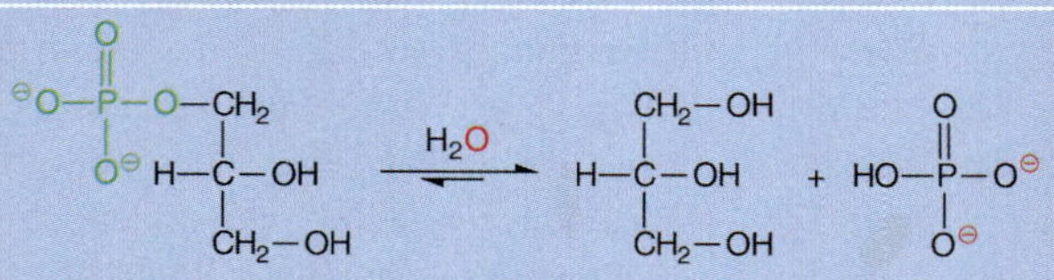 Glycerin-1-phosphat; Glycerin	–10

MERKE

Endergone Reaktionen können durch Kopplung mit einer exergonen Reaktion angetrieben werden. Eine wichtige Rolle spielen dabei Verbindungen mit einem hohen Phosphorylgruppenübertragungspotenzial wie ATP, deren Hydrolyse stark exergon verläuft.

001 Chem. Grundlagen

1.3.2 Kinetik

Verlaufen freiwillig ablaufende Reaktionen (mit $\Delta G^0 < 0$) aber auch rasch? Ein Blick auf die Glucose (deren stark exergon verlaufende Oxidation zu CO_2 und H_2O essenziell für die Energieversorgung unseres Körpers ist) zeigt, dass die Verbindung beliebig aufbewahrt werden kann, ohne spontan zu zerfallen. Offensichtlich erlaubt die freie Enthalpie einer Reaktion keinen Rückschluss auf ihre Geschwindigkeit.

Aktivierungsenergie

Welche Faktoren bestimmen die Geschwindigkeit einer Reaktion? Es ist einleuchtend, dass Moleküle, die miteinander reagieren sollen, zusammenstoßen müssen. Wir können erwarten, dass die Anzahl der Kollisionen von der Konzentration der Moleküle, ihrer Bewegungsgeschwindigkeit und ihrer Größe abhängt. Ein Vergleich zwischen Stoßhäufigkeit und beobachtbaren Reaktionsraten ergibt, dass nur ein sehr geringer Anteil aller Stöße zu einer Reaktion führt. Dafür müssen die Moleküle mit genau der richtigen Orientierung und einer bestimmten Mindestenergie aufeinandertreffen. Der Grund ist, dass fast alle Reaktionen eine Energiebarriere aufweisen (oft vereinfachend als **Aktivierungsenergie** bezeichnet), die nur überwunden werden kann, wenn ein Zusammenstoß mit ausreichend hoher Energie erfolgt (➤ Abb. 1.9). Beim Stoß kann die kinetische Energie der Moleküle genutzt werden, um Bindungen zu strecken, zu biegen und schließlich zu brechen, was letztlich zu einer chemischen Reaktion führt.

Nur ein sehr geringer Anteil aller Moleküle besitzt eine Energie, die so weit über der mittleren thermischen Energie (ca. 4 kJ/mol bei Raumtemperatur) liegt, dass bei einem Stoß die Aktivierungsbarriere (typischerweise zwischen 10 und 100 kJ/mol) zwischen Edukt- und Produktmolekülen überwunden werden kann.

Die Geschwindigkeit einer (bio)chemischen Reaktion ist im Allgemeinen stark temperaturabhängig. Meist steigt die Reaktionsgeschwindigkeit mit zunehmender Temperatur, und die Temperaturabhängigkeit lässt sich durch ein empirisches Gesetz von *Arrhenius*, bekannt als **Arrhenius-Gleichung**, beschreiben (➤ hierzu einführende Lehrbücher zur allgemeinen Chemie).

Katalyse

Viele für den Organismus wichtige Reaktionen sind zwar (stark) exergon, verlaufen aber unter Normalbedingungen so langsam, dass sie für physiologische Prozesse nicht nutzbar sind. Wie nun behilft sich die Zelle, um z.B. die in Glucose gespeicherte und durch Oxidation freisetzbare Energie zu nutzen? Die entsprechende Reaktion muss beschleunigt werden. Dies kann dadurch geschehen, dass die Temperatur erhöht wird (was im lebenden Organismus nur sehr eingeschränkt möglich ist) oder indem die Aktivierungsenergie gesenkt wird, sodass ein größerer Anteil an Eduktmolekülen ausreichend Energie besitzt, um den Übergangszustand zu erreichen. Dies ist Aufgabe eines **Katalysators**. Er erniedrigt die Aktivierungsbarriere einer Reaktion. Dabei bleibt ΔG^0 der Reaktion grundsätzlich unbeeinflusst, d.h., ein Katalysator **kann niemals die Lage eines Gleichgewichts verändern**. In lebenden Organismen übernimmt eine große Vielzahl von **spezialisierten Enzymen** diese Rolle. Ihr Aufbau, ihre Funktionsweise und das Gebiet der Enzymkinetik werden in ➤ Kap. 3 ausführlich erörtert.

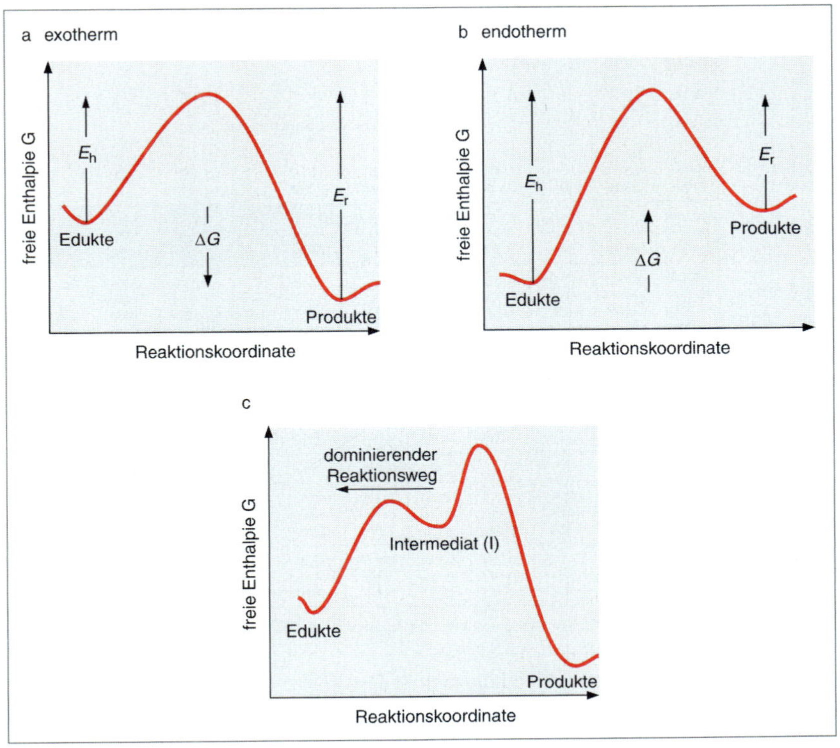

Abb. 1.9 Energiediagramme für eine einfache in einem Schritt verlaufende **(a)** exergone und **(b)** endergone Reaktion sowie **(c)** für eine zweistufige Reaktion über ein Intermediat I, wobei der zweite Schritt der geschwindigkeitsbestimmende ist. ΔG = freie Enthalpie als Differenz der „Aktivierungsenergien" der Hin- (E_h) und der Rückreaktion (E_r).

1

MERKE

Die Geschwindigkeit einer Reaktion wird wesentlich durch ihre Aktivierungsenergie bestimmt. Katalysatoren sind in der Lage, eine Reaktion zu beschleunigen, indem sie die Aktivierungsbarriere durch temporäre sterische Beeinflussung des Substrats senken; das Gleichgewicht einer Reaktion bleibt dadurch unbeeinflusst.

1.4 Überblick über Elemente, Moleküle und Reaktionstypen bei biochemischen Prozessen

1.4.1 Die Elemente des Lebens

Auf der Erde gibt es um die 90 natürlich vorkommende **Elemente**; davon sind etwa 30 am Aufbau und Stoffwechsel lebender Organismen beteiligt (➤ Abb. 1.10). Mit Abstand am häufigsten finden sich die vier Elemente Wasserstoff, Sauerstoff, Kohlenstoff und Stickstoff; zusammen mit Schwefel und Phosphor tragen sie mehr als 97% zur Masse der meisten Organismen bei.

Die fünf häufigsten **Ionen**, die für alle Organismen essenziell sind, sind Calcium (Ca^{2+}), Natrium (Na^{+}), Kalium (K^{+}), Magnesium (Mg^{2+}) und Chlorid (Cl^{-}). Von den weiteren essenziellen Elementen sind die meisten **Metalle**. In geringen Mengen in allen Organismen vorhanden und unverzichtbar bei der Katalyse biochemischer Reaktionen sind Ionen der **Übergangsmetalle** Cobalt (Co), Kupfer, (Cu), Eisen (Fe), Mangan (Mn) und Zink (Zn). Zusammen mit einigen weiteren essenziellen Elementen finden sie sich nur in sehr geringen Mengen und werden deshalb auch als **Spurenelemente** bezeichnet (➤ Tab. 1.4). Ihre Bedeutung wird ausführlich in ➤ Kap. 4 und ➤ 28 besprochen.

1.4.2 Funktionelle Gruppen und Stoffklassen

In der Biochemie spielt **Kohlenstoff** die tragende Rolle; fast alle Biomoleküle sind Kohlenstoffverbindungen. Ihre Grundgerüste sind **langgestreckte oder verzweigte Kohlenstoffketten, Ringe oder auch käfigartige Strukturen**, an die charakteristische **funktionelle Gruppen** gebunden sind, die dem Molekül seine spezifischen chemischen Eigenschaften verleihen. Viele Biomoleküle sind polyfunktionell, d.h., sie enthalten mehrere unterschiedliche funktionelle Gruppen. Die für die Biochemie wichtigsten Substanzklassen sind zusammen mit ihren charakteristischen funktionellen Gruppen in ➤ Tab. 1.5 zusammengestellt.

1.4.3 Wichtige Begriffe der Stereochemie

Verbindungen mit gleicher Summenformel, aber unterschiedlichem räumlichem Bau heißen **Isomere**.

- Sind dabei die Atome auf unterschiedliche Weise miteinander verknüpft, spricht man von **Konstitutionsisomeren**.
- Unterscheiden sich die Verbindungen nur in der räumlichen Anordnung der Atome bzw. Atomgruppen, spricht man von **Stereoisomeren**.

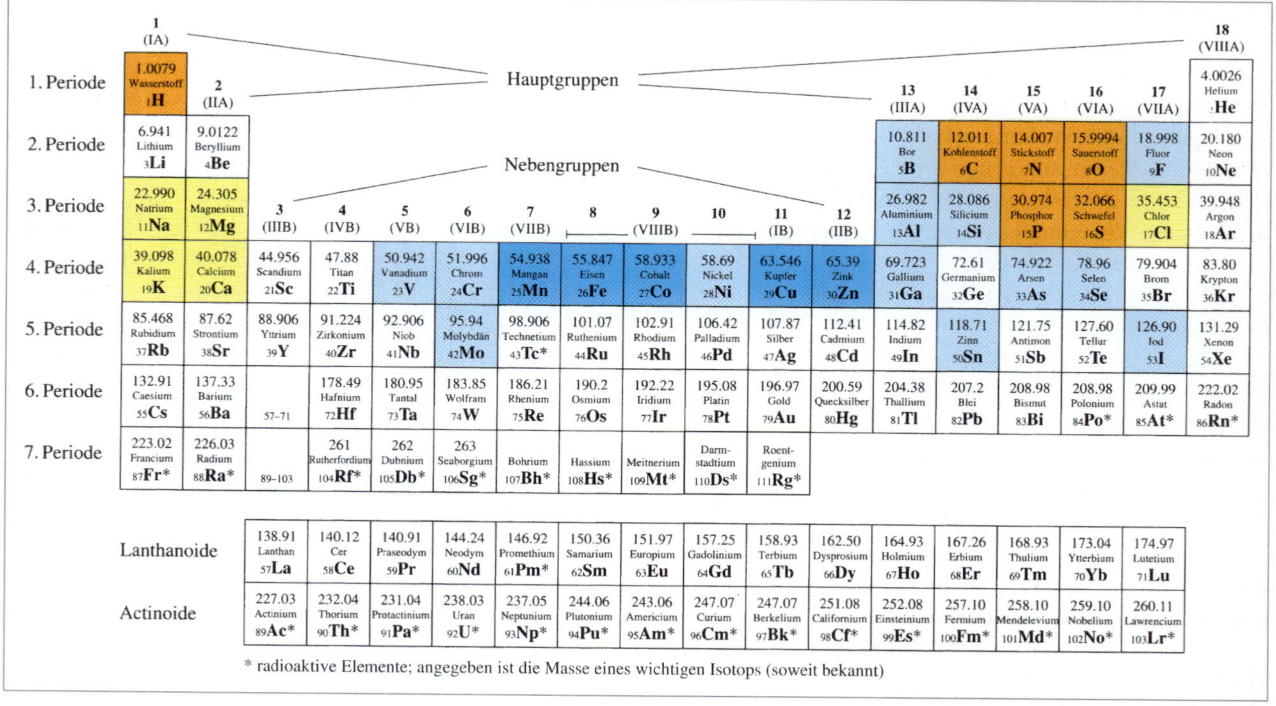

Abb. 1.10 Essenzielle Elemente in lebenden Zellen. Orange bzw. gelb unterlegt Elemente sind für alle Organismen unverzichtbar; Erstere müssen vom Menschen täglich in Gramm-Mengen aufgenommen werden. Die häufigeren Spurenelemente sind in dunklerem Blau, die übrigen, die nur in winzigen Mengen bzw. nicht von allen Organismen benötigt werden oder deren essenzieller Charakter nicht ganz sicher ist, sind hellblau unterlegt.

Tab. 1.4 Biologische Funktionen einiger Spurenelemente

Element	biologische Funktion (exemplarisch)
Fe	Sauerstofftransport im Hämoglobin; Elektronentransport in der Atmungskette
Cu	Bestandteil der Cytochromoxidase (Atmungskette)
Mn	Cofaktor der Arginase und einiger anderer Enzyme
Zn	Cofaktor in Dehydrogenasen
Co	Zentralion im Vitamin B_{12}
Mo	Bestandteil von Enzymen, z.B. Sulfit- und Aldehydoxidasen
Se	Bestandteil der Glutathionperoxidase
Ni	Cofaktor für das Enzym Urease
I	Bestandteil der Schilddrüsenhormone Triiodthyronin (T_3) und Thyroxin (T_4)
Mg	Cofaktor vieler Enzyme (z.B. Kinasen) in Form von Komplexen mit ATP

Viele Biomoleküle weisen eine besondere Form von Stereoisomerie auf, sie sind chiral. Die häufigste Ursache von **Chiralität** sind Kohlenstoffatome, die mit vier unterschiedlichen Substituenten verknüpft sind – sie stellen ein sog. **Chiralitätszentrum** dar.

- Chirale Moleküle kommen in zwei spiegelbildlichen Formen vor, die nicht zur Deckung gebracht werden können und als **Enantiomere** bezeichnet werden.

Die Konfiguration (= dreidimensionale Anordnung) an einem Chiralitätszentrum lässt sich durch die Anwendung von Sequenzregeln (nach *Cahn, Ingold, Prelog*) beschreiben; sie führen zur Klassifizierung des Zentrums als *R*- (rectus) oder *S*-konfiguriert (sinister).

- Stereoisomere, die sich nicht wie Bild und Spiegelbild verhalten, werden als **Diastereomere** bezeichnet (➤ Abb. 1.11).

Zwei zueinander enantiomere Verbindungen drehen die Schwingungsebene von linear polarisiertem Licht um den gleichen Betrag, aber in entgegengesetzte Richtung. Gemische aus gleichen Teilen der rechts- und linksdrehenden Form einer optisch aktiven Verbindung werden als **Racemate** bezeichnet. Racemate unterscheiden sich in den physikalischen Eigenschaften (z.B. Schmelzpunkt, Löslichkeit) von den reinen *R*- und *S*-Enantiomeren.

Für Biomoleküle (insbesondere Zucker und Aminosäuren) findet die alte, von *E. Fischer* um 1900 herum eingeführte D/L-Nomenklatur noch verbreitet Anwendung (➤ Abb. 1.11, ➤ Kap. 5.1). Man bezieht sich hierbei bei mehreren Chiralitätszentren auf dasjenige, das am weitesten vom höchstoxidierten C-Atom entfernt ist, im Fall des gezeigten Zuckers Threose also auf C3. Für komplizierter gebaute Biomoleküle ist die D/L-Nomenklatur für eine eindeutige Konfigurationsbeschreibung jedoch nicht ausreichend.

002 Chem. Grundlagen

MERKE

Am Aufbau lebender Organismen sind ca. 30 Elemente beteiligt. Den Hauptanteil in allen Biomolekülen stellen die Elemente C, H, O und N, die zahlreiche funktionelle Gruppen ausbilden, welche wiederum das Reaktionsverhalten bestimmen. Es existieren oft mehrere Verbindungen mit gleicher Summenformel, aber unterschiedlicher Verknüpfung (Konstitutionsisomere) oder räumlicher Anordnung der Atome (Stereoisomere). Chirale Moleküle, die sich wie Bild und Spiegelbild verhalten, heißen Enantiomere, nicht zueinander spiegelbildliche werden als Diastereomere bezeichnet.

Klinik

Chirale Medikamente: Die beiden Enantiomere eines Moleküls bilden unterschiedliche räumliche Beziehungen mit asymmetrischen Partnern wie Enzymen oder Rezeptoren. So wie ein linker Fuß nur in einen linken Schuh passt, kann i.d.R. nur ein Enantiomer einer chiralen Substanz mit einem Enzym oder Rezeptor interagieren. Während der Organismus i.d.R. nur das passende Enantiomer als Ligand oder Substrat eines Rezeptors bzw. Enzyms synthetisiert, werden bei der chemischen Synthese eines Moleküls häufig beide Enantiomere hergestellt. Racemate entstehen also oft bei chemischen Reaktionen, deren stereochemischer Verlauf nicht eindeutig bestimmt ist.

Medizinisch bedeutsam ist dies für Medikamente. Mehr als 50% der gebräuchlichen Medikamente sind chiral, und nahezu 90% von ihnen sind Racemate von Stereoisomeren. Häufig unterscheiden sich die Enantiomere zumindest quantitativ in ihrer pharmakologischen Aktivität oder Verstoffwechslung. So gibt es viele Beispiele von Medikamenten, bei denen „effizientere" Nachfolgepräparate eines erfolgreichen Medikaments lediglich das wirksame Enantiomer eines zuvor eingesetzten Racemats sind. Enantiomere können sich aber auch durch zusätzliche Aktivitäten unterscheiden. Das berühmteste Beispiel hierfür ist **Thalidomid**. Dieses Medikament wurde in den frühen 60er Jahren des vorigen Jahrhunderts als Schlafmittel und zur Behandlung der Schwangerschaftsübelkeit eingesetzt. Als dramatische Nebenwirkung entwickelten sich embryonale Fehlbildungen von Extremitäten und inneren Organen, weswegen das Medikament vom Markt genommen wurde. Die teratogenen Effekte von Thalidomid werden auf dessen *S*(–)-Enantiomer zurückgeführt. Da dieses nicht nur bei der pharmazeutischen Produktion entsteht, sondern auch in vivo aus dem *R*(+)-Enantiomer gebildet wird, war es bis heute nicht möglich, Thalidomid als stereospezifisches Medikament weiterzuentwickeln. Dies wird versucht, weil Thalidomid seit einigen Jahren wieder für die Behandlung von Autoimmun- und Tumorerkrankungen eingesetzt wird, v.a. bei Patienten mit Plasmozytom, einer bösartigen Erkrankung der Lymphozyten.

Tab. 1.5 Häufige Stoffklassen in der Biochemie: funktionelle Gruppen und Verknüpfungen im Überblick

Stoffklasse	Struktur	funktionelle Gruppe
Amin*	$R{-}NH_2$ / $R{-}NH_3^{\oplus}$ primäres R_2NH / $R_2NH_2^{\oplus}$ sekundäres R_3N / $R_3NH^{\oplus}$ tertiäres	$-N<$ / $-N^{\oplus}<$ Aminogruppe
Alkohol	$R{-}O{-}H$	$-OH$ Hydroxylgruppe
Thiol	$R{-}S{-}H$	$-SH$ Sulfhydrylgruppe
Ether	$R{-}O{-}R$	$-O-$ Etherbindung
Aldehyd	$R{-}C(=O){-}H$	$>C{=}O$ / $R{-}C(=O){-}$ Carbonylgruppe / Acylrest
Keton	$R{-}C(=O){-}H$	$>C{=}O$ / $R{-}C(=O){-}$ Carbonylgruppe / Acylrest
Carbonsäure*	$R{-}C(=O){-}OH$ / $R{-}C(=O){-}O^{\ominus}$	$-C(=O){-}OH$ / $-C(=O){-}O^{\ominus}$ Carboxylgruppe / Carboxylatgruppe
Carbonsäureester/ Carbonsäurethioester	$R{-}C(=O){-}OR$ / $R{-}C(=O){-}SR$	$-C(=O){-}O-$ / $-C(=O){-}S-$ Estergruppe / Thioestergruppe
Carbonsäureamid	$R{-}C(=O){-}NH_2$ / $R{-}C(=O){-}NHR$ / $R{-}C(=O){-}NR_2$	$-C(=O){-}N<$ Amidgruppe (Peptidbindung)
Imin* („Schiff'sche Base")	$R_2C{=}N{-}R$ / $R_2C{=}N^{\oplus}(H){-}R$	$>C{=}N-$ / $>C{=}N^{\oplus}(H)-$ Iminogruppe
Phosphorsäureester*	$RO{-}P(=O)(OH){-}OH$ / $RO{-}P(=O)(O^{\ominus}){-}O^{\ominus}$	$-O{-}P(=O)(OH){-}O-$ / $RO{-}P(=O)(O^{\ominus}){-}O^{\ominus}$ Phosphorsäureestergruppe
Phosphorsäureanhydrid*	$RO{-}P(=O)(OH){-}O{-}P(=O)(OH){-}OH$ / $RO{-}P(=O)(O^{\ominus}){-}O{-}P(=O)(O^{\ominus}){-}O^{\ominus}$	$-O{-}P(=O)(OH){-}O{-}P(=O)(OH){-}OH$ / $-O{-}P(=O)(O^{\ominus}){-}O{-}P(=O)(O^{\ominus}){-}O^{\ominus}$ Phosphorsäureanhydrid (Diphosphorylgruppe)

R symbolisiert einen beliebigen Alkyl- oder Arylrest. Mehrere Reste R in einem Molekül können gleich oder verschieden sein. Mit einem * versehene Stoffklassen sind unter physiologischen pH-Bedingungen positiv bzw. negativ geladen. Nucleophile Gruppen sind rot, elektrophile Gruppen blau gekennzeichnet.

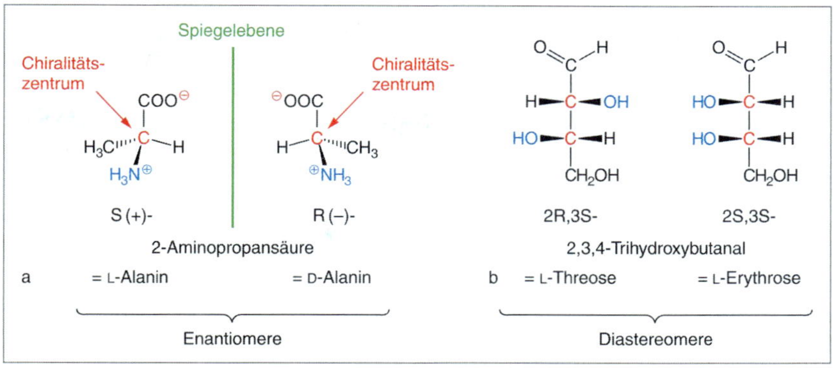

Abb. 1.11 Verbindungen mit einem Chiralitätszentrum (Beispiel: eine Aminosäure) treten als Paar von Enantiomeren auf **(a)**. Sind mehrere Chiralitätszentren (Beispiel: ein Zuckermolekül) vorhanden, sind mehrere Enantiomeren- sowie Diastereomerenpaare möglich **(b)**.

Ein weiteres interessantes Beispiel für optische Isomere, die unterschiedliche pharmakologische Wirkung haben und sich bezüglich ihrer physiologischen Aktivität, ihrem Wirkungsmechanismus, ihrer Toxizität und Nebenwirkung unterscheiden, ist der zur Vorbeugung von Herzrhythmusstörungen eingesetzte β-Blocker Propranolol: (*S*)-Propranolol ist blutdrucksenkend, (*R*)-Propranolol wirkt als Kontrazeptivum. Es gibt aber auch Medikamentenbeispiele, bei denen beide Enantiomere mehr oder weniger gleichwertig sind und sehr ähnliche Wirkungen wie Nebenwirkungen entfalten. Prominentes Beispiel hierfür sind die Narkotika Isofluran und Enfluran (beide Summenformel $C_3H_2ClF_5O$)

Auch die Riechrezeptoren können chirale Verbindungen auseinanderhalten. So duftet beispielsweise (*S*)-Limonen nach Terpentin, während (*R*)-Limonen den angenehmen Duft von frischen Orangen verströmt.

1.4.4 Grundlegende Reaktionsmuster

Es gibt eine Vielzahl möglicher Reaktionen zwischen den funktionellen Gruppen von organischen Verbindungen und Biomolekülen. Jedoch kann hier nicht auf alle wichtigen Reaktionen der oben gezeigten funktionellen Gruppen eingegangen werden; einige stets wiederkehrende **Reaktionstypen** sind im Folgenden kurz zusammengefasst.

Redoxreaktionen

Eine zentrale Rolle in der Biochemie nehmen Oxidationen und Reduktionen ein. Bei der **Oxidation** eines Stoffs (Erhöhung der **Oxidationszahl**) werden Elektronen abgegeben, die von einer anderen Verbindung aufgenommen werden müssen (**Reduktion**; Erniedrigung der Oxidationszahl). Eine Oxidation ist also immer an eine Reduktion gekoppelt; man spricht daher von einer **Redoxreaktion**. Stoffe, die Elektronen aufnehmen, also die Oxidation eines anderen Stoffs ermöglichen, indem sie selbst reduziert werden, werden als **Oxidationsmittel** bezeichnet. Analog spricht man von **Reduktionsmitteln**.

Im Stoffwechsel laufen zahlreiche Oxidationsreaktionen ab, die letztlich dem Ziel der Energiegewinnung dienen. Ein solcher über viele Stufen verlaufender Prozess ist z.B. die Oxidation von Glucose zu Kohlendioxid (CO_2) mithilfe des Oxidationsmittels Sauerstoff, der dabei zu Wasser reduziert wird. Dabei ändern sich die Oxidationsstufen (rote Zahlen über den Formeln) des Kohlenstoffs und des Sauerstoffs. Wir können die Gesamtreaktion aus den beiden Teilgleichungen für Oxidation und Reduktion formulieren:

$$\text{Oxidation:}\quad \overset{0}{C}_6H_{12}O_6 + 6\,H_2O \longrightarrow 6\,\overset{+4}{C}O_2 + 24\,e^- + 24\,H^+$$

$$\text{Reduktion:}\quad 6\,\overset{0}{O}_2 + 24\,e^- + 24\,H^+ \longrightarrow 12\,H_2\overset{-2}{O}$$

$$\text{Redox:}\quad C_6H_{12}O_6 + 6\,O_2 \longrightarrow 6\,CO_2 + 6\,H_2O$$

Diese summarisch wiedergegebene Reaktion verläuft in Wirklichkeit über viele Einzelschritte, von denen einige Redoxreaktionen sind. Hierbei sind im Allgemeinen **Coenzyme** wie NAD^+ beteiligt, die im Zuge einzelner Oxidationsschritte Elektronen aufnehmen und dabei in ihre reduzierte Form übergehen. Im anabolen Stoffwechsel gibt es umgekehrt auch viele reduktive Biosynthesen, bei denen Coenzyme in ihrer reduzierten Form als Elektronenlieferanten dienen, z.B. NADPH + H^+ in der Fettsäurebiosynthese.

Hydrierung/Dehydrierung

Bei einer **Hydrierung** wird ein Molekül Wasserstoff an eine Mehrfachbindung angelagert. Die beiden an der Doppelbindung beteiligten Atome werden dadurch reduziert, d.h., es handelt sich um eine Redoxreaktion, z.B.:

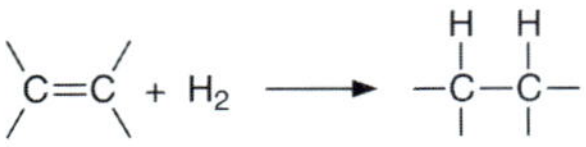

(Reaktionstyp 1a: Hydrierung.)

Umgekehrt werden bei einer **Dehydrierung** formal aus dem Molekül zwei Elektronen und zwei Protonen (d.h. ein Molekül H_2) von benachbarten Atomen entfernt, sodass sich zwischen diesen eine Mehrfachbindung ausbildet:

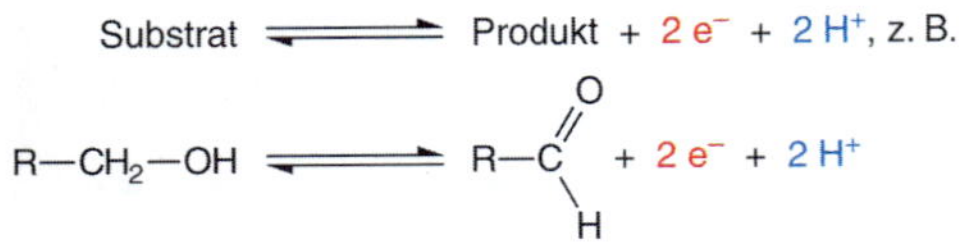

(Reaktionstyp 1b: Dehydrierung.)

Sollen Dehydrierungen unter physiologischen Bedingungen ablaufen, müssen sie durch Enzyme (**Dehydrogenasen**) katalysiert werden. Dabei wird das eliminierte H_2-Molekül in Form eines Hydridanions (H^-) und eines Protons (H^+) auf ein Coenzym (z.B. NAD^+) übertragen. Dieses Coenzym stellt demnach das Oxidationsmittel dar und wird im Reaktionsablauf reduziert (hydriert):

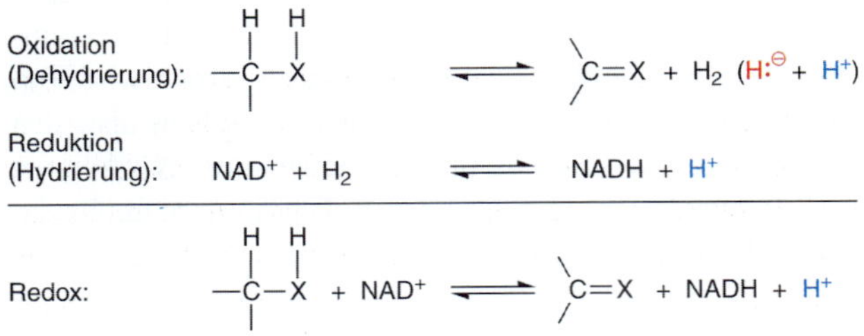

X meist: –O– oder –NH–/–NR–

(Reaktionstyp 1c: Dehydrierung unter Beteiligung eines Coenzyms [NAD^+] als Oxidationsmittel.)

Eine Dehydrierung, also die Abspaltung von H_2 wie in obiger Oxidationsteilgleichung, kann nur dann ablaufen, wenn am C-Atom der funktionellen Gruppe noch mindestens ein H-Atom gebunden ist.

Ein typisches Beispiel für eine enzymkatalysierte Dehydrierung findet sich im Zuge der β-Oxidation von Fettsäuren (➤ Kap. 7.2). Hier wird unter Beteiligung des Coenzyms Flavinadenindinucleotid (FAD) durch enzymkatalysierte Abspaltung von zwei Wasserstoffatomen an C2 und C3 der Fettsäure eine Doppelbindung eingeführt:

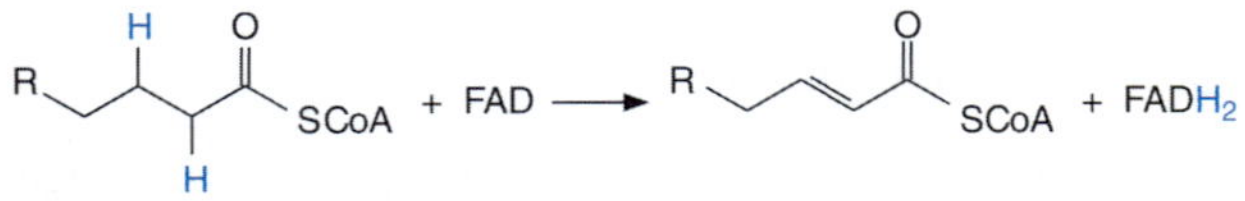

Elektrophil und Nucleophil

Die meisten Biomoleküle enthalten (zahlreiche) polare Bindungen, d.h., es existieren Bereiche mit hoher und solche mit geringer Elektronendichte innerhalb des Moleküls.

Nach dem Begründer dieser Theorie, *G. N. Lewis*, definiert man als sog. Lewis-Base eine Spezies mit einem freien Elektronenpaar, das für die Ausbildung einer neuen Bindung zur Verfügung gestellt werden kann.

- **Lewis-Säuren** sind entsprechend elektronenarme Spezies, die auf der Suche nach einem Elektronenpaardonor sind; man bezeichnet sie deshalb als **Elektrophile**.
- **Lewis-Basen** hingegen werden als **Nucleophile** bezeichnet, weil sie auf der Suche nach elektronenarmen Teilchen mit einem freien Orbital sind, dem sie ihr Elektronenpaar für eine Bindung zur Verfügung stellen können.

Diese Klassifizierung ist deshalb von so großer Bedeutung, weil der Großteil aller Reaktionen in der organischen Chemie und der Biochemie letztlich auf der **Wechselwirkung eines Elektrophils mit einem Nucleophil** beruht. Genauso, wie sich in der Elektrostatik gleichnamige Ladungen abstoßen und ungleichnamige anziehen, wird man auch nie einen Angriff eines Nucleophils auf ein anderes Nucleophil, sondern immer nur auf ein Elektrophil beobachten.

Ausnahmen von dieser allgemeinen Regel bilden Reaktionen, an denen keine polaren Bindungen beteiligt sind, wie die **katalytische Hydrierung** von C–C-Mehrfachbindungen (eine technisch bedeutsame Reaktion an der Katalysatoroberfläche, z.B. bei der industriellen „Härtung" von Fetten, die aber innerhalb der Biochemie keine Rolle spielt) oder **radikalische Reaktionen**, an denen Spezies mit ungepaarten Elektronen beteiligt sind.

Es ist gebräuchlich, bei Reaktionen zwischen einem Nucleophil und einem Elektrophil die Bewegung des Elektronenpaars durch einen gekrümmten Elektronenpfeil zu verdeutlichen. Konventionsgemäß deutet dieser immer vom freien Elektronenpaar am Nucleophil (rot) weg und zum angegriffenen Elektrophil (blau) hin.

Diese Reaktionen lassen sich sinnvollerweise weiter unterteilen in solche, die

- unter **Substitution** (Ersatz) eines Atoms bzw. einer Atomgruppe verlaufen
- unter **Addition** eines Moleküls an eine C–C- oder C–X-Mehrfachbindung (X = Heteroatom; meist O oder N) verlaufen
- unter **Eliminierung** (Abspaltung) eines Moleküls und Bildung einer C–C- oder C–X-Mehrfachbindung verlaufen.

Substitutionsreaktionen am gesättigten C-Atom

Bei diesem Reaktionstyp greift ein elektronenreiches (nucleophiles) Molekül oder Ion mit seinem freien Elektronenpaar an einem elektronenarmen gesättigten (d.h. vier Einfachbindungen ausbildenden) C-Atom an. Dieser Angriff erfolgt umso leichter, je stärker positiviert und je leichter zugänglich das C-Atom ist. Damit eine neue Bindung zum angreifenden Nucleophil gebildet werden kann, muss gleichzeitig (oder vorher) einer der Substituenten am C-Atom mit seinem bindenden Elektronenpaar austreten. Dieser Austritt der „Abgangsgruppe" (**Nucleofug**) erfolgt umso leichter, je stabiler das austretende Teilchen und je niedriger die Bindungsenergie für die C–Nucleofug-Bindung sind (z.B. C–I < C–Cl < C–F). Im Allgemeinen tritt ein neutrales Molekül leichter aus als ein Anion.

003 Chem. Grundlagen

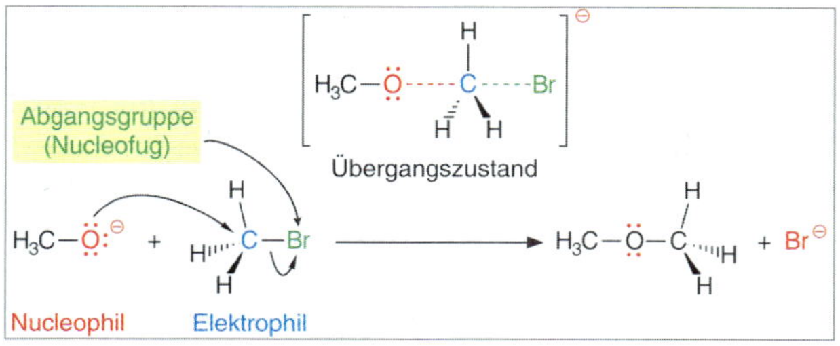

(Reaktionstyp 2a: bimolekulare nucleophile Substitution am gesättigten C-Atom [S_N2]. Simultaner Bruch der C–Br-Bindung und Knüpfung der O–C-Bindung. Im Übergangszustand besteht eine Spannung, das Molekül klappt wie ein Regenschirm im Sturm von der einen Seite auf die andere über.)

Diese Reaktion ist typisch für nucleophile Gruppen wie Hydroxy-, Amino- und Mercaptogruppen. Ein Beispiel ist der letzte Schritt der Biosynthese von Adrenalin aus Noradrenalin (➤ Kap. 24), bei der die Aminogruppe von Noradrenalin in einer S_N2-Reaktion mit der CH_3-Gruppe des Methyldonors *S*-Adenosylmethionin reagiert. Die Abgangsgruppe (Nucleofug) ist *S*-Adenosylhomocystein:

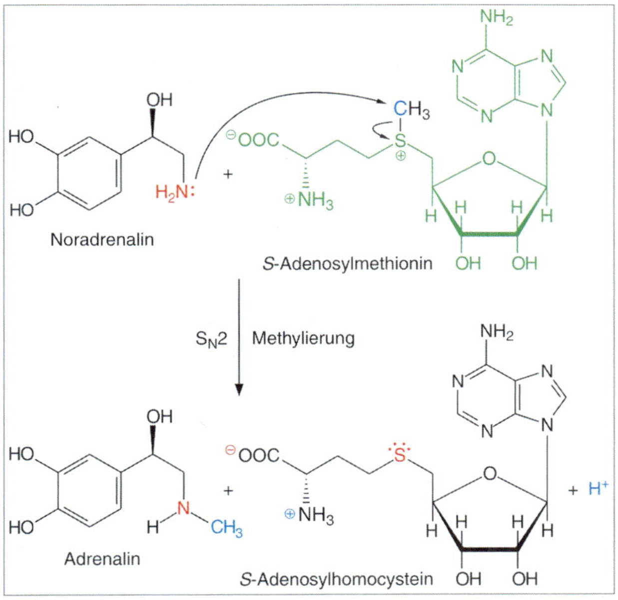

In einigen Fällen kann der Austritt des Nucleofugs durch **Säurekatalyse** erleichtert werden, z.B. im Fall der Substitution von Hydroxygruppen, die durch Protonierung in die bessere Abgangsgruppe H_2O überführt werden. Allerdings hilft dies nur, wenn das angreifende Nucleophil kaum basische Eigenschaften zeigt und nicht seinerseits durch Protonierung sein freies Elektronenpaar verliert:

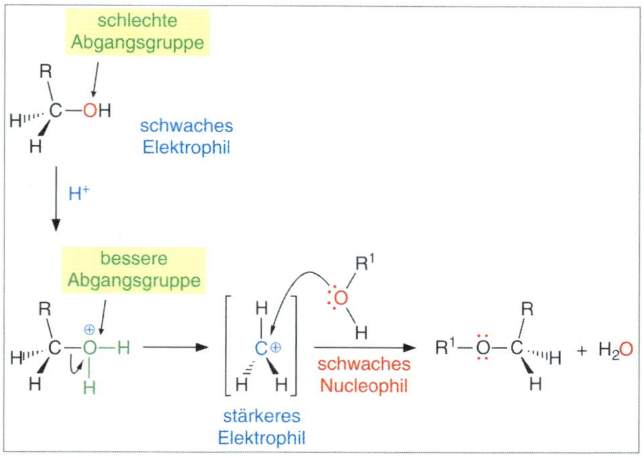

(Reaktionstyp 2b: monomolekulare nucleophile Substitution am gesättigten C-Atom [S_N1]: Die Abgangsgruppe H_2O hat das Molekül schon verlassen, bevor die neue Bindung entsteht. Die Reaktion verläuft demnach in zwei Schritten über ein detektierbares Zwischenprodukt, in dem der Kohlenstoff dreibindig ist und folglich nur ein Elektronensextett aufweist [= **Carbeniumion**].)

Ein biochemisches Beispiel für eine Substitution, die über eine Abspaltung von Wasser im ersten Schritt unter Bildung eines (mesomeriestabilisierten) Carbeniumions (ein „Oxocarbeniumion") verläuft, ist die von Glykosidasen katalysierte Hydrolyse einer glykosidischen Bindung. Dabei ist eine Carbonsäureseitengruppe des Enzyms am Reaktionsmechanismus beteiligt:

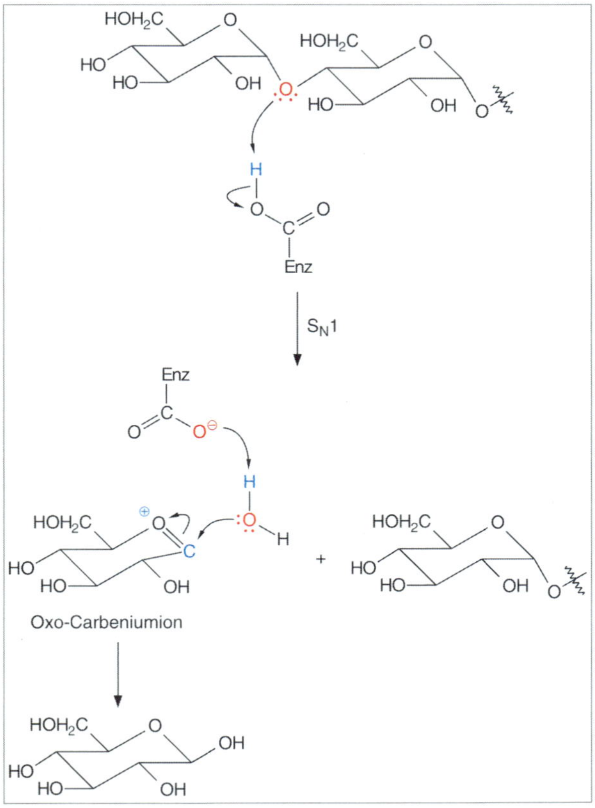

Elektrophile Addition an C–C-Mehrfachbindungen

Diese Reaktionen können unter Reduktion (z.B. Addition von Wasserstoff [H_2] an C–C-Mehrfachbindungen) oder Oxidation (z.B. Addition von Halogenen) verlaufen. Häufig treten in der Biochemie **elektrophile Additionen** auf, wobei eines der beiden beteiligten C-Atome reduziert, das andere oxidiert wird. Zu dieser Gruppe von Reaktionen gehören Additionen von Molekülen von Typ HX (X = Heteroatom/-atomgruppe), wie z.B. HBr oder – in der Biochemie besonders wichtig – H_2O.

Da Wasser aber ein Nucleophil ist, kann eine Addition an eine elektronenreiche C–C-Mehrfachbindung nur erfolgen, wenn in einem ersten Reaktionsschritt ein elektrophiles Proton addiert und dadurch ein **elektrophiles Zentrum** (nämlich ein positiv geladenes **Carbeniumion**) erzeugt wird. Unter Laborbedingungen verläuft eine Addition von Wasser an eine C=C-Doppelbindung (**Hydratisierung**) in den folgenden Schritten:

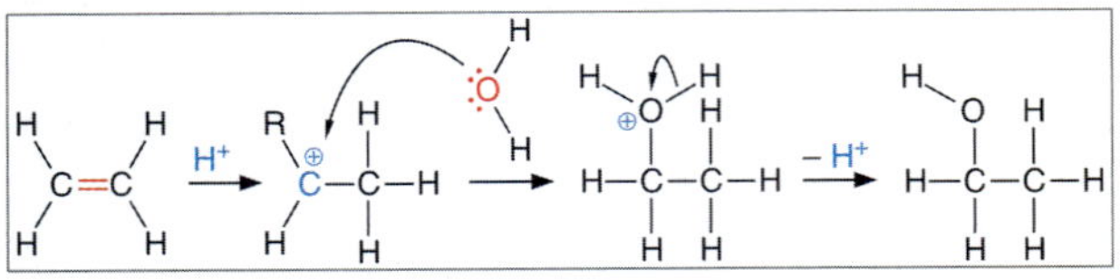

(Reaktionstyp 3: elektrophile Addition an C–C-Mehrfachbindungen.)

Derartige elektrophile Additionsreaktionen findet man in der Pflanzenbiochemie bei Synthesewegen, die zu Steroiden und anderen Terpenoiden führen, wie die folgende Bildung von α-Terpineol zeigt:

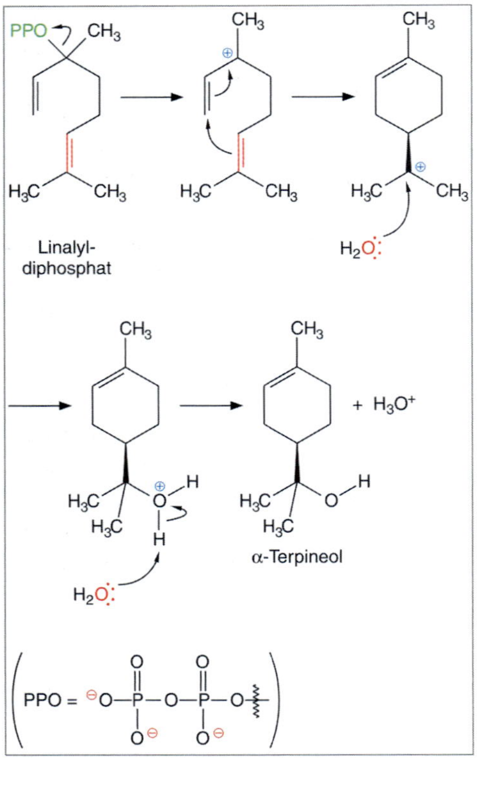

Nucleophile konjugierte 1,4-Addition

Häufiger noch läuft im Stoffwechsel die **Addition von Wasser** nach dem folgenden Mechanismus ab. Sie findet z.B. bei α,β-ungesättigten Carbonylverbindungen statt. Sie führt insgesamt zu einem ähnlichen Ergebnis wie die im letzten Abschnitt vorgestellte elektrophile Addition, verläuft aber nach einem anderen Mechanismus. Die α,β-ungesättigten Carbonylverbindungen können mit Nucleophilen (z.B. H_2O) reagieren, weil das elektronegative Sauerstoffatom der α,β-ungesättigten Carbonylverbindung Elektronen vom β-Atom abzieht, wodurch dieses elektronenärmer und damit elektrophiler wird als eine gewöhnliche C=C-Doppelbindung in einem einfachen Alken:

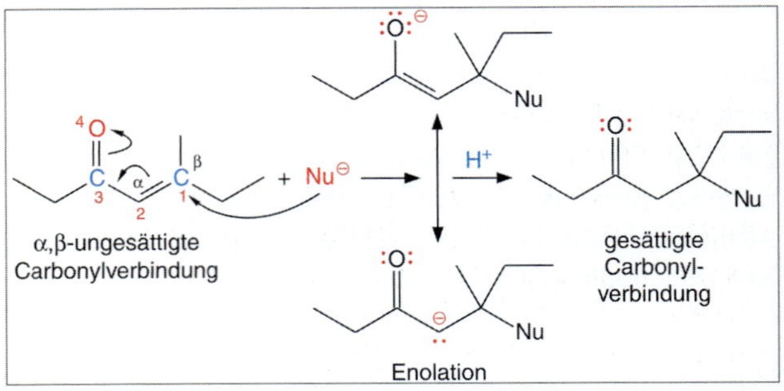

(Reaktionstyp 4: nucleophile Addition an C–C-Mehrfachbindungen in α,β-ungesättigten Carbonylverbindungen. Nu = Nucleophil.)

Eines von zahlreichen Beispielen für eine konjugierte Addition ist die Hydratisierung von Fumarat zu Malat, einer Reaktion im Citratzyklus (➤ Kap. 5.2.5). Die Base B^- erleichtert den nucleophilen Angriff des Wassers durch Abstraktion eines Protons. Intermediär entsteht ein mesomeriestabilisiertes **Carbanion** (ein Enolation), das sich durch Aufnahme eines H^+-Ions von einer beliebigen schwachen Säure H–A (z.B. einer sauren Aminosäure des Enzyms) stabilisiert:

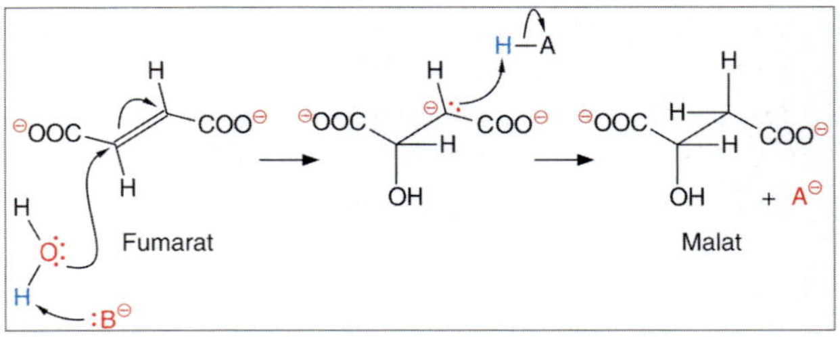

Eliminierungen

Die eben betrachteten Additionen sind prinzipiell reversibel. Bei der Umkehrung dieser Reaktionen werden zwei Atome bzw. Atomgruppen von benachbarten (α-β)-C-Atomen abgespalten; man spricht dann von einer β-**Eliminierung**.

Eine Eliminierung von HX unter Bildung eines Alkens ist im Ergebnis die Umkehrung einer elektrophilen Addition von HX. Eine wichtige derartige Reaktion ist die β-Eliminierung von Wasser, die auch als **Dehydratisierung** bezeichnet wird. In der

Realität sind Eliminierungen jedoch komplexer als Additionen und können nach drei verschiedenen Mechanismen ablaufen (E1, E2, E1cB), die sich dadurch unterscheiden, zu welchem Zeitpunkt sich die Spaltung der C–H- und der C–X-Bindung vollzieht.

- Bei der E1-Reaktion wird im ersten Schritt die Abgangsgruppe X unter Bildung eines Carbeniumions abgespalten, bevor im zweiten Schritt H^+ unter Mithilfe einer Base B^- (z.B. basischer Aminosäurerest) abstrahiert wird:

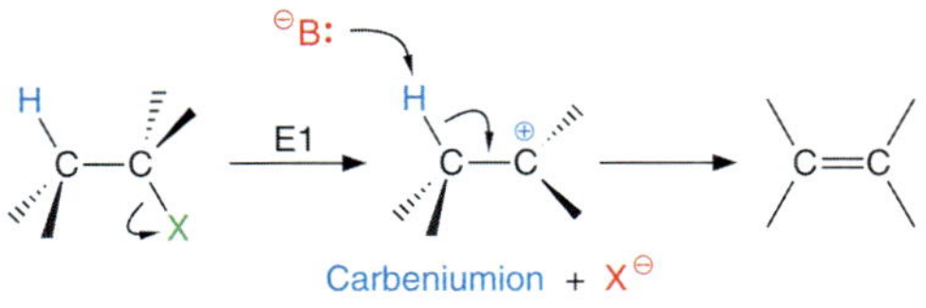

(Reaktionstyp 5a: Eliminierung [E1] über ein intermediäres Carbeniumion.)
Für X = OH, d.h. für eine Dehydratisierung, muss die schlechte Abgangsgruppe -OH durch Säurekatalyse in die bessere Abgangsgruppe Wasser überführt werden. Diese Reaktion ist die exakte Umkehrung der säurekatalysierten Addition von Wasser an eine Doppelbindung (➤ Reaktionstyp 3).

- Dagegen erfolgt bei einer E2-Reaktion die baseninduzierte Abspaltung des H^+-Ions simultan mit dem Bruch der C–X-Bindung und der Ausbildung der Doppelbindung zum Alken:

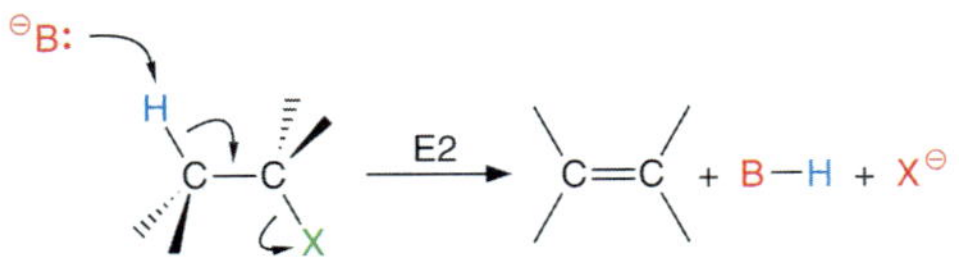

(Reaktionstyp 5b: Eliminierung [E2] in einem Schritt ohne detektierbares Zwischenprodukt.)

- Bei der E1cB-Reaktion, die in der Biochemie besonders häufig auftritt, wird im ersten Schritt ein Proton durch eine Base B^- abgespalten (unter Bildung der korrespondierenden Säure B–H), bevor im zweiten Schritt die Abgangsgruppe X das Molekül unter Bildung des Alkens verlässt:

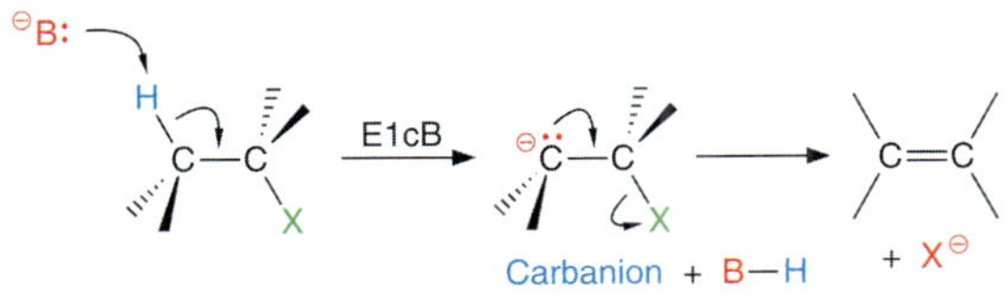

(Reaktionstyp 5c: Eliminierung [E1cB] in zwei Schritten über ein intermediäres Carbanion.)
Ein typisches Beispiel aus dem Stoffwechsel ist die Dehydratisierung eines β-Hydroxythioesters zum entsprechenden ungesättigten Thioester von Coenzym A (HSCoA) – eine Reaktion, die bei der Biosynthese von Fettsäuren (➤ Kap. 7.2) von Bedeutung ist:

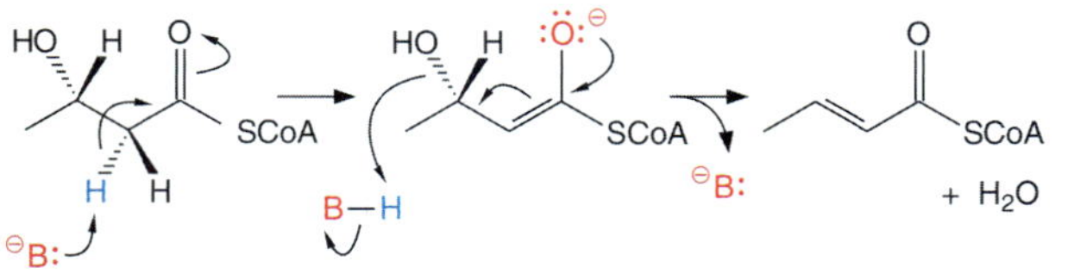

β-Hydroxythioester ungesättigter Thioester

MERKE

Die meisten Reaktionen sind polarer Natur, d.h., es kommt zur Wechselwirkung zwischen elektrophilen und nucleophilen Gruppen. Grundlegende Reaktionstypen zwischen Biomolekülen im Stoffwechsel umfassen Additionen an Mehrfachbindungen, Eliminierungen, und Substitutionsreaktionen. Additionen an C=C-Doppelbindungen verlaufen meist in zwei Schritten, wobei im ersten entweder durch Addition eines Elektrophils (oft: H^+) ein Carbeniumion oder durch Addition eines Nucleophils ein Carbanion entsteht.
Bei einer Eliminierung kommt es zur Abspaltung zweier Atomgruppen von benachbarten C-Atomen unter Ausbildung einer C=C-Doppelbindung.
Substitutionsreaktionen führen zum Austausch einer funktionellen Gruppe durch eine andere; sie können in einem Schritt (S_N2) oder in zwei Schritten über ein intermediäres Carbeniumion (S_N1) verlaufen.

Nucleophile Additionsreaktionen an Carbonylgruppen und potenzielle Folgereaktionen

Die **Carbonylgruppe** >C=O ist Bestandteil mehrerer funktioneller Gruppen in folgenden Substanzklassen:

- Aldehyde, Ketone
- Carbonsäuren und Carbonsäurederivate
- Kohlensäure und Kohlensäurederivate.

Im Gegensatz zu C=C-Doppelbindungen ist die C=O-Doppelbindung stark polar; das positivierte C-Atom (Elektrophil) wird demnach leicht durch Nucleophile angegriffen. Umgekehrt wird das Carbonyl-O-Atom, das eine negative Partialladung trägt, relativ leicht protoniert, wobei ein mesomeriestabilisiertes **Oxocarbeniumion** entsteht. Diese Aktivierung der Carbonylgruppe durch Säurekatalyse spielt bei vielen Carbonylreaktionen mit schwachen, neutralen Nucleophilen wie H_2O oder Alkoholen eine wichtige Rolle. Bei allen basischen Nucleophilen wie z.B. Aminen oder OH^--Ionen ist Säurekatalyse dagegen fehl am Platz, weil dadurch das Nucleophil unter Verlust des freien Elektronenpaars protoniert würde.

Im ersten Schritt erfolgt die Addition eines Nucleophils Nu–H an das elektrophile Carbonyl-C-Atom. Nach Wanderung eines Protons vom Nucleophil zum negativ geladenen Sauerstoffatom liegt das ungeladene **„tetraedrische Zwischenprodukt“** vor: aus dem sp^2-Kohlenstoff der Carbonylgruppe wurde durch die Addition ein sp^3-hybridisiertes C-Atom:

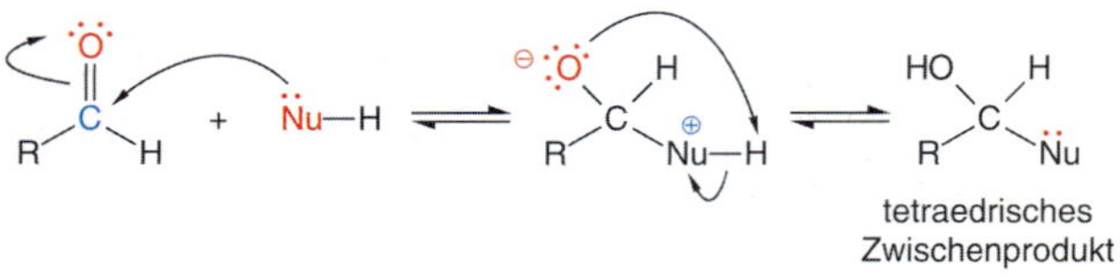

(Reaktionstyp 6: nucleophile Addition an die Carbonylgruppe: Es können verschiedene Folgereaktionen eintreten: 6a–6c.)

Das Schicksal des Additionsprodukts ist von verschiedenen Faktoren abhängig, nämlich

- der Art des nucleophilen Reagenzes, das sich an die Carbonylgruppe addiert hat
- der Art der funktionellen Gruppe, von der die Carbonylgruppe ein Teil ist.

Daraus ergeben sich im Wesentlichen drei verschiedene Szenarien, wobei sich Carbonsäurederivate prinzipiell unterschiedlich zu Aldehyden, Ketonen und deren Derivaten verhalten.

Der Grund liegt in der **Abgangsgruppe –X** (X = Hal, OH, OR, OCOR, SR, NH_2, NHR, NR_2, OPO_3^{2-}), die mehr oder weniger leicht aus dem tetraedrischen Zwischenprodukt austreten kann. Eine solche ist in Aldehyden und Ketonen nicht vorhanden (an das Carbonyl-C-Atom gebundene H-Atome bzw. aliphatische oder aromatische Reste R sind *keine* Abgangsgruppen!), sodass das tetraedrische Zwischenprodukt entweder stabil ist oder einer β-Eliminierungsreaktion unterliegt:

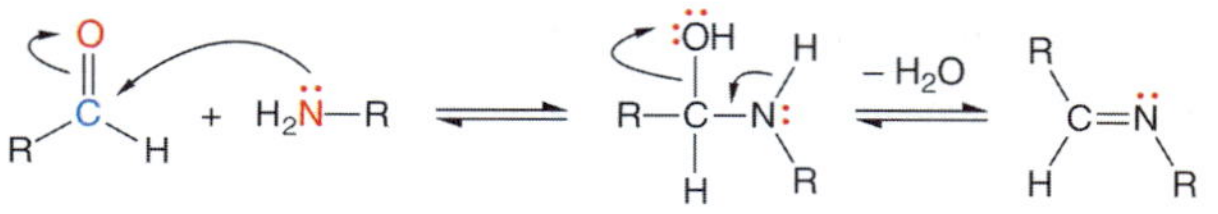

(Reaktionstyp 6a: Das tetraedrische Zwischenprodukt [Mitte] stabilisiert sich durch β-Eliminierung von H_2O unter Ausbildung einer C=X-Doppelbindung [X = O, N].)

Dies ist die typische Reaktionsfolge bei der **Addition primärer Amine** an Aldehyde bzw. Ketone zu **Iminen** (Schiff'sche Basen). Die Reaktion ist vollständig reversibel, d.h., das tetraedrische Zwischenprodukt kann auch wieder in die Carbonylverbindung und das Amin zerfallen. Diese Reaktionsfolge ist von großer Bedeutung bei der **Transaminierung** im Stoffwechsel der Aminosäuren (➤ Kap. 9):

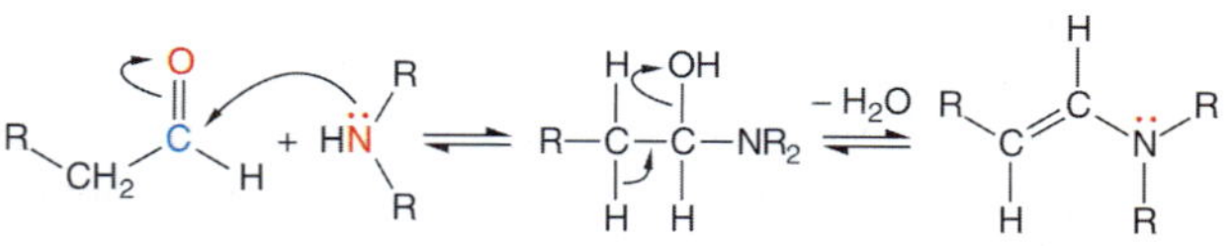

(Reaktionstyp 6b: Das tetraedrische Zwischenprodukt stabilisiert sich durch β-Eliminierung unter Ausbildung einer C=C-Doppelbindung.)

Wird ein **sekundäres Amin addiert**, so steht am Stickstoff kein H-Atom mehr zur Abspaltung zur Verfügung. Eine Eliminierung ist aber trotzdem möglich, falls am zur Carbonylgruppe benachbarten C-Atom (dem sog. α-C-Atom) ein H-Atom zur Verfügung steht. Statt eines Imins entsteht dann ein **Enamin**:

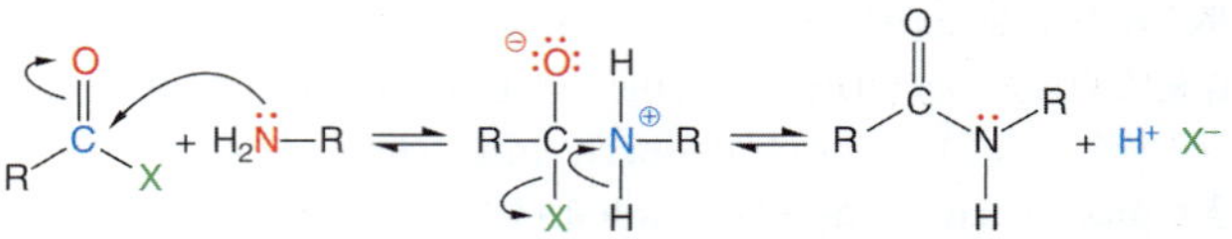

(Reaktionstyp 6c: Das tetraedrische Zwischenprodukt besitzt eine Abgangsgruppe X und spaltet HX ab; es entsteht ein neues Carbonsäurederivat.)

Diese Reaktionsfolge, die auch als **Additions-Eliminierungsmechanismus** (AE_N) bezeichnet wird, findet man bei allen Carbonsäurederivaten, die sich auf diese Weise ineinander umwandeln lassen. Zahlreiche biochemische Reaktionen folgen diesem Mechanismus, z.B. die folgende Hydrolyse eines Esters, die als Produkte die Carbonsäure und einen Alkohol liefert:

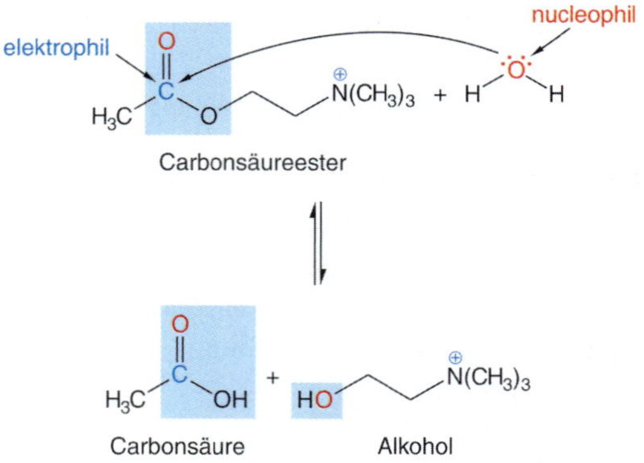

Auch die Knüpfung und Spaltung von Peptidbindungen folgen diesem Mechanismus. Ein typisches Beispiel ist die Peptidhydrolyse durch Serinproteasen wie Chymotrypsin (➤ Kap. 3). Nach der Substratbindung an Chymotrypsin greift die OH-Gruppe des Serins im aktiven Zentrum die Carbonylgruppe der zu spaltenden Peptidbindung nucleophil an; es entsteht das tetraedrische Zwischenprodukt, das durch die Struktur des aktiven Zentrums der Serinprotease stabilisiert wird und anschließend unter Abspaltung der Abgangsgruppe (Reaktionstyp 6c) zum Acyl-Enzym-Intermediat reagiert.

Ist –X eine Atomgruppe, die leicht aus dem tetraedrischen Intermediat abgespalten wird, spricht man von einer **guten Abgangsgruppe**. Hierzu gehören X = SR (Carbonsäurethioester, z.B. Acyl-SCoA) und X = OPO_3^{2-} bzw. Adenosylmonophosphat (gemischtes Carbonsäure-Phosphorsäure-Anhydrid). Man spricht auch von **reaktiven Carbonsäurederivaten** (z.B. einem Acyladenylat), die extrem wichtige Intermediate darstellen.

MERKE

Nucleophile Additionen an Carbonylgruppen sind im Allgemeinen leicht reversibel und führen zur Bildung eines tetraedrischen Zwischenprodukts. Enthält die ursprüngliche Carbonylverbindung eine Abgangsgruppe X, wie im Fall der Carbonsäurederivate, so wird diese aus dem Zwischenprodukt abgespalten (Additions-Eliminierungsreaktion; AE_N). Ist dies, wie bei Aldehyden und Ketonen, nicht der Fall, kann sich das Additionsprodukt entweder unter Abspaltung von Wasser stabilisieren, oder es ist selbst stabil.

Kondensationsreaktionen an der Carbonylgruppe

Die beiden folgenden verwandten Reaktionen sind von großer biochemischer Bedeutung in vielen Biosynthesewegen und bilden die wichtigste Methode zur Knüpfung von C-C-Bindungen und damit zum Aufbau größerer (Bio-)Moleküle. Dieser Reaktionstyp ist möglich, da das α-Wasserstoffatom von Carbonylverbindungen schwach sauer ist und daher durch eine starke Base unter Bildung eines nucleophilen Enolatanions abgespalten werden kann. Die (reversible) Reaktion zweier Aldehyde oder Ketone nach folgendem Schema zu einer β-Hydroxycarbonyl-Verbindung wird als **Aldolkondensation** bezeichnet; das Produkt spaltet in einer Folgereaktion leicht Wasser ab unter Bildung einer α,β-ungesättigten Carbonylverbindung:

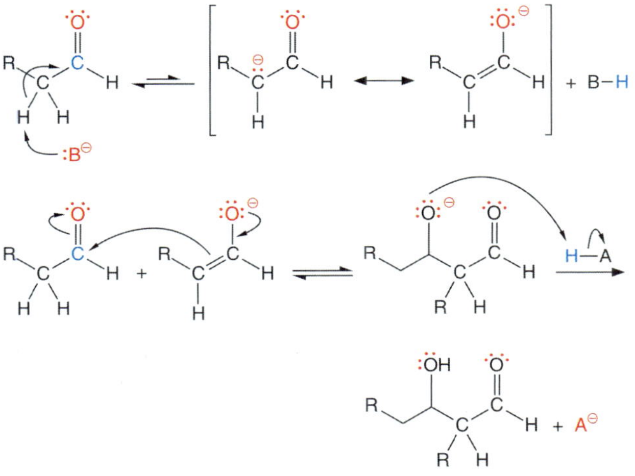

β-Hydroxycarbonyl-Verbindung

(Reaktionstyp 7a: basenkatalysierte Aldolkondensation. Im ersten Schritt entsteht aus der Carbonylverbindung ein Enolatanion, im zweiten Schritt reagiert dieses mit einem weiteren Molekül der Carbonylverbindung.)

Eine derartige Aldolkondensation bildet einen Schlüsselschritt innerhalb der Gluconeogenese (➤ Kap. 5.2.4): die Verknüpfung von Glycerinaldehyd-3-phosphat mit Dihydroxyacetonphosphat zu Fructose-1,6-bisphosphat:

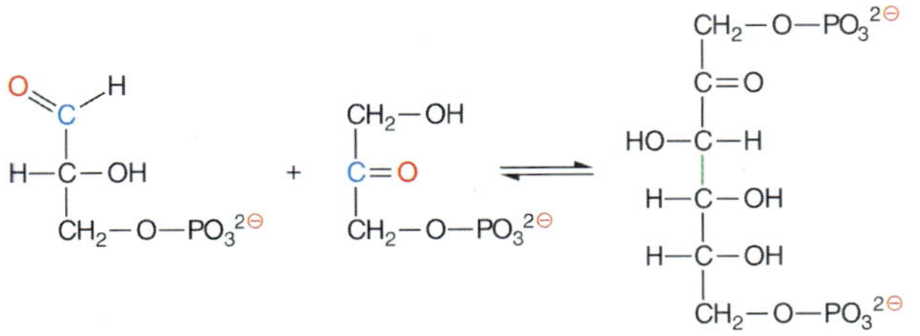

Glycerinaldehyd-3-phosphat — Dihydroxyacetonphosphat — Fructose-1,6-bisphosphat

Ähnlich verläuft die Kondensation zweier Ester- oder Thioestermoleküle, die als **Claisen-Kondensation** bezeichnet wird. Wieder entsteht zunächst durch Einwirkung einer starken Base ein Enolation, das in einer nucleophilen Addition an ein zweites Estermolekül addiert. Da dieses eine Abgangsgruppe (–OR bzw. –SR) aufweist, bildet sich die C=O-Doppelbindung zurück (➤ Reaktionstyp 6c), und es resultiert als Produkt ein β-Ketoester. Ebenso wie die Aldolkondensation ist auch diese Reaktion umkehrbar:

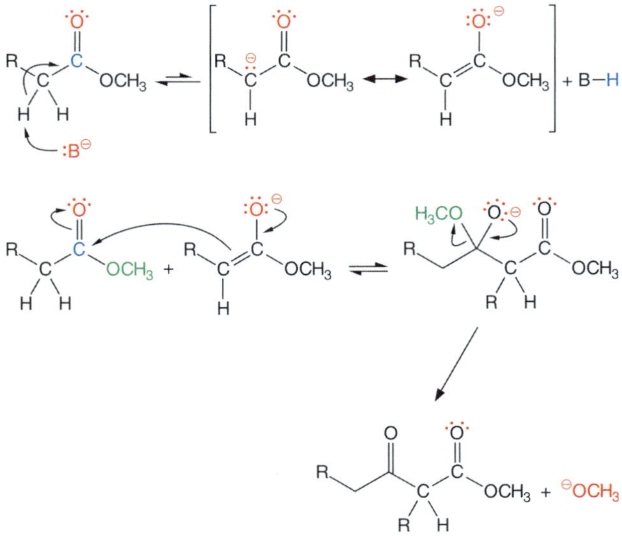

β-Ketoester

(Reaktionstyp 7b: basenkatalysierte Esterkondensation [Claisen-Kondensation].)

Ein typisches Beispiel ist die Kondensation zweier Moleküle Acetyl-CoA zu Acetoacetyl-CoA, mit der die Biosynthese von Steroiden beginnt (➤ Kap. 8.3):

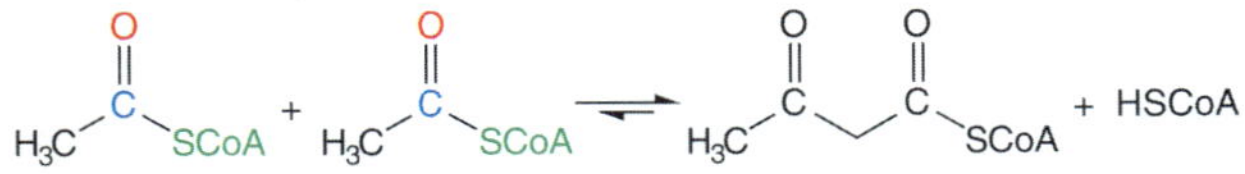

Acetyl-SCoA — Acetoacetyl-SCoA

> **MERKE**
> Reaktionen unter Knüpfung von C–C-Bindungen sind unverzichtbar zum Aufbau von Biomolekülen. Häufig beteiligt ist hierbei der nucleophile Angriff eines Enolations auf eine Carbonylverbindung. Typische Beispiele sind die Aldol- und die Esterkondensation, die beide reversibel sind, d.h. auch zur Spaltung von C–C-Bindungen führen können.

1.4.5 Vom Monomer zum Biopolymer

Die meisten in einer Zelle enthaltenen monomeren Biomoleküle sind organische Verbindungen mit einer molaren Masse von weniger als 500 g/mol; sie lassen sich in vier Gruppen einordnen: Aminosäuren, Kohlenhydrate, Nucleotide und Lipide. Diese werden in den folgenden Kapiteln im Einzelnen diskutiert, sodass hier nur ein kurzer Ausblick auf die wichtigsten Vertreter erfolgt.

Aminosäuren

Bei Aminosäuren handelt es sich um recht einfach gebaute Verbindungen, die alle **mindestens eine Carboxyl- und eine Aminogruppe** enthalten. Entsprechend den pK_S-Werten dieser beiden funktionellen Gruppen sind unter physiologischen pH-Bedingungen die Carboxylgruppe deprotoniert ($-COO^-$) und die Aminogruppe protoniert ($-NH_3^+$). Bei den meisten physiologisch relevanten Aminosäuren sind beide funktionelle Gruppen am **α-C-Atom** lokalisiert. Diese Aminosäuren unterscheiden sich in dem ebenfalls an das α-C-Atom gebundenen Rest; je nach dessen chemischen Eigenschaften unterscheidet man **unpolare (hydrophobe), polare (hydrophile)** als auch **geladene** Aminosäuren. Bis auf Glycin (Rest R = H) sind alle Aminosäuren **chiral**, d.h., sie kommen in zwei **enantiomeren Formen** vor (➤ Kap. 1.4.3), wobei Proteine praktisch ausschließlich aus L-Aminosäuren aufgebaut sind. Drei typische Vertreter sind im Folgenden dargestellt:

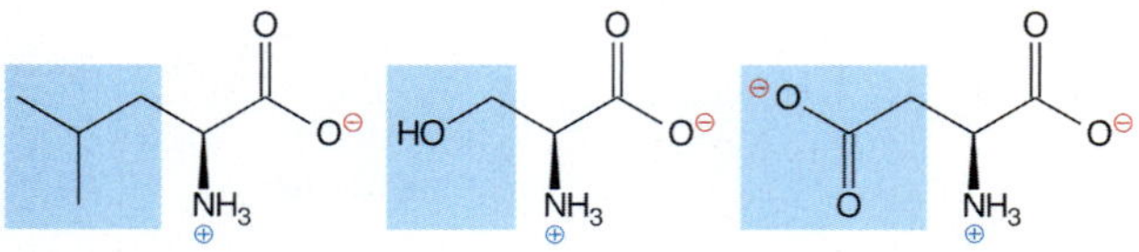

Leucin (hydrophobe Seitenkette) | Serin (hydrophile Seitenkette) | Asparaginsäure (geladene Seitenkette)

Kohlenhydrate

Bei Kohlenhydraten handelt es sich um **Polyhydroxyaldehyde oder -ketone**. Die einfachsten von ihnen (Monosaccharide) haben i.d.R. die allgemeine Summenformel $(CH_2O)_n$ und weisen drei bis sieben C-Atome auf. Ihr häufigster und bekanntester Vertreter ist die Glucose (Traubenzucker, $C_6H_{12}O_6$):

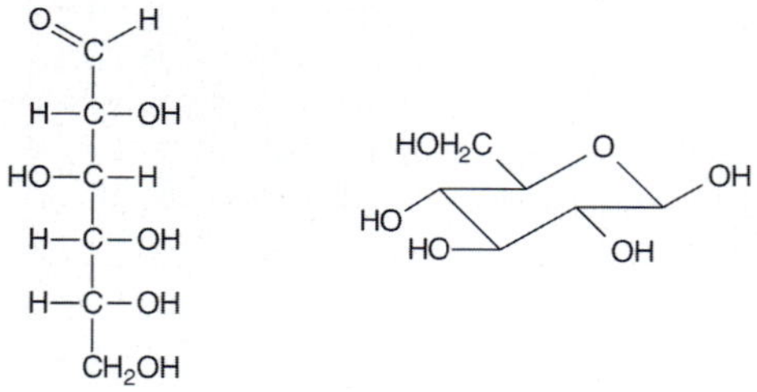

Glucose: offenkettige Form (links) und Ringform (rechts)

Kohlenhydrate besitzen meist **mehrere Chiralitätszentren**. Aufgrund einer intramolekularen Addition einer der Hydroxygruppen an die Carbonylgruppe liegen sie meist als **ringförmige** Moleküle vor. Monosaccharide sind die Bausteine für Di-, Oligo- und Polysaccharide.

Nucleotide

Nucleotide stellen eine wichtige Klasse von Monomerbausteinen dar. Durch *N*-glykosidische Bindung heterozyklischer stickstoffhaltiger Basen an 2-Desoxyribose bzw. Ribose erhält man die sog. **Nucleoside**, die je nach der vertretenen Pentose als Desoxyribonucleoside oder Ribonucleoside bezeichnet werden. Ist die primäre OH-Gruppe der jeweiligen Pentose in einem Nucleosid noch mit einem Molekül Phosphorsäure verestert, so liegt ein **Nucleotid** vor. Um in der Nomenklatur die Atome von Zucker und heterozyklischer Base voneinander unterscheiden zu können, erhalten die C-Atome des Zuckers eine Strichkennzeichnung von 1' bis 5'. Als Beispiel sind die vom Adenosin abgeleiteten Nucleotide gezeigt, die uns bereits bei der Diskussion von Verbindungen mit hohem Phosphorylgruppenübertragungspotenzial (➤ Kap. 1.3.1) begegnet sind. Analoge Nucleotide werden von den anderen Nucleosiden gebildet:

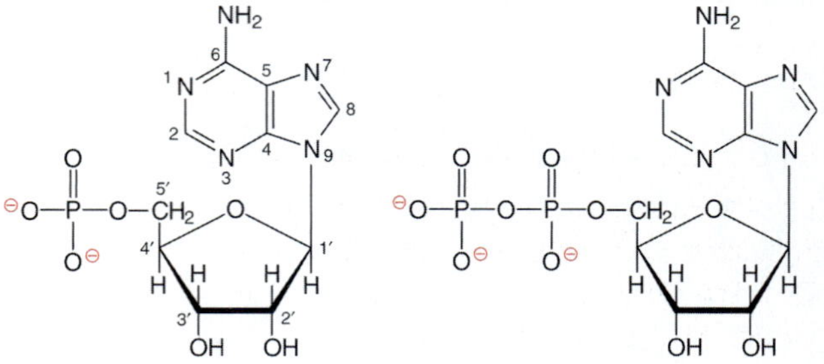

Adenosinmonophosphat (AMP) | Adenosindiphosphat (ADP)

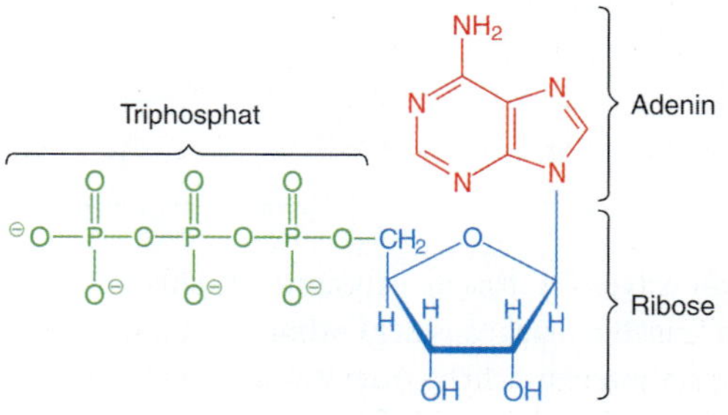

Adenosintriphosphat (ATP)

Lipide

Die Bezeichnung Lipide stellt einen **Sammelbegriff** für eine große Gruppe von **lipophilen** (hydrophoben), also **weitgehend unpolaren** Verbindungen dar, die sehr unterschiedliche Strukturen aufweisen können. Sie sind typischerweise nur gering wasserlöslich und bilden im Gegensatz zu den drei o.g. Gruppen keine Polymere, wenngleich viele von ihnen in Wasser aufgrund hydrophober Wechselwirkungen (➤ Kap. 1.2.3) zur Aggregation neigen. Typische Vertreter sind z.B. langkettige Carbonsäuren („Fettsäuren"), wie die Palmitinsäure (gezeigt in der bei physiologischem pH-Wert vorliegenden anionischen Form) oder das Cholesterin:

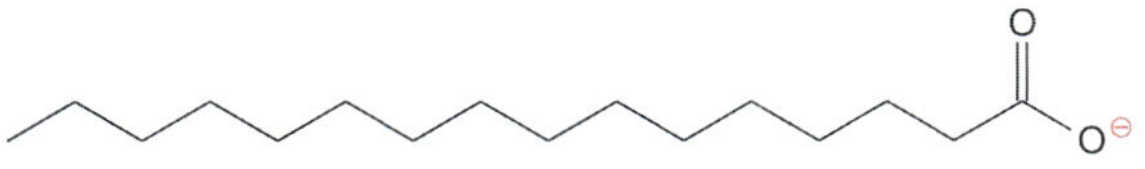

Palmitinsäure

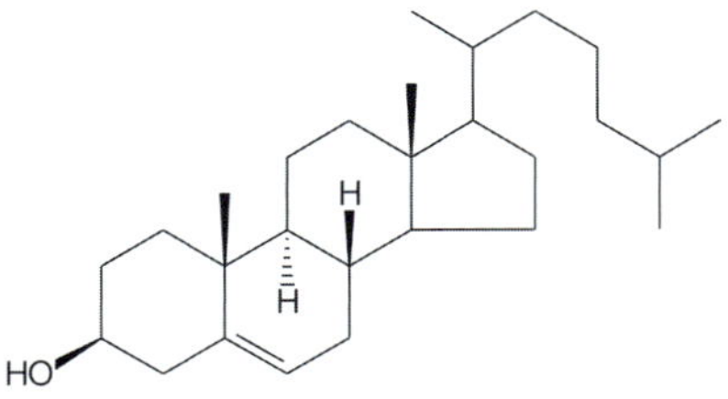

Cholesterin

Makromoleküle

Neben kleineren Molekülen wie den oben gezeigten enthält jede Zelle Makromoleküle – Moleküle, die aus vielen Tausenden Atomen bestehen. Sie entstehen durch zahlreiche **Kondensationsreaktionen** unter Abspaltung von Wasser aus Monomerbausteinen. Aminosäuren, Monosaccharide und Nucleotide bilden derartige Polykondensationsprodukte (oft als **Biopolymere** bezeichnet), die als **Proteine**, **Polysaccharide** bzw. **Nucleinsäuren** bekannt sind. Die Makromoleküle unterscheiden sich in ihren Eigenschaften erheblich von den zugrunde liegenden Monomeren; während z.B. Glucose gut wasserlöslich ist, ist das Polymer Cellulose praktisch unlöslich. Manche Makromoleküle (wie viele Polysaccharide, z.B. Stärke oder Cellulose) bestehen nur aus einer einzigen Art von Monomermolekülen, andere (wie Proteine) wiederum aus einer Vielzahl verschiedener Bausteine (20 proteinogene Aminosäuren).

Nucleinsäuren sind im Allgemeinen für die Speicherung (DNA) und Expression (RNA) der genetischen Information zuständig (➤ Kap. 11). Proteine können höchst unterschiedliche räumliche Strukturen aufweisen, die durch die Sequenz der einzelnen Aminosäuren (die sog. **Primärstruktur**) in der Polypeptidkette bestimmt werden. Entsprechend vielfältig sind ihre biologischen Funktionen. Einige Proteine, wie z.B. das Kollagen des Bindegewebes, sind strukturgebend, andere fungieren als Transportmolekül, wie das Hämoglobin (O_2-Transport im Blut). Wieder andere sind an der Übermittlung von Information beteiligt (Proteinhormone, Rezeptoren) oder helfen bei der Bekämpfung von Infektionen (Antikörper). Die meisten Proteine schließlich sind Enzyme (➤ Kap. 3) und katalysieren zusammen Tausende unterschiedlicher Reaktionen in jeder lebenden Zelle.

MERKE

Durch Verknüpfung von Monomerbausteinen wie Aminosäuren, Monosacchariden oder Nucleotiden in einer Kondensationsreaktion entstehen Biopolymere wie Proteine, Polysaccharide und Nucleinsäuren.

ZUSAMMENFASSUNG

Die Zelle ist die zentrale Struktur- und Funktionseinheit des Lebens. Prokaryonten besitzen keine membranumhüllten Organellen. Im Gegensatz dazu weisen die größeren eukaryontischen Zellen in ihrem Inneren ein komplexes Membransystem auf. Ihr genetisches Material ist in Chromosomen organisiert und befindet sich im membranumhüllten Zellkern. Darüber hinaus existieren weitere membranumhüllte Organellen.

Entscheidend für die dreidimensionale Struktur und Funktion von Biomolekülen ist das Zusammenwirken einer Vielzahl sog. schwacher Wechselwirkungen, zu denen Ion-Ion-, Ion-Dipol-, Dipol-Dipol- und Van-der-Waals-Wechselwirkungen sowie Wasserstoffbrückenbindungen zu zählen sind.

Wasser ist die in lebenden Organismen in größter Stoffmenge vorhandene Verbindung. Der polare Charakter des Wassers sowie seine ausgeprägte Fähigkeit zur Ausbildung von Wasserstoffbrückenbindungen verleihen ihm einzigartige Eigenschaften, wie seinen hohen Siedepunkt und die ausgeprägte Fähigkeit zur Lösung polarer Verbindungen und Salze. Hydrophobe Verbindungen meiden dagegen den Kontakt mit Wasser und neigen zur Aggregation, ein entropischer Effekt, der als hydrophobe Wechselwirkung bezeichnet wird. Amphipathische Moleküle bilden in wässriger Lösung charakteristische Aggregatstrukturen wie Mizellen und Lipiddoppelschichten.

Wasser ist jedoch nicht nur Lösungsmittel, sondern auch Reaktionspartner. Als Nucleophil greift es elektronenarme Molekülregionen an und kann so z.B. die Hydrolyse von Ester- und Amidbindungen bewirken. In sehr geringem Maße kann Wasser in H^+- und OH^--Ionen dissoziieren, wobei das Produkt aus H^+- und OH^--Konzentration 10^{-14} mol^2/L^2 (bei 25 °C) beträgt. Die Wasserstoffionenkonzentration wird im Allgemeinen durch den pH-Wert ausgedrückt, der definiert ist als $pH = -\lg [H^+]$. Säuren sind Protonendonoren und erniedrigen in Wasser den pH-Wert; Basen sind entsprechend Protonenakzeptoren. Die Stärke einer Säure wird durch ihre Dissoziationskonstante K_S definiert. Ein konjugiertes Säure-Base-Paar kann als Puffer wirken und pH-Änderungen bei Zugabe von H^+- oder OH^--Ionen minimieren. Biochemisch wichtige Puffersysteme sind H_2CO_3/HCO_3^- und $H_2PO_4^-/HPO_4^{2-}$; ihre Wirkung ist bei einem pH-Wert nahe dem pK_S-Wert der jeweiligen Säure am besten.

Die thermodynamische Größe, die über den freiwilligen Ablauf einer Reaktion entscheidet, ist die freie Enthalpie ΔG. Eine freiwillig verlaufende Reaktion heißt exergon; für sie gilt $\Delta G < 0$. Die freie Enthalpie ist abhängig von der Temperatur und den Konzentrationen der beteiligten Reaktionspartner. Für eine Reaktion im Gleichgewicht ist $\Delta G = 0$; die Gleichgewichtskonstante kann aus der freien Enthalpie unter Standardbedingungen (ΔG^0) berechnet werden. Endergone (nicht freiwillig verlaufende) Reaktionen werden häufig mit einer exergonen Reaktion gekoppelt, sodass daraus ein spontan ablaufender Gesamtprozess resultiert. Eine wichtige Rolle spielen hierbei Verbindungen mit einem hohen Phosphorylgruppenübertragungspotenzial, wie ATP.

Die thermodynamische Triebkraft einer Reaktion erlaubt keine Aussage über ihre Geschwindigkeit; diese hängt u.a. von der Höhe der Aktivierungsbarriere ab, die zwischen Edukten und Produkten überwunden werden muss. Katalysatoren sind in der Lage, eine Reaktion zu beschleunigen, indem sie die Aktivierungsbarriere verringern.

Für den Organismus sind etwa 30 Elemente von Bedeutung. Den überwiegenden Anteil stellen die Elemente H, O, C und N, gefolgt von P und S. Diese bilden eine große Vielzahl organischer Moleküle, die sich durch charakteristische funktionelle Gruppen mit typischem Reaktionsverhalten auszeichnen.

Reaktionen, die zu einer Änderung des Oxidationszustands der Reaktionspartner führen (Redoxreaktionen), finden sich in praktisch allen anabolen und katabolen Stoffwechselwegen. Typische Beispiele, die im Allgemeinen die Anwesenheit entsprechender Coenzyme (z.B. NAD^+) erfordern, sind Hydrierungen und Dehydrierungen sowie Oxidationen unter Bildung von Hydroxygruppen (–OH).
Bei Reaktionen, die ohne Oxidation oder Reduktion verlaufen, beobachtet man im Allgemeinen die Reaktion eines Nucleophils mit einem Elektrophil. Grundlegende Reaktionstypen sind die nucleophile Substitution am gesättigten C-Atom, die Addition von Molekülen an C–C-Mehrfachbindungen sowie die Eliminierung von Gruppen unter Ausbildung von C=C-Doppelbindungen. Eine herausragende Rolle für das Reaktionsverhalten vieler Biomoleküle spielt die Carbonylgruppe. Charakteristisch ist die Addition von Nucleophilen an das Carbonyl-C-Atom unter Ausbildung eines tetraedrischen Zwischenprodukts, das in Abhängigkeit von den beteiligten Reaktionspartnern typische Folgereaktionen eingehen kann. So lassen sich verschiedene Derivate von Carbonsäuren (z.B. Ester, Amide) mit Nucleophilen nach einem Additions-Eliminierungsmechanismus ineinander überführen, wie es fortwährend bei der Biosynthese und beim hydrolytischen Abbau von Peptiden und Proteinen geschieht. Reaktionen, die eine Knüpfung von C–C-Bindungen erlauben, sind essenziell für den Aufbau größerer Biomoleküle aus kleineren Vorstufen. Typische Beispiele sind Aldol- und Esterkondensationen, wie sie in der Gluconeogenese oder in der Lipidbiosynthese auftreten.
Die beschriebenen Reaktionen führen auch zur Bildung von Makromolekülen aus monomeren Biomolekülen wie Aminosäuren, Monosacchariden und Nucleotiden.

Fragen

1. Im dritten Schritt der Glykolyse erfolgt die Phosphorylierung der primären Hydroxygruppe der Fructose zu Fructose-6-phosphat, eine endergone Reaktion ($\Delta G^{0'} = +16{,}3$ kJ/mol):
   Fructose-6-P + $P_i \rightleftharpoons$ Fructose-1,6-bisphosphat + H_2O
   a. Angenommen, die Konzentrationen an Fructose-6-P und an P_i in einer Muskelzelle bei $T = 37$ °C betragen 1 bzw. 5 mmol/L. Ermitteln Sie die Gleichgewichtskonzentration von Fructose-1,6-bisphosphat für diese Bedingungen.
   b. Die resultierende Gleichgewichtskonstante für das Produkt wäre zu niedrig für einen effizienten Ablauf der Glykolyse. Als Phosphorylgruppendonor fungiert daher ATP. Formulieren Sie die resultierende Gesamtgleichung und berechnen Sie $\Delta G^{0'}$ für die Gesamtreaktion.
   c. Typische zelluläre Konzentrationen für ATP bzw. ADP sind 3 bzw. 1 mmol/L. Welche Gleichgewichtskonzentration ergäbe sich daraus für Fructose-1,6-bisphosphat? Warum wird eine derart hohe Konzentration in der Realität bei weitem nicht erreicht?
2. Glucose-1-P und Glucose-6-P sind zwei Konstitutionsisomere, die leicht ineinander umgewandelt werden können. Ihr Phosphatgruppenübertragungspotenzial (Tab. 1.3) unterscheidet sich; so beträgt $\Delta G^{0'}$ (Hydrolyse) für Glucose-1-P –21 kJ/mol, für Glucose-6-P dagegen –14 kJ/mol.
   a. Berechnen Sie die Gleichgewichtskonstante für die Isomerisierung von Glucose-1-P zu Glucose-6-P bei 25 °C.
   b. Es wird eine Mischung aus beiden Isomeren hergestellt, deren Massenkonzentration an Glucose-1-P 0,1 g/L und die an Glucose-6-P 20 g/L beträgt. In welche Richtung läuft die Gleichgewichtsreaktion ab?
3. Gegeben sind die folgenden Systeme: Fluormethan, Butanon, Ethanol, Fluorwasserstoff, Schwefelwasserstoff und Ammoniak, gelöst in Butanon. Entscheiden Sie, für welche dieser Systeme Wasserstoffbrückenbindungen eine wichtige Rolle spielen, skizzieren Sie für diese die entsprechenden Strukturformeln, und kennzeichnen Sie die Wasserstoffbrücken.
4. a. Warum mischen sich Haushaltsessig und Olivenöl kaum miteinander?
   b. Wenn man etwas Eigelb zugibt (enthält das Phospholipid Phosphatidylcholin = Lecithin, ein typischer Baustein in Biomembranen), so lässt sich eine stabile Emulsion erzeugen („Mayonnaise"). Begründen Sie dies.
5. Warum lösen sich viele Salze bereitwillig in Wasser, obwohl zur Zerstörung des Kristallgitters viel Energie (die Gitterenthalpie ΔH_{Gitter}) aufgebracht werden muss?
6. Von einer schwachen Säure HA mit der molaren Masse $M = 60$ g/mol werden 1,2 g in 100 mL Wasser gelöst. Welchen pK_S-Wert besitzt die Säure, wenn sie in dieser Lösung zu 2% dissoziiert vorliegt? Welcher pH-Wert stellt sich ein?
7. Die Aminosäure Glycin liegt bei physiologischen pH-Werten in der zwitterionischen Form vor; bei höheren pH-Werten geht sie gemäß folgendem Gleichgewicht in die anionische Form über:

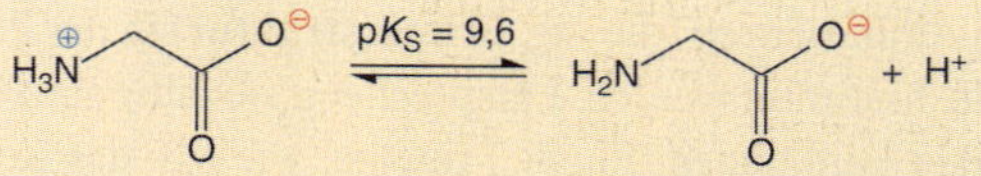

   Für ein biochemisches Experiment werden 200 mL eines Glycinpuffers der Konzentration 0,15 mol/L mit pH = 9,0 benötigt. Zur Herstellung stehen kristallines Glycin ($M = 75{,}1$ g/mol) sowie eine NaOH-Lösung der Konzentration $c = 1{,}0$ mol/L zur Verfügung.
   Beschreiben Sie die Herstellung des gewünschten Puffers.
8. Es liegt 1 L eines Kohlensäure/Hydrogencarbonat-Puffers [$c(HCO_3^-) = 0{,}1$ mol/L] mit einem pH-Wert von 7,8 vor. Wie hoch ist die Konzentration an Kohlensäure in diesem Puffer, und wie viel Gramm CO_2 müssen eingeleitet werden, wenn der Puffer auf einen physiologischen pH-Wert (pH = 7,4) gebracht werden soll?
   $pK_S (H_2CO_3) = 6{,}4$

9. Es liegt ein äquimolarer Puffer aus Essigsäure (pK_S = 4,75) und Natriumacetat vor; die Konzentration beider Komponenten beträgt 10^{-2} mol/L. Welchen pH-Wert erwarten Sie für diesen Puffer? Ändert sich der pH-Wert des Puffers, wenn Sie ihn um den Faktor 10^4 verdünnen?
10. Gezeigt sind im Folgenden zwei typische Antibiotika. Carindacillin gehört zu den sog. Breitspektrumpenicillinen, die gegenüber den Penicillinen der ersten Generation ein erweitertes Wirkungsspektrum, insbesondere auf gramnegative Stäbchenbakterien, aufweisen. Das Ofloxacin ist ein Vertreter der Fluorchinolone. Hauptangriffspunkt der Chinolone ist die bakterielle DNA-Gyrase; man spricht daher von Gyrasehemmern.

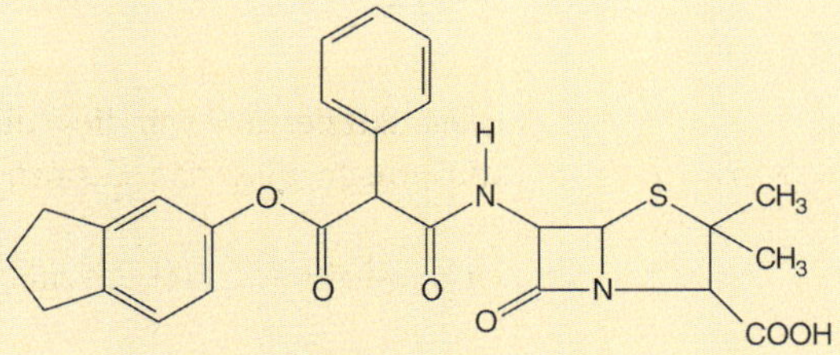

Carindacillin

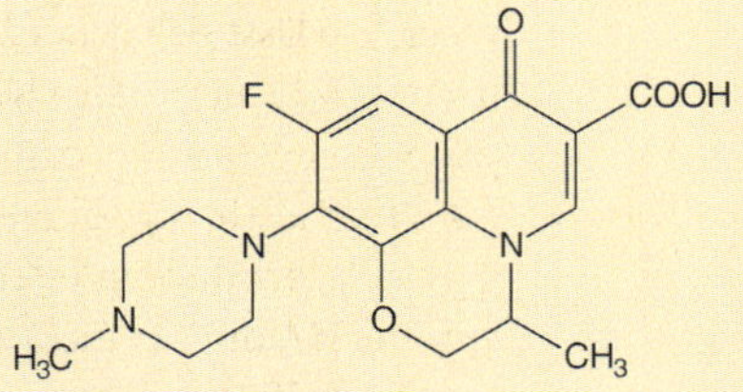

Ofloxacin

Rekapitulieren Sie die typischen funktionellen Gruppen organischer Moleküle, und identifizieren Sie alle funktionellen Gruppen in den beiden gezeigten Antibiotika.
11. Ein typisches Beispiel für das Reaktionsmuster „Nucleophil + Elektrophil" ist die Biosynthese von Melatonin aus Serotonin (5-Hydroxytryptamin), die in zwei Stufen erfolgt. Im ersten Schritt reagiert die nucleophile Aminogruppe mit dem Thioester Acetyl-CoA unter Acetylierung des Amins. Im letzten Schritt wird die OH-Gruppe durch ein geeignetes Methylierungsmittel (das *S*-Adenosylmethionin, vereinfacht abgekürzt als CH_3–X) methyliert. Formulieren Sie die beiden Schritte und zeigen Sie jeweils den Angriff des Nucleophils am Elektrophil mit einem Elektronenpfeil.

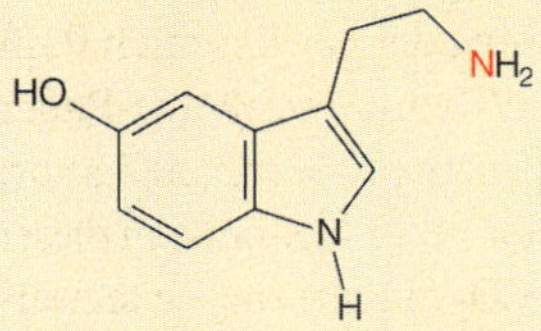

Serotonin

12. Die Aminosäure DOPA (3,4-Dihydroxyphenylalanin) wird im Organismus in einer dreistufigen Reaktionsfolge in den Neurotransmitter Adrenalin überführt:

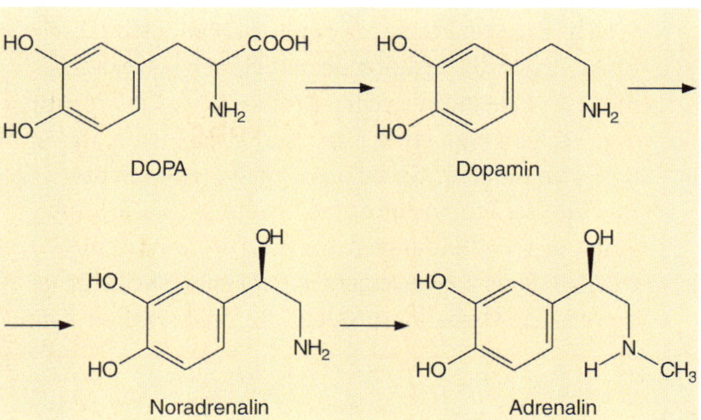

Nennen Sie den Reaktionstyp für die jeweilige Umwandlung.
13. Das vom Vitamin B_6 abgeleitete Coenzym Pyridoxalphosphat ist u.a. essenziell für den Stoffwechsel der Aminosäuren. Es enthält eine Aldehydgruppe, die mit der primären Aminogruppe von Aminosäuren reagiert. Um welchen Reaktionstyp handelt es sich, und welche funktionelle Gruppe wird dabei gebildet?

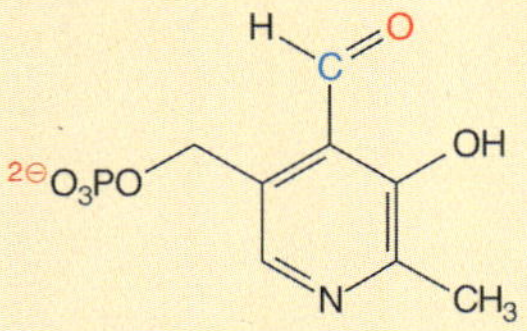

Pyridoxalphosphat

14. Die biologische Wirksamkeit von Peptiden ist nicht nur von der Aminosäurezusammensetzung, sondern auch von der richtigen Sequenz der Aminosäuren abhängig. Es stehen drei unterschiedliche Aminosäuren zur Bildung eines Tripeptids zur Verfügung; nur ein einziges Tripeptid aus den gegebenen Aminosäuren ist wirksam.
   a. Wie groß ist bei einer zufälligen Verknüpfung die Chance, das aktive Peptid zu erhalten?
   b. Die Carboxylgruppe einer Aminosäure ist sehr wenig reaktiv gegenüber einem nucleophilen Angriff einer Aminogruppe einer zweiten Aminosäure. In vivo wird die Aminosäure daher durch Reaktion mit ATP aktiviert:

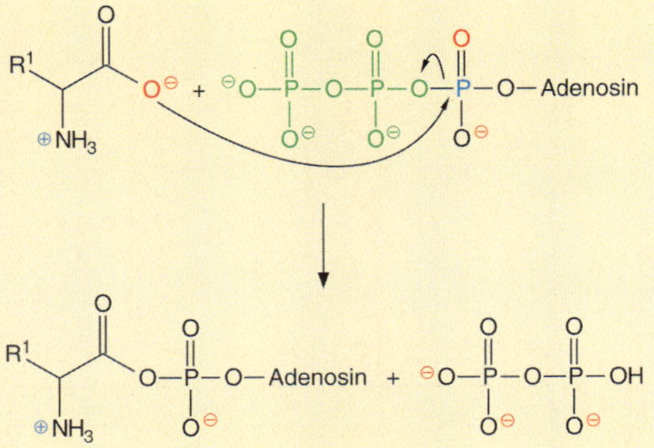

1

Welche neue funktionelle Gruppe entsteht dadurch? Formulieren Sie die Reaktion der aktivierten Aminosäure mit einer beliebigen zweiten Aminosäure zum Dipeptid.
15. Was versteht man unter Konstitutionsisomeren, was unter Enantiomeren? Geben Sie je ein typisches Beispiel.
16. Im Zuge des Fremdstoffmetabolismus spielt die Kopplung vieler Verbindungen an D-Glucuronsäure eine wichtige Rolle, insbesondere in der Leber. D-Glucuronsäure ist ein Oxidationsprodukt der D-Glucose; sie kann mit Alkoholen eine β-*O*-glykosidische, mit Aminen eine β-*N*-glykosidische Bindung ausbilden. Exemplarisch ist nachstehend das Glucuronsäurekonjugat von 2-Naphthol gezeigt. Worin könnte der biochemische Sinn dieser Kopplungsreaktion bestehen?

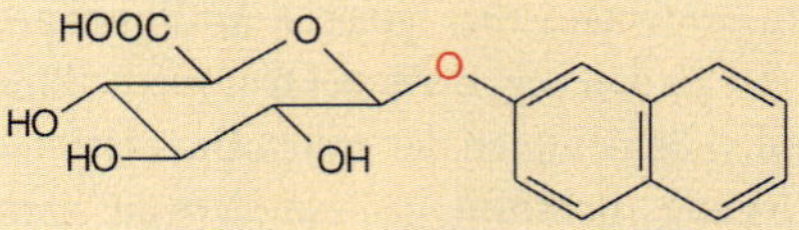

004 IMPP-Fragen

KAPITEL

2

M. Lübben

Proteine

Praxisfall

Herr und Frau K. sind seit über 56 Jahren verheiratet. Immer schon hat Frau K. den gemeinsamen Haushalt geführt und ihren schwer gehbehinderten Ehemann versorgt. In den letzten Monaten ist Frau K. jedoch sehr vergesslich geworden. Mittlerweile ist sie unentwegt auf der Suche nach gewöhnlichen Gebrauchsgegenständen, und häufig steht sie dafür sogar nachts auf. Obwohl sie es gegenüber ihrem Arzt und ihren Angehörigen nicht zugeben will, hat sie große Schwierigkeiten, einfache Alltagsverrichtungen zu bewältigen. Ihre zeitliche und räumliche Orientierung ist stark eingeschränkt, und ihr Erleben und Empfinden ist phasenweise stark vergangenheitsverhaftet. Auffällig ist auch, dass sie vertraute Personen, wie ihre Schwiegertochter und ihre Enkel, immer öfter nicht erkennt. Trotz erheblichen Widerwillens der Patientin weist der Hausarzt Frau K. in die gerontopsychiatrische Abteilung des städtischen Krankenhauses ein, um den erkennbaren Demenzzustand diagnostisch zu klären. Die Kernspin- und Computertomographien ergeben keine Auffälligkeiten. Neuropsychologische Tests bestätigen, dass Frau K. einen schweren Verlust von Gehirn- und Gedächtnisleistungen hat, der typischerweise bei Morbus Alzheimer auftritt. Diese Krankheit ist durch massive Ablagerungen des von einem Vorläuferprotein abgespaltenen Amyloid-β-Peptids im Extrazellularraum des Hirns gekennzeichnet. Parallel zur Einleitung sozialtherapeutischer Maßnahmen erhält Frau K. eine medikamentöse Behandlung mit Acetylcholinesterasehemmern, wodurch die Krankheit zwar nicht geheilt, ihr Fortschreiten aber verlangsamt wird.

Zur Orientierung

Proteine stellen die vielseitigste und wichtigste Klasse von Biomolekülen dar. Ihr kaum vorstellbarer Variantenreichtum kommt durch ein sehr einfaches Bauprinzip zustande, das auf der Verknüpfung von nur 20 Aminosäuren basiert und die Faltung in zahlreiche Raumstrukturen ermöglicht. Proteine bestimmen maßgeblich die äußere und innere Gestalt sowie die Funktionen von Organismen, Organen, Zellen und subzellulären Organisationsformen – im gesunden wie im krankhaften Zustand. Um grundlegende Prozesse und Zusammenhänge des Lebens zu begreifen, muss man letztlich auf molekularer Ebene die Proteine verstehen, die direkt oder indirekt an normalen und pathologischen Prozessen beteiligt sind. Hier liegt der Schlüssel zur Entwicklung von Strategien, um Krankheiten wirksam bekämpfen zu können. Das Gesamtinventar der Proteine einer Zelle ist in der DNA kodiert. Die Sequenzierung des menschlichen Genoms sowie die bisher erfolgte Auswertung und Interpretation des genomischen Informationsgehalts verdeutlichen die immense Vielfalt. Biochemiker und Mediziner haben das ehrgeizige Ziel, Strukturen und molekulare Mechanismen möglichst aller Proteine zu entschlüsseln; allerdings wird das noch viele Jahre dauern.

2.1 Aminosäuren und Peptide

2.1.1 Struktur der Aminosäuren

Aufbau

Die Grundbausteine aller bakteriellen, pflanzlichen und tierischen Proteine sind die 20 sog. **proteinogenen Aminosäuren** (Standardaminosäuren). Von den etwa 500 natürlich vorkommenden Aminosäuren sind sie diejenigen, die durch den genetischen Code spezifiziert werden. Alle proteinogenen Aminosäuren haben den gleichen Grundaufbau (➤ Abb. 2.1a). Sie bestehen aus einer Carboxylgruppe (–COOH) und einer Aminogruppe ($-NH_2$), die an dasselbe Kohlenstoffatom gebunden sind. Da sich die Nomenklatur der Kohlenstoffatome nach der Position relativ zur COOH-Gruppe richtet, nennt man dieses Kohlenstoffatom auch C_α. Daran anschließende Kohlenstoffe werden ihrer Reihenfolge entsprechend mit C_β, C_γ, C_δ, C_ε usw. bezeichnet. Eine analoge Nomenklatur gilt für gebundene funktionelle Gruppen. Außer der Carboxyl- und der Aminogruppe sind an das C_α-Atom noch ein Wasserstoffatom und ein mit –R bezeichneter spezifischer **Rest** gebunden, der die charakteristischen Eigenschaften der Aminosäure prägt und als **Seitenkette** bezeichnet wird.

Das C_α-Atom ist räumlich von vier Substituenten umgeben. Man kann es sich in der Mitte eines Tetraeders platziert vorstellen, an dessen Ecken die Bindungspartner liegen (➤ Abb. 2.1b). In der als **Fischer-Projektion** bezeichneten Schreibweise (➤ Abb. 2.1c) wird die dreidimensionale Tetraederstruktur als zweidimensionale – also als auf die Papierebene projizierte – Anordnung wiedergegeben.

Stereochemie

Die vier Substituenten des C_α-Atoms sind verschieden (man spricht auch von asymmetrischer Substitution), es gibt daher zwei verschiedene Möglichkeiten, die vier Substituenten im Raum anzuordnen. Beide Formen lassen sich nicht miteinander zur Deckung bringen und verhalten sich wie Bild und Spiegelbild (➤ Abb. 2.2). Das C_α-Atom bildet ein sog. chirales Zentrum. Die beiden zueinander spiegelbildlichen Isomere (D- und L-Form) werden auch als Enantiomere bezeichnet.

Von den beiden möglichen Konfigurationen am C_α-Atom ist für die Biochemie der Aminosäuren die L-Form wichtig. Alle proteinogenen Aminosäuren haben diese **L-Konfiguration**, und alle bekannten Proteine sind aus ihnen aufgebaut. Warum diese Konfiguration von der Natur so einseitig bevorzugt wird, ist unbekannt.

Stereochemische Nomenklatur Zur eindeutigen Bezeichnung der Enantiomerenkonfiguration wird in der organischen Chemie heutzutage auch die *R*/*S*-Schreibweise verwendet. Diese von Cahn, Ingold und Prelog vorgeschlagene Nomenklatur gibt den Orientierungssinn einer Drehung wieder, der sich bei Betrachtung des Tetraeders aus der Reihenfolge ergibt, in der die Substituenten nach abnehmender Priorität gebunden sind (zu den sog. Prioritätsregeln, nach denen die Gruppen sortiert werden, ➤ Lehrbücher der Chemie). Die Symbole *R* („rectus") und *S* („sinister") entsprechen bei den Aminosäuren prinzipiell den älteren Bezeichnungen D („dexter") und L („laevus"). Die Begriffe der D- und L-Form wurden ursprünglich aus der Fähigkeit der reinen Enantiomere abgeleitet, die Ebene von eingestrahltem linear polarisiertem Licht nach rechts (+) oder links (–) zu drehen. Man nennt asymmetrisch substituierte Kohlenstoffatome, die dieses Phänomen verursachen, deshalb auch optische Zentren.

In einem Isomerengemisch aus gleichen Anteilen der Enantiomere, einem sog. **Racemat**, heben sich die beiden Beiträge der entgegengesetzten Drehrichtungen und damit die optische Aktivität auf. Aus der Drehrichtung „+" oder „–" kann man aber nicht automatisch ableiten, ob es sich um die D- oder L-Konfiguration handelt, daher war die Einführung einer weniger irreführenden Nomenklatur sinnvoll. Sie hat sich jedoch bei Aminosäuren noch nicht durchgesetzt.

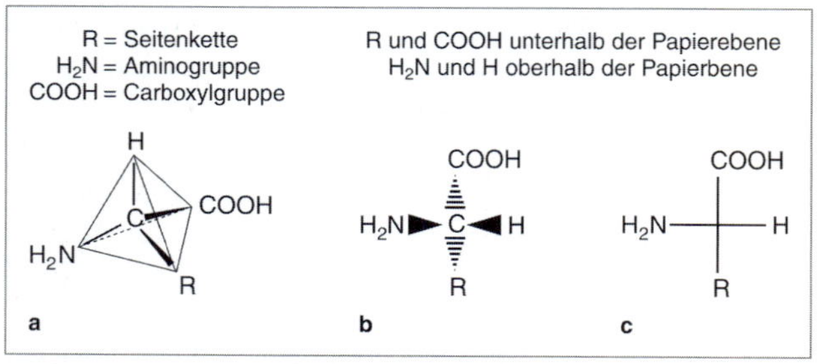

Abb. 2.1 Grundstruktur von L-α-Aminosäuren.
a) Räumliche Darstellung. Die Aminogruppe, die Carboxylgruppe und zwei weitere Substituenten sind tetraedrisch an das α-Kohlenstoffatom gebunden. –R (Rest) symbolisiert eine der 20 verschiedenen Aminosäureseitenketten.
b) Stereochemie der Aminosäuren. Das α-Kohlenstoffatom ist asymmetrisch substituiert und befindet sich in der Mitte eines Tetraeders. In der perspektivischen Darstellung weisen die schwarzen Dreiecke vor die Papierebene und die gestrichelten hinter die Papierebene. Die absolute Konfiguration entspricht der L-Form.
c) In der Fischer-Projektionsformel (zweidimensionale Darstellung) wird dieser Zusammenhang durch Striche angedeutet.

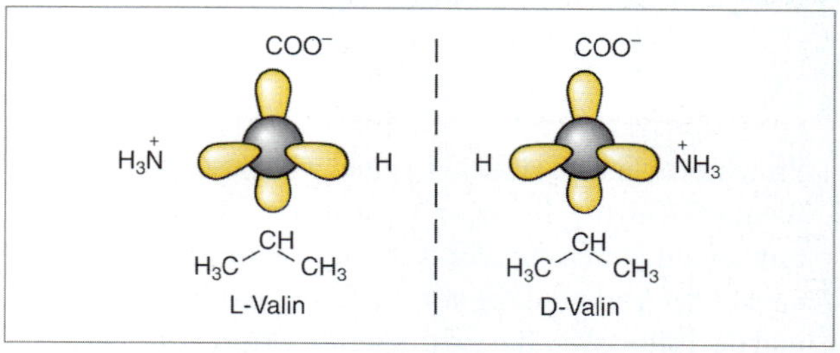

Abb. 2.2 Darstellung der L- und der D-Konfiguration der Aminosäure Valin. Zur Verdeutlichung der räumlichen Symmetrie ist die Spiegelebene gestrichelt eingezeichnet.

Schon gewusst

D-Aminosäuren wurden als Bestandteile in einigen mikrobiellen Antibiotika (z.B. dem Ionophor **Valinomycin** (D-Valin, ➤ Abb. 2.3), aber auch als Bausteine von bakteriellen Zellwänden (D-Alanin und D-Glutaminsäure) identifiziert.

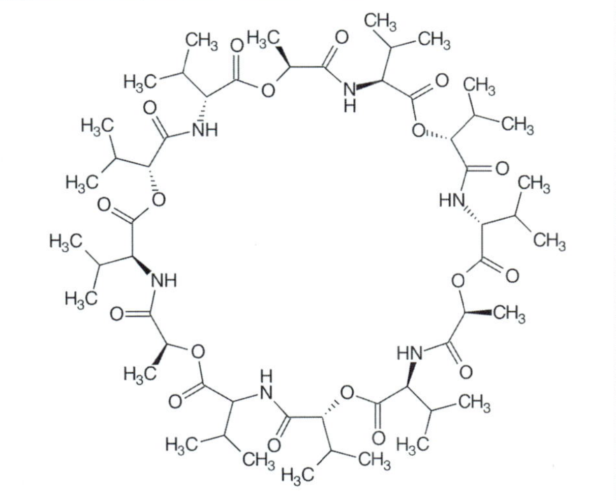

Abb. 2.3 Struktur von Valinomycin. In diesem makrozyklischen Antibiotikum kommt die D-Aminosäure D-Valin als Baustein neben L-Valin und sog. Hydroxysäuren vor. Die Verknüpfung der Bausteine erfolgt durch Peptidbindungen (➤ unten) und Lactonbrücken. Der antibiotische Effekt von Valinomycin besteht darin, dass es hochspezifisch K^+-Ionen komplexieren und durch Biomembranen leiten kann, daher auch die Bezeichnung Ionophor.

MERKE

Das gemeinsame Merkmal der α-Aminosäuren sind die am C_α gelegene Carboxyl- und Aminogruppe. Das C_α-Atom in biogenen Aminosäuren liegt überwiegend in der stereochemischen L-Konfiguration vor.

Struktur und Klassifikation proteinogener Aminosäuren

Die biologisch vorkommenden Aminosäuren unterscheiden sich in der Struktur der Seitenkette –R. In der Regel werden nur 20 verschiedene Aminosäuren zum Aufbau der Proteine benutzt. Man bezeichnet sie deshalb als **proteinogene Aminosäuren** (➤ Tab. 2.1). Ausnahmen sind durch posttranslationale Modifikationen veränderte Aminosäuren (➤ unten) und das seltene Selenocystein sowie bei bestimmten Mikroorganismen das Pyrrolysin. Neben dem **Trivialnamen** hat es sich als praktisch erwiesen, für die Aminosäuren eine Abkürzungsschreibweise einzuführen, den **Dreibuchstaben-** und den **Einbuchstabencode** (➤ Tab. 2.1).

2.1.2 Allgemeine Eigenschaften von Aminosäuren

Chemische Eigenschaften

Grundsätzlich kann man die Reste in zwei Klassen einteilen, je nachdem, wie sie die Löslichkeit der Aminosäure in Wasser vermitteln können (➤ Tab. 2.1).

Tab. 2.1 Struktur der 20 proteinogenen Aminosäuren, eingeteilt nach den Hauptsubstanzklassen

Trivialname	Dreibuchstabencode	Einbuchstabencode	Molekülmasse	pK_a-Wert	Hydropathieindex	Seitenkette R
hydrophobe Aminosäuren, aliphatisch						
Glycin	Gly	G	57		–0,4	$-H$
Alanin	Ala	A	71		1,8	$-CH_3$
Valin	Val	V	99		4,2	$-CH(CH_3)-CH_3$
Cystein	Cys	C	103		2,5	$-CH_2-SH$
Methionin	Met	M	131		1,9	$-CH_2-CH_2-S-CH_3$
Isoleucin	Ile	I	113		4,5	$-CH(CH_3)-CH_2-CH_3$
Leucin	Leu	L	113		3,8	$-CH_2-CH(CH_3)-CH_3$
aromatisch						
Phenylalanin	Phe	F	147		2,8	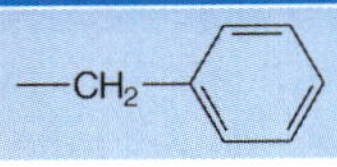

Tab. 2.1 Struktur der 20 proteinogenen Aminosäuren, eingeteilt nach den Hauptsubstanzklassen (Forts.)

Trivialname	Dreibuchstabencode	Einbuchstabencode	Molekülmasse	pK_a-Wert	Hydropathieindex	Seitenkette R
aromatisch						
Tyrosin	Tyr	Y	163		–1,3	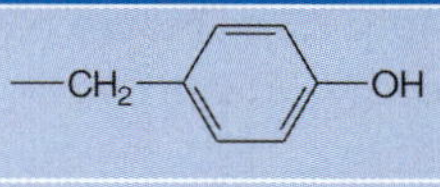
Tryptophan	Trp	W	186		–0,9	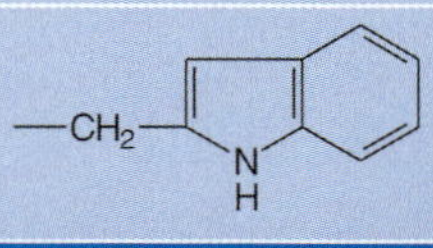
hydrophile Aminosäuren, neutral						
Serin	Ser	S	87		–0,8	$—CH_2—OH$
Threonin	Thr	T	101		–0,7	$—CH(OH)—CH_3$
Prolin (Iminosäure)	Pro	P	97		–1,6	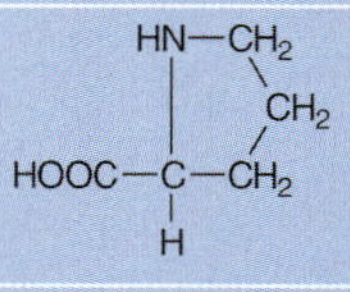
Asparagin	Asn	N	114		–3,5	$—CH_2—CONH_2$
Glutamin	Gln	Q	128		–3,5	$—CH_2—CH_2—CONH_2$
Histidin	His	H	137	6,0	–3,2	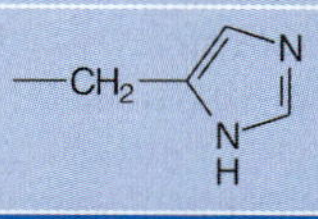
geladen (bei physiologischem pH)						
Asparaginsäure	Asp	D	114	3,9	–3,5	$—CH_2—COOH$
Glutaminsäure	Glu	E	128	4,1	–3,5	$—CH_2—CH_2—COOH$
Lysin	Lys	K	129	10,6	–3,9	$—CH_2—CH_2—CH_2—CH_2—NH_2$
Arginin	Arg	R	157	12,5	–4,5	$—CH_2—CH_2—CH_2—NH—C(=NH)—NH_2$

Neben dem Trivialnamen sind der Drei- und der Einbuchstabencode aufgeführt. Letzterer erscheint nicht immer logisch, weil man aufgrund gleicher Anfangsbuchstaben der Trivialnamen schwer zu merkende Kürzel eingeführt hat. Alle α-Aminosäuren haben dieselbe Grundstruktur (➤ Abb. 2.1a) und besitzen individuelle Seitenketten („Reste"), die für die spezifischen Eigenschaften der Moleküle verantwortlich sind. Außerdem sind die Hydropathieindizes angegeben. Die Werte geben den Grad an Hydrophobie einzelner Aminosäurereste an. Polare Reste haben sogar negative Werte (äußerst geringe Hydrophobie). Neben den Molekülmassen sind bei protonierbaren Aminosäuren auch die pK_a-Werte aufgelistet.

Hydrophobe Aminosäuren Diese wasserabweisenden Aminosäuren zeichnen sich durch mehr oder weniger lange Kohlenwasserstoffketten aus, die durch aufeinanderfolgende CH_2-Gruppen gekennzeichnet sind. Man nennt sie auch **aliphatische** Aminosäuren. **Alanin**, **Valin**, **Leucin** und **Isoleucin** gehören zu den typischen Vertretern dieser Gruppe. Eine gewisse Sonderstellung nimmt **Glycin** ein, das als Rest nur ein Wasserstoffatom enthält, relativ gut wasserlöslich ist und außerdem keine Enantiomeren bildet, weil zwei der vier Substituenten an C_α identisch sind (Wasserstoff). Auffällig sind außerdem die schwefelhaltige Aminosäure **Methionin**, bei der die Kohlenstoffkette durch ein Schwefelatom unterbrochen wird, und die sog. **Iminosäure Prolin**, deren Aminostickstoff jeweils einbindig mit dem C_α- und dem C_δ-Atom verbunden ist und ein „Imin" ausbildet, sodass sich eine ringförmig geschlossene Kette formt. Auch die aromatischen Aminosäuren **Phenylalanin**, **Tyrosin** und **Tryptophan** (➤ Tab. 2.1) sind hydrophob. Ihre Reste bestehen aus einem carbozyklischen Ring, der nur aus Kohlenstoffatomen gebildet wird, oder aus zwei heterozyklischen Ringen, die dann außer Kohlenstoff noch ein anderes Atom enthalten, wie hier Stickstoff. Solche Ringsysteme werden in der organischen Chemie als Aromaten bezeichnet. Aufgrund der energetischen Lage ihrer π- und π^*-Orbitale können die Aromaten ultraviolettes Licht absorbieren (➤ Abb. 2.4).

Hydrophile Aminosäuren Die wasserliebenden bzw. -bindenden Aminosäuren verfügen über polare Reste, die gute Löslichkeit vermitteln (➤ Tab. 2.1). **Serin** und **Threonin** zählen aufgrund ihrer undissoziierten OH-Gruppen zu den neutralen

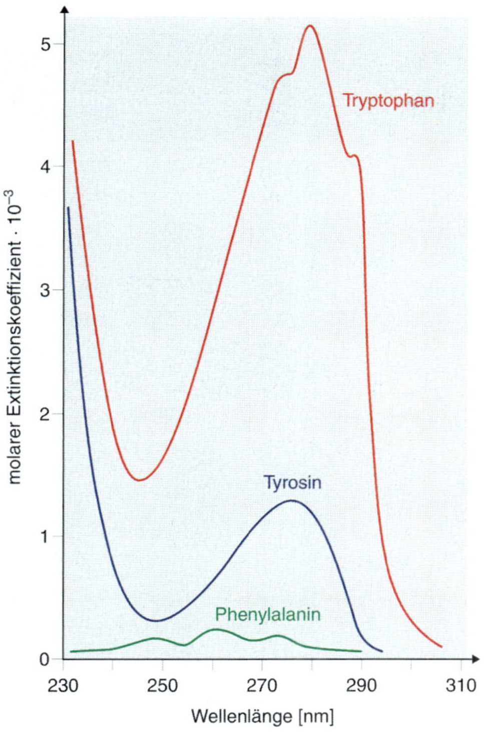

Abb. 2.4 Extinktions- bzw. Absorptionsspektren der aromatischen Aminosäuren. Die Lichtextinktion (-absorption) der wässrigen Lösungen von Phenylalanin, Tyrosin und Tryptophan wird in Abhängigkeit von der Wellenlänge des eingestrahlten Lichts untersucht.

hydrophilen Aminosäuren. Eine weitere neutrale Aminosäure ist die schwefelhaltige Aminosäure **Cystein**, da die Thiolgruppe, deren pK_a-Wert bei ungefähr 8 liegt, bei physiologischem pH undissoziiert ist. **Histidin** kann bei physiologischem pH-Wert teilweise auch in geladener Form vorliegen, weil sich die Aminosäureseitenkette aufgrund der freien Elektronenpaare am Stickstoff basisch verhält ($pK_a = 6$) und demzufolge ein gewisser Anteil der Moleküle ein Proton binden kann. Diese Basizität ist z.B. in aktiven Zentren von Enzymen nützlich, in denen „basenkatalysierte Reaktionen" ablaufen. Deutlich polaren Charakter haben **Glutamin** und **Asparagin**, die zwar aliphatische Seitenketten haben, an deren Enden sich aber die stark polarisierte Säureamidgruppe $-CONH_2$ befindet.

Besonders ausgeprägte Ladungseigenschaften besitzen die sauren Aminosäuren **Glutaminsäure** und **Asparaginsäure**, deren Seitenketten bei physiologischem pH dissoziiert in anionischer, also negativ geladener Form vorliegen. Ähnliches gilt für die basischen Aminosäuren **Lysin** und **Arginin**, die unter den gleichen Bedingungen Protonen binden können und kationisch sind, also eine positive Ladung tragen.

Aufgrund ihrer Heterogenität lassen sich die Aminosäuren also nicht immer leicht in ein Klassifizierungsschema fassen. Die aromatische Aminosäure Tyrosin hat aufgrund ihrer OH-Gruppe natürlich einen gewissen polaren Charakter. Andererseits müsste man Histidin streng genommen als Aromat einstufen, da der Imidazolrest die formalen chemischen Kriterien der Aromatizität erfüllt. Histidin hat allerdings praktisch keine Extinktion bei 280 nm. Aufgrund der teilweisen Protonierung bei neutralem pH-Wert kann man es sogar zu den geladenen Aminosäuren zählen.

MERKE
Die biologisch relevanten 20 proteinogenen L-α-Aminosäuren sind strukturell nach einem einheitlichen Grundprinzip aufgebaut. Ihre chemischen Eigenschaften werden von den funktionellen Gruppen der individuellen Reste R bestimmt.

2

Blick ins Labor

Aromatische Aminosäuren absorbieren Licht im für den Menschen unsichtbaren Bereich des elektromagnetischen Spektrums. Sie verleihen diese Eigenschaft auch an die von ihnen aufgebauten Proteine. Für die **Ultraviolettabsorption** der meisten Proteine bei etwa 280 nm sind die intensiven Absorptionsmaxima von Tryptophan und Tyrosin bei dieser Wellenlänge verantwortlich (> Abb. 2.4). Die **Spektralphotometrie** macht sich dieses Prinzip zur qualitativen und quantitativen Stoffanalyse zunutze. Ein Maß für die Eigenschaft einer Probe, Licht einer bestimmten Wellenlänge zu absorbieren, ist die **Extinktion** (in der englischsprachigen Literatur auch **Absorption**). Diese Eigenschaft wird als **Extinktionsspektrum**, oder Absorptionsspektrum, graphisch dargestellt, indem die Extinktion über der Absorptionswellenlänge aufgetragen wird (> Abb. 2.4). Der Name Extinktion bezieht sich auf die (teilweise) Auslöschung des eingestrahlten Anregungslichts nach Passage der Probe. Man misst das Verhältnis (I_0/I) der Intensitäten des eingestrahlten (I_0) und des austretenden Lichts (I). Der Logarithmus dieses Intensitätsverhältnisses $\log (I_0/I)$ ist die Extinktion (E), für die das **Lambert-Beer-Gesetz** gilt:

$$\log I_0/I = E = \varepsilon \cdot c \cdot d$$

Die Extinktion ist proportional zur molaren Konzentration des gelösten Stoffs c (in **mol · L⁻¹** oder **M**) und zur Schichtdicke d der Probe (in **cm**, der Dicke von Probenküvetten). Die Proportionalitätskonstante ε wird als **Extinktionskoeffizient** bezeichnet und ist eine stoffspezifische Konstante. Da die Extinktion eine dimensionslose Größe ist, muss der Extinktionskoeffizient die Einheit $\mathbf{mol^{-1} \cdot L \cdot cm^{-1}}$ besitzen. Neben den Aminosäuren absorbieren viele biologische Moleküle Licht im ultravioletten und ggf. auch im sichtbaren Wellenlängenbereich; aus der Lage der Extinktionsmaxima kann man diese Stoffe qualitativ nachweisen. Voraussetzung zur quantitativen Bestimmung mithilfe der Extinktion ist die Kenntnis der substanzspezifischen Extinktionskoeffizienten. Nichtaromatische Aminosäuren haben praktisch keine Absorption im Wellenlängenbereich von 240 bis 300 nm.

Neben der Absorption zeigen die aromatischen Aminosäuren auch **Fluoreszenz**. Dieses physikalische Phänomen beruht in der Wiederaussendung eines absorbierten Lichtquants mit verminderter Energie. Mit geeigneten Detektoren erlaubt die Fluoreszenz Nachweise von Aminosäuren und Proteinen mit erheblich höherer Empfindlichkeit.

2

Tab. 2.2 pK_a-Werte und isoelektrische Punkte der Aminosäuren Alanin, Asparaginsäure und Lysin

Aminosäure	Art der Seitenkette	pK_a-Wert α-COOH	α-NH_3^+	γ-COOH	ε-NH_3^+	isoelektrischer Punkt → arithmetisch gemittelt aus
Alanin	CH_3-Gruppe nicht protonierbar	2,3	9,8	–	–	6,0 → **α-COOH** und **α-NH_3^+**
Asparaginsäure	**–COOH**	2,1	9,8	3,9	–	3,0 → **α-COOH** und **γ-COOH**
Lysin	**–NH_3^+**	2,1	9,0	–	10,6	9,8 → **α-NH_3^+** und **ε-NH_3^+**

Säure-Base-Eigenschaften von Aminosäuren

Im Lösungsmittel Wasser bilden Aminosäuren ein **Protolysegleichgewicht** aus. Die Carboxyl- und Aminogruppen am C_α-Atom reagieren mit Wasser, sie können also protoniert oder deprotoniert werden. Die **Carboxylgruppe** hat einen niedrigen pK_a-Wert (➤ Tab. 2.2) und verhält sich nach der Gleichung:

$-COOH + H_2O \rightleftarrows -COO^- + H_3O^+$ (Protonierung von Wasser, Deprotonierung der Carboxylgruppe)

Die **Aminogruppe** dagegen reagiert basisch, hat also einen hohen pK_a-Wert (➤ Tab. 2.2) und nimmt ein Proton auf, das z.B. vom Wasser kommt:

$-NH_2 + H_2O \rightleftarrows -NH_3^+ + OH^-$ (Protonierung der Aminogruppe, Deprotonierung von Wasser)

Weil sie Protonen sowohl aufnehmen als auch abgeben können, gehören die Aminosäuren zu den **Ampholyten**. Wegen ihrer Grundarchitektur haben die Carboxylgruppe schwach sauren und die Aminogruppe einen schwach basischen Charakter.

Für die mathematische Beschreibung gilt die **Henderson-Hasselbalch-Gleichung**, die die Puffereigenschaften eines konjugierten Säure-Base-Paars angibt:

$pH = pK_a + \log$ [**Base**] Säure

Die Pufferwirkung hängt vom Logarithmus des Konzentrationsverhältnisses [Base]/[Säure] ab und ist optimal bei pH = pK_a. Dies zeigt die Titrationskurve von Alanin in ➤ Abb. 2.5. Bei niedrigem pH-Wert sind die beiden funktionellen Gruppen protoniert, es sind also zwei Protonen pro Alanin gebunden. Durch sukzessive Zugabe von OH^--Ionen erhöht sich der pH-Wert, ein Proton wird abgegeben. In Abschnitten der höchsten Kurvensteilheit verursachen Änderungen des Protonierungsgrads die geringsten Änderungen im pH-Wert. Die Pufferwirkung der α-Carboxylgruppe ist bei $pK_a = 2,3$ am stärksten. Dies gilt auch für den basischen Bereich der pH-Skala: Wenn der pH dem pK_a-Wert der α-Aminogruppe entspricht ($pK_a = 9,7$), ist auch hier das Maximum des Puffereffekts erreicht.

MERKE

Aminosäuren verhalten sich ampholytisch, d.h., sie können Protonen aufnehmen oder abgeben. Demnach sind sie sowohl Basen als auch Säuren.

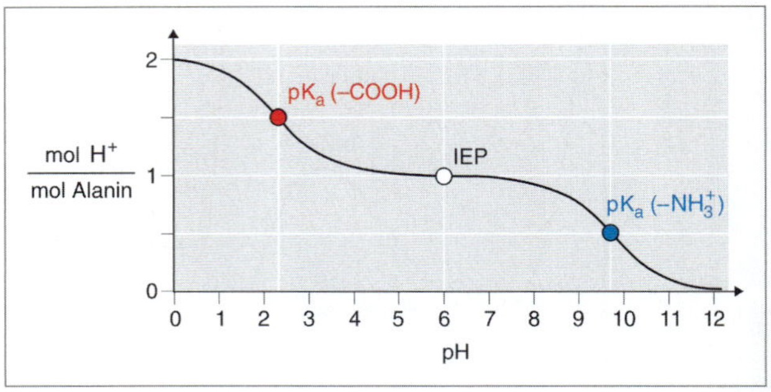

Abb. 2.5 Titrationskurve von Alanin.

Isoelektrischer Punkt (IEP)

Zwischen den beiden pK_a-Werten der Carboxyl- und Aminogruppe liegt ein Bereich, in dem kleinste Änderungen des Protonierungsgrads zu erheblichen Schwankungen des pH-Werts führen (➤ Abb. 2.5). Hier erreicht die Pufferkapazität ein Minimum, und der Wendepunkt der Kurve entspricht dem isoelektrischen Punkt (IEP) von **Alanin**. Der IEP markiert den pH-Wert, bei dem die Aminosäure sowohl einfach positiv als auch einfach negativ geladen ist, also als **Zwitterion** mit einer Nettoladung von null vorliegt (➤ Abb. 2.6). Im elektrischen Feld würde die Aminosäure also weder wie ein negativ geladenes Anion noch wie ein positiv geladenes Kation wandern, sondern wäre wegen der Ladungskompensation nach außen hin neutral und bliebe stehen. Man kann den isoelektrischen Punkt von Alanin aus dem arithmetischen Mittel der beiden pK_a-Werte berechnen (➤ Tab. 2.2).

Anders sieht die Situation bei **Asparaginsäure** aus, die eine zusätzliche Carboxylgruppe in der γ-Position enthält. Der pK_a-Wert liegt aufgrund des +I-Effekts der Methylengruppe mit 3,9 etwas höher als der pK_a-Wert des α-COOH, daher wird der IEP dieser Aminosäure bei völliger Protonierung der Aminogruppe nur noch durch den jeweiligen Protonierungsgrad der beiden Carboxylgruppen bestimmt. Der +I-Effekt („induktiver" Effekt) beruht von einer Ladungsasymmetrie von Methyl- und Methylengruppen, die von unterschiedlichen Elektronegativitäten von Kohlenstoff- und Wasserstoffatomen stammt. Folge ist eine stärkere negative Partialladung am Kohlenstoff, welche die positiv geladenen Protonen der benachbarten Carboxylgruppe besser festhalten kann, daher der erhöhte pK_a-Wert. Rechnerisch erfasst man den IEP durch das arithmetische Mit-

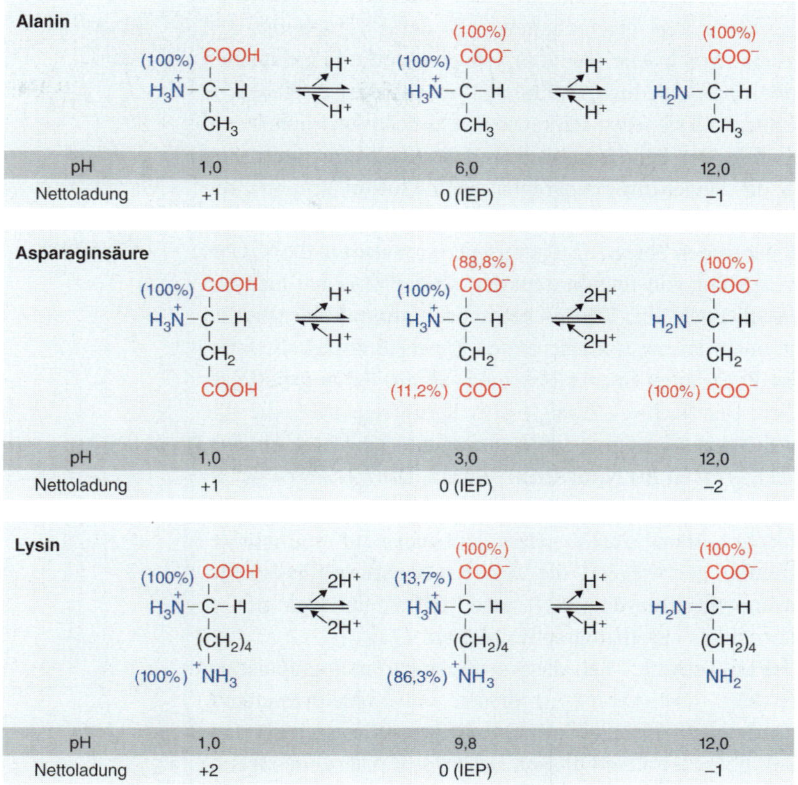

Abb. 2.6 Protolysegleichgewichte von Alanin, Asparaginsäure und Lysin. Die Prozentwerte in Klammern geben an, zu welchem Anteil die betreffenden Gruppen ionisiert vorliegen.

tel von den pK_a-Werten beider Carboxylgruppen. Er ist somit in den „sauren" Bereich verschoben: Am IEP von 3,0 ist die Aminogruppe zu 100% protoniert, die beiden Carboxylgruppen sind dagegen nur zu je 11,2 bzw. 88,8% deprotoniert (➤ Abb. 2.6).

Bei **Lysin** ist die Situation genau entgegengesetzt. Ist die α-Carboxylgruppe vollständig deprotoniert, dann ist der jeweilige Protonierungsgrad der beiden Aminogruppen für die Festlegung des IEP verantwortlich: Die ε-Aminogruppe mit einem pK_a-Wert von 10,6 verschiebt den IEP auf einen Wert von 9,8 (arithmetisches Mittel der pK_a-Werte von beiden Aminogruppen). Bei pH = IEP ist die Carboxylgruppe zu 100% ionisiert, wogegen sich die kompensatorische positive Ladung zu 13,7 bzw. 86,3% auf die beiden Aminogruppen verteilt (➤ Abb. 2.6).

MERKE

Am isoelektrischen Punkt (IEP) ist die Nettoladung von Aminosäuren gleich null.

Pufferwirkung

Neben verschiedenen anorganischen Puffersystemen wie Hydrogen/Dihydrogenphosphat oder Kohlendioxid/Bicarbonat tragen Proteine zur pH-Stabilisierung im intra- und extrazellulären Raum bei, wenn auch nur äußerst geringfügig. Aus der **Henderson-Hasselbalch-Gleichung** folgt, dass die Pufferwirkung des betrachteten Systems bei pH = pK_a am größten ist, weil an diesem Punkt die pH-Änderungen bei Zugabe einer definierten Säure- oder Basedosis minimal sind. Betrachtet man die pK_a-Werte der Aminosäurereste (➤ Tab. 2.2), so puffern im physiologischen pH-Bereich nur die Aminosäuren Histidin und Cystein. Außerhalb des pK_a-Bereichs ihrer α-Amino- und α-Carboxylgruppen haben Aminosäuren mit ungeladenen Resten überhaupt keine Pufferwirkung.

MERKE

Im Vergleich zu den anorganischen Säure-Base-Paaren ist bei physiologischem pH-Wert der Beitrag von Aminosäureseitenketten zur Gesamtpufferwirkung im Blut geringfügig.

Blick ins Labor

Der qualitative und quantitative Nachweis von Aminosäuren wird mit **chromatographischen Methoden** durchgeführt. Es handelt sich hierbei um ein Trennverfahren, bei dem sich die Komponenten eines zu trennenden komplexen Gemischs in verschiedene „Phasen" aufteilen. Unter Phasen versteht man nicht miteinander mischbare Stoffe mit unterschiedlichen chemischen Eigenschaften. Bei der sog. **Verteilungschromatographie** besteht eine der Phasen aus festem Material, meist ein Pulver oder Gel mit bindenden Oberflächeneigenschaften. Man nennt sie deshalb **feste** oder auch **stationäre Phase**. Die andere, **flüssige** oder **mobile Phase** wird von einer Flüssigkeit gebildet. Mobile und stationäre Phase unterscheiden sich in ihren chemischen Eigenschaften, z.B. der Hydrophobie. Die chromatographische Trennung erfolgt, weil die zu trennenden Stoffe unterschiedliche Affinitäten zu den Phasen haben, je nachdem, ob sie selbst stärker oder schwächer hydrophob sind (➤ Tab. 2.1). Bei der Entwicklung des Chromatogramms, im Fall der Säulenchromatographie auch **Elution** genannt, reichern sich die aufzutrennenden Stoffe aus dem Gemisch in einer der beiden Phasen an. Sie verteilen sich also auf die Phasen, bis sie völlig voneinander separiert sind. Früher hat man fast ausschließlich über **Dünnschichtchromatographie** getrennt, mit einem lösungsmittelbenetzten Kieselgelpartikel als stationäre Phase und einer mobilen Phase aus Lösungsmittelgemisch. Der Nachweis erfolgte über Sprühreagenzien, die eine kovalente Bindung mit den Aminosäuren eingehen. Ein Beispiel hierfür ist die **Ninhydrinreaktion**. Das Verfahren hat allerdings eine relativ geringe Reproduzierbarkeit und lässt sich schlecht automatisieren, sodass heutzutage zur Aminosäuretrennung überwiegend die sog. **Hochleistungsflüssigkeitschromatographie** eingesetzt wird (**HPLC** von high performance liquid chromatography, ➤ Abb. 2.7a).

HPLC-Technik. Bei diesem säulenchromatographischen Verfahren (➤ Abb. 2.7a) dienen mit Kohlenwasserstoff-(Octadecyl-)Gruppen kovalent modifizierte Kieselgele als stationäre Phase **(reversed phase)**. Das an sich polare Kieselgel ist durch Kohlenwasserstoffbindung stark hydrophobisiert, deshalb binden sich die Aminosäuren zunächst daran. Die Elution erfolgt mit der mobilen Phase, einem hydrophoben Lösungsmittelgemisch, das durch die Trennsäule über die stationäre Phase geleitet wird. Je größer die Hydrophobie einer Aminosäure, umso höher ist ihr Bindungsvermögen an das Säulenmaterial, und ein umso größeres Eluentenvolumen muss die Säule durchströmen, damit sich die Aminosäure von der stationären Phase ablöst. Bei gegebener Flussrate dient die Retentionszeit als Kenngröße zur Identifikation einer Komponente. ➤ Abb. 2.7b zeigt ein typisches Chromatogramm einer Aminosäuretrennung. Die einzelnen Komponenten werden durch eine chemische **Derivatisierungsreaktion** für den Detektor sichtbar gemacht, da nur wenige Aminosäuren charakteristische Absorptions- oder Fluoreszenzeigenschaften besitzen.

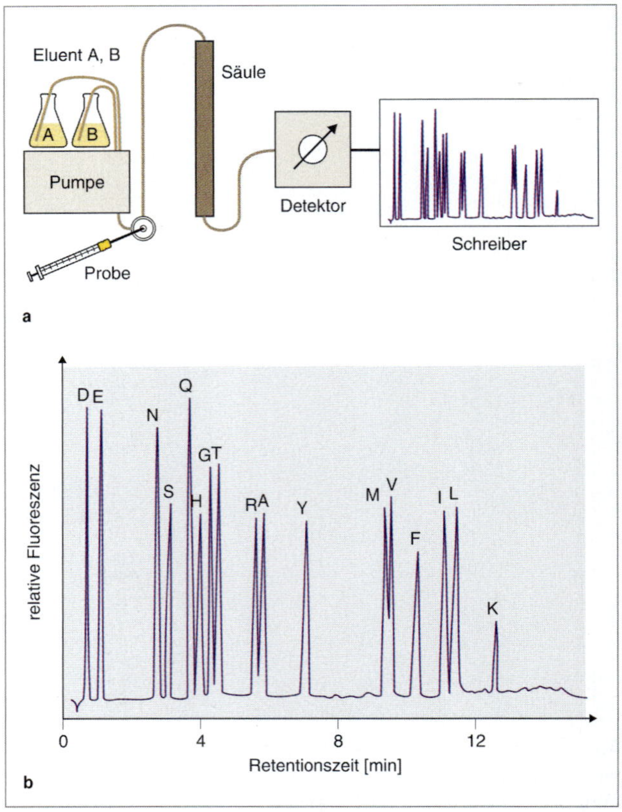

Abb. 2.7 Hochleistungsflüssigkeitschromatographie.
a) Chromatographiesystem zum Nachweis von Aminosäuren. Die Apparatur besteht aus einer Pumpe, die den Eluenten aus den Reservoirs der verschiedenen Lösungsmittel mischt, einer Trennsäule und einem Detektor. Aufgrund der hohen Packungsdichte des Säulenmaterials muss man die mobile Phase mit hohen Drücken durchpressen.
b) HPLC-Chromatogramm eines Aminosäuregemischs. Die Komponenten des Gemischs werden auf einer als Umkehrphase (reversed phase) bezeichneten HPLC-Säule getrennt. Die Elution erfolgt durch einen Puffer-Acetonitril-Gradienten, bei dem der Acetonitrilanteil mit der Zeit kontinuierlich erhöht wird, sodass die Hydrophobie der mobilen Phase sukzessive steigt. Die Aminosäuren werden vor dem Säulenlauf mit ortho-Phthalaldehyd modifiziert. Die entstehenden Derivate können aufgrund ihrer Absorption oder Fluoreszenz detektiert werden. Im abgebildeten Chromatogramm wird die Fluoreszenzemission gemessen und in Abhängigkeit von der Zeit dargestellt.

Aminosäuren als Stoffwechselintermediate und Botenstoffe

Neben den proteinogenen Aminosäuren gibt es noch eine Reihe von ähnlich aufgebauten Substanzen, die nicht in Proteinen erscheinen, aber als α-, β- oder γ-Aminosäuren wichtige **Intermediate** in Stoffwechselwegen darstellen. Außerdem können sie als Bestandteile in Coenzymen oder als Signalüberträger vorkommen. Vertreter dieser Gruppe sind u.a. **Ornithin** und **Citrullin**, die in dem für die Stickstoffelimination notwendigen **Harnstoffzyklus** anfallen. **β-Alanin** ist eine Vorstufe für das komplex aufgebaute Coenzym A. Im Unterschied zur proteinogenen Aminosäure α-Alanin befindet sich die Aminogruppe am β-Kohlenstoffatom. Bestimmte Aminosäuren wie Glutamat, Glycin, GABA (γ-Aminobuttersäure) und Taurin haben in freier Form eine wichtige Funktion als **Botenstoffe** im zentralen Nervensystem. Als Signalüberträger kommt außerdem eine Reihe von Derivaten der Aminosäuren in Betracht, die durch **Decarboxylierung** entstehen und als **biogene Amine** bezeichnet werden (➤ Abb. 2.8).

Essenzielle Aminosäuren

Nur Mikroorganismen können alle proteinogenen Aminosäuren selbst herstellen. Für den menschlichen Organismus sind einige davon **essenziell**, d.h., wir müssen sie mit der Nahrung zuführen. Hierzu gehören die aromatischen und die verzweigtkettigen Aminosäuren sowie Methionin, Lysin, Histidin und

Strukturformel	Name	Herkunft
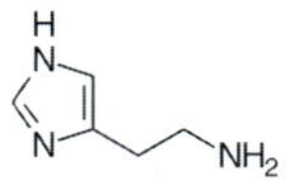	Histamin	aus Histidin
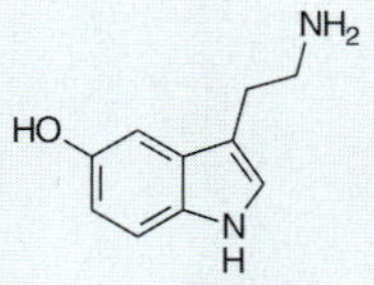	Serotonin	aus Tryptophan
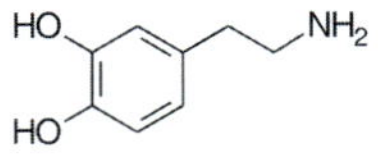	Dopamin	aus Tyrosin
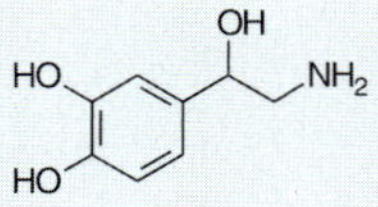	Noradrenalin	aus Tyrosin
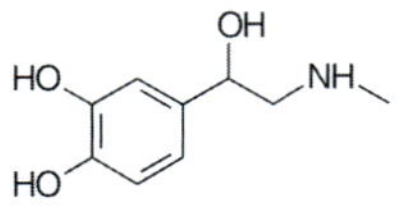	Adrenalin	aus Tyrosin
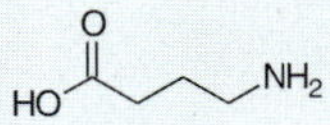	γ-Aminobuttersäure	aus Glutaminsäure

Abb. 2.8 Biogene Amine der Signalübertragung.

Threonin. Alle übrigen kann der Mensch selbst biosynthetisch herstellen. Einige dieser endogen erzeugten Aminosäuren werden auch als semi-essenziell bezeichnet, da sie nur unter bestimmten Bedingungen, z.B. im Wachstum oder bei Krankheit, zugeführt werden müssen.

Schon gewusst

Künstlich hergestellte Aminosäuren sind medizinisch wichtig, weil sie für therapeutische Zwecke eingesetzt werden. Patienten, die künstlich (parenteral) ernährt werden müssen, z.B. aufgrund von Darmerkrankungen, bekommen sie als Infusionslösungen. Wenn Aminosäuren für diese Zwecke synthetisch hergestellt werden, fallen dabei allerdings meist Gemische von gleichen Anteilen der D- und L-Isomere an. Die chemische Produktion bzw. Isolation von stereoisomeren Aminosäuren ist aufwändig und ziemlich kostspielig, sodass man, um stereochemisch reine Stoffe zu produzieren, auf die Fähigkeiten von hoch spezialisierten Mikroorganismen zurückgreift. Dieses biotechnologische Herstellungsverfahren hat auch deshalb große wirtschaftliche Bedeutung, weil die Lebensmittelindustrie die Produkte in großem Umfang als Nahrungsmittelzusätze verwendet.

MERKE

Einige der proteinogenen Aminosäuren müssen mit der Nahrung zugeführt werden.

2.1.3 Peptidbindung

Kovalente Verknüpfung von Aminosäuren

Aufgrund ihrer chemischen Eigenschaften können Amino- und Carboxylgruppen miteinander reagieren. Unter formaler Abspaltung eines Wassermoleküls, einer sog. Kondensationsreaktion, bilden die funktionellen Gruppen ein **Säureamid.** Wenn die beiden verknüpften funktionellen Gruppen von den C_α-Atomen verschiedener Aminosäuren stammen, entsteht ein **Dipeptid.**

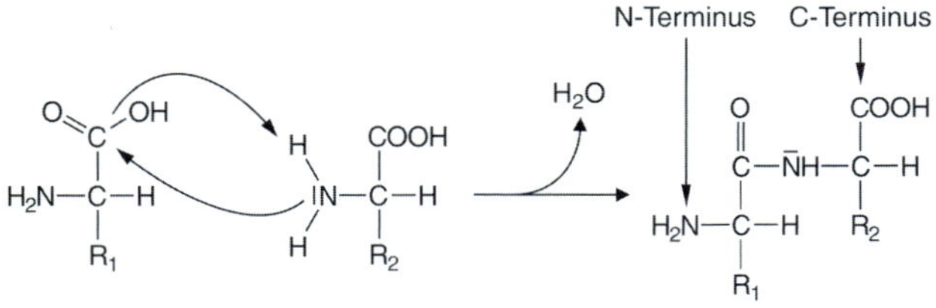

Nach diesem Prinzip können Aminosäuren auch zu längeren, unverzweigten Ketten verbunden werden. In ➤ Tab. 2.3 sind einige biologisch und medizinisch relevante Peptide exemplarisch aufgeführt. Man bezeichnet sie nach den griechischen Zahlwörtern als Tri-, Tetra-, Pentapeptide usw. oder ganz allgemein auch als **Oligopeptide**, wenn sie eine Kettenlänge von etwa 20 Aminosäuren nicht überschreiten. Längere Ketten nennt man **Polypeptide**. **Proteine** sind dagegen einfach, aus einer Polypeptidkette, oder komplex, aus mehreren Polypeptidketten, aufgebaut. In einem linearen Polypeptid bilden die sich ständig wiederholenden Peptidbindungen das **Rückgrat**, das man nach den C_α-Atomen der aneinandergereihten Aminosäuren auch als **C_α-Kette** bezeichnet. Übereinkunftsgemäß orientiert man bei der schematischen Darstellung von Polypeptiden das freie Aminoende, den **N-Terminus**, immer nach links und nummeriert, von dort beginnend, die Aminosäuren bis zum freien Carboxylende, dem **C-Terminus**.

MERKE

Aminosäuren werden durch Kondensation von Amino- und Carboxylgruppen zu Peptiden verknüpft.

Die Bildung von Peptidbindungen ist ein **endergoner Prozess**, d.h., man muss Energie aufwenden, damit die beiden Moleküle verknüpft werden können. Bei der Biosynthese der Peptidbindung (➤ Kap. 13.4) wird diese Energie durch ATP und GTP bereitgestellt. Für die Bildung des einfachen Dipeptids Glycylglycin nach der Reaktion

$$2\ \text{Glycin} \rightleftarrows \text{Glycylglycin} + H_2O$$

beträgt die benötigte Energie +27,6 $kJ \cdot mol^{-1}$. Im thermodynamischen Gleichgewicht lägen dabei hauptsächlich die Ausgangssubstanzen und nicht die Produkte vor. Die Peptidbindungen in der Natur sind jedoch sehr stabil, weil die Rückreaktion der Bindungsaufspaltung (Hydrolyse) nur extrem langsam verläuft.

2

Tab. 2.3 Beispiele biologisch wirksamer Peptide

Name	Strukturmerkmal	Funktion
Glutathion	γ-Glutamat-Cystein-Glycin (Tripeptid)	Thiolpuffer, in Erythrozyten hält es Cysteinreste von Proteinen im reduzierten Zustand und stabilisiert den zweiwertigen Zustand des Eisens
Vasopressin	9 Aminosäuren mit 1 Disulfidbrücke	stimuliert die Rückresorption von Wasser in die distalen Tubuli der Niere (antidiuretisches Hormon)
Ciclosporin (aus Pilzen)	11 teilweise modifizierte Aminosäuren, zyklisch	unterdrückt die Abstoßungsreaktion bei Transplantationen
Glucagon	29 Aminosäuren	stimuliert den Glykogenabbau und erhöht damit den Blutzuckerspiegel
Insulin	2 Peptidketten: A-Kette mit 21 Aminosäuren, B-Kette mit 30 Aminosäuren, 3 Disulfidbrücken	stimuliert die Glykogensynthese und senkt damit den Blutzuckerspiegel
Adenocorticotropin (ACTH)	39 Aminosäuren	stimuliert Umwandlung von Cholesterin in Pregnenolon
epidermaler Wachstumsfaktor (EGF)	53 Aminosäuren mit 3 Disulfidbrücken	regt das Wachstum von Epidermis- und Epithelzellen an
α-Amanitin aus Knollenblätterpilz	8 teilweise ungewöhnliche Aminosäuren, zyklisch	tödliches Gift, bindet an RNA-Polymerase II und blockiert Bildung von mRNA

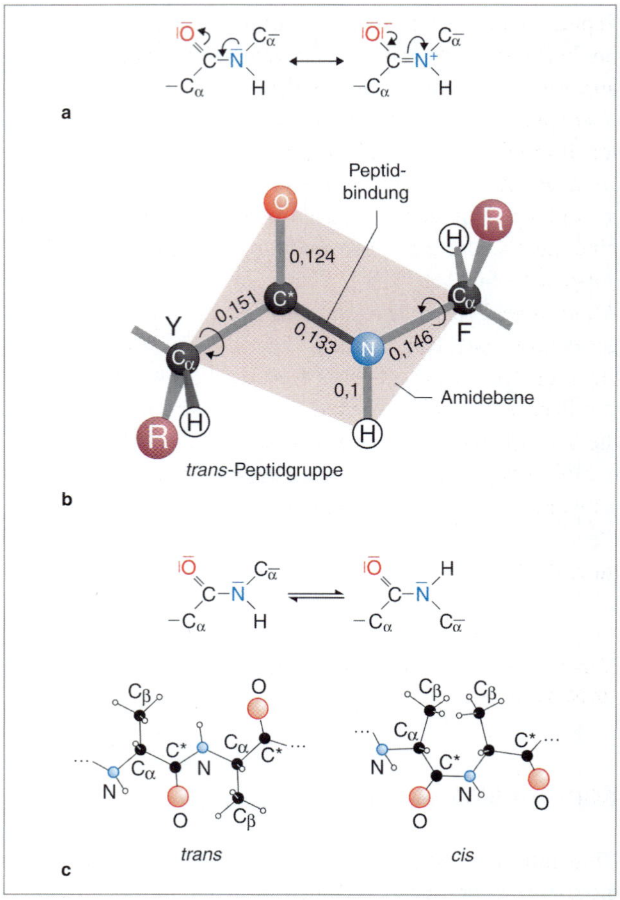

Abb. 2.9 Peptidbindung.
a) Partieller Doppelbindungscharakter durch Mesomeriestabilisierung.
b) Planarer Charakter der Peptidbindung (Amidebene) in der trans-Orientierung: Einfachbindungen bestehen zwischen dem C_α- und dem C*-Atom (0,151 nm) sowie zwischen N und dem nächsten C_α (0,146 nm). Die C=O-Doppelbindung misst nur 0,124 nm. Die Bindungslänge zwischen dem C und N der Peptidbindung liegt zwischen Einfach- und Doppelbindung (0,133 nm), daher die Bezeichnung „partieller Doppelbindungscharakter".
c) Geometrie der Peptidgruppe. Die Substituenten des C- und des N-Atoms der Peptidbindung – also die beiden benachbarten α-Kohlenstoffatome – liegen entweder in cis- oder trans-Orientierung vor.

Schon gewusst

Stabilität von Peptidbindungen

Unter nahezu physiologischen Bedingungen beträgt die Halbwertszeit einer Peptidbindung ungefähr 7 Jahre. Die Lebensdauer sinkt allerdings mit zunehmender Temperatur drastisch. Bei 250 °C ist sie auf 1 min reduziert, wodurch zumindest ein theoretisches Limit für die maximale Überlebenstemperatur von Organismen festgelegt ist. Immerhin gibt es marine thermophile Archaebakterien, die unter erhöhtem Druck noch bei 110 °C optimal wachsen. Bei sehr niedrigen pH-Werten wird die Peptidbindung protoniert (➤ unten) und noch schneller hydrolysiert. Zur Bestimmung der Aminosäurezusammensetzung behandelt man Polypeptide für 24 h bei 105 °C mit 6 mol · L^{-1} HCl. Die meisten Aminosäuren überstehen diese Behandlung und können danach quantifiziert werden (➤ Abb. 2.9).

Planare Struktur der Peptidbindung

Man kann aus den strukturellen Eigenschaften der Peptidbindung bereits viel über den Aufbau von Peptiden und Proteinen lernen. Die Einfachbindung (σ-Bindung) des von zwei verschiedenen Aminosäuren bereitgestellten Stickstoffs und Kohlenstoffs (N–C-Bindung) ist zusätzlich stabilisiert: Sie liegt innerhalb von **mesomeren Grenzstrukturen** vor, wie alle Säureamidbindungen (➤ Abb. 2.9a). Das freie Elektronenpaar des Stickstoffatoms kann in die N–C-Bindung „einschwingen", dabei wird der Stickstoff positiv geladen. Um die Vierbindigkeit von Kohlenstoff aufrechtzuerhalten, muss eine der C=O-Bindungen zum Sauerstoff „herausschwingen", dabei wird der Sauerstoff aufgrund der elektrischen Überschussladung negativ. Dieser durch die Mobilität der Elektronenpaare bedingte Schwingungsprozess ist für die **Resonanzstabilisierung** der

Peptidbindung verantwortlich. Zusätzlich zur N–C-Einfachbindung bildet sich temporär eine weitere Bindung (π-Bindung) aus, weil die p-Orbitale der Kohlenstoff- und Stickstoffatome überlappen. Der N–C-Bindung schreibt man deshalb **partiellen Doppelbindungscharakter** zu (➤ Abb. 2.9a). Die freie Drehbarkeit um die N–C-Achse ist durch die hinzukommende π-Bindung verhindert. Man kann sich daher die starre Peptidbindung als eine planare Anordnung der Atome O–C–N–H vorstellen (➤ Abb. 2.9b). Man spricht hier auch von der **Amid- oder Peptidebene**, die zwischen zwei C_α-Atomen aufgespannt ist (farblich unterlegte Fläche in ➤ Abb. 2.9b). Die Struktur der Polypeptidkette ist wie eine Aneinanderreihung von Peptidebenenelementen, deren Winkel relativ zueinander die Raumstruktur des Proteins bestimmen. Die Basizität der α-Aminogruppe ist im Gegensatz zur freien Aminosäure verschwunden, da das für die Protonenbindung erforderliche freie Elektronenpaar nicht mehr lokalisiert am Stickstoff zur Verfügung steht.

MERKE

Aufgrund des partiellen Doppelbindungscharakters ist die Peptidbindung planar und starr.

Konformation

Die Konformation von Peptidbindungen – und damit auch die mögliche Orientierung von Seitenketten – ist bestimmt durch die Einstellmöglichkeiten der verschiedenen **Torsionswinkel** ψ und φ, das sind die Drehwinkel der Achse von C_α–C*- bzw. N–C_α-Bindungen. So wird die relative Lage der Peptidebenen festgelegt (➤ Abb. 2.9b). Die Drehung um die Peptidbindung ist aufgrund der teilweisen Doppelbindung erheblich eingeschränkt. Es gibt daher nur zwei mögliche Orientierungen, in denen die C–N-Bindungsachse um 180° gedreht ist (➤ Abb. 2.9c), eine **cis-** oder eine **trans-Konformation**. Aus sterischen Gründen ist die trans-Form um den Faktor 1000 begünstigt; in der cis-Stellung stoßen sich die C_α-Atome und die Aminosäureseitenketten (angefangen mit dem C_β-Atom) wegen ihrer räumlichen Nähe ab. Wenn der Stickstoff der C–N-Bindung aus der Iminogruppe von Prolin stammt, schrumpft das Verhältnis trans : cis auf 4 : 1, weil die cis-Form aufgrund des zyklischen Charakters dieser Seitenkette stärker begünstigt wird.

Um die bei der Synthese und der „Faltung" von prolinhaltigen Proteinen erfolgende statistische Mehrbildung der cis-Konformation zu korrigieren, wird die Isomerisierung der cis- und trans-Formen von Peptidbindungen des Prolins in vivo durch ein Enzym ca. 300fach beschleunigt. Diese Umwandlung erledigt ein sog. Faltungshelferprotein, die Peptidyl-Prolyl-cis-trans-Isomerase.

Klinik

Peptidyl-Prolyl-cis-trans-Isomerase: ein Faltungshelfer mit Doppeljob. Neben seiner Funktion bei der Isomerisierung der Peptidbindung ist das Protein ein „Moonlighter" (engl. für eine Person mit mehren Arbeitsstellen) mit hoher medizinischer Relevanz: Das Molekül verfügt überraschenderweise auch über die biologische Funktion eines „Cyclophilins". Es besitzt eine Bindungsstelle für Ciclosporine, das sind zyklische Oligopeptide, die aus Pilzen gewonnen werden. Im ciclosporingebundenen Zustand ist es an der Hemmung von T-Zell-vermittelten Immunantworten beteiligt (➤ Kap. 26.8). Damit ist das Protein in seiner Rolle als Cyclophilin für die immunsuppressive Wirkung von Ciclosporin verantwortlich und spielt eine wesentliche Rolle in der Transplantationsmedizin.

Theoretisch ist die Drehbarkeit bei Einfachbindungen zwar uneingeschränkt; praktisch können die **Torsionswinkel** ψ und φ der beiden Einfachbindungen in unmittelbarer Nachbarschaft zur Peptidbindung (➤ Abb. 2.9b) aber nur bestimmte Wertebereiche annehmen, die von der Struktur der Aminosäureseitenkette abhängen. Damit wird auch der **Konformationsraum** der Polypeptide innerhalb der höheren Strukturhierarchien festgelegt (➤ unten). Bestimmte Winkelkombinationen kommen besonders häufig vor. Diese Vorzugseinstellungen sind charakteristisch für bestimmte Strukturelemente von Polypeptidketten, die sog. Sekundärstrukturen (➤ Tab. 2.5).

MERKE

Die der Peptidbindung benachbarten Bindungen sind theoretisch frei drehbar, nehmen aber bestimmte Vorzugswinkel ein.

2.2 Aufbau von Proteinen

Der räumliche Aufbau von Proteinen gliedert sich in verschiedene Strukturebenen, die sich hierarchisch anordnen lassen (➤ Abb. 2.10). Die **Primärstruktur** besteht in der linearen Kette von Aminosäuren. Diese kann ungeordnet sein oder kurze, geordnete, wenige Aminosäuren umfassende **Sekundärstrukturen** ausbilden.

Die Abfolge und räumliche Ordnung der Sekundärstrukturelemente bilden die nächsthöhere Ebene aus. Wenn die relative Anordnung dieser Elemente in lokalen charakteristischen Mustern erfolgt, die man bei vielen Proteinen wiederfindet, spricht man gelegentlich auch von **Supersekundärstrukturen**. Bezogen auf das vollständige Polypeptid bezeichnet man diese Ordnungsebene als **Tertiärstruktur**. Oft wird in diesem Zusammenhang der Begriff **„Domäne"** verwendet. Domänen sind voneinander unabhängige „Faltungseinheiten" von Proteinen, die sich strukturell und/oder funktionell abgrenzen lassen. Zusammenlagerungen von Tertiärstrukturelementen, die sich aus identischen oder verschiedenen Aminosäureketten **(Monomere)** zusammensetzen, bilden schließlich die **Quartärstruktur** eines Proteins aus **(Homo- bzw. Heterooligomer)**.

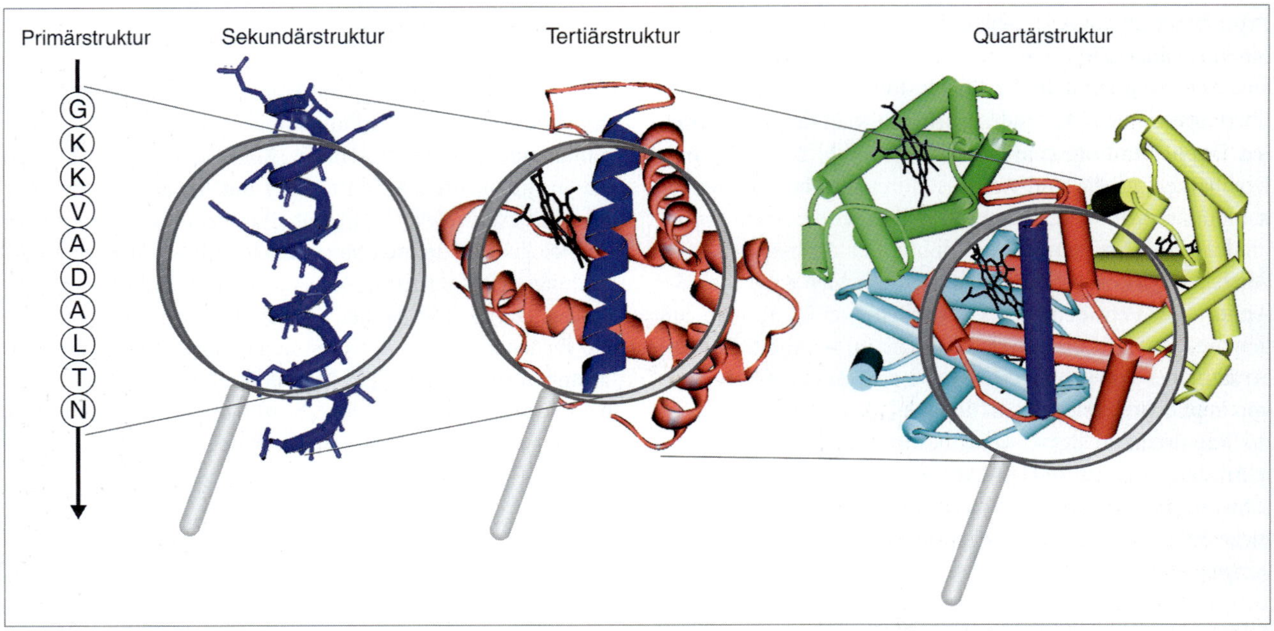

Abb. 2.10 Strukturhierarchie von Proteinen am Beispiel des Hämoglobins. Die höchste Organisationsebene ist die Quartärstruktur. Sie existiert nur für solche Proteine, die aus einer Zusammenlagerung mehrerer Polypeptidketten bestehen. Bei genauerer Betrachtung wird die Aufgliederung in unterschiedliche Polypeptidketten deutlich, diese haben eine Tertiärstruktur. Weitere Vergrößerung zeigt, dass die Faltung des Proteins von Komponenten der Sekundärstruktur (hier: α-Helices) geprägt ist. Diese Elemente werden durch die räumliche Ordnung der sequenziell verknüpften Aminosäuren, die Primärstruktur, erzeugt.

MERKE

Die Strukturhierarchie bei Proteinen gliedert sich in die Strukturebenen der Primär-, Sekundär-, Tertiär- und Quartärstruktur.

2.2.1 Primärstruktur

Die Abfolge von Aminosäuren bestimmt die **Primärstruktur** von Proteinen, man spricht auch von der Sequenz. Diese lineare Abfolge im Polypeptid ist durch die Abfolge von Basentripletts in der DNA bestimmt. Bei der Zusammenstellung von möglichen Aminosäureabfolgen gibt es eine kaum vorstellbare Anzahl von Kombinationsmöglichkeiten. Könnten aus dem verfügbaren Arsenal der Aminosäuren alle beliebigen Verknüpfungen vorgenommen werden, ergäbe dies bei 20 Aminosäurebausteinen bei einem vergleichsweise kleinen, aus nur 100 Gliedern bestehenden Polypeptid 20^{100} ($\approx 10^{130}$) verschiedene Proteine.

Aminosäuresequenzen Gegenwärtig werden die meisten Informationen über Aminosäuresequenzen durch Sequenzierungen der für die Proteine kodierenden genomischen DNA gewonnen. DNA-Sequenzierungen sind viel einfacher und schneller durchzuführen. Das beweist die wachsende Zahl vollständig **sequenzierter Genome** von mehr als 200 pathogenen und nichtpathogenen Bakterien, aber auch von zahlreichen Eukaryonten wie Fadenwürmern, Fruchtfliegen, Mäusen und dem Menschen. Diese Informationen sind in riesigen Datenbanken gespeichert und der Öffentlichkeit frei zugänglich. Man kann die Datenflut allerdings nur noch mithilfe von Computern übersehen. Mit ausgeklügelten bioinformatischen Verfahren leisten selbst einfache Rechner unschätzbare Dienste bei der Struktur- und Funktionsanalyse bereits im Vorfeld experimenteller Arbeiten. Für kompliziertere Fragestellungen gibt es Anwenderprogramme, die über das Internet abgefragt werden können (➤ Literatur).

Blick ins Labor

Um die rapide anwachsenden Nucleinsäure- und Proteindatenbanken über spezifische Moleküle abfragen zu können, ist ein Computer mit Internetanschluss aus dem Labor nicht mehr fortzudenken. Zahlreiche Dienstleister im World Wide Web stellen Wissenschaftlern Unmengen von Datenmaterial über Sequenzen, Strukturen, Funktionen und Interaktionen von Biomolekülen zur Verfügung. Viele dieser Dienste sind für Studenten und akademische Forscher kostenfrei. Die moderne Disziplin der Bioinformatik sorgt dafür, dass Datenbanken und die hierfür erforderlichen Computerprogramme, mit denen man relevante Informationen zeitsparend extrahieren kann, ständig aktualisiert und weiterentwickelt werden. Jedes biochemische Projekt wird heutzutage zuerst virtuell oder auch „in silico" vorbereitet, bevor es in das reale Labor geht, in dem die „in-vitro"-Experimente durchgeführt werden. Neben vielen anderen Web-Services bietet das NCBI (National Center for Biotechnology Information) ein umfassendes Portal, das besonders für Einsteiger extrem nützlich ist (➤ Literatur). Neben der sinnvollen Durchführung von Literaturrecherchen lassen sich DNA-, Proteinsequenzdatenbanken und Strukturdatenbanken effizient abfragen. Besonders hilfreich für Forschung und Klinik sind die Datenbanken, in denen alle wichtigen Aspekte von humanen genetischen Erkrankungen deponiert sind. Hier ist v.a. die Datenbank OMIM (Online Mendelian Inheritance of Man) erwähnenswert (➤ Literatur). Neben den Sequenzdaten normaler und krankheitsauslösender Gene bzw. Proteine im Zusammenhang mit Erbkrankheiten findet man dort pathologische, diagnostische und therapeutische Informationen und umfangreiche Bibliographien.

Vergleich von Aminosäuresequenzen

Für die schnelle Identifikation von Aminosäuresequenzen (ebenso wie von DNA-Sequenzen) gibt es schnell arbeitende Suchprogramme. Man kann aus multiplen Sequenzvergleichen bereits wichtige Informationen über die molekulare Struktur und Funktion ablesen. Die evolutionären Verwandtschaftsbeziehungen der heutigen Lebewesen existieren auf allen zellulären Organisationsstufen, so auch auf Primärstrukturebene. Die Ausdifferenzierung von funktionell und strukturell gleichartigen Proteinen innerhalb verschiedener Organismen kann man sich entwicklungsgeschichtlich als Produkt von aufeinanderfolgenden Mutationsereignissen der Primärstruktur vorstellen. Die Aminosäureabfolge von Proteinen ist daher ein aufschlussreiches Maß für den Grad der Verwandtschaft auf molekularer Ebene. Prozentuale Messgrößen dafür sind die sog. Sequenzidentität sowie die „Sequenzähnlichkeit". Eng verwandte Proteine haben einen großen Anteil identischer (= **konservierter**) Aminosäurepositionen oder zumindest **konservative Substitutionen**, bei denen eine Mutation den originalen Charakter der Aminosäure nur geringfügig ändert. Beispiele sind der Austausch einer basischen gegen eine andere basische Aminosäure (Lysin gegen Arginin) bzw. einer sauren gegen eine saure (Glutaminsäure gegen Asparaginsäure). Invariante Regionen bzw. konservierte Positionen in homologen Proteinen bilden Module mit einer charakteristischen Raumstruktur, die auf besondere funktionelle Relevanz hinweisen. Dies ist offensichtlich in Primärstrukturbereichen ausgeprägt, die für die spezifische Fähigkeit zur Bindung eines Liganden oder eine bestimmte katalytische Aktivität verantwortlich sind. Der hohe biologische Nutzen ist hierbei für den selektiven Druck verantwortlich, der entwicklungsgeschichtlich für die geringe Variabilität dieser Strukturelemente sorgt.

Informationen über den Verwandtschaftsgrad von Aminosäuresequenzen gewinnt man aus **Sequenzvergleichen**. Man kann die Analyse auf DNA- oder auf Proteinebene durchführen, weil die Sequenzinformationsgehalte der beiden Biomoleküle wegen des genetischen Codes äquivalent sind. Man kann aus diesen Daten auch Stammbäume kreieren, welche die molekulare Phylogenie beschreiben. Wenn die miteinander verglichenen Aminosäuresequenzen von einem gemeinsamen Vorläufer abstammen, spricht man von **Sequenzhomologie**. Die von homologen Genen kodierten Proteine bilden aufgrund ihrer Sequenzverwandtschaft bei gleicher Funktion eine **„Proteinfamilie"**. Sind die Proteine miteinander verwandt und haben unterschiedliche Funktionen (z.B. unterschiedliche Ligandenbindung oder katalytische Aktivität), fasst man sie unter dem Begriff **„Superfamilie"** zusammen. Homologe Gene für Proteine gleicher Funktion, die aus verschiedenen Organismen stammen, bezeichnet man auch als **Orthologe**. Sie sind für den Vergleich der verschiedenen Spezies wichtig. ➤ Abb. 2.11 zeigt einen multiplen Sequenzvergleich des Sehfarbstoffes Rhodopsin verschiedener Organismen und den aus dem Grad der Sequenzverwandtschaft graphisch dargestellten molekularen Stammbaum.

Innerhalb eines Organismus können durch sog. Genduplikationen auch **Paraloge** entstehen. Darunter versteht man mehrere Kopien eines Gens, deren Produkte zwar sequenzverwandt sind, aber unterschiedliche Funktionen ausüben. ➤ Abb. 2.12 verdeutlicht dies am Beispiel von Vertretern der sog. Ras-Superfamilie des Menschen. Ras und verwandte Proteine sind membranassoziierte Komponenten der zellulären Signalübertragung, die wie ein molekularer GTP-bindender Schalter funktionieren. Sie bekommen chemische Signale von membranintegralen Rezeptoren übermittelt und leiten diese an verschiedene Effektoren weiter (➤ Kap. 22).

Schon gewusst

Der Verwandtschaftsgrad zweier Aminosäuresequenzen in Prozent identischer Aminosäurepositionen lässt sich leicht angeben, sobald man die Sequenzen optimal aligniert hat. Hier verbirgt sich jedoch ein Problem: Es gibt Einfügungen bzw. Auslassungen von Aminosäuren in Sequenzen, die einen positionsgenauen binären Vergleich unmöglich machen. „Nahtloses" Alignieren wird erst möglich, indem man durch Einführung von Lücken Insertionen/Deletionen ausgleicht. Mit der ausschließlichen Beschränkung auf die invarianten Regionen zweier Sequenzen unterschätzt man den tatsächlichen Ähnlichkeitsgrad, weil konservierte Substitutionen die dreidimensionale Struktur und Funktionalität von Modulen praktisch kaum beeinflussen. Den Konservierungsgrad von Aminosäureaustauschen kann man mithilfe sog. Substitutionsmatrizen quantifizieren. Sie liefern ein genaueres Maß für die Sequenzverwandtschaft von Proteinen.

Dem Sequenzvergleich verwandter Proteine kommt eine weitere wichtige Funktion zu: die Analyse der am stärksten konservierten Regionen. Sie lässt sich gut bei Sequenzen mit geringerem Verwandtschaftsgrad realisieren, weil dort nur noch die funktionell wichtigsten Bereiche erhalten sind. Auf diese Weise kann man in den Proteinsequenzen wichtige Muster oder Sequenzmotive identifizieren. In ➤ Abb. 2.12a befindet sich beispielsweise am C-Terminus die sog. CAAX-Box (X steht für eine x-beliebige Aminosäure), ein Sequenzsignal, das für die kovalente Anheftung von Farnesylgruppen und damit für die Membranassoziierung entscheidend ist (➤ unten). Aus den konservierten Bereichen (blaue Boxen) sind funktionell wichtige Regionen abzulesen, die für die molekulare Schalterfunktion des Ras wichtig sind, der Bindung von GTP. Diese Bereiche sind in dem Strukturmodell von Ras (➤ Abb. 2.12b) in Blau hervorgehoben.

2

a

```
P56514|OPSD_BUFBU      MNGTEGPNFYIPMSNKTGVVRSPFEYPQYYLAEPWQYSILCAYMFLLILLGFPINFMTLY 60
P32309|OPSD_CARAU      MNGTEGDMFYVPMSNATGIVRSPYDYPQYYLVAPWAYACLAAYMFFLIITGFPVNFLTLY 60
P32308|OPSD_CANFA      MNGTEGPNFYVPFSNKTGVVRSPFEYPQYYLAEPWQFSMLAAYMFLLIVLGFPINFLTLY 60
P02699|OPSD_BOVIN      MNGTEGPNFYVPFSNKTGVVRSPFEAPQYYLAEPWQFSMLAAYMFLLIMLGFPINFLTLY 60
P08100|OPSD_HUMAN      MNGTEGPNFYVPFSNATGVVRSPFEYPQYYLAEPWQFSMLAAYMFLLIVLGFPINFLTLY 60
                       ******  **:*:** **:****:: *****. **  :: *.****:**: ***:**:***

P56514|OPSD_BUFBU      VTIQHKKLRTPLNYILLNLAFANHFMVLCGFTVTMYSSMNGYFILGATGCYVEGFFATLG 120
P32309|OPSD_CARAU      VTIEHKKLRTPLNYILLNLAISDLFMVFGGFTTTMYTSLHGYFVFGRVGCNPEGFFATLG 120
P32308|OPSD_CANFA      VTVQHKKLRTPLNYILLNLAVADLFMVFGGFTTTLYTSLHGYFVFGPTGCNVEGFFATLG 120
P02699|OPSD_BOVIN      VTVQHKKLRTPLNYILLNLAVADLFMVFGGFTTTLYTSLHGYFVFGPTGCNLEGFFATLG 120
P08100|OPSD_HUMAN      VTVQHKKLRTPLNYILLNLAVADLFMVLGGFTSTLYTSLHGYFVFGPTGCNLEGFFATLG 120
                       **::****************.:: ***: *** *:*:*::***::* .**  ********

P56514|OPSD_BUFBU      GEIALWSLVVLAIERYVVVCKPMSNFRFSENHAVMGVAFTWIMALSCAVPPLLGWSRYIP 180
P32309|OPSD_CARAU      GEMGLWSLVVLAFERWMVVCKPVSNFRFGENHAIMGVVFTWFMACTCAVPPLVGWSRYIP 180
P32308|OPSD_CANFA      GEIALWSLVVLAIERYVVVCKPMSNFRFGENHAIMGVAFTWVMALACAAPPLAGWSRYIP 180
P02699|OPSD_BOVIN      GEIALWSLVVLAIERYVVVCKPMSNFRFGENHAIMGVAFTWVMALACAAPPLVGWSRYIP 180
P08100|OPSD_HUMAN      GEIALWSLVVLAIERYVVVCKPMSNFRFGENHAIMGVAFTWVMALACAAPPLAGWSRYIP 180
                       **:.********:**::*****:*****.****:***.***.**  :**.*** *******

P56514|OPSD_BUFBU      EGMQCSCGVDYYTLKPEVNNESFVIYMFVVHFTIPLIIIFFCYGRLVCTVKEAAAQQQES 240
P32309|OPSD_CARAU      EGMQCSCGVDYYTRPQAYNNESFVIYMFIVHFIIPLIVIFFCYGRLVCTVKEAAAQHEES 240
P32308|OPSD_CANFA      EGMQCSCGIDYYTLKPEINNESFVIYMFVVHFAIPMIVIFFCYGQLVFTVKEAAAQQQES 240
P02699|OPSD_BOVIN      EGMQCSCGIDYYTPHEETNNESFVIYMFVVHFIIPLIVIFFCYGQLVFTVKEAAAQQQES 240
P08100|OPSD_HUMAN      EGLQCSCGIDYYTLKPEVNNESFVIYMFVVHFTIPMIIIFFCYGQLVFTVKEAAAQQQES 240
                       **:*****:****      **********:*** **:*:******:** ********::**

P56514|OPSD_BUFBU      ATTQKAEKEVTRMVIIMVVFFLICWVPYASVAFFIFSNQGSEFGPIFMTVPAFFAKSSSI 300
P32309|OPSD_CARAU      ETTQRAEREVTRMVVIMVIGFLICWIPYASVAWYIFTHQGSEFGPVFMTLPAFFAKTAAV 300
P32308|OPSD_CANFA      ATTQKAEKEVTRMVIIMVIAFLICWVPYASVAFYIFTHQGSDFGPIFMTLPAFFAKSSSI 300
P02699|OPSD_BOVIN      ATTQKAEKEVTRMVIIMVIAFLICWLPYAGVAFYIFTHQGSDFGPIFMTIPAFFAKTSAV 300
P08100|OPSD_HUMAN      ATTQKAEKEVTRMVIIMVIAFLICWVPYASVAFYIFTHQGSNFGPIFMTIPAFFAKSAAI 300
                        ***:**:******:***: *****:***.**::**::***:***:***:******::::

P56514|OPSD_BUFBU      YNPVIYIMLNKQFRNCMITTLCCGKNPFGEDDASSAATSKTEASSVSSSQVSPA 354
P32309|OPSD_CARAU      YNPCIYICMNKQFRHCMITTLCCGKNPFEEEEGASTTASKTEASSVSSSSVSPA 354
P32308|OPSD_CANFA      YNPVIYIMMNKQFRNCMITTLCCGKNPLGDDEAS-ASASKTETS-----QVAPA 348
P02699|OPSD_BOVIN      YNPVIYIMMNKQFRNCMVTTLCCGKNPLGDDEAS-TTVSKTETS-----QVAPA 348
P08100|OPSD_HUMAN      YNPVIYIMMNKQFRNCMLTTICCGKNPLGDDEAS-ATVSKTETS-----QVAPA 348
                       *** ***  :*****:**:**:******: :::.: ::.****:* :    .*:**
```

b

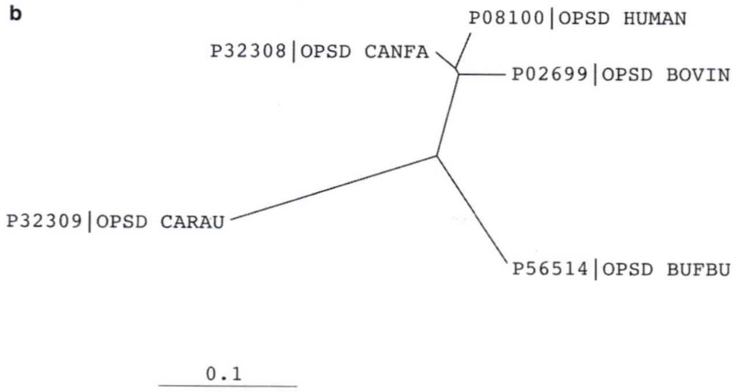

Abb. 2.11 Sequenzen von Rhodopsin.

a) Multipler Sequenzvergleich von orthologen Proteinen am Beispiel des Sehfarbstoffs Rhodopsin. Identische Aminosäuren bei allen Organismen sind gelb hinterlegt. Die entsprechenden Proteinsequenzen wurden aus der Swiss-Prot-Datenbank zusammengetragen und der Sequenzvergleich mit dem Computerprogramm CLUSTALW berechnet. Die Namenskürzel „OPSD_" sind originale Datenbankeinträge, die für das Protein und den Ursprungsorganismus stehen. Weitere Abkürzungen: BUFBU = Kröte *(Bufo bufo)*, CARAU = Goldfisch *(Carassius auratus)*, CANFA = Hund *(Canis familiaris)*, BOVIN = Rind *(Bos taurus)*, HUMAN = Mensch *(Homo sapiens)*. Die Sterne unterhalb der Sequenzanordnung markieren identische Reste, Doppelpunkte und Punkte für stark und weniger ausgeprägt konservierte Substitutionen.

b) Der phylogenetische Stammbaum stellt die sich aus dem Sequenzvergleich ergebenden relativen Verwandtschaftsverhältnisse der betrachteten Proteine graphisch dar. Die Verbindungslinien zwischen den Proteinen sind umso kürzer, je größer der Grad der Aminosäuresequenzverwandtschaft ist.

a

```
                G1                                  G2
RASH_HUMAN     ------MTEYKLVVVGAGGVGKSALTIQLIQNHFVDEYDPTIEDSY-RKQ 43
RASK_HUMAN     ------MTEYKLVVVGAGGVGKSALTIQLIQNHFVDEYDPTIEDSY-RKQ 43
RHEB_HUMAN     ---MPQSKSRKIAILGYRSVGKSSLTIQFVEGQFVDSYDPTIENTF-TKL 46
RHOA_HUMAN     ----MAAIRKKLVIVGDGACGKTCLLIVFSKDQFPEVYVPTVFENY-VAD 45
RAC1_HUMAN     ----MQAI--KCVVVGDGAVGKTCLLISYTTNAFPGEYIPTVFDNY-SAN 43
RAB10_HUMAN    MAKKTYDLLFKLLLIGDSGVGKTCVLFRFSDDAFNTTFISTIGIDFKIKT 50
RAN_HUMAN      AAQGEPQVQFKLVLVGDGGTGKTTFVKRHLTGEFEKKYVATLGVEVHPLV 50
                         *  ::*  . **: .      . *   : .*:

                G3
RASH_HUMAN     VVIDGETCLLDILDTAGQEEYSAMRDQYMRTGEGFLCVFAINNTKSFEDI 93
RASK_HUMAN     VVIDGETCLLDILDTAGQEEYSAMRDQYMRTGEGFLCVFAINNTKSFEDI 93
RHEB_HUMAN     ITVNGQEYHLQLVDTAGQDEYSIFPQTYSIDINGYILVYSVTSIKSFEVI 96
RHOA_HUMAN     IEVDGKQVELALWDTAGQEDYDRLRPLSYPDTDVILMCFSIDSPDSLENI 95
RAC1_HUMAN     VMVDGKPVNLGLWDTAGQEDYDRLRPLSYPQTDVFLICFSLVSPASFENV 93
RAB10_HUMAN    VELQGKKIKLQIWDTAGQERFHTITTSYYRGAMGIMLVYDITNGKSFENI 100
RAN_HUMAN      FHTNRGPIKFNVWDTAGQEKFGGLRDGYYIQAQCAIIMFDVTSRVTYKNV 100
               .  :     : : *****: :  :           :  : : .  : : :

                G4
RASH_HUMAN     HQYREQIKRVKDSDDVPMVLVGNKCDLAAR-------------TVESRQA 130
RASK_HUMAN     HHYREQIKRVKDSEDVPMVLVGNKCDLPSR-------------TVDTKQA 130
RHEB_HUMAN     KVIHGKLLDMVGKVQIPIMLVGNKKDLHMER------------VISYEEG 134
RHOA_HUMAN     PEKWTPEVKHFCP-NVPIILVGNKKDLRNDEHTRRELAKMKQEPVKPEEG 144
RAC1_HUMAN     RAKWYPEVRHHCP-NTPIILVGTKLDLRDDKDTIEKLKEKKLTPITYPQG 142
RAB10_HUMAN    S-KWLRNIDEHANEDVERMLLGNKCDMDDKR------------VVPKGKG 137
RAN_HUMAN      PNWHRDLVRVCEN--IPIVLCGNKVDIKDRK--------------VKAKS 134
                                 :* *.* *:                     :.

                G5
RASH_HUMAN     QDLARSYGIP-YIETSAKTRQGVEDAFYTLVREIRQHKLRKLNPPDESGP 179
RASK_HUMAN     QDLARSYGIP-FIETSAKTRQRVEDAFYTLVREIRQYRLKKISK-EEKTP 178
RHEB_HUMAN     KALAESWNAA-FLESSAKENQTAVDVFRRIILEA-----EKMDGAASQGK 178
RHOA_HUMAN     RDMANRIGAFGYMECSAKTKDGVREVFEMATRAA------LQARRGKK-K 187
RAC1_HUMAN     LAMAKEIGAVKYLECSALTQRGLKTVFDEAIRAV------LCPPPVKKRK 186
RAB10_HUMAN    EQIAREHGIR-FFETSAKANINIEKAFLTLAEDILRKTPVKEPNSENVDI 186
RAN_HUMAN      IVFHRKKNLQ-YYDISAKSNYNFEKPFLWLARKLIGDPNLEFVAMPALAP 183
                 : .  .   : : **  .      *

RASH_HUMAN     GCMSCK-CVLS-------------------- 189
RASK_HUMAN     GCVKIKKCIIM-------------------- 189
RHEB_HUMAN     SSCSVM------------------------- 184
RHOA_HUMAN     SGCLVL------------------------- 193
RAC1_HUMAN     RKCLLL------------------------- 192
RAB10_HUMAN    SSGGGVTGWKSKCC----------------- 200
RAN_HUMAN      PEVVMDPALAAQYEHDLEVAQTTALPDEDDDL 215
```

b

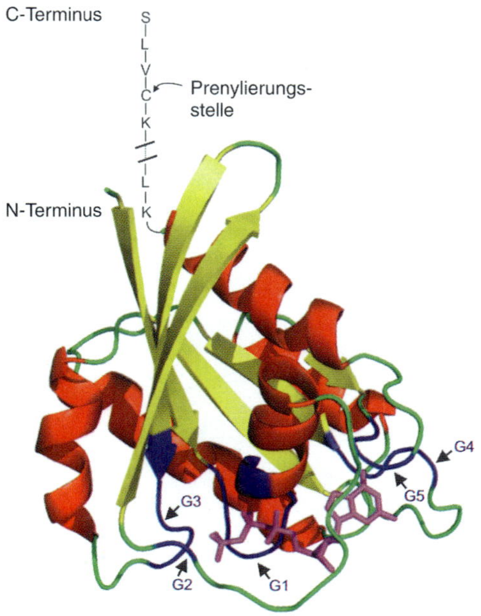

Abb. 2.12 Multipler Sequenzvergleich von paralogen Proteinen am Beispiel von Proteinen der humanen Ras-Superfamilie.
a) RASH, RASK, RHEB, RHOA, RAC1, RAB10 und RAN sind paraloge Proteine, die in der Signaltransduktionskette wichtige Funktionen als GTP-bindende Schalter annehmen. Die Sequenzbezeichnungen und die Markierungen des Sequenzkonservierungsgrades entsprechen denen in ➤ Abb. 2.11a. Die invarianten Positionen sind zusätzlich in Gelb hervorgehoben. Die blaue Box markiert die konservierten Sequenzbereiche (G1–G5), die in dieser Klasse von membranassoziierten GTP-bindenden Proteinen gefunden werden.
b) Strukturmodell von Ras (RASH) im GTP-gebundenen Zustand. Die nucleotidbindenden Bereiche G1–G5 sind blau unterlegt. Ebenfalls skizziert ist die C-terminale Anheftungsstelle (CAAX-Box) für die Farnesylgruppe. Es handelt sich dabei um eine posttranslationale Modifikation.

> **MERKE**
> Aminosäuresequenzvergleiche, also der Vergleich der Primärstrukturen von Proteinen, liefern wichtige Informationen über ihre Verwandtschaft und funktionelle Motive.

2.2.2 Stabilisierende Wechselwirkungen

Da die zu den einzelnen Aminosäuren gehörigen Atome nicht punktförmig sind (Van-der-Waals-Radien), haben die Polypeptidketten eine definierte **Raumstruktur** (➤ Abb. 2.13a), die von Reihenfolge und Art der Seitenketten abhängt. Entsprechend der konformationellen Freiheitsgrade, die durch die planare Peptidbindung und die Winkeleinstellung der benachbarten α-Kohlenstoffatome bedingt sind, gibt es zahlreiche Strukturvariationen. Die genaue Oberflächenstruktur des Peptids wird durch zusätzliche Wechselwirkungen von verschiedenen funktionellen Gruppen untereinander und mit dem Lösungsmittel, meist Wasser, bestimmt.

Warum aber bilden Aminosäuren überhaupt eine dreidimensionale Struktur aus? Die Abfolge der Aminosäuren und die Vielfalt der Einstellmöglichkeiten der Torsionswinkel ψ und φ sollten theoretisch eine Großzahl verschiedener räumlicher Anordnungen erlauben. Entsprechend dem zweiten Hauptsatz der Thermodynamik sollten die Polypeptidketten hochgradig ungeordnet sein und einen Zustand maximaler **Entropie** anstreben. Geordnete Strukturen werden jedoch ermöglicht, weil ψ und φ aus sterischen Gründen bestimmte Bereiche von Vorzugswinkeln haben. Vor allem aber wirken der „statistischen Unordnung" in einem Peptid die einzelnen Elemente des Rückgrats und der Seitenketten innerhalb der Aminosäureabfolge entgegen, denn sie nehmen **energieminimierte Orientierungen** zueinander an. Auf diese Weise ergibt sich die charakteristische **Konformation** des Peptids. Beispielsweise stoßen sich gleichsinnig geladene Reste oder hydrophile und hydrophobe Aminosäuren ab. Eine Reihe von kovalenten und nichtkovalenten Wechselwirkungen stabilisiert die Konformation (➤ Abb. 2.13b, ➤ Tab. 2.4).

Tab. 2.4 Strukturstabilisierende Wechselwirkungen in Peptiden und Proteinen

Art	Bindungsenergie/kJ·mol^{-1}	Bindungscharakter	beteiligte Gruppen
Einfachbindung (zum Vergleich)	360	kovalent	Kohlenstoffatome (-C–C-)
Disulfidbrücke	170	kovalent	Schwefelatome von Cystein (-S–S-)
ionische Bindung	12–17	elektrostatisch	positiv und negativ geladene Reste
dipolare Wechselwirkung	< 12	elektrostatisch	polare Reste
Wasserstoffbrücke	2–6	kovalent/elektrostatisch	Peptidgruppen C=O und N–H; polare und geladene Reste
hydrophobe Wechselwirkung	4	temporär elektrostatisch	aliphatische und aromatische hydrophobe Reste

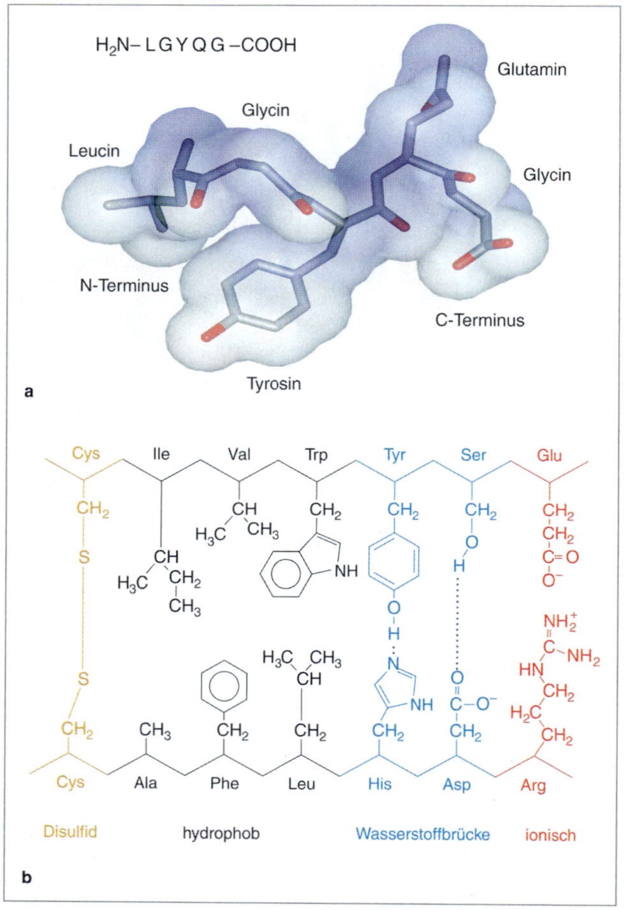

Abb. 2.13 Stabilisierung der Raumstruktur eines Peptids.
a) In einem kurzen, linearen Peptid ist die relative Anordnung der Aminosäurereste im Raum prinzipiell noch nicht festgelegt. Die Struktur eines Peptids wird in diesem Beispiel durch die Abfolge der Aminosäuren bestimmt. Die Kontakte der Aminosäureseitenketten erfolgen an den Oberflächen („Van-der-Waals-Oberflächen") der Atome, die durch ihre Van-der-Waals-Anziehungs- und Abstoßungskräfte bestimmt werden.
b) Raumstrukturstabilisierende Wechselwirkungen von Aminosäuren.

Disulfidbrücken

Die **Disulfidbrücke** ist eine kovalente Bindung zweier Cysteinmoleküle. Das Reaktionsprodukt heißt **Cystin** und bildet sich durch Abspaltung der Wasserstoffe der –SH-Gruppen von beiden Aminosäuren:

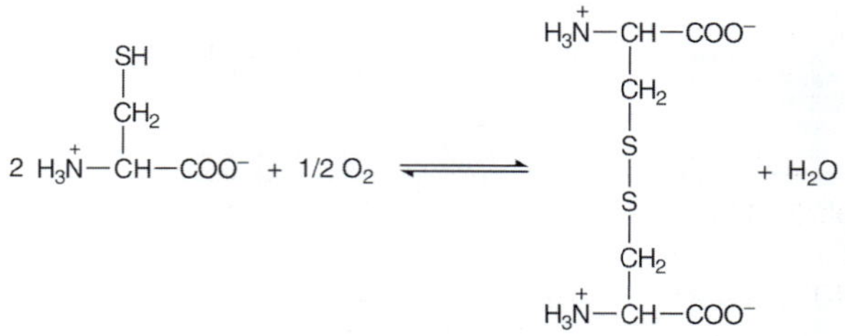

Cystin ist also ein Oxidationsprodukt, das nur bei hohem Redoxpotenzial entstehen kann. Das Standardredoxpotenzial für die Oxidation von Cystein beträgt –0,25 V. Disulfidbrücken bilden sich also in Gegenwart von Sauerstoff spontan aus (Standardredoxpotenzial des Redoxpaars O_2/H_2O = +0,8 V). Daher liegen funktionell wichtige Disulfidbrücken nicht in der relativ reduzierenden Umgebung des Zytoplasmas, das aufgrund des hohen O_2-Verbrauchs der Mitochondrien anaerob ist, sondern finden sich hauptsächlich in der Außenseite der Zytoplasmamembran in extrazytoplasmatischen und sezernierten Proteinen. Hier finden sie aufgrund der hohen Sauerstoffkonzentration oxidierende Bedingungen vor, welche die Dehydrierung der SH-Gruppen begünstigen.

Disulfidbrücken bilden sich nur selten zwischen benachbarten Gruppen der Peptidkette aus. Die beteiligten Cysteinreste sind meist räumlich weit voneinander entfernt. Es gibt intra- und intermolekulare Disulfidbrücken, d.h., sie können innerhalb einer Polypeptidkette verlaufen oder auch zwei verschiedene Ketten miteinander verbinden. Am Beispiel des reifen **Insulinmoleküls** (➤ Abb. 2.14) ist deutlich zu sehen, wie zwei verschiedene Ketten (A- und B-Kette) durch zwei Disulfidbrücken miteinander verbunden sind. In der A-Kette gibt es außerdem noch eine intramolekulare Brücke. Im **Proinsulin**, einer funktionell inaktiven Vorstufe des Insulins, sind die beiden Ketten durch das sog. C-Peptid linear verknüpft. Bei der Biosynthese wird das C-Peptid aus Proinsulin nach der Ausbildung der Disulfidbrücken herausgeschnitten. Die Disulfidbrücken stabilisieren die Raumstrukturen der Proteine und sind deshalb essenziell für die biologische Funktion. Insulin verliert nach reduktiver Spaltung der Disulfidbrücken seine Wirkung.

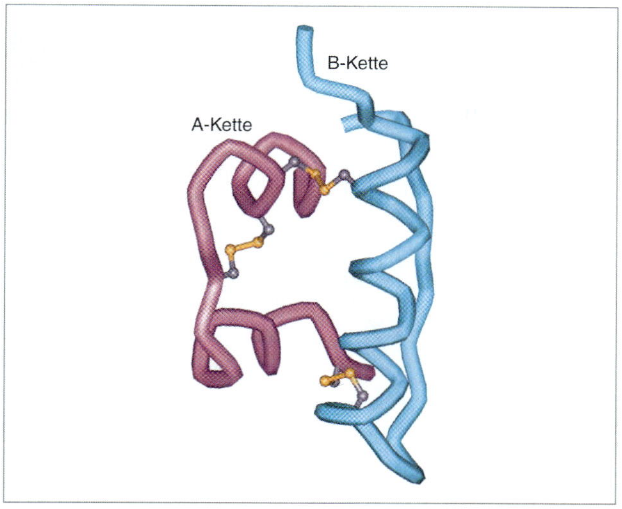

Abb. 2.14 Raumstruktur von Insulin. Die A- und B-Kette sind intermolekular durch zwei Disulfidbrücken verbunden. Zusätzlich existiert noch eine intramolekulare Bindung zwischen zwei Cysteinresten der A-Kette.

Schon gewusst

Man kann Disulfidbrücken auch künstlich in Proteine einfügen. Im praktischen Leben macht man sich das bei der Fixierung von Dauerwellen zunutze: Hier werden die S–S-Brücken, die die Polypeptidstränge der Keratinproteine in den Haaren quervernetzen, durch Behandlung mit einem Reduktionsmittel gespalten, sodass die freien Thiolgruppen der Cysteine entstehen. In diesem Zustand modelliert man die Haare in die gewünschte Frisur und leitet durch Zugabe eines Oxidationsmittels die erneute Disulfidbrückenbildung ein. Die Polypeptidketten werden vernetzt und in der neuen Orientierung stabilisiert. Es sind also kovalente Bindungen, die die Locken in Form halten.

Nichtkovalente Bindungen

Ionische Wechselwirkungen

Ionenbindungen, auch Salzbrücken genannt, entstehen aus der Wechselwirkung von entgegengesetzt geladenen Gruppen, also negativ geladenen Carboxylat- und positiven Guanidinium- oder Ammoniumgruppen (➤ Abb. 2.13b). Die Bindungen sind relativ stark, besonders im Inneren des Proteins, weil hier die elektrostatische Anziehung nicht so stark durch das Lösungsmittel Wasser abgeschwächt wird. Schwächere elektrostatische Wechselwirkungen beruhen auf den Eigenschaften von ungeladenen, aber polaren Resten (Partialladungen). Beispiele hierfür sind die Interaktionen, die von den polaren Aminosäureseitenketten von Glutamin und Asparagin ausgehen.

Wasserstoffbrücken

Sie gehören ebenfalls zu den elektrostatischen Wechselwirkungen, haben jedoch auch einen erheblich ausgeprägten kovalenten Bindungsanteil (➤ Abb. 2.13b). Eine Wasserstoffbrücke beruht auf der Eigenschaft elektronegativer Atome X, z.B. Sauerstoff, Stickstoff oder Schwefel, Elektronen aus kovalenten Bindungen zu Wasserstoff an sich zu ziehen und diese damit stark zu polarisieren. Die Bindungen $^{\delta-}O{-}H^{\delta+}$, $^{\delta-}N{-}H^{\delta+}$ und $^{\delta-}S{-}H^{\delta+}$ sind eindeutig durch die positive Partialladung am Wasserstoffatom und die negative Partialladung am elektronegativen Atom X charakterisiert. Eine Wasserstoffbrücke (➤ Abb. 2.13b) bildet sich, wenn sich ein anderes elektronegatives Atom Y einer solchen X–H-Bindung nähert:

$$^{\delta-}X{-}H^{\delta+} + Y \leftrightarrow {}^{\delta-}X{-}H^{\delta+} \cdots Y^{\delta-}$$

Das Wasserstoffatom H ist dann sowohl mit dem **Donor** X–H als auch mit dem **Akzeptor** Y verbunden. Die Distanz der beiden Zentren X und Y ist dabei deutlich kürzer als der theoretisch berechnete Van-der-Waals-Abstand, welcher der Summe der sog. Van-der-Waals-Radien aller beteiligten Atome entspricht. Er ist bei maximaler Annäherung der Atome ohne gegenseitige Durchdringung gegeben. Sind die Distanzen der Atome X, Y und H kürzer als die Van-der-Waals-Abstände, so liegt eine Bindung vor, die bei der Wasserstoffbrückenbindung eine Länge von 0,26–0,32 nm (Abstand zwischen X und Y) hat.

Die Wasserstoffbrücke hat sowohl elektrostatische als auch kovalente Anteile und ist am stärksten, wenn sich die Atome X, Y und H in einer Linie befinden. Die Energie der Wasserstoffbrückenbindung liegt bei 10–40 $kJ \cdot mol^{-1}$ und damit weit unter der kovalenter Bindungen (> 400 $kJ \cdot mol^{-1}$). Entscheidend ist aber, dass in Peptiden die Summe zahlreicher Wasserstoffbrückenbindungen zur Gesamtstabilität des Moleküls beiträgt.

Hydrophobe Wechselwirkungen

Auch unpolare Gruppen können miteinander assoziieren. Auf atomarer Ebene werden die Interaktionen durch Van-der Waals-Kräfte dominiert, die eine Summe von abstoßenden und anziehenden Anteilen darstellen. Es handelt sich v.a. um temporäre (induzierte), dipolare Wechselwirkungen. Sie kommen oft bei der Zusammenlagerung wasserabstoßender Seitenketten vor (➤ Abb. 2.13b). Da aliphatische und aromatische Seitenketten schlecht wasserlöslich sind (➤ Tab. 2.1), assoziieren sie aufgrund ihres lipophilen Charakters wie kleine Öltröpfchen, die sich in Wasser zu einem großen Öltropfen zusammenlagern. Es handelt sich also um eine Wechselwirkung, bei der das Lösungsmittel Wasser geradezu ausgeschlossen wird. Durch die Assoziation von hydrophoben Molekülen zu einem größeren Komplex wird die hydrophobe Oberfläche, die eine hochgeordnete Ausrichtung der umgebenden Wassermolekülen bewirkt, verringert und damit die Entropie durch Freisetzung von Wassermolekülen erhöht. Dieser stabilisierende Effekt ist besonders wichtig bei Aminosäuren, die in das Innere von Proteinen ragen. Generell kann man sagen, dass Proteine außen eher hydrophil und innen überwiegend hydrophob sind.

MERKE

Die dreidimensionale Struktur von Polypeptidketten wird durch kovalente sowie durch nichtkovalente Bindungen unterschiedlicher Stärke ausgeprägt.

2.2.3 Sekundärstrukturen

Die **Sekundärstruktur** der Peptidkette entsteht durch Wasserstoffbrückenbindungen zwischen Atomen des Peptidrückgrats. Bilden sich die Wasserstoffbrücken zwischen nahe zusammenliegenden Aminosäureresten der Peptidkette, entsteht eine α-Helix. Bei der anderen häufigen Form der Sekundärstruktur, dem β-Faltblatt, sind weit voneinander entfernt liegende Aminosäurereste durch Wasserstoffbrücken verbunden.

α-Helix

Bei der α-Helix handelt es sich um eine **rechtsgängige Spiralstruktur** (➤ Abb. 2.15a, b), bei der die Wasserstoffbrückenbindungen in die Richtung der Helixachse weisen. Schematisch wird die α-Helix durch ein spiralig gewundenes Band symbolisiert (➤ Abb. 2.15b), was für die vereinfachte Darstellung komplexer Makromolekülstrukturen nützlich ist. Der Abstand zwischen gleichwertigen Positionen der Schraube, also die **Ganghöhe** der Schraube, beträgt 0,54 nm, und eine Windung wird von 3,6 Aminosäureresten gebildet (➤ Tab. 2.5). Das bedeutet, die Kette schraubt sich um 0,15 nm pro Aminosäurerest vorwärts, was man als **Translation** der Schraube bezeichnet. Die Atome des Rückgrats sind dicht gepackt, sodass sich günstige Van-der-Waals-Wechselwirkungen bilden. Die Stabilisierung in Helixachse erfolgt durch Wasserstoffbrückenbindungen von der N–H-Gruppe der Peptidbindung n mit dem Sauerstoff der C=O-Gruppe der Peptidbindung n + 4 (➤ Abb. 2.15a). Dies gilt natürlich nur für die innen liegenden Reste von hinreichend langen Helices, weil die Peptidbindungen am Helixanfang und -ende keine Wasserstoffbrückenbindungspartner haben. Bei Wasserstoffbrücken in normalen α-Helices misst der Abstand von den N- zu den O-Atomen 0,27 bis 0,29 nm.

Nicht alle Aminosäuren sind für die Helixbildung geeignet. Glycin hat aufgrund seiner fehlenden Seitenkette nur wenig eingeschränkte konformationelle Flexibilität. Am wenigsten geeignet ist die starre Iminosäure **Prolin**, da das an der Peptidbindung beteiligte Stickstoffatom in die Seitenkette eingebunden ist und wegen des fehlenden Wasserstoffatoms keine Wasserstoffbrücke bilden kann. Man bezeichnet Prolin deshalb auch als **Helixbrecher**.

Helixoberfläche. Schaut man sich die α-Helix in Achsenrichtung an (➤ Abb. 2.15c), so wird deutlich, dass die Aminosäureseitenketten nach außen zeigen. Diese können somit Wechselwirkungen zu anderen Sekundärstrukturelementen bilden. In der Aminosäuresequenz aufeinanderfolgende Reste sind in der Helix um einen Winkel von etwa 100° versetzt. Die Polarität der Seitenketten bestimmt die Oberflächeneigenschaften der Helix. Bei **amphipathischen Helices** sind bestimmte Bereiche mehr oder weniger stark polar ausgeprägt. An der Außenseite ziehen sich hydrophile oder hydrophobe Streifen entlang, z.B. kann die eine Seite vollständig hydrophil, die andere hydrophob sein. Die Helix hat einen Durchmesser von etwa 0,5 nm. Sie ist innen keineswegs hohl, sondern wegen der Van-der-Waals-Radien der Atome des Polypeptidrückgrats vollständig ausgefüllt (➤ oben).

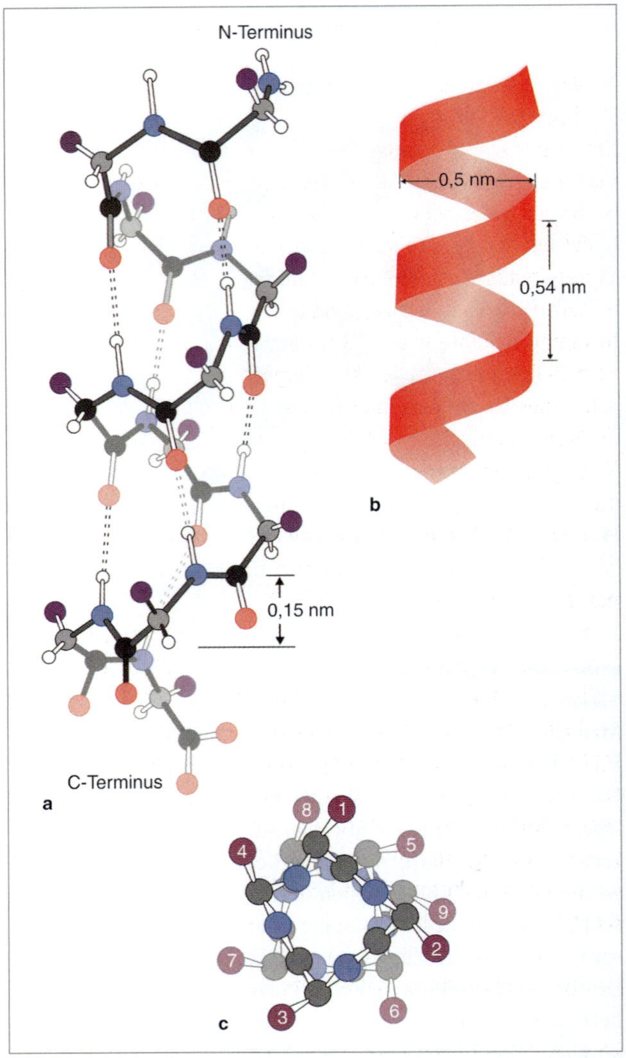

Abb. 2.15 Sekundärstrukturelement α-Helix.
a) Im Kugel-Stab-Modell ist die Abfolge des Rückgrats gezeichnet. In der Farbkodierung sind die C'-Atome schwarz, C_α grau, Sauerstoff rot und Stickstoff blau dargestellt. Von den Aminosäureseitenketten werden der Übersichtlichkeit halber nur die C_β-Atome (violett) gezeigt. Wasserstoffbrückenbindungen zwischen N–H und C=O sind gestrichelt eingetragen.
b) Schematische Abbildung einer α-Helix. Diese Darstellungsform wird oft in Strukturbildern gewählt, um einen groben Überblick über die Topologie eines Proteins zu geben. Die Ganghöhe der Helix und ihr Durchmesser sind eingezeichnet.
c) Helixraddarstellung der α-Helix (Ansicht von oben in Richtung der Helixachse).

β-Strang und β-Faltblatt

Neben der α-Helix ist die zweite wichtige, reguläre Sekundärstrukturform das β-**Faltblatt**. Das Hauptelement dieser Struktur ist der sog. β-**Strang** (➤ Abb. 2.16). Er entspricht einer maximal gestreckten Polypeptidkette. In ➤ Abb. 2.16a ist ein β-Strang in der Seitenansicht dargestellt. Das Peptidrückgrat bildet eine typische Zickzackstruktur aus, wobei die Aminosäureseitenketten zwei Streifen bilden, die sich ober- und unterhalb des Rückgrats befinden. In der Symbolschrift der Strukturbiologen steht für den β-Strang ein dicker Pfeil, der vom N- zum C-Terminus des Strukturelements zeigt (➤ Abb. 2.16b). Allerdings ist ein einzelner β-Strang für sich nicht beständig, da keine stabilisierenden Wasserstoffbrücken innerhalb der Kette gebildet werden. Richtig stabil wird die Konformation durch Einbau des β-Strangs in ein β-Faltblatt, bei dem sich Wasserstoffbrückenbindungen zwischen den einzelnen Strängen ausbilden. Die Stränge können hierbei **parallel** oder **antiparallel** angeordnet sein (➤ Tab. 2.5).

➤ Abb. 2.16c zeigt ein aus antiparallel angeordneten β-Strängen aufgebautes Faltblatt in der Aufsicht. In dieser Darstellung wird deutlich, dass die **Wasserstoffbrücken** zwischen den einzelnen Strängen verlaufen und mehr oder weniger senkrecht zur Strangachse angeordnet sind. Die Aminosäureseitenketten ragen nach oben oder unten (relativ zur Papierebene) und bilden Schichten aus, die mit benachbarten Faltblättern interagieren können. Über diese Seitenkettenschichten kann der Kontakt zu einem benachbarten Faltblatt vermittelt werden.

Schon gewusst

Es gibt Strukturproteine, die vorwiegend aus β-Faltblättern aufgebaut sind. Ein Beispiel hierfür ist das **Seidenfibroin** des Seidenspinners *(Bombyx mori)*, das das Hauptprotein der Seide darstellt. ➤ Abb. 2.17b zeigt den typischen Aufbau der antiparallelen Aminosäureseitenketten, die ein Faltblatt bilden. Die Faltblätter lagern sich schichtweise aneinander, wobei die Aminosäureseitenketten in den Ebenen eng aneinanderrücken (➤ Abb. 2.17c). Der Abstand zwischen den C_α-Atomen in verschiedenen Ebenen beträgt 0,35–0,57 nm. Es bleibt kein Platz für große Aminosäurereste, sodass bevorzugt Wechselwirkungen kleiner, repetitiver Seitenketten auftreten. Der besondere Vorteil dieser atomaren Anordnung besteht in der geradezu unglaublichen mechanischen Stabilität, Zugfestigkeit und Elastizität dieses Gebildes: Würde man ein hinreichend ausgedehntes Netz aus Spinnenseidenfäden, die ebenfalls aus Seidenfibroin bestehen, von der Dicke eines Bleistifts ausbringen, so könnte man einen Jumbojet aus vollem Flug einfangen.

MERKE

Die häufigsten Sekundärstrukturelemente in Proteinen sind die α-Helix und der die β-Faltblätter ausbildende β-Strang.

Sekundärstrukturelemente in spezialisierten Proteinen

Kollagenhelix

Einen ebenfalls spiraligen Bau hat die Kollagenhelix (➤ Kap. 20.2). Sie ist durch den hohen Gehalt der Aminosäuren **Glycin** und **Prolin** (bzw. **Hydroxyprolin**) gekennzeichnet, die etwa 50% der Zusammensetzung ausmachen. In der Sequenz kommt sehr häufig das Muster Gly–X–Y vor, wobei häufig X Prolin und Y Hydroxyprolin entsprechen. Die Aminosäure Hydroxyprolin entsteht während der Kollagenbiosynthese durch posttranslationale Modifikation (➤ Kap. 2.3.1). Die Polypeptidkette ist eine linksgängige Helix, die aufgrund des hohen Prolingehalts, aber nicht durch Wasserstoffbrückenbindungen in Helixachse stabilisiert wird. Die Kette ist mit zwei weiteren,

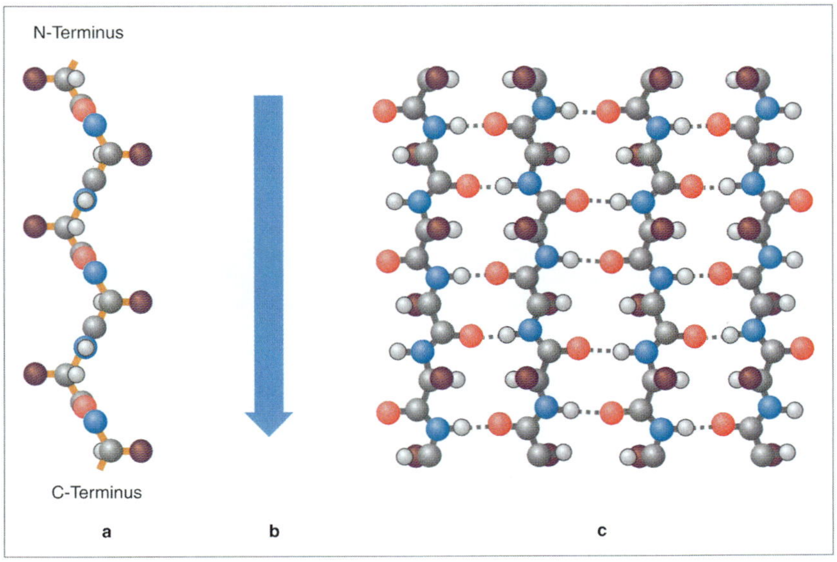

Abb. 2.16 β-**Faltblatt-Struktur.**
a) Ein einzelner β-Strang in typischer Zickzackstruktur von der Seite gesehen, die Aminosäureseitenketten (violette Kugeln) zeigen abwechselnd in entgegengesetzte Richtungen.
b) Schematische „Pfeildarstellung" eines einzelnen β-Strangs. Die Pfeilrichtung gibt den Verlauf der Polypeptidkette an, dabei weist die Pfeilspitze auf den C-Terminus des Strangs.
c) Mehrere β-Stränge sind zu einem antiparallelen β-Faltblatt angeordnet (von oben gesehen). Die Aminosäureseitenketten liegen über und unter der Papierebene.

nichtidentischen Polypeptidketten verdrillt (➤ Abb. 2.17a). Dieses Gebilde wird als **Kollagentripelhelix** bezeichnet. Zwischen den einzelnen Polypeptidketten bilden sich laterale Wasserstoffbrücken aus. Die Tripelhelix hat einen Durchmesser von 1,4 nm und erreicht normalerweise eine Länge von 300 nm. Im Elektronenmikroskop hat man jedoch schon Kollagenmoleküle bis zu 2,8 µm beobachtet.

Die biosynthetische Reifung des Proteins ist ein komplizierter Prozess, der verschiedene **posttranslationale Modifikationen** einschließt (➤ Kap. 2.3.1). Es gibt eine Reihe von Erbkrankheiten, die auf Funktionsdefekte verschiedener daran beteiligter Enzyme zurückzuführen sind. Aufgrund seiner linearen Struktur bildet Kollagen Mikrofibrillen und Fasernetze, die in verschiedenen Gewebetypen vorkommen, hauptsächlich Bindegewebe, Sehnen und Bändern, Knorpel und Knochen. Kollagen ist mit einem Anteil von 25% am Gesamtprotein das häufigste Protein bei Säugetieren. Auch wirtschaftlich gesehen ist Kollagen als Ausgangsmaterial für die Gelatineproduktion wichtig.

Keratinhelix

Das in Haaren, Nägeln oder Hufen oder in zytoskelettalen Intermediärfilamenten vorkommende Strukturprotein α-Keratin besteht aus rechtsgängigen α-Helices, die sich jeweils zu viert zu einer – auch Protofilament genannten – linksgängigen Superhelix organisieren. Jeweils acht dieser Protofilamente assoziieren zu einem 10 nm dicken Intermediärfilament (➤ Kap. 20).

Schon gewusst

Neben den bisher genannten Polypeptidkonformationen gibt es noch weitere Strukturelemente (➤ Tab. 2.5). Hierzu gehören helikale Formen wie die **3_{10}-Helix**, die durch Wasserstoffbrückenbindungen zwischen Rest n und n + 3 gekennzeichnet ist. Die Bezeichnung stammt von den **drei Aminosäureresten pro Windung und zehn kovalenten Bindungen**, die zwischen Wasserstoffbrückendonor und -akzeptor gelegen sind. Die 3_{10}-Helix ist somit etwas gestreckter als die klassische α-Helix, die nach dieser Nomenklatur „$3{,}6_{13}$-Helix" heißen müsste. Eine andere Variante ist die sog. π-Helix, die etwas loser gewunden ist, da in ihr Wasserstoffbrücken zwischen den Aminosäuren n und n+5 bestehen. Diese Sekundärstrukturformen kommen in Proteinen nur selten vor.

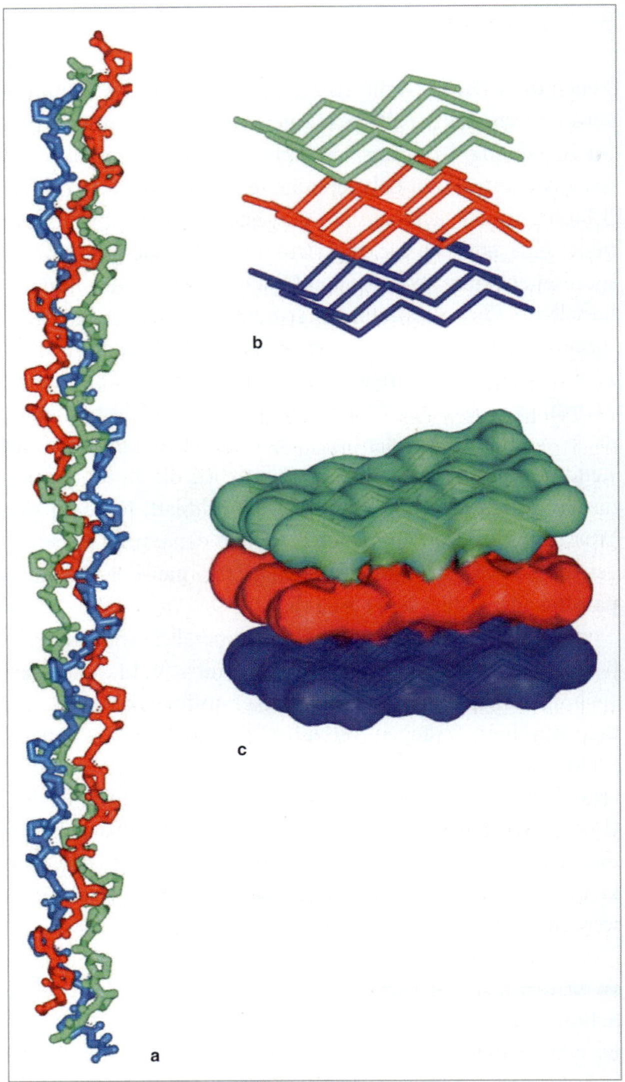

Abb. 2.17 Spezielle Sekundärstrukturen.
a) Kollagentripelhelix. Drei nichtidentische helikale Stränge sind miteinander verwoben. Strukturstabilisierende Wasserstoffbrücken bilden sich nicht innerhalb, sondern zwischen den einzelnen Ketten aus.
b) und **c)** Struktur des Seidenfibroins. Schematische Darstellung der Anordnung der antiparallelen Polypeptidketten, die sich in mehreren Lagen übereinanderlagern. In der Darstellung der Van-der-Waals-Oberflächen wird die Wechselwirkung zwischen den gestapelten β-Faltblattlagen deutlich.

Tab. 2.5 Strukturparameter von Sekundärstrukturelementen

Sekundärstrukturelement	Bindungswinkel		Periode (Reste pro Wiederholungseinheit)	Vorschub pro Rest (nm)
	φ	ψ		
α-Helix	–57	–47	3,6	0,15
3_{10}-Helix	–49	–26	3,0	0,20
π-Helix	–57	–70	4,4	0,115
β-Faltblatt/antiparallel	–139	+135	2,0	0,34
β-Faltblatt/parallel	–119	+113	2,0	0,32

2.2.4 Supersekundärstrukturen

Sekundärstrukturelemente wie α-Helix und β-Faltblatt kommen in verschiedenen Kombinationen im Protein vor. Die Anordnungen der Strukturelemente sind aber keineswegs zufällig. Es kommen charakteristische Verknüpfungsmuster vor, die in verwandten Proteinen für einen bestimmten strukturbildenden oder funktionellen Kontext verantwortlich sind. Innerhalb eines Polypeptids übernehmen bestimmte strukturelle Motive, die auch als **Supersekundärstrukturen** bezeichnet werden, sozusagen „Teilaufgaben". Sie bestimmen – zusammen mit den restlichen Strukturelementen der Kette (➤ unten) – die Gesamteigenschaften des Proteins. Dabei gilt grundsätzlich die Regel, dass Sekundärstrukturelemente, die in der Aminosäuresequenz aufeinanderfolgen, auch in der Supersekundärstruktur eng benachbart sind. Es gibt aber auch bestimmte strukturelle Motive, die erst durch spezifische Wechselwirkung unterschiedlicher Polypeptidketten zustande kommen. Dies ist z.B. der Fall bei sog. Coiled/coil-Strukturen (➤ unten).

Supersekundärstrukturen legen auf struktureller Ebene die Architektur von Polypeptidketten fest. Dies kommt deutlich sichtbar in den α-, β- oder α-β-Mustern von Proteinen zum Ausdruck.

α-helikale Proteine

Ausschließlich aus α-Helices aufgebaut sind beispielsweise Proteine wie **Myoglobin** (➤ Abb. 2.18), das als Sauerstoffspeicher im Muskel dient, oder das eng verwandte **Hämoglobin**, das den Sauerstofftransport im Blut übernimmt. Einzelne Helixbereiche, die eine Länge zwischen vier und maximal 40 Aminosäuren besitzen, werden hier durch Schleifenbereiche mit unregelmäßiger Sekundärstruktur verbrückt. In der Gesamtansicht nehmen diese praktisch nur aus α-Helices bestehenden Proteine eine **globuläre** (kugelartige) **Gestalt** an.

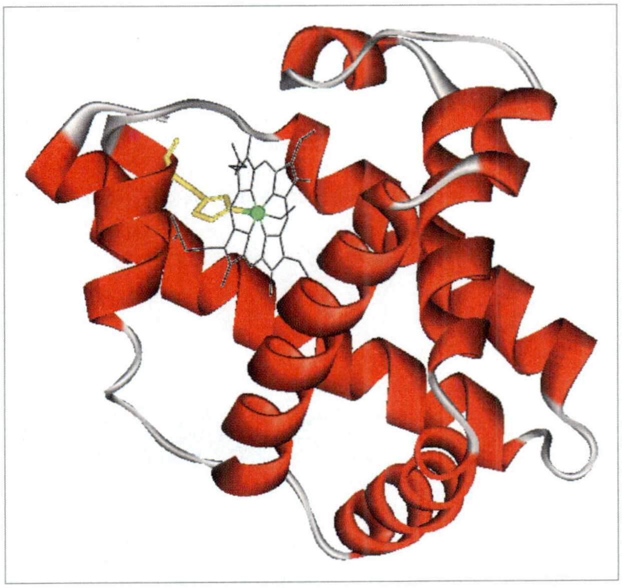

Abb. 2.18 Strukturmodell von Myoglobin. Das Protein ist aus α-Helices aufgebaut, die durch Schleifen miteinander verknüpft sind. Der Cofaktor Häm B wird über besondere Aminosäureliganden an das Protein gebunden. Die Komplexierung erfolgt durch Wechselwirkung des Stickstoffs von Histidin 93 (gelb) mit dem Zentralatom Eisen (grün) des Hämmoleküls (schwarz).

Spezielle helikale Motive

Coiled-coil-Strukturen – Leucin-Zipper

In anderen Proteinen können Bereiche von verschiedenen in einer Polypeptidkette verknüpften Helices oberflächlich miteinander wechselwirken, um lineare Strukturen zu stabilisieren. Dies ist bei dem sog. **Coiled-coil-Strukturmotiv** der Fall. Hier sind zwei in einer linksgängigen **Superhelix** vorliegende α-Helices miteinander verwunden. Dieses Muster kommt bei verschiedenartigen Strukturproteinen vor, z.B. Myosin, Tropomyosin und Intermediärfilamentproteinen. Die Stränge binden über Oberflächenbereiche aneinander, die durch hydrophobe Aminosäureseitenketten gebildet werden. Die stabilisierende Wechselwirkung entsteht, weil hydrophobe Reste im Abstand von je drei bzw. vier Positionen aufeinanderfolgen, es bilden sich sog. Heptaden aus. Die hydrophoben Seitenketten der beiden Helices, die meist von Leucin stammen, sind dabei alternierend miteinander verzahnt. Die Assoziation wird durch hydrophobe Wechselwirkungen der Aminosäurereste vermittelt. Man bezeichnet diese Anordnung auch als **Leucin-Zipper** (engl. Zipper = Reißverschluss) – ein Motiv, das auch in verschiedenen DNA-bindenden Proteinen wie Transkriptionsfaktoren auftaucht (➤ Abb. 2.19a, b).

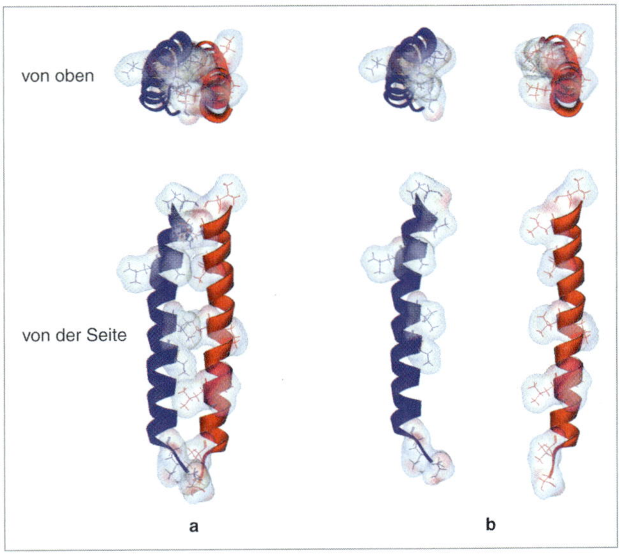

Abb. 2.19 Leucin-Zipper-Motiv.
a) Beispiel des heterodimeren Transkriptionsfaktorkomplexes cMyc/Max, bei dem zwei α-Helices (in Rot und Blau) aneinanderbinden. Die beiden Sekundärstrukturelemente sind eng verzahnt, weil sie durch Wechselwirkung von hydrophoben Aminosäureseitenketten, bevorzugt Leucin, eine reißverschlussartige Struktur bilden.
b) Die Verzahnung wird besonders deutlich, wenn man die beiden α-Helices auseinanderzieht.

β-Faltblatt-Proteine

Auch **reine β-Strukturen** haben wir bereits kennengelernt, z.B. das Seidenfibroin, in dem antiparallele β-Faltblätter schichtweise angeordnet sind. Die antiparallelen Stränge sind in β-Strukturen durch kurze Schleifenregionen überbrückt (➤ Abb. 2.20a). Bei paralleler Anordnung der β-Stränge müssen die verbindenden Schleifen erheblich länger sein (➤ Abb. 2.20b). Die Brücke kommt in zwei verschiedenen sterischen Orientierungen (rechts- und linksgängig) vor.

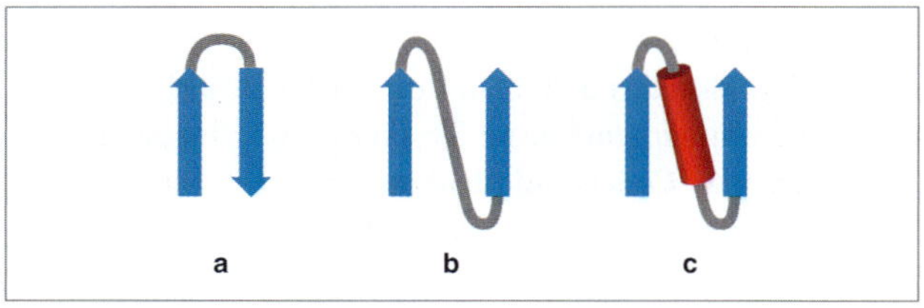

Abb. 2.20 Ausbildung von parallelen und antiparallelen β-Faltblättern.
a) Verknüpfung von zwei antiparallelen β-Strängen über eine Schleife.
b) Die Schleife ist bei paralleler β-Stranganordnung wesentlich länger; es gibt zwei verschiedene räumliche Orientierungen („rechts-" und „linkshändiges" Motiv, zur Vereinfachung nicht dargestellt).
c) An die Stelle einer Schleife kann auch eine Helixstruktur treten, es gibt ebenfalls die zwei „rechts-" und „linksgängigen" sterischen Anordnungen.

α-β-Proteine

Anstelle der Schleifen können als Unterbrecher der β-Stränge auch α-Helices stehen (➤ Abb. 2.20c). In Proteinen ist dies durch sog. **α-β-Strukturelemente** realisiert. Hier folgen alternierend α-Helix- und β-Faltblatt-Elemente aufeinander. Aus einer großen Fülle von möglichen Beispielen seien hier nur **Carboxypeptidase** (➤ Abb. 2.21a, b) und **Flavodoxin** (➤ Abb. 2.21c, d) genannt. Hier bilden die β-Stränge der alternierenden α-β-Anordnung ein im Zentrum des Moleküls gelegenes β-Faltblatt aus.

Eine weitere interessante achtfache α-β-Anordnung findet sich bei den sog. **α-β-Barrel-Proteinen**, in denen das β-Faltblatt einen zentralen Ring (engl. Barrel = Fass) bildet, der außen von α-Helices umgeben ist. Diese Geometrie wird am Beispiel der **Triosephosphat-Isomerase**, einem wichtigen Glykolyseenzym (➤ Abb. 2.21e–g), in Seiten- und Aufsicht deutlich. Dieses α-β-Barrel-Strukturelement ist recht häufig bei Proteinen vertreten und findet sich auch bei anderen Enzymen des Glykolysestoffwechselwegs (➤ Kap. 5.2).

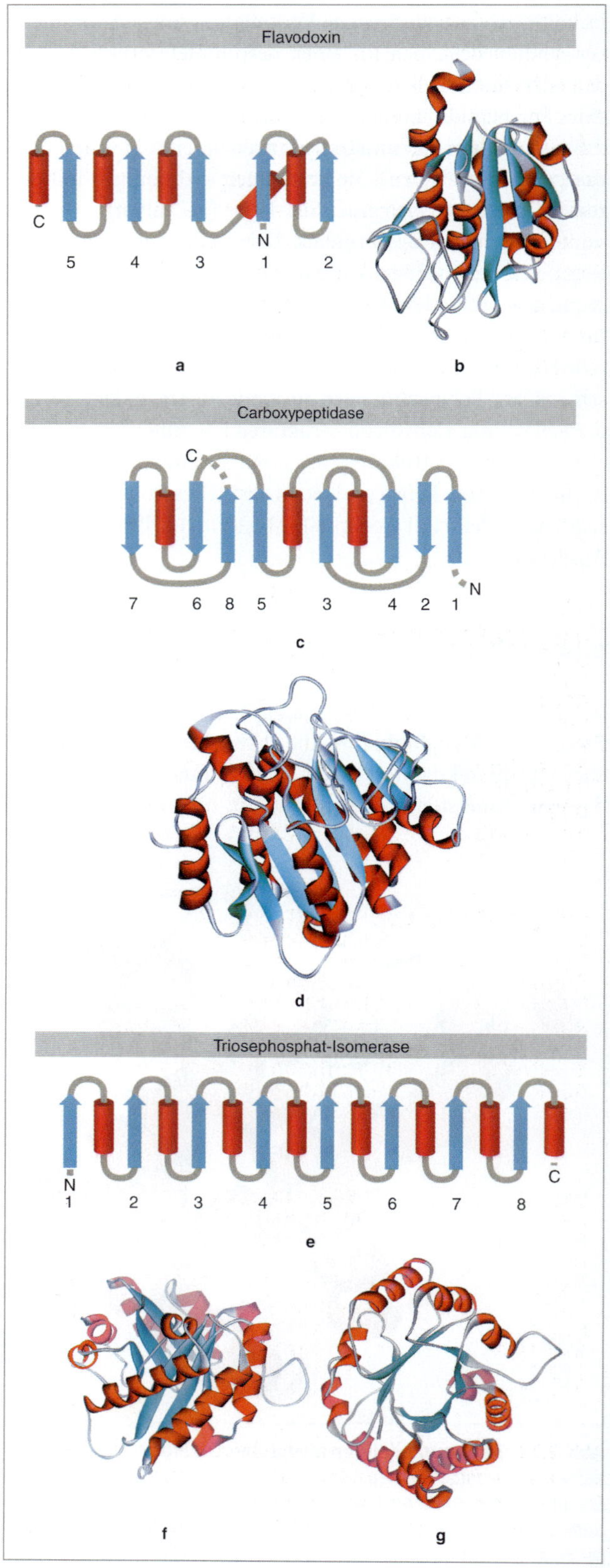

Abb. 2.21 α-β-Supersekundärstruktur am Beispiel ausgewählter Proteine. Gezeigt sind die schematischen Anordnungen der Sekundärstrukturelemente (Topologien) sowie die Raumstrukturen (rot = helikale, blau = faltblattartige Sekundärstruktur).
a) Topologie und **b)** Struktur von Flavodoxin.
c) Topologie und **d)** Struktur von Carboxypeptidase. In diesen Proteinen bilden die β-Stränge ein zentrales, leicht verdrilltes Faltblatt.
e) Topologie der Triosephosphat-Isomerase und ihre Raumstruktur: von der Seite **(f)** und von oben **(g)** gesehen. In den α-β-Barrel-Proteinen bilden die β-Stränge eine fassartige Anordnung.

Blick ins Labor

Oft ist es wünschenswert, bereits aus der Primärstruktur eines Polypeptids Aussagen über die höheren Strukturhierarchien ableiten zu können. Auf Strukturebene liefern computergestützte Rechenverfahren recht zuverlässige Ergebnisse. Es gibt verschiedene Strukturvorhersagemethoden, die auf der unterschiedlichen Neigung der Aminosäuren basieren, bestimmte Sekundärstrukturen einzunehmen. Bei diesen Verfahren wird also auf Erfahrungswerte zurückgegriffen, die u.a. auf einer riesigen Datenbasis aus bereits aufgeklärten dreidimensionalen Strukturen beruhen. Bei neueren (neuronalen Netzwerk-)Methoden werden unbekannte Polypeptide durch Sequenzvergleich (➤ Abb. 2.22) möglichst eng verwandten Proteinen gegenübergestellt. Durch Minimierung des Fehlers wird dann die wahrscheinlichste Abfolge von Sekundärstrukturelementen bestimmt.

Spezielle Strukturmotive

Zinkfingermotiv

Bestimmte Anordnungen von α-Helices sorgen für die spezifische Orientierung von funktionellen Gruppen, die für die Katalyse oder Signalübertragung verantwortlich sind. Beispielhaft werden hier zwei Fälle vorgestellt, in denen die Supersekundärstrukturen eine korrekte Positionierung von Metallionen in Proteinen ermöglichen. Verwirklicht ist dies beispielsweise bei den **Zinkfingerelementen**, in denen Zinkionen **koordinativ** an Schwefelatome von Cystein oder auch an Stickstoffatome von Histidin gebunden sind (➤ Abb. 2.23a–d). Die Liganden der Metallionen werden über ein Faltblatt-Schleife-Helix-Sekundärstrukturmotiv bereitgestellt. Dieses Strukturelement findet man häufig bei DNA-bindenden Proteinen mit regulatorischen Eigenschaften. Für seine Namensgebung ist die oberflächliche Fingerform verantwortlich, mit der sich das Protein in komplementären Strukturen des Nucleinsäurebindepartners festklammert.

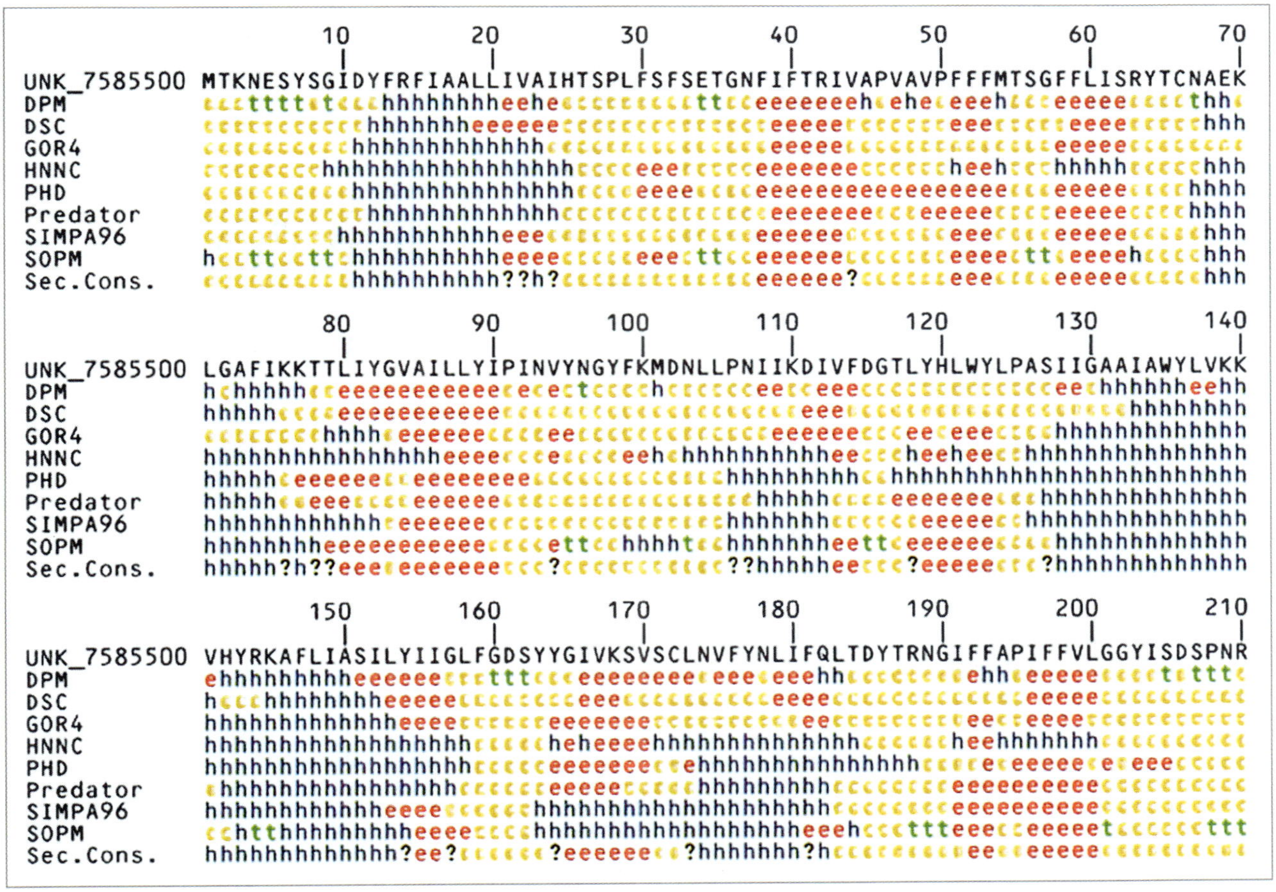

Abb. 2.22 Strukturvorhersagen eines unbekannten Proteins durch verschiedene Sekundärstrukturvorhersageprogramme. Die Sekundärstruktur eines unbekannten Proteins aus der Genomsequenz des Bakteriums *Enterococcus hirae* (nur Ausschnitt gezeigt) wurde mittels verschiedener Computervorhersageprogramme berechnet. Oben: partielle Sequenz des Proteins Unk_7585500, darunter: Ergebnisse der verschiedenen Programme (h = α-Helix, e = β-Strang, t = Umkehrung [„Turn"], c = Schleife [keine Standardsekundärstruktur], Sec. Cons. = Konsensus [(gemeinsamer Nenner der errechneten Strukturvorhersagen]).

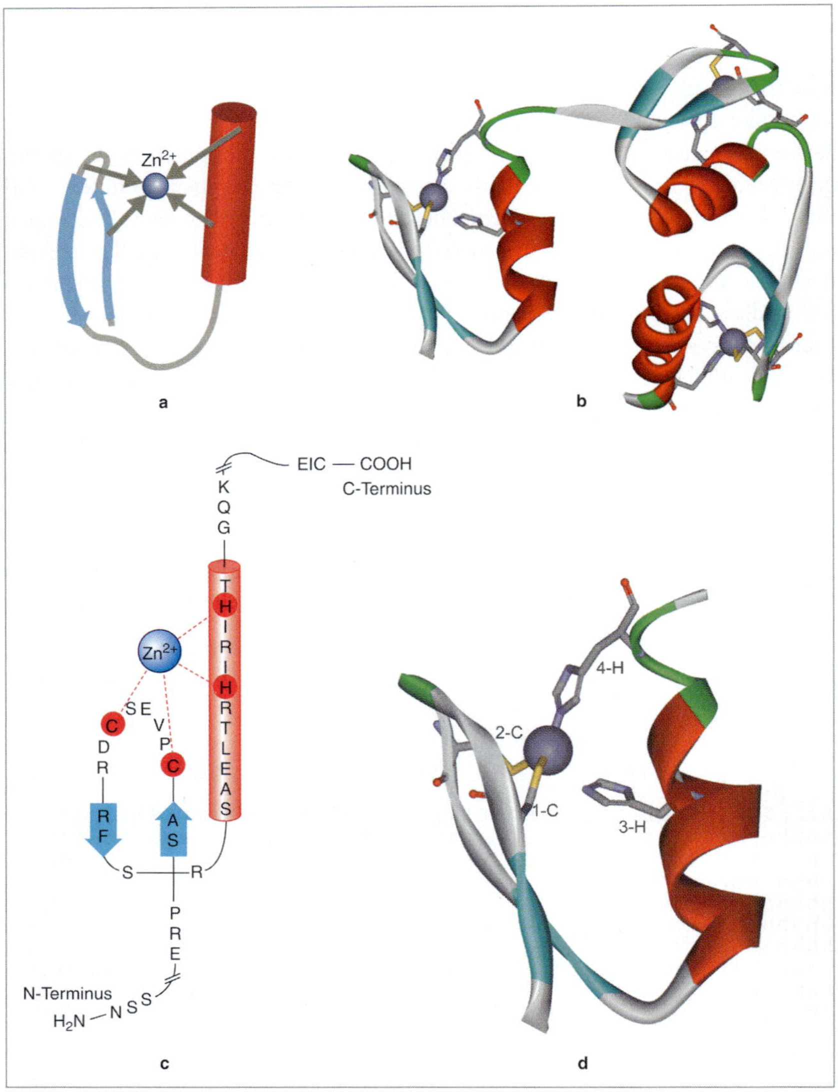

Abb. 2.23 Struktur eines Zinkfingerelements.
a) Schema der topologischen Anordnung des Faltblatt-Schleife-Helix-Motivs.
b) Dreidimensionale Struktur und Ligandenumgebung des Zinkfingerproteins ZIF268 einer Maus, es enthält drei Zinkfingerelemente. Nur die Seitenketten der Zn-bindenden Aminosäuren Cystein und Histidin sind herausgestellt. Die blauen Kugeln entsprechen den von Cystein-SH und Histidin-N komplexierten Zinkatomen.
c) Schema der Ligandenumgebung des Zn durch die Primärstruktur von ZIF268 (Ausschnitt).
d) Strukturdarstellung der Ligandenumgebung. Die Liganden sind in ihrer Sequenzabfolge nummeriert.

EF-Hand

Ein weiteres Beispiel für **Metallbindung** stellt das Helix-Loop-Helix-Motiv dar (engl. loop = Schleife), das man u.a. bei calciumbindenden Proteinen findet und als **EF-Hand** bezeichnet. Der Name EF-Hand kommt von der Strukturbeschreibung des Proteins Paralbumin, in dem das gleichnamige Motiv erstmalig entdeckt wurde. Hierbei befindet sich die Metallbindungsstelle auf einer Schleife, die von zwei Helixabschnitten eingerahmt ist (➤ Abb. 2.24a–e), die ihrerseits wie Zeigefinger (E-Helix) und Daumen (F-Helix) der rechten Hand angeordnet sind. Die Liganden für das Calciumion werden von den Seitenketten-Sauerstoffatomen von Aspartat- und Glutamatresten sowie vom Carbonylsauerstoff des Proteinrückgrats und von fest gebundenem Wasser gebildet. Das Strukturprinzip findet sich bei dem eukaryontischen Ca^{2+}-Detektorprotein **Calmodulin**, ist aber auch bei dem Muskelprotein **Troponin C** und vielen anderen **calciumbindenden Proteinen** vorhanden.

MERKE
Die Sekundärstrukturelemente von Polypeptiden ordnen sich zu charakteristischen Strukturmotiven, die besondere Funktionalitäten ausbilden.

2.2.5 Tertiärstruktur

Die nächsthöhere Organisationsebene der Proteine bezeichnet man als **Tertiärstruktur**, in der sich die verschiedenen Elemente der Sekundär- und Supersekundärstrukturen relativ zueinander anordnen. Der Begriff Tertiärstruktur ist also eher formaler Art, da zu den bekannten Strukturmerkmalen keine neue Qualität hinzukommt. Es handelt sich lediglich um eine Summation des Inventars aller wesentlichen Einzelbausteine, die in einer Polypeptidkette vorkommen. Die Tertiärstruktur wird durch Cysteinbrücken und nichtkovalente Wechselwirkungen (➤ Abb. 2.13b) stabilisiert.

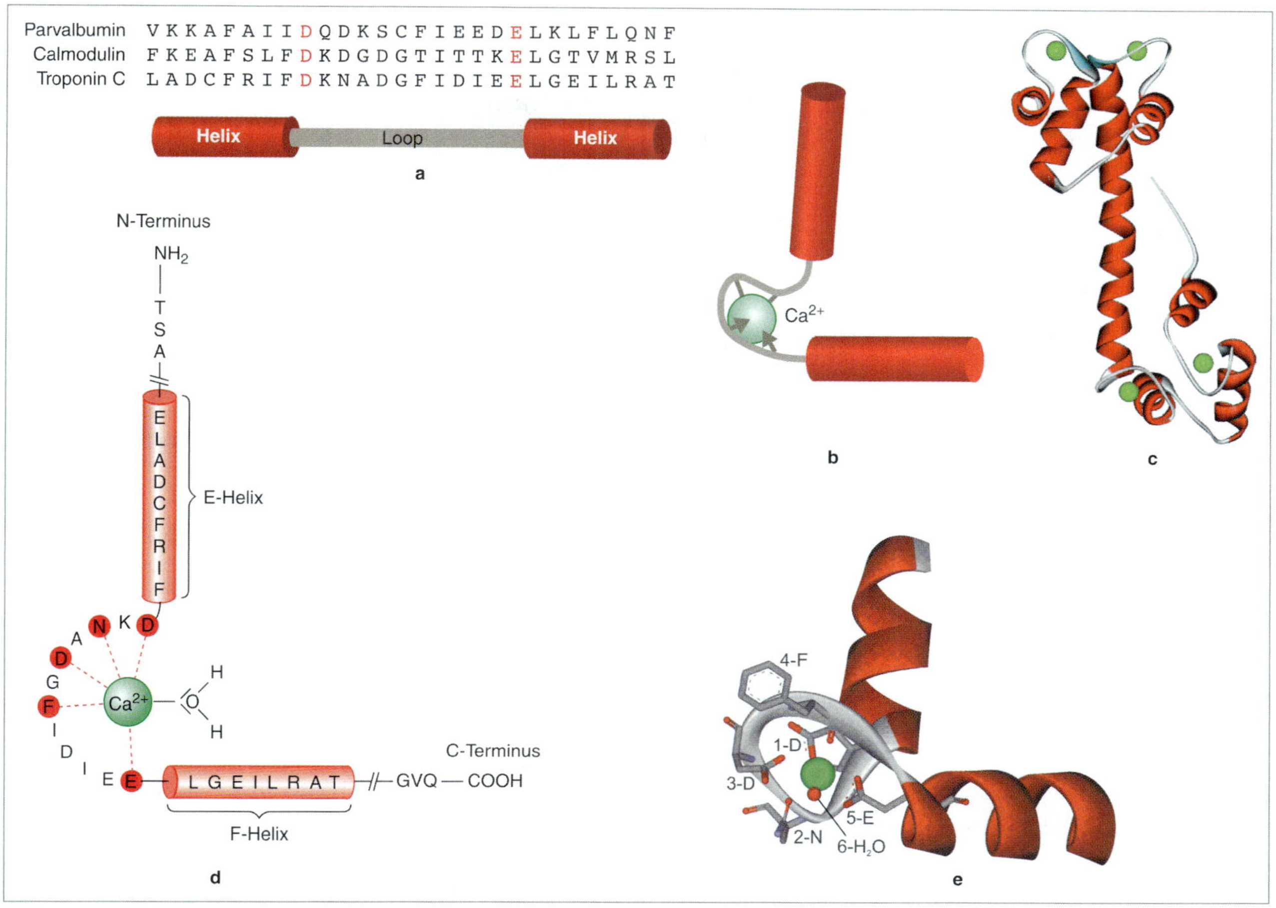

Abb. 2.24 Struktur von Calcium-bindenden (grüne Kugeln) EF-Hand-Motiven.
a) Sequenzvergleich verschiedener Proteine mit drei EF-Hand-Motiven in der Helix-Schleife-Helix-Architektur. Nur die invarianten Aminosäuren sind rot markiert.
b) Topologie des Helix-Loop-Helix-EF-Hand-Motivs.
c) Dreidimensionale Struktur von Calmodulin mit vier EF-Hand-Motiven.
d) Schema der Ligandenumgebung des Ca durch die Primärstruktur von Troponin C (Ausschnitt).
e) Strukturdarstellung der Ligandenumgebung. Die Liganden sind in ihrer Sequenzabfolge nummeriert.

Moleküldarstellungen mit dem Computer

Die graphischen Modelle bestimmter Strukturelemente in Proteinen haben wir bereits kennengelernt. Für das Verständnis der Biochemie von Proteinen ist es äußerst wichtig, eine möglichst klare Vorstellung von der dreidimensionalen Struktur der Makromoleküle zu bekommen. Mittlerweile sind die Raumstrukturen von mehr als 50 000 Proteinen geklärt (Stand: Dezember 2008). Die Raumkoordinaten ihrer Strukturen sind in der PDB (engl. protein data base) deponiert und stehen zum Download bereit. Um einen möglichst plastischen Eindruck zu bekommen, bedient man sich verschiedener, z.T. recht einfach zu bedienender Computerprogramme, die aus den in der Datenbank abgelegten Strukturkoordinaten der Biomoleküle Abbildungen der Strukturen erzeugen können. Einige dieser Graphikprogramme sind frei über das Internet erhältlich, wie z.B. Rasmol, Swiss-PDBviewer, Weblabviewer und Pymol (➤ Literatur).

Blick ins Labor

Die große praktische Bedeutung der Molekülvisualisierungsverfahren kann man sich am Beispiel der Tertiärstruktur des Insulinmoleküls verdeutlichen. In ➤ Abb. 2.25 sind verschiedene graphische Darstellungsformen gezeigt, womit man völlig unterschiedliche Aspekte des Moleküls veranschaulichen kann: Die sog. topologische Darstellung zeigt den Verlauf der Polypeptidketten und liefert einen Überblick über die Tertiärstruktur. In ihr erkennt man die durch die Helix-, Faltblatt- und Schleifenregionen der Polypeptidketten repräsentierten Sekundärstrukturelemente (➤ Abb. 2.25a). Detailliertere Informationen ergeben sich aus der Lage der Aminosäureseitenketten, die in der Strichdarstellung gezeichnet sind (➤ Abb. 2.25b). Häufig ist aber gerade dieser Gehalt an Einzelheiten nicht erwünscht, weil er massiv auf Kosten der Übersichtlichkeit geht. Einen realistischen Eindruck von der Verteilung und dem wirklichen Platzbedarf der einzelnen Atome vermittelt das Kalottenmodell, bei dem die Größe der Kugeln den Van-der-Waals-Radien der Atome entspricht

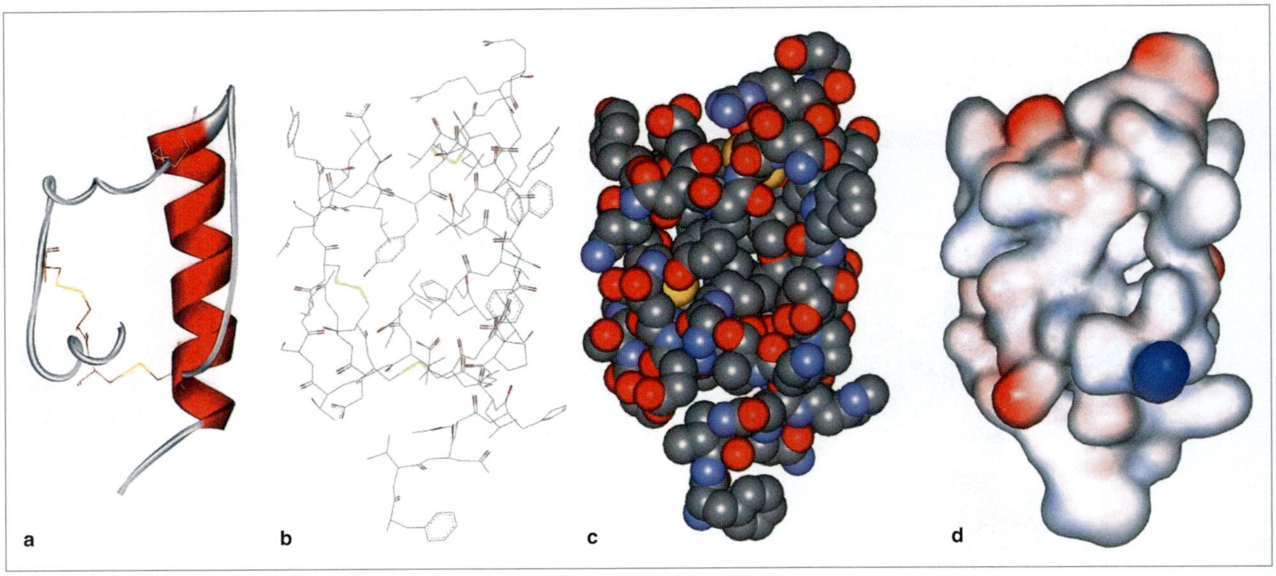

Abb. 2.25 Darstellungsverfahren von molekularen Strukturen am Beispiel von Insulin.
a) Die topologische Darstellung gibt den Verlauf der Sekundärstrukturelemente wieder. Hierbei werden die Helixanteile schematisch als Spiralen abgebildet (➤ Abb. 2.15; noch einfacher als Spiralband oder Zylinder) und die Faltblattanteile als Streifen oder Pfeilsymbole dargestellt (➤ Abb. 2.16).
b) Strichdarstellung des Insulins, bei der alle Aminosäureseitenketten mitgezeichnet sind.
c) Kalottenmodell. Die einzelnen Atome sind mit ihren Van-der-Waals-Radien repräsentiert.
d) Oberflächendarstellung des Moleküls (rot = negative, blau = positive Ladung).

(➤ Abb. 2.25c). ➤ Abb. 2.25d zeigt dagegen die Gestalt des Proteins aus der Sicht eines niedermolekularen Liganden, der mit dem Makromolekül wechselwirkt, also z.B. eine Bindung oder eine katalytische Umwandlungsreaktion eingeht. Dieses Bild lässt sich am einfachsten erstellen, indem man mithilfe von Computerprogrammen die Oberfläche des Zielproteins von einem Lösungsmittelmolekül (im biologischen System Wasser) als Oberflächensonde „ertasten" lässt. Verschiedene Farben machen die elektrostatische Ladungsverteilung auf der Proteinoberfläche sichtbar. Man nimmt hierbei an, dass die in das Lösungsmittel hineinragenden Aminosäureseitenketten dieselben pK_a-Werte haben wie isolierte Aminosäuren in freier Lösung.

Schon gewusst

Neben dem Sequenzvergleich ist auch der Vergleich ihrer 3-D-Strukturen für ein tieferes Verständnis von Proteinen äußerst hilfreich. Strukturvergleiche sind insofern nützlich, weil strukturelle Verwandtschaftsverhältnisse auch noch nachweisbar sind, wenn die Proteine praktisch keine Sequenzähnlichkeit aufweisen. Eine systematische Einteilung der Proteine aufgrund ihrer Strukturverwandtschaft, z.B. bei Vorliegen bestimmter Strukturmotive, resultiert in sog. hierarchischen Klassifikationsschemata. Es handelt sich hierbei um Datenbanken, in denen Proteine nach ihren Verwandtschaftsgraden gruppiert, beschrieben und graphisch dargestellt werden. Natürlich sind diese Datenbanken im Internet abfragbar, die bekanntesten sind CATH (Class-Architecture-Topology-Homologous superfamily), PDB (engl. Protein Data Base) und SCOP (Structural Classification Of Proteins).

MERKE

Mit Computervisualisierungsmethoden kann man Modelle der dreidimensionalen Proteinstrukturen darstellen.

Proteindomänen

Faltungseinheiten von Polypeptiden

Bei Proteinen liegen in der Primärstruktur benachbarte Gruppen auch räumlich eng beieinander. Innerhalb längerer Polypeptidketten bilden bestimmte Aminosäuresequenzabschnitte zusammengehörige Einheiten, die additiv aus Sekundärstruktur- bzw. Supersekundärstrukturelementen organisiert sind. Diese **unabhängigen Faltungseinheiten** innerhalb eines Proteins bezeichnet man auch als **Domänen**. Sie sind gegeneinander abgegrenzt und durch ihre strukturelle oder funktionelle Geschlossenheit charakterisiert. Proteine gewinnen erst ab einer Länge von 30–40 Aminosäuren einen ausreichenden Zusammenhalt, sodass die Größe von Proteindomänen im Bereich von 40–400 Resten angesiedelt ist.

Zur Verdeutlichung ist in ➤ Abb. 2.26a eine Untereinheit des Glykolyseenzyms **Pyruvat-Kinase** gezeigt. Die dargestellte Polypeptidkette enthält vier verschiedene Domänen, die strukturell klar voneinander abgegrenzt und nur durch Schleifenmotive verbunden sind: Der N-terminale Abschnitt (orange) ist für die Bildung von Kontakten zwischen verschiedenen Untereinheiten des tetrameren Komplexes nötig. Im darauf folgenden α-β-Barrel (blau) sind Substratbindungsstelle und das katalytische Zentrum lokalisiert. Eine weitere Domäne (grün), die aus zwei übereinanderliegenden β-Faltblättern besteht, ist

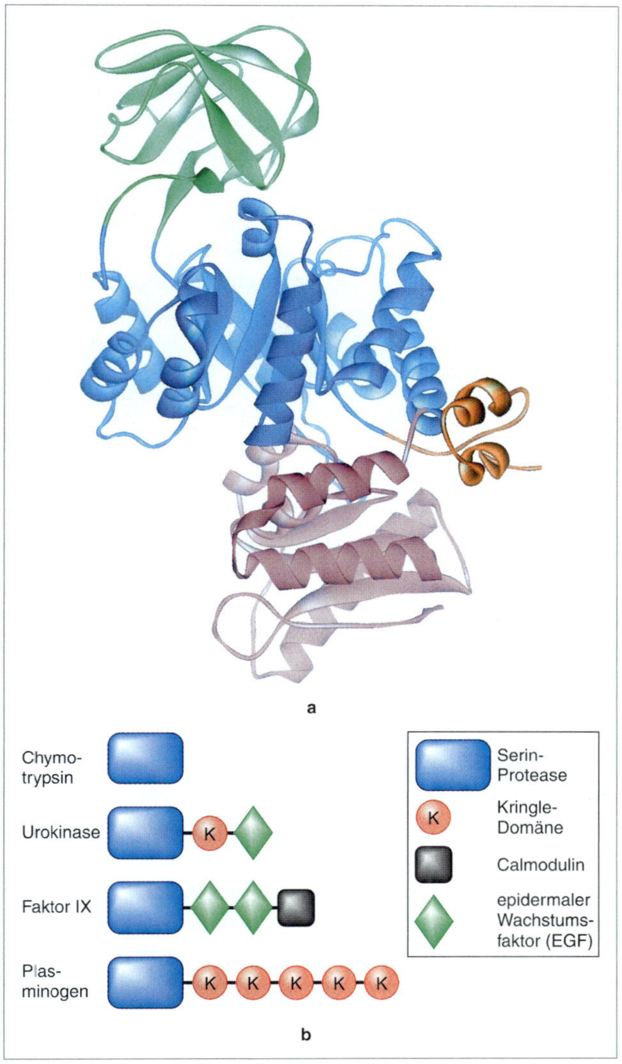

Abb. 2.26 Domänenstruktur der Pyruvat-Kinase.
a) Die verschiedenen Faltungseinheiten einer Polypeptidkette des tetrameren Proteins sind in unterschiedlichen Farben dargestellt. Einzelheiten im Text.
b) Organisation von Polypeptidketten in verschiedene Domänen, gezeigt am Beispiel von Proteasen der Blutgerinnung bzw. Fibrinolyse. Verschiedene kleine Proteinmoleküle bilden Module, die zum fertigen Protein kombiniert werden. Beim Prototyp Chymotrypsin formen zwei Domänen das aktive Enzym (insgesamt 243 Aminosäuren). Mit Chymotrypsin evolutionär verwandte Domänen sind auch bei Urokinase, Faktor IX und Plasminogen vorhanden. Weitere Module wie das dem epidermalen Wachstumsfaktor (EGF) homologe Peptid (53 Aminosäuren), die etwa 85 Aminosäuren lange „Kringle-Domäne" und die Ca^{2+}-bindende Domäne (auch ➤ Abb. 2.23e) werden linear vor die proteolytischen Module geschaltet.

gewissermaßen in eine der Schleifen des Barrels eingehängt. Am C-Terminus befindet sich eine α-β-Struktur (violett).

MERKE
Proteindomänen sind Polypeptideinheiten, die sich unabhängig von benachbarten Sequenzabschnitten in ihre Tertiärstruktur falten können.

Schon gewusst
Monofunktionelle und bifunktionelle Proteine. Verschiedene Domänen innerhalb einer singulären Polypeptidkette haben unterschiedliche Funktionen. Die Aufgabenverteilung einzelner Abschnitte geht so weit, dass selbst unterschiedliche chemische Reaktionen durch Faltungseinheiten von ein und derselben Polypeptidkette katalysiert werden können. Ein Beispiel für **bifunktionelle Enzyme** ist die **Phosphofructo-Kinase-2/Fructose-2,6-Bisphosphatase-2 (PFK2/FBPase2)**, die zwei verschiedene Enzymaktivitäten auf den Domänen desselben Polypeptids beherbergt. Beide Reaktionen dienen zur Steuerung des zellulären Spiegels von Fructose-2,6-bisphosphat, einem Regulator der gegenläufigen Stoffwechselprozesse Glykolyse und Gluconeogenese (➤ Kap. 5.2.2 und ➤ 5.2.4).

Modularer Aufbau

Besonders ausgeprägt ist der modulare Aufbau bei eukaryontischen Proteinen. In ➤ Abb. 2.26b wird dies am Beispiel einer Gruppe von **Serin-Proteasen** deutlich, die an Blutgerinnung und Fibrinolyse beteiligt sind. Ihre biologische Hauptfunktion liegt in der proteolytischen Spaltung von Peptidbindungen. Urokinase, Faktor IX und Plasminogen sind aus den zwei Domänen aufgebaut, die auch beim homologen **Chymotrypsin**, einem von der Bauchspeicheldrüse sezernierten Verdauungsenzym, für die Bildung des funktionell aktiven Makromoleküls sorgen. Weitere Module können in verschiedenen Variationen hinzukombiniert werden, was den Proteinen zusätzliche spezifische Eigenschaften verleiht. Auch wenn die genaue Funktion mancher Module unklar ist, können bestimmte Domänen für die Bindung von Ionen oder auch anderer makromolekularer Strukturen verantwortlich sein.

Bei Proteinen der teilweise komplexen biochemischen Signaltransduktionsketten (➤ Kap. 22) werden z.B. Domänen mit enzymatischer Aktivität mit **Andockmodulen** (sog. SH2- oder SH3-Domänen; SH von src homology) verknüpft, die eine Wechselwirkung von verschiedenartigen Proteinoberflächen vermitteln. So ermöglichen sie, dass bestimmte zelluläre Signale zwischen einzelnen Proteinen durch spezifische Bindung übertragen werden. Strukturproteine wie Fibronektin oder Kollagen XII haben einen noch komplexeren modularen Aufbau. Mit einer Polypeptidkette von mehr als 30.000 Aminosäuren ist der Rekordhalter **Titin**. Das in Muskelzellen vorkommende Multidomänenprotein ist in einer Abfolge von mehreren verschiedenen Modulen, hauptsächlich Immunglobulin- und Fibronektindomänen, organisiert.

MERKE
Modulare Proteine bilden funktionelle Einheiten, die identische oder unterschiedliche Domänen in verschiedenen Kombinationen enthalten.

2.2.6 Quartärstruktur

Viele Proteine bestehen aus einer einzigen Polypeptidkette, sie kommen in der Natur als **Monomere** vor. Daneben gibt es eine große Anzahl von **oligomeren Proteinen**, die Komplexe aus mehreren identischen **(Homooligomere)** oder nichtidentischen Untereinheiten **(Heterooligomere)** bilden. Die Zusammensetzung und räumliche Anordnung von multimeren Proteinen werden als Quartärstruktur bezeichnet. Der Zusammenhalt der Peptidketten beruht auf nichtkovalenten Wechselwirkungen und kovalenten Bindungen. ➤ Abb. 2.27a zeigt die hexamere Struktur von Insulin, in der es vor der Sekretion in das Blut in den Langerhans-Inseln der Bauchspeicheldrüse gespeichert wird. Das homooligomere Assoziat wird durch zwei Zinkionen stabilisiert, die Bindungen mit den Stickstoffatomen von Histidinseitenketten eingehen und die einzelnen Untereinheiten verbrücken. Die eigentliche biologische Wirkung geht vom monomeren Protein aus.

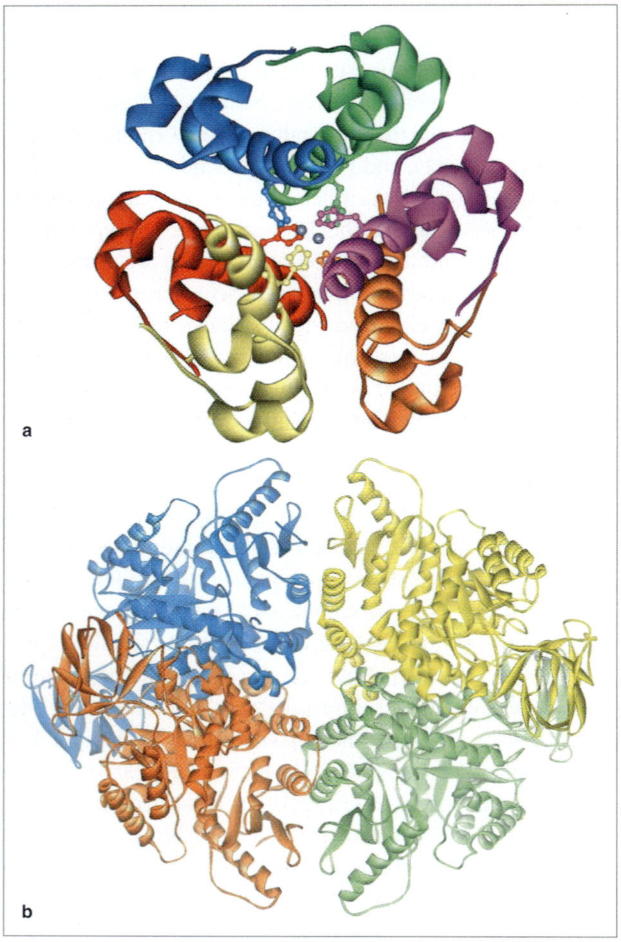

Abb. 2.27 Quartärstrukturen von Proteinen. Polypeptide können sich zu Oligomeren assoziieren.
a) Hexamere Struktur von Insulin (Monomerstruktur ➤ Abb. 2.25). Die sechs Polypeptidketten sind u.a. durch Bindung an ein binukleäres Zinkzentrum (blaue Kugeln in der Mitte) gebunden, wobei jedes Polypeptid mit einem Histidinliganden zur Koordinierung des Metalls beiträgt.
b) Tetramere Struktur von Pyruvat-Kinase (Monomerstruktur ➤ Abb. 2.26)

Homooligomere Ein anderes Beispiel für einen homooligomeren Komplex ist die Pyruvat-Kinase (➤ oben), deren tetramere Struktur in ➤ Abb. 2.27b gezeigt wird. In Komplexen mit identischen Untereinheiten stehen die einzelnen Komponenten durch **kooperative Wechselwirkungen** miteinander in Verbindung (➤ Kap. 3.5.1). Diese Proteine haben meist eine komplexere Funktionsweise als die entsprechenden Monomere, zeichnen sich durch höhere Flexibilität aus und bieten vielfältige Angriffspunkte für regulatorisch wirksame Effektormoleküle. Dies gilt natürlich in besonderem Maße für das Hämoglobinmolekül (➤ Abb. 2.10), das sich aus vier sauerstoffbindenden Untereinheiten zusammensetzt.

Heterooligomere Bei heterooligomeren Proteinen haben die einzelnen Untereinheiten verschiedenartige Eigenschaften und agieren arbeitsteilig. Dies ist z.B. bei den komplexen Funktionen der RNA-Polymerase der Fall, die bei *Escherichia coli* aus fünf verschiedenen Einheiten aufgebaut ist. Die biologische Funktion der individuellen Untereinheiten hängt von den anderen Komponenten ab. Auch viele Membranproteine sind Heterooligomere, z.B. Rezeptorproteine, Ionenkanäle oder transmembranäre Ionenpumpen. Hier haben manche Polypeptide bestimmte Aufgaben beim biosynthetischen Einbau in die Membran und bei der Bereitstellung von Cofaktoratomen oder -molekülen. Andere Untereinheiten besitzen Bindungsstellen für Substratmoleküle oder haben katalytische Aktivität.

Isoformen Von zahlreichen Proteinen gibt es mehrere Varianten, die als Isoformen bezeichnet werden. Sie können die Funktionalität des Proteins beeinflussen und spiegeln in ihrem Expressionsmuster eine ausgeprägte Gewebsspezifität wider. Sie unterscheiden sich durch den Aufbau der Polypeptidkette (Primärstruktur). Bei manchen oligomeren Proteinen kommt die Varietät der Isoformen durch Kombination verschiedener

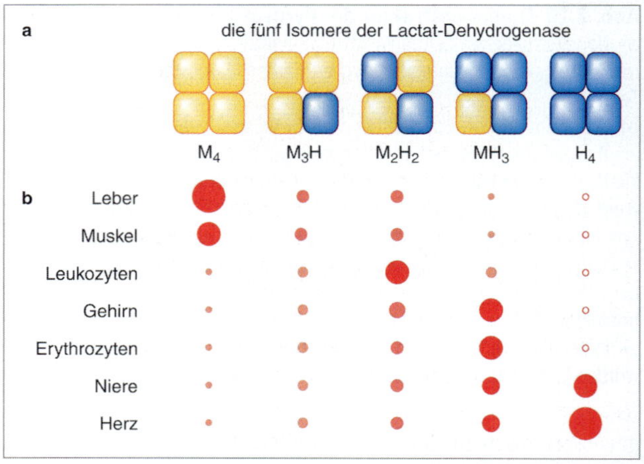

Abb. 2.28 Verteilung der isomeren Formen der Lactat-Dehydrogenase in Geweben. Die Kombinationen der Isoformen M und H ergeben fünf verschiedene tetramere Enzyme
(a), deren gewebsspezifische Verteilung dargestellt ist
(b). Die Isoenzyme unterscheiden sich anhand ihrer isoelektrischen Punkte und können mit Ionenaustauschchromatographie oder durch Elektrophorese im Stärkegel oder auf Zelluloseacetatfolien voneinander getrennt und quantifiziert werden. Dies ist durch unterschiedliche Größe und Intensität der Kreise dargestellt.

Monomere zustande. Die Lactat-Dehydrogenase **(LDH)** besteht aus vier Untereinheiten, die den Typen **H** (für Herz) und **M** (für Muskel) entsprechen. Aus den Monomeren kann sich das tetramere Enzym in fünf verschiedenen **Isoformen** zusammensetzen, die als Isoform LDH-1 (HHHH), LDH-2 (HHHM), LDH-3 (HHMM), LDH-4 (HMMM) und LDH-5 (MMMM) bezeichnet werden (➤ Abb. 2.28a). Die Isoformen haben alle unterschiedliche LDH-Aktivität. Interessanterweise kommen alle Spezies in unterschiedlichen Konzentrationen in verschiedenen Geweben vor (➤ Abb. 2.28b).

Klinik

Ein medizinisch relevantes Enzym ist die Kreatinkinase **(CK)**, die als Dimer aus den Isoformen Typ **M** (für muscle) und **B** (für brain) besteht. Die drei Isoenzyme **CK-MM**, **CK-MB** und **CK-BB** haben gleiche enzymatische Aktivität, unterscheiden sich aber durch ihre Hemmbarkeit mit Antikörpern, die gegen die M-Untereinheit gerichtet sind. Die Isoformenzusammensetzung von Enzymen ist diagnostisch wichtig, weil bei Gewebsdefekten Proteine in Körperflüssigkeiten übertreten. Ein wichtiges Beispiel ist der Myokardinfarkt, bei dem aus zugrunde gegangenen Herzmuskelzellen CK in das Blut freigesetzt werden. Hier ist die Quantifizierung der herzspezifischen Isoform CK-MB von großer Bedeutung. Der zeitliche Verlauf des Serumspiegels dieses Enzyms gibt wichtige Aufschlüsse über den Zeitpunkt des Infarkteintritts. Die Enzymaktivitäten können sogar schon gemessen werden, bevor Änderungen im Elektrokardiogramm sichtbar werden.

Multienzymkomplexe Eine noch höhere Organisationsebene besteht in der Assoziation von Proteinen mit individuell verschiedenen katalytischen Eigenschaften. Diese Zusammenlagerungen bezeichnet man als Multienzymkomplexe. Im Fall des **Fettsäure-Synthase-Komplexes** sind z.B. die Enzymaktivitäten von sieben verschiedenen Einzelreaktionen der Fettsäurebiosynthese räumlich zusammengefasst. Der besondere Vorteil der damit verbundenen „fließbandartigen" Anordnung besteht darin, die Gesamtreaktion mit hoher Effizienz zu koordinieren. Ein weiteres Beispiel für diese Arbeitsweise stellt der **Pyruvat-Dehydrogenase-Multienzym-Komplex** dar (Molekülmasse 5,3 MDa), der mit 30 nm Durchmesser noch größer als ein Ribosom ist. Auf ihm sind drei verschiedene Einzelaktivitäten vereinigt, die über Teilschritte zur Bildung des zentralen Metaboliten **Acetyl-CoA** führen.

Neben den rein aus Proteinen bestehenden Komplexen, die als Enzyme des Stoffwechsels vorkommen, gibt es hochorganisierte Zusammenlagerungen von Proteinen mit anderen Biomolekülen, die u.a. auch katalytische Aktivität aufweisen. Hierzu zählen beispielsweise der **Transkriptionsinitiationskomplex** (verschiedene Proteine assoziiert mit Template-DNA) zur Herstellung von mRNA oder das **Ribosom** (verschiedene Proteine assoziiert mit RNA-Molekülen) als Instrument der Proteinbiosynthese.

MERKE

Kombinationen mehrerer Untereinheiten oder verschiedener Proteine ermöglichen die funktionelle Bewältigung komplexer katalytischer Aktivitäten.

2

2.3 Posttranslationale Zustandsänderungen

2.3.1 Proteinmodifikationen

Proteine bestehen prinzipiell aus den 20 Aminosäuren, die im genetischen Code festgelegt sind. Zusätzlich tragen sie durch die Primärsequenz festgelegte Signale, in denen die Botschaft für eine chemische Modifikation bestimmter Gruppen verschlüsselt ist. Modifikationen können zu unterschiedlichen Zeitpunkten – während oder nach der Biosynthese – in das Protein eingefügt werden.

Translationale Modifikationen

Bestimmte Aminosäuren werden **zu Beginn der Translation,** nach Bindung an die **Transfer-RNA,** modifiziert. Hierzu gehört die Aminosäure **N-Formylmethionin** (➤ Abb. 2.29b), die bei der Translation prokaryontischer Proteine am N-Terminus eingebaut wird (➤ unten). Ein weitere Aminosäurevariante ist das **Selenocystein** (➤ Abb. 2.29a), das auch als 21. proteinogene Aminosäure angesehen werden kann. Es wird über einen besonderen Mechanismus eingebaut (➤ Kap. 13).

Posttranslationale Modifikationen

Nach Verknüpfung der Aminosäuren am Ribosom benötigen manche Proteine zusätzliche Veränderungen, um ihre zelluläre Funktion erfüllen zu können. Diese basieren auf chemischen Modifikationen der proteinogenen Aminosäuren an bestimmten funktionellen Gruppen. Man spricht von posttranslationalen Modifikationen, weil die chemischen Veränderungen enzymatisch erst nach Einbau der Aminosäure in die Proteinkette vorgenommen werden. Im Folgenden werden nur die häufigsten Varianten exemplarisch vorgestellt.

Aminosäuremodifikationen

Die Formylgruppe des bei Bakterien am N-Terminus eingebauten **N-Formylmethionins** (➤ Abb. 2.29b) wird mithilfe einer Deformylase wieder entfernt, wenn die nachfolgende Aminosäure eine lange Seitenkette trägt. Bei ungefähr 50% aller Eukaryonten- und Prokaryontenproteine wird das **Initiatormethionin,** meist ein N-terminales Methionin, durch eine ribosomenassoziierte Methionin-Aminopeptidase von der Polypeptidkette abgespalten. Es handelt sich um das Beispiel einer proteolytischen Modifikation. In anderen Fällen wird die Abspaltung kleiner

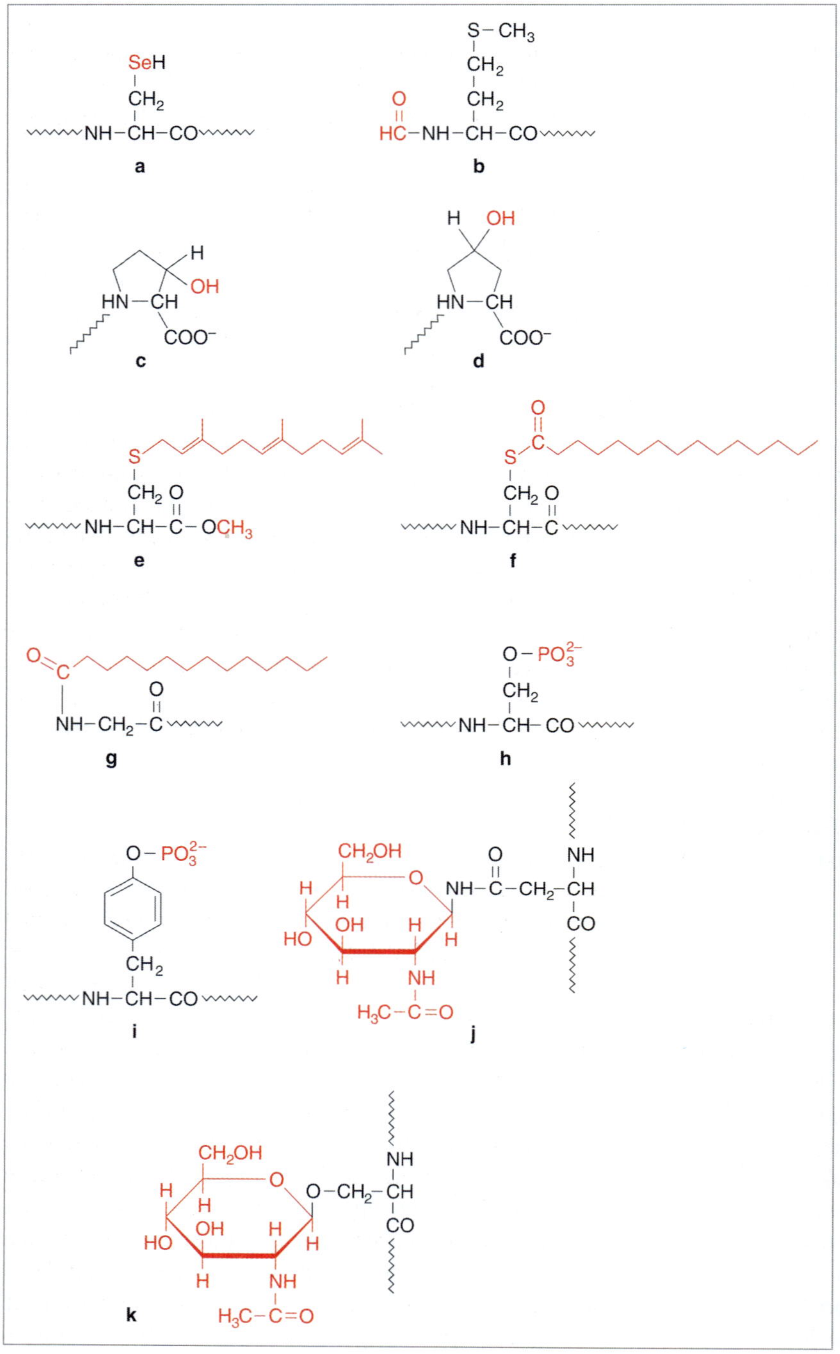

Abb. 2.29 Kovalente Modifikationen von Proteinen. Die Aminosäuren im Proteingerüst sind schwarz, die spezifischen Substituenten rot gezeichnet. Selenocystein **(a)**, N-Formylmethionin **(b)**, 3-Hydroxyprolin **(c)**, 4-Hydroxyprolin **(d)**, S-Farnesylcysteinmethylester **(e)**, S-Palmitoylcystein **(f)**, N-Myristoylglycin **(g)**, Phosphoserin **(h)**, Phosphotyrosin **(i)**, N-Acetylglucosaminylasparagin (N-gekoppelter Zucker) **(j)**, N-Acetylglucosaminylserin (O-gekoppelter Zucker) **(k)**.

Peptide vom N-Terminus des Proteins genutzt, um die Enzymaktivität des Zielproteins zu kontrollieren (➤ Kap. 3.5.2).

Kollagen enthält dauerhaft modifizierte Aminosäuren, hauptsächlich **3-** oder **4-Hydroxyprolin** (➤ Abb. 2.29c, d), in geringerem Umfang auch **Hydroxylysin**, die durch Umwandlung von Prolin- und Lysinresten durch Prolyl- bzw. Lysylhydroxylasen gebildet werden. Diese lebenswichtigen Enzyme sind Metallproteine und benötigen Vitamin C als Cofaktor. Dessen Mangel löst die Krankheit **Skorbut** aus, da neu synthetisiertes Kollagen nicht weiter modifiziert und damit nicht mehr ausreichend stabilisiert wird. Eine weitere die Aktivität der Proteine regulierende Aminosäureabänderung ist die Vitamin-K-vermittelte γ-Carboxylierung von Glutaminsäureresten bei Wachstumsfaktoren und Proteinen des Blutgerinnungssystems.

Lipidanker

Einige Proteine werden mit **Lipiden** verknüpft (➤ Abb. 2.29e–g). Häufig wird hierdurch die Bindung von ursprünglich löslichen Proteinen an Membranen vermittelt. Vor allem ist die Anheftung im N-terminalen Bereich der Proteine von **Palmitoyl**- (S-Acylierung von Cystein) oder **Myristoylgruppen** (N-Acylierung am N-terminalen Glycin) zu erwähnen. Komplexere Lipide wie die sog. **Glykosylphosphatidylinositol-(GPI-)An-**

ker gehören in diese Gruppe, wodurch z.B. das Prionprotein PrP modifiziert wird. Die Lipidanhaftung ist für die Assoziierung des Proteins mit der Zytoplasmamembran verantwortlich, wobei die Art der Modifikation über die Orientierung der hydrophilen Domäne entscheidet. Besonders wichtig ist die Lipidmodifikation für Proteine der Signaltransduktion. Die Farnesyl-Transferase erkennt die am C-Terminus gelegene CAAX-Box und überträgt einen **Farnesylrest** (= Prenylrest) auf die SH-Gruppe von C-Cystein-Resten, wie beispielsweise bei Proteinen der Ras-Superfamilie (➤ Abb. 2.12).

Schon gewusst

Die Komplexität posttranslationaler Lipidmodifikationen sei am Beispiel des Signaltransduktionsproteins Ras beschrieben: Durch eine Farnesyl-Transferase wird zuerst der **Farnesylrest** mit seinen 15 Kohlenstoffatomen auf einen Cysteinrest übertragen. Letzterer stellt bei Ras die viertletzte Aminosäure des C-terminalen Endes dar (➤ Abb. 2.12b). Als Donor dient **Farnesyldiphosphat**. Danach werden die drei C-terminalen Aminosäuren **proteolytisch** abgespalten, und eine Carboxymethyl-Transferase überträgt einen **Methylrest** auf die COOH-Gruppe (➤ Abb. 2.29e), wobei als Substrat **S-Adenosylmethionin** verwendet wird. Beim sogenannten H-Ras wird in einer weiteren Reaktion **Palmitinsäure** auf zwei weitere, C-terminal gelegene Cysteinreste übertragen. Erst mit dieser letzten Modifikation kann Ras fest in der äußeren Membran verankert werden und seine intrazelluläre Signalfunktion übernehmen.

Acetylierungen

Durch besondere Transferasen wird der N-Terminus mancher Proteine **acetyliert**, insbesondere wenn die erste Aminosäure Glycin, Alanin, Serin oder Threonin ist. Der Grund hierfür ist unklar, wahrscheinlich spielt die Acetylierung eine Rolle als Signal für den Proteinabbau. Acetylierungen im Inneren von Proteinen treten u.a. bei **Histonen** auf, den im Chromatin vorkommenden DNA-Bindungsproteinen. Die reversible **Acetylierung von Lysinresten** am N-terminalen Ende der Histone wird durch Histon-Acetyl-Transferasen bzw. Histon-Deacetylasen katalysiert. Sie steht offensichtlich im Zusammenhang mit der Genexpressionskontrolle.

Phosphorylierungen

Sie stellen in der Biochemie eine wichtige Aminosäuremodifikaton dar: Durch Übertragung des energiereichen Phosphatrests von ATP auf die OH-Gruppen von **Serin** (➤ Abb. 2.29h), **Threonin** oder **Tyrosin** (➤ Abb. 2.29i) unter Bildung der entsprechenden **Phosphatester** werden die Ladungszustände der Aminosäuren drastisch verändert. Durch Bindung von Phosphat können die Proteine wie molekulare Schalter funktionieren, da sich durch das Anhängen der relativ großen, stark negativ geladenen Phosphatgruppe die Struktur und die chemischen Eigenschaften des Proteins erheblich verändern. So kann die phosphorylierte Form eine andere Funktion als die dephosphorylierte ausüben. Die **Tyrosinphosphorylierung** ist besonders in der intrazellulären **Signaltransduktion** wichtig. Die besondere Bedeutung der reversiblen Bildung von **Phosphoserin** liegt in der Regulation von **interkonvertierbaren Enzymen**, die an den Schaltstellen des Intermediärstoffwechsels sitzen. Diese Regulationsprozesse sind enzymatisch gesteuert: Für die Phosphatübertragung aus ATP sind Kinasen verantwortlich, und die proteingebundenen Phosphatgruppen werden durch Protein-Phosphatasen abgespalten.

Klinik

Tyrosinreste können auch **sulfatiert** werden. Hierbei wird das aktivierte Sulfat aus Phosphoadenosin-5'-Phosphosulfat (PAPS) durch das im trans-Golgi-Apparat lokalisierte integrale Membranprotein Tyrosylproteinsulfo-Transferase übertragen. Diese Vorgänge spielen eine Rolle bei **Protein-Protein-Wechselwirkungen** beim intrazytoplasmatischen Transport oder bei **Sekretionsprozessen**. Es ist möglich, dass die Sulfatierung des Chemokincorezeptors CCR5 die Infektion einer Zelle durch das humane Immunschwächevirus **(HIV)** erleichtert.

Kohlenhydratmodifikationen

Kohlenhydrate werden in verschiedensten Varianten an Proteine gekoppelt. Generell werden extrazelluläre Proteine im **endoplasmatischen Retikulum (ER)** und **Golgi-Apparat** durch Verknüpfung mit **Oligosacchariden** modifiziert. Diese Proteine werden entweder sezerniert, in der Membran verankert, oder sie sind für den Transport innerhalb von membranumschlossenen Organellen bestimmt. Zur Vereinfachung sind in ➤ Abb. 2.29j und k nur Bindungen mit einem monomeren Kohlenhydratsubstituenten gezeigt. Es handelt sich hierbei um sog. **glykosidische Bindungen**, die durch Wasserabspaltung entstehen, wenn sich die reaktive Gruppe des Zuckers entweder mit der OH-Gruppe von Serin bzw. Threonin oder mit der Aminogruppe von Asparagin verbindet. Nach Art der modifizierten Aminosäuregruppe unterscheidet man **N- und O-gekoppelte Zuckerreste**. Bei der *N*-gekoppelten Modifikation ist der Zucker durch eine β-*N*-glykosidische Bindung an einen **Asn-Rest** gebunden, der Teil der **Erkennungssequenz Asn–X–Ser/Thr** ist, wobei X eine beliebige Aminosäure darstellt. Im Fall der *O*-Kopplung liegt entsprechend eine β-*O*-glykosidische Bindung an die OH-Gruppe von Serin oder Threonin vor. Allerdings lassen sich hier die Signale, die die Zuckeranheftung steuern, nicht unmittelbar aus der Aminosäuresequenz des Proteins ablesen.

Glykosyltransferasen spielen auch eine Rolle bei der Biosynthese komplexer Glykoproteine, bei der verschiedene Kohlenhydrate untereinander verknüpft und ans Protein gehängt werden. Weit verbreitet sind Glykoproteine, in denen Sialinsäure beteiligt ist, eine *N*- oder *O*-substituierte Neuraminsäure.

Klinik

Transferrin ist ein Glykoprotein, das für den Eisentransport zuständig ist. Bei chronischem Alkoholkonsum wird die für die Übertragung von Sialinsäureresten verantwortliche Glykosyltransferase gehemmt, sodass im Vergleich zur Hauptkomponente Tetrasialo-Transferrin nur noch **CDT (carbodefizientes Transferrin)** gebildet wird, bestehend aus Disialo-, Monosialo- und Asialo-Transferrin. CDT kann durch einen Immunoassay oder durch HPLC quantifiziert werden. Sein Anteil im Blut beträgt im Normalfall weniger als 3% des Gesamttransferrins. Männer mit einem täglichen Alkoholkonsum von mehr als 60 g über drei Wochen hinweg erreichen einen CDT-Anteil von bis zu 18%. Die Halbwertszeit für die CDT-Erhöhung liegt bei zwei Wochen, sodass der Wert nach plötzlicher Abstinenz nicht sofort absinkt.

Die zellbiologischen Funktionen der Glykosylierung sind – wie die Struktur der oligomeren Kohlenhydrate selbst – komplex. Hervorzuheben ist ihre Rolle bei der **Adressierung** von neu synthetisierten Proteinen zu ihren subzellulären Kompartimenten. Besonders erwähnenswert ist die Abänderung der Oberflächenform von Proteinen durch die Zuckermodifikation, die für die Ausbildung von spezifischen Protein-Protein-Kontakten essenziell ist. Die Oligosaccharidkomponenten tragen erheblich zur Antigenität von Proteinen bei. Deutlich wird dies bei den **AB0-Blutgruppen-Antigenen**, bei denen *O*-gekoppelte Glykoproteine auf Zelloberflächen sitzen und Erkennungsstellen für Antikörper bilden.

Blick ins Labor

Neben den enzymatisch katalysierten Proteinmodifikationen gibt es auch solche, die durch spontane Reaktion mit Reaktanden entstehen, z.B. die Bindung von Glucose an Hämoglobin A (HbA = $\alpha_2\beta_2$). Die Anlagerung erfolgt über eine Zweistufenreaktion, bei der die Glucose zuerst mit der NH_2-Gruppe des N-terminalen Valins der β-Kette ein Aldimin ausbildet, das nachfolgend in ein Ketoamin umgelagert wird („Amadori-Umlagerung"). Das Produkt, HbA_{1c}, lässt sich durch IEF, durch Kationenaustauscherchromatographie oder mittels Immunoassay bestimmen. Der relative Anteil des „glykierten" Hämoglobins ist ein Maß für die im Zeitdurchschnitt im Blut vorliegende Glucosekonzentration. Der HbA_{1c}-Wert ist quasi als Blutzuckergedächtnis anzusehen, das die mittlere Glucosekonzentration der vergangenen vier bis sechs Wochen wiedergibt, weil das unmodifizierte Hämoglobin aufgrund der Erythrozytenlebensdauer ständig regeneriert wird. Insofern ist die Messung von HbA_{1c} ein wertvoller Parameter für die Beurteilung der Blutzuckerlage bei der Langzeitbeobachtung von Patienten mit Diabetes mellitus.

Klinik

Eine wichtige Folge der nichtenzymatischen Glykierung ist die Vernetzung von Kollagenmolekülen in den subendothelialen Schichten von Blutgefäßen bei chronischer Hyperglykämie. Die hierdurch erheblich verminderte Elastizität der Gefäßwände ist eine der maßgeblichen Ursachen von diabetischen Mikro- und Makroangiopathien.

MERKE

Durch kovalente Modifikationen an proteingebundenen Aminosäuren werden zusätzliche Funktionalitäten der Proteine erzeugt. Hierdurch erweitert sich die Proteinvielfalt erheblich über das im Genom vorhandene Potenzial hinaus.

2.3.2 Faltung von Proteinen

Die Aminosäuresequenz allein gibt noch keine Auskunft, ob das Protein eine vorhersagbare Raumstruktur einnimmt oder welche Funktion es ausübt. Erst wenn Proteine ihre endgültige individuelle Gestalt eingenommen haben, können sie ihre biologischen Funktionen ausüben, z.B. als Enzym oder Antikörper. Der Prozess, der zur typischen Struktur eines Proteins führt, heißt **Faltung**. Nicht jede willkürliche Sequenz von Aminosäuren faltet sich zu einer definierten Struktur. Künstlich hergestellte Peptide bleiben oft ungefaltet; hier wird das evolutionäre Prinzip der Selektion deutlich. Die in der Natur vorkommenden Proteine sind hinsichtlich ihrer Faltung optimiert: Aus der statistisch nahezu unvorstellbar großen Anzahl von möglichen Aminosäurekombinationen sind nur solche Sequenzen ausgewählt worden, die tatsächlich eine biologisch sinnvolle Faltung einnehmen.

Blick ins Labor

In vitro lassen sich Proteine am besten ausgehend vom vollständig denaturierten Zustand studieren. Völlige **Entfaltung** erreicht man durch Behandlung mit Denaturierungsmitteln wie 8 mol · L^{-1} Harnstoff oder 6 mol · L^{-1} Guanidiniumhydrochlorid. Damit kann man Polypeptide in eine **Zufallsknäuelstruktur** überführen und sie dabei trotzdem in Lösung halten. Wird das denaturierende Agens unter oxidierenden Bedingungen durch Verdünnung oder Dialyse abgetrennt, bildet sich die native Struktur zurück. Mit diesen Rückfaltungsexperimenten konnte demonstriert werden, dass allein die Aminosäuresequenz die dreidimensionale Struktur von Proteinen festlegt.

Energetische Aspekte der Faltung

Schon gewusst

Stellt man sich vor, dass ein Modellprotein aus nur 100 Aminosäuren besteht und jeder Rest nur zwei verschiedene Positionen einnehmen kann, so gibt es für die Polypeptidkette 2^{100} bzw. 10^{30} verschiedene Konformationen (der wirkliche Wert wird noch viel höher liegen!). Bei einer Verweildauer von nur 1 ps (1 Pikosekunde = 10^{-12} s) pro Konformationszustand bräuchte das Protein $10^{30} \cdot 10^{-12}$ s (10^{18} s = 32 Mrd. Jahre), wenn es alle zur Verfügung stehenden Möglichkeiten austesten würde. Ein solcher Zeitraum übersteigt sogar das Alter des Universums. Diese Rechnung spiegelt das sog. **Levinthal-Paradox** wider, benannt nach dem amerikanischen Biologen Cyrus Levinthal. Es beinhaltet, dass die Natur offenbar wesentlich schnellere Wege der Proteinfaltung gefunden hat.

Beim Faltungsprozess kann das Protein ein oder mehrere mehr oder weniger stabile Zwischenzustände (Intermediate) einnehmen. Praktisch kann man sich ein Faltungsintermediat **(molten globule)** als kondensierte Vorläuferform vorstellen, in der die Sekundärstrukturelemente bereits gebildet sind, noch nicht aber die Tertiärstruktur des fertigen Proteins. Dieser Vorgang der Proteinfaltung in zwei Stufen ist summarisch in ➤ Abb. 2.30a zusammengefasst. Die Sekundärstrukturelemente bilden sich nach relativ kurzer Zeit, die Faltung einer α-Helix benötigt 0,1–10 µs. Die Triebkraft für die Bildung eines solchen Zwischenprodukts beruht auf der Zusammenlagerung hydrophober Oberflächenanteile, um das polare Lösungsmittel Wasser abzuschirmen. Im weiteren Verlauf bildet sich die endgültige Tertiärstruktur aus, die wesentlich kompakter als das Molten globule ist. Als generelle Regel gilt, dass auch im gefalteten Endzustand die hydrophoben Anteile in das Innere des Proteins gerichtet sind, während polare Seitenketten eher auf der Oberfläche liegen, auf der sie mit dem Wasser besseren Kontakt aufnehmen können. Ausnahme sind integrale Membranproteine (➤ unten).

Am sog. Trichtermodell (➤ Abb. 2.30b–e) kann man sich den Energieverlauf der Proteinfaltung veranschaulichen. Das Protein muss dabei so lange über eine Energiefläche möglicher Zustände wandern, bis sich eine stabile Konformation einstellt. Die Proteine sind bestrebt, einen möglichst energiearmen Endzustand zu erreichen (Minimum → rote, nach unten zeigende Spitzen). Daher stammt die Triebkraft für den Faltungsprozess. Basierend auf diesem Grundmodell, sind verschiedene Szenarien möglich. Die Situation in ➤ Abb. 2.30b illustriert das Levinthal-Paradox und ist in der Realität die unwahrscheinlichste Variante: Das Protein irrt lange auf einem Niveau mit nahezu unendlich vielen energetisch gleichwertigen Konformationen umher, bis es zum stabilen Endzustand gelangt. In ➤ Abb. 2.30c gibt es viele Wege, die zum Endzustand führen. Allerdings existiert eine Faltungsrinne, die stark begünstigt zum Energieminimum führt. Auch hier müsste das Protein lange nach einem Startpunkt suchen, von dem es über einen singulären Weg zum Ziel kommt. Viel realistischer ist die Annahme, dass ein Protein von vielen verschiedenen Startpunkten durch schrittweise Energieabsenkung direkt zum Minimum gelangt (➤ Abb. 2.30d). Auf diesen Wegen erreicht das Protein relativ schnell Zwischenzustände (➤ Abb. 2.30e), von denen es erst nach Überwindung oder Umschiffung von Energiebarrieren in die stabile Konformation übergeht.

MERKE

Die Ausbildung der energetisch günstigsten Proteinkonformation (Proteinfaltung) erfolgt durch Bildung von Faltungsintermediaten mit schrittweise absinkendem Energiegehalt.

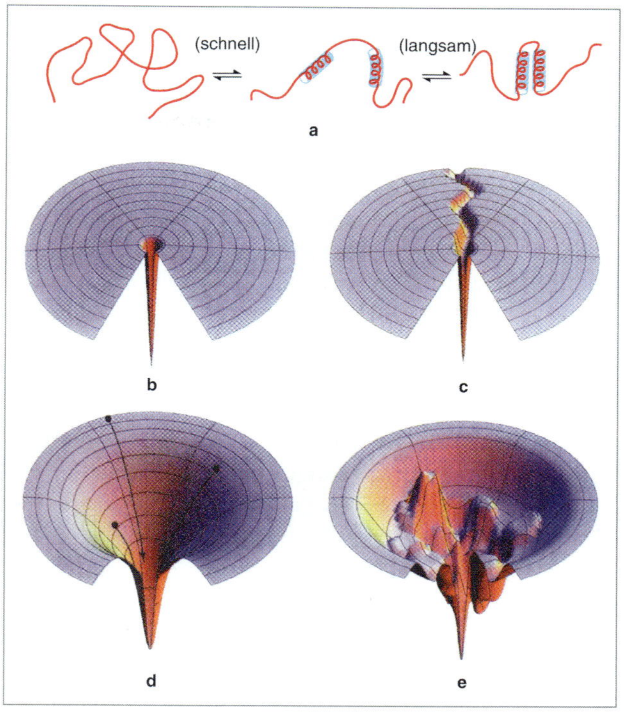

Abb. 2.30 a) Faltungsintermediat (molten globule). Bei der Proteinfaltung bilden sich zuerst die Sekundärstrukturelemente der Polypeptidkette aus. Diese orientieren sich zunächst in einer relativ lockeren, wenig kondensierten Form, in der hydrophobe Oberflächen aneinandergelagert sind. Danach orientieren sich die Sekundärstrukturelemente in die stabile Tertiärstruktur um.

b–e) Energieflächenprofile bei der Faltung von Proteinen, dargestellt als „Trichterdiagramm". Die Abbildung stellt die Energiezustände in verschiedensten Stadien auf dem Weg zum fertig gefalteten Protein dar (die Energie des Systems wird auf der senkrecht zur Kreisebene stehenden Achse angezeigt). Der Kreisradius ist ein Maß für die Kompaktheit des gefalteten Proteins. Je weiter der Faltungsprozess voranschreitet, je kleiner also der Radius wird, desto mehr verringert sich die Anzahl der verschiedenen Einstellmöglichkeiten: Der Kreisumfang wird immer kleiner. Mit fortschreitender Gestaltung des fertigen Proteins wird der „Konformationsraum" immer stärker eingeschränkt, bis im Endzustand nur noch eine mögliche Proteinkonformation übrig bleibt.

b) Flaches Profil. Proteine müssen lange suchen, bis sie in den Trichter hineinfallen.

c) Flaches Profil mit Rinne für bevorzugten Faltungsweg.

d) Steiles Profil. Proteine fallen aus allen möglichen Konformationszuständen ohne Umwege in den Trichter.

e) Steiles, aber unebenes Profil. Bevor die Proteine in den Trichter hinabfallen, müssen sie energetische „Hindernisse" überwinden.

Faltungshelferproteine

Zytoplasmatische Proteine werden an **Polyribosomen** hergestellt. Proteintranslation und -faltung sind aufeinander abgestimmt: Die Faltung ist vermutlich ein **cotranslationaler** bzw. **cotranslokationaler Vorgang**, der mit dem Austritt der Polypeptidkette aus dem Ribosom zu korrelieren scheint. Prokaryonten synthetisieren Proteine bis zu zehnmal schneller als Eukaryonten, und dementsprechend falten sich auch ihre Proteine schneller. In der Zelle wird die Faltung von Proteinen durch verschiedene Enzyme unterstützt.

2

Faltungsisomerasen Die **Peptidyl-Prolyl-cis-trans-Isomerase** ist für die Umwandlung von cis-trans-Peptidbindungen verantwortlich (➤ Kap. 2.1.3). Für die korrekte Ausbildung von Disulfidbrücken in den extrazytoplasmatischen oder für die Sekretion bestimmten Polypeptiden sorgt das Enzym **Protein-Disulfid-Isomerase**, indem es die Kombinationen von S–S-Bindungen von Cysteinresten „durchprobiert", bis sich optimale Paarungen gebildet haben, bei denen ein Energieminimum erreicht ist. Dieser Vorgang spielt sich v.a. im endoplasmatischen Retikulum ab (➤ Kap. 17).

Chaperone Prominenteste Faltungshelfer sind die sog. Chaperone (engl. chaperon[e] = Aufsichtsperson, Anstandsdame). In diese Klasse von Proteinen gehören auch die **Hitzeschockproteine (Hsp)**, die ihre Bezeichnung wegen ihres drastisch vermehrten Auftretens nach kurzfristiger Temperaturerhöhung bekommen haben. Sie bilden Komplexe mit (z.B. thermisch) entfalteten Proteinen. Durch den Hitzeschock verlieren manche Proteine ihre native Raumstruktur, weil u.a. die Tertiärstruktur stabilisierende Wechselwirkungen gelöst werden. Man spricht auch von Hitzedenaturierung. Denaturierte Proteine müssen in der Zelle schnell abgefangen werden, da sie im entfalteten Zustand ihre hydrophoben Oberflächen nach außen stülpen und so aggregieren würden. Hitzeschockproteine reparieren die denaturierten Proteine, indem sie die Rückfaltung unterstützen.

Es gibt nur wenige verschiedenartige Chaperone, die für bestimmte Zellkompartimente typisch sind. Ein Faltungshelfer ist dabei für eine Vielzahl unterschiedlicher Proteine verantwortlich. Allein daher ist es unmöglich, dass die Faltungshelfer für jedes Protein individuelle Faltungswege katalysieren, denn dann müsste jedes Protein seinen eigenen Faltungshelfer haben. Hier stößt man auf ein Prioritätsproblem, denn Faltungshelferproteine selbst müssen auch gefaltet werden.

Katalytisch funktionieren Chaperone wahrscheinlich, indem sie einen „Käfig" um Proteine bauen, in dem sich die Faltung abspielen kann. Sie halten das zu faltende Protein (Substratprotein) in Position und erleichtern die Ausbildung von Wechselwirkungen, die es dem Substratprotein ermöglichen, aus evtl. energetisch metastabilen „Faltungsnebenminima" herauszukommen und in den Zustand der niedrigsten Energie zu gelangen (in ➤ Abb. 2.30 die tiefste Stelle im Faltungstrichter). Durch Einengen des „Konformationsraums" kommt es so zu einer drastischen Geschwindigkeitserhöhung der katalysierten Faltungsreaktion.

MERKE

Faltungshelferproteine erleichtern die Faltung eines neu synthetisierten oder denaturierten Proteins und vermindern die zelluläre Konzentration von unvollständig gefalteten, falsch gefalteten oder ungefalteten Proteinen.

Proteinfehlfaltungskrankheiten

Krankhafte Proteinaggregationen in vivo

Die Proteinbiosynthesemaschinerie ist ein hocheffektiver Apparat, der entsprechend den zellspezifischen Anforderungen funktionsfähige Produkte herstellt. Durch Herstellungsfehler können falsche Faltungen entstehen. Die defekten Proteine werden normalerweise von der Zelle erkannt, aussortiert und abgebaut. Es gibt allerdings Zustände, bei denen sich inkorrekt gefaltete Proteine in der Zelle anhäufen, was zu krankhaften Funktionsausfällen führen kann. Die Fehlfaltung führt dann zur vermehrten Ausbildung von β-Strang-Anteilen, die sich zu Faltblättern formieren und aufgrund der Stabilisierung durch Wasserstoffbrückenbindungen zu komplexen Protomeren polymerisieren können. Diese ausgedehnten, länglichen Aggregate bezeichnet man als Amyloidfibrillen. Im Rahmen der Alzheimer-Krankheit kommen Ablagerungen des Amyloid-β-Proteins im Gehirn vor. Beim Morbus Parkinson finden sich in der Substantia nigra vorwiegend aus dem Protein α-Synuclein gebildete Aggregate, die sog. **Lewy-Körper**.

Viele Proteine können unter nichtphysiologischen Bedingungen, z.B. bei extrem niedrigem pH-Wert, zur Umfaltung und zur Ausbildung von Amyloidfibrillen gezwungen werden. Natürliche Proteine scheinen demnach bereits das Potenzial zur Ausbildung verschiedener stabiler Konformationen zu besitzen. Unter normalen Bedingungen ist die natürliche Konformation am wahrscheinlichsten; dies erklärt, warum das Auftreten von Proteinfehlfaltungskrankheiten äußerst selten ist. Bei genetisch bedingten Krankheiten können mutationsbedingt veränderte Proteine entstehen, bei denen die natürliche Konformation erheblich destabilisiert ist und daher die Fehlfaltung begünstigt wird.

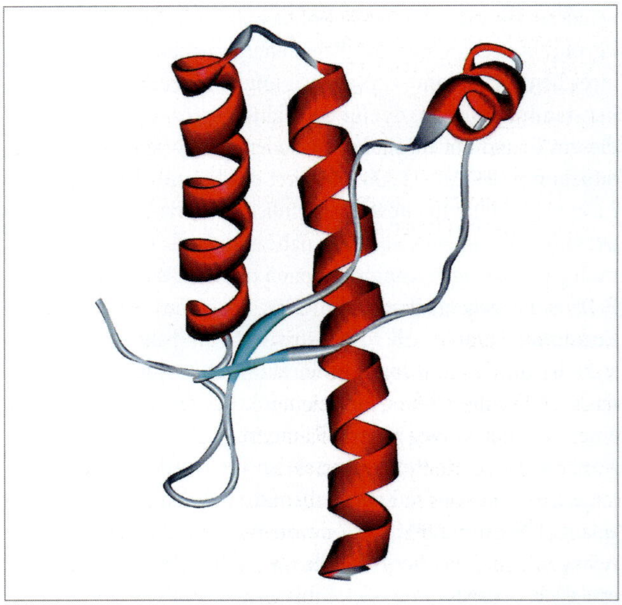

Abb. 2.31 Dreidimensionale Struktur des Prionproteins PrP^C beim Rind. Man sieht das C-terminale Fragment, gezeigt sind nur die Aminosäuren 124–227. Das N-terminale Peptid bildet keine geordnete Struktur. PrP^C hat überwiegend α-helikale Sekundärstruktur. Bei der umgefalteten pathogenen Form PrP^{Sc} stellt man sich vor, dass der C-terminale Abschnitt im Gegensatz zur zellulären Form PrP^C nur noch 30% α-Helix-, aber 45% β-Faltblatt-Anteil besitzt.

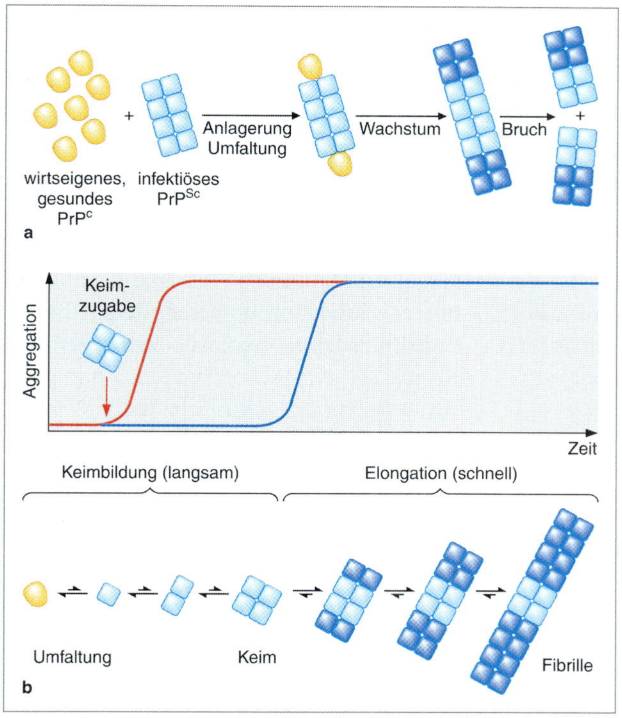

Abb. 2.32 Fehlfaltungsmechanismen bei Proteinen.
a) Mechanismus der Prionenreplikation. Die spontane Umwandlung von PrP^C (gelb) in PrP^{Sc} ist unter normalen Umständen ein seltener Prozess, da eine hohe Energiebarriere für die Umfaltung besteht. Durch Kontakt mit einem bereits präformierten infektiösen Prionenpartikel (oligomeres PrP^{Sc}) wird die Umfaltung stark begünstigt. Die weitere Anlagerung von PrP^C führt zum Wachstum des PrP^{Sc}-Partikels bis zu einer kritischen Länge, die den Zerfall in Tochterpartikel zur Folge hat.
b) Kinetik der Bildung von Amyloidfibrillen (Keimbildungsmodell). Die Bildung von Amyloidfibrillen ist ein kooperativer Prozess ähnlich der Entstehung von Kristallen aus Kristallisationskeimen. Die Umwandlung der nativen (gelb) in die fehlgefaltete (blau) Monomerkonformation sowie die nachfolgenden Monomeranlagerungsschritte bis zur Formation eines „Keims" erfolgen langsam (Keimbildungsphase). Weitere Anlagerung von Monomeren an den einmal gebildeten Keim vollzieht sich dann erheblich schneller (Elongationsphase). Dieser Vorgang wird durch die blaue Kurve der Aggregatbildung dargestellt. In einer frühen Phase kann dieser Prozess durch Zugabe von Keimpartikeln drastisch beschleunigt werden (dargestellt durch die rote Kurve der Aggregatbildung).

Bei neurodegenerativen Krankheiten wie **Creutzfeldt-Jakob-Krankheit**, **Scrapie** oder **BSE** sterben Hirnzellen ab. Das Hirngewebe ist durch ein löchrig-schwammartiges Aussehen gekennzeichnet. Für die zerebralen Läsionen macht man Aggregate von Proteinen mit vorwiegend β-Faltblatt-artiger Struktur verantwortlich. Diese Komplexe bestehen größtenteils aus **Prionen** (engl. proteinaceous infectious agents), einer fehlgefalteten Variante (PrP^{Sc}) des natürlichen Zellproteins PrP^C (zelluläre Form des Prionproteins), das im gesunden Zustand einen beträchtlichen Anteil an α-helikalen Sekundärstrukturelementen aufweist (➤ Abb. 2.31).

Ungewöhnlich am **Prionenkonzept** ist die These, dass das PrP^C allein, also ohne biologische Beteiligung von Nucleinsäuren, verantwortlich für die konformationelle Änderung des Polypeptids und der biologischen Übertragbarkeit seiner pathologischen Variante PrP^{Sc} sei. Das PrP^C ist ein normal vorkommendes, über ein Glykolipid an die Membran von Nervenzellen gebundenes Protein mit noch unbekannter Funktion. Seine dreidimensionale Struktur ist in ➤ Abb. 2.31 dargestellt. Man vermutet, dass die Prionenerkrankungen durch eine Umwandlung von Prp^C in die krankheitsverursachende Konformationsvariante PrP^{Sc} (Scrapie-Form des Prionproteins) ausgelöst werden, die einen signifikant höheren Anteil an β-Faltblatt-Struktur enthält. Gegenwärtig diskutierte Modelle der Prionenvermehrung und der Kinetik der Amyloidfibrillenbildung sind in ➤ Abb. 2.32a und b dargestellt. PrP^{Sc} ist im Gegensatz zu PrP^C proteolyseresistent und kann durch Proteasen nicht abgebaut werden, was man zum diagnostischen Nachweis der Krankheit an Rinderhirnen nutzt (➤ Abb. 2.41 b).

Klinik

Ein ganz anderer Fall von Fehlfaltung liegt bei der **Sichelzellanämie** vor. Bei dieser Erkrankung ist der tetramere Blutfarbstoff **Hämoglobin** betroffen (➤ Abb. 2.10, Quartärstruktur des adulten Hämoglobins: $\alpha_2\beta_2$). Hier führt eine Punktmutation auf Position 6 der β-Untereinheit von Glutaminsäure nach Valin zu dramatischen Konsequenzen. Das Produkt wird als **Sichelzellhämoglobin (HbS)** bezeichnet. Die Punktmutation erzeugt einen hydrophoben Bereich auf der Oberfläche des Proteins. Die hierdurch entstehende Strukturvorwölbung passt genau in eine komplementäre hydrophobe Tasche an einer anderen Stelle des HbS, sofern das mutierte Hämoglobin in der desoxygenierten Form vorliegt. Es bilden sich langkettige Polymere von HbS aus, die man sogar elektronenmikroskopisch als Fibrillen erkennen kann. Bei homozygoten Genträgern entsteht die tödliche Sichelzellanämie, weil die langen Fasern des polymerisierten funktionell inaktiven HbS im desoxygenierten Zustand die Erythrozyten versteifen und ihnen so eine sichelförmige Morphologie aufzwingen. Bei heterozygoten Trägern liegt aber nur etwa die Hälfte der β-Untereinheiten verändert vor, und die Sichelzellbildung ist weniger ausgeprägt. Interessanterweise sind die Träger resistent gegen die Infektion mit der Tropenkrankheit **Malaria**. Der Malariaparasit *Plasmodium falciparum*, der seinen Lebenszyklus teilweise im Erythrozyten verbringt, säuert das Zellinnere leicht an, was die Sichelzellumwandlung erleichtert. Sind aber erst einmal Sichelzellen gebildet, erhöht sich durch die Schädigung der Zytoplasmamembranen die Permeabilität für K^+-Ionen, die vermehrt aus den Erythrozyten austreten. Dieser Verlust an intrazellulärem K^+ ist dafür verantwortlich, dass die Parasiten absterben.

MERKE

Fehlgefaltete Proteine können leicht aggregieren und fatale Krankheitszustände auslösen.

2.3.3 Membranproteine

Membranen bilden Barrieren, die eine Durchmischung von Bestandteilen verschiedener Kompartimente verhindern.

Zweidimensionale, aus **amphiphilen Lipiden** aufgebaute **Lipiddoppelschichten** grenzen Zellen und Zellorganellen ab. Diese Barrieren dürfen keine völlige Abschottung von der Außenwelt bilden, sondern müssen vielseitige und komplexe biologische Prozesse der **Zell-Zell-Anheftung**, der **Signaltransduktion** und des **Stofftransports** erlauben. Ermöglicht wird das durch zahlreiche, eng mit der Membran assoziierte Proteine. Die hohe Relevanz dieser heterogenen Klasse von Proteinen wird durch ihre enorme Vielfalt deutlich: Innerhalb des Genoms der Bäckerhefe kodiert allein ein Drittel der etwa 6000 Gene für Membranproteine.

Struktur von Membranproteinen

Die Architektur der Proteine innerhalb der Membran kann sehr unterschiedlich sein, eine allgemeine Einteilung lässt sich ➤ Abb. 2.33 entnehmen. Membranproteine können, ebenso wie lösliche Proteine, als Monomere vorkommen, aber auch in den unterschiedlichsten Zuständen als Homo- oder Heterooligomere.

Periphere Membranproteine

Bei peripheren Membranproteinen ist das Protein nur durch einen massenmäßig geringen Teil in der Membran verankert (➤ Abb. 2.33a, b). Der größere Anteil ragt nach außen in die benachbarten hydrophilen Kompartimente und hat stark polare Eigenschaften, wie man sie sonst bei wasserlöslichen Proteinen findet. Löst man ihre Membranverankerung, so verhalten sich diese Proteine in ihren funktionellen Eigenschaften demnach wie lösliche Proteine. **Membrananker** entstehen durch kovalente Anheftung von Lipiden, die in die Membranphase eintauchen (➤ Abb. 2.33). Dies ist bei den sog. **GPI-(Glykosylphosphatidylinositol-)Ankern** der Fall (➤ Abb. 2.33a), welche die hydrophile Proteindomäne immer zur extrazytoplasmatischen Membranseite orientieren. Die Immobilisierung der Proteine kann auch über andere lipophile Substituenten erfolgen, z.B. durch langkettige Isoprenoide (**Farnesol** ➤ Abb. 2.29c oder **Geranylgeranol**), durch ein bis drei aliphatische Kohlenwasserstoffketten (**Palmitinsäure, Myristinsäure,** ➤ Abb. 2.29f, g) oder durch eine Kombination von Aliphaten und Isoprenoiden (➤ Abb. 2.33b). Derart modifizierte Proteine weisen mit ihrer hydrophilen Domäne immer auf die Zytoplasmaseite der Membran, wie z.B. das Signaltransduktionsmolekül Ras (➤ Kap. 2.3.1).

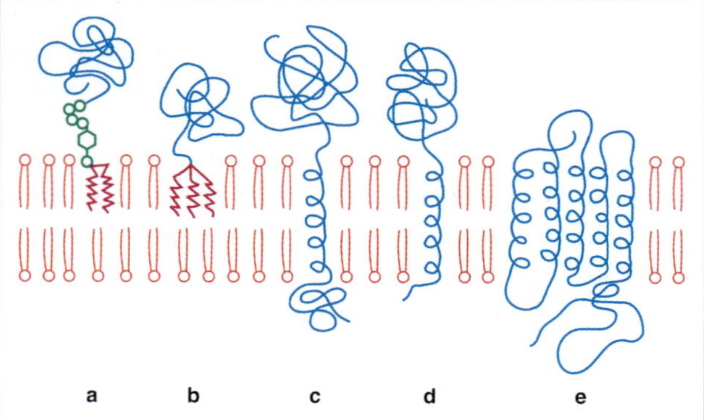

Abb. 2.33 Architektur von Membranproteinen und ihre Anordnung in der Lipiddoppelschicht. a, b) Periphere Membranproteine: Kovalente Anheftung über einen GPI-Anker (a) und über Kohlenwasserstoffketten (b; Fettsäuren, Isoprenoide).
c, d) Integrale Membranproteine, bei denen die Proteinmasse überwiegend im hydrophoben Bereich der Membranebene angesiedelt ist: einfach membrandurchspannendes Protein mit einer (c) oder zwei (d) unterschiedlich orientierten hydrophilen Domänen.
e) Mehrfach membrandurchspannendes Protein

Integrale Membranproteine

Integrale Membranproteine sind mit mindestens einem Polypeptiddurchgang fest in der Membran verbunden (➤ Abb. 2.33c, d). Wesentliches Merkmal des transmembranären Segments ist der extrem ausgeprägte hydrophobe Charakter der beteiligten Aminosäuren. Die Seitenketten ragen in den lipophilen Bereich und bilden intensive hydrophobe Wechselwirkungen mit den Membranlipiden aus, wodurch die Membranbindung enorm stabilisiert wird. Die Membran **einfach durchspannende Proteine** haben entweder eine oder zwei Domänen, die in die membranbenachbarten hydrophilen Bereiche hineinragen.

Eine prinzipiell ähnliche Architektur weisen die **mehrfach membrandurchspannenden Proteine** auf. Ihre Transmembranbereiche sind überwiegend im hydrophoben Bereich der Lipiddoppelschicht versenkt, und sie können, je nach Funktion, mit angehefteten hydrophilen Domänen ausgestattet sein oder nicht (➤ Abb. 2.33e). Der Natur ihrer Umgebung entsprechend haben die Transmembranbereiche gleichfalls hydrophobe Oberflächen, durch die sie optimal mit den sie umgebenden Lipiden wechselwirken können.

Die Struktur der **Polypeptidkette** ist im membrandurchspannenden Bereich meist α-helikal. Diese Form ist besonders geeignet, weil bei einer Abfolge von hydrophilen Aminosäuren die hydrophoben Reste nach außen, also zu den Membranbestandteilen, zeigen, während die eher hydrophilen Bereiche der α-Kohlenstoff-Kette sich innen befinden. In seltenen Fällen liegt ein reines β-Faltblatt vor, wie z.B. bei den Porinen, einer Proteingruppe, die in der äußeren Membran gramnegativer Bakterien vorzufinden ist. Ein wichtiges Beispiel für ein integrales Membranprotein mit sieben Transmembrandurchgängen ist das Sehpigment **Rhodopsin**, der Lichtrezeptor der Retina (➤ Abb. 2.34a, b). Dieses Protein ist ein G-Protein-gekoppelter Rezeptor (GPCR) für Licht. Seine Funktion besteht in der visuellen Signalrezeption und -weiterleitung in das Zellinnere. Rhodopsin kann mithilfe des Cofaktors Retinal (➤ Abb. 2.34c) Lichtquanten mit Energien aus dem sichtbaren Bereich absorbieren. Die photochemisch induzierte Konformationsänderung des Cofaktors wird auf das Protein übertragen, das seinerseits mittels Konformationsänderung das Signal an „stromab" gelegene Signaltrans-

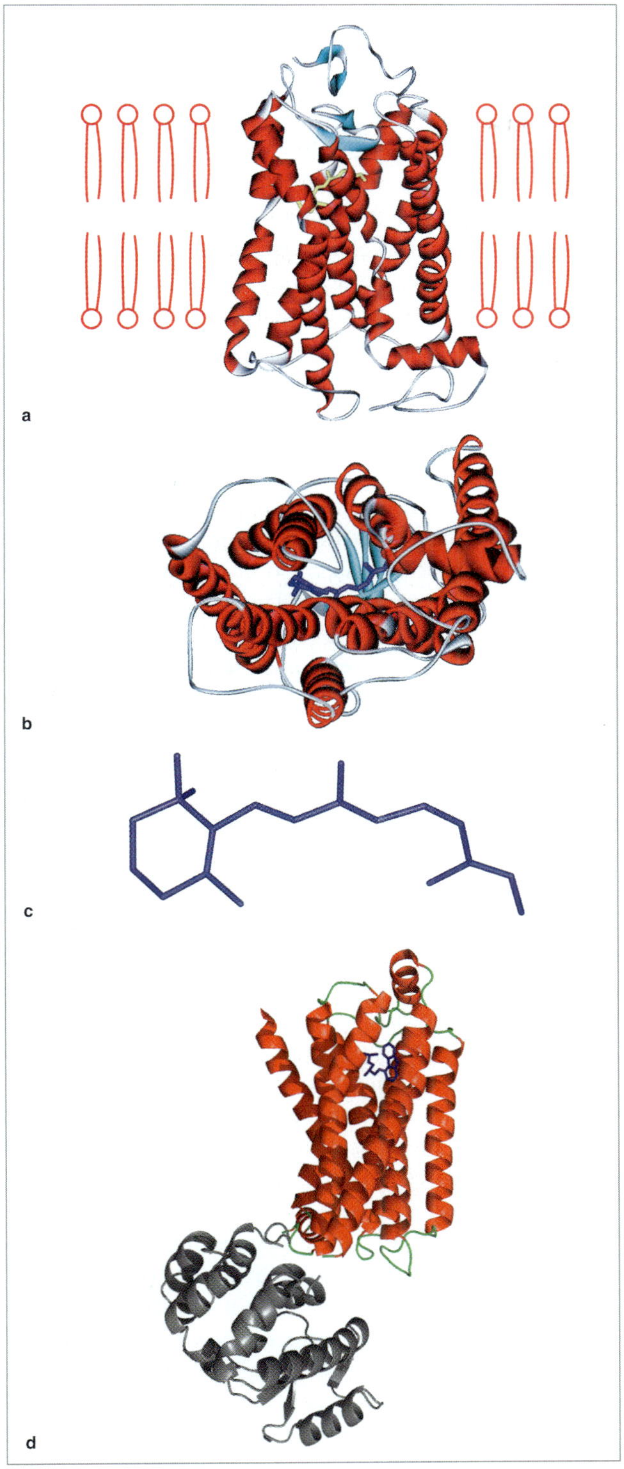

Abb. 2.34 Struktur von Rhodopsin. Rhodopsin ist aus sieben α-helikalen Polypeptidabschnitten aufgebaut, die die Membran mehr oder weniger senkrecht durchqueren.
a) Laterale Ansicht in der Membranebene mit zeichnerisch ergänzten Lipiden. **b)** Aufsicht desselben Moleküls (ohne Lipide). Es werden zwei „Schichten" von Polypeptidketten deutlich, die den kovalent an das Apoprotein gebundenen Cofaktor Retinal einbetten. Dieser ist in **(c)** in der im „Grundzustand" des Proteins vorkommenden Konformation gezeichnet.
d) β-adrenerger Rezeptor mit gebundenem Ligand (blau). Der graue Anteil entspricht T4-Lysozym, das mit gentechnischen Methoden in den Rezeptor eingefügt wurde, um das Protein für Strukturuntersuchungen zu stabilisieren.

duktionsproteine weitergibt und somit das Lichtsignal innerhalb der Zelle weiterleitet.

Klinik

Membranproteine haben als potenzielle Angriffspunkte für Medikamente eine erhebliche Bedeutung in der Medizin. Großes Interesse an detaillierten Strukturen besteht bei der molekularen Erforschung von Krankheitsprozessen, aber auch bei der **Target-Suche** für die Entwicklung neuer **Pharmaka**, die an strukturell und funktionell wichtige Bindungsstellen andocken und dadurch die Zielproteine agonistisch oder antagonistisch beeinflussen können. Besondere Bedeutung als molekulare Zielstrukturen haben die **G-Protein-gekoppelten Rezeptoren** (**GPCR** von G protein-coupled receptors), die als integrale Membranproteine mit sieben mutmaßlich membrandurchspannenden Regionen eine dem Rhodopsin (➤ Abb. 2.34) ähnelnde Architektur aufweisen und in zellulären Signaltransduktionsketten vorkommen. Rhodopsin ist der erste GPCR, dessen dreidimensionale Struktur mit hoher Auflösung erforscht worden ist. Diese wird als Leitstruktur für die Modellierung pharmakologisch relevanter GPCR genutzt, zumal mit dem Liganden Retinal eine mögliche Bindestelle für potenzielle Pharmaka modellierbar ist. Ein weiterer prominenter Vertreter dieser vielfältigen Gruppe von Molekülen ist beispielsweise der **β-adrenerge Rezeptor**, der für die Bindung des Hormons **Adrenalin** und die molekulare Auslösung seiner Wirkungen verantwortlich ist.

Blick ins Labor

Um erste Informationen über die Struktur von Membranproteinen zu erhalten, kann man anhand der Aminosäuresequenz das **Hydrophobieprofil** berechnen und damit membrandurchspannende Regionen aufspüren. Dies ist in ➤ Abb. 2.35 für Rhodopsin gezeigt. Für jeweilige „Fenster" von 19 benachbarten Aminosäuren wird, zusammengefasst aus den Hydropho-

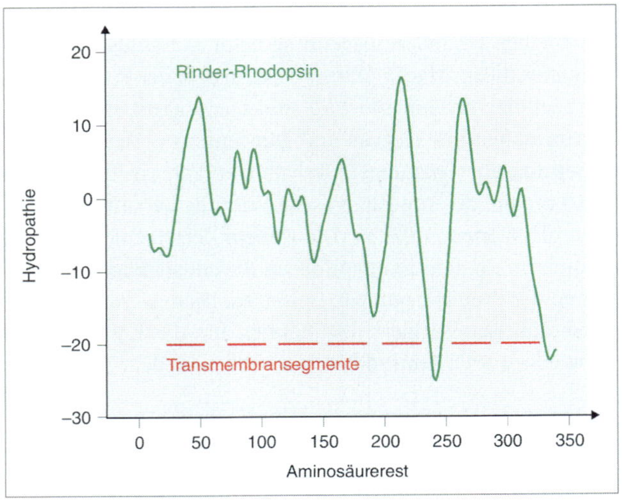

Abb. 2.35 Hydropathiediagramm von Rhodopsin.

2

biewerten der einzelnen Reste (➤ Tab. 2.1), ein Hydropathieindex berechnet, der über die Sequenzposition aufgetragen wird. In grober Näherung ergeben sich aus dem gesamten Sequenzprofil Maxima des Hydropathieindex, aus dem man Hinweise auf mögliche Transmembranregionen erhalten kann. Das Vorkommen von mehreren Maxima im Hydropathiediagramm weist auf die Existenz von sieben transmembranären Regionen hin und wird durch die Aufklärung der dreidimensionalen Struktur bestätigt. Streng genommen gilt diese Überlegung aber nur für α-helikale Proteine, weil Proteine mit überwiegender β-Faltblatt-Struktur im Hydropathiediagramm völlig unauffällig sind. Ein Beispiel hierfür ist das tief in die äußere Membran von *E. coli* eingebettete Porin. Es würde mit der Hydropathieanalyse allein nicht als Membranprotein zu erkennen sein.

MERKE
Membranproteine sind, bedingt durch ihre Verankerung in der Lipidphase, komplizierter aufgebaut als lösliche Proteine. Sie haben vielfältige Aufgaben, u.a. in der Signaltransduktion, im Stofftransport und in der Energiewandlung.

2.4 Biologischer Abbau von Proteinen

Proteinfunktionen werden durch biologischen Abbau inaktiviert und somit aus der Zelle entfernt. Über die bloße Elimination hinaus hat dieser Prozess eine erhebliche allgemeine zellbiologische Bedeutung. Obwohl die freie Enthalpie der Hydrolyse der Peptidbindung negativ ist, sind für den biologischen Abbau von Proteinen spezielle Enzyme nötig, die **Proteasen**. Das sind Enzyme, die durch einen hydrolytischen Mechanismus Polypeptidketten spalten (➤ Abb. 3.15). Neben den Serin-Proteasen gibt es noch Cystein-, Aspartyl- und Metalloproteasen. Diese unterscheiden sich durch die im aktiven Zentrum beteiligten katalytischen Reste und haben unterschiedliche Aktivierungsstrategien (➤ Kap. 3.3.5).

Proteasen des Verdauungstrakts

Diese haben besondere Bedeutung beim Aufschluss der Nahrungseiweiße im Magen-Darm-Trakt, in dem der Proteinabbau **extrazellulär** verläuft. Wichtig sind hier v.a. die in den Verdauungssäften des Magens und Duodenums enthaltenen **Endopeptidasen** (Spaltung innerhalb der Peptidkette) **Pepsin** und **Trypsin**, die ihre katalytische Wirkung bei unterschiedlichen pH-Werten entfalten. Die weitere Zersetzung erfolgt im Dünndarm, in dem **Exopeptidasen** die endständigen Aminosäuren der Proteinfragmente freisetzen. Diese werden von der Darmmukosa resorbiert und können für die Energiegewinnung oder zur Proteinsynthese verwendet werden.

Schon gewusst
Ganz andere Funktionen als der Nahrungsmittelaufschluss hat der **intra-** und **extrazelluläre Abbau** von Proteinen. Es handelt sich hierbei um einen lebenswichtigen Prozess, der dazu dient, die Anpassung an wechselnde Situationen zu ermöglichen, indem überschüssige, nicht mehr benötigte und fehlgefaltete Proteine entsorgt werden. In den meisten Zellen sind dafür Lysosomen zuständig, die viele Proteasen enthalten. Diese sind mit dem Abbau bestimmter Proteinsubstrate befasst. Typische Vertreter **lysosomaler Proteasen** (oder **Cathepsine**) sind die Enzyme **Elastase** und **Kollagenase**, die Strukturproteine hydrolysieren. Die Alterung der Haut (Runzeln und Falten) ist mit einer erhöhten Aktivität der Kollagenasen verbunden. Diese werden durch Ultraviolettstrahlung aktiviert. Eine „gesunde" Hautbräunung führt also unaufhaltsam zu schnellerer Alterung der Haut.

Proteasomen

Nicht alle Zelltypen besitzen Lysosomen (z.B. Erythrozyten), können aber trotzdem schädliche oder unbrauchbare Proteine beseitigen. Es gibt noch eine andere, im **Zytosol** lokalisierte „Müllbeseitigungsmaschinerie", das in **allen Zellen vorkommende Proteasom**. Dieser **oligomere Komplex** hat eine Molekülmasse von ungefähr 2 MDa bzw. einen Sedimentationskoeffizienten von 26S und liegt in etwa 30.000 Kopien pro Zelle vor. Grob gesehen hat er eine „hantelförmige" Gestalt (➤ Abb. 2.36) und besteht aus zahlreichen Polypeptiden. Im Kernbereich der Hantel liegen aufeinandergestapelt die proteolytisch aktiven Polypeptide, die das Substratprotein in seine Bestandteile zerlegen. Den Enden des Kernkomplexes sitzen Strukturen auf, die den Eingangs- und Ausgangsbereich deckelartig schließen. An dieser Stelle des Proteasoms sind Module lokalisiert, die für spezifische Erkennung, energieabhängige Entfaltung und Transport des Substratproteins sorgen.

Die für den Abbau vorgesehenen Proteine werden mittels spezifischer, intrazellulär vorkommender Rezeptoren, sog. F-Box-Proteine, die Substraterkennungsstrukturen besitzen, durch **kovalente Bindung** mit dem aus 76 Aminosäuren bestehenden Protein **Ubiquitin**, einem zellulären Abbausignalmolekül, **markiert** (➤ Abb. 2.36). Die Ubiquitinmoleküle können perlenkettenartig aneinandergereiht mit dem Substratprotein verknüpft sein. Das durch Bindung von Polyubiquitin zum Abbau „freigegebene" Protein wird von dem Proteasomkomplex erkannt und aufgenommen. Die Proteasen des Kernkomplexes zerlegen die Proteine bis hin zu Oligopeptiden und einzelnen Aminosäuren (➤ Abb. 2.36). Mit monomerem Ubiquitin markierte Proteine werden dagegen nicht abgebaut, sie werden von anderen Zellkomponenten mit einer Ubiquitin-Bindedomäne erkannt und können somit Signalfunktionen ausüben.

MERKE
Proteine werden durch proteolytische Enzyme aus der Zelle eliminiert. Das Proteasom ist eine makromolekulare Degradationsmaschine, die ubiquitinylierte Substratproteine abbaut.

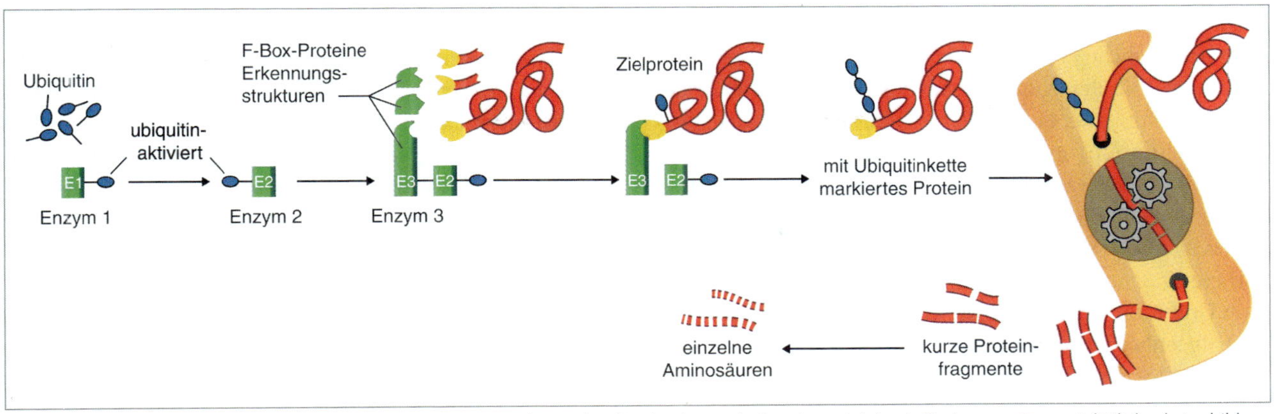

Abb. 2.36 Biologischer Abbau von Proteinen. Ubiquitin, der Marker für abzubauende Proteine wird durch Bindung an Enzym 1 (E1) durch Ausbildung einer (Iso-)Peptidbindung kovalent gebunden und an das Enzym E2 weitergegeben, das einen Komplex mit spezifischen Erkennungsmolekülen (E3 bzw. F-Box-Proteine) für Substratproteine bildet: Nach Andocken an den Rezeptor empfangen die Zielproteine ein oder mehrere (kettenartig aneinandergehängte) Ubiquitinmoleküle und sind damit als Substrate für das Proteasom markiert. Das Substratprotein wird vom 26S-Proteasomkomplex aufgenommen, entfaltet und durch die im Inneren des Kernkomplexes gelagerten Proteasen in Oligopeptide bzw. Aminosäuren gespalten.

2.5 Isolierung und Charakterisierung von Proteinen

Nicht nur für die Forschung, sondern auch in der medizinischen Diagnostik und Therapie sind Proteine mit höchstem Reinheitsgrad von großer Bedeutung. Es gibt zwei grundsätzliche Möglichkeiten, Proteine zu gewinnen: Man kann sie synthetisch herstellen oder aus einem komplexen Biomolekülgemisch isolieren.

Synthetische Herstellung von Proteinen

Oligopeptide und Peptide bis zu einer Länge von ca. 60 Aminosäuren kann man auch durch chemische Synthese herstellen. Hierbei werden die teilweise mit Schutzgruppen blockierten Aminosäuren nach Aktivierung der Carboxylgruppen durch eine Kondensationsreaktion verknüpft, wobei das entstehende Peptid aus praktischen Gründen auf einem Kunstharzpartikel immobilisiert ist. Das Prinzip dieser sog. **Merrifield-Synthese** ist in ➤ Abb. 2.37 schematisch dargestellt. Diese Technik erlaubt es außerdem, durch chemische Verfahren veränderte oder natürliche isotopenmarkierte Aminosäuren (z.B. radioaktive Tracer) einzubauen.

Klinik

Man setzt synthetische Peptide in der Forschung für die Untersuchung der biochemischen Eigenschaften von Enzymen oder Signaltransduktionsproteinen ein, wobei sie z.B. als **Substrate** oder **Inhibitoren** dienen. Um **Anti-Peptid-Antikörper** herzustellen, koppelt man sie als künstliche Epitope an immunogene Makromoleküle. Darüber hinaus sind Peptide als pharmakologische Effektoren wichtig. So stimulieren **Erythropoetin(EPO-) Derivate** die Blutbildung. Nach erfolgter Chemotherapie oder nach Knochenmarktransplantationen unterstützen EPO, **Wachstumsfaktoren** und **Interleukin-3** die Myelopoese. Das synthetische Peptid **Interferon-α** hat antineoplastische und antivirale Wirkung und wird deswegen in der Behandlung der chronischen Hepatitis C genutzt.

Ein besonders erwähnenswerter Vorteil der chemischen Synthese von Peptiden liegt in der Möglichkeit, funktionell wichtige posttranslationale Modifikationen synthetisch direkt einzubauen, wie Phosphorylierungen, Amidierungen, Acylierungen usw. Aus praktischen und finanziellen Gründen werden heute Peptide und Proteine oftmals gentechnisch hergestellt (➤ Kap. 15).

Isolation subzellulärer Fragmente durch differenzielle Zentrifugation

In der Natur kommen Proteine meist in komplexen Gemischen vor. Zur ihrer Isolierung gibt es viele mögliche Strategien.

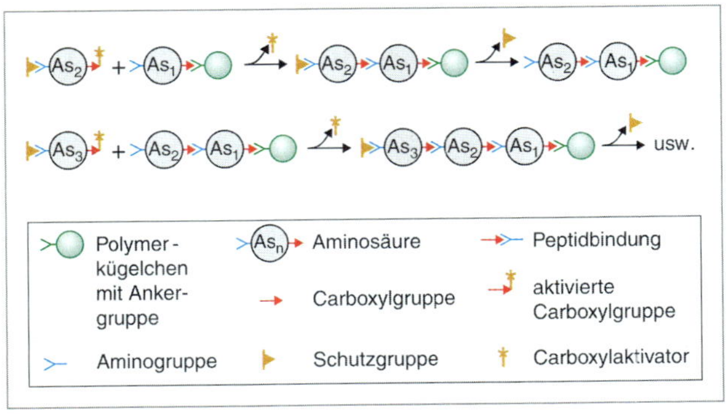

Abb. 2.37 Peptidsynthese nach Merrifield. Auf einem Kunststoffpartikel (Polymerkügelchen) werden die Aminosäuren, vom C-Terminus ausgehend, Schritt für Schritt aneinandergeheftet. Die Carboxylgruppen werden durch Derivatisierung chemisch aktiviert (Carboxylaktivator). Schutzgruppen an den Aminogruppen sorgen dafür, dass nur das auf die Festphase geschichtete Peptid mit der Aminosäure und nicht die Aminosäuren in der Lösung untereinander gekoppelt werden. Zum Schluss wird das Peptid chemisch vom Kunstharzpartikel abgetrennt und chromatographisch gereinigt. Der Übersichtlichkeit halber sind in dieser schematischen Abbildung keine molekularen Details dargestellt. Einzelheiten kann man in Lehrbüchern der organischen Chemie nachlesen.

Es ist sinnvoll, schon vor einer biochemischen Proteinreinigung das fragliche Protein aus dem biologischen Material anzureichern. Die Reinigung beginnt mit dem Zerkleinern des Untersuchungsgewebes und dem schonenden **Zellaufschluss (Homogenisation)** in einem bei neutralem pH gepufferten, isotonen oder schwach hypotonen Medium, damit die subzellulären Bestandteile, wie Zellorganellen bzw. deren Bruchstücke, weitgehend erhalten bleiben.

Diese Fragmente können nun durch **Zentrifugation** nach ihrer Größe aufgetrennt werden. Hierbei werden die in einem Zentrifugenbecher suspendierten Bruchstücke durch Zentrifugalbeschleunigung in einem Rotor voneinander getrennt, wobei je nach gewähltem Schwerefeld und Zentrifugationsdauer die schwereren Komponenten sedimentieren und die leichteren in Suspension bleiben (➤ Abb. 2.38a). Die **Sedimentationsgeschwindigkeit** *v* eines Partikels ist proportional zu einer stoffabhängigen Konstante, dem **Sedimentationskoeffizienten s,** der formal die Dimension 1 S hat (S steht für „Svedberg"; 1 S entspricht 10^{-13} s). In ➤ Abb. 2.38b ist der Sedimentationskoeffizient für eine Reihe von Zellorganellen, Bakterien und anderen subzellulären Bestandteilen aufgelistet, ebenso von Viren, großen Nucleinsäuren oder isolierten Proteinen. Je kleiner der Wert ist, umso stärker muss das Zentrifugalfeld sein, um das Partikel zu sedimentieren. Man kann

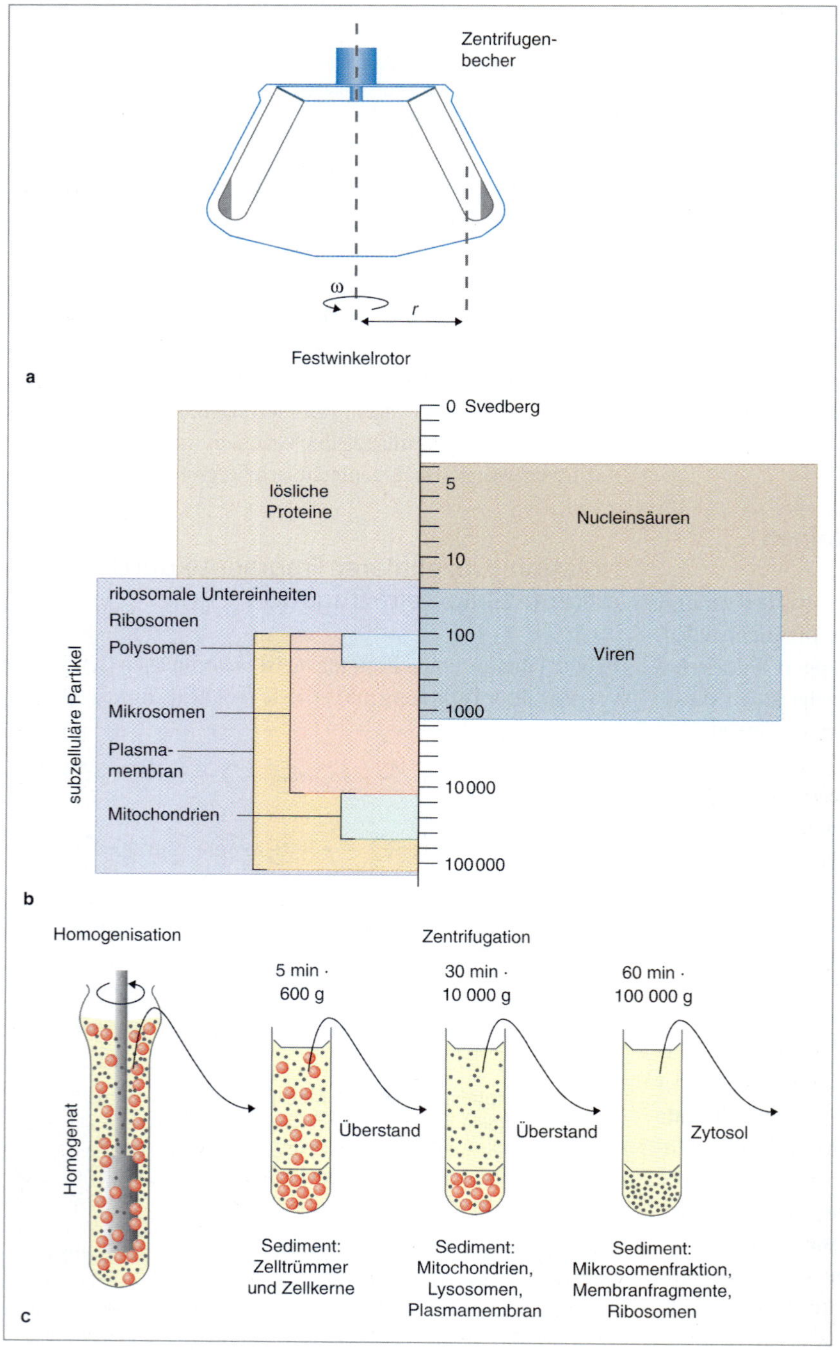

Abb. 2.38 Prinzip der Zentrifugation.
a) In einem Ausschwingrotor werden die im Zentrifugenbecher suspendierten Fragmente im Schwerefeld aufgetrennt. Bestimmende Größen für die Trennungseigenschaften sind hierbei der Abstand des Zentrifugenbechers *r* von der Rotationsachse, die Umdrehungszahl des Rotors ω und der Sedimentationskoeffizient *s* des zu zentrifugierenden Partikels. Die Wanderungsgeschwindigkeit *v* des Partikels im Zentrifugalfeld errechnet sich aus der Gleichung $v = \omega^2 \cdot r \cdot s$. Je größer der Sedimentationskoeffizient *s*, desto schneller sedimentieren die Partikel.
b) Sedimentationskoeffizienten von subzellulären Partikeln und von gelösten Proteinen. Die Einheit des Sedimentationskoeffizienten *s* ist S (Svedberg). 1 S entspricht einem Wert von 10^{-13} s.
c) Übersicht der differenziellen Zentrifugationstechnik. Aus dem Homogenat werden durch aufeinanderfolgende Zentrifugationsschritte schwere von leichten Partikeln abgetrennt. Im Überstand befindet sich nach der Ultrazentrifugation (≥ 100.000 g) das wässrig verdünnte Zytosol, aus dem sich in nachfolgenden Trennschritten direkt Proteine isolieren lassen.

somit Zellbestandteile unterschiedlichen Gewichts durch geschickte Wahl aufeinanderfolgender Zentrifugationsschritte voneinander trennen. Dies wird v.a. bei der **differenziellen Zentrifugation** genutzt (➤ Abb. 2.38c). Dabei können nacheinander grobe Zelltrümmer von Mitochondrien und Lysosomen von Mikrosomen und den Zytoplasmabestandteilen getrennt werden. Durch **Dichtegradientenzentrifugation** kann man die Auftrennung subzellulärer Partikel noch erheblich verfeinern, denn Membrankomponenten verschiedener Zellorganellen zeigen deutliche Dichteunterschiede, die auf den unterschiedlichen Anteilen von Lipiden und Proteinen beruhen. Je höher der Proteinanteil, umso größer ist die Dichte der Partikel.

Blick ins Labor

Man erzeugt **Dichtegradienten**, indem man zwei Flüssigkeiten unterschiedlicher Dichte in kontinuierlich verändertem Mischungsverhältnis in Zentrifugenröhrchen übereinanderschichtet, sodass die Flüssigkeitsdichte einen stetig verlaufenden Gradienten bekommt ($\rho \approx 1–1{,}4\ g \cdot cm^{-3}$). Dazu verwendet man z.B. verschieden konzentrierte wässrige Lösungen von Saccharose, Glycerin oder geeigneten Makromolekülen. Die Probe wird als dünne Schicht oben aufgetragen. Im Zentrifugalfeld werden die Partikel beschleunigt und so lange transportiert, bis das Probenmaterial im Gradientenmedium eine Dichtezone erreicht hat, die der Partikeleigendichte entspricht (Schwebedichte). Es kommt so zur Auftrennung der verschiedenen subzellulären Fragmente entsprechend den unterschiedlichen Dichten. Durch vorsichtiges Anstechen des Gradientenröhrchens und Abpumpen der einzelnen Dichtefraktionen kann man die gereinigten subzellulären Partikel isolieren.

Chromatographische Trennverfahren

Proteine können aufgrund ihrer Löslichkeit in bestimmten Medien separiert werden. In Gegenwart bestimmter **Fällungsmittel** nimmt die Löslichkeit einzelner Proteine innerhalb eines Gemischs ab, die Proteine fallen aus der Lösung aus und können z.B. durch Zentrifugation abgetrennt werden. Als Fällungsmittel können **organische Lösungsmittel** oder **wässrige Lösungen** mit bestimmtem pH-Wert oder Salzgehalt (z.B. konzentrierte Ammoniumsulfat-Lösung) dienen.

Nach Ausschöpfung der Fällungstrennung ist es oft nötig, weitere Separationsstrategien zu verwenden, deren Prinzipien auf molekularen Eigenschaften wie Größe, Oberflächenladung, Hydrophobie oder Ligandenaffinität beruhen. Hierbei wird das komplexe Gemisch von wässrig gelösten Proteinen durch **Säulenchromatographie** aufgetrennt. Das Chromatographiematerial ist in einem Rohr aufgeschüttet, durch das die proteinhaltige Lösung geleitet wird, und hält die Proteine nach ihren stofflichen Eigenschaften zurück.

Gelfiltrationschromatographie

Dieses häufig genutzte Verfahren beruht auf der unterschiedlichen Größe der Proteine. Als Trennmaterial setzt man feine Kügelchen ein, die von mikroskopisch kleinen internen Kanälen durchzogen sind, durch die sich – je nach Größe – die Proteine „hindurchzwängen" können. Kleine Moleküle, die in die Kanäle hineinpassen, müssen bei der Elution viel längere Wege zurücklegen als große (➤ Abb. 2.39a). Letztere werden aus den Kugeln ausgeschlossen und zuerst ausgespült, die kleinen Proteine folgen. Die aufgefangenen Eluatfraktionen spiegeln also die Größenverteilung der in der Probe vorhandenen Makromoleküle wider.

Ionenaustauschchromatographie

Das Trennprinzip dieses Verfahrens beruht auf der unterschiedlichen, durch Seitenketten der geladenen Aminosäuren bedingten Ladungsverteilung auf der Oberfläche der Makromoleküle (➤ Abb. 2.39b). Das Gemisch wird bei niedriger Salzkonzentration auf die Säule aufgetragen. Dabei binden die Proteine fest an die Trennphase, und zwar umso fester, je höher ihre Oberflächenladung ist. Bei der folgenden Elution mit einem salzhaltigen Puffer wird die Bindungskraft der Makromoleküle „aufgeweicht": Zuerst werden bei niedriger Salzkonzentration die schwach bindenden Proteine gelöst, aus der Säule ausgeschwemmt und in getrennten Fraktionen aufgefangen. Bei höheren Salzkonzentrationen werden schließlich auch die fest bindenden, hoch geladenen Proteine abgelöst. Es resultiert eine Verteilung der nach der Ladung separierten Proteine in den verschiedenen Fraktionen.

Blick ins Labor

Außer geladenen (hydrophilen) Gruppen haben Proteine auf ihren Oberflächen unterschiedliche Anordnungen von wasserabstoßenden Regionen. Auch diese stoffliche Eigenschaft kann zur Trennung herangezogen werden. Dabei werden Proteine je nach Grad ihrer Oberflächenhydrophobie an ein wasserabstoßendes Säulenmaterial mehr oder weniger stark gebunden und selektiv ausgewaschen. Man nennt dieses Verfahren **hydrophobe Interaktionschromatographie**. Die hiermit eng verwandte **Umkehrphasenchromatographie** (reversed phase) wird vornehmlich für die Trennung von Peptiden oder niedermolekularen Stoffgemischen verwendet (➤ Kap. 2.1.2, ➤ Abb. 2.7).

Affinitätschromatographie

Auf der außergewöhnlichen Spezifität biologischer Wechselwirkungen zwischen Biomolekülen und ihren Liganden beruht das Prinzip der Affinitätschromatographie. Es können z.B. Bindungsaffinitäten an Nucleotide, Coenzyme, Kohlenhydrate, Pharmaka oder auch an andere Makromoleküle genutzt werden, wenn diese Stoffe auf dem Säulenmaterial fest verankert sind, ohne die spezifischen Bindungseigenschaften zu beeinträchtigen. Die zu isolie-

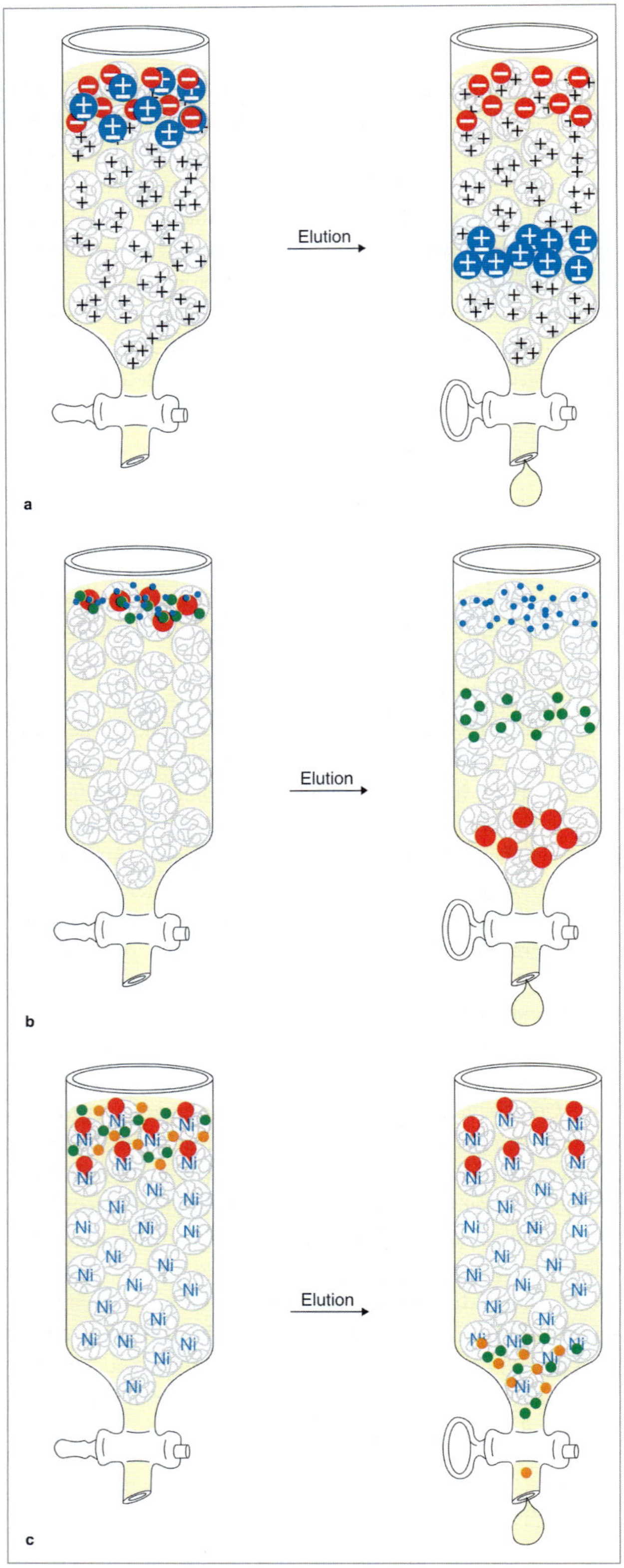

Abb. 2.39 Chromatographische Trennverfahren.
a) Prinzip der Gelfiltration. Die Makromoleküle können je nach Größe in die Poren der Gelkügelchen eindringen. Die Elution erfolgt durch einen Puffer mit konstanter Ionenstärke. Kleine Proteine verteilen sich im Porengeflecht, während große Moleküle aus den Poren ausgeschlossen sind und dadurch zuerst eluiert werden.
b) Prinzip der Ionenaustauscherchromatographie am Beispiel eines Anionenaustauschers. Die positiv geladenen Matrixkügelchen binden die anionischen Proteinmoleküle umso stärker, je höher ihr Ladungsgrad ist. Die Elution erfolgt durch Laufmittel mit ansteigender Salzkonzentration.
c) Prinzip der Affinitätschromatographie am Beispiel einer Nickel-Affinitätssäule. Ein komplexes Proteingemisch wird auf die Säule geladen, jedoch binden nur oligohistidinmarkierte Proteine an die auf Gelkugeln immobilisierten Nickelionen. Bei der Elution werden alle nichtbindenden Proteine herausgespült. Schließlich wird das gebundene Protein durch Verdrängung mit puffergelöstem Histidin oder Imidazol von der Säule gewaschen.

renden Proteine müssen bestimmte Bindungsstellen für den Liganden besitzen. Aufgrund der Bindungsaffinität kommt es beim Probenauftrag zu einer Wechselwirkung an den oberflächlich auf dem Chromatographiematerial immobilisierten Liganden, und das Protein wird spezifisch auf der Säule festgehalten. Alle anderen Moleküle, die keine besondere Affinität zum Liganden aufweisen, können die Säulenmatrix ungehindert passieren. Die Abtrennung des fest gebundenen Stoffs von der Säulenmatrix erfolgt mit einer Waschlösung, die den spezifischen Liganden im Überschuss enthält. Der in Lösung befindliche und der immobilisierte Ligand konkurrieren um die Bindungsstellen, was zur Ablösung von der Säule und zur Elution des Proteins führt (➤ Abb. 2.39c).

Schon gewusst

Falls die zu separierenden Proteine keine Affinität zu natürlichen oder leicht handhabbaren Liganden besitzen, kann man ihnen durch gentechnische Manipulation **(Proteindesign)** (➤ Kap. 15) spezifische Bindungseigenschaften einfügen. Man „heftet" in der DNA-Sequenz sog. **Tags** an den N- oder C-Terminus des Proteins. Die zusätzliche DNA-Sequenz kodiert für eine Abfolge von Aminosäuren, die aufgrund ihrer Sequenz bestimmte Erkennungseigenschaften aufweisen. So bindet z.B. das aus zwölf Aminosäuren bestehende Strep-Tag an immobilisiertes Streptavidin (➤ Kap. 4). Eine andere Form angehängter Erkennungssequenzen stellt das Oligohistidin-Tag dar: Kurze Ketten von sechs bis acht Histidinresten haben die Eigenschaft, Übergangsmetallionen zu komplexieren (➤ Kap. 2.2) Wenn die Übergangsmetalle (Ni^{2+}, Cu^{2+}, Zn^{2+}) an einem Säulenmaterial immobilisiert sind, kann eine chromatographische Trennung aufgrund der Bindungsaffinitäten erfolgen. So ist es möglich, die oligohistidinmarkierten Proteine aus komplexen Gemischen herauszufischen. Die Elution erfolgt in diesem Fall durch Auswaschen mit Lösungen der Aminosäure Histidin oder Imidazol (entspricht der Seitenkette von Histidin, ➤ Tab. 2.1).

Solubilisierung von Membranproteinen

Membranproteine lassen sich nicht so einfach reinigen wie lösliche Proteine. Sie müssen zuerst aus ihrer natürlichen

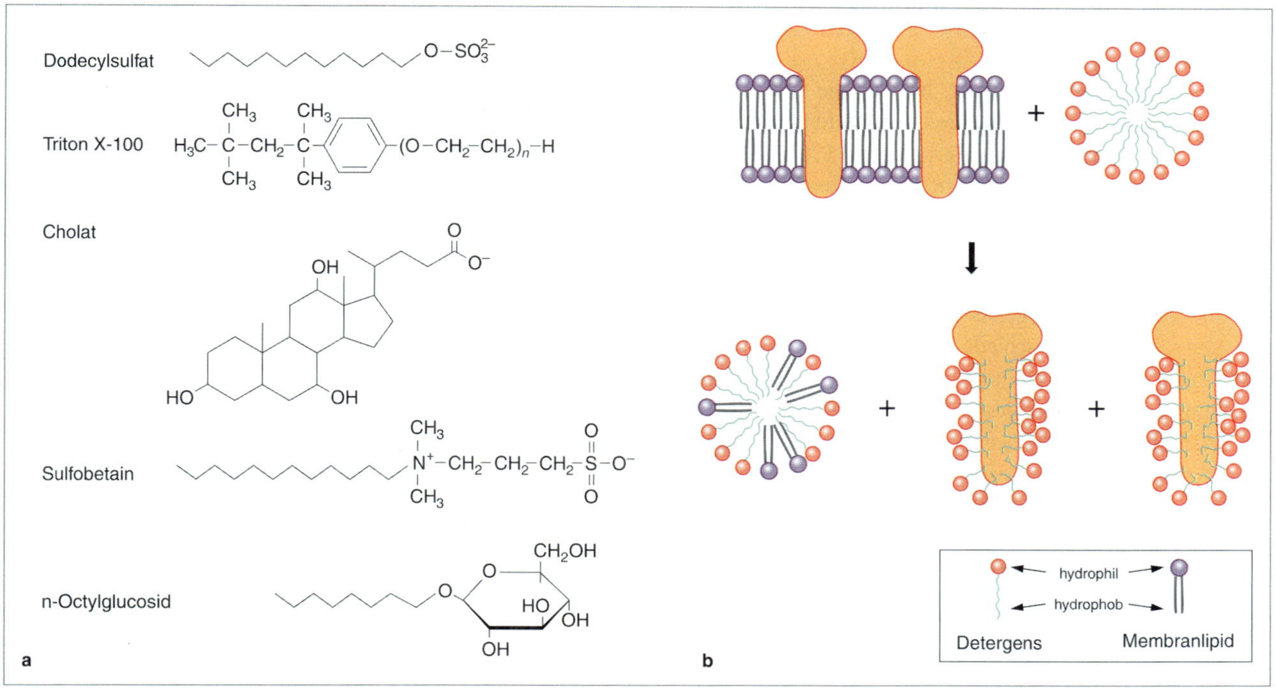

Abb. 2.40 Solubilisierung von Membranproteinen.
a) Struktur einiger Detergenzien. Natriumdodecylsulfat (SDS von Sodium dodecylsulfate) ist ein denaturierendes Detergenz und wird für die Gelektrophorese eingesetzt. Andere Detergenzien (z.B. Triton X-100, Cholsäure oder n-Octylglucosid) bewahren die native Proteinstruktur und werden zur Solubilisierung und Reinigung mit chromatographischen Verfahren genutzt.
b) Prinzip der Solubilisierung von Membranproteinen durch amphiphile Substanzen. Die Detergenzien verdrängen durch ihre hydrophoben Enden die im natürlichen Zustand an der Oberfläche der Proteine bindenden Lipidmoleküle. Es bilden sich monodisperse Detergenz-Protein-Komplexe aus. Die polaren Enden der Detergenzien wechselwirken mit dem Lösungsmittel.

Lipidumgebung herausgetrennt und in Lösung gehalten werden, weil sie sonst irreversibel aggregieren würden. Die lösungsvermittelnden Eigenschaften haben **amphiphile Detergenzien**, die auf der einen Seite hydrophob sind und am anderen Ende hydrophilen Charakter aufweisen (➤ Abb. 2.40). Die solubilisierende Wirkung der Detergenzien beruht darauf, dass ihre hydrophoben Bereiche an die hydrophoben Proteinoberflächen binden, während die hydrophilen Bereiche mit den polaren Solvensmolekülen wechselwirken.

Quantitativer Proteinnachweis

Quantitative Proteinbestimmungsverfahren gehören zu den Routinetechniken im biochemischen und klinisch-chemischen Labor. Hier sollen nur die gebräuchlichsten Verfahren genannt werden. Am einfachsten ist die auf dem Vorhandensein aromatischer Aminosäuren (➤ Tab. 2.1, ➤ Abb. 2.4) beruhende Messung der **Lichtabsorption bei 280 nm**. Dieser Test ist schnell und empfindlich, nachteilig ist aber die Abhängigkeit von der Aminosäurezusammensetzung der Probe, denn nur die aromatischen Aminosäuren absorbieren UV-Licht. Generell ist diese Methode wegen des möglichen Tyndall-Effekts (Lichtstreuung) bei biologischen Proben störanfällig. Durch Komplexbildung von Stickstoffatomen der Peptidbindungen von denaturierten Proteinen mit Cu^{2+}-Ionen wird in der **Biuretreaktion** die Anzahl der in der Probe vorhandenen Aminosäureverknüpfungen bestimmt. Allerdings ist dieser Test relativ unempfindlich.

Proteintrennung im elektrischen Feld

Hauptanliegen der Proteinanalytik ist es, Proteine aus einem komplexen Gemisch zu isolieren und **qualitativ** und **quantitativ nachzuweisen**, u.a. um den Erfolg einer Proteinreinigung zu überprüfen.

Die weitverbreitete und wichtigste Methode dabei ist die **Elektrophorese**. Sie beruht auf der Wanderung der geladenen Proteinmoleküle im elektrischen Feld. Die in Puffer gelösten Proteine werden nach Auftrag auf spezielles Oberflächenmaterial (Zelluloseacetat) bzw. in Gelen aus Agarose oder quervernetztem Polyacrylamid getrennt (➤ Abb. 2.41). Das Gel hat verschiedene Funktionen: Es stabilisiert die wässrige Trennphase und bildet aufgrund seiner dreidimensionalen Netzstruktur mikroskopische Poren in der Größenordnung der zu trennenden Teilchen aus. Durch diese Poren müssen sich die Proteine nach Anlegung der elektrischen Spannung bei ihrer Wanderung hindurchzwängen und werden je nach ihrer Größe abgebremst.

Blick ins Labor

In der **nativen Elektrophorese**, bei der die unbehandelten Proteine in natürlicher, strukturell und funktionell intakter Form untersucht werden, separiert man die Proteine nach Ladung und Molekülmasse (entspricht in grober Näherung der Größe eines Proteins). Nach diesen Kriterien sollte im Idealfall jedes Protein an einer individuellen Position im Gel auftauchen. Beispielsweise gelingt es mit dieser Methode, **Isoenzyme** (z.B. der Lactat-Dehydrogenase, ➤ Abb. 2.28) aufgrund ihrer geringen Ladungsunterschiede nachzuweisen und ihre verschiedenen Anteile zu quantifizieren. Neben der Reinheitsabschätzung kann man mit diesem Verfahren nach abgeschlossener Trennung u.a. auch die enzymatische Aktivität der im Gel aufgetrennten Proteine testen. Zum spezifischen Enzymnachweis werden teilweise dieselben Methoden wie in der **Histochemie** angewendet. Man versucht also, enzymatisch aktive Proteinflecken zu lokalisieren. Dazu wird das Gel nach dem Lauf in einer Substratlösung inkubiert und der enzymatische Umsatz in situ durch Farb- oder Fällungsreaktionen sichtbar gemacht.

Eine besonders wichtige Methode ist die **denaturierende Elektrophorese**, bei der die Proteine vor der Trennung mit Agenzien wie **Natriumdodecylsulfat (SDS)** behandelt werden, um ihre dreidimensionale Struktur zu entfalten. Da hierbei die Quartärstruktur der Proteine zerstört wird, kann die **SDS-Elektrophorese** auch Auskunft über die Untereinheitenzusammensetzung von oligomeren Proteinen geben. Zur vollständigen Entfaltung werden die Disulfidbrücken des Proteins reduktiv mit Mercaptoethanol gespalten. Durch Bindung des anionischen SDS auf den linearisierten Polypeptidmolekülen bekommen die Komplexe eine einheitliche Oberflächenladung, sodass die Trennung im Gel praktisch nur noch nach der Größe und somit nach der Masse erfolgt (➤ Abb. 2.41a, b). So ist es möglich, die Molekülmasse unbekannter Polypeptide durch Vergleich mit Markerproteinen zu bestimmen (➤ Abb. 2.41b, c). Die eigentlich farblosen Proteine auf dem Gel werden nach der Trennung durch den unspezifischen, aber stark bindenden intensiven Farbstoff Coomassie-Brillantblau sichtbar. Erheblich höhere Nachweisempfindlichkeiten erreicht man durch Färbung mit Silber oder mit Fluoreszenzfarbstoffen. Spezifische Proteinnachweise erfolgen häufig durch Western-Blotting. Hierbei wird ein Abdruck des Elektrophoresegels erzeugt, bei dem die elektrophoretisch getrennten Proteine auf eine Membran übertragen werden, die mit verschiedenen hochspezifischen Nachweisreagenzien (Liganden, chromogene Substrate, Immunreagenzien) behandelt werden kann (➤ Abb. 2.42).

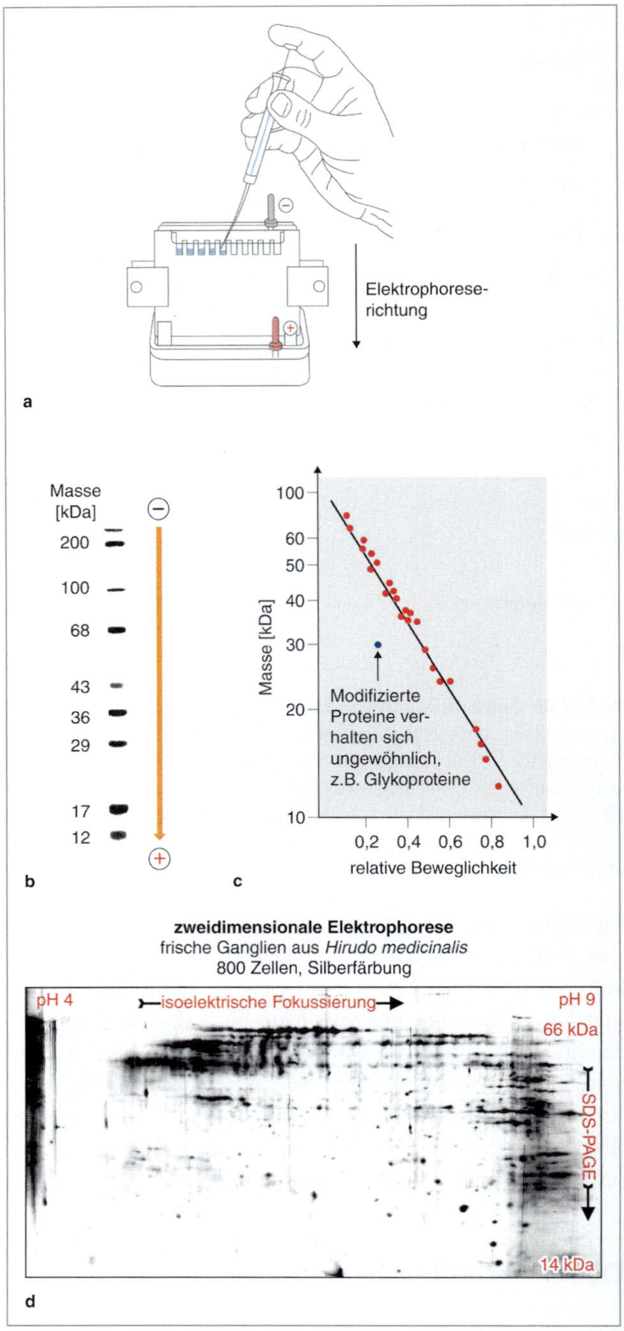

Abb. 2.41 Gelelektrophorese unter denaturierenden Bedingungen (SDS-PAGE).
a) Elektrophoreseapparat.
b) Polyacrylamid-Gel nach Trennung von Probenmolekülen und Molekülmassenmarkerproteinen.
c) Bestimmung der Molekülmasse eines Proteins aus der Eichkurve.
d) Zweidimensionale Gelelektrophorese eines Ganzzellextrakts löslicher Proteine aus dem medizinischen Blutegel *Hirudo medicinalis.* In der ersten Dimension wurde eine isoelektrische Fokussierung durchgeführt. Die Separation erfolgte im pH-Gradienten entsprechend der isoelektrischen Punkte der Proteine. Der Gelstreifen wurde ausgeschnitten und quer auf einem denaturierenden (SDS-)Elektrophoresegel nach der Molekülmasse getrennt.

Blick ins Labor

Eine andere Methode der elektrophoretischen Proteintrennung beruht auf den unterschiedlichen isoelektrischen Punkten der Proteine. Der **IEP von Proteinen** (= Polyaminosäuren) ist analog zu dem der Aminosäuren definiert. Allerdings kann man diese Größe nicht einfach aus der Aminosäurezusammensetzung berechnen, da sich im gefalteten Protein elektrische Ladungen von Seitenketten gegenseitig beeinflussen. Bei der **isoelektrischen Fokussierung (IEF)** wandern die Proteine entweder im nativen oder durch 8 mol · L^{-1} Harnstoff entfalteten Zustand in einem durch das Gel stabilisierten pH-Gradienten, bis sie am isoelektrischen Punkt (Nettoladung = 0) liegen bleiben. Aufgrund geringer Unterschiede des IEP von verschiedenen **Hämoglobinvarianten** (unterschiedliche Isoformen sowie mutierte Versionen) kann man mithilfe der IEF **Polymorphismen** des Blutfarbstoffs anhand des spezifischen Bandenmusters diagnostizieren. Außerdem kann man **glykiertes Hämoglobin** nachweisen, das in erhöhter Konzentration im Blut von Diabetikern vorkommt (➤ Kap. 2.3.1). Durch Kombination von IEF mit denaturierender Elektrophorese (**zweidimensionale Gelelektrophorese**, ➤ Abb. 2.41d) erzielt man hochaufgelöste Trennungen komplexer Gemische. Dies ist bei der Analyse von zellulären Proteinexpressionsmustern wichtig.

Spezifische Proteinnachweise

Je nach Fragestellung gibt es eine Reihe von Techniken zur **qualitativen Identifikation von Proteinen**. Besonders einfach ist die Anwendung bei Proteinen, die aufgrund von chromophoren, kovalent oder nichtkovalent gebundenen Cofaktoren spezifische Absorptionsspektren im Sichtbaren besitzen, z.B. Hämoglobin, Cytochrom *c* oder Rhodopsin. Auf der Antigen-Antikörper-Reaktion beruhen **immunologische Nachweise** bestimmter Proteine, sofern spezifische Antikörper gegen das Zielprotein vorliegen. Dieses Prinzip nutzen wichtige klinisch-diagnostische Nachweisverfahren wie der **Radio-, Fluoreszenz-** und **Enzymimmunoassay (RIA, FIA, ELISA)**, die spezifische und hochempfindliche Werkzeuge (➤ Kap. 26) sind. Der **Western-Blot** (➤ Abb. 2.42) stellt eine weitere außerordentlich wichtige immunologische Proteinnachweismethode dar: Hierzu werden die Proteine aus dem Elektrophoresegel auf ein spezielles Folienmaterial transferiert („geblottet") und durch den hinzugegebenen Antikörper immunspezifisch angefärbt. Mit beträchtlich höherem Aufwand kann man die Art eines foliengebundenen Proteins praktisch eindeutig bestim-

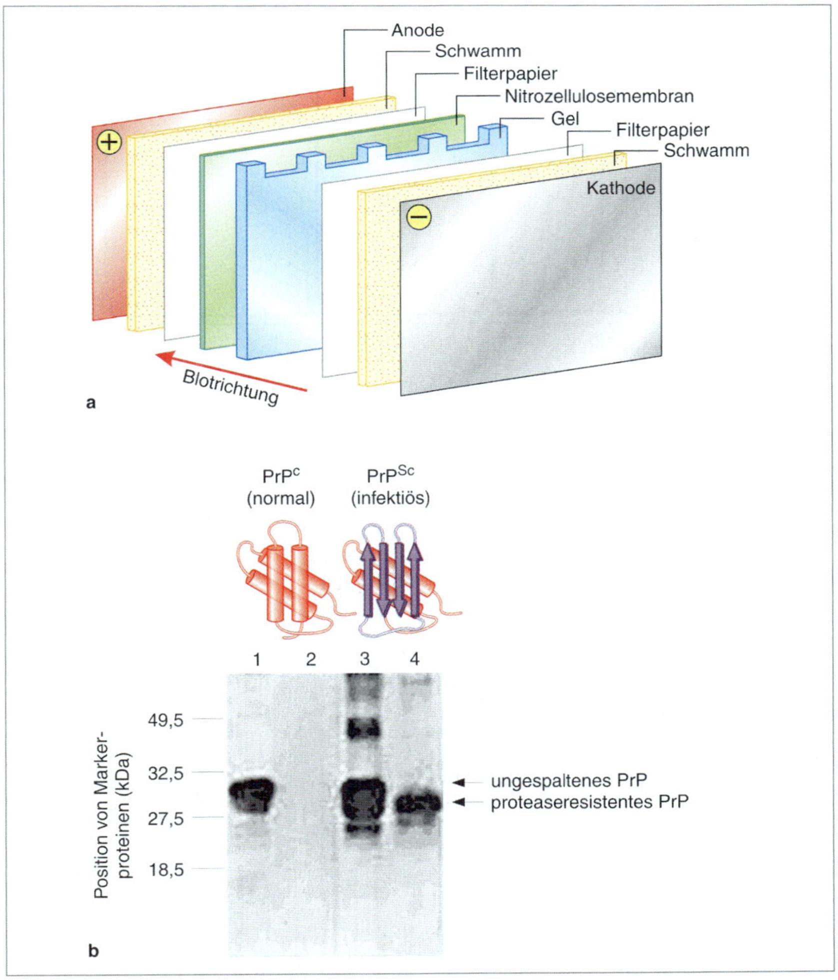

Abb. 2.42 Western-Blot.
a) Elektrotransfer vom Elektrophoresegel auf Membran. Die Apparatur besteht aus einem Puffertank, der ein „Sandwich" aus Elektroden, saugfähigem Papier, dem Elektrophoresegel und der Blottingmembran (Nitrozellulose) enthält. Der über die Elektroden auf das Elektrophoresegel geleitete elektrische Strom lässt die im Gel separierten Proteinmoleküle auf die Membran wandern, wo sie immobilisiert werden. Es entsteht ein „Abklatsch" des ursprünglich auf dem Gel erzeugten Proteinmusters. Die Blottingmembran wird dann mit spezifischen Indikatorsondenmolekülen inkubiert. Beim Immunoblot nimmt man zum spezifischen Proteinnachweis spezifische, primäre Antikörper gegen das zu detektierende Protein. Danach markiert man die Proteinflecken mit einem enzymgekoppelten sekundären Antikörper, der den primären Antikörper und damit das nachzuweisende Protein durch eine nachfolgende enzymatische Farbreaktion sichtbar macht.
b) Immunoblotting am Beispiel des Hamster-Prionproteins PrP. Der Test beruht auf der Resistenz des krankhaften Prionproteins gegenüber dem proteolytischen Enzym Proteinase K. Hirnextrakte von normalen (enthalten PrP^C) und erkrankten (enthalten PrP^C und PrP^{Sc}) Tieren wurden mit Proteinase K behandelt, auf einem denaturierenden Elektrophoresegel getrennt, auf Nitrozellulose geblottet und mit Antikörpern gegen PrP entwickelt. Normale Extrakte ohne (Bahn 1) und nach erfolgter Proteinase-K-Behandlung (Bahn 2). Bahn 3: krankhafte Extrakte ohne erfolgte Proteinase-K-Behandlung und nach Behandlung (Bahn 4). Das ausbleibende Signal des PrP in Bahn 2 und die Existenz einer deutlichen Bande in Bahn 4 sprechen dafür, dass das erkrankte Tier proteaseresistentes PrP^{Sc} aufweist.

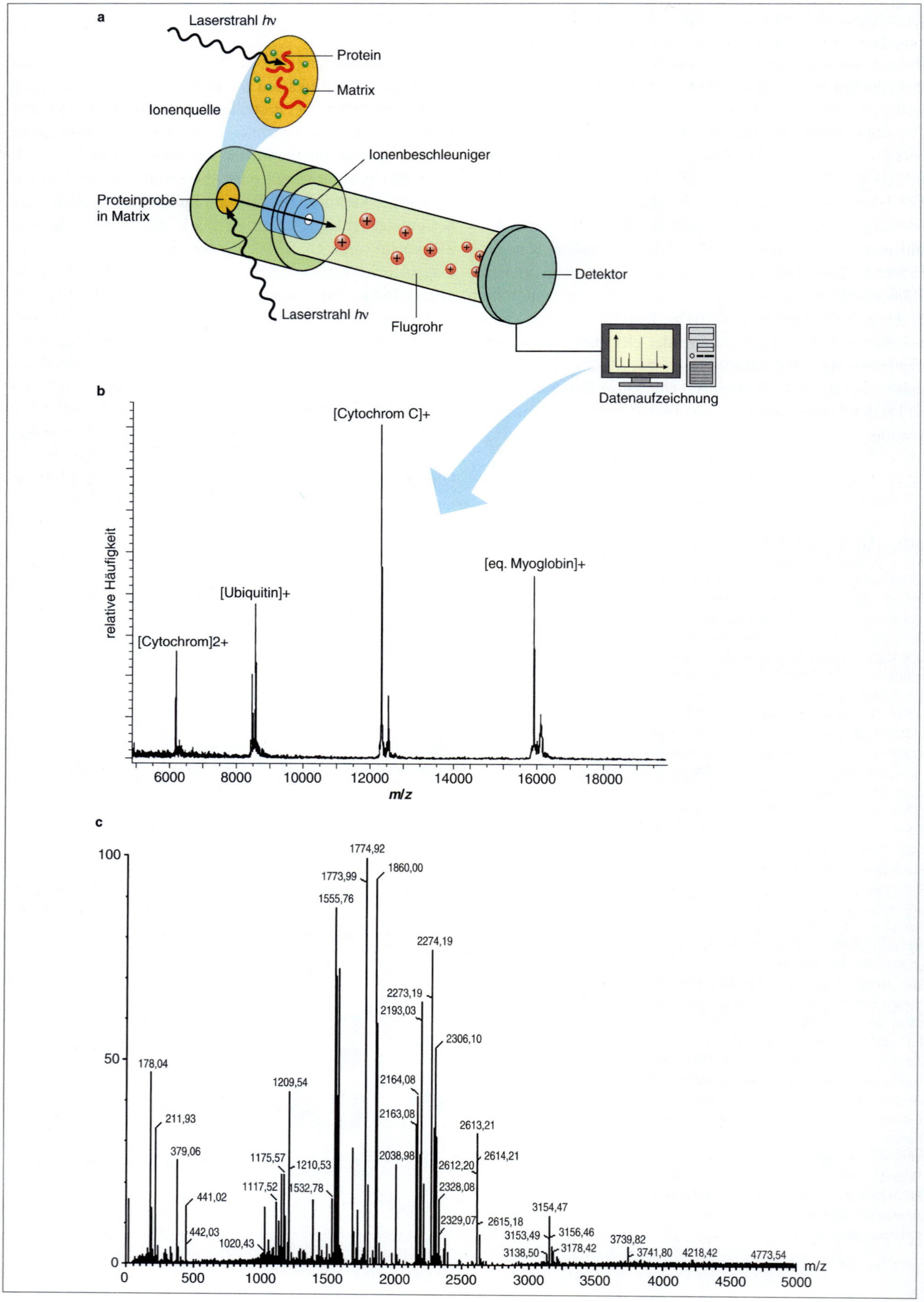
a
Laserstrahl hν
Protein
Matrix
Ionenquelle
Ionenbeschleuniger
Proteinprobe in Matrix
Detektor
Laserstrahl hν
Flugrohr
Datenaufzeichnung
b
relative Häufigkeit
[Cytochrom C]+
[eq. Myoglobin]+
[Ubiquitin]+
[Cytochrom]2+
6000
8000
10000
12000
14000
16000
18000
m/z
c
100
50
0
1774,92
1773,99
1860,00
1555,76
2274,19
2273,19
2193,03
2306,10
178,04
1209,54
2164,08
211,93
2163,08
2613,21
379,06
1175,57
1210,53
2038,98
2612,20
2614,21
441,02
1117,52
1532,78
2328,08
3154,47
2329,07
2615,18
442,03
1020,43
3153,49
3156,46
3739,82
3138,50
3178,42
3741,80
4218,42
4773,54
0
500
1000
1500
2000
2500
3000
3500
4000
4500
5000
m/z

< Abb. 2.43 MALDI-Massenspektroskopie.
a) Funktionsprinzip. Die in eine lichtempfindliche Matrix eingebettete Probe wird durch Laserblitz desorbiert und im elektrischen Feld beschleunigt. Je leichter die Moleküle bei gleicher Ladung sind, umso schneller fliegen sie zum Detektor, sodass sich die Molmasse aus der Flugzeit ergibt.
b) Massenspektrometrische Analyse eines Gemischs aus Cytochrom c, Ubiquitin und Myoglobin.
c) Massenfingerprint von Ovalbumin nach tryptischem Verdau.

men: Mithilfe des **Edman-Abbaus** ermittelt man die Proteinsequenz, indem man schrittweise durch chemische Reaktionen die Aminosäuren, vom N-Terminus ausgehend, abspaltet und identifiziert. Heutzutage wird diese Analytik automatisch durchgeführt, mithilfe sog. Sequenatoren.

Blick ins Labor

Von großer Bedeutung für die moderne Analytik ist die **Massenspektrometrie**. Durch die **MALDI-Massenspektrometrie** (matrix-assisted laser desorption ionization, > Abb. 2.43) werden Molekülmassen von Ionen anhand ihrer Flugdauer im Hochvakuum bestimmt. Dabei werden die in eine Matrix eingebetteten Proteine durch Laserbestrahlung schonend ionisiert, in die Gasphase befördert und im Hochspannungsfeld beschleunigt. Die Flugzeit bis zum Erreichen des Detektors ist ein Maß für das Masse-Ladungs-Verhältnis des fraglichen Proteins. Ebenfalls auf sanfter Ionisation beruht die **ESI-Massenspektrometrie** (Elektrosprayionisation), mit der man sogar massenspektrometrische Peptidsequenzierungen vornehmen kann.

Analyse des Proteoms

Unter dem Begriff **Proteom** versteht man das gesamte Proteinexpressionsmuster einer Zelle, eines Gewebes oder eines Organismus unter bestimmten Bedingungen. Die Komplexität eukaryontischer Organismen auf Proteinebene ist noch viel höher als die Anzahl der Gene. Beim Menschen schätzt man bei einer Genzahl von 25.000–30.000, dass bis zu 1.000.000 verschiedene Proteine existieren. Diese hohe Zahl von Proteinen kommt durch verschiedenartige Prozesse wie **alternatives Spleißen** und durch vielfältige **posttranslationale Modifikationen** (> Kap. 2.3.1) zustande, die für eine erhebliche Diversifizierung der Genprodukte sorgen.

Bei der **Proteomanalyse** verschafft man sich einen qualitativen und quantitativen Überblick über alle (nachweisbaren) tatsächlich exprimierten Proteine und deren posttranslationale Modifikationen. Dies ergibt eine exakte biochemische Zustandsbeschreibung und ist für die Grundlagenforschung, medizinische Diagnostik und pharmakologische Forschung von großer Bedeutung. Für die Medizin eröffnet sich damit die Möglichkeit, **Proteinmuster in Abhängigkeit vom Krankheitszustand** oder nach Gabe von Medikamenten zu analysieren. In jeder Proteinkomponente, die sich im Proteom quantitativ (Proteinmenge) oder qualitativ (durch Modifikation) ändert, stecken diagnostische Informationen. Man muss prinzipiell davon ausgehen, dass jedes der betroffenen Proteine direkt oder indirekt mit dem Krankheitsbild in Zusammenhang steht und damit ein potenzieller Angriffsort für ein Medikament sein könnte. Die qualitative Identifikation der sich zellzustandsbedingt ändernden Proteine ist daher wesentlich für die Pharmaforschung, um **Biomarker** zu entwickeln.

Das Genom stellt das gesamte Inventar der möglichen Proteine dar, das Proteom zeigt dagegen an, welcher Anteil dieses Potenzials realisiert wird, entweder direkt oder in modifizierter Form. Voraussetzung für die Proteomanalyse sind Techniken, welche die bis zu 10.000 verschiedenen in biologischen Materialien vorkommenden Proteine spezifisch anzeigen können. Die Kombination von Elektrophorese und Massenspektrometrie ist das am häufigsten angewandte Nachweisverfahren. Durch **zweidimensionale Elektrophorese** wird die Probe in die einzelnen Proteinkomponenten aufgetrennt. Die isolierten Proteinflecken werden aus dem Gel herausgeschnitten und durch Verdau mit spezifisch **spaltenden Proteasen** wie Trypsin fragmentiert. Die Identifikation der Proben erfolgt mithilfe der **MALDI-Massenspektrometrie**, indem die Massen der entstehenden Peptidfragmente bestimmt werden (> Abb. 2.42). Jedes Protein liefert ein bestimmtes Muster, den **Massenfingerprint**, aus dem durch **Datenbankvergleich** die einzelnen Proteine genau bestimmt werden können.

Aufklärung der dreidimensionalen Struktur von Proteinen

Strukturaufklärung von 2-D- und 3-D-Kristallen

Für die rationelle Entwicklung von Pharmaka muss man die Struktur ihrer Targets erforschen, also die molekularen Wirkorte der Effektoren an biologischen Makromolekülen. Die Detailkenntnis der molekularen Architektur von Bindungsstellen zwischen pharmakologischer Substanz und Zielmolekül ermöglicht es, ganz gezielt Wirkstoffe mit gewünschten sterischen und funktionellen Eigenschaften zu konstruieren. Um Information über dreidimensionale Strukturen von Proteinen zu bekommen, werden unterschiedliche physikalische Methoden eingesetzt. Sehr große Einzelmoleküle oder Komplexe, z.B. Viruspartikel, Ribosomen oder Proteinquartärstrukturen, kann die **Elektronenmikroskopie** abbilden, allerdings bei relativ niedriger Auflösung. Das bildgebende Potenzial wird erheblich erhöht, wenn man geordnete Gebilde wie **zwei- oder dreidimensionale Kristalle** analysiert, die aus einer regelmäßigen Anordnung von zahlreichen **Einzelmolekülen** bestehen.

Die kleinste Einheit eines Kristalls ist die **Elementarzelle**, durch deren Wiederholung in allen Raumrichtungen man sich den Aufbau des gesamten Kristalls vorstellen kann. Die einzel-

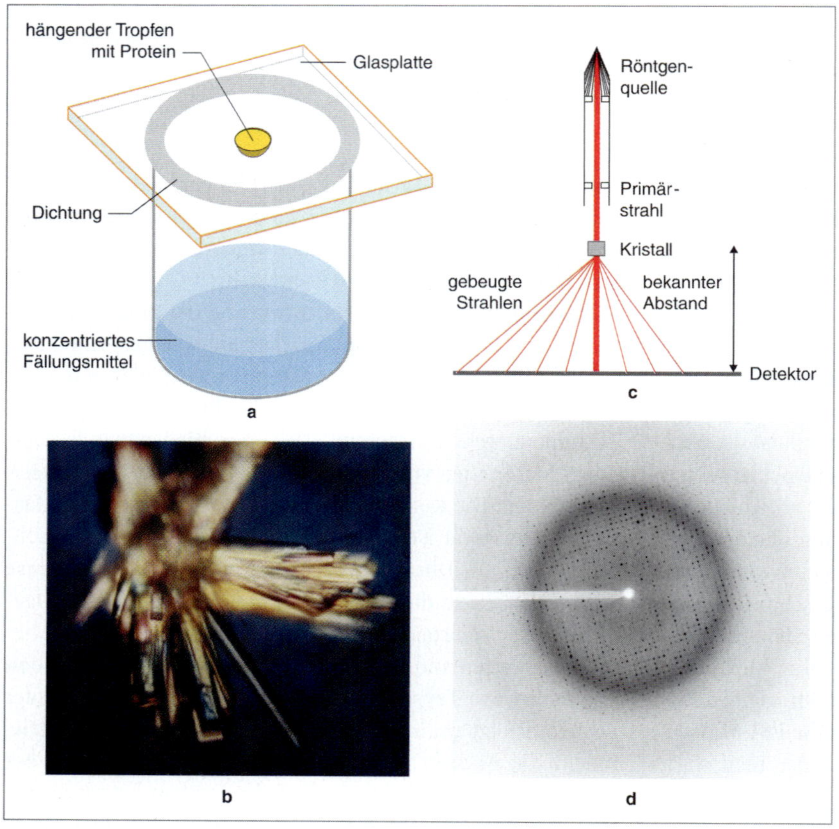

Abb. 2.44 Aufklärung dreidimensionaler Strukturen mittels Röntgenkristallographie.
a) Mithilfe des Hanging-drop-Verfahrens wird durch Dampfdiffusion die Proteinlösung langsam, innerhalb von Tagen bis Wochen, aufkonzentriert, bis sich die Moleküle zu Kristallen anordnen.
b) Photographie eines in einem „Hanging drop" gebildeten Proteinkristalls (Länge ca. 250 µm).
c) Schematischer Aufbau eines Röntgendiffraktometers. Die von der Röntgenquelle ausgehenden Strahlen treffen auf den Proteinkristall und werden aufgrund der regelmäßigen Struktur des Kristalls gestreut.
d) Die von den Streuzentren des Kristalls ausgehenden Röntgenstrahlen erzeugen ein für das Protein typisches Beugungsbild.
(b) und (d) stammen vom menschlichen RAN-Protein (bereits in ➤ Abb. 2.12 erwähnt).

nen Proteinmoleküle sind über Oberflächenkontakte miteinander verbunden. Proteinkristalle stellen relativ lose Gebilde dar, weil sie große Zwischenräume enthalten, die mit Lösungsmittel gefüllt sind. Wegen des hohen Wassergehalts haben Proteine in den Kristallen die gleichen Strukturen wie in Lösung. Am besten lassen sich hochgereinigte Proteine kristallisieren. Proteinkristalle stellt man aus hochkonzentrierten übersättigten Lösungen her. ➤ Abb. 2.44a zeigt den einfachen experimentellen Aufbau, mit dem durch Dampfdiffusion den Proteinlösungen kontinuierlich Wasser entzogen wird, bis der Kristall abgeschieden wird (➤ Abb. 2.44b).

Blick ins Labor

Dampfdiffusion In der geschlossenen und abgedichteten Probenkammer (➤ Abb. 2.44a) stehen das proteinhaltige Probentröpfchen (oben) und das Reservoir (unten) über die Gasphase in Verbindung miteinander. Das Reservoir enthält eine hochkonzentrierte Fällungsmittellösung, die aufgrund ihres chemischen Potenzials Wasser aus der oberhalb des Reservoirs befindlichen Gasphase aufnimmt. Das Probentröpfchen hat eine niedriger konzentrierte Fällungsmittellösung, die ständig Wasser in die Gasphase abgibt. Es folgt eine stetige Volumenabnahme des Probentröpfchens, und das hierin gelöste Protein wird langsam aufkonzentriert, bis sich geordnete dreidimensionale Kristalle ausbilden.

Strukturaufklärung Dreidimensionale Strukturinformation auf atomarer Ebene erhält man durch Röntgenanalyse der Kristalle unter Einsatz des in ➤ Abb. 2.44c schematisch dargestellten Aufbaus. Die Röntgenstrahlen wechselwirken mit den Elektronenhüllen der regelmäßig angeordneten Probenatome. Die Überlagerung der an den Atomen gestreuten Strahlen ergibt je nach Raumrichtung eine Verstärkung oder Auslöschung des Signals. Die resultierenden **Beugungsmuster** (➤ Abb. 2.44d) werden mit Detektoren aufgefangen. In den Intensitäten der abgebildeten „Reflexe" ist bereits die Strukturinformation enthalten. Diese Strukturfaktoren werden unter Einbeziehung sog. Phaseninformation computergestützt in eine Elektronendichtekarte umgerechnet, in die man iterativ ein Modell der zu bestimmenden Struktur einpasst.

Kernresonanzspektroskopie

Eine andere hochauflösende Methode ist die **Kernresonanzspektroskopie (NMR-Spektroskopie)**. Hierbei werden die magnetischen Eigenschaften der Probenmoleküle ausgenutzt: Die NMR-Strukturaufklärung beruht auf der Messung der Wechselwirkungen räumlich benachbarter Spins (vornehmlich ^{1}H), woraus man die Entfernung einzelner Proteingruppen bestimmen kann. Für die NMR-Spektroskopie werden keine Kristalle benötigt; um gute Signale zu liefern, müssen die Proteine aber gut löslich sein. Außerdem müssen sie mit stabilen (nicht radioaktiven) Isotopen (^{2}H, ^{13}C, ^{15}N) markiert werden, um die komplexen Probensignale zuordnen zu können. Auf dem Kernresonanzprinzip basiert auch ein bildgebendes Diagnoseverfahren (**Kernspintomographie**), bei dem die Darstellung auf der chemischen Umgebung von ^{1}H in unterschiedlichen Gewebetypen beruht.

Blick ins Labor

Es wäre wünschenswert, wenn man aus der Primärstruktur direkt die Raumstruktur des Makromoleküls ablesen könnte. Die Raumstrukturen von sequenzähnlichen Proteinen sind je nach Verwandtschaftsgrad weitgehend identisch, sodass man aus dem Aminosäuresequenzvergleich auch viel über Sekundär-, Tertiär- und Quartärstrukturen sowie über die Funktionen unbekannter Proteine lernen kann. Gegenwärtige Computerverfahren zur Strukturberechnung bauen auf der bekannten dreidimensionalen Struktur (**Tertiärstrukturvorhersage**) eines engen Verwandten des fraglichen Proteins auf (**Homology-Modelling**). Bei ausreichend hoher **Sequenzähnlichkeit** kann die dreidimensionale Struktur des Zielproteins aus den Raumkoordinaten der Atome berechnet werden.

MERKE

Die Herstellung, Reinigung und Analytik von Proteinen sind für die Forschung, medizinische Diagnostik und Therapie von immenser Bedeutung.

ZUSAMMENFASSUNG

Aminosäuren

Aminosäuren haben vielfältige Funktionen. Sie sind Botenstoffe, Nährstoffe und v.a. die elementaren Bausteine der Proteine. Ihr chemisches Grundgerüst ist immer gleich. Physiologisch kommt fast ausschließlich die L-Konfiguration vor. Die NH_2- und die COOH-Gruppe der α-Aminocarbonsäuren bestimmen ihre chemischen Reaktionen. Sie verhalten sich wie Säuren und Basen. Außerdem werden die Eigenschaften durch die funktionellen Gruppen der Seitenketten beeinflusst. Die 20 proteinogenen Aminosäuren können hydrophobe (aromatische und aliphatische) und hydrophile Reste haben. Letztere sind entweder neutral oder positiv bzw. negativ geladen.

Peptidbindung

Die Verknüpfung von Aminosäuren zur Bildung von Peptiden und Proteinen erfolgt über eine Säureamidbindung zwischen der α-Carboxylgruppe und der α-Aminogruppe zweier Aminosäuren. Die Bindungsknüpfung durch Wasserabspaltung erfolgt zwar endergon, aber die Peptidbindung ist aus kinetischen Gründen stabil. Die C–N-Peptidbindung liegt in verschiedenen mesomeren Grenzstrukturen vor. Sie ist resonanzstabilisiert und hat daher teilweisen Doppelbindungscharakter, ist also nicht frei drehbar. Sterisch sind zwei Konformationen möglich, die cis- und die trans-Form. Energetisch ist die trans-Konformation erheblich bevorzugt, außer wenn die Iminogruppe von Prolin an der Peptidbindung beteiligt ist. Die der Peptidbindung benachbarten C–C- und C–N-Einfachbindungen sind in einem gewissen Winkelbereich drehbar.

Proteinstruktur

Im Aufbau von Proteinen gibt es eine strukturelle Hierarchie. Die Primärstruktur ist durch die Aminosäuresequenz bestimmt. α-Helix und β-Faltblatt sind die wesentlichen Elemente der Sekundärstrukturen, die vorwiegend durch Wasserstoffbrückenbindungen stabilisiert werden. Supersekundärstrukturen sind typische wiederkehrende Kombinationen dieser Elemente. Domänen als individuelle Faltungseinheiten haben strukturelle oder funktionelle Teilaufgaben im Gesamtprotein. Modulare Proteine sind aus verschiedenen, teilweise hochrepetitiv angeordneten Einzeldomänen zusammengesetzt. Die relative Anordnung dieser Baugruppen zueinander macht die Tertiärstruktur aus. Die Elemente werden mittels intramolekularer ionischer Bindungen oder kovalent durch Disulfidbrücken verknüpft, aber auch durch nichtkovalente, schwache Bindungen wie polare und hydrophobe Wechselwirkungen zusammengehalten. Als Quartärstruktur eines Proteins bezeichnet man Komplexe mehrerer identischer oder verschiedener Polypeptidketten.

Faltung

Um bestimmungsgemäß zu funktionieren, müssen Proteine eine korrekte Faltung einnehmen. Im theoretisch verfügbaren Konformationsraum gibt es definierte Faltungswege und -mechanismen, die das Erreichen der „richtigen" dreidimensionalen Struktur garantieren. Entgleisungen bei der Proteinfaltung können sich in verschiedenen Krankheitsbildern äußern, bei denen sich fehlgefaltete Proteine ansammeln. Chaperone als intrazelluläre Faltungshelfer sorgen für „molekulare Ordnung". Die ohnehin beträchtliche Diversität von Proteinen wird zusätzlich zu den in der genetischen Kodierung festgeleg ten 20 Aminosäuren durch posttranslationale Modifikationen erhöht. Dabei können niedermolekulare anorganische (Phosphat, Sulfat) oder organische Reste bzw. Moleküle anderer biochemischer Stoffklassen (Lipide, Kohlenhydrate) übertragen werden. Diese chemischen Veränderungen modulieren bestimmte Struktur- und Funktionszustände des gereiften Proteins. Membranproteine unterscheiden sich von löslichen Proteinen durch ihre Lokalisation in der Lipiddoppelschicht. Sie kommen in Grenzflächen von Zellen und Organellen vor und haben wichtige Funktionen beim Stofftransport, bei der Energiewandlung und der Signaltransduktion.

Abbau

Proteine und Proteinaktivitäten können durch Proteinabbau eliminiert werden. Hier sind v.a. lysosomale Proteasen und das zytoplasmatisch lokalisierte Proteasom wirksam.

Isolation und Charakterisierung

Um Proteine auch molekular zu verstehen, muss man strukturelle und funktionelle Eigenschaften am gereinigten Biomolekül analysieren. Hierzu ist es erforderlich, die Proteine aus den natürlichen Quellen oder genetisch manipulierten Organismen zu isolieren. Durch differenzielle Zentrifugation kann man biologisches Material in subzelluläre Partikel fraktionieren. Gereinigte Proteine erhält man durch chromatographische Methoden, die auf der Trennung nach Größe, dem Ionenaustauscher-, Hydrophobie- oder dem Affinitätsprinzip beruhen. Für die qualitative und quantitative Charakterisierung der Proteine sind elektrophoretische und chemische Verfahren wichtig. Auch die Massenspektrometrie wird eingesetzt

2

Fragen

1. Wieso gehört Glycin nicht zu den optisch aktiven Aminosäuren?
2. Unter welchen Bedingungen klassifiziert man Aminosäuren in sauer bzw. basisch? Welche Aminosäuren dieser Art kennen Sie?
3. Warum ist die Peptidbindung so stabil?
4. Die Aminosäureabfolge von Proteinen kann man durch Edman-Abbau bestimmen. Gibt es alternative Verfahren, Proteinsequenzen zu ermitteln?
5. Warum werden die α-Helix als kondensierte und der β-Strang als ausgedehnte Sekundärstruktur angesehen?
6. Wodurch ist die Stabilität von Proteinen begründet?
7. Worin besteht der Vorteil der modularen Zusammensetzung von Multidomänenproteinen? [Domänen. Kopienzahl. Proteinfunktionen]
8. Sie sollen einen diagnostischen Test entwickeln, mit dem Sie HbS von HbA trennen können. Welche instrumentellen Techniken bieten sich hierfür an? Begründen Sie Ihre Entscheidung. Denken Sie an Interaktion mit chromatographischen Trennmaterialien und das Verhalten von Proteinen im elektrischen Feld.
9. Wie können Sie Proteinbanden voneinander trennen, die auf einem SDS-Elektrophoresegel comigrieren?
10. Wie kann man bestimmen, ob ein Protein Disulfidbrücken hat?
11. Woran liegt es, dass Proteine, die aus einem extrem hohen Anteil an hydrophoben Aminosäuren bestehen, trotzdem wasserlöslich sind?
12. Was besagt das Vorkommen invarianter Regionen in Proteinen?
13. Durch welche Faktoren ist die Hydrophobie von Membranproteinen bedingt?
14. Was sind konservative Substitutionen in Proteinen? Benennen Sie Beispiele hierfür.
15. Sie sollen einen Proteinmarker finden, der sich für die Diagnose einer neu entdeckten Stoffwechselkrankheit eignet. Wie gehen Sie experimentell vor?
16. Fehlgefaltete Proteine werden in der Zelle normalerweise rückgefaltet oder proteolytisch abgebaut. Warum greifen diese Strategien nicht beim Prionprotein?

WEITERFÜHRENDE INFORMATIONEN UND DATENBANKEN ALS WEBLINKS

Nucleinsäure- und Proteindatenbanken über spezifische Moleküle: http://www.ncbi.nih.gov/

Aspekte von humanen genetischen Erkrankungen: http://www.ncbi.nlm.nih.gov/entrez/query.fcgi?db=OMIM

Swiss-Prot-Datenbank: http://www.expasy.org

Sequenzvergleichrechner: http://www.ebi.ac.uk/clustalw

PDB (engl. protein Data Base): http://www.rcsb.org/pdb/home/home.do; http://www.cathdb.info/latest/index.html

SCOP (structural classification of proteins): http://scop.mrc-lmb.cam.ac.uk/scop/

Graphikprogramme, die mit Strukturkoordinaten der Biomoleküle Abbildungen erstellen: Rasmol http://www.umass.edu/microbio/rasmol/
Swiss-PDBviewer http://www.expasy.org/spdbv/
weblabviewer
http://www.liv.ac.uk/ctichem/16weblab.html
http://pymol.sourceforge.net/

005 IMPP-Fragen

KAPITEL

3

M. Lübben

Enzyme

Praxisfall

Der 59-jährige Maurer Herr Z. klagt am Vormittag über plötzlich auftretende, als einschnürend empfundene Schmerzen im Brustbereich, die bis in den linken Oberarm ausstrahlen. Der rasch herbeigerufene Notarzt weist Herrn Z. ins Krankenhaus ein. Die Beschwerden weisen auf eine ischämische Schädigung des Herzmuskels hin. Das Elektrokardiogramm bestätigt die Verdachtsdiagnose eines Myokardinfarkts. Der Umfang der Gewebeschädigung wird durch Labortests deutlich: Die Aktivitäten der in das Blutplasma freigesetzten Enzyme Alanin-Aminotransferase (ALT) und Aspartat-Aminotransferase (AST) liegen weit über dem Normwert. Stark erhöht ist auch die Creatinkinase (CK), die besonders charakteristisch für Muskelschädigungen ist. Die immunologische Laboruntersuchung zeigt eine stark erhöhte Serumkonzentration des herzmuskelspezifischen Isoenzyms CK-MB sowie des Herzgewebemarkers kardiales Troponin T (cTNT). Am Patienten wird sofort eine thrombolytische Behandlung der Myokardischämie eingeleitet.

Zur Orientierung

Ein wesentliches Merkmal der belebten Materie besteht in der Fähigkeit, anorganische und organische Stoffe umzusetzen. Diese Reaktionen können in zahlreichen Varianten auftreten, und sie werden durch spezifische zelluläre Katalysatoren beschleunigt, die sich u.a. auf Geschwindigkeit und Energieaufwand einer Reaktion auswirken. Hinsichtlich ihrer biochemischen Natur können die Katalysatoren beispielsweise aus Ribonucleinsäure bestehen. Solche sog. Ribozyme sind an elementaren Prozessen wie der mRNA-Prozessierung oder der Proteinbiosynthese beteiligt und stellen nach gegenwärtigen Hypothesen den „molekularen Nachhall" einer früheren Evolutionsstufe dar, der sog. RNA-Welt.
Als wahres Erfolgsmodell der molekularen Entwicklungsgeschichte haben sich Proteinkatalysatoren erwiesen; sie sind gemeinhin als Enzyme bekannt. Sie stellen die anpassungsfähigsten und vielseitigsten Biomoleküle dar, die wir kennen. Die Regulation der Enzymaktivitäten ist ein kompliziertes System, wobei sich Enzyme u.a. selbst oder gegenseitig durch unterschiedliche Mechanismen aktivieren oder hemmen. Dies passiert auf unterschiedlichsten Ebenen, z.B. bei der Synthese von Enzymen, durch Hemmung von Rezeptoren oder durch direkte Aktivierung bzw. Inaktivierung eines Enzyms.

3.1 Struktur und Aufgaben von Enzymen

Die Bandbreite enzymkatalysierter stofflicher Umwandlungen ist unglaublich vielfältig. Man denke z.B. an informationstragende Makromoleküle, wie die Erbträgersubstanz DNA, die enzymatisch mit hoher Präzision vervielfältigt (DNA-Polymerase), abgelesen (RNA-Polymerase) oder verknüpft (DNA-Ligase) werden kann. Aber auch stoffliche Änderungen, in denen niedermolekulare Substanzen durch spezifische Reaktionen gezielt verändert werden, sind ohne Enzyme undenkbar. Dazu gehören z.B. verschiedene Umsetzungen des Nahrungsstoffs Glucose (➤ Abb. 3.1). Enzyme sind an fast allen biochemischen Reaktionen beteiligt und zeichnen sich daher durch enorme Vielseitigkeit und besondere Spezifität aus. Die hochgradige funktionelle Spezialisierung der Enzyme wird durch ihre besondere molekulare Architektur ermöglicht, die zwar abhängig von der biologischen Spezies und der betrachteten chemischen Reaktion ist, aber erstaunlich oft gemeinsame Bauprinzipien aufweist.

3.1.1 Spezialisierte Proteindomänen

Wie alle anderen Proteine können Enzyme gemäß ihrer auf Strukturähnlichkeit basierenden Verwandtschaftsbeziehungen in Klassen eingeteilt werden. **Enzymsuperfamilien** fassen strukturverwandte Proteine zusammen, die zwar unterschiedliche Substrate umsetzen, aber dabei oft gleiche katalytische Strategien nutzen. Diese Enzyme weisen v.a. in den funktionell bedeutenden Regionen gemeinsame Designprinzipien auf, die phylogenetisch auf ein gemeinsames Vorläuferprotein schließen lassen. Die katalytische Wirkung eines Enzyms kann z.B. auf der Aktivität einer oder mehrerer Domänen beruhen, die bereits als Funktionsmodule der Proteine vorgestellt worden sind (➤ Kap. 2).

Exemplarisch gesehen, stellen die **NAD(P)$^+$-bindenden** Rossmann-Faltungsdomänen (➤ Abb. 3.2) eine wichtige Kategorie dar. Sie gehören zu den sog. α- und β- oder α/β-Proteinen, die aus drei übereinander liegenden Schichten (αβα) bestehen und ein zentral gelegenes, aus sechs parallelen β-Strängen bestehendes Faltblatt besitzen. Dieses Faltungsmuster findet sich bei den auf unterschiedliche Substrate spezialisierten Alkohol-, Glycerinaldehyd-3-phosphat-, Lactat- und 6-Phosphogluconat-Dehydrogenasen, um nur einige Mitglieder dieser großen Familie zu nennen. Wie der Name sagt, schließt das gemeinsame Bauprinzip dieser Enzymkategorie die Bindung eines Cofaktors NAD$^+$ oder NADP$^+$ ein, der für die Funktion und den Reaktionsmechanismus dieser Katalysatoren unerlässlich ist. Reversibel gebundene Cofaktoren werden auch als **Coenzyme** bezeichnet, die zusammen mit den Proteinanteilen **(Apoenzyme)** die funktionstüchtigen **Holoenzyme** liefern. Auf die Struktur und Funktion von NAD$^+$, NADP$^+$ und anderen Coenzymen wird detailliert in Kap. 4 eingegangen. Andere für die Enzymaktivität unverzichtbare Cofaktoren sind irreversibel an das Protein gebunden, hierzu zählen Metalle, die spezielle Funktionen im Reaktionsmechanismus erfüllen.

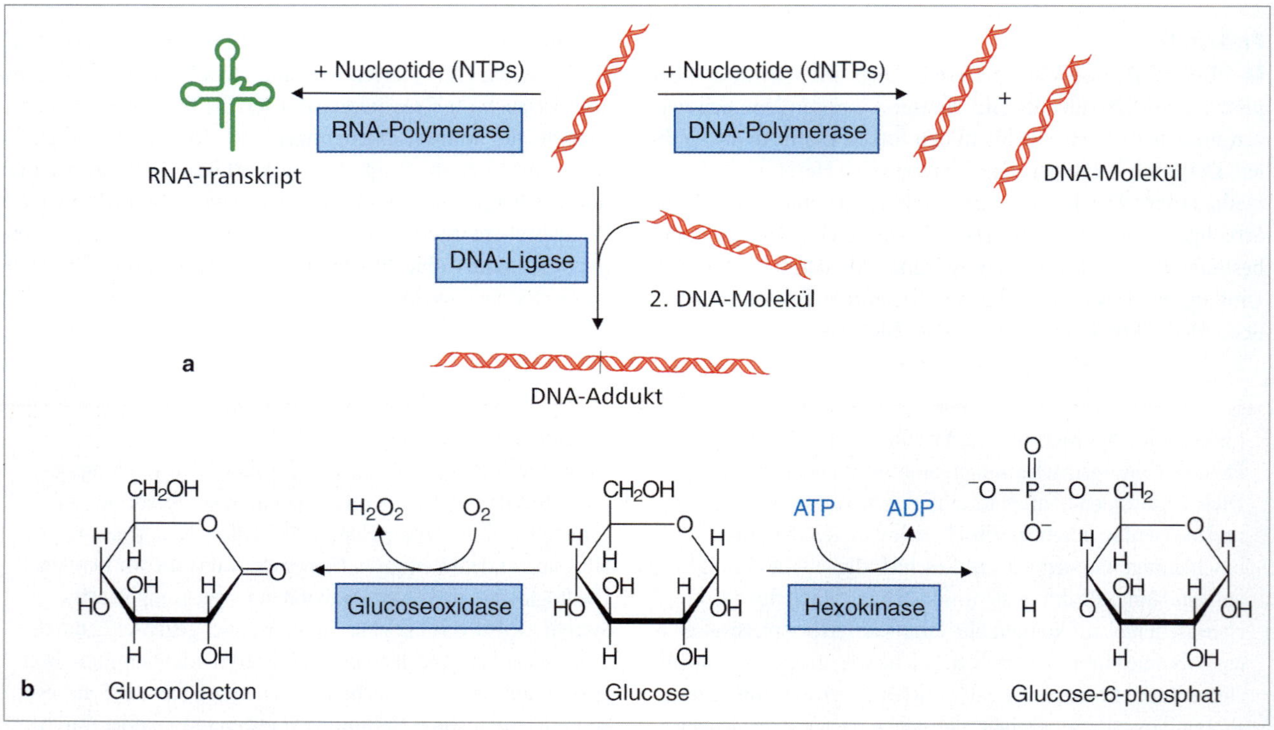

Abb. 3.1 Extreme Bandbreite biologischer Aktivitäten von Proteinkatalysatoren. Enzyme können Reaktionen beschleunigen, in denen Reaktanten aus **(a)** Makromolekülen oder **(b)** niedermolekularen Verbindungen bestehen.

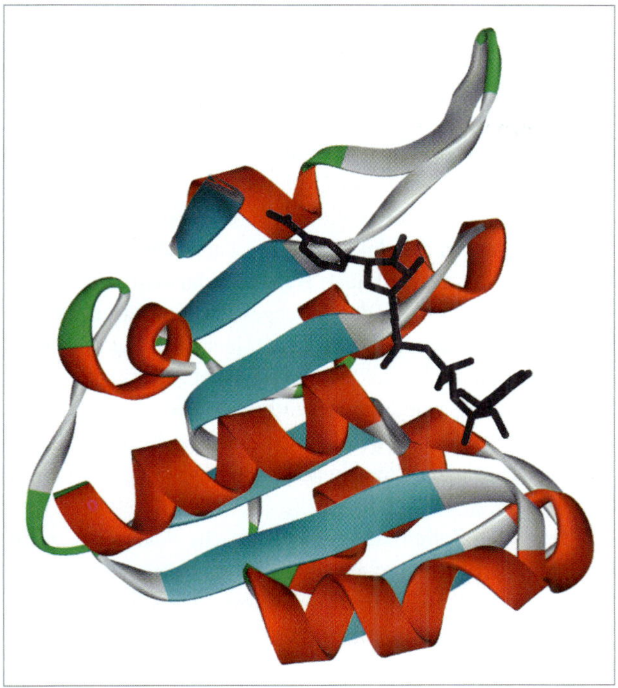

Abb. 3.2 NAD(P)-bindende Rossmann-Faltungsdomäne als Funktionsmodul der Dehydrogenasen, hier am Beispiel der Alkohol-Dehydrogenase. Die Proteindomäne ist aus dem zentralen β-Faltblatt (türkis) aufgebaut, das von mehreren α-Helices (rot) umrahmt ist. Sie bildet die Bindungsstelle für das Coenzym NAD^+.

3.1.2 Reaktionsbeschleunigung innerhalb von Stoffwechselwegen

Proteinkatalysatoren sind für den Ablauf praktisch aller Stoffwechselwege von erheblicher Bedeutung. Der Aufbaustoffwechsel **(Anabolismus)** stellt biologisch wertvolle Verbindungen biosynthetisch aus Grundstoffen her. Allerdings kostet das Energie. Für die Energiebereitstellung sorgt der Abbaustoffwechsel **(Katabolismus)**: Bei der Degradation von Nahrungsstoffen wird Energie freigesetzt, die biologisch verfügbar gemacht oder in Energieäquivalenten zwischengespeichert wird.

Stoffwechselvorgänge sind im Prinzip nichts anderes als eine Abfolge chemischer Reaktionen. Eine grundlegende Voraussetzung der Enzymwirkung besteht darin, dass die katalysierte Reaktion energetisch erlaubt sein muss, also theoretisch freiwillig abläuft. Dies sagt noch nichts über den tatsächlichen Verlauf aus. Unter bestimmten Umständen findet spontan überhaupt kein messbarer Stoffumsatz statt. Dann sind Enzyme als Reaktionsbeschleuniger vonnöten.

Biologische Systeme sind entscheidend auf die uneingeschränkte Funktion ihrer Katalysatoren angewiesen. Bei vielen Stoffwechselwegen führt der Ausfall nur eines einzelnen Enzyms zu fatalen Krankheitsbildern, wie z.B. ein Defekt der Phenylalanin-Hydroxylase beim Abbau der Aminosäure Phenylalanin. Dieses und andere Beispiele werden in den entsprechenden Stoffwechselkapiteln besprochen.

MERKE

Enzyme haben hochdifferenzierte Strukturen, die auf die Erfüllung ihre besonderen biochemischen Funktionen als Reaktionsbeschleuniger abgestimmt sind. Der Einsatzbereich der Enzyme ist sehr vielseitig. Bis auf wenige Ausnahmen sind an nahezu allen biochemischen Reaktionen Enzymkatalysatoren beteiligt.

3.2 Thermodynamische und kinetische Grundlagen

Alle biochemischen Reaktionen lassen sich mit den Methoden der physikalischen Chemie beschreiben. Die Thermodynamik erlaubt Aussagen darüber, ob eine Reaktion energetisch erlaubt ist. Ist das der Fall, kann man den Ablauf der Reaktionen mittels der Kinetik analysieren.

3.2.1 Thermodynamische Voraussetzungen

Freie Enthalpie

Für das grundsätzliche Verständnis von chemischen Reaktionen ist es wichtig, die Prinzipien der chemischen Energetik zu verstehen (➤ Kap. 1.3). Die betreffende Stoffumwandlung muss zunächst einmal energetisch „erlaubt" sein. Eine chemische Reaktion nach dem Schema

$$A + B \rightleftarrows C + D$$

kann nämlich nur dann spontan ablaufen, wenn die Reaktionspartner (oder **Edukte**) A und B zusammengenommen einen höheren Wert der **freien Enthalpie** *G* besitzen als die Endprodukte C und D.

Enthalpie stellt ein Maß für die in den Stoffen enthaltene Energie dar. Sie ist zusammengesetzt aus verschiedenen Formen der Wärmeenergie sowie dem Anteil an allen anderen Energiearten, die man für Arbeitsleistungen verwenden kann. Letztere Teilgröße bezeichnet man als „freie" Enthalpie, denn sie beinhaltet die maximal mögliche nutzbare Arbeit, die ein System bei geeigneter Reaktionsführung zu leisten imstande ist.

Die Änderung der freien Enthalpie (ΔG) bei der Umwandlung der Stoffe A und B in C und D entspricht demnach der geleisteten Arbeit einer chemischen Reaktion. Sie wird durch die sog. **Gibbs-Helmholtz-Gleichung** beschrieben: $\Delta G = \Delta H - T\,\Delta S$.

Die freie Enthalpie *G* und ihre Änderung ΔG werden in der **physikalischen Einheit J** (für Joule oder cal für Kalorie) pro umgesetzte Stoffmenge angegeben (J/mol oder cal/mol). Die entstehenden Energiemengen sind also real messbar.

Bei Redoxreaktionen (➤ Kap. 4.2 und ➤ 6.3) finden Elektronenübertragungen statt. Daher kann man die bei solchen Reaktionen erforderliche oder geleistete Arbeit ΔG auch als elektrische Energie angeben, also als Produkt von Ladung und Spannung.

Die Komponenten, die ΔG bestimmen, sind die **Enthalpieänderung** ΔH, die man auch als Reaktionswärme bezeichnet, sowie die **Entropieänderung** ΔS, wobei die **Entropie** *S* ein thermodynamisches Maß für die Ordnung eines Systems ist.

3

T steht für die **absolute Temperatur** (in Kelvin). Wenn man die maximal in Arbeit umzuwandelnde Energie im System nicht in Form von physikalischer Arbeit nutzt, wird der entsprechende Energiebetrag von ΔG in Form von Wärme freigesetzt. Dazu addiert sich der Entropieterm $T\,\Delta S$, der für die Energiemenge steht, die bei der chemischen Reaktion in jedem Fall als Wärmeenergie gebunden bleibt unabhängig davon, ob ΔG als Arbeitsleistung oder als Wärme frei wird.

Der Betrag und das Vorzeichen von ΔG geben an, ob eine (bio-)chemische Reaktion energetisch möglich ist. Wenn das Vorzeichen von ΔG negativ ist ($\Delta G < 0$), kann die Reaktion spontan ablaufen. Sie ist umso stärker begünstigt, je negativer der Wert von ΔG ist. Man bezeichnet diese Reaktionen auch als **exergon**. Nicht spontan verlaufende Reaktionen ($\Delta G > 0$) kann man nur herbeiführen, indem man Energie in das System hineinsteckt. Diese heißen **endergone** Reaktionen.

MERKE

Die freie Enthalpie ΔG einer spontan verlaufenden Reaktion ist immer negativ ($\Delta G < 0$).

Massenwirkungsgesetz

Eine spontane chemische Reaktion kann nur so lange ablaufen, bis sich das chemische Gleichgewicht einstellt. Dies wird rechnerisch im **Massenwirkungsgesetz** dargestellt, das die Konzentrationsverhältnisse der Reaktionspartner und -produkte angibt. Für unsere o.g. Beispielreaktion lautet es

$K = [C][D]/[A][B]$

Im Gleichgewicht sind die Konzentrationen konstant, was durch die **thermodynamische Gleichgewichtskonstante** K beschrieben wird, die das Verhältnis der Konzentrationen aller beteiligten Moleküle im Gleichgewicht angibt. Wenn man an einem im Gleichgewicht befindlichen Reaktionsgemisch Veränderungen vornimmt, also z.B. die Konzentrationen von A, B, C oder D durch Entzug oder Zugabe ändert, so entsteht ein Ungleichgewichtszustand. Dieser strebt nach dem Massenwirkungsgesetz aber immer wieder nach der Einstellung einer erneuten Gleichgewichtssituation. Bis zum Erreichen dieser Gleichgewichtslage muss die chemische Reaktion ablaufen.

MERKE

Das Massenwirkungsgesetz besagt, dass im chemischen Gleichgewicht das Konzentrationsverhältnis der Produkte zu den Edukten konstant ist, ausgedrückt durch die thermodynamische Gleichgewichtskonstante K.

Die freie Enthalpie ΔG einer biochemischen Reaktion ist mit der Gleichgewichtskonstante des Massenwirkungsgesetzes nach folgender Gleichung verknüpft:

$\Delta G^{0\prime} = -RT \cdot \ln K$

R stellt die allgemeine Gaskonstante ($R = 8{,}315\ J \cdot K^{-1} \cdot mol^{-1}$) dar. Der zusätzliche Index (^{0}) soll anzeigen, dass es sich hier um ΔG-Werte handelt, die für biochemische Standardbedingungen im Gleichgewicht gelten, also bei einer absoluten Temperatur von $T = 25\ °C$ und bezogen auf Stoffkonzentrationen von je $1\ mol \cdot L^{-1}$ der beteiligten Reaktionspartner. Wenn Protonen an der Reaktion beteiligt sind, ist es sinnvoller, die Standardbedingungen zu modifizieren und anstelle der Protonenkonzentration von $1\ mol \cdot L^{-1}$ mit $[H^+] = 10^{-7}\ mol \cdot L^{-1}$ (entspricht einem pH-Wert von 7) zu rechnen. Sonst entspräche die Protonenkonzentration einem pH-Wert von 0. Diese Festlegung wird durch den Apostrophen (′) angezeigt. Das so modifizierte ΔG nennt man auch **freie Standardenthalpie** $\Delta G^{0\prime}$. Man kann also direkt aus der Gleichgewichtskonstante die freie Enthalpie berechnen und umgekehrt. Je stärker das Gleichgewicht aufseiten der Produkte liegt (K ist dann sehr groß), umso negativer ist die freie Standardenthalpie. Dieser Zusammenhang der freien Standardenthalpien und Gleichgewichtskonstanten ist beispielhaft für einige biochemische Reaktionen in Tab. 3.1 gezeigt.

In **lebenden Zellen** laufen biochemische Reaktionen nicht unter Standardbedingungen ab: Die beteiligten Reaktanden befinden sich **nicht im thermodynamischen Gleichgewicht**. Die im biologischen System real vorliegenden Konzentrationen prägen die vorherrschenden energetischen Verhältnisse. Allgemein kann man aus der Formel

$$\Delta G = \Delta G^{0\prime} + RT \ln ([\text{Produkte}] / [\text{Edukte}])$$

die Konzentrationsabhängigkeit der freien Enthalpie berechnen. In der Formel geben die [Produkte] und [Edukte] nicht die Gleichgewichts-, sondern die tatsächlich vorliegenden Konzentrationen an. Die Beziehung ist für das Verständnis zahlreicher Stoffwechselprozesse nützlich. Exemplarisch kann man sie an einer Teilreaktion der Glykolyse darlegen (➤ Kap. 5.2.2). In der Aldolasereaktion werden aus Fructose-2,6-bisphosphat die beiden Metaboliten Dihydroxyacetonphosphat (DAP) und Glycerinaldehyd-3-phosphat (G3P) im stöchiometrischen Verhältnis 1 : 1 produziert. Weil aber nur G3P verstoffwechselt wird, muss es in der Trioseisomerase-(TIM-)Reaktion

$$\text{Dihydroxyacetonphosphat} \xrightarrow{\text{TIM}} \text{Glycerinaldehyd-3-phosphat}$$

ständig aus DAP nachgebildet werden, wobei gilt ($\Delta G^{0\prime} = +7{,}5\ kJ \cdot mol^{-1}$ und $K = 0{,}048$). Unter Standardbedingungen ist die Reaktion endergon, und im thermodynamischen Gleichgewicht läge das Edukt in etwa 20fachem Konzentrationsüberschuss gegenüber dem Produkt vor (➤ Tab. 3.2). Weil G3P für

Tab. 3.1 Freie Standardenthalpien $\Delta G^{0\prime}$ und Gleichgewichtskonstanten K für einige wichtige biochemische Reaktionen (die Konstanten gelten für pH = 7)

Reaktion	K	$\Delta G^{0\prime}$ ($kJ \cdot mol^{-1}$)
$ATP + H_2O \rightarrow ADP + P_i + H^+$	$3{,}5 \cdot 10^5$	–32
Glucose-6-phosphat + $H_2O \rightarrow$ Glucose + P_i	$2{,}6 \cdot 10^2$	–14
Glucose → 2 Ethanol + 2 CO_2	$5 \cdot 10^{45}$	–260
Glucose + 6 $O_2 \rightarrow$ 6 CO_2 + 6 H_2O	10^{506}	–2.880

Tab. 3.2 Thermodynamik der TIM-Reaktion

Produkt und Edukt der Triosephosphat-Isomerase-Reaktion	$\Delta G = +7{,}50\ kJ \cdot mol^{-1}$ (Standardbedingungen)	$\Delta G = 0\ kJ \cdot mol^{-1}$ (chemisches Gleichgewicht)	$\Delta G = -2{,}19\ kJ \cdot mol^{-1}$ (spontaner Verlauf)
Glycerinaldehyd-3-phosphat (= G3P)	1 mM	0,048 mM	0,020 mM
Dihydroxyacetonphosphat (= DAP)	1 mM	1 mM	1 mM
[G3P] : [DAP]	1 : 1	1 : 20,6	1 : 50

die Nachfolgereaktion der Glykolyse gebraucht wird, würde der Stoffwechselprozess unter diesen Verhältnissen lahmgelegt werden. Die Rechnung zeigt, dass die freie Enthalpie bei 50-fachem G3P-**Unter**schuss

$\Delta G = +7{,}5\ kJ \cdot mol^{-1} + 0{,}008315 * 298\ kJ \cdot K^{-1} \cdot mol^{-1} * \ln(0{,}02\ mM/1\ mM) = -2{,}19\ kJ \cdot mol^{-1}$

beträgt, die Reaktion also freiwillig abläuft. Die G3P-Konzentration muss also weit unterhalb der thermodynamischen Gleichgewichtskonzentration eingestellt werden, damit die Reaktion spontan abläuft. Im Glucosestoffwechsel der Zelle wird die G3P-Konzentration durch dessen effektive Weiterverarbeitung so weit herunterreguliert, dass der Stoffwechselprozess nicht ins Stocken gerät. Man bezeichnet einen solchen Zustand als **Fließgleichgewicht**.

MERKE

Die freie Standardenthalpie und die thermodynamische Gleichgewichtskonstante einer chemischen Reaktion sind direkt korreliert: $\Delta G^{0\prime} = -RT \ln K$.

3.2.2 Reaktionsgeschwindigkeit

Geschwindigkeitsgesetz und Geschwindigkeitskonstante

Die Thermodynamik definiert ganz allgemein, ob eine chemische oder biochemische Reaktion überhaupt ablaufen kann, sie macht aber keine Aussagen über den Reaktionsweg und schon gar nicht über die Geschwindigkeit ihres Ablaufs. Dafür ist die **Reaktionskinetik** zuständig, sie beschreibt den **zeitlichen Verlauf von Reaktionen**. Aus der quantitativen Darstellung der Reaktion kann man Rückschlüsse auf den **Reaktionsmechanismus** ziehen. Die Kinetik strebt an, Reaktionsgeschwindigkeiten durch Formulierung eines **Geschwindigkeitsgesetzes** adäquat zu beschreiben. Man kann die Geschwindigkeit v einer chemischen Reaktion aus der Konzentrationsänderung eines Reaktanden über die Zeit bestimmen. Für unsere Modellreaktion

$A + B \rightleftarrows C + D$

können wir schreiben, dass die Reaktionsgeschwindigkeit v gleich der differenziellen Konzentrationsänderung d[C] des entstehenden Reaktionsprodukts C im (unendlich kleinen) Zeitintervall dt ist. Anders ausgedrückt:

$d[C]/dt = v$

Da sich die Konzentrationen der anderen Reaktionspartner entsprechend ändern, denn es entsteht genauso schnell das Produkt D, und die Edukte A und B werden ebenso schnell verbraucht, gilt:

$v = d[C]/dt = d[D]/dt = -d[A]/dt = -d[B]/dt$

wobei negative und positive Vorzeichen auf dem Verbrauch der Edukte und dem Entstehen der Produkte beruhen. Die Reaktionsgeschwindigkeiten chemischer Reaktionen sind proportional zu den Konzentrationen der reagierenden Stoffe A und B (Proportionalitätsfaktor k_1), sodass sich für die Hinreaktion die Geschwindigkeit v_{hin} ergibt:

$v_{hin} = -d[A]/dt = k_{+1}\,[A][B]$

Ganz analog kann man die Reaktionsgeschwindigkeit für die Rückreaktion formulieren:

$v_{rück} = +d[A]/dt = k_{-1}\,[C][D]$

MERKE

Die Reaktionsgeschwindigkeit einer chemischen Reaktion gibt die zeitliche Änderung der Konzentration von den Reaktionspartnern wieder.

Chemisches Gleichgewicht als dynamischer Zustand

Wie schon erwähnt, läuft die chemische Reaktion nur so lange ab, bis das chemische Gleichgewicht erreicht ist. Die Frage ist nur, wann dies der Fall ist. Mit unserer kinetischen Beschreibung der Reaktion können wir das leicht angeben, denn im chemischen Gleichgewicht laufen Hin- und Rückreaktion gleich schnell ab, also $v_{hin} = v_{rück}$. Dabei verschwindet netto nichts, und nichts Neues wird gebildet. Für die Reaktanden bilden sich letztlich stationäre Konzentrationen aus, deren Größen von dem Verhältnis von Bildungsrate und Zerfallsrate der Komponenten bestimmt sind, also in den Geschwindigkeitskonstanten k_1 und k_{-1} stecken.

Aus dem Gleichsetzen der Ausdrücke für v_{hin} und $v_{rück}$ folgt:

$v_{hin} = v_{rück} = k_{+1}[A][B] = k_{-1}[C][D]$.

Durch Umformen erhalten wir daraus die Formel

$k_{+1}/k_{-1} = [C][D]/[A][B] = K$

die gleich dem Ausdruck für das Massenwirkungsgesetz ist. Im chemischen Gleichgewicht finden zwar Hin- und Rückreaktion mit den gleichen Geschwindigkeiten v_{hin} und $v_{rück}$ statt, davon merkt man aber nach außen nichts, weil im Gleichgewicht die Konzentrationen aller Reaktionspartner konstant bleiben. Mit anderen Worten, aus dem Massenwirkungsgesetz wird auch die **Dynamik** der chemischen Gleichgewichtssituation deutlich, denn das Verhältnis der beiden Geschwindigkeitskonstanten k_{+1} und k_{-1} für die Hin- und Rückreaktionen ist konstant und daher identisch mit der thermodynamischen Gleichgewichtskonstante *K*.

3.2.3 Aktivierung chemischer Reaktionen

Aktivierungsenergie

Ein Blick auf ➤ Tab. 3.1 zeigt, dass die Reaktion Glucose + 6 $O_2 \rightarrow$ 6 CO_2 + 6 H_2O energetisch stark begünstigt ist und eigentlich spontan ablaufen muss. Dies passiert aber nicht, denn dieser hohe negative freie Enthalpiewert bedeutet praktisch, dass Zucker an der Luft spontan verbrennen würde. Unter normalen Bedingungen ist der Prozess nämlich glücklicherweise extrem erschwert, weil für die Oxidation von Glucose eine erhebliche Energiebarriere überwunden werden muss. Daher ist der Zucker unter „Normalbedingungen" stabil. Um die Glucose für den Stoffwechsel reaktionsbereit zu machen, muss sie zuerst **aktiviert** werden, indem man sog. **Aktivierungsenergie** bzw. **Aktivierungsenthalpie** hineinsteckt. Nur aktivierte Glucose kann unter Freisetzen von $\Delta G^{0\prime} = -2880$ kJ · mol^{-1} über eine Vielzahl von Einzelschritten zu den Produkten Kohlendioxid und Wasser reagieren (➤ Tab. 3.1). Für den Stoffwechsel ist von Bedeutung, dass Katalysatoren die Energiebarrieren vermindern können, die (bio)chemische Reaktionen erschweren, wodurch die Reaktionsgeschwindigkeit um ein Vielfaches beschleunigt wird. Diese Zusammenhänge sollen an einer einfachen chemischen Modellreaktion

$$\mathbf{A + B \rightleftarrows AB}$$

betrachtet werden, in der zwei Reaktanden **A** und **B** miteinander unter Bildung des Komplexes **AB** reagieren. In ➤ Abb. 3.3 sind der energetische Anfangs- und Endzustand der Reaktionspartner dargestellt. Die Edukte haben eine höhere freie Enthalpie als das Produkt. Beim Ablauf der Reaktion (Pfeil) wird also freie Enthalpie „freigesetzt". Bildlich gesprochen kann der Vorgang energetisch nur „bergab", nicht jedoch „bergauf" laufen.

Man kann sich nun den **molekularen Ablauf** der chemischen Reaktion in unendlich viele kleine Schritte aufgeteilt vorstellen. Trägt man die freie Enthalpie *G* des Systems zu jedem Teilschritt in einem Diagramm auf (➤ Abb. 3.4), so erhält man das **Energieprofil der Reaktion**. Es reflektiert den Verlauf der freien Enthalpie beim Fortgang der Reaktion. Für unsere Betrachtungen sind allerdings nicht die Absolutwerte von *G* wichtig, sondern vielmehr die Änderungen relativ zum Anfangszustand. Die thermodynamischen Verhältnisse sind durch die freie Enthalpiedifferenz $\Delta G^{0\prime}$ gegeben, d.h., die Differenz der Produkte minus der Edukte lässt sich direkt aus dem Anfangs- und Endniveau in ➤ Abb. 3.3 und ➤ Abb. 3.4 ablesen.

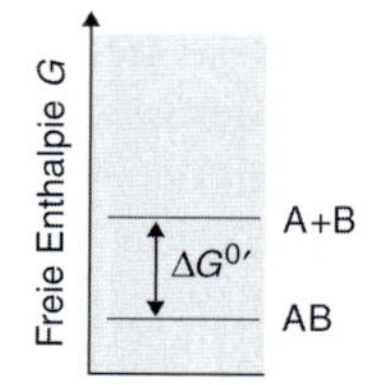

Abb. 3.3 Energiediagramm der chemischen Reaktion A + B ⇄ AB. Bildung eines Komplexes aus den beiden Reaktanden **A** und **B**. Es sind lediglich die Energieniveaus der Edukte **A** und **B** (Anfangszustand) und des Produkts **AB** (Endzustand) der Reaktion gezeigt.

MERKE

Nicht alle chemischen Reaktionen laufen unter normalen Umgebungsbedingungen spontan ab, obwohl sie energetisch „erlaubt" sind.

Übergangszustand und Aktivierungsenthalpie

Soll nun eine Reaktion zwischen **A** und **B** eintreten, ändert sich das simple thermodynamische Bild. Aus ➤ Abb. 3.4 wird ersichtlich, dass vor dem Eintritt der Reaktion die Reaktionspartner erst aktiviert werden müssen, damit sie die Energiebarriere überschreiten können.

Für eine erfolgreiche Reaktion müssen die Moleküle einen Mindestabstand haben, d.h., sie müssen gezwungen werden, sich einander anzunähern. Es braucht also zuerst zugeführte Energie, um die Abstoßungskräfte bei Annäherung der Elektronenhüllen zu überwinden, bis das Energiemaximum erreicht ist (➤ Abb. 3.4). Dieses Stadium bezeichnet man als **Übergangszustand AB***, in dem sich der Molekülkomplex für kurze Zeit befindet. Hier entscheidet sich, ob eine Reaktion zum energetisch begünstigten Produktkomplex **AB** oder eine Dissoziation in die ebenfalls energetisch niedrigen Ausgangsstoffe **A** und **B** erfolgt. Damit die Reaktion ablaufen kann, müssen die Komponenten also die **Energiebarriere (Aktivierungsenthalpie)** $\Delta G_{+1}{}^*$ überwinden. Das Sternsymbol (*) bedeutet übereinkunftsgemäß, dass es sich um aktivierte Zustände handelt. Die gleiche Überlegung gilt natürlich auch für die Rückreaktion, also die Moleküldissoziation. Hier ist die Aktivierungsenthalpie $\Delta G_{-1}{}^*$ zu überwinden, um zu den voneinander getrennten Komponenten zu gelangen (➤ Abb. 3.4).

Die Geschwindigkeitskonstanten k_1 und k_{-1} stehen in einem direkten Zusammenhang mit der freien Aktivierungsenthalpie

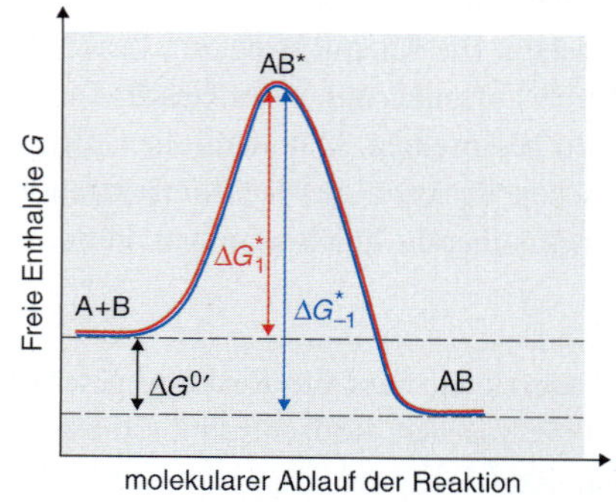

Abb. 3.4 Der molekulare Ablauf der Reaktion A + B ⇄ AB. Er wird als Funktion der freien Enthalpie *G* durch die sog. Reaktionskoordinate dargestellt (Energieprofil). Es muss eine Aktivierungsschwelle überschritten werden, damit die Reaktion ablaufen kann (ΔG*). Das Diagramm gilt gleichermaßen für die Hin- und die Rückreaktion.

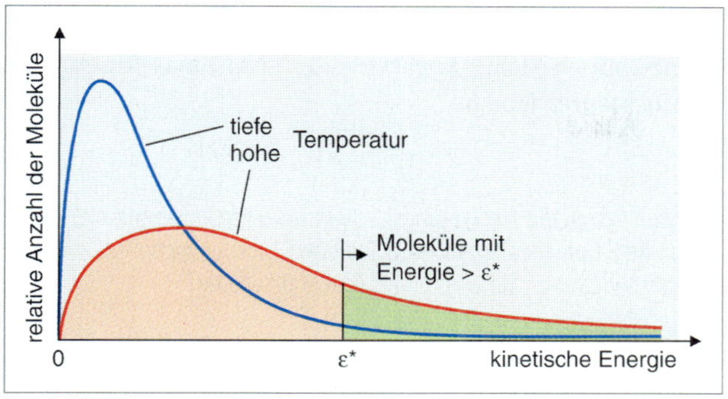

Abb. 3.5 Temperaturabhängigkeit der Energieverteilung von Molekülen im Gaszustand. Die Verteilung der Moleküle entsprechend ihrer kinetischen Energie ist nach Ergebnissen der statistischen Thermodynamik (Boltzmann-Statistik) dargestellt. Bei höherer Temperatur wächst die Energie der Moleküle. Die Anzahl der Moleküle mit Energiebeträgen **oberhalb** einer Aktivierungsschwelle **ε***, vergleichbar mit der Aktivierungsenergie einer chemischen Reaktion, nimmt entsprechend zu (grüne Fläche unterhalb der blauen, bzw. roten Kurve). Das Phänomen lässt sich auf den Zustand in Flüssigkeiten gelöster Stoffe verallgemeinern und erklärt die generelle Zunahme chemischer Reaktionsgeschwindigkeiten mit anwachsender Temperatur.

ΔG^* für die Hin- und Rückreaktion. Die Gleichungen hierzu lauten:

$$k_1 = k_B T / h \times e^{\frac{-\Delta G^*}{RT}}$$

$$h_{-1} = k_B T / h \times e^{\frac{-\Delta G_{-1}^*}{RT}}$$

Dabei sind **h** das Planck-Wirkungsquantum und k_B die Boltzmann-Konstante. Je **kleiner** die **Aktivierungsenthalpie** ΔG^*, umso **größer** ist die **Geschwindigkeitskonstante** k und damit die erreichbare Reaktionsgeschwindigkeit, egal in welche Richtung. Außerdem verdeutlicht diese Formel auch die **Temperaturabhängigkeit** von chemischen Reaktionen. Bei höheren Temperaturen nimmt die Energie der Reaktionspartner zu, ganz analog zum Verhalten von Gasmolekülen, die in der Wärme mit höherer Geschwindigkeit fliegen, also mit höherer Energie (➤ Abb. 3.5). Je höher die Temperatur ist, umso größer ist die Anzahl der Moleküle, deren Energie größer als eine kritische Energieschwelle ε^* ist (vgl. die roten [= Energie < ε^*] und die grünen [= Energie > ε^*] Flächen unter den Kurven in ➤ Abb. 3.5). Wenn die Moleküle höhere Energien besitzen, können sie statistisch häufiger die Aktivierungsbarriere überschreiten. Je **höher** also die **Temperatur** ist, umso **schneller** laufen chemische Reaktionen ab.

MERKE

Damit eine Reaktion ablaufen kann, müssen die beteiligten Moleküle eine Energiebarriere überwinden, die durch die Aktivierungsenthalpie beschrieben wird. Die Geschwindigkeit der Reaktion wird größer, wenn die Aktivierungsbarriere niedriger ist. Die Anzahl der reaktionsbereiten Moleküle kann durch Temperaturerhöhung vergrößert werden.

Reaktionsfolgen Der oben dargestellte physikalische Zusammenhang von Aktivierungsschwellen und damit korrelierten Geschwindigkeitskonstanten ist besonders wichtig bei aufeinanderfolgenden Reaktionen (➤ Abb. 3.6a). Das gilt z.B. für metabolische Prozesse, bei denen ein Substrat **A** in mehreren Teilschritten sukzessive abgebaut oder aus einer Vorstufe in verschiedenen Teilreaktionen ein Endprodukt **AB** hergestellt wird. Eine Serie von hintereinandergeschalteten Reaktionen bezeichnet man auch kurz als Reaktionsfolge. Die auftretenden Zwischenprodukte nennt man auch **Intermediate I**; sie sind durch relative Minima im Energieprofil (➤ Abb. 3.6a) gekennzeichnet.

Der **geschwindigkeitsbestimmende Teilschritt** einer **Reaktionsfolge** ist immer derjenige mit der höchsten freien Aktivierungsenthalpie ΔG^*. Dies ist also der **langsamste Teilreaktionsschritt** mit der kleinsten Geschwindigkeitskonstante. Es ist hierbei völlig unerheblich, ob dieser Schritt am Beginn oder Ende einer Reaktionssequenz liegt (➤ Abb. 3.6b).

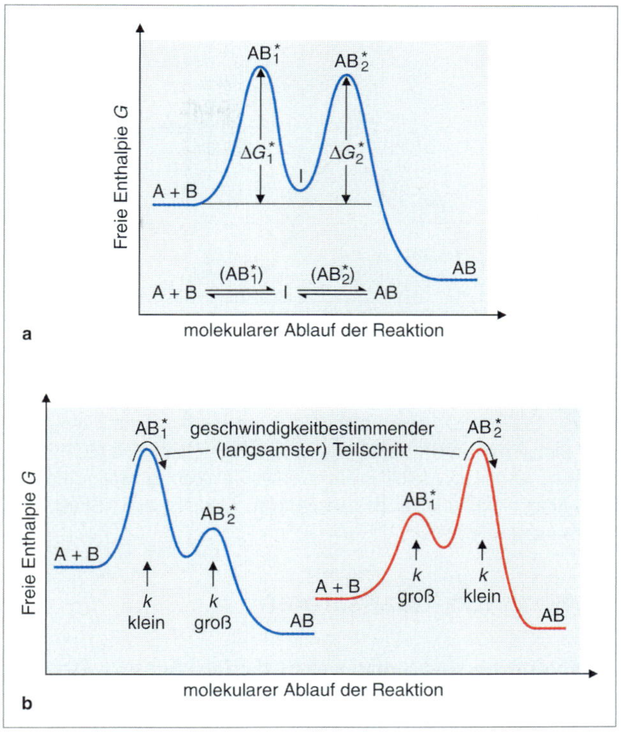

Abb. 3.6 Molekularer Ablauf einer Reaktionsfolge.
a) Energieprofil der Bildung des Komplexes AB aus den zwei Komponenten A und B durch zwei aufeinanderfolgende Reaktionen mit den Übergangszuständen (AB^*_1, AB^*_2) und der Entstehung eines Zwischenprodukts. Inmitten der Aktivierungsberge des Energiediagramms liegt ein Energieminimum, ein „metastabiler" Zwischenzustand. Dieser hat nur eine gewisse Lebensdauer und wird auch als **Reaktionsintermediat I** bezeichnet.
b) Energieprofile von Reaktionsfolgen, deren geschwindigkeitsbestimmender Teilschritt am Anfang (links) oder Ende (rechts) der Sequenz liegt.

MERKE

Hohe Aktivierungsenergien sind gleichbedeutend mit niedrigen Geschwindigkeitskonstanten. Bei Reaktionsfolgen ist der langsamste Teilschritt bestimmend für die Geschwindigkeit der Gesamtreaktion. Zwischen Teilstufen einer Reaktionsfolge bilden sich ein oder mehrere Reaktionsintermediate aus.

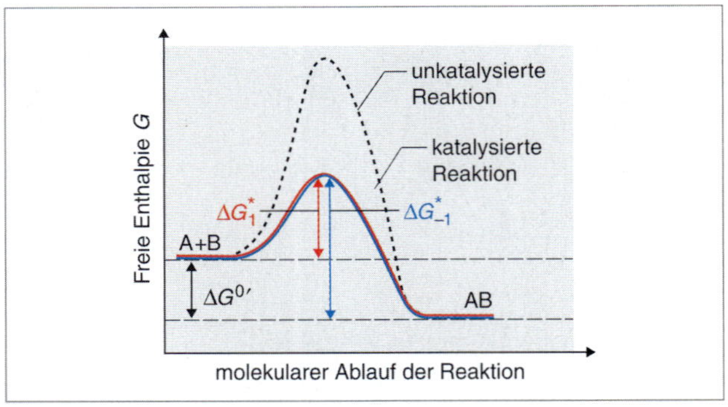

Abb. 3.7 Energiediagramm der chemischen Reaktion A + B ⇄ AB in Gegenwart und Abwesenheit eines Katalysators. Der Energiegehalt des Übergangszustands **AB*** wird durch den Katalysator erniedrigt, **AB*** wird also chemisch stabilisiert. Die Aktivierungsenthalpie (ΔG^*) ist im Vergleich zur unkatalysierten Reaktion erheblich niedriger, wodurch der relative Anteil reaktiver Moleküle stark ansteigt. Hierdurch wird die Reaktionsgeschwindigkeit erhöht.

Wirkung von Katalysatoren

Katalysatoren sind Stoffe, welche die Reaktionsgeschwindigkeit von chemischen Reaktionen erhöhen, selbst aber unverändert aus der Reaktion hervorgehen. Eine wesentliche Eigenschaft von Katalysatoren ist, dass sie **nur die Reaktionsgeschwindigkeit (Kinetik!), aber nicht die Gleichgewichtslage (Thermodynamik!) beeinflussen**. Sie erhöhen also nur die Geschwindigkeitskonstanten, und zwar sowohl die der Hin- als auch die der Rückreaktion.

Im Energieprofil (➤ Abb. 3.7) sieht das Ganze folgendermaßen aus: **In Gegenwart eines Katalysators werden die Aktivierungsbarrieren** der Reaktion ΔG_1^* sowie ΔG_{-1}^* im Vergleich zur unkatalysierten Reaktion **abgesenkt**. Bei gegebener Temperatur können also mehr Moleküle pro Zeiteinheit das Energieniveau des Übergangszustands erreichen und reagieren (➤ Abb. 3.5), was bedeutet, dass die chemische Reaktion im Vergleich zum unkatalysierten Zustand beschleunigt wird.

MERKE

Katalysatoren beschleunigen chemische Reaktionen (sowohl Hin- als auch Rückreaktionen), sie können aber niemals die chemische Gleichgewichtslage verändern.

3.3 Enzyme als Biokatalysatoren

Biologisch-chemische Reaktionen werden von Enzymen katalysiert. Ihre grundsätzliche Funktion besteht darin, die Aktivierungsenthalpie herabzusetzen, um von Natur aus langsame biochemische Reaktionen um ein Vielfaches zu beschleunigen. Tab. 3.3 gibt eine Übersicht über den Geschwindigkeitsbereich verschiedener Reaktionen im freien und katalysierten Zustand und die enorme Spanne der erzielten Beschleunigungsfaktoren. Hierzu wirken die Biokatalysatoren mit sehr unterschiedlichen, hocheffizienten Strategien. Bei manchen Enzymen (z.B. alkalische Phosphatase) ergeben sich Beschleunigungswerte von bis zu 10^{17} (➤ Tab. 3.3). Enzyme funktionieren also wie mikroskopisch kleine Apparate oder **„Nanomaschinen"**, die auf Hochtouren laufen.

MERKE

Enzyme setzen die Aktivierungsbarriere (Aktivierungsenthalpie) ΔG^* einer Reaktion herab und beschleunigen biochemische Reaktionen um ein Vielfaches. Sie agieren als Biokatalysatoren.

3.3.1 Diffusionslimitation

Enzyme erreichen extrem hohe Beschleunigungsfaktoren für Reaktionsgeschwindigkeiten. Allerdings gibt es hierfür eine physikalisch bedingte Obergrenze. Voraussetzung für den Eintritt einer chemischen Reaktion ist, dass die beteiligten Moleküle aufeinandertreffen, egal ob in Gegenwart oder Abwesenheit eines Katalysators. Reaktanden chemischer und biochemischer Reaktionen diffundieren im Lösungsmittel frei umher. Selbst wenn jeder Molekülzusammenstoß zur Reaktion führt (die Aktivierungsenthalpie ist dann gleich null!), ist die Reaktionsgeschwindigkeit von der **Diffusionsgeschwindigkeit** der Reaktanden begrenzt, die von der thermischen Beweglichkeit der Moleküle innerhalb des Solvens, z.B. Wasser, herrührt (➤ Abb. 3.8). Man spricht dann auch von einer **diffusionslimitierten bzw. -kontrollierten Reaktion**. Proteine bewegen sich aufgrund ihrer Größe viel langsamer als niedermolekulare Substrate. Mit anderen Worten bedeutet das, die Diffusionsrate des Proteins beschränkt theoretisch die maximal mögliche Geschwindigkeit. In der Praxis wird der theoretische Wert bei den meisten Enzymreaktionen weit unterschritten. Der langsamste geschwindigkeitsbestimmende Schritt tritt dann erst nach dem Zusammenprall der Reaktanden ein.

Schon gewusst

Die oberste Grenze möglicher biomolekularer Reaktionsgeschwindigkeiten wurde bei Proteolysereaktionen beobachtet, die mit Geschwindigkeitskonstanten von $k = 10^{11}\ M^{-1} \cdot s^{-1}$ ablaufen. Demgegenüber erlaubt die relativ niedrige Diffusionsrate der makromolekularen Enzyme nur maximale Höchstgeschwindigkeiten von $3 \cdot 10^8\ M^{-1} \cdot s^{-1}$. Die in Wirklichkeit häufig noch viel niedrigeren Raten sind nach Bildung des reaktiven Komplexes durch anderweitige Faktoren im folgenden Reaktionsablauf begrenzt.

3.3.2 Aktives Zentrum und Substratbindung

Die bisherigen Überlegungen zur Energetik und Kinetik gelten für chemische und biochemische Reaktionen, also auch für die **Enzyme**. Generell bestehen Katalysatoren aus speziellen Oberflächen, mit denen Wirkstoffe in Kontakt treten. In den Enzymen werden diese Kontaktflächen durch Proteinstrukturelemente bestimmt, die nach Bedarf auch mit chemischen Cofak-

Tab. 3.3 Enzymkatalyse – Geschwindigkeiten von unkatalysierten und katalysierten Reaktionen

Enzym	Reaktion	nichtenzymatische Reaktionsgeschwindigkeit k [s^{-1}]	enzymatische Reaktionsgeschwindigkeit k_{kat} [s^{-1}]	katalytischer Beschleunigungsfaktor k_{kat}/k
Carboanhydrase	$H_2O + CO_2 \rightarrow H^+ + HCO_3^-$	$1{,}3 \cdot 10^{-1}$	10^6	$7{,}7 \cdot 10^6$
Chymotrypsin	Substratpeptid → Produktpeptide	$4 \cdot 10^{-9}$	$4 \cdot 10^{-2}$	10^7
Trioseisomerase	Dihydroxyacetonphosphat → Glycerinaldehyd-3-phosphat	$6 \cdot 10^{-7}$	$2 \cdot 10^3$	$3 \cdot 10^9$
Fumarase	Fumarat + H_2O → L-Malat	$2 \cdot 10^{-6}$	$2 \cdot 10^3$	10^{11}
Urease	$H_2N\text{-}CO\text{-}NH_2 \rightarrow CO_2 + 2\ NH_3$	$3 \cdot 10^{-10}$	$3 \cdot 10^4$	10^{14}
alkalische Phosphatase	R-phosphat + H_2O → R-OH + P_i	10^{-15}	10^2	10^{17}

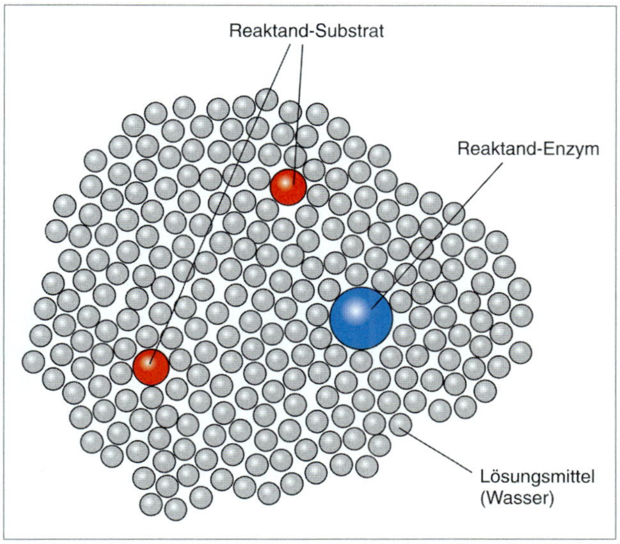

Abb. 3.8 Diffusionslimitation biochemischer Reaktionen. Die farbigen Kugeln repräsentieren Reaktanden (große blaue Kugeln: Enzyme, kleine rote Kugeln: Substrate), die zum Eintritt einer Reaktion aufeinandertreffen müssen. Die maximal mögliche Reaktionsgeschwindigkeit ist durch die Diffusionsgeschwindigkeit der Reaktanden im Lösungsmittel Wasser (graue Kugeln) limitiert.

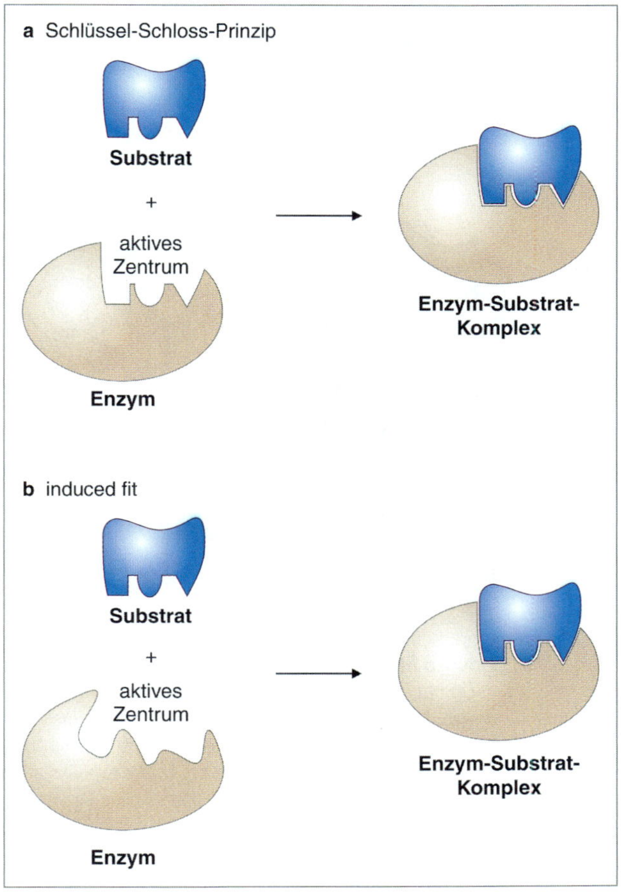

Abb. 3.9 Schlüssel-Schloss-Prinzip der Bindung von Enzym und Substrat.
a) Beide Komponenten werden als starre Gebilde angenommen. Die Struktur des Proteins im Bereich der Substratbindungsstelle ist sterisch komplementär zum Substrat.
b) „Induced fit"-Prinzip, bei dem sich die Proteinoberfläche der Bindestelle um das Substrat schmiegt.

toren kombiniert werden. Das sog. **aktive Zentrum** ist ein wesentliches Merkmal der katalytischen Proteine. Es bildet den genauen molekularen Ort der Katalyse, der oberflächlich oder auch spaltenförmig im Inneren der Proteine liegen kann und hauptsächlich die **Substratbindungsstelle** enthält. Die aktiven Zentren binden Substrate (die Edukte) nach Art des Schlüssel-Schloss-Prinzips (➤ Abb. 3.9a). Grundsätzlich kann man sagen, dass makromolekulare Enzyme eine gewisse Passform für die beteiligten Substrate besitzen.

Enzyme sind jedoch keineswegs starre Gebilde. Es kommt oft erst zu einer richtigen Bindung des spezifischen Substrats, nachdem das reaktive Molekül angedockt hat. Dann wird durch z.B. lokale konformative Änderungen des Proteinrückgrats oder von Aminosäureseitenketten eine optimal passende Substratbindungstasche ausgebildet (**induced fit**; ➤ Abb. 3.9b). Die allerbeste Passform (gleichbedeutend mit der höchsten Affinität) des Enzyms zum Substrat ist wieder durch den Übergangszustand gegeben, in dem das häufig niedermolekulare Substrat an das makromolekulare Enzym gebunden ist. In dieser Orientierung kann das Substrat durchaus verzerrt oder gespannt vorliegen. Das Substrat ist also im Hinblick auf zu spaltende oder neu zu bildende Bindungen deformiert. Das Ausmaß der konformativen Anpassung durch Induced fit wird in ➤ Abb. 3.10 am Beispiel der Hexokinase demonstriert, welche die Reaktion Glucose + ATP ⇄ Glucose-6-phosphat + ADP katalysiert.

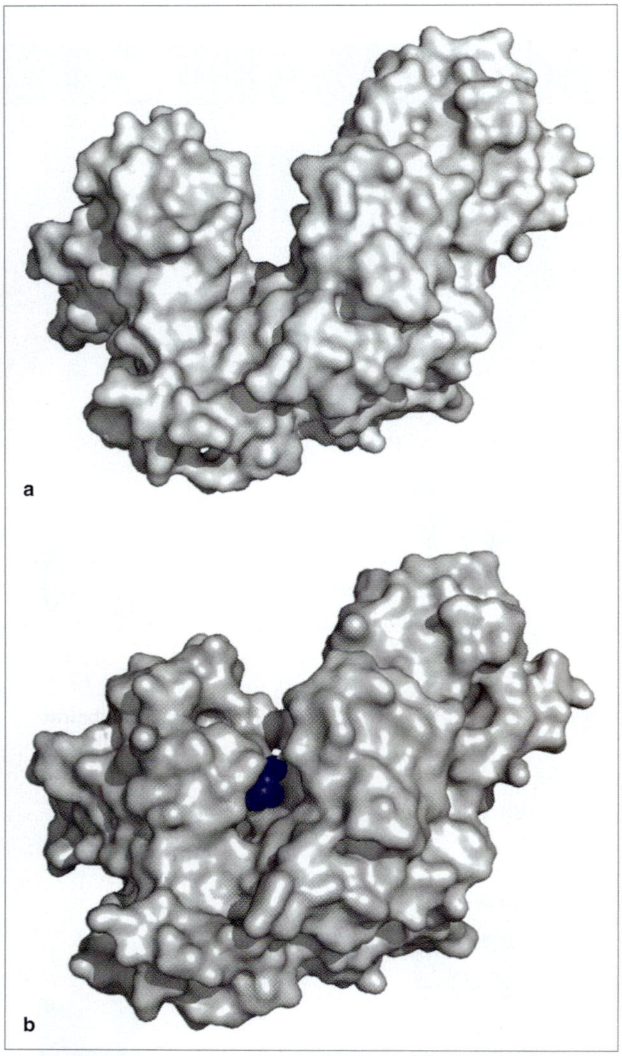

Abb. 3.10 „Induced fit" bei der Substratbindung der Hexokinase. Das freie Enzym **(a)** hat im Bereich der Substratbindungsstelle eine andere Konformation als **(b)** das substratbindende Enzym. Genau genommen ist in **(b)** ein Substratanalogon (blau) gebunden, das dem Substrat zwar strukturähnlich ist, jedoch nicht katalytisch umgesetzt wird. Dieser experimentelle Kunstgriff ist erforderlich, wenn man die Struktur von stabilen Enzym-Substrat-Komplexen erforschen will, weil der originale Enzym-Substrat-Komplex ja naturgemäß zeitlich instabil ist.

Die Substratbindungstasche von Enzymen wird durch bestimmte Aminosäureseitengruppen gebildet, die durch nichtkovalente Wechselwirkungen das Substratmolekül binden. Hier sind u.a. elektrostatische Anziehungskräfte wirksam. So können z.B. negativ geladene Aminosäuren die positiv geladenen Bereiche eines Substratmoleküls festhalten. Nach erfolgter Reaktion überwiegen abstoßende Kräfte, weil das gebildete Produkt nur abdissoziieren kann, wenn es nicht stark gebunden ist. Der Katalysatoreffekt der Enzyme liegt darin, die **freie Enthalpie des Übergangszustands** zu minimieren, indem sie den Reaktanden das Erreichen dieses Zustands erleichtern. Der molekulare Ablauf einer enzymkatalysierten Reaktion wird im Energiediagramm (➤ Abb. 3.11) deutlich. Die freien Aktivierungsenthalpien $\Delta G_1{}^*$ und $\Delta G_{-1}{}^*$ sind vermindert ($\Delta G^*_{1,\,\mathrm{kat}}$ $\Delta G^*_{-1,\,\mathrm{kat}}$), jedoch

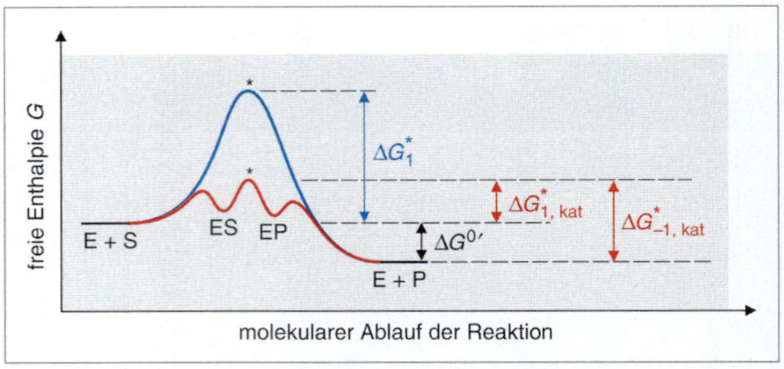

Abb. 3.11 Energieprofil einer enzymkatalysierten Reaktion. Die Minima im Kurvenverlauf (rote Kurve) geben die relative Absenkung des Energieniveaus im Vergleich zur unkatalysierten Reaktion (blaue Kurve) aufgrund der Bildung des Enzym-Substrat- (ES) und Enzym-Produkt-Komplexes (EP) an. ES und EP sind Intermediate der Enzymreaktion.

hat die Aktivierungskurve im Unterschied zum allgemeinen Fall chemischer Katalysatoren (➤ Abb. 3.7) eine Feinstruktur. Die Minima der Kurve rühren von den relativen Stabilisierungen der beiden Reaktionsintermediate, Enzym-Substrat-(ES-) und Enzym-Produkt-(EP-)Komplex. Diese sind notwendig, um die für die katalytische Reaktionserleichterung erforderlichen strukturellen Deformationen und elektronischen Umorientierungen des Substratmoleküls energetisch zu kompensieren. Jedoch dürfen die relativen Energieabsenkungen nicht allzu stark sein, weil sonst vom Energieminimum ausgehend die Aktivierungsschwellen zu hoch würden und der Reaktionskatalyse entgegenwirkten. Dies bedeutet mit anderen Worten, dass die Bindungsaffinitäten zu Substrat bzw. Produkt nicht zu stark sein dürfen (hohe Affinität bedeutet starke Energieabsenkung!). Andererseits muss offensichtlich eine wesentlich **höhere Affinität des Enzyms** zum Übergangszustand (symbolisiert in ➤ Abb. 3.11 mit *) existieren, um die Aktivierungsenthalpie effektiv abzusenken und so die Katalyse zu ermöglichen.

Schon gewusst

Die chemischen Analoga von niedermolekularen Übergangskomplexen kann man auch künstlich herstellen. Sie ahmen die Sterik des Komplexes nach, werden aber aufgrund ihrer Modifikation nicht katalytisch umgesetzt und sind daher stabil. Aus ihrer Struktur lassen sich oft Rückschlüsse auf den Reaktionsmechanismus ziehen. Da Enzyme das Substrat im Übergangszustand der Reaktion optimal stabilisieren, verhindern einmal gebundene Analoga den Zutritt zur Substratbindestelle und hemmen die Enzymreaktion. Man kann synthetisierte Übergangszustandsanaloga auch zur Herstellung völlig neuartiger Katalysatoren nutzen. Biochemisch handelt es sich hierbei um **Abzyme**, ein aus „**Anti**b**ody**" und „**enzyme**" gebildetes Kurzwort. Diese **katalytisch aktiven Antikörper** werden gebildet, wenn man Versuchstiere mit dem synthetischen Übergangskomplexanalogon immunisiert. Durch Abzyme mit Ferrochelataseaktivität (Einbau von Metallen in Protoporphyrin) konnte man beispielsweise die Geschwindigkeit der nichtkatalysierten Reaktion 2500fach beschleunigen. Mit diesem Wert ist das Abzym immerhin nur um den Faktor 10 langsamer als das natürliche Enzym.

3.3.3 Substratimmobilisierung

Die diffusionsbedingte Langsamkeit im Vergleich zur maximal möglichen Reaktionsgeschwindigkeit von Enzymen ist unvermeidlich und nur scheinbar nachteilig. Der eigentliche Gewinn besteht darin, dass ein Enzym die Reaktanden aus der Lösung einfängt und durch Bindung immobilisiert. Dabei bildet das Enzym einen äußeren Rahmen, in dem die reagierenden Substrate in optimal reaktionsfähiger Ausrichtung zueinander festgehalten werden. Durch diesen auf die Substrate ausgeübten „Zwang" kann die Reaktion mit viel höherer Geschwindigkeit ablaufen als ohne den Katalysator. Beispielhaft wird die geometrische Ordnung von Substraten an der Adenylat-Kinase deutlich, die den Phosphattransfer von ATP auf AMP katalysiert:

$$ATP + AMP \rightleftarrows 2\ ADP$$

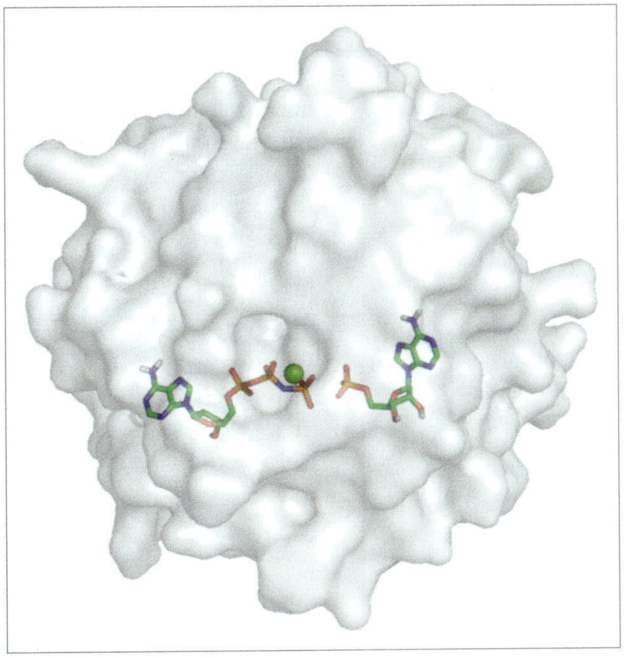

Abb. 3.12 Räumliche Organisation der Reaktanden durch Immobilisierung auf dem Enzym. Bindung der beiden Nucleotidreaktanden an der Adenylat-Kinase. Nach Einfang und korrekter Positionierung der immobilisierten Substrate wird die Phosphatgruppe von ATP (links) auf AMP (rechts) übertragen. Danach verlassen die Produkte der Reaktion (2 ADP-Moleküle) das Enzym. Im Modell ist das dem ATP strukturanaloge Molekül AMPPNP im Komplex mit Mg (grüne Kugel) abgebildet.

Das Enzym bindet die beiden Substrate ATP als Mg-Komplex und AMP und richtet sie in einer reaktionsfähigen Anordnung aus (➤ Abb. 3.12). Nach Bindung der beiden Substrate tritt ein Induced-fit-Effekt ein: Eine Schleife oberhalb der Substratbindungstasche faltet sich um und bildet einen Verschluss. Die relativen Bewegungen der Substrate werden hierdurch drastisch reduziert, man spricht auch von **Entropieverminderung**. Die so eingefangenen Substrate können viel besser reagieren als in freier Lösung, sodass die Wahrscheinlichkeit für das Auftreten produktiver Kollisionen der Substratmoleküle beträchtlich erhöht ist.

3.3.4 Kompartimentierung durch Wasserausschluss

Die Bindung von Substrat am aktiven Zentrum des Enzyms wird durch schwache Wechselwirkungen stabilisiert, dabei wird die Wasserhülle des Substrats abgestreift, es wird **desolvatisiert**. Dieses Prinzip kommt auch häufig beim Stofftransport zum Tragen, sofern er durch Membranproteine katalysiert wird.

Empfindliche und hochreaktive Reaktionspartner müssen u.U. völlig vom Lösungsmittel abgeschirmt werden. Manche Enzyme bilden hierzu im aktiven Zentrum einen abgeschlossenen Raum; der Reaktionsort wird kompartimentiert. So funktionieren z.B. Dehydrogenasen durch den Transfer von Hydrid-(H^--)Ionen des Coenzyms NADH auf einen Akzeptor, wie am Beispiel der Lactat-Dehydrogenase-Reaktion deutlich wird:

$$NADH + H^+ + Pyruvat \rightleftarrows Lactat + NAD^+$$

Das extrem instabile H^--Ion wird vom Lösungsmittel Wasser ferngehalten, indem das Enzym nach Bindung der beiden Reaktionspartner NADH und Pyruvat (Akzeptor) mittels einer lokal beschränkten Umfaltung eine Klappe fallen lässt, die das Wasser aus der Kavität herausdrückt und vor einem erneuten Zutritt sperrt (➤ Abb. 3.13). In dem so geschaffenen wasserfreien **Kompartiment** kann nun das H^--Ion problemlos auf das Akzeptormolekül übertragen werden. Verschluss und Öffnung der Klappe erfolgen durch thermische Bewegung, sodass die Produkte der Reaktion, NAD^+ und Lactat, freigesetzt werden können.

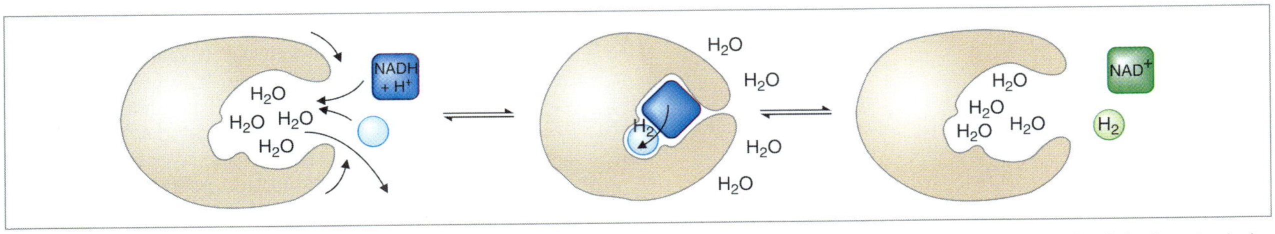

Abb. 3.13 Wasserausschluss vom aktiven Zentrum bei Dehydrogenasen. Am Modell der Lactat-Dehydrogenase wird deutlich, dass durch das Zusammenfalten von Polypeptidschleifen Wasser aus dem aktiven Zentrum gepresst wird und so Substrat und Coenzym vom Solvens abgeschieden werden. Damit ist ein stabiler Übertritt des Hydridions vom NADH auf Pyruvat möglich. NADH: blaues Rechteck, NAD^+: grünes Rechteck, Pyruvat: blauer Kreis, Lactat: grüner Kreis

MERKE

Grundlegende katalytische Prinzipien bestehen in der Immobilisierung und der optimalen geometrischen Orientierung von Substraten. Nach dem Andocken binden Enzyme ihre Substrate durch Induced fit. Durch die hohe Bindungsaffinität zum Übergangszustand senken Enzyme die Aktivierungsenthalpien biochemischer Reaktionen deutlich ab. Lösungsmittelempfindliche Substrate werden stabilisiert, indem durch eine lokale Konformationsänderung Wasser aus dem aktiven Zentrum entfernt wird.

3.3.5 Katalytische Strategien

Die katalytische Funktion von Enzymen beruht nicht allein auf ihrer räumlichen Organisation von Substraten, sondern auch auf der Präsenz von Aminosäureseitenketten mit ihren funktionellen Gruppen, die direkt an der katalytischen Funktion beteiligt sind. Vor allem sind hier die polaren Seitenketten von Arginin, Lysin, Histidin, Serin, Cystein, Glutamat, Aspartat und Tyrosin zu nennen. Mit ihren funktionellen Gruppen können Aminosäuren direkt in das Reaktionsgeschehen eingreifen, etwa durch Polarisierung von Bindungen, was die Substrate reaktionsbereiter macht und so z.B. nucleophile Angriffe ermöglicht. Enzyme haben unterschiedliche katalytische Strategien entwickelt. Hierzu zählen:

1. die **Katalyse** durch **räumliche Annäherung**, bei der Abstand und Orientierung der Reaktanden optimiert werden. Ein Beispiel dieses Typs ist die bereits oben vorgestellte Adenylat-Kinase (➤ Abb. 3.12).
2. die **metallionenvermittelte Katalyse**. Metallionen können
   - als Elektrophile fungieren und so negative Ladungen im Enzym-Substrat-Komplex kompensieren. Beispiel ist das Mg^{2+} im Verbund mit Nucleotiden und DNA beim Reaktionsmechanismus der DNA-Polymerase.
   - als Brücke zwischen Enzym und Substrat dienen, wie Mg^{2+} im Fall der bereits erwähnten Adenylat-Kinase
   - die Bildung von Nucleophilen unterstützen, die Substrate angreifen. Das Protein richtet die Metallionen durch hochspezifische Bindung an bestimmte Aminosäureseitenketten räumlich in einer katalytisch wirksamen Orientierung aus **(Metallkomplexbildung)**. Dies wird beispielsweise an der **Carboanhydrase** veranschaulicht, in der drei Histidingruppen den **Metallcofaktor** Zn^{2+} binden (➤ Abb. 3.14a, b). Außerdem bindet das Zinkion ein Wassermolekül, das in diesem Komplex einen pK_a-

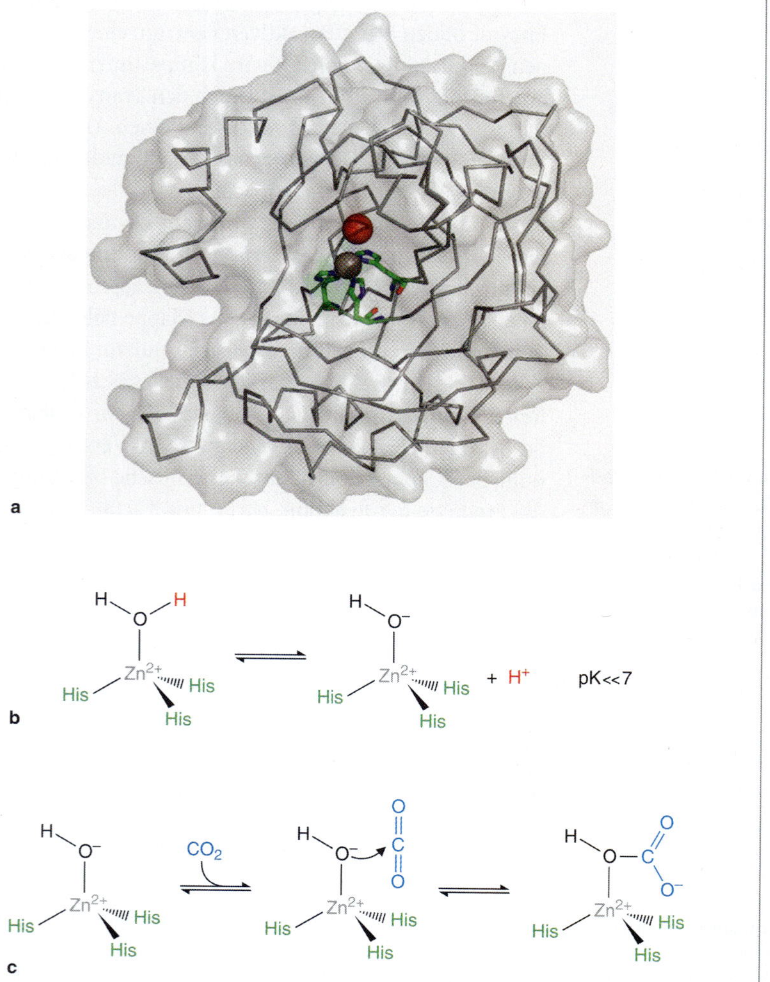

Abb. 3.14 Metallkomplexbildung am Beispiel der Carboanhydrase.
a) Modell der Carboanhydrase und der Zinkbindungsstelle im aktiven Zentrum. Zn^{2+} (graue Kugel) ist von drei Histidinresten koordiniert, die vierte Koordinationsstelle ist von Wasser besetzt (rote Kugel: Sauerstoff).
b) Aktivierung des Wassers in der Carboanhydrase, im proteingebundenen Zustand hat das Wasser einen pK-Wert kleiner als 7 und deprotoniert.
c) Die Reaktion der Carboanhydrase als Beispiel für einen „simplen" katalytischen Mechanismus: Im aktiven Zentrum des Enzyms ist die Hydroxylgruppe in Richtung des polarisierten Substrats orientiert. Durch den schnellen und ungehinderten Angriff des Nucleophils auf das partiell positiv geladene Kohlenstoffatom von CO_2 erklärt sich die hohe Geschwindigkeit der enzymkatalysierten Reaktion (➤ Abb. 3.15).

Wert von deutlich kleiner als 7 hat und partiell deprotoniert (➤ Abb. 3.14b). Die gebundene Hydroxylgruppe greift das partiell positiv geladene Kohlenstoffatom des gebundenen Substrats CO_2 nucleophil an, wobei sich unmittelbar das Hydrogencarbonation, HCO_3^-, bildet (➤ Abb. 3.14c).

3. die **generelle Säure-Base-Katalyse**, in der die Funktion des Protonendonors oder -akzeptors von einem anderen Molekül als Wasser übernommen wird. Als spezifische Säure-Base-Katalyse bezeichnet man im Gegensatz hierzu Reaktionen, die direkt durch die Gegenwart von H_3O^+ bzw. OH^- beschleunigt werden.
4. die **kovalente Katalyse**, bei der ein proteingeneriertes Nucleophil eine, wenn auch kurzlebige, kovalente Bindung mit dem Substrat eingeht. Die beiden letztgenannten katalytischen Prinzipien kommen beim Reaktionsmechanismus der Protease Chymotrypsin zum Einsatz (➤ unten).

MERKE

Es gibt vier wichtige Prinzipien, auf denen Enzymkatalyse basiert: Katalyse durch Annäherung, Metallionenaktivierung, Säure-Base-Aktivierung und Bildung kovalenter Intermediate.

Reaktionsmechanismus der Serinprotease

Exemplarisch lassen sich Architektur des aktiven Zentrums und molekularer Reaktionsmechanismus an der Verdauungsprotease **Chymotrypsin** aus der Gruppe der **Serinproteasen** verdeutlichen. Hier sind die beiden Prinzipien der kovalenten und der allgemeinen Säure-Base-Katalyse wirksam. Das Enzym spaltet Substratproteine bevorzugt an Peptidbindungen (➤ Abb. 3.15a), in denen C-terminal die aromatischen Aminosäuren Tyrosin und Tryptophan vorkommen. Der Begriff „Serinprotease" stammt von dem katalytisch wichtigen Serinrest an der Substratbindungsstelle, der das Substratpeptid kovalent binden kann (➤ Abb. 3.15b).

Aus den biochemischen Daten kann man den mechanistischen Ablauf der Reaktion rekonstruieren: Das Substratpeptid nähert sich der reaktiven Hydroxylgruppe des Serinrests (➤ Abb. 3.15b). Es bildet sich ein **tetraedrischer Übergangskomplex**, was durch die Protonenübergabe an die benachbarte Histidinbase begünstigt wird (generelle Basenkatalyse). Das Proton wird dann von Histidin auf das Abgangspeptid R_B übertragen und es entsteht das Enzym-Acyl-Intermediat, bei dem das Restpeptid R_A kovalent an den Serinrest gebunden ist (kovalente Katalyse). Das Abgangspeptid verlässt das aktive Zentrum. An die nunmehr freie Stelle kann ein Wassermolekül binden.

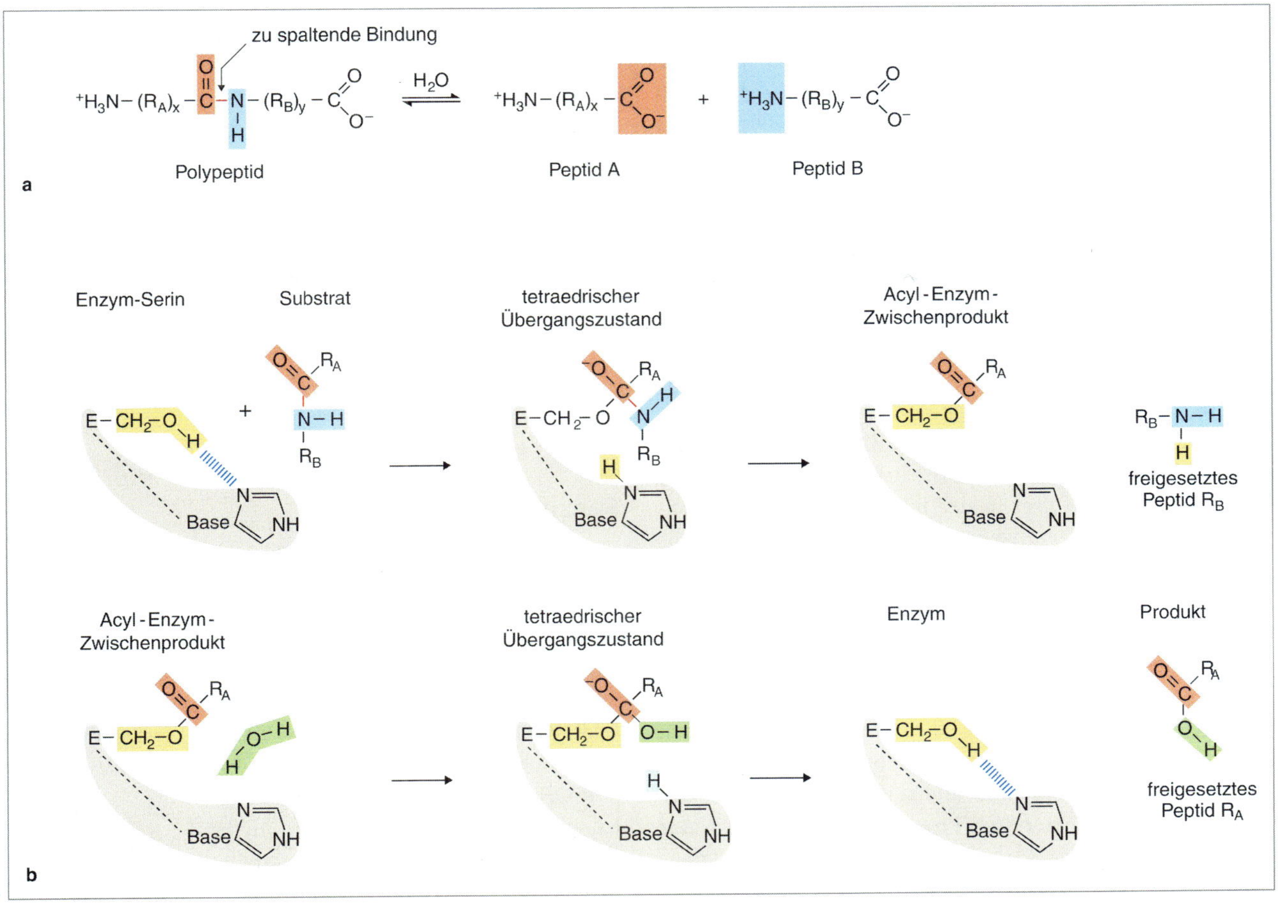

Abb. 3.15 Reaktionsmechanismus von Chymotrypsin.
a) Proteolytische Spaltungsreaktion eines Substratpeptids, z.B. durch das Enzym Chymotrypsin (eine Serinprotease)
b) Modell des Reaktionsmechanismus von Chymotrypsin. Die funktionelle Gruppe des katalytisch aktiven Serins ist gelb hinterlegt.

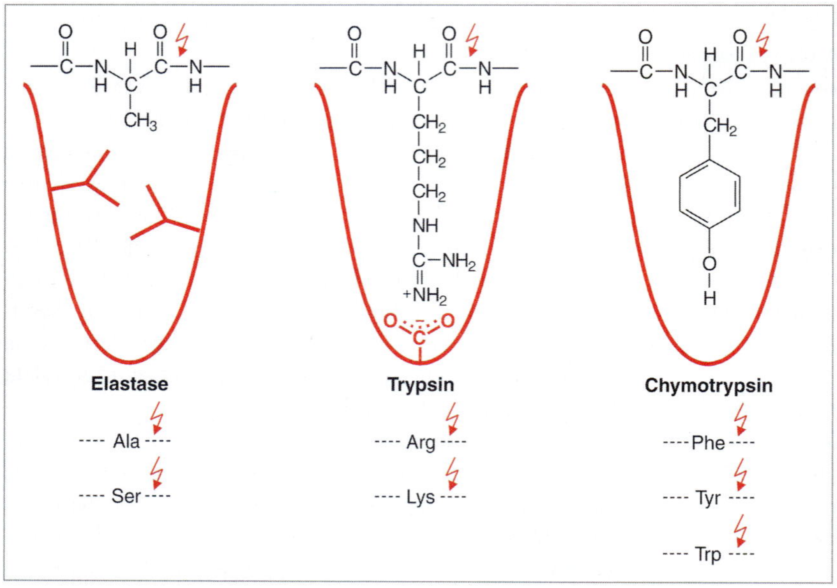

Abb. 3.16 Substratspezifität der Serinproteasen. Schematisches Modell der S1-Substratbindungstaschen („Spezifitätstasche", rot) der Proteasen Elastase, Trypsin und Chymotrypsin und der proteasespezifischen Aufnahme von Substratpeptiden.

Durch den **nucleophilen Angriff** der OH-Gruppe, die bei der Dissoziation des gebundenen Wassermoleküls entsteht, bildet sich erneut ein tetraedrischer Übergangskomplex. Durch Abspaltung des R_A-Peptids wird der Anfangszustand des Enzyms wiederhergestellt. Die Reaktionsfolge wird durch die optimale Orientierung des Peptids in der Substratbindungstasche begünstigt (➤ Abb. 3.16, rot gefärbter Bereich), in der bestimmte Proteingruppen die Substratspezifität der Protease durch besondere Wechselwirkungen festlegen. Je nach Auskleidung und Passform der Serinproteasebindungstasche (auch S1-Tasche oder Spezifitätstasche genannt) ragt gerade eine der Spezifität entsprechende Aminosäureseitenkette des Substratpeptids hinein und wird so orientiert, dass die benachbarte Peptidbindung gespalten werden kann.

Typisch für diese Proteasen ist die Orientierung der katalytischen Elemente. Die **katalytische Triade** (➤ Abb. 3.17) aus den **Gruppen Asp-His-Ser** ist kennzeichnend für diese **Proteasesuperfamilie**. Das im Modell des Reaktionsmechanismus besprochene enge Zusammenspiel von Histidin und Serin wird an den Einzelschritten deutlich. Die Rolle von Aspartat in der katalytischen Triade liegt in der Bildung einer Wasserstoffbrücke zu einem der Histidinstickstoffatome, wodurch die Protonenaffinität für das Proton der Serin-OH-Gruppe erhöht wird (➤ Abb. 3.17, blau gestrichelter Streifen). Die Komponenten des Trios „Asp-His-Ser" können in der Primärstruktur von Proteinen weit voneinander entfernt liegen, wichtig ist aber ihre von der Tertiärstruktur bestimmte räumliche Orientierung im aktiven Zentrum. Man findet diese auch bei den ebenfalls zur Serinproteasefamilie gehörenden Enzymen wie **Trypsin, Elastase, Thrombin** und sogar bei der evolutionär nicht verwandten bakteriellen Protease Subtilisin. Die Natur hat also offenbar das Wirkprinzip der katalytischen Triade mehrfach unabhängig erfunden. Mit diesem Funktionsmodul können die Prinzipien der kovalenten und der Säure-Base-Katalyse realisiert werden. Die katalytische Triade ist daher auch

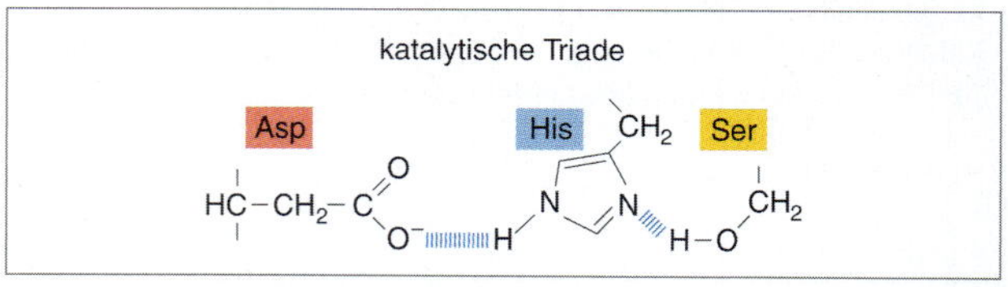

Abb. 3.17 Struktur der katalytischen Triade, dem aus den drei Aminosäureresten Aspartat-Histidin-Serin bestehenden funktionellen Zentrum von Serinproteasen, Lipasen und Esterasen.

das bestimmende Element in anderen Hydrolasen (z.B. Lipasen, Esterasen).

MERKE

Die katalytische Triade „Asp-His-Ser" stellt ein bei vielen Hydrolasen genutztes Funktionsmodul dar, in dem die OH-Gruppe der Serinseitenkette nucleophil aktiviert wird und daraufhin C=O-Bindungen in Ester- oder Amidbindungen angreift.

3.3.6 Eigenschaften von Enzymen

Spezifität

Enzyme zeichnen sich durch ihre hohe Substratspezifität hinsichtlich des katalytisch umgesetzten Stoffes aus. Absolute Monospezifität, beschränkt auf eine singuläre chemische Molekülstruktur, ist dabei eher eine Ausnahme. Oft wird eine Gruppe von chemisch verwandten Verbindungen umgesetzt **(Chemoselektivität)**. Typisch dafür ist das Wirkungsspektrum der Alkohol-Dehydrogenase (ADH; ➤ Tab. 3.4), welche die Reaktion

$$R\text{-}OH + NAD^+ \rightarrow RHO + NADH + H^+$$

katalysiert. Entscheidend für die Aktivität der ADH ist die Position der Hydroxylgruppe im Substrat. Die angegriffene Gruppe des Substrats ist variabel, da sowohl kurz- und langkettige Aliphate als auch zyklische Moleküle reagieren können (➤ Tab. 3.4). Besitzt ein Substrat generell mehrere Angriffs-

Tab. 3.4 Substratspezifität der Alkohol-Dehydrogenase (Klasse Iβγ) aus der Leber

Substrat	Aktivität (%)
Ethanol	100
Methanol	10
Ethylenglykol	46
Benzylalkohol	48
Octanol	58
16-Hydroxyhexadecansäure	52
Cyclohexanol	52

stellen, mit denen ein Enzym unterschiedlich reagiert, spricht man auch von **Regioselektivität**.

Enzyme können sogar chirale Moleküle voneinander unterscheiden (**Stereospezifität**): Beispielsweise kann Hexokinase nur D-Glucose, aber nicht L-Glucose erkennen. Außerdem haben Enzyme eine **Reaktionsspezifität**, sie sind also auf die Katalyse ganz bestimmter Reaktionen spezialisiert. So wird z.B. D-Glucose enzymatisch in verschiedene Produkte umgesetzt (➤ Abb. 3.1). Das Substrat Glucose-6-phosphat wird von der Glucose-6-phosphat-Isomerase in Fructose-6-phosphat umgewandelt, dagegen wird es von der Glucose-6-phosphat-Dehydrogenase zu 6-Phosphogluconat oxidiert.

pH-Optimum

Die katalytische Aktivität von Enzymen ist meist auf einen bestimmten **pH-Bereich** beschränkt, weil der Ionisationsgrad von protonierbaren Aminosäureseitenketten im aktiven Zentrum von der H^+-Konzentration im Medium abhängig ist. Je nach Struktur des aktiven Zentrums und dem Mechanismus des Enzyms können sowohl saure als auch basische Gruppen beteiligt sein, die nur entweder in protonierter oder in deprotonierter Form katalytisch aktiv sind. Wenn mehrere protonierbare Proteingruppen gleichzeitig beteiligt sind, z.B. mindestens eine Säure- und eine Basegruppe, ergibt sich eine charakteristische Aktivitätskurve mit ansteigender und abfallender Flanke und einem pH-Optimum (➤ Abb. 3.18, ➤ Tab. 3.5).

Die meisten Enzyme haben ihr pH-Optimum in dem Bereich, in dem sie auch physiologischerweise ihre Funktion erfüllen, also ungefähr bei neutralen pH-Werten. Doch die Spanne von biokompatiblen Protonenkonzentrationen im Körper reicht über mehr als sechs Größenordnungen. So hat die Verdauungsprotease **Pepsin** der sauren Umgebung im Magen entsprechend ein pH-Optimum von 1,5, wogegen das Verdauungsenzym **Trypsin** im Dünndarm bei etwa pH 8 aktiv ist. Die **alkalische Phosphatase** aus Knochengewebe entfaltet ihre maximale Aktivität sogar erst bei pH 8,5.

Temperaturoptimum

Gemäß ihrer biologischen Natur sind Enzyme nur in einem definierten Temperaturbereich katalytisch aktiv, in dem die Stabilität aller dreidimensionalen Strukturelemente gewährleistet ist. Die temperaturbedingte Geschwindigkeitszunahme enzymkatalysierter Reaktionen ist im Stabilitätsbereich der Proteine vergleichbar mit der bei unkatalysierten Reaktionen beobachteten Steigerung. Die absteigende Flanke im Aktivitätsdiagramm (➤ Abb. 3.19) bei höheren Temperaturen ist durch die Denaturierung der Enzyme bedingt. Bei Temperaturen über 37 °C beginnen viele Enzyme zu denaturieren. Zellbiologisch ist dieser Bereich besonders kritisch. Doch der zunehmenden Gefahr durch Inaktivierung der Biokatalysatoren wirkt das „Heat shock"-Programm entgegen: Durch Synthese von Chaperonen werden die Enzyme stabilisiert bzw. die Rückfaltung denaturierter Enzyme unterstützt.

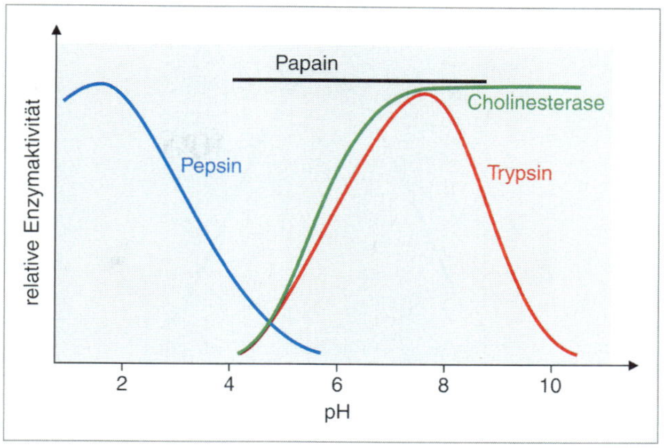

Abb. 3.18 pH-Aktivitätsbereich verschiedener Proteine.

Tab. 3.5 pH-Optima ausgewählter Enzyme

Enzym	pH-Optimum
Pepsin	1,5
Katalase	7,6
Trypsin	7,7
Fumarase	7,8
Ribonuclease	7,8
Arginase	9,7

Schon gewusst

Die Thermostabilität von Proteinen kann über einen weiten Temperaturbereich moduliert werden. Es gibt Proteine von **thermophilen Mikroorganismen**, die nahe dem Siedepunkt von Wasser aktiv sind. Der Rekordhalter ist gegenwärtig das Archaebakterium *Pyrolobus fumarii*, das in hydrothermalen Quellen bei Temperaturen um 113 °C lebt, wobei die hohe Temperatur des flüssigen Wassers durch den erhöhten Umgebungsdruck bedingt ist. Die molekularen Gründe, warum Proteine noch bei so hohen Temperaturen stabil sind und katalytische Aktivität haben, sind momentan noch nicht geklärt. Es gibt natürlich auch eine Untergrenze für die Aktivität der Enzyme, die durch die Verfügbarkeit flüssigen Wassers bedingt ist: Ozeanische „kryophile" bzw. „psychrophile" Organismen fühlen sich bei Wassertemperaturen um und sogar unter 4 °C wohl.

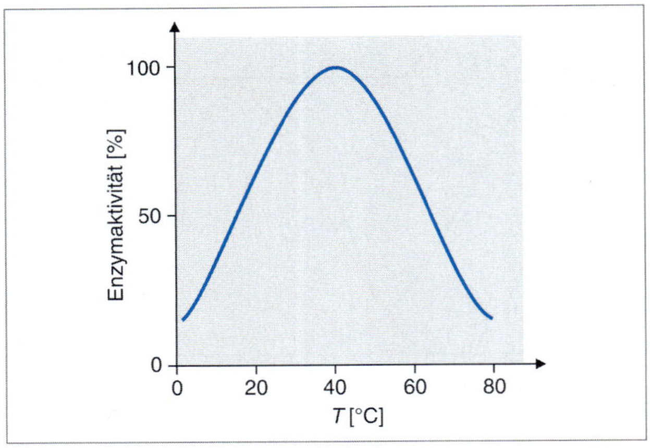

Abb. 3.19 Temperaturoptimum von Proteinen.

MERKE
Enzyme sind durch Substratspezifität, Chemo- und Regioselektivität sowie durch Stereospezifität charakterisiert. Sie weisen Reaktionsspezifität aus. Maximale Umsatzraten werden beim pH- und Temperaturoptimum erreicht.

3.4 Enzymkinetik

3.4.1 Das Michaelis-Menten-Modell

Wie bereits angesprochen, sind Enzyme Biokatalysatoren, die biochemische Reaktionen beschleunigen. Für das Verständnis des Mechanismus ist es unerlässlich, die Enzymreaktion auch quantitativ darzustellen. Wir wollen nun, analog zu den bisher besprochenen Prinzipien, die Kinetik von Enzymen betrachten. Die zugrunde liegende **Theorie** wurde von Leonor **Michaelis** und Maud **Menten** entwickelt und basiert auf **zwei Grundannahmen**, die in ➤ Abb. 3.20 schematisch illustriert werden.

- Es wird postuliert, dass freies Enzym (E) und Substrat (S) in einer schnell erfolgenden Anlagerungsreaktion zunächst einen **Enzym-Substrat-Komplex ES** bilden (➤ Abb. 3.20):

$$E + S \underset{k_{-1}}{\overset{k_1}{\rightleftharpoons}} ES$$

- Die **Zerfallsrate** k_2 des **Enzym-Substrat-Komplexes** zur Bildung von Produkt und freiem Enzym stellt den **geschwindigkeitsbestimmenden Schritt** der Reaktion dar:

$$ES \xrightarrow{k_2} E + P$$

Die **Anfangsreaktionsgeschwindigkeit** V_0 des Enzyms ist also, ähnlich dem Zerfall des Übergangszustands,

$$V_0 = k_2\,[ES].$$

Dies gilt natürlich nicht im strengen Sinne, da sich der Enzym-Substrat-Komplex nicht im absoluten Energiemaximum des Übergangszustands befindet, sondern in einem lokalen Minimum innerhalb des „Aktivierungsbergs“ liegt.

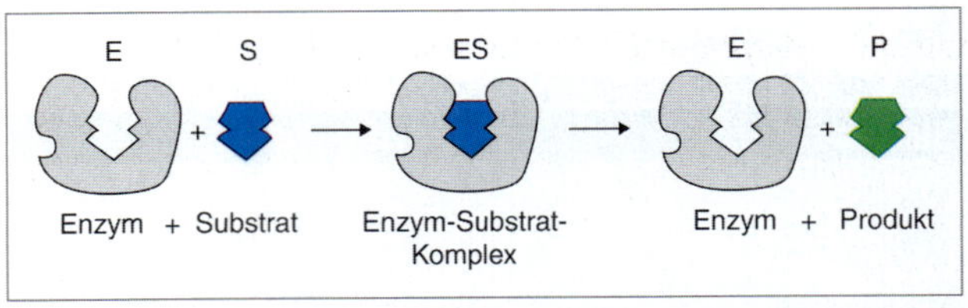

Abb. 3.20 Schema einer Enzym-Substrat-Reaktion nach dem Modell von Michaelis und Menten.

Trotzdem nimmt er ein energetisch hohes Niveau ein (➤ Abb. 3.11).

Die Reaktionsgeschwindigkeit ist also **proportional zur Konzentration des Enzym-Substrat-Komplexes.** Man betrachtet mit V_0 die **Anfangsgeschwindigkeit** der Reaktion, gemessen zum Zeitpunkt $t = 0$, bei dem die Rückreaktion

$$E + P \xrightarrow{k_{-2}} ES$$

vernachlässigbar gering ist, weil praktisch kein freies Enzym und v.a. noch kein Produkt vorliegen. Diese einfache Einschränkung ist wichtig, weil die mathematische Behandlung der Enzymkinetik sonst unnötig kompliziert würde. Das wichtigste Element in dieser Betrachtung ist der intermediär auftretende Enzym-Substrat-Komplex, dessen Konzentration [ES] bei der Reaktion einen konstanten Wert annimmt (➤ Abb. 3.21). Es kommt nämlich zur Ausbildung eines **Fließgleichgewichts (Steady state)**, bei dem Entstehung und Zerfall des Enzym-Substrat-Komplexes mit gleicher Geschwindigkeit ablaufen. Es wird also genauso viel Substrat verbraucht, wie Produkt gebildet wird (➤ Abb. 3.21). Man kann sich die Ausbildung eines Fließgleichgewichts des Intermediats ES plastisch vorstellen wie ein Wasserbecken mit je einem Zu- und einem Ab-

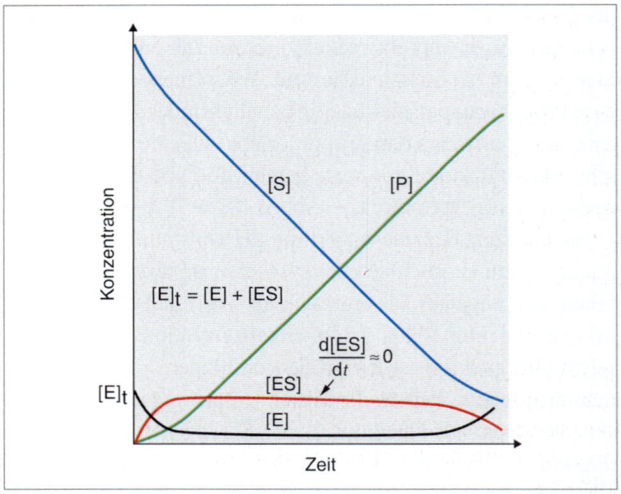

Abb. 3.21 Konzentrationsverhältnisse der Reaktionspartner bei einer Modell-Enzymreaktion nach dem Modell von Michaelis und Menten. Wenn Enzym (E) und Substrat (S) zum Enzym-Substrat-Komplex (ES) reagieren, bildet sich ein quasistationärer Zustand (Fließgleichgewicht) aus, bei dem die Konzentration von ES über gewisse Zeit konstant ist. In diesem Zustand sind Substratverbrauch (blaue Kurve) und Produktbildung (grüne Kurve) linear.

Tab. 3.6 Katalytische Konstanten einiger Enzyme

Enzym	Substrat	K_m (mol · L^{-1})	k_{kat} (s^{-1})	k_{kat}/K_m (mol^{-1} · L · s^{-1})
Acetylcholinesterase	Acetylcholin → Essigsäure + Cholin	$9 \cdot 10^{-5}$	$1{,}4 \cdot 10^{4}$	$1{,}6 \cdot 10^{8}$
Carboanhydrase	$H_2O + CO_2 \rightarrow H^+ + HCO_3^-$	$1{,}2 \cdot 10^{-2}$	$1 \cdot 10^{6}$	$8{,}3 \cdot 10^{7}$
Katalase	$2\ H_2O_2 \rightarrow 2\ H_2O + O_2$	1,1	$4 \cdot 10^{7}$	$4 \cdot 10^{7}$
Cyclophilin (Peptidyl-Prolyl-*cis/trans*-Isomerase)	*cis* → *trans*-Prolyl-Peptidbindung	$8{,}7 \cdot 10^{-4}$	$1{,}3 \cdot 10^{4}$	$1{,}5 \cdot 10^{7}$

fluss. Ein konstanter Flüssigkeitspegel stellt sich ein, sobald der zufließende und der abfließende Strom gleich sind. Auf unsere Reaktion übertragen heißt das: Solange genügend Substrat S vorhanden ist und nachfließt, bleibt das Fließgleichgewicht erhalten (➤ Abb. 3.21).

Substrataffinität – Michaelis-Menten-Konstante K_m

Nach dem Modell von Michaelis und Menten sind die Bildung und der Zerfall des Enzym-Substrat-Komplexes ES durch die kinetischen Grundgleichungen

$d[ES]/dt = k_1[E][S]$ (Bildung von ES)

und

$-d[ES]/dt = k_2[ES] + k_{-1}[ES]$ (Zerfall von ES) gegeben.

Im Steady state bleibt also [ES] unverändert. Rechnerisch sagt man dazu auch $d[ES]/dt = 0$ (➤ Abb. 3.20). Man darf die beiden Ausdrücke für Bildung und Zerfall gleichsetzen:

$k_1[E][S] = k_2[ES] + k_{-1}[ES]$

Durch Umformen der Ausdrücke für die Konzentration des Enzym-Substrat-Komplexes erhält man im Fließgleichgewicht

$[E][S]/[ES] = (k_{-1} + k_2)/k_1 = K_m$.

Die Michaelis-Menten-Konstante K_m beschreibt die Dissoziation des Enzym-Substrat-Komplexes. Sie ist ein wichtiges Maß der **Affinität des Enzyms für das Substrat**: Je niedriger der Wert für K_m ist, umso höher ist die Neigung des Enzyms, das betreffende Substrat katalytisch umzusetzen (➤ Tab. 3.6). Der Wert von K_m entspricht allerdings der thermodynamischen Gleichgewichtskonstante (**Dissoziationskonstante** des Enzym-Substrat-Komplexes) nur dann, wenn der geschwindigkeitsbestimmende Schritt (k_2) vernachlässigbar langsam gegen k_{-1} ist.

MERKE

Im Fließgleichgewicht ist die Konzentration des Enzym-Substrat-Komplexes ES konstant. Die Reaktionsgeschwindigkeit des Enzyms ist proportional zur ES-Konzentration. Die Substrataffinität von Enzymen wird durch die Konstante K_m (Michaelis-Menten-Konstante) gekennzeichnet. Je niedriger der Wert für K_m, desto größer ist die Affinität und umgekehrt.

Die Michaelis-Menten-Gleichung

Durch weiteres rechnerisches Umformen erhält man die außerordentlich wichtige **Michaelis-Menten-Gleichung** als Ausdruck für die quantitative Berechnung der Anfangsgeschwindigkeit:

$V_0 = V_{max}\,[S]/(K_m + [S])$

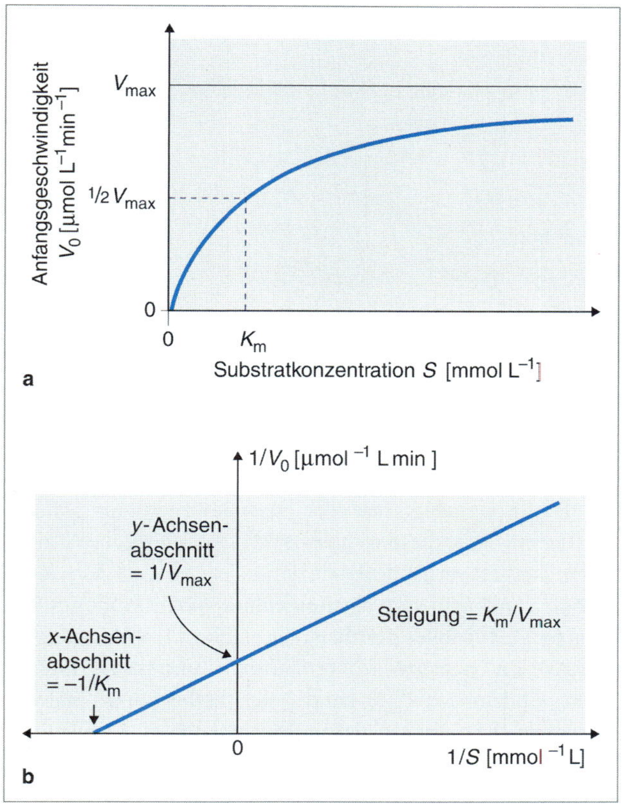

Abb. 3.22 Substratabhängigkeit einer Modell-Enzymreaktion (Michaelis-Menten-Kinetik). Die Abhängigkeit der Anfangsreaktionsgeschwindigkeit V_0 von der Substratkonzentration wird **(a)** in der hyperbolischen Darstellung oder **(b)** im doppelt reziproken, sog. Lineweaver-Burk-Diagramm deutlich.

Die graphische Auftragung der Michaelis-Menten-Gleichung ist in Abb. 3.22a gezeigt und gibt den Zusammenhang von Enzymaktivität (**Anfangsreaktionsgeschwindigkeit** V_0) und **Substratkonzentration [S]** für eine bestimmte Enzymmenge wieder.

Die **Größe** V_{max} entspricht der **maximalen Anfangsreaktionsgeschwindigkeit**, der man sich nur bei sehr hohem Substratüberschuss (Substratsättigung) nähert, wenn es praktisch kein freies Enzym [E] mehr gibt, sondern alle Enzymmoleküle im Zustand [ES] vorliegen. Die Gleichung stellt mathematisch eine **Hyperbel** dar (➤ Abb. 3.22a), bei der zwei Grenzfälle bemerkenswert sind:

1. Bei niedrigen Substratkonzentrationen ist [S] vernachlässigbar klein gegen K_m, und die Reaktionsgeschwindigkeit V_0 ist proportional zu [S]. Die Kurve in Abb. 3.22a steigt linear an.

Tab. 3.7 Substratwirkungsbereich glykolytischer Enzyme

Enzym	K_m (mmol L^{-1})	[S]/K_m
Glucokinase	15	0,25–1,7
Hexokinase	0,1	40
6-Phosphoglucose-Isomerase	0,21	1
Phosphofructokinase	0,27	0,2
Aldolase	0,01	1–3
Glycerinaldehyd-3-phosphat-Dehydrogenase	0,04	0,08
3-Phosphoglycerat-Kinase	0,01	< 0,1
2,3-Phosphoglycerat-Mutase	0,24	1
Enolase	0,03	1
Pyruvat-Kinase	0,06	1
Lactat-Dehydrogenase	0,14	0,7
[S] entspricht der intrazellulären Substratkonzentration		

2. Bei hohen Substratkonzentrationen ist K_m klein gegen [S] und damit vernachlässigbar. Dann ist $V_0 \approx V_{max}$, und zwar unabhängig von der Substratkonzentration, wie man in Abb. 3.22a sehen kann.

Die maximal erreichbare Reaktionsgeschwindigkeit V_{max} hängt von der Enzymmenge bzw. der Enzymkonzentration $[E_t]$ ab. Man bezieht daher die maximale Reaktionsgeschwindigkeit auch auf die Zahl der vorhandenen Enzymmoleküle: $V_{max}/[E_t] = k_{kat}$

k_{kat} bezeichnet man auch als **molekulare Wechselzahl des Enzyms** (engl.: **turnover number**), die angibt, wie viele Substratmoleküle ein Enzymmolekül pro Sekunde umsetzt. Die Einheit von k_{kat} ist demnach s^{-1}. Es handelt sich hierbei um ein Maß für die maximale Leistungsfähigkeit des Katalysators. K_m und V_{max} (bzw. k_{kat}) von verschiedenen Enzymen können höchst unterschiedliche Werte annehmen (➤ Tab. 3.6 und ➤ Tab. 3.7).

Die Bestimmung der Konstanten erfolgt allerdings unter Idealbedingungen (z.B. Substratsättigung), die im biochemischen System praktisch kaum vorkommen. In vivo wird nur ein Bruchteil der maximalen Reaktionsgeschwindigkeit V_{max} erzielt, weil Enzyme unter den zellulär vorhandenen Substratkonzentration im Bereich von 1/100 K_m bis 1 K_m ihre Umsatzraten erreichen müssen. Für sich genommen, sagen diese Konstanten daher nur wenig aus. Beispielhaft sind in Tab. 3.7 die intrazellulären Substratoperationsbereiche von Enzymen des glykolytischen Stoffwechselwegs (➤ Kap. 5) in Relation zu den K_m-Werten dargestellt.

Ein auf die **biochemischen Umgebungsbedingungen** ([S] << K_m) **abgestimmtes** Maß für die Leistungsfähigkeit von Enzymen ist die **Spezifitätskonstante**, die man aus dem Verhältnis von k_{kat} und K_m erhält:

Spezifitätskonstante = k_{kat}/K_m

Die Spezifitätskonstante gibt also die **katalytische Effizienz** eines Enzyms an. Sie ist immer dann besonders günstig, wenn das Enzym bei hochgradiger Substrataffinität einen hohen Umsatz erzielt.

Wie man aus ➤ Tab. 3.6 ersieht, ergeben sich bei völlig unterschiedlichen K_m- und k_{kat}-Werten Spezifitätskonstanten in der Größenordnung von 10^7–10^8 $M^{-1} \cdot s^{-1}$. Diese Enzyme kommen dem theoretisch erreichbaren Maximum von $3 \cdot 10^8$ $M^{-1} \cdot s^{-1}$ schon recht nah, das durch die makromolekulare Diffusionsgeschwindigkeit beschränkt ist. Sie erreichen das Attribut der **„kinetischen Perfektion“**, denn praktisch jede Begegnung von Enzym- und Substratmolekül ist produktiv. Aber es gibt am anderen Ende der Geschwindigkeitsskala auch Enzyme, die extrem langsam operieren: Lysozym ist so ein Gegenbeispiel, das je nach Herkunft glykosidische Bindungen von Zuckerketten bakterieller Peptidoglykane mit einer k_{kat} von $0{,}5–1 \cdot s^{-1}$ hydrolysiert.

MERKE

Die maximale Reaktionsgeschwindigkeit eines Enzyms ist V_{max}, gemessen in µmol · min^{-1}. Die molekulare Wechselzahl k_{kat} gibt an, wie viel mol Substrat pro mol Enzym in der Sekunde umgesetzt werden, und wird in der Einheit s^{-1} angegeben. Die Spezifitätskonstante gibt das Verhältnis von Wechselzahl zu Affinitätskonstante an (k_{kat}/K_m), ihre Einheit ist $M^{-1} \cdot s^{-1}$, sie ist ein Maß für die katalytische Effizienz des Enzyms.

Bestimmung der katalytischen Konstanten

Um die Konstanten V_{max} und K_m zu ermitteln, bestimmt man die Anfangsreaktionsgeschwindigkeiten V_0 eines Enzyms bei Vorgabe verschiedener Substratkonzentrationen und trägt die Messdaten entsprechend der Michaelis-Menten-Gleichung auf (➤ Abb. 3.22a). Die maximale Geschwindigkeit V_{max} liest man aus dem asymptotisch angenäherten Grenzwert für V_0 ab. Die Michaelis-Menten-Konstante K_m entspricht der Substratkonzentration [S], bei der die halbmaximale Geschwindigkeit erreicht ist, also $V_0 = ½\ V_{max}$. Man kann das leicht mathematisch ableiten, indem man in die Michaelis-Menten-Gleichung $V_0 = ½\ V_{max}$ einsetzt.

Daraus ergibt sich $V_{max}/2 = V_{max}\ [S]/(K_m + [S])$.

Umgeformt heißt das

$½ = [S]/(K_m + [S])$

$K_m + [S] = 2\ [S]$

$K_m = [S]$

Eine alternative Bestimmungsmethode besteht darin, die Konstanten V_{max} und K_m aus der durch Umformung linearisierten Michaelis-Menten-Gleichung zu entnehmen. Die Messdaten werden hierfür nach der Formel $1/V_0 = (K_m/V_{max}) \cdot (1/[S]) + 1/V_{max}$ doppelt reziprok im sog. **Lineweaver-Burk-Diagramm** aufgetragen (➤ Abb. 3.22b). Hierbei liest man die Konstanten aus den Achsenabschnitten der Geraden ab. Diese Form der Auswertung sei aber nur aus historischen Gründen erwähnt, weil hierin mit erheblichen Messfehlern behaftete Daten stark übertrieben gewichtet werden und daher zu ungenauen Ergebnissen führen. Heutzutage wertet man bevorzugt die experimentell gewonnen Messdaten mithilfe der direkten Michaelis-Menten-Darstellung durch nichtlineare Anpassung mit Computerunterstützung aus.

MERKE

Die Enzymkonstanten K_m und V_{max} kann man aus der direkten hyperbolischen Auftragung oder der reziproken linearen Lineweaver-Burk-Auftragung graphisch bestimmen.

3.4.2 Enzymaktivitätsbestimmung

Maßeinheiten

Enzymaktivitäten sind Reaktionsgeschwindigkeiten (V_0). Diese werden zweckmäßigerweise in umgesetzter **Substratstoffmenge pro Zeit** angegeben. Die zurzeit immer noch gebräuchliche Einheit der Enzymaktivität ist „Unit" (**1 Unit = 1 U = 1 µmol · min**$^{-1}$), die nach dem **International System of Units (SI)** abgeleitete Einheit **katal** (gemessen in mol · s^{-1}) hat sich noch nicht richtig durchgesetzt.

Normalerweise wird die Aktivität bezogen auf ein bestimmtes Probevolumen (mL) oder eine Proteinmenge (mg) angegeben. Die berechneten Größen bezeichnet man dann als **Volumenaktivität (U · mL**$^{-1}$**)** und **spezifische Aktivität (U · mg**$^{-1}$**)**. In der klinischen Chemie bezieht man die Aktivitäten von Enzymen als diagnostische Größe z.B. auf bestimmte Volumina von Körperflüssigkeiten. Je höher die Volumenaktivität eines kritischen Enzyms ist, umso deutlicher der klinische Befund. Der Biochemiker misst die Reinheitsstufe und damit den Anreicherungsgrad von isolierten Enzymen anhand der spezifischen Aktivität, die umso höher ist, je größer der spezifische Gehalt des fraglichen Enzyms in der Gesamtproteinmenge einer Probe ist.

Messung der Enzymaktivität

Enzymaktivitätsbestimmungen sind Messungen von Reaktionsgeschwindigkeiten. Man kann die Geschwindigkeiten mit verschiedenen Methoden verfolgen. Besonders verbreitet sind hierbei spektroskopische Verfahren, weil viele umgesetzte Substrate oder gebildete Produkte optische Eigenschaften haben, also im ultravioletten oder sichtbaren Spektralbereich absorbieren oder fluoreszieren. Absorptionsänderungen einer in Flüssigkeit gelösten Substanz kann man mit einem Spektralphotometer quantitativ bestimmen (➤ Abb. 3.23a).

Optischer Test

Ein häufig in der Biochemie und klinischen Chemie genutztes Chromophor ist **NADH** (Kap. 4), das als **Coenzym** (Cofaktor) bei

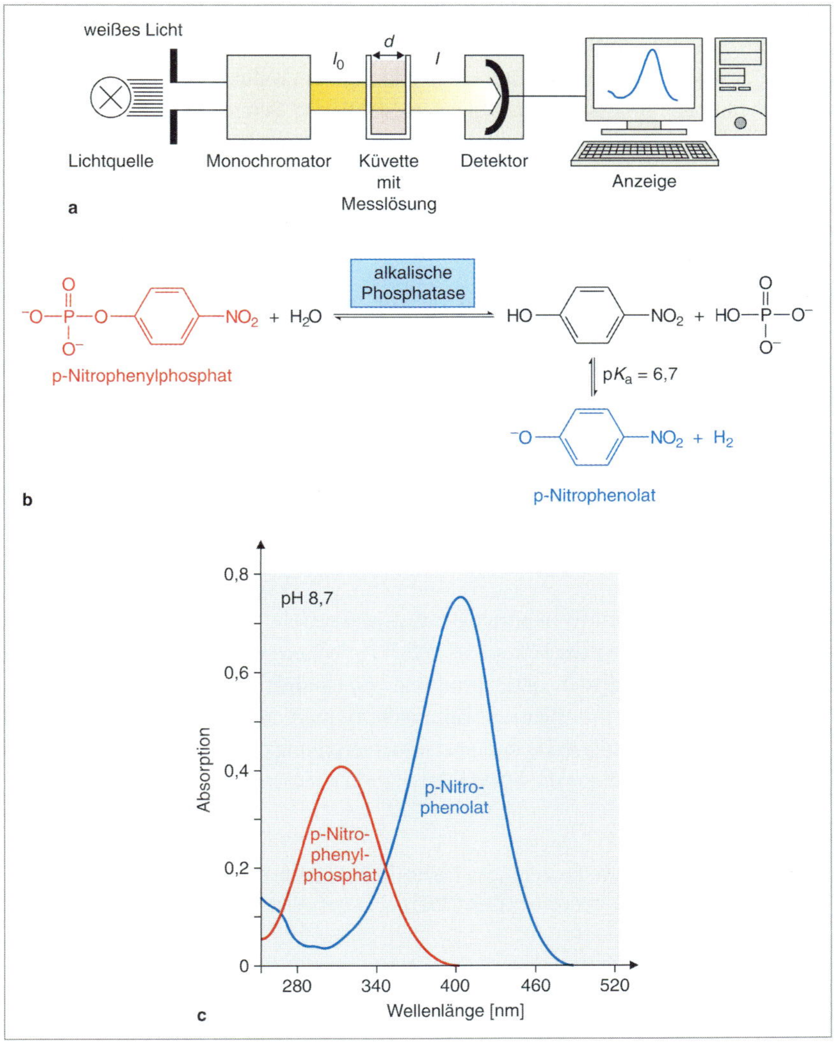

Abb. 3.23 Spektralphotometrie.
a) Aufbau eines Spektralphotometers zur Bestimmung von Enzymaktivitäten.
b) Reaktion der alkalischen Phosphatase mit dem Pseudosubstrat *p*-Nitrophenylphosphat.
c) Absorptionsspektren von 50 µM *p*-Nitrophenylphosphat (rot) und *p*-Nitrophenolat (blau; phosphorylierte und dephosphorylierte Form) bei pH 8,7.

verschiedenen Dehydrogenasen vorkommt. Allgemein katalysieren Dehydrogenasen die Reaktion

oxidiertes Substrat + NADH + H^+ ⇄ reduziertes Substrat + NAD^+

Nur das NADH als reduzierte Form, nicht aber NAD^+ in seiner oxidierten Form zeigt eine Absorption bei 340 nm. Man kann also aus dem zeitlichen Verlauf der Absorptionsänderung den Übergang beider Formen messen und damit den Umsatz von Substraten bestimmen, der an den Umsatz von NADH/NAD^+ gekoppelt ist. Diese Bestimmung erfolgt in der (sorgfältig temperierten) Küvette eines Spektralphotometers (➤ Abb. 3.23a), das den **Absorptionsverlauf über die Zeit** registriert. Die Absorptionsänderungen über die Zeit sind gemäß dem Lambert-Beer-Gesetz (➤ Kap. 2.1.2) proportional zur Reaktionsgeschwindigkeit. Mit dem molaren Extinktionskoeffizienten kann man aus den gemessenen Werten den Stoffumsatz berechnen.

Nach dem spektroskopischen Messprinzip lassen sich viele weitere biochemisch relevante Chromophore zur Aktivitätsbestimmung nutzen, z.B. gefärbte Coenzyme oder Cofaktoren (➤ Kap. 4), chromogene Substrate oder Substratanaloga. Die Enzymaktivität der klinisch wichtigen alkalischen Phosphatase kann beispielsweise mit *p*-Nitrophenylphosphat bestimmt werden, einem künstlichen **Pseudosubstrat**, das vom Enzym genauso umgesetzt wird wie das natürliche Substrat (➤ Abb. 3.23b). Das Enzym hydrolysiert die C–P-Bindung unter Bildung des Produkts Nitrophenol, das im alkalischen Milieu im sichtbaren Bereich absorbiert: Durch Messung der Extinktion bei 405 nm kann man die Bildung von Nitrophenolat verfolgen (➤ Abb. 3.23c).

Nichtkontinuierliche Messtechniken

Falls keine optischen Eigenschaften für die kontinuierliche zeitliche Beobachtung nutzbar sind, kann man Stoffumsätze auch mit anderen Methoden bestimmen, z.B. durch Abstoppen einer Reaktion nach einer bestimmten Inkubationszeit und nachfolgende chemische Analyse der noch vorhandenen Substrate oder gebildeten Produkte (➤ Abb. 3.24). Neben chromatographischen Verfahren kommen auch radiochemische Techniken zum Einsatz, denn die Enzyme reagieren chemisch gleichwertig mit natürlichen oder den entsprechend isotopenmarkierten Substraten.

So werden z.B. radioaktiv markierte Substratmoleküle (vorzugsweise unter Einsatz der Isotope ^3H, ^{14}C, ^{32}P, ^{35}S) umgesetzt und die Reaktionspartner und -produkte voneinander getrennt. Durch Flüssig-Szintillationszählung kann man die mit dem Stoffumsatz korrelierende Radioaktivitätsverteilung quantitativ erfassen und daraus die Enzymaktivitäten berechnen.

MERKE

Die Enzymaktivität gibt die Reaktionsgeschwindigkeit als Stoffumsatz pro Zeit an. Die meistverwendete Einheit (Unit) der Enzymaktivität ist 1 U = 1 µmol · min^{-1}.

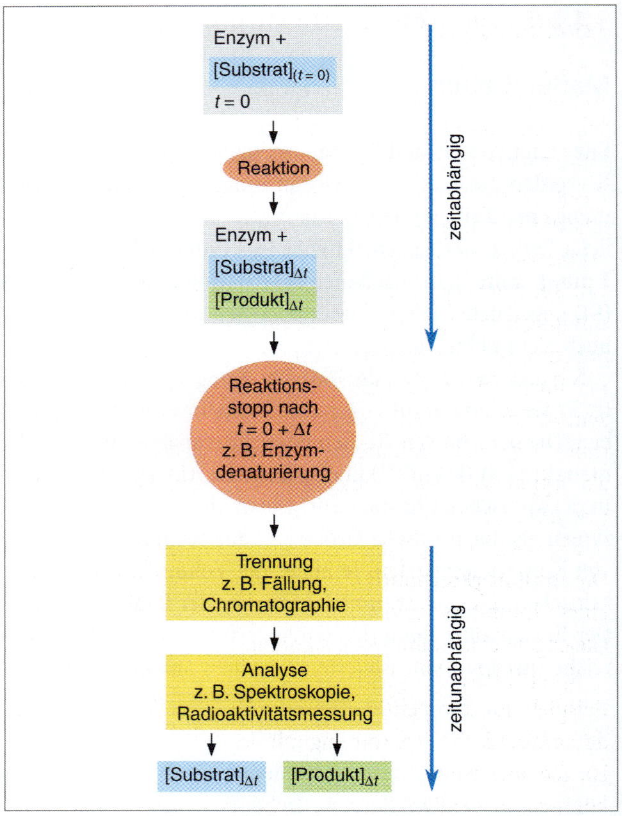

Abb. 3.24 Workflow für die nichtkontinuierliche Messung von Enzymaktivitäten. Das Reaktionsgemisch von Enzym und Substrat wird nach definierten Zeitintervallen Δt z.B. durch Denaturieren des Enzyms abgestoppt, und die Mengen an gebildetem Produkt oder des verbliebenen Substrats werden quantitativ bestimmt.

3.4.3 Enzyminhibition

In der Medizin spielen Hemmstoffe von Enzymen eine große Rolle als pharmakologisch wirksame Substanzen. Daher ist es sinnvoll, die kinetischen Effekte dieser Verbindungen im Hinblick auf Medikamentenentwicklung und -anwendung zu testen. Nach ihrem Wirkungsmechanismus werden diese verschiedenen Inhibitionstypen zugeordnet.

Reversible Hemmung

Bei der reversiblen Hemmung liegt eine dynamische Wechselwirkung zwischen Enzym und Hemmstoff vor, die zur Ausbildung eines Inhibitor-Enzym-Komplexes führt. Man unterscheidet hierbei vier Formen, die als kompetitive, nichtkompetitive, unkompetitive und allosterische Hemmtypen eingeteilt werden.

Kompetitive Hemmung

Kompetitive Hemmstoffe (I) sind den Substraten strukturell sehr ähnlich, werden aber nicht vom Enzym umgesetzt. Sie binden nichtkovalent an die Substratbindungsstellen (➤ Abb. 3.25a) unter Bildung von Enzym-Inhibitor-Komplexen (EI) anstelle von Enzym-Substrat-Komplexen (ES). Der Inhibitor konkurriert also mit dem Substrat um den Bindeplatz im aktiven Zentrum. Den Zutritt eines kompetitiven Hemmers zum Bindungsplatz im aktiven Zentrum kann man nur durch hohe Substratkonzentrationen unterbinden. Man erreicht also die maximale Enzymaktivität V_{max} erst bei höheren Substratkonzentrationen. Die sich – abhängig von der Inhibitorkonzentration – ergebende Michaelis-Konstante K'_m des Enzyms, auch als **apparente** K_m bezeichnet, ist gegenüber K_m erhöht (➤ Abb. 3.25b):

$$K'_m = K_m\,(1 + [I]/K_i)$$

Die **Inhibitorkonstante** K_i gilt als Maß für die Bindungsstärke eines Inhibitors und entspricht der thermodynamischen Gleichgewichtsbindungskonstanten:

$$K_i = [E]\,[I]/[EI]$$

Beispiele für kompetitive Hemmstoffe sind **Substratanaloga**, deren chemische Struktur eng mit der des Substrats verwandt ist, die aber vom Enzym nicht katalytisch umgesetzt werden können. So oxidiert Succinat-Dehydrogenase Bernsteinsäure ($HOOC–CH_2–CH_2–COOH$) zu Fumarsäure ($HOOC–CH_2=CH_2–COOH$), das Enzym wird aber kompetitiv von der chemisch verwandten Malonsäure ($HOOC–CH_2–COOH$) gehemmt. Der Inhibitor ist im Vergleich zum Substrat nur um eine Methylengruppe verkürzt und wird chemisch nicht umgesetzt, weil sich darin keine C=C-Doppelbindung ausbilden kann.

Um die Inhibitorkonstante K_i zu bestimmen, misst man die apparente K'_m aus der direkten oder der Lineweaver-Burk-Darstellung (➤ Abb. 3.25c, d) bei verschiedenen Inhibitorkonzentrationen und trägt K'_m gegen [I] auf. Nach der obigen Formel lässt sich $1/K_i$ aus der Steigung der Geradengleichung ablesen.

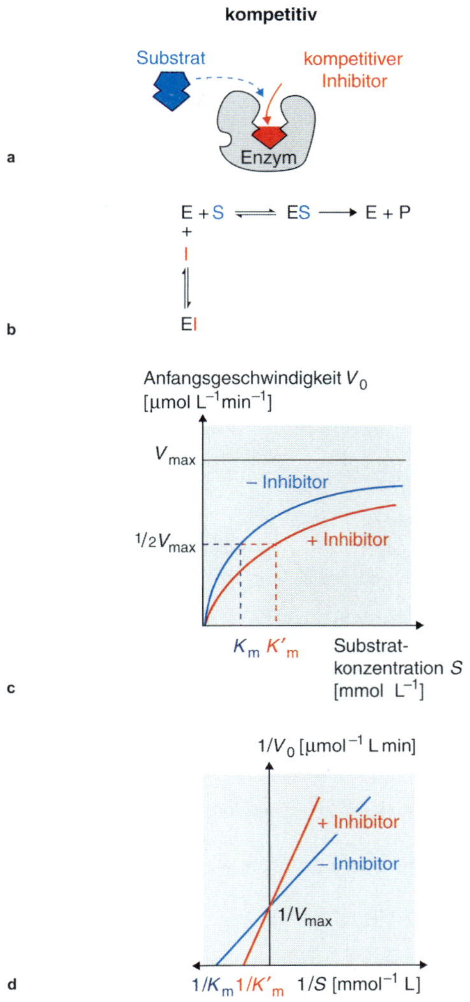

Abb. 3.25 Kompetitive Hemmung von Enzymreaktionen. Graphisches Modell **(a)** und Reaktionsgleichungen **(b)** der Interaktion von Enzym mit Inhibitor und Substrat. Hyperbolisches **(c)** und Lineweaver-Burk-Diagramm **(d)** der Abhängigkeit der enzymatischen Reaktionsgeschwindigkeit von der Substratkonzentration in Gegenwart eines kompetitiven Inhibitors.

Klinik

Bei Methanolvergiftungen wird durch die Alkohol-Dehydrogenase (ADH) der Leber der toxische Metabolit Formaldehyd produziert, der u.a. zu Erblindung führen kann. Die Reaktion lautet:

$$CH_3OH + NAD^+ \xrightarrow{ADH} CHO + NADH + H^+$$

Therapeutisch sinnvoll ist hier die parenterale Gabe von Ethanol, da eine konstant niedrige Konzentration dieses Stoffs aufgrund der Substratspezifität das Methanol von der Bindungsstelle auf der ADH verdrängt, wodurch die folgende Reaktion dominiert:

$$CH_3CH_2OH + NAD^+ \xrightarrow{ADH} CH_3CHO + NADH + H^+.$$

Dies senkt die Formaldehydsyntheserate drastisch, gleichzeitig wird das restliche Methanol renal eliminiert.

Schon gewusst

Proteasen können durch Peptidanaloga kompetitiv gehemmt werden. Das gilt auch für die HIV-Protease, die für die Abspaltung funktioneller Polypeptide aus dem viralen Polyprotein und damit entscheidend für die Reifung und Vermehrung des HI-Virus verantwortlich ist. Die HIV-Protease ist daher ein Zielobjekt der Pharmakotherapie. Man hat spezifisch wirkende Inhibitoren synthetisiert und deren molekularen Wirkort strukturell verifiziert. Entfernt peptidanaloge Wirkstoffe können den Substratbindungsplatz der HIV-Protease besetzen (➤ Abb. 3.26a, b). Indinavir ist eines der Medikamente, das in der sog. HAART-(„**h**och**a**ktive **a**nti**r**etrovi**r**ale **T**herapie“)-Kombinationstherapie gegen HIV-Infektionen eingesetzt wird.

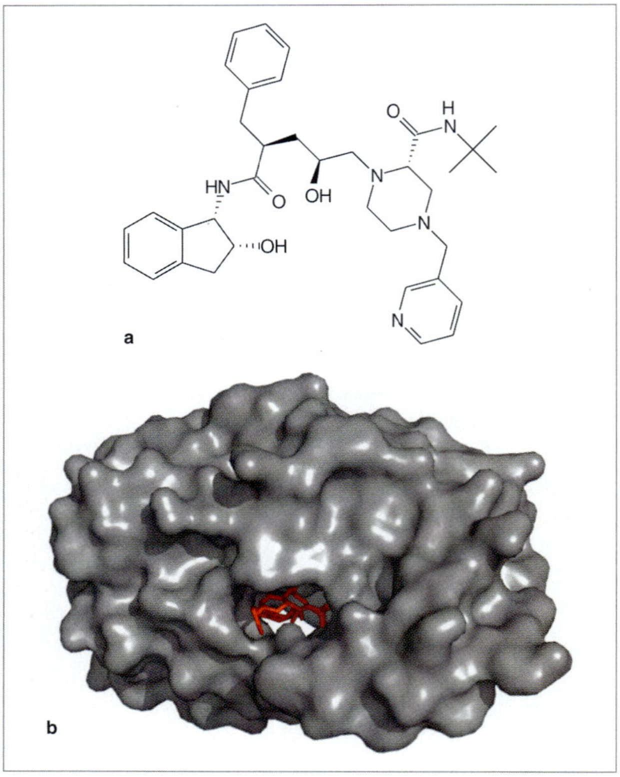

Abb. 3.26 Indinavir.
a) Struktur von Indinavir, einem am aktiven Zentrum der HIV-Protease bindenden Inhibitor
b) Struktur des Komplexes von HIV-Protease und Indinavir.

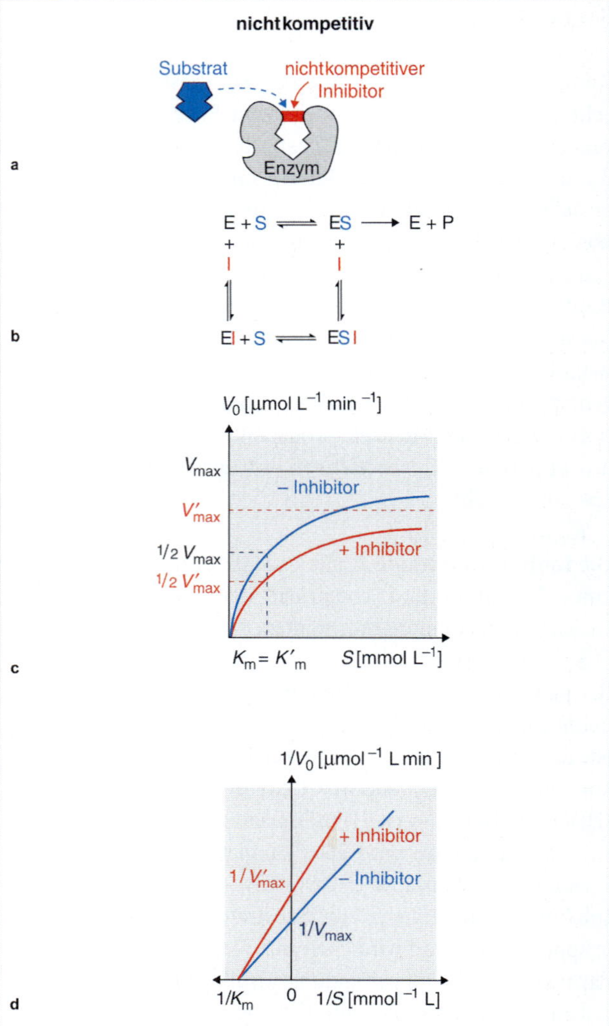

Abb. 3.27 Nichtkompetitive Hemmung von Enzymreaktionen. Graphisches Modell **(a)** und Reaktionsgleichungen **(b)** der Interaktion von Enzym mit Inhibitor und Substrat. Hyperbolisches **(c)** und Lineweaver-Burk-Diagramm **(d)** der Abhängigkeit der enzymatischen Reaktionsgeschwindigkeit von der Substratkonzentration in Gegenwart eines nichtkompetitiven Inhibitors.

Nichtkompetitive Hemmung

Ein reversibler nichtkompetitiver Hemmstoff (I) bindet an einer von der Substratbindungsstelle verschiedenen Position auf dem Enzym (> Abb. 3.27a, b), wodurch der Substratzutritt zum aktiven Zentrum erhalten bleibt, die katalytische Rate dennoch vermindert wird. Da in Abhängigkeit von der Inhibitorkonzentration nur ein bestimmter Anteil der Enzymmoleküle blockiert ist, verringert sich die Reaktionsgeschwindigkeit V_{max} (ohne Inhibitor) zu V'_{max} (mit Inhibitor). Weil die Affinität des Enzyms zum Substrat unbeeinträchtigt ist, bleibt der ursprüngliche Wert für K_m erhalten (> Abb. 3.27c, d). Für V'_{max} gilt die Beziehung: $V'_{max} = V_{max}/(1 + ([I]/K_i)$. In eine Geradengleichung umgeformt, sieht das folgendermaßen aus:

$$1/V'_{max} = (1 + ([I]/K_i)/V_{max} \text{ bzw. } 1/V'_{max} = 1/V_{max} + ([I]/K_i \cdot V_{max})$$

Nach Bestimmung der V'_{max} bei gegebener Inhibitorkonzentration können aus der Auftragung von $1/V'_{max}$ gegen die [I] aus dem Ordinatenabschnitt $1/V_{max}$ und aus der Geradensteigung $1/(K_i \cdot V_{max})$ abgelesen werden.

Schwermetalle wie z.B. Quecksilber, die mit katalytisch wichtigen Thiolgruppen außerhalb der eigentlichen Substratbindungsstelle des Enzyms reagieren, gelten als nichtkompetitive Hemmstoffe. Die Hemmung kommt in dem Fall zustande, weil diese Gruppen durch die chemische Modifikation inaktiviert werden und damit die Maximalgeschwindigkeit vermindert wird. Dabei hat das Substrat aber weiterhin ungehinderten Zugang zu seiner Bindungsstelle. Die Affinität des Quecksilbers zu den Thiolgruppen ist sehr hoch, und man kann die Bindung auch als kovalent ansehen, dann wäre die Hemmung als irreversibel einzustufen. Das Beispiel zeigt, wie schwierig es ist, eine eindeutige Systematik für diese pharmakologisch bedeutsamen Enzymeigenschaften zu finden.

Klinik

Chronische Bleivergiftungen gehen mit den Symptomen einer hypochromen Anämie einher. Dabei kommt es u.a. zu charakteristischen Änderungen des Blutbilds wie Erhöhung der Retikulozytenzahl, basophiler Tüpfelung der Erythrozyten und außerdem zur Akkumulation von Zwischenprodukten der Biosynthese des Blutfarbstoffs Häm im Urin. Ursache hierfür ist die Reaktion der schwermetallischen Bleiionen mit Sulfhydrylgruppen mancher Enzyme der Häm-Biosynthese, was insbesondere zur nichtkompetitiven Hemmung der Ferrochelatase führt. Das therapeutische Ziel muss hier in der Entfernung des toxischen Metalls liegen: Durch Infusion von Komplexbildnern wie BAL (British Anti-Lewisite = Dimercaptopropanol), Penicillamin (Dimethylcystein) oder Chelatoren wie EDTA (Ethylendiamintetraessigsäure) werden nichttoxische Komplexe gebildet, die nierengängig sind und schnell die Serumkonzentration von Bleiionen herabsetzen.

Unkompetitive Hemmung

Im Fall der unkompetitiven Hemmung, die auch als gemischte Hemmung bezeichnet wird, bindet der Inhibitor nur an den Enzym-Substrat-Komplex, es bildet sich also nach der Beziehung $E + S + I \rightleftarrows ESI$ ein inaktiver ternärer Komplex ESI aus. Der Hemmeffekt nimmt mit zunehmender Konzentration von Substrat und Hemmstoff zu, weil beide Faktoren die Konzentration der inhibierten Spezies ESI erhöhen. Bei diesem Hemmtyp können K_m und V_{max} vermindert werden. L-Tryptophan tritt beispielsweise als ein unkompetitiver Inhibitor der intestinalen alkalischen Phosphatase auf.

Allosterische Hemmung

Bei sog. allosterischen Enzymen wird die Aktivität durch Bindung eines Moleküls an nichtkatalytische Bindungsstellen außerhalb des aktiven Zentrums herabgesetzt. Allosterische Hemmstoffe unterscheiden sich von nichtkompetitiven Inhibitoren, weil sie nur eine von zwei oder mehr möglichen Proteinkonformationen stabilisieren und in den meisten Fällen die Enzymaktivitäten partiell blockieren. Die Hemmung allosterischer Enzyme wird nicht durch das Michaelis-Menten-Modell erfasst. Man spricht hier eher von einer Modulation der Enzymaktivität. Dieses Phänomen wird später unter dem Begriff **Allosterie** besprochen (➤ Kap. 3.5.1).

Irreversible Hemmung

Ein **irreversibler Inhibitor** bindet sehr fest (kovalent) an das Enzym, sodass die Bindung praktisch nicht mehr dissoziiert, man spricht auch von **Enzymgiften**. Dabei kann die Bindung am aktiven Zentrum erfolgen und den Zugang für das Substrat versperren. Findet die Bindung außerhalb des aktiven Zentrums statt, so verändert sich die Struktur des Proteins derart, dass die katalytischen Funktionen beeinträchtigt werden. Als Beispiel kann man das **Nervengas** Diisopropylfluorophosphat (DIFP) anführen, das kovalent an einen Serinrest im aktiven Zentrum des Enzyms Acetylcholinesterase bindet und so die Weiterleitung von Nervenimpulsen beeinträchtigt.

Klinik

Aspirin® (Acetylsalicylsäure, ➤ Abb. 3.28a) ist ein seit vielen Jahren populäres Medikament zur Behandlung von Entzündungs- und Schmerzsymptomen, dessen hauptsächliche pharmakologische Wirkung in der Hemmung der Synthese von Prostaglandinen besteht, einer wichtigen Gruppe biologischer Mediatoren. Der irreversible molekulare Hemmeffekt wird durch kovalente Reaktion des Wirkstoffs (Acetylierung) mit den Enzymen Cyclooxygenase-1 und Cyclooxygenase-2 (COX-1 und COX-2) ausgelöst. Es gibt mittlerweile auch zahlreiche moderne NSAID („nonsteroidal anti-inflammatory drugs"), z.B. Ibuprofen®. Diese wirken jedoch als reversible Inhibitoren mittels Kompetition mit dem physiologischen Substrat am aktiven Zentrum der COX.

Suizidinhibitoren

Suizidinhibitoren (engl. suicide inhibitors) stellen eine heterogene und interessante Klasse von Hemmstoffen dar. Sie lassen sich nach den bisherigen Schemata nicht klassifizieren, weil sie nach Aktivierung zwar substratanalog sind, jedoch kovalent mit dem Zielenzym reagieren. Ihnen gemeinsam ist die Applikationsform als eine zunächst harmlose Vorstufe, die im Stoffwechsel „scharf gemacht" wird und als hochreaktive Spezies kovalent mit molekularen Targets interagiert. Durch ihren eigenen Reaktionsmechanismus blockieren sich die betroffenen Enzyme also selbst. Der besondere Vorteil dieser Verbindungen bzw. Pharmaka ist die hohe Spezifität. Suizidinhibitoren sind für die Medikamentenentwicklung sehr wichtig, weil bei geschickter Auswahl und chemischer Modifikation des Substrats mögliche Nebenwirkungen minimiert werden können.

Das gegen grampositive Bakterien wirksame Antibiotikum **Penicillin** sowie seine Derivate sind solche Suizidinhibitoren (➤ Abb. 3.28b). Die strukturelle Ähnlichkeit zu D-Alanyl-D-Alanin, einem Bauelement der Peptidoglykanzellhülle, wird von einem bakteriellen Zellwandsyntheseenzym (einer Transpeptidase) als Substrat erkannt und kovalent an einen Serinrest im aktiven Zentrum gekoppelt. Der Ausfall des blockierten Enzyms sorgt für den antibiotischen Effekt, weil sich die Bakterien bei defekter Zellwandsynthese nicht mehr vermehren können.

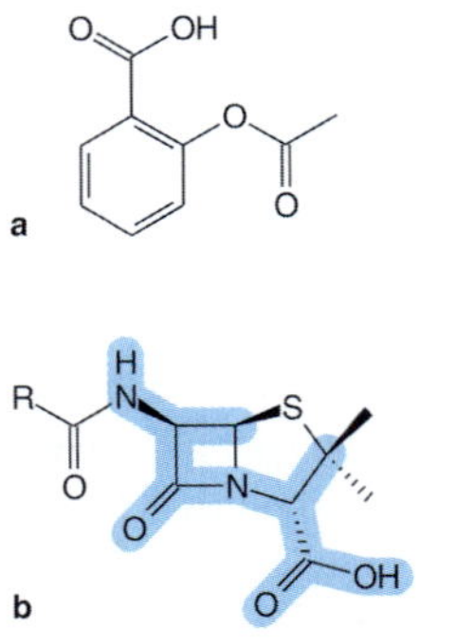

Abb. 3.28 Strukturformeln von irreversiblen Hemmstoffen.
a) Acetylsalicylsäure (Aspirin)
b) der Suizidinhibitor Penicillin.
R = ein variabler Substituent. Farblich hervorgehoben ist der dem bakteriellen Zellhüllenbestandteil D-Alanyl-D-Alanin strukturanaloge Teil, der im Ringsystem verborgen liegt.

Klinik
Das Krebstherapeutikum Fluorouracil ist strukturanalog zum Nucleotidvorläufer Uracil (➤ Abb. 3.29). In vivo wird die Substanz in Fluoro-dUMP gewandelt, das anstelle des natürlichen Substrats dUMP ein stabiles Addukt mit dem Coenzym N^5,N^{10}-Methylen-Tetrahydrofolat bildet. Dieses wird über eine Schwefelbrücke kovalent an das Enzym Thymidylat-Synthase gekoppelt, wodurch das Enzym irreversibel geblockt ist. Die Folge: Besonders teilungsaktive Zellen, die einen hohen Nucleotidbedarf haben, werden inhibiert und sterben ab.

MERKE
Enzyme können durch kovalente Bindung oder andere intermolekulare Wechselwirkungen mit Hemmstoffen assoziieren. Nichtkovalent bindende Stoffe werden nach ihrem Mechanismus in kompetitive und nichtkompetitive Hemmstoffe eingeteilt. Suizidinhibitoren binden spezifisch an die Substratbindungsstelle und können das Zielenzym durch eine chemische Reaktion blocken. Spezifisch wirkende Enzymhemmstoffe kommen auch als Pharmaka zum Einsatz.

3.5 Regulation der Enzymaktivität

Um ihre vielfältigen Aufgaben zu erfüllen, müssen Enzymaktivitäten je nach **Stoffwechsellage** bzw. zellulären Erfordernissen reguliert werden können. Auf unterster Ebene werden die Aktivitäten durch Biosynthese und Biodegradation, d.h. durch Transkription, Translation und proteolytischen Abbau der Enzymproteine, die „kontrollierte Proteolyse", gesteuert. Einen Eindruck von der durchschnittlichen Lebensdauer ausgewählter Enzyme in Rattenleber vermitteln die Daten in ➤ Tab. 3.8. Durch regulatorische Beeinflussung der biologischen Halbwertszeit können Enzymaktivitäten über die verfügbare Enzymmenge effektiv der Stoffwechselsituation angepasst werden.

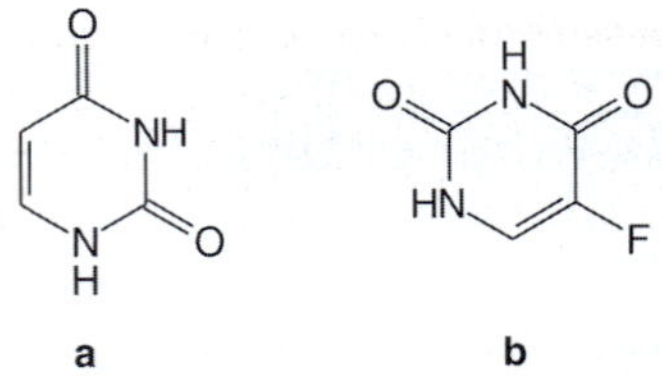

Abb. 3.29 Strukturformeln von (a) Uracil und (b) Fluorouracil.

Darüber hinaus gibt es eine Reihe von subtileren Mechanismen der Regulation. Bei komplexen Stoffwechselreaktionswegen, die aus mehreren zusammengesetzten Schritten bestehen, reicht es aus, einen dieser Teilschritte regulativ zu beeinflussen. Ganz allgemein bestehen Regulationseffekte darin, dass Enzymaktivitäten durch Auslösung bestimmter chemischer Signale moduliert werden. Man kann grundsätzlich die Steuerung der Enzymaktivität durch kovalente und nichtkovalente Wechselwirkungen unterscheiden.

3.5.1 Nichtkovalente Enzymregulation

Isosterische Autoregulation und Produkthemmung

Die einfachsten Enzymregulationsphänome lassen sich durch Wechselwirkung der Enzyme mit niedermolekularen Stoffen erklären, bei denen die Konformation des Enzyms unverändert bleibt; es sind die **isosterischen Effekte**. Viele Enzyme regeln dabei ihre Aktivität gewissermaßen selbst, da die Umsatzraten in einem weiten Substratkonzentrationsbereich (etwa in der Größenordnung $0 < [S] < 5\ K_m$) von dem Ausmaß der Bildung des Enzym-Substrat-Komplexes abhängen **(Autoregulation)**. Die Substratkinetik dieser Enzyme, die auch als **hyperbolisch** bezeichnet werden, wird durch das bereits beschriebene Modell von Michaelis und Menten erklärt. Auf höheres Substratangebot reagiert das Enzym mit höherer Umsatzgeschwindigkeit bzw. umgekehrt. Dies gilt natürlich nur bis zum Erreichen der Substratsättigung. Viele Enzyme haben einen Substratwirkungsbereich (ausgedrückt als Maß der K_m-Werte) in der Größenordnung der intrazellulären Konzentrationen, wie ➤ Tab. 3.7 am Beispiel von glykolytischen Enzymen zeigt. Die meisten dort gelisteten Enzyme operieren bei Substratkonzentrationen $[S] \approx K_m$, nur die Hexokinase arbeitet praktisch unter Sättigungsbedingungen. Im Gegensatz hierzu ist die Glycerinaldehyd-3-phosphat-Dehydrogenase in vivo noch weit von der Maximalgeschwindigkeit entfernt.

Eine weitere Form der nichtkovalenten Regulation, die auf der Affinität der Substratbindungsstelle beruht, ist die **Produktinhibition**. Wenn sich das Produkt während einer enzymatischen Reaktion anhäuft, kann es aufgrund seiner strukturellen Ähnlichkeit mit dem Substrat um den Bindeplatz am aktiven Zentrum konkurrieren, es handelt sich somit um eine kompetitive Hemmung durch das Reaktionsprodukt. Bei der Reaktion der Glucose-6-phosphat-Dehydrogenase

Tab. 3.8 Halbwertszeit von Enzymen in der Rattenleber

Enzym	biologische Halbwertszeit $t_{1/2}$
Ornithin-Decarboxylase	11 min
Tyrosinaminotransferase	2 h
Hydroxymethylglutaryl-CoA-Reduktase	3h
Serin-Dehydratase	4 h
Phosphoenolpyruvat-Carboxykinase	5 h
Glucokinase	12 h
Glucose-6-phosphat-Dehydrogenase	15 h
Acetyl-CoA-Carboxylase	2d
Arginase	5 d
Lactat-Dehydrogenase	16 d

Glucose-6-phosphat + $NADP^+$ → 6-Phosphogluconat + NADPH + H^+

konkurriert das zunehmende Coenzymprodukt NADPH mit dem Cosubstrat $NADP^+$ um die Enzymbindungsstelle, was zwangsläufig die Reaktionsgeschwindigkeit des Enzyms reduziert.

Allosterische Regulation

Im Gegensatz zur isosterischen Regulation wird die Aktivität des Enzyms bei der allosterischen Regulation durch eine Veränderung der Konformation beeinflusst, wobei eine der möglichen Konformationen durch Bindung eines allosterischen Effektors stabilisiert wird (➤ Abb. 3.30).

Feedback-Wirkung

Aktivierung oder Hemmung kann auch eintreten, wenn nicht das Produkt einer einzelnen Reaktion, sondern das Zwischen- oder Endprodukt einer Reaktionskette auf das Enzym einwirkt. Diese Stoffe sind dann mit dem Substrat nicht strukturverwandt. In ➤ Abb. 3.30c ist das Modell eines Stoffwechselwegs dargestellt, bei dem aus dem Anfangsstoff A in mehreren enzymatisch katalysierten Teilschritten das Produkt P erzeugt wird. Derartige Reaktionssequenzen sind häufig bei Aminosäure- und Nucleotidbiosynthesewegen anzutreffen. Die Bildung des Endprodukts ist in diesen Fällen gehemmt, weil das Produkt selbst als negativer Effektor auf das erste Enzym (E_1) der Sequenz einwirkt, also eine **Feedback-Hemmung** auslöst. Bei Anhäufung des Produkts kommt daher dessen weitere Synthese zum Erliegen, bei Verminderung der Produktkonzentration wird die Reaktionsfolge wieder angekurbelt. Der Effektorwirkstoff beeinflusst das Geschehen dabei, indem er sich an einer anderen Position als der Substratbindungsstelle anheftet (➤ Abb. 3.30a). So wird oftmals eine Proteinkonformation stabilisiert, in der das modulierte Enzym verminderte Aktivität aufweist (negatives Feedback). Andererseits gibt es aber auch Effektoren, die aktivierend wirken, indem sie eine andere Enzymkonformation stabilisieren (positives Feedback).

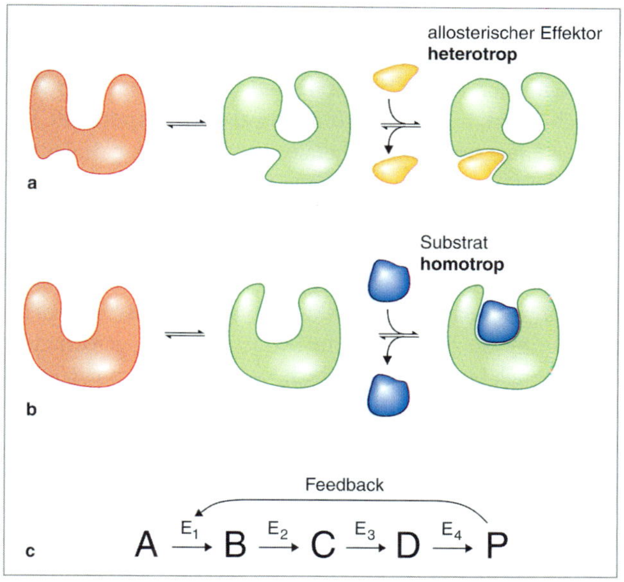

Abb. 3.30 Wirkungsmodi von allosterischen Effektoren, die durch Bindung die Aktivität von Enzymen modulieren, rot: Enzymkonformation 1 (mit niedrigerer bzw. höherer Aktivität oder Affinität), grün: Enzymkonformation 2 (mit höherer bzw. niedrigerer Aktivität oder Affinität).
Der Effektor kann am Enzym entweder **(a)** heterotrop an einem von der Substrattasche verschiedenen Ort binden (gelb) oder **(b)** als Substrat homotrop an die Substrattasche binden (blau). **(c)** Allosterische Feedback-Hemmung, demonstriert am Modell eines Stoffwechselwegs mit Zwischenprodukten (B, C, D), deren Umwandlung durch verschiedene Enzyme E_1-E_4 katalysiert wird **(a)**. Durch Bindung des Produkts P an das Enzym E_1 kommt die Sequenz zum Erliegen.

Allosterie

Als **Allosterie** bezeichnet man das Vorkommen von Proteinen in verschiedenen, durch Bindung niedermolekularer Wirkstoffe stabilisierten Konformationen, die sich in ihren Aktivitätszuständen unterscheiden (➤ Abb. 3.30 a, b). Den Übergang zwischen den Formen modulieren Effektoren, die an unterschiedlichen Stellen binden. Sie können je nach Typ hemmenden oder aktivierenden Einfluss haben.

Von **heterotrop erwirkten Konformationsänderungen** spricht man, wenn die Effektorsubstanz und das Substratmolekül unterschiedliche Stoffe sind (➤ Abb. 3.30a). Bei **homotrop ausgelösten Konformationsänderungen** (➤ Abb. 3. 30b) sind Substrat und allosterischer Effektor identisch. Diese Konstellation ist in der Natur häufig anzutreffen. Enzyme, die nach einem homotropen Wirkungsmodus arbeiten, haben meist zwei oder mehr identische Untereinheiten, die sich durch intermolekulare Wechselwirkungen gegenseitig beeinflussen. Man nennt dies auch molekulare **Kooperativität**. Manche regulatorische Enzyme werden sowohl hetero- als auch homotrop moduliert. Aufgrund ihrer Komplexität weisen homotrope Enzyme keine **hyperbolischen** Substratgeschwindigkeitsdiagramme auf (V_0 gegen [S]) wie in ➤ Abb. 3.22, sondern zeigen häufig einen sog. **sigmoiden** Kurvenverlauf, der durch **kooperative Wechselwirkungen** zwischen den beteiligten Untereinheiten zustande kommt, wie im nächsten Abschnitt erklärt wird.

Kooperativität von Proteinen

Das Phänomen Proteinkooperativität soll am Beispiel des Hämoglobins erklärt werden. **Bindung und Transport des Liganden Sauerstoff** sind die herausragenden Merkmale des **tetrameren Hämoglobins**, das beim Erwachsenen überwiegend in der aus zwei α- und zwei β-Untereinheiten bestehenden HbA-Form vorkommt. Auch wenn das Protein keinerlei enzymatische Aktivität hat, wurde es als Enzym honoris causa bezeichnet, weil man an diesem Modell das allosterische Regulationsprinzip gut verstehen kann. Die besonderen Eigenschaften von Hämoglobin werden deutlich, wenn man es mit seinem nur als Monomer vorkommenden Verwandten, dem Myoglobin, vergleicht. Der Bindungsgrad von Sauerstoff an Myoglobin ist in ➤ Abb. 3.31, als Funktion des Sauerstoffdrucks dargestellt.

Der **hyperbolische Verlauf der Bindungskurve** zeigt das typische Sättigungsverhalten des Proteins. 100% Sättigung entspricht einem gebundenen Molekül O_2 pro Molekül Myoglobin **(Oxymyoglobin)**. Das tetramere Hämoglobin **(Desoxyhämoglobin)** hat vier Bindestellen für Sauerstoff, seine Bindungskurve (➤ Abb. 3.31) hat eine S-artige, sigmoide Form. Der Sättigungsbindungsgrad entspricht vier gebundenen Molekülen O_2 pro Molekül Hämoglobin **(Oxyhämoglobin)**. Aus dem sigmoiden Kurvenverlauf kann man ablesen, dass ein Hämoglobinmolekül bei niedriger O_2-Konzentration geringe O_2-Affinität hat (flacher Kurvenabschnitt) und bei mittlerer und hoher Konzentration eine höhere O_2-Affinität aufweist (steiler Kurvenabschnitt und Sättigungsbereich). Das Ansprechen des Hämoglobinmoleküls auf den Sauerstoffliganden (homotrope Wirkung) erklärt man durch beladungsabhängige kooperative Wechselwirkungen der Untereinheiten, weil die Ligandenbindungsstellen auf den verschiedenen Untereinheiten zusammenarbeiten. Bindet Sauerstoff an eine Untereinheit, so verstärkt sich die Affinität für weitere Sauerstoffmoleküle an den restlichen Untereinheiten. Das Ausmaß der Kooperativität wird durch den sog. Hill-Koeffizienten angegeben, der im Idealfall mit der Anzahl der kooperierenden Ligandenbindungsstellen übereinstimmt und bei Hämoglobin den realen Wert

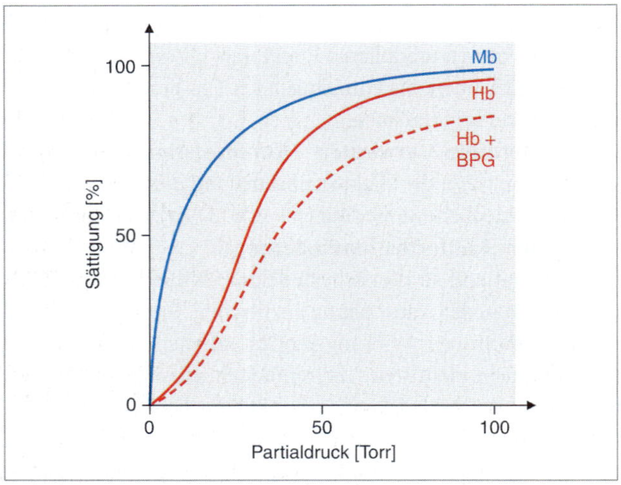

Abb. 3.31 Bindungskurve von Sauerstoff an Myoglobin (blau) und Hämoglobin (rot). Der Bindungsgrad (%) ist in Abhängigkeit vom Sauerstoffdruck aufgetragen, dieser ist proportional zur Sauerstoffkonzentration. Bei Myoglobin entspricht 100% Bindung 1 mol O_2/mol Mb, bei Hämoglobin entspricht 100% Bindung 4 mol O_2/mol Hb. Für Hämoglobin ist Sauerstoff ein homotrop wirkender Effektor. Die rot gestrichelte Kurve stellt die Sauerstoffbindung von Hämoglobin in Gegenwart des heterotrop wirkenden Effektors BPG (2,3-Bisphosphoglycerat) dar.

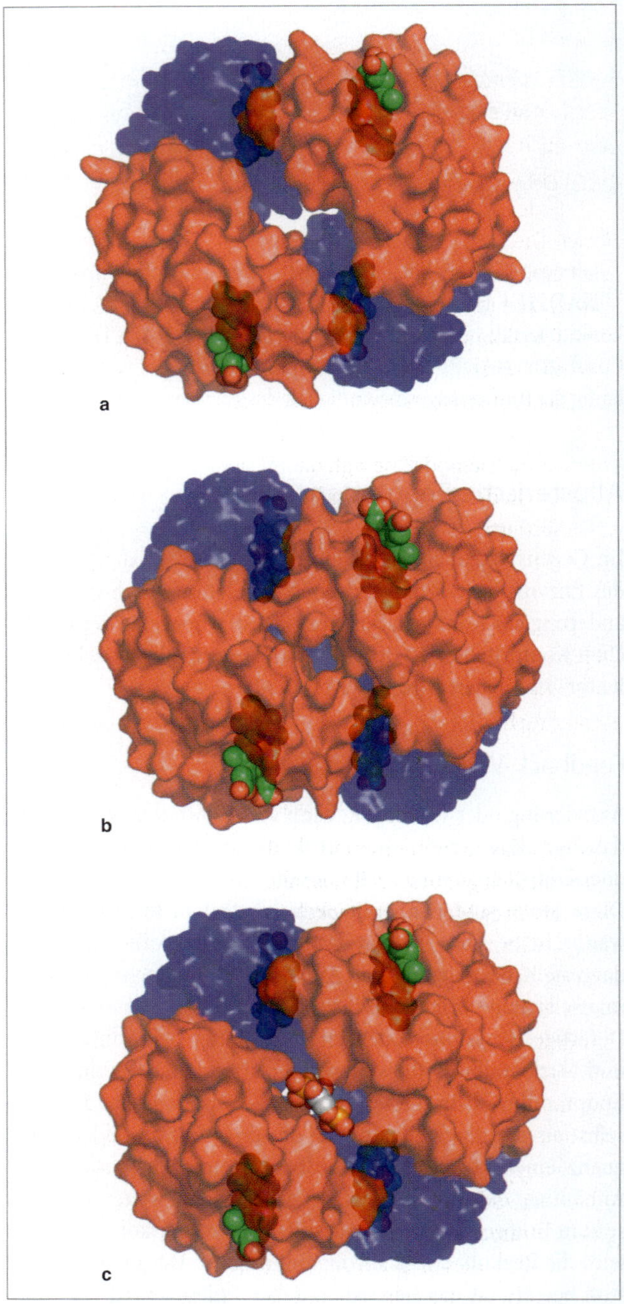

Abb. 3.32 3-D-Strukturen des tetrameren Hämoglobin ($\alpha_2\beta_2$) in der Oberflächendarstellung.
a) Desoxyhämoglobin
b) Oxyhämoglobin
c) BPG-gebundenes Desoxyhämoglobin.
α-Untereinheiten rot, β-Untereinheiten blau, Hämgruppen grün-rot, BPG grau-rot.

von 3 annimmt (theoretisch: 4). Kooperative Wechselwirkungen zwischen Untereinheiten erklärt man durch einen **Allosterieeffekt**, wobei man annimmt, dass die freie und die ligandengebundene Konformation von Hb verschieden sind. Da Sauerstoff ein aktivierender Ligand ist, dessen Bindung die Affinität für weitere Moleküle erhöht, spricht man hier von **positiver Kooperativität** der Bindestellen. Aus der 3-D-Strukturanalyse weiß man, dass ligandenfreies Desoxyhämoglobin und sauerstoffgebundenes Oxyhämoglobin tatsächlich in verschiedenen Konformationen existieren (➤ Abb. 3.32).

Zur Erklärung der Sauerstoffbindung nimmt man das **Symmetriemodell** an, auch Modell des konzertierten Übergangs oder auch Alles-oder-nichts-Modell genannt. Es besagt, dass Hämoglobin nur in zwei Konformationen existiert (➤ Abb. 3.33a), der O_2-niederaffinen **T-** und der O_2-hochaffinen **R-Form**. Die Bezeichnungen T steht für tense (engl. gespannt) und bezeichnet eine Struktur wie Desoxyhämoglobin. R kommt von relaxed (engl. entspannt) und steht für eine Struktur wie Oxyhämoglobin, ohne gebundenen Sauerstoff. Die T- und R-Formen stehen miteinander im Gleichgewicht, ohne Ligand liegt das Protein überwiegend in der niederaffinen T-Form vor:

$$T \rightleftarrows R$$

Das Symmetriemodell besagt, dass Sauerstoff mit hoher Affinität an die in der R-Form befindlichen Moleküle bindet und diese stabilisiert:

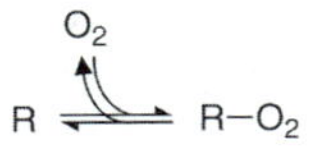

Damit wird das Gleichgewicht von T ⇄ R nach rechts verschoben, und insgesamt gehen bei zunehmender Ligandenbindung immer mehr Moleküle von der T-Form in die R-Form über:

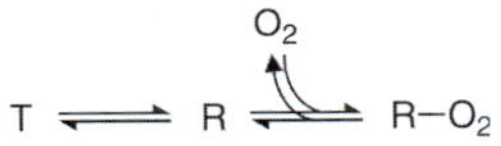

Obwohl das Symmetriemodell die Bindungseigenschaften grundsätzlich gut beschreibt, ist alternativ das **Sequenzmodell** (konsekutives Modell) entwickelt worden (➤ Abb. 3.33b), bei dem die Umwandlung von T nach R pro Untereinheit in Einzelschritten erfolgt. Auch mit diesem Modell lässt sich unter Berücksichtigung der postulierten Zwischenzustände die O_2-Bindungskurve angemessen erklären.

Neben den vom eigentlichen Liganden Sauerstoff ausgehenden homotropen Wirkungen am Hämoglobin können andere Substanzen heterotrope allosterische Effekte auslösen: 2,3-Bisphosphoglycerat (BPG) ist ein solcher im Zytoplasma der Erythrozyten vorkommender Ligand, der im Zentrum des Hämoglobintetramers bevorzugt an den Desoxyzustand bindet (➤ Abb. 3.32c), diesen stabilisiert und so die Sauerstoffaffinität vermindert. Hierdurch wird die Bindungskurve nach rechts verschoben (➤ Abb. 3.31). Die Destabilisierung der Sauerstoffbindung durch BPG ist ein Beispiel für **negative Allosterie.**

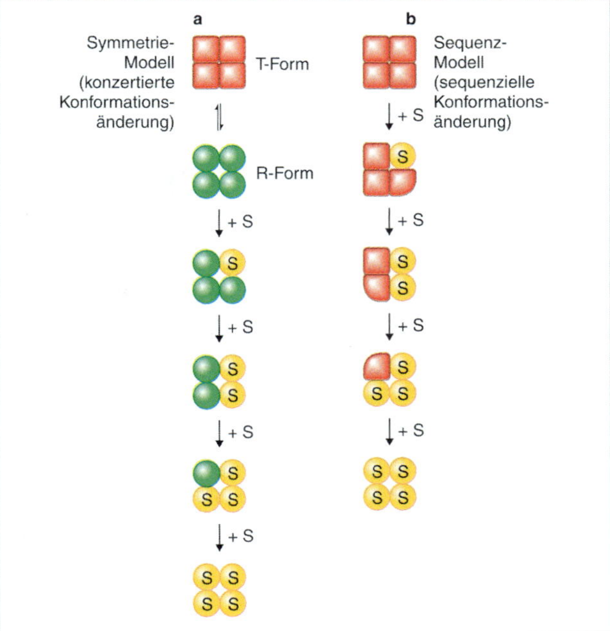

Abb. 3.33 Allosterie von Hämoglobin. Das Tetramer existiert in zwei unterschiedlichen Konformationen. Die T-Form besteht nur aus den quadratisch symbolisierten Untereinheiten mit niedriger Affinität zu O_2, während sich die R-Form nur aus den kreisförmig symbolisierten Untereinheiten mit hoher Affinität zu O_2 zusammensetzt.
a) Symmetriemodell: Weil nur zwei Proteinzustände angenommen werden (hoch- oder niedrigaffine Form), in denen alle Untereinheiten immer die gleiche Konformation haben, bezeichnet man das Modell als symmetrisch.
b) Sequenzmodell: Durch Bindung eines O_2-Moleküls erhöht sich die Affinität der jeweils benachbarten Untereinheit, die Konformationsumwandlung erfolgt sequenziell.

Mithilfe des Symmetriemodells lässt sich das folgendermaßen darstellen:

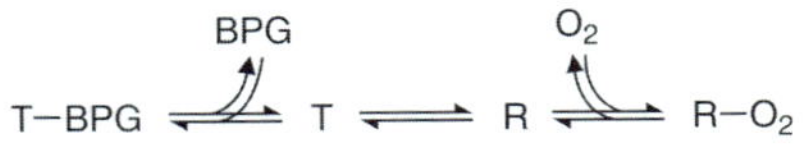

In Gegenwart des Modulators BPG wird das T ⇄ R-Gleichgewicht nach links verschoben, was die Konzentration der R-Form vermindert und dadurch die Sauerstoffdissoziation fördert. Die BPG-Bindung erleichtert also die Desoxygenierung bzw. vermindert die O_2-Affinität an Desoxyhämoglobin und erklärt damit den verschobenen Kurvenverlauf in Abb. 3.31.

MERKE

Die sigmoide Sauerstoffbindungskurve des tetrameren Hämoglobins ist auf kooperative Effekte der Untereinheiten hinsichtlich der Ligandenbindung zurückzuführen (homotroper allosterischer Effekt). Nach Bindung eines Sauerstoffmoleküls ist die Bindung weiterer Sauerstoffmoleküle erleichtert. Die Sauerstoffbindung wird durch das Symmetrie- oder das Sequenzmodell erklärt. Für das Symmetriemodell muss man annehmen, dass die Untereinheiten in einer für Sauerstoff entweder niedrig- (T-) oder hochaffinen (R-)Konformation vorliegen. 2,3-Bisphosphoglycerat (BPG) ist ein heterotrop wirkender Modulator, der bevorzugt an die Desoxyhämoglobin-Form (T) bindet und hierdurch die Sauerstoffbindungsaffinität mindert.

Allosterische Enzyme

Bei den meisten allosterischen Enzymen herrschen positiv kooperative (aktivierende) Effekte durch Substratmoleküle vor, welche die „sigmoide" Konzentrationsabhängigkeit der Reaktionsgeschwindigkeit erklären. Als kinetischer Parameter wird mit V_{max} die Maximalgeschwindigkeit angegeben, die Enzyme bei Substratsättigung erreichen. Weil sie der „hyperbolischen" Michaelis-Menten-Gesetzmäßigkeit (➤ Abb. 3.22) nicht folgen, ist eine entsprechende Konstante K_m nicht definiert. Als charakteristisches Maß für die Substrataffinität gibt man stattdessen die Substratkonzentration $K_{½}$ an, bei der die Enzyme mit halbmaximaler Geschwindigkeit arbeiten. Heterotrop wirkende Modulatoren können vom *V*- oder vom *K*-Typ sein, je nachdem, ob sie die V_{max} oder die $K_{½}$ eines allosterischen Enzyms beeinflussen. Der überwiegend auftretende Wirkmodus ist vom *K*-Typ und führt zu Erniedrigungen (Aktivierung) oder zu Erhöhungen (Desaktivierung) der $K_{½}$ bzw. praktisch gesehen zu Links- oder Rechtsverschiebungen der sigmoiden Kurve (➤ Abb. 3.35).

Schon gewusst

Allosterische Regulation der Aspartat-Transcarbamoylase. Die Biosynthese von Pyridinnucleotiden unterliegt der Feedback-Hemmung durch das Produkt CTP (➤ Abb. 3.34a). Der erste Schritt des Weges wird durch die **Aspartat-*N*-Carbamoylase (ATC)** katalysiert: Aspartat + Carbamoylphosphat ⇄ *N*-Carbamoylaspartat + P_i

Das Enzym besteht aus sechs katalytischen und sechs regulatorischen Untereinheiten (➤ Abb. 3.34b, c) und verhält sich

- homotrop in Bezug auf das positiv kooperative Substrat Aspartat (Bindungsort: katalytische Untereinheiten)
- heterotrop in Bezug auf den negativen Modulator CTP (Bindungsort: regulatorische Untereinheiten), das Endprodukt des Stoffwechselwegs, und auf den positiven Modulator ATP.

Nach dem bereits für Hämoglobin diskutierten Symmetriemodell stehen die beiden Konformationen T und R im Gleichgewicht und werden durch das Substrat Aspartat stabilisiert:

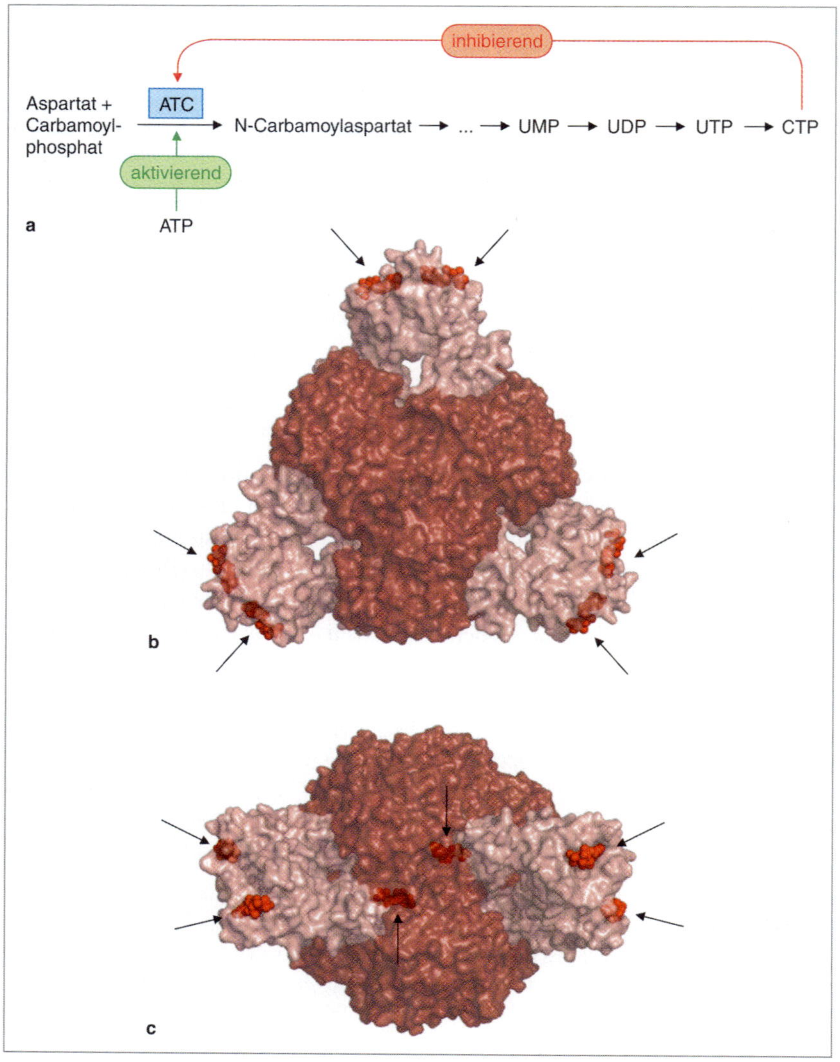

Abb. 3.34 Pyridinnucleotidbiosynthese.
a) Feedback-Regulation des Reaktionswegs. ATC = Aspartat-*N*-Carbamoylase
b) Struktur der ATC im niedrigaffinen T-Zustand, Ansicht von oben
c) Seitenansicht von ATC. Dunkelrot: Sechs katalytische Untereinheiten bilden zwei Trimere, die in zwei Ebenen angeordnet sind; hellrot: sechs regulatorische Untereinheiten, die außen an die katalytischen Untereinheiten binden; rot, mit Pfeilen markiert: der an die regulatorischen Untereinheiten gebundene heterotrope Effektor CTP.

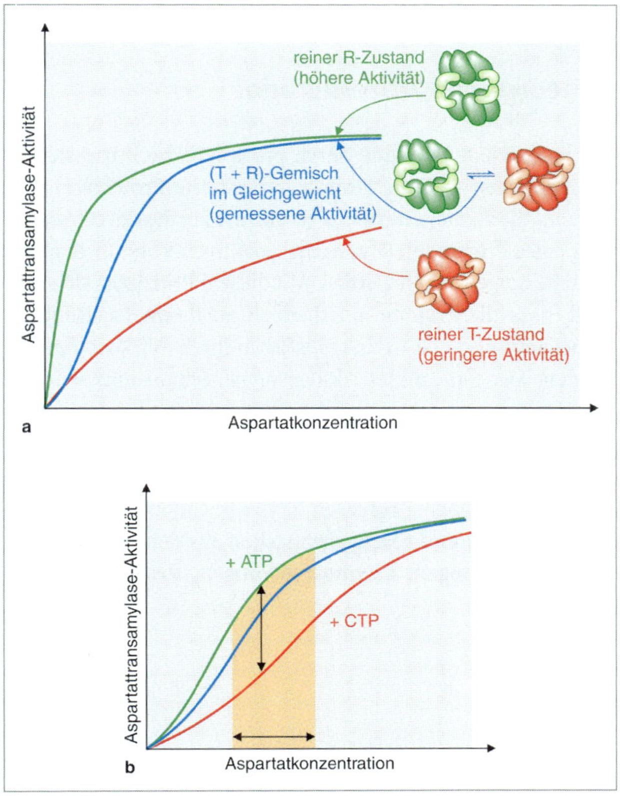

Abb. 3.35 Allosterische Regulation am Beispiel des Enzyms Aspartat-Transcarbamoylase (ATC).
a) Sigmoide Kurve der Gesamtaktivität und ihre hyperbolischen Aktivitätskurven der „reinen" T- und R-Komponenten: T-Form (rot, hohe K_m, niedrige Affinität) und R-Form (grün, niedrige K_m, hohe Affinität). Die beiden Formen der ATC haben verschiedene Konformationen mit unterschiedlicher Aspartataffinität. Ihre Substratabhängigkeiten können durch die theoretischen hyperbolischen Kurven dargestellt werden (rot [T], grün [R]). Die Konformationen von T und R entstehen durch Teilrotation und Auseinanderbewegung der katalytischen Untereinheiten (dunkelrot/dunkelgrün) sowie das Nachfolgen der regulatorischen Untereinheiten (hellrot/hellgrün). Die relativen Anteile von T- und R-Form sind von der Konzentration des positiv kooperativen Substrats Aspartat abhängig. Entsprechend ihrem Komponentenverhältnis verändern sich auch deren Kurvenbeiträge zum tatsächlichen sigmoiden Gesamtkurvenverlauf (blaue Kurve).
b) Wirkung heterotroper Modulatoren: Rechtsverschiebung der Substrataktivierungskurve durch Bindung des heterotropen Inhibitors CTP und die Linksverschiebung durch den heterotropen Aktivator ATP.

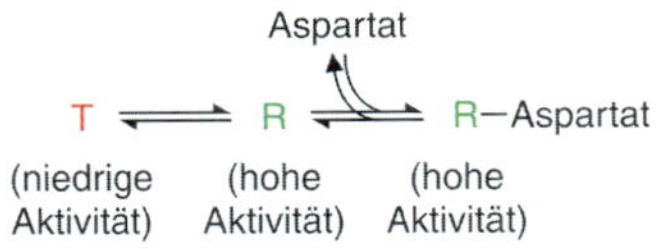

Durch Annahme unterschiedlicher Enzymaktivitätszustände von T- und R-Form mit jeweils hyperbolischer Substratabhängigkeit (➤ Abb. 3.35a, rote und grüne Kurve) erklärt sich die tatsächlich gemessene sigmoide Kurve (➤ Abb. 3.35a, blaue Kurve) als Folge der Mischung aus den T- und R-Komponenten, wobei das T/R-Verhältnis abhängig von der Konzentration des positiven Substrateffektors Aspartat ist. Die 3-D-Struktur der hochaffinen R-Konformation stellt sich, ausgehend vom T-Zustand, durch eine Teilrotation und Auseinanderbewegung der katalytischen Trimerebenen ein (➤ Abb. 3.35a).

Durch Bindung des heterotropen Inhibitors CTP an die regulatorischen Bindungsstellen verschiebt sich die sigmoide Kurve nach rechts (➤ Abb. 3.35b), und es wird die Bildung der T-Form der ATC favorisiert; die Substrataffinität wird vermindert, $K_{½}$ wird also größer. Eine gegenläufige Wirkung stellt sich mit dem positiven Effektor ATP ein, der die R-Form begünstigt. Es resultiert eine Linksverschiebung der Kurve, d.h., die Substrataffinität steigt ($K_{½}$ wird kleiner):

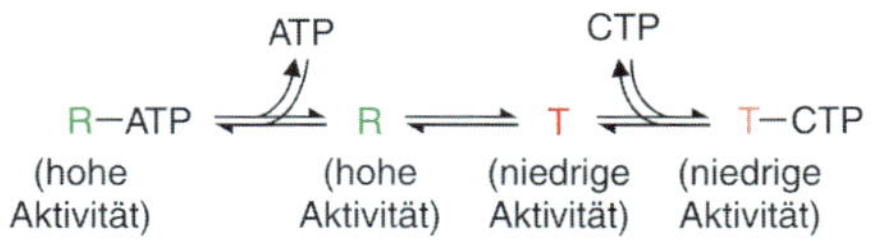

In Gegenwart jedes der beiden heterotropen Effektoren bleibt die Maximalgeschwindigkeit bei hoher Substratkonzentration gleich. Weil sich aber $K_{½}$ für Aspartat ändert, handelt es sich bei der ATC um eine Regulation vom *K*-Typ. Im Bereich der höchsten Steilheit der sigmoiden Kurve ist die Regelung der Enzymaktivität besonders empfindlich (helle Zone in Abb. 3.35b), d.h., hier spricht die ATC auf relativ geringe Änderungen der Effektorkonzentrationen mit hohen Aktivitätsänderungen an.

Klinik

Die β-Zellen des endokrinen Pankreas sind ein wichtiges Mess- und Regelelement für den Blutglucosespiegel. Sie enthalten die zytoplasmatische Glucokinase als Schaltstelle, die – anders als die hochaffine, praktisch immer substratgesättigte Hexokinase – dynamisch im physiologischen Glucosekonzentrationsbereich operiert, also vor dem Essen bei Konzentrationen von 4–7 mM, nach einer Mahlzeit bei weniger als 10 mM. Glucokinase ist ein allosterisches, homotrop moduliertes Enzym, das bei einer Glucosekonzentration von K_m = 5,5 mM eine halbmaximale Geschwindigkeit hat und kooperative Glucosebindungsstellen mit einem Hill-Koeffizienten von 3 aufweist.

Bei hoher Glucosekonzentration wird im Stoffwechsel viel ATP produziert. Dessen Bindung an Kaliumkanäle löst durch nachgeschaltete zellelektrophysiologische Prozesse die Sekretion von gespeichertem Insulin aus, das die zelluläre Aufnahme von Glucose aus dem Serum fördert. Niedrige Glucosekonzentrationen stoppen die Sekretion. In etwa 1,5–2,5% der Diabetesfälle ist der erhöhte Blutzuckerspiegel auf einen Kontrollverlust der Pankreas-β-Zell-Glucokinase zurückzuführen: Bei der MODY-2-Erkrankung (**m**aturity-**o**nset **d**iabetes of the **y**oung type 2) beruht der Enzymdefekt auf autosomal-dominant vererbten Mutationen, die zu einer Verminderung der V_{max} oder Erhöhung der $K_{½}$ für Glucose führen.

Intrasterische Kontrolle

Das Phänomen der intrasterischen Kontrolle findet man bei vielen Protein-Kinasen, die wie ein molekularer Schalter zahlreiche zelluläre Aktivitäten regulieren. Ihre Funktion besteht darin, andere Proteine durch Phosphorylierung zu aktivieren oder zu inaktivieren. Das bei diesen Kinasen realisierte Kontrollprinzip der **intrasterischen Regulation** besteht in einer **Autoinhibition**, bei der ein Teil des Proteins an das aktive Zentrum bindet und es quasi verschließt. Die autoinhibierende Wirkung kann wie im Fall des Proteins CDK2 nach Phosphorylierung durch eine Konformationsänderung aufgehoben werden, die das aktive Zentrum freisetzt (➤ Abb. 3.36a).

Etwas anders liegt der Fall bei der Protein-Kinase A (PKA), die in tetramerer Form vorliegt. Die katalytischen Zentren (C) werden freigesetzt, indem der gesamte Komplex durch Bindung des Liganden cAMP an die zwei regulatorischen Untereinheiten (R) dissoziiert (➤ Abb. 3.36b). Die aktive PKA wird über einen Rückkopplungsmechanismus wieder ausgeschaltet: Die katalytische Untereinheit der PKA aktiviert durch Phosphorylierung auch eine Phosphodiesterase (PDE), die ihrerseits das gebildete cAMP zu AMP hydrolysiert, sodass sich der inaktive tetramere PKA-Komplex regenerieren kann (➤ Abb. 3.36c).

3

3.5.2 Kovalente Enzymregulation

Proteolytische Prozessierung

Enzymaktivitäten können durch proteolytische Prozessierung von Proteinen verändert werden (limitierte Proteolyse). Das trifft auf die **Zymogene** oder **Proenzyme** zu, die durch Abspaltung eines Proteinanteils aus einer inaktiven Vorstufe in aktive Enzyme umgewandelt werden. Mit diesem Prinzip ist sichergestellt, dass die Proteine unschädlich an ihrem Lagerungsort gespeichert und erst nach Transfer an ihren Wirkort aktiviert werden. Der Sinn dieses Aktivierungsmechanismus wird bei den Verdauungsproteasen deutlich: Pepsinogen wird erst nach Sekretion in das saure Milieu des Magens nach partieller Umfaltung autokatalytisch in die aktive Protease Pepsin überführt. Die pankreatischen **Proteasen Trypsin**, **Chymotrypsin**, **Carboxypeptidase und Elastase** entstehen aus den Vorläuferproteinen **Trypsinogen**, **Chymotrypsinogen**, **Procarboxypepti-**

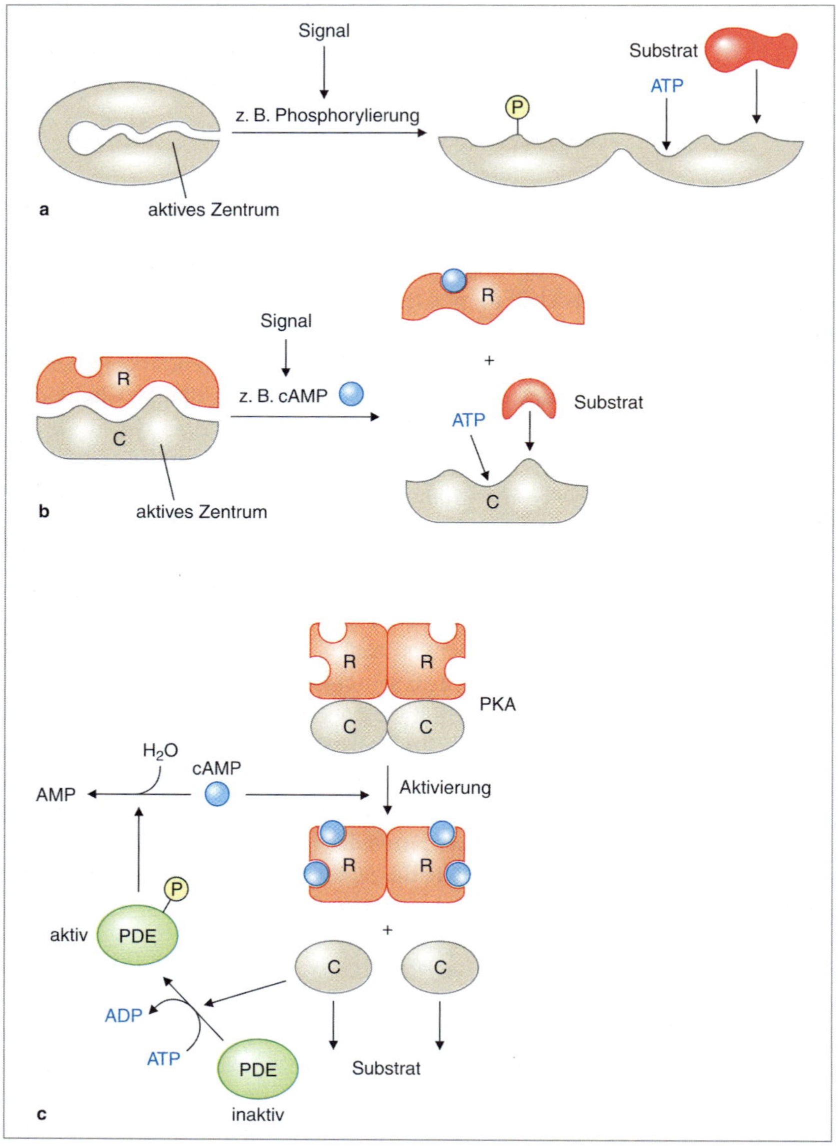

Abb. 3.36 Schematische Darstellung der intrasterischen Kontrolle von Kinasen durch Autoinhibition.
a) Freisetzung des aktiven Zentrums durch Phosphorylierung (CDK2).
b) Die Assoziation katalytischer und regulatorischer Untereinheiten der PKA wird durch Bindung von cAMP aufgehoben und die katalytische Untereinheit freigesetzt. Es ist nur je eine katalytische und regulatorische Untereinheit gezeigt. Rotes Symbol: Substrat der Proteinlinase.
c) Die katalytische Untereinheit phosphoryliert PDE, die hydrolytisch die Konzentration von cAMP absenkt, wodurch sich das inaktive Tetramer reformiert.

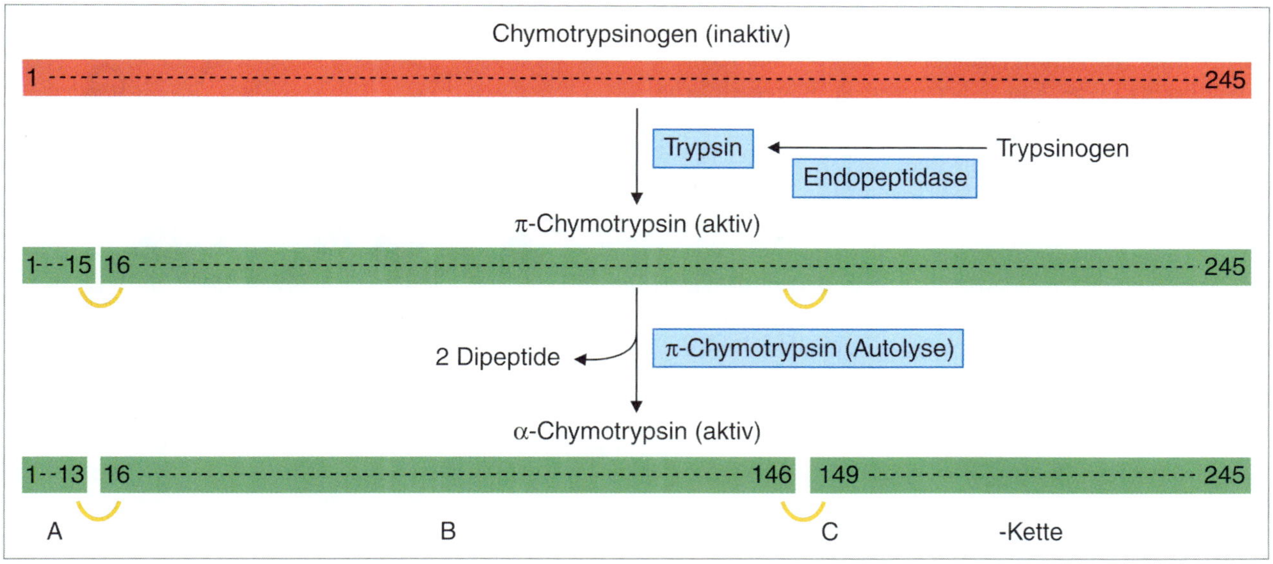

Abb. 3.37 Aktivierung einer Protease aus einer inaktiven Vorstufe am Beispiel des Chymotrypsins. Das im Dünndarm extrazellulär benötigte Chymotrypsin wird in Pankreaszellen als inaktives Chymotrypsinogen gebildet, in Vesikel verpackt und durch Exozytose in das Pankreassekret abgegeben. Aktiviert wird es erst durch das Zusammentreffen mit Trypsin. Trypsin wird durch die Endopeptidase Enkropeptidase aus seiner Vorstufe Trypsinogen gebildet. Durch proteolytische Spaltung hinter Arginin 15 entsteht das bereits aktive π-Chymotrypsin. Dies wird durch autokatalytisches Herausspalten von zwei Dipeptiden in das aktive Produkt α-Chymotrypsin umgewandelt. Die Bruchstücke A–B und B–C bleiben aufgrund von Disulfidbrücken verbunden (gelb).

dase und Proelastase. In diesem Quartett nimmt Trypsin eine herausgehobene Rolle ein, weil es die proteolytische Aktivierung der jeweils anderen Proteasen kontrolliert. Daneben wird der Selbstverdau des Pankreasgewebes durch die gespeicherten Proteasen noch über eine zusätzliche Sicherheitsmaßnahme unterdrückt, der Bereitstellung des pankreatischen Trypsininhibitors. Trypsinogen selbst wird durch die im Duodenum sezernierte Enteropeptidase (einer Endopeptidase) über Hydrolyse einer Lys-Ile-Peptidbindung in seine aktive Form überführt (➤ Abb. 3.37).

Die Peptidabspaltung aus dem **Proenzym** führt zu einer Konformationsänderung im Protein, bei der das aktive Zentrum für das Substrat zugänglich wird. Analoge Mechanismen der Proteinaktivierung regeln auch die Reaktionskaskade der **Blutgerinnung** (➤ Kap. 25.5.2) oder die von Proteasen kontrollierte Auslösung der **Apoptose** (➤ Kap. 23.3.1) oder auch die Bildung von **Insulin** aus Proinsulin.

MERKE
Zahlreiche Proenzyme, wie z.B. Vorstufen von Proteasen, werden durch proteolytische Prozessierung in die aktive Form überführt. Im Dünndarm aktiviert Trypsin die anderen Verdauungsproteasen durch limitierte Proteolyse.

Interkonversion von Enzymen

Eine andere Möglichkeit, Enzyme in verschiedene Funktionszustände zu überführen, besteht in der kovalenten Modifikation. Man spricht auch von **interkonvertierbaren Enzymen**. Ihre Aktivitäten werden durch kovalente Bindung von niedermolekularen Komponenten an funktionelle Gruppen des Proteins kontrolliert. In ATP-abhängigen Reaktionen werden hierbei Phosphatreste auf OH-Gruppen von Proteinen übertragen. Die Regulation durch Interkonversion betrifft bemerkenswerterweise v.a. bestimmte Schlüsselenzyme der Hauptstoffwechselwege (➤ Tab. 3.9). Ein charakteristisches Beispiel für diesen Regulationstyp ist das Enzym Glykogen-Phosphorylase, das die Reaktion

Glykogen + P_i → Glucose-1-phosphat + verkürztes Glykogen („Phosphorolyse") katalysiert.

Die Phosphorylierung eines **Serinrests** der **Glykogen-Phosphorylase** erfolgt durch eine spezifische **Protein-Kinase**, der bereits erwähnten **PKA** (➤ Abb. 3.36b, c). Das **Phosphoenzym** ist die aktive Form (➤ Abb. 3.38). Eine spezifische **Protein-Phosphatase** schaltet die Aktivität des Enzyms durch Entfernung des kovalent gebundenen Phosphatrests wieder ab. Interessanterweise kann hier das wenig aktive **Dephospho-**

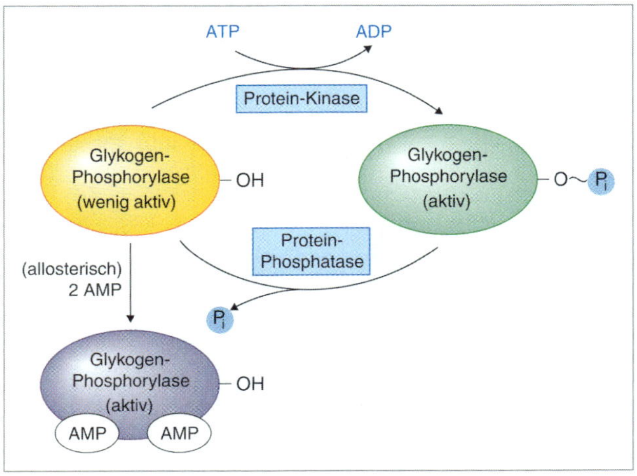

Abb. 3.38 Interkonversion der Glykogen-Phosphorylase.

enzym auch noch über den alternativen Mechanismus einer allosterischen Aktivierung reguliert werden (➤ Abb. 3.38).

Wie bereits in ➤ Kap. 2 herausgestellt, führen einfache posttranslationale Reaktionen, insbesondere die Aminosäurephosphorylierung, zu gravierenden Änderungen der physikochemischen Eigenschaften von Enzymen (z.B. Ladungseigenschaften), die sich drastisch auf die Affinität zu Bindungspartnern auswirken. Das Vorkommen der Interkonversion in verschiedenen Stoffwechselwegen (➤ Tab. 3.9) verdeutlicht, dass die einfache auf Phosphorylierung und Dephosphorylierung beruhende Modifikation ein vielseitiges und hocheffizientes Regulationsprinzip darstellt.

Tyrosin-Protein-Kinasen in der Signaltransduktion

Das Prinzip der Proteinaktivierung bzw. -deaktivierung durch Phosphotransfer findet sich auch bei den Protein-Kinasen in Signaltransduktionsketten (➤ Kap. 22). Auf die Zellmembran von außen einwirkende Signale, z.B. Bindung von Wachstumshormonen, wie STH (somatotropes Hormon) an Membranrezeptoren, werden in das Zellinnere geleitet und aktivieren Tyrosin-Protein-Kinase-Domänen. Letztere sind entweder intrinsische, zytosolisch orientierte Domänen des Rezeptors oder als intrazelluläres Protein mit dem Rezeptor assoziiert. Die Protein-Kinase überträgt die Phosphatgruppe aus ATP auf Tyrosinreste von Akzeptorproteinen. Diese wiederum agieren als Weitervermittler der chemischen Botschaft, die sie an Empfängerproteine übertragen. Tyrosin-Kinasen sind an vielen regulatorischen Prozessen beteiligt, u.a. auch an der Kontrolle der Zellteilung.

Klinik

Bei der chronischen myeloischen Leukämie (CML) liegt eine durch Translokation hervorgerufene Chromosomenaberration vor. Im sog. Philadelphia-Chromosom ist durch Austausch von genetischem Material der Chromosomen 9 und 22 eine Fusion der Gene für die Tyrosin-Protein-Kinase Abl und für das Protein Bcr eingetreten. Das resultierende Fusionsprotein Bcr-Abl ist ein Onkoprotein, unter dessen erhöhter Aktivität die weißen Blutkörperchen unkontrolliert vermehrt werden. Der Inhibitor Imatinib (= Glivec®), ein hochwirksames und spezifisches Krebstherapeutikum, bindet an die Abl-Kinase-Domäne (➤ Abb. 3.39) und verhindert kompetitiv den Zutritt des Substrats ATP und damit die Phosphorylierung von Substratproteinen. Damit wird v.a. die exzessive Proliferation myeloischer Zellen unterdrückt, wogegen nicht transformierte Zellen aufgrund zusätzlicher Signalübertragungswege überleben können.

Tab. 3.9 Enzymregulation durch Interkonversion

Stoffwechselweg	Enzym E	aktiver Zustand
Glykogenolyse	Glykogen-Phosphorylase	E ~ P
	Phosphorylase-Kinase	E ~ P
Glykogensynthese	Glykogen-Synthase	E
Kohlenhydratabbau	Pyruvat-Dehydrogenase	E
Fettabbau	Triacylglycerin-Lipase	E ~ P
	Cholesterin-Esterase	E ~ P

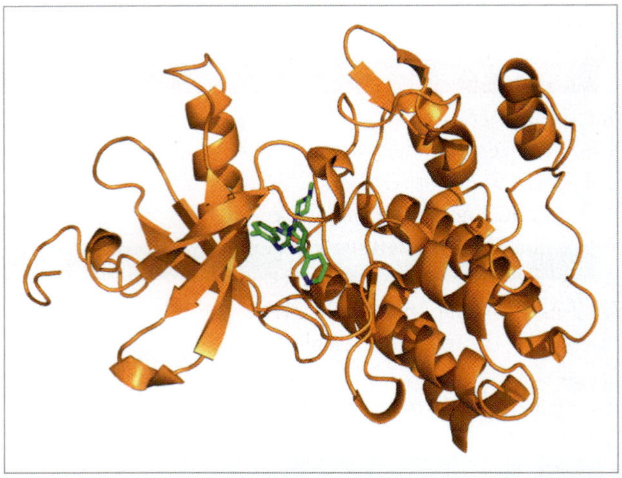

Abb. 3.39 Bindung von Imatinib (Glivec®) an das Protoonkoprotein Tyrosin-Protein-Kinase Abl. Das hochspezifisch wirksame Krebsmedikament Glivec (grün) bindet als kompetitiver Hemmstoff an die kanonische ATP-Bindestelle der Protein-Kinase-Domäne (orange). Dadurch inhibiert es den Phosphotransfer auf Tyrosingruppen von Akzeptorproteinen (nicht gezeigt).

3.6 Isoenzyme

3.6.1 Definition

Isoenzyme katalysieren dieselbe biochemische Reaktion, unterscheiden sich aber in ihrer **enzymatischen Aktivität** und in ihrem **Verhalten gegenüber Hemmstoffen, Aktivatoren oder Substratanaloga**. Die unterschiedlichen Varietäten beruhen auf Isoformen, die von verschiedenen Genen kodiert werden. Diese sind zwar miteinander verwandt, unterscheiden sich aber im Detail an bestimmten Stellen ihrer Aminosäuresequenz. Sie haben oft organ- bzw. gewebsspezifische Expressionsmuster, um besondere funktionale Erfordernisse lokal zu erfüllen. Isoenzyme unterscheiden sich in der V_{max} und K_m für verschiedene Substrate und in der K_i für Hemmstoffe.

3.6.2 Oligomere Isoenzyme

Im einfachsten Fall sind Isoenzyme bereits als monomere Proteine aktiv. Oligomere Isoenzyme können sich aus ungleichen Untereinheiten zusammensetzen. Für die Lactat-Dehydrogenase gibt es zwei Polypeptidisoformen, und zwar eine Herz- (H) und Muskel-Form (M), die von unterschiedlichen Genen kodiert werden. Das funktionelle LDH-Enzym besteht aus vier Untereinheiten. Aus den Monomeren kann sich das tetramere Enzym in fünf verschiedenen **Isoformen** zusammensetzen, die als Isoform LDH-1 (HHHH), LDH-2 (HHHM), LDH-3 (HHMM), LDH-4 (HMMM) und LDH-5 (MMMM) bezeichnet werden (➤ Abb. 2.28). Die Isoformen haben alle unterschiedliche LDH-Aktivität und kommen in unterschiedlichen Konzentrationen in verschiedenen Geweben vor. Die LDH-5 (Muskel-Typ) hat eine hohe Affinität zum Substrat Pyruvat und eine zweifache höhere V_{max} als die LDH-1 (Herz-Typ). Die LDH-1 katalysiert wegen ihres niedrigeren K_m-Werts (= höhere Affinität zu Lactat als zu Pyruvat) sogar die Rückreaktion (Bildung von Pyruvat aus Lactat), während die LDH-5 die Hinreaktion beschleunigt, also die Bildung von Lactat aus Pyruvat. Die LDH-1 wird sogar durch Pyruvat gehemmt (Produkthemmung). Dies erlaubt dem Herzmuskel, Lactat zur Energiegewinnung zu verwerten (➤ Kap. 5.2).

3.6.3 Organspezifität

Aufgrund ihrer strukturellen Eigenschaften kann man die Existenz bestimmter Isoformen in verschiedenen Organen spezifisch nachweisen. Überwiegend geschieht das durch elektrophoretische Methoden wie native Gelelektrophorese und isoelektrische Fokussierung oder durch Ionenaustauschchromatographie. Bei ausreichend hoher Sequenzdiversität der Isoformen kann man auch mit immunologischen Methoden differenzieren. Da Zellschädigungen in betroffenen Organen zur Freisetzung der Zellinhalte in Körperflüssigkeiten führen können, gibt das aufgefundene Isoenzymmuster bereits Hinweise auf das geschädigte Organ. Somit besteht ein medizinisches Interesse an Isoenzymen, weil charakteristische Muster oft organspezifisch sind und Krankheitsbilder anzeigen können.

Klinik

Die Creatinkinase (CK) ist ein medizinisch relevantes Enzym, das die Reaktion Creatin + ATP ⇄ Creatinphosphat + ADP katalysiert. Sie besteht aus zwei Untereinheiten, die gewebsspezifisch synthetisiert werden, nämlich **M** (wie Muskel) und **B** (wie brain = Gehirn). Es kommen also drei Isoenzymvarianten des Dimers vor: **CK-MM**, **CK-MB** und **CK-BB**. Läsionen von Muskelgewebe (Skelett- oder Herzmuskel) führen zu erheblichen Erhöhungen der CK-Aktivität im Serum, doch erst die Isoenzymdifferenzierung lässt auf den Muskeltyp schließen. Bei einer Myokardschädigung ist der herzmuskelspezifische CK-MB-Typ erhöht, bei einer Skelettmuskelschädigung der CK-MM-Typ. Die im Gehirn synthetisierte CK-BB hat wegen ihrer geringen Aktivität keine diagnostische Bedeutung. Klassischerweise wird bei klinischem Verdacht auf Herzinfarkt die Aktivität von CK in Abwesenheit (= Gesamt-CK) und Anwesenheit von aktivitätsneutralisierenden Antikörpern gegen die M-Untereinheit bestimmt. Die Differenz zwischen den beiden Aktivitäten spiegelt die CK-MB-Aktivität wider. Ist sie absolut oder relativ zur Gesamt-CK erhöht, wird ursächlich ein Herzinfarkt angenommen. Eine spezifische Bestimmung des CK-MB-Subtyps ist mithilfe von Sandwich-Immunoassays möglich, welche die Konzentration der CK-MB messen. Es ist wichtig zu wissen, dass heute über diese klassischen Methoden hinaus die immunologische Bestimmung von zwei herzmuskelspezifischen Proteinen des kontraktilen Apparats, dem kardialen Troponin T (cTNT) oder dem kardialen Troponin I (cTNI), zum Goldstandard in der labormedizinischen Herzinfarktdiagnostik geworden ist.

MERKE

Isoenzyme sind strukturell und funktionell verwandt, unterscheiden sich aber in ihren kinetischen Eigenschaften. Sie weisen gewebsspezifische Expressionsmuster auf. Man kann die Verteilung organspezifischer Isoenyzme in Körperflüssigkeiten diagnostisch nutzen.

3.7 Systematische Klassifikation von Enzymen

Entsprechend der enormen Vielfalt physiologisch-chemischer Reaktionen gibt es eine Vielzahl von spezifischen biologischen Katalysatoren. Gegenwärtig sind mehr als 2000 verschiedene Enzyme bekannt. Trotz der hochgradigen Individualität der Enzyme gibt es nur wenige verschiedene Grundprinzipien, nach denen sich ähnliche Enzyme in Gruppen zusammenfassen und systematisch katalogisieren lassen.

3.7.1 Enzymklassen

Enzyme werden im wissenschaftlichen Jargon und in der klinischen Alltagssprache mit ihren **Trivialnamen** bezeichnet. Diese geben oft das Substrat und die Art der katalysierten Reaktion wieder und sind bis auf wenige historisch bedingte Ausnahmen (z.B. Trypsin, Lysozym) durch das **Suffix „-ase"** gekennzeichnet. Ein Beispiel ist die Lactat-Dehydrogenase (LDH), die formal ein – in Wirklichkeit coenzymgebundenes – Wasserstoffatom vom Substrat L-Lactat abstrahiert.

Strenger ist die **Enzymnomenklatur**, wie sie von der Enzymkommission (Enzyme Commission) der **IUBMB** (International Union of Biochemistry and Molecular Biology) in Zusammenarbeit mit der **IUPAC** (International Union of Pure and Applied Chemistry) festgelegt wird. Sie bestimmt den exakten Namen für das Enzym und weist ihm nach einem vorgegebenen Zahlencode eine Erkennungsnummer zu. Im Enzymkatalog gibt es die folgenden EC-Hauptkategorien (EC von **E**nzyme **C**ommission)

- EC 1 Oxidoreduktasen
- EC 2 Transferasen
- EC 3 Hydrolasen
- EC 4 Lyasen
- EC 5 Isomerasen
- EC 6 Ligasen.

In weiteren Unterkategorien werden die Substrate (Donoren, Akzeptoren), übertragene Gruppen und veränderte chemische Bindungen systematisch eingeteilt. Für die Lactat-Dehydrogenase (LDH) ist die systematische Bezeichnung dementsprechend L-Lactat-NAD$^+$-Oxidoreduktase. Die Katalogisierung und Nummerierung der LDH basiert auf folgender Einteilung:

- 1. Kategorie **1**.x.x.x. Oxidoreduktase
- 2. Kategorie x.**1**.x.x wirkt auf CH-OH-Gruppen von Donoren
- 3. Kategorie x.x.**1**.x mit NAD$^+$ als Cosubstrat (Akzeptor)
- 4. Kategorie x.x.x.**27** Substrat: L-Lactat.

Die LDH hat also die Katalognummer EC **1.1.1.27**.

Oxidoreduktasen

Die erste Hauptgruppe im Enzymkatalog bilden die Oxidoreduktasen, bei denen ein Elektronendonor oxidiert und ein Elektronenakzeptor reduziert wird. Es handelt sich hierbei um Dehydrogenasen, Reduktasen oder Oxidasen. Ein Beispiel ist die bereits angesprochene Lactat-Dehydrogenase (EC 1.1.1.27):
Pyruvat + NADH + $H^+ \rightleftarrows$ Lactat + NAD$^+$.

Transferasen

Transferasen sind Enzyme, die Atome oder Molekülgruppen auf andere Substrate übertragen. Exemplarisch ist hierfür die Aspartat-Transcarbamoylase oder Aspartat-Carbamoyltransferase (EC 2.1.3.2), die eine Übertragung der Carbamoylgruppe aus Carbamoylphosphat auf Aspartat katalysiert:
Aspartat + Carbamoylphosphat $\rightleftarrows$ N-Carbamoylaspartat + P_i.

Zu den Transferasen zählt man auch die wichtige Gruppe der **Polymerasen** wie die DNA-abhängige DNA-Polymerase (oder einfach **DNA-Polymerase** [EC 2.7.7.7]) und die DNA-abhängige RNA-Polymerase (**RNA-Polymerase** [EC 2.7.7.6]). Auch die **Kinasen** gehören in diese Kategorie, die Phosphatgruppen auf Aminosäurereste übertragen, wie Phosphorylase-Kinase (EC 2.7.1.38) oder die Tyrosin-Kinasen (EC 2.7.1.112).

Hydrolasen

Diese Klasse beinhaltet Enzyme, die allgemein hydrolytische Spaltungsreaktionen katalysieren. Komplexe Moleküle werden dabei durch Wasser in kleinere Moleküle zerlegt. Dazu gehören die **Proteasen** (spalten Peptidbindungen), **Nucleasen** (spalten Nucleotidbindungen in DNA und RNA) sowie **Phosphatasen** und **ATPasen** (spalten anorganisches Phosphat aus Adenosintriphosphat). Letztere koppeln die freie Enthalpie der Phosphorsäureanhydridbindung an energieverbrauchende Reaktionen, z.B. an den aktiven Transport von Ionen (Na^+-K^+-ATPase [EC 3.6.1.37]) oder an Muskelarbeit (Myosin-ATPase [EC 3.6.1.32]):
ATP + $H_2O \approx$ ADP + P_i.

Lyasen

Lyasen sind Enzyme, die chemische Bindungen **lösen oder bilden** können. Hierunter fallen auch die **Synthasen** wie die Citrat-Synthase (EC 4.1.3.7), die die Stoffwechselreaktion Oxalacetat + Acetyl-CoA ≈ Citrat + Coenzym A katalysiert.

Isomerasen

Diese Enzyme beschleunigen die Neuanordnung von Bindungen innerhalb eines Moleküls. Ein Beispiel ist die Reaktion der Triosephosphat-Isomerase (EC 5.3.1.1):
Dihydroxyacetonphosphat $\rightleftarrows$ Glycerinaldehyd-3-phosphat.

Ligasen

Ligasen (früher auch als Synthetasen bezeichnet) bilden schließlich eine Gruppe von Katalysatoren, die nur **Bindungen** zwischen zu verknüpfenden Molekülen **bilden**. Ein Beispiel ist die Pyruvat-Carboxylase (EC 6.4.1.1):
Pyruvat + CO_2 + ATP $\rightleftarrows$ Oxalacetat + ADP + P_i.

Natürlich zählen hierzu auch Enzyme, die die kovalente Verknüpfung von Makromolekülen unterstützen, z.B. die ATP-abhängige DNA-Ligase (EC 6.5.1.1). Die dafür notwendige Energie stammt aus energiereichen Nucleotiden wie ATP.

Schon gewusst

Nicht alle Enzyme lassen sich in ein Schema pressen. Die Natur hat faszinierende Enzymreaktionen erfunden, mit deren Hilfe Organismen untereinander kommunizieren können. Ein leuchtendes Beispiel hierfür ist die **Biolumineszenz**, eine Lichtemission auf der Basis biochemischer Reaktionen. Glühwürmchen können ATP an ein sog. **Luciferin** koppeln (➤ Abb. 3.40a). Das entstehende energiereiche Produkt wird in aufeinanderfolgenden Teilschritten vom Enzym Luciferase

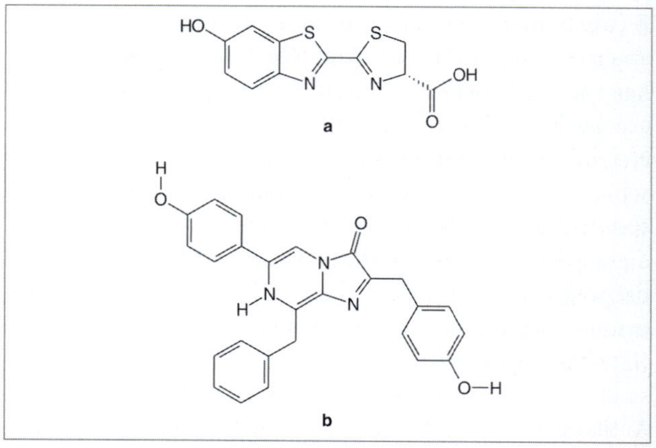

Abb. 3.40 Strukturen von lumineszierenden Biomolekülen.
a) Luciferin des Glühwürmchens, das Substrat der Luciferase
b) Struktur von Coelenteracin, dem Cofaktor des Aequorins.

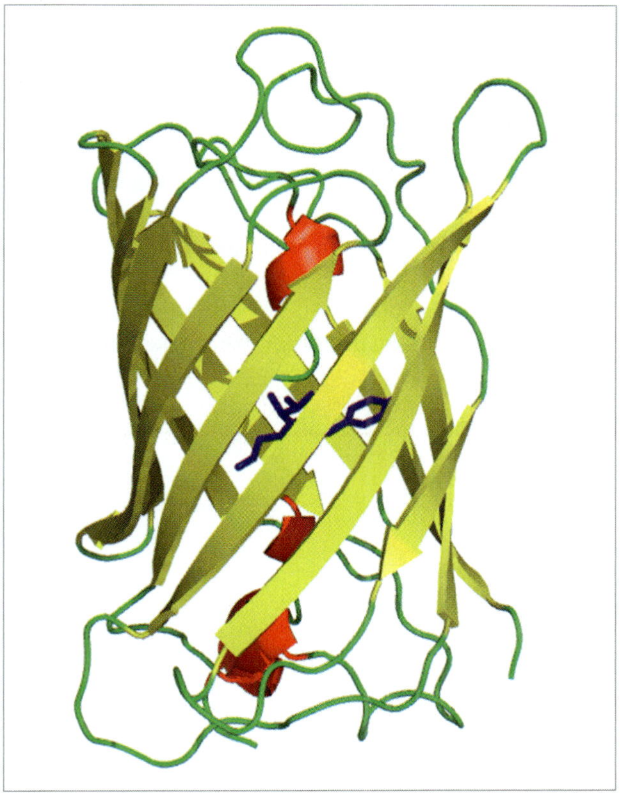

Abb. 3.41 Chromophor (blau, im Inneren) und 3-D-Struktur des grünen fluoreszierenden Proteins (GFP).

umgesetzt, wobei Energie in Form von blauem Licht ausgesendet wird. In der Natur teilt sich das Glühwürmchen so seinen Artgenossen mit, im Labor kann durch diese Reaktion mit höchster quantitativer Empfindlichkeit ATP bestimmt werden. Mithilfe des Ca^{2+}-aktivierten Photoproteins **Aequorin** senden auch manche Quallen über den Cofaktor Coelenteracin Blaulicht aus (➤ Abb. 3.40b). Dass diese jedoch grün leuchten, liegt am **GFP** (**green fluorescent protein**; ➤ Abb. 3.41): GFP absorbiert die blauen Biolumineszenzquanten und emittiert seinerseits grünes Fluoreszenzlicht. Warum die Quallen das tun, ist allerdings noch unklar.

Luciferase und GFP sind als **Reportermoleküle** auch wichtige Werkzeuge im Molekularbiologielabor: Wenn man die hierfür codierenden Gene mit den zu untersuchenden Genen im korrekten Leserahmen fusioniert, kann man das von dem Gen codierte Protein mit hoher Empfindlichkeit sichtbar machen und z.B. mit dem Fluoreszenzmikroskop seine zelluläre Lokalisation untersuchen. GFP hat einen hochinteressanten Fluorophor (➤ Abb. 3.41), der autokatalytisch durch Reaktionen aus den natürlichen Aminosäuren Ser65-Tyr66-Gly67 der Polypeptidkette entsteht, sobald das Protein nach der Biosynthese seine richtige Tertiärstruktur gefaltet ist.

MERKE

Enzyme werden nach ihrer Funktion in sechs Hauptkategorien eingeteilt: Oxidoreduktasen, Transferasen, Hydrolasen, Lyasen, Isomerasen und Ligasen.

ZUSAMMENFASSUNG

Proteine als Katalysatoren

Enzyme sind Biokatalysatoren und können die Geschwindigkeiten biochemischer Reaktionen mehr als milliardenfach erhöhen. Sie sind durch ihre hohe Affinität zum Substrat und die hohe Spezifität der katalysierten Umsetzung charakterisiert. Die Katalysatorwirkung besteht in der Absenkung der Aktivierungsenergie für die betrachtete Reaktion, die durch die Ausbildung des energieärmeren Enzym-Substrat-Komplexes gefördert wird. Die Bindungsstelle des Enzyms stellt sich auf das Substrat ein (induced fit); durch spezifische Wechselwirkungen wird das Substrat in seiner Konformation „verzerrt" und damit der Eintritt der Reaktion begünstigt. Im aktiven Zentrum befinden sich häufig funktionelle Gruppen, die direkt in den Reaktionsmechanismus eingreifen. Verschiedene katalytische Prinzipien sind realisiert, z. B. in Form von Substratimmobilisierung und -orientierung, Wasserausschluss, kovalenter Katalyse, Säure-Base-Katalyse und metallionenvermittelter Katalyse. Für den grundsätzlichen Mechanismus der Enzyme wird das Modell von Michaelis und Menten herangezogen, dem zufolge sich in einem schnellen Gleichgewicht ein Enzym-Substrat-Komplex bildet und die Geschwindigkeit der Produktbildung proportional zur Komplexkonzentration ist.

Die **kinetischen Parameter** nach dem Michaelis-Menten-Modell sind die Michaelis-Menten-Konstante K_m, die ein Maß für die Affinität der Enzyme darstellt, und V_{max}, die maximale Reaktionsgeschwindigkeit. Die molekulare Wechselzahl K_{cat} gibt an, wie viele Substratmoleküle ein Enzymmolekül pro Sekunde umsetzen kann. In die Spezifitätskonstante K_{cat}/K_m, die ein Ausdruck der katalytischen Effizienz ist, gehen maximale Wechselzahl und mit der Michaelis-Konstante die Stärke des ES-Komplexes ein.

Inhibition von Enzymen

Enzyme sind potenzielle Zielstrukturen für Pharmaka, die kovalent oder reversibel binden können. Zu den kovalenten Hemmstoffen zählen die hochspezifischen Suizidsubstrate. Reversible Inhibitoren können Enzymaktivitäten durch einen kompetitiven oder nichtkompetitiven Mechanismus blocken. Der Mechanismus durch reversible Inhibitoren gehemmter Enzyme lasst sich kinetisch mit dem Michaelis-Menten-Modell beschreiben.

Regulation der Enzymaktivität

Für die Organisation des Stoffwechsels und zellbiologischer Prozesse ist es unbedingt nötig, Enzym- bzw. Proteinaktivitäten sinnvoll zu regulieren. Dies kann auf der Ebene eines Stoffwechselwegs durch Rückkopplungsmechanismen erfolgen. Auf molekularer Ebene kann Regulation durch kovalente oder nichtkovalente Modifikationen ausgeübt werden. Kooperative Wechselwirkungen bei allosterischen Enzymen können Substrataffinitäten und Reaktionsgeschwindigkeiten verändern. Durch Phosphorylierung können Proteine an Schaltstellen des Intermediärstoffwechsels an- oder abgestellt werden. Andere Proteine werden durch proteolytische Prozessierung aktiviert.

Isoenzyme sind biologische Varianten von Enzymen, die über gewebsspezifische Aktivität und Regulierbarkeit verfügen.

Enzymkatalog

Man kann biologische Katalysatoren nach ihrem Reaktionstyp und gemeinsamen Merkmalen in sechs Hauptgruppen zusammenfassen: Oxidoreduktasen, Transferasen, Hydrolasen, Lyasen, Isomerasen und Ligasen. Um die Vielfalt der verschiedenen Enzyme systematisch zu sortieren, gibt es den von der Enzymkommission festgelegten Enzymkatalog, der jedes Enzym durch einen Nummerncode identifiziert.

3

Fragen

1. Worin unterscheiden sich Übergangszustand und Intermediat einer chemischen Reaktion?
2. Beschreiben Sie qualitativ den Zusammenhang zwischen Geschwindigkeitskonstante und Aktivierungsenthalpie.
3. Mit welchen Tricks können Sie eine (bio)chemische Reaktion beschleunigen?
4. Erklären Sie den Unterschied zwischen Schlüssel-Schloss-Hypothese und Induced fit.
5. Welche Aminosäurereste von Enzymen sind häufig an katalytischen Reaktionen beteiligt?
6. Welche Annahmen liegen dem Michaelis-Menten-Modell zugrunde?
7. Entwickeln Sie eine experimentelle Strategie zur Untersuchung des Wirkungsmechanismus eines neuartigen Medikaments, das eine enzymatisch katalysierte Reaktion blockiert.
8. Welche Prinzipien sind für die Regulation von Enzymaktivitäten wirksam?
9. Worin unterscheiden sich isosterische und allosterische Enzyme?
10. Was versteht man unter Feedback-Mechanismen bei Enzymen und bei welchen Reaktionen kann man sie beobachten?

006 IMPP-Fragen

KAPITEL

4

M. Schartl

Coenzyme

Praxisfall

Der 56-jährige Hubert M., der seinem Hausarzt seit vielen Jahren als schwerer Alkoholiker bekannt ist, erscheint mit seiner Frau in der Praxis. Ihr war aufgefallen, dass er in letzter Zeit häufig Sehstörungen hat und dass er schielt. Außerdem sei er – auch wenn er nüchtern ist – verwirrt und desorientiert und könne sich an viele Dinge, egal ob kürzer oder weiter zurückliegend, nicht erinnern. Er selbst klagt über Kältegefühl und Abgeschlagenheit. Der Blutdruck des Patienten beträgt nur 100/50 mm Hg.

Nach Überweisung zum Neurologen bestätigt dieser die Verdachtsdiagnose einer Wernicke-Enzephalopathie mit Korsakow-Psychose. Diese Erkrankung wird durch einen Mangel an Thiamin, das als Vitamin B_1 mit der Nahrung aufgenommen werden muss, hervorgerufen. Thiamin ist als Coenzym für die Aktivität mehrerer zentraler Enzyme des Kohlenhydratstoffwechsels und des Citratzyklus essenziell. Die Störung des Metabolismus von Gehirn und Herz ruft die Symptome hervor.

Alkoholiker im fortgeschrittenen Stadium decken ihren Energiebedarf vor allem über den Alkohol und nehmen nur noch unzureichend und einseitig normale Nahrung auf, was zu Vitaminmangel führt. Durch parenterale Gabe von 100 mg Thiamin pro Tag lassen sich die Seh- und Konzentrationsstörungen innerhalb kurzer Zeit verbessern. Der Patient willigt außerdem in eine Entzugsbehandlung ein.

Zur Orientierung

Wegen der vielfältigen Möglichkeiten, ganz bestimmte Raumstrukturen mit unterschiedlichen Verteilungen von elektrischen Ladungen und hydrophoben bzw. hydrophilen Bereichen einzunehmen, können Proteine zwar ein enormes Spektrum an Funktionen – insbesondere bei der Katalyse biochemischer Reaktionen – erfüllen, in vielen Fällen sind sie aber auf das Zusammenwirken mit relativ kleinen **organischen Molekülen** oder **anorganischen Verbindungen** angewiesen. Bei Enzymen übernehmen diese Coenzyme eine unabdingbare Hilfsfunktion bei der **Übertragung von Atomgruppen** oder **Stoffwechselenergie**. Durch die **Vermittlung von Redoxprozessen** erweitern die Coenzyme sogar grundsätzlich das Reaktionsspektrum enzymatischer Proteinfunktionen. Es gibt keine Proteine, die allein mithilfe ihrer Aminosäurebestandteile Redoxreaktionen katalysieren können.

4.1 Funktionen der Coenzyme

4.1.1 Allgemeine Eigenschaften

Viele biochemische Prozesse sind thermodynamisch ungünstig, d.h., ihr ΔG, die Änderung der freien Enthalpie, ist positiv. Damit sie dennoch ablaufen können, wird die benötigte Energie aus anderen Reaktionen mit negativem ΔG bezogen. Die gewonnene Energie aus diesen exergonen Reaktionen darf nicht als Wärme frei werden und somit verloren gehen, sondern muss in eine Form überführt werden, die es erlaubt, die **Energie** bis zum Ablauf der endergonen Reaktion zu **speichern** und – falls diese Reaktion an einem anderen Ort in der Zelle abläuft – zu **transportieren**.

Ein anderes wesentliches Charakteristikum von Stoffwechselreaktionen ist die **Übertragung von Gruppen von Atomen** von einem Substrat auf ein anderes. Auch in diesem Fall müssen die „Zwischenprodukte" für kurze oder längere Zeit „geparkt" und oft zwischen den beteiligten Enzymen transportiert werden.

Die Speicher- und Übertragungsfunktionen werden in vielen Fällen von Hilfsmolekülen mit – im Vergleich zu den Enzymen – relativ geringer Molekülmasse übernommen. Sie werden als **Coenzyme** bezeichnet. Da sie selbst keine katalytische Funktion haben, werden sie manchmal auch Cosubstrate genannt.

Endergone Reaktionen sind typischerweise bei aufbauenden (anabolen) Stoffwechselwegen zu finden, exergone bei abbauenden (katabolen) Vorgängen. Auch die Atomgruppen für den Aufbau neuer Moleküle stammen aus dem Abbau anderer Moleküle. Sowohl als Energiespeicher als auch als Gruppenüberträger verbinden Coenzyme anabole und katabole Stoffwechselprozesse miteinander.

Coenzyme nehmen an der biochemischen Reaktion teil und werden dabei chemisch verändert. Sie werden aber entweder direkt im Verlauf derselben Reaktion oder indirekt in einer nachgeschalteten Enzymreaktion wieder „regeneriert".

Die Speicherung und der Transport von Stoffwechselenergie durch Coenzyme erfolgen in vielen Fällen mithilfe des elektrochemischen Potenzials von Elektronen. Dabei werden Coenzyme zunächst reduziert (Aufnahme von Elektronen). Im zweiten Schritt erfolgt dann die Abgabe der Elektronen (Oxidation). Man spricht deshalb auch von **Reduktionsäquivalenten** und stellt solche Coenzyme als Redoxcoenzmye den gruppenübertragenden Coenzymen gegenüber. Die Normalpotenziale $E^{0'}$ von Coenzymen können sich je nach der Umgebung (Aminosäurereste) in verschiedenen Enzymen erheblich unterscheiden.

In anderen Fällen erfolgt die Konservierung der Reaktionsenergie in Form von sog. energiereichen Bindungen, die in Formeln mit dem Zeichen ~ dargestellt werden. Oft sind diese mit Phosphatgruppen oder einem Schwefelatom assoziiert.

4.1.2 Einteilung der Coenzyme

Prosthetische Gruppen

Viele Coenzyme sind als niedermolekulare chemische Gruppen integraler Bestandteil eines Proteins. Dabei wird der Proteinanteil als Apoprotein oder – im Fall eines Enzyms – als **Apoenzym** bezeichnet. Als prosthetische Gruppen solcher modifizierten Proteine bezeichnet man die nicht aus Aminosäuren bestehenden, kovalent oder über schwache Wechselwirkungen fest gebundenen Komponenten, die essenziell für die betreffende Proteinfunktion sind. Prosthetische Gruppen können Metallkationen, kleine und größere organische Moleküle sein. Apoenzym und prosthetische Gruppe bilden zusammen das Holoenzym.

Lösliche Coenzyme

Als lösliche Coenzyme oder Cosubstrate werden niedermolekulare Verbindungen bezeichnet, die reversibel an Enzyme binden, im Gegensatz zu prosthetischen Gruppen in Lösung oder in der Lipidphase von Membranen beweglich sind und nacheinander auch mit verschiedenen Proteinen, meist Enzymen, reagieren können. Dabei werden die Coenzyme wie Substrate gebunden, selbst verändert und übertragen dann Elektronen oder ganze funktionelle Gruppen.

Die meisten Austauschreaktionen aktivierter Gruppen und Redoxreaktionen des Stoffwechsels erfolgen mithilfe von Coenzymen, die mit verschiedenen Proteinen oder Enzymen reagieren. Dies ermöglicht eine modulare Organisation des Intermediärstoffwechsels unter Verwendung einer begrenzten Anzahl von Energieträgern und biochemischen Werkzeugen. Manche Coenzyme nehmen auch an unterschiedlichen chemischen Reaktionen teil: Pyridoxalphosphat ist z.B. sowohl Coenzym eines glykogenabbauenden Enzyms als auch von Enzymen des Aminosäurestoffwechsels. Andere Proteine tragen mehrere prosthetische Gruppen oder treten mit verschiedenen Coenzymen in Wechselwirkung.

Vitamine

Viele Coenzyme sind relativ kompliziert aufgebaute organische Verbindungen. Da sie nur in geringen Mengen benötigt und im Regelfall in ausreichendem Maße mit der Nahrung aufgenommen werden, hat der Mensch im Laufe seiner Evolutionsgeschichte die Fähigkeit verloren, bestimmte Coenzyme oder deren Vorstufen selbst zu synthetisieren. Sie stellen somit als Vitamine eine wichtige Gruppe essenzieller Nahrungsbestandteile dar. Diese Aspekte werden deshalb im Zusammenhang mit der Ernährung in ➤ Kap. 28.3.1 besprochen.

Cofaktoren

Einige Coenzyme enthalten außer dem organischen noch einen anorganischen Molekülanteil. Meist sind dies **Metallionen**. Auch viele Proteine enthalten anorganische Ionen, die entweder für die Enzymreaktion oder für die räumliche Struktur des Proteins wichtig sind.

Für Coenzyme und Metallionen als wichtige funktionelle Bestandteile von Proteinen bzw. Enzymen ist der Oberbegriff „Cofaktoren“ gebräuchlich.

MERKE

Coenzyme sind organische Moleküle, die an der Konservierung und dem Transport von Stoffwechselenergie sowie der Übertragung von Atomgruppen beteiligt sind. Sie koppeln exergone an endergone Reaktionen und katabole an anabole Stoffwechselprozesse. Coenzyme nehmen an den katalytischen Reaktionen der zugehörigen Enzyme teil. Sie sind als prosthetische Gruppen permanent mit dem Apoprotein verbunden oder als lösliche Coenzyme in der Zelle beweglich. Viele Coenzyme oder deren Vorstufen sind als Vitamine essenzielle Nahrungsbestandteile.

4.2 Redoxcoenzyme

4.2.1 Nicotinamiddinucleotide, $NAD^+/NADP^+$

Struktur und chemische Eigenschaften

Das Coenzym Nicotinamidadenindinucleotid NAD^+ (➤ Abb. 4.1a) und der davon abgeleitete Phosphatester $NADP^+$ sind an vielen stereospezifischen Hydrierungen und Dehydrierungen sowie Redoxreaktionen des Stoffwechsels beteiligt. Beide Coenzyme sind gut wasserlöslich und damit für die Kopplung verschiedener Redoxreaktionen bestens geeignet. Sie katalysieren Zwei-Elektronen-Redoxreaktionen.

Das Molekül setzt sich formal aus zwei Nucleotiden (daher der Name -dinucleotid) zusammen, und zwar aus Adenosinmonophosphat und einem zweiten Nucleotid, bei dem Nicotinsäureamid den Platz der Base einnimmt. In NAD^+ sind die beiden Nucleotidreste durch eine 5',5'-Diphospho-α,β-diester-Brücke verbunden und nicht wie in anderen Nucleotiden durch eine 3',5'-Phosphodiester-Bindung. Bei $NADP^+$ ist die 2'-Position des Adenosinanteils phosphoryliert.

Der Nicotinamidring nimmt bei der Reduktion zwei Elektronen (zusätzliches Elektronenpaar am N-Atom des Ringsystems) und ein Proton auf. Formal wird ein Hydridion in Form eines Protons und zweier Elektronen auf den Nicotinamidrest der Coenzyme übertragen. Ein weiteres Proton wird aus dem Substrat freigesetzt (➤ Abb. 4.1). Die korrekte Schreibweise für die reduzierten Coenzyme ist daher $NADH/H^+$ und $NADPH/H^+$.

Die Nicotinamidadenindinucleotide sind hitzestabil, aber licht- und alkaliempfindlich, in reduzierter Form werden sie durch Luftsauerstoff leicht oxidiert.

Funktion

NAD^+ liegt in vivo vorwiegend in der oxidierten Form vor, wird in katabolen Reaktionen wie der Glykolyse reduziert und überträgt seine Reduktionsäquivalente auf die Atmungskette. NADPH findet sich v.a. in der reduzierten Form und ist überwiegend an anabolen Reaktionen, z.B. der Fettsäuresynthese, beteiligt. Die beiden Cofaktorsysteme sind in der Zelle an verschiedenen Orten lokalisiert. Die meisten Enzyme sind hochspezifisch für das jeweilige Coenzym. Die Phosphatgruppe – einziges molekulares Unterscheidungsmerkmal der beiden Coenzyme – reicht für die Erkennung aus. In der $NAD(P)^+$-Transhydrogenase-Reaktion können Reduktionsäquivalente auch zwischen dem NAD^+- und dem $NADP^+$-System übertragen werden.

Eine weitere Bedeutung von NAD^+ liegt in der posttranslationalen ADP-Ribosylierung von Proteinen durch bakterielle Toxine (Choleratoxin, Pertussistoxin, Diphtherietoxin). Durch Übertragung von Adenosyl-5'-diphosphat-D-ribosylresten (ADP-Ribosylreste) kommt es zu bedeutenden Funktionsänderungen der so modifizierten Proteine (z.B. G-Proteine, Elongationsfaktor EF2 der Translationsmaschinerie).

Nicotinsäure und Nicotinsäureamid (gemeinsam auch als Niacin bezeichnet) müssen zum überwiegenden Teil als **Vitamin B_3** (➤ Kap. 28.3.1) mit der Nahrung aufgenommen werden, um die Biosynthese von NAD^+ und $NADP^+$ zu gewährleisten.

Blick ins Labor

Die reduzierte und die oxidierte Form der Nicotinamidadenindinucleotid-Coenzyme haben ein unterschiedliches Absorptionsspektrum. NADH und NADPH absorbieren Licht mit einem Maximum bei 340 nm, während die oxidierten Formen keine Absorption zwischen 300 und 400 nm zeigen (➤ Abb. 4.1b). Dies macht man sich in vielen NAD^+- oder $NADP^+$-abhängigen Enzymreaktionen für sensitive und spezifische Enzymaktivitätsbestimmungen sowie Substratmessungen zunutze. Dieser sog. **optische Test** wurde 1936 von Otto Warburg eingeführt. Auch die reversiblen Redoxreaktionen der Flavoproteine können spektrophotometrisch leicht gemessen werden, da oxidierte Flavinnucleotide farblos, reduzierte jedoch gelb sind. Auch Enzyme, die NAD^+ ($NADP^+$) oder Flavinnucleotide nicht als Substrat benutzen, können mithilfe des optischen Tests bestimmt werden, wenn der Umsatz eines dieser Substrate in einer nachgeschalteten Indikatorreaktion als Messgröße verwendet wird. Ein Beispiel dafür ist die Bestimmung von Glucose über die Bildung von Glucose-6-phosphat und dessen Oxidation:

Glucose + ATP ↔ Glucose-6-phosphat + ADP

Glucose-6-phosphat + $NADP^+$ ↔ 6-Phosphogluconolacton + $NADPH+H^+$

Die entstehende spektroskopisch messbare NADPH-Menge entspricht der Glucosemenge.

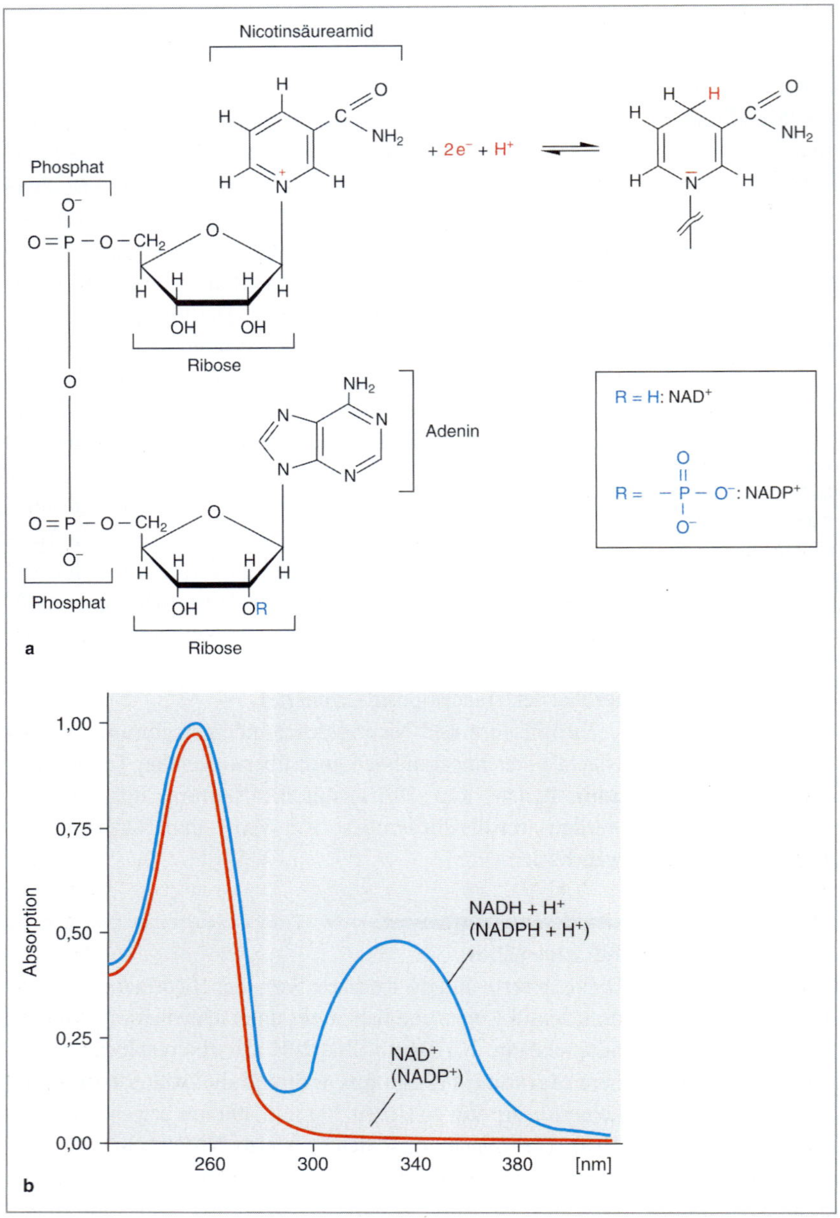

Abb. 4.1 Nicotinamidadenindinucleotide NAD^+ und $NADP^+$
a) Struktur in reduzierter und oxidierter Form
b) Absorptionsspektren der Nicotinamid-dinucleotide.

4.2.2 Flavinnucleotide, FMN und FAD

Struktur und chemische Eigenschaften

Die redoxaktive Gruppe der Coenzyme Flavinadenindinucleotid (FAD; ➤ Abb. 4.2) und Flavinmononucleotid (FMN; wie FAD, aber ohne die Adeninnucleotidgruppe, ➤ Abb. 6.9) ist das Riboflavin. Beide Flavincoenzyme sind meist als prosthetische Gruppen fest an Enzyme gebunden. Sie können zwei Elektronen und zwei Protonen übernehmen. Für die reduzierte Form der Coenzyme ist allgemein die Schreibweise $FADH_2$ und $FMNH_2$ üblich. Die Bezeichnung von FMN als Nucleotid ist eigentlich nicht korrekt, da es keinen Zucker, sondern den Zuckeralkohol Ribitol enthält. Zu den ca. 100 Flavoproteinen (wegen der gelben Farbe des Coenzyms so genannt) zählen Dehydrogenasen, Oxidasen und Reduktasen.

Riboflavin (der an Ribitol gebundene Isoalloxazinring) ist das **Vitamin B_2** (➤ Kap. 28.3.1) und biosynthetische Vorstufe der Flavinnucleotide.

Funktion

Flavinnucleotide nehmen bei vollständiger Reduktion zwei Elektronen und zwei Protonen auf. Durch Bildung eines Semichinonradikals katalysieren sie jedoch im Gegensatz zu $NAD(P)^+$ auch Ein-Elektronen-Transferreaktionen und wirken so als Redoxkoppler mit anderen zellulären Redoxsystemen. Dazu zählen die Bildung und Spaltung von Disulfidgruppen,

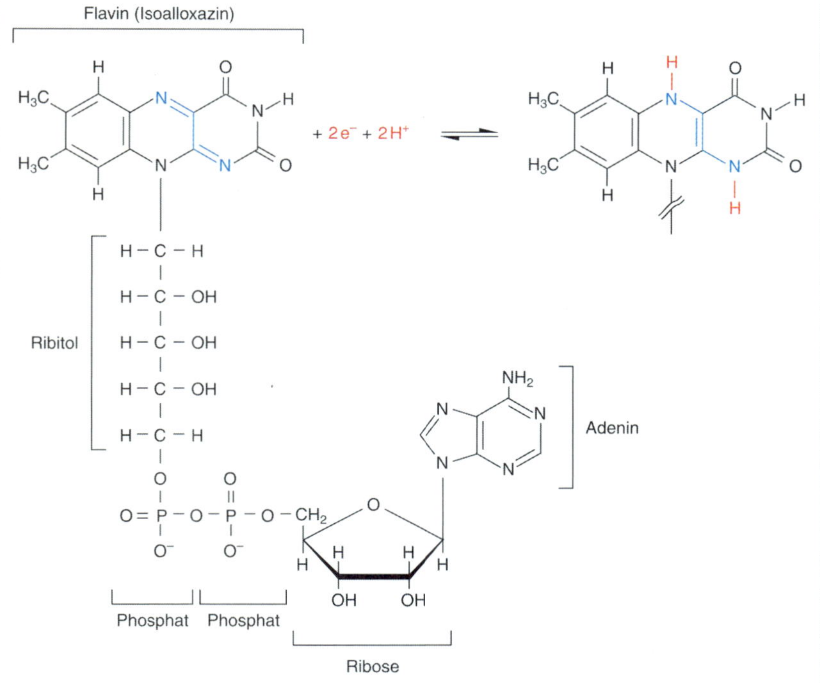

Abb. 4.2 Struktur von Flavinadenindinucleotid in oxidierter (FAD) und reduzierter Form ($FADH_2$). FMN besteht nur aus dem Isoalloxazin, Ribitol und einem Phosphatrest. Bei der Reduktion übernehmen zwei N-Atome des Isoalloxazinrings je ein Elektron und ein Proton, insgesamt also ein Molekül H_2.

z.B. durch Dihydrolipoyl-Dehydrogenase und Thioredoxin-Reduktase, oder Übertragungen von Reduktionsäquivalenten auf Substrate und Komponenten der Atmungskette.

Einige Flavoproteine reagieren in der reduzierten Form mit molekularem Sauerstoff durch Übertragung von zwei oder vier Elektronen, z.B. bei der oxidativen Desaminierung durch die Monoaminoxidase oder der Oxidation von Aldehyden durch die Glucose-Oxidase. Bei dieser Zwei-Elektronen-Übertragung wird **Wasserstoffperoxid** gebildet. Bei der Kynurenin-3-Monooxygenase-Reaktion werden vier Elektronen übertragen, und FAD wird durch NADPH wieder reduziert.

Flavoproteine spielen auch eine wichtige Rolle bei der Entgiftung von Xenobiotika. FAD ist Cofaktor der Glutathion-Reduktase und Thioredoxin-Reduktase, die zentrale Komponenten des zellulären antioxidativen Abwehrsystems sind und Reduktionsäquivalente für die Ribonucleotid-Reduktase liefern, die den ersten Schritt der DNA-Synthese katalysiert. FAD ist auch Cofaktor für die NO-Synthase.

4.2.3 Chinone: Ubichinon, Coenzym K und Tocopherol

Chinone mit einer Seitenkette variabler Länge (n = 4–10) aus mehreren Isopreneinheiten ($H_2C{=}C(CH_3){-}CH{=}CH_2$) kommen in fast allen Spezies außer grampositiven und Cyanobakterien vor. Sie sind als hydrophobe Moleküle in der Lipidschicht frei beweglich. Analog zu den Flavinen werden zwei Elektronen und zwei Protonen übertragen, wobei als Zwischenprodukt ein Semichinon auftritt.

Ubichinon

Die Bezeichnung der Chinone richtet sich nach der Anzahl der in ihren Seitenketten verknüpften Isopreneinheiten oder der Anzahl der darin enthaltenen Kohlenstoffatome. Das wegen seines ubiquitären Vorkommens auch als Ubichinon bezeichnete **Coenzym Q** (mit zehn Isopreneinheiten; ➤ Abb. 6.12) ist wichtiger Bestandteil der Atmungskette und wird in ➤ Kap. 6.3.5 ausführlich besprochen. Eine weitere mögliche Funktion als antioxidatives Redoxsystem von zellulären Membranen ist noch umstritten.

Ubichinon wird aus Tyrosin durch eine Kondensationsreaktion mit Polyprenylpyrophosphatresten synthetisiert. Die Isopreneinheiten werden aus Mevalonat gebildet, das über HMG-CoA (β-Hydroxy-β-methylglutaryl-CoA) aus Acetyl-CoA synthetisiert wird (➤ Kap. 8.3). Die Methylgruppen werden durch *S*-Adenosylmethionin eingeführt.

Coenzym K (➤ Abb. 4.3)

Das wegen seiner vier Isoprenreste (Phytylrest) auch als Phyllochinon bezeichnete **Vitamin K_1** sowie das sechs Isoprenreste tragende **Vitamin K_2** (➤ Kap. 28.3.1) sind Coenzyme bei der Glutamyl-Carboxylase-Reaktion, einer oxidativen **γ-Carboxylierung von Glutaminsäureresten** in Proteinen, z.B. von einigen Blutgerinnungsfaktoren, von Wachstumsfaktoren und Proteinen des Knochenstoffwechsels (➤ Tab. 4.1). Diese bereits während der Biosynthese der Proteine ablaufende Modifikation ist für deren Funktion unentbehrlich.

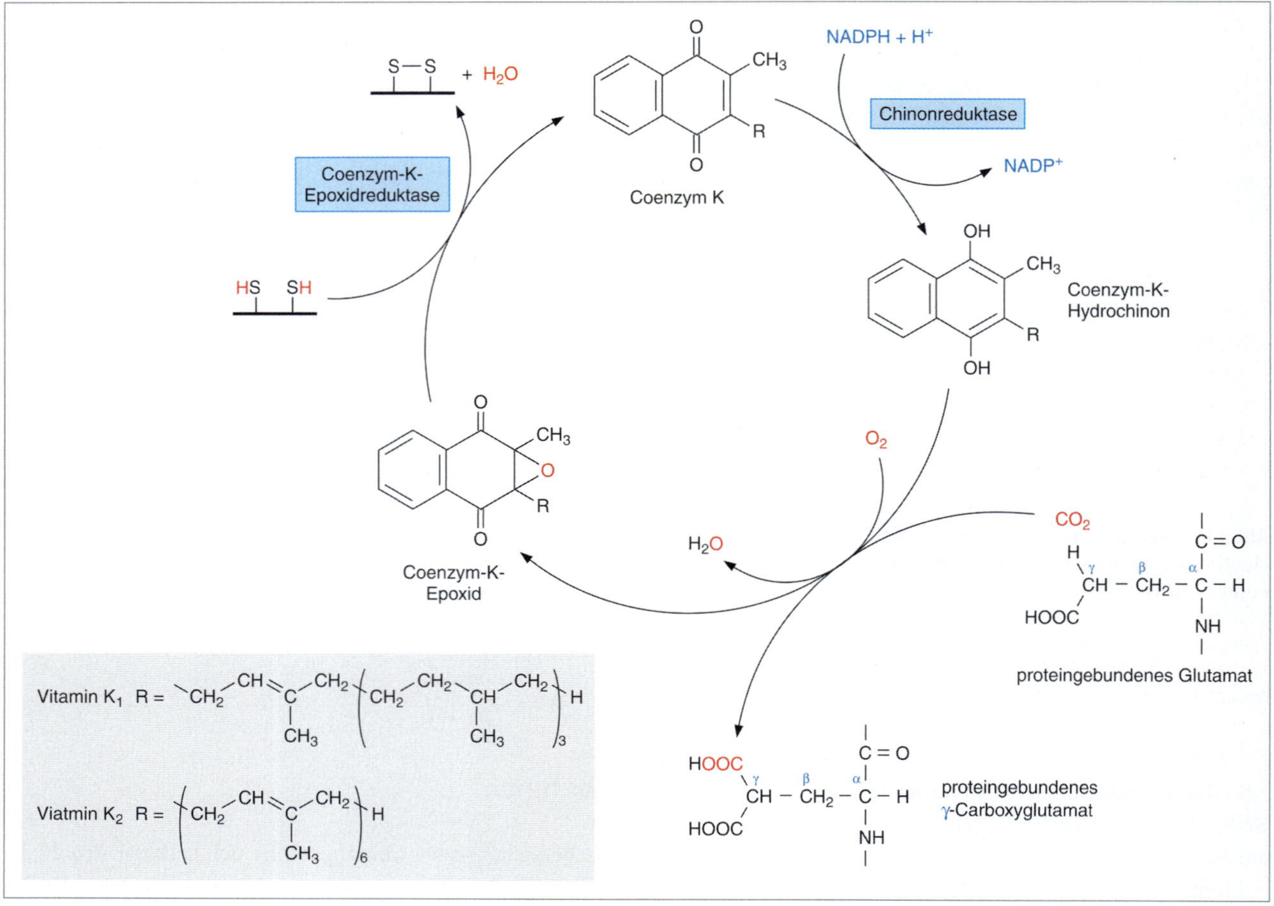

Abb. 4.3 Reaktionsmechanismus der Coenzym-K-abhängigen Bildung von γ-Carboxyglutamat.

Tab. 4.1 Coenzym-K-abhängige Proteine

Gruppe	Protein	Funktion	Synthese und Vorkommen
Gerinnungsproteine	Faktor II (Prothrombin)	Fibrinogenaktivierung	Leber
	Faktor VIIa	Aktivierung von Faktor IX	Leber
	Faktor IX	Komplexbildung mit Faktor VIIIa (Tenase-Komplex) und Aktivierung von Faktor X	Leber
	Faktor X	Prothrombinaktivierung	Leber
	Protein C	Inhibitor der Gerinnung, spaltet Faktor Va und VIIIa	Leber
	Protein S	Inhibitor der Gerinnung, Cofaktor für Protein C	Leber
Knochenproteine	Osteocalcin (Knochen-GLA-Protein)	Knochenmineralisation, Dentinbildung	Osteoblasten
	Matrix-GLA-Protein	Calciumstoffwechsel	Niere
ZNS-Wachstumsfaktor	Gas6	Ligand der Tyrosin-Kinasen Axl und Sky/Rse	Endothelzellen des ZNS
prolinreiche GLA-Proteine	PRGP1, PRGP2	unbekannt	Rückenmark, Schilddrüse
Protein Z	Plasmaprotein	unbekannt	
Toxine	Conotoxine	Neurotoxine für NMDA-Rezeptoren	Meeresschnecken

Zunächst wird das Coenzym durch die NADPH-abhängige Chinon-Reduktase zum Hydrochinon reduziert. Dieses reagiert mit Sauerstoff zum Coenzym-K-Epoxid. Dieses stark basische Molekül kann vom γ-Kohlenstoffatom eines Glutamylrests ein Proton abziehen. Dort kann dann CO_2 als Carboxylgruppe angelagert werden. Das Coenzym-K-Epoxid wird durch eine Epoxid-Reduktase wieder in das Coenzym umgewandelt.

Klinik

Hemmstoffe der Epoxid-Reduktase und der Chinon-Reduktase (z.B. Cumarinderivate wie Marcumar und Falithrom) wirken als **Coenzym-K-Antagonisten**. Da die Modifikation der Coenzym-K-abhängigen Gerinnungsfaktoren unterbleibt, verlangsamt sich die Blutgerinnung. Dies wird zur Thromboseprophylaxe therapeutisch genutzt. Nach Absetzen des Medikaments dauert es 10–14 Tage, bis die für eine normale Gerinnung nötigen Gerinnungsfaktoren synthetisiert werden. Durch hochdosierte Gabe von Vitamin K kann diese Zeit auf 6–10 h verkürzt werden, im Notfall können die fehlenden Gerinnungsfaktoren durch Gabe eines Gerinnungsfaktorkonzentrats auch kurzfristig ersetzt werden. Patienten, die Coenzym-K-Antagonisten einnehmen, sollten für Notsituationen einen Pass mitführen, in dem der aktuelle Quick-Wert verzeichnet ist, der die Blutgerinnungszeit in einem standardisierten Test angibt.

Tocopherole (Vitamin E)

Diese Moleküle (➤ Kap. 28.3.1) haben einen ähnlichen Aufbau wie Ubichinon und Phyllochinon und wirken ebenfalls als Redoxsysteme. Sie sind allerdings nicht als Coenzyme aktiv, sondern wirken als Antioxidanzien, die Membranlipide vor der Oxidation schützen.

4.2.4 Liponsäure, Glutathion

Liponsäure

Die Liponsäure (Thioctsäure, 6,8-Dithiooctansäure) ist als prosthetische Gruppe über eine Amidbindung (Liponamid) kovalent mit einem Lysinrest des Enzyms verknüpft. Eine intramolekulare Disulfidbrücke ist das Redoxzentrum für die Übertragung von zwei Elektronen und zwei Protonen (➤ Abb. 4.4). Liponsäure ist Cofaktor bei der oxidativen Decarboxylierung von α-Ketosäuren. Diese erfolgt in großen Dehydrogenase-Multienzym-Komplexen (➤ Tab. 4.2). Die Liponsäure wird während der Reaktion reduziert. Die Regeneration zur oxidierten Liponsäure erfolgt durch ein Flavoprotein des Multienzymkomplexes.

Glutathion

Struktur

Glutathion (GSH) ist ein Peptid mit der Aminosäuresequenz Glutamat-Cystein-Glycin (➤ Abb. 4.5). Eine Besonderheit ist dabei, dass der Glutamylrest über die Carboxylgruppe seiner Seitenkette mit dem Rest des Moleküls verknüpft ist (γ-Glutamyl-Bindung). GSH kommt in fast allen Zellen in recht hohen Konzentrationen (ca. 5 mmol L^{-1}) vor und steht im Gleichgewicht mit seiner oxidierten Form Glutathiondisulfid (GSSG). GSSG entsteht u.a. durch freie Radikale, oxidativen Stress und Alterungsprozesse und muss daher ständig aktiv ausgeschieden bzw. durch die Glutathion-Reduktase unter NADPH-Verbrauch wieder zu GSH reduziert werden. Entsprechend seiner Bedeutung werden Biosynthese und Abbau von GSH durch einen spezialisierten und komplexen Stoffwechselzyklus, den γ-Glutaminsäure-Zyklus, gewährleistet.

Tab. 4.2 Enzymreaktionen mit Beteiligung von Liponsäure als prosthetische Gruppe

Enzym	Substrat	Produkt
Pyruvat-Dehydrogenase	Pyruvat	Acetyl-CoA
α-Ketoglutarat-Dehydrogenase	α-Ketoglutarat	Succinyl-CoA
α-Ketosäure-Dehydrogenase (verzweigte Kohlenstoffketten)	Leucin, Isoleucin, Valinoxosäuren	Isovaleryl-CoA
mitochondriales E3-Bindungsprotein	E3 (Dihydrolipoyl-Dehydrogenase-Komplex)	supramolekularer Komplex
Glycinspaltungssystem	Glycin	$CO_2 + NH_4$

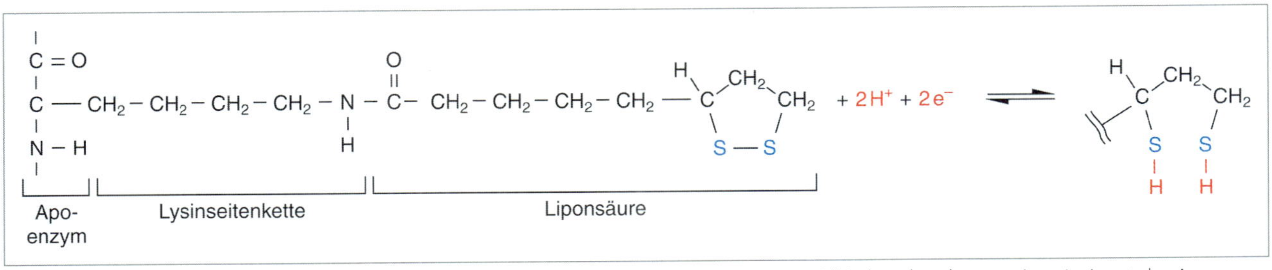

Abb. 4.4 Reduzierte und oxidierte Form von Liponamid. Liponamid ist über eine Säureamidbindung kovalent an einen Lysinrest des Apoenzyms gebundene Liponsäure. Bei der Reduktion übernehmen die Schwefelatome unter Ringöffnung je ein Elektron und ein Proton (insgesamt H_2).

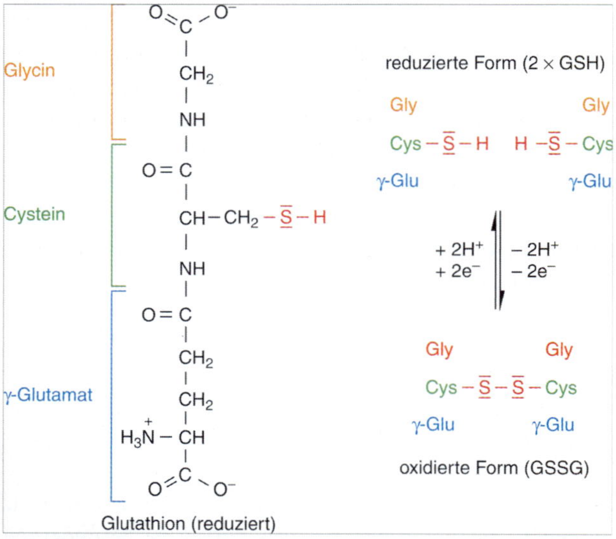

Abb. 4.5 Struktur und Redoxformen von Glutathion (γ-Glutamyl-cysteinylglycin).

Funktion

Als Mediator von Oxidationsvorgängen hat GSH eine Fülle von biologischen Funktionen bei **Entgiftungsreaktionen**, der Strukturbildung von Proteinen und der Reparatur von DNA-Schäden sowie generell bei der Aufrechterhaltung eines definierten **Redoxpotenzials** in der Zelle. Entscheidend ist dabei seine Reaktionsfähigkeit mit H_2O_2 bzw. mit **organischen Peroxiden**, wobei es selbst zu GSSG oxidiert wird. Eine weitere wichtige Funktion ist die Umwandlung von Methämoglobin, das keinen Sauerstoff bindet, in funktionelles Hämoglobin.

Glutathion ist auch am **Aminosäuretransport** beteiligt. In proximalen Nierenzellen werden Aminosäuren von dem membranständigen Enzym γ-Glutamyl-Transpeptidase durch die Plasmamembran befördert und an der extrazellulären Seite mit der γ-Glutamyl-Gruppe von Glutathion zu γ-Glutamyl-Aminosäuren verknüpft. Diese Transportform gelangt zu anderen Organen, in denen die Aminosäure freigesetzt und Glutamat unter ATP-Verbrauch regeneriert wird.

Antioxidanzien und oxidativer Stress

Die Aufrechterhaltung eines definierten Redoxzustands ist von grundlegender Bedeutung für die Funktion der Zelle. Insbesondere die hochreaktiven Sauerstoffradikale, die bei verschiedenen Stoffwechselprozessen entstehen können, führen zu oxidativem Stress und müssen schnell unschädlich gemacht werden, da sie mit Proteinen, Lipiden, Kohlenhydraten und Nucleinsäuren reagieren. Diese werden so verändert, dass sie ihre Aufgaben nicht mehr erfüllen können. Antioxidanzien können Radikale durch Reduktion unschädlich machen. Auch einige Coenzyme wirken als Antioxidanzien. So ist freie Liponsäure ein effektives Antioxidans („Elektronenfänger“). Sie aktiviert bzw. inhibiert verschiedene Enzyme, bricht radikalische Kettenreaktionen ab und ist ein wichtiger Regulator des Intermediärstoffwechsels.

4.2.5 Ascorbinsäure

Die wasserlösliche Ascorbinsäure, in ionischer Form als Ascorbat bezeichnet, ist ein effektives Redoxsystem (➤ Abb. 4.6). Ascorbat zirkuliert im Plasma in reduzierter Form. Durch Oxidation zu Dehydroascorbat wirkt es als Reduktionsmittel oder **Antioxidans**. Es ist Cofaktor bei verschiedenen Hydroxylierungen (Prolyl- und Lysyl-Hydroxylase). Metallkationen, die als prosthetische Gruppe oder Cofaktoren im aktiven Zentrum einer Reihe von Proteinen lokalisiert sind, werden durch Ascorbat im reduzierten Zustand gehalten, der für deren Funktion essenziell ist. Es ist allerdings kein Coenzym im eigentlichen Sinne, da es nicht direkt an katalytischen Reaktionen beteiligt ist. Der Mensch hat wie alle Primaten und einige andere Tiere die Fähigkeit zur Synthese von Ascorbinsäure verloren, sie wird mit der Nahrung als **Vitamin C** (➤ Kap. 28.3.1) aufgenommen.

Vitamin C wirkt als **Radikalfänger** (Radikale sind Atome oder Moleküle mit ungepaarten, sehr reaktionsfähigen Elektronen) und schützt zusammen mit Vitamin E und anderen Antioxidanzien Gewebe vor oxidativen Schäden. Ascorbat inaktiviert v.a. reaktive Sauerstoffspezies (Sauerstoffradikale und Sauerstoffverbindungen, die leicht Radikale bilden können). Da Ascorbat auch durch Ein-Elektronen-Transfer reagieren kann, kommt es zur Bildung des Ascorbylradikals, das jedoch relativ stabil ist und zu Ascorbat und Dehydroascorbat disproportioniert. Dadurch bricht die Radikalreaktion ab.

Ascorbat kann sowohl aus der Stufe des Ascorbylradikals durch eine NADH-abhängige Reduktase als auch aus Dehydroascorbat durch NADPH-abhängige Enzyme wie Thioredoxin-Reduktase regeneriert werden. Daneben erfolgt auch eine nichtenzymatische Regeneration von Dehydroascorbat zu Ascorbat über reduziertes Glutathion oder Liponsäure.

Ascorbat bildet in wässriger Lösung mit reduziertem Glutathion ein Redoxpaar, und beide können sich gegenseitig erset-

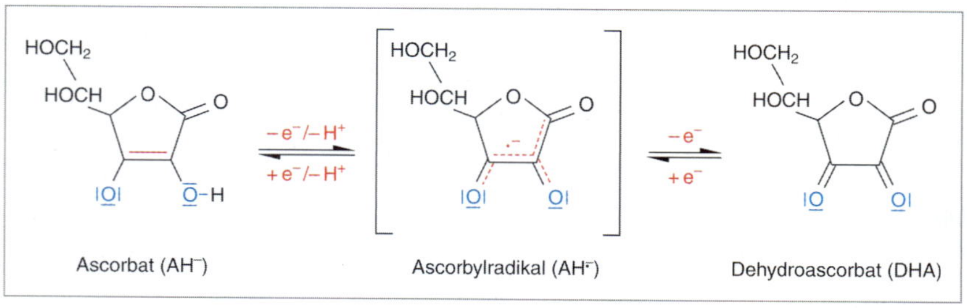

Abb. 4.6 Struktur von reduziertem und oxidiertem Ascorbat. Bei der Oxidation werden zwei Elektronen abgegeben. Dabei entsteht als Zwischenprodukt vorübergehend das Ascorbylradikal, das sofort unter Abgabe eines weiteren Elektrons zu Dehydroascorbat reagiert.

zen. Zusammen mit dem lipophilen, membranintegrierten oder lipoproteinassoziierten Vitamin-E-Redoxsystem bildet Ascorbat einen effektiven antioxidativen Schutz, da es wie Vitamin E ebenfalls Radikalkettenreaktionen unterbricht und beide ein zelluläres Redoxpaar zwischen wasser- und lipidlöslichen Redoxsystemen bilden.

Klinik

Ascorbat hat vielfältige Wirkungen auf den menschlichen Körper, die nur zum Teil geklärt sind. Es fördert die Absorption von Nicht-Häm-Eisen aus der Nahrung und verhindert so Eisenmangelanämien. Darüber hinaus ist Ascorbat auch an der Carnitinbiosynthese aus Lysin und Methionin, an der Synthese von Catecholaminen und Gallensäuren aus Cholesterin sowie an der posttranslationalen Modifikation von Proteinen, z.B. des Kollagens, durch die Prolyl- und Lysyl-Hydroxylase beteiligt. Vitamin-C-Mangel (Skorbut) macht sich deshalb v.a. durch eine gestörte Funktion des Kollagens (brüchige Nägel, Zahnfleischschwund) bemerkbar. Ascorbat ist auch auf noch unklare Weise für die Bildung und Aktivierung von Osteoklasten aus ihren Vorläuferzellen wichtig. Daneben wirkt Ascorbat als Neuromodulator im Gehirn.

4.2.6 Häm und Eisenporphyrinsysteme

Sie sind als prosthetische Gruppen in vielen Cytochromen, Peroxidasen, Monooxygenasen, Katalase und redoxaktiven Proteinen enthalten, die mit Flavoproteinen Elektronentransfer- und Redoxketten bilden. Die Grundstruktur wird vom Porphyringerüst (Tetrapyrrol) gebildet, in dessen Mitte ein Eisenion über koordinative Bindungen zu den vier Stickstoffatomen als Komplexion gebunden ist (➤ Abb. 4.7). Diese Systeme werden in ➤ Kap. 6.3 am Beispiel der Cytochrome ausführlich besprochen. Im Gegensatz zum strukturell verwandten Häm von Hämoglobin und Myoglobin wechselt die Oxidationsstufe (Wertigkeit) des zentralen Eisenions bei allen anderen Eisenporphyrinen zwischen Fe^{2+} und Fe^{3+}.

Das Porphyrinringsystem, dessen Varianten die Redoxeigenschaften mit bestimmen, wird aus Succinyl-CoA über

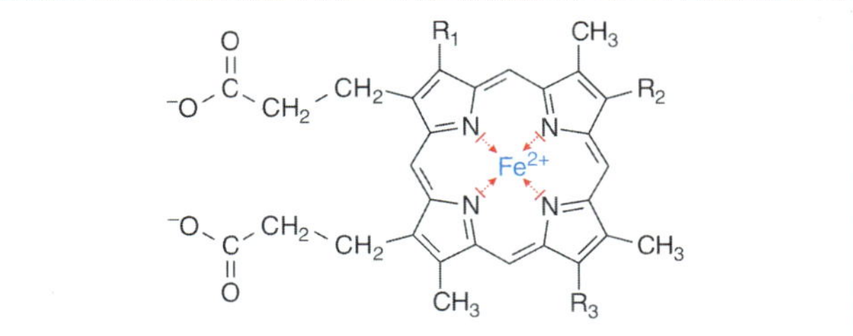

Abb. 4.7 Grundstruktur der Eisenporphyrine. Die verschiedenen Derivate des Häms im Hämoglobin und in den verschiedenen Cytochromen unterscheiden sich durch die Reste R_{1-3}.

δ-Aminolävulinat aufgebaut (➤ Kap. 9.3). Der Abbau erfolgt über Biliverdin und Bilirubin. Neben der Exkretion von Porphyrinen hat das Bilirubin-Biliverdin-System offensichtlich auch noch eine physiologische Funktion als Antioxidans zum Schutz vor reaktiven Sauerstoffspezies (ROS).

MERKE

Redoxcoenzyme übertragen Reaktionsenergie in Form von Elektronen. NAD^+ und $NADP^+$ sind Coenzyme von Dehydrogenasen und transportieren Hydridionen. FMN und FAD sind prosthetische Gruppen, die zwei Elektronen und zwei Protonen aufnehmen und weitergeben. Ubichinon und Coenzym K sind lipidlösliche Chinone, die Reduktionsäquivalente in der Atmungskette übertragen bzw. für die γ-Carboxylierung von Proteinen zur Verfügung stellen. Liponsäure ist Cofaktor bei der oxidativen Decarboxylierung von α-Ketosäuren. Porphyrine sind Redoxcofaktoren in der Atmungskette sowie von Monooxygenasen und Peroxidasen. Neben den direkt an der enzymatischen Reaktion beteiligten Redoxcoenzymen gibt es eine Reihe von redoxaktiven Substanzen (Antioxidanzien), z.B. Ascorbinsäure, die das Redoxpotenzial der Zelle und den Redoxzustand von Proteinen und Lipiden aufrechterhalten.

4

4.3 Gruppenübertragende Coenzyme

4.3.1 Übertragung energiereicher Phosphatgruppen

Nucleotidcoenzyme

Nucleotide bestehen aus einer stickstoffhaltigen Base und einem Ribosylrest, der eine oder mehrere Phosphatgruppen trägt. Außer ihrer zentralen Rolle als Baustein der Nucleinsäuren haben Nucleotide noch viele weitere Funktionen, auch als Coenzyme. Dabei wirken sie als Überträger von Stoffwechselenergie oder durch ihre Gruppenübertragungsfunktion.

Energieübertragung

Die Hydrolyse von Adenosintriphosphat (ATP; ➤ Abb. 4.8) zu Adenosindiphosphat (ADP) und anorganischem Phosphat (P_i) oder zu Adenosinmonophosphat (AMP) und Pyrophosphat (PP_i) setzt eine hohe freie Enthalpie $\Delta G^{0'}$ von –30,5 bzw. –45,6 kJ mol^{-1} frei. Abhängig von den molaren Konzentrationen der Adenosinphosphate sowie den Mg^{2+}- und Mn^{2+}-Konzentrationen kann ΔG in Zellen sogar noch höher sein (im Allgemeinen –50 kJ mol^{-1}). Diese freie Enthalpie wird im Sinne einer energetischen Kopplung zur Katalyse energieaufwändiger Reaktionen verwendet (z.B. Biosynthese energiereicher Verbindungen oder Muskelarbeit).

Entsteht bei einer energetisch gekoppelten ATP-Hydrolyse AMP, so wird PP_i durch das allgegenwärtige Enzym **Pyrophosphatase** in zwei Moleküle P_i gespalten. Auch diese Reaktion ist stark exergon $\Delta G^{0'} = -19{,}2$ kJ mol^{-1}). Dadurch werden die mit der ATP-Hydrolyse gekoppelten Reaktionsabläufe in der Zelle praktisch irreversibel.

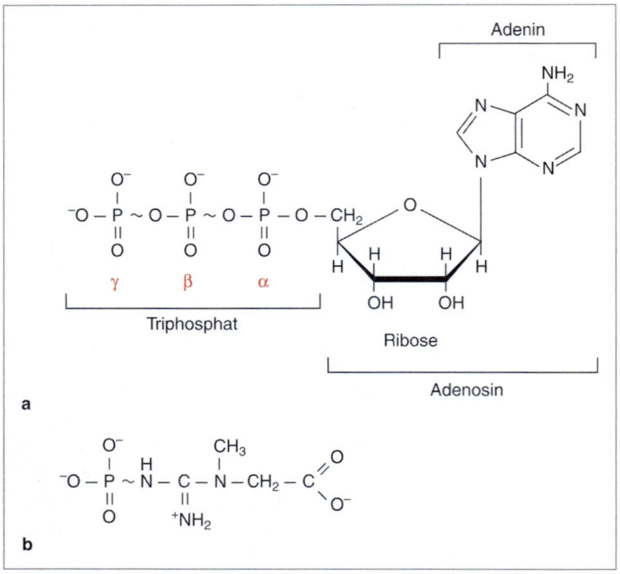

Abb. 4.8 ATP und Creatinphosphat.
a) Struktur des wichtigsten energiereichen Nucleotids ATP
b) Struktur von Creatinphosphat.
Die energiereichen Anhydridbindungen sind durch ~ dargestellt.

Auch die anderen energiereichen Nucleosidtriphosphate GTP, UTP und CTP haben diese Eigenschaften.

Gruppenübertragung

Alternativ kann die in der Phosphorsäureanhydridbindung gespeicherte hohe freie Enthalpie auch zur Aktivierung anderer Moleküle genutzt werden. Man spricht deshalb vom hohen **Gruppenübertragungspotenzial** der Nucleosidtriphosphatcoenzyme.

Der terminale γ-Phosphatrest von ATP kann (mithilfe von Kinasen) auf andere Moleküle übertragen werden. Diese Reaktion wird als Phosphorylierung bezeichnet. Die Substrate werden dadurch reaktionsfähiger gemacht („aktiviert“). So müssen z.B. alle Zuckermoleküle durch Phosphorylierung aktiviert werden, bevor sie verstoffwechselt werden können.

Phosphorylcoenzyme

Neben ATP weisen auch einige andere Verbindungen (Phosphoenolpyruvat; Creatinphosphat; Acetylphosphat; Dolicholphosphat) ein hohes Phosphorylgruppenübertragungspotenzial und eine **energiereiche Phosphatgruppe** auf (die in biochemischen Formeln als ~P dargestellt wird). Diese hohe Bindungsenergie kommt in Phosphorsäureanhydriden, Enolphosphat- und Phosphoguanidinmolekülen vor. Bei entsprechenden Mengenverhältnissen kann das Gruppenübertragungspotenzial mancher Moleküle höher sein als das von ATP. Deshalb kann z.B. Creatinphosphat seine energiereiche Phosphatgruppe auf ADP übertragen und somit die Funktion eines Energiespeichers im Muskel übernehmen.

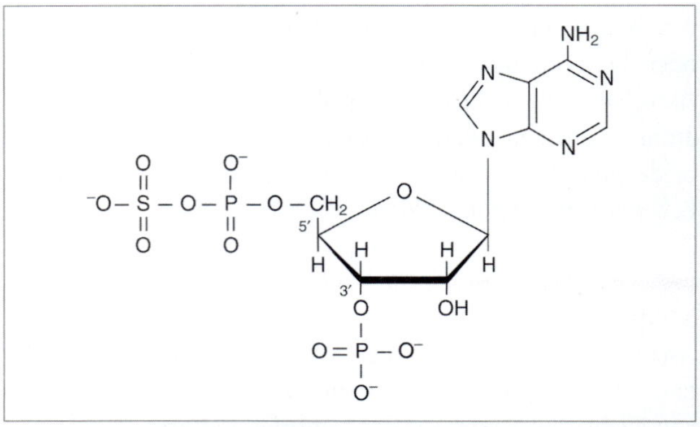

Abb. 4.9 Struktur von PAPS (3'-Phosphoadenosin-5'-phosphosulfat).

Auch die Verknüpfung mit Nucleosiddiphosphat- oder -monophosphatresten liefert reaktionsfähige Vorstufen, z.B. für die biosynthetischen Reaktionen von Zuckern und die Glykogensynthese (ausgehend von UTP) sowie für die Synthese von Lipiden (ATP, CTP).

4.3.2 Übertragung von Sulfatgruppen

Sulfat $(SO_4)^{2-}$ wird in seiner aktivierten Form als **3'-Phosphoadenosin-5'-phosphosulfat** (abgekürzt **PAPS**) übertragen (➤ Abb. 4.9).

PAPS entsteht aus anorganischem Sulfat, das unter Verbrauch von drei energiereichen Verbindungen auf ATP übertragen wird. Zunächst wird durch die Sulfat-Adenyl-Transferase, die auch als ATP-Sulfurylase bezeichnet wird, das Adenosyl-5'-phosphosulfat gebildet.

$ATP + (SO_4)^{2-} \leftrightarrow AMP\text{-}(SO_4)^{2-} + PP_i$

Das Pyrophosphat wird durch die Pyrophosphatase in 2 P_i gespalten. Durch Reaktion mit einem weiteren Molekül ATP bildet dann die Adenyl-Sulfat-Kinase das PAPS.

$AMP\text{-}(SO_4)^{2-} + ATP \leftrightarrow PAPS + ADP$

Das Sulfat entstammt vor allem dem Aminosäurestoffwechsel aus dem Abbau der schwefelhaltigen Aminosäuren.

PAPS spielt als Sulfatgruppendonor eine wichtige Rolle bei vielen Entgiftungsreaktionen und Biotransformation in der Leber. Außerdem ist es Cosubstrat bei der Synthese von sulfatierten Mucopolysacchariden und Cerebrosiden. Die dafür verantwortlichen sulfatübertragenden Enzyme heißen Sulfotranferasen.

4.3.3 Coenzym A

Coenzym A (CoA, A für Acylierung; ➤ Abb. 4.10) besteht aus einer mit phosphoryliertem ADP verknüpften Pantothensäure (aus der Gruppe der B-Vitamine) sowie Cysteamin, das die für die Reaktion mit dem Substrat notwendige Thiol-(SH-)Gruppe trägt. Hier werden Fettsäuren (allgemein: Acylreste; kurzkettige Reste werden spezifiziert, z.B. Acetyl-, Propionyl-) als **Thioester** gebunden. Die Hydrolyse der Acyl-CoA-Bindung ist mit

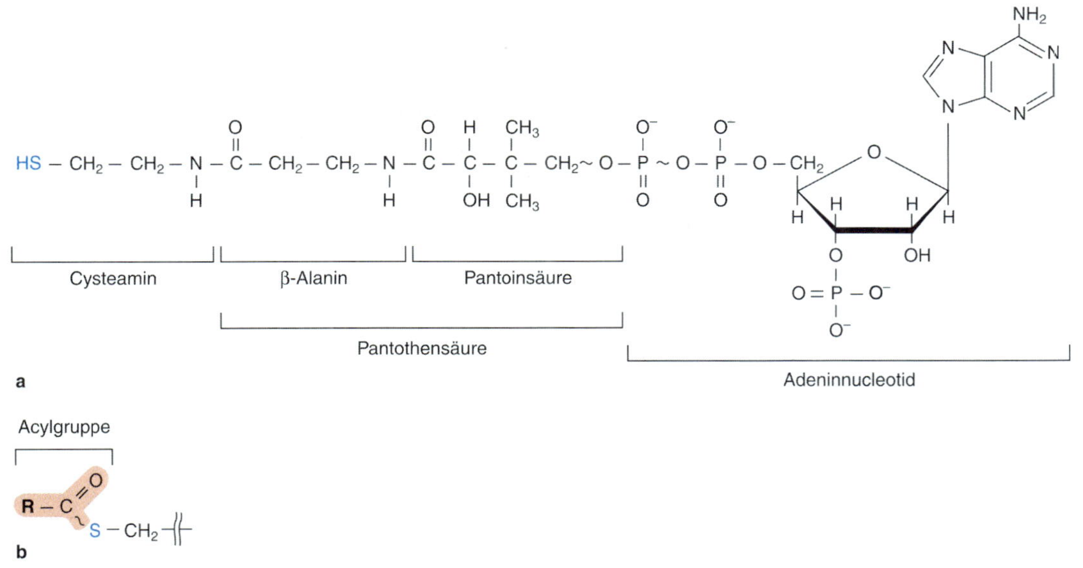

Abb. 4.10 Coenzym A.
a) Struktur
b) Thioesterbindung einer Acylgruppe an Coenzym A.

$\Delta G^{0'} = -31{,}4$ kJ mol^{-1} stark exergon, d.h., CoA besitzt ein hohes **Acylgruppenübertragungspotenzial**.

Die energiereiche Bindung in Acetyl-CoA oder Acyl-CoA wird für verschiedene Synthesereaktionen im Stoffwechsel eingesetzt: Knüpfung von C–C-Bindungen, Veresterung, Amidierung und Anhydridbildung. CoA ist an der Fettsäureoxidation, dem Acetatstoffwechsel, der Cholesterin- und Steroidbiosynthese sowie der Acetylierung von Pharmaka und Xenobiotika beteiligt.

Die zellulären CoA-Spiegel werden wegen der zentralen Rolle dieses Coenzyms sehr effizient reguliert. Das Schrittmacherenzym der CoA-Synthese ist die Pantothenat-Kinase. Sie wird durch CoA, Acyl-CoA und Insulin gehemmt und durch Glucagon stimuliert.

Pantothenat

Im Acyl-Carrier-Protein (ACP) des Fettsäure-Synthase-Komplexes ist 4'-Phosphopantothein, das CoA sehr ähnelt, für die Bindung von Acyl- bzw. Acetylresten verantwortlich. Pantothenat ist auch Bestandteil der intrazellulären Acyl-CoA-Bindungsproteine (ACBPs). ACBPs binden hochaffin langkettige Acyl-CoA-Ester (LCA). Zusammen mit dem Fettsäurebindungsprotein (FABP) kontrollieren sie die niedrigen, ca. 1–20 nanomolaren intrazellulären LCA-Konzentrationen, indem sie intrazelluläre Speicher für LCA bilden und als intrazelluläre Acyl-CoA-Transporter wirken.

4.3.4 Pyridoxalphosphat

Pyridoxalphosphat ist als prosthetische Gruppe im aktiven Zentrum von Enzymen gebunden. Es geht während der Reaktion mit dem Substrat (vorwiegend freie Aminosäuren) vorübergehend eine kovalente Bindung in Form einer **Schiff'schen Base** ein und destabilisiert dabei die Bindungen am C2-(C_α-) Atom der Aminosäuren. Dadurch werden Gruppenübertragungen (Transaminierung, Decarboxylierung, Dehydratisierung) katalysiert. Auf diese Reaktionen wird ausführlich in ➤ Kap. 9.1.1 (➤ Abb. 9.1) eingegangen.

Pyridoxalphosphat kann vom Körper nicht synthetisiert werden. Es entsteht aus Pyridoxin und Pyridoxamin, die zusammen als **Vitamin B_6** (➤ Kap. 28.3.1) bezeichnet werden.

4.3.5 Biotin

Biotin (früher als Coenzym R oder **Vitamin H** bezeichnet; ➤ Abb. 4.11; ➤ Kap. 28.3.1) ist der Cofaktor für vier biotinabhängige Carboxylasen: Propionyl-CoA-Carboxylase, 3-Methylcrotonyl-CoA-Carboxylase, Pyruvat-Carboxylase und Acetyl-CoA-Carboxylase, die eine Schlüsselrolle im Protein-, Lipid- und Kohlenhydratstoffwechsel des Menschen spielen. Die Carboxylgruppe seiner Seitenkette bildet eine Amidbindung mit der ε-Aminogruppe eines Lysinrests des Enzyms. Biotin ist hitzestabil, wird aber durch starke Säuren und Laugen sowie durch UV-Licht zerstört.

Biotin überträgt **Carboxylgruppen** (CO_2-Gruppen). An den Carboxylübertragungen sind mehrere chemische Enzymfunktionen beteiligt, die sowohl in einem multifunktionellen Enzym als auch in einem Multienzymkomplex durch einzelne Proteine katalysiert werden können: Die Biotin-Carboxylase-Funktion belädt Biotin ATP- und Mg^{2+}-abhängig mit HCO_3^- zu N-Carboxybiotin. Die Transcarboxylase-Funktion überträgt den CO_2-Rest auf das Substrat. Das Biotinträgerprotein stellt einen Biotinanker dar.

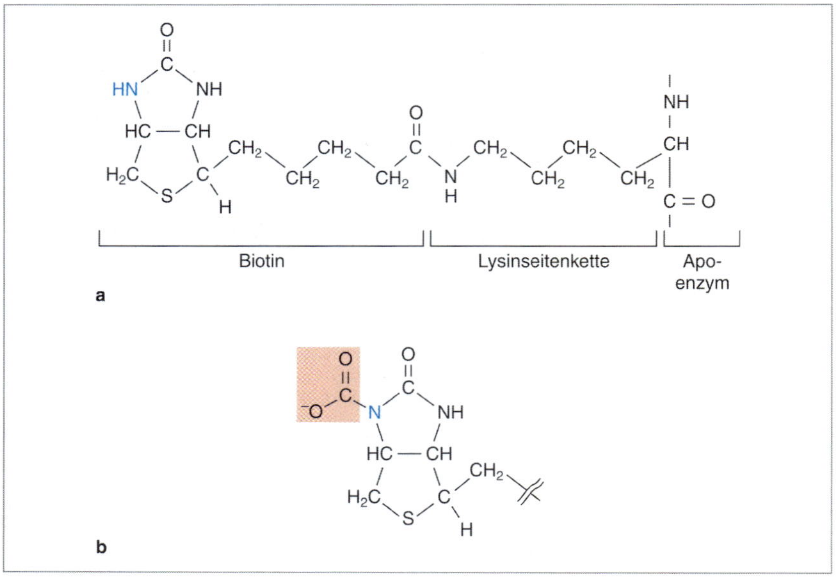

Abb. 4.11 Biotin.
a) Struktur von Biotin als prosthetische Gruppe. Es ist über einen Lysinrest an das Apoenzym gebunden.
b) CO_2-beladenes Biotin (Carboxybiotin).

Blick ins Labor

Die nahezu irreversible und damit extrem stabile Bindung von Avidin an vier Biotinmoleküle (Dissoziationskonstante $K = 10^{-15}$ mol L^{-1}) wird in der Diagnostik zur Verstärkung von hochsensitiven Nachweisreaktionen eingesetzt. Dabei werden biotinylierte Derivate von Biomolekülen (z.B. Enzyme, Antikörper, Nucleotide, Farbstoffe) verwendet. Das Avidin, ein Glykoprotein, das aus Hühnereiweiß gewonnen wird, ist wiederum mit einem Detektionssystem (Enzymfarbreaktion, Fluoreszenzfarbstoff) verbunden. Da das Biomolekül mit sehr vielen Biotinmolekülen gekoppelt werden kann, lassen sich auch geringe Mengen zuverlässig nachweisen.

4.3.6 Thiaminpyrophosphat

Thiaminpyrophosphat (Thiamindiphosphat) kann Ketone und Aldehyde in Form von Hydroxyalkylgruppen aktivieren und ist so an der Übertragung dieser Gruppen beteiligt (➤ Abb. 4.12). Als Akzeptor für die aktivierten Aldehydeinheiten dient wieder eine Carbonylverbindung. Thiaminpyrophosphat ist die prosthetische Gruppe der Pyruvat-Dehydrogenase und der Transketolase im Kohlenhydratstoffwechsel. Ebenso benötigen die α-Ketoglutarat-Dehydrogenase des Citratzyklus und die α-Ketosäure-Dehydrogenase für verzweigte Aminosäuren Thiaminpyrophosphat (und Liponsäure) als Cofaktor.

Thiaminpyrophosphat entsteht vorwiegend in der Leber durch Phosphorylierung von Thiamin, dem **Vitamin B_1** (➤ Kap. 28.3.1).

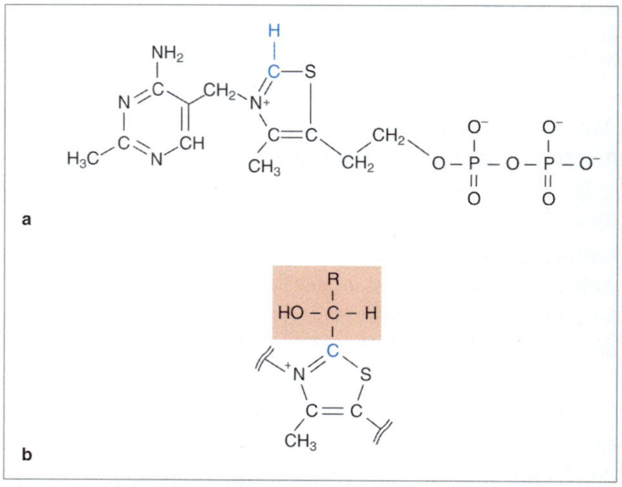

Abb. 4.12 Thiaminpyrophosphat.
a) Struktur
b) Aktivierung eines Hydroxyalkylrests durch Bindung an das reaktive Kohlenstoffatom im Thiaminpyrophosphat.

4.3.7 Folsäure und Pteridine

Pteridinringe, an die *p*-Aminobenzoesäure und L-Glutamat gebunden sind, ergeben die Stoffklasse der **Folate**. Pteridinringe kommen auch im **Biopterin** und im **Molybdän-Wolfram-Cofaktor** (Molybdopterin) vor. Folat wird von Pflanzen und Bakterien synthetisiert und ist als Vitamin essenzieller Bestandteil der Ernährung.

Tetrahydrofolat

Die Folate übertragen Kohlenstoffatome in verschiedenen Oxidationsstufen, und zwar in Form von Formyl-, Methylen- oder Methylgruppen (➤ Abb. 4.13a, b). Sie erhalten ihre **C_1-Gruppe** für die Übertragungsreaktionen beim Menschen v.a. aus dem C3-Kohlenstoff der Aminosäure Serin, die dabei in Glycin umgewandelt wird. Überschüssiges Glycin wiederum wird beim Menschen in Mitochondrien zu N^5,N^{10}-Methylentetrahydrofolat (CH_2-Tetrahydrofolat) umgewandelt. Das CH_2-Tetrahydrofolat wird für reduktive Methylierungen und Hydroxy-

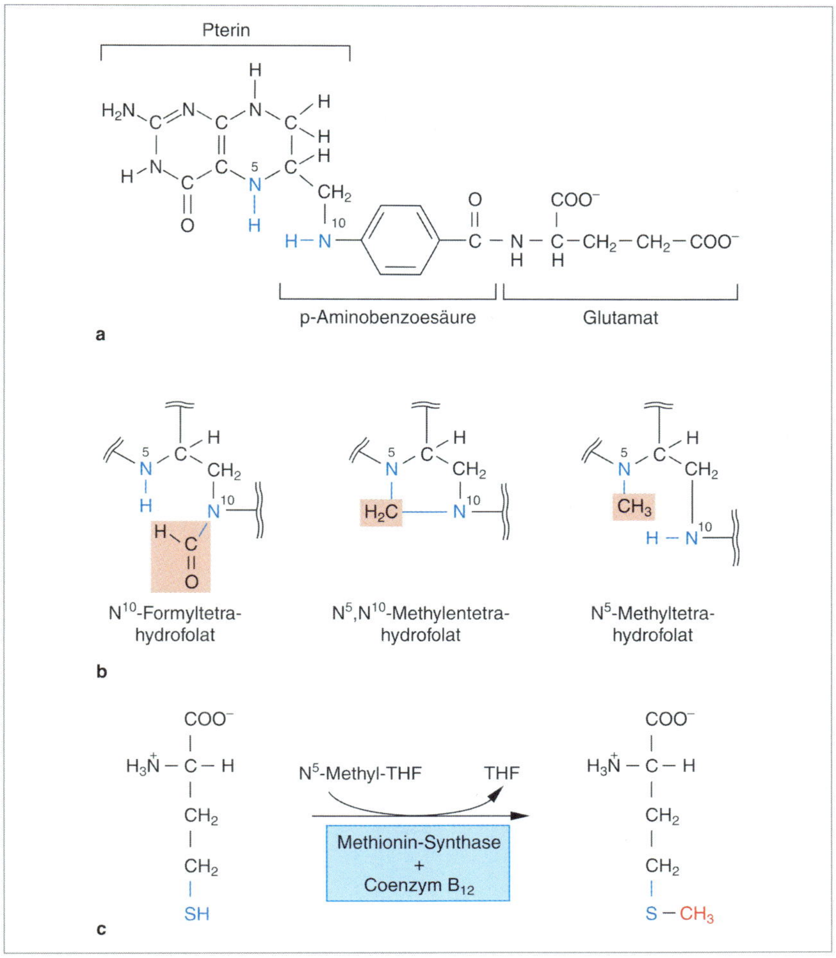

Abb. 4.13 Tetrahydrofolat.
a) Struktur
b) Mit Formyl-, Methylen- und Methylgruppen beladenes Tetrahydrofolat
c) Methylierung von Homocystein (enthält eine CH_2-Gruppe mehr als Cystein) zu Methionin. Dieses wird durch Reaktion mit ATP zu *S*-Adenosylmethionin aktiviert, das als CH_3-Donor Coenzym beim Methylgruppentransfer ist.

methylierungen bei der Nucleotidsynthese sowie für die Synthese von Methionin benötigt.

CH_2-Tetrahydrofolat ist Bestandteil des **Methylierungszyklus** (➤ Abb. 4.13c), in den es als C_1-Gruppen-Überträger eingespeist werden muss. Dieser Zyklus sorgt für eine ausreichende Versorgung des Organismus mit ***S*-Adenosylmethionin,** das als aktiviertes Methionin der essenzielle Methylgruppendonor vieler Methyltransferasen ist. Methylgruppen werden auf DNA, Lipide, Hormone und Proteine übertragen, z.B. auf das basische Myelinprotein, den Hauptbestandteil der Isolierungsschicht der Nerven.

Klinik

Durch die essenzielle Rolle der Folatcofaktoren für die DNA-Synthese zeigen sich Mangelerscheinungen zuerst in sich schnell teilenden Zellen, z.B. in Zellen des hämatopoetischen Systems: Megaloblastäre Anämie, Leukopenie und Thrombozytopenie sind die Folge. Folsäuremangel in der Schwangerschaft ist ein erheblicher Risikofaktor für die Entstehung von Neuralrohrdefekten (Spina bifida), weswegen in manchen Ländern (z.B. den USA) den Nahrungsmitteln Folsäure zugesetzt wird. Ebenso steigen bei Folsäuremangel die Homocysteinspiegel im Plasma.

Bestimmte Pharmaka (Sulfonamide, Antiepileptika) beeinflussen den Folatmetabolismus, und Hemmer der Dihydrofolat-Reduktase, z.B. Methotrexat, werden als Zytostatika in der Krebstherapie eingesetzt.

Tetrahydrobiopterin

Diese Substanz (➤ Abb. 4.14) ist ein weiteres Pterin und wirkt als Cofaktor der Monooxygenasen aromatischer Aminosäuren (z.B. Tyrosin-Hydroxylase), aller NO-Synthasen (NOS) sowie der Glycerylethylether-Monooxygenase beim Abbau des hochwirksamen Etherlipids Thrombozytenaktivierungsfaktor (PAF von Platelet activating factor). Es ist auch an der Biosynthese von Serotonin und Catecholaminen beteiligt. Als Coenzym stellt es Elektronen zur Verfügung und muss dann in einer NADH-abhängigen Reaktion durch die Dihydrobiopterin-Reduktase wieder reduziert werden.

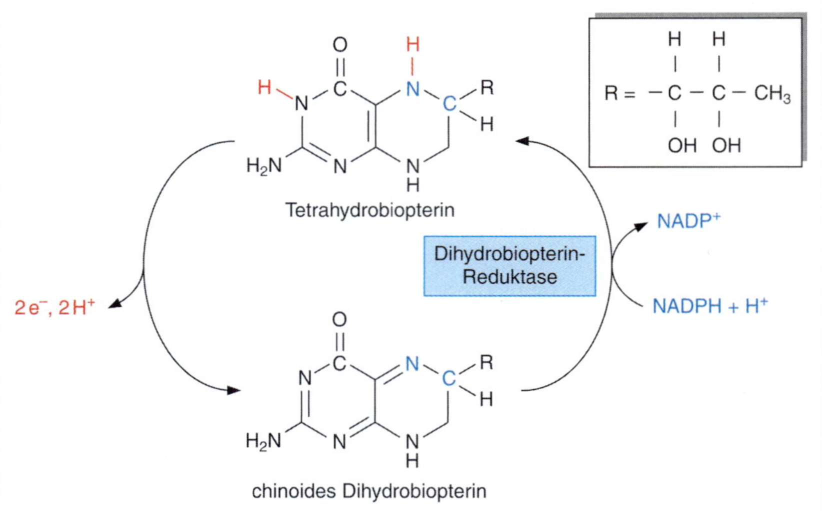

Abb. 4.14 Struktur und Reaktionen von Tetrahydrobiopterin.

Molybdän-Wolfram-Cofaktor

Molybdopterin ist bei Mensch und Tier für die am Purinabbau beteiligten Xanthin-Oxidasen, die auch FAD enthalten, sowie für die Sulfit-Oxidase und Aldehyd-Oxidasen essenziell. Molybdopterin und Tetrahydrobiopterin gehören funktionell zu den Redoxcoenzymen und werden nur wegen ihrer strukturellen Verwandtschaft zu den Folaten hier besprochen.

4.3.8 Coenzym B_{12}

Das Coenzym mit der kompliziertesten Struktur ist Coenzym B_{12} (➤ Abb. 4.15). Es ist ein Komplex des dreiwertigen **Cobalts**, wobei das Zentralatom über die vier Stickstoffatome eines Porphyrinringsystems (**Corrinring**, ähnlich dem Häm), ein Desoxyadenosinnucleotid und einen Dimethylbenzimidazolnucleotidrest gebunden ist. Das Coenzym ist ein Derivat von **Vitamin B_{12}** (Cobalamin, ➤ Kap. 28.3.1).

Beim Menschen sind bisher nur zwei Coenzym-B_{12}-abhängige Enzymreaktionen bekannt: Die **Methionin-Synthase** benutzt Methylcobalamin und N^5-Methyltetrahydrofolat als Coenzyme und Homocystein als Substrat für die Methioninsynthese, an der zwei Träger aktivierter Methylgruppen beteiligt sind. ➤ Abb. 4.13c zeigt die Methioninsynthese aus Homocystein mit N^5-Methyltetrahydrofolat als Methyldonor, das zu Tetrahydrofolat umgewandelt wird. Die prosthetische Gruppe Cobalamin akzeptiert dabei die Methylgruppe von N^5-Methyltetrahydrofolat unter Bildung von Methylcobalamin. Anschließend erfolgt der Transfer der Methylgruppe auf Homocystein unter Methioninbildung.

Das zweite menschliche Coenzym-B_{12}-abhängige Enzym, **Methylmalonyl-CoA-Mutase**, bildet Succinyl-CoA unter homolytischer Spaltung der Cobalt-5'-Adenosyl-Bindung und intermediärer Bildung eines Radikals. Die Methylmalonyl-CoA-Mutase benötigt das 5'-Desoxy-5'-adenosyl-Derivat von Cobalamin als Coenzym.

4.3.9 Dolicholphosphat

Das lange, hydrophobe, in die Lipidmembran integrierte, aus 18–22 C_5-Isopren-Einheiten aufgebaute Polyisoprenoid **Dolicholphosphat** (➤ Abb. 17.13) ist wie die Nucleosidtriphosphate, Creatinphosphat oder Phosphoenolpyruvat eine Verbindung mit hohem Phosphorylgruppenübertragungspotenzial. In der Membran des endoplasmatischen Retikulums fungiert es als Coenzym und **Lipidanker** für den ersten Oligosaccharidrest, der über eine energiereiche Pyrophosphatbindung angekoppelt wird. Es überträgt diese aktivierten Oligosaccharide bei der Biosynthese von Glykoproteinen auf Asparaginreste (N-Glykosylierung) und ist an der Biosynthese einiger Polysaccharide beteiligt.

MERKE

Nucleosidphosphate dienen der energetischen Kopplung anaboler und kataboler Prozesse und liefern reaktionsfähige Vorstufen für Biosynthesen. Coenzym A überträgt Fettsäurereste auf Substrate. Thiaminpyrophosphat aktiviert Aldehyde und Ketone in Form von Hydroxyalkylgruppen. Pyridoxalphosphat ist das wichtigste Coenzym der Decarboxylierung, Dehydratisierung und Transaminierung von Aminosäuren. Carboxylasen enthalten Biotin als Coenzym. C_1-Reste werden von Tetrahydrofolat übertragen. Coenzym B_{12} wird für je ein Enzym der Methionin- und der Succinyl-CoA-Synthese benötigt. Dolicholphosphat ist Coenzym der Proteinglykosylierung.

4.4 Anorganische Cofaktoren

Eine Vielzahl von Proteinen und einige prosthetische Gruppen enthalten anorganische Bestandteile, meist Ionen, die für ihre Funktion unentbehrlich sind. Sie müssen mit der Nahrung aufgenommen werden. Zu den essenziellen Spurenelementen (benötigte Menge weniger als 100 mg pro Tag) zählen die Metalle Eisen, Zink, Kupfer, Mangan, Chrom, Cobalt, Nickel, Molybdän (➤ Tab. 4.3) sowie Selen, Iod und Fluor. Alle anderen Elemente, die für den Menschen essenziell sind (Natrium, Kalium, Cal-

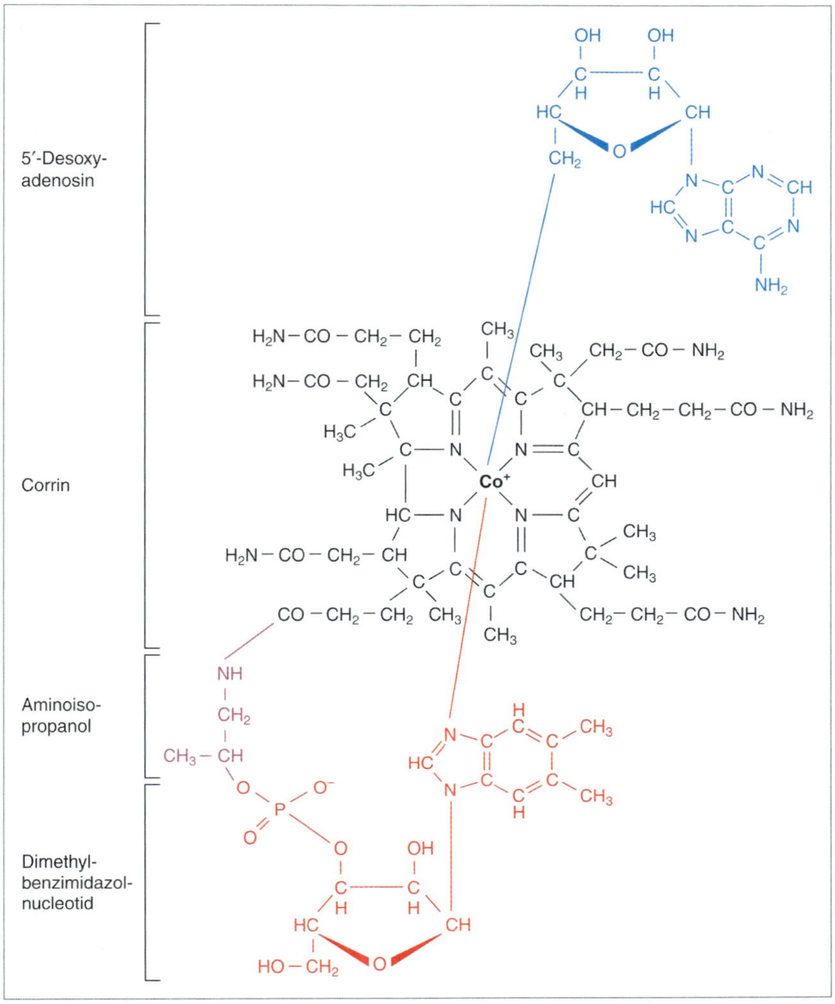

Abb. 4.15 Struktur von Coenzym B_{12} (Desoxyadenosylcobalamin). Im Vitamin B_{12} (Cobalamin) ist der Ligand an der sechsten Koordinationsstelle des Cobaltions Cyanid anstelle von Desoxyadenosin.

Tab. 4.3 Metallatome als essenzielle Cofaktoren einiger Metallproteine und Metallenzyme

Cofaktor	Metallproteine
Eisen (Fe)	Ferritin, Cytochrom-Oxidase, Katalase
Zink (Zn)	Transkriptionsfaktoren, Alkohol-Dehydrogenase, Proteasen, Carboanhydrase, alkalische Phosphatase, Carboxypeptidase A
Calcium (Ca)	Calmodulin
Magnesium (Mg)	Hexokinase, Pyruvat-Kinase, Glucose-6-phosphatase, DNA-Polymerase
Mangan (Mn)	Arginase, Ribonucleotid-Reduktase
Molybdän (Mo)	Sulfit-Oxidase, Aldehyd-Oxidase, Dinitrogenase, Xanthin-Oxidase
Kupfer (Cu)	Cytochrom-Oxidase, Superoxid-Dismutase, Dopamin-β-Hydroxylase, Tyrosinase, Coeruloplasmin
Cobalt (Co)	Methionin-Synthase (Cobalamin)
Nickel (Ni)	Urease

cium, Magnesium, Phosphor, Schwefel und Chlor) werden in Mengen von über 100 mg pro Tag benötigt (Mengenelemente).

4.4.1 Schwermetallionen

Eisen

Es ist Bestandteil von Hämoglobin, Myoglobin sowie einer Reihe von Enzymen (Cytochrome, Katalase, Peroxidasen, Thyreoperoxidase etc.) und Proteinen mit **Eisen-Schwefel-Zentren**. Durch sein Vorkommen in zwei Oxidationsstufen (Fe^{2+} und Fe^{3+}) spielt Eisen, komplexiert im Häm, neben seiner Funktion als O_2-Träger im Blut und als Bestandteil von redoxaktiven Enzymen auch bei verschiedenen Radikalreaktionen **(Fenton-Reaktion)** eine wichtige Rolle im Zellstoffwechsel. Ein fein reguliertes System von Eisenbindungs- und Transportproteinen **(Transferrin, Ferritin, Ferroportin)** sowie eine Feedback-Regulation der Translation dieser Proteine durch spezifische Proteine (IRE-Bindungsproteine, IRPs; ➤ Kap. 13.5.3) stellen die Homöostase des Eisenhaushalts sicher. Ein Überschuss führt durch Reaktion mit

Sauerstoff zu reaktiven Sauerstoffspezies und Radikalen, und Mangelversorgung beeinträchtigt vitale Stoffwechselfunktionen.

Kupfer

Kupferionen wirken als prosthetische Gruppe in der Cytochrom-Oxidase, anderen Oxidasen, Tyrosin-Hydroxylase, Dopamin-β-Hydroxylase sowie Superoxid-Dismutase und sind am Ein-Elektronen-Transfer beteiligt. Im Plasma zirkuliert Kupfer an **Coeruloplasmin** gebunden.

4

Klinik
Als genetisch bedingte Kupfertransportstörungen sind die Wilson-Krankheit und das Menkes-Syndrom bekannt. Beim Menkes-Syndrom ist die intestinale Resorption beeinträchtigt, und durch den Kupfermangel kommt es zu neuronalen Degenerationen, Bindegewebsabnormalitäten und einer besonderen Haarform (kinky hair). Bei der Wilson-Krankheit ist die hepatobiliäre und renale Cu-Ausscheidung beeinträchtigt, und es kommt zu einer Leberdegeneration sowie Kupferablagerungen in Gehirn, Nieren und Augen (Kayser-Fleischer-Ringe der Augen).

Zink

Zink stabilisiert als zweiwertiges Kation die Struktur verschiedener Proteindomänen und ist für die Aktivität von über 80 verschiedenen Enzymen, Transkriptionsfaktoren und anderen Proteinen essenziell.

Es ist unentbehrlich für Wachstum, Fortpflanzung und den normalen Intermediärstoffwechsel. Eine Mangelversorgung kommt bei genetisch gestörter intestinaler Resorption (Akrodermatitis enteropathica), bei Alkoholabusus sowie verschiedenen anderen Malabsorptionskonstellationen und Proteinmangelernährung vor. Dies führt zu Wachstumsverzögerungen, Hautveränderungen, Hypogonadismus und einer Reihe weiterer Stoffwechselstörungen. In hohen Konzentrationen induziert Zink die Synthese von Metallothioneinen, Proteine, die toxische Metallkationen binden.

Chrom

Als dreiwertiges Kation wirkt es im Kohlenhydrat- und Lipidstoffwechsel und spielt eine Rolle als Glucosetoleranzfaktor, da es die Insulinwirkung verbessert und die Glucoseaufnahme in Adipozyten erhöht. Der molekulare Mechanismus für diese Effekte ist noch unklar. Ebenso wie Zink ist es in hohen Konzentrationen für den Organismus toxisch.

Mangan

Das zweiwertige Kation spielt wie Magnesium eine Rolle bei der Komplexierung von Nucleotiden, ist aber auch prosthetische Gruppe oder Zentralatom verschiedener Enzyme und Proteine (Pyruvat-Carboxylase, Aminopeptidase, Carboxypeptidase, Superoxid-Dismutase). Mangelerscheinungen sind so gut wie nicht bekannt, da der Bedarf durch die tägliche Nahrung gut gedeckt wird.

Cobalt

Als Zentralion (Co^{3+}) von Vitamin B_{12} (Cobalamin) ist es an der Methionin- und Pyrimidinbiosynthese beteiligt.

Molybdän

Molybdän ist das Zentralatom des Molybdopterins **Molybdän-Wolfram-Cofaktor** (➤ Kap. 4.3.7) von eisen- und flavinhaltigen Xanthin-Oxidasen, Sulfit-Oxidase und Aldehyd-Oxidasen.

4.4.2 Selen

Selen ist Bestandteil der Aminosäure **Selenocystein**, die sich formal durch Ersatz des Schwefelatoms durch Selen von Cystein ableitet. Selenocystein wird bei der Translation in einem komplizierten Mechanismus als **21. proteinogene Amino-**

Tab. 4.4 Menschliche selenocysteinhaltige Proteine und ihre Funktion

Selenoprotein	Funktion	Reaktion
Glutathion-Peroxidasen (1–4)	Abbau von Peroxiden	$ROOH + 2\,GSH \leftrightarrow ROH + GSSG + H_2O$ R = H, Cholesterin oder Fettsäure
Deiodasen (1–3)	Stoffwechsel von Schilddrüsenhormonen und Iodthyroninen	$T_4\ (rT_3, T_3) + XH \leftrightarrow T_3\ (3{,}3'\text{-}T_2) + I^- + X^+$
Thioredoxin-Reduktasen (1–3)	Reduktion von Disulfiden und verschiedenen Xenobiotika	$RSSR + 2\,Trx_{red} \leftrightarrow 2\,RSH + 2\,Trx_{ox}$ $X_{ox} + Trx_{red} \leftrightarrow X_{red} + Trx_{ox}$
Selenoprotein D2	Synthese von Selenophosphat	$SeO_3^{2-} + ATP \leftrightarrow SeO_3\text{–}PO_3^{2-} + H_2O + ADP$
Selenoprotein P	extrazelluläres Reduktans? Abbau von Peroxinitrit?	?
Selenoproteine W, H, I, O, V, S, p15, K, N, R, X, T	unbekannt	?

säure (➤ Kap. 13.1) eingebaut. Das Genom des Menschen kodiert für insgesamt 25 **selenocysteinhaltige Proteine**, deren Funktion nur z.T. bekannt ist (➤ Tab. 4.4). Dazu zählen vier Glutathion-Peroxidasen, drei Thioredoxin-Reduktasen und drei Iodthyronin-Deiodasen, die Schilddrüsenhormone aktivieren bzw. inaktivieren. Das Selenocystein befindet sich z.B. bei den Glutathion-Peroxidasen im aktiven Zentrum und ist an der Katalyse beteiligt.

MERKE

Die Spurenelemente Eisen, Zink, Kupfer, Mangan, Chrom, Cobalt und Molybdän sind meist als Kationen in aktiven Zentren von Enzymen oder als Stabilisatoren der Proteinkonformation an vielen Stoffwechselwegen beteiligt. Selenocystein ist als 21. proteinogene Aminosäure Bestandteil des aktiven Zentrums von Enzymen. Mangelerscheinungen, überschüssige Zufuhr und Störungen der biologischen Verwertung führen zu ernsthaften Erkrankungen, die teils genetisch bedingt sind.

ZUSAMMENFASSUNG

Coenzyme

An vielen biochemischen Prozessen sind Coenzyme als niedermolekulare organische Gruppen beteiligt. Sie dienen der Übertragung von Elektronen (Redoxcoenzyme) oder von Atomgruppen. **Prostethische Gruppen** sind fest mit dem Holoenzym verbundene Coenzyme, **lösliche Coenzyme** können in der Zelle und zwischen verschiedenen Enzymen transportiert werden. Viele Coenzyme sind **Vitamine** oder werden aus Vitaminvorstufen synthetisiert. Eine Reihe von Coenzymen sind Nucleotide.

Redoxcoenzyme

Bei vielen Enzymreaktionen sind **NADH** bei katabolen und **NADPH** bei anabolen Prozessen als Reduktionsäquivalent die Transportform von Energie zur Kopplung von Reaktionen. **FADH$_2$** ist prostethische Gruppe vieler Dehydrogenasen, Oxidasen und Reduktasen und spielt bei der Entgiftung von Xenobiotika und der Aufrechterhaltung des zellulären Redoxgleichgewichts eine Rolle. **Tetrahydrobiopterin** ist ein Pterin, das wie die vorgenannten Coenzyme zwei Elektronen und zwei Protonen überträgt. **Ubichinon** ist in Lipidschichten frei beweglich und ermöglicht den Übergang von Ein- auf Zwei-Elektronen-Prozesse. **Coenzym K** ist für die γ-Carboxylierung von Proteinen wichtig. **Liponsäure** ist in Multienzymkomplexen Cofaktor bei der oxidativen Decarboxylierung von α-Ketosäuren. **Glutathion** ist ein Tripeptid, das über die SH-Gruppe des Cysteinrests unter Oxidation mit einem zweiten Molekül eine Cystinbrücke bildet und dabei Elektronen bindet. Es ist an der Aufrechterhaltung des Redoxzustands der Zelle, Entgiftungsreaktionen oder der Reparatur von DNA-Schäden beteiligt. **Ascorbinsäure** ist ein Antioxidans, das primär das Redoxgleichgewicht der Zelle reguliert. **Häm** und die **Cytochrome** sind Eisenporphyrine, wobei die Cytochrome unter Ladungswechsel des zentralen Eisenions an Elektronenübertragungsprozessen teilnehmen.

Gruppenübertragende Coenzyme

Die **Nucleosidtriphosphate** ATP, GTP, UTP und CTP übertragen energiereiche Phosphatbindungen und dienen der Aktivierung von Metaboliten und der Kopplung von Reaktionen. Ebenfalls hohes Gruppenübertragungspotenzial haben die Phosphorylcoenzyme, z.B. Creatinphosphat. **Coenzym A** überträgt Acylgruppen, die über eine energiereiche Thioesterbindung an die prostethische Gruppe gebunden sind. Pyridoxalphosphat ist Überträger von Aminogruppen im Aminosäurestoffwechsel. **Biotin** ist bei vier Carboxylasen des Menschen enzymgebundener Cofaktor der Übertragung einer CO_2-Gruppe. Ketone und Aldehyde werden mithilfe von **Thiaminpyrophosphat** übertragen. **Tetrahydrofolat** überträgt Kohlenstoffatome in verschiedenen Oxidationsstufen als Formyl-, Methylen- oder Methylgruppe. Das **Coenzym B$_{12}$** enthält in seinem zentralen Prophyrinring ein Cobaltion, es ist für die Methylgruppenübertragung durch Methionin-Synthetase und Methylmalonyl-CoA-Mutase wichtig. **Dolicholphosphat** aktiviert und überträgt Oligosaccharide bei der Glykosylierung von Proteinen im endoplasmatischen Retikulum.

Anorganische Cofaktoren

Sie werden mit der Nahrung, z.T. als Spurenelemente, aufgenommen. Einige **Metallionen** wie Kupfer, Mangan oder Zink sind prostethische Gruppen verschiedener Proteine. **Eisen** kommt außer in Häm und Cytochrom zusammen mit Schwefel im Reaktionszentrum von Oxidasen und Peroxidasen vor. **Molybdän** und **Wolfram** sind Cofaktoren einiger Oxidasen. **Selen** ist in der Aminosäure Selenocystein enthalten, die im aktiven Zentrum von Enzymen an der Katalyse beteiligt ist.

007 IMPP-Fragen

Fragen

1. Wie können energiereiche Bindungen übertragen werden? Denken Sie dabei an:
   - hohes Gruppenübertragungspotenzial
   - Aktivierung.
2. Welche Coenzyme können Elektronen übertragen?
3. In welcher Form sind anorganische Ionen an Enzymreaktionen beteiligt? Geben Sie Beispiele.
4. Beschreiben Sie die Funktion von Selen.

KAPITEL

5

H. Wiesinger

Kohlenhydrate

Praxisfall

Ein Mädchen im Elektrorollstuhl, eine Maske über der Nase, zwei Schläuche führen zu einem batteriebetriebenen Beatmungsgerät. Ein seltenes Bild im Alltag, aber ein anschauliches Beispiel für eine Patientin, die durch moderne Medizintechnik am Alltag teilnehmen kann, obwohl bei ihr schon kurz nach der Geburt Morbus Pompe diagnostiziert wurde. Diese schwere Stoffwechselkrankheit wurde in den Jahren 1929 und 1932 von den Pathologen Edgar von Gierke (Deutschland) und Johannes Pompe (Niederlande) beschrieben und ist durch die Ablagerung unphysiologisch hoher Mengen von Glykogen in verschiedenen Organen charakterisiert. Schon in den ersten Lebenswochen entwickeln die Betroffenen eine Hypotonie und allgemeine Schwäche (auch beim Schreien), mit Kardiomyopathie und Hepatomegalie. Muskel- und Zwerchfellschwäche führen zu progredienten respiratorischen Problemen. Bei der infantilen Verlaufsform tritt oft der Tod aufgrund von schweren Lungeninfektionen, Herz- oder Lungenversagen vor Erreichen des zweiten Lebensjahrs ein. Juvenile und adulte Verlaufsformen zeichnen sich durch langsamere Progression der Muskelschwäche aus, führen aber in der Regel zu Beatmungs- und Rollstuhlpflichtigkeit und einer reduzierten Lebenserwartung aufgrund respiratorischen Versagens.

Morbus Pompe war das erste beschriebene Beispiel einer Glykogenose (Glykogenspeicherkrankheit). Diesen Krankheitsbildern liegen hereditäre Defekte des Glykogenstoffwechsels zugrunde, sodass es zu einer pathologisch gesteigerten Glykogenablagerung in vielen Organen kommt. Bei Morbus Pompe (Glykogenose Typ II) fehlt das lysosomale Enzym α-Glucosidase (saure Maltase) in allen Organen, oder es ist in seiner Aktivität stark reduziert. Das Enzym kann Maltose und Oligosaccharide hydrolysieren, aber auch Glykogen hydrolytisch vollständig zu Glucose abbauen. Bei einem Defekt des Enzyms führt die Akkumulation von Glykogen in den Lysosomen zu einer Beeinträchtigung der physiologischen Funktion von Organellen, Zellen und schließlich der Organe. Besonders sind dabei die Muskelzellen betroffen. Enzymersatztherapie durch rekombinant erzeugte humane α-Glucosidase wurde an juvenilen Patienten erfolgreich getestet, eine Gentherapie ist nicht in Sicht.

Zur Orientierung

Kohlenhydrate sind in ihren vielfältigen Formen die am häufigsten vorkommenden organischen Verbindungen auf der Erde. Sie entstehen hauptsächlich über die Photosynthese von Pflanzen und einiger Bakterien aus den einfachen Verbindungen CO_2 und H_2O mit dem Sonnenlicht als Energielieferant, können aber auch aus organischen Vorstufen im Stoffwechsel gebildet werden. Der **Abbau** der einfachen Kohlenhydrate, v.a. der Glucose, stellt wiederum einen wesentlichen Teil der **Energie** bereit, die eine Zelle für synthetische, mechanische oder Transportleistung braucht. Der Katabolismus der Kohlenhydrate beginnt mit der **Verdauung**, d.h. der extrazellulären Hydrolyse der Poly-, Oligo- und Disaccharide in Mund und Darm. Nach Absorption und Transport der monomeren Zucker in die Körperzellen dient der intrazelluläre Abbau in der **Glykolyse** und im **Citratzyklus** der Gewinnung von Energie und von C-Bausteinen für Synthesen. Der Abbau im **Pentosephosphatweg** ist für die Bereitstellung von Re-

duktionsäquivalenten und die Nucleotidsynthese von Bedeutung.
In der Gluconeogenese wird Glucose aus Nichtkohlenhydratvorstufen aufgebaut. Glucose wird in Form von **Glykogen** in tierischen Zellen gespeichert und bei Bedarf daraus mobilisiert.
Zucker sind Teile des Grundgerüsts von **RNA und DNA** sowie des **Energiespeichers ATP**. In den Zellwänden von Bakterien und Pflanzen, aber auch von Membranen tierischer Zellen bilden komplexe Zucker wichtige Strukturkomponenten. Die Funktion der Kohlenhydrate bei der **Erkennung und Adhäsion von Zellen** verdeutlicht, welche Rolle sie bei der Morphogenese und Plastizität komplexer Organe spielen. Die Stoffwechselwege der Kohlenhydrate unterliegen einer komplexen **hormonellen Regulation** und laufen je nach Energiebedarf katabol oder anabol ab. Eine zentrale Stellung in der Wahrung der Glucosehomöostase des Körpers nimmt die **Leber** ein.

5.1 Chemie der Kohlenhydrate

5.1.1 Struktur und Stereochemie der Monosaccharide

Begriffsklärung

Nimmt man den Begriff „Kohlenhydrat" wörtlich, so bezeichnet er eine Verbindung aus Kohlenstoff und Wasser. Diese Namensgebung kann aus einer Zeit heraus verstanden werden, in der die Summenformel vieler Vertreter dieser Naturstoffklasse zu $C_n(H_2O)_n$ bestimmt wurde und somit formal tatsächlich „Hydrate des Kohlenstoffs" beschrieb. Wie die Konstitutionsformel der Kohlenhydrate zeigt, ist diese einfache chemische Zuordnung nicht sinnvoll (➤ Abb. 5.1). Außerdem rechnet man zu den Kohlenhydraten auch Verbindungen, die zwar ausschließlich aus C, H und O aufgebaut sind, der genannten allgemeinen Formel aber nicht entsprechen, oder Verbindungen, die Heteroatome wie N oder S enthalten.

Da viele einfache Kohlenhydrate süß schmecken, wird der Begriff **Saccharid** (gr. sakcharon = Zucker) synonym mit Kohlenhydrat verwendet, woraus man eine eindeutige Nomenklatur ableiten kann. Monomere Kohlenhydrate heißen demnach **Monosaccharide**, aus monomeren Bausteinen zusammengesetzte Kohlenhydrate werden entsprechend als **Disaccharide** (zwei Bausteine), **Oligosaccharide** (drei bis neun Bausteine) und **Polysaccharide** (mehr als neun Bausteine) klassifiziert.

Zucker sind in dieser Gruppe die Monosaccharide (auch: einfache Zucker) sowie Di- und Oligosaccharide, die man auch als zusammengesetzte oder komplexe Zucker bezeichnet. Die bekanntesten Vertreter finden tatsächlich als Süßstoffe, also als „Zucker" im alltäglichen Sprachgebrauch, Verwendung. Sie zeigen alle ein ähnliches physikalisches Verhalten und lassen sich z.B. leicht kristallisieren oder lösen sich in hohen Konzentrationen in Wasser. Polysaccharide dagegen sind amorphe Feststoffe und in Wasser nicht oder nur kolloidal löslich. Kohlenhydrate in den genannten Formen machen etwa 1% des menschlichen Körpers aus.

Klassifizierung der Monosaccharide

Monosaccharide bestehen aus einer einzigen aliphatischen Polyhydroxycarbonyleinheit und können, wenn sie nicht weiter modifiziert sind, mit der Summenformel $C_nH_{2n}O_n$ beschrieben werden, wobei $n > 2$ ist. Das Kohlenstoffskelett ist im Allgemeinen nicht verzweigt. Eines der Kohlenstoffatome ist über eine Doppelbindung mit einem Sauerstoffatom zu einer Carbonylgruppe verknüpft, die anderen tragen je eine Hydroxylgruppe. Ist die Carbonylgruppe am Kettenende angeordnet, so gehört das Monosaccharid zur Klasse der Aldehyde und wird **Aldose** genannt. Liegt die Carbonylgruppe innerhalb der Kohlenstoffkette, ist das Monosaccharid ein Keton und wird als **Ketose** bezeichnet. Somit sind die einfachsten Monosaccharide, Glycerinaldehyd und Dihydroxyaceton (➤ Abb. 5.1) mit je drei Kohlenstoffatomen, eine Aldotriose bzw. Ketotriose. Derivate beider Verbindungen spielen eine wesentliche Rolle im Kohlenhydratstoffwechsel (➤ Tab. 5.1).

Die längerkettigen Monosaccharide sind wichtige Nahrungsbestandteile und Strukturkomponenten und üben entscheidende Funktionen im Zellstoffwechsel aus (➤ Tab. 5.1, ➤ Abb. 5.1). Neben der Erythrose mit vier Kohlenstoffatomen gehören dazu v.a. Vertreter aus den Gruppen mit fünf (Aldo-

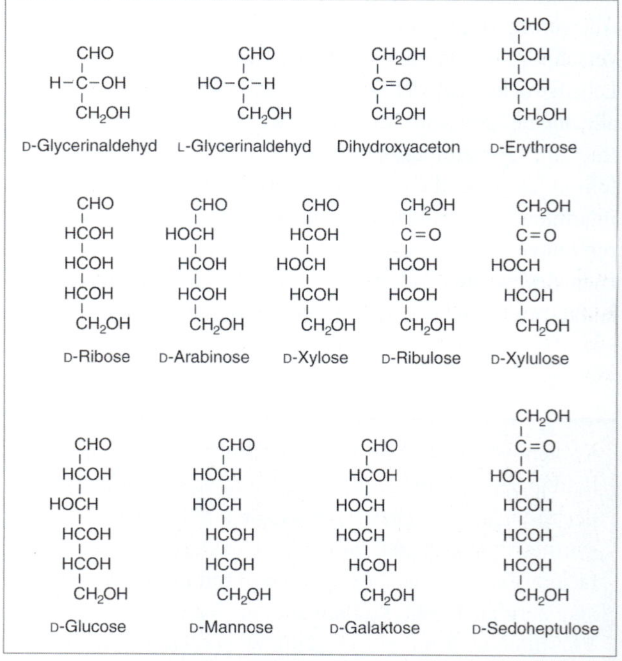

Abb. 5.1 D- und L-Glycerinaldehyd, Dihydroxyaceton und wichtige Aldosen und Ketosen der D-Konfiguration mit vier, fünf, sechs und sieben Kohlenstoffatomen.

Tab. 5.1 Biochemisch wichtige Monosaccharide der D-Serie

Verbindung	Klassifizierung	Vorkommen und biologische Bedeutung
Glycerinaldehyd	Aldotriose	in phosphorylierter Form im Stoffwechsel
Dihydroxyaceton	Ketotriose	in phosphorylierter Form in Glykolyse und Gluconeogenese
Erythrose	Aldotetrose	in phosphorylierter Form im Pentosephosphatweg
Ribose	Aldopentose	in Nucleinsäuren und Coenzymen
Ribulose	Ketopentose	in phosphorylierter Form im Pentosephosphatweg
Arabinose	Aldopentose	in Proteoglykanen und Glykoproteinen
Xylose	Aldopentose	in Proteoglykanen und Glykoproteinen
Xylulose	Ketopentose	in phosphorylierter Form im Pentosephosphatweg
Glucose	Aldohexose	• in Fruchtsäften (Traubenzucker) • Bestandteil der Saccharose und anderer wichtiger Disaccharide • Bestandteil von Speicherpolysacchariden, Blutzucker
Galaktose	Aldohexose	• Bestandteil des Milchzuckers (Lactose) • in Glykoproteinen und Sphingolipiden
Mannose	Aldohexose	• in Glykoproteinen • als Mannose-6-phosphat, wichtig bei der Biogenese der Lysosomen
Fructose	Ketohexose	• in Fruchtsäften, Honig • Bestandteil der Saccharose • in phosphorylierter Form in der Glykolyse
Sedoheptulose	Ketoheptose	in phosphorylierter Form im Pentosephosphatweg

und Ketopentosen), sechs (Aldo- und Ketohexosen) und sieben Kohlenstoffatomen (Aldo- und Ketoheptosen). Die Nummerierung der Kohlenstoffatome beginnt an dem Ende des Moleküls, das der Carbonylgruppe am nächsten liegt (➤ Abb. 5.2).

MERKE

Kohlenhydrate sind Polyhydroxyverbindungen mit einer zusätzlichen Aldehyd- (Aldosen) oder Ketogruppe (Ketosen). Je nach Anzahl der Bausteine unterscheidet man Mono-, Di- und Oligosaccharide („Zucker") und Polysaccharide.

Stereochemie der Monosaccharide

Enantiomerie Alle Monosaccharide mit Ausnahme von Dihydroxyaceton enthalten mindestens ein asymmetrisches Koh-

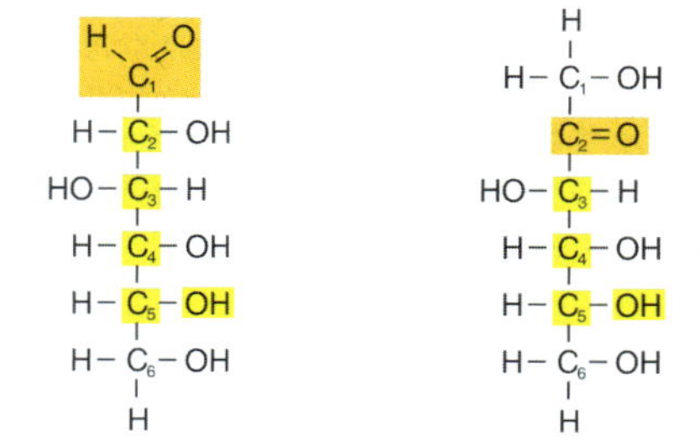

Abb. 5.2 Fischer-Projektionen der Aldohexose D-Glucose und der Ketohexose D-Fructose. Die Nummerierung der Kohlenstoffatome, die asymmetrischen Kohlenstoffatome von C(2) bzw. C(3) bis C(5) und die für die D-Klassifizierung ausschlaggebende Konfiguration an C(5) sind aufgezeigt.

lenstoffatom, also ein C-Atom mit vier unterschiedlichen Substituenten. Monosaccharide sind somit chirale Moleküle und kommen in zwei **enantiomeren** Formen vor, die sich wie Bild und Spiegelbild zueinander verhalten. Die beiden möglichen Enantiomere von Glycerinaldehyd mit einem asymmetrischen Kohlenstoffatom wurden mit D und L bezeichnet (➤ Abb. 5.1); sie sind die Referenzsubstanzen für die absolute Konfiguration aller chiralen Verbindungen.

Da ein Molekül mit n asymmetrischen Atomen in insgesamt 2^n stereoisomeren Formen auftreten kann, findet man z.B. bei den Aldohexosen mit vier asymmetrischen Kohlenstoffatomen $2^4 = 16$ verschiedene Stereoisomere, die acht Enantiomerenpaare bilden. Bei Monosacchariden mit zwei oder mehr asymmetrischen Kohlenstoffatomen beziehen sich die Präfixe D und L auf das chirale Zentrum, das am weitesten von der Carbonylgruppe entfernt ist. Die Konfiguration an diesem Kohlenstoffatom wird mit der Konfiguration von Glycerinaldehyd verglichen (➤ Abb. 5.2). Es ist zu beachten, dass sich D- und L-Glucose über die ganze Kettenlänge wie Bild und Spiegelbild zueinander verhalten, also enantiomer zueinander sind. In der Natur überwiegen die Monosaccharide der D-Serie, die deshalb auch physiologisch von übergeordneter Bedeutung sind.

Epimerie Besitzen zwei Monosaccharide dieselbe Summenformel (z.B. $C_6H_{12}O_6$), unterscheiden sich aber in der Konfiguration an einem Kohlenstoffatom, so sind sie zueinander **epimer** und haben in der Regel auch eigene Namen. Beispielsweise sind D-Glucose und D-Mannose Epimere in Bezug auf C(2) und D-Glucose und D-Galaktose sind Epimere in Bezug auf C(4) (➤ Abb. 5.1). Diese Stereoisomere verhalten sich nicht wie Bild und Spiegelbild zueinander.

Optische Aktivität Aufgrund ihrer chiralen Kohlenstoffatome sind Monosaccharide optisch aktiv, d.h., sie drehen die Ebene von linear polarisiertem Licht, das in das Molekül eingestrahlt wird. Es sei darauf verwiesen, dass sich der Drehsinn nicht aus der absoluten Konfiguration ableiten lässt. So ist D-Glucose rechtsdrehend (+), D-Fructose mit der gleichen absoluten Konfiguration der Chiralitätszentren ist linksdrehend (–).

MERKE

Mit Ausnahme von Dihydroxyaceton haben alle Kohlenhydrate mindestens ein chirales Kohlenstoffatom, sind also optisch aktiv. Ein Zucker gehört zur D-Reihe, wenn die Konfiguration des Kohlenstoffatoms, das am weitesten von der Carbonylgruppe entfernt ist, mit der von D-Glycerinaldehyd übereinstimmt.

5.1.2 Chemische Eigenschaften und Reaktionen der Monosaccharide

Zyklisierung und Anomerie

Ringformen In wässrigen Lösungen liegen gerade die wichtigsten Monosaccharide nicht als offene Ketten, sondern als ringförmige (zyklische) Verbindungen vor. Dies beruht auf der Chemie der Carbonylgruppe, die mit einer alkoholischen Hydroxylgruppe zu einem Halbacetal oder einem Halbketal reagieren kann. Die nucleophile Addition läuft bei den Pentosen und Hexosen, aber auch bei längerkettigen Monosacchariden intramolekular so ab, dass thermodynamisch stabile Sechs- oder Fünfringe entstehen. Die sechsgliedrigen Ringformen heißen **Pyranosen**, da sie formal als Derivate des heterozyklischen Pyrans angesehen werden können (➤ Abb. 5.3). Wegen ihrer Ähnlichkeit mit Furan werden die fünfgliedrigen Ringe als **Furanosen** (➤ Abb. 5.4) bezeichnet.

Anomerie Bei der Additionsreaktion wird am Carbonylkohlenstoffatom ein neues chirales Zentrum geschaffen. Da der

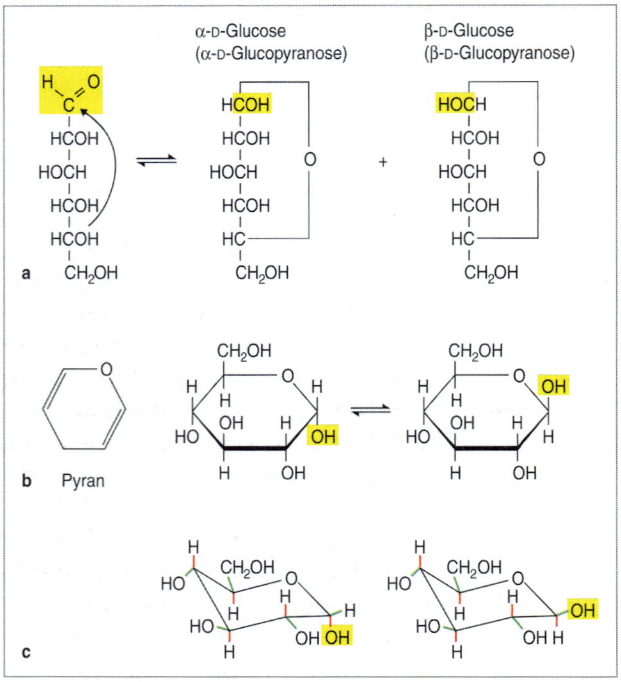

Abb. 5.3 Intramolekulare Bildung des Halbacetals der D-Glucose unter Ringschluss.
Mögliche Darstellungsweisen der Anomeren in der Fischer- **(a)** und der Haworth-Projektion **(b)** und als Konformationsformeln **(c).** Es ist die sog. Sesselkonformation wiedergegeben, in der axiale (rot) und äquatoriale Bindungen (grün) unterschieden werden. Der Doppelpfeil in (b) steht für die Gleichgewichtsmischung der Anomeren in wässriger Lösung.

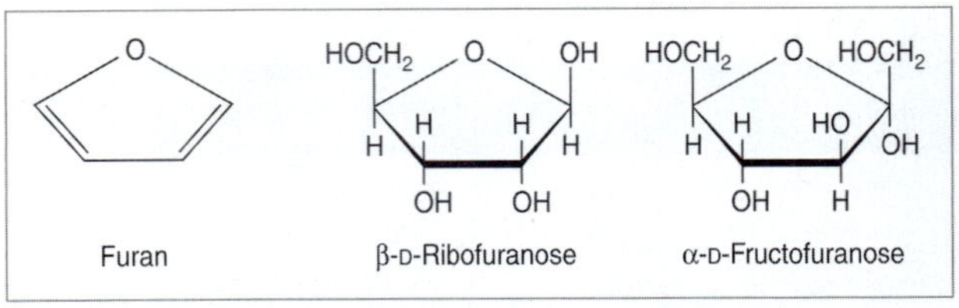

Abb. 5.4 Mögliche Furanoseringformen der D-Ribose und der D-Fructose.

Angriff der Hydroxylgruppe von zwei verschiedenen Seiten erfolgen kann, sind zwei stereoisomere Produkte mit entgegengesetzter Konfiguration möglich. Diese Formen bezeichnet man als **Anomere** mit dem Präfix α oder β. Die Konfiguration am Kohlenstoffatom, das die Hydroxylgruppe zur Verfügung stellt, bleibt erhalten. Im Fall der D-Glucose muss man also die beiden anomeren Verbindungen α-D- und β-D-Glucopyranose (➤ Abb. 5.3) und im Fall der D-Fructose α-D- und β-D-Fructofuranose (➤ Abb. 5.4) unterscheiden, obwohl der sechsgliedrige Ring in den freien Zuckern vorherrscht. In wässriger Lösung stellt sich ein Gleichgewicht zwischen den beiden Anomeren ein, in dem die stabilere Form überwiegt. Die für die verschiedenen Monosaccharide tabellierten Drehwinkel für linear polarisiertes Licht wurden in derartigen Gleichgewichtsmischungen gemessen und weichen von den Drehwinkeln ab, die in Lösungen der reinen Anomeren gemessen werden. **Mutarotation** nennt man die allmähliche Änderung des Drehwinkels zum Gleichgewichtsdrehwinkel hin, wenn das reine Anomer eines Monosaccharids in Wasser gelöst wird. Ursache dieser Änderung ist die langsame Einstellung des Anomerengleichgewichts (➤ Abb. 5.5, Reaktion 1).

Formeldarstellung Am Beispiel der D-Glucose sollen die verschiedenen Möglichkeiten der **formelmäßigen Darstellung** der Monosaccharide in ihren zyklischen Formen aufgezeigt werden (➤ Abb. 5.3). Die Darstellung in der Fischer-Projektion bringt die Beziehung zur offenkettigen Form am besten zum Ausdruck. Die Haworth-Projektion gibt einen guten Eindruck von der räumlichen Anordnung (Konfiguration) des Rings und seiner Substituenten. Sie ist aber insofern irreführend, als der Ring selbst nicht planar ist, sondern die energiearme Sesselkonformation einnimmt, in der die Bindungswinkel an den Kohlenstoffatomen optimal sind und die sterische Hinderung der funktionellen Gruppen minimal ist (➤ Abb. 5.3). Die Hydroxylgruppe an C(1) ist in der α-anomeren Form axial angeordnet, in der β-anomeren Form dagegen – sterisch günstiger – äquatorial. In wässriger Lösung liegen deshalb etwa zwei Drittel der Glucosemoleküle in der β-anomeren Form vor.

MERKE

Monosaccharide bilden zyklische Halbacetale oder -ketale mit einem zusätzlichen asymmetrischen Zentrum. Die α- und β-anomeren Formen gehen in wässriger Lösung ineinander über (Mutarotation), bis eine Gleichgewichtsmischung erreicht ist, in der das stabilere Anomer überwiegt. Der Sechsring der D-Glucose liegt in der stabilen Sesselkonformation vor.

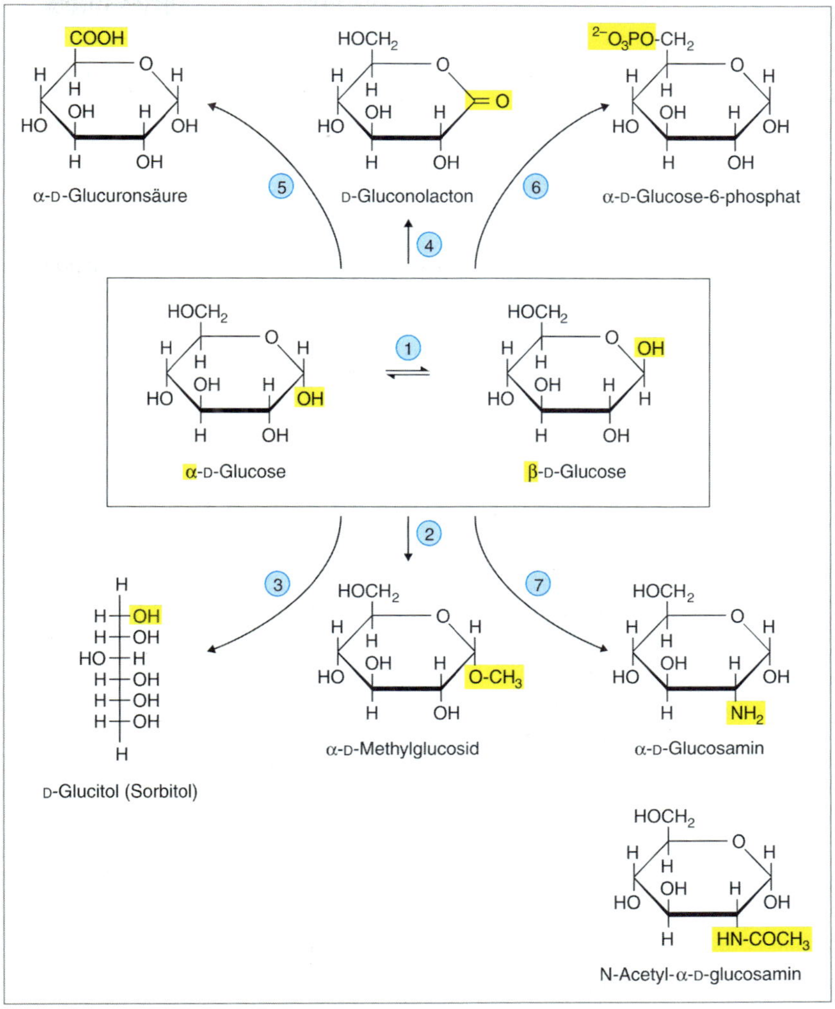

Abb. 5.5 Reaktionen und Derivate der D-Glucose.
(**1**) Anomerengleichgewicht, die offenkettige Zwischenstufe ist nicht gezeigt. (**2**) Glykosidische Bindung (hier: Methylglucosid). (**3**) Reduktion. (**4**) Oxidation an C(1) (Lacton). (**5**) Oxidation an C(6). (**6**) Phosphorylierung zum Phosphorsäureester. (**7**) Aminozucker (hier: Glucosamin), mit anschließender N-Acetylierung. Die Verbindungen entstehen biochemisch in einer komplexen Reaktionsfolge aus Fructose-6-phosphat.

Glykosidische Bindung

Da Monosaccharide multifunktionelle Verbindungen sind, können sie eine Vielzahl von Reaktionen eingehen. Die Hydroxylgruppe am anomeren Kohlenstoffatom eines Monosaccharids reagiert in Gegenwart von Protonen leicht mit einem Alkohol unter Ausbildung von asymmetrischen gemischten (Voll-)Acetalen, den α- und β-Glykosiden. Die Bindung am anomeren Kohlenstoffatom wird **glykosidische Bindung** genannt und ist formal eine Etherbindung. So entsteht bei der Reaktion von α-D-Glucose mit Methanol das Methyl-α-D-glucopyranosid mit axial stehender Methoxygruppe (➤ Abb. 5.5, Reaktion 2). Verbindungen mit einer **N-glykosidischen Bindung**, die formal als Reaktionsprodukte der anomeren Hydroxylgruppe mit einem Amin angesehen werden können, sind biologisch sehr bedeutsam. So ist in den Nucleotiden das Ringstickstoffatom einer Purin- oder Pyrimidinbase über eine N-glykosidische Bindung mit C(1) von D-Ribose oder 2-Desoxy-D-Ribose verknüpft.

Schon gewusst

Komplexe Glykoside finden sich in Pflanzen. Der Kohlenhydratanteil dient der Solubilisierung ansonsten schlecht löslicher unpolarer Moleküle. Der Nichtkohlenhydratanteil wird auch als Aglykon bezeichnet. Vanillosid der Vanilleschote, Amygdalin der Mandeln oder Sinalbin im weißen Senf sind Beispiele. Die physiologischen Wirkungen vieler pflanzlicher Glykoside wurden schon lange in der Volksheilkunde genutzt, so etwa die analgetischen und antipyretischen Eigenschaften des Salicins aus der Weide (Salix). Die steroidalen Glykoside aus Digitalis oder Strophantus hemmen auf molekularer Ebene die Na^+-K^+-ATPase und werden zur Behandlung von Herzschwäche oder Herzrhythmusstörungen eingesetzt (➤ Abb. 5.6).

MERKE

Monosaccharide bilden mit Alkoholen oder Aminen O- oder N-glykosidische Bindungen am anomeren Kohlenstoffatom aus. N-glykosidische Bindungen zwischen Purin- und Pyrimidinbasen und Ribose oder Desoxyribose kommen in den Nucleotiden vor, O-glykosidische Bindungen in vielen Naturstoffen (Digitalisglykoside).

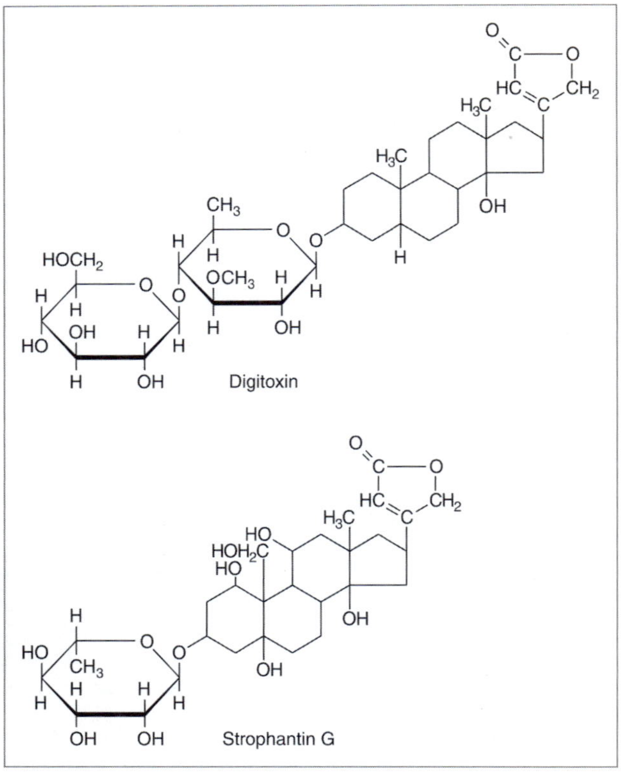

Abb. 5.6 Digitoxin und Strophantin G (Ouabain), zwei herzaktive pflanzliche Glykoside.

Reduktion und Oxidation

Polyole Wird die Carbonylgruppe der Monosaccharide reduziert, so erhält man **Zuckeralkohole (Polyole)**. Aus D-Glucose entsteht so D-Glucitol (Sorbitol), D-Mannose und D-Galaktose werden zu D-Mannitol und D-Galaktitol. Sorbitol (➤ Abb. 5.5, Reaktion 3) und andere Polyole sind in der Lebensmittelindustrie weit verbreitet, z.B. als Zuckeraustauschstoffe, die süß schmecken, aber kaum metabolisiert werden. Ein Nebenweg der Glykolyse, der sog. Polyolweg, könnte für Spätfolgen des Diabetes verantwortlich sein (➤ Kap. 5.2.7).

Desoxyzucker In den Desoxyzuckern (engl. deoxy) ist mindestens ein Kohlenstoffatom vollständig reduziert. Die 2-Desoxy-D-ribose ist ebenso wie die Ribose Komponente der Nucleinsäuren. Beide Monosaccharide liegen in den Nucleotiden in der Furanoseform vor (➤ Abb. 5.4).

Blick ins Labor

Radioaktiv markierte 2-Desoxy-D-Glucose ist ein wertvolles Hilfsmittel zur Aufklärung des Glucoseumsatzes in Geweben und Zellkulturen: Die Verbindung wird vom Glucosetransporter und von der Hexokinase als Substrat akzeptiert, aber nicht mehr weiter metabolisiert (➤ Kap. 5.2.2). Die Anreicherung von 2-Desoxy-D-glucose-6-phosphat, die autoradiographisch in Gewebeschnitten gemessen wird, zeigt dann Orte hoher Stoffwechselaktivität an. So kann man z.B. auch herausfinden, welche Gehirnpartien an bestimmten kognitiven oder motorischen Leistungen beteiligt sind. Eine Weiterentwicklung der Methode benutzt ^{18}F-markierte Desoxyglucose und die Positronenemissionstomographie (PET) zur Lokalisation des Metaboliten.

Zuckersäuren Die Carbonylgruppe der Monosaccharide wird leicht chemisch oder enzymatisch oxidiert, man spricht deshalb auch von reduzierenden Zuckern. Diese Oxidation führt zu einer Klasse von **Zuckersäuren**, den **Onsäuren**. Als Beispiel sei nur die aus der D-Glucose entstehende D-Gluconsäure erwähnt, die in phosphorylierter Form im Kohlenhydratstoffwechsel eine wesentliche Rolle spielt. Die Säure liegt normalerweise als intramolekularer Ester vor (Lacton, hier: D-Gluconolacton), da durch Wasserabspaltung ein energetisch günstiger Sechsring entsteht (➤ Abb. 5.5, Reaktion 4).

Andererseits kann in den Monosacchariden auch die endständige $-CH_2OH$-Gruppe bis zur Stufe einer Carbonsäure oxidiert sein. In diesem Fall spricht man von Uronsäuren (z.B. D-Glucuronsäure, ➤ Abb. 5.5, Reaktion 5). Sie sind Komponenten vieler Polysaccharide, üben aber insbesondere die spezielle Funktion aus, schwer lösliche körpereigene Stoffe und potenziell toxische Xenobiotika als Glykoside der Ausscheidung zuzuführen. Auch die Uronsäuren liegen in freier Form als Lacton vor. Eine biologisch wichtige Zuckersäure ist die Ascorbinsäure (Vitamin C), die aus D-Glucose hergestellt wird.

Phosphorylierung und Aminierung

Phosphorylabkömmlinge der Monosaccharide wie das D-Glucose-6-phosphat (➤ Abb. 5.5, Reaktion 6) sind wichtige Intermediate im Kohlenhydratstoffwechsel und werden in ➤ Kap. 5.2 ausführlich erörtert. Ist eine Hydroxylgruppe, normalerweise an C(2), durch eine Aminogruppe ersetzt, so erhält man einen **Aminozucker**. D-Glucosamin (➤ Abb. 5.5, Reaktion 7) und D-Galaktosamin kommen in vielen Polysacchariden vor. D-Galaktosamin findet sich darüber hinaus in Glykolipiden. *N*-Methyl-L-glucosamin ist ein Bestandteil des Antibiotikums Streptomycin. In vielen Fällen ist die Aminogruppe acetyliert (*N*-Acetyl-D-glucosamin). Wichtige Bausteine struktureller Polysaccharide sind die *N*-Acetylmuraminsäure in der Bakterienzell-

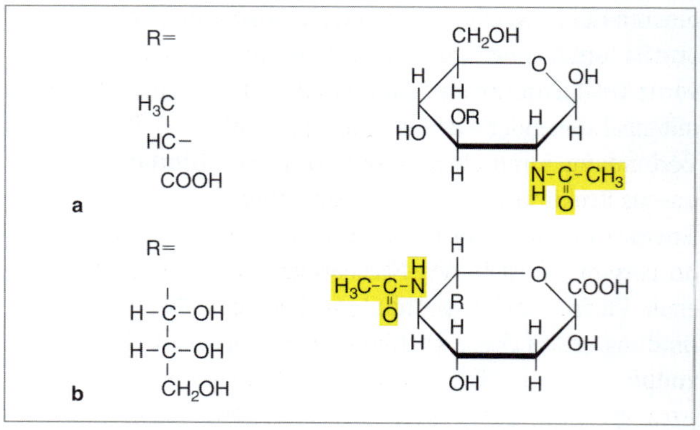

Abb. 5.7 ***N*-Acetylmuraminsäure (a) und *N*-Acetylneuraminsäure (b).**

wand und die *N*-Acetylneuraminsäure (➤ Abb. 5.7). *N*-Acylderivate der Neuraminsäure werden auch Sialinsäuren genannt. Sie sind wesentliche Komponenten von Schleimstoffen (Muzine), und in Glykolipiden (Gangliosiden) und Glykoproteinen sind sie Bestandteile der Plasmamembran von Säugerzellen. Neutrale und saure Glykosphingolipide (Cerebroside, Ganglioside) kommen v.a. in den Membranen des Nervensystems vor.

MERKE

Monosaccharide gehen vielfältige chemische Reaktionen ein, u.a. Reduktion zu Zuckeralkoholen, Oxidation zu Zuckersäuren oder Austausch einer OH-Gruppe gegen $-NH_2$ (Aminozucker). Zuckerphosphate sind wichtige Intermediate im Kohlenhydratstoffwechsel. In Desoxyzuckern ist mindestens ein Kohlenstoffatom vollständig reduziert.

5.1.3 Disaccharide und Oligosaccharide

Disaccharide

Eine glykosidische Bindung wird auch bei der Reaktion des anomeren Kohlenstoffatoms eines Monosaccharids mit der halbacetalischen oder einer alkoholischen Hydroxylgruppe eines weiteren Monosaccharids gebildet. Die entstehenden **Disaccharide** sind oft unter ihrem Trivialnamen bekannt (➤ Abb. 5.8). In einer systematischen Nomenklatur werden die konstituierenden Monosaccharide aufgeführt und die Positionszahlen der beteiligten Kohlenstoffatome angegeben. Die hier beschriebene *O*-glykosidische Bindung (formal ein Ether) ist von der *N*-glykosidischen zu unterscheiden, in der ein Reaktionspartner ein Aminozucker ist.

Saccharose (Rohrzucker, engl. sucrose) ist in der Pflanzenwelt weit verbreitet und wird als der gewöhnliche Haushaltszucker aus Zuckerrohr und Zuckerrüben gewonnen. Saccharose ist ein Disaccharid aus Glucose und Fructose und wird in einer systematischen Nomenklatur als *O*-α-D-Glucopyranosyl-1,2-β-D-fructofuranosid bezeichnet. Es sind also die beiden anomeren Kohlenstoffatome stereochemisch eindeutig miteinander verbunden. Vereinfacht kann das Molekül als α-Glucosyl-1,2-β-fructosid geschrieben werden (➤ Abb. 5.8). Aufgrund der Verknüpfung wirkt Saccharose in chemischen Reaktionen nicht als reduzierender Zucker, da die reaktiven Aldehyd- und Ketongruppen der beiden Monomere verbunden sind. In wässriger Lösung dreht das Disaccharid zwar linear polarisiertes Licht, zeigt aber keine Mutarotation. Bei Hydrolyse der glykosidischen Bindung entsteht eine äquimolare Mischung aus D-Glucose und D-Fructose, deren Anomerengleichgewichte sich dann einstellen. Es ändern sich also der Betrag und in diesem Fall auch die Richtung des Drehsinns, sodass von einer Inversion gesprochen und dieses Monosaccharidgemisch als Invertzucker bezeichnet wird. Die Hydrolyse wird durch das Enzym Invertase katalysiert. Invertzucker liegt im Honig vor, nach Aufbereitung des Blütennektars durch die Bienen. In der präparativen Biochemie wird Saccharose zur Herstellung von Dichtegradienten verwendet, v.a. bei Nucleinsäuren.

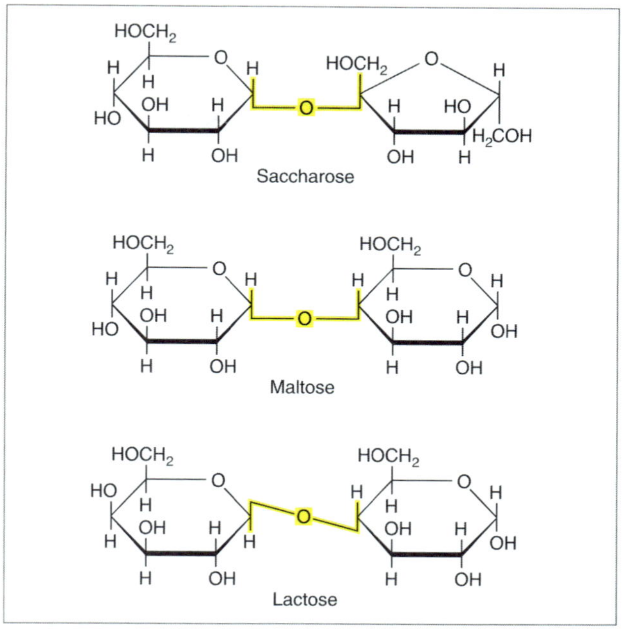

Abb. 5.8 Wichtige Disaccharide.

Das Disaccharid Trehalose, α-Glucosyl-1,1-α-glucosid, ist reichlich in Pilzen, Hefen und in der Hämolymphe von Insekten vorhanden. Es wird biotechnologisch zum Schutz von Zellen bei der Kryokonservierung eingesetzt.

Maltose, α-Glucosyl-1,4-glucosid, und Lactose, β-Galactosyl-1,4-glucosid, sind Beispiele für Disaccharide, in denen das zweite Monosaccharid ein freies anomeres Kohlenstoffatom besitzt, das in der α- und β-Konfiguration vorkommen kann und reduzierend wirkt (➤ Abb. 5.8). Maltose ist ein Zwischenprodukt beim amylasekatalysierten Abbau der Stärke und kommt in Samenkeimlingen (Gerstenmalz) vor. Lactose (Milchzucker) ist mit einem Anteil von bis zu 7,5% in Milch enthalten.

Oligosaccharide

In Oligosacchariden sind drei bis neun monomere Einheiten in der Regel linear miteinander verknüpft. Für jede glykosidische Bindung müssen die beteiligten Kohlenstoffatome und die Stereochemie angegeben werden. In der Natur ist v.a. das Trisaccharid **Raffinose** aus Galaktose, Glucose und Fructose quantitativ von Bedeutung. Es findet sich in Zuckerrüben und anderen höheren Pflanzen. **Maltodextrin** ist ein Gemisch aus Oligosacchariden, das als Verdickungsmittel in Lebensmitteln verwendet wird, während es Ausdauersportler als geschmacksneutralen Energielieferanten konsumieren. Etwa 10% der Muttermilch bestehen aus Oligosacchariden, die bedeutsam für die Organentwicklung und die Regulation der frühkindlichen Darmflora sind. In gebundener Form sind Oligosaccharideinheiten Bestandteile der Glykoproteine (➤ Kap. 5.1.5).

MERKE

In Disacchariden ist eine *O*-glykosidische Bindung zwischen zwei Zuckerbausteinen geknüpft. Wichtige Vertreter sind die Saccharose (Rohr- oder Rübenzucker) aus Glucose und Fructose, die über ihre anomeren Kohlenstoffatome α-1,2-glykosidisch miteinander verknüpft sind, die Maltose aus zwei Glucoseeinheiten in α-1,4-Verknüpfung und die Lactose (Milchzucker) aus Galaktose und Glucose in β-1,4-Verknüpfung. Oligosaccharide sind v.a. als Bestandteile der Glykoproteine von Bedeutung.

5.1.4 Polysaccharide

Polysaccharide oder **Glykane** sind Kohlenhydrate von hoher Molekülmasse, die aus einer Vielzahl einfacher und modifizierter Monosaccharidbausteine zusammengesetzt sind. Dabei führen glykosidische Bindungen zu Verzweigungen der Polysaccharidkette. Vollständige Hydrolyse durch Säure oder spezifische Enzyme setzt die monomeren Bausteine frei.

Homoglykane enthalten nur eine Sorte von Bausteinen. Die Speicherpolysaccharide Glykogen und Stärke sowie das Strukturpolysaccharid Zellulose sind nur aus Glucose aufgebaut und werden deshalb als Glucane bezeichnet.

Heteroglykane dagegen sind aus verschiedenen Monosaccharidbausteinen zusammengesetzt und enthalten in besonderem Ausmaß Monosaccharidderivate wie Aminozucker oder Uronsäuren. Sie sind fast ausschließlich mit Proteinen (Proteoglykane, Glykoproteine) oder Lipiden (Glykolipide als Membranbestandteile) verknüpft.

Glykogen und Stärke

Für eine Zelle ist es sinnvoll, sich einen Vorrat an Kohlenhydraten anzulegen. Der Vorratshaltung von monomeren Zuckermolekülen ist allerdings eine Grenze gesetzt: Steigende Konzentration würde zu einer Zunahme des intrazellulären osmotischen Drucks führen, der Versuch eines Ausgleichs durch Wasseraufnahme ließe die Zelle anschwellen, und sie würde schließlich platzen. Da der osmotische Druck nur von der Anzahl der Teilchen in einem Volumenelement abhängt, ist der Einbau vieler Monosaccharide in wenige polymere Speichereinheiten ein Ausweg aus diesem Dilemma. Die **Speicherpolysaccharide** werden im Zytoplasma der Zellen in Form von Körnchen (Granula) abgelegt. Glykogen bei Tieren und Stärke in Pflanzen sind die weitestverbreiteten Speicherpolysaccharide. Tiere können die pflanzlichen Speicherkohlenhydrate enzymatisch abbauen und somit deren monomere Einheiten zur Energiegewinnung nutzen.

Glykogen Das hauptsächliche Speicherpolysaccharid in tierischen Zellen ist das Glykogen, das besonders in den Hepatozyten der Leber vorkommt, in denen es bis zu 15% des Nassgewichts ausmachen kann. Glykogen findet sich auch in der Skelettmuskulatur (1–2%) und in den Astrogliazellen und Neuronen des ZNS. Glykogen ist ein hochverzweigtes Polysaccharid der D-Glucose mit α-1,4-Verknüpfungen innerhalb eines Kettensegments und α-1,6-Verknüpfungen an den Verzweigungspunkten, die etwa alle acht bis zehn Glucoseeinheiten vorkommen (➤ Abb. 5.9). Ein Glykogenkörnchen kann aus bis zu 60.000 Glucoseeinheiten bestehen und in Hepatozyten einen Durchmesser von 30 nm erreichen (β-Partikel). Zusätzlich enthält es ein Protein, das Glykogenin. 20–40 dieser Körnchen lagern sich zu großen Glykogengranula von 100–150 nm Durchmesser zusammen und bilden die α-Partikel der Hepatozyten (➤ Abb. 5.9).

Stärke Das Hauptspeicherpolysaccharid in pflanzlichen Zellen ist die Stärke. Sie ist ein Gemisch aus zwei Glucanen: der unverzweigten, wasserlöslichen α-**Amylose** mit ihren bis zu etwa 1000 Glucosylresten in α-1,4-Verknüpfung und dem bei etwa jedem 30. Baustein verzweigten, wasserunlöslichen **Amylopectin** mit durchschnittlich 5000–6000 Glucosylresten und Verzweigung in α-1,6-Verknüpfung. Die Amylosehelix (➤ Abb. 5.9) lagert Jodmoleküle aus alkoholischen Lösungen ein. Die resultierende Blau- bis Violettfärbung wird zum Stärkenachweis herangezogen. Kartoffelstärke besteht zu etwa 20% aus Amylose und 80% aus Amylopectin. Die Stärkekörner erreichen Durchmesser von bis zu 50 µm.

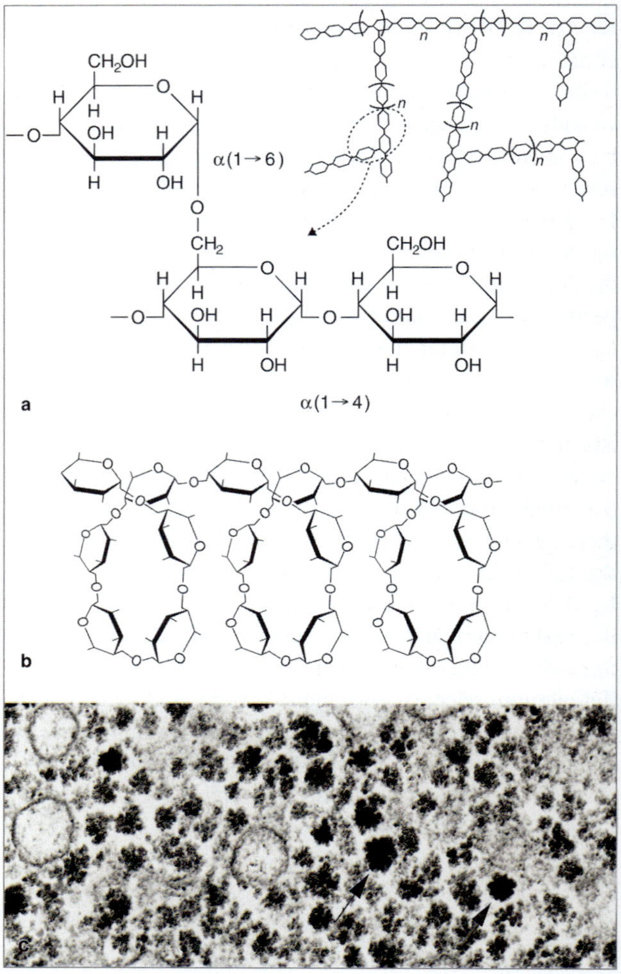

Abb. 5.9 Glykogen und Amylose.
a) Schematische Grundstruktur eines Glykogenmoleküls.
b) Helikale Struktur der Amylose.
c) Glykogenpartikel (α-Partikel) in einer Leberzelle des Menschen. 1 = Peroxisom, 2 = glattes ER, 3 = raues ER, 4 = Mitochondrium.

MERKE

Polysaccharide sind lineare oder verzweigte Makromoleküle aus identischen (Homoglykane) oder verschiedenen (Heteroglykane) Monosaccharidbausteinen. Die Glucane Glykogen und Stärke sind die osmotisch inaktiven Speicherstoffe von Glucose im Tier und in der Pflanze. Die α-glykosidischen Bindungen in der Amylose führen zu helikalen Überstrukturen.

Dextrane

Dextrane sind verzweigte Glucane mit wechselnden glykosidischen Bindungen, die als Speicherpolysaccharide in verschiedenen Mikroorganismen vorkommen, aus denen sie für technische und biomedizinische Zwecke isoliert werden, z.B. für Chromatographiematerial und Blutplasmaersatzmittel. Medizinisch bedeutsam sind bakteriell produzierte Dextrane, da sie, zusammen mit Homoglykanen aus Fructose, einen wesentlichen Anteil der **Zahnplaques** darstellen. Die Dextrane werden an der Außenfläche von Bakterien wie *Streptococcus mutans* durch ein Enzym der Zellwand (Dextran-Saccharase) synthetisiert, das einen Glucosylrest aus Saccharose auf die wachsende Glucankette überträgt. Je nach Verzweigungsgrad bilden sich globuläre, lösliche oder fibrilläre, unlösliche Glucane. Letztere verkleben miteinander und dienen dem Bakterium zur Verankerung auf der Zahnoberfläche und als Schutz vor enzymatischen oder immunologischen Abwehrmechanismen des Wirts. Die bei der Dextransynthese aus Saccharose anfallende Fructose ist hauptsächliches Energiesubstrat der oralen Streptokokken. Bei ihrer Metabolisierung werden die organischen Säuren gebildet, die als erosive Agenzien im kariogenen Prozess wirken.

Zellwände

Viele Polysaccharide sind Strukturelemente der Zellwände von Pflanzen und Einzellern. Ihre Aufgabe ist es, den Zellen eine spezifische Gestalt zu geben und sie vor ungünstigen Umweltbedingungen zu schützen, v.a. vor Schwankungen der extrazellulären Osmolarität.

Zellulose Die Hauptkomponente pflanzlicher Zellwände ist die Zellulose, die damit die am häufigsten vorkommende organische Verbindung auf der Erde ist. In Holz beträgt ihr Anteil 50%, in Baumwolle über 90%. Zellulose ist ein unverzweigtes Glucan aus bis zu 10.000 D-Glucose-Einheiten, die glykosidische Bindung ist ausschließlich β-1,4-geknüpft. So unterscheidet sich Zellulose von der Amyloseform der Stärke in der Anomerie von Verknüpfungen der Monosacchariduntereinheiten. Resultat ist eine fadenförmige Überstruktur statt einer helikalen, mit einer hohen Zugfestigkeit. Die meisten Säugetiere können Zellulose nicht abbauen, da in ihrem Verdauungssystem Enzyme fehlen, die die β-1,4-glykosidische Bindung hydrolysieren. Im Pansen der Wiederkäuer sezernieren symbiontische Mikroorganismen das Enzym Cellulase, das eine vollständige Hydrolyse des Polysaccharids katalysiert und die Glucoseeinheiten einer Verwertung im Stoffwechsel des Wirts zugänglich macht. In der pflanzlichen Zellwand werden Zellulosefibrillen durch zusätzliche Polysaccharide und Glykoproteine miteinander verklebt.

Chitin Im Exoskelett wirbelloser Tiere, wie z.B. Insekten, ist Chitin ein wichtiger Bestandteil, ein Homoglykan aus *N*-Acetylglucosamin. Wegen der Häufigkeit dieser Organismen ist es von großer Bedeutung für die Biomasse der Erde.

Bakterielle Zellwand Die strukturelle Grundlage der bakteriellen Zellwand ist das **Murein**. Darin bauen Disaccharide aus *N*-Acetyl-D-glucosamin und *N*-Acetylmuraminsäure in β-1,4-Bindung parallele Polysaccharidketten auf, die durch Oligopeptidketten miteinander verknüpft sind (➤ Abb. 5.10). Dieses **Peptidoglykan** bildet eine oder mehrere Schichten um die Zelle und kann mehr als die Hälfte der Trockenmasse einer Zellwand ausmachen.

Zusätzliche Biopolymere vervollständigen die Architektur der Zellwand. Sie entscheiden über die Konsistenz (von schleimig bis hart) und bieten Möglichkeiten zur taxonomischen und serotypischen Klassifizierung. Mit einem von Gram (1884) eingeführten Färbeverfahren lassen sich grampositive von gramnegativen Bakterien unterscheiden. Bei den grampositiven Bakterien ist das Mureinnetz bis zu 40 Schichten dick und mit den aus Zuckeralkoholen aufgebauten Teichonsäuren und weiteren Polysacchariden besetzt. Bei den gramnegativen Bakterien ist das Mureinnetz einschichtig, aber äußerst komplex ergänzt. Polypeptide, Lipoproteine und v.a. ein selbst wieder komplex aufgebautes **Lipopolysaccharid** determinieren hier letztlich ein Oberflächenmuster hoher Vielfalt, das vom Immunsystem erkannt und unterschieden werden kannt.

Bakterizide Therapie Die bakterielle Zellwand ist der Angriffspunkt bakterizider Therapien. Sie ist allerdings nicht leicht angreifbar: Das Murein ist vor Proteasen geschützt, da in der Quervernetzung auch D-Aminosäuren eingebaut sind. Dagegen werden grampositive Bakterien durch die Einwirkung des Enzyms **Lysozym** lysiert, das als Glucosidase die glykosidische Bindung des Polysaccharidrückgrats löst. Viele Antibiotika greifen in wesentliche Schritte der Biosynthese von bakteri-

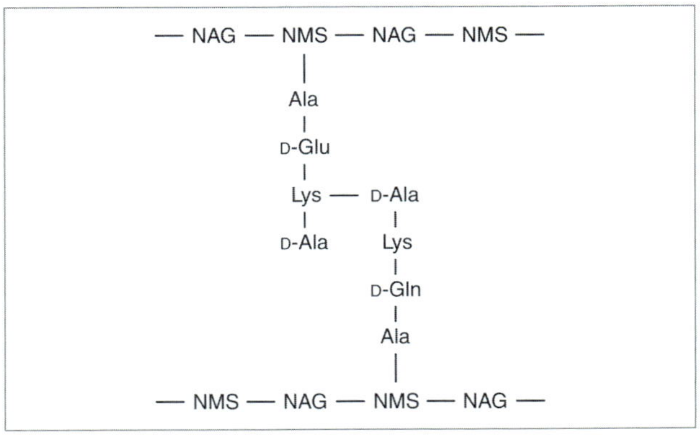

Abb. 5.10 Struktur eines bakteriellen Mureins. Neben den gewöhnlichen L-Aminosäuren kommen im quervernetzenden Peptid auch Aminosäuren in der D-Konfiguration vor. NAG = *N*-Acetylglucosamin, NMS = *N*-Acetylmuraminsäure.

ellen Zellwänden ein und hemmen dadurch die Vermehrung der Mikroorganismen. So inhibiert Bacitracin die Verlängerung der Polysaccharidkette um eine Disaccharideinheit, während **Penicillin** die Quervernetzung zweier Peptidoglykaneinheiten durch Inhibition der dazu nötigen Glykopeptid-Transpeptidase verhindert.

Klinik

Nach Penicillingabe bei bakterieller Meningitis kann sich das Krankheitsbild vorübergehend verschlimmern, da die Zellwandtrümmer die Blut-Hirn-Schranke für weitere Bakterien erst recht durchlässig machen.

Schon gewusst

Lysozym findet sich reichlich in Tränenflüssigkeit und Eiklar und wird aus Letzterem isoliert, um bei Racheninfektionen als Bestandteil von Lutschtabletten Verwendung zu finden. Da das Enzym aus dem Hühnerei für den menschlichen Körper ein Fremdprotein darstellt, sind allergische Reaktionen nicht ausgeschlossen.

MERKE

Zahnplaques, die Karies fördern, bestehen aus Glucanen der Bakterienoberfläche, den Dextranen. Zellulose, ebenfalls nur aus Glucoseeinheiten aufgebaut, bildet die Zellwand von Pflanzen. Die β-glykosidischen Verknüpfungen lassen lange lineare Ketten hoher Zugfestigkeit entstehen. Die bakterielle Zellwand enthält u.a. ein Peptidoglykan (Murein), dessen Synthese der Angriffspunkt vieler Antibiotika (Penicillin) ist.

5.1.5 Glykosaminoglykane, Proteoglykane und Glykoproteine

In vielen Gewebebestandteilen finden sich lange Heteroglykane mit besonderen Eigenschaften: Sie sind aus sich wiederholenden Disaccharideinheiten aufgebaut, in denen ein Monosaccharid ein Hexosamin (D-Glucosamin, D-Galaktosamin oder ihre *N*-acetylierten Derivate) und das andere meist Glucuronsäure ist. Aufgrund dieser Strukturmerkmale werden diese Heteroglykane als **Glykosaminoglykane** bezeichnet. Zusätzlich zur Carbonsäurefunktion kann eine Schwefelsäuregruppe zur Azidität der Verbindungen beitragen. Wegen dieser Eigenschaft und des hauptsächlichen Vorkommens in Schleimen werden die Verbindungen auch saure Mucopolysaccharide genannt.

Sind die Heteroglykane mit einfach gebauten Polypeptidgerüsten (in *O*-glykosidischer Bindung an Serylresten) verknüpft, so bezeichnet man sie als **Proteoglykane**. Der Polypeptidanteil beträgt nur wenige Prozent. In **Glykoproteinen** ist der Anteil an Kohlenhydratresten sehr variabel.

Glykosaminoglykane

Hyaluronsäure ist ein Polymer (Molekülmasse bis 3000 kDa), dessen Wiederholungseinheit aus D-Glucuronsäure und *N*-Acetyl-D-glucosamin in β-1,3-Verknüpfung besteht. Die Verbindung der Disaccharideinheiten ist β-1,4-glykosidisch (➤ Abb. 5.11). Das bei physiologischem pH-Wert negativ geladene, längliche Molekül bindet viel Wasser und bildet hochvisköse Lösungen. Es findet sich in der extrazellulären Matrix des Bindegewebes, in der Synovialflüssigkeit der Gelenke und im Glaskörper des Auges. Eine Assoziation mit einem Polypeptid ist bisher nicht eindeutig beschrieben.

In den **Chondroitinsulfaten** (gr. chondros = Knorpel, Molekülmasse 20–50 kDa) ist die D-Glucuronsäure β-1,3-glykosidisch mit einem Derivat von *N*-Acetyl-D-galaktosamin verknüpft, in dem einzelne Hydroxylgruppen mit Schwefelsäure verestert sind (➤ Abb. 5.11). Die Chondroitinsulfate finden sich in großen Mengen im Knorpel, im Bindegewebe, in der Haut und in der Cornea. **Dermatansulfat** der Haut und des Bindegewebes und **Keratansulfat** in Knorpel und Cornea sind weitere Beispiele sulfatierter Glykosaminoglykane.

Heparin, das in den Mastzellen von Leber und Lunge vorkommt, wirkt stark gerinnungshemmend. Als potente Substanz zur Gerinnungshemmung wird es in der Antikoagulanzientherapie bei Herzinfarkt und Thrombose eingesetzt. Heparin bindet an Antihrombin III, ein Enzym, das aktive Gerinnungsfaktoren hemmt. Dadurch läuft diese Hemmreaktion etwa 1000-mal schneller ab.

Genetisch bedingte Mängel im lysosomalen Abbau der Glykosaminoglykane führen zu den Krankheitsbildern der Mucopolysaccharidosen.

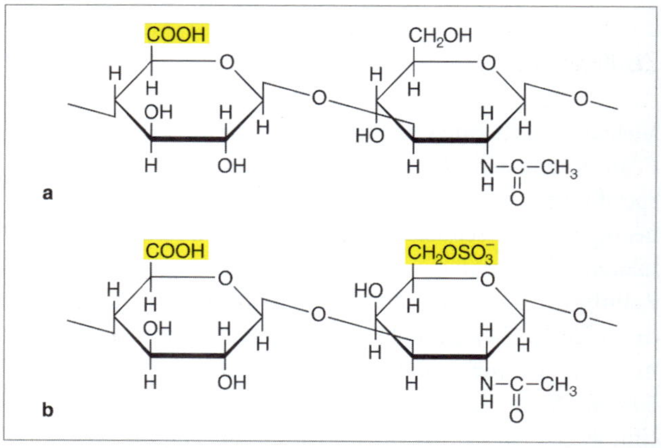

Abb. 5.11 Repetitive Disaccharideinheiten der Glykosaminoglykane Hyaluronsäure **(a)** und Chondroitinsulfat **(b)**. Auch die Carboxylgruppe liegt bei physiologischem pH-Wert als Anion vor.

MERKE

Hyaluronsäure und die sauren Proteoglykane, die v.a. Chondroitinsulfat und Keratansulfat enthalten, sind hochpolymere Verbindungen der extrazellulären Matrix und des Knorpelgewebes. Mucopolysaccharidosen entstehen bei einem genetisch bedingten Mangel im lysosomalen Abbau der Glykosaminoglykane.

Glykoproteine

Wohl alle Proteine auf der extrazellulären Oberfläche der Plasmamembran und viele sezernierte Proteine tragen kovalent gebundene Oligosaccharidreste, die posttranslational im endoplasmatischen Retikulum oder im Golgi-Apparat an die Polypeptidkette angefügt werden. Diese Proteine werden **Glykoproteine** genannt. In der Mehrheit der Fälle ist das Oligosaccharid *N*-glykosidisch mit der Amidgruppe eines Asparaginylrests verknüpft (➤ Abb. 5.12). Weniger häufig ist eine *O*-glykosidische Bindung mit einem Seryl- oder – noch seltener – einem Threonylrest. Die Oligosaccharidkette kann aus einer Vielzahl verschiedener Monosaccharide bestehen, sie kann linear oder verzweigt sein. Als Monosaccharidbausteine findet man Glucose, Galaktose und ihre *N*-acetylierten Aminderivate sowie Mannose, die Desoxyhexose L-Fucose und Sialinsäuren.

Der **Kohlenhydratanteil** der Glykoproteine reicht von wenigen Prozent der Molekülmasse, z.B. in Ribonuclease oder Lysozym, bis zu 85% in Blutgruppenantigenen. Von den humanen Plasmaproteinen sind nur wenige nicht glykosyliert, wie etwa Albumin und Präalbumin. Das Glykosylierungsmuster an ein und demselben Protein kann variieren (Mikroheterogenität), sodass bei genügender Auflösung in der Polyacrylamidgel-Elektrophorese ein Bandenmuster verschiedener Molekülmassen sichtbar werden kann.

Glykoproteine der Muzinklasse können wegen der gegenseitigen Abstoßung der negativ geladenen Säurereste nur eine gestreckte Form annehmen. Das ist die Ursache für die **hohe Viskosität** der Glykoproteinlösungen, die deren Funktion als Schutzstoffe und Gleitmittel v.a. in Schleimhäuten und in extrazellulären Flüssigkeiten ermöglicht. Glykoproteine der Erythrozytenmembran spezifizieren über die endständigen Monosaccharide das AB0-System der Blutgruppen.

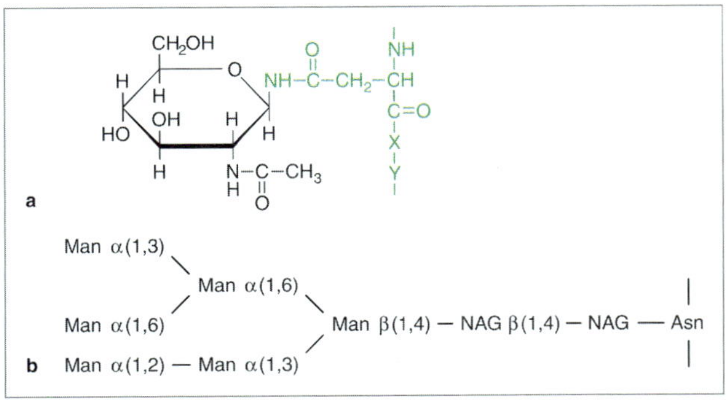

Abb. 5.12 *N*-glykosidisch mit Proteinen verknüpfte Oligosaccharide.
a) Die *N*-glykosidische Verknüpfung erfolgt stets von *N*-Acetylglucosamin zu Asparagin in der Sequenz Asn–X–Y, wobei X eine beliebige Aminosäure sein kann, Y dagegen Serin oder Threonin ist.
b) Oligosaccharidanteil im Ovalbumin.
Man = Mannose, NAG = N-Acetylglucosamin.

Schon gewusst

Glykoproteine verhindern als **Gefrierschutzproteine** im Serum arktischer Fische die Bildung von Eis, indem sie sich an Kristallkeime anlagern, und ermöglichen so den Tieren ein Überleben bei einer Wassertemperatur von –2 °C. Membranglykoproteine, aber auch Membranglykolipide, wie die Ganglioside des Nervensystems, tragen wesentlich zur Zell-Zell-Erkennung und Adhäsion bei, sind also wichtige Moleküle für die dynamischen Prozesse der Ausbildung und Aufrechterhaltung morphologischer Muster.

Oberflächenkohlenhydrate und die ihnen entsprechenden Kohlenhydratrezeptoren **(Lektine)** spielen eine Rolle bei der **Befruchtung der Säugeroozyte** (Glykoprotein ZP-3 der Zona pellucida) durch das Spermium, bei der Wanderung der Lymphozyten aus dem Blut zu den peripheren Lymphknoten **(Homing)** oder bei der **Endozytose** zirkulierender Plasmaglykoproteine. Letztere werden nach Entfernung der terminalen *N*-Acetylneuraminsäurereste an den Asialoglykoproteinrezeptor der Hepatozyten gebunden, internalisiert und dem lysosomalen Abbau zugeführt.

Musterbildung ist insbesondere für das Nervensystem essenziell, in dem eine Vielzahl unterschiedlicher Zelltypen räumlich und zeitlich geordnet miteinander kommunizieren muss. Definierte Kohlenhydratepitope auf Molekülen wie dem NCAM (neural cell adhesion molecule) ermöglichen neurale Zell-Zell-Erkennung und vielleicht auch Neuritenwachstum.

MERKE

Membranproteine und die meisten sezernierten Proteine sind über *N*- (Asparagin) oder *O*-glykosidische Bindungen (Serin und Threonin) mit Oligosaccharidketten verknüpft. Membranglykoproteine tragen wesentlich zur Erkennung und Adhäsion von Zellen während der Morphogenese bei. Das AB0-System der Blutgruppen basiert auf leicht unterschiedlichen Oberflächenzuckern der Erythrozyten.

5.2 Stoffwechsel der Kohlenhydrate

5.2.1 Verdauung und Absorption der Kohlenhydrate

Kohlenhydrate werden dem Körper mit der Nahrung als Monosaccharide (Honig und Früchte), Disaccharide (Milch, Haushaltszucker) und Polysaccharide zugeführt, Letztere v.a. über Getreideprodukte oder Kartoffeln in Form der beiden Komponenten von Stärke, Amylose und Amylopectin. Glykogen in Fleisch, insbesondere Leber, ist quantitativ von geringerer Bedeutung. Durchschnittlich werden etwa 45% der täglich benötigten Kalorienzufuhr durch die Kohlenhydrate der Nahrung gedeckt.

5

Funktion des Speichels

Mit der Verdauung der α-glykosidisch verknüpften Glucane durch die α-Amylase des Speichels (auch Ptyalin genannt) wird schon in der Mundhöhle begonnen (➤ Abb. 5.13). Das Enzym macht 10% aller Speichelproteine aus, und sein pH-Optimum liegt zwischen 6 und 7. Somit ist die α-Amylase im Gemisch mit dem mechanisch zerkleinerten Nahrungsbrei nur so lange aktiv, bis der pH-Wert im Magen bei Durchtränkung mit dem sauren Magensaft unter 4 sinkt.

Die α-Amylase ist eine Hydrolase, die ausschließlich α-glykosidische Bindungen innerhalb der unverzweigten Kettenanteile angreift (Endoamylase). Produkt der Reaktion ist nicht Glucose, sondern sind **Dextrine** aus vier bis zehn Glucosylresten, die bei unvollständiger Hydrolyse durch kurze Verweilzeit im Mund entstehen. Ein vollständiger Abbau der Glucane führt zu Maltose und kurzen Verzweigungsbruchstücken (Isomaltose und Maltotriose). Er ist auf jeden Fall am Ende des Duodenums erreicht, in das eine eigene α-Amylase aus dem Pankreas sezerniert wird. Somit finden sich in den folgenden Darmabschnitten neben den Monosacchariden Disaccharide, die direkt mit der Nahrung aufgenommen wurden (Saccharose und Lactose) oder indirekt aus Stärke und Glykogen stammen (➤ Abb. 5.13).

Da die Enzyme im Verdauungstrakt des Menschen keine Heteroglykane aus Fleisch oder Zellulose in Pflanzenprodukten abbauen können, werden diese Verbindungen unverändert ausgeschieden. Vor allem die fasrige Zellulose ist dabei ein wertvoller Ballaststoff, der die Darmperistaltik anregt und als Füllstoff eine unnötige Aufnahme von Nahrung verhindert.

MERKE

Die verdaubaren Polysaccharide der Nahrung, die Glucane Stärke und Glykogen, werden durch α-Amylasen des Speichels und des Pankreas in Mund und Duodenum zu Dextrinen, Isomaltose und Maltotriose sowie Maltose abgebaut.

Glykosidasen

Die vollständige Hydrolyse der Disaccharide im Darm wird durch Enzyme aus der Familie der **Glykosidasen** katalysiert, die z.T. aus dem Bürstensaum der Mukosamikrovilli sezerniert werden und z.T. auf deren Oberfläche sitzen. Sie sind jeweils spezifisch für das Monosaccharid, das die glykosidische Hydroxylgruppe liefert, und die Stereochemie der glykosidischen Bindung. Folglich spaltet die α-**Glucosidase** sowohl Maltose als auch Saccharose, die β-**Galaktosidase (Lactase)** hydrolysiert Lactose. Da in der Saccharose beide Monosaccharide über ihre glykosidischen Hydroxylgruppen miteinander verknüpft sind, gibt es in der Hefe ein zweites saccharosespaltendes Enzym, die β-Fructofuranosidase, die auch **Saccharase** genannt wird. Isomaltase spaltet die α-1,6-glykosidischen Bindungen der verzweigten Bruchstücke.

Klinik

Die häufigste Störung des Kohlenhydratabbaus in den Verdauungsorganen ist die **Lactoseintoleranz**. Bei den Betroffenen ist die Aktivität der Lactase zum Zeitpunkt der Geburt noch normal, nach Ende der Säuglingszeit kommt es jedoch mit zunehmendem Alter zu einer genetisch bedingten Abnahme der Enzymaktivität. Diese geht über die physiologische, bei allen Erwachsenen zu beobachtende reversible Reduktion weit hinaus,

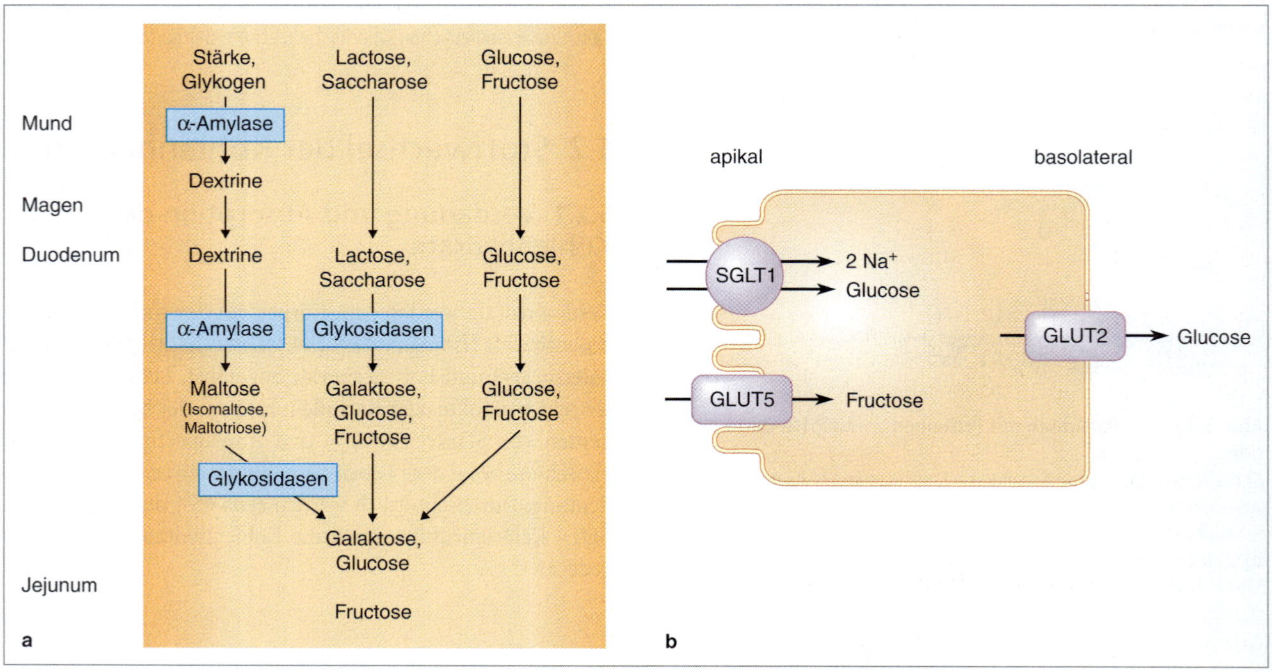

Abb. 5.13 Schematische Darstellung der Verdauung (a) und Resorption von Kohlenhydraten in der Darmmukosa (b).

die auf der ernährungsbedingten Verringerung der Lactosezufuhr beruht.

Die Lactoseintoleranz tritt im nördlichen und mittleren Europa nicht so häufig auf wie in Südeuropa, Afrika und Asien, vielleicht eine evolutionäre Anpassung an die geographische Verbreitung der Milchwirtschaft. Hoher Milchkonsum führt aber auch zu einer Induktion der Lactase in der Intestinalmukosa. Von der geschilderten Lactoseintoleranz abzugrenzen sind der seltene kongenitale Lactasemangel (Alaktasie) und ein Lactasemangel als Begleiterscheinung von gastrointestinalen Erkrankungen oder nach Verabreichung bestimmter Antibiotika. Alle Krankheitsbilder sind durch Durchfall und Blähungen charakterisiert, da nicht verdaute Lactose im Darm osmotisch Wasser bindet und von den Bakterien der Darmflora teilweise bis zu CO_2 abgebaut wird. Therapiemöglichkeiten sind Verzicht auf Milch und Milchprodukte oder deren Vorbehandlung mit Lactase.

MERKE

Im Darm hydrolysieren spezifische Glykosidasen die Disaccharide Maltose, Saccharose und Lactose zu den Monosacchariden. Ein β-Galactosidase-Mangel ist Ursache der Lactoseintoleranz. In diesem ersten Abschnitt des Kohlenhydratkatabolismus entsteht keine verwertbare Energie.

Glucosetransporter

SGLT-Familie Aus dem Darm müssen die Monosaccharide in das Blut aufgenommen werden. Dies erfolgt über transzellulären Transport durch die Epithelzellen der Darmmukosa hindurch (➤ Abb. 5.13). Die Mechanismen der einzelnen Transportvorgänge sollen am Beispiel der Glucose erläutert werden. Das Monosaccharid muss aus dem großen Darmlumen wie aus einer sehr verdünnten Lösung in den Epithelzellen angereichert werden. Dazu wird der Konzentrationsgradient der Na^+-Ionen ausgenutzt, die extrazellulär im Überschuss vorliegen. Die Aufnahme von Glucose in die Epithelzellen erfolgt im Symport mit zwei Na^+-Ionen als **sekundär aktiver Transport**. Als spezielles Transportprotein für diese Aufgabe wurde **SGLT** (**s**odium-dependent **gl**ucose **t**ransporter) identifiziert. Es stellte sich heraus, dass das Protein Mitglied einer Familie von **Carrierproteinen** ist, die ihre Substrate im Symport mit Na^+ in die Zelle transportieren. Das Protein akzeptiert Aldohexosen wie D-Glucose und D-Galaktose als Substrate, aber auch Derivate wie Methyl-α-D-glucopyranosid. Die Isoform SGLT1 wird auf der luminalen (apikalen) Seite der Dünndarmzellen exprimiert, sie kann aber auch in der Niere und in Neuronen des ZNS nachgewiesen werden. Ein Defekt in SGLT1 hat die kongenitale Glucose-Galaktose-Malabsorption zur Folge, die aufgrund schwerer Diarrhö schon beim Neugeborenen tödlich verläuft, sofern nicht Glucose, Galaktose und Lactose aus der Nahrung entfernt werden.

GLUT-Familie Auf der Gewebeseite geben die Darmepithelzellen Glucose an den Interzellularraum und somit letztlich in das Blut ab (➤ Abb. 5.13). Dies erfolgt dem Konzentrationsgefälle nach durch passiven Transport, der auch **erleichterte Diffusion** genannt wird. Das den Transport vermittelnde Protein ist die Isoform GLUT2 aus der **GLUT-Familie** (**Glu**cose **T**ransporter) der Hexosetransporter. Bis jetzt sind 13 Mitglieder der GLUT-Familie entdeckt worden, die sich in der Substratspezifität, ihren kinetischen Eigenschaften und der gewebespezifischen Expression unterscheiden. Einige davon sind in ➤ Tab. 5.2 aufgeführt. Die Expression kann zusätzlich während der Ontogenese variieren, die kinetischen und regulatorischen Eigenschaften spiegeln die physiologischen Funktionen wider (➤ Tab. 5.2). Es ist ersichtlich, dass GLUT1 aus einem äquimolaren Gemisch von Glucose und Galaktose die erstere Hexose bevorzugt transportieren würde, weil der Transporter zu Glucose eine höhere Affinität (niedrigerer K_m) hat.

GLUT2 ist eine Isoform mit hohem K_m-Wert für Glucose und wird in Hepatozyten, β-Zellen des Pankreas und der basolateralen Membran der Epithelzellen des Dünndarms und der Niere exprimiert. Aldohexosen sind für GLUT5 schlechte Substrate, die Isoform ist dagegen ein guter Transporter für die Ketohexose Fructose.

MERKE

Das Na^+-abhängige Glucosetransportprotein SGLT1 überführt die Aldohexosen aus dem Darmlumen in die Epithelzellen der Mukosa (sekundär aktiver Transport). Auf der abluminalen Seite vermittelt ein Transportprotein der GLUT-Familie den Export der Hexosen (erleichterte Diffusion).

Tab. 5.2 Expression und Funktion einiger Mitglieder aus der GLUT-Familie der Glucosetransporter

Isoform	Expressionsort	K_m (mmol · L^{-1}) für 2-Desoxyglucose	Funktion
GLUT1	Erythrozyten, Tumorzellen, Gliazellen und Neurone des Gehirns	7 Galaktose: 17 mmol · L^{-1}	Grundversorgung zusammen mit anderen GLUT-Proteinen
GLUT2	Leber, Niere, Pankreas (B-Zellen), Dünndarm (basolateral)	11	Glucoseexport, Glucosesensor
GLUT3	Plazenta, Blutplättchen, Neurone	1	effizienter Transport bei niedrigen Substratkonzentrationen
GLUT4	Muskel, Adipozyten, Neurone des Hippocampus	5	insulinabhängige Regulation der Glucoseaufnahme
GLUT5	Dünndarm (apikal), Makrophagen, Spermien	hoch	Fructoseaufnahme (K_m = 6 mmol · L^{-1})

Blick ins Labor

Die funktionelle Expression von SGLT oder GLUT kann v.a. in Zellkulturen durch eine Reihe von Experimenten unterschieden werden. Ein bevorzugtes Modellsubstrat von SGLT ist Methyl-α-D-glucopyranosid, das von Mitgliedern der GLUT-Familie nicht transportiert wird. Die Transportaktivität von SGLT verschwindet, wenn nicht gleichzeitig Na^+ extrazellulär vorhanden ist oder wenn die ATP-Produktion der Zelle gehemmt wird, da der Na^+-Gradient durch die Na^+-K^+-ATPase aufrechterhalten wird. Inkubiert man also Zellen mit radioaktiv markierter D-Glucose (oder besser: 2-Desoxy-D-glucose) und findet trotz der Gegenwart von Ouabain (ATPase-Inhibitor) Radioaktivität in Zelllysaten, so muss ein Mitglied der GLUT-Familie für die Glucoseaufnahme verantwortlich gewesen sein. Denselben Befund muss man auch erhalten, wenn Na^+ im Medium isoton durch ein anderes Kation, z.B. Cholin, ersetzt wird.

5.2.2 Die Glykolyse

Die Glykolyse war der erste Stoffwechselweg, dessen Intermediate und Enzyme vollständig beschrieben wurden. Im Jahr 1897 veröffentlichte **Eduard Buchner**, damals Professor für Physiologische Chemie an der Universität Tübingen, seine Entdeckung, dass in einem zellfreien Hefeextrakt der Abbau von Glucose zu Ethanol und CO_2 stattfinden kann. Die Engländer A. Harden und W. J. Young berichteten zu Beginn des 20. Jahrhunderts, dass während der alkoholischen Gärung intermediär phosphorylierte Hexosederivate entstehen. Außerdem entdeckten sie, dass eine hitzelabile Fraktion des Hefeextrakts (ihrer Vermutung nach Enzyme) und eine hitzestabile Fraktion nur zusammen den Gärungsprozess erlauben. Erst später wurden als hitzestabile Verbindungen das Coenzym NAD^+ und die Adeninnucleotide ADP und ATP identifiziert.

Die deutschen Biochemiker G. Embden und O. Meyerhof etablierten in den 30er Jahren die einzelnen Schritte und die Energiebilanz der Glykolyse. Deshalb wird gelegentlich noch vom **Embden-Meyerhof-Weg** gesprochen. O. Warburg in Berlin und das Ehepaar Cori in den USA vervollständigten das Wissen über die Enzymologie der Glykolyse und die glykolytische Aktivität einzelner Organe und ihr Zusammenspiel.

Mit der Entwicklung effizienter Techniken der Proteinreinigung und neuer biophysikalischer Methoden rückten in den 70er Jahren einzelne Enzyme der glykolytischen Sequenz in den Mittelpunkt des Interesses. Paradigmatisch wurden an Enzymen wie Hexokinase, Triosephosphat-Isomerase und v.a. Lactat-Dehydrogenase Prinzipien der enzymatischen Katalyse, der Proteinstruktur und der Proteinfaltung erarbeitet. Ergebnisse dieser Studien werden heute mit molekularbiologischen Methoden (ortsgerichtete Mutagenese) überprüft.

Anaerobe und aerobe Glykolyse

Unter **anaerober Glykolyse** versteht man den Abbau von Glucose zu Milchsäure (Lactat, ➤ Tab. 5.3) in elf Reaktionsschritten (➤ Abb. 5.14). Zu frühen Zeiten der Evolution auf der Erde stellte sie nur einen von mehreren metabolischen Wegen dar, mit deren Hilfe die Organismen in einer sauerstofffreien Atmosphäre Nährstoffe verwerteten. Dabei findet keine Nettooxidation statt, deshalb ist der Energiegewinn nur gering. Diese katabolen Stoffwechselwege, die man als **Gärung** oder **Fermentation** bezeichnet, wurden schon von L. Pasteur beschrieben. Je nach Endprodukt spricht man z.B. von Milchsäuregärung (Glykolyse im engeren Sinn) oder alkoholischer Gärung. Seit dem Übergang zu einer oxidierenden Atmosphäre wird die Glykolyse von vielen Mikroorganismen und höheren Lebewesen, deren Zellen Mitochondrien enthalten, nur noch als ein vorbereitender Weg im **oxidativen** Glucoseabbau benutzt: Die **aerobe Glykolyse** endet nach zehn Reaktionsschritten beim Pyruvat (➤ Tab. 5.3), das schließlich unter hohem Energiegewinn vollständig oxidiert wird.

Die Glykolyse wird im Folgenden sehr ausführlich besprochen, da anhand der einzelnen Schritte Prinzipien des Inter-

Tab. 5.3 Biochemisch wichtige Carbonsäuren

Carbonsäure	Name des Anions	Formel
Essigsäure	Acetat	$H_3C-COOH$
Brenztraubensäure	Pyruvat	$H_3C-C(=O)-COOH$
Milchsäure	Lactat	$H_3C-CH(OH)-COOH$
Oxalsäure	Oxalat	$HOOC-COOH$
Malonsäure	Malonat	$HOOC-CH_2-COOH$
Bernsteinsäure	Succinat	$HOOC-(CH_2)_2-COOH$
Glutarsäure	Glutarat	$HOOC-(CH_2)_3-COOH$
Äpfelsäure	Malat	$HOOC-CH_2-CH(OH)-COOH$
Acetessigsäure	Acetoacetat	$H_3C-C(=O)-CH_2-COOH$
Oxalessigsäure	Oxalacetat	$HOOC-CH_2-C(=O)-COOH$
α-Ketoglutarsäure	α-Ketoglutarat	$HOOC-C(=O)-(CH_2)_2-COOH$
Fumarsäure	Fumarat	$HOOC-HC=CH-COOH$
Citronensäure	Citrat	$HOOC-CH_2-C(COOH)(OH)-CH_2-COOH$

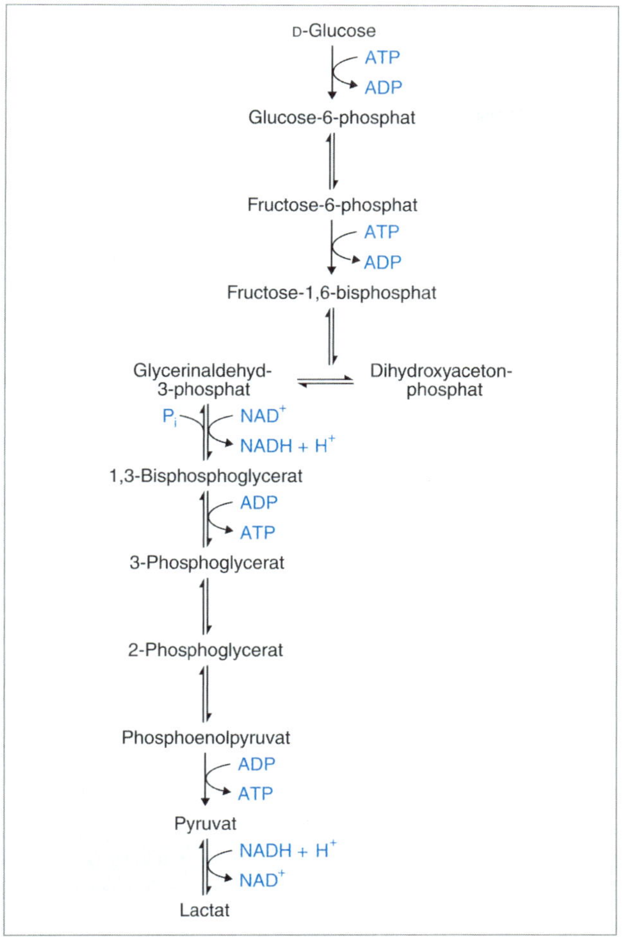

Abb. 5.14 Die elf Reaktionen der anaeroben Glykolyse.

mediärstoffwechsels erläutert werden können, die bei später zu beschreibenden Stoffwechselwegen ebenfalls eine Rolle spielen. Die elf enzymkatalysierten Reaktionen der Glykolyse laufen im Zytosol der Zelle ab. Im Verlauf der Glykolyse von Glucose zu Pyruvat finden sich ausschließlich **phosphorylierte Zwischenverbindungen** (➤ Abb. 5.14). Die negativ geladene Phosphorylgruppe bewirkt, dass die polaren Intermediate die unpolare Plasmamembran nicht passieren können und somit im Zytosol verbleiben. Wichtiger ist aber noch, dass in der Bindung der Phosphorylgruppe die Energie des jeweiligen Intermediats bewahrt wird, die sich schließlich im Gruppenübertragungspotenzial der terminalen Phosphorylgruppe von ATP wiederfindet.

Schon gewusst

Laut einer Theorie binden einige oder vielleicht alle Glykolyseenzyme an Elemente des Zytoskeletts oder schließen sich zu einem lockeren Multienzymkomplex zusammen. Für eine solche Assoziation funktionell zusammengehörender Enzyme wurde der Begriff **Metabolon** geprägt. Es ist allerdings schwer nachzuweisen, dass ein derartiger Komplex tatsächlich in der Zelle existiert, da bei der Aufreinigung aufgrund der kleinen Bindungskonstanten eine Dissoziation kaum zu vermeiden ist. Eine mögliche supramolekulare Organisation der glykolytischen Enzyme ist auf jeden Fall von einem echten Multienzymkomplex wie der Pyruvat-Dehydrogenase zu unterscheiden.

MERKE

Die Aufklärung der Reaktionen der Glykolyse markiert den Beginn der modernen Biochemie, da die Untersuchung von zellfreien Extrakten bewies, dass Umsetzungen im Stoffwechsel nicht an „das Leben" geknüpft sind. Anaerobe Glykolyse und alkoholische Gärung als Beispiele für Fermentationen und die aerobe Glykolyse haben gemeinsame Charakteristika. Sie finden im Zytosol statt, verlaufen über die gleichen energieerhaltenden Schritte und sind im Wesentlichen irreversibel.

Bilanz der Glykolyse

ATP-Gewinn Man unterteilt die Glykolyse in zwei Stufen. In der ersten Stufe wird Glucose durch ATP-abhängige Phosphorylierung auf den Abbau vorbereitet und in zwei gleichartige interkonvertierbare C_3-Fragmente gespalten (➤ Abb. 5.14). Am Ende der ersten Stufe stehen zwei Moleküle **Glycerinaldehyd-3-phosphat**. In dieser Phase werden auch andere Hexosen (durch direkte Phosphorylierung) oder Glucose aus dem Speicherpolysaccharid Glykogen in die Glykolyse eingeschleust. Diese erste Stufe verbraucht zwei Moleküle ATP pro Molekül Hexose.

In der zweiten Phase, die unabhängig vom eingeschleusten Monosaccharid ist, laufen die **Redoxschritte** ab, die schließlich zur Phosphorylierung von ADP zu ATP führen (➤ Abb. 5.14). Wir werden sehen, dass pro Hexose nach zweimaliger Oxidation jeden Moleküls Glycerinaldehyd-3-phosphat zwei Moleküle NAD^+ reduziert werden und vier Moleküle ATP entstehen. Der Nettogewinn aus beiden Stufen der Glykolyse beträgt somit zwei Moleküle ATP.

Regeneration von NAD^+ Bei anaeroben Bedingungen wird Pyruvat unter gleichzeitiger Bildung von NAD^+ reduziert. Dies geschieht in einem Schritt durch das Enzym **Lactat-Dehydrogenase** (Milchsäuregärung) mit Bildung von Lactat oder in zwei Schritten bei der mikrobiellen alkoholischen Gärung mit Bildung von Ethanol und CO_2. Die Regeneration von NAD^+ am Ende der anaeroben Glykolyse ist obligat, weil es ohne Sauerstoff nicht durch mitochondriale Oxidation von NADH zurückgewonnen werden kann. Andererseits darf die Reaktionssequenz nicht zum Stillstand kommen, und die **Redoxbilanz** muss ausgeglichen werden. In der Glykolyse erfolgt keine Nettooxidation der Glucose. Erst unter aeroben Bedingungen werden die zwei Moleküle Pyruvat, die aus jedem Molekül Hexose entstehen, im Citratzyklus unter hohem Energiegewinn oxidiert. Das zu Beginn der zweiten Stufe der Glykolyse anfallende NADH wird in diesem Fall in der Atmungskette zu NAD^+ oxidiert und steht damit der Glykolyse wieder zur Verfügung.

MERKE

Die Glykolyse läuft in zwei Stufen ab. Ohne die Regeneration von NAD^+ am Ende der anaeroben Glykolyse würde die Reaktionsfolge zum Stillstand kommen.

Priming

Die Reaktionsfolge der Glykolyse soll am Beispiel der Glucose geschildert werden, der Eintritt anderer Hexosen wird später beschrieben. Aus dem Blut aufgenommene freie Glucose wird durch das Enzym Hexokinase in einen Phosphorsäureester umgewandelt (➤ Abb. 5.15). Diese Phosphorylierung unter Verbrauch von 1 Mol ATP pro Mol Glucose ist Voraussetzung für alle weiteren Schritte **(Priming)**. Die Glucose-6-phosphat-Isomerase katalysiert die Isomerisierung von Glucose-6-phosphat zu Fructose-6-phosphat. Bei der erneuten Phosphorylierung durch die **Phosphofructokinase** wird 1 weiteres Mol ATP verbraucht, und man erhält Fructose-1,6-bisphosphat. Dieser Schritt ist für die gesamte Reaktionssequenz geschwindigkeitsbestimmend. Er wird vielfältig reguliert, und die Phosphofructokinase kann als Schlüsselenzym der Glykolyse angesehen werden. Fructose-1,6-bisphosphat wird durch das Enzym Aldolase in die beiden phosphorylierten C_3-Fragmente Dihydroxyacetonphosphat und Glycerinaldehyd-3-phosphat gespalten. Da nur die letzte Verbindung weiterreagieren kann, wird das Dihydroxyacetonphosphat durch die **Triosephosphat-Isomerase** in Glycerinaldehyd-3-phosphat umgewandelt (➤ Abb. 5.15).

5

MERKE

In der ersten Stufe der Glykolyse wird Glucose unter Verbrauch von zwei ATP auf den Abbau vorbereitet und in zwei C_3-Fragmente gespalten.

Substratkettenphosphorylierung

Bisphosphoglycerate Jedes der beiden Moleküle Glycerinaldehyd-3-phosphat wird durch die **Glycerinaldehyd-3-phosphat-Dehydrogenase** zur Stufe einer Carbonsäure oxidiert, gleichzeitig wird NAD^+ zu NADH reduziert (➤ Abb. 5.16). Da die Oxidation von Glycerinaldehyd-3-phosphat mehr Energie liefert, als zur Bildung von NADH nötig ist, kann der Rest zum Einbau von anorganischem Phosphat (P_i) in das Molekül unter Bildung einer energiereichen Bindung verwendet werden: Es entsteht **1,3-Bisphosphoglycerat**. Die beiden Phosphorylgruppen im 1,3-Bisphosphoglycerat sind nicht äquivalent, sondern stellen einen Phosphorsäureester an C(3) und ein gemischtes Phosphorsäureanhydrid mit einer Carbonsäure an C(1) dar (deshalb auch: 3-Phosphoglyceroylphosphat).

In den Erythrozyten der Säuger sowie einiger Vögel, Reptilien und Amphibien werden etwa 20% des 1,3-Bisphosphoglycerats unter Verlust der energiereichen Bindung durch eine Mutase in **2,3-Bisphosphoglycerat** umgewandelt (➤ Abb. 5.17). Diese Verbindung ist ein allosterischer Effektor des Hämoglobins, der dessen Affinität zu Sauerstoff reduziert. Das erleichtert die Abgabe des Sauerstoffs an die Gewebe.

ATP-Synthese Die Hydrolyse der gemischten Säureanhydridbindung (aus Carbonsäure und Phosphat) im 1,3-Bisphosphoglycerat ist stark exergon. Sie wird durch das Enzym **Phosphoglycerat-Kinase** katalysiert und an die Bildung von ATP gekoppelt. Da die ATP-Synthese in diesem Schritt Teil eines Stoffwechselwegs ist, einer sog. Substratkette, spricht man auch von **Substratkettenphosphorylierung**.

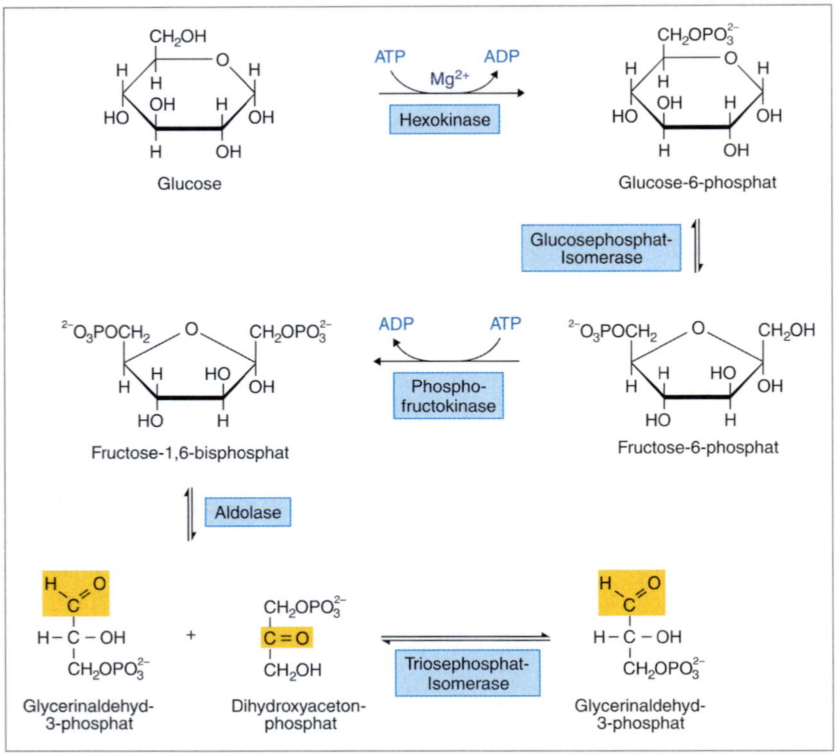

Abb. 5.15 Die erste Stufe der Glykolyse. Priming unter ATP-Verbrauch.

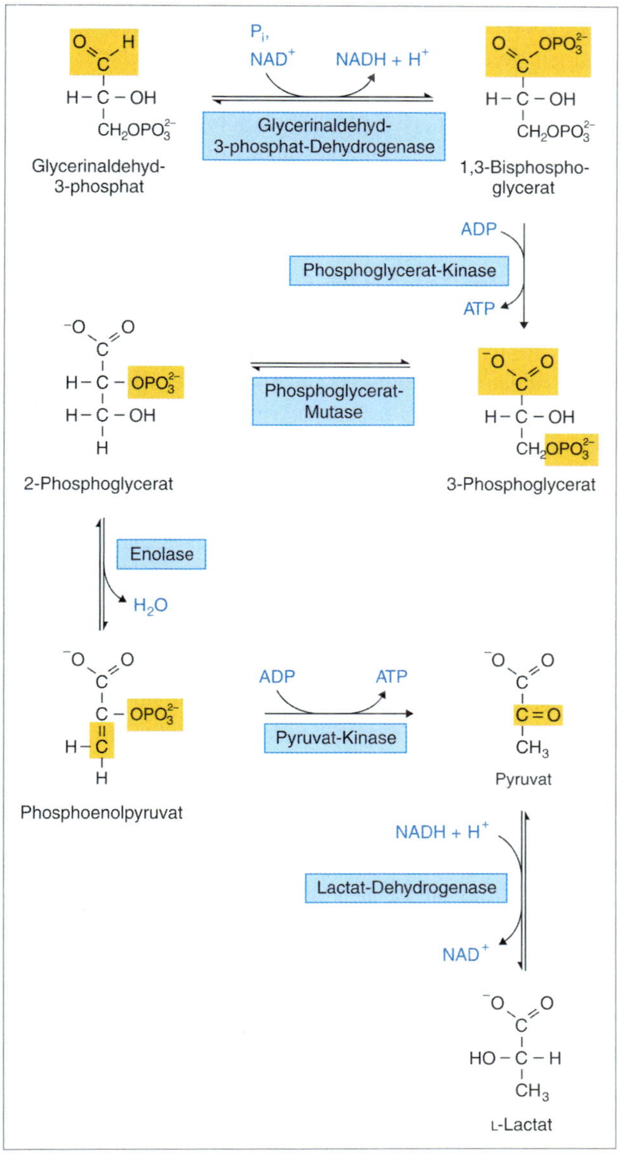

Abb. 5.16 Die zweite Stufe der Glykolyse. Erzeugung von ATP.

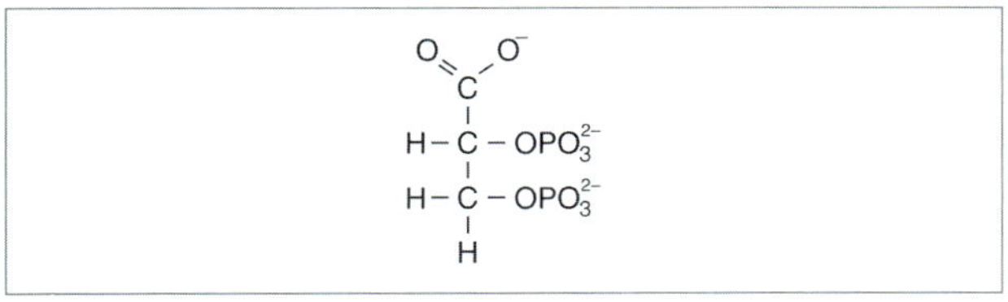

Abb. 5.17 Formelbild von 2,3-Bisphosphoglycerat.

Als Produkt der Reaktion entsteht 3-Phosphoglycerat, das durch die Phosphoglycerat-Mutase zu 2-Phosphoglycerat isomerisiert wird. Abspaltung von Wasser durch das Enzym Enolase führt zu einem Phosphorsäureester der Enolform von Pyruvat, dem Phosphoenolpyruvat. Die Hydrolyse dieser Verbindung wird wieder an die Synthese von ATP gekoppelt; die **Pyruvat-Kinase** katalysiert diese zweite Substratkettenphosphorylierung der Glykolyse. Produkt der abschließenden Reduktion von Pyruvat durch die Lactat-Dehydrogenase bei der anaeroben Glykolyse kann je nach Spezies D- oder L-Lactat sein. Im Vertebratenmuskel wird ausschließlich L-Lactat gebildet (➤ Abb. 5.16).

MERKE

Zu Beginn der zweiten Stufe der Glykolyse wird Glycerinaldehyd-3-phosphat durch NAD^+ unter Einbau von P_i oxidiert. Bei der schrittweisen Umwandlung von 1,3-Bisphosphoglycerat zu Pyruvat entstehen durch Substratkettenphosphorylierung zwei Moleküle ATP.

Wirkungsgrad

Auf das Kohlenstoffskelett bezogen, lautet die Gleichung der anaeroben Glykolyse:

Glucose → 2 Lactat + 2 H^+

wobei $\Delta G^{0'} = -197 \text{ kJ} \cdot \text{mol}^{-1}$.

Bezieht man die Bildung von ATP mit ein, so lautet die Gleichung:

Glucose + 2 ADP + 2 P_i → 2 Lactat + 2 ATP + 2 H^+ + 2 H_2O

wobei $\Delta G^{0'} = -136 \text{ kJ·mol}^{-1}$.

Es ist zu beachten, dass bei der Formulierung der anaeroben Glykolyse mit Lactat als Endprodukt das Redoxpaar NAD^+/NADH nicht in der Gleichung auftaucht. Der Unterschied von 61 kJ · mol^{-1} wird zur Bildung von 2 ATP ausgenützt. Dividiert man das $\Delta G^{0'}$ der ATP-Bildung durch das der Lactatbildung, so erhält man eine Energieausbeute von 31%. Dieser Prozentsatz der frei werdenden freien Enthalpie wird also unter Standardbedingungen als biochemisch nutzbare Energie in ATP gespeichert, der Rest geht als Wärme verloren. Die Energieausbeute kann mit dem Wirkungsgrad von Maschinen verglichen werden. Unter zellulären Bedingungen, bei denen die Konzentrationen der Reaktanten von den Standardbedingungen abweichen, ist der Wirkungsgrad der Glykolyse sogar noch größer und erreicht in Erythrozyten 53%. Man beachte, dass der Wirkungsgrad der besten Dieselmotoren auch heute nicht über 40% hinausgeht.

MERKE

Die Nettoenergieausbeute der Glykolyse beträgt zwei Moleküle ATP pro Molekül Glucose, eine Nettooxidation findet nicht statt.

Einzelschritte der Glykolyse

Im Folgenden werden die Reaktionsschritte der Glykolyse nochmals einzeln aufgeführt. An ausgewählten Umsetzungen und Enzymen sollen dabei biochemische Mechanismen oder Prinzipien der Proteinchemie beschrieben und pathologisch relevante Tatsachen aufgeführt werden.

Hexokinase und Glucokinase

Hexokinase Dieses Enzym überträgt einen Phosphorylrest von ATP (eigentlich von einem ATP-Mg^{2+}-Komplex) auf das C(6) einer Reihe von Hexosen und katalysiert damit die erste der beiden Priming-Reaktionen der Glykolyse (➤ Abb. 5.15). Die Substratspezifität ist aus den K_m-Werten für die verschie-

Tab. 5.4 K_m-Werte der Hexokinase aus Rinderhirn für verschiedene Hexosen

Hexose	K_m-Wert (mmol · L^{-1})
Glucose	0,1
2-Desoxyglucose	0,03
Mannose	0,05
Fructose	1,6
Galaktose	100

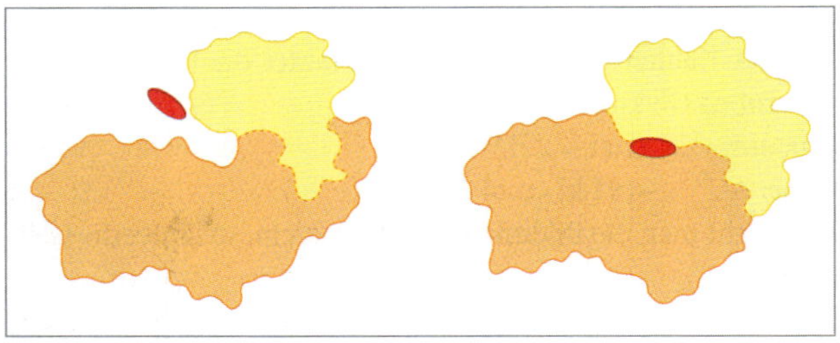

Abb. 5.18 Schema der Domänenstruktur der Hefe-Hexokinase. Konformationsänderung nach Bindung eines Moleküls Glucose (rot).

denen Monosaccharide zu ersehen (➤ Tab. 5.4). Neben der Glucose werden auch Mannose, Galaktose oder die Ketohexose Fructose phosphoryliert. Liegen mehrere Hexosen in einem Gemisch vor, so wird die Glucose bis um den Faktor 1000 bevorzugt gegenüber den anderen Substraten umgesetzt. Dies ist physiologisch sinnvoll, da die zu Glucose epimeren Aldohexosen zusätzliche Metabolisierungsschritte benötigen (➤ unten) und damit langsamer verwertet würden.

Die Hexokinase der niederen Organismen, z.B. der Hefe, ist ein monomeres Enzym mit einer Molekülmasse von 50 kDa. Röntgenbeugungsuntersuchungen an Kristallen des Enzyms ergaben, dass im Protein zwei strukturell unterscheidbare Domänen durch einen Spalt getrennt sind, in den die Substrate eindiffundieren können. Nach Bindung von Glucose und ATP bewegen sich die Domänen aufeinander zu, der Spalt wird geschlossen. Dies verhindert ein Eindringen von Wasser in das katalytische Zentrum. ATP ist so vor Hydrolyse geschützt und kann seinen Phosphorylrest nur an Glucose abgeben (➤ Abb. 5.18).

Schon gewusst

Die meisten Untersuchungen zur Biochemie und Struktur der Säuger-Hexokinase wurden an einem Enzym durchgeführt, das aus Hirngewebe der Ratte isoliert wurde und als **Hexokinase I** bezeichnet wird. Wie das Hefeenzym ist Hexokinase I ebenfalls monomer, besitzt allerdings eine Molekülmasse von 100 kDa. Biophysikalische Messungen ergaben, dass das Protein aus zwei gleich großen globulären Domänen aufgebaut ist, die jeweils eine Masse von ungefähr 50 kDa besitzen. In der Hexokinase aus Rattenhirn sind die Domänen in etwa 50% ihrer Sequenz identisch. Ein Vergleich jeder Domäne mit der Hexokinase aus Hefe ergibt 30% Sequenzidentität. Folglich ist zu vermuten, dass sich das Gen der Hexokinase I aus einem Urgen durch Duplikation und anschließende Fusion der zwei neuen Gene entwickelt hat.

Die beiden in der Tertiärstruktur deutlich voneinander getrennten Domänen sind auch funktionell unterscheidbar. Die N-terminale Domäne hat regulatorische Funktion: Bindung des Produkts Glucose-6-phosphat inhibiert die Hexokinase. Die Information dieser Bindung muss also durch konformationelle Änderungen an die C-terminale katalytische Domäne weitergeleitet werden, in der die Phosphorylierung der Glucose stattfindet. Interessanterweise ist aber auch die nach limitiertem proteolytischem Verdau isolierte C-terminale Domäne sensitiv gegenüber Glucose-6-phosphat, während das Hefeenzym nicht durch dieses Molekül gehemmt wird. Die allosterische Regulierbarkeit hat sich also in einem „Urenzym" der Säuger noch vor dem Duplikationsereignis herausgebildet. Anscheinend haben sich die beiden Proteindomänen erst nach der Genfusion weiter spezialisiert.

Porine Hexokinase I kommt im Zytosol der Zelle vor, bindet aber auch an spezielle Kanalproteine der äußeren Mitochondrienmembran, die sog. **Porine** (➤ Abb. 5.19). Diese Assoziation ist eine ideale topologische Grundlage für die Kopplung der ATP-verbrauchenden Hexokinase an die ATP-generierenden Prozesse im Mitochondrium und ändert auch die kinetischen Konstanten des Enzyms in Richtung effektivere Glucosephosphorylierung: Der K_m-Wert für Glucose sinkt um 60%, die Konzentration für halbmaximale Inhibition durch Glucose-6-phosphat steigt von 7 auf 35 μmol · L^{-1}. Das Ausmaß der Bindung wird durch das ATP/ADP-Verhältnis reguliert, variiert also mit dem metabolischen Status der Zelle. Die Hexokinase dissoziiert bei Überschuss an ATP oder Glucose-6-phosphat von ihrem Porinbindungspartner ab. Wird also Glucose-6-phosphat bei hohem Energiebedarf in die Glykolyse eingeschleust, so bindet viel Hexokinase an die Mitochondrien, und mitochondriales ATP kann vom Enzym direkt genutzt werden. Dies könnte v.a. für Zellen mit einem hohen Umsatz in der Gly-

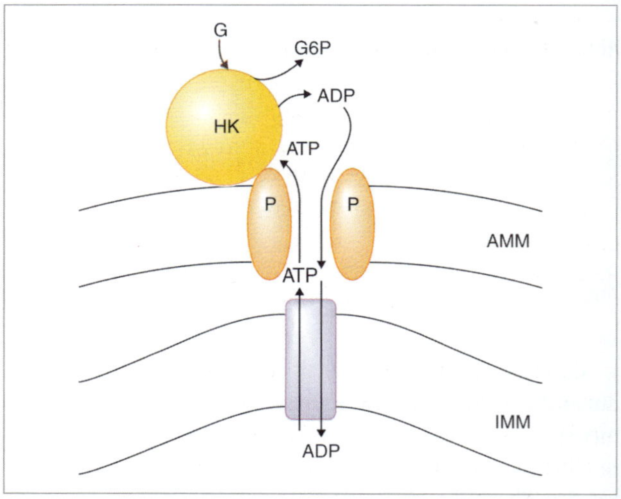

Abb. 5.19 Porin(P)-vermittelte Bindung der Hexokinase (HK) an die äußere Mitochondrienmembran (AMM). Sie bildet eine ideale Voraussetzung für die Nutzung von ATP, das der ATP-ADP-Translokator durch die innere Mitochondrienmembran (IMM) schleust. G = Glucose; G6P = Glucose-6-phosphat.

kolyse von Vorteil sein. Tatsächlich sind in Tumorzellen bis zu 70% der Hexokinase an Mitochondrien gebunden. Für eine derartige Verteilung eines Enzyms zwischen zwei verschiedenen Zellorten wurde der Begriff **Ambiquität** vorgeschlagen.

Glucokinase Hexokinase I macht im Rattenhirn mehr als 98% der Hexokinaseaktivität aus. Die geringe Restaktivität muss durch Isoformen des Enzyms gegeben sein. Nach elektrophoretischer Auftrennung der Proteine eines Gewebes in einem nicht denaturierenden Gel kann man derartige Isoformen durch Aktivitätsanfärbung identifizieren. Auf diese Weise findet man vier Isoenzyme der Hexokinase. Drei von ihnen (I–III) wurden in einer eigenen Familie zusammengefasst, da sie alle eine Molekülmasse von 100 kDa besitzen und sich ihre kinetischen Eigenschaften nur wenig unterscheiden. Von ihnen hat man die **Glucokinase** in den Parenchymzellen der Leber mit einer Molekülmasse von 50 kDa und hohem K_m-Wert für Glucose abgegrenzt. Messungen zur Substratspezifität dieses Enzyms ergaben eine sehr hohe Präferenz für Glucose, wie sie bei den anderen Isoformen nicht gefunden wurde. Außerem wird das Enzym erst bei sehr hohen Konzentrationen an Glucose-6-phosphat inhibiert. Durch diese Eigenschaften kann das Enzym ideal auf Änderungen des Blutzuckerspiegels reagieren: Glucose wird in der Leber mit einer Geschwindigkeit phosphoryliert, die zur Glucosekonzentration in der Pfortader proportional ist. Bei geringer Glucosekonzentration im Blut ist damit die Glucoseversorgung anderer Organe, v.a. des Gehirns, gesichert.

Schon gewusst

Es gibt stichhaltige Argumente dafür, Glucokinase nicht als eigenes Enzym mit einer EC-Nummer zu beschreiben. Vergleicht man beispielsweise die Sequenz der Glucokinase mit den Sequenzen beider Domänen der Säuger-Hexokinasen I–III, so wird bei 30% Sequenzidentität die phylogenetische Verwandtschaft aller vier Proteine deutlich. Auch ist die Bedeutung des hohen K_m-Werts in Frage zu stellen, da das Enzym nicht der klassischen Michaelis-Menten-Kinetik folgt, sondern die Auftragung der Umsatzgeschwindigkeit als Funktion der Glucosekonzentration eine sigmoide Kurve ergibt, deren maximale Steigung nahe der physiologischen Konzentration der Blutglucose liegt. Bestimmt man die Substratspezifität jeweils in Gegenwart anderer Hexosen, so unterscheiden sich die vier Isoformen kaum. Von enzymologischen Betrachtungen her sollte also die Glucokinase tatsächlich als die vierte Isoform der Hexokinase (Hexokinase IV) angesehen werden, und es wurde vorgeschlagen, den Namen Glucokinase für glucosespezifische Enzyme aus Bakterien, Pilzen und Invertebraten zu reservieren. Diese Nomenklatur hat sich aber in der klinischen Biochemie noch nicht durchgesetzt.

Tab. 5.5 Regulation der Phosphofructokinase

Inhibitoren	Aktivatoren
ATP, H^+, Citrat, Fettsäuren	ADP, AMP, P_i, Fructose-2,6-bisphosphat

Phosphofructokinase und die Kontrolle der Glykolyse

Phosphofructokinase Nach Isomerisierung von Glucose-6-phosphat zu Fructose-6-phosphat durch die **Glucose-6-phosphat-Isomerase** wird in der zweiten Priming-Reaktion der Glykolyse ein Phosphorylrest auf die Position 1 von Fructose-6-phosphat übertragen (➤ Abb. 5.15). Die Reaktion ist der geschwindigkeitsbestimmende Schritt und wichtigster Kontrollpunkt der Glykolyse.

Die **Phosphofructokinase** wird vielfältig reguliert (➤ Tab. 5.5). Das Enzym wird durch hohe Konzentrationen von ATP, Citrat oder langkettigen Fettsäuren inhibiert. Energieüberschuss in Form von ATP oder außerhalb der Glykolyse verwertbarer Substrate schaltet also die glykolytische Sequenz schon beim ersten Schritt ab, der nicht auch anderen Stoffwechselwegen dient. Protonen (aus der Dissoziation der Milchsäure als Endprodukt der anaeroben Glykolyse) hemmen das Enzym ebenfalls und verhindern so eine Laktatazidose. Umgekehrt wird Phosphofructokinase durch hohe ADP- und P_i-Konzentrationen aktiviert. Ein weiterer allosterischer Aktivator des Enzyms ist **Fructose-2,6-bisphosphat**.

Aldolasen und Triosephosphat-Isomerase

Aldolasen Fructose-1,6-bisphosphat wird in einem komplexen, aber frei reversiblen Reaktionsmechanismus durch das Enzym **Aldolase** in die beiden Triosephosphate Glycerinaldehyd-3-phosphat und Dihydroxyacetonphosphat gespalten (➤ Abb. 5.15). In tierischen Geweben kommen drei Aldolasen vor, die sich durch ihre Substrataffinität unterscheiden. Beim Menschen findet sich Aldolase A in den meisten Geweben, bevorzugt im Muskel. Aldolase B kommt nur in Leber und Niere vor und ist für den Fructosestoffwechsel von Bedeutung, da das Enzym auch Fructose-1-phosphat spalten kann. Aldolase C ist ein weitgehend gehirnspezifisches Isoenzym.

Triosephosphat-Isomerase Das Enzym ist ein Homodimer mit einer Molekülmasse von 54 kDa und katalysiert die Einstellung des Gleichgewichts zwischen den beiden Triosephosphaten, Glycerinaldehyd-3-phosphat und Dihydroxyacetonphosphat (➤ Abb. 5.15). Letzteres liegt in der Gleichgewichtsmischung zu über 90% vor, da die Reaktion in Richtung Dihydroxyacetonphosphat mit −7,6 kJ · mol^{-1} exergon ist. Da Glycerinaldehyd-3-phosphat durch die nächste Reaktion der Glykolyse ständig aus dem Gleichgewicht entfernt wird, isomerisiert schließlich das gesamte Dihydroxyacetonphosphat.

Schon gewusst

Die Triosephosphat-Isomerase wurde auch als **perfektes Enzym** bezeichnet, da im Lauf der Evolution offensichtlich die Tertiärstruktur dem katalytischen Mechanismus optimal angepasst wurde. Das Endiolintermediat der Reaktion ist aus den beiden Triosen durch einfache Protonierung/Deprotonierung, also Säure-Base-Reaktionen, zugänglich. Man hat aber abgeschätzt, dass das Enzym – verglichen mit einer einfachen organischen Base – die Reaktion um den Faktor 10^{10} beschleunigt. Die Reaktion ist nur noch diffusionskontrolliert, d.h., nicht die Isomerisierung am Enzym selbst, sondern die Diffusion der Triosen zum Enzym hin bestimmt die Reaktionsgeschwindigkeit.

MERKE
Die Phosphofructokinase katalysiert den geschwindigkeitsbestimmenden Schritt der Glykolyse und wird vielfältig reguliert.

GAPDH und Arsenatvergiftung

Gekoppelte Reaktionen Bei der durch **Glycerinaldehyd-3-phosphat-Dehydrogenase (GAPDH)** katalysierten Phosphorylierung von Glycerinaldehyd-3-phosphat zu 1,3-Bisphosphoglycerat ändert sich die Oxidationsstufe des Kohlenstoffatoms C(1) von der einer Aldehydgruppe zu der einer Carboxylgruppe (➤ Abb. 5.16). Durch die gleichzeitige Phosphorylierung mit P_i unter Bildung eines gemischten Anhydrids (aus Carbonsäure und Phosphorsäure) bleibt allerdings die Oxidationsenergie im Molekül erhalten und kann zur ATP-Synthese im folgenden Schritt genutzt werden. Elektronenakzeptor während der Reaktion ist NAD^+, das zu NADH reduziert wird.

GAPDH koppelt damit letztlich eine stark exergone Reaktion (Oxidation des Aldehyds durch NAD^+) mit einer endergonen Reaktion ähnlich hohen Betrags (Einbau des Phosphats). Trotz positiver Bilanz der freien Standardenthalpie (6,3 kJ · mol^{-1}) ist aber wegen der stark exergonen ATP-Synthese des nächsten Schritts die Umsetzung schließlich vollständig. Da das Coenzym NAD^+ nicht ständig am Enzym gebunden bleibt, kann man auch von einem Cosubstrat sprechen.

Mechanismus GAPDH aus Hefe oder Kaninchenmuskel ist ein Homotetramer mit einer Molekülmasse von 140 kDa. Sie wird durch Schwermetalle (Quecksilber in p-Chlormercuribenzoat) oder alkylierende Agenzien (Jodacetat) inaktiviert. Das beweist, dass mindestens eine Thiolgruppe im aktiven Zentrum für die Katalyse essenziell ist. In der Tat wird das Substrat zunächst als Thiohalbacetal und nach Elektronenübertragung als Thioester mit hohem Gruppenübertragungspotenzial gebunden (➤ Abb. 5.20). An diesem Acylintermediat findet auch der Einbau des Phosphats statt. Durch die phosphorolytische Spaltung werden die SH-Gruppe regeneriert und der Energieinhalt in Form eines gemischten Phosphorsäureanhydrids konserviert.

Vergiftung GAPDH kann auch **Arsenat** anstelle von Phosphat nach Oxidation an C(1) einbauen. Die arsenylierte Verbindung hydrolysiert allerdings spontan zu 3-Phosphoglycerat und Arsenat, sodass als Bilanz zwar eine Oxidation stattgefunden hat, aber keine Phosphorylierung. Bei einer Arsenatvergiftung sind also Oxidation und Phosphorylierung der GAPDH-Reaktion voneinander entkoppelt, und es gibt keine Nettosynthese von ATP in der Glykolyse. Im Gegensatz dazu beruht die Vergiftung durch dreiwertige Arsenverbindungen auf der kovalenten Komplexierung benachbarter Sulfhydrylgruppen, wie

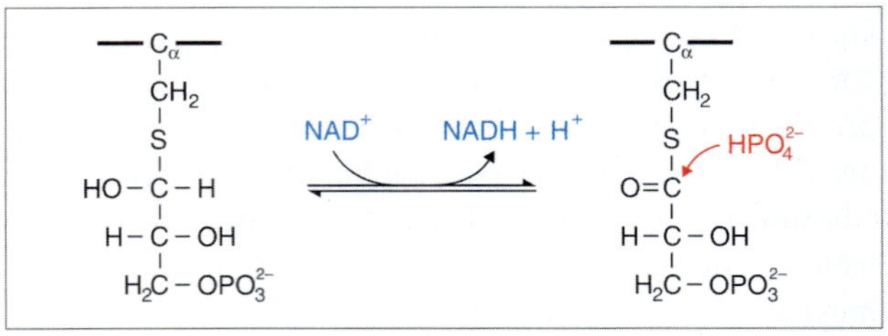

Abb. 5.20 Thiohalbacetal und Thioester im aktiven Zentrum der Glycerinaldehyd-3-phosphat-Dehydrogenase.

sie in der Liponsäure vorkommen (➤ Kap. 5.2.5). Folge ist eine Inhibition der Pyruvat-Dehydrogenase und damit des oxidativen Stoffwechsels der Glucose.

Schon gewusst
GAPDH ist eines der Zielproteine des Radikals **Stickoxid (NO)**, das bei einer Infektion in großer Menge von immunkompetenten Zellen als Teil einer unspezifischen Abwehr gebildet wird. Die Bindung von NO an der Thiolgruppe des aktiven Zentrums inhibiert die enzymatische Aktivität und bringt damit die Glykolyse zum Erliegen. Diese Hemmung ist reversibel und könnte sogar eine Regulationsfunktion in der Glykolyse haben. Allerdings kann die S-Nitrosylierung auch eine Modifikation des Enzyms durch sein Cosubstrat NADH initiieren (ähnlich einer ADP-Ribosylierung), was eine irreversible Inhibition als pathophysiologisches Ereignis zur Folge hat.

MERKE
Die Glykolyse kommt zum Erliegen, wenn NADH nicht zu NAD^+ regeneriert wird.

Produktion von ATP

Erstes ATP Die erste Substratkettenphosphorylierung der Glykolyse durch die **Phosphoglycerat-Kinase** – die ATP-Synthese aus ADP und 1,3-Bisphosphoglycerat – ist mit −18,8 kJ · mol^{-1} stark exergon und zieht damit auch das Gleichgewicht der vorangehenden Reaktion vollständig auf die Seite der Produkte (➤ Abb. 5.16). Im Kontext der Glykolyse ist die Bezeichnung Kinase irreführend, denn eigentlich ist das ein Enzym, das ein Substrat phosphoryliert. Allerdings ist die Reaktion der Phosphoglycerat-Kinase reversibel und wird bei entsprechenden Metabolitenkonzentrationen in der Gluconeogenese tatsächlich zur Phosphorylierung von 3-Phosphoglycerat genutzt.

Ähnlich wie bei der Hexokinase ergaben Kristallstrukturuntersuchungen auch bei der Phosphoglycerat-Kinase, dass sich zwei Domänen nach Bildung des ternären Komplexes aus Enzym und Substraten aufeinander zubewegen, sodass die Substrate schließlich in wasserfreier Umgebung miteinander reagieren. Das 3-Phosphoglycerat wird durch die **Phosphoglycerat-Mutase** in 2-Phosphoglycerat überführt.

Enolasereaktion Nach der GAPDH-Reaktion ist die Umwandlung von 2-Phosphoglycerat in Phosphoenolpyruvat durch die **Enolase** der zweite Schritt innerhalb der Glykolyse, aus dem eine energiereiche Verbindung hervorgeht (➤ Abb. 5.16). Die Abspaltung von Wasser stellt zwar eine intramolekulare Redoxreaktion dar, die Energie innerhalb des Moleküls verteilt sich aber so dramatisch um, dass die freie Standardenthalpie der Hydrolyse der Phosphorylgruppe um mehr als das Dreifache ansteigt. Die Enolase wird durch Fluoridionen in Gegenwart von P_i inhibiert. Fluoridionen hemmen also die Glykolyse unter Akkumulation von 2-(und 3-)Phosphoglycerat.

Zweites ATP Auch die zweite Substratkettenphosphorylierung ist mit $-31{,}4\ kJ \cdot mol^{-1}$ stark exergon, die ADP-Phosphorylierung durch die **Pyruvat-Kinase** ist also tatsächlich irreversibel (➤ Abb. 5.16). Die Pyruvat-Kinase der Säuger ist ein Homotetramer mit einer Molekülmasse von etwa 250 kDa. In Säugergeweben finden sich drei Isoenzyme mit den Bezeichnungen M (Muskel und Hirn), L (Leber) und A (Niere, Fettgewebe, Lunge). Das Enzym ist in Abwesenheit von Alkalimetallkationen inaktiv und wird physiologisch v.a. von K^+-Ionen aktiviert. Die L-Isoform wird durch ATP allosterisch gehemmt, durch Fructose-1,6-bisphosphat aktiviert. Außerdem inaktiviert glucagonabhängige Phosphorylierung das Enzym. Im Hungerzustand wird also die glykolytische Aktivität der Leber zugunsten der Glucoseversorgung anderer Organe verringert (➤ Tab. 5.6).

Weitere Substrate der Glykolyse

Fructose Auch andere Monosaccharide als Glucose können in der Glykolyse verwertet werden. Fructose wird durch Hexokinase an C(6) phosphoryliert (➤ Abb. 5.21). Sie kommt frei im Bienenhonig vor, wird aus der Saccharose abgespalten oder im Polyolweg aus Glucose gebildet. In der Leber von Vertebraten gibt es allerdings ein eigenes Enzym, die **Fructokinase**, die die Phosphorylierung der Ketose an C(1) katalysiert. Fructose-1-phosphat wird anschließend durch Aldolase B (➤ oben) zu Glycerinaldehyd und Dihydroxyacetonphosphat gespalten. Eine Triokinase phosphoryliert den Glycerinaldehyd zu Glycerinaldehyd-3-phosphat, sodass jetzt die beiden C_3-Fragmente für die Weiterreaktion in der Glykolyse zur Verfügung stehen.

Klinik
Ein angeborener Mangel an Aldolase B liegt bei der vererbbaren **Fructoseintoleranz** vor. Die Anhäufung von Fructose-1-phosphat hemmt Glykolyse und Gluconeogenese. Wird Fructose nicht aus dem Nahrungsangebot entfernt, so sind schon im Kindesalter Leberzirrhose, geistige Retardierung und schließlich der Tod die Folgen.

Mannose D-Mannose (aus Glykoproteinen) ist ebenfalls Substrat der Hexokinase. Mannose-6-phosphat wird durch die Mannose-6-phosphat-Isomerase zu Fructose-6-phosphat isomerisiert.

Galaktose D-Galaktose (aus Milchzucker) wird durch die **Galaktokinase** an C(1) phosphoryliert (➤ Abb. 5.21). Die anschließende Epimerisierung zu Glucose-1-phosphat erfolgt in einer Reaktionssequenz, deren Voraussetzung die Aktivierung des Monosaccharids durch Uridintriphosphat ist (➤ Kap. 5.2.4). Glucose-1-phosphat wird schließlich durch die Phosphoglucomutase in Glucose-6-phosphat umgewandelt.

Auch Pentosen können nach Phosphorylierung und Umwandlung in Hexosen und Triosephosphate in die Glykolyse eingeschleust werden. Glycerin-Kinase und Glycerin-3-phosphat-Dehydrogenase ermöglichen den Eintritt von Glycerin und Glycerin-3-phosphat aus dem Lipidstoffwechsel.

MERKE
In die Glykolyse treten Hexosen, Pentosen und Produkte des Lipidstoffwechsels ein.

Tab. 5.6 Regulation der Pyruvat-Kinase (L-Isoform)

Inhibitoren	Aktivatoren
ATP, Alanin, Phosphorylierung	K^+, Fructose-1,6-bisphosphat

Anaerober Abbau von Kohlenhydraten

Der anaerobe Abbau von Kohlenhydraten (Gärung oder Fermentation) findet hauptsächlich bei Mikroorganismen statt. Allerdings gibt es auch bei höheren Lebewesen eine Reihe obligater oder fakultativer Ausnahmen. So beziehen die Erythrozyten ihre gesamte Energie allein aus anaerober Glykolyse, da sie keine Mitochondrien besitzen. Auch der Stoffwechsel in Retina und Knorpel ist hauptsächlich glykolytischer Natur, da sie schlecht durchblutet sind und somit mangelhaft mit Sauerstoff versorgt werden. Muss Energie kurzfristig bei gleichzeitigem Sauerstoffmangel zur Verfügung stehen, können Organe wie der Skelettmuskel rein glykolytisch aktiv sein. Thymozyten stellen nach Stimulation der Proliferation ihren Stoffwechsel fast vollständig auf anaerobe Glykolyse um. Das könnte damit zusammenhängen, dass diese für das Immunsystem wesentlichen Zellen während der kritischen Phase der DNA-Replikation die unvermeidliche Produktion von toxischen Sauerstoffradikalen in der Atmungskette minimieren wollen.

Lactatdehydrogenase

Funktion der LDH Im letzten Schritt der anaeroben Glykolyse wird Pyruvat durch die **Lactat-Dehydrogenase (LDH)** zu Lactat reduziert, im Vertebratenmuskel ausschließlich zu L-Lactat (➤ Abb. 5.16). Das Enzym ist ein Homotetramer mit einer Molekülmasse von 160 kDa. Lactat als Endprodukt der anaeroben Glykolyse ist eigentlich ein Abfallprodukt, denn physiologisch wichtig ist das Schicksal des Coenzyms der Reaktion. Nur weil NADH zu NAD^+ oxidiert wird und damit wieder als Cosubstrat der GAPDH-Reaktion zur Verfügung steht, kann die Glykolyse unter anaeroben Bedingungen aufrechterhalten werden. Die Elektronen zur Reduktion des Pyruvats stammen somit letztlich aus dem Glycerinaldehyd-3-phosphat. Mit $\Delta G^{0'} = -25\ kJ \cdot mol^{-1}$ liegt das Gleichgewicht weit auf der Seite von Lactat.

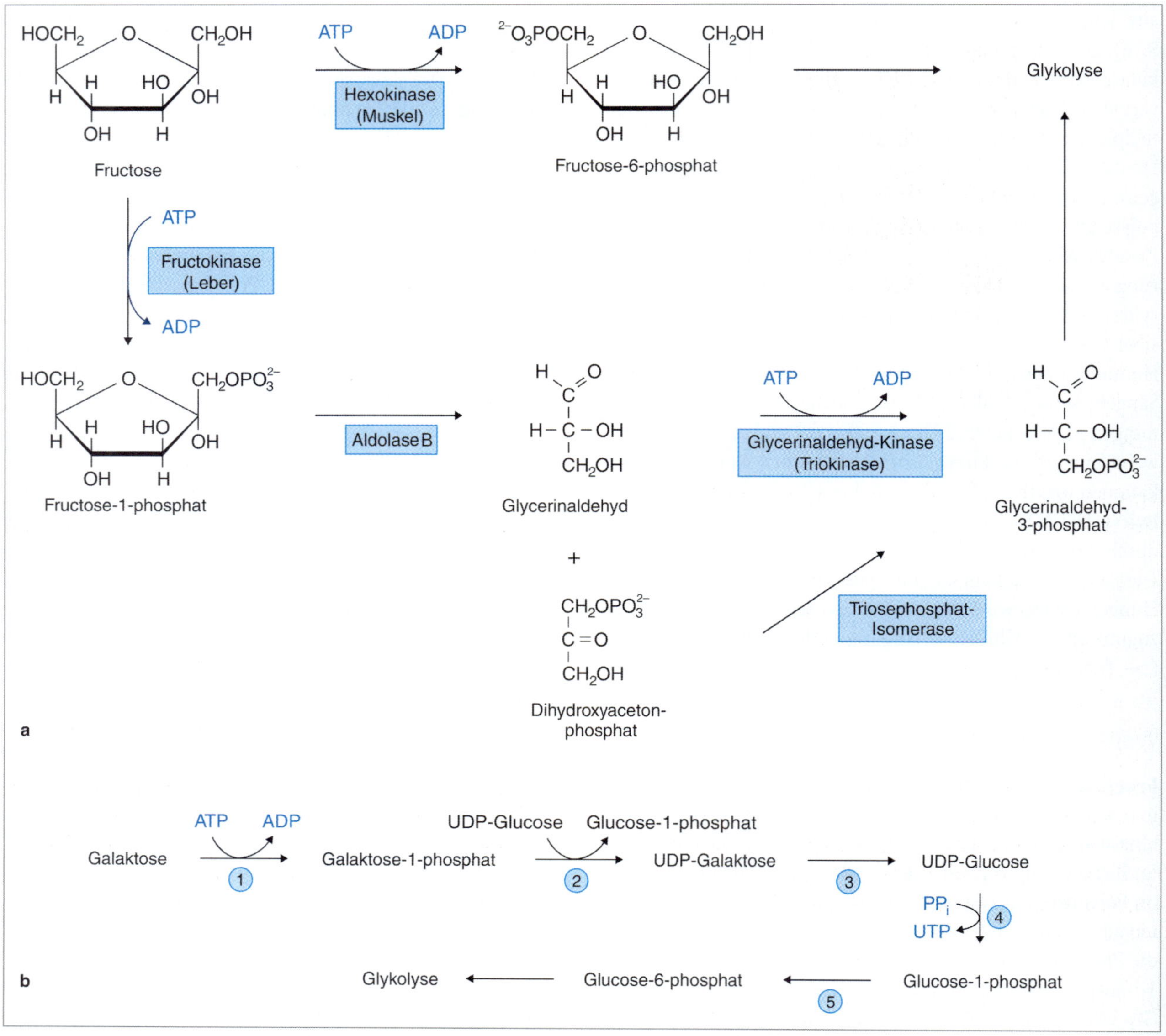

Abb. 5.21 Eintritt von Fructose (a) und Galaktose (b) in die Glykolyse. Enzyme in (b): 1 = Galaktokinase, 2 = UDP-Glucose (Galaktose-1-phosphat-Uridylyltransferase), 3 = UDP-Galaktose-4-Epimerase, 4 = Glucose-1-phosphat-Uridylyltransferase, 5 = Phosphoglucomutase.

Isoenzymmuster LDH ist ein instruktives Beispiel dafür, dass homooligomere Proteine eine Vielzahl von **Isoformen** bilden können, wenn die Untereinheit von verschiedenen Genen transkribiert werden kann. Im Fall der LDH kodieren zwei Gene für gleich lange Polypeptidketten, die sich nur in der Primärstruktur unterscheiden und sich zu tetramerer LDH zusammenlagern können. Eines der Gene wird stark im Herzmuskel transkribiert, das andere bevorzugt im Skelettmuskel. Entsprechend finden sich in diesen Geweben LDH-Isoformen, die mit **H_4** (Herz) und **M_4** (Muskel) bezeichnet werden. Allerdings ist das jeweils andere Gen nicht vollständig abgeschaltet, und je nach Zelltyp, Gewebe oder Entwicklungsstadium werden die Polypeptide unterschiedlich stark exprimiert. Aus der Kombination der zwei verschiedenen Polypeptidketten zu einem Tetramer resultieren drei Mischformen (Hybride), H_3M, H_2M_2, und HM_3. Das Isoenzymmuster wird nach einer nativen Gelelektrophorese durch Aktivitätsanfärbung sichtbar und kann diagnostisch genutzt werden (➤ Abb. 5.22). Nach Zell- und Gewebeschädigung wird das Enzym mit den anderen Bestandteilen der zerstörten Zellen aus dem Cytoplasma freigesetzt und in extrazellulären Kompartimenten gefunden. So ist bei Lebererkrankungen die M_4-Isoform im Blut angereichert, bei Erkrankungen des Herzmuskels die H_4-Form.

Kinetik der Isoenzyme Obwohl alle Isoenzyme der LDH die gleiche Reaktion katalysieren, unterscheiden sie sich in der Kinetik der Umsetzung, die jedoch die physiologische Funktion des Enzyms in einem Gewebe widerspiegelt. Die M_4-Isoform des Muskels reduziert Pyruvat mit hoher Maximalgeschwindigkeit zu Lactat, ist also gut für den anaeroben Glucosestoffwechsel im Skelettmuskel geeignet. LDH-H_4 hat dagegen eine niedrige Umsatzgeschwindigkeit mit Pyruvat und wird durch hohe Pyruvatkonzentrationen gehemmt. Der Herzmuskel gewinnt seine Energie vorzugsweise aus dem oxidativen Stoffwechsel und kann in Notzeiten aufgrund der enzymatischen

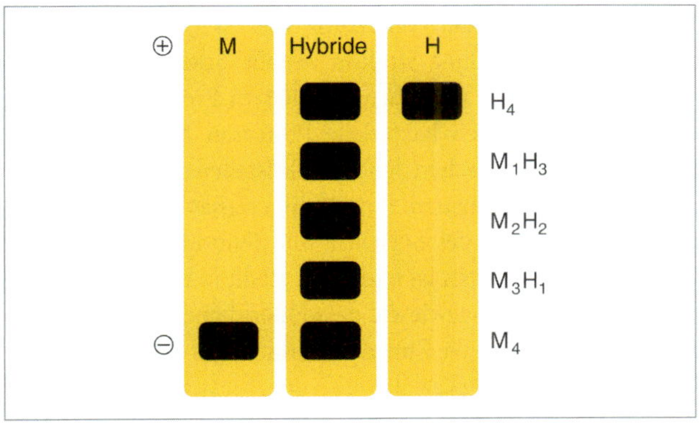

Abb. 5.22 Isoenzymmuster der Lactat-Dehydrogenase nach einer nativen Gelelektrophorese. Aufgetragen waren Skelettmuskel-LDH (M), Herzmuskel-LDH (H) und ein Gemisch aus M- und H-Polypeptiden, die sich zu den Hybridformen zusammenlagerten.

Eigenschaften der LDH-H_4 sogar Lactat aus dem Blut zu Pyruvat oxidieren.

Schon gewusst

Im ZNS gibt es Anzeichen dafür, dass die M_4-Isoform der LDH vorzugsweise in Astrozyten vorkommt, die H_4-Isoform dagegen in Neuronen angereichert ist. In den Plasmamembranen beider Zelltypen wurden Transportproteine für Lactat nachgewiesen. Diese Beobachtungen decken sich mit der Vorstellung, dass Astrozyten aus Glucose (oder eher Glykogen) Lactat produzieren, das dann in den Neuronen nach Umwandlung in Pyruvat oxidativ unter hohem Energiegewinn abgebaut wird. Diese spezielle Verteilung von Aufgaben zwischen zwei verschiedenen Populationen neuraler Zellen wird auch als „metabolic trafficking“ bezeichnet.

Alkoholische Gärung

Ein typischer Organismus, der Glucose zu Ethanol und CO_2 abbaut, ist die **Bierhefe**, *Saccharomyces cerevisiae*. Bei dieser Fermentation werden alle Schritte der Glykolyse bis zum Pyruvat durchlaufen. Pyruvat wird allerdings nicht reduziert, sondern zu Acetaldehyd und CO_2 umgesetzt. Diese nichtoxidative Decarboxylierung (➤ Abb. 5.23) wird von dem thiaminpyrophosphatabhängigen Enzym **Pyruvat-Decarboxylase** katalysiert, das in höheren Organismen fehlt. Im letzten Schritt wird der Acetaldehyd zu Ethanol reduziert. Die **Alkoholdehydrogenase** benutzt NADH als reduzierendes Coenzym, stellt also damit auch NAD^+ für die Aufrechterhaltung der Glykolyse zur Verfügung (➤ Abb. 5.23). Aus der Bilanz der alkoholischen Gärung sieht man, dass der Energiegewinn in Form von ATP mit dem der Glykolyse identisch ist:

$$\text{Glucose} + 2\,\text{ADP} + 2\,P_i \rightarrow 2\,\text{Ethanol} + 2\,CO_2 + 2\,\text{ATP} + 2\,H_2O$$

$$\Delta G^{0'} = -167\ \text{kJ mol}^{-1}.$$

Es sei darauf verwiesen, dass es außer der Milchsäure- und der alkoholischen Gärung in Mikroorganismen eine Vielzahl von Fermentationen gibt, die zu Produkten wie Aceton oder Propion- und Buttersäure führen (suboxidierende Fermentationen). Diese Reaktionen werden in biotechnologischen Anlagen für die energiesparende Erzeugung wertvoller Ausgangstoffe der Chemieindustrie aus reichlich vorhandenen Kohlenhydratrohstoffen eingesetzt.

Oxidation von Ethanol Alkoholdehydrogenase wird auch in Tieren und im Menschen exprimiert, die ja aus verschiedenen Gründen einer Belastung mit Alkohol ausgesetzt sein können. Das Enzym katalysiert hier die Oxidation von Ethanol zu Acetaldehyd (➤ Abb. 5.23), arbeitet also im Vergleich mit Mikroorganismen in umgekehrter Richtung und eliminiert so v.a. in der Leber bis zu 90% des aufgenommenen Ethanols. Der Rest wird durch mikrosomale Oxidasen oder die Katalase oxidiert.

Ein kleiner Teil des Alkohols wird schon im Magen durch eine eigene Alkoholdehydrogenase abgebaut. Die geringe Aktivität dieses Enzyms bei Frauen ist z.T. für den höheren Blutalkoholspiegel im Vergleich mit Männern bei gleicher aufgenommener Alkoholmenge verantwortlich. Dass Alkohol bei Frauen stärker wirkt als bei Männern, liegt aber auch daran, dass Frauen relativ mehr Fettgewebe haben, in dem sich Alkohol nur schwer löst. Als Folge steigt der Alkoholanteil im Blut.

Alkoholdehydrogenase Die Alkoholdehydrogenase der Leber ist ein weiteres Beispiel einer gut charakterisierten pyridinnucleotidabhängigen Dehydrogenase. Das homodimere Enzym wird durch Metallkomplexbildner inaktiviert. Ursache dafür sind **Zn^{2+}-Ionen**, die am Reaktionsmechanismus des Enzyms wesentlich beteiligt sind. In jeder Untereinheit findet sich noch ein zweites Zn^{2+}-Ion, dem eine Rolle bei der Aufrechterhaltung der korrekten Tertiärstruktur zugeschrieben wird.

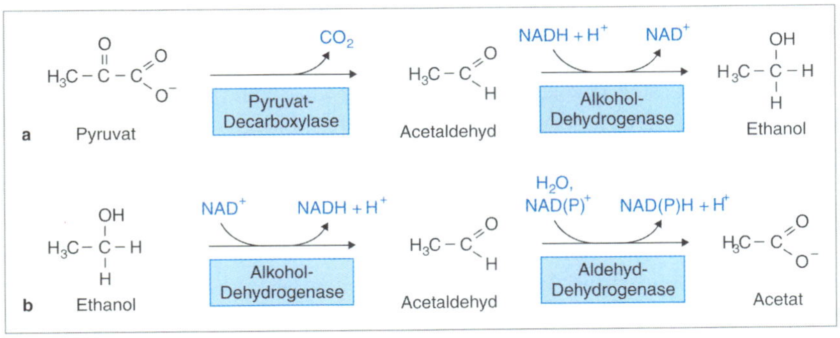

Abb. 5.23 a) Alkoholische Gärung bei Mikroorganismen
b) Alkoholabbau beim Menschen.

Verträglichkeit von Alkohol Der durch die Alkoholdehydrogenase produzierte Acetaldehyd ist zytotoxisch. Zusammen mit dem Abfall des Blutzuckerspiegels, der diuretischen Wirkung des Alkohols und den Stoffwechselabbauprodukten von Methanol und Fuselalkoholen ist er für das Phänomen des „Katers“ nach übermäßigem Alkoholgenuss verantwortlich. In der Leber wird der Acetaldehyd durch eine $NAD(P)^+$-abhängige **Aldehyd-Dehydrogenase** zu Acetat oxidiert (➤ Abb. 5.23). Dieses wird durch die Acetat-CoA-Ligase (Thiokinase) unter Verbrauch von ATP in Acetyl-CoA umgewandelt und so in den Intermediärstoffwechsel eingeschleust. Bei übermäßigem Alkoholkonsum führt die Anhäufung des Metaboliten Acetat zu erhöhter Fettsäure- und Cholesterinsynthese. Adipositas („Bierbauch“), Fettleber und schließlich Leberzirrhose sind die Folgen von chronischem Alkoholabusus.

Schon gewusst

Auch von der Aldehyd-Dehydrogenase wurden verschiedene Isoformen beschrieben. Ein genetisch bedingter Mangel einer mitochondrial assoziierten Isoform mit niedrigem K_m-Wert für Ethanol ist dafür verantwortlich, dass ein Großteil der ostasiatischen Bevölkerung auf Alkohol wegen peripherer Vasodilatation mit sog. Flushing-Symptomen wie Hautausschlag oder mit Herzrasen reagiert. Diese Unverträglichkeit scheint aber auf der anderen Seite ein genetischer Schutzmechanismus gegen Alkoholsucht zu sein.

MERKE

Bei der alkoholischen Gärung wird Pyruvat decarboxyliert und unter Regeneration von NAD^+ zu Ethanol reduziert. Die Alkoholdehydrogenase leitet auch den Alkoholabbau beim Menschen ein.

Kariogenese

Karies beginnt an der Zahnoberfläche im Bereich des Schmelzes und breitet sich in die Tiefe zum Dentin hin aus. Spätfolgen sind eine Infektion der Pulpa und schlimmstenfalls der Verlust des Zahns. Am Anfang dieses Prozesses steht die Ablagerung von Plaques aus bakteriellen Dextranen auf dem Zahn bei mangelnder Zahnpflege. In der Folge wird Nahrung auf dem Zahn festgehalten, Nahrungskohlenhydrate werden dort abgebaut und die Folgeprodukte ebenfalls unter den Plaques auf dem Zahnschmelz abgelagert. Diese Folgeprodukte sind im Wesentlichen organische Säuren, hauptsächlich Milchsäure (etwa 45%) aus der anaeroben Glykolyse von *Streptococcus mutans*, die in Lactat und ein Proton dissoziiert und damit das Milieu unter den Plaques ansäuert. Aus dem Stoffwechsel anderer Mikroorganismen resultieren Propionsäure (30%), Buttersäure (15%) und Essigsäure (10%), die eine starke organische Säure ist. Die Verschiebung zu saurem pH-Wert (oft unter 5,0) ist in den Plaques besonders stabil und wird kaum durch Speichel abgepuffert. Bei den sauren pH-Werten wird der **Hydroxylapatit** des Zahnschmelzes zu Calciumhydrogenphosphat aufgelöst:

$$Ca_{10}(PO_4)_6(OH)_2 + 8\,H^+ \rightarrow 10\,Ca^{2+} + 6\,HPO_4^{2-} + 2\,H_2O$$

Dabei destabilisiert die Freisetzung von Ca^{2+} den Schmelz so weit, dass die kristalline Struktur zerfällt, Schmelzdefekte und schließlich „Löcher“ entstehen. An diesem Prozess der Tiefenentkalkung sind auch bakterielle Proteasen beteiligt, die die Schmelzproteine zwischen den Apatitkristallen und das Kollagen der Dentinmatrix abbauen. Eine Remineralisation aus Calcium- und Phosphationen des Speichels und Fluoridionen in Trinkwasser und Zahnpasten ist in diesem Stadium nicht mehr möglich. Es sei darauf hingewiesen, dass Fluoridionen eine zweifache Schutzwirkung besitzen: Zum einen können sie das Hydroxidion im Apatit ersetzen, wirken also nach dem Massenwirkungsgesetz der Entmineralisierung entgegen oder fördern den Wiederaufbau des Schmelzes. Zum anderen hemmen sie die Glykolyse (Enolase!) und vermindern die bakterielle Säureproduktion.

MERKE

Ursache von Karies ist die Entmineralisierung des Zahnschmelzes durch organische Säuren, die Endprodukte des Zuckerabbaus durch Mikroorganismen sind.

5.2.3 Der Pentosephosphatweg

Eine weitere Möglichkeit des Glucoseabbaus bietet der **Pentosephosphatweg**, der mit Glucose-6-phosphat beginnt und wie die Glykolyse im Zytosol abläuft (➤ Abb. 5.24). Er ist in vielen Zellen neben der Glykolyse vorhanden, metabolisiert aber mit 1–20% nur einen geringen Anteil der gesamten aus dem Blut aufgenommenen Glucose.

Funktionen Hauptaufgabe des Pentosephosphatwegs ist nicht die Bereitstellung von Energie aus der Glucoseoxidation, sondern sie besteht in anderen biochemischen Funktionen. Das ist zum einen die **Produktion von extramitochondrialen Reduktionsäquivalenten** in Form von NADPH, besonders in Geweben mit aktiver Fettsäure- und Steroidsynthese, also in der Leber, der laktierenden Brustdrüse, im Kortex der Nebenniere und im Fettgewebe. NADPH wird aber auch benötigt, um oxidiertes Glutathion in seine reduzierte Form zurückzuführen. Dem Pentosephosphatweg kommt also eine besondere Rolle in der Redoxhomöostase der Zelle zu. Dies erklärt auch, dass seine Aktivität im Gehirn bei oxidativem Stress hochreguliert wird.

Die zweite Funktion des Pentosephosphatwegs ist die **Umwandlung von Hexosen in Pentosen**, insbesondere D-Ribose-5-phosphat als Vorstufe der Nucleotide. Schließlich werden auch Pentosen in Hexosen umgewandelt und somit dem Abbau in der Glykolyse zugeführt.

Bereitstellung von NADPH Die erste Reaktion des Pentosephosphatwegs ist die Oxidation des C(1) von Glucose-6-phosphat zu 6-Phosphogluconat durch die **Glucose-6-phosphat-Dehydrogenase** (➤ Abb. 5.24). Das Enzym war die erste Dehydrogenase, in der $NADP^+$ als Elektronenakzeptor entdeckt wurde. Reaktionsprodukt ist 6-Phosphoglucono-δ-lacton, das durch eine Lactonase (Gluconolacton-Hydrolase) zur freien Säure hydrolysiert wird. Die stark exergone Hydrolyse treibt das Gleichgewicht weit auf die Seite der NADPH-Bildung. Auch in der nächsten Reaktion, der Oxidation von 6-Phosphogluco-

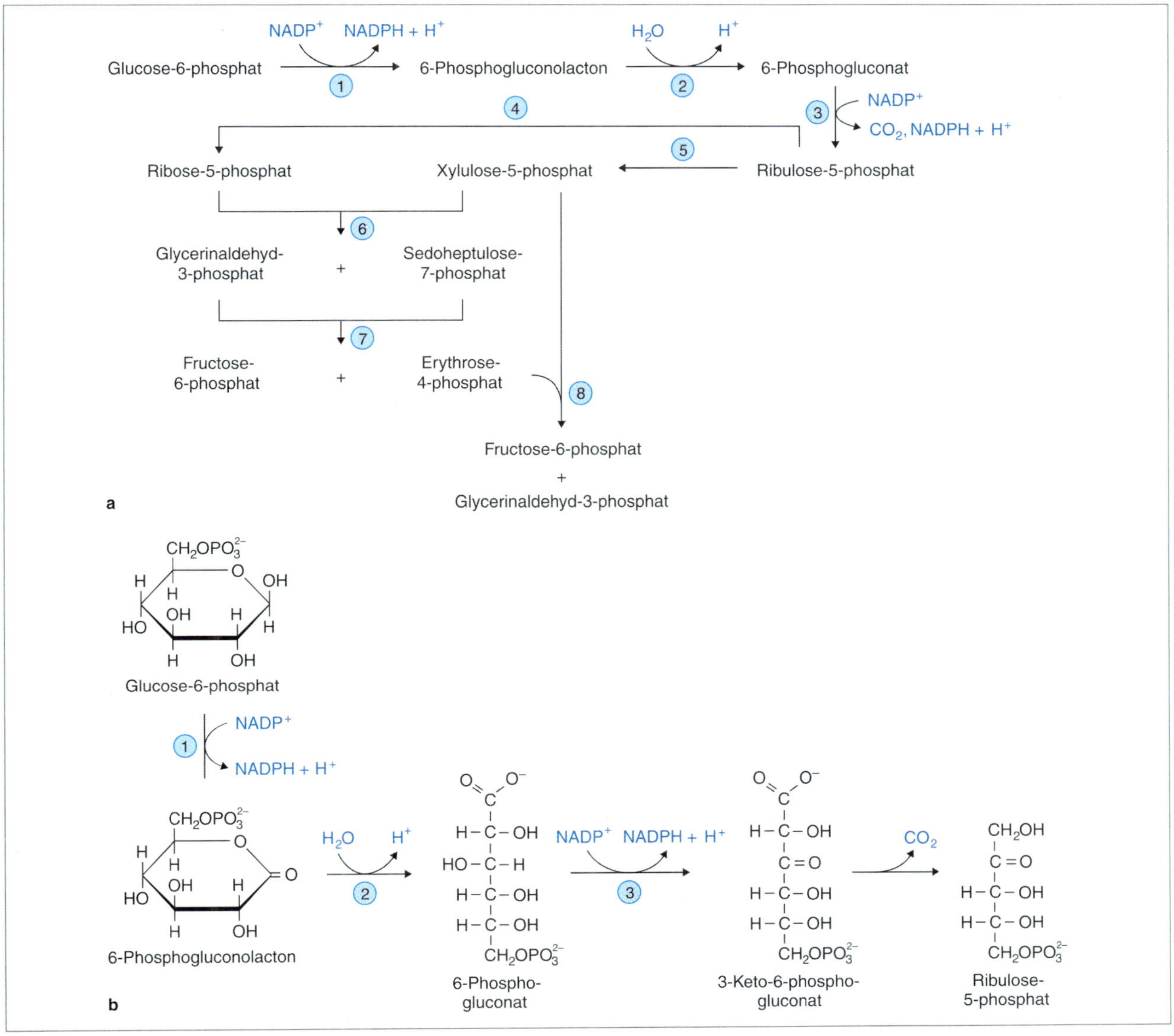

Abb. 5.24 Pentosephosphatweg.
a) Oxidativer (1–3 oder 4) und nichtoxidativer (4–8) Zweig des Pentosephosphatwegs.
b) Der oxidative Zweig als Formelbild.
1 = Glucose-6-phosphat-Dehydrogenase, 2 = 6-Phosphogluconolactonase, 3 = 6-Phosphogluconat-Dehydrogenase, 4 = Ribulose-5-phosphat-Isomerase, 5 = Ribulose-5-phosphat-Epimerase, 6 = Transketolase, 7 = Transaldolase, 8 = Transketolase.

nat durch die **6-Phosphogluconat-Dehydrogenase**, ist $NADP^+$ das Cosubstrat, sodass ein zweites Molekül NADPH entsteht (➤ Abb. 5.24). Das weitere Produkt 3-Keto-6-phosphogluconat ist als β-Ketosäure instabil und decarboxyliert spontan zu D-Ribulose-5-phosphat. Dieses wiederum wird durch das Enzym Ribulose-5-phosphat-Isomerase zu D-Ribose-5-phosphat umgewandelt (➤ Abb. 5.25). Auf dieser Stufe lautet die Summengleichung des Pentosephosphatwegs:

Glucose-6-phosphat + 2 $NADP^+$ + H_2O → Ribose-5-phosphat + CO_2 + 2 NADPH + 2 H^+

Endet der Pentosephosphatweg hier, so hat er im Wesentlichen biosynthetische Aufgaben erfüllt, nämlich die Bereitstellung von NADPH für reduzierende Synthesen im Zytosol und von D-Ribose-5-phosphat für die Nucleotidsynthese. Die Reaktionskette wird auch **oxidativer Zweig des Pentosephosphatwegs** genannt, da Glucose letztlich oxidativ decarboxyliert wurde (➤ Abb. 5.24).

Flexibilität Wird in der Zelle mehr NADPH benötigt als Ribose-5-phosphat, dann muss das Kohlenstoffgerüst der Pentose wieder in Glucose-6-phosphat umgewandelt werden. Dies geschieht durch die Übertragung von C_2- und C_3-Fragmenten zwischen verschiedenen Monosacchariden im nichtoxidativen Zweig des Pentosephosphatwegs (➤ Abb. 5.24). D-Ribulose-5-phosphat wird durch enzymkatalysierte Epimerisierung an C(3) zum D-Xylulose-5-phosphat umgewandelt. Aus dieser Verbindung überträgt die thiaminpyrophosphatabhängige **Transketolase** eine Glycolaldehydgruppe (C_2-Einheit) auf D-Ribose-5-phosphat, sodass D-Sedoheptulose-5-phosphat und D-Glycerinaldehyd-3-phosphat entstehen (➤ Abb. 5.25). Ganz

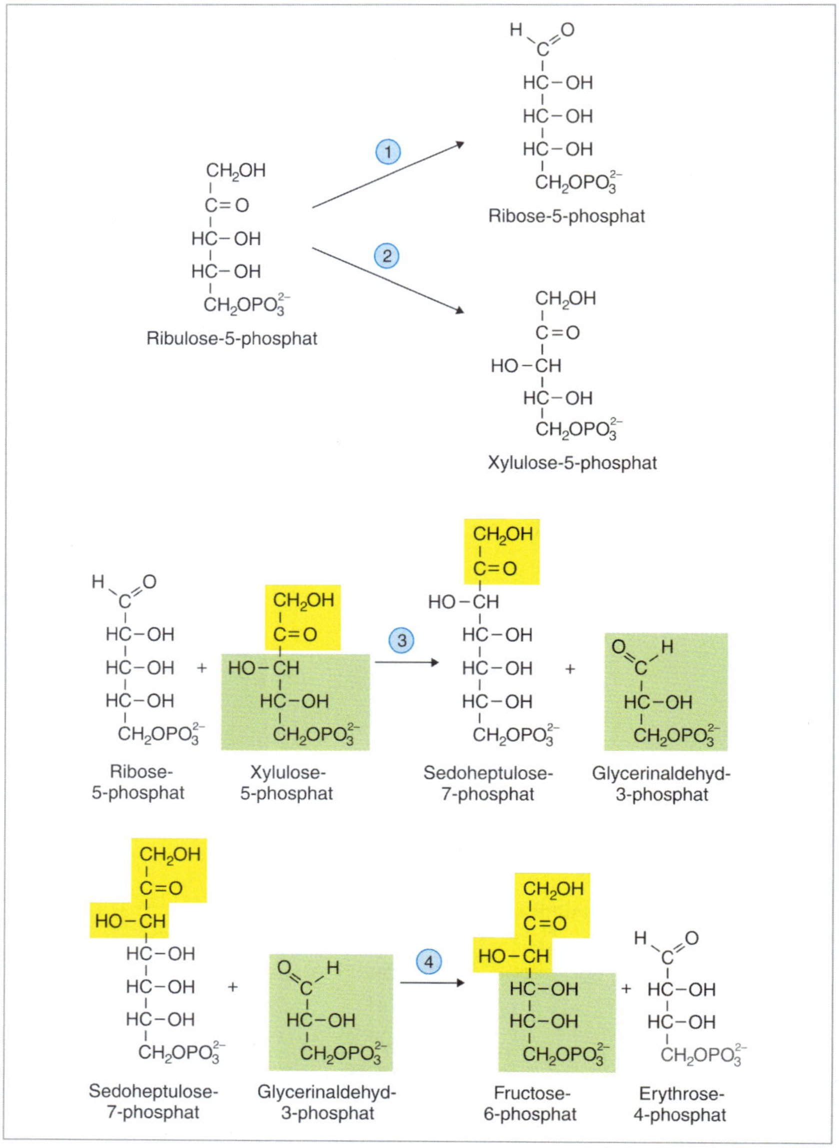

Abb. 5.25 Nichtoxidativer Zweig des Pentosephosphatwegs. 1 = Ribulose-5-phosphat-Isomerase, 2 = Ribulose-5-phosphat-Epimerase, 3 = Transketolase, 4 = Transaldolase.

allgemein katalysieren Transketolasen die Übertragung einer C_2-Einheit, nämlich der Atome C(1) und C(2) einer Ketose, auf den Carbonylkohlenstoff einer Aldose. Als Intermediat ist nach Aufspaltung des Ketozuckers der C_2-Rest als Glycolaldehyd am Thiaminpyrophosphat gebunden.

Sedoheptulose-5-phosphat und Glycerinaldehyd-3-phosphat sind schließlich Substrate der **Transaldolase**, die sie durch Übertragung eines Dihydroxyacetonfragments (C_3-Einheit) in D-Erythrose-4-phosphat und D-Fructose-6-phosphat umwandelt (➤ Abb. 5.25). Erstere Verbindung reagiert mit Xylulose-5-phosphat zu D-Fructose-6-phosphat und Glycerinaldehyd-3-phosphat (➤ Abb. 5.24). Somit wurde aus einer Pentose eine Hexose, die jetzt in der Glykolyse weiter metabolisiert wird.

Im Pentosephosphatweg kann Glucose-6-phosphat durch Zusammenwirken der Redox- und der Transformationsschritte auch vollständig oxidiert werden:

Glucose-6-phosphat + 7 H_2O + 12 $NADP^+$ → 6 CO_2 + P_i + 12 NADPH + 12 H^+

Der Pentosephosphatweg ist also ein flexibler Stoffwechselweg, der je nach Bedarf der Zelle an NADPH oder D-Ribose-5-phosphat in der einen oder anderen Richtung genutzt wird. Nur in Geweben mit sehr aktiver Fettsynthese, wie der laktierenden Milchdrüse, führt die vollständige Oxidation von Glucose-6-phosphat ausschließlich zu NADPH.

Klinik

Im Gegensatz zur Glykolyse kommt der Pentosephosphatweg unter anaeroben Bedingungen zum Erliegen, da er keine $NADP^+$-regenerierende Reaktion enthält. NADPH wird nur in anderen Stoffwechselwegen wie der Fettsäuresynthese unter aeroben Bedingungen oxidiert. Eine Ausnahme bilden die Erythrozyten, in denen wegen fehlender Mitochondrien kein oxidativer Stoffwechsel abläuft. Dort ist der Pentosephosphatweg aber gerade von besonderer Bedeutung zur Bereitstellung von Reduktionsäquivalenten für Entgiftungsreaktionen. Ein erblich bedingter Defekt der Glucose-6-phosphat-Dehydrogenase führt dazu, dass oxidiertes Glutathion nicht ausreichend durch die Glutathion-Reduktase reduziert wird und sich somit membrantoxische Substanzen anreichern können. Wird die Erythrozytenmembran zusätzlich geschädigt, so kann das zu einer schweren hämolytischen Krise führen, einer **hämolytischen Anämie**. Auslöser sind Infektionen oder Medikamente, z.B. die Malariamittel Pamaquin und Primaquin, aber auch Inhaltsstoffe der Saubohne (*Vicia faba*) beim **Favismus**. Der Gendefekt ist in endemischen Malariagebieten besonders häufig zu finden; offenbar bedeutet hier Glucose-6-phosphat-Dehydrogenase-Mangel einen Selektionsvorteil, vielleicht weil der Malariaerreger in einem zu wenig reduzierenden Milieu nicht überleben kann.

MERKE

Glucose-6-phosphat kann im zytosolischen Pentosephosphatweg katabolisiert werden, einem je nach Bedarf der Zelle flexiblen Stoffwechselweg. Im Pentosephosphatweg werden Reduktionsäquivalente in Form von NADPH für reduzierende Biosynthesen und D-Ribose-5-phosphat für die Nucleotidsynthese bereitgestellt. Der Pentosephosphatweg ermöglicht auch die gegenseitige Umwandlung von Monosacchariden verschiedener Kettenlänge, die damit in die Glykolyse eingeschleust werden können. Auch die vollständige Oxidation von Glucose zu CO_2 ist möglich. Bei einem genetisch bedingten Defekt der Glucose-6-phosphat-Dehydrogenase können Arzneimittel eine hämolytische Anämie auslösen.

5.2.4 Gluconeogenese und aktivierte Zucker

Gluconeogenese

Während die Glucosereserven im Blut (freie Glucose) und in der Leber (Glykogen) ausreichen, um den Bedarf des Körpers an diesem Kohlenhydrat für etwa einen Tag zu decken, muss bei längerem Hungern Glucose aus Nichtkohlenhydraten synthetisiert werden. Außerdem muss sichergestellt sein, dass das nach lang andauernder Muskelarbeit in der anaeroben Glykolyse gebildete Lactat vom Körper wiederverwertet wird. Diese Aufgaben werden durch die Gluconeogenese gelöst, die v.a. in der Leber, aber auch in der Nierenrinde stattfindet.

Reaktionen Eine Möglichkeit der Gluconeogenese ist die Umwandlung von Pyruvat zu Glucose-6-phosphat. Viele der beteiligten Reaktionen werden durch Enzyme katalysiert, die auch am glykolytischen Abbau von Glucose-6-phosphat mitwirken (➤ Abb. 5.26). Allerdings gibt es zwei irreversible Schritte der glykolytischen Sequenz, die in der Gluconeogenese durch alternative Reaktionen umgangen werden müssen. Dies gilt schon für den ersten Schritt, die **Phosphorylierung von Pyruvat zu Phosphoenolpyruvat** (➤ Abb. 5.26). Durch eine Zusammenarbeit von zytosolischen und mitochondrialen Enzymen wird die Aufgabe gelöst.

Die Umwandlung beginnt in den Mitochondrien durch Carboxylierung von Pyruvat zu Oxalacetat mithilfe der ATP-abhängigen **Pyruvat-Carboxylase**, eines anaplerotischen Enzyms aus dem Citratzyklus (➤ Kap. 5.2.5). Die mitochondriale

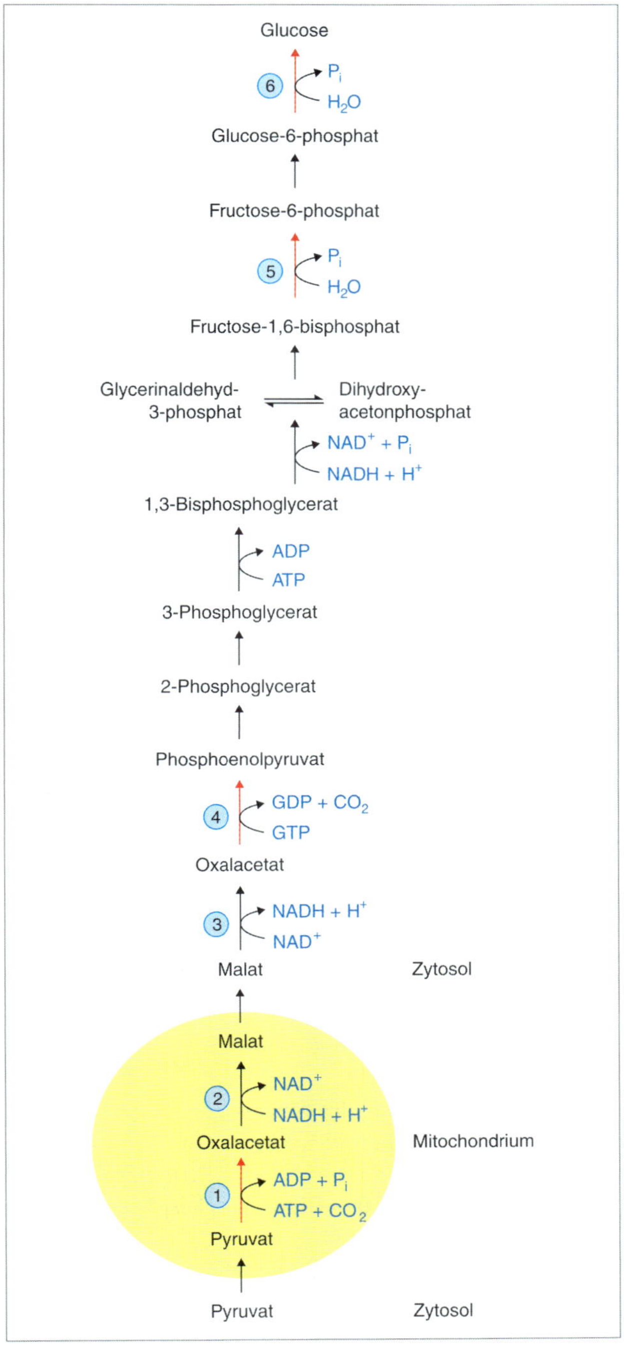

Abb. 5.26 Reaktionen der Gluconeogenese. Umwegreaktionen: 1 = Pyruvat-Carboxylase, 4 = Phosphoenolpyruvat-Carboxykinase, 5 = Fructose-1,6-bisphosphatase, 6 = Glucose-6-phosphatase. Für den Export von Oxalacetat aus dem Mitochondrium werden zusätzlich die mitochondriale (2) und zytosolische (3) Isoform des Malatenzyms benötigt.

Isoform der Malat-Dehydrogenase reduziert anschließend Oxalacetat zu Malat und benutzt dabei NADH als Cosubstrat. Damit wird ein indirekter Weg eingeleitet, um Oxalacetat aus dem Organell auszuschleusen, da es die innere Mitochondrienmembran nicht durchqueren kann. Malat wird mittels eines Dicarboxylattransporters im Austausch gegen eine andere Dicarbonsäure aus den Mitochondrien exportiert und durch die zytosolische Isoform der Malat-Dehydrogenase unter Verbrauch von NAD^+ zu Oxalacetat reoxidiert. Die in dieser Richtung energetisch ungünstige Reaktion wird von der sofortigen Weiterreaktion des Oxalacetats angetrieben: Die GTP-abhängige **Phosphoenolpyruvat-Carboxykinase** liefert Phosphoenolpyruvat. In der Bilanz wurden zwei energiereiche Phosphatbindungen genutzt, um ein Molekül Pyruvat zu phosphorylieren, also nur um eine neue kovalente Bindung in das Molekül einzuführen (➤ Abb. 5.26).

Der zweite Schritt der Gluconeogenese, in dem eine Reaktion der Glykolyse umgangen wird, ist die Umwandlung von Fructose-1,6-bisphosphat zu Fructose-6-phosphat (➤ Abb. 5.26). Die **Fructose-1,6-bisphosphatase** katalysiert diese irreversible Hydrolyse, die P_i freisetzt. Das Enzym wird allosterisch reguliert, stimuliert wird es durch Citrat und 3-Phosphoglycerat, negativer Modulator ist AMP.

Auch andere Metaboliten können an verschiedenen Stellen in die Gluconeogenese eingeschleust werden, nämlich Lactat aus der anaeroben Glykolyse nach Oxidation zu Pyruvat, Glycerin aus der Hydrolyse der Triacylglycerine nach Umwandlung in Dihydroxyacetonphosphat und diejenigen Aminosäuren, die zu Pyruvat, Oxalacetat oder anderen Intermediaten des Citratzyklus abgebaut werden (glucogene Aminosäuren).

MERKE

Die Gluconeogenese ist der zentrale Weg der Biosynthese von Glucose aus Nichtkohlenhydratvorstufen, v.a. aus Pyruvat, Lactat und den glucogenen Aminosäuren. Der Stoffwechselweg verläuft über die reversiblen Reaktionen der Glykolyse, die irreversiblen Reaktionen werden mithilfe spezieller Enzyme umgangen. Im ersten Schritt der Gluconeogenese wird Pyruvat durch die Zusammenarbeit mitochondrialer und zytosolischer Enzyme zu Phosphoenolpyruvat umgesetzt. Die allosterisch regulierte Fructose-1,6-bisphosphatase katalysiert den zweiten für die Gluconeogenese spezifischen Schritt.

Bilanz Die Bilanzierung der Gluconeogenese als Umwandlung von Pyruvat in Glucose-6-phosphat verdeutlicht nochmals den Unterschied zur Glykolyse: 2 Pyruvat + 4 ATP + 2 GTP + 2 NADH + 6 H_2O → Glucose-6-phosphat + 4 ADP + 2 GDP + 5 P_i + 2 NAD^+ + 2 H^+

Für jedes neue Molekül Glucose-6-phosphat werden sechs energiereiche Phosphatbindungen verbraucht, wobei zwei Moleküle NADH die notwendigen Reduktionsäquivalente zur Verfügung stellen.

Regulation Die Regulationsmechanismen von Glykolyse und Gluconeogenese sind so aufeinander abgestimmt, dass die Reaktionen nicht gleichzeitig ablaufen und zu einer verschwenderischen Nettohydrolyse von phosphatreichen Bindungen führen. Allerdings können sog. nutzlose Zyklen (engl. **futile cycles**) durchaus physiologische Funktionen haben, etwa die Erzeugung von Wärme. Beispiele sind die durch Phosphofructokinase und Fructose-1,6-bisphosphatase katalysierten Reaktionen.

Glucose-6-phosphatase In einigen tierischen Geweben wird Glucose-6-phosphat zu freier Glucose dephosphoryliert, v.a. in der Leber, der Niere und im Darmepithel. Auch diese formal einfache Hydrolyse ist nicht die Umkehr des glykolytischen Gegenparts, der Hexokinasereaktion. Sie wird vielmehr in einem subzellulären Kompartiment, dem endoplasmatischen Retikulum (ER), durch das System der **Glucose-6-phosphatase** in einer komplexen Reaktionsfolge von Transport- und enzymatischen Schritten katalysiert (➤ Abb. 5.27). Zunächst wird Glucose-6-phosphat durch ein spezifisches Transportsystem auf die Innenseite der ER-Membran transloziert. Dort wird der Phosphorsäureester durch das Enzym Glucose-6-phosphatase hydrolysiert. Sowohl P_i als auch die freie Glucose werden aus dem ER ausgeschleust. Schließlich exportiert der Glucosetransporter der Plasmamembran (GLUT2) die Glucose aus der Zelle. Glucose aus der Gluconeogenese kann somit zum Blutzuckerspiegel beitragen.

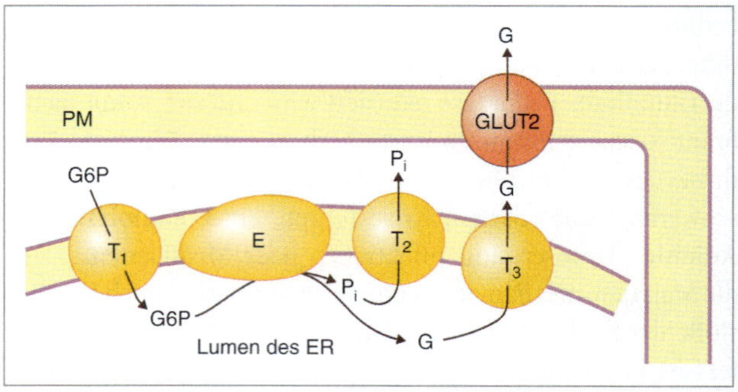

Abb. 5.27 Das System der Glucose-6-phosphatase in der Membran des endoplasmatischen Retikulums (ER) der Leber. Transporter T_2 und die Hydrolaseaktivität E sind wahrscheinlich Proteinkomplexe mit stabilisierenden Untereinheiten. G = Glucose, G6P = Glucose-6-phosphat, P_i = anorganisches Phosphat, PM = Plasmamembran.

Schon gewusst

Lange glaubte man, das Gehirn sei nicht zur Gluconeogenese befähigt. Inzwischen ist es aber gelungen, die für diesen Stoffwechselweg charakteristischen Enzyme, also Phosphoenolpyruvat-Carboxykinase und Fructose-1,6-bisphosphatase, nachzuweisen, zumindest in einzelnen neuralen Zellpopulationen, v.a. den Astrozyten. Andererseits wurden bisher nur Teile des Glucose-6-phosphatase-Systems eindeutig in Gliazellen identifiziert, sodass dort vielleicht nicht freie Glucose, sondern Glykogen Endpunkt der Gluconeogenese ist.

Aktivierte Zucker

Glycosyldonoren Die gegenseitige Umwandlung von Hexosen und die Übertragung eines Hexoserests auf ein anderes Monosaccharid oder auf die wachsende Kette eines Oligosaccharids gehen in den meisten Fällen von einem aktivierten Glycosyldonor aus, einem **Nucleosiddiphosphat-Zucker**. Beispiele hierfür sind Uridindiphosphatglucose (UDP-Glucose), UDP-Glucuronsäure und UDP-Galaktose (➤ Abb. 5.28). **UDP-Glucose** entsteht durch Reaktion von Glucose-1-phosphat mit

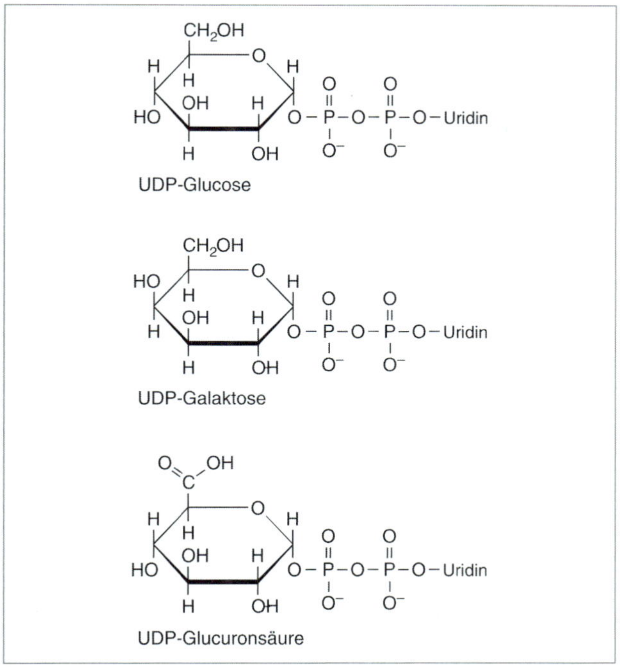

Abb. 5.28 Beispiele für Nucleosiddiphosphat-Zucker.

Uridintriphosphat unter Abspaltung der beiden terminalen Phosphorylreste des UTP als Pyrophosphat (PP_i), dessen Hydrolyse die Reaktion weit auf die Seite der UDP-Glucose zieht:

Glucose-1-phosphat + UTP → UDP-Glucose + PP_i

Von dieser Verbindung können jetzt enzymkatalysierte Redoxreaktionen, Epimerisierungen und die Übertragung des Glucosylrests auf andere Zucker ausgehen (Synthese von Saccharose und weiteren Disacchariden in Pflanzen).

Die NAD^+-abhängige Oxidation der UDP-Glucose führt zu **UDP-Glucuronsäure**. Die Konjugation der UDP-Glucuronsäure mit körperfremden Phenolen oder Aminen, die aus Arzneimitteln oder Drogen entstanden sind, überführt diese Verbindungen in der Leber in wasserlösliche Ausscheidungsformen.

Galaktose und Lactose Eine wesentliche Rolle im Galaktosestoffwechsel spielt die **UDP-Galaktose**. Sie ist Intermediat sowohl bei der anabolen Verwertung des Galaktosylrests (➤ Abb. 5.29) als auch beim Abbau der Galaktose (➤ Abb. 5.21). UDP-Galaktose-4-Epimerase katalysiert die reversible Umwandlung von UDP-Glucose in UDP-Galaktose. Der so aktivierte Galactosylrest wird jetzt unter Bildung des Disaccharids Lactose auf Glucose übertragen oder in die Oligosaccharidseitenketten von Glykoproteinen und Gangliosiden eingebaut.

Lactosesynthese findet v.a. in der laktierenden Milchdrüse statt. Die **Lactose-Synthase** besteht aus zwei Proteinen, der eigentlichen Transferase und dem regulatorisch wirksamen **α-Lactalbumin**. Dieses Protein verschiebt die Substratspezifität der Transferase von Acetylglucosamin (Synthese der Oligosaccharidketten von Glykoproteinen) zu Glucose. Da die Biosynthese des α-Lactalbumins durch Progesteron gehemmt wird, ermöglicht erst der Progesteronabfall unmittelbar vor der Geburt die Bildung der Lactose in der Milchdrüse. UDP-Galaktose ist auch ein Zwischenprodukt beim Abbau freier Galaktose, die aus dem Disaccharid Lactose nach dessen Spaltung entsteht und beim Säugling und Kleinkind von quantitativer Bedeutung ist (➤ Abb. 5.21 und ➤ 5.29). Nach Phosphorylierung zu Galaktose-1-phosphat durch die Galaktokinase der Leber kann die UMP-Gruppe direkt von UTP übertragen werden. Anschließende Epimerisierung an C(4) durch die UDP-Galaktose-4-Epimerase bringt die Galaktose letztlich in den Glykogenstoffwechsel oder die Glykolyse ein. Die UMP-Gruppe kann aber auch von UDP-Glucose auf Galaktose-1-phosphat übertragen werden. Das Enzym **UDP-Glucose:Galaktose-1-phosphat-Uridylyltransferase** tauscht also Galaktose-1-phosphat und Glucose-1-phosphat am UMP aus.

Klinik

Ein Mangel an UDP-Glucose:Galaktose-1-phosphat-Uridylyltransferase liegt bei der **hereditären Galaktosämie** vor. Die Anhäufung von Galaktose-1-phosphat führt zu schweren Störungen des Glucosestoffwechsels, da es Enzyme der Glykolyse, des Pentosephosphatwegs und der Gluconeogenese inhibiert. Außerdem könnte die Akkumulation des Zuckeralkohols Galaktitol durch das Enzym Aldose-Reduktase toxische Folgen haben (➤ Polyolweg). Die Betroffenen erkranken bereits in der ersten Lebenswoche an Erbrechen, Durchfall und Gelbsucht. Spätfolgen sind Leberzirrhose und geistige Retardierung. Als einzige Therapiemöglichkeit führen galaktosefreie Diät und der Verzicht auf Muttermilch zur normalen körperlichen und geistigen Entwicklung des Kindes. Durch die UDP-Galaktose-4-Epimerase werden offenbar genügend UDP-Galaktosereste für die gerade während dieser Zeit sehr aktive Biosynthese von Glykoproteinen und Gangliosiden zur Verfügung gestellt.

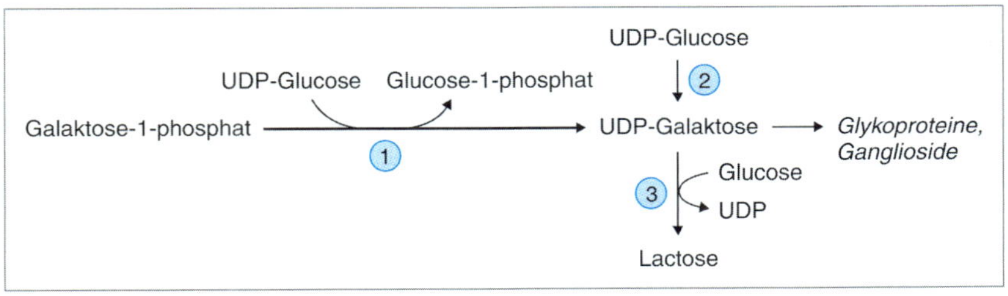

Abb. 5.29 Stoffwechsel der Galaktose. Enzyme: 1 = UDP-Glucose:Galaktose-1-phosphat-Uridylyltransferase, 2 = UDP-Galaktose-4-Epimerase, 3 = Lactose-Synthase.

MERKE

Nucleosiddiphosphat-Zucker, v.a. UDP-Zucker, sind die aktivierten Formen von Monosacchariden wie Galaktose und Vorstufen vieler Disaccharide. Die hereditäre Galaktosämie führt zu Störungen des gesamten Glucosestoffwechsels.

5.2.5 Der Citratzyklus

Funktion, Bilanz und Lokalisation

Der **Citratzyklus** ist in aeroben Organismen und Geweben der zentrale Abbauweg für C_2-Fragmente längerer Kohlenstoffgerüste, die in Form von Acetylresten aus dem Kohlenhydratstoffwechsel, aber auch aus dem Abbau von Fettsäuren und Aminosäuren stammen. Er ist die erste Stufe des oxidativen Stoffwechsels („Atmung") und wurde in allen aerob lebenden Zellen gefunden. Im Gegensatz zur Glykolyse ist der Citratzyklus eine zyklische Sequenz von insgesamt acht Reaktionen (➤ Abb. 5.30). Bei jedem Durchlauf des Zyklus wird ein Acetylrest (C_2-Fragment) in Form von „aktivierter Essigsäure", Acetyl-CoA, eingeschleust und mit der Dicarbonsäure Oxalessigsäure (C_4-Verbindung) zu einer Tricarbonsäure mit sechs Kohlenstoffatomen verknüpft, der Citronensäure. Beim intrazellulären, neutralen pH-Wert liegen diese Säuren natürlich als ihre Anionen Oxalacetat und Citrat vor, und auch bei allen anderen Intermediaten des Zyklus sollte die anionische Carboxylatform genannt werden (➤ Tab. 5.3).

Schon gewusst

Der Citratzyklus wurde zuerst 1937 von H. Krebs unter dem Namen **Citronensäurezyklus** postuliert. Der Name sollte die erste der Tricarbonsäuren hervorheben, die an der zyklischen Reaktionssequenz beteiligt sind. Oft finden sich aber auch die Namen **Tricarbonsäurezyklus** oder zu Ehren des Entdeckers **Krebs-Zyklus**. Der Citratzyklus war nicht die erste zyklische Reaktionssequenz, die in der Biochemie aufgeklärt wurde. Schon 1932 schlugen Krebs und Henseleit den Namen Harnstoffzyklus für einen neu entdeckten Reaktionszyklus vor. Krebs' eigene Arbeiten konnten sich auf eine Reihe von früheren Beobachtungen von A. Szent-Györgyi in Ungarn sowie C. Martius und F. Knoop in Deutschland stützen, die die Oxidation verschiedener organischer Di- und Tricarbonsäuren zu CO_2 durch molekularen Sauerstoff beschrieben hatten. An Suspensionen von zerkleinerten Flugmuskeln der Taube, einem sehr atmungsaktiven Gewebe, zeigte Krebs schließlich, dass die Oxidation endogener Kohlenhydrate oder von exogenem Pyruvat durch kleine Mengen der Carbonsäuren katalytisch stimuliert wird. Durch geschickten Einsatz von Inhibitoren der einzelnen Schritte und Nachweis der akkumulierenden Metaboliten gelang es Krebs, die Rolle der Citronensäure und die zyklische Natur der Reaktionssequenz zu etablieren.

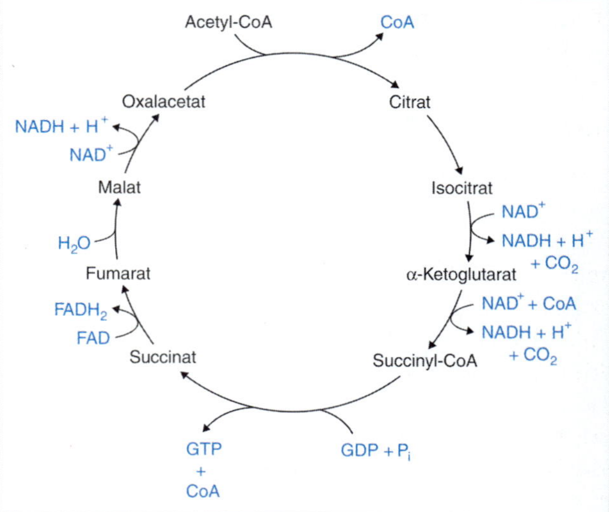

Abb. 5.30 Die acht Reaktionen des Citratzyklus.

Zyklische Reaktionsfolge

Das **Citrat** wird in einer ersten Stufe des Zyklus in einer Sequenz von vier Reaktionen zu **Succinyl-CoA** abgebaut, pro Acetylrest entstehen zwei Moleküle CO_2. Das Oxalacetat wird anschließend in einer zweiten Stufe in vier Reaktionsschritten regeneriert. Somit verschwindet es nicht aus dem Zyklus und steht für einen erneuten Umsatz mit Acetyl-CoA zur Verfügung. Ein Molekül Oxalacetat trägt also zur Oxidation beliebig vieler Acetylreste bei und kann deshalb als eine Art Katalysator angesehen werden, der unverbraucht aus der Reaktionsfolge hervorgeht. Durch Markierung der beiden Kohlenstoffatome des Acetats konnte allerdings gezeigt werden, dass die Oxidation von Citrat nur am Kohlenstoffskelett von Oxalacetat stattfindet. Die in Form von zwei CO_2 frei werdenden Kohlenstoffatome sind also nicht mit denen des Acetylrests identisch.

Die beim Abbau von Acetyl-CoA frei werdenden Reduktionsäquivalente werden als drei Hydridionen (über NADH) und ein Paar von H-Atomen (über $FADH_2$) in gebundener Form an die anschließende **Atmungskette** weitergegeben. Die Erzeugung von NADH bzw. $FADH_2$, die in der Atmungskette unter ATP-Produktion oxidiert werden, ist also die Hauptaufgabe des Citratzyklus. Pro Acetylrest entsteht aber direkt im Citratzyklus auch eine energiereiche Phosphatbindung in Form von GTP. Die Nettoreaktion des Zyklus lautet:

$$\text{Acetat} + H^+ + 2\,H_2O \rightarrow 2\,CO_2 + 8\,(H)$$

Es ist sinnvoll, die Energiebilanz des Zyklus erst in Zusammenhang mit der oxidativen Phosphorylierung anzugeben. Obwohl an den Reaktionen des Citratzyklus nicht direkt molekularer Sauerstoff beteiligt ist, laufen sie nur unter aeroben Bedingungen ab, da NAD^+ und FAD ausschließlich in der Atmungskette regeneriert werden. Im Gegensatz zur Glykolyse ist der Citratzyklus also strikt aerob. Der Acetylrest kann aus verschiedenen Abbauwegen stammen. Im Kohlenhydratstoffwechsel ist der unmittelbare Vorläufer das aus der Glykolyse resultierende Pyruvat, das zusammen mit einem Proton (Symport) in die Mitochondrien transportiert und dort mithilfe des Enzymkomplexes der Pyruvat-Dehydrogenase zu Acetyl-CoA oxidiert wird.

Lokalisation

E. P. Kennedy und A. L. Lehninger (USA) entdeckten 1948, dass **Mitochondrien**, die sie aus Rattenleber isoliert hatten, die Oxidation von Pyruvat und aller Intermediate des Citratzyklus unter Verbrauch von molekularem Sauerstoff katalysierten, und zwar genauso schnell wie intakte Hepatozyten. Da andere Zellorganellen Pyruvat nicht oxidierten, waren die Mitochondrien als intrazelluläre Orte der Reaktionen des Citratzyklus in Tierzellen etabliert. Genauere Untersuchungen zeigten, dass die enzymatischen Umsetzungen teils in der mitochondrialen Matrix und teils an der Innenseite der inneren Mitochondrienmembran ablaufen, also in enger Nachbarschaft der Enzyme der Elektronentransportkette und der oxidativen Phosphorylierung.

Auch in Pflanzenzellen ist der Citratzyklus in den Mitochondrien lokalisiert, in Bakterien dagegen sind die Enzyme frei im Zytosol oder an die Zellmembran gebunden. Zahlreiche Hinweise auf eine supramolekulare Assoziation einiger oder aller Enzyme wurden dahin gehend zusammengefasst, dass auch der Citratzyklus wie die Glykolyse in einem „Metabolon" organisiert sein könnte.

MERKE

Im Citratzyklus werden Acetylreste aus verschiedenen katabolen Wegen unter aeroben Bedingungen zu CO_2 abgebaut. Die Reaktionen des Citratzyklus laufen in den Mitochondrien ab. Oxalacetat wird zu Beginn der zyklischen Reaktionsfolge mit dem Acetylrest zu Citrat verknüpft und steht nach acht Reaktionsschritten regeneriert für eine neue „Umdrehung" des Zyklus bereit.

Der Multienzymkomplex Pyruvat-Dehydrogenase

Die oxidative Decarboxylierung von Pyruvat zu Acetyl-CoA wird durch den Pyruvat-Dehydrogenase-(PDH-)Komplex katalysiert, der in der mitochondrialen Matrix lokalisiert ist:

$$\text{Pyruvat} + \text{CoA} + \text{NAD}^+ \rightarrow \text{Acetyl-CoA} + CO_2 + \text{NADH} + H^+$$
$$\Delta G^{0'} = -33{,}5\ \text{kJ} \cdot \text{mol}^{-1}.$$

Drei verschiedene Enzyme und fünf Coenzyme sind an der Gesamtreaktion beteiligt, die in tierischen Geweben irreversibel abläuft. Im Gegensatz zur möglichen losen Assoziation glykolytischer Enzyme liegt hier ein echter Multienzymkomplex vor, der aus vielen Geweben intakt isoliert werden kann. Vorteile eines derartigen Komplexes sind hohe Umsatzgeschwindigkeit aufgrund der kurzen Wege, geringer Verlust an wertvollen Intermediaten und eine gemeinsame Regulation aller Reaktionen.

Reaktionen

Der Komplex wurde nach dem Enzym benannt, das die erste Teilreaktion katalysiert, die oxidative Decarboxylierung von Pyruvat durch das Enzym **Pyruvat-Dehydrogenase** (E_1, Pyruvat-Decarboxylase, ➤ Abb. 5.31). Nach Abspaltung von CO_2 bleibt das C_2-Fragment als α-Hydroxyethyl-Derivat von dem Thiazolring des Cofaktors Thiaminpyrophosphat am Enzym gebunden. Der zweite Schritt ist die Oxidation des Hydroxyethylfragments zum Acetylrest. Dieser wird an das reaktive Schwefelatom der Liponsäure angehängt, die gleichzeitig zu ihrer Dithiolform reduziert wird, der Dihydroliponsäure. Liponsäure ist der kovalent gebundene Cofaktor des zweiten Enzyms im Komplex, der **Dihydrolipoyl-Transacetylase** (E_2), in der die durch die Oxidation gewonnene Energie in Form eines Thioesters konserviert ist. Dieses Enzym katalysiert den dritten Schritt der Gesamtreaktion, die Übertragung des Acetylrests auf die Thiolgruppe von Coenzym A (➤ Abb. 5.31). In einem letzten Schritt wird die Dithiolform der Liponsäure zu ihrer Disulfidform reoxidiert. Die Übertragung der Wasserstoffatome katalysiert das Enzym **Dihydrolipoyl-Dehydrogenase** (E_3). Dabei wird fest an das Enzym gebundenes FAD zu $FADH_2$ reduziert, das anschließend in einem fünften und letzten Schritt durch NAD^+ reoxidiert wird (➤ Abb. 5.31).

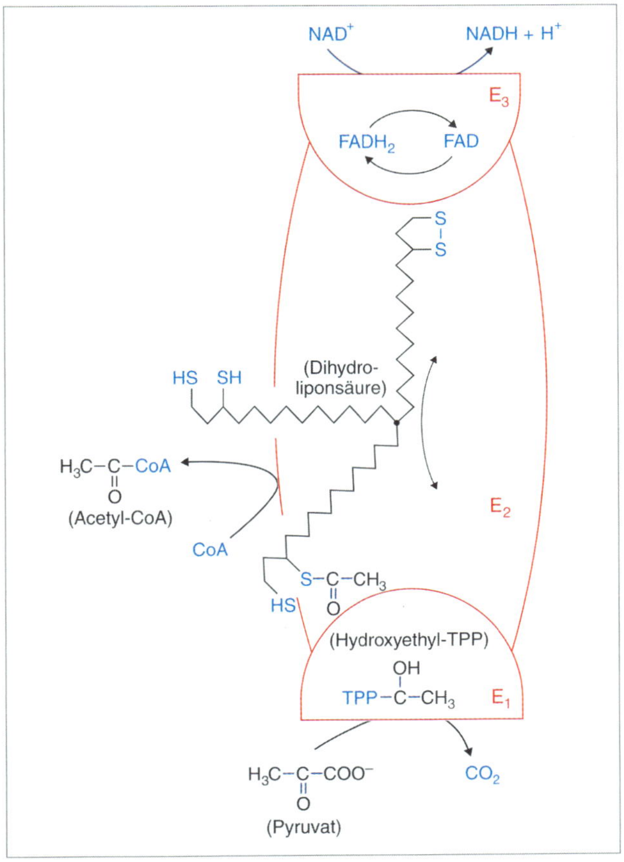

Abb. 5.31 Aufbau und Reaktionen des Pyruvat-Dehydrogenase-Komplexes. TPP = Thiaminpyrophosphat.

5

Die Reaktion ist einzigartig in der Biochemie, da nur in der Dihydrolipoyl-Dehydrogenase das Redoxpotenzial von FAD/$FADH_2$ negativer als das des NAD^+/NADH-Paars ist. In einer schematischen Repräsentation des gesamten Enzymkomplexes wird die lange Kette der in E_2 an einen Lysylrest gebundenen Liponsäure als „schwingender Arm" dargestellt, der Wechselwirkungen mit E_1 und E_3 eingehen kann (➤ Abb. 5.31). Er übernimmt die Hydroxyethylgruppe von Thiaminpyrophosphat in E_1 und überträgt sie auf Coenzym A. Der Arm schwingt dann an E_3 vorbei und verliert die in E_1 aufgenommenen Elektronen. Durch diese Reoxidation wird er in die Lage versetzt, erneut ein C_2-Fragment zu akzeptieren.

Regulation

Eigentlich sollte eine 1:1:1-Stöchiometrie der beteiligten drei Enzyme dem geschilderten Reaktionsmechanismus Genüge tun. Isoliert man allerdings den PDH-Komplex aus Mitochondrien, so hat er eine Molekülmasse von mehreren Millionen Dalton, und die einzelnen Proteine liegen in vielfachen Kopien vor (➤ Tab. 5.7). Darüber hinaus finden sich in der Säuger-PDH noch zwei weitere Enzyme als regulatorische Untereinheiten: Mit dem zentralen Komplex sind mehrere Kopien der **PDH-Kinase** (62 kDa) und der **PDH-Phosphatase** (100 kDa) assoziiert. Dies macht die Regulation des PDH-Komplexes durch **ATP und Ca^{2+}-Ionen** verständlich. Die PDH-Kinase katalysiert die ATP-abhängige Phosphorylierung von E_1 an mehreren Serylresten. Dadurch wird das Enzym inhibiert, und die gesamte Reaktion kommt zum Erliegen. Reaktiviert wird der Komplex über eine Abspaltung des Phosphorylrests durch die PDH-Phosphatase, die durch Ca^{2+}-Ionen aktiviert wird. Da die PDH-Kinase selbst durch ATP aktiviert wird, wird der Eintritt von Pyruvat in den Citratzyklus verlangsamt, wenn genügend ATP als energiereiches Folgeprodukt des Zyklus zur Verfügung steht. Die aktive Form der PDH wird durch Acetyl-CoA und NADH gehemmt und durch Pyruvat zu höherer Umsatzgeschwindigkeit stimuliert.

MERKE

Der Multienzymkomplex der Pyruvat-Dehydrogenase decarboxyliert das Pyruvat aus der Glykolyse zu Acetyl-CoA, das in den Citratzyklus eingeschleust wird. Seine Aktivität wird durch Produkthemmung, Feedback-Hemmung und reversible Phosphorylierung inhibiert.

Ablauf des Citratzyklus und anaplerotische Reaktionen

Einzelreaktionen

Kontrollpunkt Citrat-Synthase Wie bei der Vorstellung der Glykolyse sollen auch für den Citratzyklus einzelne Reaktionen genauer betrachtet und Besonderheiten hervorgehoben werden. Das erste Intermediat des Citratzyklus wird durch Kondensation von Acetyl-CoA mit Oxalacetat gebildet (➤ Abb. 5.32). Die Reaktion ist wegen der anschließenden Hydrolyse des enzymgebundenen energiereichen Citroyl-CoA-Thioesters stark exergon und praktisch irreversibel. Das Gleichgewicht liegt weit aufseiten des Citrats und der Freisetzung von Coenzym A. Das Enzym **Citrat-Synthase** ist ein Homodimer mit einer Molekülmasse von 98 kDa. Biophysikalische Untersuchungen zeigen, dass jedes Monomer bei Bindung von Oxalacetat in eine Konformation übergeht, die kompakter ist als die des nichtligandierten Proteins und letztlich die hydrolytische Spaltung von Acetyl-CoA verhindert.

Die Reaktion der Citrat-Synthase ist für den gesamten Zyklus geschwindigkeitsbestimmend und wird durch die Verfügbarkeit von Acetyl-CoA und Oxalacetat reguliert. Das Enzym selbst wird durch ein späteres Intermediat des Zyklus, das Succinyl-CoA, ebenso gehemmt wie durch ATP, dessen Bindung den K_m-Wert für Acetyl-CoA erhöht (➤ Abb. 5.33). Bei konstanter Acetyl-CoA-Konzentration sinkt dadurch die Sättigung des Enzyms mit einem seiner Substrate, und die Umsatzgeschwindigkeit nimmt ab. Wir werden sehen, dass die Reaktion der Citrat-Synthase nur der erste von mehreren Kontrollpunkten des Citratzyklus ist.

MERKE

Die Reaktion der Citrat-Synthase ist einer von mehreren Kontrollpunkten, an denen hohe ATP- oder NADH-Konzentrationen die Umsatzgeschwindigkeit des Citratzyklus drosseln.

Aconitase Die reversible Umwandlung von Citrat in Isocitrat ist formal eine Verschiebung der Hydroxylgruppe innerhalb des Kohlenstoffgerüsts von einem tertiären zu einem sekundären Alkohol, der leichter zu oxidieren ist. Die Reaktion verläuft über ein enzymgebundenes Intermediat, das cis-Aconitat (➤ Abb. 5.32). Das Enzym **Aconitase** entfernt Wasser aus dem Citrat unter Bildung einer C=C-Doppelbindung. Erneute Anlagerung von Wasser kann zum Citrat oder zum Isocitrat führen. In jedem Fall ist die Addition stereospezifisch trans

Tab. 5.7 Zusammensetzung des Pyruvat-Dehydrogenase-Komplexes aus Rinderherz

Enzym	Struktur	Anzahl	Coenzym/Cofaktor
Pyruvat-Decarboxylase (E_1)	$\alpha_2\beta_2$	30	Thiaminpyrophosphat
Dihydrolipoyl-Transacetylase (E_2)	α	60	Liponsäure, CoA
Dihydrolipoyl-Dehydrogenase (E_3)	α_2	6	FAD, NAD^+
PDH-Kinase		1–3	
PDH-Phosphatase		1–5	

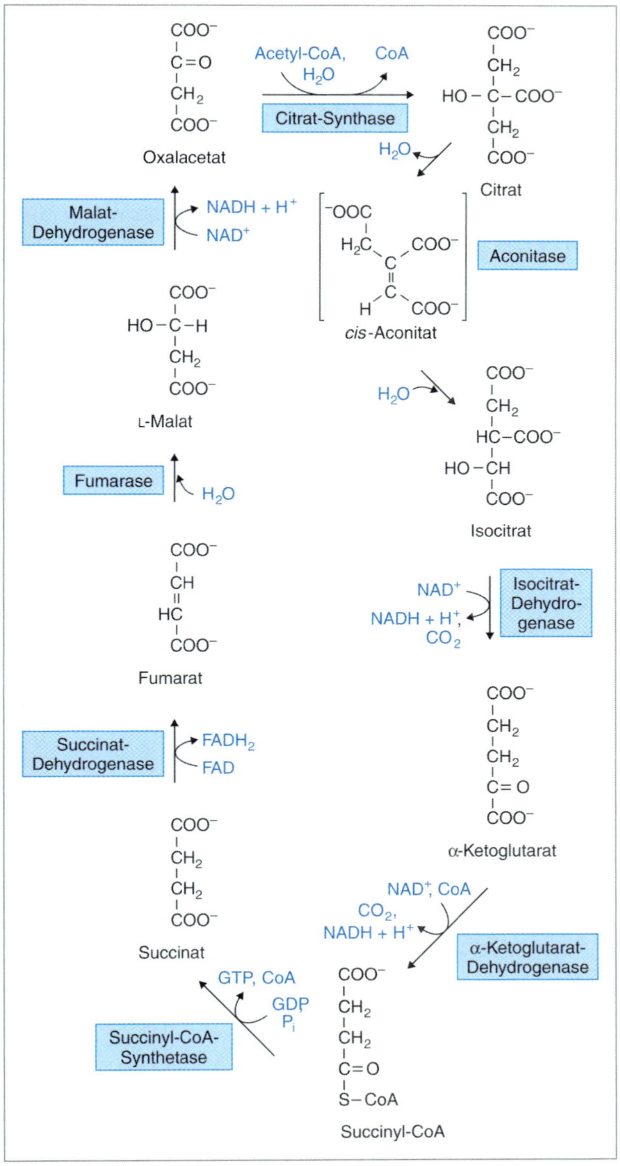

Abb. 5.32 Einzelreaktionen des Citratzyklus.

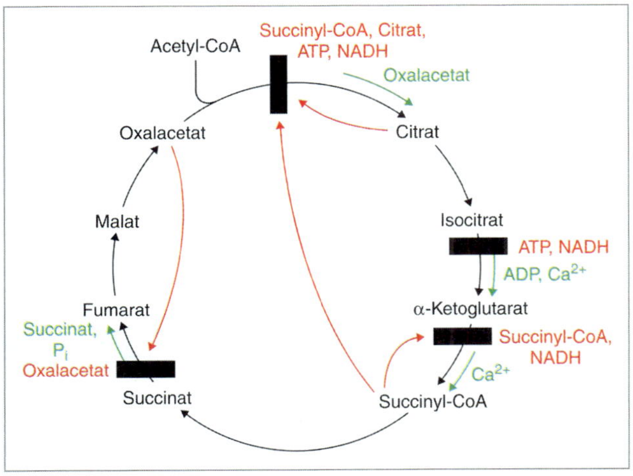

Abb. 5.33 Die Kontrollpunkte des Citratzyklus. Rot, hemmend, grün, stimulierend.

in Bezug auf die Ebene, die durch die C=C-Bindung festgelegt ist. Die Aconitase ist ein monomeres Enzym. Sie enthält Fe(II) in Form von [4Fe-4S]-Eisen-Schwefel-Clustern, die wesentlich zur Bindung des Citrats am Enzym in einer Art Chelatkomplex beitragen. Das in Blättern exotischer Pflanzen vorkommende Fluoracetat ist sehr giftig, weil es in Fluorcitrat umgewandelt wird, das die Aconitase hemmt.

Schon gewusst

Eine Isoform der Aconitase kommt im Zytosol vor und erfüllt eine völlig andere Funktion. Sie verliert bei Eisenmangel ihre Fe-S-Komplexe und bindet dann an bestimmte Sequenzen von RNA-Molekülen, die für die Translation von Proteinen der zellulären Eisenhomöostase wie z.B. des Ferritins oder des Transferrinrezeptors verantwortlich sind. Diese Aconitase wird deshalb auch eisenregulatorisches Protein genannt (IRP von iron regulatory protein).

Isocitrat-Dehydrogenase Die oxidative Decarboxylierung von Isocitrat zu α-Ketoglutarat wird durch eine pyridinnucleotidabhängige Dehydrogenase katalysiert, die **Isocitrat-Dehydrogenase** (➤ Abb. 5.32). Durch den Verlust der β-Carboxylgruppe des Isocitrats als CO_2 ist die Reaktion stark exergon und damit irreversibel. Verschiedene Isoformen des Enzyms verwenden entweder NAD^+ (nur in Mitochondrien) oder $NADP^+$ (in Mitochondrien und im Zytosol) als Elektronenakzeptor. Im Citratzyklus ist wohl hauptsächlich die NAD^+-abhängige Isocitrat-Dehydrogenase aktiv. Dieses Enzym besteht aus acht identischen Untereinheiten mit einer Molekülmasse von je 47 kDa. Auch wenn das Enzym nicht geschwindigkeitsbestimmend für den Zyklus ist, wird es in komplexer Weise durch den Energiestatus der Zelle reguliert (➤ Abb. 5.33). Hohe ADP-Konzentrationen stimulieren die Enzymaktivität, negative Modulatoren sind ATP und NADH. Das Enzym wird auch aktiviert, wenn die Konzentration der Ca^{2+}-Ionen in der mitochondrialen Matrix erhöht ist, z.B. im Muskel bei verstärkter Aktivität, also bei ATP-Bedarf. Die Reaktion der Isocitrat-Dehydrogenase ist somit ein zweiter Kontrollpunkt innerhalb des Citratzyklus.

Die $NADP^+$-abhängige Isoform hat eine andere Aufgabe und stellt möglicherweise in den Mitochondrien und im Zytosol Reduktionsäquivalente für die Fettsäuresynthese und die Regeneration von oxidiertem Glutathion oder für die Produktion von Stickoxid aus Arginin zur Verfügung.

α-Ketoglutarat-Dehydrogenase Die Oxidation von α-Ketoglutarat zu Succinyl-CoA ist der Oxidation von Pyruvat (ebenfalls eine α-Ketosäure) zu Acetyl-CoA analog und wird durch einen ähnlichen hochmolekularen Multienzymkomplex katalysiert, den **α-Ketoglutarat-Dehydrogenase-Komplex** (➤ Abb. 5.32). Auch hier wirken Thiaminpyrophosphat, Liponsäure, FAD und NAD^+ als Coenzyme mit. Es findet allerdings keine regulierende reversible kovalente Modifikation (Interkonversion) durch Phosphorylierung statt. Resultat der Reaktion ist Succinyl-CoA, ein energiereicher Thioester von einer der beiden Carboxylgruppen an der Bernsteinsäure. Mit einer freien Standardenthalpie von –29 kJ · mol^{-1} ist die Reaktion praktisch irreversibel. Succinyl-CoA ist kompetitiver Inhibitor des CoA am Enzym. So wird die vollständige Umwandlung des zellulären CoA-Vorrats zu Succinyl-CoA verhindert, da die Geschwindigkeit der Reaktion abnimmt, wenn sich Succinyl-CoA ansammelt (➤ Abb. 5.33).

GTP-Synthese In der nächsten Reaktion wird die Energie der Thioesterbindung nicht durch Hydrolyse verschwendet, sondern durch Synthese von GTP aus GDP und P_i für andere energieverbrauchende Reaktionen in einer energiereichen Bindung konserviert (➤ Abb. 5.32). Die **Succinyl-Thiokinase** katalysiert somit eine Substratkettenphosphorylierung, wie sie analog mit ADP schon aus der Glykolyse bekannt ist. Da bei Umkehr der Reaktion Succinyl-CoA unter Spaltung von GTP synthetisiert werden kann, heißt das Enzym auch Succinyl-CoA-Synthetase. Man beachte, dass sich beide Enzymnamen auf die Rückreaktion beziehen.

Regeneration von Oxalacetat Succinat wird durch das Enzym **Succinat-Dehydrogenase** zu Fumarat oxidiert (➤ Abb. 5.32). Das Enzym ist integraler Bestandteil der inneren Mitochondrienmembran. Es enthält Eisen-Schwefel-Cluster und kovalent gebundenes FAD. Die Änderung der freien Standardenthalpie bei der Einführung der Doppelbindung reicht aus, um FAD zu $FADH_2$ zu reduzieren, während NAD^+ nicht reduziert werden könnte (vgl. aber Dihydrolipoyl-Dehydrogenase im PDH-Komplex). Die Reduktionsäquivalente werden direkt auf das Ubichinon der Atmungskette übertragen. Die Reaktion ist ein weiterer wichtiger Kontrollpunkt im Citratzyklus, denn P_i und Succinat stimulieren die Aktivität (➤ Abb. 5.33).

Die reversible, stereospezifische Hydratisierung von Fumarat zu L-Malat wird durch das Enzym **Fumarase** katalysiert. In der letzten Reaktion des Citratzyklus wird L-Malat zu Oxalacetat oxidiert. **Malat-Dehydrogenase** ist stereospezifisch für L-Malat (➤ Abb. 5.32). Die Reaktion ist mit 30 kJ · mol^{-1} stark endergon, läuft unter physiologischen Bedingungen aber trotzdem ab, da Oxalacetat und NADH ständig aus dem Gleichgewicht entfernt werden.

MERKE

Bei einmaligem Durchlaufen des Citratzyklus wird eine dem Acetylrest äquivalente C_2-Einheit aus dem Citrat vollständig zu CO_2 oxidiert, und durch Substratkettenphosphorylierung entsteht ein GTP. Vier Elektronenpaare werden an NAD^+ und FAD abgegeben, die in ihren reduzierten Formen die Energie schließlich auf die Atmungskette übertragen. Somit läuft der Citratzyklus nur unter aeroben Bedingungen ab.

Anaplerotische Reaktionen

Die Hauptaufgabe des Citratzyklus ist der Abbau des Kohlenstoffgerüsts von Acetat und die damit verknüpfte Bereitstellung von Reduktionsäquivalenten für Atmungskette und oxidative Phosphorylierung. Der Zyklus ist also im Wesentlichen kataboler Natur. Einige Intermediate des Zyklus können aber auch als Vorläufer für anabole Stoffwechselwege dienen, der Zyklus ist also letztlich **amphibol** (➤ Abb. 5.34). Beispielsweise werden α-Ketoglutarat und Oxalacetat zu den Aminosäuren Glutamat und Aspartat transaminiert. Citrat wird nach Export aus den Mitochondrien (Antiport mit Malat) durch die ATP-abhängige Citrat-Lyase zu zytosolischem Acetyl-CoA umgesetzt und somit für die Fettsäuresynthese nutzbar. Succinyl-CoA spielt eine Rolle in der Biosynthese des Porphyringerüsts, das im Häm enthalten ist. Oxalacetat und Malat können in der Gluconeogenese genutzt werden.

Für den Ablauf muss gewährleistet sein, dass die Mitochondrien nicht an Intermediaten des Citratzyklus verarmen und dieser zum Erliegen kommt. In diesem Fall würde die Zelle an Energiemangel zugrunde gehen. Verhindert wird das durch sog. **anaplerotische** („auffüllende") Reaktionen, die Verbindungen des Citratzyklus bereitstellen. Dazu können die erwähnten Transaminierungsreaktionen in umgekehrter Richtung genutzt werden. Zusätzlich liefern Fettsäuren und teilweise auch Aminosäuren Succinyl-CoA. Eine weitere anaplerotische Reaktion ist die reduktive Carboxylierung von Pyruvat zu Malat durch das **Malatenzym**, das in einer zytosolischen und einer mitochondrialen Isoform vorkommt (➤ Abb. 5.35).

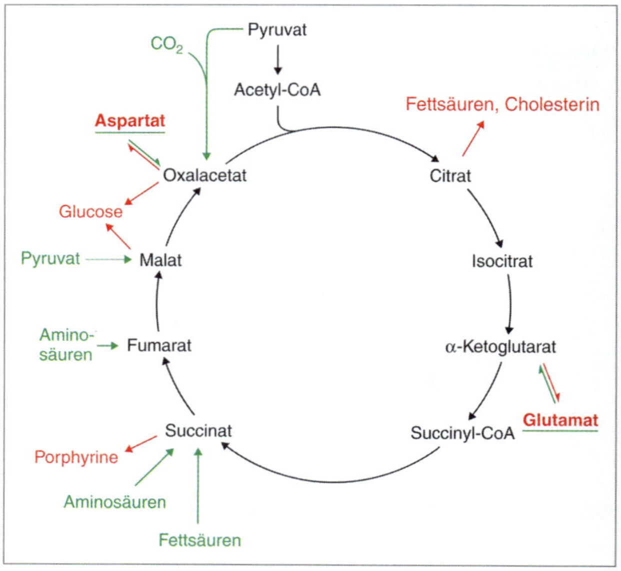

Abb. 5.34 Die amphibole Natur des Citratzyklus.

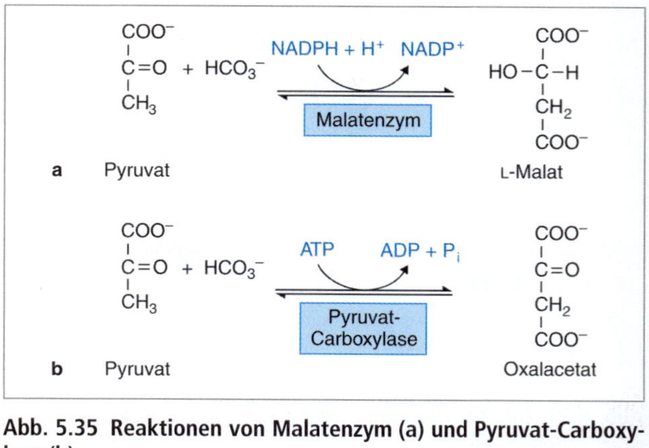

Abb. 5.35 Reaktionen von Malatenzym (a) und Pyruvat-Carboxylase (b).

Die wichtigste anaplerotische Reaktion ist die nichtreduktive, ATP-abhängige Carboxylierung von Pyruvat zu Oxalacetat durch die mitochondriale **Pyruvat-Carboxylase** (➤ Abb. 5.35). Dieses Enzym, ein Homotetramer mit einer Molekülmasse von 520 kDa, enthält in jeder Untereinheit den Cofaktor Biotin als intermediären Träger der Carboxylgruppe. Es handelt sich um ein allosterisches Enzym, das erst durch Acetyl-CoA zu nennenswerter Umsatzgeschwindigkeit stimuliert wird.

008 Lerneinheit: Citratzyklus

Schon gewusst

Ein Beispiel für eine zelluläre Trennung (Kompartimentierung) anaplerotischer Reaktionen findet sich im Gehirn. Offensichtlich exprimieren nur die Gliazellen Pyruvat-Carboxylase, v.a. Astrozyten, nicht jedoch die Neurone. Aber gerade glutamaterge Neurone laufen Gefahr, bei hoher Aktivität ihren oxidativen Stoffwechsel zu kompromittieren, wenn sie ihren Bedarf am Transmitter Glutamat auch durch Transaminierung von α-Ketoglutarat aus dem Citratzyklus decken. Da der Nachschub an Oxalacetat zur Auffüllung des Citratzyklus in Neuronen nur aus benachbarten Astrozyten kommen kann, wäre die neuronale Signalübertragung ohne Beteiligung von Gliazellen unmöglich.

MERKE

Intermediate des Citratzyklus werden als Vorstufen in Biosynthesen genutzt, wobei anaplerotische Reaktionen den Zyklus auffüllen. Die wichtigste anaplerotische Reaktion ist die Synthese von Oxalacetat aus Pyruvat und CO_2 durch die Pyruvat-Carboxylase.

5.2.6 Glykogenstoffwechsel

Synthese von Glykogen

Die Synthese des tierischen Speicherpolysaccharids Glykogen geht von Glucose-6-phosphat aus, das mithilfe der **Phosphoglucomutase** zu Glucose-1-phosphat umgewandelt wird. Die Bildung von UDP-Glucose aus Glucose-1-phosphat wurde schon besprochen (➤ Kap. 5.2.4). Aus dieser „aktivierten Glucose" wird der Glucosylrest auf die terminale Glucose am nichtreduzierenden Ende einer Amylosekette unter Ausbildung einer α-1,4-glykosidischen Bindung übertragen (➤ Abb. 5.36). Die Reaktion wird durch die **Glykogen-Synthase** katalysiert. Dieses Enzym benötigt also schon ein vorgefertigtes Glucoseoligomer als Akzeptor für den neuen Glucosylrest. Vier miteinander verknüpfte Glucosemoleküle scheinen die minimale Länge für diesen „Primer" auszumachen. Die Aktivität

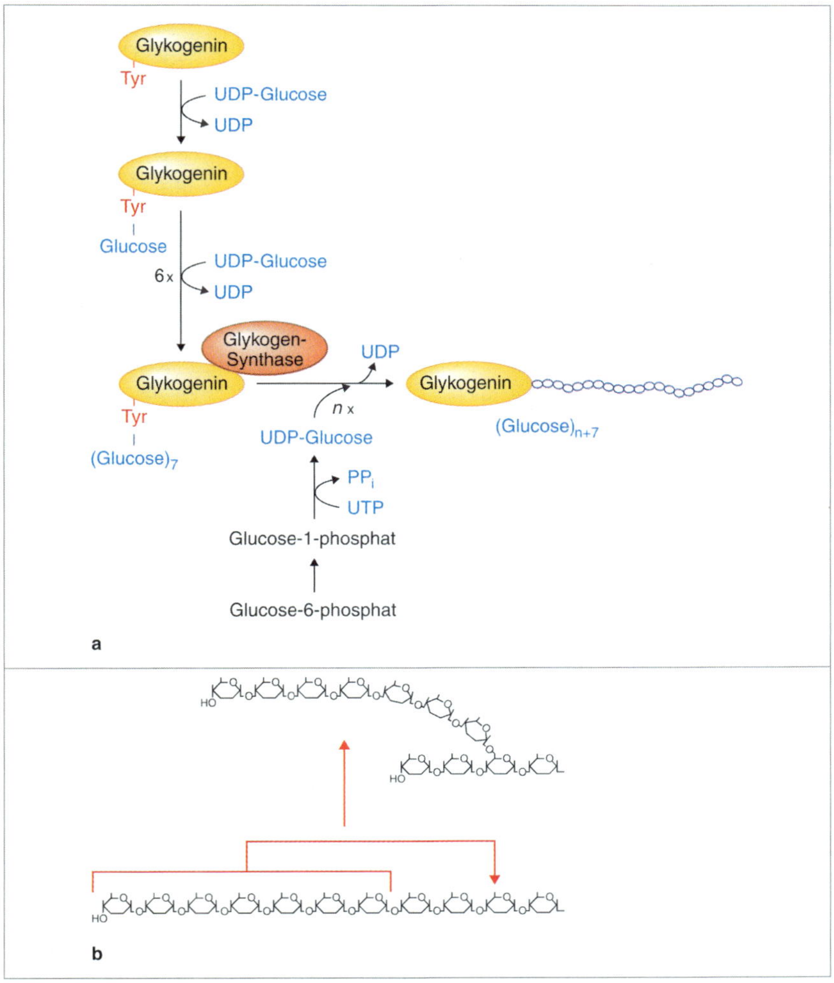

Abb. 5.36 Die Biosynthese von Glykogen (a) und Reaktion des Branching-Enzyms (b).

des Enzyms nimmt mit zunehmender Kettenlänge des Primers zu.

Glykogen-Synthase aus Säugerleber ist ein Homodimer mit einer Molekülmasse von etwa 160 kDa und liegt in der Zelle in enger Assoziation mit den Glykogengranula vor. Das Enzym kann die Glucose allerdings nicht in α-1,6-glykosidischer Bindung an den Verzweigungsstellen des Glykogens einbauen. Dafür gibt es ein eigenes Enzym, die Amylo-1,4→1,6-Transglucosylase, die auch als α-1,6-Glucan-Verzweigungsenzym oder **Branching-Enzym** bezeichnet wird. Es nimmt bei einer Kettenlänge von mehr als elf Resten mindestens sechs davon ab und fügt sie im Innern derselben oder einer benachbarten Kette unter Ausbildung einer α-1,6-glykosidischen Bindung wieder an.

Glykogenin Einmal gebildet, wird das Glykogen der Leber nie vollständig abgebaut, es werden nur die Äste des verzweigten Polymers je nach Glucoseangebot verlängert oder verkürzt. Wie aber erfolgt die De-novo-Synthese von Glykogen? 1985 entdeckte W. Whelan im Glykogen des Skelettmuskels ein kovalent gebundenes Protein mit einer Molekülmasse von 38 kDa, das er **Glykogenin** nannte (➤ Abb. 5.36). Ein erstes Glucosemolekül wird in einer glykosidischen Bindung mit einem Tyrosylrest des Glykogenins verknüpft. Schrittweise Addition von bis zu sieben Glucosylresten erweitert die Glucankette. Die Reaktionen werden durch das Glykogenin selbst katalysiert, das also eine autokatalytisch wirkende Glucosyltransferase ist. Die Glucanvorstufe wird anschließend durch die Glykogen-Synthase und das Verzweigungsenzym verlängert. Die Menge an Glykogenin bestimmt also die Menge an Glykogen in einer Zelle. Somit ist die Regulation der Glykogeninexpression von zentraler Bedeutung für die Fähigkeit einer Zelle, Glucose in Form von Glykogen zu speichern.

MERKE

Die Glykogensynthese geht von Glucose-6-phosphat aus, das über Glucose-1-phosphat in UDP-Glucose umgewandelt wird. Die De-novo-Synthese von Glykogen beginnt an einem speziellen Protein, dem Glykogenin. Glykogensynthase und Branching-Enzym erzeugen die verzweigte Kette des Glykogens.

Abbau von Glykogen

Damit die in osmotisch inaktiver Form gespeicherten Glucosylreste im Glykogen dem Abbau in der Glykolyse zugeführt werden können, werden drei Enzyme benötigt. Die **Glykogen-Phosphorylase** spaltet im polymeren Glucan eine α-1,4-glykosidische Bindung am nichtreduzierenden Ende unter Einbau von P_i am C(1) der frei werdenden Glucose (➤ Abb. 5.37). Diese **phosphorolytische Spaltung** bewahrt die in der glykosidischen Bindung steckende Energie im Glucose-1-phosphat, die Reaktion läuft deshalb mit einer nur geringen Änderung der freien Standardenthalpie ab:

$$\text{Glucose}_n + P_i \rightarrow \text{Glucose}_{n-1} + \text{Glucose-1-phosphat}$$
$$\Delta G^{0'} = 3{,}05\ \text{kJ} \cdot \text{mol}^{-1}.$$

Bei intrazellulären Bedingungen mit hoher P_i-Konzentration liegt das Gleichgewicht aber weit auf der Seite der Phosphorolyseprodukte.

Das Produkt der Phosphorylasereaktion, Glucose-1-phosphat, wird durch das Enzym **Phosphoglucomutase** in Glucose-6-phosphat umgewandelt (➤ Abb. 5.37). Dieses steht dann für die Glykolyse (im Muskel), den Pentosephosphatweg oder die Spaltung in freie Glucose durch das System der Glucose-6-phosphatase (in Leber, Niere) zur Verfügung.

Die starke Verzweigung des Glykogens stellt auch beim Abbau des Moleküls ein Problem dar, da die Glykogen-Phosphorylase nur an den nichtreduzierenden Enden der Glykogenket-

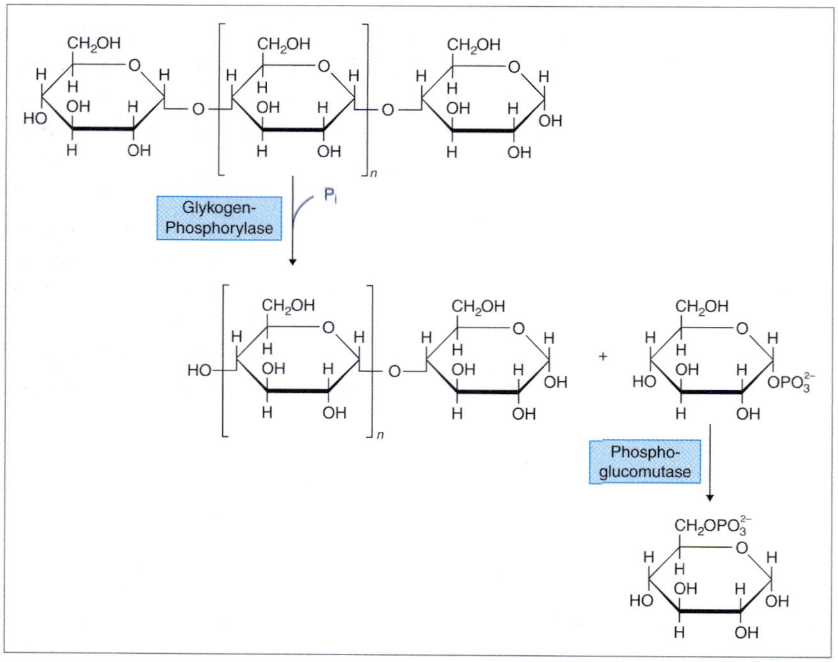

Abb. 5.37 Die Mobilisierung von Glucose durch Glykogenabbau.

ten aktiv ist. Eine Transglykosidase überträgt jeweils vier Glucosylreste vor dem Verzweigungspunkt die drei terminalen Reste auf einen anderen Zweig. Eine α-1,6-Glucosidase hydrolysiert die am Verzweigungspunkt vorliegende α-1,6-glykosidische Bindung. Da es sich aber um keine Phosphorolyse handelt, wird die Energie, die ja auch in den verzweigenden Bindungen steckt, nicht weiter genutzt. Es entsteht freie Glucose, die der Hexokinasereaktion zugeführt werden kann. Beide Enzymaktivitäten sind in einem einzigen Protein lokalisiert, das auch als **Debranching-Enzym** bezeichnet wird.

MERKE

Beim Glykogenabbau katalysiert die Glykogen-Phosphorylase die Phosphorolyse der glykosidischen Bindung eines terminalen Glucosylrests. Dabei entsteht Glucose-1-phosphat, das von einer Mutase zu Glucose-6-phosphat umgewandelt wird. Den vollständigen Abbau an den Verzweigungspunkten ermöglicht das Debranching-Enzym.

Regulation des Glykogenstoffwechsels

Interkonversion

Auf einer ersten Ebene der Regulation des Glykogenstoffwechsels findet eine **reversible kovalente Modifikation** (Interkonversion) der Schlüsselenzyme Glykogen-Phosphorylase und Glykogen-Synthase statt (➤ Abb. 5.38).

Die Glykogen-Phosphorylase kommt in mehreren Isoformen vor. Die Grundeinheit des Enzyms ist ein Homodimer, dessen Polypeptidketten (je 97 kDa) von drei verschiedenen Genen kodiert werden, sodass sich in Muskeln (MM), Leber (LL) und Hirn (BB) spezifische Isoformen finden. Diese Dimere sind inaktiv. Erst wenn in jeder Polypeptidkette ein Serylrest (Ser 14) durch die katalytische Wirkung der Phosphorylase-Kinase phosphoryliert wird, lagern sich zumindest in vitro zwei phosphorylierte Dimere zur aktiven tetrameren Phosphorylase zusammen (Phosphorylase a). Wird der Phosphorylrest durch das Enzym Phosphoprotein-Phosphatase abgespalten, dissoziiert der tetramere Proteinkomplex in zwei Dimere, die inaktiv sind (Phosphorylase b).

Die **Phosphorylase-Kinase** aus Muskelgewebe ist ein Hexadekamer aus vier verschiedenen Untereinheiten. Eine davon ist Calmodulin, welches das Enzym calciumsensitiv macht und seine Aktivität an die Muskelkontraktion koppelt. Das Enzym unterliegt selbst der Kontrolle durch reversible kovalente Modifikation und ist erst nach Phosphorylierung durch die cAMP-abhängige Protein-Kinase A (PKA) aktiv. Dephosphorylierung durch eine Phosphoprotein-Phosphatase inaktiviert die Phosphorylase-Kinase.

Phosphorylierung und Dephosphorylierung finden auch an multiplen Serylresten in der Glykogen-Synthase statt, allerdings mit dem physiologisch sinnvollen umgekehrten Ergebnis: Phosphorylierte Glykogen-Synthase ist inaktiv, dephosphoryliertes Enzym ist aktiv (➤ Abb. 5.38). Die modifizierenden Enzyme sind wahrscheinlich dieselben, die auch die Aktivität der Phosphorylase-Kinase regulieren. Die phosphorylierte Glykogen-Synthase wird allosterisch durch Glucose-6-phosphat aktiviert. Eine bei niedrigen cAMP-Konzentrationen aktive Phosphoprotein-Phosphatase inaktiviert die Phosphorylase durch Hydrolyse des Phosphorylrests an Ser 14.

Hormonkontrolle

Letztendlich wird der Glykogenstoffwechsel hormonell kontrolliert (➤ Abb. 5.38). Die Protein-Kinase A wird allosterisch durch **cAMP** aktiviert, das aus der Reaktion der Adenylatcyclase stammt. Wie die Adenylatcyclase nach Wechselwirkung bestimmter Hormone wie Adrenalin (im Muskel) oder Glucagon (in der Leber) mit ihrem spezifischen membranständigen Rezeptor durch die Vermittlung von G-Proteinen reguliert wird, ist an anderer Stelle ausführlich beschrieben (➤ Kap. 24).

5

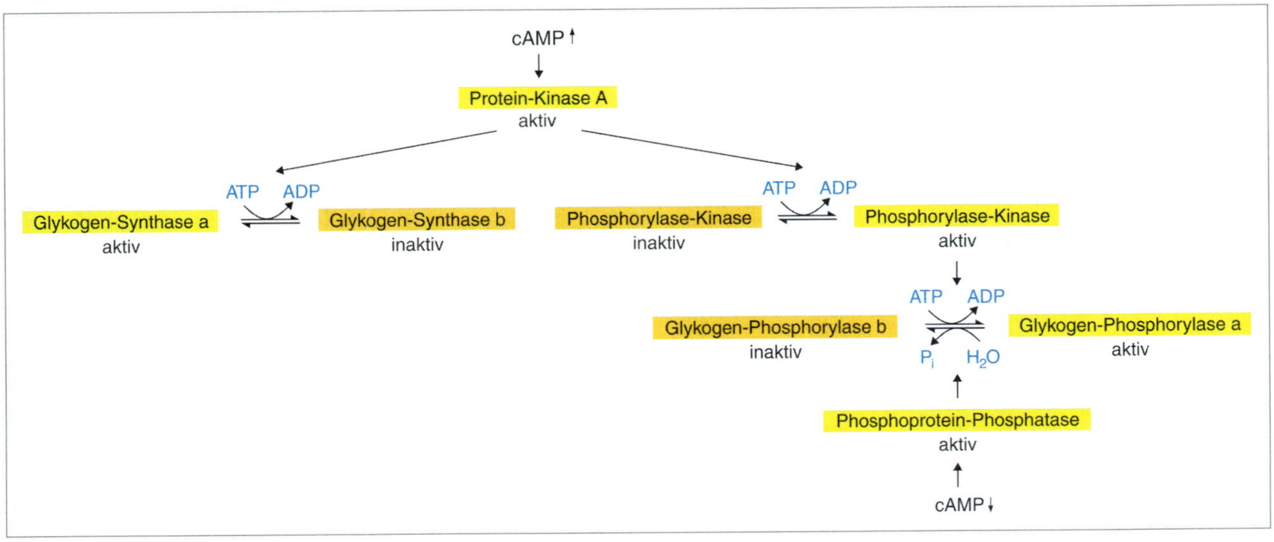

Abb. 5.38 Regulation des Glykogenstoffwechsels durch reversible kovalente Modifikation von Enzymen. Es sind nur die Hauptwege der Aktivierung bzw. Inaktivierung gezeigt.

Die Hormone werden bei Hunger oder Stress freigesetzt, in Situationen also, in denen der Organismus vermehrt Glucose braucht und deshalb auch auf seine Reserven zurückgreifen will. Dabei kommt der raschen Mobilisierung von Glucose aus Glykogen die starke Verzweigung zugute, da der phosphorolytische Abbau an vielen Enden gleichzeitig beginnt. Postprandial wird die Glykogensynthese in der Leber durch Glucose und das Hormon Insulin stimuliert.

MERKE

Glykogensynthese und -abbau werden durch allosterische Effektoren reguliert, v.a. aber durch die reversible kovalente Modifikation (Phosphorylierung) der Enzyme, die wiederum unter hormoneller Kontrolle steht.

Energiereserve und Osmoregulation

Ungefähr ein Drittel des gespeicherten Glykogens findet man in der Leber, den Rest zum größten Teil in den Skelettmuskeln. Auch die Astrogliazellen des Gehirns enthalten Glykogen und Glykogen-Phosphorylase. Das Glykogen der Leber dient hauptsächlich der Aufrechterhaltung der Blutzuckerkonzentration. Der Glykogengehalt dort ist in der postresorptiven Phase hoch (150 g) und fällt bei längerem Fasten durch Abgabe freier Glucose in das Blut nahezu auf null ab. Das Glykogen des Skelettmuskels dient nur als gewebeeigene Energiereserve. Da dem Muskel die Glucose-6-phosphatase fehlt, kann keine freie Glucose in das Blut abgegeben werden.

Schon gewusst

Auch einige Aminosäuren wie Glutamin stimulieren die Glykogensynthese in Hepatozyten über eine Aktivierung der Glykogen-Synthase. Dies ist aber nicht die Folge spezieller biochemischer Mechanismen. Vielmehr hat sich herausgestellt, dass die Aufnahme der Aminosäuren durch den folgenden Einstrom von Wasser zu einer Volumenzunahme der Hepatozyten führt. Dadurch werden als eine Art Gegenregulation die Glykogensynthese und damit die Abnahme intrazellulärer osmotisch aktiver Moleküle angeregt.

Klinik

Es gibt mehrere vererbbare Störungen des Glykogenstoffwechsels aufgrund verschiedener Enzymdefekte (➤ Praxisfall). Bei diesen **Glykogenosen** (Glykogenspeicherkrankheiten) akkumulieren große Mengen Glykogen v.a. in der Leber oder im Muskel. Wie man in ➤ Tab. 5.8 sieht, müssen die ursächlichen Defekte einer unphysiologischen Glykogenablagerung nicht unbedingt in den Enzymen liegen, die an Glykogensynthese und -abbau unmittelbar beteiligt sind.

Tab. 5.8 Glykogenosen

Typ (Name)	Enzymdefekt	betroffenes Organ	Effekt auf Glykogen	Klinik/Pathologie/Prognose
I (von Gierke)	Glucose-6-phosphatase	• Leber • Niere	Menge erhöht	• Hepatomegalie • Hypoglykämie • Hyperlipidämie • Entwicklungsstörungen
II (Pompe)	lysosomale saure Maltase	• alle	Menge stark erhöht	• Hepatomegalie • Kardiomegalie • Hypotonie • Tod vor dem 2. Lebensjahr durch Herzinsuffizienz
III (Cori)	Debranching-Enzym	• Muskel • Leber	Menge erhöht, kurze äußere Ketten	• wie Typ I, aber milder
IV (Andersen)	Branching-Enzym	• Leber • Milz	Menge normal, lange Ketten	• Leberzirrhose • Tod vor dem 4. Lebensjahr
V (McArdle)	Phosphorylase	• Muskel	Menge leicht erhöht	• Muskelkrämpfe • leichte Ermüdbarkeit
VI (Hers)	Phosphorylase	• Leber	Menge erhöht	• wie Typ I, aber milder
VII	Phosphofructokinase	• Muskel	Menge erhöht	• Muskelschwäche
VIII (Tarui)	Phosphorylase-Kinase	• Leber • Gehirn	Menge erhöht	• leichte Hepatomegalie • Atrophien im ZNS • Blindheit • Quadriplegie
IX	Glykogen-Synthase	• Leber	Menge verringert	• wie Typ I

5.2.7 Integration, Regulation und Organverteilung des Kohlenhydratstoffwechsels

Integration des Kohlenhydratstoffwechsels

Der Katabolismus der Kohlenhydrate lässt sich in drei Stufen einteilen (➤ Abb. 5.39). In dem Verdauung genannten Prozess werden die langkettigen Verbindungen (Oligo- und Polysaccharide) in die einzelnen Bausteine (Monosaccharide, in der Regel Hexosen) aufgetrennt. Die Glykogenolyse kann man dabei durchaus als intrazelluläre Verdauung ansehen. Die Hexosen werden in der anschließenden Glykolyse in ein Bruchstück (Pyruvat) umgewandelt, das oxidativ abgebaut werden kann. Nach dem Citratzyklus ist dann das Kohlenstoffskelett vollständig abgebaut, und aus einem Molekül Hexose sind sechs Moleküle CO_2 entstanden. Neben der Energiegewinnung durch Substratkettenphosphorylierung und der Bereitstellung von Reduktionsäquivalenten für die oxidative Phosphorylierung wurden dabei Verbindungen erzeugt, die in vielfältigen Reaktionen eingesetzt werden können. Da dieselben Moleküle auch aus anderen Stoffwechselwegen hervorgehen, sind sie als Schlüsselverbindungen im Intermediärstoffwechsel anzusehen. Im Einzelnen sind hier Glucose-6-phosphat, Pyruvat und Acetyl-CoA zu betrachten.

Schlüsselmoleküle

Glucose-6-phosphat Wie wir gesehen haben, werden über Glucose-6-phosphat mehrere Hexosen in die Glykolyse eingeschleust. Die Verbindung nimmt auch eine zentrale Stellung im Glykogenstoffwechsel ein und ist Endpunkt der Gluconeogenese, sofern keine freie Glucose durch das System der Glucose-6-phosphatase in das Blut abgegeben wird. Mit Glucose-6-phosphat beginnt auch der Pentosephosphatweg, der Reduktionsäquivalente und Pentosen bereitstellt, aber auch Glucose oxidativ abbauen kann (➤ Abb. 5.40a).

Pyruvat Pyruvat ist Endpunkt der aeroben Glykolyse und damit gleichzeitig als Substrat der Pyruvat-Dehydrogenase das Edukt für den oxidativen Stoffwechsel der Kohlenhydrate. Es wird zu Alanin transaminiert, was die Verbindung zum Aminosäurestoffwechsel und zum Schicksal des Stickstoffs im Metabolismus knüpft. In der anaeroben Glykolyse wird Pyruvat zu Lactat reduziert. Schließlich ist Pyruvat auch ein möglicher Startpunkt der Gluconeogenese (➤ Abb. 5.40b).

Acetyl-CoA Über Acetyl-CoA werden die Abbauprodukte von Kohlenhydrat- und Fettsäurestoffwechsel, z.T. auch des Aminosäurekatabolismus und damit des Proteinabbaus, in den Citratzyklus eingeschleust. Andererseits ist Acetyl-CoA das C_2-Fragment, das für die Biosynthese verschiedenster Lipide genutzt wird (➤ Abb. 5.40c).

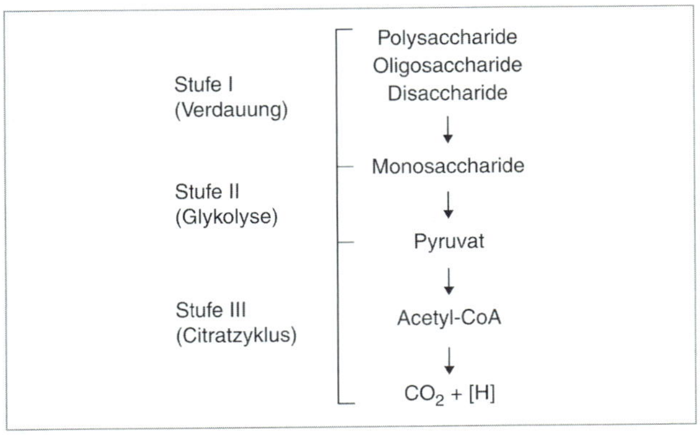

Abb. 5.39 Stufen des Kohlenhydratstoffwechsels.

MERKE

Die Kohlenhydratkataboliten Glucose-6-phosphat, Pyruvat und Acetyl-CoA nehmen zentrale Stellungen im Intermediärstoffwechsel ein. Der Citratzyklus ist mit seiner amphibolen Natur eine Drehscheibe des Metabolismus.

Regulation des Kohlenhydratstoffwechsels

Der physiologische Zustand eines Organs oder einer Zelle, d.h. Energiemangel oder -überfluss, entscheidet darüber, ob ein anaboler oder kataboler Stoffwechselweg eingeschlagen wird, sofern die notwendige Enzymausstattung vorhanden ist. Die Stoffwechselwege können zwar umkehrbar sein, die irreversiblen Schritte verlangen aber voneinander unabhängige Enzymaktivitäten. Im Kohlenhydratstoffwechsel wurde das anhand von Glykolyse und Gluconeogenese deutlich, und auch der Glykogenstoffwechsel ist ein Beispiel für dieses Prinzip. Die thermodynamische Notwendigkeit unterschiedlicher Enzyme für die Hin- und die Rückreaktion bietet den Vorteil, dass Abbau und Synthese unabhängig voneinander reguliert werden können. Die Regulation des Kohlenhydratstoffwechsels wurde schon bei den einzelnen Stufen der Glykolyse, der Gluconeogenese, des Citratzyklus und des Glykogenstoffwechsels beschrieben. An dieser Stelle soll noch einmal ein Überblick anhand der verschiedenen Regulationsmechanismen gegeben werden.

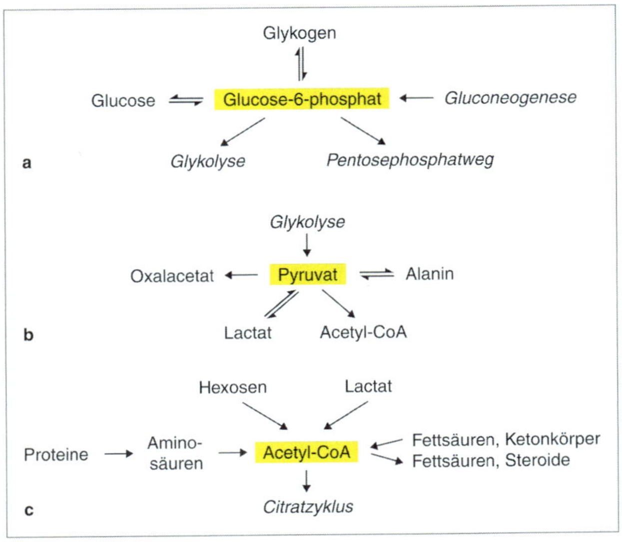

Abb. 5.40 Schlüsselverbindungen des Intermediärstoffwechsels: Glucose-6-phosphat (a), Pyruvat (b) und Acetyl-CoA (c).

Regulationsmechanismen

Substratinduktion Die Induktion eines Stoffwechselwegs durch sein Substrat auf der Ebene der Transkription spielt bei Mikroorganismen eine große Rolle, ist aber bei Säugern von untergeordneter Bedeutung. Nur in der Leber und im Darm findet man Beispiele von Substratinduktion, hauptsächlich allerdings von Transportproteinen.

Hormonelle Induktion Eine weitere Art der Kontrolle auf Transkriptionsebene ist die durch Hormone induzierte Neusynthese von Enzymen. Insulin und Glucocorticoide oder Adrenalin sind dabei oft Gegenspieler: Während **Insulin** allein die Glucokinase und in Gegenwart von Glucose weitere Schlüsselenzyme der Glykolyse (Phosphofructokinase, Pyruvat-Kinase) in der Leber induziert, wird deren Expression durch Adrenalin über **cAMP** reprimiert. Andererseits aktivieren **Glucocorticoide** und teilweise **Adrenalin** die Transkription der für die Gluconeogenese charakteristischen Enzyme, wobei Insulin als Repressor wirkt. Hunger oder Stress führt also zum Abschalten der Glykolyse, für die in dieser Situation kein Substrat zur Verfügung steht, und die Neusynthese von Glucose wird gefördert. Induktion auf Transkriptionsebene durch Hormone (oder Substrate) ist eine langsame Anpassung an eine veränderte Stoffwechsellage.

Hormonabhängige Phosphorylierung Im Gegensatz zur Transkriptionskontrolle können Hormone über die reversible kovalente Modifikation von Enzymen durch Phosphorylierung oder Dephosphorylierung den Stoffwechsel schnell beeinflussen. Das cAMP- und damit hormonabhängige **Kaskadensystem** im Glykogenstoffwechsel (➤ Abb. 5.38) zeigt, wie dieselbe biochemische Modifikation, die Einführung eines Phosphorylrests, je nach Protein inhibitorisch oder aktivierend wirken kann und Abbau und Synthese sinnvoll in Richtung der Glucosemobilisierung koordiniert. Ein weiteres Beispiel ist die glucagonabhängige Phosphorylierung der Pyruvat-Kinase. Glucagon stimuliert damit die rasche Inaktivierung eines Enzyms, das durch seinen Antagonisten Insulin induziert worden ist.

Allosterische Regulation und kompetitive Inhibition Neben der reversiblen, kovalenten Proteinmodifikation bietet die nichtkovalente Wechselwirkung von Schlüsselenzymen eines Stoffwechselwegs mit den verschiedensten Molekülen die Möglichkeit einer raschen Antwort auf eine geänderte Stoffwechselsituation. Am Beispiel des Citrats soll zusammengefasst werden, wie eine einzige Verbindung auf verschiedene Stufen des Kohlenhydratstoffwechsels regulierend einwirkt (➤ Abb. 5.41). Wenn genügend Energie in Form von ATP zur Verfügung steht, ist es für die Zelle sinnvoll, den weiteren Kohlenhydratabbau einzustellen. Hohe ATP-Konzentrationen inhibieren die Isocitrat-Dehydrogenase **allosterisch**, und es kommt zur Akkumulation von Citrat. Citrat ist ein **kompetitiver Inhibitor** für Oxalacetat an der Citrat-Synthase, unterbindet also bei Überschuss seine eigene Synthese und verlangsamt als Folge den Citratzyklus. Mithilfe eines spezifischen Transportproteins kann Citrat die innere Mitochondrienmembran durchqueren und hemmt nach einem allosterischen Mechanismus die zytosolische Phosphofructokinase und damit die Glykolyse zu einem frühen Zeitpunkt. Gleichzeitig aktiviert es die Fructose-1,6-bisphosphatase und damit die Gluconeogenese. Der Überschuss an ATP kann so für biosynthetische Arbeit genutzt werden (➤ Abb. 5.41).

Neben der ATP-Konzentration ist auch das **NADH/NAD⁺-Verhältnis** auf verschiedenen Ebenen ein wichtiges Regulationssignal. Ist das Verhältnis hoch – ist also die Atmungskette zum Erliegen gekommen –, dann werden sowohl die Synthese von Acetyl-CoA durch Inhibition der PDH als auch der Umsatz im Citratzyklus durch Hemmung der Citrat-Synthase, der Isocitrat-Dehydrogenase und der α-Ketoglutarat-Dehydrogenase herabgesetzt.

Fructose-2,6-bisphosphat Eine besondere Art der allosterischen Kontrolle wird im Kohlenhydratstoffwechsel durch Fructose-2,6-bisphosphat (➤ Abb. 5.42) ausgeübt, das keine weitere Funktion als Substrat im Metabolismus hat, sondern nur der Regulation dient. Das Molekül wird durch die **Phosphofructokinase 2** aus Fructose-6-phosphat gebildet. Die Hydrolyse erfolgt durch eine Phosphataseaktivität derselben Polypeptidkette **(Tandemenzym)**. In der Leber ist die Verbindung ein Aktivator der Phosphofructokinase und ein Inhibitor der Fructose-1,6-bisphosphatase. Sie stimuliert also die Glykolyse und drosselt die Gluconeogenese. Die cAMP-abhängige Phosphorylierung des Tandemenzyms infolge eines niedrigen Blutglucosespiegels inaktiviert die Phosphofructokinase-2-Aktivität und aktiviert die Phosphatase, ein Absinken der Konzentration an Fructose-2,6-bisphosphat hemmt dann

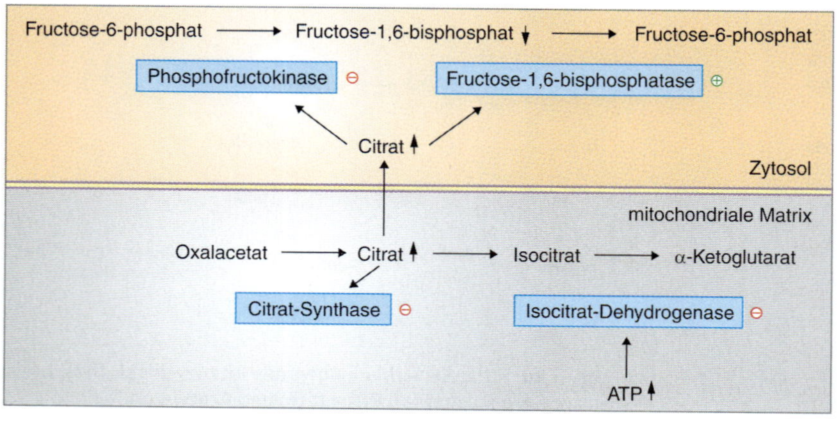

Abb. 5.41 Regulation des Stoffwechsels durch Citrat. ↑, ↓: Anstieg, Abfall der Metabolitenkonzentration.

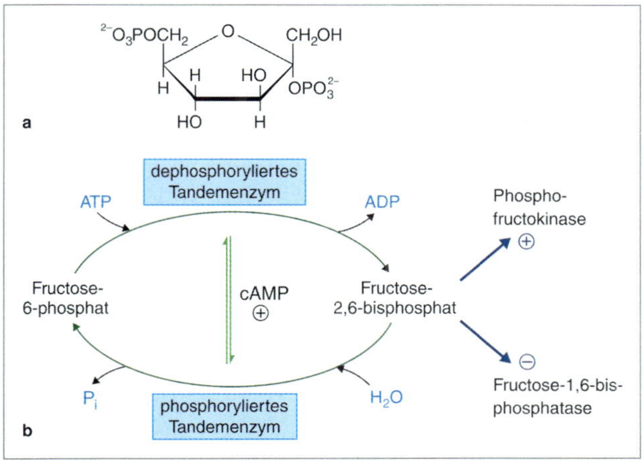

Abb. 5.42 Fructose-2,6-bisphosphat (a) und seine Funktion im Kohlenhydratstoffwechsel **(b).**

sinnvollerweise die Glykolyse und fördert die Gluconeogenese (➤ Abb. 5.42).

Kompartimentierung Die Abstimmung der vielfältigen Reaktionen des Kohlenhydratstoffwechsels aufeinander wird durch eine Hierarchie in der **Kompartimentierung** erleichtert, d.h. durch räumliche Trennung einzelner Schritte oder Reaktionssequenzen. Der Cori-Zyklus als Aufteilung von Glykolyse und Gluconeogenese auf Muskel und Leber stellt eine Kompartimentierung auf Organebene dar und wird weiter unten beschrieben. Intrazelluläre Kompartimentierung findet sich in den Multienzymkomplexen der Pyruvat- und α-Ketoglutarat-Dehydrogenase, in der teilweisen Assoziation der Hexokinase mit der äußeren Mitochondrienmembran und der Aufteilung von Glykolyse und Citratzyklus auf Zytosol und Mitochondrien.

MERKE

Bei Glykolyse, Gluconeogenese, Glykogenstoffwechsel und im Citratzyklus bestimmen die ATP-Konzentration und das $NADH/NAD^+$-Verhältnis in vielfältigen Rückkopplungsmechanismen, ob die katabole oder anabole Richtung verfolgt wird. Der Kohlenhydratstoffwechsel wird von Insulin, dessen Antagonisten Glucagon, den Catecholaminen und den Glucocorticoiden hormonell kontrolliert. Das passiert durch die Induktion von Schlüsselenzymen in der Leber und durch ein Kaskadensystem von reversiblen, kovalenten Enzymmodifikationen infolge von Phosphorylierung bzw. Dephosphorylierung. Die Konzentration von Fructose-2,6-bisphosphat, einem Aktivator der Glykolyse und Inhibitor der Gluconeogenese, wird durch cAMP-abhängige Phosphorylierung des Tandemenzyms reguliert.

Organverteilung des Kohlenhydratstoffwechsels

Obwohl die Organe von Wirbeltieren für bestimmte Aufgaben spezialisiert sind, können die verschiedenen Wege des Kohlenhydratkatabolismus doch in allen ablaufen. Die Nutzung von Glykolyse, Citratzyklus und Pentosephosphatweg ist aber von Organ zu Organ unterschiedlich ausgeprägt. Gluconeogenese und Glykogenstoffwechsel sind in größerem Maße zwischen einzelnen Organen kompartimentiert.

Leber

Etwa zwei Drittel der Glucose, die das Blut anliefert, werden von den Hepatozyten aufgenommen und zu Glucose-6-phosphat phosphoryliert. Bei normaler Ernährung wird der größte Teil davon in Form von Glykogen gespeichert (bis zu 15% des Nassgewichts), über Acetyl-CoA zur Fettsäuresynthese genutzt oder als freie Glucose wieder an das Blut abgegeben. Da die Fettsäuresynthese viele Reduktionsäquivalente benötigt, wird Glucose auch in den Pentosephosphatweg eingeschleust, in dessen Verlauf NADPH entsteht. Nur wenig Glucose wird vollständig abgebaut. Zur Erzeugung von ATP werden in der Leber bevorzugt Fettsäuren und Aminosäuren oxidiert. Etwas vereinfacht wird die Leber oft als **Glucostat** bezeichnet, d.h., bei Glucoseüberschuss (postprandiale Resorptionsphase) entnimmt sie dem Blut die Glucose und baut sie in die Speicherform Glykogen ein, bei Hunger und Fasten dagegen (Postresorptionsphase) stellt sie durch Abbau von Glykogen und die Gluconeogenese Glucose für andere Organe bereit.

Der bidirektionale Fluss von Glucose in Hepatozyten wird durch den Glucosetransporter GLUT2 vermittelt. Da der Transporter insulininsensitiv ist und einen hohen K_m-Wert für Glucose hat, sind die Glucosekonzentrationen im Blut und in den Hepatozyten identisch, sodass die Leber ein idealer Sensor für den Blutglucosespiegel ist.

Schon gewusst

Die Umwandlung von Glucose in Glucose-6-phosphat durch die Glucokinase der Leber wird durch ein regulatorisches Protein kontrolliert, das die Glucokinase in Gegenwart von Fructose-6-phosphat hemmt. Die subzelluläre Lokalisation beider Proteine wird durch die Glucosekonzentration festgelegt: In glucoseverarmten Hepatozyten sind Glucokinase und ihr inhibierendes Protein im Zellkern lokalisiert. Bei Erhöhung der Glucosekonzentration wird die Wechselwirkung der beiden Proteine geringer, und die Glucokinase kann in das Zytosol wandern. Allerdings besitzen offenbar nur die perivenösen Hepatozyten Glucokinase, dort werden nach einer Mahlzeit die Glykogenspeicher zuerst aufgefüllt. In den periportalen Hepatozyten dagegen wird Glykogen über einen gluconeogenetischen Umweg aus Lactat synthetisiert, das vom systemischen Blut angeliefert wird (Cori-Zyklus).

Fettgewebe

Das Fettgewebe nutzt Glucose und Fettsäuren als Brennstoffe. Glucose wird allerdings nicht vollständig oxidiert, das Kohlenstoffskelett soll z.T. in Form eines C_3-Fragments für den Glycerinanteil der Triacylglycerine, z.T. als C_2-Fragment in Form von Acetyl-CoA erhalten bleiben. Wegen der für die Fettsäuresynthese benötigten Reduktionsäquivalente ist der Pentosephosphatweg im Fettgewebe besonders aktiv.

Skelett- und Herzmuskel

Der ruhende oder nur wenig bewegte **Skelettmuskel** gewinnt den größten Teil seiner Energie aus dem Abbau von Fettsäuren und nur 10–15% aus der Oxidation von Kohlenhydraten. Bei lang andauernder Belastung oder bei kurzfristiger Höchstleistung werden die Glykogenvorräte (1–2% des Nassgewichts) angegriffen, und daraus freigesetzte Glucose wird zu Lactat umgewandelt. Diese anaerobe Glykolyse erbringt zwar wenig ATP, ist aber etwa 100-mal schneller als der oxidative Stoffwechsel. Sie läuft v.a. in den schnell zuckenden Fasern (Typ II) der weißen Skelettmuskeln ab, deren Farbe auf dem Fehlen des sauerstoffspeichernden Proteins Myoglobin und der cytochromhaltigen Mitochondrien beruht. Das Lactat wird über das Blut zur Leber transportiert und dort in Glucose umgewandelt, die wieder zum Muskel transportiert werden kann **(Cori-Zyklus)**. Wird Lactat wegen eines Überangebots nicht schnell genug abtransportiert, kommt es zur Übersäuerung. Der pH-Wert kann so weit abfallen, dass keine weitere Kontraktion möglich ist. Ermüdung und Muskelkater, der allerdings auf gerissenen kleinsten Muskelfasern beruht, sind die Folge.

5

Auch das **Herz** nutzt einen Teil des Lactats (über das H_4-Isoenzym) aus dem Skelettmuskelstoffwechsel, ansonsten aber Fettsäuren und zu einem geringen Teil Blutglucose. Im Zytoplasma des Herzmuskels werden bis zu 40% des Volumens von Mitochondrien eingenommen, der oxidative Stoffwechsel ist also vorherrschend.

Gehirn

Obwohl das adulte Gehirn nur 2–3% der Körpermasse des Menschen ausmacht, verbraucht es bis zu einem Viertel der innerhalb von 24 h aufgenommenen oder endogen produzierten Glucose, das meiste davon für den Energiestoffwechsel. Wegen geringer Energiereserven reagiert das Gehirn sehr rasch mit Funktionsstörungen auf ein Unterbleiben der Glucosezufuhr. Bewusstlosigkeit tritt bei einer Blutkonzentration < 20 mg/100 mL ein (Vorsicht bei Insulingabe!). Glucose ist also die Hauptenergiequelle für das erwachsene Gehirn. Nur in der Säuglingszeit und bei längerem Fasten werden auch Ketonkörper aus der Peripherie aufgenommen und oxidiert. Dabei ist die **Blut-Hirn-Schranke** ein Hindernis für die Verwertung anderer peripherer Energiesubstrate. Innerhalb des Parenchyms könnte es aber sehr wohl komplexe, interzellulär kompartimentierte Stoffwechselwege geben, die alternative Energiesubstrate zur Verarbeitung in speziellen Zellpopulationen liefern.

Schon gewusst

Glykogen ist der wichtigste Energiespeicher im Gehirn. Es könnte eine Schutzfunktion bei Ischämie und Hypoglykämie haben oder als schnell mobilisierbare Reserve bei hoher neuronaler Aktivität dienen. Da die Glykogenspeicher hauptsächlich in Astrozyten vorliegen und die Glykogen-Phosphorylase fast ausschließlich in diesem Zelltyp lokalisiert ist, in Neuronen aber fehlt, muss die Übertragung eines Energiesubstrats von den Astrogliazellen zu den Neuronen postuliert werden. Es gibt Hinweise, dass diese Verbindung Lactat ist.

MERKE

In den Organen sind die Wege des Kohlenhydratstoffwechsels unterschiedlich ausgeprägt. Der Cori-Zyklus beschreibt die Kompartimentierung der Glykolyse im anaerob arbeitenden Muskel und der Gluconeogenese aus Lactat in der Leber, die als Glucostat des Körpers betrachtet werden kann.

Biochemie des Diabetes

Blutzuckerhomöostase

Blutzuckerspiegel Nahrung wird in der Regel nicht gleichmäßig über den Tag verteilt, sondern in wenigen Mahlzeiten aufgenommen. Andererseits sind einige Zellen und Organe obligat auf Glucose als Energielieferant angewiesen und müssen daher kontinuierlich mit dem Monosaccharid versorgt werden. Dies gilt für die Erythrozyten, das Nebennierenmark und insbesondere das Gehirn, das gerade während einer längeren Periode ohne Mahlzeit, nämlich im Schlaf, besonders aktiv sein kann (REM-Phasen). In der Tat wird die **Glucosekonzentration im Blut** bei etwa 4,5–6,5 mmol · L^{-1} (80–120 mg/100 mL) konstant gehalten. Diese Konstanz beruht auf einer feinen Abstimmung von Abbau von Nahrungskohlenhydraten, Mobilisierung endogener Glucosespeicher (Glykogen) und Neusynthese von Glucose mit den Anforderungen glucoseverbrauchender Reaktionen im Energiestoffwechsel. Die Koordination von akutem Glucoseverbrauch (z.B. im Skelettmuskel), Produktion und Speicherung von Glucose, v.a. in der Leber, erfolgt durch die Hormone Insulin und Glucagon aus den Inselzellen des Pankreas. Erst in zweiter Linie und in besonderen Situationen (Stress) wirken weitere Hormone wie Catecholamine und Glucocorticoide mit.

Antagonismus von Insulin und Glucagon Die Blutkonzentration von **Insulin** der B-Zellen und von **Glucagon** der A-Zellen des Pankreas ist selbst vom Blutglucosespiegel abhängig. Ein Anstieg der Blutglucosekonzentration fördert den Glucoseumsatz und führt zu einer hohen ATP-Konzentration in den B-Zellen. Durch Schließen eines ATP-abhängigen K^+-Kanals kommt es zu einer Depolarisierung der Membran, dadurch zur Öffnung eines Ca^{2+}-Kanals und in der Folge zum Ca^{2+}-Einstrom, der die Exozytose insulinhaltiger Vesikel induziert. An der Zielzelle (Muskel, Fettgewebe) bindet Insulin an den Insulinrezeptor. Die Aktivierung des Rezeptors führt zur Translokation des Glucosetransporters GLUT4 aus dem Zytosol in die Plasmamembran, also zu vermehrter Aufnahme von Glucose aus dem Blut. In der Folge sinkt der Blutzuckerspiegel, während in der Leber die insulininduzierte Aktivierung der Glykogen-Synthase und die Hemmung der Phosphorylase die Glucoseverwertung fördern. Insulin wirkt also anabol.

Der Insulinantagonist **Glucagon** erhöht den Blutzuckerspiegel und stellt damit die Glucoseversorgung anderer Gewebe sicher. Zielzellen des Glucagons sind v.a. die Hepatozyten der Leber. Dort stimuliert Glucagon den Glykogenabbau, die Gluconeogenese und die Freisetzung von Glucose in das Blut.

Blick ins Labor

Die Glucosekonzentration kann im Blut nach Deproteinierung durch einen sog. gekoppelten enzymatischen Test gemessen werden, der sich an den ersten Reaktionen von Glykolyse und Pentosephosphatweg orientiert. Hexokinase und Glucose-6-phosphat-Dehydrogenase überführen in Gegenwart von ATP, Mg^{2+} (zur Komplexierung von ATP) und $NADP^+$ die Glucose vollständig in 6-Phosphogluconolacton. Gleichzeitig entstehen stöchiometrische Mengen an NADPH, das im Photometer quantifiziert wird (Endpunktbestimmung).

Ein weiterer Test nutzt die Aktivität der mikrobiellen Glucose-Oxidase. Das entstehende H_2O_2 wird mithilfe des Enzyms Peroxidase in einer Farbreaktion bestimmt. Zur Selbstüberwachung, z.B. bei Diabetes, sind Teststreifen erhältlich, auf denen die Enzyme und Substrate immobilisiert sind und die mit einem geringen Blutvolumen auskommen. Das farbige Produkt wird refraktometrisch in einem kleinen Messgerät (Glucometer) quantifiziert. Um bei längerer Überwachung von Patienten die häufige Blutentnahme zu vermeiden, sind nichtinvasive Methoden der Glucosebestimmung in Entwicklung. Die transkutane Messung der Blutglucose (Ohrläppchen) beruht auf der physikalischen Technik der Nah-Infrarotspektroskopie.

Diabetes mellitus

Hyperglykämie Der **Diabetes mellitus** („Zuckerkrankheit") ist durch eine erhöhte Glucosekonzentration im Blut charakterisiert, die durch einen absoluten oder relativen Mangel an Insulin hervorgerufen wird. Die **Hyperglykämie** (160 mg/100 mL = 9 mmol · L^{-1}) führt systemisch zu einer Glucosurie mit vermehrter Wasserausscheidung (Durst!).

Intrazellulär ist der Intermediärstoffwechsel erheblich gestört: Der Glucosemangel führt in den Zellen, die Glucose nur insulinabhängig importieren (Fett- und Muskelzellen), zu verstärkter Gluconeogenese und β-Oxidation von Fettsäuren und damit zu einer vermehrten Bildung von Ketonkörpern, die als Säuren Protonen abgeben. Folge ist eine metabolische Azidose. Elektrolytverschiebungen und intrazelluläre Dehydratation schädigen die Zellen. Die erhöhte Osmolarität führt zu einer Volumenabnahme des zirkulierenden Bluts, was über die verminderte Durchblutung des Gehirns zum Koma führen kann.

Formen des Diabetes Diabetes tritt in zwei Formen auf. Beim **Typ-1-Diabetes** sind die insulinausschüttenden B-Zellen des Pankreas schon in frühen Jahren zerstört. Ursache ist offenbar eine Autoimmunreaktion. Im Serum der Patienten lassen sich Autoantikörper gegen die 67-kDa-Isoform der Glutamat-Decarboxylase nachweisen, eines Enzyms, das in GABAergen Neuronen den inhibitorischen Neurotransmitter γ-Aminobuttersäure durch Decarboxylierung von Glutamat synthetisiert. Es ist allerdings unklar, welche Funktion das Enzym in den B-Zellen hat. Reagieren die Antikörper mit der Glutamat-Decarboxylase der B-Zellen, so gehen diese zugrunde, und es wird kein Insulin mehr produziert. Auch andere Antikörper, z.B. die sog. Inselzellautoantikörper, Insulinautoantikörper oder Autoantikörper gegen eine Isoform der Tyrosin-Phosphatase lassen sich im Serum nachweisen. Diese Form des Diabetes hieß früher auch insulinabhängiger Diabetes, weil Insulingabe die Symptomatik aufhebt.

Beim **Typ-2-Diabetes** reagieren die Zielzellen des Insulins nicht mehr ausreichend auf Insulin. Das kann mehrere Ursachen haben, etwa eine Abnahme der Zahl oder der Affinität der Insulinrezeptoren oder eine verminderte Qualität der intrazellulären Signalübertragung. Der Typ-2-Diabetes tritt vornehmlich mit zunehmendem Alter auf. Da normale Dosen von Insulin die Symptomatik nicht ändern, sprach man auch von insulinunabhängigem Diabetes.

Spätfolgen des Diabetes

Polyolparadigma Ein Erklärungsmodell mancher Spätfolgen des Diabetes, wie Katarakt, periphere Neuropathie und Nephropathie (mit Nierenversagen), ist das Polyolparadigma. Der **Polyolweg** (oder Sorbitolweg) des Glucoseabbaus zu Fructose besteht aus zwei Enzymen, der NADPH-abhängigen Aldose-Reduktase und der Sorbitol-Dehydrogenase, die NAD^+ als Coenzym benutzt (➤ Abb. 5.43). Beide Enzyme werden nur in wenigen Geweben gleich gut exprimiert, so etwa in den Seminalvesikeln. Die Bereitstellung von Fructose bei gleichzeitiger Abwesenheit von Glucose verschafft den Spermien einen Stoffwechselvorteil in der Konkurrenz mit der vaginalen Mikroflora, die nur Glucose nutzen kann. In den meisten Zellen des Körpers erweist sich allerdings die Expression v.a. der Aldose-Reduktase

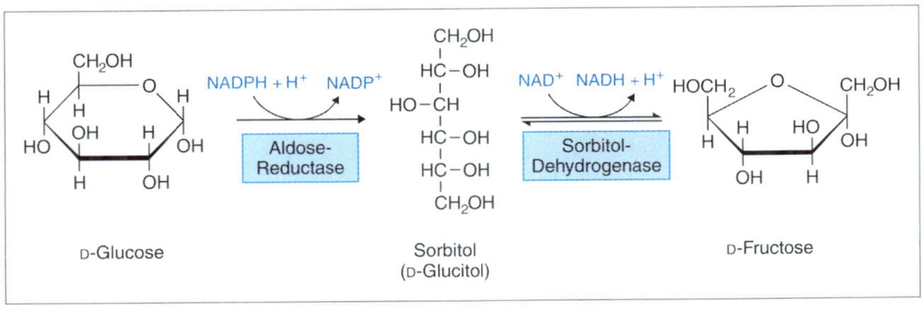

Abb. 5.43 Der Polyolweg (Sorbitolweg).

5

als nachteilig, wenn die Zellen bei chronisch erhöhter Blutglucosekonzentration mit dem Monosaccharid überschwemmt werden. Dann wird zusätzlich zur Glykolyse der Polyolweg beschritten: Bei geringer Aktivität der Sorbitol-Dehydrogenase akkumuliert Sorbitol in den Zellen, deren Membran für die sehr hydrophile Substanz wenig permeabel ist. Da das osmotische Ungleichgewicht durch Wassereinstrom ausgeglichen wird, schwellen die Zellen an, und es kommt zu Sekundärschäden wie der Linsentrübung nach Aggregation von Faserproteinen.

Die Akkumulation von Galaktitol bei der hereditären Galaktosämie kann ähnliche Folgen haben. Es sei angemerkt, dass der Aldose-Reduktase in der Niere eine besondere Funktion zukommt, da dort Sorbitol einer der physiologischen Osmolyte bei der Regulation des Zellvolumens ist. In der Tat wird in Nierenzellen Aldose-Reduktase bei chronischer Hyperosmolarität auf Transkriptionsebene induziert.

Proteinglykierung Es gibt experimentelle Befunde ganz anderer Art, die einige der Spätfolgen von Diabetes erklären könnten. Glucose kann sich ohne Vermittlung eines Enzyms mit Proteinen in Form einer Schiff'schen Base verbinden (➤ Abb. 5.44). Das primäre Addukt lagert sich intramolekular unter H_2O-Abspaltung um **(Amadori-Umlagerung)**. Diese Reaktion nennt man Glykierung (engl. glycation), um sie von der enzymkatalysierten Glykosylierung zu unterscheiden. Die Glykierung ist bei Körpertemperatur langsam, in langlebigen Proteinen führt sie aber zu irreversiblen strukturellen Veränderungen, den sog. Endprodukten fortgeschrittener Glykierung oder **AGEs (advanced glycation end-products)**. Diese Reaktionen waren Lebensmittelchemikern schon lange bekannt, weil z.B. die Veränderung von Nahrungsproteinen durch Glucose für die Bräunung und das Aroma von gebratenem Fleisch verantwortlich ist (Maillard-Reaktion). Dabei findet wegen der hohen Temperatur eine schnelle Glykierungsreaktion statt.

Da Hämoglobin in Erythrozyten ein langlebiges Protein ist, liegen beim gesunden Menschen 5% der Hämoglobinmoleküle in glykierter Form vor oder enthalten AGEs (HbA_{1c}). Wegen des anhaltend hohen Blutzuckerspiegels beträgt bei Diabetikern der Prozentsatz an Protein-AGEs das Zwei- bis Dreifache im Vergleich mit Gesunden. Man kann sogar die Quantifizierung der AGEs zur Bestimmung der Dauer der Glucoseexposition oder des Erfolgs einer therapeutischen Einstellung des Zuckerspiegels heranziehen. Die Anlagerung von Kohlenhydraten an Proteine könnte die Trübung der Augenlinse beim diabetischen Katarakt verursachen, wird aber auch als Erklärungsmodell für Mikroangiopathien und die daraus resultierende Neuro- und Nephropathie herangezogen.

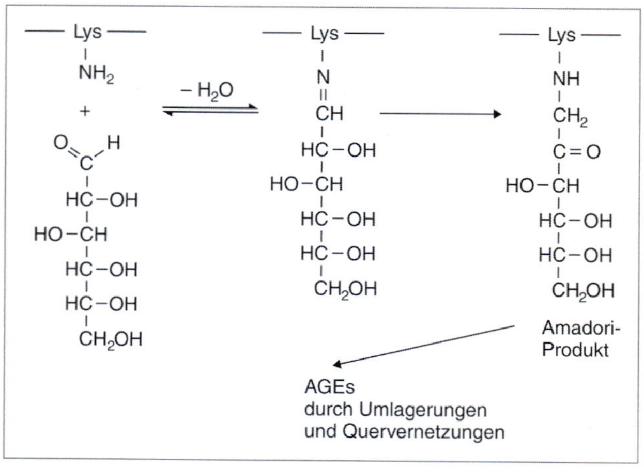

Abb. 5.44 Bildung von „advanced glycation end-products" in Proteinen.

MERKE

Schlecht eingestellter Diabetes mit chronisch hohem Blutzuckerspiegel führt zu Neuropathie, Nephropathie, Gefäßverengung und Katarakt, die z.T. biochemisch auf der intrazellulären Akkumulation von Sorbitol durch die Aktivität der Aldose-Reduktase oder auf einer Anhäufung glucosemodifizierter gealterter Proteine beruhen können.

ZUSAMMENFASSUNG

Struktur und Chemie der Kohlenhydrate

Kohlenhydrate sind in ihren monomeren Formen Polyhydroxycarbonylverbindungen, die als Aldosen oder Ketosen vorkommen. In der Nomenklatur werden die Kettenlänge (z.B. Pentosen oder Hexosen) und die Stereochemie der chiralen, also optisch aktiven Verbindungen berücksichtigt (D- oder L-Form). Anomere Formen (α oder β) resultieren aus der intramolekularen Zyklisierung, die z.B. bei der Glucose einen stabilen Sechsring ergibt.

Wichtige Derivate der monomeren „Zucker" (Monosaccharide) sind *O*-glykosidische Verbindungen am anomeren C-Atom mit Alkoholen sowie Aminozucker und Zuckerphosphate. In Desoxyzuckern ist mindestens ein Kohlenstoffatom vollständig reduziert. Verbinden sich die Monosaccharide über glykosidische Bindungen, so ergeben sich Disaccharide (Saccharose, Lactose).

Eine Verlängerung der Kette führt zu linearen oder verzweigten Oligo- und Polysacchariden, die als osmotisch inaktive Speichermoleküle von Glucose in der Pflanze (Stärke) und der tierischen Zelle (Glykogen) vorkommen, aber auch als Dextrane die Zahnplaques bilden. Die Besonderheit der β-glykosidischen Bindung zwischen den Glucosebausteinen der Zellulose macht diesen Bestandteil der pflanzlichen Zellwand für den Menschen unverdaubar. Komplexe Kohlenhydrate wie Hyaluronsäure, Chondroitin- und Keratansulfat sind Komponenten der extrazellulären Matrix, der Schleime und der Knorpel. Viele sezernierte Proteine und in der Regel die Proteine der Plasmamembran tragen Oligosaccharidseitenketten (Glykoproteine).

Verdauung und Absorption der Kohlenhydrate

Stärke und Glykogen können im Verdauungstrakt aufgrund der α-glykosidischen Bindung zwischen den Glucosebausteinen durch die α-Glykosidasen des Speichels (Amylase) und des Darms bis zu den Monosacchariden abgebaut werden. Das spezifische Enzym für die Spaltung der Lactose (β-Galactosidase) fehlt den Patienten mit Lactoseintoleranz. Die Monosaccharide werden durch sekundär aktiven Transport in die Epithelzellen der Mukosa aufgenommen und durch Proteine der GLUT-Familie nach dem Mechanismus der erleichterten Diffusion in das Blut exportiert.

Glykolyse, Fermentation und Alkoholabbau

Die im Zytosol ablaufende Glykolyse ist die erste Reaktionsfolge des Glucosekatabolismus, die in der Nettoenergiebilanz durch Substratkettenphosphorylierung zwei Moleküle ATP ergibt und das Kohlenstoffskelett der Hexose ohne Nettooxidation zur C_3-Verbindung Pyruvat abbaut. Fermentationen des Pyruvats, wie die einstufige Reduktion zu Lactat oder die zweistufige Decarboxylierung/Reduktion zu Ethanol, dienen ausschließlich der Regeneration des NAD^+, ohne das die Glykolyse unter anaeroben Bedingungen bei der Reaktion der Glycerinaldehyd-3-phosphat-Dehydrogenase zum Erliegen käme.
Die Hexokinase (in der Leber: Glucokinase) phosphoryliert Glucose an C(6). Die Phosphofructokinase katalysiert den geschwindigkeitsbestimmenden Schritt der Glykolyse und wird vielfältig reguliert. Die Alkoholdehydrogenase leitet den Alkoholabbau beim Menschen ein. Viele Hexosen, Pentosen, aber auch Produkte des Lipidstoffwechsels können in die Glykolyse eintreten.

Pentosephosphatweg und Gluconeogenese

Der Pentosephosphatweg, der mit Glucose-6-phosphat beginnt, ist ein flexibler Stoffwechselweg: Je nach Bedarf der Zelle stellt er NADPH für reduzierende Synthesen und D-Ribose-5-phosphat für die Nucleotidsynthese bereit und wandelt Monosaccharide verschiedener Kettenlänge ineinander um, sodass sie in die Glykolyse eintreten können.
Aus den Nichtkohlenhydratvorstufen Pyruvat oder Lactat und aus den glucogenen Aminosäuren kann Glucose in teilweiser Umkehr der Glykolyse synthetisiert werden. Die irreversiblen Schritte der Glykolyse werden mithilfe spezieller Enzyme umgangen. Aktivierte Zucker, d.h. an ein Nucleosiddiphosphat, meist UDP, gekoppelte Zucker, sind die Vorstufen vieler Disaccharide.

Pyruvat-Dehydrogenase und Citratzyklus

Das Pyruvat der Glykolyse wird durch den Multienzymkomplex der Pyruvat-Dehydrogenase in den Mitochondrien oxidativ zu Acetyl-CoA decarboxyliert. Zu Beginn des Citratzyklus werden (ebenfalls in den Mitochondrien) C_2-Einheiten aus verschiedenen Abbauwegen in Form des Acetylrests mit Oxalacetat zu Citrat verknüpft. Die Citrat-Synthase ist einer von mehreren Punkten, an denen der Energie- (ATP) oder Redoxstatus (NADH) der Zelle den Citratzyklus kontrolliert.
In einer Abfolge von acht Reaktionsschritten wird der Acetylrest zu CO_2 abgebaut und Oxalacetat regeneriert. Durch Substratkettenphosphorylierung entsteht GTP. NAD^+ und FAD werden reduziert und erst zu Beginn der Atmungskette regeneriert, sodass der Citratzyklus nur unter aeroben Bedingungen abläuft. Intermediate des Citratzyklus werden für Biosynthesen genutzt. Anaplerotische Reaktionen (z.B. Oxalacetat aus Malat und CO_2) füllen den Zyklus auf.

Glykogenstoffwechsel

Die Biosynthese des Glykogens, v.a. in der Leber, geht von Glucose-6-phosphat aus und läuft über die aktivierte UDP-Glucose ab. Die Glucosereste werden von der Glykogensynthase in α-1,4-glykosidischer Bindung an der wachsenden Kette miteinander verknüpft, wobei das Branching-Enzym die Kettenverzweigung katalysiert. Die De-novo-Synthese von Glykogen benötigt das Protein Glykogenin als Startmolekül. Glykogen wird durch das Debranching-Enzym und die Glykogenphosphorylase über Glucose-1-phosphat als Intermediat zu Glucose-6-phosphat abgebaut. Phosphorylierung/Dephosphorylierung und allosterische Effektoren regulieren die Aktivität der am Glykogenmetabolismus beteiligten Enzyme.

Kohlenhydratstoffwechsel

Glucose-6-phosphat, Pyruvat und Acetyl-CoA sind zentrale Moleküle im Intermediärstoffwechsel, da sie aus mehreren katabolen Stoffwechselwegen hervorgehen und Edukte für eine Reihe von anabolen Stoffwechselwegen sind. Ebenso nimmt der amphibole Citratzyklus eine zentrale Stellung im Intermediärstoffwechsel ein. Der Energie- und der Redoxstatus der Zelle, gespiegelt in den Konzentrationen von ATP/ADP und NADH/NAD^+, bestimmen die katabole oder anabole Richtung von Glykolyse/Gluconeogenese, Glykogenmetabolismus und Citratzyklus. Insulin und Glucagon sowie die Catecholamine und Glucocorticoide kontrollieren den Kohlenhydratstoffwechsel durch die Induktion von Leberenzymen und reversible kovalente Enzymmodifikation. Der Kohlenhydratstoffwechsel ist in den Organen unterschiedlich ausgeprägt, eine zentrale Stellung nimmt die Leber als Glucostat des Körpers ein. Im Cori-Zyklus wird Lactat aus der Glykolyse des anaerob arbeitenden Muskels zur Leber transportiert und dort zur Gluconeogenese genutzt.

009 IMPP-Fragen

5

Fragen

1. Vergleichen Sie die Formeln der D-Glucose und der L-Fructose. [Kettenlänge, Carbonylgruppe, Stereochemie]
2. Vergleichen Sie die Stärke und das Glykogen. [Vorkommen, Zusammensetzung und chemische Struktur, Funktionen]
3. Diskutieren Sie das Massenwirkungsgesetz für die Reaktion der Lactat-Dehydrogenase. Denken Sie dabei an die Richtung der Reaktion aus dem Namen des Enzyms und die pH-Abhängigkeit der Reaktion.
4. Vergleichen Sie aerobe Glykolyse, alkoholische Fermentation und Citratzyklus. Denken Sie dabei an Lokalisation, Energieausbeute, Produkte und das Schicksal des Kohlenstoffskeletts.
5. Ethanol ist in höheren Konzentrationen für die Bierhefe toxisch. Erläutern Sie, warum die Bierhefe dieses Risiko eingeht. Denken Sie dabei an das Coenzym der Reaktion der Alkoholdehydrogenase und die Reaktion der GAPDH in der Glykolyse.
6. Überlegen Sie sich die Komponenten eines optischen Tests für die enzymatische Aktivität der Hexokinase.
7. Skizzieren Sie einen „nutzlosen Zyklus" (engl. futile cycle) der von der Phosphofructokinase und Fructose-1,6-bisphosphatase katalysierten Reaktionen. Wie viel Energie wird dabei als Wärme frei?

KAPITEL

6 Mitochondrien und Energiegewinnung

J. Rassow

Praxisfall

„Nur wenige Augenblicke entschieden am Donnerstagnachmittag in einem Hallenbad über Leben und Tod: Mehrere Minuten dürfte es unbemerkt geblieben sein, dass ein dreijähriger Junge in das bis zu 1,80 Meter tiefe Wasserbecken gefallen war. Erst als ein anderes Kind zu seiner Mutter sagte: „Der kann aber lange tauchen", wurde eine Badbesucherin aufmerksam und zog den Jungen aus dem Wasser. Der Bub sei grün und blau im Gesicht gewesen, berichtete später ein Badegast. Der umgehend alarmierte Bademeister begann sofort mit der Wiederbelebung. Kurze Zeit später spuckte der Junge Wasser und begann zu atmen. „Als er zu weinen anfing, hab ich gewusst, dass er es schafft", kommentierte der Bademeister. Seine schnelle Reaktion wurde nachher in der Kinderklinik gelobt. Der Ärztliche Leiter gab bekannt, der Junge habe die Sache gut weggesteckt. Er werde mit Sicherheit keine bleibenden Schäden davontragen." (nach: Oberösterreichische Nachrichten vom 25.02.2006)

Wenn wir nicht mehr atmen können, müssen wir ersticken. Aber warum? Wegen der Sauerstoffversorgung des Gehirns? Aber wozu dient der Sauerstoff? Zur Zellatmung? Was darf man sich unter Zellatmung vorstellen? Eine Oxidation? Aber was wird da oxidiert? Glucose? Wird die Glucose nicht in der Glykolyse oxidiert? Oder im Citratzyklus? Ist das die Zellatmung? Aber in Glykolyse und Citratzyklus wird gar kein O_2 benötigt! Wo bleibt dann der Sauerstoff, den wir mit der Atemluft aufnehmen? Im CO_2, das wir ausatmen? Ist das wirklich so? Warum ist das Atmen überhaupt lebenswichtig? Könnte man unter bestimmten Bedingungen vielleicht auch ohne O_2 leben? Wäre auch eine Atmung ohne Sauerstoff denkbar? Alle diese Fragen finden in der Biochemie der Mitochondrien ihre Antwort.

Zur Orientierung

In den Zellen unserer Gewebe wachsen, vermehren und bewegen sich in beträchtlicher Anzahl Nachkommen von Bakterien, die ihre freie Lebensweise bereits vor mehr als 2 Mrd. Jahren aufgegeben haben, um als Mitochondrien zu einer symbiontischen Lebensweise überzugehen. Für den Stoffwechsel ist v.a. bedeutsam, dass die Mitochondrien dabei ihre bakterielle ATP-Synthase beibehalten haben, ein Enzym, das die Synthese des bei Weitem größten Anteils von ATP im gesamten Stoffwechsel katalysiert. Die Energie dazu bekommt dieses Enzym aus der Atmungskette, die ebenfalls an der Innenmembran der Mitochondrien lokalisiert ist. Die Atmungskette besteht im Wesentlichen aus vier großen Komponenten in denen u.a. wichtige Redoxreaktionen zum Aufbau eines Protonengradienten stattfinden, der die ATP-Synthase ähnlich einer Turbine antreibt. Dazu wird Sauerstoff aus der Atmung benötigt. Die molekularen Mechanismen der mitochondrialen ATP-Synthese sind der Schlüssel zum Verständnis des gesamten Energiestoffwechsels. Viele Erbkrankheiten beruhen auf Mitochondriopathien.

6.1 Struktur und Ursprung der Mitochondrien

6.1.1 Die vier Kompartimente der Mitochondrien

6

Jede Zelle des Menschen enthält gewöhnlich zwischen 500 und 1500 Mitochondrien. Eine wichtige Ausnahme stellen die Erythrozyten dar, die keine Mitochondrien enthalten. Mitochondrien lassen sich lichtmikroskopisch als ca. 0,5 µm dünne und meist mehrere Mikrometer lange Strukturen darstellen (➤ Kap. 16.8). Elektronenmikroskopische Präparate zeigen vier **Kompartimente** der Mitochondrien (➤ Abb. 6.1):

- die **Außenmembran**
- die **Innenmembran**
- den zwischen beiden Membranen liegenden **Intermembranraum**
- die **Matrix**, d.h. der Innenraum der Mitochondrien (im Gegensatz zum Zytosol, den Raum außerhalb der Mitochondrien).

Die **Außenmembran** der Mitochondrien besitzt **Poren**, durch die Ionen und kleine Moleküle leicht hindurchtreten können. Insbesondere stellen sie für Protonen, einfache organische Säuren und ATP kein Hindernis dar. Für kleine Proteine hingegen sind die Poren bereits zu eng. Die Poren werden von einem homotrimeren Komplex eines 30-kDa-Proteins, dem **Porin**, gebildet.

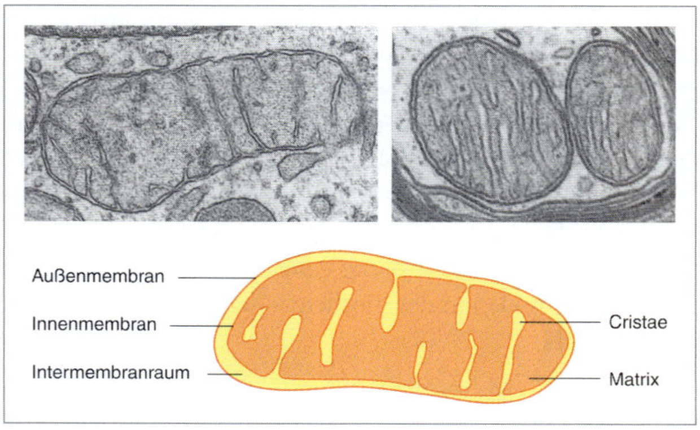

Abb. 6.1 Mitochondrien. Die Cristae bilden flache Lamellen, nur an wenigen Stellen besteht eine Kontinuität zum Intermembranraum.

Schon gewusst

Interessanterweise befinden sich im Prinzip sehr ähnlich aufgebaute Poren auch in der äußeren Membran gramnegativer Bakterien. Die Porine der Mitochondrien und der Bakterien sind nicht durch α-Helices in der Membran verankert, sondern durch β-Faltblatt-Strukturen. Dies ist insofern bemerkenswert, als nahezu alle anderen Proteine der unterschiedlichsten Membranen ausschließlich durch α-Helices in die Lipiddoppelschicht eingebettet sind (➤ Kap. 2.2.3 und ➤ 8.4.2).

Die **Innenmembran** ist für geladene Teilchen grundsätzlich undurchlässig. Sofern Stoffe über die mitochondriale Innenmembran transportiert werden können, geschieht dies nur unter zwei Voraussetzungen:

- Entweder handelt es sich um ein sehr kleines, ungeladenes Molekül, etwa molekularen Sauerstoff, das leicht durch die Lipidmembranen hindurch**diffundieren** kann,
- oder es handelt sich um einen Metaboliten, für den in der Innenmembran ein spezielles **Transportsystem** vorhanden ist. Auch Protonen können die Innenmembran nur durch entsprechende **Protonenkanäle** passieren.

Lange Zeit war unklar, wie Wassermoleküle über die Innenmembran transportiert werden können. Erst vor wenigen Jahren wurde entdeckt, dass die Innenmembran **Aquaporine** vom Typ AQP_8 enthält. Zumindest in bestimmten Geweben scheinen die Mitochondrien auch andere Aquaporine zu enthalten.

Als **Cristae** bezeichnet man die Membransysteme und die von ihnen umschlossenen Hohlräume innerhalb der Mitochondrien. Sie entstehen zunächst als Einfaltungen der Innenmembran in die Matrix hinein. Bis vor wenigen Jahren wurde angenommen, dass die Cristae lediglich dazu dienen, die Fläche der Innenmembran zu vergrößern. Der Innenraum der Cristae sollte entsprechend ein vergrößerter Intermembranraum sein. Aufgrund neuerer Untersuchungen werden die Cristae nunmehr eher als eigenständige Strukturen angesehen. Tatsächlich bilden die Cristae i.d.R. **ausgedehnte Lamellen**, die nur durch sehr kleine Poren mit dem direkt unter der Außenmembran liegenden Intermembranraum verbunden sind.

Charakteristisch für steroidhormonproduzierende Zellen sind eigentümliche **tubuläre Cristae**. Die molekularen Ursachen und die physiologischen Konsequenzen dieser morphologischen Unterschiede sind ungeklärt.

Bis Anfang 2008 wurden in umfangreichen Studien zum Proteom der Säugermitochondrien 624 verschiedene **Proteine** identifiziert. Man vermutet, dass damit etwa die Hälfte der mitochondrialen Proteine bekannt ist. Von diesen Proteinen befinden sich die weitaus meisten in der Innenmembran und in der Matrix. Die Innenmembran besteht zu ca. 75% aus Membranproteinen. Auch die Proteinkonzentration in der Matrix ist enorm hoch und liegt bei ca. 900 mg/mL. Die Proteinmoleküle sind derart dicht gepackt, dass zwischen ihnen kaum noch Wasser Platz hat. Die extreme Proteinkonzentration scheint nur dadurch möglich zu sein, dass sich die meisten Enzyme, die jeweils in einer bestimmten Stoffwechselfunktion kooperieren, zu dichten **quasikristallinen Einheiten** zusammenlagern.

6.1.2 Mitochondriengenetik

Mitochondrien werden in den Zellen niemals neu gebildet, sondern entstehen immer nur durch **Teilung** bereits vorhandener Mitochondrien. Bemerkenswerterweise stammen die Mitochondrien aller Menschen ausschließlich von den Mitochondrien der Mütter ab **(maternale Vererbung)**. Zwar enthalten auch Spermien Mitochondrien, sie spielen aber nach der Befruchtung der Eizelle keine Rolle mehr, da diese unvergleichlich viel mehr Mitochondrien enthält (ca. 200.000) als die kleinen Spermien (ca. 50–75). Die Mitochondrien der Spermien scheinen nach der Befruchtung zudem spezifisch abgebaut zu werden.

Mit den Mitochondrien wird maternal auch das **mitochondriale Genom** vererbt (➤ Kap. 11.4.5). Dabei handelt es sich um ein ringförmiges Chromosom, von dem in jedem Mitochondrium ca. zwei bis zehn Exemplare vorhanden sind. Das Chromosom umfasst beim Menschen 16.569 Basenpaare und kodiert für 13 Proteine, zwei ribosomale RNA (12S und 16S) und 22 tRNA. Die mitochondrial kodierten Proteine sind ausnahmslos hydrophobe Proteine der mitochondrialen Innenmembran. Sie sind entweder Komponenten der Atmungskette oder der ATP-Synthase.

Alle übrigen mitochondrialen Proteine sind im Kern kodiert, werden im Zytosol synthetisiert und dann posttranslational in die Mitochondrien eingebaut (➤ Kap. 17.3).

MERKE

Mitochondrien und das mitochondriale Genom werden maternal vererbt. Das mitochondriale Genom kodiert für 13 Proteine (ausnahmslos Untereinheiten der Atmungskette und der ATP-Synthase), zwei ribosomale RNA sowie 22 tRNA.

6.1.3 Mitochondrien als Nachkommen von Bakterien

Mitochondrien zeigen in vielen Eigentümlichkeiten eine Ähnlichkeit mit Bakterien. Zu den prokaryontischen Charakteristika der Mitochondrien zählen u.a. das ringförmige Chromosom, die autonome Vermehrung durch Teilung (unabhängig vom Zellkern), das trimere Porin der Außenmembran und nicht zuletzt das System der ATP-Produktion, das in diesem Kapitel erläutert wird. Auch die Ribosomen der Mitochondrien sind mit ihrer 16S-rRNA bakteriellen Ribosomen sehr ähnlich. Die **mitochondriale RNA-Polymerase** ist eigenartigerweise weder prokaryontisch noch eukaryontisch, sondern mit der RNA-Polymerase bestimmter Bakteriophagen verwandt. Die RNA-Polymerase kooperiert allerdings mit einem Sigma-Faktor, der wiederum ein typisch prokaryontisches Merkmal darstellt.

Alle diese Beobachtungen lassen sich am schlüssigsten damit erklären, dass es sich bei den heutigen Mitochondrien um die **Nachkommen endosymbiontischer Bakterien** handelt, die im Zuge der Entstehung der eukaryontischen Zellen vor mehr als 2 Mrd. Jahren in Wirtszellen eingewandert sind. Endosymbiontische Vorläufer der Mitochondrien haben möglicherweise bereits vor 2,7 Mrd. Jahren existiert.

6.2 Das Prinzip der mitochondrialen ATP-Synthese

Tab. 6.1 Wichtige Funktionen der Mitochondrien

Funktion
Atmungskette und oxidative Phosphorylierung
Synthese von Acetyl-CoA (Pyruvat-Dehydrogenase)
Citratzyklus
β-Oxidation der Fettsäuren
Gluconeogenese (Pyruvat-Carboxylase)
Teile des Aminosäurestoffwechsels
Teile des Harnstoffzyklus (Carbamoylphosphat-Synthase und Ornithincarbamoyl-Transferase)
Abbau der Catecholamine (Monoamin-Oxidase)
Ketonkörperbildung (nur in der Leber)
Porphyrinsynthese, Hämsynthese (δ-Aminolävulinat-Synthese; Ferrochelatase)
Synthese von Eisen-Schwefel-Zentren
Stoffwechsel der Steroide (Synthese von Pregnenolon aus Cholesterin; Synthese von Cortisol aus 11-Desoxycortisol)
Apoptose (Freisetzung von Cytochrom c)

6.2.1 Kooperation von ATP-Synthase und Atmungskette

Die ATP-Synthase

Adenosintriphosphat (ATP) ist der entscheidende Energieträger des Organismus. Nahezu alle Prozesse in der belebten Natur werden direkt oder indirekt durch Energie aus der Hydrolyse von ATP ermöglicht. Entsprechend werden enorme Mengen an ATP hydrolysiert und aus den Hydrolyseprodukten, also aus ADP und P_i, wieder neu synthetisiert:

$$ADP + P_i \rightleftharpoons ATP + H_2O$$

Schon gewusst

Obwohl die ATP-Konzentration in den Zellen bei nur ca. 5 mmol/L liegt, gehört die Bildung von ATP zu den größten Syntheseleistungen des menschlichen Körpers. Ein ruhender Mensch hydrolysiert und synthetisiert pro Tag ungefähr 40 kg ATP, bei normaler Betätigung sind es im Durchschnitt ein kg ATP pro Kilogramm Körpergewicht. Bei intensiver Arbeit kann der Umsatz auf bis zu 0,5 kg pro Minute ansteigen. Allerdings verfügt der Organismus nur über einen knappen Vorrat von 3–4 g an freien Adeninnucleotiden. Somit muss jedes ATP-Molekül täglich mehrere 10.000 Mal zu ADP und P_i gespalten und wieder neu gebildet werden.

Das weitaus meiste ATP wird in den Mitochondrien und dort überwiegend von der **ATP-Synthase** synthetisiert. Das baumförmige Enzym ist in der mitochondrialen Innenmembran verankert, die katalytischen Zentren befinden sich in dem Teil des Enzyms, der in die mitochondriale Matrix hineinragt (➤ Abb. 6.2). Wegen der zentralen Bedeutung der ATP-Versorgung für den gesamten Energiestoffwechsel, der seinerseits die Grundlage aller biochemischen Prozesse bildet, ist die ATP-Synthase eines der wichtigsten Enzyme der gesamten Biochemie.

Woher kommt die **Energie**, die von der mitochondrialen ATP-Synthase in Form von ATP gespeichert wird? Im Prinzip bezieht die ATP-Synthase diese Energie aus dem **Einstrom von Protonen**, die, einem Konzentrationsgefälle folgend, vom Intermembranraum durch den Membrananker der ATP-Synthase hindurch in die Matrix fließen. Die Protonen treiben die ATP-Synthase gleichsam so an, wie fließendes Wasser die Turbine eines Wasserkraftwerks antreibt. Dieses Konzentrationsgefälle der Protonen aufzubauen ist die Funktion der **Atmungskette**.

Schon gewusst

Die sog. **chemiosmotische Theorie** der mitochondrialen ATP-Synthese wurde 1961 von dem englischen Biochemiker Peter Mitchell veröffentlicht. Sie war viele Jahre sehr umstritten. Man suchte lange nach einem Anhaltspunkt dafür, dass die einströmenden Protonen in die Reaktionszentren der ATP-Synthase vordringen und dort unmittelbar in den Reaktionszyklus eingreifen. Es zeigte sich dann aber, dass die einströmenden Protonen tatsächlich nie mit den Reaktionszentren in Kontakt kommen und dass der Fluss der Protonen nur indirekt die Energie für die ATP-Synthese bereitstellt. Damit wurde die chemiosmotische Theorie bestätigt, und Peter Mitchell erhielt 1978 den Nobelpreis für Chemie.

Die Atmungskette

Bei der **Atmungskette** handelt es sich um eine Gruppe von **Proteinkomplexen**, die ebenfalls in der mitochondrialen Innenmembran verankert sind (➤ Abb. 6.2). Ihre Funktion liegt darin, **aktiv den Protonengradienten aufzubauen**, aus dem die

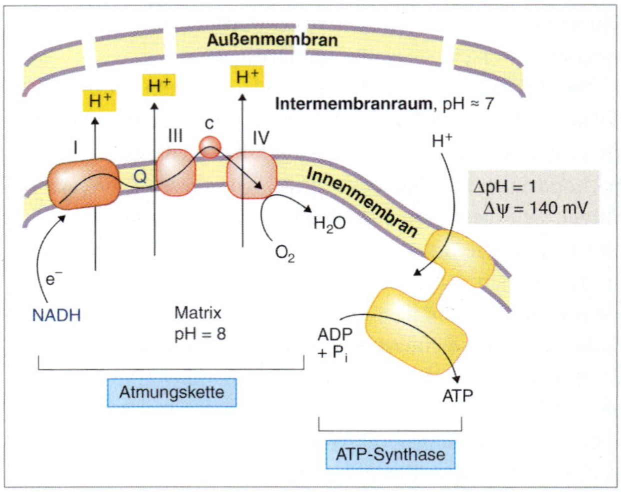

Abb. 6.2 Atmungskette und ATP-Synthase im Überblick. I, III, IV = Atmungskettenkomplexe I, III, IV, Q = Ubichinon, c = Cytochrom c.

ATP-Synthase dann ihre Energie beziehen kann. Allerdings muss die Atmungskette dazu Protonen immer gegen den bereits vorhandenen Protonengradienten aus der Matrix herauspumpen. Die Atmungskette benötigt also ihrerseits Energie. Diese bezieht sie aus elektrischem Strom: An einem Ende der Atmungskette werden ständig Elektronen aufgenommen, die am anderen Ende der Atmungskette wieder abgegeben werden. Die Atmungskette ist eine **elektrisch betriebene Protonenpumpe**.

Durch die Aktivität der Atmungskette werden so viele Protonen aus der Matrix herausgepumpt, dass die Protonenkonzentration nur noch etwa ein Zehntel der Protonenkonzentration des Intermembranraums beträgt. Die **Matrix** ist daher immer **alkalisch**, der pH-Wert beträgt ca. 8. Näherungsweise kann man von einer **pH-Differenz zwischen Matrix und Intermembranraum von ΔpH = 1** ausgehen.

Man hat lange Zeit angenommen, dass sich aufgrund der Poren der Außenmembran die Protonenkonzentration im Intermembranraum nicht wesentlich von derjenigen im Zytosol (pH ≈ 7,5) unterscheide. In neueren Untersuchungen wurde im Intermembranraum aber ein pH-Wert von ≈ 7,0 nachgewiesen. Vermutlich ist dabei von Bedeutung, dass große Bereiche des Intermembranraums in Form von Cristae abgetrennt sind.

ΔΨ und Δ*E*

Das elektrische Membranpotenzial ΔΨ

Der Export der Protonen aus der Matrix wird nicht durch den Transport anderer Ionen kompensiert (er ist also nicht an den Export von Anionen oder den Import von Kationen gekoppelt). Daher entsteht zusammen mit dem **chemischen Protonengradienten** auch ein **elektrisches Membranpotenzial**. Durch den Verlust der Protonen ist die Matrix gegenüber dem Intermembranraum negativ aufgeladen. Das mitochondriale Membranpotenzial wird mit dem Symbol ΔΨ bezeichnet. Es beträgt ca.

140 mV, also etwa das Doppelte des Membranpotenzials einer Nervenzelle.

Der angegebene Wert für ΔΨ ist experimentell bestimmt worden. Er hängt nicht nur vom Konzentrationsverhältnis der Protonen, sondern auch vom Konzentrationsverhältnis verschiedener anderer geladener Teilchen ab. Funktionell entscheidend ist aber der Protonengradient.

Die elektrische Potenzialdifferenz ΔE

Das elektrische Membranpotenzial ΔΨ zwischen Matrix und Intermembranraum darf nicht mit der **elektrischen Potenzialdifferenz ΔE** zwischen den beiden Enden der Atmungskette verwechselt werden, die bewirkt, dass Elektronen durch die Atmungskette hindurchfließen. Die Potenzialdifferenz ΔE besteht zwischen dem **Elektronendonor**, also der Substanz, die Elektronen an die Atmungskette abgibt, und dem **Elektronenakzeptor**, der die Elektronen zum Schluss aufnimmt.

- Der wichtigste **Elektronendonor** in den Mitochondrien ist das **NADH**. Parallel werden Elektronen allerdings auch von **$FADH_2$** an die Atmungskette übergeben. NADH und $FADH_2$ **reduzieren** die Atmungskette.
- Auf der anderen Seite der Atmungskette werden die Elektronen vom **Elektronenakzeptor Sauerstoff** aufgenommen. Der Sauerstoff **oxidiert** die Atmungskette; er selbst wird dabei negativ aufgeladen und nimmt daraufhin Protonen aus der Mitochondrienmatrix auf, sodass ein Sauerstoffmolekül schließlich unter Bildung von zwei Wassermolekülen zerfällt. Bei diesem Sauerstoff handelt es sich um den Sauerstoff, den wir ständig mit der Atmung aufnehmen müssen.

An dieser Stelle sei kurz erwähnt, dass molekularer Sauerstoff in vergleichsweise geringen Mengen auch von den verschiedenen Oxidasen benötigt wird (➤ Kap. 16.9). Erinnert sei aber auch an die Cyclooxygenase des Prostaglandinstoffwechsels (➤ Kap. 7.2.5) und an das Cytochrom P450 im System der Biotransformation (➤ Kap. 27.2.2).

Die elektrische Potenzialdifferenz ΔE, von der die beiden Elektronen vom NADH zum Sauerstoff getrieben werden, beträgt **unter sog. Standardbedingungen 1,14 V**. Tatsächlich dürfte der Wert **unter physiologischen Bedingungen bei ca. 1,1 V** liegen. Die Energie, die 2 Mol Elektronen mitbringen, wenn sie, dieser Potenzialdifferenz folgend, durch die Atmungskette fließen, liegt zwischen 210 und 220 kJ (dieser Wert ergibt sich aus $\Delta G = -n\ F\ \Delta E$, mit $n = 2$). Diese Energie steht also für den Aufbau des Protonengradienten und damit – indirekt – für die ATP-Synthese zur Verfügung.

O_2, H_2O und CO_2

Wir atmen also Sauerstoff ein, damit dieser den Elektronenfluss durch die Atmungsketten der Mitochondrien in den verschiedenen Zellen unseres Körpers antreiben kann (daher der Name „Atmungskette“). Der elektrische Strom, der durch die hohe Elektronenaffinität des Sauerstoffs hervorgerufen wird, liefert die Energie für den aktiven Transport von Protonen aus der Matrix in den Intermembranraum, und der Protonengradient, der dadurch aufgebaut wird, treibt dann die ATP-Synthese an.

Zu beachten ist, dass der **eingeatmete Sauerstoff** in diesem Zusammenhang zu **Wasser** umgesetzt wird. Bei diesen Prozessen entsteht kein CO_2; das ausgeatmete Kohlendioxid hat unmittelbar mit dem eingeatmeten Sauerstoff nichts zu tun. Es entsteht vielmehr als Überrest der aufgenommenen Nahrung (z.B. in der Reaktion der Pyruvat-Dehydrogenase und im Citratzyklus).

Allerdings beziehen NADH und $FADH_2$ ihre Elektronen aus den Metaboliten, die beim Abbau der Nahrung anfallen. Fette, Kohlenhydrate und Aminosäuren geben beim biochemischen Abbau (kataboler Stoffwechsel) Elektronen ab, und der Kohlenstoff dieser Stoffe wird dadurch schrittweise bis zum CO_2 oxidiert. Das ist der Grund, warum man den gesamten Zusammenhang der Phosphorylierung von ADP zu ATP auf der Basis der Oxidation zunächst der Nahrung und dann von NADH und $FADH_2$ durch die Atmungskette als oxidative Phosphorylierung bezeichnet.

Schon gewusst

Für die Funktion der Atmungskette ist es lediglich entscheidend, dass geeignete Stoffe als Elektronendonoren bzw. als Elektronenakzeptoren zur Verfügung stehen. Um welche Stoffe es sich dabei handelt, ist im Grunde irrelevant. In allen Pflanzen und Tieren arbeiten die Atmungsketten stets mit NADH und $FADH_2$ auf der einen und O_2 auf der anderen Seite. Viele **Bakterien** enthalten aber **alternative Atmungskettenkomplexe**, die mit anderen Redoxsystemen arbeiten.

- So dient den Bakterien der Art *Escherichia coli* an der Luft zwar O_2 als Elektronenakzeptor, unter den sauerstoffarmen Bedingungen im Darmlumen bilden die Bakterien aber einen alternativen Atmungskettenkomplex, der anstelle von O_2 spezifisch Nitrationen als Elektronenakzeptor verwendet. Der Sauerstoff wird hier also funktionell durch Nitrat ersetzt, die Bakterien **atmen ohne Sauerstoff**. Grundlage des Energiestoffwechsels ist in diesem Fall eine **Nitratatmung**. Verschiedene andere nitratatmende Bakterien werden in großem Umfang in Kläranlagen eingesetzt. Sie reduzieren das giftige Nitrat der Abwässer bis zum molekularen Stickstoff, N_2, und lösen das Nitrat damit buchstäblich in Luft auf.
- Am Boden tiefer Gewässer wachsen oft Bakterien auf der Basis einer **Sulfatatmung**, indem sie aus dem Wasser Sulfationen aufnehmen und diese an ihren Atmungsketten zu Schwefelwasserstoff, H_2S, reduzieren. Die Sulfatatmung ist am charakteristischen H_2S-Geruch leicht zu erkennen.

MERKE

Die ATP-Synthase der Mitochondrien wird von einem Protonengradienten angetrieben, der von der Atmungskette aufgebaut wird. Die Atmungskette pumpt ständig Protonen aus der Matrix heraus, die dadurch alkalisch wird.
Die Atmungskette bezieht ihre Energie aus dem Fluss von Elektronen, die von NADH und $FADH_2$ (Elektronendonoren) auf molekularen Sauerstoff (Elektronenakzeptor) übertragen werden. Die elektrische Potenzialdifferenz ΔE zwischen NADH und O_2 beträgt unter Standardbedingungen 1,14 V. Der Sauerstoff der Atemluft wird dabei nicht zu Kohlendioxid, sondern zu Wasser umgesetzt.

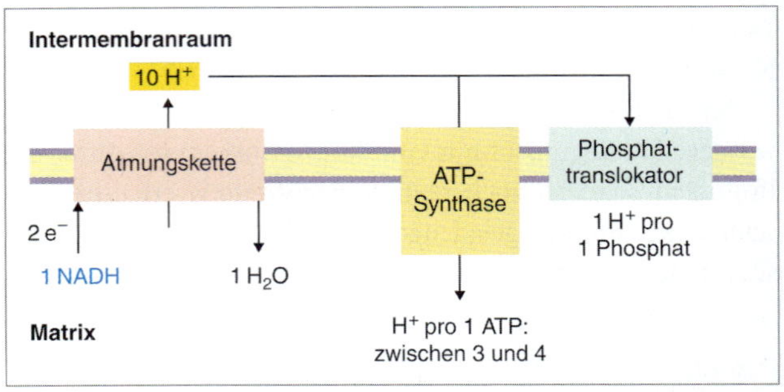

Abb. 6.3 Stöchiometrie der mitochondrialen ATP-Synthese.

6.2.2 Stöchiometrie der mitochondrialen ATP-Synthese

Traditionell ist in den Lehrbüchern der Biochemie mehrere Jahrzehnte lang die **Stöchiometrie** der mitochondrialen ATP-Synthese in sehr präzisen Zahlen dargestellt worden, wobei der Eindruck erweckt wurde, dass die entsprechenden Zahlenverhältnisse längst eindeutig und vollständig aufgeklärt seien. In jüngerer Zeit hat man sich weltweit auf eine wesentlich vorsichtigere Darstellung geeinigt.

Elektronenausbeute und Wirkungsgrad

Bislang wurde davon ausgegangen, dass genau drei Protonen durch den Membrananker der ATP-Synthase hindurchfließen müssen, damit diese genau ein ATP-Molekül synthetisieren kann (➤ Abb. 6.3). Dieses Verhältnis lag sämtlichen Berechnungen zur Energieausbeute des Energiestoffwechsels zugrunde. Neuere Experimente haben aber gezeigt, dass die tatsächliche Zahl der erforderlichen Protonen vermutlich zwischen 3 und 4 liegt, z.B. bei 3,3 (➤ Kap. 6.4.1).

Unzweifelhaft ist, dass jedes Molekül NADH zwei Elektronen an die Atmungskette abgibt. Als hinreichend gesichert gilt auch der Befund, dass die Energie dieser beiden Elektronen dazu verwendet wird, genau zehn Protonen aus der Matrix herauszutransportieren. Die beiden Elektronen, die von $FADH_2$ abgegeben werden, erlauben nur den Transport von sechs Protonen, da sie erst später in die Atmungskette eingespeist werden (➤ Kap. 6.3.1) In jedem Fall reichen die beiden Elektronen dann zur Synthese von einem Molekül H_2O.

Daneben ist zu berücksichtigen, dass die ATP-Synthase auch den Einstrom der Ausgangssubstanzen, also von ADP und P_i, erfordert. Der Import des P_i erfordert dabei ein weiteres Proton. Zur Synthese von 1 ATP werden also insgesamt vier bis fünf Protonen benötigt, nämlich 3–4 H^+ von der ATP-Synthase und 1 H^+ für den Phosphattransport. Pro NADH werden zehn Protonen aus der Matrix in den Intermembranraum exportiert. Falls die ATP-Synthase tatsächlich 3,3 Protonen pro ATP benötigt, würde der **Einsatz von 1 Mol NADH** die **Synthese von 2,3 Mol ATP** ermöglichen.

Unter physiologischen Bedingungen enthält **1 Mol ATP** eine **Energie von ca. 50 kJ**. Die Energie der 2,3 Mol ATP, die pro Mol NADH gebildet werden, lässt sich nun in Bezug zu den 210–220 kJ setzen, die ursprünglich von der Potenzialdifferenz ΔE der Atmungskette zur Verfügung gestellt wurden. Es zeigt sich, dass der **Wirkungsgrad** der mitochondrialen ATP-Synthese – unter der Voraussetzung, dass diese Zahlen stimmen – **knapp über 50%** liegt.

P/O-Quotient

Vermutlich werden also ca. 2,3 Mol ATP synthetisiert, wenn unter Vermittlung von NADH 1 Mol Sauerstoffatome reduziert werden. Dieses Verhältnis bezeichnet man als **P/O-Quotienten** (P für Phosphorylierung [von ADP zu ATP], O für Sauerstoff). Ausgehend von diesen Zahlen lässt sich berechnen, dass der vollständige Abbau von **1 Mol Glucose die Synthese von ca. 30 Mol ATP** ermöglichen sollte. Diese Rechnung ist zwar weiterhin mit erheblichen Unwägbarkeiten verbunden, die traditionelle Angabe von 36–38 Mol ATP pro Mol oxidierter Glucose ist aber sicherlich zu hoch.

MERKE

Der Abbau von 1 Mol Glucose ermöglicht unter Beteiligung der Mitochondrien die Synthese von ca. 30 Mol ATP.

6.2.3 Entkoppler

Bestimmte Gifte, die als **Entkoppler** bezeichnet werden, heben das mitochondriale Membranpotenzial auf und machen dadurch die Kooperation der ATP-Synthase mit der Atmungskette unmöglich. In der Biochemie werden Entkoppler benutzt, um die Bedeutung des Protonengradienten für das Zusammenspiel von Atmungskette und ATP-Synthase zu untersuchen und zu illustrieren.

Ein klassisches Beispiel ist das **2,4-Dinitrophenol**:

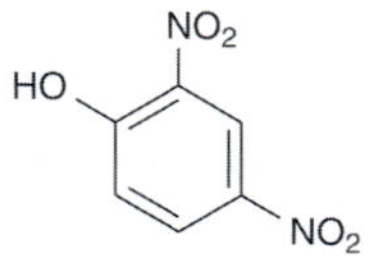

Das Proton der OH-Gruppe kann leicht abgegeben werden, das dadurch entstehende Phenolat kann aber auch leicht wieder ein Proton aufnehmen. Wenn 2,4-Dinitrophenol in die mitochondriale Innenmembran gerät, werden daher an der äußeren Seite der Membran schnell Protonen aufgenommen. Das ungeladene Molekül kann leicht durch die Innenmembran diffundieren. An der Innenseite werden die Protonen wieder an die basische Matrix abgegeben. Der **Protonengradient bricht dadurch zusammen**, und die ATP-Synthase kann kein ATP mehr synthetisieren, obwohl die Atmungskette immer noch aktiv ist. Die **Aktivität der Atmungskette** wird somit **von der ATP-Synthese abgekoppelt**.

Klinik

Eine Aufnahme größerer Mengen an **2,4-Dinitrophenol (DNP)** führt dazu, dass in den Zellen Energiespeicher abgebaut werden, ohne dass dazu besondere körperliche Aktivitäten nötig wären. Die frei werdende Energie fällt ausschließlich in Form von Wärme an **(Hyperthermie)**. Diese Beobachtung führte bereits in den 30er Jahren dazu, dass DNP als „Diätpille" zur Reduktion des Körpergewichts eingesetzt wurde. DNP hat allerdings eine **erhebliche Toxizität**. Nicht zuletzt durch die Auslösung der Hyperthermie ist eine Einnahme von DNP potenziell lebensgefährlich. Obwohl DNP deshalb schon bald für medizinische Zwecke verboten wurde, wird es illegal immer wieder als angebliches Wundermittel zur Gewichtsreduktion gehandelt. Auch bei anderen Präparaten, die zur Gewichtsreduktion in Verbindung mit erhöhter Körpertemperatur angeboten werden, ist damit zu rechnen, dass es sich faktisch um Entkoppler handelt. Wiederholt wurde DNP auch zur Tumortherapie angepriesen, angebliche positive Effekte sind aber nicht verifiziert.

Valinomycin, ein von bestimmten Bakterien gebildetes ringförmiges Oligopeptid, ist u.a. aufgrund seines Valingehalts sehr hydrophob und lagert sich leicht in biologische Membranen ein. Es **bindet spezifisch Kaliumionen** und transportiert diese bei seiner Diffusion durch die Membran von einer Seite auf die andere. Für die Mitochondrien bedeutet dies, dass zwar nicht der Protonengradient (ΔpH) verändert wird, dass aber das **Membranpotenzial ΔΨ zusammenbricht**, das durch den Export der positiv geladenen Protonen aus der Matrix aufgebaut wurde. Tatsächlich trägt das Membranpotenzial wesentlich zu der Kraft bei, die die Protonen durch die ATP-Synthase in die Matrix treibt (➤ Kap. 6.4.2). Dieser Teil der protonenmotorischen Kraft entfällt in Gegenwart von Valinomycin.

Im Gegensatz zu den beiden eben vorgestellten Entkopplern wirkt **Thermogenin** als ein **physiologischer Entkoppler**. Bei Neugeborenen ist das Verhältnis von Körperoberfläche zu Volumen wesentlich größer als bei Erwachsenen, und sie verlieren dadurch mehr Wärme. Dieser Verlust wird aber nicht wie beim Erwachsenen durch ein Kältezittern ausgeglichen, sondern durch eine **zitterfreie Wärmebildung im braunen Fettgewebe**, das auf verschiedene Stellen des Körpers verteilt ist. Die Mitochondrien dieses Gewebes enthalten in ihrer Innenmembran **Thermogenin** oder **UCP** (uncoupling protein), das einen **Protonenkanal** bildet und damit als Entkoppler wirkt. Die Energie des Protonengradienten, die nach Entkopplung der Atmungskette nicht mehr für die ATP-Synthese genutzt werden kann, wird (nach dem zweiten Hauptsatz der Thermodynamik) in Wärme umgewandelt. Die Mitochondrien können dadurch sehr effektiv Wärme erzeugen. Die Wärmebildung dieser Gewebe wird durch verschiedene Hormone den jeweiligen Bedürfnissen angepasst, von besonderer Bedeutung sind dabei adrenerge Rezeptoren vom Typ β_3. Das braune Fettgewebe geht beim Menschen später weitgehend verloren. Vielen Säugetieren aber erlaubt es einen hinreichend warmen Winterschlaf.

6.2.4 Mitochondriale Metabolittranslokatoren

Um den mitochondrialen Protonengradienten zu halten, muss die Innenmembran sehr dicht sein und darf keine unspezifischen Poren enthalten. Trotzdem muss sowohl die Abgabe des neu synthetisierten ATP an das Zytosol als auch der Einstrom der Substrate ADP und P_i möglich sein. Der Transport dieser Stoffe wird durch bestimmte **Translokatorproteine (Carrier)** der Innenmembran vermittelt.

ADP/ATP-Translokator

Interessanterweise ist dasselbe Protein für den ATP-Ausstrom sowie für den ADP-Einstrom verantwortlich. Es wird als **ATP-ADP-Translokator**, ATP-ADP-Carrier (AAC) oder auch als Adeninnucleotidtranslokator (ANT) bezeichnet. Der Translokator ist so aufgebaut, dass er abwechselnd ein ATP nach außen und ein ADP nach innen transportiert.

Während ATP bei physiologischen pH-Werten vier negative Ladungen trägt, hat ADP nur drei negative Ladungen. Daher wird das stärker negativ geladene ATP durch das mitochondriale Membranpotenzial ΔΨ aus der negativ aufgeladenen Matrix herausgedrängt, und das ADP kann trotz seiner drei negativen Ladungen gegen das Membranpotenzial in die Matrix transportiert werden. Wie bei einer Drehtür wird ATP nach außen geschoben, während das dort wartende ADP in die Matrix hereingelassen wird. Der ATP-ADP-Translokator wird also **vom Membranpotenzial ΔΨ angetrieben**.

Phosphattranslokator

Ähnlich funktioniert auch der **Phosphattranslokator** der Mitochondrien. Die Dihydrogenphosphationen ($H_2PO_4^-$) werden im Austausch gegen Hydroxidionen importiert. Aufgrund des pH-Gradienten ist die Matrix basisch; die OH^--Konzentration ist in der Matrix etwa zehnmal so hoch wie im Intermembranraum. Diesem Konzentrationsgefälle folgend, drängen die Hydroxidionen aus der Matrix heraus. An ihren Export ist der Import der Dihydrogenphosphationen energetisch gekoppelt, die als negativ geladene Teilchen gegen das Membranpotenzial importiert werden müssen. Der Phosphattranslokator wird somit letztlich **vom pH-Gradienten angetrieben**. Konkret geht dem Protonengradienten mit jedem einströmenden Phosphation ein Proton verloren, denn jedes exportierte Hydroxidion neutralisiert ein Proton im Intermembranraum.

Im Gegensatz zum ATP-ADP-Translokator arbeitet der Phosphattranslokator **elektrisch neutral**: Das OH^--Ion und das Phosphation tragen die gleiche Ladung.

Charakteristika der Translokatorproteine

Die drei genannten **Translokatorproteine der mitochondrialen Innenmembran** (die Translokatoren für ATP/ADP und für Phosphat sowie das protonentranslozierende Thermogenin) weisen sehr ähnliche Strukturen auf. Die Ähnlichkeit erstreckt sich auch auf ihre Aminosäuresequenz, weshalb man von einer **Proteinfamilie** sprechen kann. Die Translokatorproteine haben eine Molekülmasse von ca. 30 kDa, sind mit **sechs membranspannenden α-Helices** in die Innenmembran der Mitochondrien eingebettet und bilden dort **Homodimere**. Vermutlich ist es in der Evolution wiederholt zu einer Verdopplung eines ersten und ursprünglichen Translokatorgens gekommen, von dem alle heutigen Translokatorgene abstammen.

Insgesamt hat man im Genom des Menschen 41 Gene identifiziert, die Mitglieder dieser Proteinfamilie kodieren. Für viele, aber noch nicht für alle Translokatoren sind die Substrate bekannt. Identifiziert wurden u.a. die Translokatoren für Citrat, Malat und Aspartat, die bei der Fettsäuresynthese und der Gluconeogenese wichtig sind, sowie der Translokator, der in den Mitochondrien im Rahmen des Harnstoffzyklus die Ornithinaufnahme vermittelt. Anfang 2006 wurde das Mitoferrin als mitochondriales Translokatorprotein für Eisenionen identifiziert. Überraschend ist dabei, dass ein Mitglied einer Proteinfamilie von Translokatoren für organische Stoffe offenbar als Translokator für bestimmte Metallionen dient.

Abschließend sei betont, dass die mitochondriale Innenmembran viele **andere Proteine mit Transportfunktionen** enthält, die mit den hier angesprochenen Translokatorproteinen keinerlei Ähnlichkeit haben (z.B. Aquaporin AQP_8 sowie die weiter unten beschriebenen Atmungskettenkomplexe I, III und IV).

6.2.5 Regulation der Atmung

Die mitochondriale ATP-Synthese muss den jeweiligen Bedürfnissen des Stoffwechsels angepasst werden. Hierfür ist **ADP** von zentraler Bedeutung (➤ Abb. 6.4).

- Wird in der Zelle **viel ATP hydrolysiert**, fällt viel ADP an, das im Austausch gegen ATP schnell in die Mitochondrien gelangt. Dort ermöglicht es die weitere ATP-Synthese. Je aktiver aber die ATP-Synthase ist, desto eher flacht sich der Protonengradient ab. Es wird deshalb angenommen, dass die Aktivität der Atmungskette vom **Protonengradienten** bestimmt wird. Wenn das Membranpotenzial abnimmt, kann die Atmungskette leichter ablaufen, weil weniger Energie notwendig ist, um die Protonen gegen den Protonengradienten in den Intermembranraum zu pumpen. Entsprechend erhöht sich die Aktivität der Atmungskette. Bei Entkopplung von Mitochondrien läuft die Atmungskette auf Hochtouren.
- Wird hingegen in der Zelle **weniger ATP hydrolysiert**, so wird auch weniger ADP in die Mitochondrien importiert, und die ATP-Synthase bleibt stehen. Nun stauen sich die Protonen im Intermembranraum an, der Protonengradient wird größer, und schließlich reicht die Kraft der Atmungskette nicht mehr aus, weitere Protonen gegen den Konzentrationsgradienten aus der Matrix herauszutransportieren. Da der Protonentransport und der Elektronentransport aneinandergekoppelt sind, bleibt die Atmungskette daraufhin stehen. Dies hat wiederum zur Folge, dass NADH akkumuliert. Da das Konzentrationsverhältnis von NADH zu NAD^+ einen wesentlichen Einfluss auf die Aktivität des Citratzyklus hat, kommt schließlich auch dieser zum Erliegen.

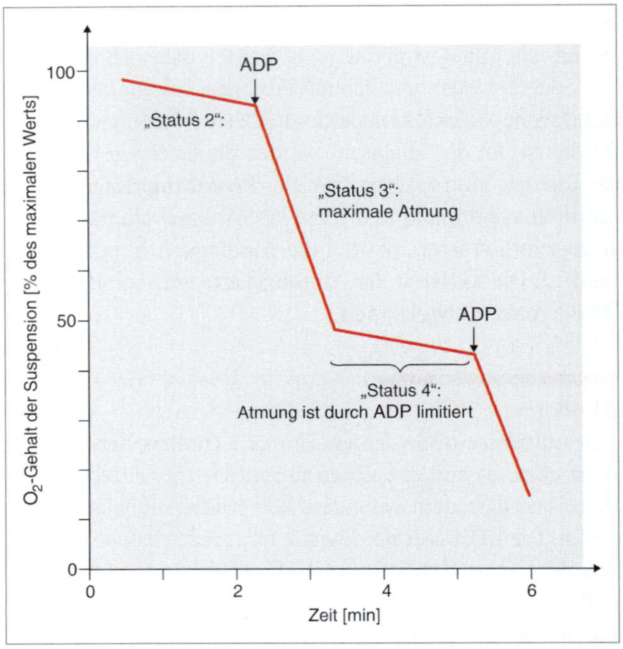

Abb. 6.4 Experimentelle Untersuchung der Atmungskontrolle. Isolierte Mitochondrien werden in einem geeigneten Puffer suspendiert und in einer Küvette inkubiert. Zu Beginn des Experiments wird Sauerstoff durch die Suspension geleitet. Die Mitochondrien nehmen den Sauerstoff auf und liegen dann im sog. Status 1 (Ausgangszustand) vor. Anschließend wird ein geeignetes Substrat zugesetzt, das die Atmungskette mit Elektronen versorgen kann, z.B. Succinat. Die Mitochondrien erreichen damit den Status 2. Die Aktivität der Atmungskette kann nun über den Sauerstoffverbrauch gemessen werden: Bei Zugabe von ADP steigt der Sauerstoffverbrauch an, die Atmung erreicht ihren maximalen Wert (Status 3 der Atmung). Sobald das ADP aufgebraucht ist, wird wesentlich weniger Sauerstoff verbraucht, die Atmung ist durch die verfügbare ADP-Menge limitiert (Status 4). Bei erneuter Zugabe von ADP wird wieder die maximale Atmung erreicht.

MERKE
Die Atmung wird in intakten Mitochondrien wesentlich durch die Verfügbarkeit von ADP reguliert.

6.3 Struktur und Funktion der Atmungskette

6.3.1 Überblick, Redoxzentren, Hemmstoffe

Bei den vier größten Komponenten der Atmungskette (➤ Abb. 6.5) handelt es sich um **Proteinkomplexe der mitochondrialen Innenmembran**, die jeweils aus mehreren Untereinheiten bestehen. Diese Atmungskettenkomplexe werden mit den römischen Ziffern I–IV durchnummeriert.

- Die **Komplexe I und II** nehmen Elektronen von NADH bzw. $FADH_2$ auf und geben diese an Ubichinon ab.
- **Ubichinon** (Coenzym Q) ist kein Protein, sondern ein kleines lipidlösliches organisches Molekül, das in der Innenmembran beweglich ist und leicht Elektronen aufnehmen und abgeben kann. Es transportiert die aufgenommenen Elektronen zum **Komplex III** der Atmungskette, von dem die Elektronen zunächst auf das kleine Protein Cytochrom c übertragen werden.
- **Cytochrom c** ist ein Protein des Intermembranraums. Es rollt auf der äußeren Oberfläche der Innenmembran hin und her und überträgt die Elektronen schließlich auf den **Komplex IV**. Der Komplex IV enthält die Bindungsstelle für den **Sauerstoff**, der die Elektronen aufnimmt und dann zu Wasser umgesetzt wird.

Von den genannten Komponenten sind die Komplexe I, III und IV sowie das Ubichinon direkt am **Transport der Protonen** aus der Matrix beteiligt. Der Komplex II und auch das Cytochrom c transportieren hingegen keine Protonen, sondern nur **Elektronen**.

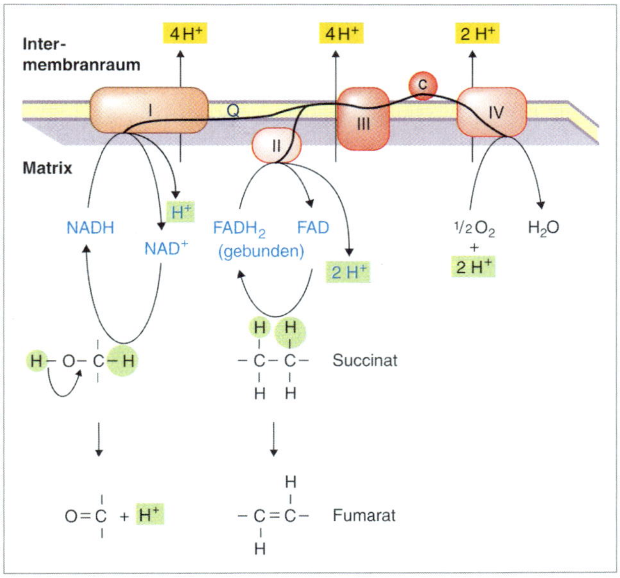

Abb. 6.5 Wege der Elektronen durch die Atmungskette. Römische Ziffern: Atmungskettenkomplexe, Q: Ubichinon, c: Cytochrom c. Für die Komplexe I, III und IV ist die Zahl der Protonen angegeben, die aus der Matrix gepumpt werden, wenn zwei Elektronen durch den jeweiligen Komplex hindurchlaufen. Gezeigt ist auch die Herkunft der Elektronen: Ein NADH + H^+ (konkret: ein NADH) gibt an die Atmungskette zwei Elektronen ab, die zuvor von der bezeichneten Struktur entnommen wurden. NAD^+ oxidiert fast immer Alkohole. Zunächst wird dabei vom NAD^+ ein Hydridion (ein Proton zusammen mit zwei Elektronen) aufgenommen, sodass aus dem NAD^+ ein NADH entsteht. Parallel wird von der OH-Gruppe ein Proton abgegeben. Dieses Proton wird aber nicht auf das NAD^+ übertragen, sondern freigesetzt. (Dieses ist das H^+, das in dem Ausdruck NADH + H^+ separat angegeben wird.) Ein Proton wird anschließend aber auch vom NADH am Komplex I freigesetzt. Im gesamten Reaktionszyklus werden somit insgesamt zwei Protonen freigesetzt. Die gleiche Zahl an Protonen wird bei der Synthese des Wassers am Komplex IV verbraucht. Die Protonen, die von den Atmungskettenkomplexen aus der Matrix gepumpt werden und den pH-Gradienten aufbauen, haben mit den Protonen des NADH + H^+ und $FADH_2$ nichts zu tun. $FADH_2$ wird meist bei der Bildung einer Doppelbindung zwischen zwei Kohlenstoffatomen gebildet. Der Komplex II vermittelt die Übertragung der Elektronen auf Ubichinon. Auch $FADH_2$ setzt zwei Protonen frei, und die gleiche Zahl an Protonen wird vom Komplex IV verbraucht.

Schon gewusst

Erste wichtige Schritte zu einem molekularen Verständnis der Atmung unternahm in der ersten Hälfte des 20. Jahrhunderts Otto Warburg (1883–1970) in Berlin. Für die Entdeckung des Komplex IV, von ihm „Atmungsferment" genannt, erhielt er 1931 den Nobelpreis für Medizin. 1936 isolierte er das NADH. Otto Warburg ist eine ausgesprochen legendäre Gestalt der deutschen Biochemie. Einer seiner Schüler war Hans Krebs, der Entdecker des Harnstoffzyklus und des Citratzyklus.

Redoxzentren der Atmungskette

Bis in die 80er Jahre des 20. Jahrhunderts waren die Proteine der Atmungskettenkomplexe experimentell nur schlecht zugänglich. Die Forschung konzentrierte sich deshalb insbesondere auf die Charakterisierung der in den Komplexen enthaltenen **Redoxzentren**. Dabei handelt es sich zum einen um **Flavine**, zum anderen um **Metallionen**, die Elektronen abwechselnd aufnehmen und abgeben können. Über die Wege, auf denen die Elektronen jeweils durch die Polypeptidketten hindurch von einem zum nächsten Redoxzentrum gelangen, ist bis heute nur wenig bekannt. Immerhin gelang es schon früh, sehr präzise zu bestimmen, in welcher Reihenfolge die Elektronen einige der wichtigsten Redoxzentren durchlaufen.

Die weitere Erforschung der Atmungskettenkomplexe kann inzwischen davon profitieren, dass von den Komplexen II, III, und IV hochaufgelöste Röntgenkristallstrukturen vorliegen. Seit 2006 ist auch der Komplex I zumindest teilweise in seiner Struktur bekannt.

Redoxpotenziale

Bei den Untersuchungen der Redoxzentren spielte die **Wasserstoffelektrode** eine große Rolle, eine Platinelektrode, die bei pH 0 (1 mol H^+/L) von gasförmigem Wasserstoff mit einem Druck von 101,3 kPa (1 atm) umspült wird. Diese Elektrode wurde als **Standardelektrode** mit dem Redoxpotenzial $E^0 = 0$ definiert und als Referenzelektrode zur Bestimmung der **Redoxpotenziale** der verschiedenen Redoxpaare verwendet. Man bestimmte also die Tendenz der Elektronen, jeweils von einem bestimmten Redoxzentrum zu einem bestimmten anderen Redoxzentrum hinüberzuwechseln. Definitionsgemäß fließen dabei die Elektronen immer vom System mit dem niedrigeren Potenzial zum System mit dem höheren Potenzial.

Zu den Standardbedingungen gehört, dass alle potenziellen Reaktionspartner in einer Konzentration von 1 mol/L vorliegen bzw. dass gasförmige Reaktanten einen Druck von 101,3 kPa haben. Für die Bestimmung der Redoxpotenziale für biochemische Zwecke geht man dagegen von pH 7 aus, der in etwa dem physiologischen pH-Wert entspricht, und kennzeichnet die so erhaltenen Werte mit einem Apostroph ($E^{0'}$).

- Um z.B. die relative Reduktionskraft des **NADH** zu bestimmen, taucht man eine Elektrode in eine Lösung, die bei pH 7 sowohl 1 mol/L NADH als auch 1 mol/L NAD^+ enthält. Wird diese Elektrode mit der Wasserstoffelektrode leitend verbunden, werden die Elektronen auf die Platinelektrode übertragen. Dabei entsteht relativ zur Wasserstoffelektrode eine elektrische Spannung von **$E^{0'}$ = –0,32 V** (➤ Abb. 6.6). NADH ist ein **gutes Reduktionsmittel**, d.h., es hat eine ausgeprägte Tendenz, Elektronen abzugeben.
- Für den Elektronenübergang von **Sauerstoff**, $\frac{1}{2} O_2 + 2e^- + 2 H^+ \rightarrow H_2O$, ergibt sich ein Redoxpotenzial von **$E^{0'}$ = +0,82 V**. Sauerstoff nimmt gern Elektronen auf und ist daher ein **gutes Oxidationsmittel**. Die Differenz zwischen beiden Werten ergibt unter Standardbedingungen eine elektrische Potenzialdifferenz von 1,14 V zwischen den beiden Enden der Atmungskette.

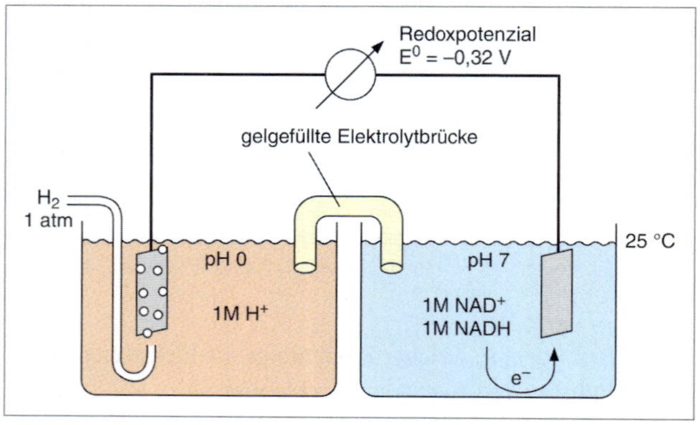

Abb. 6.6 Bestimmung des Redoxpotenzials des NADH unter Standardbedingungen.

- Für das Redoxpaar **FAD/$FADH_2$** erhält man den Wert **$E^{0'}$ = –0,22 V**. Die Reduktionskraft von $FADH_2$ ist also deutlich geringer als die von NADH. $FADH_2$ muss folglich in der Atmungskette zwischen NADH und Sauerstoff liegen.

Diesem Prinzip folgend, konnte man über die Bestimmung der Redoxpotenziale verschiedener Redoxzentren die wichtigen Teile der Atmungskette als **„elektrochemische Reihe"** rekonstruieren. Die ermittelten Zahlen dürfen allerdings nicht überbewertet werden, da die tatsächlichen Werte unter physiologischen Bedingungen erheblich von den Standardwerten abweichen können.

Hemmstoffe

Für die Aufklärung der Reaktionsmechanismen der Atmungskettenkomplexe sind auch heute noch **Hemmstoffe** von großer Bedeutung, die den Fluss der Elektronen an bestimmten Stellen unterbrechen (➤ Abb. 6.7). Die wichtigsten klassischen Hemmstoffe der Atmungskette sind **Rotenon** für Komplex I, **Antimycin A** und **Myxothiazol** für Komplex III sowie **Cyanid** für Komplex IV.

6.3.2 Komplex I

Der **Komplex I** der Atmungskette ist einer der größten und kompliziertesten Komplexe von Membranproteinen, die man in der Natur gefunden hat. Er besteht aus insgesamt **46 Untereinheiten**, wovon **sieben mitochondrial kodiert** sind. Der Komplex I leistet einen wesentlichen Beitrag zur **Aufrechterhaltung des Membranpotenzials**: Nach Reduktion durch 1 NADH exportiert der Komplex I der Atmungskette 4 H^+ aus der Matrix in den Intermembranraum.

Der Komplex I wird auch als **NADH-Ubichinon-Oxidoreduktase** bezeichnet. In dieser Nomenklatur steht der Name derjenigen Substanz am Anfang, von der die Elektronen aufgenommen werden (Oxidation), gefolgt vom Namen der Substanz, an die die Elektronen abgegeben werden (Reduktion).

Beim Komplex I lassen sich zunächst **zwei Teile** unterscheiden (➤ Abb. 6.8): ein hydrophiler Arm, der in die **Matrix** hineinragt und an den das NADH seine Elektronen abgibt, sowie ein größerer hydrophober Teil, der in die **Innenmembran** eingebettet ist und die Elektronen an das Ubichinon (Coenzym Q)

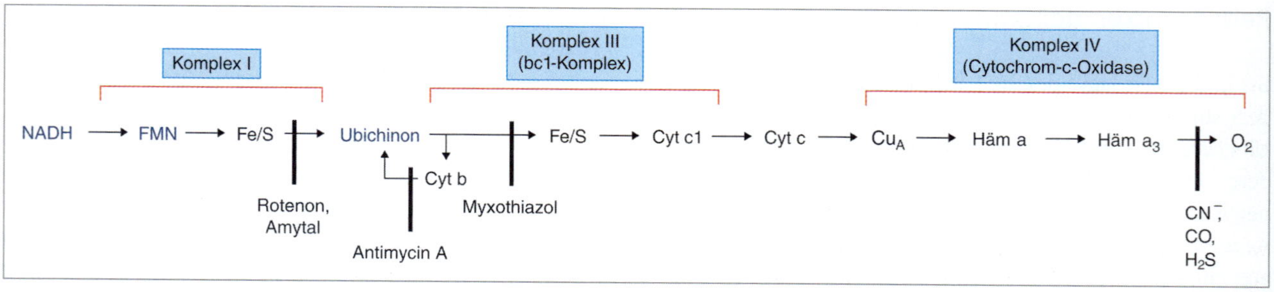

Abb. 6.7 Hemmstoffe der Atmungskette. Bei Blockade an einer Stelle stauen sich die Elektronen vor dieser Stelle an, und die Aktivität sämtlicher Atmungskettenkomplexe kommt zum Erliegen. Die Bindungsstellen für Myxothiazol und Antimycin A konnten inzwischen genauer bestimmt werden (➤ Abb. 6.14). Die Hemmstoffe der Cytochrom-Oxidase lagern sich in die Sauerstoffbindungsstelle ein (➤ Abb. 6.17).

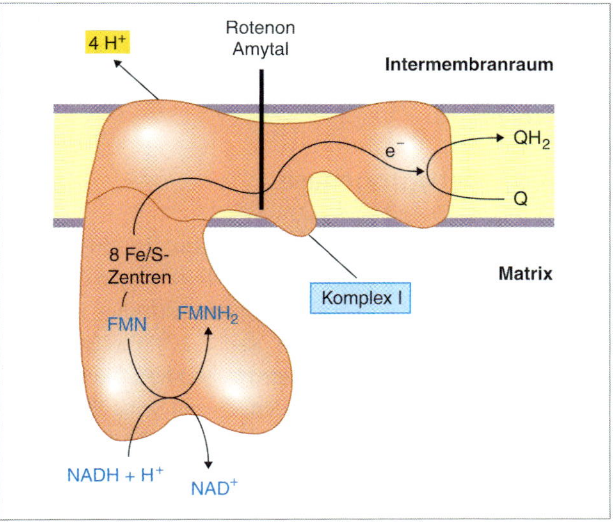

Abb. 6.8 Wege der Elektronen durch den Atmungskettenkomplex I.

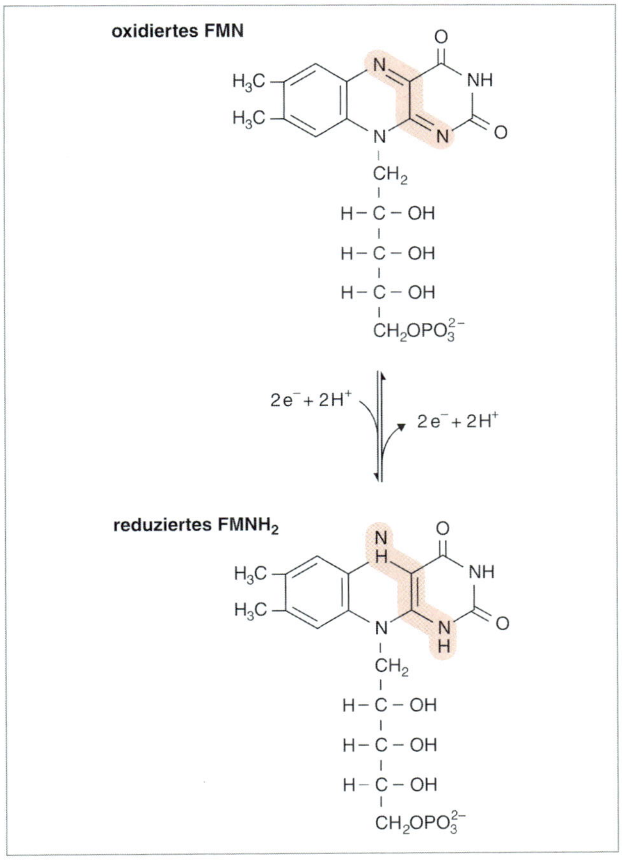

Abb. 6.9 Flavinmononucleotid (FMN) in oxidierter und in reduzierter Form. Das Flavinadenindinucleotid (FAD, enthalten im Komplex II) hat zusätzlich eine ADP-Gruppe.

weiterleitet. Die sieben mitochondrial kodierten Untereinheiten sind alle im hydrophoben Teil enthalten.

- Der Weg, den im **hydrophilen Teil** des Komplexes I die vom NADH aufgenommenen Elektronen zum Ubichinon nehmen, ist weitgehend aufgeklärt. Die Elektronen werden

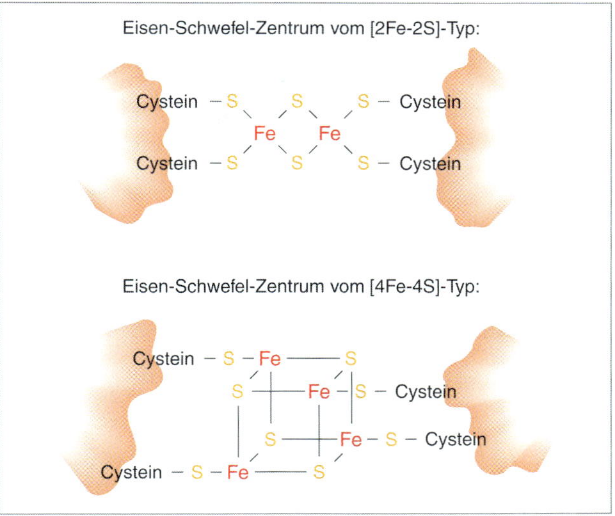

Abb. 6.10 Struktur der Eisen-Schwefel-Zentren, die über Cysteinreste mit den Atmungskettenproteinen verbunden sind.

zunächst von einem nichtkovalent gebundenen **FMN** (Flavinmononucleotid; ➤ Abb. 6.9) aufgenommen und dann über eine Kette von **acht Eisen-Schwefel-Zentren** (➤ Abb. 6.10) zum hydrophoben Teil geleitet. Indem die Eisenionen der Eisen-Schwefel-Zentren zwischen dem Fe^{3+}- und dem Fe^{2+}-Zustand wechseln, nehmen sie jeweils einzelne Elektronen auf und leiten diese an das nächste Zentrum weiter.
- Der Weg der Elektronen durch den **hydrophoben Teil** des Komplexes I ist noch gänzlich unbekannt. Für diesen Teil des Komplexes liegt auch noch keine Röntgenkristallstruktur vor. Eisen-Schwefel-Gruppen oder andere Redoxzentren wurden nicht nachgewiesen. So ist auch noch ungeklärt, wie die Bewegung der Elektronen durch den Komplex dazu führt, dass Protonen aus der Matrix heraustransportiert werden. Für den Mechanismus scheint es von Bedeutung zu sein, dass der Komplex nicht nur eine, sondern mehrere (vermutlich drei) **Ubichinonbindungsstellen** hat. Eindeutig ist nur, dass die Übertragung von zwei Elektronen (von 1 NADH) mit dem **Export von genau vier Protonen** verbunden ist.

Klassischer **Hemmstoff** des Komplexes I ist **Rotenon**, das den Fluss der Elektronen durch den membranständigen Teil des Komplexes unterbindet.

MERKE

Komplex I der Atmungskette besteht aus einem hydrophoben membranständigen Teil und einem hydrophilen Teil, der in die Matrix ragt. Nach Reduktion durch 1 NADH exportiert der Komplex 4 H^+ aus der Matrix in den Intermembranraum.

6.3.3 Komplex II: die Succinat-Dehydrogenase des Citratzyklus

Parallel zum Komplex I arbeitet der **Komplex II** der Atmungskette, die **Succinat-Ubichinon-Oxidoreduktase** (➤ Abb. 6.11). Bei diesem Proteinkomplex handelt es sich um die **Suc-**

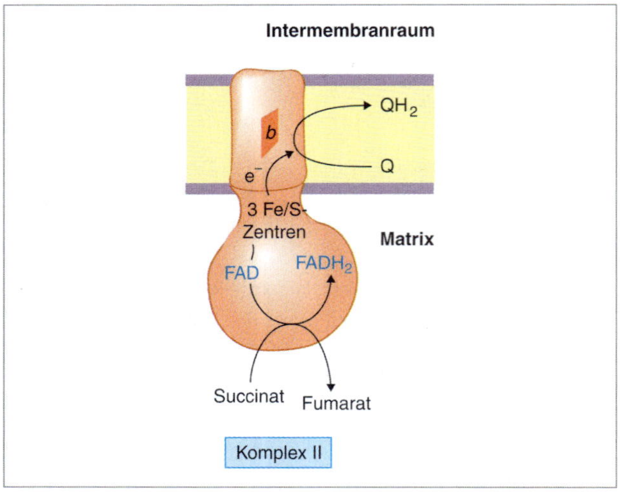

Abb. 6.11 Wege der Elektronen durch den Atmungskettenkomplex II. Der hydrophile Teil des Komplexes enthält je ein Eisen-Schwefel-Zentrum vom Typ [2Fe-2S], [4Fe-4S] und [3Fe-4S].

cinat-Dehydrogenase, das einzige membranständige Enzym des Citratzyklus. In diesem Schritt des Citratzyklus wird nicht NAD^+ reduziert, sondern **FAD** (Flavinadenindinucleotid; ➤ Kap. 4.2.2), das kovalent mit der Succinat-Dehydrogenase verbunden ist. Die Succinat-Dehydrogenase leitet die vom FAD aufgenommenen Elektronen dann an **Ubichinon** weiter, weshalb der ganze Enzymkomplex auch als Komplex II der Atmungskette bezeichnet wird. Dieser Komplex kann **keine Protonen pumpen**.

Der Komplex II besteht aus nur **vier Untereinheiten**, von denen zwei hydrophil sind und in die Matrix ragen.

- Die erste hydrophile Untereinheit enthält das **FAD** und stellt somit die Succinat-Dehydrogenase im engeren Sinne dar.
- Die zweite hydrophile Untereinheit enthält wiederum mehrere **Eisen-Schwefel-Zentren**.
- Der hydrophobe Teil des Komplexes II enthält eine **Hämgruppe**, in deren Nähe die Elektronen schließlich zum Ubichinon gelangen.

Ein **Hemmstoff** der Succinat-Dehydrogenase ist das **Malonat**, von dem das Succinat aus seiner Bindungsstelle kompetitiv verdrängt wird.

MERKE

Die Succinat-Dehydrogenase des Citratzyklus bildet den Komplex II. Er überträgt Elektronen auf Ubichinon, transportiert aber keine Protonen.

6.3.4 ETF-Ubichinon-Oxidoreduktase und Glycerin-3-phosphat-Dehydrogenase

Parallel zum Komplex II speisen auch die ETF-Ubichinon-Oxidoreduktase und die Glycerin-3-phosphat-Dehydrogenase Elektronen in die Atmungskette ein, indem sie **Elektronen auf Ubichinon übertragen** (➤ Abb. 6.12). Zu einem Ausstoß von Protonen in den Intermembranraum kommt es dabei auch hier nicht (sondern erst bei der Weiterleitung der Elektronen zu den Komplexen III und IV).

Acyl-CoA-Dehydrogenase

Dieses lösliche Enzym katalysiert zu Beginn der β-Oxidation der Fettsäuren die Bildung einer Doppelbindung in der Acylgruppe. Bei dieser Reaktion werden zwei Elektronen und zwei Protonen auf FAD übertragen (➤ Kap. 7.2.2). Das entstehende **$FADH_2$** wird aber nicht freigesetzt, sondern bleibt an die Acyl-CoA-Dehydrogenase gebunden. Es gibt seine Elektronen an ein weiteres lösliches Protein der Matrix ab, das **elektronentransferierende Flavoprotein (ETF)**. Dieses übernimmt nicht nur Elektronen von der Acyl-CoA-Dehydrogenase, sondern von mindestens zehn verschiedenen FAD-abhängigen Dehydrogenasen der mitochondrialen Matrix. Das ETF gibt die Elektronen an die **ETF-Ubichinon-Oxidoreduktase** weiter, die den Elektronentransfer auf Ubichinon vermittelt.

Glycerin-3-phosphat-Dehydrogenase

Die Glycerin-3-phosphat-Dehydrogenase erlaubt die Einspeisung von Elektronen des in der Glykolyse anfallenden **NADH** in die Atmungskette. Das von der Glykolyse bereitgestellte NADH kann zur Reduktion von Dihydroxyacetonphosphat zu Glycerin-3-phosphat herangezogen werden (➤ Kap. 5.2), und dieses kann die dabei aufgenommenen Elektronen dann unter Vermittlung der Glycerin-3-phosphat-Dehydrogenase an das Ubichinon der Atmungskette weiterleiten. Dabei wird das Dihydroxyacetonphosphat regeneriert. Insbesondere in der Leber und in den Adipozyten wird Glycerin-3-phosphat allerdings für die Synthese der Triglyceride (Triacylglycerole) verwendet (➤ Kap. 7.3.2)

Es liegt eine gewisse Inkonsequenz der allgemeinen Nomenklatur darin, dass bislang weder die ETF-Ubichinon-Oxidoreduktase noch die Glycerin-3-phosphat-Dehydrogenase der Atmungskette zugerechnet werden. Wie auch die Succinat-Dehydrogenase erlauben sie unter Beteiligung von FAD den Elektronen bestimmter Dehydrogenasereaktionen unter Umgehung von Komplex I einen Quereinstieg in die Atmungskette.

NADH und $FADH_2$

Zwischen NADH und $FADH_2$ besteht ein grundsätzlicher Unterschied:

- **NADH** diffundiert immer frei zwischen den NAD^+-abhängigen Dehydrogenasen und dem Komplex I der Atmungskette hin und her; vermittelnde Proteine sind hier nicht nötig.
- **$FADH_2$** ist hingegen als prosthetische Gruppe kovalent mit bestimmten Proteinen verknüpft, die als **Flavoproteine**

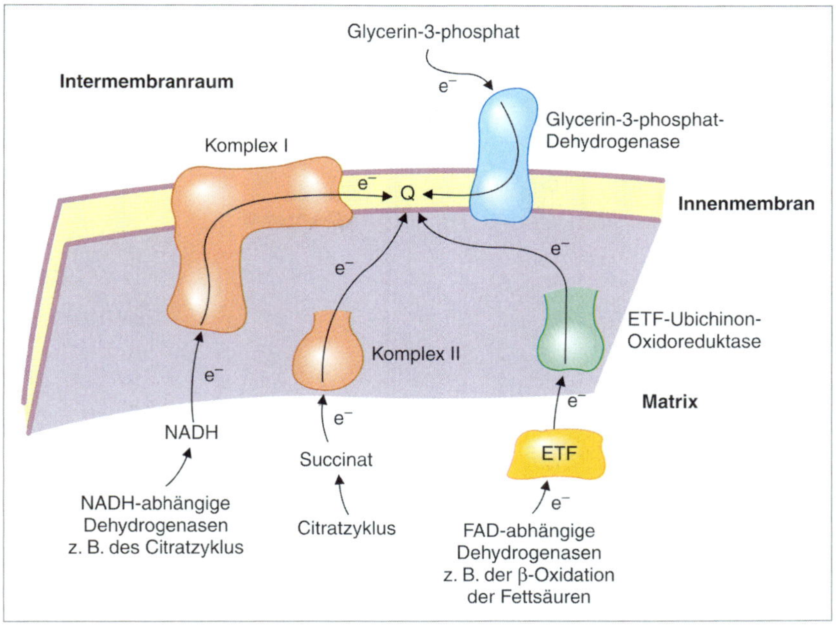

Abb. 6.12 Ubichinon (Coenzym Q) erhält Elektronen nicht nur von den Komplexen I und II der Atmungskette, sondern auch von der Glycerin-3-phosphat-Dehydrogenase und von der ETF-Ubichinon-Oxidoreduktase.

bezeichnet werden (➤ Kap. 4.2.2). $FADH_2$ bleibt auch mit den entsprechenden Dehydrogenasen immer fest verbunden. Die Elektronen erreichen die Atmungskette meist nur durch die Vermittlung von ETF. Damit ergibt sich eine Kette von drei Flavoproteinen: 1. FAD-abhängige Dehydrogenase, 2. ETF, 3. ETF-Ubichinon-Oxidoreduktase. Die Reduktionskraft von ETF ist zu schwach, um den Komplex I zu reduzieren. Es bleibt nur der Quereinstieg in die Atmungskette über das Ubichinon.

Schon gewusst

Neben dem Weg über die **Glycerin-3-phosphat-Dehydrogenase** gibt es noch einen zweiten Weg, über den die in der Glykolyse anfallenden Elektronen in die Matrix gelangen können. Das NADH aus der Glykolyse kann nämlich im Zytosol zur **Reduktion von Oxalacetat zu Malat** verwendet werden, das dann in die Mitochondrien importiert wird (➤ Kap. 7, ➤ Abb. 7.11). Dort wird es in den Citratzyklus eingespeist und gibt seine Elektronen unter Oxidation zu Oxalacetat wieder an NAD^+ ab. Wenn sich dadurch in den Mitochondrien zu viel Oxalacetat ansammelt, kann dieses zu Aspartat umgesetzt und in dieser Form wieder in das Zytosol transportiert werden.

MERKE

NADH kann aus dem Zytosol nicht in die mitochondriale Matrix transportiert werden. Elektronen gelangen in die Mitochondrien ausschließlich mit bestimmten Metaboliten, überwiegend mit **Pyruvat** (→ Acetyl-CoA → Citratzyklus), in geringerem Umfang mit **Glycerin-3-phosphat** und mit **Malat**. Die Elektronen werden hier i.d.R. unter Vermittlung der Komplexe I bzw. II dem Ubichinon der Atmungskette zugeführt, teilweise aber auch mithilfe der ETF-Ubichinon-Oxidoreduktase bzw. der Glycerin-3-phosphat-Dehydrogenase.

6.3.5 Ubichinon, Komplex III und der Q-Zyklus

Ubichinon

Die Struktur des **Ubichinons** ist in ➤ Abb. 6.13 dargestellt. Die Benzochinongruppe des Moleküls kann schrittweise je zwei Elektronen und zwei Protonen aufnehmen. Die lange hydrophobe Seitenkette verankert das Molekül in der Innenmembran. Ubichinon wird auch als **Coenzym Q** bezeichnet. Wegen der zehn Isopreneinheiten der hydrophoben Seitenkette benutzt man mitunter das Symbol Q_{10}.

Das Ubichinon hat die Aufgabe, **Elektronen** von den Komplexen I und II aufzunehmen und dann **zum Komplex III der Atmungskette zu transportieren**. Ubichinon kann zunächst ein Elektron und ein Proton aufnehmen, sodass es in **Semichinon** (auch Ubisemichinon genannt) umgewandelt wird. In einem weiteren Schritt nimmt es noch ein Elektron und ein Proton auf und wird dadurch zum **Ubichinol**.

Für den Mechanismus der Atmungskette ist bedeutsam, dass diese Protonen vom Ubichinon auf der Matrixseite der Innenmembran aufgenommen und dann auf der gegenüberliegenden Seite in den Intermembranraum abgegeben werden können. Letztlich werden von den zehn Protonen, die pro Molekül NADH exportiert werden, **vier Protonen direkt von Ubichinon transportiert**. An diesen Reaktionen ist allerdings auch der Komplex III im Q-Zyklus beteiligt.

Komplex III und Q-Zyklus

Um Protonen gegen den Protonengradienten aktiv aus der mitochondrialen Matrix herauspumpen zu können, muss Ubichinon mit dem **Komplex III** der Atmungskette kooperieren

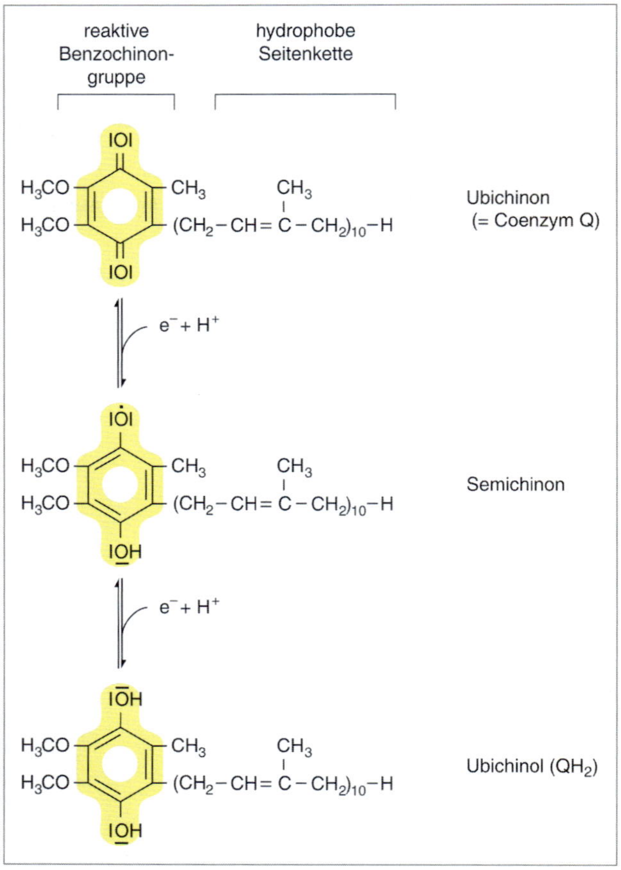

Abb. 6.13 Ubichinon (Coenzym Q) wird über die Zwischenstufe des Semichinons zu Ubichinol (QH_2) reduziert. Das Semichinon enthält ein ungepaartes Elektron und ist somit ein Radikal.

(➤ Abb. 6.14). Dieser Komplex gibt die vom Ubichinon aufgenommenen Elektronen an das kleine Protein Cytochrom c ab, das sich an der Außenseite der Innenmembran befindet. Da Ubichinon in reduzierter Form als Ubichinol vorliegt, handelt es sich beim Komplex III um die **Ubichinol-Cytochrom-c-Oxidoreduktase**. Meist bezeichnet man Komplex III nach zwei seiner wichtigsten Komponenten als **Cytochrom-bc1-Komplex** (oder kurz als bc1-Komplex).

Der Cytochrom-bc1-Komplex enthält insgesamt **elf Untereinheiten**.

- Eine dieser Untereinheiten ist das **Cytochrom b**, das vom mitochondrialen Genom kodiert wird. Alle anderen Untereinheiten sind kernkodiert. An das Cytochrom b sind zwei **Hämgruppen** gebunden, die jeweils ein Eisenion enthalten.
- Eine weitere Hämgruppe ist Bestandteil von **Cytochrom c1**.
- Der Cytochrom-bc1-Komplex enthält außerdem eine Untereinheit, die ein Eisen-Schwefel-Zentrum vom [2Fe-2S]-Typ enthält und nach ihrem Entdecker als **Rieske-Eisen-Schwefel-Protein** bezeichnet wird. Weitere Redoxzentren sind nicht vorhanden.

Der gesamte Komplex liegt normalerweise in Form stabiler **Homodimere** vor.

Ein Ubichinolmolekül trägt zwar nur zwei Protonen, gleichwohl kann ein Komplex III, ausgehend von einem Ubichinol-

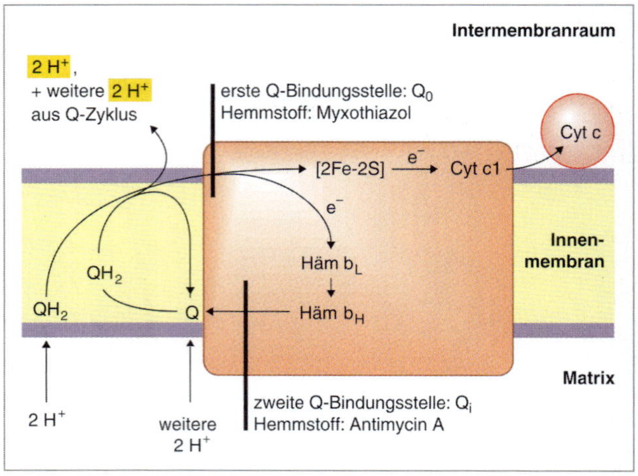

Abb. 6.14 Kooperation von Ubichinon und Cytochrom-bc1-Komplex beim Protonentransport.

molekül, insgesamt **vier Protonen aus der Matrix herauspumpen**.

- Die **ersten zwei Protonen** werden auf sehr einfache Weise übertragen: Das Ubichinon erhält vom Komplex I zwei Elektronen und nimmt dabei aus der Matrix zwei Protonen auf. Als Ubichinol diffundiert es dann zum Cytochrom-bc1-Komplex. An diesen kann es seine Elektronen nur an einer bestimmten Stelle abgeben, die in unmittelbarer Nähe des Intermembranraums liegt. Während die Elektronen von Ubichinol, der elektrischen Potenzialdifferenz folgend, in den Cytochrom-bc1-Komplex fließen, werden die beiden Protonen in den Intermembranraum abgegeben.
- Die Übertragung der **nächsten beiden Protonen** ist komplizierter. Der Mechanismus wird als **Q-Zyklus** bezeichnet. Hier ist der Weg zu betrachten, den die beiden Elektronen, die vom Ubichinol abgegeben worden sind, durch den Cytochrom-bc1-Komplex nehmen (➤ Abb. 6.14). Dieser Weg gabelt sich: Das erste Elektron fließt sofort über das Rieske-Eisen-Schwefel-Protein und das Cytochrom c1 zum Cytochrom c. Das zweite Elektron hingegen fließt über die beiden Hämgruppen von Cytochrom b zu einer weiteren Ubichinonbindungsstelle, die in der Nähe der Matrix liegt. Hier wird das Elektron auf Ubichinon übertragen, das dort zunächst als Semichinon gebunden bleibt. Sobald in der nächsten Runde des Reaktionszyklus ein weiteres Elektron ankommt (wiederum über den Cytochrom-b-Weg), wird dieses ebenfalls auf das wartende Semichinon geladen, und unter Aufnahme von zwei Protonen aus der Matrix wird ein weiteres Ubichinol freigesetzt. Dieses wandert dann zur bereits beschriebenen Bindungsstelle in der Nähe des Intermembranraums, wo es seine beiden Protonen und Elektronen abgibt.

Eine Rechnung zur Illustration: 100 Ubichinolmoleküle geben 200 Elektronen und 200 Protonen an den Cytochrom-bc1-Komplex ab. Davon wandern 100 Elektronen gleich weiter zum Cytochrom c. Die übrigen 100 Elektronen wandern durch das Cytochrom b hindurch zu 50 Ubichinonmolekülen, die daraufhin weitere 100 Protonen in den Intermembranraum transportieren. Anschließend gehen wieder 25 Elektronen den Weg des Q-Zyklus, um den Transport von 50 Protonen zu veranlassen. Die Zahl der Protonen (200 + 100 + 50 + 25 + ...) beträgt schließlich 400, also das Doppelte der ursprünglich an die 100 Ubichinolmoleküle gebundenen Protonen.

MERKE

Ubichinol überträgt die Elektronen von den Komplexen I und II auf Komplex III (Cytochrom-bc1-Komplex) der Atmungskette. Mithilfe des Q-Zyklus pumpt der Komplex III, ausgehend von 1 Ubichinol, insgesamt 4 H^+ aus der Matrix.

Der **Hemmstoff Myxothiazol** blockiert die Ubichinolbindungsstelle des Cytochrom-bc1-Komplexes in der Nähe des Intermembranraums. **Antimycin A** verhindert auf der gegenüberliegenden Seite der Membran die Übertragung der Elektronen vom Cytochrom b auf Ubichinon (➤ Abb. 6.14). In der Erforschung des Q-Zyklus war es sehr wichtig, mithilfe dieser beiden Hemmstoffe nachweisen zu können, dass es im Cytochrom-bc1-Komplex zwei unterschiedliche Bindungsstellen für Ubichinon gibt.

6.3.6 Cytochrom c und Komplex IV (Cytochrom-Oxidase)

Cytochrom c

Cytochrom c vermittelt die **Übertragung der Elektronen** vom Komplex III (Cytochrom-bc1-Komplex) auf Komplex IV. Protonen werden dabei nicht transportiert. Cytochrom c ist ein lösliches, monomeres Protein, das sich im **Intermembranraum** auf der Außenseite der Innenmembran **zwischen den Komplexen III und IV** hin- und herbewegt. Durch seine Hämgruppe hat Cytochrom c eine rote Farbe (Cytochrom bedeutet Zellfarbstoff). Für seine Funktion ist entscheidend, dass das Eisenion seiner Hämgruppe zwischen einem Fe^{2+}- und einem Fe^{3+}-Zustand wechseln und entsprechend einzelne Elektronen aufnehmen und anschließend wieder abgeben kann.

Cytochrom c ist ein vergleichsweise kleines Protein von nur 12,4 kDa. Die Polypeptidkette enthält 104 Aminosäurereste. Die **Hämgruppe** ist über **Thioetherbindungen** mit zwei Cysteinresten der Polypeptidkette kovalent verbunden (➤ Abb. 6.15). Das Eisenion ist von der einen Seite durch seine Bindung an das Methionin der Position 80, von der anderen Seite durch das Histidin der Position 18 geschützt. Dadurch kann Cytochrom c **weder durch Cyanidionen noch durch Kohlenmonoxid vergiftet werden**, im Unterschied zum Häm a_3 des Komplexes IV, das durch Cyanidionen leicht blockiert werden kann, sowie zur Hämgruppe des Hämoglobins, die anstelle von Sauerstoff sehr leicht Kohlenmonoxid binden kann.

In jüngster Zeit hat das Cytochrom c in einem ganz anderen Zusammenhang, nämlich als **Auslöser von Apoptose**, Beachtung gefunden. Wie in ➤ Kap. 23.3 näher erläutert wird, kommt es unter bestimmten Bedingungen in den Zellen zu einer Freisetzung des Cytochroms c aus dem Intermembranraum in das Zytosol und daraufhin zur Apoptose, also zum programmierten Zelltod. Der Mechanismus, durch den das Cytochrom c in das Zytosol gelangt, ist noch unklar. In vielen Details aufgeklärt sind aber bereits die Prozesse, die dann im Zytosol ausgelöst werden.

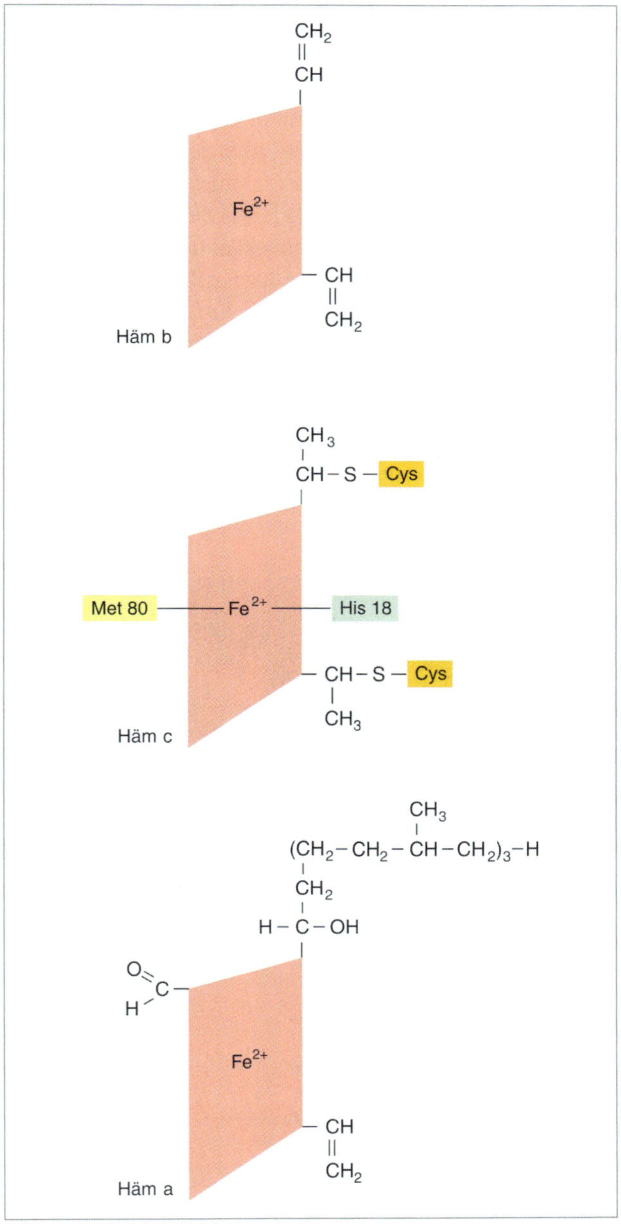

Abb. 6.15 Die Nomenklatur der Cytochrome der Atmungskette richtet sich nach dem Typ der Hämgruppe. Typ b repräsentiert den einfachsten Fall. Im Typ c sind durch die Reaktion der beiden Vinylgruppen des Porphyrinrings mit den SH-Gruppen zweier Cysteinreste zwei Thioetherbindungen entstanden. In der Schemazeichnung sind außerdem die beiden Aminosäuren angegeben, die im Cytochrom c mit dem zentralen Eisenion verbunden sind. Im Typ a enthält die Hämgruppe zusätzlich einen Formylrest sowie eine hydrophobe Seitenkette.

Klinik

Zu einer Cytochrom-c-abhängigen Apoptose kommt es z.B. bei einer Infektion der Harnröhre mit *Neisseria gonorrhoeae*, dem **Erreger der Gonorrhö** (➤ Abb. 6.16). Die Bakterien geben an ihre Umgebung ein porenbildendes Membranprotein ab, das PorB. Dieses gelangt in die Zellen der infizierten Gewebe und auf bislang noch unbekannten Wegen in deren Mitochondrien. Die Einlagerung des PorB löst ein Schwellen der Mitochondrien aus, und durch Freisetzung des Cytochroms c kommt es zur Apoptose. Auf ähnliche Weise können auch die Bakterien der Art *Helicobacter pylori*, die als die entscheidenden **Erreger von Magengeschwüren** bekannt sind, eine Apoptose auslösen. Sie geben an ihre Umgebung das porenbildende Protein VacA ab, das in den Mitochondrien der infizierten Gewebe akkumuliert und dort eine Freisetzung von Cytochrom c auslöst.

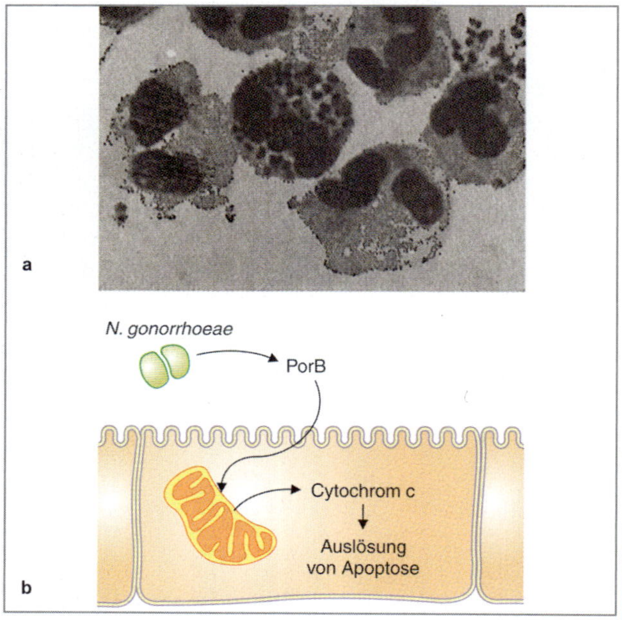

Abb. 6.16 *Neisseria gonorrhoeae* **als Auslöser Cytochrom-c-abhängiger Apoptose.**
a) Neisserien (kleine Diplokokken) in neutrophilen Granulozyten eines Eiterausstrichs.
b) Schema zur Funktion des bakteriellen Außenmembranproteins PorB.

Struktur und Funktion von Komplex IV

Der **Komplex IV** überträgt die **Elektronen vom Cytochrom c auf Sauerstoff**. Man bezeichnet diesen Komplex meist als Cytochrom-c-Oxidase oder einfach als **Cytochrom-Oxidase.** Mit der Übertragung von zwei Elektronen auf Sauerstoff ist der **Transport von zwei Protonen** über die Membran verbunden.

Die Cytochrom-Oxidase besteht aus **13 Untereinheiten**, je zwei Komplexe lagern sich zu einem Dimer zusammen. Die Cytochrom-Oxidase enthält zwei Hämgruppen, drei Kupferionen, ein Magnesiumion und ein Zinkion. Die Elektronen werden zunächst über zwei der Kupferionen geleitet, die als Cu_A bezeichnet werden und ein eigentümliches **Kupfer-Schwefel-Zentrum** bilden (➤ Abb. 6.17), und anschließend über das **Häm a** zum **Häm a_3** und von dort zum Sauerstoff, dessen Bindungsstelle sich in der Untereinheit I des Komplexes befindet. Diese Untereinheit I ist wie die Untereinheiten II und III mitochondrial kodiert.

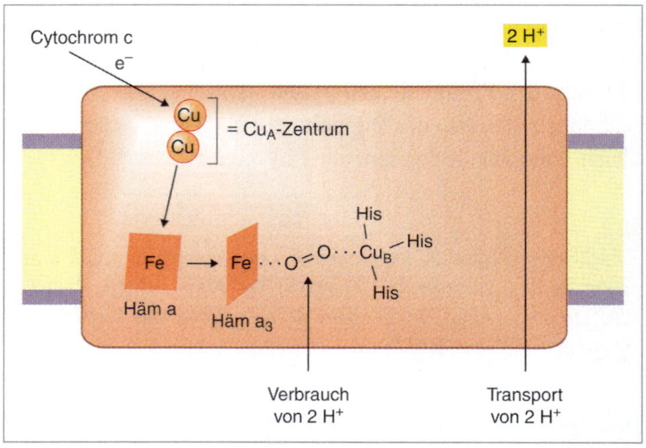

Abb. 6.17 Bindungsstelle für den Sauerstoff in der Cytochrom-Oxidase (Komplex IV). Der Sauerstoff bindet unmittelbar zwischen dem Eisenion des Häms a_3 und dem Kupferion B. Das Kupfer-A-Zentrum besteht aus zwei Kupferionen, die in ein Kupfer-Schwefel-Zentrum eingebunden sind.

Die **Sauerstoffbindungsstelle** liegt unmittelbar zwischen dem Häm a_3 und dem Kupferion Cu_B (➤ Abb. 6.17). Das **Eisenion von Häm a_3** wird an seiner Rückseite von einem Histidinrest fixiert, die Vorderseite ist frei und bindet den Sauerstoff (➤ Abb. 6.18). Das **Kupferion** wird von drei Histidinresten festgehalten. Auch hier ist eine Seite frei gelassen, an die der Sauerstoff binden kann. Über diese beiden Metallionen können jetzt von zwei Seiten **Elektronen auf das O_2-Molekül übertragen** werden. Im Zuge der Reduktion des Sauerstoffs kommt es an anderer Stelle der Cytochrom-Oxidase zur **Übertragung von Protonen** in den Intermembranraum. Wo dieser Protonenkanal genau liegt, ist noch unklar.

Die Bildung von H_2O

Auch die genaue Sequenz der Schritte, die zur **Wasserbildung** führen, ist noch nicht geklärt. So zeigte sich in der Kristallstruktur, dass das Cu_B nicht direkt über der Ebene der Hämgruppe liegt, sondern deutlich aus der Achse verschoben ist. Entsprechend scheint das Sauerstoffmolekül schief zwischen den beiden Metallionen gebunden zu sein. Da es sich um zwei unterschiedliche Metallionen handelt, werden die beiden Sauerstoffatome in unterschiedlicher Weise zu Wasser umgesetzt. Gesichert ist der Befund, dass das Eisenion, das nach Bindung des Sauerstoffs zunächst im Fe^{2+}-Zustand vorliegt, durch Abgabe von Elektronen an den Sauerstoff in einen Fe^{4+}-Zustand übergeht. Das Kupferion geht vom Cu^{+}- in den Cu^{2+}-Zustand über. Das Reaktionszentrum ist durch einen Kanal von der Matrixseite her zugänglich, sodass Protonen an den reduzierten

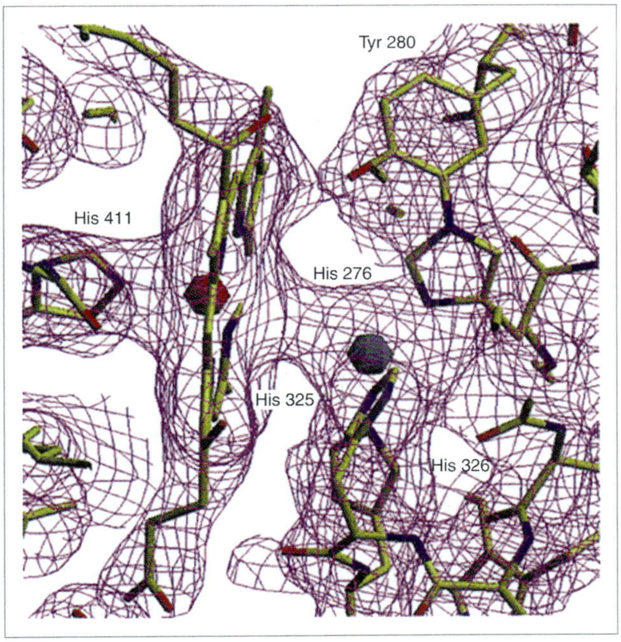

Abb. 6.18 Häm a_3 und Cu_B in einer Röntgenkristallstruktur. Ausschnitt aus der Kristallstruktur der Cytochrom-Oxidase von *Paracoccus denitrificans*, der ersten Struktur eines Atmungskettenkomplexes, die aufgeklärt werden konnte. Die Sauerstoffbindungsstelle in der Cytochrom-Oxidase dieser Bakterien zeigt große Ähnlichkeiten mit der entsprechenden Bindungsstelle der humanen Cytochrom-Oxidase. Das Eisenion des Häms a_3 ist rot, Cu_B ist blau dargestellt. Beide Metallionen sind ca. 0,5 nm voneinander entfernt.

Sauerstoff herantreten können und das entstehende Wasser das Reaktionszentrum verlassen kann.

Trotz des komplizierten Reaktionszyklus am Komplex IV werden **keine Zwischenprodukte freigesetzt**. Vielmehr wird das eine gebundene O_2-Molekül innerhalb kurzer Zeit sofort zu zwei Wassermolekülen umgesetzt. So werden vom Komplex IV auch keine Sauerstoffradikale abgegeben (➤ Kap. 6.5).

Schließlich ist zu beachten, dass in einem Reaktionszyklus bei der Synthese jedes Wassermoleküls parallel **zwei Protonen verbraucht** und **zwei andere Protonen** in den Intermembranraum **gepumpt** werden. Die bei der Synthese des Wassers verbrauchten Protonen können insofern für die Stöchiometrie vernachlässigt werden, als die gleiche Zahl an Protonen im Zuge der Oxidation und Reduktion von NADH bzw. $FADH_2$ freigesetzt wurde (➤ Abb. 6.5). Für den Protonengradienten sind also nur die beiden in den Intermembranraum übertragenen Protonen von Belang.

Klinik

Die **Vergiftung der Atmungskette durch Cyanide** kommt dadurch zustande, dass sich Cyanidionen mit hoher Affinität in die Sauerstoffbindungsstelle der Cytochrom-Oxidase einlagern und diese dadurch für den Sauerstoff blockieren. Es kommt zu einem Rückstau der Elektronen in den Redoxzentren der Atmungskette, und der Protonentransport kommt zum Stillstand. Geringe Mengen an Cyanidionen werden in den Mitochondrien von dem dort ständig vorhandenen Enzym Rhodanese mit Schwefel zu Rhodanid (Thiocyanat, SCN^-) umgesetzt und dadurch inaktiviert. Bei Cyanidvergiftungen verabreicht man i.v. größere Mengen an Natriumthiosulfat, damit der Rhodanese für diese Reaktion möglichst viel Schwefel zur Verfügung steht.

MERKE

Cytochrom c vermittelt die Übertragung der Elektronen vom Komplex III auf den Komplex IV (Cytochrom-Oxidase). Protonen werden dabei nicht transportiert. Wenn am Komplex IV ein Sauerstoffatom zu H_2O umgesetzt wird, müssen dazu 2 H^+ aufgenommen werden. Gleichzeitig wird die dabei freigesetzte Energie dazu genutzt, 2 weitere H^+ über die Membran in den Intermembranraum zu pumpen. Kurz: 2 H^+ werden verbraucht, 2 H^+ werden gepumpt.

Eine Übersicht über die Komplexe I–IV der Atmungskette gibt ➤ Tab. 6.2

6.3.7 Das Respirasom I, III_2, IV_4

In der mitochondrialen Innenmembran bildet der Komplex I zusammen mit den Komplexen III und IV einen gemeinsamen Großkomplex. Es wurde vorgeschlagen, diesen Gesamtkomplex als **Respirasom** zu bezeichnen. Er vereinigt offensichtlich alle Komponenten, die daran beteiligt sind, Elektronen von NADH zum Sauerstoff zu leiten. Ein Komplex I bindet jeweils

Tab. 6.2 Proteinkomplexe der Atmungskette

Komplex	Zahl der Untereinheiten	prosthetische Gruppen	Zahl der in den Intermembranraum gepumpten H^+	Hemmstoffe
Komplex I NADH-Ubichinon-Oxidoreduktase	46	FMN, Fe-S	4	Rotenon, Amytal
Komplex II Succinat-Ubichinon- Oxidoreduktase (Succinat-Dehydrogenase)	4	FAD, Fe-S, Häm	keine	Malonat
Komplex III Ubichinol-Cytochrom-c- Oxidoreduktase (Cytochrom-bc1-Komplex)	11	Häm, Häm c_1, Fe-S	4	Myxothiazol, Antimycin A
Komplex IV (Cytochrom-Oxidase)	13	Häm a, Häm a_3, Cu_A, Cu_B	2	CN^-, CO, H_2S

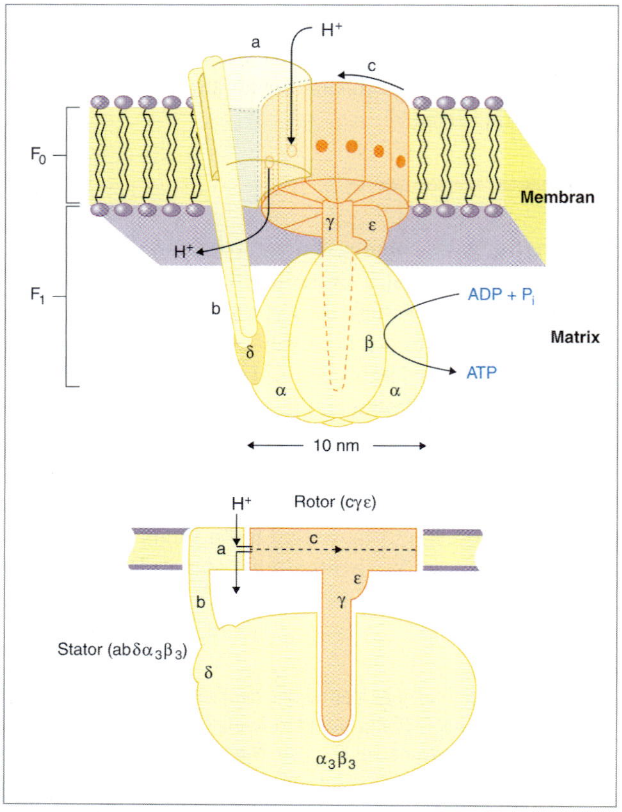

Abb. 6.19 Die wichtigsten Bestandteile der ATP-Synthase. Der F_0-Teil enthält in der ATP-Synthase der Säugerzellen zusätzlich zu den gezeigten a-, b- und c-Untereinheiten mindestens fünf weitere Proteine, deren genaue Anordnung und Funktion aber noch nicht bekannt ist. Der Weg der Protonen und die Drehrichtung des Rotors sind durch Pfeile angegeben.

ein Komplex-III-Dimer, das seinerseits zwei Komplex-IV-Dimere bindet. Das Respirasom hat somit die **Zusammensetzung I, III_2, IV_4.** Vermutlich erleichtert diese kompakte Bauweise die Kooperation der beteiligten Atmungskettenkomplexe. Auffällig ist, dass an dieser Struktur keine Proteine beteiligt sind, die Elektronen über einen FAD-Quereinstieg aufnehmen: Weder der Komplex II noch die ETF-Ubichinon-Oxidoreduktase wurde im Respirasom gefunden.

6.4 Struktur und Funktion der ATP-Synthase

6.4.1 F_0-Teil und F_1-Teil der ATP-Synthase

Der Proteinkomplex der **ATP-Synthase** findet sich weitgehend identisch auch in Bakterien und in Chloroplasten. Auch dort wird diese von einem Protonengradienten angetrieben und dient der ATP-Synthese. Die ATP-Synthasen bestehen aus zwei Teilen (➤ Abb. 6.19 und ➤ 6.20):

- Der hydrophobe **F_0-Teil** besteht aus **integralen Membranproteinen** und nimmt die Energie des Protonengradienten auf.
- Der hydrophile **F_1-Teil** ist über einen **zentralen Stiel** im F_0-Teil verankert und ragt in die Matrix hinein. Das Köpfchen des F_1-Teils enthält **drei Reaktionszentren,** die jeweils gemeinsam von einer α- und einer β-Untereinheit gebildet werden. Die drei α/β-Dimere bilden einen **kompakten Ring,** in dem sich α- und β-Untereinheiten abwechseln. Der enge Kanal in der Mitte des Rings nimmt den zentralen Stiel der ATP-Synthase auf.

Seitlich ist zudem ein **peripherer Stiel** angelagert, der den F_1-Teil zusätzlich mit dem F_0-Teil verbindet und als **Stator** bezeichnet wird (➤ Abb. 6.20).

Mitunter wird die ATP-Synthase als Komplex V der Atmungskette bezeichnet. Dies ist aber insofern irreführend, als die Atmungskettenkomplexe und die ATP-Synthase vollkommen unterschiedliche Funktionen ausüben. Der Einfachheit halber spricht man gelegentlich auch von der „ATPase". Diese historisch bedingte Bezeichnung hat insofern ihre Berechtigung, als der F_1-Teil der ATP-Synthase in Abwesenheit eines Protonengradienten tatsächlich ATP hydrolysiert. Wenn der F_0-Teil durch den **Hemmstoff Oligomycin** blockiert wird, ist die ATP-Synthase ebenfalls nur noch als ATPase aktiv.

Der F_1-Teil und die Rotation der γ-Untereinheit

In den drei Reaktionszentren der ATP-Synthase verläuft die ATP-Synthese in drei Schritten (➤ Abb. 6.21):

- Das jeweilige Reaktionszentrum öffnet sich und nimmt ADP und P_i auf.
- Das Reaktionszentrum schließt sich, und ADP und P_i reagieren spontan (ohne Zufuhr von Energie) zu ATP. In diesem Zustand ist das ATP an eine β-Untereinheit gebunden.

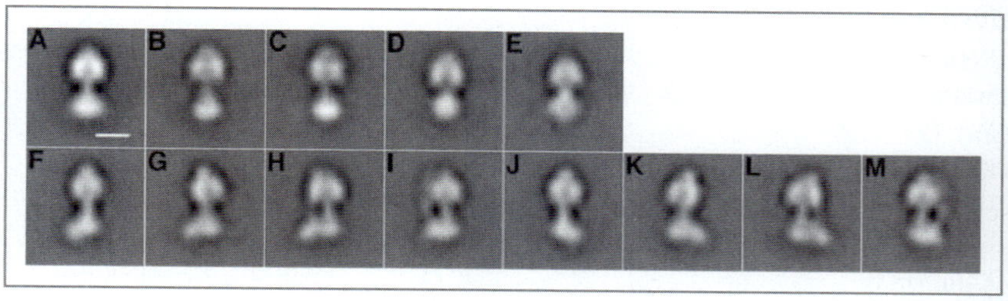

Abb. 6.20 Die ATP-Synthase im Elektronenmikroskop. Die Abbildungen zeigen die ATP-Synthase aus Rinderherzmitochondrien in unterschiedlichen Projektionen. Der F_1-Teil liegt jeweils oben, der F_0-Teil unten. Abhängig von der Orientierung ist lediglich der zentrale Stiel sichtbar, oder es ist zusätzlich auch der Stator zu erkennen. Der in A gezeigte Größenmaßstab entspricht 10 nm.

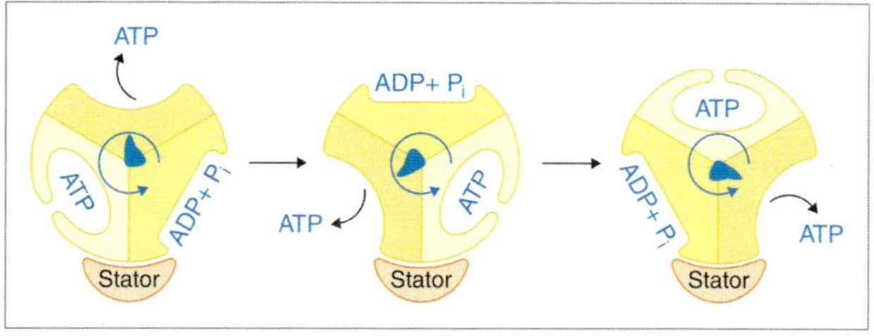

Abb. 6.21 ATP-Synthese durch den F_1-Teil der ATP-Synthase. Während der Komplex der kreisförmig angeordneten α- und β-Untereinheiten vom Stator festgehalten wird, dreht sich die γ-Untereinheit in der Mitte des Komplexes. Indem das gebundene ADP zusammen mit P_i in einer hydrophoben Tasche eingeschlossen wird, ändern sich für beide Stoffe die Reaktionsbedingungen, und sie reagieren gemeinsam spontan unter Bildung von ATP. Eine weitere Drehung der γ-Untereinheit führt anschließend zur Öffnung des Reaktionsraums und zur ATP-Freisetzung.

- Unter Energieverbrauch öffnet sich dann das Reaktionszentrum wieder, und das ATP wird freigesetzt.

Es stellte sich überraschend heraus, dass der zentrale Stiel der ATP-Synthase im Wesentlichen nur von zwei langen α-Helices gebildet wird. Beide α-Helices gehören zur **γ-Untereinheit** der ATP-Synthase (➤ Abb. 6.19). Die γ-Untereinheit ist im F_0-Teil der ATP-Synthase verankert, wo sie durch den Einstrom der Protonen in die Matrix **in Rotation versetzt** wird. Von der Matrix aus beobachtet, dreht sich die γ-Untereinheit gegen den Uhrzeigersinn (➤ Abb. 6.21). Die γ-Untereinheit ragt in die Mitte des Köpfchens der ATP-Synthase hinein, wo sie in den drei **Reaktionszentren** durch ihre Rotation alternierend **Konformationsänderungen** auslöst, die letztlich zur Freisetzung des ATP führen. Damit das Köpfchen durch die Rotation der γ-Untereinheit nicht selbst in Rotation versetzt wird, ist es an der Seite mit dem Stator verbunden.

Schon gewusst

Die Sequenz der ATP-Synthese wurde 1973 von Paul Boyer erarbeitet, der später auch die Hypothese entwickelte, dass die drei Reaktionszentren der ATP-Synthase durch eine Rotation innerhalb des Enzyms aktiviert werden. Den entscheidenden Durchbruch im Verständnis des Reaktionsmechanismus brachte die Röntgenkristallstruktur des F_1-Teils, die 1994 veröffentlicht wurde. Der Leiter der Arbeitsgruppe, John Walker von der Universität Cambridge in England, erhielt für diese Arbeit 1997 gemeinsam mit Paul Boyer den Nobelpreis für Chemie. Die ATP-Synthase ist bislang das einzige Enzym, für dessen Erforschung bereits zwei Nobelpreise vergeben wurden (1978 und 1997).

Blick ins Labor

Die Rotation der γ-Untereinheit ließ sich in spektakulärer Weise experimentell nachweisen, indem die γ-Untereinheit isolierter ATP-Synthasen mit einem langen Actinfilament verknüpft wurde. Um die Bewegungen des Filaments verfolgen zu können, wurde dieses mit einem Fluoreszenzfarbstoff markiert. In Gegenwart von ATP begannen die Filamente zu rotieren, was mithilfe eines Mikroskops beobachtet werden konnte. In diesem Experiment ließ man die ATP-Synthase also gleichsam rückwärtslaufen: Unter Hydrolyse von ATP wurde die γ-Untereinheit in Rotation versetzt. Originalfilmaufnahmen aus diesen Experimenten sowie umfangreiche Datensammlungen zur Struktur und Funktion der ATP-Synthase sind über die folgenden Internetadressen zugänglich: http://www.cnr.berkeley.edu/~hongwang/Project/ATP_synthase/ http://www.bmb.leeds.ac.uk/illingworth/oxphos/atpase.htm http://www.csun.edu/~hcchm001/wwwatp2.htm

Der Rotor im F_0-Teil

Die Kristallisation als Voraussetzung für die Aufklärung der 3-D-Struktur von Membranproteinen ist sehr viel schwieriger als die von löslichen Proteinen. So erklärt es sich, dass über die Struktur des hydrophoben F_0-Teils der ATP-Synthase wesentlich weniger bekannt ist als über den F_1-Teil, den man abtrennen und separat kristallisieren konnte. Selbst die Zahl der Untereinheiten steht für den F_0-Teil der Säugermitochondrien noch nicht fest. Unglücklicherweise ist auch die Nomenklatur der Untereinheiten uneinheitlich.

Die wichtigsten Bauelemente scheinen aber in allen ATP-Synthasen der verschiedensten Organismen die gleichen zu sein. Der F_0-Teil wird im Wesentlichen von drei verschiedenen Proteinen gebildet (➤ Abb. 6.19):

- Der **Rotor** des F_0-Teils wird von neun bis zwölf gleichartigen **c-Untereinheiten** gebildet, die in einem Kreis angeordnet sind. Jede dieser Untereinheiten besteht aus zwei membranspannenden α-Helices, die an der Matrixseite über eine Schlaufe miteinander verbunden sind.
- Diesem Rotor liegt seitlich eine einzelne **a-Untereinheit** an. Wenn nun Protonen durch den Spalt zwischen der a-Untereinheit und dem Rotor hindurchfließen, setzen sie dadurch den Rotor in Bewegung.
- Ein Dimer von **b-Untereinheiten** bildet den **Stator**, der die a-Untereinheit mit dem Köpfchen des F_1-Teils verbindet und dadurch garantiert, dass die Drehung des Rotors zwar auf die γ-Untereinheit, nicht aber auf das Köpfchen mit den α/β-Dimeren übertragen wird. Die d- und die e-Untereinheit der ATP-Synthase sind an der Ausbildung des Stators bzw. des zentralen Stiels beteiligt. Traditionell werden sie dem F_1-Teil zugezählt, der damit die Zusammensetzung α_3, β_3, γ, δ, ε hat. Der Kern des F_0-Teils hat die Zusammensetzung a, b_2, c_{9-12}.

Die a-Untereinheit ist mitochondrial kodiert. In der mitochondrialen DNA überlappt das a-Gen (ATPase-Untereinheit 6) mit dem Gen für die Untereinheit 8 der ATPase. Dieses kodiert für eines der mindestens fünf akzessorischen Proteine des F_0-Teils, deren genaue Funktion noch nicht bekannt ist. Mit Ausnahme der ATPase-Untereinheiten 6 und 8 sind alle Komponenten der ATP-Synthase kernkodiert.

Die **Anzahl der c-Untereinheiten** (ATPase-Untereinheit 9 oder Su9, Subunit 9) des Rotors konnte für die mitochondriale

ATP-Synthase der Bäckerhefe *Saccharomyces cerevisiae* sicher bestimmt werden. Nachgewiesen wurden genau zehn c-Untereinheiten. Demnach müssen in der Bäckerhefe zehn Protonen durch den F_0-Teil fließen, um die Synthese von 3 ATP zu ermöglichen, also 3,33 Protonen pro 1 ATP. Aus dieser Stöchiometrie ergibt sich theoretisch der in ➤ Kap. 6.2.2 angegebene P/O-Quotient von ca. 2,3.

Diese Werte können aber nur mit erheblichem Vorbehalt auf die ATP-Synthase des Menschen übertragen werden, denn für eine bakterielle ATP-Synthase wurden inzwischen elf c-Untereinheiten nachgewiesen, die ATP-Synthasen der Chloroplasten des Spinats enthalten sogar 14 c-Untereinheiten. Da mit isolierten Säugermitochondrien experimentell meist P/O-Quotienten von 2,5 bestimmt wurden, kann bislang nicht ausgeschlossen werden, dass auch die ATP-Synthasen des Menschen möglicherweise mehr c-Untereinheiten enthalten als die homologen Enzyme in der Hefe.

MERKE

Während der ATP-Synthese fließen Protonen nur durch den F_0-Teil, nicht aber durch den F_1-Teil der ATP-Synthase. Die γ-Untereinheit der ATP-Synthase ist im Rotor des F_0-Teils verankert. Durch Rotation der γ-Untereinheit kommt es zu Konformationsänderungen in den drei Reaktionszentren des F_1-Teils (der F_1-Teil dreht sich nicht, er ist durch den Stator fixiert!), und aus ADP + P_i wird ATP gebildet.

6

6.4.2 Die protonenmotorische Kraft

Zwei Kräfte treiben die Protonen durch den F_0-Teil der ATP-Synthase hindurch:

- das **Membranpotenzial** $\Delta\Psi$
- der **chemische Konzentrationsunterschied der Protonen** $\Delta pH = 1$.

Die gesamte Triebkraft, die auf die Protonen wirkt, bezeichnet man als **protonenmotorische Kraft** (**PMK**, engl. proton motive force). Sie wird gewöhnlich in mV angegeben. Das Membranpotenzial $\Delta\Psi$ konnte man mit ca. 140 mV experimentell bestimmen. Den Beitrag, den der Konzentrationsunterschied der Protonen zur protonenmotorischen Kraft leistet, lässt sich nach der Nernst-Gleichung berechnen, indem man ein Verhältnis der inneren, $[H^+]_i$, und äußeren Protonenkonzentration, $[H^+]_a$, von 1 : 10 zugrunde legt. Für eine physiologische Körpertemperatur von 310 K und mit $z = 1$ (für die Ladung des Protons) erhält man:

$$U = \frac{k \cdot T}{z \cdot e} \ln \frac{c1}{c2} = 61 \text{ mV}$$

Dabei bezeichnet k die Boltzmann-Konstante ($1{,}38 \cdot 10^{-23}$ J/K) und e die elektrische Elementarladung ($1{,}6 \cdot 10^{-19}$ C). Somit ist **PMK** = 140 mV + 61 mV = **201 mV**. Etwa 70% der Kraft, die auf die einströmenden Protonen wirkt, werden demnach vom Membranpotenzial beigesteuert, während der Beitrag des chemischen Konzentrationsgradienten nur ca. 30% beträgt.

Daraus lässt sich die **freie Enthalpie** ΔG eines Protons berechnen, das bei einer PMK von 200 mV in die Matrix einströmt. Unter Verwendung der Faraday-Konstanten *F* ergibt sich ein ΔG von 96.500 J V^{-1} mol^{-1} / 0,2 V = **19,3 kJ/mol**. Zur Synthese von 1 Mol ATP benötigt man unter physiologischen Bedingungen ca. 50 kJ, folglich müssen mindestens drei Protonen ihre Energie zur Verfügung stellen, damit ein ATP synthetisiert werden kann.

MERKE

Die protonenmotorische Kraft kommt überwiegend durch das mitochondriale Membranpotenzial $\Delta\Psi$ von ca. 140 mV zustande. Die übrigen 30% werden vom Konzentrationsunterschied der Protonen ΔpH beigesteuert.

6.5 Entstehung und Beseitigung von Sauerstoffradikalen

6.5.1 Bildung von Sauerstoffradikalen in der Atmungskette

Superoxidradikal und Hydroxylradikal

Sauerstoffradikale (ROS von reactive oxygen species) werden nicht nur in Mitochondrien gebildet, sind aber hier von besonderer Bedeutung. Ein Sauerstoffradikal entsteht in der Zelle immer dann, wenn ein Sauerstoffmolekül ein einzelnes Elektron aufnimmt. Aus dem O_2-Molekül entsteht dadurch das $O_2^{\bullet -}$-Ion, das als **Superoxidradikal** (Superoxidanion) bezeichnet wird. Da die Superoxidradikale sehr reaktiv sind und unspezifisch mit vielen verschiedenen Verbindungen reagieren, können sie eine Zelle erheblich schädigen. Aus Superoxidradikalen werden zudem H_2O_2 (Wasserstoffperoxid) und das chemisch außerordentlich aggressive Hydroxylradikal $OH^\bullet$ gebildet (➤ Abb. 6.22).

Als Entstehungsort der Superoxidradikale könnte man zunächst die Cytochrom-Oxidase vermuten, da hier die Übertragung der Elektronen auf den Sauerstoff stattfindet. Allerdings arbeitet die Cytochrom-Oxidase sehr effizient, sodass es zu keiner unvollständigen Reduktion eines Sauerstoffmoleküls kommt. Tatsächlich werden die Superoxidradikale überwiegend unter Beteiligung von Komplex III gebildet, und es ist sehr wahrscheinlich, dass die hierfür benötigten Elektronen unmittelbar von **Ubisemichinon** geliefert werden.

Superoxid-Dismutase und Katalase

Normalerweise enthalten Mitochondrien nur wenig Superoxidradikale, da diese durch die Aktivität der **Superoxid-Dismutase (SOD)** schnell beseitigt werden (➤ Abb. 6.22). Dieses Enzym katalysiert die Umsetzung von Superoxidradikalen zu H_2O_2 (Wasserstoffperoxid) und molekularem Sauerstoff:

$$2\, O_2^{\bullet -} + 2\, H^+ \rightarrow H_2O_2 + O_2$$

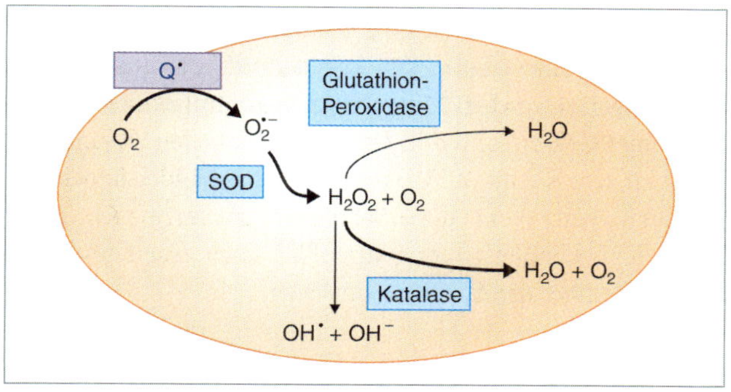

Abb. 6.22 Entstehung und Beseitigung von H_2O_2 in den Mitochondrien. SOD = Superoxid-Dismutase, Q = Ubisemichinon.

Bei dieser Reaktion wird eines der reagierenden Superoxidradikale oxidiert, während das andere reduziert wird. Derartige Reaktionen werden als **Disproportionierungen** (oder auch als Dismutationen) bezeichnet.

Eine Superoxid-Dismutase gibt es nicht nur in den Mitochondrien, sondern auch im Zytosol sowie extrazellulär. Die mitochondriale SOD enthält Mangan, die zytosolische SOD Kupfer und Zink.

Klinik

Mutationen im Gen **SOD1**, das die Cu/Zn-SOD des Zytosols kodiert, sind die Ursache einer erblichen Form der **amyotrophen Lateralsklerose (ALS)**. Bei dieser neurodegenerativen Erkrankung kommt es zu einer Degeneration der Motoneuronen und entsprechenden Lähmungen. Der weltweit berühmteste Patient mit ALS ist der englische Physiker Stephen Hawking. In Deutschland sind derzeit ca. 6000 Patienten von ALS betroffen. In mehr als 90% der Fälle ist die Ursache der Erkrankung unbekannt, Mutationen im SOD1-Gen lassen sich also nur bei einigen der Patienten nachweisen.

H_2O_2 ist kein Radikal und scheint für die Zelle wesentlich ungefährlicher zu sein als das Superoxidradikal. Es ist jedoch ein aggressives Oxidationsmittel und darf deshalb in den Zellen nicht akkumulieren. Dies wird durch das Enzym **Katalase** verhindert:

$$2\,H_2O_2 \rightarrow 2\,H_2O + O_2$$

MERKE

Durch Übertragung eines einzelnen Elektrons auf molekularen Sauerstoff entsteht das Superoxidradikal $O_2^{\bullet-}$. Durch die Superoxid-Dismutase wird das Superoxidradikal zu Sauerstoff und H_2O_2 umgesetzt. Katalase katalysiert die weitere Disproportionierung von H_2O_2 zu Wasser und molekularem Sauerstoff: Durch die Kooperation von Superoxid-Dismutase und Katalase können anfallende Superoxidradikale normalerweise effektiv beseitigt werden, bevor sie größere Schäden anrichten.

Glutathion-Peroxidase

Zu einem kleineren Teil wird das H_2O_2 auch durch die Glutathion-Peroxidase beseitigt (➤ Abb. 6.17), die dann über Glutathion regeneriert wird. Bei **Glutathion** handelt es sich um das Tripeptid γ-Glu–Cys–Gly (GSH). Das Glutathion, das zur reduktiven Regeneration des Enzyms verbraucht wird und dann in der GSSG-Form vorliegt, wird seinerseits durch Reduktion mit NADPH regeneriert. Das mitochondriale Enzym Transhydrogenase kann NADPH und NADH wechselseitig als Reduktionsmittel verwenden, sodass die zur glutathionabhängigen Reduktion benötigten Elektronen letztlich von NADH bezogen werden können.

Fenton-Reaktion

Wenn das H_2O_2 schneller gebildet wird, als es vor Ort enzymatisch abgebaut werden kann, verteilt es sich in der Zelle und kann dabei auch sehr leicht durch Membranen in benachbarte Kompartimente übertreten. Trifft Wasserstoffperoxid auf Fe^{2+}-Ionen, kommt es zur sog. **Fenton-Reaktion,** bei der die besonders gefährlichen **Hydroxylradikale** entstehen:

$$Fe^{2+} + H_2O_2 \rightarrow Fe^{3+} + OH^{\bullet} + OH^-$$

Toxizität der Sauerstoffradikale

Radikale können Kettenreaktionen auslösen, indem sie einzelne Elektronen von benachbarten Molekülen aufnehmen, die dadurch ihrerseits zu Radikalen werden. Sind hiervon **mehrfach ungesättigte Fettsäuren** betroffen, so neigen diese dazu, Sauerstoff im Bereich der Doppelbindung einzubauen. Das Reaktionsprodukt ist extrem instabil, und es kommt zur Fragmentierung der Fettsäure. Durch derartige Reaktionsketten können deshalb insbesondere **Membranen erheblich geschädigt** werden.

Verschiedene Studien haben gezeigt, dass auch die **mitochondriale DNA** von Sauerstoffradikalen geschädigt wird. Die Theorie, dass die mitochondriale DNA durch ihre Nähe zur Atmungskette den Wirkungen von Sauerstoffradikalen besonders stark ausgesetzt und dass der generelle Alterungsprozess aller Zellen nicht zuletzt auf das Altern der mitochondrialen DNA zurückzuführen sei, ist allerdings umstritten.

Sauerstoffradikale werden in unterschiedlichem Umfang auch außerhalb der Mitochondrien gebildet, z.B. im Stoffwechsel der Purine. Beim Abbau der Purine werden letztlich Xanthin und Harnsäure gebildet. Diese beiden letzten Schritte des Purinabbaus werden von der **Xanthin-Oxidase** katalysiert, die dabei **molekularen Sauerstoff zu H_2O_2** reduziert (➤ Kap. 10.2.3). Normalerweise wird das Wasserstoffperoxid schnell unter Vermittlung der Katalase beseitigt. Dieses System ist allerdings überfordert, wenn ein Gewebe nicht mehr ausreichend mit Sauerstoff versorgt wird, also im Fall einer **Ischämie**. Da das ATP dann nicht mehr regeneriert wird, kommt es zu einem beschleunigten Adeninabbau und damit auch zu einer beschleunigten Synthese von H_2O_2

MERKE

Die Toxizität der Sauerstoffradikale beruht auf deren hoher Reaktivität gegenüber vielen Komponenten der Zelle; v.a. wird sie auf die Schädigung der Membranen zurückgeführt.

6

6.5.2 Bildung von H_2O_2

Bildung von H_2O_2 in Peroxisomen

Der Name der Peroxisomen weist bereits darauf hin, dass für diese Zellorganellen das Wasserstoffperoxid eine besondere Bedeutung hat. Peroxisomen enthalten viele **Oxidasen**, die ständig **große Mengen an H_2O_2 produzieren**. Zu diesen Oxidasen gehört z.B. die **Acyl-CoA-Dehydrogenase**, die an der peroxisomalen β-Oxidation von Fettsäuren beteiligt ist. In den Mitochondrien werden die bei der β-Oxidation anfallenden Elektronen in Form von NADH und $FADH_2$ zur Atmungskette transportiert und von dieser auf Sauerstoff übertragen. Peroxisomen enthalten keine Atmungskette, und so werden die bei der peroxisomalen β-Oxidation anfallenden Elektronen direkt auf molekularen Sauerstoff übertragen (➤ Kap. 7.2.2, ➤ Abb. 7.9). Im Gegensatz zu den Mitochondrien können die Peroxisomen kein ATP synthetisieren.

Die Peroxisomen enthalten eine besonders hohe Konzentration an **Katalase**, die das entstandene **H_2O_2 weitgehend beseitigt**, wobei dann letztlich wie in den Mitochondrien Wasser gebildet wird. Die Katalase kann bis zu 40% des peroxisomalen Proteins ausmachen. Neben der Katalase enthalten Peroxisomen auch sehr viele **Peroxidasen**. Diese tragen ebenfalls zum Abbau des H_2O_2 bei, indem sie es für die Oxidation verschiedener organischer Verbindungen verwenden. Auch hierbei entsteht Wasser:

$$RH_2 + H_2O_2 \rightarrow R + 2\,H_2O$$

Bei der Verbindung RH_2 kann es sich z.B. um **Ethanol** handeln, das in den Peroxisomen zu Acetaldehyd oxidiert wird. Tatsächlich spielen Peroxisomen aufgrund ihres H_2O_2-Gehalts eine erhebliche Rolle in der Entgiftung. Ethanol ist in dieser Hinsicht nur ein Beispiel (➤ Kap. 16.9 und ➤ 27.2).

MERKE

Peroxisomen enthalten viele **Oxidasen**, die ständig große Mengen an H_2O_2 produzieren, sowie Katalasen und Peroxidasen zum Abbau des H_2O_2.

Bildung von H_2O_2 in neutrophilen Granulozyten und Makrophagen

Ein weiteres Beispiel für eine gezielte Synthese von H_2O_2 bieten die Leukozyten, die pathogene Mikroorganismen phagozytieren, um sie abzutöten (➤ Kap. 25.4). Hierzu synthetisieren die Zellen mithilfe einer **NADPH-Oxidase** große Mengen an H_2O_2. Dieses Enzym befindet sich in der Plasmamembran und in der **Phagosomenmembran**. Es katalysiert die Übertragung der Elektronen von NADPH auf extrazellulären Sauerstoff, wobei zunächst Superoxidradikale gebildet werden. Aus diesen entsteht durch Disproportionierung H_2O_2, mit dem dann die aufgenommenen Keime abgetötet werden. Da das H_2O_2 membrangängig ist, gelangt es teilweise auch in die körpereigenen Zellen. Auch aus diesem Grund müssen die Zellen aller Gewebe des Körpers in der Lage sein, H_2O_2 durch Katalasen abzubauen.

Im Laufe der Jahre ist eine Vielzahl von Reaktionen beschrieben worden, die in den Zellen durch den Kontakt mit H_2O_2 ausgelöst werden. Unter anderem kommt es zu einer Aktivierung von Genen, die in einem funktionellen Zusammenhang mit dem Abbau von Wasserstoffperoxid und Sauerstoffradikalen stehen. Wenn diese Schutzmechanismen nicht mehr ausreichen, können Sauerstoffradikale auch einen programmierten Zelltod, die Apoptose, auslösen.

6.6 Mitochondriopathien

Die Mitochondrien sind Faktoren bei der Pathogenese einer Vielzahl von Erbkrankheiten, die sich in sehr unterschiedlichen Symptomen äußern. Die meisten der bekannten **Mitochondriopathien** beruhen auf einem **Defekt der mitochondrialen ATP-Synthese**. Entsprechend manifestieren sie sich primär in Funktionen, die in besonderer Weise von der mitochondrialen ATP-Synthese abhängig sind. An erster Stelle steht hier das **Nervensystem**. Die Neurone können ihre Funktion nur bei einem intakten Membranpotenzial erfüllen, und dieses beruht nicht zuletzt auf der Aktivität der **Na^+-K^+-ATPase**, die große Mengen an ATP benötigt. Zudem ist auch die Aktivität der **Synapsen** unabdingbar auf die Zufuhr von ausreichenden ATP-Mengen angewiesen.

Gelegentlich werden Kinder geboren, die sich zunächst trotz schwerer Defekte der Mitochondrien entwickeln konnten, weil sie über den Blutkreislauf der Mutter versorgt wurden. Wenn die Mitochondrien nicht mehr genügend Pyruvat aus der Glykolyse des Zytosols aufnehmen, kommt es zu einer **Laktatazidose**. Im Mutterleib kann dieses Lactat noch über den Cori-Zyklus der Gluconeogenese zugeführt werden. Postnatal sterben die Patienten oft nach wenigen Tagen an der Übersäuerung des Bluts.

MERKE

Defekte der Mitochondrien äußern sich meist in neurologischen Krankheiten.

6.6.1 Mutationen in der mitochondrialen DNA

Ein charakteristisches Beispiel für eine Krankheit der mitochondrialen DNA ist die **hereditäre Leber`sche-Optikusneuropathie** (LHON, Leber`s hereditary optic neuropathy; ➤ Abb. 6.23). Zugrunde liegt eine Mutation, die das Gen der **Untereinheit 4 des Komplexes I** der Atmungskette betrifft. Da es sich um eine Mutation in der mitochondrialen DNA handelt (am häufigsten in Position 11.778), wird die Krankheit **maternal vererbt**. Vermutlich kommt es aufgrund dieser Mutation primär zu einer reduzierten ATP-Synthese, die der Stoffwechsel aber lange Zeit gut zu kompensieren vermag, sodass die Patienten symptomfrei leben können. Im typischen Fall kommt es dann zwischen dem 20. und 30. Lebensjahr zu einer plötzli-

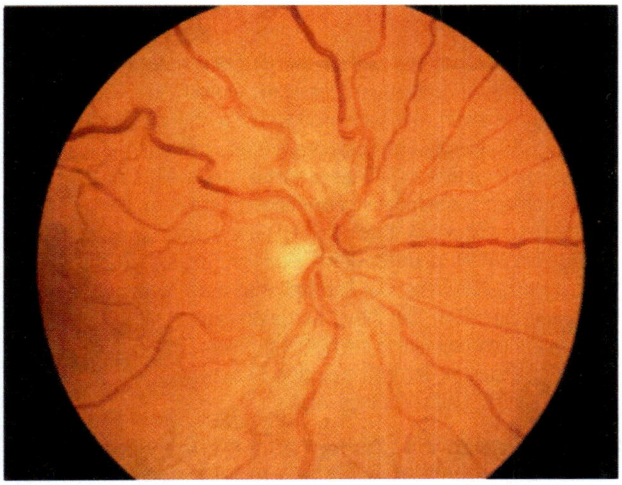

Abb. 6.23 Akutes Stadium der Leber`schen-Optikusneuropathie (LHON). Charakteristisch sind im Augenhintergrund ungewöhnliche Schlängelungen und Verdickungen der Gefäße im Bereich der Papille (parapapilläre Teleangiektasien). Die Papille ist im akuten Stadium leicht geschwollen und verblasst in späteren Stadien.

chen Erblindung, erst nur auf einem Auge, innerhalb von Wochen bis Monaten dann auch auf dem anderen Auge.

Die Erblindung beruht auf dem irreversiblen Untergang von Neuronen des N. opticus, andere Organe sind nicht betroffen. Die Krankheit bleibt auf einen großen, zentralen Gesichtsfeldausfall beschränkt (Zentralskotom). Die Patienten sehen hier nur sehr verschwommen. Eine effektive Therapie ist derzeit nicht möglich. Warum überwiegend Männer betroffen sind und warum die Krankheit erst zwischen dem 20. und 30. Lebensjahr ausbricht, ist nicht klar.

Für viele Mutationen der mitochondrialen DNA konnte gezeigt werden, dass sie im Laufe des Lebens akkumulieren und einen **Schwellenwert** erreichen müssen, um pathophysiologische Folgen zu haben. Solange mindestens 10% der mitochondrialen DNA-Moleküle intakt sind, können die Mitochondrien noch normal arbeiten. Je geringer dieser Anteil wird, desto ausgeprägter sind dann die Krankheitssymptome. Alle Krankheiten der mitochondrialen DNA zusammen haben eine Prävalenz von ca. 1 : 15.000.

Zu den bislang nicht verstandenen Eigentümlichkeiten derartiger Erkrankungen gehört, dass zunächst immer nur ein bestimmtes Gewebe von dem Defekt betroffen ist. Im Fall der LHON ist es der N. opticus, im Fall anderer Defekte der mitochondrialen DNA sind es jeweils andere Gewebe, die zuerst betroffen sind. So äußert sich die **MERRF-Krankheit** (Myoclonic epilepsy and ragged red fiber disease) zunächst in einer allgemeinen Muskelschwäche und in Epilepsie. Ursache ist eine Mutation in der mitochondrial kodierten $tRNA^{Lys}$. Wenn der Anteil der intakten DNA-Moleküle in den Mitochondrien weiter sinkt, kommt es zu Taubheit, Demenz, Atemproblemen, dilatativer Kardiomyopathie und Beeinträchtigung der Nierenfunktion.

Pathologisch findet man bei der MERRF-Krankheit, aber auch bei vielen anderen Mitochondriopathien ausgedehnte **parakristalline Einschlüsse** in den Mitochondrien, die aus bestimmten Proteinen bestehen. In den mitochondrienreichen roten Typ-I-Muskelfasern kommt es zu charakteristischen Verklumpungen der Mitochondrien, die bereits lichtmikroskopisch beobachtet werden können (ragged red fibers).

MERKE

Krankheiten der mitochondrialen ATP-Synthese werden allgemein als Krankheiten des OXPHOS-Systems bezeichnet, also als Krankheiten der oxidativen Phosphorylierung. Die Ursachen können entweder in Mutationen der mitochondrialen DNA (wie im Fall von LHON und MERRF) oder in Mutationen der Gene im Kern liegen.

6.6.2 Friedreich-Ataxie

Dass sich die Funktion der Mitochondrien nicht in der ATP-Synthese erschöpft und nicht alle Mitochondriopathien auf Mutationen der mitochondrialen DNA zurückzuführen sind, wurde 1996 mit der Identifizierung des Gendefekts illustriert, der die Ursache der **Friedreich-Ataxie** ist.

Auch bei dieser Krankheit handelt es sich um ein neurologisches Syndrom. Die Prävalenz liegt bei 1 : 50.000. Zunächst degenerieren bestimmte Neurone im lumbosakralen Rückenmark. Betroffen sind insbesondere die Hinterstränge und die spinozerebellaren Bahnen. In späteren Stadien sind auch motorische Bahnen und das Kleinhirn betroffen. Die Defekte äußern sich zunächst in einer Gangunsicherheit (Ataxie), in späteren Stadien können sich die Patienten nur noch mithilfe eines Rollstuhls fortbewegen (➤ Abb. 6.24). Der für die Erkrankung verantwortliche Gendefekt wurde auf dem Chromosom 9 im Zellkern gefunden. Das betroffene Protein wurde **Frataxin** genannt und in der mitochondrialen Matrix nachgewiesen. Wenn die Mitochondrien zu wenig Frataxin enthalten, kommt es zu einer etwa zehnfachen Steigerung des Eisengehalts der Mitochondrien. Über die Fenton-Reaktion scheint die erhöhte Ei-

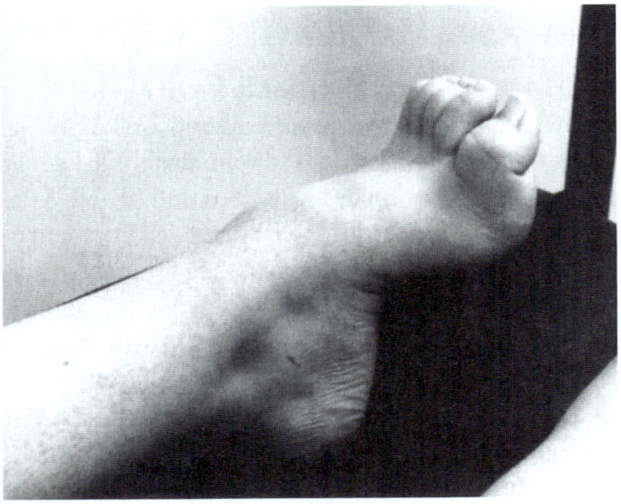

Abb. 6.24 Hohlfuß bei einem Patienten mit Friedreich-Ataxie. Infolge der axonalen Neuropathie kommt es bei vielen Patienten mit Friedreich-Ataxie frühzeitig auch zu Skelettdeformationen, typisch ist die Hohlfußbildung.

6

senkonzentration dann auch eine **Akkumulation von Hydroxylradikalen** zu bewirken. Auch in diesem Fall lässt sich die naheliegende Frage nicht beantworten, warum primär die Neurone des Rückenmarks betroffen sind und nicht z.B. der N. opticus.

Frataxin ist ein kleines Protein von 210 Aminosäuren, das mehrere Eisenionen binden kann und in den Mitochondrien offenbar an der korrekten Verteilung der Eisenionen beteiligt ist. Direkt oder indirekt ist es zusammen mit der Ferrochelatase auch an der Biogenese der Hämgruppen beteiligt (➤ Kap. 25.3). Die molekularen Mechanismen sind aber noch unbekannt.

Schon gewusst

Die Entdeckung des Frataxins hat dazu geführt, dass in den vergangenen Jahren eine Reihe umfangreicher Studien zum **mitochondrialen Eisenstoffwechsel** durchgeführt wurde. Überraschend zeigte sich dabei, dass eine der wichtigsten Funktionen der Mitochondrien in der Synthese von Eisen-Schwefel-Zentren nicht nur für mitochondriale, sondern auch für bestimmte zytosolische Proteine besteht. So kann die Bäckerhefe *Saccharomyces cerevisiae* unter anaeroben Bedingungen zwar ohne die mitochondriale ATP-Synthese wachsen (das ATP wird dabei in ausreichendem Umfang durch die Glykolyse bereitgestellt), aber gleichwohl nicht ohne Mitochondrien leben. Es wurde nachgewiesen, dass die Mitochondrien in diesem Fall ausschließlich für die Biogenese von Eisen-Schwefel-Zentren essenziell sind, u.a. für das zytosolische Protein Rli1p, das u.a. an der Biogenese der Ribosomen beteiligt ist.

So zeigt sich, dass die traditionelle Formel von den Mitochondrien als den „Kraftwerken der Zelle" einer sehr eingeschränkten Sichtweise entspricht. Tatsächlich haben die Mitochondrien in jüngster Zeit v.a. im Zusammenhang der Auslösung von **Apoptose** Beachtung gefunden (➤ Kap. 23.3). Vermutlich wird sich ein tieferes Verständnis von Erkrankungen wie der hereditären Leber-Optikusneuropathie und der Friedreich-Ataxie erst aus einer Aufklärung der Zusammenhänge des mitochondrialen Energiestoffwechsels mit dem Eisenstoffwechsel und mit den Mechanismen des programmierten Zelltodes ergeben.

ZUSAMMENFASSUNG

Herkunft und Vermehrung

Mitochondrien sind in der Evolution vor mehr als 2 Mrd. Jahren aus endosymbiontischen Bakterien entstanden. Viele Eigenschaften der rezenten Mitochondrien lassen sich durch diese Vorgeschichte erklären. Mitochondrien entstehen in den Zellen nie neu, sondern stets durch Wachstum und Teilung zuvor bereits vorhandener Mitochondrien. Das mitochondriale Genom des Menschen umfasst 16.569 Basenpaare. Neben zwei rRNAs und 22 tRNAs kodiert es für 13 Proteine, bei denen es sich ausnahmslos um Komponenten der Atmungskette und der ATP-Synthase handelt. Alle übrigen der vermutlich über 1 000 mitochondrialen Proteine werden jedoch im Zellkern kodiert. Mitochondrien und das mitochondriale Genom werden maternal vererbt.

Die ATP-Synthase

Im Körper des Menschen wird das meiste ATP von der mitochondrialen ATP-Synthase synthetisiert. Sie ist mit ihrem F_0-Teil in der Innenmembran verankert, der hydrophile F_1-Teil ragt in die Matrix hinein und trägt drei gleichartige Reaktionszentren, in denen ADP mit anorganischem Phosphat zu ATP umgesetzt wird. Die ATP-Synthese wird durch Konformationsänderungen ermöglicht, die durch eine Rotation der γ-Untereinheit im Kopf des F_1-Teils ausgelöst werden. Die γ-Untereinheit ist in einem Rotor verankert, der sich im membranständigen F_0-Teil dreht. Die Rotation wird durch den Einstrom von Protonen ausgelöst, die, ihrem Konzentrationsgefälle folgend, aus dem Intermembranraum in die Matrix strömen. Die im ATP enthaltene Energie stammt letztlich aus dem Protonengradienten, der die Protonen in die Matrix strömen lässt.

Die Atmungskette

Der mitochondriale Protonengradient wird von der Atmungskette aufrechterhalten. Die Atmungskette besteht aus einer Gruppe mehrerer Proteinkomplexe, die in die mitochondriale Innenmembran eingebettet sind. Sie nimmt sowohl von NADH als auch von $FADH_2$ Elektronen auf, die in einer festgelegten Reihenfolge durch die Komponenten der Atmungskette hindurchfließen und schließlich auf molekularen Sauerstoff (O_2) übertragen werden, der unter Aufnahme von Protonen in zwei Wassermoleküle zerfällt. Am Transport der Elektronen sind u.a. auch der Cofaktor Ubichinon sowie das kleine Protein Cytochrom c beteiligt, das sich im Intermembranraum befindet.

Die Energie der Elektronen wird von den Atmungskettenkomplexen I, III und IV dazu genutzt, Protonen aus der Matrix in den Intermembranraum zu pumpen. Der pH-Wert steigt dadurch in der Matrix auf ca. 8, die Matrix wird also schwach alkalisch. Der Protonengradient ist die Ursache des mitochondrialen Membranpotenzials, das wesentlich zu der protonenmotorischen Kraft beiträgt, die die ATP-Synthase antreibt.
Entkoppler sind Reagenzien oder Proteine, die zwar die Aktivität der Atmungskette unbehindert lassen, die aber den Aufbau des Protonengradienten verhindern, z.B. durch Bildung einer protonenleitenden Pore in der mitochondrialen Innenmembran. Die ATP-Synthese kommt dadurch zum Erliegen.

Die Rolle des Sauerstoffs

Der Sauerstoff der Atemluft wird bei der Zellatmung letztlich vollständig zu Wasser umgesetzt. Das Kohlendioxid, das abgegeben wird, entsteht unabhängig von der Atmungskette im Stoffwechsel, z.B. in den Reaktionen der Pyruvat-Dehydrogenase und im Citratzyklus. Das Atmen ist primär deshalb lebenswichtig, weil der Sauerstoff zur Aufnahme der Elektronen der Atmungskette benötigt wird. In der Atmungskette mancher Bakterien wird der Sauerstoff durch Nitrat oder durch Sulfat ersetzt und ermöglicht so ein Atmen ohne Sauerstoff.

Sauerstoffradikale

Durch Übertragung einzelner Elektronen auf Sauerstoff entstehen Sauerstoffradikale, in den Mitochondrien vermutlich überwiegend in Nebenreaktionen des Q-Zyklus am Kompex III der Atmungskette. In einem ersten Schritt wird O_2 zum Superoxidradikal $O_2^{\bullet -}$ reduziert, aus dem dann leicht Wasserstoffperoxid (H_2O_2) entsteht. Sauerstoffradikale und H_2O_2 sind toxisch. Der Inaktivierung dienen in den Zellen u.a. das Tripeptid Glutathion sowie das Enzym Katalase. Die höchste Produktion an H_2O_2 wie auch die meiste Katalase lassen sich in den Peroxisomen nachweisen. In den Phagozyten des Immunsystems wird H_2O_2 in großen Mengen synthetisiert, um phagozytierte Mikroorganismen abzutöten.

Fragen

1. Warum enthält die ATP-Synthase nicht nur einen Stiel, sondern zwei?
2. Warum ist es bislang unbekannt, wie viele Protonen durch den F_0-Teil strömen müssen, um die Synthese eines ATP zu ermöglichen? Denken Sie bei der Beantwortung
   - an die Untereinheiten des Enzyms, die mit den Protonen unmittelbar in Kontakt kommen, und
   - an den gegenwärtigen Forschungsstand in der Charakterisierung der ATP-Synthasen unterschiedlicher Organismen.
3. Folgen die positiv geladenen Eisenionen dem Membranpotenzial, wenn sie unter Vermittlung des kürzlich entdeckten Mitoferrins in die mitochondriale Matrix einströmen, oder müssen sie gegen das Membranpotenzial importiert werden?
4. Im Citratzyklus werden sowohl NADH als auch $FADH_2$ produziert. Auf welchen Wegen gelangen die beiden Coenzyme zur Atmungskette?
5. Welche Komponenten der Atmungskette sind keine integralen Membranproteine?
6. In welchem Kompartiment der Mitochondrien befindet sich das Cytochrom c?
7. Erläutern Sie in Bezug auf die Atmungskette die Ausdrücke $\Delta\Psi$ und ΔE. Denken Sie bei der Beantwortung daran,
   - wie die jeweiligen Potenzialdifferenzen entstehen und
   - welches die physiologische Funktion der Potenzialdifferenzen ist.
8. Diskutieren Sie, wie man erklären kann, dass die Aktivität der Atmungskette in den Cristae zu einem Absinken des pH-Werts führt. Denken Sie bei der Beantwortung
   - an die Durchlässigkeit der Außenmembran,
   - aber auch an den aktuellen Forschungsstand in Bezug auf die Struktur der Cristae.
9. Wo entsteht im Organismus H_2O_2, das schädlich ist, und wo entsteht H_2O_2, das nützlich ist? Denken Sie bei der Beantwortung
   - an die jeweils beteiligten Enzyme,
   - Zellorganellen,
   - Stoffwechselsituationen und
   - Zelltypen.
10. Diskutieren Sie die pathobiochemischen Zusammenhänge bei der Friedreich-Ataxie. Was könnte die entscheidende Ursache der neuronalen Defekte sein? Denken Sie bei der Beantwortung
    - an die Rolle des Frataxins bei der Biogenese der Eisen-Schwefel-Zentren der Atmungskette und
    - bei der Bildung von Sauerstoffradikalen sowie
    - an die möglichen indirekten Effekte auf den Export von Eisen-Schwefel-Zentren in das Zytosol und
    - auf die Auslösung von Apoptose.

6

010 IMPP-Fragen

KAPITEL

7

A. von Eckardstein, C. Luley

Lipidstoffwechsel: Einführung, Acylfette und Triglyceride

Praxisfall

Ein Ehepaar hat drei Söhne. Ein Sohn erkrankt im Alter von 12 Monaten an einer scheinbar banalen oberen Atemwegserkrankung, wird aber am nächsten Morgen tot im Bett gefunden. Die Autopsie führt zur Diagnose „plötzlicher Kindstod“. Bei einem seiner Brüder tritt im Alter von 20 Monaten eine Magen-Darm-Erkrankung mit Erbrechen auf, in deren Verlauf er apathisch wird und Krampfanfälle erleidet. In der Klinik stellt man im Blut erniedrigte Glucose- und erhöhte Ammoniakkonzentrationen fest. Er wird komatös und stirbt 4 Tage später. Bei der Autopsie finden sich Leberverfettung und Hirnödem. Der dritte Bruder bleibt asymptomatisch. Später gebärt die Mutter eine Tochter. Bei dem inzwischen eingeführten Neugeborenen-Screening mittels Massenspektrometrie findet sich ein charakteristisches Muster von Acylcarnitinen im Blut, das zur Diagnose „MCAD-Defizienz“ führt. Die Untersuchung des Bluts vom noch lebenden Bruder weist ebenfalls das charakteristische Massenspektrogramm von Acylcarnitinen nach. Die molekulargenetische Untersuchung von konservierten Gewebsproben der beiden verstorbenen Brüder führt zum Nachweis einer homozygoten Mutation im Gen der MCAD (medium chain acyl-CoA dehydrogenase). Die beiden überlebenden Kinder werden angehalten, häufig Mahlzeiten einzunehmen und Fastenperioden zu vermeiden, und supplementieren Carnitin. Das Mädchen wird während der ersten beiden Lebensjahre bei Erkrankungen hospitalisiert, um Glucose- und Carnitininfusionen zu erhalten. Beide Kinder entwickeln unter dieser Behandlung im weiteren Verlauf keine Symptome der manifesten MCAD-Defizienz und gedeihen normal. Diese Familiengeschichte zeigt die Heterogenität der MCAD-Defizienz, der häufigsten angeborenen Erkrankung aufgrund von Störungen der Fettsäureoxidation. Durch Vermeidung kataboler Situationen, z.B. bei Erkrankungen oder Operationen, wird die klinische Manifestation vermieden. Diese einfache, lebensrettende Präventionsmaßnahme hat dazu geführt, dass MCAD-Defizienz in das Programm des Neugeborenen-Screenings mittels Massenspektrometrie vieler Länder aufgenommen wurde. Dabei wurde festgestellt, dass die Erkrankung viel häufiger ist als früher angenommen.

Zur Orientierung

Lipide sind zentrale Bausteine des Lebens, die für die Bildung von Membranen, die Gewinnung und Speicherung von Energie und die Vermittlung regulatorischer Funktionen essenziell sind. Diese Diversität der Funktionen von Lipiden ist das Ergebnis einer ausgeprägten strukturellen Vielseitigkeit. Als gemeinsame Eigenschaft teilen sich Lipide die eingeschränkte Wasserlöslichkeit oder sogar völlige Wasserunlöslichkeit.

Dieses Kapitel fokussiert sich nach einer allgemeinen Einführung in die Lipidbiochemie auf die Acylfette und die Triglyceride (Triacylglycerine). Die i.d.R. aus 16, 18 oder 20 C-Atomen bestehenden Fettsäuren sind die effizientesten und kompaktesten Energieträger der Zelle und des Organismus. Ihr schrittweiser Abbau in Mitochondrien, die sog. β-Oxidation, liefert mehrere Moleküle Acetyl-CoA, die im Citratzyklus weiter oxidiert werden und damit ATP generieren. Die Synthese der Fettsäuren ist zwar im Prinzip der umgekehrte Prozess, also die Kondensation mehrerer C_2-Einheiten, die via Acetyl-CoA geliefert werden, findet aber im Zytosol statt und bedarf anderer Enzyme und Cofaktoren als die β-Oxidation. Eine noch höhere Energiedichte wird erreicht, indem drei Fettsäuren mit einem dreiwertigen Alkohol (Glycerin) zu Triglyceriden verestert werden. Durch Akkumulation dieser Moleküle im Fettgewebe sichert der Organismus eine Langzeitspeicherung von Energie. Ab- und Aufbau von Fettsäuren und Triglyceriden sind stark vom Hunger- und Sättigungszustand reguliert. Dies geschieht sowohl systemisch via Hormone als auch lokal durch Edukte und Produkte der am Fettsäurestoffwechsel beteiligten Enzyme. Fettsäuren haben aber über die Energiegewinnung hinaus weitere wichtige Funktionen: Sie sind Bausteine von Membranlipiden, den Phospholipiden und Sphingolipiden, und sie vermitteln die Verankerung von zellulären Proteinen in Membranen. Schließlich erfüllen spezielle ungesättigte Fettsäuren und ihre Derivate, insbesondere die sog. Eicosanoide, wichtige regulatorische Funktionen als Hormone und intrazelluläre Botenstoffe.

7.1 Allgemeine Strukturen und Funktionen von Lipiden

7.1.1 Definitionen

Lipide oder **Fette** bilden eine große und heterogene Gruppe von Kohlenwasserstoffen. Sie sind dadurch definiert, dass sie **in Wasser schlecht oder gar nicht löslich** sind, wohl aber in organischen Lösungsmitteln wie Ether oder Chloroform.

Viele Lipide enthalten unterschiedlich lange und unterschiedlich gesättigte Kohlenstoffketten, nämlich **Acylfette**, wie **Fettsäuren** (➤ Abb. 7.1a), die häufig durch Ester- oder, seltener, Etherbindung mit weiteren Strukturen verbunden sind. Die **Wasserlöslichkeit** solcher Verbindungen hängt in starkem Maße von den Veresterungspartnern ab. Wird z.B. der gut wasserlösliche dreiwertige Alkohol Glycerin (Glycerol) zunehmend mit Fettsäuren verestert, sinkt die Wasserlöslichkeit in dem Maße, in dem die OH-Gruppen des Glycerins mit Fettsäuren verestert werden, also vom Monoacylglycerin (Monoglycerid) mit zwei freien OH-Gruppen zum Diacylglycerin (Diglycerid, eine freie OH-Gruppe) bis hin zum wasserunlöslichen Triacylglycerin (Triglycerid, keine freie OH-Gruppe; ➤ Abb. 7.1b).

Manche Lipide enthalten außer dem hydrophoben Hauptteil zusätzliche hydrophile Molekülstrukturen, z.B. eine OH-Gruppe oder eine negativ geladene Phosphatgruppe, die sog. **polaren Kopfgruppen**. Dadurch gewinnt das Gesamtmolekül einen polaren Charakter, der eine Anlagerung von Wasser ermöglicht. Solche Moleküle sind sowohl hydrophil als auch hydrophob und damit sowohl fett- als auch partiell wasserlöslich. Man bezeichnet sie als **amphiphil**. Beispiele sind **Glycerophospholipide**, **Sphingolipide** und unveresterte **Sterine** (➤ Abb. 7.1c–e). Stets lagern sich diese amphiphilen Lipidmoleküle parallel zueinander, wobei die lipophilen Schwänze der Kohlenwasserstoffketten (i.d.R. Fettsäuren) zu weiteren Lipiden hin gerichtet sind und die hydrophilen Kopfgruppen mit dem wässrigen Medium Kontakt haben. Je nach Platz, Medium und spezifischem Lipid können monomolekulare Schichten, Mizellen, Doppelschichten oder Liposomen entstehen.

Einige Lipide sind vollständig **hydrophob** und können überhaupt nicht mit Wasser in Wechselwirkung treten, z.B. **Triglyceride** oder **Cholesterinester** (➤ Abb. 7.1 b, e). Sie kommen daher im wässrigen Milieu der Zelle oder des Plasmas nur als von Membranen eingeschlossene Fetttröpfchen bzw. im Kern von Lipoproteinen (➤ Kap. 8, ➤ Abb. 8.1) vor.

7.1.2 Klassifizierung der Lipide

Angesichts ihrer chemischen und funktionellen Heterogenität ergibt sich für die Lipide eine komplexe Einteilung. Bis vor kurzem existierte keine allgemein verbindliche Klassifizierung der Lipide. Im Jahre 2005 wurde eine umfassende Klassifikation der Lipide in acht Gruppen vorgeschlagen. ➤ Tab. 7.1 zeigt die wichtigsten Lipidklassen, mit Benennung einzelner repräsentativer Lipide einer jeden Gruppe und deren beispielhafte Hauptfunktionen. Außerdem bieten verschiedene Websites nützliche Übersichten dieser Moleküle und ihrer Strukturen, z.B. LIPID MAPS (LIPID Metabolites And Pathway Strategy; http://www.lipidmaps.org), Lipid Library (http://www.lipidlibrary.co.uk), Lipid Bank (http://www.lipidbank.jp), LIPIDAT (http://www.lipidat.chemistry.ohio-state.edu) oder Cyberlipids (http://www.cyberlipid.org).

7.1.3 Hauptfunktionen der Lipide

Fettsäuren liefern bei der Verbrennung sehr viel mehr Energie als Kohlenhydrate. Die Veresterung in **Triglyceriden** ermöglicht die Speicherung dieser chemischen Energie.

Amphiphile Lipide, also Glycerophospholipide, Sphingolipide und das freie (d.h. unveresterte) Cholesterin (➤ Kap. 8.1–➤ 8.3), können sowohl mit wässrigen als auch mit lipophilen Molekülen interagieren und eignen sich daher besonders für den **Aufbau von Zellmembranen** und **Hüllen von Lipoproteinen**. **Gallensäuren** bilden im Darm mit Nahrungsfett Mizellen (➤ Kap. 28.2.3).

Viele Lipide vermitteln wichtige **regulatorische Funktionen**, sei es als Liganden von plasmamembranständigen Rezeptoren (z.B. Lysosphingolipide, Eicosanoide) oder als Aktivatoren und Liganden nucleärer Transkriptionsfaktoren (z.B. Steroidhormone, Gallensäuren, Oxysterine). Außerdem spielen etliche Lipide eine wichtige Rolle in der Signaltransduktion, entweder direkt als Second messenger (z.B. Diacylglycerine, Ceramide) oder indirekt als Substrat für Enzyme, die Second

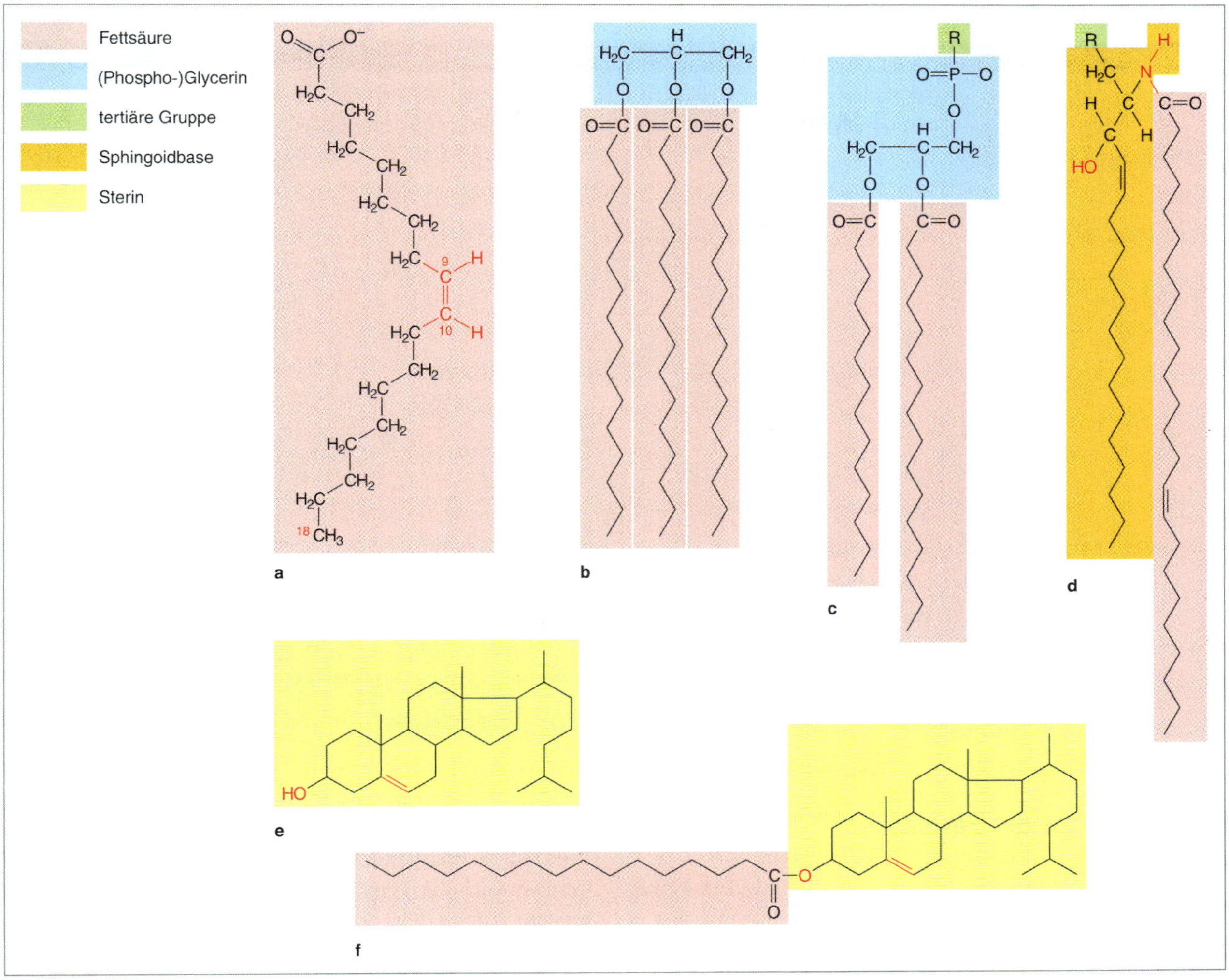

Abb. 7.1 Prinzipielle Strukturen von Lipiden.
a) Fettsäuren
b) Triglyceride
c) Glycerophospholipide
d) Sphingolipide (Ceramid)
e) Sterine (Cholesterin)
f) Sterinester (Cholesterinester).
Wiederkehrende Strukturmotive sind farblich gleich unterlegt.

messenger generieren (z.B. Glycerophosphoinositolphosphat als Substrat von bestimmten Phospholipasen).

MERKE

Lipide sind schwer oder überhaupt nicht wasserlösliche Moleküle, die in acht Gruppen eingeteilt werden: Acylfette, Glycerolipide, Glycerophospholipide, Sphingolipide, Sterine, Prenole, Saccharolipide und Polyketide. Durch das Vorhandensein von polaren Gruppen sind viele Lipide amphiphil, d.h., sie besitzen sowohl hydrophile als auch hydrophobe Anteile (z.B. Glycerophospholipide). Durch das Fehlen solcher polarer Kopfgruppen und die Veresterung aller freien Hydroxygruppen mit Fettsäuren werden manche Lipide komplett wasserunlöslich (Triglyceride und Cholesterinester), sodass sie im wässrigen Milieu von Zellen und Plasma nur im Kern von Fetttröpfchen bzw. Lipoproteinen vorkommen, welche die Wasserlöslichkeit durch eine Hülle amphiphiler Lipide vermitteln. Hauptfunktionen der Lipide sind Speicherung von Energie, Membranbildung und Regulation.

7.2 Acylfette

Acylfette umfassen **Fettsäuren** und deren **Derivate**. Sie bestehen aus einer langen Kohlenwasserstoffkette und einer terminalen Carboxylgruppe. Sie haben vier Hauptfunktionen:

- Die Oxidation von Fettsäuren liefert **Energie**.
- Fettsäuren sind Esterbestandteile der komplexeren Lipide wie z.B. Triglyceride, Glycerophospholipide, Sphingolipide oder Cholesterinester.
- Proteine werden durch kovalente Bindung von Fettsäuren an zelluläre Membranen verankert.
- Abkömmlinge der Fettsäuren wie Eicosanoide dienen als Hormone oder intrazelluläre Signalmoleküle.

Tab. 7.1 Klassifizierung der Lipide

Lipidklasse	Vertreter (Beispiele)	Funktionen
Acylfette	Fettsäuren	Baustein komplexer Lipide, Energieträger
	Eicosanoide	u.a. Regulation von Entzündungsreaktionen
Glycerolipide	Triacylglycerine	Energiespeicherung und -transport
	Diacylglycerine	Second messenger
Glycerophospholipide	Glycerophosphocholin	Membranaufbau
	Glycerophosphoinositol	Membranaufbau
Sphingolipide	Sphingosin-1-phosphat	u.a. Regulation von Proliferation und Apoptose
	Ceramide	Second messenger
	Sphingomyelin	Membranaufbau
	Ganglioside	Myelinscheide
Sterine	Cholesterin	Membranaufbau, Genregulation
	Gallensäuren	Fettresorption, Genregulation
	Steroide	Hormone, Genregulation
Prenole	Isoprenoide	Proteinmodifikation
	(Hydro-)Quinone	Elektronentransport
	Vitamine E und K	Oxidationshemmung bzw. Proteinmodifikation
Saccharolipide	Acylaminozuckerglykane (z.B. Lipid A)	Zellwand gramnegativer Bakterien (Lipopolysaccharide)
Polyketide	Makrolide	Antibiotika (z.B. Erythromycin)
	Aflatoxine	Schimmelpilzgifte

7

7.2.1 Struktur der Fettsäuren

Fettsäuren sind **Monocarbonsäuren der aliphatischen Reihe.**

- Bei Kettenlängen < 8 Kohlenstoffatomen spricht man von **kurzkettigen** Fettsäuren, bei 8–14 Kohlenstoffatomen von **mittelkettigen** und bei Kettenlängen > 14 Kohlenstoffatomen von **langkettigen** Fettsäuren. Da in höheren Tieren die Biosynthese der Fettsäuren aus C_2-Elementen erfolgt, kommen hier praktisch nur die geradzahligen Fettsäuren vor. Die häufigsten Fettsäuren beim Menschen enthalten 16, 18 und 20 Kohlenstoffatome.
- Außer durch die Kettenlänge unterscheiden sich Fettsäuren durch die Anzahl ihrer Doppelbindungen (➤ Abb. 7.2). Fehlen diese, heißen sie **gesättigte Fettsäuren**, da alle Valenzen der Kohlenstoffatome in der Kette mit Wasserstoff abgesättigt sind. Fettsäuren mit einer oder mehreren Doppelbindungen werden als **einfach bzw. mehrfach ungesättigte Fettsäuren** bezeichnet.

Mit dem Präfix „**Acyl-**" werden alle Fettsäurereste (–CO–R) zusammengefasst, unabhängig von ihrer Kettenlänge und ihrem Sättigungsgrad.

Fettsäuren liegen **bei physiologischem pH ionisiert** vor, weswegen sie häufig als **Carboxylate** bezeichnet werden, also z.B. Oleat statt Ölsäure. Solange die Carboxylgruppen von Fettsäuren frei vorliegen, sind die Fettsäuren amphiphil und eingeschränkt wasserlöslich. Da die wassergelösten freien Fettsäuren aber leicht in Membranen inkorporiert werden können, bedrohen sie deren Integrität und sind somit toxisch. Daher wird die Konzentration der freien Fettsäuren im Organismus niedrig gehalten. Das wird dadurch erreicht, dass sie im Blut ganz überwiegend an Albumin gebunden oder in Zellen an verschiedene Fettsäurebindungsproteine gebunden transportiert werden. Auch die Veresterung zu komplexen Lipiden, insbesondere Triglyceriden und Cholesterinestern, hilft die **Lipotoxizität freier Fettsäuren** zu begrenzen.

Nomenklatur

Fettsäuren werden sowohl mit chemisch-systematischen Namen als auch mit Trivialnamen benannt (➤ Tab. 7.2).

- Die **chemisch-systematischen Namen** ergeben sich aus der Zahl der Kohlenstoffatome und der Zahl der Doppelbindungen. Zum Beispiel bezeichnet man eine aus 18 C-Atomen bestehende gesättigte Fettsäure als Octadecansäure (Trivialname: Stearinsäure). Eine einfach ungesättigte C_{18}-Fettsäure mit einer Doppelbindung heißt Octadecensäure (Trivialname: Ölsäure) und eine zweifach ungesättigte C_{18}-Fettsäure mit zwei Doppelbindungen Octadecadiensäure (Trivialname: Linolsäure; ➤ Abb. 7.2).
- In **Kurzformeln** werden die Kettenlänge und die Zahl der Doppelbindungen zusammengefasst. Die Position einer Doppelbindung wird durch ein großes **Delta** bezeichnet mit hochgestellter arabischer Ziffer, die beginnend mit dem Kohlenstoffatom der Carboxylgruppe (C1) das erste beteiligte Kohlenstoffatom benennt. So kennzeichnet Δ^9 eine Doppelbindung zwischen dem 9. und 10. Kohlenstoffatom (➤ Abb. 7.2b, c). Entsprechend wird Ölsäure auch als 18:1(Δ^9)-Fettsäure bezeichnet.

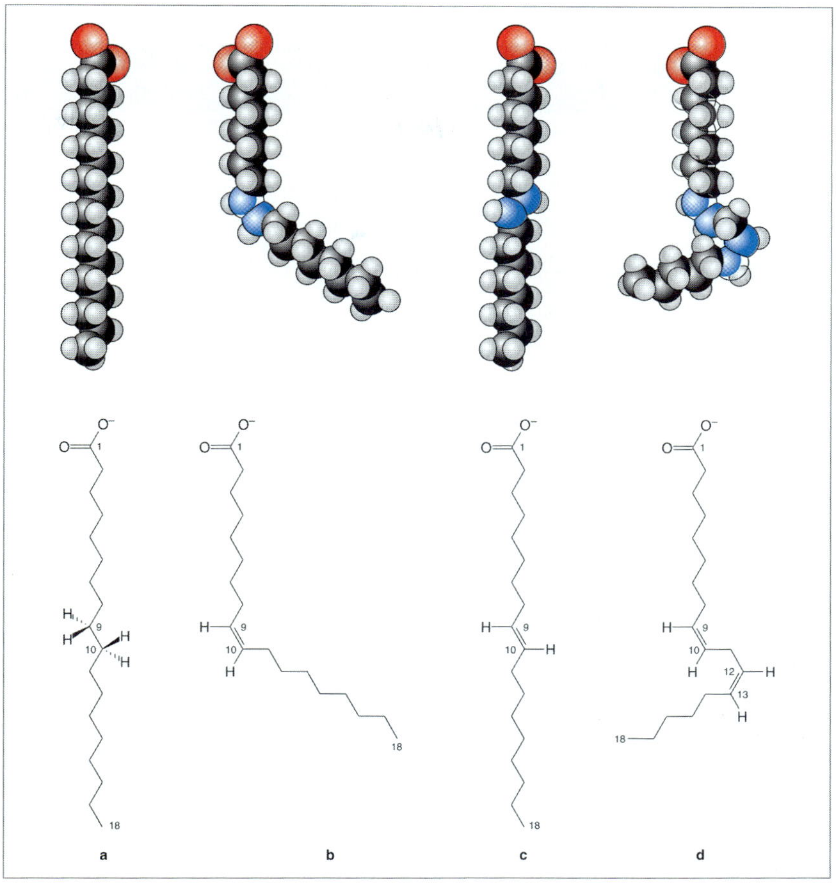

Abb. 7.2 Struktur von gesättigten und ungesättigten C_{18}-Fettsäuren. Stearinsäure ist eine gesättigte C_{18}-Carbonsäure **(a)**, Ölsäure eine einfach ungesättigte Fettsäure mit einer *cis*-Doppelbindung **(b)** und Elaidinsäure eine einfach ungesättigte Fettsäure mit einer *trans*-Doppelbindung **(c)**. Linolsäure ist eine doppelt ungesättigte Fettsäure **(d)**.

- Alternativ werden die Positionen der Kohlenstoffatome auch mit **griechischen Buchstaben** bezeichnet, wobei das Kohlenstoffatom nach der Carboxylgruppe, also das C2, mit „α" (alpha) und das letzte Kohlenstoffatom mit „ω" (omega) bezeichnet werden. In dieser Nomenklatur bezeichnet eine an das „ω" angefügte Ziffer die Position der Doppelbindung(en) aus der Zählung, beginnend mit dem letzten Kohlenstoffatom. Eine ω-3-Fettsäure trägt demzufolge eine Doppelbindung zwischen dem dritt- und dem viertletzten Kohlenstoffatom.

Doppelbindungen

Doppelbindungen kommen in Fettsäuren der Säugetiere stets nur mit einer dazwischen liegenden CH_2-Gruppe vor, im Gegensatz zu den Retinoiden, bei denen sie konjugiert sind (alternieren):

$$—CH_2—CH{=}CH—CH_2—CH{=}CH—$$

nicht-konjugiert in Fettsäuren

$$—CH_2—CH{=}CH—CH{=}CH—CH_2—$$

konjugiert in Retinoiden

Die Anzahl der Doppelbindungen in den Kohlenwasserstoffketten bestimmt den **Schmelzpunkt** und damit die **Fluidität** von Fettsäuren und ihrer Derivate. Der Schmelzpunkt sinkt mit abnehmender Kohlenwasserstoffkettenlänge und zunehmender Anzahl von Doppelbindungen. So schmilzt Arachidinsäure, die 20 Kohlenstoffatome und keine Doppelbindung hat, bei 77 °C, während Arachidonsäure (20 Kohlenstoffatome und vier Doppelbindungen) bereits bei −49 °C flüssig wird. Gesättigte Fettsäuren mit einer Kettenlänge ≤ 8 Kohlenstoffatomen sind bei Raumtemperatur flüssig.

Auch bestimmt die Anzahl der Doppelbindungen in hohem Maße die **chemische Reaktionsfreudigkeit** einer Fettsäure und mit ihr des Gesamtlipids. Grundsätzlich sind Isomerisierungen, Hydroxylierungen und Reaktionen mit Sauerstoff möglich.

Isomerisierungen (z.B. *cis-trans*)

Doppelbindungen innerhalb des Fettsäuremoleküls stellen starre Achsen dar, an denen sich die benachbarten Molekülreste in *cis-* oder *trans*-Stellung orientieren können. Die *cis-/trans*-Isomerie kann in Zellmembranen von Bedeutung sein, da *cis*-Fettsäuren einen höheren Raumbedarf haben als *trans*-Fettsäuren und dadurch der Membran andere physikalische Eigenschaften verleihen (➤ Abb. 7.2).

Tab. 7.2 Übersicht über ausgewählte wichtige Fettsäuren

Trivialname	chemischer Name	Formel	Kurzform	Molekülmasse	Vorkommen
gesättigte Fettsäuren					
n-Buttersäure	Butansäure	$C_4H_8O_2$	4:0	88,11	in Spuren in vielen Fetten (z.B. Butter)
Laurinsäure	Dodecansäure	$C_{12}H_{24}O_2$	12:0	200,32	Hauptbestandteil von Pflanzenfetten, in tierischen Depotfetten, in Milchfett und Fischtranen
Myristinsäure	Tetradecansäure	$C_{14}H_{28}O_2$	14:0	228,38	1–5% fast aller Fette pflanzlichen und tierischen Ursprungs, besonders Milchfett, Palmöl, Fischtran
Palmitinsäure	Hexadecansäure	$C_{16}H_{32}O_2$	16:0	256,43	in natürlichen Fetten pflanzlichen und tierischen Ursprungs
Stearinsäure	Octadecansäure	$C_{18}H_{36}O_2$	18:0	284,49	Hauptbestandteil vieler tierischer Fette, aber auch in Pflanzenfetten (Kokosfett)
Arachidinsäure	Eicosansäure	$C_{20}H_{40}O_2$	20:0	312,45	in Fetten pflanzlicher Samen (z.B. Erdnuss)
Behensäure	Docosansäure	$C_{22}H_{44}O_2$	22:0	340,59	in Pflanzensamen, in Sphingolipiden, pathologisch vermehrt bei Lipidosen
Lignocerinsäure	Tetracosansäure	$C_{24}H_{48}O_2$	24:0	366,65	in Sphingomyelinen und Sphingoglykolipiden, Pflanzenfetten, Bakterien und Insektenwachsen
Cerotinsäure	Hexacosansäure	$C_{26}H_{52}O_2$	26:0	396,70	frei und gebunden in Bienenwachs und Wollfett
einfach ungesättigte Fettsäuren					
Palmitoleinsäure	9-Hexadecensäure	$C_{16}H_{30}O_2$	$16{:}1(\Delta^{9})$	254,42	im Depot- und Milchfett der Tiere, in Fisch- und Pflanzenölen
Ölsäure	9-Octadecensäure	$C_{18}H_{34}O_2$	$18{:}1(\Delta^{9})$	282,47	in allen natürlichen Fetten, am weitesten verbreitete ungesättigte Fettsäure (z.B. 1/3 der Fettsäuren des Milchfetts)
Nervonsäure	15-Tetracosensäure	$C_{24}H_{46}O_2$	$24{:}1(\Delta^{15})$	366,63	Cerebroside
mehrfach ungesättigte Fettsäuren					
Linolsäure	9,12-Octadecadiensäure (ω-6)	$C_{18}H_{32}O_2$	$18{:}2(\Delta^{9,12})$	280,45	in Pflanzenölen, reichlich in Leinöl und Depotfett der Tiere
Linolensäure	9,12,15-Octadecatriensäure ω-3)	$C_{18}H_{30}O_2$	$18{:}3(\Delta^{9,12,15})$	278,44	in Pflanzenölen (Leinöl, Distelöl)
Arachidonsäure	5,8,11,14-Eicosatetraensäure ω-6)	$C_{20}H_{32}O_2$	$20{:}4(\Delta^{5,8,11,14})$	304,48	in Phosphatiden tierischer Fette
Eicosapentaensäure	5,8,11,14,17-Eicosapentaen-säure ω-3)	$C_{20}H_{30}O_2$	$20{:}5(\Delta^{5,8,11,14,17})$	302,48	in Fischölen
Clupanodonsäure	4,8,12,15,19-Docosapentaensäure ω-3)	$C_{22}H_{34}O_2$	$22{:}5(\Delta^{4,8,12,15,19})$	330,51	in Fischölen

Hydroxylierungen

Hydroxylierungen in β-Position führen zum Verlust der Doppelbindung:

$$-CH{=}CH- \; + \; H_2O \longrightarrow -CH(OH)-CH_2-$$

Reaktionen mit Sauerstoff

Auslösend ist die Bildung eines **Hydroxylradikals**, z.B. im Zuge der Fenton-Reaktion oder aus einem Superoxidradikal und Wasserstoffperoxid:

$$H_2O_2 + O_2^{\bullet -} \longrightarrow O_2 + OH^- + OH^{\bullet}$$

Das Hydroxylradikal reagiert mit einer Fettsäure unter Bildung eines **Fettsäureradikals**, das mit einem Sauerstoffmolekül unter Umlagerung einer Doppelbindung zum **Hydroperoxid** (R–O–O–H) am benachbarten Kohlenstoffatom weiterreagiert. Dabei entsteht ein weiteres freies Radikal, das eine **Kettenreaktion** in Gang halten kann:

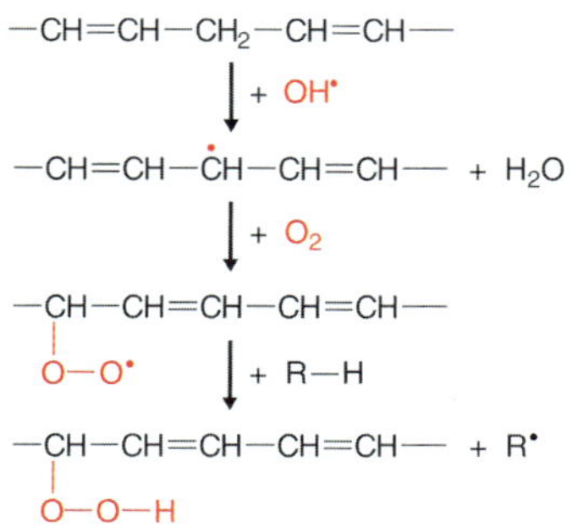

Ein weiteres mögliches Oxidationsprodukt ist ein **Epoxid**, das seinerseits wiederum sehr reaktionsfähig ist:

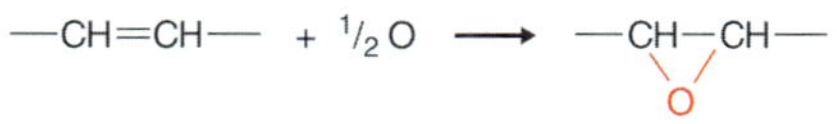

Angriffe durch $O_2^{\bullet -}$ sind in vivo häufig und haben eine große medizinische Relevanz bei **Entzündungsprozessen**. Da ungesättigte Fettsäuren häufig in Membranen vorkommen, können solche Oxidationen die Membraneigenschaften erheblich beeinträchtigen. Als weitere pathologische Folgen derartiger Oxidationsvorgänge werden die Atherogenität von Lipoproteinen, Alterungsprozesse und sogar eine Tumorinduktion diskutiert. Es existieren jedoch Mechanismen im Organismus, die Folgen oxidativer Angriffe zu minimieren, z.B. durch das antioxidative Glutathion.

Schon gewusst

Nahrungsmittel unterscheiden sich in der Zusammensetzung ihrer Fettsäuren. Im **tierischen Fett** dominieren die gesättigte Palmitinsäure (16:0) und die einfach ungesättigte Ölsäure [18:1(Δ^9)]. In manchen, aber keineswegs allen **pflanzlichen Fetten** herrschen höher ungesättigte Fettsäuren vor, z.B. die Linolsäure [18:2($\Delta^{9,12}$)]. Ein hoher Anteil an **gesättigten Fettsäuren** in der Nahrung erhöht das Risiko für viele Erkrankungen, z.B. Herzinfarkt und Dickdarmkarzinom, während **ungesättigte Fettsäuren** diese Risiken günstig beeinflussen. Deswegen wird empfohlen, dass der Anteil gesättigter Fettsäuren an der Energieaufnahme unter 10% beträgt, während die Anteile einfach und mehrfach ungesättigter Fettsäuren 15–20% bzw. 7–8% betragen sollen.

Unter den natürlichen ungesättigten Fettsäuren kommen praktisch nur die **cis-Isomere** vor. **Trans-Isomere** entstehen bei der industriellen Fetthärtung, z.B. im Rahmen der Margarineherstellung. Wegen ihrer veränderten räumlichen Struktur (➤ Abb. 7.2) beeinflussen sie die Struktur und Funktion von Zellmembranen. Deswegen und wegen der Ergebnisse epidemiologischer Beobachtungsstudien werden *trans*-Fettsäuren als Gesundheitsrisiko angesehen und sollten deswegen gemieden werden.

In Nahrungsmitteln wird die oxidative Veränderung **mehrfach ungesättigter Fettsäuren** durch die Beigabe des antioxidativen und fettlöslichen Vitamins E verhindert. Falls ein solcher Oxidationsschutz nicht ausreicht, entstehen verschiedene Oxidationsprodukte, unter denen die kurzkettigen Spezies den charakteristischen Geruch von ranzigem Fett verursachen. Die mehrfach ungesättigten Fettsäuren oxidieren auch in vivo, weswegen ihr Anteil in der Nahrung trotz der positiven Effekte, z.B. auf den Lipidstoffwechsel, nicht so hoch wie der von einfach ungesättigten Fettsäuren sein sollte.

MERKE

Fettsäuren kommen in unterschiedlicher Länge und mit unterschiedlichem Sättigungsgrad vor. Sie sind integraler Bestandteil vieler Fette, in denen sie meist als Fettsäureester vorliegen und den Lipidcharakter des Gesamtmoleküls wesentlich mit bestimmen. Die chemische Reaktionsfreudigkeit ungesättigter Fettsäuren beruht auf ihren Doppelbindungen. An diesen können *cis-/trans*-Isomerisierungen, Hydroxylierungsreaktionen und Reaktionen mit chemischen Radikalen stattfinden.

7.2.2 Fettsäureabbau

Die **Fettsäureoxidation** ist ein essenzieller Prozess für die **Energieversorgung von Zellen**. Manche Zellen, z.B. Herzmuskelzellen, beziehen nahezu ihre gesamte Energie aus diesem Stoffwechselweg. Grundsätzlich besteht dieser Prozess aus vier Schritten (➤ Abb. 7.3):

- Im ersten Schritt werden die Fettsäuren **mobilisiert**, entweder durch Lipolyse von Triglyceriden des Fettgewebes und Transport der freigesetzten Fettsäuren mittels **Albumin** zum Ort des Verbrauchs oder durch lokalen Abbau der Triglyceride aus Lipoproteinen durch die endothelständige **Lipoproteinlipase (LPL**; ➤ Kap. 18.2.2).
- Im zweiten Schritt müssen die Fettsäuren durch die Plasmamembran **transportiert** werden. Die Plasmamembran vieler Zellen enthält **Fettsäurebindungsproteine**, z.B. das Fettsäuretransportprotein FATP (fatty acid transport protein) oder den Scavenger-Rezeptor CD36. Trotzdem ist nicht restlos geklärt, ob Fettsäuren aktiv mithilfe dieser Proteine durch die Zellmembran transportiert werden oder ob der Transport nur passiv einem Konzentrationsgefälle folgt, das durch den intrazellulären Abbau der Fettsäuren aufrechterhalten wird.
- Im dritten Schritt werden die Fettsäuren **aktiviert** und in die Mitochondrien transportiert.
- Im vierten und letzten Schritt werden die aktivierten Fettsäuren schrittweise in Acetyl-CoA-Moleküle **degradiert**, die dann in den Citratzyklus eingeschleust werden.

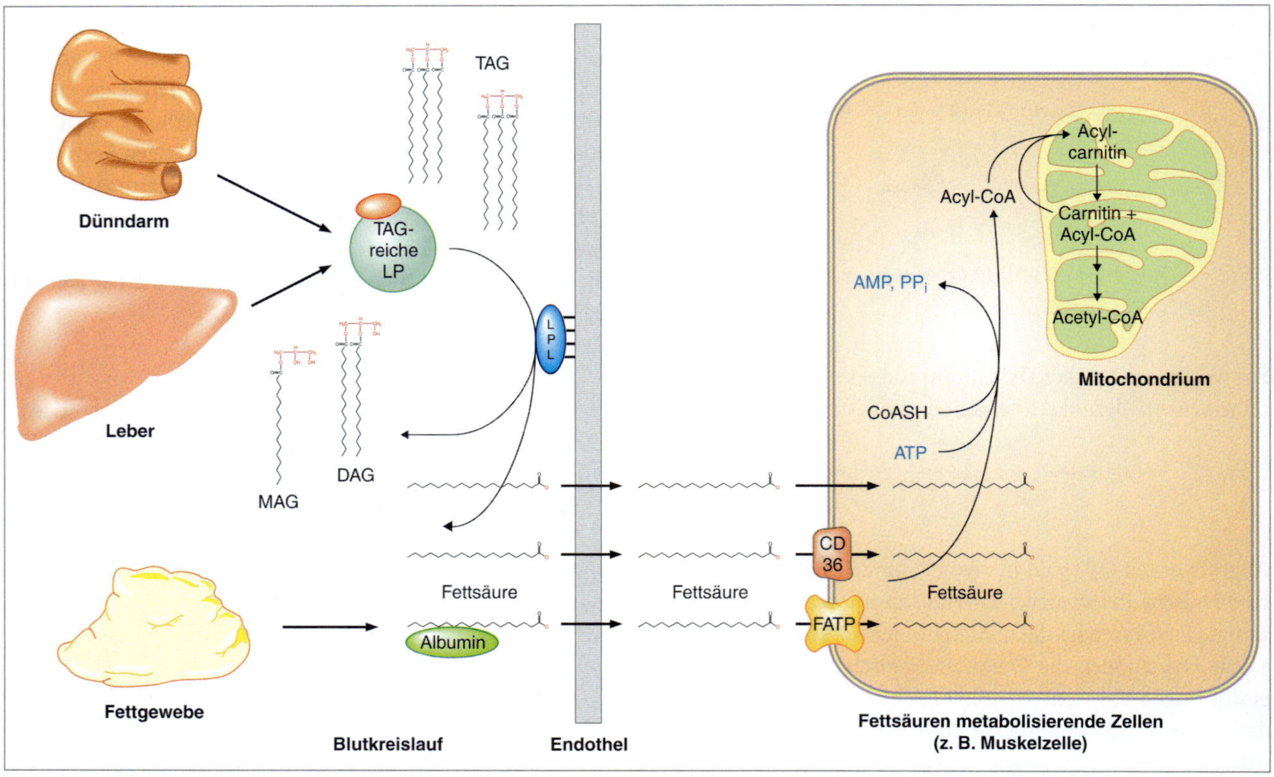

Abb. 7.3 Mobilisierung, zelluläre Aufnahme, Aktivierung und Degradation von Fettsäuren.
TAG = Triglycerid (Triacylglycerin), DAG = Diglycerid (Diacylglycerin), MAG = Monoglycerid (Monoacylglycerin), LP = Lipoproteine, LPL = Lipoproteinlipase, FATP = Fettsäuretransportprotein.

7

Fettsäureaktivierung und Import in das Mitochondrium

Intrazellulär gelangen die Fettsäuren mittels fettsäurebindender Proteine zum Mitochondrium, dem Ort des oxidativen Fettsäureabbaus.

Initial werden die Fettsäuren an der **äußeren Mitochondrienmembran** durch Überführung in energiereiche und reaktionsbereite Thioester aktiviert. Das Enzym Acyl-CoA-Synthetase setzt hierbei Fettsäuren und Coenzym A unter ATP-Verbrauch und Generierung von AMP zum energiereichen **Acyl-CoA** um (➤ Abb. 7.4).

Der Transport langkettiger Fettsäuren (> 10 C-Atome) in die Mitochondrien erfordert die Konjugation aktivierter Fettsäuren (Acyl-CoA) an **Carnitin** (4-Trimethylamino-3-hydroxybutyrat). Durch einen **Acylcarnitin-Carnitin-Transporter** in der inneren Mitochondrienmembran gelangt das Acylcarnitin nun leicht in das Mitochondrium, wo es wieder in Acyl-CoA und Carnitin gespalten wird. Das Carnitin wird vom Transporter wieder ausgeschleust und steht dem Transportprozess erneut zur Verfügung. Ein ausreichender Vorrat von Carnitin ist für die Kapazität des Fettsäureabbaus (β-Oxidation) bedeutsam; im Muskel mit seiner hohen Oxidationsrate ist die Carnitinkonzentration am höchsten (➤ Abb. 7.5). Interessanterweise gelangen aktivierte mittelkettige Fettsäuren (C_8–C_{10}) unkonjugiert in das Innere des Mitochondriums.

Basiszyklus der β-Oxidation

Die β-Oxidation dient der **Energiegewinnung** durch Fettsäureabbau und ist wie die Fettsäuresynthese ein **zyklischer Prozess**. Jeder Zyklus besteht aus vier Einzelschritten und **verkürzt die Fettsäurekette um 2 Kohlenstoffatome** (➤ Abb. 7.6).

- In einem ersten Schritt wird die Bindung zwischen C2 und C3 (α und β) dehydriert, wodurch eine *trans*-Δ^2-Doppelbindung entsteht. Der hierbei anfallende Wasserstoff wird auf FAD übertragen und kann in der Atmungskette oxidiert werden.
- Im zweiten Schritt wird unter Bildung von 3-Hydroxyacyl-CoA Wasser an die Doppelbindung angelagert.
- Im dritten Schritt wird die Hydroxygruppe oxidiert, wobei 3-Ketoacyl-CoA entsteht und der Wasserstoff auf NAD^+ übertragen wird, das wiederum in die Atmungskette einfließt.
- Im letzten Schritt wird Acetyl-CoA abgespalten, wobei die Spaltungsenergie groß genug ist, dass durch Reaktion mit einem weiteren Molekül CoA (Thiolyse) ein nun um 2 Kohlenstoffatome verkürztes Acyl-CoA entstehen kann; dieses tritt von Neuem in den Zyklus ein.

Für den ersten Schritt der β-Oxidation sind mehrere miteinander verwandte **Acyl-CoA-Dehydrogenasen** zuständig, die Homotetramere bilden und ein FAD-Molekül pro Untereinheit als prosthetische Gruppe enthalten. Ihre Spezifität wird durch die Kettenlänge des Acyl-CoA bestimmt:

- Die membranständige VLCAD (very long chain acyl-CoA dehydrogenase) und die matrixständige LCAD (long chain acyl CoA-dehydrogenase) katalysieren den Abbau von aktivierten Fettsäuren mit 14–20 bzw. 12–18 Kohlenstoffresten.
- Die MCAD (medium chain acyl-CoA dehydrogenase) wirkt auf Acyl-CoA-Moleküle mit 4–12 Kohlenstoffresten.

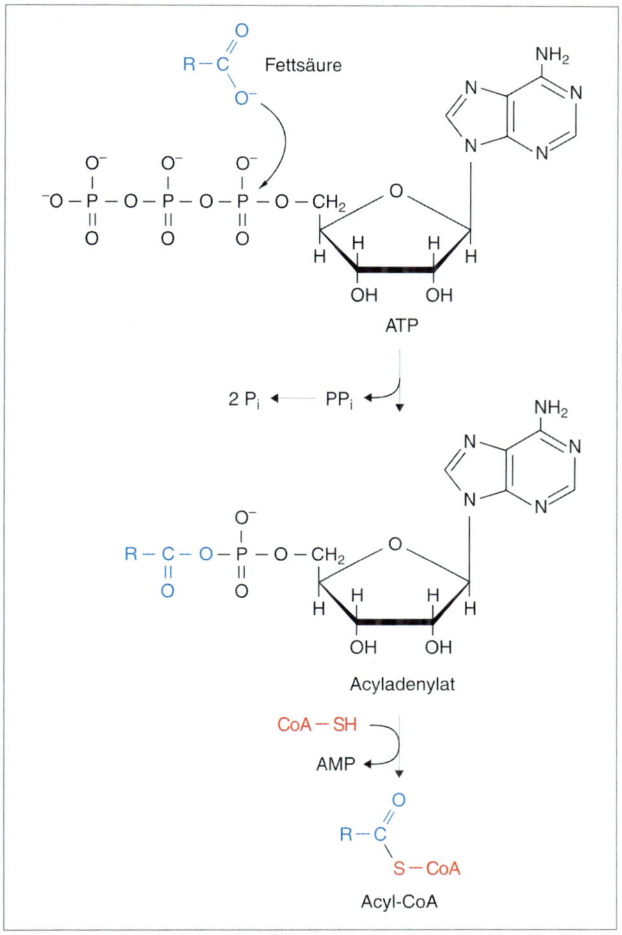

Abb. 7.4 Aktivierung von Fettsäuren durch Acyl-CoA-Synthetase.

- Die SCAD (short chain acyl-CoA dehydrogenase) setzt aktivierte organische Säuren mit 4–6 Kohlenstoffresten um.

Die nachfolgenden drei Schritte der β-Oxidation werden für alle Fettsäuren durch die Enoyl-CoA-Hydratase, die 3-Hydroxyacyl-CoA-Dehydrogenase und die 3-Ketothiolase katalysiert.

Die **Energieausbeute der β-Oxidation** beruht auf der Gewinnung von Acetyl-CoA und Wasserstoff. Aus 1 Molekül Palmitinsäure (16:0) entstehen demnach 8 Moleküle Acetyl-CoA sowie als Reduktionsäquivalente je 7 Moleküle NADH und $FADH_2$. Da für jedes in die Atmungskette eingespeiste Molekül NADH ca. 2,5 Moleküle ATP gebildet werden bzw. ca. 1,5 Moleküle ATP für jedes eingespeiste $FADH_2$, liefert dieser Prozess insgesamt 28 Moleküle ATP. Die 8 Moleküle Acetyl-CoA werden im Citratzyklus ihrerseits zu 16 CO_2 und 16 H_2O umgesetzt, wobei insgesamt 24 Moleküle NADH, 8 Moleküle $FADH_2$ und 8 Moleküle GTP (entspricht 8 ATP) anfallen. In der Summe sind somit 108 Moleküle ATP entstanden. Zwei energiereiche Verbindungen werden jedoch für die Aktivierung der Palmitinsäure benötigt, sodass die Verstoffwechslung 1 Moleküls Palmitinsäure in der Gesamtbilanz von β-Oxidation, Citratzyklus und Atmungskette einen Energiegewinn von 106 ATP erbringt. Pro Molekül ist dieser Energiegewinn etwa dreimal so hoch wie der aus dem Abbau 1 Moleküls Glucose. Auch nach Korrektur für das höhere Molekulargewicht der Fettsäure ist die Energieausbeute bei der Fettsäureoxidation (38 kJ/g) **mehr als doppelt so hoch wie bei der Glucoseoxidation** (17 kJ/g).

Klinik

Störungen des Carnitinstoffwechsels und der Fettsäureoxidation gehen mit klinischen Symptomen einher:

- Genetische Störungen des transmembranären Carnitintransports in das Mitochondrium (Carnitin-Acyltransferase-Mangel) wie auch Defekte von Enzymen der β-Oxidation führen zu Muskelschwäche und Kardiomyopathie.

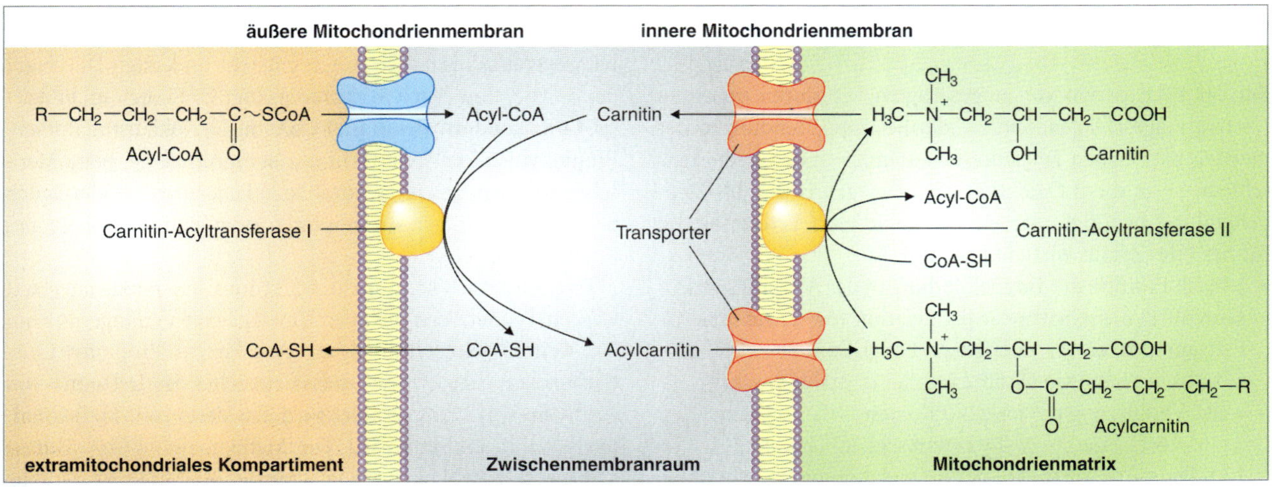

Abb. 7.5 Carnitinkopplung und Transport langkettiger Fettsäuren in das Mitochondrium.

7

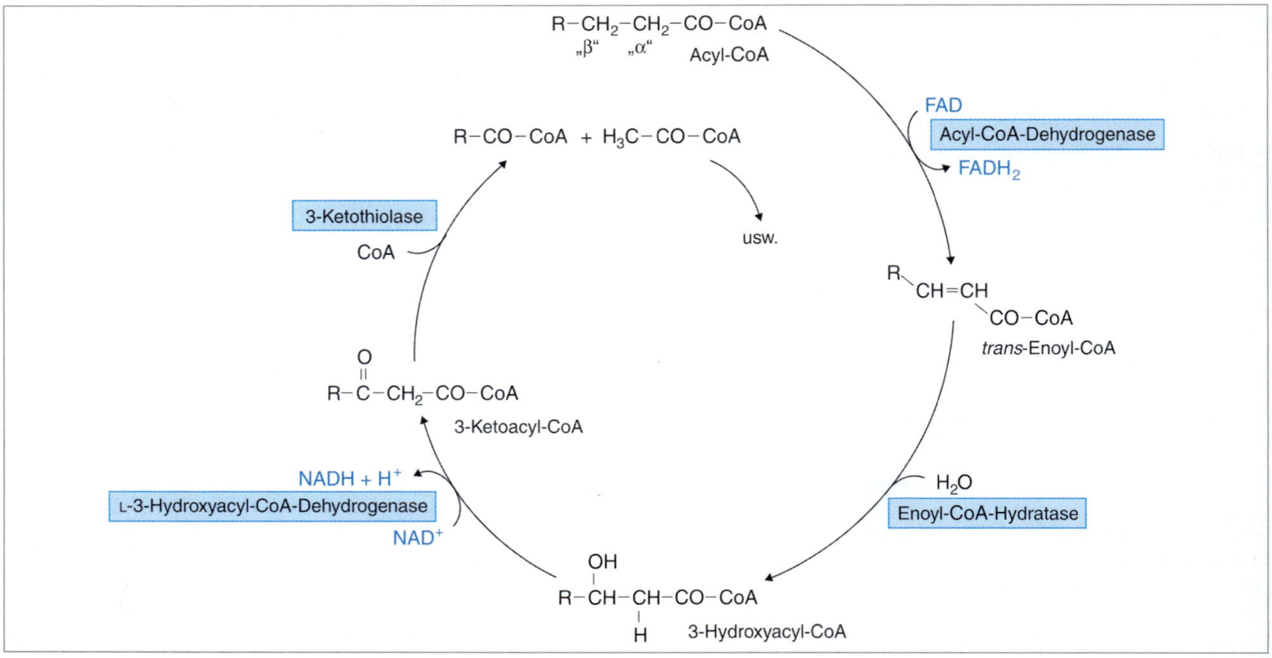

Abb. 7.6 β-Oxidation von Acyl-CoA. Gezeigt ist ein Basiszyklus, in dem ein Acetyl-CoA und ein um 2 C-Atome verkürztes Acyl-CoA entstehen, das erneut in den Zyklus eingeht.

- Die häufigste Erkrankung der mitochondrialen β-Oxidation, der MCAD-Mangel, bedingt insbesondere bei katabolen Situationen und während der ersten beiden Lebensjahre Episoden mit hypoketotischer Hypoglykämie und kann zum plötzlichen Kindstod führen (➤ Praxisfall). Neuerdings werden deswegen und wegen der einfachen Behandlung Blutproben Neugeborener auf diese Stoffwechseldefekte mittels Massenspektrometrie untersucht.
- Sekundärer Carnitinmangel kann bei Mangelernährung, als unerwünschte Medikamentennebenwirkung oder infolge von Dialyse auftreten. Unter den Symptomen herrscht chronische Schwäche der peripheren Muskulatur und des Herzmuskels vor.

β-Oxidation ungesättigter Fettsäuren

Bei der β-Oxidation von ungesättigten Fettsäuren muss ein Umweg eingeschlagen werden, da die Doppelbindungen der meisten natürlichen Fettsäuren *cis*-ständig sind. Für die Einschleusung in die β-Oxidation wird dagegen eine *trans*-Doppelbindung benötigt, wie sie bei gesättigten Fettsäuren im Schritt 1 des Zyklus entsteht (➤ Abb. 7.6).

- Je nach Position der Doppelbindung in der Ausgangsfettsäure führt die schrittweise β-Oxidation von *cis*-ständigen Fettsäuren zu *cis*-Δ^3- oder *cis*-Δ^2-Enoyl-CoA. So entstehen z.B. aus der häufigen Ölsäure (*cis*-Δ^9-18:1) durch schrittweise Verkürzung um jeweils 2 Kohlenstoffatome eine *cis*-Δ^7-16:1-, eine *cis*-Δ^5-14:1- und schließlich die *cis*-Δ^3-12:1-Fettsäure, die nun in der β-Oxidation nicht mehr ohne Weiteres verarbeitet werden kann. Diese *cis*-Verbindung muss zuerst durch eine mitochondriale **Isomerase** zur *trans*-Δ^3-12:1-Fettsäure umgesetzt werden, die nach Hydratisierung der Doppelbindung in die β-Oxidation einmündet (➤ Abb. 7.7).
- Ein anderer Weg wird eingeschlagen, wenn aus mehrfach ungesättigten Fettsäuren eine *cis*-Δ^2-Fettsäure anfällt, z.B. die *cis*-Δ^2-8:1-Fettsäure, die aus der Linolsäure *cis,cis*-$\Delta^{12,9}$-18:2 entsteht. Die Hydratisierung dieser *cis*-Doppelbindung führt zunächst zu D-Hydroxyacyl-CoA, das erst durch eine **Epimerase** in L-Hydroxyacyl-CoA überführt werden muss (➤ Abb. 7.7). Dieses kann nun ebenfalls problemlos für den Schritt 3 der β-Oxidation verwendet werden.

β-Oxidation ungeradzahliger Fettsäuren

Bei ungeradzahligen Fettsäuren entsteht im letzten Durchlauf der β-Oxidation durch Abspaltung einer C_2-Einheit **nicht Acetyl-CoA, sondern Propionyl-CoA** mit 3 Kohlenstoffatomen. Propionyl-CoA entsteht nicht nur beim Abbau der beim Menschen eher seltenen ungeradzahligen Fettsäuren, sondern auch beim Abbau einiger Aminosäuren oder der Seitenkette des Cholesterins.

Propionyl-CoA kann nicht direkt im Citratzyklus abgebaut werden, sondern erst über den Umweg einer Verlängerung um ein weiteres Kohlenstoffatom. Das Enzym Propionyl-CoA-Carboxylase fügt CO_2 an, sodass zunächst das D-Isomer von Methylmalonyl-CoA gebildet wird, das dann zu L-Methylmalonyl-CoA racemisiert wird. Die Methylmalonyl-CoA-Mutase katalysiert anschließend den Transfer der CO-CoA-Gruppe von C2 zu C3, sodass **Succinyl-CoA** entsteht (➤ Abb. 7.8).

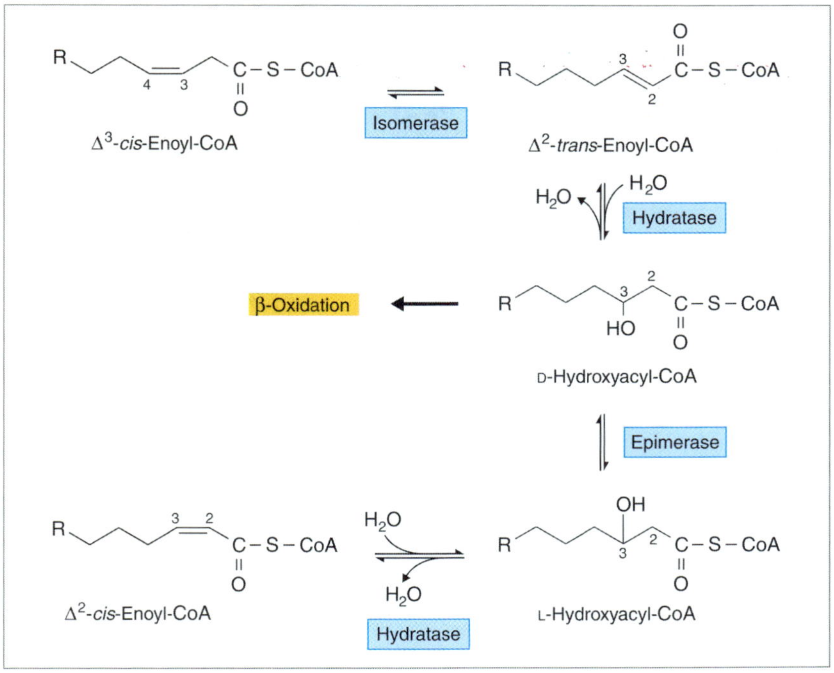

Abb. 7.7 Umwandlung der Abbauprodukte ungesättigter Fettsäuren mit Doppelbindungen in *cis*-Stellung für die Weiterverwendung in der β-Oxidation. Die Umwandlungen unterscheiden sich je nachdem, ob ein *cis*-Δ^3- oder ein *cis*-Δ^2-Enoyl-CoA anfällt.

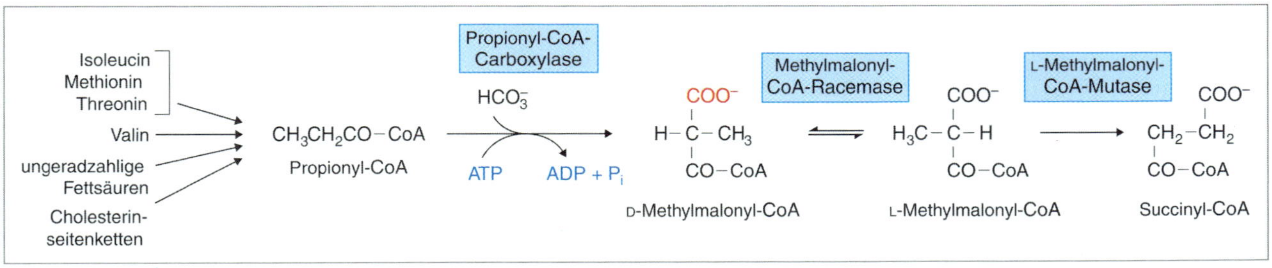

Abb. 7.8 Umwandlung von Propionyl-CoA, das u.a. im Rahmen der β-Oxidation ungeradzahliger Fettsäuren anfällt. Zur Weiterverwendung wird es zu Succinyl-CoA umgesetzt, das in den Citratzyklus einmündet.

Diese ungewöhnliche Isomerisierung erfordert Vitamin B_{12} als Coenzym. Succinyl-CoA ist ein Zwischenprodukt des Citratzyklus und kann nun leicht weiter abgebaut werden.

Metabolisierung von Fettsäuren in Peroxisomen

Ein kleiner Teil der Fettsäuren (< 10%) wird in den Peroxisomen abgebaut, die v.a. in der Leber zahlreich sind. Dieser **peroxisomale Fettsäureabbau** gleicht im Prinzip der mitochondrialen β-Oxidation, mit Ausnahme des ersten Schritts zur Ausbildung der α,β-Doppelbindung. Diese entsteht im Peroxisom durch eine **peroxisomale Acyl-CoA-Dehydrogenase**, die gleichzeitig H_2O_2 bildet:

Acyl-CoA + $O_2 \rightarrow$ *trans*-Δ^2-Enoyl-CoA + H_2O_2

Das sehr reaktive H_2O_2 muss dann durch eine **Katalase** eliminiert werden. Dabei entstehen H_2O und Sauerstoff. Im Unterschied zur β-Oxidation geht damit die Energie aus dem ersten Oxidationsschritt verloren.

Der weitere Verlauf des Fettsäureabbaus entspricht weitgehend der β-Oxidation in Mitochondrien (➤ Abb. 7.9). Durch das Fehlen der Atmungskette in Peroxisomen ist es aber nötig, NADH zu exportieren, um es zu NAD^+ zu oxidieren. Ein weiterer Unterschied zum Mitochondrium ist, dass das anfallende Acetyl-CoA nicht über den Citratzyklus abgebaut werden kann. Hierzu muss es erst in die Mitochondrien transportiert werden.

Da die peroxisomale β-Oxidation nur maximal fünf Zyklen durchläuft und bevorzugt sehr langkettige Fettsäuren (24:0, 26:0) oder die verzweigtkettige Phytansäure (3,7,11,15-Tetramethylhexadecansäure) aus pflanzlicher Nahrung ausschließlich in Peroxisomen oxidiert werden, dient sie wohl eher der **Kettenverkürzung** als der Energiegewinnung. Interessanterweise wird die Biosynthese von Enzymen der peroxisomalen β-Oxidation durch fettreiche Ernährung stimuliert, wobei es zu einer Vergrößerung der Peroxisomen kommt. Auch Wirkstoffe, die die mitochondriale β-Oxidation hemmen, können gleichzeitig zu einer Stimulation der peroxisomalen β-Oxidation führen.

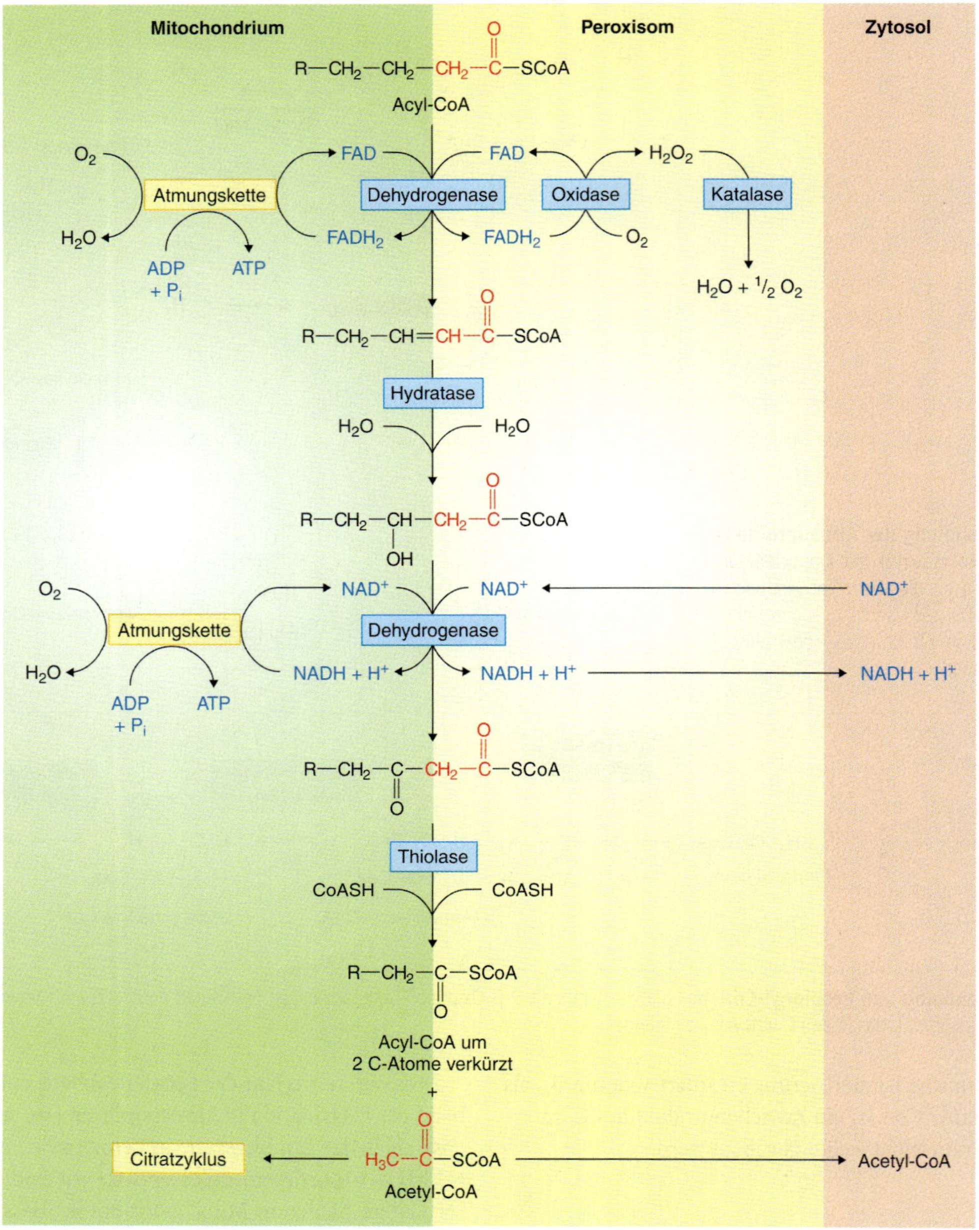

Abb. 7.9 Gegenüberstellung der Oxidation von Fettsäuren in Mitochondrien und Peroxisomen. Sowohl bei der mitochondrialen als auch bei der peroxisomalen Fettsäureoxidation wird die aktivierte Fettsäure in Acetyl-CoA und ein um 2 C-Atome verkürztes Acyl-CoA umgesetzt. Zusätzlich werden je 1 Molekül FAD und NAD^+ in $FADH_2$ bzw. NADH reduziert. Der Zyklus wird so lange wiederholt, bis die geradzahlige Fettsäure komplett in Acetyl-CoA verstoffwechselt ist. In den Mitochondrien gelangen NADH und $FADH_2$ in die Atmungskette zur Herstellung von ATP sowie Acetyl-CoA in den Citratzyklus. Da in Peroxisomen sowohl der Elektronentransferkomplex als auch die Enzyme der Atmungskette fehlen, müssen NADH bzw. Acetyl-CoA für die Oxidation bzw. weitere Verstoffwechslung exportiert werden. $FADH_2$ wird in Peroxisomen durch Oxidasen zu FAD regeneriert. Das dadurch entstehende Wasserstoffsuperoxid wird durch Katalase inaktiviert.

Klinik

Störungen der peroxisomalen Fettsäureoxidation

Die Bedeutung der peroxisomalen Fettsäureoxidation wird veranschaulicht durch einige angeborene Störungen der Peroxisomenbiogenese (z.B. Zellweger-Syndrom) und des peroxisomalen Transports oder der peroxisomalen Oxidation sehr langer (Adrenoleukodystrophie) oder verzweigter Fettsäuren (Refsum-Krankheit). Bei diesen Krankheiten akkumulieren die sehr langkettigen bzw. verzweigtkettigen Fettsäuren, was diagnostisch ausgenutzt wird.

Bildung von Ketonkörpern bei vorherrschendem Fettabbau

Der Begriff **Ketonkörper** umfasst **Acetoacetat**, **Aceton** und **β-Hydroxybutyrat**, ist aber nicht ganz exakt, da Letzteres gar keine Ketogruppe enthält. Ketonkörper fallen immer dann vermehrt im Blut an, wenn der Körper seinen Energiebedarf **ver-**

stärkt durch Fettabbau deckt. Dies ist z.B. im Hungerzustand oder bei entgleistem Diabetes mellitus der Fall. Die Ketonkörper werden von der Leber gebildet und von peripheren Geweben metabolisiert.

Ketonkörper resultieren aus einem gesteigerten Anstrom von Acetyl-CoA, dem Endprodukt der β-Oxidation. Zwei Moleküle Acetyl-CoA reagieren in Umkehrung des vierten Schritts der β-Oxidation zunächst zu **Acetoacetyl-CoA** (➤ Abb. 7.10). Dessen Oxogruppe reagiert dann mit einem dritten Acetyl-CoA zu β-Hydroxy-β-methylglutaryl-CoA (**HMG-CoA**), das auch ein Zwischenprodukt der Cholesterinbiosynthese ist. Aus diesem wird durch die HMG-CoA-Lyase ein Acetyl-CoA abgespalten, sodass Acetoacetat entsteht. Ein kleiner Teil des Acetoacetats gibt in einer spontanen und irreversiblen Reaktion CO_2 unter Bildung von Aceton ab, das im Urin ausgeschieden bzw. abgeatmet werden muss. Ein größerer Teil des Acetoacetats wird jedoch zu β-Hydroxybutyrat reduziert, das im Blut in höheren Konzentrationen als Acetoacetat nachweisbar wird.

β-Hydroxybutyrat und Acetoacetat können in extrahepatischen Geweben als Energielieferanten dienen, v.a. in Herz- und Skelettmuskulatur. Hierzu werden sie zu Acetoacetyl-CoA umgewandelt, das wieder in die **β-Oxidation** einmündet. β-Hydroxybutyrat wird zunächst in Umkehr seiner Entstehung in Acetoacetat überführt. Auf Acetoacetat wird dann durch eine Transferase CoA übertragen, das aus Succinyl-CoA, einem normalen Intermediärprodukt des **Citratzyklus**, stammt. In der Leber ist diese Transferase nicht vorhanden, weswegen ein steter Strom der Ketonkörper von der Leber zur Peripherie besteht.

Klinik

Beim **schlecht eingestellten Diabetes mellitus** stellt die **Ketoazidose** eine gefährliche Verlaufsform dar, die auf der Basis eines absoluten Insulinmangels entsteht. Da der Glucoseeinstrom in die Zellen unterbrochen ist, kann der Organismus Energie nur noch durch Fettabbau gewinnen. Die Folge ist ein verstärkter Anfall von Fettsäuren und somit von Acetyl-CoA. Die entstehenden Ketonkörper können derart hohe Konzentrationen erreichen, dass das Aceton in der Atemluft der häufig komatösen Patienten gerochen werden kann. Da Acetoacetat und β-Hydroxybutyrat starke Säuren sind (pK_a 3,8 und 4,8), führen sie zu einer pH-Absenkung des Bluts (**metabolische Azidose**) und werden als Na^+- und K^+-Salze im Urin ausgeschieden (Salzverlust). Gleichzeitig kommt es zu einer Verschiebung von K^+ aus den Zellen in das Plasma im Austausch gegen H^+, sodass sich der stattgefundene Kaliumverlust nicht in Form einer verringerten Kaliumplasmakonzentration manifestiert. Hieraus kann ein gefährlicher Irrtum entstehen, wenn zur Therapie der Ketoazidose bei scheinbarer „Normokaliämie" allein das fehlende Insulin gegeben wird. Dieses wird rasch einen Kaliumrückstrom in die Zellen bewirken mit der Folge einer **Hypokaliämie** und dem Risiko von Rhythmusstörungen oder gar Herzstillstand. Aus diesem Grund muss die Kaliumkonzentration bei der Therapie der Ketoazidose mit Insulin immer engmaschig kontrolliert bzw. Kalium gleichzeitig mit Insulin verabreicht werden.

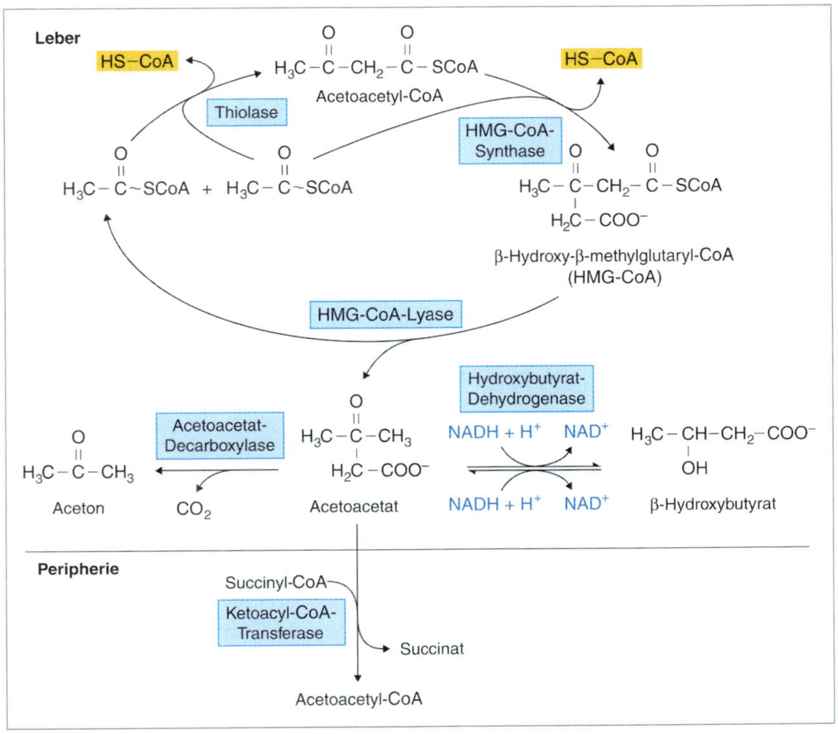

Abb. 7.10 Entstehung der Ketonkörper aus Acetyl-CoA in der Leber. Die Umwandlung zu Aceton ist irreversibel. In der Peripherie kann Acetoacetat nach Umwandlung zu Acetoacetyl-CoA zur Energiegewinnung verwendet werden.

MERKE

Die β-Oxidation von Fettsäuren ist eine wichtige Energiequelle. Aktivierte mittel- und langkettige Fettsäuren werden als Carnitinester in Mitochondrien transportiert, in denen der zyklische Abbau zu Acetyl-CoA unter Bildung von NADH und $FADH_2$ stattfindet. Acetyl-CoA und Reduktionsäquivalente werden in Citratzyklus und Atmungskette zu CO_2 und H_2O umgesetzt. Bei einem Überschuss von Acetyl-CoA entstehen in der Leber die Ketonkörper Acetoacetat, β-Hydroxybutyrat und Aceton. Sie werden physiologisch von peripheren Geweben als Energielieferant genutzt. Sie akkumulieren bei Hunger und Entgleisung eines Diabetes mellitus. Auch ungesättigte oder ungeradzahlige Fettsäuren münden in die β-Oxidation, müssen aber speziell umgewandelt werden. Zum geringen Teil werden Fettsäuren auch in Peroxisomen oxidiert. Dieser Prozess dient aber eher der Verkürzung von sehr langkettigen oder verzweigten Fettsäuren als der Energiegewinnung.

7.2.3 Synthese der Fettsäuren

Zahlreiche Organe synthetisieren Fettsäuren (**Lipogenese**), v.a. Leber, Fettgewebe, Intestinum, Niere und die laktierende Brustdrüse. Die Fettsäuresynthese ist nicht eine einfache Umkehrung der β-Oxidation. Abbau und Aufbau der Fettsäuren finden in **unterschiedlichen subzellulären Kompartimenten** statt (Abbau in Mitochondrien oder Peroxisomen, Synthese im Zytosol) und benötigen **unterschiedliche Enzyme und Reduktanden** (NAD^+ oder FAD^+ bzw. NADPH).

Die Fettsäuresynthese lässt sich in drei grundsätzliche Schritte gliedern:

- Im ersten Schritt werden die für die Synthese benötigten Moleküle Acetyl-CoA und NADPH aus dem Mitochondrium in das Zytosol transportiert.
- Zweitens katalysiert die Acetyl-CoA-Carboxylase in einem geschwindigkeitsbestimmenden und stark regulierten Schritt die Synthese von Malonyl-CoA.
- Im dritten Schritt wird unter Beteiligung eines Fettsäurebindungsproteins und eines Multienzymkomplexes sukzessive das Acetyl-CoA bzw. die aktivierte Fettsäure um C_2-Gruppen verlängert, bis maximal eine C-16 Fettsäure (Palmitat) entsteht.

Transport von Acetyl-CoA aus dem Mitochondrium in das Zytosol

Für die Fettsäuresynthese werden als grundsätzliche Bestandteile Kohlenstoff und Wasserstoff benötigt. Kohlenstoffquelle ist das **Acetyl-CoA**, und als Quelle von Wasserstoff dient **NADPH**. NADPH wird beim oxidativen Abbau von Glucose im Rahmen des Pentosephosphatwegs gebildet. Acetyl-CoA entstammt dem Fettsäure- oder Glucoseabbau, die beide im Mitochondrium stattfinden. Da die Fettsäuresynthese jedoch im Zytosol erfolgt, muss das Acetyl-CoA aus den Mitochondrien in das Zytosol transportiert werden. Hierzu wird es in der ersten Reaktion des Citratzyklus zunächst in **Citrat** überführt. Citrat kann die innere Mitochondrienmembran über den Tricarbonsäuretransporter passieren und wird dann im Zytosol durch die ATP-Citrat-Lyase erneut in das benötigte Acetyl-CoA und Oxalacetat gespalten (➤ Abb. 7.11). Da für Oxalacetat kein Transporter vorhanden ist, muss es zu **Malat** reduziert werden, das dann über den Malat-α-Ketoglutarat-Transporter in die Mitochondrien gelangt. Dort wird es wieder zu Oxalacetat oxidiert. Ein alternativer Weg führt über eine oxidative Decarboxylierung von Malat zu Pyruvat, das dann in die Mitochondrienmatrix transportiert wird. Dieser Weg wird v.a. in den Adipozyten beschritten, da hierbei das für die Fettsäuresynthese benötigte NADPH produziert werden kann.

Bildung von Malonyl-CoA als geschwindigkeitsbestimmender Schritt

Zentraler Baustein der Fettsäuresynthese ist das **Acetyl-CoA**, das durch zyklischen Anbau von jeweils 2 Kohlenstoffatomen bis zum Endprodukt verlängert wird. Die anzufügenden C_2-Einheiten stammen aus Acetyl-CoA, das aber zunächst durch die **Acetyl-CoA-Carboxylase** in das reaktionsfreudigere **Malonyl-CoA** (3 C-Atome) überführt wird (➤ Abb. 7.12). An dieser Reaktion ist Biotin als CO_2-übertragendes Coenzym beteiligt. Die Reaktion läuft in zwei Schritten ab. Im ersten Schritt wird aus Bicarbonat unter ATP-Verbrauch das transiente Carbonylphosphat gebildet, das mit Biotin zu *N*-Carboxybiotin reagiert. Im zweiten Schritt findet die CO_2-Übertragung auf das Acetyl-CoA statt.

Die Reaktion ist **geschwindigkeitsbestimmend** für die Fettsäuresynthese und stark reguliert durch Metaboliten und Hormone.

Fettsäuresynthese als zyklische Elongationsreaktion

Jeder Zyklus der Fettsäuresynthese setzt sich aus sieben enzymatisch gesteuerten Teilschritten zusammen, die an einem zentralen Protein, dem **Acyl-Carrier-Protein (ACP)**, ablaufen und von einem **Multienzymkomplex**, der **Fettsäure-Synthase**, katalysiert werden.

Acyl-Carrier-Protein

Das Acyl-Carrier-Protein besitzt zwei essenzielle kovalente Bindungsstellen für die entstehenden Fettsäuren. Die Bindung erfolgt jeweils über die **SH-Gruppe von Pantethein** (einem Bestandteil von Coenzym A), das **an Serylreste von ACP gebunden** ist (➤ Abb. 7.13). Die „periphere" SH-Gruppe des ACP dient dem zwischenzeitlichen „Parken" des Ausgangsmoleküls für den jeweiligen Zyklus und die „zentrale" SH-Gruppe der Kettenverlängerung und allen nachfolgenden Reaktionen.

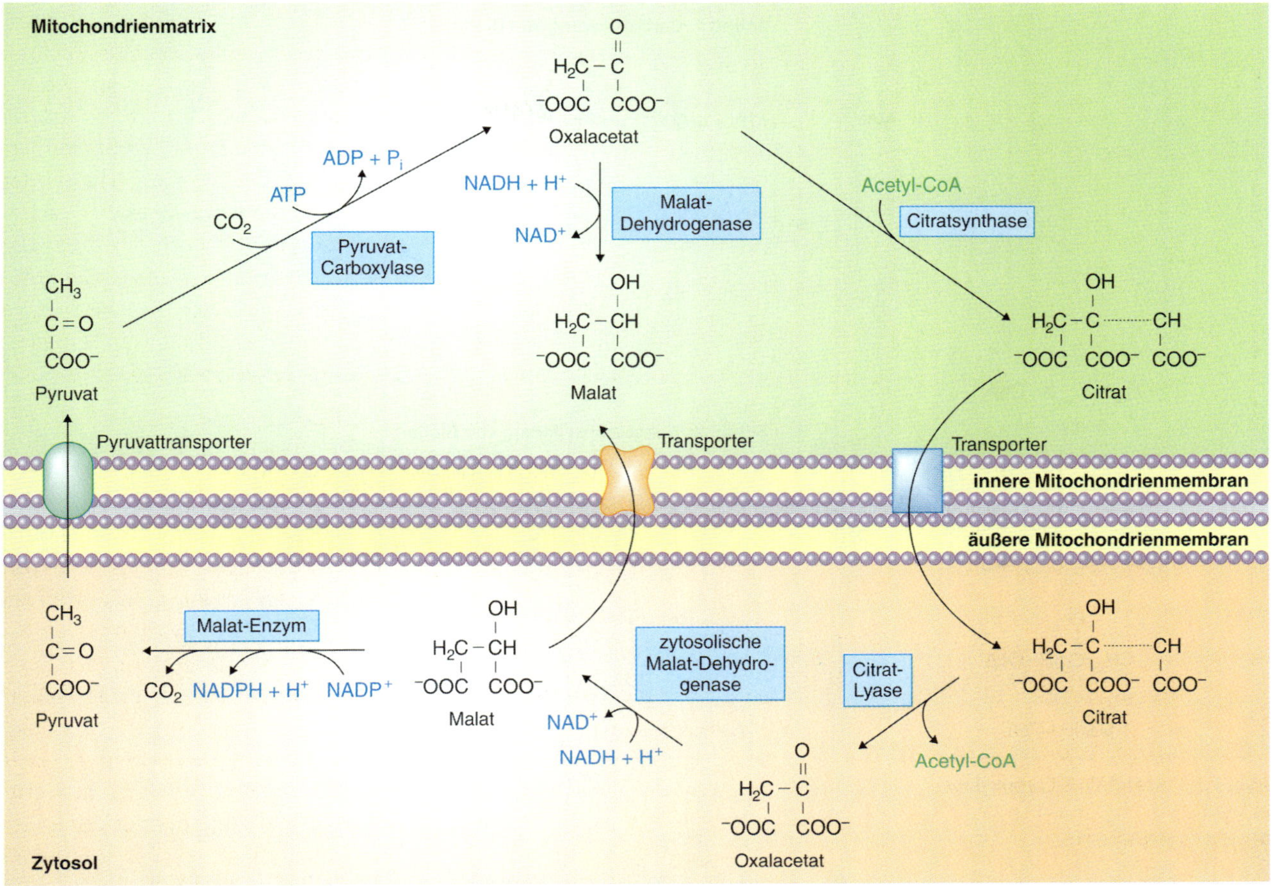

Abb. 7.11 Der Transport von Acetyl-CoA aus dem Mitochondrium in das Zytosol erfolgt nach Umwandlung zu Citrat unter Verwendung von Oxalacetat. Aus dem nach Freisetzung des Acetyl-CoA im Zytosol entstandenen Oxalacetat entsteht Malat, das wieder in das Mitochondrium zurücktransportiert wird, um dort erneut in den Kreislauf einzugehen. Dabei wird das Malat entweder direkt in die Mitochondrien transportiert oder nimmt den Umweg über Pyruvat.

Die Elongationsreaktion

- Jeder Elongationszyklus beginnt mit dem Parken des zu verlängernden Fettsäurerests an der peripheren SH-Gruppe des ACP. Im Fall des **Neustarts** der Synthese ist dies der Acetylrest aus einem Acetyl-CoA (das zunächst an die zentrale SH-Gruppe gebunden wird), im Fall der **Verlängerung** eines Produkts aus einem vorherigen Zyklus ist es der entsprechende Acylrest von der zentralen SH-Gruppe (➤ Abb. 7.14).
- Das Malonyl-CoA wird nun an die wieder freie zentrale SH-Gruppe von ACP gebunden. Dort wird der geparkte Acetylrest (bzw. Acylrest) unter gleichzeitiger CO_2-Abgabe auf das α-Kohlenstoffatom des Malonyl-Enzymkomplexes transferiert. Dieser Teilschritt heißt **Kondensation**. Der entstandene Acetoacetylrest bleibt nun während der nachfolgenden Reaktionen an die zentrale SH-Gruppe gebunden.
- Durch NADPH wird dann der Acetoacetylrest zunächst in der **ersten Reduktion** zu einem β-Hydroxyfettsäurerest hydriert.
- Hieraus entsteht durch Wasserabspaltung ein α,β-ungesättigter Thioester (**Dehydratisierung** in ➤ Abb. 7.14).
- Die **zweite Reduktion** führt schließlich mit einem weiteren NADPH als Elektronendonor zur Sättigung der Doppelbindung und zur Bildung des um insgesamt 2 Kohlenstoffatome verlängerten Endprodukts dieses Zyklus.
- Hat dieses Endprodukt die endgültige Kettenlänge erreicht, wird es als Fettsäure **abgespalten**. Anderenfalls wird es zur erneuten **Kettenverlängerung** in nachfolgenden Zyklen auf die periphere SH-Gruppe übertragen.

Da der Ausgangsbaustein, das Acetyl-CoA, 2 Kohlenstoffatome enthält, resultieren aus der Synthese Fettsäuren mit einer **geradzahligen Anzahl** von Kohlenstoffatomen, am häufigsten C_{16} oder C_{18}. Für die Herstellung eines Palmitinsäuremoleküls (16:0) werden demzufolge 1 Molekül Acetyl-CoA zum Beginn und weitere 7 Moleküle Malonyl-CoA (aus 7 Acetyl-CoA) gebraucht.

Die für die Teilschritte eines jeden Zyklus benötigten Enzyme liegen in Hefe und in einigen Mikroorganismen als Komplex mehrerer Enzyme vor. Höhere Organismen verfügen dagegen über die **Fettsäure-Synthase.** Bei diesem großen, dimeren Protein nehmen spezialisierte Proteindomänen mit mehreren aktiven Zentren die verschiedenen enzymatischen Funktionen für die einzelnen Teilschritte des Zyklus wahr. Das

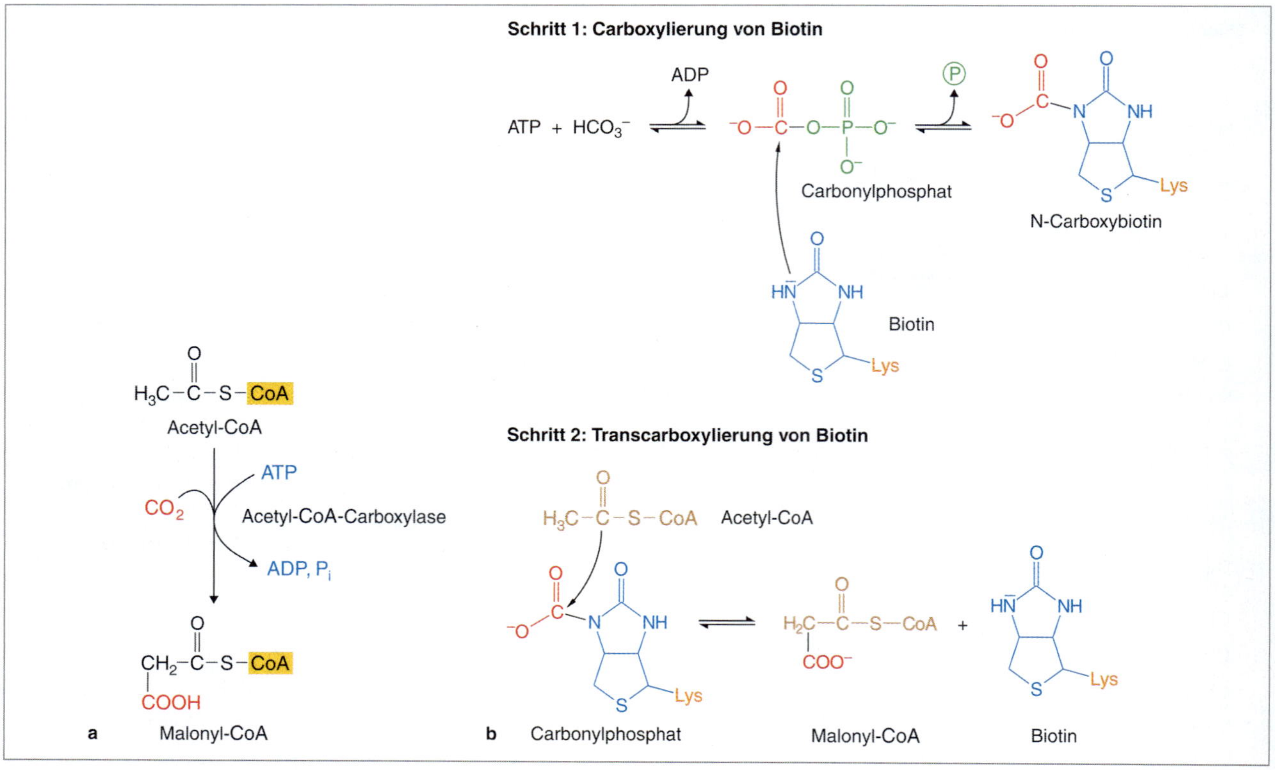

Abb. 7.12 Acetyl-CoA-Carboxylase.
a) Reaktion,
b) genauer Mechanismus.

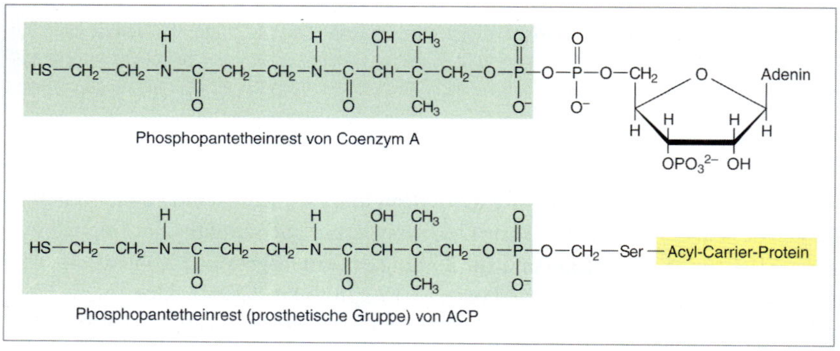

Abb. 7.13 Fettsäuren werden über die SH-Gruppe des Phosphopantetheins an das Acyl-Carrier-Protein (ACP) gekoppelt.

Ausschalten der Diffusion durch Immobilisierung der wachsenden Fettsäurekette am ACP und die fließbandartige Anordnung der aktiven Zentren steigern die Effizienz der Fettsäure-Synthase.

Hormonelle Regulation und Produkthemmung

Die Regulation der Fettsäuresynthese erfolgt bereits zu einem frühen Zeitpunkt im Synthesezyklus, nämlich bei der Umsetzung von Acetyl-CoA zu Malonyl-CoA durch die Acetyl-CoA-Carboxylase. Dieses Schrittmacherenzym wird systemisch und lokal reguliert.

- Die **systemische Regulation** erfolgt durch die Hormone **Insulin, Glucagon und Adrenalin** (➤ Kap. 24.9): Insulin stimuliert die Fettsäuresynthese durch Aktivierung der Carboxylase; Glucagon und Adrenalin haben den entgegengesetzten Effekt. Die insulinvermittelte Aktivierung der Acetyl-CoA-Carboxylase geschieht durch Dephosphorylierung, die glucagon- und adrenalinvermittelte Hemmung durch Phosphorylierung. Die Phosphorylierung wird durch die AMP-aktivierte Protein-Kinase, den hauptsächlichen Regulator der Energiehomöostase, vermittelt, die Dephosphorylierung durch die Protein-Phosphatase A_2 (➤ Abb. 7.15).
- **Lokal** wird die Acetyl-CoA-Carboxylase **durch Citrat stimuliert** und **durch langkettige Acyl-CoA-Moleküle gehemmt**. Die Citratkonzentration im Zytoplasma steigt, wenn durch den Citratzyklus in den Mitochondrien genügend ATP bereitgestellt wurde, d.h. in einer anabolen Energielage. Dann ist es sinnvoll, die Energie in Form von Fett-

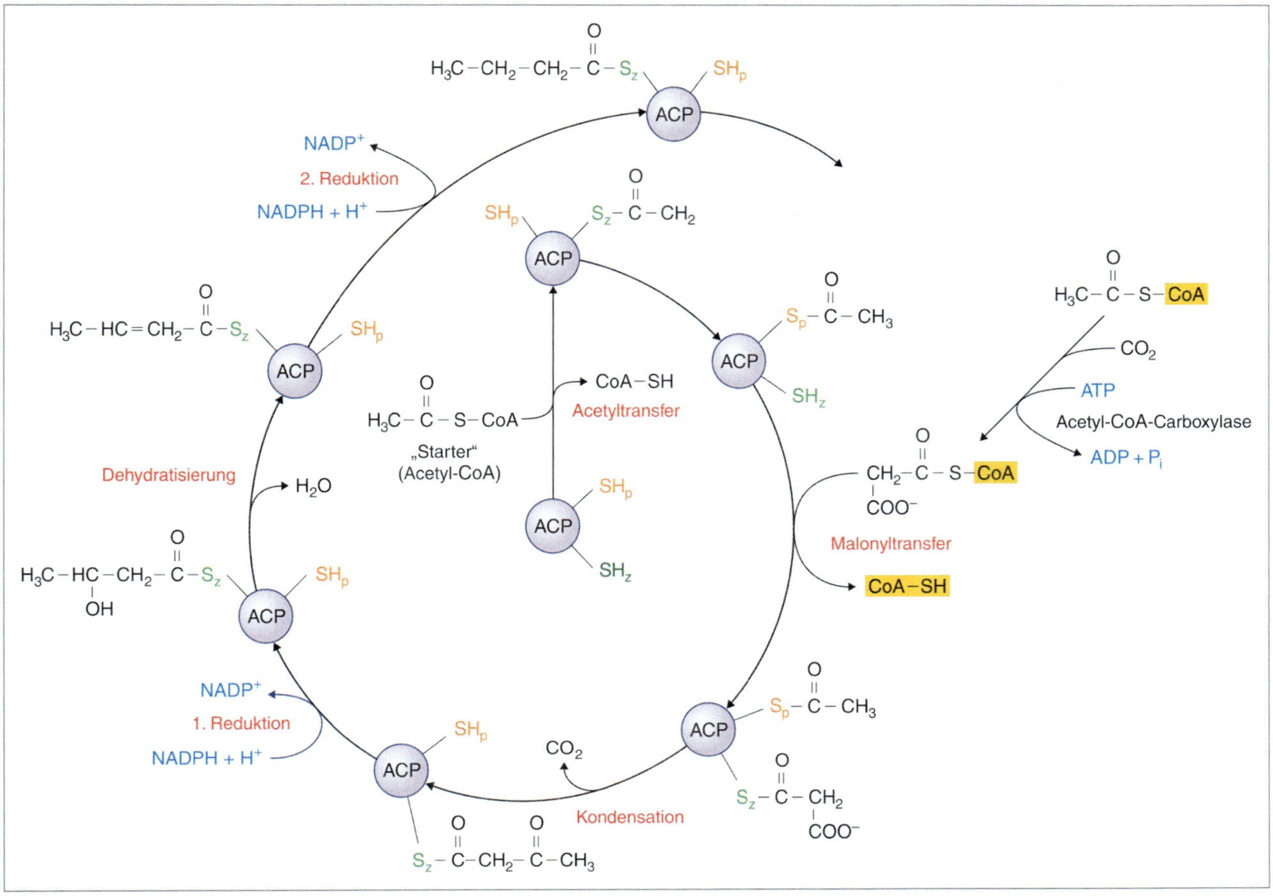

Abb. 7.14 Schematische Darstellung der zyklischen Fettsäuresynthese. SH_p und SH_z: peripheres bzw. zentrales Zentrum des Acyl-Carrier-Proteins (ACP).

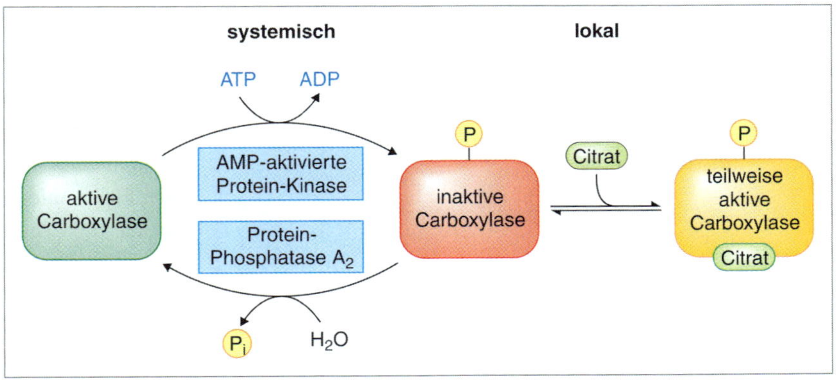

Abb. 7.15 Regulation der Fettsäuresynthese.

säuren zu konservieren. Der Citratzyklus wird bei ATP-Überschuss gehemmt, und Citrat als Eingangsmolekül häuft sich an. Die Acetyl-CoA-Carboxylase wird aktiviert, sodass die Produktion von Fettsäuren zunimmt. In dieser Situation häuft sich auch Malonyl-CoA an, das die Acylcarnitin-Transferase I und damit die Aufnahme der Fettsäuren in die Mitochondrien hemmt. Dadurch wird verhindert, dass die in Zeiten des Überflusses neu synthetisierten Fettsäuren gleich wieder verbrannt werden. Ist dagegen die zytosolische Konzentration langkettiger Fettsäuren erhöht, wird die Acetyl-CoA-Carboxylase inhibiert und somit die Neusynthese von Fettsäuren in einer typischen Produkthemmung unterdrückt. Dies ist physiologisch beim Hungern der Fall, wenn zur Energiegewinnung auf einen Abbau von Speicherfett umgeschaltet (Lipolyse) und Fettsäuren freigesetzt werden, die sofort zu Acyl-CoA weiterverarbeitet werden. Eine ähnliche Situation entsteht beim Diabetes mellitus, wenn es durch Insulinresistenz oder -mangel zu einer Leerung des Fettgewebes kommt.

MERKE

Die Synthese der Fettsäuren findet im Zytosol statt. Hierzu wird Acetyl-CoA aus den Mitochondrien exportiert und durch Acetyl-CoA-Carboxylase in das reaktivere Malonyl-CoA verstoffwechselt. Die Fettsäure-Synthase kondensiert anschließend die 2 C-Einheiten der aktivierten Malonylgruppe mit einer aktivierten Acylgruppe, sodass sukzessive aus einer aktivierten Acetylgruppe Palmitinsäure entsteht. Die Reaktion erfordert NADPH und ATP und setzt CO_2 frei. Als Schrittmacherenzym der Fettsäuresynthese wird Acetyl-CoA-Carboxylase systemisch durch Insulin, Adrenalin und Glucagon sowie lokal durch Citrat und Acyl-CoA reguliert.

7.2.4 Desaturierung und Elongation

Das hauptsächliche Produkt der Fettsäuresynthese im Zytosol ist Palmitoylsäure (16:0). Längere Fettsäuren werden durch verschiedene Enzyme an der zytosolischen Seite des endoplasmatischen Retikulums synthetisiert. Die Kettenverlängerungen (**Elongation**) der gesättigten (oder auch ungesättigten) Fettsäuren erfolgen – ähnlich wie bei der Fettsäuresynthese – durch Addition von 2 Kohlenstoffatomen, die aus Malonyl-CoA stammen.

50% der menschlichen Fettsäuren sind ungesättigt. Sie werden entweder exogen mit der Nahrung aufgenommen oder endogen durch **Desaturierung** (Einführung einer Doppelbindung) aus zunächst gesättigten Fettsäuren gebildet. Die zuständigen Oxidasen, die sog. **Desaturasen**, sind Teil eines membranständigen Multienzymkomplexes, der auch NADH-Cytochrom-b5-Reduktase und Cytochrom b5 enthält (➤ Abb. 7.16). Die Reaktion erfordert 1 Mol NADH + H^+ sowie 1 Mol O_2 und generiert NAD^+ sowie 2 Mol H_2O. Desaturasen sind beim Menschen für die Kohlenstoffatome 9, 6, 5 und 4 spezifisch. Ist das Substrat der Desaturasen ungesättigt, liegt die neue Doppelbindung immer zwischen der bereits vorhandenen Doppelbindung und der COOH-Gruppe.

Durch Kombination von Elongation und Desaturation kann aus Palmitoyl-CoA (16:0) über Stearyl-CoA (18:0) Oleyl-CoA (18:1) synthetisiert werden.

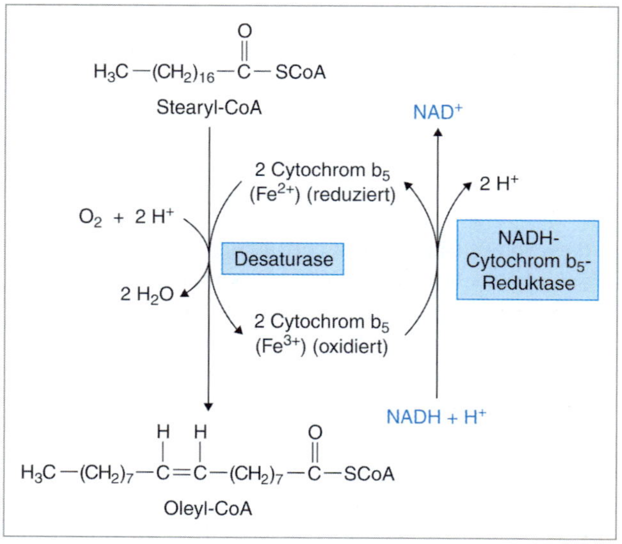

Abb. 7.16 Desaturierung von Fettsäuren.

Bei Säugern können keine Doppelbindungen an höheren Kohlenstoffatomen als C9 gebildet werden. Entsprechend sind Linolsäure [18:2($\Delta^{9,12}$), ω-6], Linolensäure [18:3($\Delta^{9,12,15}$), ω-3] und Arachidonsäure [20:4($\Delta^{5,8,12,14}$), ω-6] für den Menschen **essenzielle Fettsäuren** und müssen wie Vitamine mit der Nahrung aufgenommen werden.

Arachidonsäure kann allerdings im endoplasmatischen Retikulum aus Linolsäure-CoA gebildet werden (➤ Abb. 7.17). Linolsäure wird zuerst zum $\Delta^{6,9,12}$-Octadecatrienoyl-CoA desaturiert, dann wie bei der Fettsäuresynthese um 2 Kohlenstoffatome zum $\Delta^{8,11,14}$-Eicosatrienoyl-CoA elongiert und schließlich erneut desaturiert, wobei $\Delta^{5,8,11,14}$-Eicosatetraenoyl-CoA (Arachidonsäure-CoA) entsteht. In geringem Umfang erfolgen beim Menschen auch Umwandlungen der **Linolensäure** [18:3($\Delta^{9,12,15}$), ω-3] zur Eicosapentaensäure [20:5($\Delta^{5,8,11,14,17}$), ω-3] und zur Docosahexaensäure [22:6($\Delta^{4,7,10,13,16,19}$), ω-3].

Klinik

Unter den mehrfach ungesättigten Fettsäuren herrschen ω-6-Fettsäuren vor. Die Blutspiegel des Menschen an ω-3-Fettsäuren (insbesondere Eicosapentaensäure) sind bei der durchschnittlichen westlichen und fleischreichen Ernährung niedrig. Populationen, die sich überwiegend von **Meeresfischen** ernähren, weisen **höhere ω-3-Fettsäurespiegel** auf, da sich diese vom Phytoplankton gebildeten Fettsäuren in der maritimen Nahrungskette anreichern. In mehreren großen epidemiologischen und kontrollierten klinischen Studien wurde gezeigt, dass der Konsum einer mit ω-3-Fettsäuren angereicherten Nahrung bzw. die medikamentöse Einnahme von Fischöl die Erkrankungsraten und den Schweregrad von rheumatoider Arthritis, Asthma und Herzinfarkt günstig beeinflusst. Als häufige Erklärungen für die protektive Wirkung der ω-3-Fettsäuren werden deren positive Wirkungen auf die Fluidität von Plasmamembranen und auf die Synthese der Triglyceride genannt sowie v.a. die Tatsache, dass die aus ihnen entstehenden Eicosanoide weniger stark proinflammatorisch wirken als die aus der ω-6-Fettsäure Arachidonsäure synthetisierten oder sogar Entzündungsprozesse beenden helfen.

Die meisten gesättigten und ungesättigten Fettsäuren können vom Organismus selbst synthetisiert werden. Eine Ausnahme machen jedoch einige ungesättigten Fettsäuren, die nicht oder nur in unzureichendem Ausmaß gebildet werden können, v.a. die **Linolsäure** [18:2($\Delta^{9,12}$), ω-6] und die **Linolensäure** [18:3($\Delta^{9,12,15}$), ω-3]. Diese werden als **essenzielle Fettsäuren** bezeichnet und **müssen mit der Nahrung aufgenommen werden**. Ein Mangel an essenziellen Fettsäuren ist beim Menschen allerdings selten, da diese Fettsäuren in großer Menge im Fettgewebe gespeichert werden. Mangelsymptome können aber auftreten, wenn Patienten allein durch Infusionslösung ernährt werden (parenterale Ernährung). Zeichen eines Linolsäuremangels (Tagesbedarf ca. 10 g) sind trockene, schuppende Haut, Zunahme der Wasserverdunstung durch die Haut sowie Nierenveränderungen mit Hämaturie.

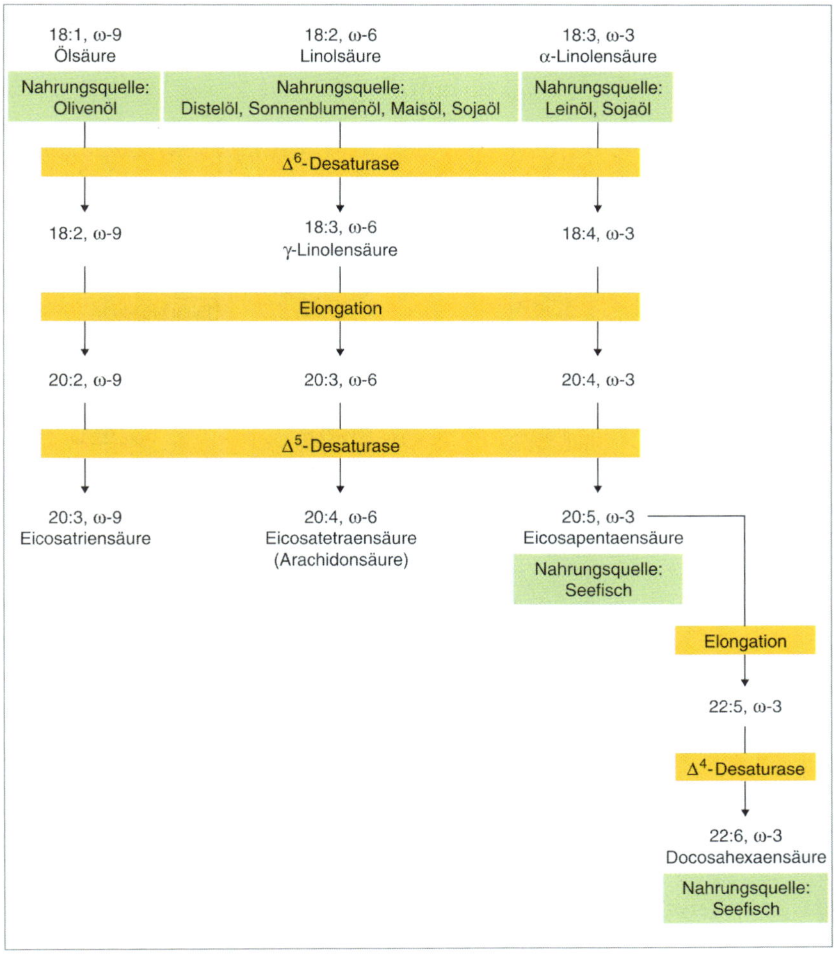

Abb. 7.17 Desaturierung (Einführung einer Doppelbindung) und Elongation (Kettenverlängerung) von Fettsäuren der ω-9-, ω-6- und ω-3-Reihe zu längeren und höher ungesättigten Fettsäuren.

MERKE
Fettsäuren mit mehr als 16 C-Atomen und ungesättigte Fettsäuren werden durch spezielle Fettsäure-Synthasen bzw. -Desaturasen auf der zytosolischen Seite des endoplasmatischen Retikulums synthetisiert. Ungesättigte Fettsäuren mit Doppelbindungen jenseits von C_9 sind essenziell für den Menschen.

7.2.5 Eicosanoide

Arachidonsäure [20:4($\Delta^{5,8,11,14}$), ω-6] und zu einem geringen Anteil die Dihomo-γ-linolensäure [Eicosatriensäure, 20:3($\Delta^{8,11,14}$), ω-3] sind Vorläufer einer Reihe von biologisch hochaktiven Molekülen, z.B. Prostaglandinen, Leukotrienen, Lipoxinen oder Endocannabinoiden, die als Eicosanoide (aus dem Altgriechischen für 20) zusammengefasst werden. Aus ω-3-Fettsäuren, v.a. Eicosapentaensäure [20:5($\Delta^{5,8,11,14,17}$)], können zusätzlich zu Prostaglandinen und Leukotrienen auch Resolvine und Protectine synthetisiert werden.

Eicosanoide haben eine sehr kurze Halbwertszeit von wenigen Sekunden bis wenigen Minuten und wirken als **lokale Hormone**. Durch Bindung an spezifische 7-Transmembran-Domänen-Rezeptoren modulieren sie die Aktivität der synthetisierenden (= **autokrin**) oder benachbarten Zellen (= **parakrin**). Die vielfältigen Wirkungen der Eicosanoide umfassen die Regulation des Blutflusses, des Schmerzes, der Entzündung und des Appetits.

Der **Bildung** von Eicosanoiden geht die Freisetzung mehrfach ungesättigter C_{20}-Fettsäuren aus membranständigen Phospholipiden durch Einwirkung der Phospholipase A_2 voraus. In einem zweiten Schritt erfolgt die Bildung von **Prostaglandinen**, **Resolvinen** und **Protectinen** mittels Cyclooxygenasen bzw. von **Leukotrienen** und **Lipoxinen** durch Lipoxygenasen (➤ Abb. 7.18).

Prostaglandine und andere Produkte von Cyclooxygenasen

Alle Prostaglandine einschließlich der Prostacycline (z.B. PGI_2) und Thromboxane (z.B. TxA_2) enthalten eine aus **5 C-Atomen bestehende Ringstruktur**, die durch Einwirkung von **Cyclooxygenasen** entsteht (➤ Abb. 7.19). Thromboxane und Prostacycline unterscheiden sich von den übrigen Prostaglandinen durch das Vorhandensein einer **Etherbrücke** innerhalb der Ringstruktur bzw. einer **zweiten Ringstruktur**. Die tiefgestellten Ziffern in den Abkürzungen bezeichnen die Abstammung aus den jeweiligen C_{20}-Fettsäure-Spezies: PGE_1 entsteht z.B. aus der 20:3-, PGE_2 aus der 20:4- und PGE_3 aus der

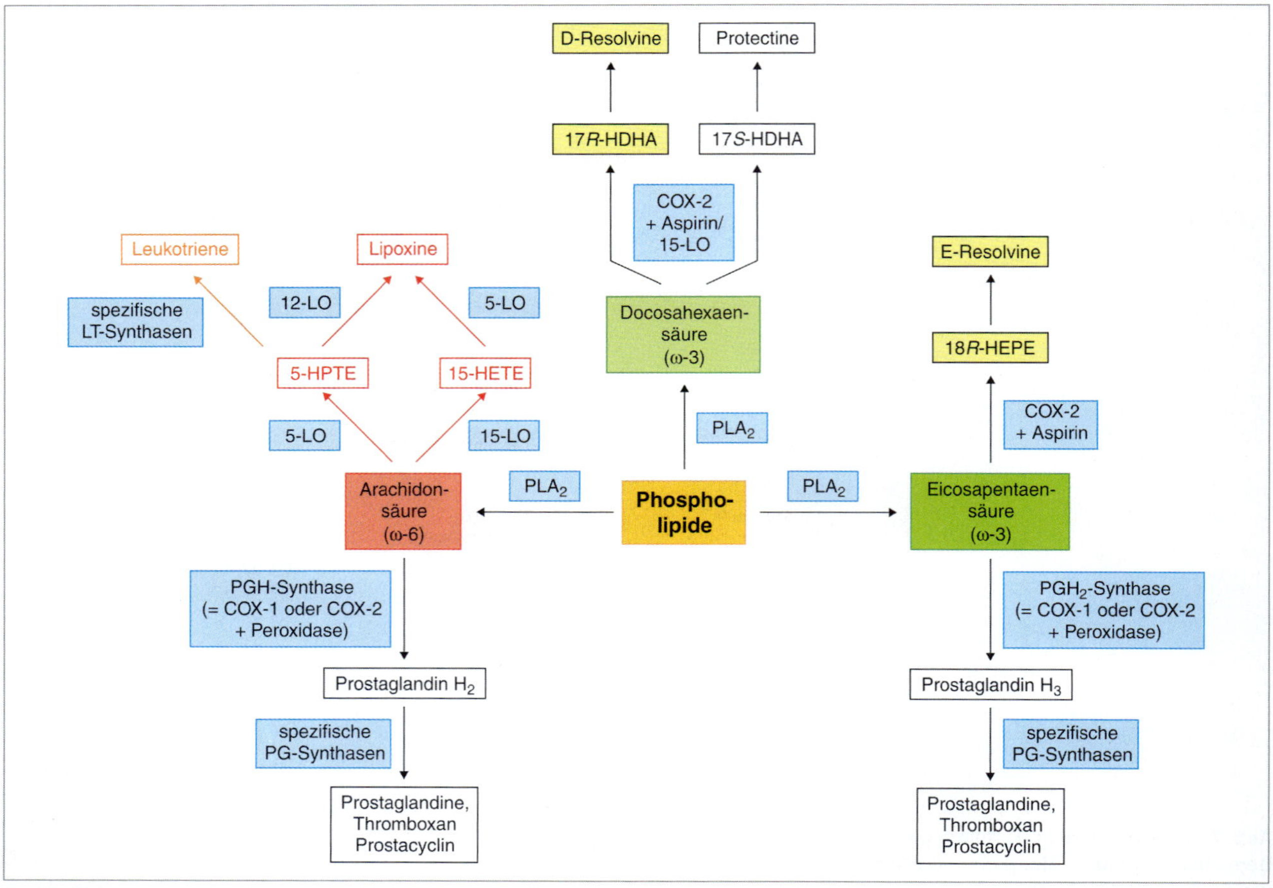

Abb. 7.18 Übersicht zum Stoffwechsel der Eicosanoide.
Arachidonsäure (ω-6) wird durch Cyclooxygenasen und Lipoxygenasen in Prostaglandine bzw. Leukotriene und Lipoxine verstoffwechselt. Prostaglandine können auch ausgehend von Eicosapentaensäure synthetisiert werden. Außerdem werden diese ω-3-Fettsäuren sowie Docosahexaensäure in Anwesenheit von Aspirin® durch COX-2 in Resolvine und Protectine verstoffwechselt.
COX = Cyclooxygenase, LO = Lipoxygenase, PLA_2 = Phospholipase A_2, PG = Prostaglandin, 15-HETE = 15-Hydroxyeicosatetraenoat, 5-HPTE = 5-Hydroperoxyeicosatetraenoat, 18-HEPE = 18-Hydroxyeicosapentaenoat, 17-HDHA = 17-Hydroxydocosahexaonat.

20:5-Fettsäure. Chemisch unterscheiden sich die Prostaglandine v.a. durch die **Positionen der Hydroxy- bzw. Ketogruppen**.

Die zur **Prostaglandinsynthese** notwendigen **Cyclooxygenasen (COX)** wandeln die C_{20}-Ausgangsfettsäure zunächst zum Cycloendoperoxid **Prostaglandin H_2 (PGH_2)** um, aus dem durch spezifische Enzyme im endoplasmatischen Retikulum zahlreicher Gewebe die verschiedenen Prostaglandine, Thromboxane oder Prostacycline gebildet werden (➤ Abb. 7.19). Die lokale Spezifität der Prostaglandinwirkungen resultiert aus der zellspezifischen Expression der synthetisierenden Enzyme und der verschiedenen Prostaglandinrezeptoren, welche die sehr diversen Prostaglandinwirkungen vermitteln (➤ Tab. 7.3).

Bei zahlreichen Warmblütern und auch beim Menschen existieren zwei unterschiedliche Cyclooxygenasen, die als COX-1 und COX-2 bezeichnet werden:

- **COX-1** wird in fast allen Geweben exprimiert. Die Funktionen der von COX-1 gebildeten Prostaglandine lassen sich unter dem Begriff der **Gewebeprotektion** zusammenfassen; am bekanntesten sind der Schutz der Magenschleimhaut

Tab. 7.3 Durch Cyclooxygenasen synthetisierte Eicosanoide und wichtige biologische Effekte

Eicosanoid	wichtige biologische Effekte
Prostaglandin E_2	Bronchodilatation, Vasodilatation, Hemmung der Sekretion von Chloridionen im Magen, Erzeugung von Fieber und Entzündungsschmerz, Hemmung der Lipolyse im Fettgewebe
Prostaglandin D_2	Bronchokonstriktion
Prostaglandin $F_{2\alpha}$	Bronchokonstriktion, Vasokonstriktion, Konstriktion der glatten Muskulatur
Prostaglandin I_2 (Prostacyclin)	Vasodilatation, Zunahme der Gefäßpermeabilität, Hemmung der Thrombozytenaggregation
Thromboxan A_2	Bronchokonstriktion, Vasokonstriktion, Förderung der Thrombozytenaggregation
Resolvine D_1 und E_1	beenden Infiltration von neutrophilen Granulozyten

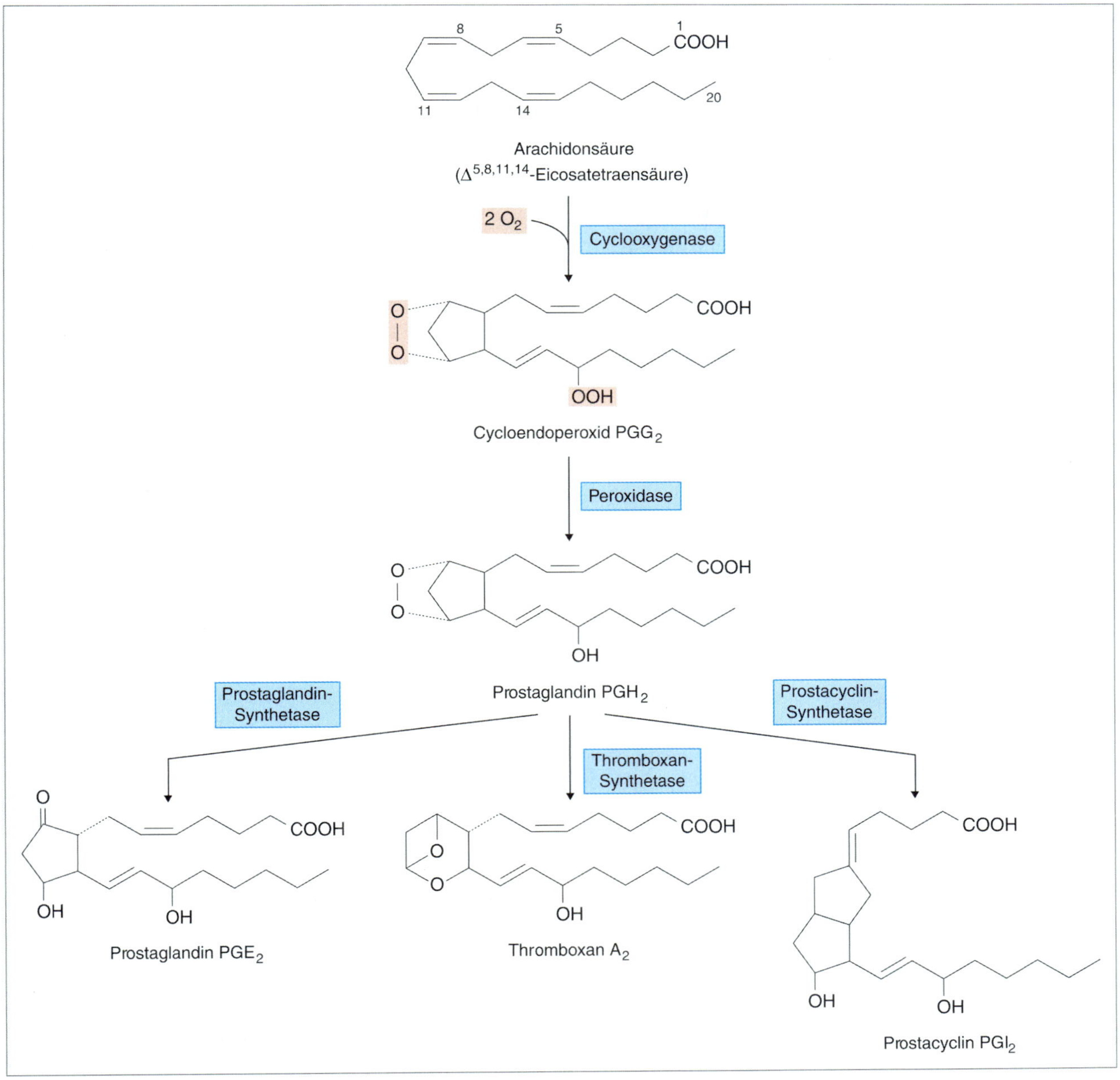

Abb. 7.19 Entstehung von Prostaglandinen, Thromboxanen und Prostacyclinen aus Arachidonsäure bzw. dem durch die Cyclooxygenase (COX) gebildeten Cycloendoperoxid.

durch Steigerung der Durchblutung und Drosselung der Magensaftsekretion durch **Prostaglandin E_2 (PGE_2)** sowie die Verminderung der Thrombozytenaggregation durch **Prostacyclin (PGI_2)**.

- **COX-2** wird dauerhaft in ZNS und Niere sowie zyklisch in Uterus, Tuben und Ovarien gebildet und ist an mehreren Prozessen der normalen **Adaptation** beteiligt: Sie regelt die Einnistung des Embryos in die Uterusschleimhaut und in der Niere die Reaktion auf Wassermangel oder Salzbelastung. Zusätzlich aber, und im Gegensatz zu COX-1, unterliegt sie in hohem Maße **Regulationsvorgängen unter Stress und bei Entzündung**, wobei ihre Aktivität innerhalb weniger Stunden bis auf das Hundertfache ansteigen kann. Botenstoffe der Entzündung (Cytokine) wie Tumor-Nekrose-Faktor-α (TNF-α) oder Interleukin-1 (IL-1) provozieren z.B. im Hypothalamus die COX-2-Produktion und lösen hierdurch Fieber aus. Die von COX-2 synthetisierten Prostaglandine führen im entzündeten Gewebe zur Ausprägung aller für Entzündungen charakteristischen Symptome und zusätzlich im Rückenmark zu einer erhöhten Schmerzempfindlichkeit.

Die unterschiedlichen Funktionen der Cyclooxygenasen sind Ausgangspunkt für die **therapeutische, spezifische Hemmung der COX-2** mit dem Ziel, die Krankheitssymptome Schmerz und Fieber ohne Beeinträchtigung des Gewebeschutzes zu bekämpfen.

Die Cyclooxygenasen werden durch eine Reihe nichtsteroidaler entzündungshemmender Medikamente gehemmt, deren bekanntester Vertreter **Acetylsalicylsäure (Aspirin)** ist. Dieses Medikament hemmt aber nicht nur die Prostaglandinsynthese, sondern verleiht COX-2 eine zusätzliche Enzymaktivität zur Oxidation von Eicosapentaensäure und Docosahexaensäure und damit zur Synthese von **Resolvinen** und **Protectinen**. Diese beiden erst in jüngerer Zeit entdeckten Klassen von Eicosanoiden regulieren wie **Lipoxine** (➤ unten) über spezifische Rezeptoren die Auflösung von Entzündungsprozessen, indem sie z.B. Makrophagen zur Phagozytose apoptotischer neutrophiler Granulozyten stimulieren.

Klinik

Inhibition der Cyclooxygenasen zur Entzündungshemmung

Aufgrund ihrer vielfältigen Wirkungen, ihrer einfachen Herstellungsweise und ihrer guten Verträglichkeit wurde die Acetylsalicylsäure (ASS, Aspirin) zur wohl bis heute gebräuchlichsten pharmakologischen Substanz. Als nichtkompetitiver Inhibitor acetyliert ASS die Cyclooxygenasen an einem Serylrest im aktiven Zentrum und inhibiert damit die Bindung des Fettsäuresubstrats irreversibel. Da hierdurch die Bildung gleich mehrerer Prostaglandine abnimmt, sind die Wirkungen des Aspirins vielfältig. Die **Schmerzstillung** dürfte auf die verminderte Biosynthese von PGE_2 zurückzuführen sein. Eine große Bedeutung hat die **Hemmung der Thrombozytenaggregation** durch Aspirin. ASS senkt den TxA_2-Gehalt der Blutplättchen, was durch die gleichzeitige PGI_2-Abnahme nicht kompensiert wird. Die Dauerbehandlung mit niedrig dosiertem Aspirin ist therapeutischer Standard bei Postmyokardinfarktpatienten zur Unterdrückung der Plättchenaggregation und damit der Thrombusbildung.

Grundsätzlich ähnliche Wirkungen wie Aspirin haben die **nichtsteroidalen Entzündungshemmer** (NSAIDs = nonsteroidal anti-inflammatory drugs) wie Indometacin, die als kompetitive Hemmstoffe der Bindung von Arachidonsäure an die Cyclooxygenasen wirken.

Um die protektiven Effekte der COX-1-Prostaglandine auf den Schutz der Magenschleimhaut nicht zu beeinträchtigen, wurden **spezifische Hemmstoffe der COX-2** entwickelt. Überraschenderweise erhöhen sie das Risiko für kardiovaskuläre Erkrankungen.

Leukotriene und andere Produkte von Lipoxygenasen

Die Oxidation von C_{20}-Fettsäuren durch Lipoxygenasen ist der initiale Schritt zur Synthese von Leukotrienen und Lipoxinen (➤ Abb. 7.20).

Leukotriene, deren Name von ihrer Synthese in Leukozyten und dem Vorhandensein von drei konjugierten Doppelbindungen abgeleitet ist, entstehen durch Reaktion der ungesättigten C_{20}-Fettsäuren mit der **5-Lipoxygenase,** wodurch zunächst das Epoxid Leukotrien A_4 gebildet wird. Durch die nachfolgende Hydrolyse entsteht das Leukotrien B_4. Die übrigen Leukotriene entstammen einer Reaktion von Leukotrien A_4 mit Glutathion unter sukzessiver Abspaltung von Glutamat und Glycin (➤ Abb. 7.20).

Die **Synthese** der Leukotriene erfolgt v.a. in polymorphkernigen Leukozyten und in Mastzellen, die bei **entzündlichen und allergischen Prozessen** eine Rolle spielen. Zu den biologischen **Wirkungen** der Leukotriene zählen eine Permeabilitätssteigerung der Kapillaren, wodurch es zur Ödem- und Quaddelbildung kommt, und die Kontraktion der glatten Bronchialmuskulatur (Asthma). Leukotrien B_4 wirkt chemotaktisch auf Leukozyten und löst ihre Einwanderung in Entzündungsgebiete aus. Leukotrien C verfügt über eine potente Kontraktionswirkung auf die glatte Muskulatur und ist z.B. in der Pathogenese des Asthmas relevant (➤ Tab. 7.4).

Lipoxine werden durch zwei sukzessive Oxidationen von Arachidonsäure mittels **5-Lipoxygenase und 12- oder 15-Lipoxygenasen** synthetisiert. Bei Zell-Zell-Interaktionen in der Gefäßwand oder in Schleimhäuten wird Arachidonsäure zuerst durch die 15-Lipoxygenase in Epithelzellen oder Makrophagen oxidiert, und die entstehende 15S-Hydroperoxyeicosatetraensäure (15S-HPETE) wird durch 5-Lipoxygenase der Leukozyten in Lipoxin A_4 (LXA_4) oder Lipoxin B_4 (LXB_4) umgewandelt. Bei Interaktionen von Leukozyten und Plättchen reagiert zuerst die 5-Lipoxygenase der Leukozyten und dann die 12-Lipoxygenase der Plättchen. Im Verlauf einer akuten Entzündung folgen Produktion und Wirkungen von Lipoxinen und Leukotrienen. Diese Situation wird als **Eicosanoid-Klassen-Wechsel** (Eicosanoid class switch) bezeichnet.

Lipoxine wirken wie Resolvine und Protectine und im Gegensatz zu den proinflammatorischen Prostaglandinen und Leukotrienen **antiinflammatorisch,** d.h., sie regulieren Reaktionen, die das Fortschreiten einer Entzündungsreaktion begrenzen bzw. deren Auflösung fördern, z.B. indem sie die Infiltration von neutrophilen Granulozyten in entzündetes Gewebe hemmen und Makrophagen stimulieren, apoptotische Granulozyten zu phagozytieren (➤ Tab. 7.4).

Endocannabinoide

Nach Freisetzung aus Phospholipiden der Zellmembranen werden Arachidonsäure sowie andere mehrfach ungesättigte Fettsäuren (z.B. Linoleinsäure oder Docosahexaensäure) auch für die Synthese von Endocannabinoiden genutzt. **Arachidonylethanolamid** (Anandamid), **Arachidonylglycerin** und andere Endocannabinoide sind endogene Liganden der Cannabinoid-Rezeptoren CB_1 und CB_2; ihren Namen verdanken sie der Tatsache, dass sie auch die Wirkungen des Tetrahydrocannabinols (Haschisch, Marihuana) vermitteln. CB_1-Rezeptoren finden sich v.a. in den Basalganglien und im Hypothalamus des Gehirns und vermitteln die euphorisierenden, appetitanregenden und antikonvulsiven Effekte der Endocannabinoide und des Tetrahydrocannabinols. CB_2-Rezeptoren finden sich auf

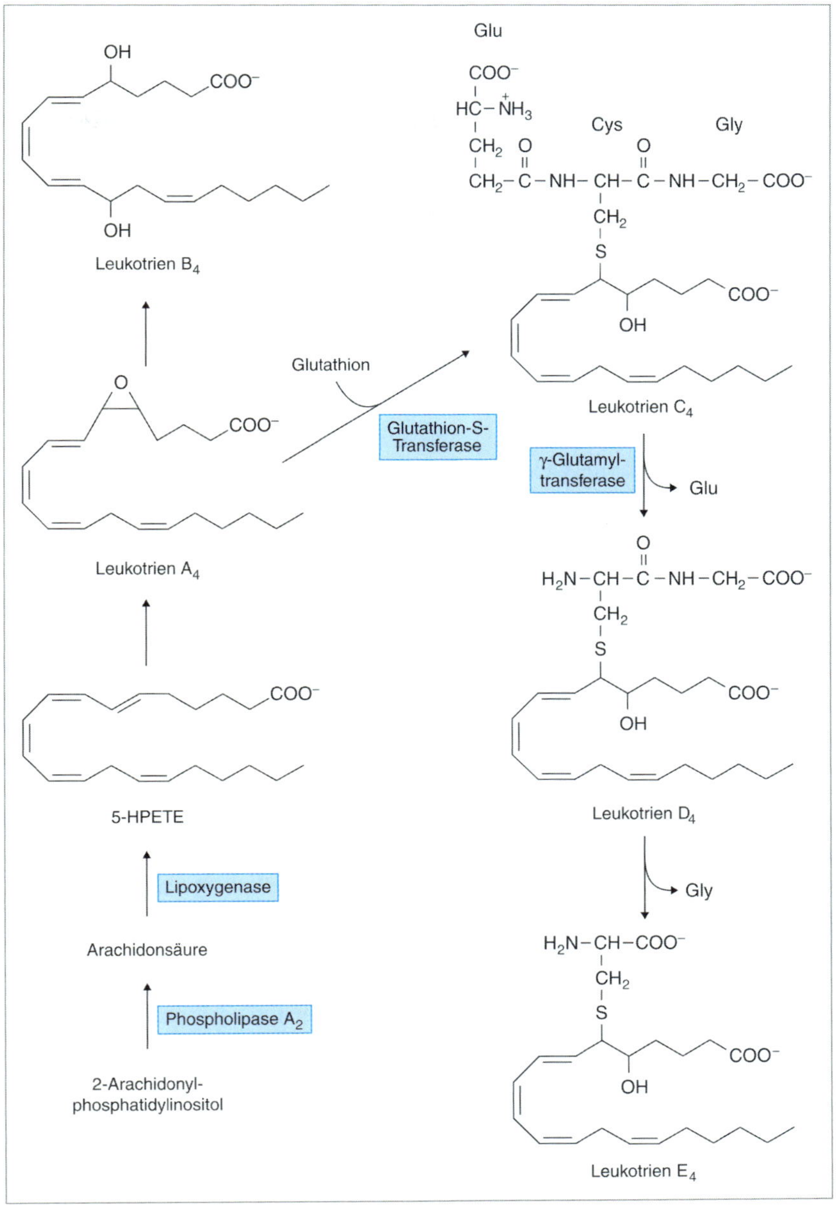

Abb. 7.20 Bildung der Leukotriene A_4 und B_4 aus Arachidonsäure. Aus Leukotrien A_4 entstehen nach Umsatz mit Glutathion die Leukotriene C_4, D_4 und E_4.
5-HPETE = 5-Hydroperoxyeicosatetraensäure.

Tab. 7.4 Durch Lipoxygenasen synthetisierte Eicosanoide und wichtige biologische Effekte

Eicosanoid	wichtige biologische Effekte
Leukotrien B_4	induziert Chemotaxis von Leukozyten, Entzündungsschmerz, Ödembildung
Leukotrien C_4	Bronchokonstriktion, Steigerung der vaskulären Permeabilität, Vasokonstriktion
Leukotrien D_4	Bronchokonstriktion, Hemmung der Vasokonstriktion
Lipoxin A_4	beendet Chemotaxis von Leukozyten, Verminderung der vaskulären Permeabilität, Hemmung von Schmerz und Fieber, Hemmung der Vasodilatation

den Zellen des Immunsystems und vermitteln antiinflammatorische Effekte.

MERKE

Eicosanoide sind biologisch hochaktive Gewebshormone, die an spezifische Membranrezeptoren binden. Sie entstehen aus langkettigen und vielfach ungesättigten ω-6- und ω-3-Fettsäuren, v.a. Arachidonsäure bzw. Eicosapentaensäure. Durch Reaktion mit Cyclooxygenasen entstehen Prostaglandine, Resolvine und Protectine, bei Reaktion mit Lipoxygenasen die Leukotriene und Lipoxine. Während die meisten Prostaglandine und Leukotriene proinflammatorisch sind, wirken Lipoxine und Resolvine antiinflammatorisch. Die Cyclooxygenasen COX-1 und COX-2 sind Ziel etlicher nichtsteroidaler entzündungshemmender Medikamente, z.B. Acetylsalicylsäure (Aspirin). Zu den Derivaten der Arachidonsäure und anderer mehrfach ungesättigter Fettsäuren gehören auch die Endocannabinoide, die zahlreiche zentralnervöse und immunologische Effekte ausüben.

7

Tab. 7.4 Durch Lipoxygenasen synthetisierte Eicosanoide und wichtige biologische Effekte (Forts.)

Eicosanoid	wichtige biologische Effekte
Lipoxin B_4	beendet Chemotaxis von Leukozyten, Hemmung der Vasodilatation

7.3 Triglyceride

7.3.1 Struktur und Funktion

Triglyceride (Triacylglycerine) sind **Triester**, bestehend aus dem dreiwertigen Alkohol **Glycerin** und **3 Molekülen Fettsäuren** (> Abb. 7.1b). Die meisten natürlichen Triglyceride enthalten unterschiedliche Fettsäuren, von denen mindestens eine ungesättigt ist. Ungesättigte Fettsäuren befinden sich bevorzugt an der mittleren Position (C2) des Glycerins. Abhängig vom Sättigungsgrad und von der Länge der veresterten Fettsäuren kommen Triglyceride bei Raumtemperatur als feste Fette oder als flüssige Öle vor.

Triglyceride sind im Vergleich zu Kohlenhydraten und Proteinen **hochkonzentrierte Energiespeicher**. Die große Energiedichte ergibt sich einerseits aus dem höheren Brennwert der Fettsäuren (ca. 9 kcal/g bzw. 38 kJ/g) im Vergleich zu Glucose (ca. 4 kcal/g bzw. 17 kJ/g) und andererseits aus der fehlenden Wasserbindung. 1 g Glykogen bindet 2 g Wasser. Entsprechend enthält 1 g nahezu wasserfreies Fett sechsmal so viel Energie wie 1 g hydratiertes Glykogen. Hierin liegt wohl die Ursache dafür, dass sich in der Evolution Fett gegenüber Glykogen als Energiespeicher durchgesetzt hat. Das Fettgewebe normalgewichtiger Menschen wiegt ca. 8 kg und speichert Energie für mehr als 30 Tage, während das Glykogen von Muskel und Leber (zusammen ca. 400 g) nur für 24 h ausreicht.

Da Triglyceride **völlig wasserunlöslich** sind, werden sie in dafür spezialisierten Zellen gespeichert, den **Adipozyten**. In diesen Zellen sind sie als Tröpfchen gespeichert, die nahezu deren gesamtes Volumen ausfüllen. Diese **Lipidtröpfchen** sind von Membranen umgeben, die aus Phospholipiden, unverestertem Cholesterin und speziellen Proteinen (u.a. Perilipin, Adipophilin) gebildet werden. Auf- und Abbau von Triglyceriden im Fettgewebe sind überraschend dynamisch und unterliegen der Regulation durch mehrere antagonistisch wirkende Hormone (> Abb. 7.21).

Schon gewusst

Die Natur macht sich die **hohe Energiedichte von Triglyceriden** häufig zunutze: Viele Pflanzensamen (z.B. Nüsse, Sonnenblumen- oder Kürbiskerne) und Dotter von Vogel- oder Reptilieneiern enthalten große Mengen von Triglyceriden, um die Energie für das Wachstum der aus oder in ihnen wachsenden neuen Organismen über eine Periode ohne äußere Nahrungszufuhr zu liefern. Viele Fluginsekten und Vögel beziehen ihre Energie für die Flugmuskulatur aus gespeicherten Fettsäuren. Zugvögel, die teilweise Tausende von Kilometern über Meere oder Wüsten ohne Nahrungsaufnahme fliegen, illustrieren dies am besten. Auch bei Säugetieren bietet die Fähigkeit der Energiespeicherung einen Überlebensvorteil für Zeiten der eingeschränkten oder fehlenden Nahrungszufuhr. Gut zu beobachten ist dies bei Tieren, die Winterschlaf halten („Bärenspeck") oder lange Wanderungen unternehmen (Wale).

So ist das heutige Massenproblem der **Adipositas** beim Menschen möglicherweise ein Ergebnis der Evolution in einer sich sehr schnell verändernden Umwelt: In den Zeiten vor der industriellen Nahrungsproduktion, also noch vor etwas mehr als 100 Jahren, war in den meisten Regionen der Welt das Nahrungsangebot sehr starken jahreszeitlichen Schwankungen unterworfen oder durch Missernten bedroht. Insbesondere in den kalten und ariden Zonen unserer Erde war es ein entscheidender Überlebensvorteil, wenn in Perioden des Nahrungsüberflusses große Fettpolster aufgebaut werden konnten. Entsprechend wurden Mutationen selektiert, die eine exzessive Nahrungsaufnahme und eine effektive Fettspeicherung und -konservierung fördern. Dieser Überlebensvorteil ist heute ein Krankheitsrisiko, weil Nahrung permanent verfügbar ist und Mangelzeiten nicht mehr auftreten. Diese sog. Thrifty-genes-Theorie erklärt womöglich, warum gerade in Regionen oder Kulturen, in denen lange Zeit die „Jäger-und-Sammler-Kultur" vorherrschte und damit Perioden der Nahrungsknappheit nahezu regelhaft vorkamen, Adipositas und Diabetes ein besonders großes Problem darstellen, z.B. bei einigen Indianerpopulationen in Nordamerika, Arabern oder, wenn auch in milderem Ausmaß ausgeprägt, bei Nordeuropäern im Vergleich zu Südeuropäern.

7.3.2 Synthese der Triglyceride

Neben den **Adipozyten** haben auch **Epithelzellen des Dünndarms und Leberzellen** eine relativ hohe Triglyceridsyntheserate. Beide Zelltypen synthetisieren Triglyceride, die in Form von **Lipoproteinen** sezerniert werden. Unter pathologischen Bedingungen werden Triglyceride auch in der Leber gespeichert, und es kommt zur Ausbildung einer Fettleber. Vorübergehend werden auch in der **laktierenden Brust** größere Mengen Triglyceride synthetisiert.

Bausteine für die **Triglyceridsynthese** (> Abb. 7.22) sind erstens die Fettsäuren in Form von **Acyl-CoA** und zweitens **Glycerin-3-phosphat**. Das Glycerin-3-phosphat wird auf zwei verschiedenen Wegen gewonnen.

- In Leber und Intestinum entsteht es durch Einwirkung der **Glycerol-Kinase** aus Glycerin, das aus der enzymatischen Spaltung bereits vorhandener Triglyceride stammt.
- Im Fettgewebe jedoch kommt die Glycerol-Kinase nicht vor. Dort muss Glycerin-3-phosphat aus Dihydroxyacetonphosphat gebildet werden, einem Zwischenprodukt der

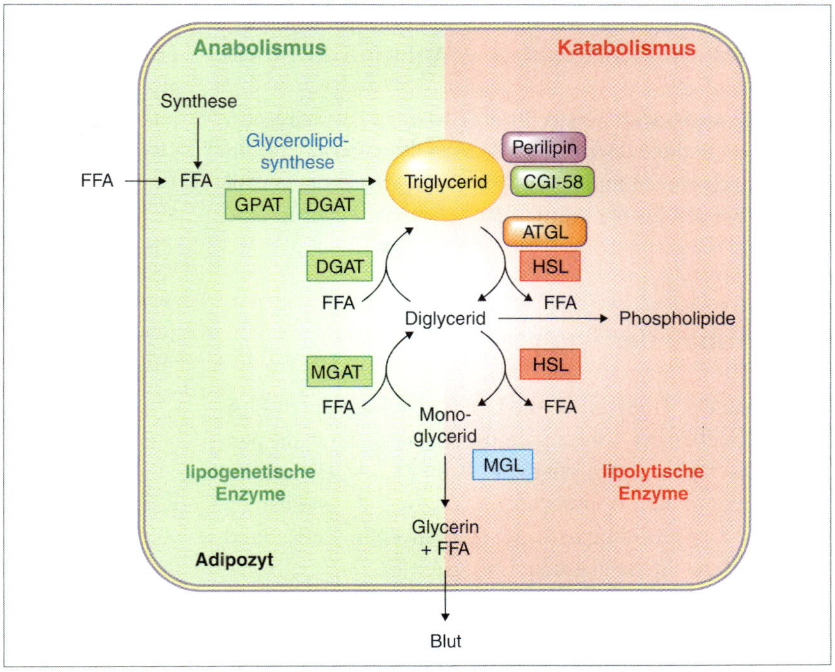

Abb. 7.21 Adipozyten: Lipidtröpfchen und anabole und katabole Triglyceridstoffwechselwege. Für die Synthese der Triglyceride (linker Bereich) werden die freien Fettsäuren (FFA) entweder in die Zelle aufgenommen, neu synthetisiert oder intrazellulär aus dem Abbau von Triglyceriden freigesetzt. Sie werden durch Acyl-CoA-Synthetasen mit CoA aktiviert (nicht gezeigt) und anschließend durch Acyl-CoA-Monoacylglycerin-Acyltransferase (MGAT) und Acyl-CoA-Diacylglycerin-Acyltransferase (DGAT) mit Monoglyceriden bzw. den daraus entstehenden Diglyceriden verestert.
Der Katabolismus der Triglyceride (rechter Bereich) involviert sukzessive die Adipozyten-Triacylglycerinlipase (ATGL), die hormonsensitive Lipase (HSL) und Monoacylglycerinlipasen (MGL). Die Intermediär- und Endprodukte des Triglyceridabbaus werden auch für die Neusynthese von Triglyceriden und Phospholipiden wiederverwendet. CGI-58, das an Perilipin bindet und in der Membran der Fetttröpfchen lokalisiert ist, aktiviert ATGL.

aeroben Glykolyse. Die hierzu benötigte **Glycerin-3-phosphat-Dehydrogenase** ist in zahlreichen Geweben vorhanden, die Glucose umsetzen, z.B. auch im Fettgewebe.

Der **Aufbau der Triglyceride** erfolgt im endoplasmatischen Retikulum über zwei alternative Stoffwechselwege:

- Bei der De-novo-Synthese von Triglyceriden, die in allen Geweben möglich ist, verknüpft die **Glycerin-6-phosphat-Acyltransferase (GPAT)** zwei Moleküle Acyl-CoA mit den OH-Gruppen an C1 und C2 von Glycerin-3-phosphat, wobei Phosphatidsäure entsteht, die auch der Phospholipidsynthese dient. Anschließend wird das Phosphat von der Position 3 des Glycerins abgespalten, sodass ein Diglycerid entsteht, dessen OH-Gruppe dann durch **Diacylglycerin-Acyltransferasen (DGAT)** mit dem dritten Acyl-CoA verestert wird (➤ Abb. 7.22).
- Alternativ vermittelt die **Monoacylglycerin-Acyltransferase (MGAT)** im Darm und im Fettgewebe, v.a. bei starker Anflutung von Fettsäuren, den Transfer von einer aktivier-

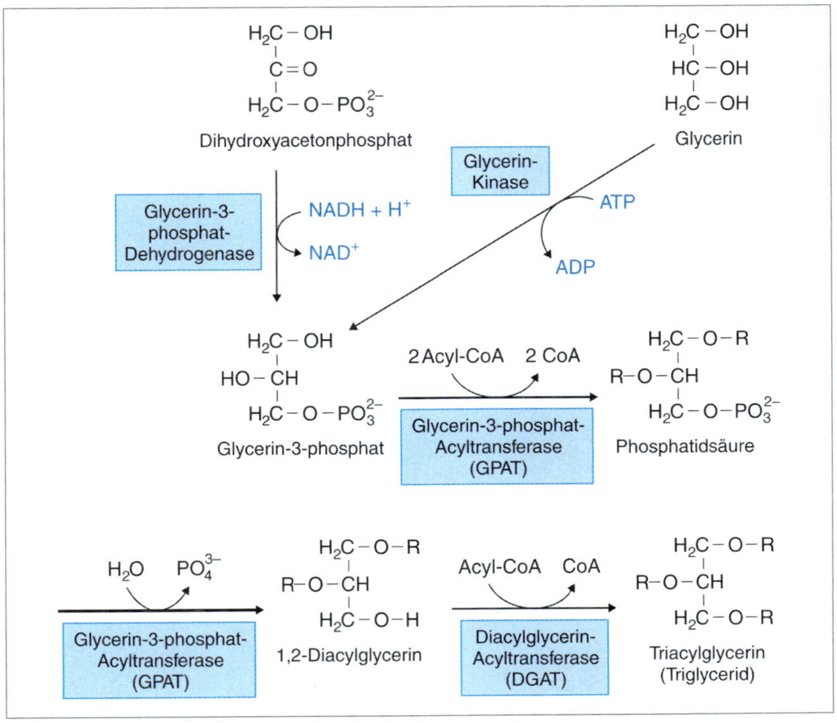

Abb. 7.22 Triglyceridsynthese aus Glycerin-3-phosphat und 3 Molekülen Acyl-CoA. GPAT = Glycerin-6-phosphat-Acyltransferase, DGAT = Acyl-CoA-Diacylglycerin-Acyltransferase.

ten Fettsäure auf ein präformiertes Monoacylglycerin, wobei wiederum Diacylglycerin als Substrat für DGAT entsteht (➤ Abb. 7.21).

Die **Acyltransferasen** weisen für die einzelnen Fettsäurespezies nur eine geringe Spezifität auf, sodass Triglyceride mit unterschiedlich langen und gesättigten Fettsäuren entstehen; allerdings werden für die Position 2 ungesättigte Fettsäuren bevorzugt.

7.3.3 Abbau der Triglyceride

Der Abbau der Triglyceride, die **Lipolyse**, erfolgt durch Lipasen. Triglyceride der Nahrung werden im Darm durch die **pankreatische Lipase** hydrolysiert (➤ Kap. 28.2.3). Die im Blut durch Lipoproteine transportierten Triglyceride werden v.a. durch die **Lipoproteinlipase** und, in geringerem Maße, durch die **hepatische Lipase** abgebaut (➤ Kap. 18.2.2).

Die in Adipozyten gespeicherten Triglyceride werden durch drei verschiedene Lipasen in drei Schritten hydrolysiert, sodass aus 1 Molekül Triglyceride durch Hydrolyse der Esterbindungen sukzessive 3 Moleküle freier Fettsäuren und 1 Molekül Glycerin entstehen. Die **Adipozyten-Triacylglycerinlipase (ATGL)** vermittelt den ersten Hydrolyseschritt und generiert neben der freien Fettsäure ein Diglycerid. Die nachfolgenden beiden Hydrolysen von Diglycerid und Monoglycerid werden durch die **hormonsensitive Lipase (HSL)** und durch **Monoacylglycerinlipasen (MGL)** durchgeführt (➤ Abb. 7.21).

MERKE

Triglyceride sind die kompaktesten Energiespeicher. Sie werden durch Transfers von 2 Molekülen Acyl-CoA auf Glycerin-3-phosphat und einen abschließenden Transfer von Acyl-CoA auf Diacylglycerin (Diglycerid) synthetisiert. Die intrazelluläre Lipolyse wird durch drei verschiedene Lipasen vermittelt.

7.3.4 Regulation des Triglyceridstoffwechsels

Synthese und Abbau der Triglyceride werden durch **Ernährungszustand** und **Hormone** reguliert. Zentrale Rollen spielen **Insulin** als anabol wirksames Hormon sowie **Catecholamine** und **Glucagon** als katabol wirksame Hormone sowie freie Fettsäuren und die **AMP-abhängige Protein-Kinase** als Sensor der AMP-Konzentration und damit des anabolen oder katabolen Ernährungszustands der Zelle (➤ Abb. 7.23).

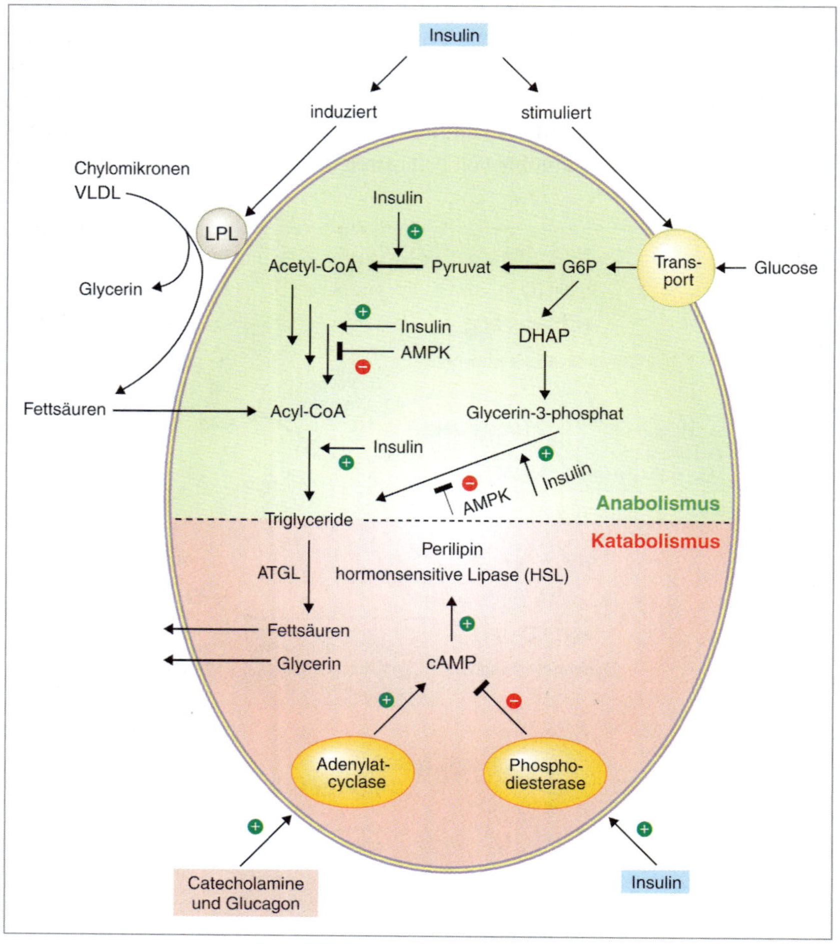

Abb. 7.23 Speicherung und Entspeicherung von Triglyceriden in Adipozyten unter dem Einfluss von lipolytischen Hormonen (z.B. Catecholaminen) und Insulin.
LPL = Lipoproteinlipase, G6P = Glucose-6-phosphat, DHAP = Dihydroxyacetonphosphat, AMPK = AMP-abhängige Protein-Kinase, ATGL = Adipozyten-Triacylglycerinlipase.

Anabolismus

Insulin fördert durch vielfältige Einflüsse die **Triglyceridsynthese**: Es stimuliert die Bereitstellung und die Aufnahme von freien Fettsäuren durch Aktivierung der Lipoproteinlipase sowie die Fettsäuresynthese durch Aktivierung der Pyruvat-Dehydrogenase. Dadurch werden der Acetyl-CoA-Carboxylase und der Fettsäure-Synthase vermehrt Acetyl-CoA zur Verfügung gestellt. Insulin verstärkt zudem den Glucoseeinstrom für die Bereitstellung von Dihydroxyacetonphosphat, das bei der Glykolyse entsteht. Aus diesem stellt die Fettzelle das benötigte Glycerin-3-phosphat her, da sie keine Glycerol-Kinase enthält und deshalb Glycerin nicht direkt phosphorylieren kann (➢ Kap. 24.9). Der nachfolgende durch Glycerophosphat-Acyltransferase (GPAT) katalysierte Schritt ist sowohl transkriptionell als auch posttranslational reguliert: Insulin induziert die Expression von GPAT via Aktivierung des Transkriptionsfaktors SREBP1c (sterol regulatory element binding protein 1c).

Bei **kataboler Stoffwechsellage** inaktiviert die AMP-abhängige Protein-Kinase GPAT durch Phosphorylierung und **hemmt** dadurch die **Triglyceridsynthese** (➢ Kap. 18.3.2).

Katabolismus

Die Hydrolyse der Triglyceride wird durch die Substratverfügbarkeit und Enzymaktivität von **Adipozyten-Triacylglycerinlipase** (ATGL) und **hormonsensitiver Lipase** (HSL) reguliert. Limitierend für die Substratverfügbarkeit ist die aus Phospholipiden und Proteinen bestehende Hülle der Lipidtröpfchen, die Substrat und Enzyme trennt. Die cAMP- und damit Protein-Kinase-A-abhängige Phosphorylierung des Hüllproteins **Perilipin** und dessen damit einhergehende Konformationsänderung ermöglichen die Bereitstellung der Triglyceride. Auch die Aktivierung der HSL erfolgt durch Phosphorylierung mittels **Protein-Kinase A,** die ihrerseits vom zyklischen Adenosinmonophosphat (cAMP) abhängig ist.

Catecholamine und **Glucagon** aktivieren die für die cAMP-Bildung verantwortliche Adenylatcyclase, während **Insulin** die für den cAMP-Abbau verantwortliche cAMP-Phosphodiesterase aktiviert. In der Konsequenz hemmt Insulin die Lipolyse durch Inaktivierung von Perilipin, HSL und ATGL, während Catecholamine und Glucagon den Triglyceridabbau fördern (➢ Kap. 24.9).

Catecholamine werden an mehreren Typen von α- und β-Rezeptoren wirksam. Bedeutsam ist in diesem Zusammenhang, dass die Catecholamine auf die Adenylatcyclase der Adipozyten ganz unterschiedlich wirken können, je nachdem, ob sie an β_3- **oder** β_2**-Rezeptoren** oder an α_2**-Rezeptoren** binden (➢ Kap. 24.2.1). Über β-Rezeptoren aktivieren sie die Adenylatcyclase, sodass die cAMP-Konzentration und damit auch die Lipolyse zunehmen. An α_2-Rezeptoren bewirken sie dagegen eine Hemmung der Adenylatcyclase und somit eine verminderte Lipolyse. Bezüglich des Besatzes dieser Rezeptoren gibt es für Fettgewebe je nach Lokalisation ausgeprägte Unterschiede: Im Unterhautfettgewebe (subkutanes Fettgewebe) überwiegen α_2-Rezeptoren, im viszeralen Fettgewebe des Bauchraums dominieren β_3- und β_2-Rezeptoren. Dieser Unterschied hat angesichts der geschlechtstypisch unterschiedlichen Fettverteilung metabolische Konsequenzen. Bei Männern erfolgt die Fettspeicherung v.a. viszeral (z.B. Bierbauch, **androide Adipositas**), bei Frauen dagegen überwiegt die subkutane Fettspeicherung (z.B. Reithosenschenkel, **gynoide Adipositas**; ➢ Kap. 28.4.3). Als Konsequenz werden unter Catecholaminfreisetzung (Stress) bei der männlichen Adipositas mehr freie Fettsäuren freigesetzt als bei der gynoiden Adipositas.

Klinik

Adipositas (Body-Mass-Index > 30 kg/m²) als Folge von Überernährung und mangelnder körperlicher Aktivität wird ein immer häufigeres Problem für die öffentliche Gesundheit weltweit. Schon heute sind 10–30% der erwachsenen Bevölkerung in Europa betroffen. Adipositas erhöht das Risiko für Diabetes mellitus, atherosklerotische Gefäßerkrankungen, Fettleberhepatitis, diverse Krebserkrankungen (z.B. Kolon, Brust, Endometrium), degenerative Gelenkerkrankrungen, psychiatrische und neurodegenerative Erkrankungen.

Bei Patienten v.a. mit **androider Adipositas** liegen häufig mehrere Stoffwechselkrankheiten gemeinsam vor: gestörte Glucosetoleranz oder manifester Typ-2-Diabetes, Hypertriglyceridämie, niedriges HDL-Cholesterin und Bluthochdruck. Das Zusammentreffen von mindesten drei dieser fünf Symptome wird als **metabolisches Syndrom** bezeichnet, welches das Risiko für Herzinfarkt und Schlaganfall um den Faktor 2–4 im Vergleich zu Nichtbetroffenen erhöht.

MERKE

Vor allem im viszeralen Fettgewebe wird die Lipolyse durch Catecholamine induziert und durch Insulin gehemmt. Bei viszeraler Adipositas und/oder Insulinresistenz kommt es zur chronischen Freisetzung von Fettsäuren. Die Folgen sind eines oder mehrere Symptome des metabolischen Syndroms, welches das Risiko für Atherosklerose erhöht.

011 IMPP-Fragen

ZUSAMMENFASSUNG

Allgemeine Strukturen und Funktionen von Lipiden

Lipide sind schwer oder nicht wasserlösliche Moleküle, die in acht Gruppen eingeteilt werden: Acylfette, Glycerolipide, Glycerophospholipide, Sphingolipide, Sterine, Prenole, Saccharolipide und Polyketide. Durch das Vorhandensein von freien Hydroxy- oder Phosphatgruppen sind viele Lipide amphiphil und besitzen sowohl hydrophile als auch hydrophobe Anteile. Sie liegen deswegen im wässrigen Milieu als Mizellen, Liposomen oder Membranen vor. Infolge der Veresterung der freien Hydroxygruppen mit Fettsäuren sind Triglyceride und Cholesterinester komplett wasserunlöslich, sodass sie im wässrigen Milieu von Zellen und Plasma nur in von Membranen eingeschlossenen Fetttröpfchen bzw. Lipoproteinen vorkommen. Hauptfunktionen der Lipide sind die Speicherung von Energie, die Membranbildung sowie die Regulation von Stoffwechsel und Entwicklung.

Acylfette: Fettsäuren

Fettsäuren werden aufgrund ihrer Länge und Sättigung unterschieden. An den Doppelbindungen ungesättigter Fettsäuren können *cis-/trans*-Isomerisierungen, Hydroxylierungsreaktionen und Reaktionen mit chemischen Radikalen stattfinden.

Für den Abbau der Fettsäuren durch β-Oxidation werden aktivierte mittel- und langkettige Fettsäuren als Carnitinester in Mitochondrien transportiert, in denen der zyklische Abbau zu Acetyl-CoA unter Bildung von NADH und $FADH_2$ stattfindet. Acetyl-CoA und Reduktionsäquivalente werden in Citratzyklus und Atmungskette unter Gewinnung von ATP zu CO_2 und H_2O umgewandelt.Bei einem Überschuss von Acetyl-CoA entstehen in der Leber die Ketonkörper Acetoacetat, β-Hydroxybutyrat und Aceton. Ungesättigte oder ungeradzahlige Fettsäuren werden für die β-Oxidation speziell umgewandelt.

Für die Synthese der Fettsäuren wird Acetyl-CoA aus den Mitochondrien in das Zytosol exportiert und durch Acetyl-CoA-Carboxylase in das reaktivere Malonyl-CoA verstoffwechselt. Die Fettsäure-Synthase kondensiert anschließend die C_2-Einheiten der aktivierten Malonylgruppe mit einer aktivierten Acylgruppe, sodass sukzessive aktivierte Palmitinsäure entsteht. Die Reaktion erfordert NADPH und ATP und setzt CO_2 frei. Als Schrittmacherenzym der Fettsäuresynthese wird Acetyl-CoA-Carboxylase systemisch durch Insulin, Adrenalin und Glucagon sowie lokal durch Citrat und Acyl-CoA reguliert.

Fettsäuren mit mehr als 16 C-Atomen und ungesättigte Fettsäuren werden durch spezielle Fettsäure-Synthasen bzw. -Desaturasen synthetisiert. Sehr langkettige und vielfach ungesättigte Fettsäuren, v.a. Arachidonsäure, werden für die Synthese der Eicosanoide eingesetzt. Durch Reaktion mit den Cyclooxygenasen entstehen Prostaglandine, Prostacycline, Thromboxane und Resolvine, bei Reaktion mit Lipoxygenasen die Leukotriene und Lipoxine. Während Prostaglandine und Leukotriene v.a. proinflammatorisch sind, wirken Lipoxine und Resolvine antiinflammatorisch. Die Cyclooxygenasen COX-1 und COX-2 sind Ziel etlicher nichtsteroidaler entzündungshemmender Medikamente, z.B. Acetylsalicylsäure (Aspirin).

Triglyceride

Triglyceride werden durch Transfers von 2 Molekülen Acyl-CoA auf Glycerin-3-phosphat und einen abschließenden Transfer von Acyl-CoA auf ein Diglycerid synthetisiert. Die intrazelluläre Lipolyse wird durch zwei verschiedene Lipasen vermittelt. Vor allem im viszeralen Fettgewebe wird die Lipolyse durch Catecholamine induziert und durch Insulin gehemmt. Bei viszeraler Adipositas und/oder Insulinresistenz kommt es zur chronischen Freisetzung von Fettsäuren. Die Folgen sind eines oder mehrere Symptome des metabolischen Syndroms, welches das Risiko für Atherosklerose erhöht.

Fragen

1. Welche molekularen Eigenschaften verursachen die partielle Wasserlöslichkeit bzw. die komplette Wasserunlöslichkeit von Lipiden? Wie wird die Löslichkeit von eigentlich wasserunlöslichen Lipiden im wässrigen Milieu der Zelle oder des Bluts vermittelt?
2. Nennen Sie die Kurzform-Beschreibung der folgenden Fettsäuren und zeichnen Sie die entsprechenden Strukturformeln:
   - Octadecansäure
   - 9-Hexadecensäure
   - 9,12,15-Octadecatriensäure (ω-3).
3. Warum sind nur mehrfach ungesättigte Fettsäuren von der Oxidation durch reaktive Radikale gefährdet? Warum nicht gesättigte oder einfach ungesättigte?
4. Vergleichen Sie den Abbau und die Synthese von Fettsäuren im Hinblick auf
   - die zelluläre Lokalisation
   - den Acyl-Carrier
   - Reduktanden und Oxidanden
   - Stereochemie der Intermediärprodukte.
5. Was ist das Schlüsselenzym der Fettsäuresynthese? Welchen Schritt katalysiert es? Wie ist es reguliert?
6. Durch welche Mechanismen wird verhindert, dass neu synthetisierte Fettsäuren gleich wieder für die Energiegewinnung oxidiert werden? Denken Sie an Kompartimentierung und Regulation.
7. Wie unterscheidet sich die Fettsäureoxidation in Mitochondrien und Peroxisomen? Welchen Zweck erfüllt die peroxisomale β-Oxidation?
8. Welche Organe sind von Störungen der Fettsäureoxidation am stärksten betroffen? Warum? Nennen Sie Beispiele. Wie werden sie diagnostiziert?
9. Beschreiben Sie die Synthese der langen und/oder ungesättigten Fettsäuren. Welche Enzyme sind beteiligt? In welchen zellulären Kompartimenten findet sie statt? Welche ungesättigten Fettsäuren können nicht synthetisiert werden und sind deswegen essenziell?
10. Was sind die Schlüsselenzyme der Prostaglandinsynthese? Was sind ihre Substrate und Produkte außer Prostaglandinen? Welche Isoformen kennen Sie? Was ist deren medizinische Bedeutung?
11. Wie sind Synthese und Abbau der Triglyceride reguliert?

KAPITEL

8

T. Hornemann, K.M. Rentsch, H.-J. Galla, H. Koepsell

Membranlipide

Praxisfall

Ein Kind wird 6 Wochen zu früh geboren. Eine halbe Stunde nach der komplikationslosen Entbindung wird die Atmung des Kindes sehr schnell. Die Lippen und Finger färben sich blau. Im arteriellen Blut werden ein erniedrigter Sauerstoffpartialdruck und ein leicht erhöhter Kohlendioxidgehalt festgestellt.

Bei dem beobachteten Phänomen handelt es sich um das sog. Infant respiratory distress syndrome (IRDS, Atemnotsyndrom von Frühgeborenen). IRDS ist die Ursache für den Tod von 15 bis 20% der Frühgeborenen in Europa und den USA. Die dem Syndrom zugrunde liegende Störung ist ein Mangel an oberflächenaktiver Substanz (Surfactant) auf der Alveolaroberfläche. Diese oberflächenaktive Substanz ist ein komplexes Gemisch aus Lipiden, Proteinen und Glykoproteinen, das von spezialisierten Zellen, den sog. Typ-II-Pneumozyten, synthetisiert wird. Das Surfactant wird intrazellulär in den „lamellaren Körperchen" (lamellar bodies) gespeichert und anschließend in die Alveoli sezerniert. Hierbei bildet sich ein dünner Oberflächenfilm aus, der das Kollabieren der feinen Lungenbläschen verhindert. Ohne ausreichende Mengen an Surfactant können sich die Lungenbläschen beim Einatmen nicht mehr völlig entfalten, und der Gasaustausch mit dem Blut ist stark beeinträchtigt. Es kommt in der Folge zu einer verminderten Sauerstoffversorgung und einem Anstieg des Kohlendioxidgehalts im Blut, gefolgt von einer respiratorischen und metabolischen Azidose.

Der größte Teil des Surfactants (ca. 80%) besteht aus Dipalmitoylphosphatidylcholin (DPPC) und Sphingomyelin. Die DPPC-Sekretion erfordert den ATP-binding-cassette-Transporter A3 (ABCA3). Dies erklärt, warum ABCA3-defiziente Neugeborene ein dem IRDS ähnliches Krankheitsbild (Respiratory-distress-Syndrom) entwickeln. Etwa von der 30. Schwangerschaftswoche an kann der Lungenreifegrad über den Quotienten aus Phosphatidylcholin und Sphingomyelin im Fruchtwasser abgeschätzt werden. Im Fall eines Mangels an Surfactant oder der Gefahr einer Frühgeburt kann die Surfactantsynthese durch die Verabreichung von Glucocorticoiden stimuliert werden.

Zur Orientierung

Biologische Membranen sind hochkomplexe **Aggregate von Lipiden und Proteinen**, die eine physikalische Abgrenzung von Zellen untereinander und Organellen des intrazellulären Milieus darstellen. Die Struktur einer Zelle wird z.B. durch die sie umhüllende Plasmamembran definiert. Alle Membranlipide haben eine **amphipathische Struktur** und zeichnen sich durch einen polaren (hydrophilen) und einen unpolaren (hydrophoben) Anteil aus. In Wasser formen sie spontan partiell oder komplett drei Formen von wasserlöslichen Aggregaten (➤ Abb. 8.1): **Mizellen, Liposomen oder Vesikel** und **Bilayer**, die in Form der Phospholipiddoppelschicht eine der wichtigsten strukturellen Komponenten von Zellmembranen darstellt. Bei Eukaryonten finden sich neben der Zellmembran viele subzelluläre Organellen (Kern, Mitochondrien, endoplasmatisches Retikulum und Golgi-Apparat), die durch spezialisierte Membranen begrenzt werden.
Biologische Membranen sind im Wesentlichen aus drei Lipidklassen zusammengesetzt: **Glycerophospholipiden, Sphingolipiden und Sterinen**. Die relativen Verhältnisse der Lipide zueinander variieren zwischen verschiedenen

Organellen und Zelltypen und sind von der biologischen Funktion der jeweiligen Membran abhängig. In diesem Kapitel werden die Struktur, die Funktion und der Metabolismus der Membranlipide sowie ihre Interaktionen untereinander und mit Membranproteinen beschrieben. So dienen die Membranlipide, neben vielen anderen wichtigen Funktionen, der **Signaltransduktion** bei Zellteilung, Zytoskelettorganisation, Migration und Morphogenese, der **Zellerkennung** und **-interaktion** (Sphingolipide) und als Vorstufen für **Vitamine oder Hormone** (Isoprene und Cholesterin).

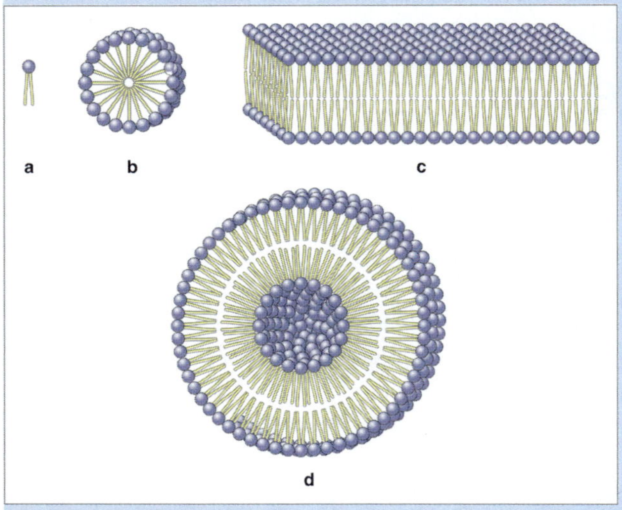

Abb. 8.1 Aggregate von Lipiden in einer wässrigen Umgebung.
a) Lipid
b) Mizelle
c) Planarer Bilayer
d) Liposom.
Durch die amphipathischen Eigenschaften der Membranlipide wird eine Zusammenlagerung angestrebt, bei der die hydrophoben Schwänze der Lipide möglichst vom Wasser abgeschirmt, die hydrophilen Köpfe aber dem Wasser zugewandt sind.

Schon gewusst

Eine wichtige Grundvoraussetzung für die Entstehung von Leben ist die Abgrenzung zwischen einem „inneren" und einem „äußeren" Millieu. Nur so ist es für Lebewesen möglich, einen Stoffwechsel zu betreiben und, über die Ausnutzung von Konzentrationsunterschieden zur Umgebung, letztlich auch Energie bereitzustellen. Der innere Hohlraum eines Liposoms ist physikalisch vom umgebenden Medium getrennt und entspricht somit der sehr vereinfachten Struktur einer Zelle. Es wird deshalb angenommen, dass sich die ersten Zellen zu Beginn der Evolution aus liposomenähnlichen Strukturen entwickelt haben.

8.1 Glycerophospholipide

Glycerophospholipide (auch **Phosphoglyceride** genannt) sind die wichtigsten Vertreter von Membranlipiden. Sie enthalten ein **L-Glycerin-3-phosphat** als gemeinsame Grundstruktur (➤ Abb. 8.2) und sind an C1 und C2 mit Fettsäuren und am Phosphat mit einer polaren Kopfgruppe X verestert (➤ Tab. 8.1). Das strukturell einfachste Glycerophospholipid ist die **Phosphatidsäure** (X = H), die aber in biologischen Membranen nur in kleinen Mengen zu finden ist. Die wichtigsten Vertreter der Glycerophospholipide sind **Phosphatidylcholin (Lecithin)**, **Phosphatidylserin**, **Phosphatidylethanolamin** und **Phosphatidylinositol**.

In Eukaryonten erfolgt die **Phospholipidsynthese** im Wesentlichen an der Oberfläche des glatten endoplasmatischen Retikulums und der inneren Membran der Mitochondrien. Nur wenige der neu synthetisierten Lipide verbleiben an ihrem Syntheseort. Die Mehrheit wird über verschiedene zelluläre Transportprozesse zu ihrem Bestimmungsort transportiert. Der genaue Mechanismus, mit dem die Zelle die wasserunlöslichen Lipide zu ihrem Ziel transportiert, ist nicht vollständig verstanden (➤ Kap. 18.1).

8.1.1 Biosynthese von Glycerophospholipiden

Das Grundgerüst der Glycerophospholipide wird durch Glycerin-3-phosphat gebildet, das in den meisten Geweben durch **Glycerinkinase** synthetisiert werden kann. Einen Sonderfall stellen hier Adipozyten (Fettspeicherzellen) dar, die keine Gly-

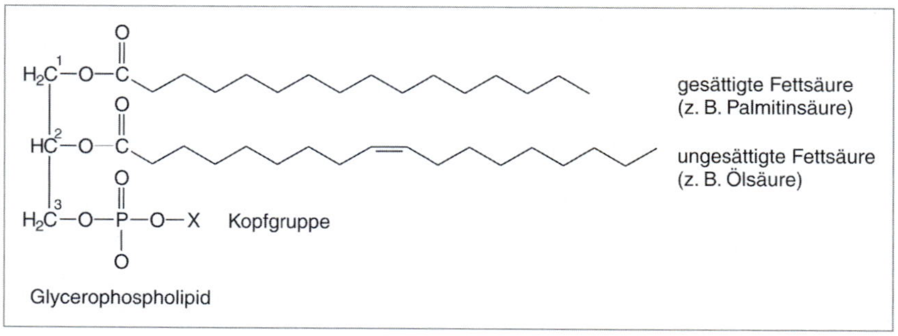

Abb. 8.2 Grundstruktur eines Glycerophospholipids. Die zwei Acylketten sind mit C1 und C2 eines Glycerin-3-phosphats verestert, während C3 des Glycerins über eine Phosphodiesterbindung die hydrophile Kopfgruppe trägt.

Tab. 8.1 Mögliche polare Kopfgruppen (X) von Glycerophospholipiden (➤ Abb. 8.2). Der variable Rest X wird bei den jeweiligen Glycerophospholipiden durch die entsprechenden Kopfgruppen ersetzt. Im einfachsten Fall, der Phosphatidsäure, ist X ein Wasserstoffatom.

Name des Glycerophospholipids	Name von X	chemische Struktur von X	Nettoladung (pH 7)
Phosphatidsäure	–	$-H$	–1
Phosphatidylethanolamin	Ethanolamin	$-CH_2-CH_2-\overset{+}{N}H_3$	0
Phosphatidylcholin	Cholin	$-CH_2-CH_2-\overset{+}{N}(CH_3)_3$	0
Phosphatidylserin	Serin	$-CH_2-CH(COO^-)-\overset{+}{N}H_3$	–1
Phosphatidylglycerin	Glycerin	$-CH_2-CH(OH)-CH_2-OH$	–1
Phosphatidylinositol-4,5-biphosphat	myo-Inositol-4,5-biphosphat	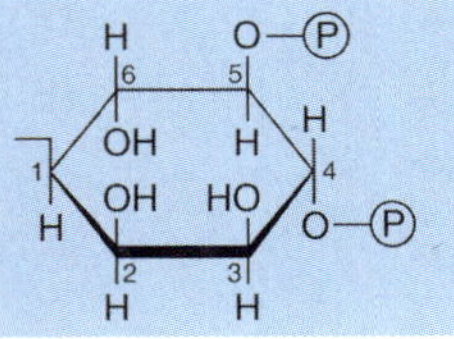	–4

cerinkinase haben. In diesen Zellen wird stattdessen das bei der Glykolyse anfallende Dihydroxyacetonphosphat (DHAP) durch die **Glycerin-3-phosphat-Dehydrogenase** in Glycerin-3-phosphat umgewandelt (➤ Kap. 7.3.2).

Der Anfang des Glycerophospholipid-Synthesewegs entspricht bis zur Phosphatidsäure dem der Triglyceridsynthese. Die Phosphatidsäure wird dann aber über eine Phosphodiesterbindung mit einer polaren Kopfgruppe wie Cholin oder Ethanolamin konjugiert. Hierfür muss vorher eine der **Hydroxygruppen aktiviert** werden. Dies geschieht durch die Konjugation mit dem Nucleotid **Cytidindiphosphat** (CDP). Je nach Stoffwechselweg wird hierbei entweder eine Hydroxygruppe des Phosphats oder der Kopfgruppe aktiviert (➤ Abb. 8.3):

- Bei der Biosynthese von **Phosphatidylcholin** und **Phosphatidylethanolamin** werden Cholin und Ethanolamin zunächst mittels ATP phosphoryliert und dann durch eine Transferase unter Bildung der aktivierten Verbindung **CDP-Cholin** bzw. **CDP-Ethanolamin** auf **Cytidintriphosphat** (CTP) übertragen. Das Phosphat des Glycerin-3-phosphats wird abgespalten, und die CDP-aktivierten Kopfgruppen reagieren mit dem entstandenen Diglycerid zu den jeweiligen Phosphatiden unter Freisetzung von **Cytidinmonophosphat** (CMP).
- Im Gegensatz dazu wird im Fall von **Phosphatidylinositol** und **Phosphatidylglycerin** nicht die Kopfgruppe, sondern die Phosphatidsäure aktiviert. Das aktivierte **CDP-Diacylglycerin** reagiert dann mit der entsprechenden Kopfgruppe weiter.

8.1.2 Konvertierung von Glycerophospholipiden

Unabhängig von ihrer Neusynthese können Glycerophospholipide auch dynamisch ineinander umgewandelt werden. Die Leber kann z.B. Phosphatidylethanolamin zu Phosphatidylcholin umwandeln. Hierbei wird das **Stickstoffatom** in Phosphatidylethanolamin durch eine **dreifache Methylierung** mit *S*-**Adenosylmethionin** in Phosphatidylcholin überführt (➤ Abb. 8.4 oben).

Außerdem können Phosphatide durch einen partiellen Abbau und anschließenden Neuaufbau unter Verwendung anderer Komponenten ineinander überführt werden. So kann Phosphatidylserin auch durch Austausch der gesamten Kopfgruppe aus Phosphatidylethanolamin hergestellt werden. Die **Phosphatidylethanolamin-Serintransferase** katalysiert diese Austauschreaktion, bei der die OH-Gruppe des Serins die Phosphorylgruppe von Phosphatidylethanolamin angreift. Die ursprüngliche Kopfgruppe, Ethanolamin, wird anschließend eliminiert, und es entsteht Phosphatidylserin (➤ Abb. 8.4 unten).

Klinik

Die Enzyme, die Phosphatidsäure synthetisieren, verknüpfen bevorzugt gesättigte Fettsäuren mit dem C1 von Glycerin und ungesättigte Fettsäuren mit dem C2. Im Gehirn z.B. haben ca. 80% der Phosphoinositolmoleküle eine Stearylgruppe (18:0) am C1 und eine Arachidonylgruppe (20:4) am C2. In der Lunge jedoch befinden sich bei ca. 40% der Phosphatidylcholinmoleküle an beiden Positionen Palmitylgruppen (16:0, Dipalmitoylphosphatidylcholin, DPPC). Dieses untypische Phosphatidylcholin stellt in der Lunge einen Hauptbestandteil des Surfactants dar, das ein Kollabieren der Lunge beim Ausatmen verhindert. Ein Mangel an Phosphatidylcholin ist deshalb für das **Atemnotsyndrom von Frühgeborenen** verantwortlich (➤ Praxisfall oben). Diese Seitenkettenspezifität wird nicht während der Synthese, sondern erst später durch den gezielten Umbau der Seitenketten erzeugt. Hierbei wirken spezifische Phospholipasen und Acyltransferasen mit, die gezielt einzelne Acylgruppen bestimmter Glycerophospholipide austauschen.

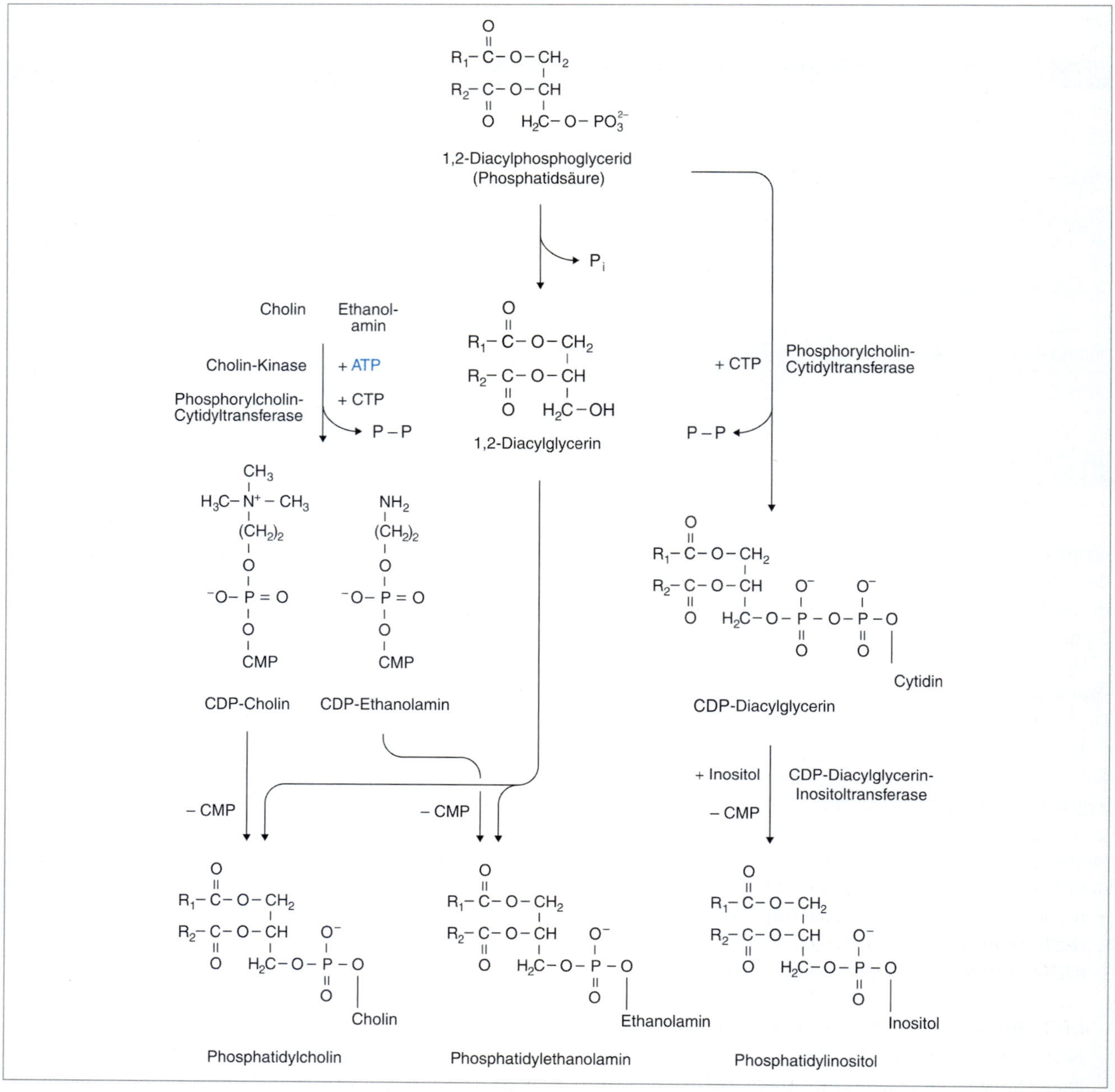

Abb. 8.3 Biosynthese von Phosphatidylcholin, Phosphatidylethanolamin und Phosphatidylinositol. Abhängig von der Kopfgruppe wird entweder der Phosphoglycerinanteil (rechts, im Fall von Inositol) oder die Kopfgruppe (links, im Fall von Cholin und Ethanolamin) durch Cytidintriphosphat (CTP) aktiviert.

8.1.3 Phospholipasen

Der Abbau der Glycerophospholipide erfolgt durch spezifische Phospholipasen, welche die Moleküle nicht nur an **spezifischen Stellen spalten**, sondern auch **für bestimmte Phosphatide selektiv** sind. Viele Phospholipasen sind membrangebundene Proteine, die erst nach hormoneller Aktivierung wirksam werden. Abhängig vom Angriffspunkt unterscheidet man die **Phospholipasen A_1, A_2, C und D** (➤ Abb. 8.5).

- **Phospholipasen der Gruppe A** sind im Wesentlichen Fettsäureesterasen und generieren aus Phosphatidylcholin **Lysophosphatidylcholin** (= Lysolecithin). Das Produkt von Phospholipase A_1 ist 1-Lysophosphatidylcholin, das von Phospholipase A_2 2-Lysophospatidylcholin. Lysophosphatidylcholin wirkt als Chemoattractant für mononucleäre Leukozyten. Pathologisch findet man erhöhte Konzentrationen an Lysophosphatidylcholin in oxidiertem LDL und in atherosklerotischen Plaques. Die häufig am C2 der Phospholipide vorkommende **Arachidonsäure** (20:4) wird nach Freisetzung durch Phospholipase A_2 für die **Prostaglandin- und Leukotriensynthese** genutzt. Diese hochaktiven Lipide sind verantwortlich für allergische und Entzündungsreaktionen. Die Hemmung der Phospholipase A_2 durch Cortisol wirkt daher zu einem

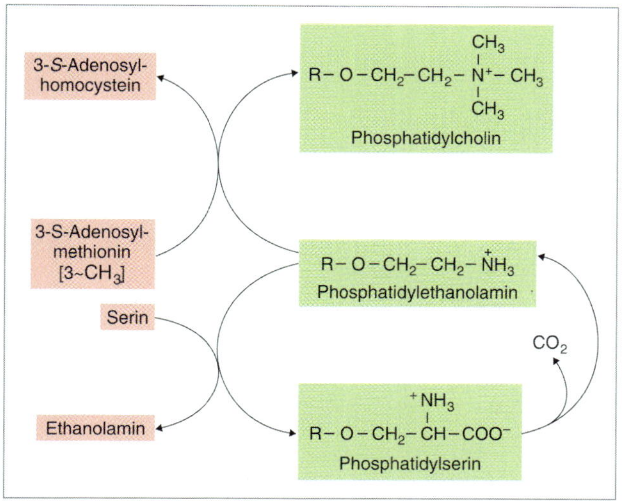

Abb. 8.4 Umwandlung von Phosphatidylethanolamin zu Phosphatidylcholin durch eine dreifache Methylierung oder zu Phosphatidylserin durch den Austausch von Ethanolamin gegen Serin.

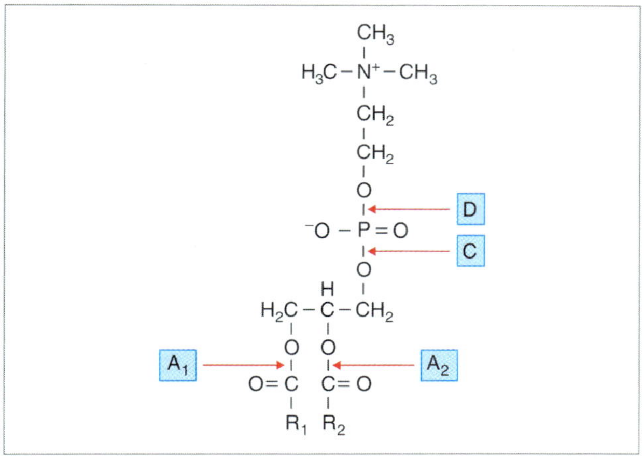

Abb. 8.5 Angriffspunkte der Phospholipasen A_1, A_2, C und D am Phosphatidylcholin.

frühen Zeitpunkt der Bildung von Prostaglandinen und Leukotrienen entgegen.

- Eine wichtige Bedeutung hat auch der Abbau von **Phosphatidylinositol (PI)**. Dieses wird durch zweifache Phosphorylierung des Inositols in Phosphatidylinositol-4,5-bisphosphat (PIP_2) umgewandelt. PIP_2 kann anschließend durch die Aktivität der **PI-spezifischen Phospholipase C** in Diacylglycerin (DAG, Diglycerid) und Inositoltriphosphat (IP_3) abgebaut werden, die beide eine zentrale Rolle in der zellulären Signalübertragung spielen. Diacylglycerin kann auch durch die phosphatidylcholinspezifische Phospholipase C aus Phosphatidylcholin freigesetzt werden.
- Die Produkte der **Phospholipase D** sind Phosphatidsäure, die ebenfalls als Second messenger in der Signaltransduktion agieren kann, und die entsprechende abgespaltene freie Kopfgruppe (z.B. Cholin, ➤ Kap. 22.3.2).

Schon gewusst

Bienengift und viele Schlangengifte enthalten neben anderen Proteinen einen großen Anteil an Phospholipase A_2 (10 bis 12%), die Phosphatidylcholin (Lecithin) durch Abspaltung der C2-Acylkette in Lysophosphatidylcholin (Lysolecithin) abbaut. Lysophosphatidylcholin wirkt als starkes Detergens, das die umgebenden Zellmembranen angreift und lysiert. Die ebenfalls freigesetzte Arachidonsäure wird für die Synthese von Prostaglandinen verwendet, die z.T. für die schmerzhafte Wirkung von Bienengift verantwortlich sind. Das **Gift von Wespen** enthält interessanterweise v.a. Phospholipase A_1, das der **Hornissen** Phospholipase A_1 und A_2 (neben Hyaluronidase).

8.1.4 Cardiolipin

Cardiolipin, ein wichtiges und spezielles Glycerophospholipid z.B. in der inneren Mitochondrienmembran, wurde ursprünglich aus Herzgewebe isoliert. Cardiolipin stellt gewissermaßen ein **Doppelglycerophospholipid** dar, das aus zwei Molekülen Phosphatidylglycerin zusammengesetzt ist. Bei der Synthese wird Phosphatidylglycerin mit CDP-aktiviertem Diacylglycerin (Diglycerid) konjugiert. Unter Abspaltung von CMP entsteht dabei Cardiolipin (➤ Abb. 8.6).

8.1.5 Etherlipide

Die Zellmembranen eukaryontischer Zellen enthalten in signifikanten Mengen noch zwei weitere Glycerophospholipide: Plasmalogene und Alkylacylglycerophospholipide.

- **Plasmalogene** bestehen aus einer Kohlenwasserstoffkette, die über eine Vinyletherbindung (d.h. eine α-β-ungesättigte Etherbindung) an das C1 des Glycerins gebunden ist.
- **Alkylacylglycerophospholipide** sind strukturell ähnlich aufgebaut, haben aber im Gegensatz zu Plasmalogenen eine gesättigte Etherbindung (➤ Abb. 8.7).

Alkylacylglycerophospholipide sind im Allgemeinen seltener als Plasmalogene. Im menschlichen Herzen sind z.B. ca. 60% der Ethanolaminglycerophospholipide Plasmalogene, aber nur 4% vom Alkylacyl-Typ. Die physiologische Rolle dieser Lipide ist noch weitgehend unklar. Sie dienen als Substrat für spezielle Phospholipasen und sind bei der zellulären Signalübertragung beteiligt (➤ Kap. 22.3.2).

Ausgangsverbindung für die Synthese der Etherlipide ist das **Dihydroxyacetonphosphat**, dessen erstes Kohlenstoffatom mit einer Fettsäure verestert wird. Die Etherbindung entsteht, indem diese Fettsäure durch einen Alkohol ersetzt wird. Bei den Plasmalogenen wird anschließend noch zusätzlich die Doppelbindung in die Alkylgruppe eingeführt.

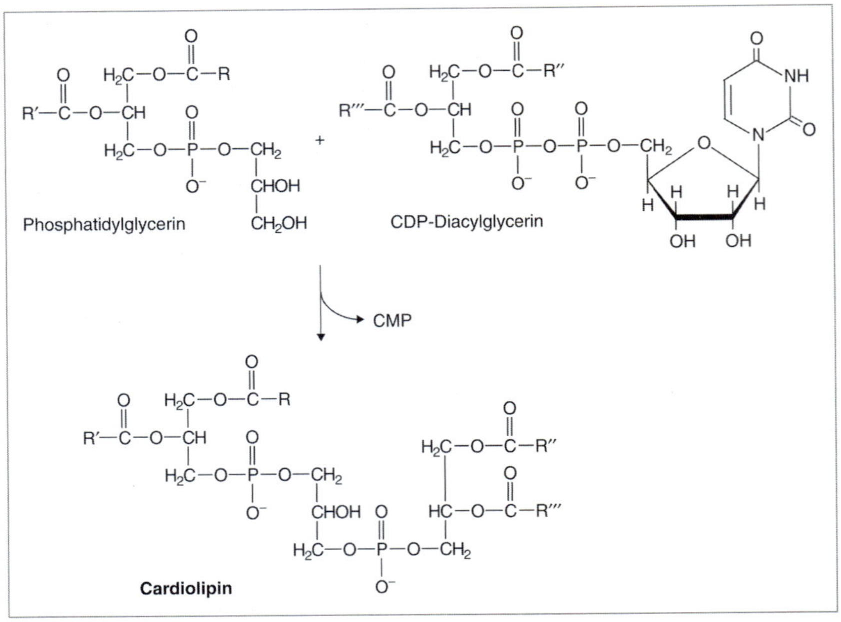

Abb. 8.6 Synthese von Cardiolipin aus Phosphatidylglycerin und CDP-Diacylglycerin.

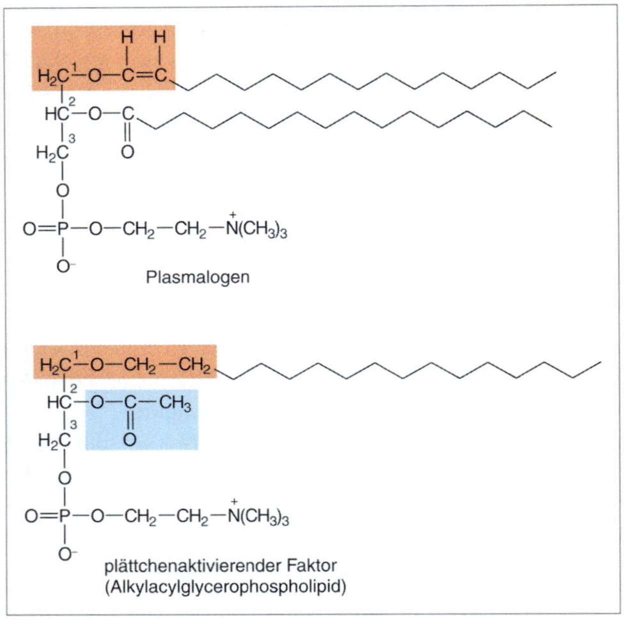

Abb. 8.7 Plasmalogene und Alkylacylglycerophospholipide. Die Acylketten sind über Etherbindungen mit dem C1 des Glycerinphosphats verbunden (rot unterlegt), während die Acylketten in Glycerophospholipiden über eine Estergruppe verbunden sind (➤ Abb. 8.2). Der plättchenaktivierende Faktor hat als Besonderheit nur eine Essigsäuregruppe am C2 gebunden (blau unterlegt), was ihn, im Vergleich zu anderen Glycerophosphaten, besser wasserlöslich macht.

Schon gewusst

Etherlipide können biologisch hochaktiv sein. Zum Beispiel ist der **plättchenaktivierende Faktor** (platelet activating factor, **PAF**) ein Etherlipid. PAF wird von der Lysophosphatidylcholin-Acetyltransferase (LPCAT) aus Lysophosphatidylcholin und Acetyl-CoA synthetisiert. Er hat eine stark bronchokonstriktorische Wirkung und löst bereits in sehr geringen Konzentration (10^{-11} mol/L) eine starke Thrombozytenaktivierung aus.

Die Wirkung von PAF wird über spezifische Rezeptoren vermittelt. Interessanterweise kann die Rezeptordichte innerhalb einer Spezies variieren. Patienten mit Sepsis oder kardialen und pulmonalen Störungen haben oft einen höheren Gehalt an PAF in ihren Thrombozyten und auch eine höhere Anzahl an PAF-Rezeptoren.

PAF-Rezeptoren wurden auf der glatten Muskulatur, auf weißen Blutzellen, Gewebsmakrophagen und vielen anderen Geweben gefunden.

MERKE

Glycerophospholipide ähneln den Triglyceriden insofern, als C1 und C2 des Glycerins mit zwei Fettsäuren verestert sind. Am C3 befindet sich dagegen eine Phosphatgruppe, an die wiederum meist geladene Moleküle, z.B. Cholin, Ethanolamin oder Inositol, gebunden sind. Aufgrund ihrer relativen Polarität sind diese Substanzen für zahlreiche Zellmembranen bedeutsam. Bei der Synthese der Glycerinphosphate kann entweder die Kopfgruppe (bei Phosphatidylcholin und Phosphatidylethanolamin) oder die Phosphatidsäure (bei Phosphatidylinositol und Phosphatidylglycerin) aktiviert werden. Phospholipide können durch Modifikation oder den Austausch der Kopfgruppe ineinander umgewandelt werden. Glycerophospholipide werden durch Phospholipasen abgebaut, die nach ihren Schnittstellen als Phospholipase A_1, A_2, C oder D unterschieden werden. Cardiolipin und Etherlipide sind spezielle Glycerophospholipide der Plasmamembran.

8.2 Sphingolipide

Der Arzt und Chemiker *Johann Thudichum* beschrieb in seinem Werk „Die Chemie des Gehirns" 1876 zum ersten Mal eine rätselhafte Substanz, die er in Analogie zur mysteriösen ägyptischen Sphinx, als „Sphingo"-lipid bezeichnete. Mittlerweile kennt man mehr als 100 verschiedene **Sphingolipide**, wobei aber bis jetzt nur für einige wenige eine eindeutige Funktion bekannt ist. Bei Sphingolipiden besteht das Grundgerüst nicht aus Glycerin wie bei den Glycerophospholipiden, sondern aus dem **Aminoalkohol Sphingosin** (➤ Abb. 8.8). Die Aminogruppe ist mit einer **Fettsäure konjugiert**. Bei **Ceramiden** ist der Rest X ein Wasserstoff, bei **komplexen Sphingolipiden** ein Phosphocholin (Phosphosphingolipide) oder ein Kohlenhydrat (Glykosphingolipide, ➤ Tab. 8.2).

8.2.1 Biosynthese des Sphingolipidgrundgerüsts

Für die Synthese der Sphingolipide (➤ Abb. 8.9) wird als Erstes das Vorläufermolekül **Sphinganin** (Dihydrosphingosin) gebildet, das nachfolgend in Sphingosin umgewandelt wird. Die Ausgangsverbindungen für die Biosynthese von Sphinganin sind **Serin**, das die Aminogruppe und eine Hydroxygruppe beisteuert, und **Palmitoyl-CoA**. Die beiden Substrate werden zunächst von der pyridoxalphosphatabhängigen **Serin-Palmitoyltransferase** zu einer Ketoverbindung kondensiert, wobei die Ketogruppe im nachfolgenden Schritt zu einer Hydroxygruppe reduziert wird. Die Aminogruppe des so gebildeten Sphinganins reagiert dann mit einem zweiten Acyl-CoA zu Dihydroceramid. Die zweite Fettsäure ist normalerweise ein- oder mehrfach ungesättigt und hat typischerweise eine Kettenlänge

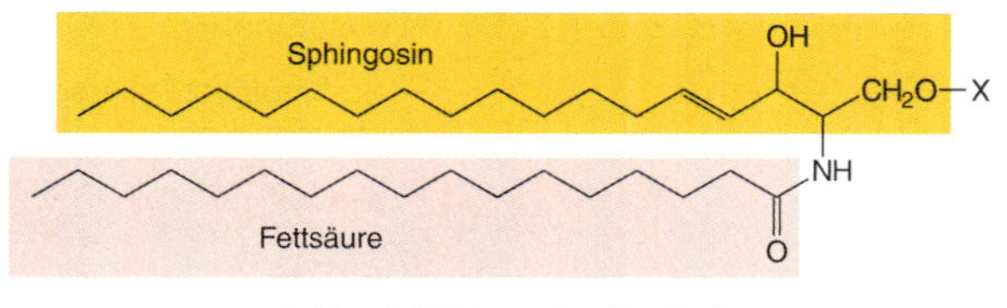

Abb. 8.8 Grundstruktur der Sphingolipide.

von C_{16} bis C_{24}. Nachfolgend wird in den meisten Fällen noch durch die Dihydroceramid-Reduktase („Desaturase") eine ungesättigte Δ4-5-Bindung in die Acylkette an C3 eingeführt. Das Produkt heißt dann **Ceramid**.

Ceramid ist der Ausgangsmetabolit für alle höher substituierten **Phospho- und Glykosphingolipide**. Es kann aber auch durch die Ceramidase in freies **Sphingosin** abgebaut und durch die Sphingosin-Kinase zu **Sphingosin-1-phosphat** phosphoryliert werden. Obwohl Sphinganin und Sphingosin sich strukturell nur durch eine ungesättigte Δ4-5-Bindung unterscheiden, können sie nach heutigem Wissen nicht direkt ineinander überführt werden. Somit entsteht Sphingosin aus Sphinganin immer über den Umweg der Ceramidbildung.

Signalfunktionen von Sphingolipiden

Viele Zwischenprodukte des Sphingolipidstoffwechsels spielen neben ihrer Funktion als Membranlipide auch eine wichtige Rolle bei der **zellulären Signalübertragung**.

Am besten untersucht ist hier das Phosphoderivat von Sphingosin, das **Sphingosin-1-phosphat** (S1P). S1P bindet spezifisch an Rezeptoren aus der Familie der **EDG-Rezeptoren** (Endothel-Differenzierungsgene) und aktiviert diese. EDG-Rezeptoren gehören zur Gruppe der G-Protein-gekoppelten Rezeptoren, und ihre Aktivierung bewirkt im Allgemeinen eine Stimulation der Zellteilung, Zytoskelettorganisation, Migration und Morphogenese (➤ Kap. 22.3.2).

Interessanterweise haben aber andere Zwischenprodukte des Sphingolipidmetabolismus, wie z.B. freies **Sphingosin oder Ceramid**, eine starke **proapoptotische** und somit **eine dem S1P genau entgegengesetzte Wirkung**. Es wird deshalb

Tab. 8.2 Mögliche Kopfgruppen (X) von Sphingolipiden (➤ Abb. 8.9). Der variable Rest X wird bei den jeweiligen Sphingolipiden durch die entsprechenden Kopfgruppen ersetzt. Im einfachsten Fall, den Ceramiden, ist X ein Wasserstoffatom.

Name des Sphingolipids	Name von X	chemische Struktur von X
Ceramid	–	—H
Sphingomyelin	Phosphocholin	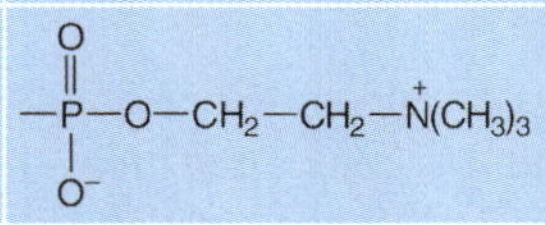
neutrale Glykosphingolipide	Glucose	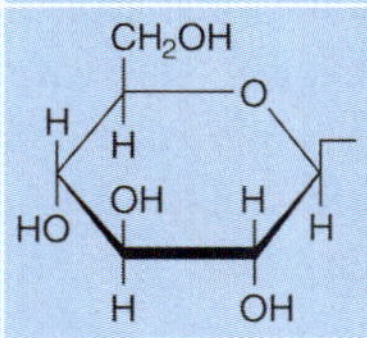
Lactosylcerebrosid (ein Globosid)	Di-, Tri- oder Tetrasaccharid	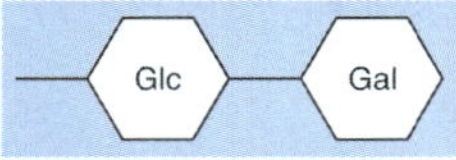
Gangliosid GM_2	komplexes Oligosaccharid	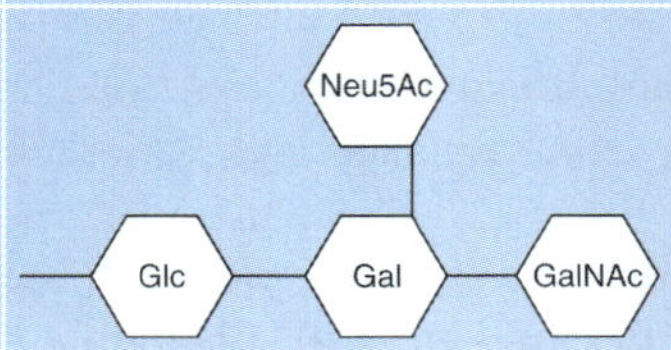

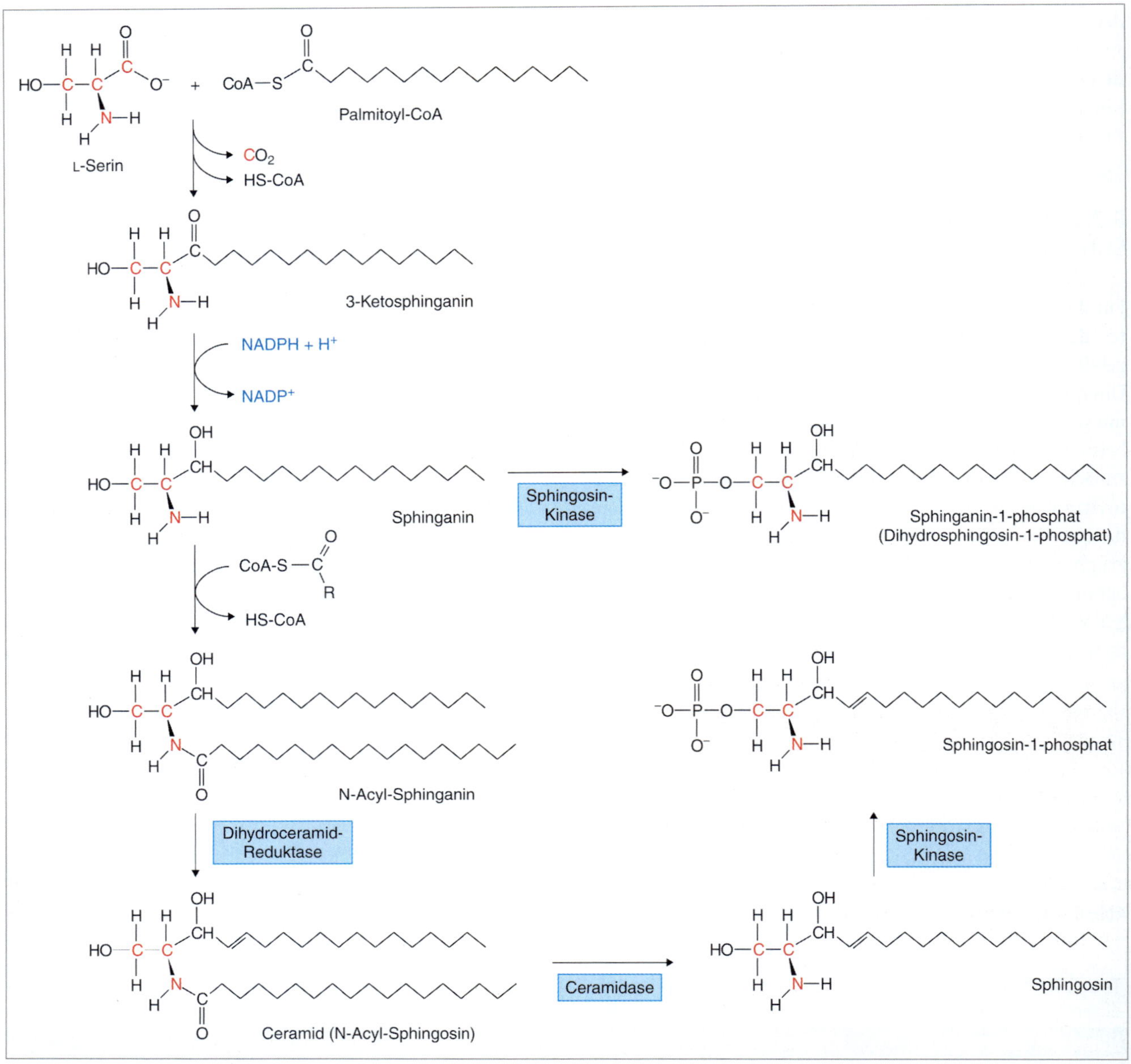

Abb. 8.9 Biosynthese der Sphingolipide.

vermutet, dass das Verhältnis aus proapoptotischen Sphingolipiden (Sphinganin, Sphingosin und Ceramid) und mitogenen Metaboliten (Sphingosin-1-phosphat) einen maßgeblichen Einfluss auf das generelle Schicksal der Zelle hat. Überwiegen die mitogenen Faktoren, geht die Zelle in Teilung, während bei einem Überschuss der proapoptotischen Metaboliten der programmierte Zelltod eingeleitet wird (➤ Kap. 23.3).

8.2.2 Phosphosphingolipide

In der Gruppe der **Phosphosphingolipide** gibt es zwei Phospholipide: **Sphingomyelin** (*N*-Acylsphingosinphosphocholin) und **Sphingoethanolamin**.

Sphingomyelin ist ein wichtiges **Strukturlipid der Plasmamembranen** und wird aus **Ceramid** und **CDP-Cholin** von der Sphingomyelin-Synthase synthetisiert. Alternativ kann Sphingomyelin auch durch Übertragung der Phosphocholingruppe von Phosphatidylcholin auf die Hydroxygruppe von Ceramid gebildet werden. Sphingomyelin enthält vorwiegend Palmitinsäure (16:0) und Stearinsäure (18:0), in selteneren Fällen auch längerkettige Fettsäuren wie Nervonsäure (24:1) und Behensäure (22:0) als stickstoffgebundene Acylgruppen. Diese langkettigen Fettsäuren bedingen die Festigkeit der Membran, wodurch sie sich besonders für die Myelinscheide von Nerven eignen, die diesem Lipid auch den Namen geben.

Sphingomyelin ähnelt in seiner räumlichen Struktur dem Phosphatidylcholin (➤ Abb. 8.10), weswegen es gut in Membranen eingebaut wird. Es spielt außerdem eine Rolle bei der zellulären Signalübertragung, denn es wird durch verschiedene hormonell regulierte Sphingomyelinasen in Ceramide und von dort weiter zu Sphingosin hydrolysiert.

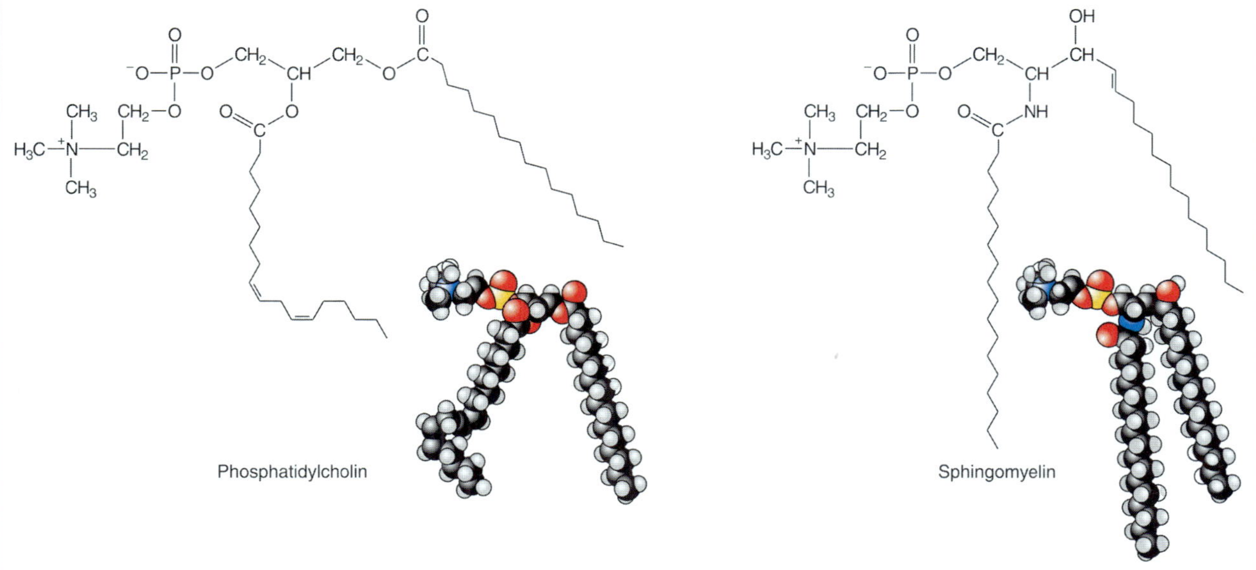

Abb. 8.10 Räumliche Strukturen des Glycerophospholipids Phosphatidycholin und des Sphingolipids Sphingomyelin.

8.2.3 Glykosphingolipide

Die meisten Sphingolipide sind **Glykosphingolipide**, d.h., ihre **polaren Kopfgruppen bestehen aus Kohlenhydraten**. Die Hauptklassen der Glykosphingolipide umfassen **Cerebroside** (Ceramidmonosaccharide), **Sulfatide** (Ceramidmonosaccharidsulfate), **Globoside** (neutrale Ceramidoligosaccharide) und **Ganglioside** (saure, Sialinsäure enthaltende Ceramidoligosaccharide). Die Kohlenhydrateinheiten sind über eine **glykosidische Bindung** mit der C1-OH-Gruppe von Ceramid verknüpft und besitzen keine Phosphatgruppe (➤ Abb. 8.11).

- **Cerebroside** haben nur einen **Zuckerrest** an das Ceramid gekoppelt (➤ Abb. 8.11, ➤ Tab. 8.3). **Galaktocerebrosid** und **Glucocerebrosid** sind die häufigsten Vertreter dieser Klasse. Cerebroside werden allerdings häufig mit Galaktocerebrosiden gleichgesetzt. Beide Cerebroside werden aus Ceramid durch Addition der UDP-aktivierten Zuckereinheit (Glucose oder Galaktose) synthetisiert. Galaktosehaltige Cerebroside sind primär in den Membranen von neuronalen Geweben zu finden, während in nichtneuronalen Geweben normalerweise die Galaktose durch Glucose ersetzt ist. Glucocerebroside dienen auch als Vorstufen für die Synthese von Globosiden und Gangliosiden.
- **Sulfatide** werden gebildet, indem eine aktivierte **Sulfatgruppe** von 3'-Phosphoadenosin-5'-phosphosulfat (PAPS) auf die C3-OH-Gruppe des Galaktoserests von Galaktocerebrosid übertragen wird. Die Lipide der weißen Substanz des Gehirns bestehen zu 15% aus Sulfatiden (Galaktocerebrosid-3-sulfat).
- **Globoside** sind neutrale und ungeladene Glykosphingolipide mit **zwei oder mehr Zuckern**, normalerweise D-Glucose, D-Galaktose oder *N*-Acetylgalaktosamin. Da Cerebroside und Globoside bei pH 7,0 keine Ladung haben, werden sie auch gelegentlich als neutrale Glykolipide bezeichnet.

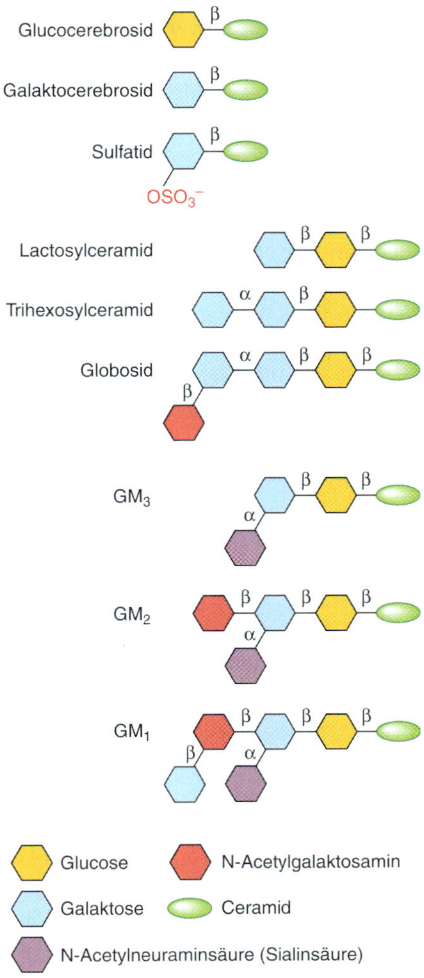

Abb. 8.11 Die Hauptklassen der Glykosphingolipide.

Tab. 8.3 Strukturen und Vorkommen einiger Glykosphingolipide

Typ	Beispiel	typische Lokalisation
Cerebroside	βGal–Ceramid βGlc–Ceramid	weiße Hirnsubstanz, Nervengewebe (Myelin), Leber, Milz u.a.
Ceramidgalaktosyllactosid	αGal–βGal–Glc–Ceramid	Niere
Ceramidtetrasaccharid	GalNAc–Gal–Gal–Glc–Ceramid	Serum, Leber, Milz, Zellmembranen
Hämatosid	αNeuNAc–Gal–Glc–Ceramid	Erythrozytenmembran
Gangliosid GD_{1a}	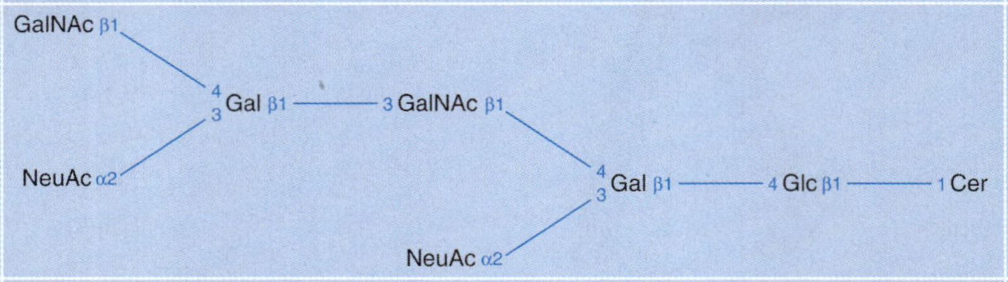	Nervengewebe, graue Hirnsubstanz, Zellmembranen
Sulfatide	Gal-3-sulfat–Ceramid	Nervengewebe, Myelin
Glc = Glucose, Gal = Galaktose, NAc = *N*-Acetylrest, NeuNAc = *N*-Acetylneuraminsäure		

- **Ganglioside** sind die komplexesten Sphingolipide. Sie besitzen **Oligosaccharide** als polaren Kopf mit mindestens einem oder mehreren **Sialinsäureresten** (*N*-Acetylneuraminsäure) und sind somit bei pH 7 negativ geladen. Ganglioside sind deshalb partiell wasserlöslich, weswegen sie relativ frei zwischen verschiedenen zellulären Membrankompartimenten hin und her diffundieren können. Ganglioside mit einer Sialinsäure werden als GM (M für mono-), die mit zwei Sialinsäuereresten als GD (D für di-) usw. bezeichnet. Ganglioside findet man sehr prominent in der Plasmamembran von Neuronen. Sie sind aber nicht nur im Nervengewebe, sondern sind auch auf der externen Seite zahlreicher Plasmamembranen anzutreffen. Sie spielen eine wesentliche Rolle in der Zell-Zell-Wechselwirkung und -Erkennung sowie in der zellulären Differenzierung und in der Zellwachstumskontrolle. Sie treten auch als blutgruppen- (➤ Abb. 8.12) und tumorassoziierte Antigene auf.

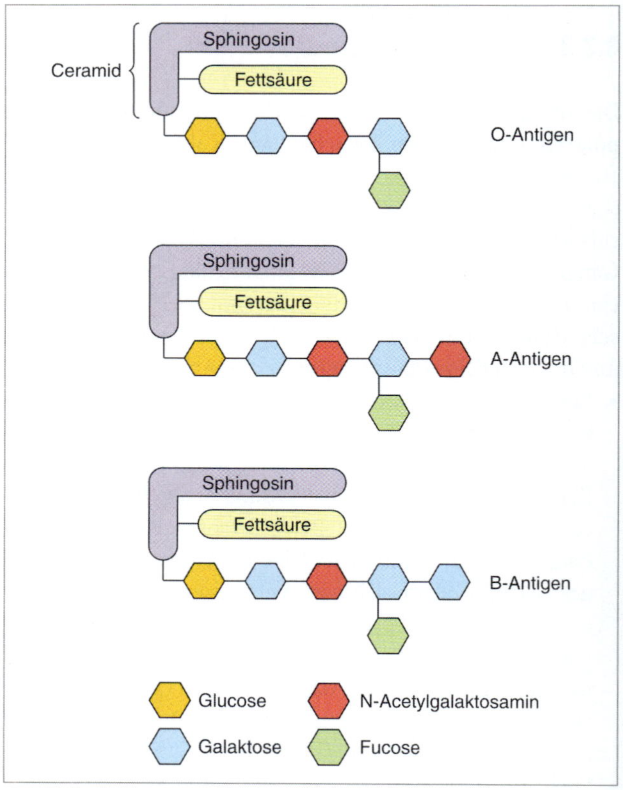

Abb. 8.12 Aufbau der Blutgruppenantigene.

Biosynthese

Die **Biosynthese von Gangliosiden** wird von einer Reihe von **Glykosyltransferasen** katalysiert. Obwohl alle diese Reaktionen chemisch sehr ähnlich sind, gibt es für jede Reaktion eigene spezialisierte Enzyme. Die Reaktionswege beginnen mit der **Übertragung einer Galaktosyleinheit** von UDP-aktivierter Galaktose (**UDP-Gal) auf Glucocerebrosid** unter Bildung einer β(1-4)-Bindung. Da diese Bindung der von Glucose und Galaktose im Lactosedisaccharid entspricht, nennt man das gebildete Glykolipid auch **Lactosylceramid**. Sowohl Globoside als auch Ganglioside werden aus Lactosylceramid hergestellt:

- Für die Synthese eines **Globosids** werden nacheinander ein Molekül Galaktose (Gal) und ein Molekül *N*-Acetylgalaktose (GalNAc) an Lactosylceramid konjugiert. UDP-Gal bzw. UDP-GalNAc liefern die aktivierten Monosaccharide.
- **Ganglioside** werden durch die Übertragung von *N*-Acetylneuraminsäure (NANA, Sialinsäure) von CMP-NANA auf Lactosylceramid synthetisiert; dabei wird eine α(2-3)-Bindung gebildet, und es entsteht das Gangliosid GM_3. Anschließend entstehen durch die sequenzielle Addition der *N*-Acetylgalaktosamin-Gruppe von UDP-GalNAc und der Galaktosegruppe von UDP-Gal an GM_3 die Ganglioside GM_2 und GM_1.

Die Synthese von Gangliosiden ist ein komplexer Vorgang, der sich auf verschiedene Kompartimente in der Zelle verteilt. Die Synthese von Ceramid als Grundstruktur erfolgt im Wesentlichen am endoplasmatischen Retikulum, während das Anhängen der Zuckerketten v.a. im Golgi-Apparat abläuft.

Klinik

Glykosphingolipide auf den Oberflächen der Erythrozyten sind verantwortlich für die Klassifizierung der verschiedenen menschlichen **Blutgruppen nach dem AB0-System**. Die Oligosaccharide des AB0-Systems unterscheiden sich durch den Austausch eines einzigen Zuckerrests. Als Zucker kommen Galaktose, Galaktosamin, *N*-Acetylgalaktosamin, Fucose und *N*-Acetyl-D-glucosamin vor.

- Die gemeinsame Grundstruktur bildet das sog. H-Antigen, das auch die Träger der Blutgruppe null auszeichnet (➤ Abb. 8.12). Es besteht aus Glucose, *N*-Acetylglucosamin, Galaktose und Fucose.
- Bei Trägern der Blutgruppe A ist der H-Substanz ein Molekül *N*-Acetylgalaktosamin und bei Trägern der Blutgruppe B ein Galaktoserest angeknüpft.
- Träger der Blutgruppe AB haben sowohl das Antigen A als auch das Antigen B.

Interessanterweise finden sich in den Trägern der jeweiligen Blutgruppe auch Plasmaproteine, die das gleiche Oligosaccharidmuster tragen.

Abbau der Glykosphingolipide und Lipidspeicherkrankheiten

Die Lipide der Zellmembran unterliegen einem ständigen Auf- und Abbau. Der **Abbau der Glykolipide** erfolgt hauptsächlich in Lysosomen (➤ Abb. 8.13) und erfordert wie die Neusynthese hoch spezialisierte Enzyme für jeden Schritt. Defizienzen dieser Enzyme führen zu lysosomalen Lipidspeichererkrankungen oder **Sphingolipidosen**, bei denen sich die Metaboliten anreichern und sich schwere, zumeist neurologische Krankheitsbilder entwickeln (➤ Tab. 8.4).

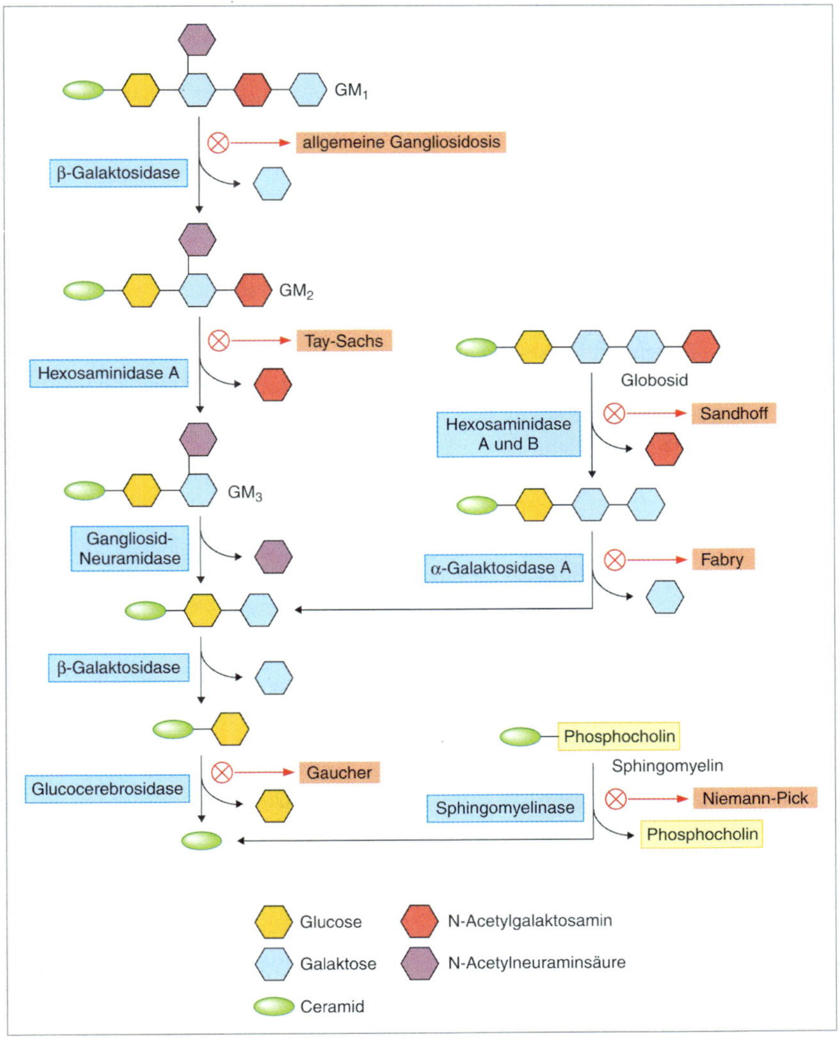

Abb. 8.13 Lysosomaler Abbau der Glykosphingolipide und Enzymdefekte bei verschiedenen Sphingolipidosen.

Tab. 8.4 Sphingolipidspeicherkrankheiten mit ihren jeweiligen Enzymdefekten und akkumulierenden Substanzen

Krankheit	defektes Enzym	akkumuliertes Phosphatid (‖: Position des Spaltungsdefekts)	betroffenes Gewebe
Morbus Niemann-Pick	Sphingomyelinase	Cer-‖-PCh	Milz, Leber, Hirn (schnell letal)
Morbus Gaucher	β-Glucosidase	Cer-‖-Glc	Leber, Niere, Hirn
metachromatische Leukodystrophie	Arylsulfatidase A	Cer-Gal-‖-OSO_3^-	Nervensystem
Angiokeratoma corporis diffusum (Fabry)	β-Galaktosidase	Cer-Glc-Gal-‖-Gal	Nerven, Augen, Haut
Morbus Tay-Sachs	Hexosaminidase A	Cer-Glc-Gal-‖-GalNAc | NeuNAc	Hirn, Retina (schnell letal)
generalisierte Gangliosidose	β-Galaktosidase	Cer-Glc-Gal-GalNAc-‖-Gal | NeuNAc	Hirn (schnell letal)
Morbus Farber	Ceraminidase	Cer → Sphingosin + Fettsäure	Gelenke
Leukodystrophie Typ Krabbe	Galaktocerebrosidase	Cer-‖-Gal	Hirn (selten; schnell letal)
Cer = Ceramid, Glc = Glucose, Gal = Galaktose, NAc = N-Acetylrest, NeuNAc = N-Acetylneuraminsäure			

Klinik

Die häufigste Sphingolipidose ist die **Tay-Sachs-Krankheit**, ein autosomal-rezessiv vererbter **Defekt der Hexosaminidase A**, welche die Abspaltung von *N*-Acetylgalaktosamin von GM_2 katalysiert. Fehlt die Hexosaminidase-A-Aktivität, wird GM_2 in lamellaren Einschlusskörpern im Nervengewebe angereichert. Neugeborene, die die Anlage für die Tay-Sachs-Krankheit tragen, zeigen zunächst keine Symptome. Im Alter von ca. 1 Jahr hat sich jedoch bereits so viel GM_2 angehäuft, dass die neuronalen Funktionen beeinträchtigt werden. Die Folgen sind zunehmende Schwäche, eine retardierte Entwicklung und Erblindung. Die Krankheit führt meist zum Tod innerhalb der ersten 3 Lebensjahre. Mögliche Träger des Defekts können pränatal durch Amniozentese und postnatal durch einen einfachen **Serumtest** identifiziert werden. Bei diesem Test wird ein künstliches Substrat der Hexosaminidase eingesetzt (4-Methylumbelliferyl-β-D-*N*-Acetylglucosamin), das ein fluoreszierendes Hydrolyseprodukt ergibt.

MERKE

In der Gruppe der Sphingolipide wird die Molekülachse durch den langkettigen zweiwertigen Aminoalkohol Sphingosin gebildet. Als Ausgangsprodukte zur Sphingolipidsynthese werden Serin und Palmitoyl-CoA benötigt. Durch die Bindung einer zweiten aktivierten Fettsäure an die Aminogruppe des konjugierten Serins entsteht Ceramid. Bei den Sphingomyelinen ist die endständige OH-Gruppe mit Phosphorylcholin, bei den Glykosphingolipiden dagegen mit unterschiedlichen Kohlenhydraten verknüpft. Cerebroside und Sulfatide tragen Monosaccharide (Glucose oder Galaktose bzw. deren Sulfate). Bei den Gangliosiden sind die Kohlenhydratketten komplexer und enthalten *N*-Acetylneuraminsäure. Durch den hohen Anteil an polaren Seitengruppen sind einige Ganglioside, im Gegensatz zu anderen Sphingolipiden, partiell wasserlöslich. Sphingolipide spielen eine wichtige Rolle in der Zell-Zell-Wechselwirkung und -Erkennung sowie in der zellulären Differenzierung und in der Zellwachstumskontrolle.

8.3 Sterine und andere Isoprenderivate

Die wichtigsten Vertreter der Sterine im Menschen sind **Cholesterin**, die **Steroidhormone**, die **Gallensäuren** und die **fettlöslichen Vitamine A**, **D**, **E** und **K**. Alle diese Verbindungen gehen einen gemeinsamen Weg in der Biosynthese, der **Isopren** als zentralen Baustoff hat.

8.3.1 Struktur und Funktion der Isoprenderivate und Sterine

Zentraler Baustein der Sterine ist das **Isopren**, formal ein 2-Methyl-1,3-butadien, das als „aktives Isopren" **(Isopentenylpyrophosphat)** gebildet wird:

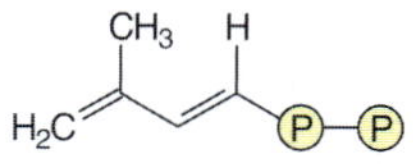

Durch Polymerisation entstehen **Terpene**; ein Monoterpen (C_{10}) ist aus zwei Isopreneinheiten aufgebaut. Diterpene (C_{20}) bestehen dementsprechend aus vier, Triterpene (C_{30}) aus sechs Isopreneinheiten etc. Die Vielfalt der Stoffgruppen, die aus „aktivem Isopren" abgeleitet werden können, ist in ➤ Abb. 8.14 dargestellt.

Die fettlöslichen Vitamine A (Carotinoide), E (Tocopherole) und K (Phyllochinon) werden aus Isopren synthetisiert (➤ Abb. 8.15) und haben wichtige Funktionen als Coenzyme und bei der menschlichen Ernährung (➤ Kap. 4.2.3 und ➤ 28.3.1).

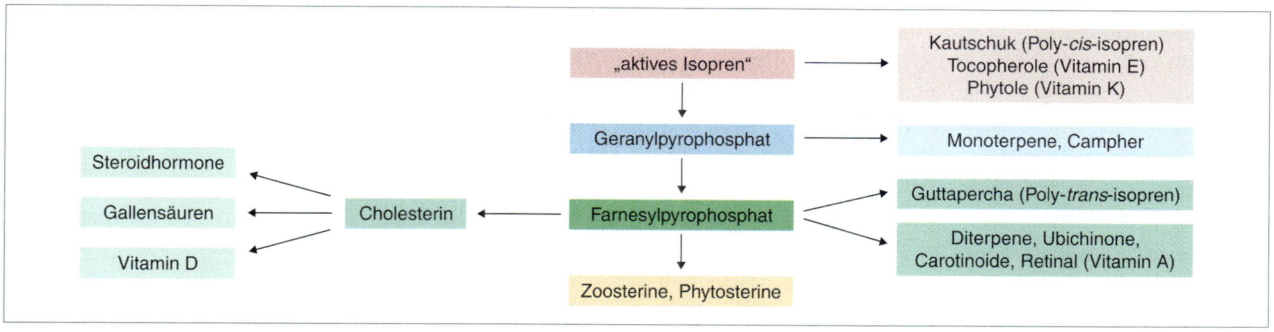

Abb. 8.14 Stoffgruppen, die aus „aktivem Isopren" abgeleitet werden können.

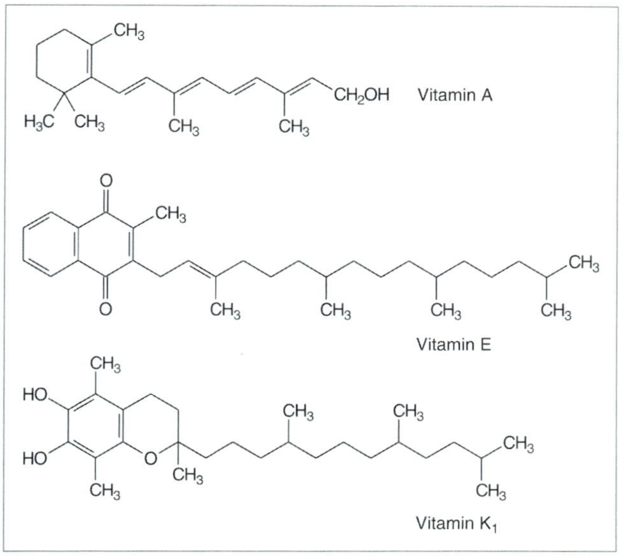

Abb. 8.15 Struktur von Vitamin A, Vitamin E (α-Tocopherol) und Vitamin K_1 (Phyllochinon).

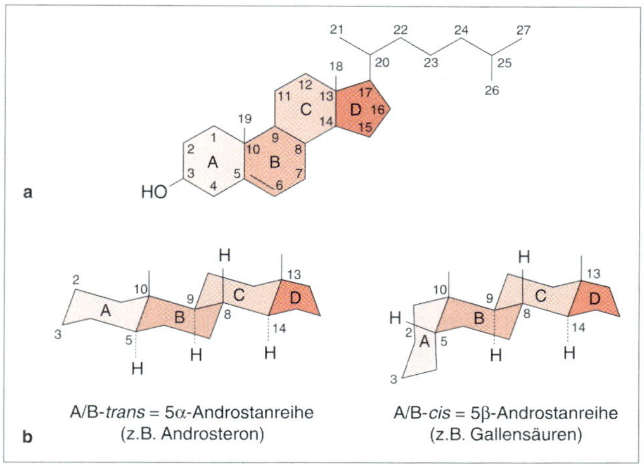

Abb. 8.16 Cholesterin.
a) Bezeichnung der Ringe und der Positionsnummern am Cholesterinmolekül.
b) *cis*- bzw. *trans*-Konfiguration von Androstan bezüglich der Ringe A und B.

Schon gewusst

Im Pflanzenreich sind Terpene verbreitet, z.B. als Duftstoffe wie Geraniol, Campher oder Menthol, die auch in Hustenbonbons, Rheuma- und Erkältungssalben Verwendung finden. Naturkautschuk besteht aus Tausenden von Isopreneinheiten.

Cholesterin

Cholesterin (➤ Abb. 8.16) kommt als unverestertes, „freies" Cholesterin oder in Form von Cholesterylestern vor, bei denen die Hydroxygruppe am C3 mit einer Fettsäure verestert ist. Da das freie Cholesterin wegen der OH-Gruppe amphipathisch ist, hat es in tierischen Zellen eine herausragende Bedeutung als Membranbaustein. Seine Derivate, nämlich **Gallensäuren**, **Steroidhormone** und **Calciferole**, werden unter dem Begriff **Steroide** zusammengefasst.

Die Nummerierung der Kohlenstoffatome und die Benennung der Ringe mit den Buchstaben A–D sind in ➤ Abb. 8.16a dargestellt. ➤ Abb. 8.16b zeigt die möglichen Orientierungen der Wasserstoffatome oder ihrer Substituenten unterhalb (β-orientiert) oder oberhalb der Ringebenen (α-orientiert). Die Stellung des Wasserstoffatoms an C5 hängt von der relativen Orientierung der Ringe A und B ab: Haben die Ringe eine A/B-*trans*-Konfiguration, ist es α-orientiert, während bei einer A/B-*cis*-Konfiguration (wie bei den meisten Gallensäuren) die β-Orientierung vorliegt. Die typischen Steroidhormone besitzen allerdings kein Wasserstoffatom an C5, da zwischen C5 und C4 (ausnahmsweise zwischen C5 und C6 wie bei Cholesterin) eine Doppelbindung vorliegt. Doppelbindungen im Steroidgerüst werden wie bei den Fettsäuren mit „Δ" und einer hochgestellten Zahl bezeichnet.

Cholesterin kann von allen kernhaltigen Zellen des Menschen synthetisiert werden. Zusätzlich können Zellen Cholesterin aus Lipoproteinen des Plasmas aufnehmen (➤ Kap. 18.2.2). Über mehrere Regulationsmechanismen wird die intrazelluläre Cholesterinhomöostase sichergestellt (➤ Kap. 18.3.1).

Der Mensch enthält 130–150 g Cholesterin; besonders cholesterinreich sind das Gehirn und die Nebennierenrinde. Die Eigensynthese (ca. 1 g pro Tag) reicht für den Cholesterinbedarf des Körpers völlig aus und erfolgt v.a. in Leber und Darm. Mit der westlichen Ernährung werden zusätzlich ca. 0,5 g Cholesterin pro Tag aufgenommen, wobei der Anteil des resorbierten Cholesterins aus der Nahrung interindividuell zwischen 50 und 100% der gegessenen Menge variiert.

Schon gewusst

Pflanzliche Zellmembranen enthalten statt des Cholesterins geringe Mengen sog. **Phytosterine** (z.B. Sitosterin, Campesterin). Phytosterine werden etwa in der gleichen Menge wie Cholesterin mit der Nahrung aufgenommen, aber im Darm nur zu ca. 5–15% resorbiert und nicht verstoffwechselt, sondern mit der Galle ausgeschieden. In größeren Mengen aufgenommen, hemmen Phytosterine die Resorption von Cholesterin und können so die Cholesterinkonzentration senken. Phytosterine werden heute fetthaltigen „Functional food"-Produkten zugegeben (z.B. Margarinen) mit dem Ziel, die Cholesterinkonzentration positiv zu beeinflussen.

Gallensäuren

Cholesterin selbst wird hauptsächlich über die Galle ausgeschieden. Der Organismus kann das Steranskelett nur durch die Umwandlung von Cholesterin in **Gallensäuren** modifizieren. Beim Menschen wird in 24 h etwa 1 g Cholesterin in der Leber in Gallensäuren umgewandelt, zusätzlich wird etwa 1 g pro 24 h direkt mit der Galle ausgeschieden. Ein großer Teil des Gallensäurepools im Dünndarm wird rückresorbiert und gelangt wieder in die Leber, um erneut via Galle in den Darm ausgeschieden zu werden (**enterohepatischer Kreislauf der Gallensäuren**, ➤ Kap. 27.4). Etwa 1 g Gallensäuren pro 24 h gelangt in die tieferen Darmabschnitte und wird nach bakterieller Zersetzung ausgeschieden.

Steroidhormone

Cholesterin ist auch die Ausgangssubstanz für die Bildung der **Steroidhormone** (➤ Kap. 24.5 und ➤ 24.6). Für die Nomenklatur dieser vielfältigen Substanzgruppe gilt der Bezug auf das Cholesterinmolekül. Die Steroidhormone lassen sich gruppieren in (➤ Abb. 8.17):

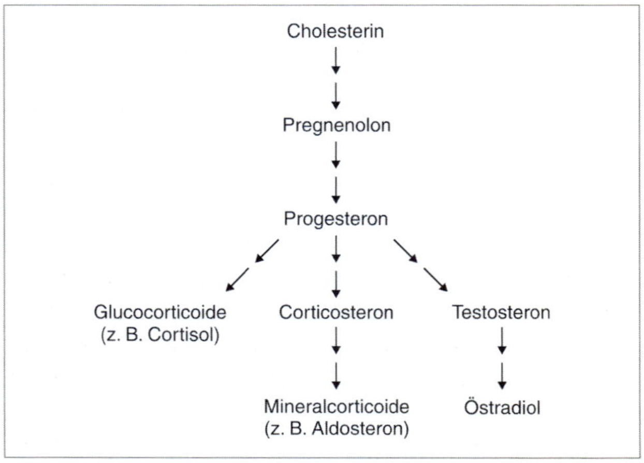

Abb. 8.17 Beispiele für Steroidhormone, die aus Cholesterin synthetisiert werden.

- **Androgene/Estrogene** und **Corticoide** (C_{19}- und C_{18}-Steroide)
- **Glucocorticoide** (C_{21}-Steroide und 17α-Hydroxysteroide)
- **Mineralocorticoide** (C_{21}-Steroide und 17-Desoxysteroide).

Für alle beginnt die Synthese beim Cholesterin, das zu Pregnenolon konvertiert wird, dem gemeinsamen Vorläufer der Steroidhormone. Die Endprodukte werden mithilfe spezifischer Enzyme im jeweiligen Gewebe gebildet.

MERKE

Aus Isopren werden die fettlöslichen Vitamine A und E, das Cholesterin und die als Steroide zusammengefassten Cholesterinderivate Gallensäuren, Steroidhormone und D-Vitamine aufgebaut. Das amphipathische Cholesterin ist ein wichtiger Membranbaustein und kann von allen kernhaltigen Zellen des Menschen synthetisiert werden. In der Leber werden aus Cholesterin die Gallensäuren für die Fettverdauung gebildet. Die Biosynthese aller Steroidhormone geht ebenfalls vom Cholesterin aus. Durch Abspaltung der Seitenkette und Oxidation entstehen über die gemeinsame Zwischenstufe Pregnenolon die Mineralocorticoide und Glucocorticoide sowie die Sexualsteroide.

8.3.2 Cholesterinsynthese

Die Biosynthese des Cholesterins läuft in vier Schritten ab. Die ersten beiden Schritte bis zur Bildung des β-Hydroxy-β-methylglutaryl-CoA (HMG-CoA) finden im **Zytosol** der Zellen statt, alle anderen Schritte am **endoplasmatischen Retikulum**.

Bildung von Mevalonat

Sämtliche C-Atome des Cholesterins stammen vom **Acetyl-CoA** ab. Im ersten Schritt der Cholesterinbiosynthese wird **Mevalonat** gebildet. Zwei Acetyl-CoA-Moleküle kondensieren unter Abspaltung von CoA-SH zu Acetoacetyl-CoA. An dieses lagert sich ein weiteres Molekül Acetyl-CoA an, wobei **β-Hydroxy-β-methylglutaryl-CoA (HMG-CoA)** entsteht. Die **HMG-CoA-Reduktase** reduziert HMG-CoA unter Verbrauch von 2 NADPH und unter Abspaltung von CoA-SH. Das Produkt ist Mevalonat (➤ Abb. 8.18). HMG-CoA ist auch ein Zwischenprodukt der Synthese von Ketonkörpern aus einem gesteigerten Anstrom von Acetyl-CoA (➤ Kap. 7.2.2).

Geschwindigkeitsbestimmend für die Cholesterinbiosynthese ist die HMG-CoA-Reduktase. Diese wird sowohl transkriptional als auch posttranslational reguliert. Ihre Hemmung durch Statine wird für die Therapie der Hypercholesterinämie ausgenutzt (➤ Kap. 18.3.1).

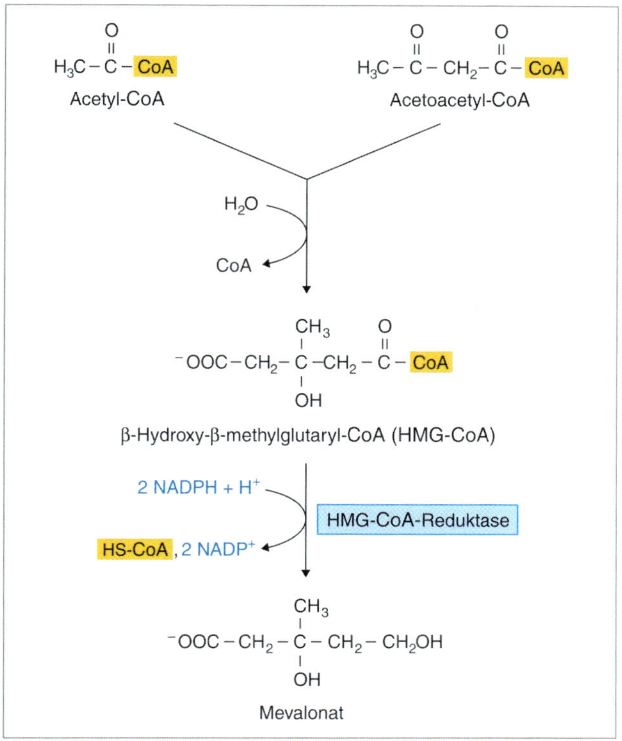

Abb. 8.18 Biosynthese von Mevalonat aus Acetyl-CoA.

Klinik

Die häufig als Lipidsenker eingesetzten Statine sind kompetitive Hemmstoffe der HMG-CoA-Reduktase und inhibieren so die Biosynthese von Mevalonat und schlussendlich auch von Cholesterin. Die Prototypen der Statine wurden aus einem Schimmelpilz isoliert. In vielen kontrollierten Studien wurde gezeigt, dass diese Gruppe von Medikamenten das Risiko für einen Herzinfarkt senkt. Sie gehören zu den am häufigsten verschriebenen und umsatzstärksten Medikamenten weltweit.

Bildung von „aktivem Isopren"

Im zweiten Schritt der Cholesterinsynthese wird **„aktives Isopren" (Isopentenylpyrophosphat)** hergestellt (➤ Abb. 8.19). Aktives Isopren ist das Ausgangsprodukt sowohl für Cholesterin als auch für die anderen in ➤ Kap. 8.3.1 dargestellten Terpene.

Bildung von Squalen

Squalen entsteht in mehreren Schritten durch Polymerisierung von „aktivem Isopren". Sukzessive entstehen daraus **Geranylpyrophosphat** (zwei Isopreneinheiten), **Farnesylpyrophosphat** (drei Isopreneinheiten) und aus zwei Farnesylpyrophosphatmolekülen **Squalen** (sechs Isopreneinheiten, ➤ Abb. 8.20). Die gefaltete Darstellung von Squalen lässt bereits die Cholesterinstruktur erkennen.

Einige v.a. an Regulationsvorgängen beteiligte Proteine werden durch Geranylierung (C_{10}) oder Farnesylierung (C_{15}) mit

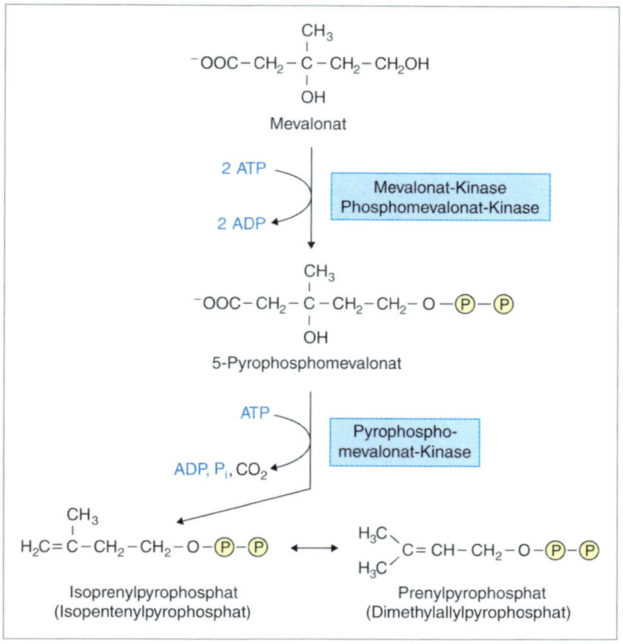

Abb. 8.19 Biosynthese von „aktivem Isopren" aus Mevalonat.

Cysteinresten kovalent verknüpft und erhalten damit einen **Membrananker** (➤ Kap. 8.4.2). Aus Farnesylpyrophosphat entsteht auch **Ubichinon**, das als Coenzym an der oxidativen Phosphorylierung beteiligt ist (➤ Kap. 4.2.3 und ➤ 6.3.5).

Synthese von Cholesterin aus Squalen

Aus Squalen entsteht in einer mehrstufigen Reaktion unter Ringschluss **Lanosterin**. In einer sauerstoffabhängigen Reaktion wird am C-Atom 3 eine Hydroxygruppe eingeführt. Durch dreimalige Demethylierung an den C-Atomen 4 und 14 entsteht aus Lanosterin **Zymosterin**. Es unterscheidet sich von **Cholesterin** nur durch die Lage der Doppelbindung sowie durch eine weitere Doppelbindung in der Seitenkette (➤ Abb. 8.21).

Klinik

Da Cholesterin der Hauptbestandteil der Plasma- und Zellmembran ist und wichtige regulatorische Funktionen in der Embryonalentwicklung erfüllt, sind komplette Cholesterinsynthesedefekte mit einer Ausnahme embryonal letal. Dem **Smith-Lemli-Opitz-Syndrom** liegt ein genetischer Defekt des letzten Enzyms des Cholesterinsyntheseweges, der 7-Dehydrocholesterin-Reduktase, zugrunde. Es kommt in Europa mit einer Häufigkeit von 1: 20.000 Geburten vor und führt zu geistiger Retardierung, Wachstums- und Entwicklungsstörungen sowie dysmorphen Veränderungen wie z.B. Hexadaktylie oder Kieferfehlbildungen. Die Lebenserwartung der Kinder ist in Abhängigkeit von der Cholesterinkonzentration und den Organfehlbildungen erniedrigt. Die Dysmorphien dieses Syndroms veranschaulichen die Wichtigkeit von Cholesterin in der Embryonalentwicklung.

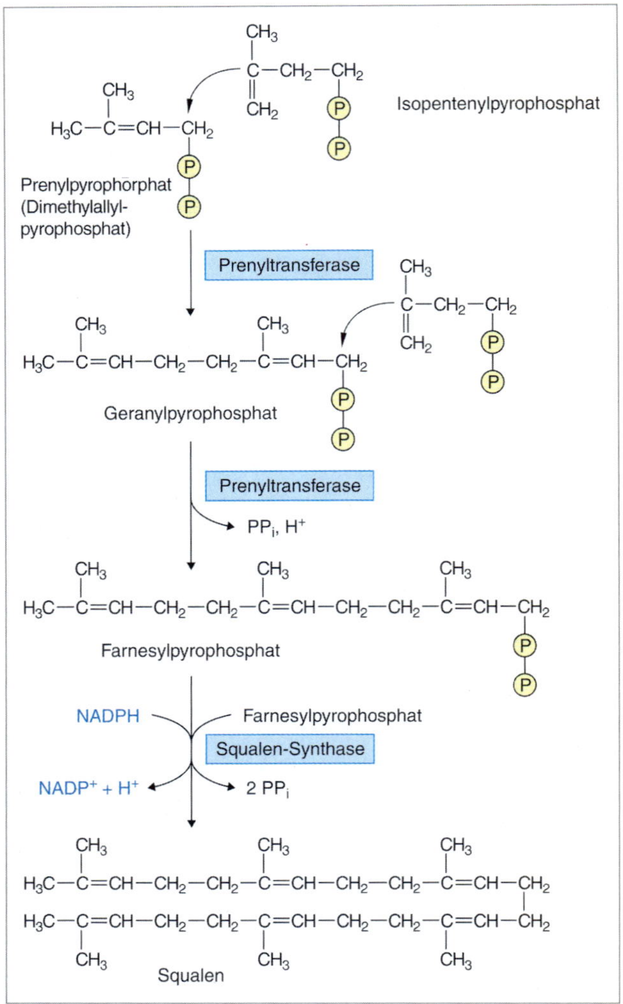

Abb. 8.20 Biosynthese von Squalen.

MERKE

Acetyl-CoA ist das Ausgangsprodukt der Cholesterinsynthese, aus dem in einem ersten Schritt Mevalonat entsteht. In weiteren Schritten wird „aktives Isopren" gebildet, aus dem dann durch Kondensierungsreaktionen Squalen entsteht. Die Steuerung der Cholesterinbiosynthese erfolgt durch die Aktivität der HMG-CoA-Reduktase, die den geschwindigkeitsbestimmenden Schritt darstellt.

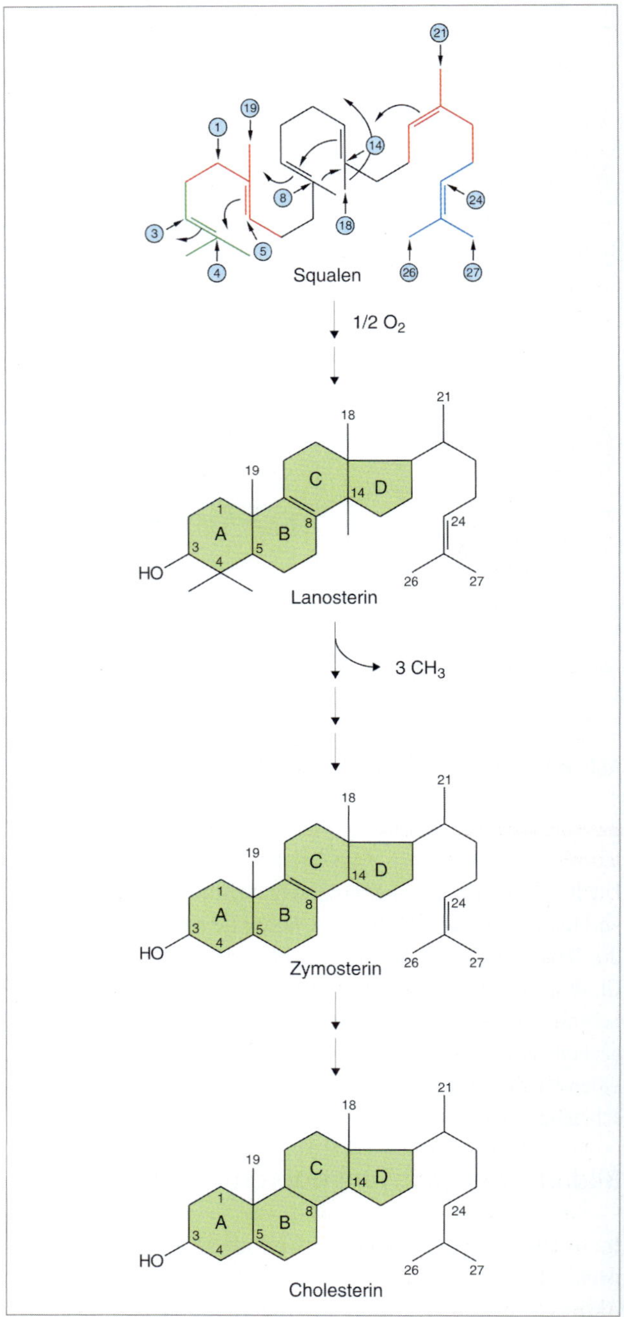

Abb. 8.21 Biosynthese von Cholesterin.

8.3.3 Verstoffwechslung des Cholesterins

Cholesterin ist einerseits für das Überleben menschlicher Zellen unverzichtbar, andererseits ist ein Überschuss von unverestertem Cholesterin ebenfalls ein Impuls für den Zelltod (Apoptose). Die Konzentration des Cholesterins in der Zelle und damit auch im Organismus muss deshalb innerhalb enger Grenzen reguliert werden. Die Details dieser Regulation werden in ➤ Kap. 18.3.1 erläutert.

Cholesterin kann nicht in seine Edukte abgebaut werden. So stehen nur die Wege der weiteren Verstoffwechslung zur Verringerung des toxischen Cholesterins zur Verfügung:

- die **Veresterung mit Fettsäuren** durch Acyl-CoA-Cholesterin-Acyltransferase (ACAT) und die anschließende Speicherung der entstehenden Cholesterylester in intrazellulären Lipidtröpfchen
- die **Oxidation** zuerst zu Oxysterinen und – nur in der Leber – weiter zu Gallensäuren
- die **Synthese von Steroidhormonen oder Vitamin D** in spezialisierten Zellen (➤ Kap. 24.5.1, ➤ 24.6 und ➤ 24.8.3).

Die einzige Möglichkeit zur effektiven **Exkretion** des Cholesterins ist die **Bildung von Gallensäuren**.

Bildung und Hydrolyse von Cholesterylestern

Sobald die zelluläre Cholesterinkonzentration den unmittelbaren zellulären Bedarf übersteigt, werden **Cholesterylester** gebildet. Intrazellulär wird Cholesterin durch die **Acyl-CoA-Cholesterin-Acyltransferase (ACAT)** verestert; im extrazellulären Raum übernimmt die **Lecithin-Cholesterin-Acyltransferase (LCAT)** diese Aufgabe. Beide Enzyme übertragen langkettige Fettsäuren auf die freie C3-Hydroxygruppe des Cholesterins.

- **ACAT** ist ein cholesterinreguliertes, membranöses Protein des **endoplasmatischen Retikulums**, das aktivierte Fettsäuren auf Cholesterin überträgt. Es kommt in zwei Isoformen vor, ACAT1 und ACAT2. Im ER von **Makrophagen und Nebennierenrindenzellen** produziert **ACAT1** Cholesterylester, die anschließend in zytosolischen Lipidtröpfchen gespeichert werden. Im Gegensatz dazu werden die durch **ACAT2** in **Hepatozyten und Enterozyten** synthetisierten Cholesterylester in das Lumen des ER transportiert, wo sie für die Bildung des Kerns von Lipoproteinen genutzt werden.
- **LCAT** befindet sich v.a. in High-density-Lipoproteinen (➤ Kap. 18.2.2) und überträgt Fettsäuren von der C2-Position des Phosphatidylcholins (= Lecithin), sodass neben Cholesterylestern Lysophosphatidylcholin (= Lysolecithin) entsteht.

Mit der Nahrung zugefügte Cholesterylester werden im Darm durch Esterasen hydrolysiert. Die im Körper endogen synthetisierten Cholesterylester werden intrazellulär hydrolysiert. Hierfür stehen zwei verschiedene Typen von **Hydrolasen** zur Verfügung:

- Die **lysosomale saure Cholesterylesterhydrolase** (**ACEH,** acid cholesterylester hydrolase), auch **saure Lipase** (**LAL,** lysosomal acid lipase) bezeichnet, katalysiert den Abbau der in die Zelle via Lipoproteine aufgenommenen Cholesterylester (➤ Kap. 18.2.2).
- Die **zytosolische neutrale Cholesterylesterhydrolase** (**NCEH,** neutral cholesterylester hydrolase) hydrolysiert die durch ACAT1 gebildeten und in den zytosolischen Lipidtröpfchen gespeicherten Cholesterylester.

Klinik

Genetische Defekte der lysosomalen sauren Cholesterylesterhydrolase führen in ihrer milden Form, wenn noch eine Restaktivität des Enzyms vorhanden ist, zur häufigeren **Cholesterylesterspeicherkrankheit** (**CESD,** cholesterylester storage disease) bzw. in ihrer schweren Form, bei der keine Restaktivität mehr vorhanden ist, zur seltenen **Wolman-Krankheit**. Bei beiden Formen akkumulieren Cholesterylester und Triglyceride in der Leber und Milz. Bei der Wolman-Krankheit findet man diese auch in der Nebennierenrinde, wo sie typische, im Röntgenbild sichtbare Verkalkungen bilden. Kinder mit Wolman-Krankheit sterben in den ersten Lebensmonaten, während CESD-Patienten eine allenfalls geringfügig erniedrigte Lebenserwartung haben.

Schon gewusst

Die Speicherung von Cholesterylestern in Makrophagen ist ein Kardinalsymptom und ein Schlüsselschritt in der Pathogenese der **Atherosklerose** (➤ Kap. 18.2.2, ➤ Abb. 18.15). Deswegen wurde schon früh daran gedacht, ACAT-Inhibitoren für die Prävention und Therapie der Atherosklerose zu entwickeln. Überraschenderweise zeigten aber Mäuse, in denen das ACAT1-Gen durch Knock-out entfernt wurde, mehr statt weniger Atherosklerose, wahrscheinlich weil das dann akkumulierende freie Cholesterin für die Makrophagen zytotoxisch ist und das aus den toten Makrophagen freigesetzte Cholesterin extrazellulär in der Arterienwand akkumuliert. Hingegen zeigen Mäuse mit einem Knock-out des ACAT2-Gens weniger Atherosklerose, weil bei diesen die Synthese und Sekretion von Lipoproteinen in Leber und Dünndarm vermindert sind. Entsprechend werden heute selektive Inhibitoren von ACAT2 für die Prävention und Therapie der Atherosklerose gesucht.

Oxysterine

Oxysterine (Oxysterole) entstehen durch **Hydroxylierung von Cholesterin**. Dies kann entweder nichtenzymatisch durch reaktive Sauerstoffspezies oder enzymatisch durch **mitochondriale Cytochrom-P450-Enzyme** erfolgen (➤ Kap. 27.4). Die enzymatisch hergestellten Oxysterine (➤ Abb. 8.22) finden sich mit den höchsten Konzentrationen im Blut.

7α-Hydroxycholesterin ist der erste Metabolit im klassischen Syntheseweg der Gallensäuren, **27-Hydroxycholesterin** ist das erste Produkt im alternativen Weg. Die beiden an der Synthese der Oxysterine beteiligten Cytochrom-P450-Enzyme werden u.a. über die Konzentration der Gallensäuren reguliert. **27-Hydroxycholesterin** wird in größerem Maße in den Makrophagen produziert, wo es eine wichtige Rolle in der Regulation der Cholesterinhomöostase spielt (➤ Kap. 18.3.1). **24-Hydroxycholesterin** ist das einzige Cholesterinabbauprodukt im Gehirn und hat dort eine wichtige Rolle bei der Aufrechterhaltung der Cholesterinhomöostase.

Bildung von Gallensäuren

Die Ausscheidung der Gallensäuren mit den Fäzes ist für Säugetiere die einzige Möglichkeit zur **Eliminierung von Cholesterin und seinen Derivaten**, da sie nicht in der Lage sind, das Cholesterinringsystem enzymatisch zu spalten.

Die strukturellen Veränderungen, die bei der **Biosynthese der Gallensäuren** ablaufen, beginnen mit der Hydroxylierung des Steroidkerns. Danach kommt es zur Epimerisierung der 3β-Hydroxygruppe, zur Sättigung des Steroidkerns und zur Verkürzung der Seitenkette (➤ Abb. 8.23).

Die wichtigsten Gallensäuren der menschlichen Galle sind die **Cholsäure** und die **Chenodesoxycholsäure**. Sie werden über den klassischen (neutralen) oder alternativen (sauren)

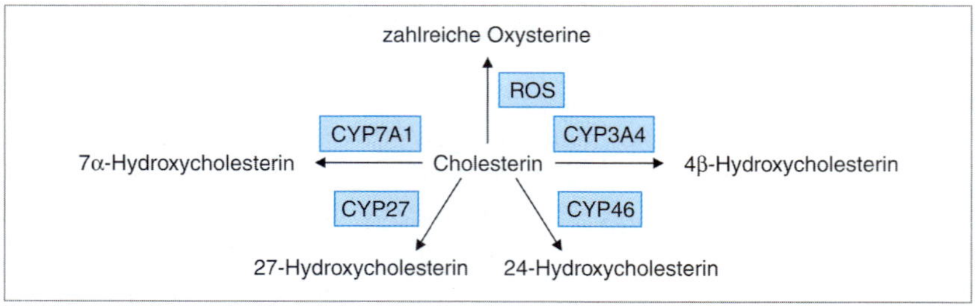

Abb. 8.22 Die primäre Oxygenierung von Cholesterin führt zur Bildung von zahlreichen Oxysterinen.
ROS = reaktive Sauerstoffspezies.

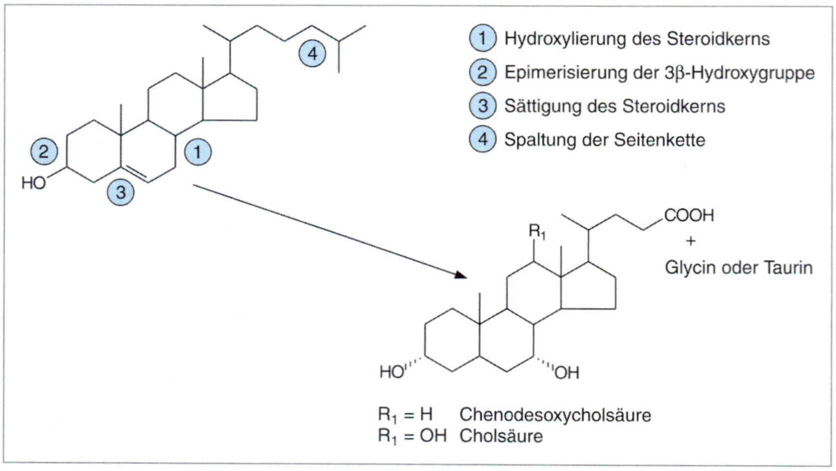

Abb. 8.23 Prinzipielle Schritte in der Konversion von Cholesterin zu Gallensäuren.

Syntheseweg in der Leberzelle aus Cholesterin synthetisiert (➤ Abb. 8.24). Beim Menschen werden ca. 90% der Gallensäuren über den klassischen Syntheseweg und ca. 10% über den sauren Weg gebildet. Die Hydroxylierung des Cholesterins in Position 7α durch CYP7A stellt wahrscheinlich den geschwindigkeitsbestimmenden Schritt der Gallensäurebiosynthese dar und findet am endoplasmatischen Retikulum statt. Weitere Schritte in der Gallensäurebiosynthese finden dann in Abhängigkeit von der Hydrophilie auch im Zytosol, in den Mitochondrien oder in den Peroxisomen statt. Zuletzt werden die Gallensäuren zur Verbesserung ihrer Wasserlöslichkeit mit Glycin oder Taurin konjugiert (➤ Abb. 8.25) und dann in die Galle sezerniert.

Nach der Ausschüttung der beiden Gallensäuren mit der Galle in den Dünndarm werden sie dort z.T. von Darmbakterien dekonjugiert und weiter metabolisiert zu den **sekundären Gallensäuren Desoxycholsäure und Lithocholsäure**. Nach der erneuten Aufnahme der Gallensäuren in das Pfortaderblut (enterohepatischer Kreislauf, ➤ Kap. 27.4) werden die Gallensäuren erneut mit Glycin oder Taurin konjugiert und in die Galle sezerniert. Über eine weitere bakterielle Umwandlung entsteht als **tertiäre Gallensäure** im Dickdarm auch **Ursodesoxycholsäure**.

Schon gewusst

Es gibt zahlreiche **genetische Defekte** in den Enzymen, die zur Gallensäurebiosynthese benötigt werden. So führt eine Defizienz im CYP7A1-Gen zu einer Hypercholesterinämie. Bei einer Defizienz des CYP27-Gens kommt es zur Bildung eines anderen Cholesterinderivats, das in Makrophagen der Haut und Sehnen abgelagert wird und sich klinisch in Form von Xanthomen manifestiert (cerebrotendinöse Xanthomatose).

Oxysterin und Gallensäuren spielen als Liganden von nucleären Rezeptoren (Liver-X-Rezeptor, LXR, bzw. Farnesoid-X-Rezeptor, FXR) eine wichtige Rolle in der Regulation des Lipid- und Glucosestoffwechsels. Die Entstehung von Typ-2-Diabetes, Lipidstoffwechselstörungen und Atherosklerose wird mit Störungen der Regulation durch LXR oder FXR in Verbindung gebracht, weswegen sie heute wichtige Zielstrukturen für die Entwicklung neuer Medikamente sind.

Klinik

Die Verabreichung von gallensäurebindenden Substanzen (Anionenaustauscherharze, z.B. Colestyramin) ist eine Möglichkeit, die **Cholesterinkonzentration im Blut** zu senken. Das Harz wird nach der peroralen Aufnahme nicht resorbiert und führt durch seine starken Bindungseigenschaften für Gallensäuren dazu, dass der enterohepatische Kreislauf der Gallensäuren vermindert wird. Die stark verminderte Gallensäurerückresorption aus dem Dünndarm wird durch eine Neusynthese aus Cholesterin ausgeglichen, weshalb die Cholesterinkonzentration im Blut, insbesondere bei Kombination mit Statinen, sinkt.

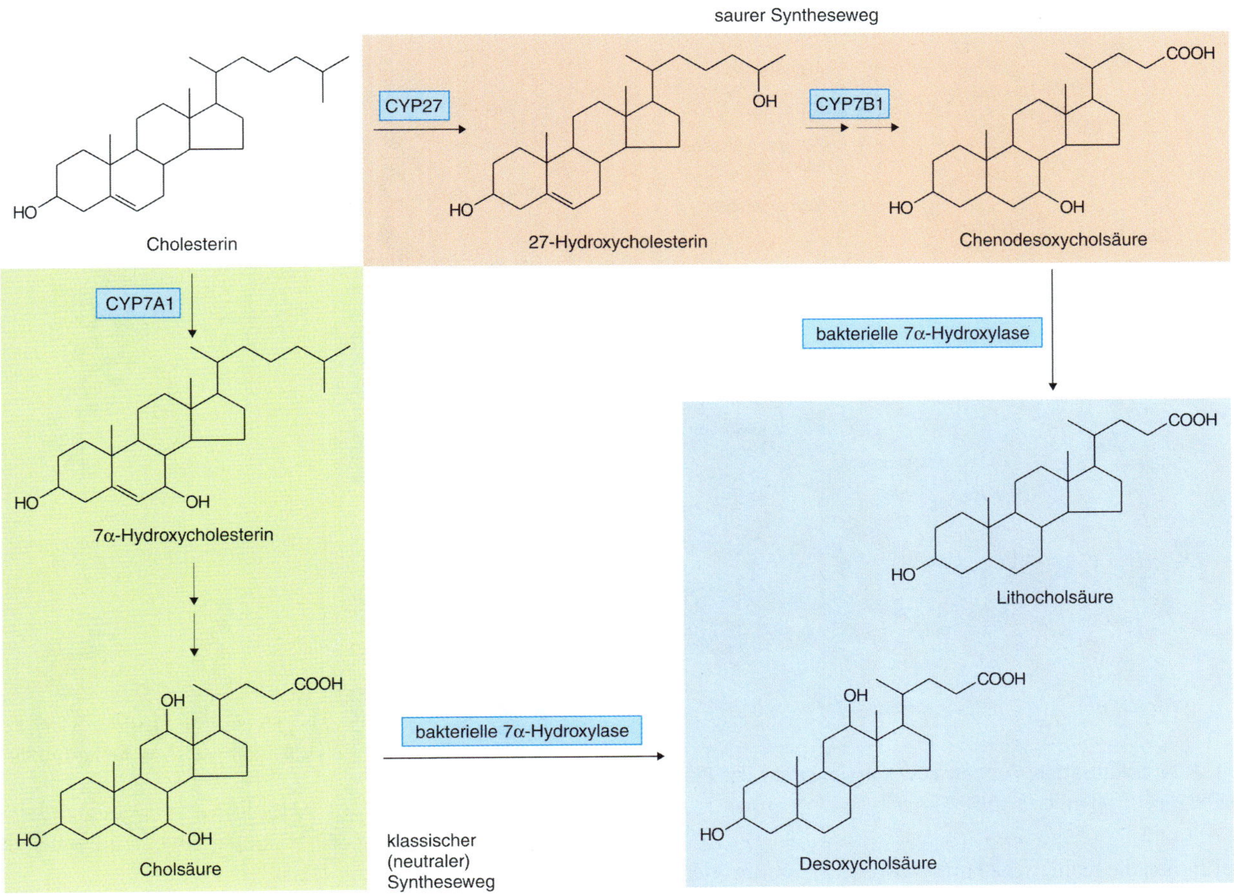

Abb. 8.24 Der klassische (neutrale) und alternative (saure) Weg der Biosynthese von Gallensäuren. Der neutrale Weg ist grün unterlegt, der alternative Weg rosa. Die sekundären Gallensäuren sind blau unterlegt. Die Konjugationen mit Taurin oder Glycin (➤ Abb. 8.25) sowie die Bildung der tertiären Gallensäuren sind der Übersichtlichkeit halber hier nicht dargestellt.
CYP = Cytochrom-P450-Enzym.

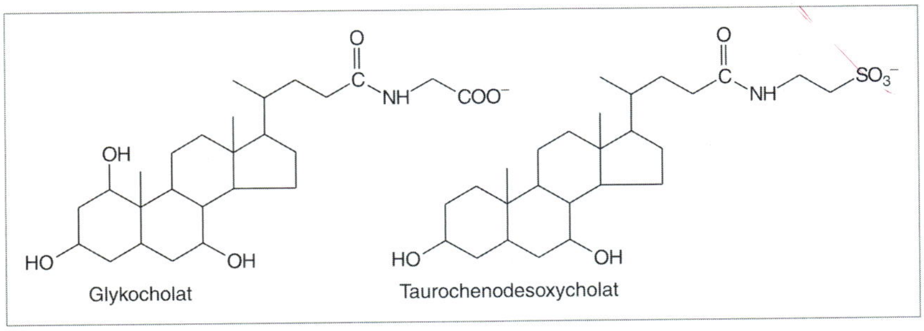

Abb. 8.25 Mit Glycin und mit Taurin konjugierte Gallensäuren.

MERKE

Zu viel unverestertes Cholesterin ist zytotoxisch. Überschüssiges Cholesterin kann in Form von inerten Cholesterylestern intrazellulär gespeichert werden. Der Abbau von Cholesterin führt über die Oxysterine zu Gallensäuren. Diese bilden bei Säugetieren die einzige Möglichkeit, Cholesterin zu eliminieren.

8.4 Struktureller Aufbau von Zellmembranen

Die Grundstruktur einer biologischen Membran ist eine **Phospholipiddoppelschicht**, in die Proteine eingebettet oder an ihre Oberfläche adsorbiert sind (➤ Abb. 8.26). Phospholipiddoppelschichtmembranen umgeben die Zelle und die Organellen im Inneren der Zelle, wie das endoplasmatische Retikulum und den Golgi-Apparat. Dadurch entstehen **Reaktionsräume mit definierten Aufgaben** (➤ Kap. 16). Bei allen Membranen dienen die Lipide hauptsächlich als Matrix; die Proteine stellen die Funktionsträger dar. Das bedeutet aber nicht, dass die Lipide nur eine passive Rolle übernehmen. Die hauptsächlich durch nichtkovalente Wechselwirkungen ausgebildeten biophysikalischen Eigenschaften der Lipiddoppelschicht und die Wechselwirkung der Lipide mit den Proteinen

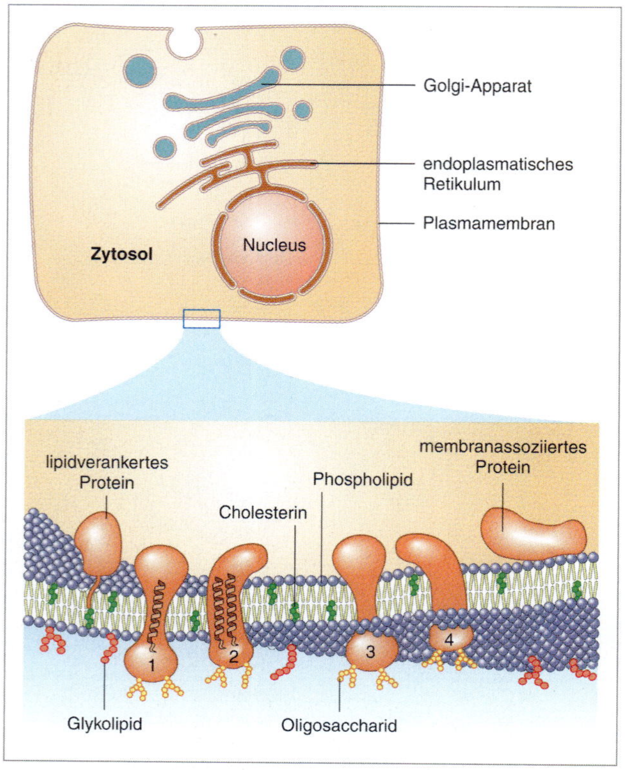

Abb. 8.26 Lokalisation, Aufbau und Komponenten der Plasmamembran. 1–4 sind integrale Membranproteine.

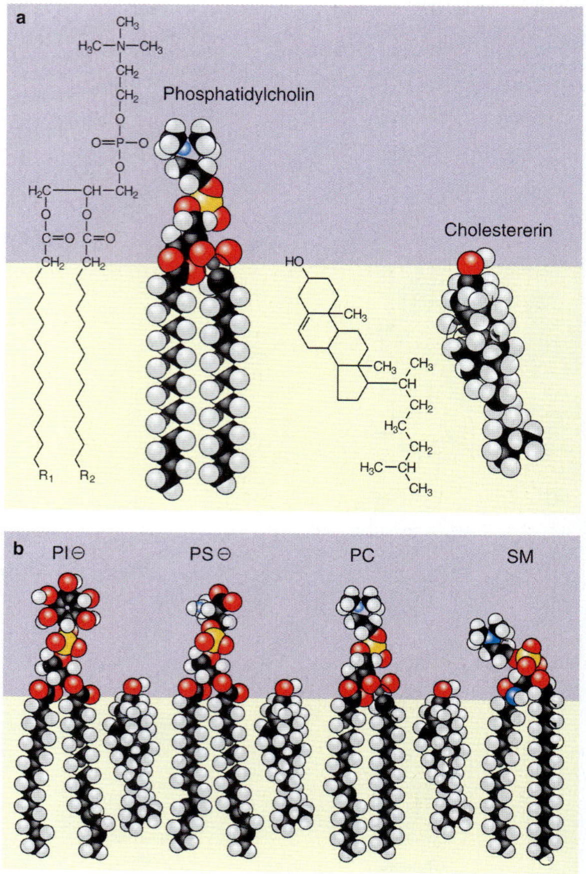

Abb. 8.27 Phospholipide und Cholesterin in der Plasmamembran.
a) Strukturen und Modelle von Dimyristoylphosphatidylcholin und Cholesterin.
b) Anordnung von Phospholipiden (PI = Phosphatidylinositol, PS = Phosphatidylserin, PC = Phosphatidylcholin, SM = Sphingomyelin) und Cholesterin in der Plasmamembran.
Die Kohlenstoffatome des Glyceringrundgerüsts sind schwarz, die Sauerstoffatome rot, Phosphor signalgelb und Stickstoff blau koloriert. Der hydrophobe Anteil des Moleküls ist hellgelb, der hydrophile Anteil hellblau unterlegt. Die Nettoladungen bei pH 7,4 sind angegeben.

bestimmen die biologische Funktion einer Membran oder einzelner Membranbereiche.

8.4.1 Die Phospholipiddoppelschicht

Die **Lipiddoppelschichten** der zellulären Membranen bestehen hauptsächlich aus **amphipathischen Phospholipiden**, die sich in wässrigen Lösungen aufgrund **hydrophober Wechselwirkungen** in geordneter Weise zusammenlagern. Dabei weisen die polaren Gruppen in das wässrige Milieu der Extra- und Intrazellulärräume, während die hydrophoben Kohlenwasserstoffketten einander zugewandt sind (➤ Abb. 8.27).

Die wichtigsten Lipidkomponenten der Plasmamembranen von Säugetierzellen sind die Phospholipide **Phosphatidylcholin, Phosphatidylethanolamin, Phosphatidylserin** und **Sphingomyelin** sowie **Cholesterin** und einige **Glykolipide**. Die verschiedenen Lipide besitzen unterschiedliche hydrophile Kopfgruppen und unterschiedliche Fettsäuren, sodass Membranproteine individuell in die Lipidphase eingepasst und die Zusammensetzung sowie die Eigenschaften von Membranen je nach Zelltyp oder Organell spezifisch variiert werden können. Dementsprechend besitzen die Plasmamembranen von Zellen aus verschiedenen Geweben eine unterschiedliche Lipidzusammensetzung (➤ Tab. 8.5). Die Membranen der intrazellulären Organellen weisen eine deutlich niedrigere Cholesterinkonzentration als die Plasmamembran auf. Am niedrigsten ist sie im endoplasmatischen Retikulum, was auch für die Regulation der Cholesterinhomöostase bedeutsam ist (➤ Kap. 18.3.1). Hinsichtlich der Fettsäurezusammensetzung gibt es zwischen verschiedenen Geweben und verschiedenen zellulären Membranen starke Variationen. Außerdem variiert die Zusammensetzung des exofazialen und des zytoplasmatischen Blatts von Plasmamembranen.

Physikalische Membraneigenschaften

Mischungen von Wasser und Phospholipiden bilden abhängig von der Lipidkonzentration, dem Druck, der Temperatur, dem pH-Wert und den ionischen Bedingungen der Lösung unterschiedlich organisierte Strukturen. In ➤ Abb. 8.28 sind zwei wichtige Formen der Phospholipidstrukturen in Wasser gezeigt:

Lipidbewegungen innerhalb der Membran

Die Lipide der Plasmamembran von Säugetierzellen können bei Körpertemperatur innerhalb der Monoschicht vertikale Rotationsbewegungen ausführen und nach lateral diffundieren.

Vertikale Asymmetrie der Lipidverteilung

Die beiden Hälften der Plasmamembran von Säugetierzellen haben eine unterschiedliche Lipidzusammensetzung (➤ Abb. 8.30). In der Plasmamembran findet man Phosphatidylserin und Phospatidylethanolamin fast ausschließlich in der zytoplasmatischen Membranhälfte. Die exofaziale Membranhälfte enthält einen größeren Anteil an Sphingomyelin und Phosphatidylcholin als die zytoplasmatische. Die Glykolipide befinden sich ausschließlich in der exofazialen Membranhälfte. Dort bilden sie zuckerhaltige Domänen. Sie erhöhen die mechanische Widerstandsfähigkeit von Zellen und beeinflussen Wechselwirkungen von Zellen untereinander und mit extrazellulären Komponenten des Bindegewebes. Glykolipide in der Plasmamembran können Erkennungsstrukturen für Bakterien, Toxine oder Antikörper darstellen. Die Verteilung des Cholesterins innerhalb der Plasmamembran ist noch nicht sicher aufgeklärt, ähnelt aber wahrscheinlich der des Sphingomyelins, weil diese beiden Lipide oft gemeinsam Lipiddomänen bilden.

Die vertikale Asymmetrie der Lipidverteilung ist nicht statisch, sondern unterliegt einem aktiven, durch Proteine katalysierten bidirektionalen **Verteilungsprozess**. Die Notwendigkeit des **Lipid-Flipflops** lässt sich am einfachsten anhand der Membran des endoplasmatischen Retikulums (ER), also des Orts der Lipidbiosynthese, nachvollziehen. Diese erfolgt asymmetrisch, und der Lipideinbau vollzieht sich an der zytoplasmatischen Lipidmonoschicht. Um einen gleichmäßigen Aufbau der Doppelschichtmembran zu garantieren, muss mindestens die Hälfte der neu synthetisierten Lipide in die andere Membranhälfte wechseln. Vergleichbare Prozesse gibt es auch an den Membranen der Peroxisomen und der Mitochondrien, wenn sie ihre Lipide vom ER durch nichtvesikulären Transport erhalten. In Bereichen eines engen Membrankontakts werden die Lipide dann aus der äußeren Monoschicht der Donormembran in die der Zielmembran übertragen. Die Translokation von Lipiden von einer Membranhälfte in die andere wird durch Proteine katalysiert. Man unterscheidet **energieunabhängigen, nichtvektoriellen Transport** durch **Scramblasen** von **energieabhängigem und vektoriellem Transport** durch **Flippasen und Floppasen** (➤ Abb. 8.31, ➤ Tab. 8.6):

- **Scramblasen** sind lipidunspezifische, bidirektionale Transporter, die den schnellen Austausch zwischen den Lipidschichten ermöglichen. Sie arbeiten energieunabhängig, sind aber durch Ca^{2+} in ihrer Aktivität regulierbar. Der Zusammenbruch der Asymmetrie der Lipiddoppelschicht nach Scramblaseaktivierung erfolgt z.B. nach Erhöhung des intrazellulären Ca^{2+}-Gehalts bei apoptotischen Prozessen oder bei Zellverletzungen.
- **ATP-abhängige Flippasen** katalysieren den Transfer von Lipiden von der exofazialen zur zytosolischen Seite. Die bekannten Flippasen gehören zur Familie der **P-Typ-ATPasen** (➤ Kap. 21.3.1). Sie sind lipidspezifisch, z.B. für Aminophospholipide. Eine wichtige biologische Bedeutung der Flippasen liegt in der Bildung von Membranausstülpungen durch Erhöhung der Lipidkonzentration in einer Monoschicht, was dann zur Auswölbung der Gesamtmembran führen muss. Aber auch beim Aufbau der sog. Coated pits werden durch Bereitstellung von Aminolipiden in der zytosolischen Monoschicht die Krümmung der Membran mit bewirkt und die Anlagerung von extrazellulären Proteinen begünstigt.
- **ATP-abhängige Floppasen** gehören zur Proteinfamilie der ATP-binding-cassette-Transporter (**ABC-Transporter**; ➤ Kap. 21.3.2) und bewerkstelligen den Lipidtransfer von der zytosolischen zur exofazialen Seite. Viele Floppasen haben keine Lipidspezifität und sind an sekretorischen Prozessen beteiligt, z.B. Cholesterin- und Phospholipidefflux.

Laterale Asymmetrie der Lipidverteilung

Innerhalb der Lipiddoppelschicht der Membran sind die Lipide auch lateral ungleichmäßig verteilt, und es kommt zur Ausbildung von **örtlich begrenzten Domänen**, die sich in ihrer

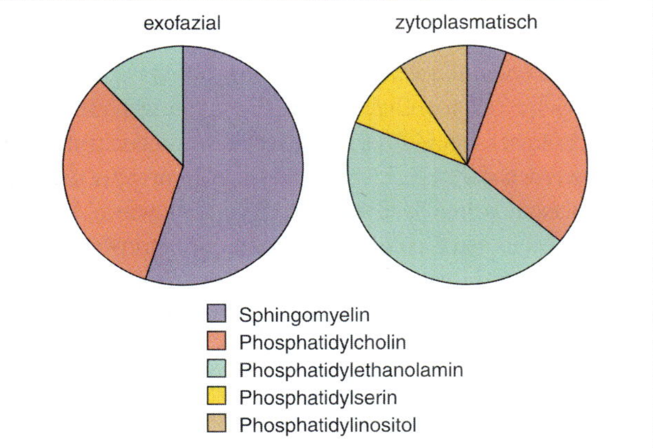

Abb. 8.30 Asymmetrische Verteilung von Lipiden.

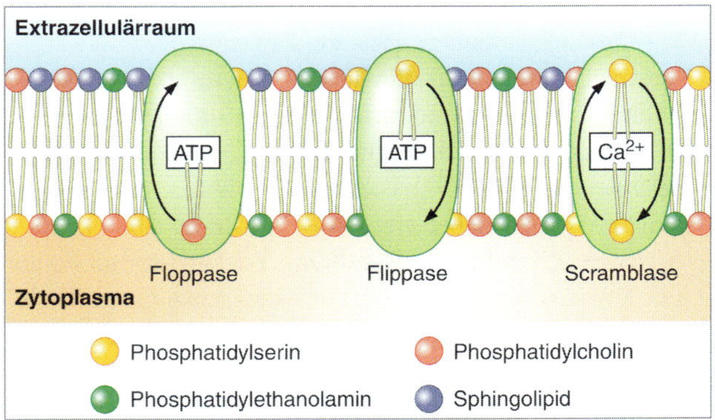

Abb. 8.31 Asymmetrische Verteilung von Lipiden durch Flippasen, Floppasen und Scamblasen.

Tab. 8.6 Substrate, Expressionsorte und assoziierte Krankheiten von transmembranösen Lipidtransportern

Transporter	Substrate	Organe (Organelle)	Krankheit
Scramblasen			
ER-Scramblase	Glycerophospholipide	(ER)	
Phospholipid- Scramblase 1 (PLSCR1)	Glycerophospholipide	Erythrozyten	
Phosphatidylserin-Translocase	Phosphatidylserin	Plättchen	Scott-Syndrom
Flippasen			
Mg^{2+}-ATPase	Phosphatidylserin	ubiquitär	
ATP8B1	Phosphatidylserin	Leber	progressive familiäre intrahepatische Cholestase (PFIC1), benigne rekurrente intrahepatische Cholestase (BRIC1)
Floppasen			
ABCA1	Phosphatidylcholin, Cholesterin	Leber, Darm, Makrophagen	Tangier-Krankheit
ABCA3	Phosphatidylcholin	Lunge	Respiratory-distress-Syndrom
ABCA4	all-*trans*-Retinal, Phosphatidylethanolamin	Retina	Stargardt-Retinopathie
ABCA12	Glucosylceramide	Haut	Keratinisierungsstörungen
ABCB4	Phosphatidylcholin	Leber	progressive familiäre intrahepatische Cholestase (PFIC3)
ABCD1	sehr langkettige Fettsäuren	(Peroxisomen)	X-chromosomale Adrenoleukodystrophie
ABCG5/ABCG8	Phytosterine, Cholesterin	Darm, Leber	Sitosterinämie

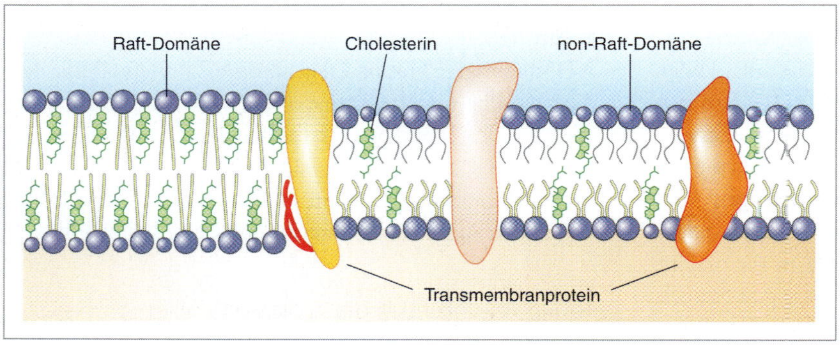

Abb. 8.32 Modell des Aufbaus von Rafts.

Zusammensetzung und damit in ihren physikalischen Eigenschaften lokal unterscheiden.

- Es gibt Membranregionen (Domänen), die v.a. aus Sphingolipiden und Cholesterin bestehen und ausgewählte Membranproteine enthalten. Diese Domänen, in denen die Lipide strenger organisiert und die Fettsäurereste der Phospholipide gestreckt sind, sind dicker als andere Bereiche der Plasmamembran und werden als **Rafts** (engl. für Flöße) bezeichnet (➤ Abb. 8.32). Diese relativ stabilen, nichtkovalenten Assoziate haben eine Größe von ca. 20–30 nm und bewegen sich diffusiv in Membranbereichen höherer Fluidität. Im Sinne des Fluid-mosaic-Modells schwimmen sie als feste funktionelle Domäne in einem „See" von fluiden Lipiden. Diese Membrandomänen spielen eine Rolle beim Sortieren der Membranproteine, z.B. in die apikale Membran von Epithelzellen, und sind beteiligt, wenn sich Membranvesikel von der Plasmamembran nach innen abschnüren (Endozytose; ➤ Kap. 17.7) oder intrazelluläre Vesikel mit der Plasmamembran verschmelzen (Exozytose; ➤ Kap. 17.6). Auch bestimmte Rezeptoren für Hormone und Wachstumsfaktoren sind in den Rafts angereichert.
- Im elektronenmikroskopischen Querschnitt zeigt die Membran vieler Zellen grübchenartige Einstülpungen mit einem Durchmesser von 50–100 nm. Sie sind statische Strukturen und werden durch ein Gerüst von Caveolinprotein auf der zytoplasmatischen Seite stabilisiert. Ähnlich wie in den Rafts sind in den **Caveolae** bestimmte Rezeptorproteine angereichert und sorgen so für die Kompartimentierung und Integration von Signalprozessen. Außerdem haben Caveolae Transportfunktion bei der Stoffaufnahme durch Endozytose und Transzytose (➤ Kap. 16.7 und ➤ 17.7.8).
- Strukturell ausgezeichnete Membrandomänen sind auch für die rezeptorvermittelte (bzw. rezeptorgesteuerte) Endozytose verantwortlich, bei der spezielle Rezeptoren an der

Zelloberfläche für die Erkennung der aufzunehmenden Partikel wie Lipoproteine oder Transferrin zuständig sind. Da dieser Bereich intrazellulär mit dem Protein Clathrin ausgekleidet ist, bezeichnet man diese Einstülpung als **Coated pit** bzw. in diesem speziellen Fall als **Clathrin coated pit** (➤ Kap. 16.7 und ➤ 17.7.1).

MERKE

Plasmamembranen sind Phospholipiddoppelschichten mit eingelagerten Cholesterinmolekülen, die sich bei Körpertemperatur in einem flüssig-kristallinen Zustand befinden. Sie haben eine zelltypspezifische Lipidzusammensetzung. Diese ist vertikal und lateral asymmetrisch. Die äußere Membranhälfte enthält mehr Sphingomyelin und Phosphatidylcholin als die zytoplasmatische sowie Glykosphingolipide. Aminophospholipide kommen fast ausschließlich im inneren Membranblatt vor. Diese vertikale Asymmetrie wird durch energieabhängige Flippasen und Floppasen sowie energieunabhängige Scramblasen aufrechterhalten. Die laterale Asymmetrie führt zur Bildung von Membrandomänen, wie z.B. Rafts, Caveolae oder Coated pits, in denen sich Proteine anreichern, die in der Lipiddoppelschicht „schwimmen" und wichtige Zellfunktionen erfüllen, z.B. als Rezeptoren, Kanäle oder Transporter.

8.4.2 Membranproteine

Integrale Membranproteine und membranassoziierte Proteine

Spezifische Funktionen der Plasmamembranen werden durch Proteine ermöglicht, welche die Lipiddoppelschicht durchdringen, in eine Membranhälfte eintauchen oder der Membran angelagert sind. Proteine, welche die Plasmamembran durchspannen, nennt man **integrale Membranproteine**. Der Durchtritt durch die Membran erfolgt über hydrophobe, i.d.R. **α-helicale Abschnitte** der Proteine (➤ Abb. 8.33). Diese Domänen bestehen hauptsächlich aus hydrophoben Aminosäuren, deren Reste den Kontakt zur Lipiddoppelmembran herstellen. Sie schirmen die durch die Peptidbindungen gebildeten hydrophilen Bereiche der α-Helix ab. Membranproteine können ein- oder mehrmals die Membran durchspannen. Integrale Membranproteine mit transmembranären α-Helices werden während ihrer Synthese im endoplasmatischen Retikulum in die Lipiddoppelschicht eingebaut (➤ Kap. 17.5).

- Proteine mit einer Transmembranhelix werden als Typ-I-Proteine bezeichnet, wenn ihr Aminoende intrazellulär liegt.
- Liegt ihr Carboxylende intrazellulär, nennt man sie Typ-II-Proteine.
- Als Typ-III-Proteine bezeichnet man Monomere mit mehreren Transmembranhelices.
- Typ-IV-Proteine sind integrale Membranproteine, die aus mehreren nichtkovalent verbundenen integralen Membranproteinen bestehen.

Integrale Membranproteine erfüllen verschiedene wichtige Aufgaben für die Zelle:

- **Zelladhäsionsmoleküle** sind für Zell-Zell-Kontakte als Strukturproteine verantwortlich und bilden Zellverbände als Bausteine für Gewebe und Organe (➤ Kap. 20.1.1).
- **Hormon- und Wachstumsfaktorrezeptoren** ermöglichen die Kommunikation von Zellen innerhalb eines Gewebes und mit Zellen anderer Organe (➤ Kap. 22 und ➤ 24). Sie garantieren, dass der Organismus auf Veränderungen des inneren Milieus und der Umwelt reagieren kann, und spielen eine wichtige Rolle in der Embryonalentwicklung sowie bei der Zellteilung und Zelldifferenzierung.
- **Transporter** und **Kanäle** sind für die Passage von hydrophilen Molekülen über die Membranbarriere notwendig. Sie spielen eine zentrale Rolle bei allen elektrochemischen Prozessen an der Membran, v.a. im Nervensystem (➤ Kap. 21).

Teile der Plasmamembran sind auch Proteine, die mit integralen Membranproteinen assoziiert oder kovalent mit der Lipiddoppelschicht verbunden sind (➤ Abb. 8.33–8.35). Die Assoziation zwischen den Proteinen erfolgt durch **nichtkovalente Protein-Protein-Wechselwirkungen** ionischer oder hydrophober Natur und kann getrennt werden, ohne die Lipiddop-

8

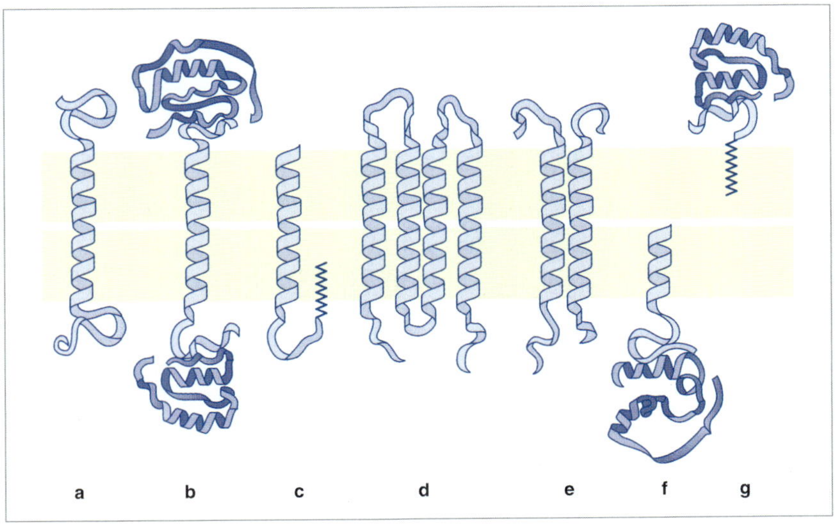

Abb. 8.33 Aufbau integraler Membranproteine und ihre Assoziationen mit löslichen Proteinen. Es sind monomere integrale Membranproteine mit einer **(a–c)** oder vier **(d)** Transmembranhelices, sowie ein dimeres integrales Membranprotein mit zwei Transmembranhelices **(e)** dargestellt. Daneben ist ein Protein gezeigt, das mit einer α-Helix in die Plasmamembran eintaucht **(f)**. Weiter ist dargestellt, wie extrazelluläre und intrazelluläre Proteine mit Membranproteinen **(b, f)** und wie integrale Membranproteine **(c)** oder membranassoziierte Proteine **(g)** durch Lipidanker mit der Plasmamembran verbunden sein können.

pelschicht aufzulösen. Durch sie wird der Kontakt zwischen der Plasmamembran und den Strukturproteinen des Extrazellularraums oder des Zytoskeletts hergestellt. Da Protein-Protein-Wechselwirkungen in vivo reversibel sind und durch Modifizierung der beteiligten Proteine reguliert werden können, sind sie häufig an der Steuerung intrazellulärer Signaltransduktionsprozesse beteiligt (➤ Kap. 22).

Lipidanker an Proteinen

Proteine können durch **kovalent gebundene Lipidanker** mit der Plasmamembran verankert sein. Die Verankerung kann an der Innenseite oder an der Außenseite erfolgen. Typische Lipidanker sind **langkettige Fettsäuren** (Palmitinsäure, Myristinsäure), **Isoprenoide** (Farnesyl- und Geranylreste) oder **Glykosylphosphatidylinositole** (GPI-Anker; ➤ Tab. 8.7).

Die α-Untereinheiten vieler G-Proteine (➤ Kap. 22.2) und die endotheliale Stickoxid-Synthase eNOS, die eine wichtige Funktion in der Gefäßregulation spielt (➤ Kap. 9.2.3), sind über die gesättigte **Myristinsäure** mit der Innenseite der Plasmamembran verbunden. Andere Protein-Kinasen und die γ-Untereinheiten vieler G-Proteine sind durch **Geranyl- oder Farnesylreste** in der Plasmamembran verankert. Das H-Ras-Protoonkogen ist ein Beispiel für eine zweifache Verankerung durch **je einen Farnesyl- und Palmitoylrest**.

GPI-Anker verankern Proteine, wie z.B. die alkalische Phosphatase, über einen mannosylierten und am Ethanolamin modifizierten Phosphatidylinositolrest auf der exofazialen Seite der Plasmamembran (➤ Abb. 8.34). Diese Verankerung geschieht besonders häufig in Rafts. Ihr geht eine komplexe, von einem spezifischen Enzym katalysierte Transamidierung im endoplasmatischen Retikulum voraus (➤ Kap. 17.5.3). Dort sind die Vorläufermoleküle der GPI-verankerten Proteine durch eine transmembranöse Domäne in der ER-Membran verankert. Eine kurze Sequenz von Aminosäuren im Lumen des ER nahe der transmembranösen Domäne wird von der Transamidase erkannt, und die Peptidbindung wird gespalten. Das von der transmembranösen Domäne befreite Restprotein wird anschließend auf das präformierte GPI übertragen. Durch den veränderten Anker wird das Protein innerhalb der Membran mobilisierbar oder erkennbar für den zielgerichteten Transfer zur Plasmamembran.

Verbindung mit dem Zytoskelett und der extrazellulären Matrix

Das **Zytoskelett** ist ein aus Proteinen aufgebautes Netzwerk im Zytoplasma jeder Zelle, das aus dünnen, fadenförmigen Zellstrukturen **(Filamenten)** besteht. Es ist für die mechanische Stabilisierung der Zelle und für deren äußere Form verantwortlich. Außerdem bewirkt das Zytoskelett aktive Zellbewegungen und ermöglicht Bewegungen von Vesikeln innerhalb der Zelle. In der eukaryontischen Zelle unterscheidet man drei Klassen von Zytoskelettfilamenten: die **Actinfilamente**, die **Mikrotubuli** und die **Intermediärfilamente**, zu denen Keratin- und Spektrinfasern gehören (➤ Kap. 19.1). Die Fasern der Actinfilamente befinden sich in netzartigen Anordnungen unterhalb der Plasmamembran und bilden Faserbündel in Membranausbuchtungen (Mikrovilli, Pseudopodien). Dadurch stabilisieren sie die äußere Form von Zellen. Actinfilamente und Intermediärfilamente sind entweder direkt oder über Verbindungsproteine mit integralen Membranproteinen assoziiert (➤ Abb. 8.35).

Als **Glykokalix** wird der extrazellulär an Proteine oder Lipide gebundene Kohlenhydratanteil der Zellmembran bezeichnet. Die Oligosaccharide an der Außenseite der Zellmembran

Tab. 8.7 Typische Lipidanker von Proteinen

Lipidanker	chemische Struktur	Enzym	Verbindung
Myristoylrest	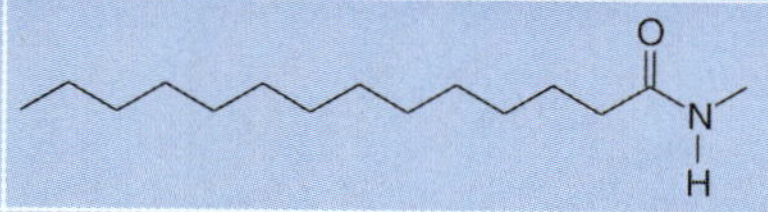	NMT	Amid an L-Gly
S-Palmitoylrest	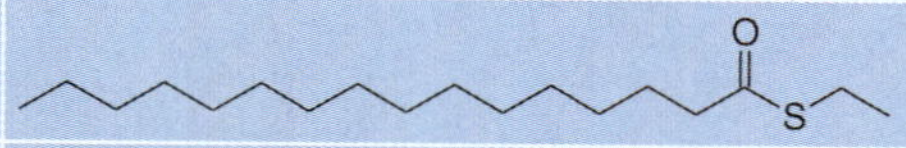	PATs	Thioester an Cys
N-Palmitoylrest	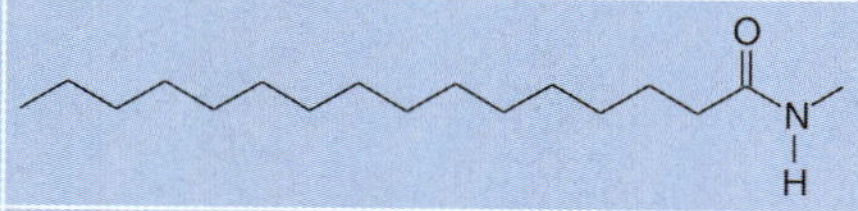	Rasp	Amid an *N*-Cys
Farnesylrest	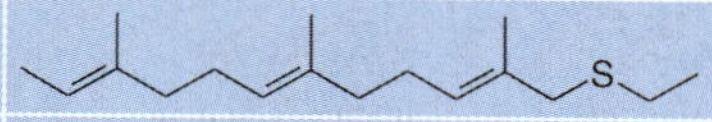	FTase	Thioether an Cys
Geranylgeranylrest	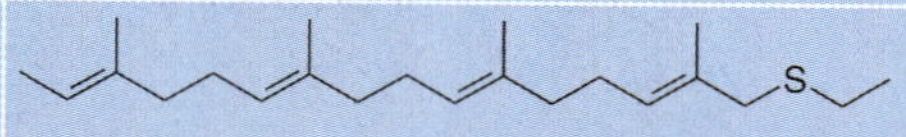	GGTase I	Thioether an Cys
		GGTase II	Thioether an Cys
Glykosylphosphatidylinositol	➤ Abb. 8.34	GPI-Transamidase	Amid mit C-terminaler COOH-Gruppe

NMT = *N*-Myristoyltransferase, PATs = Palmitoylacyltransferasen, Rasp = ein Mitglied der membrangebundenen Acyltransferasen, FTase = Farnesyltransferase, GGTase = Geranylgeranyltransferase

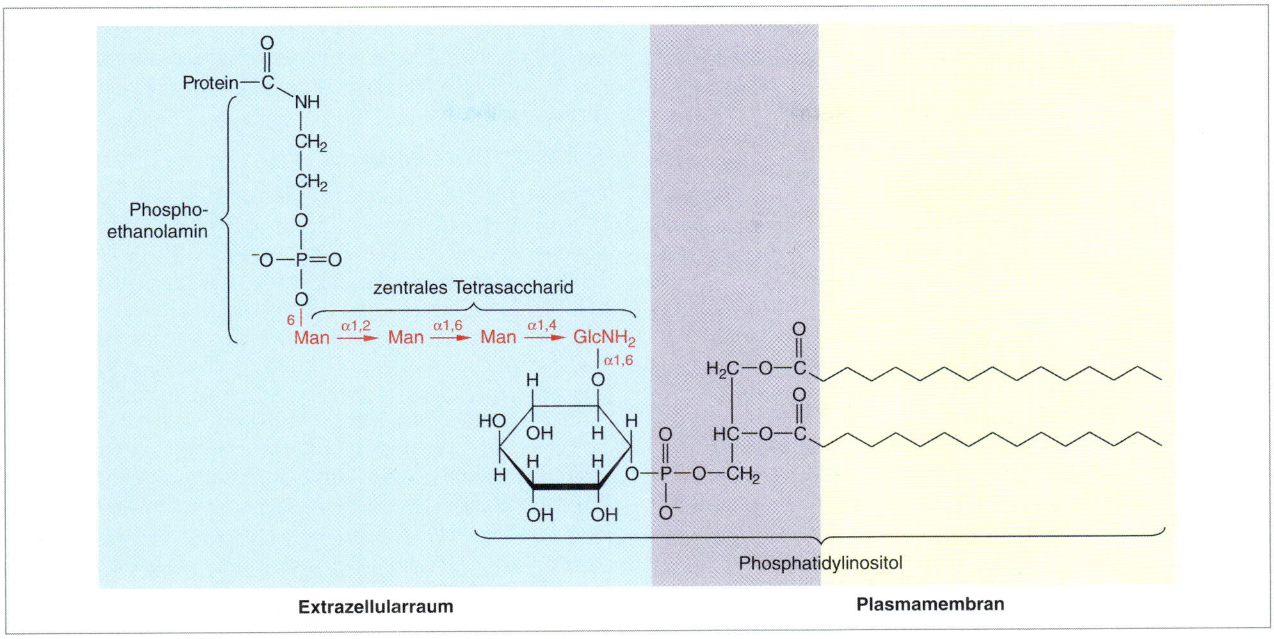

Abb. 8.34 Grundstruktur eines Glykosylphosphatidylinositol-Ankers (GPI-Anker).

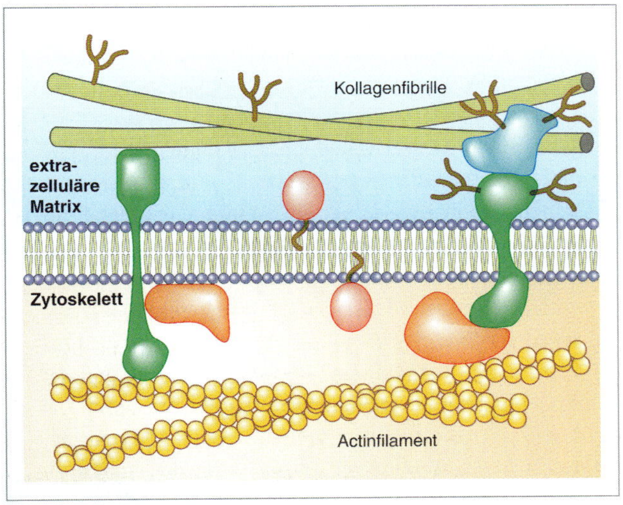

Abb. 8.35 Verbindung der Plasmamembran mit dem Zytoskelett und der extrazellulären Matrix.

sind entweder kovalent an Membranproteine (Glykoproteine) oder an Membranlipide (Glykolipide) gebunden. Da die Polysaccharide der Glykokalix negativ geladene Zucker (z.B. Sialinsäuren) enthalten, sind die Zelloberflächen **negativ geladen**. Aufgabe der Glykokalix ist es, die Zellmembran komplementär zum interzellulären Zytoskelett extrazellulär zu stabilisieren und die Plasmamembran vor äußeren Einflüssen zu schützen, z.B. im Magen gegen hohe H^+-Ionen-Konzentrationen. Darüber hinaus stellt die Glykokalix die Verbindung der Zelle zur extrazellulären Matrix her (➤ Kap. 20.1.2).

Die **extrazelluläre Matrix** (engl. extracellular matrix, ECM) ist der Anteil eines Gewebes, das von tierischen Zellen in den Interzellularraum sezerniert wird. Sie umfasst alle Makromoleküle in einem Gewebe, die sich außerhalb der Plasmamembran der Zellen befinden. Auf molekularer Ebene stellt die ECM ein hochdynamisches Elektrolytgel in einer Art Fließgleichgewicht dar. Dabei werden die Komponenten der ECM von dem jeweiligen zellulären Verbund synthetisiert und sezerniert. Die Hauptkomponenten der extrazellulären Matrix erfüllen nicht nur stabilisierende (Kollagen) oder wasserspeichernde Funktionen (Mucopolysaccharide), sondern ermöglichen auch die interzelluläre Kommunikation (➤ Kap. 20.2).

MERKE

Die Plasmamembran wird von integralen Membranproteinen mit transmembranären α-Helices durchquert und enthält auf beiden Seiten membranassoziierte Proteine. Luminale Membranen von polarisierten Endothelzellen enthalten eine Glykokalix. Zytoskelettproteine verstärken Plasmamembranen von innen und Komponenten der extrazelluären Matrix von außen.

ZUSAMMENFASSUNG

Glycerophospholipide

Glycerophospholipide sind an C1 und C2 mit zwei Fettsäuren verestert und enthalten an C3 eine Phosphatgruppe, an die wiederum meist geladene Moleküle gebunden sind. Bei der Synthese der Glycerophosphatide kann entweder die Kopfgruppe (bei Phosphatidylcholin und Phosphatidylethanolamin) oder die Phosphatidsäure (bei Phosphatidylinositol und Phosphatidylglycerin) aktiviert werden. Phospholipide können durch Modifikation oder durch den Austausch der Kopfgruppe ineinander umgewandelt werden. Glycerophospholipide werden durch Phospholipasen abgebaut, die nach ihren Schnittstellen in Phospholipasen A_1, A_2, C oder D unterschieden werden. Cardiolipin und Etherlipide sind spezielle Glycerophospholipide der Plasmamembran.

Sphingolipide

In der Gruppe der Sphingolipide wird die Molekülachse durch den langkettigen zweiwertigen Aminoalkohol Sphingosin gebildet. Als Ausgangsprodukte zur Sphingolipidsynthese werden Serin und Palmitoyl-

CoA benötigt. Durch die Bindung einer zweiten aktivierten Fettsäure an die Aminogruppe des konjugierten Serins entsteht Ceramid. Bei den Sphingomyelinen ist die endständige OH-Gruppe mit Phosphorylcholin, bei den Glykosphingolipiden dagegen mit unterschiedlichen Kohlenhydraten verknüpft. Cerebroside und Sulfatide tragen Monosaccharide (Glucose oder Galaktose bzw. deren Sulfate). Bei den Gangliosiden sind die Kohlenhydratketten komplexer und enthalten *N*-Acetylneuraminsäure. Sphingolipide spielen eine wichtige Rolle in der Zell-Zell-Wechselwirkung und -Erkennung sowie in der zellulären Differenzierung und in der Zellwachstumskontrolle

Isoprenoide und Sterine

Aus Isopren werden die fettlöslichen Vitamine A und E sowie das Cholesterin und die als Steroide zusammengefassten Cholesterinabkömmlinge Gallensäuren, Steroidhormone und D-Vitamine aufgebaut. Das amphipathische Cholesterin ist ein wichtiger Membranbaustein und kann von allen kernhaltigen Zellen des Menschen synthetisiert werden. Acetyl-CoA ist das Ausgangsprodukt der Cholesterinsynthese, aus dem in einem ersten Schritt Mevalonat entsteht. In weiteren Schritten wird „aktives Isopren" gebildet, aus dem dann durch Kondensierungsreaktionen Squalen entsteht. Die Steuerung der Cholesterinbiosynthese erfolgt durch die Aktivität der HMG-CoA-Reduktase, die den geschwindigkeitsbestimmenden Schritt darstellt. Der Abbau von Cholesterin führt über die Oxysterine zu der Gallensäuren. Diese bilden bei Säugetieren die einzige Möglichkeit, Cholesterin zu eliminieren.

Aufbau der Plasmamembran

Plasmamembranen sind Phospholipiddoppelschichten mit eingelagerten Cholesterinmolekülen. Die Lipide sind vertikal und lateral asymmetrisch verteilt. Die äußere Membranhälfte enthält mehr Sphingomyelin und Phosphatidylcholin als die zytoplasmatische sowie Glykosphingolipide. Aminophospholipide kommen fast ausschließlich im inneren Membranblatt vor. Diese vertikale Asymmetrie wird durch energieabhängige Flippasen und Floppasen sowie energieunabhängige Scramblasen aufrechterhalten. Die laterale Asymmetrie führt zur Bildung von Membrandomänen, wie z.B. Rafts, Caveolae oder Coated pits, in denen sich integrale Membranproteine mit transmembranären α-Helices oder nichttransmembranöse membranassoziierte Proteine anreichern. Diese erfüllen wichtige Zellfunktionen, z.B. als Rezeptoren, Kanäle oder Transporter. Zytoskelettproteine verstärken Plasmamembranen von innen und Komponenten der extrazellulären Matrix von außen.

Fragen

1. Welche chemischen Eigenschaften müssen Lipide besitzen, damit sich in wässriger Lösung ein Lipid-Bilayer ausbilden kann?
2. Was ist der wesentliche Unterschied zwischen den Synthesewegen von Phosphatidylcholin und Phosphatylinositol?
3. In welcher physiologischen Auswirkung unterscheiden sich die Reaktionen der Phospholipase A_1 und der Phospholipase A_2?
4. Welches ist der wesentliche strukturelle Unterschied zwischen Phosphatidycholin und Sphingomyelin?
5. Warum sind Ganglioside teilweise wasserlöslich?
6. „Aktives Isopren" ist ein wichtiges Zwischenprodukt in der Sterinsynthese. Beschreiben Sie seine Bildung und die Produkte, die daraus entstehen.
7. Cholesterin hat vielfältige Funktionen im menschlichen Organismus. Beschreiben Sie die verschiedenen Funktionen.
8. Wie wird Cholesterin verstoffwechselt? Denken Sie an die Speicherung und Elimination aus dem Körper, aber auch an Moleküle, deren Synthese mit Cholesterin beginnt.
9. Beschreiben Sie den Aufbau der Plasmamembran. Was sind ihre wesentlichen Lipidklassen? Wie sind sie innerhalb der Doppelschicht verteilt? Wie sind die Membranproteine eingebaut oder verankert?
10. Die Lipiddoppelschicht der Plasmamembran wird als zweidimensionaler Flüssigkeitsfilm angesehen. Wie ist das zu verstehen? Welche Faktoren bestimmen die Fluidität der Plasmamembran? Was verstehen Sie unter der Phasenumwandlungstemperatur der Plasmamembran?
11. Beschreiben Sie die Asymmetrie in der Lipidverteilung der Plasmamembran. Denken Sie an vertikale und horizontale Unterschiede in der Lipidverteilung. Wie wird die Asymmetrie aufrechterhalten?

012 IMPP-Fragen

KAPITEL

9

K.H. Friedrich

Aminosäurestoffwechsel

Praxisfall

Frau Lehmann ist 75 und hat immer gern und gut gegessen, das sieht man ihr auch an. In den letzten Jahren gab es immer wieder Phasen, in denen sie eigenartig lethargisch war und zunehmende Anzeichen von Desorientierung zeigte. Beim letzten Mal nahm die Verwirrtheit extreme Formen an, am Ende fiel Frau Lehmann in eine tiefe Bewusstlosigkeit.

Im Krankenhaus denkt man wegen der unspezifischen Symptomatik zunächst an eine Unterzuckerung, diagnostiziert zudem aber auch eine erheblich vergrößerte Leber. Blutuntersuchungen ergeben verringerte Albumin- und erhöhte Bilirubinwerte sowie eine Beeinträchtigung der Blutgerinnung (Quick-Wert erniedrigt, verlängerte Prothrombinzeit). All dies sind Indizien für eine massive Funktionsstörung der Leber. Insbesondere stellt man eine Hyperammonämie (Ammoniakkonzentration über 50 µM) fest und kommt zur Diagnose Leberkoma und hepatische Enzephalopathie.

Die hepatische Enzephalopathie lässt sich nicht auf einen einzigen biochemischen Mechanismus zurückführen. Hyperammoniämie, die sich als Folge der beeinträchtigten Leberfunktion einstellt, spielt aber offenbar eine wichtige Rolle. Das Ammoniak fällt dabei sowohl an, weil die Aminogruppen aus dem Aminosäureabbau in der Leber unvollständig in Harnstoff umgesetzt werden, als auch, weil die Entgiftung von NH_3 aus dem Stoffwechsel von Darmbakterien durch die Leberinsuffizienz unzureichend ist.

Die Behandlung zielt darauf ab, die akute NH_3-Belastung durch die Darmflora zu unterdrücken. Daher erhält die Patientin zunächst Antibiotika, des Weiteren zur Dauertherapie das synthetische Disaccharid Lactulose (1,4-Galaktosidofructose). Es wird von Darmbakterien zu Lactat, Acetat und CO_2 umgesetzt, wodurch es zu einer Ansäuerung im Darmlumen kommt. Bei erniedrigtem pH-Wert wird mehr NH_3 zu NH_4^+-Ionen (Ammoniumionen) protoniert. Ammoniumionen werden ausgeschieden, als Konsequenz wird zusätzlich noch die Diffusion von NH_3 aus dem Extrazellularraum in den Darm gefördert. Durch diese Maßnahmen kann die akute hepatische Enzephalopathie zurückgebildet werden. Traurig für die alte Dame ist jedoch, dass sie zukünftig eine extrem stickstoffarme Diät einhalten und z.B. auf den geliebten Sonntagsbraten verzichten muss.

Zur Orientierung

Aminosäuren werden bei Bedarf bzw. bei entsprechender Stoffwechsellage zur **Energiegewinnung** oder **Proteinbiosynthese** genutzt. Sie dienen als Vorstufen für die Bildung von wichtigen Aminosäurederivaten wie **Hormonen oder Neurotransmittern**.
Die Leber nimmt die im Darm resorbierten Aminosäuren aus dem Portalblut auf und verteilt einen Teil davon über den Systemkreislauf an die einzelnen Organe. Die Zellen der peripheren Gewebe nehmen sie mithilfe von spezifischen und (z.B. durch Hormone) regulierten membranständigen Transportsystemen auf. Ein Großteil der Aminosäuren wird – meist in der Leber – abgebaut. Dabei werden die Aminogruppen abgespalten und so die vielseitig nutzbaren **α-Ketosäuren** erzeugt. Diese spielen neben dem Aminosäurestoffwechsel beim Umsatz von Kohlenhydraten und Lipiden eine wichtige Rolle. Daneben entsteht beim Abbau der Aminosäuren toxisches Ammoniak, das über den **Harnstoffzyklus** entgiftet wird.
Aminosäuren sind Ausgangsstoffe für die Biosynthese einer Vielzahl von stickstoffhaltigen Verbindungen, die u.a. als Bausteine von **Coenzymen** und **Membrankomponenten**, als **Botenstoffe** zur Signalübertragung im Nervensystem

und als **Hormone** dienen. Auch das **Porphyrin**-Ringsystem des sauerstoffbindenden Häm wird aus Aminosäurebausteinen aufgebaut. Manche Aminosäuren sind zudem in Zeiten erhöhten Bedarfs an schnell verwertbaren Kohlenhydraten wichtige Substrate der **Gluconeogenese**.
Wirbeltiere können nicht alle Aminosäuren selbst synthetisieren. Der Mensch muss neun der 20 proteinogenen Aminosäuren mit der Nahrung aufnehmen. Die mikrobiellen Mechanismen zum Aufbau dieser **essenziellen Aminosäuren** sind z.T. äußerst komplex. Für die Bildung der **nichtessenziellen Aminosäuren** ist der Mensch auf **Ammoniumionen** angewiesen, die ursprünglich aus der Fixierung von Luftstickstoff durch Mikroorganismen stammen. Die Synthesewege in der Leber sind relativ einfach und beinhalten nie mehr als drei Reaktionen.

9.1 Aminosäureabbau

Der grundlegende Aufbau der einzelnen Aminosäuren wurde bereits in ➤ Kap. 2.1 dargestellt. Für das Verständnis des Aminosäurekatabolismus ist es nützlich, die Reaktionen der **Aminogruppen** und der **Kohlenstoffgerüste** zunächst getrennt zu betrachten.

9.1.1 Aminogruppenstoffwechsel

Die Aminogruppe ist das hervorstechende Charakteristikum der Aminosäuren. Ihr Stoffwechsel ist von außerordentlicher Bedeutung für die Synthese neuer Aminosäuren und stickstoffhaltiger Biomoleküle sowie für die „Entsorgung" überflüssigen Stickstoffs.

Reaktionsmechanismen

Beim Ab- und Umbau von Aminosäuren wird die Aminogruppe abgespalten oder übertragen. Daran sind drei typische enzymatische Reaktionen beteiligt (➤ Abb. 9.1).

- **Oxidative Desaminierung:** Durch diese Reaktion kann die Aminogruppe als NH_3 (Ammoniak) bzw. NH_4^+ (Ammoniumion) aus dem Molekül freigesetzt werden. Dabei entsteht ein Reduktionsäquivalent ($NADH + H^+$). Die Aminogruppe wird durch eine Ketogruppe ersetzt, und das Produkt ist eine α-Ketosäure. Diese Reaktion wird durch **Dehydrogenasen** katalysiert:
  Aminosäure + NAD^+ + H_2O → α-Ketosäure + NH_4^+ + $NADH + H^+$
- **Nichtdehydrierende Desaminierung:** Die Aminogruppe konvertiert „direkt" zu NH_4^+. Diese Reaktion ist nichtdehydrierend, weil kein Reduktionsäquivalent durch Wasserstoffübertragung gebildet wird. Sie findet nur bei Serin und Threonin statt. **Dehydratasen** (Serin- bzw. Threonin-Dehydratase) katalysieren dabei eine **α,β-Eliminierungsreaktion**. Ebenso wie bei der oxidativen Desaminierung entsteht eine α-Ketosäure:
  Aminosäure → α-Ketosäure + NH_4^+
- **Transaminierung:** Die Aminogruppe wird ohne Freisetzung von Ammoniak auf eine α-Ketosäure übertragen. Wichtigster Akzeptor für Aminogruppen ist α-Ketoglutarat. Diese Gruppenübertragung wird von spezifischen **Transaminasen** katalysiert:
  Aminosäure I + α-Ketosäure II ↔ α-Ketosäure I + Aminosäure II

Viele Enzyme, die an der Umsetzung von Aminosäuren beteiligt sind (u.a. Transaminasen und Dehydratasen, aber auch Aminosäure-Decarboxylasen, ➤ unten), benutzen ein vielseitiges Coenzym: **Pyridoxalphosphat**, ein Vitamin-B_6-Derivat (➤ Kap. 4.3.4), das vorübergehend in Form einer Schiff'schen Base (C=N-Doppelbindung) auf das Aminosäuresubstrat übertragen wird. Dabei wirkt es mit seinem aromatischen Pyridinring als „Elektronenfalle" und kann Bindungen im gebundenen Substrat destabilisieren. Diese Bindungen können dadurch vom Enzym leichter gelöst werden, bevor es neue Bindungen knüpft und das Pyridoxalphosphat anschließend wieder übernimmt.

MERKE
Viele Enzyme, die Reaktionen an der NH_2-Gruppe der Aminosäuren katalysieren, benutzen **Pyridoxalphosphat** als Coenzym.

Glutamat als Drehscheibe im Aminosäureabbau

Der Aminosäureabbau spielt sich hauptsächlich in der Leber ab. In einem ersten Schritt wird die α-Aminogruppe aus dem Molekül entfernt, wobei eine α-Ketosäure entsteht. Die Aminogruppen aus den verschiedenen Aminosäuren werden dabei auf sehr ökonomische Art weiterverarbeitet: Spezifische **Transaminasen** übertragen sie auf den gemeinsamen Akzeptor α-Ketoglutarat, das die Aminogruppen sammelt und dabei zu **Glutamat** umgewandelt wird.

Klinik
Vertreter der Transaminasen sind typische **„Leberenzyme"**. Ihr Auftreten im Serum ist von diagnostischem Wert, weil es das Zugrundegehen von Leberzellen anzeigt. So kann die Serumaktivität der **Glutamat-Pyruvat-Transaminase (GPT)**, die auch als Alanin-Aminotransferase (ALT) bezeichnet wird, im Zuge einer akuten Hepatitis bis zu hundertfach erhöht sein. Die **Glutamat-Oxalacetat-Transaminase (GOT)**, auch Aspartat-Aminotransferase (AST) genannt, ist bei alkoholischen Leberschäden meist stärker erhöht als die GPT. Erhöhte GOT-Spiegel können aber auch auf Muskelschäden oder Hämolyse hindeuten, denn GOT kommt anders als GPT in relevanten Konzentrationen auch in Myozyten und Erythrozyten vor. Au

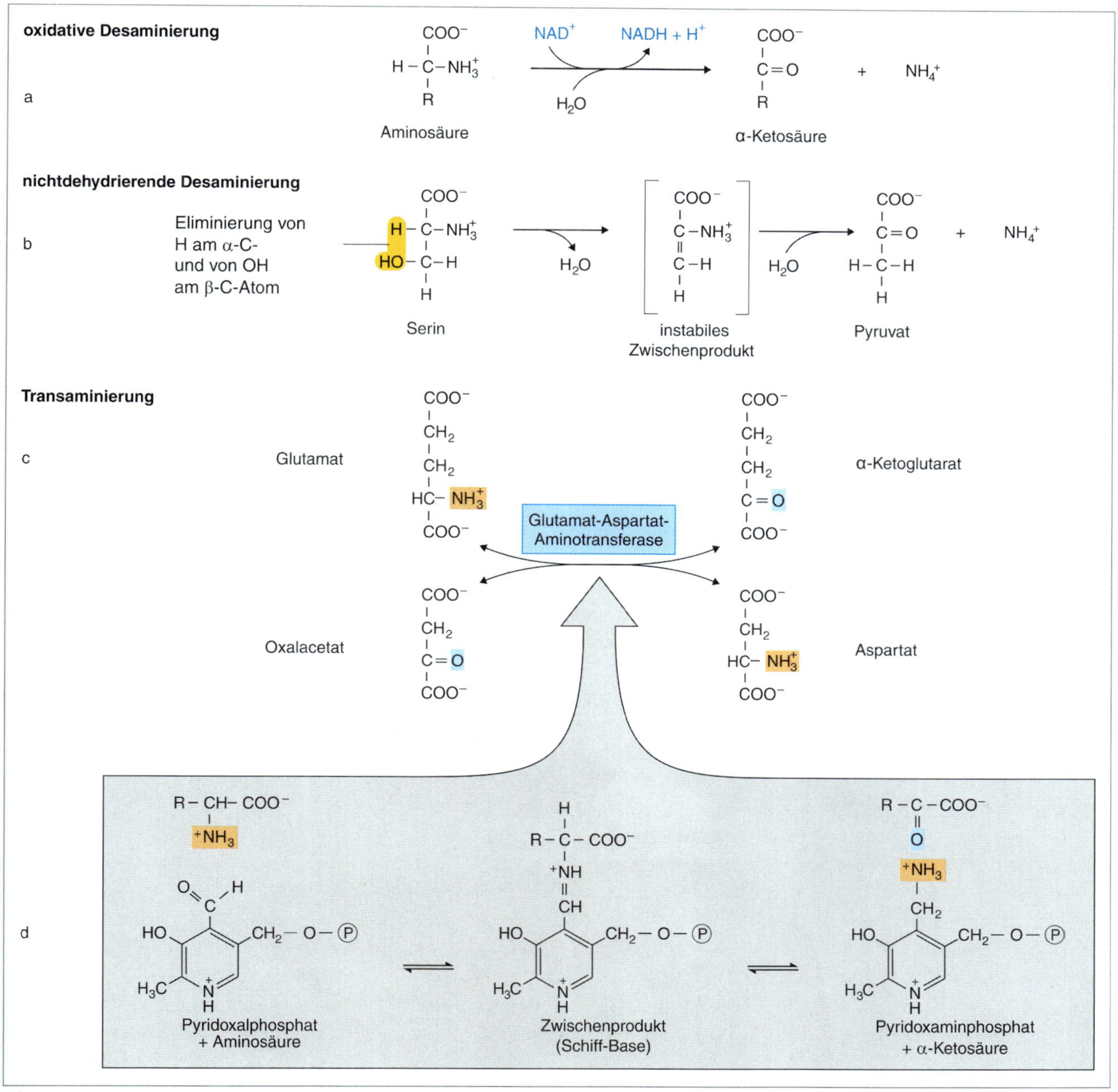

Abb. 9.1 Reaktionsmechanismen bei der Übertragung der Aminogruppen von Aminosäuren. Eine Freisetzung der Aminogruppe kann durch oxidative Desaminierung (**a**, hier der allgemeine Fall) oder nichtdehydrierende Desaminierung (**b**, am Beispiel Serin) erfolgen. Die Transaminierung **(c)** ist am Beispiel der Reaktion von Glutamat und Oxalacetat dargestellt. Bei der Transaminierung übernimmt Pyridoxalphosphat **(d)** das Aminosäuresubstrat vorübergehend in Form einer Schiff'schen Base. Durch Ladungsverschiebung verlagern sich die Doppelbindungen, was zu einer Destabilisierung der Bindungen am α-C-Atom der Aminosäure führt. Durch Abzug eines Protons am α-C-Atom und Eintritt eines H_2O-Moleküls (nicht gezeigt) kommt es zur Hydrolyse der Zwischenverbindung, und eine α-Ketosäure entsteht. Die Aminogruppe verbleibt bis zur Übernahme durch eine Akzeptor-Ketosäure im umgekehrten Reaktionsweg am Coenzym, das so lange als Pyridoxaminphosphat vorliegt.

dem Aktivitätsverlauf der Enzyme lassen sich häufig wichtige Rückschlüsse auf den Beginn einer akuten Erkrankung und den Verlauf ableiten.

Glutamat spielt eine Schlüsselrolle beim Abbau der Aminosäuren, die auf den Eigenschaften eines spezifischen Enzyms, der **Glutamat-Dehydrogenase**, beruht. Die Glutamat-Dehydrogenase katalysiert die Freisetzung von Ammoniak aus Glutamat durch oxidative Desaminierung (> Abb. 9.1a) und ist eine Kontrollinstanz für den generellen Abbau von Aminosäuren. Sie besitzt eine besonders hohe Aktivität und liefert deshalb ständig α-Ketoglutarat als Substrat für die Aminogruppenübertragung anderer Aminosäuren nach. Zudem wird sie durch Effektoren beeinflusst, die Auskunft über den energetischen Zustand der Zelle geben: ATP und GTP wirken inhibitorisch, ADP und GDP hingegen aktivierend auf die Glutamat-Dehydrogenase. Konsequenterweise wird die Oxidation von Aminosäuren angekurbelt, wenn der zelluläre Energiegehalt niedrig ist.

Toxizität von Ammoniak

Der Aminostickstoff eignet sich im Gegensatz zu Kohlenstoff nicht zur Energiegewinnung durch Oxidation. Beim Abbau von Aminosäuren fällt er in Form von Ammoniak an. Nur ein Teil davon wird für die Biosynthese von stickstoffhaltigen Verbindungen eingesetzt. Der Überschuss muss entsorgt werden, denn NH_3 ist eine toxische Verbindung. Das Wissen darum ist im Wesentlichen empirisch begründet, denn die molekularen Grundlagen der zumeist **neurotoxischen Wirkung** von Ammoniak sind noch nicht umfassend verstanden. Klar ist, dass ein erhöhter Spiegel von Ammoniak im Blut über den Normalwert von 30–40 µM **(Hyperammonämie)** das Gleichgewicht der Glutamat-Dehydrogenase-Reaktion zugunsten einer verstärkten Bildung von Glutamat aus α-Ketoglutarat verschiebt. Hohe Konzentrationen von Glutamat wiederum fördern die Synthese von Glutamin durch die Glutamin-Synthetase, wobei ein weiteres Ammoniumion einbezogen wird. Bei Hyperammonämie finden sich hohe Glutaminspiegel in der Zerebrospinalflüssigkeit, und es wird vermutet, dass diese über eine Störung der Osmoregulation und des Neurotransmitterstoffwechsels unmittelbar zu Ausfallerscheinungen und Hirnschäden führen.

9.1.2 Harnstoffzyklus

Die Wege des Ammoniaks im Organismus

Außer beim Abbau von Aminosäuren in der Leber entsteht Ammoniak auch bei weiteren hepatischen und extrahepatischen Prozessen (➤ Abb. 9.2). In der **Leber** ist NH_3 Nebenprodukt beim Abbau anderer stickstoffhaltiger Verbindungen, insbesondere von Nucleotidbasen. Bei Transaminierungen in **extrahepatischen Geweben** wird **Glutamin** gebildet, das Aminogruppen zur Leber transportiert. Aus Glutamin wird Ammoniak dort durch die Glutaminasereaktion freigesetzt. Das hierdurch entstehende Glutamat wird von der Glutamat-Dehydrogenase weiter umgesetzt, wodurch α-Ketoglutarat und ein weiteres Ammoniakmolekül geliefert werden. Im **Muskel** werden bei lang anhaltender Belastung oder Fasten Proteine abgebaut und die Aminogruppen bevorzugt auf Pyruvat übertragen. Das entstehende **Alanin** erreicht die Leber und gibt dort das Ammoniak wieder ab, um dabei wieder zu Pyruvat umgesetzt zu werden. Aus Pyruvat baut die Leber für die Nutzung durch den Muskel in der Gluconeogenese wieder Glucose auf, wodurch sich der **Glucose-Alanin-Zyklus** (➤ Kap. 5.2.6) schließt.

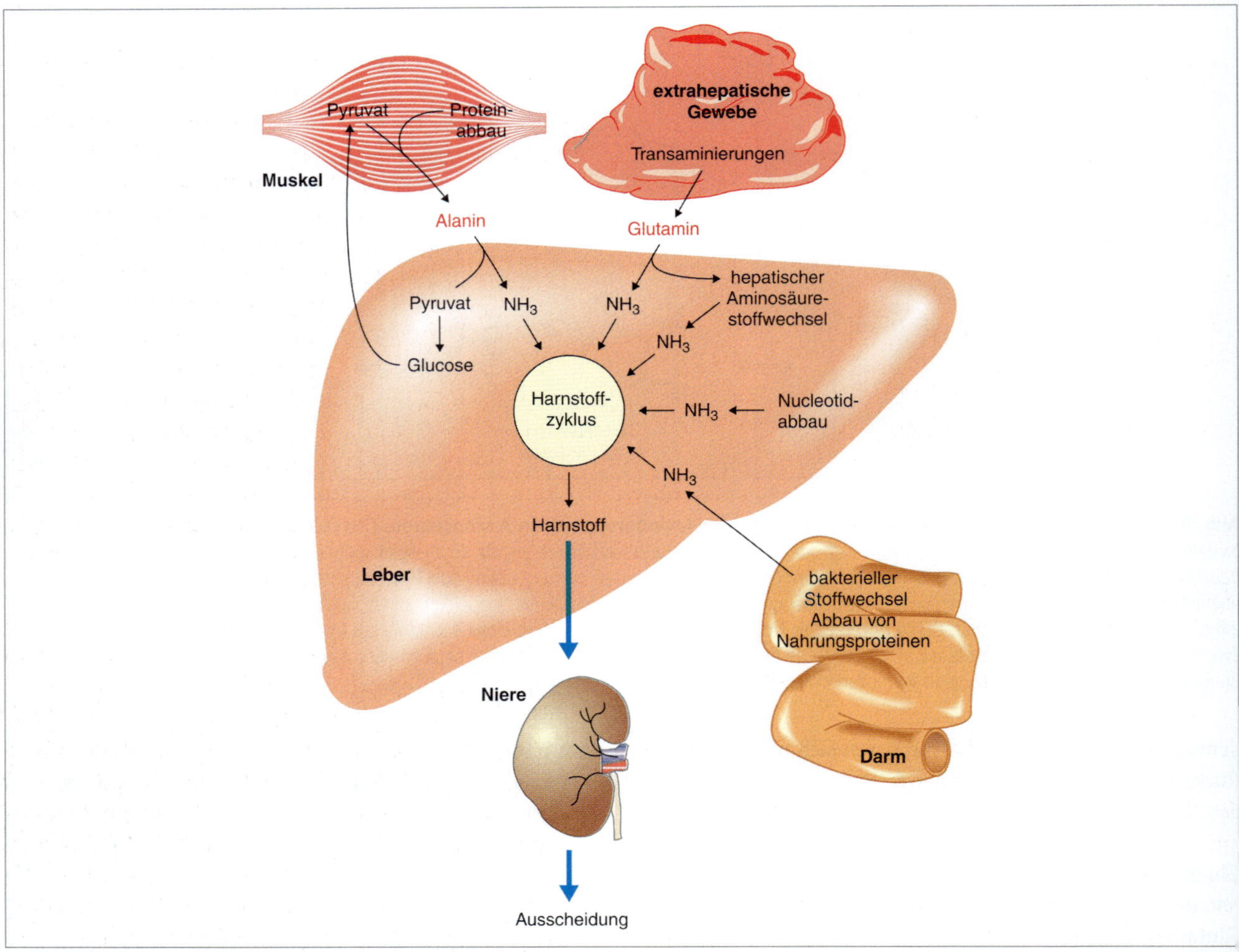

Abb. 9.2 Die wichtigsten Wege von Ammoniak im Organismus. Ammoniak wird im Harnstoffzyklus in der Leber entgiftet. Es stammt aus verschiedenen Prozessen in der Leber und in extrahepatischen Geweben.

Von beträchtlicher Bedeutung ist auch die Freisetzung von Ammoniak durch den bakteriellen Stoffwechsel (und auch durch Abbau von Nahrungsproteinen) im **Darm** mit anschließender Diffusion von NH_3 durch die Zellmembranen des Darmepithels in das Pfortaderblut.

Entgiftung des Ammoniaks in der Leber

Überschüssiges Ammoniak wird in einem zyklischen Reaktionsablauf unter Energieverbrauch zu ungiftigem Harnstoff umgebaut, der danach über die Niere ausgeschieden wird. Der **Harnstoffzyklus** (nach seinen Entdeckern auch **Krebs-Henseleit-Zyklus** genannt) läuft nur in der Leber ab und kann bei proteinreicher Nahrung bis zu 90 g Harnstoff (1,5 Mol) pro Tag produzieren. Damit gehört die Harnstoffsynthese zu den größten Biosyntheseleistungen des Organismus. Aus jeweils 1 Molekül **Ammoniak** (reagiert mit H_2O zu NH_4^+) und $\mathbf{CO_2}$ (reagiert mit H_2O zu HCO_3^- [Hydrogencarbonation]) sowie dem **α-Aminostickstoff von Aspartat** wird 1 Molekül **Harnstoff** erzeugt.

Es handelt sich um einen aufwändigen Vorgang, denn für einen Umlauf müssen **vier energiereiche Phosphatbindungen** investiert werden. Auch dies zeigt, wie wichtig die Fixierung überschüssiger Ammoniumionen in Form eines unschädlichen Produkts für den Organismus ist.

Zu einem geringeren Teil kann Ammoniak auch über die **Niere** ausgeschieden werden. Hierbei wird durch die Glutaminase in Tubuluszellen NH_3 aus Glutamin freigesetzt, das in das Lumen diffundieren kann und als NH_4^+ im Harn verbleibt.

MERKE

Im Aminosäurestoffwechsel fällt überschüssiges Ammoniak an. Wegen seiner neurotoxischen Eigenschaften muss NH_3 effizient entsorgt werden. Im Harnstoffzyklus wird Ammoniak im ungiftigen Harnstoff fixiert. 1 Harnstoffmolekül wird dabei aus je 1 Molekül Ammoniak und Hydrogencarbonat sowie dem α-Aminostickstoff von Aspartat gebildet.

Kompartimentierung des Harnstoffzyklus

Die Reaktionsfolge des Harnstoffzyklus verteilt sich auf zwei verschiedene zelluläre Kompartimente: das **Mitochondrium** und das **Zytosol** des Hepatozyten (➤ Abb. 9.3). In der Mitochondrienmatrix geschieht der Einbau des NH_4^+-Ions in den Ammoniakakzeptor Ornithin unter Bildung von Citrullin. Die Bildung von Harnstoff und die Regeneration des Trägermoleküls Ornithin spielen sich hingegen im Zytoplasma ab.

Bevor Ammoniak in den Zyklus eingehen kann, muss zunächst aus je einem Ammonium- und einem Hydrogencarbonation (letztlich ebenfalls ein Stoffwechselendprodukt) **Carbamoylphosphat** gebildet werden. Die Reaktion wird von der mitochondrialen Carbamoylphosphat-Synthetase I (CPS I) katalysiert, die hierzu *N*-Acetylglutamat als allosterischen Aktivator benötigt.

Schon gewusst

Es gibt auch eine **zytosolische CPS II**, die an der Pyrimidinbiosynthese beteiligt ist. Sie benutzt aber nicht Ammoniak, sondern Glutamin als Aminogruppendonor.

Bei der Reaktion der CPS I werden gleich 2 Moleküle ATP verbraucht, dadurch ist die Reaktion praktisch irreversibel und treibt den Harnstoffzyklus ohne Umkehrmöglichkeit in die „gewünschte" Richtung. Die Ornithin-Transcarbamoylase nutzt den Carbamoylrest zur Synthese von **Citrullin**.

Citrullin tritt in das Zytoplasma über und geht dort eine Folge von Reaktionen ein, die dazu führen, dass eine zweite Aminogruppe (aus Aspartat) auf den Carbamoylrest übertragen wird. Gleich bei der ersten zytoplasmatischen Reaktion (Bildung von Argininosuccinat aus Citrullin und Aspartat) werden noch einmal zwei energiereiche Phosphatbindungen verbraucht, da ATP zu AMP abgebaut wird. Argininosuccinat wird in Aspartat und Fumarat zerlegt (aus Letzterem kann durch die Reaktionsfolge des Citratzyklus wieder Aspartat entstehen, ➤ Kap. 5.2.5). Bei der Umsetzung von Arginin zu Ornithin wird schließlich definitiv der **Harnstoff** gebildet. **Ornithin** wird regeneriert und in das Mitochondrium zurückgeschleust, wodurch sich der Kreislauf schließt.

Der Transport von Citrullin aus dem Mitochondrium in das Cytoplasma und von Ornithin in die umgekehrte Richtung wird durch ein Carrierprotein bewerkstelligt, das als **Ornithin-Citrullin-Antiporter** arbeitet.

Schon gewusst

In sehr geringem Umfang findet die **Harnstoffsynthese** auch **außerhalb der Leber** statt (z.B. in der Niere), wobei eine Isoform der Arginase (Arginase II) den Schritt der Abspaltung des Harnstoffs aus Arginin vollzieht. So scheint diese Reaktion bei Proteinmangelzuständen für die Aufrechterhaltung des Harnstoffgradienten von Bedeutung zu sein.

Verknüpfung von Harnstoff- und Citratzyklus

Der Harnstoffzyklus läuft in den stoffwechselaktiven Leberzellen nicht isoliert ab, sondern ist mit dem Citratzyklus verknüpft. Bei der Bildung von Arginin aus Argininosuccinat wird **Fumarat** freigesetzt (➤ Abb. 9.3). Dieses kann im Zytosol zu **Malat** und nach Transfer in das Mitochondrium über die Reaktionsfolge des Citratzyklus zu **Oxalacetat** umgesetzt werden. Oxalacetat ist wiederum Substrat einer Transaminierungsreaktion, die schließlich **Aspartat** regeneriert und wieder in den Harnstoffzyklus einspeist. Interessant an dieser Verknüpfung ist, dass bei der Reaktion von Malat zu Oxalacetat ein Molekül NADH gebildet wird. Es kann über die Atmungskette durchschnittlich 2,5 ATP-Moleküle liefern. Somit fällt die Energiebilanz für den Organismus günstiger aus, da die Zelle nicht 4, sondern nur 1,5 Moleküle ATP pro Molekül gebildeten Harnstoff verbraucht.

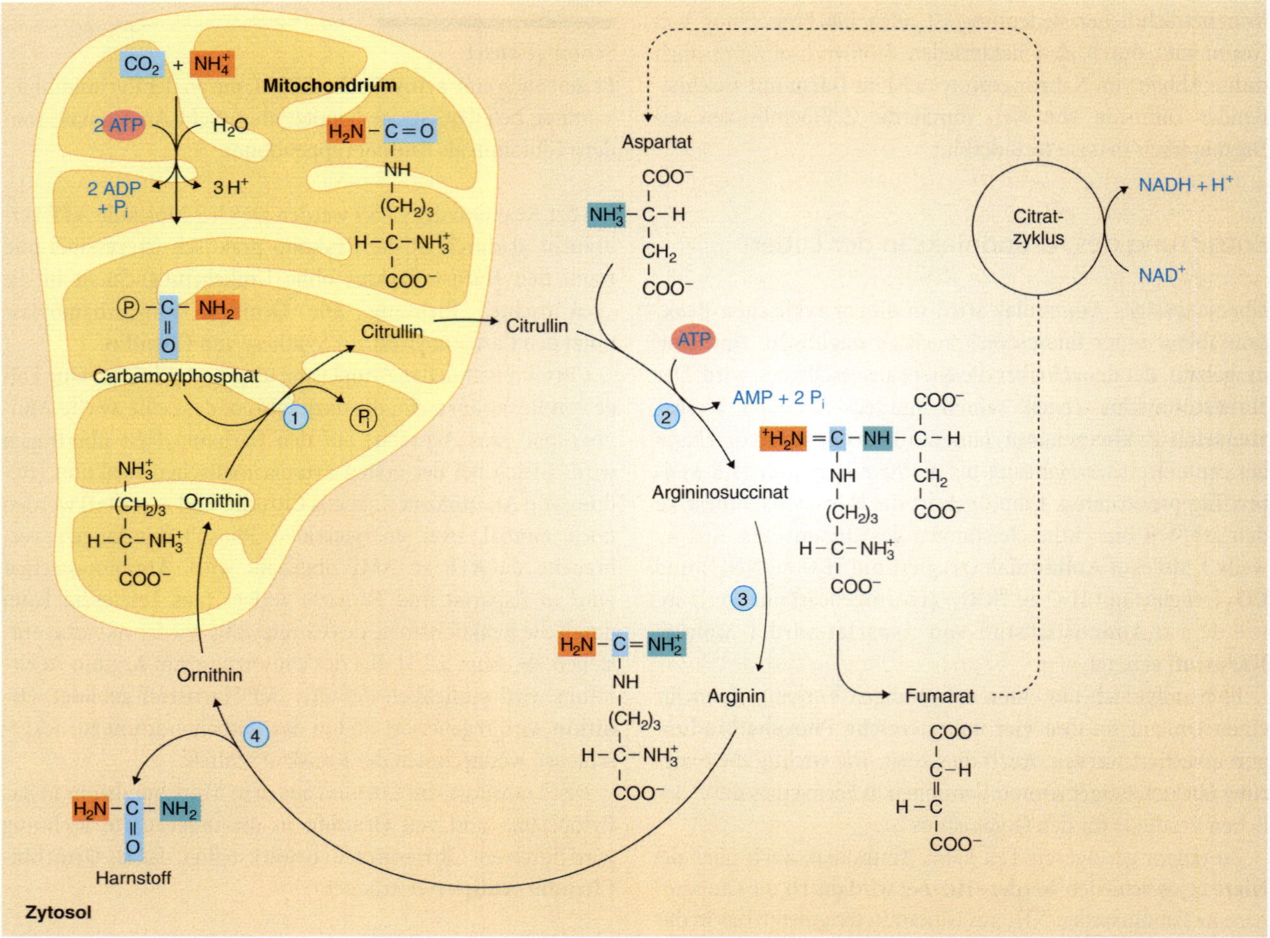

Abb. 9.3 Der Harnstoffzyklus. Er dient der Fixierung und Entgiftung überschüssigen Ammoniaks in Hepatozyten. Die beteiligten Enzyme sind: **1** Ornithin-Transcarbamoylase, **2** Argininosuccinat-Synthetase, **3** Argininosuccinat-Lyase, **4** Arginase.

Tab. 9.1 Genetisch bedingte Defekte des Aminosäurestoffwechsels

Krankheit	defekte Enzyme	gestörter Prozess
Ahornsirupkrankheit	Verzweigtketten-α-Ketosäure-Dehydrogenase	Abbau verzweigtkettiger Aminosäuren
Albinismus	Tyrosin-3-Monooxygenase	Biosynthese von Melanin
Alkaptonurie	Homogentisat-Oxygenase	Abbau von Phenylalanin und Tyrosin
Argininbernsteinsäurekrankheit	Argininosuccinat-Lyase	Harnstoffzyklus
Citrullinämie	Argininosuccinat-Synthetase	Harnstoffzyklus
Histidinämie	Histidin-Ammoniak-Lyase	Abbau von Histidin
Hyperammonämie II	Ornithin-Transcarbamylase	Harnstoffzyklus
kongenitale Ammoniakintoxikation	Carbamylphosphat-Synthetase	Harnstoffzyklus
Tyrosinämie	Tyrosin-Aminotransferase	Abbau von Tyrosin
Phenylketonurie	Phenylalanin-Hydroxylase	Abbau von Phenylalanin

Klinik

Hyperammonämie Wenn die Entsorgung überschüssiger Ammoniumionen nicht effizient genug erfolgt, kommt es zur Hyperammonämie. Es treten massive Folgeerscheinungen auf, insbesondere geistige und körperliche Entwicklungsstörungen. Außer bei Menschen mit **erworbenen Leberschäden** beobachtet man sie auch bei Patienten mit **genetischen Defekten** an Enzymen des Harnstoffzyklus. Alle Enzyme, die an der Harnstoffbiosynthese beteiligt sind, können durch Mutationen in ihrer Aktivität herabgesetzt sein (➤ Tab. 9.1). In homozygoter Form kommen alle diese Defekte mit einer Häufigkeit von immerhin etwa 1: 25.000 vor. Die klinischen Symptome neonataler Hyperammonämie, wie Lethargie, Appetitmangel, Krämpfe oder Koma, sind eher unspezifisch. Defekte im Harnstoffzyklus müssen frühzeitig diagnostiziert werden, um insbesondere geistige Entwicklungsstörungen abzuwenden. Neben pH-Wert und Ammoniakgehalt des Bluts ist die Citrullinkonzentration ein wichtiger Parameter. Sie erlaubt Rückschlüsse auf die Art des Enzymdefekts. Ein Ausfall der Argininosuccinat-Synthetase führt beispielsweise zu einer ausgeprägten Citrullinämie, weil Citrullin nicht zu Argininosuccinat umgewandelt werden kann. Endgültige Klarheit bringt die molekulargenetische Untersuchung der Gene, die für die entsprechenden Enzyme kodieren. Bei frühzeitiger Diagnose kann den Symptomen mit proteinarmer Diät entgegengewirkt werden. Teilweise kann auch durch Gabe von Benzoat oder Phenylbutyrat die Ausscheidung von Glycin und Glutamin als Hippurat bzw. Phenylacetyl-Glutamin induziert werden, um so die Stickstoffausscheidung zu erhöhen. Eine Heilung der genetisch bedingten Hyperammonämien kann heute nur durch eine Lebertransplantation erreicht werden.

9.1.3 Abbau des Kohlenstoffgerüsts

Nachdem die Aminogruppen abgespalten sind, werden die Kohlenstoffgerüste der Aminosäuren zu Verbindungen konvertiert, die im Stoffwechsel weiter verwendet werden. Die Intermediate können entweder leicht in Glucose umgewandelt oder direkt für die Energiegewinnung oxidiert werden.

Glucogene und ketogene Aminosäuren

Nach der Entfernung der Aminogruppe aus den einzelnen Aminosäuren bleiben die Kohlenstoffgerüste zurück, die nun in Form von α-Ketosäuren vorliegen. Aus der Vielfalt von 20 verschiedenen Kohlenstoffskeletten entstehen im Organismus nur **acht unterschiedliche Produkte**, die allesamt Intermediate des Kohlenhydrat- oder Fettsäurestoffwechsels sind. Nach ihrem Abbauprodukten werden Aminosäuren in ketogene und glucogene Aminosäuren unterteilt (➤ Abb. 9.4):

- **Ketogene Aminosäuren:** Sie werden zu den Intermediaten Acetyl-CoA, Acetoacetyl-CoA und Acetoacetat abgebaut, die Komponenten des **Ketonkörperstoffwechsels** sind. In manchen Körpergeweben wie dem Herzmuskel dienen diese Ketonkörper als Brennstoff. Zunächst werden sie zu Acetyl-CoA umgesetzt, um so in den Citratzyklus einzufließen und letztlich zu CO_2 oxidiert zu werden. Sie können damit nicht zur Nettosynthese von Glucose beitragen.
- **Glucogene Aminosäuren:** Ihre Abbauprodukte sind Pyruvat, α-Ketoglutarat, Succinyl-CoA, Fumarat oder Oxalacetat. Alle diese Verbindungen sind Konstituenten des Citratzyklus und können über Phosphoenolpyruvat in die **Gluconeogenese** eingeleitet werden.

MERKE

Rein **ketogene** Aminosäuren (Leucin, Lysin) können nur durch den Abbau zu Ketonkörpern zur Energiegewinnung genutzt werden. Weitere vier Aminosäuren (Tryptophan, Phenylalanin, Tyrosin, Isoleucin) sind **sowohl ketogen als auch glucogen**. Aus diesen und allen rein **glucogenen** Aminosäuren können durch Einschleusung in den Citratzyklus und die Gluconeogenese Kohlenhydrate entstehen.

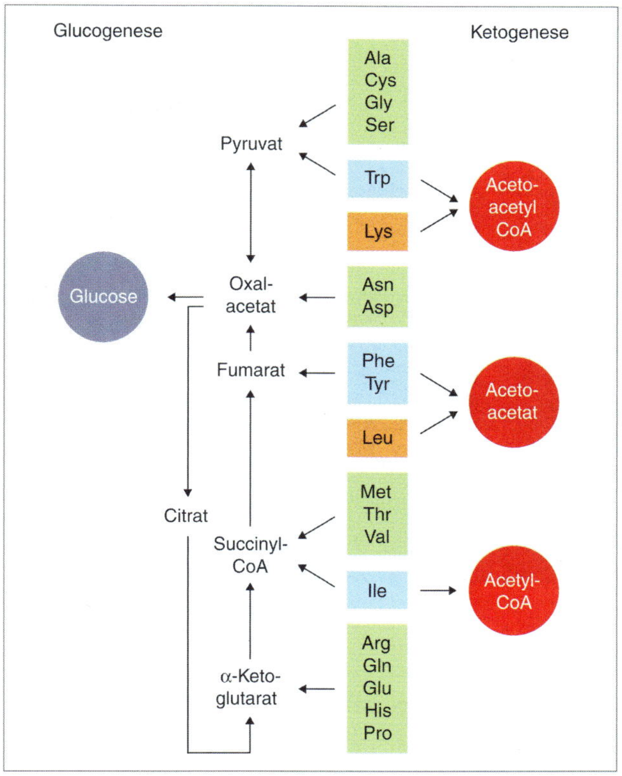

Abb. 9.4 Abbauwege der Aminosäuren und Verknüpfungen mit dem Kohlenhydrat- und Ketonkörperstoffwechsel. Auf der linken Seite des Schemas ist die Umsetzung glucogener Aminosäuren (hellgrün unterlegt) in Pyruvat und in Intermediate des Citratzyklus dargestellt. Ausgehend vom Oxalacetat können die Kohlenstoffskelette dieser Aminosäuren in die Gluconeogenese eingehen. Der rechte Teil des Schemas zeigt den Abbau ketogener Aminosäuren (orange unterlegt) zu Ketonkörpern, die zur Energiegewinnung verwendet werden können. Für einige Aminosäuren (hellblau unterlegt) gibt es sowohl glucogene als auch ketogene Anteile der Abbauwege.

Abbauwege des Kohlenstoffgerüsts

Beim Abbau der 20 verschiedenen Kohlenstoffskelette zu den acht weiter verwerteten Intermediaten gibt es bei jeder Aminosäure Besonderheiten. Es lassen sich dennoch einige **Gruppen** definieren (z.B. C_3-, C_4-, C_5-Familie), die Abläufe **mit charakteristischen Gemeinsamkeiten** zeigen. Oft kann der Stoffwechsel einzelne Aminosäuren über mehrere Routen verarbeiten. Hier sollen nur die wichtigsten bzw. die mit der größten quantitativen Bedeutung behandelt werden. Der Abbau von Aminosäuren dient v.a. der Beseitigung relativer Überschüsse oder der Energiegewinnung. Häufig werden dabei anderweitig benötigte Moleküle gebildet, etwa beim Abbau von Phenylalanin zu Tyrosin oder von Methionin zu Cystein. Der Methioninabbau liefert Methylgruppen, die z.B. für die Biosynthese von Purin- und Pyrimidinbasen wichtig sind.

Grundsätzlich kann der Abbau der Kohlenstoffskelette zwei Wegen folgen: Entweder wird zunächst die Aminogruppe

9

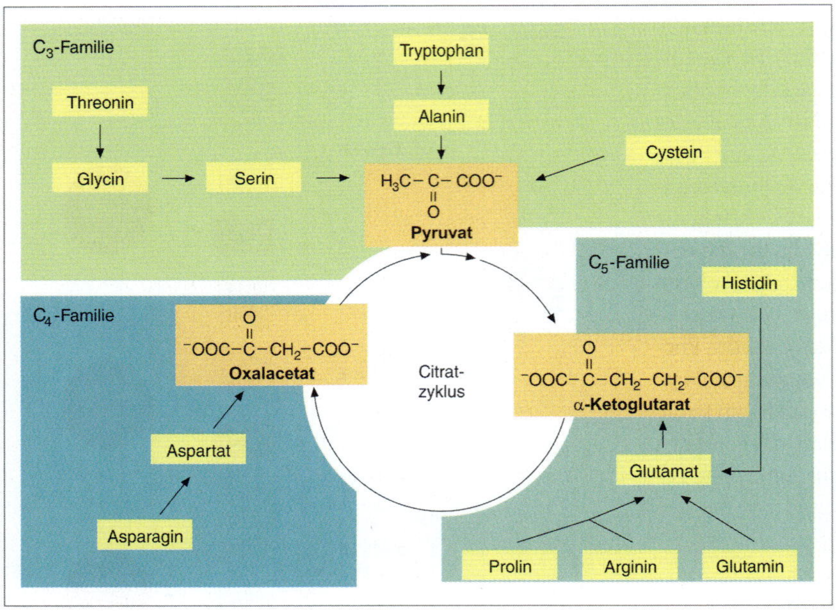

Abb. 9.5 Abbau von Aminosäuren der C_3-, C_4- und C_5-Familie. Die Abbauwege führen zur Entstehung der drei α-Ketosäuren Pyruvat, α-Ketoglutarat und Oxalacetat, die den Citratzyklus speisen.

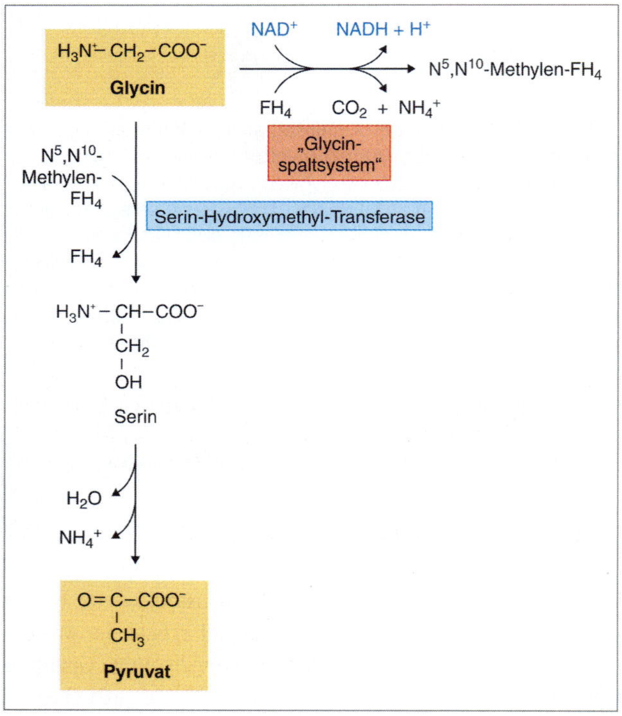

Abb. 9.6 Abbau von Glycin. Glycin kann sowohl über Serin als Zwischenprodukt (unten) als auch durch das „Glycin-Spaltsystem" (rechts) abgebaut werden.

durch **Transaminierung** oder **oxidative Desaminierung** abgegeben (der dominierende Weg), oder es erfolgt zuerst eine **Decarboxylierung** unter Bildung von Aminen. Einige dieser **Amine** haben wichtige biologische Funktionen. Es gibt eine Reihe von genetischen Defekten, die Abbauwege spezieller Aminosäuren betreffen. Daraus resultieren charakteristische Krankheitsbilder (➤ Tab. 9.1).

Die C_3-Familie

Eine Gruppe von Aminosäuren weist als Gemeinsamkeit auf, dass sie im Zuge ihres Abbaus alle zu dem C_3-Körper **Pyruvat** umgewandelt werden (➤ Abb. 9.5). Die einfachste Reaktion, die zu Pyruvat führt, ist der Abbau von **Alanin** durch Transaminierung mit Übertragung der NH_2-Gruppe auf α-Ketoglutarat. Auch **Serin** kann unmittelbar zu Pyruvat umgesetzt werden, und zwar über direkte Abspaltung von NH_4^+ und H_2O durch die Serin-Dehydratase. Komplizierter liegt der Fall beim **Cystein:** Drei verschiedene Enzyme können es in Pyruvat überführen, wobei der Schwefel in Form von H_2S oder Sulfat freigesetzt wird.

Für **Glycin** gibt es zwei Abbaureaktionen. Hier betrachten wir zunächst den Weg, bei dem Glycin in einer reversiblen Reaktion zu Serin umgesetzt und dann zu Pyruvat abgebaut wird. Dabei wird eine Methylengruppe eingebaut, die aus Methylen-Tetrahydrofolat (N^5,N^{10}-Methylen-TH_4) stammt, dem allgemeinen Donor von C_1-Gruppen (➤ Abb. 9.6). Interessanterweise wird Glycin aber auch selbst als Donor für C_1-Körper und Bildung von N^5,N^{10}-Methylen-TH_4 genutzt. Dieses **„Glycin-Spaltsystem"** spielt eine wichtige Rolle beim Stoffwechsel der Monokohlenstoffeinheiten, auf den noch detaillierter eingegangen wird (➤ Kap. 9.2.2, ➤ Abb. 9.17). **Threonin** kann zu Glycin und Acetyl-CoA zerlegt werden, aus Glycin wird dann in der beschriebenen Weise Serin und schließlich Pyruvat.

Die C_4-Familie

Die C_4-Aminosäuren Aspartat und Asparagin werden zu **Oxalacetat** (α-Ketosäure mit 4 C-Atomen) abgebaut (➤ Abb. 9.5). **Aspartat** wird durch Transaminierung direkt zu Oxalacetat umgewandelt. Wie beim Alaninabbau ist α-Ketoglutarat der NH_2-Akzeptor, aus dem wiederum Glutamat entsteht. **Asparagin** geht durch hydrolytische NH_4^+-Abspaltung der Amidgruppe in Aspartat über. Das verantwortliche Enzym hierfür ist die Asparaginase.

Die C_5-Familie

Beim Abbau der Aminosäuren mit 5 C-Atomen spielt das Glutamat eine entscheidende Rolle, denn die C_5-Aminosäuren Glutamin, Prolin, Arginin und Histidin werden zunächst in meist mehrstufigen Reaktionsabläufen zu **Glutamat** umgesetzt (➤ Abb. 9.5). Durch die Glutamat-Dehydrogenase entsteht aus Glutamat α-**Ketoglutarat**, ein Intermediat des Citratzyklus. **Glutamin** wird direkt zu Glutamat konvertiert. Das geschieht analog zur Hydrolyse des Asparagins durch direkte Abspaltung von NH_4^+ durch das Enzym Glutaminase. Beim Abbau von **Histidin** muss der Ring der Seitengruppe durch Oxidation aufgespaltet werden, um zum α-Ketoglutarat zu gelangen. Aus der Zwischenstufe Formiminoglutamat entsteht Glutamat unter Abgabe von Ammoniak und einem C_1-Bruchstück (➤ Abb. 9.7), die beide von Tetrahydrofolat übernommen werden.

Auch beim **Prolin** ist eine Ringöffnung durch Oxidation und Hydrolyse nötig. Sie produziert γ-Glutaminsäure-Semialdehyd, aus dem wiederum Glutamat hervorgeht (➤ Abb. 9.8). γ-Glutaminsäure-Semialdehyd ist auch Zwischenprodukt des Abbaus von **Arginin**. Hier entsteht es aus Ornithin, das durch die Arginase zunächst aus Arginin gebildet wurde. Diese Reaktion ist auch Bestandteil des Harnstoffzyklus (➤ Abb. 9.3).

Abbau verzweigtkettiger Aminosäuren

Valin, Leucin und Isoleucin werden nicht in der Leber, sondern vorwiegend in den peripheren Organen abgebaut, d.h. in der Skelett- und Herzmuskulatur sowie in den Nieren. In den Zellen dieser Gewebe reichern sie sich durch die Aktivität eines spezifischen Transportsystems an. Sie werden durch Transaminierung in die entsprechenden **verzweigtkettigen**

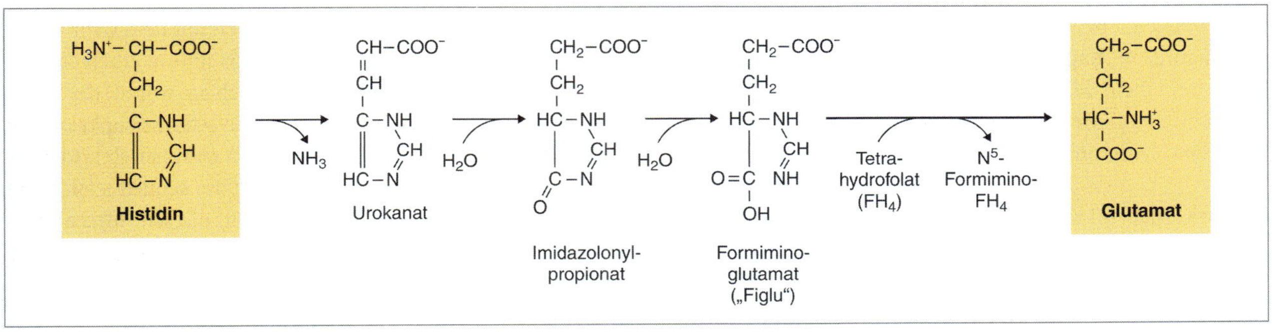

Abb. 9.7 Abbau von Histidin. Beim letzten Schritt der Reaktionsfolge (Bildung von Glutamat) werden eine Monokohlenstoffeinheit und das Ammoniak von Tetrahydrofolat übernommen (➤ Abb. 9.16).

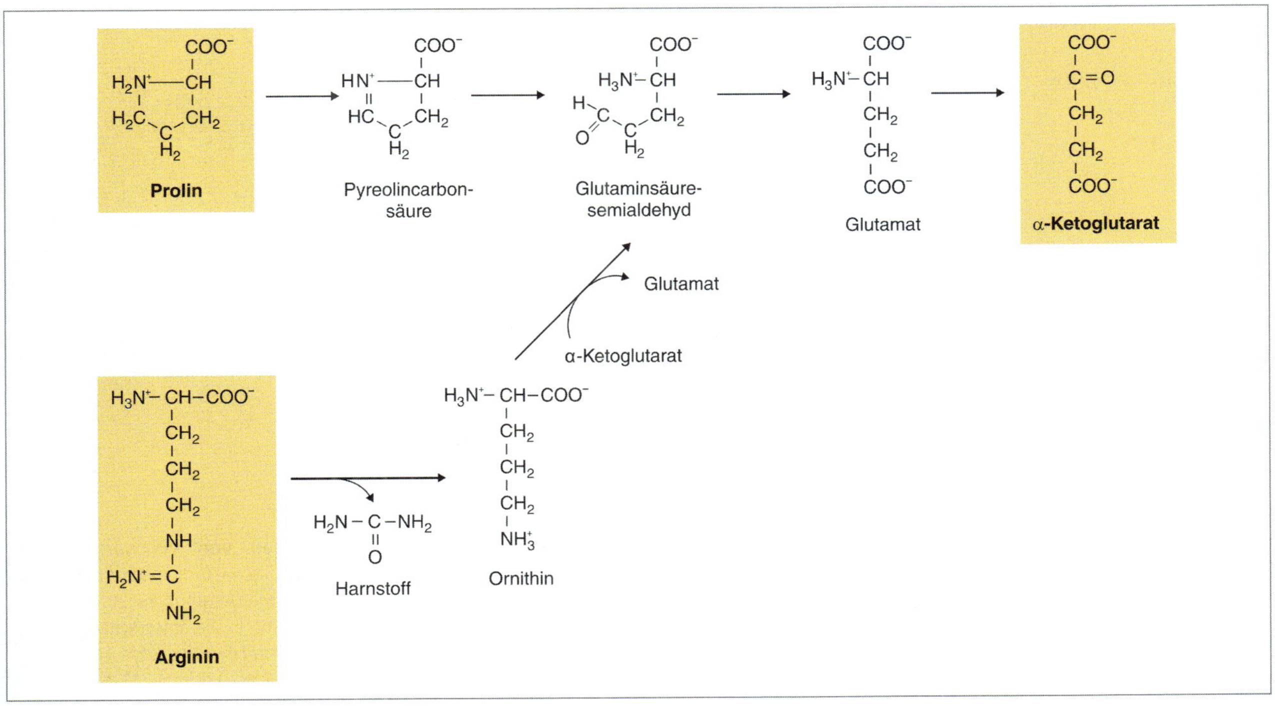

Abb. 9.8 Abbau von Prolin und Arginin.

9

α-**Ketosäuren** umgesetzt. Diese werden dann – ganz anders als bei den bisher betrachteten Abbauwegen – durch dehydrierende Decarboxylierung in **Fettsäure-CoA-Thioester** umgewandelt. Das betreffende Enzym ist in Struktur und Mechanismus eng verwandt mit anderen α-Ketosäure-Dehydrogenasen, wie der Pyruvat-Dehydrogenase und der α-Ketoglutarat-Dehydrogenase. Die in dieser Reaktion entstehenden aktivierten Fettsäuren werden, wie generell beim Fettsäureabbau, nach dem Prinzip der β-Oxidation weiter degradiert.

Dabei entsteht aus **Isoleucin** und **Valin** Succinyl-CoA, das in den Citratzyklus eingeht. Hierbei sind Propionyl-CoA und das daraus entstehende Methylmalonyl-CoA Zwischenprodukte dieses Weges (➤ Abb. 9.9).

Schon gewusst

Die Umsetzung von Methylmalonyl-CoA in Succinyl-CoA wird von einem bemerkenswerten Enzym bewerkstelligt: Die **Methylmalonyl-CoA-Mutase** ist eines von nur zwei bekannten menschlichen Enzymen, die für ihre Aktivität **Vitamin B_{12}** (Cobalamin, ➤ Kap. 4.3.8, auch Coenzym B_{12} genannt) benötigen. Bei einem Mangel an Cobalamin kommt es zu einem Überschuss an Methylmalonat, der u.a. für neurologische Krankheitssymptome verantwortlich gemacht wird.

Leucin ist neben Lysin die einzige rein ketogene Aminosäure. Als Besonderheit wird der Fettsäure-CoA-Thioester aber durch ATP-abhängige Carboxylierung und anschließende Wasseranlagerung in β-Hydroxy-β-Methylglutaryl-CoA (HMG-CoA) umgewandelt. Dieses Molekül wird in Acetyl-CoA und Acetoacetat gespalten und ist auch ein Vorläufer der Ketonkörper- und Cholesterinbiosynthese (➤ Abb. 9.9).

Es soll hier nur am Rande erwähnt werden, dass auch die unverzweigte Aminosäure **Methionin** in einer sehr komplexen, aber hier nicht vertieften Reaktionsfolge zu Succinyl-CoA abgebaut wird. Auch der äußerst komplizierte Abbau von **Lysin** verläuft schließlich über β-Hydroxybutyryl-CoA und HMG-CoA und endet bei Acetyl-CoA.

Klinik

Ahornsirupkrankheit (Verzweigtkettenkrankheit) Sie beruht auf einem Defekt der Verzweigtketten-α-Ketosäure-Dehydrogenase. Hierbei ist die Decarboxylierung der durch Transaminierung entstandenen verzweigten α-Ketosäure-Derivate blockiert. Es kommt deshalb zu einer starken Anreicherung von α-Ketoisovaleriansäure (aus Valin), α-Keto-β-methylvaleriansäure (aus Isoleucin) und α-Ketoisocapronsäure (aus Leucin). Sowohl diese drei α-Ketosäuren als auch die entsprechenden Aminosäuren selbst werden mit dem Urin ausgeschieden. Der Harn (und auch Schweiß) nimmt einen charakteristischen ahornsirupähnlichen Geruch an, worauf der Name der Krankheit zurückzuführen ist. Die Ahornsirupkrankheit führt zu Apathie, Krampfanfällen und geistiger Retardation. Sie endet wegen der entstehenden Azidose schnell letal, wenn nicht eine strikte Diät eingehalten wird, die sehr arm an verzweigtkettigen Aminosäuren ist. Ein Minimum muss dem Körper jedoch zugeführt werden, da Leucin, Isoleucin und Valin essenzielle Aminosäuren sind.

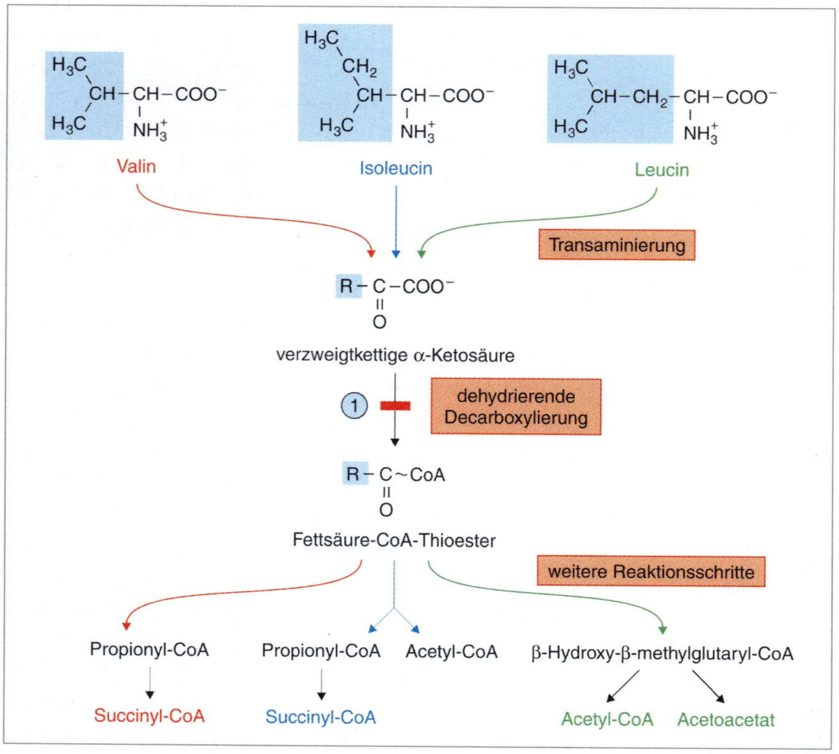

Abb. 9.9 Abbau von verzweigtkettigen Aminosäuren. Sie werden durch Transaminierung, dehydrierende Decarboxylierung und weitere Reaktionsschritte in die entsprechenden Intermediärprodukte umgewandelt. Ein Enzymdefekt an der nummerierten Position **(1)** blockiert die entsprechende Umsetzung und führt zur Ahornsirupkrankheit.

9

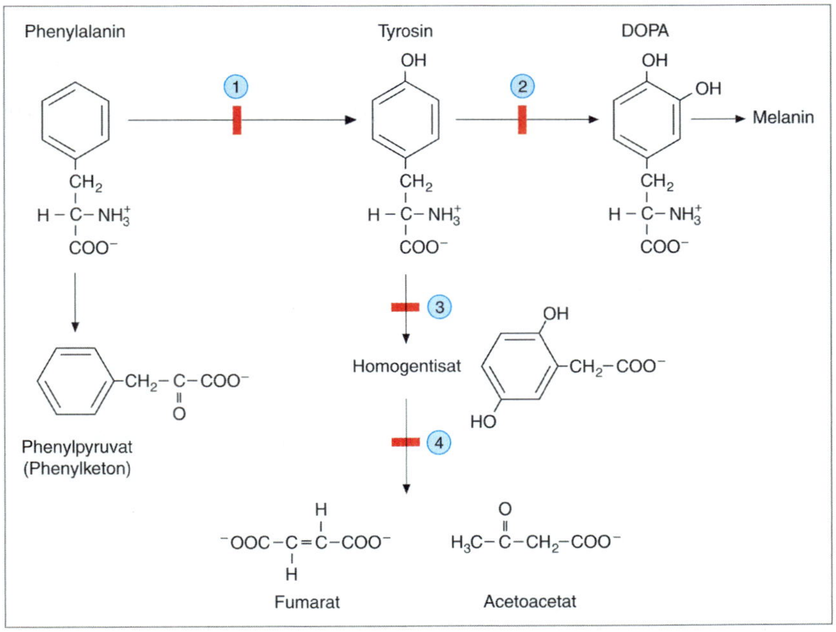

Abb. 9.10 Abbau von Phenylalanin und Tyrosin. Nach Aufspaltung des aromatischen Rings im Homogentisat kommt es zur Bildung der Endprodukte Fumarat und Acetoacetat. Enzymdefekte an den nummerierten Positionen blockieren die entsprechenden Umsetzungen und sind mit folgenden Erbleiden assoziiert: Phenylketonurie **(1)**, Albinismus **(2)**, Tyrosinämie **(3)**, Alkaptonurie **(4)**.

Abbau aromatischer Aminosäuren

Ein entscheidender Schritt beim Abbau der aromatischen Aminosäuren Phenylalanin, Tyrosin und Tryptophan ist die **Spaltung des Benzol-** bzw. **Pyrrolrings**. Für diese Art der Reaktion, die von Oxygenasen katalysiert wird, ist molekularer Sauerstoff erforderlich.

Beim Abbau von **Tryptophan** werden nacheinander der Pyrrol- und der Benzolring oxidativ gespalten. Endprodukte der folgenden Abbauschritte sind Pyruvat und Acetacetyl-CoA, sodass das Tryptophangerüst zur Bildung sowohl von Ketonkörpern als auch Kohlenhydraten beitragen kann. Ein Zwischenprodukt dieses Abbauwegs kann außerdem zur Biosynthese des Pyridinanteils der Nicotinsäure verwendet werden.

Phenylalanin wird durch Hydroxylierung in **Tyrosin** umgewandelt, die weiteren Stoffwechselwege der beiden Aminosäuren sind daher identisch. Es kommt zur Transaminierung von Tyrosin und zur Aufspaltung des Rings. Bei dieser Reaktionsfolge muss Ascorbinsäure (Vitamin C) oder ein anderes Reduktionsmittel vorhanden sein. Das Enzym Homogentisat-Oxidase katalysiert die Aufspaltung des Benzolrings. Schließlich werden Fumarat (das Eingang in den Citratzyklus findet) und Acetoacetat gebildet. Damit sind diese Aminosäuren sowohl glucogen als auch ketogen.

Es gibt eine Reihe von erblichen Defekten in den Stoffwechselwegen von Phenylalanin und Tyrosin. Ihre Ursachen sind zusammen mit den Details des Phenylalanin/Tyrosin-Abbaus in ➤ Abb. 9.10 dargestellt.

Klinik

Phenylketonurie (PKU) Es handelt sich um eine verhältnismäßig häufige Störung des Phenylalaninabbaus mit einem Fall unter 6500 Geburten. Der Defekt betrifft die **Phenylalanin-Hydroxylase**. Durch diesen Enzymblock wird Tyrosin zur essenziellen Aminosäure, weil es bei den Patienten nicht mehr aus Phenylalanin gebildet werden kann. Phenylalanin staut sich auf und wird in weit erhöhten Konzentrationen in allen Körperflüssigkeiten gefunden. Der Stoffwechsel kann einen Teil des anfallenden Phenylalanins abbauen, indem er auf alternative Reaktionswege ausweicht. Der wichtigste dieser Wege, die bei Gesunden nur eine geringe Rolle spielen, ist die Transaminierung von Phenylalanin zu Phenylpyruvat. Dieses **Phenylketon** erscheint in auffällig großen Mengen im Urin der Betroffenen und war deshalb namensgebend für die Krankheit. Neugeborene mit unbehandelter Phenylketonurie entwickeln irreversible Hirnschäden, wobei die biochemischen Zusammenhänge bisher nicht vollständig verstanden sind. Eventuell ist eine verminderte Bildung von Neurotransmittern (Noradrenalin, Serotonin) beteiligt. Der typische Befund der klassischen Phenylketonurie, die **Hyperphenylalaninämie**, kann in 1–2% der Fälle auch durch eine Störung im Stoffwechsel des essenziellen Cofaktors Tetrahydrobiopterin **(BH_4-Mangel)** verursacht werden (atypische PKU).

Alkaptonurie Diese Erkrankung tritt seltener auf. Homogentisinsäure, ein Zwischenprodukt des Abbaus von Phenylalanin und Tyrosin, das früher auch als **Alkapton** bezeichnet wurde, wird mit dem Urin ausgeschieden. Die Oxidation von Alkapton an der Luft führt zu einem braunen Farbstoff.

Tyrosinämie Sie entsteht, wenn frühere Stufen im Abbauweg von Tyrosin durch Enzymausfälle betroffen sind (➤ Abb. 9.12). Typisch sind extrem hohe Tyrosinspiegel im Serum, die oft mit schweren Leberschädigungen einhergehen.

Albinismus Es handelt sich um einen sehr auffälligen genetischen Defekt des Tyrosinstoffwechsels. Hier ist die Bildung des braunen Pigments Melanin aus Tyrosin gestört, die normalerweise in speziellen zytoplasmatischen Organellen der Melanozyten stattfindet. Das kupferhaltige Enzym Tyrosinase setzt bei Gesunden Tyrosin zu Dihydroxyphenylalanin (DOPA) um, aus dem dann in weiteren Schritten Melanin gebildet wird (➤ Abb. 9.12). Eine inaktive Tyrosinase führt zum Albinismus Typ I, der insbesondere durch eine extrem helle, UV-empfindliche Haut charakterisiert ist.

Blick ins Labor

Da eine phenylalaninarme Diät Folgeschäden der Phenylketonurie weitgehend verhindern kann, ist es wichtig, die Krankheit frühzeitig zu erkennen. In Screeninguntersuchungen an Neugeborenen wird hierzu ein mikrobiologischer **Hemmtest nach Guthrie** eingesetzt, der die Bestimmung der Phenylalaninkonzentration im Blut ermöglicht. Dabei wird die Vermehrung phenylalaninabhängiger Bakterien in Gegenwart der jeweiligen Blutproben gemessen (➤ Abb. 9.11). In neuerer Zeit wird der Guthrie-Test zunehmend durch massenspektrometrische Verfahren ersetzt. Diese Methode hat den zusätzlichen Vorteil, dass sie parallel auch den Nachweis anderer angeborener Stoffwechselstörungen erlaubt wie z.B. Galaktosämie oder Fettsäureoxidationsdefekte (www.neoscreening.de).

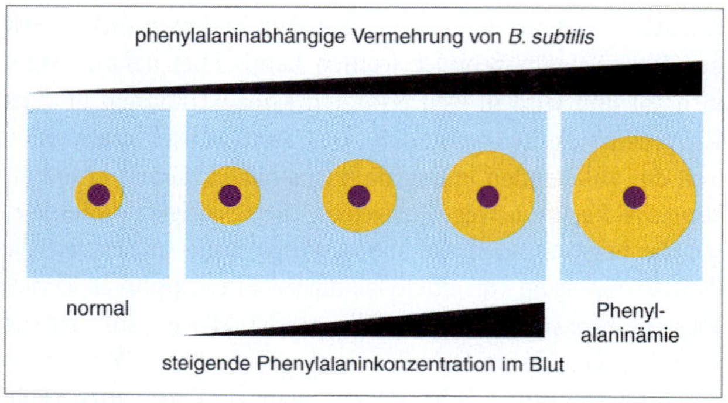

Abb. 9.11 Guthrie-Test zur Diagnose von Phenylketonurie. Hierzu wird ein Papierscheibchen mit Probandenblut getränkt und auf eine Agarplatte gelegt, die zuvor mit *Bacillus subtilis* bestrichen wurde. Da dieses Bakterium durch den Hemmstoff β-Thienylalanin von Phenylalanin abhängig gemacht wurde und zum Wachstum diese Aminosäure benötigt, zeigt die Größe der Wachstumszone den Gehalt des Bluts an Phenylalanin an.

MERKE

Aus den Kohlenstoffgerüsten der 20 proteinogenen Aminosäuren entstehen beim Abbau nur 8 unterschiedliche Moleküle. Sie sind allesamt Komponenten des Intermediärstoffwechsels. Verbindungen, die in den Citratzyklus eingehen, sind **Pyruvat**, **Oxalacetat**, **Fumarat**, **Succinyl-CoA** und **α-Ketoglurat**. Hinzu kommen die ketogenen Verbindungen **Acetoacetyl-CoA**, **Acetoacetat** und **Acetyl-CoA**.

9.2 Aminosäuren als Ausgangspunkt von Biosynthesen

9.2.1 Biogene Amine

Die Decarboxylierung von Aminosäuren durch Aminosäure-Decarboxylasen führt zu **primären Aminen**. Diese Reaktion spielt mengenmäßig keine sehr große Rolle im Aminosäuremetabolismus. Es entstehen jedoch auf diese Weise einige **biogene Amine** mit großer Bedeutung für den Organismus, die beispielsweise als Bausteine von Coenzymen oder als Hormone dienen (➤ Tab. 9.2).

Aminosäure → primäres Amin + CO_2

Tab. 9.2 Biogene Amine

Aminosäure	biogenes Amin bzw. Derivat	Funktion, Vorkommen
Aspartat	β-Alanin	Baustein von Coenzym A
Cystein	Cysteamin	Baustein von Coenzym A
Glutamat	γ-Aminobuttersäure (GABA)	Neurotransmitter
Histidin	Histamin	Gewebshormon
Lysin	Cadaverin	bakterielles Abbauprodukt
Serin	Ethanolamin	Baustein von Membranphospholipiden
Threonin	Propanolamin	Baustein von Cobalamin
Tryptophan	Tryptamin Serotonin Melatonin	Hormone bzw. Gewebshormone
Tyrosin	Tyramin Dopamin Adrenalin Noradrenalin	Hormone bzw. Gewebshormone

Bildung biogener Amine

Catecholamine

Aus den **aromatischen Aminosäuren** entstehen Gewebshormone und Neurotransmitter sowie die Catecholamine Adrenalin und Noradrenalin. Die Catecholamine werden zum einen im Nebennierenmark gebildet und wirken als glanduläre Hormone bei der Koordination der Stressreaktion. Zum anderen kommen sie auch im zentralen und sympathischen Nervensystem vor und sind dort Signalvermittler. Als Einstieg in die Bildung von Adrenalin und Noradrenalin dient eine **Schrittmacherreaktion**: Tyrosin wird durch die Tyrosin-Hydroxylase zu Dihydroxyphenylalanin (L-DOPA) hydroxyliert (➤ Abb. 9.12). Dieses Enzym kommt hauptsächlich im Nebennierenmark und im Gehirn vor. Am L-DOPA läuft dann die eigentliche Decarboxylierung ab. Die aromatische L-Aminosäure-Decarboxylase wandelt L-DOPA in Dopamin um. Durch Einbau einer weiteren Hydroxylgruppe und einer Methylgruppe entstehen Noradrenalin und schließlich Adrenalin.

γ-Aminobuttersäure (GABA)

Aus **Glutamat** entsteht durch direkte Decarboxylierung γ-Aminobuttersäure (GABA, ➤ Abb. 9.13). Auch dieses bio-

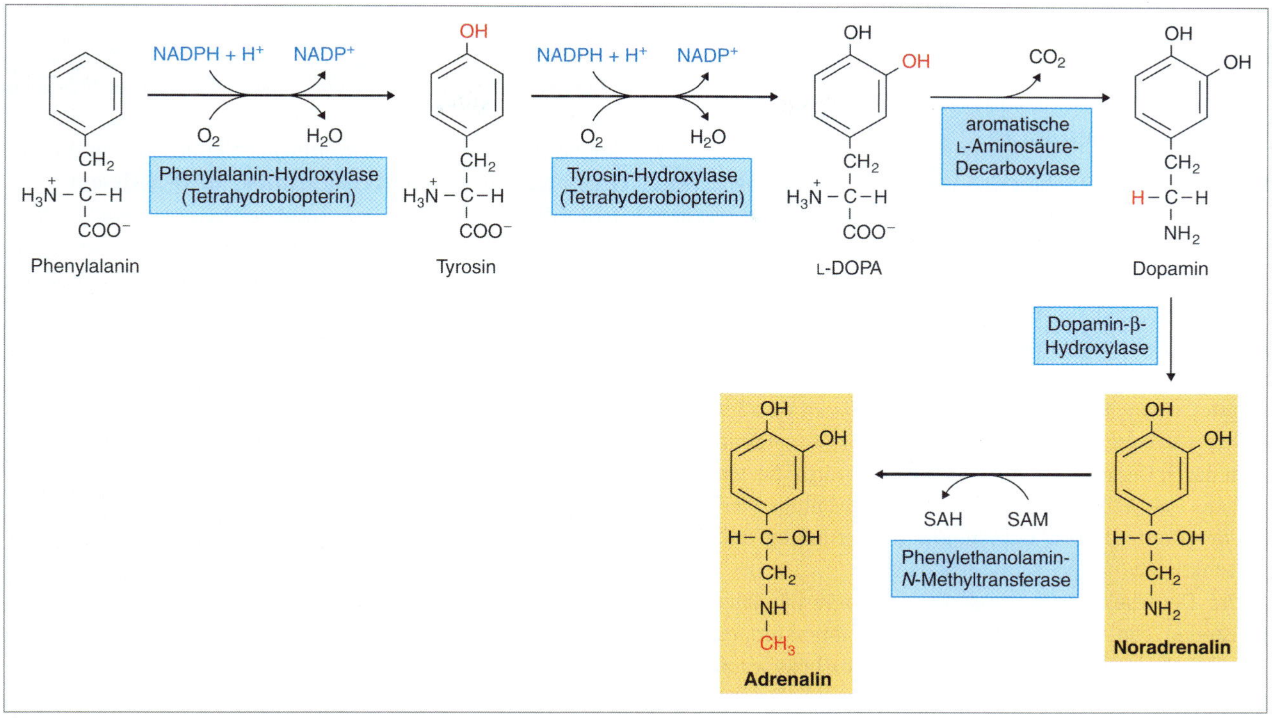

Abb. 9.12 Bildung der Catecholamine aus Tyrosin. Tetrahydrobiopterin (BH_4) und Ascorbinsäure (Vitamin C) dienen hierbei als Reduktionsäquivalente. Die Methylgruppe, die auf Noradrenalin übertragen wird, um Adrenalin zu bilden, stammt aus *S*-Adenosylmethionin (SAM, ➤ Abb. 9.17).

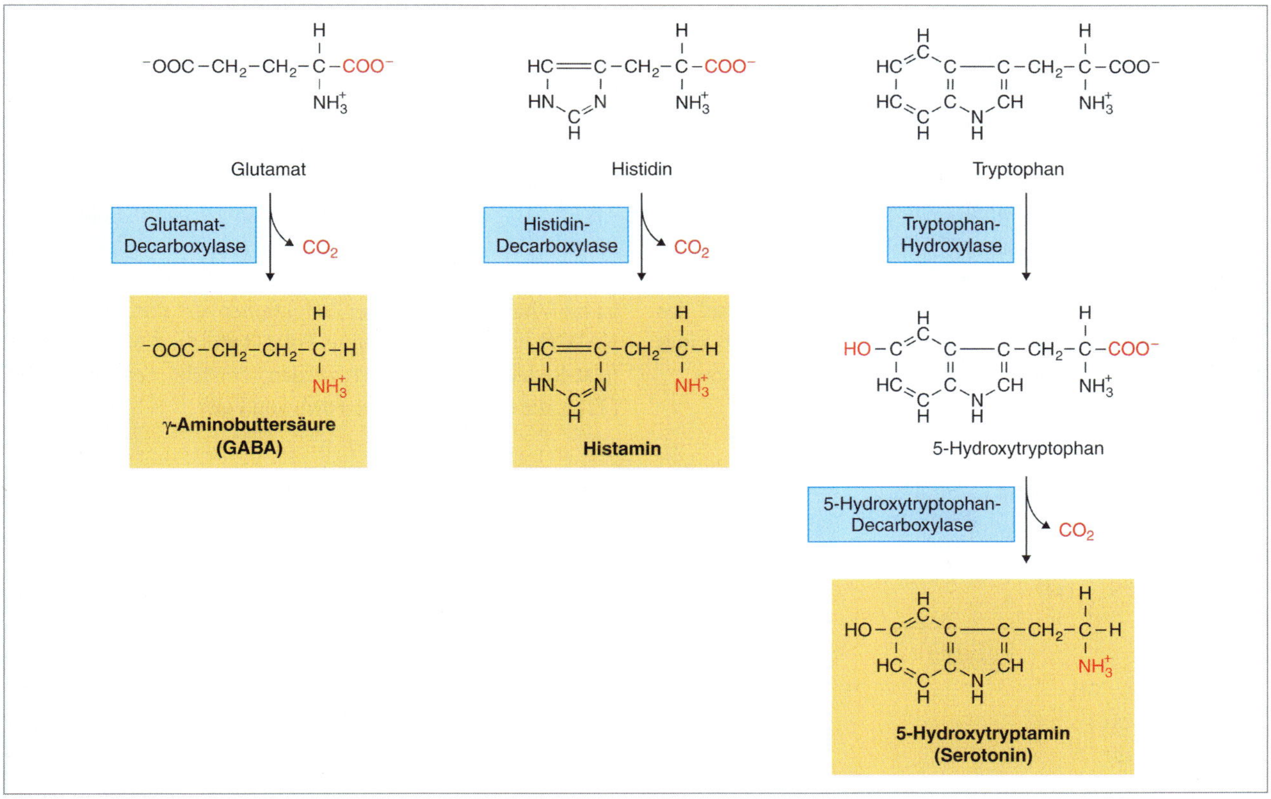

Abb. 9.13 Bildung der Neurotransmitter und Gewebshormone GABA, Histamin und Serotonin durch Decarboxylierung von Aminosäuren.

gene Amin dient als Transmitter im zentralen Nervensystem und wirkt gemeinsam mit Glycin inhibitorisch auf Neuronen.

Histamin und Serotonin

Histidin und **Tryptophan** sind Vorstufen der Gewebshormone Histamin und Serotonin, zweier wichtiger Signalmoleküle. Histamin ist das direkte Produkt der Decarboxylierung von Histidin. Es wird hauptsächlich in Mastzellen gebildet und wirkt als Entzündungsmediator, spielt aber auch eine wichtige Rolle bei der Regulation der Salzsäureproduktion im Magen. Es wird in beträchtlicher Konzentration von Mastzellen ausgeschüttet, wenn diese bei allergischen Reaktionen vom Soforttyp aktiviert werden. Serotonin (auch 5-Hydroxytryptamin) entsteht durch Decarboxylierung eines zuvor hydroxylierten Tryptophans (➤ Abb. 9.13) und fungiert auf vielfältige Weise, u.a. bei der Kontrolle von Gefäßtonus, Blutgerinnung und Neuronenaktivität.

Die Decarboxylierung anderer Aminosäuren liefert u.a. Bausteine von Coenzymen oder Membrankomponenten (➤ Tab. 9.2). So entsteht durch die Decarboxylierung von **Serin** Ethanolamin, ein Bestandteil von Phospholipiden.

Abbau biogener Amine

Die biogenen Amine werden durch **Monoamin-Oxidasen (MAO)** abgebaut, von denen zwei verschiedene Isoenzyme (A und B) vorkommen. Es entstehen Aldehyde und schließlich durch Dehydrierung die entsprechenden Carbonsäuren. Aus Adrenalin und Noradrenalin entsteht beispielsweise Methoxy-4-Hydroxymandelsäure (Vanillinmandelsäure), aus Serotonin wird 5-Hydroxyindolessigsäure (5-HIES) gebildet, die beide im Harn ausgeschieden werden (➤ Abb. 9.14). Der Nachweis erhöhter Mengen dieser Abbauprodukte kann Hinweis auf das Vorliegen hormonproduzierender Tumoren sein, wie z.B. eines Neuroblastoms, Phäochromozytoms oder Karzinoidtumors.

Klinik

MAO-Hemmer Hemmstoffe von Monoamin-Oxidasen (MAO-Hemmer) sind wichtige Pharmaka, u.a. bei der Behandlung von Depressionen. Wirkprinzip ist immer ein verminderter Abbau von Transmittersubstanzen. **MAO-A-Hemmer** unterdrücken im ZNS v.a. den Abbau der Neurotransmitter Noradrenalin und Serotonin, **MAO-B-Hemmer** blockieren u.a. den Abbau von Dopamin und werden bei der Behandlung des Morbus Parkinson eingesetzt.

MERKE

Biogene Amine entstehen durch Abspaltung der Carboxylgruppe von Aminosäuren. Die **Catecholamine** Adrenalin und Noradrenalin leiten sich vom Tyrosin ab. Sie sind Neurotransmitter und Stresshormone. **Histamin** und **Serotonin** entstehen aus Histidin bzw. Tryptophan und haben Funktionen als Mediatoren und Gewebshormone. Aus Serin entsteht **Ethanolamin**, ein Bestandteil von Phospholipiden, **γ-Aminobutyrat (GABA)** geht aus Glutamat hervor und ist Signalüberträger zwischen Neuronen.

9.2.2 Stoffwechsel der Monokohlenstoffeinheiten

Folsäure als Methylgruppendonor

Einbau von C_1-Körpern aus Aminosäuren in Folate

In engem Zusammenhang mit dem Stoffwechsel der Aminosäuren steht die Umsetzung von Monokohlenstoffeinheiten. Als Überträger von sog. C_1-Körpern fungieren die **Folate** (Folsäuren). Folat wird von Bakterien und Pflanzen aus L-Glutamat, Pteridin und *p*-Aminobenzoesäure gebildet (➤ Abb. 9.15) und ist ein Vitamin. Durch zwei Reduktionen, die durch die beiden NADPH-abhängigen Enzyme Folat-Reduktase und Dihydrofolat-Reduktase katalysiert werden, entsteht Tetrahydrofolat (TH_4), die biologisch aktive Form von Folat.

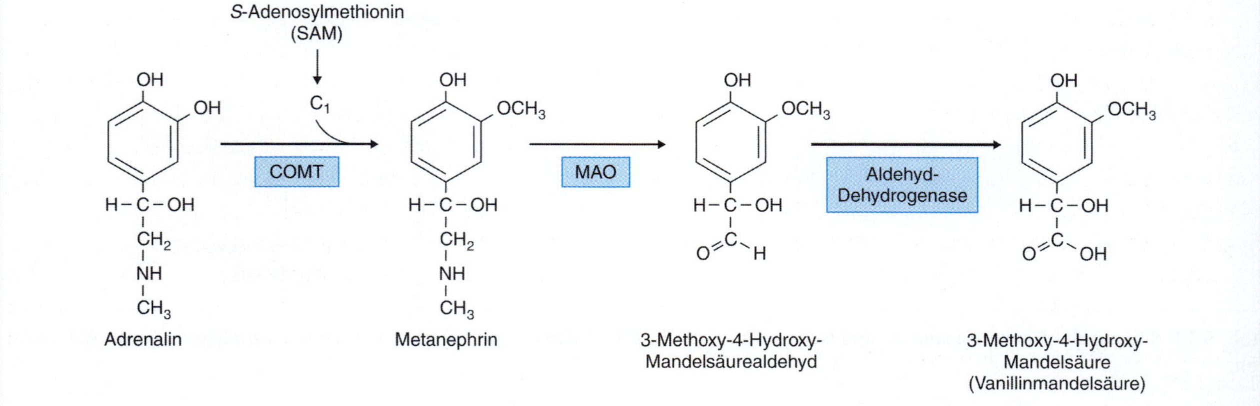

Abb. 9.14 Abbau von biogenenen Aminen durch Monoamin-Oxidasen (MAO) am Beispiel von Adrenalin. Die initiale Inaktivierung erfolgt in diesem Fall durch Methylierung mit *S*-Adenosylmethionin (SAM) als Methylgruppendonor durch die Catechol-*O*-Methyl-Transferase (COMT).

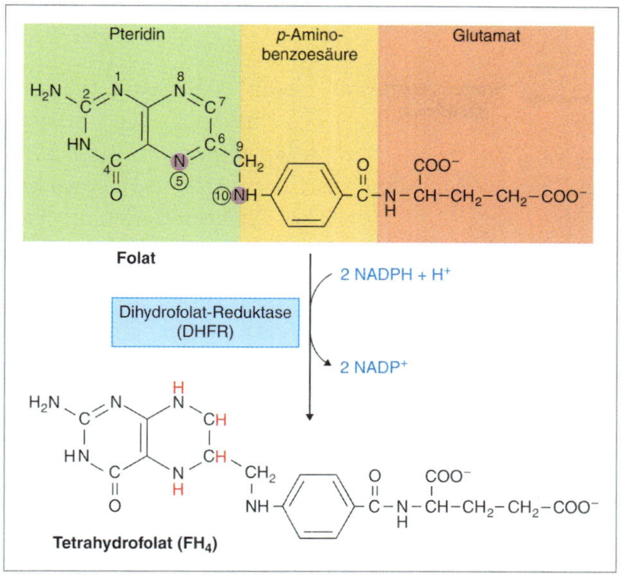

Abb. 9.15 Aufbau von Tetrahydrofolat aus Pteridin, *p*-Aminobenzoesäure und Glutamat. Durch Reduktion mithilfe zweier NADPH werden vier Wasserstoffatome in das Folatmolekül eingebaut, und es entsteht TH_4. Die Stickstoffatome mit den Nummern 5 und 10 sind die entscheidenden Positionen für die Übertragung von C_1-Gruppen (➤ Abb. 9.16).

Die Folate übertragen Kohlenstoffatome in unterschiedlichen Oxidationsstufen als **Formyl-**, **Methylen-** oder **Methylgruppen** (➤ Abb. 9.16). Der C_1-Körper kann nur mit dem **N^5-** oder dem **N^{10}-Atom** des Pteridinrings oder mit beiden (dann als Methylengruppe) verbunden sein. Die an TH_4 gebundenen Monokohlenstoffgruppen können durch Dehydrogenase- und Isomerasereaktionen ineinander überführt werden. Ursprünglich stammen sie beim Menschen v.a. aus dem β-(C_3-)Kohlenstoff der Aminosäure **Serin**, die bei Abgabe einer Monokohlenstoffeinheit in Glycin umgewandelt wird. Es entsteht **N^5,N^{10}-Methylen-TH_4**. Auch das α-C-Atom von **Glycin** kann durch das sog. Glycin-Spaltsystem zur Bildung von N^5,N^{10}-Methylen-TH_4 herangezogen werden, wobei CO_2 und NH_4^+ zurückbleiben. Schließlich besitzt die Zelle auch noch die Möglichkeit, einen C_1-Körper aus dem **Histidin** an das Folat anzulagern. Beim Abbau von Histidin (➤ Abb. 9.7) tritt als Zwischenprodukt Formiminoglutamat auf. Die Formiminogruppe dieser Verbindung wird zum Bestandteil von N^5-Formimino-TH_4. Im Anschluss können durch Desaminierung **N^5,N^{10}-Methenyl-TH_4** und daraus schließlich durch Reduktion unter Verbrauch von NADPH **N^5,N^{10}-Methylen-TH_4** gebildet werden.

Ein Sonderfall ist die direkte, ATP-abhängige Anlagerung von Formiat an die Tetrahydrofolsäure. Diese Reaktion, bei der zunächst **N^{10}-Formyl-TH_4** entsteht, hat jedoch wegen des geringen Gehalts der Zellen an freiem Formiat unter physiologischen Bedingungen nur geringe Bedeutung.

Verwendung der folatgebundenen C_1-Einheiten für Biosynthesen

Beladene Tetrahydrofolsäure wird für Methylierungen und Hydroxymethylierungen bei der Biosynthese von **Nucleotiden** sowie u.a. von **Kreatin**, **Cholin**, **Adrenalin** und **Melatonin** benötigt. Das Gruppenübertragungspotenzial von N^5-Methyl-TH_4 ist jedoch weitaus geringer als das von *S*-Adenosylmethionin (SAM, ➤ Abb. 9.17). Von besonderer Bedeutung ist jedoch die Tatsache, dass Tetrahydrofolsäure **C_1-Einheiten verschiedener Oxidationsstufen** übertragen kann, wie sie bei unterschiedlichen biosynthetischen Reaktionen benötigt werden.

Klinik

Folsäuremangel Durch die essenzielle Rolle der Folat-Cofaktoren für die Purinsynthese und damit die DNA-Synthese zeigen sich Mangelerscheinungen zuerst in sich schnell teilenden Zellen, z.B. in Zellen des **hämatopoetischen Systems**: Megaloblastäre Anämie, Leukopenie und Thrombozytopenie sind die Folge. Folsäuremangel in der Schwangerschaft ist ein erheblicher Risikofaktor für die Entstehung von **Neuralrohrdefekten** (Spina bifida), weswegen in manchen Ländern (z.B. USA) den Nahrungsmitteln Folsäure zugesetzt wird. Die als Antibiotika eingesetzten Sulfonamide hemmen die bakterielle Folateigensynthese; Hemmstoffe der Dihydrofolat-Reduktase (z.B. Methotrexat) werden als Zytostatika in der Krebstherapie eingesetzt (➤ Kap. 10.4).

S-Adenosylmethionin als Methylgruppendonor

Bei der Bildung vieler Biomoleküle ist der Einbau einer Monokohlenstoffeinheit ein entscheidender Schritt. Wenngleich die C_1-Gruppen von N^5-Methyl-Tetrahydrofolat bereitgestellt werden, dient aber häufig *S*-Adenosylmethionin (SAM) als sehr viel reaktiverer Überträger dieser Methylgruppen. Die beiden Moleküle sind über einen **Methylierungszyklus** miteinander verknüpft, bei dem stets Methylgruppen durch N^5-Methyl-TH_4 nachgeliefert werden, um das Methylierungspotenzial von SAM aufrechtzuerhalten (➤ Abb. 9.17).

SAM entsteht, indem ein Adenosylrest von ATP auf das Schwefelatom von **Methionin** übertragen wird. Die *S*-Methyl-Bindung wird dadurch energiereich und die Methylgruppe leicht für Methylübertragungen verfügbar. Wird nun die Methylgruppe im Zuge von Biosynthesen auf Akzeptormoleküle übertragen, entsteht **Adenosylhomocystein**. Es kann durch Hydrolyse weiter zu Adenosin und **Homocystein,** das um eine CH_2-Gruppe längere Homolog von Cystein, aufgespalten werden. Der Zyklus schließt sich, indem unter Verwendung der übertragbaren C_1-Gruppe aus N^5-Methyl-TH_4 Homocystein in Methionin rückverwandelt wird.

Homocystein kann auch durch Transsulfurierung abgebaut werden, wobei seine Sulfatgruppe in Cystein eingeht. Dazu ist zunächst eine Kondensation mit Serin notwendig, die von der Cystathion-Synthase katalysiert wird. Neben Cystein entsteht beim Homocysteinabbau auch Succinyl-CoA.

9

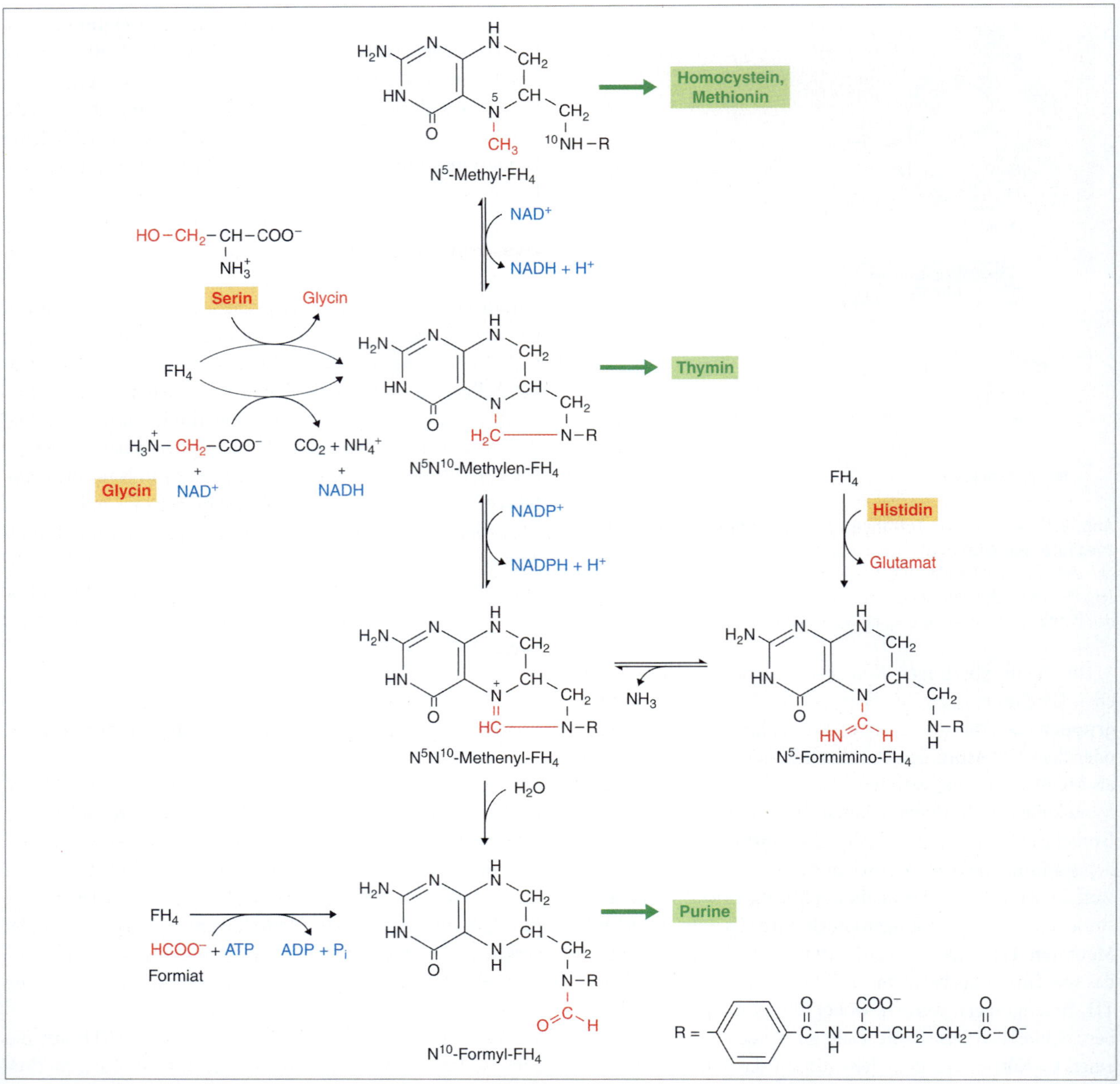

Abb. 9.16 Einbau von C_1-Gruppen in Tetrahydrofolat (TH_4) und ihre Verwendung für Biosynthesereaktionen. Die Monokohlenstoffeinheiten können entweder aus den Aminosäuren Serin, Glycin oder Histidin oder direkt aus Formiat stammen. Sie bilden Bindungen mit dem N^5- oder dem N^{10}-Atom im TH_4 oder mit beiden aus.

Klinik

Hyperhomocysteinämie (im Extremfall auch Homocystinurie) ist die Folge einer **erblich** bedingten Störung der Homocystathionin-Synthase-Aktivität. Erhöhte Homocysteinspiegel im Plasma können aber auch die Folge eines **Folsäuremangels** sein, da die Bildung von Methionin aus Homocystein in unzureichendem Maße erfolgt und Homocystein sich anstaut.

Ein erhöhter Homocysteinspiegel gilt als wichtiger Risikofaktor bei der Ausbildung einer **Arteriosklerose**. Obwohl die genauen Mechanismen noch ungeklärt sind, scheint die Bildung von Homocystin durch Disulfidbrücken zwischen zwei Homocysteinmolekülen von Bedeutung zu sein. Das Disulfid verursacht Endothelschädigungen, die zu Gefäßverschlüssen führen können.

9.2.3 Stickstoffmonoxid (NO)

Das gasförmige Stickstoffmonoxid (NO) ist ein vielseitiger, aber sehr kurzlebiger interzellulärer Mediator. Es wird durch **NO-Synthasen (NOS)** aus Arginin unter Bildung von Citrullin freigesetzt (➤ Abb. 9.18). Es gibt drei gewebsspezifische Formen der NOS:

- die **neuronales** nNOS (Typ I)
- die **induzierbares** iNOS (Typ II, Makrophagen)
- die **endotheliales** eNOS (Typ III).

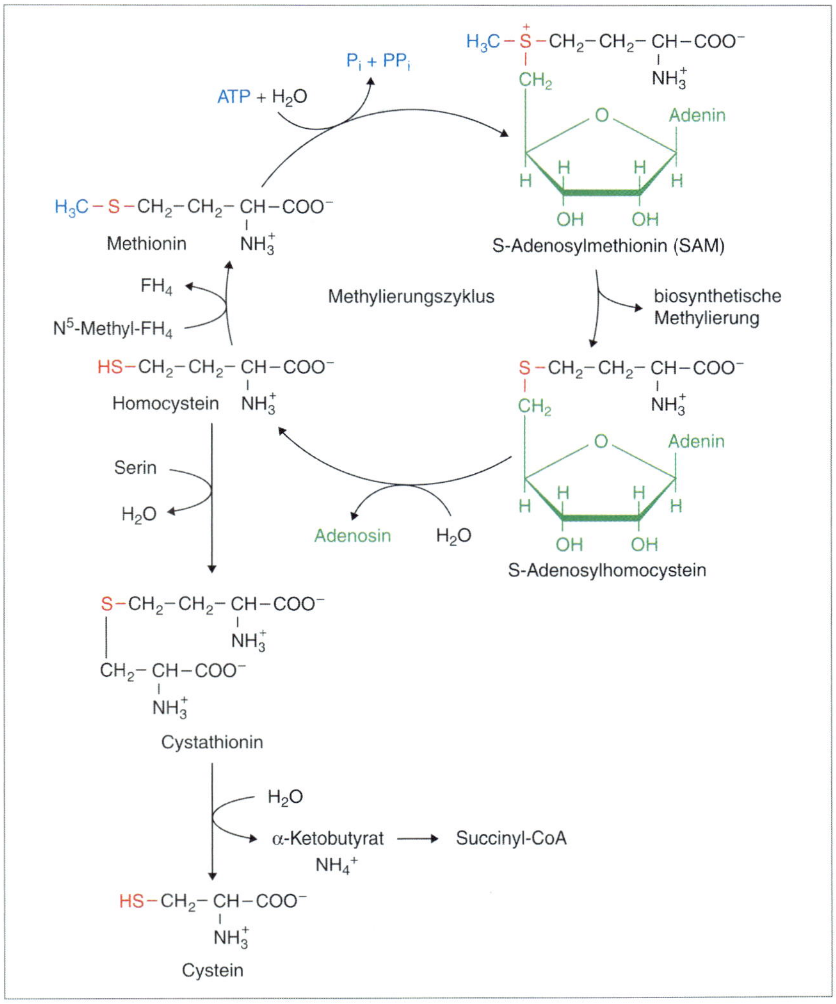

Abb. 9.17 ***S*-Adenosylmethionin (SAM) im Zentrum des Methylierungszyklus.** SAM ist Überträger von Methylgruppen bei Biosynthesen. Es erhält die C_1-Körper von N^5-Methyl-TH_4 bei der Regeneration von Methionin aus Homocystein. Homocystein kann auch zu Cystein und α-Ketoglutarat (→ Succinyl-CoA) umgesetzt werden, nachdem es zuvor mit Serin zu Cystathion kondensiert wurde.

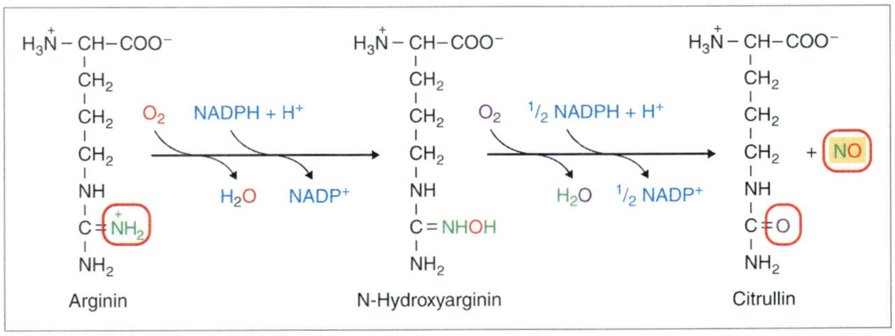

Abb. 9.18 Bildung des gasförmigen Stickstoffmonoxids (NO). Verschiedene gewebsspezifisch exprimierte NO-Synthasen (NOS I, II und III) setzen NO aus Arginin unter Bildung von Citrullin frei.

Besonders bekannt ist die **gefäßrelaxierende Wirkung** von NO. Diese kommt zustande, weil in Endothelzellen die NOS III Stickstoffmonoxid bildet, das dann in glatte Muskelzellen diffundiert und dort eine zytoplasmatische Guanylat-Cyclase aktiviert. Sie bildet cGMP und löst dann über diesen Second messenger die Gefäßerweiterung aus. Bei Entzündungsreaktionen wird NO von Makrophagen in so großen Konzentrationen durch die induzierbare NOS II erzeugt, dass es durch seine **biozide Wirkung** Keime abtöten kann.

Klinik

Weil die Abläufe um die NO-abhängige Gefäßdilatation so detailliert verstanden sind, kann man in bestimmten Fällen durch Pharmaka eine Erhöhung des NO-gesteuerten cGMP-Spiegels und damit eine erwünschte Gefäßrelaxation erreichen. Dies ist lokal gezielt möglich, denn die cGMP-abbauenden **Phosphodiesterasen** (**PDE**) existieren in unterschiedlichen Geweben als spezifische Isoformen. **Sildenafil** (Viagra®) inhibiert selektiv die Phosphodiesterase **PDE5** u.a. im Corpus cavernosum. Das führt zu einem verringerten Abbau von cGMP, einer reduzierten Anspannung der glatten Muskulatur der Arterien und nachfolgend

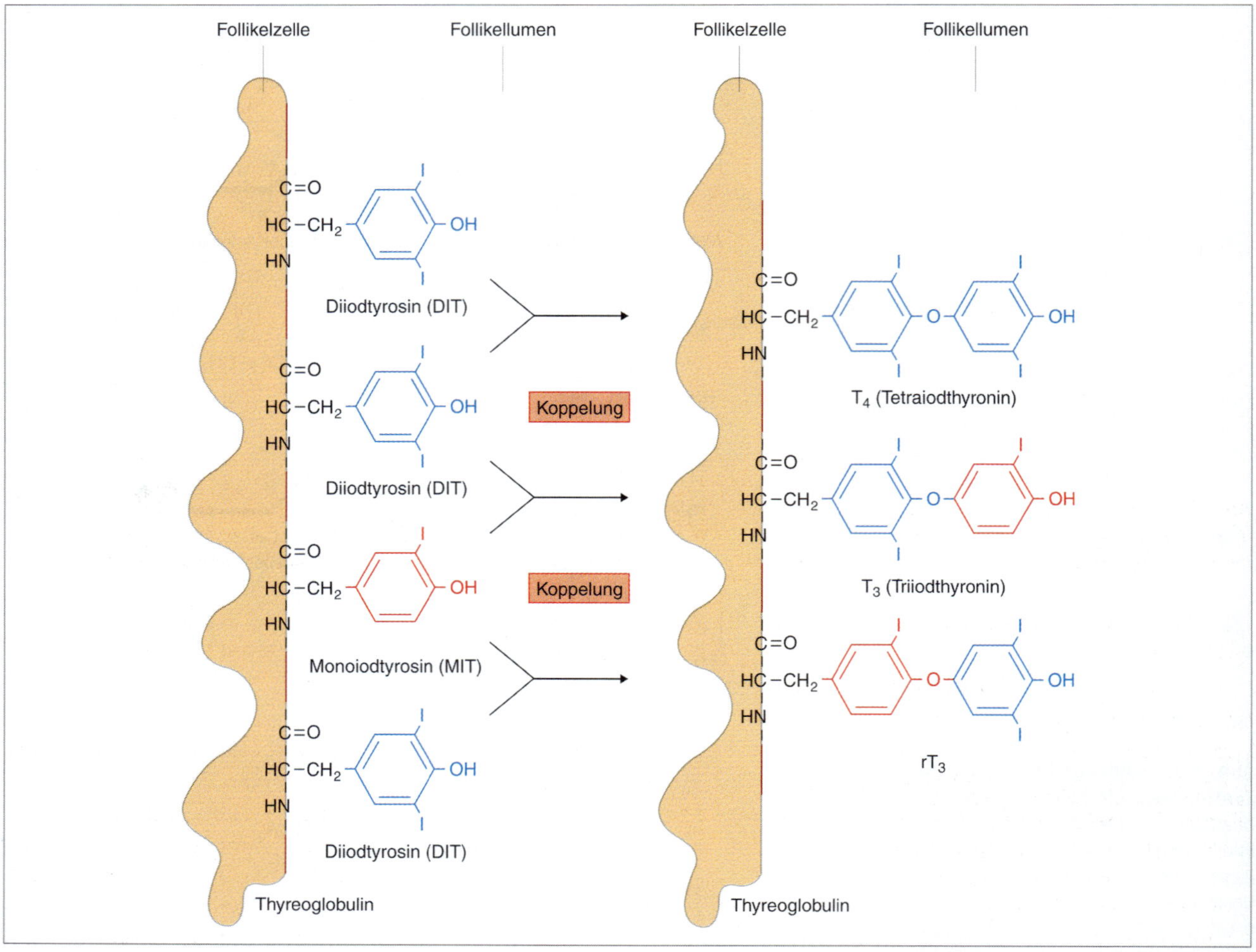

Abb. 9.19 Vereinfachte Darstellung der Synthese der Schilddrüsenhormone. Einzelne Tyrosinreste des Thyreoglobulins werden jodiert. Es folgt die intramolekulare Übertragung der aromatischen Reste von Monoiodtyrosin (MIT) bzw. Diiodtyrosin (DIT) auf DIT, dabei entstehen T_3 und T_4. Bei Übertragung von DIT auf MIT entsteht reverses T_3 (rT_3), das biologisch inaktiv ist.

erhöhter Durchblutung, wodurch sich die Möglichkeit einer effizienten Behandlung von Erektionsstörungen ergibt.

9.2.4 Schilddrüsenhormone

Tyrosin liefert das Grundgerüst für **Thyroxin** (Tetraiodthyronin, T_4) und **Triiodthyronin** (T_3), die Hormone der Schilddrüse. Die Seitenkette des Tyrosins erfährt dabei eine einzigartige Modifikation durch den Einbau von Jodatomen. Auch der Ablauf der Biosynthese (➤ Abb. 9.19) ist ungewöhnlich: Als Vorläufermolekül für T_3 und T_4 fungiert ein spezialisiertes, besonders tyrosinreiches Protein, das **Thyreoglobulin**. Eine Jodoperoxidase verknüpft Jodid nacheinander mit zwei Stellen (Position 3 und 5) der aromatischen Ringe der Tyrosylseitenketten; es entstehen **Monoiodtyrosyl-** (MIT) oder **Diiodtyrosylreste** (DIT). Durch Verbrückung zweier im Protein benachbarter jodierter Tyrosylgruppen werden Triiodthyronin oder Thyroxin (Tetraiodthyronin) gebildet. Sie werden nach Bedarf durch Proteolyse freigesetzt und sezerniert. Die Schilddrüsenhormone wirken u.a. steigernd auf den Grundumsatz des Organismus (Details der Synthese und Klinik ➤ Kap. 24.4.1).

MERKE

Die Schilddrüsenhormone **Thyroxin** (Tetraiodthyronin, T_4) und **Triiodthyronin** (T_3) sind jodierte Derivate von **Tyrosin**. Als Vorstufe (Prohormon) dient das tyrosinreiche Protein Thyreoglobulin.

9.2.5 Glutathion

Glutathion (GSH) ist ein Peptid mit der Aminosäureabfolge **Glutamat-Cystein-Glycin**. Eine Besonderheit ist dabei, dass der Glutamylrest über die Carboxylgruppe seiner Seitenkette mit dem Rest des Moleküls verknüpft ist (γ-Glutamyl-Bindung). Glutathion kommt in fast allen Zellen in recht hohen Konzentrationen (ca. 5 mM) vor und steht im Gleichgewicht mit seiner oxidierten Form **Glutathion-Disulfid (GSSG)**. GSSG entsteht u.a. durch freie Radikale, oxidativen Stress oder Alterungsprozesse und muss daher ständig aktiv ausgeschieden bzw. durch

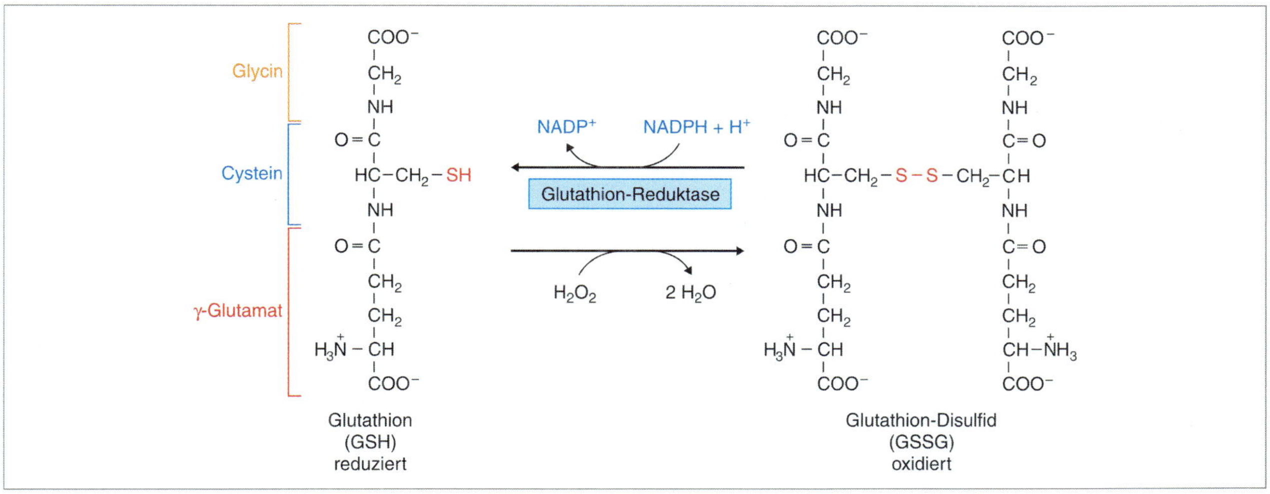

Abb. 9.20 Aufbau und Redoxzustände von Glutathion. Das Tripeptid Glutathion kommt in oxidierter (GSSG) und in reduzierter Form (GSH) vor, die miteinander im Gleichgewicht stehen. GSH dient als „Puffer" für SH-Gruppen in der Zelle und wird zu GSSG oxidiert, wenn es mit schädlichen Peroxiden reagiert. Diese werden hierdurch zu H_2O reduziert und entgiftet. GSH wird unter Verbrauch von NADPH durch Reduktion aus GSSG regeneriert.

die **Glutathion-Reduktase** unter NADPH-Verbrauch wieder zu GSH reduziert werden (➤ Abb. 9.20).

Als **Mediator von Oxidationsvorgängen** hat Glutathion eine Fülle von biologischen Funktionen bei Entgiftungsreaktionen, der Strukturbildung von Proteinen und der Reparatur von DNA-Schäden sowie generell bei der Aufrechterhaltung eines definierten Redoxpotenzials in der Zelle. Entscheidend ist dabei seine Reaktionsfähigkeit mit H_2O_2 bzw. mit organischen Peroxiden, wobei es selbst zu GSSG oxidiert wird. Biosynthese und Abbau von GSH werden durch den spezialisierten und komplexen γ-Glutaminsäure-Zyklus gewährleistet.

Glutathion ist auch am **Transport von Aminosäuren** beteiligt. In proximalen Nierenzellen werden Aminosäuren von dem membranständigen Enzym γ-Glutamyl-Transpeptidase durch die Plasmamembran befördert und an der extrazellulären Seite mit der γ-Glutamyl-Gruppe von Glutathion zu γ-Glutamyl-Aminosäuren verknüpft. Diese Transportform gelangt zu anderen Organen, in denen die Aminosäure freigesetzt sowie unter ATP-Verbrauch Glutamat regeneriert wird.

9.3 Aminosäurebiosynthese

9.3.1 Herkunft des Stickstoffs der Aminosäuren

Schon gewusst

Der organische Stickstoff in unseren Aminosäuren stammt letztlich aus der Assimilationsleistung von Mikroorganismen. Um in biosynthetischen Prozessen verwertbar zu sein, muss Stickstoff in reduzierter Form, also als NH_4^+, vorliegen. Nur bestimmte Mikroorganismen wie Bakterien der Gattung *Rhizobium*, die symbiontisch im Wurzelsystem einiger Pflanzen leben, können N_2 aus der Luft fixieren und reduzieren. Sie benutzen hierzu das komplexe Enzym Nitrogenase, das aus einem N_2-Molekül zwei NH_4^+-Ionen erzeugt. Hierzu müssen zwölf energiereiche Phosphatbindungen in Form von ATP eingesetzt werden.

Die „Assimilation", also der Einbau des fixierten Stickstoffs, geschieht über **Glutamat** und **Glutamin**. Das Enzym Glutamat-Dehydrogenase, das bereits im Zusammenhang mit dem Aminosäureabbau erwähnt wurde, kann unter Verbrauch von Reduktionsäquivalenten aus NH_4^+ und α-Ketoglutarat Glutamat synthetisieren (die Umkehr der oxidativen Desaminierungsreaktion). Die ATP-abhängige Aufnahme eines zweiten Ammoniumions, katalysiert durch die Glutamin-Synthetase, führt zu Glutamin (➤ Abb. 9.23).

$$\alpha\text{-Ketoglutarat} + NH_4^+ + NAD(P)H + H^+ \rightarrow \text{Glutamat} + NAD(P)^+ + H_2O$$

$$\text{Glutamat} + NH_4^+ + ATP \rightarrow \text{Glutamin} + ADP + P_i$$

Die beiden Aminosäuren Glutamat und Glutamin geben den somit fixierten Aminostickstoff dann über Transaminasen oder andere Amidierungsreaktionen weiter, oder sie dienen selbst als Substrat biosynthetischer Prozesse.

9.3.2 Generelle Mechanismen der Aminosäurebiosynthese

Trotz der Vielfalt der Biosynthesewege für Aminosäuren lassen sich einige Gemeinsamkeiten herausstellen: Alle Bausteine für die Biosynthese der Aminosäuren können aus dem Kohlenhydratstoffwechsel bezogen werden. Ihre Kohlenstoffskelette stammen aus leicht zugänglichen Intermediaten der **Glykolyse**, des **Pentosephosphatwegs** oder des **Citratzyklus**. Es gibt zudem nur sechs Gruppen von Aminosäuren, deren Aufbau jeweils von einem gemeinsamen Vorläufermolekül ausgeht. Dabei ist auch bemerkenswert, dass im Verlauf dieser Reaktionswege einige Aminosäuren Zwischenprodukte bei der Synthese anderer sind (➤ Abb. 9.21).

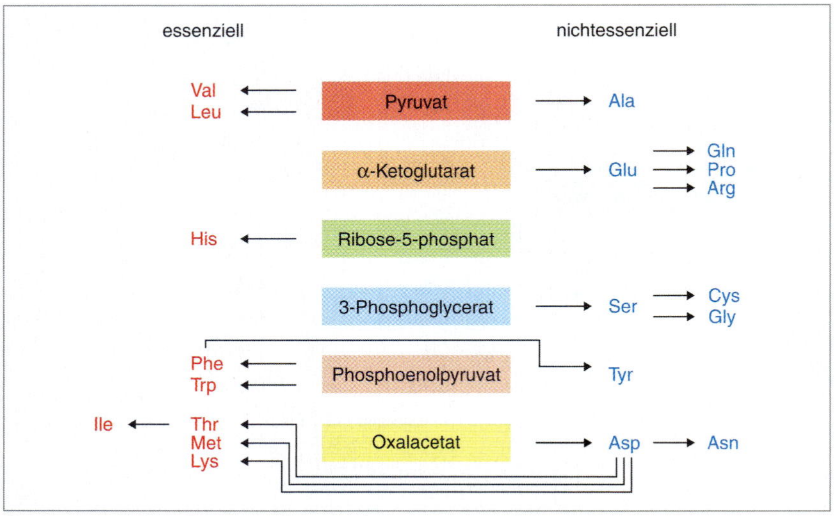

Abb. 9.21 Zusammenfassende Darstellung der Synthese von Aminosäuren aus Komponenten des Intermediärstoffwechsels. Die nichtessenziellen Aminosäuren (rechts) können von menschlichen Zellen aus Vorstufen aufgebaut werden, zur Synthese der essenziellen Aminosäuren (links) sind nur Mikroorganismen und Pflanzen befähigt.

Im Verlauf der Evolution wurde die enzymatische Ausstattung zur Biosynthese vieler Aminosäuren von der tierischen Entwicklungslinie aufgegeben, da pflanzliche Nahrung den Tieren die benötigten Komponenten liefern konnte. Diese Aminosäuren wurden damit zu sog. essenziellen Aminosäuren, die mit der Nahrung zugeführt werden müssen. Die Aufbauwege, die von Bakterien und anderen niederen Organismen sowie von Pflanzen beschritten werden, sind sehr komplex und umfassen bis zu neun enzymatische Schritte.

Mit geringfügigen Abweichungen sind die Umsetzungen beim Aufbau der für den Menschen nichtessenziellen Aminosäuren in humanen und in mikrobiellen Zellen gleich.

9.3.3 Körpereigene Biosynthese

Der menschliche Organismus kann nur elf der 20 zur Proteinbiosynthese benutzten Aminosäuren selbst aufbauen. Die Stoffwechselwege zur Synthese dieser nichtessenziellen Aminosäuren sind verhältnismäßig einfach, und in keinem Fall sind mehr als drei aufeinanderfolgende Reaktionen daran beteiligt. Obwohl im Prinzip alle Körperzellen die Biosynthese von Aminosäuren betreiben können, ist die **Leber** wichtigster Syntheseort. Es gibt Gruppen von Aminosäuren, die jeweils sehr ähnliche Synthesewege nutzen.

Bildung von Alanin, Aspartat und Glutamat

Diese Aminosäuren werden durch Transaminierungsreaktionen aus α-Ketosäuren erzeugt. Dabei entstehen **Alanin** durch die Alanin-Aminotransferase (ALT/GPT) aus Pyruvat und **Aspartat** durch die Aspartat-Aminotransferase (AST/GOT) aus Oxalacetat (➤ Abb. 9.22). In beiden Fällen ist Glutamat der Aminogruppendonor. **Glutamat** selbst, als eine Aminosäure mit zentraler Stellung im Stoffwechsel, kann ebenfalls durch Transaminierung entstehen, und zwar aus α-Ketoglutarat. Unterschiedliche Aminosäuren können dabei als Aminogruppendonoren dienen, die bekanntesten sind wiederum Alanin und Aspartat. Ein weiterer Weg zum Glutamat ist der in ➤ Abb. 9.22 gezeigte direkte Einbau von Ammoniak in α-Ketoglutarat durch die Glutamat-Dehydrogenase.

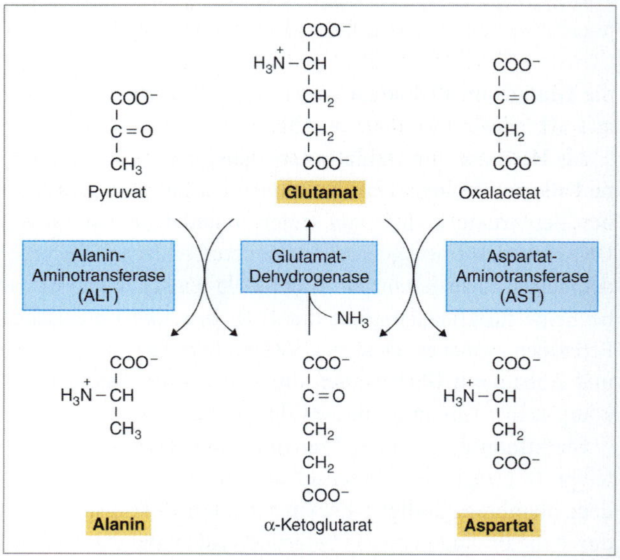

Abb. 9.22 Biosynthese von Alanin und Aspartat.

Bildung von Glutamin und Asparagin

Die beiden Amide werden direkt aus den entsprechenden Säuren Glutamat und Aspartat hergestellt (➤ Abb. 9.23). Die Glutamin-Synthetase baut freies Ammoniak in Glutamat ein und führt mit der Bildung von **Glutamin** auch eine Entgiftungsreaktion durch. Die Biosynthese von Glutamin ist auch deshalb bedeutsam, weil aus Glutamin der Aminostickstoff für unterschiedliche Folgeprodukte wie Purine, Pyrimidine und Aminozucker gewonnen wird. **Asparagin** entsteht aus Aspartat durch Einbau einer Aminogruppe. Diese stammt allerdings nicht vom freien Ammoniak, sondern wird durch die Asparagin-Synthetase aus Glutamin bezogen.

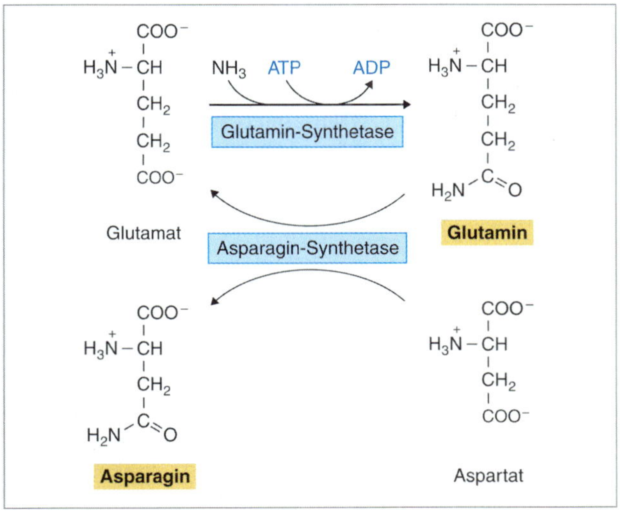

Abb. 9.23 Biosynthese von Glutamin und Asparagin.

Bildung von Prolin und Arginin

Glutamat liefert auch eine gemeinsame Vorstufe (Glutamat-γ-Semialdehyd) für die Biosynthese der beiden nichtessenziellen Aminosäuren **Prolin** und **Arginin** (➤ Abb. 9.24). Glutamat-γ-Semialdehyd kann dabei entweder spontan in eine Ringform übergehen, aus der durch Reduktion schließlich Prolin entsteht. Andererseits kann nach Transaminierung an der Aldehydgruppe Ornithin entstehen, das im Rahmen des Harnstoffzyklus in Arginin überführt werden kann (➤ Abb. 9.3).

Bildung von Serin, Glycin und Cystein

Serin kann über eine dreistufige Reaktionsfolge aus 3-Phosphoglycerat, einem Intermediat der Glykolyse, gebildet werden. Aus Serin wiederum können Glycin und Cystein hervorgehen: **Glycin** entsteht, indem eine C_1-Gruppe der Seitenkette des Serins vom Coenzym Tetrahydrofolat (TH_4) übernommen wird. Die Übertragung einer Thiolgruppe von Homocystein auf die Seitenkette von Serin liefert über die Zwischenstufe Cystathion schließlich **Cystein** (➤ Abb. 9.25).

Für die Glycinbiosynthese gibt es noch eine wichtige Alternative, die in der Leber sogar den Hauptweg darstellt. Glycin kann mithilfe der Glycin-Synthase direkt aus CO_2 und Ammoniak hergestellt werden (➤ Abb. 9.6):

$CO_2 + NH_3 + \text{Methylen-}TH_4 + NADH + H^+ \rightarrow \text{Glycin} + TH_4 + NAD^+$

Bildung von Tyrosin

Durch einen einzigen enzymatischen Schritt kann die essenzielle Aminosäure Phenylalanin in **Tyrosin** überführt werden. Ver-

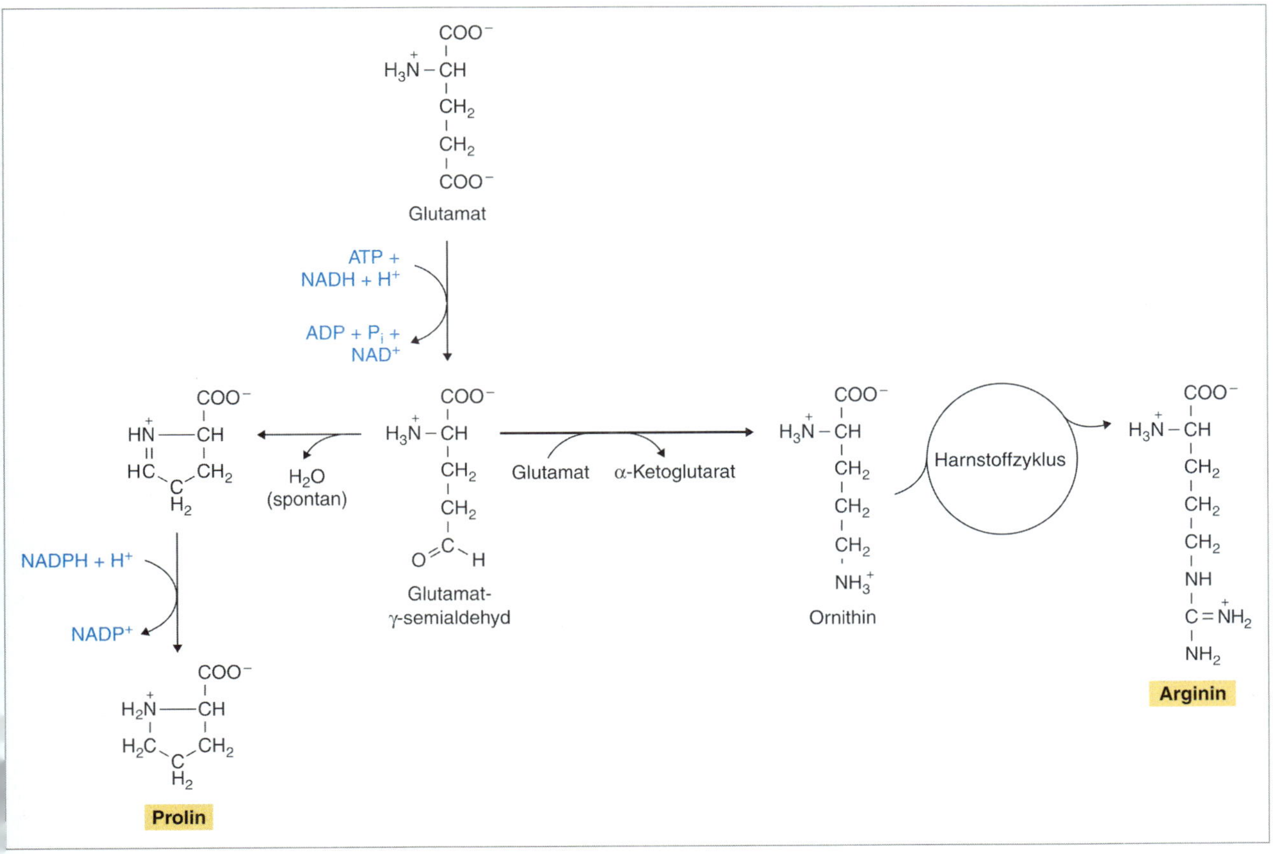

Abb. 9.24 Biosynthese von Prolin und Arginin.

9

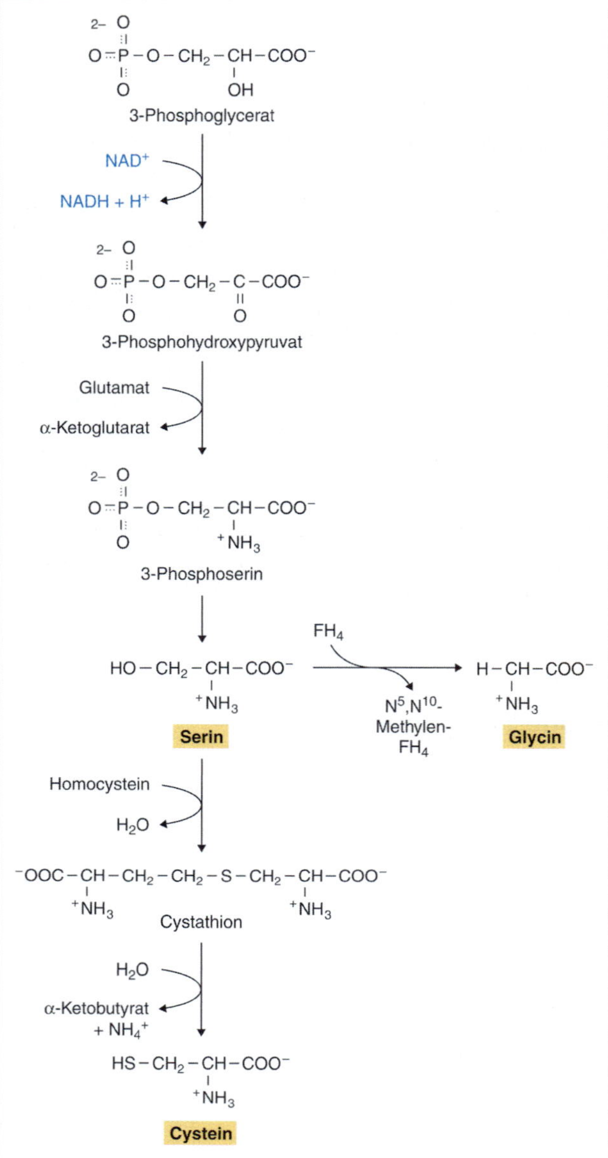

Abb. 9.25 Biosynthese von Serin, Glycin und Cystein.

antwortlich für diese Reaktion ist die interessante Phenylalanin-Hydroxylase. Dieses Enzym ist eine mischfunktionelle Monooxygenase und benötigt einen Wasserstoffdonor, denn sie baut nur ein Atom eines O_2-Moleküls in das Produkt Phenylalanin ein und bildet aus dem zweiten dann H_2O. Der Wasserstoff wird vom Coenzym Tetrahydrobiopterin geliefert. Ein genetischer Defekt der Phenylalanin-Hydroxylase macht für das betroffene Individuum Tyrosin ebenfalls essenziell, weil es nicht aus Phenylalanin gebildet werden kann (➤ Kap. 9.1.3, ➤ Abb. 9.10).

MERKE

Der menschliche Organismus kann bei Bedarf elf der 20 proteinogenen Aminosäuren selbst synthetisieren. Die neun essenziellen Aminosäuren müssen wir aus pflanzlichen und mikrobiellen Quellen beziehen. Die Vorläufermoleküle für die Aminosäuresynthese stammen alle aus dem Kohlenhydratstoffwechsel. Es sind Zwischenstufen der **Glykolyse**, des **Pentosephosphatwegs** und des **Citratzyklus**. Gruppen von Aminosäuren gehen aus gemeinsamen Ausgangsverbindungen hervor.

Aminosäuren in der Nahrung

Für die ausgewogene Ernährung ist wichtig, dass die Nahrungsproteine die essenziellen Aminosäuren in ausreichender Menge enthalten. Manche pflanzliche Proteine sind jedoch arm an bestimmten Aminosäuren wie Lysin oder Methionin, sodass es bei einer einseitigen Ernährung zu Mangelerscheinungen kommen kann (➤ Kap. 28.2.2).

ZUSAMMENFASSUNG

Aminosäureabbau

Beim Aminosäureabbau können die Aminogruppen durch **Desaminierung** in Form von Ammoniak freigesetzt oder durch **Transaminierung** übertragen werden. Akzeptormoleküle für Transaminierungen sind α-Ketosäuren. Sie werden von Transaminasen ihrerseits zu Aminosäuren umgesetzt. Während die **Kohlenstoffgerüste** der Aminosäuren Bausteine für vielfältige Stoffumsetzungen sind und auch zur Energiegewinnung oxidiert werden können, stellen die **Aminogruppen** den Organismus vor ein „Entsorgungsproblem". Der wichtigste Mechanismus, um den beim Aminosäureabbau anfallenden toxischen Ammoniak zu beseitigen, ist der **Harnstoffzyklus**. Sein Produkt ist Harnstoff als gut lösliches, ungiftiges Ausscheidungsprodukt.

Glutamat als Drehscheibe des Aminosäurestoffwechsels

Glutamat nimmt beim Umsatz des Aminostickstoffs eine zentrale Stellung ein. Es kann sowohl unter Abgabe einer Aminogruppe zu α-Ketoglutarat umgesetzt werden als auch durch Einbau einer zweiten Aminogruppe Glutamin bilden.

Die **Glutamat-Dehydrogenase** bindet toxisches Ammoniak in α-Ketoglutarat ein, das aus dem Citratzyklus stammt. Die Fixierung von Ammoniak durch die **Glutamin-Synthetase** liefert Glutamin, das als Aminogruppendonor bei Biosynthesen dient und Stickstoff transportiert. Die ATP-abhängige Glutaminbildung bei erhöhten Ammoniakspiegeln ist zudem eine essenzielle Entgiftungsreaktion.

Durch Transaminierungsreaktionen mit α-Ketoglutarat als Akzeptor werden die Aminogruppen vieler Aminosäuren vorübergehend in Glutamat festgelegt, das auch ein wichtiger Einstieg für die energetische Verwertung von Aminosäuren ist: Bei entsprechendem Bedarf setzt die **Glutamat-Dehydrogenase** Ammoniak aus Glutamat frei und speist das entstehende α-Ketoglutarat in den Citratzyklus ein.

Glucogene und ketogene Aminosäuren

Die Leber ist der zentrale Ort von Ab-, Um- und Aufbau sowie der Verknüpfung des Aminosäure- mit dem Kohlenhydrat- und Lipidstoffwechsel. In Zeiten der Unterversorgung mit Kohlenhydraten kann der Organismus auf die Kohlenstoffgerüste der Aminosäuren als Energielieferanten zurückgreifen. Die **glucogenen** Aminosäuren können zu Intermediaten des Citratzyklus abgebaut werden. Als solche können sie zu Phosphoenolpyruvat umgesetzt werden und als Substrate der Gluconeogenese der Bildung von Glucose dienen. Die strikt **ketogenen** Aminosäuren Leucin und Lysin kann der Organismus nur zur Energiegewinnung nutzen, indem er aus ihnen Acetoacetat und Acetyl-CoA bildet und diese wie Produkte des Fettsäureabbaus weiterverwertet.

Biomoleküle aus Aminosäuren

Aminosäuren sind Ausgangsverbindungen für die Synthese vieler wichtiger stickstoffhaltiger Biomoleküle. Entfernung der Carboxylgruppe durch Decarboxylierung führt zur Bildung der **biogenen Amine**, die z.B. als Hormone oder Neurotransmitter bedeutungsvoll sind. Aus den Skeletten von Aminosäuren gehen auch essenzielle Substanzen hervor wie der Blutfarbstoff Häm oder die Basen der Nucleotide. **Tetrahydrofolat**, Überträger von Monokohlenstoffeinheiten, nimmt Methylgruppen aus Serin, Glycin und Histidin auf. *S*-**Adenosylmethionin** ist Donor von Methylgruppen bei Biosynthesen, z.B. von Nucleotiden.

Aminosäurebiosynthese

Neun der 20 proteinogenen Aminosäuren sind für den Menschen essenziell. Die komplizierten Biosynthesen der aromatischen und verzweigten Aminosäuren werden nur von Mikroorganismen und Pflanzen durchgeführt. Beim Aufbau der nichtessenziellen Aminosäuren sind Stoffwechselintermediate wie **α-Ketosäuren** die Ausgangsverbindungen. Die Aminogruppen werden häufig durch Transaminierung von **Glutamat** übertragen. Glutamat kann als bedeutender Donor von Aminogruppen dienen, weil es bei seiner Biosynthese selbst Ammoniumionen durch direkten Einbau mithilfe der Glutamat-Dehydrogenase inkorporiert.

Defekte des Aminosäurestoffwechsels

Der Abbau von Aminosäuren und ihr Umbau zu anderen Zellbestandteilen sind komplexe Vorgänge, die viele spezifische Enzymreaktionen einschließen. Wenn aus genetischen Gründen einzelne Enzyme funktionell defekt sind oder völlig ausfallen, kommt es zu charakteristischen Krankheitsbildern. Relativ häufig betroffen ist der Abbau der aromatischen Aminosäuren **Phenylalanin** und **Tyrosin**, seltener der Harnstoffzyklus. Die Analyse der pathologischen Erscheinungen hat wesentlich zum biochemischen Verständnis des Aminosäurestoffwechsels beigetragen. Aufgrund dieses Wissens ist es in vielen Fällen möglich, durch abgestimmte Ernährung die Symptome der erblichen Leiden zu mildern und Folgeschäden zu verhindern.

Fragen

1. Welche Reaktionen erlauben eine Entgiftung von Ammoniak?
2. Warum ist Tyrosin eine bedingt essenzielle Aminosäure?
3. Welche Bedeutung hat Pyridoxalphosphat für den Aminosäurestoffwechsel?
4. Glycin kann auf zweierlei Weisen abgebaut werden. Welche sind es?
5. Warum ist Isoleucin sowohl glucogen als auch ketogen?
6. Welche Symptome treten auf, wenn Enzyme des Harnstoffzyklus defekt sind?
7. Wie muss eine Diät beschaffen sein, die die Symptome einer Hyperhomocysteinämie lindern kann?

013 IMPP-Fragen

KAPITEL

10

T. Igo-Kemenes

Struktur und Stoffwechsel der Nucleotide

Praxisfall

Ein 54-jähriger übergewichtiger Patient kommt humpelnd in die Sprechstunde. Er sei nachts mit heftigen Schmerzen im Fuß aufgewacht und habe bemerkt, dass seine Zehe geschwollen sei. Auftreten könne er auch nicht mehr. Auf Befragen gibt er an, bei einem Familienfest reichlich gegessen und Alkohol getrunken zu haben. Bei der Inspektion zeigt sich eine Schwellung über dem Zehengrundgelenk mit allen Zeichen einer akuten Entzündung (Rötung, Schwellung, Berührungsschmerz). Außerdem fällt dem Mann ein, dass auch sein Vater an solchen Schmerzanfällen gelitten habe. Die Laboranalyse ergibt eine auf 11.000 erhöhte Leukozytenzahl; die Harnsäure beträgt 10,8 mg/dl (Normalbereich: 2,5–8,0 mg/dl = 0,15–0,45 mmol/L). Unter Behandlung mit einem nichtsteroidalen Antiphlogistikum (z.B. Diclofenac) klingen die Beschwerden rasch ab. Es wird eine Ernährungsberatung durchgeführt und eine Behandlung mit Allopurinol (300 mg/d) eingeleitet.

Was war passiert? Der Patient erlitt einen akuten Gichtanfall. Bei diesem vermutlich genetisch prädisponierten Patienten führte eine üppige, wahrscheinlich purinreiche Mahlzeit (z.B. Fleisch, Innereien), verbunden mit reichlichem Alkoholgenuss, zu einer Erhöhung des Harnsäurespiegels. Purine werden im Körper zu Harnsäure abgebaut; Alkohol führt über eine Erhöhung der Konzentration organischer Säuren (Acetat, Lactat) im Serum zu einer verminderten renalen Harnsäureelimination. Bei Überschreiten der Löslichkeitsgrenze fällt Harnsäure in den Gelenken, Schleimbeuteln oder Sehnenscheiden aus und führt zu lokalen Entzündungen, was unerträgliche Schmerzen verursacht. In der Niere können solche Ablagerungen zur chronischen Niereninsuffizienz führen. Die Aufklärung der einzelnen Schritte des Purinabbaus war die Voraussetzung für die effektive medikamentöse Behandlung mit Allopurinol, einem Hemmstoff der Xanthin-Oxidase.

Zur Orientierung

Nucleotide sind Bausteine der **Nucleinsäuren**, einiger **Coenzyme** (z.B. CoA, NADH, $FADH_2$, SAM, Adenosylcobalamin), von **aktivierten Zuckern** (z.B. UDP-Glucose) und **Lipiden** (z.B. CDP-Cholin, CDP-Diacylglycerin). Sie sind wichtige **Energieträger** der Zelle (ATP), dienen als **Regulatoren** von Enzymaktivitäten (AMP, ADP, ATP, GTP etc.), Proteinbiosynthese (GTP/GDP) und von Signaltransduktionswegen (z.B. cAMP oder cGMP als Second messenger).
In allen kernhaltigen Zellen des Organismus findet ein hoher Umsatz an Nucleotiden statt. Zur Aufrechterhaltung einer adäquaten intrazellulären Nucleotidkonzentration dienen die genau aufeinander abgestimmten **De-novo-Biosynthese** und **Wiederverwertungsreaktionen** (Salvage pathways).
Genetisch bedingte **Defekte** führen zu Krankheiten wie Gicht, Lesch-Nyhan-Syndrom und bestimmten Formen der Immundefizienz. Chemisch veränderte Nucleotide können **therapeutisch** für die Bekämpfung von Viren oder maligne entarteten Zellen sowie zur Immunsuppression bei Autoimmunerkrankungen eingesetzt werden.
Der Bedarf an Nucleotiden wird zu großen Teilen durch die **Purin- und die Pyrimidinbiosynthese** gedeckt. Die Enzyme für die De-novo-Purinbiosynthese sind im Zytosol aller kernhaltigen Zellen lokalisiert. Erythrozyten können den Purinring nicht aufbauen und sind deshalb auf die Wiederverwertung besonders angewiesen. Pyrimidinnucleotide werden ebenso wie Purinnucleotide v.a. für die Zellprolifera-

tion und Genexpression in größeren Mengen benötigt. Die Ringatome der Pyrimidine stammen aus **Carbamoylphosphat** und **Aspartat**.
Zu den wichtigen Nucleotiden gehören die Desoxyribonucleotidtriphosphate, denn sie sind die **aktiven Vorstufen bei der DNA-Synthese** und **-Reparatur**. Sie werden in größeren Mengen während der S-Phase des Zellzyklus für die **Replikation der DNA** benötigt. Menschliche Zellen besitzen normalerweise keinen großen Vorrat an Desoxyribonucleotiden; diese werden vielmehr vor Eintritt der Zelle in die S-Phase des Zellzyklus gebildet. Geringere Mengen an Desoxyribonucleotiden werden in allen Phasen des Zellzyklus für die Reparatur beschädigter DNA benötigt. Besteht während der Replikation ein Mangel an aktiven Vorstufen, kann es zum programmierten Zelltod (Apoptose) kommen. Zahlreiche Strategien zur Bekämpfung maligne entarteter Zellen zielen auf eine Beeinträchtigung der Replikation durch gezielte Verarmung an Desoxyribonucleotiden.

10.1 Nomenklatur und Chemie der Nucleotide

Nucleotide bestehen aus drei Komponenten: einer Base, einem Zucker und Phosphatgruppen. Die C-Atome der Zucker werden mit Nummern und einem Strich (z.B. 5'), die Ringatome der Basen ohne Strich durchnummeriert. **Nucleoside** heißen die Bausteine, wenn ihnen die Phosphatgruppe fehlt (➤ Abb. 10.1). Die Basen der Nucleinsäurebausteine sind entweder **Purine** oder **Pyrimidine**. Die häufigsten Purine sind **Adenin** (A) und **Guanin** (G), die häufigsten Pyrimidine **Cytosin** (C), **Uracil** (U) oder **Thymin** (T). Als Zucker dienen immer Pentosen: **Ribose** bei den Ribonucleotiden, **Desoxyribose** bei den Desoxyribonucleotiden. Das 5'-Atom des Zuckers der Nucleotide trägt **Phosphatgruppen**: entweder ein Monophosphat (z.B. AMP), ein Diphosphat (z.B. ADP) oder ein Triphosphat (z.B. ATP).

Die Nomenklatur der Basen, Nucleoside und Nucleotide (➤ Tab. 10.1) ist historisch bedingt verwirrend. Meist werden jedoch die Abkürzungen (z.B. AMP, GMP, UMP, CMP, TMP) benutzt, da diese eindeutiger sind. Nucleotide enthalten Phosphatgruppen, die sie zu starken Säuren machen. In der Zelle liegen sie deshalb in dissoziierter Form als Salze dieser Säuren vor. Die Endung der Nucleotide auf **„-at"** (z.B. Adenylat, Guanylat) kennzeichnet die Bausteine der Nucleinsäuren als Anionen starker Säuren.

Der Zucker ist mit der Base über eine **β-*N*-glykosidische Bindung** verknüpft. Diese Bindung wird durch Laugen nicht gespalten. Die *N*-glykosidische Bindung der Pyrimidine ist auch gegen Säuren stabil, die der Purine dagegen nicht.

Nucleotide sind Bausteine der Nucleinsäuren **Desoxyribonucleinsäure** (engl. **d**eoxyribo**n**ucleic **a**cid = **DNA**) und **Ribonucleinsäure** (**r**ibo**n**ucleic **a**cid = **RNA**). Sie enthalten dieselben Purinbasen (Adenin, Guanin), unterscheiden sich jedoch in der Zusammensetzung der Pyrimidine: In der DNA findet man Thymin und Cytosin, in der RNA Uracil und Cytosin.

In **Transfer-Ribonucleinsäuren** (tRNA) kommen auch seltene Basen wie Ribothymidin (rT), Pseudouridin (Ψ), Dihydrouridin (D), Inosin (I), methylierte oder substituierte Purine und Pyrimidine vor. Die menschliche DNA enthält 5-Methyl-Cytosin als seltene Base. Das Thyminnucleotid in der tRNA wird als rTMP abgekürzt. Das Kürzel **r** vor TMP macht deutlich, dass es sich um ein Ribonucleotid und nicht um ein Desoxyribonucleotid handelt. Umgekehrt setzt man das Kürzel **d** vor die Nucleotide (z.B. dAMP, dGMP, dIMP, dXMP, dCMP), wenn man hervorheben will, dass es sich um Desoxyribonucleotide handelt. Häufig wird aber auf diese Betonung verzichtet, wenn aus dem Kontext klar hervorgeht, dass es sich um Ribonucleotide oder Desoxyribonucleotide handelt.

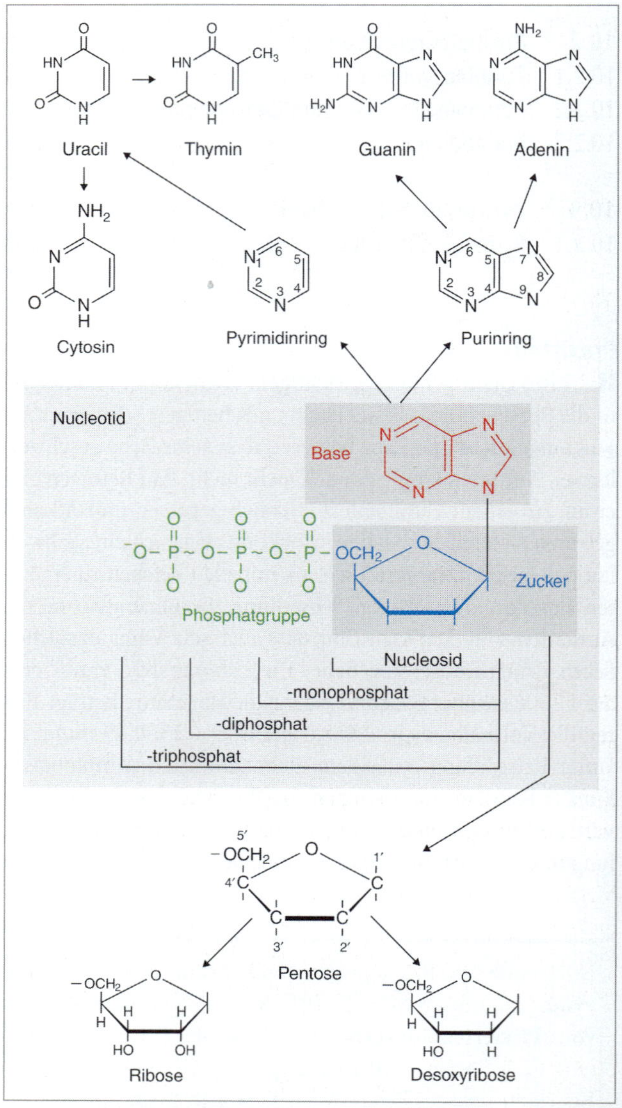

Abb. 10.1 Aufbau der Nucleotide. Sie bestehen aus einer Base, einem Zucker und Phosphatgruppen.

Tab. 10.1 Nomenklatur wichtiger Basen, Nucleoside und Nucleotide

Basen	Nucleoside	Nucleotide
Adenin	Adenosin Desoxyadenosin	**Adenylate:** AMP, ADP, ATP **Desoxyadenylate:** dAMP, dADP, dATP
Guanin	Guanosin Desoxyguanosin	**Guanylate:** GMP, GDP, GTP **Desoxyguanylate:** dGMP, dGDP, dGTP
Hypoxanthin	Inosin Desoxyinosin	**Inosylate:** IMP, IDP, ITP **Desoxyinosylate:** dIMP, dIDP, dITP
Xanthin	Xanthosin Desoxyxanthosin	**Xanthosylate:** XMP, XDP, XTP **Desoxyxanthosylate:** dXMP, dXDP, dXTP
Uracil	Uridin Desoxyuridin	**Uridylate:** UMP, UDP, UTP **Desoxyuridylate:** dUMP, dUDP, dUTP
Cytosin	Cytidin Desoxycytidin	**Cytidylate:** CMP, CDP, CTP **Desoxycytidylate:** dCMP, dCDP, dCTP
Thymin	Desoxythymidin Ribothymidin	**Desoxythymidylate:** TMP, TDP, TTP **Ribothymidylate:** rTMP, rTDP, rTTP

Blick ins Labor

Quantifizierung von Nucleinsäuren

Purin- und Pyrimidinnucleotide lassen sich aufgrund ihrer hohen Absorption in ultraviolettem Licht (Absorptionsmaximum bei einer Wellenlänge von ca. 260 nm) photometrisch quantifizieren. Das Lambert-Beer-Gesetz besagt, dass die Extinktion (E) einer Lösung proportional der Konzentration (c) der darin gelösten lichtabsorbierenden Substanz, ihrem molaren Extinktionskoeffizienten (ε) und der Schichtdicke (d) der Lösung ist: $E = \varepsilon \cdot c \cdot d$. Bestimmt man photometrisch die Extinktion, lässt sich die Konzentration des Stoffes errechnen. Bei Nucleinsäuren gilt die Faustregel: Eine Lösung mit 50 µg/ml ergibt bei Messung der Lichtabsorption in einer Küvette mit der Schichtdicke von 1 cm bei 260 nm Wellenlänge den Wert E = 1. Die Photometrie ist die einfachste Methode zur Bestimmung der Konzentration von Nucleinsäuren.

MERKE

Nucleotide bestehen aus drei Elementen: einer **Pentose** (Ribose oder Desoxyribose), einer **Base** (Purin oder Pyrimidin) und mindestens einer **Phosphatgruppe**. Die häufigsten Purinnucleotide sind AMP und GMP, die häufigsten Pyrimidinnucleotide CMP, UMP und TMP. Durch Dephosphorylierung erhält man **Nucleoside**, durch Abspaltung der Pentose die freien Basen. Die verschiedenen Nucleinsäuren der Zelle haben unterschiedliche Basenzusammensetzungen: **DNA** enthält Adenin, Guanin, Cytosin und Thymin, **RNA** Adenin, Guanin, Cytosin und Uracil. In **tRNA** kommen diverse seltene Nucleotide wie Ribothymidin (rT), Dihydrouridin (D) Pseudouridin (Ψ), Inosin (I) sowie diverse substituierte Purine und Pyrimidine vor.

10.2 Purinstoffwechsel

10.2.1 Purinbiosynthese

Herkunft der Atome des Purinrings

Die Herkunft der Atome des Purinrings ist in ➤ Abb. 10.2 dargestellt. Monokohlenstoffeinheiten (C_1-Einheiten), wie die Formylgruppe, stammen aus dem Abbau von Serin oder Histidin und werden vom Coenzym Tetrahydrofolsäure (Abk.: THF oder FH_4) übertragen. Die Aminosäure Glycin wird als Ganzes in den Purinring eingebaut (C4, C5 und N7). C6 stammt aus CO_2. Weitere Stickstoffatome stammen von Glutamin (N3 und N9) und Aspartat (N1). Die für die Bildung der *N*-glykosidischen Bindung aktivierte Ribose ist Phosphoribosylpyrophosphat (PRPP). PRPP wird in einer ATP-verbrauchenden Reaktion aus Ribose-5-phosphat (entstammt dem Pentosephosphatweg) gebildet (➤ Abb. 10.3).

Phase I der Purinbiosynthese: Bildung von IMP

Die zehn Schritte der ersten Phase der Purinbiosynthese (➤ Abb. 10.4) werden im Folgenden kurz beschrieben:

- Zuerst wird Phosphoribosylamin aus PRPP und Glutamin gebildet. Die Reaktion wird von der **Glutamin-PRPP-Amidotransferase** katalysiert. Das dabei entstandene Pyrophosphat wird durch Pyrophosphatasen zu zwei Molekülen Phosphat hydrolysiert und dadurch aus dem Gleichgewicht der Reaktion entfernt. Die Spaltung des Pyrophosphats durch Pyrophosphatasen ist die treibende Kraft bei der Bildung von Phosphoribosylamin.
- Glycin verbindet sich mit Phosphoribosylamin. Dabei wird, wie bei der Bildung anderer Säureamide, ATP verbraucht.
- In den nächsten acht Schritten wird der Purinring jeweils immer nur um ein Atom erweitert:
- Eine Formylgruppe wird von N^{10}-Formyl-FH_4 auf die Aminogruppe des Glycins übertragen.
- Der Sauerstoff des Säureamids wird gegen einen Stickstoff ausgetauscht. Donor ist wieder Glutamin, und die Reaktion läuft unter ATP-Verbrauch ab.

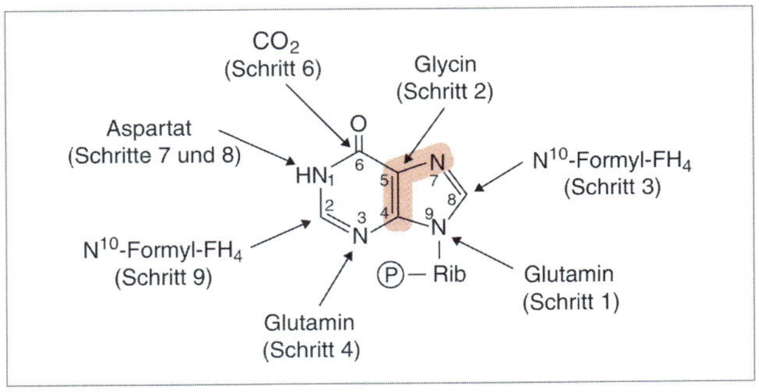

Abb. 10.2 Herkunft der einzelnen Atome im Purinring.

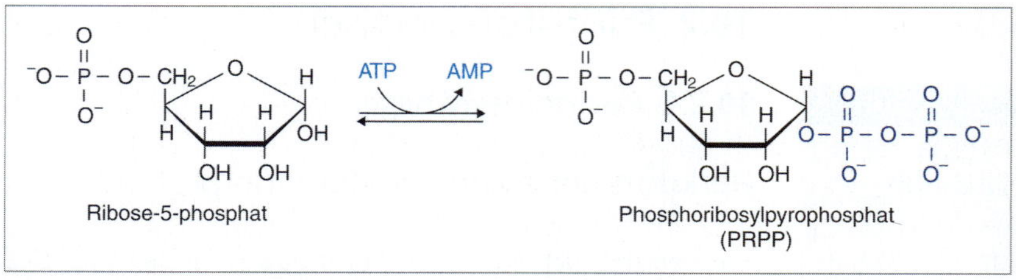

Abb. 10.3 Bildung von Phosphoribosylpyrophosphat (PRPP) aus Ribose-5-phosphat und ATP.

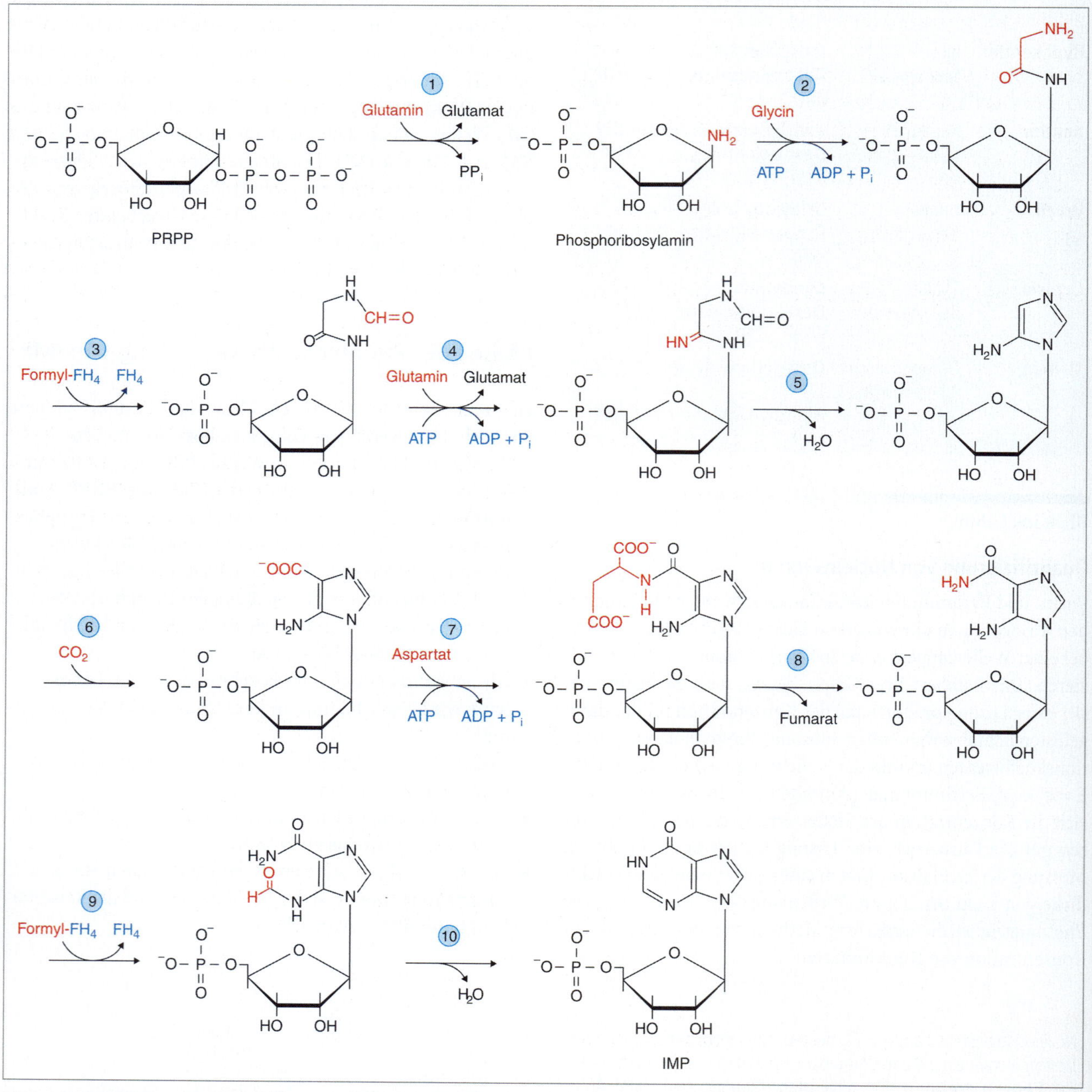

Abb. 10.4 Bildung von IMP. Die zehn Schritte der Purinbiosynthese bis zum Inosin-5'-monophosphat (IMP).

- Es erfolgt der Ringschluss zum Fünfring unter Wasserabspaltung.
- Der Fünfring wird carboxyliert. Diese Reaktion benötigt im Gegensatz zu anderen Carboxylierungen kein Biotin.
- Addition von Aspartat unter ATP-Verbrauch, da ein Säureamid entsteht.
- Eliminierung von Fumarat unter Verbleib des Stickstoffs.
- Formylierung durch N^{10}-Formyl-FH_4.
- Ringschluss zu IMP (Inosin-5'-monophosphat) unter Wasserabspaltung.

10

Phase II der Purinbiosynthese: Bildung von AMP und GMP

IMP ist das Produkt der ersten Phase der Purinbiosynthese. Nach der Bildung von IMP verzweigen sich die Wege. AMP und GMP werden beide in jeweils zwei Schritten aus IMP als gemeinsamer Vorstufe gebildet (➤ Abb. 10.5).

Die Synthese von **AMP** erfolgt durch Austausch des Carbonylsauerstoffs an Position 6 durch eine Aminogruppe und wird durch Addition von Aspartat und Eliminierung von Fumarat bewerkstelligt. Diese Schritte werden durch die beiden Enzyme **Adenylosuccinat-Synthetase** und **Adenylosuccinat-Lyase** katalysiert. Die Aminierung wird durch die Hydrolyse einer energiereichen Bindung von GTP angetrieben.

GMP entsteht aus IMP durch Oxidation an Position 2 und anschließende Einführung einer Aminogruppe. Die Oxidation wird von der **IMP-Dehydrogenase** katalysiert; der Wasserstoffakzeptor ist NAD^+. Donor für die Aminogruppe im zweiten Reaktionsschritt ist Glutamin. Die endergone Reaktion wird unter ATP-Hydrolyse von der **GMP-Synthetase** katalysiert.

Die Synthese von AMP ist an die Hydrolyse von GTP gekoppelt, die GMP-Bildung dagegen an die Hydrolyse von ATP. Daraus ergibt sich eine weitere einfache Möglichkeit, die Wege nach der Verzweigung zu koordinieren.

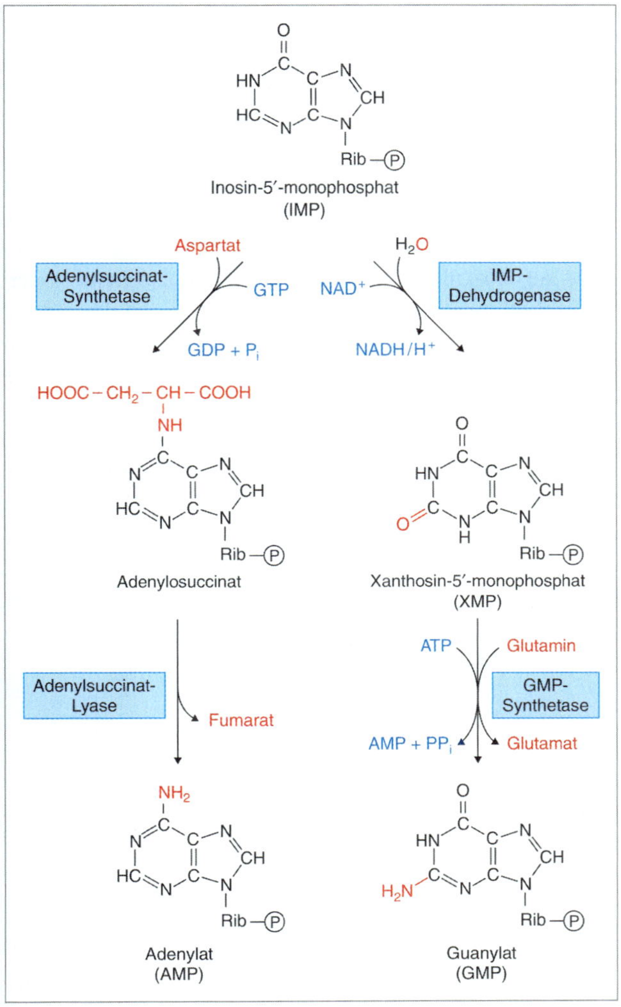

Abb. 10.5 Bildung von AMP und GMP. Nach der Bildung von IMP trennen sich die Synthesewege von Adenylat und Guanylat. Die Einführung von Aminogruppen in den Purinring ist an die Hydrolyse von GTP bzw. ATP gekoppelt (➤ Abb. 10.6).

MERKE

GTP wird für die AMP-Synthese und **ATP** für die GMP-Bildung benötigt.

Regulation der Purinbiosynthese

Die Endprodukte der Biosynthese, IMP, GMP und AMP, hemmen die Purinbiosynthese (**negative** Rückkopplung), PRPP dagegen stimuliert sie (**positive** Kontrolle).

Der erste Schritt der Purinbiosynthese wird durch die **Glutamin-PRPP-Amidotransferase** katalysiert. Die Aktivität dieses Enzyms bestimmt die Geschwindigkeit des Stoffwechselwegs bis zum IMP und wird entsprechend genau reguliert (➤ Abb. 10.6). Die weiteren neun Enzyme, die die Schritte bis zur Bildung von IMP katalysieren, unterliegen keiner Regulation.

Ausschlaggebend für die Gesamtgeschwindigkeit der Purinbiosynthese sind die **Verfügbarkeit von PRPP** und der **Bedarf an Nucleotiden**. IMP, AMP und GMP entstehen nicht nur bei der De-novo-Synthese der Purine, sondern auch bei der Wiederverwertung (➤ Abb. 10.9). Der PRPP-Spiegel ist niedrig,

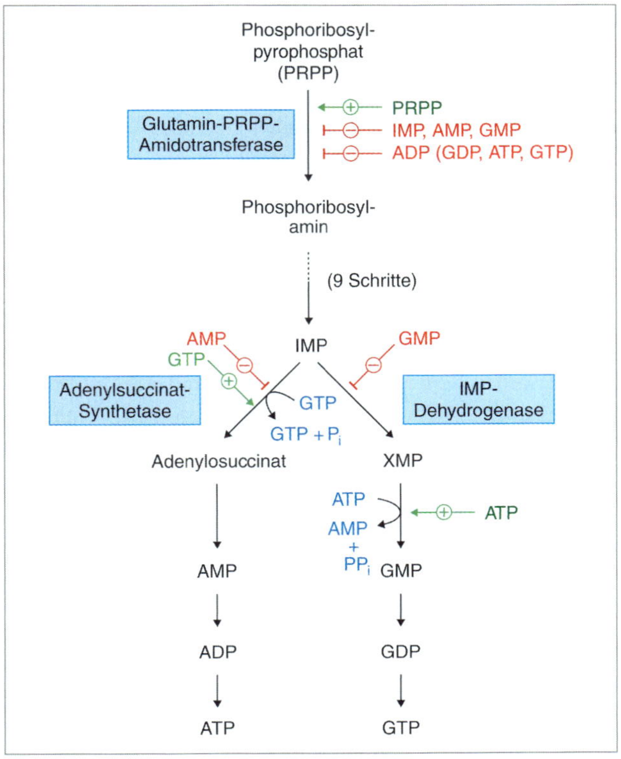

Abb. 10.6 Regulation der Purinbiosynthese. Eine Hemmung durch negative Rückkopplung findet im Purinbiosyntheseweg an drei Stellen statt. Eine positive Kontrolle erfolgt durch Phosphoribosylpyrophosphat (PRPP), das die Bildung von Phosphoribosylamin stimuliert.

wenn die Wiederverwertung effektiv läuft, und hoch, wenn sie aus mehreren möglichen Gründen beeinträchtigt ist. Umgekehrt ist der Spiegel an Nucleotiden hoch, wenn die Wiederverwertung effektiv ist, und niedrig, wenn sie nicht ausreicht, um den Purinbedarf der Zelle zu decken. Damit ist gewährleistet, dass die Biosynthese nur dann angekurbelt wird, wenn über die Wiederverwertung nicht genügend Purinnucleotide bereitgestellt werden können.

Negative Rückkopplung

Die Regulation der Aktivität der **Glutamin-PRPP-Amidotransferase** erfolgt unter Beteiligung mehrerer allosterischer Bindungsstellen. Bei der negativen Kontrolle wirken die Endprodukte der ersten (IMP) und zweiten Phase der Purinbiosynthese (Adenosin- und Guanosin-Nucleotide in allen drei Phosphorylierungsstufen) hemmend auf die Glutamin-PRPP-Amidotransferase. Je zwei Nucleotide (am effektivsten GMP und ADP) arbeiten synergistisch zusammen. Sie setzen die Affinität für PRPP im aktiven Zentrum leicht, für Glutamin stark herab, sodass die Reaktionsgeschwindigkeit verringert wird (➤ Abb. 10.6). Die **Adenylosuccinat-Synthetase** wird von AMP gehemmt. Die **IMP-Dehydrogenase** ist für die GMP-Bildung geschwindigkeitsbestimmend und wird von GMP gehemmt.

Positive Kontrolle

Bei der positiven Kontrolle bewirkt der Anstieg des PRPP-Spiegels, dass sich die Affinität zu Glutamin 20fach erhöht (K_m sinkt um den Faktor 20) und damit die Reaktionsgeschwindigkeit der Glutamin-PRPP-Amidotransferase, des Schrittmachers der Purinbiosynthese, stark beschleunigt.

Gegenseitige Umwandlung von Purinnucleotiden

Im Metabolismus der Purine existieren zwei weitere Enzyme, deren Funktion wahrscheinlich in der Aufrechterhaltung eines angemessenen Verhältnisses der Adenin- und Guaninnucleotide zueinander in der Zelle besteht (➤ Abb. 10.7). Eine Umwandlung von AMP in GMP und umgekehrt ist möglich und erfolgt in zwei Reaktionsschritten mit IMP als Zwischenstufe.

Die **GMP-Reduktase** wandelt über eine reduktive Desaminierung GMP in IMP um. GTP ist ein starker Aktivator, während Xanthosinmonophosphat (XMP, ➤ Abb. 10.5) ein Inhibitor des Enzyms ist. Die **AMP-Desaminase** (5'-AMP-Aminohydrolase) katalysiert die Desaminierung von AMP zu IMP und wird von ATP aktiviert, von GDP gehemmt. Die Modulatoren der Enzyme lassen vermuten, dass ihre Funktion darin liegt, Purinnucleotide ineinander umzuwandeln. Von IMP aus geht es über den bereits besprochenen normalen Biosyntheseweg (➤ Abb. 10.5) weiter, je nach Bedarf zu AMP oder GMP. Als Folge dieser Umwandlungen kann die Zelle das richtige zellspezifische Verhältnis von Adenin- und Guaninnucleotiden einstellen.

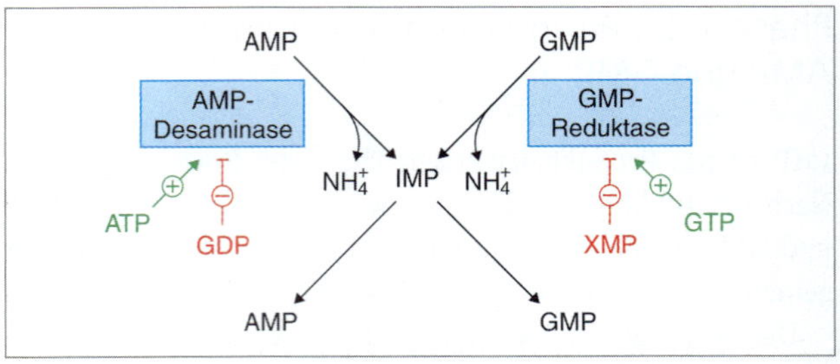

Abb. 10.7 Gegenseitige Umwandlung von Purinnucleotiden. IMP wird durch die GMP-Reduktase bzw. die AMP-Desaminase gebildet. Vom IMP aus geht es über die Schritte der De-novo-Synthese (➤ Abb. 10.5) weiter zu AMP bzw. GMP.

Klinik

AMP-Desaminase-I-Mangel (Myoadenylat-Desaminase-Mangel)

In der Muskulatur kommt eine Isoform des Enzyms AMP-Desaminase, die AMP-Desaminase-I, in hoher Konzentration vor. Ein genetisch bedingter Ausfall des Enzyms führt zur Blockade des sog. Purinnucleotidzyklus (➤ Abb. 10.8). Beim Gesunden katalysiert AMP-Desaminase-I die Umwandlung von AMP in IMP. Das entstandene IMP kann mithilfe von Aspartat wieder in AMP zurückverwandelt werden. Dabei werden Aspartat und GTP verbraucht sowie Ammoniak, GDP und Fumarat gebildet.

Als Folge dieser Blockade im Purinnucleotidzyklus kann die Skelettmuskulatur ihre Energieproduktion nicht dem erhöhten Bedarf bei Muskelarbeit anpassen. Es kommt rasch zur Ermüdung der Muskulatur, bei forcierter Belastung treten Schmerzen und Krämpfe auf.

Es ist nicht völlig klar, warum das Fehlen der AMP-Desaminase zu Muskelschwäche führt. Bei Ausfall des Enzyms wird AMP nicht aus dem Gleichgewicht der Adenylatkinase-Reaktion

$$ADP + ADP \leftrightarrow ATP + AMP$$

entfernt, womit die Möglichkeit der ATP-Regeneration im Muskel aus zwei Molekülen ADP gestört wäre. Außerdem kann durch den Purinnucleotidzyklus Fumarat (und Malat) gewonnen und in den Citratzyklus geschleust werden (➤ Kap. 5.2.5). Der Energiemangel bei Ausfall der AMP-Desaminase-I im Muskel kann auch auf das Fehlen dieser anaplerotischen Reaktion des Citratzyklus zurückgeführt werden.

MERKE

Die Biosynthese der Purinnucleotide beginnt mit einer aktivierten Ribose, dem Phosphoribosylpyrophosphat (**PRPP**). An der Ribose wird der Purinring in einem energieverbrauchenden Prozess, Atom für Atom, in zehn Schritten aufgebaut. Schrittmacherenzym bei der Purinbiosynthese ist die **Glutamin-PRPP-Amidotransferase**. Die erste Phase der Purinbiosynthese endet beim **IMP**. Danach verzweigt sich der Weg: **AMP** und **GMP** entstehen in je zwei weiteren Schritten. Die Purinbiosynthese wird durch PRPP stark stimuliert (**positive** Kontrolle) und durch IMP, Adenylate und Guanylate gehemmt (**negative** Rückkopplungshemmung). Für die gegenseitige Umwandlung von AMP zu GMP und umgekehrt stehen zwei Enzyme zur Verfügung: die AMP-Desaminase und die GMP-Reduktase. Für AMP-Desaminase existieren mehrere Isoenzyme. **AMP-Desaminase-I-Mangel** führt zu einer Beeinträchtigung des Purinnucleotidzyklus mit erheblicher Muskelschwäche.

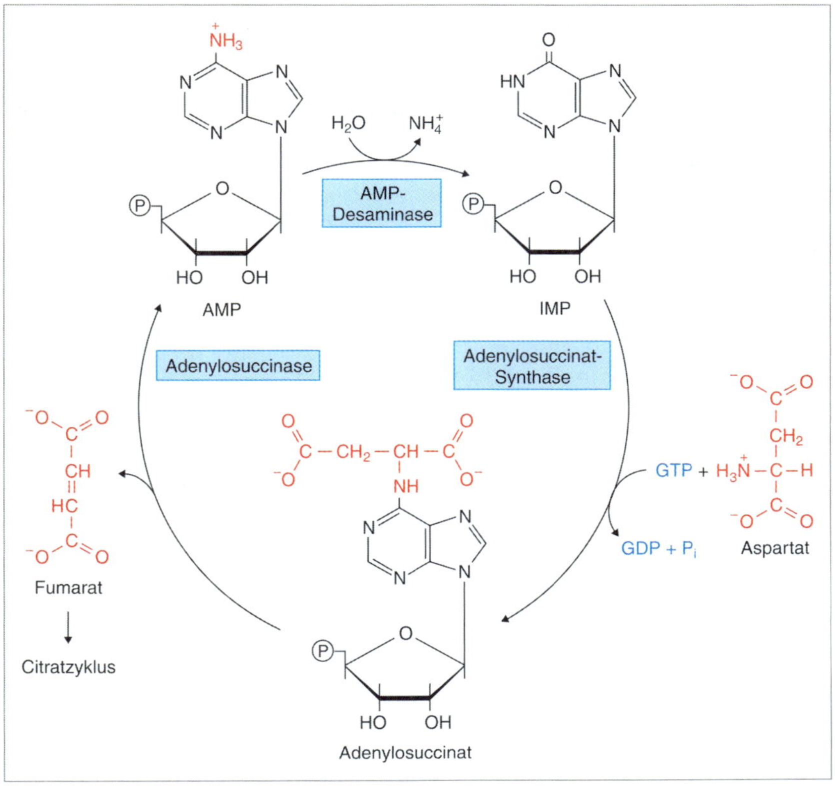

Abb. 10.8 Purinnucleotidzyklus.

10.2.2 Purinwiederverwertung (Salvage pathway)

In allen kernhaltigen Zellen des Organismus findet ein hoher Umsatz an Nucleotiden statt. Nucleosidtriphosphate werden bei der RNA-Synthese in beträchtlichen Mengen verbraucht. Ein großer Teil wird jedoch durch den Abbau von Nucleinsäuren rasch wieder in die Bausteine zerlegt, wobei Nucleosidmonophosphate entstehen. Nucleotide befinden sich also in einem permanenten Recyclingprozess. Durch die Anwesenheit von **Nucleotidasen** oder unspezifischen Phosphatasen (z.B. alkalische Phosphatase) wird allerdings ein Teil der Nucleotide zu Nucleosiden dephosphoryliert. Nucleoside können weiter zu den Basen und Ribosephosphat abgebaut werden.

Wiederverwertung der Purinbasen

Um die freien Purinbasen vor dem Abbau zu Harnsäure zu „retten", müssen sie zuerst mithilfe von **Phosphoribosylpyrophosphat** (PRPP), der aktivierten Form der Ribose, zu Nucleotiden verknüpft werden, bevor sie weiter zu Di- und Triphosphaten phosphoryliert werden können. Der Stoffwechselweg zur Ausbildung der *N*-glykosidischen Bindung zwischen Base und Zucker wird als Wiederverwertung oder Salvage pathway (engl. salvage: Rettung, Bergung) bezeichnet. Die „Bergung" der Purinbasen erfolgt mithilfe zweier Phosphoribosyltransferasen (➤ Abb. 10.9), der **Hypoxanthin-Guanin-Phosphoribosyl-Transferase** (HGPRT) und der **Adenin-Phosphoribosyl-Transferase** (APRT).

Die HGPRT katalysiert zwei Reaktionen:

$$\text{Hypoxanthin} + \text{PRPP} \leftrightarrow \text{IMP} + \text{PP}_i$$

$$\text{Guanin} + \text{PRPP} \leftrightarrow \text{GMP} + \text{PP}_i$$

Die APRT katalysiert die Reaktion:

$$\text{Adenin} + \text{PRPP} \leftrightarrow \text{AMP} + \text{PP}_i$$

Die Regulation der Purinwiederverwertung erfolgt hauptsächlich durch **Endprodukthemmung**. IMP und GMP wirken hemmend auf die HGPRT, AMP hemmt die APRT.

Klinik

Störungen der Purinwiederverwertung

Eine genetisch bedingte verminderte Aktivität der HGPRT führt, je nach Schwere des Mangels, zu einem erhöhten Harnsäurespiegel (**Hyperurikämie**) und **Gicht**, **mentaler Retardation** und als Folge der neurologischen Schäden zur **Selbstverstümmelung**. Mentale Retardation tritt nach neueren Erkenntnissen erst auf, wenn die Enzymaktivität auf etwa 2% des normalen Werts sinkt. Reduziert sie sich noch weiter auf etwa 0,2%, tritt das Phänomen der Selbstverstümmelung (**Lesch-Nyhan-Syndrom**) in den Vordergrund. Da das Gen auf dem **X-Chromosom** liegt, sind im Wesentlichen Knaben betroffen. Es wurden zahlreiche Mutationen beschrieben, die entweder zum vollständigen Fehlen des Proteins führen, eine erniedrigte Lebensdauer des Enzyms bewirken, die Aktivität des Enzyms herabsetzen oder die Affinität des Enzyms für die Substrate vermindern (sog. K_m-Mutanten).

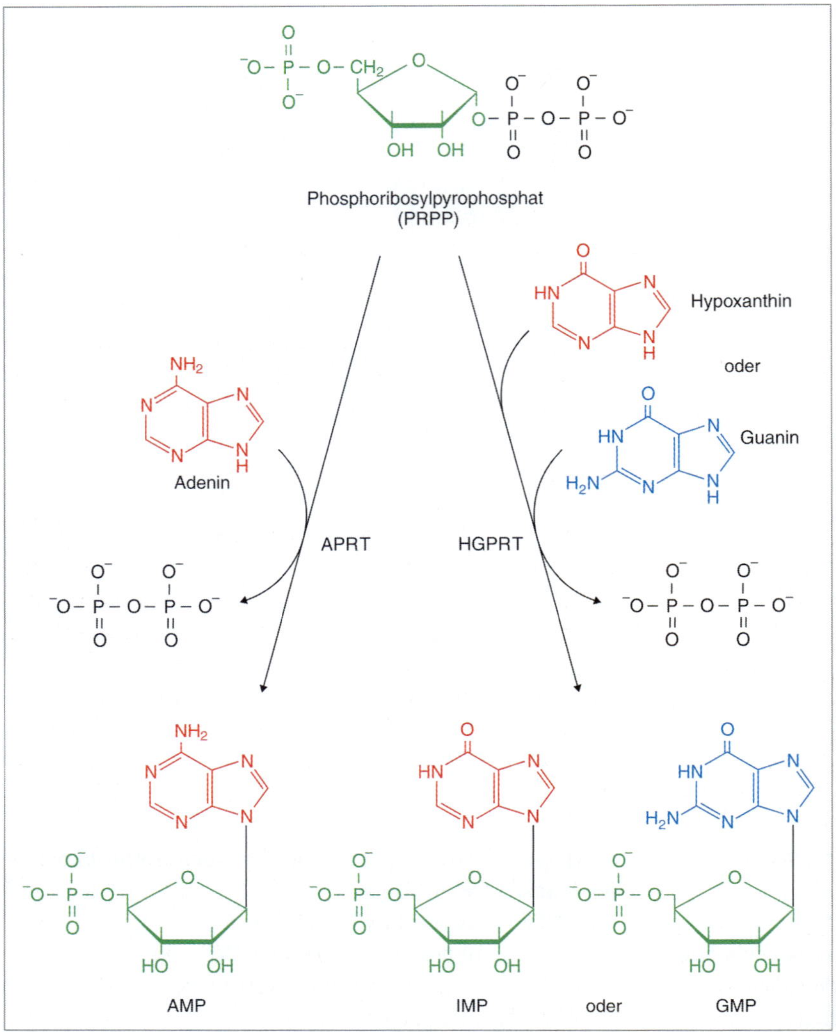

Abb. 10.9 Wiederverwertung der Purinbasen (Salvage pathway).
APRT = Adenin-Phosphoribosyl-Transferase, HGPRT = Hypoxanthin-Guanin-Phosphoribosyl-Transferase.

Bei den milderen Formen steht die exzessive Harnsäureproduktion im Vordergrund. Dieses Symptom lässt sich durch die erniedrigte Aktivität der HGPRT erklären: Bei erniedrigter Enzymaktivität sinken die Spiegel von IMP und GMP, den beiden Produkten der HGPRT-katalysierten Reaktion. Dadurch entfällt die Rückkopplungshemmung der De-novo-Purinbiosynthese. Hinzu kommt, dass sich nicht verbrauchtes PRPP anreichert. Ein erhöhter PRPP-Spiegel führt, über die allosterische Aktivierung der Glutamin-PRPP-Amidotransferase, dem Schrittmacher der Purinbiosynthese, zu einer Intensivierung der De-novo-Purinbiosynthese (➤ Abb. 10.6). Die resultierende erhöhte Purinproduktion führt schließlich zu verstärkter Harnsäurebildung. Wird die Löslichkeitsgrenze der Harnsäure überschritten, fallen Harnsäurekristalle aus, die dann sehr schmerzhafte Entzündungen hervorrufen können. Besonders betroffen sind Gelenke und Nieren.

Warum es jedoch bei einer HGPRT-Aktivität unter 2% zu neurologischen Symptomen kommt, ist nicht vollständig verstanden. Es wurde beobachtet, dass gewisse Hirnareale (Frontallappen, Basalganglien, Kleinhirn) eine zehn- bis 20fach höhere HGPRT-Aktivität besitzen als Leber, Milz oder Nieren und die vier- bis achtfache Aktivität von Erythrozyten. Daher wird angenommen, dass diese Zellen die Wiederverwertung besonders benötigen und ein Fehlen der HGPRT-Aktivität nicht angemessen durch De-novo-Biosynthese kompensieren können.

Phosphorylierung der Nucleoside und Nucleotide in der Zelle

Purin- wie auch Pyrimidinnucleotide werden mithilfe von **Nucleosid-Kinasen** und ATP zu Nucleotiden phosphoryliert. Diese sind substratspezifisch: Es gibt Uridin-, Cytidin- und Thymidin-Kinasen sowie Adenosin- und Desoxyguanosin-Kinasen. Für die Nucleoside Inosin, Desoxyinosin und Guanosin existieren jedoch keine Kinasen. Um diese in eine phosphorylierte Form und damit wieder in den intrazellulären Kreislauf zurückzuführen, müssen sie mithilfe der **Purinnucleosid-Phosphorylase**, eines Enzyms des Purinabbaus (➤ Kap. 10.2.3), zunächst zur freien Base abgebaut und anschließend über die Wiederverwertung in die Nucleotide zurückverwandelt werden.

Nucleosidmonophosphate werden durch spezifische **Nucleosidmonophosphat-Kinasen** in Diphosphate überführt, die

ATP als Phosphatgruppendonor verwenden. So wird beispielsweise UMP durch die **UMP-Kinase** phosphoryliert:

UMP + ATP ↔ UDP + ADP

AMP, ADP und ATP werden durch die **Adenylat-Kinase** oder **Myokinase** ineinander umgewandelt:

AMP + ATP ↔ ADP + ADP

Nucleosiddiphosphate und -triphosphate werden durch die **Nucleosiddiphosphat-Kinase** ineinander umgewandelt:

XDP + YTP ↔ XTP + YDP

Im Gegensatz zu den Monophosphat-Kinasen besitzt dieses Enzym eine geringe Spezifität. X und Y können verschiedene Ribonucleotide oder Desoxyribonucleotide sein. Zum Beispiel:

dCDP + ATP ↔ dCTP + ADP

oder

UDP + GTP ↔ UTP + GDP

MERKE

Bei der Purinwiederverwertung (Salvage pathway) werden **Purinbasen** mit der **aktivierten Ribose** (PRPP) in einem Schritt zu **Nucleosidmonophosphaten** verknüpft. Die Purinwiederverwertung mindert Verluste der Zelle und senkt den Purinbedarf, der über die De-novo-Synthese gedeckt werden muss. Verschiedene Gewebe bzw. Zellen des Organismus sind offensichtlich unterschiedlich stark abhängig von diesem Stoffwechselweg. Bei der Wiederverwertung entstehen aus den Purinbasen und PRPP Nucleosidmonophosphate, die mithilfe verschiedener Kinasen zu den **Di-** und **Triphosphaten** umgewandelt werden. Ein vererbbarer Defekt im Enzym HGPRT führt zu Hyperurikämie, in schweren Fällen zu mentaler Retardation und Selbstverstümmelung (Lesch-Nyhan-Syndrom). Nucleoside werden durch spezifische **Nucleosid-Kinasen** zu Nucleotiden phosphoryliert. Die Diphosphate werden ebenfalls durch spezifische Nucleosidmonophosphat-Kinasen gebildet. Die Nucleosiddiphosphat-Kinasen sind wenig spezifisch.

10.2.3 Purinabbau

Harnsäurebildung

Aus RNA und DNA entstehen durch die Einwirkung von **Nucleasen** zunächst Nucleotide. Purinnucleotide werden durch die **Nucleotidase** zu Nucleosiden dephosphoryliert. Die *N*-glykosidische Bindung der Nucleoside wird schließlich mithilfe der **Purinnucleosid-Phosphorylase** phosphorolytisch gespalten; es entstehen die freien Basen und Ribose-1-phosphat (➤ Abb. 10.10). Ribose-1-phosphat wird nach Isomerisierung zu Ribose-5-phosphat über den Pentosephosphatweg wieder in den Stoffwechsel zurückgeführt. Substrate der Purinnucleosid-Phosphorylase sind Inosin, Xanthosin und Guanosin sowie die entsprechenden Desoxyribonucleotide.

Adenosin ist kein Substrat der Purinnucleosid-Phosphorylase. Es wird mithilfe der Adenosin-Desaminase zu Inosin desaminiert. Die Purinnucleosid-Phosphorylase spaltet aus Inosin phosphorolytisch die freie Base Hypoxanthin unter Bildung von Ribose-1-phosphat ab. Hypoxanthin wird mithilfe der Xanthin-Oxidase in Xanthin umgewandelt. Hier vereinigen sich die Abbauwege von Guanosin und Adenosin wieder. Die Xanthin-Oxidase wandelt schließlich Xanthin in Harnsäure um. Beim Menschen ist **Harnsäure**, deren Salze als Urate bezeichnet werden, das Endprodukt des Purinabbaus und wird im Harn ausgeschieden.

Geringe Löslichkeit der Harnsäure

Anders als beim Menschen ist bei den meisten Säugern das Endprodukt des Purinabbaus Allantoin, das in Gegenwart des Enzyms Urikase in einem Schritt aus Harnsäure entsteht. Bei

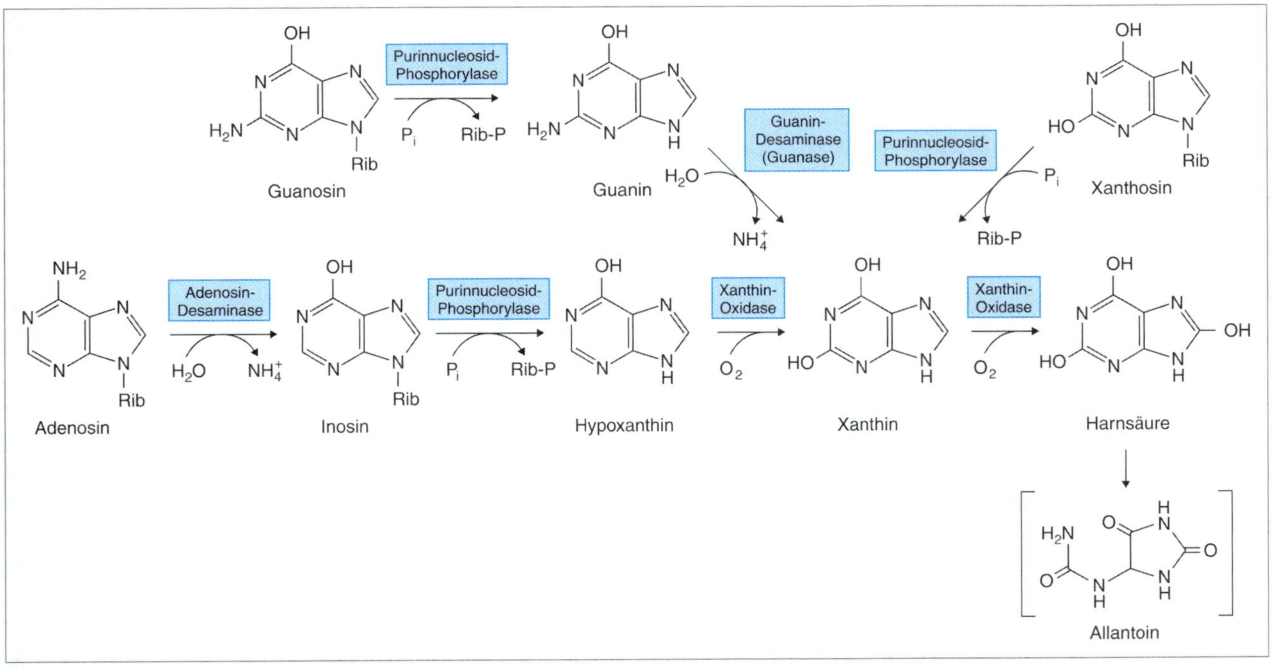

Abb. 10.10 Abbau der Purinnucleoside zu Harnsäure.

einigen Tieren wird Allantoin sogar noch weiter zu Harnstoff abgebaut. Der Abbau der Harnsäure bringt Vorteile, denn Urate haben eine geringe Löslichkeit. Während der Evolution der Primaten erfolgte jedoch ein markanter Anstieg des Harnsäurespiegels. So haben Halbaffen wie die Lemuren einen zehnfach niedrigeren Harnsäurespiegel als der Mensch. Der durchschnittliche Harnsäurespiegel (7 mg/dl; 0,39 mmol/L) liegt beim Menschen nahe der Löslichkeitsgrenze, was die ständige Gefahr der **Bildung von Uratkristallen** und deren **Ablagerung** in Gelenken, Niere, Sehnenscheiden etc. mit sich bringt.

Schon gewusst

Harnsäure als Antioxidans

Hohe Harnsäurespiegel bergen nicht nur die Gefahr, an Gicht zu erkranken, sondern können sich auch vorteilhaft für den Menschen auswirken. Harnsäure ist ein wirksamer **Zerstörer von hochreaktiven Sauerstoffverbindungen** wie Hydroxylradikalen und dem Superoxid-Anion. Dabei wird der Sechsring des Puringerüsts oxidativ (ohne Enzymbeteiligung) geöffnet. In dieser Funktion scheint Harnsäure etwa gleich wirksam zu sein wie Ascorbinsäure. Der im Vergleich mit niederen Primaten erhöhte Uratspiegel trägt möglicherweise über seine Radikale zerstörende Aktivität zur Senkung der Krebshäufigkeit und Verlängerung der Lebenserwartung beim Menschen bei.

Klinik

Hyperurikämie und Gicht

Gicht basiert auf einer übermäßigen Anhäufung von Harnsäure in Körperflüssigkeiten (Hyperurikämie). Die geringe Löslichkeit der Harnsäure und ihrer Salze in wässriger Lösung führt dazu, dass bereits eine leichte Erhöhung der Harnsäurekonzentrationen über den Normalbereich zur Bildung nadelförmiger Natriumuratkristalle führt. Diese lagern sich in Gelenken, Schleimbeuteln, Nieren, Sehnenscheiden etc. ab und führen zu schmerzhaften Entzündungen.

Hyperurikämie bzw. Gicht kann durch diverse Faktoren ausgelöst werden. Man spricht von **sekundärer Gicht**, wenn sie durch Vorerkrankungen ausgelöst wird, z.B. im Rahmen einer Niereninsuffizienz mit verminderter renaler Uratausscheidung (Clearance) oder von Krankheiten mit gesteigertem Zellumsatz und gesteigerter Purinproduktion (z.B. schwere Infektionskrankheiten, Leukämien, Tumoren). Die **primäre Gicht** tritt ohne Vorkrankheiten auf. Ihre häufigste Ursache ist eine Störung der renalen Uratausscheidung, in seltenen Fällen liegen ihr genetisch bedingte Defekte wie HGPRT-Mangel (Lesch-Nyhan-Syndrom) oder Glucose-6-Phosphatase-Defizienz zugrunde. In diesen Fällen führt jeweils ein erhöhter HGPRT-Spiegel zu einer beschleunigten Purinbiosynthese (➤ Abb. 10.6) mit erhöhtem Purinumsatz und Uratproduktion.

Zur Gichttherapie werden entzündungshemmende Mittel (Colchicin seit der Antike, heute bevorzugt nichtsteroidale Antiphlogistika), harntreibende Mittel (Urikosurika) und Allopurinol (➤ Abb. 10.11) verwendet. **Allopurinol** ist ein Strukturanalogon von Hypoxanthin und Substrat für die Xanthin-Oxidase. Diese setzt Allopurinol in **Alloxanthin** um, ein Produkt, das sich nicht mehr von der Xanthin-Oxidase entfernen lässt und diese irreversibel hemmt (Suizidhemmung). Als Folge wird der letzte Schritt der Harnsäureproduktion blockiert. Die Vorstufen Hypoxanthin und Xanthin, die jetzt Endprodukte des Purinabbaus sind, haben eine bessere Löslichkeit als Harnsäure und können über die Niere problemlos ausgeschieden werden.

Defekte des Purinabbaus

Defekte in zwei verschiedenen Enzymen des Purinabbaus, der Adenosin-Desaminase (ADA) und der Purinnucleosid-Phosphorylase (PNP), führen zu **Immunschwäche**. Sie katalysieren wichtige Schritte des Abbaus von Nucleosiden bis zur Harnsäure (➤ Abb. 10.10). Substrate der **Adenosin-Desaminase (ADA)** sind Adenosin und Desoxyadenosin, zu den Substraten der **Purinnucleotid-Phosphorylase (PNP)** zählen Inosin, Guanosin, Desoxyinosin und Desoxyguanosin. Eine verminderte Aktivität der Enzyme führt zu einer Anhäufung der Substrate. Ein **ADA-Mangel** ist mit einer lebensbedrohlichen Immunschwäche assoziiert, wobei die Funktionen sowohl der T-Zellen als auch der B-Zellen betroffen sind. **PNP-Mangel** bewirkt eine mildere Form der Immunschwäche als ADA-Mangel.

Die Mechanismen, die bei Ausfall der ADA oder der PNP zur lebensbedrohlichen Immunschwäche führen, sind nicht gänzlich aufgeklärt. Bei Patienten mit ADA-Mangel ist die intrazelluläre Konzentration von **dATP**, als Folge der Anhäufung von dAMP, stark erhöht (➤ Abb. 10.16). Ein hoher Spiegel an dATP hemmt die Ribonucleotid-Reduktase (Enzym zur Umwandlung von Ribonucleotiden in Desoxyribonucleotide), was zu einer Verarmung der Desoxyribonucleotide dGTP, dCTP und TTP führt. Desoxyribonucleotide werden sowohl für die Replikation als auch für die Reparatur beschädigter DNA benötigt. Verzögerte Replikation oder Reparatur in **B-** und **T-Zellen** löst die Apoptose (programmierter Zelltod) aus und führt zur Immunschwäche.

Bei Patienten mit ADA-Mangel wurde auch eine hohe Konzentration an *S*-**Adenosylhomocystein** festgestellt, vermutlich weil dATP die *S*-Adenosylhomocystein-Hydrolase hemmt. Die Hemmung dieses Enzyms führt zu einer Störung der Bildung von *S*-Adenosylmethionin (SAM), dem vielleicht wichtigsten Methylgruppendonor der Zelle (➤ Kap. 9.2.2). Da SAM für die DNA-Methylierung (Genexpression) von wesentlicher Bedeutung ist (➤ Kap. 12.8.1), wundert es nicht, dass eine Störung der DNA-Methylierung zum Zelltod führen kann.

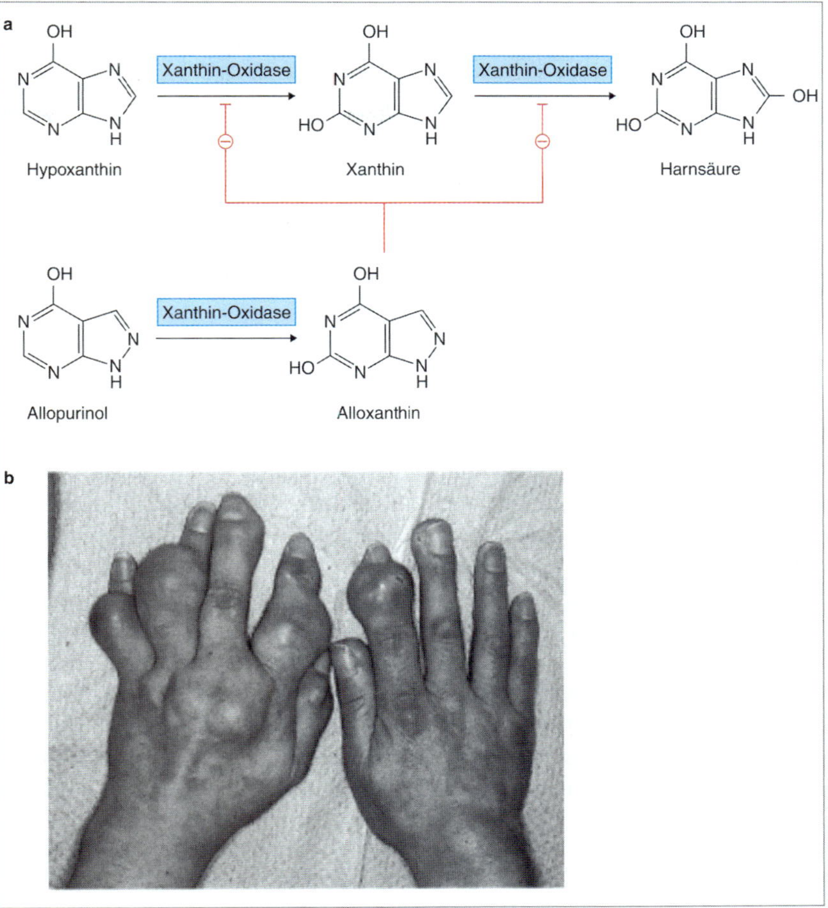

Abb. 10.11 Therapie und klinisches Bild der Gicht.
a) Allopurinol hemmt die Xanthin-Oxidase und damit den Purinabbau zu Harnsäure.
b) Chronische Gicht mit stark ausgeprägter Knotenbildung (sog. Gichttophi).

Klinik

Therapien bei ADA-Mangel

Die Lebenserwartung von Kindern mit ADA-Mangel beträgt nur wenige Jahre. Folglich wurden verschiedene kurative Ansätze ausprobiert wie **Bluttransfusionen**, **Knochenmarktransplantation**, Substitution mit **ADA-PEG-Komplexen** (PEG von Polyethylenglykol; macht das verabreichte Enzym membrangängig) und **Gentherapie**. Alle diese Maßnahmen haben Nachteile. Häufige Bluttransfusionen bringen Probleme der Unverträglichkeit mit sich, für Knochenmarktransplantationen wiederum sind geeignete Spender erforderlich. Bei Enzymsupplementation muss der ADA-Spiegel ständig überwacht und die Behandlung häufig wiederholt werden, was zu Nebenwirkungen und hohen Kosten führt. Gentherapie ist sicherlich die Hoffnung für die Zukunft. An dieser Erkrankung wurde der erste erfolgreiche Gentherapieversuch unternommen.

Nahrungspurine

Der Mensch nimmt mit der Nahrung Nucleinsäuren auf, die im Darmlumen durch **Nucleasen** in ihre Bausteine, die Nucleotide, zerlegt werden. Bei ballaststoffreicher Ernährung wird ein erheblicher Teil der Nucleotide mit den Fäzes ausgeschieden. **Phosphatasen** spalten die Phosphatgruppe der Nucleotide ab, sodass Nucleoside entstehen. Diese werden über Transporter (Carrier) in die Darmzellen aufgenommen. Von dort aus können Nucleoside an das Blut abgegeben oder weiter abgebaut werden. Guanosin, Inosin und Xanthosin werden durch **Purinnucleosid-Phosphorylase** (PNP) zu den freien Basen und Ribose-1-phosphat gespalten (➤ Abb. 10.10). Da Adenosin kein Substrat für die Purinnucleosid-Phosphorylase ist, wird es über die **Adenosin-Desaminase** zu Inosin desaminiert und dann erst in die freie Base Hypoxanthin und Ribose-1-phosphat zerlegt.

Auch die freien Basen können mittels Transporter an das Blut abgegeben werden. Da jedoch die Epithelzellen des Darms eine hohe Aktivität an Xanthin-Oxidase besitzen, werden die entstandenen Purinbasen zum größten Teil zu Harnsäure abgebaut und im Urin ausgeschieden. Bei verminderter Uratausscheidung durch die Niere (➤ Klinik-Kasten Hyperurikämie und Gicht) können Nahrungspurine akute Gichtanfälle auslösen.

Purine aus der Nahrung spielen für die intrazelluläre Versorgung nur eine untergeordnete Rolle. Die Aufnahme freier Basen oder Nucleoside in diverse Zellen des Organismus hat therapeutische Bedeutung. Intravenös oder oral applizierte, chemisch veränderte Nucleoside oder Basen (➤ Abb. 10.19) spielen bei der **Chemotherapie** von Krebs und viralen Erkrankungen sowie in der **Immunsuppression** eine wichtige Rolle.

MERKE

Das Endprodukt des Purinabbaus beim Menschen ist **Harnsäure**, weil ihm die Enzyme für den weiteren Abbau zu Allantoin oder Harnstoff fehlen. Dementsprechend ist der Uratspiegel beim Menschen hoch und liegt nahe der Löslichkeitsgrenze. Wird die Löslichkeitsgrenze überschritten, kann es zu **Gichtanfällen** kommen. Harnsäure besitzt auch eine nützliche Funktion: Sie zerstört effektiv Sauerstoffradikale und bietet damit einen **Oxidationsschutz**. Mangel an Adenosin-Desaminase und Purinnucleosid-Phosphorylase führt zu schwerer **Immundefizienz**.

10.3 Pyrimidinstoffwechsel

10.3.1 Pyrimidinbiosynthese

Die Atome des Pyrimidinrings stammen aus **Carbamoylphosphat** und der Aminosäure **Aspartat**. Carbamoylphosphat wird nach der folgenden Bruttogleichung aus CO_2, ATP und dem Amidstickstoff des Glutamins gebildet:

Glutamin + CO_2 + 2 ATP ↔ Carbamoylphosphat + 2 ADP + P_i + Glutamat

Die Bildung von Carbamoylphosphat ist der erste Schritt in der Pyrimidinbiosynthese und für den Reaktionsweg bis zum UMP geschwindigkeitsbestimmend. Im folgenden Schritt vereinigen sich Carbamoylphosphat und Aspartat zu Carbamoylaspartat. Bei entsprechender Formeldarstellung lässt sich bei dieser Verbindung bereits die Kontur des Pyrimidinrings erkennen (➤ Abb. 10.12). Durch Wasserabspaltung erfolgt der Ringschluss zu Dihydroorotat.

Die ersten drei Reaktionen werden von einem einzigen Protein mit drei katalytisch aktiven Domänen bewerkstelligt: der Carbamoylphosphat-Synthetase, der Aspartat-Transcarbamoylase und der Dihydroorotase. Dieses multifunktionelle Protein wird nach den Anfangsbuchstaben seiner drei Enzymaktivitäten **CAD** genannt.

Dihydroorotat wird aus dem CAD-Protein freigesetzt und von der mitochondrialen **Dihydroorotat-Dehydrogenase** durch Einführung einer Doppelbindung in Orotat umgewandelt. Wasserstoffakzeptor ist hier NAD^+.

Die letzten beiden Schritte werden wieder von einem multifunktionellen Protein, der **UMP-Synthetase**, katalysiert. Zunächst erfolgt der Zusammenschluss zwischen Zucker und Pyrimidinring (Orotat-Phosphoribosyl-Transferase-Aktivität). Die *N*-glykosidische Verknüpfung zwischen Orotat und Ribose verläuft ähnlich wie im Salvage pathway der Purine. Die aktivierte Form der Ribose ist Phosphoribosylpyrophosphat (PRPP), das sich unter Freisetzung von Pyrophosphat mit Orotat zum Nucleotid Orotidin-5'-monophosphat (OMP, Orotidylat) vereinigt. Durch Decarboxylierung (Orotidin-5'-monophosphat-Decarboxylase-Aktivität) entsteht aus Orotidin-5'-

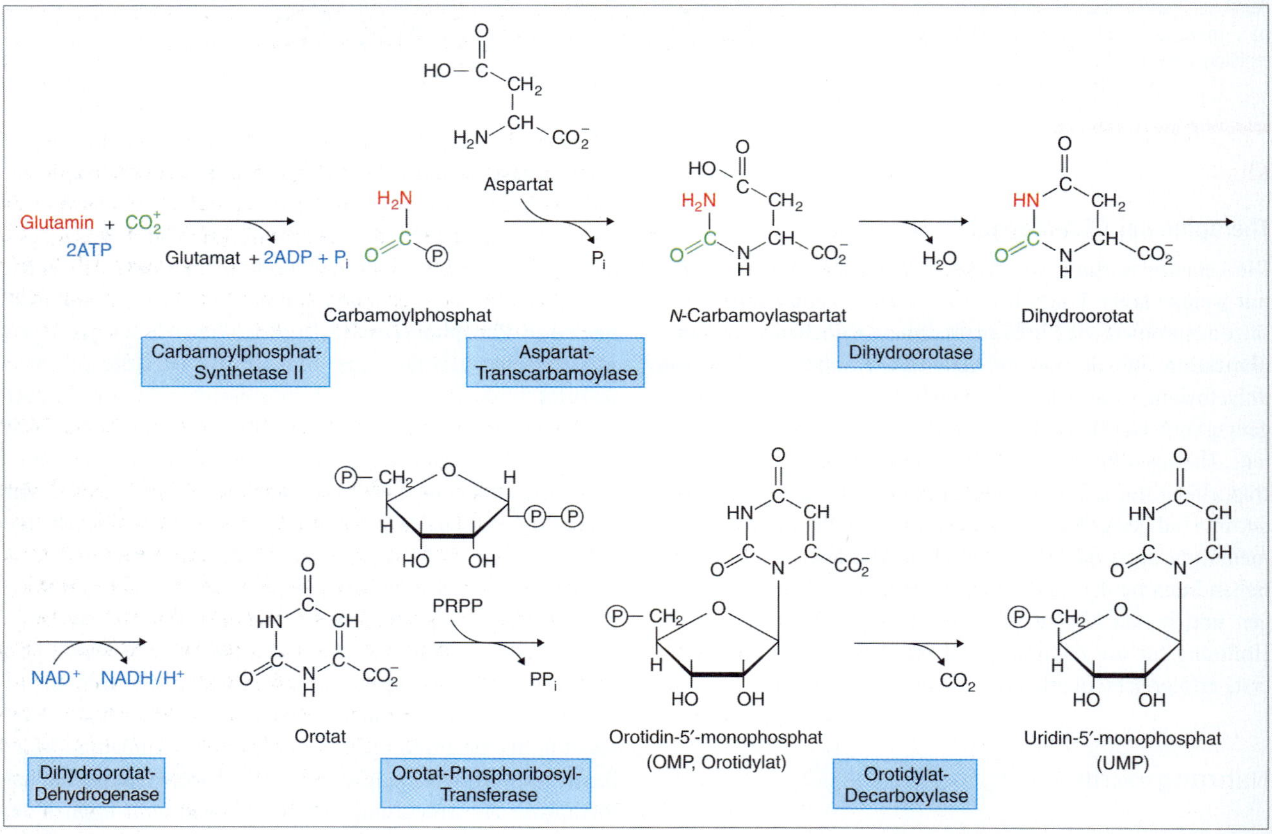

Abb. 10.12 Biosynthese des Pyrimidinrings. Die ersten drei Schritte werden von einem Protein mit drei Enzymaktivitäten katalysiert. Dieses Multifunktionsprotein wird nach den Anfangsbuchstaben seiner drei Enzymaktivitäten als CAD bezeichnet. Die Dihydroorotat-Dehydrogenase ist ein mitochondriales Enzym. Die letzten beiden Schritte werden wieder von einem multifunktionellen Protein, der UMP-Synthetase, katalysiert.

monophosphat UMP, das rasch durch anschließende Phosphorylierungen zu UTP umgewandelt wird.

MERKE

Bei der Biosynthese des Pyrimidinrings sind zwei **multifunktionelle Proteine** beteiligt:
- **CAD** (Carbamoylphosphat-Synthetase, Aspartat-Transcarbamoylase, Dihydroorotase)
- **UMP-Synthetase** (Orotat-Phosphoribosyl-Transferase, Orotidin-5'-monophosphat-Decarboxylase).

Carbamoylphosphat-Synthetase I und II

Es sei darauf hingewiesen, dass zwei verschiedene Enzyme zur Bildung von Carbamoylphosphat existieren:
- **Carbamoylphosphat-Synthetase II**, eine Aktivität des multifunktionellen Proteins CAD, sie kommt im **Zytosol** aller kernhaltigen Zellen vor und dient der Pyrimidinbiosynthese.
- **Carbamoylphosphat-Synthetase I** hingegen ist in den **Mitochondrien von Leberzellen** (und in geringerem Maße von Darmzellen) lokalisiert und katalysiert die Bildung von Carbamoylphosphat für die Harnstoffsynthese.

Stickstoffdonor für die Carbamoylphosphat-Synthetase I ist **Ammoniak**, für die Carbamoylphosphat-Synthetase II dagegen **Glutamin**. Ein weiterer Unterschied zwischen den Enzymen ist, dass nur die Carbamoylphosphat-Synthetase I durch *N*-**Acetylglutamat** reguliert wird.

Bildung von Cytidinnucleotiden

CTP entsteht aus UTP durch Aminierung der Ringposition 4 durch die **CTP-Synthetase**.

$$UTP + Glutamin + ATP \leftrightarrow CTP + Glutamat + ADP + P_i$$

Stickstoffdonor ist bei Säugetieren **Glutamin**, bei Bakterien NH_3. Säugetiere vermeiden einen hohen Ammoniakspiegel durch effektive Harnstoffsynthese. Der Serumspiegel an Glutamin ist jedoch hoch. Glutamin hat beim Menschen unter allen Aminosäuren die höchste Serumkonzentration und steht deshalb für die CTP-Synthese stets zur Verfügung.

Die Regulation der CTP-Bildung aus UTP erfolgt durch **allosterische Produkthemmung**. Die Bindung von CTP an ein allosterisches Zentrum der CTP-Synthetase führt zu einer Erhöhung des K_m-Werts des Enzyms für das Substrat UTP. Die Folge ist eine Verringerung der Synthesegeschwindigkeit.

Regulation der Pyrimidinsynthese

Allosterische Regulation der Pyrimidinbiosynthese

Die wichtigste Kontrollstelle zur Regulation der Pyrimidinbiosynthese ist die Carbamoylphosphat-Synthetase-Aktivität des multifunktionellen Proteins CAD. Die **Carbamoylphosphat-Synthetase II** wird von **UTP** gehemmt, von Phosphoribosylpyrophosphat (**PRPP**) aktiviert. In Anwesenheit von PRPP steigt die Affinität des Enzyms zu ATP so stark an, dass selbst bei niedrigen ATP-Konzentrationen die Bildung von Carbamoylphosphat effizient abläuft. Die Hemmung durch UTP erfolgt über eine Erhöhung des K_m-Werts (Erniedrigung der Affinität des Enzyms) für ATP. Dies führt zu einer Verlangsamung der Reaktionsgeschwindigkeit.

Einfluss von Wachstumsfaktoren auf die allosterischen Eigenschaften des multifunktionellen Proteins CAD

Wachstumsfaktoren fördern die Zellteilung. Zellen reagieren auf die Wirkung von Wachstumsfaktoren auf zweierlei Weise:
- Sie replizieren ihre DNA.
- Sie erhöhen die Expression von Genen, um neue Proteine für die verdoppelte Zahl an Zellen zu bilden.

Die Replikation benötigt Desoxyribonucleotide, die Genexpression dagegen Ribonucleotide für die Synthese neuer RNA-Moleküle. Beide Prozesse bedürfen der Neusynthese von Pyrimidinen. Seit vielen Jahren wird vermutet, dass die Bildung der Nucleinsäurebausteine geschwindigkeitsbestimmend für die Zellteilung sein könnte. Wie aber der sprunghaft steigende Nucleotidbedarf bei der Zellteilung gedeckt wird, war bislang unklar. Nun hat man herausgefunden, dass Wachstumsfaktoren und Cycline (den Zellzyklus regulierende Proteine) nicht nur die DNA-Replikation und Proteinsynthese fördern, sondern auch die **Pyrimidinbiosynthese**. Wachstumsfaktoren aktivieren eine Kaskade von Serin- und Threonin-Kinasen (➤ Kap. 22.5), zu denen die **MAP-Kinase** gehört (MAP = mitogen-activated protein). Die MAP-Kinase phosphoryliert CAD, was zu einer Veränderung der allosterischen Eigenschaften der Carbamoylphosphat-Synthetase II führt. In der phosphorylierten Form ist die Aktivierbarkeit durch PRPP deutlich erhöht, die Hemmbarkeit durch UTP deutlich erniedrigt. Insgesamt wird durch die **Phosphorylierung** die Geschwindigkeit der Pyrimidinbiosynthese beschleunigt.

Klinik

Orotacidurie infolge einer Störung der Harnstoffsynthese

Manche Patienten mit einer Störung im Harnstoffzyklus scheiden verstärkt Orotat im Harn aus (**Orotacidurie**). Es gibt zwar keine direkte Verbindung zwischen Harnstoffzyklus und Pyrimidinsynthese, sie haben aber ein gemeinsames Zwischenprodukt, das Carbamoylphosphat. Es wird für die Harnstoffsynthese in den Lebermitochondrien gebildet (➤ Kap. 9.1.2, ➤ Abb. 9.3), wobei aber unter normalen Bedingungen kein Austausch zwischen dem mitochondrialen und zytosolischen Pool stattfindet. Bei Patienten mit dieser Störung im Harnstoffzyklus reichert sich jedoch Carbamoylphosphat stark an, weil es nicht schnell genug durch die Harnstoffsynthese verbraucht wird. Vermutlich gelangt Carbamoylphosphat unter pathologischen Bedingungen auf einem ungeklärten Weg aus den Mitochondrien in das Zytosol und dient dort als Substrat für die Aspartat-Transcarbamoylase. Das Auftreten von Carbamoylphosphat mitochondrialen Ursprungs im Zytosol umgeht den geschwindigkeitsbestimmenden Schritt der Pyrimidinbiosynthese. Die weiteren Schritte bis zum Orotat können ungehindert ablaufen. Erst die Umwandlung von Orotat zu UMP unterliegt wieder der Rückkopplungshemmung durch UMP. Da die nachfolgende Umwandlung des UMP zu CTP ebenfalls gehemmt ist, reichert sich Orotat an, das im Urin ausgeschieden wird. Diese Reaktion hilft offenbar, den Ammoniakstress unter den widrigen Stoffwechselbedingungen einer beeinträchtigten Harnstoffbildung abzubauen.

Die eben beschriebene Form ist nicht zu verwechseln mit der **hereditären Orotacidurie**. Bei dieser Form handelt es sich um einen Defekt der Pyrimidinbiosynthese. Betroffen ist das bifunktionelle Enzym **UMP-Synthetase**. Als Folge des seltenen Enzymdefekts treten bei Neugeborenen und Kindern Wachstums- und Entwicklungsstörungen auf. Auch eine hypochrome Anämie kann sich entwickeln. Eine tägliche Zufuhr von Uridin unterdrückt die Symptome vollständig.

10.3.2 Pyrimidinwiederverwertung

Wie bei den Purinen können auch freie Pyrimidinbasen oder Nucleoside, die aus der Nahrung oder dem Abbau von Nucleinsäuren stammen, in Nucleotide zurückverwandelt werden. Bekannt ist die **Uracil-Phosphoribosyl-Transferase** (UPRT), die die folgende Reaktion katalysiert:

Uracil + PRPP ↔ UMP + PP_i

Im weiteren Sinne gehört auch die **Thymidin-Kinase** zu den Wiederverwertungsenzymen. Sie konvertiert Thymidin durch Phosphorylierung in TMP, wobei ATP als Phosphatdonor gilt:

Thymidin + ATP ↔ TMP + ADP

Klinik

Die **Thymidin-Kinase** spielt auch bei der Behandlung mit **Aciclovir**, einem der effektivsten Medikamente gegen die Vermehrung von Herpesviren, eine Rolle. Die virale Thymidin-Kinase erkennt Aciclovir als Thymidin und aktiviert es. Aktiviertes Aciclovir (➤ Kap. 11.4.4) wird als falscher Baustein in die DNA eingebaut, was einen Kettenabbruch und einen Stopp der Virenvermehrung zur Folge hat.

10.3.3 Pyrimidinabbau

Durch Nucleasen aus den Nucleinsäuren freigesetzte Pyrimidinnucleotide werden von unspezifischen Phosphatasen zu den Nucleosiden abgebaut. Cytidin und Desoxycytidin werden durch die **Nucleosid-Desaminase** zu Uridin und Desoxyuridin desaminiert. Uridin-Phosphorylase katalysiert die Phosphorolyse von Uridin, Desoxyuridin und Thymidin zu den korrespondierenden Basen und Ribose-1-phosphat bzw. Desoxyribose-1-phosphat.

Die Basen Uracil und Thymin werden unter Ringöffnung reduziert (➤ Abb. 10.13), Wasserstoffdonor ist NADPH. Aus Uracil entsteht nach Abspaltung von **Ammoniak** und $\mathbf{CO_2}$ **β-Alanin**, das im Urin ausgeschieden wird. Aus Thymin entsteht nach Abspaltung von Ammoniak und CO_2 **β-Aminoisobutyrat**, das ebenfalls im Urin ausgeschieden wird.

Schon gewusst

Thymidin ist im menschlichen Körper die einzige Quelle für die Bildung von **β-Aminoisobutyrat**. Deshalb kann diese Substanz zur **Messung des DNA-Umsatzes** benutzt werden. Erhöhte Mengen an β-Aminoisobutyrat finden sich z.B. im Urin von Tumorpatienten während einer Chemotherapie oder Bestrahlung als Folge von Zelluntergang und DNA-Abbau.

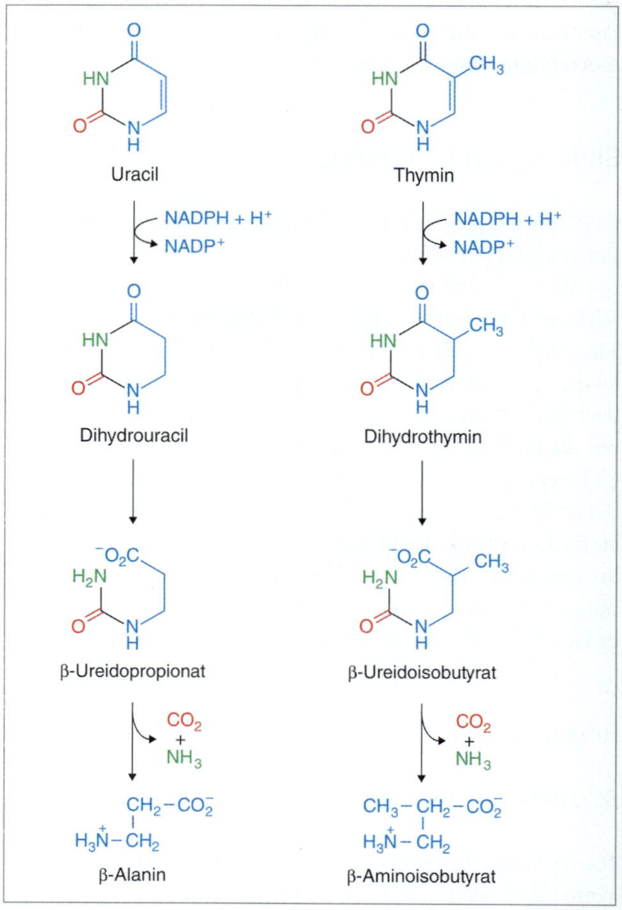

Abb. 10.13 Abbau des Pyrimidinrings zu β-Alanin bzw. β-Aminoisobutyrat.

MERKE

Die De-novo-Synthese der Pyrimidine ist weit weniger aufwändig als die der Purine. Sie wird durch Proteine mit mehreren Enzymaktivitäten **(multifunktionelle Proteine)** in nur wenigen Schritten katalysiert. Störungen der Pyrimidinbiosynthese sind selten, Störungen des Abbaus unbekannt. Die Aufklärung der Schritte der Pyrimidinbiosynthese führte zu einer effektiven Therapie der hereditären **Orotacidurie**. β-Aminoisobuttersäure, das Abbauprodukt von Thymin, ist ein nützlicher Indikator des DNA-Umsatzes.

10.4 Biosynthese der Desoxyribonucleotide

10.4.1 Ribonucleotid-Reduktase

Desoxyribonucleotide, die Bausteine der DNA, werden durch Reduktion von Ribonucleotiden gebildet. Zuständig für die Bildung aller vier Ribonucleotide ist die **Ribonucleotid-Reduktase**. Als Substrate dienen die Ribonucleosiddiphosphate, die durch Reduktion in Desoxyribonucleosiddiphosphate umgewandelt werden. Reduktionsmittel (Wasserstoffdonor) ist NADPH. Die von der Ribonucleotid-Reduktase katalysierte Reaktion lässt sich folgendermaßen formulieren:

Ribonucleosiddiphosphat + NADPH + $H^+ \rightarrow$ Desoxyribonucleosiddiphosphat + $NADP^+$ + H_2O

Der Mechanismus dieser scheinbar einfachen Reaktion ist tatsächlich viel komplexer als die stöchiometrische Gleichung.

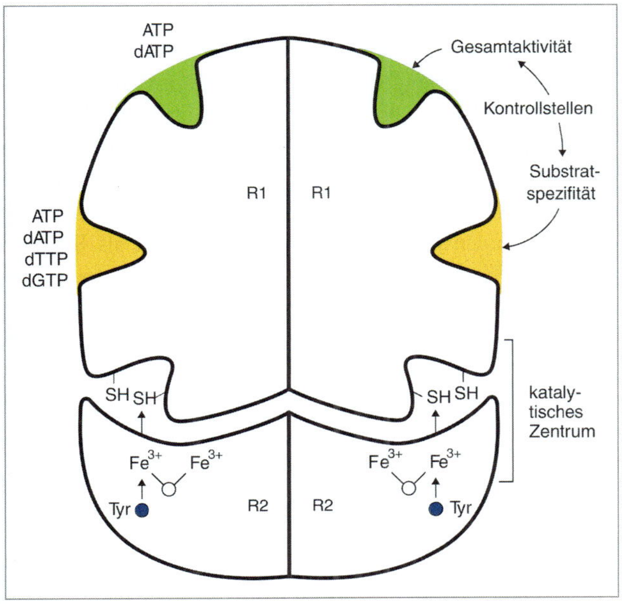

Abb. 10.14 Schematische Struktur der Ribonucleotid-Reduktase. Ein Tyrosylradikal in der R2-Untereinheit gibt Elektronen an Eisen und weiter an SH-Gruppen von Cysteinen in der R1-Untereinheit ab. Im katalytischen Zentrum werden diese auf die OH-Gruppe des C2-Atoms übertragen, was die Reduktion am C2 einleitet. Dabei werden die SH-Gruppen der Ribonucleotid-Reduktase oxidiert. Das Enzym muss für eine neue Runde regeneriert werden.

Die Ribonucleotid-Reduktase besteht aus den **zwei Untereinheiten** R1 und R2, die sich zu einem Tetramer zusammenlagern (➤ Abb. 10.14). Das aktive Zentrum bildet sich erst nach der Tetramerisierung aus.

- Die größere **R1-Untereinheit** enthält das **Zentrum**, in dem die komplizierte Reduktion der Nucleotide stattfindet. Diese Untereinheit besitzt **Cysteinreste**, die im Laufe der Reduktion der Nucleotide oxidiert werden und später wieder regeneriert werden müssen.
- Die kleinere **R2-Untereinheit** enthält ein stabiles **Tyrosylradikal** (Tyr•), das durch die Einwirkung eines nahe gelegenen **Eisenzentrums** gebildet und stabilisiert wird. Während die Lebensdauer eines freien Tyrosylradikals nur Bruchteile einer Sekunde beträgt, hat das Tyrosylradikal im Enzym eine Lebensdauer von mehreren Minuten.

Auslöser der Reduktion der Ribonucleotide ist das Tyrosylradikal. Das ungepaarte Elektron wird während der Reaktion auf einen der Cysteinreste in der R1-Untereinheit und von dort auf die Ribose übertragen. Dies führt zum Austausch der 2'-OH-Gruppe gegen Wasserstoff. Die Cysteinreste der großen Untereinheit liegen nun in oxidierter Form vor und müssen regeneriert werden.

An der Regeneration der Ribonucleotid-Reduktase ist **Thioredoxin**, ein kleines Protein von 12 kD, beteiligt. Auch Glutaredoxin kann diese Aufgabe übernehmen. Das menschliche Thioredoxin enthält die konservierte Sequenz -Trp-**Cys**-Gly-Pro-**Cys**-. Diese Cysteinreste werden **oxidiert**, während die Cysteinreste der großen Untereinheit der Ribonucleotid-Reduktase **reduziert (regeneriert)** werden. Die oxidierten Cysteinreste des Thioredoxins werden von der Thioredoxin-Reduktase reduziert, wobei Wasserstoffe von NADPH geliefert werden (➤ Abb. 10.15).

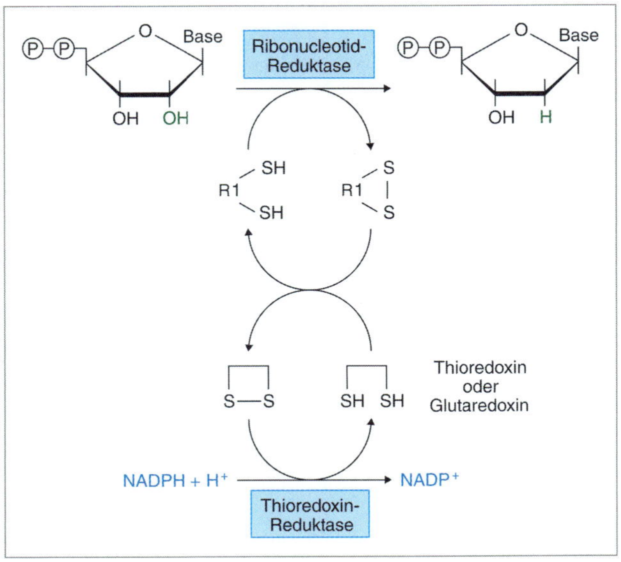

Abb. 10.15 Regeneration der Ribonucleotid-Reduktase mithilfe von Thioredoxin oder Glutaredoxin (zwei kleine Proteine mit aktiven Cysteinresten) und der Thioredoxin-Reduktase.

10

10.4.2 Regulation der Desoxyribonucleotidsynthese

Die große R1-Untereinheit besitzt außer Teilen des katalytischen Zentrums noch mindestens zwei allosterische Bindungsstellen für Nucleotide: das Aktivitätszentrum und das Spezifitätszentrum (➤ Abb. 10.14):

- Das **Aktivitätszentrum** kontrolliert die **Gesamtaktivität** des Enzyms und bestimmt je nach Besetzung, wie viel Nucleotid insgesamt reduziert wird. Die Bindung von ATP stimuliert, die Bindung von dATP hingegen hemmt die Ribonucleotid-Reduktase.
- Das **Spezifitätszentrum** dagegen reguliert die **Substratspezifität** und bestimmt je nach Besetzung, ob ADP, GDP, CDP oder UDP zu dem entsprechenden Desoxyribonucleotid umgewandelt wird. Die Nucleotide **dATP**, **dTTP** und **dGTP** konkurrieren hier um die Bindung. Eine hohe dATP-Konzentration führt dabei zur bevorzugten Bildung der Desoxypyrimidinnucleotide. Damit stellt sich das richtige Verhältnis der Desoxypyrimidine zu Desoxyadenosin ein. Ist die Konzentration von dGTP zu niedrig, gewinnt dTTP die Konkurrenz um die Spezifitätsstelle und beschleunigt die Bildung von dGDP. Bindung von dGTP wiederum fördert die Bildung von dADP.

Die Konzentration der Desoxyribonucleotide ist in nicht proliferierenden Zellen extrem niedrig und dient wohl nur der DNA-Reparatur. Während der DNA-Synthese steigt jedoch in der S-Phase des Zellzyklus der Pool der Desoxyribonucleotide rasch an und erreicht Werte, die die Replikation der DNA gewährleisten. Es wird diskutiert, dass die **Verfügbarkeit der Desoxyribonucleotide** geschwindigkeitsbestimmend für die Replikation ist.

Im menschlichen Genom gibt es mindestens **zwei Gene für die Ribonucleotid-Reduktase**, die für zwei Isoenzyme kodieren. Eines der beiden ist in der S-Phase des Zellzyklus aktiv und wird wahrscheinlich von cyclinabhängigen Kinasen reguliert. Die Aktivität des anderen Gens ist von dem Protein p53 (➤ Kap. 23.2.2), dem „Wächter des Genoms", abhängig und sorgt für Nucleotide, die bei der DNA-Reparatur vor Eintritt in die Zellteilung benötigt werden.

Bei ADA-Mangel (➤ Abb. 10.16) reichert sich Desoxyadenosin an, das von der Nucleosid-Kinase und weiteren Kinasen zu dATP phosphoryliert wird, sodass die Konzentration an dATP bis um das 50fache ansteigen kann. Da dATP die Ribonucleotid-Reduktase hemmt, ist der Nachschub an Desoxyribonucleotiden gedrosselt, und es kommt zu einer Störung der Replikation und folglich zu einer Hemmung der Zellproliferation. Die Proliferationshemmung der Lymphozyten führt zu schweren Immundefekten.

10.4.3 Thymidinsynthese

In der DNA kommt Uracil nicht vor, sie enthält stattdessen Thymin, das sich von Uracil durch eine Methylgruppe am C5-Atom des Pyrimidinrings unterscheidet. Desoxythymidylat (TMP) entsteht auf einem ungewöhnlichen Weg (➤ Abb. 10.16) aus 2'-Desoxyuridin-5'-monophosphat (dUMP). Die Desoxyribonucleotide werden auf der Stufe der Diphosphate (dNDP) durch Reduktion der 2'-OH-Gruppe ihrer Vorstufen (ADP, GDP, CDP und UDP) gebildet und schnell zu Triphosphaten (dNTP) phosphoryliert. Die Entstehung von **dUTP** schafft ein Problem für die Zelle, denn die DNA-Polymerase kann nicht effektiv zwischen dUTP und dTTP unterscheiden und würde Desoxyuridin in die DNA einbauen. Dies wiederum würde zu gefährlichen Mutationen führen. Daher verringern Zellen die Konzentration von dUTP durch Abspaltung einer Pyrophosphatgruppe:

$$\text{dUTP} + H_2O \leftrightarrow \text{dUMP} + PP_i$$

Diese Reaktion wird von der **dUTP-Diphosphohydrolase** katalysiert. Das entstandene Pyrophosphat wird effektiv durch Pyrophosphatasen aus dem Gleichgewicht entfernt. dUMP steht nun bereit für die Thymidinsynthese.

Die **Thymidylat-Synthase** katalysiert den Transfer eines C_1-Bausteins (Methylengruppe) von N^5,N^{10}-Methylentetrahydrofolat auf dUMP (➤ Abb. 10.17), wobei simultan die Methylen- zur Methylgruppe reduziert wird. Im Gegenzug wird Tetrahydrofolat zu Dihydrofolat oxidiert. Das N^5,N^{10}-Methylentetrahydrofolat dient also bei der Methylierungsreaktion gleichzeitig als Monokohlenstoffüberträger (C_1-Donor) und als Reduktionsmittel. Nun muss aber das entstandene Dihydrofolat regeneriert werden, was in zwei Schritten abläuft: Zunächst wird Dihydrofolat durch die **Dihydrofolat-Reduktase** zu Tetrahy-

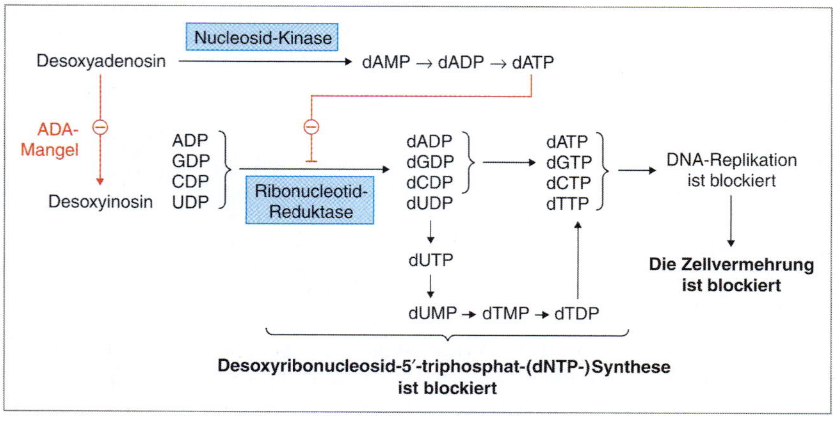

Abb. 10.16 Zusammenhang zwischen ADA-Mangel und Immunschwäche.

10

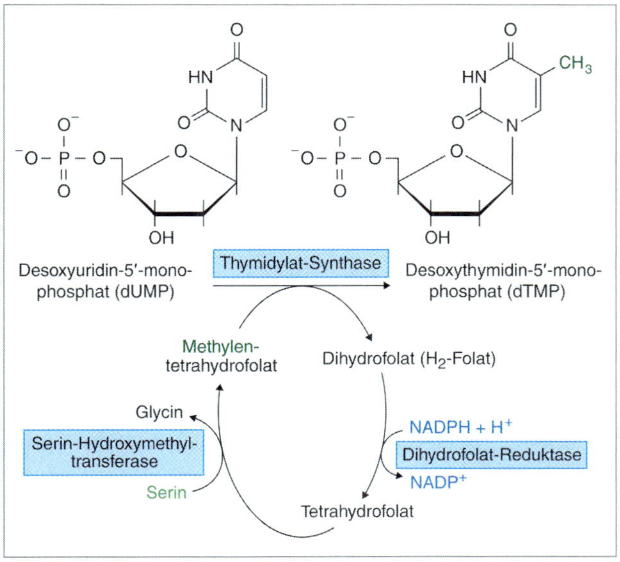

Abb. 10.17 Bildung von Desoxythymidin-5'-monophosphat (dTMP) durch Methylierung von Desoxyuridin-5'-monophosphat (dUMP).

drofolat reduziert; Coenzym (Wasserstoffdonor) ist hier NADPH. Danach übernimmt Tetrahydrofolat eine Methylengruppe aus Serin. Diese Reaktion wird von der **Serin-Hydroxymethyltransferase** (auch Serin-Aldolase genannt) katalysiert. Die Reaktionsgleichung lautet:

Serin + Tetrahydrofolat ↔ N^5,N^{10}-Methylentetrahydrofolat + Glycin

Klinik

Wirkung von Sulfonamiden

Bakterielle Infektionen können über die spezifische Hemmung der bakteriellen Thymidylat-Synthase bekämpft werden, ein Enzym, das Folsäure als Coenzym benötigt. Folsäure (Vitamin-B_2-Komplex) ist für den Menschen essenziell und muss mit der Nahrung aufgenommen werden. Bakterien hingegen synthetisieren Folsäure aus Biopterin, *p*-Aminobenzoesäure und Glutamat. Sulfonamide sind Wirkstoffe, die in der zweiten Dekade des 20. Jahrhunderts als kompetitive Hemmstoffe der bakteriellen Folsäuresynthese entdeckt wurden. Sie sind Strukturanaloga der *p*-Aminobenzoesäure (➤ Abb. 10.18) und üben daher eine kompetitive Hemmung auf die Folsäure-Synthase von Bakterien aus. Ohne Folsäure können Bakterien kein Thymidin synthetisieren und ihre DNA nicht replizieren.

Heute werden Sulfonamide allein selten eingesetzt, oft jedoch in Kombination mit Trimethoprim, einem hochwirksamen kompetitiven Hemmstoff der bakteriellen Dihydrofolat-Reduktase, die für die Thymidinsynthese ebenfalls benötigt wird. Die Dihydrofolat-Reduktase von Bakterien hat sich im Verlauf der Evolution so stark von den eukaryontischen Enzymen fortentwickelt, dass Trimethoprim auf das menschliche Enzym keinen Einfluss hat und somit spezifisch antibakteriell eingesetzt werden kann. Kombinationspräparate enthalten ein Sulfonamid (Sulfamethoxazol) und Trimethoprim und werden häufig als Breitbandantibiotika verschrieben.

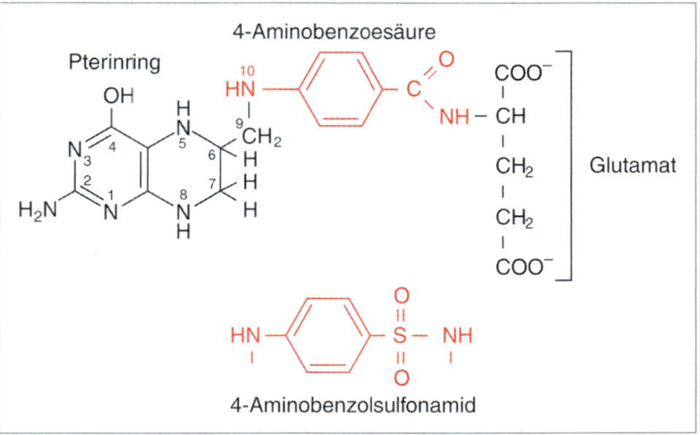

Abb. 10.18 Sulfonamide sind Strukturanaloga der *p*-Aminobenzoesäure, eines Bausteins der bakteriellen Folsäuresynthese. Sie wirken als kompetitive Hemmstoffe der Folsäurebildung und hemmen damit die Thymidinsynthese einer Vielzahl von Bakterien.

10.4.4 Inhibitoren des Nucleotidstoffwechsels

Die De-novo-Synthese und Wiederverwertung von Nucleotiden sind wichtig für die Zellteilung. Viele Verbindungen wurden chemisch synthetisiert in der Hoffnung, die ungebremste Teilung von **maligne entarteten Zellen** durch Inhibierung des Nucleotidstoffwechsels zu unterbinden (➤ Abb. 10.19). Diese werden pharmakologisch klassifiziert als Antimetaboliten, Antifolate, Glutaminantagonisten und andere Stoffe.

Antimetaboliten

Diese sind im Allgemeinen **Strukturanaloga der Purin- und Pyrimidinbasen** oder **Nucleoside**, die in spezifische metabolische Schritte eingreifen.

6-Mercaptopurin (➤ Abb. 10.19) wird in der Zelle über die Wiederverwertungsreaktion in das 5'-Nucleosidphosphat umgewandelt. Diese Verbindung häuft sich in der Zelle an und hemmt spezifisch die Glutamin-PRPP-Amidotransferase, den Schrittmacher der Purinbiosynthese. Außerdem unterbindet das Nucleotid die Umwandlung von IMP zu AMP. Ein Nachteil ist, dass 6-Mercaptopurin von der Xanthin-Oxidase metabolisiert werden kann. Durch gleichzeitige Gabe von Allopurinol, einem Hemmstoff der Xanthin-Oxidase, wird der Abbau verhindert und die Effektivität des Therapeutikums erhöht. Mit 6-Mercaptopurin lassen sich bei Kindern Remissionen akuter Leukämien erzielen.

Azathioprin ist eine inaktive Vorstufe von 6-Mercaptopurin (➤ Abb. 10.19) und wird in der Leber in den aktiven Metaboliten umgewandelt. Azathioprin findet vorwiegend Verwendung zur Ergänzung der Basisimmunsuppression bei Transplantationen und zur Therapie einiger Formen von rheumatoider Arthritis.

5-Fluorouracil ist ein Analogon von Uracil. Es wird von zellulären Enzymen (u.a. Uracil-Phosphoribosyl-Transferase) in die aktiven Wirkstoffe 5-Fluoruridinmonophosphat (F-UMP) und -triphosphat (F-UTP) umgewandelt und in RNA einge-

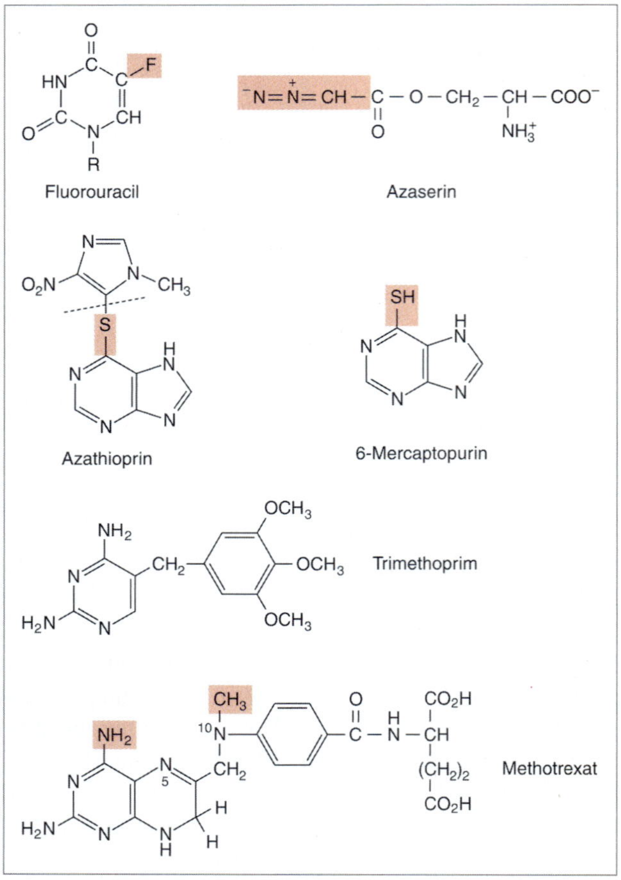

Abb. 10.19 Einige therapeutisch wirksame Agenzien, die sich von Nucleosiden ableiten oder in den Nucleosidstoffwechsel eingreifen.

baut. Dort interferiert Fluoruridin mit der Prozessierung reifer ribosomaler RNA oder mRNA. Das Desoxynucleotid F-dUMP ist auch ein effektiver Hemmstoff der Thymidylat-Synthase. F-dUMP bindet kovalent an das aktive Zentrum des Enzyms und hemmt dieses irreversibel (Suizidhemmung). Als Folge sterben die Zellen an Thymidinverarmung.

Cytosinarabinosid muss zur Entfaltung seiner Wirkung durch zelluläre Enzyme zum 5'-Triphosphat (araCTP) metabolisiert werden. Schrittmacher ist hier die Phosphorylierung des Nucleosids durch die Desoxycytidin-Kinase. araCTP konkurriert mit dCTP in der DNA-Polymerase-Reaktion und ist somit ein Hemmstoff der Replikation.

Folsäureantagonisten wie **Methotrexat** hemmen hochwirksam die menschliche Dihydrofolat-Reduktase, sodass durch die blockierte Tetrahydrofolatregeneration kein Desoxythymidin synthetisiert werden kann. Diese Medikamente sind insbesondere bei schnell wachsenden malignen Zellen wirksam und finden Anwendung bei akuter lymphatischer Leukämie, Non-Hodgkin-Lymphomen, Mamma- und Zervixkarzinomen sowie Tumoren des ZNS.

Antifolate

Ein Beispiel für Antifolate ist **Trimethoprim** (➤ Abb. 10.19). Es ist ein bakteriostatisch wirksames Chemotherapeutikum, das kompetitiv in die bakterielle Folsäuresynthese eingreift. Es hat ein breites Wirkungsspektrum und wird fast ausschließlich in Kombination mit einem Sulfonamid eingesetzt (➤ Kap. 10.4.3).

Glutaminantagonisten

Aminierungsreaktionen, an denen Glutamin als Stickstoffdonor beteiligt ist, sind sehr häufig. Die Biosynthese des Purinrings, die Bildung von GMP aus IMP, die Synthese von zytosolischem Carbamoylphosphat sowie die Aminierung von UTP sind Beispiele, die mit der RNA- und DNA-Synthese eng verknüpft sind. Substanzen, die diese Reaktionen hemmen, werden Glutaminantagonisten genannt. Ein Beispiel für diese Klasse von Hemmstoffen ist **Azaserin** (➤ Abb. 10.19). Die hohe Toxizität von Azaserin verbietet jedoch die klinische Anwendung zur Krebstherapie.

MERKE

Desoxyribonucleotide werden aus Ribonucleosiddiphosphaten durch Reduktion der 2'-OH-Gruppe gebildet. Zwei Isoenzyme der **Ribonucleotid-Reduktase** dienen der Versorgung der Zelle mit DNA-Bausteinen, die für die DNA-Synthese (DNA-Replikation während der S-Phase) und für die Reparatur von DNA-Schäden benötigt werden. Die Aktivität dieser Enzyme wird durch hohe **dATP-Konzentrationen** gehemmt, ein Zustand, der auch pathologisch infolge von Adenosin-Desaminase-Mangel auftreten kann. dADP, dGDP und dCDP werden unmittelbar nach ihrer Bildung zu den Triphosphaten phosphoryliert, **dUDP** wird jedoch zu dUMP dephosphoryliert. Dieser Schritt verhindert den Einbau von Uridin in die DNA und liefert die Ausgangssubstanz für die **Thymidinsynthese**. Wertvolle antibakterielle und zytostatische Substanzen leiten sich von Desoxynucleotiden ab oder sind Antagonisten der Folsäuresynthese bzw. der Tetrahydrofolatregeneration im Nucleotidstoffwechsel.

ZUSAMMENFASSUNG

Struktur der Nucleotide

Nucleotide bestehen aus drei Komponenten: einer Base, einem Zucker und mindestens einer Phosphatgruppe. Entfernt man die Phosphatgruppe, erhält man die Nucleoside. Die **Basen** sind Purine oder Pyrimidine. Die häufigsten Purine sind Adenin und Guanin, die häufigsten Pyrimidine Cytosin, Uracil und Thymin. Als **Zucker** dienen immer Pentosen, entweder Ribose oder Desoxyribose. Die **Phosphatgruppen** sind in der Regel mit der 5'-OH-Gruppe der Pentose verestert.

Bedeutung der Nucleotide

Nucleotide sind Bausteine von **Coenzymen** und **Nucleinsäuren**. Sie sind wichtige **Energieträger** der Zelle, dienen als **Regulatoren** von Enzymaktivitäten und dadurch von ganzen Stoffwechselwegen. cAMP und cGMP sind bedeutende **intrazelluläre Boten** hormoneller Signale.

Stoffwechsel der Nucleotide

Nucleotide unterliegen einem ständigen Recyclingprozess. Große Mengen werden für die **Synthese der DNA** und **RNA** benötigt. Viele RNA-Moleküle haben eine kurze Lebensdauer und werden rasch wieder zu Nucleotiden abgebaut. Die Nucleotide verbleiben in der Zelle und können, nach Phosphorylierung zu **Nucleosidtriphosphaten**, wieder für die Synthese neuer Nucleinsäuren verwendet werden. Werden Nucleotide dagegen durch Phosphatasen zu Nucleosiden und diese durch Nucleosid-Phosphorylasen zu den Basen abgebaut, besteht die Gefahr, dass der Abbau noch fortschreitet und dadurch die Nucleotide der Zelle verloren gehen. In diesem Fall müssten sie durch energieaufwändige Neusynthese ersetzt werden, denn Nahrungspurine und -pyrimidine haben für die Versorgung der Zellen eine untergeordnete Bedeutung. Um Verluste zu minimieren, stehen den Zellen effektive **Wiederverwertungsreaktionen** zur Verfügung (Salvage pathway).

Purine werden im menschlichen Körper zu **Harnsäure** abgebaut, Pyrimidine zu **β-Alanin** (einem Bestandteil der Pantothensäure) bzw. zu **β-Aminoisobutyrat**. Diese Produkte werden im Urin ausgeschieden.

Defekte des Purinnucleotidstoffwechsels führen zu schweren Erkrankungen, wie Hyperurikämie und Gicht, einer lebensbedrohlichen Immunschwäche oder geistiger Retardation mit Neigung zu Selbstverstümmelung. Defekte des Pyrimidinstoffwechsels sind sehr selten; bekannt ist die hereditäre Orotacidurie.

Fragen

1. Welche Funktionen haben Nucleotide?
2. Aus welchen Bausteinen bestehen Nucleotide?
3. Welche Nucleotide enthält die DNA, welche die RNA?
4. Welche Moleküle sind die Lieferanten des Purinrings bei der Purinbiosynthese?
5. Wie wird die Purinbiosynthese reguliert?
6. Was versteht man unter Salvage pathway?
7. Wie entsteht Gicht? Welche therapeutischen Möglichkeiten gibt es?
8. Wie heißen die beiden multifunktionellen Proteine, die die Pyrimidinbiosynthese katalysieren?
9. Wie entstehen Desoxyribonucleotide? Welches Enzym spielt hier eine wichtige Rolle?
10. Nennen Sie einige Inhibitoren des Nucleotidstoffwechsels.

014 IMPP-Fragen

KAPITEL

11

T. Igo-Kemenes

Das genetische Material

Praxisfall

Nach dem Ende des Vietnamkriegs hatten die amerikanischen Streitkräfte viele an Malaria erkrankte Soldaten zu versorgen. Weitere Fälle wurden erwartet, da die amerikanischen Streitkräfte in den 70er Jahren des 20. Jahrhunderts auch in malariaverseuchten Urwaldgebieten Mittel- und Südamerikas eingesetzt waren. Große Summen an Fördermitteln flossen damals in die Malariaforschung. Eines der gesetzten Ziele war es, die Empfindlichkeit der damaligen, auf immunologischen Tests basierenden Nachweismethoden für den Erreger im Blut erheblich zu verbessern, um im Verdachtsfall mit einer Therapie möglichst früh, am besten noch vor Einsetzen der ersten Symptome, beginnen zu können. Am Ende der ersten Förderungsperiode von fünf Jahren wurde der Stand der Bemühungen überprüft: Die beteiligten Forschergruppen erhielten Blutproben mit variierenden Mengen an Erregern und Kontrollproben ohne Erreger. Das Ergebnis der ersten Testreihen war ernüchternd. Die unabhängig voneinander in etwa einem Dutzend Laboratorien entwickelten Nachweisverfahren brachten nicht die erhofften Ergebnisse. Nur Proben mit hohen Titern konnten mit Sicherheit positiv identifiziert werden. Proben mit niedrigen Titern, wie man sie kurz nach einer Infektion beim Menschen erwartet, wurden häufig als negativ gedeutet. Umgekehrt hatte man bei nicht infizierten Proben die schwachen Signale, die im Rahmen der Messungenauigkeit immer auftreten, häufig als positiv gewertet. Obwohl in dieser Zeit sehr viel Wissen über Malaria angesammelt wurde, konnte kein empfindlicher Test für den Erreger erarbeitet werden.

Mitte der 80er Jahre wurde von Kary Mullis die Polymerase-Kettenreaktion (PCR) entwickelt, die in ➤ Kap. 15.1.3 genau beschrieben ist. Die angesammelten Kenntnisse über die DNA-Replikation nutzte Mullis aus, um die Verdopplung einer spezifischen DNA-Sequenz im Reagenzglas nahezu beliebig oft und in kürzester Zeit zu wiederholen. Mit der PCR-Technik lassen sich im Prinzip aus einem einzigen DNA-Molekül beliebig viele identische Kopien herstellen. Diese Technik hat die Molekularbiologie revolutioniert – u.a. auch den denkbar empfindlichsten Test für Malaria gebracht.

Fortschritte auf naturwissenschaftlichen Gebieten, ob es sich um Physik, Chemie, Biochemie, Genetik, Molekular- oder Zellbiologie handelt, haben der Medizin immer einen deutlichen Schub gebracht. Unsere heutige Medizin ist deshalb so erfolgreich, weil sie streng auf den Gesetzen der Naturwissenschaften begründet ist und die Erkenntnisse aus diesen Wissenszweigen für ihre Zwecke konsequent einsetzt.

Zur Orientierung

Nahezu 90% der Nucleinsäuren einer menschlichen Zelle bestehen aus **RNA**, nur etwa 10% aus **DNA**. Letztere befindet sich in eukaryontischen Zellen im Zellkern, von basischen Proteinen, den Histonen, zu Chromatin verpackt und in den Mitochondrien. Die Bildung neuer DNA-Stränge wird von **DNA-Polymerasen** katalysiert und bedarf der Mithilfe einer größeren Zahl an weiteren Proteinen. DNA ist eine Art **„Urschrift“** der genetischen Information. In verschiedenen Zelltypen eines Organismus werden unterschiedliche Abschnitte der DNA in RNA umgeschrieben (transkribiert). Die Transkripte der Gene, die **„Arbeitskopien“** der Gene, sind RNA-Moleküle und haben in der Zelle unterschiedliche, in vielen Fällen noch unerforschte Funktionen. Die Messenger-RNA (mRNA) wird gemäß den Regeln des genetischen Codes in eine Polypeptidkette translatiert. Man kann daher ein **Gen** als den Abschnitt des Genoms definieren, der notwendig ist, um die Bildung eines funktionellen Proteins zu verschlüsseln. Dennoch gibt es auch DNA-Abschnitte, die transkribiert werden, obwohl sie nicht für Proteine kodieren. Ribosomale RNA (rRNA), Transfer-RNA (tRNA) sowie viele andere RNA-Moleküle sind selbst **biologisch aktiv**, ohne dass sie in Proteine übersetzt werden. Somit kann ein Gen auch Bauplan für eine biologisch aktive RNA sein.
Die **ribosomale RNA (rRNA)** ist struktureller Bestandteil der Ribosomen, der Proteinsynthesemaschinerie der Zelle. Sie dient als Grundgerüst für die Ribosomen und geht zahlreiche Wechselwirkungen mit (ribosomalen) Proteinen ein. Die **Transfer-RNA (tRNA)** wirkt als Adaptor bei der Übersetzung der Nucleinsäuresequenz in der Proteinsynthese, die **Messenger-RNA (mRNA)** als Matrize bei der Proteinsynthese (Translation). Im Zellkern befinden sich darüber hinaus zahlreiche **stabile kleine RNA-Moleküle (snRNA** = small nuclear RNA), von denen manche eine Funktion beim Spleißvorgang haben. Andere funktionelle RNA-Moleküle, wie beispielsweise das Signalerkennungspartikel (SRP = signal recognition particle), sind im Zytosol als Bestandteile der **Ribonucleoproteine** zu finden. **Kleine interferierende RNA** (siRNA = small interfering RNA) und **MicroRNA** (miRNA) sind an der Transkriptions- bzw. Translationsregulation beteiligt. Das Enzym **Telomerase** wirkt der Verkürzung der Chromosomenenden entgegen und enthält ebenfalls eine kurze Ribonucleinsäure. RNA kann in Form von Ribozymen auch ohne Beteiligung von Proteinen katalytische Funktionen ausüben.
Die **DNA** von Eukaryonten ist mit Proteinen assoziiert. Der Komplex aus DNA und Protein wird **Chromatin** genannt. Die Proteine verleihen dem Chromatin eine kompakte und dynamische Struktur. Diese ermöglicht den Replikationsmaschinen, Reparaturenzymen, Transkriptionsfaktoren und anderen Proteinen den Zugang zum Replikationsursprung, zu schadhaften Stellen in der DNA, Promotoren, Enhancern bzw. Silencern etc. und damit die Speicherung, den Schutz und die Nutzung der Erbinformation. In den lichtmikroskopisch sichtbaren Chromosomen bei der Zellteilung (Mitose) liegt das Chromatin in der höchsten Verdichtung vor.

11.1 Struktur und Funktion der Nucleinsäuren

11.1.1 Funktionen und Eigenschaften der Nucleinsäuren

Die Funktion der Nucleinsäuren umfasst die **Speicherung, Weitergabe** und **Realisation der genetischen Information**. Nucleinsäuren sind an allen bedeutenden Vorgängen des Lebens mittelbar oder unmittelbar beteiligt. So ist das Leben von der Fähigkeit der Zelle abhängig, genetische Information zu speichern, abzurufen, zu übersetzen und schließlich von einer Generation zur nächsten unverändert weiterzuvererben. Alle diese Fähigkeiten sind in **Genen** verschlüsselt, die letztlich die charakteristischen Eigenschaften einer Art sowie ihrer einzelnen Individuen bestimmen.

Mitte des 20. Jahrhunderts wurde erkannt, dass genetische Information v.a. aus Bauplänen für Proteine besteht („Ein-Gen-ein-Protein-Hypothese“). Heute weiß man, dass ein Gen, etwa durch alternatives Spleißen, durchaus für mehrere Proteine kodieren kann. Proteine werden nach Instruktion der Gene synthetisiert und dienen allen möglichen physiologischen Funktionen: Sie bilden die Bausteine für Zellstrukturen, sie sind die Enzyme, die alle chemischen Reaktionen einer Zelle katalysieren, sie regulieren die Genexpression, ermöglichen Zellbewegungen und die Zellkommunikation.

Schon gewusst

Die Entdeckung der DNA als Träger der genetischen Information

Aus welchem Material aber bestehen die Gene selbst, die zu all diesen komplizierten Funktionen der Vererbung und Instruktion befähigt sind? Um 1940 wurde experimentell gezeigt, dass Gene aus Desoxyribonucleinsäure (DNA) bestehen. 1953 wurde durch die Aufklärung der DNA-Raumstruktur als eine Doppelhelix ein wichtiges Prinzip der Vererbung, nämlich die semikonservative Replikation, verstanden. Beide Stränge der elterlichen Doppelhelix dienen als Matrize für die Synthese der neuen Doppelhelices und ermöglichen damit die Bildung zweier identischer Kopien der elterlichen DNA in den Tochterzellen. In den 60er Jahren konnte der genetische Code entschlüsselt werden. Darauf wurde das zentrale Dogma der Molekularbiologie formuliert, das besagt, dass die in der DNA verschlüsselte Information in mehrere identische RNA-Kopien transkribiert (umgeschrieben) und dann in Proteine translatiert (übersetzt) wird; der Fluss der genetischen Information läuft also von der DNA über RNA zum Protein (DNA → RNA → Protein). In den 70er Jahren wurden die Grundlagen der Gentechnologie etabliert, die in den 80er und 90er Jahren zur Aufklärung der Regulation der Genexpression und der Mechanismen der Embryonalentwicklung führten. Somit wurde in etwas mehr als einem halben Jahrhundert der Fluss der Information vom Bauplan des Lebens zu den vielfältigen Aspekten der Lebensfunktionen im Prinzip aufgeklärt. Dieser Fortschritt hat eine zunehmende Bedeutung nicht nur für das Verständnis des Lebens selbst, sondern auch für die praktische Anwendung in der medizinischen Diagnose, Prävention und Therapie.

Struktur und Polarität der Nucleinsäuren

Nucleinsäuren sind Makromoleküle, die aus der Verknüpfung von **Nucleosidmonophosphaten** entstehen (➤ Abb. 11.1). Die Bindungen zwischen Nucleotiden werden als **Phosphodiesterbindungen** bezeichnet, denn die Phosphorsäure ist mit alkoholischen OH-Gruppen zweier Ribosemoleküle verestert. Da die Phosphorsäuregruppen in den Nucleinsäuren starke Säuren sind und leicht ein Proton abgeben, sind Nucleinsäuren bei physiologischem pH in der Zelle negativ geladen.

Nucleinsäuren besitzen eine **Polarität**, da die Struktur ihrer Bausteine asymmetrisch ist. Das linke Ende des abgebildeten einzelsträngigen DNA-Moleküls (➤ Abb. 11.1) enthält eine OH-Gruppe am C5' der Pentose: Deshalb bezeichnet man dieses Ende auch als das **5'-Ende** des Nucleinsäurestrangs. Das rechte Ende enthält eine OH-Gruppe am C3' der Pentose: Dieses wird als das **3'-Ende** des Moleküls bezeichnet. Diese Direktionalität der Nucleinsäuren und die Tatsache, dass die natürliche **Nucleinsäuresynthese vom 5'-Ende zum 3'-Ende** hin erfolgt, führte zu der Übereinkunft, Nucleinsäuresequenzen generell von 5' nach 3' und von links nach rechts zu schreiben. Die Sequenz GATCGC impliziert also, dass es sich um 5'-GATCGC-3' handelt. Will man die Sequenz in der anderen Richtung schreiben, muss explizit die Polarität vermerkt werden; man schreibt also 3'-CGCTAG-5'.

Energiebedarf der Nucleinsäuresynthese

Die kleinste Einheit einer Nucleinsäure ist das **Nucleotid** – Ribonucleotid bei Ribonucleinsäure (RNA), Desoxyribonucleotid bei Desoxyribonucleinsäure (DNA). Bei der Biosynthese der Nucleinsäuren, die von RNA- bzw. DNA-Polymerasen katalysiert wird, werden Nucleotide zu langen Ketten aneinanderge-

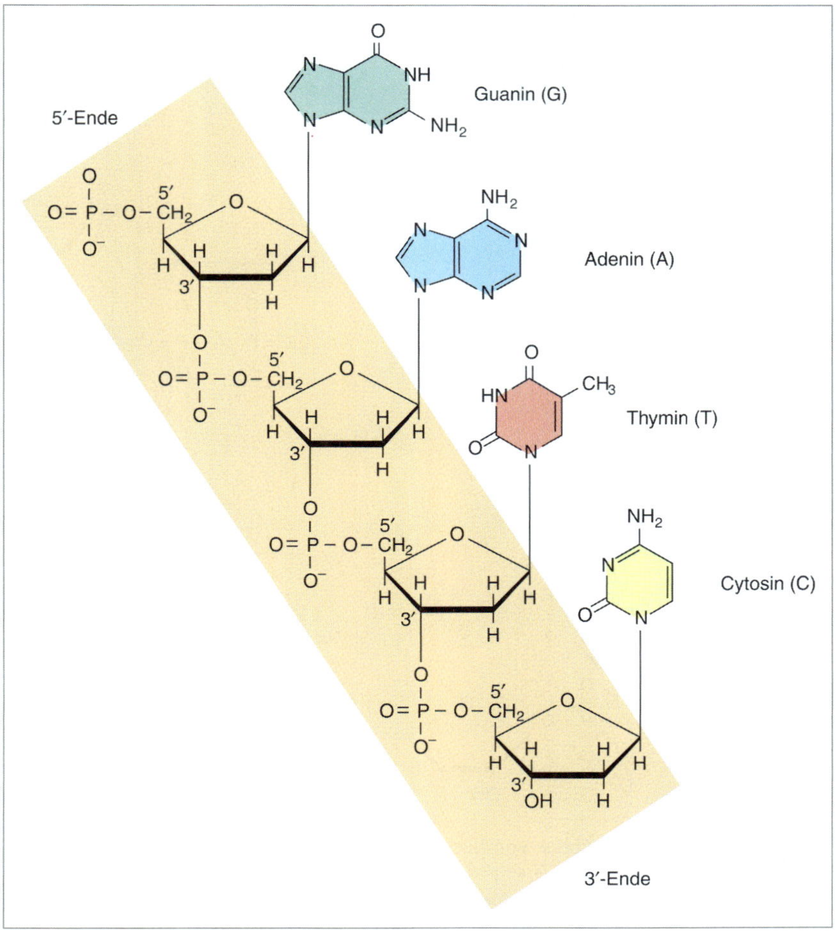

Abb. 11.1 Struktur eines DNA-Stranges. Die DNA besteht aus einem Desoxyribose-Phosphat-Rückgrat und vier verschiedenen Basen.

11

reiht (polymerisiert). Die Polymerisierung der Nucleotide zu Nucleinsäuren ist, wie die Bildung aller Biopolymere, ein energieverbrauchender Prozess. Zum Einbau der Nucleosidmonophosphate in die Nucleinsäure müssen sie deshalb in einer energiereichen Form, nämlich als Nucleosidtriphosphate, vorliegen. **Nucleosidtriphosphate** stellen die energiereichste Form der Nucleotide dar. Bei der Verknüpfung der Nucleotide reagiert die 3'-OH-Gruppe der Pentose des letzten Nucleotids der wachsenden Kette mit der α-Phosphat-Gruppe am 5'-Ende des eintretenden Nucleosidtriphosphats (➤ Abb. 11.2a). Bei dieser Kondensationsreaktion wird Pyrophosphat freigesetzt, das von **Pyrophosphatasen** in zwei Phosphatmoleküle zerlegt und damit dem Gleichgewicht der Reaktion entzogen wird. Die umgekehrte Reaktion, nämlich die Spaltung von Nucleinsäuren, wird durch **Nucleasen** katalysiert und erfolgt hydrolytisch (➤ Abb. 11.2b). Sie bedarf keiner Energiezufuhr.

MERKE

Nucleinsäuren sind Makromoleküle, die abwechselnd aus einer **Pentose** und einem **Phosphat** bestehen (Zucker-Phosphat-Rückgrat), mit **Basen** als funktionellen Gruppen. Nucleinsäuren werden, wenn nicht anders gekennzeichnet, **von 5' nach 3'** geschrieben.

11.1.2 Struktur der Desoxyribonucleinsäure

Die DNA-Doppelhelix

Ein wesentliches Merkmal der DNA ist, dass sie aus **zwei Nucleotidsträngen** besteht. Die doppelhelikale Struktur der DNA leiteten James Watson und Francis Crick 1953 aufgrund von Röntgenstrukturaufnahmen ab. Die Aufklärung der DNA-Struktur beeinflusste die Entwicklung der molekularen Biologie erheblich, denn sie gab unmittelbare Hinweise auf die damals noch unverstandene Frage, wie genetische Information weitervererbt wird (semikonservative Replikation).

Die DNA-Doppelhelix besteht aus zwei in entgegengesetzter Richtung laufenden, sog. antiparallelen DNA-Strängen, die um eine gemeinsame Achse gewunden sind (➤ Abb. 11.3a). Die Windung ist **rechtsgängig**. Eine rechtsgängige Schraube dringt beim Drehen nach rechts (Uhrzeigersinn) in eine konventionelle Schraubenmutter hinein; eine linksgängige Schraube würde sich bei gleicher Drehrichtung aus der Mutter herausbewegen. Die Purin- und Pyrimidinbasen sind zum Inneren der Helix gerichtet, während das Zucker-Phosphat-Rückgrat beider Stränge außen liegt. Die Basen eines Strangs gehen Wechselwirkungen mit den Basen des anderen Strangs ein (➤ Abb.

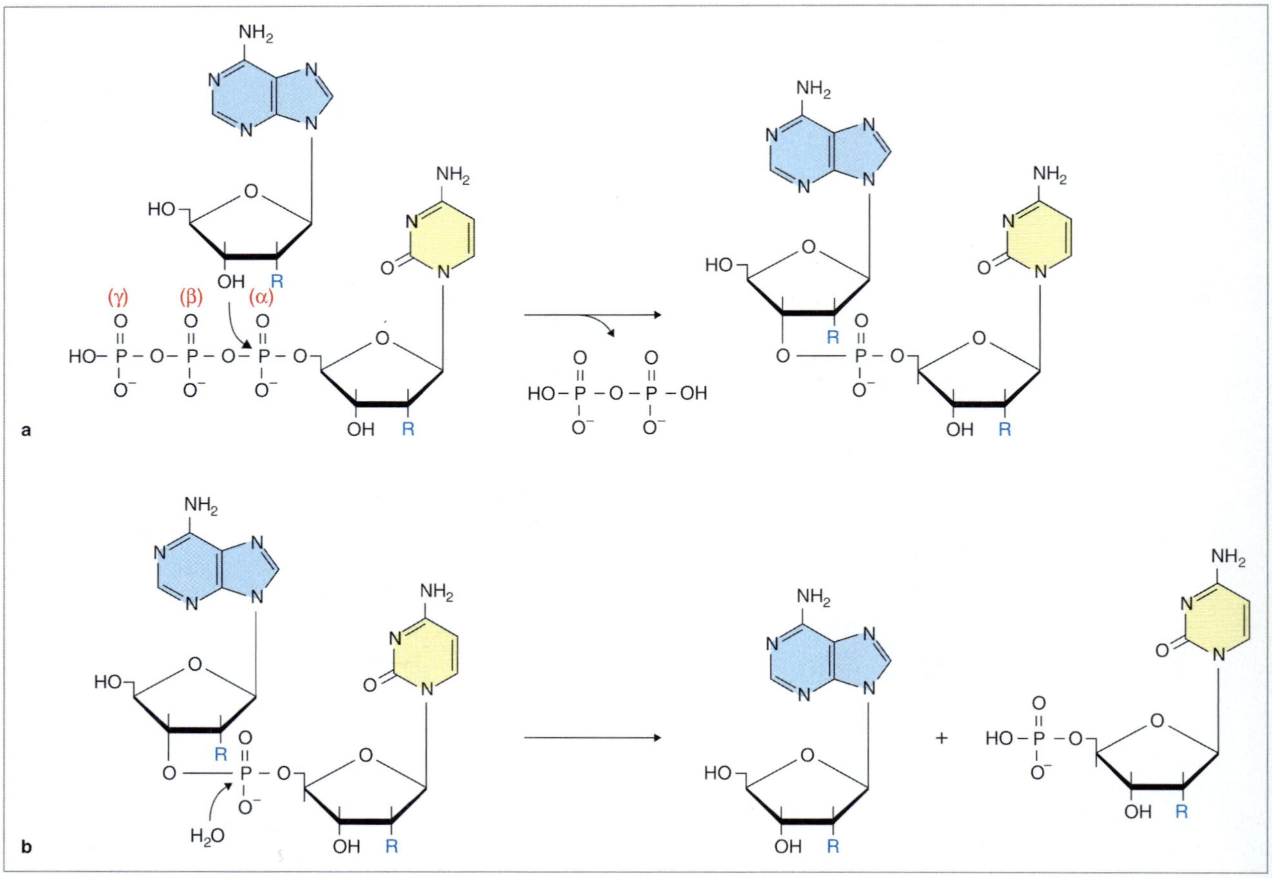

Abb. 11.2 Synthese und Abbau von Nucleinsäuren.
a) Bildung von Nucleinsäuren aus ihren aktivierten Bausteinen.
b) Abbau von Nucleinsäuren durch hydrolytische Spaltung der Phosphodiesterbindung.
R = H bei DNA, R = OH bei RNA

11.3b). Die Geometrie dieser Wechselwirkungen ist so geartet, dass die *N*-**glykosidischen Bindungen** gepaarter Nucleotide nicht diametral entgegengesetzt stehen, sondern einen geringeren Winkel als 180° bilden (➤ Abb. 11.4). Die gepaarten Nucleotide stapeln sich spiralförmig in der DNA-Doppelhelix übereinander, wobei zwei **Furchen** entstehen, eine **große** und eine **kleine**, die man beim Betrachten der Helix von der Seite sehr gut sieht. Stünden die *N*-**glykosidischen Bindungen** zwischen Zucker und Base in einem Winkel von 180° zueinander, dann wären beide Furchen gleich breit und nicht zu unterscheiden.

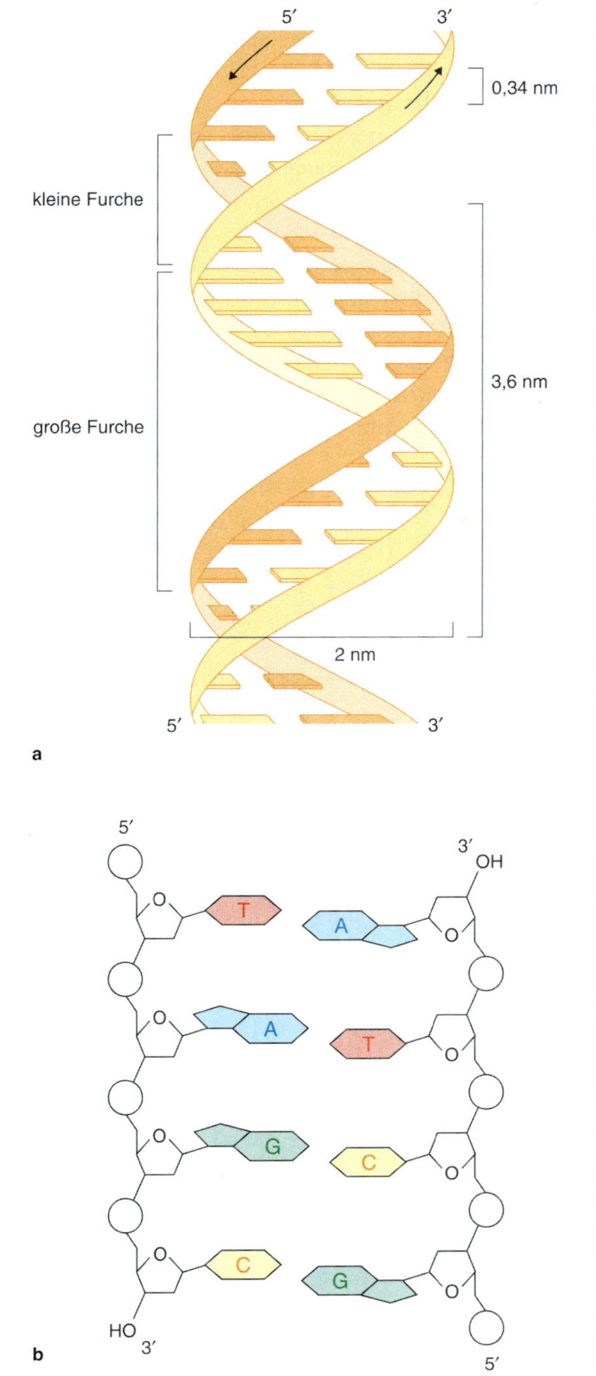

Abb. 11.3 Modell der DNA.
a) Die gewundenen Bänder stellen das Zucker-Phosphat-Rückgrat der DNA dar, die Basen sind nach innen gerichtet. Eine Windung der Doppelhelix hat eine Länge von 3,6 nm. Der Abstand zwischen den übereinandergestapelten Basen beträgt 0,34 nm. Die Pfeile geben die Polarität der DNA-Stränge an. **b)** In dieser Darstellung sieht man, dass die Basenpaare planar übereinandergestapelt sind.

Wasserstoffbrücken

Die Wechselwirkungen zwischen den Basen der DNA-Doppelhelix erfolgen über **Wasserstoffbrücken**. Jeweils ein Purin bildet Wasserstoffbrücken zu einem Pyrimidin des Gegenstrangs, wobei sich zwischen A und T zwei, zwischen G und C drei Wasserstoffbrücken vom sog. Watson-Crick-Typ ausbilden können (➤ Abb. 11.4).

Basen-Stacking

Die Basen der DNA-Stränge sind übereinandergestapelt (engl. stacked). In diesen Stapeln bilden sich Wechselwirkungen zwischen den übereinanderliegenden Basenpaaren aus, die zur weiteren Stabilisierung der Helix beitragen (sog. stacking

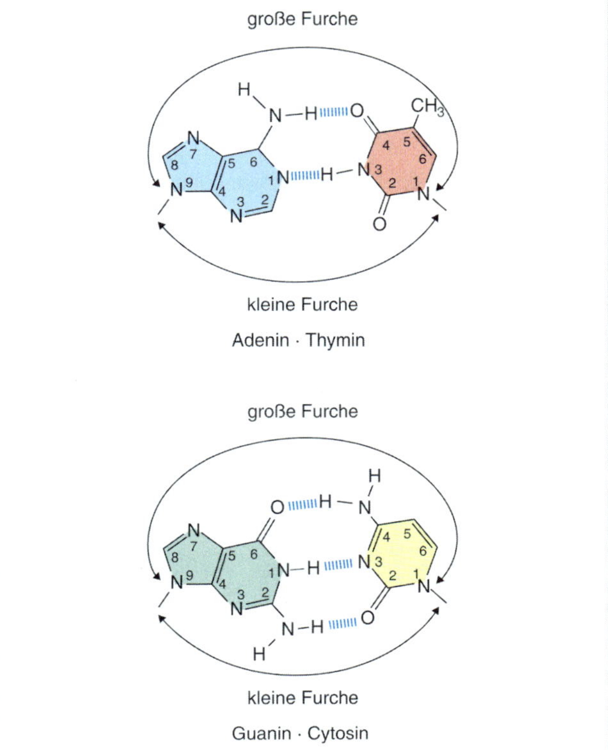

Abb. 11.4 Ausbildung von Wasserstoffbrücken zwischen komplementären Basen in doppelsträngigen Nucleinsäuren. Dieser Typ von Basenpaaren wird als Watson-Crick-Typ bezeichnet. Beim Übereinanderstapeln der Nucleotidpaare entstehen in der DNA-Doppelhelix zwei Furchen; diese sind enger (kleine Furche) oder weiter (große Furche), weil die Zucker-Phosphate nicht diametral entgegengesetzt stehen, sondern in einem Winkel < 180°.

forces). Hier handelt es sich um **hydrophobe Wechselwirkungen** und um **Van-der-Waals-Kräfte**.

Blick ins Labor

Die Stapelung der Basen ist die Ursache der Hypochromizität in der DNA. Der Begriff **Hypochromizität** beschreibt die Tatsache, dass die Lichtabsorption der Helix bei 260 nm (Absorptionsmaximum der Nucleotide) um 20% niedriger liegt als die Absorption der Summe der Nucleotide, aus denen die Helix aufgebaut ist. Hebt man die geordnete Stapelung auf, etwa durch enzymatischen Abbau der DNA zu den Nucleosidmonophosphaten oder durch thermische Denaturierung, dann steigt die Absorption um 20% an. Diese Hypochromizität muss berücksichtigt werden, wenn man die Lichtabsorption zur **Konzentrationsbestimmung** von DNA-Doppelstrangmolekülen benutzen will.

MERKE

Die DNA-Doppelhelix besteht aus zwei in entgegengesetzter Richtung laufenden, sog. **antiparallelen DNA-Strängen**, die um eine gemeinsame Achse gewunden sind. Beide Stränge werden durch **Wasserstoffbrücken** zusammengehalten (Standard-Watson-Crick-Basenpaare: G\C und A\T). Die übereinandergestapelten Basen bilden untereinander **hydrophobe Wechselwirkungen** und **Van-der-Waals-Kräfte** aus (stacking forces), welche die Helix weiter stabilisieren.

Reversible Trennung von DNA-Doppelsträngen

Die beiden Stränge der Doppelhelix sind über **Wasserstoffbrücken**, also über nichtkovalente Bindungen, miteinander verbunden. Die Stabilität der Doppelhelix ergibt sich aus der Summe vieler dieser schwachen Wechselwirkungen. Diese lassen sich unter relativ geringem Energieaufwand aufheben; im Reagenzglas etwa durch Erhitzen auf ca. 90 °C oder durch Zugabe von Lauge (ca. 0,4 mol · L^{-1} NaOH). Unter diesen Bedingungen lösen sich die Wasserstoffbrücken, die Stränge trennen sich und bilden **zufällige Faltungen (random coils)**. Diesen Vorgang bezeichnet man als **Denaturierung**. Beim Wiederherstellen günstiger Bedingungen, wie Raumtemperatur und neutraler pH, finden sich die komplementären Sequenzen nach einiger Zeit wieder **(Renaturierung)**, und die ursprüngliche Doppelhelix bildet sich perfekt zurück (➤ Abb. 11.5). Die Renaturierung ist ein langsamer Prozess und von mehreren Parametern abhängig: von der Zeit, der DNA-Konzentration und der Ionenstärke. Eine Doppelhelix bildet sich nur aus, wenn die DNA-Sequenz der Stränge zueinander komplementär ist; zwei nicht verwandte DNA-Stränge verbleiben als einzelsträngige DNA. DNA kann sich auch mit RNA zu einem **Hybriddoppelstrang** vereinigen, vorausgesetzt, die Nucleotidsequenzen sind komplementär zueinander. Solche Hybridstränge bilden sich z.B. während der Transkription in der Zelle.

In der Zelle werden die DNA-Stränge bei diversen biologischen Prozessen, wie Transkription, Replikation oder DNA-Reparatur, getrennt. Die Funktion des Erhitzens übernehmen hier Proteine, wie **Helicasen**, die die komplementären Stränge unter ATP-Verbrauch lokal aufwinden und trennen.

Blick ins Labor

Hybridisierung

Die Bildung von DNA-RNA-Hybridsträngen oder von Nucleinsäuredoppelsträngen allgemein (im Reagenzglas oder an Membranfilter gebunden) ist eine der wichtigen Analysetechniken der Molekularbiologie und wird Hybridisierung genannt. Die

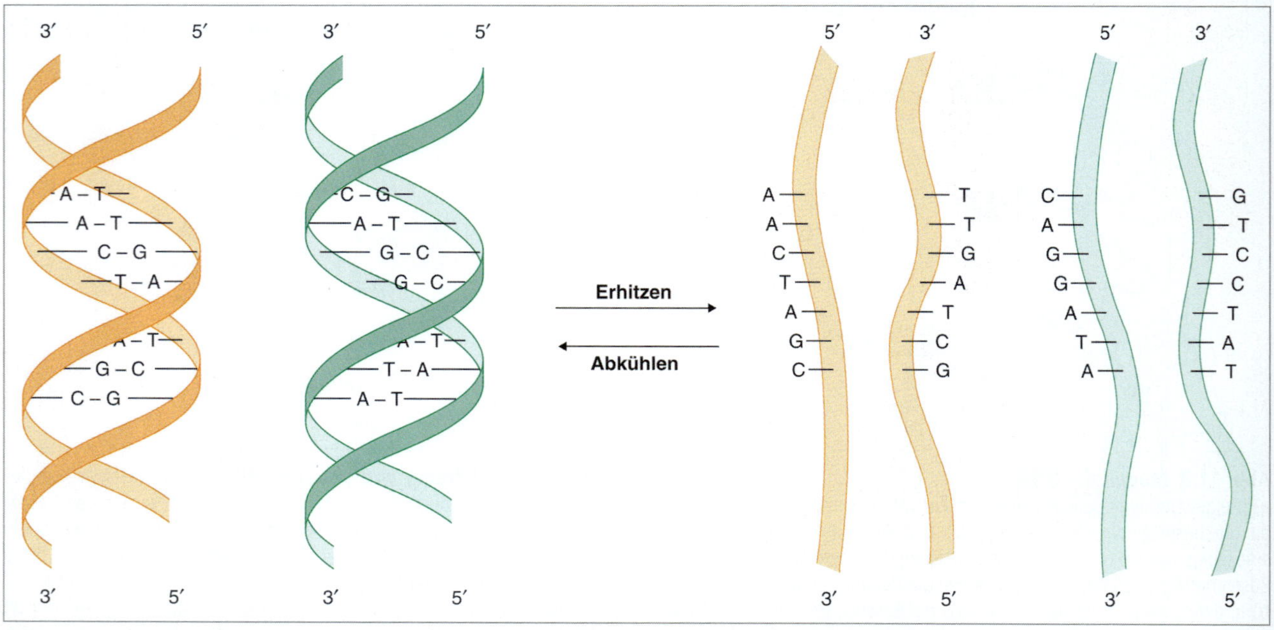

Abb. 11.5 Reversible Trennung der Stränge einer DNA-Doppelhelix durch Erhitzen und Abkühlen.

11

Komponenten können dabei radioaktiv oder mit einer fluoreszierenden Gruppe markiert sein. Die Hybridisierung ist eine empfindliche analytische Methode zum Nachweis spezifischer Nucleinsäuren (etwa eines bestimmten Gens oder einer spezifischen mRNA) in komplexen Gemischen.

Schon gewusst

Die DNA-Doppelhelix ist eine dynamische Struktur

Der größte Teil, vielleicht sogar nahezu die gesamte DNA in der Zelle liegt in der sog. B-Form vor (> Abb. 11.6). Durch die Geometrie der gepaarten Basen bilden sich bei der B-DNA zwei Furchen aus, eine kleine und eine große. Im Reagenzglas kann die DNA in Gegenwart organischer Lösungsmittel in die sog. A-DNA übergehen. Die A-Helix ist etwas kürzer, dafür aber etwas weiter als die B-Form, und die Basen sind um 20° geneigt; sie stehen somit nicht mehr senkrecht zur Helixachse wie bei der B-Form. Die kleine Furche ist in der A-Form stark verengt, ja sogar nahezu verschwunden. Bestimmte DNA-Abschnitte, wie beispielsweise $(CG)_n$, eine alternierend aus Cytosin und Guanosin bestehende DNA, können eine linksgängige Helix ausbilden: die Z-DNA. Die Phosphatgruppen im Rückgrat zeigen keinen ebenen Gang wie bei der A- oder B-DNA, sondern einen zickzackförmigen Verlauf (daher der Name Z-DNA). Wahrscheinlich ist weder die A- noch die Z-förmige DNA von physiologischer Bedeutung. Die Existenz dieser Formen zeigt jedoch, dass die DNA keine starre, sondern eine äußerst dynamische, biegsame und komprimierbare Struktur darstellt.

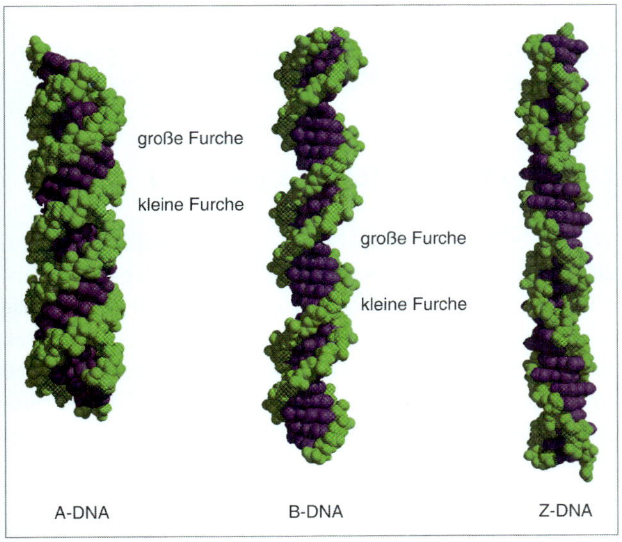

Abb. 11.6 Kalottenmodell der A-, B- und Z-DNA. In der B- und Z-DNA sind die Basen im rechten Winkel zur Helixachse angeordnet, in der A-DNA weichen sie um 20° von der waagerechten Lage ab. In der A-DNA ist die kleine Furche stark verengt. In der Z-DNA verläuft das Zucker-Phosphat-Rückgrat zickzackförmig.
Atome des Zucker-Phosphat-Rückgrats: grün; Atome der Basen: violett.

MERKE

Die beiden Stränge der DNA lassen sich unter relativ geringem Energieaufwand voneinander trennen. Diesen Vorgang bezeichnet man als **Denaturierung**. Beim Wiederherstellen günstiger Bedingungen finden sich die komplementären Sequenzen nach einiger Zeit wieder, und die ursprüngliche Doppelhelix bildet sich perfekt zurück **(Renaturierung)**. Natürliche DNA liegt in der **B-Form** vor. Im Reagenzglas kann die DNA in Gegenwart organischer Lösungsmittel in die sog. **A-Form** übergehen. Bestimmte DNA-Abschnitte, wie beispielsweise $(CG)_n$, können eine linksgängige Helix ausbilden, die **Z-DNA**.

11.1.3 Struktur von Ribonucleinsäuren

Ribonucleinsäuren (RNA) bestehen in der Regel aus einem **Einzelstrang**, der sich jedoch in partiell doppelsträngige Strukturen falten kann, wenn er komplementäre Sequenzabschnitte enthält (> Abb. 11.7). Die Grundlage für die Ausbildung partiell doppelsträngiger Bereiche in einem RNA-Molekül sind prinzipiell dieselben Basenpaare vom Watson-Crick-Typ wie bei der DNA-Doppelhelix. Da RNA U statt T enthält, paart hier A mit U.

Bei der Faltung der RNA können sog. **Haarnadel**- oder **Pfannenstielstrukturen** entstehen: ein Stamm mit einer kleinen bzw. größeren Schleife. Besonders häufig kommen solche Formen in der ribosomalen RNA (rRNA) vor. Sie bilden auch die Grundlage für die **Kleeblattstruktur** der Transfer-Ribonucleinsäure (tRNA).

Die lineare Abfolge der Basen, die Nucleotidsequenz, wird als **Primärstruktur** bezeichnet. Die Struktur, die sich aus der Faltung der RNA ergibt, z.B. die abgebildete Haarnadel oder die Kleeblattform der tRNA, ist die **Sekundärstruktur**. Die räumliche Ausrichtung der Schleifen und der Stämme ergibt die **Tertiärstruktur**, die nicht aus der Sequenz abgeleitet werden kann, sondern durch Röntgenstrukturanalyse oder andere Verfahren experimentell bestimmt werden muss. Partiell doppelsträngige Elemente in der RNA üben häufig physiologische Funktionen aus.

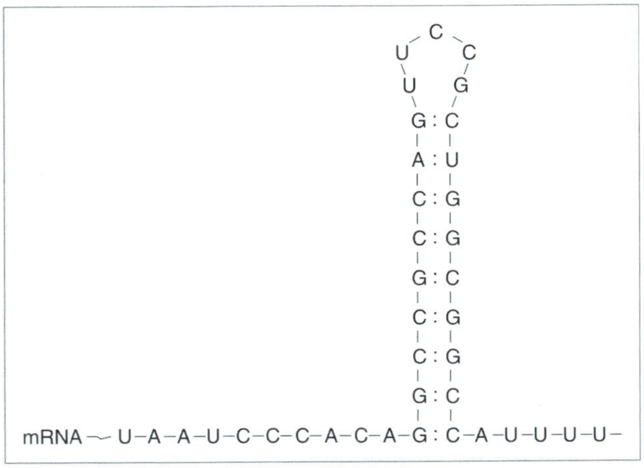

Abb. 11.7 Struktur der RNA. RNA-Moleküle sind in der Regel einzelsträngig. Sie können aber durch Faltung partiell doppelsträngige Bereiche ausbilden, wenn komplementäre Sequenzen vorhanden sind.

Tab. 11.1 Verschiedene Typen von RNA-Molekülen in Eukaryontenzellen

RNA-Typ	Funktion
hnRNA (heterogene nucleäre RNA)	Vorstufe der mRNA; direkte RNA-Kopie proteinkodierender Gene; Lokalisierung im Zellkern (➤ Kap. 12.9.3)
mRNA (Messenger-RNA)	entsteht durch Prozessierung aus der hnRNA; wird aus dem Zellkern in das Zytosol transportiert (➤ Kap. 12.9 und ➤ 12.10)
rRNA (ribosomale RNA)	RNA-Komponenten der Ribosomen; Stützfunktion, Erkennung von RNA-Molekülen und z.T. katalytische Aktivität (z.B. Peptidyl-Transferase; ➤ Kap. 13.3.1)
tRNA (Transfer-RNA)	Übersetzung der „Nucleinsäuresprache" in die „Proteinsprache" bei der Proteinsynthese (Translation; ➤ Kap. 13.2)
snRNA (Small nuclear RNA)	Komponenten von Ribonucleoproteinpartikeln (snRNPs), die beim Spleißen (Splicing), einem Vorgang bei der Prozessierung von hnRNA zu reifer mRNA, eine Rolle spielen (➤ Kap. 12.9.3)
snoRNA (Small nucleolar RNA)	helfen bei der Modifizierung anderer RNA-Typen, hauptsächlich der rRNA und snRNA (➤ Kap. 12.11)
scRNA (Small cytoplasic RNA)	auch 7SL-RNA genannt; spielen bei der Zielsteuerung von Proteinen in das endoplasmatische Retikulum eine wesentliche Rolle (➤ Kap. 17.5)
miRNA (MicroRNA)	Regulation der Genexpression; bewirkt eine Hemmung der Translation durch spezifische Bindung an mRNA (➤ Kap. 13.5.3 und ➤ 15.5.1)
siRNA (Small interfering RNA)	Regulation der Genexpression; bewirkt den Abbau von mRNA durch spezifische Basenpaarung (➤ Kap. 12.10.2 und ➤ 15.5.1)

Die verschiedenen Typen von RNA-Molekülen in Eukaryontenzellen sind in ➤ Tab. 11.1 dargestellt.

MERKE

Zelluläre RNA ist **einzelsträngig**, sie faltet sich jedoch häufig unter Ausbildung partiell doppelsträngiger Bereiche. Dabei paart G mit C und A mit U.

11.1.4 Superhelikale Struktur und Topoisomerasen

Die DNA-Doppelhelix wurde bisher als eine lange, reguläre Struktur dargestellt. Aufgrund von diversen biologischen Prozessen – v.a. durch Bindung von Proteinen, Einwirkung von **Helicasen** (Enzyme, die unter ATP-Hydrolyse die Stränge der Doppelhelix lokal trennen) oder als Folge der Replikation, Transkription, DNA-Reparatur etc. – kann die Regelmäßigkeit der Struktur lokal erheblich gestört sein. In der Regel führen solche Störungen zu Spannungen, die sich in irgendeiner Form zu entladen suchen. Ein lineares DNA-Molekül, das frei beweglich ist, würde diese Spannungen spontan durch eine oder mehrere Rotationsbewegungen um die Längsachse abbauen. Menschliche DNA ist zwar linear, sie geht jedoch eine Vielzahl von Bindungen mit Proteinen ein, die ihrerseits an größeren Strukturen des Zellkerns verankert sind. Solche Bindungen engen die Beweglichkeit der DNA stark ein, sodass sie Spannungen nicht mehr durch Rotation um die Längsachse des Moleküls abbauen kann. Sie verhält sich wie ein Gummiband, das sich bei starkem Verdrillen um sich selbst zu wickeln beginnt (➤ Abb. 11.8). Sie bildet überspiralisierte DNA aus, sog. **Superhelices** (z.B. ➤ Abb. 11.9c, e).

Superhelikale DNA stellt unterschiedliche **topologische Formen** einzelner DNA-Abschnitte dar, die unter **Torsionsspannung** stehen. Besonders anschaulich lassen sich die topologischen Formen von unter Spannung stehender DNA an zirkulärer DNA erläutern. Zirkuläre DNA verhält sich wie eine lineare, die an beiden Enden z.B. von Proteinen festgehalten wird.

MERKE

Lokales Aufwinden der DNA führt zu **Torsionsstress**, der sich durch Ausbildung von **Superhelices** entspannt.

Entstehung einer Torsionsspannung

Wenn ein lineares DNA-Molekül eine Mindestlänge von ca. 200 Basenpaaren (bp) überschreitet, lässt es sich nahezu spannungsfrei zu einem Ring biegen und mithilfe von **DNA-Ligase** zu einem zirkulären Molekül verschweißen (➤ Abb. 11.9a). Bei einer 210 bp langen DNA ohne Sequenzbesonderheiten enthält der Ring 20 helikale Windungen, denn die DNA-Doppelhelix hat in der B-Form durchschnittlich 10,5 bp pro Windung (210 : 10,5 = 20).

Linking number

Eine topologische Eigenschaft, die dieses Molekül (➤ Abb. 11.9a) beschreibt, ist die sog. **Windungszahl** oder Verwindungszahl. Sie heißt auf Englisch **linking number**, abgekürzt **L**. Da sich die deutschen Bezeichnungen nicht durchgesetzt haben, wollen wir fortan die englischen benutzen. Die Zahl L gibt an, wie oft ein DNA-Strang den anderen kreuzt, wenn das Molekül flach auf einer ebenen Unterlage liegt. Im gegebenen Fall

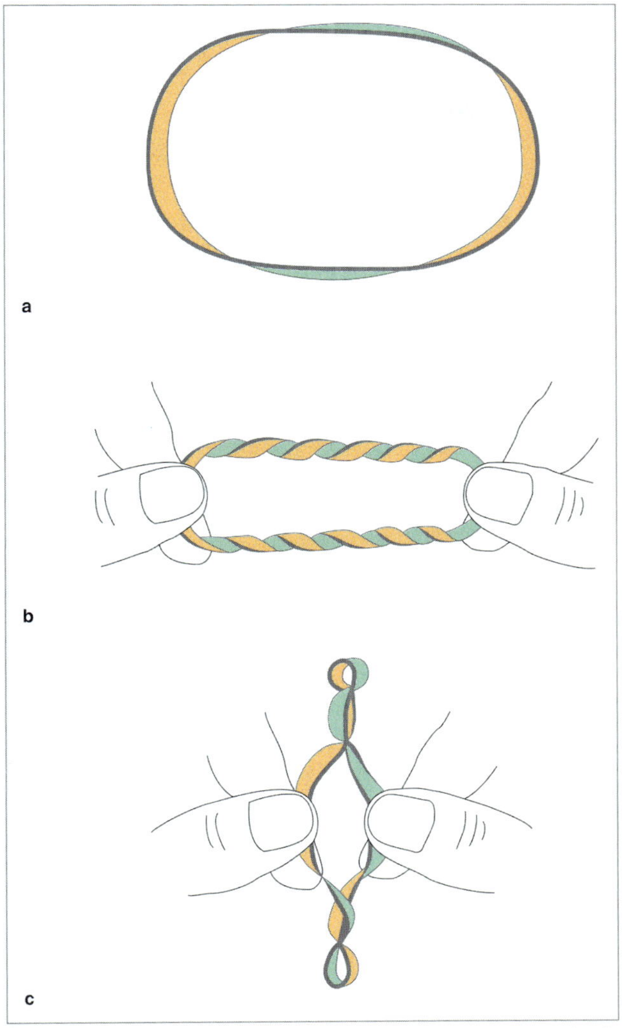

Abb. 11.8 Gummi-Modell superhelikaler DNA. Ein Gummiband stellt die topologischen Eigenschaften einer DNA recht gut dar. Das entspannte Gummiband **(a)** wird mit Daumen und Zeigefinger verdrillt und festgehalten **(b)**; die Finger spielen dabei die Rolle von Ankerproteinen im Zellkern, die die freie Drehbarkeit der DNA einschränken. Es entstehen zwei Domänen: Oben laufen die Windungen im Uhrzeigersinn (linksgängig), unten in entgegengesetzter Richtung (rechtsgängig). Bringt man die als Anker dienenden Finger beider Hände näher zueinander **(c)**, bilden sich zur Kompensation der Torsionsspannung im oberen Teil rechtsgängige, im unteren Teil linksgängige Superhelices aus.
Dieses Modell verdeutlicht auch, dass Superhelizität nicht notwendigerweise eine Eigenschaft des gesamten Moleküls, sondern einzelner Abschnitte (Domänen) im Makromolekül ist.

(➤ Abb. 11.9a) ist diese Zahl 20. Enthält das DNA-Molekül keine Spannung, dann ist $L = L_0$, die Linking number entspannter DNA. L ist immer eine ganze Zahl. Sie kann sich nicht ändern, solange keine Phosphodiesterbindung chemisch oder enzymatisch geöffnet und wieder geschlossen wird.

Twist number

Eine andere Eigenschaft, die topologische Formen der DNA beschreibt, ist die **Twist number**, abgekürzt **T** (helikale Windungszahl). Sie kennzeichnet ebenfalls die **Zahl der Windungen** in einem DNA-Molekül, diese Zahl lässt sich jedoch durch verschiedene Manipulationen ändern, etwa durch lokales Entwinden der DNA, ohne dass Phosphodiesterbindungen geöffnet und wieder geschlossen werden müssen. Windet man die DNA-Doppelhelix an einer bestimmten Stelle auf (T wird kleiner), verdichtet sich dafür die Zahl der Windungen an anderer Stelle (T wird größer). Da es sich in ➤ Abb. 11.9a um entspannte DNA handelt, ist L = T = 20.

Topoisomerasen

Man kann die Zahl der Windungen in der DNA verringern, indem man die DNA durchschneidet, ein Ende festhält und das Molekül am anderen Ende entgegen der Gangrichtung der Doppelhelix (➤ Abb. 11.9b) um 360° dreht, also in einer Weise, dass die Doppelhelix teilweise entwunden wird. Anschließend wird die DNA wieder verschweißt. Man kann die Zahl der Windungen in der DNA erhöhen, indem man die Drehung in der Gangrichtung ausführt (➤ Abb. 11.9d). In unserem Beispiel wurde die DNA sogar zweimal um 360° gedreht. Solche Manipulationen werden in der Zelle von Enzymen, den **Topoisomerasen**, durchgeführt. Beide DNA-Moleküle stehen jetzt unter **Torsionsspannung:** zum einen, weil zwei Windungen aus der Doppelhelix entfernt, zum anderen, weil zwei Windungen zusätzlich eingeführt wurden. Das Molekül in ➤ Abb. 11.9b hat nur 18 (statt 20) helikale Windungen pro 210 bp an DNA; der Gang der Helix hat sich geweitet. Dadurch wurde der Winkel zweier benachbarter Basenpaare von 34,29° (20 · 360° / 210) auf 30,86° (18 · 360° / 210) verringert. Im anderen Molekül (➤ Abb. 11.9d) hat sich der Winkel zweier benachbarter Basenpaare von 34,29° auf 37,71° (22 · 360° / 210) erhöht; der Gang der Helix wurde enger. Beide Winkel sind energetisch ungünstig, in beiden Fällen herrscht eine Torsionsspannung. Folglich streben die Basenpaare in die Normallage von 34,29° zurück.

Torsionsspannung in der DNA und die Bildung von Superhelices

Auf die Unterlage gepresst, enthält das obere Molekül (➤ Abb. 11.9b) zwei Windungen weniger ($L = T = 18$; $L < L_0$), das untere Molekül (➤ Abb. 11.9d) zwei Windungen mehr ($L = T = 22$; $L > L_0$). Würde man die Moleküle nicht auf der Unterlage festhalten, dann würden die Winkel zwischen benachbarten Basenpaaren wieder den normalen Wert von 34,29° anstreben, um die Torsionsspannung abzubauen. Dies kann aber nur dadurch erfolgen, dass das Molekül aus der planaren Lage ausbricht und eine andere Art von Helix bildet (➤ Abb. 11.9c, e). Diese Helices, die zum Ausgleich von Torsionsspannungen entstehen, werden **Superhelices** genannt; ihre Zahl wird durch die **Writhing number W** (superhelikale Windungszahl) beschrieben. Zwischen diesen drei topologischen Eigenschaften der DNA besteht folgende Beziehung:

$$L = T + W$$

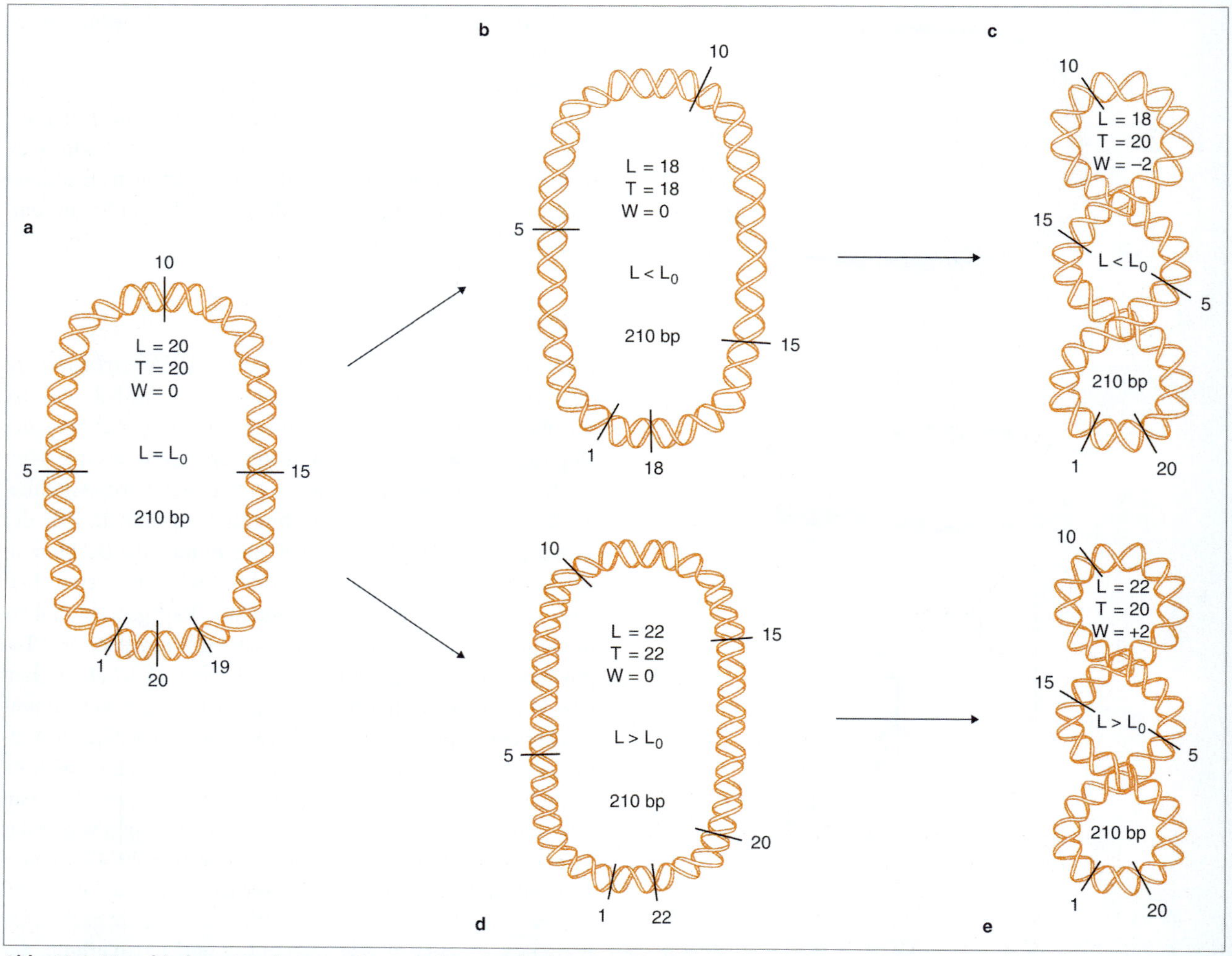

Abb. 11.9 Verschiedene topoisomere Formen einer 210 bp langen zirkulären DNA. Die DNA ist zunächst spannungsfrei **(a)**. Um Spannung in den DNA-Ring einzuführen, müssen beide Stränge der DNA durchtrennt, die Zahl der Windungen verringert **(b)** oder erhöht **(d)** und die DNA wieder zum Ring verschweißt werden. Die Zahl der Windungen lässt sich verändern, indem man das eine Ende der linearisierten DNA festhält und das andere Ende einmal oder mehrmals um 360° dreht. Die DNA steht jetzt unter Torsionsspannung **(b, d)** und liegt nur dann in der gezeichneten planaren Form vor, wenn sie auf der Unterlage fixiert wird. Lässt man sie los, dann wird die Spannung durch Bildung von negativen **(c)** bzw. positiven **(e)** Superhelices abgebaut. L = Linking number, L_0 = Linking number der DNA in spannungsfreiem Zustand, T = Twist number, W = Writhing number

Alle Moleküle in ➤ Abb. 11.9 haben dieselbe Länge und Nucleotidsequenz, sie unterscheiden sich lediglich durch ihre topologischen Eigenschaften.

Änderung der Topologie der DNA

Die Topologie der DNA ändert sich bei vielen zellulären Prozessen: der **Replikation**, der **Rekombination**, der **Transkription**, wahrscheinlich auch bei der DNA-Reparatur – also praktisch bei jedem zellulären Vorgang, an dem DNA beteiligt ist. Wenn beispielsweise Helicasen während der Transkription die DNA lokal entwinden, verringert sich an diesem Ort die Twist number T. Im Gegenzug erhöht sie sich im benachbarten Abschnitt der DNA (➤ Abb. 11.8). Da bei diesem Prozess keine Phosphodiesterbindungen geöffnet und wieder geschlossen werden, bleibt L gleich. Mit jeder Änderung von T muss sich W ändern, also die Superhelizität der DNA.

Je weiter die Helicase die DNA aufwindet, umso größer wird – vor der Helicase – die superhelikale Dichte der DNA. Wären in der Zelle keine Topoisomerasen vorhanden, die solche „überdrehte" DNA entspannen, würden Replikation, Transkription etc. zum Stillstand kommen. Dies lässt sich tatsächlich beobachten, wenn Topoisomerasen durch spezifische Inhibitoren gehemmt werden.

Funktion der Topoisomerasen

Enzymatische Eigenschaften

Topoisomerasen katalysieren die Umwandlung topologisch unterschiedlicher Formen der DNA ineinander, indem sie die Linking number L der DNA verändern. Dazu müssen **Phosphodiesterbindungen** in der DNA gespalten und wieder zusammengefügt werden. Im Prinzip könnte dies mithilfe zweier

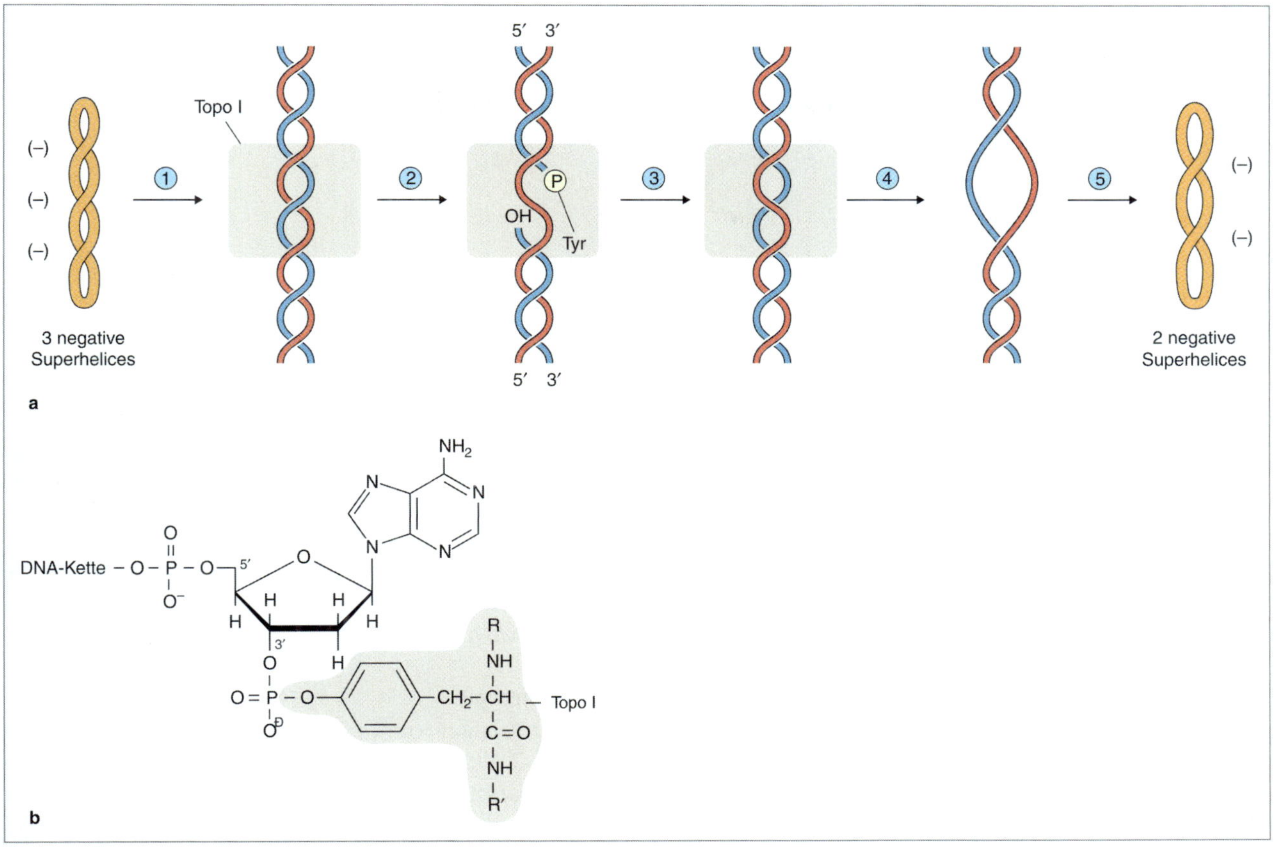

Abb. 11.10 Wirkungsmechanismus der Topoisomerase I.
a) Eine zirkuläre, doppelsträngige DNA, die unter Torsionsspannung steht (sie enthält zu viele Windungen) gleicht diese Spannung durch Ausbildung von drei negativen Superhelices aus (links): Die Topoisomerase I bindet an die superhelikale DNA (**1**). Sie führt einen Einzelstrangbruch in die DNA ein und verbindet sich vorübergehend kovalent mit dem 3'-Ende des gespaltenen DNA-Strangs (**2**). Das freie Ende wird unter dem roten Strang durchgezogen; der Bruch wird wieder verschweißt (**3**). Die Topoisomerase dissoziiert von der DNA ab, die jetzt eine Windung weniger enthält (**4**). Dies führt zu einer Entspannung der Doppelhelix, die jetzt eine negative Superhelix weniger ausbildet (**5**).
b) Bei der Einwirkung der menschlichen Topoisomerase I auf die DNA wird einer der DNA-Stränge durchtrennt und das Ende vorübergehend kovalent mit einem Tyrosinrest der Topoisomerase verknüpft.
Topo I = Topoisomerase I

Enzyme, nämlich einer DNase und der Ligase, geschehen, doch es wurde beobachtet, dass der Prozess mithilfe spezieller Enzyme erfolgt. Diese wurden Topoisomerasen genannt und wirken in der lebenden Zelle in einem dreistufigen Prozess: Sie spalten **einen** (Topoisomerase I) oder **beide Stränge** (Topoisomerase II) der DNA. Damit ermöglichen sie eine Rotation um 360° an einem Ende der Bruchstelle (Veränderung der Linking number). Danach wird die Bruchstelle wieder geschlossen.

Topoisomerasen der Klasse I

Diese führen vorübergehend einen **Einzelstrangbruch** in die DNA ein; der zweite Strang wird nicht gespalten. Besonders gut erforscht ist die Topoisomerase I des Bakteriums *E. coli*. Sie entfernt negative Superhelices aus der DNA. Die entsprechenden menschlichen Topoisomerasen der Klasse I können sowohl negative als auch positive Superhelices entfernen. Bei der Topoisomerase I von *E. coli* wird dabei das 5'-Ende des gespaltenen Strangs – bei der menschlichen Topoisomerase I das 3'-Ende – kovalent über die OH-Gruppe eines Tyrosinrests an das Enzym gebunden (➤ Abb. 11.10b). Diese Umesterung benötigt keine Energiezufuhr, läuft also ohne ATP-Hydrolyse ab. Durch Einführung des Einzelstrangbruchs kann nun eine Rotation um die Achse des unversehrten Strangs erfolgen (➤ Abb. 11.10a), wonach der andere Strang wieder geschlossen wird. Die beiden DNA-Stränge kreuzen sich jetzt einmal weniger als zuvor: Die Linking number L wurde um 1 verändert.

Topoisomerasen der Klasse II

Diese bei Bakterien auch Gyrasen genannten Enzyme verändern die Topologie der DNA durch Spaltung und Wiederverknüpfung **beider Stränge**. Die Reaktion verläuft unter ATP-Hydrolyse. Der Doppelstrang wird durch die vorübergehend entstandene Lücke durchgezogen (➤ Abb. 11.11a); die DNA-Enden werden wieder miteinander verknüpft. Im Endeffekt bedeutet dies die Umwandlung einer positiven Superhelix in eine negative oder, anders ausgedrückt, die Einführung **zweier** negativer Superhelices in die DNA. Während sich die Linking number L bei der Topoisomerase I um 1 änderte, wird sie

11

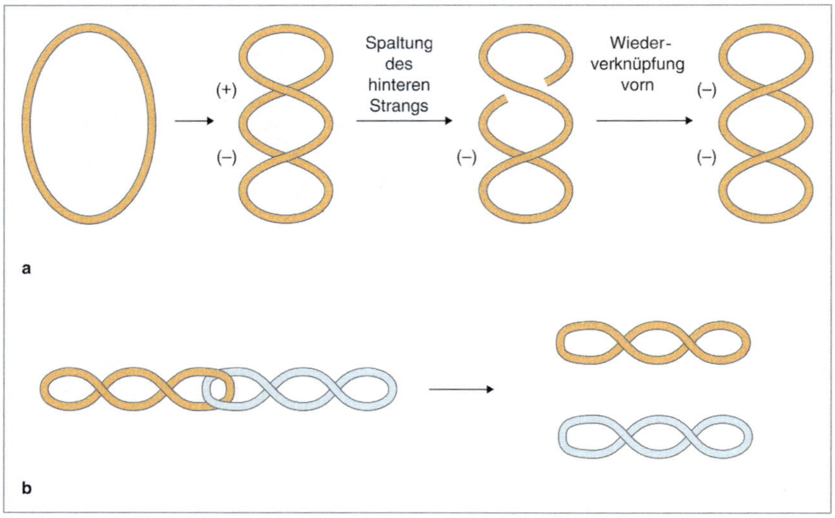

Abb. 11.11 Wirkungsweise der Topoisomerase II Sie spaltet vorübergehend beide DNA-Stränge **(a)**. Außerdem ist sie in der Lage, Catenate aufzulösen, da sie vorübergehend Doppelstrangbrüche in die DNA einfügt **(b)**.

durch die Topoisomerase II um 2 verändert. Um die Linking number noch stärker zu verändern, muss der Vorgang entsprechend oft wiederholt werden. Im Gegensatz zur bakteriellen Gyrase vermag die menschliche Topoisomerase II keine positiven Superhelices in die DNA einzuführen; sie kann die DNA nur relaxieren. Warum dabei die Hydrolyse von ATP nötig ist, ist nicht bekannt.

Bakterielle und eukaryontische Topoisomerase II kann ineinander verwobene DNA (Catenate) trennen (> Abb. 11.11b). Solche ineinander verwobenen Strukturen können auch in der menschlichen DNA während der Replikation entstehen. Sie können selbstverständlich nur getrennt werden, wenn beide Stränge der Doppelhelix gespalten werden. Topoisomerase I, die nur einen Einzelstrangbruch in die DNA einführt, kann folglich Catenate nicht entwirren.

MERKE

Topoisomerasen lösen **superhelikale Windungen** der DNA in der Zelle auf. Die Enzyme der **Klasse I** öffnen vorübergehend einen Strang, die der **Klasse II** beide Stränge. In beiden Fällen wird die Linking number L verändert.

Klinik

Topoisomerase-Inhibitoren in der antibakteriellen Therapie und in der Chemotherapie von Tumoren

Infektionsbekämpfung

Die DNA-Gyrase (bakterielle Topoisomerase II) ist Angriffspunkt diverser Antibiotika, die das prokaryontische Enzym wesentlich stärker hemmen als die eukaryontische Topoisomerase II. Novobiocin blockiert die Bindung von ATP an die Gyrase. Nalidixinsäure und Ciprofloxacin, die häufig zur Behandlung von Harnwegsinfekten und anderen Infektionen mit gramnegativen Bakterien eingesetzt werden, hemmen die Wiederverknüpfung der DNA-Kette. Bei Hemmung der Topoisomerase werden Superhelices nicht entfernt, die DNA bleibt überspiralig. Überspiralisierte DNA beeinträchtigt die Transkription und Replikation. Ohne Replikation können sich die Bakterien nicht vermehren.

Chemotherapie

Vor über 30 Jahren wurden Camptothecine als Tumorwachstum hemmende Alkaloide entdeckt. Sie werden aus dem chinesischen Baum *Camptotheca acuminata* gewonnen. Erst sehr viel später wurde erkannt, dass die Wirkung dieser Alkaloide auf einer Hemmung der Topoisomerase I eukaryontischer Zellen beruht. Die Entwicklung gut wasserlöslicher Derivate machte diese Wirkstoffe zu wertvollen Chemotherapeutika bei der Bekämpfung diverser Tumoren, beispielsweise des Dickdarmkarzinoms.

Etoposid ist ein Abkömmling von Podophyllotoxin mit antimitotischen und antineoplastischen Eigenschaften. Es wirkt über die eukaryontische Topoisomerase II. Etoposid findet Anwendung bei der Therapie von Bronchialkarzinomen, Lymphogranulomatose, Non-Hodgkin-Lymphomen und anderen Tumoren. Weitere Hemmstoffe der Topoisomerasen I und II sind in der klinischen Erprobung. Letztlich wirken diese Agenzien durch Hemmung der Zellteilung, denn für die Replikation werden die Topoisomerasen benötigt.

MERKE

Hemmstoffe bakterieller Topoisomerasen dienen der **Infektionsbekämpfung**, Hemmstoffe menschlicher Topoisomerasen sind wertvolle Medikamente bei der **Tumortherapie**.

11.1.5 Wechselwirkungen der DNA-Doppelhelix mit Proteinen und Nucleinsäuren

Die DNA ist im Zellkern mit basischen Proteinen, den Histonen, dicht bepackt. Die Wechselwirkungen zwischen Histonen und DNA sind nicht sequenzspezifisch. Zahlreiche Transkriptionsfaktoren und andere Proteine hingegen binden an die DNA in sequenzspezifischer Weise. Für das Zustandekommen sequenzspezifischer Wechselwirkungen zwischen DNA und Protein eignen sich besonders Wasserstoffbrücken zwischen Donor- und Akzeptorgruppen von Aminosäuren und den entsprechenden Donor- und Akzeptorgruppen der Basenpaare in der DNA-Doppelhelix.

Wechselwirkungen der DNA mit Proteinen

Die Basen der DNA-Doppelhelix sind von außen über beide Furchen für Proteine zugänglich. In der **kleinen Furche** ist beispielsweise das N3 von Guanin zugänglich. Dieses Atom kann daher als Wasserstoffakzeptor dienen und mit der Amidgruppe eines Asparaginrests eines Proteins Wasserstoffbrücken ausbilden (➤ Abb. 11.12a). Gleichzeitig kann die C=O-Gruppe von Asparagin als Wasserstoffakzeptor dienen und mit der NH_2-Gruppe von Guanin in Wechselwirkung treten.

Auch in der **großen Furche** können verschiedene N- und O-Atome an Protein-DNA-Bindungen beteiligt werden, etwa das N7 von Guanin und Adenin, die Sauerstoffatome der C=O-Gruppe von Guanin und Thymin. ➤ Abb. 11.12b zeigt, wie ein Glutaminrest eines Proteins über die große Furche mit einem T/A-Paar spezifisch in Kontakt tritt. Die Aminogruppe am C6 von Adenin kann als Wasserstoffdonor dienen und mit Wasserstoffakzeptoren von Proteinen in Kontakt treten. Das N7 des Adeninrings kann als Wasserstoffakzeptor fungieren und mit der Amidogruppe von Glutamin in Wechselwirkung treten.

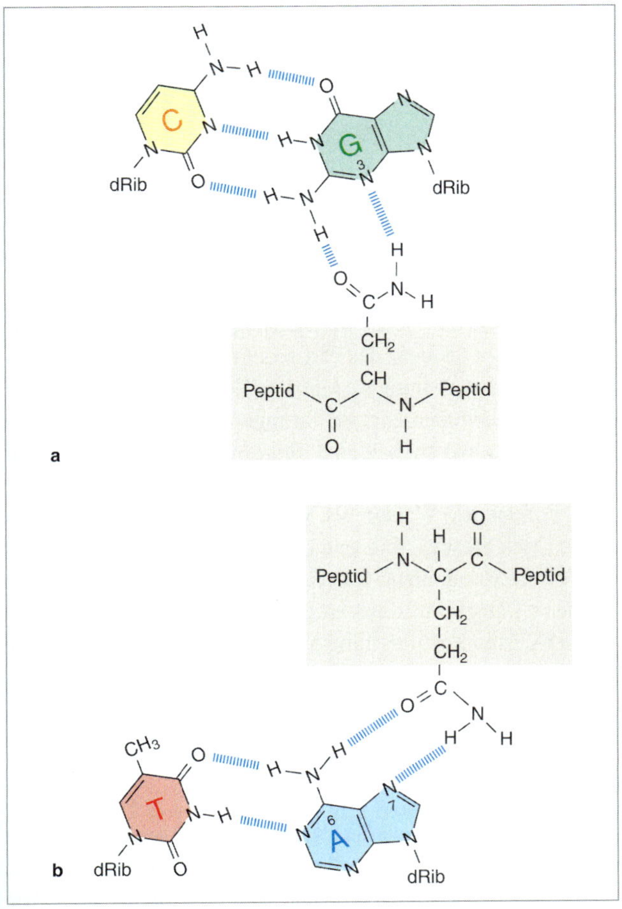

Abb. 11.12 Wechselwirkungen zwischen DNA und Proteinen über funktionelle Gruppen von Aminosäuren. Zwei Beispiele zeigen, wie die Amidgruppe von Asparagin bzw. Glutamin über die kleine **(a)** bzw. große **(b)** Furche mit Basenpaaren in der DNA Wasserstoffbrücken ausbilden kann.

Sequenzspezifität

Die oben beschriebenen Wechselwirkungen können zwischen mehreren Aminosäuren eines Proteins und Basenpaaren in der DNA entstehen und bilden die Grundlage der Sequenzspezifität der Bindung zwischen DNA und Protein. Es ist offensichtlich, dass eine bestimmte Basenpaarabfolge nur von ganz bestimmten Aminosäureanordnungen in der Bindetasche eines entsprechenden Proteins gebunden werden kann.

Jedes Basenpaar in der großen Furche besitzt ein spezifisches Muster an Wasserstoffbrückendonoren und -akzeptoren. In der kleinen Furche dagegen zeigen die Paarungen A•T und T•A sowie G•C bzw. C•G ein sehr ähnliches Muster.

Die kleine und die große Furche werden von verschiedenen Klassen von DNA-bindenden Proteinen zum Kontakt mit der DNA benutzt. Der Transkriptionsfaktor TFIID (auch TATA-bindendes Protein genannt) bindet über die kleine Furche spezifisch an die TATA-Box. Die meisten der heute bekannten DNA-bindenden Proteine treten jedoch über die große Furche mit der DNA in Kontakt.

MERKE

Sequenzspezifische Bindungen zwischen DNA und Protein werden über **Wasserstoffbrückenbindungen** ausgebildet. Sie entstehen zwischen Wasserstoffbrückendonoren bestimmter Aminosäuren und Wasserstoffbrückenakzeptoren der Basenpaare vom Watson-Crick-Typ. In gleicher Weise können sich Wasserstoffbrücken zwischen Donoren der Basenpaare und Akzeptoren der Aminosäuren ausbilden.

Schon gewusst

Bindung von Einzelstrang-DNA an einen Doppelstrang

Nicht nur Proteine, sondern auch diverse andere natürliche und synthetische Agenzien, u.a. einzelsträngige DNA, sind potenzielle Bindungspartner der DNA über eine der Furchen. Die Bindung einzelsträngiger DNA an die Doppelhelix führt beispielsweise zur Ausbildung von Tripelstrang-DNA. Experimente im Reagenzglas zeigten, dass sich ein Oligonucleotid aus sich wiederholenden Pyrimidinen an doppelsträngige DNA anlagern kann, wenn einer der Stränge nur Purine und der entsprechende Gegenstrang nur Pyrimidine enthält. Das Produkt ist intermolekulare tripelsträngige DNA (➤ Abb. 11.13a). Die Grundlage für die Entstehung von Tripelstrang-DNA sind sog. Hoogsteen-Basenpaare, die K. Hoogsteen 1963 als Erster beschrieb. Wasserstoffdonoren und -akzeptoren, die noch nicht durch die Watson-Crick-Basenpaarung abgesättigt sind, können

11

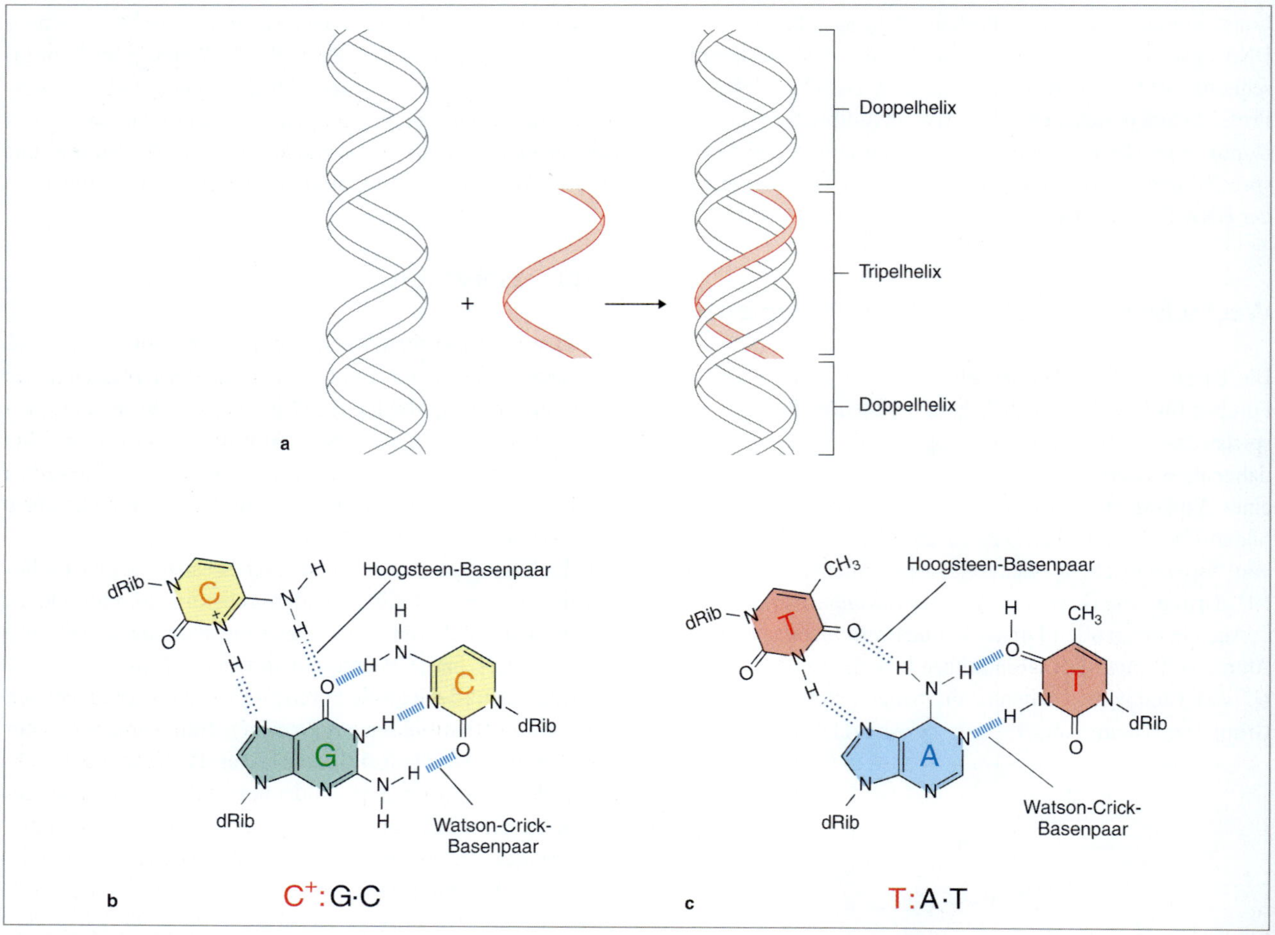

Abb. 11.13 Ausbildung von Tripelstrang-DNA. Einzelsträngige Nucleinsäure **(a)** kann sich an einen DNA-Doppelstrang durch Hoogsteen- **(b, c)** oder Anti-Hoogsteen-Basenpaarung (nicht gezeigt) anlagern. Die Ausbildung von Tripelstrang-DNA ist sequenzspezifisch.

mit einzelsträngiger DNA in Kontakt treten und Tripelstränge ausbilden. Beispielsweise ist ein Cytidin (in der protonierten Form) in der Lage, mit dem Guanosin eines G • C-Paars zusätzliche Wechselwirkungen einzugehen (➤ Abb. 11.13b). Solche Wechselwirkungen können sich auch zwischen einem normalen A • T-Paar und einem weiteren T ausbilden (➤ Abb. 11.13c). Eine Besonderheit der tripelsträngigen DNA ist, dass sich der dritte Strang sowohl parallel als auch antiparallel (über Anti-Hoogsteen-Basenpaare) an den purinreichen Strang der Doppelhelix anlagern kann. In jedem Fall ist aber die Bindung sequenzspezifisch. Es wird geprüft, ob die Bildung von Tripelstrang-DNA in der Zelle zur Hemmung der Transkription nutzbar ist.

11.2 Replikation

11.2.1 Semikonservative Replikation

Bei der Replikation werden aus dem ursprünglichen DNA-Molekül zwei neue DNA-Doppelhelices gebildet, wobei einer der Einzelstränge vom elterlichen Molekül stammt, der andere neu synthetisiert wird. Als Ergebnis entstehen zwei Doppelhelices, deren Basenfolge mit der der elterlichen DNA identisch ist (➤ Abb. 11.14). Da jeder DNA-Strang eine Nucleotidsequenz enthält, die zur Sequenz des Partnerstrangs genau komplementär ist, kann jeder Strang als Matrize (Vorlage) für die Synthese des neuen, komplementären Strangs dienen. Anders ausgedrückt: Wenn wir die beiden Stränge Watson und Crick (nach den Entdeckern der DNA-Doppelhelix) benennen, benutzt die DNA-Polymerase Watson als Matrize für die Synthese eines neuen Crick-Strangs, während Crick als Matrize für einen neuen Watson-Strang dient. Diese Art der DNA-Synthese, bei der die neue DNA jeweils aus einem elterlichen und einem neu synthetisierten Tochterstrang besteht, wird **semikonservative Replikation** genannt.

Die **DNA-Polymerasen** katalysieren die schrittweise Addition von Desoxyribonucleotideinheiten an das 3'-Ende der wachsenden DNA-Kette nach der Gleichung:

$$(DNA)_{n\ Reste} + dNTP \rightarrow (DNA)_{n+1\ Reste} + PP_i$$

Wie wir später sehen werden, besitzen sowohl prokaryontische als auch eukaryontische Zellen mehrere DNA-Polymerasen, die sich in einigen speziellen Eigenschaften unterscheiden. Alle DNA-Polymerasen arbeiten jedoch nach gemeinsamen Grundprinzipien. Sie verwenden eine Matrize, die die Sequenz der neu synthetisierten DNA festlegt. Diese Matrize kann DNA

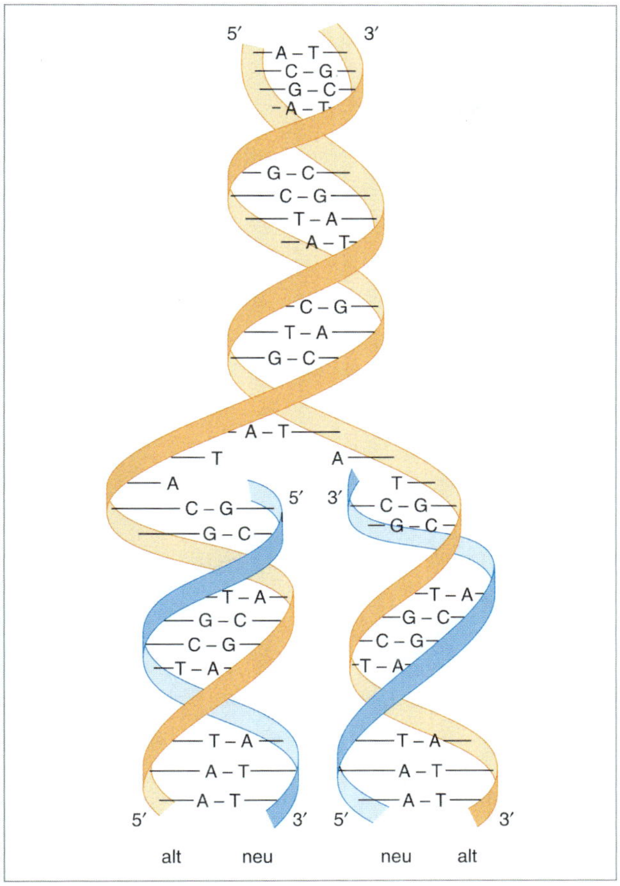

Abb. 11.14 Semikonservative Replikation. Beide Doppelhelices enthalten einen elterlichen und einen neu synthetisierten Strang.

sein **(DNA-abhängige DNA-Polymerasen)**, aber auch RNA (**RNA-abhängige DNA-Polymerasen**, auch reverse Transkriptasen genannt).

Alle DNA-Polymerasen katalysieren das Wachstum der DNA-Kette in derselben Richtung, nämlich **von 5' nach 3'**, und benötigen für die Biosynthese aktivierte Bausteine, die Desoxyribonucleosidtriphosphate (dNTP). Die DNA-Polymerasen selbst können die Neusynthese der DNA nicht initiieren. Dazu muss, wie in ➤ Abb. 11.15 dargestellt, die 3'-OH-Gruppe des zu verlängernden DNA-Strangs vorliegen. Mit anderen Worten, sie können nur einen bereits begonnenen Strang verlängern, nicht jedoch die Synthese eines neuen Strangs beginnen. Bei der von den DNA-Polymerasen katalysierten Reaktion greift das 3'-OH des zu verlängernden Strangs am α-Phosphat des eintretenden neuen Nucleotids an, wobei eine neue Bindung geknüpft und gleichzeitig Pyrophosphat freigesetzt wird (➤ Abb. 11.15).

Pyrophosphat wird von **Pyrophosphatasen** in zwei Phosphate gespalten und damit dem Gleichgewicht der Reaktion entzogen. Die DNA-Synthese wird also von der Energie angetrieben, die bei der Hydrolyse der Säureanhydridbindungen der Desoxyribonucleosidtriphosphate freigesetzt wird.

MERKE

Bei der Replikation der DNA entstehen **zwei identische DNA-Helices**. Beide Tochterstränge bestehen jeweils aus einem elterlichen und einem neu synthetisierten DNA-Strang. Diese Art der Replikation wird als **semikonservative Replikation** bezeichnet. Die Neusynthese von DNA wird von **DNA-Polymerasen** katalysiert und benötigt Desoxyribonucleosidtriphosphate als Bausteine.

11.2.2 Teilprozesse der Replikation

Am besten untersucht ist die Replikation in Prokaryonten *(E. coli);* daher wird der Ablauf der Replikation am Beispiel dieses Modellorganismus besprochen. Proteine, die bei der eukaryontischen Replikation gleiche oder ähnliche Reaktionen fördern, sind in ➤ Tab. 11.2 aufgeführt. Bei deutlich divergierenden Mechanismen zwischen Pro- und Eukaryonten werden diese im Text erklärt.

Beginn der Replikation

Die Replikation beginnt an einem durch die DNA-Sequenz definierten **Replikationsursprung (Ori)**. Dieser ist mit ORC-Proteinen (von origin recognition complex) besetzt und dient als Plattform für Initiationsproteine und für die Anheftung des Polymerase-Holoenzyms. Vom Ori aus schreitet die Replikation in beide Richtungen voran, also **bidirektional**.

Bevor mit der eigentlichen Synthese der DNA begonnen werden kann, müssen die elterlichen DNA-Stränge aufgetrennt, also entwunden werden. Dazu werden Proteine mit **Helicaseaktivität** rekrutiert. In *E. coli* kennt man mehr als ein Dutzend Helicasen: Bei der Replikation spielt die DnaB-Helicase eine wichtige Rolle, die unter ATP-Hydrolyse die A- und T-reiche DNA des Ori lokal aufwindet, indem sie die Wasserstoffbrücken zwischen den komplementären Basen aufbricht. An die partiell einzelsträngigen Bereiche binden einzelstrangbindende Proteine SSB (von single strand binding), die verhindern, dass sich die beiden Stränge gleich wieder vereinigen. Danach bindet eine Gruppe von Proteinen, Pol-III-Holoenzym genannt, die als komplexe **Replikationsmaschinen** (➤ Abb. 11.18) die Replikation durchführen. Diese Maschinen enthalten neben der DNA-Polymerase eine größere Zahl anderer Proteine (sog. akzessorische Proteine) mit sehr unterschiedlichen Funktionen (➤ Tab. 11.2).

Wir werden zunächst die einzelnen Vorgänge bei der Replikation Schritt für Schritt besprechen (als ob sie von voneinander unabhängigen Enzymen katalysiert würden), um am Ende dieses Abschnitts ein Gesamtbild der koordinierten Replikation beider DNA-Stränge vorzustellen.

Anzahl der Replikationsursprünge

Ein Bakterium wie *E. coli* besitzt ein ringförmiges Genom von $4 \cdot 10^6$ Basenpaaren mit einem einzigen, heute gut charakteri-

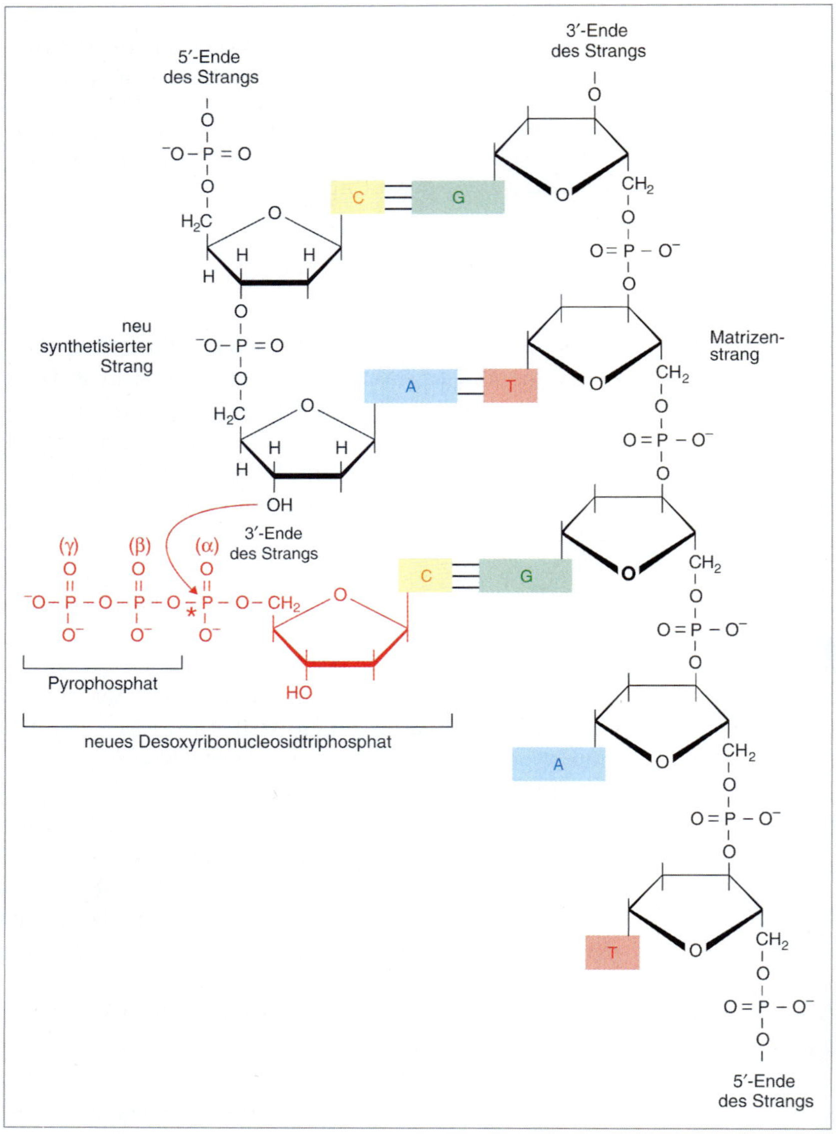

Abb. 11.15 Verlängerung der DNA durch die DNA-Polymerase um einen Baustein. Die 3'-OH-Gruppe des wachsenden Strangs verbindet sich mit dem eintretenden Nucleosidtriphosphat an der mit einem Stern gekennzeichneten Stelle. Bei der Reaktion wird Pyrophosphat freigesetzt.

sierten Replikationsursprung (OriC). Bei der menschlichen DNA hingegen, die mit einem Genom von $3 \cdot 10^9$ Basenpaaren tausendfach komplexer ist als das bakterielle Genom, muss die Replikation an vielen Replikationsstartstellen gleichzeitig beginnen, um die Zellteilung in wenigen Stunden bewerkstelligen zu können. Die Zahl der **Oris** im menschlichen Genom schätzt man auf **über 10.000**. Die Isolierung eines menschlichen Ori ist erst kürzlich gelungen; ein Ori neben dem humanen INK4b-Gen (INK für Inhibitor of CDK) wurde im Jahr 2006 charakterisiert und stellt ein kompliziertes Element dar, da es gleichzeitig ein Transkriptionsregulator ist (➤ Abb. 11.30). Die Funktionsweise menschlicher Oris ist noch weitgehend unerforscht. Somit stammen alle heute gültigen Erkenntnisse über Replikationsursprünge aus Studien mit Bakterien, Hefe, Froscheiern oder Viren. Die Grundprinzipien gelten aber auch für den Menschen.

Bidirektionale Wanderung der Replikationsgabeln

Vom Replikationsursprung setzt sich die DNA-Synthese in beiden Richtungen fort: Die DNA-Synthese erfolgt also **bidirektional**. Der stets fortschreitende Punkt an beiden Enden der Replikationsblase, an dem die DNA entwunden und gleichzeitig synthetisiert wird, bezeichnet man als **Replikationsgabel**. DNA, die gerade repliziert wird, lässt sich durch Elektronenmikroskopie und Autoradiographie sichtbar machen (➤ Abb. 11.16a, b). Betrachtet man die Wanderung der Replikationsgabel bei schwacher Auflösung, entsteht der Eindruck, als würde das Wachstum der DNA-Stränge gleichsinnig mit der Fortbewegung der Replikationsgabel erfolgen. Der in ➤ Abb. 11.16c oben liegende neu synthetisierte DNA-Strang würde, da die elterlichen DNA-Stränge antiparallel angeordnet sind, in 3'→5'-Richtung wachsen, während der untere Strang in 5'→3'-Richtung wächst. Dem steht die Erfahrung mit allen bislang isolierten und gereinigten DNA-Polymerasen entgegen: Nucle-

11

Tab. 11.2 Einige Proteine, die für die Replikation benötigt werden

Protein bei *E. coli*	Protein bei Eukaryonten	Funktion
DnaA	ORC-Proteine	Erkennung des Replikationsursprungs
DnaB	Mcm	DNA-Helicase windet die Ausgangshelix auseinander
DnaC	?	befestigt die Helicase an der DNA
Gyrase	Topoisomerase I/II	Auflösung positiver Überspiralisierung vor der Replikationsgabel
SSB	RPA (replication protein A)	einzelstrangbindende Proteine halten einzelsträngigen Zustand der DNA aufrecht
γ-Komplex	RFC (replication factor C)	Untereinheiten des DNA-Polymerase-Holoenzyms (Klammerlader) setzt die β-Klammer (Gleitring) an die Stelle der DNA, wo der Primer sitzt
β-Klammer	PCNA	ringförmige Untereinheit des DNA-Polymerase-Holoenzyms befestigt die Polymerase an der DNA und verleiht ihr Prozessivität wirkt bei *E. coli* mit Pol III und bei Eukaryonten mit Pol δ und ε zusammen
Pol III core	Pol δ/ε	Hauptreplikationsenzym(e) synthetisieren den Leitstrang und die Okazaki-Fragmente besitzen Korrekturlesefähigkeit
DnaG (Primase)	Primase	synthetisiert die RNA-Primer Bei Eukaryonten ist die Primase eine Untereinheit der Polymerase α
–	Pol α	arbeitet mit der Primase zusammen und verlängert die RNA-Primer um wenige Desoxyribonucleotide; danach übernimmt wieder die Pol δ/ε die weitere Verlängerung des Strangs
DNA-Ligase	DNA-Ligase	verknüpft die Okazaki-Fragmente zu einem ununterbrochenen Strang
Pol I (5'→3'-Exonuclease-Aktivität)	FEN-1 (Endonuclease)	entfernt die RNA-Primer und füllt die Lücken auf Bei Eukaryonten entfernt FEN-1 den RNA-Primer. Die Lücke wird durch die δ-Polymerase gefüllt

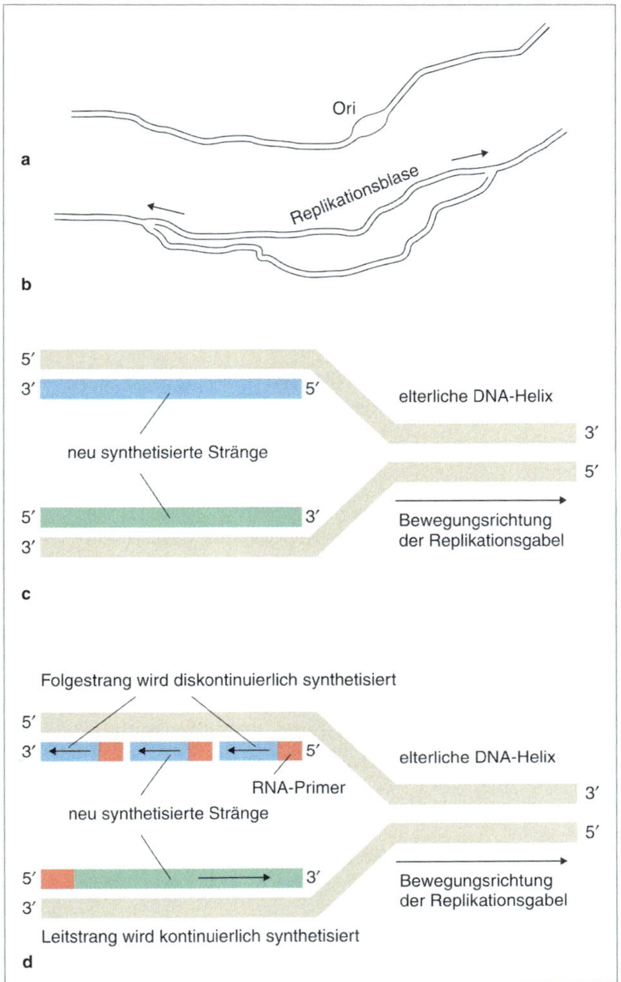

Abb. 11.16 Bidirektionale Wanderung der Replikationsgabeln.
a) und **b)** Die Replikation beginnt an einer spezifischen Stelle (Blase, a) und setzt sich bidirektional über zwei Replikationsgabeln fort (b, schematische Zeichnung einer elektronenmikroskopischen Aufnahme).
c) Vergrößerte Darstellung einer Replikationsgabel. Der untere neu synthetisierte Strang wächst in 5'→3'-Richtung, bei niedriger Auflösung scheint der obere Strang in 3'→5'-Richtung zu wachsen. Tatsächlich werden beide Stränge in 5'→3'-Richtung verlängert.
d) Schematische Darstellung der Vorgänge an einer Replikationsgabel. Beide DNA-Stränge werden in 5'→3'-Richtung synthetisiert, der Leitstrang (unten) kontinuierlich, der Folgestrang (oben) diskontinuierlich in Form kurzer Fragmente (Okazaki-Fragmente).

insäurestränge werden von den Polymerasen nur in einer Richtung, nämlich von **5' nach 3'** (5'→3'), synthetisiert.

MERKE

Die Replikation beginnt an einem Startpunkt **(Ori)** und schreitet **bidirektional**, d.h. in beiden Richtungen, fort. Eukaryonten-DNA enthält Tausende von Oris. Neben der **DNA-Polymerase** ist an der Replikation eine große Zahl an anderen Proteinen beteiligt. Die Nucleinsäurestränge werden dabei immer in **5'→3'-Richtung** synthetisiert.

Diskontinuierliche DNA-Synthese und Okazaki-Fragmente

Die Bildung der Tochterstränge durch die DNA-Polymerase erfolgt immer von 5' nach 3'. In der Natur wurden keine DNA-Polymerasen gefunden, die Nucleotide in umgekehrter Richtung, nämlich von 3' nach 5', polymerisieren können. Folglich wird nur der als **Leitstrang** (engl. leading strand) bezeichnete Tochterstrang (➤ Abb. 11.16d unten) gleichsinnig mit der Wanderungsrichtung der Replikationsgabel gebildet. Am anderen elterlichen Strang (➤ Abb. 11.16d oben) werden zunächst in 5'→3'-Richtung einzelne kurze DNA-Abschnitte jeweils von der Replikationsgabel weg synthetisiert, die nach ihrem Entdecker **Okazaki-Fragmente** genannt werden. Sie werden später zu einem kontinuierlichen Strang verschweißt. Die Bildung der Okazaki-Fragmente erfolgt also entgegengesetzt zur Wanderungsrichtung der Replikationsgabel. Die DNA-Polymerase muss dabei immer wieder „Sprünge" machen. Nach einer Synthesephase von der Replikationsgabel weg erfolgt ein Sprung zurück zur Replikationsgabel. Der diskontinuierlich synthetisierte Tochterstrang wird als **Folgestrang** (engl. lagging strand) bezeichnet. Die Verknüpfung der unterbrochenen DNA-Fragmente des Folgestrangs zu einer kontinuierlichen Sequenz erfolgt mithilfe der **DNA-Ligase**.

Die 3'→5'-Exonuclease-Aktivität der DNA-Polymerase

Die Replikation der DNA ist so genau, dass bei Einbau von 1 Mrd. oder mehr Basenpaaren statistisch nur ein Irrtum auftritt (Fehlerhäufigkeit $< 1 : 10^9$). Die Zahl der gemachten Fehler ist somit wesentlich geringer, als aus theoretischen Überlegungen zu erwarten. Fehler würden entstehen, wenn ein eintretendes Nucleotid mit der Matrize ein nicht korrektes Basenpaar ausbildet, etwa ein G • T oder ein A • C, und die Polymerase dieses falsch gepaarte Nucleotid mit der wachsenden Kette verbindet. Solche inkorrekten Basenpaarungen entstehen wegen ihrer geringen Stabilität zwar viel seltener als die korrekten, aber oft genug, um eine Zelle durch Anhäufung von Fehlern so weit zu schädigen, dass sie abstirbt oder zur Krebszelle entartet, wenn diese nicht korrigiert würden.

Die Anhäufung von Fehlern wird dadurch vermieden, dass die **DNA-Polymerase** ihre Fehler selbst erkennt und korrigiert. Sie hat neben der Polymeraseaktivität auch eine **korrekturlesende Aktivität**. Wird ein falsches Nucleotid eingebaut, führt das zu einer „Delle" im Zucker-Phosphat-Rückgrat, weil die Basenparung nicht perfekt ist. Diese Abweichung von der korrekten Raumstruktur wird von der Polymerase erkannt. Die 3'→5'-Exonuclease-Aktivität der Polymerase wird aktiviert, die dann vom 3'-Ende her mehrere Nucleotide aus dem wachsenden Strang entfernt, einschließlich des falsch eingebauten. Damit ist die Polymerase gleichzeitig eine **3'→5'-Exonuclease** (Exo: spaltet vom Ende her). Die DNA-Polymerase prüft mit dieser Aktivität das Ergebnis jedes von ihr katalysierten Polymerisationsschritts, bevor sie mit dem nächsten fortfährt.

MERKE

An den Replikationsgabeln wird einer der Tochterstränge **(Leitstrang) kontinuierlich** gebildet, der andere **(Folgestrang)** wird **diskontinuierlich** in Form von sog. **Okazaki**-Fragmenten synthetisiert. Mittels der **3'→5'-Exonuclease-Aktivität** der beteiligten Polymerasen werden noch während der DNA-Synthese evtl. entstandene Fehler korrigiert. Somit ist die Replikation ein sehr genauer Vorgang.

Primer und Primase

Eine gereinigte DNA-Polymerase benötigt für ihre Funktion, neben der Matrize und den aktivierten Nucleotiden, ein kurzes einzelsträngiges DNA-Molekül, das sich korrekt an die Matrize anlagert. Vom 3'-Ende dieses kurzen, als **Primer** bezeichneten **Starterstrangs** setzt die DNA-Polymerase die Synthese fort. Wie aber beginnt die DNA-Synthese in der Zelle? Auch in der Zelle braucht die DNA-Polymerase einen Primer. Dieser ist jedoch ein kurzes Stück RNA.

Die DNA-Synthese beginnt also mit der Bildung eines **RNA-Primers** durch eine spezielle RNA-Polymerase, die **Primase**. Die Primase, die mit der „Replikationsmaschine" verbunden ist, synthetisiert ein kurzes RNA-Stück, das komplementär zur Matrize ist und später von einer **5'→3'-Exonuclease** (bei Prokaryonten) wieder herausgespalten wird. Dieses kurze RNA-Stück stellt der DNA-Polymerase das benötigte basengepaarte 3'-OH als Startpunkt zur Verfügung.

Für den **Leitstrang** wird ein RNA-Primer nur einmal am Replikationsursprung benötigt. Wenn sich die Replikationsgabel gebildet hat, steht der DNA-Polymerase die 3'-OH-Gruppe eines gepaarten Nucleotids kontinuierlich zur Verfügung. Anders am **Folgestrang**, wo die Synthese diskontinuierlich erfolgt. Hier werden in Abständen von der Größe eines Okazaki-Fragments ständig neue Primer benötigt (➤ Abb. 11.17). Wenn mit dem Fortschreiten der Replikationsgabel, begleitet von der Replikation des Leitstrangs, längere einzelsträngige Strecken an der Folgestrangmatrize entstehen, wird in regelmäßigen Intervallen entlang dem Folgestrang ein neuer RNA-Primer hergestellt. Die DNA-Polymerase addiert ein Desoxyribonucleotid an das freie 3'-Ende und verlängert die DNA anschließend.

MERKE

Da DNA-Polymerasen die Strangsynthese nicht selbst initiieren können, benötigen sie sog. **Primer**. Diese werden von einer speziellen RNA-Polymerase, der **Primase**, gebildet.

Die 5'→3'-Exonuclease-Aktivität der DNA-Polymerase I

Der RNA-Primer wird durch die **5'→ 3'-Exonuclease-Aktivität** der DNA-Polymerase I entfernt. Die **DNA-Polymerase I**, die in der Bakterienzelle als Reparaturenzym fungiert, füllt gleichzei-

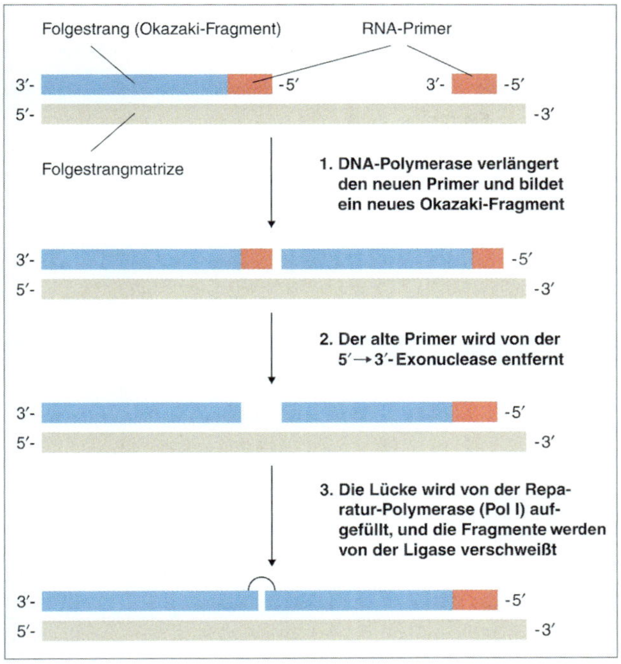

Abb. 11.17 Die einzelnen Schritte bei der Synthese des Folgestrangs.

tig die entstandene Lücke mit Desoxyribonucleotiden auf. Schließlich „verschweißt" die **DNA-Ligase** zwei Okazaki-Fragmente miteinander, sodass letztlich auch der Folgestrang zu einer kontinuierlichen DNA-Doppelhelix wird.

Bei Eukaryonten verläuft die Entfernung der Primer etwas anders: Wenn die DNA-Polymerase δ an das vorher synthetisierte Okazaki-Fragment anstößt, bricht sie die Wasserstoffbrücken zwischen Matrize und dem Primer auf, wonach eine **Endonuclease** mit dem Namen FEN-1 das abstehende Oligonucleotid abschneidet. Die DNA-Ligase verschweißt die beiden Okazaki-Fragmente miteinander, wodurch auch der Folgestrang zu einem kontinuierlichen Strang wird.

MERKE

Primer werden im Verlauf der Replikation von der **5'→3'-Exonuclease-Aktivität** der Polymerase I (bei Prokaryonten) entfernt, bei Eukaryonten durch eine **Endonuclease**.

11.2.3 Funktion der DNA-Polymerasen

Bakterielle wie menschliche Zellen besitzen unterschiedliche DNA-Polymerasen: Die einen sind für die **Replikation** des Genoms, die anderen für die **Reparatur** von DNA-Schäden zuständig. Die erste DNA-Polymerase wurde 1955 von dem amerikanischen Biochemiker Arthur Kornberg entdeckt und aus dem Darmbakterium *E. coli* isoliert. Dieses Enzym trägt heute den Namen DNA-Polymerase I. Fast zwei Jahrzehnte später wurden zwei weitere DNA-Polymerasen gefunden: DNA-Polymerase II und III. Heute ist klar, dass die DNA-Polymerase III für die Replikation des *E.-coli*-Genoms verantwortlich ist, die DNA-Polymerase I für die Reparatur von DNA-Schäden, die durch Umwelteinflüsse, insbesondere durch die Einwirkung von UV-Licht, entstehen können (➤ Kap. 14.2.4). Mithilfe ihrer 5'→3'-Exonuclease-Aktivität ist sie auch für die Entfernung der RNA-Primer, die bei der Replikation durch diskontinuierliche Synthese vorübergehend gebildet werden, zuständig. Die Polymerase II ist an der DNA-Reparatur beteiligt.

Menschliche Zellen enthalten eine größere Zahl verschiedener DNA-Polymerasen, die mit griechischen Buchstaben bezeichnet werden. An der Replikation der Zellkern-DNA ist die DNA-Polymerase δ (und ε) und an der Replikation der mitochondrialen DNA die DNA-Polymerase γ beteiligt. Die DNA-Polymerase α ist an der Initiation der Replikation, Verlängerung der RNA-Primer um wenige (ca. 20) Desoxyribonucleotide und an der Reparatur beteiligt. Die DNA-Polymerase β ist ein Reparaturenzym. Eine Übersicht über diese Enzyme bietet ➤ Tab. 11.3. Darüber hinaus gibt es noch eine Reihe weiterer Polymerasen mit spezialisierten Aufgaben im Rahmen der DNA-Reparatur (➤ Kap. 14.3.5).

11.2.4 Die DNA-Replikationsmaschine

Bisher wurden die verschiedenen enzymatischen Schritte, die bei der DNA-Replikation ablaufen, einzeln erörtert, als würden sie tatsächlich durch voneinander unabhängige Enzymen katalysiert. In Wirklichkeit erfolgt die Replikation in einem **Multienzymkomplex**, in dem alle Teilschritte, von der Bildung und Entfernung der RNA-Primer bis hin zur Leitstrang- und Folgestrangsynthese, miteinander koordiniert sind.

Die bakterielle Replikationsmaschine, die auch **DNA-Polymerase-III-Holoenzym** genannt wird, ist ein dimerer Komplex aus mehr als zehn verschiedenen Untereinheiten. Ein Teilkomplex baut sich auf dem Leitstrang, ein anderer auf dem Folgestrang auf (➤ Abb. 11.18). Beide Teilkomplexe sind durch eine bestimmte (τ = Tau) Untereinheit eng miteinander zu einem Gesamtkomplex verbunden. Beide Hälften enthalten die DNA-Polymerase III wie auch die meisten anderen Untereinheiten, und es wird vermutet, dass die eine Hälfte den Leitstrang, die andere den Folgestrang synthetisiert. Folglich ist der Gesamtkomplex ein **asymmetrisches Dimer**, denn die Folgestrangsynthese enthält Teilreaktionen, die bei der Leitstrangsynthese nicht benötigt werden; entsprechend enthält ein Teilkomplex Untereinheiten, die im anderen nicht vorkommen. Die Helicase, die sozusagen am Bug des Holoenzyms die beiden Stränge der DNA entwindet, wird im Gesamtkomplex nur einmal benötigt. Auch die Primase ist nur einmal vertreten; im Replikationsursprung wird sie zwar zur Initiation beider DNA-Stränge benötigt, später aber nur noch am Folgestrang.

➤ Abb. 11.18 stellt ein schematisches Modell der koordinierten Synthese des Leit- und Folgestrangs am gleichen Ort und zur gleichen Zeit dar, wobei die Synthese des Leitstrangs gleichsinnig mit der Bewegungsrichtung der Replikationsgabel, die des Folgestrangs entgegengesetzt zu ihr erfolgt. Die Synthese des Folgestrangs, der in diesem Modell eine Schleife bildet,

Tab. 11.3 DNA-Polymerasen von Pro- und Eukaryonten

Polymerase	Aktivitäten	Untereinheiten	physiologische Funktion
Bakterien (E. coli)			
I	DNA-Polymerase 3'→5'-Exonuclease 5'→3'-Exonuclease	1 Polypeptid	DNA-Replikation Korrekturlesen Primer entfernen
II	DNA-Polymerase 3'→5'-Exonuclease	1 Polypeptid	Reparatur
III	DNA-Polymerase 3'→5'-Exonuclease	10 Untereinheiten	DNA-Replikation Korrekturlesen
Eukaryonten			
α	DNA-Polymerase (eine der Untereinheiten ist die Primase)	5 Untereinheiten (Mensch)	Synthese von RNA-Primern und anschließende Verlängerung der Primer durch einige wenige Desoxyribonucleotide
β	DNA-Polymerase	1 Polypeptid	DNA-Reparatur
γ	DNA-Polymerase 3'→5'-Exonuclease	1 Polypeptid	mitochondriale Replikation
δ	DNA-Polymerase 3'→5'-Exonuclease	2 Untereinheiten	DNA-Replikation Korrekturlesen Reparatur
ε	DNA-Polymerase 3'→5'-Exonuclease	5 Untereinheiten	DNA-Replikation Korrekturlesen Reparatur

kann so lange fortgesetzt werden, bis die DNA-Polymerase an das bereits vorher synthetisierte Okazaki-Fragment stößt. Dann wird die Synthese unterbrochen, und die DNA-Polymerase, die den Folgestrang synthetisiert, dissoziiert von der DNA ab. Sie kann sich anschließend wieder an die DNA anlagern und beim nächsten Primer (Primer 3) mit der Synthese fortfahren. Bei diesen „Sprüngen" übernimmt die β-Untereinheit des Holoenzyms, die auch als Gleitring oder β-Klammer bezeichnet wird, eine wichtige Funktion.

Funktion der β-Untereinheit (Gleitring) der DNA-Polymerase III

Der bakterielle Gleitring besteht aus zwei, der Gleitring des Menschen (**PCNA**, proliferating cell nuclear antigen) aus drei identischen Untereinheiten, die sich wie ein Ring um die DNA legen und gleichzeitig mit der DNA-Polymerase eine feste Bindung eingehen. Durch diese Bindung wird die DNA-Polymerase eng mit der Matrize verbunden; sie wird zu einem **prozessiven Enzym**. Eine hohe Prozessivität weist eine Polymerase auf, wenn sie sehr viele katalytische Schritte hintereinander durchführt, bevor sie sich von der Matrize löst. Die isolierte DNA-Polymerase III (beim Menschen die DNA-Polymerase δ/ε) arbeitet dagegen **distributiv**, d.h., sie fällt nach weniger als 20 katalytischen Schritten von der Matrize ab und muss sich neu binden, bevor sie weitere Nucleotide an den wachsenden Strang anknüpfen kann. Die **hohe Prozessivität** wird also vom Gleitring vermittelt.

Der Gleitring wird vom Klammerlader (γ-Komplex bei *E. coli*; RFC [von replication factor C] bei Eukaryonten) an der Stelle auf die DNA aufgesetzt, wo bereits der Primer sitzt. Beim Binden der Polymerase an den Primer rastet die β-Klammer mit der Replikationsmaschine ein. Dadurch wird die Polymerase zu einem prozessiven Enzym und fällt nicht von der DNA-Matrize ab, bevor das Enzym an den nächsten Primer angestoßen ist. Dieser Vorgang wiederholt sich am Folgestrang nach Fertigstellung eines jeden Okazaki-Fragments.

Die DNA-Polymerase III im Holoenzym hat eine hohe **katalytische Kapazität** (V_{max}): Sie ist in der Lage, die Kette um 1000 Nucleotide in der Sekunde zu verlängern. Die isolierte DNA-Polymerase III, ohne Beteiligung der anderen Proteinuntereinheiten, ist zwar ebenfalls aktiv, schafft aber nur ca. 20–40 Nucleotide in derselben Zeit. Zur hohen Geschwindigkeit der DNA-Polymerase trägt die Prozessivität entscheidend bei. Der Gleitring ist also auch für die **hohe Synthesegeschwindigkeit** im Holoenzym mit verantwortlich.

Klinik

Proliferating nuclear cell antigen (PCNA)

PCNA ist ein Protein, das als Antigen im Kern sich vermehrender Zellen nachgewiesen werden kann. Entdeckt wurde das Protein, weil es als Antigen mit Autoantikörpern im Serum von Patienten mit Lupus erythematodes reagierte. Bei dieser Erkrankung entwickeln betroffene Patienten Autoantikörper gegen Komponenten der im Zellkern befindlichen Ribonucleoproteinpartikel (snRNP), die sich dann in Gefäßen und Geweben,

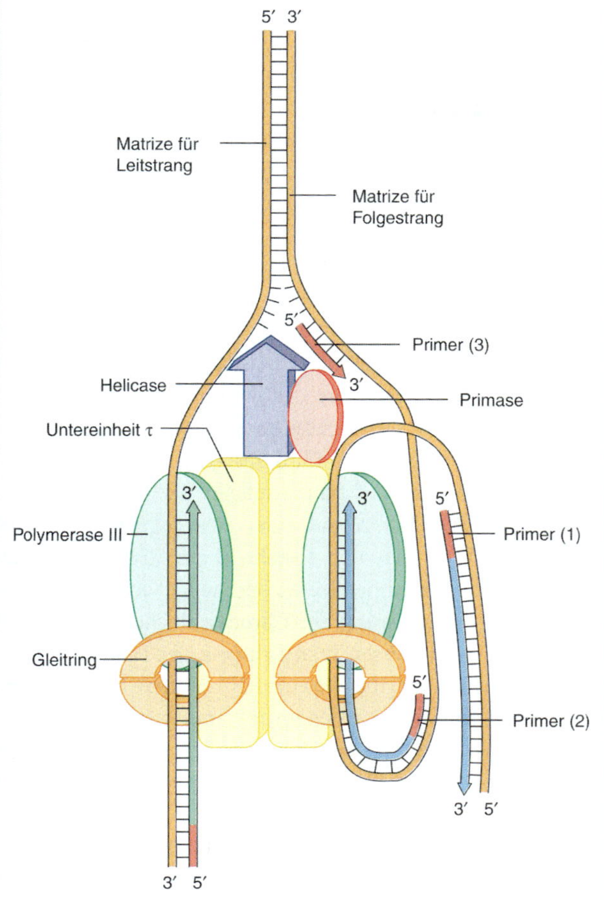

Abb. 11.18 Schematisches Modell der Replikation durch die DNA-Polymerase III (Holoenzym). Eine Schleifenbildung der Folgestrangmatrize ermöglicht einem dimeren DNA-Polymerase-III-Holoenzym die Synthese beider Tochterstränge in der gleichen Richtung, in die sich die Replikationsgabel weiterbewegt. Dargestellt sind nur einige der Proteinuntereinheiten des Holoenzyms.

besonders in der Niere, ablagern und zu Entzündungen führen. Letztlich führt dies zur Sklerosierung und zum Funktionsverlust des Organs. Dabei werden insbesondere sich teilende und transkriptionsaktive Zellen betroffen. Eine kausale Therapie gibt es nicht; Todesursache ist häufig Nierenversagen. Viele Lupuspatienten haben auch Antikörper gegen andere nucleäre Antigene der Chromosomen wie PCNA. Man fand heraus, dass PCNA besonders in proliferierenden Zellen vorkommt. Dass es bei der Replikation mitwirkt, wurde erst später klar.

MERKE

Die Replikationsmaschine bei Prokaryonten ist ein Komplex aus der **DNA-Polymerase III** und mindestens **neun weiteren Untereinheiten** (Polymerase-III-Holoenzym). Eine besondere Untereinheit ist die **β-Klammer** (bei Prokaryonten), die auch Gleitring genannt wird. Sie trägt zur hohen Prozessivität und Synthesegeschwindigkeit der Polymerasen bei. Der Gleitring bei Eukaryonten wird PCNA genannt.

11.2.5 Regulation der Replikation

Für das Überleben von Zellen höherer Eukaryonten ist es von größter Bedeutung, dass die Replikation der DNA nur in der **S-Phase** (Synthesephase) des **Zellzyklus** stattfindet und jeder Abschnitt des Genoms exakt **einmal pro Zyklus** repliziert wird. Es muss also einen Mechanismus geben, der verhindert, dass die Replikation an einer bereits verdoppelten Stelle ein zweites Mal beginnt. Unser Wissen über die Mechanismen der Regulation der Replikation ist relativ dürftig und stammt überwiegend aus Experimenten mit Tierviren (z.B. SV-40-Virus) und Hefe, doch gibt es gute Hinweise darauf, dass die grundlegenden Mechanismen auch für menschliche Zellen Gültigkeit besitzen.

Ein Ori, an dem die Replikation in Gang kommen soll, muss zuvor mehrere Zustände durchlaufen. Einige Schritte, die sich nach heutiger Kenntnis an einem Replikationsursprung in einer Hefezelle abspielen, zeigt ➤ Abb. 11.19. Am Ende eines jeden Zellzyklus werden an den Replikationsursprüngen Proteine gebunden, welche die DNA-Sequenz der Ori spezifisch erkennen; es bildet sich ein Komplex aus, der **ORC** (origin recognition complex) genannt wird. Dieser wird auch als molekulare Landeplattform bezeichnet, denn er bindet die Proteine, die später für die Initiation der Replikation gebraucht werden. Erinnern wir uns daran, dass die Anwesenheit eines ähnlichen Komplexes auf der DNA von *E. coli* den bakteriellen Ori im Elektronenmikroskop überhaupt erst sichtbar gemacht hat (➤ Abb. 11.16a).

Wenn die Teilung der eukaryontischen Zelle eingeleitet wird, wird dieser Komplex durch zusätzliche Proteine erweitert (u.a. Mcm2 – Mcm7; Cdc6), die den Ori für die Replikation vorbereiten: Mcm-Proteine sind Helicasen und trennen den DNA-Doppelstrang auf. Diesen Komplex nennt man **Präreplikationskomplex**, der neben der Helicaseaktivität auch die Funktion einer **Andockstelle** für weitere Proteine besitzt. Diese Fähigkeit wird durch Cdc6 dem Komplex vermittelt. Kurz vor Eintritt der Zelle in die DNA-Synthese-Phase (S-Phase) rekrutiert der Komplex weitere Proteine, u.a. eine cyclinabhängige Protein-Kinase (Cdk; in Hefe Cdc7 genannt), die nach einem Signal den Präreplikationskomplex durch Phosphorylierung von Proteinen aktiviert. Nachdem darauf die Replikation begonnen hat, wandern die Proteine des Präinitiationskomplexes (Mcm2 – Mcm7; Cdc6 etc.) mit der Gabel, bis zwei Replikationsgabeln aneinanderstoßen und damit die DNA-Synthese beendet wird. Danach werden die Proteine des Präreplikationskomplexes abgelöst.

Die erwähnte Protein-Kinase Cdc7 bleibt bis zur Mitosephase aktiv und hat eine zweite Funktion: Sie unterdrückt während der gesamten S-Phase die Ausbildung eines neuen Präreplikationskomplexes. Damit ist ausgeschlossen, dass während desselben Zyklus eine zweite Initiation stattfinden kann. Ein neuer Präreplikationskomplex wird erst wieder aufgebaut, wenn die Zelle erneut in den Teilungszyklus eintritt.

MERKE

Für das Überleben der Zelle ist es von größter Bedeutung, dass die Replikation auf die **S-Phase** des Zellzyklus beschränkt und jeder Abschnitt des Genoms nur **einmal pro Zyklus** repliziert wird.

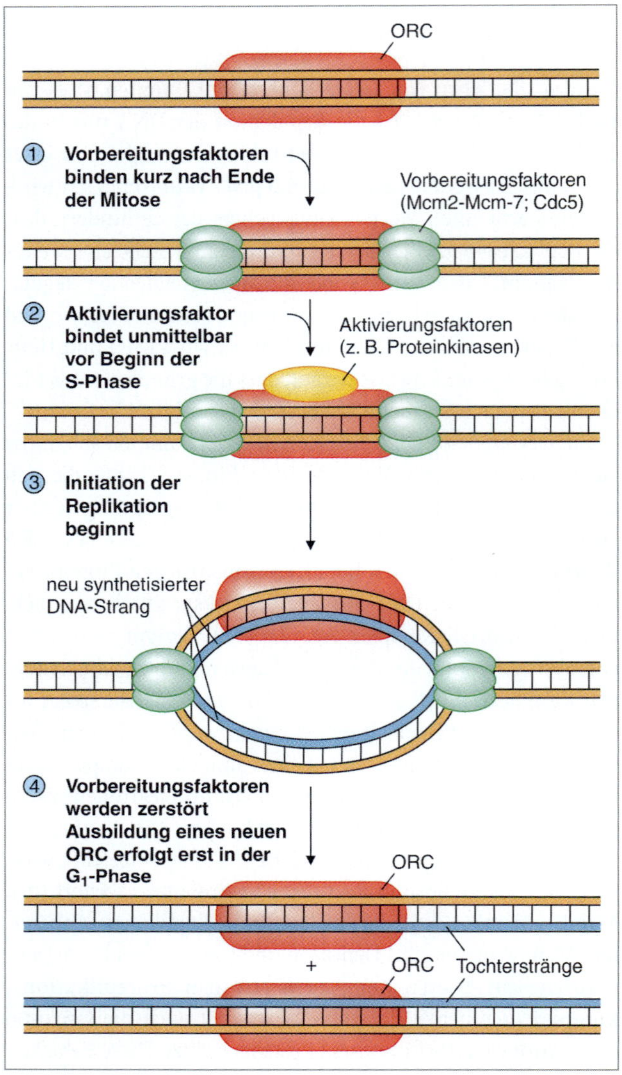

Abb. 11.19 Initiation der Replikation in einer Hefezelle. Am Replikationsursprung (Ori) binden Proteine und bilden einen Komplex namens ORC. Dieser wird auch als molekulare Landeplattform bezeichnet, denn er bindet die Proteine (**1**), die für die Vorbereitung der Replikation gebraucht werden (Mcm2 – Mcm7; Cdc6). Ein aktivierender Faktor (Cdk) bindet (**2**), und die Replikation wird initiiert (**3**). Nach Ende der Replikation werden die Proteine des Präreplikationskomplexes abgelöst, während beide Tochterstränge je einen ORC neu aufbauen (**4**).

11.2.6 Das Telomerproblem

Telomere sind **Endabschnitte** der linearen eukaryontischen Chromosomen. Die Replikation der Telomere führt zu einem Dilemma: Am 5'-Ende des Folgestrangs entsteht ein ungepaartes Stück DNA, wenn der RNA-Primer entfernt wird (➤ Abb. 11.20). Diese Lücke kann nicht, wie im Inneren der Chromosomen, von der DNA-Polymerase I aufgefüllt werden, da das freie 3'-OH Ende fehlt. Bei der nächsten Replikationsrunde wird der eine Tochterstrang um diese fehlenden Nucleotide kürzer, denn die Matrize ist um die Länge des Primers verkürzt worden. Diese Situation wiederholt sich bei jeder Replikationsrunde, sodass mit jeder Zellteilung an den Chromosomenenden DNA verloren geht.

Der Verlust längerer Abschnitte der DNA an den Chromosomenenden kann zur Instabilität führen und apoptotische Prozesse (den programmierten Zelltod) auslösen. Das „Telomerproblem" wird als ein wichtiger Grund angesehen, warum Zellen nicht unbegrenzt teilungsfähig sind. Telomerverkürzungen charakterisieren somit eine wichtige Komponente des **Alterungsprozesses** von Zellen und Individuen.

Die Telomerase

Keimbahnzellen dürfen in ihrem DNA-Bestand nicht gefährdet werden. In diesen Zellen wird der Verlust terminaler DNA-Sequenzen verhindert. Der Prozess beruht auf der Tatsache, dass sich an beiden Enden aller Chromosomen eine spezialisierte DNA-Sequenz befindet, die aus häufigen Wiederholungen des Hexanucleotids GGGTTA mit einer Gesamtlänge von meist mehreren 1000 Nucleotiden besteht. Diese Struktur wird als **Telomerrepeat** bezeichnet. Dieses besondere Sequenzmotiv ermöglicht die Verlängerung der Chromosomenenden, die von einer besonderen **reversen Transkriptase**, der **Telomerase**, bewerkstelligt wird. Enzyme, die eine RNA-Matrize benutzen, um DNA zu synthetisieren, werden reverse Transkriptasen genannt.

Die Telomerase ist insofern eine besondere reverse Transkriptase, weil sie ihre eigene Matrize mit sich bringt. Die Telomerase enthält eine RNA, welche die Sequenz 3'-AUCCCAAU-5' enthält (➤ Abb. 11.20). Diese Sequenz ist komplementär zum parentalen Strang des Telomers (GGGTTA). Mit dem ersten AU bindet die Telomerase an das letzte TA am 3'-Ende des elterlichen DNA-Strangs und verlängert die DNA mithilfe der mitgebrachten Matrize um die Sequenz 5'-GGGTTA-3'. Danach rutscht die Telomerase wieder an das Ende der DNA und wiederholt diesen Vorgang. Bei jedem Schritt wird das Chromosomenende um sechs Nucleotide verlängert. Nach mehreren Wiederholungen ist ein langer einzelsträngiger Überhang vorhanden.

Wie danach der Gegenstrang synthetisiert wird, ist nicht bekannt. Eine mögliche Vorstellung ist, dass mit der Verlängerung des Leitstrangs genug Platz für die Primaseaktivität der DNA-Polymerase geschaffen wurde, um einen Primer und nachfolgend DNA zu synthetisieren. Damit wäre das Chromosomenende wieder vervollständigt.

Klinik

Telomeraseaktivität in Tumorzellen

Außer in Keimbahnzellen, wo im Gegensatz zu Somazellen eine Verkürzung der Chromosomenenden nicht toleriert wird, konnten hohe Aktivitäten an Telomerase v.a. in transformierten Zellen (Tumorzellen) gemessen werden. Diese Beobachtung lässt den – allerdings nicht unumstrittenen – Schluss zu, dass transformierte Zellen deshalb unbegrenzt teilungsfähig sind, weil sie den Verlust terminaler DNA-Sequenzen in ihren Chromosomen durch Anwesenheit der Telomerase kompensieren können. Somit böte die Telomerase einen Ansatzpunkt für die Therapie maligne entarteter Zellen.

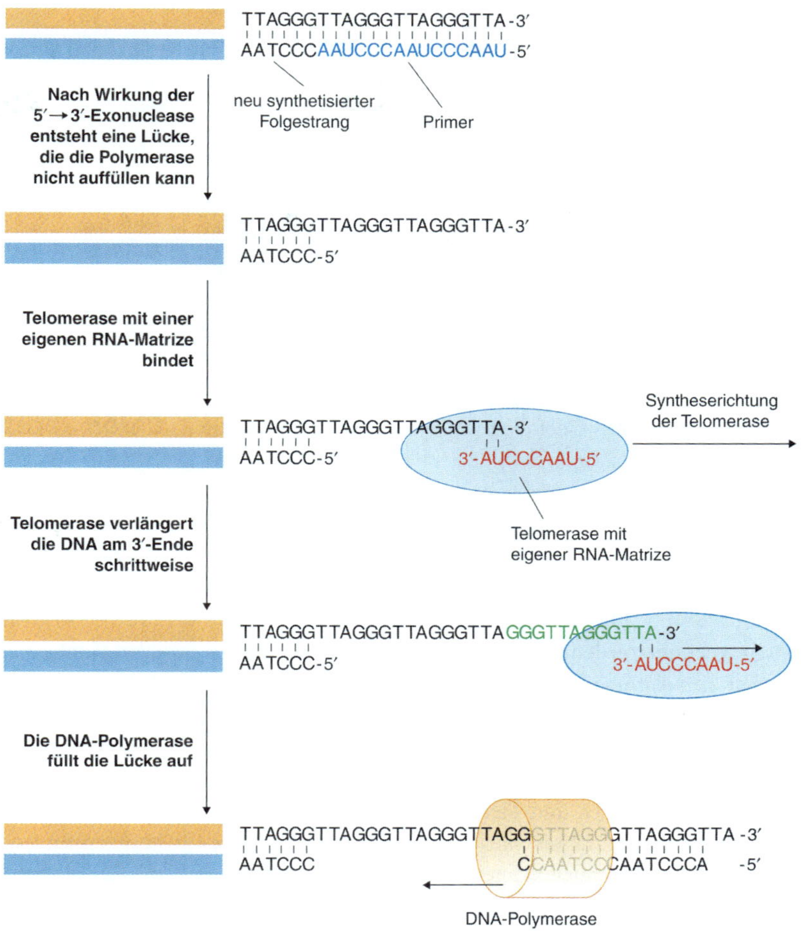

Abb. 11.20 Mechanismus der Telomerase. Chromosomenenden werden durch die Telomerase verlängert, eine spezielle reverse Transkriptase, die ihre eigene Matrize mitbringt.

MERKE

Bei der Replikation der Endabschnitte linearer Chromosomen **(Telomere)** entsteht ein Problem: Mit jeder Zellteilung werden Chromosomen in Körperzellen (Somazellen) kürzer. Diese Verkürzung limitiert die Teilungsfähigkeit von Somazellen und damit vermutlich die Lebensdauer von Organismen. In Keimbahnzellen und vielen Tumorzellen werden die Chromosomenenden jedoch von einem Enzym, der **Telomerase**, wieder vervollständigt. Die Telomerase ist eine reverse Transkriptase, die keine Matrize braucht, weil sie ihre Matrize (eine RNA) selbst mitbringt.

11.3 Verpackung der DNA

11.3.1 Chromatin und Histone

Chromatin

Die DNA eukaryontischer Zellen liegt nicht „nackt" vor. Sie ist mit diversen Proteinen, hauptsächlich mit den basischen **Histonen**, assoziiert. Der Komplex aus DNA und Protein wird wegen seiner spezifischen Färbbarkeit **Chromatin** genannt.

Chromatin liegt in verschiedenen Organisationsformen vor: In Zellkernen, die sich in der Interphase befinden, erscheint es als eine lichtmikroskopisch unsichtbare amorphe Masse. Kurz vor Eintritt der Zelle in die Mitose beginnt sich das Chromatin zu lichtmikroskopisch erkennbaren, kompakten Faserstrukturen zu organisieren. In der Metaphase werden in menschlichen Zellen 46 **Chromosomen** als klar abgrenzbare Einheiten der Organisationsform der DNA sichtbar. Es ist anzunehmen, dass es die enorme Länge der DNA erfordert, dass das menschliche Genom in mehrere Chromosomen unterteilt ist und nicht, wie bei Bakterien, ein zusammenhängendes Molekül bildet. Die Gesamtlänge der DNA aller 46 Chromosomen beträgt insgesamt ca. 2 m.

Wie lassen sich so lange Fäden in den Zellkern packen, eine Kugel von nur 10 µm Durchmesser? Die Verpackung muss einerseits sehr dicht sein, andererseits muss sie einen hohen Grad an Ordnung aufweisen. Es ist wesentlich, dass spezifische Abschnitte der DNA für die Transkriptions- und Replikationsmaschinerie stets zugänglich gemacht werden können. Es dürfte plausibel erscheinen, dass ein planloses „Hineinstopfen" der DNA in den Zellkern keine geeignete Organisationsform darstellt, genauso wenig wie für eine kilometerlange Schnur, die nicht ordentlich aufgespult, sondern in einen Karton gestopft wurde.

Das maximal kondensierte Chromosom 1 des Menschen hat eine Länge von etwa 10 µm. Um die ca. 9 cm lange DNA auf 10 µm zu komprimieren, muss sie etwa um den Faktor 10.000 „verdichtet" werden. Einfache Faltung oder ein Aufspulen wie bei einer Schnur lässt die stark negativ geladene DNA wegen der elektrostatischen Abstoßung der Phosphatgruppen nicht zu. An der Verpackung von DNA zu Chromatin sind daher **basische** Proteine beteiligt, die Histone, die die negativen Ladungen der DNA teilweise neutralisieren.

Histone

Die hauptsächliche Proteinkomponente des Chromatins bilden die basischen Histone. Histone findet man in allen Eukaryonten. Man unterscheidet zwischen den **Kernhistonen** H2A, H2B, H3 und H4 mit Molekülmassen zwischen 11 und 16 kDa und dem **Linker-Histon** H1 mit einer Molekülmasse von 21 kDa. Die Kernhistone falten sich so, dass sie eine zentrale globuläre Domäne mit einem C-terminalen und einem positiv geladenen N-terminalen Arm bilden (➤ Abb. 11.21). Die positive Ladung der Arme beruht auf der Anwesenheit mehrerer Arginin- (im Einbuchstabencode: R) und Lysinreste (K).

Schon gewusst

Histone gehören zu den am besten konservierten Proteinen. Zwischen den Aminosäuresequenzen des Histons H4 aus Rind und Erbse, die beide 102 Aminosäuren lang sind, bestehen nur zwei unwesentliche Unterschiede. Die Aminosäuresequenz von H4 hat sich demnach seit mehr als 1 Mrd. Jahren, seit der Divergenz von Pflanzen und Tieren, fast nicht verändert. Offensichtlich lastet ein starker Selektionsdruck auf diesen Proteinen, weil vermutlich auch kleinere Änderungen dazu führen, dass fundamentale Funktionen der Histone bei der Organisation der DNA zu den verschiedenen Formen von Chromatin und Chromosomen beeinträchtigt wären.

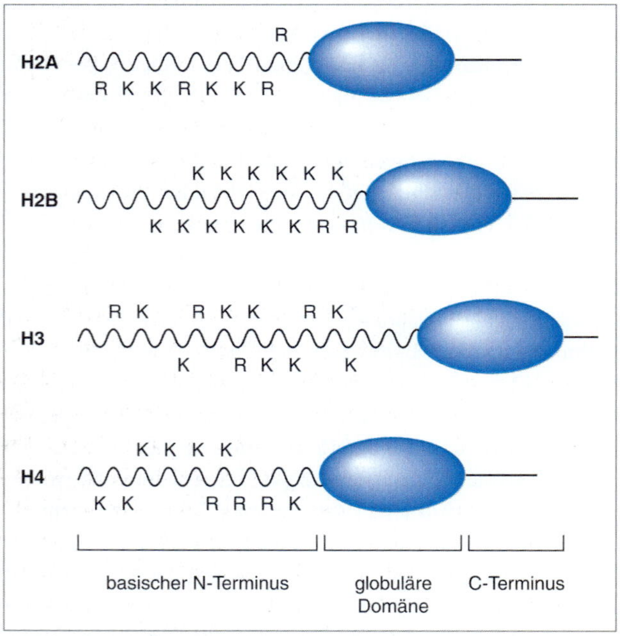

Abb. 11.21 Struktur der vier Kernhistone. Die zentrale globuläre Domäne ist als Ellipsoid dargestellt. Die gerade und die wellenförmige Linie repräsentieren die C-terminalen bzw. N-terminalen Arme. Die basischen Aminosäuren der N-terminalen Arme, Arginin (R) und Lysin (K), sind gekennzeichnet.

MERKE

Das eukaryontische Genom liegt im Zellkern als **Chromatin** verpackt vor. An der Verpackung sind v.a. kleine basische Proteine, die Histone, beteiligt. **Histone** neutralisieren die negativen Ladungen der DNA. Neben einer globulären Domäne besitzen die Histone H2A, H2B, H3 und H4 einen frei beweglichen N-terminalen Arm, der vielfachen enzymatischen Modifikationen, wie Acetylierung, Methylierung, Phosphorylierung, ADP-Ribosylierung und Ubiquitinierung, unterliegt.

11.3.2 Aufbau des Chromatins

Nucleosomen als Grundbausteine der Chromatinstruktur

Je zwei Moleküle der vier Kernhistone lagern sich zu einem Komplex zusammen, dem sog. **Histon-Oktamer**, um das sich 146 Basenpaare der DNA-Kette unter Bildung eines **Nucleosomenkerns** (engl. nucleosome core particle) wickeln (➤ Abb. 11.22). Zwei Nucleosomenkerne sind durch eine Verbindungs-DNA (Linker-DNA) miteinander verbunden. Im Gegensatz zu den konstant 146 Basenpaaren im Kern ist die Länge der DNA im Verbindungsstück (Linker) ziemlich variabel; sie schwankt zwischen 20 und 100 Basenpaaren.

Das eigentliche **Nucleosom** besteht aus dem Nucleosomenkern und einem Teil der **Linker-DNA**. Höhere Eukaryonten besitzen ein weiteres Histon, das **Histon H1**. Dieses ist sowohl mit der Linker-DNA (deswegen auch **Linker-Histon** genannt) als auch mit dem Nucleosomenkern assoziiert. Es ist an der Stelle lokalisiert, an der die DNA in den Nucleosomenkern eintritt und ihn nach zwei Windungen wieder verlässt. Hier klammert H1 die DNA an den Nucleosomenkern und trägt zu einer weiteren Stabilisierung des Nucleosoms bei. H1 ist besonders für die Ausbildung der nächsthöheren Verpackungsstruktur, der 30-nm-Faser, wichtig; einfache Eukaryonten, wie die Hefe, haben kein H1 und bilden auch keine 30-nm-Faser aus.

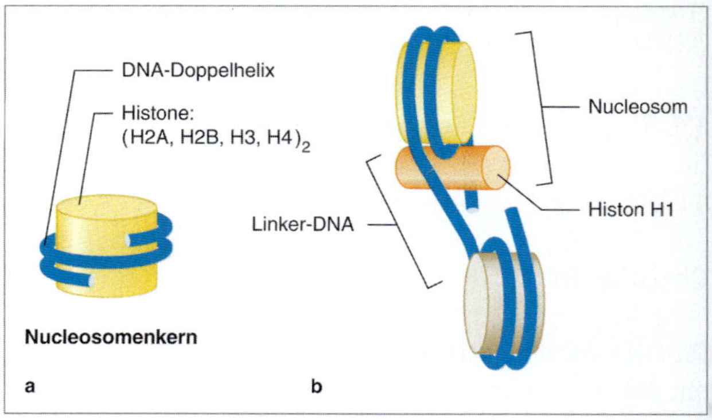

Abb. 11.22 Nucleosomen. Der Nucleosomenkern besteht aus einem Histon-Oktamer, um das 146 bp der DNA gewickelt sind **(a)**. Nucleosomen bestehen aus dem Nucleosomenkern (engl. nucleosome core particle) und einem Anteil an der Linker-DNA. Histon H1 bindet sowohl an die Linker-DNA als auch an den Nucleosomenkern **(b)**.

Schon gewusst

Protamine

Nicht die gesamte menschliche DNA ist in Nucleosomen verpackt. Eine Ausnahme bildet das kleine ringförmige Genom der Mitochondrien. Aber auch bei der Verpackung der DNA in Spermien werden keine Nucleosomen gebildet. Die besonders kompakte Struktur wird in Spermien durch andere basische Proteine, nämlich durch Protamine, bewerkstelligt. Einzelheiten der Struktur sind nicht bekannt.

Chromatinfilamente und eine dichter gepackte Faserstruktur

Isoliertes Chromatin aus einer Zelle in der Interphase ist im Lichtmikroskop unsichtbar. Im stärker auflösenden Elektronenmikroskop zeigt sie eine an Perlenketten erinnernde, aus Nucleosomenkernen und Verbindungs-DNA bestehende **Filamentstruktur** mit einem durchschnittlichen Durchmesser von **11 nm** (➤ Abb. 11.23). Diese Filamentstruktur bildet sich unter unphysiologischen Bedingungen, nämlich bei sehr niedriger Ionenstärke, aus. Unter physiologischen Bedingungen geht die Filamentstruktur spontan in eine kompaktere **Faser** mit einem Durchmesser von **30 nm** (➤ Abb. 11.23) über. Wie diese zustande kommt, ist nicht klar. Nach einer von zwei gängigen Vorstellungen sind die Nucleosomen selbst um eine Achse gewunden und bilden eine Spirale, der man den Namen **Solenoid** (engl. solenoid = Spule, Magnetspule) verlieh. Eine Windung des Solenoids besteht im Durchschnitt aus sechs Nucleosomen. Sie hat einen Durchmesser von 30 nm. Die Ausbildung dieser kompakteren Chromatinstruktur erfordert die Anwesenheit des Histons H1. Eine neuere Vorstellung ist, dass Nucleosomen zickzackartig gefaltet werden und dadurch die 30-nm-Faserstruktur ausbilden. Auch für dieses Modell ist die Anwesenheit von H1 nötig.

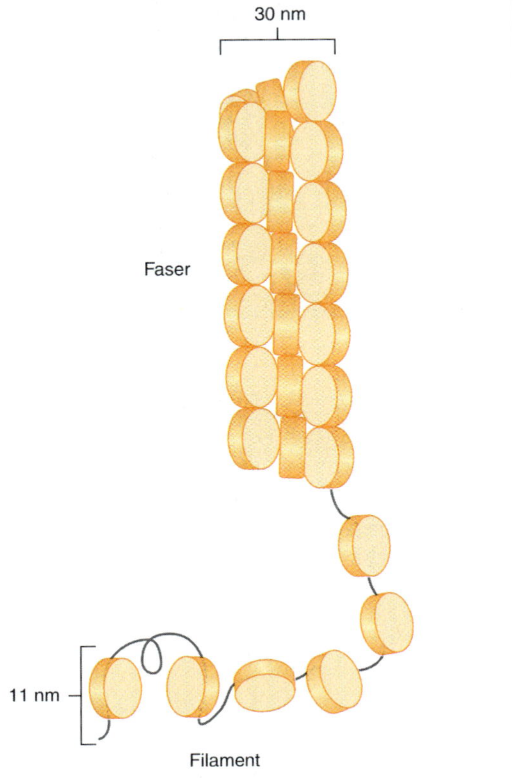

Abb. 11.23 Filament- und Faserstruktur. 11-nm-Filament und die 30-nm-Faser, die durch Spiralisierung (wie hier gezeichnet) oder durch Faltung des Filaments entsteht. Die Wicklung der DNA um Histon-Oktamere und Histon H1 wurden der Übersichtlichkeit halber nicht gezeichnet.

Der überwiegende Teil des Chromatins liegt in Form der kompakteren 30-nm-Faser-Struktur vor, die in Zellkernen in der Interphase, besonders aber in Metaphasechromosomen, weiter zu Strukturen höherer Ordnung gefaltet ist. Wenige Prozent des Chromatins jedoch scheinen in locker verpackter Form als 11-nm-Filament vorzuliegen. Man vermutet, dass Chromatin während der Transkription diese Form annimmt. Unter physiologischen Bedingungen könnte diese locker verpackte Form durch Modifizierung der Histone entstehen.

MERKE

Die Struktur aus DNA und Histonen sowie anderen Proteinen wird Chromatin genannt. Der Grundbaustein des Chromatins ist das **Nucleosom**, bestehend aus dem **Nucleosomenkern** und Verbindungs-DNA **(Linker-DNA)**. Der Nucleosomenkern (core particle) setzt sich aus einem Histon-Oktamer (H2A, H2B, H3, H4)$_2$ zusammen, um das 146 Basenpaare der DNA gewickelt sind. Histon H1 bindet an die Linker-DNA. Das Aufwickeln der DNA um Histon-Oktamere unter Bildung von Nucleosomen stellt die unterste Stufe der Verpackung von DNA zu Chromatin dar. In der zweiten Stufe organisieren sich die Nucleosomen zu einer 30 nm dicken Faser. In beiden Stufen wurde die DNA jeweils um den Faktor 7, also insgesamt ca. 50fach, verkürzt.

Faltung der 30-nm-Faser zu Schleifen

Wie die 30-nm-Faser zu Strukturen höherer Ordnung gefaltet wird, ist im Detail noch offen. Es gibt Hinweise dafür, dass die 30-nm-Faser in Schleifen organisiert ist, die von einer zentralen Achse ausgehen (➤ Abb. 11.24d). In der Interphase könnte dies bereits die höchste Stufe der Verpackung der DNA sein. Lichtmikroskopisch sind diese Strukturen noch nicht sichtbar, denn die Schleifen bestehen aus einem nur 30 nm dicken „Faden" in einer lockeren Formation. Erst eine dichtere Packung der Schleifen selbst würde zu mikroskopisch sichtbaren Strukturen führen.

Anordnung der Schleifen in Chromosomen

Ein Modell für die nächsthöhere Ebene der Organisation, die mit dem Eintritt in die Mitose erfolgt, schlägt vor, dass die

Stämme der Schleifen spiralenförmig aufgewickelt werden. Dadurch entsteht eine zentrale Achse, von der die Schleifen radial nach außen ragen – etwa wie die Schaufeln einer Turbine. Dieses Modell wird deshalb als **Radial-loop-Modell** bezeichnet (➤ Abb. 11.24e). Das Radial-loop-Modell ist aber nur eines von mehreren möglichen Modellen. Eine dichte Anordnung der Schleifen würde im Lichtmikroskop als ein langer Faden mit unregelmäßiger Oberfläche erscheinen (sog. Lampenbürstenchromosomen, ➤ Abb. 11.25). Diese hätte eine geschätzte Dicke von 700 nm und wäre damit bereits lichtmikroskopisch erkennbar. Der postulierte Faden könnte sich durch weitere Faltung oder Spiralisierung zu Metaphasechromosomen formieren (➤ Abb. 11.24f).

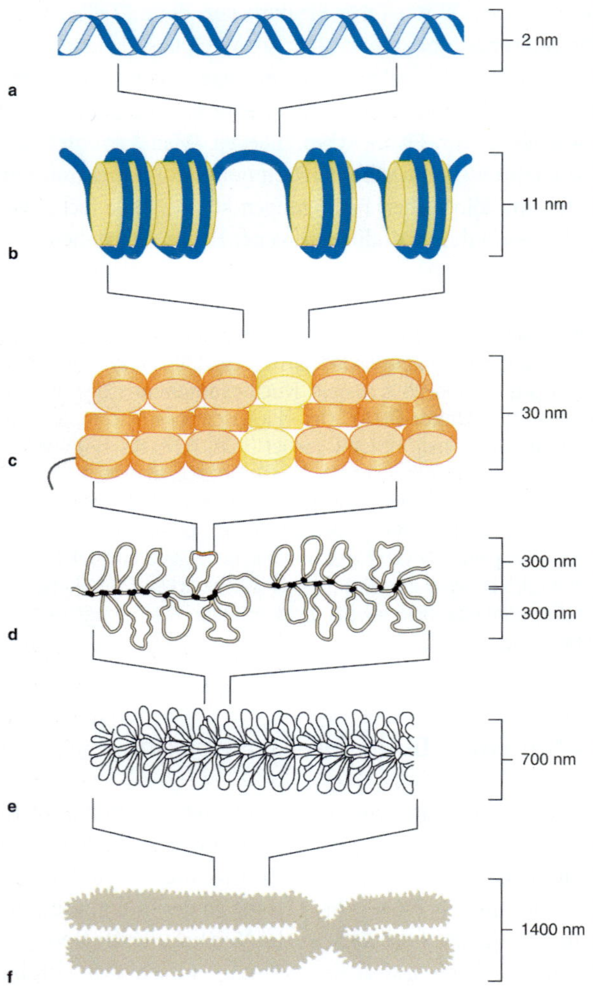

Abb. 11.24 Verschiedene Ebenen der DNA-Organisation.
a) Nackte DNA
b) Wicklung der DNA um Histon-Oktamere unter Ausbildung von Polynucleosomen
c) Bildung der 30-nm-Faser durch Spiralisierung oder – nach einem anderen Modell – Faltung von Nucleosomen
d) Faltung der Faser zu Chromatinschleifen
e) Dichte Organisation der Schleifen
f) Faltung oder Spiralisierung zu Metaphasechromosomen.

Schon gewusst

Lampenbürstenchromosomen

Für das Radial-loop-Modell spricht u.a. die Existenz der sog. Lampenbürstenchromosomen (➤ Abb. 11.25). Diese stellen eine spezielle Chromosomenform dar, die sich in der meiotischen Prophase von Oozyten einer Reihe von Wirbeltieren und Wirbellosen ausbildet. Sie ist besonders bei Amphibien und Fliegen gut darstellbar. Diese Form der Chromosomen ist durch einen langen Faden mit unregelmäßiger Oberfläche charakterisiert. Aus diesem Faden treten lange Schleifen heraus. Die Deutung der Struktur der Schleifen von Lampenbürstenchromosomen erscheint zunächst widersprüchlich. Man nimmt an, dass einige wenige Chromatinschleifen in einer aufgelockerten Form als 11-nm-Filament vorliegen und sich daher weit aus dem zentralen Faden ausstülpen. Diese sollten allerdings lichtmikroskopisch unsichtbar sein. Dass diese Schleifen trotzdem sichtbar werden, verdanken sie einem besonderen Umstand. In den Schleifen findet eine intensive Transkription statt mit vielen gleichzeitig arbeitenden RNA-Polymerasen, die immer länger werdende, dicht mit Protein verpackte RNA-Moleküle synthetisieren. Es sind wohl die dicht beieinanderliegenden Ribonucleoproteinkomplexe, die den Schleifen eine im Lichtmikroskop erkennbare Kontur verleihen.

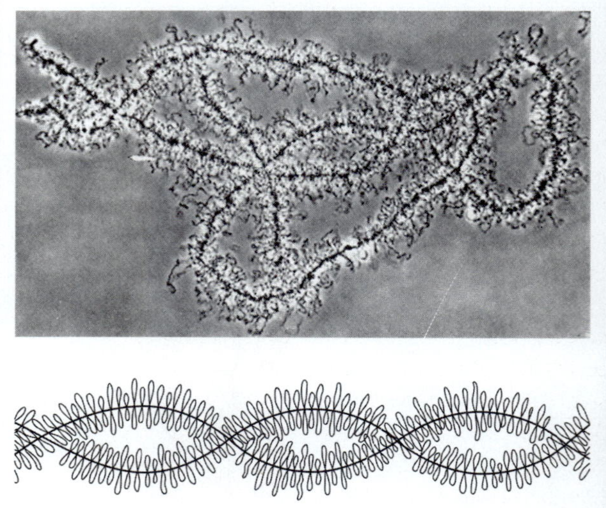

Abb. 11.25 Lampenbürstenchromosom. Lichtmikroskopische Aufnahme eines Lampenbürstenchromosoms (oben) und schematische Darstellung (unten). Die Packung der zentralen Achse entspricht wahrscheinlich der Stufe (e), die Packung der Schleifen der Stufe (b) aus ➤ Abb. 11.24.

MERKE

Die Kette aus Nucleosomen kann diverse Strukturen steigender Packungsdichte annehmen: das 11-nm-Filament, die 30-nm-Faserstruktur und höhere Organisationsformen. Letztere sind in ihren Einzelheiten noch nicht aufgeklärt; ein anschauliches Modell postuliert die Faltung der 30-nm-Faser zu Schleifen. In der Mitose werden die Schleifen über weitere Stufen der Kompaktion zu den lichtmikroskopisch sichtbaren Chromosomen verdichtet.

11.3.3 Chromatin-Remodelling

Bisher haben wir diskutiert, wie die enorme Menge an DNA so gefaltet werden kann, dass sie innerhalb der Begrenzungen eines Zellkerns Platz findet. Jetzt müssen wir uns mit der Frage beschäftigen, wie spezifische Stellen des verpackten Genoms, wie etwa Promotoren inaktiver Gene, Replikationsursprünge, schadhafte Stellen in der DNA etc. den relevanten Proteinen zugänglich gemacht werden können. Dafür gibt es verschiedene Enzyme, die offensichtlich in der Lage sind, unter physiologischen Bedingungen bestimmte Abschnitte des Chromatins reversibel zugänglich zu machen. In den letzten Jahren des 20. Jahrhunderts wurden die **Histon-Acetyltransferasen**, **Histon-Deacetylasen** und **Chromatin-Remodellierungskomplexe** entdeckt, die offensichtlich diese Funktionen erfüllen.

Modifikation der Histone

Der N-terminale Arm der Histone unterliegt diversen Modifizierungen. So werden spezifische Lysinreste **acetyliert**, andere **methyliert**. Serin und Threonin in bestimmten Positionen einzelner Histone werden **phosphoryliert**. Eine andere Modifizierung von Histonen ist die **ADP-Ribosylierung**. Dabei wird aus NAD^+ Nicotinamid abgespalten, und der ADP-Ribosylrest wird auf das Protein übertragen.

Eine Modifikation von H2A und H2B kann auch durch **Ubiquitin** erfolgen. Ubiquitin, ein aus 79 Aminosäuren bestehendes Peptid, kann über seine *C*-terminale Carboxylgruppe mit einem spezifischen Lysinrest im jeweiligen Histon verknüpft werden. Die Verknüpfung von Proteinen mit Ubiquitin führt normalerweise zum Abbau des Proteins über das Proteasom (➤ Kap. 17.5). Dies ist jedoch bei den beiden genannten Histonen nicht der Fall. Die Modifizierung hat offenbar andere Funktionen.

Die Acetylierung der vier Kernhistone erfolgt in allen untersuchten Pflanzen und Tieren. Der hauptsächliche Angriffspunkt für die Histon-Acetylierung sind die Lysinreste in den stark basischen N-terminalen Armen der Kernhistone (➤ Abb. 11.21). Jede Acetylgruppe vermindert die positive Ladung der Histonarme um eine Einheit (➤ unten). Die genaue Funktion der verschiedenen Histonmodifizierungen ist noch nicht geklärt. Man weiß jedoch, dass modifizierte Histone von Proteinen erkannt werden. Proteine, die an modifizierte Histone spezifisch binden, dürften mannigfaltige Funktionen bei der Replikation, Transkription, Rekombination oder Reparatur ausüben.

Histon-Acetylierung und -Deacetylierung

Histon-Acetyltransferasen

Aus Säugerzellen wurden mehrere **Histon-Acetyltransferasen (HAT)** isoliert, die Acetylgruppen von Coenzym A (CoA) auf Lysinreste von Histonen übertragen. Diese Acetylasen können Histone, die in Nucleosomen eingebaut sind, an spezifischen Positionen im basischen N-terminalen Arm acetylieren.

Welche Folgen hat diese Modifizierung der Histone? Jede Acetylierung eines Lysinrests trägt zur Neutralisierung einer positiven Ladung des Histons bei. Dadurch können elektrostatische Wechselwirkungen zwischen der negativ geladenen DNA und dem positiv geladenen Histon aufgehoben und damit die **Bindung geschwächt** werden. Möglich ist aber auch eine Lockerung von Wechselwirkungen zwischen Histonen untereinander oder zwischen dem modifizierten Histon und anderen Proteinen im Chromatin.

Die Lockerung starker Wechselwirkungen zwischen DNA, Histonen und anderen Proteinen führt zu einer weniger kompakten Chromatinstruktur und einer **besseren Zugänglichkeit** von Komponenten der Transkriptionsmaschinerie an Promotoren bzw. Enhancern. Mit diesem einfachen Modell im Einklang steht, dass Nucleosomen in transkriptionell aktiven Chromatinbereichen häufig hyperacetyliert sind.

Histon-Deacetylasen

Histon-Deacetylasen (HDAC) sind Enzyme, die Acetylgruppen von Histonen hydrolytisch abspalten. Damit können Acetylierungen rückgängig gemacht werden. Dies hat zur Folge, dass die betroffenen Histone eine positive Ladung mehr besitzen und dadurch eine **stärkere Bindung** zu DNA, anderen Histonen oder Proteinen eingehen. Insgesamt werden durch Deacetylierung die Chromatinstruktur verdichtet, die **Zugänglichkeit** für regulatorische Proteine **erschwert** und Gene reprimiert.

Der Histoncode

Es wurde beobachtet, dass acetylierte Histone, meist im Kontext mit anderen spezifischen Modifizierungen (Methylierung, Phosphorylierung, Polyadenylierung oder Ubiquitinierung), von diversen Proteinen spezifisch erkannt und mit hoher Affinität gebunden werden. **Modifizierte Histonarme** werden also zu **Andockstellen für Proteine**. Ähnlich wie die Phosphorylierung von Tyrosinresten des Insulinrezeptors zu einer Andockstelle für das Insulin-Rezeptor-Substrat (IRS) wird (➤ Kap. 22.4.3), kann eine Acetylierung spezifischer Lysinreste in Histonarmen ebenfalls zu einer Andockstelle für wichtige Proteine werden. Dies bedeutet, dass die Modifizierung der beweglichen Histonarme, analog zur Phosphorylierung von Tyrosinresten in Rezeptorproteinen, **Teil eines Signaltransduktionswegs** ist.

Solch ein Signalweg könnte wie folgt aussehen: Ein internes oder von außen auf die Zelle wirkendes Signal führt zu der Aktivierung einer spezifischen Histon-Acetyltransferase. Diese modifiziert spezifisch Lysinreste in Histonen. Das spezifische Modifizierungsmuster stellt ein verschlüsseltes Signal dar, das von spezifischen Proteinen entschlüsselt werden kann. Nach Bindung von Proteinen, die das Modifizierungsmuster erkennen, können weitere Proteine aktiviert oder inaktiviert werden.

Letztlich führt die Histonmodifikation zur Aktivierung oder Inaktivierung von Genen, zur Reparatur geschädigter DNA und vielem mehr.

Es konnte gezeigt werden, dass Acetylierung des Histons H3 am Lysinrest in Position 14 durch eine spezifische Histon-Acetyltransferase mit der Transkription einiger Gene korreliert. Acetylierung von Histon H4 in Positionen 5 und 11 korreliert mit der Bildung neuer Nucleosomen während der Replikation. Andere Histonmodifizierungen, wie Phosphorylierung von H1 und H3 an bestimmten Serinresten, korrelieren mit der Kondensation von Chromatin während der Mitose. Diese Beobachtungen zeigen, dass Histonmodifizierungen nicht pauschal durch Auflockerung oder Kondensation der Chromatinstruktur wirken, sondern über die Bindung spezifischer Proteine mit besonderen Funktionen.

Rekrutierung von Histon-Acetyltransferasen und -Deacetylasen

Eine interessante Beobachtung ist, dass sowohl Histon-Deacetylasen als auch Histon-Acetyltransferasen häufig von Cofaktoren der Transkription rekrutiert werden. Histon-Acetyltransferasen binden an sog. **Coaktivatoren** (Coaktivatoren der Transkription; ➤ Kap. 12.7), sie können sogar integraler Bestandteil dieser Faktoren sein und führen letztlich zur Aktivierung der Genexpression. Histon-Deacetylasen hingegen sind häufig mit sog. **Corepressoren** der Transkription verbunden und tragen zur Repression von Genen bei.

Klinik

Defekte von Histon-Acetyltransferasen können Krebs verursachen

Histon-Acetyltransferasen spielen auch eine Rolle bei der Kontrolle des Zellzyklus. Von medizinischer Relevanz ist der Befund, dass gewisse Mutationen in einer der Histon-Acetyltransferasen mit der Bezeichnung p300 zu kolorektalen und anderen gastrointestinalen Karzinomen führen.

Chromatin-Remodellierungskomplexe

Chromatin-Remodellierungskomplexe (ChRC) sind aus mehreren Enzymen und anderen Proteinen zusammengesetzte molekulare Maschinen, die – ähnlich wie Histon-Acetyltransferasen und -Deacetylasen – die **Zugänglichkeit** von regulatorischen Proteinen an die dicht verpackte DNA **erleichtern** oder gar erst ermöglichen. Nach ihrer Entdeckung Anfang der 90er Jahre des 20. Jahrhunderts sind Dutzende dieser Maschinen aus etlichen Organismen isoliert und charakterisiert worden. Sie werden überall dort gebraucht, wo Chromatin als Substrat dient: bei der Genregulation, der Replikation, Reparatur, Rekombination und Translokation der DNA.

Die Remodellierungskomplexe enthalten alle eine **ATPase** als Untereinheit, die offenbar die Energie der ATP-Hydrolyse ausnutzt, um lokal die Struktur des Chromatins zu verändern. Die ATPase-Untereinheit scheint daher als der **Motor** des Komplexes zu fungieren. Andere Untereinheiten haben andere Funktionen, wie etwa die Erkennung von Andockstellen und vieles mehr.

Rekrutierung und Funktion

Über viele Jahre dachte man, dass Chromatin-Remodellierungskomplexe an Chromatin in einer nicht zielgerichteten Weise binden und anschließend entlang dem Filament wandern, wie dies auch DNA-Reparaturkomplexe tun. In einem solchen Modell würde eine aufgelockerte Chromatinstruktur nur vorübergehend existieren, es sei denn, diese würde von Proteinen, wie z.B. den Reparaturkomplexen, Rekombinations- und Replikationskomplexen oder Transkriptionsfaktoren, stabilisiert. Heute weiß man, dass sie mithilfe ihrer vielen Proteinuntereinheiten an zahlreiche DNA-bindende Proteine, Transkriptionscofaktoren, methylierte DNA, acetylierte Histonarme oder Actinfilamente des Zellkerngerüsts im Chromatin binden (➤ Abb. 11.26).

Die Wirkung der Chromatin-Remodellierungskomplexe im Einzelnen ist vielschichtig (➤ Abb. 11.27). Es konnte nachgewiesen werden, dass sie an Nucleosomen binden und unter ATP-Hydrolyse die Bindung zwischen DNA und dem Histon-Oktamer vorübergehend lockern. Was anschließend passiert, hängt von den spezifischen Eigenschaften des Remodellierungskomplexes ab: Es kann zu einer Verschiebung der DNA entlang dem Histon-Oktamer kommen (➤ Abb. 11.27, Schritt 3a). Im gelockerten Zustand kann eines der Histone gegen eine seltene Histonvariante ausgetauscht werden mit Konsequenzen für die Faltung des Chromatins und Zugänglichkeit der DNA-Sequenz (Schritt 3b). Nachgewiesen ist auch eine komplette Übertragung eines Histon-Oktamers auf eine andere Stelle in der DNA (Schritt 3c), wodurch ein kurzer Abschnitt der DNA frei von Histonen bleibt. In all diesen Fällen ändert sich die Zugänglichkeit der DNA für Proteine.

Schon gewusst

Defekte in Chromatin-Remodellierungskomplexen führen zu Erkrankungen

Mutationen in Genen für Chromatin-Remodellierungskomplexe können zu schweren klinischen Symptomen führen. Das sog. BRG1-Protein ist die ATPase-Untereinheit mehrerer Chromatin-Remodellierungskomplexe, die für die Expression von nahezu 100 Genen eine bedeutende Rolle spielt. BRG1 bindet an Proteine wie p53 (Tumorsuppressor), Cyclin E (Zellzyklusregulator) und BRCA1 (ein Protein, dessen Mutationen bei Frauen zu Brust- und Gebärmutterkrebs führen). Erbliche Mutationen im Gen für BRG1 führen zu verschiedenen Tumoren, bei Kleinkindern etwa zu Tumoren des Gehirns und der Niere.

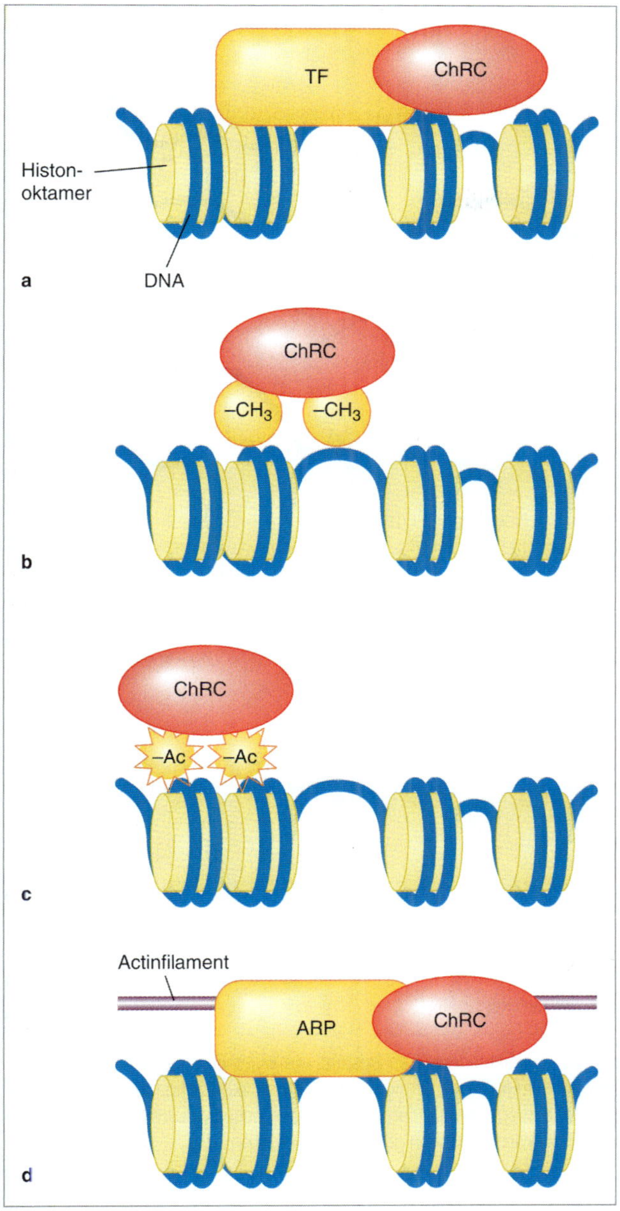

Abb. 11.26 Prinzipien der Zielsteuerung von Chromatin-Remodellierungskomplexen (ChRC).
a) Zielsteuerung durch ein DNA-bindendes Protein, beispielsweise durch einen Transkriptionsfaktor (TF)
b) Zielsteuerung an eine Region mit häufiger DNA-Methylierung (-CH_3)
c) Zielsteuerung durch acetylierte Histone (-Ac)
d) Zielsteuerung an eine Kernmatrix, die Actin und actinverwandte Proteine (ARP, actin related proteins) enthält.

MERKE

Das als Chromatin dicht gepackte eukaryontische Genom muss überall zugänglich sein, um einzelne Gene nach Bedarf zu exprimieren, die DNA zu replizieren, schadhafte DNA zu reparieren etc. **Histon-Acetyltransferasen** und **-Deacetylasen** können die N-terminalen Arme der Kernhistone reversibel acetylieren. Histon-Acetylierung im Kontext mit anderen Modifikationen (Methylierung, Phosphorylierung, Ubiquitinierung, ADP-Ribosylierung etc.) führt zur Schaffung von Erkennungsstellen für Proteine (Histoncode), die an die modifizierten Stellen binden und durch Veränderung der Chromatinstruktur die o.g. Funktionen einleiten oder fördern. **Chromatin-Remodellierungskomplexe** verändern ebenfalls, häufig in Zusammenwirkung mit Histon-Acetyltransferasen und -Deacetylasen, die Chromatinstruktur und damit die Zugänglichkeit.

11.4 Organisation von Genen und Genomen

11.4.1 Aufbau von Genen

Ein Gen ist ein Abschnitt auf der DNA, der für ein bestimmtes Protein oder eine biologisch aktive RNA kodiert. Zu einem Gen gehört aber auch jener Abschnitt auf der DNA, an den die RNA-Polymerase bindet und an der die Initiation der Transkription reguliert wird. Solche Abschnitte werden Promotoren genannt. Einfache prokaryontische Gene bestehen also aus dem **kodierenden Abschnitt** und einem **Promotor** unmittelbar davor. Die Gene von Eukaryonten werden jedoch wesentlich komplizierter reguliert als die der Prokaryonten, u.a. von DNA-Elementen, die weit entfernt von den kodierenden Abschnitten eines Gens liegen können. Daher ist ein eukaryontisches Gen in seinem Aufbau komplexer als ein prokaryontisches.

Komplexität eukaryontischer Gene

Zwar werden auch eukaryontische Gene durch Promotoren reguliert, doch wird hier die Aktivität des Promotors selbst von weiteren Elementen beeinflusst, die, je nachdem, ob sie die Promotoraktivität verstärken oder abschwächen, als **Enhancer** bzw. **Silencer** bezeichnet werden. Wie oben schon erwähnt, können Enhancer und Silencer weit weg von den kodierenden Abschnitten der Gene liegen. In einigen Fällen fand man solche Stellen 1000 Basenpaare stromauf- (entgegen der Transkriptionsrichtung) oder stromabwärts von der kodierenden Region, häufig auch in Introns (➤ unten). Daher ist der gesamte DNA-Abschnitt, der somit zum eigentlichen Genbereich gehört, bei eukaryontischen Genen Tausende von Nucleotiden länger als bei Prokaryonten.

Zur Komplexität der molekularen Definition eines Gens kommen noch andere Besonderheiten hinzu. Bei menschlichen Genen kann derselbe DNA-Abschnitt mehr als ein Protein verschlüsseln. Die Mechanismen sind mannigfaltig. Wenn Gene von mehreren Promotoren aus transkribiert werden, können sie unterschiedliche N-Termini besitzen. Die Benutzung unterschiedlicher Polyadenylierungssignale kann zu unterschiedlichen 3'-Termini, folglich beim Protein zu unterschiedlichen C-Termini, führen. Der häufigste Fall ist jedoch, dass von einem Gen zunächst eine einzige mRNA-Vorstufe gebildet, diese aber anschließend unterschiedlich prozessiert wird. Dadurch können aus einer Vorstufe unterschiedliche funktionelle mRNA-Moleküle und folglich unterschiedliche Proteine entstehen. Derselbe Abschnitt einer Nucleinsäure kann auch in verschiedenen Leserastern gelesen werden und somit zur Bildung von zwei oder drei unterschiedlichen Proteinen führen. Dies kommt zwar beim Menschen sehr selten vor (➤ Abb. 11.30), ist jedoch bei Viren des Öfteren der Fall.

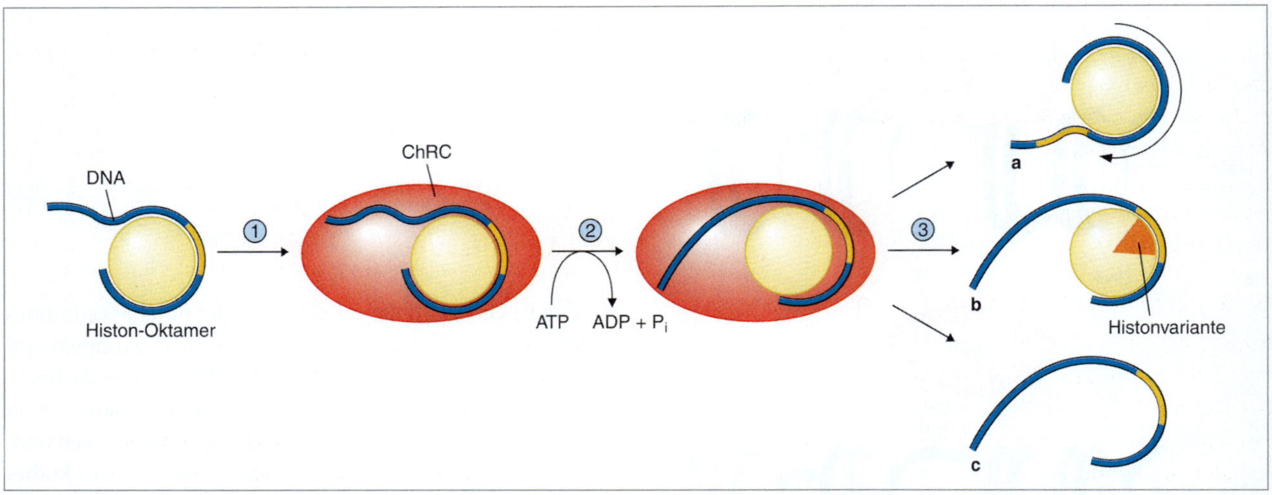

Abb. 11.27 Wirkungsweise von Chromatin-Remodellierungskomplexen. An das Nucleosom bindet im 1. Schritt ein Chromatin-Remodellierungskomplex (ChRC). Im 2. Schritt wird durch ATP-Hydrolyse ein Übergangszustand erzeugt, bei dem die Bindung zwischen DNA und dem Histon-Oktamer stellenweise aufgelockert ist. Ohne weitere Energiezufuhr kann sich nun die ausgestülpte DNA entlang dem Histon-Oktamer fortbewegen (Schritt 3a), wobei etwa die TATA-Box (orange) in die Linker-Region wandert. Ein anderer Typ eines Chromatin-Remodellierungskomplexes tauscht Kernhistone gegen seltene Histonvarianten aus (Schritt 3b), welche die Faltung des Chromatins und damit die Zugänglichkeit bestimmter DNA-Abschnitte (orange) verändern. Andere Chromatin-Remodellierungskomplexe sind wiederum in der Lage, durch Entfernung eines Histon-Oktamers (Schritt 3c) und Übertragung auf einen anderen DNA-Abschnitt eine nucleosomenfreie Stelle im Chromatin zu erzeugen.

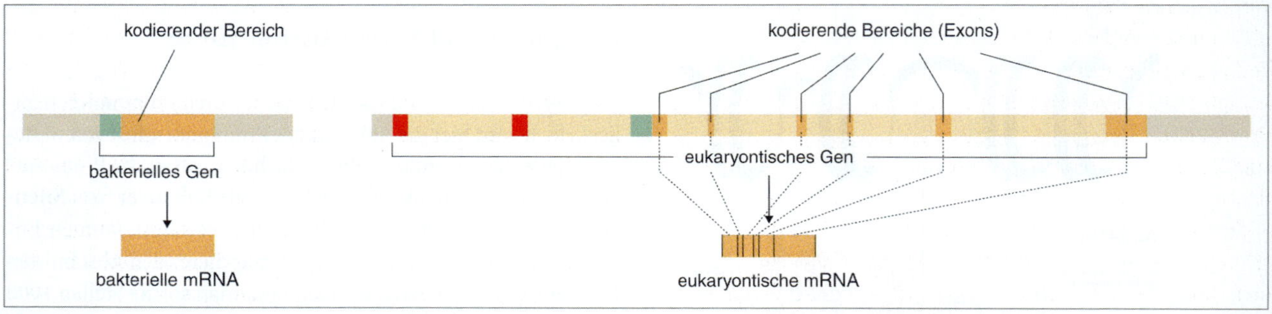

Abb. 11.28 Vergleich eines bakteriellen mit einem eukaryontischen Gen. Das bakterielle Gen besteht aus einer durchgehenden Nucleotidsequenz, die die Aminosäuresequenz eines Proteins verschlüsselt. Die kodierenden Sequenzen (Exons, orange) der meisten eukaryontischen Gene sind von nichtkodierenden Sequenzen (Introns, hellorange) unterbrochen. Weitere nichtkodierende Sequenzen (hellorange) befinden sich stromaufwärts vom Promotor (grün). Regulatorische Sequenzen (Enhancer, Silencer) sind rot, nichtkodierende DNA zwischen Genen grau gekennzeichnet.

MERKE

Gene bilden die kleinsten funktionellen Einheiten im Genom eines Organismus. Sie enthalten in verschlüsselter Form die Information, die zur gewebs- und entwicklungsspezifischen **Bildung eines Proteins** oder **einer biologisch aktiven RNA** notwendig ist, also neben den kodierenden Abschnitten auch alle weiteren Elemente, die die Gene regulieren.

Exons und Introns

Die meisten Proteine in Bakterien werden von einem durchgehenden Stück DNA kodiert. Im Gegensatz dazu ist in den meisten eukaryontischen Genen die kodierende Sequenz von nichtkodierenden Abschnitten, den sog. **Introns**, unterbrochen (➤ Abb. 11.28). Kodierende Sequenzen, die sog. **Exons**, bilden bei Eukaryonten, von wenigen Ausnahmen abgesehen, keinen zusammenhängenden Abschnitt auf der DNA. Der kodierende Bereich, also die Summe der Exons, macht meist sogar nur einen Bruchteil der gesamten Länge eines Gens aus, denn Introns sind im Allgemeinen deutlich länger als die Exons. Die Länge der Introns schwankt erheblich: Sie können ca. 80 Nucleotide kurz sein, sie können aber auch die beträchtliche Länge von 10.000 oder mehr Nucleotiden erreichen. In seltenen Fällen wurden Introns von 50.000, ja sogar von 80.000 Nucleotiden gefunden. Das längste bekannte menschliche Gen, das **DMD-Gen** (Duchenne-Muskeldystrophie), ist durch die vielen langen Introns insgesamt 2 Mio. Basenpaare lang und damit etwa viermal länger als das gesamte Genom des Bakteriums *Haemophilus influenzae*, das gut 3000 Gene besitzt.

Die zuerst gebildete RNA, das Primärtranskript hnRNA, enthält zunächst noch Intron- und Exonsequenzen in der Anordnung der DNA und ist damit erheblich länger als die fertig prozessierte mRNA, die in das Zytosol entlassen wird. Introns werden im Verlauf der Prozessierung aus der RNA ausgeschnitten und die Exons aneinandergefügt. Diesen Vorgang nennt man **Spleißen** (➤ Kap. 12.9.3). Fehlerhaftes Spleißen führt in der Regel zu einem veränderten Protein.

11

Es gibt einige wenige menschliche Gene, die nur aus einem einzigen Exon bestehen und deren mRNA deshalb nicht gespleißt werden muss. Dazu gehören z.B. die Histon-Gene und einige Gene, die für Wachstumsfaktoren oder G-Protein-gekoppelte Rezeptoren kodieren.

Schon gewusst

Unterbrochene Gene beschleunigen die Evolution

Komplexe Proteine des Menschen sind aus einzelnen Domänen aufgebaut. Eine Domäne ist ein Abschnitt eines Proteins mit einer bestimmten Funktion. Ein Enzym beispielsweise, das mehrere Metaboliten bindet wie ATP, NADH, eine bestimmte Aminosäure etc., könnte in der Entwicklungsgeschichte durch Zusammenfügen einer ATP-, einer NADH- und einer Aminosäurebindungsdomäne entstanden sein. Diese Hypothese ist wahrscheinlicher als die Alternative, dass die Natur bei jedem Protein, das ATP bindet, eigens eine ATP-Bindungsdomäne „erfunden" hat. Die Tatsache, dass Proteindomänen mit der gleichen Funktion verwandte Aminosäuresequenzen besitzen, spricht dafür, dass sie, nachdem sie einmal entstanden waren, von mehreren Enzymen genutzt wurden. Häufig, wenn auch nicht immer wird eine Proteindomäne von einem einzigen Exon kodiert. Eine plausible Hypothese besagt, dass in zunehmend komplexeren Organismen die wachsende Zahl an spezifischen Proteinen durch Neuordnung von Exons (exon shuffling) entstanden ist. Dazu müssen Exonsequenzen dupliziert und in einem zweiten Schritt durch DNA-Rekombination im Genom an andere Loci gebracht werden. Die Mischung von Exons ist ein schneller und effizienter Weg, um neuartige Gene zu erzeugen, denn hierbei werden funktionelle Bausteine zusammengefügt.

Introns hingegen sind ausgedehnte Regionen, in denen die DNA verändert, gespalten und rekombiniert werden kann, ohne dass in der überwiegenden Mehrzahl der Fälle Schaden für die kodierten Proteine entsteht. Die Anwesenheit von Introns ist also eine Voraussetzung dafür, dass eine Neuordnung von Exons stattfinden kann. Es herrscht Konsens darüber, dass die Evolution, gerade wegen der unterbrochenen Gene, sehr viel schneller vorangeschritten ist, als es der Fall gewesen wäre, wenn eukaryontische Gene zusammenhängend wären wie bei Bakterien.

MERKE

Bei Prokaryonten bestehen Gene aus einer zusammenhängenden Sequenz. Eukaryontische Gene hingegen sind gestückelt: Kodierende Sequenzen **(Exons)** sind durch nichtkodierende Abschnitte **(Introns)** unterbrochen. Transkribiert werden sowohl Introns als auch Exons. Durch **RNA-Spleißen** werden die Introns entfernt und die Exons dabei zu einer funktionellen mRNA miteinander verknüpft. Die Organisation eukaryontischer Gene in Exons und Introns beschleunigt die Weiterentwicklung von Organismen, denn die Rekombination von Exons führt zu funktionell neuen Genen. Manche Gene kodieren nicht für Proteine, sondern für funktionelle RNA-Moleküle, wie tRNA oder rRNA.

Organisation von Genen und nichtkodierender DNA im menschlichen Genom

Bei Prokaryonten und einfachen Eukaryonten, wie Hefe, sind die Gene in dichter Folge in den Chromosomen aufgereiht, wobei nur wenige Basenpaare an nichtkodierender DNA zwischen ihnen liegen (➤ Abb. 11.29). In höheren Eukaryonten hingegen, wie beim Menschen, ist der Anteil an kodierender DNA am Gesamtgenom wesentlich geringer. Das Genom des Menschen, mit einer Größe von ca. $3 \cdot 10^9$ Basenpaaren, reicht theoretisch aus, um 1 Mio. Proteine mit einer durchschnittlichen Länge von 500 Aminosäuren zu verschlüsseln. In Wirklichkeit liegt die Zahl der Gene im menschlichen Genom deutlich niedriger, nach neuerlichen Schätzungen bei maximal 25.000. Daraus ergibt sich, dass mehr als 97% der Nucleotide im menschlichen Genom nicht für Proteine kodieren. Es handelt sich um DNA zwischen Genen oder um Introns. Ein typischer ca. 80 kb (kb = Kilobasenpaare) langer Abschnitt aus dem Hefechromosom 3 mit insgesamt 48 Genen ist kompakt organisiert (➤ Abb. 11.29). Im **HNF-1α-Locus** des Menschen dagegen entfallen auf etwa 2000 Basenpaare an kodierender DNA mehr als 100.000 Basenpaare an nichtkodierender DNA. Einige wenige DNA-Abschnitte des Menschen sind etwas dichter mit Genen bestückt: In einem 80 kb langen Abschnitt des menschlichen Chromosoms 11, im **β-Globin-Locus,** befinden sich immerhin fünf aktive Gene und zwei nichtfunktionelle Gene, sog. **Pseudogene**.

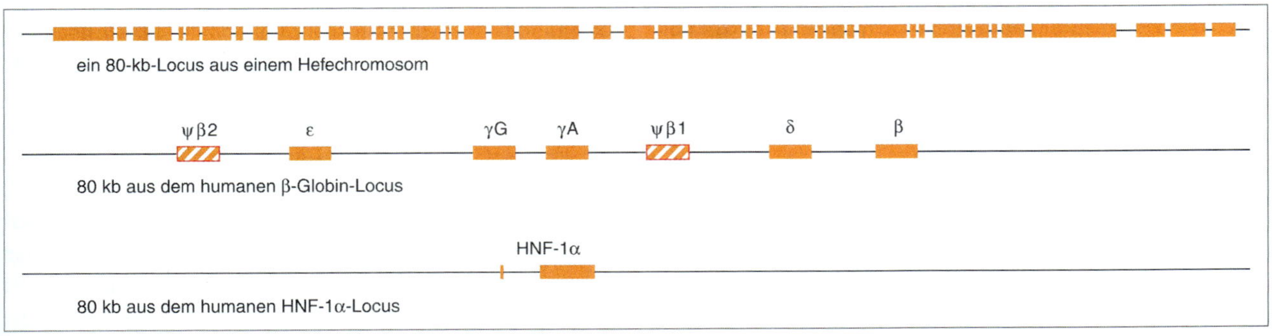

Abb. 11.29 Genkarten eines ca. 80 kb langen DNA-Abschnitts aus dem Hefechromosom 3 und zwei gleich lange Abschnitte aus dem β-Globin- und dem HNF-1α-Locus des Menschen. Im Hefechromosom sitzt Gen an Gen in beiden Transkriptionsrichtungen, während im menschlichen Genom die Gene wie Inseln im Meer zwischen vermutlich funktionsloser DNA vereinzelt vorkommen. Die Introns der Globingene wurden aus Gründen der Übersichtlichkeit weggelassen. Der griechische Buchstabe Ψ bezeichnet Pseudogene.

Schon gewusst

Selektionsdruck führt zu hoher Gendichte bei Mikroorganismen

Der bemerkenswerte Unterschied in der Gendichte bei Mikroorganismen und multizellulären Organismen erklärt sich wahrscheinlich aus dem unterschiedlichen Selektionsdruck, dem diese Organismen im Verlauf der Evolution ausgesetzt waren. Mikroorganismen konkurrieren um eingeschränkte Mengen an Nährstoffen in ihrer unmittelbaren Umgebung, und wirtschaftlicher Stoffwechsel kann ein ausschlaggebender Faktor für ihr Überleben sein. Da die Synthese nichtkodierender – daher nichtfunktioneller – DNA zeitraubend und aufwändig ist, bestand offensichtlich ein Selektionsdruck, nichtfunktionelle DNA zu eliminieren. Nicht so bei Säugern und anderen höheren Eukaryonten. Ihr Überleben hängt in erster Linie von ihrem Verhalten ab. Die Energie, die in die DNA-Synthese investiert wird, ist gering im Vergleich zu der Energie, die bewusste Wahrnehmung, andere Tätigkeiten des Nervensystems, Bewegung und Muskelarbeit erfordern. Somit bestand nur ein geringer Selektionsdruck, nichtkodierende DNA zu eliminieren.

MERKE

Eukaryontische Gene sind von Tausenden Nucleotiden an nichtkodierender DNA umgeben.

Genduplikation und Pseudogene

Die überwiegende Zahl der Gene eines höheren Eukaryonten kommt im haploiden Genom nur einmal vor. In seltenen Fällen passiert es dennoch, dass ein Gen dupliziert wird. Genduplikationen sind zufällige, in evolutionären Zeiträumen gemessen zwar häufig, bei einzelnen Individuen dagegen extrem selten vorkommende Ereignisse.

Genduplikationen bilden die Grundlage für die **Entstehung neuer Gene** und ganzer Genfamilien; sie sind damit für die Evolution von Organismen von Nutzen. Eine Genduplikation ist jedoch nicht von vornherein ein unbedenkliches Ereignis. Die Expression eukaryontischer Gene wird streng reguliert, was dazu führt, dass die Menge an Genprodukten exakt dem Bedürfnis der Zelle in jeder Stoffwechsellage angepasst ist. Eine plötzliche Duplikation kann für den Organismus auch fatale Auswirkungen haben: Die doppelte Menge, beispielsweise eines Proteins, das die Zellteilung fördert, würde mit großer Wahrscheinlichkeit zu Krebs führen und damit zum vorzeitigen Untergang des Organismus.

Andererseits kann die zweite Genkopie zunächst ohne Effekt für den Organismus sein und somit überflüssig werden. Es besteht somit eine gewisse evolutionäre Tendenz, eine der duplizierten Genkopien zu inaktivieren. Dies kann beispielsweise durch eine inaktivierende Mutation des Promotors oder der Enhancer erfolgen oder durch eine die Funktion des Proteins zerstörende Mutation im Gen selbst. Der Mensch besitzt beispielsweise zwei Kopien des 21-Hydroxylase-Gens (➤ Klinik), wobei jedoch nur eine der beiden Genkopien aktiv ist. Die zweite Kopie besitzt keinen funktionellen Promotor und ist daher inaktiv. Man spricht hier von einem **Pseudogen**.

Klinik

Duplikation fördert die Mutation des 21-Hydroxylase-Gens beim Menschen

Das 21-Hydroxylase-Gen kodiert für ein Protein, das in der Biosynthese von Cortisol und Aldosteron eine wichtige Rolle spielt. Mutationen in diesem Gen sind sehr häufig. Aus einer Studie von 1985 in München geht hervor, dass etwa 2% der Bevölkerung Münchens Träger des mutierten Allels sind. Der Ausfall des Gens führt zum Krankheitsbild des adrenogenitalen Syndroms, das durch die Mangelproduktion an Cortisol und Aldosteron geprägt ist. Das 21-Hydroxylase-Gen kommt in zwei unmittelbar nebeneinanderliegenden Kopien im Genom vor. Nur eine der beiden Genkopien wird exprimiert. Das zweite Gen hat keinen funktionierenden Promotor und ist deshalb ein Pseudogen. Da auf dem Pseudogen kein Selektionsdruck lastet, haben sich in dieser Kopie Mutationen angesammelt. Beide Gene sind trotz der Ansammlung von Mutationen im Pseudogen zu über 90% in ihrer DNA-Sequenz identisch.

Obwohl die duplizierte Kopie des 21-Hydroxylase-Gens nicht aktiv ist, kann sie trotzdem manchen Menschen zum Verhängnis werden. Die hochgradige Ähnlichkeit beider DNA-Sequenzen fördert die illegitime (ungleiche) Rekombination (➤ Kap. 14.4) zwischen Gen und Pseudogen, was häufig dazu führt, dass aus dem inaktiven Pseudogen mutierte Abschnitte in die exprimierte Kopie gelangen. Ein solches Ereignis kann zu einem teilweisen oder vollständigen Verlust der Aktivität der 21-Hydroxylase und zum adrenogenitalen Syndrom führen.

Genduplikation und Entstehung neuer Gene

Wie oben erwähnt wurde, bilden Genduplikationen die Grundlage für die Entstehung neuer nützlicher Gene. Ein kleines, nur 15 kDa langes, die Ausbildung von Tumoren unterdrückendes Protein namens $p15^{INK4}$ (ein Tumorsuppressor) ist bereits im Genom von Fischen vorhanden, unmittelbar neben dem Gen für die Methylthioadenosin-Phosphorylase (MTAP) gelegen. Untersucht man den entsprechenden Genlocus beim Menschen (➤ Abb. 11.30), dann findet man neben dem MTAP-Gen zwei eng verwandte Tumorsuppressorgene. Die Ähnlichkeit der Aminosäuresequenzen legt nahe, dass das zweite Gen ($p16^{INK4a}$) durch eine Duplikation des ersten entstanden ist. Analysiert man den entsprechenden Genlocus beim Huhn, so stellt man fest, dass die Genduplikation bereits nach der Abspaltung der Vögel von den Fischen stattgefunden hat. Bei Hühnern ist jedoch das duplizierte Gen zu einem Pseudogen degeneriert, während bei der Entwicklung zum Menschen ein funktionelles Gen für einen neuen Tumorsuppressor generiert wurde.

11

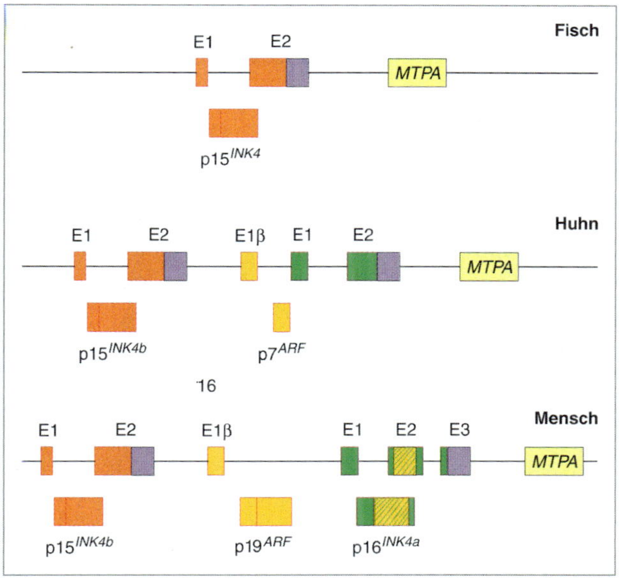

Abb. 11.30 Duplikation des INK4-Gens führt zur Bildung weiterer Tumorsuppressoren. Das Tumorsuppressorprotein p15^{INK4} (rot) wird von zwei Exons (E1, E2) kodiert und existiert bereits bei Fischen. Nach der Trennung von Fischen und Vögeln wurde das Gen dupliziert (grün). Bei Hühnern degenerierte die zweite Kopie des Gens zu einem Pseudogen. Ein weiteres Exon (orange) wurde neben das INK4b-Gen inseriert. Im menschlichen Genom führte die Genduplikation und Insertion zur Generierung zweier weiterer Tumorsuppressorgene (ARF orange und INK4a grün), wobei Exon 2 des INK4a-Gens auch von ARF genutzt wird. Blau gezeichnet sind nicht translatierte 3'-Regionen des INK4a- und INK4b-Gens.
MTAP = Gen für Methylthioadenosin-Phosphorylase

Exon sharing

Die Schöpfung neuer Gene kann ungewöhnliche Wege gehen. Nach der Duplikation des p15^{INK4} Gens (➤ Abb. 11.30) wurde zwischen die beiden Gene ein weiteres Exon (E1β) inseriert. Beim Huhn wird dieses Exon exprimiert und kodiert für ein 7 kDa kurzes Peptid mit Tumorsuppressorfunktion. Beim Menschen ist das entsprechende Protein deutlich länger, denn es wird von zwei Exons kodiert. Das zweite Exon ist Exon 2 des p16^{INK4a}-Gens. Exon 2 wird offensichtlich von zwei Proteinen genutzt, von p16^{INK4a} und von ARF (alternative reading frame), allerdings in verschiedenen Leserastern. Die **gemeinsame Nutzung desselben Exons in verschiedenen Leserastern** (exon sharing) kommt bei Viren relativ oft, beim Menschen dagegen selten vor.

Genfamilien

Genduplikationen können im Verlauf der Evolution mehrfach auftreten, was dann zur Ausbildung ganzer Genfamilien führt. Das menschliche Genom enthält viele Familien funktionell verwandter Gene. Die α- und β-Globine, verschiedene Formen von Kollagen (einer Komponente des Stützgewebes), von Actin (einem Zytoskelettprotein) oder der G-Proteine (die bei der Signaltransduktion hormoneller Regelkreise eine bedeutende Rolle spielen) sind alle durch Genduplikation und nachfolgende Divergenz entstanden. Auch Isoenzyme des Stoffwechsels sind durch Genduplikationen entstanden.

Entstehung intrazellulärer Hormonrezeptoren

Eine aus medizinischer Sicht bedeutsame Genfamilie ist die der intrazellulären Hormonrezeptoren. Sie haben alle einen ähnlichen Aufbau:

- Am **N-Terminus** besitzen sie eine **Aktivierungsdomäne** variabler Länge, mit der sie direkt oder indirekt die RNA-Polymerase stimulieren.
- Etwa in der **Mitte** des Proteins befindet sich eine **DNA-Bindungsdomäne**, mit der das Protein an regulatorische Sequenzen von Genen andockt.
- Im **C-terminalen** Bereich befindet sich die **Ligandenbindungsdomäne**.

Diese Rezeptoren binden unterschiedliche Liganden, meist **lipophile Hormone**, darunter Steroidhormone, Triiodthyronin (T_3), 1,25-Dihydroxycholecalciferol (Vitamin-D_3-Hormon), Retinsäure oder Eicosanoide. Bei einigen Mitgliedern der Genfamilie, wie dem COUP-Transkriptionsfaktor (chicken ovalbumin upstream promoter binding protein) oder HNF-4 (hepatocyte nuclear factor), wurde bislang der zugehörige Ligand noch nicht entdeckt. Möglicherweise sind diese Faktoren sogar von Liganden unabhängig, weshalb man sie auch als **Orphan-Rezeptoren** (engl. orphan = Waise, verwaist) bezeichnet.

Die Genfamilie der intrazellulären Hormonrezeptoren entwickelte sich infolge wiederholter Duplikationen mit nachfolgender Divergenz. Zu der Zeit, als sich wirbellose Tiere und Wirbeltiere in der Evolution noch nicht getrennt hatten, besaß vermutlich einer der Vorfahren der Wirbellosen eine einzige

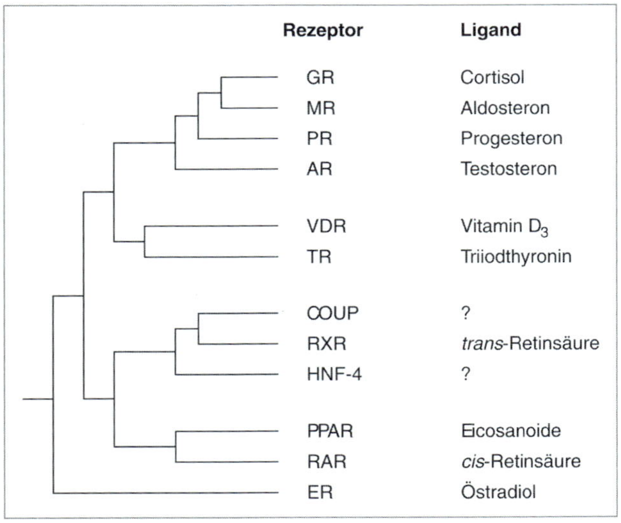

Abb. 11.31 Evolution der menschlichen intrazellulären Hormonrezeptor-Genfamilie. Vor etwa 1 Mrd. Jahren duplizierte sich ein Vorfahre der Rezeptorgene, was zur Entstehung der heutigen Steroidhormonrezeptor-Genfamilie und anderer intrazellulärer Rezeptoren führte. Das hier abgebildete Schema entstand aus dem Vergleich der DNA-Sequenzen vieler Vertebraten und Wirbelloser.
GR = Glucocorticoid-, MR = Mineralocorticoid-, PR = Progesteron-, AR = Androgen-, VDR = Vitamin-D_3- und TR = Thyroidhormon-Rezeptor, COUP = Chicken ovalbumin upstream promoter binding protein, RXR = trans-Retinsäure-Rezeptor, HNF-4 = Hepatocyte nuclear factor-4, PPAR = Peroxisome proliferator activator, RAR = cis-Retinsäure-Rezeptor, ER = Östradiolrezeptor

Genkopie, aus der sich allmählich die heutige Familie entwickelte (➢ Abb. 11.31).

Eine Genduplikation ist ein seltenes, zufälliges Ereignis. Man nimmt an, dass es das Ergebnis einer illegitimen Rekombination (➢ Kap. 14.4) zwischen homologen Chromosomen ist, die zum Einbau einer zusätzlichen Kopie in eines der Chromosomen führt. Ist ein Gen einmal dupliziert, können durch wiederholte Rekombinationen weitere Kopien erzeugt oder auch wieder aus dem Chromosom entfernt werden.

MERKE

Eukaryontische Gene kommen im haploiden Genom einmal vor. **Genduplikation** ist im Leben eines Individuums ein extrem seltenes Ereignis, in evolutionären Zeiträumen dagegen relativ häufig. Sie ist die Basis zur Bildung von **Isoenzymen** und **Genfamilien** und damit wichtig für die Evolution neuer Funktionen.

Tandemartig wiederholte Gene

Von einigen Genen sind 100 Kopien vorhanden, die meist für Komponenten des Proteinsyntheseapparats kodieren. So hat der Mensch etwa 150–200 Genkopien der ribosomalen RNA **(rRNA)**. Die Zahl der Genkopien für individuelle **Transfer-RNA-Moleküle** liegt zwischen 10 und 100. **Histon-Gene** kommen ebenfalls in ca. 25 Kopien im menschlichen Genom vor. Diese Gene unterscheiden sich grundlegend von den zuvor besprochenen Genfamilien, denn bei den rRNA-, tRNA- oder Histon-Genen handelt es sich um identische oder nahezu identische Kopien desselben Gens.

rRNA-Gene

Warum benötigen Zellen so viele Kopien einiger ausgewählter Gene? In der frühen Teilungsphase haben einige embryonale Zellen des Menschen eine Verdopplungszeit von etwa 24 h. Jede Zelle benötigt 5–10 Mio. Ribosomen. Aber können durch die Transkription einer einzigen rRNA-Genkopie 5–10 Mio. ribosomale RNA-Moleküle in 24 h produziert werden? Plausible Berechnungen unter einfachen Annahmen verneinen diese Möglichkeit. Die Geschwindigkeit, mit der die RNA-Polymerase Nucleotide verbindet, ist durch die katalytische Kapazität (V_{max}) des Enzyms auf ca. 50 Nucleotide pro Sekunde limitiert. Hinzu kommt, dass Gene von Wirbeltieren häufig lange Introns oder wie die rRNA-Gene lange transkribierte **Spacer** enthalten sowie ausgedehnte 3'- und 5'-Regionen, die zunächst mit transkribiert, später bei der Reifung der rRNA aber wieder entfernt werden. Bei einer In-vivo-Reaktionsgeschwindigkeit der RNA-Polymerase I von ca. 50 Nucleotiden pro Sekunde dauert die Transkription des insgesamt 14.000 bp langen transkribierten Abschnitts eines menschlichen rRNA-Gens nahezu 5 min. Daraus ergibt sich eine Produktion von 300 rRNA-Molekülen pro Tag und Polymerase. An der Transkription eines rRNA-Gens arbeiten allerdings ca. 250 RNA-Polymerase-I-Moleküle gleichzeitig, was die Tagesproduktion um das 250fache auf 75.000 rRNA-Moleküle pro transkribiertes Gen erhöht. Für die Bereitstellung von 5–10 Mio. rRNA-Molekülen bedarf es jedoch, nach dieser groben Abschätzung, mindestens 50 bis 100 aktiver rRNA-Gene.

tRNA- und Histon-Gene

Für die Produktion der benötigten Mengen an tRNA reichen offenbar weniger Gene aus, da tRNA-Gene keine langen transkribierten Spacer oder Introns enthalten und deshalb schneller hergestellt werden können als rRNA.

Extrem große Mengen an Histonmolekülen werden bei der Teilung der Zelle benötigt. Da auch Histon-Gene nicht von langen Introns unterbrochen sind und die RNA-Polymerase II in wenigen Sekunden eine Histon-mRNA transkribieren kann, reichen bereits ca. 20 Gene aus, um den Bedarf zu decken.

Segmentierte Gene

Einer der bemerkenswerten Aspekte des Immunsystems ist, dass B- bzw. T-Zellen weitaus mehr spezifische **Immunglobuline** und **T-Zell-Rezeptoren** produzieren können, als Gene dafür im Genom vorhanden sind. Wie kommt diese enorme Diversität von Antigenen zustande, wenn nur wenige Gene für deren Produktion zur Verfügung stehen? Die molekularen Mechanismen zur Erzeugung dieser hohen Diversität sind heute aufgeklärt und verstanden (➢ Kap. 26.4). Die Immunglobulin- und T-Zell-Rezeptor-Gene liegen in der Keimbahn als unfertige Gensegmente vor und werden in heranreifenden B- bzw. T-Zellen durch DNA-Umlagerung zu fertigen Genen zusammengesetzt. Die Kombination von Segmenten zu fertigen Genen ist kein gerichteter, sondern ein vom Zufall bestimmter Prozess. In jeder einzelnen Zelle wird also ein besonderes Gen erzeugt, das für ein Antikörpermolekül mit einer ganz bestimmten Spezifität kodiert. Es entsteht eine riesige Population von B-Zell- und T-Zell-Vorläufern unterschiedlicher Antikörper- bzw. T-Zell-Spezifität. Bei Infektion wird aus dieser Population die richtige Zelle ausgesucht (klonale Selektion), zur reifen Zelle differenziert und vervielfältigt. Die Möglichkeiten der Kombination von Gensegmenten zu einem vollständigen Gen sind so groß, dass wenige hundert Segmente für die variablen Regionen und noch weniger der anderen Segmente ausreichen, um Millionen Antikörpergene bzw. T-Zell-Rezeptor-Gene zu bilden.

MERKE

Gene für die ribosomale RNA **(rRNA)** liegen, einschließlich einiger Pseudogene, in ca. 200 Kopien an einem Genort vor. Diese Zahl an Genkopien ist nötig, um bei der Zellteilung rRNA für die benötigte Zahl an Ribosomen bereitzustellen. Um das Chromatin nach der Verdopplung des Genoms korrekt in Nucleosomen verpacken zu können, sind ebenfalls mehrere Kopien, insgesamt ca. 20, an **Histon-Genen** nötig. Um die enorme Diversität an **Antikörpern** und **T-Zell-Rezeptoren** zu kodieren, werden in heranreifenden B- und T-Zell-Vorläufern ca. 1 Mio. verschiedene Antikörper- bzw. T-Zell-Rezeptor-Gene aus wenigen Gensegmenten kombinatorisch zusammengefügt.

11.4.2 Nichtkodierende DNA

Einmal vorkommende nichtkodierende DNA

Wie wir im vorigen Kapitel gesehen haben, liegen die Gene höherer Eukaryonten nicht dicht nebeneinander, sondern wie einzelne Inseln im Meer weit verstreut, umgeben von Tausenden Basenpaaren an nichtkodierender DNA. Die Nucleotidsequenz dieser nichtkodierenden DNA kommt im Genom meist nur einmal vor, man nennt sie deshalb auch **„unique" DNA** (engl. unique = einmalig). Auch die Introns bestehen meist aus „unique" DNA. In diese DNA-Abschnitte haben sich jedoch im Laufe der Evolution viele Kopien einiger weniger DNA-Elemente eingenistet. Man spricht hier, im Gegensatz zu „unique", von repetitiver DNA.

Repetitive nichtkodierende DNA

Neben duplizierten oder mehrfach wiederholten Genen (z.B. rRNA-Gene) enthält das menschliche Genom eine große Menge an DNA, die in Tausenden Kopien oder noch häufiger vorkommt, ohne dass sie – nach heutigem Wissensstand – eine Funktion hätte. Sie wird in der Regel nicht transkribiert und enthält demnach keine verschlüsselte Information für RNA-Moleküle oder Proteine. Aufgrund der Anordnung ihrer Sequenzelemente teilt man sie in zwei Klassen ein: Sie sind entweder wie Glieder einer Kette nebeneinander aufgereiht (Satelliten, Mini- und Mikrosatelliten) oder in bis zu 1.000.000 Kopien, mehr oder weniger nach dem Zufallsprinzip, im gesamten Genom verstreut.

Mini- und Mikrosatelliten

Satelliten, Minisatelliten und Mikrosatelliten werden in der angelsächsischen Literatur auch als Simple sequence DNA bezeichnet, denn ihre Elemente, die sich stets wiederholen, können sehr einfach sein. Der hier als Beispiel gewählte Minisatellit (➤ Abb. 11.32) hat eine sich wiederholende Einheit (tandem repeat unit) von 63 Basenpaaren, die sich aber offensichtlich aus der – simplen – Tetranucleotidsequenz GGAT durch Punktmutationen und einer Basendeletion entwickelt hat.

Die Unterscheidung zwischen Mini- und Mikrosatelliten ist willkürlich. Ist die sich wiederholende Einheit nur zwei bis zehn Nucleotide lang (etwa GGAT), bezeichnet man sie als Mikrosatelliten. Von einem Minisatelliten spricht man in der Regel, wenn die Länge der sich wiederholenden Einheit größer als zehn ist (z.B. 63 in unserem Beispiel, auch wenn sie ursprünglich aus einer nur vier Nucleotide langen Einheit entstanden ist). Auch die Zahl der Wiederholungen der repetitiven Einheit spielt eine Rolle, ob man die DNA als Mikro- oder Minisatellit bezeichnet; hier gibt es keine strengen Regeln. Wenn sich aus der ursprünglichen kurzen Einheit (z.B. GGAT) durch evolutionäre Veränderungen bereits eine längere repetitive Einheit aus 63 Basenpaaren ausgebildet hat, bezeichnet man dies in der Regel als Minisatelliten. Solche Einheiten können sich durch illegitime Rekombination (unequal crossover) ständig weiter verändern und zur Bildung der „echten" Satelliten führen.

Mikrosatelliten erlangten einen besonderen Stellenwert in der Gerichtsmedizin, denn sie bilden die Grundlage für den sog. **genetischen Fingerabdruck**. Mikrosatelliten kommen in Introns oder in Bereichen zwischen benachbarten Genen vor. Die Anzahl ihrer Wiederholungen variiert von zwei bis zu mehreren hundert Kopien. Mikrosatelliten mit derselben DNA-Sequenz kommen in mehreren chromosomalen Orten vor und zeigen individuelle Längenvariation. Diese Längenvariation kann zur persönlichen Identifizierung (genetischer Fingerabdruck; ➤ Kap. 15.2.3) herangezogen werden.

Satelliten

Die wiederholten Einheiten der „echten" Satelliten sind in der Regel, wenn auch nicht immer, deutlich länger (50–1000 bp) als die der Minisatelliten und 10.000fach wiederholt. Damit bilden sie Blöcke von DNA mit einer Gesamtlänge von 1–2 Mio. Basenpaaren, also von der Größe eines bakteriellen Genoms. Die Bezeichnung Satellit stammt aus den 60er Jahren des 20. Jahrhunderts, als es gelungen war, die erste Satelliten-DNA aufgrund des etwas höheren AT-Gehalts durch Dichtegradientenzentrifugation von der Masse des restlichen Genoms abzutrennen. In Cäsiumchloridgradienten löste sich eine kleine Nebenbande („Satellit") von der Hauptbande ab.

Satelliten-DNA ist häufig im **Zentromer** der Chromosomen, seltener in der Nähe von Chromosomenenden lokalisiert. Im Vergleich dazu sind Mikro- und Minisatelliten im gesamten Genom verstreut. Einer der am besten charakterisierten Satelliten ist die menschliche α-Satelliten-DNA mit einer sich wiederholenden Einheit von 171 Basenpaaren. Im Zentromer von Autosomen kommt sie in Blöcken von 1–2 Mio. Basenpaaren vor, was einer 6000- bis 12.000fachen Wiederholung der 171 Basenpaare langen Einheit entspricht. Nur im Y-Chromosom ist die Zahl der Wiederholungen eine Größenordnung niedriger: Dort ist der Block nur 200.000 Basenpaare lang.

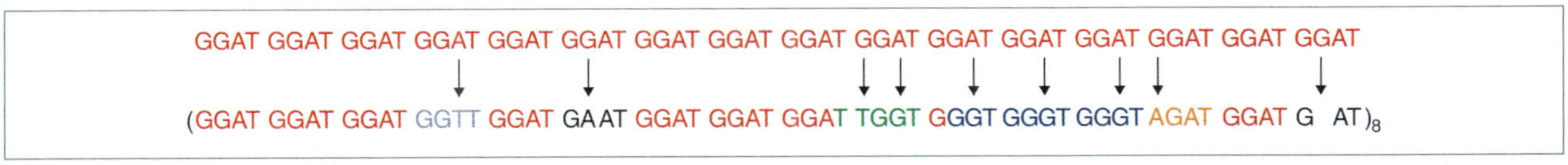

Abb. 11.32 Ein typischer Minisatellit mit einer repetitiven Einheit von 63 Basenpaaren (unten), der sich vermutlich aus dem „simple sequence repeat" GGAT, einem sog. Mikrosatelliten (oben), durch Punktmutationen und eine Nucleotiddeletion entwickelte. Bei dem untersuchten Individuum war die repetitive Einheit, die in einem Intron des HNF-1-Gens gefunden wurde, achtmal in Folge wiederholt. Diese repetitive DNA kommt in mehreren anderen chromosomalen Loci vor, wahrscheinlich mit leicht abgeänderter Sequenz und mit einer variablen Anzahl von Wiederholungen der repetitiven Einheit.

11

MERKE

Mehr als 50% des menschlichen Genoms besteht aus nichtkodierender repetitiver DNA. Satelliten und Minisatelliten sind aus einfachen, sich wiederholenden Einheiten aufgebaut und bilden Blöcke von um die 100 **(Mikrosatelliten)**, um die 1000 **(Minisatelliten)** bis zu mehreren Millionen Nucleotiden **(Satelliten)**. Erstere zeigen eine große individuelle Längenvariation und werden in der Gerichtsmedizin zur personellen Identifizierung **(genetischer Fingerabdruck)** herangezogen. Satelliten sind vorwiegend in den Zentromeren menschlicher Chromosomen lokalisiert.

11.4.3 Transposons

Neben den repetitiven Satelliten, die in den Chromosomen in Blöcken vorkommen, enthält das menschliche Genom **hochrepetitive DNA**, die vereinzelt und nach dem Zufallsprinzip im gesamten Genom verstreut vorkommt. Solche Elemente, die auch als **Transposons** bezeichnet werden, kommen wahrscheinlich in allen Eukaryonten vor und sind bewegliche Elemente des Genoms. Sie zeichnen sich dadurch aus, dass sie ihren angestammten Ort im Chromosom verlassen können und sich an anderer Stelle wieder in das Genom integrieren. Daher liegen sie überall verstreut im menschlichen Genom.

Einige dieser Elemente, die sog. **DNA-Transposons**, „springen" als DNA-Moleküle, wobei sie das Enzym für ihre Integration an einem anderen Ort selbst kodieren (➤ Abb. 11.33). Dieses Enzym trägt den Namen **Integrase**. Die meisten der mobilen Elemente des Menschen bewegen sich jedoch nicht selbst, sondern „verschicken" RNA-Transkripte, die mithilfe einer RNA-abhängigen DNA-Polymerase **(reverse Transkriptase)** in DNA-Kopien umgeschrieben werden und sich anschließend an einer neuen Stelle in das Genom einnisten. Diese Elemente, die RNA als Intermediate verwenden, nennt man **retrotransposable Elemente**. Im Gegensatz zu den DNA-Transposons führt dieser Vorgang zur Vermehrung der Elemente im Genom. Sie werden in zwei Klassen eingeteilt: solche, die an ihren beiden Enden eine lange wiederholte Sequenz (LTR = long terminal repeat) tragen, und solche, denen diese Sequenzen fehlen. Zu den LTR-tragenden Elementen zählen neben den Retrotransposons, die außerhalb des Zellkerns nicht existieren können, auch die Retroviren, die die Zelle verlassen und dann andere Zellen und Individuen infizieren können. Die häufigsten LTR-freien Elemente, die sog. **Retroposons**, sind im menschlichen Genom die **LINEs** (long interspersed elements) und die **SINEs** (short interspersed elements), die zusammen ca. 35% des Genoms ausmachen.

LINEs

LINEs gehören zur Familie der **autonom** replizierenden Retroposons und sind in Eukaryonten weit verbreitet. Das menschliche Genom enthält grob eine ½ Mio. Kopien dieser DNA, die etwa **6500 Basenpaare** lang ist. LINEs enden häufig mit einer adeninreichen Sequenz. Dies deutet darauf hin, dass diese Elemente bei ihrer Integration in das Genom RNA als Intermediate verwendet haben, und zwar RNA, die wie normale Gene von der RNA-Polymerase II transkribiert und anschließend am 3'-Ende polyadenyliert wurden. Bei der reversen Transkription wurden die Adenosine von der reversen Transkriptase in DNA umgeschrieben und somit in das Genom aufgenommen.

Ein LINE enthält zwei offene Leseraster. Das erste kodiert beim Menschen für ein Protein ohne bekannte Funktion. Das zweite kodiert für ein Protein mit zwei stark konservierten Domänen: Die eine Domäne hat Ähnlichkeit mit Endonucleasen (sie spielt vermutlich bei der Integration des Elements in das Genom eine Rolle), die andere kodiert für eine reverse Transkriptase, die die prozessierte mRNA in DNA umschreibt. Diese Befunde deuten an, dass sich LINEs von mobilen Elementen ableiten, die für ihre eigene reverse Transkriptase und Integrase kodieren. Die meisten Kopien dieser Elemente im menschlichen Genom haben Mutationen angesammelt oder sind verkürzt. Damit haben sie ihre Fähigkeit zur Transposition verloren.

Eine relativ kleine Zahl an LINEs im menschlichen Genom, man schätzt 50–100, besitzt noch die volle Länge und ist zur Retrotransposition befähigt. Solche Transpositionsereignisse finden z.B. in undifferenzierten Zellen, in Keimzellen und undifferenzierten Tumorzellen statt. Transpositionen von LINE-DNA, die in jüngster Zeit stattgefunden haben, wurden als Ur-

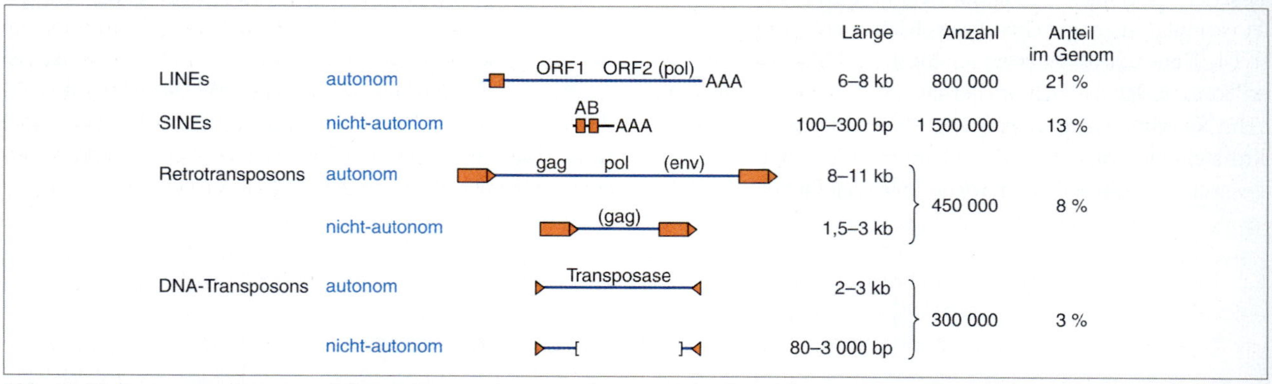

Abb. 11.33 Transposons im menschlichen Genom. Autonome Elemente sind aufgrund ihrer Genausstattung in der Lage, im Genom zu springen; nichtautonome benötigen die Enzyme von autonomen Elementen für ihre Transposition. Die LTRs sind rot gekennzeichnet.
ORF (open reading frame) = offenes Leseraster (Gen des Transposons), pol (Polymerase) = Reverse Transkriptase; env (envelope) = Hüllglykoprotein der Retroviren; AAA = Poly-A-Sequenz; A, B = regulatorische DNA-Sequenzen. Das gag-Gen kodiert für das gruppenspezifische Antigen des Virus.

sache für Erkrankungen erkannt. Integration in das Gen für den Blutgerinnungsfaktor VIII verursacht Hämophilie; Transposition in das DMD-Gen führt zu Duchenne-Muskeldystrophie. LINE-Insertion in das APC-Tumorsuppressorgen (APC-Mutationen fördern adenomatöse Polyposis coli) wurden in Dickdarmkarzinomzellen, nicht jedoch in den umgebenden gesunden Dickdarmzellen gefunden – ein Hinweis darauf, dass LINE-Transpositionen auch krebsfördernd sein können.

SINEs

SINEs sind kürzere Elemente mit einer durchschnittlichen Länge von etwa **300 Basenpaaren**. Im menschlichen Genom kommen sie in ca. 1 Mio. Kopien vor. Viele von ihnen sind in zahlreichen Genen, meist in Introns, oder in unmittelbarer Nähe von Genen lokalisiert. Dies deckt sich gut mit der Beobachtung, dass bei der Färbung mit dem Farbstoff Giemsa die hellen, genreichen Banden mehr SINEs enthalten als etwa die genarmen, dunklen Banden.

SINEs werden auch als **Alu-Elemente** bezeichnet, denn sie enthalten etwa in der Mitte eine, gelegentlich auch zwei Erkennungsstellen für die Restriktionsnuclease Alu. Die Sequenz der SINEs ist entfernt verwandt mit der 7SL-RNA, der RNA-Komponente des **Signalerkennungspartikels** (SRP), das eine vitale Rolle bei der Zielsteuerung sekretorischer Proteine spielt (➤ Kap. 17.5.1). Man vermutet, dass SINEs sich von dieser RNA ableiten.

Ähnlich wie bei den LINEs finden auch heute noch Transpositionsereignisse von SINEs im menschlichen Genom statt. Insertionen in die Faktor-IX-, NF1-, APC- und BRCA2-Gene führen zu Hämophilie, Neurofibromatose, Dickdarm- bzw. Brustkrebs. Ist das XSCID-Gen betroffen, führt die Transposition zu X-chromosomal vererbter Immunschwäche (SCID, severe combined immunodeficiency).

MERKE

Ungefähr 35% des menschlichen Genoms gehören zu den **mobilen Elementen**, die ihre angestammte Position im Genom verlassen können, um sich an anderer Stelle neu anzusiedeln. Am besten untersucht sind die **LINEs** und **SINEs**. Sie stammen wahrscheinlich von prozessierten Transkripten der Polymerase II ab. **Transposition** in Gene führt zur Mutation und kann Ursache für Krankheiten sein. Ein offensichtlicher Nutzen solcher Elemente konnte noch nicht nachgewiesen werden. Man kann aber auch nicht ausschließen, dass sie zur Evolution des menschlichen Genoms beigetragen haben.

Schon gewusst

Die Entschlüsselung des menschlichen Genoms

Die Entschlüsselung des menschlichen Genoms wurde von einem internationalen Konsortium von Wissenschaftlern (Human Genome Project) durchgeführt. Die Arbeiten begannen im Oktober 1990 und dauerten knapp 15 Jahre. Einzelnen Gruppen von Forschern wurden bestimmte Aufgaben zugeteilt, etwa welchen Teil von welchem Chromosom sie zu sequenzieren hatten. Andere Gruppen erhielten die Aufgabe, diese Teile passgenau zu einem Ganzen zusammenzusetzen.

Im Jahr 2004 wurde ein vorläufiges Endergebnis publiziert. Das aus 280 sequenzierten Teilen zusammengesetzte Gesamtgenom ergab eine Länge von 2.858.160.000 Nucleotiden, in hervorragender Übereinstimmung mit früheren Schätzungen von ca. $3 \cdot 10^9$ Nucleotiden pro haploides Genom. Das Ergebnis ist jedoch immer noch vorläufig, denn während der Arbeiten stieß man auf unerwartete Schwierigkeiten, die bislang noch nicht vollständig überwunden werden konnten. Repetitive Abschnitte des Genoms stellten sich als besonders problematisch für die Sequenzanalyse heraus, sodass noch etliche Lücken bestehen, besonders im Bereich der Zentromere der Chromosomen mit ihren α-Satelliten und im Bereich der Chromosomenenden (Telomere). Man schätzt jedoch, dass diese Lücken nicht mehr als insgesamt 1% des Genoms ausmachen. Der technische Fortschritt der letzten Jahre ermöglichte eine große Genauigkeit der Analyse: Die Quote liegt bei weniger als einem Fehler pro 100.000 Nucleotide.

Die Entschlüsselung des Genoms brachte interessante Erkenntnisse zum Aufbau des Genoms. So weiß man heute, wie Gene, intergenische Regionen und die verschiedenen Klassen von repetitiver DNA im Genom verteilt sind. Die Analyse ergab, dass ca. 40% des Genoms von Genen abgedeckt werden. Dabei nehmen die Exons nur 65 Megabasen ($6{,}5 \cdot 10^7$ Basenpaare) ein; alle Introns sind zusammen 1,1 Gigabasenpaare ($1{,}1 \cdot 10^9$ Basenpaare) lang. Die durchschnittliche Länge eines Exons errechnet sich zu 293 Basenpaaren, die der Introns zu 5675 Basenpaaren. Im Durchschnitt gibt es sieben Introns pro Gen, wobei etwa 4000 Gene keine Introns besitzen.

Da Gene charakteristische Elemente enthalten (Promotoren, andere regulatorische Elemente, bestimmte funktionelle Domänen etc.), konnte mithilfe intelligenter Algorithmen nach bislang unentdeckten Genen gesucht werden. Aufgrund dieser Analysen schätzt man die Zahl der Gene im menschlichen Genom auf ca. 30.000, im Gegensatz zu früheren Schätzungen, die bei ca. 100.000 lagen. Durch die Entdeckung zahlreicher neuer Gene ist ein Überblick über die Zuordnung dieser zu bestimmten biologischen Prozessen möglich geworden. So sind z.B. 14% aller Gene am Metabolismus beteiligt, aber nur 1% für die Zellteilung und die Kontrolle des Zellzyklus zuständig. Knapp 6% der Gene haben eine Funktion in der Kommunikation der Zellen untereinander, während für die gesamte Entwicklung des Organismus nur etwas mehr als 2% identifiziert wurden. Die restlichen Gene kodieren für Proteine, die die Struktur der Zelle bestimmen und extrazelluläre Bestandteile des menschlichen Körpers aufbauen. Bei vielen durch Computersuche entdeckten Genen ist die Funktion noch gänzlich unklar.

Die Entschlüsselung des menschlichen Genoms hat schließlich zahlreiche medizinische Implikationen. So ist durch den Vergleich der DNA-Sequenzen aus der Genbank mit entsprechenden Abschnitten einzelner Individuen (sowohl gesunder als auch von Erkrankungen betroffener) bekannt geworden, dass sich zwei nicht verwandte Personen durchschnittlich in ca. 3 Mio. Basenpaaren unterscheiden. Die Mehrzahl dieser Unterschiede betrifft einzelne Nucleotide und wird als SNPs (single nucleotide polymorphisms) bezeichnet. Es sind jedoch auch Fälle bekannt geworden, bei denen einzelne Gene, ja sogar lange Loci, wie der Vκ-Locus der leichten Immunglobulinkette, dupliziert vorlagen. Besonders der Analyse der SNPs wird eine große medizinische Bedeutung zugemessen, weil viele dieser kleinen Unterschiede die Regulation von Genen oder die Funktion von RNA-Molekülen und Proteinen in subtiler Weise modulieren können. Im Rahmen einer multifaktoriellen Vererbung können solche SNPs für individuelle Unterschiede in der Anfälligkeit (Suszeptibilität) für bestimmte Erkrankungen (z.B. Altersdiabetes, Bluthochdruck etc.), für unterschiedliche Krankheitsverläufe bei gleicher Ursache oder unterschiedliches Ansprechen auf Therapien und Medikamente verantwortlich sein.

11.4.4 Viren

Aufbau der Viren

Viren sind kleine parasitäre Partikel ohne eigenen Stoffwechsel, die zur Vermehrung auf eine Wirtszelle angewiesen sind und dazu das Programm der Zelle so abändern, dass ihr Überleben gewährleistet ist. Jedes Virus enthält **DNA oder RNA** als genetisches Material. Es sind keine Viren bekannt, die beide Arten von Nucleinsäure gleichzeitig besitzen. Außer der Nucleinsäure enthalten Viren eine Hülle aus Protein, die man Kapsid nennt. Diese **Proteinhülle** besteht im einfachsten Fall aus nur einem Proteintyp, der für jede Virusart charakteristisch ist.

Manche Viren, z.B. HIV-1 (humanes Immundefizienzvirus), besitzen eine zusätzliche Hüllmembran, die einige virusspezifische Proteine enthält. Solche Proteine können an Rezeptoren, die sich an der Oberfläche von Zellen befinden, binden. Im Fall von HIV sind es die Glykoproteine Gp110 und Gp41. Gp110 bindet an CD4, während Gp41 für die Fusion der Virusmembran mit der Zellmembran sorgt. Die Hüllmembran geht aus der Plasmamembran der Wirtszelle hervor und entsteht, wenn das virale Nucleokapsid die Wirtszelle verlässt. Beim Verlassen bilden Virionen kleine Ausstülpungen in der Membran, die dann weiter abgeschnürt werden (➤ Abb. 11.34). Wenn schließlich das Viruspartikel die Zelle verlässt, ist es vollständig von der Membran umhüllt.

Das Genom einiger Viren ist sehr klein und kodiert im Extremfall für nur drei Proteine, wie bei den meisten tierischen Retroviren. Bei größeren und komplexeren Viren (z.B. Epstein-Barr-Virus) können im Genom mehrere hundert Proteine verschlüsselt sein.

Virusrezeptoren und Wirtsspektrum

Um Zellen infizieren zu können, benötigen Viren einen Rezeptor auf der Oberfläche der Wirtszelle. Es ist nicht anzunehmen, dass Zellen eigens Rezeptoren für potenzielle Wechselwirkungen mit Viren entwickelten. Vielmehr ist wahrscheinlich, dass Viren mit Rezeptoren in Kontakt treten, die für normale Funktionen der Zelle zuständig sind, aber offensichtlich auch eine hohe Affinität zu Virusproteinen aufweisen.

So benutzt beispielsweise das HIV-1 ein Protein (CD4), das bei der zellvermittelten Immunantwort als Corezeptor fungiert und auf der Oberfläche immunkompetenter Zellen zu finden ist. Rhinoviren, Verursacher des gewöhnlichen grippalen Infekts, binden an ICAM-I, ein Zelladhäsionsmolekül auf der Oberfläche respiratorischer Epithelzellen, und werden über diese Bindung in die Zelle befördert. Adenoviren und das Coxsackievirus binden Integrine, Influenzaviren benutzen zum Andocken Glykoproteine und Glykolipide, die *N*-Acetylneuraminsäure enthalten, das Herpes-simplex-Virus dagegen Heparinsulfat. Das Vorkommen solcher Rezeptoren bestimmt das Wirtsspektrum der Viren.

MERKE

Viren sind parasitische Lebewesen, die sich nur in Wirtszellen vermehren können. Sie enthalten ein kleines Genom, das **DNA oder RNA** sein kann. Die Infektion durch ein Virus beginnt mit dem Andocken an einen zellulären **Oberflächenrezeptor der Wirtszelle**. Die Spezifität dieser Wechselwirkung bestimmt das Wirtsspektrum des Virus.

Lytische und lysogene Infektion

Viele Viren töten die infizierten Wirtszellen nicht. Die Überlebensstrategie dieser Viren besteht vielmehr darin, ihr Genom in das des Wirts zu integrieren und auf diese Weise an viele Tochterzellen weiterzugeben. Die in das Genom integrierte virale DNA bezeichnet man auch als **Provirus**. In dieser Form kann das Virus sehr lange unauffällig im Genom verharren. Dieser Verlauf der Infektion ist persistierend; man spricht auch von einer **lysogenen** Infektion.

DNA-Viren, wie Herpesviren, können sehr lange persistieren, ohne die Nervenzelle, die sie bevorzugt befallen, zu schädigen. Es kann jedoch durch äußere Einflüsse, etwa starke UV-Bestrahlung, zu einer Aktivierung des Provirus und zur Bildung einer großen Zahl von Virionen kommen, die auf verschiedene Weise die Zelle schädigen und zum Zelluntergang führen.

Andere Viren, z.B. Pockenviren, vermehren sich durch **Lyse** der Zelle. Unmittelbar nach Infektion werden Tausende neuer Virionen hergestellt, die die Zelle schädigen und letztlich zum Bersten bringen (Lyse). Die frei gewordenen Virionen infizieren viele benachbarte Zellen, womit ein lawinenartiger Prozess in Gang gesetzt wird, der den gesamten Organismus stark gefährden kann.

MERKE

Virale Wachstumszyklen können einen **lytischen** oder einen **lysogenen** Verlauf nehmen.

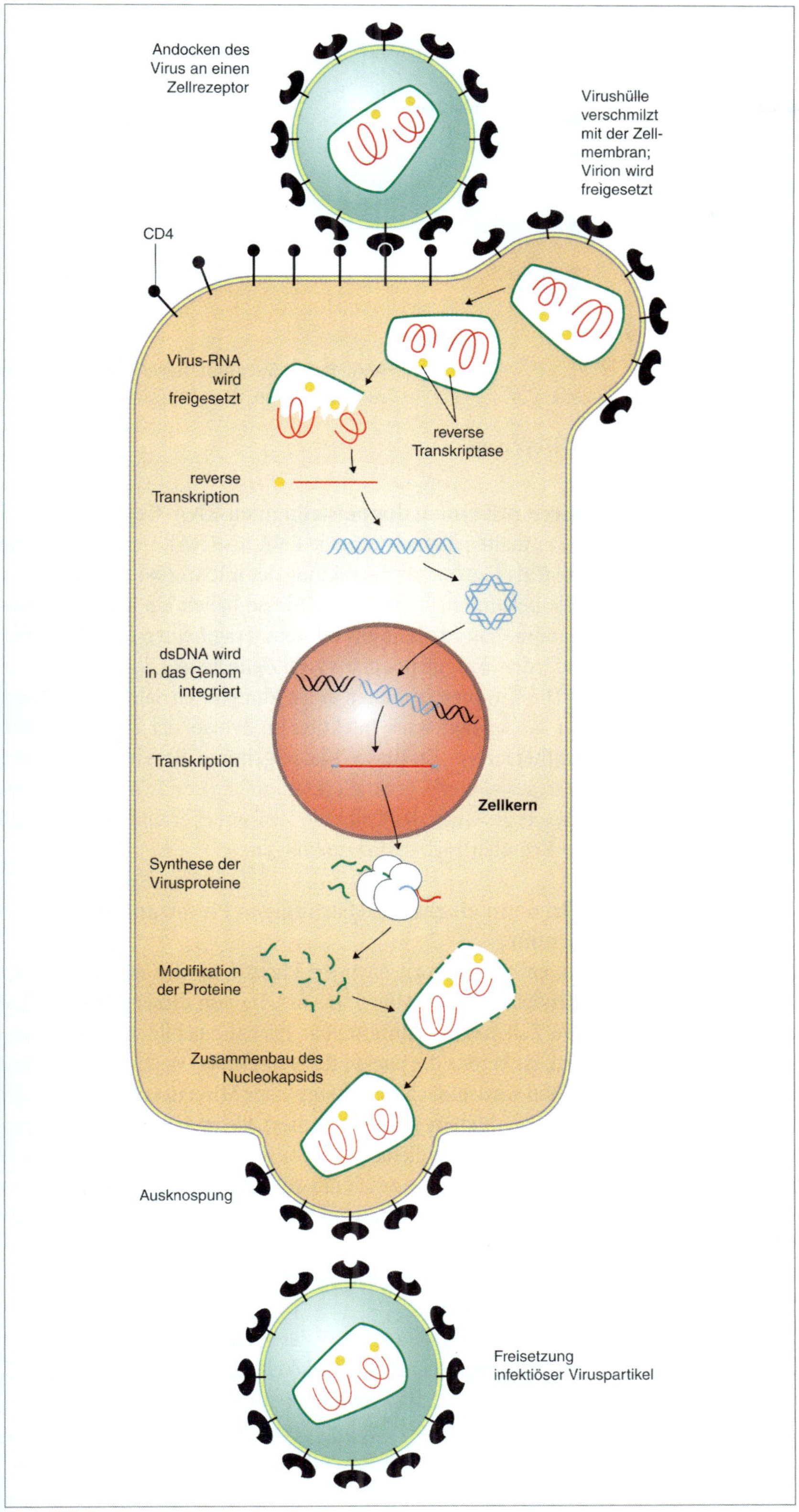

Abb. 11.34 Der Infektionszyklus des HIV als Beispiel für einen retroviralen Zyklus. Virale RNA ist rot gezeichnet, virale DNA blau, Kapsidproteine grün. Die virale reverse Transkriptase ist als gelber Punkt dargestellt.

Genome der Viren

Viren enthalten entweder **RNA** oder **DNA** als genetisches Material. Die Nucleinsäure kann dabei sowohl **einzel-** als auch **doppelsträngig** sein. Die Art der Nucleinsäure – ob sie aus DNA oder RNA besteht, einzel- oder doppelsträngig ist, den Minus- oder Plusstrang in Virionen verpackt – bedingt, welche Strategie das Virus benutzt, um sein Genom zu exprimieren und replizieren (➤ Abb. 11.35). Die virale mRNA wird in diesem System als **Plusstrang** definiert, der RNA-Gegenstrang, der also nicht

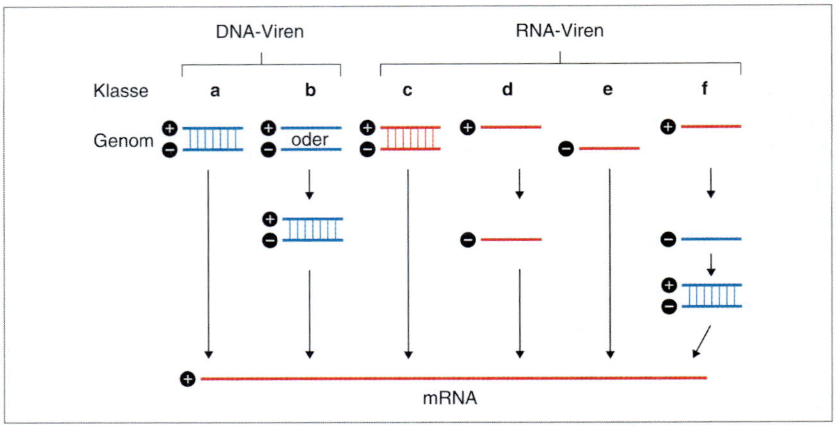

Abb. 11.35 Strategie der Viren, ihr Genom zu exprimieren. DNA: blau, RNA: rot.

unmittelbar translatiert werden kann, als **Minusstrang**. Entsprechend wird die DNA, die zur mRNA komplementär ist, als Minusstrang bezeichnet. Die Produktion von mRNA erfordert also, dass eine Minusstrang-RNA oder -DNA abgelesen wird.

DNA-Viren

Viren mit einem doppelsträngigen DNA-Genom

Die doppelsträngige DNA (dsDNA) gelangt in den Zellkern, wo zelluläre Enzyme die DNA transkribieren und die gebildete RNA prozessieren (➤ Abb. 11.35, a). Die mRNA wird im Zytosol der Wirtszelle translatiert. Einige prominente Beispiele dieser Klasse von Viren sind:

- **Adenoviren:** Sie verursachen bei vielen Tieren und beim Menschen Infektionen des oberen Respirationstrakts sowie des Gastrointestinaltrakts und dienen bei der Gentherapie als Vektoren zum Einbringen von Genen in Zellen (➤ Kap. 15.5).
- **SV40-Virus (Simian-Virus-40):** Dieses Affenvirus wird als Modell für Untersuchungen der DNA-Replikation im Laboratorium häufig verwendet.
- **Herpesviren:** Sie verursachen diverse entzündliche Hautexantheme wie Lippenbläschen, Gürtelrose, Windpocken etc.
- **humane Papillomaviren:** Sie bilden Warzen oder andere Hautläsionen und verursachen gelegentlich maligne Transformationen im Gebärmutterhals.
- **Poxviridae:** Hier erfolgen Replikation und Transkription im Zytosol des Wirts. Die Viren bringen ihre eigenen DNA- und RNA-Polymerasen mit. Typische Vertreter dieser Gruppe sind Variolavirus (Erreger der menschlichen Pocken), Vacciniavirus (Pockenimpfvirus) und Molluscipoxvirus (Erreger des Molluscum contagiosum bzw. der Dellwarze).

Viren mit einem einzelsträngigen DNA-Genom

Sie werden auch **Parvoviren** genannt (lat. parvus = klein). Sie sind einfach gebaut mit einer einzelsträngigen DNA (ssDNA). Einige Parvoviren verpacken Plus- und Minus-DNA, allerdings in verschiedene Virionen; andere verpacken nur den Minusstrang. In beiden Fällen wird jedoch in der Zelle zuerst doppelsträngige DNA gebildet, die dann als Vorlage für die Bildung der mRNA dient (➤ Abb. 11.35, b).

RNA-Viren

Viren mit einem doppelsträngigen RNA-Genom

Sie enthalten doppelsträngige RNA (dsRNA). Der Minusstrang dient als Matrize für die Bildung der mRNA (➤ Abb. 11.35, c). Alle bekannten Viren dieser Klasse haben ein **segmentiertes Genom**, das aus zehn bis elf RNA-Fragmenten besteht, wobei auf jedem Fragment ein bis zwei Gene liegen.

Die Virionen enthalten einen kompletten Satz an Enzymen, der sie befähigt, nach Infektion im Zytosol der Zelle mRNA zu synthetisieren. Zu dieser Klasse gehören Reoviren, Rotaviren (Erreger akuter Durchfallerkrankungen) und Orbiviren; Letztere verursachen das Colorado-Zeckenfieber und andere durch Zecken übertragbare Erkrankungen.

Viren mit einem einzelsträngigen Plusstrang-RNA-Genom

Sie enthalten einen einzigen Plusstrang, der mit der mRNA identisch ist (➤ Abb. 11.35, d). Da von dieser RNA mithilfe von Zellenzymen unmittelbar Proteine gebildet werden können, ist bereits die nackte RNA **infektiös**. Während der Replikation wird zunächst ein kompletter Minusstrang gebildet, der dann als Matrize für die Synthese vieler weiterer Kopien von Plusstrang-RNA dient.

Diese Viren lassen sich in zwei Gruppen aufteilen:

- Bei Ersterer, zu denen das Poliovirus gehört, wird zunächst die gesamte mRNA in eine lange Proteinvorstufe übersetzt, die anschließend in kürzere funktionelle Einheiten zerschnitten wird.
- Letztere hingegen synthetisieren zunächst vom Minusstrang zwei mRNA-Moleküle: eines mit der vollen Länge der Matrize und ein kürzeres, das komplementär zum letzten Drittel der viralen Minusstrang-RNA ist. Beide RNA-Moleküle werden zunächst in lange Proteinvorstufen übersetzt, die anschließend in funktionelle Einheiten geschnitten werden. In diese Klasse der Viren fallen die Erreger des Gelbfiebers und der viralen Enzephalitis. Früher wurden diese Viren Arboviren genannt (von arthropod-borne), heute nennt man sie Togaviren (lat. toga = Mantel), da diese Viren eine Lipidhülle besitzen.

Viren mit einem einzelsträngigen Minusstrang-RNA-Genom

Diese besitzen eine einzige Minusstrang-RNA, die als Matrize zur Bildung von mRNA dient (➤ Abb. 11.35, e). Auch hier lassen sich die Viren in zwei Untergruppen einteilen.

- Die einen, zu denen die Erreger von Mumps und Masern gehören, transkribieren mithilfe der viralen Polymerase diverse mRNA-Moleküle unterschiedlicher Länge, die jeweils für ein spezifisches Polypeptid kodieren.
- Die anderen hingegen, zu denen das Influenzavirus gehört, besitzen ein segmentiertes Genom. Jede Minusstrang-RNA dient als Matrize für die Bildung einer spezifischen mRNA, die in der Regel für ein Protein kodiert. Einige der mRNA-Moleküle können jedoch in zwei verschiedenen Leserastern abgelesen werden und damit für zwei Proteine kodieren.

Beiden Klassen ist gemeinsam, dass sie ihre eigene RNA-Polymerase mitbringen, die zur Bildung der mRNA dient. Somit ist hier die nackte virale RNA **nicht infektiös**.

Viren mit einer einzelsträngigen Minusstrang-RNA wenden eine ungewöhnliche Strategie zur Synthese ihrer eigenen mRNA an. Die Influenza-Polymerase initiiert die Transkription der viralen mRNA mithilfe eines elf 11–15 Nucleotide langen Oligonucleotids, das sie aus einer bestimmten mRNA-Vorstufe des Wirts durch Abschneiden gewinnt. Dieses Oligonucleotid dient bei der viralen mRNA-Synthese als Primer, der sich an den viralen Minusstrang anlagert und dann verlängert wird.

Retroviren

Das Genom dieser Klasse von RNA-Viren besteht aus zwei identischen Kopien von Plusstrang-RNA. Diese Viren sind unter der Bezeichnung Retroviren bekannt, denn ihr Programm steuert die Bildung von DNA mit der viralen RNA als Matrize (➤ Abb. 11.35, f). „Retro" bezieht sich auf den umgekehrten Fluss der genetischen Information (RNA → DNA) im Hinblick auf das zentrale Dogma der Genexpression (➤ Kap. 11.1.1). Die gebildete DNA dient als Vorlage für die Synthese der viralen mRNA.

Prominentes Mitglied dieser Virusfamilie ist das **HIV-1**. Nach Infektion der Zelle wird zunächst das virale RNA-Genom (Plusstrang) durch die **virale reverse Transkriptase** in eine Minusstrang-DNA überschrieben (➤ Abb. 11.34 und ➤ 11.35, f). Die reverse Transkriptase, die sowohl RNA als auch DNA als Matrize verwenden kann, synthetisiert nachfolgend auch den komplementären Plusstrang der DNA. Die doppelsträngige DNA gelangt in den Zellkern und wird dann an zufällig ausgewählten Stellen in das Genom des infizierten Wirts integriert. Dazu bedarf es eines viruskodierten **Integrase-Enzyms**. In diesem Zustand ist das Virus latent.

Retroviren töten ihre Wirtszellen in der Regel nicht ab. So kann die Wirtszelle sich teilen und gibt bei jeder Zellteilung die Virus-DNA an die Nachkommen weiter. Schließlich wird die provirale DNA durch die Maschinerie der Zelle in RNA (Plusstrang) transkribiert, wonach sie entweder der Synthese viraler Proteine dient oder durch Virusproteine in Virionen verpackt wird. Virionen werden an die Plasmamembran transportiert, wo sie nach Ausknospung eine Membranhülle erhalten und die Zelle verlassen.

Schon gewusst

Tumorviren

Es gibt viele Retroviren, die bei Tieren Tumoren hervorrufen, wie das Rous-Sarkom-Virus (RSV) oder das Vogel-Leukosevirus (ALV, avian leukosis virus). Andere Beispiele aus der Klasse der Säugetiere sind Rinder-Leukämievirus (BLV, bovine leukemia virus), Maus-Mammatumorvirus (MMTV) und Maus-Leukämievirus (MLV). Das Studium dieser Viren brachte große Fortschritte für das Verständnis der Tumorentstehung und bei der Charakterisierung der meisten Onkogene. Das einzige bisher bekannte Retrovirus, das beim Menschen Tumoren hervorruft, ist HTLV, das humane T-Zell-Leukämie-Virus.

Klinik

Antimetaboliten

Zwei Antimetaboliten, Acycloguanosin (Aciclovir) und Azathymidin (AZT), haben sich besonders bei der Behandlung von Herpesviren bzw. bei der HIV-Infektion bewährt.

Aciclovir ist ein Guanosinderivat (➤ Abb. 11.36), dem ein Teil des Pentoserings fehlt (daher Acyclo-). Das Molekül besitzt somit weder eine 2'- noch eine 3'-OH-Gruppe. Um wirksam zu werden, muss Aciclovir nach Aufnahme in die Zelle zum Monophosphat und weiter zum Triphosphat phosphoryliert werden. Das Triphosphat ist Substrat von DNA-Polymerasen. Wird die Verbindung in DNA eingebaut, führt dies zum Kettenabbruch, denn der Verbindung fehlt ja die 3'-OH-Gruppe zur Fortsetzung der Polymerisation. Eine unvollständige virale DNA führt nicht zu infektiösen Viruspartikeln. Den ersten Phosphorylierungsschritt katalysiert in der Zelle die virale Thymidin-Kinase (➤ Kap. 10.3.2). Diese hat eine bedeutend höhere Affinität zu Aciclovir als das zelluläre Enzym. Somit besteht bereits eine deutliche Selektion für die Konzentration des Therapeutikums in Zellen, die vom Virus befallen sind, da die phosphorylierte Form des Therapeutikums in der Zelle verbleibt, während die nichtphosphorylierte Form die Zelle wieder verlassen kann. Auch die virale reverse Transkriptase zeigt eine höhere Affinität als die zellulären DNA-Polymerasen. Diese Eigenschaften bewirken, dass Aciclovir bevorzugt in infizierte Zellen aufgenommen und dort bevorzugt in das virale Genom eingebaut wird.

Bei Azathymidin (➤ Abb. 11.36) ist die 3'-OH-Gruppe durch die Azidogruppe (N_3-Gruppe) ersetzt. Einbau in die DNA führt ebenfalls zum Kettenabbruch, denn an der Azidogruppe kann die DNA-Kette auch nicht verlängert werden.

Beide Substanzen hemmen die Vermehrung der betreffenden Viren. Sie können den Verlauf der Erkrankung günstig beeinflussen, führen aber keine Heilung herbei. Im Fall von AZT wird das Fortschreiten der Erkrankung verlangsamt, durch Aciclovir werden die Symptome gelindert.

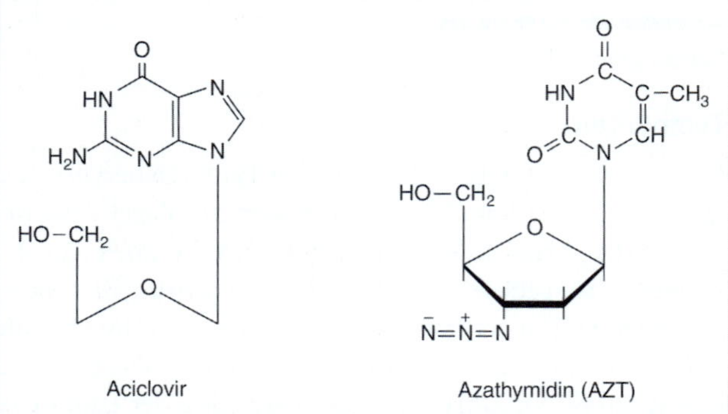

Abb. 11.36 Die antiviralen Agenzien Aciclovir und Azathymidin.

MERKE

Das Genom eines Virus besteht entweder aus **DNA** oder aus **RNA**. Beide können **einzel-** oder **doppelsträngig** sein. Viren verursachen zahlreiche, oft lebensbedrohliche Erkrankungen. Retroviren und manche DNA-Viren (Adenovirus, Herpesvirus, menschliche Papillomaviren) können ihre DNA in das Wirtsgenom integrieren.

11.4.5 Mitochondriales Genom

Die DNA menschlicher **Mitochondrien** ist ein doppelsträngiges, ringförmiges Genom mit nur 16.569 Basenpaaren. Sie ist kompakt organisiert und kodiert für 37 Gene: zwei Gene für rRNA, 22 für tRNA und 13 für Untereinheiten der **Atmungskettenkomplexe** und **ATP-Synthase**. Somit besteht eine zellbiologische Besonderheit der Mitochondrien darin, dass die komplexen Enzyme der **oxidativen Phosphorylierung** sowohl aus kern- als auch aus mitochondrial kodierten Untereinheiten bestehen.

Durch die mitochondriale DNA werden sieben (der etwa 40) Untereinheiten der **NADH-Dehydrogenase**, eine Untereinheit der **Cytochrom-Reduktase**, zwei Untereinheiten der ATP-Synthase und drei Untereinheiten der **Cytochrom-Oxidase** kodiert. Der überwiegende Anteil mitochondrialer Proteine (Enzyme des Citratzyklus, der Atmungskette, Carrierproteine etc.) sind in Genen des Zellkerns verschlüsselt. Die kernkodierten Proteine entstehen im Zytosol und werden von dort in die Mitochondrien transportiert. Die Transkription, Prozessierung und Translation der mitochondrialen Gene hingegen erfolgen in der mitochondrialen Matrix. Die mitochondrial kodierten Genprodukte werden, zumindest beim Menschen, nicht exportiert, sondern verbleiben alle im Organell.

Die beiden Stränge der mitochondrialen DNA (mtDNA) enthalten unterschiedlich viele Purine und haben deshalb eine unterschiedliche Dichte. So lassen sie sich durch Dichtegradientenzentrifugation in einen schweren (H) und einen leichten (L) Strang auftrennen. Die meisten Gene sind im H-Strang verschlüsselt. Der L-Strang kodiert lediglich für ein Protein und für acht tRNA-Moleküle (➤ Abb. 11.37).

MERKE

Mitochondrien besitzen ein kleines Genom, das beim Menschen für 13 Untereinheiten der Enzyme der **Atmungskette** und **ATP-Synthese** kodiert. Ferner sind die Gene für die mitochondriale rRNA und tRNA im mitochondrialen Genom verschlüsselt.

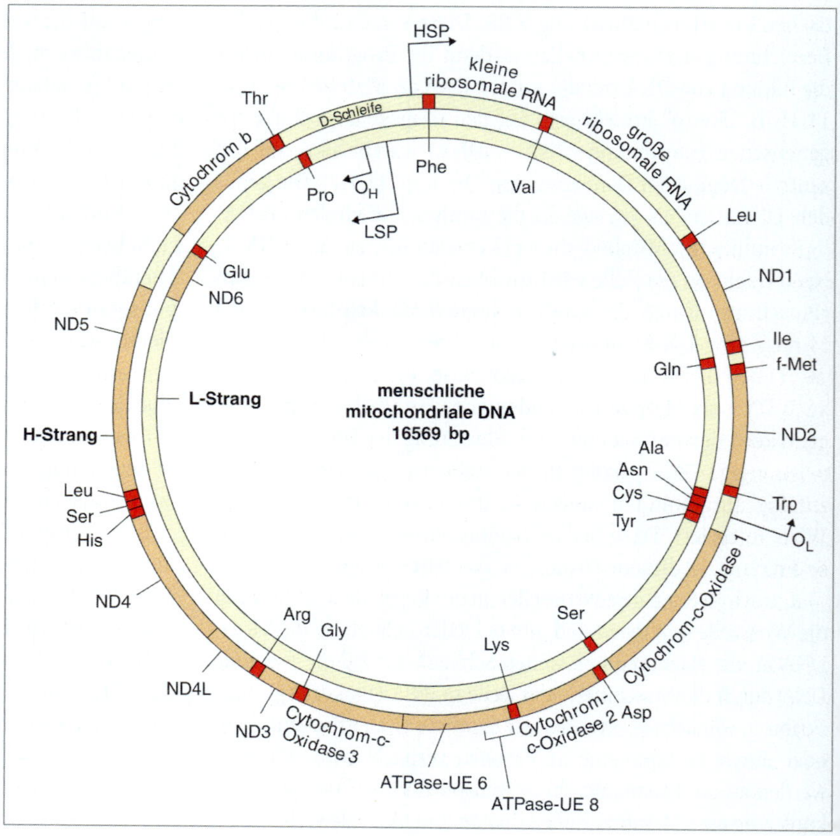

Abb. 11.37 Organisation des menschlichen mitochondrialen Genoms. Der äußere Ring repräsentiert den schweren (H), der innere den leichten (L) DNA-Strang. Die für Proteinuntereinheiten kodierenden Gene sind hellorange markiert; ND1–ND6 sind die NADH-Reduktase-Untereinheiten 1–6. Die Gene für die Untereinheiten 6 und 8 der ATPase überlappen. Die tRNA-Gene sind rot markiert, ihre Spezifität ist durch die Aminosäuren, die sie übertragen, gekennzeichnet. O_H = Replikationsursprung des schweren Strangs, O_L = Replikationsursprung des leichten Strangs, HSP = H-Strang-Promotor, LSP = L-Strang-Promotor

Replikation, Regulation und Transkription der mitochondrialen DNA

Replikation

Die mitochondriale DNA-Synthese beginnt am Replikationsursprung für den H-Strang (O_H), von dem aus die Replikation **unidirektional** erfolgt (➤ Abb. 11.37). Erst nachdem der H-Strang komplett fertiggestellt ist, wird, ausgehend vom Replikationsursprung für den L-Strang (O_L), die leichte Kette synthetisiert.

Für die Replikation der mitochondrialen DNA ist ein spezielles Enzym, die im Zellkern kodierte **DNA-Polymerase** γ (➤ Tab. 11.3, ➤ Kap. 11.2.4), nötig. Diese hat keine Primaseaktivität, kann also keinen Primer synthetisieren, sondern benutzt ein RNA-Fragment zur Replikation, das von der RNA-Polymerase bereitgestellt wird.

Mitochondrien besitzen keine Reparatursysteme für die mitochondriale DNA mit der Konsequenz, dass Mutationen nicht repariert werden können. Die Ansammlung von Mutationen hat jedoch zunächst keine schwerwiegenden Folgen, da jede Zelle viele Mitochondrien (10^3–10^4) und jedes Mitochondrium mehrere DNA-Kopien (zwei bis zehn) enthält. Folgen der Ansammlung von **Mutationen in der Mitochondrien-DNA** der somatischen Zellen zeigen sich, wenn überhaupt, bei sonst gesunden Menschen erst im hohen Alter. Die sukzessive Anhäufung somatischer Mutationen gilt allerdings als ein Faktor bei altersbedingten Degenerationserscheinungen oder bei altersbedingter zunehmender Verschlechterung ererbter mitochondrialer Erkrankungen.

Regulation

Die Kontrolle der Replikation ist mit der Transkription gekoppelt. Wie bereits erwähnt, beginnt sie am Replikationsursprung für den schweren Strang (O_H). Als Primer dient eine RNA, die vom L-Strang-Promotor aus synthetisiert wurde und im O_H endet, sodass die Replikation der mtDNA von der LSP-kontrollierten Transkription abhängt. Die Replikation der mtDNA ist nicht vom Zellzyklus abhängig und wird insgesamt weniger streng kontrolliert als die der Kern-DNA.

Transkription

Die Transkription des schweren Strangs beginnt am **H-Strang-Promotor** (HSP), wobei ein kurzes und ein langes Transkript im Verhältnis von ca. 10 : 1 gebildet werden. Das kurze Transkript enthält die zwei ribosomalen RNA-Moleküle sowie die $tRNA^{Phe}$ und die $tRNA^{Val}$. Somit werden von diesen Genen größere Produktmengen gebildet als von den anderen. Das lange Transkript besteht aus einer fast vollständigen Kopie des schweren Strangs. Die Transkription des leichten Strangs geht vom **L-Strang-Promotor** (LSP) aus.

Die gebildeten RNA-Moleküle werden durch eine spezifische Ribonuclease prozessiert, die das Primärtranskript spaltet und die einzelnen funktionellen RNA-Moleküle entlässt. Die mRNA-Stränge werden mit kurzen Poly(A)-Schwänzen versehen und an den mitochondrialen Ribosomen translatiert.

MERKE

Die Replikation mitochondrialer DNA ist unabhängig vom Zellzyklus. Bei der Transkription mitochondrialer Gene werden zunächst polycistronische RNA-Moleküle (➤ Kap. 12.2.2) gebildet, die anschließend zu funktionellen RNA-Molekülen prozessiert werden.

Vererbung des mitochondrialen Genoms

Maternale Vererbung

Oozyten von Säugetieren enthalten eine hohe Zahl an Mitochondrien, die wahrscheinlich 100.000 weit übersteigt. Im Gegensatz hierzu besitzen Spermien nur 50–75 Mitochondrien. Bei der Befruchtung gelangen selbst diese wenigen Mitochondrien nicht in die Eizelle, da sie abgebaut werden.

Nach erfolgter Befruchtung teilen sich die Zellen schnell, zunächst ohne Vermehrung der Mitochondrien. Daher verdünnt sich mit jeder Zellteilung die Zahl der Organellen, bevor in einem späteren Entwicklungsstadium die Teilung der Mitochondrien einsetzt. Ihre Zahl pro Zelle schwankt von Gewebe zu Gewebe. Rote Blutzellen, die ihren ATP-Bedarf ganz aus der Substratkettenphosphorylierung der Glykolyse decken, besitzen keine Mitochondrien.

Homoplasmie und Heteroplasmie

Wie bereits erwähnt, ist die Wahrscheinlichkeit der Ansammlung von Mutationen in der mitochondrialen DNA höher als in Chromosomen, denn wichtige postreplikative Korrekturmechanismen fehlen im Organell. Man nimmt dennoch an, dass bei der Oozytenreifung eine noch nicht verstandene Qualitätskontrolle existiert, sodass nur in seltenen Fällen mutierte mitochondriale DNA-Ringe weitervererbt werden.

Nicht alle Mutationen sind schädlich, manche tragen lediglich zur beobachteten, relativ hohen Sequenzvariation verschiedener Bevölkerungsgruppen bei. Andere Mutationen können zu lebensbedrohlichen Erkrankungen führen.

In Analogie zu den Mendel-Begriffen **Homozygotie** und **Heterozygotie** spricht man bei der mitochondrialen Vererbung von **Homoplasmie** und **Heteroplasmie** (zytoplasmatische Rein- bzw. Mischerbigkeit). Als homoplasmisch bezeichnet man eine Zelle, wenn alle ihre Mitochondrien die gleiche DNA-Sequenz haben. Heteroplasmische Zellen enthalten Mitochondrien mit unterschiedlicher DNA, z.B. variierende Anteile an Mitochondrien mit mutierter und nichtmutierter DNA.

MERKE

Die Weitergabe der mitochondrialen Gene erfolgt ausschließlich über die mütterliche Linie.

Mitochondriale Erkrankungen

Bei vererbten mitochondrialen Stoffwechselstörungen sind in erster Linie ZNS, periphere Nerven, Muskeln und Drüsen betroffen. Die unmittelbare Folge einer krankheitsrelevanten mitochondrialen Mutation ist eine **eingeschränkte Energieversorgung** der Zelle. Einzelne Organe und Gewebe werden durch

Mängel in der zelleigenen Energieproduktion unterschiedlich stark und unterschiedlich früh beeinträchtigt. **Nervenzellen** verbrauchen einen erheblichen Teil ihres ATP zur Aufrechterhaltung des Membranpotenzials, für elektrische Aktivitäten, wie die Auslösung eines Aktionspotenzials und Weiterleitung elektrischer Impulse. Sie sind als Erste von einer Mangelversorgung betroffen. **Muskelzellen** benötigen viel Energie für die Kontraktionsarbeit. **Hormonproduzierende Drüsen**, wie das endokrine Pankreas, stehen an nächster Stelle, gefolgt von Organen wie Leber, Niere etc. Neben der Heteroplasmie ist die unterschiedliche Abhängigkeit der genannten Organe von der Energieversorgung wohl die Ursache dafür, dass mitochondriale Erkrankungen am häufigsten mit **neuromuskulären Symptomen** einhergehen. Eine Besonderheit ist, dass selten nur ein Organ allein betroffen ist; in der Regel sind es Kombinationen von betroffenen Organen.

MERKE

Mutationen in den Mitochondrien der Eizelle führen zu erblichen mitochondrialen Erkrankungen, die durch neuromuskuläre Symptome geprägt sind.

ZUSAMMENFASSUNG

Unser Leben ist von der Fähigkeit der Zelle abhängig, genetische Information zu speichern, abzurufen, zu übersetzen und schließlich von einer Generation zur nächsten unverändert weiterzuvererben. Alle diese Fähigkeiten sind in der **DNA**, dem **genetischen Material**, verschlüsselt. Die genetische Information besteht v.a. aus **Bauplänen für Proteine**. Proteine werden nach Instruktion der Gene synthetisiert und dienen allen möglichen physiologischen Funktionen: Sie bilden die Bausteine für Zellstrukturen, sie sind die Enzyme, die alle chemischen Reaktionen einer Zelle katalysieren, sie regulieren die Genexpression, ermöglichen Zellbewegungen und die Zellkommunikation.

DNA-Struktur und -Replikation

Die DNA ist eine **Doppelhelix**. Die antiparallel angeordneten Stränge werden durch Wasserstoffbrücken zusammengehalten; sie werden in der Zelle durch **Helicasen** reversibel getrennt. Vor jeder Zellteilung wird die DNA repliziert. Beide Stränge der elterlichen Doppelhelix dienen als Matrize für die Synthese der neuen Doppelhelices und ermöglichen damit die Bildung zweier identischer Kopien der elterlichen DNA in den Tochterzellen. Diese Art nennt man **semikonservative Replikation**. Gene sind einzelne Abschnitte der DNA. Sie werden in mehrere identische RNA-Kopien transkribiert (umgeschrieben) und dann in Proteine translatiert (übersetzt).

Die Topologie der DNA ändert sich bei vielen zellulären Prozessen: der Replikation, der Rekombination, der Transkription, wahrscheinlich auch bei der DNA-Reparatur, also praktisch bei jedem zellulären Vorgang, an dem DNA beteiligt ist. **Topoisomerasen** sind Enzyme, die topologisch unterschiedliche Formen der DNA ineinander umwandeln. **Topoisomerase-Inhibitoren** werden in der antibakteriellen Therapie und in der Chemotherapie von Tumoren verwendet. Die Neusynthese der DNA aus aktivierten Bausteinen, den Desoxyribonucleotid-Triphosphaten, wird von **DNA-Polymerasen** katalysiert. DNA-Polymerasen habe auch eine Funktion bei der Reparatur geschädigter DNA. Die Replikation beginnt an definierten DNA-Sequenzen, den sog. Replikationsursprüngen (Ori), und verläuft von dort aus bidirektional. Die Bildung der Tochterstränge durch die DNA-Polymerase erfolgt immer von **5' nach 3'**. In der Natur wurden keine DNA-Polymerasen gefunden, die Nucleotide in umgekehrter Richtung, nämlich von 3' nach 5', polymerisieren können. Folglich wird nur der Leitstrang kontinuierlich und gleichsinnig mit der Wanderungsrichtung der Replikationsgabel gebildet. Am anderen elterlichen Strang (Folgestrang) erfolgt die DNA-Synthese diskontinuierlich als kurze DNA-Abschnitte (Okazaki-Fragmente). **Okazaki-Fragmente** werden später zu einem kontinuierlichen Strang durch **Ligasen** verschweißt. Fehler bei der Replikation werden durch eine korrekturlesende Aktivität der DNA-Polymerasen minimiert.

DNA-Polymerasen können die DNA-Synthese nicht initiieren, diese Aufgabe übernimmt eine spezielle RNA-Polymerase, die **Primase**. Die RNA-Primer werden bei Prokaryonten von der 5'→3'-Exonuclease-Aktivität der DNA-Polymerase, bei Eukaryonten von einer Endonuclease entfernt. Für das Überleben der Zelle ist es von größter Bedeutung, dass die Replikation der DNA nur in einer bestimmten Phase des Zellzyklus **(S-Phase)** stattfindet und dass jeder Abschnitt des Genoms exakt einmal pro Zyklus repliziert wird. Endabschnitte der linearen eukaryontischen Chromosomen **(Telomere)** werden bei jeder Replikationsrunde verkürzt, ein Prozess, der die Lebensdauer von Körperzellen einschränkt. In Keimbahnzellen werden Telomere durch die Telomerase verlängert, eine reverse Transkriptase, die ihre RNA-Matrize selbst mitbringt.

Chromatin

Die DNA eukaryontischer Zellen ist mit diversen Proteinen, hauptsächlich mit den basischen **Histonen**, assoziiert. Der Komplex aus DNA und Protein wird **Chromatin** genannt. Die kleinste Packungseinheit des Chromatins ist das **Nucleosom**. Je zwei Moleküle der vier Kernhistone (H2A, H2B, H3 und H4) lagern sich zu einem Histon-Oktamer zusammen, um das sich 146 Basenpaare der DNA-Kette wickeln. Zwei Nucleosomenkerne sind durch unterschiedlich lange Verbindungs-DNA miteinander verbunden. Höhere Eukaryonten besitzen ein weiteres Histon, das Histon H1. H1 ist sowohl mit der Linker-DNA als auch mit dem Nucleosomenkern assoziiert. Die Kette aus Nucleosomen kann diverse Strukturen steigender Packungsdichte annehmen: das 11-nm-Filament, die 30-nm-Faser-Struktur und höhere Organisationsformen. Letztere sind in ihren Einzelheiten noch nicht aufgeklärt; ein anschauliches Modell postuliert die Faltung der 30-nm-Faser zu Schleifen. In der Mitose werden die Schleifen über weitere Stufen der Kompaktion zu den lichtmikroskopisch sichtbaren Chromosomen verdichtet.

Das dicht gepackte Chromatin muss überall zugänglich sein, um einzelne Gene nach Bedarf zu exprimieren, die DNA zu replizieren, schadhafte Stellen in der DNA zu reparieren etc. **Chromatin-Remodellierungskomplexe** sorgen für die Zugänglichkeit. Acetylierung, Methylierung und andere Modifikationen der Histonarme machen Histone zu Andockstellen für Proteine, die die genannten Funktionen einleiten.

Gene und Genome

Gene sind konstante, untereinander frei kombinierbare Einheiten der Vererbung. Sie sind **Baupläne für Proteine** oder **RNA**. Ein Gen kann als ein Abschnitt des Genoms definiert werden, der notwendig und hinreichend ist, um die Bildung eines funktionellen Proteins oder einer RNA zu verschlüsseln. Eukaryontische Gene sind nicht zusammenhängend; kodierende Abschnitte **(Exons)** werden von nichtkodierenden Abschnitten **(Introns)** unterbrochen. Die Organisation eukaryontischer Gene in Exons und Introns beschleunigt die Evolution von Organismen, denn die Rekombination von Exons führt zu funktionell neuen Genen.

Während bei Prokaryonten und einfachen Eukaryonten die Gene in dichter Folge in den Chromosomen aufgereiht sind, sind eukaryontische Gene von Tausenden Nucleotiden an **nichtkodierender DNA** umgeben. Das menschliche Genom besteht zu ca. 97% aus

11

nichtkodierender DNA. Die überwiegende Zahl der Gene eines höheren Eukaryonten kommt im haploiden Genom nur einmal vor. rRNA-, tRNA- und Histon-Gene jedoch kommen in höherer Kopienzahl vor. Genduplikationen bilden die Grundlage für die Entstehung neuer Gene und ganzer Genfamilien.
Etwa die Hälfte der nichtkodierenden DNA des menschlichen Genoms ist **unique**, d.h., ihre Nucleotidsequenz kommt im Genom nur einmal vor. Die andere Hälfte ist dagegen in Tausenden Kopien oder noch häufiger vertreten. Sie sind entweder wie Glieder einer Kette nebeneinander aufgereiht (**Satelliten**, **Mini**- und **Mikrosatelliten**) oder in bis zu 1.000.000 Kopien, mehr oder weniger nach dem Zufallsprinzip, im gesamten Genom verstreut. Letztere sind bewegliche Elemente des Genoms. Sie zeichnen sich dadurch aus, dass sie ihren angestammten Ort im Chromosom verlassen können und sich an anderer Stelle wieder in das Genom integrieren. Die häufigsten Vertreter dieser Elemente sind die **SINEs** und **LINEs**.
Viren sind kleine parasitäre Partikel ohne eigenen Stoffwechsel, die zur Vermehrung auf eine Wirtszelle angewiesen sind und dazu das Programm der Zelle so abändern, dass ihr Überleben gewährleistet ist. Jedes Virus enthält **DNA** oder **RNA** als genetisches Material. Das Genom einiger Viren ist sehr klein und kodiert im Extremfall für nur drei Proteine, wie bei den meisten tierischen Retroviren; bei größeren und komplexeren Viren (z.B. Epstein-Barr-Virus) können im Genom mehrere hundert Proteine verschlüsselt sein. Retroviren und manche DNA-Viren (Adenovirus, Herpesvirus, menschliche Papillomaviren) können ihre DNA in das Wirtsgenom integrieren. Infektion mit Viren führt häufig zu schweren bis schwersten Erkrankungen.
Mitochondrien besitzen ein kleines ringförmiges Genom. Die DNA menschlicher Mitochondrien kodiert für 37 Gene: zwei Gene für rRNA, 22 für tRNA und 13 für Untereinheiten der Atmungskettenkomplexe und ATP-Synthase. Die Replikation mitochondrialer DNA ist unabhängig vom Zellzyklus: Bei der Transkription mitochondrialer Gene werden zunächst polycistronische RNA-Moleküle gebildet, die anschließend zu funktionellen RNA-Molekülen prozessiert werden. Die Weitergabe der mitochondrialen Gene erfolgt ausschließlich maternal. Mutationen in den Mitochondrien der Eizelle führen zu erblichen mitochondrialen Erkrankungen, die durch neuromuskuläre Symptome geprägt sind.

Fragen

1. Gegeben ist ein Abschnitt eines Gens (ATG = Startcodon für das kodierte Protein): 5'-CG**ATG**AGATCGAAACCC-3'. Schreiben Sie die Sequenz des Gegenstrangs in 5'→3'-Richtung und die Sequenz der kodierten mRNA in 5'→3'-Richtung.
2. Gezeigt ist ein Abschnitt aus dem Genom eines RNA-Tumorvirus. Schreiben Sie die Sequenz, die durch die reverse Transkriptase synthetisiert wird. 5'-C-C-G-U-A-A-U-3' → 5'- - - - - - - -3'
3. Welche Rolle spielt die 3'→ 5'-Exonuclease-Aktivität von DNA-Polymerasen?
4. Welche Rolle spielt die Primase bei der Replikation des Leitstrangs und des Folgestrangs?
5. Welche gemeinsamen Eigenschaften von Aciclovir und Azathymidin machen diese Substanzen zu geeigneten Medikamenten bei der Therapie von Virusinfektionen? Denken Sie dabei an die Struktur der Substanzen und die Affinitäten dieser Substanzen zu Enzymen.
6. Beschreiben Sie zwei Mechanismen, durch die genetische Elemente sich von einer Stelle im Genom zu einer anderen bewegen können.
7. Welche sind die wesentlichen Unterschiede zwischen bakteriellen Genomen und denen der höheren Eukaryonten? Denken Sie dabei an die Komplexität der Genome, die Regulation der Gene, kodierende Sequenzen und die Verpackung des genetischen Materials.
8. Was bedeutet der Begriff DNA-Denaturierung? In welcher Weise hängt die Denaturierung vom GC-Gehalt der DNA ab?
9. Worin unterscheiden sich RNA- und DNA-Polymerasen?
10. Welche Enzyme sind unmittelbar an der Replikation menschlicher DNA im Zellkern beteiligt?

015 IMPP-Fragen

KAPITEL

12 Transkription

T. Wirth

Praxisfall

Ein 30-jähriger, blass aussehender Patient kommt in die Praxis und klagt über körperliche Abgeschlagenheit sowie gehäuftes Auftreten von blauen Flecken. Außerdem könne er im Gegensatz zu früher jetzt kaum mehr die Treppe zu seiner Wohnung im dritten Stockwerk steigen, ohne unter massiver Atemnot zu leiden. Das Blutbild bestätigt den Verdacht auf eine Anämie. Gleichzeitig ergibt sich auch eine Verringerung der weißen

Blutzellen (Leukozyten) sowie der Blutplättchen (Thrombozyten). Im Blutausstrich finden sich in geringer Zahl unreife weiße Blutkörperchen. Eine Knochenmarkpunktion ergibt eine massive Zunahme von Vorläuferzellen der weißen Blutzellen mit fast vollständiger Verdrängung der normalen Blutbildung. Die Mehrzahl dieser unreifen Zellen enthalten Granula sowie stäbchenförmige Strukturen (sog. Auer-Stäbchen).

Der Patient leidet an einer akuten promyelozytären Leukämie (APL). Auslöser für diese Erkrankung ist eine Chromosomenmutation (Translokation), die einen Transkriptionsfaktor, den nucleären Retinsäurerezeptor, betrifft. Der durch die Translokation mutierte Rezeptor unterdrückt die Expression einer Reihe von Genen, die für die Differenzierung von myeloischen Vorläuferzellen zu reifen Granulozyten nötig sind. Gleichzeitig bewirkt er das ungehemmte Wachstum dieser Vorläuferzellen. Zur Therapie der APL wird neben der Verabreichung von Chemotherapeutika auch eine spezifische Therapie mit all-trans-Retinsäure durchgeführt. Dadurch wird die reprimierende Funktion des mutierten Retinsäurerezeptors aufgehoben und der Differenzierungsblock der Zellen beseitigt. Dies zeigt einerseits, wie eine Veränderung der spezifischen Gentranskription einer Zelle zur Entartung führen kann, andererseits macht dieses Beispiel klar, wie die genaue Kenntnis der molekularen Grundlagen einer Erkrankung zum Auffinden einer spezifischen Therapie beiträgt. ▮▮

Zur Orientierung

Die unterschiedlichen Zellen des Körpers erfüllen unterschiedliche Aufgaben und sind entsprechend spezialisiert. Die genetische Information, die in der chromosomalen DNA kodiert wird, ist allerdings (von wenigen besonderen Ausnahmen abgesehen) in allen Körperzellen identisch. Die Expression der genetischen Information wird abhängig von den spezifischen Erfordernissen der Zelle genau reguliert. Diese Regulation findet auf unterschiedlichen Ebenen statt. Neben der Synthese der RNA (Transkription) können auch viele nachgeordnete Schritte reguliert werden. Das sind z.B.:

- Reifung/Modifikation der mRNA
- Transport der RNA in das Zytoplasma
- Abbau der RNA
- Effizienz der Translation
- Modifikation/Funktion eines Proteins
- Abbau eines Proteins

Die entscheidende Regulationsebene ist die der RNA-Transkription, d.h. das Überschreiben der DNA-Matrize in eine RNA-Kopie. In diesem Kapitel werden zunächst die Grundlagen des Transkriptionsprozesses beschrieben, danach folgen die Regulationsmechanismen der Transkription. Schließlich werden die Prozesse der RNA-Reifung einschließlich der damit verbundenen Regulationsstrategien diskutiert.

12.1 Ablauf der Transkription

Transkription nennt man den Prozess, bei dem die **DNA-Vorlage** eines Gens **in RNA** überschrieben wird. Dies wird von spezialisierten Enzymen, den DNA-abhängigen **RNA-Polymerasen**, vorgenommen. Genau wie die DNA-Synthese benötigt auch die RNA-Synthese eine Matrize, die kopiert werden kann. Die Matrize ist einer der beiden Stränge der DNA (➤ Abb. 12.1). Anders als bei der DNA-Synthese/Replikation bleibt der kopierte RNA-Strang allerdings nicht mit der Matrizen-DNA gepaart, sondern wird als Einzelstrang abgelöst. Von der gleichen DNA-Matrize können Hunderte und Tausende von RNA-Kopien angefertigt werden.

Der Transkriptionsprozess kann in drei Stadien untergliedert werden:

- **Initiation:** Start der Transkription
- **Elongation:** Verlängerung der RNA-Kette
- **Termination:** Ende der Transkription, Freisetzung des RNA-Transkripts.

12.1.1 Initiation der Transkription am Promotor

12

Die Expression der Mehrzahl der Gene wird hauptsächlich auf der Ebene der Transkriptionsinitiation reguliert. Für die Initiation ist ein sog. **Promotor** essenziell. Promotoren sind Sequenzabschnitte auf der DNA, die der RNA-Polymerase die Startstelle der Transkription anzeigen. Die Interaktion der RNA-Polymerase mit dem Promotor und der Start der Transkription verlaufen dabei über mehrere Zwischenschritte. Zunächst bindet die RNA-Polymerase durch Mechanismen, die noch detailliert besprochen werden, an die Promotor-DNA. Danach wird der DNA-Doppelstrang im Bereich der Startstelle der Transkription „aufgeschmolzen". Dies erlaubt der RNA-Polymerase die Initiation und Synthese eines kurzen Stücks der RNA (etwa zehn Nucleotide). Im letzten Schritt des Initiationsprozesses verlässt die RNA-Polymerase den Promotor und geht in die Elongationsphase über.

Die RNA-Synthese findet an entwundener und aufgeschmolzener DNA statt, in der sog. **Transkriptionsblase** (➤ Abb. 12.1a). Die Entspiralisierung vor der Transkriptionsblase und die Neuverdrillung „hinter" der RNA-Polymerase werden von spezifischen Enzymen, den DNA-Topoisomerasen, durchgeführt (➤ Kap. 11.1.4).

Im Prinzip können beide Stränge des Doppelstrangs, die zueinander komplementär, aber eben nicht identisch sind, in RNA überschrieben werden. Im Regelfall dient aber nur ein Strang als Matrize **(Matrizenstrang)**. Der andere Strang entspricht dann in seiner Basenabfolge der synthetisierten RNA und wird deshalb auch als **kodierender Strang** oder Sense-Strang bezeichnet, da er den gleichen „Sinn" ergibt wie die RNA. Der Matrizenstrang entspricht dem Antisense-Strang.

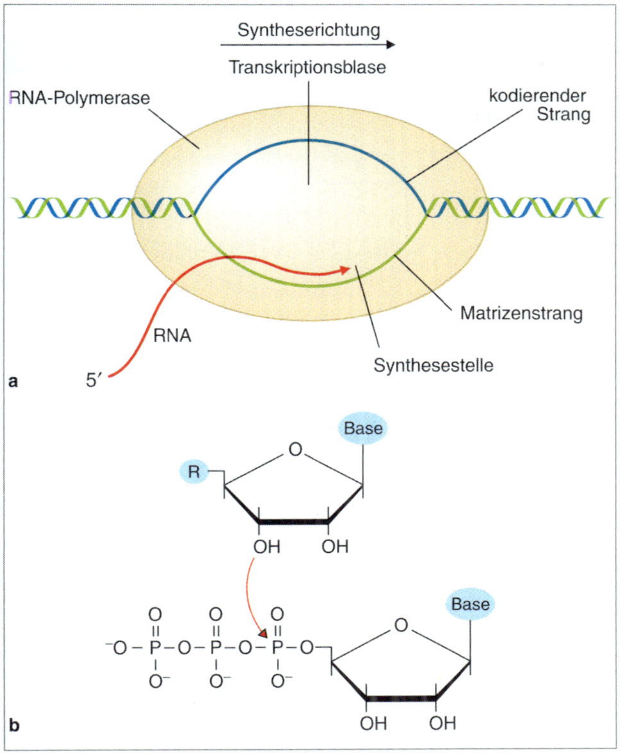

Abb. 12.1 Transkriptionsinitiation und RNA-Ketten-Verlängerung.
a) Die Transkription findet in der sog. Transkriptionsblase statt. Superspiralisierte DNA wird vor der Transkriptionsblase entwunden, aufgeschmolzen und von der RNA-Polymerase transkribiert. Nachdem eine DNA-Region abgelesen wurde, findet eine erneute Verdrillung der DNA statt.
b) Bei der RNA-Ketten-Verlängerung reagiert die 3'-Hydroxyl-Gruppe des zuletzt eingebauten Nucleotids mit der α-Phosphat-Gruppe des nächsten Nucleosidtriphosphats und bildet eine Esterbindung. R = 5'-Ende des RNA-Strangs.

12.1.2 Elongation der Transkription

Die Bausteine der RNA-Synthese sind die Ribonucleosidtriphosphate ATP, GTP, CTP und UTP. Die Basenpaarung erfolgt dabei wie bei der DNA-Synthese (➤ Kap. 11), außer dass Thymin durch Uracil bzw. Thymidin durch Uridin ersetzt ist.

RNA-Polymerasen sind Nucleotidyl-Transferasen. Die **RNA-Synthese** (wie auch die der DNA) erfolgt in **5'→3'-Richtung**, d.h., der Matrizenstrang wird in 3'→5'-Richtung abgelesen. Die 3'-OH-Gruppe des zuletzt eingebauten Nucleotids reagiert mit der 5'-α-Phosphat-Gruppe (nucleophiler Angriff) des nächsten Nucleosidtriphosphats unter Bildung einer Phosphodiesterbindung und Freisetzung von Pyrophosphat (PP_i; ➤ Abb. 12.1b). PP_i wird durch die Pyrophosphatase zu zwei Molekülen anorganischem Phosphat (P_i) gespalten, wodurch das Reaktionsgleichgewicht auf die Seite der RNA-Synthese verschoben wird. Dies entspricht weitgehend den Vorgängen bei der DNA-Synthese (➤ Kap. 11.1.1).

Im Gegensatz zur DNA-Synthese wird für die RNA-Synthese **kein Primer** benötigt. Das bedeutet, dass das Primärtranskript zunächst mit einem 5'-Triphosphat beginnt. Wir werden aber später sehen, dass die 5'-Enden vieler RNA-Moleküle posttranskriptionell noch modifiziert werden.

Die **Fehlerrate** der Transkription ist deutlich höher als die der Replikation. Während bei der Replikation nur etwa ein Fehler bei 10^9–10^{10} Basenpaaren auftritt, liegt die Fehlerrate der Transkription bei etwa einem Fehler pro 10^4–10^5 eingebaute Nucleotide. Obwohl auch die RNA-Polymerase über eine 3'→5'-Nuclease-Aktivität verfügt, ist das Korrekturlesen deutlich weniger effizient.

12.1.3 Struktur der RNA-Polymerasen

Sowohl prokaryontische als auch eukaryontische RNA-Polymerasen sind komplexe Enzyme. Während es bei Prokaryonten nur eine Form der RNA-Polymerase gibt, verfügen Eukaryonten über drei verschiedene RNA-Polymerasen (➤ Abb. 12.2).

RNA-Polymerasen bei Prokaryonten

Das bakterielle **RNA-Polymerase-Holoenzym** (griech. holos = ganz) besteht aus der Core-RNA-Polymerase und dem sog. Sigma-Faktor. Bei der **Core-Polymerase** handelt es sich um ein Pentamer aus einer β- und einer β'-Untereinheit, zwei α-Untereinheiten sowie der kleinen ω (Omega)-Untereinheit ($\alpha_2\beta\beta'\omega$). Das Core-Enzym ist für den eigentlichen, oben beschriebenen RNA-Syntheseprozess zuständig. Die Rolle des **Sigma-Faktors** besteht darin, die Startstelle für den Transkriptionsprozess, den Promotor, zu erkennen. Die beiden großen Untereinheiten (β' und β) binden die Ribonucleosidtriphosphate und verknüpfen sie entsprechend der Basenfolge auf dem Matrizenstrang. Die Funktion der beiden α-Untereinheiten und der ω-Untereinheit liegt im Aufbau des Core-Enzyms sowie der Wechselwirkung mit regulatorischen Proteinen und der DNA.

RNA-Polymerasen bei Eurkaryonten

Als man Anfang der 70er Jahre des 20. Jahrhunderts eukaryontische RNA-Polymerasen aus Gewebeextrakten aufreinigte, erlebte man zwei Überraschungen: Zum einen ließen sich chro-

RNA-Polymerasen

Prokaryonten	Eukaryonten		
	RNAP I	RNAP II	RNAP III
β'	RPA1	RPB1	RPC1
β	RPA2	RPB2	RPC2
α	RPC5	RPB3	RPC5
α	RPC9	RPB11	RPC9
ω	RPB6	RPB6	RPB6
	≈ 9 andere	≈ 7 andere	≈ 11 andere

Abb. 12.2 Die Untereinheiten von RNA-Polymerasen. Links sind die Untereinheiten der RNA-Polymerase von *E. coli* gezeigt. Zusätzlich zu den α-, β-, β'- und ω-ähnlichen Untereinheiten (Core-Enzym) enthalten die drei eukaryontischen RNA-Polymerasen (RNAP I, RNAP II und RNAP III) noch eine Reihe weiterer, z.T. untereinander identischer Untereinheiten.

matographisch drei Fraktionen mit RNA-Polymerase-Aktivität nachweisen, die **RNA-Polymerasen I, II** und **III** genannt wurden. Zum anderen zeigte sich, dass keine der drei RNA-Polymerasen in der Lage ist, spezifische Startstellen der Transkription auf der DNA zu finden. Ebenso wie die RNA-Polymerase der Prokaryonten benötigen auch die drei eukaryontischen RNA-Polymerasen für die Erkennung der zu transkribierenden DNA und die Transkriptionsinitiation Signale auf der DNA. Wie wir noch sehen werden, ist das Erkennen des richtigen Startpunkts für eukaryontische RNA-Polymerasen ein komplexer Mechanismus, der eine Reihe zusätzlicher Faktoren erfordert.

Die Strukturanalyse der eukaryontischen RNA-Polymerasen ergab, dass sie ebenfalls aus zwei α-ähnlichen Untereinheiten sowie je einer β- und β'-ähnlichen Untereinheit aufgebaut sind, die auch funktionell weitgehend konserviert sind („funktionell konserviert" bedeutet, dass die Untereinheiten die gleiche Funktion beim Transkriptionsprozess besitzen). Die α-ähnlichen Untereinheiten der RNA-Polymerasen I und III sind identisch, die β'- und β-Untereinheiten der drei RNA-Polymerasen sind untereinander ähnlich, stellen aber doch unterschiedliche Polypeptide dar. Zusätzlich besitzen alle drei RNA-Polymerasen noch etwa zehn zusätzliche Untereinheiten, von denen fünf bei allen drei Polymerasen identisch sind (➤ Abb. 12.2). RNA-Polymerasen sind also **komplexe Enzyme aus vielen Untereinheiten** mit einem Gesamtmolekulargewicht von mehr als 600 kDa.

Klinik

Der **Knollenblätterpilz** *Amanita phalloides* produziert ein Gift (α-Amanitin), das eukaryontische **RNA-Polymerasen inhibiert**. Schon bei geringen Konzentrationen (1 μg mL^{-1}) kann es die RNA-Polymerase II komplett blockieren, während eine zehnfach höhere Konzentration die RNA-Polymerase III inhibiert. Im Gegensatz zu diesen beiden RNA-Polymerasen ist die RNA-Polymerase I auch gegen hohe α-Amanitin-Konzentrationen resistent. Der Verzehr des grünen Knollenblätterpilzes ist häufig tödlich, wobei die letale Dosis für das Gift Amanitin bei Menschen bei 0,1 mg pro kg Körpergewicht liegt. Meist kommt es 8–12 h nach Verzehr des Pilzes zu Brechdurchfall und in der Folge zu einer massiven Leberschädigung durch Inhibition der Transkription v.a. in der Leber. Zu diesem Zeitpunkt ist eine Therapie bei schweren Vergiftungen kaum mehr möglich.

Eine Besonderheit der größten Untereinheit der **RNA-Polymerase II** (entspricht β') ist das Vorhandensein einer **C-terminalen Domäne (CTD)** mit etwa 50 mehr oder weniger perfekten Wiederholungen eines Heptapeptids mit der Konsensussequenz Tyr–Ser–Pro–Thr–Ser–Pro–Ser. Diese CTD ist essenziell für die Funktion der RNA-Polymerase II. Bestimmte Serinreste der CTD sind bei der aktiv transkribierenden RNA-Polymerase phosphoryliert und dienen als Bindungsstelle für eine Reihe von Enzymen, die für die Prozessierung und Reifung der RNA-Polymerase-II-Transkripte benötigt werden. Diese Funktion wird in ➤ Kap. 12.9.6 genauer beschrieben.

Tab. 12.1 Funktionen der RNA-Polymerasen

RNA-Polymerase	Funktionen
RNA-Polymerase I	Synthese von **rRNA** (28S-rRNA, 18S-rRNA, 5,8S-rRNA)
RNA-Polymerase II	Synthese von **mRNA**, **snRNA** (U1-, U2-, U4-, U5-snRNA; ➤ Kap. 12.9.3) sowie von Vorläufern der **miRNA** (➤ Kap.13.5.3)
RNA-Polymerase III	**tRNA** (alle), **5S-rRNA**, **snRNA** (z.B. U6- oder 7S-RNA)

Funktionen der verschiedenen RNA-Polymerasen

Die drei eukaryontischen RNA-Polymerasen sind für die Transkription unterschiedlicher Gene zuständig (➤ Tab. 12.1).

Daneben gibt es in Säugerzellen noch eine **mitochondriale RNA-Polymerase**. Im Gegensatz zu den bisher beschriebenen RNA-Polymerasen besitzt das mitochondriale Enzym nur eine einzige katalytisch aktive Polypeptidkette.

In einer schnell wachsenden Zelle findet man hauptsächlich **rRNA** (80% der gesamten RNA-Menge) und **tRNA** (15%). Demgegenüber ist der Anteil an **mRNA** – also der für Proteine kodierenden RNA – kleiner als 5%. Trotzdem konzentriert sich die Regulation der Genexpression überwiegend auf diese proteinkodierenden Gene. Unterschiedliche Zelltypen exprimieren die gleichen rRNA- und tRNA-Moleküle. Sie unterscheiden sich aber im mRNA-Muster.

Struktur der eukaryontischen RNA-Polymerase II

Die Struktur der eukaryontischen RNA-Polymerase II der Hefe wurde mit allen Untereinheiten in atomarer Auflösung bestimmt. Zwischen den beiden großen Untereinheiten (β' und β bzw. RBP1 und RBP2) befindet sich eine große Spalte. Durch diese Spalte gelangt die doppelsträngige DNA in das Innere des komplexen Enzyms und wird dabei in die beiden komplementären Einzelstränge aufgeschmolzen. Am aktiven Zentrum findet die katalytische Reaktion statt, wobei die über eine Art Kanal eindringenden Ribonucleosidtriphosphate zur RNA polymerisiert werden. Ein beweglicher Arm der RNA-Polymerase wirkt als eine Klammer und hält DNA und entstehende RNA zunächst zusammen. Am Austrittskanal verlassen die wieder doppelsträngige DNA sowie die entstehende RNA den Polymerasekomplex.

MERKE

Beim Transkriptionsprozess wird eine DNA-Matrize von **RNA-Polymerasen** in eine komplementäre RNA-Kopie überschrieben. Während Prokaryonten wie *E. coli* nur einen Typ von RNA-Polymerasen enthalten, besitzen alle höheren Eukaryonten drei RNA-Polymerasen, die unterschiedliche Gene transkribieren. **Promotoren** sind Elemente auf der DNA, die für die Initiation der Transkription wichtig sind und die Startstelle der Transkription festlegen. Für die RNA-Synthese wird kein Primer benötigt.

12.1.4 Termination der Transkription

Die drei eukaryontischen RNA-Polymerasen zeigen völlig unterschiedliche Mechanismen zur Termination der Transkription. Im Fall der **RNA-Polymerase I** wird ein spezifischer **Terminationsfaktor** benötigt, der an ein Sequenzmotiv (Terminator) auf der DNA bindet.

Die Termination der **RNA-Polymerase III** benötigt kein zusätzliches Protein. Nachdem die RNA-Polymerase III eine Reihe von **Uridylylresten** anpolymerisiert hat, terminiert sie die Transkription. Diese Uridylylreste sind auf der DNA kodiert.

Am wenigsten klar ist der Mechanismus der Termination durch **RNA-Polymerase II**. Viele unreife Vorläufer mRNAs, sog. Prä-mRNA-Moleküle, sind an ihrem 3'-Ende noch etwa 1000–2000 Nucleotide länger als die reifen mRNA-Moleküle. Einige der Faktoren, die an der Prozessierung des 3'-Endes der mRNA durch Anheften eines Poly(A)-Schwanzes beteiligt sind (➤ Kap. 12.9.2), scheinen auch für den Terminationsprozess verantwortlich zu sein.

12.2 Transkriptionskontrolle bei Prokaryonten

Bei der Analyse der Promotorsequenzen einer Reihe von prokaryontischen Genen fiel auf, dass kurze Sequenzbereiche bei unterschiedlichen Promotoren konserviert sind. Solche konservierten Sequenzen – d.h., in verschiedenen Promotoren findet man in den entsprechenden Positionen eine identische oder sehr ähnliche Sequenz – nennt man **Konsensussequenzen**. Diese findet man in den **–10-** und **–35-Regionen** von Promotoren (➤ Abb. 12.3). Die Startstelle der Transkription wird nach Übereinkunft als +1 bezeichnet (das erste in RNA überschriebene Nucleotid). Die davor liegenden, nichttranskribierten Sequenzen werden mit negativen Vorzeichen versehen. Die Region –10 liegt also 10 Basenpaare (bp) vor der Startstelle, die Region –35 liegt entsprechend 35 bp davor. Die konservierten Sequenzen bei –35 und –10 werden vom **Sigma-Faktor** (σ-Faktor) erkannt, der durch die sequenzspezifische Interaktion mit diesen Stellen die RNA-Polymerase an den Promotor rekrutiert. Schon kurz nach Beginn des Transkriptionsprozesses wird die Sigma-Untereinheit freigesetzt, und die restliche Transkription wird von der Core-RNA-Polymerase allein bewerkstelligt.

Die beschriebenen –10- und –35-Konsensussequenzen findet man bei einer Vielzahl von *E.-coli*-Genen. Allerdings besitzt

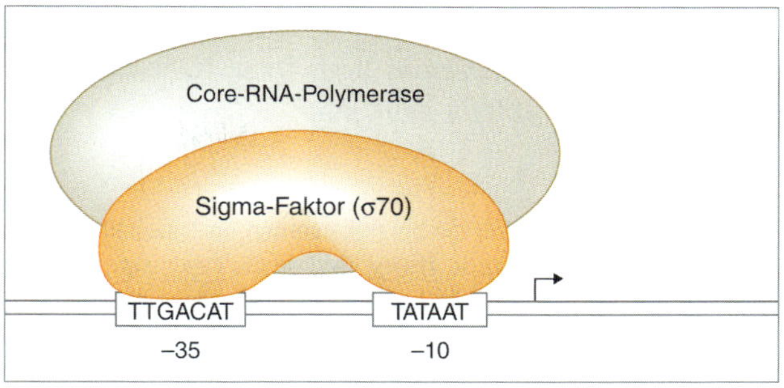

Abb. 12.3 Promotorerkennung durch die *E.-coli*-RNA-Polymerase. Die Sigma-Untereinheit (σ70) erkennt die konservierten –10- und –35-Elemente und ist dadurch für die Anlagerung des RNA-Polymerase-Holoenzyms an den Promotor verantwortlich.

E. coli unterschiedliche Sigma-Faktoren, die z.B. für die Expression von Genen nach Hitzeschock oder unter bestimmten Umweltbedingungen benötigt werden. Diese alternativen Sigma-Faktoren binden an andere Konsensussequenzen.

Die Termination der Transkription findet an bestimmten **Terminatoren** statt, an denen die RNA-Polymerase freigesetzt wird. Es handelt sich hierbei entweder um spezifische Sekundärstrukturen (invertierte Sequenzwiederholungen, die in der transkribierten RNA Haarnadelstrukturen bilden können) oder um Sequenzelemente, die von spezifischen Terminationsproteinen erkannt werden.

12.2.1 Das Operon: Ein Promotor reguliert mehrere Gene

Das **Operonmodell**, das 1960 von François Jacob und Jacques Monod formuliert wurde, beschreibt wesentliche Grundlagen der prokaryontischen Genexpressionskontrolle. Das Modell wurde auf der Grundlage der Lactosenutzung durch das Bakterium *E. coli* formuliert.

Wenn *E. coli* auf Nährmedien mit Lactose als Kohlenstoffquelle wächst, werden zwei wichtige Proteine induziert: β-Galaktosidase, die das Disaccharid Lactose in Glucose und Galaktose spaltet, und Lactose-Permease, die für die Aufnahme von Lactose in die Bakterienzelle wichtig ist. Beide Gene sowie ein drittes Gen, das für die Thiogalaktosid-Transacetylase kodiert, liegen direkt nebeneinander auf dem Bakterienchromosom. Die Transkription für alle drei Gene wird an einem Promotor initiiert. Die kodierenden Bereiche für alle drei Gene werden in ein einziges großes RNA-Molekül transkribiert (➤ Abb. 12.4a). Eine solche Einheit bezeichnet man als **Operon**.

Wächst *E. coli* auf Nährmedien mit Glucose als Kohlenstoffquelle, werden die gerade beschriebenen Gene nicht benötigt und deshalb nicht transkribiert. Dafür ist einerseits eine DNA-Region zwischen dem Promotor und den Genen des lac-Operons (β-Galaktosidase, Lactose-Permease, Thiogalaktosid-Transacetylase) wichtig, die man **Operator** nennt. Außerdem ist ein Regulatorprotein beteiligt, ein sog. **Repressor**, der an den Operator bindet und die RNA-Polymerase blockiert. Der

12

lac-Repressor wird von einem Gen kodiert, das bei *E. coli* in der Nachbarschaft des lac-Operons liegt. Diese Nähe ist jedoch nicht Voraussetzung für die Funktion.

MERKE

Regulatorproteine, wie wir sie bei Eukaryonten noch vielfältig kennenlernen werden, wirken in **trans**, d.h. unabhängig vom Ort, an dem sie auf dem Chromosom kodiert sind. Demgegenüber wirken **cis**-Elemente, wie Promotor und Operator bzw. bei Eukaryonten Promotor, Enhancer und Silencer, nur jeweils auf das unmittelbar benachbarte Gen.

Zurück zum lac-Operon. Wenn die Bakterien auf Glucosemedium wachsen, bindet der lac-Repressor an den Operator und blockiert die Expression des lac-Operons. Um die Expression bei Wachstum auf lactosehaltigem Medium zu induzieren, wird ein spezifischer **Induktor** benötigt. Als solcher fungiert physiologischerweise Lactose. Der Induktor bindet an den Repressor und löst ihn aufgrund einer Konformationsänderung von der DNA ab. Dies bewirkt, dass nun die RNA-Polymerase an den Promotor binden und die Gene des Operons transkribieren kann.

Blick ins Labor

Auch synthetische, nicht verwertbare Analoga wie Isopropyl-β-D-Thiogalaktosid **(IPTG)** können als Induktor dienen und den Repressor ablösen. IPTG wird heute in der molekularbiologischen Forschung häufig verwendet, um rekombinante Proteine (➤ Kap. 15.4.1) zu induzieren, die in *E. coli* unter der Kontrolle des lac-Operators exprimiert werden. Auf diese Weise werden heute eine ganze Reihe klinisch relevanter Proteine hergestellt, z.B. Insulin, bestimmte Blutgerinnungsfaktoren, aber auch Proteine, die als Impfstoffe verwendet werden.

12.2.2 Genaktivierung

Repression ist ein wichtiger Regulationsmechanismus bei Prokaryonten, man findet aber auch **transkriptionelle Aktivatoren**. Am lac-Operon beobachtet man nicht nur Repression, die über den Operator vermittelt wird, sondern auch positive Kontrolle durch die Bindung eines Aktivatorproteins an den Promotor. Für diese Regulation ist das **Katabolitaktivatorprotein (CAP)** verantwortlich. Wenn die Glucosekonzentration im Nährmedium sehr gering ist, steigt die intrazelluläre Konzentration von cAMP (zyklisches Adenosin-3',5'-monophosphat) stark an. Dieses cAMP bindet dann an das CAP. Der cAMP-CAP-Komplex wiederum interagiert mit dem lac-Promotor und bewirkt eine effizientere Rekrutierung der RNA-Polymerase (➤ Abb. 12.4b).

Durch diese Mechanismen lassen sich drei **Regulationszustände des lac-Operons** einstellen (➤ Abb. 12.4b):

- Glucosekonzentration hoch (kein cAMP-CAP), keine Lactose (lac-Repressor aktiv) → lac-Operon ist **reprimiert** (1)
- Glucosekonzentration hoch (kein cAMP-CAP), Lactose vorhanden (lac-Repressor inaktiv) → lac-Operon ist **partiell aktiv** (2)
- Glucosekonzentration niedrig (cAMP-CAP vorhanden), Lactose vorhanden (lac-Repressor inaktiv) → lac-Operon wird **stark transkribiert** (3).

Diese Regulationsstrategie stellt sicher, dass **Glucose als Hauptenergiequelle** genutzt wird, solange sie im Nährmedium vorhanden ist. Neben diesen knapp geschilderten Regulationsmöglichkeiten haben Bakterien noch eine ganze Reihe weiterer Strategien entwickelt, auf die hier allerdings nicht detailliert eingegangen werden soll.

Eine Besonderheit prokaryontischer Genorganisation und Genexpression liegt im Auftreten **polycistronischer RNA** (➤ Abb. 12.5). Wie beim lac-Operon werden mehrere Strukturgene (drei beim lac-Operon) von einem Promotor aus in eine lange einzelne mRNA-Kette transkribiert. Ribosomen der Prokaryonten können dann mit spezifischen Erkennungssignalen vor der kodierenden Region der Gene interagieren und diese Gene somit gleichzeitig getrennt in Proteine translatieren. Bislang sind bei Eukaryonten und insbesondere bei Säugern nur ganz wenige Beispiele für polycistronische mRNA bekannt. Die überwältigende Mehrheit aller Säugergene wird als **monocistronische RNA** transkribiert und translatiert, d.h., ein mRNA-Molekül trägt die Information für ein Protein.

MERKE

Bei Prokaryonten werden spezifische **Konsensussequenzen** im Promotor von der Sigma-Untereinheit der RNA-Polymerase erkannt. Durch Bindung von **Repressor**- bzw. **Aktivatorproteinen** an regulatorische Stellen der Promotor-DNA kann die Effizienz der Transkriptionsinitiation beeinflusst werden.

12.3 Transkriptionskontrolle bei Eukaryonten

Auch bei Eukaryonten stellt die Transkriptionsinitiation die wichtigste Kontrollebene der Genexpression dar. Die RNA-Polymerase arbeitet meist mit maximaler Aktivität. Deshalb sind stark exprimierte Gene solche, von denen die RNA-Polymerase durch häufige Initiation viele RNA-Transkripte synthetisiert. Ähnlich wie bei Prokaryonten sind auch bei Eukaryonten cis- und trans-Elemente für die Regulation verantwortlich:

- **cis-regulatorische DNA-Elemente** (Promotoren, Enhancer und Silencer, ➤ Kap. 12.3.1)
- **trans-wirkende Proteine** (Transkriptionsfaktoren, ➤ Kap. 12.4).

Die größte Komplexität findet man bei den Genen, die für Proteine kodieren und die alle durch die RNA-Polymerase II transkribiert werden. Diese Gene werden zunächst besprochen, später werden wir auch die Regulation der durch die RNA-Polymerasen I und III transkribierten Gene betrachten (➤ Kap. 12.5).

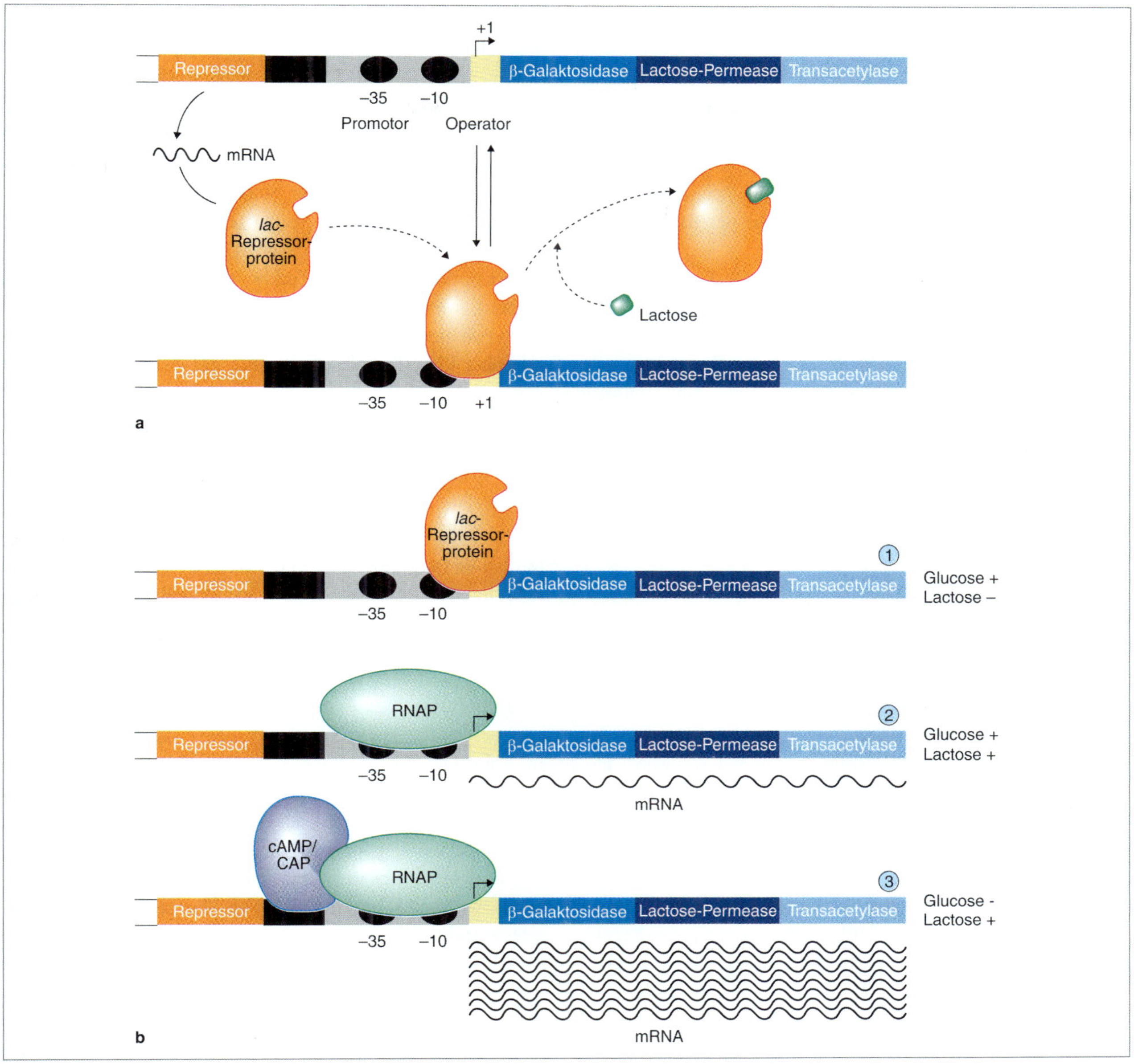

Abb. 12.4 Aufbau und Regulation des lac-Operons von *E. coli*.
a) Schematische Darstellung des lac-Operons. Die drei Gene des lac-Operons (β-Galaktosidase, Lactose-Permease und Transacetylase) werden von einem gemeinsamen Promotor abgelesen. Zwischen Promotor und β-Galaktosidase-Gen liegt der Operator, der als Bindungsstelle für den lac-Repressor dient. Die Bindung von Lactose an den lac-Repressor führt zu einer Konformationsänderung des Repressorproteins und dessen Ablösung vom Operator.
b) Drei Aktivitätsstufen des lac-Operons. Das gebundene lac-Repressorprotein verhindert die Transkription (**1**). Nach Ablösen des Repressors durch den Induktor kann die RNA-Polymerase die Gene des lac-Operons ablesen (**2**). Die Effizienz der Promotorerkennung wird durch das cAMP-CAP-Protein noch deutlich erhöht (**3**).

Abb. 12.5 Poly- und monocistronische mRNA. Bei polycistronischer mRNA liegen die kodierenden Bereiche für mehrere Proteine hintereinander auf einem langen mRNA-Molekül. Ribosomen können unterschiedliche Startstellen vor jedem proteinkodierenden Bereich erkennen und somit die Proteine getrennt ablesen. Polycistronische mRNA findet man häufig bei Bakterien. Monocistronische mRNA enthält nur die Information für ein einziges Protein und ist typisch für Eukaryonten.

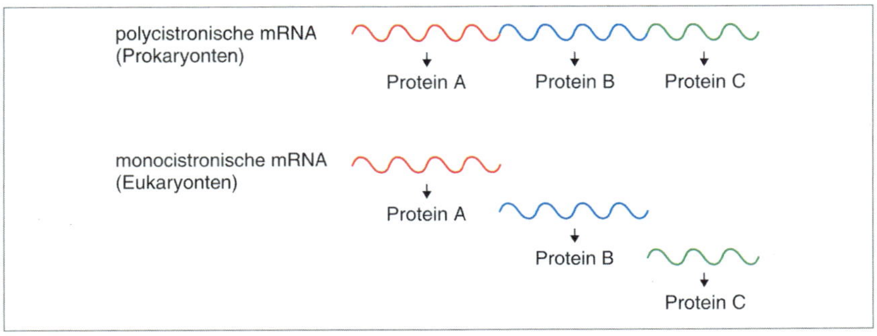

12.3.1 Promotoren, Enhancer und Silencer

Spezifische DNA-Bereiche von Genen, die mit regulatorischen Proteinen interagieren, werden als **cis-wirkende Sequenzelemente** bezeichnet. Man unterscheidet zwei grundsätzliche Klassen cis-regulatorischer DNA-Elemente:

- **basaler Promotor**
- genspezifische Regulationselemente (**genspezifische Promotoren**, **Enhancer** und **Silencer**).

Der basale Promotor ist für die Festlegung des Transkriptionsstartpunkts und somit für die **Initiation** der Transkription notwendig. Demgegenüber bestimmen die genspezifischen Regulationselemente den Ort (d.h. in welchen Zellen des Körpers ein Gen transkribiert wird), den Zeitpunkt und die Häufigkeit der Transkription am basalen Promotor. Die **zeitliche und räumliche Kontrolle** der Genexpression wird also durch die genspezifischen Regulationselemente festgelegt. Starke RNA-Expression bedeutet, dass durch häufige Initiation der RNA-Polymerase am Promotor eines Gens viele RNA-Moleküle produziert werden.

Bei der Analyse einer Vielzahl von Genen zeigte sich, dass sich in unmittelbarer Nachbarschaft des Transkriptionsstartpunkts häufig gut konservierte Sequenzmotive finden, die für die Funktion des basalen Promotors wichtig sind. Viele Gene besitzen ca. 25 bp stromaufwärts von der Startstelle der Transkription eine sog. **TATA-Box** (➤ Abb. 12.6a). Sie legt den Startpunkt der Transkriptionsinitiation fest. Ein zweites Element, das den Startpunkt der Transkription bestimmt, ist das sog. **Initiatorelement (INR)**. Dieses Element findet man sowohl in Kombination mit der TATA-Box als auch allein. Bei TATA-losen Promotoren findet man zusätzlich zum INR-Element häufig noch weitere stromabwärts („Downstream") gelegene konservierte Elemente (DPE = downstream promoter elements). Ein Initiatorelement erlaubt die spezifische Transkriptionsinitiation an genau der INR-Sequenz (➤ Abb. 12.6a, b).

Nicht alle Gene zeigen allerdings diesen punktgenauen Transkriptionsstart. Bei einer Reihe sog. **Haushaltsgene** (engl. housekeeping genes) – das sind Gene, die in allen Zellen für fundamentale Prozesse der Zellphysiologie benötigt werden – beobachtet man, dass die RNA-Transkripte in einer Region beginnen, die bis zu 200 bp umfassen kann. Es existieren also verschiedene Startstellen für das gleiche Gen. Bei diesen Haushaltsgenen findet man keine TATA-Box und meist auch kein Initiatorelement. Die basalen Promotoren dieser Gene enthalten stromaufwärts der Startregion ca. 20–50 bp lange CG-reiche Sequenzen, d.h. Sequenzen, in denen die Nucleotide C und G vorherrschen (➤ Abb. 12.6). Das Sp1-Protein, ein Transkriptionsfaktor der Zinkfingerfamilie (➤ Kap. 12.4), bindet an diese CG-Sequenzen und ist für die Rekrutierung der RNA-Polymerase II an diese Promotoren wichtig. Die Mehrzahl aller RNA-Transkripte beginnt mit A oder G (50% bzw. 25%).

12.3.2 Modularer Aufbau der regulatorischen Elemente

Der basale Promotor fungiert nur dann als Startstelle der Transkription, wenn zusätzliche genspezifische Regulationselemente vorhanden sind.

Genspezifischer Promotor

In unmittelbarer Nachbarschaft in 5'-Richtung (stromaufwärts) findet man den sog. **genspezifischen Promotor**. Es gibt keine festen Regeln für dessen Größe. Typischerweise umfasst er etwa 100–200 bp vor dem basalen Promotor. Für die Funktion sind allerdings nicht alle Sequenzen dieses Promotorbereichs wichtig, sondern nur jeweils **kurze** konservierte **Sequenzmodule**, die in diesen Promotorbereich eingebettet sind (➤ Abb. 12.6b). Im Gegensatz zu den zuvor beschriebenen Konsensussequenzen, z.B. der TATA-Box, ist die relative Position der einzelnen Sequenzmodule zueinander und zur Startstelle der Transkription nicht streng festgelegt. Diese Sequenzmodule von typischerweise 6–10 bp Länge sind **Bindungsstel-**

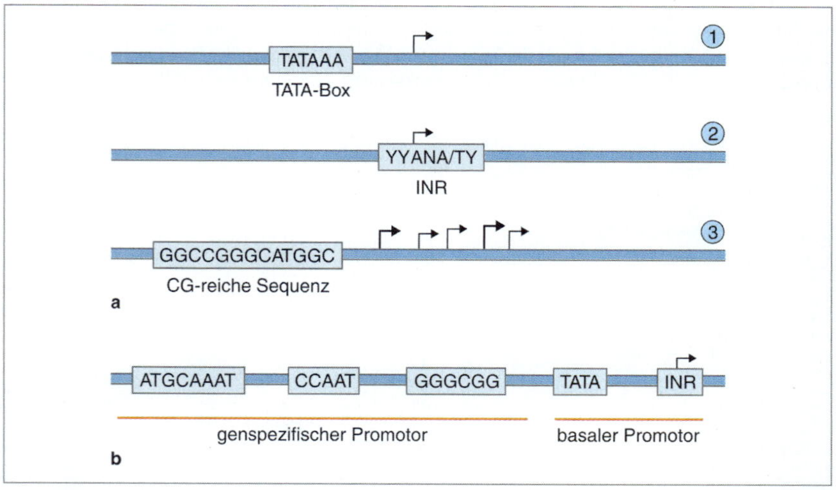

Abb. 12.6 Promotoren, die von der RNA-Polymerase II erkannt werden.
a) Die drei häufigsten basalen Promotortypen eukaryontischer Gene. Häufig findet man sowohl die TATA-Box (**1**) als auch das Initiatorelement (INR, **2**) im gleichen Promotor. Die Pfeile zeigen Startstellen der Transkription. Unterschiedlich hohe Pfeile (**3**) deuten an, dass unterschiedliche Startstellen mit unterschiedlicher Effizienz genutzt werden.
b) Schematische Struktur eines genspezifischen Promotors. Kurze Konsensusmotive (Module) liegen in unmittelbarer Nachbarschaft des basalen Promotors. Die exemplarisch dargestellten Module stellen Bindungsstellen für Oktamer-Transkriptionsfaktoren, CCAT-Box-Transkriptionsfaktoren sowie Sp1 dar (von links nach rechts). Unterschiedliche genspezifische Promotoren enthalten in Anzahl und Sequenz verschiedene derartige Module.

12

len für die genspezifischen **Transkriptionsfaktoren**. Die dazwischen liegenden DNA-Sequenzen haben keine Bedeutung für die Promotorfunktion.

Enhancer

Die Funktion des genspezifischen Promotors wird häufig durch sog. Enhancer-Elemente verstärkt. Enhancer-Elemente können sich in großer Entfernung (viele Tausend Basenpaare) vom Transkriptionsstart befinden, stromaufwärts oder stromabwärts des Gens und sogar innerhalb der transkribierten Region (in Introns, sowie in beliebiger Orientierung relativ zum Promotor angeordnet sein (➤ Abb. 12.7a). Enhancer-Elemente sind für die Kontrolle der gewebespezifischen und zeitlich regulierten Genexpression essenziell. Wie die genspezifischen Promotorelemente besitzen auch Enhancer eine **modulare Struktur**, d.h., sie enthalten eine spezifische Anordnung von **Bindungsstellen für Transkriptionsfaktoren**. Die Art der Bindungsstellen und deren Kombination legen die Stärke sowie die Spezifität der Funktion des Enhancers fest (Zellspezifität, Induzierbarkeit etc.; ➤ Kap. 12.6). Enhancer besitzen eine hohe Dichte solcher Transkriptionsfaktorbindungsstellen. Wenn Enhancer-Elemente in unmittelbarer Nachbarschaft von Promotoren lokalisiert sind, ist eine strenge Trennung von Promotor und Enhancer oft nicht möglich. Sowohl genspezifische Promotoren als auch Enhancer können gewebespezifisch reguliert werden.

Wie können Enhancer-Elemente, die in großer Distanz vom Promotor lokalisiert sind, die Transkriptionsrate am Promotor regulieren? Man geht heute davon aus, dass Promotoren und Enhancer zwar durch große DNA-Sequenzbereiche voneinander getrennt sind, dass sie allerdings im Zellkern in unmittelbarer Nachbarschaft vorliegen. Dies wird durch **Zurückfalten der DNA** ermöglicht, wobei Promotor-Enhancer-Wechselwirkungen durch Protein-Protein-Interaktionen der gebundenen Transkriptionsfaktoren einen wichtigen Beitrag leisten (➤ Abb. 12.7b). Dadurch werden die Bindung von generellen Transkriptionsfaktoren (➤ unten) einschließlich der RNA-Polymerase an den basalen Promotor und damit die Transkription stimuliert.

Silencer

Man findet nicht nur positiv auf die Transkription wirkende Enhancer-Elemente, sondern auch **negativ wirkende DNA-Abschnitte**, die oft als Silencer bezeichnet werden. Silencer wirken, genau wie Enhancer, unabhängig vom Abstand, von der Lage oder Orientierung relativ zum Transkriptionsstart. Auch sie sind **modular** aufgebaut; sie üben ihre Funktion durch die Bindung transkriptionsreprimierender Proteine aus.

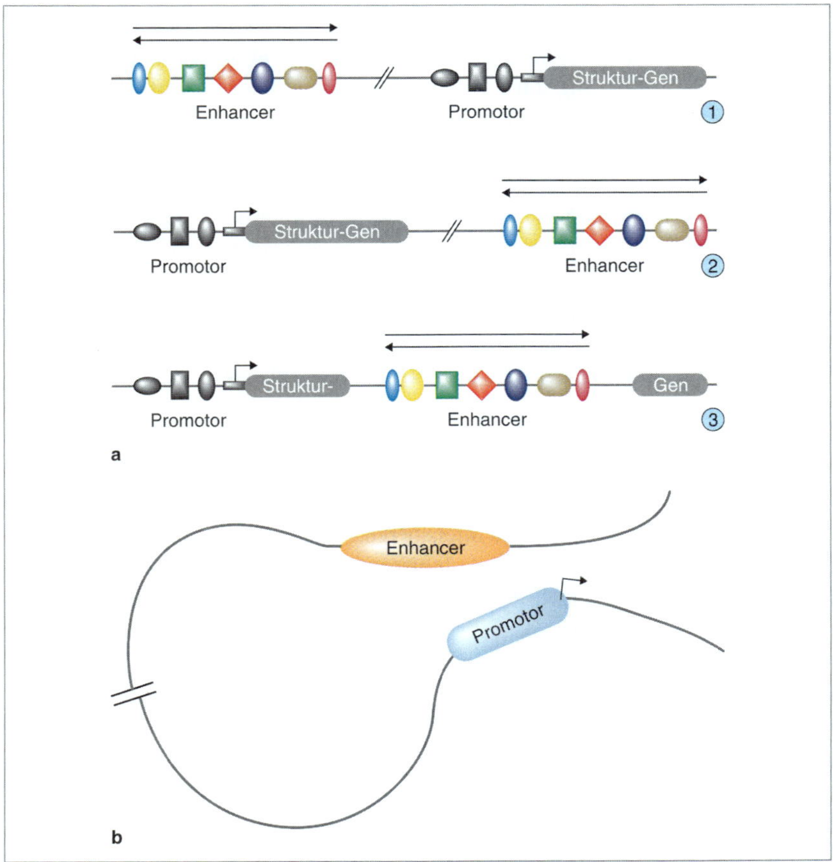

Abb. 12.7 Schematischer Aufbau und Funktionsweise von Enhancer-Elementen.
a) Enhancer enthalten ebenfalls Konsensussequenzen, die denen in den genspezifischen Promotoren entsprechen (➤ Abb. 12.6). Diese Module sind als farbige Symbole in der Abbildung angedeutet. Enhancer können orientierungsunabhängig (Pfeile) stromaufwärts des Promotors (**1**), stromabwärts des Promotors (**2**) oder auch in einem Intron in der transkribierten Region (**3**) lokalisiert sein.
b) Mechanismus der Enhancer-Wirkung. Durch Interaktion der an den Enhancer gebundenen Transkriptionsfaktoren (nicht gezeigt) mit an den Promotor gebundenen Transkriptionsfaktoren kommen beide Elemente in unmittelbare räumliche Nachbarschaft. Die dazwischen liegenden DNA-Bereiche werden als Schleife ausgestülpt.

12.3.3 Bildung des Initiationskomplexes am basalen Promotor

Vor dem Start der Transkription muss die RNA-Polymerase II zunächst an den basalen Promotor rekrutiert werden. Wie bereits zu Beginn des Kapitels erwähnt wurde, sind die eukaryontischen RNA-Polymerasen selbst nicht in der Lage, Promotoren zu erkennen. Sie benötigen hierfür die Hilfe einer Reihe von Transkriptionsfaktoren, die gemeinsam mit der RNA-Polymerase den sog. **Initiationskomplex (IC)** aufbauen. Für die durch die RNA-Polymerase II transkribierten Gene sind diese Transkriptionsfaktoren, die am basalen Promotor binden, jeweils die gleichen. Sie werden deshalb auch als **generelle Transkriptionsfaktoren (GTF)** bezeichnet. Zu ihnen zählt – neben der RNA-Polymerase II selbst – noch eine Reihe von Faktoren. Alle Faktoren, die für basale Transkription durch RNA-Polymerase II wichtig sind, werden als **TFII** bezeichnet, z.B. TFIIA, TFIIB, TFIIC, TFIID, TFIIE, TFIIF und TFIIH. Bei **TFIIC** handelt es sich um die RNA-Polymerase selbst, die Rolle der anderen Faktoren wird nachfolgend beschrieben.

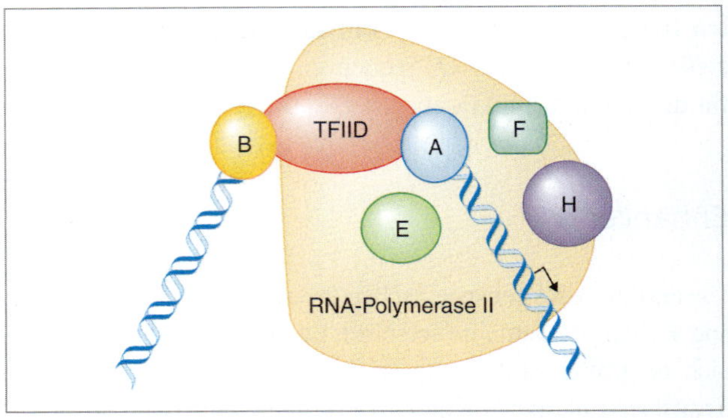

Abb. 12.8 Schematische Darstellung des Initiationskomplexes am basalen Promotor. Die Promotor-DNA ist als Helix gezeichnet, die durch die Bindung von TFIID abgeknickt wird. Die Startstelle der Transkription ist als Pfeil markiert. Die weiteren Komponenten – TFIIA, TFIIB, TFIIE, TFIIF, TFIIH, RNA-Polymerase – können entweder sukzessive an den Promotor angelagert werden oder in einem einzigen Schritt an den Promotor binden.

Bindung der generellen Transkriptionsfaktoren am Promotor

Wie bereits oben beschrieben wurde, enthalten viele basale Promotoren eine sog. TATA-Box. Diese TATA-Box dient als Erkennungsstelle für den **TFIID-Komplex**, einen Multiproteinkomplex (ca. 750 kDa). TFIID besteht aus dem **TATA-Box-Bindungsprotein (TBP)** sowie sog. **TBP-assoziierten Faktoren (TAF)**. Die Anlagerung von TFIID an die TATA-Box wird durch TBP ermöglicht. TBP besitzt eine in der Evolution hochkonservierte C-terminale Domäne, die die DNA-Bindung des Proteins an die TATA-Box vermittelt. Die Aufklärung der Struktur von DNA-gebundenem TBP zeigte, dass die C-terminale Domäne wie ein Sattel auf der DNA sitzt (➤ Abb. 12.8). Die spezifische Bindung von TBP an die DNA wird durch Wechselwirkungen von Aminosäureseitenketten mit den Basen der DNA (TATA-Sequenz) in der kleinen Furche der DNA-Doppelhelix vermittelt. Dabei wird die DNA auf beiden Seiten der TATA-Box stark abgeknickt. Der direkt an TBP gebundene DNA-Abschnitt von 6–8 Basenpaaren ist dabei teilweise entwunden. Die nach außen gerichtete Oberfläche des DNA-gebundenen TBP kann mit den TBP-assoziierten Faktoren und anderen regulatorischen Proteinen interagieren.

TFIID ist auch für die Bindung an Initiatorelemente (INR) durch TAF-Proteine verantwortlich und wird selbst bei TATA- und initiatorlosen Promotoren an die Startstelle rekrutiert, in diesem Fall durch Wechselwirkung mit dem an die CG-Sequenzen gebundenen Sp1-Protein.

Nachdem TFIID an die DNA gebunden hat, werden nacheinander die anderen generellen Transkriptionsfaktoren hinzugefügt (➤ Abb. 12.8). **TFIIA** stabilisiert die Bindung von TFIID an den Promotor; **TFIIB** bindet nicht nur an TFIID, sondern kann auch noch selbst direkt an die Promotor-DNA unmittelbar 5' der TATA-Box binden. Auch die RNA-Polymerase II muss in der Region um den Transkriptionsstart an die DNA binden. Dies wird durch TFIIB und TFIIA ermöglicht, die durch ihre Anlagerung an **TFIID** eine Plattform für die RNA-Polymerase II schaffen. Gemeinsam mit der RNA-Polymerase bindet **TFIIF** an den Komplex, danach assoziiert **TFIIE**, der für die Rekrutierung und Regulation von **TFIIH** verantwortlich ist.

TFIIH, ebenfalls ein Multiproteinkomplex aus neun Untereinheiten, nimmt eine besondere Stellung unter den generellen Transkriptionsfaktoren ein. TFIIH enthält zwei Untereinheiten mit **Helicaseaktivität**, die den DNA-Doppelstrang zu Beginn der Transkription unter ATP-Verbrauch trennen und somit die Voraussetzung für die Transkriptionsinitiation schaffen. Darüber hinaus enthält TFIIH eine **Protein-Kinase**, die die C-terminale Domäne (CTD) der größten RNA-Polymerase-II-Untereinheit (➤ Kap. 12.1) phosphoryliert (es gibt allerdings noch weitere CTD-Kinasen). Erst der RNA-Polymerase-Komplex mit phosphorylierter CTD verlässt den Promotor und kann mit der RNA-Synthese beginnen.

Klinik

Der **TFIIH-Komplex** ist nicht nur für die Initiation der Transkription wichtig, sondern er enthält auch Untereinheiten, die eine entscheidende Rolle bei der sog. **Nucleotidexzisionsreparatur** (NER) spielen (➤ Kap. 14.3.3). Dieses Reparatursystem ist für die Entfernung von Schäden verantwortlich, die nur einen Strang der DNA betreffen, z.B. durch **UV-Strahlung** gebildete Pyrimidindimere in der DNA von Hautzellen. Patienten mit der seltenen Erkrankung **Xeroderma pigmentosum** zeigen Defekte in der NER. Bei einem Teil dieser Patienten konnten als Ursache Mutationen der Helicaseuntereinheiten von TFIIH gefunden werden. Man weiß heute, dass die beiden Helicasen **XPB** und **XPD** (xeroderma pigmentosum complementation group B and D) für die Entwindung der DNA-Stränge zu der Reparatur notwendig sind. Warum ist der NER-Prozess mit einem generellen Transkriptionsfaktor assoziiert? Eine plausible Erklärung liegt darin, dass aktive RNA-Polymerase-Moleküle einen signifikanten Teil der genomischen DNA jeder Zelle transkribieren. Wenn die RNA-Polymerase auf eine Hürde trifft, z.B. eine durch Mutation veränderte Base, arretiert sie. TFIIH kann dann mit der pausierenden RNA-Polymerase interagieren und die Reparatur des Schadens einleiten.

Wenn die RNA-Polymerase nach der Initiation zum Elongationsprozess übergeht, dissoziieren die meisten der generellen Transkriptionsfaktoren von der Polymerase. Nur **TFIIF** spielt auch noch während der Elongationsphase eine Rolle. Daneben gibt es eine Reihe weiterer **Elongationsfaktoren**, deren Hauptfunktion darin besteht, ein Pausieren der RNA-Polymerase zu verhindern und somit die **Prozessivität** der RNA-Polymerase, d.h. ihre Effektivität beim Verlängern eines begonnenen RNA-Transkripts, zu erhöhen. Der am besten charakterisierte Elongationsfaktor ist das **TFIIS**, ein einzelnes Protein mit einem Molekulargewicht von 38 kDa, das die Prozessivität der RNA-Polymerase bei der Elongation stimuliert.

Obwohl es im Reagenzglas gelingt, den Initiationskomplex (IC) durch eine geordnete Zugabe der generellen Transkriptionsfaktoren (zunächst TFIID, dann TFIIB und TFIIA, dann RNA-Polymerase etc.) aufzubauen, ist es denkbar, dass der gesamte Komplex aus RNA-Polymerase II, assoziierten Proteinen und generellen Transkriptionsfaktoren bereits im Nucleoplasma unabhängig von einer DNA-Bindung assoziieren kann. Demzufolge werden heute **zwei Modelle zur Bildung des Initiationskomplexes** beschrieben: Während das erste Modell von einer schrittweisen Bildung des Komplexes ausgeht (➤ Abb. 12.8), fordert das zweite einen großen vorgeformten Komplex im Nucleoplasma, ein sog. RNA-Polymerase-II-Holoenzym aus mehr als 50 Untereinheiten, das in einem Schritt am Promotor rekrutiert wird.

Genspezifische Transkriptionsfaktoren

Ohne zusätzliche genspezifische Regulationselemente kann sich kein Initiationskomplex an einem basalen Promotor bilden. Dies liegt daran, dass die spezifischen Wechselwirkungen am basalen Promotor (TBP-TATA-Box-Interaktion) nicht stabil genug sind, um die Komplexbildung zu ermöglichen. Gleichzeitig gibt es sehr viele AT-reiche Sequenzen in der genomischen DNA, die der TATA-Box ähneln, und die Menge der generellen Transkriptionsfaktoren würde nicht ausreichen, um alle Sequenzen zu binden. Aktiv transkribierte Gene müssen deshalb noch zusätzliche Signale besitzen, die für die Bildung eines Initiationskomplexes benötigt werden. Dies sind die genspezifischen Promotor- und Enhancer-Elemente und die daran bindenden Transkriptionsfaktoren. Wir wissen heute, dass bestimmte Bereiche dieser Transkriptionsfaktoren (sog. **Transaktivierungsdomänen**) mit verschiedenen generellen Transkriptionsfaktoren direkt interagieren können und so die Bildung des Initiationskomplexes am basalen Promotor begünstigen. Wechselwirkungen zwischen Transaktivierungsdomänen der Transkriptionsfaktoren (➤ Kap. 12.4) und unterschiedlichen TAF-Proteinen (TBP-assoziierten Faktoren) des TFIID-Komplexes scheinen eine besondere Bedeutung zu besitzen. Wir werden aber später noch weitere Mechanismen kennenlernen, die für die Bildung des Initiationskomplexes und die Regulation der Transkriptionseffizienz entscheidend sind.

Klinik

Pharmakologische Inhibition der Transkription

Der Transkriptionsprozess ist auch Ausgangspunkt für therapeutische Interventionen, einerseits um Bakterien bei Infektionen zu eliminieren, andererseits um schnell wachsende Tumorzellen zu inhibieren. Daneben werden Modulatoren der Transkription als Immunmodulatoren und auch bei der Behandlung des Diabetes mellitus (Typ-2-Diabetes) eingesetzt.

Die bakterielle Transkription wird selektiv durch die Rifamycine blockiert, die z.B. von *Streptomyces mediterraneus* produziert werden. Halbsynthetische Derivate (v.a. Rifampicin) werden v.a. zur Bekämpfung von *Mycobacterium tuberculosis* (also als Antituberkulotikum) eingesetzt. Rifamycin bindet an die β-Untereinheit der bakteriellen RNA-Polymerase und inaktiviert dadurch das Enzym. Dadurch werden die Bakterien abgetötet. Ein Hemmstoff der eukaryontischen Transkription (der auch auf Prokaryonten wirkt) ist das ebenfalls von Streptomyceten produzierte Actinomycin D. Actinomycin D bindet gut an doppelsträngige DNA, indem es bevorzugt zwischen GC-Basenpaare interkaliert. Bei niedrigen Actinomycin-D-Konzentrationen wird selektiv der Transkriptionsprozess blockiert. Hohe Actinomycin-D-Konzentrationen hemmen auch die DNA-Replikation. Aufgrund dieser Effekte wird Actinomycin D als Zytostatikum in der Tumorchemotherapie sowie als Immunsuppressivum eingesetzt.

Eine besondere Bedeutung haben aktivierende und inhibierende Liganden der nucleären Hormonrezeptoren (➤ Kap. 12.4.2), Transkriptionsfaktoren, die wir später noch detailliert besprechen werden. Synthetische Glucocorticoide sind ausgesprochen wichtige entzündungshemmende Medikamente, die mit der Funktion von Transkriptionsfaktoren interferieren. Daneben werden agonistische und antagonistische steroide Sexualhormone/synthetische Derivate sowohl in der Tumortherapie (Brustkrebs, Prostatakrebs) als auch z.B. bei der Schwangerschaftsverhütung eingesetzt. Aktivatoren eines weiteren Typs von nucleären Hormonrezeptoren, nämlich von PPARγ (Peroxisom-Proliferator-aktivierter Rezeptor) werden eingesetzt, um die Insulinresistenz beim Typ-2-Diabetes zu durchbrechen.

MERKE

Für die Regulation der Transkription durch RNA-Polymerase II sind **cis-Elemente** auf der DNA essenziell. **Genspezifische Promotoren** werden in ihrer Funktion von **Enhancer**- und/oder **Silencer**-Elementen beeinflusst. Ein häufiges konserviertes Element in den basalen Promotoren vieler Gene ist die **TATA-Box**, die einen Kristallisationspunkt für den Aufbau des **Initiationskomplexes** der Transkription darstellt. Inhibitoren des Transkriptionsprozesses werden in der Infektions- und Tumortherapie angewendet.

12.4 Transkriptionsfaktoren

12.4.1 Domänenstruktur von Transkriptionsfaktoren

Ein Transkriptionsfaktor muss mindestens zwei Aufgaben erfüllen: Er muss in Promotoren, Enhancern und anderen regulatorischen Elementen spezifische DNA-Zielsequenzen erkennen und daran binden. Außerdem muss er die Fähigkeit besitzen, mit der RNA-Polymerase II oder anderen Faktoren in Wechselwirkung zu treten, um die Transkriptionsrate beeinflussen zu können.

Diesen Aufgaben können Transkriptionsfaktoren dadurch nachkommen, dass sie im Regelfall aus mindestens zwei funktionellen Domänen bestehen (➤ Abb. 12.9):

- einer **DNA-Bindungsdomäne** und
- einer **transkriptionsregulierenden Domäne** (entweder Trans**aktivierungs**domäne, **TAD**, oder Trans**repressor**domäne, **TRD**).

Zusätzlich enthalten viele Transkriptionsfaktoren regulatorische Domänen, mit denen die DNA-Bindung und/oder die Transaktivierungsfunktion moduliert werden können.

Die DNA-Bindungsdomänen sind für die Bindung an spezifische DNA-Sequenzmodule verantwortlich. Die Strukturen der DNA-Bindungsdomänen von Transkriptionsfaktoren sind vielfältig. Trotzdem haben sich einige häufig auftretende Motive herauskristallisiert, von denen einige im Folgenden beschrieben werden: Diese Domänen wurden im Verlauf der Evolution immer wieder für die DNA-Bindung eingesetzt, wobei spezifische Unterschiede in der Aminosäuresequenz der jeweiligen Motive dafür verantwortlich sind, dass unterschiedliche Transkriptionsfaktoren an verschiedene Zielsequenzen binden. Die DNA-Bindung durch Transkriptionsfaktoren erfolgt ausschließlich über schwache Wechselwirkungen, nämlich Wasserstoffbrücken, ionische sowie hydrophobe Wechselwirkungen und Van-der-Waals-Kräfte. Die Spezifität der Bindung kommt durch die Interaktion von Aminosäureseitenketten mit ganz bestimmten Basen zustande.

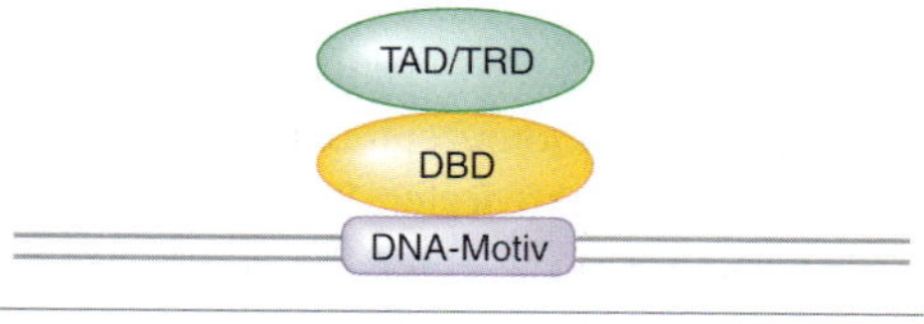

Abb. 12.9 Domänenstruktur von Transkriptionsfaktoren. Transkriptionsfaktoren enthalten neben einer DNA-bindenden Domäne (DBD) noch mindestens eine weitere Domäne, die transkriptionsregulierende Domäne (entweder Transaktivierungsdomäne [TAD] oder Transrepressordomäne [TRD]), die für die Regulation der Transkription entscheidend ist.

12.4.2 DNA-Bindungsdomänen von Transkriptionsfaktoren

Das Helix-Turn-Helix-Motiv

Als erstes DNA-bindendes Motiv wurde das **Helix-Turn-Helix-Motiv** (HTH-Motiv) beschrieben (➤ Abb. 12.10a). Es besteht aus zwei α-Helices, die durch einen kurzen nichthelikalen Abschnitt, der den „Turn" (engl. turn: Umkehr, Kehre) bildet, miteinander verbunden sind. Dieser Turn wird von einer kurzen Sequenz aus drei oder vier Aminosäuren gebildet. Die beiden α-Helices kommen dadurch übereinander zu liegen und werden v.a. durch Wechselwirkungen zwischen ihnen in einem festen Winkel zueinander gehalten. Die **C-terminale** Helix wird als **Erkennungshelix** bezeichnet, da sie an die große Furche der DNA-Doppelhelix bindet. Die Aminosäureseitenketten der Erkennungshelix gehen Wechselwirkungen mit den Basen bzw. auch dem Zucker-Phosphat-Rückgrat der DNA-Sequenz ein. Die **N-terminale** Helix nennt man **Positionierungshelix**, da sie die exakte Ausrichtung der Erkennungshelix ermöglicht. Die HTH-DNA-Bindungsproteine weisen starke Variationen außerhalb des HTH-Motivs auf und können zusätzlich α-Helices (wie lac-Repressor) oder β-Faltblattstruktur-Abschnitte (wie CAP, ➤ Kap. 12.2) besitzen.

Die Homöodomäne

Proteine mit Homöodomänen stellen eine **spezielle Klasse von HTH-Proteinen** dar. Homöodomänen wurden zunächst in einer bestimmten Genklasse bei der Fruchtfliege *Drosophila melanogaster*, den homöotischen Genen, beschrieben. Diese homöotischen Gene sind für die Kontrolle der Entwicklung der Fliege (Festlegung der Segmentidentität) und – wie sich später herausstellte – auch für die Entwicklung höherer Organismen einschließlich des Menschen von grundlegender Bedeutung. Diese Gene kodieren für Proteine, die alle eine sehr ähnliche Sequenz von 60 Aminosäuren, die sog. Homöodomäne, enthalten. In der Homöodomäne sind neben dem HTH-Motiv weitere Bereiche sehr gut konserviert (➤ Abb. 12.10b). Vor dem HTH-Motiv (N-terminal) liegt eine weitere α-Helix, sodass die Gesamtstruktur aus **drei aufeinanderfolgenden α-Helices** besteht. Dabei bilden Helix 2 und Helix 3 das HTH-Motiv. Helix 1 und Helix 2 liegen in antiparalleler Anordnung zueinander, während die Helix 3 (Erkennungshelix, C-terminal) in etwa rechtwinklig unter diesen beiden Helices liegt. Auch diese Struktur wird entscheidend durch Wechselwirkungen der Aminosäureseitenketten zwischen den einzelnen helikalen Bereichen stabilisiert.

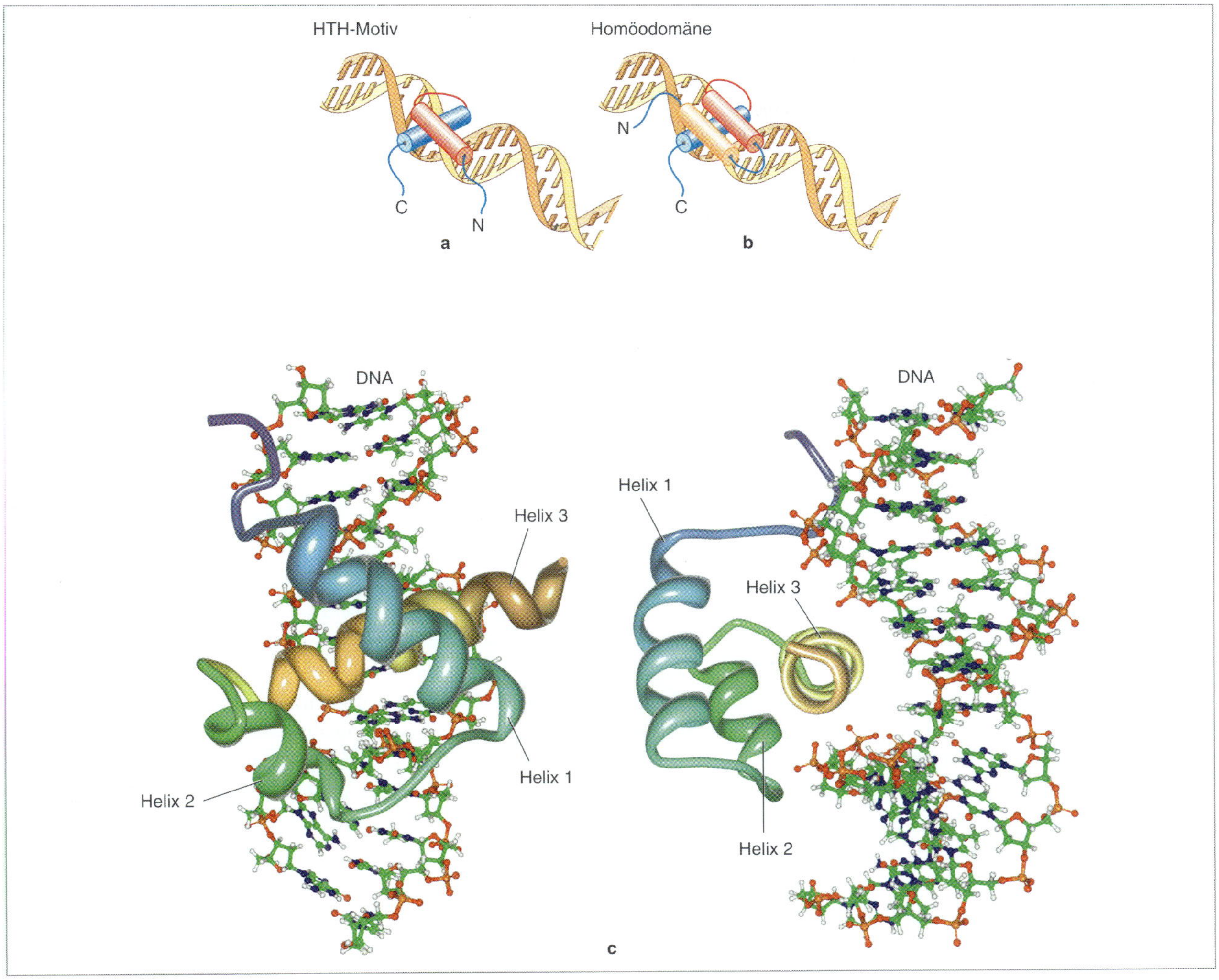

Abb. 12.10 Helix-Turn-Helix Motiv und Homöodomäne.
a) Schematische Darstellung der DNA-Erkennung durch ein Helix-Turn-Helix-(HTH-)Motiv. Die N-terminale Helix (rot) positioniert die C-terminale Erkennungshelix (blau) und stabilisiert somit die Gesamtstruktur. Die Erkennungshelix liegt in der großen Furche der DNA. Der Turn ist ebenfalls rot dargestellt.
b) Schematische Darstellung einer Homöodomäne. Vor dem HTH-Motiv (N-terminal) liegt eine weitere α-Helix (orange). Die Erkennungshelix wird hier durch die beiden anderen α-helikalen Bereiche stabilisiert.
c) Struktur der an die große Furche der DNA gebundenen Homöodomäne des Antennapedia-Transkriptionsfaktors, eines wichtigen Regulators der Embryonalentwicklung von *Drosophila*.

Transkriptionsfaktoren mit Zinkfingerdomänen

Während das HTH-Motiv nur aus Aminosäuren besteht, benutzen verschiedene Gruppen von DNA-Bindungsproteinen Zinkionen, um die DNA-bindende Tertiärstruktur zu stabilisieren. Die metallionbindenden Proteinabschnitte werden als **Zinkfinger** bezeichnet. Das Zn^{2+}-Ion, ein vierzähniger Ligand, wird dabei durch **Histidin**- und **Cysteinreste** komplexiert. Zinkfinger wurden erstmals für den Transkriptionsfaktor TFIIIA beschrieben, der neun solcher Finger besitzt. Finger des Typs **Cys_2-His_2 (C_2H_2)** bestehen aus je einem Cystein- und Histidinpaar, die in die Aminosäurekonsensussequenz Phe/Tyr–X–Cys–X_{2-4}–Cys–X_3–Phe/Tyr–X_5–Leu–X_2–His–X_{3-4}–His (X = beliebige Aminosäure) eingebettet sind. Der Name Zinkfinger rührt daher, dass die zweidimensionale Abbildung dieser Struktur an einen Finger erinnert (➤ Abb. 12.11a). Die Aufklärung der dreidimensionalen Struktur ergab allerdings, dass das Zinkatom die Wechselwirkung zwischen einem β-Faltblatt und einer α-Helix stabilisiert. Dabei bildet der linke Teil des Zinkfingers (der **N-terminale Bereich**) ein **β-Faltblatt**, während der rechte, **C-terminale Bereich** α-**helikal** vorliegt. Die α-Helix ist für die spezifische DNA-Erkennung durch Wechselwirkung mit der großen Furche der DNA verantwortlich (➤ Abb. 12.11b). Zu dieser Gruppe von Transkriptionsfaktoren zählt z.B. Sp1 (➤ Kap. 12.3), das drei Zinkfinger in seinem C-Terminus enthält.

Insgesamt findet man im Säugergenom mehrere hundert Gene, die für solche C_2H_2-Zinkfinger-Proteine kodieren. Fast allen ist gemeinsam, dass sie mehrere Zinkfingerstrukturen besitzen, die hintereinander angeordnet sind. Dabei interagieren die α-Helices aufeinanderfolgender Zinkfinger jeweils mit der großen Furche der DNA, wodurch ein nahezu kontinuierliches

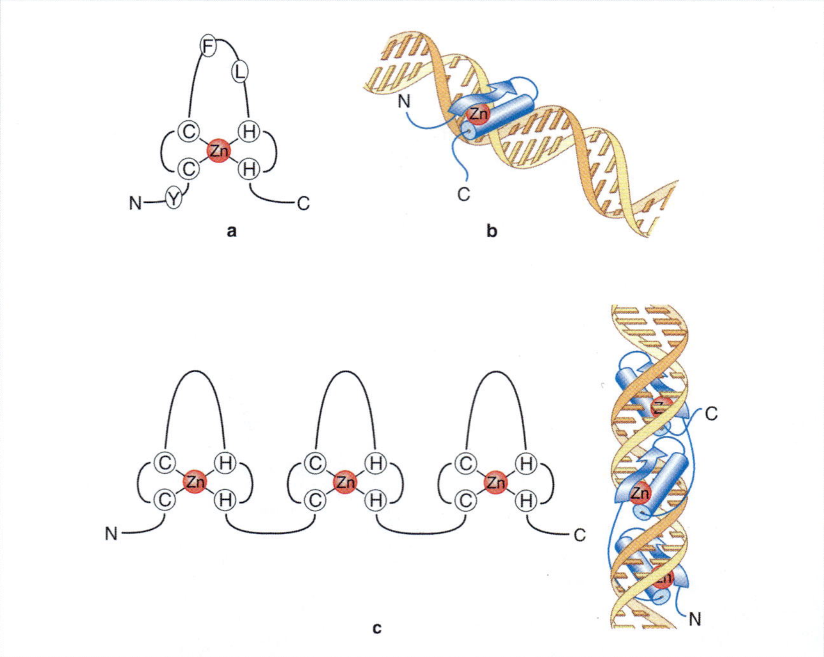

Abb. 12.11 Zinkfinger-DNA-Bindungsdomäne vom C_2H_2-Typ.
a) Zweidimensionale Struktur der Zinkfingerdomäne. Das Zinkatom wird von den beiden Cysteinresten (C) und den beiden Histidinresten (H) gebunden. Weitere konservierte Aminosäuren sind im Einbuchstabencode gezeigt.
b) Dreidimensionale Darstellung einer Zinkfingerdomäne und deren Interaktion mit der großen Furche der DNA.
c) Zwei- bzw. dreidimensionale Darstellung eines Ausschnitts eines Zinkfingerproteins mit drei Tandem-Zinkfingerdomänen. Wie der rechte Teil der Abbildung zeigt, interagieren die α-helikalen Bereiche der drei Zinkfingerdomänen mit aufeinanderfolgenden Abschnitten der DNA jeweils in der großen Furche.

Teilstück der DNA von diesen Proteinen umwunden wird. Auf diese Weise werden eine starke Protein-DNA-Bindung und hohe Sequenzspezifität gewährleistet (➤ Abb. 12.11c).

Nucleäre Hormonrezeptoren

Einen zweiten Typ von Zinkfingern, die sog. C_2C_2- bzw. C_4-**Zinkfinger**, findet man bei einer ebenfalls großen Familie von Transkriptionsfaktoren, den sog. nucleären Rezeptoren. Als erste Vertreter dieser Klasse wurden die **Steroidhormonrezeptoren** entdeckt und charakterisiert. Allerdings zählt diese Familie von Proteinen noch viele weitere, insgesamt etwa 100 Mitglieder, die eine Reihe lipophiler Hormone binden, zu denen neben den Steroidhormonen u.a. auch Vitamin D, die Schilddrüsenhormone und die Retinoide (Vitamin-A-Derivate) gehören. Die Liganden unterscheiden sich zwar in ihrer Funktion und Struktur, weisen jedoch in ihrer Wirkungsweise Gemeinsamkeiten auf. Aufgrund ihrer geringen Molekülgröße und ihrer hydrophoben Eigenschaften durchdringen sie die Zellmembran und gelangen so in das Innere der Zielzelle. Dort binden sie an ihre jeweiligen Rezeptorproteine, wodurch diese aktiviert werden und direkt die Expression von Zielgenen regulieren (➤ Kap. 12.6). Aufgrund dieser funktionellen Gemeinsamkeit nennt man diese Klasse der Hormonrezeptoren auch nucleäre Rezeptoren, weil sie im Unterschied zu den membranständigen Rezeptoren (➤ Kap. 22) ihre **Wirkung unmittelbar im Zellkern** entfalten.

Struktur der nucleären Hormonrezeptoren

Der grundsätzliche Aufbau der nucleären Rezeptoren ist in ➤ Abb. 12.12 gezeigt. Am aminoterminalen Ende besitzen diese Proteine eine **Transaktivierungsdomäne (TAD1)**, auf die eine **DNA-Bindungsdomäne** (DBD, Zinkfingerdomäne) und die **Ligandenbindungsdomäne** folgen. Die Ligandenbindungsdomäne ist zusätzlich mit einer weiteren Transaktivierungsdomäne **(TAD2)** assoziiert. Aufgrund des konservierten Aufbaus zählt man zu den nucleären Rezeptoren – zusätzlich zu den bereits erwähnten Transkriptionsfaktoren, die lipophile Liganden binden – ebenfalls eine Reihe von Proteinen, für die man bis heute keine Liganden identifiziert hat. Diese Transkriptionsfaktoren nennt man **Orphan-Rezeptoren** (engl. orphan = Waisen; ➤ Abb. 12.12).

Unterschiede zwischen C_2H_2- und C_4-Typ

Es gibt einige charakteristische Unterschiede zwischen DNA-Bindungsdomänen des **C_2H_2-Typs** und denen des **C_4-Typs**. Während die Mitglieder der C_2H_2-Zinkfingerfamilie charakteristischerweise mehr als drei Finger enthalten, besitzen die C_4-Transkriptionsfaktoren immer zwei Zinkfinger. Dabei kommen den beiden Zinkfingern unterschiedliche Funktionen zu. Der N-terminale Finger bindet mittels seiner α-Helix spezifisch an die DNA, der C-terminale Finger dagegen stabilisiert diese Struktur und ist gleichzeitig an der Dimerisierung beteiligt (➤ Abb. 12.13a).

Die C_4-Proteine binden als Dimer an die DNA, entweder als **Homodimer** (beide Proteine sind identisch, z.B. Steroidhormonrezeptoren) oder als **Heterodimer** (Dimerisierung von zwei verschiedenen Proteinen, z.B. Rezeptoren für andere lipophile Hormone/Retinsäure). Der Dimerisierungspartner bei der Bildung der Heterodimere ist meist der Retinsäure-X-Rezeptor (RXR). Obwohl auch der RXR durch einen eigenen Liganden aktiviert werden kann (9-cis-Retinol), werden die Heterodimere durch Bindung des Liganden an den Dimerisierungspartner aktiviert (z.B. Vitamin D, Schilddrüsenhormone etc.). Die Tatsache, dass nucleäre Rezeptoren als Dimere an die

Abb. 12.12 Konservierte Struktur der nucleären Rezeptoren.
a) Die Grundstruktur der nucleären Rezeptoren ist hochkonserviert. Am aminoterminalen Ende findet sich meist eine Transaktivierungsdomäne (TAD1) unterschiedlicher Länge. Die DNA-Bindungsdomäne (DBD) enthält jeweils zwei aufeinanderfolgende Zinkfinger vom C_4-Typ. In der carboxyterminalen Domäne befinden sich die Ligandenbindungsdomäne sowie eine weitere Transaktivierungsdomäne (TAD2).
b) Die nucleären Rezeptoren lassen sich in unterschiedliche Klassen einteilen. Die Steroidhormonrezeptoren binden alle als Homodimere an DNA, während die anderen Rezeptoren jeweils als Heterodimer binden. Der häufigste Dimerisierungspartner ist der Retinsäure-X-Rezeptor (RXR). Ob Eicosanoide die wirklichen hochaffinen und spezifischen Liganden der PPAR-Familie darstellen, ist nicht klar. Besondere Bedeutung haben diese Rezeptoren (v.a. der im Fettgewebe exprimierte PPARγ), weil er durch synthetische Substanzen (Glitazone) aktiviert wird, die beim Typ-2-Diabetes eingesetzt werden. COUP-TF wurde zwar zunächst beim Hühnchen gefunden, er ist aber auch beim Menschen wichtig.

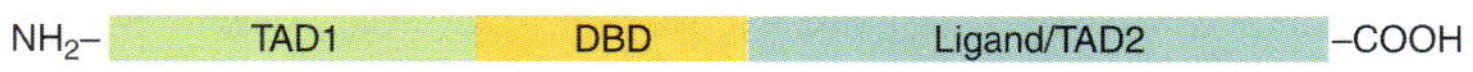

a

Liganden	Rezeptoren
Steroidhormone	
Östrogene	Östrogenerezeptor
Gestagene	Gestagenerezeptor
Androgene	Androgenerezeptor
Glucocorticoide	Glucocorticoiderezeptor
Mineralocorticoide	Mineralocorticoiderezeptor
Lipophile Hormone	
Retinsäure	Retinsäurerezeptor (RAR)
Vitamin D	Vitamin-D-Rezeptor
Iodthyronine	Thyroidrezeptor
(Eicosanoide ?)	Peroxisom-Proliferator-aktivierter Rezeptor
9-*cis*-Retinsäure	Retinsäure-X-Rezeptor (RXR)
	Orphan-Rezeptoren
	ROR (retinsäureähnliche Rezeptoren)
	COUP-TF (Transkriptionsfaktor, der an den Hühnchen-Ovalbumin-Promotor bindet)

b

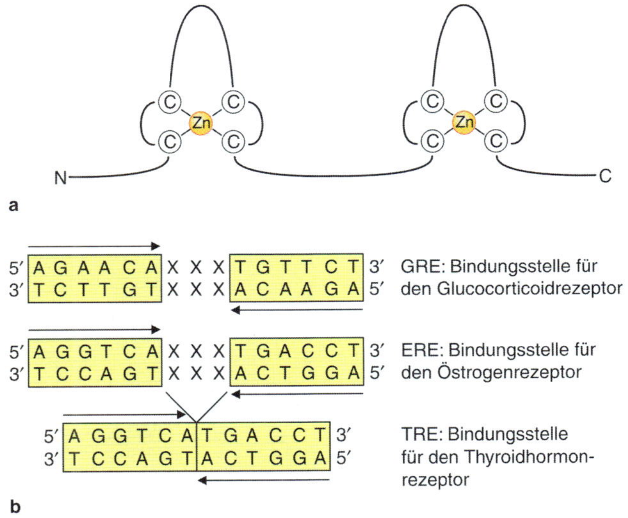

Abb. 12.13 DNA-Bindung von Steroidhormonrezeptoren.
a) Die zweidimensionale Struktur der beiden Zinkfinger vom C_4-Typ ist schematisch gezeigt. Die vier Cysteinreste binden jeweils ein Zn-Ion. Obwohl die prinzipielle Struktur der beiden Finger gleich ist, besitzen die beiden Zinkfinger unterschiedliche Funktionen (DNA-Bindung/Dimerisierung).
b) Bindungsstellen für nucleäre Rezeptoren sind häufig als Palindrom, als invertierte Wiederholung (wie gezeigt) oder als direkte Wiederholung angeordnet. Sowohl die Sequenz als auch der Abstand der jeweiligen Bindungshalbstellen unterscheiden sich bei den verschiedenen Hormonrezeptoren (X = beliebige Nucleotide).

DNA binden, spiegelt sich auch in der DNA-Sequenz der Bindungsstellen wider. Diese Bindungsstellen sind aus zwei kurzen Motiven zusammengesetzt, an die je ein Monomer binden kann. Die als Homodimer bindenden Steroidhormone erkennen spezifische Sequenzmotive, die als invertierte Wiederholung angeordnet sind (➤ Abb. 12.13b). Bei den als Heterodimer bindenden Rezeptoren können sich die beiden Sequenzmotive unterscheiden, und es sind auch andere Anordnungen (Palindrom, direkte Wiederholungen) möglich.

Weitere Zinkfinger-Transkriptionsfaktoren

Neben diesen beiden weitverbreiteten Zinkfingerstrukturen existieren noch andere Klassen, z.B. die Gruppe der **GATA-Proteine** (binden an die DNA-Basensequenz GATA), die für die Entwicklung der Erythrozyten (GATA1), eines Subtyps von Helfer-T-Lymphozyten (GATA3) oder des Herzmuskels (GATA4) wichtig sind. Auch die GATA-Proteine enthalten zwei C_4-Zinkfinger. Bei ihnen ist der erste Zinkfinger für Wechselwirkungen mit weiteren Proteinen verantwortlich, der zweite Zinkfinger vermittelt die Interaktion mit der DNA.

Die basische Leucin-Zipper-Domäne

Leucin-Zipper ist eine Proteindomäne, die bei einer Reihe von Transkriptionsfaktoren gefunden wurde; das erste Mitglied dieser Familie war das c-Jun-Protein. Diesen Proteinen ist eine lange α-helikale Region gemeinsam, an deren N-terminalem

Ende basische Aminosäuren auffallen. Namensgebend war, dass bei diesen α-**Helices** auf die **kurze basische Sequenz** eine längere Sequenz (ca. 40 Aminosäuren) folgt, in der **jeder siebte Aminosäurerest Leucin** ist. Da eine Windung der α-Helix 3,6 Aminosäurereste umfasst, liegen die Leucinreste in jeder zweiten Windung übereinander und zeigen alle auf die gleiche Seite der Helix, wodurch eine hydrophobe Interaktionsfläche gebildet wird. Die leucinhaltige α-Helix kann mit einer gleichartigen leucinhaltigen α-Helix eines zweiten Proteins „reißverschlussartig" interagieren (daher der Name Leucin-Zipper; engl. zipper: Reißverschluss). Durch die Aneinanderlagerung der Leucinreste bei der Dimerisierung zeigen die hydrophoben Reste der beiden Helices im Komplex nach innen, während nach außen hin hydrophile Bereiche vorherrschen. Die Helices werden durch Wechselwirkungen zwischen den hydrophoben Seitenketten der Leucinreste sowie durch weitere komplementäre Wechselwirkungen zwischen Aminosäureresten der Dimerisierungsflächen zusammengehalten (z.B. elektrostatische Wechselwirkungen zwischen komplementär angeordneten basischen und sauren Aminosäuren). Die eigentliche DNA-Bin-

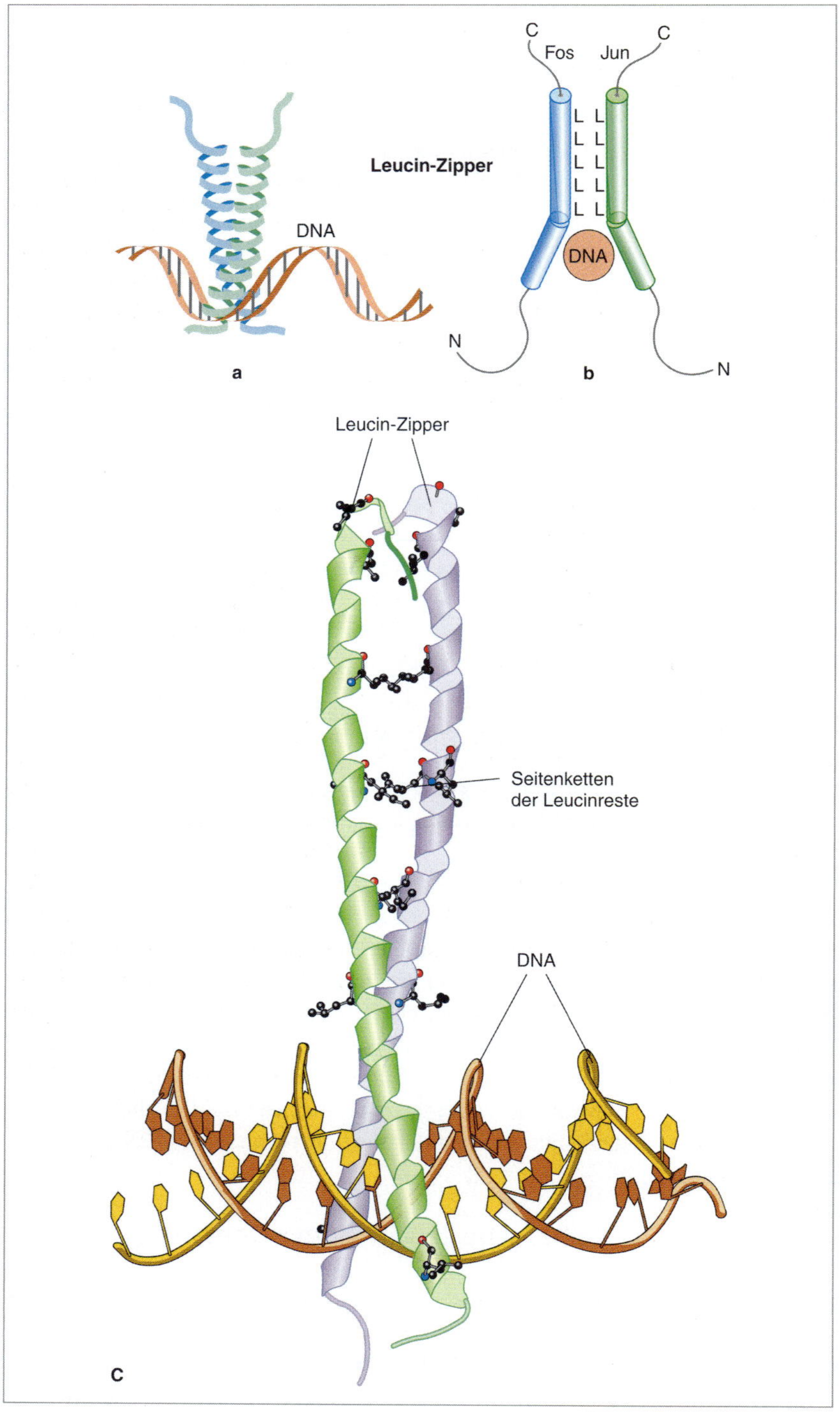

Abb. 12.14 Struktur der Leucin-Zipper-Transkriptionsfaktoren.
a) Schematische Darstellung der Interaktion einer dimeren bLZip-Domäne mit der DNA.
b) Schematische Darstellung des AP-1-Transkriptionsfaktors, der aus den parallel angeordneten c-Fos- und c-Jun-Proteinen besteht. Auch hier ist die Leucin-Zipper-Domäne hervorgehoben, die an der Dimerisierung beteiligten Leucinreste (L) sind dargestellt. Die Transaktivierungsdomänen findet man im N-terminalen Bereich dieser Proteine. Bei dieser Ansicht schaut man direkt auf die DNA-Doppelhelix, die deshalb als Kreis dargestellt ist.
c) Interaktion der DNA-Bindungsdomäne eines Leucin-Zipper-Transkriptionsfaktors mit der DNA. Nur der α-helikale Bereich der Leucin-Zipper-Proteine ist dargestellt.

12

dungsdomäne befindet sich in der vorgelagerten basischen Region im N-terminalen Bereich (deshalb **bLZip** für **basischer Leucin-Zipper**). Direkt unterhalb der Dimerisierungsfläche trennen sich die beiden α-Helices und bilden eine Y-ähnliche Struktur. Diese ermöglicht es den basischen Seitenketten der N-terminalen Region der Leucin-Zipper-Struktur, mit der DNA in der großen Furche in Wechselwirkung zu treten (➤ Abb. 12.14a).

Man findet auch Leucin-Zipper-Strukturen ohne basische Domäne. Diese **LZip-Strukturen** sind dann ausschließlich für Protein-Protein-Wechselwirkungen der entsprechenden Proteine verantwortlich.

Proteine mit Leucin-Zipper-Struktur können **Homodimere** oder **Heterodimere** bilden. Allerdings können nicht alle Leucin-Zipper-Proteine miteinander dimerisieren. Dies hängt entscheidend davon ab, wie gut die hydrophoben Oberflächen zweier Leucin-Zipper-α-Helices zueinander passen. Zu der Gruppe von Proteinen mit einem Leucin-Zipper gehört eine Reihe von Transkriptionsfaktoren, z.B. CREB/ATF und die Jun/Fos-Proteine, deren heterodimerer Komplex als AP-1 bezeichnet wird (➤ Abb. 12.14b und ➤ Kap. 12.6).

Das basische Helix-Loop-Helix-Motiv

Das basische Helix-Loop-Helix-Motiv **(bHLH-Motiv)** ist mit dem Leucin-Zipper verwandt und hat ebenfalls zwei Funktionen: DNA-Bindung und Proteindimerisierung. Das bHLH-Motiv besteht aus einer kurzen, meist **basischen α-Helix** (enthält zu Beginn basische Aminosäuren), die durch eine Schleife (Loop) mit einer **zweiten, längeren α-Helix** verbunden ist. Die Länge der verbindenden Schleife ist bei den HLH-Proteinen variabel, und sie besteht je nach Protein aus zwölf bis 28 Aminosäuren. Die Flexibilität dieser Schleife erlaubt es einer Helix, sich zurückzufalten und gegen die erste Helix zu legen. Der basische Anteil der ersten Helix stellt spezifische Kontakte mit den Basen der DNA in der großen Furche her. Die doppelte Helixstruktur bindet aber nicht nur DNA, sondern auch ein HLH-Motiv eines zweiten Proteins (➤ Abb. 12.15), wobei sich – ähnlich wie beim Leucin-Zipper – **Homo**- oder **Heterodimere** bilden können.

Zu dieser Klasse von Transkriptionsfaktoren gehören eine Reihe wichtiger Regulatoren der zellulären Entwicklung und

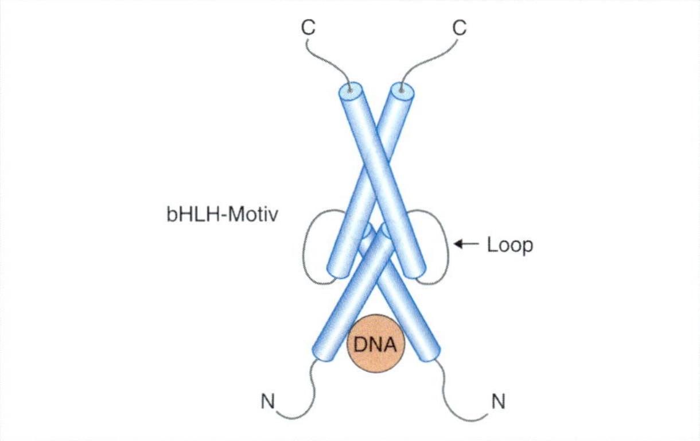

Abb. 12.15 Struktur der Helix-Loop-Helix-Faktoren. Die Wechselwirkung der bHLH-Domäne mit der DNA ist schematisch gezeigt. Die Loop-Region, die die beiden α-Helices verbindet, ist gekennzeichnet.

Differenzierung, wie MyoD oder die E2A-Proteine. **MyoD** ist ein Hauptregulator der Muskeldifferenzierung, während die **E2A-Proteine** für die Entwicklung der B-Lymphozyten essenziell sind. Weitere Beispiele für diese Gruppe von Transkriptionsfaktoren sind die Myc-, Mad- und Max-Proteine, die zusätzlich zum bHLH-Motiv noch eine Leucin-Zipper-Struktur enthalten, die dort allerdings nur für die Dimerisierung und nicht für die DNA-Bindung verantwortlich ist (➤ oben).

Kombinatorische Kontrolle durch Dimerisierung

Die Tatsache, dass Transkriptionsfaktoren als Homo- oder Heterodimere an die DNA binden, ist weit verbreitet und eröffnet vielfältige Möglichkeiten. Jedes Monomer eines dimeren Faktors bindet nur die Hälfte der Konsensussequenz des regulatorischen Moduls. Dieser Mechanismus kann von der Zelle genutzt werden, um durch Kombination unterschiedlicher Monomere mit verschiedenen Modulen zu interagieren. Dieser Vorgang ist ökonomisch, da durch die Kombination von drei Proteinen sechs verwandte, aber doch unterschiedliche Bindungsstellen reguliert werden können (➤ Abb. 12.16). Außerdem hat ein Wechsel der Dimerisierungspartner unterschiedliche funktionelle Konsequenzen am gleichen Promotor/Enhancer-Modul. Der bereits erwähnte Transkriptionsfaktor AP-1 ist ein Beispiel für ein variables heterodimeres Protein. Er besteht

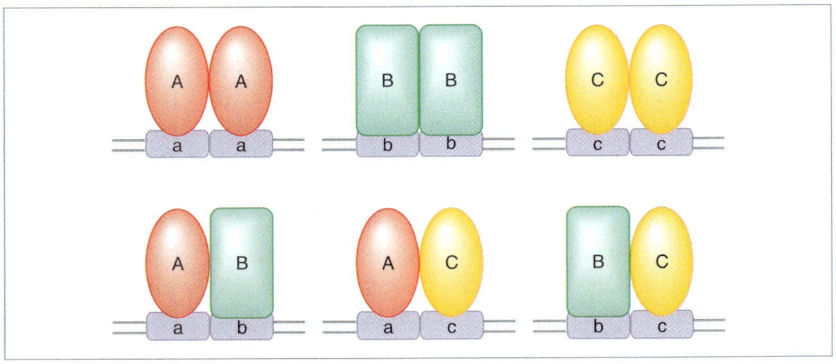

Abb. 12.16 Prinzip der kombinatorischen Regulation. Viele Transkriptionsfaktoren sind Dimere, die nicht nur als Homodimere an den entsprechenden Bindungsstellen binden (obere Reihe), sondern als Heterodimere die entsprechenden Kombinationen von Bindungshalbstellen erkennen können (untere Reihe). Es wird unmittelbar deutlich, dass sich bei Hinzunahme weiterer Dimerisierungspartner die Komplexität fast beliebig erweitern lässt. Die DNA-Motive sind durch kleine Buchstaben (a, b, c), die entsprechenden DNA-bindenden Proteine durch Großbuchstaben (A, B, C) gekennzeichnet.

aus je einer „Fos"- und einer „Jun"-Untereinheit, wobei vier verschiedene „Fos"-Proteine (c-Fos, FosB, Fra1, Fra2) und drei „Jun"-Proteine (c-Jun, JunB, JunD) heterodimerisieren können. Insgesamt ergeben sich also zwölf Kombinationsmöglichkeiten. In Wirklichkeit gibt es noch mehr Möglichkeiten, da einige der Proteine auch noch Homodimere und Heterodimere mit Mitgliedern der CREB/ATF-Familie bilden können.

12.4.3 Transkriptionsregulierende Domänen von Transkriptionsfaktoren

Wie bereits erwähnt, besitzen Transkriptionsfaktoren neben den DNA-Bindungsdomänen noch eine weitere funktionelle Domäne, nämlich entweder eine **Transaktivierungsdomäne (TAD)** oder eine **Transrepressordomäne (TRD)**.

Transaktivierungsdomänen

Im Gegensatz zu den DNA-Bindungsdomänen findet man bei den Transaktivierungsdomänen allerdings keine eindeutigen strukturellen Ähnlichkeiten zwischen unterschiedlichen Transkriptionsfaktoren.

Der Vergleich einer Vielzahl von Transkriptionsfaktoren führte allerdings dazu, dass man Klassen von Aktivierungsdomänen unterscheiden konnte, die jeweils einen hohen Anteil bestimmter Aminosäuren enthalten. So beschreibt man **saure Aktivierungsdomänen**, in denen Aminosäuren wie Glutamat und Aspartat vorherrschen, und **glutamin**- oder **prolinreiche Aktivierungsdomänen**. Biophysikalische Studien haben gezeigt, dass diese Domänen in Lösung häufig unstrukturiert sind. Einige von ihnen können jedoch unter bestimmten Umständen nach Aktivierung (z.B. Ligandenbindung, Phosphorylierung) α-Helices und β-Stränge bilden.

Funktionell gibt es drei wichtige Aufgaben für Transaktivierungsdomänen:

- die **direkte Interaktion mit generellen Transkriptionsfaktoren**, um die Bildung des Initiationskomplexes (IC) zu ermöglichen bzw. zu beschleunigen
- die **Wechselwirkung mit transkriptionellen Coaktivatoren**, die neben der effektiven IC-Bildung auch die Chromatinstruktur beeinflussen können (➤ Kap. 12.7)
- die **Rekrutierung von Faktoren an die RNA-Polymerase II**, die deren Transkriptionsrate modulieren können.

Verschiedene Transaktivierungsdomänen interagieren direkt mit generellen Transkriptionsfaktoren, u.a. mit TFIIB, TFIID und TFIIF. Diese Interaktionen führen zur Bildung oder Stabilisierung des Initiationskomplexes bzw. im Fall von TFIIF auch zur Modifizierung der RNA-Polymerase-Aktivität. Die Wechselwirkung mit transkriptionellen Coaktivatoren stellt ebenfalls eine wichtige Funktion der Transaktivierungsdomänen dar (➤ Kap. 12.7). Daneben ist es in den vergangenen Jahren gelungen, einen hochmolekularen Multiproteinkomplex aus etwa 30 Proteinen aufzureinigen, der **Mediator** genannt wird. Die wichtigste Funktion des Mediatorkomplexes besteht darin, die Funktion von Transaktivierungsdomänen zu vermitteln (daher der Name), indem er diese entweder mit der RNA-Polymerase II oder den generellen Transkriptionsfaktoren durch Protein-Protein-Wechselwirkungen verbindet.

Transrepressordomänen

Für die Funktion der Repressordomänen gibt es zwei hauptsächliche Möglichkeiten. Repressordomänen können die Wirkung von Aktivierungsdomänen anderer Transkriptionsfaktoren (die z.B. in der Nähe der Repressoren an die DNA binden) ausschalten, indem sie deren Interaktion mit Coaktivatoren blockieren. Alternativ können Repressordomänen mit Corepressoren interagieren, die dann die Transkription unterdrücken (➤ Kap. 12.7).

MERKE

Transkriptionsfaktoren sind aus funktionellen Domänen aufgebaut. Außer den **DNA-Bindungsdomänen**, die Wechselwirkungen mit der DNA erlauben, besitzen sie im Regelfall noch **transkriptionsregulierende Domänen**. Die Strukturen einer Reihe von DNA-Bindungsdomänen wurden aufgeklärt. Die hochspezifische Interaktion mit der DNA wird durch eine Reihe von schwachen Wechselwirkungen erzielt. Durch **Homo-** bzw. **Heterodimerisierung** von Transkriptionsfaktoren kann das Spektrum der regulierten Gene erweitert werden.

12.5 Regulation der Transkription durch die RNA-Polymerasen I und III

Während die RNA-Polymerase II für die Expression einer großen Zahl unterschiedlicher Gene verantwortlich ist (ca. 20 000), transkribieren die eukaryontischen RNA-Polymerasen I und III nur eine geringe Anzahl von Genen. Dafür sind diese RNA-Polymerasen ausgesprochen aktive Enzyme, die mehr als 95% der gesamten RNA in proliferierenden Zellen erzeugen.

12.5.1 Transkription der ribosomalen RNA-Gene durch RNA-Polymerase I

Der höchste Grad der Spezialisierung ist bei der **RNA-Polymerase I** erreicht, die nur eine einzige Transkriptionseinheit abliest, nämlich die der **ribosomalen RNA-Gene**. Diese sog. rDNA (DNA, die für ribosomale RNA kodiert) ist in vielen Kopien im Genom enthalten – beim Menschen sind es etwa 250 seriell hintereinander angeordnete Gene. Wie später noch im Detail beschrieben wird (➤ Kap. 12.10), werden aus dem durch die RNA-Polymerase I erzeugten Primärtranskript (der 45S-rRNA) die ribosomalen 28S-, 18S- und 5,8S-rRNA-Moleküle durch Prozessierung herausgespalten. Nur die 5S-rRNA wird getrennt durch die RNA-Polymerase III transkribiert. Die 5S-rRNA-Gene sind lediglich 120 Nucleotide lang und liegen ebenfalls in vielen Kopien im Genom vor.

Die RNA-Polymerase I ist in einer bestimmten, abgegrenzten Struktur des Zellkerns, dem **Nucleolus**, lokalisiert. Die Nucleoli können als ribosomale Fabriken betrachtet werden, in denen die rRNA durch RNA-Polymerase I in den fibrillären Zentren synthetisiert wird und später in den umgebenden granulären Regionen zu funktionellen Ribosomen reift (➤ Abb. 12.46).

Schon gewusst

Die nucleäre Kompartimentierung wurde lange Zeit als eine Besonderheit der RNA-Polymerase I betrachtet. Inzwischen weiß man, dass auch die RNA-Polymerasen II und III bestimmte Orte für die Transkription bevorzugen. Es wurden ungefähr 2000 Stellen im Nucleoplasma identifiziert, an denen RNA-Polymerase-III-Transkription stattfindet. An diesen Stellen wurde keine RNA-Polymerase-II-Aktivität festgestellt. Diese wiederum wurde an ungefähr 8000 separaten Stellen geortet.

12.5.2 Regulation der RNA-Polymerase-I-Transkription

Viele Kopien der **rRNA-Gene** sind als sich wiederholende Strukturen, meist „head to tail" („Kopf an Schwanz“; bedeutet direkte Sequenzwiederholung), hintereinander angeordnet. Wie ➤ Abb. 12.17 zeigt, findet man dann zwischen den transkribierten Einheiten, auf denen die Information für die rRNA enthalten ist, sog. **Intergenic spacers (IGS)**. In diesen Spacer-Bereichen befinden sich wichtige regulatorische Elemente für die Transkription durch die RNA-Polymerase I. Unmittelbar vor dem Transkriptionsstart findet man den sog. **Core-Promotor.** Dieser enthält den konservierten ribosomalen Initiator (rInr), eine AT-reiche Sequenz, die sich um die Position +1 befindet. Etwa 50–100 bp stromaufwärts der Startstelle findet man ein weiteres Kontrollelement, das man **UCE** (upstream control element) nennt.

Weitere Enhancer-ähnliche Elemente finden sich noch weiter stromaufwärts im Spacer-Bereich. Im **Spacer-Bereich** gibt es auch Startstellen für die RNA-Polymerase, die dort allerdings keine funktionellen RNAs produziert. Vielmehr geht man davon aus, dass dies dazu dient, die RNA-Polymerase-I-Moleküle jeweils zum eigentlichen Promotor hin zu dirigieren. Direkt vor dem UCE befindet sich ein Terminationselement für diese RNA-Polymerasen, der **proximale Terminator (PT)**. Er „schützt“ einerseits den eigentlichen Promotor vor den RNA-Polymerase-I-Molekülen, die im Spacer-Bereich RNA-Synthese initiiert haben; andererseits bewirkt er durch gebundene Faktoren gleichzeitig Chromatin-Remodellierung (➤ Kap. 12.7.3) am Promotor, die dessen Effizienz zur eigentlichen Transkription erhöht.

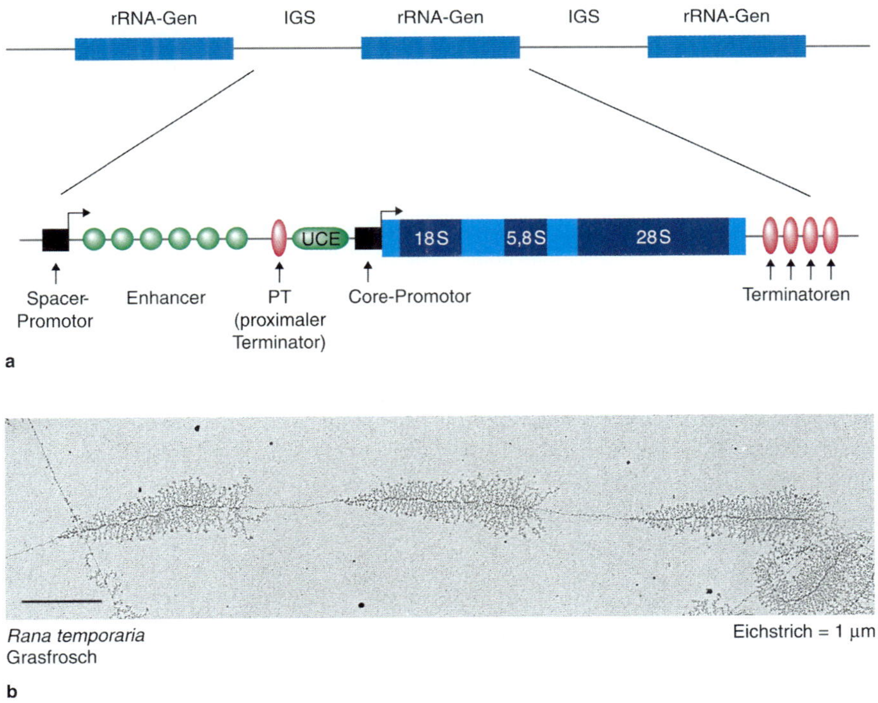

Abb. 12.17 Der ribosomale RNA-Genlocus.
a) Viele Kopien der rRNA-kodierenden Gene sind als Tandem hintereinander angeordnet, und sie werden durch intergenische Sequenzen (IGS) getrennt. In diesen intergenischen Sequenzen befinden sich die regulatorischen Elemente für die Transkription. Im unteren Bereich der Abbildung sind die Kontrollregionen für die Transkription der rDNA dargestellt.
b) Elektronenmikroskopische Darstellung der ribosomalen RNA-Synthese an den repetitiven (wiederholten) rRNA-Genen. Die transkribierte Region ist durch die „christbaumähnliche“ Erscheinung gekennzeichnet. Die Transkriptionsrichtung der RNA-Polymerase I erkennt man an den länger werdenden, zur Seite abstehenden „Zweigen“ des Baums.

Die Bildung des Initiationskomplexes am RNA-Polymerase-I-Promotor benötigt weniger Faktoren als an den RNA-Polymerase-II-Promotoren. Am UCE und an den Enhancer-Elementen im Spacer bindet ein einziger Transkriptionsfaktor, der sog. **UBF** (upstream binding factor), der für die Rekrutierung der basalen Faktoren wichtig ist.

Schon gewusst

Interessanterweise zeigt der Promotor für die RNA-Polymerase I im Gegensatz zu den meisten RNA-Polymerase-II- und -III-Promotoren eine ausgeprägte Speziesspezifität. Die **Speziesspezifität** wird durch **SL1 (Selektivitätsfaktor)** vermittelt, einen basalen Transkriptionsfaktor für die RNA-Polymerase I, der sich in verschiedenen Organismen unterscheidet. SL1 enthält insgesamt vier Polypeptide, nämlich **TBP** (TATA-bindendes Protein), das wir schon bei TFIID kennengelernt haben, und drei weitere Proteine. TBP hat hier allerdings nicht die Funktion, an eine TATA-Sequenz zu binden, sondern seine Aufgabe besteht v.a. in der Bildung des SL1-Komplexes selbst. Nachdem SL1 am Core-Promotor rekrutiert ist, kann die RNA-Polymerase I binden und die Transkription initiieren.

In Gentransferexperimenten konnte gezeigt werden, dass der menschliche Promotor zwar in menschlichen Zellen, aber nicht in Mauszellen aktiv ist. Umgekehrt ist der Mauspromotor nur in der Maus, aber nicht in menschlichen Zellen aktiv. In dieser Hinsicht unterscheiden sich die ribosomalen Gene von einer Vielzahl anderer Gene (vornehmlich durch RNA-Polymerase-II-transkribierte Gene), die in entsprechenden Experimenten untersucht wurden und die diese Speziesspezifität nicht zeigen.

12.5.3 Promotoren der RNA-Polymerase III

Die RNA-Polymerase III ist für die Transkription einer Reihe von kleinen RNA-Molekülen, insbesondere der tRNA sowie der ribosomalen 5S-RNA, verantwortlich. Die auffälligste und ungewöhnlichste Eigenschaft vieler RNA-Polymerase-III-Promotoren ist, dass sich die erforderlichen Sequenzelemente im transkribierten Bereich selbst, also **stromabwärts** von +1, befinden. Diese internen cis-regulatorischen Elemente sind nach der Transkription Bestandteil der funktionellen RNA.

Der häufigste Promotortyp für die RNA-Polymerase III wird in den tRNA-Genen gefunden. Beim Menschen gibt es aufgrund von Genduplikationen etwa 1000 tRNA-Gene und folglich ebenso viele Promotoren. Diese tRNA-Gen-Promotoren bestehen aus zwei konservierten Sequenzblöcken, der **A-Box** und der **B-Box**, in der transkribierten Region (➤ Abb. 12.18). An diese beiden Sequenzblöcke bindet der Transkriptionsfaktor **TFIIIC**, der dann die Rekrutierung eines weiteren Faktors, **TFIIIB**, im Bereich der Startstelle der Transkription ermöglicht. Die Bindung von TFIIIB ist Voraussetzung dafür, dass die RNA-Polymerase III in den Präinitiationskomplex eintritt und die Gene transkribiert. TFIIIB enthält ebenso wie TFIID (RNA-Polymerase II) und SL1 (RNA-Polymerase I) das TATA-bindende Protein **TBP**.

Eine Modifikation dieses Promotortyps findet man bei den amplifizierten Genen für die 5S-rRNA. Diese 5S-rRNA-Gene enthalten eine andere interne Kontrollsequenz, die man **C-Box** nennt (➤ Abb. 12.18). An diese C-Box bindet ein sequenzspezifischer Transkriptionsfaktor, das **TFIIIA-Protein**, das zur Klasse der Zinkfingerproteine gehört. TFIIIA rekrutiert dann den TFIIIC-Faktor, der wiederum Voraussetzung für die Bindung von TFIIIB und RNA-Polymerase III ist.

Schon gewusst

Interessanterweise gibt es aber auch eine kleine Anzahl von RNA-Polymerase-III-Promotoren, deren Kontrollelemente **stromaufwärts** des Transkriptionsstarts liegen. Ein gut untersuchtes Beispiel ist der Promotor für das **U6-snRNA-Gen** von Maus und Mensch (➤ Abb. 12.18). Wir werden die Rolle der U6-RNA bei der mRNA-Prozessierung später noch kennenlernen (➤ Kap. 12.10). Dieser Promotor enthält eine TATA-Box 25 bp vor dem Transkriptionsstart sowie zwei weitere regulatorische Elemente, die man als **proximales** und **distales Sequenzelement** (**PSE** und **DSE**) bezeichnet. Hier binden Faktoren an die PSE- und DSE-Motive, wodurch TFIIIB und die RNA-Polymerase III an die Startstelle der Transkription rekrutiert werden. Obwohl diese Promotoren eine TATA-Box enthalten und obwohl der an das DSE-Motiv bindende Transkriptionsfaktor auch regulatorische Elemente für die RNA-Polymerase II bindet (den Oct1-Transkriptionsfaktor, ein Mitglied der Homöodomänenproteine, das ebenfalls direkt an das DSE-Motiv bindet), wird das U6-Gen ausschließlich durch die RNA-Polymerase III transkribiert.

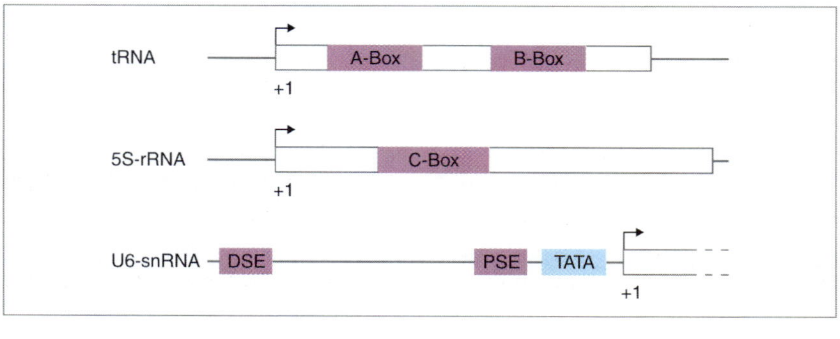

Abb. 12.18 Regulatorische Elemente bei der Transkription durch RNA-Polymerase III.

MERKE

Die Transkription nucleärer Gene wird durch drei RNA-Polymerasen gewährleistet, **RNA-Polymerase I, II** und **III**, wobei jede dieser RNA-Polymerasen nur bestimmte Gene transkribiert. Während RNA-Polymerase I und III (im Gegensatz zu Pol II) nur eine sehr geringe Anzahl an Genen transkribieren, sind diese doch hochaktive Moleküle, die ca. 95% der Gesamt-RNA in proliferierenden Zellen synthetisieren. Die Prinzipien der Regulation der Transkription sind bei allen drei RNA-Polymerasen konserviert. Spezifische **Transkriptionsfaktoren** binden an konservierte **Promotor-** und **Enhancer**-Elemente und regulieren die Initiationsrate der entsprechenden RNA-Polymerasen an den jeweiligen Genen.

12.6 Regulation der Funktion und Aktivität von Transkriptionsfaktoren

Die **Kontrolle der Transkriptionsrate** stellt eine entscheidende Regulationsebene von außerordentlicher Bedeutung dar. Sie erfolgt wesentlich durch die Regulation der Funktion und Aktivität von genspezifischen Transkriptionsfaktoren. Diese Kontrolle ist von besonderer Relevanz, da die Deregulation einer ganzen Reihe der nachfolgend beschriebenen Transkriptionsfaktoren für die neoplastische Transformation von Zellen bei der Tumorentstehung verantwortlich ist. Daher muss die Aktivität der Transkriptionsfaktoren streng kontrolliert werden.

Die Zelle hat verschiedene Möglichkeiten entwickelt, um die Aktivität eines Transkriptionsfaktors zu regulieren. Dazu gehören u.a. die koordinierte Synthese, die Regulation der Proteinstabilität, die kovalente Modifikation, die Ligandenbindung, die subzelluläre Lokalisation, die Assoziation mit inhibitorischen Proteinen, die partielle Proteolyse und der Austausch von Dimerisierungspartnern. Im Folgenden werden Beispiele für diese grundsätzlichen Regulationsmöglichkeiten etwas ausführlicher beschrieben. Bei den meisten Beispielen kommen jedoch gleichzeitig mehrere Regelmechanismen zum Tragen. Außerdem sei an dieser Stelle daran erinnert, dass die regulatorischen Elemente aller proteinkodierenden Gene Bindungsstellen für eine Reihe von Transkriptionsfaktoren enthalten. Die kombinierte Aktion verschiedener, nachfolgend beschriebener Mechanismen ermöglicht eine hochspezifische Feinregulation der Genexpression.

12.6.1 Kontrolle der Synthese und des Abbaus

Von einer Reihe von Transkriptionsfaktoren ist bekannt, dass sie spezifisch nur in einem oder wenigen Zelltypen exprimiert werden. Diese Faktoren spielen häufig eine wichtige Rolle bei der Etablierung der zellulären Identität bzw. der Manifestierung des differenzierten Zellphänotyps, indem sie die Expression von Zielgenen kontrollieren, die für die jeweilige Zelle typisch sind. Beispiele hierfür sind die Homöodomänenproteine, die wichtige Entscheidungen in der Embryonalentwicklung kontrollieren, sowie die basischen Helix-Loop-Helix-(bHLH-) Proteine der MyoD-Familie, die für die Muskelentwicklung essenziell sind.

Die kontrollierte Neusynthese von Transkriptionsfaktoren wird auch genutzt, wenn Zellen auf ein externes Signal reagieren. Als Beispiel wird hier der Transkriptionsfaktor AP-1 (Aktivator-Protein-1) beschrieben.

Aktivator-Protein-1 (AP-1)

AP-1 ist ein dimerer Transkriptionsfaktor, der aus **Leucin-Zipper-Proteinen** der **Jun-**, **Fos-** und **ATF-Familien** (ATF von activating transcription factor) besteht (➤ Kap. 12.4). Er spielt sowohl bei Entwicklungsprozessen als auch bei der schnellen Antwort einer Zelle auf wachstumsinduzierende und stressverursachende Stimuli eine Rolle.

Einer der Mechanismen, durch den die Aktivität von AP-1 kontrolliert wird, ist die **koordinierte Synthese der Untereinheiten c-Fos und c-Jun**. Die entsprechenden Gene werden nach Stimulation der Zelle durch ein Wachstumssignal sehr rasch verstärkt exprimiert und nach kurzer Zeit (gewöhnlich weniger als 1 h) bereits wieder „abgeschaltet". Daher werden sie auch als **Immediate early response genes** bezeichnet.

Expression des c-Fos-Gens

Der Prototyp des AP-1-Transkriptionsfaktors ist ein Heterodimer aus c-Fos und c-Jun. Die **Expression des c-Fos-Gens** wird massiv verstärkt, wenn in vitro kultivierte Zellen durch Zugabe von Serum (einem Gemisch aus Wachstumsfaktoren) oder von einzelnen Wachstumsfaktoren stimuliert werden. Ein Sequenzmodul im Promotor des c-Fos-Gens ist entscheidend für diese Induktion der Transkription verantwortlich, nämlich das sog. **SRE (serum response element)**. Dieses Element wird von einem **SRF-Dimer** (SRF von serum response factor), einem Transkriptionsfaktor, gebunden. Nach Bindung von SRF wird ein weiterer Transkriptionsfaktor namens **Elk/p62^{TCF}** rekrutiert. Dadurch bildet sich ein ternärer Komplex aus drei Komponenten: DNA, SRF und p62^{TCF}. Dieser Komplex liegt schon in ruhenden Zellen vor, ist aber inaktiv. Nach Serumstimulation wird über eine Kette von Phosphorylierungsreaktionen durch MAP-Kinase-Kaskaden (➤ Kap. 22.4.2) letztendlich eine Protein-Kinase aktiviert, die p62^{TCF} an drei C-terminalen Aminosäuren phosphorylieren kann und dadurch die Transaktivierung durch den ternären Komplex bewirkt (➤ Abb. 12.19).

Expression des c-Jun-Gens

Ein ähnlicher Regulationsmechanismus liegt auch beim **c-Jun-Gen** vor. Im unstimulierten Zustand findet man in der Zelle nur geringe Mengen an c-Jun-Protein. c-Jun ist allerdings bereits als Heterodimer mit ATF2 am Promotor des eigenen Gens (dem c-Jun-Promotor) gebunden. Nach Stimulation wird dieses in geringer Menge vorkommende c-Jun ebenso wie ATF2

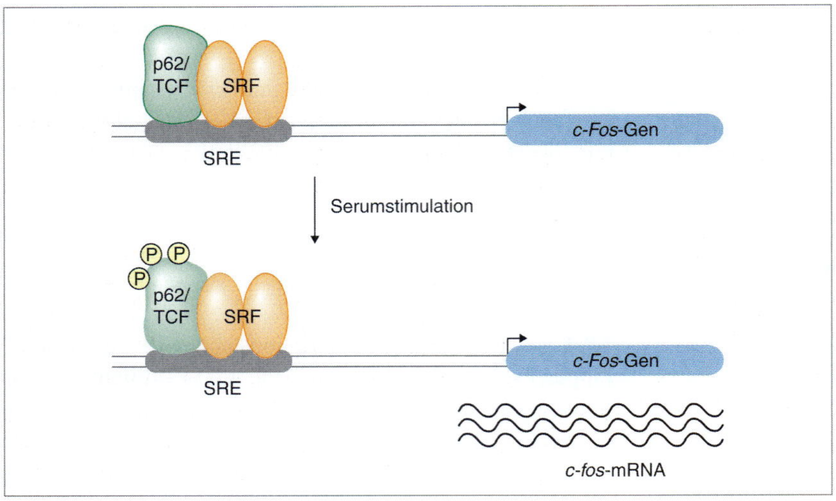

Abb. 12.19 Serumabhängige Regulation des c-Fos-Gens. Die beiden Transkriptionsfaktoren SRF (serum response factor) und p62^{TCF} (p62/TCF) sind auch im unstimulierten Zustand an ein Kontrollelement (SRE, serum response element) am c-fos-Promotor gebunden. Nach Serumstimulation wird p62^{TCF} phosphoryliert und dadurch aktiviert.

stark aktiviert, indem die Transaktivierungsdomänen ebenfalls durch MAP-Kinasen (JNK von c-Jun-N-terminale Kinase) phosphoryliert werden. Dies führt zur verstärkten Expression und damit zur Neusynthese von zusätzlichem c-Jun-Protein.

Kontrollierter Abbau der c-Jun- und c-Fos-Proteine

Sowohl das c-Jun- als auch das c-Fos-Gen fördern die Zellteilung. In der Zelle müssen die Mengen dieser beiden Proteine also streng kontrolliert werden, da es sonst zur Tumorbildung kommen kann. Für beide Gene ist tatsächlich eine Beteiligung an Zelltransformationsprozessen vielfach nachgewiesen worden (sie werden deshalb auch als Protoonkogene bezeichnet). Ein zusätzlicher Mechanismus liegt nun darin, nicht nur die Synthese, sondern auch den Abbau der beiden Proteine zu kontrollieren. Das **c-Jun-Protein** besitzt eine sehr **kurze Halbwertszeit**, die durch die bereits zuvor erwähnte Phosphorylierung der Transaktivierungsdomäne deutlich verlängert wird. Nichtphosphoryliertes c-Jun-Protein wird rasch ubiquitinyliert und durch das Proteasom abgebaut. Dabei wird auch der Heterodimerisierungspartner c-Fos mit abgebaut.

Hypoxieinduzierter Faktor (HIF-1)

Auch die Aktivität des hypoxieinduzierten Faktors (HIF-1) wird durch kontrollierten Abbau reguliert. HIF-1 besteht aus zwei Untereinheiten, **HIF-1α** und **HIF-1β**. Beide Untereinheiten werden konstitutiv synthetisiert. Bei normalem Sauerstoffpartialdruck wird HIF-1α durch eine Prolylhydroxylase an einem Prolinrest hydroxyliert (Mechanismus entspricht der Vitamin-C-abhängigen Prolinhydroxylierung von Kollagenen, ➤ Kap. 20.2.1); dies dient als Signal für die Ubiquitinylierung und den proteasomvermittelten Abbau. Bei Sauerstoffmangel (Hypoxie) ist dieser sauerstoffverbrauchende Oxidationsschritt beeinträchtigt und der HIF-1α-Abbauweg somit blockiert, sodass sich das Protein anreichert. HIF-1 wird aktiv und reguliert die Expression von Genen, die die Sauerstoffversorgung des Gewebes verbessern, z.B. Expression von Erythropoetin (EPO) oder von Wachstumsfaktoren für die Bildung von Blutgefäßen (Angiogenese).

12.6.2 Kovalente Modifikation

Aktivierung durch Phosphorylierung

Ein wichtiger Mechanismus, der bei der Regulation vieler zellulärer Prozesse eingesetzt wird, ist die **Proteinphosphorylierung**. Wie wir bereits bei der Regulation der c-Fos- und c-Jun-Gene gesehen haben, wird diese Modifikation genutzt, um die Aktivität verschiedener Transkriptionsfaktoren zu modulieren. Dies soll nun am Beispiel von CREB, dem JAK/STAT- und dem TGF-β/Smad-Signaltransduktionsweg eingehender besprochen werden.

PKA/CREB-Signaltransduktionsweg

Eine Reihe von Hormonen (Adrenalin, Noradrenalin, Glucagon u.a.) vermittelt ihre spezifischen Effekte durch Bindung an Transmembranrezeptoren, die auf der zytoplasmatischen Seite mit **heterotrimeren G-Proteinen** interagieren (G-Protein-gekoppelte Rezeptoren; ➤ Kap. 22.2). Die aus drei Untereinheiten (α-, β- und γ-Untereinheit) bestehenden G-Proteine existieren in einer GDP-gebundenen (inaktiv) und einer GTP-gebundenen Form (aktiv). Eine Bindung des Hormons an den Rezeptor führt zum Austausch von GDP gegen GTP und somit zur Aktivierung und Dissoziation des G-Proteins. Bestimmte aktive G-Proteine können die **Adenylatcyclase** stimulieren und somit die intrazelluläre cAMP-Konzentration erhöhen. Dies führt zur Induktion einer Reihe von Genen, deren Promotor eine bestimmte Sequenz enthält, nämlich ein sog. **cAMP responsive element (CRE)**. Dieses Promotorelement wird von einer Familie von Leucin-Zipper-Transkriptionsfaktoren gebunden, die als **CREB** (CRE-binding protein) bezeichnet werden und sich als Dimere an die DNA anlagern. Die durch cAMP aktivierte

Protein-Kinase A (PKA) kann in den Kern translozieren und einen spezifischen Serinrest der CREB-Proteine phosphorylieren. Dadurch wird deren Transaktivierungspotenzial gesteigert (➤ Abb. 12.20). CREB spielt beispielsweise im Nervensystem als Schutz gegen neurotoxische Stimuli und bei der Ausbildung des Langzeitgedächtnisses eine wichtige Rolle.

Wir hatten auch schon bei Prokaryonten die Rolle von cAMP bei der Regulation der Genexpression kennengelernt. Während dort aber cAMP direkt mit dem Transkriptionsfaktor interagiert (CAP), verläuft die Aktivierung bei Eukaryonten indirekt, nämlich über die Protein-Kinase A.

Mittlerweile konnte auch gezeigt werden, dass neben dem klassischen CREB-Aktivierungsweg über cAMP und PKA auch Signaltransduktionswege über mitogenaktivierte Protein-Kinasen sowie Ca^{2+}- und calmodulinabhängige Protein-Kinasen zur CREB-Phosphorylierung führen können.

JAK/STAT-Signaltransduktionsweg

Auch die Transkriptionsfaktoren der STAT-Familie (signal transducers and activators of transcription) werden durch Phosphorylierung reguliert. Man kennt heute sieben Mitglieder der STAT-Familie, die durch Interferone, Zytokine (Hormone, die Wachstums- und Differenzierungsprozesse in unterschiedlichen Zelltypen steuern) und Wachstumsfaktoren aktiviert werden. STAT-Proteine sind u.a. für interferonabhängige antivirale Antworten sowie die Entwicklung verschiedener Zellpopulationen (z.B. des hämatopoetischen Systems) nötig.

Im Gegensatz zum vorher beschriebenen CREB-Aktivierungsweg, bei dem der aktivierte Rezeptor über den zweiten Botenstoff cAMP und die Protein-Kinase A wirkte, stellt in diesem Fall der **Transkriptionsfaktor** selbst die **Verbindung zwischen aktiviertem Rezeptor und Zellkern** her (➤ Abb. 12.21).

Die entsprechenden membranständigen Rezeptoren verfügen zwar selbst nicht über eine katalytische Domäne, sie sind aber auf der zytoplasmatischen Seite mit einer Klasse von Tyrosin-Kinasen assoziiert, die man **JAK** nennt (Janus-Kinasen, in Anspielung auf das Vorhandensein von zwei Kinasedomänen, von denen jedoch nur eine funktionell ist; ➤ Kap. 22.6.1). Nach der Bindung des Liganden an den Rezeptor kann dieser dimerisieren, was zur Phosphorylierung von Tyrosinresten am Rezeptor durch JAK-Kinasen führt. Diese **Phosphotyrosinreste** stellen **Andockstellen für die STAT-Proteine** dar. Nachdem die STAT-Proteine an den Rezeptor gebunden haben, werden sie durch die rezeptorgebundenen JAK-Kinasen ebenfalls an Tyrosinresten phosphoryliert. Dies führt zur Dissoziation der STAT-Proteine vom Rezeptor und zur Dimerisierung. Die Dimere translozieren dann in den Zellkern und aktivieren die Transkription ihrer Zielgene.

TGF-β/Smad-Signaltransduktionsweg

Die Smad-Proteine (Sma- and Mad-homologues, zunächst bei *Drosophila* und *Caenorhabditis elegans* entdeckt) werden durch Bindung von Wachstumsfaktoren der TGF-β-Superfamilie (TGF von transforming growth factor) an ihre Rezeptoren akti-

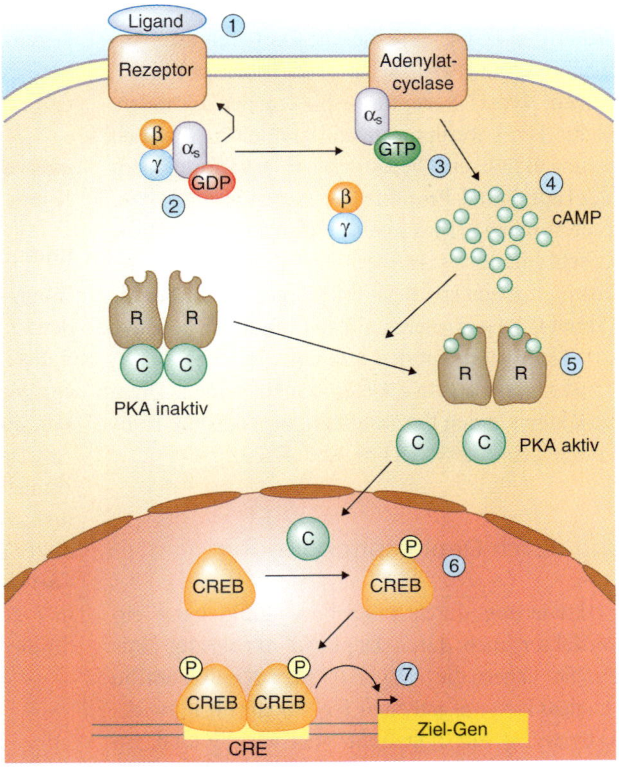

Abb. 12.20 Aktivierung cAMP-abhängiger Gene durch Phosphorylierung von CREB. Die Bindung des Liganden (**1**) führt zum Austausch von GDP gegen GTP an der α_s-Untereinheit eines heterotrimeren G-Proteins (**2**). Daraufhin dissoziieren die $G\alpha_s$- und die $G\beta\gamma$-Untereinheiten. Die $G\alpha_s$-Untereinheit aktiviert die Adenylatcyclase (**3**), die wiederum die Umwandlung von ATP in cAMP katalysiert (**4**). Das so entstandene cAMP bewirkt die Aktivierung der Protein-Kinase A (**5**), die schließlich den Transkriptionsfaktor CREB phosphoryliert (**6**). Das phosphorylierte CREB bindet als Dimer an das cAMP responsive element (CRE) in den Promotor- und Enhancer-Regionen der Zielgene und aktiviert somit deren Transkription (**7**).

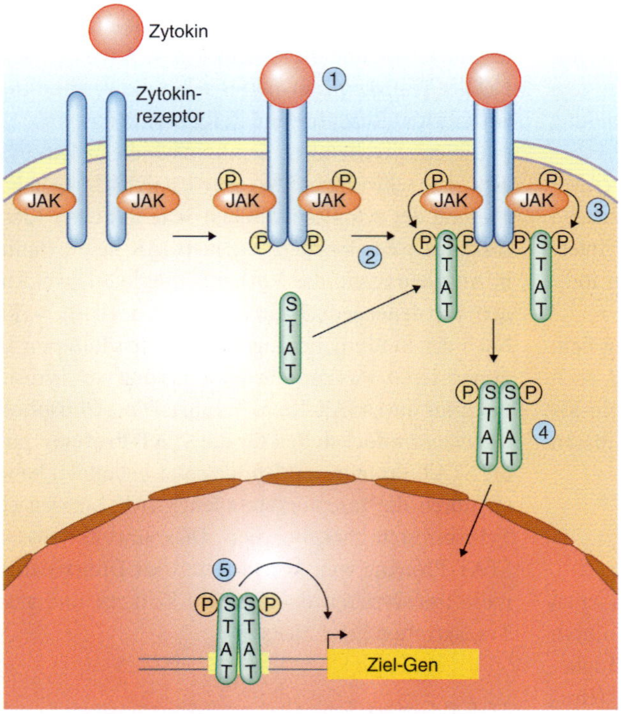

Abb. 12.21 Genaktivierung über den JAK/STAT-Signaltransduktionsweg. Die Bindung des Zytokinliganden an den Rezeptor (**1**) induziert die Phosphorylierung des Rezeptors durch die JAK-Kinase (**2**). Der phosphorylierte Rezeptor bildet eine Andockstelle für die STAT-Transkriptionsfaktoren, die nach der Bindung ebenfalls phosphoryliert werden (**3**). Die phosphorylierten STAT-Proteine können dimerisieren (**4**), in den Kern wandern und dort die Expression ihrer Zielgene starten (**5**).

viert (➤ Kap. 22.5.1). Diese sind von *Drosophila* bis zum Menschen konserviert und spielen eine wichtige Rolle bei zellulären Prozessen wie Proliferation, Differenzierung und Apoptose. Mitglieder dieser Familie sind aber auch an der Regulation von Entwicklungsprozessen wie der embryonalen Musterbildung und Knochenmorphogenese beteiligt.

Für Mitglieder der TGF-β-Superfamilie existieren zwei Typen von Rezeptoren, die jeweils Serin- und Threonin-Kinase-Aktivität besitzen. **Typ-II-Rezeptoren** binden den Liganden, dimerisieren mit **Typ-I-Rezeptoren** und können diese durch Phosphorylierung aktivieren. Die aktivierten Typ-I-Rezeptoren sind nun in der Lage, **Smad-Proteine** (sog. Rezeptor-Smad bzw. **R-Smad**) an spezifischen Serinresten zu phosphorylieren. Diese Modifikation hebt inhibitorische Wechselwirkungen innerhalb der Smad-Proteine auf und erlaubt es ihnen, mit sog. **Co-Smad-Proteinen (Smad4)** zu assoziieren. Smad4 bindet nicht selbst an den Rezeptor, kann aber mit den rezeptorregulierten Smad-Proteinen transkriptionell aktive Heterodimere bilden. Diese Heterodimere können in den Kern wandern und dort die Transkription ihrer Zielgene aktivieren (➤ Abb. 12.22).

Aktivierung durch Dephosphorylierung

12

Neben der Aktivierung durch Phosphorylierung kann ein Transkriptionsfaktor auch durch **Dephosphorylierung** aktiviert werden. So liegen die Mitglieder der **NFAT-Familie** (NFAT von nuclear factor of activated T-cells), die für Entwicklung und Aktivierung von T-Lymphozyten wichtig sind, im unstimulierten Zustand phosphoryliert im Zytoplasma vor. Nach Zellaktivierung kommt es zunächst zu einem Anstieg der intrazellulären Ca-Ionen-Konzentration. Ca-Ionen binden an das Protein Calmodulin, und das Ca-Calmodulin aktiviert daraufhin die **Protein-Phosphatase Calcineurin**. Calcineurin ist nun in der Lage, die NFAT-Proteine an spezifischen Serinresten zu dephosphorylieren, wodurch sie in den Zellkern translozieren können, um die Transkription zu stimulieren. Durch erneute Phosphorylierung der nucleären NFAT-Proteine wird der Export aus dem Kern induziert (➤ Abb. 12.23).

Klinik

Immunsuppression durch Cyclosporin A und Tacrolimus

Immunsuppression ist von entscheidender medizinischer Bedeutung, z.B. nach Organtransplantationen. Zwei wichtige Immunsuppressiva sind Cyclosporin A (CsA, auch Ciclosporin), ein zyklisches, elf Aminosäuren langes Peptid aus Schlauchpilzen, und Tacrolimus (FK506), ein Makrolid aus Schimmelpilzen. Der Wirkmechanismus dieser beiden Substanzen ist sehr ähnlich. Sie binden intrazellulär an Rezeptoren (Cyclophiline für CsA bzw. FK-bindende Proteine für FK506) und können in dieser proteinkomplexierten Form das Calcineurin inhibieren (➤ Abb. 12.23). Die wichtigsten Zielmoleküle von Calcineurin in T-Zellen stellen die NFAT-Transkriptionsfaktoren dar, die für die Aktivierung der T-Zellen verantwortlich sind.

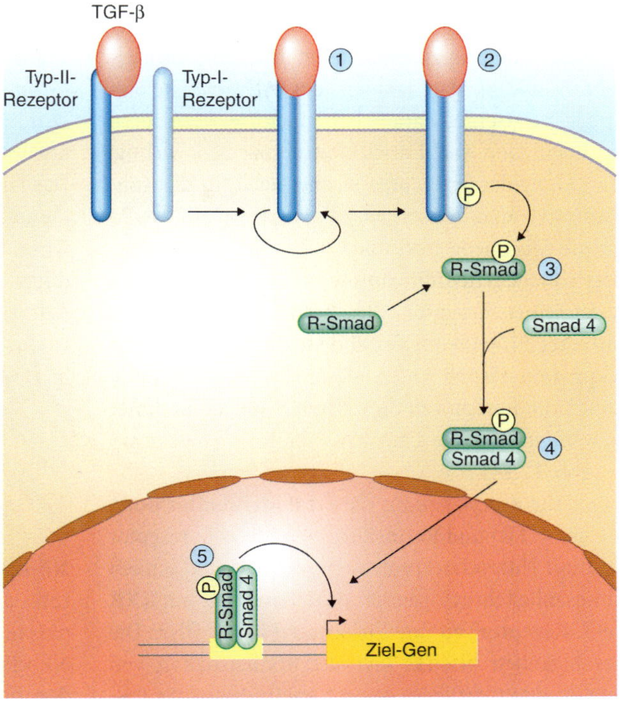

Abb. 12.22 Genaktivierung durch den TGF-β/Smad-Signaltransduktionsweg. Die Bindung von TGF-β induziert die Interaktion der Typ-I- und Typ-II-Rezeptoren (**1**). Dadurch ist der Typ-II-Rezeptor in der Lage, den Typ-I-Rezeptor zu phosphorylieren und damit zu aktivieren (**2**). Der aktivierte Typ-I-Rezeptor phosphoryliert ein rezeptorreguliertes Smad (**3**), das anschließend mit Smad4 heterodimerisiert (**4**), als Dimer in den Kern wandert und dort die Transkription der Zielgene aktiviert (**5**).

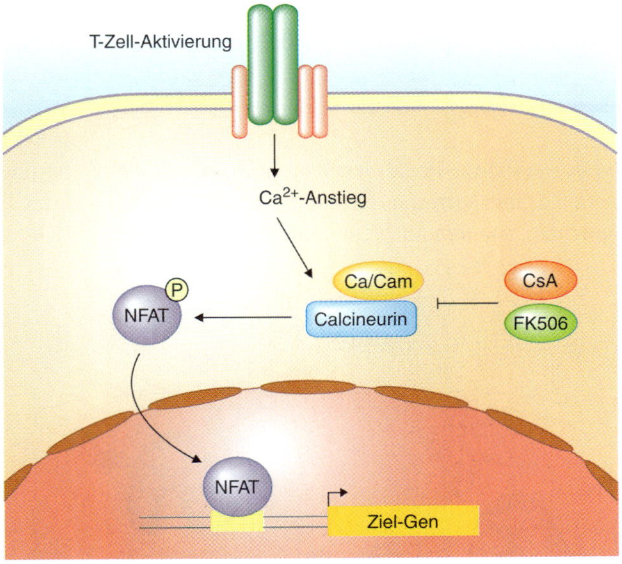

Abb. 12.23 Aktivierung von NFAT. Durch Stimulation der T-Zellen kommt es zum Anstieg der intrazellulären Ca-Konzentration durch Ca-Einstrom aus dem endoplasmatischen Retikulum und aus dem Extrazellularraum. Die Immunsuppressiva Cyclosporin A (CsA) und Tacrolimus (FK506) entfalten ihre immunmodulatorische Wirkung durch Inhibition von Calcineurin und damit Blockade der NFAT-Aktivierung.

Weitere kovalente Modifikationen

Heute weiß man, dass nicht nur die reversible Phosphorylierung einen wichtigen Regulationsmechanismus darstellt, sondern dass auch andere kovalente Modifikationen wie die **Acetylierung**, die **Glykosylierung** oder die Kopplung mit kleinen Polypeptiden bei der **Ubiquitinylierung** oder **Sumoylierung** die Aktivität von Transkriptionsfaktoren beeinflussen können.

12.6.3 Ligandenbindung

Einen noch direkteren Weg vom Liganden zur Transkriptionsaktivierung stellen die **nucleären Rezeptoren** dar, zu denen u.a. die Steroidhormon-, Retinsäure-, Vitamin-D- und Schilddrüsenhormonrezeptoren gehören (➤ Kap. 24.1.2). Diese Rezeptoren entfalten ihre Aktivität unmittelbar im Zellkern. In allen diesen Fällen ist der **Ligand** (z.B. ein Hormon) lipophil und kann deshalb die Plasmamembran durchdringen. In der Zelle bindet das Hormon an seinen Rezeptor, einen Transkrip-

12

tionsfaktor der C_4-Zinkfinger-Familie, und bewirkt dessen Aktivierung. Im Gegensatz zu den hauptsächlich phosphorylierungsabhängigen Aktivierungswegen findet hier keine intrazelluläre Signaltransduktion statt, sondern das extrazelluläre Signal selbst trägt zur Genregulation bei. Nucleäre Rezeptoren sind für die Regulation von Entwicklungsprozessen wichtig, z.B. die Entwicklung der Sexualorgane, aber auch für die Kontrolle des Elektrolyt- und Wasserhaushalts und von Stoffwechselprozessen wie Gluconeogenese und Cholesterinhomöostase.

Im Fall der **Glucocorticoidhormone** bindet der Ligand im Zytoplasma an seinen Rezeptor. Dies bewirkt zunächst, dass ein inhibitorischer Proteinkomplex abdissoziiert, der aus dem **Hitzeschockprotein Hsp90** und anderen Proteinen besteht. Danach können die Rezeptoren dimerisieren, als Homodimer in den Kern wandern und die Transkription ihrer Zielgene aktivieren (➤ Abb. 12.24).

Dagegen sind die Rezeptoren für die **Schilddrüsenhormone** (thyroid receptor = **TR**) und **Retinsäure** (retinoic acid receptor = **RAR**) nicht mit Hitzeschockproteinen assoziiert und binden bereits in Abwesenheit ihres Liganden als Heterodimer mit **RXR (Retinsäure-X-Rezeptor)** an ihre Zielsequenz in der DNA. Die Bindung des Liganden bewirkt hier die Abdissoziation von Corepressoren und tauscht diese gegen Coaktivatoren aus (➤ Abb. 12.25). Diese Hormonrezeptoren erfüllen also zwei Aufgaben: In Abwesenheit des aktivierenden Liganden binden sie an ihre Zielgene und unterdrücken deren Expression, nach Ligandenbindung kommt es zur spezifischen Genaktivierung.

Klinik

Durch Mutation veränderte Funktionen von nucleären Rezeptoren können nicht nur korrespondierende metabolische Störungen hervorrufen, sondern auch zur Tumorbildung führen. Ein Beispiel hierfür ist die **akute promyelozytische Leukämie** (APL). Diese Krankheit entsteht aufgrund von chromosomalen Translokationen, die alle eine Fusion des Retinsäurerezeptor-α-Gens mit einem anderen Gen zur Folge haben. Der häufigste Fusionspartner ist das **PML-Gen** (PML von promyelocytic leukemia), das normalerweise als Wachstumssuppressor fungiert. Das Fusionsprotein hat eine veränderte Funktion, die eine Akkumulation myeloider Vorläuferzellen im Knochenmark bewirkt. Patienten, die an diesen Tumoren leiden, können allerdings in der Regel erfolgreich mit Vitamin A (Vorläufer der Retinsäure) bzw. mit all-trans-Retinsäure behandelt werden, wodurch die veränderte Funktion des Fusionsproteins inhibiert wird.

12.6.4 Interaktion mit Inhibitorproteinen

NF-κB wurde ursprünglich in B-Lymphozyten als ein konstitutiv aktiver Transkriptionsfaktor identifiziert, der die Expression der leichten κ-Kette der Immunglobuline reguliert. NF-κB ist aber auch in den meisten anderen Zellen vorhanden, liegt dort jedoch in einer inaktiven Form im Zytoplasma vor. Kontrolliert wird die Aktivität von NF-κB durch eine andere Familie von Proteinen, die **IκB-Inhibitorproteine**, die mit den NF-κB-Dimeren in nichtstimulierten Zellen einen Komplex bilden. Aufgrund dieser Wechselwirkung kann NF-κB weder in den Kern wandern noch an die DNA binden. Wird die Zelle stimuliert, kommt es zur Aktivierung eines IκB-Kinase-Komplexes, der in der Lage ist, die IκB-Proteine zu phosphorylieren. Der **IκB-Kinase-Komplex** besteht aus zwei katalytischen Untereinheiten (IKK1 oder IKKα sowie IKK2 oder IKKβ) und einer regulatorischen Untereinheit,

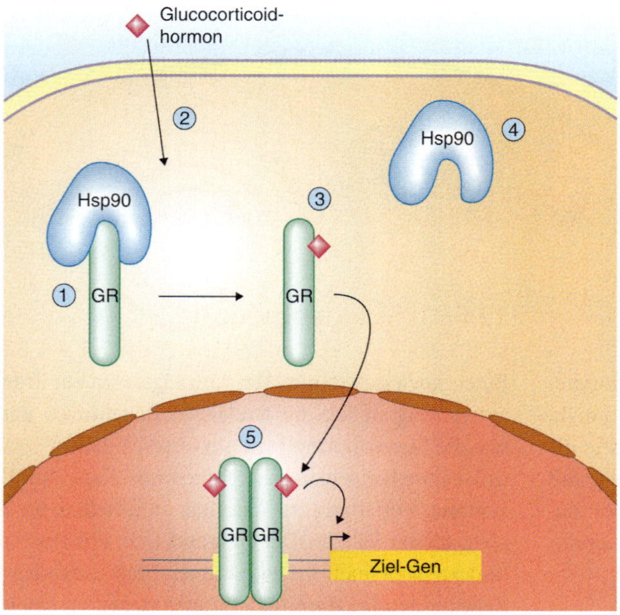

Abb. 12.24 Genaktivierung durch Glucocorticoidhormone. Im inaktiven Zustand liegt der Glucocorticoidrezeptor (GR) als Monomer im Zytoplasma vor, das mit dem Hsp90-Komplex assoziiert ist (**1**). Das Steroidhormon gelangt durch die Plasmamembran (**2**) und bindet an den Rezeptor (**3**). Dadurch wird der Hsp90-Komplex abgelöst (**4**), und der Rezeptor wird in den Kern transportiert. Nach Dimerisierung bindet der Glucocorticoidrezeptor an ein spezifisches DNA-Element in der Promotor- bzw. Enhancer-DNA, das „glucocorticoid responsive element" (GRE, ➤ Abb. 12.13b), und schaltet die Expression seiner Zielgene an (**5**).

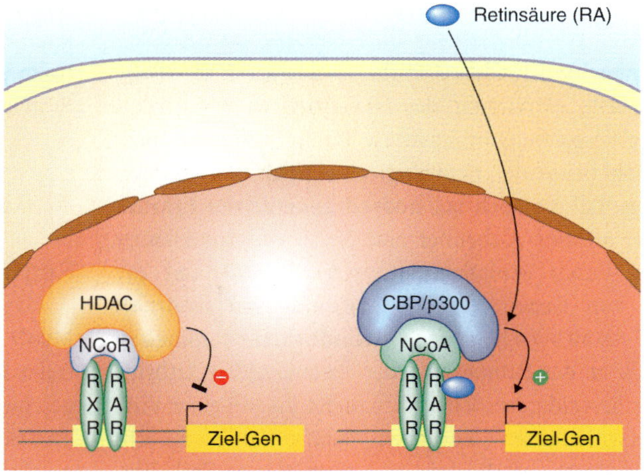

Abb. 12.25 Genregulation durch Retinsäure. Das Heterodimer des Retinsäurerezeptors (RXR/RAR) ist bereits im inaktiven Zustand an die DNA gebunden. Es ist jedoch mit Corepressoren (NCoR) und Histon-Deacetylasen (HDAC) assoziiert, die eine Genaktivierung verhindern. Die Bindung der Retinsäure an den Rezeptor bewirkt den Austausch des Corepressors (NCoR) gegen einen Coaktivator (NCoA) und der Histon-Deacetylase gegen eine Histon-Acetyltransferase (z.B. CBP/p300, ➤ Kap. 12.7.1).

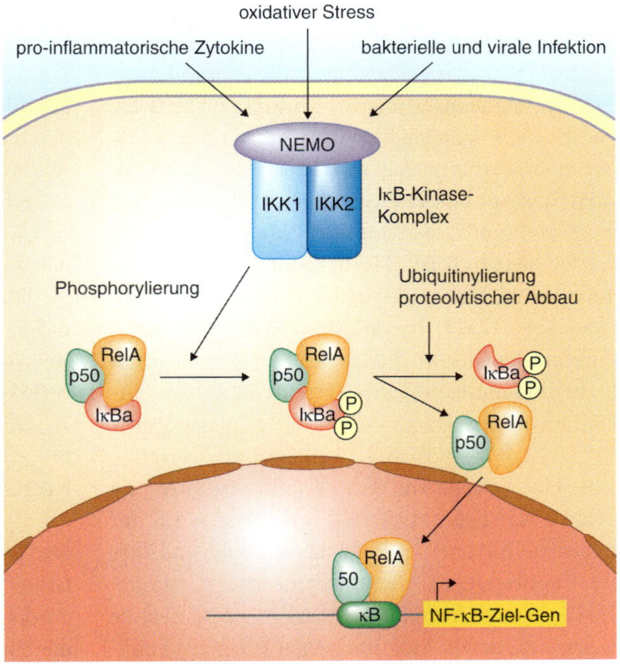

Abb. 12.26 Aktivierung des NF-κB-Transkriptionsfaktors. Unterschiedliche Induktoren bewirken die Aktivierung des IκB-Kinase-Komplexes. Als Konsequenz wird das IκB-Protein (IκBα) phosphoryliert, nachfolgend ubiquitinyliert und schließlich durch das Proteasom abgebaut. Das freigesetzte NF-κB-Dimer (aus p50 und RelA) kann in den Kern wandern und dort an seine Erkennungssequenz (κB-Motiv) in den Promotoren bzw. Enhancer-Elementen der Zielgene binden und diese Gene aktivieren.

die für die Aktivierung des Komplexes entscheidend ist (NEMO oder IKKγ). Die Phosphorylierung des IκB-Inhibitorproteins wird v.a. durch das Enzym IKK2/IKKβ katalysiert. Diese Phosphorylierung ist ein Signal für die Modifikation der IκB-Proteine durch Ubiquitinylierung. Polyubiquitinylierte IκB-Proteine werden durch das Proteasom abgebaut. Dadurch wird NF-κB freigesetzt, kann in den Kern wandern und dort die Transkription seiner Zielgene starten (➤ Abb. 12.26).

NF-κB wirkt wie andere bereits besprochene Transkriptionsfaktoren als Dimer. Als Untereinheiten können fünf verschiedene Proteine dienen, p50, p52, RelA, RelB und c-Rel, die untereinander Homo- und Heterodimere bilden können.

Klinik

NF-κB wird in Zellen als schnelle Antwort auf Stress- bzw. entzündliche Situationen aktiviert und spielt außerdem eine Rolle bei Wachstums- und Differenzierungsprozessen sowie der Regulation der Apoptose verschiedener Zellen. Die verantwortlichen **Stimuli** können völlig unterschiedlicher Natur sein, z.B. oxidativer Stress, proinflammatorische Zytokine wie TNF-α oder IL-1 (Mediatoren der systemischen Entzündungsreaktion), bakterielle und virale Infektionen sowie eine Reihe von DNA-schädigenden Stoffen (z.B. Chemotherapeutika). Der Vielfalt der induzierenden Stimuli entsprechend aktiviert NF-κB auch eine Vielfalt von Zielgenen, die für die oben beschriebenen physiologischen Zellantworten verantwortlich sind.

Die Hauptfunktion von NF-κB liegt in der Steuerung der zellulären Antwort auf die genannten Stimuli. Deregulierte bzw. überschießende NF-κB-Aktivität führt allerdings zu einer Reihe von Krankheitszuständen. Zum Beispiel bewirkt NF-κB die transkriptionelle Aktivierung des **HIV-Provirus** und fördert dadurch die Verpackung in infektiöse Viren. Außerdem spielt NF-κB sowohl bei akuten **neurologischen Erkrankungen** wie dem Schlaganfall als auch bei **neurodegenerativen Erkrankungen** wie Morbus Alzheimer eine Rolle. Aufgrund seiner Aktivierung durch proinflammatorische Stimuli und der Regulation von Genen, die mit Entzündungen assoziiert sind, ist NF-κB an verschiedenen **entzündlichen Krankheiten** beteiligt, z.B. an der Pathogenese der rheumatoiden Arthritis sowie der Atherosklerose. Schließlich findet man in einer Vielzahl unterschiedlicher **Tumoren** häufig eine NF-κB-Deregulation. Auch verschiedene transformierende virale Proteine können zur Aktivierung von NF-κB führen.

Eine wichtige Regulation der NF-κB-Funktion kann durch Behandlung mit den als antiinflammatorischen Wirkstoffen eingesetzten **Glucocorticoiden** erzielt werden. Wir hatten bereits gesehen, dass Glucocorticoide in der Zelle an ihre Rezeptoren binden, die selbst Transkriptionsfaktorfunktion besitzen. Zusätzlich zur direkten Genregulation kann der aktivierte Glucocorticoidrezeptor allerdings auch mit aktiviertem NF-κB interagieren. Dies führt zur Blockade der transkriptionellen Aktivität von NF-κB und somit zur Hemmung der entsprechenden Zielgene. Durch einen ähnlichen Mechanismus kann der Glucocorticoidrezeptor auch die Aktivität des AP-1-Transkriptionsfaktors (➤ Kap. 12.6.1) beeinflussen. Man weiß heute, dass diese Wirkung des Glucocorticoidrezeptors ganz entscheidend für die entzündungshemmenden Eigenschaften der Corticosteroide verantwortlich ist.

E2F bezeichnet eine Gruppe von Transkriptionsfaktoren, die für die zellzyklusabhängige Aktivierung von Genen – z.B. für DNA-Polymerase α, Dihydrofolat-Reduktase (DHFR) und Thymidin-Kinase – notwendig ist. Diese Enzyme steuern zum einen die DNA-Replikation, zum anderen stellen sie Nucleotide für die DNA-Synthese bereit. Aufgrund seiner wichtigen Funktion bei der Zellzykluskontrolle muss E2F streng kontrolliert werden. E2F-Proteine binden als Heterodimere mit einem weiteren Protein (DP) an ihre Zielsequenzen. Die funktionelle Kontrolle geschieht durch Wechselwirkungen mit einem weiteren Protein, dem **Retinoblastomprotein**.

12.6.5 Dimerisierung

Regulation von MyoD

MyoD gehört zur Familie der bHLH-Proteine und ist ein zentraler Regulator des Muskeldifferenzierungsprogramms. Dies geschieht durch Induktion weiterer **myogener Transkriptionsfaktoren** wie Myogenin, die ihrerseits die Expression der muskelspezifischen Gene (z.B. für die Actin- und Myosinbausteine des kontraktilen Apparats) anschalten. MyoD bindet v.a. als **Heterodimer** mit **E2A-Proteinen** an die Zielsequenz in der DNA (sog. E-Box). Da MyoD nur in ruhenden Zellen die Differenzierung veranlassen kann, muss es in proliferierenden Zellen einen Regelmechanismus geben, der den Transkriptionsfaktor hemmt. Eine Möglichkeit besteht in der Assoziation mit dem Protein **Id** (Inhibitor der Differenzierung), das die DNA-Bindung hemmt (➤ Abb. 12.27). Id bildet sowohl mit MyoD als auch mit seinem Dimerisierungspartner (E2A) jeweils einen Komplex. Da aber Id keine DNA-Bindungsdomäne enthält, können diese Heterodimere nicht an die DNA binden und die Transaktivierung veranlassen. Kommt die Proliferation der Zellen zum Stillstand, wird das Id-Protein abgebaut, und die freigesetzten MyoD- und E2A-Proteine können transkriptionell aktive Dimere bilden.

Regulation von Myc

Myc gehört ebenso wie MyoD zur Klasse der bHLH-Proteine, es besitzt aber zusätzlich eine weitere Protein-Protein-Interaktionsdomäne, nämlich einen Leucin-Zipper (bHLH-LZip). Für die Bindung von Myc an seine Erkennungssequenz (E-Box) ist

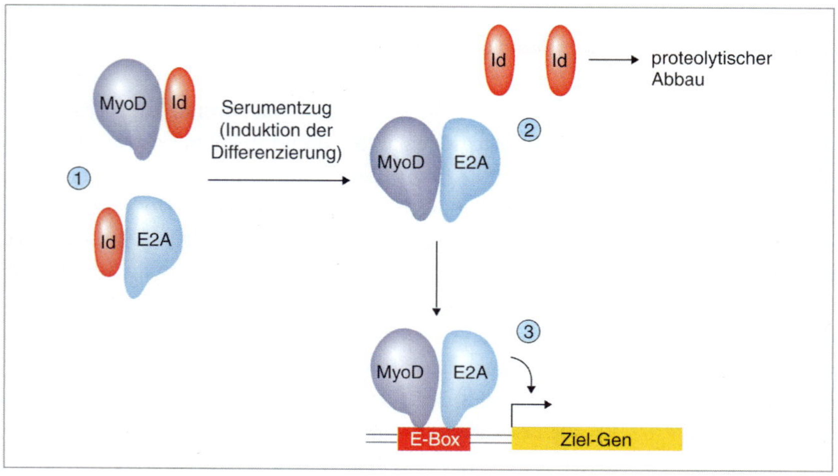

Abb. 12.27 Regulation von MyoD. Hemmung der muskelspezifischen Genexpression durch Assoziation von MyoD und E2A mit Id. In proliferierenden Zellen liegen sowohl MyoD als auch E2A im Komplex mit dem Id-Protein vor und sind dadurch transkriptionell inaktiv, weil das Heterodimer nicht an die DNA binden kann (**1**). Wird die Differenzierung initiiert, dissoziiert Id von seinen Dimerisierungspartnern, die nun Heterodimere bilden können (**2**), die transkriptionell aktiv sind (**3**). Das freie Id-Protein wird proteolytisch abgebaut.

die Dimerisierung mit einem Partnerprotein namens **Max** (Myc-associated protein X) nötig. Auch bei Max handelt es sich um ein bHLH-LZip-Protein. Myc/Max-Heterodimere sind potente **Aktivatoren** der von ihnen regulierten Zielgene. Die Zielgene selbst sind an der Regulation des Zellzyklus (Zellteilung) sowie der Apoptose beteiligt. Es gibt allerdings in der Zelle noch einen zweiten Dimerisierungspartner von Max, nämlich das **Mad-Protein** (Mad von Max dimerization). Im Gegensatz zu den Myc/Max-Heterodimeren, die Zielgene aktivieren, handelt es sich bei den Mad/Max-Heterodimeren um transkriptionelle **Repressoren** (➤ Abb. 12.28). Konsequenterweise vermitteln die Mad/Max-Heterodimere ein Ausbleiben der Zellteilung, und sie sind somit für die zelluläre Differenzierung wichtig.

Klinik

Das **Myc-Protein** ist bereits seit Langem als Onkoprotein bzw. Protoonkoprotein bekannt. So war das Myc-Gen eines der ersten Gene, dessen Fehlregulation unmittelbar mit Tumorerkrankungen des Menschen in Zusammenhang gebracht wurde. Bei **Burkitt-B-Zell-Lymphomen** findet man charakteristische Translokationen, die dazu führen, dass das c-Myc-Gen unter die transkriptionelle Kontrolle der starken Immunglobulin-Enhancer-Elemente gelangt. Auf diese Weise überexprimiertes Myc-Protein ist für die Transformation der B-Zellen verantwortlich. Heute weiß man, dass eine Deregulation von Myc auch an der Entstehung vieler anderer Tumoren beteiligt ist.

Wir erkennen an diesen Beispielen, wie durch wechselnde Partnerschaften an einem spezifischen cis-Element (z.B. dem E-Box-Motiv) entweder **Genaktivierung** oder **Genrepression** vermittelt werden kann. Die Mengen an Myc- oder Id-Protein können in der Zelle reguliert werden, um somit den jeweiligen Effekt auszulösen.

In den letzten Jahren hat das Myc-Protein aus vielen Gründen große Beachtung erfahren. Es reguliert vermutlich die Expression einer großen Zahl der RNA-Polymerase-II-transkribierten Gene (schätzungsweise 10% aller Gene werden von Myc reguliert). Zusätzlich zeigte sich, dass Myc auch im Nucleolus vorliegt und dort die Aktivität der RNA-Polymerase I reguliert.

12.6.6 Partielle Proteolyse

Ein besonderer Mechanismus zur Aktivierung eines Transkriptionsfaktors ist bei der Familie der **Notch-Proteine** realisiert. Notch-Proteine sind in der Evolution sehr gut konserviert, und sie regulieren in Invertebraten und Vertebraten wichtige zelluläre Differenzierungsvorgänge. In seiner **inaktiven** Form ist Notch ein **transmembranäres Protein**, bestehend aus einer extrazellulären ligandenbindenden Domäne und einer intrazellulären Signaldomäne. Nach Bindung der extrazellulären Domäne an ebenfalls membranständige Liganden, wie z.B. das Delta-like-1-Protein (Dll1), kommt es zu zwei definierten endoproteolytischen Schritten, die die intrazelluläre Domäne freisetzen.

Der **erste Proteolyse**schritt (S2), der in Vertebraten durch die Metalloprotease TACE vermittelt wird, setzt die extrazelluläre Domäne frei und führt gleichzeitig zur **zweiten Proteolyse** (S3). Erst durch diesen Proteolyseschritt, der durch die γ-Secretase erfolgt, kommt es zur Abtrennung der intrazellulären Notch-Domäne. Die freie intrazelluläre Notch-Domäne transloziert nun in den Zellkern und bindet dort an den DNA-gebundenden **RBP-Jκ-Komplex** (➤ Abb. 12.29). In Abwesenheit von Notch reprimiert RBP-Jκ über assoziierte Corepressorproteine die Transkription. Nach Bindung von Notch kommt es zur Rekrutierung von Coaktivatoren, und die Transkription der Zielgene wird induziert. Einen ähnlichen Umschaltmechanismus hatten wir bei den Rezeptoren für Schilddrüsenhormone, Retinsäure und Vitamin D_3 bereits kennengelernt (➤ Abb. 12.25).

Auch weitere Transkriptionsfaktoren werden durch partielle Proteolyse reguliert, so z.B. der Transkriptionsfaktor SREBP, der für die Regulation der Expression von Enzymen der Cholesterinbiosynthese entscheidend ist (➤ Kap. 18.3.1).

MERKE

Die Kontrolle der Aktivität von Transkriptionsfaktoren kann auf verschiedenen Ebenen stattfinden: durch Kontrolle der Synthese oder des Abbaus, durch kovalente Modifikationen (z.B. Phosphorylierung), durch Ligandenbindung, durch die Assoziation mit inhibitorischen Proteinen oder durch Wechsel der Bindungspartner. Bei vielen Transkriptionsfaktoren greifen mehrere dieser Kontrollmechanismen ineinander, sodass ein kompliziertes Netzwerk von Regulationsmöglichkeiten entsteht.

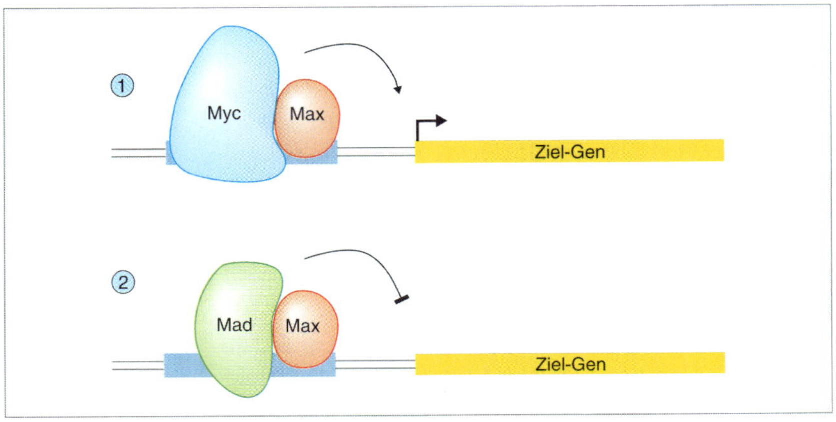

Abb. 12.28 Regulation der Myc-Funktion. Aktivierung und Hemmung von Myc-abhängigen Zielgenen durch Assoziation von Max mit unterschiedlichen Dimerisierungspartnern. Während Myc/Max-Heterodimere die Transkription aktivieren (**1**), wirken Mad/Max-Heterodimere hemmend auf diese (**2**).

12

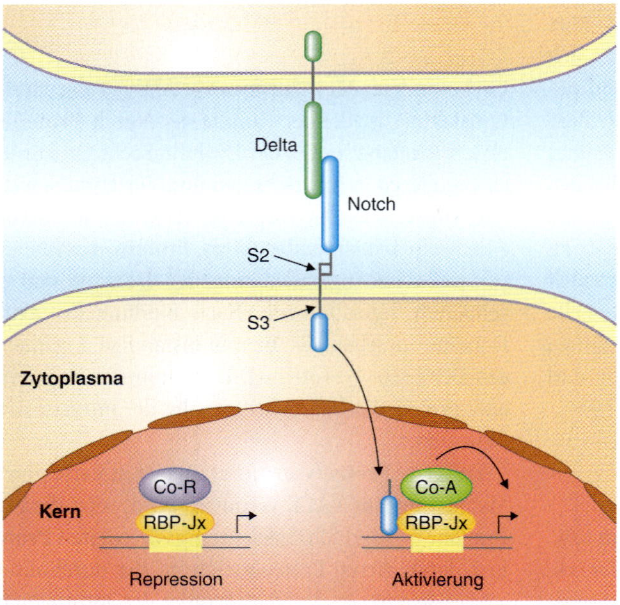

Abb. 12.29 Aktivierung von Notch durch partielle Proteolyse. Durch zwei proteolytische Prozessierungsschritte (S2 und S3; ein erster Schritt S1 wurde bereits bei der Synthese von Notch gesetzt) wird die intrazelluläre Domäne freigesetzt. Nach Bindung der intrazellulären Notch-Domäne an das DNA-gebundene RBP-Jκ-Protein wird ein Corepressorkomplex (Co-R) gegen einen Coaktivatorkomplex (Co-A) ausgetauscht.

12.7 Kontrolle der Genexpression durch Coaktivatoren und Corepressoren

Die exakten Mechanismen, durch die Transkriptionsfaktoren den Transkriptionsprozess positiv oder negativ beeinflussen, sind zwar noch nicht im letzten Detail aufgeklärt, es gibt heute aber bereits gute Modelle, die diese Prozesse erklären. Ein zentraler Mechanismus besteht darin, den **Präinitiationskomplex am Promotor** eines Gens auszubilden. Dafür ist die effiziente Rekrutierung der basalen Komponenten einschließlich der RNA-Polymerase entscheidend. Dies wird zum einen erreicht, indem Transkriptionsfaktoren über ihre Transaktivierungsdomänen direkt mit den generellen Transkriptionsfaktoren wechselwirken, u.a. mit TFIIB und TFIID. Andererseits interagieren unterschiedliche Typen von Transaktivierungsdomänen mit unterschiedlichen TAF-Proteinen, also den TBP-assoziierten Proteinen in TFIID.

12.7.1 Kovalente Modifikation der Histone durch Coaktivatoren

Neben der direkten Interaktion von Transkriptionsfaktoren mit den basalen Faktoren sind auch transkriptionelle Coaktivatoren an der Vermittlung dieser Wechselwirkungen beteiligt. Diese Coaktivatoren können gleichzeitig einerseits mit mehreren **genspezifischen** Transkriptionsfaktoren sowie andererseits mit den **generellen Transkriptionsfaktoren** in Wechselwirkung treten. Auf diese Weise können sie helfen, die komplexen Interaktionen mehrerer Transkriptionsfaktoren an Genpromotoren zu koordinieren.

Wichtige Vertreter dieser Klasse von Coaktivatoren sind die beiden nahe verwandten Proteine **CBP** (CREB-binding protein; ➤ Kap. 12.6.2) und **p300**. Beide Coaktivatoren sind sehr große Proteine (ca. 300 kDa), die zusätzlich zu den bereits beschriebenen Fähigkeiten der Protein-Protein-Wechselwirkungen auch noch eine katalytische Aktivität besitzen. Es handelt sich um **Histon-Acetyltransferasen**. Diese Proteine können Histone an N-terminalen Lysinresten acetylieren und somit die Nucleosomenstruktur auflockern (➤ Kap. 11.3.3). Gleichzeitig werden auch Transkriptionsfaktoren selbst acetyliert und dadurch in ihrer Funktion beeinflusst. CBP- und p300-Coaktivatoren können zusätzlich noch einen weiteren Histon-Acetyltransferase-Komplex, den PCAF/GCN5-Komplex (PCAF von p300/CBP-associated factor), an den Promotor rekrutieren, um diesen Vorgang zu verstärken.

Was bewirkt die **Histon-Acetylierung**? Die N-terminalen Abschnitte der Histone ragen aus dem fest gepackten Nucleosomenkern heraus. In diesen Histonbereichen findet man eine Reihe positiv geladener Aminosäuren, z.B. Lysinreste. Diese können nun elektrostatische Wechselwirkungen mit den negativ geladenen Phosphatresten des Zucker-Phosphat-Rückgrats der DNA eingehen und somit eine Kompaktierung der DNA-Struktur ermöglichen. Durch die Acetylierung der ε-Aminogruppen der Lysinreste werden diese positiven Ladungen eliminiert, und als Konsequenz findet man eine weniger kompakte Struktur der DNA, die für die Transkriptionsmaschine besser zugänglich ist.

Wichtige Mechanismen der Transaktivierung bestehen also in der **Rekrutierung des Initiationskomplexes** sowie der **„Auflockerung" der Chromatinstruktur**. Nicht nur Histon-Acetylierung, sondern auch die spezifische Methylierung von Histon-Lysinresten ist an der Kontrolle der Genexpression beteiligt. Abhängig davon, welcher Lysinrest methyliert wird, kann die **Histon-Methylierung** sowohl aktivierend als auch inaktivierend für die Genexpression wirken. Die Konsequenzen der verschiedenen Histon-Modifikationen für die Kontrolle der Genexpression werden als **Histon-Code** bezeichnet (➤ Kap. 11.3.3).

12.7.2 Änderung der DNA-Struktur durch Coaktivatoren

Eine andere Klasse von transkriptionellen Coaktivatoren stellen die sog. **HMG-Proteine** dar. Unter diesem Überbegriff werden drei unterschiedliche Gruppen von Proteinen zusammengefasst, die sich bei der Polyacrylamidgel-Elektrophorese mit hoher Geschwindigkeit bewegen (daher der Name HMG von high mobility group). Es handelt sich dabei um die HMG1- und HMG2-Proteine (Gruppe 1), die HMG-I(Y)-Proteine (Gruppe 2) sowie die HMG14- und HMG17-Proteine (Gruppe 3). Heute weiß man, dass sie – trotz unterschiedlicher Strukturen in den einzelnen Gruppen – funktionelle Parallelen besitzen. Sie **verändern die lokale Chromatinstruktur** und erleichtern dadurch den Zugang von Transkriptionsfaktoren. So wurde sowohl für Steroidhormonrezeptoren als auch für Homöodomänenproteine gezeigt, dass sie in Anwesenheit von HMG-Proteinen erheblich effizienter an DNA binden können. Dabei besitzen diese HMG-Proteine selbst nur geringe spezifische DNA-Bindungsaktivität. Die Bindung mehrerer HMG-Proteine kann die DNA-Struktur so verändern, dass andere sequenzspezifische Transkriptionsfaktoren effizienter an die jeweiligen Regulatorelemente binden können.

Ein gut untersuchtes Beispiel ist der **Enhancer des β-Interferon-Gens**. Nach Virusinfektion einer Fibroblastenzelle wird die Expression von β-Interferon massiv induziert. Dafür muss eine Reihe von Transkriptionsfaktoren binden, u.a. NF-κB, „interferon regulatory factors" (IRF) sowie ein c-Jun/ATF2-Heterodimer. Die Bindung wird durch HMG-Proteine deutlich erleichtert, und man nennt den Gesamtkomplex, in dem auch transkriptionelle Coaktivatoren wie CBP/p300 enthalten sind, ein **Enhancosom** (➤ Abb. 12.30).

12.7.3 Chromatin-Remodelling

Obwohl Nucleosomen für den Transkriptionsprozess selbst keine große Hürde darstellen, können sie die Bildung des zur Transkription kompetenten Initiationskomplexes stören. Aus dieser Sicht kann man die **Histone** als **universelle Repressoren** der Genexpression verstehen. Wir haben bereits gesehen, dass die Nucleosomenstruktur durch Histon-Acetylierung modifiziert werden kann. Die Bildung von Transkriptionsinitiationskomplexen ist mit einer lokalen Reorganisation der Nucleosomen verbunden. Dieser Vorgang, der auch als **Chromatin-Remodelling** bezeichnet wird, ist ein ATP-verbrauchender Prozess, bei dem Nucleosomen in der Nähe der Startstelle der Transkription entfernt oder verschoben werden. Es existieren verschiedene solcher ATP-abhängiger Chromatin-Remodellierungsmaschinen (z.B. der **SWI/SNF-Komplex**), die nicht nur für die Initiation der Transkription, sondern auch für die Transkriptionselongation essenziell sind (➤ Kap. 11.3.3).

12.7.4 Corepressoren

Wir haben bereits Corepressoren kennengelernt, als wir die Funktion von Mitgliedern der C_4-Zinkfinger-Familie besprochen haben (➤ Kap. 12.4). Retinsäurerezeptoren und die Rezeptoren der Schilddrüsenhormone können – auch in Abwesenheit der induzierenden Hormone – als Heterodimere mit dem RXR-Rezeptor an die DNA ihrer Zielgene binden und deren Transkription reprimieren. Für diese Repression ist die Wechselwirkung mit sog. Corepressoren entscheidend. Verschiedene solcher Corepressoren wurden mittlerweile isoliert, z.B. NCoR (nuclear receptor corepressor). Diese Corepressoren rekrutieren Multiproteinkomplexe an die DNA-gebundenen Rezeptoren, in denen **Histon-Deacetylasen** (HDAC) enthalten sind. Histon-Deacetylasen haben eine den Histon-Acetyltransferasen entgegengesetzte Funktion. Sie deacetylieren Histone und bewirken so eine **Kompaktierung des Chromatins** und damit eine **Inhibition der Genexpression**. Auch andere Beispiele für Repression der Genexpression, z.B. durch Mad/Max oder das Retinoblastomprotein, beruhen auf einer Rekrutierung von HDAC-Komplexen. DNA-Methylierung (➤ Kap. 12.8) führt ebenfalls zur Inhibition der Transkription. Auch diese durch DNA-Methylierung vermittelte Repression der Genexpression scheint über Histon-Deacetylierung zu funktio-

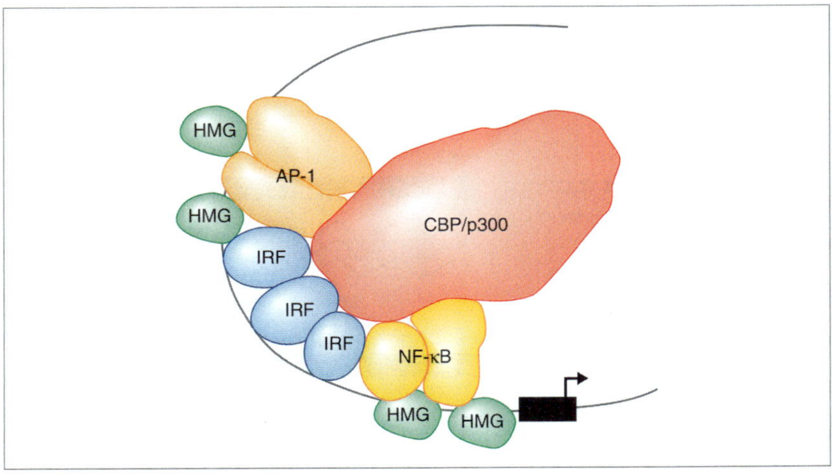

Abb. 12.30 Enhancosom am β-Interferon-Gen. Die Bindung einer Reihe von Transkriptionsfaktoren (NF-κB, IRF, AP-1) wird durch HMG1 ermöglicht. Diese Transkriptionsfaktoren können dann gemeinsam den CPB/p300-Coaktivator rekrutieren.

nieren. Ein Protein, das spezifisch methylierte DNA erkennt (MeCP2), kann ebenfalls HDAC-Proteine rekrutieren und somit zur Kompaktierung des Chromatins und zur Repression der Transkription beitragen (➤ Kap. 11.3.3).

MERKE

DNA-gebundene Transkriptionsfaktoren rekrutieren durch Protein-Protein-Wechselwirkungen sog. **Coaktivatoren** bzw. **Corepressoren**, die für die Transkriptionsregulation entscheidend sind. Diese Cofaktoren wirken z.B. dadurch, dass sie durch Acetylierung bzw. Deacetylierung der Histone die Chromatinstruktur verändern.

12.8 Kontrolle der Transkription durch DNA-Methylierung und Locus-Kontrollregionen

12.8.1 DNA-Methylierung

Bei Säugern werden nur Cytosinreste methyliert, auf die in einem sog. **CpG-Dinucleotid** Guanosin folgt. Wie ➤ Abb. 12.31 zeigt, findet die Methylierung in Position 5 der Base und auf beiden DNA-Strängen statt. Das Grundmuster der DNA-Methylierung wird bei der Zellteilung an die Tochterzellen weitergegeben. Dabei ist eine sog. **Hemimethylase** aktiv. Sie erkennt nach der semikonservativen Replikation den methylierten Ausgangsstrang und fügt die korrespondierende Methylierung am neuen Tochterstrang ein. Beim Menschen gibt es vier Gene, die für DNA-Methyltransferasen (DNMT) kodieren: **DNMT1** kodiert für die bereits beschriebene Hemimethylase, die beiden Gene **DNMT3a** und **DNMT3b** für sog. **De-novo-Methylasen**, also Enzyme, die Methylgruppen in vormals nichtmethylierte DNA einführen. Die Rolle von DNMT2 ist derzeit nicht geklärt. Methylgruppendonor ist in allen Fällen das *S*-Adenosylmethionin (SAM, ➤ Kap. 9.2.2).

Klinik

Untersuchungen zur Expression methylierter Gene im Vergleich zu nichtmethylierten Genen zeigten, dass DNA-Methylierung die Expression inhibieren oder zumindest vermindern kann. So fand sich bei Frauen, in deren Körperzellen eines der X-Chromosomen spezifisch inaktiviert ist, dass dieses inaktive X-Chromosom erheblich stärker methyliert ist als das aktive Chromosom. Die Bedeutung der DNA-Methylierung für die Genexpression und die Zellphysiologie wird an einigen Beispielen der **Tumorentstehung** deutlich. In einer Reihe von Tumoren wird ein Tumorsuppressorgen, nämlich der negative

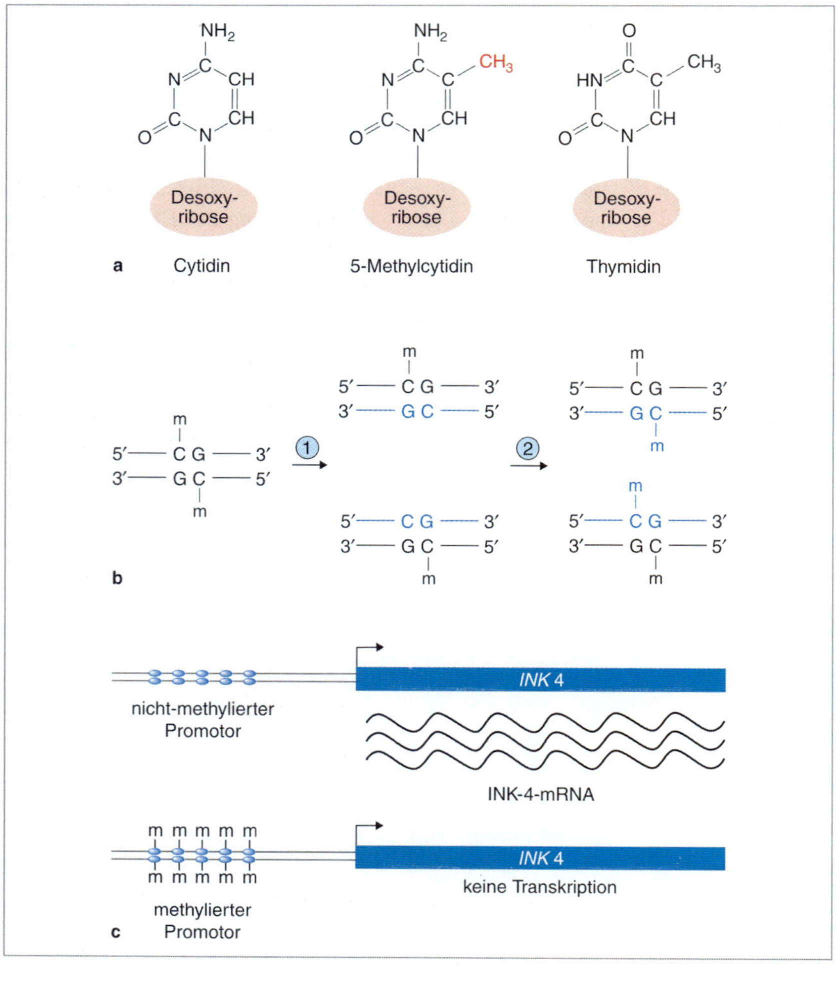

Abb. 12.31 DNA-Methylierung.
a) Struktur von Cytidin, 5-Methylcytidin und Thymidin.
b) An CpG-Dinucleotiden sind die Cytosinreste der beiden komplementären Stränge methyliert. Nach der Replikation (**1**) werden die hemimethylierten Stellen durch eine Hemimethylase (DNMT1) wieder vollständig methyliert (**2**).
c) Im nichtmethylierten Zustand ist der Promotor des INK4-Gens aktiv. Methylierung der CpG-Dinucleotide (durch m gekennzeichnet) führt zur Inaktivierung. Auch für andere Tumorsuppressorgene wie E-Cadherin und BRCA1 wurde ein entsprechender Mechanismus nachgewiesen.

Zellzyklusregulator INK4 (➤ Abb. 12.31c und ➤ Kap. 12.9.5), nicht exprimiert. Als eine Ursache für die fehlende bzw. verminderte Expression konnte die **Hypermethylierung** (verstärkte Methylierung) des Promotors identifiziert werden.

Das globale DNA-Methylierungsmuster wird früh in der Embryonalentwicklung festgelegt. Gene aus differenzierten Zellen werden dabei zunächst methyliert, und der Methylierungszustand wird nach der Replikation durch die Hemimethylase erhalten. Erst wenn die Zellen in der Entwicklung das entsprechende Reifungsstadium erreichen, wird ein Teil der Methylgruppen in einem noch nicht völlig geklärten Prozess spezifisch entfernt.

MERKE

Durch Methylierung des Cytosinrests spezifischer CpG-Dinucleotide in Promotor- und Enhancer-Elementen von Genen kann deren Expression beeinflusst werden. In der Regel führt eine **verstärkte Methylierung** zu einer **verminderten Expression** der betroffenen Gene.

12.8.2 Locus-Kontrollregionen

Wir haben bereits cis-regulatorische Elemente wie Promotoren, Enhancer und Silencer kennengelernt. Manche Gene verfügen aber noch über weitere Regulationselemente, die nicht nur ein einziges Gen, sondern eine Gruppe beieinanderliegender Gene betreffen. Diese Elemente, die einen ganzen Genlocus regulieren, nennt man **Locus-Kontrollregionen (LCR)**. Eine LCR wurde zunächst am β-Globin-Genlocus beschrieben und ist dort auch am besten charakterisiert. Der β-Globin-Genlocus enthält fünf Mitglieder der β-Globin-Genfamilie: Das embryonale ε-Globin, die fetalen Gγ- und Aγ-Gene sowie die nach der Geburt und im Adultstadium exprimierten δ- und β-Globin-Gene (98% β-Globin, nur etwa 2% δ-Globin; ➤ Abb. 12.32a).

Klinik

Die Bedeutung der LCR des β-Globin-Locus wurde durch Krankheiten offenkundig, bei denen die β-Globin-Synthese gestört ist. Zu diesen Erkrankungen zählen die sog. Thalassämien. **Thalassämien** treten vorwiegend im Mittelmeerraum, Südostasien und Nordafrika auf. Patienten mit Thalassämie leiden an einer chronischen **Anämie**, die durch fehlende, fehlerhafte oder verminderte Synthese einer der Globinketten des Hämoglobins hervorgerufen wird. Durch den permanenten Mangel an normalem Hämoglobin und den damit verbundenen Sauerstoffmangel im Gewebe entstehen verschiedene Krankheitsbilder. Bei unterschiedlichen Formen der Thalassämie fehlen jeweils andere Globinproteine. Die **β-Thalassämien**, bei denen die Expression des β-Globins gestört ist, können durch verschiedene Mutationen hervorgerufen werden. Es wurden einige Fälle beschrieben, bei denen alle fünf Globin-Gene einschließlich ihrer unmittelbaren Kontrollsequenzen vorhanden waren, die LCR aber durch Deletion entfernt war. Diese Patienten zeigten keine Expression der γ-, δ- und β-Globin-Gene.

LCR-Elemente wurden noch bei einer Reihe anderer Gene gefunden, der exakte Wirkmechanismus ist allerdings noch nicht aufgeklärt. Eine LCR scheint durch die folgenden **Funktionen** definiert zu werden:

- Sie beeinflusst größere chromosomale Domänen, indem sie die Chromatinstruktur öffnet (für Transkriptionsfaktoren zugänglich macht).
- Sie isoliert gegen Einflüsse benachbarter Chromatinbereiche.
- Sie zeigt häufig ausgeprägte Zelltypspezifität.

12.8.3 Isolatorelemente

Wie wird nun gewährleistet, dass Elemente wie Enhancer, Silencer und LCR, die über große Distanzen auf der DNA wirken können, jeweils nur das richtige Gen bzw. die richtigen Gene regulieren, nicht aber das „nächste" oder „übernächste" Gen, das auf dem Chromosom folgt? Wie bereits erwähnt, besteht die Funktion einer LCR z.T. darin, gegen benachbarte Gene abzuschirmen. Zusätzlich findet man auf den Chromosomen sog. **Isolatorelemente** (engl. insulator), die solche weitreichenden Regulationseinflüsse auf umgrenzte Domänen beschränken (➤ Abb. 12.32b). Ähnlich wie Enhancer-, Silencer- und LCR-

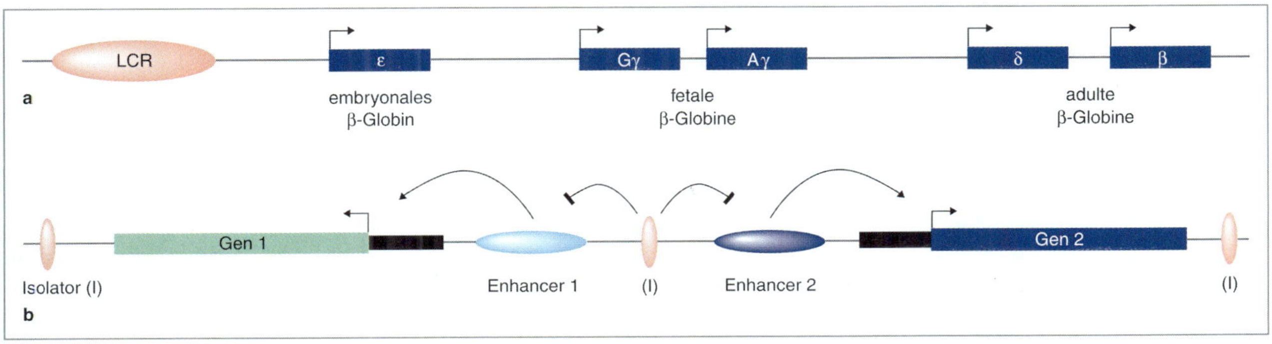

Abb. 12.32 Locus-Kontrollregionen und Isolatorelemente.
a) Der menschliche β-Globin-Genlocus. Der dargestellte DNA-Bereich umfasst etwa 80.000 bp und enthält vor den Strukturgenen die Locus-Kontrollregion (LCR), die für die Expression der β-Globin-Gene essenziell ist.
b) Funktion von Isolatorelementen. Isolatorelemente (I) verhindern, dass Enhancer-Regionen eines Gens die Expression eines benachbarten Gens beeinflussen.

Funktion wird auch die Isolatorfunktion durch Proteine vermittelt, die an die jeweiligen Elemente binden.

MERKE

Gene müssen in ihrer chromosomalen Umgebung unabhängig von benachbarten Genen reguliert werden können. Dies wird durch **Locus-Kontrollelemente** (LCR) und **Isolatoren** ermöglicht. Auch diese Elemente funktionieren durch Bindung regulatorischer Proteine.

12.9 Posttranskriptionelle RNA-Modifikationen

Die Primärtranskripte der eukaryontischen RNA-Polymerasen werden vor dem Export in das Zytoplasma zunächst noch einer Reihe von Modifikationen unterzogen, die für ihre jeweilige Funktion essenziell sind. Die Primärtranskripte proteinkodierender Gene werden auf dem Weg zur reifen mRNA sowohl am **5'- und am 3'-Ende** als auch **intern** modifiziert. Diese **Prozessierung** ist nicht nur für die Funktion der mRNA wichtig, sondern bietet gleichzeitig weitere Möglichkeiten zur Regulation der Genexpression.

12.9.1 Capping der mRNA am 5'-Ende

Das erste Nucleotid eines neu entstehenden RNA-Transkripts ist in der Regel A oder G. Dieses wird in eukaryontischen Zellen modifiziert, noch während die Transkription durch die RNA-Polymerase II fortschreitet (➤ Abb. 12.33). Es handelt sich also eigentlich um eine **cotranskriptionelle** Modifikation und nicht wirklich um eine posttranskriptionelle Modifikation. Dieser Vorgang, sog. **Capping**, wird durchgeführt, wenn die neu synthetisierte RNA-Kette etwa 20–30 Nucleotide lang ist. Die Modifikation lässt sich in drei Teilschritte unterteilen:

- Zunächst wird durch die **Triphosphatase**aktivität des Capping-Enzyms die Phosphorsäureanhydridbindung zwischen der β- und γ-Phosphat-Gruppe des ersten Nucleosidtriphosphats hydrolysiert. Dadurch entsteht am 5'-Ende der RNA ein **Nucleosiddiphosphat**.
- Das so entstandene 5'-Diphosphat bildet anschließend mit der α-Phosphat-Gruppe eines Guanosintriphosphats eine ungewöhnliche **5'-5'-Triphosphatbindung** aus (➤ Abb. 12.33). Diese Reaktion wird durch die **Guanylyltransferase**aktivität des Capping-Enzyms katalysiert.
- Schließlich wird der endständige Guanosinrest durch eine **Methyltransferase** in der Position N7 methyliert. Dieses modifizierte Ende wird als **Cap** bezeichnet. Diese Cap-Struktur wird außerdem an weiteren Sauerstoffatomen der Zuckerreste methyliert. Donor für alle Methylgruppen ist das S-Adenosylmethionin (SAM).

Diese Modifikation ist spezifisch für RNA, die durch die RNA-Polymerase II transkribiert werden. Die Capping-Enzyme sind mit der C-terminale Domäne (CTD, ➤ Kap. 12.1) der β'-Untereinheit der RNA-Polymerase II assoziiert.

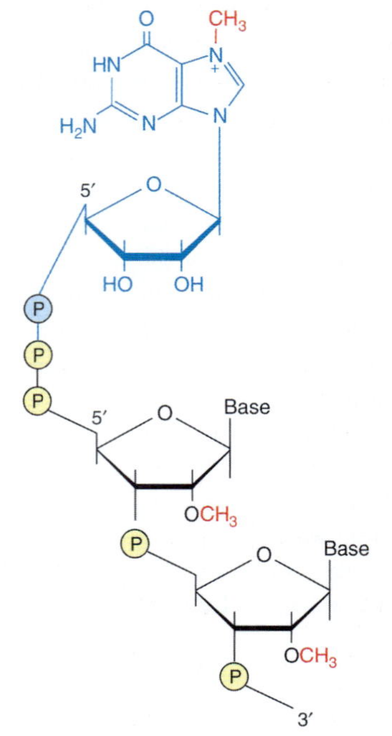

Abb. 12.33 Die Cap-Struktur am 5'-Ende von mRNA-Molekülen. Die 5'-Cap-Struktur enthält das ungewöhnliche Nucleotid 7-Methylguanylat (blau), das über eine 5'-5'-Triphosphatbrücke mit dem ersten transkribierten Nucleotid der mRNA verbunden ist. Darüber hinaus ist die 2-Hydroxyl-Gruppe der Ribose des ersten und z.T. auch des zweiten Nucleotids methyliert (rot).

Die Cap-Struktur besitzt eine Reihe von Funktionen. Nach Bindung durch den **Cap-Bindungskomplex** werden die RNA-Moleküle aus dem Kern exportiert. Im Zytosol bindet dann der für die Translationsinitiation wichtige Faktor eIF4E an die Cap-Struktur. Diese Interaktion ist Voraussetzung für die Initiation der Translation. Eine weitere Funktion der Cap-Struktur besteht darin, die **Stabilität** und somit die **Halbwertszeit** von mRNA-Molekülen zu erhöhen, indem sie durch die 5'-5'-Triphosphatbindung das 5'-Ende der RNA vor dem Angriff von Nucleasen schützt.

Schon gewusst

Polioviren nutzen diesen Mechanismus, um die zelluläre Proteinbiosynthese zu hemmen. Das Virusgenom kodiert u.a. für eine Protease, die gezielt eine Untereinheit des Cap-Bindungskomplexes zerstört. Somit erreicht das Virus, dass sich die Proteinsynthesemaschinerie der infizierten Zelle auf die Translation viraler mRNA konzentriert, die kein 5'-Cap trägt. Bei der Translation der Poliovirus-mRNA bildet sich der Initiationskomplex direkt vor dem Startcodon.

Eine weitere Besonderheit findet man bei **Influenzaviren**. Das Genom dieser Viren besteht aus fragmentierten RNA-Molekülen, die als Matrize für die Synthese von Influenza-mRNA-Molekülen durch die virale Polymerase dienen (Negativ- oder Minusstrang-RNA-Viren). Diese Polymerase besitzt eine intrinsische Endonucleaseaktivität, die kurze Fragmente vom 5'-Ende zellulärer mRNA-Moleküle, einschließlich der

Cap-Struktur, abschneidet. Diese Fragmente werden dann von der viralen Polymerase als Primer verwendet, wodurch sie in der Lage ist, virale mRNA-Moleküle mit einer Cap-Struktur zu erzeugen. Diesen Mechanismus bezeichnet man als **Cap-Snatching** („Cap-Entreißen").

12.9.2 Polyadenylierung der mRNA am 3'-Ende

Ein weiterer Mechanismus der eukaryontischen mRNA-Prozessierung ist die **Polyadenylierung** ihres 3'-Endes. Darunter versteht man die Anheftung von ungefähr 200 Adenylylresten (beim Menschen) an das 3'-Ende von mRNA-Molekülen. Mit Ausnahme der für die Histonproteine kodierenden mRNA werden alle proteinkodierenden mRNA-Moleküle beim Menschen polyadenyliert. Die Polyadenylierung ist einerseits abhängig von **spezifischen Sequenzmotiven** auf der RNA, andererseits von mehreren **multimeren Proteinkomplexen**. Das wichtigste Signal für die Polyadenylierung ist die Konsensussequenz **5'-AAUAAA-3'**, die in unterschiedlichem Abstand stromabwärts der kodierenden (= translatierten) Region der mRNA im sog. 3'-untranslatierten Bereich (3'-UTR, 3' untranslated region) lokalisiert ist. Die Polyadenylierung findet zwischen diesem AAUAAA-Element und einem weiteren Sequenzmotiv, dem **DSE** (Downstream sequence element), einer U- bzw. GU-reichen Sequenz, statt. Direkt an der Polyadenylierungsstelle findet man häufig das Dinucleotid 5'-CA-3' (➤ Abb. 12.34).

Die RNA-Polymerase II synthetisiert zunächst über das Polyadenylierungssignal hinaus ein **Primärtranskript**, das am 3'-Ende länger ist als die reife mRNA. Die 5'-AAUAAA-3'-Sequenz wird vom **CPSF-Proteinkomplex** erkannt (CPSF von cleavage and polyadenylation specificity factor), an das DSE bindet der **CstF-Komplex** (CstF von cleavage stimulatory factor). Weitere Faktoren (Cleavage-Faktoren CF I und CF II, ➤ Abb. 12.34) assoziieren mit diesen Komplexen, und es kommt zur Spaltung der RNA etwa zehn bis 30 Nucleotide hinter dem AAUAAA-Signal. An das 3'-OH-Ende der RNA polymerisiert eine Poly(A)-Sequenz, die RNA-Sequenz zwischen Polyadenylierungssignal und 3'-Ende wird entfernt. Die Polyadenylierung selbst geschieht matrizenunabhängig und wird von der **Poly(A)-Polymerase** (PAP), die ebenfalls im Komplex rekrutiert wird, katalysiert (➤ Abb. 12.34).

Für die Festlegung der Länge des Poly(A)-Schwanzes ist das **Poly(A)-bindende Protein II** verantwortlich, das einerseits an die wachsende Poly(A)-Sequenz bindet und andererseits mit PAP interagiert. Nach dem Export in das Zytoplasma (➤ Kap. 12.10.1) bindet ein anderes Poly(A)-bindendes Protein **(PABP)** an den Poly(A)-Schwanz. Dieses PABP interagiert mit dem eukaryontischen Initiationsfaktor eIF4G; diese Wechselwirkung ist für die effiziente Initiation der Translation wichtig (➤ Kap. 13.4).

Die **Länge des Poly(A)-Schwanzes** am 3'-Ende der mRNA beeinflusst deren **Translation**. In reifenden Oozyten sind die meisten RNA-abbauenden Systeme ausgeschaltet. Deshalb können Oozyten einen großen Vorrat an mRNA aufbauen. Viele dieser mRNA-Moleküle besitzen nur kurze Poly(A)-Schwänze (zehn bis 30 Adenylylreste). In dieser Form werden sie jedoch nicht translatiert. Wenn nach der Befruchtung Proteine benötigt werden, für die diese mRNA-Moleküle kodieren, wird der Poly(A)-Schwanz am 3'-Ende durch eine zytoplasmatische Poly(A)-Polymerase verlängert. Dies führt zu einer Stimulation der Translation. Der Poly(A)-Schwanz spielt also eine Rolle bei der Translation der mRNA.

Außerdem schützt der Poly(A)-Schwanz die mRNA vor enzymatischem Abbau durch Exonucleasen und beeinflusst somit maßgeblich die **Stabilität** bzw. **Halbwertszeit der mRNA** innerhalb der Zelle. Die Poly(A)-Schwänze der meisten mRNA-Moleküle werden nach ihrem Export aus dem Kern verkürzt; dies ist ein langsamer Vorgang, der sich z.T. über Tage erstrecken kann. Allerdings gibt es mRNA-Moleküle, deren Poly(A)-Schwänze in Stunden bzw. Minuten abgebaut werden. mRNA-Moleküle mit weniger als 30 Adenylylresten an ihrem 3'-Ende werden abgebaut (➤ Kap. 12.10.2). Somit kann der Abbau

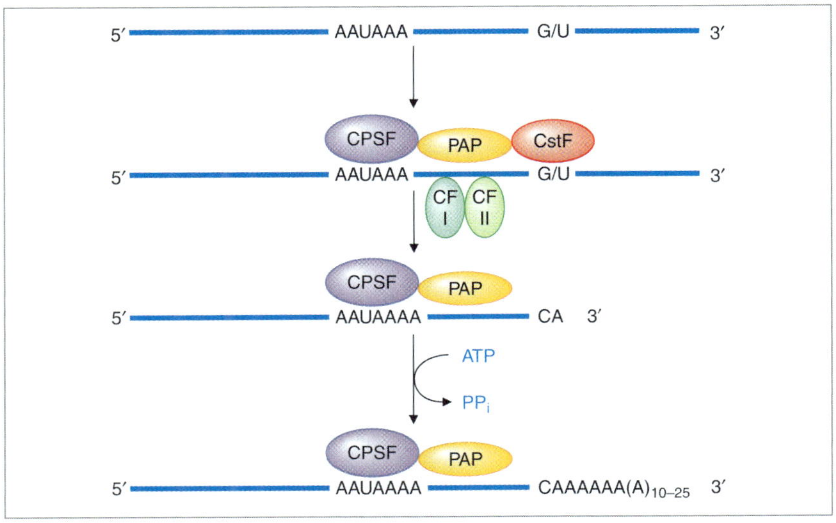

Abb. 12.34 Polyadenylierung von mRNA-Molekülen. Der neu entstandene mRNA-Strang wird ungefähr zehn bis 30 Nucleotide hinter dem Polyadenylierungssignal (AAUAAA) häufig an einem CA-Dinucleotid endonucleolytisch geschnitten. Anschließend synthetisiert die Poly(A)-Polymerase den Adenylatschwanz.

von mRNA-Molekülen durch die Länge ihres Poly(A)-Schwanzes reguliert werden.

MERKE

Fast alle reifen mRNAs besitzen am 3'-Ende einen Poly(A)-Schwanz. Die für die Histonproteine kodierenden mRNA-Moleküle stellen eine seltene Ausnahme dar, da sie nicht polyadenyliert sind, dafür aber eine spezialisierte Sekundärstruktur am 3'-Ende tragen, die entsprechende Funktionen übernimmt.

12.9.3 Spleißen der mRNA-Vorläufer

Das klassische Modell eines Gens – Promotor, Startcodon, gefolgt von einer ununterbrochenen Kodierungssequenz, Stoppcodon – galt lange Zeit uneingeschränkt für alle Organismen. Im Jahre 1977 stellte sich jedoch heraus, dass viele Gene höherer Organismen wesentlich länger sind als die von ihnen erzeugte mRNA. Dies liegt daran, dass aus dem zunächst gebildeten Prmärtranskript noch im Zellkern bestimmte Abschnitte entfernt werden, die keine Information für die Herstellung des Proteins tragen. Man nennt solche Gene höherer Eukaryonten deshalb auch **Mosaikgene**.

Die Bereiche des Primärtranskripts, die in der reifen mRNA enthalten sind, nennt man **Exons**, die Sequenzen, die entfernt werden, **Introns** (➤ Abb. 12.35). Den Vorgang der Entfernung der Introns und der Verknüpfung der Exons nennt man **Spleißen**. Mosaikgene bestehen häufig aus vielen Exons, wobei benachbarte Exons jeweils durch ein Intron getrennt sind. Werden solche Gene transkribiert, so entsteht zunächst ein primäres Transkript, das auch **heterogene nucleäre RNA (hnRNA)** oder **prä-mRNA** genannt wird. Im Gegensatz zur mRNA eines Gens enthält dessen hnRNA noch die Introns.

Spleißsequenzen

Die Analyse der DNA-Sequenzen an den Exon-Intron-Übergängen unterschiedlicher Gene ergab, dass an diesen Stellen konservierte Sequenzen vorkommen, die für den Mechanismus des Spleißens wichtig sind. So beginnen intronische Sequenzen in der Regel mit **GU**, während Exons und Introns mit **AG** enden. Auch die benachbarten Sequenzen sind charakteristischerweise noch sehr gut konserviert (➤ Abb. 12.36). Folglich sieht eine 5`-Spleißstelle, die sog. **Spleißdonorstelle**, auf hnRNA-Ebene folgendermaßen aus: **Exon-AG/GU-Intron** (der Schrägstrich ist hier die Exon-Intron-Grenze). Ein weiteres Charakteristikum der als **Spleißakzeptorstelle** bezeichneten 3'-Spleißstelle ist der sog. **Polypyrimidintrakt**, eine etwa 15 bp lange pyrimidinbasenreiche Sequenz, die vor dem typischen AG des Intronendes liegt.

Neben diesen Konsensussequenzen für die 5'- und 3'-Spleißstellen gibt es eine weitere Sequenz in Introns, die für das korrekte Spleißen von hnRNA notwendig ist. Diese sog. **Verzweigungsstelle** (engl. branch point) liegt in der Regel 20–50 Nucleotide vom 3'-Ende des Introns entfernt. Innerhalb dieser Sequenz liegt ein Adenosin, das für die Bildung einer Phosphodiesterbindung mit dem Phosphat der 5'-Spleißstelle verantwortlich ist (➤ Abb. 12.36).

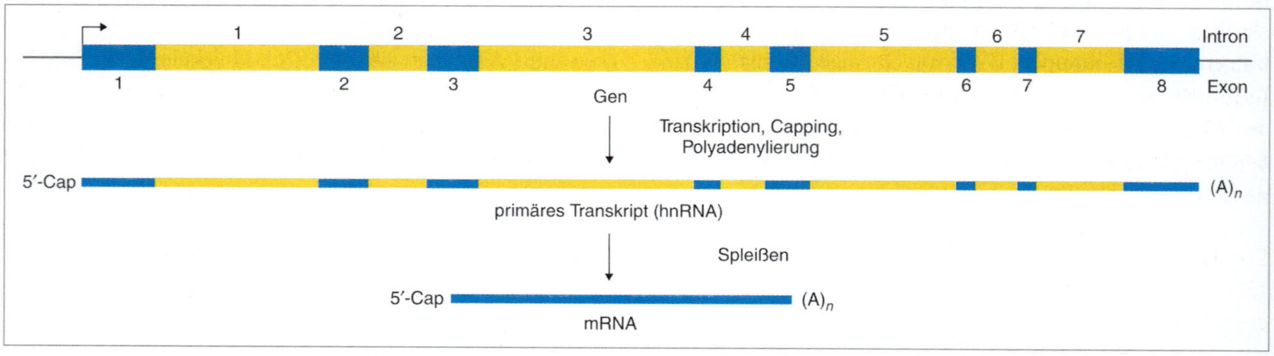

Abb. 12.35 RNA-Spleißen im Überblick. Nach der Transkription des Gens entsteht ein primäres, intronhaltiges hnRNA-Transkript. Es besteht aus acht Exons (blau) und sieben Introns (gelb). Durch Anheften des 5'-Caps und die Polyadenylierung des 3'-Endes wird dieses primäre Transkript modifiziert. Beim Spleißen werden die Introns aus der hnRNA entfernt.

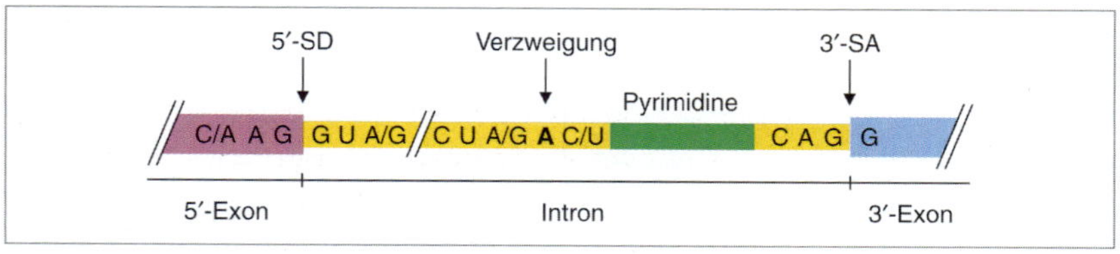

Abb. 12.36 Spleißsequenzen. Am Ende der Exonsequenzen findet man häufig das AG-Dinucleotid. Beginn und Ende der Intronsequenz sind extrem gut konserviert (GU→AG). Außerdem gibt es weitere konservierte Nucleotide sowie den Adenosinrest (A) an der Verzweigungsstelle und eine etwa 15 Nucleotide lange Pyrimidinsequenz. 5'SD = Spleißdonorsequenz (Exon-Intron-Übergang), 3'SA = Spleißakzeptorsequenz (Intron-Exon-Übergang).

Mechanismus der Spleißreaktion

Der Spleißvorgang kann in mehrere Teilreaktionen zerlegt werden. Es handelt sich dabei um **Umesterungen**. Darunter versteht man die Knüpfung einer neuen Esterbindung unter gleichzeitiger Lösung einer bestehenden Esterbindung. Durch eine Umesterung der 5'-Phosphat-Gruppe des Guanosins der Spleißdonorstelle mit der 2'-Hydroxyl-Gruppe des Adenosins innerhalb der Verzweigungsstelle im Intron wird das Zucker-Phosphat-Rückgrat der hnRNA an der Spleißdonorstelle durchtrennt (➤ Abb. 12.37). Die dabei entstehende freie 3'-Hydroxyl-Gruppe am Exonende kann daraufhin eine Umesterung mit der 5'-Phosphat-Gruppe der Spleißakzeptorstelle durchführen. Bei diesem Prozess entstehen zwei verschiedene Produkte: **intronfreie mRNA** und eine **lassoähnliche Struktur**, die auf die intronische RNA-Sequenz zurückzuführen ist (➤ Abb. 12.37).

Der Spleißosomkomplex

Die Teilreaktionen des Spleißens werden durch das **Spleißosom**, einen multikatalytischen Komplex, im Zellkern ausgeführt. Spleißosomkomplexe enthalten neben Proteinen auch kleine RNA-Moleküle. Diese RNA-Moleküle werden **Small nuclear RNA** (**snRNA**) genannt. Die Untereinheiten des Spleißosoms werden aufgrund ihrer Zusammensetzung aus snRNA und Proteinen auch als **snRNP** (small nuclear ribonucleoprotein) bezeichnet. Im Spleißosom findet man fünf snRNP-Moleküle, die **U1**, **U2**, **U4**, **U5** und **U6** genannt werden. Die meisten snRNP-Moleküle bestehen aus mindestens einem snRNA-Molekül, das einen Komplex mit mehreren Proteinen bildet. Für die Funktion dieser snRNP-Moleküle ist entscheidend, dass die Sequenzen der snRNA-Moleküle zu den Sequenzen der Exon-Intron-Übergänge und der Verzweigungsstelle komplementär sind. Sie sind deshalb dafür verantwortlich, die für das Spleißen nötigen Proteine an die Stellen der hnRNA zu bringen, an denen ihre katalytische Funktion nötig ist.

Der Spleißprozess beginnt damit, dass die **U1-snRNA** die 5'-Konsensussequenz (Donorstelle) des Introns bindet (➤ Abb. 12.38). Die Erkennung dieser Konsensussequenz übernimmt der snRNA-Anteil des Ribonucleoproteinkomplexes U1. Dieser ist zur Konsensussequenz der Donorstelle komplementär und hybridisiert mit ihr. Nun interagiert ein Protein, der U2-assoziierte Faktor (**U2AF**) an die Konsensussequenz im Intron nahe der 3'-Akzeptorstelle. Dies erlaubt der **U2-snRNA**, an den Verzweigungspunkt zu binden. **U4** bindet nicht direkt an die prä-mRNA. Vielmehr besteht die Aufgabe von U4 darin, die **U5-** und **U6-snRNP** in das Spleißosom zu rekrutieren. Dadurch wird die dreidimensionale Struktur der zu spleißenden RNA so verändert, dass sich durch eine Umesterung der 2'-Hydroxyl-Gruppe des Adenosins in der Verzweigungsstelle mit einer Phosphatgruppe des RNA-Rückgrats an der Donorstelle die **lassoähnliche Struktur** ausbildet. Durch diese Umesterung entsteht am 3'-Ende von Exon 1 eine freie Hydroxylgruppe. Sobald dieser Vorgang beendet ist, verlässt U1-snRNP den Komplex. Die freie 3'-Hydroxyl-Gruppe von Exon 1 greift nun die Phosphatgruppe am Übergang des Introns zum Exon 2 an. Dadurch wird das lassoähnliche RNA-Molekül, das dem Intron entspricht, freigesetzt, und die beiden Exons werden verbunden (➤ Abb. 12.37 und ➤ 12.38).

Klinik

Bei einer Autoimmunerkrankung, dem **systemischen Lupus erythematodes (SLE)**, findet man **Antikörper gegen** das am Spleißprozess beteiligte **U1-RNP**, darüber hinaus aber häufig auch noch Antikörper gegen eine Reihe weiterer nucleärer Antigene.

Wir haben im Zusammenhang mit Locus-Kontrollregionen (LCR) bereits die **Thalassämien** kennengelernt. Interessanterweise wurden bei β-Thalassämie-Patienten neben Mutationen des Promotors, der LCR sowie der kodierenden Sequenz auch **Mutationen in Introns** des β-Globin-Gens gefunden. Bei diesen Mutationen handelt es sich um Veränderungen im Bereich der Exon-Intron-Übergänge bzw. der Verzweigungsstellen in Introns. Diese Mutationen sind dafür verantwortlich, dass sich nicht bzw. falsch gespleißte β-Globin-mRNA bildet, die entweder im Zellkern zurückgehalten wird oder aber zur Bildung eines aberranten β-Globin-Proteins führt. Spleißmutationen wurden auch bei der **Phenylketonurie**, die durch Mutationen im Phenylalanin-Hydroxylase-Gen entsteht, sowie vielen anderen Erbkrankheiten des Menschen gefunden.

Ribozyme und selbstspleißende Introns

Der oben beschriebene Mechanismus des Spleißens bei höheren Eukaryonten hat sich aller Wahrscheinlichkeit nach aus einem weitaus primitiveren Vorgang entwickelt: Bestimmte RNA-Moleküle aus niederen Eukaryonten (Ciliaten und Pilze) können ihre Introns ohne das Zutun von Proteinen entfernen. Weil diese RNA-Moleküle ihr eigenes Spleißen katalysieren, sind sie laut Definition Enzyme. Da sich die katalytische Wirkung dieser RNA-Moleküle ohne die Beteiligung von Proteinen entfaltet, nennt man sie **Ribozyme.**

Eine wichtige Aufgabe der am Spleißen beteiligten Proteine ist, das RNA-Molekül in die für die Reaktion notwendige dreidimensionale Struktur zu überführen. Beim Selbstspleißen wird die Sekundärstruktur der RNA, also ihre Faltung, durch Wasserstoffbrückenbindungen zwischen komplementären Nucleotidsequenzen stabilisiert.

Man unterscheidet zwei verschiedene molekulare Mechanismen des Selbstspleißens, das Spleißen der Gruppe-I-Introns und der Gruppe-II-Introns.

- **Gruppe-I-Introns:** Hier greift die 3'-Hydroxyl-Gruppe eines freien, über Wasserstoffbrücken an die RNA gebundenen Guanosins die Phosphatgruppe der 5'-Spleißstelle an. Dadurch wird das Zucker-Phosphat-Rückgrat an der Do-

12

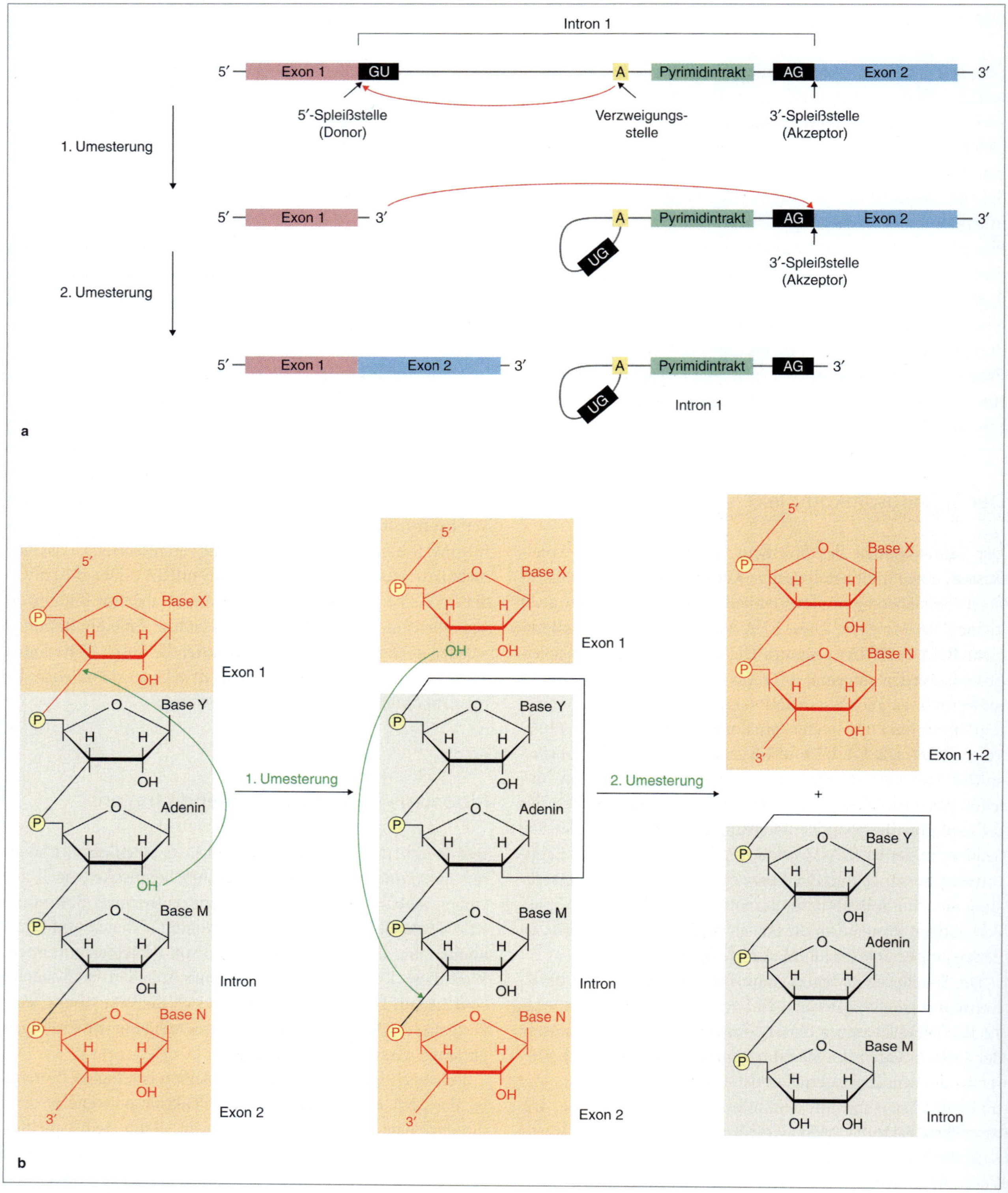

Abb. 12.37 Die Spleißreaktion.
a) Teilreaktionen des Spleißens. Über zwei Umesterungen, die eine lassoähnliche Struktur generieren, wird das Intron aus der hnRNA entfernt. Die konservierten Sequenzmotive der Introns sind dargestellt.
b) Biochemischer Mechanismus des Spleißens. Die 2'-Hydroxyl-Gruppe des Adenylylrests an der Verzweigungsstelle greift die 5'-Phosphatgruppe an der Spleißdonorstelle an. Dadurch entsteht eine äußerst ungewöhnliche 2'-5'-Phosphodiesterbindung (1. Umesterung). Nun greift die frei gewordene 3'-OH-Gruppe am Spleißdonor den Phosphatrest am Spleißakzeptor an. Dadurch werden die beiden Exons verknüpft (2. Umesterung) und das Intron als lassoähnliche Struktur aus dem Transkript entfernt.

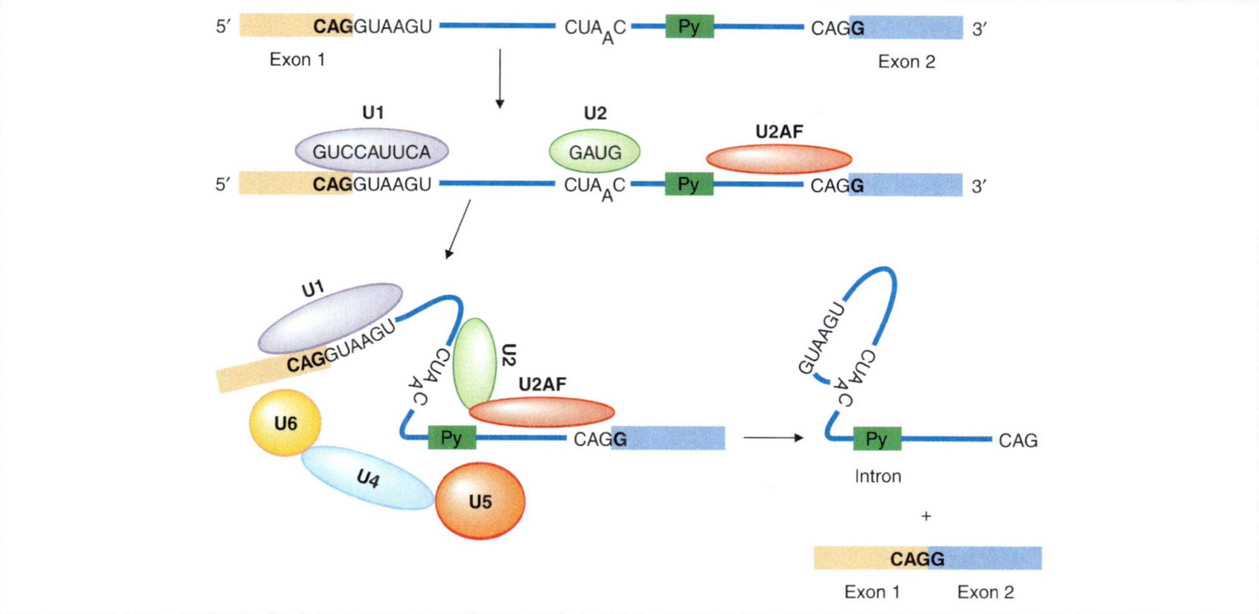

Abb. 12.38 Der Aufbau des Spleißosoms. Die relevanten konservierten Sequenzen sind an den Exon-Intron-Übergängen sowie im Intron nochmals gezeigt. Die Verzweigungsstelle (A) im Intron ist nach unten versetzt dargestellt. Die U1-Untereinheit des Spleißosoms bindet an die Spleißdonorstelle, wobei die Erkennung und Positionierung durch Basenkomplementarität der U1-snRNA gewährleistet werden. U2AF und die U2-Untereinheit binden an die Spleißakzeptorstelle bzw. den Verzweigungspunkt im Intron. Es besteht eine Basenkomplementarität der U2-snRNA zur Verzweigungsstelle. Anschließend binden U4, U5 und U6 an das zu spleißende Transkript. Dadurch wird die lassoähnliche Struktur des Introns stabilisiert, die für den Spleißvorgang unerlässlich ist.

norstelle unterbrochen und gleichzeitig eine Phosphodiesterbindung zu dem ehemals freien Guanosin gebildet (➤ Abb. 12.39). Die so entstandene 3'-Hydroxyl-Gruppe am Ende des ersten Exons greift nun als Nucleophil die Phosphodiesterbindung an der 3'-Spleißstelle an, wodurch das Intron entfernt wird.

- **Gruppe-II-Introns:** Der molekulare Mechanismus läuft im Prinzip wie das Spleißen im Spleißosom ab. Durch den nucleophilen Angriff der freien 2'-Hydroxyl-Gruppe eines Adenylylrests innerhalb des Introns auf die Phosphatgruppe an der 5'-Spleißstelle entsteht am Ende von Exon 1 eine freie 3'-Hydroxyl-Gruppe. Diese wiederum greift die Phosphatgruppe der Akzeptorstelle an, wodurch wie beim Spleißosom das Intron als **lassoähnliche Struktur** herausgeschnitten wird (➤ Abb. 12.39).

Die drei Spleißarten bei Gruppe-I- und Gruppe-II-Introns sowie durch Spleißosomen sind höchstwahrscheinlich verschiedene Stufen der Evolution des Spleißens.

Blick ins Labor

Ribozyme stellen auch eine vielversprechende Strategie für gentherapeutische Ansätze dar. Obwohl die zuvor beschriebenen Ribozyme nur sich selbst spleißen, also in cis funktionieren, ist es gelungen, Ribozyme zu konstruieren, die diese ribonucleolytische Wirkung auch in trans, also auch für andere RNA-Moleküle, entfalten. Mithilfe solcher **synthetischer Ribozyme** wird versucht, in Zellen die mRNA-Moleküle von Proteinen zu zerstören, die z.B. an der Tumorgenese oder der Replikation des HIV (AIDS-Erreger) beteiligt sind.

Alternatives RNA-Spleißen

Im eukaryontischen Genom existieren zahlreiche Gene, deren RNA-Primärtranskript (hnRNA) nicht nach nur einem festgelegten Muster, sondern auf verschiedene Arten gespleißt werden kann. Diesen Vorgang nennt man **alternatives Spleißen.** Als Konsequenz können **aus einem Primärtranskript verschiedene reife RNA-Moleküle** entstehen. Diese alternativ gespleißten mRNA-Moleküle unterscheiden sich durch die Anwesenheit bzw. das Fehlen bestimmter Exons oder Exonbereiche. Sie entstehen dadurch, dass bestimmte Exon-Intron-Übergänge genutzt werden oder nicht.

Man unterscheidet fünf Varianten des alternativen Spleißens, die getrennt oder auch kombiniert an einem Primärtranskript zum Einsatz kommen können (➤ Abb. 12.40).

- Exons können beim Spleißen weggelassen werden, d.h., sie werden mit den beiden flankierenden Introns gemeinsam entfernt (➤ Abb. 12.40, 1).
- Exons können zwei alternative Spleißdonor- (➤ Abb. 12.40, 2) oder Spleißakzeptorstellen (➤ Abb. 12.40, 3) besitzen. Dies bedeutet, dass abhängig davon, welche der beiden Stellen genutzt wird, unterschiedlich große Bereiche als Exon in der reifen RNA enthalten sind. Wir erkennen an diesen Beispielen auch, dass Introns nicht nur „nutzlose" RNA sind, sondern dass auch kodierende Bereiche in den Intronsequenzen enthalten sein können.
- Durch alternatives Spleißen wird es darüber hinaus möglich, dass ein Gen unterschiedliche Promotoren für seine Expression (➤ Abb. 12.40, 4) oder verschiedene Polyadenylierungssequenzen benutzt (➤ Abb. 12.40, 5).

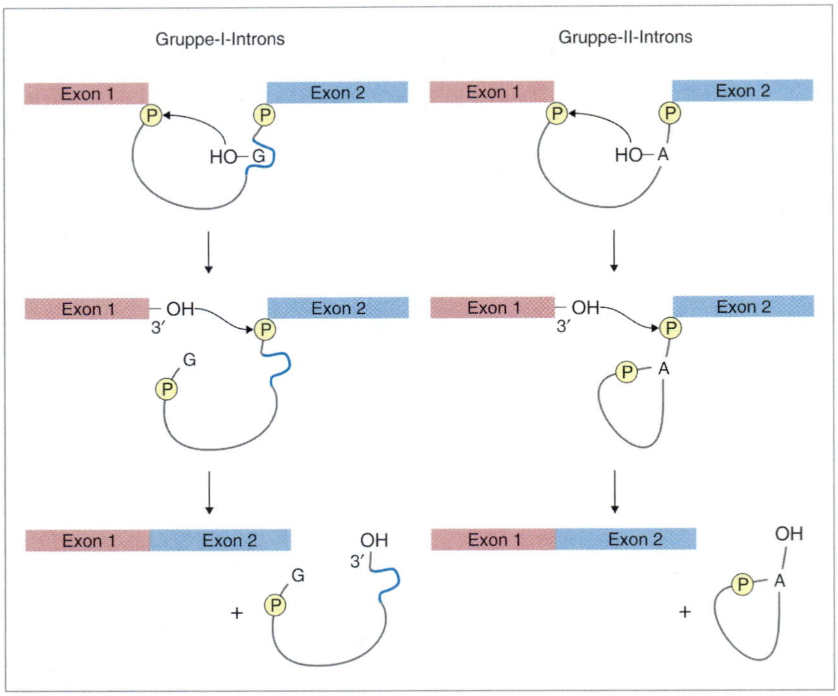

Abb. 12.39 Mechanismen des Selbstspleißens bei RNA-Molekülen. Während bei Gruppe-I-Introns ein nicht zum RNA-Molekül gehörendes Nucleotid (GTP) als Verzweigungsstelle dient, ist die Verzweigungsstelle bei Gruppe-II-Introns Bestandteil der RNA-Sequenz. Gruppe-II-Introns werden als lassoähnliche Strukturen entfernt.

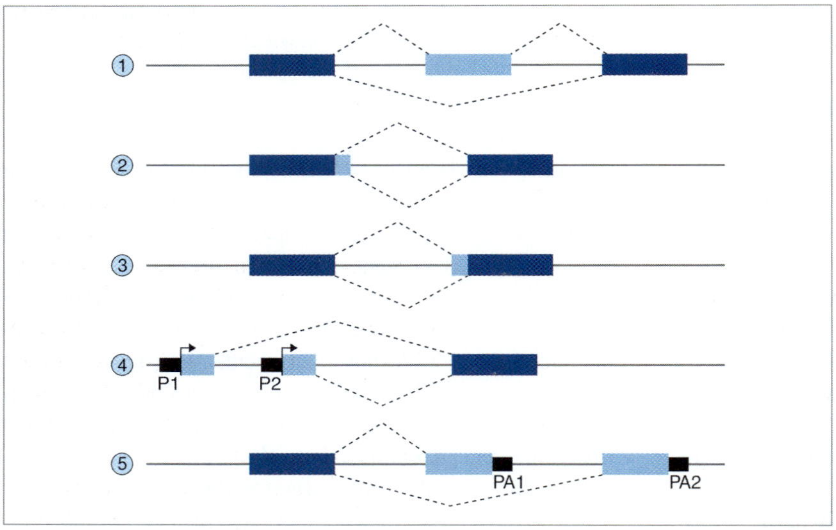

Abb. 12.40 Prinzipielle Mechanismen des alternativen Spleißens. Fünf unterschiedliche Varianten von alternativem Spleißen sind dargestellt. Exons bzw. Teile von Exons, die konditional in der reifen mRNA enthalten sind, sind hellblau hervorgehoben. P1 und P2 markieren zwei unterschiedliche Promotoren mit jeweils einem ersten Exon. PA1 und PA2 stehen für zwei unterschiedliche Polyadenylierungsstellen am Ende eines jeweils letzten Exons einer mRNA.

Ein Beispiel für ein Gen, aus dessen Primärtranskript durch alternatives Spleißen unterschiedliche Exons in alternativen mRNA-Molekülen verknüpft werden, ist das **Calcitonin-CGRP-Gen**. Dieses Gen enthält sechs Exons im Primärtranskript, die in zwei verschiedenen Zelltypen unterschiedlich kombiniert werden. Das in den C-Zellen der Schilddrüse synthetisierte und gespleißte Transkript dieses Gens kodiert für das Peptidhormon **Calcitonin** (Thyreocalcitonin), während in Nervenzellen und dem Hypothalamus Transkription und Spleißen zu der längeren, für **CGRP** (calcitonin gene-related protein) kodierenden mRNA führen. Die mRNA des Calcitonins besteht aus den Exons 1–4 des Gens, während die mRNA des CGRP aus den Exons 1, 2, 3, 5 und 6 zusammengesetzt ist. Das heißt, in Nervenzellen geht beim Spleißen das vierte Exon verloren (➤ Abb. 12.41).

Die beiden Proteine üben völlig unterschiedliche physiologische Funktionen aus. Calcitonin (32 Aminosäuren lang) ist an der Regulation des Blutcalciumspiegels beteiligt, den es durch Hemmung der Calciumfreisetzung aus den Knochen senkt. Demgegenüber scheint CGRP (37 Aminosäuren lang) v.a. vasoaktive Wirkungen (Vasodilatation) zu besitzen und ist an der Kontrolle des Gefäßwiderstands beteiligt.

Ein weiteres sehr gut untersuchtes Beispiel für eine wichtige physiologische Funktion des alternativen Spleißens werden wir bei der **Synthese der Immunglobuline** kennenlernen (➤ Kap. 26). Durch alternatives Spleißen können B-Lymphozyten von der Produktion membranständiger Immunglobuline auf sezernierte Immunglobuline umschalten. Darüber hinaus können durch alternatives Spleißen andere Proteinfunktionen reguliert werden, z.B.:

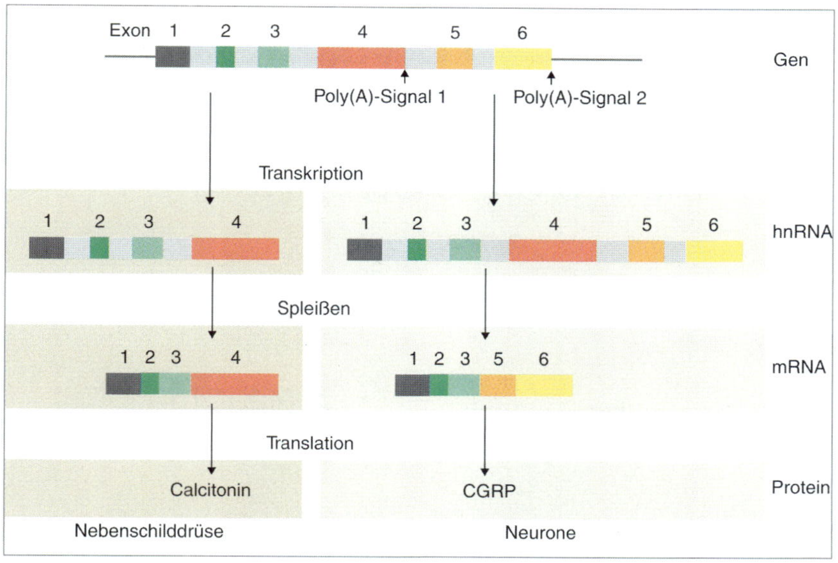

Abb. 12.41 Zelltypspezifisches alternatives Spleißen am Beispiel des Calcitonin-Gens. Während in der Nebenschilddrüse das Polyadenylierungssignal 1 [Poly(A)-Signal 1] das Ende der mRNA darstellt, wird in Neuronen die Polyadenylierungsstelle 2 [Poly(A)-Signal 2] benutzt. Dies resultiert in unterschiedlichen Transkripten: In der Nebenschilddrüse entsteht ein primäres Transkript, das vier Exons enthält, während in Neuronen eine hnRNA gebildet wird, die sechs Exons beinhaltet.

- Die subzelluläre Lokalisation von Proteinisoformen (z.B. Kern-Zytoplasma, Plasmamembran-Zytosol etc.) kann durch Einbau/Weglassen von Lokalisationssignalen im Protein verändert werden.
- Transkriptionsfaktoren können mit der gleichen DNA-Bindungsdomäne, aber unterschiedlichen regulatorischen Domänen generiert werden (Aktivatoren-Repressoren).
- Die Bindungsdomäne eines allosterischen Regulators eines Enzyms kann eingebaut oder weggelassen werden.
- Erkennungsstellen für posttranslationale Modifikationen (z.B. Phosphorylierung) können variiert werden.

Alternatives Spleißen ermöglicht es eukaryontischen Organismen, **funktionell unterschiedliche Proteine von einem Gen** zu synthetisieren. Die Funktionen der durch alternatives Spleißen entstehenden Proteine können sich erheblich unterscheiden. Dieser Mechanismus trägt deshalb zur Vielfalt der im Körper synthetisierten Proteine bei.

Der Vorgang des alternativen Spleißens wird in den Zellen reguliert. Das Primärtranskript enthält entweder in den Exon- oder den Intronbereichen cis-regulatorische Elemente, die von spezifischen RNA-bindenden Proteinen erkannt werden. Diese Proteine können dann den Spleißvorgang regulieren. Sie werden entweder zelltypspezifisch exprimiert, oder sie können selbst durch Signale in der Zelle funktionell kontrolliert werden.

12.9.4 RNA-Editierung

Unter dem Phänomen der RNA-Editierung versteht man die posttranskriptionelle **Veränderung der Basenabfolge der mRNA**. Dabei wird die Sequenz des Transkripts durch Insertion (Einfügen) bzw. Deletion (Entfernen) von Basen oder aber durch Umwandlung einer Base in eine andere Base verändert.

Der Prozess wurde ursprünglich bei Trypanosomen, den Erregern der Schlafkrankheit, entdeckt, bei denen das posttranskriptionelle Einfügen von Basen vorherrscht. Bei Säugern wurde ein anderer Mechanismus der RNA-Editierung gefunden: Nach der Transkription wird eine Base des Transkripts in eine andere umgewandelt. Diese gezielte Umwandlung von Basen wird nachfolgend an Beispielen näher erläutert.

Desaminierung von Cytosin

Vom **Apolipoprotein B**, das für den Aufbau einiger Lipoproteine und somit für den Transport von Lipiden im Blut essenziell ist (➤ Kap. 18.2), werden zwei Formen exprimiert. **ApoB-100** wird in der Leber synthetisiert und besitzt eine Molekülmasse von etwa 520 kDa. Demgegenüber wird im Dünndarm **ApoB-48** mit einer Molekülmasse von ca. 250 kDa exprimiert. ApoB-48 ist wichtigstes Strukturprotein der Chylomikronen, die in den Mukosazellen des Darms gebildet werden. Demgegenüber wird ApoB-100 v.a. für die Bildung von VLDL-Partikeln (Very-low-density-Lipoprotein) in der Leber und dessen Stoffwechselprodukt LDL benötigt. Es enthält, verglichen mit ApoB-48, eine zusätzliche Domäne, die für die Bindung an den LDL-Rezeptor auf der Zellmembran und damit für die Aufnahme des LDL in die Zelle notwendig ist. Beide Proteine werden von einem Gen kodiert und nur als eine mRNA synthetisiert. Allerdings wird die mRNA im Darm durch RNA-Editierung modifiziert. Durch **enzymatische Desaminierung** wird ein **Cytosin**- in einen **Uracil**rest umgewandelt. Diese Umwandlung verändert ein CAA-Codon, das für die Aminosäure Glutamin kodiert, in ein UAA-Stoppcodon. So entstehen gewebespezifisch unterschiedlich lange Formen des Apolipoproteins B (➤ Abb. 12.42a).

Desaminierung von Adenosin

Eine weitere Form der RNA-Editierung, die **selektive Desaminierung von Adenosinresten**, findet man bevorzugt im Ge-

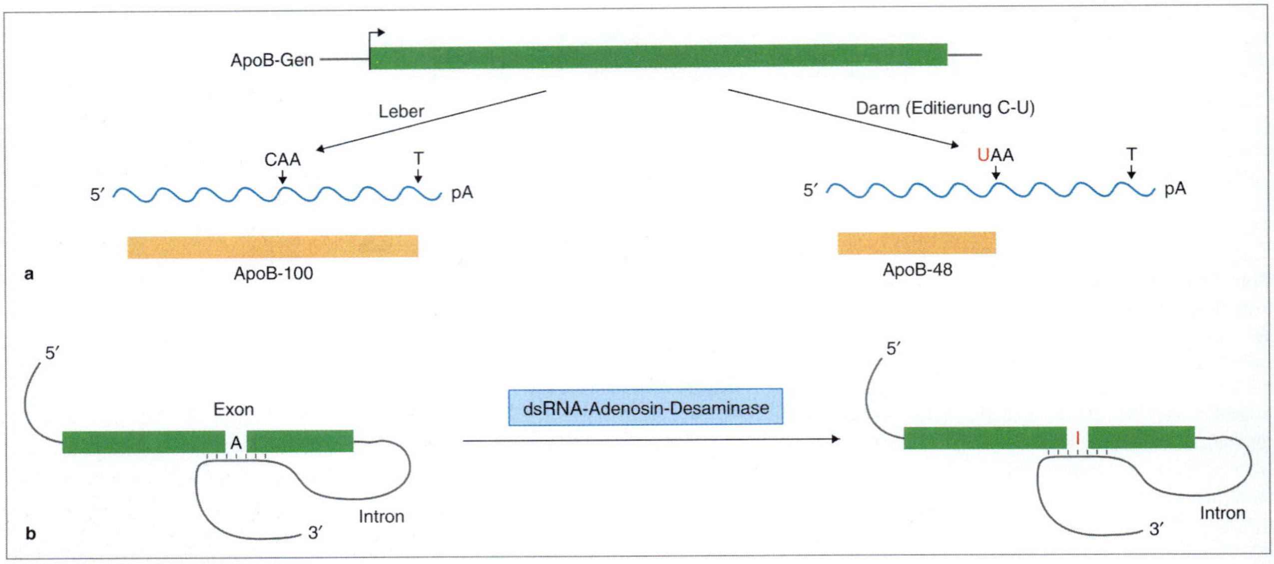

Abb. 12.42 Mechanismen der RNA-Editierung.
a) Desaminierung von Cytosin. RNA-Editierung in Darmzellen führt zur Veränderung des CAA-Tripletts in UAA. Dadurch wird aus einem Codon für die Aminosäure Glutamin ein Stoppcodon. Die Umwandlung des Cytosinrests in einen Uracilrest erfolgt durch Desaminierung. Das eigentliche Translationsstoppcodon ist durch einen Pfeil und T gekennzeichnet.
b) Desaminierung von Adenosin. Nach Basenpaarung des zu editierenden Bereichs im Exon mit einer komplementären Region im Intron wird die Stelle durch eine Doppelstrang-RNA-spezifische Adenosin-Desaminase (ADAR) modifiziert. Das entstehende Inosin wird bei der Translation als Guanosin gelesen.

hirn. Ein wichtiges Beispiel für eine auf diese Weise modifizierte RNA ist die mRNA einer Untereinheit des **Glutamatrezeptors (GluR-B)**. Glutamatrezeptoren sind Ionenkanäle, die durch Liganden (Glutamat) geöffnet werden. Das Primärtranskript enthält an der editierten Stelle die Sequenz CAG und kodiert für die Aminosäure Glutamin. Die Desaminierung durch eine Adenosin-Desaminase wandelt **Adenosin in Inosin** um, und das Codon bewirkt den Einbau von Arginin in die Polypeptidkette (das entstehende CIG-Codon wird bei der Translation als CGG-Codon gelesen). Die entsprechende Aminosäure befindet sich in der Transmembrandomäne des Glutamatrezeptors und beeinflusst dessen Ionenpermeabilität. Wenn sich an dieser Stelle des Proteins nach der Editierung Arginin befindet, ist der entsprechende Ionenkanal für Ca^{2+}-Ionen undurchlässig. Durch Editierung der mRNA des Glutamatrezeptors wird also dessen Permeabilität für Ca^{2+}-Ionen verändert.

Dieser Editierungsprozess setzt voraus, dass die zu editierende Region im Exon mit einer stromabwärts liegenden Region im Intron eine Basenpaarung eingeht (➤ Abb. 12.42b). Aus o.g. Mechanismus kann man ableiten, dass diese Form der Editierung vor dem Spleißen der prä-mRNA stattfinden muss. Mehrere Gene für RNA-modifizierende Adenosin-Desaminasen wurden mittlerweile identifiziert und werden **ADAR** (**A**denosin-**D**es**a**minasen für **R**NA) genannt (zur Unterscheidung von Enzymen, die DNA als Substrat desaminieren).

12.9.5 Ein Gen – zwei Proteine

Die bislang beschriebenen Beispiele für alternatives Spleißen führen zu unterschiedlichen Proteinen, die sich sehr ähneln und bei denen mehr oder weniger große Proteinbereiche identisch sind. Bei Viren hatte man schon lange beobachtet, dass durch unterschiedliches Spleißen auch völlig unterschiedliche Proteine aus einer genomischen Sequenz erzeugt werden können, indem **alternative Leseraster** für die Translation genutzt werden. Wie wir heute wissen, existiert dieser Mechanismus auch bei Säugern. Wir haben bereits das INK4-Gen kennengelernt, ein Tumorsuppressorgen, das in einer Reihe von Tumoren mutiert ist bzw. durch Methylierung des Promotors nicht exprimiert wird (➤ Kap. 11). Der **INK4-Genlocus** auf Chromosom 9 kodiert in der Tat für zwei Proteine, zum einen **INK4** und zum anderen **ARF** (alternate reading frame = alternatives Leseraster). Es existieren zwei Promotoren und folglich zwei unterschiedliche erste Exons für die beiden Transkripte, die Exons 2 und 3 sind jeweils identisch (➤ Abb. 12.43). Allerdings wird das zweite Exon in unterschiedlichen Leserastern gelesen. Beide Proteine spielen eine wichtige Rolle bei der Regulation der Zellteilung: INK4 über seine Funktion als negativer Regulator der Zellzyklusprogression, ARF als Regulator des MDM2-p53-Systems. Das ARF-Protein bewirkt eine Stabilisierung von p53 und trägt somit ebenfalls zum Zellzyklusarrest bei (➤ Kap. 12.6).

12.9.6 Interaktion RNA-modifizierender Enzyme mit der RNA-Polymerase II

Wir hatten zu Beginn des Kapitels gelernt, dass die größte Untereinheit der RNA-Polymerase II eine repetitive Aminosäuresequenz am C-Terminus besitzt, die **C-terminale Domäne (CTD)** genannt wird. Die Konsensussequenz dieser aus sieben

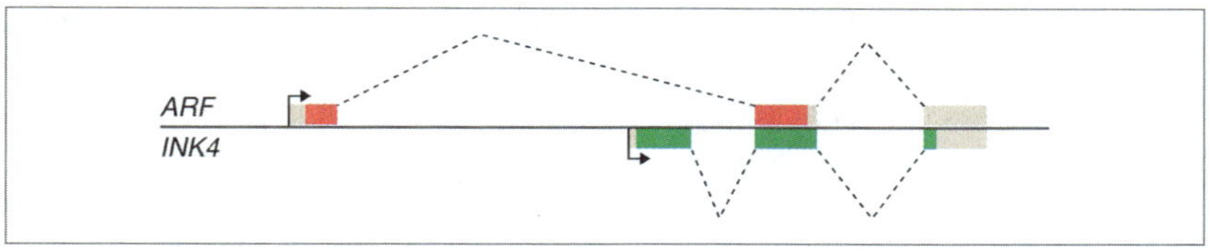

Abb. 12.43 Der INK4-Genlocus. Die beiden Gene ARF (oberhalb der Linie) und INK4 (unterhalb der Linie) besitzen unterschiedliche Promotoren (Startstellen der Transkription jeweils durch Pfeile gekennzeichnet) und damit unterschiedliche erste Exons. Am Exon 2 werden unterschiedliche Spleißakzeptoren verwendet. Exon 3 ist identisch für beide Gene. Aufgrund der unterschiedlichen Spleißakzeptoren in Exon 2 wird dieses Exon ebenso wie Exon 3 im Fall des ARF- bzw. INK4-Gens in unterschiedlichen Leserastern abgelesen. Proteinkodierende Bereiche für ARF sind rot, die für INK4 grün dargestellt.

Aminosäuren bestehenden Wiederholungen lautet **Tyr–Ser–Pro–Thr–Ser–Pro–Ser** (Y–S–P–T–S–P–S im Einbuchstabencode). Die RNA-Polymerase II der Hefe besitzt 26 solcher Wiederholungen, beim Menschen sind es 52 Wiederholungen. Durch gezielte Mutationen in der Hefe wurde gezeigt, dass mindestens acht Wiederholungen benötigt werden, damit die Hefen überleben können. Die Röntgenstrukturanalyse der eukaryontischen RNA-Polymerase II ergab, dass diese CTD direkt am Austrittskanal der RNA aus der RNA-Polymerase lokalisiert ist und eine extendierte Struktur besitzt. Die CTD ist eine variable **Andockstelle für viele Enzyme**, die für den Transkriptionsprozess sowie für die Prozessierung der RNA verantwortlich sind. Durch spezifische Phosphorylierung bzw. Dephosphorylierung der CTD wird ermöglicht, dass unterschiedliche Enzymaktivitäten mit der CTD in Wechselwirkung treten. Die **Phosphorylierungen** finden bevorzugt an den Serinresten 2 und 5 in den konservierten Wiederholungen statt. Zunächst ist die CTD wichtig für Interaktionen mit dem Mediatorkomplex und damit für eine effiziente Rekrutierung der RNA-Polymerase bzw. Initiation der Transkription. Der Mediatorkomplex bindet an die unphosphorylierte CTD. Beim Initiationsprozess wird die CTD durch den generellen Transkriptionsfaktor TFIIH sowie durch Protein-Kinasen im Mediatorkomplex phosphoryliert. Danach assoziiert das Capping-Enzym mit der CTD. Enzyme für das Spleißen der RNA-Vorläufer und schließlich die Polyadenylierung interagieren ebenfalls mit der CTD. Außerdem binden chromatinmodifizierende Enzyme an die CTD (➤ Abb. 12.44). Wie bereits erwähnt, wird der Phosphorylierungszustand der CTD im Verlauf dieses Prozesses durch Protein-Phosphatasen und Protein-Kinasen selektiv variiert, um diese spezifischen Interaktionen zu ermöglichen.

MERKE

Die Primärtranskripte, aus denen die mRNA entsteht, werden sowohl am 5'-Ende durch das Anheften einer **Cap-Struktur** als auch am 3'-Ende durch Synthese eines **Poly(A)-Schwanzes** modifiziert. Diese Modifikationen beeinflussen die mRNA-Stabilität sowie die Effizienz der Translation. Darüber hinaus werden aus dem Primärtranskript Intronsequenzen durch **Spleißen** entfernt. Das Entfernen der Introns durch die Spleißosomen geschieht durch zwei Umesterungsschritte, durch die zwei Exons an ihren Spleißdonor- bzw. Spleißakzeptorstellen verknüpft werden. Als Nebenprodukt entsteht ein lassoähnliches Molekül, das die intronischen Sequenzen enthält. Durch **alternatives Spleißen** können aus einem Primärtranskript mehrere unterschiedliche mRNA-Moleküle hergestellt werden, die wiederum in verschiedene Proteine translatiert werden. Die für die Prozessierung verantwortlichen Enzyme werden an der differenziell phosphorylierten CTD der RNA-Polymerase II rekrutiert. Auch durch **RNA-Editierung** kann die Sequenz der mRNA verändert werden.

12.10 Transport der mRNA in das Zytosol und mRNA-Abbau

Während die Enzyme der hnRNA-Synthese und -Prozessierung im Kern lokalisiert sind, finden sich die **Ribosomen**, die für die Translation der reifen mRNA-Transkripte verantwortlich sind, **im Zytoplasma**. Der mRNA-Export aus dem Kern ist ein weiterer Angriffspunkt für spezifische Regulation. Im Zytoplasma zeigen mRNA-Moleküle eine definierte Halbwertszeit, die für die jeweiligen mRNA-Moleküle spezifisch ist und durch exogene Faktoren reguliert werden kann.

12.10.1 Transport der reifen mRNA in das Zytoplasma

Die Kompartimentierung der Genexpression sorgt dafür, dass nur korrekt gespleißte mRNA translatiert wird, da hnRNA oder nicht vollständig gespleißte RNA den Kern nicht verlassen

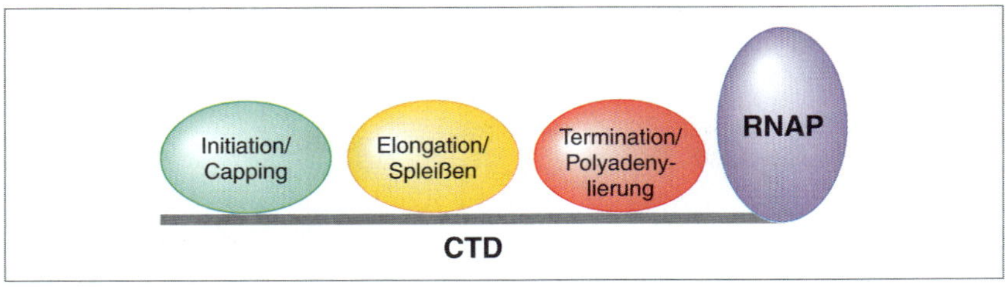

Abb. 12.44 Rolle der CTD. An die C-terminale Domäne (CTD) der großen Untereinheit der RNA-Polymerase II (RNAP) binden unterschiedliche Enzyme, die für den Transkriptionsprozess bzw. die RNA-Prozessierung eine wichtige Rolle spielen.

kann. Über den Mechanismus, der ungespleißte RNAs im Kern zurückhält, ist wenig bekannt. Der Export der komplett gespleißten RNA findet in Form von **Ribonucleoproteinkomplexen (mRNP)**, die aktiv durch die Kernporen in das Zytoplasma transportiert werden, statt.

Bislang sind nur wenige Beispiele für regulierten **Kernexport** spezifischer RNA-Moleküle bei Eukaryonten bekannt. Das am besten verstandene System ist der **Export von RNA-Molekülen des HIV** (human immunodeficiency virus). Ausgehend von in das menschliche Genom integrierten HIV-Proviren werden drei virale RNA-Moleküle exportiert, eine „genomische" 9 kb lange RNA, eine einmal gespleißte 4-kb-RNA und eine mehrfach gespleißte 2-kb-RNA (➤ Abb. 12.45). Bei der 9-kb-RNA und der 4-kb-RNA handelt es sich also um ungespleißte bzw. partiell gespleißte RNA-Moleküle, die den Kern eigentlich nicht verlassen dürften. Tatsächlich werden diese RNA-Moleküle nur exportiert, wenn zuvor ein von der kurzen 2-kb-mRNA kodiertes retrovirales Protein namens Rev translatiert wird. Außerdem ist auf den „langen" RNA-Molekülen ein sog. Rev-Response-Element (RRE) vorhanden, an das das Rev-Protein bindet. Der Mechanismus des Transports in den Kern und des Kernexports wird in ➤ Kap. 17.2 (➤ Abb. 17.3) detailliert besprochen. Das Rev-Protein trägt ein Kernexportsignal (NES, nuclear export signal), das von einem spezifischen Exportprotein (Exportin-1) erkannt wird. Der Exportin-Rev-RNA-Komplex wird dann unter Mitwirkung einer GTPase (RanGTP) aus dem Kern transportiert.

12.10.2 Regulation des mRNA-Abbaus im Zytoplasma

Einmal in das Zytoplasma transportierte mRNA-Moleküle können vielfach als Matrize für die Proteinbiosynthese an Ribosomen dienen. So kann z.B. ein Actin-mRNA-Molekül bis zu 1000-mal abgelesen werden. Allerdings sind mRNA-Moleküle nicht ewig haltbar, sondern sie unterliegen einem geregelten Abbau. Dieser Abbaumechanismus beginnt bei vielen mRNA-Molekülen zunächst mit der **Deadenylierung** durch eine 3'-5'-Deadenylase. Wenn der Poly(A)-Schwanz stark verkürzt (zehn bis 30 A-Reste) oder komplett entfernt ist, kann durch ein **Decapping-Enzym** die Cap-Struktur als 7^m-GDP abgespalten werden. Daraufhin wird die „entblößte" mRNA durch eine 5'→3'-Exonuclease abgebaut. Alternativ kann der Abbau der deadenylierten RNA auch durch 3'→5'-Exonucleasen (unabhängig von der An- oder Abwesenheit der Cap-Struktur) erfolgen.

Die **Halbwertszeiten** verschiedener mRNA-Moleküle der Säuger sind allerdings sehr unterschiedlich. Während einige mRNA-Moleküle, z.B. Actin-mRNA in Muskelzellen oder die mRNA für β-Globin in Retikulozyten, sehr **langlebig** sind (> 20 h), haben andere eine kurze Halbwertszeit von nur wenigen Minuten bis zu 1 h. Solche **kurzlebigen** mRNA-Moleküle sind charakteristisch für Gene, die für regulatorische Proteine kodieren wie Wachstumsfaktoren oder induzierbare Transkriptionsfaktoren (c-Fos oder c-Myc). Im Fall von c-Fos als Bestandteil des AP-1-Komplexes haben wir schon gesehen, dass das Protein aufgrund der Interaktion mit dem kurzlebigen c-Jun-Protein ebenfalls schnell abgebaut wird. Damit die Expression dieser wichtigen Proteine wirklich exakt reguliert wird, muss allerdings auch gewährleistet sein, dass die mRNA schnell wieder eliminiert werden kann. Vielen kurzlebigen mRNA-Molekülen ist gemeinsam, dass sie in ihren 3'-nichttranslatierten Regionen sog. **AU-reiche Sequenzelemente** (ARE) tragen. Diese etwa 50 bp langen ARE enthalten mehrere Kopien der Konsensussequenz 5'-AUUUA-3' und werden von spezifischen Proteinen erkannt. ARE bewirken, dass die Deadenylierung und damit der Abbau der jeweiligen mRNA beschleunigt werden. Ein anderes gut untersuchtes Beispiel für die Regulation der Stabilität einer spezifischen mRNA wird in ➤ Kap. 2 beschrieben: Die Stabilität der mRNA, die für das Transferrinrezeptorprotein kodiert, wird durch die Konzentration an intrazellulären Fe^{2+}-Ionen reguliert.

Die mRNA-Degradation kann auch durch kleine RNA-Moleküle (siRNA und miRNA, ➤ Kap. 15.5.1 und ➤ 13.5.3) induziert werden. Bei perfekter Basenkomplementarität vermitteln diese RNA-Moleküle das direkte Schneiden der Ziel-mRNA durch eine assoziierte Endonuclease. Bei nicht perfekter Komplementarität induzieren miRNA-Moleküle die Deadenylierung und damit ebenfalls den Abbau der mRNA.

MERKE

Die mRNA-Moleküle müssen aus dem Zellkern aktiv in das Zytoplasma transportiert werden, damit dort die Translation erfolgen kann. Dieser **Transport** wird für bestimmte mRNA-Moleküle reguliert. Auch im Zytoplasma unterliegen die mRNA-Moleküle einem **regulierten Abbaumechanismus**. Der nucleolytische Degradationsprozess ist von der Länge des Poly(A)-Schwanzes, dem Vorhandensein des 5'-Caps sowie von weiteren regulatorischen Proteinen abhängig.

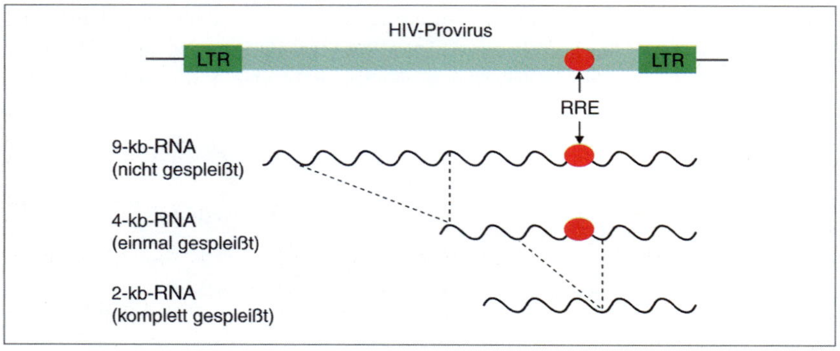

Abb. 12.45 Struktur des in das Wirtsgenom integrierten HIV-Provirus. Die Kontrollelemente für die Regulation der Transkription liegen an den Enden des Provirus (LTR, long terminal repeats). Das Rev-Response-Element (RRE) befindet sich auf der nicht gespleißten bzw. der partiell gespleißten RNA.

12.11 Prozessierung von prä-rRNA und prä-tRNA

12.11.1 Prozessierung der prä-rRNA

Prozessierung der rRNA

Ribosomale RNA (rRNA) ist essenzieller Bestandteil von Ribosomen. Ebenso wie snRNP bestehen **Ribosomen** aus einem Komplex von Proteinuntereinheiten und RNA-Molekülen. In höheren Eukaryonten enthalten die Ribosomen vier verschiedene rRNA-Moleküle, die sich in ihrer Größe und Sequenz unterscheiden: **28S-rRNA** (ca. 5000 Nucleotide), **18S-rRNA** (ca. 2000 Nucleotide), **5,8S-rRNA** (ca. 160 Nucleotide) und **5S-rRNA** (ca. 120 Nucleotide).

Diese vier rRNA-Moleküle werden durch die Transkription von nur zwei verschiedenen Genen hergestellt: Die 5S-rRNA wird von einem Gen kodiert, das von der RNA-Polymerase III transkribiert wird. Demgegenüber entstammen die 28S-, 18S- und 5,8S-rRNA einem einzigen gemeinsamen Vorläufermolekül, der **45S-prä-rRNA**. Den Vorgang, bei dem diese rRNA-Moleküle aus der 45S-prä-rRNA gebildet werden, nennt man

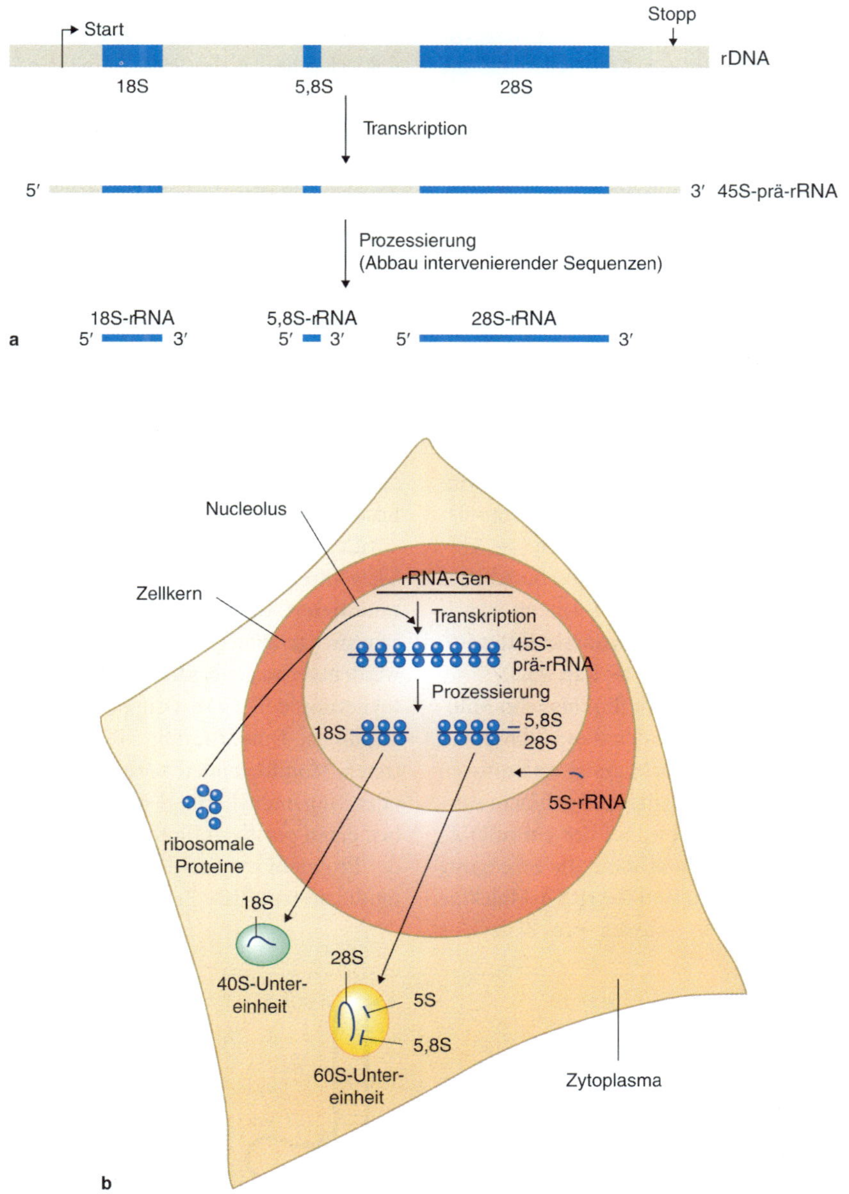

Abb. 12.46 Prozessierung der Vorläufer für rRNA.
a) Prozessierung der 45S-prä-rRNA. Durch Prozessierung entstehen drei verschiedene rRNA-Moleküle. Während bei der Transkription von proteinkodierenden Genen je ein Transkript zu einer mRNA gespleißt wird, entstehen die 28S-, 18S- und 5,8S-rRNA aus einem einzigen Primärtranskript.
b) Die Synthese der Ribosomen. Ribosomale und nucleäre Proteine binden an die prä-rRNA. Nach deren Prozessierung assoziiert die 5S-rRNA mit dem größeren der beiden dabei entstehenden Ribonucleoproteinkomplexe. Die Prä-Ribosomen werden dann aus dem Nucleolus in das Zytoplasma exportiert.

rRNA-Prozessierung (➤ Abb. 12.46). Bemerkenswerterweise werden in diesem Fall drei verschiedene RNA-Moleküle durch die Transkription nur eines Gens gebildet.

Das 45S-rRNA-Primärtranskript besitzt eine Länge von 13.700 Nucleotiden, von denen nur etwa die Hälfte in den reifen rRNA-Molekülen auftaucht (28S-, 18S- und 5,8S-rRNA haben zusammen eine Länge von ca. 7.200 Nucleotiden). Der Rest der prä-RNA wird abgebaut. An der Prozessierung der prä-RNA ist wiederum eine Vielzahl kleiner nucleolärer RNA-Moleküle beteiligt, die man **snoRNA** (small nucleolar RNA) nennt. Ähnlich wie die snRNA, die wir beim Spleißprozess kennengelernt haben, ist auch die snoRNA gemeinsam mit Proteinen in **snoRNP** (small nucleolar ribonucleoprotein) organisiert. Durch spezifische Basenpaarung zwischen snoRNA- und prä-rRNA-Molekülen werden die Schnittstellen für die rRNA-Prozessierung bestimmt. Außer dieser besonderen Form der Synthese aus einer prä-rRNA findet man bei rRNA-Molekülen eine weitere Auffälligkeit. Häufig sind die Ribosereste der rRNA-Nucleotide am 2'-OH methyliert. Auch an diesem Prozess sind snoRNA-Moleküle beteiligt.

Amplifikation der rRNA-Gene

Die rRNA-Gene, die für die 45S-prä-rRNA kodieren, liegen im Nucleolus in amplifizierter Form vor, d.h., es existieren viele Kopien dieses Gens. Nach der Transkription und der Prozessierung bilden die rRNA-Moleküle zusammen mit aus dem Zytoplasma importierten ribosomalen Proteinen Ribonucleoproteinkomplexe, die in das Zytoplasma exportiert werden (➤ Abb. 12.46b). Die **große ribosomale Untereinheit (60S)** besteht aus der 28S-rRNA, der 5,8S-rRNA, der 5S-rRNA sowie 49 Proteinen. Demgegenüber enthält die **kleine ribosomale Untereinheit (40S)** die 18S-rRNA und 33 Proteine (➤ Kap. 13.3).

Innerhalb einer Zelle befinden sich etwa fünf bis zehn Millionen Ribosomen. Bei der Zellteilung werden diese Ribosomen auf die Tochterzellen verteilt (nicht gleichmäßig) und müssen durch Neusynthese wieder auf die Ausgangszahl gebracht werden. Anders als bei der Proteinsynthese, bei der ein mRNA-Molekül vielfach translatiert werden und somit die Erzeugung vieler Proteinmoleküle steuern kann, sind die rRNA-Moleküle bereits das „Endprodukt", d.h., es müssen pro Zellzyklus wiederum mehr als eine Million rRNA-Moleküle transkribiert werden. Dies wird einerseits durch die Amplifikation der rRNA-Gene erreicht, andererseits dadurch, dass die rRNA-Gene in dichter Abfolge von vielen RNA-Polymerase-I-Molekülen abgelesen werden (➤ Kap. 12.5).

12.11.2 Prozessierung der prä-tRNA

In eukaryontischen Zellen existieren etwa 50 unterschiedliche tRNA-Moleküle. Diese entstehen aus längeren Transkripten (prä-tRNA), die durch Endonucleasen prozessiert werden. Die **Ribonuclease P (RNaseP)**, ein Ribonucleoprotein, entfernt einen Teil des **5'-Bereichs** der tRNA-Vorläufermoleküle. Bei Bakterien besitzt der RNA-Anteil der RNaseP selbst als Ribozym die katalytische Funktion, die vom Polypeptidanteil nur verstärkt wird. Die **Ribonuclease D (RNaseD)** ist für die Prozessierung am **3'-Bereich** zuständig (➤ Abb. 12.47). Nachdem die überzähligen Nucleotide am 3'-Ende entfernt worden sind, katalysiert die tRNA-Nucleotidyl-Transferase an dieser Stelle die Anheftung der für alle tRNA-Moleküle charakteristischen **CCA-Sequenz**. Außerdem muss zur Synthese einiger tRNA-Moleküle noch ein Intron durch Spleißen entfernt werden. Der Spleißmechanismus dieser RNA-Moleküle unterscheidet sich vom zuvor beschriebenen für mRNA. Während bei der mRNA-Reifung die Entfernung der Introns durch zwei Umesterungen erfolgt, werden die Introns der prä-tRNA durch Endonucleasen ausgeschnitten und die freien Enden ligiert. Das Spleißosom ist an der Prä-tRNA-Prozessierung nicht beteiligt.

tRNA-Moleküle weisen noch eine weitere Besonderheit auf. Viele ihrer Basen (etwa 10%) werden **posttranskriptionell modifiziert**. Da diese modifizierten Basen in Bezug auf die Gesamtmenge aller Basen in DNA und RNA relativ selten sind, werden sie auch als seltene Basen bezeichnet. Neben der Methylierung der 2'-OH-Gruppe der Ribose, der Änderung von Uridin zu Dihydrouridin, Pseudouridin oder Ribothymidin treten Modifikationen von Purinbasen (durch Methylierung oder Isopentenylierung) auf. Diese Basenmodifikationen haben einen positiven Einfluss auf die Effizienz und Genauigkeit der Proteinbiosynthese. In ➤ Abb. 12.48 sind die häufigsten modifizierten tRNA-Basen dargestellt.

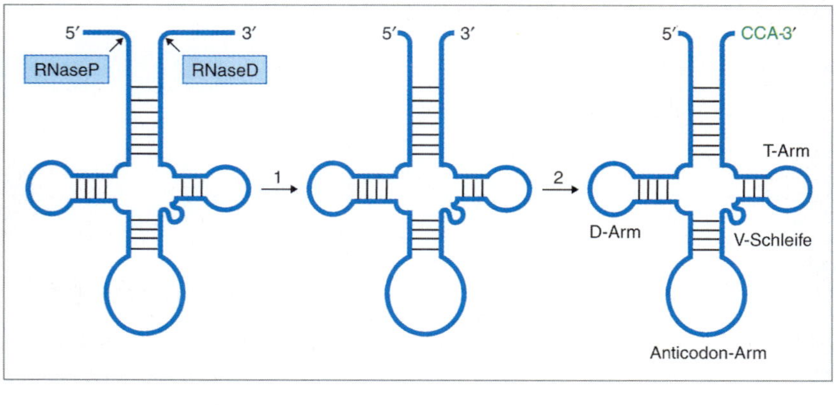

Abb. 12.47 Prozessierung der tRNA-Moleküle. Nach dem Schneiden primärer tRNA-Transkripte durch RNaseP und RNaseD (**1**) wird von der tRNA-Nucleotidyl-Transferase am 3'-Ende die für tRNA typische CCA-Sequenz angefügt (**2**).

12

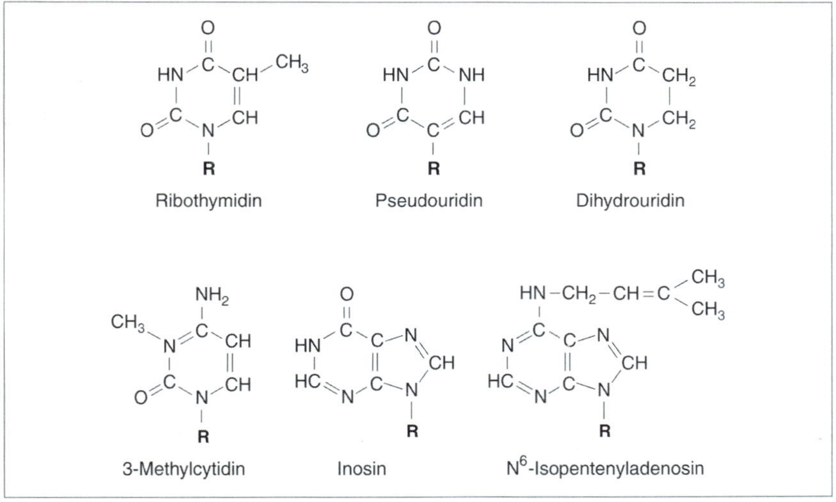

Abb. 12.48 Die häufigsten modifizierten Basen in tRNA-Molekülen.

tRNA-Moleküle sind nicht linear; sie besitzen wie Proteine eine dreidimensionale Struktur. Diese Struktur wird durch zahlreiche Wasserstoffbrückenbindungen zwischen komplementären Bereichen der tRNA-Sequenz gebildet. Die tRNA ist deshalb über weite Strecken **doppelsträngig**. Vergleicht man die Struktur verschiedener tRNA-Moleküle, so erkennt man mehrere **Gemeinsamkeiten** (➤ Abb. 12.47):

- 5'- und 3'-Ende sind über einen sieben Basenpaare langen antiparallelen Stamm miteinander verbunden.
- Das ungepaarte 3'-Ende trägt die charakteristische CCA-Sequenz.
- Der D-Arm enthält häufig die modifizierte Base Dihydrouridin.
- Das Anticodon, das für die Erkennung des Codons auf der mRNA verantwortlich ist (Basenkomplementarität; ➤ Kap. 15.1), liegt im Zentrum einer sieben Basen langen Schleife.
- Im T-Arm kommt die modifizierte Base Pseudouridin vor.
- Zwischen dem Anticodon-Arm und dem T-Arm liegt eine Schleife, die man aufgrund ihrer variablen Größe bei verschiedenen tRNA-Molekülen V-Schleife nennt.

Alle tRNA-Moleküle haben dadurch eine ähnliche zweidimensionale Struktur, die wegen ihrer Form als **Kleeblattstruktur** bezeichnet wird. Dieses Kleeblatt nimmt bei der dreidimensionalen Faltung im Raum eine Form an, die dem Großbuchstaben L ähnelt; man nennt diese Struktur deshalb auch **L-Form** (➤ Abb. 13.2).

MERKE

Auch die Transkripte der RNA-Polymerasen I und III werden posttranskriptionell verändert. Im Fall der durch die RNA-Polymerase I transkribierten ribosomalen Gene werden aus einem langen Vorläufertranskript die drei reifen rRNA-Moleküle (die 28S-, die 18S- und die 5,8S-rRNA) herausgeschnitten. Im Fall der tRNA-Moleküle, die durch die RNA-Polymerase III synthetisiert werden, werden sowohl das 5'-Ende als auch das 3'-Ende der Primärtranskripte durch RNAsen modifiziert bzw. am 3'-Ende auch die Adaptersequenz CCA angefügt. Daneben werden viele Basen in den tRNA-Molekülen verändert, sodass tRNA-Moleküle eine Vielzahl von modifizierten Basen enthalten.

ZUSAMMENFASSUNG

Die Regulation der Genexpression ist ein hochkomplexer Prozess, der die Grundlage der Entwicklung, Differenzierung und Funktion unterschiedlicher Zelltypen eines Organismus ist. Ausgehend von einem einheitlichen Genom werden unterschiedliche zelltyp- und zellstadienspezifische Genexpressionsmuster realisiert. Die entscheidende Regulationsebene ist die der **RNA-Transkription**, das Überschreiben der **DNA-Matrize in eine RNA-Kopie**.

RNA-Polymerase

In Prokaryonten ist eine einzige RNA-Polymerase für das Ablesen des gesamten Genoms verantwortlich, bei Eukaryonten existieren drei unterschiedliche nucleäre RNA-Polymerasen, die für die Synthese unterschiedlicher RNA-Moleküle verantwortlich sind. Alle eukaryontischen Polymerasen sind komplexe Enzyme, die aus vielen Untereinheiten bestehen. Von besonderer Bedeutung ist das Verständnis der Funktion der **RNA-Polymerase II**, da diese Polymerase alle proteinkodierenden Gene transkribiert und daneben noch eine Reihe von regulatorischen RNA-Molekülen synthetisiert.

Regulation der Transkription

Alle Gene besitzen auf ihrer DNA konservierte Signale, die für die Transkription generell sowie für die Regulation der Transkription essenziell sind. Für die Festlegung des Startpunkts der Transkription ist der Promotor verantwortlich. Eine Reihe von generellen Transkriptionsfaktoren bindet am basalen Promotor und ermöglicht der RNA-Polymerase die Initiation der Transkription. Die Häufigkeit der Transkriptionsinitiation wird durch zusätzliche genspezifische Promotor-, Enhancer- und/oder Silencer-Elemente positiv bzw. negativ reguliert **Promotoren**, **Enhancer** und **Silencer** enthalten kurze DNA-Sequenzmotive, die als Erkennungsstellen für DNA-bindende **Transkriptionsfaktoren** fungieren. In der Evolution haben sich einige Proteindomänen (Zn-Finger, HLH-Motiv) durchgesetzt, die als DNA-Bindungsdomänen bei Transkriptionsfaktoren genutzt werden. Die Synthese und Aktivität der Transkriptionsfaktoren selbst können durch eine Vielzahl von Mechanismen moduliert werden. Ähnlich wie bei der Regulation der Enzymaktivität spielt auch bei der Regulation der Transkriptionsfaktoraktivität die kovalente Modifikation eine besondere Rolle. Viele Signaltransduktionsprozesse, die durch Hormone. und Wachstumsfaktoren ausgelöst werden, führen zu einer veränderten Funktion von Transkriptionsfaktoren. Die kombinatorischen Aktivitäten verschiedener Transkriptionsfaktoren, die an die regulatorischen Elemente eines Gens binden, sind für die exakte Regulation der

Expression dieses Gens verantwortlich. Auf diese Weise wird eine räumlich (zelltypspezifische) und zeitlich genau kontrollierte Expression der Gene im menschlichen Körper ermöglicht.

Co- und posttranskriptionelle Modifikation der mRNA

In nahezu allen Fällen werden die durch RNA-Polymerasen synthetisierten Primärtranskripte noch co- oder posttranskriptionell verändert bzw. prozessiert. Auch hier findet man die meiste Vielfalt und das höchste Maß an Regulation bei den proteinkodierenden mRNA-Molekülen. Am 5'-Ende wird die Cap-Struktur, ein modifizierter Guanosinrest, in 5'-5'-Bindung angeheftet. Nichtkodierende Bereiche aus dem Inneren der Transkripte, die Introns, werden durch **Spleißen** entfernt, und nur die verbleibenden Exons tauchen in der reifen mRNA auf. Bei vielen Genen des Menschen können durch **alternatives Spleißen** unterschiedliche mRNA-Moleküle und damit am Ende unterschiedliche Proteine von einem Gen gebildet werden. Der Spleißprozess selbst wird durch das **Spleißosom** katalysiert, einem Komplex aus snRNA und Proteinen. Das Spleißosom erkennt konservierte RNA-Sequenzmotive im Primärtranskript (Spleißdonorstelle, Verzweigungspunkt im Intron, Spleißakzeptorstelle) und bewirkt zwei Umesterungsreaktionen, wodurch das Intron als lassoartige Struktur freigesetzt wird und die Exons an definierten Stellen miteinander verbunden werden. Am 3'-Ende schließlich erhalten die mRNA-Moleküle einen Poly(A)-Schwanz, der gemeinsam mit der Cap-Struktur die Stabilität und die Effizienz der Translation der mRNA reguliert.

Prozessierung der tRNA und rRNA

Auch die von der RNA-Polymerase I synthetisierte Vorstufe der ribosomalen RNA sowie die Polymerase-III-transkribierten Vorläufer-tRNA- werden posttranskriptionell prozessiert. Transkription und Prozessierung der ribosomalen RNA findet dabei in spezialisierten nucleären Kompartimenten, den Nucleoli, statt. Bei der Prozessierung der tRNA werden nicht nur Sequenzen an den 5'- und 3'-Enden entfernt und/oder angehängt, es werden auch viele Nucleotide intern verändert, sodass am Ende ein hoher Anteil an modifizierten Basen vorliegt.

Fragen

1. Beschreiben Sie den wesentlichen Unterschied zwischen Promotorerkennung durch die prokaryontische RNA-Polymerase und die RNA-Polymerase II bei Eukaryonten.
2. Skizzieren Sie wesentliche Unterschiede zwischen Replikation/DNA-Synthese und Transkription/RNA-Synthese. Berücksichtigen Sie dabei neben den beteiligten Faktoren auch Grundsätzliches wie Direktionalität, Matrize(n), Bausteine, Initiator, Korrekturlesen.
3. Beschreiben Sie mögliche Gründe für die Spezialisierung der eukaryontischen RNA-Polymerasen. Denken Sie dabei an Endprodukte der Syntheseprozesse bzw. deren Mengen in der eukaryontischen Zelle.
4. Erklären Sie das Grundprinzip des Aufbaus von cis-regulatorischen Elementen (Promotor, Enhancer, Silencer).
5. Beschreiben Sie mindestens fünf Mechanismen, durch die die Aktivität von Transkriptionsfaktoren reguliert werden kann. Nennen Sie dazu jeweils Beispiele.
6. Viele Transkriptionsfaktoren binden als Heterodimer an die DNA. Erläutern Sie, welche möglichen Vorteile dieser Mechanismus beinhaltet.
7. Wie kann die Chromatinstruktur bzw. wie können Chromatinmodifikationen die Effizienz der Transkription beeinflussen?
8. Sowohl das 5'-Ende als auch das 3'-Ende der RNA-Polymerase-II-Transkripte werden post-/cotranskriptionell modifiziert. Beschreiben Sie diese Modifikationen und nennen Sie wichtige Funktionen.
9. Bei der Bildung der mRNA werden häufig Sequenzen, die in der DNA-Matrize vorhanden sind, entfernt. Erläutern Sie diesen Prozess und beschreiben Sie daraus abgeleitete Mechanismen, durch die von einem „Gen" unterschiedliche reife mRNA-Moleküle gebildet werden.
10. Welche Veränderungen erfahren die Primärtranskripte der RNA-Polymerase I und III?

016 IMPP-Fragen

KAPITEL

13 Translation

W. Wintermeyer

Praxisfall

Ein 40-jähriger Patient leidet an epileptischen Anfällen, verbunden mit Muskelschwäche, fortschreitender Demenz und Schwerhörigkeit. Seine Mutter und Großmutter mütterlicherseits zeigten dieselben Symptome. Sie entnehmen eine Biopsie aus dem Muskel und isolieren die mitochondriale DNA. Beim Vergleich der DNA-Sequenz des Patienten mit einer Kontrollsequenz fällt auf, dass an Position 8 344 in einem Gen für die $tRNA^{Lys}$ ein A gegen ein G ausgetauscht ist. Die RNA-Analyse zeigt, dass im Gewebe des Patienten diese $tRNA^{Lys}$ nur zu 65% ihrer normalen Menge vorhanden ist. Die Proteinsynthese in den Mitochondrien des Patienten ist stark vermindert, und Untereinheiten der Cytochromoxidase und Cytochrom b werden unvollständig synthetisiert.

Mitochondrien besitzen ein eigenes kleines Genom, das einige wichtige mitochondriale Enzyme und die Komponenten der Replikation, Transkription und Translation kodiert. Die Erkrankung des Patienten ist auf eine erbliche Störung der mitochondrialen Proteinsynthese zurückzuführen, die durch die Verminderung der Aktivität einer mitochondrialen $tRNA^{Lys}$ infolge einer Punktmutation verursacht wird. Die Beeinträchtigung der Mitochondrienfunktion durch Störung der Translation führt zu einem Krankheitsbild, das als myoklone Epilepsie bezeichnet wird. Erbliche Störungen der Translation als Ursache für Erkrankungen sind selten, da sie wegen der zentralen Bedeutung der Translation für die Zelle kaum toleriert werden und entsprechende Mutationen die Entwicklung lebensfähiger Feten meist nicht zulassen.

Zur Orientierung

Bei der Translation wird die genetische Information, die in der Basenabfolge der DNA gespeichert ist, in die **Abfolge von Aminosäuren in Proteinen übersetzt**. Alle Organismen verwenden den gleichen genetischen Code, und auch der Translationsapparat besteht aus grundsätzlich ähnlichen Komponenten. Gleichwohl gibt es zwischen Bakterien und höheren Zellen deutliche Unterschiede in Aufbau und Funktion des Translationsapparats, die z.B. bei der Behandlung von bakteriellen Infektionen mit Antibiotika ausgenutzt werden. Als Grundlage für das Verständnis der Translation wird in diesem Kapitel zunächst der **genetische Code** erklärt. Den Zusammenhang zwischen Codon und Aminosäure stellt die **Transfer-RNA** her. Ort der Proteinbiosynthese sind die **Ribosomen**. Die **Proteinbiosynthese** verläuft in drei Phasen: Initiation, Elongation und Termination. Insbesondere die Initiation wird gehemmt oder stimuliert, wofür physiologisch meist Kinasen zuständig sind, aber auch externe Stoffe, wie **Antibiotika** oder **Exotoxine** infrage kommen.

13.1 Der genetische Code

Die Information für die Aminosäuresequenz der Proteine ist in der Nucleotidsequenz der **Gene** in der DNA gespeichert. Zur Übersetzung der genetischen Information **(Genexpression)** werden in der **Transkription** RNA-Kopien der Gensequenzen hergestellt (mRNA), die dann in der **Translation** den Aufbau der Proteine bestimmen. Die Information für die Abfolge der Aminosäuren ist in der Basensequenz der Nucleinsäuren, im sog. genetischen Code, verschlüsselt.

13.1.1 Prinzip des genetischen Codes

Der genetische Code ist so aufgebaut, dass von den vier Nucleinsäurebasen der mRNA (G, A, C, U) jeweils drei gleiche oder verschiedene ein Codewort **(Codon)** bilden (➤ Abb. 13.1). Von den **64** (4^3) möglichen Codons stehen 61 für eine der 20 zu kodierenden Aminosäuren; die restlichen drei Codons sind Endsignale einer Polypeptidkette. Die Zahl der kodierenden Codons ist also wesentlich größer als die Zahl der zu kodierenden Aminosäuren **(degenerierter Code)**, sodass es für die meisten Aminosäuren (außer für Methionin und Tryptophan) zwei oder mehr Codons gibt. Der genetische Code wird in allen Organismen in gleicher Weise benutzt, er ist **universell**. Geringe Abweichungen in der Zuordnung einzelner Codons wurden bisher nur in Mitochondrien und in Ziliaten (Wimperntierchen) gefunden. Die Codons der mRNA werden von den **Anticodons** der tRNA-Moleküle durch Ausbildung komplementärer Basenpaare erkannt.

Das Codon **AUG** steht für die Aminosäure Methionin; in einem bestimmten strukturellen Kontext der mRNA steht es für den **„Start"** der Proteinsynthese. Für die Dekodierung des AUG-Startcodons ist eine bestimmte $tRNA^{Met}$ zuständig (Initiator-$tRNA^{Met}$), die sich von der Elongator-$tRNA^{Met}$ unterscheidet, die Methionin während der Elongation in interne Positionen der mRNA an AUG-Codons der kodierenden Sequenz einbaut. Die drei Terminationscodons **UAA**, **UAG** und **UGA** stehen für **„Stopp"**; sie werden nicht von der tRNA, sondern von Proteinen, den Terminationsfaktoren, erkannt.

1. Base	2. Base								3. Base
	U		C		A		G		
U	UUU	Phe	UCU	Ser	UAU	Thr	UGU	Cys	U
	UUC	Phe	UCC	Ser	UAC	Thr	UGC	Cys	C
	UUA	Leu	UCA	Ser	UAA	Stopp	UGA	Stopp	A
	UUG	Leu	UCG	Ser	UAG	Stopp	UGG	Trp	G
C	CUU	Leu	CCU	Pro	CAU	His	CGU	Arg	U
	CUC	Leu	CCC	Pro	CAC	His	CGC	Arg	C
	CUA	Leu	CCA	Pro	CAA	Gln	CGA	Arg	A
	CUG	Leu	CCG	Pro	CAG	Gln	CGG	Arg	G
A	AUU	Ile	ACU	Thr	AAU	Asn	AGU	Ser	U
	AUC	Ile	ACC	Thr	AAC	Asn	AGC	Ser	C
	AUA	Ile	ACA	Thr	AAA	Lys	AGA	Arg	A
	AUG	Met	ACG	Thr	AAG	Lys	AGG	Arg	G
G	GUU	Val	GCU	Ala	GAU	Asp	GGU	Gly	U
	GUC	Val	GCC	Ala	GAC	Asp	GGC	Gly	C
	GUA	Val	GCA	Ala	GAA	Glu	GGA	Gly	A
	GUG	Val	GCG	Ala	GAG	Glu	GGG	Gly	G

Abb. 13.1 Der genetische Code.

Schon gewusst

In den letzten Jahren ist zu den 20 Standardaminosäuren, die am Ribosom in Proteine eingebaut werden, als **21. Aminosäure** das **Selenocystein** dazugekommen. Es findet sich im aktiven Zentrum einiger Oxidoreduktasen (z.B. Glutathion-Peroxidase; Thyroxin- und Triiodthyronin-Deiodase) und wird am Ribosom direkt bei der Proteinbiosynthese eingebaut. Selenocystein wird aus Serin durch enzymatische Umwandlung einer mit Serin beladenen $tRNA^{Sec}$ mit ungewöhnlicher Struktur gebildet. Die so entstandene Sec-$tRNA^{Sec}$ bindet unter Beteiligung spezieller Faktoren an das Ribosom und erkennt ein UGA-Codon, das normalerweise in der betreffenden mRNA für Stopp steht, wenn sich in der Nähe des UGA-Codons eine bestimmte Haarnadelstruktur befindet (selenocysteine insertion sequence, SECIS). In eukaryontischer mRNA treten SECIS-Elemente im 3'-nichttranslatierten Bereich auf (3'-UTR).

In einigen methanogenen Archaebakterien findet sich **Pyrrolysin**, das mithilfe einer Pyrrolysyl-tRNA an UAG-Codons am Ribosom in ein Protein (die Methylaminotransferase) eingebaut wird. Die Erkennung des UAG-Codons wird wahrscheinlich durch ähnliche Strukturelemente der mRNA vermittelt wie bei Selenocystein. Pyrrolysin ist demnach die **22. Aminosäure**, die am Ribosom in Proteine eingebaut wird.

13.1.2 Folgen von Mutationen

Missense-Mutationen

Veränderungen der DNA-Sequenz (**Mutationen**; ➤ Kap. 14) durch Basenaustausch bleiben häufig stumm, da meist mehrere Codons für eine Aminosäure stehen. Sie können aber auch zum **Einbau anderer Aminosäuren** führen **(Missense)**. Da die Codon-Tripletts in der DNA/mRNA unmittelbar aufeinanderfolgen, führen Mutationen, bei denen eine oder mehrere Basen verloren gehen (Deletion) oder zusätzlich auftreten (Insertion), in der Regel zu einer vollständig veränderten Aminosäuresequenz des synthetisierten Proteins (außer bei Veränderungen um drei Basen oder Vielfache von drei).

Nonsense-Mutationen

Besonders problematisch sind Punktmutationen, durch die ein für eine Aminosäure kodierendes Codon zu einem **Stoppcodon** mutiert **(Nonsense)**, z.B. UGG (Tryptophan) zu UGA (Stopp). An diesen Stellen wird die Synthese des Proteins vorzeitig abgebrochen, und es entsteht ein verkürztes, funktionsunfähiges Protein, das zu Störungen der Zellfunktion führen kann. Es gibt Kontrollmechanismen, die zu einem gezielten raschen Abbau von mRNA-Molekülen führen, die solche Nonsense-Mutationen innerhalb der kodierenden Sequenz enthalten (nonsense-mediated decay, NMD).

Nonsense-mediated decay

Das reguläre Terminationscodon befindet sich in der Regel im letzten Exon der prä-mRNA. Beim Spleißen der prä-mRNA werden an den Exon-Exon-Übergängen **Proteinkomplexe** hinterlassen **(exon junction complex, EJC)**, die beim Export der reifen mRNA vom Zellkern in das Zytosol gebunden bleiben und erst durch das erste translatierende Ribosom entfernt werden. Führen Mutationen oder Transkriptionsfehler zu einem „irregulären" Terminationscodon in einem Exon vor dem letzten Exon-Exon-Übergang der prä-mRNA und damit zu einem vorzeitigen Stopp der Translation, bleiben die EJC im noch nicht translatierten Bereich erhalten. Dies ist das Signal für den gezielten Abbau dieser mRNA durch spezifische Nucleasen.

Schon gewusst

Es gibt seltene Fälle, bei denen eine **Verschiebung des Leserasters** während der Translation (häufig in +1-Richtung, seltener in −1-Richtung) Voraussetzung für die Entstehung eines bestimmten Translationsprodukts ist. Die regulierende Einwirkung auf die Rasterverschiebung dient in diesen Fällen zur **Regulation der Synthese des entsprechenden Proteins**. Im Genom von manchen Retroviren (z.B. **HIV**) überlappen die Gene für das Kapsidprotein (gag) und die reverse Transkriptase (pol). Bei der Translation der viralen RNA wird im normalen Leseraster gag translatiert und an einem Stoppcodon terminiert. Mit geringer Frequenz findet am Ende von gag eine −1-Verschiebung des Leserasters statt, sodass ein Gag-Pol-Fusionsprotein (oder größere Fusionsproteine) entsteht, das durch eine virale Protease in die Bestandteile zerlegt wird. Dieser Mechanismus stellt sicher, dass viel Kapsidprotein und wenig reverse Transkriptase entstehen.

MERKE

Der genetische Code ist ein **Triplettcode**, bei dem drei aufeinanderfolgende Basen der DNA (oder mRNA) ein **Codon** bilden, das jeweils für eine Aminosäure des kodierten Proteins steht. Der genetische Code enthält 64 Codons, von denen 61 die 20 Standardaminosäuren kodieren. Ein bestimmtes Codon (**AUG**, Methionin) steht für den **Beginn** des kodierten Proteins, drei Codons (**UAA**, **UAG**, **UGA**) bilden das Signal für das **Ende**. Der genetische Code ist grundsätzlich für alle Organismen gleich **(Universalität)**; geringfügige Abweichungen, d.h. Codons mit anderer Bedeutung, wurden bisher nur in Mitochondrien und in Ziliaten gefunden.

13.2 Transfer-RNA

13.2.1 Struktur und Funktion von tRNA

Transfer-Ribonucleinsäuren (tRNA) sind kleine RNA-Moleküle (meist 75–85 Nucleotide) mit sehr ähnlicher Sekundär- und Tertiärstruktur (> Abb. 13.2), die eine große Zahl modifizierter Nucleoside aufweisen. Die tRNA stellt die Beziehung zwischen dem mRNA-Codon und der jeweils kodierten Aminosäure her **(Adapterfunktion)**. Die hierfür notwendigen funktionellen Zentren sind das **Anticodon** und das 3'-terminale **Akzeptorende**, auf das die Aminosäure in einer durch die Aminoacyl-tRNA-Synthetase katalysierten Reaktion (> Kap. 13.2.3) übertragen wird.

MERKE

Transfer-RNA-Moleküle (tRNA) stellen die Beziehung zwischen mRNA-Codon und Aminosäure her **(Adapterfunktion)**.

Die **Dekodierung** der mRNA am Ribosom erfolgt durch die Ausbildung von drei Basenpaaren zwischen den drei Basen des **Codons** und den drei Basen des komplementären **Anticodons** der tRNA. Die meisten Aminosäuren werden von mehr als einem Codon, in einigen Fällen von bis zu sechs Codons kodiert. Demnach gibt es für Aminosäuren mit mehreren Codons mehrere tRNA-Moleküle, die mit derselben Aminosäure beladen werden. Sie werden als **Isoakzeptoren** bezeichnet und unterscheiden sich v.a. im Anticodon, aber auch sonst in der Sequenz.

13.2.2 Wobble-Basenpaare in der dritten Codon-Position

Während die Basenpaarung zwischen Codon und Anticodon in der ersten und zweiten Position des Codons streng nach Watson-Crick erfolgt (A•U; U•A; G•C; C•G), sind zwischen der dritten Base des Codons und der ersten Base des Anticodons auch andere Basenpaare möglich (**Wobble**-Paare, z.B. G•U; I•U/C/A), sodass sich in einigen Fällen das Anticodon einer tRNA mit zwei oder mehr Codons paaren kann, die sich in der dritten Position unterscheiden. So enthalten Zellen etwa 40–50 verschiedene tRNA-Molekülen, mit denen die 61 für Aminosäuren kodierenden Codons abgelesen werden können. In den Mitochondrien von Säugerzellen, die einen leicht abgewandelten genetischen Code benutzen, reichen dafür sogar nur 22 verschiedene tRNA-Moleküle aus.

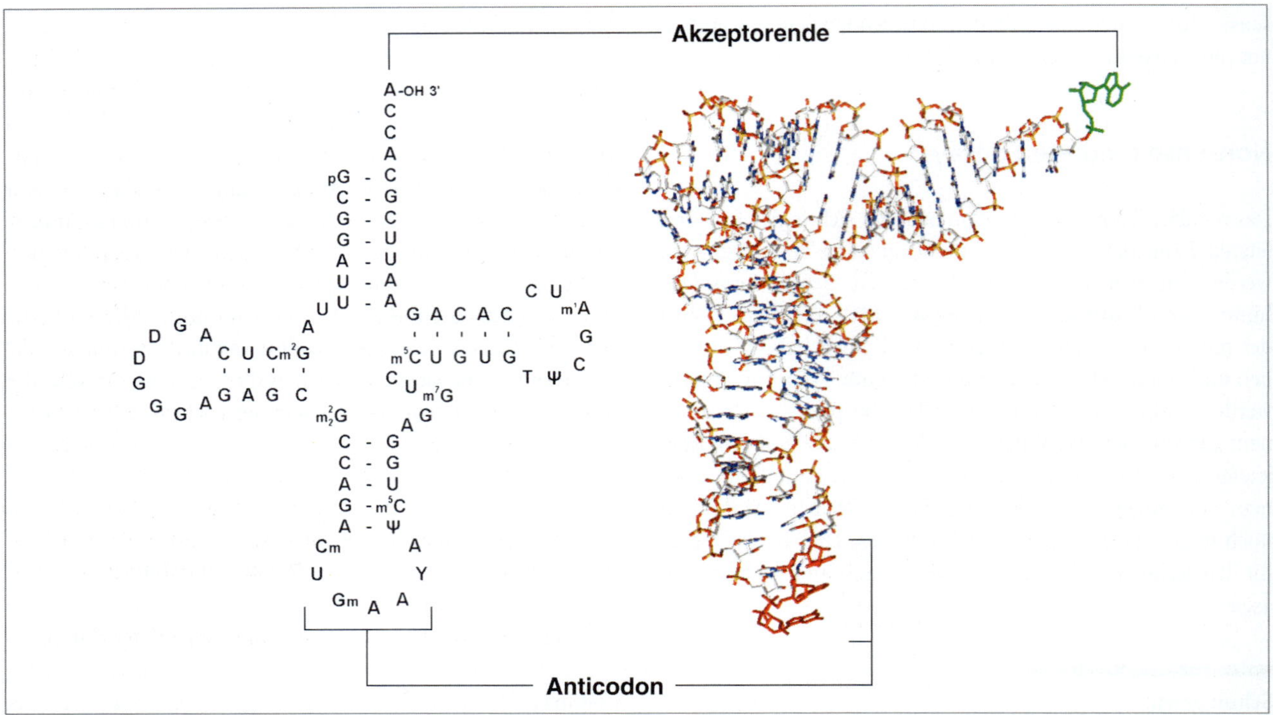

Abb. 13.2 Struktur der tRNA. Sekundärstruktur der $tRNA^{Phe}$ aus Hefe (linke Seite); durch Ausbildung von Basenpaarungen kommt es zu einer „Kleeblattstruktur". Tertiärstruktur der $tRNA^{Phe}$ aus Hefe (rechte Seite); aufgrund der allen tRNA-Molekülen gemeinsamen typischen Form wird die Tertiärstruktur auch als L-Form bezeichnet.

Blick ins Labor

Die Häufigkeit, mit der bestimmte Codons für eine Aminosäure benutzt werden, ist von Spezies zu Spezies verschieden. Bei der Expression von fremden Genen, die in der Biotechnologie oder Gentherapie in Wirtsorganismen eingeführt werden (➤ Kap. 15), kann dies Schwierigkeiten verursachen, da die Häufigkeitsverteilung der isoakzeptierenden tRNA-Moleküle der Codon-Häufigkeit angepasst ist. In solchen Fällen ist es zweckmäßig, die Codons des fremden Gens der Codon-Häufigkeit des Wirtsorganismus anzupassen.

13.2.3 Aminoacyl-tRNA-Synthetasen

Aminoacylierung

Die Übertragung der Aminosäure auf das 3'-Ende der tRNA (Aminoacylierung) wird durch eine Gruppe von Ligasen, die **Aminoacyl-tRNA-Synthetasen**, katalysiert, die für die jeweilige Aminosäure und die zugehörige tRNA (oder Gruppe von isoakzeptierenden tRNA-Molekülen) spezifisch sind. Demnach gibt es **20** verschiedene Aminoacyl-tRNA-Synthetasen für die 20 Standardaminosäuren. Die Aminoacylierung erfolgt in zwei Schritten, die von demselben Enzym katalysiert werden (➤ Abb. 13.3):

1. Aminosäure + ATP ↔ Aminoacyl~AMP + PP_i

Im ersten Schritt erfolgt die **Aktivierung der Aminosäure** durch Bildung einer energiereichen Anhydridbindung zwischen der Carboxylgruppe der Aminosäure und der Phosphorylgruppe des AMP. Wie bei anderen Aktivierungsreaktionen, die unter Bildung eines Adenylats und Abspaltung von Pyrophosphat (PP_i) verlaufen (z.B. der Fettsäureaktivierung), wird das Gleichgewicht der Reaktion durch Spaltung des PP_i mittels Pyrophosphatase zugunsten des Adenylats verschoben.

2. Aminoacyl~AMP + tRNA ↔ Aminoacyl~tRNA + AMP

Im zweiten Schritt wird der Aminoacylrest vom Aminoacyl-AMP auf eine Hydroxylgruppe der Ribose des endständigen Adenosinrests der tRNA unter Bildung von Aminoacyl-tRNA übertragen. Der Aminoacylrest behält bei dieser „Umesterung" seine **energiereiche Esterbindung**.

Die Aminoacyl-tRNA-Synthetasen lassen sich in zwei Klassen einteilen. Sie unterscheiden sich in der Struktur des aktiven Zentrums sowie in der Art der tRNA-Bindung und übertragen den Aminoacylrest entweder auf die 2'- oder die 3'-Hydroxyl-Gruppe der tRNA. Durch spontane Wanderung des Aminoacylrests entsteht die **3'-Aminoacyl-Verbindung**, die das Substrat für die weiteren Schritte der Translation ist.

MERKE

Aminoacyl-tRNA-Synthetasen aktivieren Aminosäuren in einer ATP-abhängigen Reaktion unter Bildung eines Aminoacyladenylats und übertragen den Aminoacylrest auf das 3'-Ende der tRNA unter Bildung einer energiereichen Esterbindung **(Aminoacylierung)**. Aminoacyl-tRNA-Synthetasen sind **spezifisch** für jeweils eine Aminosäure und die zugehörige tRNA oder Gruppe von isoakzeptierenden tRNA-Molekülen. Es gibt **20** Aminoacyl-tRNA-Synthetasen für die 20 Standardaminosäuren.

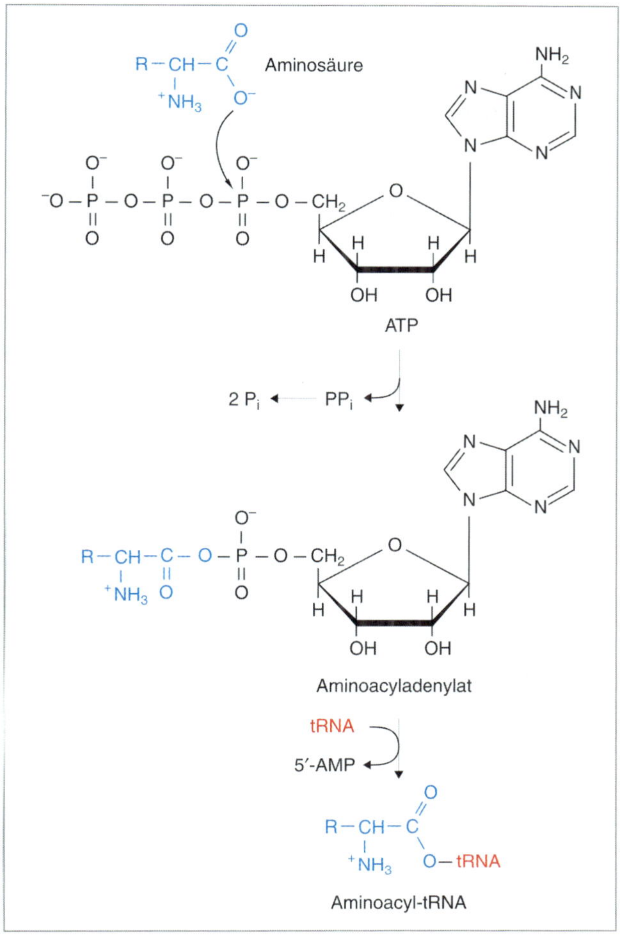

Abb. 13.3 Aminoacylierung. Die Aktivierung einer Aminosäure durch Bildung eines Aminoacyladenylats und die Übertragung des Aminoacylrests auf das 3'-Ende der tRNA sind dargestellt.

Substraterkennung und Fehlerkorrektur

Die **selektive Erkennung der tRNA** erfolgt durch Ausbildung spezifischer Wechselwirkungen der Synthetase mit in der Regel mehreren Erkennungselementen in verschiedenen Regionen des tRNA-Moleküls. Bei vielen tRNA-Molekülen sind dies Anticodon-Basen sowie die Sequenzen im Akzeptorstamm. Isoakzeptierende tRNA-Moleküle weisen das gleiche Muster von Erkennungselementen auf.

Die Aminoacylierung erfolgt mit hoher Genauigkeit. Die Fehlerrate liegt bei etwa einem Fehleinbau pro 1000 Aminosäuren. Mit dieser Genauigkeit muss demnach die Aminoacyl-tRNA-Synthetase ihre Substrate, die jeweils zugehörige Aminosäure und tRNA, erkennen und von anderen unterscheiden. Die **genaue Erkennung der Aminosäuren** ist in den meisten Fällen unproblematisch, da sie hinsichtlich ihrer Molekülgröße und ihrer chemischen Eigenschaften hinreichend verschieden sind. In den wenigen Fällen, wo diese Kriterien für eine genaue Diskriminierung nicht ausreichen, wird die erforderliche Genauigkeit durch einen **Korrekturmechanismus** (sog. Editing) erreicht, indem die betreffenden Aminoacyl-tRNA-Synthetasen die inkorrekt gebildete Aminoacyl-tRNA hydrolysieren. Hierfür besitzen diese Enzyme eine **Hydrolaseaktivität**, die in einem zweiten katalytischen Zentrum lokalisiert ist.

13.3 Ribosomen

13.3.1 Aufbau der Ribosomen

Die Proteinsynthese findet an den Ribosomen im Zytosol der Zelle statt. Ribosomen sind makromolekulare Ribonucleoproteinpartikel mit Durchmessern von etwa 20 nm, die aus **zwei** verschieden großen **Untereinheiten** aufgebaut sind. Sie enthalten mehrere RNA-Moleküle **(rRNA)** und zahlreiche, überwiegend kleine (10–15 kDa) **basische Proteine** (➤ Tab. 13.1). Der Aufbau der Ribosomen in Pro- und Eukaryonten ist ähnlich, wobei die eukaryontischen Ribosomen größere RNA-Moleküle und eine größere Zahl von Proteinen und damit eine größere Masse besitzen. Mitochondriale Ribosomen ähneln den prokaryontischen Ribosomen, besitzen jedoch deutlich kleinere rRNA-Moleküle und erheblich mehr Proteine.

Tab. 13.1 Aufbau von Ribosomen

	ganze Ribosomen	kleine Untereinheit	große Untereinheit
Eukaryonten			
Größe	80S (4,2 MDa)	40S (1,4 MDa)	60S (2,8 MDa)
rRNA		18S (1 874 Nucleotide)	28S (4718 Nucleotide) 5,8S (160 Nucleotide) 5S (120 Nucleotide)
Proteine		33	49
Prokaryonten			
Größe	70S (2,5 MDa)	30S (0,9 MDa)	50S (1,6 MDa)
rRNA		16S (1 542 Nucleotide)	23S (2904 Nucleotide) 5S (120 Nucleotide)
Proteine		21	34

Die **Sedimentationskonstante S** (Svedberg) gibt an, wie schnell ein Molekül oder ein Partikel im Schwerefeld einer Ultrazentrifuge sedimentiert. S-Werte hängen von Größe, Dichte und Gestalt des Moleküls ab und sind deshalb nicht genau additiv.

Die räumliche Struktur von Ribosomen aus prokaryontischen Zellen wurde durch Kristallstrukturanalyse aufgeklärt (➤ Abb. 13.4). Der Kern der kleinen und großen Untereinheit wird von der räumlich gefalteten Struktur der rRNA-Moleküle gebildet; außen sind die ribosomalen Proteine an die rRNA gebunden. Die funktionellen Zentren des Ribosoms, das **Dekodierungszentrum** auf der kleinen Untereinheit und das **Peptidyltransferasezentrum** auf der großen Untereinheit, bestehen aus rRNA und sind in den Ribosomen aller Organismen konserviert. Ribosomen weisen **Bindungsstellen** für Aminoacyl-tRNA **(A-Stelle)** und Peptidyl-tRNA **(P-Stelle)** auf. Daneben gibt es noch die Austrittsstelle für tRNA (**E-Stelle**, für Exit), an welche die tRNA vor der Dissoziation vom Ribosom bindet.

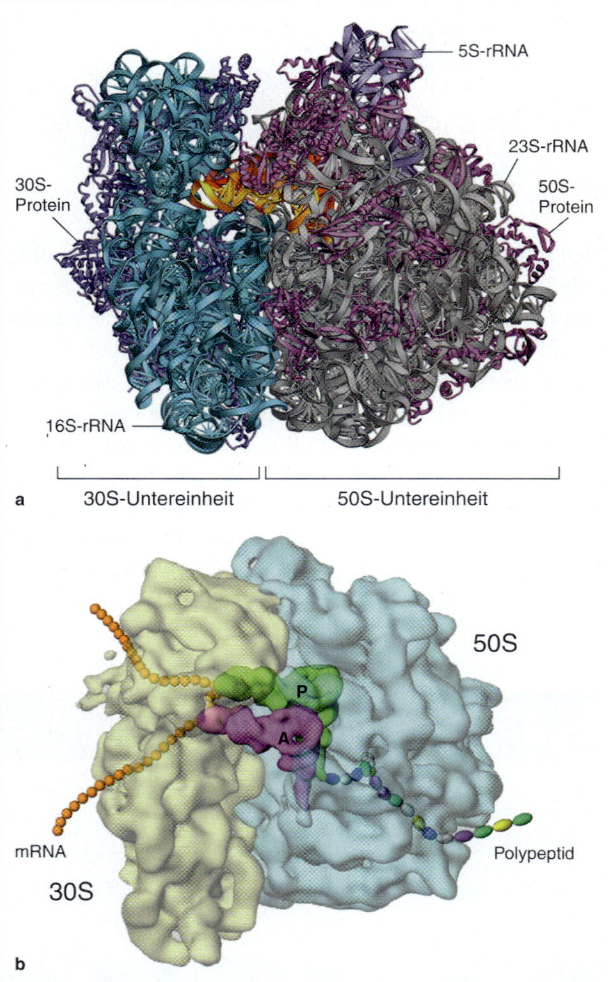

Abb. 13.4 Struktur des 70S-Ribosoms.
a) Kristallstruktur des Ribosoms aus dem thermophilen Bakterium *Thermus thermophilus* (tRNA in der A-Stelle: gelb; tRNA in der P-Stelle: rot).
b) Cryo-EM-Struktur des Ribosoms aus *E. coli*: tRNA in der A-Stelle (blau), tRNA in der P-Stelle (grün). Die Polypeptidkette, die durch einen Tunnel in der 50S-Untereinheit austritt, ist modelliert, ebenso die mRNA.

13.3.2 Biogenese der Ribosomen

Ribosomen werden im Zellkern hergestellt, und zwar im **Nucleolus**, einer elektronenmikroskopisch erkennbaren Substruktur des Zellkerns. Im Nucleolus werden die zahlreichen Gene für die ribosomale RNA durch die **RNA-Polymerase I** in eine prä-rRNA transkribiert, die 28S-, 18S- und 5,8S-rRNA-Moleküle enthält. Die Gene für die 5S-rRNA werden dagegen durch die **RNA-Polymerase III** im Nucleoplasma transkribiert. Die Maturation der prä-rRNA zur reifen rRNA durch spezifische nucleolytische Spaltungen findet in prä-ribosomalen Partikeln statt. Diese entstehen durch Anlagerung ribosomaler Proteine, die aus dem Zytosol importiert werden, sowie zahlreicher (> 100) Proteine, die für die Reifung erforderlich sind. Der letzte Reifungsschritt, bei dem die fertigen 40S- und 60S-Untereinheiten entstehen, findet im **Nucleoplasma** statt. Die ribosomalen Untereinheiten werden dann durch die Kernporen in das Zytoplasma geschleust, wo sie in die Translation eintreten.

MERKE

Ribosomen sind makromolekulare Ribonucleoproteinpartikel, die aus mehreren rRNA-Molekülen und zahlreichen Proteinen bestehen. Sie sind aus **zwei Untereinheiten** aufgebaut, auf denen die funktionellen Zentren für die **Codon-Anticodon-Wechselwirkung** (kleine Untereinheit) und die **Peptidverknüpfung** (große Untereinheit) lokalisiert sind. Die funktionellen Zentren werden aus konservierten Regionen der rRNA-Moleküle gebildet. Der Aufbau der Ribosomen von Pro- und Eukaryonten ist ähnlich, jedoch gibt es erhebliche Unterschiede in der Größe der rRNA-Moleküle und in der Zahl der Proteine.

13.4 Proteinbiosynthese

Der Ablauf der ribosomalen Proteinsynthese ist bei Pro- und Eukaryonten grundsätzlich ähnlich. Die folgende Darstellung beschränkt sich auf die Grundzüge der Translation, wobei Teilschritte, die bei Pro- und Eukaryonten gleich ablaufen, gemeinsam abgehandelt werden. Getrennt beschrieben werden die Initiation und die damit eng verbundene Regulation der eukaryontischen Translation, da hier wesentliche Unterschiede bestehen.

13.4.1 Orte der Proteinsythese

Bei Prokaryonten ist die Translation räumlich und funktionell eng an die Transkription gekoppelt, sodass eine mRNA noch während der Transkription in die Translation eintreten kann. In eukaryontischen Zellen findet die Proteinsynthese im **Zytosol** statt, d.h., die mRNA muss nach der Transkription und Maturation aus dem Kern in das Zytosol transportiert werden. Proteine, die nach ihrer Synthese in der Zelle verbleiben, werden an Ribosomen gebildet, die frei im Zytoplasma vorkommen. Membranproteine und Proteine, die von der Zelle sezerniert werden, entstehen an Ribosomen, die an die Membran des **endoplasmatischen Retikulums** (ER) gebunden sind (raues ER, ➢ Kap. 16.3.1). Das Protein tritt während der Synthese in das Lumen des ER über und wird dort sowie während der nachfolgenden Passage durch den **Golgi-Apparat** v.a. durch Glykosylierung modifiziert (posttranslationale Modifizierung, ➢ Kap. 2.2.9). Zellen, die einen großen Anteil der synthetisierten Proteine exportieren (z.B. Leber, Pankreas), enthalten besonders viele Ribosomen, von denen ein großer Teil am ER gebunden ist.

MERKE

In eukaryontischen Zellen sind Transkription und Translation räumlich getrennt. Die Transkription und Reifung der mRNA findet im **Zellkern** statt, die Translation im **Zytosol**. Zytosolische Proteine werden an **freien Ribosomen** synthetisiert, Exportproteine und Proteine der Plasmamembran an Ribosomen, die an das **endoplasmatische Retikulum** gebunden sind.

13.4.2 Phasen der Proteinsynthese

Während der **Initiation** findet das Ribosom den Anfang der zu translatierenden mRNA-Sequenz. Dabei wird die **Initiator-tRNA** an das AUG-Startcodon in der P-Stelle des Ribosoms gebunden.

Die **Elongation** ist ein zyklischer Vorgang. Im ersten Schritt wird eine **Aminoacyl-tRNA** mit dem komplementären Anticodon an die A-Stelle des Ribosoms gebunden und reagiert mit der Peptidyl-tRNA in der P-Stelle unter Bildung einer Peptidbindung. Es resultieren eine deacylierte tRNA in der P-Stelle und eine um die neu eingetretene Aminosäure verlängerte **Peptidyl-tRNA** in der A-Stelle. Mit der Translokation dieser Peptidyl-tRNA in die P-Stelle wird ein Zyklus der Elongation abgeschlossen. Dabei wird die mRNA um ein Codon-Triplett verschoben, und die deacylierte tRNA dissoziiert von der P-Stelle. Der Zyklus wiederholt sich, bis die zu translatierende mRNA-Sequenz vollständig translatiert ist und bei der Translokation der Peptidyl-tRNA und der mRNA ein Terminationscodon im Dekodierungszentrum erscheint. Dies ist das Signal für die **Termination**, bei der das fertige Protein hydrolytisch von der Peptidyl-tRNA abgespalten und freigesetzt wird. Anschließend können die Ribosomen erneut in die Initiation eintreten.

Sobald der Initiationsbereich der mRNA wieder zugänglich ist, kann ein weiteres Ribosom mit der Translation beginnen. So kann dieselbe mRNA gleichzeitig von mehreren Ribosomen translatiert werden, wobei der Abstand zwischen zwei Ribosomen etwa 80 Nucleotide beträgt. Diese Strukturen sind im Elektronenmikroskop als **Polysomen** erkennbar (➢ Abb. 13.5).

13.4.3 Initiation der Translation bei Prokaryonten

Bei Prokaryonten läuft die Initiation in zwei Phasen ab. In der **ersten Phase** wird ein **30S-Initiationskomplex** gebildet, in-

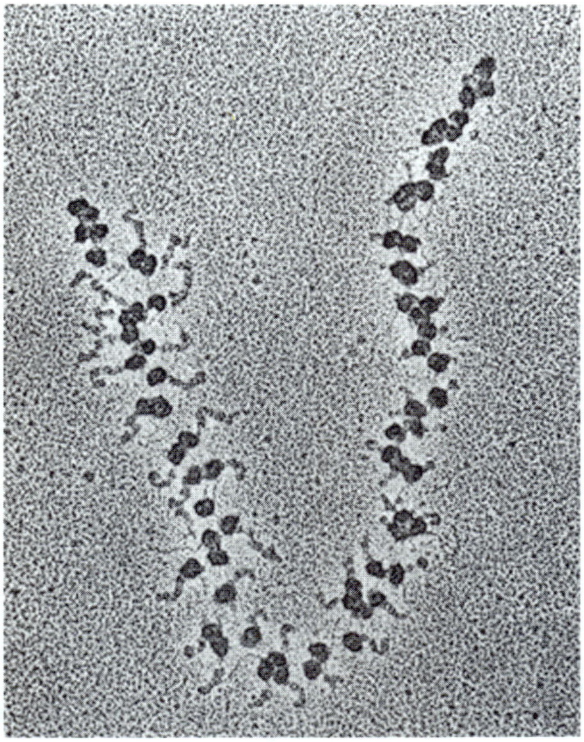

Abb. 13.5 Polysomen (Elektronenmikroskop). Die dunklen, runden Partikel sind Ribosomen; links im Bild ist das 5'-Ende (Translationsbeginn), rechts im Bild das 3'-Ende erkennbar. Die Größenzunahme der wachsenden Polypeptidketten mit fortschreitender Translation ist deutlich zu sehen.

dem die 30S-Untereinheit die mRNA sowie die Initiator-tRNA, (N-Formylmethionyl-$tRNA^{fMet}$, fMet-$tRNA^{fMet}$) bindet. In vielen bakteriellen mRNA-Molekülen finden sich etwa zehn Nucleotide stromaufwärts vor dem Startcodon AUG untereinander ähnliche purinreiche Sequenzen **(Shine-Dalgarno-Sequenz)**. Diese sind zu einer Sequenz nahe dem 3'-Ende der 16S-rRNA der 30S-Untereinheit komplementär und erleichtern durch Ausbildung der entsprechenden Basenpaare die Positionierung der 30S-Untereinheit am Startcodon. Die Erkennung des AUG-Codons im 30S-Initiationskomplex geschieht durch das Anticodon der Initiator-tRNA in der P-Stelle der 30S-Untereinheit.

An der ersten Phase der Initiation sind die drei **Initiationsfaktoren** IF1, IF2 und IF3 beteiligt. IF1 stimuliert die Funktionen von IF2 und IF3. **IF2**, eine **GTPase**, hat die entscheidende Funktion, da er für die Bindung der Initiator-tRNA notwendig ist. IF3 stabilisiert die freien Untereinheiten der Ribosomen durch Bindung an die freie 30S-Untereinheit, stimuliert die Bildung des 30S-Initiationskomplexes und spielt bei der Selektion der Initiator-tRNA eine Rolle.

In der **zweiten Phase** wird durch Assoziation der 50S-Untereinheit ein **70S-Initiationskomplex** gebildet. Dieser Vorgang führt zu einer Stimulierung der intrinsischen GTPase-Aktivität von IF2 zur **GTP-Hydrolyse** und damit zu einer Inaktivierung von IF2. Dies hat zur Folge, dass die drei Initiationsfaktoren vom Ribosom dissoziieren. Der 70S-Initiationskomplex enthält danach nur noch die **Initiator-tRNA**, die in der P-Stelle an das AUG-Startcodon der mRNA gebunden ist. In der nicht besetzten A-Stelle befindet sich das dem AUG folgende Codon. Mit der Bindung der entsprechenden Aminoacyl-tRNA wird die erste Runde der Elongation eingeleitet.

13.4.4 Initiation der Translation bei Eukaryonten

Bei Eukaryonten ist an der Initiation der Translation eine große Zahl (> 12) von **Initiationsfaktoren** beteiligt, von denen hier nur die wichtigsten erwähnt werden. Eukaryontische Initiationsfaktoren werden **eIF** abgekürzt und nummeriert. Die meisten eukaryontischen mRNA-Moleküle haben einen komplexeren Aufbau als die prokaryontischen. Das 5'-Ende weist die sog. **Cap-Struktur** (m^7GpppN) auf, die bei der Reifung der mRNA im Zellkern angeheftet wird (> Kap. 12.9.1) und ein wichtiges Element für die Initiation der Translation bei Eukaryonten darstellt. Es folgt die **5'-nichttranslatierte Region (5'-UTR)**, die 100 Nucleotide oder mehr umfassen kann, bevor mit einem AUG-Startcodon die kodierende Region beginnt. Nach dem Terminationscodon folgt die **3'-nichttranslatierte Region (3'-UTR)**, die eine wichtige Rolle bei der Regulation der Translation spielt (> unten). Am 3'-Ende der mRNA befindet sich meist eine **Poly(A)-Sequenz**, die ebenfalls nach der Transkription angeheftet wird. Ihre Länge variiert je nach Organismus und Alter der mRNA und kann bis zu einige hundert Adenylylreste umfassen.

Die drei Phasen der Initiation

Die Initiation umfasst mehrere Phasen (> Abb. 13.6).

1. Cap-abhängige Initiation: In der ersten Phase wird am 5'-Cap der mRNA ein Komplex aus mehreren Initiationsfaktoren und der 40S-Untereinheit des Ribosoms aufgebaut (**Cap-Bindungskomplex**). Das Cap-bindende Protein eIF4E leitet diesen Vorgang ein und bindet – neben anderen Faktoren – das Protein eIF4G, einen zentralen Bestandteil des Initiationskomplexes. Die Wechselwirkung mit eIF3 (ein großer Komplex aus mindestens acht Untereinheiten) ermöglicht eIF4G die Anlagerung der 40S-Untereinheit, die vorher mit Initiator-tRNA ($\text{Met-tRNA}^{\text{Met}}$, im Komplex mit eIF2-GTP) und eIF3 beladen wurde (43S-Komplex). eIF4G bindet auch an das Poly(A)-bindende Protein (Pab1p) und vermittelt so den Kontakt zwischen dem 5'- und 3'-Ende der mRNA („closed loop"), der die Initiation begünstigt. Die progressive Verkürzung der Poly(A)-Kette durch nucleolytischen Abbau führt zum Verlust dieses Kontakts, damit zur Verminderung der Initiationseffizienz und schließlich zum Abbau der mRNA.

2. Scanning und AUG-Erkennung: Der Komplex aus der 40S-Untereinheit und einigen Initiationsfaktoren wandert entlang der 5'-UTR-Sequenz, bis er das AUG-Startcodon erreicht. Die gerichtete Bewegung kommt durch die Helicase eIF4A unter **ATP-Hydrolyse** zustande; auch eIF4B ist beteiligt. Das Absuchen des 5'-Endes der mRNA nach dem Startcodon wird als Scanning bezeichnet.

3. Bildung des 80S-Initiationskomplexes: Schließlich führt die Bindung der 60S-Untereinheit unter **GTP-Hydrolyse** durch eIF2 und Abdissoziation der Initiationsfaktoren zur Bildung des 80S-Initiationskomplexes, der anschließend in die Elongation eintritt. Im Unterschied zum bakteriellen IF2 benötigt eIF2 zur Regeneration (d.h. Austausch von GDP gegen GTP) einen Austauschfaktor (eIF2B). Wie in > Kap. 13.5.1 beschrieben, ist die Hemmung des GDP-GTP-Austauschs durch Phosphorylierung des eIF2 ein wichtiger Mechanismus zur Regulation der Initiation und damit der Translation.

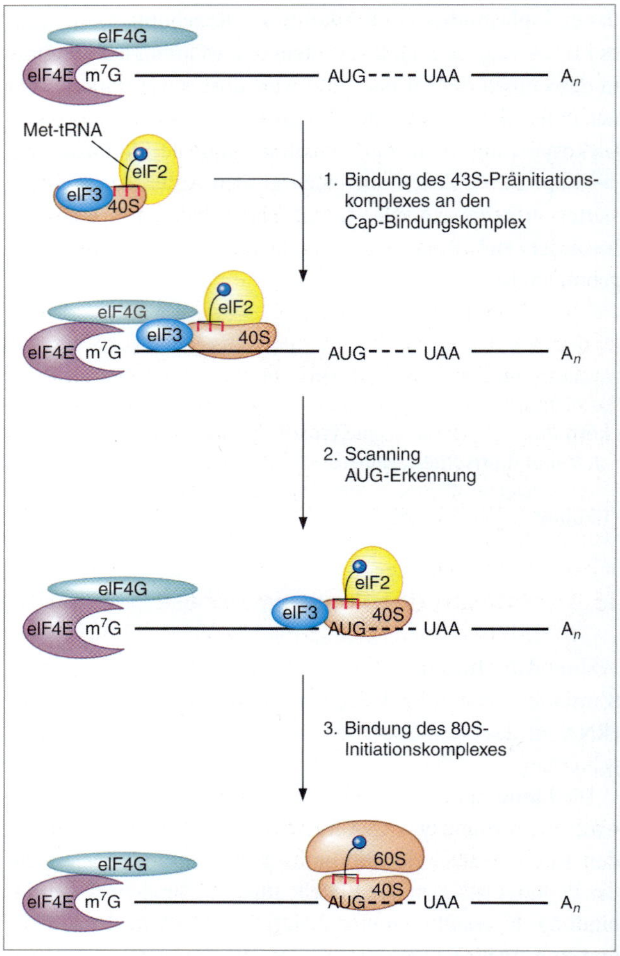

Abb. 13.6 Schema der Initiation der Translation in Eukaryonten. Nicht gezeigt ist die Stimulierung der Initiation durch das Poly(A)-bindende Protein Pab1p, das an das Poly(A)-Ende und an eIF4G bindet und damit die Bindung von eIF4G begünstigt.
Met-tRNA = Methionyl-tRNA, An = Poly(A)-Ende der mRNA

Cap-unabhängige Initiation

Neben der Cap-abhängigen Initiation, die für die meisten zellulären mRNA-Moleküle gilt, gibt es auch eine **Cap-unabhängige Initiation** für die Translation von mRNA-Molekülen ohne

5'-Cap. Diese mRNA-Moleküle weisen im 5'-UTR unmittelbar vor der kodierenden Region eine besondere Struktur (internal ribosome entry site, **IRES**) auf, an der sich der Initiationskomplex unter Beteiligung einiger der o.g. Initiationsfaktoren sowie weiterer Proteinfaktoren der Zelle ohne vorausgehendes Scanning ausbilden kann. Dieser Mechanismus wird für die Translationsinitiation von **mRNA-Molekülen einiger kleiner RNA-Viren** (Picornaviren, z.B. Polio, Enzephalomyokarditis) benutzt, welche die 5'-Cap-abhängige Initiation der zellulären mRNA-Moleküle durch proteolytische Spaltung von eIF4G unterdrücken und damit die Translation der viralen mRNA, die kein 5'-Cap, dafür aber ein IRES-Element besitzen, begünstigen. Damit erreicht das Poliovirus, dass der zelluläre Translationsapparat vorzugsweise für die Synthese von Polioproteinen zur Verfügung steht. Es finden sich aber zunehmend auch **zelluläre mRNA-Moleküle**, die **IRES-Elemente** im 5'-UTR enthalten und Cap-unabhängig initiiert werden können. Dazu gehören z.B. Kinasen, die an der Regulation des Zellzyklus bzw. der Apoptose beteiligt sind. Die Steuerung der Aktivität der beteiligten Faktoren bietet zusätzliche Möglichkeiten zur Regulation der Translation.

13.4.5 Elongation

Die Verlängerung der Peptidkette verläuft in Pro- und Eukaryonten sehr ähnlich, sodass sie für beide Systeme gemeinsam beschrieben werden kann. Die einzelnen Schritte des Elongationszyklus werden von den **Elongationsfaktoren** katalysiert (➤ Tab. 13.2).

Aminoacyl-tRNA-Bindung

EF-Tu (prokaryontisch) bzw. **eEF1α** (eukaryontisch) katalysieren die Bindung der Aminoacyl-tRNA an die A-Stelle des Ribosoms. Beide Faktoren sind GTPasen, die in der GTP-Form mit hoher Affinität einen Komplex mit Aminoacyl-tRNA bilden, der an das Ribosom bindet. Der Komplex aus Aminoacyl-tRNA und Elongationsfaktoren wird als **Ternärkomplex** bezeichnet. Die Konzentrationen von EF-Tu bzw. eEF1α in der Zelle sind sehr hoch, sodass praktisch die gesamte Aminoacyl-tRNA der Zelle im Komplex gebunden ist und unmittelbar für die Bindung an das Ribosom zur Verfügung steht.

Am besten ist der Mechanismus der **EF-Tu**-vermittelten Aminoacyl-tRNA-Bindung an das Ribosom verstanden; der Ablauf für eEF1α ist jedoch grundsätzlich der gleiche (➤ Abb. 13.7). Zunächst bindet der Komplex **EF-Tu-GTP-Aminoacyl-tRNA** an das Ribosom, das Peptidyl-tRNA (oder Initiator-tRNA) in der P-Stelle trägt und in dessen A-Stelle sich das nächste zu translatierende mRNA-Codon befindet. Da nur einer der 40–50 verschiedenen Ternärkomplexe, die zufällig mit dem Ribosom in Wechselwirkung treten, die Aminoacyl-tRNA mit dem komplementären Anticodon enthält, kommt es nur mit diesem zur Codon-Erkennung; Ternärkomplexe mit nicht-komplementärem Anticodon dissoziieren dagegen wieder rasch vom Ribosom ab.

Die Codon-Erkennung und die damit einhergehende Bildung von Basenpaaren zwischen Codon und Anticodon führen dazu, dass die **GTPase-Aktivität von EF-Tu**, die an sich sehr niedrig ist, um mehrere Größenordnungen gesteigert wird. Die GTP-Hydrolyse bewirkt eine Umlagerung der Struktur des EF-Tu in die GDP-Form, die zur Loslösung von der Aminoacyl-tRNA führt. EF-Tu-GDP (eEF1α-GDP bei Eukaryonten) dissoziiert anschließend vom Ribosom und wird durch Austausch des GDP durch GTP wieder in die aktive GTP-Form überführt. Der GDP-GTP-Austausch wird durch den Austauschfaktor EF-Ts (eEF1βγ bei Eukaryonten) katalysiert.

Tab. 13.2 Elongationsfaktoren

Prokaryonten	Eukaryonten	Funktion
EF-Tu	eEF1α	Aminoacyl-tRNA-Bindung
EF-Ts	eEF1β,γ	GDP-GTP-Austausch
EF-G	eEF2	Translokation

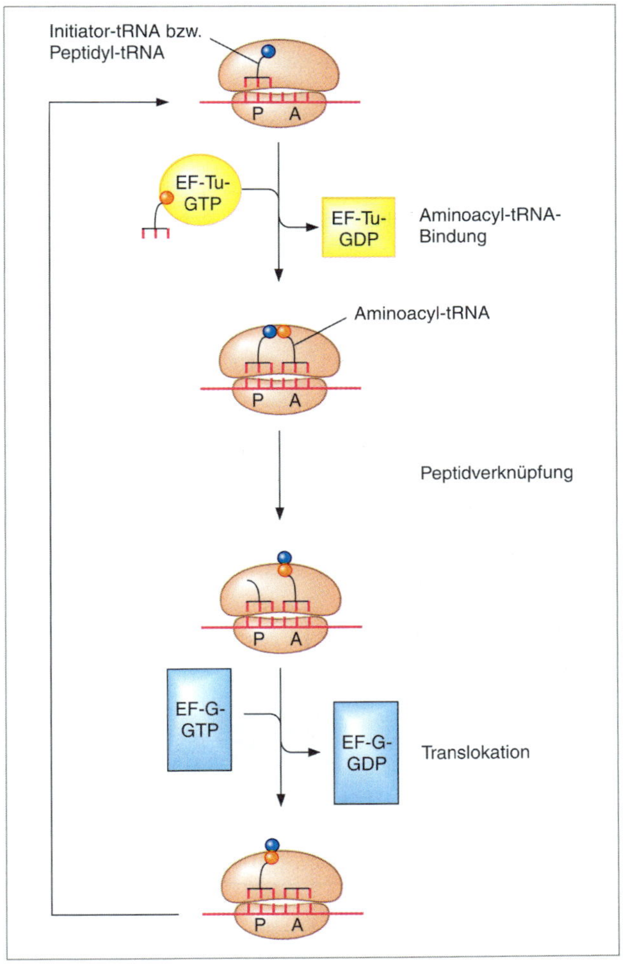

Abb. 13.7 Schema der Elongation der prokaryontischen Translation. Die entsprechenden eukaryontischen Faktoren sind eEF1α (Aminoacyl-tRNA-Bindung) und eEF2 (Translokation).

13

Verknüpfung der Peptidbindung

Nach der Freisetzung von EF-Tu bewegt sich das Aminoacyl-Ende der Aminoacyl-tRNA in das Peptidyltransferasezentrum auf der großen Ribosomenuntereinheit, woraufhin unmittelbar die Peptidverknüpfung stattfindet. Dabei reagiert die freie α-Aminogruppe der Aminoacyl-tRNA als Nucleophil mit dem Carboxyl-C-Atom der Esterbindung der Peptidyl-tRNA (➤ Abb. 13.8). Die **Esterbindung** ist energiereich, sodass die Peptidverknüpfung ohne weitere Energiezufuhr ablaufen kann (exergonische Reaktion). Das Ergebnis der Reaktion ist eine um eine Aminosäure verlängerte Peptidyl-tRNA in der A-Stelle und eine deacylierte tRNA in der P-Stelle. Die Anticodons beider tRNA-Moleküle sind auf der 30S-Untereinheit an die entsprechenden Codons der mRNA gebunden.

Das **Peptidyltransferasezentrum** ist in der Domäne V der 23S-rRNA lokalisiert. In diesem Bereich wurden die Bindungsstellen von Antibiotika (➤ Kap. 13.6.1) sowie Bindungsstellen für die Peptidyl- und Aminoacyl-tRNA lokalisiert.

Die Beschleunigung der Peptidverknüpfung am Ribosom kommt v.a. durch die Wechselwirkungen der Aminoacyl-tRNA mit der 23S-rRNA im aktiven Zentrum zustande. Ribosomale Proteine sind an der Reaktion nicht beteiligt. Demnach ist das Ribosom ein **Ribozym**, das größte bisher charakterisierte und das bisher einzige natürliche Ribozym mit Polymeraseaktivität.

Vom Peptidyltransferasezentrum aus erstreckt sich ein etwa 10 nm langer Tunnel bis zur Rückseite der großen Untereinheit, durch den sich die wachsende Peptidkette bewegt. Im Tunnel befinden sich jeweils etwa 30–40 Aminosäuren.

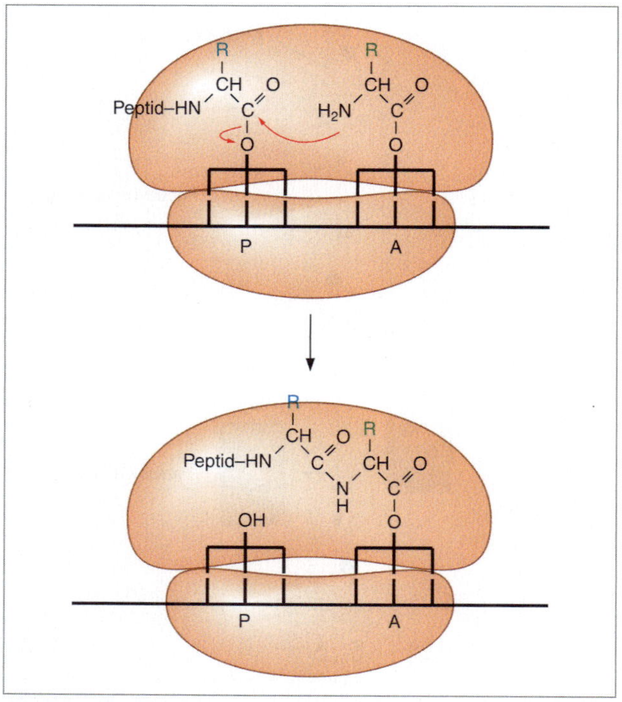

Abb. 13.8 Schematischer Mechanismus der Peptidverknüpfung am Ribosom. Der nucleophile Angriff der freien Aminogruppe der Aminoacyl-tRNA (A-Stelle) auf die Esterbindung der Peptidyl-tRNA (P-Stelle) führt zur Bildung der Peptidbindung.

Translokation

Der Elongationszyklus wird mit der Translokation abgeschlossen, bei der die beiden tRNA-Moleküle zusammen mit der mRNA am Ribosom verschoben werden. Dadurch gelangt die Peptidyl-tRNA von der A- in die P-Stelle, und das nächste zu translatierende Codon-Triplett der mRNA bindet an die A-Stelle. Nach der Verschiebung in die E-Stelle dissoziiert die deacylierte tRNA vom Ribosom ab, um erneut aminoacyliert zu werden (➤ Abb. 13.7).

Die Translokation wird durch den **Elongationsfaktor** EF-G (eEF2 in Eukaryonten) katalysiert; es handelt sich wieder um eine **GTPase**, die im Verlauf der Reaktion GTP hydrolysiert. Die Bindung von EF-G an das Ribosom und die durch GTP-Hydrolyse hervorgerufene Konformationsänderung des Faktors induzieren eine Konformationsveränderung des Ribosoms, welche die Bewegung der tRNA-Moleküle zur Folge hat. Die GTP-Hydrolyse bewirkt eine starke Beschleunigung der Translokation.

Schon gewusst

Die Elongation läuft mit einer **Geschwindigkeit** von etwa **zehn Aminosäuren pro Sekunde**. Demnach braucht ein Ribosom für die Synthese eines Proteins von 500 Aminosäuren fast 1 min. Dabei ist zu beachten, dass die für ein Protein kodierende mRNA in vielen Kopien vorliegt und dass ein mRNA-Molekül von mehreren Ribosomen gleichzeitig translatiert werden kann (Polysomen). Die Zahl der Ribosomen in Zellen, die aktiv Protein synthetisieren, beträgt einige tausend (Prokaryonten) bzw. bis zu einer Million (Leberzelle). Die Fehlerhäufigkeit bei der Elongation, d.h. die Häufigkeit, mit der eine falsche Aminosäure in die wachsende Peptidkette eingebaut wird, ist sehr gering (bei Prokaryonten 0,1–1 Promille, bei Eukaryonten etwas niedriger). Die hohe Genauigkeit wird durch ein zweistufiges Verfahren zur Prüfung der Codon-Anticodon-Wechselwirkung (initiale Selektion und nachfolgendes Proofreading) erreicht, an dem das Ribosom aktiv beteiligt ist.

13.4.6 Termination

Der Elongationszyklus wiederholt sich, bis ein Stoppcodon in der A-Stelle erscheint, für das es keine tRNA mit komplementärem Anticodon gibt. Dies stellt das Signal für die Termination der Proteinsynthese dar, bei der das fertig synthetisierte Protein hydrolytisch von der Peptidyl-tRNA abgelöst und vom Ribosom entlassen wird.

Die Termination wird von **Terminationsfaktoren** (release factors, RF) katalysiert. Bei Prokaryonten erkennt RF1 die Stoppcodons UAG und UAA, RF2 die Stoppcodons UGA und

UAA. Bei Eukaryonten dagegen erkennt ein einziger Faktor, eRF1, alle drei Stoppcodons.

Den Ablauf der Termination zeigt ➤ Abb. 13.9. Die Bindung von RF1 oder RF2 (bzw. eRF1) an das Stoppcodon in der A-Stelle führt zur Hydrolyse der Peptidyl-tRNA. RF1 oder RF2 beeinflusst dabei das Peptidyltransferasezentrum auf der großen ribosomalen Untereinheit und ist möglicherweise an der Aktivierung des hydrolytischen Wassermoleküls beteiligt. Ein weiterer Faktor, RF3 (bzw. eRF3), eine GTPase, beschleunigt vermutlich die Dissoziation von RF1 oder RF2 nach der Hydrolyse der Peptidyl-tRNA.

Nach der Termination zerfällt der Ribosomenkomplex unter Freisetzung der deacylierten tRNA in die beiden Untereinheiten. Vermutlich wird dieser Vorgang durch Initiationsfaktoren (IF3 bzw. eIF3) unterstützt, die an die freigesetzte kleine ribosomale Untereinheit binden und sie dadurch stabilisieren. Bei Prokaryonten sind für diesen Schritt ein weiterer Faktor, der Ribosome recycling factor (RRF), sowie EF-G erforderlich. Im eukaryontischen System sind Initiations- und Elongationsfaktoren an der Dissoziation des Ribosoms in die Untereinheiten beteiligt.

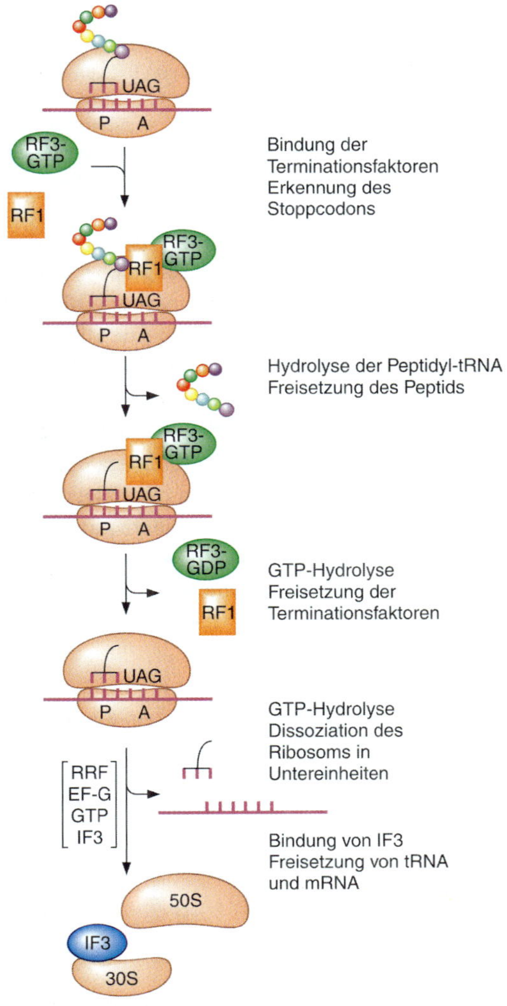

Abb. 13.9 Termination der Proteinsynthese bei Prokaryonten. Die entsprechenden Faktoren in Eukaryonten sind eRF1, eRF3 und eIF3.

MERKE

Die drei Phasen der ribosomalen Proteinsynthese sind Initiation, Elongation und Termination. Bei der **Initiation** wird das Ribosom mit der Initiator-tRNA am AUG-Startcodon der mRNA positioniert. Hierfür bilden mehrere **Initiationsfaktoren** am 5'-Ende der mRNA einen Komplex mit der kleinen ribosomalen Untereinheit, der dann entlang der mRNA bis zum Initiationscodon wandert. Dort vereinigt er sich mit der großen ribosomalen Untereinheit zum 80S-Initiationskomplex, der in die **Elongation** eintritt. Die Teilreaktionen der Elongation sind Aminoacyl-tRNA-Bindung, Peptidverknüpfung und Translokation, von denen die erste und die dritte Reaktion von **Elongationsfaktoren** katalysiert werden, die dabei GTP hydrolysieren. Die Peptidverknüpfung wird vom Ribosom katalysiert. **Terminationsfaktoren** erkennen Stoppcodons am Ribosom und bewirken die Freisetzung des fertig synthetisierten Proteins.

13.5 Regulation der Translation bei Eukaryonten

Neben der Transkription ist die Translation eine weitere Ebene der **Regulation der Genexpression** bei Eukaryonten, die es der Zelle erlaubt, auf ihren physiologischen Zustand und den des Organismus angemessen zu reagieren. In der Regel ist die Initiation der regulierende Schritt. Die Regulation kann inhibierend oder stimulierend wirken.

13.5.1 Hemmung der Initiation durch eIF2-Kinasen

Eine negative Regulation der Genexpression ist die Hemmung der Initiation durch **Phosphorylierung von eIF2**. Die Phosphorylierung erfolgt an der α-Untereinheit von eIF2 und hat zur Folge, dass eIF2-GDP einen stabilen Komplex mit dem Nucleotidaustauschfaktor **eIF2B** bildet, sodass der GDP-GTP-Austausch nicht mehr stattfindet und eIF2-GTP nicht mehr regeneriert wird (➤ Abb. 13.10). Damit ist die Initiation blockiert. eIF2α wird von einer Gruppe von **Protein-Kinasen** phosphoryliert, die jeweils durch verschiedene Signale reguliert werden.

- **Globin:** Erythropoetische Zellen synthetisieren in großem Umfang Globin für die Herstellung von Hämoglobin. Dabei wird durch die Häm-regulierte **eIF2-Kinase** (heme regulated inhibitor of translation, **HRI**) die Translation der Globin-mRNA an die Menge des freien Häms angepasst. Ist kein freies Häm vorhanden, ist die Kinase aktiv, und die Synthese von Globin wird durch Phosphorylierung von eIF2 unterdrückt. Freies Häm hemmt dagegen die Kinase als allosterischer Inhibitor, sodass vermehrt Globin gebildet werden kann.
- **Interferon:** Auch bei der Wirkung von Interferon spielt die Phosphorylierung von eIF2 eine Rolle. Interferon induziert

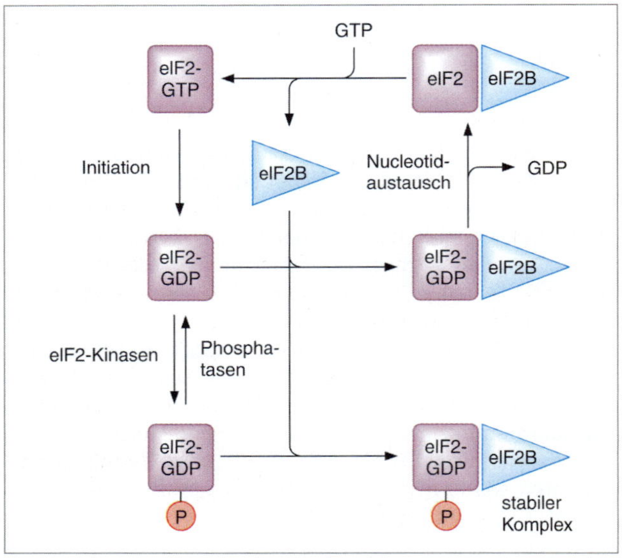

Abb. 13.10 Hemmung der eukaryontischen Initiation durch Phosphorylierung von eIF2.

eine andere **eIF2-Kinase** (RNA-abhängige Protein-Kinase, **PKR**): Sie wird durch doppelsträngige RNA, die z.B. bei der Replikation von Viren entsteht, aktiviert; eine Phosphorylierung von eIF2 dagegen hemmt die Translation und damit die Vermehrung des Virus. Andere eIF2-Kinasen werden durch Stressbedingungen wie Aminosäuremangel oder das Auftreten aberrant gefalteter Proteine im endoplasmatischen Retikulum (unfolded protein response, ➤ Kap. 16.3.1) aktiviert.

Durch die Phosphorylierung von eIF2 wird natürlich auch die Translation aller anderen mRNA-Moleküle gehemmt. Daher ist diese Art von Regulation nur für solche Fälle geeignet, bei denen in der Zelle ein Protein dominant translatiert wird, z.B. die oben erwähnte Synthese von Globin in erythropoetischen Zellen.

13.5.2 Stimulierung der Initiation durch Protein-Kinasen

Andere Kinasen führen zu einer Stimulierung der Initiation. Wie oben beschrieben, wird die Cap-abhängige Initiation durch die Bindung des Initiationsfaktors eIF4E an die 5'-Cap-Struktur der mRNA eingeleitet. Darauf folgt die Anlagerung von eIF4G, die für die Rekrutierung der 40S-Untereinheit mit eIF3, eIF2 und Initiator-tRNA erforderlich ist. Die Ausbildung des Präinitiationskomplexes am 5'-Cap wird durch die **Phosphorylierung von Initiationsfaktoren** (eIF4E, eIF4G) bzw. durch ein **eIF4E-bindendes Protein** (eIF4E-BP) begünstigt. Die Phosphorylierung erfolgt durch **Protein-Kinasen**, die über MAP-Kinasen (mitogen-activated protein kinases) oder PI3-Kinasen (Phosphatidylinosit-3-Kinasen) an mitogene Stimuli (Wachstumsfaktoren) oder Stressfaktoren (z.B. Aminosäuremangel) gekoppelt sind (➤ Abb. 13.11).

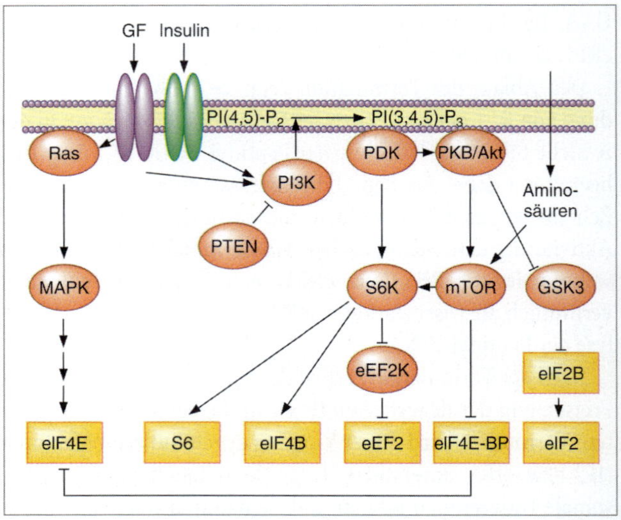

Abb. 13.11 Stimulierung der Translation durch Wachstumsfaktoren und Insulin. Die Bindung von Wachstumsfaktor (GF) oder Insulin an spezifische Rezeptoren führt zur Stimulierung intrazellulärer Signalwege. Die Stimulierung von Ras aktiviert die Kaskade der MAP-Kinasen (MAPK), die durch Phosphorylierung von eIF4E zur Stimulierung der Cap-abhängigen Initiation führen. Die Stimulierung der Phosphatidylinosit-3-Kinase (PI3K) (Gegenspieler ist das Tumorsuppressorprotein PTEN) führt zur Bildung von PI(3,4,5)P_3 (Phosphatidylinosit-tris-Phosphat) aus PI(4,5)P_2. Die PI(3,4,5)P_3-abhängige Kinase PDK aktiviert die Protein-Kinase B (PKB oder Akt). Durch Aktivierung der S6-Kinase (S6K) und der Kinase mTOR und die Hemmung der Glykogensynthase-Kinase 3 (GSK3) kommt es zur vermehrten (eIF4E, eIF4B) bzw. verminderten (eIF4E-BP, eIF2B, eIF2) Phosphorylierung von Initiationsfaktoren, die zu einer Stimulierung der Initiation führt.

Auch die stimulierende Wirkung von Insulin auf die Proteinsynthese kommt über eine Aktivierung der PI3-Kinase zustande. Eine zentrale Rolle spielt die Kinase **mTOR** (mammalian target of rapamycin), die durch mitogene Stimuli aktiviert und deren Hemmung durch Rapamycin (Sirolimus), z.B. zur Immunsuppression nach Organtransplantationen, ausgenutzt wird. Die durch PI3-Kinase vermittelte Stimulierung der PDK wirkt über die S6-Kinase auch auf die Elongation. Die Phosphorylierung des ribosomalen Proteins S6 steigert zum einen die Aktivität der Ribosomen, zum anderen vermindert die durch Phosphorylierung ausgelöste Hemmung der eEF2-Kinase den Phosphorylierungsgrad von eEF2 und steigert damit dessen Aktivität (➤ Abb. 13.11).

MERKE

Die Initiation der Translation wird durch **Protein-Kinasen** reguliert, die entweder **inhibierend** (Phosphorylierung von eIF2) oder **stimulierend** (Phosphorylierung von Faktoren des Cap-Bindungskomplexes) wirken können.

13.5.3 Regulation durch mRNA-bindende Proteine oder MicroRNA

Andere Mechanismen der Translationsregulation machen Ge-brauch von Strukturelementen der mRNA, die sich in de nichttranslatierten 5'- bzw. 3'-Regionen (5'-UTR, 3'-UTR) de

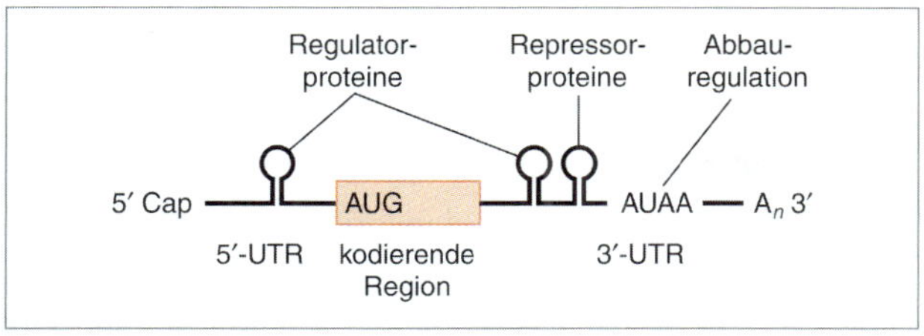

Abb. 13.12 Funktionelle und regulatorische Elemente eukaryontischer mRNA. Bindungsstelle für Regulatorproteine kann z.B. IRE (iron response element) sein. Repressorproteine binden an bestimmte Strukturelemente und blockieren die Translation. AU-reiche Elemente im 3'-UTR sind Bindungsstellen für Proteine, die den nucleolytischen Abbau der mRNA vermitteln. MicroRNA-Moleküle binden ebenfalls im 3'-UTR.

mRNA befinden (➤ Abb. 13.12). Durch Bindung **regulatorischer Proteine** an diese Elemente kann die Initiation sowohl positiv als auch negativ beeinflusst werden.

IRE-bindende Proteine

Ein gut untersuchtes Beispiel ist die Regulation der Translation einiger mRNA-Moleküle im Zusammenhang mit dem Eisenstoffwechsel der Zelle. Freies Eisen (Fe^{2+}) wird in der Zelle in **Ferritin**komplexen gespeichert. Die Translation der mRNA für Ferritin wird **stimuliert**, wenn die Konzentration von freien Fe^{2+}-Ionen in der Zelle hoch ist, und **reprimiert**, wenn sie niedrig ist, sodass Fe^{2+}-Speicher aufgelöst werden. Durch die Bindung eines Proteins (iron response element-binding protein, **IRP**) an eine Haarnadelstruktur der mRNA (iron response element, **IRE**) im 5'-UTR in der Nähe des 5'-Cap wird die Ausbildung des Initiationskomplexes verhindert und damit die Translation gehemmt (➤ Abb. 13.13).

Die Affinität des IRP für die mRNA wird durch die **Fe^{2+}-Konzentration** in der Zelle reguliert. Eine **niedrige** Fe^{2+}-Konzentration verursacht eine Konformationsveränderung des IRP, indem aus einem an IRP gebundenen Eisen-Schwefel-Komplex (Fe_4S_4) ein Fe^{2+}-Ion abgegeben wird. Dies hat eine erhöhte Affinität des IRP zur mRNA zur Folge. Bei **hoher** Fe^{2+}-Konzentration dagegen liegt der Komplex in der Fe_4S_4-Form vor. In dieser Konformation hat IRP keine Affinität zur mRNA, und Ferritin kann gebildet werden.

Die Menge der Zellmembranrezeptoren für das Fe^{3+}-Transportprotein **Transferrin** (Transferrinrezeptoren) kontrolliert die Aufnahme von Fe^{3+}-Ionen in die Zelle. Die Translation der mRNA des Transferrinrezeptors wird ebenfalls durch IRP reguliert – diesmal durch Bindung an mehrere IRE-Strukturen im 3'-UTR, die eine Stabilisierung der mRNA gegenüber nucleolytischem Abbau sowie eine Begünstigung der Initiation bewirkt.

3'-UTR-bindende Proteine

In den 3'-UTR-Bereichen vieler mRNA-Moleküle finden sich Bindungsstellen für **Translationsrepressoren**. Dies sind Proteine, deren Bindung die Translation der mRNA blockiert. Dieser Mechanismus der Translationsregulation findet sich z.B. bei mRNA-Molekülen, die nur in bestimmten Phasen der Embryogenese translatiert werden. Des Weiteren gibt es im 3'-UTR Sequenzelemente (z.B. AU-reiche Elemente), die durch die Bindung bestimmter Proteine die Stabilität der mRNA gegenüber nucleolytischem Abbau beeinflussen.

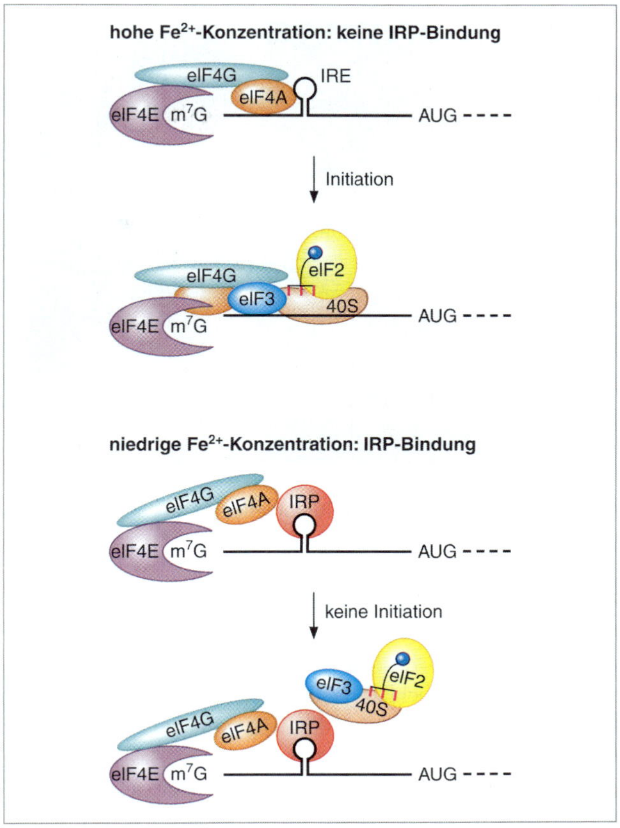

Abb. 13.13 Regulation der Translation von Ferritin-mRNA durch Fe^{2+}. Bei hoher Fe^{2+}-Konzentration sind die IRE (iron response elements) frei und können durch die Helicase eIF4A aufgelöst werden, sodass die Initiation der Translation nicht behindert wird. Bei niedriger Fe^{2+}-Konzentration wird die Bindung von IRP (iron response element-binding protein) an das IRE stimuliert und das IRE gegenüber der Helicase eIF4A stabilisiert. Die IRE/IRP-Struktur inhibiert die Bindung des 43S-Komplexes an den Cap-Bindungskomplex und damit die Translation der Ferritin-mRNA.

MicroRNA

Auch MicroRNA (**miRNA**) bindet im 3'-UTR der mRNA. Es handelt sich um kleine RNA-Moleküle von ca. 22 Nucleotiden Länge, die teilweise komplementär (Antisense-Sequenz!) zu bestimmten Sequenzen im 3'-UTR sind. miRNA-Moleküle werden durch nucleolytische Prozessierung größerer Transkripte gebildet. Ihre Bindung an mRNA führt zur Repression der Translation, in einigen Fällen auch zum Abbau der mRNA, ähnlich dem durch siRNA (small interfering RNA) induzierten mRNA-Abbau (➤ Kap. 12.10.2). Die mRNA-miRNA-Komplexe bilden zusammen mit Proteinen sog. **P-bodies** (auch als

13

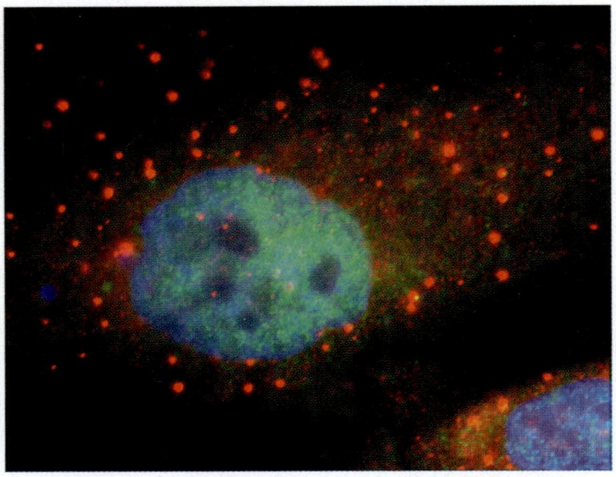

Abb. 13.14 P-bodies in einer Tumorzelle. Die P-bodies sind als rote Punkte im Zytosol neben dem Zellkern (blau) zu erkennen.

GW-bodies bekannt) im Zytosol, in denen mRNA entweder bis zu einer späteren Translation stillgelegt oder abgebaut wird (➤ Abb. 13.14). Die Bedeutung der Translationsregulation durch miRNA ist erheblich, insbesondere bei der **Kontrolle der Embryonalentwicklung** und des **Zellzyklus**. Im Humangenom finden sich mehrere hundert Gene für miRNA-Moleküle, die offenbar die Expression einiger tausend Gene regulieren.

Klinik
Angesichts der wichtigen funktionellen Rolle der 3'-UTR vieler mRNA-Moleküle ist es nicht verwunderlich, dass auch **Erkrankungen** im Zusammenhang mit Veränderungen in dieser Region beschrieben wurden. So findet sich bei der **myotonen Dystrophie** eine Erhöhung der Zahl von CTG-Tripletts im 3'-UTR-Bereich des Gens für eine cAMP-abhängige Protein-Kinase (von normal fünf bis 30 Wiederholungen auf bis zu 1000 oder mehr). Weiter scheint das Fehlen von AU-reichen Elementen in verkürzten mRNA-Molekülen, das die Lebensdauer dieser mRNA-Moleküle und damit die Translation erhöht, ein Faktor für das vermehrte Zellwachstum bei bestimmten Krebsformen zu sein.

MERKE
Die Regulation der Translation ist ein wichtiges Element bei der Regulation der Genexpression. In vielen Fällen sind **Protein-Kinasen** beteiligt, welche die Initiation durch Phosphorylierung von Initiationsfaktoren regulieren. Die Initiation der Translation kann auch durch die **Bindung von Proteinen** oder Antisense-RNA (**MicroRNA**) an nichttranslatierte Regionen (5'-UTR, 3'-UTR) der mRNA reguliert werden. Die Stabilität der mRNA gegenüber nucleolytischem Abbau wird durch mRNA-bindende Proteine beeinflusst.

13.6 Hemmstoffe der Translation

13.6.1 Antibiotika

Viele **Antibiotika** wirken als Inhibitoren der Translation, sodass sie für die antibakterielle Therapie verwendet werden können (➤ Tab. 13.3). Allerdings ist inzwischen die Anwendung einiger Substanzen wegen des Auftretens von Resistenzen nur noch eingeschränkt möglich. Die Suche nach neuen Verbindungen, mit denen Teilschritte der Translation in Bakterien gehemmt werden können, wird weltweit aktiv betrieben.

Die meisten dieser Antibiotika beeinträchtigen die Funktion des Ribosoms, indem sie **an die ribosomale RNA binden**. So lagern sich etwa die Aminoglykoside (z.B. Neomycin, Paromomycin, Gentamicin) an die 16S-rRNA der kleinen ribosomalen Untereinheit unmittelbar im Dekodierungszentrum und erhöhen dadurch die Häufigkeit von Fehlern bei der Codon-Erkennung. Streptomycin, aus einer anderen Gruppe von Aminoglykosiden, hat dieselbe Wirkung, bindet jedoch an einer anderen Stelle der 16S-rRNA.

Hemmstoffe der Peptidyltransferase binden im Peptidyltransferasezentrum der 23S-rRNA der großen ribosomalen Untereinheit. Thiostrepton besetzt die Faktorbindungsstelle der 23S-rRNA und hemmt die Translokation durch die Blockierung bestimmter Konformationsänderungen des Ribosoms. Dagegen bindet Fusidinsäure an EF-G, hemmt dessen Dissoziation vom Ribosom und blockiert damit die weitere Elongation.

MERKE
Viele **Antibiotika** hemmen die Translation durch **Bindung an funktionell wichtige Bereiche** der ribosomalen RNA. Die therapeutische Anwendung dieser Antibiotika bei Infektionen mit pathogenen Bakterien geht wegen der zunehmenden Verbreitung resistenter Stämme zurück.

13.6.2 Exotoxine

Einige pathogene Bakterien scheiden **Exotoxine** aus, die durch Endozytose in die Zelle gelangen. Ihre pathogene Wirkung beruht auf einer Hemmung der Proteinsynthese in der Wirtszelle. Die Translokation ist z.B. der Angriffspunkt des **Diphtherietoxins** von *Corynebacterium diphtheriae*. Die A-Unter-

Tab. 13.3 Hemmung der prokaryontischen Translation durch Antibiotika

Antibiotikum	Bindungsstelle	betroffene Teilreaktion
Tetracyclin	16S-rRNA	Aminoacyl-tRNA-Bindung
Neomycin	16S-rRNA	Codon-Erkennung
Streptomycin	16S-rRNA	Codon-Erkennung
Chloramphenicol	23S-rRNA	Peptidyltransfer
Thiostrepton	23S-rRNA	Translokation
Fusidinsäure	EF-G	Translokation

einheit des Toxins inaktiviert eEF2 durch ADP-Ribosylierung (Cofaktor ist NAD^+) eines bestimmten, posttranslational modifizierten Histidinrests (Diphthamid), der für die Funktion des eEF2 in der Translokation essenziell ist. Die enzymatische Aktivität des Toxins ist hoch: Ein einziges Molekül reicht aus, um die Zelle abzutöten. Nach dem gleichen Mechanismus wirkt das **Exotoxin A** von *Pseudomonas aeruginosa*, das ein breites Spektrum von Erkrankungen verursachen kann (u.a. Lungenentzündung, Harnwegsinfektionen, Hautinfektionen).

Das **Shiga-Toxin** (auch Verotoxin genannt) wird von Enterobacteriaceae wie *Shigella dysenteriae* oder darmpathogenen Stämmen von *E. coli* (enterohämorrhagische *E. coli*, EHEC) produziert. Die *N*-Glykosidase-Aktivität der A-Untereinheit des Toxins inaktiviert das Ribosom, indem es einen bestimmten Adeninrest der 28S-rRNA abspaltet. Zu den durch EHEC verursachten Erkrankungen gehören die hämorrhagische Kolitis und das hämolytisch-urämische Syndrom (HUS).

MERKE

Einige pathogene Bakterien wirken durch Hemmung der Translation mittels **Exotoxinen**, die Komponenten des Translationsapparats (eEF2, Ribosomen) enzymatisch modifizieren und dadurch inaktivieren.

Schon gewusst

Zahlreiche Pflanzen produzieren toxische Proteine, deren Toxizität durch Inaktivierung der Ribosomen zustande kommt. Diese Proteine **(ribosome inactivating proteins, RIP)** spalten einen bestimmten Adeninrest der 28S-rRNA ab und inaktivieren dadurch die Ribosomen. Beispiele sind das **Ricin** aus den Samen der Rizinuspflanze oder das **Viscumin** aus der Mistel, bei denen die B-Untereinheit (ein Lektin) den Eintritt der A-Untereinheit (*N*-Glykosidase-Aktivität) in die Zelle vermittelt. Ähnlich wirkt das Pilztoxin **α-Sarcin**, eine spezifische Endonuclease, die 28S-rRNA an einer bestimmten Phosphodiesterbindung spaltet und damit die Ribosomen inaktiviert. Ricin ist ein wirksames Gift; 1 mg oral zugeführt oder eingeatmet, ist tödlich. Schon nach 4–8 h setzt hohes Fieber ein; dann kommt es zu Blutungen in der Lunge. Das Gift führt innerhalb von 36–70 h zum Tod. Die Sorge, dass Ricin als Biowaffe für terroristische Anschläge verwendet werden könnte, ist wegen der im Vergleich zu hochwirksamen Giften relativ hohen Dosis eher unbegründet.

ZUSAMMENFASSUNG

Translation

Die Translation oder Proteinsynthese ist der letzte Schritt der Genexpression. Die Nucleotidsequenz der mRNA wird in die Aminosäuresequenz der Proteine übersetzt. Der für alle Organismen **universelle genetische Code** ist so aufgebaut, dass jeweils drei der vier Basen Adenin, Guanin, Cytosin und Uracil ein **Codon** bilden, das für eine bestimmte Aminosäure kodiert. Die Verbindung zwischen mRNA-Codon und Aminosäure wird von der **tRNA** hergestellt. Die Aminosäuren werden durch Aminoacyl-tRNA-Synthetasen auf die entsprechenden tRNA-Moleküle unter ATP-Verbrauch geladen.

Die Verknüpfung der Aminosäuren zum Protein findet an **Ribosomen** statt. Ribosomen sind makromolekulare Ribonucleoproteinpartikel, die sich im **Zytosol** der Zelle finden. Ribosomen sind in allen Organismen ähnlich aufgebaut, wobei es Unterschiede in der Größe der rRNA-Moleküle und der Zahl der Proteine gibt. Die **funktionellen Zentren** des Ribosoms (Dekodierungszentrum, Peptidyltransferasezentrum) werden aus konservierten Sequenzen der rRNA gebildet.

An allen **Phasen der Proteinsynthese** (Initiation, Elongation, Termination) sind Translationsfaktoren beteiligt, die bestimmte Teilschritte katalysieren, z.T. unter GTP-Hydrolyse. Die enzymatische Reaktion des Ribosoms, die Herstellung der Peptidbindung, wird ohne Mitwirkung von Faktoren durch die rRNA katalysiert; das Ribosom ist demnach ein Ribozym.

Regulation der Translation

Die Regulation der Translation ist ein wesentliches Element der Regulation der Genexpression. Sie erfolgt in der Regel bei der Initiation, die durch **Phosphorylierung** von Initiationsfaktoren stimuliert oder gehemmt werden kann. Damit wird die Translation an intrazelluläre Signalwege und mitogene Stimuli angekoppelt, die zahlreiche andere Vorgänge in der Zelle steuern. Auch die **Bindung von regulierenden Proteinen** oder **Antisense-RNA** an die mRNA kann die Translation beeinflussen.

Hemmstoffe der Translation

Es gibt zahlreiche Hemmstoffe, die Teilschritte der Translation hemmen. Eine Reihe von **Antibiotika** binden an Ribosomen oder Translationsfaktoren und hemmen bestimmte Teilreaktionen am Ribosom. Der therapeutische Nutzen dieser Antibiotika nimmt ab, da sich resistente Bakterienstämme immer weiter ausbreiten. Einige pathogene Bakterien verursachen Erkrankungen durch **Toxine**, die Komponenten des Proteinsynthesesystems der Zelle (Ribosomen, Faktoren) inaktivieren und damit die Translation unterbinden.

13

Fragen

1. Aminoacyl-tRNA-Synthetasen sind die eigentlichen Übersetzer des genetischen Codes in der Genexpression. Warum?
2. Warum wird zur Dekodierung der 61 für Aminosäuren kodierenden Codons des genetischen Codes eine geringere Zahl von tRNA-Molekülen benötigt?
3. Geben Sie den wesentlichen Unterschied zwischen pro- und eukaryontischen Ribosomen bei der Erkennung des Anfangs der kodierenden Sequenz auf der mRNA an.
4. Wie viele Moleküle ATP und GTP werden für den Einbau einer Aminosäure bei der Proteinsynthese hydrolysiert? (Nehmen Sie die Hydrolyse von PP_i als äquivalent der Hydrolyse von ATP an.)
5. Wie ist es zu erklären, dass die Regulation der Translation durch Protein-Kinasen sowohl stimulierend als auch inhibierend sein kann?
6. Geben Sie eine Möglichkeit an, die Translation einer bestimmten mRNA in der Zelle zu blockieren, ohne die Translation anderer mRNA-Moleküle zu beeinträchtigen.
7. Wie kommt die Hemmung der Translation durch MicroRNA zustande?
8. Nennen Sie ein Toxin, das Ribosomen durch Spaltung einer einzigen kovalenten Bindung inaktiviert.

017 IMPP-Fragen

KAPITEL

14

M. Gessler

Veränderung der genetischen Information

Praxisfall

Die Bezeichnung Mondscheinkinder suggeriert vielleicht Romantisches oder Verträumtes, doch die Nacht ist für diese Kinder die einzige Tageszeit, zu der sie ungeschützt ins Freie dürfen. Tagsüber müssen sie sich durch teils extreme Maßnahmen vor Sonnenlicht, v.a. der schädlichen ultravioletten Strahlung, schützen. Nur mit Schutzanzügen sollten sie ins Freie, und selbst im Haus brauchen sie spezielle Fensterscheiben oder Filterfolien. Ungeschützt würden sie Gefahr laufen, in kurzer Zeit multiple Hauttumoren zu entwickeln

Die Mondscheinkrankheit hat den medizinischen Namen Xeroderma pigmentosum. Sie ist eine sehr seltene genetische Erkrankung (1: 250.000) und kann durch verschiedene Defekte der Nucleotidexzisionsreparatur verursacht werden (➤ Kap. 14.3.3). Betroffen ist dabei v.a. die Reparatur von UV-Schäden in der Haut, weshalb es zu einer dramatischen Anhäufung von DNA-Veränderungen in Hautzellen und damit zu einem sehr hohen Risiko der Tumorbildung kommt.
(www.mondscheinkinder.de, www.xps.org, www.moonchildren.com)

Zur Orientierung

Die möglichst **fehlerfreie Weitergabe** der genetischen Information an Tochterzellen bzw. Nachkommen ist Grundvoraussetzung für den Erhalt eines Organismus. Sowohl intrinsische **Instabilität der DNA** (z.B. bei oxidativem Stress) und **fehlerhafte Replikation** (z.B. Tautomerie) als auch externe Einflüsse **physikalischer** und **chemischer** Natur (z.B. UV-Licht oder Nitrosamine) führen permanent zu Veränderungen des Erbguts. Eine Reihe paralleler **enzymatischer Systeme** korrigiert den größten Teil dieser Veränderungen, die anderenfalls als Mutationen im Erbgut zu Funktionsstörungen führen können. Treten DNA-Schäden in großer Zahl auf, reagiert eine Zelle nicht nur mit der Reparatur, sondern mit einem Stopp des Zellzyklus und im Extremfall auch mit Apoptose. In gewissen Grenzen werden Veränderungen der DNA jedoch auch gezielt eingesetzt, z.B. bei der **meiotischen Rekombination**, der Rekombination in B- und T-Zellen oder dem **genomischen Imprinting**. Letzteres beruht auf der unterschiedlichen Methylierung einzelner Gene, je nachdem ob sie vom Vater oder der Mutter stammen.

14.1 Mutation und Rekombination

Die meisten Bestandteile des menschlichen Körpers wie RNA, Proteine, Lipide unterliegen einem permanenten Umsatz. Fehlerhafte Produkte werden daher rasch wieder eliminiert. Die DNA-Sequenz dagegen muss auf Dauer unverändert erhalten werden, um die Integrität des Individuums und die langfristige Erhaltung der Spezies zu gewährleisten. Dennoch kommt es durch Replikationsfehler oder Schädigung der DNA ständig zu Veränderungen der DNA-Sequenz. Diese werden aber in der Regel korrigiert. Erfolgt die Reparatur jedoch nicht rechtzeitig vor einer Zellteilung, kann die Veränderung an die Tochterzellen weitergegeben und damit irreversibel fixiert werden. Man bezeichnet sowohl den Prozess, der zur Veränderung der DNA führt, als auch die veränderte Struktur selbst als **Mutation**.

Da weniger als 2% des menschlichen Genoms für Proteine kodieren und nicht jede Veränderung der Nucleinsäuresequenz die Funktion eines Proteins verändert (➤ Kap. 12.1), zeigen die meisten Mutationen keine Auswirkungen. Solche Mutationen werden als **stumme** oder **neutrale Mutationen** bezeichnet (je nachdem, ob die identische oder eine funktionell gleichwertige Aminosäure kodiert wird). Mutationen, die zu einer veränderten Funktion führen, heißen **effektive Mutationen**.

Die spontane **Mutationsrate** liegt beim Menschen in einer Größenordnung von 10^{-4} bis 4×10^{-6} pro Gen und Generation. Sie hängt jedoch von der Größe des Gens, der chromosomalen Position, dem Geschlecht und vielen anderen Faktoren ab.

14.1.1 Mutationsarten

Klassischerweise unterscheidet man Genom-, Chromosomen- und Genmutationen. Bei **Genommutationen** ist die Anzahl der Chromosomen verändert, wie z.B. bei der Trisomie 21 (Down-Syndrom). **Chromosomenmutationen** betreffen die Struktur einzelner Chromosomen und können beispielsweise als Deletion/Insertion (Verlust/Zugewinn von einzelnen größeren DNA-Abschnitten) oder als Translokation (Verlagerung bzw. Austausch mit einem anderen Chromosom) vorliegen. Als **Genmutationen** bezeichnet man typischerweise lokale Veränderungen der DNA-Sequenz eines einzelnen Gens. Dabei entstehen Punktmutationen durch Austausch einzelner Basen, während bei Insertionen und Deletionen wiederum Nucleotide zusätzlich eingefügt werden bzw. verloren gehen. Bei Punktmutationen unterscheidet man **Transitionen** (Purin gegen Purin oder Pyrimidin gegen Pyrimidin, A ↔ G, T ↔ C) und **Transversionen** (Purin gegen Pyrimidin und umgekehrt, z.B. A ↔ T, G ↔ C).

14.1.2 Rekombination

Sie führt zu einer **Neustrukturierung der genetischen Information** durch Austausch zwischen zwei DNA-Strängen oder Neuverknüpfung innerhalb eines DNA-Moleküls. Damit ist ein Austausch von Allelen zwischen Chromosomen möglich, der z.B. im Rahmen der Meiose (**Crossing-over**) die genetische Vielfalt erhöht. Rekombination führt nicht nur zur Veränderung der genetischen Information, wie z.B. bei Translokationen, sondern kann auch der DNA-Reparatur dienen (➤ Kap. 14.4.3).

Transposition

Die von Barbara McClintock (1902–1992) im Mais beschriebenen springenden Gene sind wohl die bekanntesten Beispiele mobiler genetischer Elemente (➤ Kap. 11.4.3). Aber auch das menschliche Genom besteht fast zur Hälfte aus DNA-Sequenzen, die bis zu hunderttausendfach vorkommen (z.B. Alu- und Line-Repeats) und ihren Ursprung in mobilen oder retroviralen Elementen haben (➤ Kap. 11.4). Im Laufe der Evolution wurden diese Sequenzen nahezu komplett stillgelegt, und ihre Rolle im menschlichen Genom ist umstritten. Es gibt aber immer wieder seltene Beispiele, wo Neumutationen genetischer Erkrankungen auf dem „Springen", also der Aktivierung und Reinsertion solcher Sequenzen in Genloci, beruhen, die dadurch verändert werden.

14.1.3 Somatische und Keimbahnmutationen

Während **Keimbahnmutationen** mit den Keimzellen auf die Nachkommen übertragen werden und somit die Veränderung in der Population fortbestehen lassen, sind **somatische Mutationen** auf einen Teil der übrigen Körperzellen beschränkt und betreffen nur das Individuum. Bedeutsam sind hier v.a. Veränderungen in Onkogenen und Tumorsuppressorgenen, die zur Krebsentstehung führen können (➤ Kap. 22 und ➤ 23).

Klinik

Sehr viele Erkrankungen des Menschen (z.B. kardiovaskuläre oder degenerative Erkrankungen) werden durch sog. prädisponierende Mutationen in einer Vielzahl verschiedener Gene zwar wahrscheinlich nicht unmittelbar hervorgerufen, aber doch mit bestimmt. Oft sind dies Punktmutationen, die als allelische Varianten (z.B. als SNP, single nucleotide polymorphism) in der Bevölkerung vorkommen und deren Vorhandensein mit einem leicht veränderten Risiko für eine bestimmte Erkrankung assoziiert ist. Für sich genommen besitzen diese Veränderungen noch keinen Krankheitswert, sie stellen nur einen Risikofaktor dar. So besitzen Träger der ε4-Variante des Apolipoprotein-E-Gens, die bei etwa 15% der Bevölkerung vorkommt, ein ca. 1,5- und 3fach höheres Risiko für Herzinfarkt bzw. die Alzheimer-Krankheit. Ein Screening hierfür wäre jedoch höchst fragwürdig, da nur ein kleiner Teil der Träger auch erkranken wird.

Schon gewusst

Mutation, Rekombination und Evolution

Mutation und Rekombination sind in ihrer Wirkung nicht nur negativ und als Gefahr für den Organismus zu sehen. Vom biologischen Standpunkt aus vergrößert jede Veränderung des Genoms, die vererbt wird und nicht letal ist, die genetische Vielfalt innerhalb der Spezies. Damit wird ein großes Reservoir genetischer Variationen geschaffen, also die Grundvoraussetzung für die Selektion im Rahmen der Evolution.

MERKE

Man unterscheidet **Genom**- und **Chromsosomenmutationen** sowie **Genmutationen** (Transition/Transversion bzw. Deletion/Insertion). Durch **Rekombination** und **Transposition** wird die Abfolge des genetischen Materials verändert. Je nach Zelltyp unterscheidet man **somatische** und **Keimbahnmutationen**. Die Mehrzahl der Mutationen ist stumm, jedoch bilden alle Veränderungen das Ausgangsmaterial für die evolutionäre Selektion.

14.2 Ursachen und Folgen von Mutationen

14.2.1 Replikationsfehler

Die Replikation der DNA erfolgt mit extrem hoher Genauigkeit. Dies beruht u.a. auch auf der **Exonuclease**-Korrekturfunktion der an der Replikation beteiligten Polymerasen, die fehlgepaarte Nucleotide wieder entfernt (➤ Kap. 11.2.2). Die dabei übersehenen Fehlpaarungen können von der nachfolgend stattfindenden **Mismatch-Reparatur** (➤ Kap. 14.3.4) beseitigt werden. Trotzdem kommt es zu etwa einem Replikationsfehler pro 10^9 replizierter Basen. Daher sind bei jeder Zellteilung statistisch mehrere Mutationen pro Zelle zu erwarten, da das haploide menschliche Genom 3×10^9 Basenpaare besitzt.

Tautomerie

Replikationsfehler entstehen nicht nur durch Einbau eines falschen Nucleotids durch die Polymerase. Die selten vorkommende Tautomere der Basen (< 0,1%) können Fehlpaarungen erlauben und damit den „korrekten" Einbau einer falschen Base ermöglichen. Unter Tautomerie versteht man das Vorkommen von untereinander im Gleichgewicht stehenden isomeren Strukturen, die sich nur durch die Stellung eines Protons und die Lage einer Doppelbindung unterscheiden (z.B. Keto-Enol-Tautomerie). So erlaubt die **Enol**- statt der **Ketoform** von Thymin eine Paarung mit G statt A. Die Enolform von Guanin paart mit T, und Imino-Adenin paart mit C statt T (➤ Abb. 14.1a). Die tautomere Base wird nach der Replikation zwar wieder in den bevorzugten Grundzustand zurückkehren, aber die Mutation wird auf dem neu synthetisierten Strang bei fehlender oder falscher Reparatur an die Tochterzelle weitergegeben (➤ Abb. 14.1b).

Repeat-Polymorphismen und -Expansionen

Sie stellen eine Sonderform der Insertions- bzw. Deletionsmutationen dar. Insbesondere bei monoton wiederholten Abfolgen einzelner oder mehrerer Nucleotide (DNA-Repeats) kann es zu einer Verschiebung der Stränge bei der Replikation kommen (Polymerase-Slippage), was zu einer **Verlängerung** (➤ Abb. 14.1c) oder **Verkürzung der repetitiven Sequenz** führt. Dies ist auch der Grund, weshalb die häufig vorkommenden $(CA)_n$-Sequenzen in der Regel in mehreren verschieden langen Allelen in der Bevölkerung vorkommen – eine Variation, die man zur genetischen und forensischen Diagnostik nutzt. Aber auch Mono-, Tri- und Tetranucleotid-Repeats, z.B.

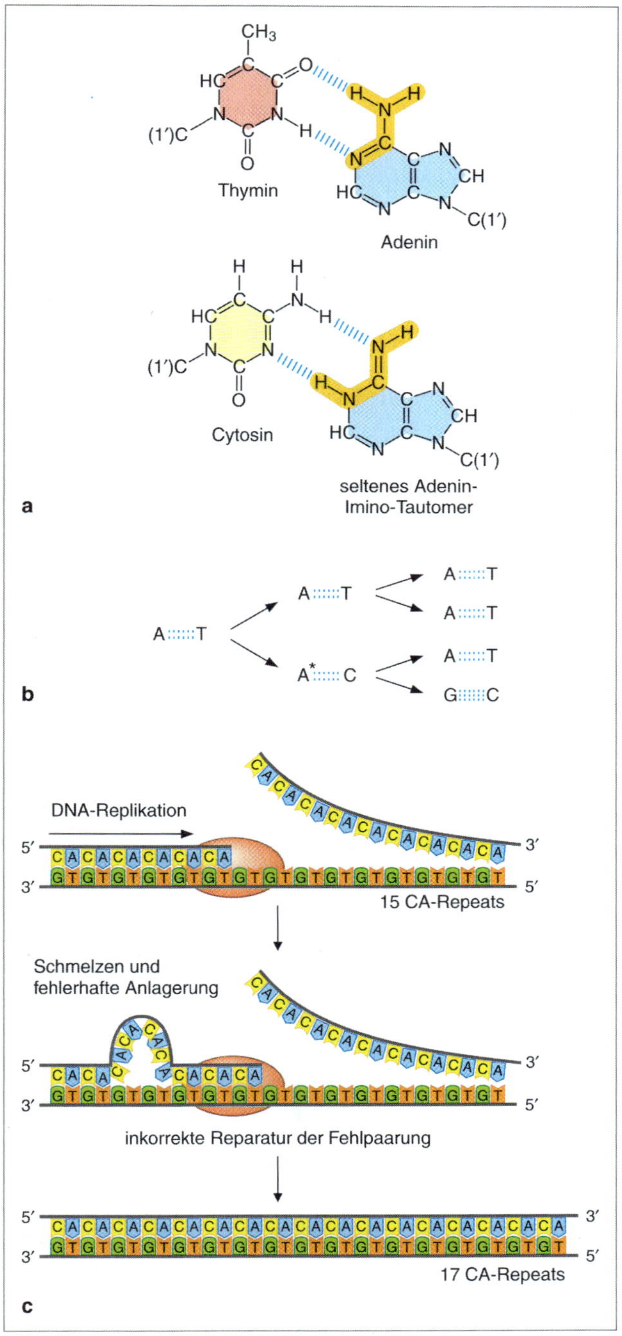

Abb. 14.1 Replikationsfehler.
a) Das Imino-Tautomer von Adenin kann mit Cytosin statt Thymin eine Basenpaarung eingehen.
b) Durch die Fehlpaarung von Imino-A (A*) mit C kommt es bei fehlender Korrektur zur Fixierung der Mutation in der nächsten Zellgeneration.
c) Durch Verschiebung der repetitiven Einheiten, hier eines $(CA)_{15}$-Repeats, während der Replikation kann der Repeat um eine oder mehrere CA-Einheiten verlängert werden.

(A)$_n$, (TTA)$_n$, (GATA)$_n$, können hierzu verwendet werden (➤ Kap. 15.2.3). Da sich solche Repeats in der Regel in nicht-kodierenden Bereichen des Genoms befinden, bleiben diese Mutationen ohne Auswirkungen. Liegen die Repeats aber in Genen, so kann die Veränderung ihrer Länge pathologische Konsequenzen haben.

Klinik

Triplett-Expansionen sind die Ursache der **Chorea Huntington** (Veitstanz) und verschiedener anderer neurologischer oder neuromuskulärer Erbkrankheiten. Hierbei kommt es zu einer massiven Verlängerung jeweils einer repetitiven Trinucleotidsequenz, z.B. $(CAG)_{36-120}$ statt $(CAG)_{10-35}$ bei der Chorea Huntington. Weil CAG für die Aminosäure Glutamin kodiert, führt dies zu abnormen Proteinsequenzen mit Polyglutaminabschnitten, die zur Aggregation neigen und so eine Reihe anderer zellulärer Prozesse beeinträchtigen. Bei anderen Erkrankungen kommt es durch die repetitiven DNA-Abschnitte auch zu Störungen in der DNA-Struktur **(Fragiles-X-Syndrom)** und Genexpression **(myotone Dystrophie)**.

MERKE

Replikationsfehler entstehen durch inkorrekte Polymerasefunktion oder temporäre Basenveränderung durch Tautomerie. Repetitive Sequenzen können durch Verschieben des Matrizenstrangs verlängert oder verkürzt werden.

14.2.2 Baseninstabilität und endogene Noxen

Depurinierung und Desaminierung

Allein durch Wärme werden in jeder Zelle täglich bis zu 10.000 Purine durch Hydrolyse der labilen *N*-glykosidischen Verknüpfung mit der Desoxyribose abgespalten **(thermische Depurinierung)**. Die **spontane Desaminierung**, die ebenfalls durch Hydrolyse erfolgt, betrifft v.a. Cytosin, das dadurch zu Uracil wird, einer erkennbar „falschen" DNA-Base. Die Fehler, die durch thermische Depurinierung und spontane Desaminierung entstehen, werden meist effektiv erkannt und repariert. Problematisch ist jedoch die Desaminierung von 5-Methyl-C zu T, da hier eine formell korrekte Base entsteht (➤ Kap. 14.5.1). Die Desaminierung von Purinen tritt selten auf.

Die Desaminierung von Basen, insbesondere der RNA, kann auch gezielt **enzymatisch** erfolgen, z.B. C→U-Editing der Apolipoprotein-B-mRNA durch das APOBEC-Enzym (➤ Kap. 12.9.4) oder Hypermutation und Klassenwechsel der Immunglobulin-Gene durch die AID-Enzyme (➤ Kap. 26.4).

Oxidativer Stress

Oxidativer Stress in der Zelle, der durch Stoffwechselprozesse oder durch schädliche Umwelteinflüsse ausgelöst werden kann, hat die Bildung von Sauerstoff- und Hydroxylradikalen zur Folge (z.B. O_2^-, H_2O_2 und OH•; ➤ Kap. 6.5). Insbesondere **Hydroxylradikale** sind extrem reaktiv und können die Basen in einer Oxidationsreaktion an verschiedenen Positionen verändern. Relevant ist hierbei v.a. **8-Hydroxyguanin**, das mit A statt C paart und somit Transversionsmutationen verursacht. Eine Oxidation der Desoxyribose kann zu Einzelstrangbrüchen führen.

Daneben gibt es jedoch noch weitere Schwachstellen in der DNA. Die Möglichkeiten der endogenen DNA-Schädigung durch Hydrolyse, Oxidation und die nichtenzymatische Methylierung durch reaktives *S*-Adenosyl-Methionin sind in ➤ Abb. 14.2 dargestellt.

MERKE

Auch ohne exogene Noxen wird DNA durch spontane **Depurinierung**, **Desaminierung**, **Oxidation** und **Methylierung** geschädigt.

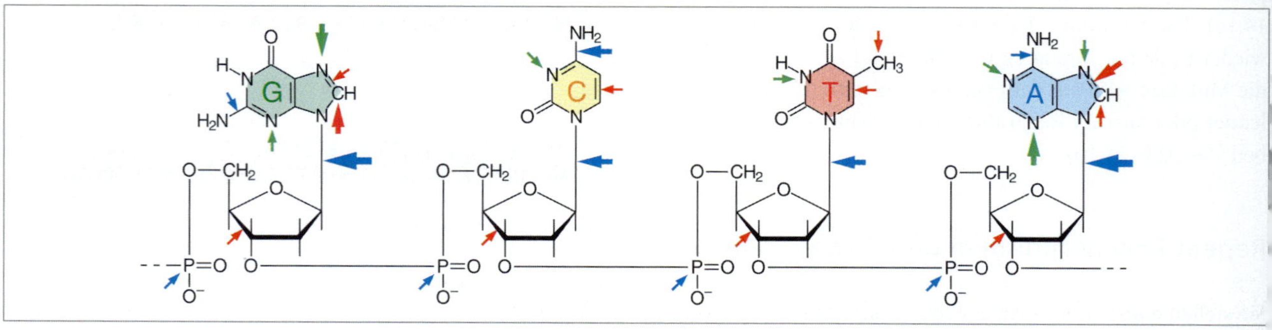

Abb. 14.2 Intrinsische Schwachstellen der DNA, durch die Mutationen entstehen können. Eingezeichnet sind Ziele für Hydrolyse (blau) Oxidation (rot) und nichtenzymatische Methylierung durch *S*-Adenosyl-Methionin (grün). Die Größe der Pfeile spiegelt die Häufigkeit der Veränderungen wider.

14.2.3 Chemische Mutagenese

Nicht nur die intrinsische Instabilität der Basen, sondern auch Modifikationen durch verschiedene chemische oder physikalische Noxen können zu DNA-Veränderungen führen. Je nach Art der Veränderung können diese folgenlos sein, sie können aber auch zum Abbruch der Replikation führen oder Mutationen auslösen, falls es zu Fehlpaarungen bei der Replikation kommt.

Mutationsauslösende Stoffe werden als **Mutagene** bezeichnet, tumorauslösende Stoffe als **Karzinogene**. Diese Klassen überlappen stark, sind aber nicht gleichzusetzen.

DNA-modifizierende Stoffe

Man unterscheidet direkt und indirekt wirkende mutagene Chemikalien. Die selteneren, **direkt wirkenden** Agenzien können ohne weitere Veränderung, meist als elektrophiler Partner mit Sauerstoff- oder Stickstoffatomen und den Doppelbindungen der Basenringe reagieren. **Indirekt wirkende** Stoffe sind dagegen selbst meist relativ inert und werden erst durch körpereigene Entgiftungsenzyme (z.B. Cytochrom-P450-Monooxygenasen) – v.a. in der Leber – modifiziert und so zu potenten und reaktiven Mutagenen.

Blick ins Labor

Der **Ames-Test** ist wohl das bekannteste Screeningverfahren, um Substanzen auf ihr mutagenes Potenzial zu testen (➤ Abb. 14.3). Hierzu werden *Salmonella-typhimurium*-Stämme eingesetzt, die aufgrund einer Punktmutation oder eines Leserasterschubs einen Defekt in der Eigensynthese von Histidin aufweisen. Etwa 10^8 dieser sog. auxotrophen Bakterien werden auf histidinfreie Nährböden ausgestrichen. Gibt man nun einen mutagenen Stoff zu, so kann es in einzelnen Bakterien zu Mutationen kommen, die den Biosynthesedefekt wieder aufheben, und es wachsen Kolonien dieser nun prototrophen Revertanten an.

Um der Tatsache Rechnung zu tragen, dass viele indirekt mutagene Stoffe erst durch „Giftung" aktiviert werden, kann der zu untersuchende Stoff zuvor mit einem Leberhomogenat bzw. der Mikrosomenfraktion, die P450-Enzyme enthält, inkubiert werden. Trotz dieser Verbesserung lassen sich die Ergebnisse natürlich nicht direkt auf den Menschen übertragen. Dennoch hat der Test – angepasst an hohen Durchsatz – breiten Eingang in der Industrie gefunden, da er ein sehr kostengünstiges Screening vieler tausend Substanzen in kürzester Zeit erlaubt.

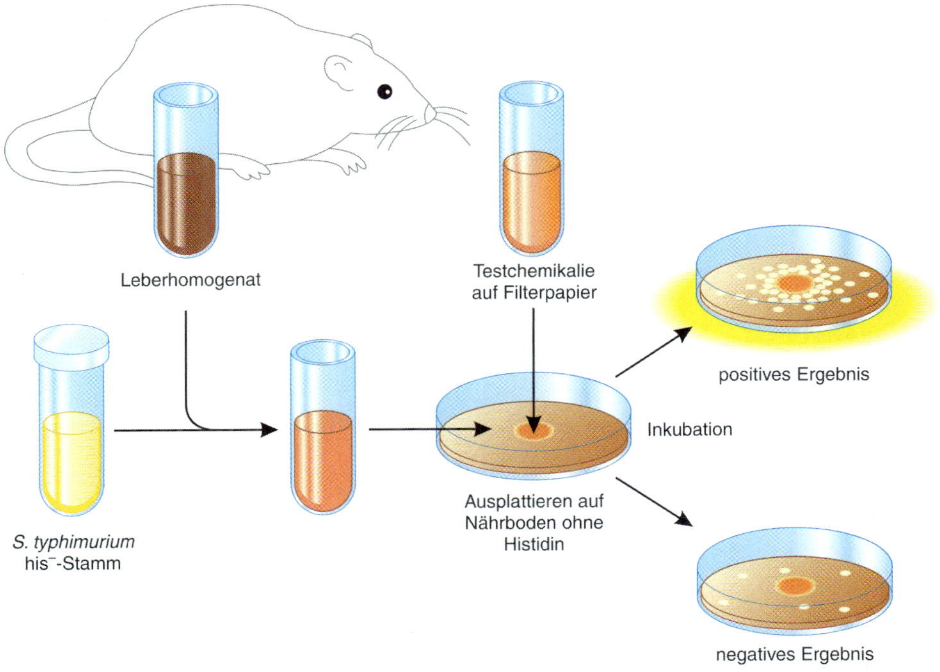

Abb. 14.3 Ames-Test. Schematische Darstellung des Testverfahrens und Ergebnis einer mutagenen Substanz (rechts oben) im Vergleich zur Kontrolle (rechts unten).

14

Nitrosamine

Beim Abbau von Nitrosaminen entsteht salpetrige Säure, ein effektives Agens zur **Desaminierung** von DNA-Basen. Dieser Prozess der Desaminierung kann, wie in ➤ Kap. 14.2.2 beschrieben, auch bereits spontan ablaufen. Die Desaminierung von C bzw. A führt dabei zu Uracil bzw. Hypoxanthin. Diese können wiederum mit A bzw. C Basenpaarungen eingehen und führen bei ausbleibender Reparatur damit zu C↔T- bzw. A↔G-Transitionen (➤ Abb. 14.4a).

Alkylierende Agenzien

Verschiedene Stoffe führen zu einer **Addition von Alkylgruppen** (Methyl-, Ethylgruppe) an die Basenringe. Je nach Lage können diese dann wiederum Fehlpaarungen eingehen (z.B. kann O^6-Methylguanin als stark mutagene alkylierte Base nicht nur mit C, sondern genauso gut mit T paaren; ➤ Abb. 14.4b). Wichtige Alkylanzien sind Nitrosamine, Nitrosoharnstoffderivate und Alkylsulfate sowie der als Nervengift und Kampfstoff bekannte N-Lost (➤ Abb. 14.4c). Aber auch durch das in der Zelle als Methylgruppendonor genutzte und sehr reaktive S-Adenosyl-Methionin (SAM) werden täglich Hunderte von Basen pro Zelle spontan methyliert. Von den Hauptprodukten verhält sich 7-Methylguanin wie die unmodifizierte Base, während 3-Methyladenin die Replikation der DNA blockiert.

Interkalierende Agenzien

Stoffe mit aromatischen Ringen wie Ethidiumbromid lagern sich **zwischen den Basen** eines oder beider Stränge ein (sog. interkalierende Agenzien). Sie bewirken v.a. eine Verzerrung der Raumstruktur mit partieller Entwindung der DNA und begünstigen dadurch Replikationsfehler. Die Vergrößerung des

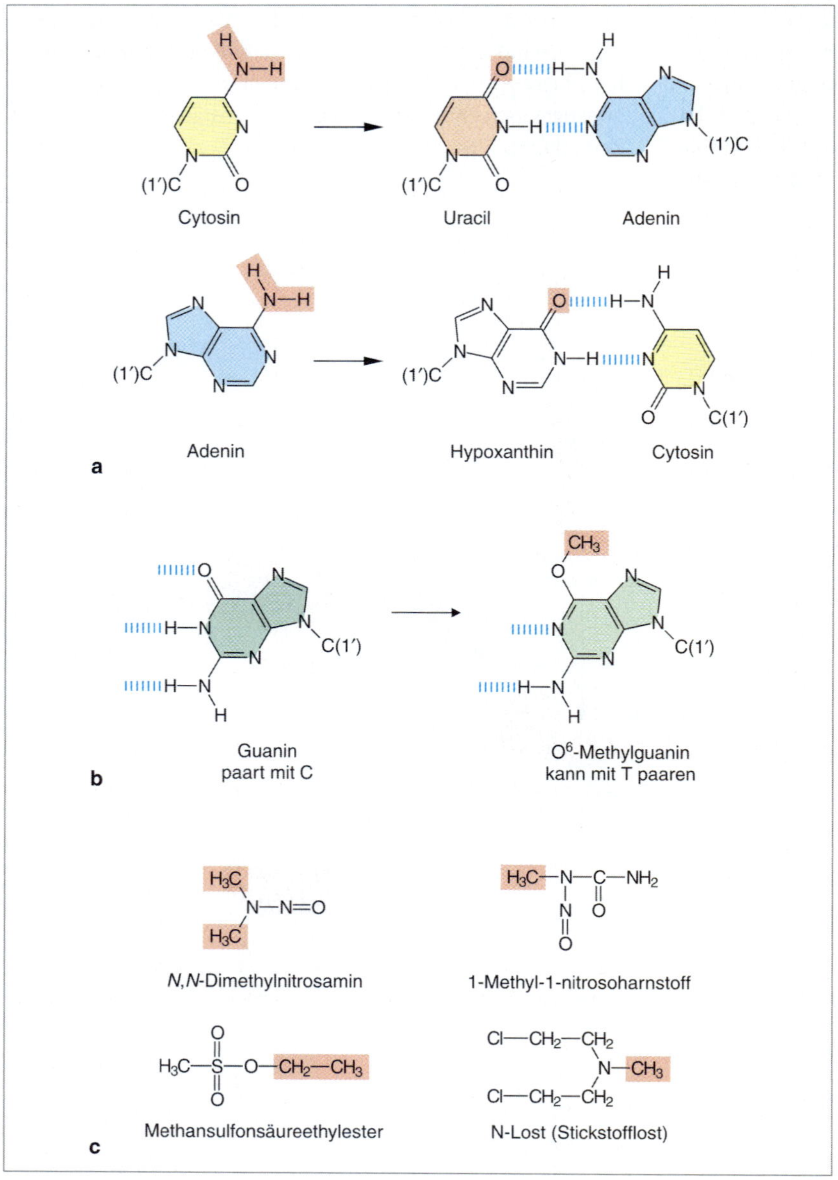

Abb. 14.4 Arten der chemischen Mutagenese.
a) Oxidative Desaminierung von Cytosin oder Adenin durch salpetrige Säure führt zu fehlpaarenden Basenderivaten.
b) O^6-Methylierung von Guanin erlaubt eine Basenpaarung mit Thymin.
c) Nitrosamine sind in zweifacher Hinsicht mutagen. Die beim Zerfall entstehende salpetrige Säure kann desaminierend wirken, während reaktive Alkylgruppen (farbig unterlegt) alkylieren können. Verwandte Stoffe wie Sulfonsäurederivate und N-Lost wirken allein durch Alkylierung.

Abstands zwischen den Basen kann beispielsweise zu Insertionen oder Deletionen führen (➤ Abb. 14.5a).

Komplexe Karzinogenaddukte

Als karzinogene Stoffe sind v.a. Teer- und Verbrennungsprodukte bekannt, z.B. polyzyklische aromatische Kohlenwasserstoffe (Benzpyren, Anthracen). Sie wirken meist indirekt und ergeben nach Aktivierung große, kovalent gebundene Basenaddukte, die Basen auf dem Gegenstrang verdrängen, interkalieren oder eine Quervernetzung der Basen und DNA-Stränge induzieren (➤ Abb. 14.5b–d). Auch das Schimmelpizgift Aflatoxin B_1 oder die Zytostatika Cisplatin und Mitomycin C wirken auf diesen Wegen.

Blick ins Labor

DNA-Färbung

Das Prinzip der Interkalation wird auch zur **Fluoreszenzfärbung** von DNA eingesetzt, bei der Stoffe wie Ethidiumbromid oder Hoechst 33258 nach Einlagerung im UV-Licht fluoreszieren und damit DNA sichtbar machen. Nach einer elektrophoretischen Auftrennung von DNA im Agarosegel können so DNA-Fragmente im UV-Licht nachgewiesen werden. Im Fluoreszenzmikroskop können Zellkerne auf gleichem Wege angefärbt werden (➤ Abb. 14.6).

14

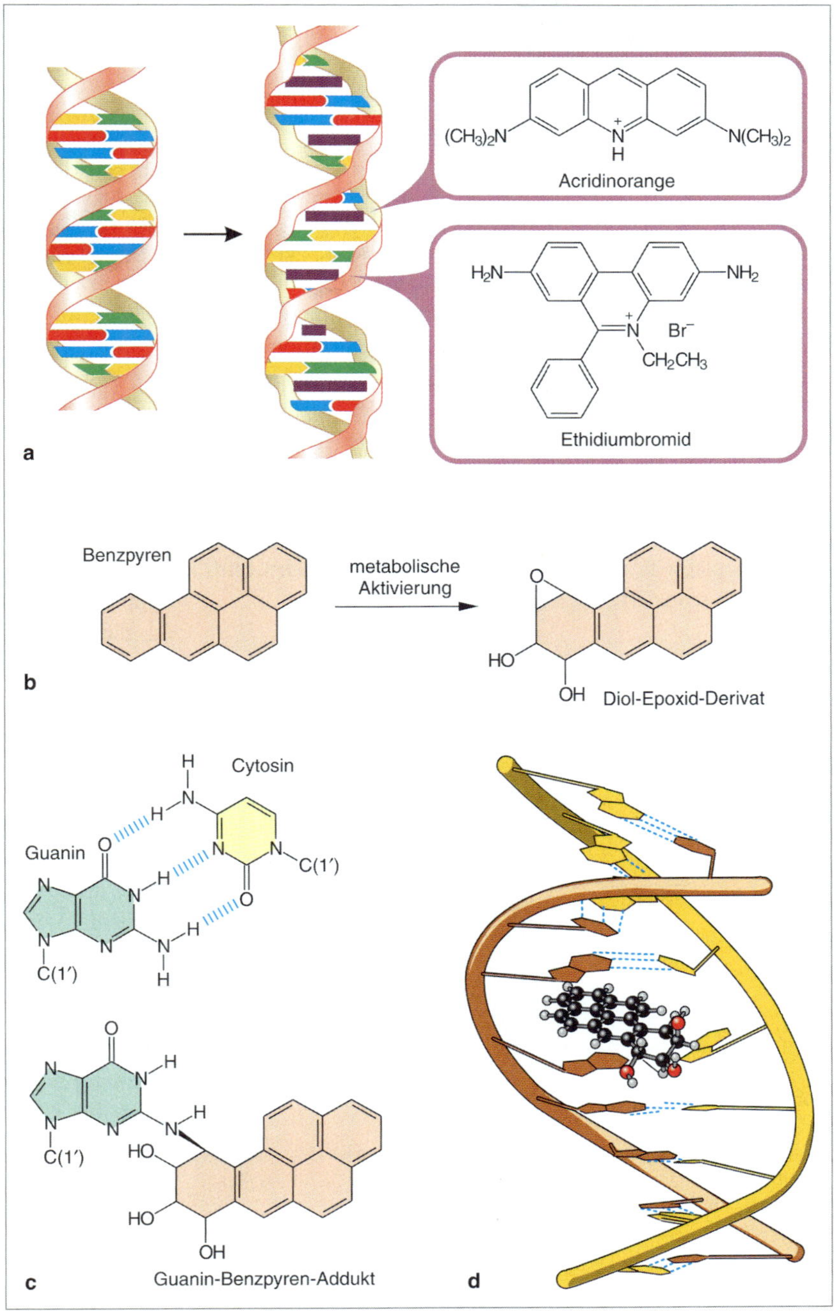

Abb. 14.5 Mutagene zyklische Kohlenwasserstoffe.
a) Interkalierende Farbstoffe wie Acridinorange oder Ethidiumbromid lagern sich flach zwischen die Basen ein, vergrößern deren Abstand und verzerren die DNA-Raumstruktur.
b) Inertes Benzpyren kann im Körper zu einem reaktiven Diol-Epoxid umgewandelt werden.
c) Bei Bindung an Guanin (Guanin-Benzpyren-Addukt) wird Cytosin auf dem Gegenstrang der DNA verdrängt.
d) Raumstruktur eines Benzpyrenaddukts an DNA.

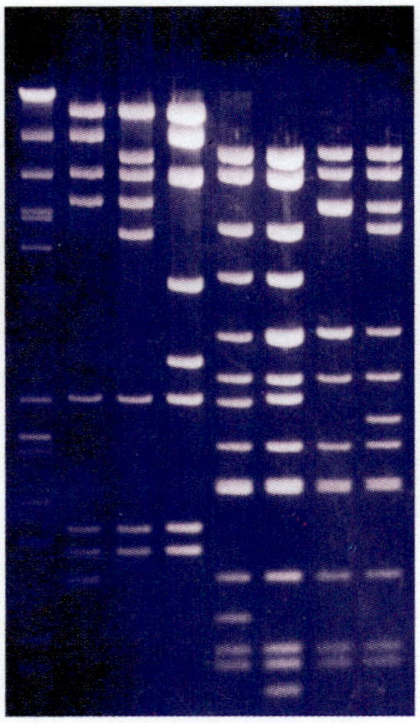

a

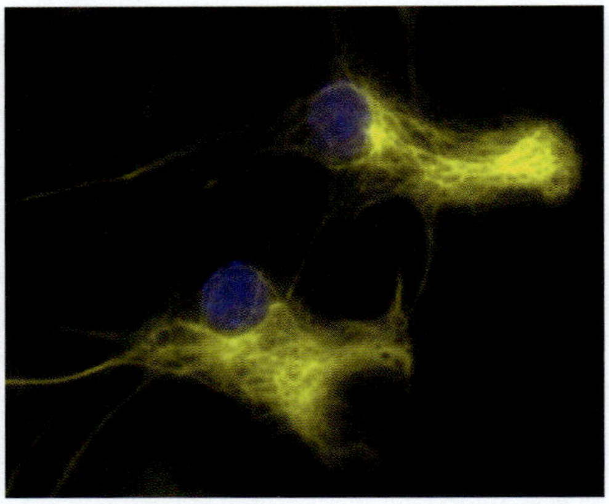

b

Abb. 14.6 Fluoreszenzfärbung von DNA.
a) DNA-Agarosegel in UV-Licht, gefärbt mit Ethidiumbromid.
b) Neuronale Stammzellen unter dem Fluoreszenzmikroskop nach Anfärbung der DNA mit Hoechst 33258 (blau) und der Intermediärfilamente (GFAP, grün).

Klinik

Cisplatin (➤ Abb. 14.7) wird seit den 70er Jahren als Zytostatikum bei vielen Tumorarten erfolgreich eingesetzt. Der einfache anorganische Platin(II)-Komplex mit zwei Chlorid- und zwei NH_3-Liganden ist ungeladen und membranpermeabel. Durch die geringe intrazelluläre Chloridkonzentration wird Chlorid gegen Wasser ausgetauscht, und das entstehende Molekül kann als Elektrophil mit verschiedenen Zellbestandteilen reagieren. Entscheidend ist vermutlich die hocheffiziente Quervernetzung benachbarter Purinbasen (v.a. G) innerhalb eines Strangs, wodurch die DNA-Replikation gehemmt und die Apoptose der Zelle induziert wird. Derivate der zweiten Generation wie Carboplatin besitzen teilweise veränderte Liganden und weisen teils reduzierte Toxizität auf.

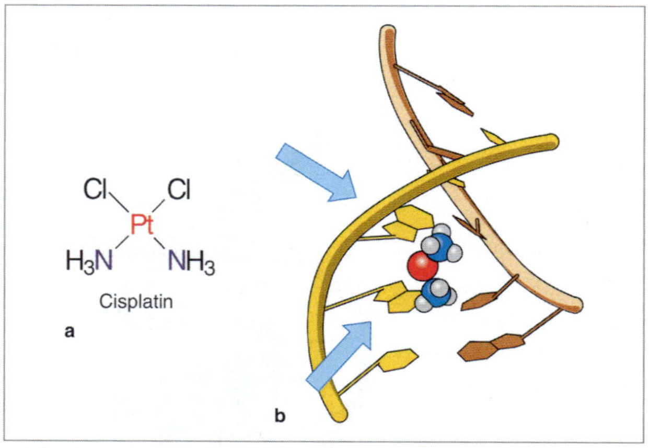

Abb. 14.7 Cisplatin.
a) Struktur des planaren Platinkomplexes.
b) Struktur der häufig entstehenden Quervernetzung zweier Guaninbasen innerhalb eines Strangs (Pfeil) durch Cisplatin mit verzerrter DNA-Helix (Platin: rot; NH_3: blau/weiß).

MERKE

Eine breite Palette von Chemikalien modifiziert DNA kovalent in Form von **Alkylierung** und **komplexen Addukten** oder verzerrt den DNA-Doppelstrang durch **Interkalation**. Dadurch werden Fehlpaarungen ermöglicht, oder die Replikation wird beeinträchtigt. Viele inerte Stoffe werden erst im Körper durch mikrosomale Enzyme aktiviert.

14.2.4 Physikalische Mutagenese

UV-Licht

Während die UVC-Strahlung (200–280 nm) zum größten Teil in der Ozonschicht absorbiert wird, ist **UVB (280–320 nm)** Hauptquelle der DNA-Schädigung in der Haut. Dabei werden v.a. die Ringe direkt benachbarter Pyrimidine aktiviert und bilden einen **Cyclobutanring** aus (➤ Abb. 14.8). In selteneren Fällen sind auch andere Atome des Pyrimidinrings beteiligt, sog. Pyrimidin-(6-4)-Pyrimidon-Dimere. Es können sowohl TT- als auch CC- und CT-Dimere entstehen. Die Effizienz der Entstehung dieser Photoprodukte wird durch DNA-Krümmung und Proteinbindung beeinflusst. Die **Pyrimidindimere** blockieren die Transkription, v.a. aber verzerren sie die DNA-Doppelhelix und können dadurch zu Replikationsfehlern führen. Charakteristische „UV-Signaturmutationen" sind C→T- und insbesondere CC→TT-Transitionen in Pyrimidinabfolgen. Diese entstehen nach der A-Regel, nach der bei fehlender oder nichtinformativer Base auf der Matrize bei der Replikation bevorzugt A eingebaut wird. Bei einem TT-Photoprodukt kommt es deshalb selten zu einer Mutation. Gegenüber einem CC-Photoprodukt ist der Einbau von A jedoch mutagen.

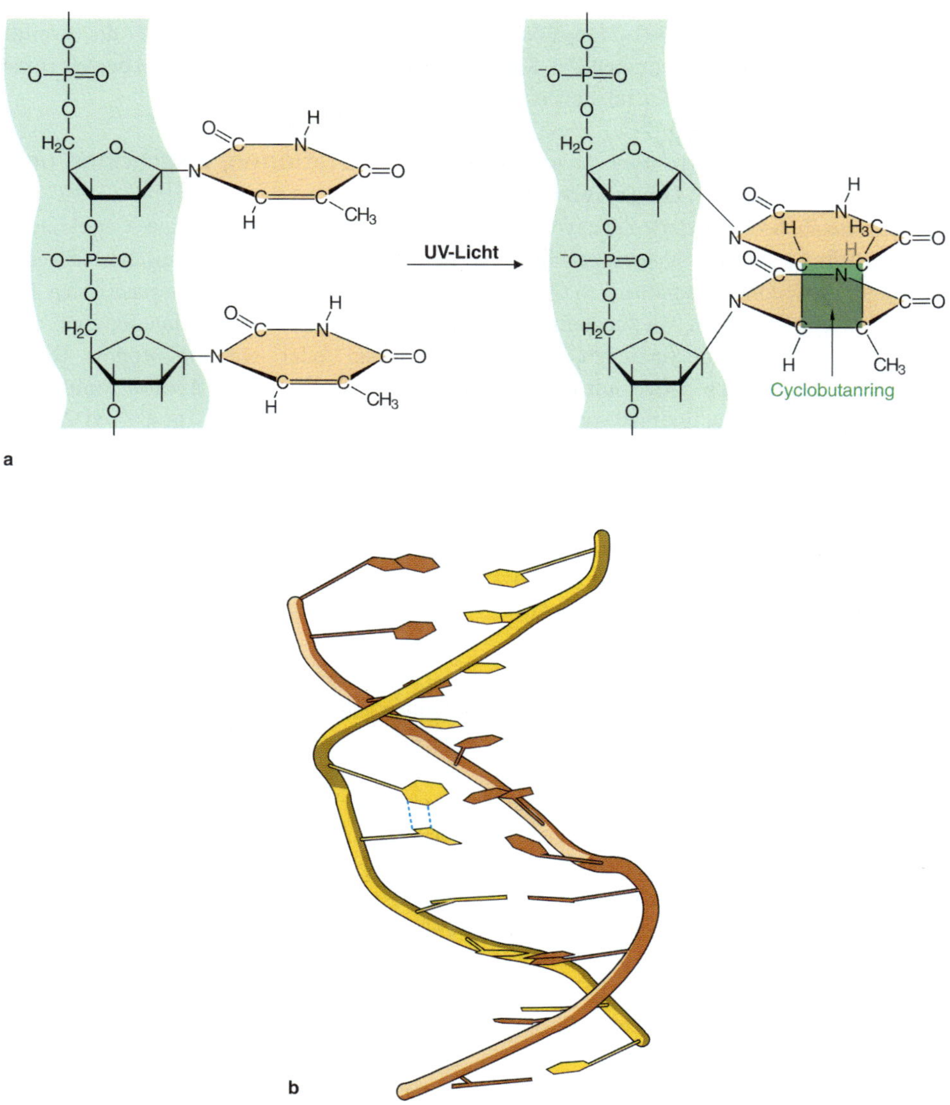

Abb. 14.8 UV-Licht und Pyrimidindimere.
a) UV-Licht kann den Pyrimidinring aktivieren und zur Ausbildung eines Cyclobutanrings zwischen direkt benachbarten Pyrimidinen führen. Hier dargestellt als Thymidindimer auf einem der beiden DNA-Stränge.
b) Raumstruktur der verzerrten DNA-Helix mit zwei schräg stehenden Thyminbasen.

Ionisierende Strahlung

α-, β-, γ- und Röntgenstrahlung können sehr unterschiedlich auf die DNA wirken, abhängig von ihrem Ionisationsvermögen. Dies kann durch direkte Wechselwirkung mit der DNA geschehen oder bevorzugt indirekt durch die Bildung von **reaktiven Peroxiden** und **Radikalen** in der Zelle. Neben Punktmutationen, Insertionen oder Deletionen kann es dabei v.a. auch zu komplexeren Schäden kommen, die die Replikation behindern und insbesondere zu Doppelstrangbrüchen führen.

MERKE

UV-Bestrahlung induziert Pyrimidindimere, während **ionisierende Strahlung** v.a. durch Radikalbildung und nachfolgenden chemischen Angriff auf die DNA-Bestandteile wirkt.

Klinik

Signaturmutationen – molekulare Epidemiologie von Tumoren

Mutagene erzeugen sehr unterschiedliche und oft charakteristische Mutationen in der DNA. Aus der Analyse von Mutationen in Tumorgewebe lassen sich manchmal Rückschlüsse auf das induzierende Agens oder den wahrscheinlichen Ursprungsort eines möglicherweise unbekannten Primärtumors ableiten. Besonders intensiv wurde dies beim Tumorsuppressorgen p53 untersucht, das bei verschiedenen menschlichen Tumoren in teils bis zu 50% der Fälle mutiert ist. Inzwischen wurden die Daten von über 25.000 Fällen gesammelt (IARC TP53 Mutation Database, www.p53.iarc.fr). Unerwartet war der Befund, dass 44% der Punktmutationen G→A- bzw. C→T-Transitionen sind, wovon 56% in CpG-Dinucleotiden vorkommen (➤ Kap. 14.5.1). Frappierender sind jedoch klinische Korrelationen wie in den folgenden Beispielen:

- Bei **Rauchern** zeigt sich eine direkte Korrelation von gerauchten Zigarettenpackungen und dem **Lungenkarzinomrisiko.** In vitro binden metabolisch aktivierte Benzpyrenderivate des Zigarettenrauchs v.a. an Guanin, bevorzugt in den häufig betroffenen p53-Codons, und induzieren G→T-Transversionen. Bei Lungenkarzinomen von Rauchern findet sich eine starke Häufung dieser Transversionen, die zudem an charakteristischen Stellen im p53-Gen auftreten, während diese Häufung bei Lungenkarzinomen von Nichtrauchern nicht beobachtet wird.
- Bei den v.a. durch **UV-Licht** verursachten **Hauttumoren** finden sich in vielen Fällen die erwarteten C→T-Transitionen bei direkt benachbarten Pyrimidinen. Die sehr charakteristischen CC→TT-Mutationen sind sogar nahezu ausschließlich in Hauttumoren an sonnenexponierten Stellen zu finden.
- **Aflatoxin B_1**, ein Schimmelpilzgift in verdorbener Nahrung, ist in Asien und Afrika zusammen mit dem Hepatitis-B-Virus für die dort endemischen **Leberkarzinome** verantwortlich. Aflatoxin B_1 verursacht in vitro hochspezifisch die Transversion G → T im Codon 249 des p53-Gens; sie ist in mehr als der Hälfte dieser Tumoren zu finden. Dies zeigt auch eindrücklich, dass die Sequenzumgebung (Basenabfolge, Chromatinverpackung etc.) maßgeblichen Einfluss auf die Mutationslokalisation und -häufigkeit haben muss.

14.2.5 Auswirkungen von Mutationen

Der größte Teil aller Mutationen im Genom bleibt stumm, da nur wenige Prozent der DNA kodierende oder regulatorische Funktionen besitzen. Mutationen in kodierenden Bereichen können sehr unterschiedliche Effekte haben. In regulatorischen Bereichen sind Vorhersagen über die vermutlichen Effekte einer Mutation sehr schwierig und derzeit zumeist unmöglich.

Punktmutationen, Insertionen und Deletionen

In der kodierenden Region eines Gens können **Punktmutationen** einen **synonymen Austausch** bewirken (stumm, die Aminosäure bleibt durch den degenerierten Code erhalten), sie können aber auch ein Codon für eine andere Aminosäure **(Missense)** oder ein Stoppcodon **(Nonsense)** erzeugen (➤ Abb. 14.9). Je nach Art des Aminosäureaustauschs und der Lage im Protein, z.B. im aktiven Zentrum eines Enzyms oder an einer für die Struktur oder Funktion unwichtigen Stelle der Proteinoberfläche, können die Auswirkungen dieser Mutationen stark variieren und manchmal sogar überhaupt keinen Effekt zeigen.

Insertionen und **Deletionen** haben meist massive Auswirkungen, wenn sie das Leseraster für die Translation verändern (Länge ≠ 3n).

Neben den direkten Effekten auf die Aminosäuresequenz können jedoch auch subtile Veränderungen in den Kontrollsequenzen der Gene bedeutsam sein. Eine Mutation von Transkriptionsfaktorbindungsstellen kann zu einer veränderten Promotorfunktion und damit einer veränderten Regulation der Genexpression führen. Die Inaktivierung oder zusätzliche Generierung von Spleißstellen, z.B. durch Punktmutationen, kann zur Veränderung, zum Verlust oder Zugewinn einzelner Exons eines Gens führen.

Funktionelle Auswirkungen

Mutationen führen nicht nur zum Verlust oder zur Einschränkung der Proteinfunktion **(Loss of function)**, sondern es kann manchmal auch zu einem Zugewinn einer Funktion **(Gain of function)** kommen. Ein Beispiel sind Wachstumsfaktorrezeptoren, die durch Mutation permanent – auch ohne ihren phy-

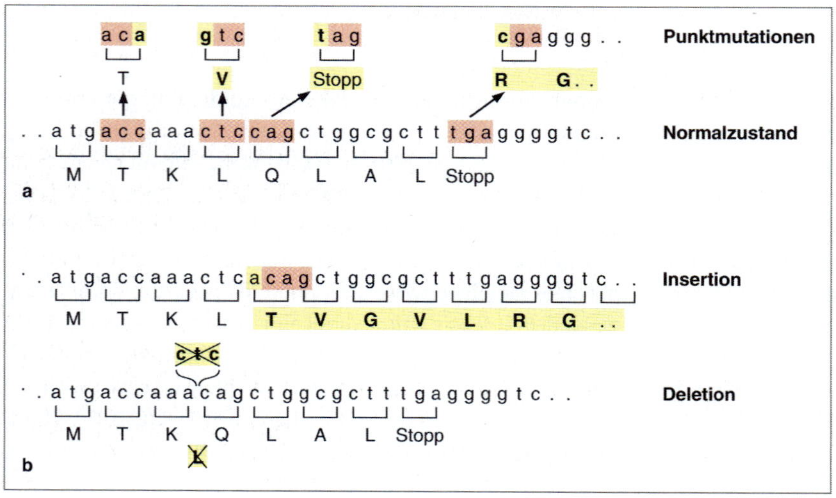

Abb. 14.9 Auswirkungen von Mutationen auf die Translation von Proteinen.
a) Punktmutationen können in der kodierenden Sequenz zum stummen Austausch, zum Aminosäureaustausch, zu einem Stoppcodon oder zum Überlesen eines Stoppcodons führen (von links nach rechts gezeigt).
b) Insertionen und Deletionen führen zu einer Verschiebung des Leserasters mit völlig anderer Aminosäuresequenz, wenn der Längenunterschied nicht einem Vielfachen der Zahl 3 entspricht.

siologischen Liganden – aktiviert sind. Dies führt zu einer dauernden Stimulation der Zelle und kann so zur Tumorbildung beitragen.

Außer an einzelnen Basen kann die Struktur der DNA auch an anderen Stellen gestört sein. **DNA-Doppelstrangbrüche** beeinträchtigen v.a. die Integrität der DNA und können bei der Reparatur zu Fehlverknüpfungen und somit zu Chromosomenmutationen führen. **Quervernetzungen der Stränge** blockieren sowohl die Transkription als auch die Replikation und sind daher besonders schwerwiegend.

MERKE

Die Mehrzahl aller Mutationen bleibt stumm. Abhängig von Lage und Art der Sequenzveränderung kann diese in kodierenden Bereichen jedoch als **Missense**- und **Nonsense**-(Stopp-)Mutation wirken. **Deletionen/Insertionen** können das Leseraster des restlichen Gens verschieben. Meist schränken effektive Mutationen die Proteinfunktion ein **(Loss of function)**, selten findet sich ein Zugewinn neuer Funktionen **(Gain of function)**. Strangvernetzung beeinträchtigt v.a. die Replikation und Transkription, während Strangbrüche zu Rekombination und Deletion führen können.

14.3 DNA-Reparaturmechanismen

Angesichts der riesigen Zahl von mehreren tausend DNA-Veränderungen, die täglich in jeder Zelle entstehen, muss der Organismus über sehr effiziente Systeme zur Reparatur dieser Schäden verfügen. Je nach Läsion (Basenfehlpaarung, modifizierte Basen, Pyrimidindimere, DNA-Verzerrung oder -Vernetzung, Strangbrüche) kommen dabei verschiedene Mechanismen zum Einsatz (> Abb. 14.10):

- direkte Reparatur
- Basenexzisionsreparatur (BER)
- Nucleotidexzisionsreparatur (NER)
- Mismatch-Reparatur (MMR)
- Toleranzsysteme
- Rekombinationsreparatur.

14.3.1 Direkte Reparatur

Die Reparatur von **Einzelstrangbrüchen** durch die **DNA-Ligase** und bestimmte Dealkylierungen sind Beispiele für eine direkte Reparatur. So kann die **O⁶-Methylguanin-Methyltransferase** spezifisch die Methylgruppe von O⁶-Methylguanin auf ein Cystein der eigenen Polypeptidkette übertragen. Dieses System ist hochaktiv, aber für die Zelle sehr kostspielig, da das Protein sich im Rahmen der einmaligen Demethylierung selbst inaktiviert und abgebaut wird.

In vielen Organismen (Bakterien, Pflanzen bis hin zu einigen Vertebraten) kann die **Photolyase** mithilfe der Energie des sichtbaren Lichts die Bildung von **Pyrimidindimeren** rückgängig machen. Zwar sind beim Menschen verwandte Gensequenzen gefunden worden, eine Photolyaseaktivität konnte jedoch bislang nicht nachgewiesen werden (da Pyrimidindimere beim Menschen durch NER korrigiert werden, kann eine Photolyasereaktion zumindest keinen nennenswerten Beitrag leisten).

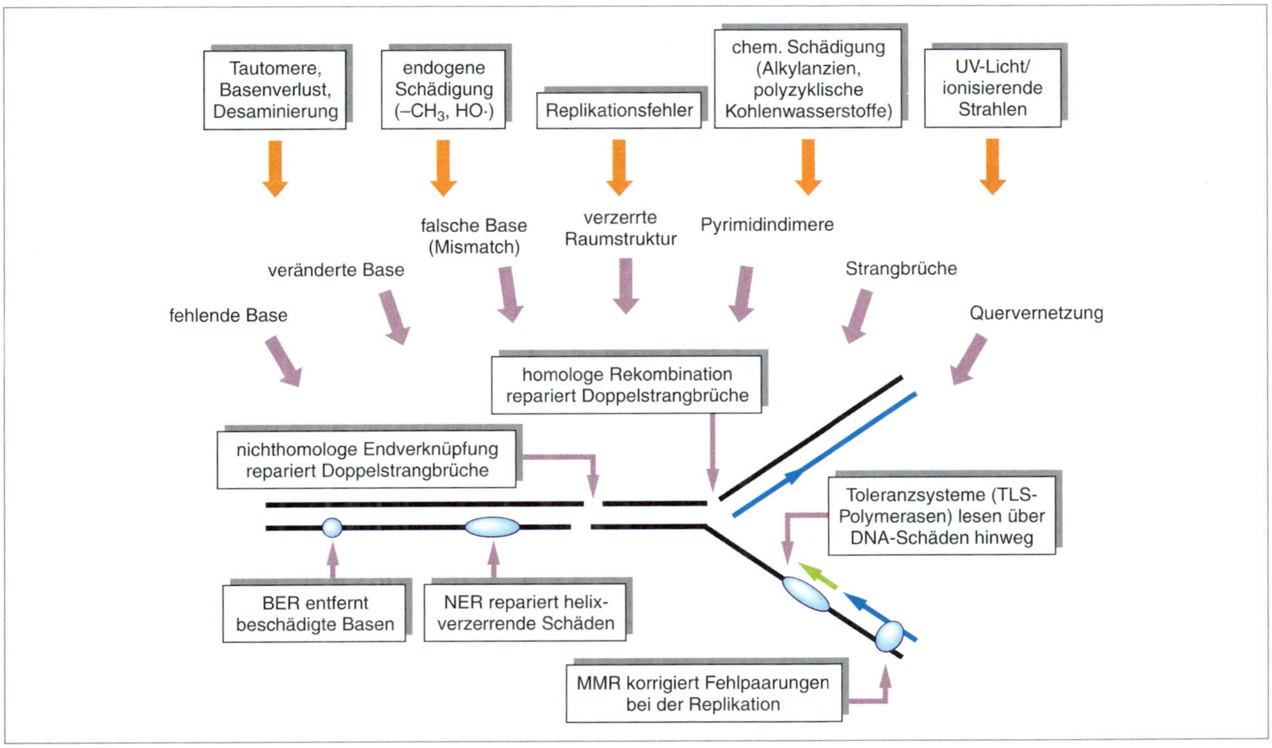

Abb. 14.10 DNA-Schäden und Reparatur. Die DNA kann durch eine Reihe endogener und exogener Ursachen in unterschiedlicher Form geschädigt werden. Je nach Veränderung kommen verschiedene Reparatur- oder Kompensationsmechanismen zum Einsatz.

Insgesamt spielt die direkte Reparatur beim Menschen eine untergeordnete Rolle.

MERKE

DNA-Einzelstrangbrüche und wenige spezifische Basenmodifikationen werden durch direkte Reparatur korrigiert.

14.3.2 Basenexzisionsreparatur (BER)

Durch Basenexzisionsreparatur werden kleine Modifikationen der Basen und Basenverluste korrigiert. Methylierung, Desaminierung oder Oxidation einzelner Basen werden von verschiedenen **DNA-Glykosylasen** unterschiedlicher Spezifität erkannt. Ein Beispiel ist die DNA-Uracil-Glykosylase, die Uracil durch die Spaltung der glykosidischen Bindung zwischen Base und Desoxyribose entfernt (➤ Abb. 14.11). Zurück bleibt eine sog. abasische oder **AP-Stelle** (apurinisch bzw. apyrimidinisch) im DNA-Doppelstrang. Im nachfolgenden Schritt werden Zucker und Phosphat meist durch eine **AP-Endonuclease** und **Phosphodiesterase** entfernt. **DNA-Polymerase** β füllt die Lücke auf, die durch **DNA-Ligase** geschlossen wird. Auch die spontane thermische Depurinierung wird auf diesem Weg korrigiert. Defekte in diesem Reparatursystem gehen zumindest in niederen Organismen mit dramatisch erhöhten Mutationsraten einher.

MERKE

Bei der **Basenexzisionsreparatur** (BER) werden modifizierte Basen entfernt und die abasische Stelle durch Endonuclease/Polymerase ersetzt.

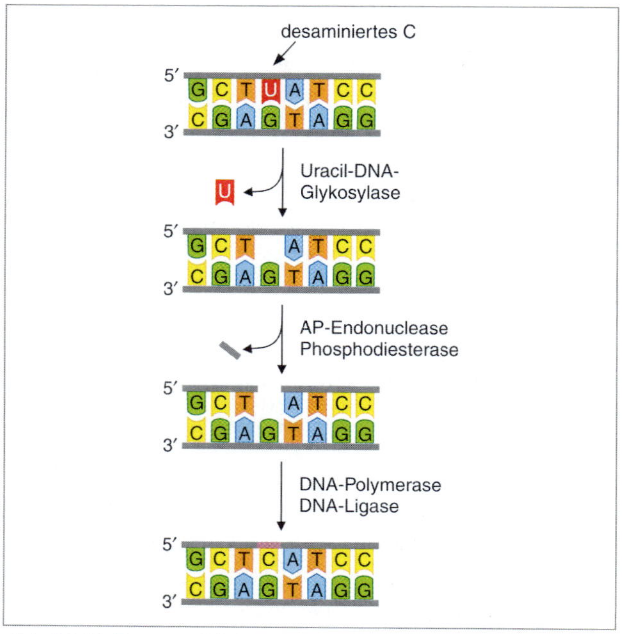

Abb. 14.11 Basenexzisionsreparatur (BER). Desaminierung von Cytosin führt zu Uracil, einer erkennbar falschen Base, die entfernt und ersetzt wird.

14.3.3 Nucleotidexzisionsreparatur (NER)

Räumlich umfangreichere Addukte an einzelnen Basen, UV-induzierte Dimere und andere strukturelle Verzerrungen der DNA-Helix werden von einem **Multienzymkomplex** repariert (➤ Abb. 14.12). Die Läsionen werden von den **Proteinen RPA** (replication protein A) und **XPA** (xeroderma pigmentosum complementation group A) erkannt, an denen sich der Reparaturkomplex aus 16 Untereinheiten anschließend zusammensetzt. Der Doppelstrang wird durch den Transkriptionsfaktor **TFIIH** aufgetrennt; anschließend können zwei verschiedene **Endonucleasen** die DNA rechts und links von der Defektstelle schneiden. Dabei wird ein Einzelstrangsegment von 27–29 Nucleotiden herausgetrennt. Die Lücke wird anschließend durch **DNA-Polymerase** δ **und** ε und **DNA-Ligase** geschlossen (➤ Kap. 11.2). Interessant ist die Verknüpfung von NER und Transkription – in beiden spielt TFIIH eine Rolle bei der Öffnung des DNA-Doppelstrangs (➤ Kap. 12.3.3).

Klinik

NER-Defekte finden sich bei **Xeroderma pigmentosum** (XP), einer autosomal-rezessiv vererbten Erkrankung mit extremer UV-Empfindlichkeit, die durch ausbleibende Reparatur UV-induzierter Läsionen zu multiplen Hauttumoren führt (➤ Praxisfall). Viele Bestandteile des NER-Prozesses wurden ursprünglich als Gendefekte bei XP identifiziert und tragen daher Namen wie XPA, XPB etc.

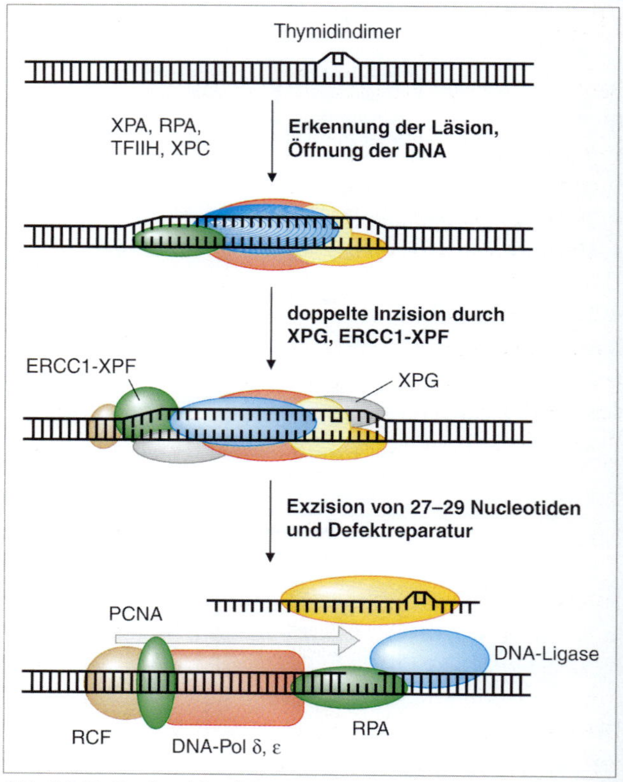

Abb. 14.12 Nucleotidexzisionsreparatur (NER). Kurze einzelsträngige Segmente der veränderten DNA werden komplett ersetzt.

Transkriptionsgekoppelte Reparatur

Nach UV-Bestrahlung reparieren Zellen den als Matrize dienenden DNA-Strang transkribierter Gene viel schneller als den Gegenstrang. Noch später wird der überwiegende Rest des Genoms, der nicht transkribiert wird, korrigiert. Man nimmt an, dass es sich bei transkriptionsgekoppelter Reparatur um einen Mechanismus handelt, der die an einer DNA-Läsion hängen gebliebene RNA-Polymerase entfernt und je nach Art des Defekts NER oder BER einleitet. Dadurch werden natürlich aktiv transkribierte Gene zuerst repariert und die übrige DNA nur im Rahmen eines Routine-Scannings des gesamten Genoms, das im Verlauf von Tagen erfolgt.

MERKE

Nucleotidexzisionsreparatur (NER) korrigiert größere Basenveränderungen und durch UV-Licht verursachte Dimere.

14.3.4 Mismatch-Reparatur (MMR)

Im Gegensatz zu mutageninduzierten Veränderungen in der DNA ergeben Replikationsfehler keine veränderten Basen, sondern nur eine Fehlpaarung oder kurze Insertionen bzw. Deletionen „normaler" Basen. Daher ist es essenziell, den neu synthetisierten Tochterstrang zu identifizieren und ihn durch Reparatur dem Elternstrang anzugleichen.

Mismatch-Reparatur bei E. coli

Bei *E. coli* ist dieser Reparaturweg gut aufgeklärt. Die beteiligten Mut-Proteine (Mutator) sind:

- **MutS** (Scanning, also Absuchen des DNA-Doppelstrangs und Erkennung der Fehlpaarung)
- **MutL** (Kopplung der Reaktionen)
- **MutH** (Strangdiskriminierung, d.h. Erkennung des neuen fehlerhaften Strangs und Endonucleaseaktivität)
- **MutU** (Helicaseaktivität).

Darüber hinaus gibt es weitere, nicht MMR-spezifische Proteine für die DNA-Entfernung und Neusynthese. Das im Rahmen der MMR ersetzte DNA-Stück ist deutlich länger als bei der Basen- oder Nucleotidexzisionsreparatur.

Mismatch-Reparatur bei Eukaryonten

Die MMR bei Eukaryonten hat viele Gemeinsamkeiten mit der in *E. coli*. So wird die Fehlpaarung in humanen Zellen durch die dimeren Komplexe **MutSα** (MSH2/MSH6; MutS-Homolog 2 etc.) oder **MutSβ** (MSH2/MSH3) erkannt (➤ Abb. 14.13). Die **MutL**-Homologe des Menschen sind MLH1/PMS2 und vermutlich MLH1/MLH3. Die Identifizierung des neu synthetisierten Strangs erfolgt bei *E. coli* anhand der nur langsamen Übertragung der Methylierungsmuster vom parentalen Strang

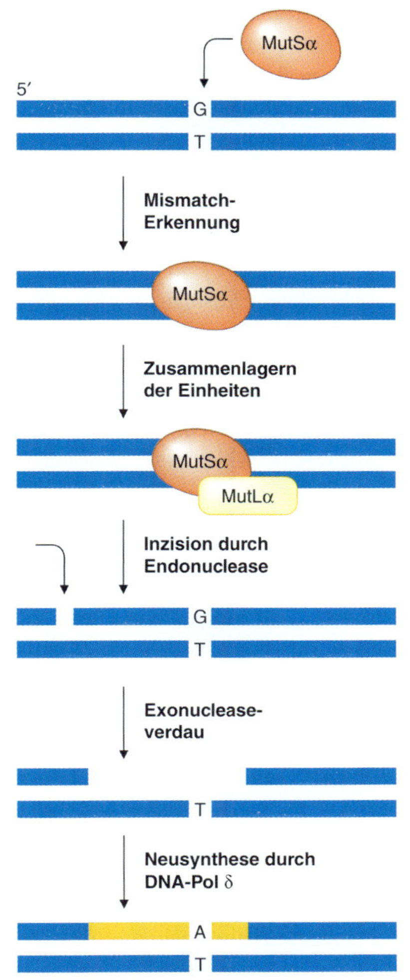

Abb. 14.13 Mismatch-Reparatur bei Eukaryonten am Beispiel des MutSα/MutLα-Komplexes.

(➤ Kap. 12.8.1). Bei Eukaryonten ist das Unterscheidungsmerkmal aber noch unbekannt, und es wurde auch kein MutH-homologes Protein gefunden. Man vermutet, dass die MMR eng an die Replikation gekoppelt ist und bei Erkennung einer Fehlpaarung der Polymerasekomplex arretiert und die neu synthetisierte DNA einschließlich des fehlgepaarten Bereichs degradiert wird.

Klinik

Die Rolle der MMR beim Menschen wurde durch die Entdeckung verdeutlicht, dass eine Form des erblichen Darmkrebses (**HNPCC**, hereditary non-polyposis colon cancer) durch Mutationen in MMR-Genen verursacht wird. Aber auch in vielen anderen Tumoren konnten seither MMR-Defekte gefunden werden. Betroffen sind v.a. die Komponenten MSH2 (35%) und MLH1 (60%) der MutSα- und MutSβ-Komplexe. Die Folge ist eine dramatisch erhöhte Mutationsrate durch ausbleibende Reparatur von Replikationsfehlern. Bei solchen Tumoren lässt sich dies u.a. anhand einer **Mikrosatelliteninstabilität** (z.B. Längenänderungen von $[A]_n$- oder $[CA]_n$-Sequenzen) erkennen und nachweisen, d.h. einer Verkürzung oder Verlängerung dieser repetitiven Einheiten durch Polymerase-Slippage bei der Replikation. Die zum Tumor führenden Mutationen sind aber vermutlich in anderen Sequenzen, z.B. Onkogenen und Tumorsuppressorgenen, zu suchen.

Gezielte Mismatch-Reparatur

Neben der beschriebenen Mismatch-Reparatur durch MutS/MutL-Komplexe gibt es auch noch eine weitere Art von MMR, die aber nur spezifische Fehlpaarungen erkennt. Ein Beispiel ist die G\T-spezifische **Thymidin-Glykosylase**, die ähnlich der BER eine Basenabspaltung durchführt. In diesem Fall wird die bei Desaminierung von 5-Methyl-C zu T entstehende G\T-Fehlpaarung erkannt und mit T einfach diejenige Base entfernt, die mit größerer Wahrscheinlichkeit fehlerhaft ist (➤ Kap. 14.5.1). Ein A\G-spezifisches Enzym entfernt dagegen das gesamte Adeninnucleotid. Die Präferenz für A rührt wahrscheinlich daher, dass ein fehlerhafter Einbau von A der häufigste Polymerasefehler ist (A-Regel, ➤ Kap. 14.2.4).

MERKE

Mismatch-Reparatur (MMR) korrigiert Replikationsfehler – fehlende MMR prädisponiert zu Krebs.

14.3.5 Toleranzreparatursysteme

Bei der DNA-Replikation kann es vorkommen, dass veränderte oder fehlende Basen nicht rechtzeitig repariert werden und die Replikationsmaschinerie nicht über den Defekt hinweg synthetisieren kann.

Sowohl in pro- als auch in eukaryontischen Organismen gibt es evolutionär verwandte Polymerasen (Pol ζ, η, ι, κ und Rev1), deren Aufgabe in der **DNA-Synthese über blockierende Läsionen** hinweg zu liegen scheint (translesion synthesis, TLS). Dies geschieht unter Inkaufnahme einer sehr viel höheren Fehlerrate, die aber einem Abbruch der Replikation und dem Zelluntergang vorgezogen wird. Das PCNA-Protein des arretierten Polymerasekomplexes (➤ Kap. 11.2.3) rekrutiert diese **TLS-Polymerasen** und kontrolliert den Polymerasewechsel. TLS-Polymerasen besitzen ein stark eingeschränktes Repertoire an DNA-Veränderungen, die sie als Matrize nutzen können, und sie weisen eine sehr geringe Prozessivität auf. Damit wird sichergestellt, dass diese mutagene Replikation nur im Notfall zum Zug kommt.

Bei *E. coli* ist eine dieser TLS-Polymerasen an der induzierbaren sog. **SOS-Reparaturantwort** auf massive DNA-Schädigung beteiligt. Unter hohem mutagenem Stress wird dabei eine fehlerbehaftete Replikation benutzt, um möglicherweise besser überlebensfähige Varianten zu generieren.

Klinik

Mutationen sind nicht nur auf intrinsische Instabilität der DNA oder exogene Schädigung zurückzuführen. So kommt es bei der Reifung der Immunglobuline zu einer gezielten **somatischen Hypermutation**, die insbesondere eine Region von ca. 2000 Basenpaaren um die aktiven V-Segmente des Immunglobulin-Gens betrifft. Der Mechanismus beruht auf einer Cytosindesaminierung (→ Uracil) durch das AID-Enzym (activation-induced deaminase). Vermutlich sind sowohl die Replikation mit Uracil im Matrizenstrang als auch der Einbau zufälliger Nucleotide durch TLS-Polymerasen an den durch Uracil-Glykosylase generierten abasischen Stellen für die Mutationen verantwortlich. Die Mutationsrate wird in dieser Region um den Faktor 10^6 auf 10^{-3} bis 10^{-4} pro Base und Zellteilung gesteigert, wodurch die Variabilität der Antikörpermoleküle enorm zunimmt (➤ Kap. 26.4).

Auch der Klassenwechsel beruht auf einer ähnlichen Wirkung von AID. Vermutlich kommt es durch eine Häufung von abasischen Stellen in der Switch-Region zu Doppelstrangbrüchen und nachfolgend zur Deletion von DNA.

MERKE

Toleranzreparatursysteme erlauben über kurze Strecken eine fehlerbehaftete DNA-Synthese an Matrizen, die eigentlich nicht mehr replizierbar sind. Die Mutationsrate ist jedoch dementsprechend hoch.

14.4 DNA-Rekombination und Rekombinationsreparatur

Die Rekombination der DNA erlaubt eine **Restrukturierung des Genoms** und ist damit ein entscheidender Faktor für die Evolution. Rekombination wurde zuerst beim **Crossing-over** der Meiose und bei der Konjugation der Bakterien beschrieben. Inzwischen kennen wir drei Arten:

- homologe Rekombination
- sequenzspezifische Rekombination
- nichthomologe Verknüpfung von freien DNA-Enden.

Die **Transposition** von DNA, das Springen mobiler genetischer Elemente, wie z.B. Retrotransposons, LINE- oder SINE-Repeats, führt ebenfalls zur Veränderung und Rekombination der DNA und ist in ➤ Kap. 11.4.3 ausführlich beschrieben.

14.4.1 Homologe Rekombination

Das **Holliday-Modell** beschreibt den Austausch von DNA zwischen zwei **homologen**, also identischen oder zumindest stark sequenzverwandten DNA-Doppelsträngen, z.B. den beiden homologen Chromosomen einer diploiden Zelle (➤ Abb. 14.14).

Der Prozess beginnt mit einem Einzelstrangbruch in einem der gepaarten Doppelstränge. Dieser kann durch Schädigung

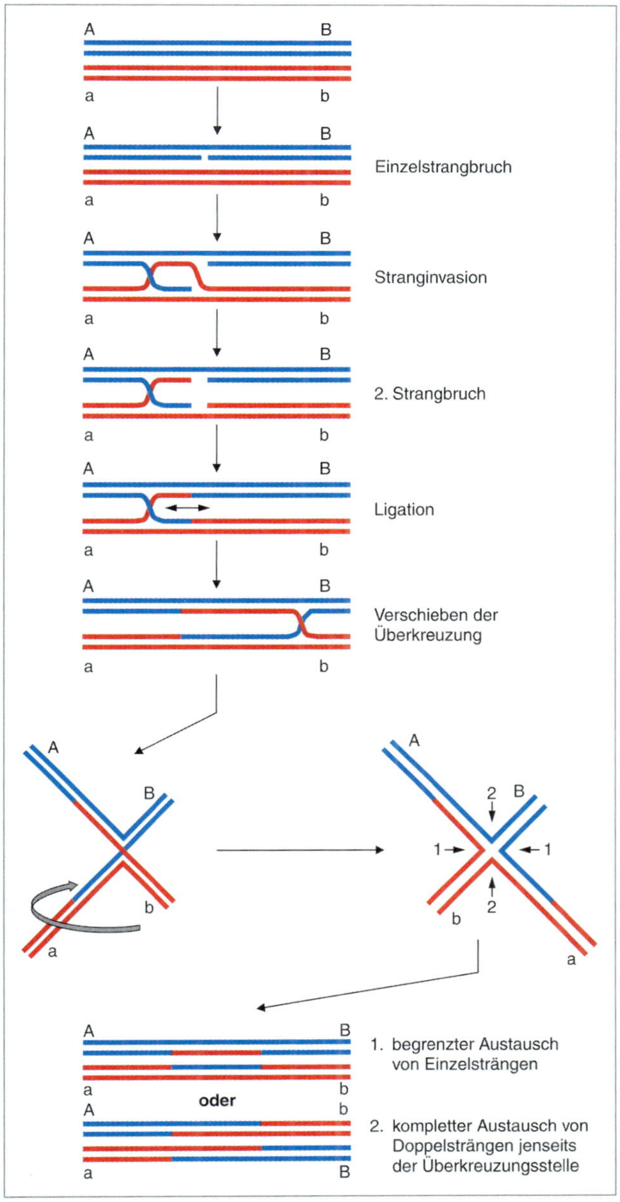

Abb. 14.14 Das Holliday-Modell der homologen Rekombination. Nach einem Einzelstrangbruch kommt es zur recA/RAD51-vermittelten Invasion des Einzelstrangs in den homologen Doppelstrang. Der dort verdrängte Strang bindet an den verbliebenen zweiten Einzelstrang und bricht ebenfalls. Die so überkreuzten Einzelstränge werden wieder ligiert (kovalent verknüpft), und die Überkreuzungsstelle kann nun seitwärts verschoben werden.

Die kreuzförmige Darstellung der Holliday-Struktur veranschaulicht die Entstehung der potenziellen Endergebnisse einer nachfolgenden Trennung. Werden die Stränge an den mit 1 gekennzeichneten Stellen getrennt, so kommt es zu einem lokalisierten Einzelstrangaustausch. Bei einer Trennung der anderen Stränge (2) kommt es zusätzlich zu einem kompletten Austausch der Doppelhelices auf einer Seite.

oder gezielt enzymatisch entstanden sein. Das freie 3'-Ende kann in die benachbarte homologe DNA-Helix einwandern, wobei das recA-Protein (E. coli) bzw. das RAD51-Protein (Eukaryonten) eine entscheidende Rolle für die Invasion und die korrekte Paarung spielen. Durch nachfolgenden reziproken Austausch des verdrängten Einzelstrangs der anderen DNA-Helix entsteht ein **überkreuzter Heteroduplex**. Diese bewegliche Überkreuzung kann nun entlang der DNA wandern. Sie wird durch zwei Einzelstrangbrüche und die erneute Ligation der freien Enden wieder aufgelöst. Je nach Art der Auflösung kommt es zu einem **begrenzten Austausch von Einzelsträngen** entlang der Wanderungsstrecke oder zu einem **kompletten Austausch der DNA** auf einer Seite der Überkreuzung.

Weisen die ausgetauschten DNA-Einzelstränge geringe Unterschiede auf und findet die Rekombination dennoch statt, so kommt es je nach Ergebnis einer nachfolgenden (Mismatch-) Reparatur zu einem lokalisierten Austausch von Allelen, beispielsweise in der Meiose.

In *E. coli* und Hefe sind die beteiligten Proteine und ihre Funktion weitgehend bekannt. Beim Menschen kennt man zwar einen großen Teil der entsprechenden homologen Proteine, z.T. fehlen aber noch funktionelle Untersuchungen.

MERKE

Das **Holliday-Modell** beschreibt den reziproken Austausch zwischen zwei identischen oder stark sequenzverwandten DNA-Doppelsträngen.

14.4.2 Sequenzspezifische Rekombination

Die spezifische Rekombination benutzt meist kurze Sequenzmotive – entweder nur auf einem oder auf beiden beteiligten Molekülen –, die für die Erkennung durch die ausführenden Enzyme benutzt werden. Insbesondere Bakteriophagen und Viren besitzen eigene **Rekombinasen** oder **Integrasen**, um ihre DNA effizient zu vermehren bzw. in das Wirtsgenom zu integrieren (➤ Abb. 14.15). Weitere Beispiele sind die Integrasen der Retroviren, die für den Einbau der zirkulären proviralen DNA in das Zellgenom notwendig sind (➤ Kap. 11.4.4). Virale Rekombinasen werden auch benutzt, um bei Mäusen maßgeschneiderte Veränderungen im Genom vorzunehmen (cre-loxP-System).

Beim Menschen stellt die Rekombination der **Immunglobulin-** und **T-Zell-Rezeptor-Gene** die wichtigste Form der spezifischen Rekombination dar. So werden bei den Immunglobulin-Genen die V- und J-Segmente der leichten Ketten und die V-, D- und J-Segmente der schweren Ketten anhand flankierender Erkennungssequenzen von einem spezifischen Rekombinasekomplex rekombiniert (➤ Kap. 26.4.1 und ➤ 26.5.2). Neben der präzisen Erkennung spielt hier aber auch ein variables Prozessieren eine Rolle, das schließlich die hypervariablen Regionen generiert.

MERKE

Sequenzspezifische Rekombination erfordert keine ausgedehnte Sequenzhomologie, sondern nur kurze Erkennungssignale, an die Rekombinasen binden. Wichtigstes Beispiel sind die Immunglobulin- und T-Zell-Rezeptor-Gene.

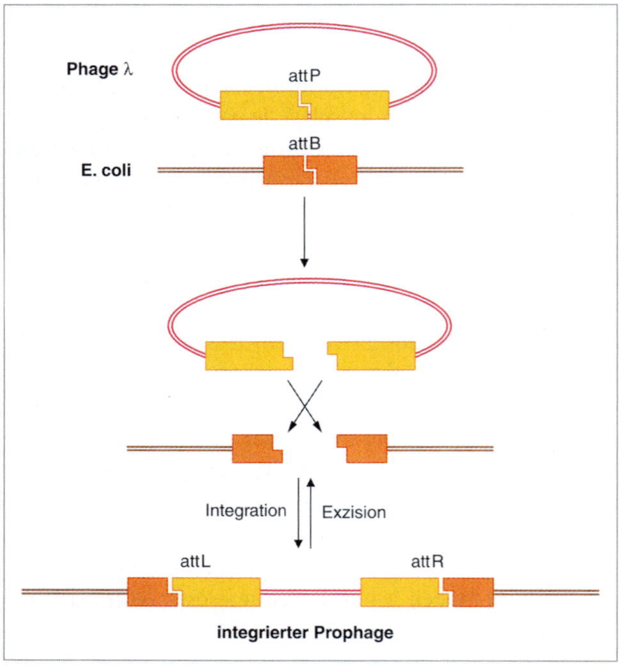

Abb. 14.15 Integration des Bakteriophagen Lambda in das *E.-coli-***Genom,** katalysiert von einer sequenzspezifischen Integrase. Je nach Sequenz werden verschiedene Anheftungsstellen (att von Attachment) unterschieden.

14.4.3 Reparatur von Doppelstrangbrüchen

Durch ionisierende Strahlen und freie Radikale oder die Replikation von DNA mit Einzelstrangbrüchen können Doppelstrangbrüche entstehen. Diese sind für das Genom besonders fatal, da die Kontinuität des genetischen Materials unterbrochen wird. Ungeschützte freie DNA-Enden können durch Nucleasen angegriffen werden, außerdem rekombinieren sie sehr leicht, teils auch mit falschen Partnern (→ Translokationen, Deletionen).

Bei der Reparatur von Doppelstrangbrüchen kommt es in der Regel zuerst zu einem partiellen Exonucleaseverdau, der 3' überstehende Einzelstränge produziert. Danach konkurrieren zwei Reparaturwege miteinander: homologe Rekombination und nichthomologe Endverknüpfung.

Reparatur durch homologe Rekombination

Sie stellt die optimale Art der Reparatur von Doppelstrangbrüchen dar. Hier dient das zweite Chromosom einer diploiden Zelle als Matrize, wobei sich (nacheinander) zwei Holliday-Kreuzungen ausbilden (➤ Abb. 14.16). Dies erlaubt eine absolut fehlerfreie Reparatur. Bei geringen Sequenzunterschieden zwischen den Allelen kann es dabei zwischen den Holliday-Kreuzungen zu einer **Genkonversion** kommen, d.h. der anscheinend lokalen Umwandlung eines Allels in das zweite Allel einer heterozygoten diploiden Zelle. Die flankierenden Bereiche eines Chromosoms bleiben dabei unverändert heterozygot. Der Mechanismus der Auswahl der korrekten Matrize ist nicht

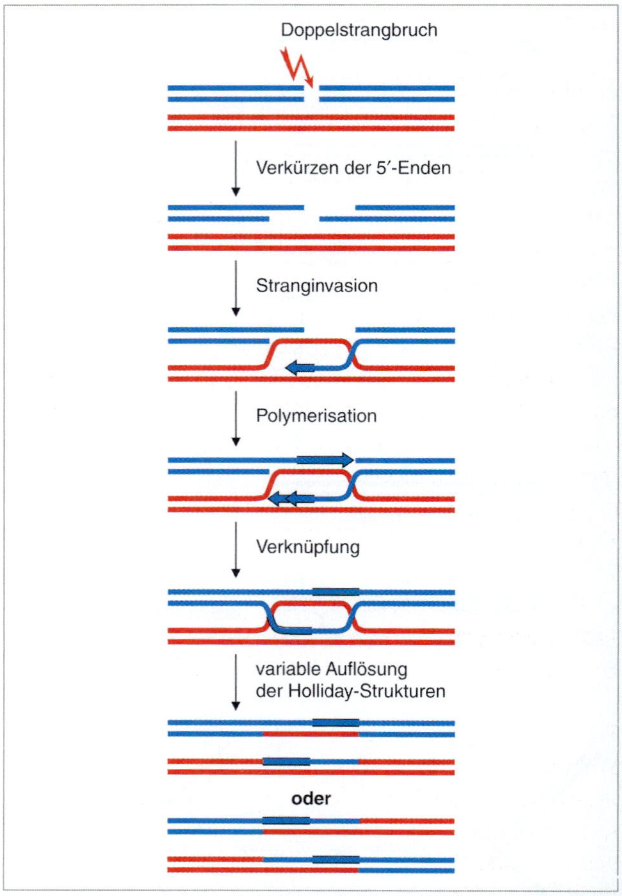

Abb. 14.16 Reparatur von Doppelstrangbrüchen durch homologe Rekombination. Bei der Reparatur durch homologe Rekombination entstehen zwei Holliday-Strukturen. Besitzen die Ausgangsstränge geringe Sequenzunterschiede, so kann entweder ein lokal begrenzter Austausch der Allele erfolgen, oder es entstehen Heteroduplexbereiche, die je nach Reparatur ebenfalls einen Allelaustausch bewirken können (Genkonversion). Die flankierenden Bereiche werden nicht verändert, können aber komplett ausgetauscht sein.

geklärt. Da im menschlichen Genom bei einem Bruch in den repetitiven Alu- und LINE-Elementen unzählige Matrizen mit Sequenzhomologie über Hunderte bis Tausende von Basenpaaren für die Reparatur bereitstehen, könnten zumindest theoretisch viele Fehlkombinationen auftreten.

Blick ins Labor

Auf dem Mechanismus der homologen Rekombination basiert auch die Herstellung von **Knock-out-Mäusen** in der biomedizinischen Forschung. Homologe Segmente von Maus-DNA, die ein fremdes Stück DNA flankieren, erlauben den Einbau dieser DNA an der gewünschten Stelle im Genom embryonaler Stammzellen, aus denen wiederum genetisch veränderte Tiere generiert werden können (➤ Kap. 15.3.3).

Nichthomologe Endverknüpfung

Nicht immer ist bei DNA-Schäden eine homologe Rekombination möglich. In diesem Fall kann die Zelle auf den Prozess der nichthomologen Endverknüpfung zurückgreifen, für den **keine Sequenzübereinstimmung** erforderlich ist; allenfalls werden sog. Mikrohomologien von ein bis vier Nucleotiden benutzt. Freie Enden des DNA-Doppelstrangs werden hierbei von einem Dimer aus den Ku70- und Ku80-Proteinen gebunden (➤ Abb. 14.17). Zusammen mit der DNA-abhängigen Protein-Kinase DNA-PK, der DNA-Ligase IV, dem assoziierten XRCC4-Protein und anderen Komponenten kann dieser Komplex die DNA-Enden direkt verknüpfen. Dabei kann es im Fall eines vorausgegangenen Nucleaseverdaus oder bei Benutzung interner Mikrohomologien auch zu Deletionen kommen. Liegen gleichzeitig mehrere Brüche vor, sind auch völlig falsche Kombinationen, also Chromosomentranslokationen, möglich.

Homologe Rekombination versus nichthomologe Endverknüpfung

Wie wird zwischen den beiden Reparaturwegen entschieden? Während der **G_1-Phase** des Zellzyklus benutzen Zellen vorzugsweise die **nichthomologe Endverknüpfung**, die eine rasche Reparatur von Brüchen erlaubt. Die oft damit verbundenen kleineren Deletionen sind bei höheren Vertebraten aufgrund des geringen Anteils kodierender Sequenzen meist ohne Bedeutung und somit tolerierbar. Der hohe Prozentsatz repetitiver Sequenzen macht auch die Suche nach der korrekten Matrize äußerst schwierig. Dagegen ist während der **S-, G_2- und M-Phase** des Zellzyklus ein möglicherweise in der Nähe liegendes identisches Schwesterchromatid für die **homologe Rekombination** vorhanden. In der Meiose sind zwar teilweise andere Proteine an der Rekombination beteiligt, da es aber zu einer kompletten Paarung der DNA-Stränge kommt, ist die Auswahl des korrekten Matrizenstrangs besonders leicht. In dieser kritischen Phase sind die Enzyme für die nichthomologe Endverknüpfung kaum aktiv, sodass die stabile Weitergabe des Genoms sichergestellt wird.

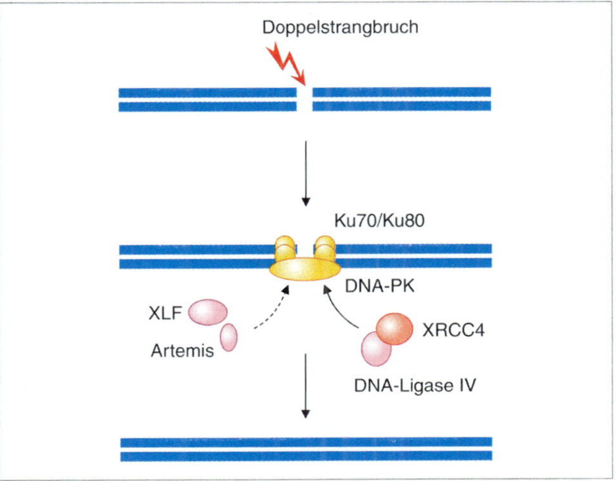

Abb. 14.17 Reparatur von Doppelstrangbrüchen durch nichthomologe Endverknüpfung. Die nichthomologe Endverknüpfung benutzt einen sequenziell aufgebauten Multiproteinkomplex, der im Prinzip beliebige freie Enden verknüpfen kann und so eine rasche, aber manchmal fehlerhafte Beseitigung der freien DNA-Enden ermöglicht.

MERKE

Nur die homologe Rekombination arbeitet fehlerfrei, während nichthomologe Endverknüpfung leicht zu Deletionen oder auch Translokationen führen kann.

Klinik

Verschiedene erbliche Erkrankungen betreffen Mechanismen der DNA-Rekombination und der Reparatur von Doppelstrangbrüchen oder Quervernetzungen. Die beim erblichen **Mammakarzinom** häufig mutierten **BRCA1-** und **BRCA2-Gene** sind sowohl für die Rekombinationsreparatur der DNA als auch als Mediator bei der Checkpoint-Kontrolle (➤ unten) aktiv. Beim **Bloom-Syndrom** (Chromosomeninstabilität) und **Werner-Syndrom** (vorzeitiges Altern) beruhen die Defekte auf Mutationen in Helicasen, die u.a. an Holliday-Strukturen binden und vermutlich die sog. illegitime Rekombination zwischen nicht übereinstimmenden DNA-Doppelsträngen unterdrücken.

Bei der **Fanconi-Anämie** weisen die Zellen eine Chromosomeninstabilität auf und sind im Experiment extrem empfindlich gegen quervernetzende Agenzien wie Mitomycin C. Solche Quervernetzung der Stränge führt bei der Replikation zu einem Stopp des DNA-Polymerasekomplexes. Die verschiedenen FANC-Proteine koordinieren die komplexe Reparatur, die vermutlich mehrere der bekannten Reparaturmechanismen benötigt.

Für viele der mit Chromosomenbrüchigkeit einhergehenden Erkrankungen sind die verantwortlichen Gene und Proteine inzwischen bekannt, und oftmals agieren diese sogar in gemeinsamen Komplexen. Noch ist jedoch offen, wie es zu den doch verschiedenen klinischen Ausprägungen und den typischerweise verknüpften unterschiedlichen Entwicklungsfehlbildungen kommt.

Schadensüberwachung und Checkpoint-Kontrolle

Beschädigte DNA kann nicht repliziert werden, ohne dass die Gefahr eines Anstiegs der Mutationsrate und damit insbesondere des Tumorrisikos besteht. Eine entscheidende Rolle für jede Zelle spielen sog. **Checkpoints**, Signalübertragungsmechanismen, mit denen die Zelle das Fortschreiten des Zellzyklus, insbesondere DNA-Synthese und Teilung, an bestimmten Stellen anhalten kann (➤ Kap. 23.2.2). Dies erfolgt immer dann, wenn die Voraussetzungen für das erfolgreiche Durchlaufen der S-Phase oder den Eintritt in die jeweils nachfolgende

Zellzyklusphase ($G_1 \rightarrow S$, $G_2 \rightarrow M$) nicht gegeben sind. Zu umfangreiche und damit nicht mehr ausreichend reparable Schäden führen zur Apoptose der Zelle.

An der Erkennung von DNA-Schäden sind zuerst Sensorproteinkomplexe beteiligt, von denen einzelne Komponenten vermutlich sowohl für die Übertragung der Schadenssignale als auch für die eigentliche Reparatur benötigt werden. Die **Protein-Kinasen ATM** und **ATR** sowie **DNA-PK** sind dabei zentrale Signalgeber, und sie besitzen eine gewisse Schadensspezifität (ATM für ionisierende Strahlung, ATR für UV-Strahlung, DNA-PK für Doppelstrangbruch). Über Mediatoren wie BRCA1 u.a. werden die nachfolgenden Kinasen Chk1 und Chk2 als weitere Überträgermoleküle aktiviert. Diese bewirken über Effektormoleküle, wie den **Transkriptionsfaktor p53** und die CDC25-Phosphatasen, über verschiedene Angriffspunkte einen Stopp des Zellzyklus.

Klinik

Der Ausfall verschiedener Checkpoint-Gene führt zu genomischer Instabilität, verknüpft mit einem hohen Tumorrisiko. Der Ausfall des ATM-Proteins (ataxia teleangiectatica mutated) führt zu **Ataxia teleangiectatica** (zerebellare Ataxie, okulare Teleangiektasie, Immundefekte, Strahlensensibilität und lymphoide Tumoren). Eines der wichtigsten Proteine, das Schadensinformationen integriert und weiterleitet, ist p53. Bei seinem Ausfall steigt das Tumorrisiko enorm an. Patienten mit **p53-Keimbahnmutationen** (Li-Fraumeni-Syndrom) entwickeln schon sehr früh Tumoren, teils mehrerer Organsysteme.

MERKE

DNA-Schäden aktivieren **Zellzyklus-Checkpoints**, die eine Zelle bis zur Reparatur arretieren können bzw. im Extremfall auch die Apoptose induzieren können.

Caretaker und Gatekeeper

Nach einem Modell von Kinzler und Vogelstein werden Gene, die die Integrität der DNA kontrollieren bzw. an deren Reparatur beteiligt sind, als **Caretaker** (Hausmeister) bezeichnet. Wenn sie ausfallen oder in ihrer Funktion beeinträchtigt sind, steigt die Mutationsrate in der Zelle an: entweder weil DNA-Schäden nicht ausreichend repariert werden und zu Mutationen werden, weil die Chromosomenstabilität nicht gewährleistet ist oder weil Kontrollen wie die Zellzyklus-Checkpoints beeinträchtigt sind und Replikation bzw. Teilung trotz der DNA-Schäden fortschreiten. Dies ist oftmals entscheidender Auslöser für eine spätere Entartung, da die vermehrt auftretenden Mutationen auch sog. **Gatekeeper-Gene** (Pförtner) betreffen können. Dies sind **Onkogene** und **Tumorsuppressorgene**, deren Produkte direkt die Teilung und das Überleben der Zelle steuern. Ihre Fehlregulation kann dann unmittelbar zur Tumorbildung beitragen. Veränderungen in Caretaker-Genen führen dagegen nicht direkt zur Tumorbildung, sondern wirken eher prädisponierend.

14.5 DNA-Methylierung und Imprinting

14.5.1 DNA-Methylierung

Die Basen der DNA können nach der Replikation spezifisch methyliert werden. Die DNA-Methylierung bei Vertebraten erfolgt an der Position 5 des Cytosinrings, und zwar nur, wenn ein Guanin auf das Cytosin folgt (hier hat sich die Schreibweise **CpG** – **C**ytidin, **P**hosphat, **G**uanosin – eingebürgert). Die Mehrzahl der CpG-Abfolgen in der DNA ist methyliert, und die **Methylierungsmuster** werden dynamisch während der Entwicklung und Differenzierung der Zellen verändert. Die Methylierung geht nach der Fertilisation im Embryo komplett verloren und wird im sich entwickelnden Embryo stufenweise neu etabliert.

Inzwischen kennt man eine Reihe von Methylierungsenzymen. Mithilfe von *S*-Adenosyl-Methionin als Methylgruppendonor können sie entweder nicht methylierte DNA **de novo methylieren** (Dnmt3a, 3b) oder als **Maintenance-Methyltransferasen** (engl. maintenance: Aufrechterhaltung) die komplementäre Methylierung des jeweils neu synthetisierten DNA-Strangs nach der Replikation durchführen (Dnmt1) und so die vorhandenen Methylierungsmuster in den Tochterzellen erhalten.

Bedeutung der Methylierung

Hauptaufgabe von 5-Methyl-CpG scheint die **dauerhafte Abschaltung von Genen** zu sein. Ein weiteres wichtiges Ziel ist vermutlich fremde integrierte DNA, z.B. virale DNA, Transposons und davon abgeleitete repetitive Sequenzen, die auf diese Weise inaktiviert werden. Generell findet sich eine sehr gute Korrelation zwischen dem Fehlen einer Methylierung (v.a. in der Promotorregion) und der Transkription, während Gene mit methyliertem Promotor in der Regel nicht abgelesen werden. Diese Inaktivierung eines DNA-Abschnitts erfolgt wahrscheinlich über die Bindung spezifischer 5-Methyl-CpG-bindender Proteine und v.a. durch zusätzliche Modifikation der Histone.

DNA-Methylierung ist jedoch keinesfalls als allein entscheidender Regulationsmechanismus für die gewebs- und entwicklungsspezifische Genexpression anzusehen, da sich beispielsweise Mausembryonen mit Methyltransferasedefekten bis zum Zeitpunkt der Organogenese normal entwickeln. Dennoch hat die Methylierung große Bedeutung für verschiedene Formen der Genregulation – wie auch das Imprinting oder die Inaktivierung eines der weiblichen X-Chromosomen –, meist zusammen mit Histonmodifikation oder regulatorischen RNA-Molekülen.

Nachteile der Methylierung

Aus 5-Methylcytosin kann durch spontane Desaminierung die regulär vorkommende Base Thymin entstehen. Bei der so entstehenden G/T-Fehlpaarung ist nicht mehr erkennbar, welches die ursprüngliche und welches die veränderte Base ist. Methylierte CpG-Dinucleotide weisen daher die höchste **Mutationsrate** auf (40fach höher als bei anderen Basenabfolgen), und sie sind für ein Drittel aller Punktmutationen bei Erbkrankheiten verantwortlich.

Die Abfolge CG kommt im menschlichen Genom jedoch nur mit 20% ihrer statistisch zu erwartenden Häufigkeit vor **(CpG-Suppression)**, weil entstehende G/T-Fehlpaarungen nicht immer korrekt repariert werden. Eine Ausnahme sind die ca. 50.000 sog. **CpG-Inseln**, etwa 400–3000 Basenpaare lange G+C-reiche DNA-Abschnitte (> 55% G+C), die keine CpG-Methylierung und auch keine CpG-Suppression aufweisen. Sie kommen am Start der Mehrzahl aller Gene vor, umfassen oft auch deren erstes Exon und beinhalten zumeist regulatorische Elemente.

MERKE
Durch Cytosinmethylierung an CpG-Dinucleotiden kann die Expression einiger Gene unterdrückt werden. Auch allelspezifische Genexpression und X-Inaktivierung benutzen diesen Mechanismus. Desaminierung von 5-Methyl-C führt jedoch zu der formell „normalen" Base T, sodass sich die Mutationsrate an diesen Stellen enorm erhöht.

14.5.2 Genomisches Imprinting

Es macht manchmal doch einen Unterschied, ob wir ein Gen von Vater oder Mutter erben. Bestimmte Erbkrankheiten treten nur dann auf, wenn das defekte Gen von der Mutter (maternal) oder – bei anderen Erkrankungen – vom Vater (paternal) stammt. Beispiele sind das Prader-Willi-Syndrom (Hypotonie, Hyperphagie, Hypogonadismus; Chromosom 15q) und das Beckwith-Wiedemann-Syndrom (Hemihypertrophie, Makroglossie, Tumorprädisposition; Chromosom 11p15). Auch bei Tumoren findet sich in manchen Fällen ein selektiver Verlust der maternalen Kopie von Chromosom 11p15. Diese Befunde lassen sich heute mit dem Phänomen des **genomischen Imprintings**, der unterschiedlichen Markierung der beiden parentalen Genkopien, erklären.

Für über 50 Gene unseres Genoms gilt, dass sie nur von der väterlichen oder in anderen Fällen nur von der mütterlichen Kopie, also monoallelisch, abgelesen werden. Beispiele sind so unterschiedliche Gene wie IGF2 (Wachstumsfaktor), UBE3A (Ubiquitin-Protein-Ligase) oder KCNQ1 (Kaliumkanal). Der Defekt eines Gens, das z.B. nur vom maternalen Chromosom abgelesen wird, wäre demnach ohne Konsequenzen, wenn er vom Vater geerbt wird, da dessen Kopie stumm bleibt. Andererseits entspräche in diesem Fall die alleinige Mutation der mütterlichen Kopie einem Totalausfall des Gens.

Beim Imprinting handelt es sich um eine sog. epigenetische Modifikation. Epigenetisch heißt, dass die Veränderung trotz identischer Nucleotidsequenz dennoch zu unterschiedlichen Funktionen führt. Die Markierung der beiden elterlichen Allele durch die unterschiedliche epigenetische Modifikation wird bei jedem Durchlaufen der Keimbahn gelöscht und entsprechend dem Geschlecht neu etabliert. CpG-Methylierungsmuster spielen hier eine entscheidende Rolle.

Imprinting ist nur bei Säugern bekannt, und seine Rolle in der Evolution ist umstritten. Viele der meist in Clustern angeordneten Gene, die dem Imprinting unterliegen, sind für die Embryonalentwicklung essenziell, sodass bei uniparentaler Disomie (nur paternale oder nur maternale DNA) keine normale Entwicklung erfolgt und tumorartige Gebilde, sog. Blasenmolen oder Dermoidzysten, entstehen.

Nach einer Theorie von Haig und Moore ist Imprinting das Ergebnis der unterschiedlichen männlichen und weiblichen Reproduktionsstrategien: Paternal exprimierte Gene sind v.a. wachstumsfördernd (z.B. IGF2), um den Nachwuchs optimal auszustatten. Maternal exprimierte Gene kontrollieren das embryonale Wachstum, sorgen so für eine ausgewogenere Entwicklung und ermöglichen der Mutter auch zukünftige Schwangerschaften.

Weitere Informationen unter www.geneimprint.com.

Blick ins Labor

Tumorepigenetik
Es gibt inzwischen unzählige Befunde über bekannte und auch vermutete Tumorsuppressorgene, die in Tumoren durch **Hypermethylierung** abgeschaltet werden. Andererseits weisen Tumoren oft eine globale Hypomethylierung auf, die zur Reexpression zuvor abgeschalteter Gene und zur genomischen Instabilität führt. In vielen Tumoren findet sich darüber hinaus ein **„Loss of imprinting"** (LOI), d.h. eine biallelische Expression oder alternativ eine Abschaltung von Genen, die dem Imprinting unterliegen und daher eigentlich monoallelisch exprimiert sein sollten. Durch die Vielzahl der dabei betroffenen Gene ist es schwierig abzuschätzen, welche Bedeutung diese Methylierungsänderungen innerhalb der Tumorprogression haben. Es besteht jedoch die Hoffnung, durch Inhibitoren der DNA-Methyltransferasen (z.B. Azacytidin) stillgelegte Tumorsuppressorgene reaktivieren zu können.

Klinik

Reproduktives Klonen und Imprinting
Die große Mehrzahl aller bisher durch „Nuclear transfer" (Kerntransplantation) geklonten Tiere litt unter einer Reihe von Entwicklungsstörungen, angefangen von zu großen Plazenten über unreife Lungen, Herzfehler und Adipositas. Viele dieser Störungen sind vermutlich auf eine fehlerhafte Reprogrammierung der DNA zurückzuführen, und es konnte gezeigt werden, dass das Imprinting einiger Gene nur teilweise erfolgte und diese fehlerhaft exprimiert wurden. Nachkommen dieser Klone, die aus normal entstandenen Keimzellen und regulärer Fertilisation hervorgingen, entwickeln sich wieder völlig normal, da der Methylierungsimprint in der Keimbahn immer neu etabliert wird.

14

ZUSAMMENFASSUNG

Mutation und Rekombination

Mutationen können als **Genom-**, **Chromosomen-** oder **Genmutationen** auftreten. Sie können stumm (neutral) oder effektiv sein, Letzteres v.a., wenn kodierende Sequenzen oder Kontrollelemente von Genen betroffen sind. Bei der **Rekombination** wird die Abfolge der DNA-Sequenzen verändert, wie z.B. bei Deletionen/Insertionen oder Translokationen. Je nach betroffenem Zelltyp unterscheidet man **somatische Mutationen**, die auf das Individuum beschränkt sind, und **Keimbahnmutationen**, die vererbt werden können. Letztere können zu Erbkrankheiten führen, sind aber auch die Grundlage für die Selektion während der Evolution.

Ursachen und Folgen von Mutationen

Bei der **Replikation** wird etwa eine von 10^9 Basen fehlerhaft eingebaut, was bei einem dreimal so großen haploiden Genom bereits mehrere Fehler pro Zellteilung impliziert.
Mutationen können auch ohne Schädigung der DNA entstehen. So verursachen die **tautomeren** Formen der Basen (z.B. Imino-Adenin) Fehlpaarungen bei der Replikation, die zu Mutationen führen können. Ebenso kann sich bei repetitiven DNA-Sequenzen durch **Strangverschiebung** während der Replikation (Polymerase-Slippage) die Zahl der Repeat-Einheiten verändern.
Die Instabilität der Basen zeigt sich in der spontanen **Depurinierung** der DNA und der **Desaminierung** einzelner Basen mit veränderter Basenpaarungsspezifität. Auch **oxidativer Stress** mit Bildung von Hydroxylradikalen oder Methylierung durch *S*-Adenosyl-Methionin (SAM) kann zu Basenveränderungen und teilweise auch Strangbrüchen führen.
Exogene mutagene **Chemikalien** induzieren v.a. durch Alkylierung eine veränderte Basenpaarung. Interkalierende Agenzien und polyzyklische Kohlenwasserstoffe führen zu Verzerrungen des DNA-Strangs, Quervernetzung und Blockierung der Replikation durch komplexe Addukte. Viele der primär inerten Stoffe werden erst durch körpereigene Enzymsysteme metabolisch aktiviert.
Physikalische Mutationsursachen sind UV-Licht, das Pyrimidindimere hervorruft, und ionisierende Strahlung, die v.a. zur Radikalbildung beiträgt und damit wieder chemische Modifikationen der Basen und Strangbrüche induziert.

Reparaturmechanismen

Die verschiedenen DNA-Läsionen oder Basenfehlpaarungen werden durch eine Vielzahl mehr oder minder spezifischer Reparatursysteme korrigiert. Meist wird der Schaden durch entsprechende Reparaturkomponenten erkannt. Je nach Reparaturweg werden entweder zuerst die betroffene Base oder unterschiedlich große Einzelstrangbereiche exzidiert. Der Defekt wird anschließend durch Replikationsenzyme anhand des komplementären Strangs wieder geschlossen.
Kleinere Veränderungen einzelner Basen werden durch **Basenexzisionsreparatur** korrigiert. Größere Addukte oder Verzerrungen der Raumstruktur der DNA werden durch **Nucleotidexzisionsreparatur** beseitigt. Die **Mismatch-Reparatur** beseitigt Basenfehlpaarungen nach der Replikation.
Irreparable blockierende Läsionen können von speziellen Polymerasen überlesen werden **(TLS-Polymerasen)**, die aber hohe Fehlerraten besitzen. Nur wenige DNA-Veränderungen werden direkt repariert, wie z.B. bei der direkten Reversion der O^6-Methylierung von Guanin.

DNA-Rekombination und Rekombinationsreparatur

Die Rekombination zwischen DNA-Strängen wird zur Steigerung der genetischen Vielfalt im Rahmen der Meiose und zur Reparatur von massiven DNA-Schäden und Doppelstrangbrüchen verwendet. Die Rekombinationsreparatur erfolgt während der S-/G_2- und M-Phase des Zellzyklus bevorzugt durch die fehlerfrei arbeitende **homologe Rekombination** anhand eines zweiten DNA-Stranges. In der G_1-Phase wird dagegen meist die fehlerbehaftete **nichthomologe Endverknüpfung** genutzt.
Die **sequenzspezifische Rekombination**, die meist kurze Erkennungsmotive benutzt, kommt bei der Rekombination der V-, D- und J-Segmente von Immunglobulin-Genen, der Integration retroviraler Genome und der Transposition von DNA zum Tragen.
Alle größeren DNA-Schäden aktivieren die **Checkpoint-Kontrolle**, die sicherstellt, dass ein Fortschreiten des Zellzyklus erst nach erfolgreicher Reparatur erfolgt bzw. bei massiver Schädigung die Apoptose induziert wird.

DNA-Methylierung und Imprinting

Vertebraten weisen in der Basenfolge CG meist eine **Methylierung von Cytosin** auf, eine Modifikation, die oft mit dem Abschalten der betreffenden Gene einhergeht. Die Abfolge CG ist im menschlichen Genom unterrepräsentiert, da durch Desaminierung von 5-Methylcytosin das nicht als fehlerhaft erkennbare Thymin entsteht.
Cytosinmethylierung spielt auch beim **genomischen Imprinting** eine wichtige Rolle. Bei dieser epigenetischen Modifikation werden die beiden elterlichen Genkopien unterschiedlich methyliert, und je nach Gen ist nur die maternale oder paternale Kopie aktiv – ein Phänomen, das sowohl bei der Entstehung einiger Tumoren wie auch beim reproduktiven Klonen Bedeutung hat.

018 IMPP-Fragen

Fragen

1. Welches sind erwünschte und welches unerwünschte Auswirkungen von DNA-Veränderungen?
2. Welche Faktoren bestimmen, wie schwerwiegend sich eine Mutation auswirkt?
3. Wie ist die Bedeutung somatischer Keimbahnmutationen einzuschätzen?
4. Benennen Sie verschiedene mutagene Agenzien und beschreiben Sie deren Wirkungsweise.
5. Welche endogenen Prozesse sind für eine basale Rate an Mutationen verantwortlich?
6. Über welche Mechanismen können physikalische Schäden Mutationen auslösen?
7. Wie erklärt man sich Erkrankungen mit Trinucleotidexpansion?
8. Welche Arten der DNA-Reparatur kennen Sie?
9. Was bedeutet der Begriff direkte Reparatur?
10. Welches sind die wichtigen Unterschiede bei den mit einer Exzision einhergehenden Reparaturwegen?
11. Welche Optionen besitzt eine Zelle bei DNA-Veränderungen, die von DNA-Polymerase δ nicht repliziert werden können?
12. Welche Arten der Rekombinationsreparatur gibt es, was sind deren Hauptunterschiede, und wann kommen sie zum Tragen?
13. Defekte der DNA-Reparatur können Grundlage erblicher Erkrankungen sein. Nennen Sie mehrere Beispiele.
14. Was beschreibt das Holliday-Modell?
15. Welche Funktionen besitzt die DNA-Methylierung?

KAPITEL

15

M. Schartl

Gentechnik, Gendiagnostik, Gentherapie

Praxisfall

In einer englischen Grafschaft wurde in den 80er Jahren des 20. Jahrhunderts ein junges Mädchen vergewaltigt und ermordet. Der Täter konnte überführt werden. Jahre vorher kamen in derselben Gegend zwei weitere Mädchen unter ähnlichen Umständen ums Leben. Unter dem Druck der polizeilichen Verhöre gestand der Verdächtigte auch diese Morde. Doch während der Gerichtsverhandlung leugnete er plötzlich, einen der drei Morde begangen zu haben, während er in den beiden anderen Fällen geständig blieb. Bis zu seiner Verurteilung und auch noch in der Haft beharrte er hartnäckig darauf, nur zwei der Morde begangen zu haben. Zu dieser Zeit wurden von dem englischen Molekularbiologen Jeffreys und Mitarbeitern die von ihnen so genannten Minisatelliten entdeckt und deren Bedeutung in der Gerichtsmedizin für die Erstellung eines „genetischen Fingerabdrucks" erkannt. Man ließ die Spermaspuren untersuchen, die der Täter hinterlassen hatte. Die Analyse ergab eindeutig, dass zwei der Proben vom Verurteilten stammten, die dritte jedoch von einer anderen Person. Aufgrund dieser Erkenntnisse wurde eine Rasterfahndung nach dem zweiten Täter eingeleitet, und Tausende Männer in der in Frage kommenden Gegend und Altersklasse wurden aufgerufen, Blutproben abzugeben. Der DNA-Fingerabdruck eines der Probanden erwies sich als identisch mit dem Abdruck aus den Spermaspuren vom Tatort. Der Verdächtige brach unter der Last des Beweises zusammen und legte ein Geständnis ab. Dies war der erste Fall in der Kriminalgeschichte, bei dem DNA-Methoden zur Identifizierung eines Mörders führten. Innerhalb weniger Jahre etablierte sich die Methode des genetischen Fingerabdrucks, die auf der hohen individuellen Längenvariabilität von Minisatelliten im Genom beruht, als zuverlässiger und sehr empfindlicher Nachweis in der Gerichtsmedizin und bei Vaterschaftsprozessen.

Zur Orientierung

Die rasanten Fortschritte in der Biochemie der Nucleinsäuren, der Zellbiologie und Mikrobiologie haben es ermöglicht, gezielt DNA-Moleküle in vitro neu zu kombinieren und zu vermehren. Dies hat die Möglichkeit eröffnet, bislang nicht in gewünschter Menge und Reinheit zur Verfügung stehende Proteine für die medizinische Anwendung effizient zu produzieren. Das Methodenrepertoire der Gentechnik bietet des Weiteren die Möglichkeit, Krankheiten, die auf Mutationen der Gensequenz oder Veränderungen im Expressionsmuster beruhen, zu diagnostizieren. Molekulare Verfahren der **Gendiagnostik** und **gentechnisch hergestellte Medikamente** gehören heute schon zum klinischen Alltag. Schließlich bietet die Gentechnologie die Möglichkeit, therapeutisch beim Patienten in den Krankheitsprozess einzugreifen. Die **Gentherapie** ist heute zwar noch eine experimentelle Therapie, es wird jedoch große Hoffnung auf ihre Anwendung in der Zukunft gesetzt.

15.1 Grundlagen der Gentechnik

Die Grundlage gentechnischer Verfahren ist die Möglichkeit, DNA-Moleküle in definierte Fragmente zu spalten und wieder zu einem neuen Molekül zusammenzusetzen. Dieser Prozess wird als **DNA-Rekombination** bezeichnet, das Fachgebiet entsprechend als **rekombinante DNA-Technologie** und deren Produkte als **rekombinante Proteine**, z.B. rekombinantes Insulin für das gentechnisch hergestellte Hormon zur Behandlung des Diabetes mellitus.

DNA-Rekombination ist ein natürlicher Prozess, der z.B. beim Crossing-over in der Meiose oder bei der DNA-Reparatur stattfindet. In der Gentechnik führt man jedoch die Neukombination gezielt in vitro (im Reagenzglas) durch. Dabei kann man auch beliebig DNA verschiedener Organismen oder synthetisch hergestellte Nucleinsäuren verknüpfen.

15.1.1 DNA-Rekombination

Restriktionsenzyme

Definition

Restriktionsenzyme sind **Endonucleasen**, korrekt als Restriktionsendonucleasen bezeichnet, die spezifische Basensequenzen in einer DNA-Doppelhelix erkennen und diese dort schneiden.

Schon gewusst

Restriktionsenzyme kommen bei vielen **Bakterien** vor. Sie haben dort die Aufgabe, fremde DNA (z.B. von einem eingedrungenen Bakteriophagen) zu spalten und so unschädlich zu machen. Die zelleigene DNA wird nicht gespalten, da sie durch Methylierung einzelner Basen in der Erkennungssequenz des entsprechenden Restriktionsenzyms vor dem Verdau geschützt ist. Die Methylierung der Erkennungssequenz übernehmen bakterielle Methylasen, die die gleiche Sequenz wie die Restriktionsendonuclease erkennen. Die Phagen besitzen diese Methylasen nicht.

Erkennungssequenzen

Restriktionsenzyme (➤ Tab. 15.1) erkennen meist 4–8 Basenpaare lange Sequenzen, die eine bestimmte Symmetrieachse besitzen.

Solche Sequenzabschnitte bezeichnet man als **Palindrome** (➤ Kasten). Wenn die Spaltung der Phosphodiesterbindungen in den beiden Strängen der Doppelhelix an gegenüberliegenden Stellen erfolgt, entstehen Produkte mit glatten Enden **(blunt ends)**. Werden die Stränge um mehrere Nucleotide versetzt gespalten, haben die entstehenden DNA-Fragmente einzelsträngig überhängende 3'- bzw. 5'-Enden. Da diese Überhänge wegen der zueinanderpassenden Basen über die Ausbildung von Wasserstoffbrücken wieder miteinander „verkleben" können, werden solche Enden auch als **Sticky ends** bezeichnet.

Schon gewusst

Der Begriff **Palindrom** bezeichnet ursprünglich eine Buchstabenfolge, die von links nach rechts gelesen gleich lautet wie von rechts nach links (gr. palindromos = zurücklaufend). Sprachpalindrome: Anna, Otto, Madam. Ein Neger mit Gazelle zagt im Regen nie.

DNA-Sequenz-Palindrom:

5'- GAATTC - 3'
3'- CTTAAG - 5'

Das „Rückwärtslesen" erfolgt auf dem Gegenstrang.

Tab. 15.1 Restriktionsenzyme

Enzym	Mikroorganismus	Spaltsequenz	Bemerkungen
HaeIII	*Haemophilus aegypticus*	5'-G-G|C-C-3' 3'-C-C|G-G-5'	erzeugt glatte Enden
TaqI	*Thermus aquaticus*	5'-T|C-G-A-3' 3'-A-G-C|T-5'	5'-Ende hängt über
PstI	*Providencia stuarti*	5'-C-T-G-C-A|G-3' 3'-G|A-C-G-T-C-5'	3'-Ende hängt über
DdeI	*Desulfovibrio desulfuricans*	5'-C|T-N-A-G-3' 3'-G-A-N-T|C-5'	N/N kann jedes beliebige Basenpaar sein 5'-Ende hängt über
NotI	*Nocardia otitidiscaviarum*	5'-G-C|G-G-C-C-G-C-3' 3'-C-G-C-C-G-G|C-G-5'	schneidet sehr selten 5'-Ende hängt über CG-Basenfolge bei Vertebraten unterrepräsentiert und meist methyliert, damit nicht schneidbar

Nomenklatur

Die Namen der Restriktionsenzyme (z.B. *Eco*RI) bestehen aus einer dreibuchstabigen Abkürzung des Organismus, aus dem das Enzym isoliert wurde (*Eco* steht für *Escherichia coli*); falls notwendig, folgen eine Stammkennzeichnung (R steht für Stamm RY 13) und eine römische Zahl, wenn mehrere Enzyme mit unterschiedlicher Sequenzspezifität aus dem gleichen Stamm isoliert wurden.

Restriktionsfragmente

Längere DNA-Moleküle werden durch ein Restriktionsenzym in mehrere Stücke gespalten, die als Restriktionsfragmente bezeichnet werden. Die Länge und Anzahl der Restriktionsfragmente eines DNA-Moleküls werden von der Lage der Erkennungssequenzen bestimmt; 4-Basenpaar-Erkennungssequenzen sind häufiger als 6-Basenpaar-Sequenzen und ergeben im Durchschnitt mehr und kleinere Restriktionsfragmente. Theoretisch tritt eine Sequenz von vier Basen alle 256 (4^4) Basen, ein 6-Basen-Sequenzmotiv alle 4096 (4^6) Basen auf. In Wirklichkeit sind die Erkennungssequenzen eines Restriktionsenzyms jedoch ungleichmäßig verteilt und führen deshalb zu unterschiedlich großen Restriktionsfragmenten. Die Restriktionsfragmente können gelelektrophoretisch aufgetrennt und nach Anfärben mit DNA-spezifischen Farbstoffen sichtbar gemacht werden (➤ Abb. 15.1). Von DNA-Molekülen bis zu einer gewissen Größe entstehen so bestimmte Muster, die z.B. für das Genom einiger Viren stammspezifisch sind.

Neukombination von Restriktionsfragmenten

Restriktionsfragmente können nach der Auftrennung in der Elektrophorese aus dem Gel ausgeschnitten und von den Bestandteilen des Gels getrennt werden. Wenn man Fragmente von DNA-Molekülen, die mit dem gleichen Restriktionsenzym gespalten wurden, zusammengibt, können die überhängenden

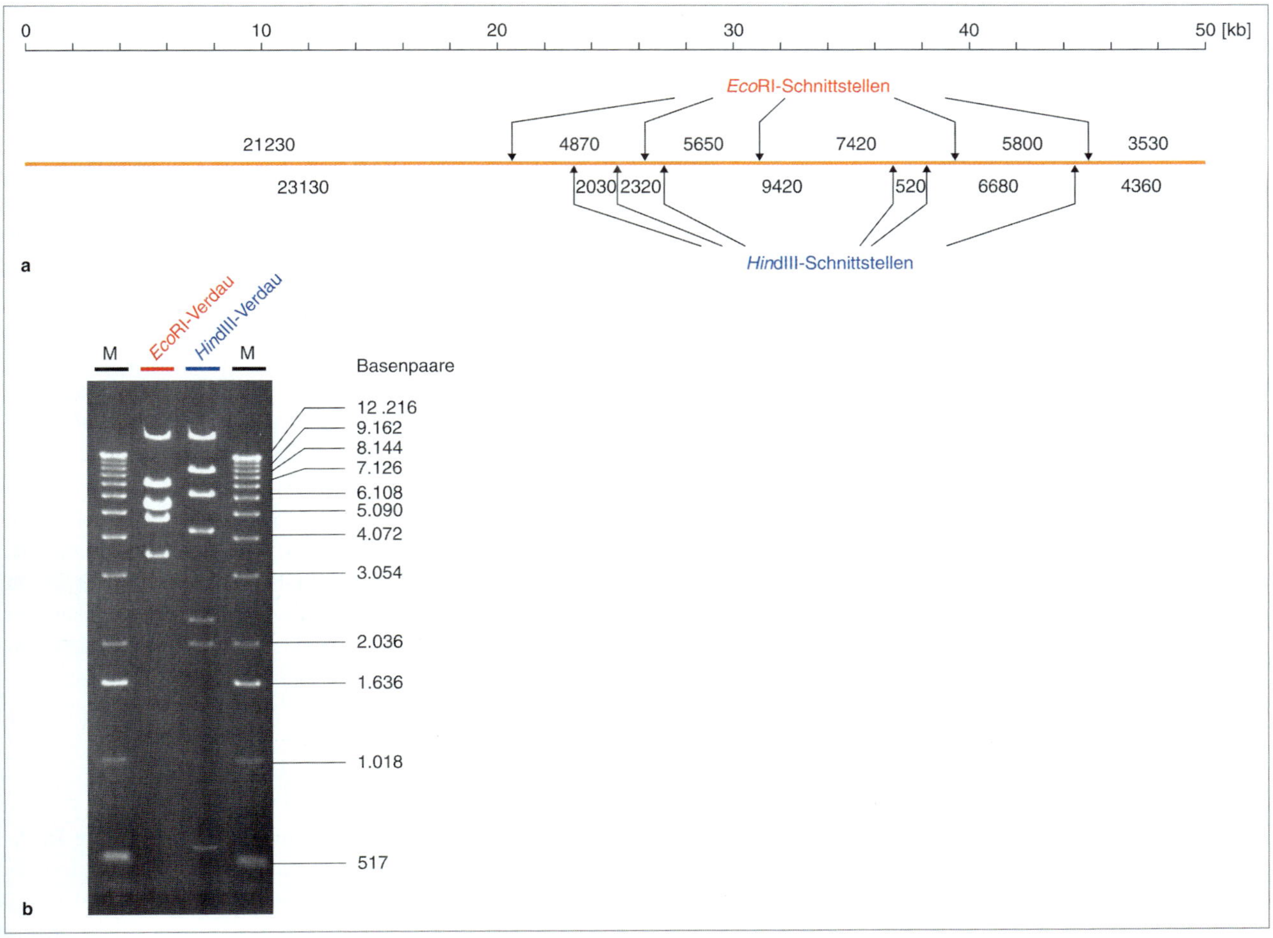

Abb. 15.1 Restriktionskarte und Restriktionsverdau.
a) Restriktionsenzymschnittstellen der Enzyme *Eco*RI und *Hind*III in der DNA des Bakteriophagen λ. Die Abstände zwischen den Schnittstellen sind in Basenpaaren angegeben.
b) Auftrennung der DNA-Fragmente nach vollständigem Restriktionsverdau in einer Gelelektrophorese. Durch Vergleich mit einem Größenstandard (M) wird die Länge der Restriktionsfragmente bestimmt. Die DNA-Fragmente werden im UV-Licht sichtbar, da sie einen Farbstoff zwischen den Basenpaaren der Doppelhelix einlagern (Interkalationsfarbstoff Ethidiumbromid).

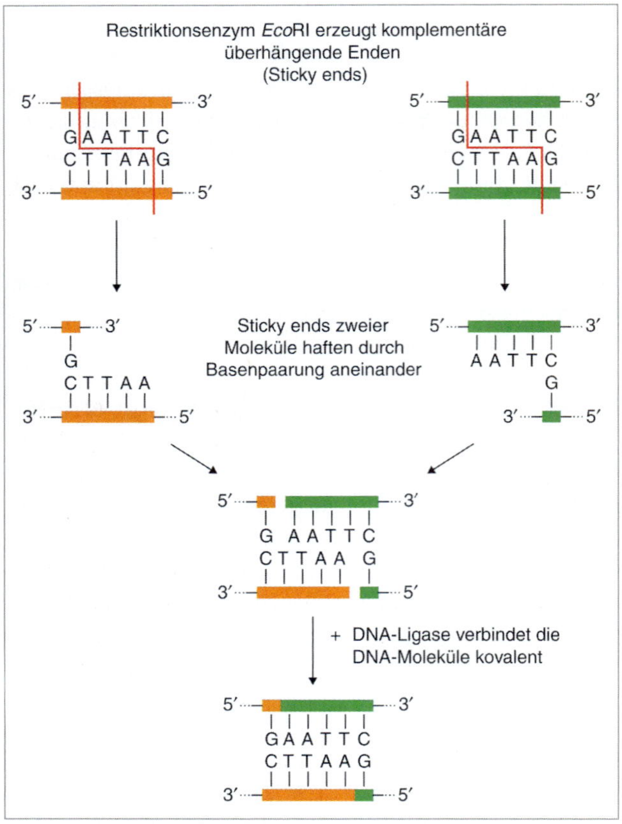

Abb. 15.2 Herstellung eines rekombinanten DNA-Moleküls durch Restriktionsverdau zweier verschiedener DNA-Moleküle und Ligation der kompatiblen Restriktionsenden.

Enden der beiden Fragmente wegen der Basenkomplementarität eine lockere Bindung über Wasserstoffbrücken eingehen (➤ Abb. 15.2). Diese können dauerhaft miteinander verknüpft werden, wenn man das Enzym **DNA-Ligase** zufügt, das die Ausbildung neuer Phosphodiesterbrücken katalysiert. Dabei spielt es keine Rolle, ob die beiden zu verknüpfenden Restriktionsfragmente vom gleichen DNA-Molekül stammen oder unterschiedlicher Herkunft sind. Auch glatte („Blunt") Restriktionsfragmentenden können durch Ligase kovalent verbunden werden.

MERKE

Restriktionsenzyme erkennen in der Regel Palindrome und zerlegen einen DNA-Strang in definierte Stücke, die gezielt neu miteinander verknüpft werden können.

15.1.2 DNA-Klonierung

Gezielte DNA-Vermehrung

Um ein bestimmtes Stück DNA analysieren zu können, z.B. zur Entschlüsselung der Basensequenz, oder um es gezielt zu verändern oder aber um es in eine andere Zelle oder einen Organismus einschleusen zu können, benötigt man eine große Menge dieses Moleküls. Die Herstellung vieler identischer Kopien eines DNA-Moleküls kann man erreichen, indem man es in eine leicht anzüchtbare Zelle (z.B. ein Bakterium) einbringt. Bei der exponentiellen Vermehrung der Bakterien wird das fremde DNA-Molekül mit vermehrt und kann am Ende der Kulturphase wieder leicht in reiner Form isoliert werden. Da alle Bakterien einer solchen Kultur durch Teilung aus einer gemeinsamen Vorfahrenzelle hervorgegangen und daher genetisch identisch sind (einschließlich der Fremd-DNA), sind sie definitionsgemäß ein Klon. Dieses Verfahren zur DNA-Vermehrung wird deshalb als **Klonierung** bezeichnet.

Oft wird der Begriff Klonierung auch für die Isolierung eines bestimmten DNA-Abschnitts (meist ein Gen) vom Rest der zellulären DNA verwendet, weil dabei die Herstellung vieler identischer Kopien, wie oben beschrieben, ein entscheidender Teil des Prozesses ist. Der Begriff „Klonierung" darf jedoch nicht mit dem Begriff „Klonen" verwechselt werden; Letzterer bezeichnet lediglich die gezielte Herstellung genetisch identischer Zellen oder Individuen, ohne dass dabei die Vermehrung eines DNA-Moleküls im Mittelpunkt des Interesses steht. Auf das Klonen zur medizinischen Anwendung wird gesondert eingegangen (➤ Kap. 15.5.3).

MERKE

Die **DNA-Klonierung** ist die Vermehrung eines fremden DNA-Moleküls in einem Wirtsorganismus.

Vektoren

Um beim Klonierungsprozess die DNA in die Wirtszelle einzuschleusen und dort zu vermehren, benötigt man einen **Vektor** als Trägermolekül, in das die zu vermehrende DNA eingebaut wird. Der Einbau erfolgt durch Restriktionsverdau und Ligation. Die fremde DNA bezeichnet man als **Insert**. Vektoren besitzen Eigenschaften, die es erlauben, sie (mitsamt Insert) leicht in die Wirtszelle einzuschleusen. Fremd-DNA, die ohne Vektor in eine Zelle gelangt, wird sehr schnell abgebaut. Außerdem müssen Vektoren die Signale für eine autonome Replikation enthalten. Meist tragen sie noch Marker- oder Selektionsgene, die es erlauben, den Prozess der DNA-Klonierung zu verfolgen und zu steuern. Alle heute in der Gentechnologie verwendeten Vektoren leiten sich von Molekülen ab, die dem natürlicherweise vorkommenden Gentransfer zwischen Zellen und Organismen dienen.

Plasmide

Dies sind relativ kleine **ringförmige doppelsträngige DNA-Moleküle** von mehreren tausend Basenpaaren, die v.a. in Bakterien vorkommen. Sie besitzen einen Replikationsursprung, der die Replikation unabhängig vom Bakterienchromosom erlaubt. Bestimmte Plasmide (sog. High-copy-number-Plasmide) können in bis zu 100 Kopien pro Bakterienzelle vorliegen. In der Regel sind Plasmide für die Bakterien entbehrlich, allerdings können plasmidkodierte Gene, z.B. für eine Antibiotikaresistenz, dem Träger einen Selektionsvorteil verschaffen.

Natürlich vorkommende Plasmide können von einer Zelle auf eine andere übertragen werden. Dieser „horizontale" Gentransfer ermöglicht eine schnelle Ausbreitung plasmidkodierter Gene in einer Bakterienpopulation. Diese kann so z.B. wesentlich effektiver gegen ein Antibiotikum resistent werden, als wenn das Plasmid nur durch Zellteilung weitergegeben würde. Plasmide sind damit prädestiniert, DNA von außen in eine Bakterienzelle einzubringen.

Die Gentechnik nutzt Plasmide als sehr effektive Vektoren für kurze DNA-Fragmente (wenige Basenpaare bis ca. 10 Kilobasenpaare). Das Einbringen eines Plasmids in eine Bakterienzelle wird als **Transformation** bezeichnet. Aufgrund ihrer kleinen und kompakten ringförmigen Struktur unterscheiden sich Plasmide in ihren physikalischen und chemischen Eigenschaften von der hochmolekularen, ausgestreckten genomischen DNA des Bakterienchromosoms. So zeigen sie z.B. ein unterschiedliches Sedimentationsverhalten bei der Dichtegradientenzentrifugation oder eine erhöhte Resistenz gegen Denaturierung durch Alkali. Dies ermöglicht die Isolierung und Aufreinigung der Plasmide am Ende des Vermehrungsprozesses.

Zur Vermehrung von Plasmiden wird meist das Darmbakterium *Escherichia coli (E. coli)* verwendet, das zum „Arbeitspferd" der Gentechnologie wurde. Alle Laborstämme tragen bestimmte Defektmutationen, die verhindern, dass sie sich außerhalb des Labors vermehren können.

Plasmide gibt es auch für DNA-Klonierungen mit Hefe als Wirtszelle. Diese sind durch einen hefespezifischen Replikationsursprung und hefespezifische Selektionssysteme gekennzeichnet.

Phagen

Der **Bakteriophage** λ (lambda) ist ein **Virus**, das Bakterien befällt. Er setzt sich an der Zelloberfläche fest und injiziert seine DNA. Diese baut sich in das Bakterienchromosom ein und wird bei jeder Zellteilung mit vermehrt. In diesem **„lysogenen"** Zustand ist der Phage unschädlich. Durch bestimmte Umweltbedingungen kann das Phagengenom jedoch aktiviert werden. Dieser **„lytische"** Zustand ist durch die Produktion von Phagen-DNA und -Proteinen gekennzeichnet; es werden bis zu 100 neue Phagenpartikel in der Bakterienzelle gebildet. Diese platzt, und die freigesetzten Phagen können neue Zellen befallen.

Für die Gentechnologie sind Phagen deshalb interessant, weil große Segmente der DNA für eine erfolgreiche Infektion nicht essenziell sind und durch fremde DNA (bis zu 25 kb) ersetzt werden können. Außerdem können sie Bakterien sehr effizient infizieren. Fast jeder Phage kann seine DNA in eine Wirtszelle einschleusen. Damit sind Phagen Plasmiden weit überlegen, die insbesondere ab einer gewissen Größe Bakterien nur noch sehr ineffektiv transformieren. Da die Phagen nach der Lyse der Bakterienzelle in das Medium entlassen werden, lassen sie sich leichter aufreinigen. Mit ihnen wird die vermehrte Insert-DNA gewonnen.

Cosmide

Dabei handelt es sich um chimärische Vektoren aus **Plasmid** und **Phagensequenzen**, die die Vorteile beider Systeme kombinieren. Ihre Kapazität für Fremd-DNA liegt bei 30–48 kb.

YACs, PACs, BACs

YACs (yeast artificial chromosomes) sind Vektoren, die für die Klonierung extrem langer DNA-Stücke (bis 1000 kb) in der Hefe entwickelt wurden. Es sind kleine Minichromosomen, die neben der Fremd-DNA einen hefespezifischen Replikationsursprung, Telomere und Zentromere enthalten. Wegen verschiedener Probleme, z.B. ihrer Instabilität, werden sie heute kaum noch benutzt.

PACs (P1 phage artificial chromosomes) und **BACs** (bacterial artificial chromosomes) werden wiederum in *E. coli* vermehrt. Bis zu 100 kb nehmen die PACs und bis zu 300 kb die BACs auf. Wegen ihrer einfachen Handhabung und guten Ausbeute bei der Vermehrung werden sie insbesondere bei Genomprojekten und der Manipulation größerer Genomregionen verwendet.

Cosmide und Artificial chromosomes sind v.a. für das Anlegen von Genbanken (➤ unten) wichtig.

Viren

Um Fremd-DNA in eukaryontische Zellen einzubringen, die in Kultur gezüchtet und vermehrt werden können, bedient man sich spezieller, für die Zwecke der Gentechnologie gezielt veränderter Viren, die diese Zellen besonders gut infizieren können. Auch hier kann man, wie bei den Bakteriophagen, nichtessenzielle Bestandteile des Genoms durch Fremd-DNA ersetzen.

MERKE

Vektoren werden für das Einschleusen, die Vermehrung und die Rückgewinnung der Fremd-DNA benötigt. Je nach Vektortyp können zwischen einige hundert Basenpaare und mehrere hundert Kilobasen lange Fremd-DNA-Stücke eingebaut werden.

Selektion

Die technische Schwierigkeit der DNA-Klonierung liegt darin, dass das gewünschte rekombinante Molekül oder die damit transformierte Bakterienzelle oft nur in geringer Zahl erhalten wird und aus der Vielzahl nichtrekombinanter Moleküle oder nichttransformierter Zellen isoliert werden muss. Zur Lösung des Problems bedient man sich vielfach sog. **Selektionssysteme**, die sich auf mikrobiologische Verfahren gründen.

Dies soll am Beispiel einer Plasmidklonierung erläutert werden (➤ Abb. 15.3): Bei der Ligationsreaktion entstehen neben dem gewünschten rekombinanten Plasmid (Vektor + Insert) natürlich auch zirkularisierte Insert-DNA-Moleküle und rezirkularisierte Vektormoleküle, da auch deren Enden wegen des

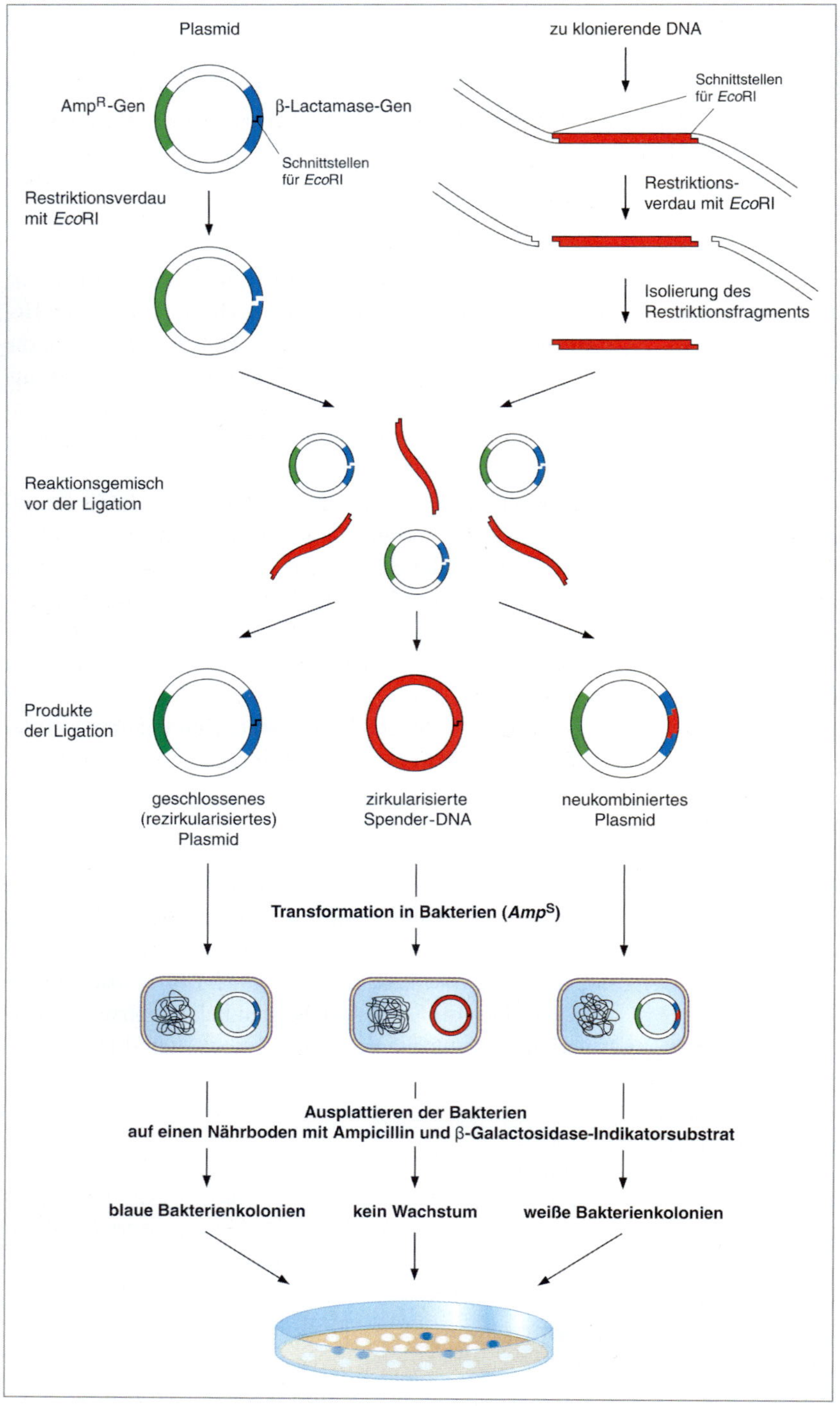

Abb. 15.3 Isolierung von Bakterienkolonien, die ein rekombinantes Plasmid mit einer Antibiotikaresistenz gegen Ampicillin (*Amp*^{R}) enthalten.

vorhergegangenen Restriktionsverdaus komplementär zueinander sind. Genau wie zwischen den Endsequenzen von Vektor und Insert bilden sich Wasserstoffbrücken. Die Ligase schließt durch kovalente Bindung solche intramolekularen Kontaktstellen.

Bei einem häufig verwendeten Verfahren benutzt man Plasmide, die einerseits ein Gen für eine Antibiotikaresistenz tragen und andererseits für ein Enzym kodieren, das ein (künstliches) Substratmolekül spaltet, sodass ein farbiges Produkt entsteht. Die Restriktionsschnittstelle befindet sich im Gen für das Enzym. Produkte der Ligationsreaktion werden in Bakterienzellen transformiert und diese auf einen Nährboden verteilt, der das Antibiotikum und das Enzymsubstrat enthält.

Alle Bakterienzellen, die keine DNA aufgenommen haben oder mit der zirkularisierten Insert-DNA transformiert werden, sterben ab, da sie sensitiv für das Antibiotikum bleiben. Nur die Bakterien, die ein Plasmid aufgenommen haben, sind resistent gegen das Antibiotikum und wachsen zu sichtbaren Kolonien (Klonen) heran. Kolonien von Bakterien mit dem rezirkularisierten Plasmid sind jedoch an ihrer Färbung zu erkennen, da sie das Enzym produzieren, das das farbige Produkt bildet. In den Bakterien mit dem rekombinanten Plasmid ist der Leserahmen für das Enzym-Gen durch die Insert-DNA unterbrochen. Diese Kolonien sind farblos und können nun leicht isoliert werden.

MERKE
Durch Antibiotikaselektion wird der DNA-Klonierungsprozess kontrolliert.

Genbanken

Genomische Banken

Wie kann man nun ein einzelnes Gen aus der Vielzahl der Sequenzen des gesamten Genoms isolieren? Als Ausgangsmaterial dafür dient zunächst eine **Genbibliothek** oder **Genbank**, die sämtliche Gene in klonierter Form enthält. Diese Sammlung von DNA-Fragmenten erhält man, indem man die gesamte DNA, die z.B. aus menschlichen Zellen isoliert wurde, mit einem Restriktionsenzym schneidet und mit einem passenden Vektor ligiert. Das Reaktionsgemisch, das sämtliche Restriktionsfragmente des menschlichen Genoms enthält, wird nun in eine Bakterienpopulation eingeschleust. Die Bakterien werden vereinzelt und so auf einen Nährboden verteilt, dass jede der heranwachsenden Kolonien ein bestimmtes DNA-Fragment repräsentiert und die Gesamtheit aller Kolonien alle menschlichen genomischen Sequenzen mindestens einmal enthält.

MERKE
Genomische Genbanken sind komplette Sammlungen von DNA-Fragmenten, die das gesamte genetische Material eines Organismus in klonierter Form enthalten.

cDNA-Banken

Ist man an den Bereichen eines Gens interessiert, die seine Expression bei normalen physiologischen Prozessen oder bei einer Erkrankung regulieren, oder an Gensequenzen, die nicht in der mRNA enthalten sind, kann man diese Informationen nur anhand klonierter Gene aus der chromosomalen DNA gewinnen. Oft ist jedoch nur die DNA-Sequenz, die für die Aminosäuresequenz kodiert, von Interesse. In solchen Fällen greift man auf Genbanken zurück, die sämtliche mRNA-Sequenzen in klonierter Form enthalten. Im Folgenden werden die einzelnen Schritte der Herstellung einer cDNA-Bank beschrieben.

- **Isolierung der mRNA:** Man macht sich die Tatsache zunutze, dass fast alle mRNA-Moleküle an ihrem 3'-Ende einen Poly(A)-Schwanz tragen. Zunächst wird die mRNA, die nur 1–2% der gesamten zellulären RNA ausmacht, von der rRNA und tRNA (der ribosomalen und der Transfer-RNA) abgetrennt. Dazu wird die gesamte zelluläre RNA über eine Säule gegeben, die eine Matrix enthält, an der sich einzelsträngige Oligonucleotide befinden, die nur aus Desoxythymidin (dT) bestehen. Die Poly(A)-Schwänze der mRNA-Moleküle werden an die Oligo(dT)-Sequenzen gebunden, während alle nichtpolyadenylierten Moleküle die Säule passieren. Danach können die mRNA-Moleküle mit einem geeigneten Puffer wieder vom Säulenmaterial abgelöst werden.
- **Umschreibung in cDNA:** Für den zweiten Schritt der cDNA-Klonierung (> Abb. 15.4) spielt der Poly(A)-Schwanz wieder eine wichtige Rolle. Man mischt kurze, synthetisch hergestellte Oligonucleotide von ca. 20 Desoxythymidinbausteinen mit der mRNA. Nach Basenpaarung mit dem Poly(A)-Ende dienen die Oligo(dT)-Sequenzen als Primer für das Enzym **reverse Transkriptase**. Dieses Enzym kann RNA als Matrize für die Synthese eines DNA-Strangs verwenden. Die DNA-Kopie der mRNA wird als **cDNA** (von complementary DNA) bezeichnet. Das Produkt der Reverse-Transkriptase-Reaktion ist ein doppelsträngiges DNA-RNA-Hybrid. Durch Zugabe der spezifischen **RNase H**, die solche Hybridmoleküle erkennt und für den Abbau des RNA-Anteils sorgt, und einer konventionellen DNA-Polymerase, die die einzelsträngige cDNA zum Doppelstrang ergänzt, erhält man eine exakte DNA-Kopie des mRNA-Moleküls.
- **Herstellung der cDNA-Bank:** Um das Einbringen dieser Kopien in einen Vektor zu erleichtern, werden an beide Enden noch kurze synthetische DNA-Sequenzen ligiert, die ei-

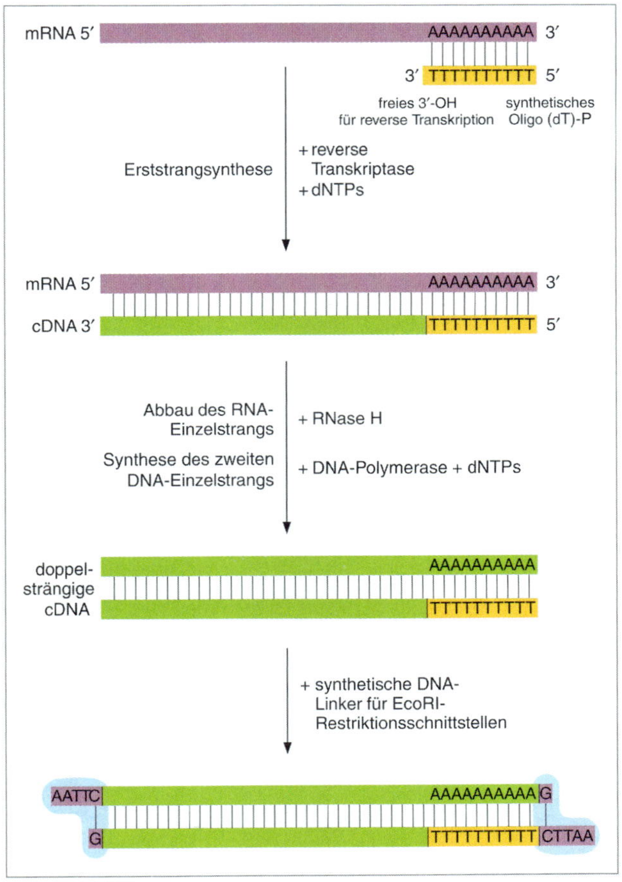

Abb. 15.4 Klonierung einer mRNA-Sequenz durch Herstellung einer komplementären DNA (cDNA).

ne geeignete Restriktionsschnittstelle enthalten.
Eine Expressionsbank besteht – je nach Zelltyp – aus mehreren Millionen einzelner Klone, von denen jeder ein mRNA-Molekül repräsentiert. Wegen der unterschiedlichen Expressionsstärke der Gene gibt es von hoch exprimierten Genen (z.B. β-Actin) viele mRNA-Moleküle und somit entsprechend viele Klone mit der β-Actin-Sequenz, während andere, schwach exprimierte Gene nur durch ein bis zwei Klone repräsentiert sind.

MERKE
mRNA-Moleküle werden nach Umschreiben in eine **cDNA** kloniert.

Isolierung von klonierten Genen

Gensonden

Für das Auffinden der Bakterienkolonie aus der gesamten genomischen Bibliothek oder der cDNA-Bank, die das gesuchte Gen in klonierter Form enthält, benötigt man eine **molekulare Sonde** (engl. Probe), die – z.B. aufgrund einer radioaktiven Markierung – die Identifizierung der gesuchten Sequenz ermöglicht.

Geeignete Sonden erhält man beispielsweise, wenn das von dem zu klonierenden Gen kodierte Protein zumindest teilweise bekannt ist. Aus der **Proteinsequenz** (oft genügen weniger als 15 Aminosäuren) wird die kodierende DNA-Sequenz abgeleitet. Mittels eines automatisierten chemischen Verfahrens lassen sich Oligonucleotide jeder beliebigen vorgegebenen Sequenz synthetisieren. Wegen der Degeneration des genetischen Codes sind für die meisten Aminosäuresequenzen jedoch mehrere Nucleotidsequenzen möglich. Deshalb stellt man sich ein Gemisch aus all diesen Möglichkeiten (von denen jedoch nur eine die tatsächliche Gensequenz sein wird) her und versieht die synthetischen Oligonucleotide mit einer radioaktiven Markierung.

Eine andere Möglichkeit für molekulare Sonden eröffnet sich, wenn das gesuchte Gen zu einer Genfamilie gehört, von der bereits ein anderes Mitglied (**paraloges** Gen) kloniert wurde, oder wenn von einem Tiermodell, z.B. der Maus, das entsprechende verwandte (**orthologe**) Gen bekannt ist. Die Ähnlichkeit der DNA-Sequenzen orthologer bzw. paraloger Gene reicht meist zur Identifizierung aus.

DNA-Hybridisierung

Grundlage der Genidentifizierung ist die DNA-Hybridisierung. In einem Gemisch einzelsträngiger DNA-Moleküle bildet eine molekulare Sonde bei Temperaturen etwas unterhalb des Schmelzpunkts des DNA-Doppelstrangs nur mit dem DNA-Molekül einen Doppelstrang, zu dem es über alle (oder fast alle) Nucleotide komplementär ist.

Beim Absuchen einer Gen- oder Expressionsbank (➤ Abb. 15.5) wird zunächst von der Anordnung sämtlicher Bakterienkolonien ein Replikat erstellt, und zwar durch Auflegen eines saugfähigen Filters auf die Petrischale. Beim Abziehen des Filters bleiben von jeder Kolonie einige Bakterienzellen an dem Filter haften. Die Zellen auf dem Filter werden lysiert und die DNA einschließlich des Inserts durch Behandlung mit Alkali in Einzelstränge zerlegt. Wenn dieser Filter, an dem die

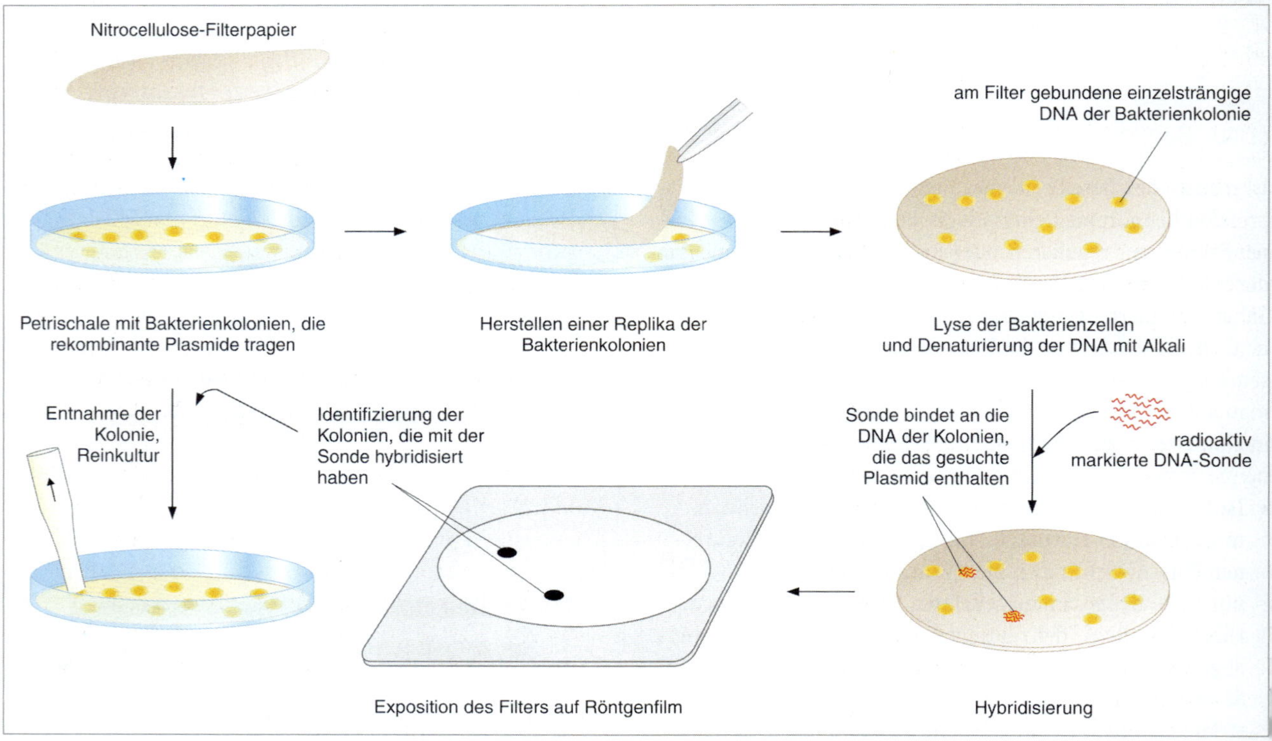

Abb. 15.5 Isolierung eines Gens aus einer Genbank durch Koloniehybridisierung.

bakterielle DNA festhaftet, mit der radioaktiven Sonde inkubiert wird, so bindet diese nur dort, wo sich eine Kolonie befand, deren DNA ähnliche Sequenzen wie die Sonde enthält. Damit ist auch auf der ursprünglichen Petrischale die lebende Bakterienkolonie mit der gesuchten Sequenz identifiziert.

MERKE
Die **DNA-Klonierung** ist ein Verfahren zur Herstellung vieler identischer Kopien einer Sequenz. Ein DNA-Molekül wird dazu mit Restriktionsenzymen geschnitten und mit einem Vektor ligiert. Nach Vermehrung in einem Wirtsorganismus werden die klonierten Sequenzen isoliert. Die Klonierung von mRNA-Molekülen erfolgt nach Umschreiben in eine cDNA. Die Identifizierung der gesuchten DNA-Sequenzen wird durch molekulare Hybridisierung mit einer sequenzidentischen oder sequenzähnlichen Sonde erreicht.

15.1.3 Die Polymerase-Kettenreaktion

Die Polymerase-Kettenreaktion (**PCR,** polymerase chain reaction) ist die enzymatische Vervielfältigung **(Amplifikation)** eines DNA-Abschnitts in vitro. Sie wurde Mitte der 80er Jahre des 20. Jahrhunderts von Kary Mullis entwickelt und hat, wie die Entdeckung der Restriktionsenzyme und der DNA-Sequenzierung, die Molekularbiologie revolutioniert. Mit der PCR lässt sich eine enorme Anzahl von Kopien einer spezifischen DNA-Sequenz herstellen, ohne auf die Klonierung mittels gentechnisch veränderter Organismen oder Zellen zurückgreifen zu müssen.

Grundlagen

Prinzip

Die PCR leitet sich von der DNA-Replikation ab und benutzt dazu das Enzym **DNA-Polymerase**. Das Problem der diskontinuierlichen Synthese bei der Replikation der DNA-Doppelhelix im Zellkern kann in vitro umgangen werden, indem der Doppelstrang durch Erhitzen in die beiden Einzelstränge zerlegt wird. Diese werden dann jeder für sich von einem Molekül DNA-Polymerase wieder zum Doppelstrang ergänzt.

Reaktionsmechanismus

Entsprechend ihren biochemischen Eigenschaften benötigt die DNA-Polymerase neben der Matrize ein freies 3'-OH für den Beginn der Synthese. Dies wird bei der PCR von einem synthetischen Oligodesoxynucleotid, dem sog. **Primer**, geliefert, der mindestens 20–30 Nucleotide lang sein muss. Er ist komplementär zu einer kurzen Sequenz, die 5' des zu amplifizierenden Bereichs des DNA-Einzelstrangs liegt. Solche Primer werden für beide Stränge benötigt. Sie flankieren somit die zu amplifizierende DNA-Sequenz und sind Bestandteile des Produkts der PCR. Um ein Stück DNA mittels PCR zu vermehren, muss zumindest so viel Sequenzinformation vorliegen, um die beiden Primer herstellen zu können. Werden dem Reaktionsgemisch noch alle vier **Desoxyribonucleosidtriphosphate** zugefügt, kann die DNA-Polymerase nun die komplementären Stränge synthetisieren. Die beiden so entstandenen Doppelstränge können nun erneut durch Erhitzen in Einzelstränge zerlegt werden, die in einem zweiten Reaktionszyklus zu vier doppelsträngigen DNA-Molekülen ergänzt werden. Durch die Aneinanderreihung vieler solcher Reaktionszyklen kann aus einem einzigen Ausgangsmolekül eine große Anzahl identischer Kopien hergestellt werden. Da die neu synthetisierten DNA-Stränge selbst wieder als Matrize fungieren, kommt es zu einer exponentiellen Vermehrung der DNA. Nach 21 Zyklen sind es bereits mehr als eine Million, nach 31 Zyklen mehr als eine Milliarde.

Hitzestabile Polymerase

Da die DNA-Polymerase der meisten Organismen ein hitzelabiles Protein ist, benutzt man ein Enzym aus dem thermophilen Bakterium *Thermus aquaticus*, das bei der Denaturierungstemperatur der DNA nicht beeinträchtigt wird. Diese Polymerase wird auch als **Taq-Polymerase** bezeichnet.

MERKE
Die **PCR** (Polymerase-Kettenreaktion) ist eine Abfolge von DNA-Replikationszyklen in vitro.

Der PCR-Zyklus

Ein PCR-Zyklus besteht aus drei Schritten (➤ Abb. 15.6)

- **Strangtrennung (Denaturierung):** Durch Erhitzen des Reaktionsgemischs auf 95 °C werden die DNA-Doppelstränge in Einzelstränge „aufgeschmolzen". Dieser Schritt führt zur Denaturierung der DNA.
- **Anlagern der beiden Primer (Annealing):** Im zweiten Schritt wird die Lösung sehr schnell auf die Temperatur abgekühlt, bei der sich der Primer entsprechend der Anzahl der möglichen Wasserstoffbrücken, die er aufgrund seiner Basenzusammensetzung auszubilden vermag, optimal an die Zielsequenz des DNA-Einzelstrangs anlagern kann (Annealing). Diese optimale Temperatur ist also abhängig von der Nucleotidsequenz und muss für beide Primer aufeinander abgestimmt werden. Die „Annealing-Temperatur" wird so gewählt, dass sie zwischen 50 und 72 °C liegt.
- **DNA-Synthese (Elongation):** Anschließend wird die Lösung auf 72 °C erhitzt, die optimale Temperatur für die *Taq*-DNA-Polymerase. Die Synthese erfolgt so lange, bis das Ende der Matrize erreicht wird oder – z.B. im Fall der ursprünglich eingesetzten zellulären DNA-Moleküle – bis die Temperatur in anschließenden Zyklen wieder auf die Denaturierungstemperatur angehoben wird. Da in diesem Schritt die Primersequenz verlängert wird, bezeichnet man diesen Teil des Zyklus auch als Elongation.

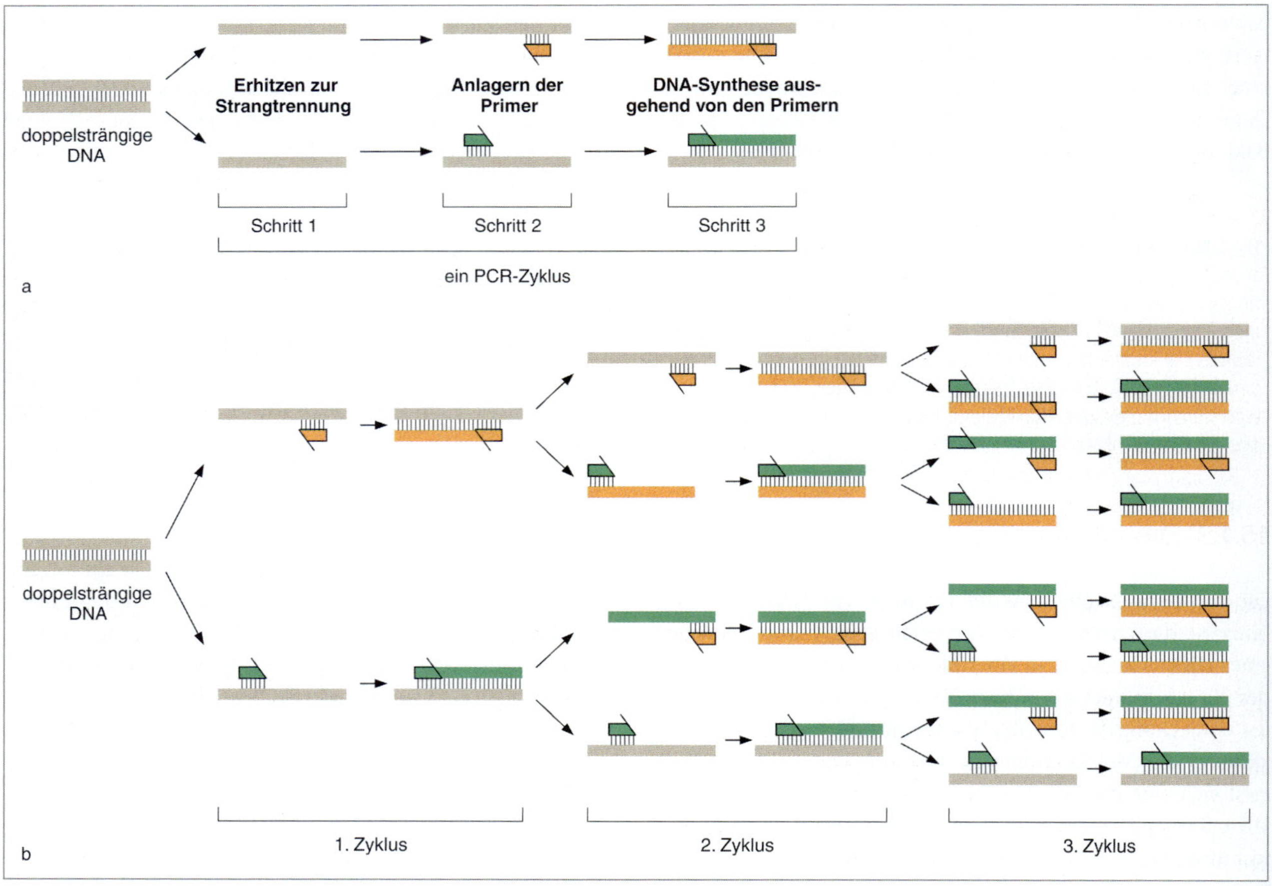

Abb. 15.6 Reaktionsschritte der Polymerase-Kettenreaktion (PCR).
a) Die drei Teilschritte eines PCR-Zyklus,
b) drei aufeinanderfolgende PCR-Zyklen.

MERKE
Ein **PCR-Zyklus** umfasst Denaturierung, Annealing und Elongation.

Anwendungen der PCR-Technologie

Einige Besonderheiten und Abwandlungen der PCR-Technik seien herausgestellt:

- Die PCR-Methode benötigt **keine hochgereinigte DNA**. Die DNA für eine PCR besteht häufig aus der gesamten genomischen DNA, die man aus Zellen extrahiert. DNA, die durch Kochen aus Zellen freigesetzt wurde, kann bereits ohne weitere Abtrennung von den Zellbestandteilen als Matrize verwendet werden.
- Die PCR ist eine **sehr leistungsfähige Methode**. Durch den Einsatz spezieller PCR-Maschinen, die die Temperaturzyklen in vielen Reaktionsgefäßen gleichzeitig steuern, ist sie sehr einfach, kostengünstig und schnell. Eine konventionelle PCR von 30–35 Zyklen dauert eine bis wenige Stunden. Die Länge der zu amplifizierenden DNA kann von wenigen Basen bis ca. 20 kb reichen.
- Die Annealing-Temperatur für eine PCR kann so gewählt werden, dass die Primer nur binden, wenn sie in ihrer gesamten Sequenz mit der Sequenz der Matrize übereinstimmen. Damit lassen sich z.B. Mutationen nachweisen oder auffinden. Diese Technik findet eine breite Anwendung in der **Gendiagnostik**.
- Die PCR ist eine **sehr empfindliche Methode**. Im Prinzip reicht ein einziges DNA-Molekül als Matrize für den ersten Zyklus aus. Diagnostische Verfahren lassen sich so mit wenigen Zellen (z.B. Zellen, die an der Basis eines ausgerissenen Haares haften bleiben, oder Mundschleimhautzellen eines Abstrichs) durchführen. Mit spezifischen Primern lassen sich Bakterien und Viren leicht nachweisen.

Klinik
Die **Diagnose des die Tuberkulose** verursachenden Bakteriums *Mycobacterium tuberculosis* ist schwierig, weil in pathologischen Proben häufig zu wenig Erreger vorhanden sind. Die stattdessen durchgeführte Züchtung und mikrobiologische Charakterisierung dauert Wochen und ist nicht immer erfolgreich. Mit der PCR lassen sich zehn Tuberkulosebakterien unter einer Million menschlicher Zellen nachweisen. Der PCR-Test ist also wesentlich schneller, zuverlässiger und empfindlicher.

- Auch die in der mRNA enthaltene Sequenzinformation kann durch PCR amplifiziert werden. Dabei wird zunächst die mRNA mittels reverser Transkriptase in eine cDNA umgeschrieben. Diese wird dann als Matrize für eine folgende PCR eingesetzt. Diese Abwandlung der Methode wird als **RT-PCR** bezeichnet.

- Die PCR ist über viele Zyklen hinweg eine konstant exponentielle Vermehrung der Matrize. Somit liefert sie auch **quantitative Aussagen**. Je nach Anzahl der Matrizenmoleküle in der Ausgangslösung entstehen nach einer bestimmten Anzahl von Reaktionszyklen mehr oder weniger Produkte. So kann durch RT-PCR die Menge einer bestimmten mRNA in einem erkrankten Gewebe oder Organ, der Anteil der Zellen in einem Tumor mit einer typischen genetischen Veränderung oder die Anzahl von Viren im Blut (z.B. Viruslast bei HIV-Infektion oder Hepatitis B) bestimmt werden.

Eine Variante ist die **Real-time-PCR**, bei der die Zunahme der PCR-Produkte durch Fluoreszenzmarkierung mit einem empfindlichen Detektor kontinuierlich verfolgt und genau quantifiziert werden kann.

Blick ins Labor

DNA ist ein sehr **stabiles Molekül**. Man hat sogar DNA aus ägyptischen Mumien, die mehrere tausend Jahre alt sind, aus Knochenresten des Neandertalers (ca. 35.000 Jahre alt) und aus in Bernstein eingeschlossenen Insekten amplifizieren können. In der forensischen Medizin findet die PCR breite Anwendung, da aus Blutflecken, Spermaproben und Haaren oft eindeutige Hinweise auf Tathergang, Täter und Opfer gewonnen werden können. Auch aus fixiertem Gewebe (z.B. aus Paraffinblöcken in der Pathologie) lässt sich noch DNA für PCR-Analysen gewinnen. Wird die PCR-Reaktion nach Überschichten eines histologischen Schnitts mit dem Reaktionsgemisch so durchgeführt, dass die Reaktionsprodukte am Ort ihrer Entstehung verbleiben, so lässt sich in situ der Nachweis einer bestimmten mRNA, eines zellulären Gens bzw. dessen Veränderung oder die Infektion durch einen Erreger erbringen.

Klinik

In der **pränatalen Diagnostik** ist die genetische Analyse einer kleinen Anzahl von Zellen von großer Bedeutung. Mittels Amniozentese wird eine geringe Menge Fruchtwasser entnommen, die genügend Zellen des Embryos enthält, um eine PCR z.B. im Hinblick auf die Vererbung bestimmter Risikofaktoren durchzuführen.

Die **Präimplantationsdiagnostik**, ein Verfahren, das derzeit zwar nicht in Deutschland, aber in vielen anderen Ländern angewendet wird, nutzt die Regenerationsfähigkeit des frühen menschlichen Embryos. Nach In-vitro-Befruchtung und Kultivierung bis ungefähr zum Achtzellstadium kann dem Embryo mit einem Mikromanipulator eine Zelle entnommen werden, ohne dass es im weiteren Verlauf der Entwicklung zu einer Beeinträchtigung kommt. Aus der DNA der entnommenen Zelle kann z.B. unter Verwendung von Primern, die die spezifische Amplifikation Y-chromosomaler Sequenzabschnitte ermöglichen, festgestellt werden, ob der Embryo männlich oder weiblich ist. Im Fall einer X-gekoppelten Erbkrankheit, die im hemizygoten Zustand zu schwerwiegenden Beeinträchtigungen führt, kann man nun gezielt nur die weiblichen Embryonen in die Mutter verpflanzen. Auch für viele andere Erbkrankheiten können so „kranke" und „gesunde" Embryonen sortiert werden. Der mögliche Missbrauch und die ethische Problematik, die diese Technik aufwirft, liegen auf der Hand.

Die Sensitivität und Spezifität der PCR erlauben es, den **Verlauf von bestimmten Krebserkrankungen** zu verfolgen. Viele Tumoren, insbesondere Leukämien, sind durch bestimmte chromosomale Veränderungen (Translokationen, Deletionen, Punktmutationen) gekennzeichnet. Mittels spezifischer Primer, die für diese Aberrationen in den Tumorzellen spezifisch sind (also ein PCR-Produkt ergeben), lässt sich z.B. ein Rezidiv nach einer Chemotherapie frühzeitig nachweisen.

15

MERKE

Bei der **PCR** (Polymerase-Kettenreaktion) wird die DNA durch Hitzedenaturierung aufgeschmolzen. Oligonucleotide, die den zu amplifizierenden Sequenzabschnitt flankieren, dienen als Primer für die Synthese der komplementären Stränge durch eine hitzestabile DNA-Polymerase. Durch die Aufeinanderfolge vieler PCR-Zyklen wird die DNA exponentiell vermehrt. Die PCR ist eine außerordentlich sensitive Methode zum spezifischen Nachweis von Nucleinsäuresequenzen.

15.1.4 DNA-Sequenzierung

Sequenzierungsreaktion

Die Abfolge der Basen auf einem DNA-Molekül (die sog. Basensequenz) lässt sich nach dem Verfahren von Frederick Sanger entschlüsseln. Die biochemische Grundlage ist die Ergänzung einer einzelsträngigen DNA-Matrize zum Doppelstrang. Das Verfahren leitet sich also von der Replikation ab, und das verwendete Enzym ist wie bei der PCR eine DNA-Polymerase. Als Primer wird ein kurzes Oligodesoxyribonucleotid (ca. 15–20 Basen lang) verwendet, das das freie 3'-OH für den Synthesebeginn liefert. Das Besondere an der DNA-Sequenzierungsreaktion ist, dass neben den vier Desoxyribonucleosidtriphosphaten noch eine der vier Basen als **2',3'-Didesoxyribonucleosidtriphosphat** zugegeben wird. Wird dieses „falsche" Nucleotid eingebaut, kommt es zum Abbruch der Synthese, da die bis dahin synthetisierte Kette kein freies 3'-OH mehr hat (➤ Abb. 15.7). Die Zugabe von Didesoxy-ATP führt z.B. zu Fragmenten, die alle mit einem A enden. Beim richtigen Mischungsverhältnis mit dem regulären Desoxy-ATP wird zu jeder Position, an der in der Matrize ein T steht, ein Abbruchfragment gebildet (➤ Abb. 15.8a).

Ablesen der DNA-Sequenz

Radioaktive Sequenzreaktion

Vier Reaktionsansätze (einer für jedes Didesoxyribonucleosidtriphosphat) werden elektrophoretisch aufgetrennt. Wur-

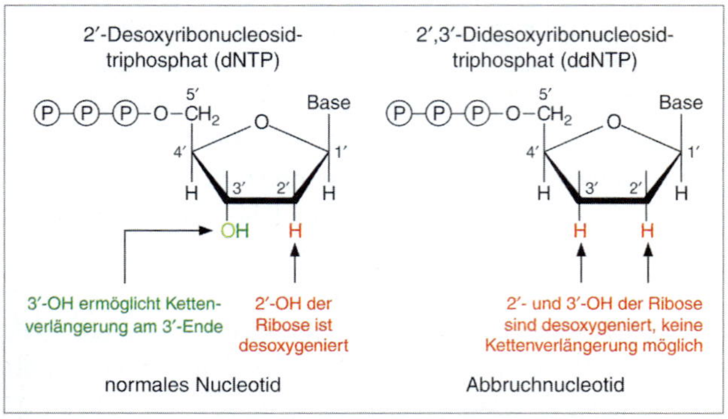

Abb. 15.7 Struktur eines normalen Nucleotids und des 2',3'-Didesoxyderivats.

den die Syntheseprodukte oder der Sequenzierungsprimer radioaktiv markiert, lässt sich vom Autoradiogramm der vier Bahnen der Elektrophorese direkt die Basensequenz von unten nach oben ablesen (➤ Abb. 15.8b): Kurze Abbruchfragmente wandern weiter als die nächstlängeren.

Die radioaktive Markierung kann erfolgen, indem der Primer, der den Anfang aller Syntheseprodukte bildet, markiert wird oder indem eines der Desoxyribonucleosidtriphosphate radioaktiv ist.

Fluoreszenzmarkierung

Fluoreszenzmarkierung ist eine sehr effektive Verbesserung, die eine Teilautomatisierung der DNA-Sequenzierung erlaubt. Der Fluoreszenzmarker wird kovalent an den Primer angehängt, und zwar jeweils ein anders gefärbter in den vier Reaktionsansätzen für den Kettenabbruch, oder in jeder der vier Reaktionen wird eines der Abbruchnucleotide mit einer eigenen Fluoreszenzfarbe markiert. Die Reaktionsansätze werden vereinigt und in einem Gel aufgetrennt. Die aufgetrennten DNA-Banden lassen sich an ihrer Fluoreszenzfarbe mittels eines Laserdetektors erkennen, wenn sie das Gel an einer bestimmten Stelle passieren (➤ Abb. 15.8c). Aus der Sequenz der Farben ergibt sich die Basensequenz. DNA-Sequenzierungsautomaten ermöglichen die gleichzeitige Analyse vieler Sequenzierungsreaktionen. Pro Reaktion kann die Abfolge von 500–1000 Basen gelesen werden.

Blick ins Labor

Als biochemisches Verfahren benötigt die DNA-Sequenzierung viele DNA-Stränge der gleichen Sequenz, um die Kettenabbruchfragmente in einer detektierbaren Menge entstehen zu lassen. Die benötigte Ausgangsmenge an Matrizenmolekülen erhält man durch PCR oder durch Klonierung der zu untersuchenden DNA. Bei der Klonierung werden entsprechend der Lesekapazität der Sequenzierungsreaktion Stücke mit einer Länge von ca. 500–1000 Basenpaaren in einem Plasmidvektor kloniert. Durch Denaturierung erhält man die benötigten Einzelstränge. Für die Bestimmung einer unbekannten DNA-Sequenz muss wegen der Verwendung der Primer also zumindest eine kurze flankierende Nucleotidsequenz bekannt sein. Diese kann z.B. die Sequenz des Vektors in der Nähe der Klonierungsstelle sein. Wenn PCR-Produkte sequenziert werden, kann einer der PCR-Primer auch als Sequenzierungsprimer verwendet werden. Das Plasmidverfahren bietet den Vorteil, dass man universelle Primer benutzen kann. Diese sind komplementär zu kurzen Sequenzen, die die Klonierungsstelle im Plasmid flankieren.

Die Sequenzierungsreaktion wird heute meist als „asymmetrische PCR" durchgeführt. Zu der denaturierten DNA wird nur ein Primer (der Sequenzierprimer) hinzugegeben, sodass in der PCR nur ein Strang vermehrt wird. Für die Synthese dieses Strangs stehen alle vier Didesoxynucleotide und alle vier Desoxynucleotide im gleichen Reaktionsansatz zur Verfügung. Somit entstehen die Abbruchfragmente für alle vier Basen. Aufgrund unterschiedlicher Fluoreszenzfarben für die einzelnen Basen kann das Gemisch nach Auftrennung in einer Gelkapillare mit einem Laserdetektor analysiert werden. Die Abfolge der Fluoreszenzfarben der einzelnen DNA-Stränge gibt direkt die DNA-Sequenz wieder.

MERKE

Die **DNA-Sequenzierung** erfolgt nach dem Kettenabbruchverfahren mittels modifizierter Nucleotide (2',3'-Didesoxy-NTPs). Die bei radioaktiver Markierung für die vier Basen getrennt angesetzten Reaktionen werden elektrophoretisch aufgetrennt. Aus der Länge der Reaktionsprodukte kann direkt die Sequenz abgelesen werden. Bei Verwendung von unterschiedlichen Fluoreszenzfarbstoffen zur Markierung wird nur ein Reaktionsansatz benötigt.

15.2 Gendiagnostik

Viele Krankheiten des Menschen beruhen auf einer quantitativen oder qualitativen Veränderung in den Proteinen einer Zelle, die durch Mutationen ausgelöst werden. Für eine große Zahl solcher Erkrankungen sind die betroffenen Gene bekannt. Dadurch wird die Diagnose des Gendefekts möglich. Dies kann bereits vor dem Auftreten der ersten Symptome geschehen, z.B. bei Erbkrankheiten in der pränatalen Diagnostik oder bei der Früherkennung von Tumoren. Andererseits dient die Analyse des genauen Gendefekts der Differentialdiagnose, oder sie liefert wichtige Informationen für den Krankheitsverlauf.

15.2.1 Molekulare Hybridisierung

Bei diesem Verfahren macht man sich zunutze, dass aufgrund der Basenpaarung zwischen zwei einzelsträngigen Nucleinsäuremolekülen die zu untersuchende Sequenz mit einer bekannten, im Labor zur Verfügung stehenden Vergleichssequenz (Probe) einen stabilen Doppelstrang ausbildet.

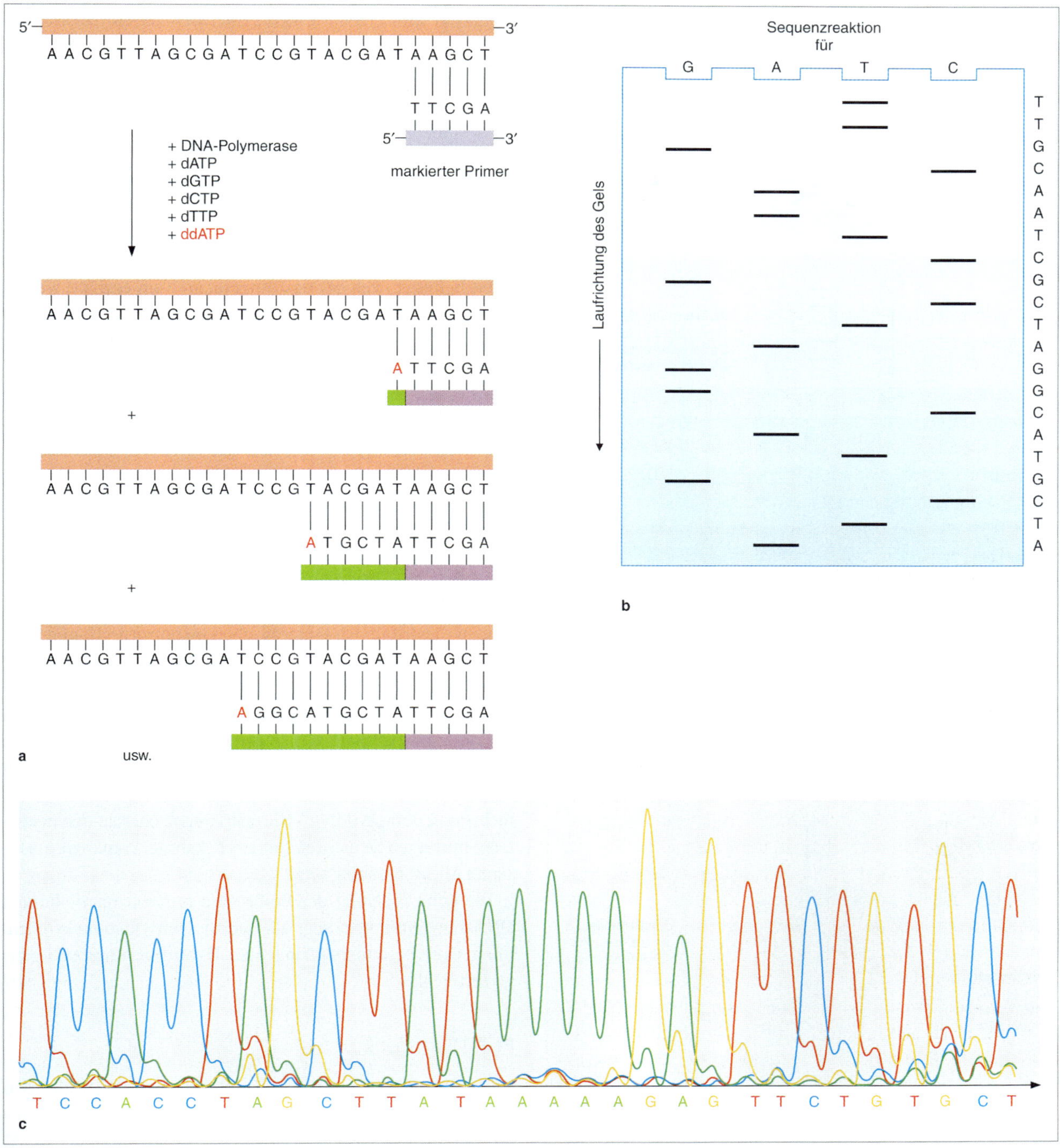

Abb. 15.8 Sequenzierung eines DNA-Strangs nach dem Kettenabbruchverfahren.
a) Reaktionsprodukte der Sequenzierungsreaktion mit dem Abbruchnucleotid für die Base A.
b) Die Reaktionsprodukte für alle vier Basen in einem Sequenzierungsgel. Aus der Abfolge der Länge der Produkte in allen vier Gelspuren lässt sich direkt die Sequenz des neu synthetisierten Gegenstrangs ablesen.
c) DNA-Sequenz, die mit einem Sequenzierungsautomaten erstellt wurde. Jeder der vier Reaktionsansätze ist mit einer anderen Fluoreszenzfarbe markiert: blau für C, rot für T, grün für A und gelb für G. Entsprechend der Länge der Reaktionsprodukte wandern diese zu unterschiedlichen Zeiten am Detektor vorbei: kurze Produkte früher als lange. Die Aufeinanderfolge der Absorptionsmaxima aller vier Farben ergibt die DNA-Sequenz.

Southern-Blot-Analyse

Methode

Um große strukturelle Mutationen (Deletionen, Insertionen und Translokationen) zu erkennen, die ein bestimmtes krankheitsverdächtiges Gen betreffen, benutzt man die DNA/DNA-Hybridisierung (➤ Abb. 15.9). Man schneidet die zu untersuchende genomische DNA mit einem Restriktionsenzym und trennt dann die entstandenen Fragmente mittels Gelelektrophorese der Größe nach auf. Auf das Gel legt man dann eine aus Nitrocellulose oder Nylon bestehende Filter-

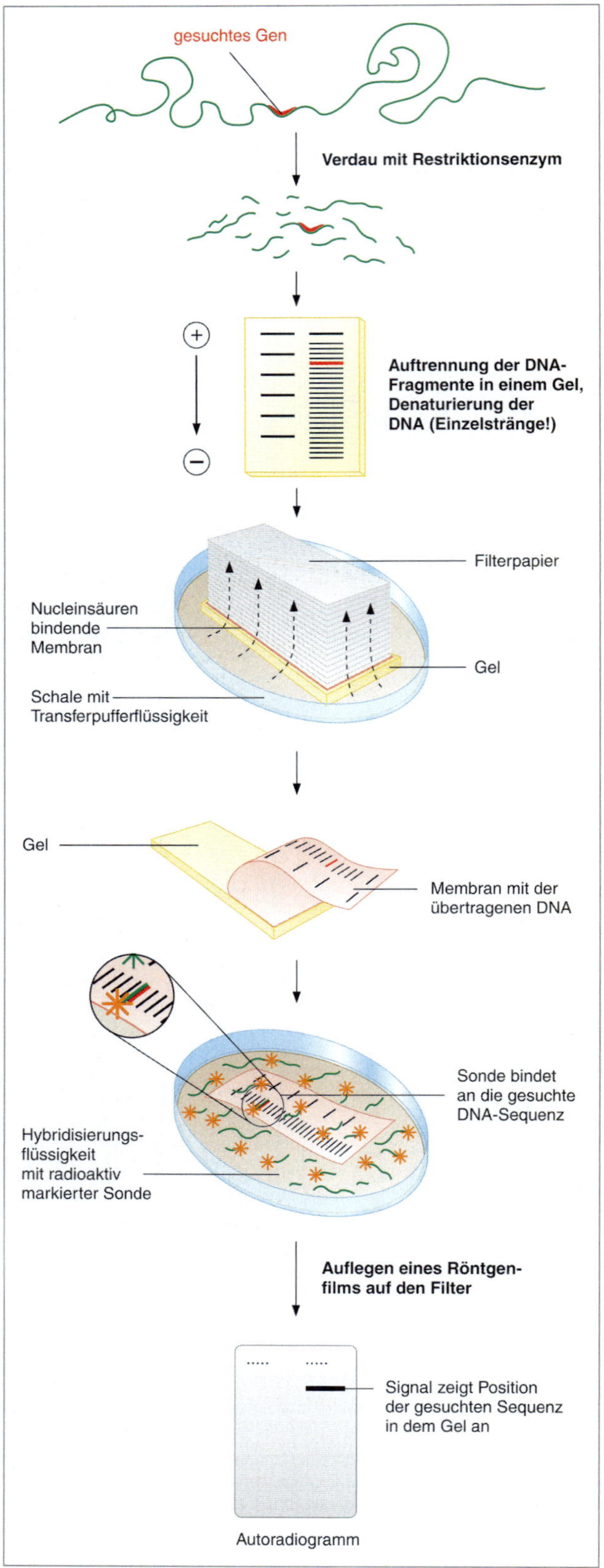

Abb. 15.9 Southern-Blot-Analyse. Die im Gel aufgetretenen Fragmente werden mit dem Pufferfluss, der durch das saugfähige Filterpapier entsteht, auf die Nucleinsäuren bindende Membran übertragen, sodass auf der Membran ein exaktes Abbild des Gels entsteht. Die Sonde bindet auf der Membran spezifisch an die gesuchte DNA-Sequenz. Durch Vergleich des Autoradiogramms mit dem Gel lässt sich die Größe des Fragments genau bestimmen.

membran und erzeugt einen Pufferfluss durch das Gel hin zum Filter. Dadurch werden die DNA-Fragmente aus dem Gel auf die Membran übertragen, wo sie an deren Oberfläche binden. Auf dem Filter entsteht so ein exakter Abdruck der größenmäßig aufgetrennten DNA. Durch Behandlung der Filtermembran mit Natronlauge wird die DNA denaturiert und damit einzelsträngig. Nun kann die radioaktiv oder mit einem Farbstoff markierte klonierte Sonde des entsprechenden Gens hybridisiert werden. Die ebenfalls einzelstängige DNA-Sonde bindet nur dort, wo sich das Restriktionsfragment befindet, welches das untersuchte Gen enthält, weil es hier zur Ausbildung von Wasserstoffbrücken zwischen den homologen Basen identischer Sequenzabschnitte kommt. Fehlt z.B. aufgrund einer Deletion ein Sequenzabschnitt in einer Kopie der beiden Allele eines Gens, so tritt neben der Bande, die die erwartete Größe hat, bei dem Patienten eine zweite mit niedrigerer Molekülmasse auf, die dem mutierten Gen entspricht.

Gensonden

Als Sonde können klonierte Stücke der **genomischen DNA** oder einer **cDNA** dienen, die mit der Sequenz des zu analysierenden Restriktionsfragments übereinstimmen. Häufig sind die Mutationen jedoch sehr subtil, d.h., es handelt sich um Deletionen oder Insertionen, die nur wenige Basen betreffen, oder um Punktmutationen. Zur Diagnose solcher Defekte müssen die Reaktionsbedingungen so gewählt werden, dass die Probe nur dann an die Patienten-DNA bindet, wenn die Sequenzen absolut identisch sind. Dabei kann die Probe entweder zu der nichtmutierten „Wildtyp"-Normalsequenz oder zu den erwarteten mutierten Sequenzen (bereits bekannte, krankheitsauslösende Allele) homolog sein.

Die hohe Spezifität der Probe wird nur von relativ kurzen DNA-Einzelsträngen, sog. allelspezifischen Oligonucleotiden, unter ganz besonders stringenten Hybridisierungsbedingungen erreicht.

PCR-Diagnostik

Allelspezifische Oligonucleotide eignen sich auch für den Nachweis von Punktmutationen und kleinen Deletionen mittels der PCR-Reaktion. Wird ein PCR-Experiment so konzipiert, dass einer der Primer an der „Mutationsstelle" liegt (während der andere an einer beliebigen Stelle liegt), wird man mit dem Mutationsoligonucleotid nur ein PCR-Produkt von dem mutierten Allel erhalten. Ein PCR-Produkt mit dem Primer der Wildtypsequenz zeigt das „gesunde" Allel an.

Die Diagnostik von Mutationen wird heute fast ausschließlich mittels PCR durchgeführt, da diese Methode innerhalb weniger Stunden eindeutige Ergebnisse liefert und wesentlich kostengünstiger ist. Die Southern-Blot-Analyse ist eine wichtige Methode in der biomedizinischen Forschung.

Klinik

Die **Sichelzellanämie** beruht auf einem Basenaustausch im sechsten Codon des β-Globin-Gens. Das Triplett GAG, das für Glutaminsäure kodiert, ist zu GTG mutiert, sodass sich im Protein jetzt an dieser Stelle ein Valinrest befindet. Das veränderte Globin führt zu einer geringeren Löslichkeit des mit Sauerstoff beladenen Hämoglobins. Dadurch kommt es zu der namensgebenden Veränderung der Erythrozytenform. Die Sichelzellen hämolysieren leicht und haben deshalb eine kürzere Lebensdauer. So kommt es zur Anämie. Günstigerweise liegt die Mutation von A zu T in einer Sequenz, die Erkennungsstelle für ein Restriktionsenzym ist. Das Enzym kann das mutierte Gen an dieser Stelle nicht mehr schneiden. In einer Southern-Blot-Diagnose wird also bei einem Patienten mit Sichelzellanämie mit einer β-Globin-Gen-Sonde ein größeres Fragment hybridisieren. Aber auch bei einem „Überträger", der nur eine Kopie des Sichelzellgens neben der normalen Kopie trägt und der wegen des rezessiven Charakters der Erkrankung keine Symptome hat, ist damit das Sichelzellgen diagnostizierbar. Leider sind Mutationen, die eine Krankheit verursachen und eine Restriktionsschnittstelle ändern, sehr selten.

Die **cystische Fibrose** (**CF**, Synonym: Mukoviszidose) entsteht aufgrund von Mutationen im CFTR-Gen (CFTR von cystic fibrosis transmembrane conductance regulator), das für einen Chloridkanal kodiert. Neben der häufigen Mutation ΔF508 (Deletion der Aminosäure 508, Phenylalanin), die bei ca. 60% der Patienten gefunden wird, gibt es eine Reihe von Mutationen im CFTR-Gen, die ebenfalls zu einer cystischen Fibrose führen. Für eine Frühdiagnostik bei Neugeborenen, bei denen die Krankheit noch nicht ausgebrochen ist, wird neben dem Nachweis des erhöhten Spiegels von immunreaktivem Trypsinogen (als Zeichen einer Pankreasschädigung, die diese Erkrankung begleitet) ein direkter Nachweis der Mutationen in der Patienten-DNA durchgeführt. Dazu wird ein Satz von PCR-Reaktionen mit allelspezifischen Primern durchgeführt, die die häufigsten bekannten Mutationen detektieren (➤ Kap. 17.5.4).

Northern-Blot-Analyse

Mit einem zum Southern-Blot analogen Verfahren kann man die Expression krankheitsverdächtiger Gene untersuchen. Hier wird die Gesamt-RNA oder die mRNA der Größe nach elektrophoretisch aufgetrennt und ebenfalls nach Übertragung auf ein Filterpapier mit einer einzelsträngigen Nucleinsäuresonde hybridisiert. Hierbei entsteht ein DNA-RNA-Hybridmolekül. Im Northern-Blot lässt sich nicht nur eine Größenveränderung der mRNA, sondern auch die Veränderung in der Expressionsstärke (z.B. aufgrund einer Mutation im Promotor des Gens) feststellen.

Ist man nur an der Veränderung der Expressionsstärke interessiert, benutzt man das viel effizientere und sensitivere Verfahren der RT-PCR.

Fluoreszenz-in-situ-Hybridisierung (FISH)

Durch molekulare Hybridsierung mit DNA-Proben, die durch Fluoreszenzfarbstoffe markiert sind, lässt sich die Lokalisation eines Gens auf dem Chromosom finden. Dazu werden Präparationen von Metaphase-Chromosomen erstellt und diese nach Denaturierung mit der einzelsträngigen Probe hybridisiert. Das Fluoreszenzsignal zeigt den Ort des zur Probe homologen Genorts an.

Die FISH-Methode dient zum Nachweis von Translokationen und Deletionen sowie von Aneuploidien in der humangenetischen Diagnostik. Auch in der Tumordiagnostik wird sie zum Nachweis chromosomaler Veränderungen und von Genamplifikationen verwendet.

15.2.2 DNA-Chips

Durch neu entwickelte Werkstoffe und Mikrotechnologien wurde es möglich, auf extrem kleinen Flächen eine große Anzahl verschiedener DNA-Moleküle aufzubringen. Wegen des hohen Gehalts an „genetischer" Information und der Kleinheit des Informationsträgers bezeichnet man diesen in Analogie zur Mikroelektronik als **DNA-Chip**. So haben auf einem nur 20 cm^2 großen Glasträger bis zu 10.000 verschiedene DNA-Moleküle Platz.

Grundlage der Gendiagnostik mit der Chip-Technologie (➤ Abb. 15.10) ist wiederum die **molekulare Hybridisierung**. Die DNA-Moleküle auf dem Chip sind einzelsträngig. Sie werden mit der zu untersuchenden genomischen DNA des Patienten oder mit der in cDNA umgeschriebenen gesamten mRNA einer Gewebeprobe hybridisiert. Im Unterschied zu den Southern- und Northern-Blot-Verfahren wird allerdings die Gesamtheit aller Nucleinsäuremoleküle, die untersucht werden sollen, markiert. Hierfür verwendet man Fluoreszenzfarbstoffe. Auf dem Chip zeigt dann ein Fluoreszenzsignal an, dass an einer bestimmten Stelle eine Bindung der Nucleinsäure aus dem Patientenmaterial stattgefunden hat. Da man die Sequenz der DNA-Probe an dieser Stelle kennt, lässt sich somit auf das Vorhandensein und die Menge der zu untersuchenden Nucleinsäure schließen.

Die große Bedeutung der DNA-Chips für die Gendiagnostik liegt in der Möglichkeit, effizient die Expression oder Fehlexpression sehr vieler Gene gleichzeitig untersuchen zu können oder ein krankheitsverdächtiges Gen in Hinblick auf eine Vielzahl von Mutationen zu analysieren. Nur ein Teil der heute bekannten auf Gendefekten beruhenden Erkrankungen wird durch eine einzige Mutation hervorgerufen. Für die Untersuchung der Genexpression liegt der Vorteil darin, dass eine Zelle oder ein Gewebe in einem einzigen Experiment auf die Expression sämtlicher Gene hin untersucht werden kann.

Klinik

p53 ist ein Gen, das eine entscheidende Rolle in der **Kontrolle der Zellproliferation** spielt. Es ist das mit Abstand am häufigsten durch Mutation veränderte Gen, das man in Tumoren des

Menschen gefunden hat. Man hat an vielen verschiedenen Stellen des Gens Mutationen gefunden, die – jede für sich – zu einer Fehlfunktion des p53-Proteins führen. Wegen der Vielzahl der möglichen Veränderungen und der hohen Anzahl zu testender Gewebe benötigt man ein besonders effizientes Verfahren zum Nachweis von Mutationen. Für die Herstellung des p53-Chips hat man die gesamte, 1262 Basen lange kodierende Sequenz des Gens durch kurze, synthetische Oligonucleotide dargestellt. Dabei wurde nicht nur die normale Sequenz zugrunde gelegt, sondern es wurden sämtliche bekannten und v.a. auch die noch nicht bekannten, aber theoretisch möglichen Mutationen durch entsprechende Oligonucleotide berücksichtigt. Alle Oligonucleotide wurden an definierten Positionen des Chips aufgetragen. Die genomische DNA aus Zellen der zu untersuchenden Person wird nun isoliert, einzelsträngig gemacht, in kurze Stücke zerlegt und mit einem Fluoreszenzfarbstoff markiert. Unter DNA-Hybridisierungsbedingungen binden nur die DNA-Fragmente an die entsprechenden Oligonucleotide, zu denen sie die gleiche DNA-Sequenz aufweisen. Dies ist in einem speziellen Detektor als Fluoreszenzsignal an bestimmten Stellen des Chips erkennbar ist. Enthält die Probanden-DNA eine Mutation im p53-Gen, so bindet das entsprechende DNA-Fragment nicht an das Oligonucleotid mit der Normalsequenz („Wildtypoligonucleotid"), sondern an das „Mutationsoligonucleotid".

Tumoren weisen je nach Histotyp und Malignitätsstadien ein sehr spezifisches Muster der Genexpression auf, dessen Kenntnis von entscheidender Bedeutung für Diagnostik und Therapie sein kann. Für die Erstellung solcher Genexpressionsprofile eröffnet die DNA-Chip-Technologie eine neue Dimension. Mehrere tausend bis zehntausend verschiedener klonierter cDNA-Moleküle werden auf Chips von der Größe eines Glasobjektträgers aufgetragen. Die gesamte mRNA der Tumorzellen wird in einzelsträngige cDNA umgeschrieben und mit einem Fluoreszenzfarbstoff markiert. Nach der Hybridisierung zeigt ein Fluoreszenzsignal an einer bestimmten Stelle des Chips die Expression des entsprechenden Gens an. Darüber hinaus kann auch die Stärke des Signals etwas über die Expressionsstärke des Gens aussagen.

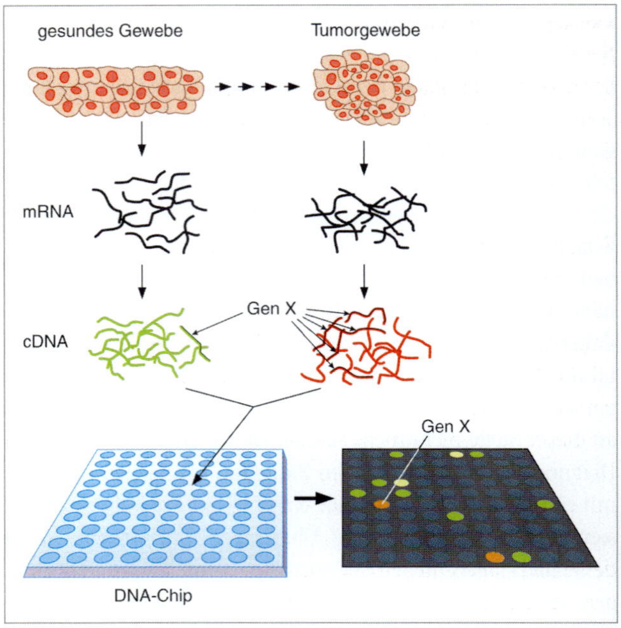

Abb. 15.10 Chip-Technologie. Aus den beiden Geweben, deren Genexpressionsprofil verglichen werden soll, wird die gesamte mRNA gewonnen und zunächst in einzelsträngige cDNA umgeschrieben. Dabei wird sie gleichzeitig mit einem Fluoreszenzfarbstoff je nach Herkunft rot oder grün markiert. Die cDNA-Moleküle werden gemischt und in einer Reaktion mit den DNA-Spots auf dem Chip hybridisiert. Je nach Menge der ursprünglich vorhandenen mRNA eines bestimmten Gens in den beiden Geweben wird entweder mehr „rote" oder „grüne" cDNA an die entsprechende Sequenz auf dem Chip binden, und der DNA-Punkt wird rot bzw. grün aufleuchten. War das Gen in beiden Geweben gleich aktiv, ergibt sich eine Mischfarbe. Wird das Gen nicht exprimiert, bleibt der DNA-Punkt ohne Fluoreszenz.

15.2.3 Genetischer Fingerabdruck

Mini- und Mikrosatelliten-DNA

Mini- und Mikrosatelliten sind Genorte (Loci), an denen kurze, identische Sequenzabschnitte so zusammengefügt sind, dass die Leserichtung der Sequenz immer gleich bleibt. Man bezeichnet sie deshalb auch als **direkte** oder Tandem-**Repeats**, im Gegensatz zu Sequenzwiederholungen, bei denen sich die Leserichtung umkehrt (den sog. indirekten Repeats).

Die Sequenzen, die sich in diesen Abschnitten mehrfach wiederholen, sind beliebig. Die Länge der wiederholten Sequenz reicht im Allgemeinen von zwei Nucleotiden bis zu 100. Bis zu 10 Basen lange Repeat-Einheiten bezeichnet man als **Mikrosatelliten**, 10–100 Basen lange Einheiten als **Minisatelliten**. Die Anzahl der Wiederholungen variiert von zwei bis drei bis zu mehreren hundert. Ein Mini- oder Mikrosatellit einer ganz bestimmten Sequenz kommt meist nicht nur einmal im Genom vor, sondern mehrfach und an verschiedenen chromosomalen Orten, wobei die Anzahl der Sequenzwiederholungen aber von Genort zu Genort verschieden ist.

Variabilität und Spezifität

Bestimmte Mini- und Mikrosatelliten sind von besonderem Interesse für die Medizin, da die Anzahl ihrer Sequenzwiederholungen, also die Gesamtlänge des Mikrosatelliten, zwischen einzelnen Individuen unterschiedlich ist. Sie werden nach den Mendel-Regeln vererbt; ein Kind hat damit an einem Satellitenlocus auf beiden Chromosomen je einen Repeat mit der Anzahl der Sequenzwiederholungen, die bei seinem Vater bzw. bei seiner Mutter vorkommen.

Die Wahrscheinlichkeit, dass zwei nicht verwandte Menschen an einem Genort einen bestimmten Mini- oder Mikrosatelliten der gleichen Länge besitzen, ist gering. Betrachtet man die Länge mehrerer verschiedener Loci, so ist die Chance, dass überhaupt zwei Individuen der gesamten Weltbevölkerung das gleiche Muster zeigen, außerhalb sinnvoller Wahrscheinlichkeitsbetrachtungen. Andererseits ist ein ähnliches Muster ein verlässlicher Indikator für einen gewissen Grad genetischer Verwandtschaft. Eineiige Zwillinge haben sogar ein identisches Muster.

Anwendung

Mini- und Mikrosatelliten eignen sich hervorragend zur **Individuenerkennung** und sind wertvolle diagnostische Hilfsmittel für die Humangenetik und Gerichtsmedizin (Vaterschaftsnachweis, Tätererkennung). Sie sind aufgrund ihres hohen Informationsgehalts den klassischen Individualmerkmalen wie Blutgruppen oder Isoenzymen weit überlegen.

Vom juristischen Standpunkt aus sind Mini- und Mikrosatelliten auch deshalb besonders geeignet, weil sie sich v.a. in den nichtkodierenden Bereichen des menschlichen Genoms, also in Introns und in intergenischen Regionen (Spacer) befinden. Sie enthalten somit keine Informationen über Eigenschaften der Person, ganz im Gegensatz zu den Markern auf Proteinbasis (z.B. Blutgruppen). Paradoxerweise herrscht in der Gesellschaft eine gerade umgekehrte – molekulargenetisch unbegründete – Einschätzung vor, die die Einführung einer sinnvollen forensischen Nutzung der Mini- und Mikrosatellitenanalyse lange Zeit erschwert hat.

Die Analyse von Mini- und Mikrosatelliten erfolgt mittels **PCR** (➤ Abb. 15.11). Jeder Repeat-Locus wird von nicht wiederholten singulären (Single-copy-)Sequenzen flankiert. Mit PCR-Primern aus diesen flankierenden Sequenzen erhält man Produkte, deren Länge der Anzahl der Sequenzwiederholungen entspricht. Verschieden lange Mini- oder Mikrosatelliten von verschiedenen Personen lassen sich somit einfach anhand der Länge ihrer PCR-Produkte eindeutig erkennen.

MERKE

Die Molekularbiologie lieferte eine Reihe von Methoden zur Diagnostik von Veränderungen in der Struktur und Expression von Genen. Mittels molekularer Hybridisierung werden Veränderungen in der DNA durch **Southern-Blot-**, Veränderungen in der RNA durch **Northern-Blot-Analysen** erfasst. Um Punktmutationen zu finden, werden allelspezifische Oligonucleotide als Hybridisierungssonden oder als PCR-Primer eingesetzt. Mit **DNA-Chips** können Veränderungen der Expression vieler wichtiger Gene eines Zelltyps simultan erfasst oder ein Gen auf eine Vielzahl von möglichen Mutationen untersucht werden. **Mikrosatelliten** sind nichtkodierende Sequenzen unterschiedlicher Länge im Genom, deren Veränderung bei bestimmten Tumoren in der Onkologie und deren individuenspezifische Muster in der forensischen Medizin diagnostische Bedeutung haben.

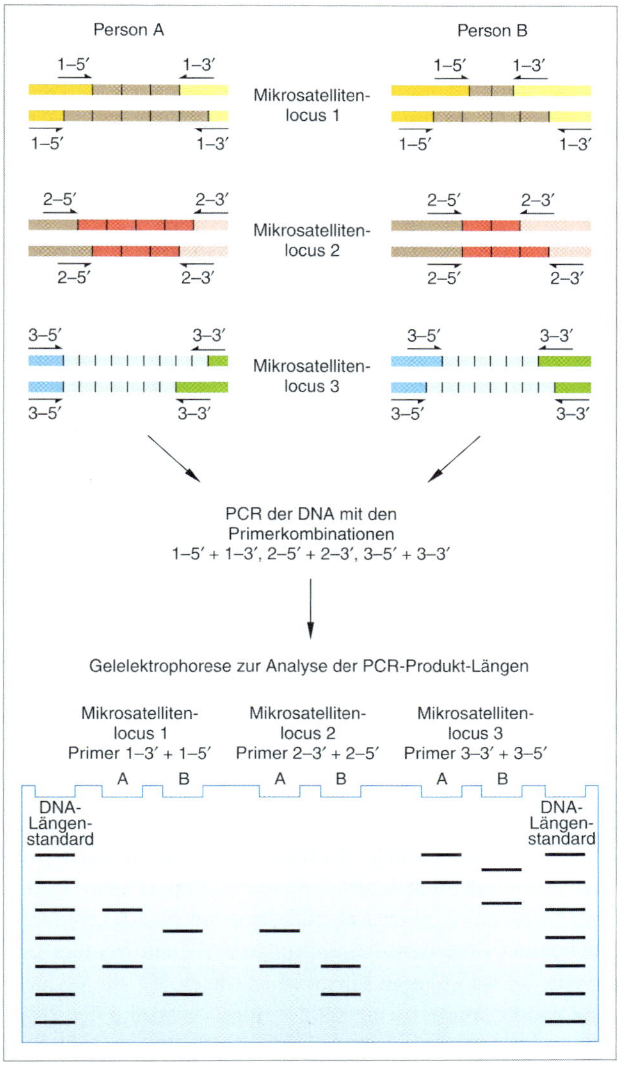

Abb. 15.11 Mikrosatellitenanalyse. PCR-Primer binden an die singulären Sequenzen, die die Mikrosatellitenabschnitte flankieren. Die flankierenden Sequenzen sind bei verschiedenen Personen gleich, sodass die PCR-Primer universell verwendbar sind. Wegen der individuenspezifischen Anzahl der Sequenzwiederholungen im Mikrosatellitenlocus sind die Längen der PCR-Produkte jedoch unterschiedlich. Die Auftrennung der PCR-Produkte im Gel ergibt für jede Person ein diagnostisches Muster.

15.3 Genetisch veränderte Organismen

15.3.1 Gentechnisch modifizierte Organismen (GMOs)

Definitionen

Fremd-DNA, die in eine Zelle eingebracht wird, wird meist nach kurzer Zeit wieder abgebaut. Solche Zellen werden als **transient** (vorübergehend) transgen bezeichnet. Gelangt die Fremd-DNA in die Nähe der zelleigenen DNA, kann sie in seltenen Fällen sogar in diese eingebaut werden. Sie wird bei der nächsten Replikationsrunde mit dupliziert und an die Tochterzellen weitergegeben. So entsteht eine **stabil** transgene Zelle. Die eingebaute Fremd-DNA wird auch als **Transgen** bezeichnet.

Bei vielzelligen Organismen kann die stabile Integration der Fremd-DNA entweder in den normalen Körperzellen **(Soma)** oder in den Geschlechtszellen **(Keimbahn)** erfolgen. Beim Gentransfer in die Keimbahn erhalten alle Nachkommen das Transgen. Es handelt sich nun um **gentechnisch modifizierte Organismen (GMOs)**. Durch klassische Züchtung hergestellte Varianten gelten nicht als GMOs.

Auch jede *E.-coli-* oder Hefezelle, die durch Transformation ein rekombinantes Plasmid erhalten hat, ist bereits ein transgener Organismus oder GMO. Der Begriff „transgen" weist auf die Anwesenheit der Fremd-DNA hin. Er wird jedoch im allgemeinen Sprachgebrauch hauptsächlich im Zusammenhang mit höheren Organismen verwendet. Da sich durch das Einschleusen von gezielt veränderten Genen die Eigenschaften des transgenen Organismus beeinflussen lassen, haben GMOs eine wichtige Bedeutung in der Landwirtschaft und in der Medizin erlangt.

Schon gewusst

Transgene Nutzpflanzen, die z.B. ein Transgen tragen, das ihnen Resistenz gegen bestimmte Schädlinge oder eine höhere Widerstandskraft gegenüber den „Nebenwirkungen" von Unkrautvernichtungsmitteln (Herbizide) verleiht, werden weltweit erprobt und kommerziell verwertet. Bereits 1997 wurden in den USA auf 25% der Anbaufläche gentechnisch veränderte Sojabohnen (sog. Gensoja) angepflanzt, die ein fremdes Gen für eine Resistenz gegen Chemikalien tragen, die zur Vernichtung von Unkräutern eingesetzt werden. Aufgrund der Resistenz ist die gentechnisch veränderte Sojapflanze unempfindlich für hohe Dosen des Herbizids.

Sicherheitsbedenken

Insbesondere die GMOs haben zu ethisch oder sicherheitstechnisch begründeten Widerständen gegen die Gentechnologie im Allgemeinen geführt. Während bei medizinisch begründeten Arbeiten die ethischen Bedenken in den Hintergrund treten, werden den Sicherheitsbedenken umfangreiche, staatlich kontrollierte Schutzmaßnahmen und Arbeitsvorschriften gegenübergestellt. Außerdem muss festgestellt werden, dass in über 25 Jahren gentechnologischer Arbeiten bisher kein sicherheitsrelevanter Vorfall bekannt wurde.

MERKE

Organismen, in die ein neues Gen eingeführt oder deren Genbestand auf andere Weise mithilfe rekombinanter DNA-Techniken verändert wurde, bezeichnet man als **transgene Organismen** oder **gentechnisch modifizierte Organismen (GMOs)**.

Gentechnikgesetz

Gentechnische Arbeiten unterliegen besonderen Sicherheitsvorschriften, die durch das Gentechnikgesetz geregelt werden. Dies betrifft die Herstellung und den Umgang mit gentechnisch veränderten Organismen (GMOs), z.B. die Vermehrung von Bakterien, die ein rekombinantes Plasmid tragen, die Herstellung einer transgenen Maus oder die Gentherapie eines Patienten. Das Ausmaß der zu treffenden Schutzmaßnahmen richtet sich nach dem angenommenen Gefährdungspotenzial des GMO für den Gentechniker selbst, die Bevölkerung und die Umwelt. Gentechnische Arbeiten und die Räume, in denen sie durchgeführt werden, müssen angemeldet und genehmigt werden, und sie unterliegen einer strengen Kontrolle. Rein biochemische Arbeitsschritte, wie das Zusammenligieren zweier DNA-Fragmente oder sämtliche PCR-Techniken, sind keine gentechnischen Arbeiten im Sinne des Gesetzes. Auch die Verwendung gentechnisch hergestellter, rekombinanter Medikamente unterliegt lediglich, genau wie konventionelle Produkte, den Bestimmungen des Arzneimittelgesetzes, was eine breite und unproblematische Anwendung in der Praxis ermöglicht.

Genetische Veränderungen

Prinzipiell stehen drei Möglichkeiten der gentechnischen Modifikation zur Verfügung: der **Ersatz** eines Gens, die **Inaktivierung** eines Gens (sog. Gen-Knock-out) und die **Addition eines Gens**.

Transgene Mäuse

Der Begriff transgene Maus hat sich (nicht ganz korrekt) zur Bezeichnung von Mausstämmen eingebürgert, die ein zusätzliches Gen tragen. Die Mausstämme, bei denen ein Gen inaktiviert wurde, bezeichnet man als **Knock-out**- oder **K.-o.-Mäuse**, ist sich aber dabei bewusst, dass beide Gruppen im Sinne der Definition GMOs sind.

Die inzwischen „routinemäßige" Herstellung transgener Mäuse hat der Medizin eine neue Dimension eröffnet. Zum einen ist der ultimative Funktionstest für ein normales oder bei einem Krankheitsprozess verändertes Gen die Analyse seiner Wirkungen im Kontext des Gesamtorganismus. Zum anderen lassen sich in dem neben dem Menschen am besten untersuchten Wirbeltierorganismus durch das Einführen oder Ausschalten von Genen Tiermodelle für menschliche Krankheiten erzeugen, die bisher nicht zur Verfügung standen.

15.3.2 Einfacher Gentransfer

Mikroinjektion

Für den Gentransfer bei Wirbeltieren wird die Mikroinjektion der Fremd-DNA in den Zellkern oder das Zytoplasma verwendet. Für

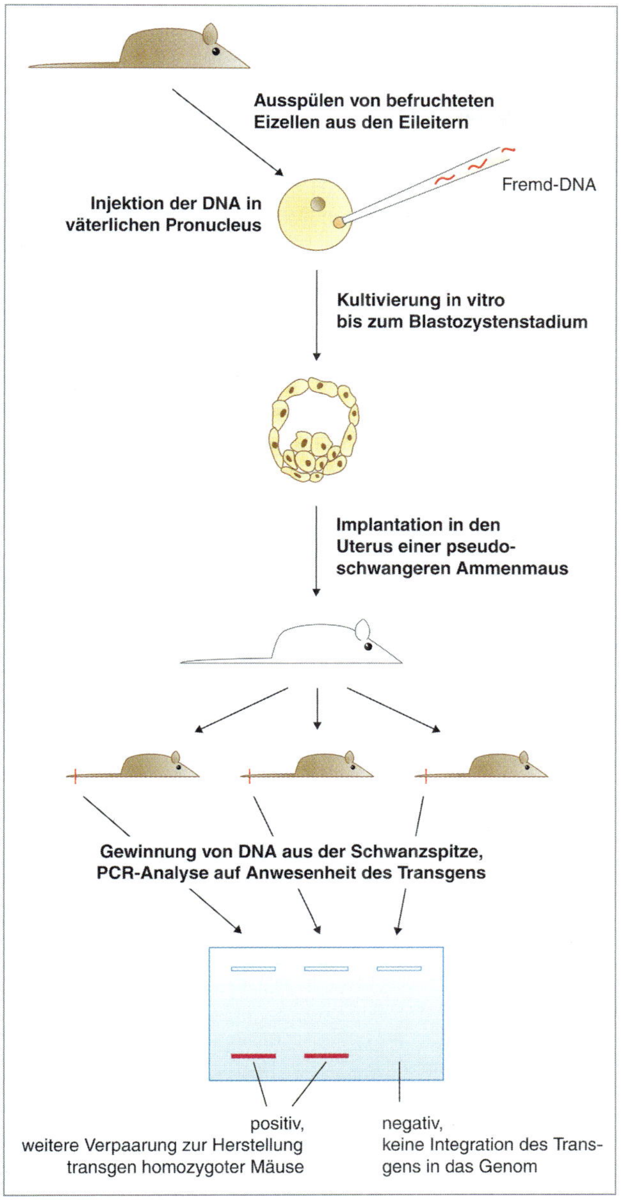

Abb. 15.12 Herstellung von transgenen Mäusen. Das zusätzliche, fremde Gen (Transgen) wird durch Mikroinjektion in den väterlichen Vorkern (Pronucleus) noch vor der Verschmelzung mit dem Oozytenkern eingebracht. Der Embryo wird in vitro bis zu einem Mehrzellstadium kultiviert und dann in eine Ammenmaus implantiert. Die Nachkommen, die das Transgen stabil in ihr Genom integriert haben, werden mittels PCR und Southern-Blot-Analyse identifiziert.

das relativ einfache Verfahren der **Genaddition** (➤ Abb. 15.12) wird das Gen in seiner ursprünglichen oder experimentell veränderten Form zunächst in Bakterien vermehrt, gereinigt und von Vektorsequenzen befreit. Für die Herstellung transgener Mäuse werden von gerade begatteten Weibchen durch Ausspülen des Eileiters die befruchteten Eizellen entnommen, bei denen es noch nicht zur Verschmelzung der Kerne von Ei- und Samenzelle gekommen ist. Mit einer äußerst feinen Glasnadel wird die DNA-Lösung in den väterlichen Vorkern (Pronucleus) injiziert. Die so behandelten Eizellen werden dann in Ammenmütter übertragen.

Integration und Transmission

Die Integration des Transgens ist ein zufälliges Ereignis. Die Wahrscheinlichkeit, dass ein injiziertes DNA-Molekül in das Mausgenom eingebaut wird, ist extrem gering und sicher eher ein „Unfall“ bei den DNA-Reparatur- und Replikationsprozessen in der frühen Embryonalentwicklung. Da jedoch Tausende von Genkopien injiziert wurden, wird die Chance für den „Unfall“ stark erhöht. Auch der Integrationsort ist zufällig und nicht vorhersehbar.

Nach der Geburt werden die Mäuse mittels PCR oder durch Southern-Blot-Analyse auf die Anwesenheit des Transgens untersucht. Der Anteil der Tiere, die die fremde DNA in ihre Chromosomen integriert haben, variiert zwischen einigen wenigen bis zu 30%.

Die positiven Tiere werden für die Weiterzucht verwendet und bei Bedarf rein züchtende (homozygote) Linien für das Transgen hergestellt.

Nach ähnlichen Verfahren ist es heutzutage möglich, transgene Varianten von den meisten wichtigen Labororganismen für die biomedizinische Forschung und von vielen Nutztieren herzustellen. Es existieren transgene Stämme von Fischen, Laborratten, Schweinen, Schafen und vielen anderen Tieren.

MERKE

Das Einschleusen fremder Gene bei der Labormaus erfolgt durch Mikroinjektion in Zellkerne frühester Embryonalstadien.

Blick ins Labor

Ein großer gesellschaftlicher Streit wurde um die **Patentierbarkeit** von GMOs ausgetragen. 1991 erhielt die Harvard-Universität aber dann auch von dem Europäischen Patentamt das Patent auf die **„Onco-Maus“**. Dabei handelt es sich um verschiedene transgene Mäusestämme, die in ihrem Genom zusätzliche Gene tragen, die so konstruiert wurden, dass die Mäuse – spezifisch für das entsprechende Transgen – zu einem bestimmten Lebensalter Hauttumoren, B-Zell-Tumoren oder Mammatumoren, entwickeln. Diese Mäuse sind wertvolle Modelle für die Erforschung von Ursachen und Therapien der Krebserkrankungen. Die Tiere reagieren auch besonders empfindlich auf krebserregende Stoffe. Die Tumoren treten dann zu einem erheblich früheren Zeitpunkt und mit höherer Häufigkeit auf. Deshalb sind sie auch sensitive Testsysteme für die Gefährlichkeit von Substanzen.

Klinik

Die **Chorea Huntington** ist eine Erbkrankheit des Menschen, die bei den Betroffenen zu regellosen, plötzlich einschießenden, unwillkürlichen und häufig asymmetrischen Bewegungen (**„Veitstanz“**) durch eine zentralnervöse Schädigung führt. Diese Symptome sind von einer progressiven Demenz begleitet.

Die Erkrankung beruht auf einer Vermehrung eines Basentripletts (CAG) im translatierten Bereich des **HD-Gens** (HD von Huntington disease). Das Basentriplett kodiert für die Aminosäure Glutaminsäure. Wenn der durch die Triplettvermehrung bedingte Polyglutaminsäureabschnitt im Protein eine bestimmte Länge überschreitet, wird das Protein funktionsunfähig, und die betroffene Person erkrankt.

Chorea Huntington ist als Erkrankung bisher nur beim Menschen bekannt. Im HD-Gen der Maus findet keine Triplettvermehrung statt. Durch Einschleusen des menschlichen HD-Gens mit der Triplettvermehrung erhielt man einen Mausstamm, der die Symptome der Chorea Huntington zeigt und damit zum ersten Mal ein tierexperimentelles System für die medizinische Forschung über diese schwere Erkrankung bietet.

15.3.3 Knock-out-Mäuse

Genaustausch

Homologe Rekombination

Um Gene gegen mutierte Versionen austauschen zu können, macht man sich einen natürlichen biochemischen Prozess zunutze, den wir bereits bei der DNA-Reparatur kennengelernt haben und der Grundlage des Crossing-over in der Meiose ist, nämlich die homologe Rekombination. Wenn zwei DNA-Stränge über einen Bereich von ca. 1–2 kb sequenzidentisch (homolog) sind, kann es zu einem Aufbrechen und anschließenden wechselseitigen Verschmelzen der beiden DNA-Moleküle kommen. Sind zwei solcher homologer Bereiche durch einen Sequenzabschnitt getrennt, der nicht länger als einige hundert bis tausend Basen ist, wird dieses nichthomologe Zwischenstück zusammen mit den sequenzidentischen Bereichen in ein anderes DNA-Molekül eingebaut (➤ Abb. 15.13).

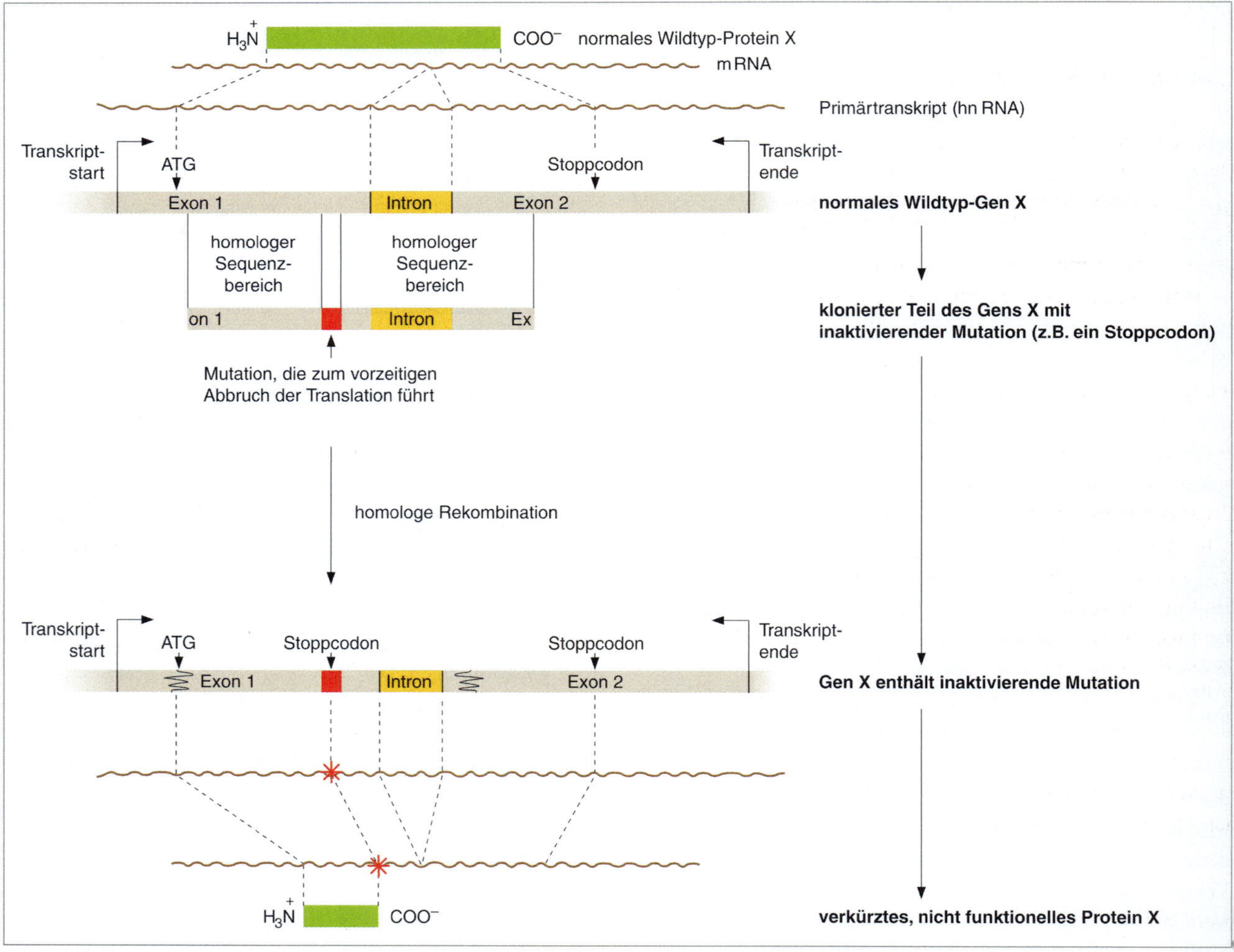

Abb. 15.13 Homologe Rekombination. Die klonierte DNA-Sequenz, in die eine inaktivierende Mutation eingeführt wurde, wird durch Anlegen eines äußeren elektrischen Feldes in hoher Kopienzahl in die embryonale Stammzellen eingebracht (Elektroporation). Gelangt eines der Moleküle in die Nähe der entsprechenden genomischen Sequenz, so kommt es zur Paarung und zum Austausch homologer Sequenzbereiche.

Selektion in vitro

Der Vorgang, dass Fremd-DNA über homologe Rekombination aufgenommen wird, ist jedoch extrem selten. Er passiert mit einer Häufigkeit von 0,1–1% im Vergleich zur sequenzunabhängigen, zufälligen Integration von Fremd-DNA (➤ oben), die wiederum selbst schon ein extrem seltenes Ereignis ist. Es bedarf deshalb komplizierter Selektionssysteme, deren Anwendung nur in Zellkultur möglich ist. Das nichthomologe Zwischenstück kann z.B. ein Gen für eine Zytostatikaresistenz enthalten. Nach der Selektion aller Zellen, die die Fremd-DNA integriert haben, können mittels spezifischer PCR (ein Primer passt zum nichthomologen Zwischenstück, der andere bindet außerhalb des homologen Abschnitts in der Ziel-DNA) diejenigen herausgesucht werden, bei denen tatsächlich die homologe Rekombination stattgefunden hat.

MERKE

Der Austausch eines Gens gegen eine gentechnisch veränderte Kopie erfolgt durch **homologe Rekombination** und ist ein extrem seltenes Ereignis.

Embryonale Stammzellen

Will man den Effekt des Genaustauschs in einem gesamten Organismus untersuchen, muss an diese Zellkulturen eine ganz besondere Anforderung gestellt werden: Es muss möglich sein, aus den gentechnisch veränderten Zellen einen kompletten Organismus zu regenerieren. Diese Eigenschaft weisen die **embryonalen Stammzellen (ES-Zellen)** auf. Nimmt man einige Zellen aus dem frühen Embryonalstadium der Blastozyste in einem speziellen Nährmedium in Kultur, so vermehren sie sich über viele Generationen, ohne wie die im Embryo verbliebenen Geschwisterzellen in ihrer normalen Entwicklung voranzuschreiten und sich zu den verschiedenen Zelltypen zu differenzieren, die den Embryo oder den erwachsenen Organismus ausmachen. Sie behalten jedoch die Potenz dazu.

Retransplantiert man die in vitro kultivierten ES-Zellen in eine Empfängerblastozyste, nehmen sie wieder ihre normale Entwicklung auf und beteiligen sich an der Organbildung. Dabei entsteht eine **Chimäre**, ein Organismus, der z.T. aus den Zellen des Empfängerembryos besteht und z.T. aus den differenzierten ES-Zellen. Wenn solche ES-Zellen in die Keimbahn des Empfängers gelangen, können Ei- oder Spermienzellen aus ihnen werden. Auf diese Weise werden in der nächsten Generation Mäuse erhalten, deren eine parentale Hälfte des Genoms der der ES-Zellen entspricht.

Knock-out-Mäuse

Wurden die ES-Zellen genetisch verändert, z.B. durch Austausch eines Gens gegen dessen mutierte Version, so sind diese Mäuse heterozygot für das neue Gen. Durch weitere Kreuzungen erhält man dann Tiere, bei denen beide Kopien des Gens

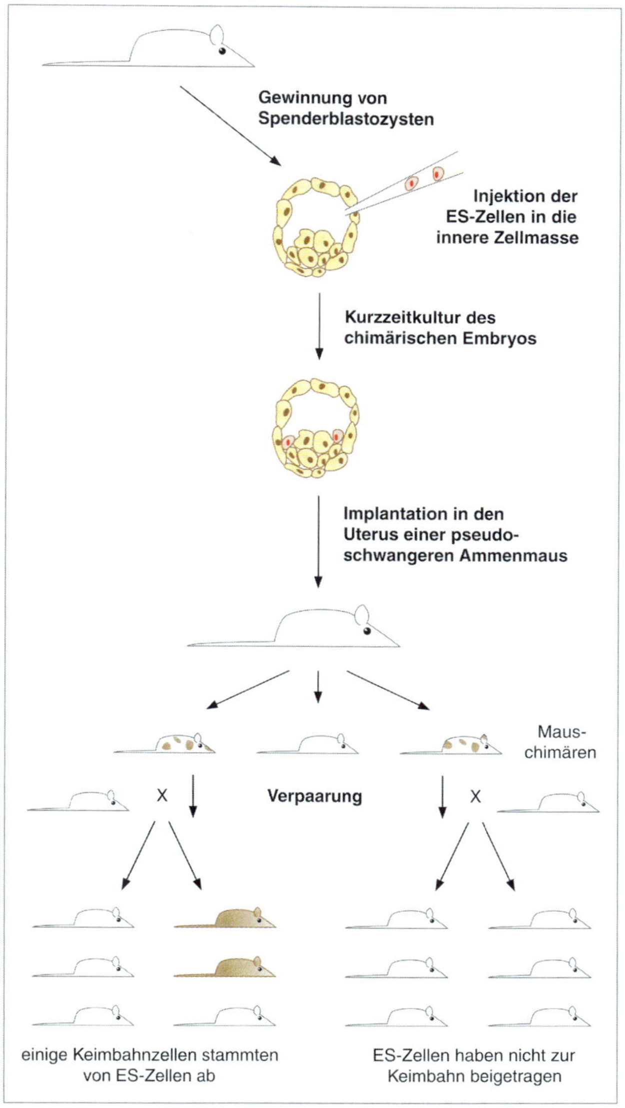

Abb. 15.14 Herstellung einer Knock-out-Maus. Die genetisch manipulierten embryonalen Stammzellen (ES-Zellen) werden in eine Empfängerblastozyste transplantiert. Der chimärische Embryo wird in eine Ammenmaus eingepflanzt. Bei den Nachkommen kann leicht an der Fellfarbe erkannt werden, ob sie tatsächlich Zellen enthalten, die von der ES-Zell-Linie abstammen, da die ES-Zellen von einem Mäusestamm gewonnen wurden, der eine andere Fellfarbe als der Empfängerstamm hat. Die durch Verpaarung der Chimären erhaltenen Nachkommen, die homozygot für die in der ES-Zelle gesetzte genetische Veränderung sein sollten, werden mittels PCR und Southern-Blot-Analyse überprüft.

mutiert sind (➤ Abb. 15.14). Wurde die Mutation so gesetzt, dass kein funktionelles Genprodukt mehr hergestellt wird, lässt sich in den sog. K.-o.-Mäusen der Effekt des Fehlens eines Gens studieren. Daraus können dann Rückschlüsse auf die eigentliche Funktion des Gens gezogen werden.

MERKE

Gentechnisch veränderte Organismen entstehen durch **Addition**, **Austausch** oder **Inaktivierung eines Gens**. Bei der Maus können durch Mikroinjektion von klonierter DNA in den väterlichen Vorkern zusätzliche Gene eingeführt werden, die stabil in das Genom integriert werden. Der Genaustausch oder „Knock-out" erfolgt in vitro in embryonalen Stammzellen durch **homologe Rekombination**. Nach Rücktransplantation der genetisch veränderten Zellen in Empfängerembryonen entwickeln sich **Chimären**. Gelangen die manipulierten Stammzellen in die Keimbahn, können in den nächsten Generationen Tiere erhalten werden, die homozygot für die genetische Veränderung sind. Durch Genaddition und Gen-Knock-out lässt sich die Funktion medizinisch relevanter Gene aufklären, und es wurden wertvolle Krankheitsmodelle erhalten.

15.4 Gentechnische Medikamente

15.4.1 Bedeutung rekombinanter Proteine

Übersicht

Biotechnologie

Die Fortschritte der rekombinanten DNA-Technologie ermöglichen neue, effizientere Verfahren und neue Produkte für die Diagnose und Therapie von Krankheiten. Das entsprechende Arbeitsfeld ist eine Teildisziplin der Biotechnologie. Vielfach werden die Begriffe **Gentechnologie** und **Biotechnologie** synonym verwendet. Unter Biotechnologie versteht man jedoch ganz allgemein die Herstellung oder Veränderung von chemischen oder biochemischen Molekülen oder biologischen Produkten mithilfe lebender Organismen oder von Teilen von Organismen im Rahmen industrieller Prozesse. Dazu gehören auch in der Menschheitsgeschichte uralte Verfahren wie die alkoholische Gärung zur Herstellung von Bier und Wein (die auch heute noch 75% des Umsatzes der Biotechnologie ausmachen). Klassische medizinische Produkte der Biotechnologie sind **Antibiotika** (z.B. Penicillin und Cephalosporine) aus der großtechnischen Anzucht von Mikroorganismen, **Impfstoffe** zur aktiven und passiven Immunisierung sowie **monoklonale Antikörper**.

Gentechnische Arzneimittel

Der revolutionäre Beitrag der Gentechnologie zur Biotechnologie besteht nicht nur in der gezielten Verbesserung der Produktionssysteme (Mikroorganismen, Zellkulturen). Für die Medizin ist v.a. bedeutsam, dass es möglich ist, Proteine, die gar nicht oder nur in geringen Mengen zur Verfügung standen, therapeutisch nutzbar zu machen und darüber hinaus natürliche Proteine in subtiler und beabsichtigter Weise zu verändern, um sie pharmakologisch zu verbessern. Die Gentechnologie ist längst nicht mehr auf die natürlich vorkommenden Gensequenzen angewiesen. Durch DNA-Synthese lässt sich in vitro jede beliebige Nucleotidsequenz herstellen. Methoden der Molekularbiologie erlauben durch Restriktionsverdau und Religation die Deletion, Insertion und Neukombination von Gensegmenten. Durch **In-vitro-Mutagenese** lassen sich einzelne Basen gezielt austauschen. So können die Eigenschaften von Proteinen verbessert oder sogar Proteine mit völlig neuen Eigenschaften konstruiert werden **(Proteindesign)**.

Seit 1982, als mit dem Humaninsulin das erste rekombinante Medikament in den USA auf den Markt kam, haben diese Produkte ständig an Bedeutung gewonnen und sind aus der medizinischen Praxis nicht mehr wegzudenken. Eine Auswahl heute gebräuchlicher Arzneimittel zeigt ➤ Tab. 15.2.

Vorteile gentechnischer Medikamente

Die Bedeutung gentechnischer Arzneimittel soll an einigen Beispielen erläutert werden.

Sicherheit

Somatotropin (Wachstumshormon) ist ein Protein, das während der Wachstumsphase von der Hypophyse sezerniert wird und in den Erfolgsorganen Zellwachstum und Zellvermehrung bewirkt. Kinder mit einem angeborenen Defizit an Wachstumshormon erreichen niemals eine normale Körpergröße. Durch regelmäßige Injektionen des Proteins kann bei diesen Kindern das Wachstum stimuliert und der sog. hypophysäre Kleinwuchs verhindert werden. Allerdings hat nur das menschliche Soma-

Tab. 15.2 Beispiele gentechnischer Arzneimittel

Produktbezeichnung	Wirkstoff	Anwendung
Humulin	Insulin	Diabetes mellitus
Protropin, Humatrope	Wachstumshormon	hypophysärer Kleinwuchs
Roferon-A	Interferon α-2a	Haarzellenleukämie, Kaposi-Sarkom, Nierenzellkarzinom, Melanom
Intron-A	Interferon α-2b	Haarzellenleukämie, Kaposi-Sarkom, Genitalwarzen
α Interferon 2c	Interferon α-2c	Herpes-simplex-Virus-Keratitis
Actilyse	Gewebe-Plasminogenaktivator (tPA)	Herzinfarkt, arterielle Thrombose
EPREX, Recormon	Erythropoetin	Anämie, „Blutdoping"
Polyferon	Interferon-γ	rheumatoide Arthritis
Rekombivax HB	Hepatitis-B-Vakzine	Hepatitis-B-Prophylaxe
Havrix	Hepatitis-A-Vakzine	Hepatitis-A-Prophylaxe
Pulmozyme	DNase	cystische Fibrose (Mukoviszidose)
Recombinate, KOGENATE	Blutgerinnungsfaktor VIII	Hämophilie A
Betaferon	Interferon β-1b	multiple Sklerose
Prokine	Granulozyten-Makrophagen-Wachstumsfaktor	autologe Knochenmarktransplantation
REGRANEX	Thrombozyten-wachstumsfaktor PDGF-BB	Wundheilung
Orochol	*Vibrio cholerae*	Cholera-Lebendimpfstoff

totropin diese Wirkung, tierisches Hormon ist unwirksam. Früher musste das Hormon aus den Hypophysen Verstorbener isoliert werden. Es stand deshalb nur in geringen Mengen zur Verfügung und war wegen des aufwändigen Herstellungsverfahrens fast unerschwinglich. Darüber hinaus war mit der Gewinnung des Proteins ein unüberwindbares Problem verknüpft. Aus einer einzelnen Hypophyse lässt sich mit biochemischen Methoden wegen der geringen Menge an Somatotropin kein Hormon isolieren. Es müssen erst Hunderte von Hypophysen gesammelt und vereinigt werden, bevor mit dem Gesamthomogenat ein Extraktionsprozess gestartet werden kann. Ist nur eine einzige Hypophyse mit einem Krankheitserreger (z.B. Creutzfeldt-Jakob-Krankheit) kontaminiert, gelangt die Infektion in die gesamte Produktion. Auf diese Weise wurden zahlreiche behandelte Kinder mit einem tödlichen Erreger infiziert.

Ein ähnliches Problem gab es bei der Behandlung der **Bluterkrankheit** (Hämophilie). Weil ein Protein der Blutgerinnungskaskade fehlt, kommt es bei Verletzungen nicht zur Gerinnung, und die erkrankten Personen verbluten. Die Substitution des Gerinnungsfaktors, bei dem es sich meist um den **Faktor VIII** handelt (= Hämophilie A), ermöglicht solchen Patienten ein fast normales Leben. Bei der Gewinnung von Faktor VIII wurden bisher Blutkonserven verwendet, bei denen es vorkommen konnte, dass darunter auch Blut von nicht diagnostizierten HIV-Infizierten war. Auf diese Art wurden viele Bluter durch die Therapie ihrer Gerinnungsstörung zu AIDS-Patienten.

Verfügbarkeit

Viele pharmakologisch aktive Proteine sind artspezifisch, d.h., nur das menschliche Protein ist beim Menschen wirksam. Das entsprechende Protein aus Tieren hat keine oder nur eingeschränkte Wirkung. Außerdem werden artfremde Proteine in vielen Fällen als Antigene erkannt und können bei wiederholter Anwendung zu Komplikationen führen.

Durch gezielte Veränderung der Aminosäuresequenz können sogar Proteine hergestellt werden, die eine bessere Wirksamkeit als das natürliche Protein zeigen.

Klinik

Interferone sind äußerst wirksame **antivirale** und **immunstimulatorische Proteine** aus der Klasse der Zytokine. Sie wirken ausschließlich artspezifisch und kommen im Blut in so geringen Mengen vor, dass an eine pharmakologische Anwendung vor der Gentechnikära nicht zu denken war. Durch gentechnische Produktion stehen diese Substanzen in ausreichender Menge zur Verfügung.

Auch für den Fall, dass tierische Proteine wirksam sind, z.B. das Schweineinsulin zur Behandlung des **Diabetes mellitus**, bietet das rekombinante Produkt Vorteile. Die einzige Aminosäure, in der sich das Insulin von Schwein und Mensch unterscheidet, reicht aus, um bei Patienten eine Immunreaktion gegen das tierische Protein auszulösen. Das gentechnisch hergestellte Humaninsulin ist natürlich nicht immunogen.

Insulin bildet in neutraler Lösung, in der es injiziert wird, Aggregate (Hexamere). Nach der Injektion dissoziieren die Hexamere in der Subkutis zunächst in Dimere und nur langsam in Monomere. Daraus ergibt sich die bekannte Verzögerung der Resorption und des Wirkungseintritts bei der Insulintherapie. Durch Austausch zweier Aminosäuren in der β-Kette wurde ein Insulin erzeugt, das nach der Injektion rascher dissoziiert und eine schnellere Resorption ergibt. Damit stehen Diabetespatienten zusätzlich kurzwirksame Insuline mit schnellem Wirkungseintritt zur Verfügung, die keine langen Zeitabstände zwischen dem Insulinspritzen und dem Essen mehr erfordern.

Nebenwirkungen

Neben den offensichtlichen Vorteilen gentechnischer Pharmaka wird immer wieder die Frage nach möglichen Nachteilen gestellt. Nach den über zehnjährigen praktischen Erfahrungen gibt es keine Hinweise auf unerwartete oder unerwünschte Nebenwirkungen, die mit der rekombinanten Natur oder den Herstellungsverfahren dieser Medikamente in Zusammenhang gebracht werden können.

15.4.2 Produktion rekombinanter Proteine

Die gentechnologische Herstellung von Proteinen ist nur deshalb möglich, weil der genetische Code in allen Lebensformen der gleiche ist. Die wenigen bekannten Ausnahmen von dieser Regel betreffen Vorgänge oder Organismen, die gentechnologisch keine Rolle spielen. Auch die Transkription und Translation laufen selbst in so unterschiedlichen Spezies wie dem Darmbakterium *E. coli* und dem Menschen vom Prinzip her gleich ab. Somit ist gewährleistet, dass eine humane DNA-Sequenz nach Gentransfer auf *E. coli* in die gleiche Aminosäuresequenz übersetzt wird wie in einer menschlichen Zelle. Im Detail gibt es aber wichtige Unterschiede, die beachtet werden müssen. Sie betreffen v.a. die Genexpressionskontrolle, die Prozessierung der mRNA, die posttranslationalen Modifikationen und die Zielsteuerung innerhalb der intrazellulären Kompartimente sowie die Sekretion der Proteine (➤ Abb. 15.15).

Promotoren

Damit ein Gen nach Transfer in einen anderen Organismus oder eine fremde Zelle transkribiert werden kann, muss es an seinem 5'-Ende einen Promotor besitzen. Wegen der großen Unterschiede in der Transkriptionskontrolle zwischen Pro- und Eukaryonten, aber auch innerhalb dieser Gruppen muss man Promotoren verwenden, die aus dem jeweiligen Wirtsorganismus stammen. Für die Expression eines humanen Proteins in *E. coli* benutzt man deshalb einen bakteriellen Promotor, für die Expression in Hefe einen Hefepromotor. Bei höheren Organismen spielt die Zelltypspezifität der Promotoren eine Rolle. Soll z.B. ein Protein aus neuronalen Zellen in einer Fi-

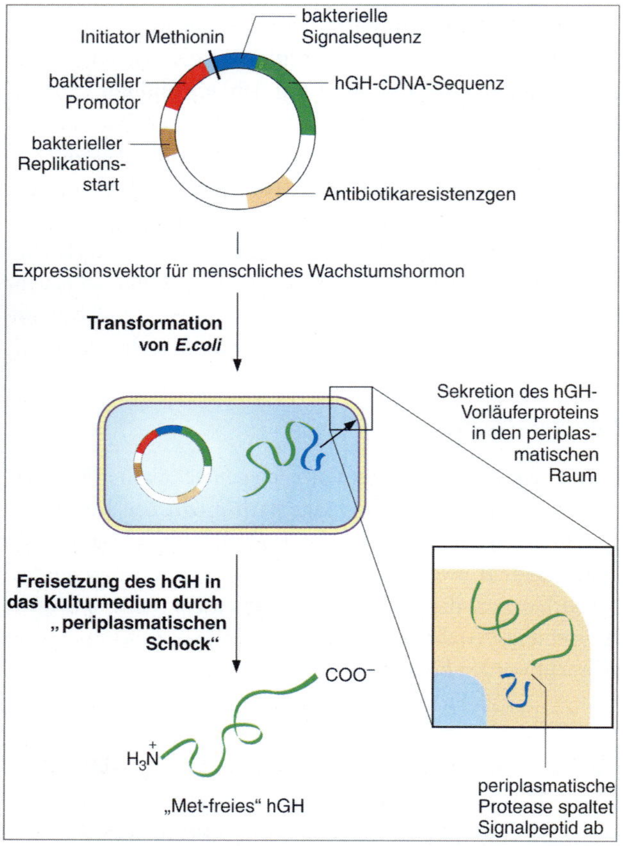

Abb. 15.15 Gentechnische Herstellung von humanem Wachstumshormon in Bakterien. Durch die Fusion der menschlichen Wachstumshormonsequenz (hGH) mit einer bakteriellen Signalsequenz wird gewährleistet, dass das rekombinante Protein in den periplasmatischen Raum der Bakterienzelle transportiert wird. Hier wird das Signalpeptid mit dem bakteriellen, N-terminalen Formylmethionin enzymatisch abgespalten. Durch hypotonen Schock wird das fertige hGH-Protein in das Kulturmedium abgegeben und kann daraus leicht isoliert werden. Es ist in jeder Hinsicht mit dem natürlichen hGH identisch.

broblastenzellkultur exprimiert werden, muss der Promotor des Transgens zumindest fibroblastenspezifische Enhancer-Elemente enthalten.

Introns

Die Gene von Prokaryonten haben keine Introns. Deshalb fehlt den Bakterienzellen die Maschinerie, um Introns aus einem mRNA-Vorläufermolekül herauszuschneiden. Das Problem umgeht man am einfachsten, indem man einen **cDNA-Klon** verwendet, der ja bereits der fertig gespleißten mRNA entspricht. Andererseits hat es sich als günstig erwiesen, für die Expression in Zellen höherer Organismen zumindest ein Intron im Transgen zu belassen (sog. **Mini-Gen**).

Aminoterminales Formylmethionin

Bakterien verwenden als Initiatoraminosäure die modifizierte Aminosäure Formylmethionin. Da diese Veränderung für die Funktion und Immunogenität der meisten rekombinanten Proteine ohne Bedeutung ist, wird diesem Unterschied meist keine Beachtung geschenkt. Ist das Formylmethionin aus bestimmten Gründen unerwünscht, muss es enzymatisch oder chemisch aus dem fertigen Produkt entfernt werden.

Prä- und Propeptide

Eine Reihe von Enzymen und Hormonen enthält nach der Translation noch Bereiche, die im reifen, funktionsfähigen Protein nicht mehr enthalten sind. Sekretierte Proteine besitzen Signalsequenzen (Präpeptide), die für die Translokation in das endoplasmatische Retikulum benötigt werden. Auch Bereiche der Polypeptidkette, die für die korrekte Faltung notwendig sind oder die das Protein im Zustand einer inaktiven Vorstufe halten (Propeptide), sind in den biologisch aktiven Endprodukten nicht mehr vorhanden. Sie werden durch spezifische Proteasen entfernt. Um solche Proteine in Bakterien exprimieren zu können, müssen die für die Propeptide kodierenden DNA-Sequenzen aus dem Gen bzw. der cDNA entfernt werden.

Sekretion

Das Proteinsekretionssystem von *E. coli* unterscheidet sich grundsätzlich von dem eukaryontischer Zellen. Die Signalsequenz eines menschlichen Proteins wäre deshalb unwirksam. Man behilft sich damit, dass man die DNA-Sequenz, die für das eukaryontische Signalpeptid kodiert, durch eine entsprechende bakterielle Signalsequenz ersetzt. Oft fusioniert man sogar das zu exprimierende Gen mit einem großen Teil eines bakteriellen Proteins, das sezerniert wird. Dies garantiert ein effizientes Ausschleusen des gentechnologischen Proteins aus den Bakterienzellen. Das gewünschte Produkt muss dann allerdings noch enzymatisch oder chemisch abgespalten werden.

Warum ist die Sekretion eines rekombinanten Proteins wünschenswert? Dies hat allein technische Gründe. Werden die Proteine in das Bakterienwachstumsmedium abgegeben, lassen sie sich viel leichter aufreinigen. Auch die von einer bestimmten Bakterienmenge produzierte Masse von Fremdprotein ist erheblich größer (bis zu 1 g/L Medium), als wenn das Protein in den Zellen verbleibt.

Proteinfaltung

Nur wenn ein Protein seine korrekte dreidimensionale Struktur einnimmt, kann es seine Funktion ausüben. Auch viele physikochemische Eigenschaften, insbesondere die Löslichkeit im hydrophilen Zytoplasma oder in extrazellulären Flüssigkeiten, hängen wesentlich von der räumlichen Struktur ab. In vielen Fällen findet bei der Expression von Fremdproteinen in Bakterien keine korrekte Faltung statt. Insbesondere die Ausbildung der strukturstabilisierenden Disulfidbrücken ist oft falsch. Missgefaltete Proteine sind unlöslich, sie fallen im Zytoplasma der Bakterien aus und werden als parakristalline Präzipitate (sog. Einschlusskörper) sichtbar. Diese Einschlusskörper werden aufgereinigt und die enthaltenen Proteinmoleküle durch chemische Behandlung aufgelöst. Dabei werden die missgefalteten Proteine vollkommen zur linearen Polypeptidkette entfaltet. Die Proteinlösung wird dann über viele Tage hinweg unter geeigneten Ionen- und Temperaturbedingungen inkubiert, wobei sich ein Teil der Proteinketten spontan in die richtige Struktur faltet. Das Problem der Faltung – ein großes Hindernis in der Entwicklung vieler wichtiger gentechnischer Produkte – ist deshalb so schwierig zu lösen, weil wir die biochemischen und physikochemischen Vorgänge der natürlichen Faltungsprozesse in der Zelle bislang nur wenig verstanden haben.

Posttranslationale Modifikation

Eine Reihe von Proteinen muss für ihre volle Wirksamkeit durch Glykosylierung, das Anhängen lipophiler Moleküle (z.B. Isoprenylierung), durch Phosphorylierung und vieles mehr in ihre funktionsfähige Form überführt werden. In der Fähigkeit zur posttranslationalen Modifikation unterscheiden sich die Organismen und Zellsysteme, die für biotechnologische Produktionsverfahren nutzbar sind, grundsätzlich. *E. coli* führt keine der säugerzelltypischen Modifikationen durch. Auch der Eukaryont Hefe oder Insektenzellkulturen, die sehr effiziente Produktionssysteme für Fremdproteine bieten, sind in vielen Fällen nicht einsetzbar; sie nehmen nur die wirtszelltypische Modifikationen vor, die aber nicht immer ausreichend für ein biologisch aktives Protein sind. Aus diesem Grund müssen wichtige gentechnische Arzneimittel, wie der Gewebe-Plasminogenaktivator (tPA, von tissue plasminogen activator) zur Behandlung von Herzinfarktpatienten oder der Faktor VIII für Bluterpatienten, in **Säugerzellkulturen** produziert werden. Diese Zellkulturen sind allerdings sehr aufwändig in der Handhabung und wegen der benötigten Kulturmedien teuer.

MERKE

Wegen der Universalität des genetischen Codes können menschliche Proteine von Zellen anderer Organismen und sogar von Bakterienzellen produziert werden. Bei funktionswichtigen posttranslationalen Modifikationen müssen aber Säugerzellen verwendet werden.

Pharming

Unter Pharming versteht man den Einsatz landwirtschaftlicher Nutztiere, die nach Modifikation ihres Genoms ein gentechnisches Produkt liefern. Diese Tiere produzieren normalerweise große Mengen eines oder weniger Proteine, was sie für die Landwirtschaft interessant macht. Beispielsweise besteht Schafwolle vornehmlich aus Keratin, die vom Seidenspinner produzierten Kokons aus Seidenfibroin, das Eiweiß des Hühnereis aus Albumin und die Milch von Kühen, Ziegen und Schafen aus Milcheiweißen. Transferiert man das Gen für ein gentechnisch interessantes Protein unter der Kontrolle eines entsprechenden Promotors in solche Tiere, so produzieren sie neben den natürlichen Produkten große Mengen des rekombinanten Proteins, das biologisch aktiv und mit den korrekten Modifikationen in leicht aufreinigbarer Form hergestellt wird. Im Gegensatz zu Zellkulturen ist das Pharming besonders kostengünstig.

Blick ins Labor

Das bekannteste Beispiel für Pharming ist das Schaf „Tracy“, das mit der Milch ein menschliches Protein in einer Konzentration von ca. 35 g/L produziert. Das hier verwendete Transgen besteht aus dem milchdrüsenspezifischen β-Lactoglobulin-Promotor des Schafs und dem menschlichen α_1-Antitrypsin-Gen. Patienten mit einem Defekt in diesem Gen entwickeln schwere Lungenfunktionsstörungen mit chronischen Lungenschäden. Die Symptome dieser Erkrankung können durch Gabe des Proteins (ähnlich der Insulinzufuhr bei Diabetes) gelindert werden. Andere Entwicklungen zielen darauf ab, z.B. menschliches Hämoglobin in Schweineblut herzustellen. Des Weiteren gibt es die Möglichkeit, Pflanzen so zu verändern, dass sie Proteine produzieren, die z.B. als Impfstoffe verwendet werden können.

MERKE

Durch die Kombination biotechnologischer Produktionsverfahren und gentechnisch veränderter Organismen ist es möglich, eine Reihe von **Proteinen für therapeutische Zwecke** zu nutzen, die nach herkömmlichen Verfahren nicht in ausreichender Menge oder nur mit einem hohen Kontaminationsrisiko zu gewinnen sind. **Rekombinante Proteine** werden meist in Bakterien, Hefen oder Säugerzellkulturen hergestellt. Die Expression erfolgt unter der Kontrolle wirtszelltypspezifischer Promotoren. Einige Proteine müssen die korrekten posttranslationalen Modifikationen aufweisen, um biologisch aktiv zu sein. Dies erfordert die Auswahl geeigneter Expressionssysteme. Durch den Einsatz gentechnisch veränderter Nutztiere können große Mengen von rekombinanten Proteinen in aktiver Form hergestellt werden.

15.5 Gentherapie

15.5.1 Gentherapeutische Verfahren

Formen der Gentherapie

Die Gentherapie ist ein neuartiger Ansatz zur Behandlung von genetischen Defekten aufgrund einer Erbkrankheit oder zur Therapie chronischer Krankheiten, z.B. Krebs oder chronische Infektionserkrankungen. Man unterscheidet:

- **Keimbahntherapie:** Durch Einschleusen von DNA in embryonale Zellen eines frühen Entwicklungsstadiums entsteht ein stabil transgener Organismus. Die genetische Veränderung wird vererbt. Eingriffe, die zu einer Veränderung der Keimbahnzellen eines Menschen führen, werden aus ethischen Gründen abgelehnt, sind in der Praxis kaum durchführbar und darüber hinaus in Deutschland gesetzlich verboten.
- **Somatische Gentherapie:** Die DNA wird in bestimmte Körperzellen eingebracht. Mit der somatischen Gentherapie kann ausschließlich das erkrankte Individuum behandelt werden, das eingeschleuste Genmaterial wird nicht an die Nachkommen weitergegeben. Wenn man in der Medizin heute von Gentherapie spricht, bezieht man sich grundsätzlich fast immer auf die somatische Therapie.

Genetische Veränderung ex vivo

Der Gentransfer in die Somazellen kann auf zwei Wegen erfolgen. Wenn Zellen aus dem Körper entnommen werden und für einen gewissen Zeitraum in einem Kulturmedium gezüchtet werden können, bieten sich eine Reihe von standardisierten Methoden an, die Fremd-DNA in die Zellen zu bringen. Dieses Verfahren bezeichnet man als **Ex-vivo-Gentransfer**. Zum einen nehmen Zellen in der Kultur reine DNA aus dem Zellmedium auf, insbesondere wenn sie in kleinen Kristallen zusammen mit **Calciumphosphat** angeboten wird. Zum anderen können Zellen, die in einer DNA-Lösung schwimmen, durch Anlegen eines starken elektrischen Feldes an die Suspension dazu gebracht werden, die DNA aufzunehmen **(Elektroporation)**. Schließlich kann DNA mithilfe von **Liposomen** transferiert werden. Dies sind meist positiv geladene künstliche Lipidmembranvesikel, die die DNA umhüllen. Treffen Liposomen auf die negativ geladenen Zellmembranen, so verschmelzen sie mit diesen und entlassen ihren Inhalt in die Zelle. Auch stehen verlässliche molekularbiologische Tests zur Verfügung, um zu gewährleisten, dass das Transgen stabil in das Genom der Empfängerzellen integriert wurde und die gewünschte Funktion korrekt ausführt, z.B. die Expression des Proteins, das aufgrund des genetischen Defekts von den Empfängerzellen nicht produziert werden kann.

Genetische Veränderung in vivo

Nur wenige Zelltypen lassen sich ex vivo genetisch manipulieren. Die meisten Zellen des kindlichen und erwachsenen menschlichen Organismus lassen sich nicht in vitro kultivieren. Bedeutsam ist der Gentransfer in Zellkultur deshalb nur für die teilungsfähigen Zellen des Bluts und für Zellen aus Tumoren.

Um DNA in die Zellen im Patienten einzubringen **(In-vivo-Gentransfer)**, benötigt man geeignete Vektoren. Grundsätzlich werden **virale** und **nichtvirale Vektoren** unterschieden. Zu den gebräuchlichsten Vektoren gehören Retroviren, Adenoviren, adenoassoziierte Viren sowie Herpesviren. Die Vektor-DNA wurde gentechnologisch verändert, indem ein Teil der Virus-DNA entfernt wurde, um so für die zu transferierende therapeutische DNA Platz zu schaffen. Dabei hat man v.a. die Gene entfernt, die für die Virusvermehrung essenziell sind. Dadurch wird sichergestellt, dass die Viren sich im Patienten nicht mehr wie bei einer normalen Infektion vermehren können. Weitere Manipulationen des Vektors haben zum Ziel, die Infektiosität zu erhöhen und die Immunogenität zu verringern.

- **Retroviren:** Sie infizieren nur sich teilende Zellen. Danach integrieren sie in das Wirtsgenom. Dadurch wird eine andauernde Expression des Transgens garantiert. Nachteilig ist noch die geringe Effizienz der Infektion. Retrovirale Vektoren führen zu einer irreversiblen genetischen Veränderung der Zellen des Patienten, und sie leiten sich von einer Gruppe von Viren ab, die u.a. Tumoren induzieren können und zu denen auch das AIDS-auslösende HIV gehört.
- **Herpesviren** (z.B. Epstein-Barr-Virus): Sie haben ein großes zirkuläres Genom (ca. 170 kb), das in mehreren Kopien als eigenständiges „Minichromosom" (Episom) im Kern der infizierten Zelle vorliegt und sich eigenständig vermehrt. So bleiben sie über viele Zellzyklen in den Wirtszellen präsent. Probleme bestehen noch in der Herstellung der nichtpathogenen, ungefährlichen Viren.
- **Adenovirale Vektoren:** Ihr Vorteil ist, dass sie auch sich nicht teilende (sog. postmitotische) Zellen infizieren können, z.B. die Zellen des Nervensystems. Nachteilig ist, dass sie nicht in das Genom integrieren. Sie gehen deshalb rasch verloren und ermöglichen damit nur eine „transiente" Expression der Fremd-DNA. Außerdem zeigen sie eine relativ hohe Immunogenität.
- **Nichtvirale Vektoren:** Hierzu gehören v.a. die **Liposomen**. Dies sind Partikel mit einer Lipidhülle unterschiedlicher Zusammensetzung. In diese Hülle, die mit der Zielzellmembran verschmelzen kann, wird die DNA eingeschlossen. Nach Fusion mit der Zelle gelangt der Inhalt des Liposoms in das Zytoplasma.

Auch die **Injektion von reiner DNA** kann zur Expression führen. Insbesondere Muskelzellen zeichnen sich durch eine effiziente Expression nach diesen einfachen Transferverfahren aus.

RNA-Interferenz

Unter RNA-Interferenz versteht man den Prozess, bei dem durch kurze, doppelsträngige, endogene oder von außen in eine eukaryontische Zelle eingebrachte RNA-Moleküle ein RNA-Molekül, das die gleiche Sequenz enthält, abgebaut wird.

Künstliche RNA-Interferenz

siRNA

Durch Prozessierung langer doppelsträngiger RNA-Moleküle (z.B. in der Form von sog. Haarnadelschleifen) durch das Enzym **Dicer**, eine Nuclease aus der RNase-III-Familie, entstehen kurze, 21–23 Nucleotide lange, doppelsträngige RNA-Moleküle **(short interfering RNA, siRNA)**. Diese werden in die Zelle eingebracht und dort durch eine Helicase entwunden. Die Einzelstrangmoleküle binden an einen Proteinkomplex in Zellen höherer Organismen, der als **RISC** (RNA-induced silencing complex) bezeichnet wird. Mit dem Einbau der siRNA erhält RISC die Spezifität, eine zelleigene RNA zu binden, die die komplementäre Sequenz enthält. Der Ribonucleinproteinkomplex zerschneidet die Zielsequenz in der Mitte des Hybridmoleküls (> Abb. 15.16).

Anwendung

RNA-Interferenz ist eine vielversprechende Methode zur **Ausschaltung krankheitsrelevanter Gene**. Interferierende RNA-Moleküle (RNAi) lassen sich nach bestimmten Regeln für viele Gene vorhersagen. Sie werden dann entweder direkt synthetisch hergestellt und mit verschiedenen Methoden in die Zellen eingebracht, oder es werden DNA-Konstrukte verwendet, von

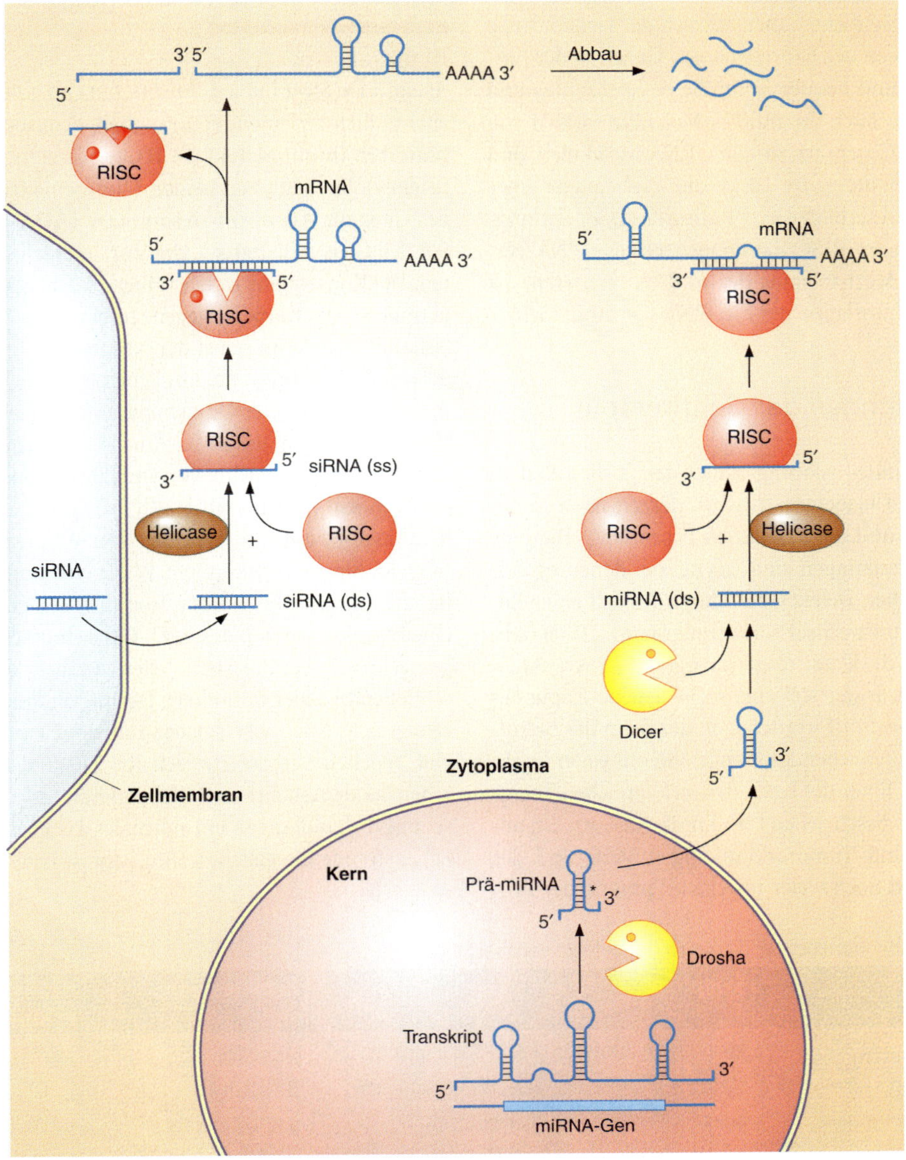

Abb. 15.16 RNA-Interferenz. Mechanismus der siRNA Wirkung (links): Doppelsträngige siRNA Moleküle werden in die Zelle eingebracht. Nach Entwindung wird ein Einzelstrang von RISC gebunden. Nach Hybridisierung an eine Ziel-RNA wird diese von einer mit RISC assoziierten Nucleaseaktivität im Bereich des Doppelstrangs gespalten. Danach wird das Spaltprodukt weiter degradiert.
Entstehung und Wirkung von miRNA (rechts): Aus dem Primärtranskript wird zunächst eine kurze doppelsträngige Prä-miRNA durch das Enzym Drosha generiert. Diese wird dann von der Nuclease Dicer weiter prozessiert. Nach Entwindung bindet ein Einzelstrang an RISC und der RISC/RNA-Komplex dann an die komplementäre Sequenz einer mRNA. Die Ziel-RNA bleibt mit der miRNA an RISC gebunden und kann nicht translatiert werden.

denen die entsprechenden Vorläufermoleküle abgelesen werden. Letztere werden dann von der zelleigenen Dicer-RNase prozessiert.

Natürliche RNA-Interferenz

miRNA

Als **Mikro-RNA** (**miRNA**) werden regulatorische RNA-Moleküle bezeichnet, die ebenfalls durch das Enzym Dicer aus ca. 70 Nuleotiden langen Transkripten generiert werden, die Haarnadelstrukturen bilden. Sie werden aus der genomischen DNA von Pflanzen und Tieren in der Form eines längeren Precursor-Moleküls abgelesen. Man hat bisher Hunderte dieser miRNA-Moleküle gefunden. Sie dienen offensichtlich der Genkontrolle als negative Regulatoren der Expression von Genen in der Embryonalentwicklung und bei der Kontrolle des Zellzyklus und des Zellstoffwechsels. Auch die miRNA-Moleküle werden von RISC gebunden. Im Gegensatz zu den siRNA-Molekülen sind sie jedoch nicht über die ganze Länge zur Zielsequenz einer mRNA komplementär; sie bilden in der Mitte des Doppelstrangs eine Beule, wo sonst im RISC die doppelsträngige RNA zerschnitten wird. Der Mechanismus der miRNA-Interferenz ist die Inhibierung der Translation der Ziel-RNA (➤ Abb. 15.16).

15.5.2 Anwendungen der Gentherapie

Die Gentherapie befindet sich ungeachtet der großen Bedeutung, die ihr weltweit beigemessen wird, derzeit noch in der Experimentierphase und der klinischen Erprobung. Die eine Zielgruppe von Erkrankungen sind solche, bei denen es aufgrund eines genetischen Defekts, z.B. durch Ausfall eines Enzyms, zu schweren Stoffwechselstörungen kommt. Dabei handelt es sich meist um die klassischen monogenen Erbkrankheiten. Durch den Gentransfer soll eine nicht defekte Kopie des betroffenen Gens eingeführt werden, von der dann das betroffene Genprodukt in ausreichender Menge und mit voller Funktion hergestellt wird. Einer der besonders erfolgreichen Therapieversuche ist unten beschrieben (➤ Klinik-Kasten). Ein anderes großes Feld sind Tumorerkrankungen. Aufgrund des hohen Aufwands und noch vieler ungelöster praktischer Probleme ist dieses besonders vielversprechende Gebiet der Medizin bisher nur langsam vorangekommen.

Gensubstitutionstherapie

➤ Tab. 15.3 gibt eine Zusammenstellung von häufigen Erbkrankheiten, die für eine Gensubstitutionstherapie in Frage kommen. Voraussetzung ist, dass das krankheitsverursachende Gen in der Wildtypversion kloniert zur Verfügung steht und die biochemischen Prozesse, die zum Krankheitsbild führen, genau verstanden sind.

Klinik

Ashanti De Silva litt seit ihrer Geburt an einer seltenen, meist aber tödlich verlaufenden Krankheit, dem sog. **schweren kombinierten Immundefekt** (**SCID,** severe combined immunodeficiency). Sie hatte von beiden Eltern eine fehlerhafte Version des Gens für **Adenosin-Desaminase (ADA)** geerbt. Der Ausfall des Gens schädigt v.a. die Vorläuferzellen der Lymphozyten. Die Konsequenz ist ein völliges Ausbleiben der Abwehrreaktionen des Körpers gegen Infektionen. Für Kinder wie Ashanti wird damit selbst der harmloseste Erreger zur lebensgefährlichen Bedrohung. Ein Leben ist für SCID-Patienten nur in absolut keimfreier Umgebung unter permanenten Quarantänebedingungen möglich. Am 14. September 1990 wurde Ashanti De Silva im Alter von vier Jahren von einem Ärzteteam des National Institute of Health in Bethesda, in der Nähe von Washington, unter der Leitung von W. French Anderson, R. Michael Blaese und Kenneth W. Culver gentherapeutisch behandelt. Ihrem Blut wurden Immunzellen entnommen, in die eine korrekte Version des ADA-Gens eingeschleust wurde. Die gentechnisch veränderten Zellen wurden der Patientin anschließend wieder infundiert. Der Behandlungsversuch verlief erfolgreich. Nach vier solcher Infusionen im Abstand von je vier Wochen verbesserte sich ihr Zustand erheblich. Inzwischen kann Ashanti mithilfe weiterer, gelegentlicher Auffrischungsbehandlungen ein normales Leben führen und voller Lebensfreude die gleichen Dinge tun wie andere Altersgenossen auch.

Tab. 15.3 Beispiele für Krankheiten, die durch Gendefekte verursacht werden

Erkrankung	Symptom	defektes Gen	Häufigkeit des Defekts in Risikogruppen
β-Thalassämie	abnorme Erythrozyten, defektes Hämoglobin	β-Globin	1 : 400
Sichelzellanämie	abnorme Erythrozyten, defektes Hämoglobin	β-Globin	1 : 625
familiäre Hypercholesterinämie	erhöhter Cholesterinspiegel im Blut	γ-LDL-Rezeptor	1 : 1000
cystische Fibrose (Mukoviszidose)	erhöhte Viskosität der Sekrete, Fibrose von Pankreas und Lunge	CFTR-Chloridkanal	1 : 2000
Gaucher-Krankheit	Lipidablagerungen, Hepatosplenomegalie	Glucocerebrosidase	1 : 2500
α_1-Antitrypsin-Mangel	Lungenemphysem	α_1-Antitrypsin-Inhibitor	1 : 3500
Duchenne-Muskeldystrophie	Muskelschwäche	Dystrophin	1 : 10.000
Bluterkrankheit, klassische Hämophilie	Blutgerinnungsstörung	Gerinnungsfaktor VIII	1 : 10.000

Mittlerweile wurden ca. 20 weitere SCID-Patienten mit diesem Verfahren behandelt, die sich bis auf ein Kind wohlauf befinden. In einem Fall kam es jedoch durch die Gentherapie zu einem Zwischenfall: Das Transgen inserierte in der Nähe des LMO2-Gens, das bei der Entstehung bestimmter Leukämieformen bei Kindern oft aktiviert wird. Offensichtlich hat die Insertion des Transgens eine onkogene Aktivierung ausgelöst, die dann zusammen mit anderen Faktoren zum Ausbruch der Tumorerkrankung bei dem Gentherapiepatienten führte.

Die Gentherapie ist heutzutage noch eine experimentelle Therapie, die wie jedes neue Verfahren in Hinblick auf ihr Risiko noch nicht vollständig abgeschätzt werden kann. Allerdings wird der zu erwartende Erfolg, insbesondere in Hinblick auf die vielen schweren und anders nicht zu behandelnden oder zu heilenden Erkrankungen, außerordentlich hoch eingestuft. Bis heute sind bereits über 1000 genehmigte Gentherapieversuche am Menschen weltweit unternommen worden.

Gentherapie bei Tumorerkrankungen

Das zweite große Anwendungsfeld der Gentherapie ist die Onkologie. Drei Zielstrukturen sind dabei von Interesse.

Genetische Modifikation von Tumorzellen

Ähnlich der Gensubstitutionstherapie bei Erbkrankheiten erscheint es bei einem durch Ausfall einer Genfunktion hervorgerufenen Tumor (Tumorsuppressorgene) sinnvoll, die intakte Kopie dieses Gens wieder einzuführen. Beruht der Tumor auf der Überaktivität eines Onkogens, kann mittels Antisense-RNA oder siRNA die Überexpression neutralisiert werden. Schließlich versucht man durch Einbringen von Genen für Enzyme, die nichttoxischen Substanzen in toxische Metaboliten umwandeln (Suizidgene), die Tumorzellen gezielt zu zerstören.

Modifikation der Immunantwort

Viele Tumorzellen exprimieren an ihrer Zelloberfläche Moleküle **(tumorassoziierte Antigene)**, die sie prinzipiell für das Immunsystem erkennbar machen. Trotzdem ist die Immunantwort gegen Tumorzellen schlecht bis gar nicht vorhanden. Aus diesem Grund versucht man, die Tumorzellen mit zusätzlichen Genen auszustatten, die zur Produktion von Zytokinen führen; das sind Moleküle, die Immunzellen anlocken und aktivieren. Auch durch das Einbringen von Tumorantigen erkennenden Rezeptoren in die Immunzellen des Patienten lässt sich die Antitumor-Immunantwort verbessern.

Modifikation hämatopoetischer Stammzellen

Bei der Chemotherapie von Tumoren werden als Nebenwirkung die proliferativen Stammzellen des Bluts geschädigt. Dies limitiert die maximal einsetzbare Dosis entscheidend. Durch eine Ex-vivo-Gentherapie der Stammzellen mit Genen, die diesen Zellen eine Resistenz gegen das Zytostatikum vermitteln, z.B. das Multi-drug-resistance-Gen oder die Dihydrofolat-Reduktase, und anschließende Stammzelltransplantation kann eine Erhöhung der verträglichen Dosis erreicht werden.

MERKE

Gentherapie ist die genetische Veränderung von somatischen Zellen durch Gentransfer. Bei hämatopoetischen Zellen und Tumorzellen kann der Gentransfer in Zellkultur erfolgen (Ex-vivo-Therapie), während in andere Zelltypen Gene mittels viraler Vektoren transferiert werden. Bei Erbkrankheiten wird die Funktion des defekten Gens durch das Transgen übernommen. Bei Tumorerkrankungen sollen die Krebszellen gezielt abgetötet oder die Immunantwort und die Zytostatikawirksamkeit erhöht werden.

15.5.3 Xenotransplantation und therapeutisches Klonen

Xenotransplantation

Wegen des Mangels an menschlichen Spenderorganen wurden Versuche unternommen, transplantierbare tierische Organe zu entwickeln, die nicht mehr abgestoßen werden, weil sie die mit dem Empfänger kompatiblen HLA-(MHC-)Moleküle auf ihrer Zelloberfläche tragen. Die Verwendung tierischer Spenderorgane für den Menschen ist allerdings mit dem Risiko behaftet, dass evtl. für das Spendertier ungefährliche – und dadurch unerkannte – Krankheitserreger auf den Empfänger übertragen und dort virulent werden.

Humane Stammzellen

Embryonale Stammzellen

Ähnlich wie bei der Maus lassen sich aus frühen menschlichen Embryonen Zelllinien gewinnen, die sich in vitro nahezu unbegrenzt vermehren lassen. Durch den Zusatz bestimmter Wachstums- und Differenzierungsfaktoren zum Kulturmedium können die embryonalen Zellen veranlasst werden, sich zu verschiedenen Zelltypen zu differenzieren, z.B. Nerven-, Muskel- oder Blutzellen. Sie stehen dann zum **Zellersatz** bei Verletzungen und degenerativen Erkrankungen zur Verfügung. Jedoch muss die immunologische Kompatibilität zwischen Empfänger und den von dem Embryo abstammenden Zellen gewährleistet sein. Es erscheint möglich, eine große Sammlung immunologisch verschiedener embryonaler Stammzellen anzulegen. Die Entwicklung von Organen aus embryonalen Zellen ist bislang nicht gelungen.

Allerdings gibt es eine Reihe ethischer Bedenken wegen der kommerziellen Nutzung humaner Embryonen und der zumindest theoretischen Möglichkeit, analog zu ES-Zell-Technologie bei der Maus, Chimären herzustellen.

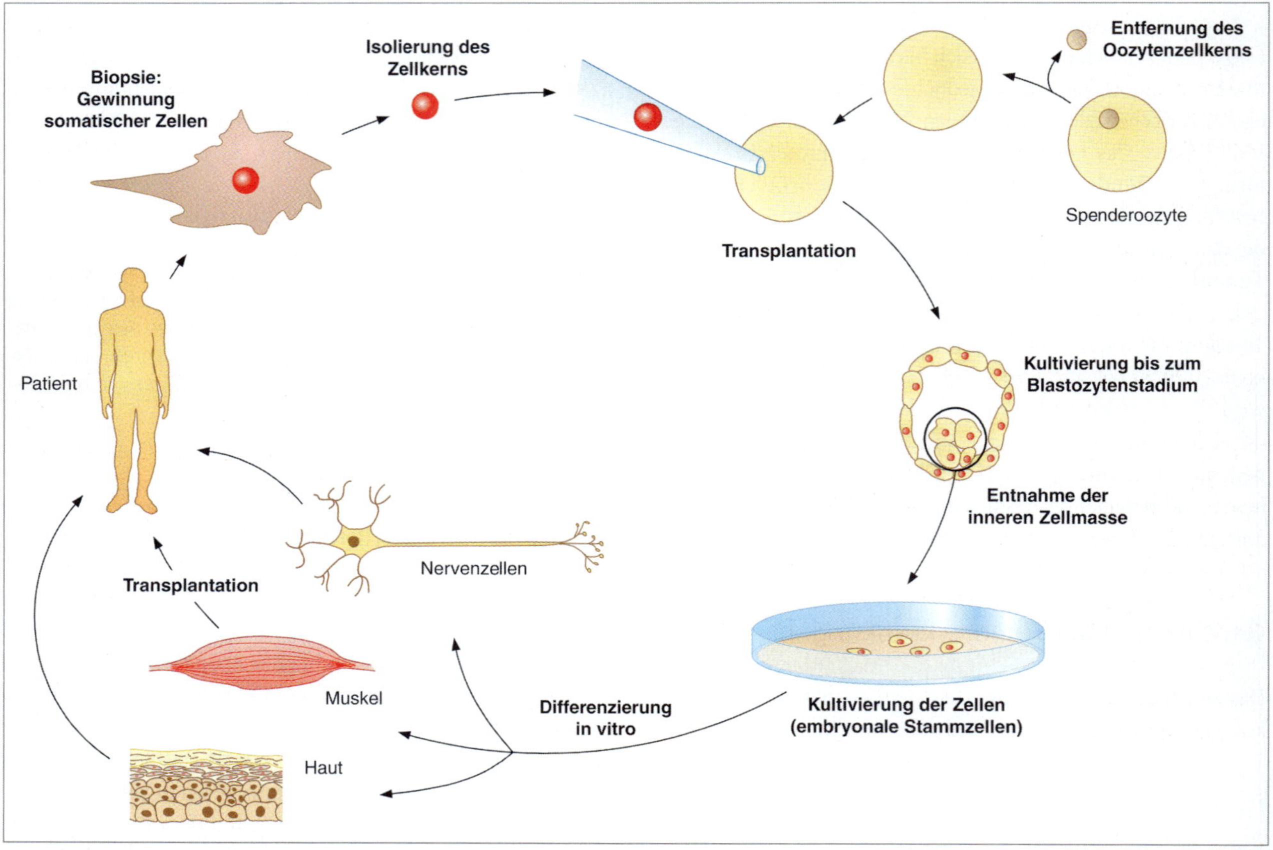

Abb. 15.17 Therapeutisches Klonen als Strategie zum autologen Gewebe- und Organersatz.

Adulte Stammzellen

Die meisten Gewebe des erwachsenen Organismus enthalten neben den differenzierten Zellen, die die Gewebs- oder Organfunktion übernehmen, auch noch undifferenzierte Zellen, die bei Verletzung oder Abnutzung durch Teilung und anschließende Differenzierung einer der beiden Tochterzellen den Zellersatz gewährleisten. Es ist gelungen, solche adulten Stammzellen in Kultur zu nehmen, zu vermehren und in vitro ihre Differenzierung zu voll funktionsfähigen spezialisierten Zellen des entsprechenden Gewebes auszulösen (➤ Abb. 15.17). Auch hier ergibt sich bei der Transplantation in den Patienten das Problem der immunologischen Kompatibilität.

Therapeutisches Klonen

Bei einigen Versuchstieren ist es möglich, den Zellkern aus embryonalen oder sogar vollständig differenzierten, adulten Zellen zu entnehmen und in eine Eizelle einzupflanzen, der vorher der eigene (haploide) Zellkern entfernt wurde. Der implantierte (diploide) Zellkern kann dann spontan die Entwicklung eines normalen Embryos bis hin zu einem gesunden erwachsenen Tier steuern. Das Verfahren ist allerdings nur in seltenen Fällen erfolgreich. Da die so hergestellten Tiere die identische Genausstattung wie der Kernspender haben, handelt es sich um **Klone**.

Das Schaf „Dolly" war das erste Säugetier, das als Klon von einer Ammenmutter geboren wurde. Es alterte allerdings vorzeitig. Klone wurden von Fischen, Fröschen, Mäusen, Katzen, Hunden und einer Reihe landwirtschaftlicher Nutztiere hergestellt.

Die Strategie des therapeutischen Klonens beruht auf der Vorstellung, von einem Patienten aus einer gesunden Zelle den Zellkern zu gewinnen, diesen in eine menschliche, entkernte Empfängereizelle einzupflanzen und sich anschließend bis zum Embryonalstadium entwickeln zu lassen, aus dem dann embryonale Stammzellen gewonnen werden können. Diese werden dann zu dem benötigten Gewebe differenziert und zum Gewebeersatz verwendet. Da die in vitro generierten Zellen genetisch identisch mit dem Patienten sind, gibt es keine Abstoßungsreaktion.

ZUSAMMENFASSUNG

Gentechnik

DNA-Abschnitte werden in vitro neu kombiniert. Die gezielte **Rekombination** erfolgt nach Verdau mit Restriktionsenzymen. Nach Ligation in einen Vektor kann eine Insert-DNA in eine Zelle eingebracht werden, in der das rekombinante DNA-Molekül vermehrt wird. Dieser Prozess wird als **Klonierung** bezeichnet. RNA wird nach Umschreiben in eine cDNA entsprechend kloniert. Die Gesamtheit aller Sequenzen eines Genoms in klonierter Form ergibt eine **Genbank**. Die Isolation von gesuchten Genen aus einer Genbank erfolgt mit klonierten Proben durch molekulare Hybridisierung.
Die **PCR** (Polymerase-Kettenreaktion) ist die rein enzymatische Vermehrung von DNA in vitro mittels einer temperaturstabilen Polymerase.

Die maschinell gesteuerte Reaktion ist eine Abfolge von Replikationszyklen.

Die Entschlüsselung der Basenabfolge eines DNA-Moleküls geschieht durch eine Polymerasereaktion, bei der die zu analysierende Sequenz zum Doppelstrang ergänzt wird. Durch Kettenabbruchnucleotide entsteht eine Vielzahl verkürzter DNA-Stränge, die vom Anfang der gesuchten Sequenz bis zum Ende jede Basenposition repräsentieren.

Wird eine fremde DNA-Sequenz in das Genom integriert, entsteht ein **transgener** oder **genetisch modifizierter Organismus (GMO)**. Dabei kann zusätzliche genetische Information eingeschleust oder das Gen durch eine mutierte Version ersetzt werden. Bei **Knock-out-Mäusen** wird der Genaustausch mittels homologer Rekombination in embryonalen Stammzellen vorgenommen. Nach Transplantation der genetisch manipulierten Zellen entstehen Chimären. Nach Transmission durch die Keimbahn erhält man Tiere, die genetisch von der veränderten embryonalen Stammzelle abstammen.

Rekombinante Proteine mit pharmakologischer Wirksamkeit können in Bakterien, Hefen, Säugerzellen und ganzen Tieren hergestellt werden. Das Transgen wird unter der Kontrolle wirtszellspezifischer Promotoren exprimiert. Aufgrund der Universalität des genetischen Codes ist eine korrekte Proteinsequenz des fremden Genprodukts garantiert. Posttranslationale Modifikationen sind wirtszellabhängig.

Gendiagnostik

Der Nachweis von Punktmutationen und kleinen Deletionen bzw. Insertionen erfolgt mit **PCR** oder Genchips, Aberrationen von 100 bis mehreren 1 000 bp mit **Southern-Blot**. Chromsomale Mutationen werden mittels **FISH** detektiert. Pathologische Veränderungen in der Expression einzelner Gene werden durch **Northern-Blot** oder mittels **RT-PCR** nachgewiesen. Um das Expressionsprofil eines ganzen Gewebes oder Organs zu analysieren, stehen **Expressionschips** zur Verfügung.

Mikrosatelliten sind repetitive Abschnitte der DNA, die meist außerhalb kodierender Sequenzen liegen. Sie variieren in ihrer Länge zwischen einzelnen Individuen. Deshalb eignen sie sich zur Individuenerkennung als **genetischer Fingerabdruck**.

Gentherapie

Genetische Defekte können durch Einführung des entsprechenden korrekten Gens korrigiert werden. Das Einschleusen des Transgens erfolgt ex vivo oder in vivo in somatische Zellen des Patienten. Als Vektoren dienen modifizierte Viren. Zum Ausschalten unerwünschter Gene bietet die **RNA-Interferenz** eine vielversprechende Möglichkeit.

Embryonale und **adulte Stammzellen** können in vitro zu funktionellen Zellen und Geweben differenziert werden. Sie sollen in Zukunft zum Gewebe- bzw. Organersatz verwendet werden. Beim therapeutischen Klonen sollen Zellkerne aus gesunden Zellen des Patienten in embryonale Stammzellen transferiert werden. Die von diesen manipulierten embryonalen Stammzellen abgeleiteten Gewebe sind wegen des gleichen Immunotyps für die Transplantation in den Patienten besonders geeignet.

Fragen

1. Sie sollen für eine rezessive Erbkrankheit, die auf eine Punktmutation im Gen X zurückzuführen ist, ein Krankheitsmodell in der Labormaus erstellen. Beschreiben Sie die Vorgehensweise. Denken Sie dabei an embryonale Stammzellen, homologe Rekombination und Chimären.
2. Welche Behandlungsmöglichkeiten eröffnet die Gentherapie? Denken Sie dabei an Erbkrankheiten und Krebserkrankungen.
3. Welche Bedeutung haben Restriktionsendonucleasen für die Gentechnik? Denken Sie dabei an Sequenzspezifität und Restriktionsfragmentlängen.
4. Sie sollen einen Vektor konstruieren, um ein menschliches Proteinhormon in Zellkulturen zu produzieren. Besonders geeignet für dieses Protein sind CHO-Zellen (CHO = Chinese hamster ovary). Welche Bestandteile muss der Vektor enthalten? Denken Sie dabei an Promotor, Selektion und Signalpeptid.
5. Zur Entwicklung eines PCR-Tests für eine krankheitsauslösende Mutation steht die Sequenzinformation um die Mutationsstelle zur Verfügung:
   5'...ATTGCCTAAGTCCGA**GCT**GAACCCGATTAAGGCTAT...3'
   Bei den betroffenen Patienten sind die markierten Positionen (Fettmarkierung) deletiert. Die Sequenz 500 Basenpaare weiter in 3'-Richtung lautet:
   5'...GCATTTGATCCATGGGCCTATTTTAGCCCATTGATGC...3'
   Schlagen Sie Primersequenzen von 18 Nucleotiden Länge vor, um das gesunde Allel bzw. das mutierte Allel spezifisch in der PCR als Produkt zu amplifizieren.
6. Mittels PCR wurde DNA für eine Sequenzierungsreaktion von einem Patienten erhalten, der von seiner Mutter eine normale Sequenz des Gens Y (5'...GGATCTGAATCCGTA...3') und von seinem Vater ein mutiertes Gen (5'...GGATCTGGATCCGTA...3') geerbt hat. Wie sieht das Ergebnis der Sequenzierung des gesamten PCR-Produkts mit den radioaktiven Verfahren (analog ➤ Abb. 15.8b) und dem automatisierten Fluoreszenzverfahren (analog ➤ Abb. 15.8c) aus?
7. Wie funktioniert eine Mikrosatellitenanalyse? Was kann das Ergebnis verfälschen? Denken Sie dabei an Repeat-Anzahl und Mutationen.
8. Beschreiben Sie die Klonierung eines Inserts in einem Plasmidvektor.
9. Wie kann ein Gen durch Erstellung einer cDNA-Bank isoliert werden?

019 IMPP-Fragen

KAPITEL

16 Intrazelluläre Kompartimente

J. Roth

Praxisfall

Herr R. S. ist 57 Jahre alt und Nichtraucher. Bei ihm ist im 34. Lebensjahr eine chronisch-obstruktive Lungenerkrankung diagnostiziert worden. Klinisch steht seit Längerem ein fortschreitendes Lungenemphysem im Vordergrund. Bei der Lungenfunktionsprüfung zeigte die Spirometrie Hinweise auf einen exspiratorischen Kollaps der kleinen Atemwege. Des Weiteren wurden eine chronisch-aktive Hepatitis diagnostiziert und anlässlich einer im 48. Lebensjahr durchgeführten Leberbiopsie eine Leberzirrhose festgestellt. In der ersten Leberbiopsie fanden sich im Zytoplasma der Hepatozyten auffällige, PAS-positive Einschlüsse, die immunhistochemisch Ablagerungen von α_1-Antitrypsin entsprachen. Die Serumkonzentration des α_1-Antitrypsins lag bei 0,2 g/L (Normalbereich 0,9 bis 2,0 g/L) bei gleichzeitig auf 1,1% erniedrigter γ-Globulin-Fraktion, mäßiger Cholestase und leicht erhöhten Transaminasen. Bei der isoelektrischen Fokussierung fand sich der PiZZ-Phänotyp des α_1-Antitrypsins (Proteinaseinhibitor, Z-Allel), der durch DNA-Analyse bestätigt wurde. Somit handelt es sich um einen α_1-Antitrypsin-Mangel, der durch eine Punktmutation (E342K) bedingt ist. Diese und andere Formen des α_1-Antitrypsin-Mangels stellen eine Proteinfaltungskrankheit dar. Fehlgefaltetes α_1-Antitrypsin wird durch die Qualitätskontrolle im endoplasmatischen Retikulum erkannt und zurückgehalten. Es können sich unlösliche α_1-Antitrypsin-Aggregate bilden, die zur Apoptose von Leberzellen führen. Daraus kann eine Leberzirrhose resultieren. Der durch die Störung der Sekretion des α_1-Antitrypsins verminderte Serumspiegel ist Ursache für die Lungenerkrankung. Wegen des fehlenden α_1-Antitrypsins, das ein Proteinasehemmer ist, kann die Leukozytenelastase nicht inaktiviert werden, was zum Abbau der elastischen Fasern in der Lunge und somit zum Lungenemphysem führt.

Zur Orientierung

In diesem Kapitel werden die Zelle und ihre einzelnen Bestandteile aus biochemischer Sicht dargestellt. Biochemische Prozesse finden zumeist in strukturell definierten Bestandteilen von Zellen statt. Ihre Aktivität und Koordination erfordern **räumliche Trennungen** sowohl innerhalb von Zellen als auch zwischen Zellen. Eine detaillierte Kenntnis der zellulären Strukturen, in denen die verschiedensten biochemischen Prozesse ablaufen, ist somit Voraussetzung für eine ganzheitliche Betrachtung der Biochemie von Zellen und Geweben. Auch auf die Krankheiten, die aus Schäden oder Fehlfunktionen der Zellkompartimente resultieren können wird eingegangen.

16.1 Aufbau eukaryontischer Zellen

Tierische Zellen bestehen aus dem **Zellkern** und dem **Zytoplasma** und werden durch die **Plasmamembran** von ihrer Umgebung abgegrenzt. Das Zytoplasma beinhaltet verschiedene membranbegrenzte Strukturen, die als **Organellen** bezeichnet werden. Die Bezeichnung Organelle ist somit ein **über die Struktur** definierter Begriff: Die Organellen sind die komplexen supramolekularen Strukturen, in denen spezifische biochemische Prozesse ablaufen.

Wenn **funktionelle Aspekte** im Vordergrund der Betrachtung subzellulärer Strukturen stehen, wird die Bezeichnung **intrazelluläres Kompartiment** verwendet. Obwohl alle tierischen Zellen hinsichtlich ihrer verschiedenen intrazellulären Kompartimente über eine gleiche Grundausstattung verfügen (➤ Abb. 16.1), gibt es abhängig von ihrer Funktion und Spezialisierung quantitative Unterschiede. So ist das raue endoplasmatische Retikulum (rER) (➤ Kap. 16.3.1) in Zellen mit einer hohen Proteinsyntheserate wie den Hepatozyten und den exokrinen Pankreasepithelzellen besonders stark entwickelt. Im Gegensatz zu den meisten anderen Zelltypen findet sich ein stark entwickeltes glattes endoplasmatisches Retikulum (➤ Kap. 16.3.2) z.B. in den steroidhormonproduzierenden Zellen der Nebennierenrinde.

16

Schon gewusst

In normalen Hepatozyten machen das Zytosol 54%, der Zellkern 6%, das raue ER 9% und glattes ER weniger als 6% des gesamten Zellvolumens aus. Nicht unerwartet werden 22% des Zellvolumens von Mitochondrien und nur 1% von Peroxisomen eingenommen. Große Unterschiede bezüglich der relativen Anteile zellulärer Membranen bestehen zwischen verschiedenen Zelltypen. In Hepatozyten machen die Membranen des rauen ER 35% und in exokrinen Pankreaszellen 60% der gesamten zellulären Membranen aus. Andererseits stellen die Membranen des glatten ER in Hepatozyten 16% und in exokrinen Pankreaszellen weniger als 1% der zellulären Membranen dar. Bemerkenswert ist auch, dass in den meisten Zelltypen die Plasmamembran nur etwa 2–5% der zellulären Membranen ausmacht.

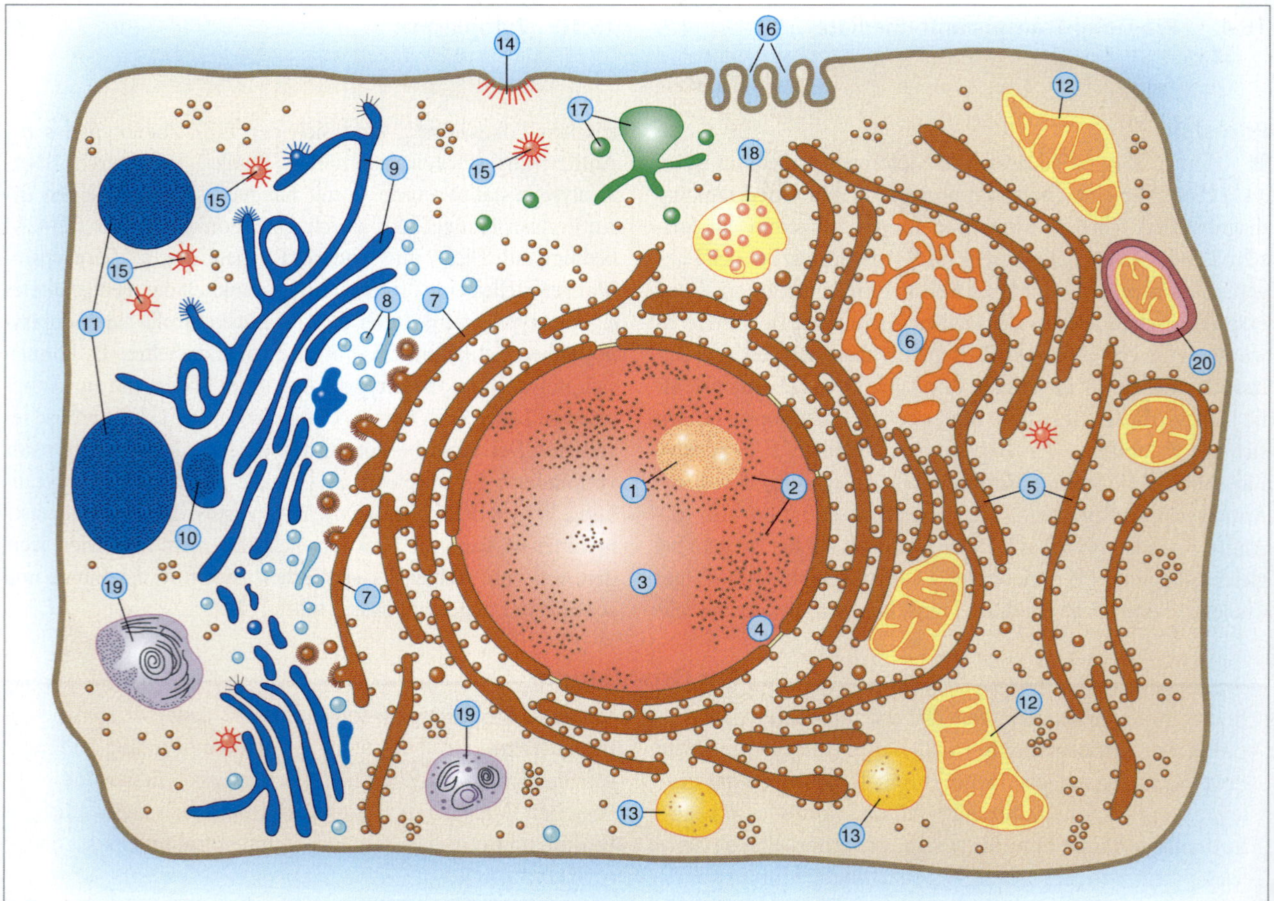

Abb. 16.1 Idealisierte schematische Darstellung einer eukaryontischen Zelle und ihrer Organellen. Die Darstellung der Organellen ist nicht maßstabsgerecht. (1) Zellkern mit Nucleolus, (2) kondensiertes Chromatin (Heterochromatin), (3) dekondensierte Chromatinfäden (Euchromatin) und (4) Kernhülle mit Kernporenkomplexen. (5) Raues, (6) glattes, (7) transitorisches endoplasmatisches Retikulum, (8) Prä-Golgi-Transportintermediate, (9) Golgi-Apparat, (10) unreife Sekretgranula im *trans*-Golgi-Apparat und (11) reife Sekretgranula. (12) Mitochondrien, (13) Peroxisomen, (14) clathrinüberzogene Membranbucht und (15) clathrinüberzogene Vesikel, (16) Caveolae, (17) Endozytosevesikel und Endosomen, (18) multivesikuläres Körperchen, (19) Lysosomen und (20) Autophagolysosom.

Blick ins Labor

Biochemische Prozesse in der Zelle können mittels verschiedener mikroskopischer Verfahren untersucht werden.

- Das **Lichtmikroskop** erreicht eine optischen Auflösung von 0,2 µm (➤ Abb. 16.2). **Antikörper** ermöglichen den Nachweis der unterschiedlichen zellulären Bausteine (Proteine, Glykolipide, Zuckerstrukturen) und deren Zuordnung zu subzellulären Strukturen mit der Technik der **Immunhistochemie**. Antikörper gegen organellenspezifische Proteine gestatten die Markierung der verschiedenen zellulären Organellen. Zur Sichtbarmachung der Immunmarkierung im Lichtmikroskop werden an Antikörper gekoppelte Enzyme, Fluoreszenzfarbstoffe und Goldpartikel verwendet. In Ergänzung zu organellenspezifischen Antikörpern sind nichtimmunologische Reagenzien (sog. Tracker) zur Darstellung verschiedener zellulärer Organellen verfügbar. Gegenüber der klassischen **Fluoreszenzmikroskopie** kann mittels der **konfokalen Laserscanningmikroskopie** die Schärfe der Immunfluoreszenz enorm verbessert werden. Durch das konfokale optische Schneiden wird das nicht in der Fokusebene gelegene Fluoreszenzlicht herausgefiltert. Ein weiterer Vorteil der konfokalen Laserscanningmikroskopie besteht darin, dass mit Serien von konfokalen optischen Schnitten die dreidimensionale Rekonstruktion der intrazellulären Organellen möglich wird. Die **totale interne Reflexionsmikroskopie** wird für die Untersuchung von Vorgängen eingesetzt, die sich nahe der Plasmamembran abspielen, wie z.B. Endozytose und Exozytose.
- Die **Lebendzellbeobachtung** mit Phasenkontrast und Zeitraffermikroskopie ist eine klassische Methode zur Analyse der Zellwanderung in Zellkulturen. Seit einigen Jahren ist es möglich geworden, die Beweglichkeit und den vesikulären Transport von einzelnen Proteinen in bzw. zwischen intrazellulären Organellen in lebenden Zellen zu analysieren. Grundlage hierfür sind ein natürliches fluoreszierendes Protein, das **GFP** (green fluorescent protein), und andersfarbig fluoreszierende Varianten, die gentechnologisch an das zu untersuchende Protein fusioniert werden. Der vesikuläre Transport zwischen dem ER und dem Golgi-Apparat kann in Zellen, die entsprechende fluoreszierende Fusionsproteine exprimieren, mit digitaler Videomikroskopie verfolgt werden. Moderne **Fluoreszenz-Photobleichungstechniken**, wie **FRAP** (Fluoreszenzerholung nach Photobleichung) und **FLIP** (Fluoreszenzverlust nach Photobleichung), ermöglichen es zudem, dynamische Vorgänge in intrazellulären Kompartimenten lebender Zellen zu untersuchen.
- **Die Transmissionselektronenmikroskopie** übertrifft mit einer optischen Auflösung von etwa 20 nm die der Lichtmikroskopie deutlich. Die klassische **Transmissionselektronenmikroskopie** von 50–70 nm ultradünnen Gewebeschnitten ist nach wie vor unentbehrlich für die Untersuchung der intrazellulären Organellen (➤ Abb. 16.3).
- Bei der **Immunelektronenmikroskopie** werden Proteine durch spezifische, mit Goldpartikeln markierte Antikörper nachgewiesen (➤ Abb. 16.4). Es können so intrazelluläre Organellen hinsichtlich der Anwesenheit und der Verteilung von Proteinen, Lipiden oder spezifischen Zuckerstrukturen untersucht werden. Die Goldpartikelmarkierung kann zudem quantifiziert werden und liefert dadurch Informationen zur Menge des untersuchten Moleküls.
- Die Untersuchung von Serien konsekutiver ultradünner Schnitte ermöglicht die **dreidimensionale Rekonstruktion** von intrazellulären Strukturen. Dabei stellte sich z.B. heraus, dass Mitochondrien stark verzweigte Organellen sind. Neue Entwicklungen für die Fixierung von Kristallen makromolekularer Proteinkomplexe, Viren, Zellen und Geweben wie das Hochdruck-Schnellgefrieren haben die **Elektronentomographie** zur Methode der Wahl für die hochauflösende dreidimensionale Rekonstruktion werden lassen. So konnten z.B. das ER-Translokon, Proteasomen, 70S-Ribosomen oder Viren mit einer Auflösung von wenigen Å rekonstruiert werden. Die **Kryoelektronentomographie** erlaubt Strukturuntersuchungen und dreidimensionale Rekonstruktionen von ganzen Zellen und deren Bestandteilen wie z.B. der Kernporenkomplexe (➤ Abb. 16.6b–d) in tiefgefrorenem, quasi nativem Zustand. Schnelle Rechner ermöglichen dann die Rekonstruktion und Betrachtung der Strukturen aus den verschiedensten Blickwinkeln. So können auch interessante Einblicke in die räumliche Beziehung von Organellen zueinander erhalten werden.

16.2 Zellkern

Der **Interphasenzellkern** ist von einer Doppelmembran umgeben, der **Kernhülle**, die von den **Kernporenkomplexen** durchsetzt ist. Die Kernhülle umschließt das **Nucleoplasma**, das aus verschiedenen, nicht membranbegrenzten Kompartimenten (Kernkörperchen) besteht. Das markanteste Kompartiment ist der bereits lichtmikroskopisch erkennbare Nucleolus. Die innere Oberfläche der Kernhülle ist von der **Kernlamina** überzogen.

16.2.1 Nucleoplasma

Das Nucleoplasma beinhaltet mit der **DNA** das Genom der Zelle und ist der Ort der DNA-Replikation. Des Weiteren finden hier die Neusynthese der **RNA** sowie deren Reifung und Verpackung in Ribonucleoproteinpartikel statt. Verschiedene Kompartimente des Nucleoplasmas, wie der **Nucleolus**, die **Interchromatingranula**, die **Cajal bodies (Coiled bodies)** und das transkriptional inaktive **kondensierte Chromatin (Heterochromatin)**, sind elektronenmikroskopisch leicht erkennbar (➤ Abb. 16.5a), während andere Strukturen, wie die aktiven

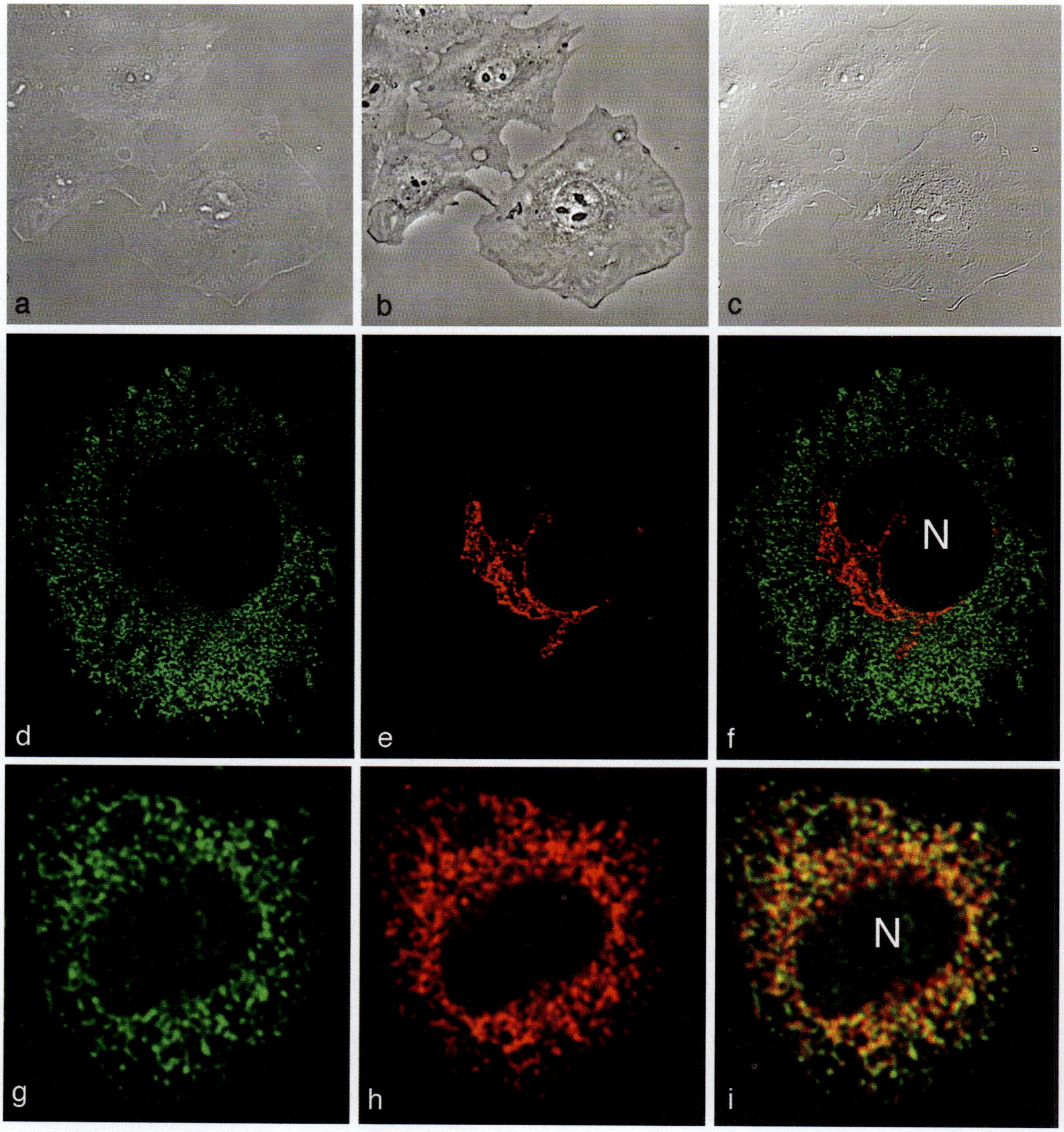

Abb. 16.2 Lichtmikroskopische Darstellung von Zellen und Organellen.

a) Kultivierte Rattenhepatozyten unter Hellfeldbedingungen; bedingt durch den schwachen Kontrast sind die Umrisse der Zellen und die Zellkerne mit den Nucleoli nur schattenhaft erkennbar.

b) Durch **Phasenkontrast** werden die Gestalt der Zellen, insbesondere ihre feinen Zytoplasmafortsätze, die Zellkerne mit den Nucleoli und das perinucleäre granuläre Zytoplasma besser erkennbar.

c) Durch das **Differenzial-Interferenzkontrastverfahren (Nomarski)** wird eine reliefartige, quasidreidimensionale Darstellung der Zellen erreicht.

d) Das endoplasmatische Retikulum (ER) in einem kultivierten Rattenhepatozyten ist mit einem Antikörper gegen die Glucosidase II (eine glucosetrimmende Glykosidase im ER) mit der Technik der **konfokalen Immunfluoreszenz** dargestellt. Zur Sichtbarmachung der Bindung des primären Antikörpers wurde ein mit Fluoreszenzfarbstoff markierter sekundärer Antikörper eingesetzt, der die Immunmarkierung in Grün erscheinen lässt.

e) Die gleiche Zelle, jedoch ist jetzt der Golgi-Apparat mit einem Antikörper gegen die Golgi-Mannosidase II rot markiert.

f) Digitale Überlagerung von (d) und (e). Solche Doppelmarkierungen erlauben die Darstellung und Untersuchung verschiedener subzellulärer Strukturen in der gleichen Zelle. Konfokale Doppelimmunfluoreszenz für Glucosidase II **(g)** und für Glucosyltransferase **(h)** sowie digitale Überlagerung **(i)**, die zu einer gelborangenfarbenen Mischfarbe führt, da beide Proteine im ER vorhanden sind. N: Nucleus.

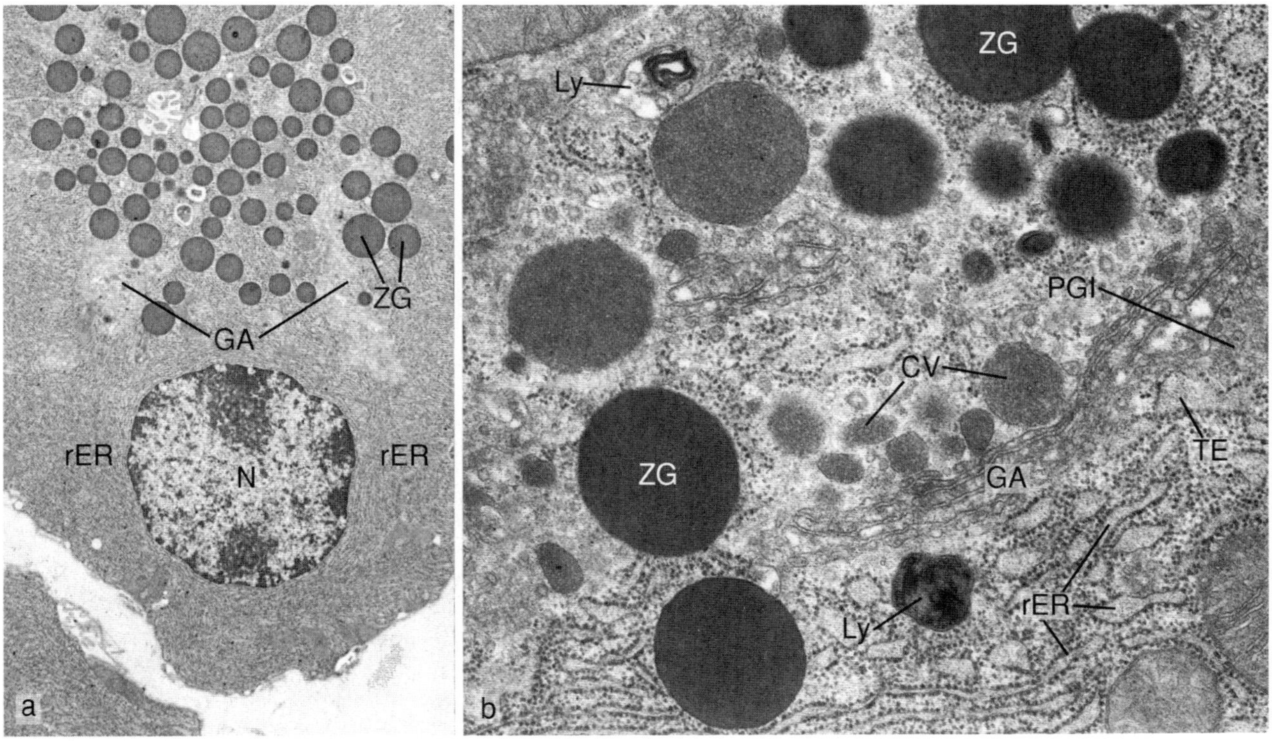

Abb. 16.3 Elektronenmikroskopische Darstellung von Organellen in einer exokrinen Pankreasepithelzelle.

a) Bei schwacher Vergrößerung sind lediglich der Zellkern (N) und das von Zisternen des rauen ER (rER) und von Zymogengranula (ZG) ausgefüllte Zytoplasma sowie grob der Golgi-Apparat (GA) erkennbar.

b) Bei stärkerer Vergrößerung sind die verschiedenen Organellen, wie die Zisternen des rauen ER (rER), das transitorische ER (TE), ein Prä-Golgi-Transportintermediat (PGI), der Golgi-Apparat (GA), unreife Sekretgranula (CV), Zymogengranula (ZG) und Lysosomen (Ly), gut erkennbar.

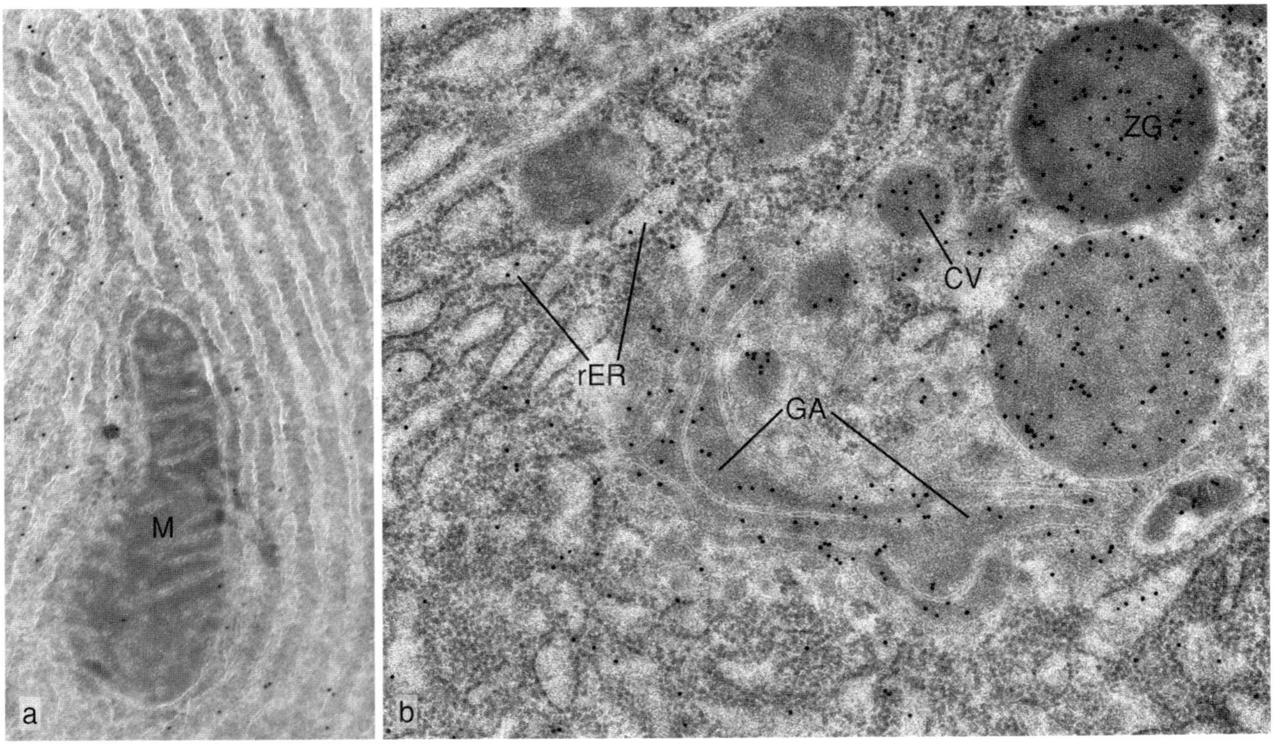

Abb. 16.4 Immunelektronenmikroskopische Lokalisierung von Proteinen in Organellen.

a) Immungoldmarkierung für Glucosidase II im rauen ER; ultradünner Gefrierschnitt, Pankreas. Die Goldpartikel sind als schwarze Punkte sichtbar; Mitochondrium (M).

b) Immungoldmarkierung für Amylase im rauen ER (rER), im Golgi-Apparat (GA), in unreifen Sekretgranula (CV) und Zymogengranula (ZG); ultradünner Gewebeschnitt von in Kunstharz eingebettetem Pankreas.

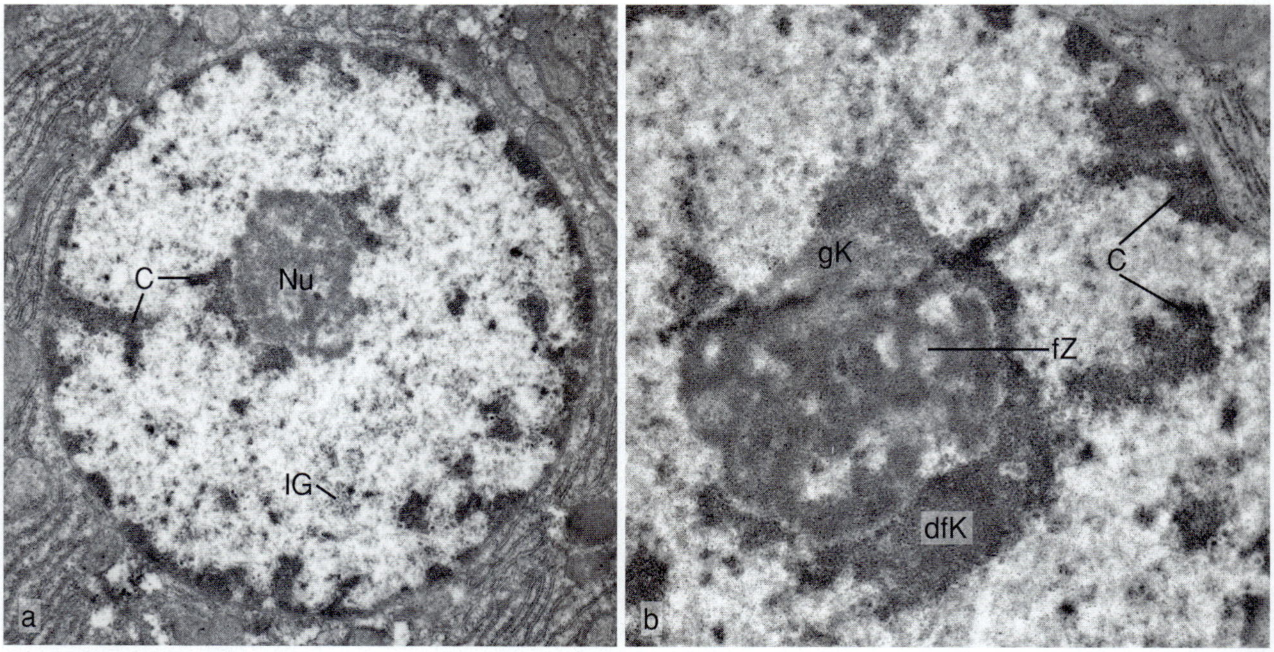

Abb. 16.5 Zellkern.
a) Übersichtsvergrößerung: Nucleolus (Nu), kondensiertes Chromatin (C) und Interchromatingranula (IG) im Euchromatin.
b) Zellkerndetail mit einem Nucleolus und kondensiertem Chromatin (C); fibrilläres Zentrum (fZ), dichte fibrilläre Komponente (dfK) und granuläre Komponente (gK) des Nucleolus.

dekondensierten Chromatinfäden (Euchromatin), nur gering elektronendicht sind.

Die DNA der einzelnen Chromosomen ist im Interphasenzellkern in sog. **Chromosomenterritorien** konzentriert, deren Lage im Nucleoplasma stabil bleibt. Gleichermaßen stabil positioniert sind andere Kernkompartimente wie z.B. der Nucleolus und das Splicing-factor-Kompartiment, das elektronenmikroskopisch den Interchromatingranula entspricht. Allerdings weisen diese morphologisch stabil erscheinenden **Kompartimente** eine hohe **innere Dynamik** auf, da die sie aufbauenden Komponenten sich ständig zwischen ihnen und dem umgebenden Nucleoplasma austauschen. Das führt dazu, dass nucleäre Kompartimente innerhalb von 1–2 min komplett umgesetzt werden. Gleichermaßen dynamisch verhalten sich die chromatinbindenden Proteine, die kontinuierlich mit dem Chromatin assoziieren und dissoziieren. Der schnelle Transport ist i.d.R. energieunabhängig und wegen des schwammartigen porösen Aufbaus der Kernkompartimente möglich. Diese strukturelle Organisation erlaubt auch die Diffusion von RNA-Partikeln durch kompaktere Kernregionen wie das kondensierte Chromatin. Diese vielfältigen dynamischen Interaktionen und die damit verbundene zeitlich begrenzte Retention von Molekülen regulieren wahrscheinlich die Funktion der jeweiligen Kernkompartimente.

Das **kondensierte Chromatin** liegt vorzugsweise in der Zellkernperipherie, ist aber auch dem Nucleolus angelagert. Am Nucleolus entspricht es den Territorien von Nucleolusorganisationsregionen-(NOR-)tragenden Chromosomen, in denen die Gene für die Synthese der Vorstufen der ribosomalen RNA (Prä-rRNA) lokalisiert sind. In der Peripherie des kondensierten Chromatins befindliche **Perichromatinfibrillen** sind in die DNA-Replikation einbezogen.

Die **Nucleoli** sind der Ort der Transkription von rRNA und der Biogenese der Ribosomen. Sie bestehen aus einer dichten fibrillären Komponente, der granulären Komponente und dem fibrillären Zentrum (➤ Abb. 16.5b). Das fibrilläre Zentrum ist der Ort der Transkription und stellt einen Speicher für Proteine dar. Die dichte fibrilläre Komponente ist reich an neu synthetisierter Prä-rRNA, während die granuläre Komponente präribosomale Partikel enthält.

Die **Funktion** der verschiedenen anderen Kernstrukturen ist nur unvollständig bekannt. In den **Cajal bodies** werden Transkriptionskomplexe zusammengefügt und gespeichert und auch nucleoläre Ribonucleoproteine gebildet. In den **Interchromatingranula** (Splicing-factor-Kompartiment) sind für das Prä-mRNA-Spleißen benötigte RNA und Proteine angereichert. Allerdings findet in ihnen nur wenig Prä-mRNA-Spleißen statt, sodass sie womöglich Speicherorte von Spleißkomplexen sind.

16.2.2 Kernhülle und Kernporenkomplexe

Die Kernhülle wird von zwei Membranen gebildet, welche die sog. **perinucleäre Zisterne** umschließen. Die **innere Kernmembran** umgibt das Nucleoplasma. Die **äußere Kernmembran** ist von Ribosomen besetzt und Bestandteil des rauen ER. Die perinucleäre Zisterne und das raue ER stehen über ihr Lumen in Kontakt miteinander, da die äußere Kernmembran sich lokal in die des rauen ER fortsetzt.

Die Kernhülle ist von zahlreichen **Kernporenkomplexen** durchsetzt, an denen die innere und die äußere Kernmembran ineinander übergehen (➤ Abb. 16.6a). Ihre Anzahl variiert in Abhängigkeit vom Zelltyp und von seiner Aktivität um einen Mittelwert von etwa 4000 pro Zellkern. Die Bedeutung der Kernporenkomplexe für den bidirektionalen Transport zwischen dem Nucleoplasma und dem Zytoplasma und die hierbei beteiligte Gruppe von Transportproteinen, Importine und Exportine, werden in ➤ Kap. 17.2 detailliert behandelt. Proteine bis etwa 60 kDa können durch die Kernporenkomplexe diffundieren, während solche mit einer größeren Molekülmasse aktiv transportiert werden.

Die Kernporenkomplexe sind aus mehr als 30 verschiedenen Proteinen, den **Nucleoporinen**, aufgebaut. Das **Grundgerüst eines Kernporenkomplexes** besteht aus einem dreiteiligen Zylinder, der einen Kanal bildet (➤ Abb. 16.6b–d). In dem dem Zytoplasma zugewandten Lumen der Kernpore befindet sich der sog. zentrale Pfropfen oder Transporter. Bei ihm handelt es sich um Import/Export-Transportgut. Ein Kernporenkomplex weist eine achtfache Rotationssymmetrie auf, da er aus acht gleichartigen Modulen aufgebaut ist (➤ Abb. 16.6d und ➤ Kap. 17.2).

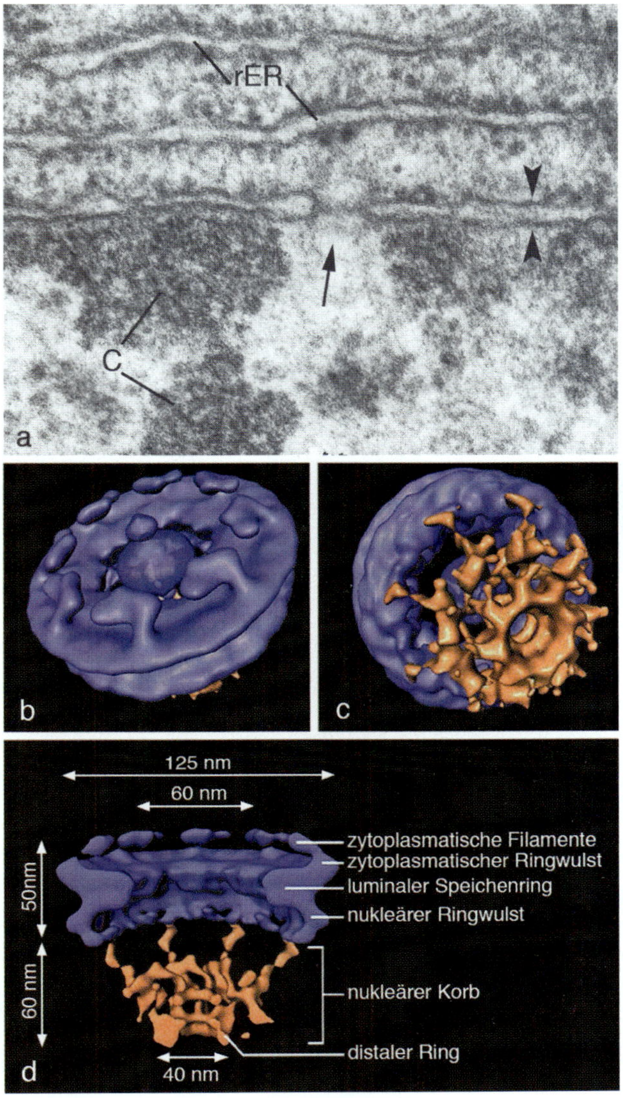

Abb. 16.6 Kernhülle und Kernporenkomplexe.
a) Kernhülle mit äußerer und innerer Kernmembran (Pfeilköpfe), die einen von einem Diaphragma (Pfeil) durchspannten Kernporenkomplex bilden; kondensiertes Chromatin (C), Zisternen des rauen ER (rER). Transmissionselektronenmikroskopie.
b–d) Dreidimensionale Rekonstruktion eines intakten, transportkompetenten Kernporenkomplexes durch Kryoelektronentomographie:
(b) Ansicht der zytoplasmatischen Seite, **(c)** Ansicht der nucleären Seite und **(d)** Querschnitt entlang der Längsachse des Kernporenkomplexes. Die drei übereinandergelagerten Hauptstrukturen des Zylinders sind der in die Kernhülle eingebettete, aus acht speichenartigen Elementen bestehende luminale Ring, der mit ihm verbundene, aus acht gleichen Untereinheiten aufgebaute zytoplasmatische Ringwulst sowie der mit ihm verbundene, ebenfalls aus acht gleichen Untereinheiten aufgebaute nucleäre Ringwulst. Von beiden Ringwülsten gehen acht Filamente aus. Die Filamente des nucleären Ringwulstes bilden mit dem distalen Ring eine korbartige Struktur.

16.2.3 Kernlamina

Die **Kernlamina** besteht aus einer elektronenmikroskopisch erkennbaren Schicht fibrösen Materials, das der inneren Kernmembran anliegt (➤ Abb. 16.7). Ihre Dicke variiert je nach Zelltyp zwischen 30 und 80 nm. Die Kernlamina ist ein zweidimensionales orthogonales Netzwerk, das aus den Laminen A, B und C besteht. Die **Lamine** gehören der Familie der **Intermediärfilamente** an (➤ Kap. 19.1.1). Mit Beginn der Mitose werden sowohl die Kernlamina als auch die Kernhülle aufgelöst; sie bilden sich erst während der späten Anaphase wieder zurück. Die Funktion der Kernlamina ist vielfältig. Lamine sind für die Aufrechterhaltung der Gestalt und für die mechanische Belastbarkeit der Kernhülle und somit des Zellkerns wichtig. Ferner verknüpfen Lamine die Chromosomen mit der inneren Kernmembran. Dadurch sind sie in die DNA-Replikation und -Reparatur sowie in die RNA-Polymerase-II-Transkription und somit in die Regulation der Genexpression einbezogen.

Klinik

Mutationen des Lamin-A-Gens verursachen Deformationen der Zellkerne, die Ablösung des Heterochromatins von der inneren Kernmembran und Defekte bei der DNA-Reparatur. Sie sind die Ursache für eine Reihe schwerster Krankheiten, die unter dem Überbegriff **Laminopathien** zusammengefasst werden. Laminopathien betreffen die Herz- und Skelettmuskulatur, das Fettgewebe und periphere Nerven und führen zu dilatativer Kardiomyopathie oder diversen Formen von Muskeldystrophie (z.B. autosomal-dominante Emery-Dreifuss-Muskeldystrophie), zu familiärer partieller Dunnigan-Lipodystrophie oder zur Charcot-Marie-Tooth-Neuropathie. Klinisch am eindrucksvollsten sind die durch Lamin-A-Mutationen bedingten vorzeitigen Alternssyndrome (Progerien, ➤ Kap. 30.6.1) wie das Hutchinson-Gilford-Progeriesyndrom.

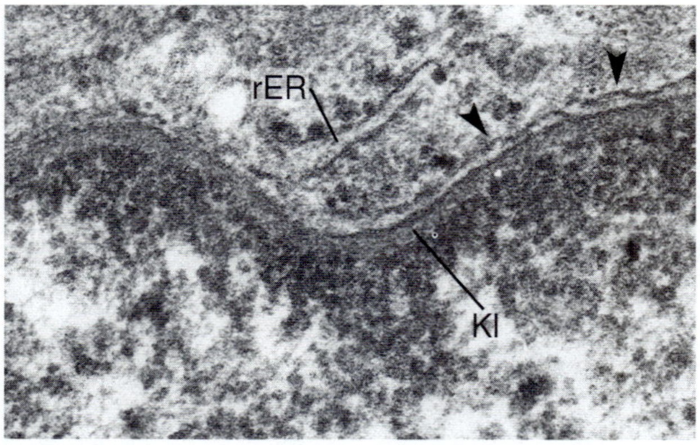

Abb. 16.7 Kernlamina. Die Kernlamina (Kl) liegt als ein amorph erscheinendes Band zwischen der inneren Kernmembran und dem kondensierten Chromatin; äußere Kernmembran (Pfeilköpfe), Zisterne des rauen ER (rER).

MERKE

Das Nucleoplasma besteht aus verschiedenen, nicht membranbegrenzten Kompartimenten (Kernkörperchen). Die Bestandteile der meisten stabil erscheinenden Kompartimente weisen aber einen hohen Umsatz auf. Sowohl Proteine als auch RNA bewegen sich relativ ungehindert und schnell im Nucleoplasma. Die temporäre Retention von mobilen Proteinen und die Interaktion mit Strukturelementen der Kernkompartimente regulieren deren Funktion.

Die Kernhülle besteht aus einer Doppelmembran, die von Kernporenkomplexen durchsetzt ist. Diese sind modular aufgebaute zylindrische Strukturen, durch die ein aktiver, bidirektionaler Transport zwischen Nucleoplasma und Zytoplasma erfolgt.

Die Kernlamina liegt der inneren Kernmembran an und ist aus Laminen aufgebaut. Neben mechanischen, strukturerhaltenden Funktionen für den Zellkern regulieren Lamine die Genexpression und sind an der Steuerung des Alternsprozesses beteiligt.

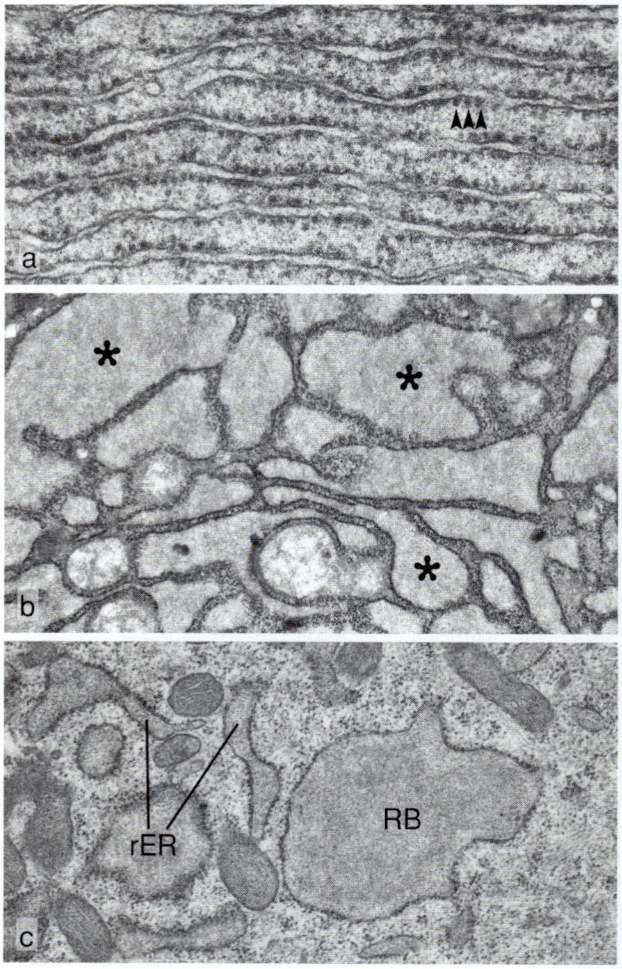

Abb. 16.8 Raues endoplasmatisches Retikulum.
a) Quergeschnittene parallel angeordnete Zisternen des rER in einem Hepatozyten der Rattenleber; Pfeilköpfe weisen auf Ribosomen an der zytosolischen Seite der ER-Zisternen.
b) Erweiterte Zisternen (Sterne) des rER einer immunglobulinspeichernden Plasmazelle.
c) Lokale Erweiterung des rER durch Aggregate fehlgefalteter Proteine. Diese auch lichtmikroskopisch sichtbaren Strukturen werden als Russell-Körperchen (RB) bezeichnet.

16.3 Endoplasmatisches Retikulum

Das endoplasmatische Retikulum besteht aus zwei strukturell und funktionell unterscheidbaren Anteilen: dem rauen und dem glatten ER. Die beiden Anteile des ER bilden ein miteinander verbundenes Membransystem mit einem gemeinsamen Lumen, das sich netzwerkartig durch das gesamte Zytoplasma erstreckt. Die Form und Ausdehnung des ER ändern sich ständig, und seine residenziellen Membranproteine und -lipide sind mobil.

16.3.1 Raues endoplasmatisches Retikulum

Das **raue ER (rER)** besteht aus einem Netzwerk untereinander verbundener, flacher, membranbegrenzter **Zisternen**. In Zellen mit sehr hoher Proteinsyntheserate wie den Hepatozyten oder den Pankreasazinuszellen sind große Anteile des Zytoplasmas mit dicht gepackten, parallel angeordneten Zisternen gefüllt, was zur Bezeichnung **Ergastoplasma** („arbeitsreiches Plasma“) geführt hat. Die Bezeichnung rER rührt daher, weil die zytosolische Oberfläche der Zisternen mit **Ribosomen** besetzt ist (➤ Abb. 16.8a). Die membranassoziierten Ribosomen des ER bilden **Polysomen**, die haarnadelförmige oder spiralige Anordnungen entlang der zu translatierenden RNA einnehmen. An dieser Stelle sei erwähnt, dass an den nicht ER-membrangebundenen Polysomen die zytosolischen und peroxisomalen Proteine sowie verschiedene nicht von der mitochondrialen DNA kodierte mitochondriale Proteine synthetisiert werden.

Die **Hauptaufgaben des rER** sind die Synthese von Membranproteinen für die diversen Organellen und sekretorischen inklusive lysosomaler Proteine. Weitere Aufgaben bestehen in der posttranslationalen Modifikation von Proteinen, in der Kontrolle von Proteinfaltung und -transport sowie in der posttranslationalen Modifizierung von Proteinen (z.B. initiale *N*-Glykosylierung; ➤ Kap. 17.5).

Das rER kann in **morphologisch unterscheidbare Domänen** unterteilt werden: die **Zisternen**, die **äußere Kernmembran** und das **transitorische ER** (➤ Kap. 16.4). Das transitori sche ER stellt spezialisierte Anteile von Zisternen dar, die partiell frei von Ribosomen sind. In diesen ribosomenfreien Anteilen werden von **COP-II** überzogene Membranknospen gebildet (COP = coat protein, ➤ Kap. 17.6.1 und ➤ Abb. 16.12), die die erste morphologisch erkennbare Stufe des Proteintransports vom rER zum Golgi-Apparat darstellen. Sie führen dann zur Ausbildung von COP-II-überzogenen Vesikeln, die entlang von Mikrotubuli zum Golgi-Apparat transportiert werden. Das transitorische ER wird daher auch als **ER exit site (ERES)** bezeichnet. Diese und weitere Transportprozesse zwischen ER und Golgi-Apparat werden in ➤ Kap. 17.6 näher besprochen. Zusätzlich zu diesen strukturell definierten Domänen des rER existieren **funktionelle Domänen**. Für gewöhnlich ist das Lumen der rER-Zisternen selbst in Hepatozyten eng, da die Syntheserate und der Export sich gegenseitig die Waage halten. In manchen Zelltypen wie z.B. den Plasmazellen kann es durch die Speicherung von Immunglobulinen erweitert sein (➤ Abb. 16.8b).

Neu synthetisierte Proteine werden im rER einer **Qualitätskontrolle** unterzogen, durch die nicht korrekt gefaltete oder inkomplett assemblierte Proteine erkannt und zumindest temporär zurückgehalten werden (➤ Kap. 17.5.4). In diesen Prozess ist eine Vielfalt von Proteinen einbezogen wie das Chaperon BiP, die Glucosidase II, die UDP-Glc-Glykoprotein-Glucosyltransferase, die Lektine Calnexin und Calreticulin und ER-Mannosidasen. Von zentraler Bedeutung für die Qualitätskontrolle der Proteinfaltung ist der **Calnexin/Calreticulin-Zyklus** (➤ Abb. 16.9):

- Über das Prozessieren durch Glucosidase I und Glucosidase II entstandene monoglucosilierte Glykoproteine werden von den ER-Lektinen Calnexin oder Calreticulin gebunden. Nach Abspaltung des Glucoserests durch Glucosidase II wird diese Bindung beendet. Ein korrekt gefaltetes Glykoprotein wird dann nach eventueller weiterer Prozessierung durch ER-Mannosidasen in den Golgi-Apparat transportiert (➤ Abb. 16.9a).
- Bei Proteinfehlfaltung werden die Glykoproteine durch den Faltungssensor UDP-Glc-Glykoprotein-Glucosyltransferase erkannt und reglucosyliert und durchlaufen einen weiteren Calnexin/Calreticulin-Zyklus.
- Wenn die Proteinfehlfaltung nicht behoben werden kann, werden diese Glykoproteine durch ER-assoziierte Degradation **(ERAD)** abgebaut (➤ Abb. 16.9b). Hierfür müssen sie aus dem Lumen des rER zurück zum Zytosol gebracht werden. Dieser Vorgang wird als **Dislokation** (oder Retrotranslokation) bezeichnet. Die ER-Mannosidase I spielt hierbei eine wichtige Rolle, da durch sie ein Mannose$_8$-B-Isomer-Oligosaccharid generiert wird, das einen Glykocode für die Dislokation darstellt. Diese Oligosaccharidstruktur wird von EDEM1 (ER-degradation enhancing α1-mannosidase like protein 1), einem ERAD-Faktor, erkannt (➤ Abb. 16.9b und ➤ Kap. 17.5.3).

An die Dislokation fehlgefalteter Proteine schließen sich deren **Polyubiquitinierung** und **Abbau** durch zytosolische **Proteasomen** an (➤ Abb. 16.10).

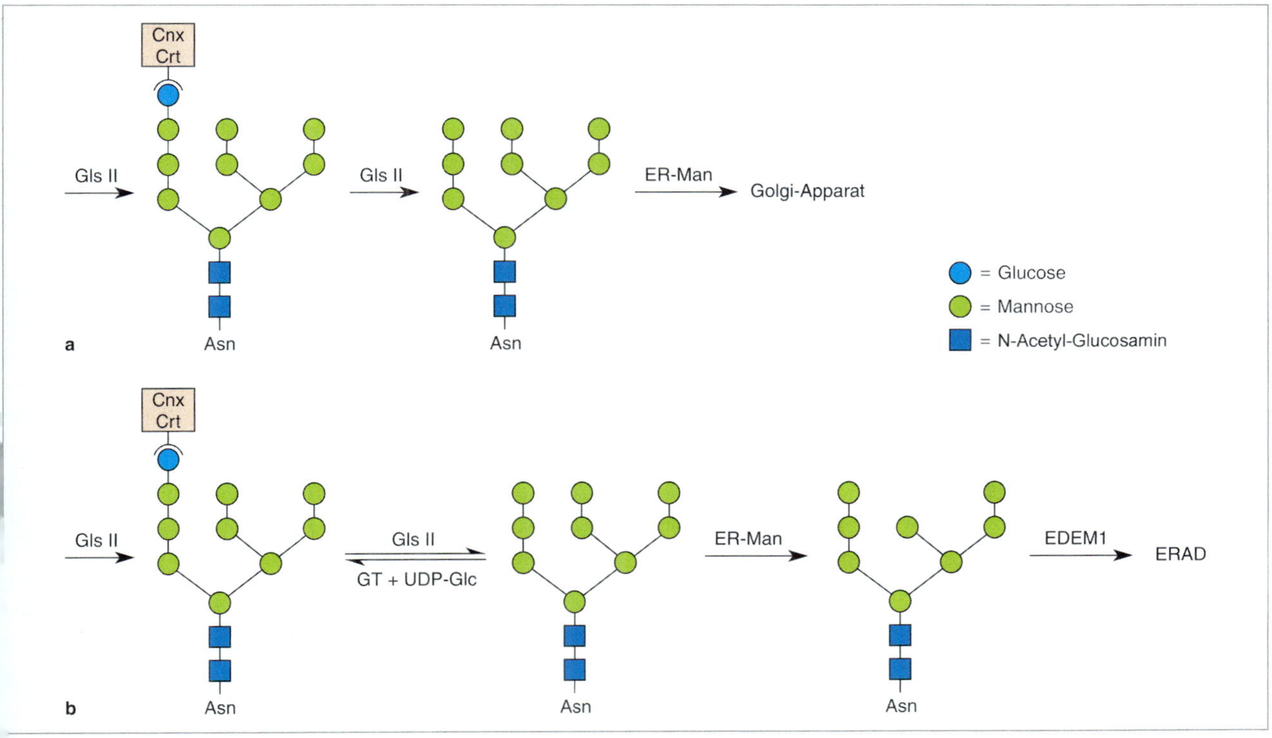

Abb. 16.9 Qualitätskontrolle der Faltung von Glykoproteinen.
a) Calnexin/Calreticulin-Zyklus für korrekt gefaltete Glykoproteine; Gls II = Glucosidase II, Cnx = Calnexin, Crt = Calreticulin, ER-Man = ER-Mannosidase; Asn = N-Acetylglucosamin
b) Calnexin/Calreticulin-Zyklus und ERAD für fehlgefaltete Glykoproteine; GT = UDP-Glc-Glykoprotein-Glucosyltransferase.

- Infolge einer Überlastung (oder experimenteller Hemmung) der Proteasomen kann es zur Ansammlung und **Aggregation fehlgefalteter Proteine im Zytoplasma** kommen. Diese Einschlusskörper werden generell als **Aggresomen** (➤ Abb. 16.10) bezeichnet und können bei chronisch-neurodegenerativen Erkrankungen wie z.B. der Parkinson-Krankheit, der amyotrophen Lateralsklerose und der Alzheimer-Krankheit gefunden werden.
- Andererseits können fehlgefaltete Proteine **unlösliche Aggregate im Lumen des rER** bilden, die nicht disloziert werden können. Sie führen entweder zu einer generellen oder zu einer lokalen Erweiterung des rER (➤ Abb. 16.10). Ersteres kann bei der sog. PiZ-Variante des α_1-Antitrypsins beobachtet werden, Letzteres sind die **Russell-Körperchen** (➤ Abb. 16.8c und ➤ 16.10). Der durch die Ansammlung fehlgefalteter Proteine verursachte ER-Stress und die Induktion einer Unfolded protein response (UPR; ➤ Kap. 17.5.4) können zum Zelltod durch Apoptose führen. Beim α_1-Antitrypsin-Mangel kann daraus eine Leberzirrhose resultieren.

Klinik

Eine irreversible Fehlfaltung, d.h. thermodynamische Instabilität, von Glykoproteinen stellt die Ursache von **Proteinfaltungskrankheiten** dar. Häufig ist die Proteinfehlfaltung durch eine Punktmutation verursacht, wobei zu beachten ist, dass nicht alle Punktmutationen zu einer Proteinfaltungskrankheit führen. Die **zystische Fibrose** und der **α_1-Antitrypsin-Mangel** sind typische Vertreter dieser großen Krankheitsfamilie. Die Krankheitssymptome können über verschiedene Mechanismen entstehen:

- Durch das fehlende Protein tritt ein zellulärer Funktionsverlust auf.
- Die Anwesenheit von Einschlusskörpern (Aggresomen) kann einen Zellschaden verursachen.
- Irreversibel fehlgefaltete Glykoproteine im rER führen zu einer Unfolded protein response mit **ER-Stress**, der Zelltod durch **Apoptose** verursachen kann.

In den meisten Fällen sind die Proteine trotz Fehlfaltung noch funktionell. Darauf basiert der Einsatz **pharmakologischer Chaperone** für eine eventuelle Therapie von Proteinfaltungskrankheiten. Dabei handelt es sich um niedermolekulare Substanzen, die den Faltungszustand fehlgefalteter Proteine günstig beeinflussen. Auf diese Weise werden ihre Erkennung durch die Qualitätskontrolle und ihr Abbau durch ERAD umgangen. Sie können so an den Ort ihrer Wirkung in der Zelle gelangen, was zur Behebung oder Milderung der Krankheitssymptomatik führt.

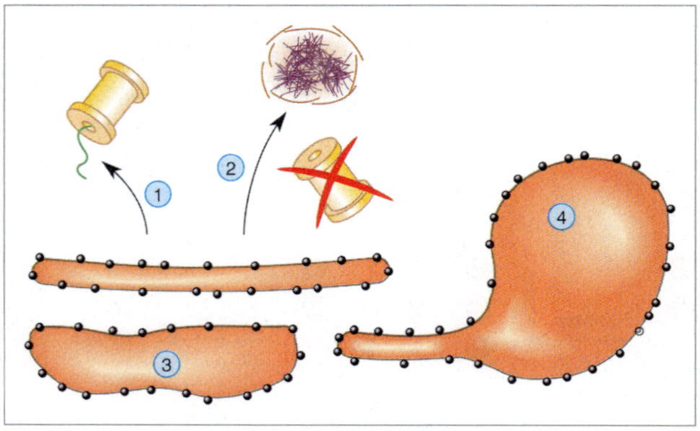

Abb. 16.10 Schicksal fehlgefalteter Glykoproteine.
(1) Fehlgefaltete Glykoproteine werden in das Zytosol disloziert und proteasomal abgebaut. **(2)** Unzureichende Kapazität der Proteasomen führt zur Ansammlung von Aggregaten fehlgefalteter Proteine im Zytosol, den sog. Aggresomen, die von Intermediärfilamenten umgeben sind. Fehlgefaltete Proteine können auch im Lumen des ER unlösliche Aggregate bilden, die nicht disloziert werden können. Dadurch kann das gesamte ER dilatiert sein **(3)** oder **(4)** nur umschriebene Anteile in Form der Russell-Körperchen.

16.3.2 Glattes endoplasmatisches Retikulum

Wie durch den Namen bereits definiert, ist das **glatte ER (sER) frei von Ribosomen**. Es unterscheidet sich vom rER weiter dadurch, dass es nicht aus Zisternen, sondern aus **Konvoluten von Tubuli** besteht (➤ Abb. 16.11). Obwohl alle Zellen sER besitzen, weisen bestimmte Zelltypen wie die steroidhormonproduzierenden Zellen der Nebennierenrinde überwiegend sER und nur wenig rER auf. sER und rER gehen kontinuierlich ineinander über, was besonders gut in Hepatozyten beobachtet werden kann (➤ Abb. 16.11).

Das sER ist der Hauptsyntheseort für Lipide (➤ Kap. 7) und führt wichtige Entgiftungsfunktionen über das Cytochrom-P450-System aus (➤ Kap. 27.3). Eine Sonderform des sER stellt das Longitudinalsystem des **sarkoplasmatischen Retikulums der Skelettmuskelfasern** dar, das Bestandteil eines

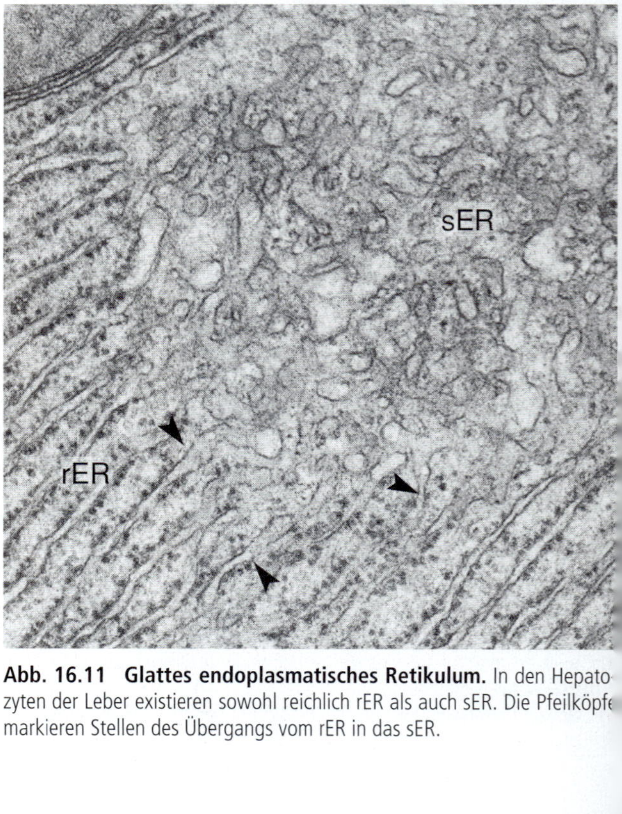

Abb. 16.11 Glattes endoplasmatisches Retikulum. In den Hepatozyten der Leber existieren sowohl reichlich rER als auch sER. Die Pfeilköpfe markieren Stellen des Übergangs vom rER in das sER.

Signalübertragungssystems bei der Muskelkontraktion ist (➤ Kap. 19.2.1).

MERKE

Das raue ER (rER) besteht aus verschiedenen Domänen: den ribosomenbesetzten flachen Zisternen, der äußeren Kernmembran und dem transitorischen ER. Seine Hauptfunktionen sind die Biosynthese und der Transport von Proteinen und deren initiale *N*-Glykosylierung sowie die Qualitätskontrolle der Proteinfaltung.

Das glatte ER (sER) besteht aus Konvoluten von Tubuli, die mit dem rER in Verbindung stehen. Hier finden die Lipidsynthese und die Entgiftung durch Biotransformation statt.

16.4 Prä-Golgi-Transportintermediate

Der Begriff **Prä-Golgi-Transportintermediate** ist gleichbedeutend mit Begriffen wie intermediäres Kompartiment, Salvage compartment und vesikulotubuläre Cluster (VTC). Ihre Hauptaufgabe besteht im anterograden und retrograden **Transport von Frachtgut (Cargo) zwischen dem ER und dem Golgi-Apparat**. Die Prä-Golgi-Transportintermediate bestehen zum einem aus Gruppen von **60–80 nm großen Vesikeln** und zum anderen aus **bis 500 nm langen Tubuli** sowie größeren, unregelmäßig begrenzten **vesikulären Strukturen** (➤ Abb. 16.12). Die unterschiedliche Größe der anterograden Transportelemente (d.h. vom ER zum Golgi-Apparat) ist erforderlich, um unterschiedlich große Proteine zu transportieren. So können z.B. die 300 nm langen Trimere des Prokollagens I nicht in 60–80 nm großen Vesikeln transportiert werden. Entsprechend ihrer Funktion liegen die Prä-Golgi-Transportintermediate zwischen dem transitorischen ER und dem *cis*-Golgi-Apparat (➤ Abb. 16.12a). Allerdings existieren sie auch gemeinsam mit dem transitorischen ER in der Zellperipherie (➤ Abb. 16.12b). Diese peripheren Prä-Golgi-Transportintermediate werden entlang von Mikrotubuli zum Golgi-Apparat transportiert. Sowohl die Tubuli als auch die größeren vesikulären Strukturen werden vom transitorischen ER gebildet.

Durch die Abschnürung von COP-II-überzogenen Membranknospen werden vom transitorischen ER **COP-II-überzogene Vesikel** gebildet (➤ Abb. 16.12), die dem **anterograden Transport** vom ER zum Golgi-Apparat dienen (➤ Abb. 16.13).

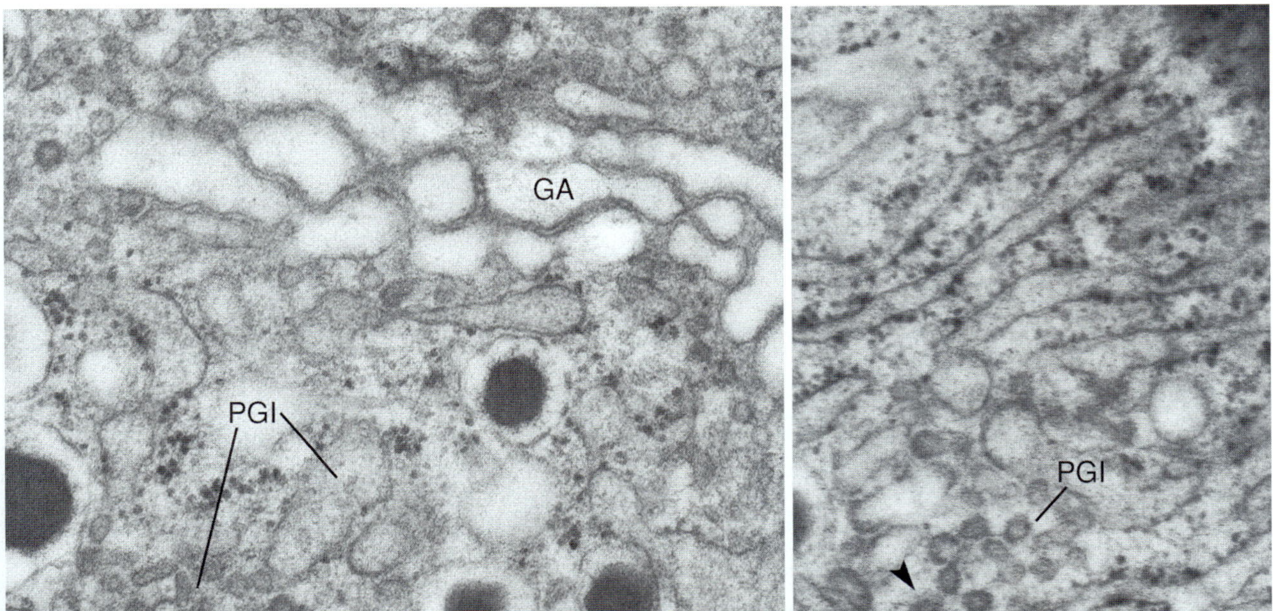

Abb. 16.12 Prä-Golgi-Transportintermediate.
a) Ein aus unterschiedlich großen vesikulären Strukturen und Tubuli zusammengesetztes Prä-Golgi-Transportintermediat (PGI). Es liegt zwischen dem transitorischen ER (tER), das eine von COP-II-überzogene Membranknospe bildet (Pfeilkopf), und dem Golgi-Apparat (GA) einer pankreatischen β-Zelle.
b) Ein peripheres, nicht mit dem Golgi-Apparat assoziiertes Prä-Golgi-Transportintermediat (PGI) mit COP-II-überzogener Membranknospe (Pfeilkopf).

16

Die Vesikel verlieren ihren COP-II-Proteinüberzug rasch und können miteinander fusionieren.

In den Prä-Golgi-Transportintermediaten existiert noch ein anderer Typ von Vesikeln, die einen zytosolischen Überzug aus **COP-I** besitzen. Im Gegensatz zu den COP-II-überzogenen Vesikeln, die dem anterograden Transport vom ER zum Golgi-Apparat dienen, vermitteln die COP-I-überzogenen Vesikel den **retrograden Transport** vom Golgi-Apparat in das ER (➤ Abb. 16.13 und ➤ Kap. 17.6.3).

Für das Anheften und die nachfolgende Fusion der COP-überzogenen Transportvesikel an die Zielmembranen sind **SNARE-Proteine** (soluble N-ethylmaleimide-sensitive factor attachment protein receptors, ➤ Kap. 17.6.3) wichtig. SNARE-Proteine existieren sowohl in der Zielmembran als sog. Target-(t-)SNARE als auch in der Vesikelmembran als sog. Vesicle-(v-)SNARE und sind sowohl für den anterograden als auch für den retrograden Transport zwischen dem ER und dem Golgi-Apparat wichtig.

In den Prä-Golgi-Transportintermediaten sind, ähnlich wie im ER, Proteine für die **Qualitätskontrolle** der Proteinfaltung vorhanden. Falsch gefaltete Proteine können in Prä-Golgi-Transportintermediaten gespeichert werden, wodurch diese vergrößert werden.

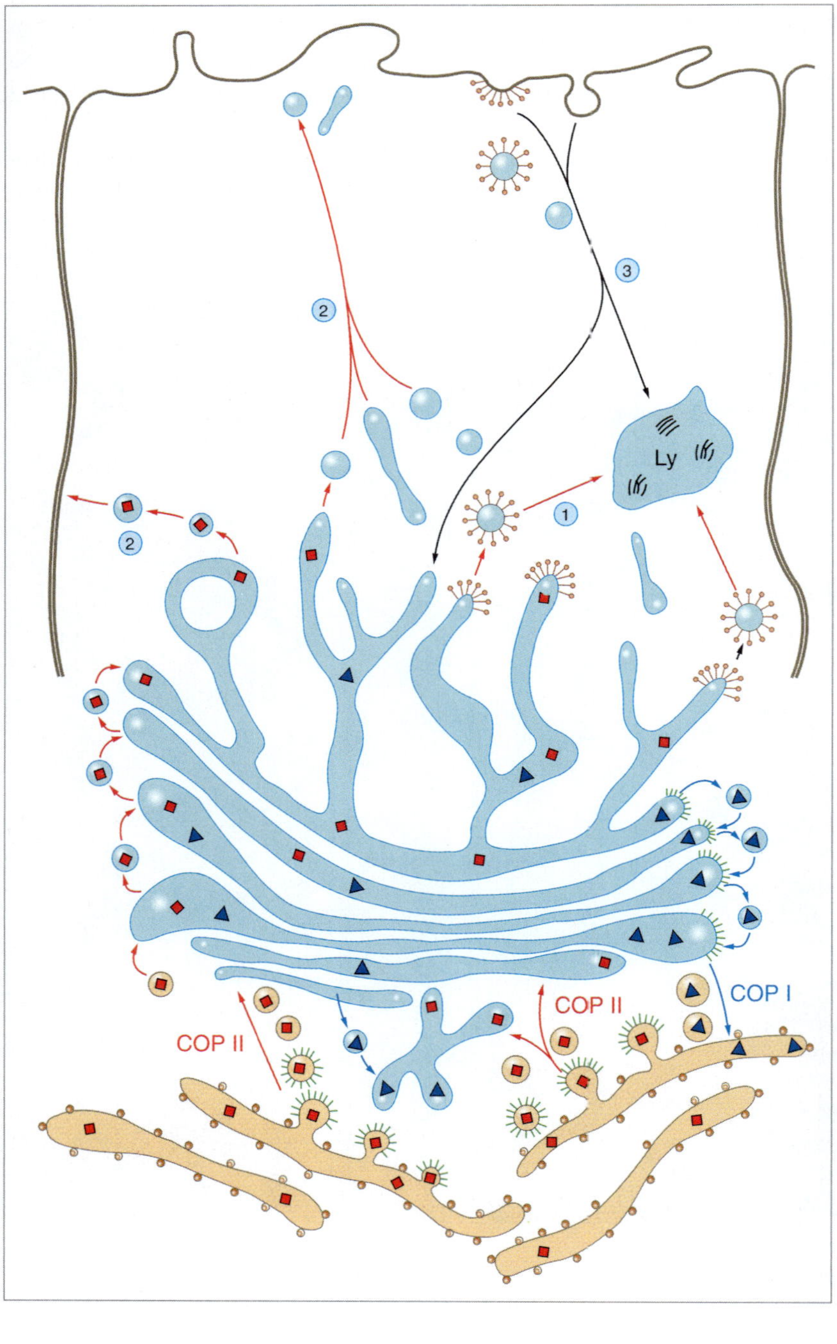

Abb. 16.13 Zelluläre Transportwege. Anterograder, von COP-II-Vesikeln vermittelter Transport von Cargo aus dem ER über Prä-Golgi-Transportintermediate zum Golgi-Apparat (rote Vierecke und Pfeile) sowie retrograder, von COP-I-Vesikeln vermittelter Transport von Cargo vom Golgi-Apparat zum ER (blaue Dreiecke und Pfeile).
(1) Lysosomale Enzyme werden im *trans*-Golgi-Netzwerk in clathrinüberzogene Membranknospen sortiert und in clathrinüberzogenen Vesikeln zu Lysosomen (Ly) transportiert.
(2) Membranproteine werden über Vesikel und Tubuli aus dem *trans*-Golgi-Netzwerk in die apikale oder basolaterale Plasmamembran sortiert.
(3) Durch clathrinüberzogene Vesikel oder Caveolae endozytiertes Material kann über Endosomen in Lysosomen (Ly) oder zum *trans*-Golgi-Netzwerk und in andere Bereiche des Golgi-Apparats gelangen.

Klinik

Das ERGIC-53-Protein ist ein Markerprotein für Prä-Golgi-Transportintermediate und stellt einen Rezeptor für den Transport vom ER in den Golgi-Apparat von wenigen spezifischen Proteinen dar. Mutationen des ERGIC-53-Proteins gemeinsam mit dem $MCFD_2$-Protein (multiple coagulation factor deficiency 2) führen zu einem kombinierten Mangel an den Gerinnungsfaktoren V und VIII, einer autosomal-rezessiven **Hämophilie** (Bluterkrankheit). Bei dieser Form einer Hämophilie handelt es sich also um eine Transportdefektkrankheit.

MERKE

Die Prä-Golgi-Transportintermediate sind aus Gruppen von unterschiedlich großen Vesikeln und Tubuli zusammengesetzt. Sie vermitteln den anterograden COP-II- und den retrograden COP-I-Transport zwischen ER und Golgi-Apparat und sind in die Kontrolle der Proteinfaltung einbezogen.

16.5 Golgi-Apparat

Der **Golgi-Apparat** ist ein kompliziert aufgebautes Organell (> Abb. 16.14). Er besteht aus miteinander verbundenen Untereinheiten und erstreckt sich wie ein Band durch die Zelle. Die klassische Beschreibung des Golgi-Apparats als eines Stapels von flachen, eng aufeinanderliegenden **Zisternen** entspricht der Struktur, die in einzelnen Ultradünnschnitten elektronenmikroskopisch sichtbar ist (> Abb. 16.14a). Je nach Zelltyp variiert die Zahl der Zisternen pro Stapel beträchtlich. Die kompakten zisternalen Anteile sind seitlich über **Netzwerke aus Tubuli** verbunden, sodass ein einziges zusammenhängendes Organell resultiert. Die oftmals verwirrende Strukturvielfalt des Golgi-Apparats ist nicht nur durch seinen komplexen Aufbau bedingt, sondern auch dadurch, dass es sich um ein in sich verdrehtes Organell handelt.

Diejenige Seite des Golgi-Apparats, in welche die verschiedensten Transportgüter (Cargo) aus dem ER über die Prä-Golgi-Transportintermediate eintreten, wird als *cis*-Seite bezeichnet. Nach allgemeiner Übereinkunft werden die ersten zwei Zisternen auf dieser Seite als **cis-Golgi-Apparat** bezeichnet. An ihn schließen sich die Zisternen des **medialen Golgi-Apparats** an, der von den Zisternen des **trans-Golgi-Apparats** und seinem *trans*-Golgi-Netzwerk gefolgt wird. Zur Identifizierung der verschiedenen, sich gegenseitig überlappenden **Subkompartimente** des Golgi-Apparats werden heutzutage fast ausschließlich immunhistochemische Markierungen verwendet.

Das **trans-Golgi-Netzwerk** besteht aus einem System von verzweigten, miteinander verbundenen Tubuli, das je nach Zelltyp unterschiedlich stark ausgeprägt ist und große Anteile des Zytoplasmas durchspannen kann (> Abb. 16.14b, c). Die Tubuli des *trans*-Golgi-Netzwerks besitzen clathrinüberzogene Membranknospen, von denen clathrinüberzogene Vesikel gebildet werden (> Kap. 17.7.1, > Abb. 17.20).

So komplex, wie seine Struktur ist, so vielfältig sind auch die **Funktionen** des Golgi-Apparats (> Kap. 17.6.4):

- Er wird als die **Hauptkreuzung in der Zelle** bezeichnet, da sich verschiedene Transportwege in ihm treffen und ihn durchkreuzen (> Abb. 16.13). Unterschiedlichster Cargo wird aus dem ER zum Golgi-Apparat und zurück sowie durch den Golgi-Apparat und anschließend in Sekretgranula oder in Lysosomen weiter zur Plasmamembran transportiert. Der Transport innerhalb des Golgi-Apparats kann sowohl in anterograder als auch in retrograder Richtung erfolgen. Extrazelluläre Substanzen einschließlich Toxinen können über Endozytose in den Golgi-Apparat gelangen, und manche können von hier sogar in das ER transportiert werden.
- In ihm finden **posttranslationale Modifikationen** statt, wie z.B. die terminale Glykosylierung von N-Glykanen der Glykoproteine und der Glykolipide (> Kap. 17.6.2), die *O*-Glykosylierung von Glykoproteinen, Phosphorylierungsreaktionen, die Synthese des Mannose-6-phosphat-Rests an lysosomalen Enzymen und die Sulfatierung von Proteoglykanen, von Oligosacchariden bestimmter Hormone oder anderer sekretorischer Proteine und von Tyrosin.
- Die **Synthese der Glykosphingolipide** (> Kap. 8.2) findet ebenfalls im Golgi-Apparat statt.
- Im *trans*-Golgi-Apparat beginnt die **endoproteolytische Umwandlung von Prohormonen** in reife Hormone (> Kap. 24).
- Das *trans*-Golgi-Netzwerk ist eine wichtige Station für das **Sortieren von Proteinen** des sekretorischen Wegs, das die Bildung verschiedener Typen von Vesikeln und Tubuli beinhaltet. Die Sekretgranula sind dabei allein durch ihre Größe die eindrucksvollsten Vesikel. Des Weiteren werden kleine Vesikel für die sog. konstitutive Sekretion gebildet. Kleine clathrinüberzogene Vesikel vom *trans*-Golgi-Netzwerk dienen dem Transport von lysosomalen Enzymen. Sie entsprechen **primären Lysosomen**, die mit Endosomen fusionieren und die sekundären Lysosomen bilden (> Kap. 16.7).

MERKE

Der Golgi-Apparat ist ein einziges Organell, dessen Grundstruktur stapelförmig angeordnete Zisternen bilden, die durch verzweigte Tubuli seitlich verbunden sind. Strukturell und funktionell werden ein *cis*-, ein medialer und ein *trans*-Golgi-Apparat sowie das *trans*-Golgi-Netzwerk unterschieden, bei denen es sich um überlappende Subkompartimente handelt. Die Hauptfunktionen des Golgi-Apparats bestehen im Transport und Sortieren von Proteinen, in verschiedenen posttranslationalen Modifikationen an Proteinen sowie in der Synthese von Glykosphingolipiden.

16.6 Sekretgranula

Sekretgranula sind membranbegrenzte Vesikel, in denen sekretorische Proteine intrazellulär gespeichert werden. Nach einem Reiz fusionieren sie mit der Plasmamembran und sezernieren ihren Inhalt.

16

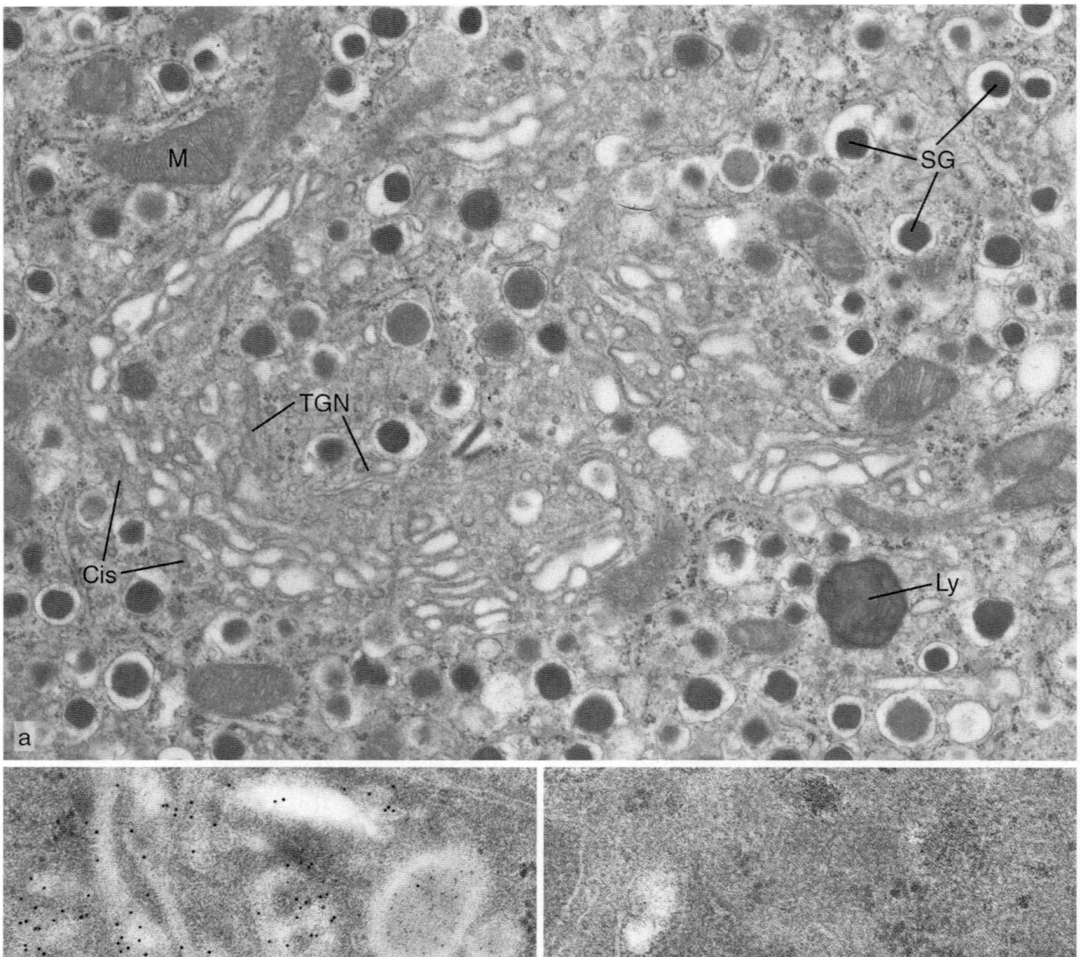

Abb. 16.14 Golgi-Apparat.

a) Hufeisenförmig gestalteter Golgi-Apparat in einer insulinproduzierenden β-Zelle des Pankreas. Der Aufbau aus kompakten zisternalen Stapeln und dazwischengelegenen nicht kompakten Anteilen ist gut ersichtlich; *cis*-Seite des Golgi-Apparats (Cis), Anteile des *trans*-Golgi-Netzwerks (TGN), Sekretgranula (SG); Lysosom (Ly), Mitochondrium (M).

b, c) Golgi-Apparat von Hepatozyten mit stark entwickeltem *trans*-Golgi-Netzerk (TGN). Die Immungoldmarkierung für Albumin in **(b)** ist sowohl in den Golgi-Zisternen als auch im TGN vorhanden. In **(c)** ist der Golgi-Apparat und insbesondere das TGN mit einer speziellen Kontrastierungstechnik hervorgehoben; *cis*-Seite des Golgi-Apparats (Cis), Peroxisom (PO).

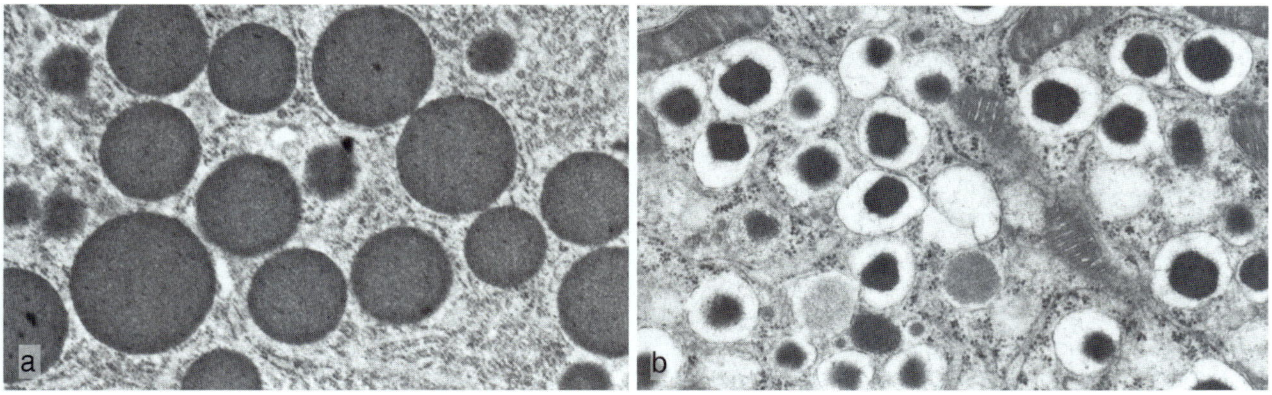

Abb. 16.15 Sekretgranula.
a) Zymogengranula in einer azinären Pankreasepithelzelle mit homogem elektronendichtem Inhalt.
b) Sekretgranula einer insulinbildenden β-Zelle mit elektronendichtem Kern und leer erscheinendem Hof.

- Elektronenmikroskopisch weisen die reifen Sekretgranula von **exokrinen Zellen** häufig einen gleichmäßig strukturierten Inhalt auf. Beispiele hierfür sind die Zymogengranula der azinären Pankreaszellen (➤ Abb. 16.15a) oder die Schleimgranula der Becherzellen.
- Die Sekretgranula von **endokrinen Zellen** enthalten i.d.R. einen sog. Dense core, der von einem luzenten Hof umgeben sein kann. Ein Beispiel hierfür sind die Sekretgranula der insulinproduzierenden β-Zellen des Pankreas (➤ Abb. 16.15b).

Die **Bildung der Sekretgranula** erfolgt in vier Schritten (➤ Abb. 16.16, 1–4):

- Der erste Schritt umfasst das aktive Sortieren und die Bildung von Oligomeren der sekretorischen Proteine im Lumen des *trans*-Golgi-Apparats. Ein Teil der sekretorischen Proteine ist hierbei membranassoziiert, was für das Sortieren der übrigen wichtig ist. Die Membranassoziation wird über Lipidmikrodomänen (Rafts, ➤ Kap. 17.7.2) vermittelt. Die aggregierten sekretorischen Proteine erscheinen elektronenmikroskopisch als kontrastreiche, rundliche Gebilde in lokal erweiterten Anteilen von *trans*-Golgi-Zisternen und des *trans*-Golgi-Netzwerks.
- Der zweite Schritt besteht in der Bildung von unreifen Sekretgranula über die Abschnürung von Membranknospen im *trans*-Golgi-Netzwerk. Sowohl die Membranknospen als auch die von ihnen gebildeten unreifen Sekretgranula weisen einen partiellen Clathrinüberzug auf. Bei der Bildung der unreifen Sekretgranula sind SNARE-Proteine wie das Syntaxin 6 wichtig.
- In einem dritten Schritt kommt es, ebenfalls unter Vermittlung von SNARE-Proteinen, zur Fusion von unreifen Sekretgranula.
- Der letzte Schritt besteht in der Umwandlung der unreifen in die reifen Sekretgranula. Dieser Reifungsprozess beinhaltet die Entfernung verschiedener Proteine der Sekretvesikelmembran (z.B. der SNARE-Proteine und des Clathrinadapterproteins AP1) sowie nichtsekretorischer, luminaler Proteine mittels clathrinüberzogener Vesikel.

Auf einen Reiz hin fusionieren die reifen Sekretgranula mit der Plasmamembran und entleeren ihren Inhalt durch Exozytose (➤ Abb. 16.16, 5–9). Diese ATP-abhängige Art der Sekretion wird als **regulierte Sekretion** bezeichnet. Sie ist von der **kon-**

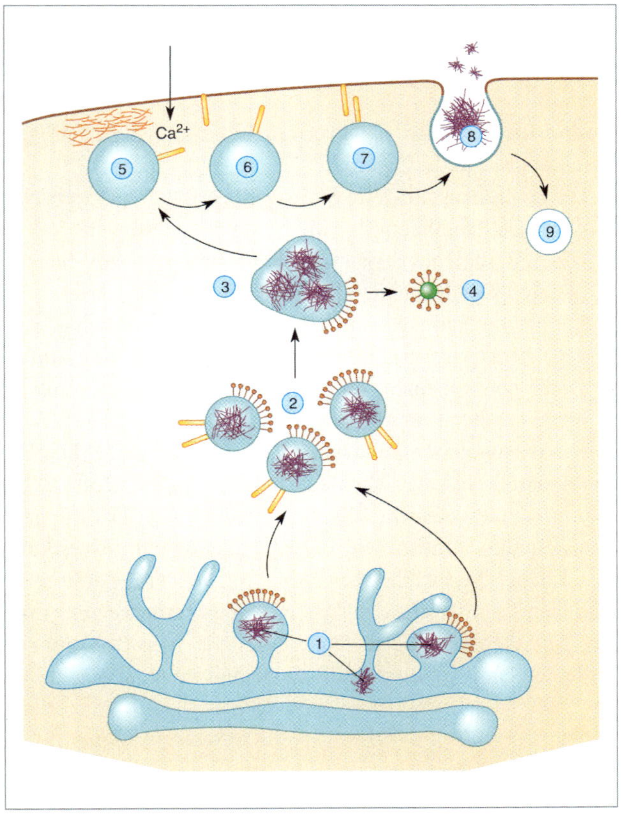

Abb. 16.16 Bildung von Sekretgranula und regulierte Sekretion. **(1)** Aggregation sekretorischer Proteine in *trans*-Zisternen und dem *trans*-Golgi-Netzwerk sowie Sortieren in clathrinüberzogene Membranknospen. **(2)** Bildung von unreifen Sekretgranula, die einen partiellen Clathrinüberzug haben und SNARE-Proteine (Balken) besitzen. **(3)** SNARE-Protein-vermittelte Fusion unreifer Sekretgranula. **(4)** Umwandlung in reife Sekretgranula durch Entfernung von Membranproteinen und nicht sekretorischer, luminaler Proteine durch clathrinüberzogene Vesikel. **(5, 6)** Ein Sekretionsstimulus führt zur Erhöhung des Ca^{2+}-Spiegels, zum Abbau des Actinnetzwerks unter der Plasmamembran und zur Annäherung des Sekretgranulums. **(7)** SNARE-vermitteltes Andocken der Sekretgranula an die Plasmamembran. **(8)** Fusion der Sekretgranulamembran mit der Plasmamembran und nachfolgende Sekretion. **(9)** Rezyklieren der Sekretgranulamembran.

stitutiven Sekretion zu unterscheiden, die fortwährend über die Bildung und Exozytose kleiner Sekretvesikel vor sich geht. Im Gefolge eines Sekretionsstimulus kommt es zu einer Zerlegung des Actinzytoskeletts unter der Plasmamembran, zur Annäherung der Sekretgranula an die Plasmamembran und letztlich zur Fusion der Sekretgranulamembran mit der Plasmamembran. Hierbei sind ebenfalls SNARE-Proteine beteiligt, wie das VAMP1/2 der Vesikelmembran sowie Syntaxin 1 und SNAP-25 der Plasmamembran. Im Anschluss an die Exozytose des Inhalts der Sekretgranula werden Teile der Sekretgranulamembran endozytiert, da die Plasmamembran sonst unkontrolliert expandieren würde.

MERKE

Sekretgranula sind die Organellen der regulierten Sekretion, in denen sekretorische Proteine gespeichert sind. Auf einen Reiz hin fusionieren sie mit der Plasmamembran und entleeren ihren Inhalt durch Exozytose.

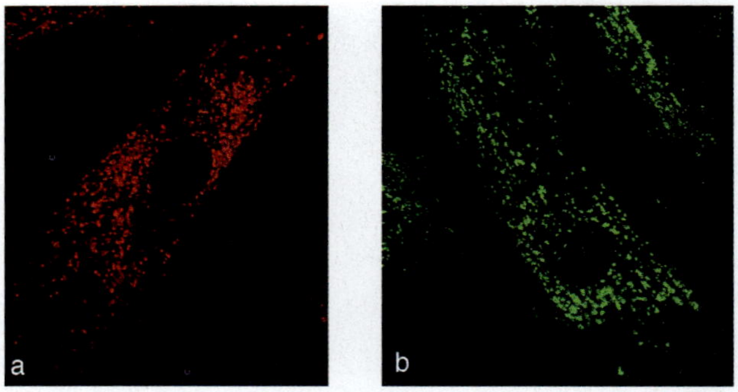

Abb. 16.18 Nachweis von Lysosomen.

a) Darstellung von Lysosomen in kultivierten Fibroblasten durch konfokale Immunfluoreszenz mit einem gegen ein lysosomales Membranprotein gerichteten Antikörper.

b) Nachweis von Lysosomen mit einem Lyso-Tracker, einer fluoreszierenden schwachen Base, die im sauren Milieu der Lysosomen protoniert wird und akkumuliert.

16.7 Endozytose, Lysosomen und Autophagolysosomen

Endozytose (➤ Kap. 17.7) vermittelt die Aufnahme zellfremden Materials in die Zellen.

- Die **rezeptorvermittelte Endozytose** erfolgt typischerweise durch clathrinüberzogene Membraneinbuchtungen **(Coated pits)**, aus denen sich clathrinüberzogene Vesikel **(Coated vesicles)** bilden (➤ Abb. 16.17a).
- Endozytose kann aber auch durch **Caveolae** vor sich gehen, die charakteristische flaschenförmige Plasmamembraninvaginationen mit einem zytosolischen Überzug aus Caveolinen darstellen (➤ Abb. 16.17b).

Die so entstandenen Endozytosevesikel bilden die **frühen Endosomen**, die in enger Nachbarschaft zur Plasmamembran liegen. Aus ihnen entstehen die mehr im Inneren der Zelle gelegenen **späten Endosomen**, zu denen auch die **multivesikulären Körperchen** zählen (➤ Abb. 16.19c). Frühe und späte Endosomen unterscheiden sich in der Zusammensetzung ihrer Proteine; sie weisen beide einen sauren pH-Wert (≈ 6) auf und enthalten keine lysosomalen Enzyme und Proteine.

Die **Lysosomen** sind membranbegrenzte zelluläre **Verdauungskompartimente**. Sie befinden sich bevorzugt, aber nicht ausschließlich in der Nachbarschaft des Golgi-Apparats (➤ Abb. 16.18).

Die Bildung der **sekundären Lysosomen** erfolgt über die Fusion von primären Lysosomen mit späten Endosomen. Die **primären Lysosomen** sind lysosomale Enzyme enthaltende, dem *trans*-Golgi-Netzwerk entstammende, anfänglich clathrinüberzogene Vesikel. Sie enthalten eine **Vielzahl hydrolytischer Enzyme** wie Proteinasen, Lipasen, Nucleasen, Glykosidasen, Phosphatasen und Sulfatasen, deren pH-Optimum im sauren Bereich liegt.

Durch **ATP-abhängige Protonenpumpen** in der Membran der sekundären Lysosomen wird das typische saure Milieu (pH-Wert ≈ 5) geschaffen und erhalten. Zum **Schutz gegen Eigenverdauung** ist die innere Oberfläche der lysosomalen Membran mit einer dicken Schicht von **polylaktosaminhaltigen Oligosacchariden** ausgekleidet (➤ Abb. 16.19a). Diese sind Teil von Strukturproteinen der lysosomalen Membran, die als **LAMP** (lysosomenassoziierte Membranproteine) bezeichnet werden.

Lysosomen variieren nicht nur in ihrer Größe und Gestalt, sondern auch bezüglich der Struktur ihres Inhalts (➤ Abb. 16.19). Dabei führen unterschiedliche Stadien des Abbaus en-

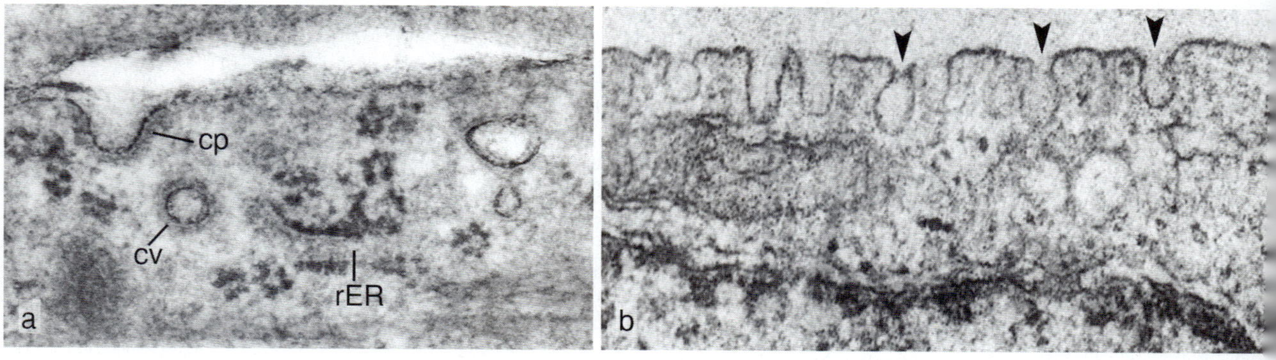

Abb. 16.17 Endozytose.

a) Clathrinüberzogene Membranbucht (Coated pit, cp) und clathrinüberzogenes Vesikel (Coated vesicle, cv); raues ER (rER).

b) Charakteristische flaschenförmig gestaltete Caveolae der Plasmamembran (Pfeilköpfe).

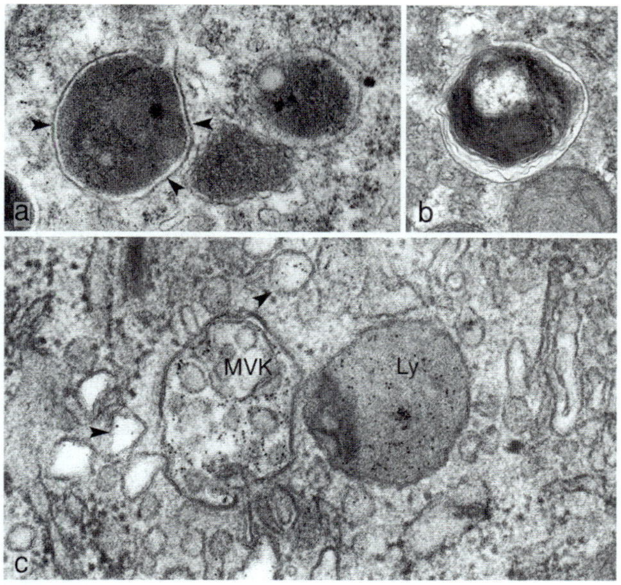

Abb. 16.19 Lysosomen.

a) Unterschiedlich große, unregelmäßig gestaltete Lysosomen. Der helle Spalt (Pfeilköpfe) besteht aus gegen die Selbstverdauung schützenden polylaktosaminhaltigen Zuckerseitenketten lysosomaler Membranproteine.

b) Residualkörperchen mit myelinartigem Inhalt aus nicht verdaubarem Material.

c) Die Beziehung zwischen Endozytose und Lysosomen kann elektronenmikroskopisch sichtbar gemacht werden, wenn mit Ferritin markierte Eiweiße endozytiert werden. Der Ferritinmarker ist dann sowohl in Endozytosevesikeln (Pfeilköpfe) als auch in multivesikulären Körperchen (MVK), die späten Endosomen entsprechen, und in Lysosomen (Ly) sichtbar.

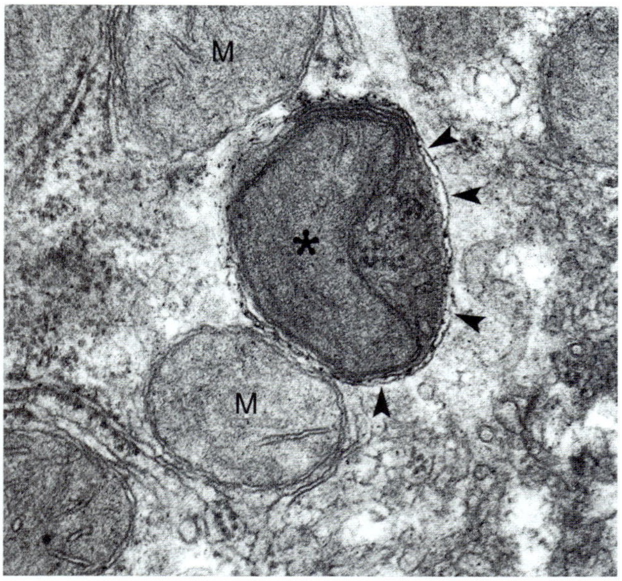

Abb. 16.20 Autophagosomen. Autophagosom in einem Hepatozyten. Es besteht aus einer Doppelmembran (Pfeilköpfe), die ein Mitochondrium (Stern) mit angrenzendem Zytoplasmarest umschließt. Im umgebenden Zytoplasma befinden sich weitere Mitochondrien (M).

dozytierter Substanzen zu elektronenmikroskopisch erkennbar unterschiedlichen Strukturen. Die sog. **Residualkörperchen** sind Lysosomen, die nicht mehr verdaubares Material enthalten. Hierbei handelt es sich oftmals um peroxidierte Lipide, die myelinartige Strukturen bilden (➤ Abb. 16.19b).

Autophagolysosomen sind Verdauungsorganellen, die im Gegensatz zu sekundären Lysosomen den **Abbau von zelleigenen Bestandteilen** bewerkstelligen (➤ Abb. 16.20). Die Autophagozytose dient der Beseitigung überschüssiger oder geschädigter zellulärer Organellen, wie Bestandteilen des rauen und glatten ER oder von Mitochondrien und Peroxisomen sowie von Anteilen des Zytosols.

Die **Bildung der Autophagolysosomen** ist ein vielstufiger Prozess, an dem zahlreiche spezifische Proteine beteiligt sind. ➤ Abb. 16.21 zeigt schematisch ihren Ablauf. Zunächst wird das betreffende Organell, z.B. ein Peroxisom, partiell von einer **Doppelmembran (Phagophore)** umgeben. Mit der anschließenden vollständigen Umschließung kommt es zur Sequestrierung des Organell; daraus leitet sich auch die Bezeichnung **Sequestrierungsmembran** ab. Die äußere und die innere Membran dieser Doppelmembran besitzen unterschiedliche autophagieassoziierte Proteine. Das so entstandene **Autophagosom** besitzt weder lysosomale Enzyme noch lysosomale Membranproteine und hat somit auch keine Verdauungskapazität. Erst durch die anschließende **Fusion mit Lysosomen** entstehen die **Autophagolysosomen**. Die Anwesenheit lysosomaler Enzyme und lysosomaler Membranproteine (inklusive Protonenpumpen) erlaubt nun den lysosomalen Abbau des Inhalts der Autophagolysosomen.

Klinik

Lysosomale Speicherkrankheiten sind eine Gruppe von angeborenen Stoffwechselerkrankungen, die durch das Fehlen lysosomaler Enzyme bedingt sind. Dadurch ist der lysosomale Abbau verschiedener Proteine, komplexer Lipide oder anderer Metaboliten gestört. Das führt zur Anhäufung von spezifischen Zwischenprodukten in den vergrößerten Lysosomen. Die schwerste Form einer lysosomalen Speicherkrankheit ist die **I-Zell-Erkrankung**, bei der die Synthese des Mannose-6-phosphats gestört ist, sodass keine lysosomalen Enzyme in die Lysosomen sortiert werden können. Andere lysosomale Speicherkrankheiten sind durch das isolierte Fehlen eines lysosomalen Enzyms in den Lysosomen charakterisiert. Bei der **Gaucher-Krankheit** fehlt die lysosomale β-Glucosidase und bei der **Fabry-Krankheit** die lysosomale α-Galaktosidase A. Das führt zur Anhäufung von Glucosylceramid bzw. von Globotriaosylceramid in den vergrößerten Lysosomen (➤ Abb. 16.22).

MERKE

Lysosomen sind membranbegrenzte Vesikel, in denen zellfremdes endozytiertes Material hydrolytisch abgebaut wird. Autophagolysosomen sind auf den Abbau zelleigener Bestandteile spezialisiert. Gebildet werden sie über die Fusion von Autophagosomen, die keine Verdauungskapazität haben, mit primären Lysosomen.

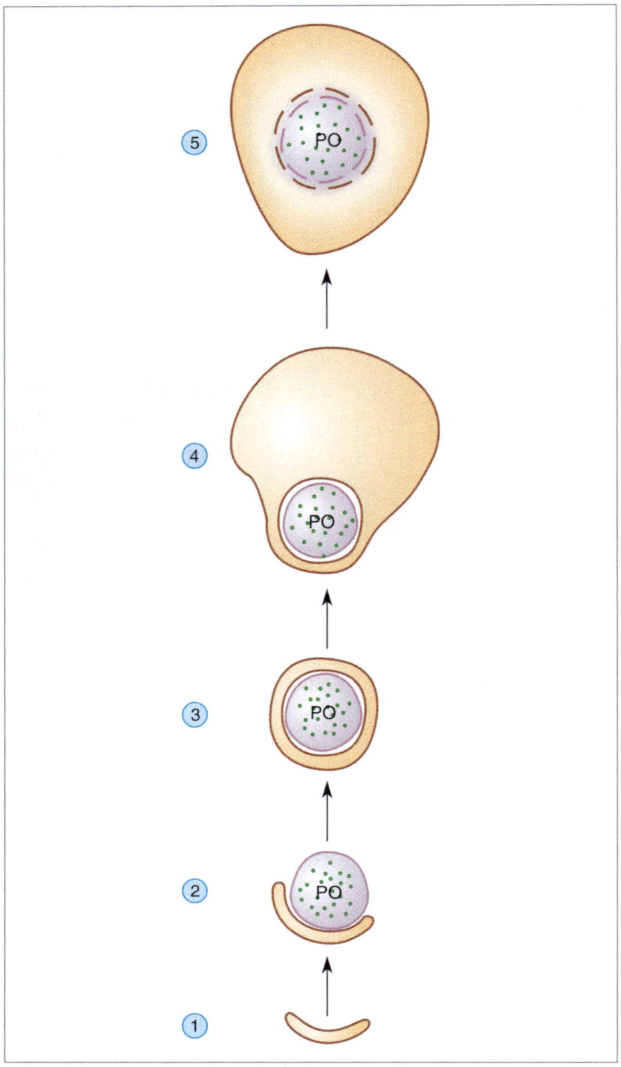

Abb. 16.21 Bildung der Autophagolysosomen. Schematische Darstellung der Autophagozytose eines Peroxisoms (PO), sog. Pexophagie. **(1)** Induktion und **(2)** Ausbildung einer Doppelmembran (Phagophore), von der das Peroxisom anfänglich partiell umgeben ist. **(3)** Wenn das Peroxisom vollständig von der Doppelmembran (Sequestrierungsmembran) umgeben ist, ist ein Autophagosom entstanden. **(4, 5)** Die Fusion zwischen Autophagosom und primären Lysosomen führt zur Bildung eines Autophagolysosoms und zur anschließenden lysosomalen Verdauung des Peroxisoms.

16.8 Mitochondrien

Die **Mitochondrien** können bereits lichtmikroskopisch als mobile, kugel- oder fadenförmige Gebilde von unterschiedlicher Größe identifiziert werden (➤ Abb. 16.23a). Elektronenmikroskopisch sind sie nach einem einheitlichen Prinzip aufgebaut (➤ Abb. 16.23b). Eine Doppelmembran **(äußere und innere Mitochondrienmembran)** begrenzt den 10–20 nm weiten **Intermembranraum**. Die äußere Mitochondrienmembran ist wegen der Anwesenheit von Porinen durchlässig für Ionen und niedrigmolekulare Substanzen (➤ Kap. 17.3). Die innere Mitochondrienmembran bildet zahlreiche leistenförmige Membranausstülpungen, die als **Cristae** bezeichnet werden.

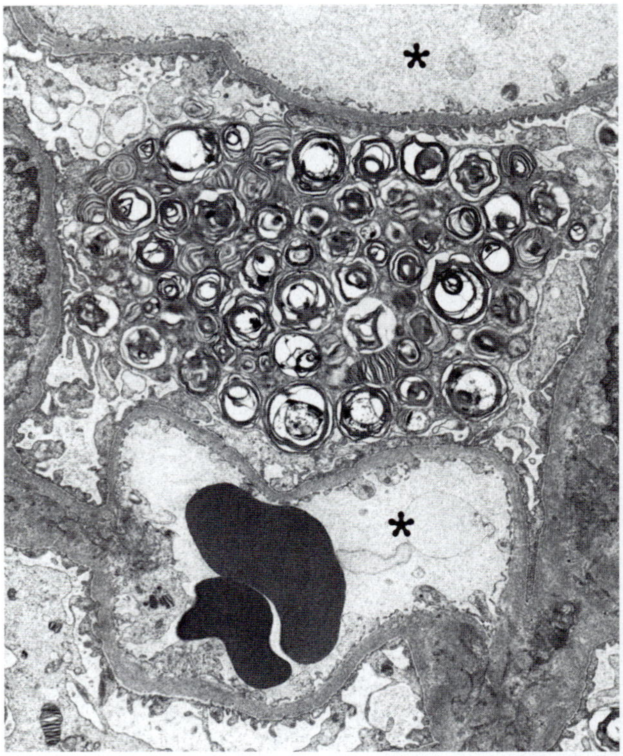

Abb. 16.22 Lysosomale Speicherung bei der Fabry-Krankheit. Nierenbiopsie von einem Patienten mit Fabry-Krankheit. Das Zytoplasma eines Podozyten ist mit vergrößerten Lysosomen gefüllt, die zwiebelschalenartig angeordnete Glykosphingolipide enthalten. Sterne: Kapillaren.

In steroidhormonproduzierenden Zellen haben die Ausstülpungen der inneren Mitochondrienmembran die Gestalt von **Tubuli**. Folglich werden Mitochondrien vom **Crista-Typ** und vom **Tubulus-Typ** unterschieden.

Der von der inneren Mitochondrienmembran und ihren Ausstülpungen begrenzte Raum wird als **mitochondriale Matrix** bezeichnet. Passend zum Vorhandensein eines eigenen Genoms (➤ Kap. 11.4.5) finden sich in Mitochondrien 150 Å große **Ribosomen**. Wesentlich größere **intramitochondriale Partikel** enthalten Phospholipide und speichern Kationen, vorzugsweise Calcium, im Einklang mit der **Speicherfunktion der Mitochondrien für Calcium**. Oftmals stehen Mitochondrien mit Abschnitten von Zisternen des rauen ER in enger räumlicher Beziehung, was dem Calciumaustausch zwischen diesen Organellen dient. In der inneren Mitochondrienmembran befinden sich die Enzyme für die oxidative Phosphorylierung sowie Transportproteine und in der Matrix viele Enzyme des Energie- und Intermediärstoffwechsels.

Entsprechend vielfältig sind die Funktionen der Mitochondrien.

- Gemeinhin werden sie als die Kraftwerke der Zellen bezeichnet, da sie der **Hauptsyntheseort für ATP** sind (➤ Kap. 6.2). Je nach dem Energiebedarf des betreffenden Zelltyps variieren daher die Zahl und Größe der Mitochondrien.
- Zudem fließen hier viele Stoffwechselprozesse zusammen, in denen **Acetyl-CoA** entsteht – nämlich die Umsetzung des in der Glykolyse und im Aminosäurestoffwechsel ent-

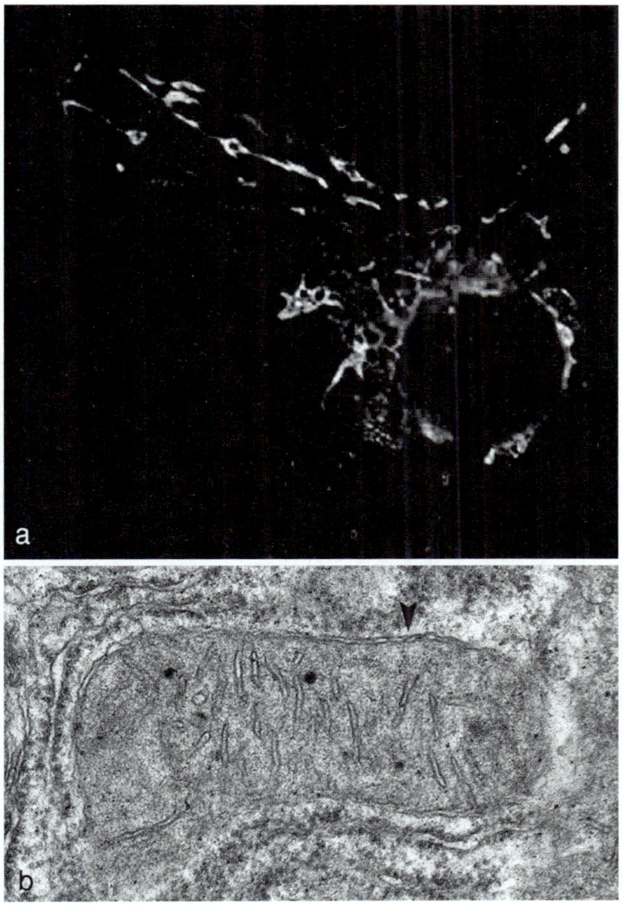

Abb. 16.23 Mitochondrien.
a) Lichtmikroskopische Darstellung von Mitochondrien in kultivierten Fibroblasten mit einem Mito-Tracker, einem Farbstoff, der spezifisch durch den Mitochondrienstoffwechsel oxidiert wird und dann fluoresziert.
b) Elektronenmikroskopische Struktur von Mitochondrien in einem Hepatozyten der Leber. Querschnitte der äußeren und inneren Mitochondrienmembran sind gut zu erkennen (Pfeilkopf). Die innere Mitochondrienmembran bildet Cristae.

stehenden Pyruvats und die β-Oxidation der Fettsäuren – wie auch dessen weitere Verstoffwechslung im Zitronensäurezyklus.

- In der Matrix finden zudem ein Teil des **Harnstoffzyklus**, die **Bildung von Pyruvat** in der ersten Umkehrreaktion der Gluconeogenese, die **Bildung des Citrats** für den Export der C_2-Bausteine der Fettsäuresynthese, viele Schritte des katabolen und anabolen **Aminosäurestoffwechsels**, die **ersten Schritte der Hämsynthese** (Bildung des 5-Aminolävulats) sowie **Teilschritte der Steroidhormonsynthese** statt.
- Mitochondrien spielen schließlich auch eine wichtige Rolle für die **Einleitung der Apoptose** (➤ Kap. 23.3.1).

MERKE

Mitochondrien sind von einer Doppelmembran umgeben. Ausstülpungen der inneren Mitochondrienmembran bilden entweder Cristae oder Tubuli. Mitochondrien sind für die ATP-Synthese und die β-Oxidation von Fettsäuren zuständig und speichern Calcium. Sie können die Apoptose initiieren.

16.9 Peroxisomen

Die **Peroxisomen** sind i.d.R. von sphärischer Gestalt und im Gegensatz zu den Mitochondrien nur von einer einzelnen Membran umgeben (➤ Abb. 16.24). Je nach Zelltyp variiert ihre Größe beträchtlich von 0,1 bis 1,0 µm.

Die Peroxisomen enthalten H_2O_2-produzierende oxidative Enzyme und Katalase. Die **oxidativen Enzyme** ermöglichen die Verkürzung langkettiger oder verzweigtkettiger Fettsäuren unter Verwendung von molekularem Sauerstoff. Das bei dieser Form der β-Oxidation anfallende **Wasserstoffperoxid** wird von der **peroxisomalen Peroxidase** in Sauerstoff und Wasserstoff umgewandelt. Die **peroxisomale Katalase** ist dabei wichtig für die enzymatische Beseitigung zellschädigender, sauerstoffabgeleiteter freier Radikale. Außerdem oxidiert die Katalase Alkohol, Phenol, Formaldehyd und Ameisensäure unter Verwendung von Wasserstoffperoxid. Solche Reaktionen stellen wichtige **Entgiftungsfunktionen** in der Leber und der Niere dar. Peroxisomen werden als Reaktion auf Umweltgifte vermehrt und vergrößert und passen ihren Gehalt an Enzymen den jeweils neuen Anforderungen an. In der Leber sind Peroxisomen auch in den **Cholesterinstoffwechsel** und in die **Gluconeogenese** einbezogen. Des Weiteren katalysieren sie die Initialreaktion der **Plasmalogenbiosynthese**, eines Hauptbestandteils der Myelinscheiden.

Bezüglich der **Biogenese der Peroxisomen** gibt es unterschiedliche Vorstellungen. Die ursprüngliche Annahme, dass

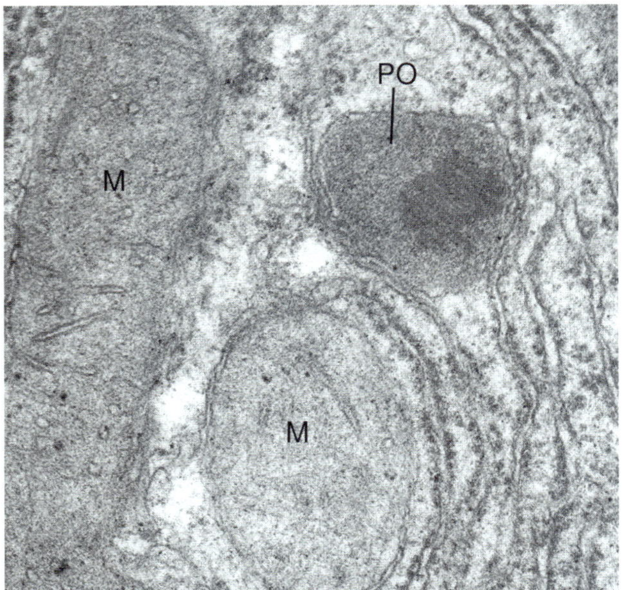

Abb. 16.24 Peroxisomen. Peroxisomen (PO) können von benachbarten Mitochondrien (M) durch das Fehlen einer Doppelmembran und von Cristae eindeutig unterschieden werden. Peroxisomen in der Rattenleber enthalten einen kristallinen Einschluss in der Matrix, der beim Menschen allerdings nicht vorkommt.

die Peroxisomen vom ER gebildet werden, ist durch neuere Befunde an Hefen untermauert worden. Das nach wie vor aktuelle Wachstums-/Teilungsmodell, für das ebenfalls viele Daten sprechen, geht davon aus, dass Peroxisomen eigenständige Organellen sind, die sich durch Teilung vermehren. Gegenwärtig wird angenommen, dass beide Vorgänge bei der Neubildung von Peroxisomen eine Rolle spielen. Unbestritten sind die **Synthese der peroxisomalen Membran- und Matrixproteine im Zytosol** an freien Polysomen und der anschließende **Import durch Peroxine** (➤ Kap. 17.4.2).

Klinik

Peroxisomale Erkrankungen können entweder durch einen **isolierten Enzymmangel** oder durch eine **Störung der Bildung der Peroxisomen** infolge von Mutationen in Peroxingenen verursacht sein. Enzymdefekte äußern sich in gestörter β-Oxidation von langkettigen oder verzweigtkettigen Fettsäuren (X-chromosomale Adrenoleukodystrophie bzw. Refsum-Krankheit), beeinträchtigter Plasmalogen- und Isoprenoidsynthese oder mangelnder Entgiftungsfunktion. Eine gestörte Bildung der Peroxisomen führt zum Spektrum der **Zellweger-Erkrankungen** wie dem Zellweger-Syndrom, der neonatalen Adrenoleukodystrophie und der Refsum-Krankheit. Diese drei Krankheiten unterscheiden sich klinisch durch ihren Schweregrad, wobei das Zellweger-Syndrom die schwerste Form ist. Bei ihnen werden unterschiedlich ausgeprägte, elektronenmikroskopisch sichtbare Strukturdefekte der Peroxisomen bis hin zu deren vollständigem Fehlen gefunden. Beim Zellweger-Syndrom beobachtete Veränderungen der Mitochondrien sind wahrscheinlich durch die vermehrte Anwesenheit von Sauerstoffradikalen verursacht, die normalerweise von den Peroxisomen abgebaut werden.

16

MERKE

Peroxisomen sind von einer einzelnen Membran umgeben. Sie enthalten H_2O_2-produzierende oxidative Enzyme und Katalase und üben wichtige Funktionen für den Lipidstoffwechsel und Entgiftungsfunktionen aus. Angeborene Störungen in der Bildung und Funktion von Peroxisomen sind Ursache der Zellweger-Erkrankungen.

16.10 Zytoplasma

Der von der Zellmembran umschlossene und die Zelle ausfüllende Inhalt wird als **Zytoplasma** bezeichnet, das aus dem **Zytosol** und darin eingebettetem **Zytoskelett** (➤ Kap. 20) und **Organellen** besteht. Es ist das **wässrige Reaktionsmedium vieler Stoffwechselvorgänge** und umgibt die einzelnen Organellen. Der Wassergehalt beträgt 80–85%. Daneben besteht es aus Proteinen (10–15%), Lipiden (2–4%), Polysacchariden (0,1–1,5%), DNA (0,4%), RNA (0,7%), kleinen organischen Molekülen (0,4%) und anorganischen Molekülen und Ionen (1,5%). Im Zytoplasma findet an freien Polysomen die **Biosynthese der intrazellulären Proteine** statt. Ferner ist es Reaktionsraum der **Glykolyse** und der **Gluconeogenese**, des **Pentosephosphatwegs**, des Auf- und Abbaus von **Glykogen**, der **Fettsäuresynthese** und des **Nucleotidstoffwechsels**.

Das Zytoplasma ist auch der Ort, in dem die von außen **auf die Zelle eintreffenden Signale**, die von Rezeptoren auf der Zelloberfläche empfangen werden, durch Proteine und andere Moleküle **weitergeleitet** werden und wo dann die zelluläre Antwort ausgelöst wird, z.B. die Veränderung der Expression eines bestimmten Gens im Zellkern.

MERKE

Das Zytoplasma besteht aus dem Zytosol, in dem das Zytoskelett und die Organellen eingebettet sind. Es bietet Raum für viele Stoffwechselvorgänge, für den Molekültransport zwischen den Organellen und den Membranen sowie für die Weiterleitung von extrazellulär empfangenen Signalen und Informationen an den Zellkern und andere Organellen zur Auslösung der zellulären Antwort.

ZUSAMMENFASSUNG

Zellkern

Der Zellkern ist von einer Doppelmembran umgeben, der Kernhülle, die von den Kernporenkomplexen durchsetzt ist. Letztere dienen dem bidirektionalen nucleozytoplasmatischen Transport. Das Nucleoplasma besteht aus verschiedenen, nicht membranbegrenzten Kompartimenten (Kernkörperchen). Hier finden die DNA-Replikation und die RNA-Synthese statt. In den Nucleoli laufen die Transkription der rRNA und die Biogenese der Ribosomen ab. Die Kernlamina hat mechanische, strukturerhaltende Funktionen, koordiniert die Expression von Genen und ist an der Steuerung des Alternsprozesses beteiligt.

Endoplasmatisches Retikulum, Prä-Golgi-Transportintermediate und Golgi-Apparat

Das raue ER ist ein System ribosomenbesetzter Zisternen. In ihm finden die Biosynthese und die Qualitätskontrolle von Proteinen sowie initiale Reaktionen der *N*-Glykosylierung von Proteinen statt. Das transitorische ER ist der Austrittsort von Transportgut aus dem ER für den Weitertransport zum Golgi-Apparat, der über COP-II-Vesikel der Prä-Golgi-Transportintermediate vermittelt wird. Der retrograde Transport vom Golgi-Apparat zum ER geschieht über COP-I-Vesikel. Das glatte ER besteht aus Konvoluten von Tubuli, die mit dem rauen ER in Verbindung stehen. Im glatten ER findet die Synthese von Lipiden statt. Des Weiteren hat es eine wichtige Entgiftungsfunktion, die über das Cytochrom-P450-System realisiert wird.
Der Golgi-Apparat besteht aus Stapeln von Zisternen, die über Tubuli seitlich miteinander verbunden sind. Strukturell und funktionell können *cis*-, mediale und *trans*-Golgi-Apparat-Zisternen sowie das *trans*-Golgi-Netzwerk unterschieden werden. Im Golgi-Apparat kreuzen sich zahlreiche Transportwege. Er dient dem Transport und dem Sortieren von Membranproteinen in die Plasmamembran, von sekretorischen Proteinen in Sekretgranula und von lysosomalen Enzymen in Lysosomen. Endozytierte Substanzen können in den Golgi-Apparat und von hier weiter in das ER gelangen. Im Golgi-Apparat wird die Synthese der N-Glykane beendet und die gesamte Synthese der O-Glykane durchgeführt. Die Glykosphingolipide werden hier ebenfalls synthetisiert. Des Weiteren finden Sulfatierungsreaktionen und die endoproteolytische Prozessierung von Prohormonen in reife Hormone statt.

Sekretgranula

Sekretgranula sind die Organellen der regulierten Sekretion. Ihre Bildung beginnt in den Zisternen des *trans*-Golgi-Apparats und im *trans*-Golgi-Netzwerk über das Sortieren und Oligomerisieren sekretorischer Proteine. Unreife Sekretgranula werden vom *trans*-Golgi-Netzwerk abgeschnürt. Sie werden in reife Sekretgranula umgewandelt, die nach einem Stimulus, der zur Erhöhung des zellulären Ca^{2+}-Spiegels führt, mit der Plasmamembran fusionieren. Über Exozytose wird der Inhalt der Sekretgranula sezerniert.

Endozytose, Lysosomen und Autophagosomen

Die Endozytose dient der Aufnahme von extrazellulärem Material in die Zellen. Lysosomen sind die Organellen für die intrazelluläre Verdauung des endozytierten Materials. Sie enthalten eine Vielzahl lytischer Enzyme, deren pH-Optimum im sauren Bereich liegt. Protonenpumpen der Lysosomenmembran gewährleisten das saure Milieu in den Lysosomen. Autophagolysosomen dienen der Verdauung zelleigener Bestandteile.

Mitochondrien

Mitochondrien sind von einer Doppelmembran begrenzte Organellen. Die innere Mitochondrienmembran bildet Cristae oder Tubuli. In ihr sitzen die Enzyme für die oxidative Phosphorylierung. In der von der inneren Mitochondrienmembran umschlossenen Matrix befinden sich die Enzyme des Zitronensäurezyklus und der β-Oxidation von Fettsäuren. Mitochondrien sind ein wichtiger Calciumspeicher und an der Steroidsynthese beteiligt; außerdem sind sie in die Apoptose involviert.

Peroxisomen

Peroxisomen sind von einer einzelnen Membran begrenzte Organellen. Ihre H_2O_2-produzierenden oxidativen Enzyme sind für den Lipidstoffwechsel wichtig. Peroxisomale Katalase oxidiert Wasserstoffperoxid und andere Substanzen wie Alkohol oder Phenol. Peroxisomen üben somit wichtige Entgiftungsfunktionen aus.

Zytoplasma

Das Zytoplasma umgibt die Organellen und wird nach außen durch die Plasmamembran begrenzt. Es ist der Ort vieler Stoffwechselprozesse sowie des Transports von Molekülen und Informationen zwischen den Organellen.

+ 020 IMPP-Fragen

16

Fragen

1. Substanzen können vom Zellkern in das Zytoplasma transportiert werden. Welche Strukturen sind hierfür wichtig, und wie geschieht dieser Transport?
2. Nennen Sie Kernkörperchen und ihre Funktionen.
3. Was versteht man unter Laminopathien, und wie äußern sie sich?
4. Worin besteht der Unterschied zwischen COP-II- und COP-I-vermitteltem vesikulärem Transport?
5. Welche Formen des endoplasmatischen Retikulums können unterschieden werden, und welche Funktionen üben sie aus?
6. Wie entstehen Proteinfaltungskrankheiten, und welche zellulären Veränderungen bzw. Reaktionen haben sie zur Folge?
7. Welche Funktionen hat das *trans*-Golgi-Netzwerk?
8. In welchen Kompartimenten beginnt die Synthese der N- und der O-Glykane?
9. Welche Organellen dienen der zellulären Verdauung?
10. In welchen Organellen geht die β-Oxidation von ungesättigten Fettsäuren vonstatten?

KAPITEL

17

J. Rassow

Zielsteuerung und intrazellulärer Transport von Proteinen

Praxisfall

Die letzte große Choleraepidemie Europas brach im August 1892 in Hamburg aus. Die Erreger verbreiteten sich bei hochsommerlichen Temperaturen über verschmutztes Trinkwasser. Betroffen waren v.a. die Armutsviertel der Innenstadt. Robert Koch, der als Experte aus Berlin gerufen wurde, zeigte sich über die hygienischen Verhältnisse in der Stadt entsetzt. Innerhalb von zehn Wochen erkrankten 16.956 Einwohner, von diesen starben 8605. Der Erreger der klassischen Cholera, *Vibrio cholerae*, war von Robert Koch erst wenige Jahre zuvor (1883) bei Untersuchungen in Ägypten entdeckt worden. Cholera beginnt schlagartig mit heftigem Erbrechen und wässrigen Durchfällen. Es kommt zu enormen Flüssigkeitsverlusten von bis zu 20 L/Tag. Das entscheidende Toxin von *Vibrio cholerae* ist das Choleratoxin. Es handelt sich um einen Proteinkomplex, der von den Bakterien an die Umgebung abgegeben wird. Für die Toxizität ist letztlich das Fragment A1 des Toxins entscheidend, eine ADP-Ribosyl-Transferase, die im Zytosol der Enterozyten in die Regulation der cAMP-Synthese eingreift. Über einen außerordentlichen Anstieg der intrazellulären cAMP-Konzentration wird ein massiver Ausstrom von Chloridionen ausgelöst, der dann die Ursache der Diarrhö ist. Die Ursachen der Cholerasymptome scheinen damit geklärt. – Aber wie gelangt das Fragment A1 in das Zytosol der Enterozyten?

Zur Orientierung

Wie gelangt ein bakterielles Toxin in das Zytosol einer Zelle des Wirtsorganismus? Wie gelangen unter physiologischen Bedingungen die vielen ständig in einer Zelle synthetisierten Proteine an ihre jeweiligen Bestimmungsorte? Außer den 13 mitochondrial kodierten Proteinen sind alle etwa 30 000 bis 40 000 Proteine des Menschen im **Kern** kodiert und werden von Ribosomen im **Zytosol** synthetisiert. Diese Proteine entstehen somit alle im **gleichen Kompartiment**, obwohl sie letztlich in ganz unterschiedlichen Kompartimenten oder sogar außerhalb der Zelle benötigt werden. Ohne eine **geordnete Verteilung** der synthetisierten Proteine im Raum würde es selbst bei noch so perfekter Genregulation niemals zur Entwicklung eines Organismus oder auch nur einer Zelle kommen, sondern allenfalls zur Anhäufung einer strukturlosen Masse.
Eindrucksvolles Beispiel ist der **Kerntransport** mit der Auflösung und Neuordnung des Zellkerns im Laufe eines Zellzyklus.

Ganz andere Mechanismen als beim Zellkern laufen beim **mitochondrialen Proteintransport** ab und entscheidende Rollen spielen auch die Peroxisomen und das endoplasmatische Retikulum (ER) mit seinen zwei Anteilen, dem rauen ER, in dem die Proteine der Plasmamembran synthetisiert werden, und dem glatten ER, das vor allem für den Lipidstoffwechsel, die Entgiftung und Gluconeogenese eine wichtige Rolle einnimmt.

Für den Transport vom ER zum Bestimmungsort der Proteine spielt die **Sekretion** eine große Rolle. Der sekretorische Weg beginnt mit der Synthese der sekretorischen Proteine am ER und endet mit der Exozytose an der Plasmamembran.
Müssen Proteine oder andere Stoffe von außen in die Zelle aufgenommen werden, so geschieht das durch **Endozytose oder Phagozytose**.

17

17.1 Prinzipien des intrazellulären Proteintransports

Viele Proteine enthalten in ihrer Aminosäuresequenz Abschnitte, die über die Verteilung des jeweiligen Proteins in der Zelle entscheiden, und die Zelle enthält offensichtlich eine Maschinerie, die diese **Zielerkennungssignale** identifiziert und den entsprechenden spezifischen Transport der Proteine in die korrekten Kompartimente vermittelt. Nur die Proteine ohne besondere Signalsequenzen verbleiben nach ihrer Synthese dauerhaft im Zytosol.

Schon gewusst
Die ganze Tragweite dieses Prinzips wurde 1975 von Günter Blobel erkannt. Seine frühen Arbeiten zu diesem Thema wirkten außerordentlich anregend auf eine ganze Generation von Biochemikern, die daraufhin die Wege der Proteine in sämtliche Reaktionsräume der Zelle untersucht haben. Für seine bahnbrechenden Beiträge zum intrazellulären Proteintransport erhielt er 1999 den Nobelpreis für Medizin.

Die Bewegungen der Proteine in den Zellen haben sehr unterschiedliche Gründe. Zunächst ist jede Proteinkette schon aus quantenmechanischen Gründen ständig in Bewegung. Die verschiedenen irregulären Kräfte, die unablässig auf die Proteinmoleküle einwirken, sind die Ursache der Brown'schen Molekularbewegung. So wird eine Gruppe von Molekülen nicht auf Dauer an einem Ort versammelt bleiben, sondern sich durch **Diffusion** im zur Verfügung stehenden Raum **gleichmäßig verteilen**, wenn dieser Prozess nicht durch besondere Kräfte oder Strukturen verhindert wird. Damit sich **Strukturen** ausbilden können, müssen die verschiedenen Proteine in **kontrollierter und gerichteter** Weise verteilt werden.

- Ein **gezielter Transport** von Proteinen und Membranvesikeln erfolgt z.B. an den **Mikrotubuli** der Nervenzellfortsätze.
- Ein **Proteintransport mit Membranvesikeln** ist eine der Voraussetzungen bei der Freisetzung von Antikörpern aus den B-Zellen des Immunsystems und der Sezernierung von Insulin in das Blut.
- Bei der **Translokation von Proteinen über biologische Membranen** dagegen gelangen die Proteine in ein neues Kompartiment, z.B. aus dem Zytosol in den Zellkern, in die Mitochondrien oder in das endoplasmatische Retikulum. Der Proteintransport erfolgt dabei oft durch sehr enge Poren, weshalb sich die Proteine während der Translokation vollständig entfalten müssen.

17.2 Kerntransport

17.2.1 Kernporen

Die fundamentale Bedeutung des intrazellulären Proteintransports zeigt sich eindrucksvoll in der regelmäßigen **Auflösung und Neubildung der Zellkerne im Zellzyklus**. Die Struktur der Zellkerne ist in den Zellen wesentlich durch die Kernhülle bestimmt. Die **Hüllmembran der Zellkerne** ist ein Derivat des endoplasmatischen Retikulums (ER). Sie besteht aus einer äußeren und einer inneren Membran, die durch einen schmalen Hohlraum, die perinucleäre Zisterne, voneinander getrennt sind (➤ Kap. 16.2.2). Sowohl die Membranen als auch dieser Hohlraum stehen in Verbindung mit dem ER. An die Innenseite der Kernmembran ist ein Netzwerk angelagert, das von bestimmten Proteinen gebildet wird und die kugelförmige Struktur des Zellkerns stabilisiert. Dieses Netzwerk wird als **Kernlamina** bezeichnet (➤ Kap. 16.2.3). Die Kernlamina ist normalerweise sehr stabil. Bei jeder Mitose zerfällt sie aber in Einzelteile, und die Kernmembran löst sich in Membranvesikel auf. Wenn nach der Trennung der Chromosomen die beiden Tochterzellen entstehen, bildet sich der Zellkern in jeder Tochterzelle gänzlich neu, und die löslichen Proteine des Kernplasmas werden anschließend aktiv aus dem Zytosol importiert (➤ Abb. 17.1). Hierzu gehören z.B. sämtliche Transkriptionsfaktoren, die Histone und das pentamere Protein **Nucleoplasmin**, das im Kernplasma in größeren Konzentrationen vorhanden ist. Es vermittelt als molekulares Chaperon die Wechselwirkungen der DNA mit den Histonen und ist damit für die Bildung der Nucleosomen und der Chromatinstruktur von Bedeutung.

Sobald die Kernmembran aufgebaut ist, erfolgt jeder weitere Transport von Makromolekülen in den Kern hinein und aus ihm heraus durch große **Kernporen**. Jede Kernpore wird von einem großen ringförmigen Proteinkomplex gebildet, der beide Membranen der Kernhülle durchspannt und als **Kernporenkomplex** (nuclear pore complex, NPC) bezeichnet wird (➤ Abb. 17.2). Ein einzelner Zellkern enthält ca. 3000–5000

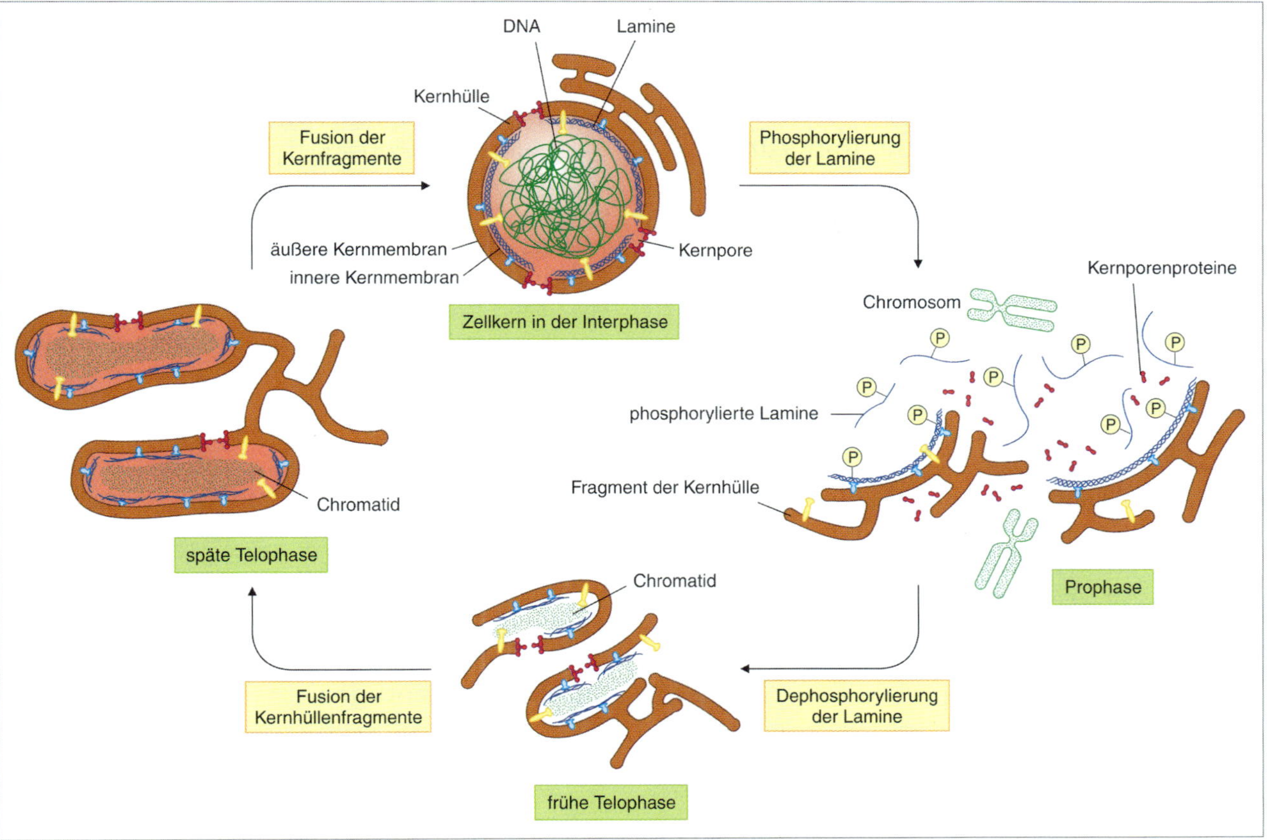

Abb. 17.1 Dissoziation und Neubildung der Kernmembran während des Zellzyklus. Durch geeignete Transportprozesse müssen nach der Auflösung des Zellkerns die löslichen Kernproteine, die sich zunächst im Zytosol verteilt hatten, erneut in den entstehenden Zellkern importiert werden.

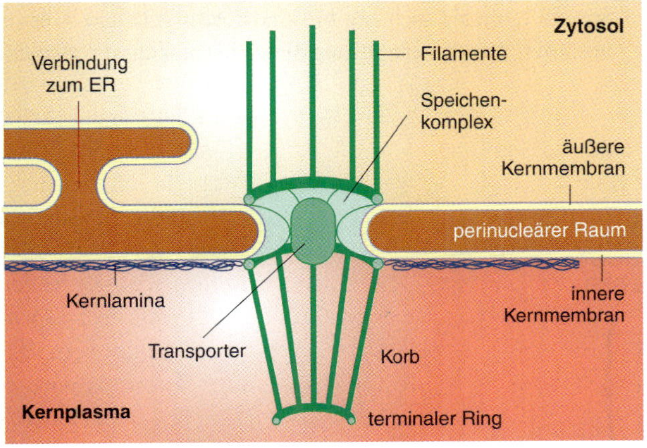

Abb. 17.2 Schnitt durch eine Kernpore. Die Kernpore wird von Nucleoporinen gebildet, die in achtzähliger Rotationssymmetrie angeordnet sind. Die Struktur und die Funktion der als Transporter bezeichneten Struktur sind noch nicht endgültig geklärt.

derartige Kernporenkomplexe. Zumindest zeitweise wird jede Kernpore von mehreren Proteinmolekülen pro Sekunde passiert.

Alle Kernporenkomplexe haben die gleiche Struktur (➤ Abb. 16.6 und ➤ 17.2). Sie besitzen einen äußeren Durchmesser von 145 nm und eine **achtzählige Rotationssymmetrie**: Acht gleichartige Bauelemente sind in einem Kreis angeordnet; jedes der Bauelemente besteht wiederum aus einer Vielzahl unterschiedlicher Proteine. Die Proteine, aus denen die Kernporen aufgebaut sind, werden als **Nucleoporine** bezeichnet. Jedes der Nucleoporine liegt achtmal oder in Vielfachen von 8 vor. Die Molekülmasse einer einzelnen Kernpore liegt bei 125.000 kDa (zum Vergleich: Cytochrom c hat eine Molekülmasse von 12,4 kDa).

Der zentrale Teil des Kernporenkomplexes wird vom sog. **Spoke complex** gebildet, der entfernt an ein Rad mit Speichen erinnert. Die große Radnabe in der Mitte wird als **Transporter** bezeichnet und bildet vermutlich die eigentliche Pore. Diese kann Partikel bis zu einem Durchmesser von 26 nm hindurchlassen. Normalerweise scheint der Innendurchmesser der Kernporen allerdings bei nur 9 nm zu liegen.

Auf der zytoplasmatischen Seite liegt dieser Struktur ein großer Ring auf, in dem acht Filamente verankert sind, die in das Zytosol hineinragen. Auf der Seite des Kernplasmas befindet sich ebenfalls ein Ring. In diesem ist der **nucleäre Korb** (nuclear basket) verankert, der wiederum aus acht Filamenten gebildet wird, an deren Enden zudem ein weiterer Ring befestigt ist.

Alle diese Strukturelemente werden von insgesamt mindestens 50 unterschiedlichen Nucleoporinen gebildet.

MERKE

Kernporenkomplexe zeigen eine achtzählige Rotationssymmetrie. Ihre Komponenten werden als Nucleoporine bezeichnet.

17.2.2 Transportproteine der Importin-β-Familie

Da der Innendurchmesser der Kernporen bei 9 nm liegt, können verschiedene Proteine frei durch diese Poren hindurchdiffundieren, sofern sie dazu klein genug sind (< ca. 40 kDa). Tatsächlich ist der Anteil der frei diffundierenden Proteine aber gering. Für den Kerntransport ist vielmehr charakteristisch, dass er nicht durch einfache freie Diffusion, sondern durch Bindung an ein **Transportprotein** erfolgt.

Der Kerntransport wird fast immer von bestimmten Transportproteinen (transport receptors) vermittelt, die alle miteinander verwandt sind und als **Importin-β-Proteine** (oder Karyopherine) bezeichnet werden (➤ Abb. 17.3). Die Importin-β-Proteine sind vergleichsweise groß, ihre Molekülmasse liegt bei 100 kDa. Säugerzellen scheinen mindestens 22 Mitglieder dieser Familie zu enthalten. Sie unterscheiden sich durch die Spezifitäten für ihre jeweiligen Substratproteine. Zudem unterscheidet man die **Importine** im engeren Sinne des Wortes, die den Import von Proteinen in den Kern vermitteln, von den **Exportinen**, die zwar zur gleichen Proteinfamilie gehören, deren Funktion aber darin besteht, den Export von Proteinen aus dem Kern zu ermöglichen.

Die Substratproteine binden an ihr jeweiliges Importin β z.T. direkt, z.T. unter Vermittlung eines **Adapterproteins**. Mehrere derartiger Adapterproteine bilden wiederum eine Proteinfamilie, die als **Importin-α-Proteine** bezeichnet werden. Sechs Mitglieder dieser Familie sind bereits bekannt. Mit Importin β sind die Importin-α-Proteine aber strukturell nicht verwandt. Das Nucleoplasmin des Kernplasmas wird z.B. zunächst im Zytosol synthetisiert. Dort bindet es an Importin α, und dieses wiederum bindet an Importin β. Der trimere Komplex gelangt dann durch die Kernporen hindurch in das Innere des Zellkerns, wo er zerfällt und damit das Nucleoplasmin freisetzt.

Einige Proteine, z.B. das ribosomale Protein L5 und das Rev-Protein des AIDS-Virus (HIV-Rev), binden **ohne Beteiligung von Importin** α direkt an ein Importin β und werden von diesem ohne Beteiligung eines Adapterproteins in den Kern transportiert.

MERKE

Die meisten Proteine, die in den Kern importiert werden, sind während der Translokation an Transportproteine gebunden, die als Importin-β-Proteine (oder Karyopherine) bezeichnet werden. Alle Importin-β-Proteine sind sich strukturell sehr ähnlich.

17.2.3 Import in den Zellkern

Kernlokalisationssignale

Kernproteine unterscheiden sich von den zytosolischen Proteinen dadurch, dass sie ein **Kernlokalisationssignal** (nuclear localization signal, **NLS**) enthalten.

- Dieses besteht im Fall des Nucleoplasmins aus der Aminosäuresequenz
  –Lys–Arg–(Aminosäure)$_{10}$–Lys–Lys–Lys–Lys–
  Sowohl Lysin als auch Arginin sind positiv geladene Aminosäuren. Unter Vermittlung dieser Kernlokalisationsse-

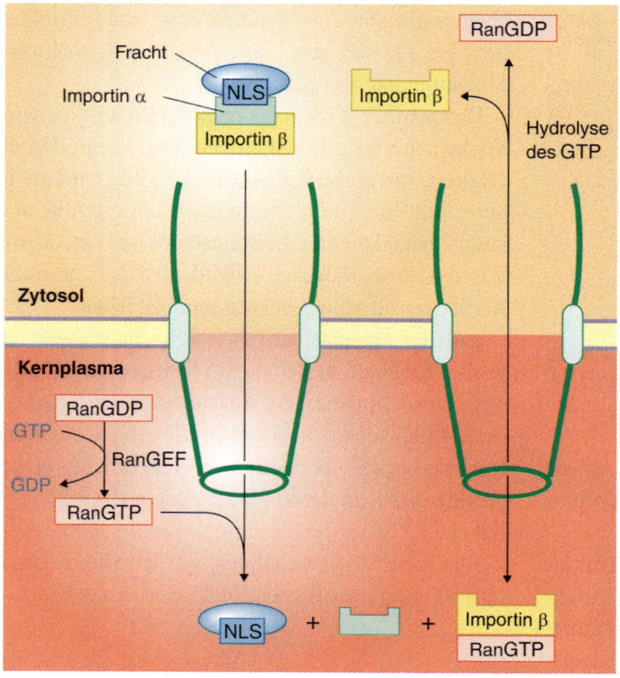

Abb. 17.3 Import eines Proteins aus dem Zytosol in den Zellkern. Das zu importierende Protein (die Fracht) trägt eine Kernlokalisationssequenz (NLS). Ran = GTP-bindendes Protein, GEF = Guaninnucleotidaustauschfaktor.

quenz bindet das Nucleoplasmin an Importin α, mit dem es in den Zellkern gelangt.

- Das berühmteste (weil als Erstes eingehend charakterisierte) Kernlokalisationssignal eines Proteins ist ein Sequenzmotiv aus dem großen T-Antigen des SV40-Virus. Es handelt sich um die Sequenz
  –Pro–Lys–Lys–Lys–Arg–Lys–Val–
  Auch hier liegt eine Häufung positiv geladener Aminosäuren vor, insbesondere eine Ansammlung von Lysinresten. Im Detail unterscheidet sich diese Sequenz aber durchaus von der Kernlokalisationssequenz des Nucleoplasmins.

Allgemein handelt es sich bei den **Importin-α- bzw. Importin-β-spezifischen** Kernlokalisationssequenzen oft um kurze, im Detail aber variable, **lysinreiche Sequenzabschnitte**.

Manche Mitglieder der Importin-α-Familie erkennen allerdings Kernlokalisationssignale, die eine gänzlich andere Struktur zeigen. Es gibt also kein einheitliches Kernlokalisationssignal, sondern **mehrere unterschiedliche Erkennungssequenzen**. Die NLS-Sequenzen vieler Proteine sind noch gar nicht bestimmt worden.

Kernlokalisationssignale können sich in **unterschiedlichen Positionen** der Aminosäuresequenz des jeweiligen Proteins befinden. Entscheidend ist, dass sie nach dem Transport in den Kern **nicht entfernt werden**. Dieses ist für Kernproteine – im Unterschied z.B. zu mitochondrialen Proteinen – deshalb essenziell, weil sich während jeder Mitose der Kern auflöst und sich dann sämtliche Kernproteine im Zytosol verteilen. Wenn nach der Mitose der Kern neu aufgebaut wird, können die Kernproteine nur anhand ihrer Kernlokalisationssequenzen erkannt und wieder eingesammelt werden.

Das kleine GTP-bindende Protein Ran

Es hat sich gezeigt, dass GTP beim Kerntransport eine wichtige Rolle spielt. Das Protein, das im Kern mit dem GTP reagiert, ist das kleine GTP-bindende Protein Ran (➤ Abb. 17.3). **RanGTP** bindet im Kernplasma an die neu importierten Importin-β-Komplexe und löst deren Dissoziation aus. Damit bewirkt RanGTP im Zellkern die Freisetzung der Substratproteine.

Der Komplex aus RanGTP und Importin β bleibt aber zunächst stabil und wird durch die Kernporen in das Zytoplasma exportiert. Erst dort hydrolysiert das gebundene GTP zu GDP + P_i und der Komplex zerfällt in RanGDP und freies Importin β. Anschließend muss das RanGDP wieder zurück in den Kern gebracht werden. Dazu bindet RanGDP an das Protein **NTF2** (Nuclear transport factor 2), mit dem es in den Kern wandert. Dort wird das gebundene GDP gegen neues GTP ausgetauscht.

NTF2 gehört interessanterweise nicht zur Importin-β-Familie. Ran ist damit ein Beispiel für ein Protein, das Importin-β-unabhängig in den Kern importiert wird. Darüber hinaus zeigt dieses Beispiel, dass auch kleine Proteine oft mithilfe eines Transportproteins in den Zellkern gelangen und nicht durch einfache Diffusion. Ran hat nämlich eine Molekülmasse von nur 24 kDa.

Der RanGDP/RanGTP-Gradient als Triebkraft des Kerntransports

Die Eigenschaften, die Ran gegenüber Importin β zeigt, hängen wesentlich davon ab, ob Ran GTP oder GDP gebunden hat:

- Im **Zellkern** liegt Ran überwiegend in Form von **RanGTP** vor und vermittelt die Freisetzung der Substratproteine vom Importin β.
- Im **Zytosol** liegt Ran weitgehend in Form von **inaktivem RanGDP** vor, sodass sich die Substratproteine ungestört an das Importin β anlagern können.

Die unterschiedlichen Arbeitsbedingungen für das Importin β werden dadurch aufrechterhalten, dass es im Kern und im Zytosol unterschiedliche Partnerproteine gibt:

- Im **Zellkern** befindet sich ein **Guaninnucleotidaustauschfaktor** (RanGEF, Ran guanine nucleotide exchange factor), der die Abgabe des GDP von Ran katalysiert und damit die Beladung von Ran mit neuem GTP ermöglicht.
- Im **Zytosol** befindet sich ein Ran-spezifisches **GTPase-aktivierendes Protein** (RanGAP), das Ran veranlasst, das gebundene GTP zu GDP zu hydrolysieren.

Der RanGDP/RanGTP-Gradient zwischen Zytosol und Kernplasma ist vermutlich die wichtigste **Triebkraft** für den gesamten Kerntransport. Ein ATP- oder GTP-abhängiger Transportmotor ist in den Kernporen nicht identifiziert worden. Die Kernporen vermitteln sowohl den Import wie den Export des Importins β, ohne dass dabei Energie aufgewendet würde. Ob und in welche Richtung dabei weitere Proteine mitgenommen werden, wird letztlich nur vom Konzentrationsverhältnis von RanGDP und RanGTP in Zytosol und Kern bestimmt.

Der Transport der Importin-β-Komplexe zu den Kernporen wird dadurch erleichtert, dass viele **Nucleoporine** (also die Proteine, aus denen die Kernporen aufgebaut sind, ➤ oben) wiederholt das Sequenzmotiv Phenylalanin(F)–Glycin(G) enthalten. Die Importin-β-Komplexe zeigen eine auffällige Affinität zu diesem **FG-Motiv.**

MERKE
Kernproteine enthalten in ihrer Aminosäuresequenz definierte Abschnitte, die als Kernlokalisationssignale dienen. Nachdem ein Protein zusammen mit Importin β in den Zellkern gelangt ist, wird seine Freisetzung hier durch das GTP-bindende Protein Ran ausgelöst. Triebkraft des Kerntransports ist der RanGDP/RanGTP-Gradient zwischen Zytosol und Kernplasma.

17.2.4 Export aus dem Zellkern

Der **Export von Proteinen** aus dem Kern in das Zytosol wird von Mitgliedern der Importin-β-Familie vermittelt, die als **Exportine** bezeichnet werden. Die Exportine binden dabei nicht nur die zu exportierenden Substratproteine, sondern auch **RanGTP**. Die trimeren Komplexe werden durch die Kernporen in das Zytosol entlassen, wo das GTP hydrolysiert und der Komplex zerfällt. Diesem Prinzip folgt z.B. der Reexport von Importin α. Der Export von Proteinen aus dem Kern wird durch **Kernexportsignale** (nuclear export signal, **NES**) vermittelt, die oft von längeren Sequenzabschnitten aus über 100 Aminosäuren gebildet werden. Charakteristisch sind hier **leucinreiche Sequenzabschnitte**.

- Interessanterweise wird auch der **Export der tRNA** durch ein RanGTP-bindendes Mitglied der Importin-β-Familie vermittelt. Dieses Protein hat den Namen Exportin-t erhalten.
- Die beiden **Untereinheiten der Ribosomen** werden im Nucleolus aus den rRNA und ca. 80 verschiedenen ribosomalen Proteinen zusammengesetzt. Alle ribosomalen Proteine werden aus dem Zytosol importiert und stellen einen großen Anteil der ständig in den Zellkern zu importierenden Proteine. Die großen und die kleinen Untereinheiten der Ribosomen werden nach ihrer Fertigstellung unabhängig voneinander durch die Kernporen hindurch in das Zytosol exportiert, wiederum unter direkter Beteiligung RanGTP-bindender Exportine.
- Auch alle **mRNA** werden ausschließlich in Form bestimmter RNA-Protein-Komplexe exportiert. Diese scheinen aber keine Mitglieder der Importin-β-Familie zu enthalten.

MERKE
Am Kerntransport sind sowohl Importine als auch Exportine beteiligt. Importine und Exportine gehören zur gleichen Familie der Importin-β-Proteine.

17.3 Mitochondrialer Proteintransport

17.3.1 Zielerkennungssequenzen mitochondrialer Proteine

Die Translokation von Proteinen in die Mitochondrien folgt ganz anderen Prinzipien als der Import von Proteinen in den Zellkern. Eine Ähnlichkeit besteht lediglich insofern, als auch mitochondriale Proteine bestimmte **Zielerkennungssequenzen** enthalten, durch die sie das ihnen zugeordnete Organell in der Zelle finden können. Von den mehr als 1000 verschiedenen mitochondrialen Proteinen sind nur 13 im mitochondrialen Genom kodiert, alle übrigen sind kernkodiert. Nach ihrer Synthese im Zytosol unterscheiden sie sich von den anderen Proteinen zunächst nur durch ihre Zielerkennungssequenzen. Wie für die nucleären Proteine gilt auch für die mitochondrialen Proteine, dass sie nicht alle die gleichen Zielerkennungssequenzen tragen, sondern in diesen Sequenzen große Unterschiede zeigen.

Die meisten mitochondrialen Proteine befinden sich in der **Matrix**. Alle bislang untersuchten Proteine der Matrix werden im Zytosol zunächst mit einer charakteristischen **N-terminalen Präsequenz** synthetisiert (➤ Abb. 17.4). Diese Präsequenzen haben meist eine Länge von 20–40 Aminosäuren und neigen zur Bildung von α-Helices. Diese weisen in jedem Fall mehrere **positiv geladene Aminosäuren** auf, also Lysin- oder

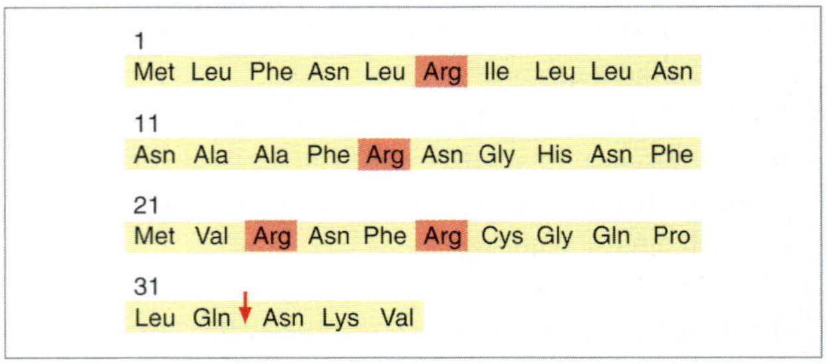

Abb. 17.4 Präsequenz der Ornithin-Transcarbamylase (OTC). Die Präsequenz wird nach Import in die Mitochondrien zwischen den Aminosäuren in Position 32 und 33 abgespalten.

Argininreste, während negativ geladene Aminosäuren vollständig fehlen.

Viele Proteine der **anderen mitochondrialen Kompartimente**, insbesondere die **Proteine der Außenmembran**, werden ohne eine derartige Präsequenz synthetisiert. Ihre Zielerkennungssignale befinden sich in der Regel nicht am N-Terminus, sondern in einem Bereich im Inneren der Sequenz, mitunter sogar am C-Terminus.

MERKE
Mitochondriale Matrixproteine werden im Zytosol mit einer N-terminalen Präsequenz synthetisiert. Die klassischen Präsequenzen mitochondrialer Proteine umfassen etwa 20–40 Aminosäuren, neigen zur Bildung von α-Helices und exponieren mehrere positive Ladungen. Proteine der anderen mitochondrialen Kompartimente enthalten meist vollkommen anders strukturierte Zielerkennungssignale.

17.3.2 Der TOM-Komplex der Außenmembran

Sowohl der Zellkern als auch die Mitochondrien sind Zellorganellen, die von zwei Membranen umhüllt sind. Während aber die Kernporen beide Kernmembranen überspannen, enthalten die beiden mitochondrialen Membranen **zwei voneinander unabhängige Proteintransportsysteme**, die jeweils nur für den Proteintransport über eine der beiden Membranen verantwortlich sind.

Die Importmaschinerie der mitochondrialen Außenmembran wird von **Tom-Proteinen** gebildet (translocase of the mitochondrial outer membrane; ➤ Abb. 17.5 oben). Die verschiedenen Tom-Proteine werden durch die Angabe ihrer Molekülmasse näher spezifiziert.

- **Tom20** (Molekülmasse 20 kDa) spielt an der Oberfläche der Mitochondrien eine wesentliche Rolle bei der Erkennung N-terminaler Präsequenzen. Man bezeichnet Tom20 deshalb auch als **Importrezeptor**.
- Proteine, die unabhängig von Tom20 importiert werden, benötigen in der Regel **Tom70** als Importrezeptor. Tom70 ist insbesondere der Importrezeptor für den **ADP-ATP-Translokator** und verwandte Proteine.
- Die Importrezeptoren Tom70 und Tom20 sind mit dem **Kanalprotein Tom40** verbunden, das in der mitochondrialen Außenmembran eine Pore von ca. 2 nm Innendurch-

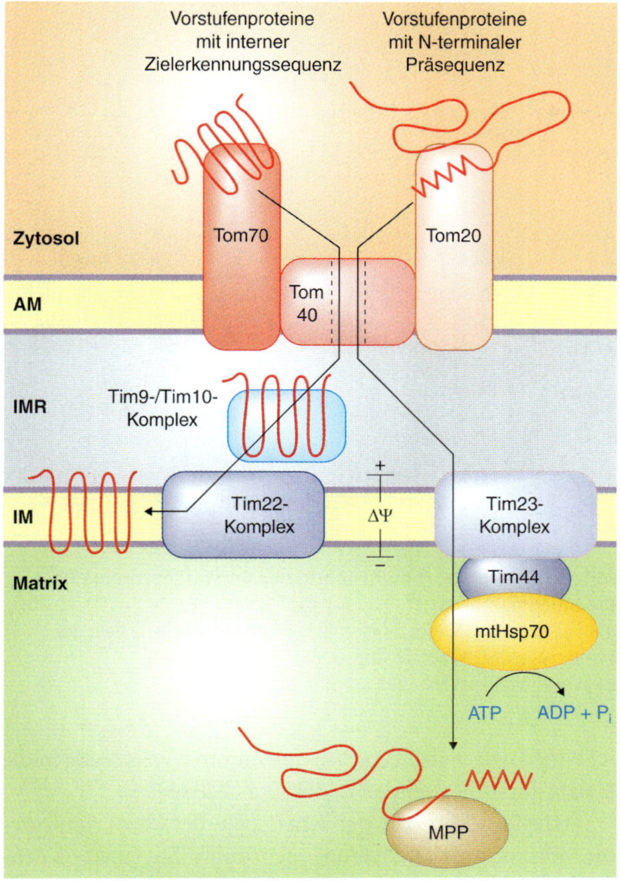

Abb. 17.5 Die Proteinimportmaschinerie der Mitochondrien. Der TOM-Komplex vermittelt den Proteintransport über die mitochondriale Außenmembran (AM). Gezeigt sind nur die drei wichtigsten Tom-Proteine. Der Proteinimport über den Intermembranraum (IMR) wird z.T. von mehreren kleinen Tim-Proteinen von 8–13 kDa vermittelt. Die Innenmembran (IM) enthält zwei unterschiedliche TIM-Komplexe, die beide zu ihrer Funktion das Membranpotenzial benötigen. Nur der Tim23-Komplex kooperiert mit mt-Hsp70. Die MPP (matrix processing peptidase) spaltet N-terminale Präsequenzen von Vorstufenproteinen ab.

messer bildet. Der Tom40-Kanal ist **die zentrale Eintrittspforte** für den Proteinimport in die Mitochondrien.

Tom40, Tom20 und Tom70 sind zudem mit mehreren weiteren Tom-Proteinen verbunden, die einen gemeinsamen **TOM-Komplex** bilden.

17.3.3 Die beiden TIM-Komplexe der Innenmembran

Die Importmaschinerie der Innenmembran wird von **Tim-Proteinen** gebildet (translocase of the mitochondrial inner membrane; ➤ Abb. 17.5 unten). Die Innenmembran muss den Protonengradienten ΔpH und das Membranpotenzial ΔΨ aufrechterhalten. Sie darf deshalb im Gegensatz zur Außenmembran keine ständig geöffneten Poren enthalten. Dies mag einer der Gründe sein, weshalb die Tim-Proteine keinerlei Ähnlichkeit mit den Tom-Proteinen haben. Um die eintreffenden Proteine aufnehmen zu können, enthält die Innenmembran zwei unterschiedliche TIM-Komplexe.

- Der **ADP-ATP-Translokator** (das häufigste Protein der Innenmembran) und die ihm verwandten homologen Proteine werden überwiegend **ohne eine Präsequenz** synthetisiert. Die Mitglieder dieser Proteinfamilie werden von einem Komplex aufgenommen, der **Tim22** als porenbildende Komponente enthält. Der Tim22-Komplex vermittelt dann auch die korrekte Insertion dieser Proteine in die Innenmembran. Da es sich bei den Substraten dieses TIM-Komplexes um sehr hydrophobe Proteine handelt, benötigen sie auf ihrem Weg vom Tom40-Kanal zur Tim22-Pore die Hilfe bestimmter kleiner Tim-Proteine von ca. 10 kDa, von denen sie im Intermembranraum in Lösung gehalten werden.

Klinik

Ein erblicher Defekt in einem dieser kleinen Tim-Proteine des Intermembranraums (dem Deafness/dystonia peptide, DDP) ist die Ursache des **Mohr-Tranebjaerg-Syndroms**. Die Krankheit ist extrem selten, hat für die Betroffenen allerdings erhebliche Folgen. Erste Symptome in der Kindheit sind zunehmende Taubheit und Muskelschwäche. In späteren Stadien kommen weitere neurologische Ausfälle hinzu. Die Krankheit ähnelt darin anderen Mitochondriopathien. Offenbar reagieren die Zellen des Nervensystems auf Defekte der Mitochondrien besonders empfindlich.

- Proteine **mit N-terminalen Präsequenzen** werden von einem Komplex aufgenommen, der **Tim23** als porenbildende Komponente enthält. Die typischen mitochondrialen Präsequenzen dienen also nicht nur der Bindung an den TOM-Komplex der Außenmembran und damit der Zielerkennung, sondern sie sind anschließend auch bei der gezielten Insertion in die Tim23-Pore von entscheidender Bedeutung. Interessanterweise sind Tim23 und Tim22 homologe Proteine, haben also ähnliche Aminosäuresequenzen. Unter Vermittlung mehrerer Adapterproteine bindet mtHsp70 (ein ATP-abhängiges mitochondriales Hitzeschockprotein von 70 kDa) an die Tim23-Pore, nimmt das translozierende Protein auf und zieht es in die Matrix. Im Anschluss an die Translokation werden die N-terminalen Präsequenzen nicht mehr benötigt und deshalb normalerweise von einer **Prozessierungspeptidase** (matrix processing peptidase, MPP) abgeschnitten. Nach Ankunft in der Matrix sind die reifen Proteine dadurch gegenüber den ursprünglichen Vorstufenproteinen um ca. 20–40 Aminosäuren verkürzt.

Schon gewusst

Da die heutigen Mitochondrien in evolutionsbiologischer Hinsicht als modifizierte Nachkommen von Bakterien aufzufassen sind (➤ Kap. 6.1.3), stellt sich die Frage, ob sich in den Mitochondrien noch **Reste der ursprünglichen bakteriellen Proteintransportsysteme** erhalten haben.

17

- Bemerkenswert ist, dass weder der TOM-Komplex noch die beiden TIM-Komplexe nennenswerte Ähnlichkeiten zu bakteriellen Proteinen erkennen lassen. Lediglich das **mtHsp70**, das mit dem Tim23-Komplex kooperiert, ist ein offensichtlicher Verwandter der bakteriellen Hitzeschockproteine von 70 kDa.
- Die mitochondriale Innenmembran enthält allerdings unabhängig von den TIM-Komplexen noch das Protein **Oxa1**, das ebenfalls unmittelbar an der Biogenese mitochondrialer Proteine beteiligt ist. Oxa1 ist ein Verwandter des bakteriellen YidC, das in der bakteriellen Plasmamembran mit Proteinexportporen assoziiert ist. Sowohl Oxa1 als auch YidC haben die Aufgabe, die Insertion bestimmter neu synthetisierter Proteine in die jeweilige Membran zu vermitteln.
- Erst kürzlich wurde mit dem **SAM- bzw. TOB-Komplex** ein Proteinkomplex mit Ähnlichkeit zu bakteriellen Proteintransportsystemen in der mitochondrialen Außenmembran identifiziert. Der von manchen Arbeitsgruppen als SAM (sorting and assembly of mitochondria), von anderen als TOB (topogenesis of mitochondrial outer-membrane betabarrel proteins) bezeichnete Komplex enthält u.a. das Protein Sam50 (= Tob55), das eine ausgeprägte Ähnlichkeit zum Omp85 der Außenmembranen gramnegativer Bakterien zeigt. Interessanterweise dienen beide Proteine ausschließlich dazu, die Insertion von β-Fass-Proteinen (betabarrel proteins) in die jeweilige Zielmembran zu ermöglichen.

17

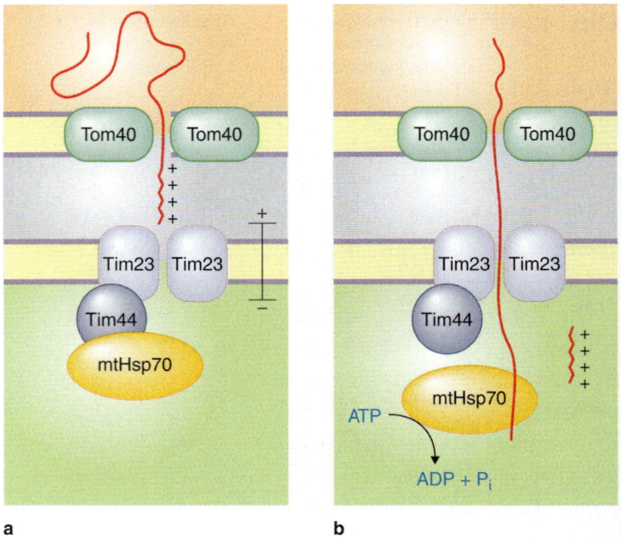

Abb. 17.6 Transport mitochondrialer Vorstufenproteine über die Innenmembran
a) in einem ersten Schritt durch einen elektrophoretischen Effekt des Membranpotenzials auf die Präsequenz,
b) in den folgenden Schritten durch mtHsp70.

17.3.4 Mechanismen des mitochondrialen Proteintransports

ΔΨ und ATP als Energiequellen

Die ersten Schritte des mitochondrialen Proteinimports sind noch reversibel. Solange ein Vorstufenprotein lediglich an den TOM-Komplex bindet oder in die Tom-Pore eintaucht, kann es auch wieder in das Zytosol entlassen werden. Irreversibel sind erst die folgenden Schritte: Sobald die Präsequenz eines Vorstufenproteins in eine Tim23-Pore der Innenmembran eintaucht, wird sie sofort durch einen **elektrophoretischen Effekt** in die Matrix gezogen, da die Präsequenzen ausnahmslos positiv geladen sind, während die Matrix negativ aufgeladen ist ($\Delta\Psi$ = ca. 140 mV). Die Energiequelle für den ersten Schritt des Proteintransports über die Innenmembran ist somit das mitochondriale **Membranpotenzial** (➤ Abb. 17.6a).

Da die Präsequenz nach Ankunft in der Matrix abgeschnitten wird, steht sie für weitere Schritte des Proteinimports nicht mehr zur Verfügung. Der Import des reifen Teils des Proteins wird nun von **mtHsp70** angetrieben (➤ Abb. 17.6b). mtHsp70 bindet mit seiner peptidbindenden Domäne direkt an das translozierende Protein und zieht es in die Matrix. Dabei wird von der N-terminalen Domäne des mtHsp70 **ATP hydrolysiert**. Aus diesem Grund ist der mitochondriale Proteinimport ATP-abhängig. Sobald das Vorstufenprotein vollständig in die Matrix importiert worden ist, löst sich mtHsp70 ab.

mtHsp70 gehört zu der großen Gruppe der **Chaperonproteine**. Allgemein sind Chaperone allein durch ihre Funktion definiert: Alle Chaperone binden vorübergehend an ihre Substratproteine, halten sie dabei in einem bestimmten Faltungszustand und setzen sie schließlich wieder frei.

Proteintransport und Proteinfaltung

Da der Innendurchmesser der **Tom-Pore** bei 2 nm liegt, ist es denkbar, dass Polypeptide diese Pore in α-helikaler Konformation passieren können. Der Durchmesser einer α-Helix beträgt nur 1,2 nm. Andererseits ist es offensichtlich, dass selbst die kleinsten Proteine während des Transports durch diese Pore zumindest ihre Tertiärstruktur aufgeben müssen. Für den mitochondrialen Proteintransport müssen die Vorstufenproteine also **entfaltet** werden. Stabil gefaltete Proteine können nicht importiert werden. Hierin liegt ein wichtiger Unterschied zum Import von Proteinen in den Kern: Die Kernpore hat einen Innendurchmesser von 9 nm, sodass ein großer Teil der Proteine im nativen Faltungszustand in den Kern importiert werden kann.

Sowohl die Tim22-Pore als auch die Tim23-Pore sind normalerweise geschlossen, da sonst das Membranpotenzial der Innenmembran zusammenbrechen würde. Aufgrund indirekter Hinweise nimmt man an, dass die **Tim23-Pore** sich zum Proteinimport nur gerade so weit öffnet, dass ein Vorstufenprotein in gestreckter Konformation aufgenommen werden kann. Spätestens an der Innenmembran kommt es daher zu einer vollständigen Entfaltung der Vorstufenproteine.

Die Importkompetenz der Vorstufenproteine

An die Außenseite der Mitochondrien sind stets einige Ribosomen angelagert, sodass manche Vorstufenproteine vermutlich direkt in die Mitochondrien injiziert werden können. Man spricht in diesem Fall von **cotranslationalem Import**. Die weitaus meisten Proteine werden aber zunächst an freien Ribosomen synthetisiert und erst nachträglich, d.h. **posttranslational**, importiert.

Die Mehrzahl der mitochondrialen Vorstufenproteine wird am Ausgang der Ribosomen von einer Gruppe von **Chaperonen** in Empfang genommen (➤ Abb. 17.7). Zu diesen gehören u.a. die zytosolischen Mitglieder der **Hsp70-Familie**. Die Proteinkomplexe, die unter Beteiligung des Hsp70 gebildet werden, haben eine variable Zusammensetzung. Ihre Funktion besteht darin, die Vorstufenproteine sicher zu den Mitochondrien zu bringen.

Durch dieses System wird insbesondere verhindert, dass sich Vorstufenproteine mit ihren hydrophoben Anteilen unspezifisch zusammenlagern und Aggregate bilden. Derartige Aggregate wären für den mitochondrialen Proteinimport unbrauchbar. Ein weiterer Effekt der Chaperone besteht möglicherweise darin, dass im Zytosol die Faltung mancher Vorstufenproteine verhindert wird, die in stabil gefaltetem Zustand nicht durch die engen Importporen der Mitochondrien transportiert werden könnten. Man nimmt an, dass beides, die Verhinderung der Faltung und die Verhinderung der Aggregation, zur **Importkompetenz** der Vorstufenproteine beiträgt.

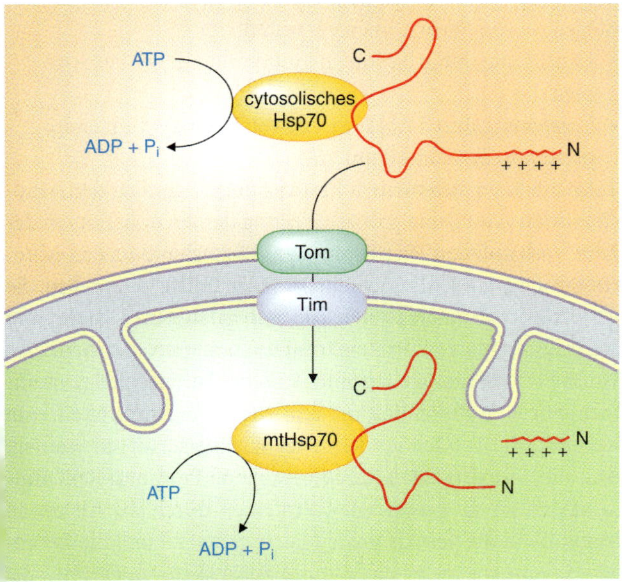

Abb. 17.7 Chaperonproteine begleiten mitochondriale Vorstufenproteine sowohl im Zytosol als auch in der mitochondrialen Matrix. In beiden Kompartimenten zählen die Mitglieder der Hsp70-Familie zu den wichtigsten Chaperonproteinen. mtHsp70 ist das Hsp70 der mitochondrialen Matrix. Die Wechselwirkungen mit Hsp70 im Zytosol und in der Matrix sind der entscheidende Grund der ATP-Abhängigkeit des mitochondrialen Proteinimports.

mtHsp70

Sobald die translozierenden Vorstufenproteine in der Matrix erscheinen, begegnen sie dort erneut einem System von Chaperonen. Die Schlüsselfunktion kommt hier **mtHsp70** zu. mtHsp70 (mitochondriales Hsp70) ist homolog zu den Mitgliedern der Hsp70-Familie im Zytosol. Eine noch größere Ähnlichkeit findet man zu den Hsp70-Proteinen der Bakterien, womit die Endosymbiontenhypothese erneut bestätigt wird.

Grundsätzlich muss ein Substratprotein hinreichend entfaltet sein, damit ein Mitglied der Hsp70-Familie daran binden kann. Da die Vorstufenproteine in der Matrix in vollkommen entfalteter Form erscheinen, sind sie an der Importpore ideale Substrate für das dort wartende mtHsp70. Dieses hat in der Matrix zwei unterschiedliche Funktionen:

- **Proteinfaltung:** Zum einen unterbindet mtHsp70 die Aggregation der neu importierten Proteine. mtHsp70 kooperiert dabei mit mehreren anderen Chaperonen und Faltungshelferproteinen, die zusammen ein flexibles **Netzwerk alternativer Faltungswege** bereitstellen, auf denen die verschiedenen neu importierten Proteine sicher zu ihren endgültigen Bestimmungsorten und Faltungszuständen gelangen können.
- **Proteintranslokation:** In einer zweiten Funktion repräsentiert mtHsp70 den entscheidenden Motor des mitochondrialen Proteintransports. Wenn dem mtHsp70 das **ATP als Energiequelle** entzogen wird, kommt der Import sämtlicher Proteine in die Matrix zum Erliegen.

Die Frage, in welchem Sinne mtHsp70 als Motor des Proteintransports angesprochen werden kann, ist bislang nicht befriedigend geklärt. Unter den Stichworten „Trapping" und „Pulling" werden zwei Konzepte diskutiert:

- **Trapping:** Verschiedene Experimente haben gezeigt, dass sich die Funktion des mtHsp70 beim Proteinimport zu einem erheblichen Teil auf eine im Grunde genommen rein passive Funktion beschränkt. Sobald die Vorstufenproteine vom Membranpotenzial in die Importpore gezogen worden sind, werden die in der Matrix exponierten Abschnitte der Polypeptidkette durch eine schnelle Anbindung von mtHsp70 festgehalten (Trapping). Die zunächst zufällige und ungerichtete Bewegung wird so in eine einwärtsgerichtete Bewegung überführt. mtHsp70 fungiert hier lediglich als Sperrklinke (molecular ratchet) und ist in dieser Hinsicht nur in einem eingeschränkten Sinn als Motor zu bezeichnen.
- **Pulling:** Möglicherweise übt mtHsp70 zusätzlich auch eine Funktion als Motor im engeren Sinne des Wortes aus. mtHsp70 ist zunächst über das Adapterprotein Tim44 an die Tim23-Importpore gebunden. Von Tim44 wird es ATP-abhängig auf die translozierende Polypeptidkette übertragen. Es scheint nun so zu sein, dass mtHsp70 im Moment der Ablösung vom Adapterprotein eine erhebliche Konformationsänderung durchmacht. Sollte mtHsp70 im gleichen Moment bereits an die translozierende Polypeptidkette gebunden sein, wäre es denkbar, dass dabei tatsächlich eine

Kraft auf die Polypeptidkette übertragen wird (Pulling). Die Relevanz, die den ATP-abhängigen Konformationsänderungen des mtHsp70 zukommt, ist derzeit noch umstritten. Offenbar stößt die Biochemie hier an die Grenzen dessen, was sich in Bezug auf molekulare Mechanismen in der Zelle mit den derzeit zur Verfügung stehenden Methoden sicher nachweisen lässt.

17.4 Die Biogenese der Peroxisomen

17.4.1 PEX-Gene und Peroxine

Peroxisomen sind kleine kugelige Zellorganellen von ca. 0,2 bis 1 µm Durchmesser, die nur eine einzige Hüllmembran aufweisen (➤ Kap. 16.9). Die Peroxisomen enthalten verschiedene Oxidasen, durch die sie u.a. am Abbau von Ethanol beteiligt sind. Zudem findet die β-Oxidation von Fettsäuren nicht nur in den Mitochondrien, sondern auch in den Peroxisomen statt. Die peroxisomalen Proteine sind ausnahmslos kernkodiert. Ihre Biogenese ist intensiv studiert worden, nachdem sich herausgestellt hat, dass es eine Gruppe von Erbkrankheiten gibt, die auf eine gestörte Biogenese der Peroxisomen zurückgeführt werden können. Ohne funktionsfähige Peroxisomen kommen die Neugeborenen mit einer ausgeprägten Muskelschwäche zur Welt. Sie sterben meist noch im Säuglingsalter. Das Syndrom ist als **Zellweger-Krankheit** bekannt (➤ Kap. 16.9). Die Gene, deren Mutationen für die Zellweger-Krankheit verantwortlich sind, werden als **PEX-Gene** (peroxisome assembly) bezeichnet. Die von ihnen kodierten Proteine sind die **Peroxine**. Inzwischen sind 23 Peroxine identifiziert worden. Einige von ihnen sind im Zytosol lokalisiert, bei anderen handelt es sich um Proteine der peroxisomalen Membran.

Funktionell können die Peroxine zwei Gruppen zugeordnet werden, die sich daraus ergeben, dass die **peroxisomalen Matrixproteine** im Zytosol mit zwei unterschiedlichen Zielerkennungssequenzen (peroxisomal targeting signal, PTS) synthetisiert werden. Die Proteine der peroxisomalen Matrix werden jeweils mit einem dieser beiden Signale synthetisiert und binden dann im Zytosol an lösliche Rezeptorproteine:

- **PTS_1** befindet sich immer am **C-Terminus** des jeweiligen Proteins und besteht im typischen Fall aus der Sequenz Ser–Lys–Leu (SKL). Die meisten peroxisomalen Proteine besitzen diese SKL-Sequenz. PTS_1-Sequenzen binden im Zytosol an das **Rezeptorprotein Pex5** (➤ Abb. 17.8).
- **PTS_2** befindet sich immer am **N-Terminus** und besteht aus 20–30 Aminosäuren. Die Konsensussequenz der PTS_2-Signale zeigt eine gewisse Variabilität: (Arg/Lys)–(Leu/Ile)–X_5–(His/Gln)–(Leu). In vielen Fällen wird das PTS_2 nach Import in die Peroxisomen abgeschnitten. PTS_2-Sequenzen binden an das **Rezeptorprotein Pex7**.

Die Rezeptorproteine binden dann an Peroxine der peroxisomalen Membranen. Mehrere Peroxine kooperieren dort beim Import jeweils einer der beiden PTS-Klassen. Der primäre Rezeptor für Pex5 an der Oberfläche der Peroxisomen ist Pex14.

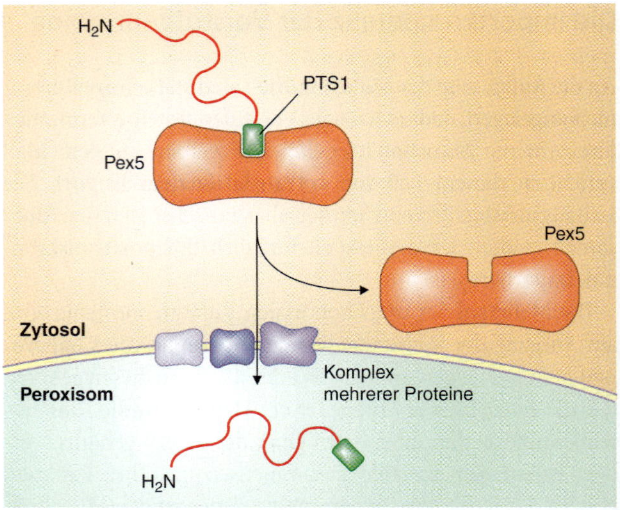

Abb. 17.8 Funktion des Peroxins Pex5. Die Zielerkennungssequenz vom Typ PTS_1 dient zunächst der Bindung an das Protein Pex5 im Zytosol. Die Ablösung von Pex5 und der Import in die Peroxisomen werden von mehreren anderen Peroxinen vermittelt.

An den folgenden Schritten des Proteinimports sind in der peroxisomalen Membran u.a. Pex2, Pex10 und Pex12 beteiligt. Der Rückweg des Pex5 in das Zytosol erfordert eine Beteiligung der ATPasen Pex1 und Pex6.

17.4.2 Peroxisomaler Proteintransport

In ➤ Kap. 16.9 wurden bereits zwei Modellvorstellungen zur Biogenese von Peroxisomen vorgestellt:

- Entstehung durch Teilung bereits vorhandener Peroxisomen
- Entstehung durch Abknospung von Vesikeln vom endoplasmatischen Retikulum.

Tatsächlich entstehen auch Peroxisomen – ähnlich den Mitochondrien – im Prinzip durch Teilung der zuvor bereits in der Zelle vorhandenen Peroxisomen. Eine Analogie zu den Mitochondrien ist allerdings nicht in jeder Hinsicht gegeben. So werden peroxisomale Proteine auch in gefaltetem Zustand und sogar in Form von Proteinkomplexen importiert. In dieser Hinsicht besteht also ein grundsätzlicher Unterschied zum mitochondrialen Proteinimport und eher eine Ähnlichkeit zum Kernimport. Tatsächlich kann nicht ausgeschlossen werden, dass die peroxisomalen Rezeptorproteine Pex5 und Pex7 mitsamt den an sie gebundenen Proteinen durch die Membran hindurch in die peroxisomale Matrix gelangen und die Rezeptoren dann wieder in das Zytosol zurückkehren. Obwohl die Komponenten der peroxisomalen Proteinimportmaschinerie größtenteils identifiziert werden konnten, sind die Mechanismen der Translokation von Proteinen über die peroxisomale Membran noch weitgehend ungeklärt.

Die Zielerkennungssignale peroxisomaler Membranproteine werden allgemein als mPTS bezeichnet. Sie können weder dem PTS_1- noch einem PTS_2-Typ zugeordnet werden. Die meisten peroxisomalen Membranproteine scheinen sich im Anschluss an ihre Synthese unmittelbar in die Membranen der Peroxisomen einzulagern. In jüngster Zeit hat sich allerdings gezeigt, dass es eine kleine Gruppe von Membranproteinen gibt, die zunächst in die Membranen des ER inserieren, um dann nachträglich auf eigentümlichen Wegen zu den Peroxisomen zu gelangen (ein Protein, das diesen Weg nimmt, ist z.B. Pex3).

MERKE

Die an der Biogenese der Peroxisomen beteiligten Proteine sind die Peroxine, die von *PEX*-Genen kodiert werden. Defekte der Biogenese der Peroxisomen sind die Ursache der Zellweger-Krankheit.

17.5 Proteintransport in das endoplasmatische Retikulum

17.5.1 Das Ribonucleoprotein SRP

Fast alle Proteine werden von den Ribosomen unmittelbar in die ER-Membran injiziert **(cotranslationaler Import)**. Auch die Proteine des glatten ER sind ursprünglich einmal auf diese Weise in ihr Organell gelangt. Lediglich bestimmte kleine Proteine können auch **posttranslational** in das ER importiert werden. Zum Beispiel wird Synaptobrevin, das bei der Fusion von Vesikeln mit der präsynaptischen Membran eine wichtige Rolle spielt, posttranslational in das ER transportiert.

Ähnlich wie die mitochondrialen Matrixproteine tragen auch die ER-Proteine zunächst eine charakteristische **N-terminale Signalsequenz**, die auch **Präpeptid** genannt und im Anschluss an die Translokation über die Membran proteolytisch entfernt wird. Die Signalsequenzen beginnen mit einer kleinen N-terminalen Gruppe von Aminosäuren, von denen mindestens eine positiv geladen ist. Hieran schließt sich ein Abschnitt von sechs bis zwölf hydrophoben Aminosäuren an, auf den dann wieder ein hydrophiler Abschnitt folgt. Die genaue Aminosäuresequenz ist denkbar variabel.

Als Beispiel ist hier die Signalsequenz des **Präproalbumins** angegeben, der Vorstufe des Albumins, die in den Hepatozyten synthetisiert wird. Die hydrophoben Aminosäuren der Signalsequenz sind durch Fettdruck hervorgehoben, die positive Ladung wird vom Lysin (Lys) beigesteuert:

Met–Lys–Trp–Val–Thr–**Phe**–**Leu**–**Leu**–**Leu**–**Leu**–**Phe**–**Ile**–Ser–Gly–Ser–Ala–**Phe**–Ser ↓ Arg …

Die Signalsequenzen dienen nicht der unmittelbaren Insertion in die ER-Membran, sondern werden zunächst nur für die Bindung an einen bestimmten Proteinkomplex benötigt, der als **SRP** (signal recognition particle) bezeichnet wird. Das SRP ist ein **Ribonucleoprotein**, das aus **sechs Proteinen und einer RNA** von 300 Basen besteht. Der wichtigste Bestandteil des SRP ist das Protein **SRP54**, das sowohl die Signalsequenz als auch das Nucleotid GTP bindet. SRP hat die Aufgabe, unter den vielen Ribosomen der Zelle diejenigen zu identifizieren, die eine mRNA translatieren, welche für ein ER-Protein kodiert. SRP bindet sowohl an das Ribosom als auch an die Signalsequenz (➤ Abb. 17.9).

Durch die Bindung des SRP an die N-terminale Signalsequenz wird die **weitere Translation zunächst aufgehalten**, und der gesamte Komplex bindet an ein freies Translocon der ER-Membran. Als **Translocon** wird der Proteinkomplex bezeichnet, der in der ER-Membran den Proteinimport vermittelt (➤ Kap. 17.5.2). Mit diesem Proteinkomplex ist der **SRP-Rezeptor** assoziiert (früher auch als Docking-Protein bezeichnet). Er besteht aus zwei Untereinheiten, die beide **GTP** binden kön-

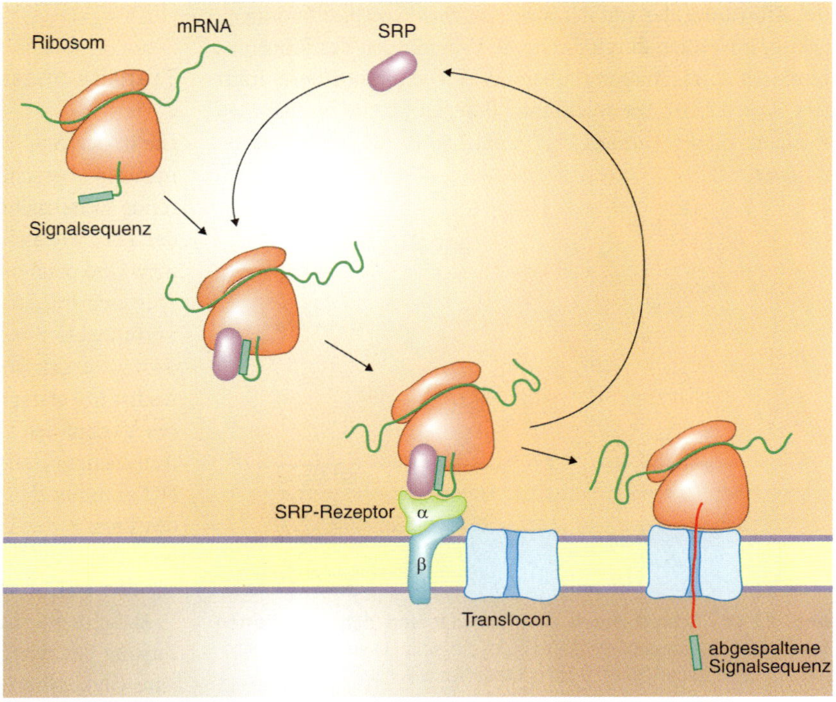

Abb. 17.9 Schema des SRP-Zyklus. SRP (signal recognition particle) bindet gleichzeitig an das Ribosom und an die hydrophobe Signalsequenz. Die Translation des Proteins wird dadurch aufgehalten und erst am Translocon wieder aufgenommen. Die tatsächlichen Größenverhältnisse der ribosomalen Untereinheiten und des Sec61-Komplexes zeigt ➤ Abb. 17.10.

nen. Das SRP, das seinerseits mit den Signalsequenzen der zu translozierenden Proteine assoziiert ist, bindet an der α-Untereinheit des SRP-Rezeptors.

An der Zielerkennung sekretorischer Proteine sind somit insgesamt drei GTP-bindende Proteine beteiligt, nämlich SRP54 und die beiden Untereinheiten des SRP-Rezeptors.

Die Ankunft des Ribosoms am Translocon löst dann eine weitere Reaktionskette aus. SRP löst sich von der Signalsequenz ab, und das Ribosom mitsamt der Signalsequenz bindet an das Translocon. Die beteiligten GTP-Moleküle werden dabei zu GDP hydrolysiert.

MERKE

Der Proteinimport in das ER findet im Verlauf der Proteinbiosynthese (cotranslational) statt. Das Translocon ist der Proteinkomplex, der in der ER-Membran den Proteinimport vermittelt. Mit dem Translocon ist der SRP-Rezeptor assoziiert. Dieser bindet das Signal recognition particle (SRP), das durch Bindung an die Signalsequenzen die Erkennung der zu translozierenden Proteine vermittelt.

17.5.2 Die Importpore des ER

Das Translocon

Zusammen mit der naszierenden (wachsenden) Polypeptidkette bindet das **Ribosom** mit seiner **großen Untereinheit** sehr fest an das **Translocon**, das die **Proteinimportpore** des ER bildet. Die Pore ist in Abwesenheit wie in Anwesenheit des Ribosoms an der Innenseite der ER-Membran dicht verschlossen. Das Ribosom sitzt also auf einem engen, wassergefüllten Hohlraum, in den nun die Polypeptidkette hineinwächst. Die Polypeptidkette erreicht diesen Hohlraum durch einen **Tunnel des Ribosoms**, der von der Stelle, an der die Peptidbindungen geknüpft werden, durch die große Untereinheit des Ribosoms hindurch zum Ausgang über der Proteinimportpore führt (➤ Abb. 17.10). Die wachsende Polypeptidkette erreicht den Ausgang dieses Tunnels erst, wenn sie ca. 40 Aminosäuren umfasst.

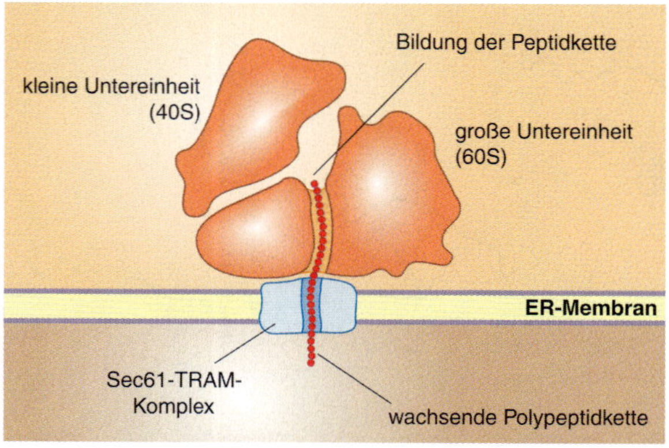

Abb. 17.10 Schnitt durch das Ribosom und den assoziierten Sec61-TRAM-Komplex. Der Kanal durch die große Untereinheit des Ribosoms hat eine Länge von ca. 9 nm und eine Weite von ca. 2 nm.

Der **Proteinkomplex Sec61**, von dem die Proteinimportpore des ER gebildet wird, besteht aus vier verschiedenen Proteinen: den drei Untereinheiten des heterotrimeren Komplexes und dem TRAM-Protein.

- Die **Untereinheiten des Sec61-Komplexes** werden als Sec61α, -β und -γ bezeichnet. Es wurden mehrere weitere Membranproteine identifiziert, die ebenfalls mit dem Sec61-Komplex assoziiert sein können und auch dem Translocon zugerechnet werden, die aber nur bei der Translokation bestimmter Proteine benötigt werden.
- Das Protein **TRAM** (translocation-associated membrane protein) ist in der ER-Membran vermutlich mit acht membranspannenden Domänen verankert und ebenfalls unmittelbar an der Porenbildung beteiligt. Im Translocon ist TRAM an der Ausbildung einer Stelle beteiligt, an der hydrophobe Abschnitte einer wachsenden Polypeptidkette in die Membran eingebettet werden können. TRAM hat damit eine wichtige Funktion in der **Biogenese vieler Membranproteine**.

Membranspannende Abschnitte von Proteinen (Transmembrane segments, TM) bestehen normalerweise aus einer Sequenz von **ca. 20 ausnahmslos hydrophoben Aminosäuren**. 20 Aminosäuren werden nämlich benötigt, damit ein Polypeptid in α-helikaler Struktur genau die richtige Länge hat, um den hydrophoben Teil einer biologischen Membran überspannen zu können.

Vermutlich stellt der **Sec61-TRAM-Kanal** einen Seitenausgang zur Verfügung, durch den sich **hydrophobe Segmente** einer Polypeptidkette direkt in die Lipidmembran einlagern können. Die **hydrophilen Anteile** der wachsenden Polypeptidkette hingegen bewegen sich an dem Seitenausgang vorbei und gelangen in das Lumen des ER.

Transloconassoziierte Proteine

Die Importpore des ER ist zunächst an der Innenseite zum Lumen hin abgeschottet. Die Pore öffnet sich, sobald die naszierende Kette mehr als 70 Aminosäuren umfasst. Die Struktur der Pore wie auch der Mechanismus des Öffnens und Schließens sind noch nicht befriedigend geklärt.

In den frühen Stadien der Translokation biegt sich der N-Terminus der naszierenden Kette mit der Signalsequenz U-förmig zurück, sodass sich die wachsende Polypeptidkette zunächst in Form einer Schlaufe in die Pore einlagert. Im weiteren Verlauf der Translokation wird die Signalsequenz von der transloconassoziierten **Signalpeptidase** abgespalten, und der N-Terminus der weiterwachsenden Polypeptidkette erreicht das Lumen des ER. Durch die Abspaltung der Signalsequenz entstehen z.B. aus dem Präproalbumin das Proalbumin und aus dem Präproinsulin das Proinsulin.

Außerdem erhält nun die **Oligosaccharyltransferase** (OST) Zugang zur translozierenden Polypeptidkette und katalysiert eine Glykosylierung, sobald eine geeignete Glykosylierungsstelle vorgefunden wird. Dabei wird in einem Schritt eine vollständige bäumchenartige Struktur übertragen, die aus 14 Zuckereinheiten aufgebaut ist. Das Oligosaccharid wird kovalent mit einem Asparaginrest der naszierenden Kette verbunden (*N*-Glykosylierung).

MERKE

Die Proteinimportporen des ER werden von Komplexen mehrerer Membranproteine gebildet. Die wichtigsten Komponenten sind dabei die Proteine Sec61 sowie das Protein TRAM. Die Polypeptidkette wächst über einen Tunnel im Ribosom bei der Translation durch die Proteinimportpore. Hydrophobe Segmente der Polypeptidkette werden direkt in die Membran eingelagert, hydrophile gelangen in das ER-Lumen.

17.5.3 Proteinfaltung und Proteinmodifikationen im ER

Nach Ablösung von dem am Translocon gebundenen Ribosom ist die Reifung der neu synthetisierten Proteine noch nicht beendet:

- Alle Proteine müssen jetzt erst noch ihre korrekte dreidimensionale Struktur einnehmen, d.h., sie müssen sich **korrekt falten**. Solange sie sich noch nicht in ihrer endgültigen nativen Konformation befinden, besteht die Gefahr, dass sie sich mit ihren hydrophoben Sequenzabschnitten zusammenlagern und unlösliche Aggregate bilden. Um dies zu verhindern, enthält auch das ER-Lumen eine Vielzahl an Chaperonen und Faltungshelferenzymen.
- Fast alle Proteine werden im Lumen des ER **kovalent modifiziert**, zunächst durch Abspaltung der Signalsequenz, dann aber z.B. auch durch die Übertragung von Kohlenhydratseitenketten.

Beide Prozesse sind außerordentlich wichtige Aufgaben des ER und sollen deshalb näher erläutert werden.

Proteinfaltung

Im ER hat das **BiP**, ein Mitglied der Hsp70-Familie, eine zentrale Funktion bei der Verhinderung der Bildung unlöslicher Aggregate (➤ Abb. 17.11a). Es befindet sich als lösliches Protein im ER-Lumen. In der Nähe der Proteinimportporen wird BiP teilweise von dem Protein **Sec63** festgehalten, das als Membrananker dient. Sec63 ist an der Porenbildung nicht beteiligt, man zählt es deshalb zu den transloconassoziierten Proteinen. BiP wurde ursprünglich als Bindungsprotein für die schweren Ketten der Immunglobuline entdeckt (und entsprechend als Heavy chain-binding protein, BiP, bezeichnet). Es hat sich dann aber bald herausgestellt, dass BiP ein Bindungsprotein für viele nichtnative Proteine ist. Solange Proteine ihre endgültige Struktur noch nicht eingenommen haben, exponieren sie meist Abschnitte hydrophober Aminosäuren, die später, im nativ gefalteten Protein, im Inneren der Proteinstruktur verborgen sein werden. BiP bindet an diese hydrophoben, von außen zugänglichen Bereiche und schirmt sie vor den hydrophoben Bereichen anderer Proteine ab. Eine ähnliche Funktion hat auch das **Hsp90** des ER. BiP und Hsp90 gehören beide zur Gruppe der Chaperone.

Die **Protein-Disulfid-Isomerase** (PDI) ist ein Enzym, das zwei SH-Gruppen enthält (➤ Abb. 17.11b). Diese können mit den SH-Gruppen nichtnativer Proteine reagieren und vorübergehend **Disulfidbrücken** ausbilden. Sie greifen damit in die Bildung der intramolekularen Disulfidbrücken ein, die sich im ER ausbilden. Im Zytosol herrschen immer reduzierende Bedingungen, die u.a. von Glutathion aufrechterhalten werden. Im Lumen des ER hingegen herrschen oxidierende Bedingungen, weshalb hier SH-Gruppen zu Disulfidbrücken reagieren. Fast alle Disulfidbrücken, die in Proteinen gefunden werden, sind im Lumen des ER gebildet worden. Dabei geschieht es zunächst leicht, dass die falschen SH-Gruppen miteinander reagieren. Zusammen mit dem System der Chaperone löst die

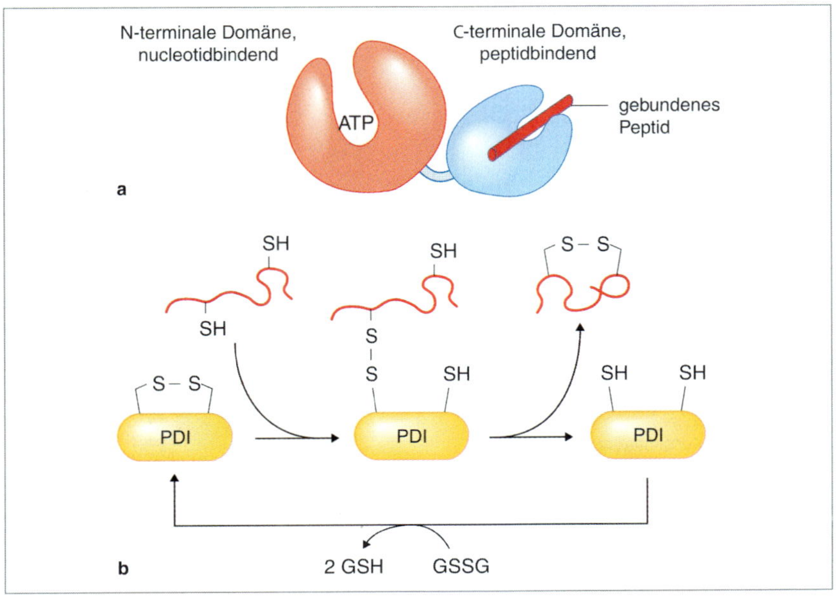

Abb. 17.11 Faltungshelfer des ER-Lumens.
a) Domänen des Chaperons BiP. Bei Austausch des gebundenen ADP gegen ATP kommt es zu Konformationsänderungen, und die peptidbindende Domäne öffnet sich. Substratpeptide können dann leicht abgegeben oder aufgenommen werden. Nach Hydrolyse des ATP zu ADP wird das gebundene Substratpeptid hingegen festgehalten. Die ATP-Hydrolyse wird durch Bindung an das Partnerprotein Sec63 stimuliert. Alle anderen Mitglieder der Hsp70-Familie zeigen grundsätzlich den gleichen Aufbau.
b) Die Protein-Disulfid-Isomerase (PDI) bildet mit ihren Substratproteinen kovalente Bindungen aus. Reduzierte PDI wird durch Glutathiondimere (GSSG) oxidiert (regeneriert), die im Lumen des ER in hoher Konzentration enthalten sind.

PDI derartige Bindungen wieder auf und ermöglicht anschließend die Ausbildung der korrekten Disulfidbrücken und eine korrekte Faltung.

Die **Peptidyl-Prolyl-cis/trans-Isomerasen** (PPIasen) sind eine Gruppe von Enzymen, die im Gegensatz zur PDI nicht nur im ER, sondern in fast allen Kompartimenten der Zelle gefunden werden, u.a. auch in den Mitochondrien. Sie katalysieren in Proteinen die Isomerisierung der Peptidbindung zwischen einer Aminosäure und einem nachfolgenden Prolinrest. Durch ihren partiellen Doppelbindungscharakter können Peptidbindungen entweder in *cis*- oder in *trans*-Konformation vorliegen. Die meisten Peptidbindungen nehmen von allein die *trans*-Konformation ein. Bei X–Pro-Bindungen zeigt aber auch die *cis*-Konformation eine beträchtliche Stabilität. Die falsche Konformation einer Prolinbindung kann den letzten Schritt einer Proteinfaltung erheblich verzögern. Deshalb wird die entsprechende Konformationsänderung enzymatisch von PPIasen katalysiert.

Die **Synthese der Lipoproteine** (VLDL in der Leber, Chylomikronen im Dünndarmepithel) erfordert eine cotranslationale Beladung von Apolipoproteinen (ApoB-100 bzw. ApoB-48) mit Lipiden (➤ Kap. 18.2.1). Auch diese Reaktion wird im Lumen des ER enzymatisch katalysiert.

17

Kovalente Modifikationen

GPI-Anker

Eine größere Zahl von Proteinen erhält im ER eine stabile Verankerung in der Membran durch Übertragung auf **Glykosylphosphatidylinositol** (GPI). Viele Proteine, die an den Oberflächen der Zellen exponiert werden, sind über derartige **GPI-Anker** mit der Plasmamembran verbunden (➤ Kap. 8.4.2). Die genaue Struktur der GPI-Anker ist variabel. Die Verankerung in der Membran wird letztlich durch zwei Fettsäuren vermittelt (➤ Abb. 17.12 rechts). Diese sind über Glycerin, Phosphat, Inositol, mehrere Zuckergruppen und Ethanolamin mit dem C-Terminus des jeweiligen Proteins verbunden. Ein Enzym des ER (GPI-Transamidase) schneidet die hierfür vorgesehenen Proteine von ihrem zuvor bestehenden Transmembransegment ab und überträgt sie im Lumen des ER auf den GPI-Anker.

Eine Verankerung von Proteinen in Membranen ist unabhängig von GPI auch unmittelbar durch verschiedene **Fettsäuren** möglich, etwa durch Palmitinsäure oder durch Myristinsäure (➤ Abb. 17.12 links). In diesen Fällen erfolgt die Verankerung jedoch an der zytosolischen Seite der jeweiligen Membranen. Entsprechend handelt es sich bei den für die Übertragung der Fettsäuren verantwortlichen Enzymen um zytosolische Enzyme, die zum Lumen des ER keinen Zugang haben.

Biogenese N-gebundener Kohlenhydratseitenketten

Die Biogenese der N-gebundenen Zucker beginnt an einem Lipidmolekül der ER-Membran. Dort werden kleine verzweigte Oligosaccharide synthetisiert, die an das Lipid Dolicholphosphat gebunden sind (➤ Abb. 17.13a). Das wachsende Oligosaccharid entsteht zunächst an der zytosolischen Seite der ER-Membran, wendet sich dann aber enzymatisch katalysiert auf die andere Seite und befindet sich somit an der Innenseite der ER-Membran. Nach ihrer Fertigstellung haben die an Dolicholphosphat gebundenen Oligosaccharide alle die gleiche Struktur: Sie bestehen aus insgesamt 14 Zuckermonomeren, die ein Bäumchen mit drei Ästen bilden. Der Stamm des Bäumchens wird von zwei *N*-Acetylglucosaminen gebildet, die drei Äste bestehen aus neun Mannosegruppen, der längste Ast trägt an seinem Ende zudem drei Glucoseeinheiten. Das Oligosaccharid hat damit die Zusammensetzung **$Glc_3Man_9(GlcNAc)_2$** (➤ Abb. 17.13b)

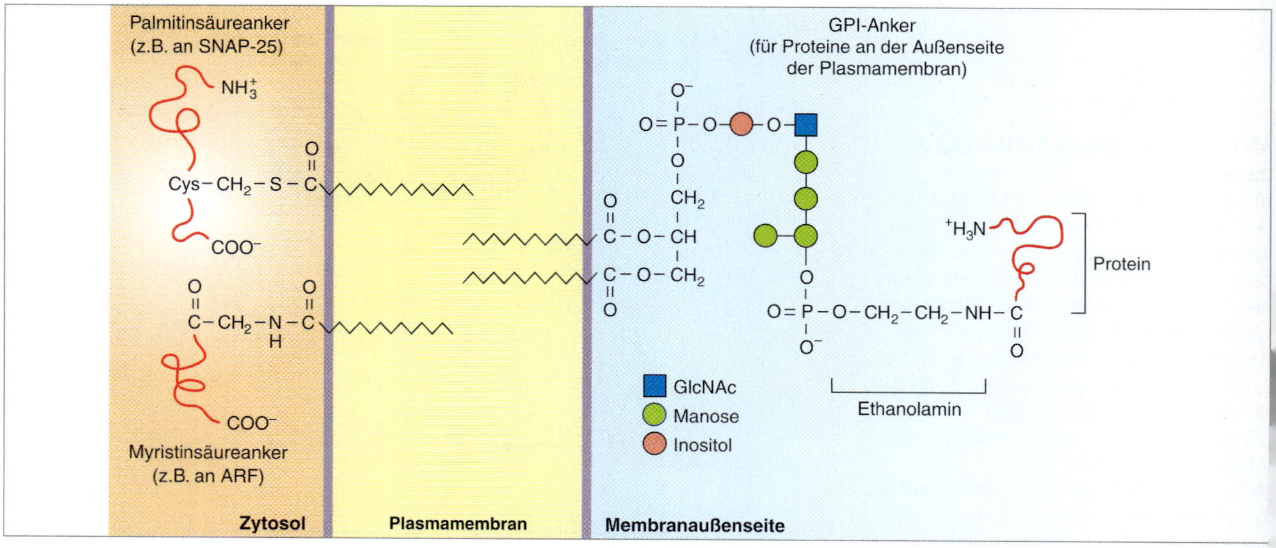

Abb. 17.12 Verankerung von Proteinen in Membranen durch Fettsäuren. Palmitinsäure und Myristinsäure verankern Proteine, die zum Zytosol exponiert sind; GPI-verankerte Proteine befinden sich an der Außenseite der Plasmamembran.

Katalysiert durch die Oligosaccharyltransferase (OST), wird dieses Oligosaccharid dann am Translocon als Ganzes auf den Amidstickstoff eines **Asparaginrests** einer wachsenden Polypeptidkette übertragen (*N*-Glykosylierung). Dieses Asparagin wird nur dann glykosyliert, wenn es sich um die zweite Aminosäure vor einem Serin oder vor einem Threonin handelt; die Erkennungsstelle für die Oligosaccharyltransferase des ER hat die Struktur Asn–X–Ser/Thr, die Aminosäure X ist beliebig.

Die drei Glucoseeinheiten des längsten der drei Äste werden dann in enzymatisch katalysierten Reaktionen sehr schnell entfernt. Parallel wird in der Regel von jedem der beiden kürzeren Äste je ein Molekül Mannose abgespalten. Das ursprüngliche $Glc_3Man_9(GlcNAc)_2$ wird so zu **$Man_7(GlcNAc)_2$** umgewandelt.

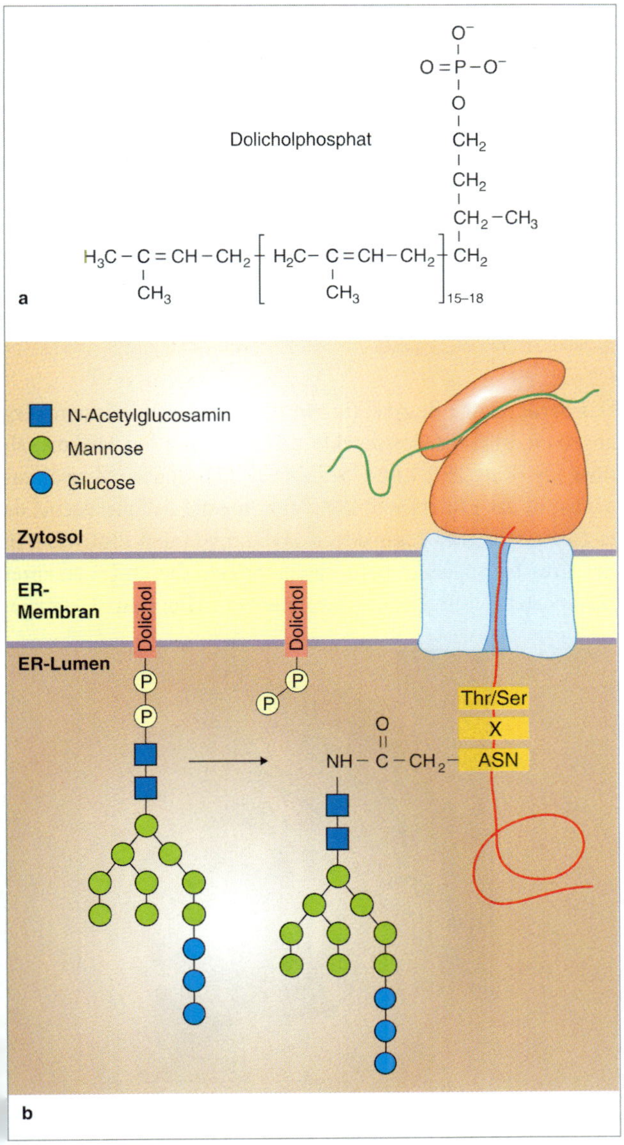

Abb. 17.13 Struktur von Dolicholphosphat (a) und Bildung N-gebundener Kohlenhydratseitenketten **(b)**.

MERKE

Das BiP im Lumen des ER verhindert als wichtiges Chaperonprotein die Bildung unlöslicher Aggregate der neu synthetisierten Proteine. Auf dem Weg durch das ER werden viele Proteine kovalent modifiziert, z.B. durch *N*-Glykosylierung oder durch Kopplung an einen GIP-Anker.

17.5.4 Kontrolle der Proteinfaltung im ER

Qualitätskontrolle

Sobald die Proteine im ER ihre richtige Struktur eingenommen haben, werden sie i.d.R. in Membranvesikel eingeschlossen und zum Golgi-Apparat transportiert. Proteine, die ihre endgültige Struktur noch nicht eingenommen haben, werden im ER zurückgehalten. Hieran sind Mechanismen beteiligt, die unter dem Stichwort **Qualitätskontrolle** zusammengefasst werden (➤ Kap. 16.3.1). Im einfachsten Fall handelt es sich um Substrate der PDI oder des BiP. Allein durch die Bindung an diese Faltungsmediatoren werden die Substratproteine daran gehindert, das ER zu verlassen.

In einem weiteren System spielen die N-gebundenen Kohlenhydratseitenketten der neu synthetisierten Proteine eine entscheidende Rolle (➤ Abb. 17.14). Nach Abspaltung der drei Glucose- und der beiden Mannoseeinheiten sind die Glykoproteine Substrate für ein lösliches Enzym des ER-Lumens, das einzelne Glucosemoleküle mit den Oligosacchariden verknüpfen kann. Das Enzym bezieht die Glucose von UDP-Glucose und heißt deshalb UDP-Glucose-Glykoprotein-Glucosyltransferase.

Entscheidend ist, dass die **Glucosyltransferase** einzelne Glucosemoleküle nur auf **unvollständig gefaltete** Glykoproteine überträgt. Proteine, die ihre endgültige Struktur bereits korrekt eingenommen haben, werden hingegen unverändert freigesetzt und können sofort ihren Weg zum Golgi-Apparat einschlagen. Die Glykoproteine aber, die im ER nur eine Glucosegruppe an ihrem Oligosaccharid aufweisen, binden an das Membranprotein **Calnexin** und an das homologe lösliche Protein **Calreticulin**. Kohlenhydratbindende Proteine wie Calnexin und Calreticulin werden allgemein als **Lektine** bezeichnet. Durch die Bindung an Calnexin und Calreticulin werden falsch gefaltete Glykoproteine daran gehindert, das ER zu verlassen, sodass sie weiter mit den verschiedenen Chaperonen und Faltungshelferenzymen des ER in Wechselwirkung treten können (Calnexin/Calreticulin-Zyklus, ➤ Kap. 16.3.1). Die **Glucosyltransferase** hat in diesem System der Proteinfaltung und Proteinreifung offensichtlich **eine zentrale Kontrollfunktion**.

ERAD: Abbau falsch gefalteter ER-Proteine

Was aber passiert mit Proteinen, die trotz aller Aktivitäten der ER-Faltungsmaschinerie ihre native Konformation nicht einnehmen können? Wenn derartige Proteine in der Zelle akkumulierten, hätte dies auf die Dauer fatale Folgen. Nichtna-

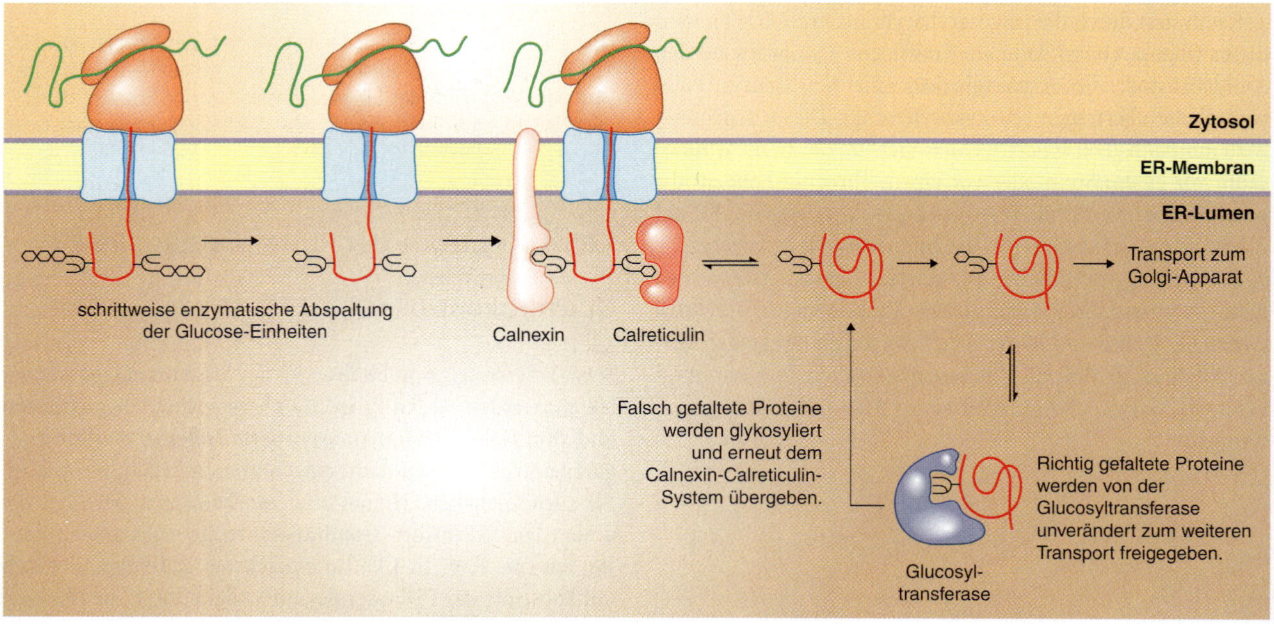

Abb. 17.14 Qualitätskontrolle der Proteinfaltung im ER. Die Struktur der Kohlenhydratseitenketten ist in ➤ Abb. 17.13 dargestellt.

tive ER-Proteine werden deshalb durch eine Protease abgebaut, die sich eigentümlicherweise nicht im ER, sondern im Zytosol befindet. Es handelt sich um einen großen zylinderförmigen Proteinkomplex, das **Proteasom**. Der Transport der falsch gefalteten Proteine aus dem ER in das Zytosol wird als **retrograder Transport** bezeichnet, der dadurch eingeleitete Abbau als **ERAD** (ER-assoziierte Degradation, ➤ Kap. 16.3.1).

Der Mechanismus des retrograden Transports ist trotz intensiver Bemühungen bislang nicht befriedigend geklärt. Einige Beobachtungen weisen darauf hin, dass der Export aus dem ER durch die gleiche **Sec61-Pore** erfolgt wie der Import in das ER. An der Bildung der Exportporen scheinen allerdings zusätzlich die Membranproteine **Derlin-1**, **-2** und **-3** beteiligt zu sein. Möglicherweise hängt es vom Typ des zu translozierenden ER-Proteins ab, welches der Derlin-Proteine zur Porenbildung herangezogen wird. Möglicherweise gibt es auch reine Derlin-Poren, die kein Sec61 enthalten.

Alle Substrate des Proteasoms müssen zunächst an internen Lysinresten mit **Ubiquitin** beladen und auf diese Weise als abzubauende Substrate gekennzeichnet werden. Dies geschieht noch während des Exports durch Ubiquitin-Ligasen. Die Beladung mit Ubiquitin ist zudem für die Extraktion des Substratproteins aus der ER-Exportpore von Bedeutung. An der Außenseite der Pore lagert sich das zytosolische Protein **p97** an, das als **ATP-abhängiger Motor** des retrograden ER-Transports dient.

p97 erkennt seine Substrate anhand der Ubiquitingruppen. Während des retrograden Transports bilden Derlin-Proteine und Ubiquitin-Ligasen mit p97 einen gemeinsamen Proteinkomplex. p97 verdankt seinen Namen seiner molekularen Masse von ca. 97 kDa. Es bildet im Zytosol stabile Hexamere, die sich in elektronenmikroskopischen Aufnahmen als ringförmige Strukturen nachweisen lassen.

Klinik

Das berühmteste Beispiel für ein Protein, das auf diesem Weg abgebaut wird, ist das defekte CFTR-Protein bei **Mukoviszidose** (➤ Kap. 15.2.1 und ➤ Abb. 17.15). Es gelangt zwar zunächst in das ER, erreicht dann aber nie die Zelloberfläche, da es zuvor retrograd exportiert und dann von den Proteasomen des Zytosols abgebaut wird. Bedingungen, die im ER zu einer vermehrten Bildung falsch gefalteter Proteine führen, werden

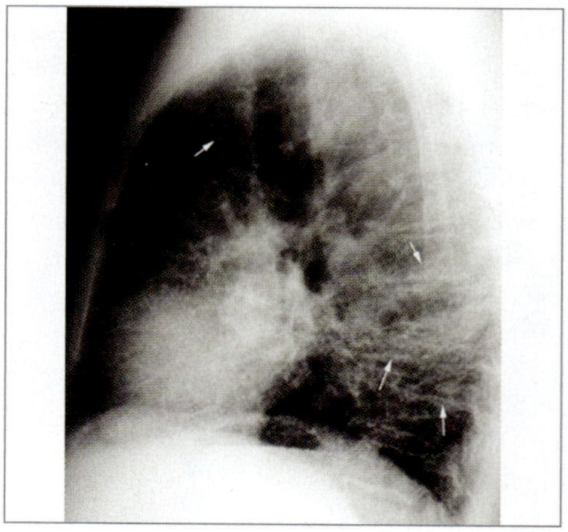

Abb. 17.15 Röntgen-Aufnahme des Thorax bei Mukoviszidose. Das Fehlen des CFTR in den Plasmamembranen beeinträchtigt in der Lunge die Immunabwehr und äußert sich deshalb in häufigen bakteriellen Infektionen. Die Aufnahme zeigt die dadurch ausgelöste chronische Entzündung sowie entzündungsbedingte sackartige Ausweitungen der Bronchien (Bronchiektasen).

als **zellulärer Stress** bezeichnet (➤ Kap. 16.3.1). Die Zellen enthalten ein **System der Genregulation**, das auf Stress antwortet. Wenn z.B. bei ungewöhnlich hohen Temperaturen vermehrt falsch gefaltete Proteine akkumulieren, wird die Expression einer Vielzahl von Genen aktiviert, die Komponenten der Proteinfaltungsmaschinerie des ER kodieren. Das Phänomen wird als **UPR** (unfolded protein response) bezeichnet.

MERKE

Ein komplizierte System von Chaperonen und Faltungshelferproteinen vermittelt im Lumen des ER die Reifung der Proteine. Sofern Proteine im ER ihre native Struktur nicht erreichen, werden sie retrograd in das Zytosol exportiert und dort von Proteasomen abgebaut.

17.6 Sekretion

17.6.1 Transport durch COP-I- und COP-II-Vesikel

Der sekretorische Weg

Die meisten am ER synthetisierten Proteine werden nach Passieren der Qualitätskontrolle in **Vesikel** verpackt, die sich vom ER abschnüren. Die Vesikel entstehen bevorzugt an Membranen, die mit dem rauen ER zwar in unmittelbarer Verbindung stehen, selbst aber keine Ribosomen tragen (vesikotubuläre Cluster, **VTC**, ➤ Kap. 16.4). Die Vesikel erreichen zunächst den *cis*-Golgi-Apparat, gelangen dann in die Zisternen des medialen Golgi-Apparats und schließlich in den *trans*-Golgi-Apparat, an den sich das *trans*-Golgi-Netzwerk anschließt (➤ Kap. 16.5). Von hier aus werden Vesikel in verschiedene Richtungen abgegeben. Einige Vesikel wandern zur Plasmamembran, wo sie durch **Exozytose** ihren Inhalt abgeben. Andere Vesikel fusionieren mit **Endosomen**, die durch Endozytose bzw. Pinozytose entstanden sind, oder mit **Lysosomen**, in denen aufgenommene Makromoleküle bei niedrigem pH-Wert abgebaut werden. ➤ Abb. 17.16 zeigt die Transportvorgänge während des sekretorischen Wegs im schematischen Überblick (Details ➤ Abb. 16.13).

Auf dem sekretorischen Weg werden Vesikel allerdings nicht nur vom ER zur Peripherie der Zelle transportiert, vielmehr wandern Vesikel in erheblichem Umfang auch in der Gegenrichtung, „retrograd", von der Peripherie zum ER. Die Transportrichtung der Vesikel wird jeweils von bestimmten Proteinen bestimmt, die mit den Vesikeln assoziiert sind.

COP-I-Vesikel: Rücktransport zum ER

Beim vesikulären Transport spielen **kleine GTP-bindende Proteine** eine wichtige Rolle, die sich an der Außenseite der Vesikel nachweisen lassen. Die verschiedenen Vesikel einer Zelle können oft nur über die Bestimmung ihrer jeweiligen spezifischen GTP-bindenden Proteine unterschieden und definiert werden. Zu diesen Proteinen gehört auch **ARF** (ADP-ribosylation factor), der in den Membranen des VTC und des *cis*-Golgi-Apparats über eine Fettsäure (Myristinsäure) verankert ist. ARF dient nun anderen Proteinen des Zytosols als Bindungsprotein und initiiert damit die Bildung neuer Vesikel. Die zytosolischen Proteine, die letztlich einen Mantel um die neu gebildeten Vesikel ausbilden, werden als **Coat proteins Typ I**, kurz **COP-I**, bezeichnet.

Sobald sich ein neuer Vesikel gebildet und von der Golgi-Membran abgelöst hat, hydrolysiert das ARF-gebundene GTP zu GDP, und der COP-Mantel löst sich auf. Der nunmehr entkleidete Vesikel wird zur ER-Membran transportiert, mit der er fusioniert. Die COP-I-Vesikel dienen somit dem **retrograden Transport** von Proteinen vom VTC und *cis*-Golgi-Apparat zum ER. Auf die gleiche Weise werden auch Proteine innerhalb des Golgi-Apparats retrograd vom *trans*- zum *cis*-Golgi-Apparat transportiert.

Um mit den COP-I-Vesikeln retrograd transportiert zu werden, müssen lösliche luminale Proteine an ihrem C-Terminus eine **KDEL-Sequenz** exponieren. Im Einbuchstabencode steht KDEL für die Aminosäuresequenz Lys–Asp–Glu–Leu. Die KDEL-Sequenz bindet an ein bestimmtes Membranprotein der COP-I-Vesikel, den **KDEL-Rezeptor**. Dieser stellt sicher, dass nicht wahllos sämtliche Proteine des *cis*-Golgi-Apparats zum ER transportiert werden, sondern nur die dafür vorgesehenen. Wenn in den vorangegangenen Abschnitten davon die Rede war, dass bestimmte lösliche Proteine im ER zurückgehalten werden, so lag besagtem Phänomen genau dieser Mechanismus zugrunde, also ein **KDEL-abhängiger Rücktransport zum ER durch COP-I-Vesikel**. Membranproteine weisen zu dem gleichen Zweck keine KDEL-Sequenz, sondern eine C-terminale Lys–Lys–X–X-Sequenz auf, wobei die beiden letzten Positionen von beliebigen Aminosäuren eingenommen werden können.

COP-II-Vesikel: Transport vom ER zum Golgi-Apparat

COP-II-Vesikel bilden sich am ER und am VTC (dem vesikotubulären Cluster) zwischen ER und Golgi-Apparat) und transportieren ihre Ladung zum Golgi-Apparat. Auf den ersten Blick ähneln sie den COP-I-Vesikeln, allerdings kommen in ihrer Umhüllung andere Proteine vor. Zwar enthalten sie ebenfalls ein kleines GTP-bindendes Protein, bei diesem handelt es sich aber nicht um das Protein ARF wie in den COP-I-Vesikeln, sondern um **Sar1**. Auch die COP-II-Vesikel verlieren ihren Mantel bald nach der Ablösung von der Membran.

Viele Proteine des ER gelangen in die COP-II-Vesikel, ohne dass hierzu spezifizierende Signale oder Mechanismen nötig wären. Sie folgen wahllos einem allgemeinen Fluss von Material aus dem ER zum Golgi-Apparat. Dieses Prinzip wird als **Bulk flow** bezeichnet.

Während des Transports zum VTC und zum Golgi-Apparat bewegen sich die COP-II-Vesikel weitgehend an **Mikro-**

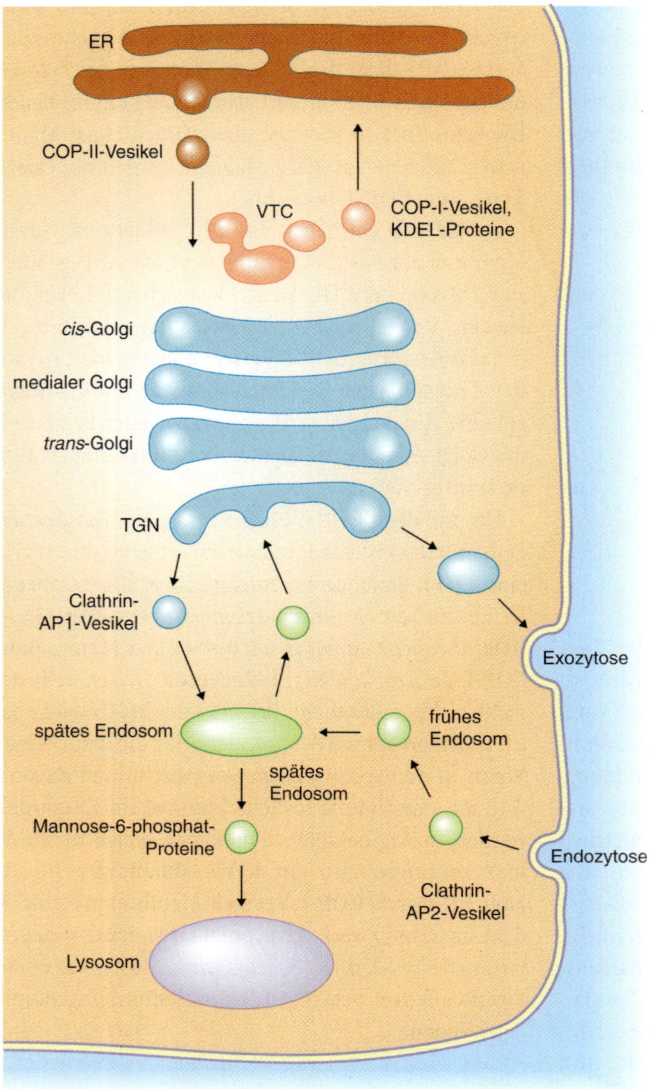

Abb. 17.16 Sekretion und vesikulärer Transport. ER = endoplasmatisches Retikulum, COP = Coat protein, VTC = vesikotubuläre Cluster, TGN = *trans*-Golgi-Netzwerk, AP = Adapterprotein.

tubuli entlang. Dieser Mechanismus erleichtert in der Zelle die Überwindung größerer Strecken. Da auch der Golgi-Apparat in das Netzwerk der Mikrotubuli eingespannt ist, hilft dieser Transportmechanismus auch beim Auffinden der Zielmembran.

Schon gewusst

Eine Vielzahl von Beobachtungen lässt vermuten, dass es sich beim Golgi-Apparat im Grunde genommen um ein Derivat des ER handelt. Oft sieht es nämlich so aus, als ob die vom VTC abgelösten Vesikel vor dem *cis*-Golgi-Apparat selbstständig zu einem neuen *cis*-Golgi-Apparat fusionieren. Der Golgi-Apparat scheint somit, ausgehend von COP-II-Vesikeln, ständig neu gebildet zu werden. Schließlich ist auch daran zu erinnern, dass der Golgi-Apparat während jeder Mitose vollständig in Vesikel aufgelöst wird und anschließend, ähnlich wie der Zellkern, neu aufgebaut werden muss.

MERKE

Am retrograden COP-I-vermittelten vesikulären Transport vom Golgi-Apparat zurück zum ER nehmen insbesondere alle diejenigen löslichen luminalen Proteine teil, die über eine C-terminale KDEL-Sequenz verfügen. Der anterograde Transport vom ER zum Golgi-Apparat erfolgt durch COP-II-Vesikel.

17.6.2 Proteinreifung im Golgi-Apparat

Der Golgi-Apparat ist nicht nur Durchgangsstation für die aufgenommenen Proteine, sondern auch der Ort verschiedener kovalenter Modifikationen.

- **Sulfatierungen** finden teils im Zytosol, teils im Golgi-Apparat statt. Im Golgi-Apparat werden die Kohlenhydratseitenketten mancher Glykoproteine mit Sulfatgruppen versehen. Zu diesen Glykoproteinen gehören insbesondere Bestandteile der extrazellulären Matrix. Manche Proteine werden auch unmittelbar an Tyrosinresten sulfatiert. Die Sulfatgruppen stammen bei allen Sulfatierungen von Phosphoadenosinphosphosulfat.

- An den zytosolischen Seiten der Membranen des Golgi-Apparats – aber auch an anderen Membranen – werden verschiedene Proteine mit **Lipidankern** verknüpft (➤ Abb. 17.12). Bei diesen Lipiden handelt es sich entweder um Isoprene (Farnesylgruppen [C_{15}] oder Geranylgeranylgruppen [C_{20}]) oder um gesättigte Fettsäuren (Myristinsäure [C_{14}]; Palmitinsäure [C_{16}]).
- Manche Proteine, z.B. Albumin und Insulin, gelangen in Form von **Proproteinen** in den Golgi-Apparat. Derartige Proteine werden in den Vesikeln **prozessiert**, die sich vom *trans*-Golgi-Apparat ablösen. Ein klassisches Beispiel ist das Herausschneiden des C-Peptids aus dem Proinsulin (➤ Kap. 24.9.1).
- In den Zisternen des Golgi-Apparats erhalten auch die **Kohlenhydratseitenketten** der Glykoproteine ihre endgültige Struktur. Im *cis*-Golgi-Apparat werden zunächst drei weitere Mannoseeinheiten von den N-gebundenen $Man_7(GlcNAc)_2$-Oligosacchariden entfernt. Im medialen und im *trans*-Golgi-Apparat werden dann wieder neue Zucker angeheftet, nämlich *N*-Acetylglucosamin, Galaktose, Fucose und *N*-Acetylneuraminsäure. Die genaue Zusammensetzung der Endprodukte ist unterschiedlich. Vermutlich sind nicht alle Kohlenhydratseitenketten für alle Enzyme in gleichem Maße zugänglich.
- Bereits im *cis*-Golgi werden einzelne N-gebundene Oligosaccharide in Position 6 einer Mannoseeinheit phosphoryliert. Alle Glykoproteine, die eine derartige Mannose-6-phosphat-Gruppe erhalten, werden nach Verlassen des Golgi-Apparats zu den **Lysosomen** transportiert. Im *trans*-Golgi-Apparat binden sie an einen membranständigen **Mannose-6-phosphat-Rezeptor**, der diesen Transportweg sicherstellt.
- Die Synthese *O*-**gebundener Kohlenhydratseitenketten** erfolgt im Golgi-Apparat durch Übertragung einzelner Zucker auf hydroxylierte Aminosäuren, also auf **Serin** oder **Threonin**. Im Gegensatz zu *N*-gebundenen Zuckern wird keine fertige große Struktur übertragen, sondern das Oligosaccharid wächst Schritt für Schritt an der Polypeptidkette. Als Donor für Zuckermonomere dienen überwiegend UDP-gebundene Zucker.
- Auch die Enzyme für die Synthese der **Blutgruppenantigene des AB0-Systems** (➤ Kap. 8.2.3 und ➤ 25.3.8) befinden sich im Golgi-Apparat. Die Unterschiede der Blutgruppen kommen dadurch zustande, dass das Gen, das eine bestimmte Zuckertransferase kodiert, in der Bevölkerung in verschiedenen Allelen vorkommt. Deshalb wird an manche Glykolipide und Glykoproteine entweder *N*-Acetylgalaktosamin (Bildung des A-Antigens) oder Galaktose (Bildung des B-Antigens) angehängt.

17.6.3 Transport zu Endosomen, Lysosomen und zur Plasmamembran

Der Weg vom *trans*-Golgi-Netzwerk zu Endosomen und Lysosomen

Proteinen, die vom Golgi-Apparat zum *trans*-Golgi-Netzwerk (TGN) gelangt sind, stehen zwei Wege offen:

- Proteine mit einer *N*-gebundenen, Mannose-6-phosphathaltigen Kohlenhydratseitenkette gelangen zusammen mit dem Mannose-6-phosphat-Rezeptor in Vesikel, die von **Clathrin** ummantelt sind. Der Clathrinmantel löst sich bald wieder auf, und die nackten Vesikel fusionieren mit **späten Endosomen**, Membranstrukturen, die in ihrem Inneren bereits einen niedrigen pH-Wert aufweisen und darin den Lysosomen ähnlich sind (➤ Abb. 17.16). Ein Effekt des niedrigen pH-Werts ist die Freisetzung der Mannose-6-phosphat-haltigen Proteine von ihrem Rezeptor. Die späten Endosomen geben nun zwei Typen von Vesikeln ab: Der erste Typ bringt die nun entleerten Mannose-6-phosphat-Rezeptoren zurück zum *trans*-Golgi-Netzwerk, ein zweiter Typ von Vesikeln transportiert die freigesetzten Mannose-6-phosphat-markierten Proteine zu den **Lysosomen**.
  Viele Proteine, die auf diesem Wege zu den Lysosomen transportiert werden, sind **Proenzyme**. Sie werden in den Transportvesikeln proteolytisch gespalten und damit aktiviert. In den Lysosomen sind sie dann an den vielfältigen organellspezifischen Abbaureaktionen beteiligt.
  In jüngster Zeit findet zunehmend Beachtung, dass viele Partikel mithilfe von **Autophagosomen** zu den Lysosomen gelangen. Auf diese Weise können Partikel aus dem Zytosol in die Lysosomen gelangen (➤ Kap. 16.7). Autophagosomen sind u.a. im Hinblick auf die Entstehung verschiedener neurodegenerativer Erkrankungen von Interesse, bei denen im Zytosol ungewöhnliche Proteinaggregate akkumulieren.
- Proteine ohne Mannose-6-phosphat-Gruppe werden vom *trans*-Golgi-Netzwerk in große, oft unregelmäßig geformte Vesikel verpackt, die direkt zur **Plasmamembran** wandern und dort ihren Inhalt durch **Exozytose** an den Extrazellularraum abgeben. Die Membranproteine der Vesikel gelangen durch die Exozytose in die Plasmamembran. Längere Strecken innerhalb der Zelle werden von den Vesikeln an **Mikrotubuli** überwunden.

Membranfusion durch SNARE-Proteine

Nach welchem Mechanismus fusionieren Vesikel mit ihrer jeweiligen Zielmembran? Trotz der Vielzahl unterschiedlicher Vesikeltypen scheint es in der Zelle nur sehr wenige Mechanismen zu geben, durch die eine Fusion von Membranen zustande kommt. In fast allen Fällen sind im entscheidenden Schritt bestimmte **SNARE-Proteine** (soluble *N*-ethylmaleimide-sensitive factor attachment protein receptors, ➤ Kap. 16.4) an der Fusion beteiligt. Alle SNARE-Proteine sind sich in ihrer

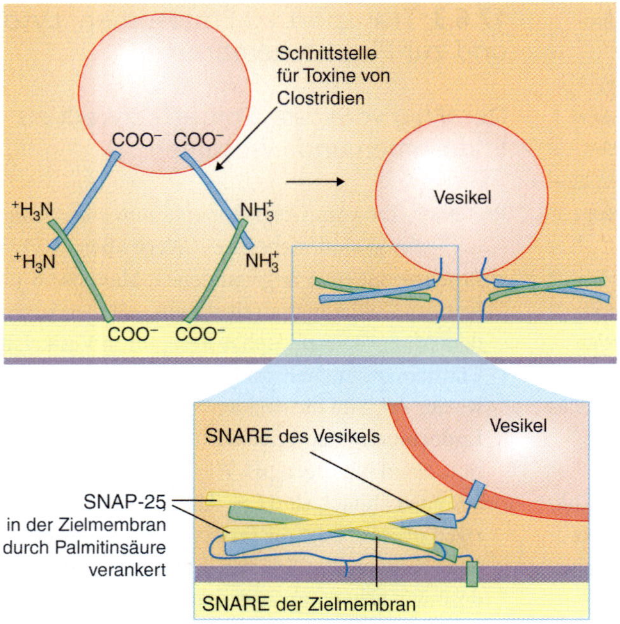

Abb. 17.17 Einleitung der Membranfusion. Das SNARE-Protein des Vesikels und das SNARE-Protein der Zielmembran bilden zusammen mit SNAP-25 einen Komplex, in dem sich vier SNARE-Motive (α-helikale Sequenzabschnitte von ca. 60 Aminosäuren) zusammenlagern. Die SNARE-Motive liegen parallel, sodass alle C-Termini zur jeweiligen Membran zeigen. Es bildet sich eine Coiled-coil-Struktur, in der sich die vier α-Helices gegenseitig umwinden.

Struktur sehr ähnlich. Fast immer sind sie über eine C-terminale Transmembrandomäne in einer der beiden zu fusionierenden Membranen verankert. Es hat sich eingebürgert, **v-SNAREs** von **t-SNAREs** zu unterscheiden. Das v bezeichnet die SNARE-Proteine des jeweiligen Vesikels, das t bezeichnet die Zielmembran (engl. target membrane; ➤ Kap. 16.4).

In ihrer zytosolischen Domäne enthalten alle SNARE-Proteine einen Abschnitt von ca. 60 Aminosäuren, der als **SNARE-Motiv** bezeichnet wird. Diese 60 Aminosäuren bilden lange α-Helices aus, die für die Funktion der Proteine von entscheidender Bedeutung sind (➤ Abb. 17.17). Das Protein SNAP-25 enthält sogar zwei SNARE-Motive in seiner Sequenz. In der Membran ist es nicht durch eine Transmembrandomäne verankert, sondern durch eine Palmitinsäure, die kovalent an einen Cysteinrest in der Mitte der Sequenz gebunden ist. SNAP-25 hat dadurch eine stimmgabelförmige Struktur.

Zu Beginn der **Membranfusion** lagern sich die N-terminalen Enden von vier SNARE-Motiven zusammen, wobei jede der beiden Membranen mindestens ein SNARE-Protein beisteuert (➤ Abb. 17.17). Die Komplexbildung, die am N-Terminus beginnt, setzt sich dann bis zu den C-terminalen Enden fort, sodass die Transmembrandomänen der SNARE-Proteine – und damit auch die beteiligten Membranen – in unmittelbare Nähe zueinander gebracht werden. Daraufhin fusionieren die Lipidschichten beider Membranen, und das Vesikel fusioniert mit der Zielmembran.

Dissoziation der SNARE-Komplexe durch NSF und α-SNAP

Im Zuge der Fusion bilden die drei beteiligten SNARE-Proteine einen extrem stabilen Komplex vier parallel liegender α-helikaler SNARE-Motive (➤ Abb. 17.17). Dieser **synaptische Kernkomplex** (core complex) hat eine Länge von 12 nm. Die außerordentliche Stabilität dieses Komplexes beruht auf ausgeprägten hydrophoben Wechselwirkungen der beteiligten Proteine. Die Energie für die Fusion stammt nicht aus einer Hydrolyse energiereicher Verbindungen, sondern aus der Energie, die in den Konformationen der beteiligten Proteine gespeichert war. Für die **Auflösung** des SNARE-Komplexes ist allerdings eine spezielle Maschinerie erforderlich, die ihre Energie unmittelbar aus der **Hydrolyse von ATP** bezieht.

Das ATP-abhängige Protein dieser Maschinerie ist das **NSF** (*N*-ethylmaleimide-sensitive factor, ➤ Abb. 17.18). NSF ist ein zylinderförmiger Proteinkomplex aus sechs identischen Untereinheiten, der an das N-terminale Ende des SNARE-Komplexes andockt. An den SNARE-Komplex lagern sich seitlich zudem mehrere α-SNAP-Einheiten (soluble NSF attachment protein) an. α-SNAP dient dem NSF als Adapter. Im NSF kommt es unter Beteiligung von ATP zu Konformationsänderungen, die vom α-SNAP auf den SNARE-Komplex übertragen werden. Dadurch gelingt es, den außerordentlich stabilen

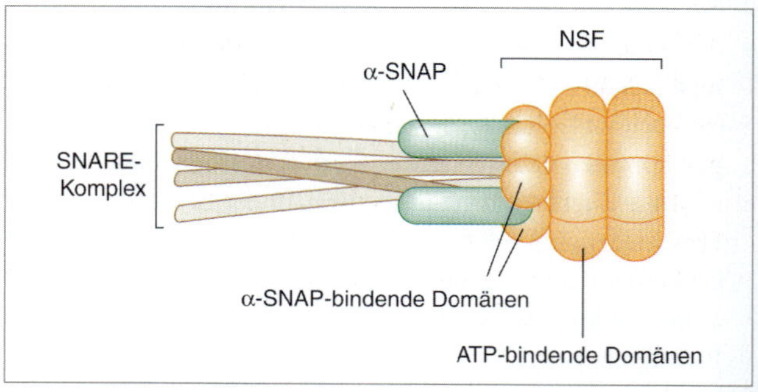

Abb. 17.18 Der NSF-Komplex kann SNARE-Komplexe in einer ATP-abhängigen Reaktion auflösen. NSF (N-ethylmaleimide-sensitive factor) zählt zur Gruppe der AAA-ATPasen. α-SNAP (Soluble NSF attachment protein) dient dem NSF als Adapter.

SNARE-Komplex aufzulösen und die Untereinheiten weiteren Reaktionszyklen zur Verfügung zu stellen.

Schon gewusst

NSF gehört zu einer Gruppe ATP-abhängiger Proteine, die als **AAA-ATPasen** bezeichnet werden (ATPases associated with various cellular activities). Zu den AAA-ATPasen zählt auch das hexamere Protein p97, das den Motorkomplex des retrograden Transports aus dem ER repräsentiert. In ihrer Primärstruktur zeigen NSF und p97 deutliche Ähnlichkeiten. Eine weitere AAA-ATPase ist die 19S-Komponente, mit deren Hilfe Proteasomen ihre Substrate aufnehmen. Generell nutzen AAA-ATPasen die Energie des ATP, um eine Entfaltung von Proteinen, eine Dissoziation von Proteinkomplexen oder einen Transport von Polypeptiden zu katalysieren.

MERKE

Die Fusion der verschiedenen Vesikel mit den jeweiligen Zielmembranen wird in der Zelle durch SNARE-Proteine vermittelt. Die Auflösung der SNARE-Komplexe erfolgt durch NSF, eine AAA-ATPase, die mit dem Adapter α-SNAP kooperiert.

17.6.4 Sekretion von Neurotransmittern

Die Fusion **neurosekretorischer Vesikel** mit der präsynaptischen Membran (➤ Kap. 29.4) ist in den vergangenen Jahren außerordentlich intensiv untersucht worden, sodass inzwischen viele Details geklärt werden konnten. Grundsätzlich sind zwei unterschiedliche Typen derartiger Vesikel zu unterscheiden:

- **Sekretorische Granula** haben einen Durchmesser von ca. 100 nm und enthalten Neuropeptide.
- **Synaptische Vesikel** sind wesentlich kleiner. Sie haben einen Durchmesser von ca. 50 nm und enthalten Neurotransmitter wie Acetylcholin, Glutamat oder Catecholamine, aber keine Neuropeptide.

Alle neurosekretorischen Vesikel scheinen ihren Inhalt mithilfe der gleichen Fusionsmaschinerie an den synaptischen Spalt abzugeben. Das v-SNARE der Vesikel ist das **Synaptobrevin** (syb; ➤ Abb. 17.19). Die präsynaptische Membran enthält die beiden t-SNARE-Proteine **Syntaxin** und **SNAP-25**. Wie bereits erwähnt, enthält SNAP-25 nicht nur ein, sondern gleich zwei SNARE-Motive in seiner Sequenz. (α-SNAP und SNAP-25 sind nicht verwandt, es hat sich nur zufällig ein ähnlicher Name ergeben.)

Die Anlagerung (Docking) und nachfolgende Fusion der Vesikel erfolgen in einem Bereich der präsynaptischen Membran, der als **aktive Zone** bezeichnet wird. Das Syntaxin wird an der präsynaptischen Membran zunächst von dem regulatorischen Protein **Munc18** blockiert. Das Munc18 wird anschließend durch **Munc13** vom Syntaxin abgelöst und die Fusionsmaschinerie dadurch in einen Bereitschaftszustand versetzt (Priming). Die Fusion wird jetzt nur noch von dem Vesikelprotein **Synaptotagmin-1** blockiert, das zwar an die SNARE-Proteine bindet, deren weitere Reaktion aber zunächst verhindert. Die Blockade

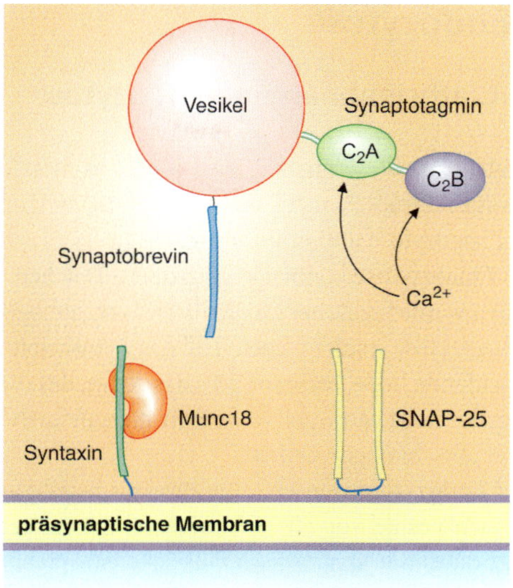

Abb. 17.19 Fusion sekretorischer Vesikel mit der präsynaptischen Membran. Synaptotagmin-1 vermittelt die Calciumabhängigkeit der Fusion.

kann nur aufgehoben werden, indem Calciumionen an das Synaptotagmin-1 binden.

In der aktiven Zone befinden sich **spannungsabhängige Calciumkanäle**, die bei Eintreffen eines Aktionspotenzials kurzzeitig geöffnet werden. Die einströmenden Calciumionen binden an die beiden zytosolischen **Domänen C_2A und C_2B des Synaptotagmins**. Insgesamt wurden fünf Calciumbindungsstellen in diesen Domänen nachgewiesen. Die Calciumbindung löst dann eine entscheidende Umlagerung im Komplex der SNARE-Proteine und die Fusion der Membranen aus. Die Zeitspanne vom Eintritt der Calciumionen bis zur Freisetzung der Neurotransmitter beträgt nur 0,1–0,5 ms.

Klinik

Die bakteriellen **Toxine** von **Clostridium tetani** (dem Erreger des Wundstarrkrampfs) und **Clostridium botulinum** (Ursache schwerer Lebensmittelvergiftungen durch kontaminierte Wurstwaren) sind spezifische Proteasen, die SNARE-Proteine im C-terminalen Bereich des SNARE-Motivs spalten und die Proteine damit irreversibel inaktivieren. Die Freisetzung der Neurotransmitter wird dadurch vollständig verhindert. Da die SNARE-Proteine der verschiedenen Synapsen signifikante Sequenzunterschiede zeigen, sind die bakteriellen Toxine spezifisch für bestimmte Neurone. Entsprechend unterschiedlich sind die Symptome.

Wie das Choleratoxin gehört auch das Tetanustoxin zu den bakteriellen Toxinen vom AB_5-Typ. Die A-Untereinheit des Tetanustoxins ist eine zinkhaltige Endopeptidase mit einer Spezifität für das SNARE-Protein Synaptobrevin in den inhibitorischen Interneuronen des Rückenmarks. Die Hemmung der Ausschüttung der Neurotransmitter in den Synapsen der Interneurone verursacht eine permanente Aktivierung der α-Motoneurone und damit eine spastische Lähmung.

17

17.7 Endozytose

17.7.1 Clathrinabhängige Endozytose

Zellen haben im Wesentlichen zwei Möglichkeiten, Material und Flüssigkeitströpfchen aus ihrer Umgebung aufzunehmen, nämlich Phagozytose und Endozytose.

- Durch **Phagozytose** können auch größere Teilchen aufgenommen werden, z.B. Bakterien durch Makrophagen. Bei der Phagozytose spielt in jedem Fall das Zytoskelett eine entscheidende Rolle, insbesondere das Actin, das die Bewegungen der Zelle vermittelt, durch die die aufzunehmenden Partikel umschlossen werden.
- Bei der **Endozytose** werden unter direkter Beteiligung von Clathrinen Vesikel von 50–100 nm Durchmesser gebildet. Solange dabei nur unspezifisch Flüssigkeitströpfchen aufgenommen werden, spricht man von **Pinozytose**. Sobald der Inhalt der Vesikel von Rezeptorproteinen der Membran bestimmt wird, handelt es sich um eine **rezeptorvermittelte Endozytose**.

Die Endozytose wird durch die Anlagerung von **Adapterproteinen** (AP) an membranspannende Rezeptoren eingeleitet (➤ Abb. 17.20a). Sie ermöglichen dann in einem weiteren Schritt die Anlagerung der Clathrine, die letztlich die korbartige Umhüllung des Vesikels ausbilden.

- Ein adapterproteinbindender Rezeptor ist bereits vorgestellt worden, nämlich der **Mannose-6-phosphat-Rezeptor**. Er bindet im Lumen des **trans-Golgi-Netzwerks** (TGN) die an Mannose phosphorylierten Glykoproteine und an der Außenseite den Adapterproteinkomplex **AP1**. Der AP1-Komplex ist ein spezifischer Adapter für Clathrin am TGN. Die entstehenden Vesikel wandern anschließend zu den Endosomen.
- Der Adapter **AP2** hat eine entsprechende Funktion an der **Plasmamembran**. Dort bindet er z.B. an den **LDL-Rezeptor** und spielt eine Rolle bei der Endozytose der LDL. In den Synapsen vermittelt AP2 die Bildung sekretorischer Vesikel.

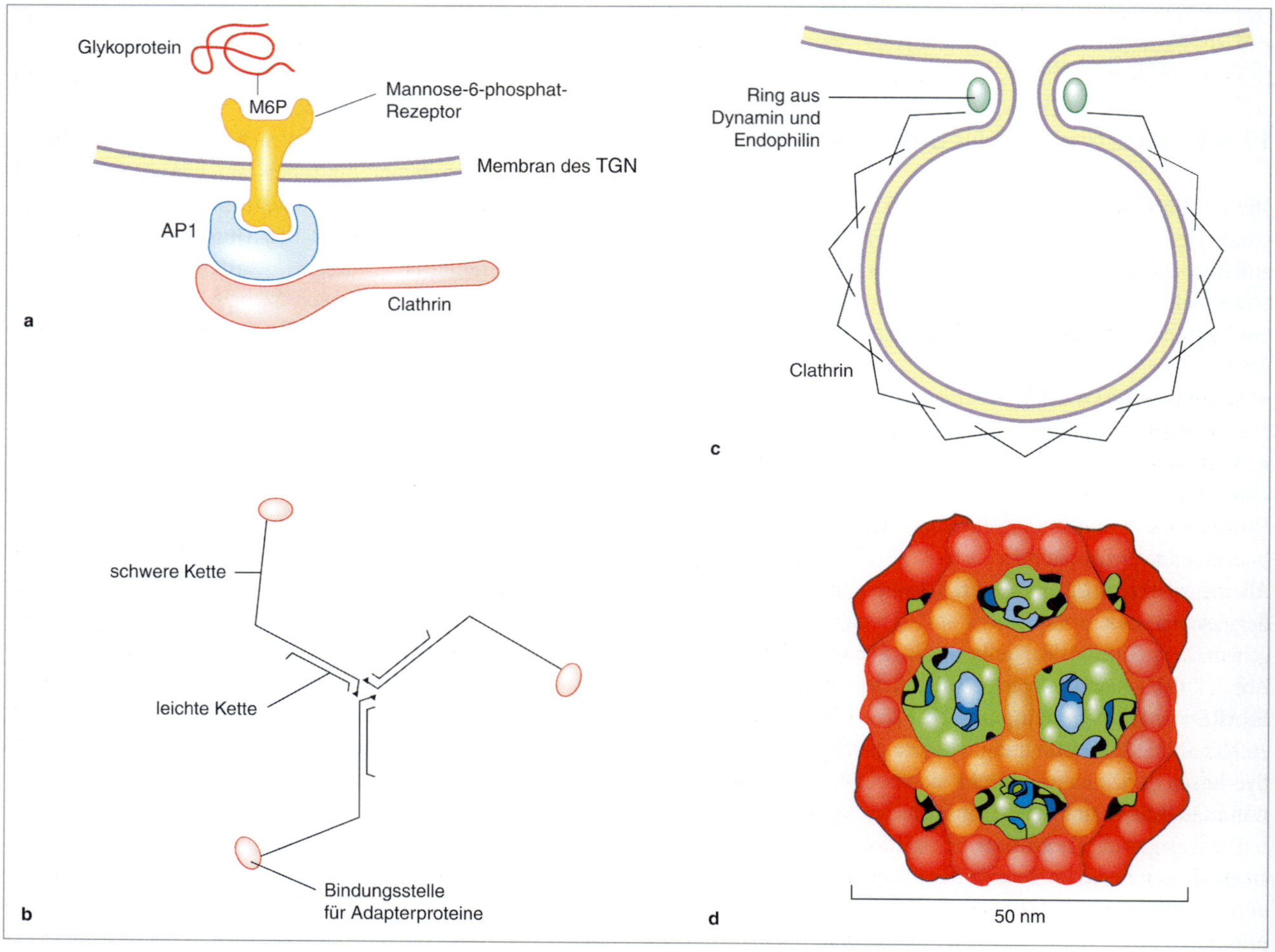

Abb. 17.20 Bildung clathrinummantelter Vesikel bei rezeptorvermittelter Endozytose.
a) Adapterproteine (AP) bilden Komplexe mit Clathrin und einem Rezeptorprotein, z.B. dem Mannose-6-phosphat-Rezeptor.
b) Struktur des Clathrin-Triskelions.
c) Bildung des Vesikels. Der Clathrinmantel hat eine korbartige Struktur. Jede Verstrebung besteht aus vier schweren Ketten und kommt durch eine Überlagerung mehrerer Clathrinmoleküle zustande, wobei sich zwei Unterschenkel und zwei Oberschenkel antiparallel zusammenlagern. An der Abschnürung des Vesikels von der Membran ist das GTP-bindende Protein Dynamin beteiligt.
d) Außenansicht eines Vesikels.

Das **Clathrin**, das an AP1 bzw. an AP2 bindet, ist in allen diesen Fällen das gleiche Protein. Die Grundeinheit des Clathrinmantels ist das **Triskelion**, eine Struktur, die von den drei schweren Ketten gebildet wird (➤ Abb. 17.20b). Der Name wurde in Analogie zu dem griechischen Ornament aus drei angewinkelten Beinen gewählt. Die N-Termini der schweren Ketten bilden globuläre Strukturen, die an die genannten Adapterproteine binden können. In den inneren Bereichen des Triskelions ist an jede schwere Kette eine leichte Kette angelagert. Das Triskelion ist kein ebenes System, sondern in sich leicht gebogen. Bei der Assoziation zum Clathrinkorb bildet sich deshalb von allein eine kugelige Struktur. An Membranen kommt es bei der Anlagerung von Clathrinmolekülen anfangs zur Ausbildung einer clathrinummantelten Grube **(Coated pit)**, aus der dann der ummantelte Vesikel **(Coated vesicle)** hervorgeht (➤ Abb. 17.20c, d).

Die Adapterproteine binden auch mehrere akzessorische Proteine, die für die Bildung der clathrinummantelten Vesikel notwendig sind. Hierzu gehört das GTP-bindende Protein **Dynamin**, das GTP-abhängig kleine Ringe bildet. Es umkleidet den Hals, durch den die Vesikel anfangs noch mit der Membran verbunden sind, und spielt eine wesentliche Rolle bei der Abschnürung der Vesikel von der jeweiligen Membran.

Weiterer Transport am Beispiel LDL

Die Prozesse, die sich an die Endozytose anschließen können, sollen am Beispiel der LDL (Low-density-Lipoproteine, ➤ Kap. 18.2) genauer beschrieben werden.

Die Aufnahme der LDL erfolgt in clathrinummantelten Gruben. Hier binden die LDL (Durchmesser 20–25 nm) an den **LDL-Rezeptor**, der über AP2-Adapter mit Clathrinmolekülen in Verbindung tritt. Nach Ablösung der Vesikel von der Plasmamembran löst sich der Clathrinmantel wieder auf. Dieser Prozess ist ATP-abhängig. Bei der ATPase (uncoating ATPase) handelt es sich um ein zytosolisches Mitglied der Hsp70-Familie. Die nackten Vesikel, die dabei übrig bleiben, sind die **frühen Endosomen**.

Durch Fusion mit Vesikeln, die sich vom TGN abgelöst haben, entstehen aus den frühen Endosomen die **späten Endosomen**. Diese enthalten nun auch V-Typ-ATPasen. Die V-Typ-ATPasen haben weitgehend die gleiche Struktur wie die ATP-Synthasen der Mitochondrien (➤ Kap. 6.4). Im Vergleich zu den mitochondrialen ATP-Synthasen (F-Typ-ATPasen) arbeiten die V-Typ-ATPasen aber rückwärts: Die ATP-Bindungsstellen liegen auf der zytosolischen Seite, und unter Hydrolyse von ATP werden Protonen in die frühen Endosomen hineingepumpt. Parallel werden auch Chloridionen aufgenommen, sodass zwar ein pH-Gradient aufgebaut wird, aber kein entsprechendes Membranpotenzial entsteht. Der pH-Wert sinkt auf 4,5–5. Relativ zum Zytosol entsteht damit ein mehr als 100facher Konzentrationsunterschied der Protonen, ein zehnfach höherer Konzentrationsunterschied als über der mitochondrialen Membran. Durch den Abfall des pH-Werts kommt es im Inneren der Endosomen zur Dissoziation von Ligand und Rezeptor, z.B. der LDL-Partikel vom LDL-Rezeptor.

Die späten Endosomen geben zum einen Vesikel ab, die die LDL-Rezeptoren wieder zur Plasmamembran transportieren, zum anderen geben sie Vesikel ab, die die LDL-Partikel zu den Lysosomen transportieren. Auch die **Lysosomen** halten mithilfe von V-Typ-ATPasen einen pH-Wert von 4,5–5 aufrecht. Der LDL-Rezeptor benötigt für eine Rundreise in die Zelle hinein und zurück zur Plasmamembran nur 10–20 min. Erst nach mehreren 100 Runden wird er abgebaut und durch einen neuen ersetzt.

Schon gewusst

Die **M-Zellen der Peyer-Plaques** nehmen im Ileum ständig Bakterien aus dem Lumen auf und geben sie dann an der basolateralen Seite an benachbarte Makrophagen ab. Ein derartiger Prozess, bei dem auf eine Endozytose unmittelbar eine Exozytose folgt, wird als **Transzytose** bezeichnet. Je nach Bedarf werden dann in der Darmschleimhaut **IgA-Antikörper** gebildet, die die Darmflora unter Kontrolle halten. Tatsächlich befinden sich die meisten Immunzellen des Menschen in Schleimhäuten, und die meisten Antikörper, die im Menschen produziert werden, gehören zum Typ IgA. Im Ileum gelangen die IgA durch die Enterozyten hindurch in das Lumen des Darms. Die Enterozyten nehmen die IgA durch rezeptorvermittelte Endozytose an der basolateralen Seite auf und geben sie an der apikalen Seite wieder ab. Auch hierbei handelt es sich um eine Transzytose. Durch Transzytose gelangen auch IgG aus dem Blut der Mutter in das Blut der Plazenta und aus dem Blut in die Muttermilch.

17.7.2 Endozytose über Lipid rafts und Caveolae

Lipid rafts sind kleine Areale einer Plasmamembran, in denen sich ungewöhnlich viel Cholesterin und Sphingomyelin sammelt (➤ Kap. 8.4.1, ➤ Abb. 8.32). Aufgrund der ungewöhnlichen Lipidzusammensetzung akkumulieren in den Lipid rafts auch bestimmte Membranproteine, z.B. Hormon- und Wachstumsfaktorrezeptoren. Auffällig viele Proteine der Lipid rafts sind über GPI-Anker mit der Membran verbunden. Ausgehend von Lipid rafts bilden sich oft kleine flaschenförmige Invaginationen von ca. 50 nm Durchmesser, die **Caveolae** (➤ Kap. 16.7, ➤ Abb. 16.17b).

Ein charakteristisches Protein der Caveolae ist das **Caveolin**, das in die Membranen dieses Zellorganells eingelagert ist. In jüngster Zeit mehren sich Hinweise auf Endozytosevorgänge, die von Clathrinen und clathrinummantelten Vesikeln unabhängig sind und stattdessen von derartigen Caveolae ihren Ausgang nehmen. Interessanterweise ist auch in diesen Fällen das GTP-bindende Protein **Dynamin** am Mechanismus der Endozytose beteiligt. Die dabei gebildeten Vesikel fusionieren anschließend in vielen Fällen mit Endosomen, sodass sich die

17

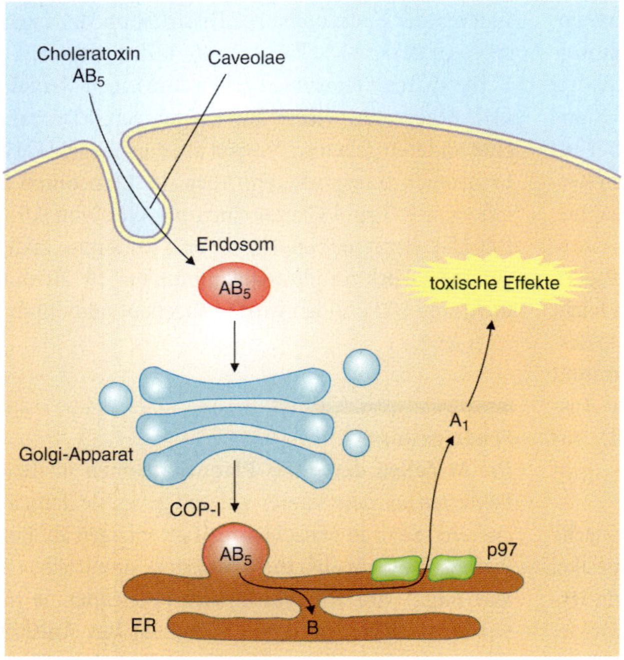

Abb. 17.21 Aufnahme und retrograder Transport des Choleratoxins. Das Choleratoxin gehört zur Gruppe der bakteriellen Toxine vom AB_5-Typ. Eine toxische A-Untereinheit ist dabei mit fünf B-Untereinheiten verbunden, die der Bindung des Toxins an die Zielzelle dienen.

clathrinabhängigen und clathrinunabhängigen Importwege auf der Stufe der Endosomen wieder treffen. Ein physiologisches Substrat dieses Wegs scheint in den Endothelzellen das **Albumin** zu sein. Derzeit wird vermutet, dass Caveolae vielfach die Entrittspforte für Viren, Toxine oder auch ganze Bakterien sind. Ein besonders intensiv untersuchtes Beispiel ist der Weg des Choleratoxins in die Zielzellen der Darmschleimhaut

Endozytose und intrazellulärer Transport des Choleratoxins

Erst jetzt, mehr als 100 Jahre nach der letzten großen Choleraepidemie in Europa, kann auch der Weg des zu Beginn dieses Kapitels erwähnten Choleratoxins in das Zytosol der Zielzellen präzise bestimmt werden (➤ Abb. 17.21). Das Choleratoxin (CT) zählt zu den klassischen bakteriellen Toxinen vom AB_5-Typ. Es besteht aus einer toxisch aktiven A-Untereinheit sowie aus fünf B-Untereinheiten, die für die Bindung an den Rezeptor in der Plasmamembran der Enterozyten des Jejunums verantwortlich sind. Als Rezeptor dient dem CT das Glykolipid GM_1 (➤ Kap. 8.2.3). Anschließend kommt es zu einer Endozytose des Toxins, die überwiegend von **Caveolae** ausgeht.

Anschließend lässt sich das Toxin in typischen **Endosomen** nachweisen. Von hier aus gelangt es durch vesikulären Transport zum **ER**. Die A-Komponente des CT exponiert ein **KDEL-Signal**, das dafür sorgt, dass das Toxin bei einem Transport vom ER zum Golgi-Apparat sofort wieder zurück zum ER transportiert wird. Das CT ist dabei ein Substrat des **retrograden, COP-I-vermittelten** Transportwegs.

Im ER gerät das CT in Kontakt mit den dort vorhandenen Chaperonproteinen und der Protein-Disulfid-Isomerase. Das CT wird entfaltet, und die Untereinheiten lösen sich voneinander ab. Dabei löst sich von der A-Untereinheit das entscheidende toxische Fragment A1 ab. Es wird retrograd durch **Sec61-Poren** des ER in das Zytosol exportiert. Als ATP-abhängiges Motorprotein des Exports dienen dabei Hexamere des **p97**. Erst jetzt kann das A1-Fragment im **Zytosol** seine toxische Aktivität entfalten und in die Regulation der cAMP-Konzentration eingreifen. Es katalysiert in den Enterozyten die ADP-Ribosylierung des heterotrimeren stimulatorischen G-Proteins Gsα und löst damit eine permanente Aktivierung der Adenylatcyclase aus (➤ Kap. 22.2).

Es zeigt sich an diesem Beispiel, wie die aktuellen Fortschritte im molekularen Verständnis der zellulären Strukturen auch zu einem wesentlich besseren Verständnis pathologischer Prozesse beitragen können.

ZUSAMMENFASSUNG

Kerntransport

Um von der Kernimportmaschinerie erkannt zu werden, müssen Proteine eine Kernlokalisationssequenz aufweisen. Dabei handelt es sich um einen charakteristischen, im Detail aber variablen Sequenzabschnitt. Der Austausch von Proteinen zwischen Zytosol und Zellkern wird generell durch Kernporen vermittelt. Diese haben einen äußeren Durchmesser von 145 nm und eine achtzählige Rotationssymmetrie. Die Proteine, aus denen die Kernporen aufgebaut sind, werden als Nucleoporine bezeichnet. Kleine Proteine können teilweise frei durch die Kernporen diffundieren, die meisten Proteine gelangen aber nur im Komplex mit einem Transportprotein aus der Familie der Importin-β-Proteine in den Kern. Dort lagert sich das GTP-bindende Protein Ran an das Importin β an, und das neu importierte Kernprotein wird daraufhin vom Importin β freigesetzt. Der Export von Proteinen aus dem Kern wird von Exportinen vermittelt, die mit den Importin-β-Proteinen strukturell verwandt sind.

021 IMPP-Fragen

Mitochondrialer Proteintransport

Mitochondrien enthalten über 1000 verschiedene Proteine, von denen aber nur 13 von der mitochondrialen DNA kodiert sind und innerhalb der Mitochondrien synthetisiert werden. Alle anderen Proteine werden im Zytosol synthetisiert und posttranslational in die Mitochondrien importiert. Als Zielerkennungssignal dient dabei in den meisten Fällen eine positiv geladene N-terminale Präsequenz von etwa 20–40 Aminosäuren. Die Proteine binden zunächst an den TOM-Komplex der Außenmembran, der auch die generelle Importpore der Mitochondrien enthält. Die Insertion in die Innenmembran sowie der Transport durch die Innenmembran hindurch in die Matrix werden von TIM-Proteinen vermittelt. Die entscheidenden Energiequellen der Translokation sind das mitochondriale Membranpotenzial sowie ATP, das vom mitochondrialen Hitzeschockprotein mtHsp70 benötigt wird. Dieses bindet an die translozierenden Polypeptide und zieht sie in die Mitochondrien hinein.

Peroxisomale Proteine

Auch peroxisomale Proteine werden an zytosolischen Ribosomen synthetisiert. Durch spezifische Zielerkennungssequenzen sind sie für den Transport in die Peroxisomen prädestiniert. Die Translokation wird von Peroxinen vermittelt. Angeborene Defekte der Peroxine sind die Ursache der Zellweger-Krankheit.

Proteintransport in das ER

Der Proteintransport in das ER erfolgt weitgehend cotranslational, d.h., die Proteine des ER werden von Ribosomen synthetisiert, die sich unmittelbar an das ER anlagern (→ „raues ER"). Die Proteinimportporen des ER, die Translocons, werden von den Proteinen Sec61α, Sec61β und Sec61γ zusammen mit dem Protein TRAM gebildet. Viele Proteine binden während der Translokation an ein Hitzeschockprotein aus der Hsp70-Familie, das Protein BiP. Dieses gehört zu den Chaperonproteinen und Faltungshelfern, die im Lumen des ER die Aggregation der neu importierten Proteine verhindern. Proteine, die ihre native Struktur gleichwohl nicht erreichen, werden durch die Proteinimportporen retrograd zurück in das Zytosol transportiert, wo sie von Proteasomen abgebaut werden. Im Lumen des ER werden viele Proteine kovalent mit Kohlenhydratseitenketten versehen, also glykosyliert. Die Glykosylierung erfolgt im ER generell an der Amidgruppe bestimmter Asparaginreste. Die Substratproteine werden somit *N*-glykosyliert. Die Redoxbedingungen erlauben im ER zudem die Ausbildung von Disulfidbrücken (–S–S–). Die Bildung der korrekten Disulfidbrücken wird durch Protein-Disulfid-Isomerasen (PDI) erleichtert.

Sekretion

Auf dem sekretorischen Weg gelangen bestimmte Proteine, die von den Ribosomen des rauen ER synthetisiert wurden, an die Zelloberfläche oder sogar aus der Zelle heraus. Der Transport erfolgt mit Vesikeln, die sich von den Membranen des ER abschnüren und dann zunächst zum Golgi-Apparat gelangen, um dort mit den Membranen zu fusionieren. Hier bilden sich dann erneut Vesikel, die den weiteren Transport vermitteln. Die an diesen Schritten beteiligten Vesikel sind die COP-II-Vesikel. Ein retrograder Transport von der Peripherie zum ER wird von COP-I-Vesikeln vermittelt. Lösliche Proteine müssen eine C-terminale KDEL-Sequenz (Lys–Asp–Glu–Leu) aufweisen, um am retrograden COP-I-Transport teilnehmen zu können. Eine KDEL-Sequenz zeigt auch die toxische A-Untereinheit des Choleratoxins, die durch retrograden Transport von der Zelloberfläche zum ER gelangt. Die Fusion der verschiedenen Vesikel mit der jeweiligen Zielmembran wird durch SNARE-Proteine vermittelt. Die Membranfusion wird dabei durch lange α-Helices eingeleitet, die sich aneinanderlagern und die Membranen in unmittelbaren Kontakt bringen. Die SNARE-Komplexe werden nach der Fusion unter Beteiligung der Proteine NSF und α-SNAP wieder aufgelöst. Dieser Prozess ist ATP-abhängig. SNARE-Proteine sind auch an der Sekretion der Neurotransmitter in den Synapsen beteiligt.

Endozytose

Eine Endozytose kann unabhängig voneinander entweder von clathrinummantelten Gruben oder von Caveolae ausgehen. Caveolae bilden sich an der Plasmamembran, ausgehend von Lipid rafts. Diese enthalten in hoher Konzentration u.a. Cholesterin und Sphingomyelin. In den entstehenden Endosomen kommt es nach Einbau von V-Typ-ATPasen zu einer Ansäuerung. In der Regel fusionieren die Endosomen schließlich mit Lysosomen, in denen der Inhalt der Endosomen weitgehend abgebaut wird.

Fragen

1. Proteine, die in den Zellkern, in die Mitochondrien oder in das ER importiert werden sollen, exponieren jeweils charakteristische Zielerkennungssignale. Warum bleiben die Zielerkennungssignale der Kernproteine dauerhaft erhalten, während diejenigen der mitochondrialen und der ER-Proteine nach der Translokation sofort entfernt werden?
2. Erläutern Sie, warum das Protein Bax, das durch Insertion in die mitochondriale Außenmembran Apoptose auslösen kann, keine typische N-terminale Präsequenz aufweist. Denken Sie bei der Beantwortung an die konkrete Funktion der klassischen Präsequenzen beim mitochondrialen Proteinimport.
3. Erläutern Sie, warum Proteine der Zelloberfläche oft glykosyliert sind, warum es aber sehr unwahrscheinlich ist, dass auch ein Protein der mitochondrialen Außenmembran glykosyliert sein könnte.
4. Die Glykoproteine der Schleimhäute, die Mucine, enthalten sowohl *N*- als auch *O*-glykosylierte Kohlenhydratseitenketten. Erläutern Sie, in welchem Zellorganell die jeweilige Glykosylierung stattgefunden hat.
5. Nennen Sie Proteine in der Membran des ER, die am retrograden Transport des defekten CFTR-Proteins bei Mukoviszidose beteiligt sein könnten.
6. Erläutern Sie, wie die toxische A-Untereinheit des Choleratoxins nach Bindung an die Zelloberfläche in das Zytosol der Zielzelle gelangt.
7. Erläutern Sie die Toxizität des Tetanustoxins.
8. Welcher Schritt in der Funktion der SNARE-Proteine ist ATP-abhängig? Denken Sie bei der Beantwortung an den vollständigen Reaktionszyklus der SNARE-Proteine.

KAPITEL

18 Lipidtransport und Regulation des Lipidstoffwechsels

A. von Eckardstein, C. Luley

Praxisfall

Ein sportlich aktiver Mann erleidet im Alter von 38 Jahren einen Herzinfarkt. Er raucht nicht und hat weder Bluthochdruck noch Diabetes mellitus. Bei seinem 42 Jahre alten Bruder wurden 6 Jahre zuvor eine perkutane transaortale Koronarangioplastie zur Erweiterung einer Koronarstenose durchgeführt und ein Stent eingesetzt. Er ist seitdem wegen einer Hypercholesterinämie mit einem Cholesterinsynthesehemmer behandelt. Der 75 Jahre alte Vater, eine 45 Jahre alte Schwester und ein 35 Jahre alter Bruder sind beschwerdefrei. Seine Mutter verstarb im Alter von 55 Jahren im Verlauf eines dritten Herzinfarkts. Ihr Bruder starb im Alter von 39 Jahren am plötzlichen Herztod. Bei der körperlichen Untersuchung des Patienten finden sich an den Lidern beider Augen Xanthelasmen sowie Xanthome an den Ellenbogen als Ausdruck der Cholesterinablagerung in Makrophagen der Haut. Die Plasmakonzentrationen von Gesamtcholesterin und LDL-Cholesterin sind mit 390 mg/dL (ca. 10 mmol/L) bzw. 270 mg/dL (ca. 7 mmol/L) deutlich erhöht. Beim Vater und bei den beschwerdefreien Geschwistern des Patienten finden sich normale Cholesterinspiegel im Blut. Bei einem der beiden Kinder des Patienten wird eine Hypercholesterinämie diagnostiziert, ebenso bei einem der drei Kinder des bereits wegen Hypercholesterinämie behandelten Bruders. Die Bindung von LDL an kultivierte mononucleäre Zellen aus dem Patientenblut ist um 50% reduziert. Bei der Sequenzierung des LDL-Rezeptor-Gens wird eine heterozygot vorliegende Punktmutation entdeckt, die zu einem Aminosäureaustausch in der Bindungsdomäne des LDL-Rezeptors führt. Alle von der Hypercholesterinämie betroffenen Mitglieder der Familie tragen dieselbe Mutation, während die normolipidämischen Familienangehörigen nicht betroffen sind. Somit wird die Diagnose einer **familiären Hypercholesterinämie** aufgrund einer Mutation im LDL-Rezeptor gestellt.

Diese autosomal-kodominant vererbte Krankheit ist mit einer Prävalenz von 1 : 500 eine der häufigsten monogenetischen Krankheiten überhaupt. Sie erhöht deutlich das Risiko, frühzeitig einen Herzinfarkt zu erleiden. Dieses Risiko wird durch eine effiziente cholesterinsenkende Therapie weitgehend normalisiert. Die Aufklärung der metabolischen und molekularen Grundlagen dieser Krankheit half, wichtige Grundprinzipien sowohl der rezeptorvermittelten Endozytose als auch der Regulation des Cholesterinstoffwechsels zu entdecken und die bislang erfolgreichste Medikamentengruppe zur Prävention und Therapie der Atherosklerose, die HMG-CoA-Reduktase-Inhibitoren (Statine), zu entwickeln.

Zur Orientierung

Phospholipide und Cholesterin sowie Fettsäuren und Triglyceride spielen eine zentrale Rolle für die **Lipidorganisation zellulärer Membranen** bzw. für die **Energiehomöostase**. Darüber hinaus erfüllen Lipide wichtige Funktionen für die **Regulation von Stoffwechsel**, **Differenzierung**, **Wachstum** und **Überleben der Zellen** sowie für **Kommunikation und Transport** in den Zellen. Störungen im Stoffwechsel von Fettsäuren, Cholesterin, Phospholipiden oder Sphingolipiden als Folge von genetischen Defekten und/oder Umweltfaktoren wie Ernährung führen zu schweren Krankheiten, die sich bereits im Kindesalter manifestieren, bzw. tragen zu den häufigsten chronischen Krankheiten des Erwachsenen bei, z.B. Atherosklerose, Diabetes mellitus Typ 2, Fettleber oder auch Alzheimer-Krankheit. Der Lipidstoffwechsel ist komplex reguliert, sowohl auf der Ebene der Genexpression als auch posttranslational durch Proteinmodifikation, intrazellulären und interzellulären Transport. In diesem Kapitel werden die Prinzipien des **Lipidtransports innerhalb einer Zelle**, der für den **interzellulären Lipidtransport** im Plasma wichtige Lipoproteinstoffwechsel sowie die **Regulation von Lipid- und Lipoproteinstoffwechsel** durch Transkriptionsfaktoren beschrieben. Der Stoffwechsel und der Transport der für die Lipide limitierenden Sterole bzw. Fettsäuren sind komplex reguliert, sowohl transkriptional als auch posttranslational.

18.1 Intrazellulärer Lipidtransport

Die Aufklärung der Mechanismen, welche die **nicht zufällige Lipidverteilung** in Zellen ermöglichen, ist eine der großen Herausforderungen an die derzeitige zellbiologische Forschung. Neben dem vesikulären Transport, dessen Details in ➤ Kap. 17 beschrieben sind, gibt es **vesikelunabhängige**, z.T. durch spezifische Proteine erleichterte Transporte von Lipiden über wenige Nanometer oder Mikrometer, z.B. zwischen den beiden Blättern der Lipiddoppelmembran oder benachbarten Organellen.

18.1.1 Ausgangssituationen

Nachfolgend werden an vier typischen Ausgangssituationen die Problematik des zellulären Lipidstoffwechsels und die daraus entstehenden Erfordernisse an den Lipidtransport dargestellt:

- Die **Biosynthese der meisten Lipide** besteht aus mehreren Schritten, die in unterschiedlichen Organellen stattfinden: In der Regel beginnt sie mit der Produktion wasserlöslicher Vorläufermoleküle im **Zytosol**. Mit zunehmender Hydrophobizität der Metaboliten steigt die Notwendigkeit, weitere Syntheseschritte in einem lipophilen Milieu durchzuführen. Aus diesem Grunde erfolgen viele Schritte der Lipidsynthese in **Membranen**, v.a. des **endoplasmatischen Retikulums**. Für diesen **Phasenwechsel** sind Transportprozesse notwendig. Viele Lipide müssen für weitere Modifikationen in die Membranen anderer Organellen wie **Golgi-Apparat** (z.B. für die Synthese von Glykosphingolipiden) oder **Mitochondrien** (z.B. für die Desaturierung von Fettsäuren, die Oxidation von Sterinen oder die Synthese von Steroidhormonen) transportiert werden (➤ Kap. 7.2.4, ➤ 8.2.1, ➤ 8.3.3, ➤ 24.5.1, ➤ 27.4).
- Die verschiedenen Lipide der Zelle sind nicht gleichmäßig verteilt, weder zwischen den Organellen noch vertikal zwischen den beiden Schichten der Zellmembranen noch lateral innerhalb einer Lipidschicht. Auch diese **asymmetrische Lipidverteilung** innerhalb der Zelle und Zellmembranen wird durch Transportprozesse sichergestellt (➤ Kap. 8.4.1).
- Zellen können nicht wachsen oder sich teilen, ohne dass zusätzliche Membranen für die vergrößerte Außenfläche und die vermehrte Organellenzahl synthetisiert werden. Ein Grundprinzip der **Membranbiosynthese** ist, dass neue Membranen nur durch Anbau an bereits existierende Membranen entstehen können. Da die Synthese der einzelnen Lipide spezifische Enzyme in spezifischen Organellen erfordert, müssen die für die Membransynthese erforderlichen zusätzlichen Lipidmoleküle i.d.R. zwischen den Membranen verschiedener Organellen transportiert werden.
- Schließlich ist auch der Transport von Lipiden zwischen verschiedenen Zellen und Organen (➤ Kap. 18.2) mit zellulären Lipidtransportprozessen verknüpft: Für **Efflux und Sekretion** müssen die Lipide (z.B. Cholesterin) aus intrazellulären Organellen (z.B. endoplasmatisches Retikulum) zur Plasmamembran gebracht und dort durchgeschleust werden. Bei **Influx und Aufnahme** in die Empfängerzelle müssen die Lipide (z.B. Cholesterylester oder Fettsäuren) in umgekehrter Richtung die Plasmamembran überwinden und ihre primären Zielorganellen erreichen (z.B. Lysosomen bzw. Mitochondrien), von wo sie ggf. nach initialer Metabolisierung für weitere Funktionen zu anderen Organellen transportiert werden (z.B. Cholesterin zum endoplasmatischen Retikulum).

18.1.2 Mechanismen

Die **Mechanismen des intrazellulären Lipidtransports** sind viel weniger gut verstanden als die des intrazellulären Proteintransports (➤ Kap. 17). Im wässrigen Milieu des Zytosols würde Diffusion nur einen sehr langsamen Transport von Lipiden ermöglichen. Der effiziente Transport muss also entweder in einer Lipidphase stattfinden oder durch Proteine erleichtert werden. Im Prinzip kennt man heute die folgenden Mechanismen des zellulären Lipidtransports (➤ Abb. 18.1):

- **laterale Diffusion** innerhalb der Membran oder **transversale Diffusion** zwischen sich berührenden Membranen gleicher Organellen
- Transport zwischen den beiden Schichten der Zellmembranen **(Flipflop)**
- **vesikulärer Transport** zwischen weiter auseinanderliegenden Donor- und Akzeptormembranen
- Lipidtransport über Lücken zwischen eng benachbarten Membranen unterschiedlicher Organellen mithilfe von **Lipidtransferproteinen**.

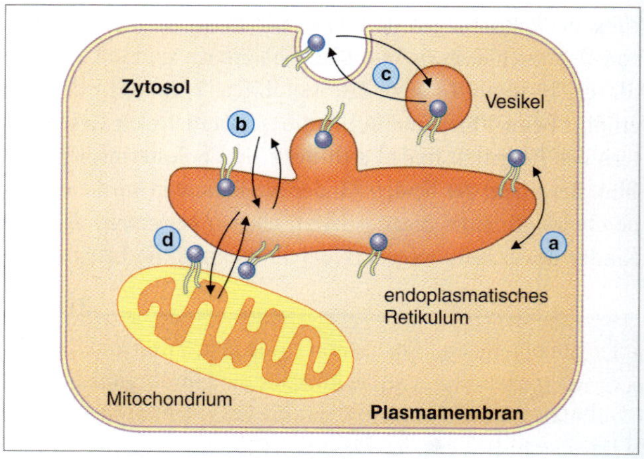

Abb. 18.1 Grundsätzliche Mechanismen des intrazellulären Lipidtransports.
a) Transversale Bewegung.
b) Transport durch einen Bilayer (Flipflop).
c) Vesikulärer Transport.
d) Durch Lipidtransferproteine erleichterter Transport zwischen benachbarten Membranen unterschiedlicher Organellen.

Tab. 18.1 Synthese und Transport von Fettsäuren und Membranlipiden

Lipidklasse	hauptsächliche Syntheseorte in der Zelle	intrazellulärer Transport	Import	Export	interzellulärer Transport
Fettsäuren	≥ C_{16}: Zytosol Elongation: ER Desaturierung: ER und Mitochondrien	FABPs CPT, SCP	Diffusion und proteinvermittelter Transport (FATPs, CD36)	in Form von TAG, PL und CE in Lipoproteinen	an Albumin gebunden oder in Form von TAG, PL und CE in Lipoproteinen
Phospholipide	v.a. ER, einige in Mitochondrien oder Peroxisomen	vesikulär; LTPs (z.B. PITP); Floppasen und Flippasen	Endozytose als Teil von Lipoproteinen	Efflux durch ABC-Transporter; Sekretion als Teil von Lipoproteinen	als Teil von Lipoproteinen
Sphingolipide	ER und Golgi-Apparat	vesikulär; LTPs (z.B. CERT); Floppasen	Endozytose als Teil von Lipoproteinen		
Cholesterin	Zytosol und ER	vesikulär; LTPs (z.B. StAR, NPC); Floppasen	Endozytose als Teil von Lipoproteinen; selektive Aufnahme (z.B. SR-B1, CD36, NPC1L1)		

ABC = ATP-binding-cassette-Transporter, CE = Cholesterylester, CERT = Ceramidtransferprotein, CPT = Carnitin-Palmitoyltransferase, ER = endoplasmatisches Retikulum, FABPs = Fettsäurebindungsproteine, FATPs = Fettsäuretransportproteine, LTPs = Lipidtransferproteine, NPC = Niemann-Pick-Typ-C-Protein, NPC1L1 = NPC1-like-Protein 1, PITP = Phosphatidylinositoltransferprotein, PL = Phospholipide, SCP = Sterincarrierprotein, SR-B1 = Scavenger-Rezeptor B1, StAR = Steroidogenic-acute-response-Protein, TAG = Triacylglycerine (Triglyceride)

➤ Tab. 18.1 fasst die wichtigsten Kenndaten zu Syntheseorten und Transportwegen der Fettsäuren, Phospho- und Sphingolipide sowie des Cholesterins zusammen.

Laterale und transversale Diffusion

In der lateralen Ebene von Membranen bewegen sich Lipide mit **Diffusionskoeffizienten**, die um Faktoren von 10–100 höher sind als die der meisten Membranproteine, nämlich mit einer Geschwindigkeit von 0,1–1 µm/s in einer Zelle, die typischerweise 10–20 µm in jeder Dimension misst. Entsprechend würden sich die Konzentrationen der Lipide innerhalb und zwischen den Membranen schnell ausgleichen, wenn der **Diffusion** nicht andere Transportmechanismen entgegenwirkten. Auch **molekulare Interaktionen** zwischen unterschiedlichen Lipidklassen sowie zwischen Proteinen und Lipiden wirken der freien Diffusion entgegen. Zum Beispiel wird in der Affinität von Cholesterin zu Sphingomyelin eine wichtige Voraussetzung für die Bildung von sog. **Raft-Domänen** gesehen (➤ Kap. 8.4.1, ➤ Abb. 8.32).

Zwischen **zwei äußeren Membranschichten sich berührender gleicher Organellen** bewegen sich Lipide umso schneller, je hydrophiler das Grundgerüst und je größer und polarer ihre Kopfgruppe sind. Die Wechselzeit zwischen den Membranen variiert entsprechend zwischen wenigen Sekunden oder Minuten für Lysophosphatidylcholin, Sphingomyelin oder Ceramide und vielen Stunden für Sterine, Phosphatidylcholin, Diglyceride oder Ganglioside (➤ Abb. 18.2a). Mit **zunehmender Viskosität** einer Membran aufgrund stärkerer Sättigung der Fettsäuren oder Packungsdichte der Lipide **nimmt die Transferzeit zu.**

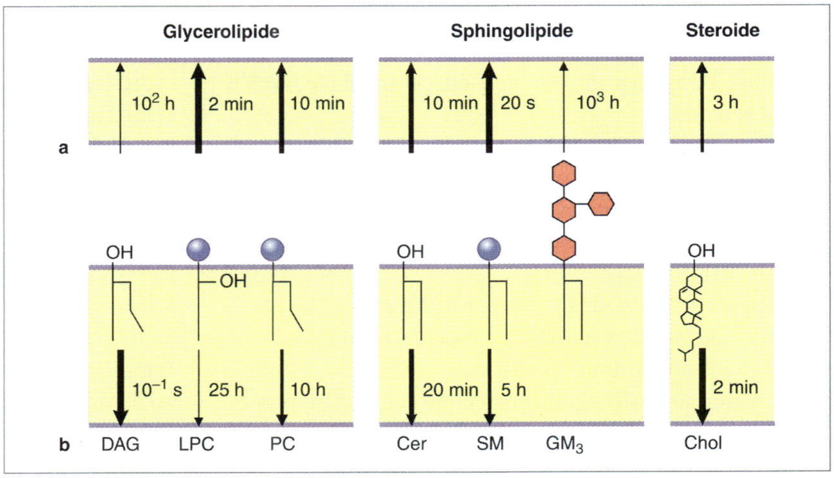

Abb. 18.2 Halbwertszeiten von Lipidbewegungen zwischen und durch zwei Doppelschichtmembranen.
a) Transversaler Transfer zwischen den gleichen Schichten zweier sich berührender Lipiddoppelschichtmembranen („Interbilayer-Transfer").
b) Transfer zwischen den beiden unterschiedlichen Schichten einer Lipiddoppelschichtmembran („Transbilayer-Flipflop"). Die Stärke der Pfeile korreliert mit der Transferrate.
DAG = Diglycerid, LPC = Lysophosphatidylcholin, PC = Phosphatidylcholin, Cer = Ceramid, SM = Sphingomyelin, GM_3 = Gangliosid GM_3, Chol = Cholesterin.

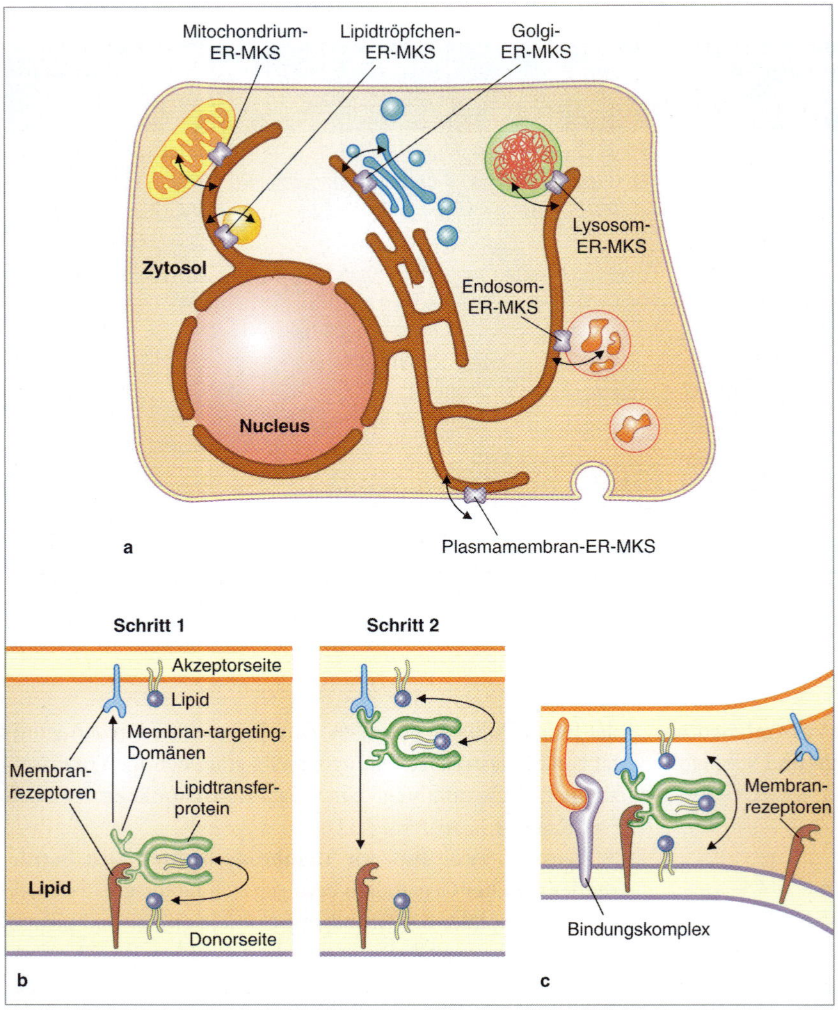

Abb. 18.3 Lipidtransfer an Membrankontaktstellen. Das endoplasmatische Retikulum (ER) verbindet viele Organellen durch Membrankontaktstellen, die für den Lipidtransfer genutzt werden **(a)**. Lipidtransferproteine transportieren Lipidmonomere zwischen den Donor- und Akzeptormembranen in Form entweder einer Fähre **(b)** oder einer Brücke **(c)**.
MKS = Membrankontaktstelle, PE = Phosphatidylethanolamin.

Flipflop

Die spontane **Flipflop-Rate** von Lipiden **zwischen den beiden Membranschichten einer Doppelmembran** nimmt mit abnehmender Polarität und Hydrophilizität des Grundgerüsts zu, sodass z.B. Cholesterin und Diacylglyceride relativ schnell zwischen den Blättern transferiert werden (➤ Abb. 18.2b). Wie die intermembranäre Diffusion zwischen zwei gleichen Membranblättern wird auch das transmembranäre Flipflop innerhalb einer Doppelschichtmembran **durch zunehmende Viskosität verringert**.

Die ungleiche Lipidverteilung zwischen den beiden Schichten der Doppelschichtmembran wird durch ATP-abhängige Transporter (Flippasen und Floppasen) und ATP-unabhängige Scramblasen geschaffen und aufrechterhalten (➤ Kap. 8.4.1, ➤ Abb. 8.31).

- **Flippasen** gehören zur Familie der **ATPasen** und transportieren Lipide vom exofazialen Blatt der Lipiddoppelschichtmembran zum zytosolischen Blatt.
- **Floppasen** sind **ABC-Transporter**, die den Lipidtransport in entgegengesetzter Richtung katalysieren. Dieser Transport ist oft mit einem **Efflux** verknüpft, z.B. von Cholesterin und Phosphatidylcholin, wenn extrazelluläre Akzeptoren für die Lipide vorhanden sind, z.B. High-density-Lipoproteine (HDL, ➤ Kap. 18.2.2).
- **Scramblasen** vermitteln den **bidirektionalen Lipidtransport** zwischen den beiden Schichten, nicht nur in der Plasmamembran, sondern auch in Membranen intrazellulärer Organellen, z.B. des endoplasmatischen Retikulums.

Lipidtransfer an Membrankontaktstellen und Lipidtransferproteine

Das **endoplasmatische Retikulum** (ER) bildet in der Zelle ein weitverzweigtes Netzwerk, dessen Membranen Kontakte mit den Membranen anderer Organellen schließen (➤ Abb. 18.3a). An diesen **Membrankontaktstellen** wird der Lipidtransport durch **Lipidtransferproteine** erleichtert. Diese transportieren Lipidmonomere durch die wässrige Phase des Zytosols. Jedes Proteinmolekül bindet ein Lipidmolekül in einer **hydrophoben Tasche,** die in manchen Proteinen von einem ausklappbaren Deckel abgeschirmt wird. In der offenen Konformation können dessen hydrophobe Aminosäurereste

Tab. 18.2 Intrazelluläre Lipidtransferproteine

Familie von Lipidtransferproteinen	Beispiele	transportierte Lipide	Zielmembranen
Phosphatidylinositoltransferproteine (PITP)	PITPα PITPβ	Phosphatidylinositol, Phosphatidylcholin Phosphatidylinositol, Phosphatidylcholin	Plasmamembran Plasmamembran, Golgi-Apparat
Steroidogenic-acute-response-Transferproteine (StART)	StAR MLN6 CERT	Cholesterin Cholesterin Ceramid	Mitochondrien späte Endosomen Golgi-Apparat
Oxysterinbindungsprotein-related-Proteine (ORP)	OSBP (ORP4)	25-Hydroxycholesterin	ER, Golgi-Apparat
Goodpasture-like-Transferprotein (GLTP)	FAPP2	Glykolipide	Golgi-Apparat
Sterincarrierproteine (SCP)	SCP2	Fettsäuren, Acyl-CoA, Phospholipide, Sterine	Peroxisomen, Mitochondrien, Lysosomen
Niemann-Pick-Typ-C-Proteine (NPC)	NPC1	Cholesterin	Lysosomen
Fettsäurebindungsproteine (FABP)	H-FABP L-FABP	langkettige Fettsäuren langkettige Acyl-CoA	Plasmamembran, Zytosol Mitochondrien, Kernmembran

CERT = Ceramidtransferprotein, FAPP = Phosphatidylinositol-4-phosphat-Adapterprotein, MLN6: Metastatic lymph nodeprotein 6, OSBP: Oxysterinbindungsprotein

die Membranbindung vermitteln. Alternativ enthalten die Lipidtransferproteine auch **Domänen**, die an Erkennungsproteine der Donor- oder Akzeptormembranen binden (➤ Abb. 18.3b, c). ➤ Tab. 18.2 fasst einige Lipidtransferproteine zusammen.

- Ein prominentes Beispiel ist das **Steroidogenic-acute-response-Protein StAR**, das als geschwindigkeitsbestimmender Schritt der Steroidhormonsynthese Cholesterin von der äußeren zur inneren mitochondrialen Membran transportiert (➤ Kap. 24.5.1). Die cholesterinbindende Domäne von StAR findet sich auch in anderen zellulären Lipidtransportproteinen, die deswegen als **StART-Proteine** zusammengefasst werden. Zu ihnen gehört das **Ceramidtransferprotein CERT**, das Ceramide aus dem endoplasmatischen Retikulum in den Golgi-Apparat transportiert, wo die Synthese der Phosphosphingolipide abgeschlossen wird (➤ Kap. 8.2.2).

Neben diesen Lipidtransferproteinen, die den Transfer zwischen Donor- und Akzeptormembranen vermitteln, gibt es weitere, bei denen die Donor-, aber nicht die Akzeptormembran bekannt ist oder die den Lipidtransfer in das oder aus dem Zytosol vermitteln.

- Die **Niemann-Pick-Typ-C-Proteine NPC1 und NPC2** vermitteln den Efflux von unverestertem Cholesterin aus Lysosomen z.B. in die Membranen des ER, wo es regulatorische Funktionen erfüllt oder durch die Cholesterin-Acyltransferase (ACAT) verestert wird. NPC1 und NPC2 binden Cholesterin durch eine Domäne, die als Sterin-Sensor-Domäne in mehreren Schlüsselproteinen des Cholesterinstoffwechsels, z.B. der HMG-CoA-Reduktase, vorkommt (➤ Kap. 18.3.1).
- **Fettsäurebindungsproteine** vom Herztyp (**H-FABP**) und Lebertyp (**L-FABP**) vermitteln den Transport von langkettigen freien Fettsäuren von der Plasmamembran in das Zytosol zur Veresterung zu Acyl-CoA. L-FABP vermittelt zudem den Transport langkettiger Acyl-CoAs zur Mitochondrienmembran. Die besondere Bedeutung der FABPs für die Mobilisierung von Fettsäuren zur β-Oxidation ist besonders durch die hohe Konzentration von H-FABP im Herzmuskel veranschaulicht, wo es bis zu 10% der zytosolischen Proteinmasse ausmacht.

Klinik

Die große Bedeutung zellulärer Lipidtransportproteine offenbart sich durch **genetische Defekte**, die deren Funktion stören.

- Mutationen im Gen für den mitochondrialen Cholesterintransporter StAR verursachen die **kongenitale lipoide adrenale Hyperplasie**. Die Patienten können keine Steroidhormone produzieren und zeigen ein schweres Salzverlustsyndrom als Ergebnis des Mineralo- und Glucocorticoidmangels, sodass sie ohne Substitution der Corticoidhormone sterben. Beim Karyotyp XY verhindert der Testosteronmangel die Anlage der männlichen Gonaden, sodass diese Knaben phänotypisch als Mädchen geboren werden.
- Defizienzen von NPC1 oder NPC2 schränken bei der **Niemann-Pick-Krankheit Typ C** die Cholesterylesterbildung ein und führen zu einer Akkumulation von unverestertem Cholesterin in Lysosomen. Die Patienten leiden unter einer fortschreitenden Neurodegeneration und haben oft eine Hepatomegalie.

Vesikulärer Lipidtransport

Ein kontinuierlicher Strom von **Vesikeln** verbindet alle intrazellulären Organellen mit Ausnahme von Mitochondrien und Peroxisomen. Diese Partikel werden **von einer Donormem-**

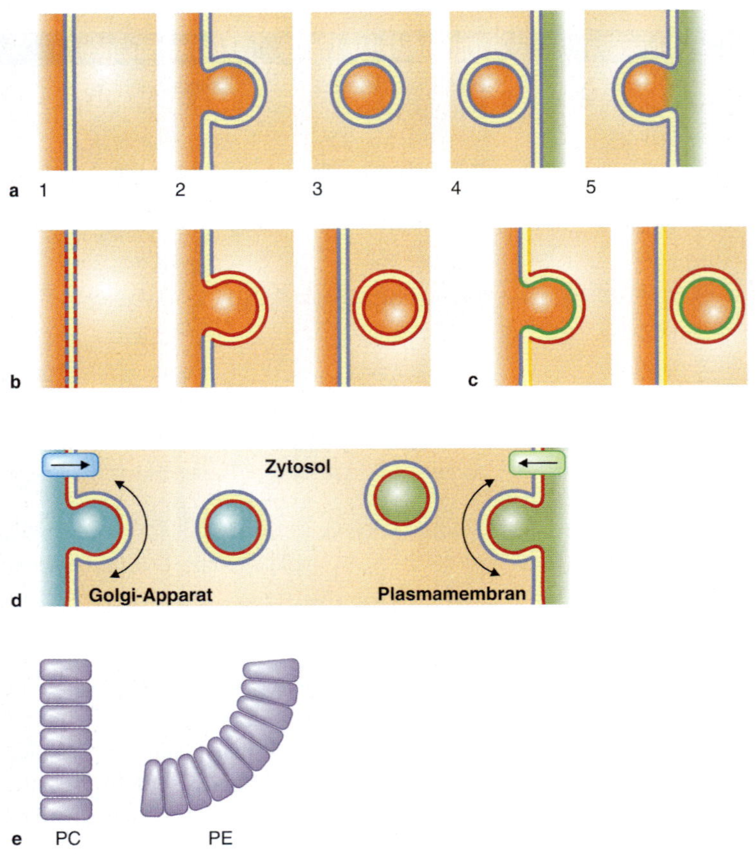

Abb. 18.4 Membranveränderungen während des vesikulären Transports. Vesikulärer Transport beinhaltet die Ausstülpung einer Donormembran („budding", 1), die Abtrennung des Vesikels („fission", 2), den Transport durch das Zytosol (3), das Anstoßen („docking", 4) und die Verschmelzung („fusion", 5) mit einer Zielmembran **(a)**. Der sich abtrennende Vesikel kann eine von der übrigen Donormembran verschiedene Lipidzusammensetzung haben **(b)**, oder sich von einer asymmetrischen Membran mit unterschiedlicher Lipidzusammensetzung der inneren und äußeren Membran abtrennen **(c)**. Verschiedene P-Typ-ATPasen an spezifischen Stellen bewirken **(d)** die Translokation von Aminophospholipiden auf das zytosolische Blatt von Zellmembranen und treiben die Ausstülpung von Vesikeln voran, weil sich der laterale Druck durch die Membran fortsetzt (Doppelpfeile). Die blauen und grünen Boxen symbolisieren zwei verschiedene P-Typ-ATPasen, welche Aminophospholipide vom exofazialen (rote Linie) zum zytosolischen Blatt (blaue Linien) transportieren. **(e)** Auswirkungen der zylindrischen und konischen Formen des Phosphatidylcholins (PC) bzw. Phosphatidylethanolamins (PE) auf die Membrankrümmung.

bran abgeschnürt und wandern durch das Zytosol, wo sie **mit einer Akzeptormembran fusionieren** (➤ Abb. 18.4a–c).

Die Abschnürung und die Fusion von Vesikeln von Donormembranen bzw. mit Akzeptormembranen gehen mit starken Änderungen der **Krümmung** und der **Anzahl von Lipidmolekülen** in den inneren und äußeren Schichten der Doppelmembran einher. In einem Vesikel von 50 nm Durchmesser und 5 nm Schichtdicke der Doppelmembran befinden sich z.B. etwa 50% mehr Lipidmoleküle in der Außenschicht als in der Innenschicht.

- Zum Teil werden die Krümmungen durch **integrale Membranproteine** oder **mit der Membran interagierende Proteine**, z.B. COP-Vesikel, Kinesin oder Dynamin, erreicht. In diesem Szenario orientieren sich Lipide als Antwort auf die Proteinwirkungen um. Dabei können an Cholesterin und Sphingomyelin reiche Domänen, sog. Rafts, entstehen.
- Zusätzlich spielen aber **spezifische Lipidumverteilungen**, z.B. durch Flipflop, oder die **Verstoffwechslung von Lipiden** durch Enzyme eine wichtige Rolle für die Abschnürung und Fusion von Vesikeln. Phospholipide z.B. haben jeweils eine spezifische geometrische Form. Das häufigste Membranphospholipid, **Phosphatidylcholin**, hat eine zylindrische Form und bildet flächige Membranen. Das zweithäufigste Phospholipid, **Phosphatidylethanolamin**, ist konisch und bildet konkave Krümmungen. An Abschnürungsstellen von Vesikeln bewirkt eine P-Typ-ATPase die Anreicherung von Phosphatidylethanolamin auf der zytosolischen Seite der Membran, was die Abschnürung erleichtert (➤ Abb. 18.4d, e). Auch **Lysophosphatidsäure** und **Phosphatidsäure**, die durch Lysophosphatidsäure-Acyltransferase und Phospholipase A_2 interkonvertiert werden, bilden gegensätzliche Krümmungen.

Lipide liefern nicht nur die Matrix der Vesikelmembranen und agieren nicht nur als passive Passagiere des vesikulären Transports, sondern sind auch selbst Transportgut. Zum Beispiel werden **Phospholipide, Sphingomyelin und Cholesterin**, die für Membranbildung und -wachstum erforderlich sind, **vom endoplasmatischen Retikulum via Golgi-Apparat zur Plasmamembran** transportiert.

Während Cholesterin und Glycerophospholipide bereits im endoplasmatischen Retikulum synthetisiert werden, gelangen **Glyko- und Phosphosphingolipide** erst nach ihrer Synthese im *cis*- bzw. *trans*-Golgi-Apparat in die Vesikel (➤ Abb. 18.5). Sie werden aus Ceramiden synthetisiert, die vom ER entweder vesikulär oder mittels Ceramidtransferproteine in den *cis*- bzw. *trans*-Golgi-Apparat transportiert wurden. Die Glykosphingolipide (z.B. Ganglioside) und die Phosphosphingolipide (z.B. Sphingomyelin; ➤ Kap. 8.2) haben keinen Zugang zur zytosolischen Membran des Golgi-Apparats. Sie werden so **vom retrograden COP-I-vermittelten Transport** zurück zum endoplasmatischen Retikulum (➤ Kap. 17.6.2) **ausgeschlossen** und akkumulieren in den Zisternen des Golgi-Apparats. Bereits im *trans*-Golgi-Apparat formieren sich Cholesterin und Sphingolipide zu Mikrodomänen (Rafts), wobei Cholesterin

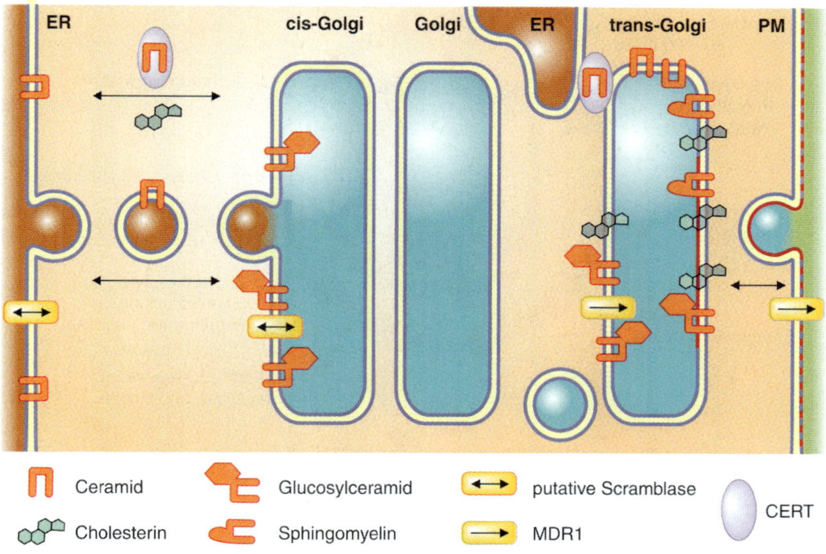

Abb. 18.5 Vesikulärer Lipidtransport zwischen endoplasmatischem Retikulum (ER), Golgi-Apparat und Plasmamembran (PM). Cholesterin und Glycerophospholipide erreichen den Golgi-Apparat durch Vesikel. Ceramide werden vom ER durch Ceramidtransferproteine (CERT) für die Sphingomyelinsynthese in den *trans*-Golgi-Apparat transportiert. Glykosphingolipide werden im *cis*-Golgi-Apparat aus einem anderen Pool von Ceramiden synthetisiert, die durch vesikulären Transport dorthin gelangen. Für die Synthese von Lactosylceramiden und Gangliosiden werden die im ersten Schritt synthetisierten Glucosylceramide in das Lumen des Golgi-Apparats transloziert. Die roten Linien stellen an Sphingolipiden und Cholesterin reiche Raft-Domänen dar, blaue Linien an Glycerophospholipiden reiche Membranblätter.

sich aufgrund seiner Affinität zu Sphingomyelin und gesättigten Glycerophospholipiden passiv verteilt.

Lipidaufnahme in Zellen

Zellen nehmen Lipide entweder als einzelne Moleküle oder als Komplexe von Proteinen und vielen unterschiedlichen Lipidmolekülen, sog. **Lipoproteinen**, auf.

- Die **Lipoproteinaufnahme** erfolgt mithilfe von **Rezeptoren** und mündet in einen **vesikulären Transport**, in dessen Verlauf die Liganden oftmals in späte Endosomen und Lysosomen gelangen und die Rezeptoren rezykliert werden (➤ Kap. 17.7 und ➤ 18.2).
- Für ihre **Aufnahme als Monomere** dissoziieren die Lipide von den **Donorproteinen** (z.B. die Fettsäuren von Albumin) oder den **Mizellen** (z.B. das Cholesterin im Darm) und werden mithilfe von **Plasmamembranproteinen** in die Zelle transportiert. Ein Beispiele für diesen Transportweg ist die Aufnahme von freien Fettsäuren in Darm-, Muskel- oder Fettzellen, die durch **Fettsäuretransportproteine (FATP)** und den Rezeptor **CD36** zumindest erleichtert wird (➤ Kap. 7.2.2, ➤ 7.3.2 und ➤ 28.2.3), oder die Aufnahme von Nahrungscholesterin durch **NPC1L1** (Niemann-Pick-Typ-C-like-Protein 1; ➤ Kap. 28.2.3). Die Funktionsweise dieser Transporter ist (noch) nicht verstanden.

MERKE

Der Transport von Lipiden erfolgt entweder in einer Lipidphase oder wird durch Lipidtransferproteine erleichtert. Innerhalb der Membran unterscheidet man die laterale Diffusion oder die transversale Diffusion zwischen sich berührenden Membranen gleicher Organellen und das Flipflop zwischen den beiden verschiedenen Schichten der Zellmembranen. Lipidtransporte in das oder aus dem Zytosol oder über Lücken zwischen eng benachbarten Membranen unterschiedlicher Organellen werden oft durch Lipidtransferproteine unterstützt. Der Lipidtransport zwischen weiter auseinanderliegenden Donor- und Akzeptormembranen erfolgt durch vesikulären Transport. Von außerhalb gelangen Lipide entweder durch rezeptorvermittelte Endozytose von Lipid-Protein-Partikeln (Lipoproteine) oder durch monomeren Transport in die Zelle. Im letzteren Fall fungieren Proteine oder Mizellen als Donoren und erleichtern Lipidbindungsproteinen der Plasmamembran den Transport in die Zelle.

18.2 Interzellulärer Lipidtransport

Lipide werden vom Ort ihrer Aufnahme (Dünndarm) oder Synthese (v.a. Leber) durch **extrazelluläre Flüssigkeiten** (Blut, Lymphe, Interstitialflüssigkeit) zum Ort ihres Verbrauchs (z.B. Leber, Fettgewebe, Muskulatur, steroidhormonproduzierende Organe) transportiert (➤ Abb. 18.6).

- Die hauptsächlich vorkommenden Lipide des Plasmas sind **Triglyceride**, **Cholesterin und Cholesterylester**, **Phosphatidylcholin und Sphingomyelin** (➤ Tab. 18.3). Die hydrophoben Lipide müssen für den Transport im wässrigen Plasma mit speziellen amphipathischen Proteinen, sog. **Apolipoproteinen**, komplexiert werden. Die entstehenden Komplexe von Lipiden und Apolipoproteinen heißen **Lipoproteine**.
- Manche in deutlich geringeren Konzentrationen vorkommende Lipide, wie **freie Fettsäuren oder Lysophosphatidylcholin**, werden **an Albumin gebunden** transportiert.

18

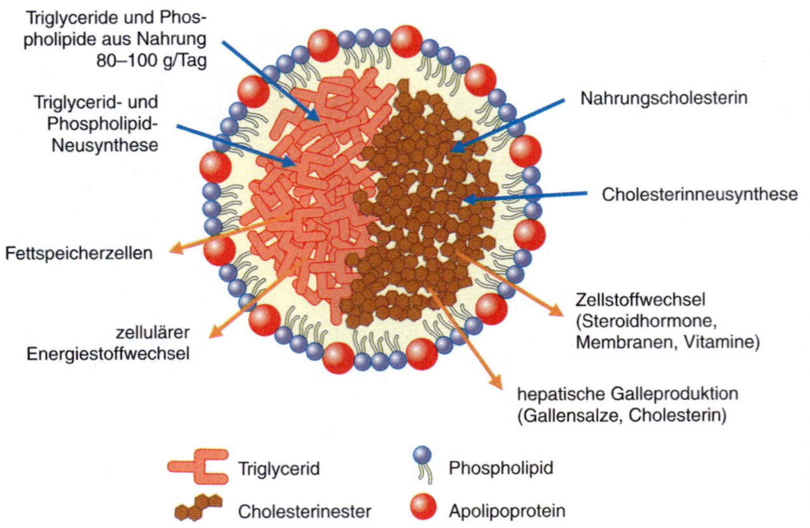

Abb. 18.6 Quellen und Ziele der Lipide von Lipoproteinpartikeln beim Transport im Blut.

Tab. 18.3 Hauptsächliche Lipide des Plasmas

	normale Konzentrationen in Mitteleuropa (5.–95. Perzentile)		empfohlene Konzentrationen	
	(mmol/L)	(mg/dl)	(mmol/l)	(mg/dl)
Cholesterin	4,3–8,0	150–300	< 6,5* < 5,0**	< 250* < 200**
Triglyceride	0,7–4,1	50–350	< 2,1* < 1,7**	< 200* < 150**
Phosphatidylcholin	1,6–3,2	120–240		
Sphingomyelin	0,4–0,8	30–60		
freie Fettsäuren	0,1–0,6	3–17		

* bei Gesunden ohne weitere Risikofaktoren
** bei Patienten mit klinisch manifester Atherosklerose oder stark erhöhtem Herzinfarktrisiko (z.B. Diabetiker)

18.2.1 Struktur der Lipoproteine

Apolipoproteine

Für die Lösung von Lipiden im Plasma sind **Apolipoproteine** erforderlich. Gemeinsames Merkmal dieser Proteinklasse ist ihr **amphiphiler Charakter**, aufgrund dessen sie sowohl mit Wasser als auch mit Lipiden in Wechselwirkung treten können und so als Detergenzien für die zu transportierenden Lipide dienen. Die Apolipoproteine werden in der Reihenfolge ihrer Entdeckung nach den Buchstaben des Alphabets bezeichnet, also Apolipoprotein (Apo) A, B, C usw. Genetisch eng miteinander verwandte Apolipoproteine werden zusätzlich mit römischen Zahlen bezeichnet, also ApoA-I, ApoA-II, ApoA-IV, ApoA-V, ApoC-I, ApoC-II und ApoC-III. Eine Besonderheit auch in der Nomenklatur ist ApoB, dessen Gen als Folge von mRNA-Editierung (➤ Kap. 12.9.4) zwei Isoformen exprimiert, ApoB-100 und ApoB-48. Diese Bezeichnungen beziehen sich auf das relative Molekulargewicht der Proteine zueinander, also 100% bzw. 48%.

Einige für die Bildung und den Stoffwechsel der Lipoproteine wichtige **Apolipoproteine der Gruppen A, B, C und E** sind in ➤ Tab. 18.4 zusammengefasst. Es gibt weitere, zumeist in deutlich geringeren Konzentrationen vorkommende Apolipoproteine (ApoD, ApoF bis ApoM), die allerdings spezielle und häufig vom Lipoproteinstoffwechsel im engeren Sinne unabhängige Funktionen erfüllen, z.B. die Inhibition des terminalen Komplementkomplexes (ApoJ = Clusterin) oder die Neutralisierung von Trypanosomen, den Erregern der Schlafkrankheit (ApoL). Sie werden in diesem Kapitel nicht weiter beschrieben.

Die klassischen Apolipoproteine werden in **wasserunlösliche** (ApoB-100 und ApoB-48) und **wasserlösliche** (alle anderen in ➤ Tab. 18.4) differenziert.

- Die **wasserlöslichen Apolipoproteine** können im Gegensatz zu ApoB **zwischen den Lipoproteinen wechseln**. Ihre Gene stammen von einem Ur-Apolipoprotein-Gen ab und haben sich im Genom durch intragenische Duplikationen und Rekombinationen vergrößert bzw. vermehrt und auf verschiedene Chromosomen verteilt. Oft bilden sie Gen-Cluster, z.B. $APOLP_1$ mit den Genen für ApoA-I, ApoC-III, ApoA-IV und ApoA-V auf Chromosom 11 und APOLP2 mit den Genen für ApoC-I, ApoC-II, ApoC-IV und ApoE auf Chromosom 19. Variationen des Ur-Apolipoproteins erscheinen in den Apolipoproteinen in Form repetitiver Sequenzmotive von elf Aminosäureresten (oft in Form von

Tab. 18.4 Eigenschaften wichtiger Apolipoproteine. Neben den genannten Funktionen im Lipoproteinstoffwechsel im engeren Sinne erfüllen einige Apolipoproteine zusätzliche, vom Lipoproteinstoffwechsel unabhängige Funktionen

Apolipoprotein	Vorkommen in Lipoproteinklassen (➤ Tab. 18.5)	Masse (kDa)	Syntheseorte	unabhängige Funktionen
A-I	HDL	28,5	Leber, Dünndarm	Strukturprotein, Bindung an SR-B1 und ABCA1, Aktivierung von LCAT
A-II	HDL	17	Leber	Strukturprotein, Hemmung der hepatischen Lipase
A-IV	Chylomikronen, VLDL, HDL	45	Dünndarm	Strukturprotein, Bindung an ABCA1
A-V	Chylomikronen, VLDL, HDL	39	Leber	Modulation der Lipolyse und Clearance von Chylomikronen und VLDL
B-100	VLDL, LDL	550	Leber	Sekretion von Triglyceriden und Cholesterin aus Leber; Strukturprotein; Bindung an den LDL-Rezeptor
B-48	Chylomikronen	265	Dünndarm	Sekretion von Triglyceriden, Cholesterin und lipidlöslichen Vitaminen aus dem Dünndarm in die Lymphe
C-I	Chylomikronen, VLDL, IDL, HDL	6,5	Leber	Hemmung von LPL und CETP; Hemmung der rezeptorvermittelten Aufnahme von Lipoproteinen in der Leber
C-II	Chylomikronen, VLDL, IDL, HDL	8,8	Leber	Aktivierung der Lipoproteinlipase, Hemmung der rezeptorvermittelten Aufnahme von Lipoproteinen in der Leber
C-III	Chylomikronen, VLDL, IDL, HDL	8,9	Leber	Inhibition der Lipoproteinlipase, Hemmung der rezeptorvermittelten Aufnahme von Lipoproteinen in der Leber
C-IV	VLDL, HDL	11	?	?
E	Chylomikronen, VLDL, IDL, HDL	34	Leber, Makrophagen, Astrozyten und viele andere Gewebe	Strukturprotein, Ligand für den LDL- sowie ApoE-Rezeptor der Leber, Sekretion von Cholesterin aus Makrophagen

HDL = High-density-Lipoprotein, IDL = Intermediate-density-Lipoprotein, LDL = Low-density-Lipoprotein, VLDL = Very-low-density-Lipoprotein, SR-B1 = Scavenger-Rezeptor der Gruppe B, ABCA1 = ATP-binding-cassette-Transporter A1, LCAT = Lecithin-Cholesterin-Acyltransferase, CETP = Cholesterylestertransferprotein

Tandems mit 22 Aminosäureresten), die jeweils **amphipathische α-Helices** bilden. In diesen α-Helices bilden die neutralen Aminosäurereste einerseits und die basischen und sauren Aminosäurereste andererseits je eine apolare bzw. polare Oberfläche (➤ Abb. 18.7). Dieses Strukturmerkmal ist Voraussetzung für die Fähigkeit der Apolipoproteine, wie Detergenzien Lipide im Plasma lösen zu können.

- **ApoB** ist sehr viel größer als die wasserlöslichen Apolipoproteine und enthält neben amphipathischen α-Helices auch **amphipathische β-Faltblattstrukturen.**

Die Apolipoproteine sind nicht nur **essenzielle Strukturbestandteile** der Lipoproteine, sondern erfüllen auch spezifische Funktionen im Lipoproteinstoffwechsel, z.B. **als Liganden für Rezeptoren und als Aktivatoren oder Inhibitoren von Enzymen** (➤ Tab. 18.4).

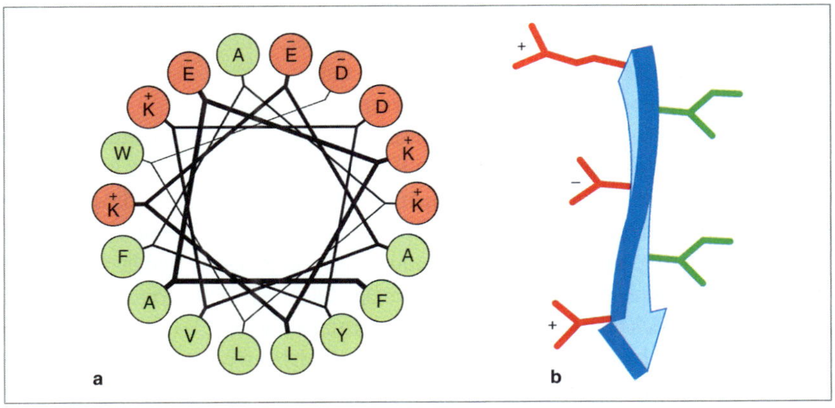

Abb. 18.7 Strukturen von Apolipoproteinen. Schematische Darstellung einer typischen amphipathischen α-Helix (Aufsicht) **(a)** und eines amphipathischen β-Faltblatts (Seitenansicht) **(b)**. Polare und apolare Aminosäurenreste sind in unterschiedlichen Farben dargestellt.

Klinik

In allen Apolipoprotein-Genen kommen Mutationen vor, die mit der Synthese funktionstüchtiger Apolipoproteine interferieren und Ursache erblicher Lipidstoffwechselstörungen sein können. Diese **Apolipoproteinopathien** sind selten.

Darüber hinaus enthält das **Gen des Apolipoproteins E zwei häufige Polymorphismen**, die sich in Veränderungen der Aminosäuresequenz äußern. Die drei Allele des ApoE-Gens heißen ε2, ε3 und ε4 und kodieren für ApoE2 (112Cys,158Cys), ApoE3 (112Cys,158Arg) und ApoE4 (112Arg,158Arg). ε3 ist bei Kaukasiern mit ca. 70% das häufigste Allel. Etwa 20% der Kaukasier haben mindestens ein ε4-Allel. Diese haben ein erhöhtes Risiko für Herzinfarkt und Morbus Alzheimer. Tatsächlich ist das ε4-Allel der bevölkerungsrelevanteste genetische Risikofaktor der Alzheimer-Krankheit, ohne dass allerdings die pathogenetische Grundlage hierfür geklärt ist. Homozygotie für ε2, die mit einer Häufigkeit von ca. 1% in der Bevölkerung vorkommt, ist Voraussetzung für die Ausbildung der Typ-III-Hyperlipoproteinämie, weil ApoE2 eine massiv erniedrigte Bindungsaffinität für den LDL-Rezeptor hat und deswegen Chylomikronen- und VLDL-Remnants (= IDL) verzögert aus der Zirkulation entfernt werden (➤ Kap. 18.2.2). Betroffene Patienten haben deutlich erhöhte Konzentrationen von Triglyceriden und Cholesterin im Plasma, charakteristische Lipidablagerungen in der Haut (Xanthome und Xanthelasmen) und frühzeitige Atherosklerose in allen Gefäßen.

Allgemeine Strukturmerkmale der Lipoproteine

In wässriger Lösung bilden Glycerophospholipide eine trübe Emulsion von Liposomen. Werden wasserlösliche Apolipoproteine hinzugegeben, wird die Emulsion klar, weil die Apolipoproteine mit den Glycerophospholipiden spontan wasserlösliche, scheibchenförmige, sog. **diskoidale Partikel** bilden. Diese einfachsten Lipoproteine bestehen lediglich aus einer **Doppelschicht von Phosphatidylcholinmolekülen**, um die sich **gürtelförmig zwei oder mehrere Apolipoproteinmoleküle** winden (➤ Abb. 18.8a). Dabei lagern sich die aus neutralen Aminosäureresten gebildeten **apolaren** α-Helix-Oberflächen an die Kohlenwasserstoffketten der Glycerophospholipide, während die aus basischen und sauren Aminosäureresten gebildeten **polaren** α-Helix-Oberflächen der Apolipoproteine und die Phosphatgruppen der Glycerophospholipide nach außen in das wässrige Milieu weisen und letztlich die Wasserlöslichkeit vermitteln. Diese einfachen Lipoproteine kommen im Plasma in nur sehr geringen, aber in extravaskulären Körperflüssigkeiten in höheren Konzentrationen vor. Sie spielen eine **zentrale Rolle in der Bildung der High-density-Lipoproteine** (➤ unten).

Die meisten Lipoproteine des Plasmas sind allerdings **kugelige (sphärische) Partikel** (➤ Abb. 18.8b). An der Oberfläche dieser Partikel befindet sich eine **einfache Schicht der partiell wasserlöslichen Lipide**, bestehend zumeist aus Phosphatidylcholin, Sphingomyelin und dem freien Cholesterin, sowie die **amphipathischen Apolipoproteine**. Dabei weisen wiederum die polaren Phosphatgruppen der Phospholipide und die Hydroxygruppe des Cholesterins sowie die **polaren** Flächen der α-Helices oder β-Faltblattstrukturen der Apolipoproteine nach außen in das wässrige Milieu des Plasmas und die **apolaren** Fettsäuren und Steringerüste bzw. die apolaren Oberflächen der α-Helices oder β-Faltblätter der Apolipoproteine nach innen (➤ Abb. 18.8b). Die völlig wasserunlöslichen Triglyceride und Cholesterylester befinden sich im **Kern der Lipoproteine** (➤ Abb. 18.8b).

Lipoproteinklassen

Die Lipoproteine unterscheiden sich hinsichtlich zahlreicher Kriterien wie Dichte, Größe, elektrophoretischer Mobilität und chemischer Zusammensetzung (➤ Tab. 18.5). Die gegenwärtig übliche Nomenklatur bezieht sich auf die Dichte, die vom Verhältnis des Lipid- zum Proteinanteil im jeweiligen Lipoprotein abhängt. **Mit fallendem Lipid/Protein-Quotienten nimmt die Größe der Lipoproteine ab und ihre Dichte zu.** Entsprechend werden die folgenden vier hauptsächlichen Lipoproteinklassen unterschieden:

- **Chylomikronen**
- **VLDL** (Very-low-density-Lipoproteine mit sehr geringer Dichte)
- **LDL** (Low-density-Lipoproteine mit geringer Dichte)
- **HDL** (High-density-Lipoproteine mit hoher Dichte).

Ihre Eigenschaften sind in ➤ Tab. 18.5 zusammengestellt:

- Dominierende Kernlipidkomponenten in Chylomikronen und VLDL sind die Triglyceride; in LDL und HDL ist es Cholesterylester.
- Chylomikronen, VLDL und LDL enthalten jeweils 1 ApoB-Molekül. HDL sind die einzigen Lipoproteine, die kein ApoB enthalten. In ihnen ist ApoA-I das wichtigste Strukturprotein.

Die Lipoproteine lassen sich mit verschiedenen Ultrazentrifugations-, Elektrophorese-, Chromatographie- oder Affinitätsreinigungsmethoden in **weitere Subklassen** einteilen. Für das Verständnis des Lipoproteinstoffwechsels bedeutsam sind:

- die Abgrenzung der **Intermediate-density-Lipoproteine (IDL**, d = 1,006–1,019 kg/L) von VLDL
- die Unterscheidung von HDL nach ihrer Dichte in größere **HDL_2** (d = 1,063–1,125 kg/L) und kleinere **HDL_3** (d = 1,125–1,21 kg/L) sowie nach ihrer elektrophoretischen Mobilität in **α-HDL** und **prä-β-HDL**.

Blick ins Labor

Die klassische **Trennung der Lipoproteine** erfolgt durch **Ultrazentrifugation**. Hierfür wird das Plasma in spezielle Röhrchen gefüllt und mit NaCl, NaBr oder KBr auf die für die jeweilige Lipoproteinklasse charakteristische Dichte eingestellt und dann in einem Festwinkelrotor bei 120.000–140.000 g (= -fache Erdanziehungskraft) in speziellen Hochgeschwindigkeitszentrifugen für 18–48 h zentrifugiert. Nach vollendeter Trennung können die

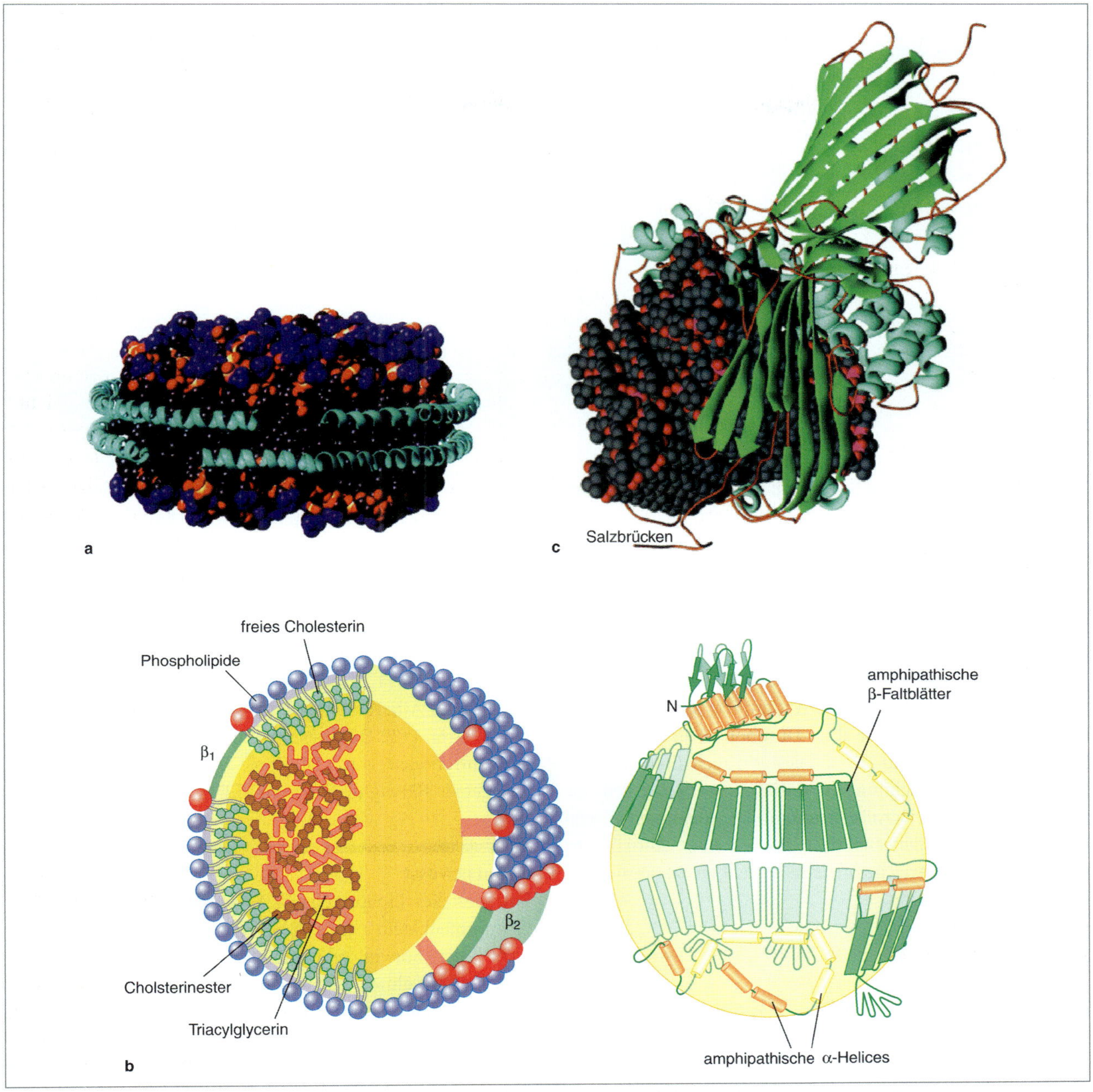

Abb. 18.8 Schematischer Aufbau diskoidaler (a) und sphärischer (b) Lipoproteine sowie einer Lipidbindungstasche des ApoB (c). Diskoidale Lipoproteine (a) bestehen nur aus Glycerophospholipiden und Apolipoproteinen. Sphärische Lipoproteine (b) haben eine Hülle von amphipathischen Phospholipiden, freiem Cholesterin und Apolipoproteinen und einen Kern von völlig apolaren Triglyceriden und Cholesterylestern. In (a) und (c) sind die Kohlenwasserstoffketten des Phosphatidylcholins schwarz dargestellt, die Sauerstoffatome rot und Phosphor blau (a) bzw. magenta (c). α-Helicer der Apo A–I (a) und Apo B (c) sind türkis gefärbt, die β-Fallblattstrukturen im Apo B durch grüne Bänder (c). Im Bildausschnitt (b) zeigt die linke Hälfte einen Querschnitt durch einen LDL-Partikel mit Blick in den apolasenkern und die rechte Hälfte die Aufsicht auf einen LDL-Partikel.

Lipoprotein enthaltenden Fraktionen gewonnen und für Messungen oder Experimente eingesetzt werden. Alternativ können die Lipoproteine auch durch Dichtegradienten-Ultrazentrifugation in einem Ausschwingrotor innerhalb von 24 h isoliert werden.

Die Bestimmung der **Cholesterinkonzentrationen** im Gesamtplasma sowie in den LDL- und HDL-Fraktionen hat eine große klinische Bedeutung für die Abschätzung des Herzinfarktrisikos (➤ Klinik-Kasten unten). Die Bestimmung der Cholesterinkonzentration im Plasma erfolgt vollenzymatisch:

$$\text{Cholesterylester} + H_2O \xrightarrow{\text{Cholesterylesterase}} \text{Cholesterin} + \text{Fettsäure}$$

$$\text{Cholesterin} + O_2 \xrightarrow{\text{Cholesterinoxidase}} \Delta^4\text{-Cholestenon} + H_2O_2$$

In verschiedenen möglichen Indikatorreaktionen wird schließlich das H_2O_2 umgesetzt, wobei Farbstoffe entstehen, die photometrisch oder fluorimetrisch gemessen werden und deren Extinktion proportional der Cholesterinkonzentration ist (gekoppelte optische Tests).

Tab. 18.5 Charakteristika der hauptsächlichen Lipoproteinklassen

	Chylomikronen	VLDL	LDL	HDL
Dichte (kg/L)	< 0,95	0,95–1,019	1,019–1,063	1,063–1,210
Größe (nm)	75–1.200	30–80	18–25	5–12
elektrophoretische Mobilität	keine	prä-β (= α2*)	β	zumeist α(α1*), z.T. prä-β
Apolipoproteine	B-48, A-IV, (A-I, C's, E)	B-100, E, C's, (A-I)	B-100	A-I, A-II (+ viele andere außer ApoB)
Zusammensetzung (%)				
Protein	1	10	20	50
Glycerophospholipide und Phosphosphingolipide	4	20	25	30
Cholesterin (frei und verestert)	5	20	45	18
Triglyceride	90	50	10	2

* Die Nomenklatur der Lipoproteinelektrophorese weicht teilweise von der der Serumproteinelektrophorese ab. Die entsprechenden Bezeichnungen in der Serumproteinelektrophorese sind daher in Klammern ergänzt.

Für die **routinemäßige Bestimmung der Cholesterinkonzentration in HDL und LDL** ist die Ultrazentrifugation viel zu aufwändig. Stattdessen wird das Plasma mit polyvalenten Anionen versetzt (Phosphor-Wolfram-Säure, Dextransulfat oder Heparinat), wodurch alle ApoB-haltigen Lipoproteine gefällt werden. Die im Überstand bestimmte Cholesterinkonzentration entspricht dem HDL-Cholesterin. Aus der Differenz von Gesamtcholesterin und HDL-Cholesterin lässt sich nach Korrektur für die Triglyceridkonzentration, die mit dem VLDL-Cholesterin korreliert, auch das LDL-Cholesterin ausrechnen. Heute können HDL- und LDL-Cholesterin auch direkt, d.h. ohne Fällungen und Rechnungen, bestimmt werden, indem die enzymatische Cholesterinbestimmung in Anwesenheit von Detergenzien, oberflächenaktiven Stoffen oder Antikörpern durchgeführt wird, welche die jeweils nicht zu bestimmenden Lipoproteine maskieren.

18

Klinik

In vielen epidemiologischen Studien hat sich herausgestellt, dass die **Konzentrationen von Cholesterin** im Plasma oder in der LDL-Fraktion direkt und die Konzentration des Cholesterins in HDL invers mit dem **Herzinfarktrisiko** korrelieren. Überschlagsmäßig erhöht sich das Herzinfarktrisiko **um 1% pro 1 mg/dL Anstieg des LDL-Cholesterin-Spiegels** und **um 2% pro 1 mg/dL Abfall des HDL-Cholesterin-Spiegels**. Auch mäßig erhöhte Triglyceridkonzentrationen im Plasma erhöhen das Herzinfarktrisiko.

Eine an gesättigten Fettsäuren und Cholesterin reiche Ernährung erhöht den Spiegel an Gesamt- und LDL-Cholesterin sowie an Triglyceriden. Übergewicht und körperliche Inaktivität erniedrigen die Konzentration des HDL-Cholesterins und erhöhen die Plasmakonzentration der Triglyceride. Weil diese Fehler in der Ernährung und im Lebensstil in den Industrienationen und Schwellenländern häufig sind, finden sich dort deutlich höhere Durchschnittskonzentrationen an Gesamt- und LDL-Cholesterin sowie an Triglyceriden (➤ Tab. 18.3) als in armen Ländern und als in den Empfehlungen zur Prävention des Herzinfarktes vertreten (z.B. www.chd-taskforce.de). Selbst bei Gesunden sollten die Konzentrationen für Gesamt- und LDL-Cholesterin weniger als 200 mg/dL (5 mmol/L) bzw. 160 mg/dL (4 mmol/L) betragen, die Triglyceridkonzentration weniger als 200 mg/dL (2,1 mmol/L) und die HDL-Cholesterin-Konzentration mehr als 40 mg/dL (1,05 mmol/L) bei Männern bzw. 50 mg/dL (1,25 mmol/L) bei Frauen. Bei Patienten mit bestehender Atherosklerose oder vielen bzw. gravierenden Risikofaktoren (z.B. Diabetes mellitus) werden noch niedrigere Konzentrationen von LDL-Cholesterin angestrebt, nämlich weniger als 100 mg/dL (2,6 mmol/L).

Schon gewusst

Ein spezielles Lipoprotein ist **Lipoprotein(a)** [Lp(a); sprich „Lipoprotein klein a"]. Es ist bei etwa der Hälfte der Kaukasier nicht oder nur in sehr niedrigen Plasmakonzentrationen messbar. Es ähnelt als cholesterinreiches und ApoB-100-haltiges Lipoprotein dem LDL, hat aber an dieses über eine Disulfidbrücke ein weiteres spezielles Apolipoprotein [Apolipoprotein(a), Apo(a)] gebunden. Dieses kommt außer beim Igel nur beim Menschen vor und ist mit einem Molekulargewicht von bis zu 600 kDa das größte Plasmaprotein des Menschen. Es ist genetisch mit dem Plasminogen verwandt. Wie dieses besteht es aus einer Protease-Domäne, die allerdings katalytisch inaktiv ist, einer Kringle-V-Domäne und, als Besonderheit, einer variablen Anzahl von Kringle-IV-Domänen. Diese Zahl ist genetisch determiniert und variiert von elf bis 52. Die Anzahl der Kringle-IV-Domänen korreliert invers mit der Lp(a)-Konzentration im Plasma und bestimmt wesentlich die Lp(a)-Plasmakonzentration. Die physiologische Funktion des Lp(a) ist unbekannt. Medizinisch bedeutsam ist eine Lp(a)-Plasmakonzentration > 30 mg/dL als Risikofaktor für atherosklerotische und thrombotische Gefäßerkrankungen.

MERKE

Wegen ihrer Wasserunlöslichkeit müssen Lipide im Blut in Lipoproteinen transportiert werden. Deren Proteinkomponenten, die Apolipoproteine, dienen hierbei als Lösungsvermittler, einige auch als Liganden für Lipoproteinrezeptoren oder als Modulatoren für Enzyme des Lipoproteinstoffwechsels. Die Lipoproteine werden nach ihrer Dichte eingeteilt, nämlich in Chylomikronen und VLDL, die v.a. Triglyceride transportieren, sowie LDL und HDL, die dem Transport von Cholesterin dienen.

18.2.2 Stoffwechsel der Lipoproteine

Der Stoffwechsel der Lipoproteine ist eng mit ihrer Funktion im Lipidtransport verknüpft. Man unterscheidet drei Transportwege:

- **Chylomikronenstoffwechsel und exogener Lipidtransport** (= Transport von Nahrungslipiden)
- **VLDL-/LDL-Stoffwechsel und endogener Lipidtransport** (= Transport von Lipiden, die in der Leber synthetisiert werden)
- **HDL-Stoffwechsel und reverser Cholesterintransport** (= Transport von Lipiden aus der Peripherie zur Leber).

Chylomikronenstoffwechsel und Transport der Nahrungslipide

Synthese und Sekretion von Chylomikronen

Die mit der Nahrung aufgenommenen komplexen Lipide werden im Dünndarm durch **Lipasen** und **Esterasen** in Fettsäuren, Monoglyceride, Phosphatide und Cholesterin gespalten, die dann durch die Epithelzellen der Mukosa resorbiert und dort im rauen endoplasmatischen Retikulum zu **Triglyceriden, Phospholipiden und Cholesterylestern resynthetisiert** werden (➤ Kap. 28.2.3). Im glatten endoplasmatische Retikulum wird **ApoB-48** co-translational über das **mikrosomale Transferprotein (MTP)** mit Triglyceriden und anderen Lipiden beladen. Die so entstehenden und größer werdenden **Chylomikronen** werden über Vesikel in den Golgi-Apparat und letztlich in die Lymphe sezerniert. Die nascenten Chylomikronen enthalten ApoB-48, ApoA-I und ApoA-IV sowie Phospholipide, viel Triglycerid und wenig Cholesterin (➤ Abb. 18.9).

18

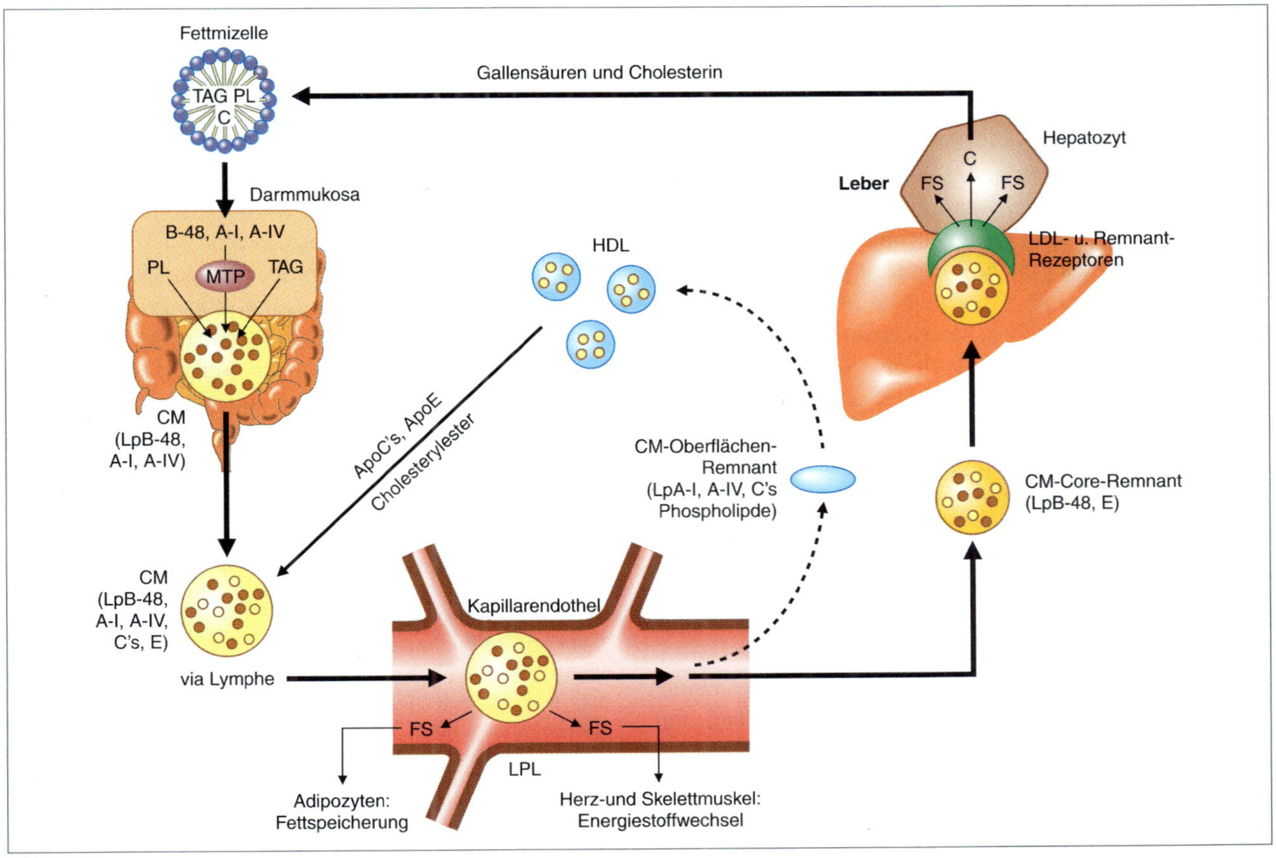

Abb. 18.9 Chylomikronenstoffwechsel. Erklärung ➤ Text.
C = Cholesterin, PL = Phospholipide, TAG = Triacylglycerin (Triglycerid), FS = Fettsäure; A-I bzw. A-IV = ApoA-I bzw. ApoA-IV, B-48 = ApoB-48, C's = ApoC-I, ApoC-II und ApoC-III, E = ApoE; CM = Chylomikronen, Lp = Lipoprotein, HDL= High-density-Lipoproteine, LPL = Lipoproteinlipase, MTP = mikrosomales Transferprotein. Die offenen Symbole für die Lipoproteine veranschaulichen Cholesterin, die gefüllten Symbole Triglyceride. Der Farbwechsel von gelb nach orange soll die Änderung der Partikeleigenschaften, z.B. die relative Anreicherung der Core-Remnants mit Cholesterin, veranschaulichen.

Klinik

Verschiedene **genetische Defekte in der Chylomikronenbildung** interferieren mit der intestinalen Resorption von Lipiden und, damit verknüpft, fettlöslichen Vitaminen. Es sind dies Homozygotien oder gemischte Heterozygotien für Mutationen in den Genen von ApoB, MTP (Abetalipoproteinämie) oder des kleinen G-Proteins Sar1, das den vesikulären Transport der Chylomikronen reguliert (Chylomikronenretentions- oder Anderson-Krankheit). Da auch die VLDL-Synthese in der Leber betroffen ist, haben die Betroffenen sehr niedrige Plasmaspiegel von Triglyceriden und Cholesterin. Klinisch leiden sie unter der Ausscheidung fettiger Stuhlgänge (Steatorrhö) und Fettleber (wegen der gestörten VLDL-Bildung und Triglyceridsekretion) sowie unter Retinopathia pigmentosa, spinozerebellaren Ataxien, Neuropathien, Hypokalzämie und Anzeichen von Rachitis als Folgen des Mangels an fettlöslichen Vitaminen.

Modifikation und Lipolyse der Chylomikronen

18

In der Darmlymphe fließen die Chylomikronen über den Ductus thoracicus als **Chylus** in die obere Hohlvene. In der Blutbahn werden die Chylomikronen **mit ApoE und ApoC's sowie Cholesterylestern**, die von den HDL stammen, **angereichert** (➤ Abb. 18.9). Vor allem in den Arteriolen und Kapillaren des Fettgewebes sowie der Skelett- und Herzmuskulatur werden die in den Chylomikronen enthaltenen Triglyceride abgebaut. Verantwortlich hierfür ist die **Lipoproteinlipase (LPL)**, die v.a. in Adipozyten und Myozyten synthetisiert und insulinabhängig sezerniert wird. Nach Transzytose durch das Endothel wird sie über Proteoglykane an die luminale Seite des Endothels gebunden. Sowohl die LPL als auch die Proteoglykane des Endothels binden Chylomikronen. **Aktiviert durch ApoC-II**, hydrolysiert die LPL die Triglyceride in freie Fettsäuren, Di- und Monoglyceride, die von den Adipozyten und Myozyten für die Energiespeicherung bzw. -gewinnung genutzt werden (➤ Abb. 18.9). Die Lipolyse wird durch ApoC-III und ApoE inhibiert, indem diese z.B. ApoC-II verdrängen.

Klinik

Die **Defizienz der Lipoproteinlipase oder ihres Aktivators ApoC-II** verursacht eine schwere Dyslipidämie, die unter dem Namen **Typ-I-Hyperlipidämie oder Chylomikronämie-Syndrom** bekannt ist. Die massive Hypertriglyceridämie mit Triglyceridkonzentrationen von mehreren 1 000 mg/dL (> 20 mmol/L) ist schon mit bloßem Auge im Blut (milchig rosa) oder im Plasma nach Zentrifugation zu erkennen: Die Chylomikronen schwimmen als weißer Rahm auf (➤ Abb. 18.10). Die Patienten selbst zeigen eruptive Xanthome am ganzen Körper (verursacht durch lipideinlagernde Makrophagen in der Haut), eine Vergrößerung von Leber und Milz (Hepatosplenomegalie, verursacht durch Lipideinlagerungen in Kupffer-Sternzellen bzw. Milzmakrophagen) sowie schmerzhafte und lebensbedrohende rezidivierende akute Pankreatitiden.

Rezeptorvermittelte Modifikation und Lipolyse der Chylomikronen

Durch den Abbau von 70–90% ihrer Triglyceride werden die Chylomikronen instabil und zerfallen in zwei Überbleibsel (engl. remnants):

- Die **Oberflächen-Remnants** sind **reich an Phospholipiden, ApoA-I und ApoC's**. Sie fusionieren mit kleinen HDL-Partikeln zu größeren HDL-Partikeln.
- Die **Core-Remnants** enthalten **relativ viele Cholesterylester sowie ApoB-48 und ApoE**. Sie werden über ApoE als Ligand durch den LDL-Rezeptor und andere Mitglieder der LDL-Rezeptor-Genfamilie (insbesondere LDL-receptor-related-Protein 1 [LRP1] = Chylomikronen-Remnant-Rezeptor) auf den Hepatozyten erkannt, endozytiert und degradiert. Das intrazelluläre Schicksal der Core-Remnants gleicht aber dem der LDL. Im Unterschied zu ApoB-100, das für die Eliminierung der LDL essenziell ist, spielt ApoB-48 für den Katabolismus der Chylomikronen-Remnants keine Rolle, weil ihm die carboxylterminal gelegene LDL-Rezeptor-Bindungsdomäne fehlt.

Die **Halbwertszeit** der Chylomikronen beträgt 3–5 min, die der Chylomikronen-Remnants 20–30 min. Trotzdem dauert die postprandiale Lipämie nach Verzehr einer fettreichen Mahlzeit auch beim Gesunden 4–7 h, weil der Darm kontinuierlich Chylomikronen nachliefert und die durch die Lipolyse freigesetzten Fettsäuren parallel die VLDL-Synthese in der Leber stimulieren.

MERKE

Die mit der Nahrung aufgenommenen Lipide werden mit den Chylomikronen transportiert. Die Triglyceride werden durch die Lipoproteinlipase hydrolysiert und die freigesetzten Fettsäuren den Adipozyten und Myozyten für die Energiespeicherung bzw. -gewinnung zur Verfügung gestellt. Die bei der Lipolyse überbleibenden Restpartikel, sog. Oberflächen-Remnants und Core-Remnants, werden auf HDL übertragen bzw. durch ApoE-Rezeptoren in Leberzellen internalisiert und degradiert.

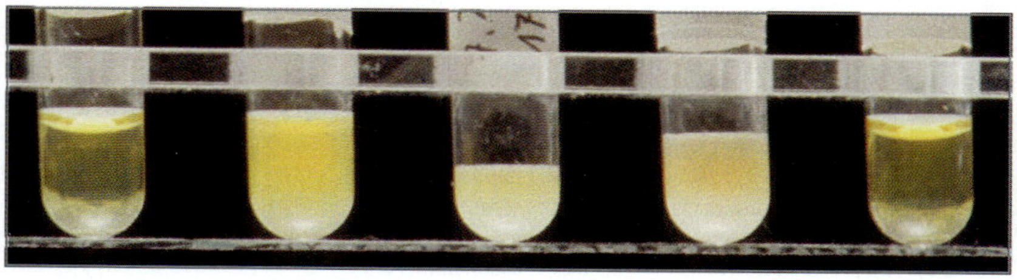

Abb. 18.10 Plasmaproben von (von links nach rechts) normolipidämischen Kontrollpersonen, einem Patienten mit VLDL-induzierter Hypertriglyceridämie (Typ-IV-Hyperlipidämie), zwei Patienten mit chylomikroneninduzierter Hyperlipidämie sowie einer weiteren Kontrollperson.

VLDL- und LDL-Stoffwechsel und Transport der hepatischen Lipide

Synthese und Lipolyse von VLDL

VLDL werden in der **Leber** produziert. Dort wird das für VLDL und LDL typische **ApoB-100** in prinzipiell gleicher Weise mit Triglyceriden, Cholesterylestern, Cholesterin und Phospholipiden zu VLDL zusammengebaut und sezerniert wie zuvor für die Chylomikronen beschrieben. Neben ApoB-100 und den Lipiden ist das **mikrosomale Transferprotein (MTP)** ein wichtiger limitierender Faktor. Während des vesikulären Transports zur Plasmamembran nehmen die ursprünglich nur ApoB-100-haltigen Partikel auch **ApoE** und **ApoC's** auf (➤ Abb. 18.11). Die VLDL-Synthese wird durch freie Fettsäuren, Glucose oder Alkohol stimuliert.

Im Plasma dienen VLDL ebenso wie Chylomikronen in erster Linie dem **Transport von Fettsäuren und damit Energie** in Form von Triglyceriden; sie stellen somit den Triglyceridtransport auch im Nüchternzustand sicher. Wie die Chylomikronen erhalten sie in der Zirkulation weitere Apolipoproteine und Cholesterylester von den HDL. Ebenfalls werden die Triglyceride der VLDL durch die **Lipoproteinlipase (LPL)** in den Kapillaren der Skelett- und Herzmuskulatur sowie des Fettgewebes hydrolysiert. VLDL haben aber eine deutlich längere Halbwertszeit als Chylomikronen, nämlich von einigen Stunden anstatt nur von Minuten (➤ Abb. 18.11).

Die aus der Lipolyse dann entstehenden VLDL-Remnants werden als **Intermediate-density-Lipoproteine (IDL)** bezeichnet. Diese an Triglyceriden verarmten und an Cholesterylestern angereicherten Partikel werden z.T. von den hepatischen Remnant-Rezeptoren eliminiert. In den Lebersinusoiden werden die restlichen Triglyceride durch die **hepatische Triacylglycerinlipase (HL)** hydrolysiert. Obwohl auf Aminosäureebene sehr eng mit der LPL verwandt, hat die HL im Unterschied zu dieser auch Phospholipaseaktivität. Die aus diesem Hydrolyseschritt entstehenden **LDL** enthalten **nur noch ApoB-100** als Apolipoprotein und fast ausschließlich Cholesterylester als Kernlipid (➤ Abb. 18.11).

Rezeptorvermittelte Endozytose von LDL

Mit ApoB-100 docken LDL an **LDL-Rezeptoren** an, die auf den meisten kernhaltigen Körperzellen exprimiert sind, in größter Menge allerdings auf Zellen mit hohem Cholesterinbedarf, nämlich **Hepatozyten und steroidhormonproduzierenden**

18

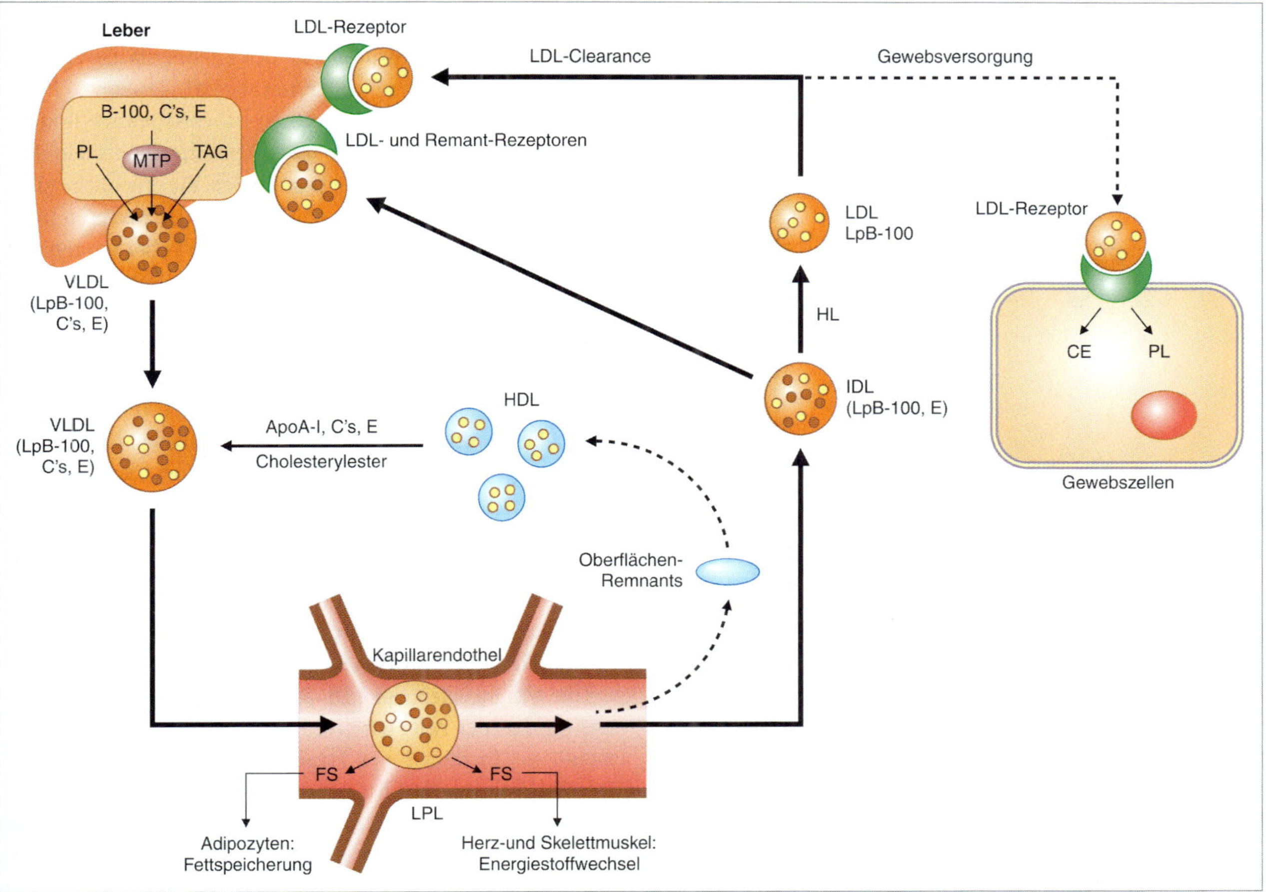

Abb. 18.11 VLDL-/LDL-Stoffwechsel. Erklärung ➤ Text.
C = Cholesterin, PL = Phospholipide, TAG = Triacylglycerin (Triglycerid), FS = Fettsäure; B-100 = ApoB-100, C's = ApoC-I, ApoC-II und ApoC-III, E = ApoE; Lp = Lipoprotein, HL = hepatische Lipase, LPL = Lipoproteinlipase, MTP = mikrosomales Transferprotein. Die offenen Symbole für die Lipoproteine veranschaulichen Cholesterin, die gefüllten Symbole Triglyceride.

Zellen. Beim LDL-Rezeptor handelt es sich um ein großes, aus 839 Aminosäuren bestehendes Protein, das aus **mehreren Domänen** aufgebaut ist (➤ Abb. 18.12), die u.a. für die intrazelluläre Prozessierung, die Membranverankerung in definierten Domänen (clathrin-coated pits) und die Ligandenbindung essenziell sind. Neben **ApoB-100** ist **ApoE** der wichtigste Ligand des LDL-Rezeptors, der somit auch IDL und die Core-Remnants von Chylomikronen binden kann. Eine wichtige Eigenschaft der Ligandenbindungsdomäne ist die hohe Dichte negativer Ladungen, welche die Interaktion mit den vielen positiven Ladungen in den Rezeptorbindungsdomänen von ApoB-100 oder ApoE erleichtern. Die zytoplasmatische Domäne enthält essenzielle Erkennungssequenzen für die **Endozytose** und die **Bindung von Adapterproteinen**, welche die intrazelluläre Prozessierung und Aktivität des LDL-Rezeptors regulieren.

Nach Bindung von LDL an den Rezeptor buchten sich die **Clathrin-coated pits** mitsamt LDL-Rezeptoren und LDL ein und trennen sich als **Vesikel** von der Plasmamembran ab. Im weiteren Verlauf der Endozytose **fusionieren** die Vesikel mit **frühen Endosomen**. In den neu geformten Endosomen werden LDL und LDL-Rezeptoren getrennt:

- Abhängig vom Bedarf an weiterem Cholesterin werden die **LDL-Rezeptoren „rezykliert"**, indem sie zusammen mit ggf. neu synthetisierten LDL-Rezeptoren zur Zelloberfläche transportiert werden, um dort erneut LDL-Partikel aufzunehmen (➤ Abb. 18.13).
- Die **LDL** selbst gelangen in späte Endosomen und Lysosomen, wo ApoB-100 durch Proteasen und die Lipide durch Phospholipasen, Sphingomyelinase und die saure Cholesterylesterhydrolase (ACEH = saure Lipase) **hydrolysiert** werden. Das durch ACEH freigesetzte **freie Cholesterin** wird über die Niemann-Pick-Typ-C-Proteine (NPC) 1 und 2 aus dem Lysosomen freigesetzt und gelangt in das endoplasmatische Retikulum (➤ Abb. 18.13), wo es vielfältige **regulatorische Funktionen** ausübt, um die Überladung der Zelle mit Cholesterin zu verhindern:
  - Die **HMG-CoA-Reduktase** und damit die Neusynthese von Cholesterin werden **gehemmt**.
  - Die Expression des **LDL-Rezeptor-Gens wird unterdrückt** und die weitere Aufnahme von LDL damit verhindert.
  - Die **Acyl-CoA-Cholesterin-Acyltransferase** und damit die Veresterung des Cholesterins werden **stimuliert**.
  - **Leberzellen sezernieren überschüssiges Cholesterin in die Galle**, entweder direkt oder nach Konversion in Gallensäuren.

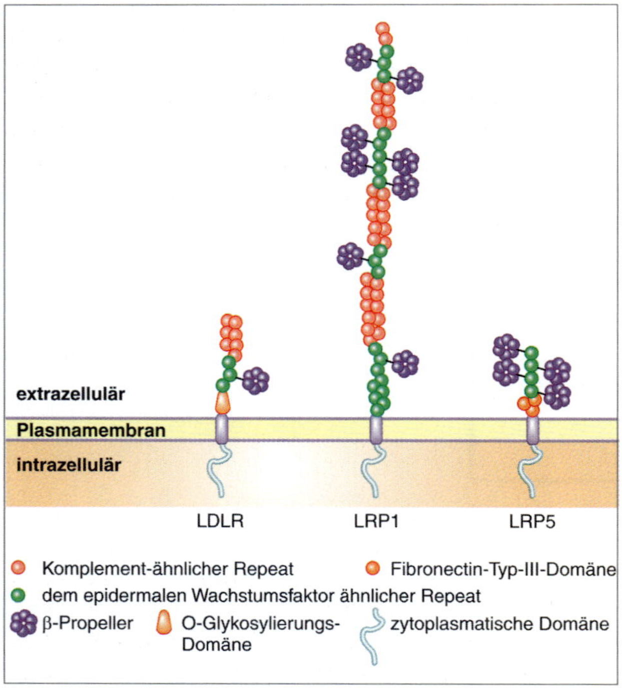

Abb. 18.12 Schematische Struktur von drei Mitgliedern der LDL-Rezeptor-Genfamilie.

Von der LDL-Rezeptor-Bindung und der Internalisierung des LDL bis zur Rezyklierung des LDL-Rezeptors an die Zelloberfläche vergehen ca. 10 min, bis zur Cholesterylesterhydrolyse 30 min.

Regulation der Cholesterinhomöostase des Organismus durch den LDL-Rezeptor

Die **Cholesterinaufnahme** einer Zelle wird somit durch die **Dichte an LDL-Rezeptoren** auf der Zelloberfläche entsprechend ihrem aktuellen Cholesterinbedarf gesteuert. Einen dichten Besatz mit LDL-Rezeptoren haben **Gonaden** und die **Nebennierenrinde**, die für die Steroidhormonproduktion Cholesterin benötigen, sowie **Leberzellen**, die erhebliche Mengen an Cholesterin für die Produktion der Gallensäuren brauchen. Aufgrund ihrer Organgröße trägt die **Leber** am meisten (ca. 90%) zur Eliminierung von LDL und Cholesterin aus dem Plasma bei. Weil alle kernhaltigen Körperzellen zur Cholesterinsynthese befähigt sind und keine Versorgung von außen benötigen und weil das Cholesterin der LDL zumeist nicht direkt aus den VLDL stammt, sondern von HDL auf VLDL (und LDL) übertragen wurde, ist die zentrale Aufgabe der LDL und LDL-Rezeptoren also in der **Entsorgung von Cholesterin in die Leber** zu sehen. Diese **Schlüsselrolle des LDL-Rezeptors für die Regulation der Cholesterinhomöostase** des Körpers ist am besten veranschaulicht durch die ausgeprägte Hypercholesterinämie und die frühzeitige Atherosklerose von Patienten mit **familiärer Hypercholesterinämie**, die aus Mutationen im LDL-Rezeptor-Gen resultiert (➤ Praxisfall).

Die Abhängigkeit der LDL-Rezeptor-Aktivität vom Cholesterinbedarf der Zelle wird im Prinzip auch bei allen medikamentösen Therapien der Hypercholesterinämie ausgenutzt. Der Cholesterinbedarf der Leberzellen und damit die LDL-Rezeptor-Aktivität und der LDL-Katabolismus werden hochreguliert, indem entweder die Cholesterinsynthese durch Statine oder die intestinale (Rück-)Resorption von Cholesterin oder Gallensäuren durch Ezetimib oder Ionenaustauscher (sog. Resine) gehemmt wird.

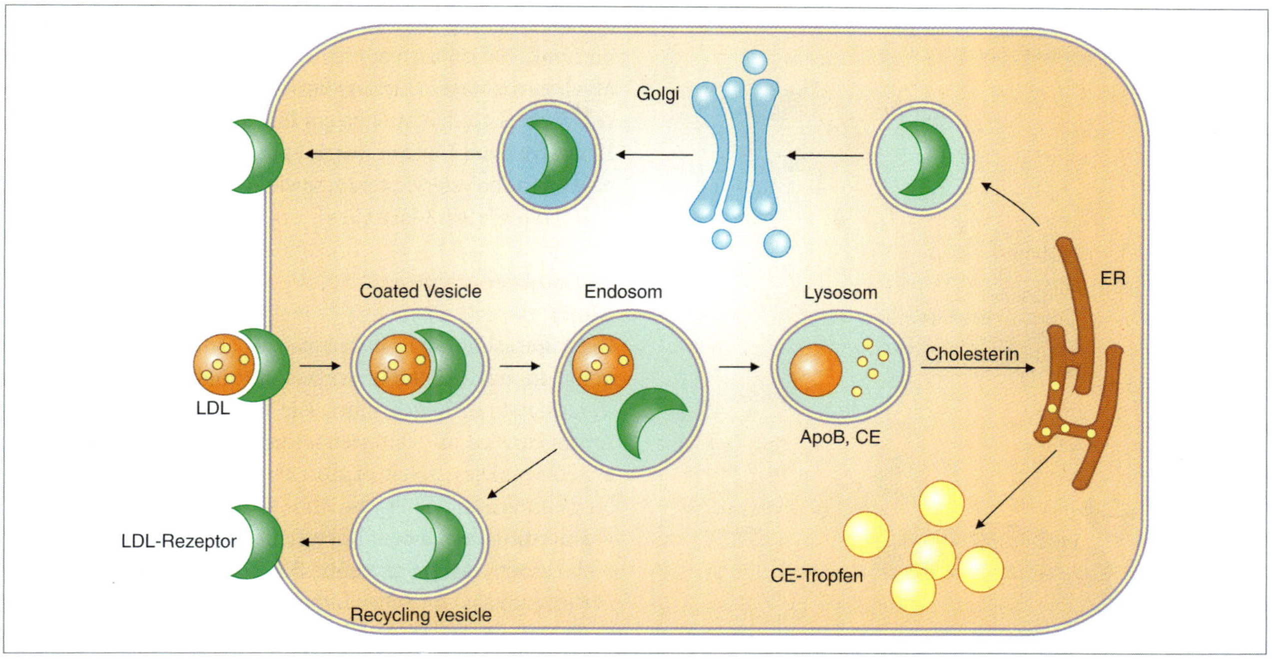

Abb. 18.13 Intrazelluläre Prozessierung von LDL und LDL-Rezeptoren.
CE = Cholesterylester.

Klinik

Für den LDL-Rezeptor sind gegenwärtig nahezu 1000 Mutationen bekannt, von denen viele zur **familiären Hypercholesterinämie** führen. Die Zellen betroffener Patienten können LDL nur eingeschränkt binden und aus dem Plasma eliminieren, sodass erhöhte Plasmakonzentrationen von LDL resultieren. Klinisch relevante Defekte der LDL-Rezeptoren werden in heterozygoter Form bei einem von 500 Kaukasiern gefunden und verursachen – je nach Art des Defekts – unterschiedlich ausgeprägte **Erhöhungen der Plasmakonzentrationen von Gesamt- und LDL-Cholesterin** (in der Regel > 90. Perzentile). Unbehandelt haben die Patienten ein hohes Risiko einer sich frühzeitig klinisch manifestierenden atherosklerotischen koronaren Herzkrankheit (d.h. oft vor dem 50. Lebensjahr), eines Herzinfarkts oder einer erforderlichen Revaskulierungsmaßnahme. Heute lässt sich die Hypercholesterinämie sehr gut medikamentös durch Hemmer der HMG-CoA-Reduktase **(Statine)** behandeln, was das Herzinfarktrisiko senkt.

Bei einem von 1 Mio. Menschen sind beide Allele des LDL-Rezeptor-Gens von funktionell relevanten Mutationen betroffen. In diesem Fall entsteht eine **schwere Hypercholesterinämie**, die medikamentös nicht behandelbar ist. Ohne regelmäßigen Plasmaaustausch oder extrakorporale LDL-Entfernung (LDL-Apherese) oder Lebertransplantation sterben die Patienten i.d.R. vor dem 20. Lebensjahr an Herzinfarkten.

Ein ähnliches Krankheitsbild wie die familiäre Hypercholesterinämie wird durch **Mutationen in der LDL-Rezeptor-Bindungsdomäne des ApoB-Gens** verursacht. Eine davon, wobei der Glutaminrest 3500 durch Arginin ersetzt wird, kommt bei Deutschen und Schweizern in relativ hoher Prävalenz vor (ca. 1 : 200).

Neben diesen autosomal-kodominant vererbten Formen der familiären Hypercholesterinämie gibt es **autosomal-rezessiv vererbte Formen**, bei denen Gene mutiert sind, welche die Prozessierung des LDL-Rezeptors regulieren, z.B. PCSK9.

Schon gewusst

Der LDL-Rezeptor ist Mitglied einer größeren **Genfamilie**, zu der der VLDL-Rezeptor und die LDL-receptor-related-Proteine (LRPs) gehören (➤ Abb. 18.12). Die Rezeptoren binden in erster Linie ApoE- oder ApoB-haltige Lipoproteine, aber auch andere Liganden wie α_2-Makroglobulin, tPA-PAI-1-Komplexe (LRP1) oder vitamin- oder steroidhormonbindende Proteine (z.B. Megalin = LRP2). Einige LRPs sind im Knochen exprimiert und vermitteln dort die Aufnahme von Chylomikronen oder deren Remnants zwecks Versorgung mit Vitamin D und Vitamin K. Mutationen in LRP5 sind mit frühzeitiger Osteoporose assoziiert. Auch Megalin ist ein wichtiger Rezeptor für die Sicherung der Vitamin-D-Versorgung, weil es die Rückresorption des Vitamin-D-Bindungsprotein/Vitamin-D-Komplexes im Nierentubulus ermöglicht.

Modifikation von LDL und Scavenger-Rezeptoren

Die meisten Zellen können aufgrund der geschilderten mehrfachen Regelmechanismen für die intrazelluläre Cholesterinhomöostase nicht mit Cholesterin überladen werden, weil sie sich durch Reduktion der Aktivität von LDL-Rezeptoren gegen einen übermäßigen Einstrom aus dem Blut schützen. Eine **Ausnahme** bilden **Makrophagen**, die neben regulierbaren LDL-Rezeptoren mehrere **unregulierte Lipoproteinrezeptoren** besitzen (➤ Abb. 18.14). Diese sog. **Scavenger-Rezepto-**

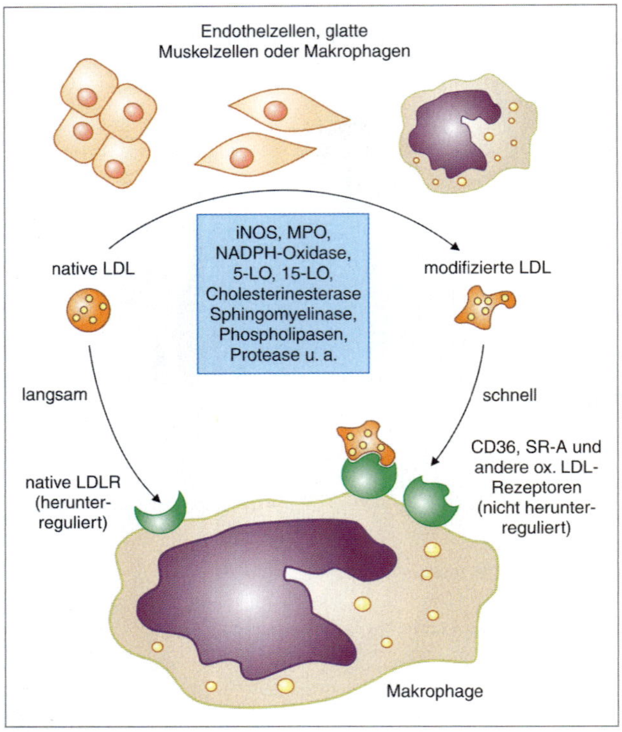

Abb. 18.14 Modifikation von LDL und rezeptorvermittelte Endozytose nativer und modifizierter LDL.
iNOS = induzierbare Stickoxidsynthase, LDLR = LDL-Rezeptor, LO = Lipoxygenase, MPO = Myeloperoxidase, SR-A = Scavenger-Rezeptoren der Gruppe A.

ren (engl. scavenger = Straßenkehrer, Lumpensammler) binden und internalisieren LDL, die z.B. durch Oxidation, partielle Lipolyse oder Proteolyse (unten) chemisch modifiziert wurden. Sie gehören verschiedenen Genfamilien an, z.B. die Scavenger-Rezeptoren der Gruppe A (z.B. SR-A) und B (CD36 und SR-B1). Da ihre Expression oder Aktivität nicht durch die zelluläre Cholesterinkonzentration reguliert ist, nehmen Makrophagen **unbegrenzt modifizierte LDL und damit Cholesterin auf**.

Nach lysosomaler Hydrolyse der Cholesterylester durch saure Lipase (ACEH) wird Cholesterin im endoplasmatischen Retikulum durch ACAT1 wieder verestert und in Form von **zytosolischen Cholesterylestertröpfchen** gespeichert. Wegen ihres entsprechenden Aussehens werden die Cholesterylester speichernden Makrophagen als **Schaumzellen** bezeichnet. Als weitere homöostatische Antwort auf die Cholesterinüberladung werden mehrere **Cholesterineffluxprozesse aktiviert**, die weiter unten zusammen mit dem HDL-Stoffwechsel beschrieben werden. Falls die Schaumzellen sich ihrer Cholesterinbeladung nicht entledigen können, gehen sie unter Zurücklassung der gespeicherten Cholesterylester in Apoptose.

Die Modifizierung der LDL-Partikel und damit die Bildung von Erkennungsstrukturen als modifizierte LDL für Scavenger-Rezeptoren erfolgen über vielfältige Mechanismen, i.d.R. außerhalb der Blutbahn, z.B. in der Arterienintima. Von großer Bedeutung sind dabei oxidative Enzyme, die am LDL-Partikel entweder ungesättigte Fettsäuren in Phospholipiden oxidieren **(5-Lipoxygenase und 15-Lipoxygenase)** oder Aminosäuren im ApoB-100 chlorieren, nitrosylieren oder sulfoxidieren (z.B. **Myeloperoxidase, Stickoxidsynthase oder NADPH-Oxidase**). Weitere Modifikationen der LDL entstehen durch **partielle Hydrolyse** von Lipiden durch Sphingomyelinase, Phospholipase oder Cholesterylesterase sowie Proteinen durch Proteasen (z.B. Tryptase von Mastzellen).

Klinik

Die **Atherosklerose** ist in den meisten Fällen die Grunderkrankung, die zu Herzinfarkt, Schlaganfall und anderen arteriellen Verschlusskrankheiten führt. Die Lipidüberladung von Makrophagen wird als Schlüsselmechanismus der Atherosklerose angesehen. Diese spielt in allen Phasen der Atheromentwicklung eine zentrale Rolle (> Abb. 18.15).

- **Initiation der Läsion:** Die erste (reversible) Phase der Atherosklerose ist gekennzeichnet durch fettige Streifen (fatty streaks) im Subendothel. Diese enthalten lipidbeladene Makrophagen (Schaumzellen). Sie entstehen aus Monozyten, die nach Endothelaktivierung aus dem Blutstrom in die Intima der Arterienwand einwandern und dort mittels Scavenger-Rezeptoren LDL aufnehmen, die auch durch das Endothel in die Intima gelangt sind und dort oxidativ oder enzymatisch modifiziert wurden. Zum Teil wird das in Makrophagen akkumulierte Cholesterin durch Efflux aus HDL freigesetzt.
- **Progression der Läsion:** Diese initiale Läsion wird meist durch eine entzündliche Bindegewebsvermehrung abgekapselt, welche die Stenosen atherosklerotischer Arterien verursacht. Die Schaumzellen tragen hierzu bei, weil sie eine Vielzahl von Cytokinen und Wachstumsfaktoren freisetzen, welche die Aktivierung des Endothels unterhalten und weitere weiße Blutzellen in die Arterienwand einwandern lassen sowie die Proliferation und Migration von glatten Muskelzellen der Media induzieren. Die in die Intima eingewanderten glatten Muskelzellen sezernieren Matrixproteine, die zusammen mit den glatten Muskelzellen eine fibröse Kappe bilden, welche die Makrophagen abschirmt.
- **Plaqueruptur:** Die Schaumzellen gehen z.T. in Apoptose und lassen extrazelluläre Lipidablagerungen zurück. Sie sezernieren auch Metalloproteinasen (MMP), welche die Matrix degradieren und damit die fibröse Kappe destabilisieren, bis sie allenfalls reißt. Das Kollagen der Matrix ist ein starkes Signal für die Plättchenaktivierung. Der von den Makrophagen freigesetzte Gewebsfaktor aktiviert die Gerinnung. Als Ergebnis der Plättchen- und Gerinnungsaktivierung kann es zu einem akuten thrombotischen Verschluss der betroffenen Arterie kommen. In Koronargefäßen ist dieses Ereignis der letzte Schritt in der Entstehung von Herzinfarkten.

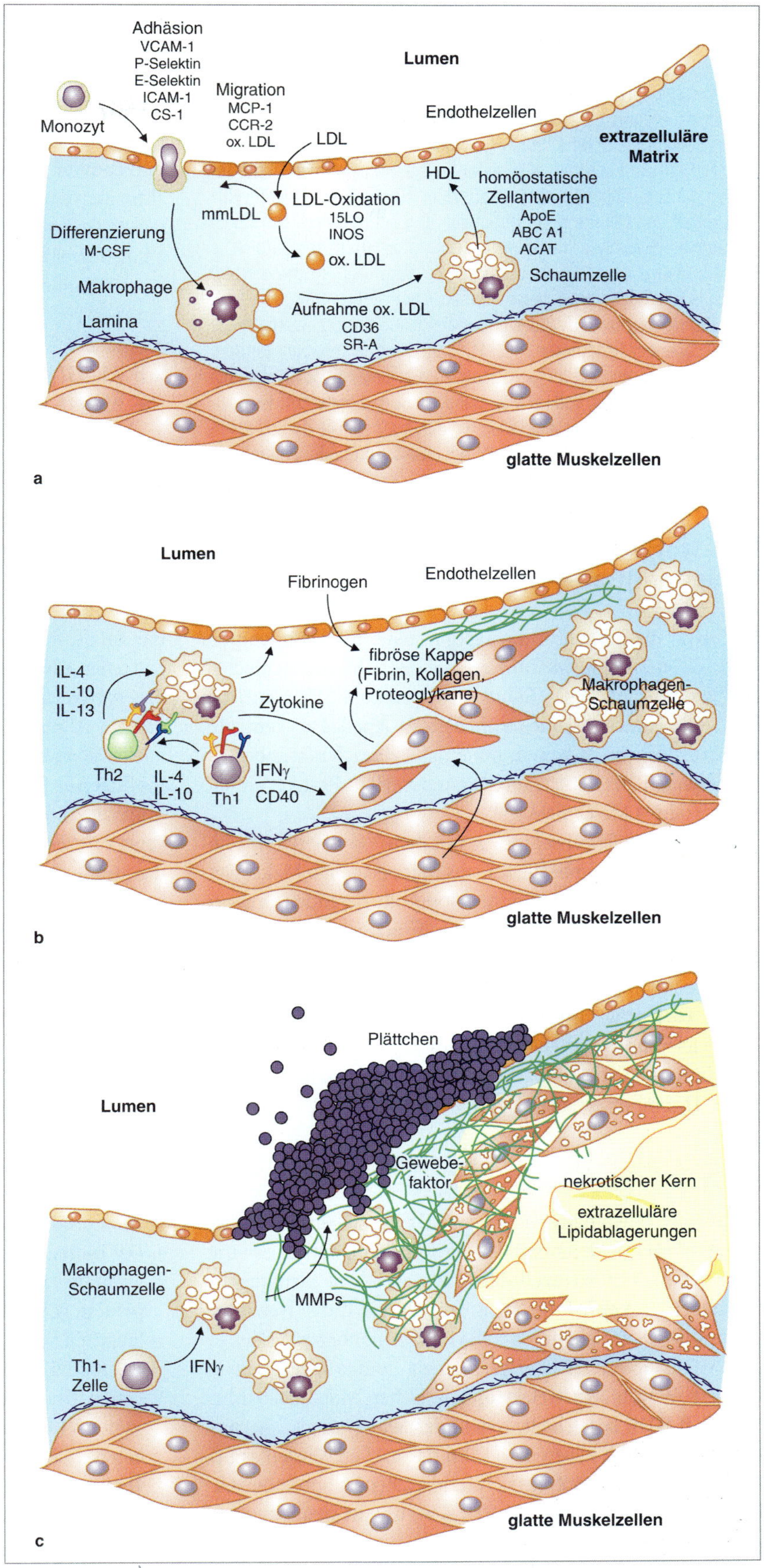

Abb. 18.15 Schlüsselereignisse in der Pathogenese der Atherosklerose.
a) Initiation der Läsion
b) Progression der Läsion
c) Plaqueruptur.

MERKE

Die von der Leber sezernierten VLDL erfüllen eine wichtige Aufgabe in der Versorgung von quergestreifter Muskulatur und Fettgewebe mit endogen synthetisierten Fettsäuren. Durch den Transfer von Cholesterylestern aus HDL sowie durch die von Lipoproteinlipase und hepatischer Lipase vermittelte Hydrolyse der Triglyceride entstehen letztlich LDL. Ihre wichtigste Aufgabe ist der Transport von Cholesterin an die Leber zur Eliminierung aus dem Körper. Hierzu werden die LDL durch den LDL-Rezeptor gebunden und internalisiert. Das durch lysosomale Hydrolyse freigesetzte Cholesterin erfüllt regulatorische Funktionen, die eine Überladung der Zelle mit neu synthetisiertem oder via LDL-Rezeptor aufgenommenem Cholesterin verhindern. Einige LDL werden oxidativ oder enzymatisch modifiziert, wodurch sie von Scavenger-Rezeptoren der Makrophagen erkennbar werden. Diese Rezeptoren sind im Gegensatz zum LDL-Rezeptor nicht durch Cholesterin reguliert, sodass Makrophagen über diesen Stoffwechselweg stark mit Cholesterin beladen werden können. Die daraus resultierende Schaumzellbildung gilt als Schlüsselschritt in der Entstehung von Atherosklerose.

HDL-Stoffwechsel und reverser Cholesterintransport

HDL sind die komplexesten Lipoproteine. Bis heute wurden mehr als 50 Proteine identifiziert, die sich sehr unterschiedlich auf verschiedene HDL-Subklassen verteilen. Den meisten HDL-Subklassen ist gemeinsam, dass sie **ApoA-I als zentrales Strukturprotein** enthalten, ohne das keine cholesterintransportierenden HDL entstehen. Die reifen HDL-Partikel enthalten je 3 oder 4 Moleküle ApoA-I.

Der HDL-Stoffwechsel ist eng mit dem Transport von Cholesterin aus der Peripherie, v.a. aus lipidbeladenen Makrophagen, zur Leber und zu steroidhormonproduzierenden Organen verknüpft. Deswegen wird dieser Stoffwechselweg auch als **reverser Cholesterintransport** bezeichnet. In diesem wird klassischerweise auch die **antiatherogene Funktion der HDL** gesehen. HDL bzw. ihre Protein- oder Lipidanteile üben aber noch viele andere potenziell antiatherogene Funktionen aus, z.B. Hemmung von Oxidation, Entzündungsreaktionen, Apoptose, Thrombozytenaggregation oder Gerinnung.

Biogenese der HDL

Anders als Chylomikronen und VLDL entstehen HDL nicht durch intrazelluläre Assemblierung von Apolipoproteinen und Lipiden, sondern **extrazellulär**. Das wesentliche Strukturprotein der HDL, **ApoA-I**, wird zum größten Teil durch Hepatozyten und zu einem kleineren Teil von den Epithelzellen des Jejunums als lipidfreies oder geringfügig lipidiertes Protein sezerniert. Wegen seiner elektrophoretischen Mobilität wird es als **prä-β-HDL** bezeichnet. Neben der Sekretion als sog. **nascente HDL** durch Leber- und Dünndarmzellen werden prä-β-HDL auch bei der Lipolyse triglyceridreicher Lipoproteine oder bei der Interkonversion von HDL (➤ unten) freigesetzt (➤ Abb. 18.16).

Im nächsten Schritt interagiert ApoA-I mit dem ATP-binding-cassette-Transporter A1 (ABCA1), der daraufhin Phosphatidylcholin und Cholesterin aus der Plasmamembran auf ApoA-I überträgt. Bei dieser Interaktion entstehen **diskoidale HDL** (➤ Abb. 18.8a). In der Leber und im Dünndarm ist dieser **Lipideffluxprozess** limitierend für die Entstehung von HDL, was am besten durch den HDL-Mangel von Patienten mit **Tangier-Krankheit**, deren ABCA1 durch Mutationen inaktiv ist, veranschaulicht ist. Auch die Cholesterinüberladung von Makrophagen wird durch den ABCA1-vermittelten Lipidefflux begrenzt. Das Fehlen von ABCA1 führt bei Tangier-Patienten zu einer ausgeprägten Schaumzellbildung im Monozyten-/Makrophagen-System. In Makrophagen interagieren die diskoidalen HDL mit einem weiteren ABC-Transporter, nämlich ABCG1, wodurch der Cholesterinefflux fortgesetzt wird (➤ Abb. 18.16).

Reifung der HDL

Das **freie Cholesterin** und das **Phosphatidylcholin** der diskoidalen HDL sind die bevorzugten Substrate der **Lecithin-Cholesterin-Acyltransferase (LCAT)**, die durch ApoA-I aktiviert wird und die an C2 befindliche Fettsäure des Phosphatidylcholins auf die freie Hydroxygruppe des Cholesterins überträgt. Es entstehen **Cholesterylester**, die den **Kern** der nun entstehenden **sphärischen HDL** bilden, und **Lysophosphatidylcholin**, das auf Albumin transferiert wird (➤ Abb. 18.17). Die zunächst kleinen **HDL_3** können des Weiteren einen **Cholesterinefflux** aus peripheren Körperzellen (v.a. lipidbeladene Makrophagen) auslösen, wozu sowohl ABCG1 als auch der Scavenger-Rezeptor B1 (SR-B1) beitragen. Hierdurch und durch die fortdauernde LCAT-Reaktion wachsen die HDL zu größeren Partikeln. Außerdem nehmen die HDL die Oberflächen-Remnants der Chylomikronen und VLDL auf. An dieser Reaktion ist das **Phospholipidtransferprotein (PLTP)** beteiligt, das auch kleinere HDL-Partikel fusionieren kann. Als Ergebnis dieser **HDL-Reifung** entstehen größere **HDL_2** (➤ Abb. 18.16).

Katabolismus der HDL

Von HDL_2 werden die Cholesterylester durch **direkte und indirekte Transfermechanismen** an Leberzellen oder steroidhormonproduzierende Zellen abgegeben.

- Der **indirekte Transport** ist beim Menschen der quantitativ wichtigste und wird durch das **Cholesterylestertransferprotein (CETP)** vermittelt (➤ Abb. 18.16). Dieses Protein tauscht Triglyceride von ApoB-haltigen Lipoproteinen (v.a. VLDL, IDL oder LDL) gegen Cholesterylester der HDL. Durch diesen Transfer werden die ursprünglich cholesterinarmen VLDL zu **cholesterinreichen LDL**, die somit letztlich das Cholesterin der HDL zur Leber transportieren. Die von den VLDL erworbenen Triglyceride in HDL sind ein bevorzugtes Substrat der **hepatischen Lipase (HL)** und haben eine sehr kurze Halbwertszeit. Im Ergebnis der kombinierten Aktion von CETP und HL entstehen wieder kleinere HDL_3 und lipidarmes ApoA-I.

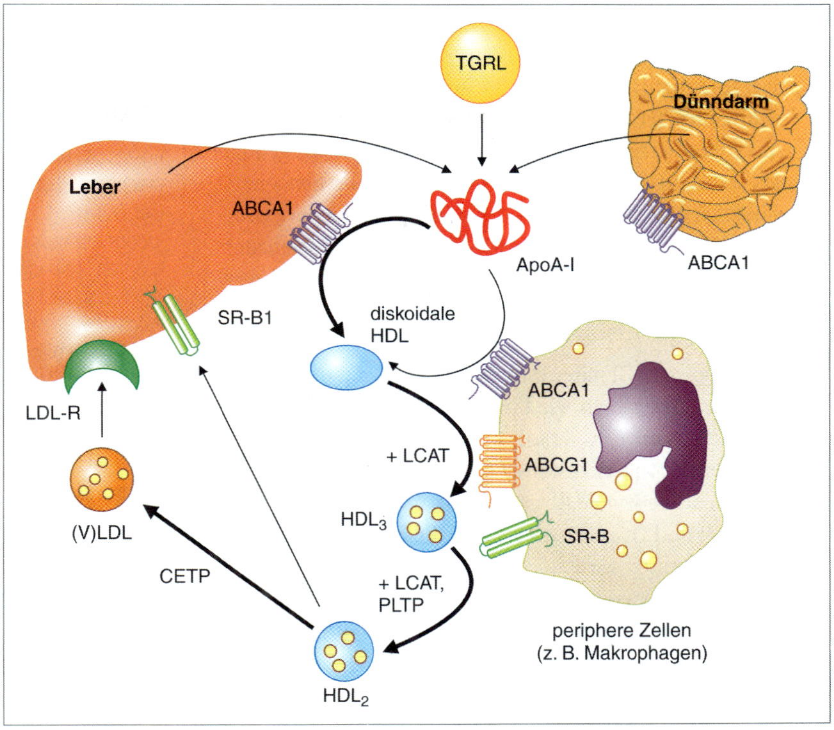

Abb. 18.16 HDL-Stoffwechsel.
ABC = ATP-binding-cassette-Transporter, ApoA-I = Apolipoprotein A-I, HDL = High-density-Lipoproteine, LCAT = Lecithin-Cholesterin-Acyltransferase, LDL = Low-density-Lipoproteine, LDL-R = LDL-Rezeptor, LPL = Lipoproteinlipase, PLTP = Phospholipidtransferprotein, TGRL = triglyceridreiche Lipoproteine (VLDL und Chylomikronen), VLDL = Very-low-density-Lipoproteine.

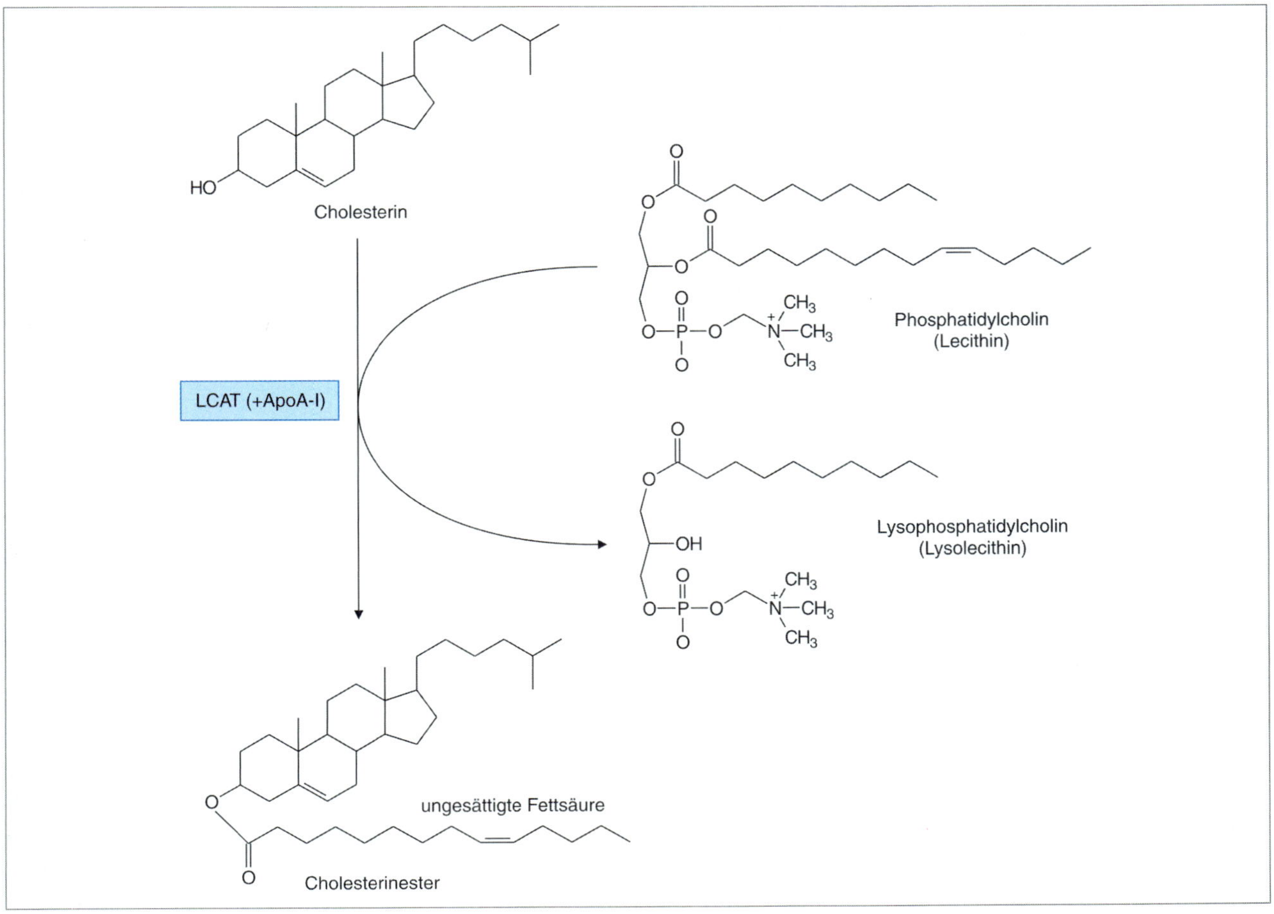

Abb. 18.17 Bildung von Cholesterylestern und Lysophosphatidylcholin aus Cholesterin und Phosphatidylcholin (= Lecithin) durch die Lecithin-Cholesterin-Acyltransferase (LCAT).

- Der **direkte Transport** der HDL-Lipide in die Leber involviert **rezeptorabhängige Prozesse**, die weniger gut verstanden sind. Einer ist die **selektive Cholesterylesteraufnahme**, die durch **SR-B1** vermittelt wird (➤ Abb. 18.16). Bei diesem Prozess werden nur die Kernlipide der HDL aufgenommen, während die Apolipoproteine extrazellulär bleiben. Schließlich gibt es die rezeptorvermittelte Endozytose von HDL, die im Fall von ApoE-haltigen HDL durch Mitglieder der LDL-Rezeptor-Genfamilie erfolgt. ApoE-freie HDL werden durch einen noch nicht identifizierten ApoA-I-Rezeptor aufgenommen.

Das direkt durch HDL oder indirekt via LDL in die Leber aufgenommene **Cholesterin wird in die Galle sezerniert**, entweder direkt durch die ABC-Transporter G5 und G8 oder indirekt nach Konversion in Gallensäuren (➤ Kap. 27.4). Eine sehr intensive Aufnahme von HDL-Cholesterin findet auch in Nebenniere, Hoden und Ovar statt, wo es für die Synthese von Steroidhormonen genutzt wird.

Infolge der Wirkungen von CETP und HL sowie SR-B1 werden, im Unterschied zum Katabolismus der ApoB-haltigen Lipoproteine, die **Lipide und Proteine der HDL vorwiegend unabhängig voneinander verstoffwechselt**. Einzelne ApoA-I-Moleküle dissoziieren bei den durch CETP und PLTP vermittelten HDL-Konversionen oder bei der durch SR-B1 vermittelten selektiven Cholesterylesteraufnahme. Sie starten entweder den Kreislauf der HDL-Biogenese neu, indem sie mit ABCA1 interagieren, oder werden glomerulär filtriert.

18

Klinik

Männer haben im Durchschnitt ein um 10–15 mg/dL (0,3–0,4 mmol/L) niedrigeres **HDL-Cholesterin** als Frauen. Ursache hierfür sind **Testosteron** und **Östradiol**, die mehrere Schlüsselgene des HDL-Stoffwechsels regulieren. Bei beiden Geschlechtern erhöht eine niedrige Konzentration von HDL-Cholesterin das Herzinfarktrisiko. Die Ursache des niedrigen HDL-Cholesterins ist wie andere Dyslipidämien zu ca. 50% genetisch determiniert.

- Bekannte **monogene Ursachen** des niedrigen HDL-Cholesterins sind Defekte in den Genen von ApoA-I, ABCA1 und LCAT. Heterozygotien für solche Defekte erklären etwa 10% der Befunde von HDL-Cholesterin < 5. Perzentile bei Mitteleuropäern oder weißen Nordamerikanern (ca. 30 mg/dL bei Frauen, ca. 25 mg/dL bei Männern).
- Wichtige **nichtgenetische Ursachen** des niedrigen HDL-Cholesterins sind Übergewicht, körperliche Inaktivität, Rauchen, einige Grundkrankheiten (z.B. Diabetes mellitus Typ 2, Entzündungen) und Medikamente (z.B. Anabolika, einige Diuretika). Entsprechend sind Gewichtsreduktion, Sport und Nichtrauchen sowie die Korrektur von Grundkrankheiten und Medikationen die wichtigsten Maßnahmen zur Erhöhung des HDL-Cholesterins. Hoch dosierte Nicotinsäure ist das derzeit effektivste Medikament zur Erhöhung eines erniedrigten HDL-Cholesterin-Spiegels.

MERKE

HDL und HDL-Bestandteile üben antiatherogene Funktionen aus, z.B. die Vermittlung des Transports von Cholesterin aus Makrophagen-Schaumzellen der Arterienwand zur Leber (reverser Cholesterintransport). Die Bildung und Reifung von HDL erfordern ApoA-I als wichtigstes Strukturprotein, ABCA1 für die Bereitstellung von Phospholipiden und Cholesterin sowie LCAT als cholesterinveresterndes Enzym. Der Transport von Cholesterylestern aus HDL zur Leber und zu steroidhormonproduzierenden Zellen geschieht beim Menschen zum größten Teil indirekt durch einen CETP-vermittelten Transfer auf ApoB-haltige Lipoproteine, die dann durch den LDL-Rezeptor-Stoffwechselweg katabolisiert werden. Bei der damit verknüpften HDL-Konversion wird lipidfreies ApoA-I freigesetzt, das die Biogenese der HDL neu startet oder renal eliminiert wird. Ein kleinerer Teil der HDL oder ihrer Lipide wird durch Rezeptoren direkt eliminiert.

18.3 Regulation des Lipidstoffwechsels

18.3.1 Cholesterinstoffwechsel

Die zelluläre Cholesterinkonzentration wird sowohl durch **negative Feedback-** als auch durch **positive Feedforward-Mechanismen** reguliert.

- Ziel der **negativen Feedback-Regulation** ist die **Begrenzung der Zufuhr von freiem Cholesterin** durch Synthese, rezeptorvermittelte Aufnahme oder Freisetzung aus dem Cholesterylester-Pool. Dies passiert sowohl auf **transkriptioneller Ebene**, indem z.B. die Expression von HMG-CoA-Reduktase und LDL-Rezeptor herunterreguliert wird, als auch auf **posttranslationaler Ebene**, indem die HMG-CoA-Reduktase gehemmt oder die Acyl-CoA-Cholesterin-Acyltransferase (ACAT) stimuliert wird. Bei diesen Prozessen spielen **Proteine mit sterinsensitiven Domänen** eine Schlüsselrolle. Die meisten von ihnen, z.B. HMG-CoA-Reduktase, Niemann-Pick-Typ-C-Proteine, ACAT und das SREBP-cleavage-activating-Protein (SCAP), sind mit transmembranösen Helices in den Membranen des endoplasmatischen Retikulums verankert. Die ER-Membranen enthalten im Vergleich zu anderen Zellmembranen wenig Cholesterin, sodass Fluktuationen in der Cholesterinbeladung schnell die Aktivität dieser als **Cholesterinsensoren** wirkenden Proteine modulieren.
- Ziel der **positiven Feedforward-Regulation** ist die **Eliminierung von überschüssigem Cholesterin** aus Zellen und dem Organismus. Die Schlüsselfunktion in diesem Prozess wird von einem nucleären Hormonrezeptor erfüllt, dem **Leber-X-Rezeptor (LXR)**. Dieser wird durch oxidierte Sterine, sog. Oxysterine, aktiviert. Er induziert die Expression von Genen für Transporter, die Cholesterin exportieren, z.B. ABCA1, ABCG5 und ABCG8.

Negative Feedback-Regulation

Transkriptionelle Regulation durch SREBP2

Die Promotoren der Gene für den LDL-Rezeptor und die HMG-CoA-Reduktase enthalten sog. **Sterol regulatory elements (SREs)**, die als Erkennungssequenz für einen Transkriptionsfaktor fungieren, der aus dem endoplasmatischen Retikulum freigesetzt wird.

- Der Transkriptionsfaktor wird im Golgi-Apparat durch zwei Proteasen S1P und S2P aus einem Vorläuferprotein des Sterol-regulatory-element-binding-Proteins (SREBP) 2, **pSREBP2**, herausgeschnitten (➤ Abb. 18.18a). Dies passiert allerdings nur **bei niedriger Cholesterinkonzentration** im ER.
- Bei **ausreichender oder hoher Cholesterinkonzentration** im ER ist pSREBP2 zusammen mit dem sterinsensitiven SCAP im ER an **Insig** (= insulin-induced gene) gebunden, was den Export des pSREBP2/SCAP-Komplexes in den Golgi-Apparat verhindert (➤ Abb. 18.18b).
- Bei **sinkender Cholesterinkonzentration** ändert SCAP seine Konformation, und der pSREBP2/SCAP-Komplex wird durch COP-II-abhängige Prozesse in den Golgi-Apparat transloziert. Dort setzen die Proteasen den reifen Transkriptionsfaktor **mSREBP** frei, der die Transkription der Zielgene startet. Das ER-Retentionssignal Insig wird in Proteasomen degradiert (➤ Abb. 18.18a).

Insig selbst ist auch ein **Zielgen von SREBP2**, dessen Transkription bei niedrigem zellulärem Cholesteringehalt induziert wird. Die Notwendigkeit der Neusynthese von Insig verhindert die sofortige Retention des pSREBP2/SCAP-Komplexes im ER durch neu synthetisiertes oder neu aufgenommenes Cholesterin und ermöglicht damit eine länger währende Neusynthese von HMG-CoA-Reduktase und LDL-Rezeptor. Die gleichzeitige Notwendigkeit von Cholesterin und Insig für die Hemmung der transkriptionellen Aktivität des SREBP2/SCAP-Komplexes wird als **konvergente Inhibition** bezeichnet.

Die Aktivität von SREBP2 wird zusätzlich durch **insulinvermittelte Phosphorylierung** moduliert, was einen **Konver-**

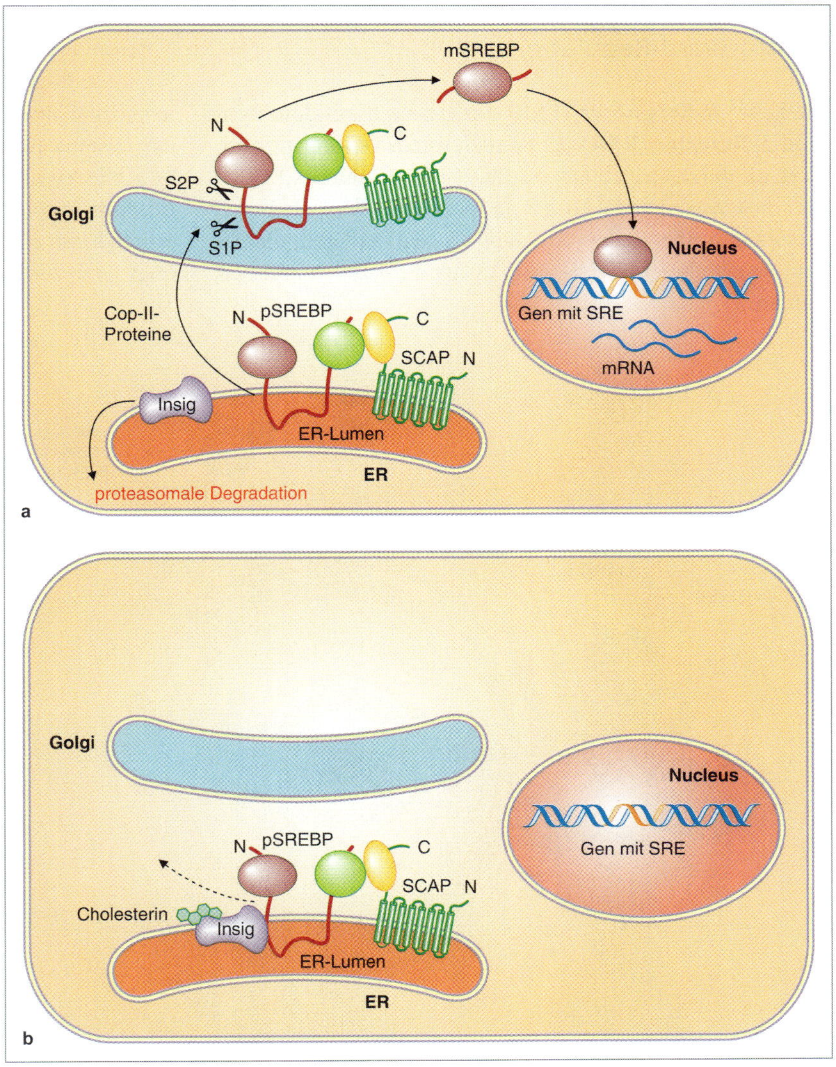

Abb. 18.18 Cholesterinabhängige Prozessierung von SREBP und transkriptionelle Regulation durch SREBP bei (a) niedriger und (b) hoher Cholesterinkonzentration im ER.
SRE = Sterol regulatory element, SREBP = Sterol-regulatory-element-binding-Protein, pSREBP = SREBP-Vorläufer, mSREBP = reifes SREBP, SCAP = SREBP-cleavage-activating-Protein; S1P und S2P = SREBP-Proteasen 1 und 2, Insig = Insulin-induced gene.

genzpunkt von Kohlenhydrat- und Cholesterinstoffwechsel darstellt.

Posttranslationale Regulation der HMG-CoA-Reduktase

Bei hoher Sterinkonzentration im endoplasmatischen Retikulum bindet Insig auch die HMG-CoA-Reduktase. Der Cholesterinvorläufer **Lanosterol** ist ein potenteres Signal als Cholesterin selbst. Die **Bindung an Insig** ist ein **Signal für die Ubiquitinierung der HMG-CoA-Reduktase** und die nachfolgende **proteasomale Degradation** dieses Schlüsselenzyms der Cholesterinsynthese.

Die HMG-CoA-Reduktase ist zudem, wie auch das Schlüsselenzym der Fettsäuresynthese, die Acetyl-CoA-Carboxylase (➤ Kap. 7.2.3), durch die AMP-Kinase reguliert. Bei Energiemangel im Katabolismus fällt viel AMP an, wodurch die **AMP-Kinase** aktiviert wird. Diese wiederum **inaktiviert** durch Phosphorylierung die HMG-CoA-Reduktase.

Transkriptionelle positive Feedforward-Regulation

Die **Leber-X-Rezeptoren (LXR) dimerisieren mit dem Retinoid-X-Rezeptor (RXR)**. Sie werden **durch Oxysterine aktiviert**, die durch Oxidation von Cholesterin z.T. durch CYP450-Enzyme entstehen, und binden an spezifische Elemente in den Promotoren einer Reihe von Schlüsselgenen des Lipid- und Lipoproteinstoffwechsels (➤ Abb. 18.19), die dadurch induziert werden.

Das Ziel der LXR-Aktivierung ist letztlich die Neutralisierung des unveresterten Cholesterins durch **Veresterung und Efflux** (➤ Abb. 18.19). So **aktiviert** LXR mehrere Gene, die im **HDL-Stoffwechsel und reversen Cholesterintransport** eine Schlüsselrolle spielen (➤ Abb. 18.20):

- **In der Leber und in Makrophagen** wird die Expression von **ABCA1** und damit die Bildung von HDL bzw. die Cholesterinentladung stimuliert.
- LXR stimuliert auch **CETP**, was bei normaler LDL-Rezeptor-Funktion den Transfer des Cholesterins zur Leber fördert.
- **In der Leber** werden sowohl die direkte Cholesterinsekretion in die Galle durch Stimulation von **ABCG5 und ABCG8** als auch die indirekte Cholesterinsekretion durch Induktion von **CYP7A**, dem Schlüsselenzym der Gallensäuresynthese, gefördert. Diese wiederum aktivieren über den Transkriptionsfaktor **FXR (Farnesoid-X-Rezeptor)** den Gallensäureexporter ABCB11 (➤ Kap. 27.4).
- Die Aktivierung von **ABCG5 und ABCG8 im Dünndarm**, die das Cholesterin aus den Enterozyten zurück in das Darmlumen pumpen (➤ Kap. 28.2.3), verhindert die Rückresorption des biliär ausgeschiedenen Cholesterins in den enterohepatischen Kreislauf.

Schlussendlich führt somit die Aktivierung des LXR/FXR-Systems zur Eliminierung überschüssigen Cholesterins aus dem Organismus. Ein weiteres Zielgen von LXR ist **SREBP1**, das eine Schlüsselrolle in der Regulation der Fettsäure- und Triglyceridsynthese spielt (unten). Die stimulierte Synthese von Fettsäuren liefert ein Substrat für die **Cholesterylesterbildung** und trägt somit zur Inaktivierung von Cholesterin bei.

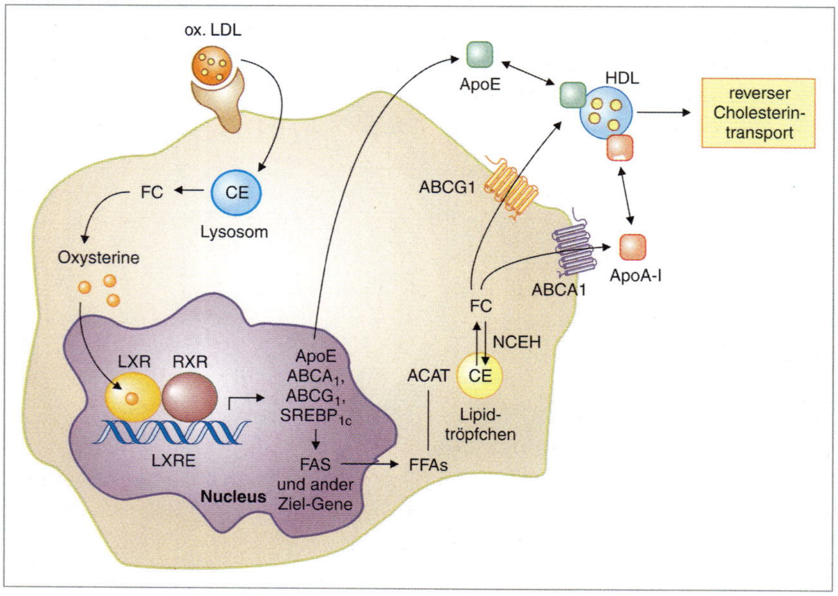

Abb. 18.19 Stimulation von Cholesterinveresterung und Cholesterinefflux durch Oxysterine und Veresterung des Leber-X-Rezeptors in Makrophagen. Die Lysosomen der Makrophagen setzen aus Cholesterylestern (CE) freies Cholesterin (FC) frei, das teilweise zu Oxysterinen oxidiert wird. Die Oxysterine aktivieren den Leber-X-Rezeptor (LXR), der über Induktion von ABCA1, ABCG1 und ApoE den Lipidefflux stimuliert. LXR induziert auch SREBP1c und damit die Fettsäure-Synthase (FAS). So entstehen Fettsäuren (FFAs), die für die ACAT-vermittelte Cholesterinveresterung benötigt werden. Die neutrale Cholesterylesterhydrolase (NCEH) setzt aus den in zytosolischen Lipidtröpfchen gespeicherten Cholesterinestern freies Cholesterin frei, das für den Efflux durch ABCA1 oder ABCG1 bereitsteht.
RXR = Retinoid-X-Rezeptor.

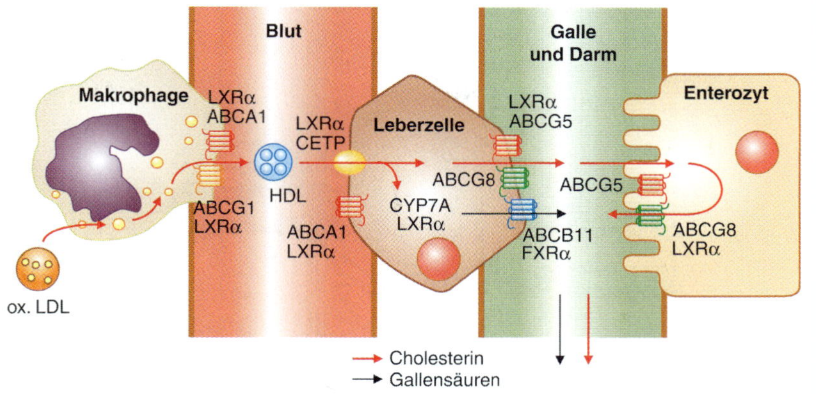

Abb. 18.20 Regulation des reversen Cholesterintransports durch die Leber- und Farnesoid-X-Rezeptoren LXR und FXR.

MERKE

Die zelluläre Cholesterinhomöostase wird durch negative Feedback- und positive Feedforward-Mechanismen reguliert. Bei niedriger Cholesterinkonzentration im endoplasmatischen Retikulum ist die HMG-CoA-Reduktase aktiv, und SREBP2 wird aus dem ER in den Nucleus transloziert. Dort induziert SREBP2 die Transkription seiner Zielgene, z.B. HMG-CoA-Reduktase und LDL-Rezeptor. Bei hoher Cholesterinkonzentration im ER werden die HMG-CoA-Reduktase proteasomal degradiert und SREBP im ER zurückgehalten. Außerdem wird durch Oxysterine der nucleäre Hormonrezeptor LXR aktiviert, der ABCA1, ABCG1, ABCG5 und ABCG8 induziert und damit den Cholesterinefflux stimuliert.

18.3.2 Fettsäure- und Triglyceridstoffwechsel

Auch die Regulation des Fettsäure- und des Triglyceridstoffwechsels geschieht auf transkriptioneller und translationaler Ebene.

- An der **längerfristigen transkriptionellen Regulation** sind **SREBP1a und SREBP1c** sowie die **Peroxisomen-Proliferator-Agens-Rezeptoren (PPAR)** α, γ und β/δ zentral beteiligt. Die PPAR sind Mitglieder der nucleären Hormonrezeptor-Genfamilie und dimerisieren obligatorisch mit dem Retinoid-X-Rezeptor RXR. Ihr Name leitet sich von der ursprünglichen Beobachtung ab, dass die ersten bekannten PPARα-Aktivatoren, nämlich Fibrate, bei Nagetieren die Vermehrung von Peroxisomen induzieren. Dies ist bei humanen Zellen nicht der Fall. Die physiologischen Liganden der PPAR sind **ungesättigte Fettsäuren** oder deren Derivate (**Eicosanoide**; ➢ Abb. 18.21). PPARα und PPARγ werden zudem durch Medikamente aktiviert, nämlich durch **Fibrate** (Lipidsenker) bzw. **Thiazolidindione** (Glitazone, Insulinsensitizer).
- Ein Schlüsselprotein in der **kurzfristiger wirkenden posttranslationalen Regulation** des Fettsäure- und Triglyceridstoffwechsels ist die **AMP-Kinase**, die als schneller Sensor der Energiehomöostase fungiert und anabole sowie katabole Stoffwechselvorgänge reguliert (unten).

Fettsäuresynthese und -speicherung

Die Synthese von Fettsäuren und Triglyceriden wird als **Lipogenese** zusammengefasst und umfasst

- die zelluläre Aufnahme lipogener Substrate aus der Nahrung
- die endogene Fettsäure- und Triglyceridsynthese insbesondere in der Leber
- die Synthese von Triglyceriden aus Fettsäuren insbesondere im Fettgewebe.

SREBP1 reguliert v.a. die **Fettsäuresynthese**, während **PPARγ** die **Adipozytenentwicklung (Adipogenese) und Fettspeicherung** reguliert.

Regulation der Lipogenese durch SREBP1

SREBP1 kommt in zwei Spleißvarianten vor: **SREBP1a** wird **konstitutiv** v.a. in der Leber exprimiert, während **SREBP1c induzierbar** in der Leber und im weißen Fettgewebe exprimiert ist. Die Prozessierung von SREBP1a und SREBP1c geschieht wie für SREBP2 beschrieben (➢ Abb. 18.18).

- Der wichtigste **Induktor** der SREBP1c-Expression ist der Leber-X-Rezeptor **LXR**, dessen Expression wiederum durch **Insulin** induziert wird und der durch **Oxysterine** aktiviert wird. **Insulin** aktiviert außerdem SREBP1c **posttranslational** durch eine durch Phosphatidylinositol-3-Kinase **(PI-3-Kinase)** vermittelte Phosphorylierung. Überhaupt werden die meisten lipogenetischen Effekte des Insulins über SREBP1c vermittelt.
- Die wichtigsten **Inhibitoren** der SREBP1c-Expression sind **mehrfach ungesättigte Fettsäuren**, **Gallensäuren** und **Glucagon**. Die mehrfach ungesättigten Fettsäuren üben einen Teil ihrer inhibitorischen Wirkung über LXR aus, indem sie z.B. dessen Bindung an den SREBP1c-Promotor hemmen. Gallensäuren hemmen als Liganden von FXR ebenfalls die SREBP1c-Expression. Glucagon entfaltet seine hemmende Wirkung über die Aktivierung der AMP-Kinase.

SREBP1 reguliert die Expression mehrerer **Schlüsselenzyme** (➢ Abb. 18.22):

- der **Fettsäure- und Triglyceridsynthese** (z.B. Acetyl-CoA-Carboxylase, Fettsäure-Synthase)

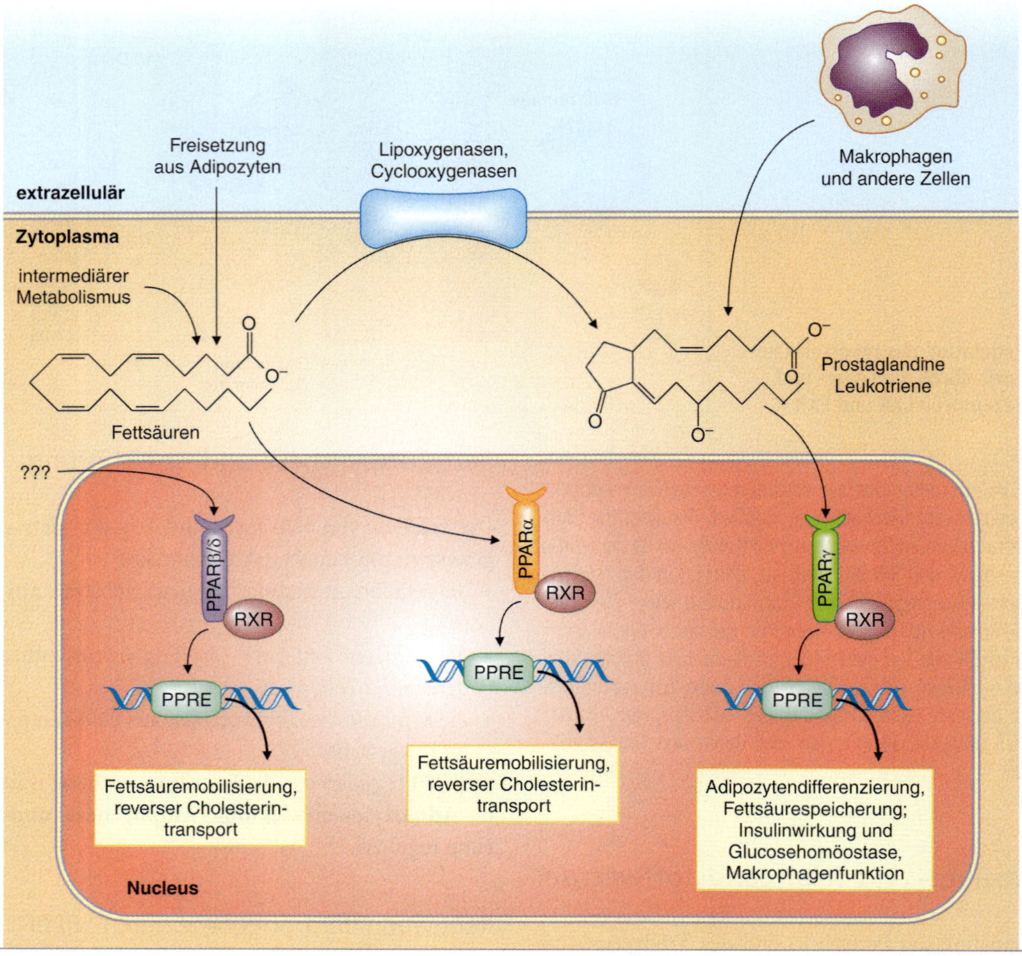

Abb. 18.21 Transkriptionelle Regulation des Fettsäurestoffwechsels durch Peroxisomen-Proliferator-Agens-Rezeptoren (PPAR). RXR = Retinoid-X-Rezeptor, PPRE = PPAR-responsives Element.

- der **Fettsäuredesaturierung** (z.B. Stearoyl-CoA-Desaturase)
- der **Triglycerid- und Phospholipidsynthese** (Glycerin-3-phosphat-Acyltransferase, GPAT).

Somit unterscheidet sich auf den ersten Blick das Spektrum der von SREBP1 regulierten Gene des Fettsäurestoffwechsels von dem von SREBP2 regulierten Genen des Cholesterinstoffwechsels. Dennoch konvergieren die beiden durch SREBP1 und SREBP2 regulierten Stoffwechselwege (> Abb. 18.22):

- Sowohl die **Cholesterinsynthese** als auch die **Fettsäuresynthese** gehen von **Acetyl-CoA** aus und erfordern **NADPH**.
- Drei wichtige **NADPH-generierende Enzyme**, nämlich das Malatenzym, die Glucose-6-phosphat-Dehydrogenase und die 6-Phosphogluconat-Dehydrogenase, werden durch SREBP1 und SREBP2 reguliert.
- Die Aktivierung von SREBP2 führt via Cholesterinsynthese und Cholesterinoxidation zur Bildung eines **LXR-Liganden**, der die Expression von SREBP1 und damit die Fettsäure- und Triglyceridsynthese stimuliert.
- SREBP1 und SREBP2 regulieren beide das **mikrosomale Transferprotein MTP**, das für die Assemblierung von **VLDL** nötig ist.

Die **konvergente Regulation** von Cholesterin- und Fettsäuresynthese sowie LDL-Rezeptor-Expression in der Leber fördert also letztlich die Versorgung der Peripherie mit endogen synthetisierten Fettsäuren, ohne sie mit Cholesterin zu überladen. Dieses fein eingestellte Gleichgewicht wird durch die westliche, an Cholesterin reiche und an ungesättigten Fettsäuren arme Ernährung gestört, was sich in den im Vergleich zu vielen anderen Ländern höheren Cholesterin- und Triglyceridkonzentrationen im Blut ausdrückt.

Regulation der Adipogenese und Fettspeicherung durch PPARγ

Die fettspeichernden Adipozyten entwickeln sich aus nicht fettspeichernden Vorläuferzellen, den **Präadipozyten**. Deren **Differenzierung in Adipozyten** wird initial durch die **C/EBP**-Transkriptionsfaktoren (C/EBP = CAAT/enhancer-binding proteins) und anschließend den Transkriptionsfaktor **PPARγ** reguliert. Außerdem reguliert PPARγ mehrere Gene, die für die **Aufnahme und Verstoffwechslung von Fettsäuren in Adipozyten** essenziell sind, nämlich

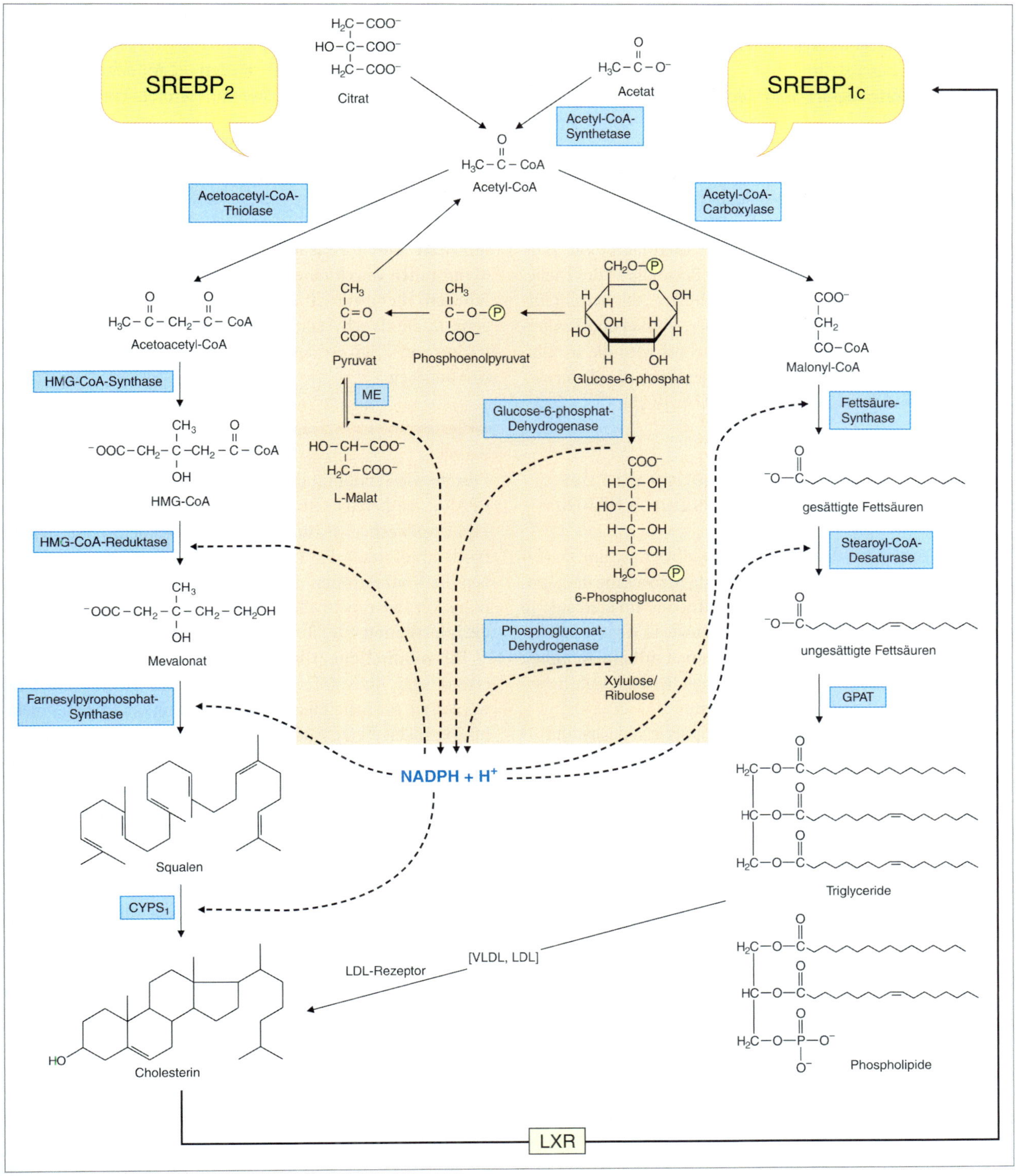

Abb. 18.22 SREBP2 und SREBP1c am Schnittpunkt in der Regulation von Cholesterin- und Fettsäurestoffwechsel. SREBP1c aktiviert Gene der Fettsäuresynthese und stimuliert die Bildung von Triglyceriden und Phospholipiden (rechts). SREBP2 hingegen stimuliert die Transkription von Genen für Enzyme der Cholesterinsynthese (links). Beide Stoffwechselwege benötigen NADPH, das durch die Reaktionen in der Mitte der Abbildung generiert wird. Sowohl SREBP1c als auch SREBP2 stimulieren drei Enzyme, die an dieser Reaktion teilnehmen, nämlich das Malatenzym (ME), die Glucose-6-phosphat-Dehydrogenase (G6PDH), und die 6-Phosphogluconat-Dehydrogenase (PGDH).
CYPS1 = Cytochrom-P450-Enzym S1, LXR = Leber-X-Rezeptor, LDL = Low-density-Lipoprotein, GPAT = Glycerin-3-phosphat-Acyltransferase.

18

- die **Lipoproteinlipase**, welche die Triglyceride von Chylomikronen und VLDL hydrolysiert und damit Fettsäuren für Adipozyten bereitstellt
- die **Fettsäuretransport- und -bindungsproteine** FATP/CD36 bzw. aP_2
- die **Acyl-CoA-Synthase**.

Da PPARγ in anderen Geweben, z.B. der Leber, nur schwach exprimiert ist, führt die physiologische PPARγ-Aktivierung nur zur Lipogenese im Fettgewebe. Dies ist bedeutsam für die **Behandlung mit PPARγ-Aktivatoren** (Thiazolidindione oder Glitazone), die als Insulinsensitizer zur Behandlung des Diabetes mellitus Typ 2 eingesetzt werden. PPARγ-Aktivierung fördert die Umverteilung von Fett aus Leber, Muskel und Pankreas in das Unterhautfettgewebe. Im Ergebnis wird die Insulinsensitivität erhöht, obwohl auf dem ersten Blick paradoxerweise das Fettgewebe vermehrt wird (➤ Abb. 18.21).

Regulation der Fettsäureutilisation und des reversen Cholesterintransports durch PPARα

Die transkriptionelle Regulation der Mobilisierung und Oxidation von Fettsäuren ist weniger gut verstanden als die der Lipogenese. Eine Schlüsselrolle spielt **PPARα**, das am stärksten in der Leber und im braunen Fettgewebe sowie in Herz- und Skelettmuskulatur exprimiert ist, also **Organen mit einem hohen Fettsäurekonsum**. Die von PPARα regulierten Gene haben zentrale Funktionen im Lipidkatabolismus:

- Die **Lipoproteinlipase** stellt durch Lipolyse von Chylomikronen und VLDL Fettsäuren für die Muskulatur bereit.
- **CD36** dient dem Transport von Fettsäuren durch die Plasmamembran, und **Fettsäurebindungsproteine (FABP)** dienen dem intrazellulären Transport im Zytosol.
- Die **Acyl-CoA-Synthase** aktiviert die Fettsäuren.
- Die **Carnitin-Palmitoyltransferase (CPT)** sorgt für den Transport der aktivierten Fettsäuren in das Mitochondrium.
- Die **Enzyme der mitochondrialen und peroxisomalen β-Oxidation** bauen die Fettsäuren ab.

Die besondere Bedeutung von PPARα für die Fettsäureoxidation wird deutlich durch dessen verstärkte Expression bei **Hunger und Ausdauertraining**. Ein weiteres Mitglied der PPAR-Genfamilie, **PPARβ/δ**, hat ein ähnliches Profil von Zielgenen wie PPARα, ist aber im Unterschied zu diesem **ubiquitär** exprimiert.

PPARα reguliert außerdem mehrere Gene des **HDL-Stoffwechsels**, was dessen **enge Beziehung zum Stoffwechsel von Fettsäuren und Triglyceriden** verdeutlicht:

- Die Erhöhung der Genexpression von **ApoA-I und ApoA-II** liefert die wichtigsten Strukturproteine der HDL.
- Durch Stimulation der LXR-Expression werden indirekt die Expression von **ABCA1** und damit der Lipidefflux und die Bildung von nascenten HDL gefördert.
- Die Stimulation der Expression von **Lipoproteinlipase** und **Phospholipidtransferprotein** ermöglicht die Generation und den Transfer von Oberflächen-Remnants, die zur HDL-Reifung beitragen.
- Die Stimulation von **SR-B1** fördert die Aufnahme von Cholesterin aus HDL in die Leber und steroidhormonproduzierende Organe.

Die Verknüpfung von Fettsäureutilisation und reversem Cholesterintransport durch PPARα ermöglicht somit, ähnlich wie die Verknüpfung von Lipogenese und Cholesterinstoffwechsel durch SREBP1 und SREBP2, die **Sicherung der Energiehomöostase durch Fettsäuren, ohne die Lipidhomöostase in Membranen durch einen Überschuss an Cholesterin zu gefährden**. Therapeutisch wird dieses Prinzip durch **Fibrate** ausgenutzt, die als schwache PPARα-Aktivatoren die Blutkonzentration von Triglyceriden senken und die des HDL-Cholesterins anheben.

Klinik

Fibrate wie Fenofibrat oder Gemfibrozil sind Aktivatoren von PPARα, die bereits seit Jahrzehnten für die Behandlung von **Lipidstoffwechselstörungen** eingesetzt werden. Sie senken die Blutkonzentration der Triglyceride um bis zu 30% und erhöhen die Konzentration des HDL-Cholesterins um bis zu 10%. In einigen, aber nicht allen kontrollierten Studien verminderte die Intervention mit Fibraten die Herzinfarktrate.

Thiazolidindione (**Glitazone**; z.B. Rosiglitazon oder Pioglitazon) sind Aktivatoren von PPARγ. Als **Insulinsensitizer** werden sie zur Behandlung und Prävention des Diabetes mellitus Typ 2 eingesetzt. Auf den ersten Blick paradoxerweise wird die Insulinresistenz vermindert, obwohl die Patienten an Gewicht zunehmen. In der Leber bremsen die verbesserte Insulinsensitivität und die verminderte Anflutung von freien Fettsäuren aus dem Fettgewebe die VLDL-Produktion, sodass auch das beim Diabetes mellitus häufig beobachtete Hypertriglyceridämie/Niedrig-HDL-Cholesterin-Syndrom korrigiert wird. In kontrollierten Studien zeigte sich, dass die Glitazone die Rate mehrerer Komplikationen des Diabetes mellitus senken helfen. Allerdings haben sie möglicherweise auch einen nachteiligen Effekt auf die Herzfunktion, u.U. als Ergebnis einer gehemmten Fettsäureverbrennung.

Regulation des Fettsäurestoffwechsels durch AMP-abhängige Kinase

Ein weiteres Schlüsselprotein in der Regulation des Lipidstoffwechsels ist die **AMP-abhängige Kinase (AMPK)**, die als Regulator der zellulären und systemischen Energiehomöostase vielfältige Prozesse im Glucose- und Lipidstoffwechsel, in der Appetitregulation sowie bei Zellwachstum, Proliferation und Entzündung beeinflusst. Der AMPK-Komplex ist eine aus drei Untereinheiten bestehende Serin-/Threoninkinase. Sie wird durch jede Form von Stress aktiviert, die zur **Depletierung von ATP** und zur **Anreicherung von AMP** führt. Die eigentliche Aktivierung der AMP-Kinase erfolgt (➤ Abb. 18.23)

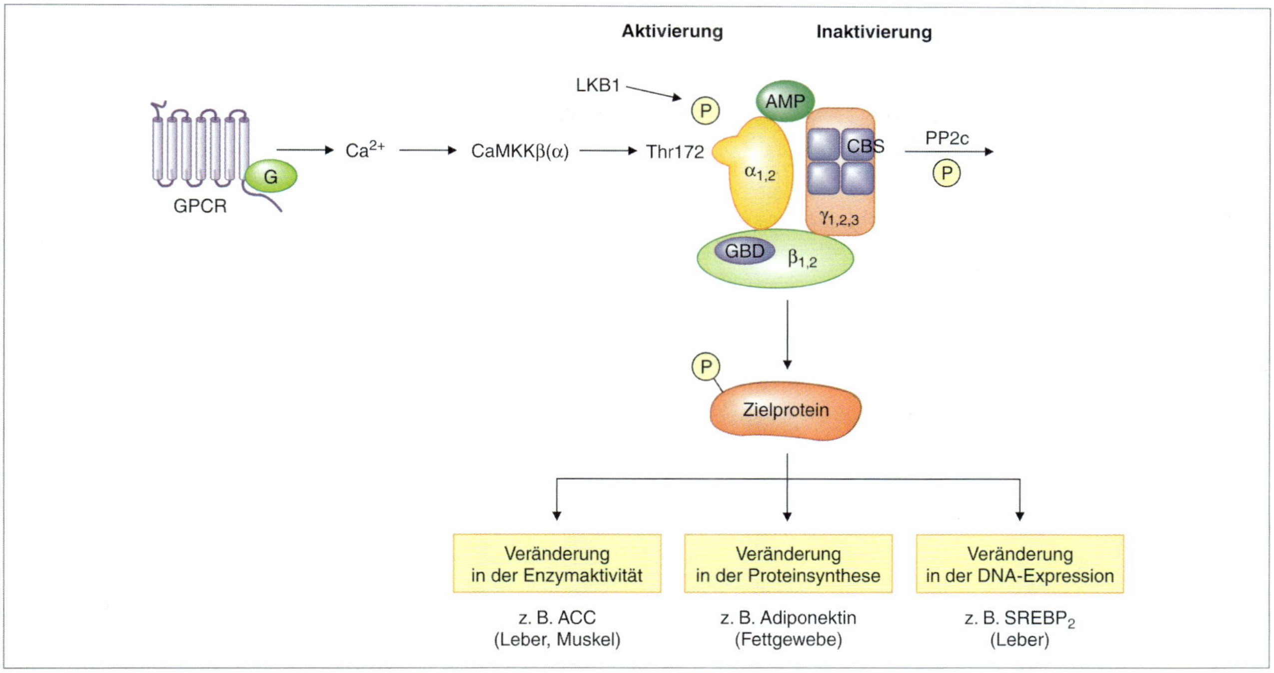

Abb. 18.23 Regulation der AMP-Kinase. Die AMPK besteht aus drei Untereinheiten. Die α-Untereinheit enthält die katalytische Domäne, eine autoinhibitorische Domäne und eine die β-Untereinheit bindende Domäne. Die β-Untereinheit bildet eine Nische für den AMPK-Komplex und enthält eine Glykogen-Bindungsdomäne (GBD). Die regulatorische γ-Untereinheit enthält vier Cystathionin-β-Synthase (CBS)-Domänen, in die AMP-Bindung involviert sind. Die beiden Kinasen LKB1 und Ca^{2+}/Calmodulin-abhängige-Protein-Kinase-Kinase (CaMKK) α oder β phosphorylieren die α-Untereinheit an Thr172, während AMP die AMPK-Aktivität allosterisch aktiviert. G-Protein-gekoppelte Rezeptoren (GPCRs) stimulieren AMPK via Calcium und CaMKK. Proteinphosphatase 2c (PP2c) dephosphoryliert AMPK, während ATP und Glykogen AMPK inaktivieren.

18

- **allosterisch durch AMP**
- durch Stimulierung der Phosphorylierung mittels stromaufwärts von AMP agierender Kinasen
- durch Hemmung der Dephosphorylierung mittels Phosphatasen.

Nach Aktivierung schaltet die AMPK **anabole Stoffwechselwege ab** und **katabole Stoffwechselwege an**. In Bezug auf den Lipidstoffwechsel bedeutet dies, dass die aktivierte AMPK lipogenetische Prozesse hemmt und lipolytische Prozesse fördert.

- Spezifisch werden die folgenden **lipogenetischen Schlüsselenzyme** posttranslational durch Verminderung der AMPK-Aktivität **gehemmt**: Acyl-CoA-Carboxylase (➤ Kap. 7.2.3), Fettsäure-Synthase und HMG-CoA-Reduktase. Auch die durch AMPK **unterdrückte Expression von SREBP1c** begrenzt die Lipidsynthese in der Leber. Neben dem Mangel an AMP sind **Insulin** im Fettgewebe und hohe Glucosekonzentrationen in der Leber für die Hemmung der Lipogenese durch AMPK-Hemmung bedeutsam.
- AMPK-Aktivierung **stimuliert die hormonsensitive Lipase im Fettgewebe** und die **β-Oxidation**. Für die Lipolyse wichtige **AMPK-Aktivatoren** sind neben AMP **Glucagon, Noradrenalin**, das im Fettgewebe synthetisierte **Adiponektin** sowie das Antidiabetikum **Metformin**.

022 IMPP-Fragen

MERKE

Die Fettsäure- und die Triglyceridsynthese werden durch die Transkriptionsfaktoren SREBP1c, v.a. in der Leber, und PPARγ, v.a. im Fettgewebe, gefördert. SREBP1c vermittelt die meisten lipogenetischen Effekte des Insulins. Ungesättigte Fettsäuren sind die wichtigsten Hemmer von SREBP1c. Die Verbrennung von Fettsäuren in Leber und Muskulatur wird wesentlich durch PPARα stimuliert. PPARα-Aktivierung fördert außerdem den HDL-Stoffwechsel und den reversen Cholesterintransport. Die AMP-abhängige Kinase nimmt in der posttranslationalen Regulation des Lipidstoffwechsels eine Schlüsselrolle ein, indem sie lipogenetische Enzyme sowie SREBP1c hemmt und die Lipolyse fördert. Fibrate und Thiazolidindione (Glitazone) sind Aktivatoren von PPARα bzw. PPARγ und werden therapeutisch zur Behandlung von Fettstoffwechselstörungen bzw. Diabetes mellitus Typ 2 eingesetzt. Das ebenfalls antidiabetisch wirksame Metformin aktiviert die AMP-abhängige Kinase AMPK.

ZUSAMMENFASSUNG

Intrazellulärer Lipidtransport

Der intrazelluläre Transport von Lipiden erfolgt entweder in einer Lipidphase oder wird durch Lipidtransferproteine erleichtert. Innerhalb der Membransysteme unterscheidet man die laterale oder transversale Diffusion zwischen sich berührenden Membranen gleicher Organellen und das Flipflop zwischen den beiden Schichten der Zellmembranen. Der Lipidtransport in das oder aus dem Zytosol sowie über Lücken zwischen eng benachbarten Membranen unterschiedlicher Organellen wird oft durch Lipidtransferproteine unterstützt. Der Lipidtransport zwischen weiter auseinanderliegenden Donor- und Akzeptormembranen erfolgt durch vesikulären Transport. Von extrazellulär gelangen Lipide entweder durch rezeptorvermittelte Endozytose von Lipid-Protein-Partikeln (Lipoproteine) oder durch monomeren Transport. Im letzteren Fall fungieren Proteine oder Mizellen als Donoren, und Lipidbindungsproteine der Plasmamembran erleichtern den Transport in die Zelle.

Lipoproteine und interzellulärer Lipidtransport

Lipoproteine vermitteln den interzellulären Lipidtransport. Apolipoproteine ermöglichen zusammen mit den amphipathischen Phospholipiden die Wasserlöslichkeit dieser Partikel und wirken als Liganden für Lipoproteinrezeptoren oder als Modulatoren für Enzyme des Lipoproteinstoffwechsels. Die Lipoproteine werden nach ihrer Dichte eingeteilt, nämlich in Chylomikronen und VLDL, die v.a. Triglyceride transportieren, sowie LDL und HDL, die dem Transport von Cholesterin dienen.

Die mit der Nahrung aufgenommenen Lipide werden mit den Chylomikronen transportiert. Die Triglyceride werden durch Lipoproteinlipase hydrolysiert. Die bei der Lipolyse überbleibenden Restpartikel, Oberflächen-Remnants und Core-Remnants, werden auf HDL übertragen bzw. durch ApoE-Rezeptoren in Leberzellen internalisiert und degradiert.

Die von der Leber sezernierten VLDL erfüllen eine wichtige Aufgabe in der Versorgung von quergestreifter Muskulatur und Fettgewebe mit endogen synthetisierten Fettsäuren. Durch den Transfer von Cholesterylestern aus HDL sowie durch die von Lipoproteinlipase und hepatischer Lipase vermittelte Hydrolyse der Triglyceride entstehen letztlich LDL. Ihre wichtigste Aufgabe ist der Transport von Cholesterin an die Leber zwecks Eliminierung aus dem Körper. Hierzu werden die LDL durch den LDL-Rezeptor gebunden und internalisiert. Das durch lysosomale Hydrolyse freigesetzte Cholesterin erfüllt regulatorische Funktionen, was eine Überladung der Zelle mit neu synthetisiertem oder via LDL-Rezeptor aufgenommenem Cholesterin verhindert. Einige LDL werden oxidativ oder enzymatisch modifiziert, wodurch sie Liganden von Scavenger-Rezeptoren der Makrophagen werden. Wegen ihrer fehlenden Regulierbarkeit durch Cholesterin werden Makrophagen über diesen Stoffwechselweg stark mit Cholesterin beladen. Die daraus resultierende Schaumzellbildung gilt als Schlüsselschritt in der Atherosklerose.

HDL und HDL-Bestandteile üben antiatherogene Funktionen aus, z.B. die Vermittlung des Transports von Cholesterin aus Makrophagen-Schaumzellen der Arterienwand zur Leber (reverser Cholesterintransport). Die Bildung und die Reifung von HDL erfordern ApoA-I als wichtigstes Strukturprotein, ABCA1 für die Bereitstellung von Phospholipiden und Cholesterin sowie LCAT für die Veresterung von Cholesterin. Der Transport von Cholesterylestern aus HDL zur Leber und zu steroidhormonproduzierenden Zellen geschieht zum größten Teil indirekt durch CETP-vermittelten Transfer von Cholesterylestern auf ApoB-haltige Lipoproteine, die dann durch den LDL-Rezeptor-Stoffwechselweg katabolisiert werden. Bei der damit verknüpften HDL-Konversion wird lipidfreies ApoA-I freigesetzt, das die Biogenese der HDL neu startet oder das renal eliminiert wird. Ein kleinerer Teil der HDL wird durch Rezeptoren direkt eliminiert.

Regulation des Lipid- und Lipoproteinstoffwechsels

Die zelluläre Cholesterinhomöostase wird durch negative Feedback- und positive Feedforward-Mechanismen reguliert. Bei niedriger Cholesterinkonzentration im endoplasmatischen Retikulum ist die HMG-CoA-Reduktase aktiv, und es wird SREBP2 aus dem ER in den Nucleus transloziert, wo dieser die Transkription seiner Zielgene induziert, z.B. HMG-CoA-Reduktase und LDL-Rezeptor. Bei hoher Cholesterinkonzentration im ER werden die HMG-CoA-Reduktase proteasomal degradiert und SREBP im ER zurückgehalten. Außerdem wird durch Oxysterine der nucleäre Hormonrezeptor LXR aktiviert, der ABCA1, ABCG1, ABCG5 und ABCG8 induziert und damit den Cholesterinefflux und den reversen Cholesterintransport stimuliert.

Die Fettsäure- und die Triglyceridsynthese werden durch die Transkriptionsfaktoren SREBP1c, v.a. in der Leber, und PPARγ, v.a. im Fettgewebe, gefördert. SREBP1c wird durch Insulin stimuliert und durch ungesättigte Fettsäuren gehemmt. Die Verbrennung von Fettsäuren in Leber und Muskulatur wird wesentlich durch PPARα stimuliert. PPARα-Aktivierung fördert außerdem den HDL-Stoffwechsel und den reversen Cholesterintransport. Die AMP-Kinase nimmt in der posttranslationalen Regulation des Lipidstoffwechsels eine Schlüsselrolle ein, indem sie lipogenetische Enzyme sowie SREBP1c hemmt und die Lipolyse fördert.

Fragen

1. Warum stellen Lipide Zellen vor besondere Transportprobleme? Wie werden diese Probleme gelöst?
2. Beschreiben Sie die wichtigsten Strukturmerkmale der Lipoproteinklassen. Denken Sie an Proteine und Lipide.
3. Beschreiben Sie die Resorption, den Stoffwechsel und den Transport von Nahrungsfetten.
4. Welche Funktionen haben VLDL und LDL im Lipidtransport?
5. Das Cholesterylestertransferprotein CETP ist ein Target für die Entwicklung von Medikamenten zur Prävention und Therapie der Atherosklerose. Was halten Sie für die richtige Strategie? Hemmung oder Stimulation? Welche Auswirkungen sind dabei auf die Konzentration der Lipoproteine zu erwarten und welche Effekte auf die Cholesterinbilanz des Organismus?
6. Beschreiben Sie die Cholesterinhomöostase von Makrophagen. Denken Sie dabei an den Import und Export sowie die regulatorischen Effekte des Cholesterins. Worin unterscheidet sie sich von der in anderen Zellen?
7. Was bedeuten negative Feedback- und positive Feedforward-Regulation im Cholesterinstoffwechsel? Welche Transkriptionsfaktoren sind beteiligt?
8. Einfach ungesättigte und noch mehr mehrfach ungesättigte Fettsäuren in der Nahrung haben einen günstigen Einfluss auf die Triglyceridkonzentration im Plasma. Wie erklären Sie sich diesen Effekt?
9. Derzeit werden duale PPAR-Agonisten entwickelt, die sowohl PPARα als auch PPARγ aktivieren. Welche Effekte auf den Lipid- und Lipoproteinstoffwechsel erwarten Sie? Wo könnten die Probleme liegen?
10. LXR-Agonisten werden als interessante Targets für die Prävention und Therapie der Atherosklerose angesehen. Wie erklären Sie sich das? Welche positiven und negativen Effekte auf den Lipid- und Lipoproteinstoffwechsel erwarten Sie?

KAPITEL

19

G. Woehlke

Zellarchitektur und Motilität

Praxisfall

Michael ist 14 und seit einem Jahr an den Rollstuhl gefesselt. Als Dreijähriger fiel zunächst auf, dass er beim Wettrennen mit seinen Freunden nicht mitkam. Seine Eltern bemerkten auch, dass er beim Treppensteigen zunehmend mehr Mühe hatte. Der Hausarzt erkannte Michaels Muskelschwäche und überwies ihn an die Universitätsklinik, wo genetische Tests durchgeführt wurden. Die PCR mit Leukozyten-DNA zeigte eine Deletion im Exon 46 des Dystrophin-Gens, und es wurde so zur Gewissheit, dass Michael an der bis heute unheilbaren Duchenne-Muskeldystrophie leidet. Das Dystrophin-Gen liegt auf dem X-Chromosom. Bei Jungen gibt es daher kein zweites, intaktes Allel des Gens, das den vom verkürzten und vom Körper degradierten Dystrophin verursachten Defekt kompensieren könnte.

Die Duchenne-Muskeldystrophie ist eine der häufigsten genetisch bedingten Krankheiten und tritt bei etwa einem von 3500 Jungen auf. Das Dystrophin-Gen ist mit 2,6 Mio. Basenpaaren das längste im menschlichen Genom gefundene Gen. Es besteht aus 79 Exons und 78 Introns, die über 99% des Gens ausmachen. Daher ist das Gen relativ anfällig für spontane Mutationen (ca. 25% der Betroffenen). Wie bei Michael zeigt sich aber in den meisten Fällen, dass die Mutter eine Überträgerin (Konduktorin) ist, die wegen des zweiten X-Chromosoms bei Frauen selbst keine Symptome aufweist.

Dystrophin ist als strukturelle Schlüsselkomponente von Muskeln daran beteiligt, die Sarkomere in der Zellmembran von Muskeln zu verankern. Extrazelluläre Bindepartner halten diese Kontaktstrukturen im Gewebe. Fehlt Dystrophin im Muskel, degeneriert er mit der Zeit, und die zerstörten Muskelfasern werden durch Bindegewebe ersetzt (Fibrose). Bis heute gibt es zwar diverse Ideen und Versuche, die Duchenne-Muskeldystrophie mittels Genreparatur, Stammzelltherapie und anderer Mittel zu heilen, aber keiner dieser Ansätze ist bisher klinisch einsetzbar. Daher hat Michael eine niedrige Lebenserwartung und wird voraussichtlich im frühen Erwachsenenalter sterben, wenn Atem- und Herzmuskulatur degenerieren.

Zur Orientierung

Eukaryontische Zellen besitzen verschiedene **intrazelluläre Filamentsysteme**, von denen die meisten einem von drei Haupttypen zugeordnet werden können. Man unterscheidet der Dicke nach **Actinfilamente** (etwa 6 nm Dicke), **Intermediärfilamente** (10 nm) und **Mikrotubuli** (24 nm).

➤ Abb. 19.1 zeigt einen Größenvergleich von wichtigen Makromolekülen der Zelle mit Zytoskelettproteinen. Die verschiedenen Filamentsysteme weisen unterschiedliche biophysikalische Eigenschaften auf und dienen

- zur Erzeugung von Zugfestigkeit einer Zelle
- zur Erzeugung lokaler Viskositätsänderungen, die für Zellmotilität wichtig sind
- als Verankerung von Zell-Zell- oder Zell-Matrix-Kontaktpunkten
- als Transportwege innerhalb der Zelle

Aktive Beweglichkeit ist ein auffälliges Merkmal von Lebewesen. Bei Wirbeltieren geschieht die Fortbewegung mit **Muskelarbeit**, die auf der Bewegung des Motorproteins **Myosin** entlang von **Actinfilamenten** beruht. Einzellige Eukaryonten bewegen sich durch **Zilien**- oder **Geißelschläge**, die durch Bewegung von Motoren der **Dynein**-Proteinfamilie entlang von **Mikrotubuli** erzeugt werden. Dieselben molekularen Mechanismen wie bei einzelligen Lebewesen erzeugen beim Menschen die Bewegung von Spermien, und auch Flimmerepithelien funktionieren auf molekularer Ebene prinzipiell nach gleichen Mustern.

Zum Themenkomplex Bewegung und molekulare Motoren gehören auch **intrazelluläre Bewegungsphänomene**. Neuronen sind z.T. extrem lang gestreckte Zellen, deren distale Enden durch einen aktiven, von **Mikrotubuli abhängigen**

Transport versorgt werden. Auch die Aufnahme von extrazellulären Komponenten (Endozytose), z.B. zur Vernichtung von infektiösen Erregern durch Makrophagen, braucht Motorproteine. **Endozytotische Vesikel** werden am kortikalen Actinzytoskelett mithilfe von **Myosinmotoren** transportiert, bevor sie auf **Kinesinmotoren** „umschalten" und am Mikrotubulizytoskelett entlanglaufen. Auch Sekretion und transepithelialer Transport erfolgen vermutlich auf ähnlichem Wege. Zur Erfüllung dieser Aufgaben besitzen Eukaryonten drei Klassen von **Motorproteinen**: Myosine, Dyneine und Kinesine. Diese molekularen Motoren erzeugen die lineare Bewegung und Kraft entlang von Filamentsystemen des Zytoskeletts.

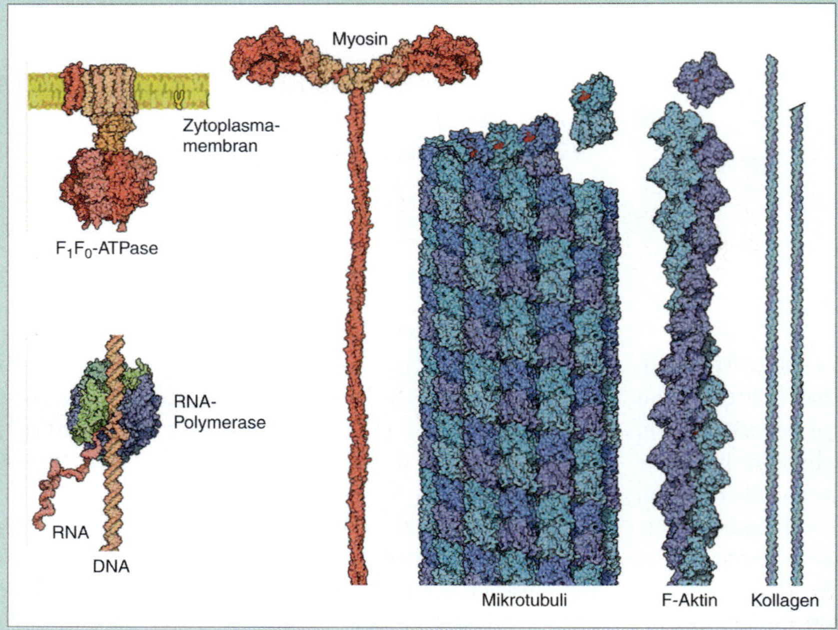

Abb. 19.1 Übersicht über relative Größen von Zytoskelettfilamenten und Vergleich mit anderen Proteinen.

19.1 Zytoskelett

19.1.1 Intermediärfilamente

Aufbau von Intermediärfilamenten

Intermediärfilamente (IF) sind ca. 10 nm dicke Filamente und typische Zytoskelettkomponenten von Vertebratenzellen. Pilze, Insekten oder Würmer besitzen nur Lamine und atypische IF-Formen. Intermediärfilamente verleihen ihren Trägerzellen Elastizität und mechanische Zugfestigkeit. Sie sind ferner wichtige Partner von Zellkontaktstrukturen und bilden u.a. die intrazelluläre Verankerung von Desmosomen und Hemidesmosomen (➢ Kap. 20).

Man kennt eine Vielzahl verschiedener, gewebespezifischer Intermediärfilamente. Das gemeinsame Merkmal von Intermediärfilamenten ist der strukturelle Aufbau des Intermediärfilamentpolymers (➢ Abb. 19.2). Die Grundbausteine, Intermediärfilamentproteine, bilden parallel angeordnete Paare von Polypeptidketten, die als charakteristisches Dimerisierungsmotiv **Coiled-coil**-Bereiche aufweisen (➢ Abb. 19.2). Coiled coils basieren auf α-Helices der Proteinpartner, die sich umeinandergewunden zusammenlagern. Die Proteine besitzen meist **Heptapeptidwiederholungen**, wobei jeweils an Position 1 und 4 unpolare Aminosäuren liegen, die miteinander hydrophobe Wechselwirkungen eingehen (➢ Kap. 2). Coiled coils können sich (wie bei IF-Proteinen) aus zwei α-Helices bilden, aber es gibt auch mehrsträngige Arrangements. Die Coiled-coil-Bereiche werden N- und C-terminal von nichthelikalen Bereichen (Kopf und Schwanz) flankiert. Diese Domänen sind charakteristisch für die jeweilige Intermediärfilamentuntergruppe.

Intermediärfilamentdimere lagern sich zu antiparallelen Tetrameren zusammen, den eigentlichen Bausteinen der Intermediärfilamente. Sie polymerisieren in der Folge durch Zusammenlagerung hintereinander und seitlich zueinander (➢ Abb. 19.2). Je nach Typus entstehen hierbei Filamente mit einer Dicke von vier bis zwölf Tetrameren. Durch die antiparallele Anordnung zweier Dimere im Tetramer bildet sich **keine polare Filamentstruktur** aus. Dies ist ein wichtiger Unterschied zu F-Actin und Mikrotubuli. Die strukturellen Details der Intermediärfilamente sind bei den verschiedenen Vertretern unterschiedlich. Es unterscheiden sich nicht nur die Größen und Sequenzen der Kopf- und Schwanzdomänen, sondern auch die Arten, wie sich die Proteinketten zu Intermediärfilamenten zusammenlagern.

Unterschiede zwischen den verschiedenen Vertretern finden sich auch in Bezug auf die insgesamt **wenig ausgeprägte Dynamik** der Filamente. Während Zytokeratin nach Ausbildung von Keratinfilamenten nicht mehr depolymerisiert, werden Lamine

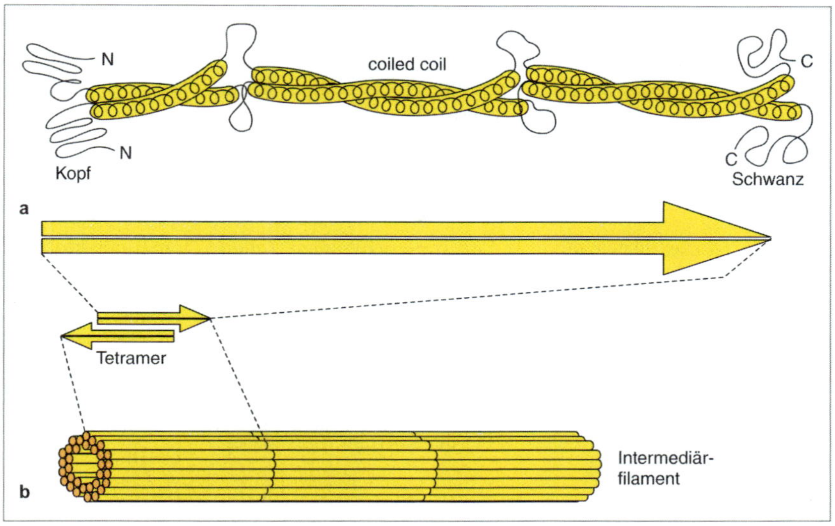

Abb. 19.2 Grundstruktur von Intermediärfilamenten.
a) Schematische Struktur von Intermediärfilamentproteinen mit ihrer zentralen Coiled-coil-Struktur. Die Orientierung, N- zu C-Terminus, ist durch einen Pfeil angedeutet.
b) Im Tetramer ordnen sich zwei Dimere antiparallel an und polymerisieren je nach dem spezifischen Assemblierungstypus zu ca. 10 nm dicken Filamenten.

im Zuge der Zellteilung abgebaut und anschließend wiederaufgebaut. Die Polymerisierung erfolgt unabhängig von ATP oder GTP, weil das Filament energetisch dem Zustand als lösliches Dimer bevorzugt wird. Wo Intermediärfilamente wieder aufgelöst werden, geschieht dies durch Phosphorylierung.

MERKE

Intermediärfilamente bilden in der Zelle ein Geflecht aus Filamenten von etwa 10 nm Dicke. Sie dienen der mechanischen Belastbarkeit von Zellen und sind aus Intermediärfilamentproteinen aufgebaut, die charakteristisch für einen bestimmen Zelltyp sind. Sie polymerisieren unabhängig von ATP oder GTP und besitzen keine Polarität.

Intermediärfilamentproteine

Abgesehen von ihrer charakteristischen zentralen Coiled-coil-Region sind Intermediärfilamentproteine sehr divergent. Sie werden aufgrund ihrer Sequenzähnlichkeit, Domänenstruktur und Assemblierungsprinzipien in verschiedene Untergruppen eingeteilt, deren wichtigste in ➤ Tab. 19.1 aufgeführt sind.

Keratin

Keratine sind typische IF der Haut und anderer Epidermisgewebe. Spezifisch für Keratine ist, dass ihre Grundbausteine, die IF-Dimere, immer aus einer sauren und einer basischen Untereinheit zusammengesetzt sind. Sie kommen in 15 Typen vor, die jeweils aus unterschiedlichen Paaren von Keratinpolypeptiden bestehen und die z.T. sehr spezifisch für bestimmte Organe und Hautschichten sind.

Zytokeratine vermitteln die Elastizität und Druckstabilität der Hautzellen. Sie sind in Desmosomen über BPAG verankert (Bullosa pemphigoid antigen, ➤ Abb. 20.8), durch die die Hautzellen untereinander zusammengehalten werden. Zytokeratinfilamente dienen als Widerlager dieser Zellkontaktstrukturen.

Tab. 19.1 IF-Gruppen und ihre Vertreter

Intermediärfilament	zugrunde liegende Proteine	Vorkommen
Keratin (synonym: Zytokeratin)	saure Zytokeratine, basische Zytokeratine	Haut, Epithelien
Vimentin	Vimentin	Mesenchymzellen (Fibroblasten, Fett-, Knorpel-, Knochenzellen)
Neurofilamente	leichte, mittlere und schwere Neurofilamentproteine (NF-L, NF-M und NF-H)	Neuronen
GFAP	GFAP (glial fibrillary acidic protein)	Astrogliazellen
Desmin	Desmin	Muskelzellen
Lamin	Lamin A/C	Zellkernhülle

Das Muster der Keratinexpression ist z.T. so spezifisch, dass man beispielsweise den Ursprung von Tumoren anhand der enthaltenen Keratine bestimmen kann. In der Praxis wird allerdings normalerweise eine Vielzahl kombinierter Tumormarker benutzt.

Klinik

Da Keratine für den Aufbau und die Struktur der Epidermis essenziell sind, äußern sich die bekannten Keratinerbkrankheiten oft durch Fehlfunktionen der Haut. Verschiedene Formen der **Epidermolysis bullosa** heredita, die sich durch Bläschenbildung der Haut und erhöhte Brüchigkeit bei mechanischer Belastung zeigt, beruhen auf Mutationen in den Genen für Keratin-5 und -14. Auch Mutationen anderer Strukturproteine, z.B. von Plakinen und ECM-Molekülen der Basallamina, können sich als Formen von Epidermolysis zeigen. Je nachdem, für welche Hautschicht die betroffenen Strukturproteine wichtig sind, lösen sich nur die äußeren Strata (Typ simplex) oder die gesamte Haut oberhalb (junctionalis) oder unterhalb (dystrophica) der Basallamina ab. **Ichthyosis**, die sich in schuppiger Haut äußert, kann auf Mutationen in den Keratingenen 1, 2a, 10 u.a. beruhen.

Vimentin

Vimentin ist das vorwiegende IF von mesenchymalen Zellen (Fibroblasten, Makrophagen, Bindegewebszellen und verwandte Zellen; ➤ Abb. 19.3). Es gehört wie die Lamine zu den IF, die während der Mitose disassembliert werden. Den Interphasezellen verleiht es mechanische Resistenz gegen Zug, und es interagiert mit dem Golgi-Apparat und den Lysosomen. Möglicherweise hilft es außerdem bei der korrekten zellulären Verteilung dieser Vesikel.

Neurofilamente

Neurofilamente sind wesentliche Komponenten von Axonen und Dendriten. In den Neurofilamenten wurden **drei IF-Proteine** mit unterschiedlichen Massen gefunden, **NF-L**, **-M** und **-H** („light", „medium" und „heavy"). Die drei Proteine unterscheiden sich in ihrer Schwanzdomäne, die nicht an der Coiled-coil-Bildung beteiligt ist. Alle drei Proteine finden sich innerhalb eines einzigen Neurofilaments. Die Schwanzdomänen von NF-M und -H sind an der Vernetzung benachbarter NF-Untereinheiten im Filament beteiligt, wobei NF-H zudem mit Actin und Mikrotubuli interagieren kann. Neurofilamente werden im Zellkörper synthetisiert und erst danach in die Axone transportiert.

Sammeln sich NF-Proteine aufgrund von erblichen Störungen in Neuronen an, können daraus vermutlich **neurodegenerative Erkrankungen** wie die Charcot-Marie-Tooth-Krankheit (Mutationen in NF-L) oder amyotrophe Lateralsklerose (Deletionen im NF-H-Gen) resultieren. Dabei ist die Frage nicht ganz geklärt, ob die Akkumulation ursächlich für die Degeneration verantwortlich ist oder nur ein Symptom darstellt. Klar ist aber, dass ein Mangel von Neurofilamenten an den Axonenden in Zellkultur eine Rückbildung der Axone bewirkt.

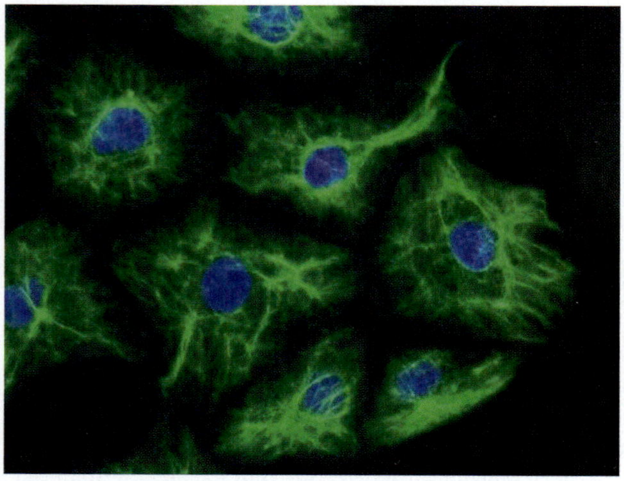

Abb. 19.3 Vimentinzytoskelett einer BSC-1-Zellkulturzelle. Vimentin-IF (grün) ziehen sich als Netzwerk durch die Zellen (Kerne: blau).

Desmin

Desmin ist typisch für Muskelgewebe. Im Skelettmuskel verbindet es die Z-Scheiben der benachbarten Myofibrillen miteinander und verankert sie an den Costameren. Es sind erbliche Myopathien und Kardiomyopathien bekannt, die auf Desminmutationen zurückzuführen sind. Eine genauere Diskussion über Costamere und ihre Bedeutung ist im Zusammenhang mit Muskeldystrophie zu finden (➤ Kap. 19.2.1).

Lamine

Da die Lamine schon in einzelligen Eukaryonten vorkommen, gelten sie als evolutionärer Urtyp der Intermediärfilamente. Sie bilden unter der Kernmembran ein Netzwerk, das nicht nur der mechanischen Stabilität des Kerns dient, sondern offenbar auch an der Organisation des Chromatins beteiligt ist (➤ Klinik-Kasten). Mutationen im Lamin sind als Ursache für bestimmte Formen von Kardiomyopathie und von Emery-Dreifuss-Muskeldystrophie identifiziert worden.

Generell sind IF wenig dynamisch und in der Zelle keinen wiederholten Auf-und-Abbau-Zyklen unterworfen. Lamine sind eine Ausnahme. Da sich während der Mitose die Kernmembran auflöst, müssen auch die Laminfilamente depolymerisiert werden. Dies geschieht durch Phosphorylierung dreier Serinreste im nichthelikalen Bereich.

Klinik
Eine spektakuläre, seltene Erbkrankheit, die Hutchinson-Gilford-**Progerie**, ist auf eine Punktmutation im Lamin-A-Gen zurückzuführen. Bei dieser Krankheit treten bereits im Kindesalter einige typische Alterungssymptome auf. Unter anderem sieht die Haut der betroffenen Kinder alt und faltig aus, und die Neigung zu Schlaganfällen ist erhöht. Doch fehlen auch einige Alterungsprozesse, und das Risiko für Alzheimer-Krankheit und Altersdemenz ist nicht erhöht. Zähne wachsen sogar eher später als normal. Diese Symptome lassen auf eine komplizierte genetische Pathogenese und nicht auf eine veränderte mechanische Resistenz des Zellkerns schließen.

MERKE
Keratin, Vimentin, Neurofilamente und Desmin sind häufige Intermediärfilamenttypen, die spezifisch in Epithelien, mesenchymalen Zellen, Neuronen und Muskeln vorkommen. Lamin A/C ist das einzige Intermediärfilament, das auch bei Nichtvertebraten in allen Zellen als Kernverstärkung vorkommt.

19.1.2 Actinfilamente

Actin ist mit einem Anteil von 10–20% eines der häufigsten Proteine der meisten Zelltypen. Es liegt in der Zelle ungefähr

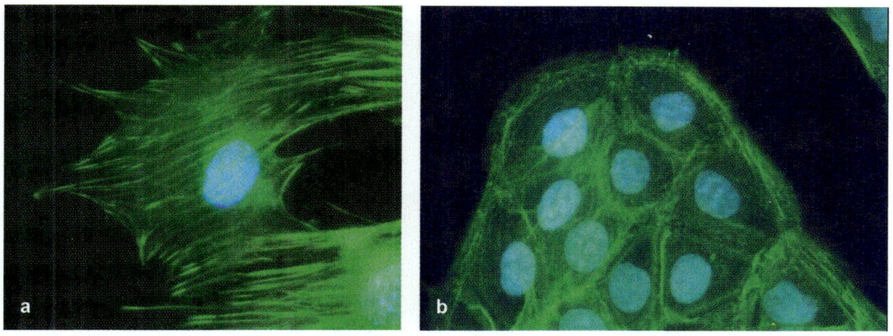

Abb. 19.4 Actin in der Zelle. Actinfilamente können in der Zelle verschiedene Erscheinungsformen haben.
a) Fibroblast mit Actinkabeln („Stress fibres" oder Stressfasern).
b) Keratinozyten, die einen Kortex aus F-Actin (grün) unter der Zellmembran aufweisen (blau: Kerne).

zur Hälfte in etwa 6 nm dicken Actinfilamenten (filamentöses oder **F-Actin**) und zur anderen Hälfte als nichtpolymerisiertes Protein (globuläres oder **G-Actin**) vor. Beide Formen stehen in einem dynamischen Gleichgewicht (➤ Abb. 19.4).

Im menschlichen Genom finden sich sechs Actingene. Die verschiedenen Actinformen sind gewebespezifisch exprimiert (spezielle Formen für Skelettmuskel, Herzmuskel, glatte Muskel und Nichtmuskelzellen), ähneln sich auf Sequenzebene sehr stark und verhalten sich biochemisch weitgehend gleich (➤ Tab. 19.2). Überhaupt gehören Actine zu den evolutionär am stärksten konservierten Proteinen und weisen selbst zwischen Hefe und Mensch nur sehr geringe Sequenzunterschiede auf. Neben seiner essenziellen Rolle bei der Muskelfunktion ist Actin für Zellbewegung, Wanderung und Verankerung im Gewebe unerlässlich.

Tab. 19.2 Verteilung von Actinisoformen

Actinisoform	Verbreitung	Genname, bekannte Krankheiten
β-Actin	verbreitet in Nichtmuskelzellen	ACTB
γ1-Actin	verbreitet in Nichtmuskelzellen	ACTG1, Hörverlust und Taubheit
α1-Actin	Skelettmuskel	ACTA1, nemaline Myopathie
α-„cardiac"-Actin	Herzmuskel	ACTC, Kardiomyopathie
γ2-„enteric"-Actin	glatter Muskel	ACTG2
α2-Actin	glatter Muskel	ACTA2

Polymerisation und chemische Gleichgewichte von Actin

Elektronenmikroskopisch stellen sich Actinfilamente als etwa 6 nm dicke, schraubenförmig rechtsgedrehte Filamente mit einer Ganghöhe von 37 nm dar. Sie bestehen aus Actinuntereinheiten, die sich zu Filamenten anordnen („polymerisieren"). Actinmonomere sind 42 kDa groß, zeigen in der Kristallstruktur einen Aufbau aus vier U-förmig angeordneten Proteindomänen, die in ihrem Zentrum ein ATP- oder ADP-Molekül binden (➤ Abb. 19.5). Aufgrund der stereospezifischen Anlagerung der G-Actin-Untereinheiten im Filament entsteht eine **polare Struktur**. Durch Dekoration mit Myosinköpfen kann diese sichtbar gemacht werden (➤ Kap. 19.2). Da sich die Myosinköpfe in einem spitzen Winkel zum Filament anordnen, entstehen ein scheinbar pfeilförmiges Ende („pointed end", Minusende) und ein eingekerbtes Ende („barbed end", Plusende). Die ATP-Hydrolyse ist energetisch nicht direkt an die Ausbildung des Filaments gekoppelt. Die Filamentbildung wird vielmehr durch die Enthalpieänderung begünstigt, die sich durch die Interaktion benachbarter Actinuntereinheiten ergibt.

In der Zelle befindet sich F-Actin in **ständigem Auf- und Abbau**. Diese Dynamik ist für viele Funktionen des Actinzytoskeletts essenziell. Beispielsweise drücken actinvermittelte Prozesse die Zellmembran im Zuge von Zellbewegung nach vorn oder helfen durch Ausbildung eines kontraktilen Rings, zwei Tochterzellen nach beendeter Mitose zu trennen (Zytokinese). Auch die Abschnürung von Endozytosevesikeln hängt maßgeblich von Actin ab. In allen diesen Fällen wird Actin lokal polymerisiert bzw. depolymerisiert, wodurch ein zähflüssiges F-Actin-Gel innerhalb der Zelle erzeugt oder wieder verflüssigt wird.

Die biochemische Basis dieser Dynamik liegt in der Polymerisationskinetik von Actin. Wie jede (bio)chemische Reaktion steht auch die Polymerisierung von Actin im Gleichgewicht zwischen Reaktionsedukten und -produkten:

$$n \text{ G-Actin} \leftrightarrow \text{F-Akin}_n$$

In vitro und ohne actinbindende Proteine liegt das Reaktionsgleichgewicht stark auf der Seite von F-Actin. In vivo werden der Auf- und Abbau von F-Actin jedoch auch durch eine Vielzahl direkt und indirekt wirkender Actinbindefaktoren reguliert (➤ Abb. 19.7).

ATP spielt bei der Regulation der Actinpolymerisation eine komplizierte Rolle. Die Verlängerung von Actinfilamenten wird im Wesentlichen durch die Verfügbarkeit von freiem, ATP-haltigem G-Actin reguliert (➤ Abb. 19.6). ATP-haltiges G-Actin hat eine höhere Affinität zu F-Actin als ADP-haltiges G-Actin und baut sich daher leichter in Actinfilamente ein. Wichtig ist ferner, dass sich ATP-G-Actin vorzugsweise an die Plusenden von F-Actin anlagert, sodass diese Enden schneller wachsen als die Minusenden. Die Filamente schrumpfen daher vorzugsweise von den Minusenden her. Dieses Ungleichgewicht führt zu einem kontinuierlichen Durchsatz von Actinuntereinheiten vom Plus- zum Minusende **(„Treadmilling", Laufbandmechanismus)** und bildet die biochemische Grundlage der Actindynamik.

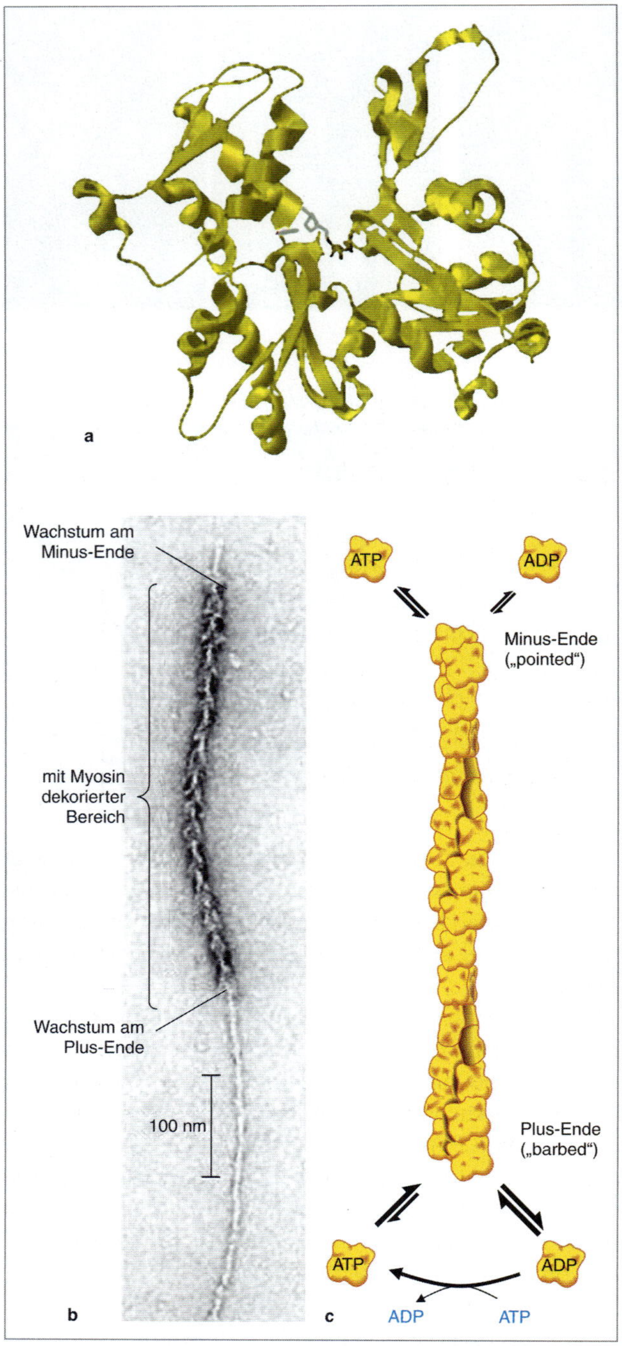

Abb. 19.5 Aufbau von Actinfilamenten (F-Actin) aus Actinuntereinheiten (G-Actin).

a) Im Strukturmodell von G-Actin sind die vierlappige Struktur des Moleküls und das zentrale ATP sichtbar.

b) Elektronenmikroskopische Aufnahme eines Actinfilaments, das in der oberen Hälfte mit Myosin dekoriert ist.

c) ATP-Actin lagert sich vorzugsweise am Plusende (unten) an, während ADP-Actin leicht dissoziiert.

MERKE

Actinfilamente bauen sich aus G-Actin-Untereinheiten auf und zeigen in der lebenden Zelle normalerweise einen schnellen, dynamischen Auf- und Abbau. F-Actin ist ein polares Filament mit zwei biochemisch unterschiedlichen Enden, an die sich frische G-Actin-Untereinheiten unterschiedlich schnell anbauen können.

Auf- und Abbau des Actinzytoskeletts

Das chemische Gleichgewicht von G- und F-Actin ist das primäre Element des Auf- und Abbaus von Actin. In der Zelle wird dieses Gleichgewicht hauptsächlich von actinbindenden Proteinen reguliert. Darüber hinaus lagert sich F-Actin in höhere Organisationsformen zusammen (➤ Abb. 19.4). Je nach zellulärer Funktion können sich die Actinfilamente zu dicken Kabeln (sog. **Actinkabel oder Stressfasern**) bündeln oder ein Gel aus kurzen, linearen oder verzweigten Filamenten ausbilden. Auch diese Organisationsebene wird durch actinbindende Proteine bestimmt (➤ Abb. 19.6). Im Folgenden werden die wichtigsten Komponenten und Prinzipien vorgestellt.

Klinik

Eine Vielzahl von giftigen Naturstoffen greift in das dynamische Gleichgewicht von Actin ein. So lagert sich ein Gift des Grünen Knollenblätterpilzes, **Phalloidin**, an Actinfilamente und stabilisiert sie irreversibel. **Latrunculin A** und **Cytochalasin D** bewirken das Gegenteil und führen zum Abbau der Actinfilamente. Latrunculin ist ein Gift aus Schwämmen, das an G-Actin bindet und den Einbau der Filamente verhindert, Cytochalasine sind Pilzgifte, die die Verlängerung von Actinfilamenten blockieren, indem sie an F-Actin-Plusenden binden. Wegen der Wichtigkeit der Actindynamik für fast alle Zellen des Körpers sind derartige Substanzen pharmakologisch nicht einsetzbar.

Stabilisierung von G-Actin und F-Actin-Depolymerisation

In der Zelle wird die Konzentration von Actinfilamenten hauptsächlich über die Verschiebung des Gleichgewichts von F- und G-Actin reguliert. **Actinmonomerbindende Proteine** lagern sich an G-Actin und entfernen es aus dem chemischen Gleichgewicht. Man kennt hier drei wichtige Proteinfamilien. **Thymosin-β4** ist das mengenmäßig wichtigste Protein in Säugetieren, in anderen Organismengruppen finden sich Vertreter der Proteinfamilien **Profilin** und **ADF/Cofilin**.

Thymosin-β4 entfernt G-Actin aus dem chemischen Gleichgewicht und vermindert so die Polymerisationsrate:

Thymosin-Actin ↔ G-Actin ↔ F-Actin

Profilin erleichtert den Austausch von ADP zu ATP am G-Actin und stellt so frisches polymerisationskompetentes Actin bereit. Solange Profilin an Actinmonomere gebunden ist, verhindert es jedoch noch die Polymerisation. Für die drei Profilinisoformen im Menschen kennt man über 25 Interaktoren, die entwicklungs- und gewebespezifisch exprimiert werden und die Polymerisation entsprechend komplex modulieren.

Die dritte Gruppe von actinmonomerbindenden Proteinen, ADF/Cofilin (actin depolymerizing factor), bindet nicht nur an freies G-Actin, sondern auch an F-Actin-Plusenden. Cofiline entfernen G-Actin aus dem chemischen Gleichgewicht und destabilisieren zusätzlich aktiv F-Actin. Die depolymerisierende

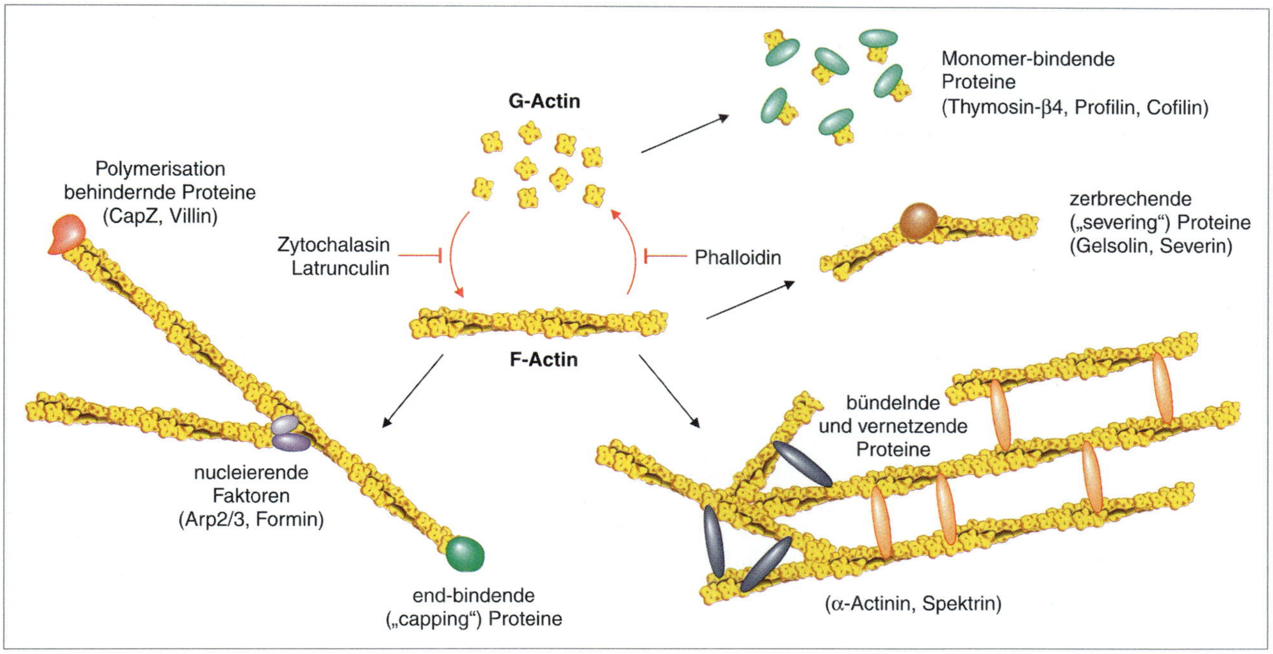

Abb. 19.6 Regulation des Actinzytoskeletts. Die Viskosität des Zytoplasmas in eukaryontischen Zellen wird wesentlich durch die Zustandsform des Actins bestimmt. Verschiedene Actininteraktoren regulieren das Gleichgewicht von G- und F-Actin. Monomerbindende Proteine entfernen freies G-Actin aus dem chemischen Gleichgewicht und reduzieren so die Konzentration von F-Actin. Zerbrechende („Severing“) Proteine greifen F-Actin an und brechen die Filamente auseinander. Bündelnde Proteine verbinden F-Actin lateral und bewirken so den Aufbau dicker Stressfasern. Vernetzende Faktoren machen das gelierte F-Actin-Netzwerk härter. Endbindende Proteine können F-Actin nucleieren (entweder frei, wie Formine, oder lateral an bestehenden Filamenten, wie der ARP2/3-Komplex) oder die weitere Polymerisation bzw. Depolymerisation unterbinden („Capping“-Proteine, wie CapZ und Tropomodulin, ➢ Kap. 19.2.1).

Aktivität von ADF/Cofilin wird durch Phosphorylierung inhibiert und durch Phosphatasen wiederhergestellt. Dieser Regulationsweg ist bedeutsam für die Vermittlung extrazellulärer Signale auf die lokale Reorganisation des Actinzytoskeletts (➢ Kap. 20.1.2).

Actinfilamente können nicht nur vom Ende her, sondern auch intern zerbrochen werden. Dies ist z.B. im Zuge der Zellbewegung nötig, um den Zellkörper hinter der Bewegungsfront nachzuziehen. Das Gelsolin ist ein typischer Vertreter dieser Enzyme und katalysiert die Auflösung des Gels von polymerisiertem Actin zu einer Lösung aus kürzeren Fragmenten und G-Actin mit geringerer Zähflüssigkeit. Gelsolin kann sich an Actinfilamente anlagern. Steigt die zelluläre Ca^{2+}-Konzentration, ändert Gelsolin seine Konformation und katalysiert das Zerbrechen von Actinfilamenten. Gelsolin ist der Prototyp einer Proteinfamilie, zu der auch Villin gehört, das entscheidend am Aufbau intakter Mikrovilli beteiligt ist.

Aufbau von F-Actin

In der Zelle liegt in der Regel eine Vielzahl von vorgeformten Actinfilamenten vor, die als Nucleationskeime für eine schnelle Ausbildung neuen F-Actins dienen können. Die De-novo-Bildung von Filamenten aus G-Actin muss jedoch eine hohe energetische Barriere überschreiten und erfordert die anfängliche Zusammenlagerung von drei Actinuntereinheiten zu einem Polymerisationskeim. Dieser Prozess wird **Nucleation** genannt und läuft sehr langsam ab. Er kann jedoch lokal durch spezifische Faktoren gefördert werden. Die wichtigsten bekannten Nucleationsfaktoren sind der **Arp2/3-Komplex** und **Formine**. Arp bedeutet **Actin-related protein** und bezieht sich auf die Aminosäuresequenzen dieser Proteine, die klare Verwandtschaft zu Actin erkennen lassen. Arp-Proteine bilden mit fünf weiteren, nicht actinverwandten Proteinen einen Komplex und lagern sich lateral an bestehende Actinfilamente an. Der Arp2/3-Komplex dient als Keim für eine neues, abzweigendes Filament, das in einem Winkel von 70° durch Anlagerung frischer G-Actin-Untereinheiten auswächst (➢ Abb. 19.7).

Klinik

Die klinische Bedeutung des Arp2/3-Proteinkomplexes für die Nucleation von F-Actin wurde u.a. bei der bakteriellen **Invasion** von Zellen durch **Listeria** und andere Bakterien gefunden. Ist dieses intrazellulär parasitierende Bakterium in eine Wirtszelle eingedrungen, exprimiert es ein Gen, dessen Genprodukt ActA auf der Oberfläche der Bakterienzelle lokalisiert wird. ActA rekrutiert den Arp2/3-Komplex der Wirtszelle als effizienten Nucleationskeim für Actin. Daher bildet sich an der Bakterienzelle ein „Kometenschweif“ aus F-Actin, der durch die Viskosität des Zytoplasmas die Listerien durch die Wirtszelle schiebt.

Formine sind Proteindimere, die an das Plusende von F-Actin binden können. Die beiden Untereinheiten scheinen sich abwechselnd vom Plusende des Filaments abzulösen und den Einbau von neuen Actinmonomeren in die entstehenden Lücken zu

19

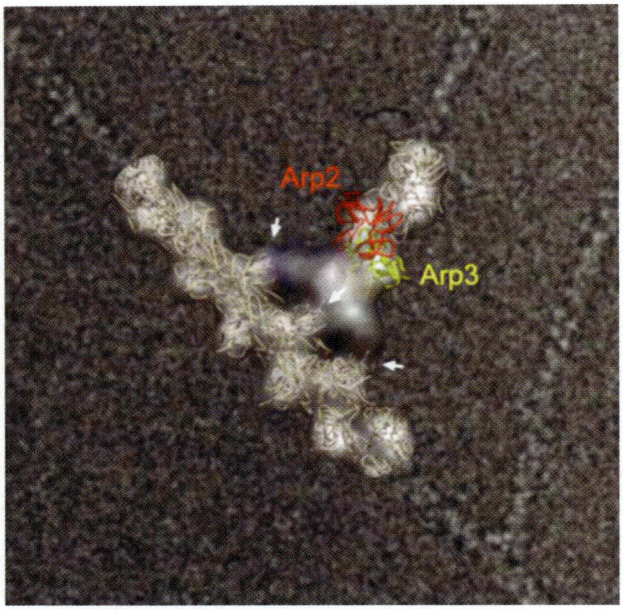

Abb. 19.7 Modell der Apr2/3-Struktur und Funktion. Im elektronenmikroskopischen Bild sind Actinfilamente zu erkennen, die im Winkel von 70° voneinander abzweigen. Hineinmodelliert sind die Strukturen von Actin und des Arp2/3-Komplexes, der aus den actinverwandten Proteinen (Actin-related protein) Arp2, Arp3 und fünf zusätzlichen Proteinkomponenten besteht.

erleichtern. Sie wirken daher als Elongationskatalysatoren der Plusenden von F-Actin. Auf der zellulären Ebene sind Formine maßgeblich an der Ausbildung von Zellausläufern beteiligt, die Filopodien genannt werden (➤ Kap. 19.1.3). Es handelt sich dabei um nadelförmige Ausstülpungen (➤ Abb. 19.8). Wandernde Zellen sondieren ihre Umgebung mithilfe von Filopodien und bilden ggf. Anheftungsstrukturen aus (➤ Kap. 20.1.2).

Klinik

Das Wiskott-Aldrich-Syndrom ist eine seltene, aber schwere X-chromosomal-rezessive Erbkrankheit, die sich in Ekzemen, Thrombozytopenie sowie Störungen der Wundheilung und Immunabwehr äußert. Betroffene sterben noch im Kindesalter. Die genetische Kartierung betroffener Familien hat gezeigt, dass bei Patienten das WAS-Gen mutiert und konstitutiv aktiv ist, das für ein Protein namens WASp kodiert. WASp bindet Actinmonomere und vermittelt den Kontakt zum Arp2/3-Komplex. Hierdurch werden Actinmonomere vorzugsweise an neuen Verzweigungen von F-Actin lokalisiert und die Verzweigungsaktivität begünstigt.

WASp liegt in der Grundkonformation als ein zusammengefaltetes Molekül vor, das nicht an Actin und Arp2/3 binden kann. Erst durch die Bindung eines aktiven G-Proteins (Cdc42) entfaltet es sich, und die Nucleation eines neuen Actinzweigs am Arp2/3-Komplex wird ausgelöst. WASp zeigt beispielhaft, dass der Aufbau von F-Actin-Filamentsystemen hochgradig reguliert und an Signalkaskadenketten gekoppelt ist. Dieser Themenkomplex ist Gegenstand der aktuellen Forschung.

MERKE

Auf- und Abbau von Actin sind in der Zelle durch eine große Zahl actinbindender Proteine reguliert. Sie greifen entweder indirekt über die Veränderung des chemischen Gleichgewichts von F- und G-Actin in die Dynamik oder direkt ein, indem sie zusätzliche Polymerisationskeime bereitstellen oder freie Enden sterisch blockieren. Actinbündelnde Faktoren erzeugen auf Zug belastbare F-Actin-Faserbündel.

Ausbildung und Regulation höherer Actinorganisationsformen

F-Actin bildet nur dünne Filamente, die in lichtmikroskopischen Darstellungen wie ➤ Abb. 19.5b nicht als Fasern sichtbar wären. Actinkabel oder andere lichtmikroskopisch sichtbare Filamente sind Bündel von F-Actin, die durch **actinbündelnde Proteine** (ABP, Actin-bundling proteins) zusammengehalten werden. Liegt F-Actin nicht gebündelt vor, sondern als quervernetztes Gel, erscheint es in Fluoreszenzfärbungen oft als diffuser Saum unter der Zellmembran, um endozytotische Einstülpungen oder andere Strukturen.

Ein wichtiges actinbündelndes Protein ist **α-Actinin.** α-Actinin bildet Dimere, deren Untereinheiten sich in antiparalleler Weise anordnen. Hierdurch exponieren sich zwei Actinbindestellen jeweils an jedem Ende des länglichen Proteins. α-Actinin kommt in der Z-Scheibe von Muskeln vor (➤ Kap. 19.2.1), aber auch in Actin-Stressfasern. Außer α-Actinin ist eine Vielzahl weiterer actinbündelnder und -quervernetzender Proteine bekannt, die je nach Topologie der Vernetzung verschiedene F-Actin-Organisationsformen bewirken, wie z.B. Kabel, kortikale Netzwerke und Flecken („Patches").

Die Organisation des Actinzytoskeletts wird entscheidend von drei Rho-GTPase-Typen beeinflusst: **Rho** (RhoA, B und C), **Rac** (Rac1, 2 und 3) und **Cdc42** (➤ Abb. 19.8). Diese G-Proteine sind zentrale Integratoren in Signalkaskaden, die äußere Signale mit zellulären Antworten verknüpfen. Die Einkopplung zur Actinorganisation erfolgt im Fall von RacA über Proteingerüste („protein scaffolds"), die letztlich den Arp2/3-Komplex aktivieren und über die Polymerisierung von Actin zu Lamellipodienbildung führen (➤ Kap. 19.1.3). Auch Cdc42 bewirkt Arp2/3-vermittelte Actinpolymerisation. Hier vermitteln WAS-Proteine (oben, Klinik-Kasten) den Kontakt zu Arp2/3 und Actin und führen letztlich zu Filopodienbildung. Warum beide Prozesse unterschiedliche Strukturen der Zellperipherie induzieren, ist unbekannt und zeigt, dass bei diesen Prozessen noch weitere Faktoren beteiligt sein müssen.

MERKE

G-Proteine, zentrale Integratoren von Signalkaskaden, greifen auch in die Organisation des Actinzytoskeletts ein.

19.1.3 Zellwanderung

Nicht alle Zellen und Zelltypen sind statisch im Gewebeverband eingebunden. Sie wandern durch das dreidimensionale Netzwerk der extrazellulären Matrix oder sind in der Lage, En-

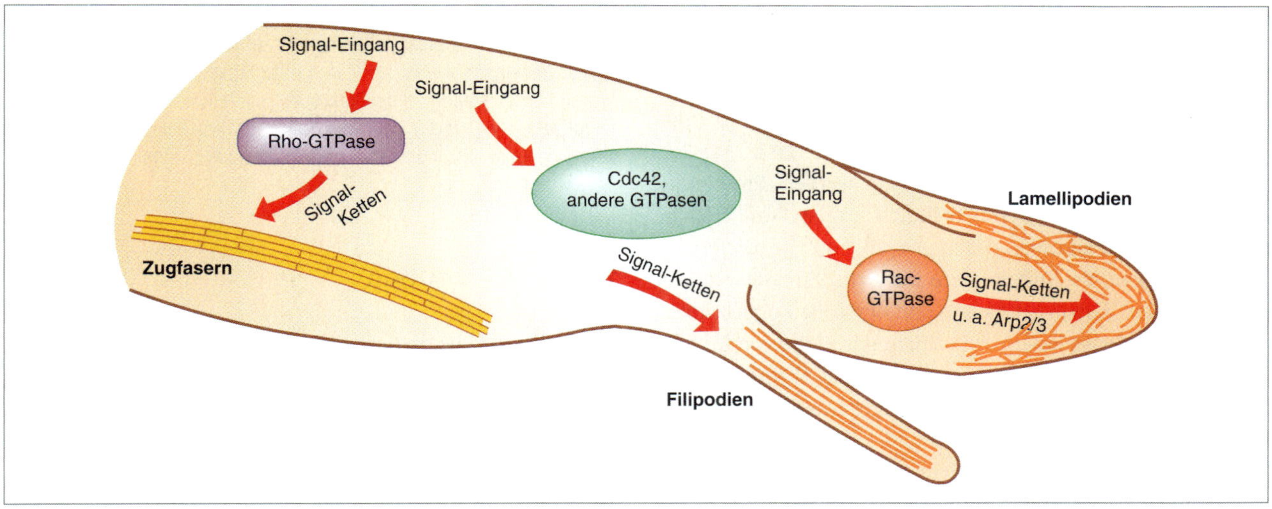

Abb. 19.8 Einfluss von kleinen GTPasen auf das Actinzytoskelett. Je nach Signalkaskadenkette werden durch die kleinen GTPasen Rho, Rac und Cdc42 andere Organisationsformen von Actin induziert. Verschiedene Zelltypen können auch andere Reaktionen als die abgebildete zeigen.

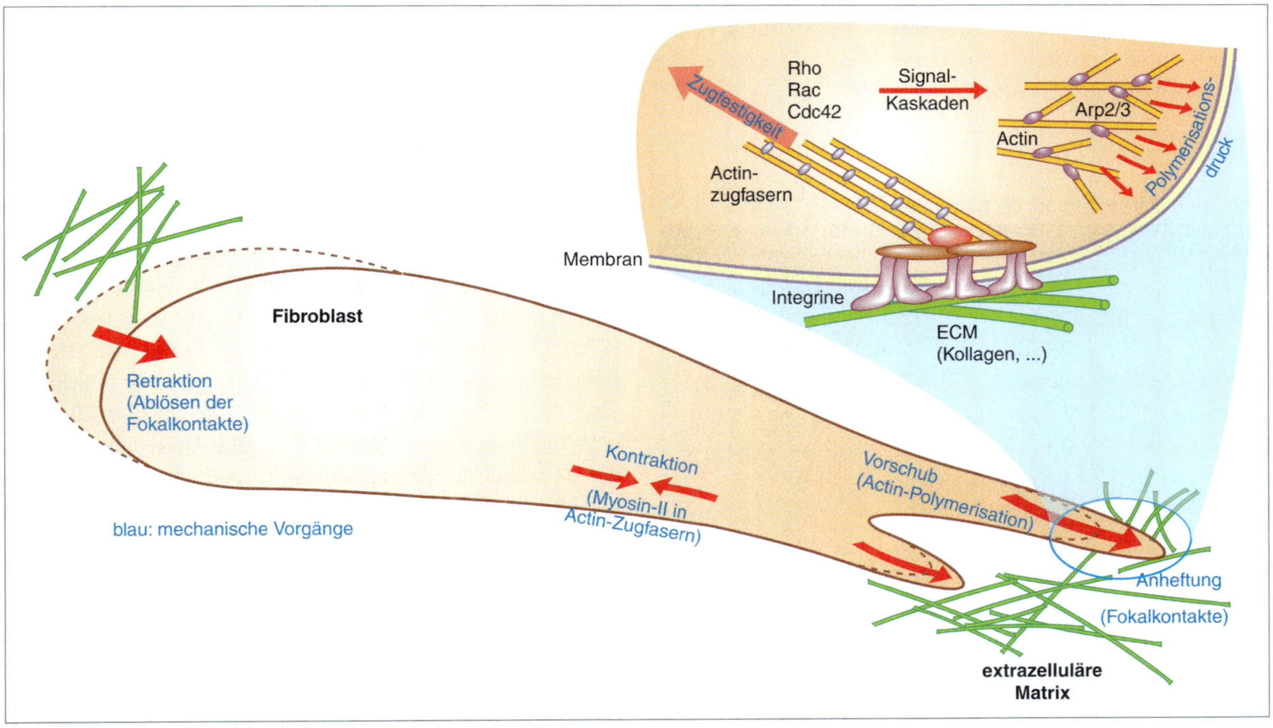

Abb. 19.9 Fortbewegung von Fibroblasten in der extrazellulären Matrix. Ein spindelförmiger Fibroblast wandert durch das Netzwerk aus Kollagenfasern, indem er am vorderen Zellrand Pseudopodien aussendet, die neue Anheftungspunkte mit der extrazellulären Matrix ausbilden. Der Vorschub wird durch einen lokalisierten, Arp2/3-vermittelten Actinpolymerisationsdruck bewirkt. Im Zellzentrum kontrahieren die Actin-Stressfasern und ziehen so das rückwärtige Ende der Zelle nach. Dort ist eine Auflösung alter Fokalkontakte erforderlich.

dothelzellverbände zu durchdringen (Diapedese). Paradebeispiele dafür sind Fibroblasten und Monozyten. Klinisch wichtig ist auch die Migration von metastasierenden Krebszellen. Die **Grundprinzipien der Motilität** dieser Zellen finden sich bereits bei einzelligen Organismen, z.B. bei der Amöbe *Dictyostelium discoideum*, an der wesentliche Mechanismen untersucht werden konnten.

Bezüglich ihrer mechanischen Eigenschaften kann man sich eine Zelle als einen mit zähflüssigem Honig gefüllten Beutel vorstellen. Ihre Fortbewegung erfordert verschiedene Schritte. Als Beispiel ist in ➤ Abb. 19.9 ein Fibroblast dargestellt, der sich gegen den Widerstand der Kollagenfasern durch die extrazelluläre Matrix schiebt. Diese Bewegung wird durch lokale Ausstülpungen der Zellmembran initiiert. Man unterscheidet je nach Form und molekularer Ausstattung Bläschen, Kräuselungen, **Lamellipodien**, kleine Stachel, **Filopodien** und **Pseudopodien** (➤ Tab. 19.3). Allen ist gemein, dass sie eng mit der Dynamik des Actinzytoskeletts zusammenhängen. Die eigentlichen Fortbewegungsstrukturen sind Lamellipodien und Pseudopodien, während Filopodien die Umgebung sondieren und ggf. Anheftungsstrukturen (Fokalkontakte) auslösen.

Der wandernde Fibroblast bewegt sich mithilfe von Pseudopodien fort, die durch Fokalkontakte (➤ Kap. 20.1.2) an Fasern der extrazellulären Matrix geheftet werden. Spezifische Proteasen lösen die extrazelluläre Matrix lokal auf und erleichtern so das Vorankommen der migrierenden Zelle. Die Fokalkontakte dienen als Ankerpunkte für Actin-Stressfasern, die sich durch den Zellkörper ziehen und der Zelle Zugbelastbarkeit verleihen. Diese Fasern kontrahieren mithilfe von Myosin II (➤ Kap. 19.2.1). In der Folge werden das Hinterende der Zelle nachgezogen und eine Nettovorwärtsbewegung des Fibroblasten erreicht.

Dieser als mesenchymal bezeichnete Bewegungstyp scheint in vielen anderen Zelltypen konserviert zu sein, die im Zuge der Ontogenese, Immunabwehr oder pathogener Prozesse durch Gewebe wandern. Prinzipiell bieten die beteiligten Vorgänge Angriffspunkte, um metastasierende Krebszellen zu inhibieren. In der Praxis besteht die Schwierigkeit aber darin, Krebszellen von anderen migrierenden Zellen zu unterscheiden und spezifisch zu hemmen.

Tab. 19.3 Zellstrukturen, die Bewegung einleiten

Struktur	Morphologie	Funktion
Bläschen („Blebbs"), Kräuselungen („Ruffles")	lokale und kurzlebige Bläschen und Runzeln der Zellmembran	Ablösen der Zellmembran vom Actinkortex; Initiation von anderen Zellausstülpungen
Lamellipodium	flache Randstrukturen von Zellen auf Oberflächen, in denen sich kortikales Actin vorschiebt	Bewegung auf zweidimensionalen Oberflächen
Filopodium	lange, nadelartige Zellauswüchse, die mit Actinbündeln gefüllt sind	Sondieren der Umgebung
Pseudopodium	kräftige, fingerartige Zellauswüchse, die von Actin vorgeschoben werden	Bewegung in (dreidimensionalen) Zell-Matrix-Netzwerken

MERKE

Die Beweglichkeit vieler Zellen beruht auf Actin, weil der gelierende Effekt der Actinpolymerisation den erforderlichen Vorschub der Zellvorderkante bewirkt. Signalkaskaden mit kleinen G-Proteinen als zentralen Integratoren lösen die Polymerisation über actinbindende Proteine lokal aus und koppeln so extrazelluläre Signale an die zelluläre Reaktion.

19.1.4 Mikrotubuli

Mikrotubuli bilden in tierischen Zellen in der Regel ein dichtes Geflecht von Filamenten, das einem Punkt in der Nähe des Zellkerns entspringt, dem Mikrotubuliorganisationszentrum (MTOC, ➤ Abb. 19.10). In menschlichen Zellen übernimmt das Zentrosom die Funktion des MTOC. Es besteht aus zwei Zentriolen (➤ unten) und einer sie umgebenden Matrix. Mikrotubuli dienen der Zellstabilität, aber auch der Bestimmung der Zellpolarität und der Bereitstellung von Transportbahnen in der Zelle.

Tubulin und Mikrotubuli

Das **Mikrotubulus**zytoskelett ist ein **24 nm dickes Filamentsystem**. Mikrotubuli sind Hohlzylinder, die biochemisch aus zwei ähnlichen Polypeptiden von etwa jeweils 450 Aminosäuren bestehen, dem α- und dem β-**Tubulin**. α- und β-Tubulin lagern sich zu Dimeren zusammen, die sich kaum trennen lassen. In der lebenden Zelle ist eine Reihe spezieller Chaperone (Proteinfaltungsfaktoren) nötig, um die Polypeptidketten in ihre aktive, dimere Konformation zu bringen. Die molekulare Struktur der α-/β-Tubulin-Dimere zeigt zwei prinzipiell gleich gefaltete Proteine (➤ Abb. 19.11). Die β-Untereinheit bindet ein GTP-Molekül, das zu GDP hydrolysiert werden kann. Die α-Untereinheit bindet ebenfalls GTP, das aber nicht hydrolysiert wird. Durch die Hydrolyse wird der Winkel zwischen der α- und der β-Untereinheit verändert. Ergebnis sind neue Polymerisationseigenschaften (➤ unten).

Tubulin kann am C-terminalen Ende posttranslational modifiziert werden, es kann acetyliert oder mit mehreren Glutamatresten verbunden werden (Polyglutamylierung). Vom α-Tubulin kann das C-terminale Tyrosin abgespalten und später wieder angefügt werden. Die funktionellen Konsequenzen dieser posttranslationalen Modifikationen sind weitgehend unklar.

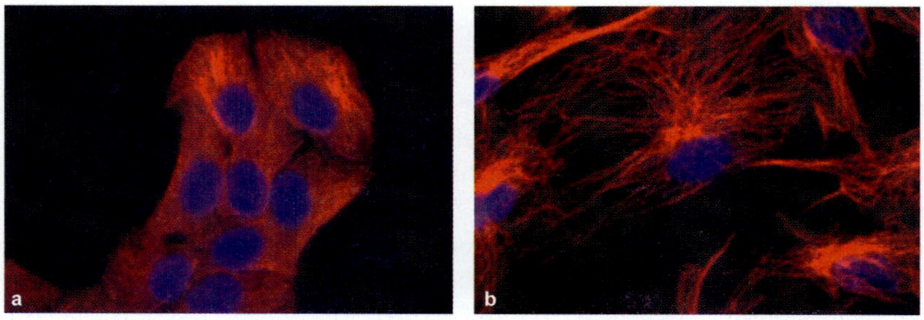

Abb. 19.10 Mikrotubulizytoskelett in Zellkulturzellen. Mikrotubuli sind hier durch fluoreszierende Antikörper rot gefärbt, Zellkerne durch einen DNA-Farbstoff blau. In Keratinozyten **(a)** und Fibroblasten **(b)** entspringen die Mikrotubuli aus Zentriolen in der Nähe des Zellkerns und ziehen sich als lange Filamente in die Peripherie der Zelle.

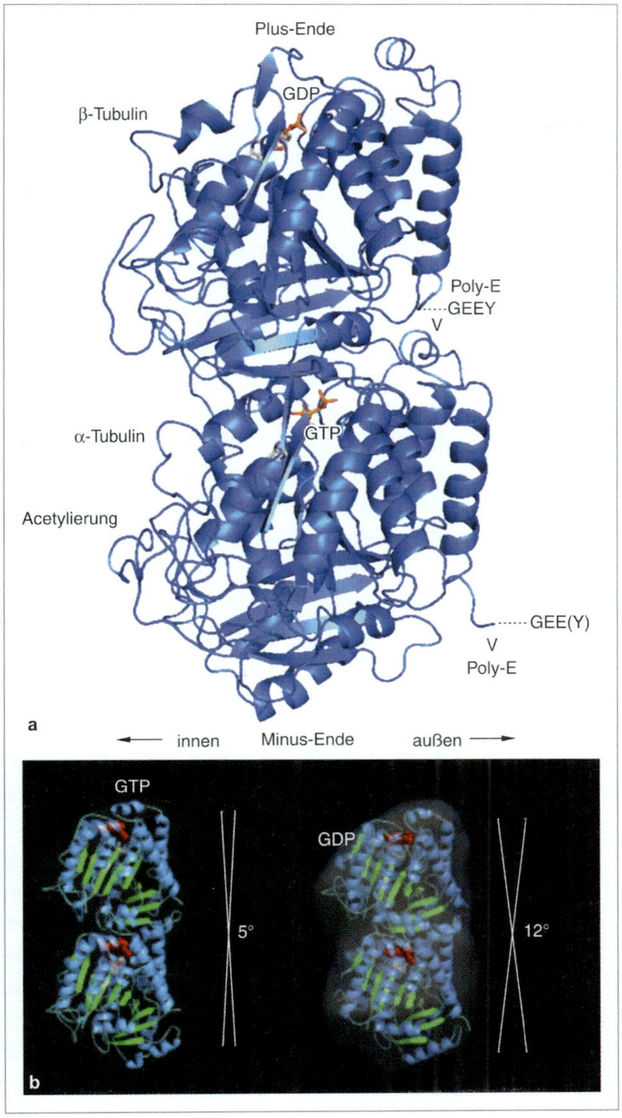

Abb. 19.11 Modell des molekularen Aufbaus von Tubulin.
a) Bändermodell der Tubulin-α- und -β-Untereinheiten. Die möglichen posttranslationalen Modifikationen sowie die Orientierung im Mikrotubulus-Hohlzylinder sind angedeutet.
b) Die relative Lage von α- und β-Untereinheit ändert sich durch GTP-Hydrolyse am β-Tubulin und äußert sich in einer Winkeländerung zwischen den beiden Untereinheiten.

Das menschliche Genom weist sechs α- und sechs β-**Tubulin-Gene** auf. Die Genprodukte sind untereinander sehr ähnlich, werden teils gewebespezifisch, teils ubiquitär exprimiert und weichen am stärksten im C-terminalen Bereich voneinander ab.

Die funktionellen Einheiten von Tubulin sind die α-/β-Tubulin-Dimere, die sich der Länge nach zu sog. **Protofilamenten** zusammenlagern können (➤ Abb. 19.12). Mehrere Protofilamente, typischerweise 13, können sich wiederum lateral und leicht versetzt aneinanderlagern und durch einen Ringschluss einen **Hohlzylinder** mit einem Durchmesser von ca. **24 nm** bilden. Dieser Tubulin-Hohlzylinder ist der Mikrotubulus. In typischen Vertebratenzellen wird der Prozess der Zylinderbildung durch einen Proteinkomplex initiiert, den

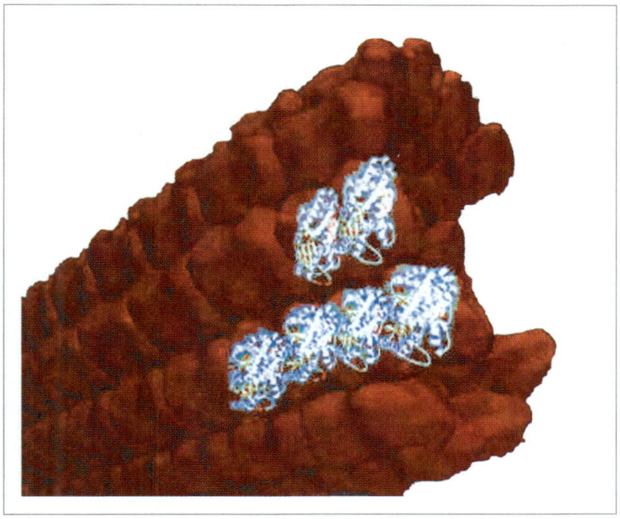

Abb. 19.12 Aufbau von Mikrotubuli. Tubulindimere (blaues Bändermodell) liegen im Mikrotubulus linear hintereinander in sog. Protofilamenten. Typischerweise lagern sich 13 Protofilamente zu einem Hohlzylinder zusammen und bilden so eine Röhre. Das Ende mit exponierten β-Untereinheiten (im Bild vorn) baut sich dynamisch auf und ab und wird Plusende genannt.

γ-Tubulin-Ringkomplex, der aus einer speziellen Tubulinform, dem γ-**Tubulin**, und akzessorischen Faktoren besteht.

In Zilien und Zentrosomen findet man Sonderformen von Mikrotubuli. Hier bildet jeweils ein Mikrotubulus-Hohlzylinder die Grundstruktur, an den ein zweiter und bei Zentriolen sogar ein dritter Halbzylinder angefügt sind. **Zentriolen** bilden die Grundstruktur von Zentrosomen, die in höheren Eukaryonten als Organisationszentren für die Mikrotubuluspolymerisation dienen. Die Zentriolen sind in eine perizentrosomale Matrix aus einer großen Anzahl von Struktur- und Signalproteinen eingebettet, die zusammen das Zentrosom als Organell ausbilden. Die Mikrotubulusdubletten der Flagellen und die Tripletten der Zentriolen sind ringförmig zu neunt angeordnet (➤ Kap. 19.2.2).

19

MERKE

Mikrotubuli sind 24 nm dicke Hohlzylinder, die aus in der Regel 13 Protofilamenten aufgebaut sind. Die funktionelle Baueinheit ist das Tubulin-α-/β-Dimer.

Aufbau und Dynamik von Mikrotubuli

Da Mikrotubuli aus α-/β-Tubulin-Dimeren aufgebaut sind und sich die Protofilamente parallel aneinanderlagern, haben sie eine **polare Struktur**. Ein Ende exponiert β-Tubulin-Untereinheiten, das andere α-Untereinheiten. Das Ende, das freie α-Untereinheiten aufweist, wird **Minusende** genannt und ist typischerweise mit dem γ-Tubulin-Ringkomplex verbunden. Das andere Ende, das die β-Untereinheiten exponiert, wird **Plusende** genannt, kann frei in der Zelle vorliegen und ist meist nicht statisch. An das Plusende können sich freie Tubulindimere anlagern („polymerisieren"), oder es können bereits eingebaute Dimere abdissoziieren. Hierdurch können Mikrotubuli **Phasen des Wachsens** und des **Schrumpfens** durchlaufen und werden dadurch dynamisch (➤ Abb. 19.13). Im Gegensatz zu Actin, bei dem beide Filamentenden Dynamik aufweisen, finden der Auf- und Abbau von Mikrotubuli fast ausschließlich am Plusende statt. Eine wichtige Ausnahme sind Spindelmikrotubuli (➤ unten).

Da die Verlängerungsrate der Mikrotubuli langsamer als die Geschwindigkeit des Schrumpfens ist, müssten theoretisch alle Mikrotubuli in einer Zelle über kurz oder lang verschwinden. Dies ist nicht der Fall, weil schrumpfende Mikrotubuli rasch wieder anfangen zu polymerisieren **(Rettung)**. Der umgekehrte Vorgang, das Einsetzen der Depolymerisierung am Ende einer Wachstumsphase **(Katastrophe)**, erfolgt seltener, sodass sich die Gesamtmenge von zellulärem Tubulin aus Polymerisations- und Depolymerisationsrate sowie der relativen Häufigkeit von Rettungsereignissen und Katastrophen ergibt.

Nicht alle Mikrotubuli einer Zelle sind in gleichem Maße dynamisch. Vielmehr korreliert die Dynamik von Mikrotubuli mit posttranslationalen Modifikationen. Detyrosinylierte Mikrotubuli sind beispielsweise weniger dynamisch. Einige Mikrotubulistrukturen, z.B. Zilien, weisen praktisch keine Katastrophen mehr auf, während die mitotische Spindel sehr dynamisch ist und auch am Minusende Dynamik aufweist.

Ob ein bestimmter Mikrotubulus polymerisiert oder zusammenbricht, hängt in komplizierter Weise von seinem GTP-Beladungszustand ab. Exponiert das Plusende eines Mikrotubulus GDP-haltige Tubulindimere, wird es instabil und beginnt zu depolymerisieren. Enthalten die terminalen Tubulinuntereinheiten hingegen GTP **(GTP-Kappe)**, wird das Plusende stabilisiert, und eine weitere Anlagerung von Tubulindimeren kann erfolgen. Die Ursache hierfür scheint die oben erwähnte Winkeländerung zwischen GTP- und GDP-Form von Tubulin zu sein. Der geänderte Winkel der GDP-Form verursacht eine Spannung der Protofilamente nach außen und destabilisiert den Hohlzylinder.

In der Zelle werden der Auf- und Abbau von Mikrotubuli durch eine Reihe von Proteinfaktoren beeinflusst. Mikrotubuliassoziierte Proteine (MAP) und kurze, regulatorische Polypeptide lagern sich an Mikrotubuli entlang mehreren Tubulinuntereinheiten und verhindern so die Depolymerisation. Andere Faktoren destabilisieren Mikrotubuli von den Plusenden her oder zerbrechen sie unabhängig von der Position.

MERKE

Da jedes Tubulinprotofilament aus einer Kette von gleich ausgerichteten α-/β-Tubulin-Dimeren besteht, sind Mikrotubuli polar. Der dynamische Auf- und Abbau findet in Interphasezellen fast ausschließlich am Plusende statt, während das Minusende in der Regel im Zentrosom verankert ist.

Mikrotubuli und Spindelapparat

Die **Mitosespindel** wird aus Mikrotubuli gebildet (➤ Abb. 19.14). Sie besteht aus zwei funktionellen Gruppen von Mikrotubuli, Spindel- und Kinetochormikrotubuli. **Spindelmikrotubuli** weisen Filamente auf, die von den beiden Zentrosomen ausgehen und sich in der Mittelebene überlappen. Sie werden dort lateral durch bipolare Kinesine (➤ Kap. 19.2.2) verbunden und sind für die Stabilität der Spindel verantwortlich. Die **Kinetochormikrotubuli** sorgen für das „Einfangen" der Chromosomen in der frühen Metaphase und später für den Transport der Chromosomen zu den Spindelpolen während der Anaphase. Der Mechanismus, nach dem Kinetochormikrotubuli die Zentrosomen der Chromsomen binden, beruht wesentlich auf dem hochdynamischen Wachsen und Schrumpfen dieser Filamente. Die Mikrotubuli (und ihr spezieller Plusendkomplex) sondieren gleichsam den Raum zwischen den Spindelpolen, bis sie ihre Interaktionspartner am Kinetochor gefunden haben. Danach werden die Mikrotubuli weniger dynamisch.

Die **Spindelmikrotubuli** sind in der Metaphase keineswegs statisch, sondern im Gegenteil sehr dynamisch. Sie wachsen am Plusende nahe der Mittelebene und werden in der Nähe des Zentrosoms durch Katanin und depolymerisierende Kinesine regelrecht abgebrochen. Es entsteht so ein **polwärtiger Fluss** ohne Längenzuwachs der Spindel. Erst in der Anaphase werden die Spindelpole auseinandergeschoben. Dies geschieht durch die auswärtsgerichtete Kraft polymerisierender Mikrotubuli und die Wirkung von Motoren des Kinesintyps, die Mikrotubuli in der Überlappungszone der Metaphaseplatte gegeneinander nach außen drücken. Dieser Vorgang bietet möglicherweise neue zelluläre Angriffspunkte für Krebstherapien.

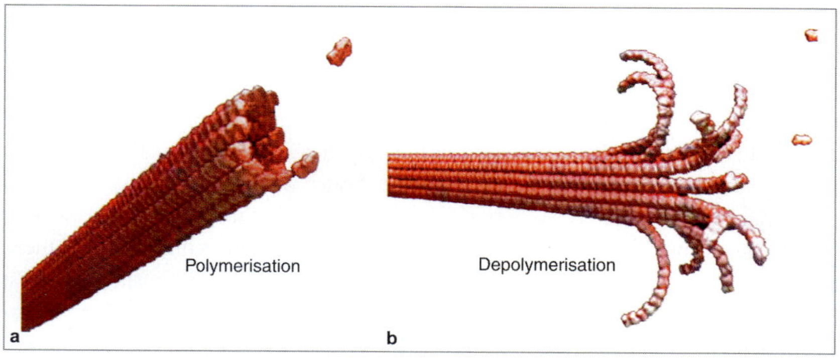

Abb. 19.13 Dynamik von Mikrotubuli. GTP-beladene β-Untereinheiten führen aufgrund der eher linearen α- und β-Anordnung zu geraden Protofilamenten, die sich leicht zu Tubuli zusammenfügen **(a)**. Nach GTP-Hydrolyse baut sich aufgrund des größeren Winkels zwischen der α- und der β-Untereinheit eine Spannung auf, die zum Aufrollen und Aufbrechen der Röhren führt **(b)**.

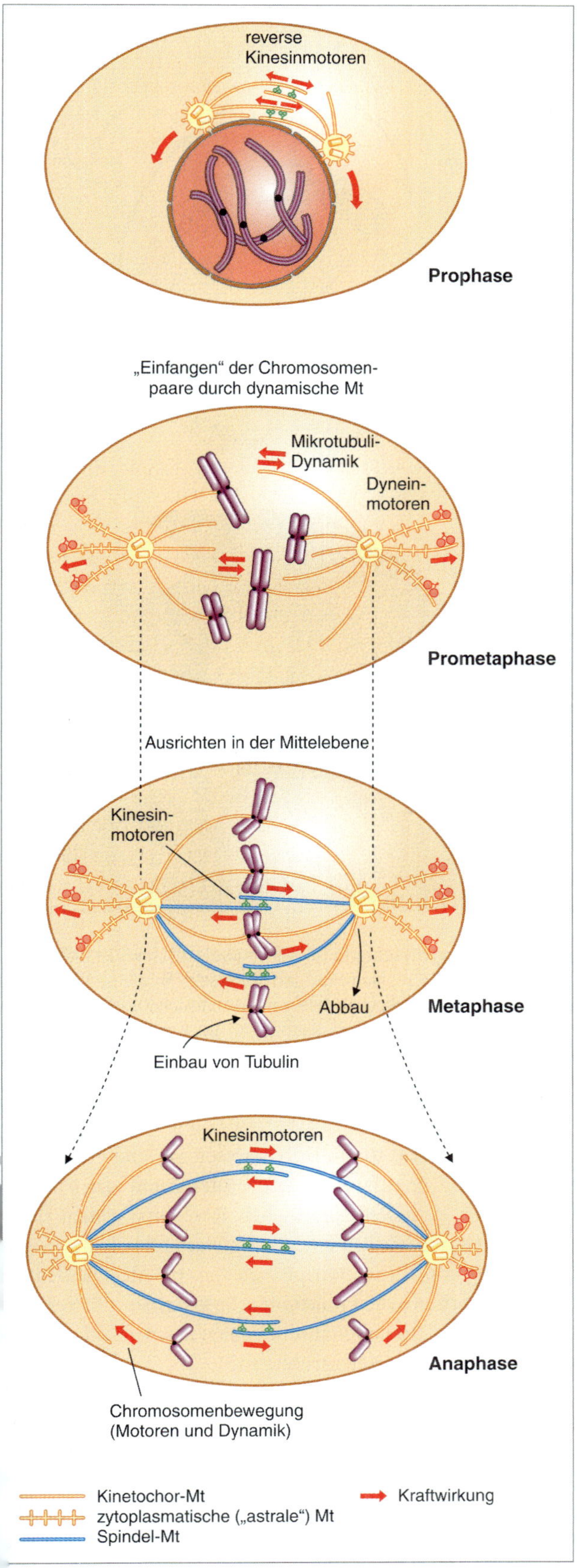

MERKE

Die mitotische und meiotische Spindel bestehen aus Mikrotubuli, die zwischen zwei Zentrosomen aufgespannt sind. Eine Teilpopulation der Mikrotubuli stabilisiert den Spindelapparat, eine andere leitet die Chromosomen während der Anaphase in Richtung der Spindelpole.

Mikrotubuli als Transportwege

Aus den frühen elektronenmikroskopischen Bildern des Zytoskeletts hatte man den Eindruck gewonnen, diese Filamentsysteme würden lediglich die Stabilität der Zelle gewährleisten. Actinfilamente und Mikrotubuli haben aber nicht nur die Aufgabe, die mechanischen Eigenschaften von Zellen zu modulieren, sondern dienen auch als **Transportwege** innerhalb der Zelle. Mikrotubuli spielen dabei eine wichtige Rolle im **neuronalen Langstreckentransport**. Axone verbinden die Synapsen der Neurone mit dem Zellkörper, wo der größte Teil der Proteinbiosynthese stattfindet. Axone enthalten (im Gegensatz zu Dendriten) ein polar ausgerichtetes Mikrotubulisystem, in dem die Minusenden in der Nähe des Zellkörpers liegen und die Plusenden zur Zellperipherie zeigen. Viele synaptische Proteine werden entlang den Mikrotubuli transportiert und so in die Axonspitze gebracht. Dort wird die zelluläre Last ggf. actinabhängig weiter zur Membran befördert. Relativ gut charakterisierte Transportgüter sind Tubulin selbst, Neurofilamente und verschiedene Komponenten für Signaltransduktionskomplexe.

Schon gewusst

Ein augenfälliges Beispiel für mikrotubulusabhängigen Transport findet sich in Melanosomen (Farbpigmentzellen). Viele Tiere (Fische, Amphibien, Reptilien) können ihre Hautfarbe binnen Sekunden oder Minuten wechseln. Diese Eigenschaft beruht meist auf der Dispersion und Aggregation von Melanophoren (Pigmentvesikel) in Melanosomenzellen. Die Tönung der Pigmentvesikel kommt durch Melanine, Mischpolymere auf Basis von Tyrosin und oxidierten Tyrosinderivaten, zustande. Die Dispersion kommt durch den Transport durch Kinesin-2-Motoren entlang von Mikrotubuli zustande und führt zur Verdunkelung der Haut, die Aggregation beruht auf Transport mittels zytoplasmatischen Dyneins (➤ Kap. 19.2).

Melanosomen finden sich auch beim Menschen. Hier werden die Melanosomen aus der Zellperipherie auf bislang noch nicht ganz verstandene Weise aus den Melanozyten in andere Hautzellen (Keratinozyten) überführt, wo sie die individuelle Tönung der Haut bewirken. Auch hier spielen Kinesin- und Myosinmotoren eine wichtige Rolle bei der Lieferung der

Abb. 19.14 Rolle von Mikrotubuli in der Mitose. Die mitotische Spindel besteht aus zwei funktionellen Gruppen von Mikrotubuli, den Spindelmikrotubuli (blau) und den Kinetochormikrotubuli (gelb). Entwicklung und Bewegung der Spindel werden durch Kräfte (rote Pfeile) aus der Polymerisation von Mikrotubuli und aus Motorproteinen (grün) erzeugt.

Pigmentvesikel an die Hautzellen (➤ Kap. 19.2.1). Die ethnisch typische Hautfärbung ist auf eine chemisch unterschiedliche Pigmentzusammensetzung der Melanosomen und auf eine unterschiedliche Verteilung der Farbstoffpartikel in den Hautzellen zurückzuführen.

Pharmakologische Angriffspunkte

Eine Reihe synthetischer Substanzen und potenter Naturgifte wirkt auf Mikrotubuli. Einige von ihnen lassen sich auch pharmakologisch nutzen (➤ Abb. 19.15). Benomyl und das chemisch verwandte Carbendazim sind synthetische **Fungizide**, die offenbar eine Disulfidbrücke von β-Tubulin zerstören und so die Mikrotubuli zersetzen. Beide Substanzen wirken recht spezifisch auf Mikrotubuli aus Pilzen, aber nicht auf Säuger-Mikrotubuli.

Colchicine und **Vinca**-Alkaloide sind von Naturstoffen abgeleitet. In niedrigen Konzentrationen (nM-Bereich) stabilisieren sie Mikrotubuli, während sie in hohen Konzentrationen (μM-Bereich) destabilisierend wirken. Colchicin, das Gift der Herbstzeitlose, und Vinca-Alkaloide (z.B. Vinblastin, Vincristin), Gifte von Immergrüngewächsen, binden primär an freie Tubulindimere und lagern sich im Komplex mit ihnen in Mikrotubuli ein. Dort verhindern sie die Depolymerisation der Plusenden und unterbinden so die Mikrotubulusdynamik. **Taxane** (z.B. Taxol, Paclitaxel und die synthetischen Epithiolone) binden Mikrotubuli an einer speziellen Bindetasche und stabilisieren sie über eine große Konzentrationsspanne, wodurch sie ebenfalls die Mikrotubulusdynamik verhindern.

Da mitotische Zellen besonders auf ein intaktes dynamisches Polymerisations- und Depolymerisationsverhalten angewiesen sind und jede Störung dieser Dynamik letztlich dazu führt, dass **Mitose-Checkpoints** nicht durchschritten werden können (➤ Kap. 23.2.2), greifen Vinca-Alkaloide und Colchicin besonders sich teilende Zellen an. Sie wirken pharmakologisch bereits in geringen Dosen, die in vitro noch keine nennenswerten Effekte auf Mikrotubuli hätten. Es ist jedoch so, dass Zellen, die Störungen der Chromosomenanordnung und -verteilung in der Mitose aufweisen und deswegen den G^2/M-Checkpoint nicht passieren, Apoptose induzieren (➤ Kap. 23.2.2). Vinca-Alkaloide werden daher als **Zytostatika** eingesetzt. Colchicin ist wegen seiner hohen Toxizität nicht für die Krebstherapie geeignet.

MERKE
Mikrotubuli und Spindelapparat bilden pharmakologisch wichtige Angriffspunkte, besonders in der Krebstherapie.

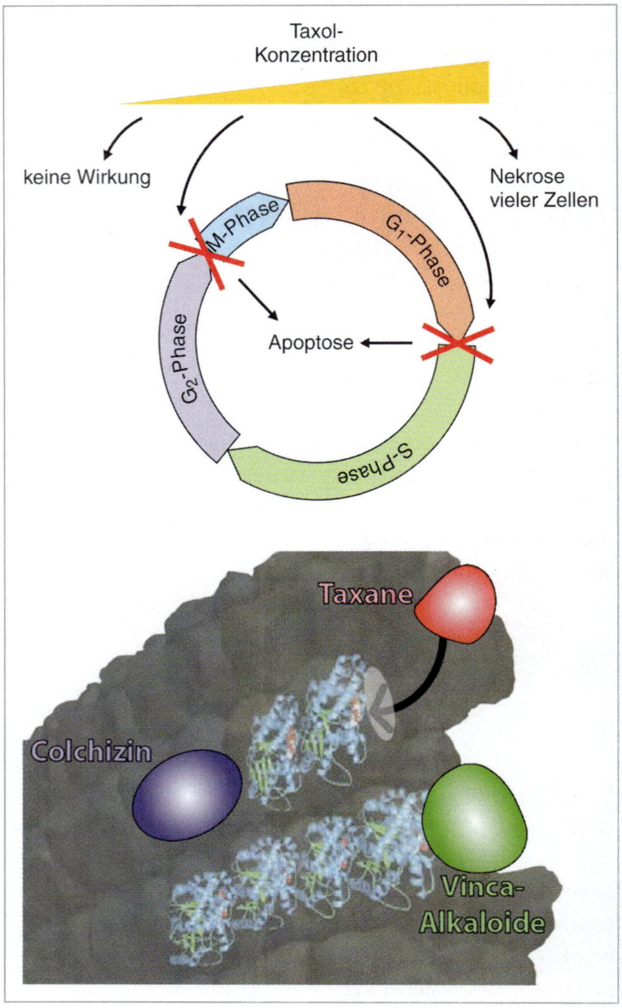

Abb. 19.15 Angriffspunkte für pharmakologisch wirksame Agenzien. Die drei Klassen pharmakologisch wirksamer Substanzen greifen an unterschiedlichen Mikrotubulusstellen an. Die zytostatische Wirkung ist dosisabhängig und muss (wie am Beispiel von Taxol gezeigt) so eingestellt werden, dass die Kontrollpunkte des Zellzyklus spezifisch mit möglichst wenig Nebenwirkungen getroffen werden.

Vergleich der drei Zytoskelettkomponenten

Das Zytoskelett menschlicher Zellen besteht aus drei Komponenten. Die dünnsten Filamente mit etwa 6 nm Durchmesser werden von Actin gebildet, die dicksten sind Mikrotubuli, 24 nm dicke Hohlzylinder. Dazwischen liegen die **Intermediärfilamente** mit ca. 10 nm Durchmesser. Sie sind evolutionär vermutlich die jüngsten Zytoskelettproteine und haben sich in Wirbeltieren zu gewebsspezifischen Filamentsystemen differenziert. Intermediärfilamente sind apolar und polymerisieren unabhängig von Nucleotidtriphosphaten. Im Allgemeinen erfüllen sie **mechanische Funktionen**. So verleihen z.B. Keratine der Trägerzelle Zugstabilität und dienen als mechanische Widerlager für Zelladhäsionsstrukturen.

Im Gegensatz hierzu sind **Actin** und **Mikrotubuli dynamische Strukturen** und weisen strukturell und kinetisch unterschiedliche Enden auf. Bei Actin sind in der Regel beide Enden dynamisch, das Minusende („pointed end") setzt mehr G-Actin-Untereinheiten frei, als es anlagert, und schrumpft deswegen in der Summe, beim Plusende („barbed end") ist es genau umgekehrt. Deswegen durchlaufen die Actinuntereinheiten scheinbar das F-Actin-Filament vom Plus- zum Minusende (Laufbandmechanismus oder „Treadmilling"). Zytoplasmati sche Mikrotubuli sind in tierischen Zellen in der Regel (aber mit einigen Ausnahmen) mit dem Minusende in einem Mikrotubuliorganisationszentrum verankert, sodass nur das Plusende am dynamischen Auf- und Abbau teilnimmt. Nur Spindelmikrotubuli weisen ein Laufbandverhalten auf.

Sowohl Actin als auch Tubulin hydrolysieren Nucleotidtriphosphate, Actin ATP und Tubulin GTP. In beiden Fällen wird der Polymerisationsgrad über den Nucleotidzustand (NTP oder NDP) reguliert, aber auch über eine Vielzahl von interagierenden Proteinen, die polymerisierte Filamente oder die nicht polymerisierten Grundbausteine stabilisieren. Über diese interagierenden Faktoren werden externe und interne Signale in die Organisationsform des Zytoskeletts eingekoppelt.

Actin spielt eine wesentliche Rolle bei der Zellwanderung, Muskelkontraktion und der Zellabschnürung nach einer Mitose (Zytokinese). Mikrotubuli sind essenziell für Mitose, Meiose und den Spindelapparat, für Zilien, Zentrosomen und als zelluläre Transportwege.

19.2 Molekulare Motoren

19.2.1 Muskelkontraktion

Strukturelle Grundlagen der Muskelkontraktion

Beim Menschen finden sich drei histologisch und funktionell unterschiedliche Muskeltypen: die glatten Muskeln, die Skelettmuskeln und die Herzmuskeln. Die Skelettmuskeln sind am besten untersucht. Sie bestehen aus Bündeln von mehrkernigen Muskelzellen, die durch Fusion aus Vorläuferzellen (Myoblasten) entstehen. Skelettmuskeln weisen eine auffällige Querstreifung auf, die in verschiedene Zonen unterteilt ist (➤ Abb. 19.16).

Die **Z-Scheiben** trennen die eigentlichen kontraktilen Einheiten **(Sarkomere)** voneinander ab und sind mit geeigneten Mikroskopiemethoden als scharfe Querlinien zu erkennen (➤ Abb. 19.16). Sie bestehen zum größten Teil aus α-Actinin, das zusammen mit weiteren Komponenten die **dünnen Filamente**, F-Actin und assoziierte Proteine verankert. **α-Actinin** bildet aufgrund seiner zentralen Spektrindomäne antiparallele, stäbchenförmige Dimere aus. Die auf beiden Seiten des Dimers exponierten N-terminalen Domänen binden Actin. In der Z-Scheibe dient α-Actinin dazu, Actinfilamente querzuvernetzen und ein Gerüst für weitere Proteinkomponenten zu bilden. Das Protein, das die Actinfilamente in der Z-Scheibe am Plusende („Barbed end") blockiert, heißt **CapZ**. Es ist ein Dimer, das an Actin bindet und die Polymerisierung von Actin am Plusende verhindert. Im Gegensatz zum Actin anderer Zellen durchläuft das F-Actin der Muskelzellen keine Polymerisations- und Depolymerisationsphasen mehr.

Zwischen zwei Z-Linien findet sich mittig im Sarkomer eine **M-Linie**, die zwei spiegelsymmetrische Bereiche unterteilt. Bekannte Strukturproteine sind **Myomesin-1** und **M-Protein** (oder Myomesin-2). Myomesin-1 ist ein großes Protein (≈190 kDa), das aus zwölf Einheiten des Fibronektin- und Ig-Faltungstypus besteht. Es lagert sich in versetzter, antiparalleler Weise in der M-Linie zusammen und dient der Anbindung der **dicken Filamente** (Bündel des Myosinmotorproteins und assoziierte Proteine) an die M-Linie (➤ Abb. 19.17).

Die **A-Bande** enthält die dicken Filamente, während die isotrope **I-Bande** die dünnen Filamente enthält. Die Actinfilamente sind so orientiert, dass die Minusenden zur M-Bande und die Plusenden zur Z-Scheibe zeigen.

MERKE

Sarkomere sind die kontraktilen Einheiten des quergestreiften Muskels. Sie werden durch Z-Scheiben abgegrenzt und besitzen eine zentrale M-Linie in der Spiegelachse. Hier entspringen die dicken Filamente, die die molekularen Motoren des Muskels – Myosine – enthalten. Z-Scheiben verankern die dünnen Filamente, die auf F-Actin basieren und als Laufstrecke für Myosine dienen.

Organisation des Sarkomers durch Nebulin und Titin

Wie die charakteristische Länge der dünnen Filamente im Sarkomer bestimmt wird, ist nicht genau bekannt. Man nimmt aber an, dass das Protein **Nebulin** hierfür als eine Art Lineal dient. Es findet sich in der I-Bande, ist aber mit seinem C-Terminus in der Z-Scheibe verankert. Die N-Termini dieses riesigen Moleküls reichen bis zum anderen Ende der Actinfilamente und interagieren dort mit **Tropomodulin**, dem Capping-Protein an den Minusenden der dünnen Filamente. Erbliche Schäden im Nebulin führen zu unterschiedlichen strukturellen Defekten des Muskels.

M-Linie und Z-Scheibe sind durch ein lineares, elastisches Riesenmolekül, **Titin**, verbunden (➤ Abb. 19.17). Titin ist mit 3–3,7 Mio. Da das größte bekannte Protein und erstreckt sich über mehrere Mikrometer durch die Muskelzelle. Die N-terminale Domäne des Proteins ist in der Z-Scheibe verankert. Der zentrale Bereich, der die I-Bande durchzieht, besteht aus repetitiven Elementen mit einem Proteinfaltungsmotiv des Ig-Typs. Er ist stark dehnbar und kann so der Änderung der Sarkomerlänge folgen. Die Ig-Domänen können durch hohe Kräfte reversibel entfaltet werden, was vermutlich einer zusätzlichen Reserve der Längendehnbarkeit dient. Bei niedrigeren Kräften dehnen sich jedoch zunächst Bereiche zwischen den Ig-Domänen. Sie haben häufig aus Prolin, Glutamat, Valin und Lysin bestehende Sequenzwiederholungen, die daher PEVK-Domänen genannt werden. Titin bindet zudem an verschiedene Komponenten der M-Linie und ist dort mit seinem C-Terminus verankert.

Muskelstrukturproteine

Außer den Proteinen, die für eine korrekte Sarkomerstruktur und -funktion nötig sind, gibt es eine große Anzahl von Proteinen, die für den Gesamtaufbau der Muskelzellen wichtig sind. So sind die Muskelfibrillen miteinander lateral vernetzt und als

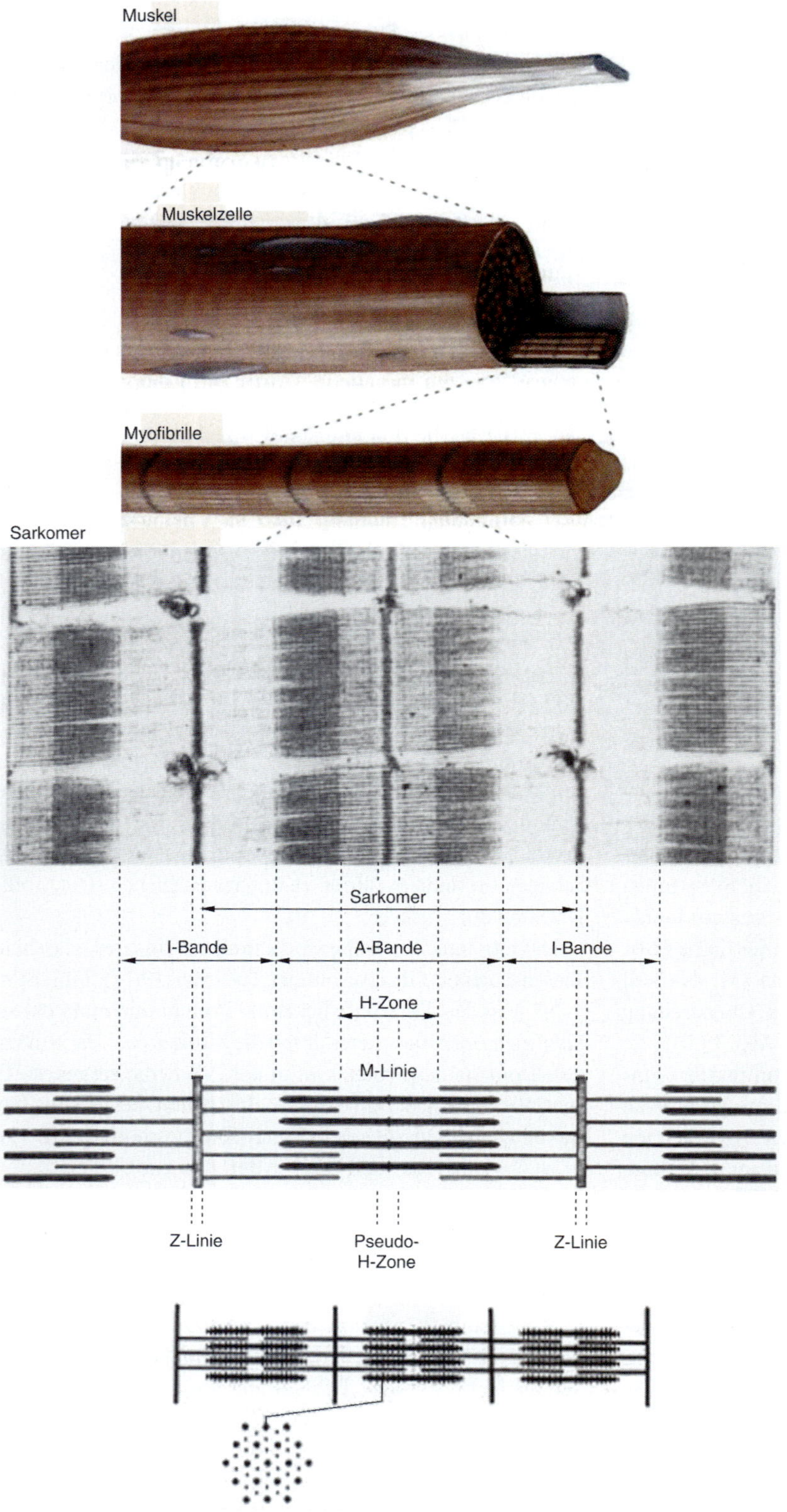

Abb. 19.16 Aufbau von Skelettmuskeln. Muskeln sind Bündel von mehrkernigen Muskelzellen. Die Muskelzellen enthalten Myofibrillen, die aus aneinandergereihten kontraktilen Einheiten bestehen, den Sarkomeren. Die Sarkomere weisen wiederum eine quergestreifte Struktur auf, die in Z-Scheiben, M-Linien, A- und I-Banden aufgeteilt wird. Im Querschnitt zeigt sich eine hexagonale Anordnung der einzelnen Filamente.

gesamtes System in der Membran (dem Sarcolemma) aufgehängt (➤ Abb. 19.18). Die Verbindung mit der Membran setzt sich extrazellulär fort und verbindet die Muskelzellen mit der umgebenden Basallamina.

Desmin

Desmin ist ein muskelspezifisches Intermediärfilament (➤ Abb. 19.18). Es findet sich als Verbindung zwischen den Z-Linien von Sarkomeren, an der Verbindung von Muskelzel-

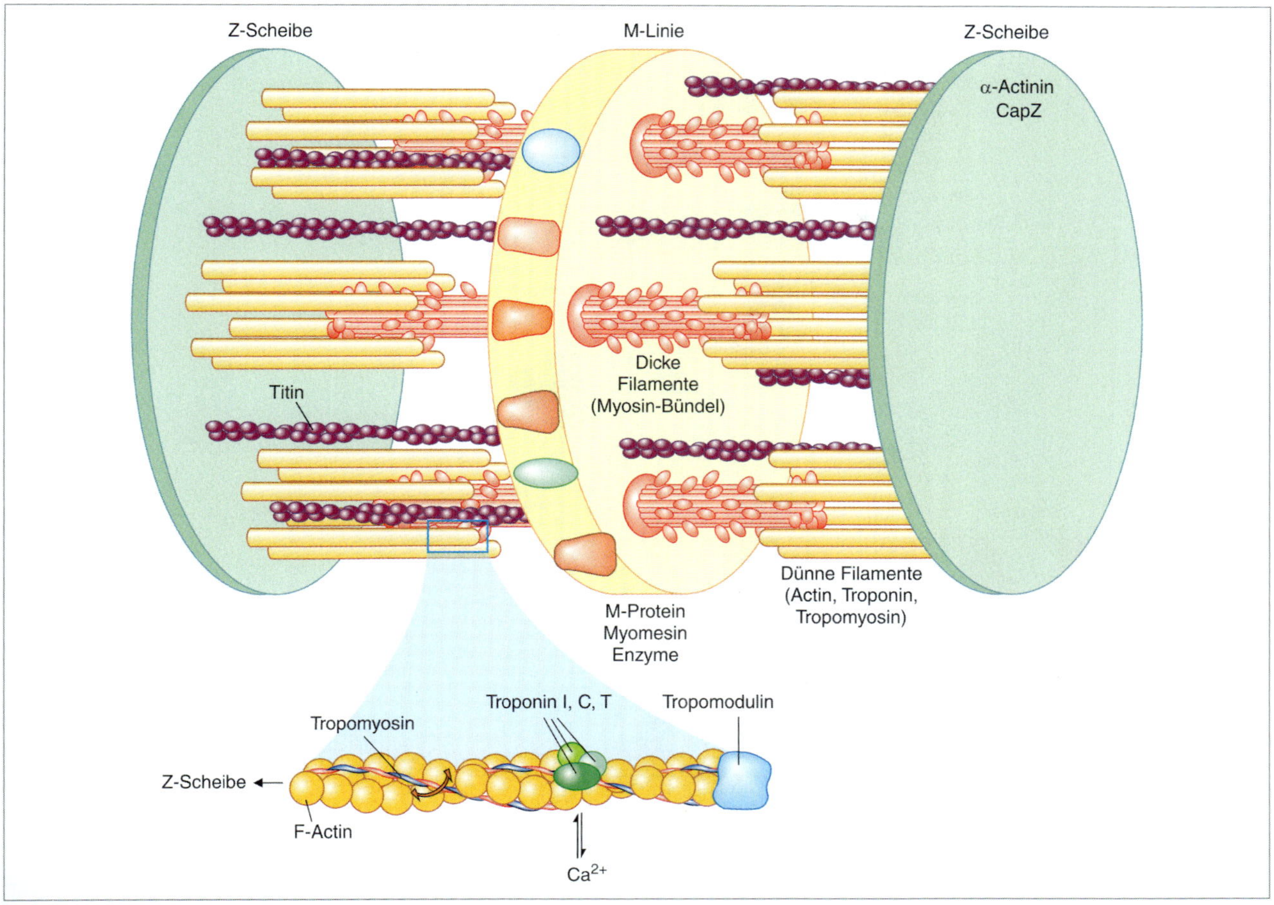

Abb. 19.17 Proteinkomponenten des Sarkomers.

len zu Sehnen und an Costameren. Die genaue Rolle von Desmin ist nicht ganz klar. Zumindest scheint es keine essenzielle Funktion zu besitzen, da desmindefiziente Mäuse lebensfähig sind. Dennoch kennt man seltene Myopathien, bei denen die Betroffenen verkürztes Desmin oder eine veränderte Form des Hitzeschockproteins αB-Crystallin aufweisen, das die unkontrollierte Aggregation von Desmin normalerweise verhindert.

Costamere und Dystroglykankomplex

Ein wichtiger Strukturkomplex des Muskels ist der **Dystroglykankomplex** (➤ Abb. 19.18). Er befindet sich im Skelettmuskel in den sog. Costameren, die wiederum die Z-Scheiben der Muskelfibrillen mit der Membran (Sarcolemma) verbinden. Der Begriff **Costamer** bezieht sich ursprünglich auf im Skelettmuskel periodisch auftretende Querstreifen, die zwischen der Zellmembran und den Z-Linien zu finden sind. Costamere sind allgemein Bereiche, in denen Myofibrillen über die Zellmembran mit der extrazellulären Matrix verbunden sind. Im glatten Muskel finden sich auch Dystroglykankomplexe, die zelluläre Lokalisierung ist hier aber wesentlich weniger gut erforscht.

Dystrophin ist eine wichtige Komponente der Costamere. Erbliche Defekte dieses Proteins führen oft zu der im Praxisfall beschriebenen Duchenne-Muskeldystrophie (➤ Tab. 19.4). Dystrophin ist ein extrem großes Protein (427 kDa) und Teil der Verankerung von Sarcolemma und Z-Scheiben. Es bindet einerseits an intrazelluläres Actin (bemerkenswerterweise Actin, das nicht an der Ausbildung der dünnen Filamente beteiligt ist) und andererseits an integrale Membranproteine des Dystroglykankomplexes. Außer mit Actin interagiert Dystrophin mit Syntrophin und α-Dystrobrevin. Auf der membranzugewandten Seite bindet Dystrophin an einen Membranproteinkomplex, der als wesentliche Bestandteile die Glykoproteine Sarkoglykan α, β, γ und δ, Dystroglykan β und Sarkospan enthält. Der Komplex bindet extrazellulär α-Dystroglykan, das wiederum über Laminin die Verbindung zur Basallamina herstellt (➤ Kap. 20.2.5). Am Dystroglykankomplex finden sich auch Signalproteine, z.B. die NO-Synthase. Vermutlich führen Defekte im Dystroglykankomplex durch die fehlende mechanische Stabilität und nicht durch gestörte Signalketten zu den klinischen Symptomen.

MERKE

Der Dystroglykankomplex ist eine essenzielle Komponente zur Verankerung der Muskelfasern im Gewebe. Defekte können zu schweren Myopathien führen, u.a. zur Duchenne-Muskeldystrophie.

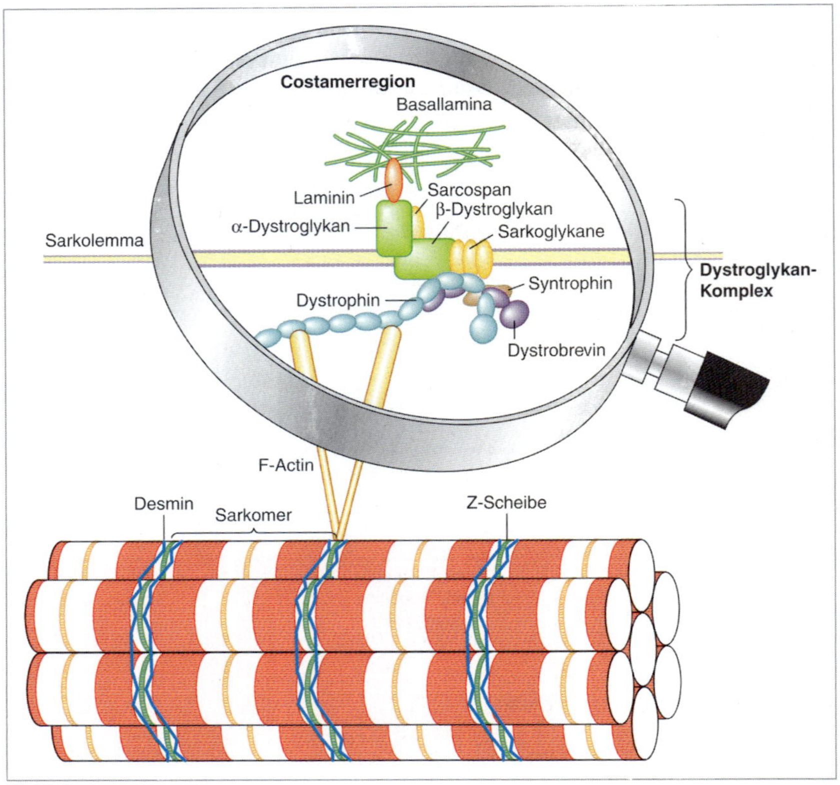

Abb. 19.18 Lage wichtiger Muskelstrukturproteine. Myofibrillen sind im Sarcolemma über Actin und den Dystroglykankomplex verankert, der wiederum in der extrazellulären Basallamina aufgehängt ist. Untereinander (und teilweise auch mit der Membran) sind die Myofibrillen durch das Intermediärfilament Desmin verbunden.

19

Tab. 19.4 Myopathien, die auf defekten Muskel-Strukturproteinen beruhen

betroffenes Muskelprotein	physiologische Funktion	Myopathie
		Muskeldystrophien
Dystrophin	Komponente des Dystroglykankomplexes	Duchenne-/Becker-Muskeldystrophie
Lamine A und C	Stabilität der Kernmembran?	Emery-Dreifuss-Muskeldystrophie
Sarkoglykan	Komponente des Dystroglykankomplexes	Gliedergürtelmuskeldystrophien
		distale Myopathien
Titin	elastische Verbindung zwischen M- und Z-Linie	tibiale Muskeldystrophie
Myosin II (schwere Kette)	Muskelmotorprotein	dominante Einschlusskörperchenmyopathie
Desmin	Intermediärfilament zwischen Z-Linien	desminabhängige Myopathie
		kongenitale Myopathien
Nebulin	Kontrolle der Länge der I-Bande	nemaline Myopathie
α-Actin	dünne Filamente	dto.
Tropomyosin	Aktivierung des Skelettmuskels	dto.
Laminin α2 (Merosin), Kollagen VI	Komponenten der Basallamina	kongenitale Muskeldystrophie
Integrin α7	ECM-Verankerung	dto.

Mechanismus der Muskelkontraktion

Myosin II und das Gleitfilamentmodell

Die Kraft und Bewegung erzeugenden Komponenten des Muskels sind Myosin und Actin. Muskelmyosin (**Myosin II**) besteht aus zwei schweren Ketten, die jeweils mit zwei leichten Ketten assoziiert sind, und bündelt sich aufgrund seiner langen, C-terminalen Coiled-coil-Domäne zu dicken Stäbchen zusammen (➤ Abb. 19.19). Diese Stäbchen bilden das Gerüst der dicken Filamente. Die N-terminalen Proteinbereiche werden wegen ihrer elektronenmikroskopischen Erscheinung auch Köpfchen genannt. Da Myosin II aus zwei zusammengelagerten schweren Ketten aufgebaut ist, ragen die Myosinköpfchen immer paarweise aus dem dicken Filament heraus. Myosin bewegt sich im Zuge der Muskelkontraktion entlang dem Actin der dünnen Filamente.

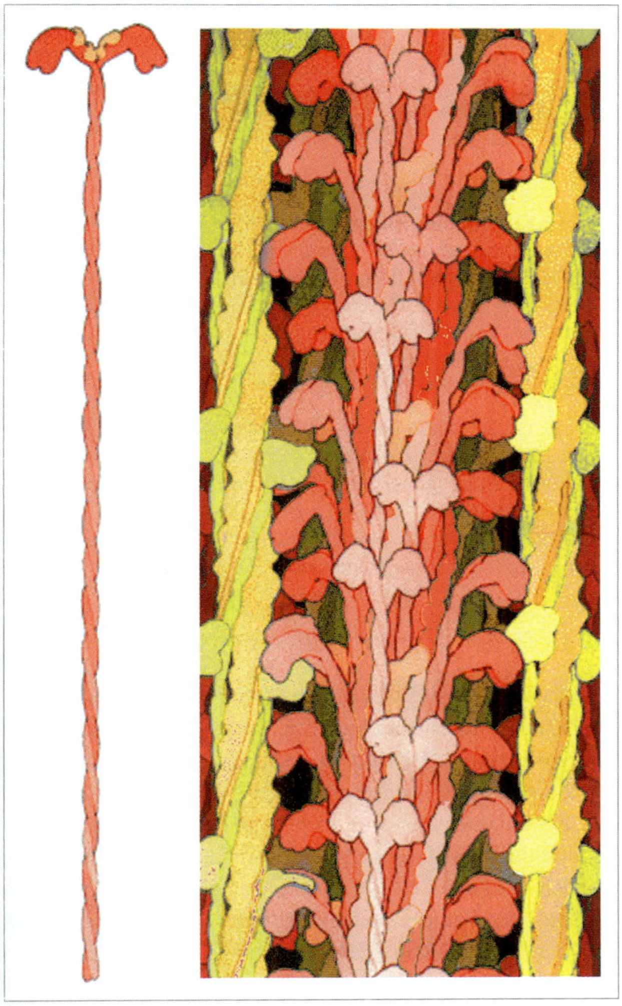

Abb. 19.19 Modell dicker Filamente. Rekonstruktionen aus der Elektronenmikroskopie, Röntgenstreuungsexperimenten und anderen Methoden lassen erkennen, dass sich die lang gestreckten C-terminalen Proteinbereiche von Myosin II zu dicken, stabförmigen Filamenten zusammenlagern (rot-hellrot), aus denen die Myosinköpfe herausragen. Die dünnen Filamente sind gelb angedeutet.

Schon gewusst

Die Basis der Kontraktion von Sarkomeren wurde vor gut 50 Jahren erkannt. Zuvor hatte man bereits beobachtet, dass die Muskelkontraktion auf der Verkürzung der Sarkomerlänge beruht, aber über den Mechanismus gab es widersprüchliche Theorien. Eine plausible Hypothese besagte, dass die Verkürzung der Sarkomere auf der Ca^{2+}-abhängigen „Kondensation" damals noch unbekannter Proteine der I-Bande beruhen könnte. Sir Andrew Huxley stellte dann in den 50er Jahren ein quantitatives Modell vor, das die heutige Vorstellung von sich ineinanderschiebenden Filamenten beinhaltete und experimentell überprüfbare Vorhersagen über Kontraktionsgeschwindigkeit und Kraftabhängigkeit machte. Durch eine Vielzahl von Experimentatoren, darunter maßgeblich der nicht verwandte Namensvetter Hugh Huxley, wurde das **Gleitfilamentmodell** bestätigt und gezeigt, dass sich alle physiologisch gemessenen Eigenschaften des Muskels quantitativ mit diesem Modell vereinbaren lassen.

Das Gleitfilamentmodell besagt, dass die dünnen Filamente durch die Wirkung von Motorproteinen des Typs Myosin II zwischen die dicken Filamente gezogen werden (➤ Abb. 19.20). Bei Myosin II wird dabei eine Actinbindestelle vorausgesetzt, über die es mit der Energie, die bei ATP-Hydrolyse durch die Myosinköpfchen frei wird, Zug auf die dünnen Filamente ausüben kann. Durch die Anzahl von Myosinmolekülen, die zu einem gegebenen Zeitpunkt mit Actin interagieren, ergibt sich eine Gesamtkraft, die vom Muskel erzeugt wird. Die Raten, mit denen Myosin und Actin aneinanderbinden bzw. wieder auseinandergehen, bestimmen, wie schnell der Muskel kontrahieren kann.

Der Ruderschlag

Welche Eigenschaften weist Muskelmyosin auf, die es dazu befähigen, den Gleitfilamentmechanismus in Gang zu setzen? Man stellt sich vor, dass Myosin eine Art Ruderschlag auf die Actinfilamente ausübt. Nach dem **Lymn-Taylor-Modell** der Actomyosinkinetik gibt es vier wesentliche Intermediate im Reaktionszyklus von Myosin (➤ Abb. 19.21). Nachdem Myo-

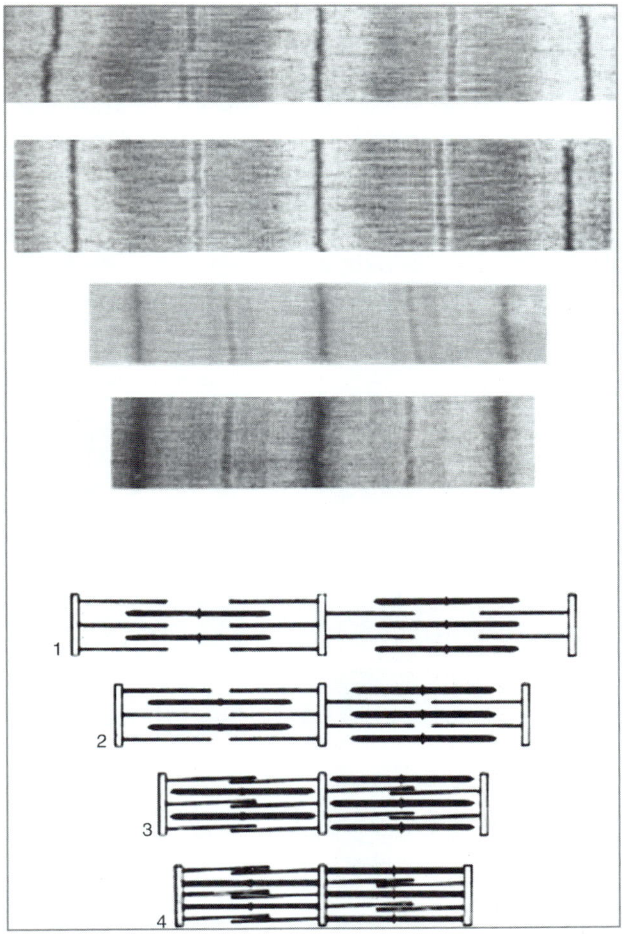

Abb. 19.20 Kontraktion von Sarkomeren. Bei der Kontraktion des Muskels verkürzen sich die Sarkomere. Während die Länge der A-Bande während der Kontraktion gleich bleibt, scheint sich die I-Bande zu verkürzen. Dies liegt daran, dass die dünnen Filamente zwischen die dicken gezogen werden.

sin ATP gebunden und schnell zu immer noch gebundenem ADP und Phosphat hydrolysiert hat, kann es an Actinfilamente binden. Daraufhin dissoziieren zuerst Phosphat und dann ADP sehr schnell, wodurch Myosin seine Konformation in der Art ändert, dass die Verbindung zum dicken Filament eine 5 bis 10 nm weite Verschiebung erfährt. Strukturell erklärt sich dies durch eine Hebelbewegung des stabförmigen C-terminalen Endes der Motorköpfchen. Die nun leere Nucleotidbindetasche kann ein ATP-Molekül binden, wodurch sich die Affinität von Myosin zu Actin vermindert. Das vom Filament dissoziierte Myosin wird durch ATP-Hydrolyse regeneriert und der molekulare Hebel wieder gespannt. Das Molekül ist wieder im Anfangszustand und kann erneut an Actin binden.

Der Ruderschlag von Myosin erfolgt durch Drehung einer α-Helix relativ zur katalytischen Domäne und zum Actinfilament. Diese Helix befindet sich am C-Terminus der Motorköpfchen und wird durch je zwei leichte Ketten pro Myosinuntereinheit stabilisiert. Das Umschnappen dieses sog. Hebelarms erfolgt sehr schnell nach der Actinbindung und nimmt nur etwa 1% der Dauer eines kompletten kinetischen Zyklus in Anspruch (➤ Abb. 19.21, links). Hierdurch wird gewährleistet, dass sich die vielen Myosinköpfe der dicken Filamente nicht gegenseitig „ausbremsen" und der Muskel schnell kontrahieren kann. Die verschiedenen Myosin-II-Isoformen, die sich in verschieden schnellen Muskeln finden, sind in ihrer Reaktionskinetik auf die Anforderungen des jeweiligen Muskels optimiert.

Da die Ablösung der Myosinmotoren vom Actinfilament von ATP abhängt, müssen im Muskel immer ausreichende ATP-Konzentrationen vorliegen. Das Fehlen von ATP wird in der Leichenstarre offensichtlich, die nach Verbrauch aller verfügbaren Energievorräte eintritt.

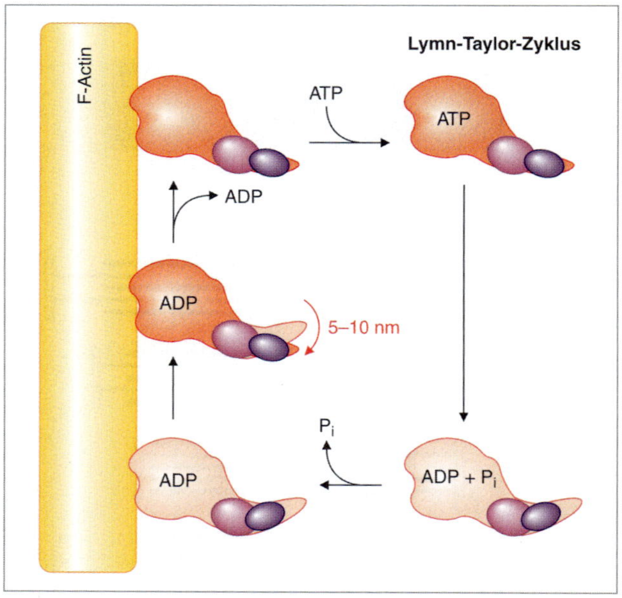

Abb. 19.21 Kinetischer Zyklus von Muskelmyosin. Die Myosinköpfchen können ATP-Hydrolyseenergie benutzen, um eine 5–10 nm große Konformationsänderung zu erzeugen, die wie ein Ruderschlag wirkt. Die exakte Kopplung zwischen Ruderschlag und ADP-Dissoziation ist noch umstritten. Gezeigt ist jeweils nur ein Myosinkopf.

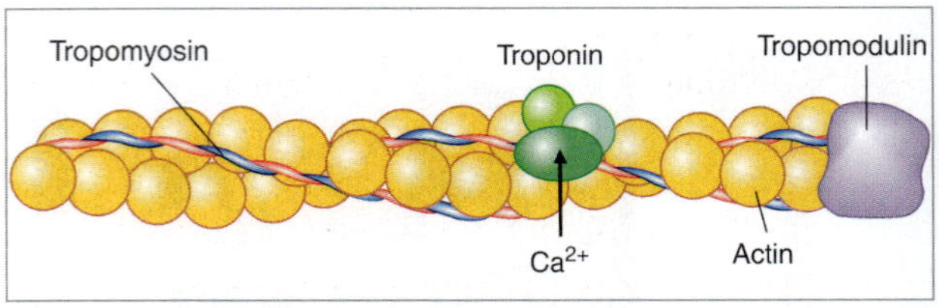

Abb. 19.22 Tropomyosin und Troponin. Tropomyosin ist ein filamentöses Protein, das sich um die Actinfilamente legt (gelb). Durch Ca^{2+}-Influx in die Muskelzelle schiebt Troponin (grün) die Tropomyosinfilamente stufenweise zur Seite (blau und rot), wodurch die anfänglich abgedeckten Myosinbindestellen auf dem Actinfilament zugänglich werden.

MERKE

Myosin II ist der molekulare Motor, der die Muskelkontraktion verursacht. Durch einen molekularen Ruderschlag seiner N-terminalen Köpfchen werden dünne und dicke Filamente gegeneinander verschoben. Der ATP-Umsatz ist an eine Affinitätsänderung zu Actin gekoppelt, wodurch der Kraftschlag an Actin und die Regeneration abgelöst von Actin erfolgen können.

Kontrolle der Actin-Myosin-Interaktion

Im ruhenden Muskel bleiben die Sarkomere in ihrem gedehnten Zustand, weil die Bindung von Myosin an Actin durch **Tropomyosin** verhindert wird (➤ Abb. 19.22). Tropomyosin ist ein dimeres Coiled-coil-Protein, das lange Ketten bildet und den Actinfilamenten anliegt. Im Grundzustand verhindert es die Bindung von Myosin an Actinfilamente. Wenn der Muskel aktiviert wird und Calcium in das Zytoplasma strömt, wird das Tropomyosinfilament stufenweise zur Seite geschoben und gibt die Myosinbindestellen des Actins frei. Erst dann kann Myosin die Kontraktion der Sarkomere bewirken.

Tropomyosin reagiert nicht direkt auf die Anwesenheit von Calcium, sondern durch Vermittlung von **Troponin**. Troponin besteht aus drei Komponenten, TnC, TnI und TnT. Troponin C ist die calciumbindende Komponente des Komplexes, während Troponin T an Tropomyosin bindet. Troponin I hat ohne die anderen Troponinkomponenten inhibitorische Wirkung, zeigt jedoch keine Reaktion auf Calcium. Der genaue Mechanismus, wie Calciumbindung an Troponin C über Troponin I und T das Tropomyosin verschieben kann, ist noch unklar. Troponin bindet an die dünnen Filamente in einer Periodizität von einem Troponinkomplex pro sieben Actinuntereinheiten.

Klinik

Für Troponin I und Troponin T gibt es spezifisch im Herzmuskel exprimierte Isoformen. Sterben Herzmuskelzellen beim Herzinfarkt infolge eines akuten thrombotischen Verschlusses einer Koronararterie ab, so werden diese kardialen Troponine aus der Herzmuskelzellen in das Blut freigesetzt, wo sie als diagnostische Marker gemessen werden können. Die kardialen Troponine und T sind die derzeit zuverlässigsten diagnostischen Marker für den Herzinfarkt. Normale kardiale Troponinblutspiegel innerhalb von 9 h nach Beginn der Brustschmerzsymptomatik schließen einen Herzinfarkt praktisch aus. Umgekehrt gibt e selten falsch positive Ergebnisse. Insbesondere bei fehlenden EKG-Veränderungen (etwa 20% aller Herzinfarkte) sind erhöhte Troponinspiegel im Blut ausschlaggebend für die Diagnose Herzinfarkt und damit eine intensive therapeutische Intervention. Weitere gebräuchliche, aber weniger spezifische Markerproteine sind die MB-Isoformen der Creatinkinase (CK-MB) und Myoglobin. Alle diese Biomarker haben den Nachteil, dass sie erst 4–6 h nach Beginn der Schmerzsymptomatik im Blut erscheinen, sodass nach weiteren Markern für die Frühdiagnose eines Herzinfarkts gesucht wird.

MERKE

Tropomyosin verhindert im inaktiven quergestreiften Muskel die Bindung von Myosin an F-Actin. Ca^{2+}-Influx bewirkt, dass Troponin das Tropomyosin am Actin zur Seite schiebt, sodass Myosin II binden kann und eine Kontraktion ausgelöst wird.

Besonderheiten der glatten Muskulatur

Neben der oben beschriebenen Skelett- oder quergestreiften Muskulatur finden sich beim Menschen noch die Herzmuskulatur und die glatte Muskulatur. Histologisch, zellmorphologisch und physiologisch unterscheiden sich diese drei Gewebe erheblich, auf der biochemischen Ebene basieren sie jedoch alle auf dem Actin-Myosin-System und dem Gleitfilamentprinzip.

Während die Kontraktion des Herzmuskels ähnlich zu der des quergestreiften Muskels abläuft, verhält sich die glatte Muskulatur anders. Hier hat einströmendes Ca^{2+} nicht die Funktion, Troponin aus der Actinrinne mit den Myosinbindestellen zu schieben, sondern es bindet an **Calmodulin**. Der Ca^{2+}-Calmodulin-Komplex aktiviert eine Kinase, die **MLCK** (myosin light chain kinase), die dann die regulatorische leichte Myosinkette phosphoryliert. Myosin aus glatten Muskeln bildet wie sein Pendant aus Skelettmuskeln Oligomere mit zwei schweren Ketten. Die Hebelregionen der schweren Ketten werden durch jeweils zwei leichte Ketten – eine essenzielle und eine regulatorische – stabilisiert. Das phosphorylierte Myosin wird aktiv, bindet an Actin und baut durch den myosintypischen Hebelmechanismus eine Zugspannung auf. Der kinetische Zyklus von Myosin der glatten Muskulatur ist langsam und darauf ausgelegt, lange mit dem Filament zu interagieren. Erst die Dephosphorylierung durch die **MLCP** (myosin light chain phos-

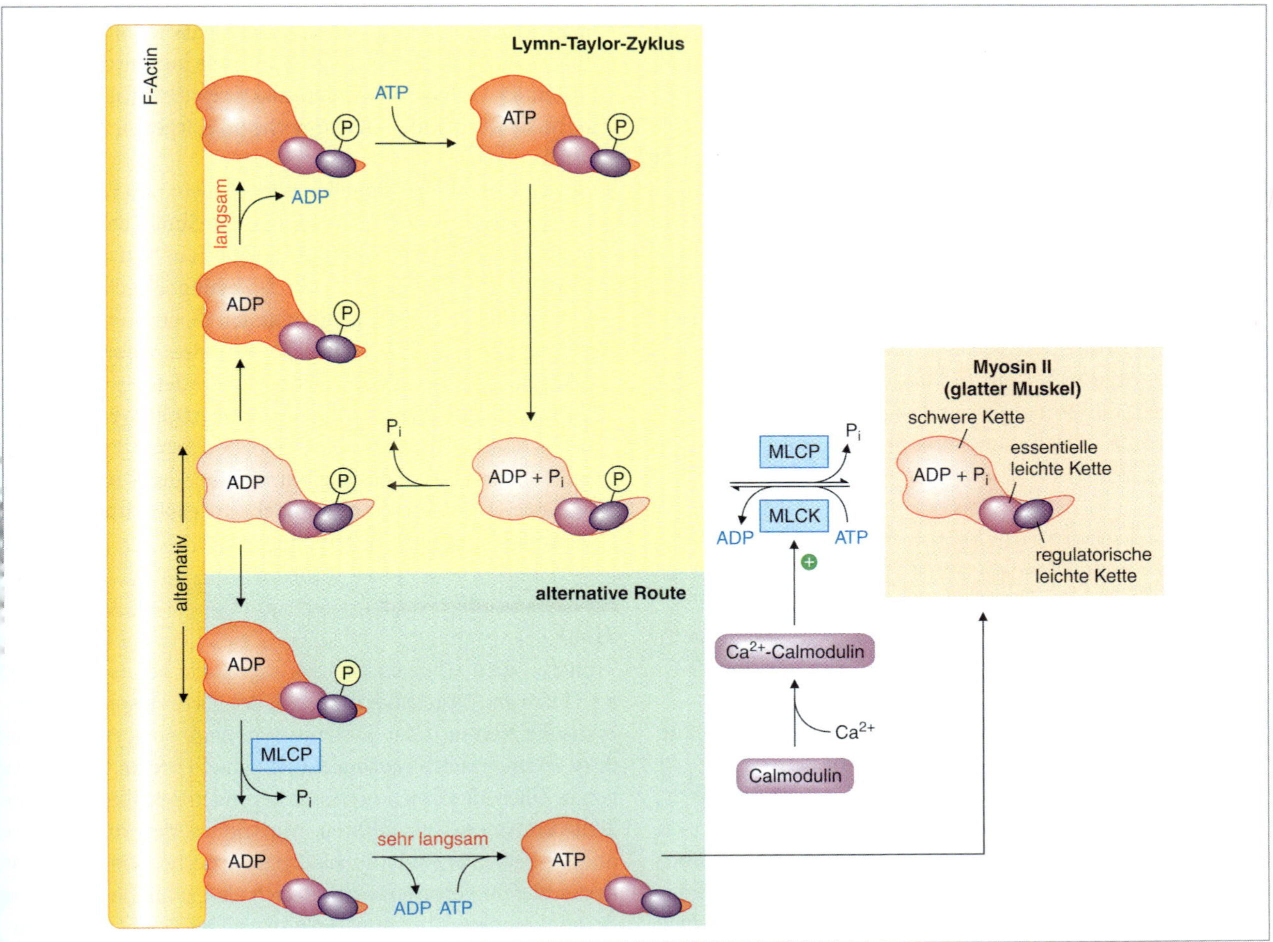

Abb. 19.23 Muskelkontraktion im glatten Muskel. Myosin II aus glattem Muskel wird nicht über Tropomyosinbewegung aktiviert, sondern durch die MLCK, die es an seiner regulatorischen leichten Kette (RLC) phosphoryliert. Phosphomyosin II kann an F-Actin binden und einen ATPase-Zyklus nach dem Lymn-Taylor-Schema durchlaufen. Es kann durch Dephosphorylierung mittels der MLCP inaktiviert werden. Da Myosin II aus glattem Muskel lange im Actin-Myosin-ADP-Zustand verweilt, kann auch hier die MLCP angreifen und einen sehr langlebigen Zustand bewirken (untere Alternative).

phatase) führt zum Ablösen des Motors vom Filament und in der Folge zum Nachlassen des Muskeltonus (➤ Abb. 19.23).

MERKE

Myosine aus glattem Muskel werden nicht indirekt über Troponin aktiviert, sondern durch Phosphorylierung einer ihrer assoziierten leichten Ketten.

Myosine ohne Muskelfunktion

Myosine finden sich nicht nur im Muskel, sondern auch in anderen Geweben und Zelltypen. Die Analyse ihrer Proteinsequenzen ergibt mindestens 14 Gruppen, die als **Myosinklassen** bezeichnet werden.

Neben den Muskelmyosinen (Myosin II) gibt es Myosine, die nicht zwei Köpfchen, sondern nur eines besitzen (Monomere, Myosin-I-Klasse). Ferner wurden Myosin-II-Motoren in Zellen ohne Muskelfunktion gefunden. Die Bäckerhefe besitzt z.B. zwei Myosin-II-Motoren, obwohl sie nicht kontraktil ist. Myosine, die nicht direkt an der Muskelfunktion beteiligt sind, werden oft als **unkonventionelle Myosine** bezeichnet. Sie sind z.B. für intrazellulären Transport wichtig (➤ Kap. 19.1.3).

Beim Menschen und bei anderen Wirbeltieren sind Myosine der Klassen I, VI und VII entscheidend am Aufbau und an der Erhaltung der **Haarzellen des Innenohrs** beteiligt. Sind die Gene dieser Myosine geschädigt, kommt es zu Gehörlosigkeit und Gleichgewichtsstörungen. Ein Teil dieser Myosine stellt vermutlich einen Kontakt zwischen den mechanosensitiven Ca^{2+}-Kanälen der Haarzellen und dem Actinfilamentsystem her und dient der Adaptation der Innenohrzellen, indem sie eine mechanische Vorspannung der Ca^{2+}-Kanäle auf- oder abbauen.

Vertreter der Myosin-V- und -VI-Klassen sind am **intrazellulären Vesikeltransport** beteiligt. Besonders auffällig ist das Fehlen eines Myosin-V-Gens in Mäusen, das zum Ausfall des Melanosomentransports führt und partielle Farblosigkeit des Fells bewirkt (➤ Melanosomenmotilität, ➤ Kap. 19.1.4).

MERKE

Eine Vielzahl unkonventioneller Myosine ist für kraftabhängige intrazelluläre Prozesse verantwortlich, wie Zytokinese und Zellwanderung. Defekte in diesen Myosinen können sich in einer gestörten Entwicklung und Funktion von Hörorganen äußern.

19.2.2 Mikrotubuliabhängige Motorproteine

Während für Actin nur die Proteinfamilie der Myosine als assoziierte Motoren bekannt ist, kennt man für Mikrotubuli zwei grundsätzlich verschiedene Motortypen, **Dyneine** und **Kinesine**. Dyneine wurden in den 60er Jahren des vorigen Jahrhunderts als Mikrotubulimotorproteine identifiziert, die den Schlag von Zilien und Geißeln verursachen. Später wurde ein Dyneintypus entdeckt, der nicht für Geißelschlag, sondern für intrazellulären Transport verantwortlich ist. Zuletzt wurden in den 80er Jahren die Kinesine als Motoren des intrazellulären Transports gefunden, deren Struktur und molekularer Mechanismus heute bereits sehr gut verstanden sind.

Zilien- und Geißeltypen

Zilien und Geißeln sind Zellorganellen, die als Zellanhänge durch Schlagen Bewegung erzeugen. Heute weiß man jedoch, dass nicht alle Zilien beweglich sind und oft auch eine sensorische Funktion haben. Ihr definierendes Merkmal ist ihre Struktur, die auf einem Mikrotubulusring aus neun Dubletten basiert, der von einer spezialisierten Membran umgeben ist (➤ Abb. 19.24). Man unterscheidet folgende Typen:

- **Primäre Zilien** ragen als einzelne Zilien aus der Oberfläche einer Zelle und haben sensorische Funktion. Sie enthalten neun im Querschnitt ringförmig angeordnete Mikrotubulusdubletten ohne zentrales Paar (9+0-Muster). Die sensorische Zilie der Nierenzelle ist relativ gut untersucht. Die äußeren Segmente der Sehzellen (Stäbchen und Zapfen) werden als Strukturen verstanden, die sich aus sensorischen Zilien entwickelt haben (➤ Literatur).
- **Nodale Zilien** sind ebenfalls nach dem 9+0-Muster aufgebaut, finden sich im Embryo im Gastrulationsstadium und führen eine Rotationsbewegung aus. Die hierdurch erzeugte Strömung verteilt Entwicklungsfaktoren derart, dass eine normale Rechts-links-Asymmetrie im Körper ausgebildet werden kann.
- **Bewegliche Zilien** (**Flagellen** oder Geißeln und Flimmerhärchen oder [Kino-]**Zilien** im engeren Sinne) enthalten außer den neun Mikrotubulusdubletten ein zentrales Mikrotubuluspaar und dienen der Bewegung. Flagellen sind meist einfach auf einer Zelle zu finden (Spermium) und undulieren derart, dass sie die Zelle als Ganzes vorantreiben (**Flagellenschlag**). Flimmerhärchen besetzen die Zelloberfläche in hoher Dichte und führen eine Art Ruderschlag aus, der sich wellenartig über die Population fortsetzt („Stadionwelle"), was einen Flüssigkeitsstrom über der Gewebelage (Beispiel: Flimmerepithelien) oder die Zelloberfläche bewirkt (**Zilienschlag**, ➤ Literatur).

Klinik

Primäre Zilien scheinen eine wichtige Rolle bei der Reaktion auf Fluss- und Druckänderungen in der Niere zu spielen. **Polyzystische Nieren** (oder Zystennieren, engl. polycystic kidney disease) sind erblich begründet und oft auf Defekte von Proteinen in Zilien, den ihnen zugrunde liegenden Basalkörpern oder Zentrosomen zurückzuführen. Mutationen der Polycystin-1- und -2-Proteine sind die häufigste Ursache von erblicher Zystennieren. Polycystine haben sich als Untereinheiten eines Proteinkomplexes herausgestellt, der nichtselektive Kationenkanäle ausbildet. Vermutlich verursacht Polycystin auf Scherkräfte hin einen Ca^{2+}-Influx, der essenzielle intrazelluläre Signalkaskaden in Gang setzt, die für eine normale Nierenentwicklung und -funktion nötig sind.

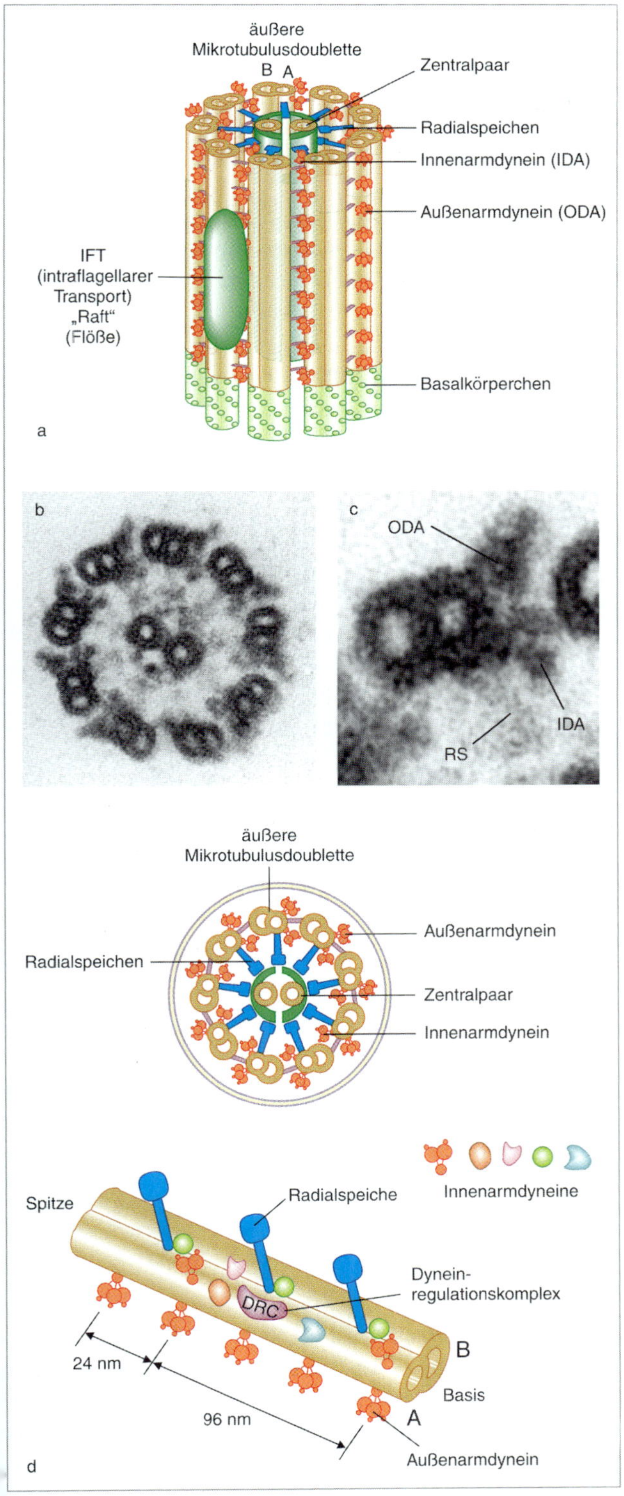

Abb. 19.24 Aufbau von Zilien und Axonemen.
a) Schematischer Zilienaufbau
b) Im elektronenmikroskopischen Querschnitt wird die 9+2-Struktur der Axoneme deutlich.
c) Der vergrößerte Teil zeigt eine Mikrotubulusdublette, an der Dyneine verankert sind. ODA = Außenarmdynein, IDA = Innenarmdynein, RS = Radialspeiche.
d) Die Schemazeichnungen zeigen Quer- und Längsansichten der Mikrotubulus-Dynein-Komplexe.

Aufbau von Zilien

Zilien sind Zellfortsätze, die spezielle Mikrotubulusstrukturen enthalten und von einer spezialisierten Membran umgeben sind (➤ Abb. 19.24). Im Gegensatz zu zytoplasmatischen Mikrotubuli finden sich in Zilien keine einfach röhrenförmigen Filamente, sondern **Mikrotubulusdubletten** aus einem normalen Tubulus (A-Mikrotubulus) mit einem angelagerten Halbzylinder (B-Mikrotubulus). Es ist bekannt, dass Flagellentubulin oft acetyliert ist.

Zwischen benachbarten Mikrotubulusdubletten befinden sich **Flagellendyneine**. Sie sind in den A-Mikrotubuli verankert und können bei Bedarf an den B-Mikrotubulus einer benachbarten Mikrotubulusdublette binden. In Flagellen finden sich viele diverse Dyneinformen, die nach ihrer radiären Position **Außenarm**- (ODA, outer arm dyneins) und **Innenarmdyneine** (IDA) genannt werden. Für den Flagellenschlag sind ODA- und IDA-Dyneine der Klasse I am wichtigsten. Sie sind riesige Moleküle, die sich zu Strukturen von mehreren MDa zusammenfügen. ODAs bestehen aus je drei schweren Ketten von je gut 500 kDa, zwei intermediären (55–110 kDa) und acht leichten Ketten von 8–45 kDa.

Die neun peripheren Mikrotubulusdubletten sind in den meisten Flagellen über **Radialspeichen** mit einem **zentralen Paar** aus zwei Mikrotubuli verbunden. Der Gesamtkomplex aus Mikrotubulusdubletten, ggf. einem zentralen Paar, den Radialspeichen und den Dyneinbrücken wird auch **Axonem** genannt. Die Radialspeichen und das zentrale Paar haben möglicherweise stabilisierende Funktion, sind aber vielleicht auch an der Koordination der Dyneinmotoren entlang der Flagelle beteiligt. Um eine Flagelle so zu verbiegen, dass der typische Geißel- oder Zilienschlag entsteht, müssen die peripheren Mikrotubuli so gegeneinander verschoben werden, dass eine Spannung zwischen Außen- und Innenseite des Axonems zustande kommt. Hierfür ist die lokale und zeitlich kontrollierte Aktivierung von Dyneinmotoren erforderlich, die sich zwischen benachbarten A- und B-Mikrotubuli befinden.

MERKE
Zilien, Flagellen und Geißeln sind prinzipiell identische Zellausläufer, die als zentrale Strukturen einen Ring aus neun Doppelmikrotubuli mit oder ohne ein zentrales Paar besitzen (9+2- und 9+0-Muster). Eine Schlagbewegung kann durch Dyneinmotorproteine erzeugt werden, die benachbarte Doppelmikrotubuli gegeneinander verschieben und so eine Krümmung der Geißel bewirken.

Klinik
Es gibt eine Gruppe von erblichen Krankheiten, bei der die Patienten unbewegliche Geißeln aufweisen (➤ Abb. 19.25). Da Kinozilien für das Freihalten der Atemwege verantwortlich sind, ist ein auffälliges Merkmal die Anfälligkeit für Atemwegsinfekte und chronische Bronchitis. Zum sog. **Kartagener-Syndrom** gehören jedoch weitere Symptome, die ebenfalls auf den Ausfall von Zilienfunktionen zurückzuführen sind. Hierzu zählen:

19

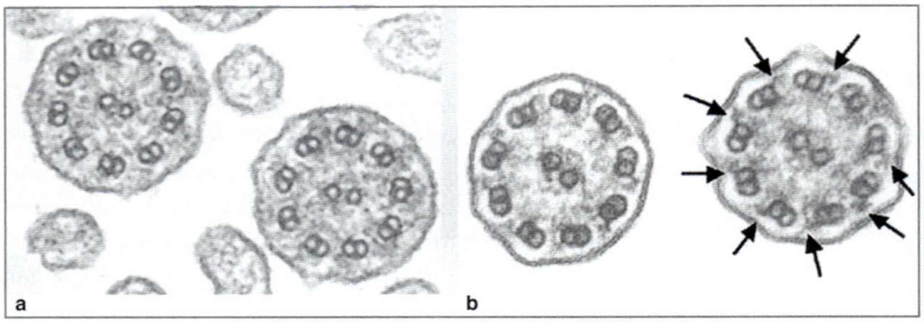

Abb. 19.25 Elektronenmikroskopisches Bild von PCD-Patientenzilien (a) und normalen Zilien (b). Die Pfeile markieren die Lage der äußeren Dyneinarme.

- Situs inversus: Auftreten einer spiegelverkehrten Organanlage in etwa 50% der Fälle, aufgrund fehlender Funktion von nodalen Zilien in der frühen Embryonalentwicklung
- reduzierte Fertilität: beim Mann wegen fehlender Spermienbeweglichkeit, bei der Frau wegen eingeschränkter Funktion des Flimmerepithels der Eileiter
- erhöhte Häufigkeit eines Hydrocephalus aufgrund fehlender ependymaler Strömung.

Auf molekularer Ebene ist die primäre ziliäre Dyskinesie häufig auf Defekte in Flagellendyneingenen zurückzuführen.

Ziliengenese und intraflagellarer Transport

Da Zilien an der Spitze wachsen, müssen Tubulinuntereinheiten und andere molekulare Komponenten, die am Aufbau der Zilienspitze beteiligt sind, an das distale Ende der Zilie gebracht werden (➤ Abb. 19.26). Hierfür hat sich ein komplizierter **intraflagellarer Transport** (IFT) entwickelt, an dem Dynein- und Kinesinmotoren beteiligt sind. Im Mikroskop sind große, bewegliche Strukturen („Rafts", deutsch: Flöße) sichtbar, die sich in beide Richtungen der Zilie bewegen. Diese Flöße sind große Molekülaggregate aus etlichen Dutzend Komponenten.

Der Aufbau einer Zilie beginnt am **Basalkörper**, der sich auch in fertigen Zilien noch an der Basis findet. Der Basalkörper ähnelt Zentriolen und weist eine Ringstruktur aus neun Tripelmikrotubuli auf. Die Minusenden der Axonemmikrotubuli sind hier verankert, sodass ihre Plusenden am distalen Zilienende liegen. In sensorischen Zilien finden sich nahe der Basis Ca^{2+}-Kanäle, die z.B. in der Niere durch mechanische Reize aktiviert werden. Die 9+2-Struktur beweglicher Zilien bildet sich weiter distal aus. Die Axonemspitze wird durch spezielle Faktoren stabilisiert. Ein intakter IFT ist vermutlich für die Entwicklung der äußeren Segmente von Photorezeptorzellen erforderlich, die zellbiologisch als modifizierte Zilien anzusehen sind.

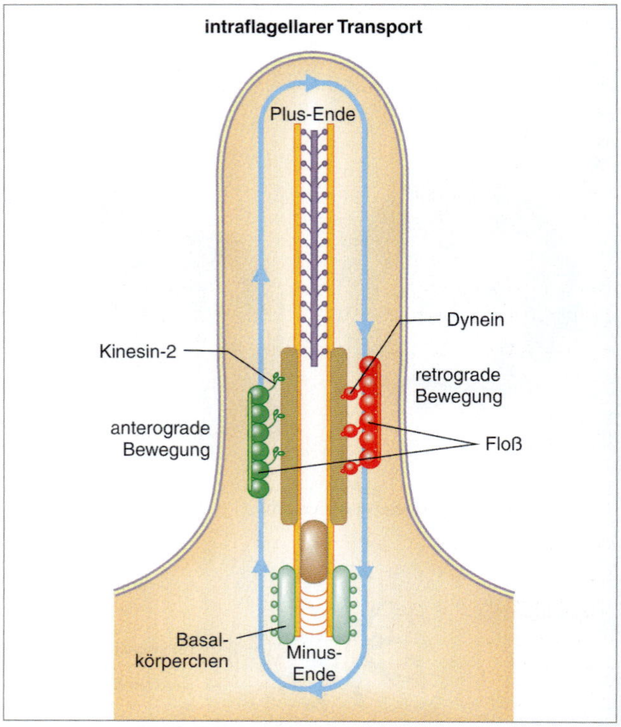

Abb. 19.26 Intraflagellarer Transport zwischen Basalkörper und Spitze der Zilie. Die Zilie bildet sich auf dem Basalkörper, einer 9+0-Struktur mit Tripelmikrotubuli wie in Zentriolen. Alle Mikrotubulus-Plusenden sind zur Zilienspitze orientiert, wo die Mikrotubuli verlängert werden. Ein anterograder Transport, der durch Kinesin-2-Motoren vermittelt wird, bewegt große Protein-„Flöße" mit vielen Dutzend Komponenten an das distale Zilienende. Der Rücktransport erfolgt durch Dyneinmotoren.

Flagellendynein

Dyneine sind Mikrotubulusmotoren, die zum Minusende von Mikrotubuli laufen und in Zilien und Flagellen gefunden wurden. Gemäß ihrer Funktion in Zilien sind **Flagellendyneine** sehr schnelle Motoren und können in einem mikroskopischen Bewegungstest Geschwindigkeiten bis zu 8 µm/s erreichen.

Wie Myosine und Kinesine benötigen Dyneine **ATP** zur Erzeugung der Bewegung. Wie die Hydrolyse von ATP an die Krafterzeugung gekoppelt ist, ist nicht genau bekannt. Da es bisher keine Röntgen-Kristallstrukturmodelle von Dynein gibt, ist man auf niedrigauflösende elektronenmikroskopische Bildverfahren und Homologiemodelle angewiesen. Diese Daten legen nahe, dass Dynein im Kern aus sechs ringförmig angeordneten **AAA-Domänen** (gesprochen: „Tripel-A") und einer Nicht-AAA-Domäne besteht (➤ Abb. 19.27). In anderen Proteinen haben AAA-Domänen erwiesenermaßen ATPase-Aktivität, während im Dynein nicht alle sechs tatsächlich aktiv sind. Die schwere Dynein-Proteinkette bildet nicht nur diese siebenteilige Ringstruktur aus, sondern auch noch zwei längliche Strukturen, die aus dem Kern herausstehen. Die dickere Struktur wird Stamm genannt und verankert den Motor in vivo am A-Mikrotubulus, der dünnere Stiel dient der Bindung an einen

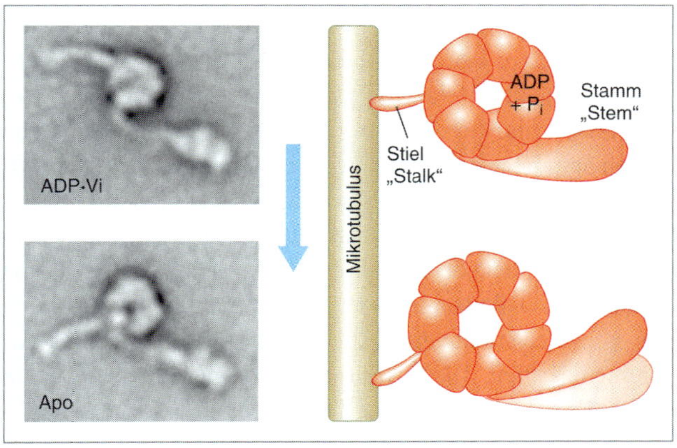

Abb. 19.27 Modell der Dyneinstruktur und Funktion. Dynein ist ein riesiges Molekül, das einen zentralen Ring aus sieben Teilen besitzt, an dem zwei große Anhänge (Stiel und Stamm) vorhanden sind. Der Stiel bindet an Mikrotubuli, der Stamm ist in vivo im A-Mikrotubulus verankert. Je nach Beladung mit ADP-P_i oder ohne Nucleotid ändert sich die Konformation des Rings, was die Bewegung erzeugen könnte.

Nachbarmikrotubulus. Die Bewegung könnte durch eine Drehung des Siebenerrings relativ zum Stamm verursacht sein, die einen Zug auf Mikrotubuli ausübt.

Zytoplasmatisches Dynein

Neben den Flagellendyneinen gibt es auch **zytoplasmatisches Dynein**, das nicht an der Zilienfunktion beteiligt ist. Es spielt bei verschiedenen zellulären Transportprozessen eine Rolle, u.a. dem retrograden axonalen Transport, dem Transport und der Positionierung des Zellkerns in der Zelle, der Aufhängung der mitotischen Spindel in der Zelle und dem retrograden Melanosomentransport (➤ Kap. 19.1.4). Isoliertes zytoplasmatisches Dynein ist wesentlich langsamer als Dynein aus Flagellen und erreicht in vitro Geschwindigkeiten von etwa 0,05 µm/s. Da retrograder Organellentransport von zytoplasmatischem Dynein vermittelt wird, aber in vivo Geschwindigkeiten von circa 1 µm/s erreicht, nimmt man an, dass die Zelle Faktoren besitzt, die die Bewegungsfähigkeit verbessern.

Zytoplasmatisches Dynein enthält zwei identische schwere Ketten von über 500 kDa und ist mit einer Vielzahl leichter und intermediärer Ketten assoziiert (➤ Abb. 19.28). Funktionell findet sich zytoplasmatisches Dynein in der Zelle im Komplex mit **Dynactin**, das wiederum aus zehn Proteinkomponenten besteht. Insgesamt ist der Dynein-Dynactin-Komplex mit 10 MDa außergewöhnlich groß. Dynactin unterstützt die Motoraktivität von Dynein, ist aber auch für die Verankerung von Dynein im Zellkortex und vermutlich an der Vesikellast verantwortlich.

MERKE

Dyneine sind wichtige Motorproteine der Zilienbewegung und des retrograden intrazellulären Transports. Flagellendyneine sind an Axonemenmikrotubuli verankert, zytoplasmatische Dyneine sind über den Dynactinkomplex mit ihrer zellulären Fracht oder dem Zellkortex verbunden.

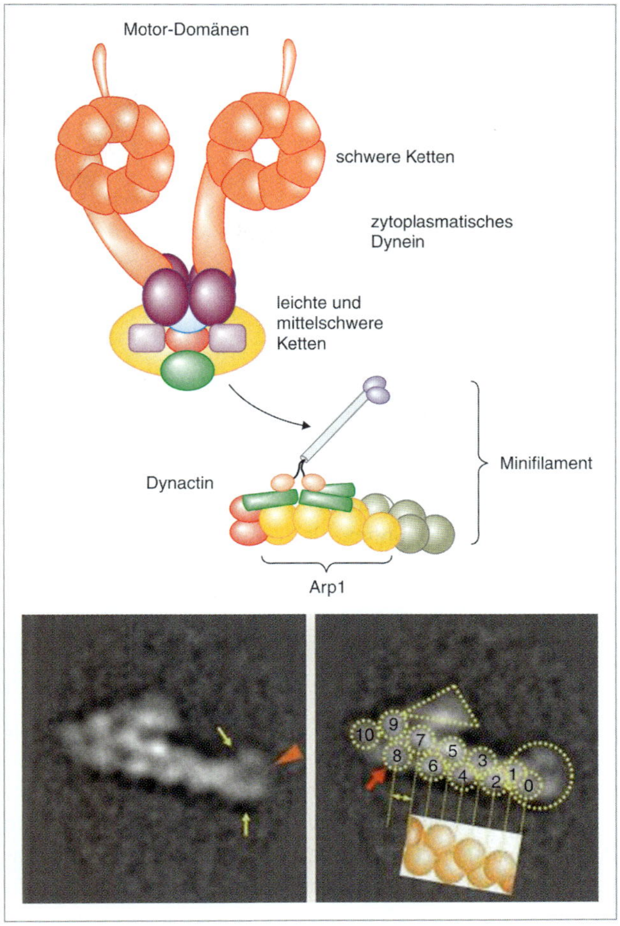

Abb. 19.28 Modell für zytoplasmatisches Dynein. Zytoplasmatisches Dynein besteht aus zwei schweren Ketten, die Motoraktivität tragen, und diversen kürzeren Polypeptidketten. Es benötigt den Kontakt zu Dynactin, um Motorfunktion erfüllen zu können und am richtigen Ort in der Zelle verankert zu werden. Dynactin erscheint in elektronenmikroskopischen Bildern als pfeilartige Struktur. Die filamentöse Basis („Minifilament") besteht aus sieben Untereinheiten eines actinverwandten Proteins (Arp1, Actin-related protein-1), die durch weitere, filamentstabilisierende Proteine begleitet sind.

Kinesin

Die dritte Familie von Motorproteinen, die zelluläre Fracht an Zytoskelettfilamenten entlang bewegt, ist die der **Kinesine** (➤ Abb. 19.29). Die Motordomäne ist im Vergleich zu Myosinen und Dyneinen klein und umfasst etwa 350 Aminosäuren. Es gibt mindestens 14 verschiedene Klassen von Kinesinen mit spezifischer Domänenstruktur, die man in drei funktionelle Gruppen einteilen kann:

- Eine Gruppe dient zum **intrazellulären Transport** von Organellen, Vesikeln, Proteinkomplexen und RNA-Partikeln (z.B. Kinesin-1, -2, -3).
- Andere Kinesine sind am Aufbau der **mitotischen** oder meiotischen **Spindel**, an der Verbindung von Chromatin mit Mikrotubuli oder dem Fortgang der Mitose beteiligt (z.B. Kinesin-5, -7, -14).

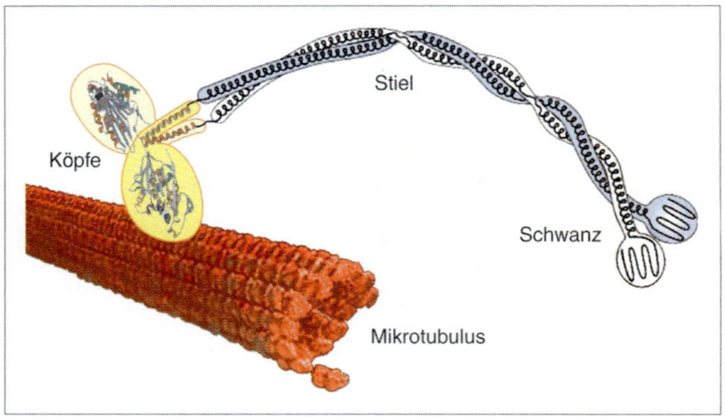

Abb. 19.29 Modell des konventionellen Kinesins. Zwei schwere Kinesinpolypeptidketten bilden das funktionelle Rückgrat des Motors, der mit beiden Motorköpfchen abwechselnd schreitend zum Plusende der Mikrotubuli wandert.

- Die dritte Gruppe scheint keine Motorfunktion auszuüben, sondern für die **Depolymerisierung** von Mikrotubuli von ihren Enden her verantwortlich zu sein (Kinesin-13).

Vesikelmotoren

Die „konventionellen" Kinesine der Unterfamilie Kinesin-1 wurden ursprünglich in Neuronen entdeckt. Hier dienen sie dem Langstreckentransport von zellulärer Fracht zur Axonspitze. Diese Funktion kann Kinesin erfüllen, weil es in Richtung des Mikrotubulus-Plusendes läuft und Mikrotubuli in Axonen polar mit dem Plusende zur Zellperipherie hin orientiert sind. Vermutlich gibt es mehrere verschiedene Frachtgüter von Kinesin. Man hat nachgewiesen, dass große Proteinkomplexe, die Komponenten von Signaltransduktionskaskaden beinhalten, von Kinesin gebunden werden. Aber auch Proteinkomplexe an Neurotransmitter-Rezeptoren und Neurofilamente sind wahrscheinliche Frachtgüter von Kinesin.

Eine andere Kinesinfamilie (Kinesin-3) ist eindeutig am Transport von lipidmembranumgebenen Vesikeln beteiligt. Vertreter dieser Familie interagieren mit Golgi-Vesikeln, Mitochondrien und Endozytosevesikeln. Zum Teil scheinen sie ihre Motoraktivität erst zu entfalten, wenn sie auf Lipidmembranen zu eng gepackten Gruppen assoziieren.

Klinik
Ungeachtet der genauen zellulären Fracht sind konventionelle Kinesine für das Überleben von Neuronen unverzichtbar, wie sich an einer seltenen erblichen neurodegenerativen Erkrankung zeigt, der spastischen Paraplegie. Bei einem Teil der Betroffenen liegt ein mutiertes Kinesingen vor. Bei den Patienten verkümmern die ersten Motoneuronen vom distalen Ende des Axons her, was andeutet, dass ein oder mehrere Transportgüter von Kinesin essenziell für die Integrität des Axons sind.

Mitotische Kinesine

Die mitotische Spindel besteht aus Mikrotubuli und durchläuft während der Mitose verschiedene Phasen (➤ Abb. 19.14). In der Prometaphase baut sich der Spindelapparat auf, der in der Metaphase dazu beiträgt, die Chromosomenpaare „einzufangen" und in der Metaphaseplatte anzuordnen. Wenn in der Anaphase schließlich die Chromosomen an den Kinetochoren zu den Spindelpolen gezogen werden, verlängert sich die Spindel. Das bedeutet, dass der **Spindelapparat** gegenläufige Kräfte aushalten muss. Hierfür werden einerseits die Zentrosomen an den Spindelpolen von astralen (sternförmig in das Zytoplasma gerichteten) Mikrotubuli nach außen gezogen, andererseits von einwärtsgerichteten Kräften in der Metaphaseplatte zusammengehalten. Die auswärtsgerichteten Kräfte werden in vielen Fällen durch Dyneine im Zellkortex erzeugt, die einwärtsgerichteten durch **Kinesin-5-Motoren** in der Zone, in der sich die gegenläufig orientierten Mikrotubuli überlappen. Sie sind bipolar aufgebaut und schieben die gegenläufig orientierten Mikrotubuli auseinander.

Die mitotische Spindel enthält weitere Kinesinmotoren, die z.T. in der Nähe der Metaphaseplatte liegen. Man kennt hier einen Ncd genannten Motor der **Kinesin-14**-Familie, deren Mitglieder man C-terminale Kinesine nennt, weil die Motordomäne im Gegensatz zu anderen Kinesinfamilien am C-terminalen Ende des Proteins liegt. Er kann antiparallel liegende Mikrotubuli vernetzen, da er im N-terminalen Bereich eine (nicht kinesinspezifische, ATP-unabhängige) Mikrotubulibindestelle besitzt. Bemerkenswerterweise bewegen sich Ncd und andere Motoren der Kinesin-14-Familie anders als alle anderen Kinesine zum Minusende der Mikrotubuli. Man stellt sich vor, dass die retrograden Kinesin-14-Motoren deswegen die Mitosespindel zusammenziehen können.

Schließlich finden sich auch in der Nähe der Spindelpole Kinesinmoleküle. Ein Typus, **Kinesin-13** (Beispiel: **MCAK**, „mitotic centrosome-associated kinesin") ist anscheinend gar kein Motorprotein, sondern für die Degradation von Mikrotubuli an den Spindelpolen zuständig. Andere spindelpolständige Kinesine besitzen aber Motorfunktion und ziehen Mikrotubuli während des fließbandartigen Tubulinflusses in der Metaphase in Richtung der Zentrosomen.

Motormechanismus

Kinesine bewegen sich mit unterschiedlichen Mechanismen entlang von Mikrotubuli. **Kinesin-1-Motoren** bilden Strukturen mit zwei strukturell identischen Motorköpfen und bewegen sich **schrittweise** entlang von Mikrotubuli. Während einer der beiden Köpfe am Filament verankert bleibt, bewegt sich der andere Kopf zur nächsten, 8 nm entfernten Bindestelle auf dem Mikrotubulus. Der erste Kopf löst sich erst dann ab, wenn der zweite in eine fest mikrotubulibindende Konformation übergegangen ist, und kann erst bei erneuter ATP-Bindung selbst einen weiteren Schritt ausführen. Offenbar wird dies durch perfekt abgestimmte kinetische Muster der beiden Partnermotorköpfe ermöglicht, die in ATP- und mikrotubuliabhängiger Weise ihre Affinität zu Mikrotubuli ändern. Insgesamt ergibt sich eine Bewegung von Kinesin-1, die durch viele aufeinanderfolgende Schritte entlang vom Filament gekennzeichnet ist

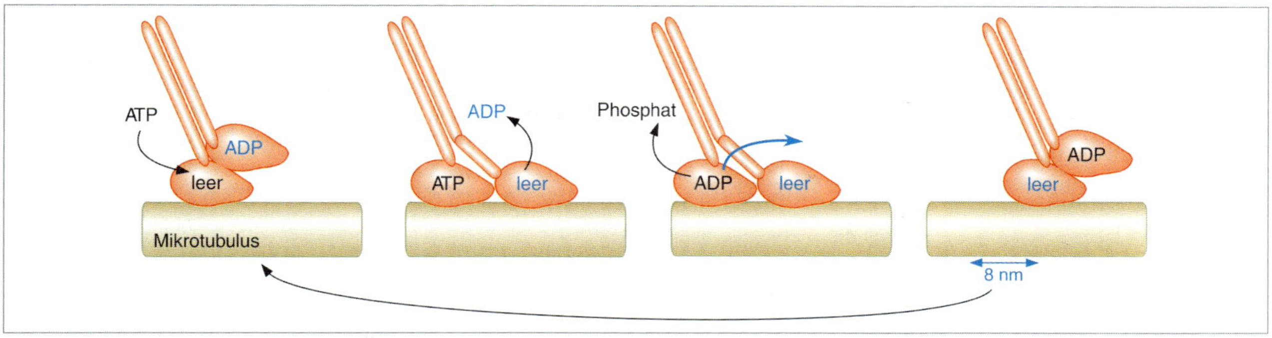

Abb. 19.30 Laufmechanismus von Kinesin-1.

(prozessive Bewegung). Nicht im Detail verstandene strukturelle Besonderheiten von Kinesin-1 führen dazu, dass der voranschreitende Kopf immer an eine Mikrotubulibindestelle in Plusendrichtung vom Mikrotubulus bindet (➤ Abb. 19.30).

Nicht alle Kinesinfamilien funktionieren nach diesem Bewegungsschema. Die depolymerisierenden Kinesine der Klasse 13 z.B. scheinen entlang des Mikrotubulus zu diffundieren. Interessant sind auch Kinesin-14-Motoren mit reverser Bewegung, die sich in Richtung des Mikrotubuli-Minusendes bewegen. Dies geschieht nicht in der prozessiven Weise von Kinesin-1. Dieser Motor scheint vielmehr einen Hebelschlag auszuüben, vergleichbar dem Skelettmuskelmyosin.

MERKE

Kinesine sind eine Proteinfamilie, von der die meisten Mitglieder Bewegung verursachen. Sie bewegen zelluläre Fracht, bauen Kräfte in der Mitosespindel auf und beeinflussen direkt die Mikrotubulusdynamik.

Gemeinsame Eigenschaften von Zytoskelettmotoren

Die Diskussion von Myosinen, Dyneinen und Kinesinen hat gezeigt, dass jede der drei Superfamilien molekularer Motoren ganz eigene Eigenschaften aufweist, aber dennoch einige gemeinsame Eigenschaften auffallen (➤ Abb. 19.31). Alle drei Motortypen arbeiten abhängig von polaren **Filamentsystemen des Zytoskeletts**. Sie weisen eine Affinität zum Filament auf, die durch ATP und seine Hydrolyseprodukte moduliert wird. Wie die Affinität im Zusammenhang mit dem Nucleotid steht, hängt vom konkreten Motor ab. Muskelmyosin ist im nucleotidfreien Zustand fest an F-Actin gebunden und wird durch ATP-Aufnahme wieder abgelöst. Die schwach bindende Konformation enthält die Hydrolyseprodukte ADP und Phosphat. Konventionelles Kinesin bindet auch im ADP-gebundenen Zustand an Mikrotubuli und verliert daraufhin das Nucleotid. Erst nach erneuter ATP-Bindung und Hydrolyse kann sich Kinesin vom Mikrotubulus lösen, wenn es wieder einen ADP-gebundenen Zustand annimmt.

Alle drei Motorproteinklassen erfahren während der **ATP-Hydrolyse Konformationsänderungen**. Kleine, primäre Strukturänderungen in der Nähe der ATP-Bindetasche werden zu größeren verstärkt, die dann das primäre Ereignis der Bewegungserzeugung darstellen. Hier wiederum unterscheiden

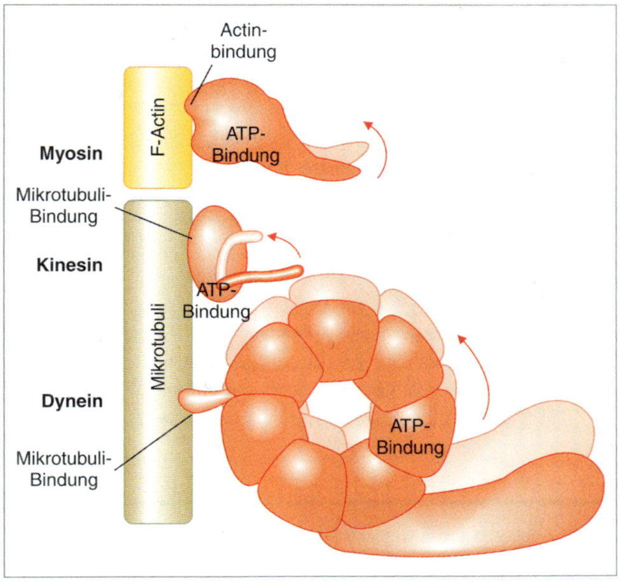

Abb. 19.31 Prinzipien der molekularen Motoren Myosin, Dynein und Kinesin. Alle drei bekannten Klassen von Zytoskelettmotoren benutzen die Energie von ATP für die Bewegung und setzen sie auf unterschiedliche Weise in Konformationsänderungen um, die einen Vorschub bewirken.

sich die drei Motortypen, und Myosine führen primär einen Hebelschlag der relativ langen und steifen „Hebelarm"-Domäne durch, während bei Kinesinen eine strukturelle Änderung einer kurzen Region von nur etwa zehn bis zwölf Aminosäureresten die Grundeinheit der Bewegung darstellt. Ähnlich genaue Aussagen über den Dyneinmechanismus sind wegen der mangelhaften Strukturdaten nicht möglich. Aber auch hier deuten die vorhandenen Beobachtungen darauf hin, dass die ATP-Hydrolyse über komplexe Kommunikationswege ein Abrollen des Motors entlang vom Filament verursacht.

Schon gewusst

Bakterien haben ganz eigene Fortbewegungsmechanismen. Viele Bakterien schwimmen in flüssigem Medium durch Rotation einer schraubigen Geißel. Die Bakteriengeißel ist völlig anders als die eukaryontische Geißel aufgebaut und ist ein Zellanhang aus Flagellin. Die Drehrichtung der Flagelle kann sich von Zeit zu Zeit in regulierter Weise umschalten, was die *Escherichia-coli*-Zelle für chemotaktische Fortbewegung nutzt.

Die schraubige Form der Flagelle führt dazu, dass sich bei Drehung im Uhrzeigersinn mehrere Flagellen ineinander „verheddern“ und eine lineare Schwimmbewegung verursachen, während die Drehung gegen den Uhrzeigersinn dem Bakterium „die Haare zu Berge stehen lässt“, wodurch eine Taumelbewegung einsetzt und eine neue Orientierung der Zelle bewirkt.

ZUSAMMENFASSUNG

In eukaryontischen Zellen sind **drei wichtige Filamentsysteme** bekannt. Nach zunehmender Dicke sind dies Actinfilamente, Intermediärfilamente und Mikrotubuli. Sie werden unter dem Begriff „Zytoskelett" zusammengefasst und dienen im weiteren Sinne den mechanischen Eigenschaften von Zellen.

Intermediärfilamente sind meist statische Strukturen und beeinflussen die Zellstabilität passiv, indem sie die Scherbelastbarkeit erhöhen. Sie dienen auch als intrazelluläre Verankerung von Hemidesmosomen und Desmosomen (➤ Kap. 20).

Die verschiedenen Typen von Intermediärfilamentproteinen sind spezifisch für bestimmte Zell- und Gewebetypen.

Actinfilamente und **Mikrotubuli** sind einem dynamischen Auf- und Abbau unterworfen und benötigen für ihre Polymerisations-/Depolymerisationsdynamik die Energie aus ATP- bzw. GTP-Hydrolyse. Beide Zytoskelettsysteme beruhen auf polaren Filamenten.

Die **Polymerisation** von Actin ist stark genug, um in einer Zelle aktiv Zellausläufer zu formen und so Zellbewegung einzuleiten. Fokalkontakte, Tight junctions und Zonula-adhaerens-Kontakte, die für die Zellwanderung bzw. die Verankerung im Gewebe wichtig sind, finden im Actinzytoskelett ihr intrazelluläres Widerlager (➤ Kap. 20).

Der Laufbandmechanismus der Polymerisation („Treadmilling") von Actin gewährleistet einen raschen Durchsatz frischer Actinmonomere. Um actinvermittelte Zellaktivitäten zu kontrollieren, ist die Polymerisation durch actinbindende Proteine hochgradig reguliert.

Zusammen mit **Myosinmotorproteinen** kann Actin die Kontraktion von Zellen bewirken. Dies ist z.B. für das Nachziehen des hinteren Teils wandernder Zellen relevant, für die Abschürung von Tochterzellen nach der Mitose, aber auch für die Muskelkontraktion. Die Kontraktion von Muskelzellen beruht auf dem Ineinandergleiten dünner (Actin enthaltender) und dicker (Myosin enthaltender) Filamente.

Muskeln weisen kompliziert aufgebaute Zellstrukturen auf, die für die mechanische Stabilität nötig sind. Eine Vielzahl teils schwerer Erbkrankheiten, wie die Duchenne-Muskeldystrophie, beruht auf Defekten von Strukturproteinen des Muskels.

Mikrotubuli bilden die Grundlage der **mitotischen Spindel**, von Zilien, Zentriolen und von zellulären Transportbahnen. In tierischen Zellen sind sie meist mit ihrem Minusende in einem Mikrotubuliorganisationszentrum verankert und weisen dynamisches Verhalten am Plusende auf.

Motorproteine vom Dyneintyp können Mikrotubuli als Substrat benutzen und bewegen sich in Richtung der Mikrotubuli-Minusenden. Motorproteine vom **Kinesintyp** laufen ebenfalls entlang von Mikrotubuli, bis auf eine Ausnahme aber in die entgegengesetzte Richtung.

Zilien und **Geißeln** basieren auf Mikrotubuli und führen ihre Schlagbewegung aufgrund von Dyneinaktivität aus.

Die Bewegungsereignisse der **Mitose** beruhen hauptsächlich auf der Dynamik von Spindelmikrotubuli und der Wirkung von Mikrotubulimotorproteinen.

Fragen

1. Ordnen Sie die drei wichtigsten Zytoskelettelemente ihrer durchschnittlichen Größe nach.
2. Welche Zytoskelettsysteme bilden polare Stukturen aus?
3. Welche Zytoskelettsysteme unterliegen einem dynamischen Auf- und Abbau?
4. In welchen Zellen kommt Vimentin vor?
5. In welchen Zellen kommt Zytokeratin vor?
6. In einem Tumor wurde das Intermediärfilament Desmin gefunden. Aus welchem Zelltyp stammt daher der Primärtumor vermutlich?
7. Actin kann sich dynamisch verlängern oder verkürzen. An welchem Ende erfolgt der Einbau neuer G-Actin-Untereinheiten vorzugsweise?
8. Thymosin-β4, Profilin und Cofilin sind wichtige Proteine, die Actinmonomere binden. Wie beeinflussen sie die Actindynamik?
9. Der Arp2/3-Komplex kann seitlich an Actinfilamente binden. Welche Funktion hat er dort?
10. Was sind Actin-Stressfasern (oder Actinkabel)?
11. Während der Embryogenese spielt die zielgerichtete Zellwanderung eine wichtige Rolle. Welche Zytoskelettelemente begünstigen die Wanderung der Neuralleistenzellen?
12. Wie sind die dünnen Filamente im Sarkomer fixiert?
13. Woraus bestehen die dicken Filamente des quergestreiften Muskels?
14. Wo sind die N- und C-terminalen Enden des Muskelproteins Titin verankert?
15. Das Fehlen welchen Proteins verursacht die Duchenne-Muskeldystrophie?
16. Die Dynamik von Mikrotubuli ist Voraussetzung für den erfolgreichen Ablauf der Mitose. Welche Substanzen behindern diese Dynamik?
17. Welches Motorprotein ist verantwortlich für den anterograden (retrograden) axonalen Transport?
18. Was sind Axoneme?
19. Welche Funktionen haben nichtbewegliche Zilien?

LITERATUR UND WEITERFÜHRENDE INFORMATIONEN

Weiterführende Informationen zu primären Zilien: http://www.bowserlab.org/primarycilia/ciliumpage2.htm

Literatur zu beweglichen Zilien: vgl. http://starcentral.mbl.edu/eutree_workshop/protistiary/rarbur/rarbur_01.htm

023 IMPP-Fragen

KAPITEL

20 Extrazelluläre Matrix und Zellkontakte

G. Woehlke

Praxisfall

Die Eltern der kleinen Katarina kommen mit ihrer Tochter zum Hautarzt, als sich der juckende, rote Ausschlag auf der Haut ausbreitete und sich eitrige Pusteln bildeten. Der Arzt diagnostizierte den Ausschlag recht schnell als Impetigo contagiosa, eine ansteckende Hautinfektion, die durch *Staphylococcus aureus* verursacht wird. *Staphylococcus aureus* bildet zwei Toxine, die sehr spezifische proteolytische Aktivität für Desmoglein 1 haben, ein Schlüsselmolekül von Desmosomen bestimmter Hautschichten. Desmosomen vermitteln Kontakte zwischen Keratinozyten. Dort, wo diese Zell-Zell-Kontakte durch die Toxine aufgelöst werden, bilden sich Pusteln. Fast identische histologische Defekte kommen bei den seltenen Autoimmunkrankheiten vor, Pemphigus foliaceus und Pemphigus vulgaris, bei denen Antikörper gegen unterschiedliche Komponenten von Desmosomen, speziell auch Desmoglein 1, gebildet werden. Bei Katarina konnte der Ausschlag durch Antibiotikasalbe und symptomlindernde Maßnahmen rasch geheilt werden.

Zur Orientierung

In höheren Organismen liegen Zellen nicht isoliert, sondern in Gewebeverbänden vor, die sich durch Kontakte zwischen den Zellen und zur umgebenden Matrix aufbauen. Die Verbindungen haben ihre molekulare Grundlage in Adhäsionsmolekülen, die z.T. in mikroskopisch darstellbaren Strukturen angeordnet sind. Weil die Morphologie der Kontaktstrukturen unterschiedlich ist und die Kontaktstellen sehr spezialisierte Interaktionen mit dem Zytoskelett haben, unterscheidet man traditionellerweise zwischen **Zell-Zell-Kontakten** (z.B. Desmosomen, Tight junctions und Zonulae adhaerentes) und **Kontakten zwischen Zelle und extrazellulärer Matrix** (z.B. Hemidesmosomen, Fokalkontakte). Es hat sich aber gezeigt, dass morphologisch unterschiedliche Verbindungen z.T. auf denselben Typen von Adhäsionsmolekülen beruhen. Aus mechanischen Gründen und zur Regulation sind die meisten Adhäsionsstrukturen intrazellulär im Zytoskelett verankert. Die Verankerungskomplexe enthalten häufig **Signalproteine**, die der Zelle mitteilen, in welcher Umgebung sie sich befindet.
Binde- und Stützgewebe sind zu einem großen Teil aus **extrazellulärer Matrix** aufgebaut. Aber auch andere Bereiche des Körpers sind mit Matrixmolekülen gefüllt, z.B. der Glaskörper des Auges oder das Innere der Blastula. Die wichtigen Klassen von Molekülen der extrazellulären Matrix sind **Kollagene**, **elastische Fasern**, **Glucosaminoglykane** und **Proteoglykane**. Darüber hinaus werden in der Regel **Glykoproteine mit Anheftungsfunktion** unterschieden.

20.1 Zellkontakte

20.1.1 Zell-Zell-Kontakte

Einige wichtige Zellkontaktstrukturen lassen sich mikroskopisch gut darstellen (➤ Abb. 20.1). Besonders ausgeprägt sind Zell-Zell-Kontakte in **Epithelgeweben**, wo sie für die dauerhafte Kohäsion und die Abdichtung gegen Diffusion verantwortlich sind (➤ Tab. 20.1). Dort findet man die **Zonula occludens** oder **Tight junction**, die sich als bandartige Abdichtung von nur 15–20 nm Spaltbreite zwischen den Zellen darstellt. Typische Adhäsionsmoleküle von Tight junctions sind Claudine, die diesen Adhäsionstyp über Bindepartner an das Actinfilamentsystem verankern. **Zonulae adhaerentes** sind Zell-Zell-Kontakte, in denen die Abstände 20–40 nm betragen und die hauptsächlich durch Cadherine vermittelt werden. Die **Desmo-**

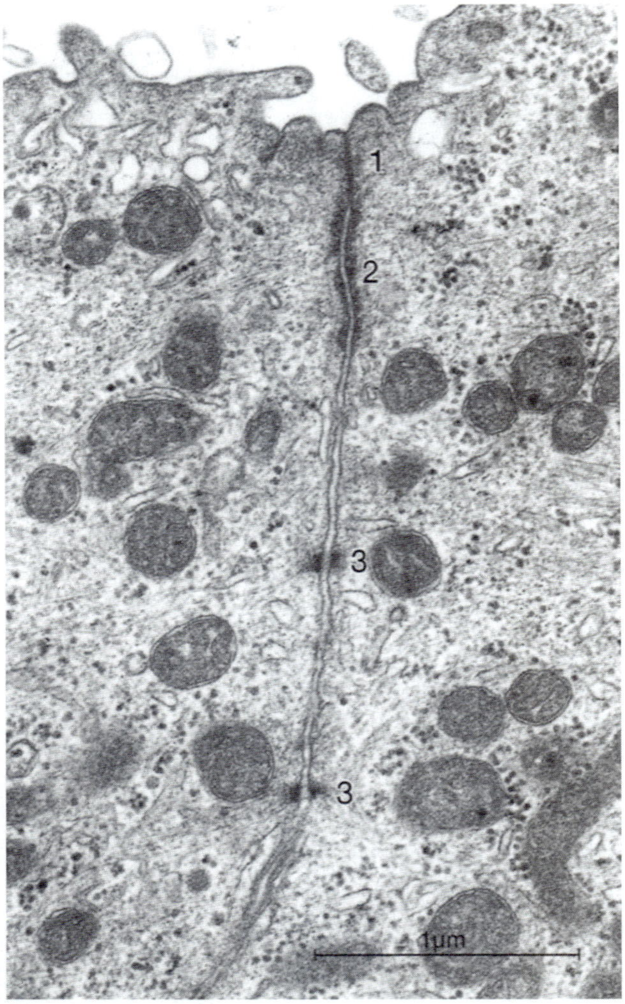

Abb. 20.1 Elektronenmikroskopischer Schnitt durch Darmepithelgewebe. Zum Darmlumen hin sind die zwei benachbarten Zellen durch eine Zone sehr dichter Kontakte (Zonulae occludentes oder Tight junctions, 1) verbunden, weiter peripher sind die weniger dichten Zonulae adhaerens (2) und Desmosomen (3) zu erkennen.

somen (synonym: Macula adhaerens) schließlich werden durch lokale, „druckknopfartige" Strukturen gebildet, deren molekulare Grundlage ebenfalls spezielle Cadherine sind (Desmoglein und Desmocollin). Wie die Zonulae adhaerentes sind sie mit dem Intermediärfilamentsystem verbunden. Man sieht hieran, dass die meisten stark mechanisch belastbaren Adhäsionsstrukturen intrazelluläre Verankerungen haben.

Andere Gewebe und Zelltypen weisen die o.g. Zell-Zell-Kontakte ebenfalls auf, z.T. jedoch nicht alle vier. Der Zusammenhalt einiger Gewebe wird oft auch durch Kontakte zur Basallamina (➤ Kap. 20.1.2) verstärkt. Bewegliche Zellen wie Fibroblasten, Makrophagen, aber auch Blutzellen weisen vorübergehende Kontakte auf, die morphologisch nicht speziell ausgeformt sein müssen. Trotzdem beruhen sie z.T. auf ähnlichen Adhäsionsmolekülen. **Gap junctions** verbinden benachbarte Zellen und dienen nicht als Adhäsionsstrukturen, sondern als Kanäle für niedermolekulare Substanzen und werden in ➤ Kap. 21.2.7 genauer besprochen.

Auch durch die gut abgedichteten Zellverbände von Epithelien findet ein Stofftransport statt. Als **parazellulärer Transport** wird der Stofftransport durch die Zwischenräume zwischen Zellen bezeichnet, als **transzellulärer Transport** derjenige, bei dem die transportierten Stoffe durch die Epithelzellen geschleust werden.

Zonula adhaerens

Zonulae adhaerentes (Gürteldesmosomen) sind Zell-Zell-Kontaktstrukturen, die auf E-(Epithel-)**Cadherinmolekülen** basieren. Cadherine bilden eine eigene Klasse von Adhäsionsproteinen (➤ Tab. 20.2). Ihr Name leitet sich von „calciumabhängige Adhäsionsmoleküle" ab, und typischerweise besitzen sie am N-Terminus fünf wiederholte extrazelluläre Cadherin-Domänen, die über Ca^{2+} stabilisiert werden (➤ Abb. 20.2). Cadherine sind über eine Membranhelix in der Zellmembran verankert

Tab. 20.1 Zellkontakt- und Zelladhäsionsstrukturen

Adhäsionsstruktur	Bindungspartner	Adhäsionsmolekül	Zytoskelett-anker	Verbindungsproteine	typisches Vorkommen
Zonula adhaerens	Cadherine der Nachbarzelle	Cadherine	F-Actin	α-, β-Catenin, Plakoglobin	Epithel, Endothel, Muskel
Desmosom (Macula adhaerens)	Desmoglein, Desmocollin der Nachbarzelle	Desmoglein, Desmocollin	Intermediärfilamente (Keratin)	Plakine (Plakoglobin, Plakophilin, Desmoplakin)	Epithel, Endothel, Muskel
Tight junction oder Zonula occludens	Okkludin, Claudine der Nachbarzelle	Claudine, Okkludin	F-Actin	Spektrin, Cingulin, ZO-1 und -2 („Zonula occludens")	Epithel, Endothel
Hemidesmosom	Laminin der Basallamina	Integrine (α6β4)	Intermediärfilamente (Keratin)	Plakine (BP 180, Plektin, BPAG 1 „Bullous pemphigoid antigen")	Epithel
fokale Adhäsionen (Fokalkomplexe, fibrilläre Adhäsionskontakte, Podosomen)	extrazelluläre Matrix (Kollagen, Fibronektin, Vitronektin)	Integrine (oft β1-haltig)	F-Actin	Talin, Vinculin	Fibroblasten, Leukozyten u.a.
morphologisch nicht ausgezeichnete Kontakte	Endothel, extrazelluläre Matrix u.a.	Ig-CAM Moleküle, Cadherine, Selektine etc.	divers	divers	Blutzellen, Neuronen u.a

Tab. 20.2 Wichtige Vertreter der Cadherin-Proteinfamilie von Adhäsionsmolekülen

Cadherin	extrazellulärer Ligand	intrazellulärer Ligand	Gewebespezifität	Funktionen
E-Cadherin	E-Cadherin	α/β-Catenin/p120, F-Actin	Epithel (in Zonulae adhaerentes)	Gewebeintegrität, Ontogenese
N-Cadherin	N-Cadherin	α/β-Catenin/p120, F-Actin	Neuronen	Ontogenese und Differenzierung von Neuronen
Desmocollin	Desmoglein	Plakoglobin, Plakophilin, Desmoplakin	Epithel	Desmosomen
Desmoglein	Desmocollin			
atypische Cadherine (z.B. T-Cadherin)	T-Cadherin	keiner	sich entwickelnde Nerven und Gefäße	Wachstumsrezeptor
Protocadherine (z.B. α/β/γ-pcdh)	Protocadherine	Fyn-Tyrosin-Kinase	Nervensystem	Ausbildung von Synapsen

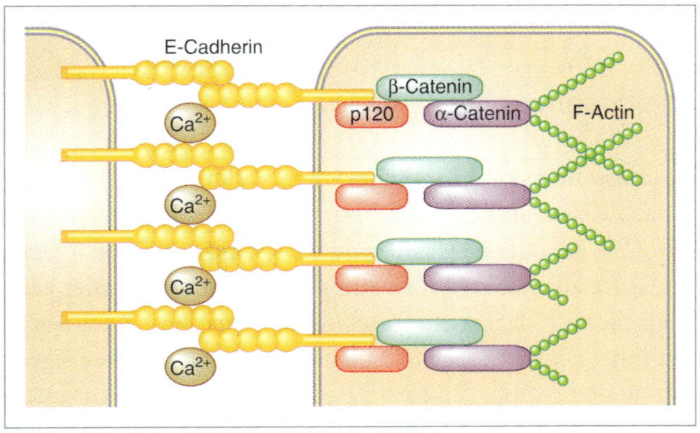

Abb. 20.2 Cadherin und Zonulae adhaerentes. E-Cadherin verbindet benachbarte Epithelzellen und verankert Zonulae adhaerentes über β-Catenin, p120 und α-Catenin mit F-Actin.

und weisen intrazellulär variable Bereiche auf, über die sie mit Adapterproteinen Kontakt zum Zytoskelett und zu Signalproteinen aufnehmen. E-Cadherine gehen, wie viele andere Cadherine, sog. **homophile Kontakte** ein, also Kontakte mit Adhäsionsmolekülen derselben Klasse auf der Nachbarzelle.

Zonulae adhaerentes sind in der Zelle im Actinzytoskelett verankert (➤ Abb. 20.2). Diese Verankerung erfolgt indirekt über einen zytoplasmatischen Kontaktkomplex, in dem **β-Catenin** und das β-Catenin-verwandte **p120**-Protein an α-Catenin binden. **α-Catenin** verbindet den zytoplasmatischen Kontaktkomplex indirekt mit F-Actin.

Während der embryonalen Entwicklung, aber auch in kanzerogenen Prozessen sind **E-Cadherin-Kontakte nicht statisch**. Zum Beispiel bewegen sich embryonale Ektodermzellen zu Beginn der **Gastrulation** passiv zum Primitivstreifen, ändern ihre Morphologie und wandern zwischen Ektoderm und viszeralem Endoderm ein. Dort bilden sie letztlich das Mesoderm und die endodermale Keimschicht. Die dazu erforderliche Veränderung der Zelleigenschaften bezeichnet man als **Epithel-Mesenchym-Transition**. Für die Zellmigration müssen sich die Zellen aus dem epithelialen Verband herauslösen. Dazu wird die Expression von E-Cadherin über einen Signalweg unterdrückt, der abhängig von Fibroblastenwachstumsfaktoren funktioniert.

Ein weiteres Beispiel für die Regulation von cadherinbasierten Zellkontakten findet sich bei **Hautzelltumoren**. Werden diese Tumoren invasiv, fehlen darin häufig E-Cadherine, oder sie verlieren ihre adhäsive Eigenschaft. Auch hier findet eine Epithel-Mesenchym-Transition statt. Eine Schlüsselrolle spielt dabei das Protein β-Catenin, das einerseits als Verbindung zwischen Zonulae adhaerentes und Actinzytoskelett dient, andererseits eine Rolle bei der Genregulation spielen kann.

Klinik

Familiäre adenomatöse Polyposis ist eine erbliche Krankheit, die sich durch Hunderte bis Tausende von Polypen im Dickdarm auszeichnet. Die zunächst gutartigen Geschwülste gehen früher oder später in Darmkrebs über. Ursache der Krankheit sind Mutationen, meist Deletionen, im APC-(„adenomatöse Polyposis-coli"-)Gen. Dessen Genprodukt spielt eine zentrale Rolle im sog. Wnt-Signalweg (➤ Abb. 20.3), der viele Entwicklungs- und Differenzierungsvorgänge kontrolliert. Das APC-Protein bildet einen Proteinkomplex mit β-Catenin und Axin und ermöglicht so die Phosphorylierung von β-Catenin, hauptsächlich durch GSK3β (Glykogensynthase-Kinase-3β). Das phosphorylierte β-Catenin wird dann mit Ubiquitin markiert und im Proteasom abgebaut.

Wird β-Catenin aufgrund eines defekten APC-Proteins nicht phosphoryliert, nicht ubiquitinyliert und nicht abgebaut, sammelt es sich in der Zelle an und kann seine zweite Funktion entfalten, die transkriptionelle Aktivierung von Wnt-Zielgenen. Das führt letztlich zu unkontrolliertem Zellwachstum. Wie die Interaktion von β-Catenin mit E-Cadherin in diese Signalkaskade hineinspielt, ist unbekannt.

N-(neuronale)**Cadherine** spielen eine wichtige Rolle bei der Zellmigration während der Entwicklung des Nervensystems und beim Auswachsen von Neuriten. Obwohl N-Cadherine prinzipiell dieselben intrazellulären Bindepartner haben wie E-Cadherin (α/β-Catenin/p120), bewirken sie andere Signale. Das liegt daran, dass N-Cadherine in neuronalen Zellen mit einer anderen Gruppe von Adhäsionsmolekülen zusammenarbeiten, den N-CAMs („neuronal cellular adhesion molecules" der Ig-CAM-Proteinfamilie). Das Zusammenwirken beider Adhäsionsmolekültypen bewirkt, dass die Signalkaskade in Neuronen z.B. zur Ausbildung von Dendriten oder zur Bereithaltung eines Vorrats an präsynaptischen Vesikeln führt.

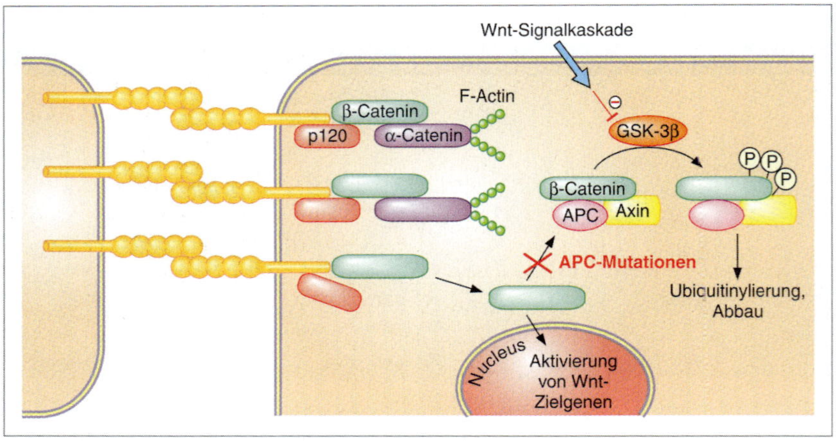

Abb. 20.3 β-Catenin und familiäre adenomatöse Polyposis. β-Catenin findet sich nicht nur am zytoplasmatischen Kontaktkomplex der Zonulae adhaerentes, sondern auch anderswo in der Zelle. Hier wird es im Komplex mit APC und Axin von GSK3β phosphoryliert und ubiquitinabhängig abgebaut. Ist APC durch ererbte oder erworbene Mutationen funktionslos, kann β-Catenin in den Zellkern transportiert werden und dort Wnt-Zielgene aktivieren.

Atypische Cadherine wie das T-Cadherin besitzen keine intrazellulären Domänen und sind auch nicht im Zytoskelett verankert. Sie haben keine mechanische Funktion, sondern dienen der Signaltransduktion. T-Cadherin kommt in sich entwickelnden Nervengeweben und Gefäßen vor und ist an der Rezeption von Wachstumsfaktoren beteiligt, die die Ausbreitungsrichtung der Nerven und Gefäße bestimmen.

MERKE

Zell-Zell-Kontakte vom Zonula-adhaerens-Typ beruhen auf Ca^{2+}-abhängigen Adhäsionsmolekülen, den Cadherinen. Vertreter dieser Molekülfamilie sind auch an anderen Zell-Zell-Kontakten beteiligt. Zonulae adhaerentes sind intrazellulär im Actinzytoskelett verankert. Eines der Vermittlerproteine, β-Catenin, ist Teil der Wnt-Signalkaskade, und Mutationen in diesem Molekül führen zu Adenomatosis polyposis coli.

Desmosomen

Desmosomen sind druckknopfartige Verbindungen zwischen benachbarten Zellen, z.B. im Epithel oder Herzmuskel (➤ Abb. 20.4). Die Zelladhäsion basiert auf speziellen Cadherinen, **Desmocollin** und **Desmoglein**. Sie unterscheiden sich hauptsächlich in ihren intrazellulären Bereichen. Beide besitzen intrazelluläre Bindedomänen für Plakoglobin. Im Gegensatz zu den Zonulae adhaerentes sind Desmosomen im Intermediärfilamentsystem verankert, haben also andere intrazelluläre Proteinpartner. Ein wichtiger Adaptor ist **Plakoglobin**, auch γ-Catenin genannt. Die anderen Faktoren (**Plakophilin**, **Desmoplakin**) sind spezifisch für Desmosomen und lagern sich zu elektronenmikroskopisch darstellbaren Schichten an deren Zellinnenseite zusammen, der inneren und der äußeren dichten Plaque. Hierbei befinden sich Plakophilin und Plakoglobin in der inneren dichten Plaque, während Desmoplakin die Verbindung zur äußeren dichten Plaque herstellt.

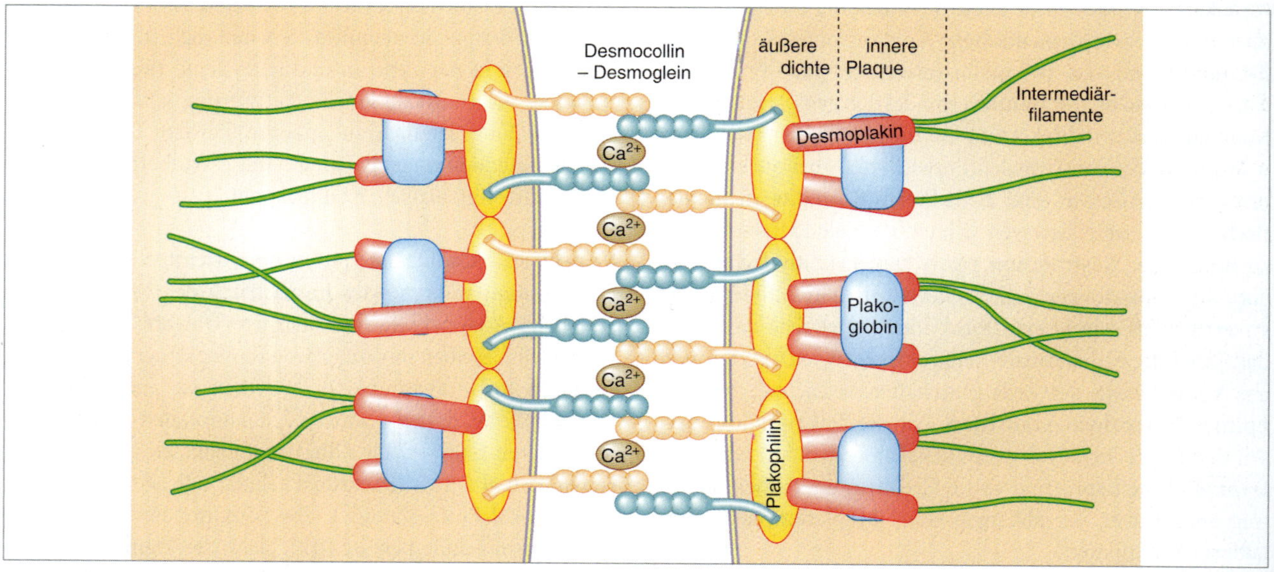

Abb. 20.4 Aufbau von Desmosomen. Nachbarzellen werden durch die desmosomalen Cadherine Desmoglein und Desmocollin in Ca^{2+}-abhängiger Weise zusammengehalten. Intrazellulär binden diese Transmembranproteine an Plakoglobin und Plakophilin, die wiederum über Desmoplakin an Intermediärfilamente binden.

Die eigentliche Verbindung zu den Intermediärfilamenten wird durch **Plakine** (auch Plektine genannt) hergestellt. Dabei handelt es sich um riesige Moleküle (200–500 kDa), die eine charakteristische Plakin-Homologiedomäne und repetitive Sequenzmuster enthalten, mit denen sie an Intermediärfilamentproteine binden. Die intrazellulären Bindungen können durch Phosphorylierung reguliert werden. Wichtige Vertreter der Plakine sind Desmoplakin, Periplakin und BPAG1 (➤ Kap. 20.1.2, Hemidesmosomen).

Das Dehnverhalten von Intermediärfilamenten (meist Zytokeratine und Vimentin, ➤ Kap. 19.1) und desmosomale Zellkontakte sind für die elastischen Eigenschaften vieler Epithelgewebe verantwortlich. Besonders deutlich wird das an der **Haut** sichtbar. Die obersten Hautschichten enthalten abgestorbene Zellkörper, die durch Desmosomen verknüpft und von Keratin ausgefüllt sind. Diese Hornschicht der Haut ist hochgradig von kovalent verbundenen Strukturproteinkomplexen durchsetzt. Die Wasserdichtigkeit bewirken eingelagerte Lipide.

MERKE
Desmosomen sind druckknopfartige Zell-Zell-Kontakte, die auf zwei speziellen Cadherinen – Desmoglein und Desmocollin – beruhen. Sie sind über Plakine und andere Adaptoren im Intermediärfilamentsystem verankert.

Tight junctions

Claudin, **Okkludin** und **JAM** („junctional adhesion protein") sind die typischen Adhäsionsmoleküle der Tight junctions (Zonulae occludentes; ➤ Abb. 20.5).

Claudine sind relativ kleine, 20–27 kDa große Proteine mit vier Transmembranhelices und kurzen extra- und intrazellulären Domänen. Sie arrangieren sich bandartig auf der Zelloberfläche und binden an Claudine der Nachbarzelle. Man kennt etwa 24 Claudingene, die z.T. gewebespezifisch exprimiert werden. Vermutlich bestimmt oftmals die Kombination verschiedener Claudine die spezifischen physiologischen Eigenschaften von Tight junctions in unterschiedlichen Geweben (➤ Tab. 20.3).

Die genaue Funktion von **Okkludin** in Tight junctions ist nicht bekannt. Es ist zwar wie Claudin ein integrales Membranprotein mit vier Transmembranhelices, weist aber keine direkte Homologie dazu auf. Obwohl es in Tight junctions vorkommt, ist Okkludin nicht verantwortlich für die Ausbildung der Bänder. Das weiß man, weil sich Okkludin nicht in allen Geweben findet und okkludindefiziente Zelllinien trotzdem Tight junctions ausbilden. Zudem sind Okkludin-Knock-out-Mäuse lebensfähig und bilden normale Tight junctions.

Als drittes integrales Membranprotein findet sich in Tight junctions das sog. **Junctional adhesion molecule** (JAM), das v.a. in den Endothelien vorkommt. Es besitzt eine kurze intrazelluläre Domäne, eine Transmembranhelix und eine extrazelluläre, glykosylierte Domäne mit zwei Immunglobulin-Domänen (➤ unten, Ig-CAM-Adhäsionsprotein-Familie). In vivo liegt es als Dimer vor. Antikörper gegen JAM labilisieren Tight junctions, sodass JAM wahrscheinlich eine wichtige Rolle für diese Zell-Zell-Kontakte spielt.

Tight junctions sind die wichtigsten Strukturen, die den **parazellulären Transport** regulieren. Sie dienen nicht nur dem Zusammenhalt benachbarter Epithel- oder Endothelzellen, sondern bilden eine ionenspezifische Barriere zwischen den beiden Seiten des Gewebes. Man vermutet, dass Claudine je nach Isoformkombination verschieden große und selektive Poren im interzellulären Raum bilden und so die Diffusionsgeschwindigkeiten für Wasser, Ionen und andere niedermolekulare Substanzen bestimmen. So weisen z.B. verschiedene Epithelien in ihrer Leitfähigkeit Unterschiede um den Faktor 100.000 auf. Darmepithelien, in denen größere Mengen Flüssigkeit ausgetauscht werden, haben stärker permeable Tight junctions, während Nieren in ihren distalen Tubuli und den Sammelrohren sehr undurchlässige Tight junctions besitzen. Man stellt sich vor, dass die unterschiedlichen extrazellulären Proteinanteile die Größe und elektrische Ladung der parazellulären Poren bestimmen und so die Ionenspezifität und das Diffusionsvermögen einer Tight junction festlegen.

MERKE
Tight junctions dienen der Abdichtung von interzellulären Spalten gegen parazelluläre Diffusion. Drei Molekülfamilien bilden die Basis für Tight junctions: Claudine, Okkludine und Junctional adhesion molecules. Claudine vermitteln Ionenspezifität des parazellulären Transports. Tight junctions sind intrazellulär im Actinzytoskelett verankert.

Tab. 20.3 Beispiele von Claudinfunktionen

Claudinform	Gewebespezifität	Funktion	Knock-out-Mäuse (KO), Erbkrankheiten
Claudin-1	ubiquitär	Abdichtung von Tight junctions	KO: perinatal letal (Dehydrierung); Erbkrankheit: Neugeborenenichthyose mit sklerosierender Cholangitis
Claudin-5	Endothel	Blut-Hirn-Schranke	KO: perinatal letal (undichte Blut-Hirn-Schranke)
Claudin-11	Epithelzellen der Hodenkanälchen (Sertoli-Zellen), Oligodendrozyten	Blut-Hoden-Schranke	KO: männlich steril, Reizleitungsstörungen im ZNS
Claudin-14	Innenohr	Erhaltung des Ionengradienten zwischen Endolymphe/Perilymphe im Innenohr	KO: Taubheit Erbkrankheit: autosomal- rezessive Taubheit
Claudin-16 (Paracellin)	Niere (dickes aufsteigendes Segment der Henle-Schleife)	Regulation des parazellulären Mg^{2+}-Transports	Erbkrankheit: familiäre Hypomagnesiämie

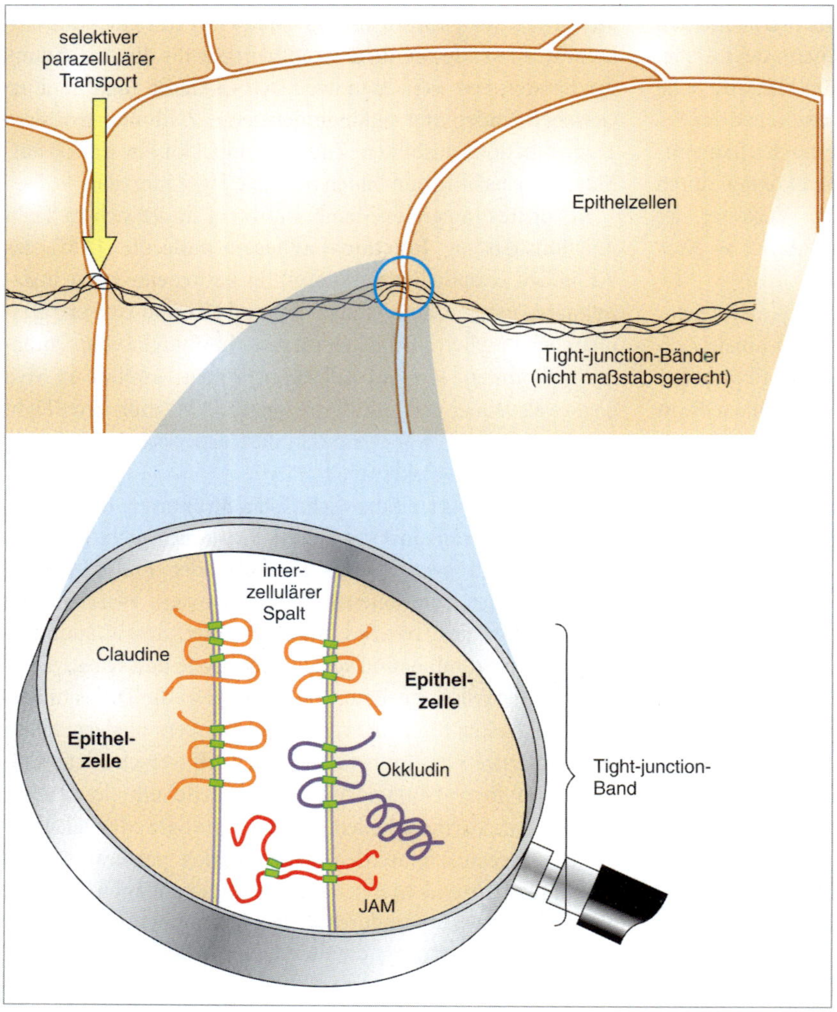

Abb. 20.5 Molekulare Grundlage von Tight junctions. Die Abbildung zeigt schematisch die Lage der Tight-junction-Bänder zwischen Epithelzellen und in der Vergrößerung die drei Adhäsionsmolekültypen der Tight junctions (Schema nicht maßstabsgerecht).

Zellkontakte durch Ig-CAM und Selektine

Die Proteinfamilie der **Ig-CAM** („immunoglobulin-like cell adhesion molecules") ist durch ein charakteristisches Faltungsmotiv gekennzeichnet, die Ig-Domäne. Außer diesem Strukturmotiv gibt es keine generalisierbaren funktionellen Gemeinsamkeiten der Moleküle dieser Gruppe. Adhäsionsrezeptoren der Ig-CAM-Familie spielen für Zellkontakte von Neuronen und Blutzellen eine herausragende Rolle. So sind z.B. Neurofascin und NrCAM neuronale Ig-Typ-Adhäsionsmoleküle, die heterophil Liganden auf Gliazellen binden. Diese Interaktion ist für die Bildung von Ranvier-Ringen essenziell. Auch bei der Aktivierung von T-Zellen müssen Ig-CAM-Moleküle mitwirken (CD4, CD8), indem sie heterophile Kontakte mit HLA-Molekülen eingehen (➤ Kap. 26.8.2).

Selektine sind eine Klasse von zuckerbindenden Proteinen, die eine Ca^{2+}-abhängige Lektin-Domäne aufweisen. Selektin-vermittelte Zellkontakte sind typisch für Blutzellen, die durch diese eher schwachen Kontakte vom Blutstrom an der Gefäßwand entlanggerollt werden (➤ Abb. 20.6). Je nach ihrem Vorkommen heißen wichtige Selektine L-Selektin (auf Leukozyten), E-Selektin (auf Endothelzellen) und P-Selektin (auf Thrombozyten, engl. „platelets"). Selektine sind heterophil, d.h., sie binden nicht an identische Selektine anderer Zellen, sondern an andere Adhäsionsmoleküle (in Blutgefäßen an Muzin genannte Glykoproteine). Glykoproteine haben ihren Namen von ihrer ausgeprägten Glykosylierung. Aufgrund ihrer sauren Zuckerseitenketten können sie ähnlich wie Proteoglykane stark quellen.

MERKE

Ig-CAM-Verbindungen sind typisch für Zellkontakte von Blutzellen und Neuronen. Ig-CAM-Moleküle können dabei heterophile Bindungen mit Molekülen eingehen, die nicht zu ihrer eigenen Proteinfamilie gehören. Beispiele sind die Beteiligung von Ig-CAM an Ranvier-Schnürringen und an der Aktivierung von T-Zellen. Selektine sind zuckerbindende Proteine, die eher labile Kontakte vermitteln, z.B. die Bindung, durch die Blutzellen an der Gefäßwand entlangrollen.

20.1.2 Zell-Matrix-Kontakte

Wichtige Zell-Matrix-Kontaktstrukturen sind Hemidesmosomen und Fokalkontakte. Sie basieren auf Molekülen der **Integrin**-Proteinfamilie. Integrine sind Transmembranproteine, die aus zwei Untereinheiten bestehen (α und β). Bei Wirbeltieren kennt man 24 verschiedene **Integrindimere**, die aus 18 α- und 8 β-Untereinheiten und deren Spleißvarianten unterschiedlich kombiniert werden, je nach dem Gewebe, in dem sie vorkommen. Wichtige extrazelluläre Substrate der Integrine sind extrazelluläre Matrixproteine (➤ Abb. 20.7), z.B. Kollagene, Laminine und extrazelluläre Matrixmoleküle, die das Sequenzmotiv Arg–Gly–Asp (also RGD) enthalten, wie z.B. Fibronektin (➤ Kap. 20.2.1). Einige Vertreter, insbesondere die mit

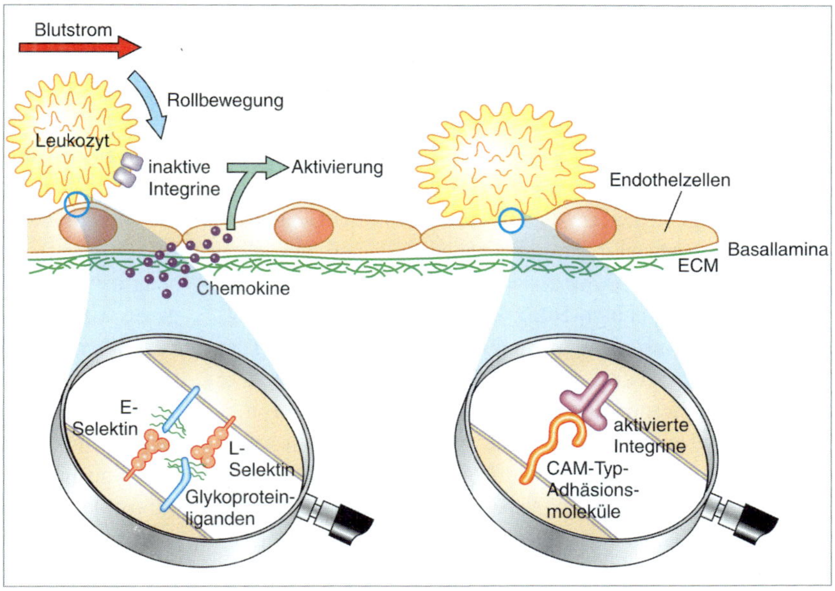

Abb. 20.6 Adhäsion von Leukozyten am Endothel. Weiße Blutzellen kleben durch schwache Bindungen zwischen Selektinen und deren Glykoproteinliganden an den Gefäßwänden. Aufgrund des Blutstroms rollen die Leukozyten entlang den Endothelzellen. Die Leukozyten können lokal durch Chemokine aktiviert werden und bilden dann starke Bindungen an die Gefäßwand aus, die von aktivierten Integrinen und ihren Bindepartnern vom Ig-CAM-Typ vermittelt werden.

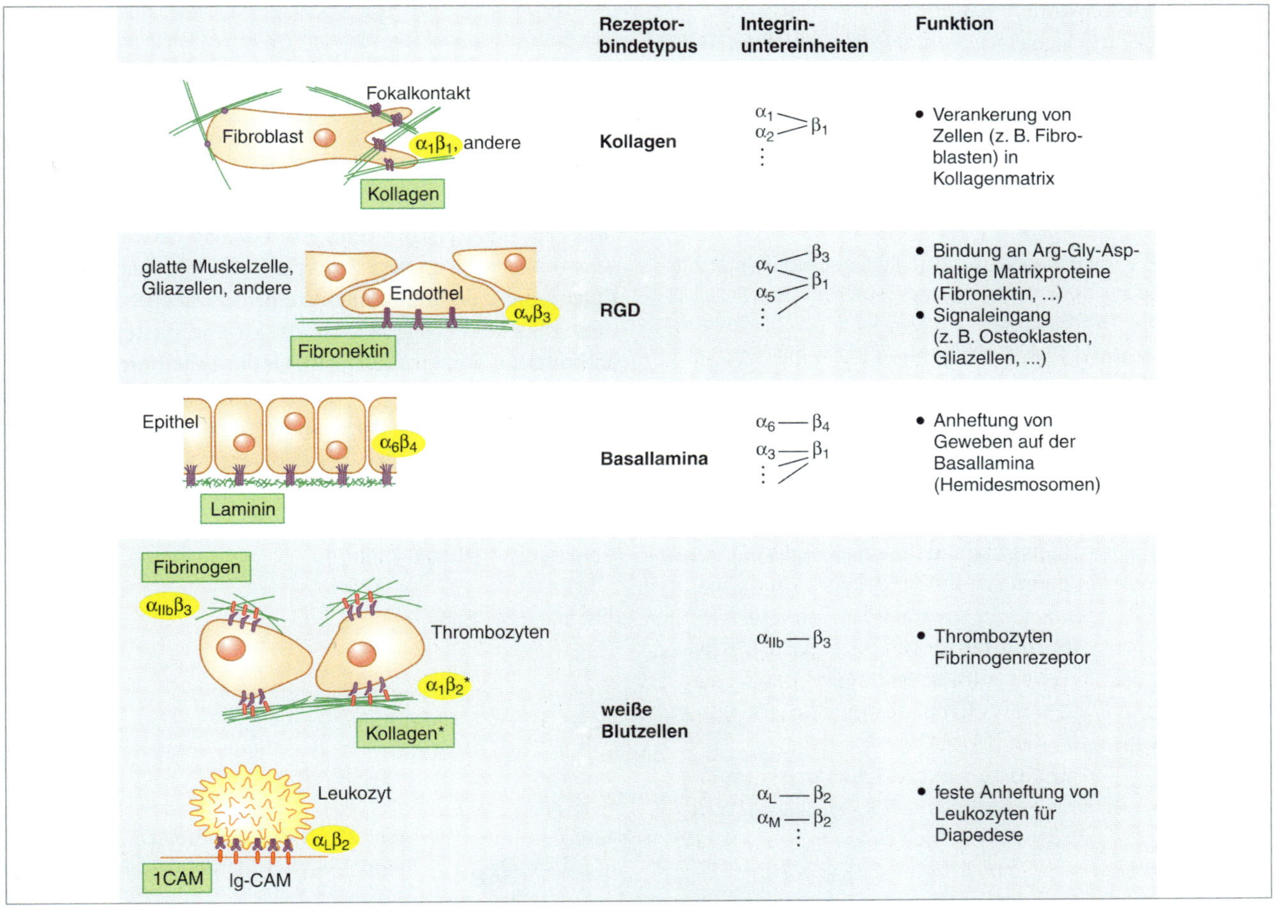

Abb. 20.7 Beispiele verschiedener Integrindimere und ihrer Funktion. Integrindimere können sich nur aus einer limitierten Anzahl von Kombinationen der α- und β-Untereinheiten bilden. Durch die Kombination wird die Spezifität der Anheftungsstruktur bestimmt. Die Abbildung zeigt einige markante Beispiele. Die mit * gekennzeichnete Bindung ist vom Typus der Kollagenrezeptoren.

Blutzellen assoziierten Integrine, binden auch an Adhäsionsrezeptoren anderer Molekülklassen auf benachbarten Zellen.

Integrine können in einer **inaktiven Konformation** mit geringer Affinität zur extrazellulären Matrix (ECM) oder in einer aktiven, **hochaffinen Konformation** vorliegen (Allosterie). Das Umschalten von der inaktiven in die aktive Konformation kann durch intrazelluläre Aktivatoren oder umgekehrt durch die Bindung an das extrazelluläre Substrat bewirkt werden.

Ein Beispiel hierfür ist die **Aktivierung von Thrombozyten**, an der zwei Integrine beteiligt sind. Das **Integrin-**$\alpha_{IIb}\beta_3$ liegt in nicht aktivierten Thrombozyten in der niedrigaffinen Konformation vor. An Stellen, wo die Endothelschicht der Gefäßwände beschädigt ist, wird das umgebende Kollagen zugänglich und ermöglicht den Thrombozyten die Anheftung mittels des kollagenspezifischen $\alpha_2\beta_1$-**Integrins** und des Glykoproteins VI (GP-VI). Diese Anheftung ist ein Signal für die Aktivierung der Thrombozyten. Weitere Signale kommen von freigesetztem ADP aus Gefäßwandzellen und Thrombin sowie von Thromboxan aus umliegenden, bereits aktivierten anderen Thrombozyten. Auf diese Reize hin wird eine Aggregation der Blutplättchen mittels **Integrin-** $\alpha_{IIb}\beta_3$-Adhäsion ausgelöst, indem dieses Integrin (auch GP-IIb/IIIa genannt) seine hochaffine Konformation annimmt. Integrin $\alpha_{IIb}\beta_3$ bindet Von-Willebrand-Faktor, Fibrinogen und Fibronektin und verklumpt somit indirekt die angesammelten Thrombozyten.

Der umgekehrte Signalweg, von der extrazellulären Matrix zur Zelle, wird im Abschnitt über Fokalkontakte erläutert und ist ein Beispiel dafür, wie extrazelluläre Bindepartner die Rekrutierung von Kinasekomplexen bewirken können, die ihrerseits die Kontaktfestigkeit beeinflussen.

20

MERKE
Integrine sind eine wichtige Klasse von Adhäsionsmolekülen zur Zell-Matrix-Anheftung. Sie bestehen aus zwei Typen von Untereinheiten, α und β, die je nach Zelltyp und Gewebe unterschiedlich kombiniert werden und dann verschiedene Substratspezifitäten haben.

Hemidesmosomen

Hemidesmosomen sind Kontaktstrukturen zwischen Epithelzellen und der Basalmembran (➤ Abb. 20.8), die für die Ausbildung normaler Hautstrukturen entscheidend sind. Unter dem Elektronenmikroskop erscheinen sie als ca. 40–150 nm große Plaques, die intrazellulär im Intermediärfilamentzytoskelett verankert sind. Die Bezeichnung Hemidesmosom beruht darauf, dass diese Struktur elektronenmikroskopisch der Hälfte eines Desmosoms ähnelt. Charakteristisch ist das Vorkommen von $\alpha_6\beta_4$-**Integrin**, das an Laminin-5 und andere Laminine der Basalmembran (➤ Kap. 20.2.5) bindet.

Ein weiteres für Hemidesmosomen wichtiges integrales Membranprotein ist das **BP180/BPAG2**. Es interagiert mit $\alpha_6\beta_4$-Integrin und vermittelt den Kontakt zu intrazellulären Faktoren (den Plakinen **BPAG1** und **Plektin**), die wiederum die Verbindung zu Zytokeratin vermitteln. Mäuse, denen BPAG1 oder Integrin fehlen, weisen Hautbläschen und Ablösung der Dermis auf und sterben kurz nach der Geburt. Eine ganze Gruppe erblicher Epidermolysis-bullosa-Krankheiten beim Menschen, die sich durch Ablösung und Bläschenbildung tiefer Hautschichten auszeichnet, ähnelt diesem Phänotyp. Diese Störungen beruhen auf Mutationen in den Genen für Strukturproteine von Hemidesmosomen. Eine Autoimmunkrankheit mit ähnlicher Symptomatik **(bullöses Pemphigoid)** lässt sich auf Antikörper zurückführen, die gegen das BPAG1-Protein gerichtet sind (daher BPAG: bullous pemphigoid antigen-1).

MERKE
Hemidesmosomen sind typische Anheftungsstrukturen von Epithel auf Basalmembranen. Die Adhäsion basiert auf Integrinen, die extrazellulär an Laminin binden und intrazellulär im Intermediärfilamentsystem verankert sind.

Fokalkontakte

Integrine der Kollagen- und Arg-Gly-Asp-(RGD-)bindenden Klasse bilden in einigen Zelltypen (z.B. Fibroblasten) lokale Cluster, die in der Immunfluoreszenzmikroskopie ein punktartiges Aussehen haben (➤ Abb. 20.9). Diese Muster heißen **Fokalkontakte**. Sie bewirken nicht nur die Anheftung der Trägerzelle an die extrazelluläre Matrix, sondern fungieren auch als intrazelluläre Verankerungspunkte für das Actinzytoskelett. Darüber hinaus enthalten Fokalkontakte eine Reihe von Signalproteinen, mit deren Hilfe eine Zelle Informationen über ihre Umgebung integrieren und entsprechend die Stärke der Anheftung regulieren kann.

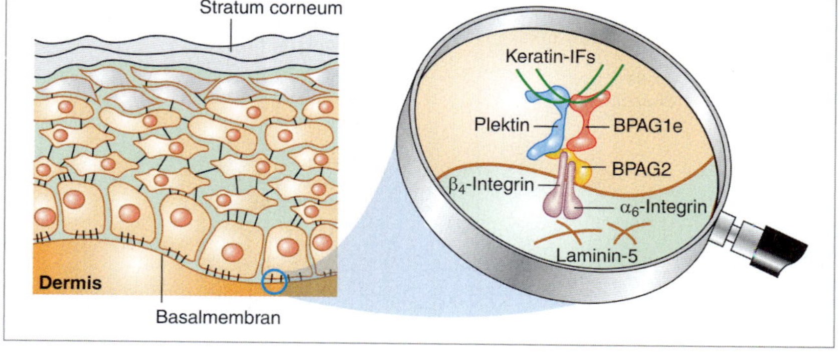

Abb. 20.8 Hemidesmosomen als Verankerungsstrukturen der Dermis. Sie verankern α_6/β_4-Integrine durch die Interaktion mit Laminin-5 auf der Basallamina. Intrazellulär binden BPAG2 und -1 und verbinden die Anheftungsstrukturen mit Intermediärfilamenten.

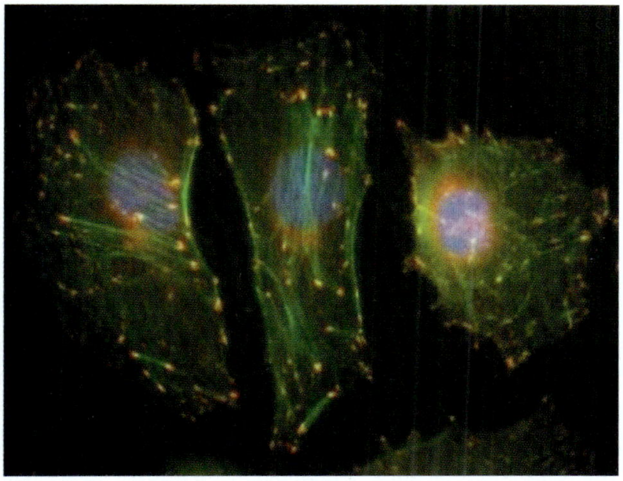

Abb. 20.9 Darstellung von Actinzugfasern und Fokalkontakten. Die Actinfilamente von BSC1-Zellkulturzellen sind grün gefärbt, die Anheftungskontaktpunkte rot. Man sieht, dass die Actinzugfasern in den Fokalkontakten verankert sind.

Die Integrine, die sich für einen Fokalkontakt zusammenlagern und aktiviert werden, liegen vorher in inaktiver Form in der Zellmembran (➤ Abb. 20.10). Ein zentraler Faktor, der die Aggregation und Aktivierung der Integrine vermittelt, ist **Talin**, ein 270 kDa großes Protein, das an die Integrin-β-Untereinheit binden kann. Es kann in einer zusammengefalteten, inaktiven Konformation vorliegen und wird durch Assoziation mit Phosphatidylinositolphosphat-Kinase aktiviert. Die dadurch entstehenden Talindimere bringen die Integrine in ihre hochaffine, an die extrazelluläre Matrix bindende Konformation. Die Integrin-Talin-Komplexe gruppieren sich zu Fokalkontakten und rekrutieren weitere Proteine. Dabei ist **Vinculin** eine wichtige Strukturkomponente, die Fokalkontakte mechanisch an Actinfilamente bindet. α-**Actinin** bündelt diese Filamente schließlich zu den kräftigen, gut färbbaren Actinzugfasern. Talin und Vinculin rekrutieren noch weitere Signalmolekülkomplexe, die letztlich die Struktur des Zytoskeletts und der Zelladhäsion dynamisch beeinflussen und die Genexpression regulieren können.

Schon gewusst

Schlangengifte enthalten komplexe Gemische von Polypeptiden, von denen eine Klasse Disintegrin genannt wird. **Disintegrine** sind etwa 70 Aminosäuren lange Peptide, die das Aminosäuresequenzmotiv RGD enthalten, eine Integrinzielsequenz. Das RGD-Motiv bindet an die Integrine der Thrombozyten und verhindert so die Agglutination der Blutplättchen. Auch Fibrinogen kann nicht mehr an die Thrombozyten binden. In der Folge kommt es zu schweren Gerinnungsstörungen. Außerdem können Disintegrine zusätzliche Domänen mit enzymatischer Funktion aufweisen, z.B. Metalloprotease-Domänen.

MERKE

Fokalkontakte sind lokale Anheftungsstrukturen an der extrazellulären Matrix, besonders von migrierenden Zellen. Die Adhäsion wird von Integrinen vermittelt, die über komplexe Strukturen an das Actinzytoskelett gekoppelt sind. Fokalkontakte enthalten eine Vielzahl von Kinasen, die den Adhäsionsstatus einer Zelle signalisieren.

20

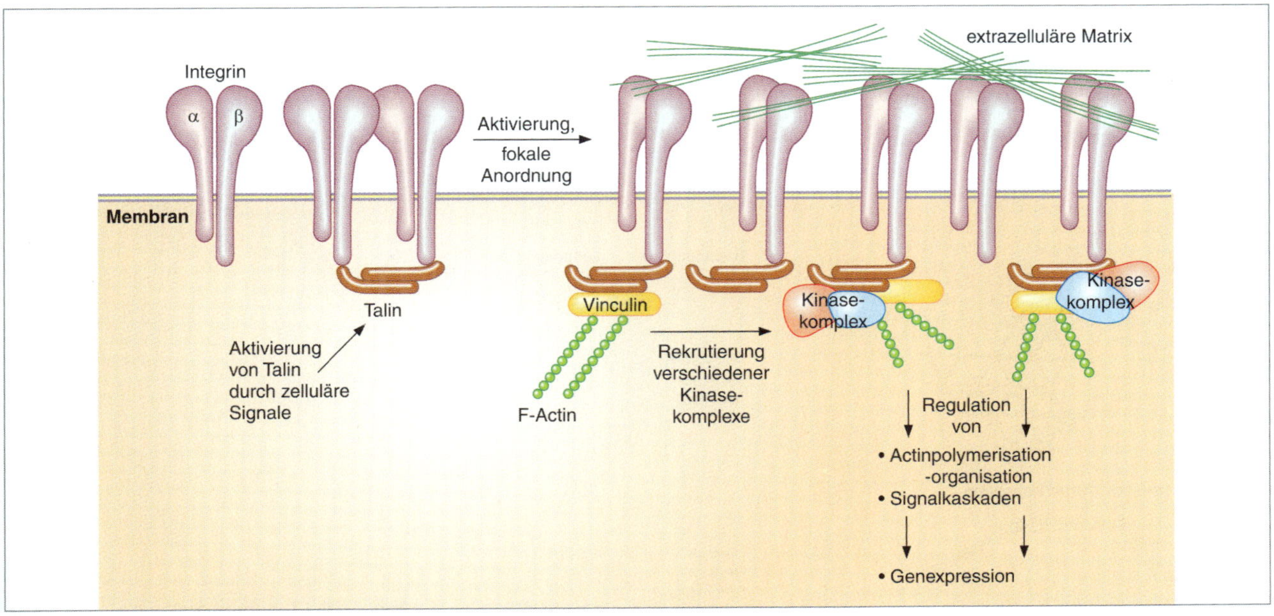

Abb. 20.10 Aufbau von Fokalkontakten durch lokale Aktivierung von Integrin. Integrine können durch intrazelluläre Signale in ihre hochaffine Form gebracht werden, in der sie dann an die ECM binden. Der Prozess wird ausgelöst, nachdem Talin durch zelluläre Signale (wie PIP2) dimerisiert und über Vinculin F-Actin bindet. Diese Adhäsionsstrukturen lagern sich zu Fokalkomplexen zusammen und können verschiedene Kinasekomplexe rekrutieren, die eine zelluläre Antwort hervorrufen.

20.2 Extrazelluläre Matrix

20.2.1 Kollagen

Kollagentypen und ihre Funktion

Kollagene stellen mit 30% der Masse die größte Proteinfraktion des menschlichen Körpers dar. Funktionell dienen die meisten Kollagene dazu, dem Gewebe **Zugfestigkeit** zu verleihen. Man kennt 27 verschiedene Kollagentypen (nummeriert von I bis XXVII) mit oft mehreren Vertretern, die von 42 Genen kodiert werden. Charakteristisches Merkmal der Kollagene ist ein Proteinfaltungstyp, der als Kollagen-Tripelhelix bezeichnet wird. Die menschlichen Kollagene sind überwiegend vom Typ I (charakteristisch für Knochen, Sehnen), II (Knorpel) und IV (Basallamina).

Kollagene sind typische Proteine der extrazellulären Matrix (ECM) und bilden faserige oder netzartige Strukturen aus (➤ Abb. 20.11). Sonderfälle sind FACIT-Kollagene (fibril-associated collagen with interrupted triple helices), die unterbrochene Tripelhelixmotive aufweisen und mit anderen Kollagenfasern assoziiert vorkommen, sowie Kollagene, die Ankerfibrillen ausbilden oder einen Transmembrananker besitzen.

Klinik

Im Zuge der Embryonalentwicklung, aber auch bei der Wundheilung, während der Menstruation und bei der Tumorentstehung spielt die Entwicklung neuer Blutgefäße **(Angiogenese)** eine wichtige Rolle. Die Bildung neuer Kapillaren wird von Endothelzellen eingeleitet, die durch Aktivatoren (VEGF, vascular endothelial growth factor; bFGF, basic fibroblast growth factor u.a.) stimuliert werden, während antiangiogene Faktoren diesen Prozess unterdrücken. Die bekanntesten inhibitorischen Vertreter sind **Angiostatin** und **Endostatin**. Endostatin ist ein Carboxy-terminales Proteolyseprodukt des überall im Körper vorkommenden Kollagens XVIII. Warum sich die hormonale Wirkung dieses Kollagen-Proteolyse-Produkts evolutionär bewährt hat, ist nicht vollständig verstanden.

In Angiogenesehemmstoffe wird große Hoffnung für die Krebsbekämpfung gesetzt, weil für das Wachstum von Tumoren eine gute Durchblutung über neu gebildete Gefäße essenziell ist. Ohne Einsprossung neuer Gefäße bleibt das Volumen von Mikrotumoren auf 1–2 mm^3 begrenzt. Schnell wachsende Tumoren benötigen daher Neoangiogenese und lösen diese auch selbst aus. Dieser Prozess kann prinzipiell durch Inhibitoren gehemmt werden.

Die Kollagen-Tripelhelix

Die definierende strukturelle Grundlage von Kollagenen ist die **Kollagen-Tripelhelix** (➤ Abb. 20.12). Sie basiert auf einer linksdrehenden Helix, die sich durch die Wiederholung eines charakteristischen Tripeptidmotivs (Gly-X_1-X_2) ausbilden kann. Glycin ist die einzige Aminosäure, die eine freie Drehbarkeit des Peptidrückgrats erlaubt und hierdurch die ungewöhnliche Konformation der Tripelhelix erst ermöglicht. Darüber hinaus kann die Tripelhelix durch das Fehlen einer

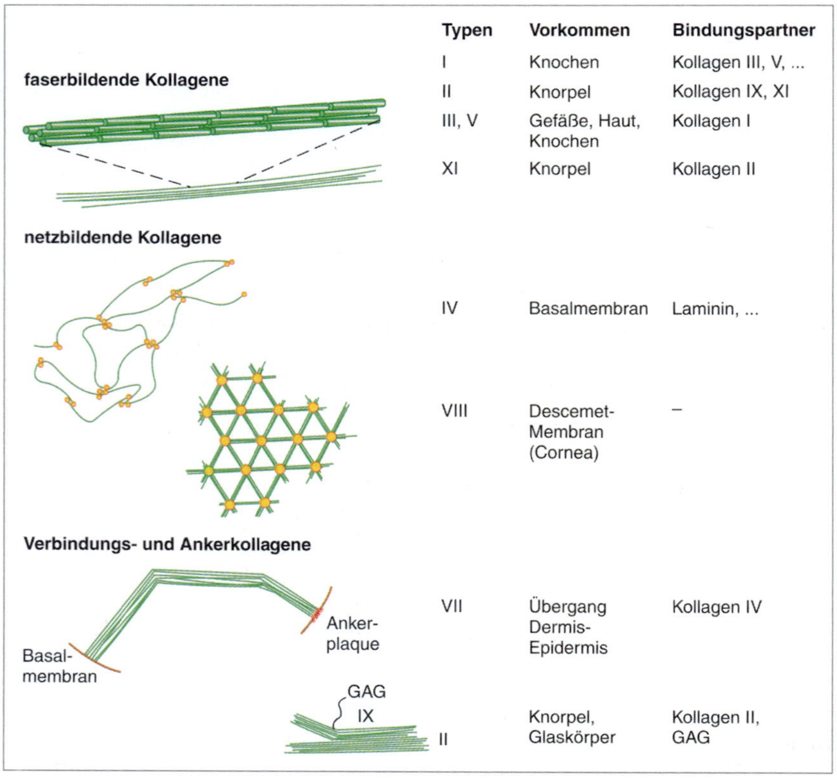

Abb. 20.11 Supramolekulare Kollagenstrukturen. Kollagene bilden supramolekulare Strukturen, die z.B. filamentös oder netzartig sein können. Einige markante Vertreter sind hier beispielhaft gezeigt. GAG = Glykosaminoglykan.

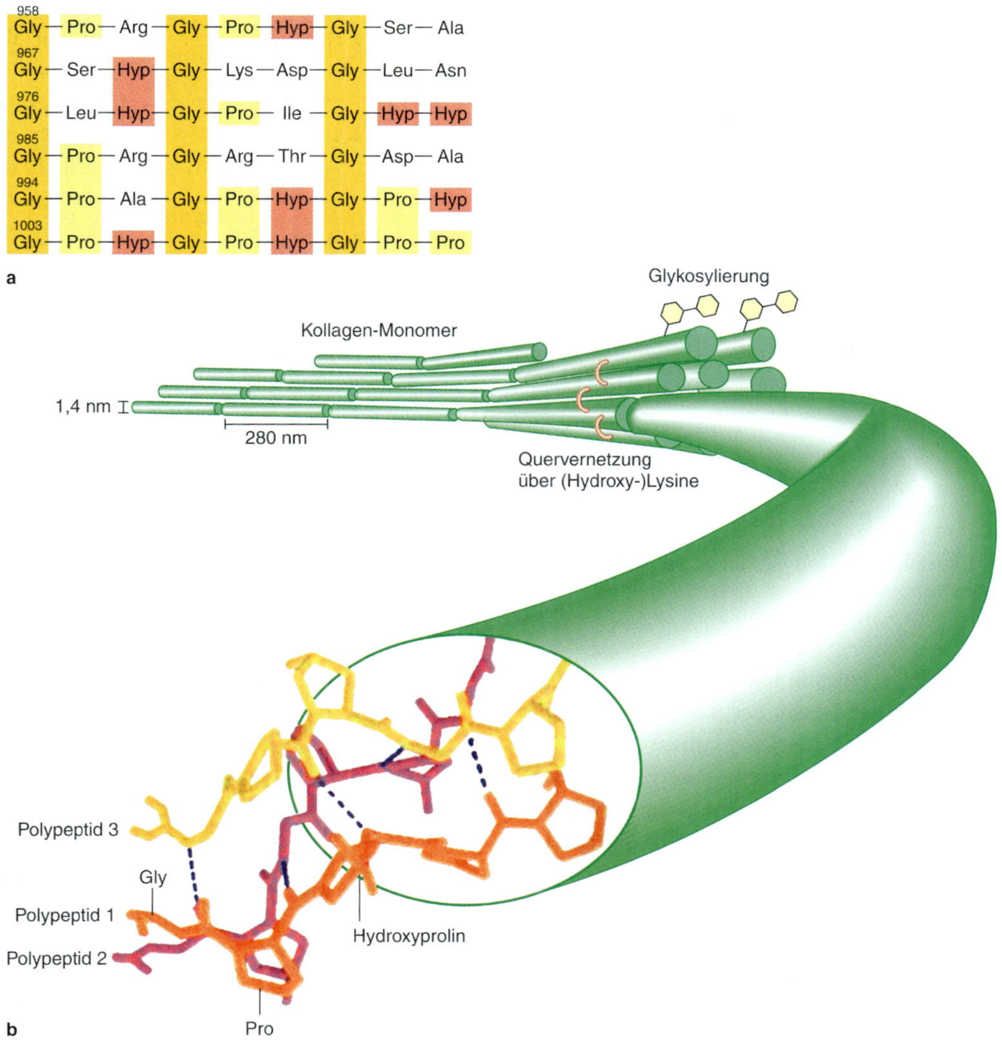

Abb. 20.12 Aufbau von Kollagenfibrillen.
a) Typische Aminosäuresequenz eines Kollagens.
b) Eine Tripelhelix aus drei glycin-, prolin- und hydroxyprolinreichen Kollagen-Polypeptiden bildet den Grundbaustein von Kollagenfasern. In der fertigen Faser sind diese Bausteine versetzt angeordnet und lateral quervernetzt. Kollagenfasern sind glykosyliert.

Seitenkette bei Glycin räumlich sehr eng gepackt werden. X_1 und X_2 stehen für beliebige Aminosäuren, in etwa einem Drittel der Fälle finden sich an diesen Positionen jedoch Prolinreste, die posttranslational teilweise zu **Hydroxyprolin** hydroxyliert werden (➤ Abb. 20.13a). Diese Reaktion wird von Kollagen-Prolyl-Hydroxylasen katalysiert, die Prolinreste im Prokollagen erkennen und durch molekularen Sauerstoff oxidieren. Für diese Reaktion sind das Cosubstrat α-Ketoglutarat und die Kofaktoren Fe^{2+} und Ascorbat (Vitamin C) erforderlich. Hydroxyprolin stabilisiert die Kollagenstruktur durch Einlagerung von Wassermolekülen. Diese stabilisierende Wirkung ist essenziell für die Ausbildung von Kollagenfasern. Knock-out-Mäuse, die kein Hydroxyprolin bilden können, weil sie keine Kollagen-Prolyl-4-Hydroxylase haben, sterben noch im Embryonalstadium.

Damit sich die typische **Sekundärstruktur** einer linksdrehenden Helix ausbilden kann, müssen alle Prolinreste in die trans-Konformation überführt werden (➤ Kap. 17). Prolin ist die einzige Aminosäure, deren Aminogruppe in einer Ringstruktur vorliegt. Die Peptidbindung liegt daher zu einem signifikanten Anteil in der cis-Konformation vor, die durch eine **Peptidyl-Prolin-cis-trans-Isomerase** in die für die Tripelhelix erforderliche trans-Konformation überführt werden muss.

Die nächsthöhere Organisationsform bei faserbildenden Kollagenen ist die **Tertiärstruktur** einer rechtsdrehenden Tripelhelix, zu der sich drei linksläufig helikale Kollagen-Polypeptidketten zusammenlagern. In diesen Kollagen-„Monomeren" oder Tropokollagen-Untereinheiten stabilisieren sich die zugrunde liegenden Tripelhelices durch Wassereinlagerung und Wasserstoffbrücken gegenseitig und bilden in der fertigen Faser etwa 280 nm lange und 1,4 nm dicke, stäbchenförmige Grundbausteine.

Die Tropokollagen-Einheiten lagern sich überlappend zusammen und bilden Fibrillen. Durch die **versetzte Anord-**

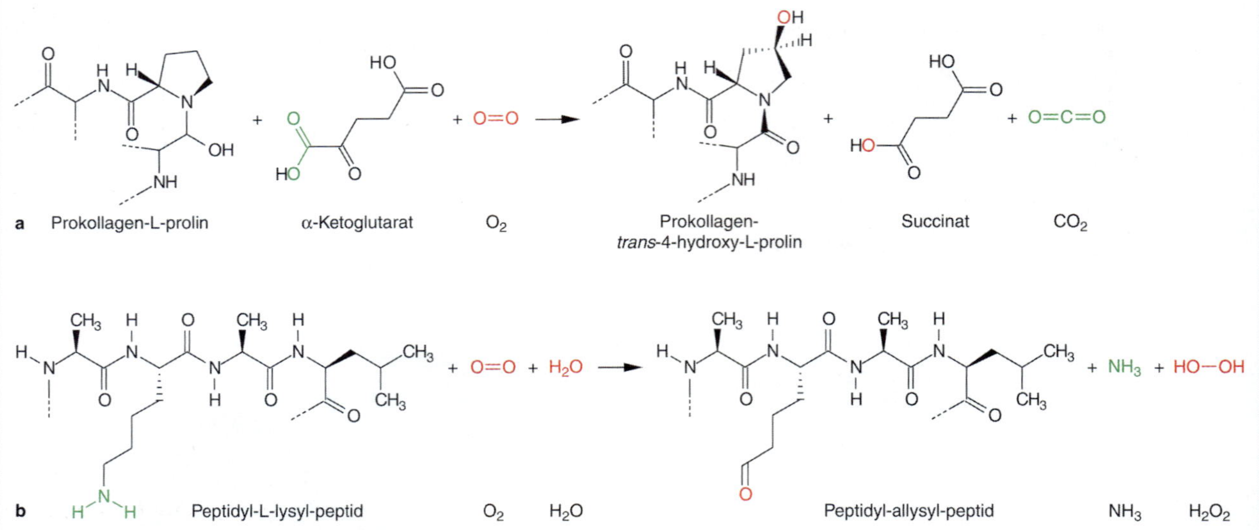

Abb. 20.13 Posttranslationale Modifikationen von Kollagen.
a) Reaktionsweg von Prokollagen-Prolyl-Hydroxylasen.
b) Lysyl-Oxidasen.

nung der Grundeinheiten entsteht in elektronenmikroskopischen Bildern eine Querbänderung der Kollagenfasern. Die laterale Interaktion von Kollagen-Grundbausteinen wird nicht nur durch die Hydroxyprolinreste stabilisiert, sondern auch durch eine kovalente Vernetzung benachbarter Kollagenfibrillen (➤ Abb. 20.12b). Ein den Prolyl-Hydroxylasen ähnliches Enzym hydroxyliert Lysin zu **Hydroxylysin**. Andere Lysinreste werden von einer Lysyl-Oxidase zu Allysin oxidativ desaminiert (➤ Abb. 20.13b). Der Hydroxylysylrest kann in der Folge mit dem desaminierten Lysinrest reagieren und nach Umlagerung einen aromatischen Sechserring zwischen zwei Kollagenfibrillen ausbilden, der Kollagen kovalent vernetzt.

20

Klinik

Eine seit langem bekannte Vitaminmangelerscheinung ist der **Skorbut**, der sich in Zahnfleischbluten, verlangsamter Wundheilung und Hautentzündungen äußert und auf Vitamin-C-Mangel zurückzuführen ist. Vitamin C (oder Ascorbinsäure) ist ein Cofaktor der Kollagen-Prolyl-Hydroxylasen. Diese Enzyme führen eine Hydroxylgruppe in Prolin ein, indem sie molekularen Sauerstoff auf Prolin und α-Ketoglutarat übertragen, das hierdurch oxidativ decarboxyliert wird. Hierbei wird Fe^{2+} im katalytischen Zentrum des Enzyms reduziert und muss nach Ende der Reaktion durch Ascorbinsäure regeneriert werden. Ein Mangel an diesem Vitamin verhindert somit die Hydroxylierung und Vernetzung von Kollagen. Interessanterweise scheinen Primaten, anders als die meisten anderen Säugetiere, ein Enzym verloren zu haben, das bei der Biosynthese von Vitamin C erforderlich ist, sodass sie auf die Zufuhr von Vitamin C aus ihrer Nahrung angewiesen sind.

MERKE

Das Bindegewebsmolekül Kollagen ist quantitativ sehr bedeutend und der Prototyp einer Proteinfamilie, die durch die Sekundärstruktur einer Kollagen-Tripelhelix gekennzeichnet ist. Hier lagern sich drei linksdrehende helikale Polypeptidketten zu einer Superhelix zusammen. Die erforderliche Faserbildung und Zugfestigkeit von Kollagen I und II werden durch posttranslationale Konformationsänderungen von Prolin und Hydroxylierungen von Prolin und Lysin mit danach folgender Quervernetzung erreicht.

Biosynthese von Kollagenfasern

Da Kollagenfasern extrem schwer wasserlöslich sind, stellt sich die Frage, wie ein Organismus diese Fasern synthetisieren kann. Denn wenn sich die Fasern zu früh ausbilden würden, z.B. schon in der Zelle, hätte das unweigerlich ein Absterben der Zelle zur Folge.

Kollagene werden von **Fibroblasten** und anderen mesenchymalen Zellen gebildet (➤ Abb. 20.14). Die Proteinsynthese von Kollagen erfolgt am rauen ER, und die wachsende Polypeptidkette wird ins Lumen des ER sezerniert. Hier werden nicht nur Prolin- und Lysinreste hydroxyliert, sondern es erfolgen auch die Isomerisierung von Prolin-Peptidbindungen und die Glykosylierung.

Sogenannte **Propeptide** (C-Propeptide) am C-terminalen Ende von Kollagen verhindern, dass sich im ER vorzeitig Kollagenfasern ausbilden. Auch am N-Terminus befinden sich Propeptide, die jedoch vermutlich nicht direkt für die Aggregationseigenschaften von Kollagen verantwortlich sind. Speziell die C-Propeptide sind für die korrekte Ausbildung der Tripelhelices zuständig, indem sie jeweils drei Polypeptidketten aneinander ausrichten und so das erforderliche Raster für die Tripelhelix einstellen. Hierbei sind **Disulfidbrücken** zwischen den Ketten erforderlich, die durch die **Protein-Disulfidisomerase** (PDI) in das richtige Raster gebracht werden.

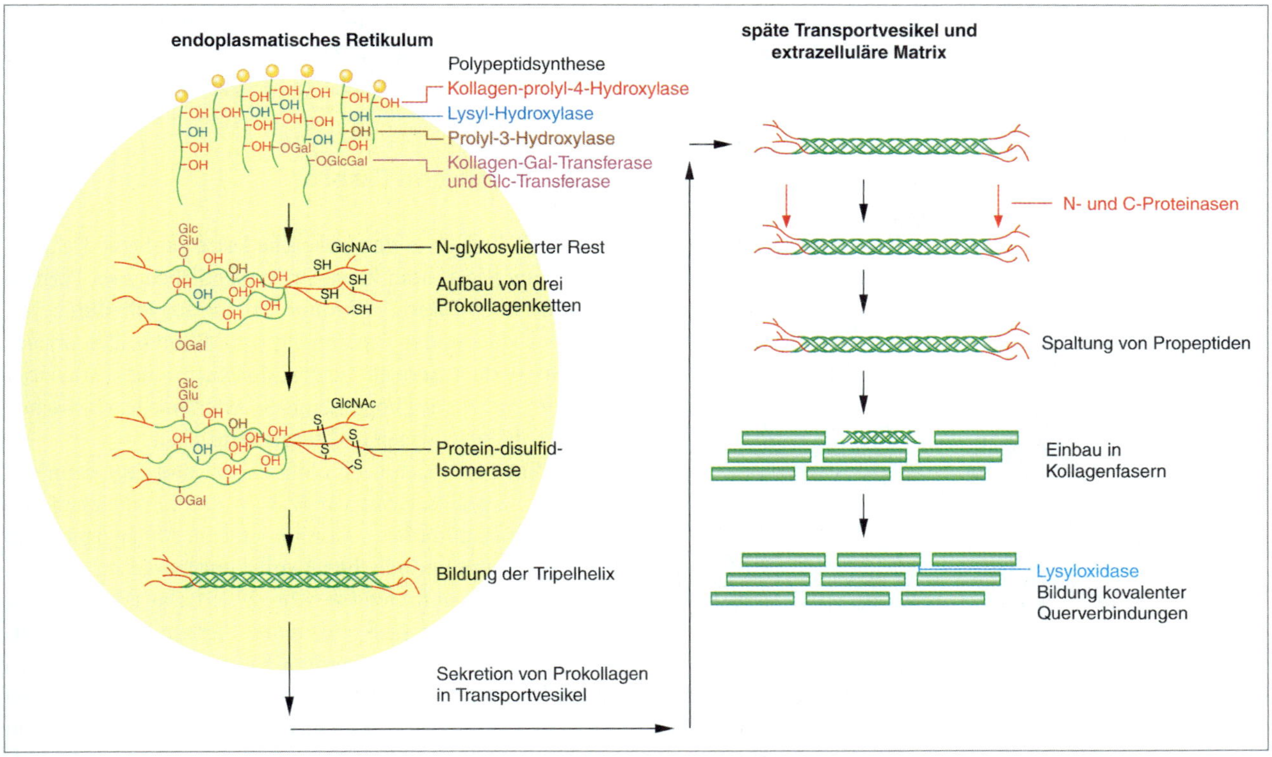

Abb. 20.14 Biosynthese von Kollagen. Kollagen wird von Fibroblasten zuerst intrazellulär synthetisiert und in das ER sezerniert, wo es posttranslational modifiziert wird. Außerhalb der Zelle wird das Kollagen proteolytisch gespalten und hierdurch in die charakteristische Faserstruktur überführt. Die Fasern werden schließlich durch kovalente Verknüpfungen zwischen den Filamenten stabilisiert.

Bemerkenswerterweise ist die PDI gleichzeitig eine Untereinheit der wichtigsten Kollagen-Prolyl-Hydroxylasen und besitzt Chaperonfunktion, indem sie die wachsenden Kollagen-Polypeptidketten bindet und stabilisiert. Auch die Isomerisierung von Prolin wird im ER von der **Peptidyl-Prolin-cis/trans-Isomerase** enzymatisch bewerkstelligt. All diese Faktoren sorgen dafür, dass Kollagen im ER in die korrekte Tripelhelixkonformation überführt wird, ohne bereits längere Fasern zu bilden.

Fibroblasten sezernieren Kollagen in das Bindegewebe. In der extrazellulären Matrix werden die C- und N-Propeptide abgespalten, und Kollagen setzt sich erst dort zu den oben beschriebenen Fibrillen zusammen. Darüber hinaus bringen die Fibroblasten das sezernierte Kollagen in seine charakteristische Faserform. Sie üben dabei durch integrinvermittelte Kontakte Kräfte auf die sich bildenden Kollagenfasern aus und formen sie zu voll entwickelten Kollagenfasern.

Klinik

Man kennt eine große Anzahl meist seltener Erbkrankheiten, die auf Kollagendefekte zurückzuführen sind. In nur sechs Genen wichtiger Kollagene von den Typen I, II, III, IV und VII sind etwa 1100 verschiedene Mutationen bekannt. Etwa 200 weitere Mutationen wurden in 17 weiteren Genen beschrieben. Die meisten davon sind Punktmutationen, die den Aufbau der Tripelhelix verhindern. Da ein Kollagen mit verändertem Gly-X_1-X_2-Motiv einen gravierenden Einfluss auf die Struktur der Tripelhelix hat – auch wenn der Träger der ver änderten Gene noch ein intaktes Allel des Gens besitzt –, sind viele Mutanten dominant. Häufig betreffen die Mutationen die Aminosäure Glycin innerhalb der Tripelhelix, da jede andere Aminosäure eine größere Seitenkette aufweist, für die an dieser Position kein Platz vorhanden ist. Man hat Kollagenmutationen bei Osteogenesis imperfecta, mehreren Subtypen des Ehlers-Danlos-Syndroms, Chrondroplasien, Epidermolysis bullosa und anderen Syndromen gefunden. Mutationen in den kollagenmodifizierenden Enzymen sind offenbar selten, und homozygote Mutanten sind nur von drei Genen bekannt. Maus-Knock-out-Modelle zeigen, dass die kollagenmodifizierenden Enzyme essenziell sind und ihr Fehlen früh zum Tod führt.

Schon gewusst

Leder ist ein traditionelles Material für Schuhe, Textilien und andere Handwerksprodukte. Die Menschen benutzen Lederwaren seit Tausenden von Jahren, und auch der vor 5000 Jahren umgekommene Vorzeitmensch aus den Ötztaler Alpen („Ötzi") war mit Lederkleidung ausgestattet. Biochemisch ist Leder im Wesentlichen Kollagen (mit einigen elastischen Komponenten), das mithilfe von Gerbstoffen vor Verwesung geschützt wurde. Traditionelle Gerbstoffe sind z.B. Tannine, bei denen es sich um polyphenolische pflanzliche Sekundärmetaboliten mit metallchelatisierenden, antioxidierenden und antimikrobiellen Eigenschaften handelt. Heutzutage werden meist chromhaltige Gerbstoffe verwendet.

20

Gelatine wird ebenfalls aus Kollagen gewonnen. Industriell wird Gelatine heute zumeist aus Schweine-schwarte ausgekocht, der Bindegewebsschicht der Schweinehaut. Aus Knochen kann man Gelatine durch Mazerieren gewinnen, d.h. durch Herauslösen der mineralischen Komponenten. Dadurch entsteht Ossein. Schweineschwarte und Ossein werden durch alkalische Behandlung von nichtgelatinösen Komponenten befreit und abschließend entwässert. Beim Aufkochen werden die Kollagen-Polypeptide denaturiert und assemblieren beim Abkühlen nicht mehr in die ursprüngliche Struktur. Die einzelnen Polypeptide lagern sich versetzt zueinander an und bilden dadurch die bekannte gallertartige Masse.

MERKE

Kollagenfasern und -netze werden von Fibroblasten gebildet. Sie synthetisieren Prokollagen im ER, sezernieren es und sorgen für die nötigen Prozesse, die für die Assemblierung von Kollagen erforderlich sind. Fibroblasten formen Kollagen auch zu höher organisierten Fasern.

Fibronektin

In die extrazelluläre Matrix sind weitere Proteine mit vernetzender oder adhäsiver Funktion eingebettet (z.B. Kollagen IX). Ein wichtiges Molekül für den Zellkontakt ist **Fibronektin**. Es enthält zwei identische, etwa 250 kDa schwere Polypeptidketten, die über C-terminale Disulfidbrücken verbunden sind. Jede der beiden Ketten enthält charakteristische Fibronektin-Faltungsmotive sowie Bindestellen für Heparin, ein Glykoprotein der Matrix, Kollagen und Integrine. Die Integrin-Bindedomänen sind vom RGD-Typ (➤ Kap. 20.1.2). Durch diese Bindestellen schafft Fibronektin eine Verknüpfung zwischen extrazellulärer Matrix und Zellen. Es kommt in verschiedenen Spleißformen vor, die sich entweder in die extrazelluläre Matrix einlagern oder in löslicher Form im Blut zirkulieren. Die lösliche Form kann im Zuge der Wundheilung mit Fibrin kovalent vernetzt und so in den primären Wundverschluss einbezogen werden.

20.2.2 Elastische Fasern

Anders als Kollagene sind elastische Fasern auf eine Dehnbelastung ausgelegt. Man kennt im Wesentlichen zwei Formen von elastischen Fasern: Mikrofibrillen, die aus **Fibrillin** bestehen, und **Elastin**, das sich entlang von Mikrofibrillen organisiert. Elastische Fasern aus beiden Molekülen sind charakteristisch für Gewebe wie Lunge, herznahe Arterien oder elastischen Knorpel, die sich dehnen und zusammenziehen.

Fibrillin findet sich auch ohne Elastin und liegt dann mit Kollagen vergesellschaftet vor (z.B. in den Zonulafasern des Auges oder Hautfibrillen). Fibrillin bildet in Abhängigkeit von Ca^{2+} Fasern mit periodischen Verdickungen, die im Abstand von etwa 56 nm auftreten (➤ Abb. 20.15). Das Fibrillinmolekül ist etwa 350 kDa groß und zu drei Vierteln aus 46 repetitiven Sequenzen eines bestimmten Faltungstyps aufgebaut. Es ist ein lang gestrecktes Molekül und dehnt sich auf über 160 nm aus, mehr als die beobachtete Periodizität von 56 nm in den Mikrofibrillen. Im kontrahierten Zustand liegt Fibrillin daher zusammengefaltet vor.

Klinik

Das **Marfan-Syndrom** äußert sich in Deformationen des Skeletts, sichtbar durch lange Gliedmaßen und Finger, Verformungen am Brustkorb und andere Auffälligkeiten. Darüber hinaus gehören Verformungen des Augapfels (die u.a. zu Kurzsichtigkeit führen) und Fehlbildungen des kardiovaskulären

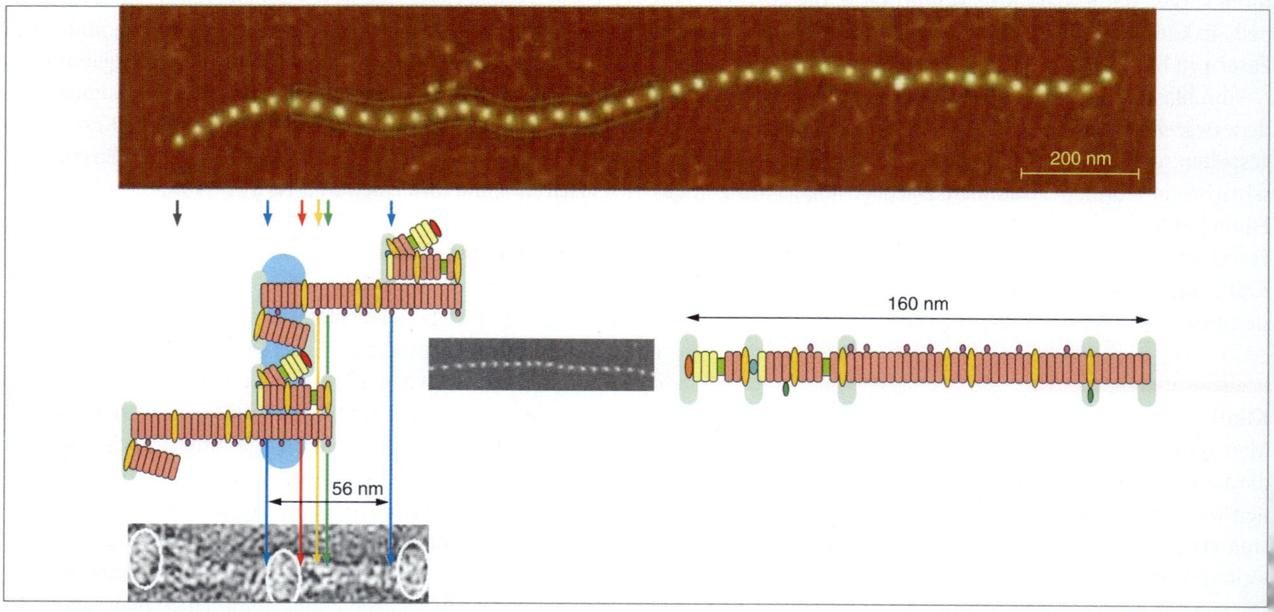

Abb. 20.15 Fibrillinfasern. Wesentliche Bestandteile elastischer Fasern sind Fibrillin-Mikrofibrillen, die sich als Filamente mit Verdickungen im Abstand von 56 nm zeigen. Die Verdickungen entstehen durch zusammengefaltete Proteindomänen, die sich unter Zug reversibel entfalten und die Faserlänge auf fast das Dreifache erhöhen können.

Systems zu den Merkmalen. Dem Marfan-Syndrom liegen Mutationen im FBN1-Gen zugrunde, das Fibrillin-1 kodiert. Möglicherweise beruhen die klinischen Symptome darauf, dass fehlende Fibrillin-Mikrofibrillen die Elastinfaserausbildung verhindern. Gewisse Formen des Syndroms scheinen aber auch direkt auf die fehlende Elastizität des Aortenbogens bei den entsprechenden Mutationen zurückzuführen sein.

Elastin formt gummiartige Fasern, die sich entlang von Mikrofibrillen ausbilden (➤ Abb. 20.16). Im Gegensatz zu Fibrillin kommt Elastin nur bei Wirbeltieren vor. Es baut sich aus Tropoelastinen von etwa 60 kDa auf. Elastinmatrices bestehen aus Polypeptidketten mit α-helikalen und nichthelikalen Bereichen, die durch kovalente Bindungen quervernetzt werden. Diese Vernetzung erfolgt an Seitenketten von Lysinresten, deren ε-Aminogruppe durch Lysyl-Oxidasen zu einem Semialdehyd modifiziert wurde. Typisch für Elastin ist daher Desmosin, ein zyklisches Kondensationsprodukt aus vier Lysin- bzw. Allysinresten. Die enorme Dehnbarkeit beruht auf der Ausdehnung von interhelikalen Bereichen und auf der Verschiebbarkeit der Polypeptide im Netzwerk.

MERKE

Elastische Fasern sind dehnbare Proteinpolymere, die für die elastischen Eigenschaften von Gefäßwänden und anderen Geweben verantwortlich sind. Beim Menschen bestehen sie aus Fibrillin, das im unbelasteten Zustand als mehrfach zusammengefaltetes Molekül vorliegt, und Elastin, das die Fibrillin-Mikrofibrillen beschichtet.

20.2.3 Glykosaminoglykane und Proteoglykane

Die extrazelluläre Matrix ist reich an polymerisierten Zuckermolekülen, die man als **Glykosaminoglykane** bezeichnet. Die meisten dieser Zuckerketten sind kovalent an Proteine gekoppelt und werden im Golgi-Apparat, ausgehend von Polypeptidketten, synthetisiert. Die stark glykosylierten Proteine heißen **Proteoglykane**, und ihr Proteinanteil beträgt meist nur wenige Prozent. Allen gemeinsam ist eine starke Hydratisierung, die für die biomechanischen Eigenschaften wichtig ist. Ihre Fähigkeit, andere basische Proteine zu binden, erlaubt z.B. die lokale Anreicherung von Cytokinen und die Modulation von Ligand-Rezeptor-Interaktionen. Darüber hinaus ist die stark negative Ladung Grundlage für die Funktion als Filtrationsbarriere in den Glomeruli der Niere.

Die Synthese von den Zuckerketten der Proteoglykane erfolgt in verschiedenen, aufeinanderfolgenden Schritten:

- Der Proteinanteil wird im rauen ER von Ribosomen in das endoplasmatische Retikulum sezerniert.
- Auf dem sekretorischen Weg wird das Protein zwischen ER und dem trans-Golgi-Netzwerk an Serin- oder Asparaginresten *O*- und *N*-glykosyliert. Die Glykosylierung läuft über Verbindungsoligosaccharide, oft Tetrasaccharide. Für diese Reaktion sind Glykosyltransferasen notwendig.
- Anschließend fügen weitere Glykosyltransferasen im trans-Golgi-Apparat abwechselnd zwei für das jeweilige Polysaccharid charakteristische Zucker hinzu.
- Zuletzt werden die Hydroxyl- oder Aminogruppen der Zucker an zufälligen Positionen mit Sulfatgruppen versehen.

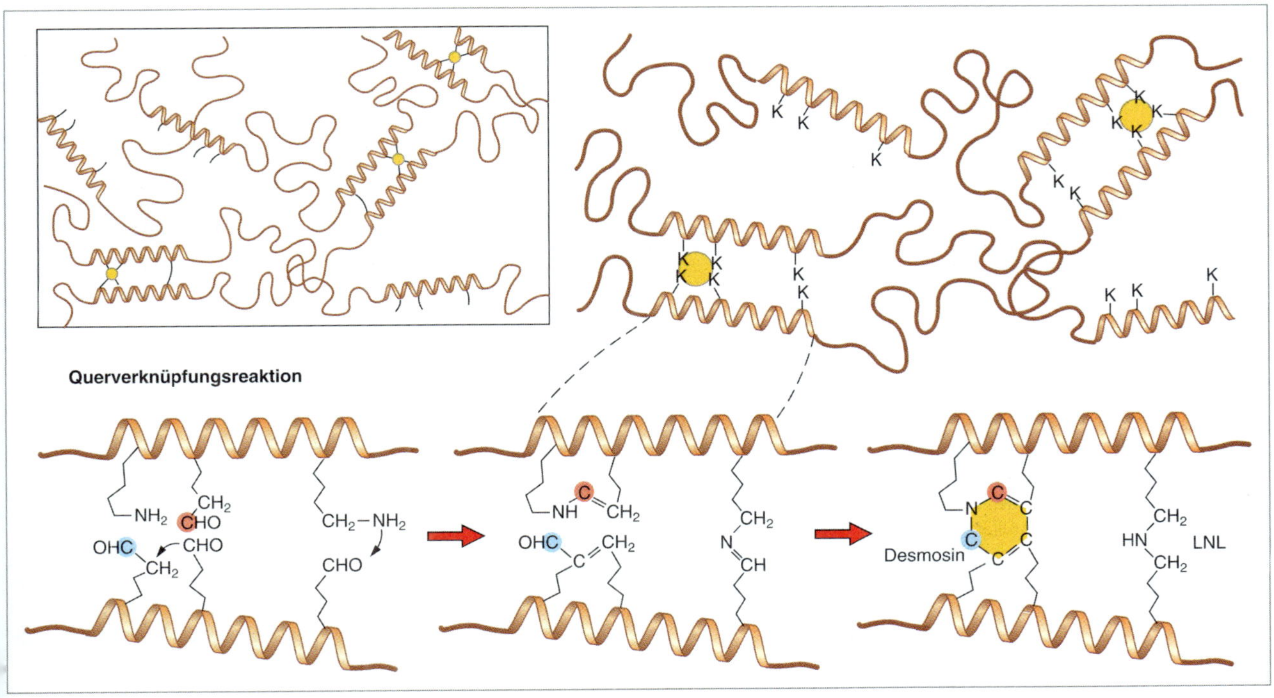

Abb. 20.16 Modell für Elastin. Die gummiartigen Elastinnetzwerke entstehen aus Tropoelastinen, die sich zusammenlagern und, durch Lysyl-Oxidasen induziert, quervernetzen. Es entstehen die charakteristischen Aminosäurederivate Desmosin und Leucyl-Norleucin (LNL).

Wichtige Glykosaminoglykangruppen von Proteoglykanen in der extrazellulären Matrix sind **Chondroitin**sulfat, **Dermatan**sulfat, **Keratan**sulfat und **Heparan**sulfat (➤ Abb. 20.17). Sie unterscheiden sich in ihren Zuckerseitenketten und bestehen aus unterschiedlichen Disacchariden. Es gibt eine ganze Reihe von Proteinen, die als Basis für die verschiedenen Zuckermodifikationen dienen. Prominente Beispiele sind Aggrecan (➤ Kap. 20.2.4), Perlecan in der Basallamina oder Decorin, das an Kollagenfasern bindet und deren Zusammenlagerung moduliert. Die Beziehung zwischen Protein und Zuckertyp ist nicht eindeutig, denn Decorin kann beispielsweise je nach Vorkommen mit Chondroitin- oder Dermatansulfat glykosyliert werden.

In Bezug auf seine Biosynthese und Struktur ist **Hyaluronan** bemerkenswert. Es wird nicht an einer Proteinbasis und in umgekehrter Richtung synthetisiert wie die anderen Zuckerketten. Es wird also am C-1' und nicht am C-4' verlängert. Außerdem wird Hyaluronan nicht sulfatiert. Dennoch stellt es ein häufiges Molekül der extrazellulären Matrix dar und spielt eine besonders wichtige Rolle im Glaskörper des Auges (daher der Name), im Kern der Bandscheibe und während der Embryonalentwicklung.

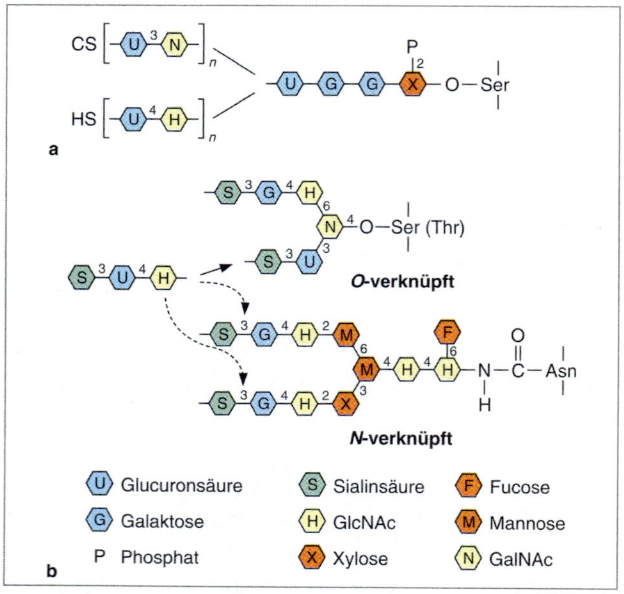

Abb. 20.17 Struktur und Synthese von Glykosaminoglykanen. Teil 1 der Abbildung zeigt den schematischen Aufbau der Zuckerketten an Glykosaminoglykanen. Chondroitin- (CS), Dermatan- und Heparansulfat werden über ein Tetrasaccharid an Serinreste des Trägerproteins gekoppelt **(a)**. Keratan kann über Serin (*O*-verbunden) oder Asparagin (*N*-verbunden) mittels unterschiedlicher Oligosaccharide an das Trägerprotein gekoppelt sein **(b)**. Teil 2 der Abbildung zeigt den chemischen Aufbau von Hyaluronan **(c)**, Chondroitinsulfat **(d)**, Keratansulfat **(e)** und Heparin **(f)**. Die Sternchen zeigen an, dass die C6-Carboxygruppen Glucosaminzucker zu Iduronsäure epimerisiert werden. Aus Chondroitinsulfat wird dann Dermatansulfat.

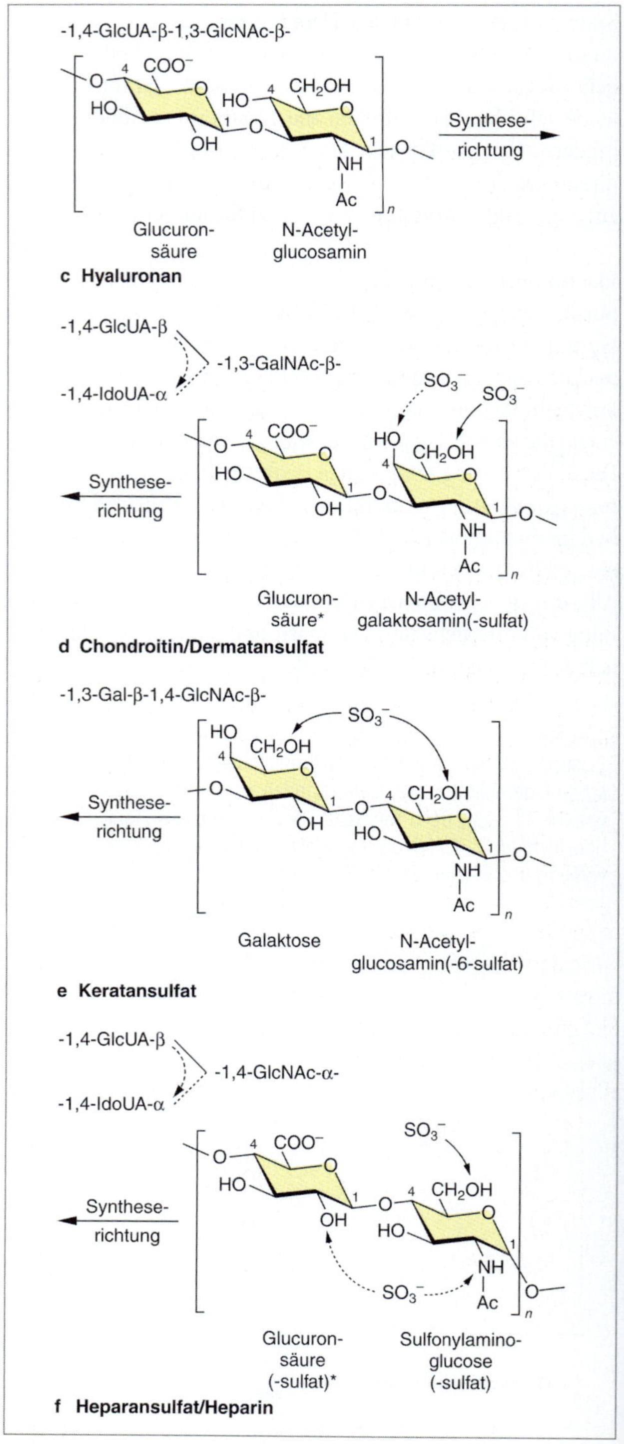

Abb. 20.17 Forts.

MERKE

Polysaccharide sind gallertige Komponenten der extrazellulären Matrix. Sie bestehen aus langen Ketten aminierter, aminoacetylierter oder sulfatierter Zucker, die stark quellbar sind und druckstabile Matrices bilden. Mit Ausnahme von Hyaluronan sind sie an Polypeptidketten als Träger gebunden und werden dann Proteoglykane genannt.

20.2.4 Knochen und Knorpel

Knochen

Knochen werden durch Einlagerung von Hydroxylapatit [Calciumphosphatkristalle, $Ca_5(PO_4)_3(OH)$] in eine im Wesentlichen aus Typ-I-Kollagen bestehende Matrix gebildet. Auch beim Erwachsenen unterliegt der Knochen einem ständigen Auf- und Abbau, und man schätzt, dass jährlich etwa 10% der Knochenmasse erneuert werden. Der Aufbau wird von **Osteoblasten** vermittelt, Zellen der mesenchymalen Stammlinie, während der Abbau durch **Osteoklasten** erfolgt, die aus Monozyten hervorgehen. Die Zahl differenzierter Osteoblasten und Osteoklasten bestimmt letztlich, ob sich ein Knochen im Gleichgewicht zwischen Aufbau und Abbau befindet.

Osteoblasten differenzieren sich aus mesenchmyalen Stammzellen und besetzen die Oberfläche der Knochenmatrix. Sie werden vorzugsweise an Orten aktiv, wo zuvor Osteoklasten einen lokalen Abbau betrieben haben. Osteoblasten können Kollagen, Proteoglykane und andere Substanzen der Knochenmatrix sezernieren. Ähnlich wie Fibroblasten sind sie in der Lage, Kollagenfasern in eine Struktur zu bringen. Im Fall von Knochen ordnen sie die hochgradig vernetzten, parallelen Fasern zu quer zueinander liegenden Schichten an. Später werden auf biochemisch nicht im Detail verstandene Weise Ca^{2+}-, PO_4^{3-}-, und OH^--Ionen in die Matrix eingelagert und mineralisieren den Knochen. Die Osteoblasten wandeln sich schließlich in Osteozyten um, die weniger aktiv in den Knochenumbau eingreifen. Wie die Bildung von Osteoblasten aus Stammzellvorläufern und ihre weitere Entwicklung zu Osteozyten hormonell geregelt werden, ist nicht vollständig verstanden. Mit Sicherheit spielen dabei aber systemische Faktoren eine Rolle, wie PTH (Parathyroidhormon) und Cytokine oder auch lokale Wachstumsfaktoren.

Knochenabbau wird von **Osteoklasten** bewerkstelligt (➤ Abb. 20.18). Diese makrophagenähnlichen, mehrkernigen Zellen differenzieren sich bei Bedarf aus Vorläuferzellen. Ein Schlüsselhormon für diesen Vorgang ist aktiviertes Vitamin D_3, das aber allein nicht für die Differenzierung von Osteoklasten ausreicht. Vielmehr bedarf es zusätzlich der lokalen Aktivierung durch das Cytokin RANKL („receptor activator of nuclear factor B ligand“) und das Peptidhormon CSF-1 („colony-stimulating factor“). RANKL kann auch direkt die lytische Aktivität der Osteoklasten beeinflussen und ist ein zentraler Regulator für die systemische hormonelle Steuerung der Knochenresorption. Der Antagonist von RANKL heißt OPG (Osteoprotegerin). Es fängt das Cytokin RANKL ab, bevor es seinen Rezeptor auf Osteoklasten erreicht. Die lytische Wirkung von Osteoklasten beruht auf der Ausscheidung von Salzsäure durch eine Protonen-ATPase und einen elektrochemisch getriebenen Chloridionenkanal. Die Salzsäure löst die mineralischen Bestandteile des Knochens auf. Darüber hinaus scheiden Osteoklasten Proteasen aus, wie u.a. Cathepsin K, welche die Proteine der Knochenmatrix verdauen. Um die Auflösung des Knochens lokal zu begrenzen, bilden Osteoklasten über Integrine vom Typ $\alpha_v\beta_3$ eine dichte Verbindung zur Matrix. Die Resorption von Knochenmaterial ist nicht nur wichtig für den Umbau des Knochens, sondern auch für die Ca^{2+}-Homöostase im Körper. Werden Osteoklasten im Zuge der Skelettanlage im Embryo lokal nicht mehr benötigt, so werden sie durch Apoptose inaktiviert.

Knorpel

Knorpel dienen v.a. der reibungsarmen Bewegung der Gelenke. Sie sind stark hydratisiert und federn dadurch die z.T. extreme Druckbelastung ab. Knorpelgewebe enthalten **Kollagen-Typ-II**-Fasern, Hyaluronan und v.a. das Proteoglykan **Aggre-**

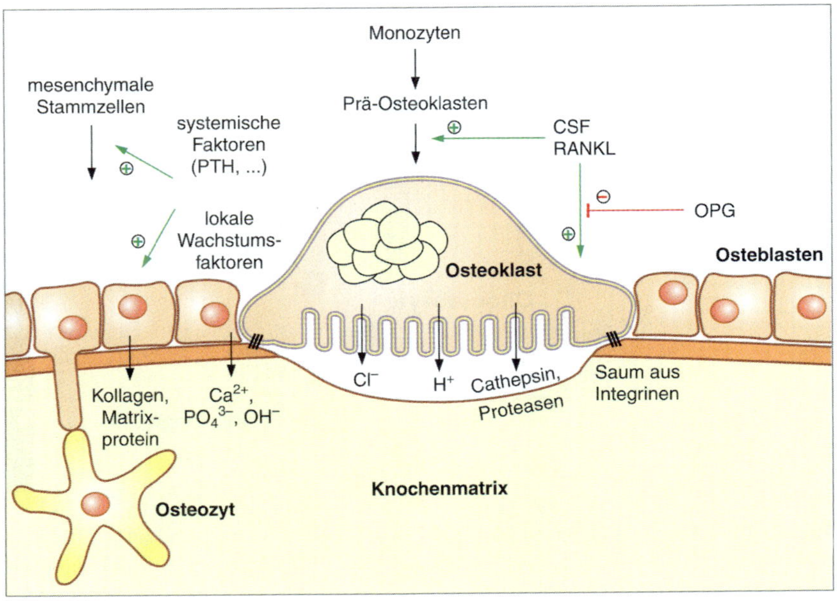

Abb. 20.18 Knochenauf- und -umbau. Der Umbau der Knochenmatrix erfolgt durch Osteoblasten und Osteoklasten, die sich durch hormonelle Stimulation aus Vorläuferzellen differenzieren.

can (➤ Abb. 20.19). Aggrecan besitzt einen Proteinkern von etwa 300 kDa und ist vielfach glykosyliert. An das Aggrecan-Kernmolekül sind 100–150 Keratansulfat- und 100 Chondroitinsulfat-Zuckerketten gebunden und bewirken eine enorme Quellung. Durch ein Verbindungsprotein, das einfach Link protein genannt wurde, ist Aggrecan fest mit Hyaluronan verankert, das sich ebenfalls in der ECM des Knorpels findet. Es sind noch weitere Proteoglykane mit den Kollagenfasern des Knorpels assoziiert und regulieren die Dicke der Fasern.

Seine Druckfestigkeit erhält Knorpel durch drei Effekte, die dazu führen, dass ein gestauchter Knorpel wieder in seinen Ausgangszustand zurückgelangt:

- Die Zuckerketten des Aggrecans sind erstaunlich steif und verhalten sich über ihre Länge fast wie Stöcke. Diese Steifigkeit liegt in den ziemlich engen Bindungswinkeln zwischen und in den Saccharidbausteinen begründet, die verhindern, dass sich die Kohlenhydratketten um ihre Polymerachse frei drehen oder kippen können.
- Die negativ geladenen Sulfatgruppen bewirken eine Anlagerung von Gegenionen (Na^+), die einen osmotischen Druck aufbauen, durch den Wasser in die Matrix gezogen wird.
- Die Zuckerketten sind durch ihre Sulfatgruppen negativ geladen und stoßen sich gegenseitig elektrostatisch ab.

MERKE

Knochen verleihen dem Körper Stabilität, weil sie stabile Hydroxylapatitstrukturen in einer extrazellulären Matrix enthalten, hauptsächlich Kollagen I. Sie sind einem dynamischen Auf- und Abbau unterworfen, der von Osteoblasten und Osteoklasten bewerkstelligt und hormonell reguliert wird. Knorpel enthalten Kollagen II als Gerüst, in das weitere Moleküle (Hyaluronan und Proteoglykane) eingelagert sind. Sie verleihen dem Knorpel Druckelastizität und Gleitfähigkeit.

20.2.5 Basallamina

Epithelien, Endothelien, Muskelzellen, Gliazellverbände und andere Gewebe sind auf einer spezialisierten Schicht der ECM verankert, der **Basallamina** (➤ Abb. 20.20). Lichtmikroskopisch ist sie nur in speziellen Fällen darstellbar, nämlich wenn sie außergewöhnlich dick ist, wie in der Linse oder dem Nierenglomerulus. Bei den lichtmikroskopisch sichtbaren **Basalmembranen** handelt es sich um ganze Schichten aus Bindege-

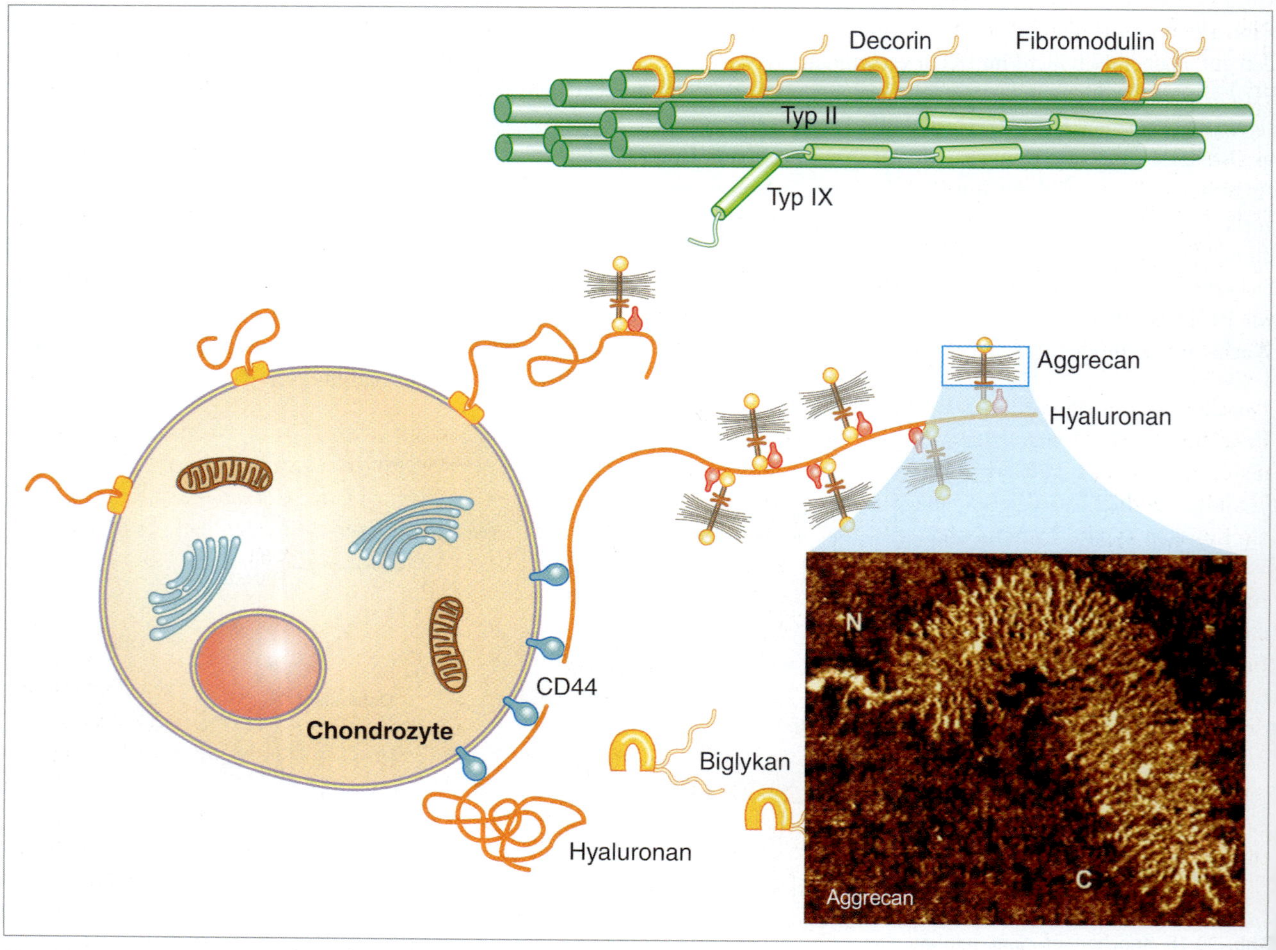

Abb. 20.19 Aggrecan und der Aufbau von Knorpel. Basis des Knorpels sind Kollagen-II-Fasern, die sich kreuzförmig lagern. Sie sind mit Proteoglykanen (Decorin, Fibromodulin) und anderen Kollagenen (Typ IX) dekoriert, die das Zusammenlagern der Kollagenfasern regulieren. Die Knorpelmatrix enthält Hyaluronan, an das Aggrecan angelagert ist.

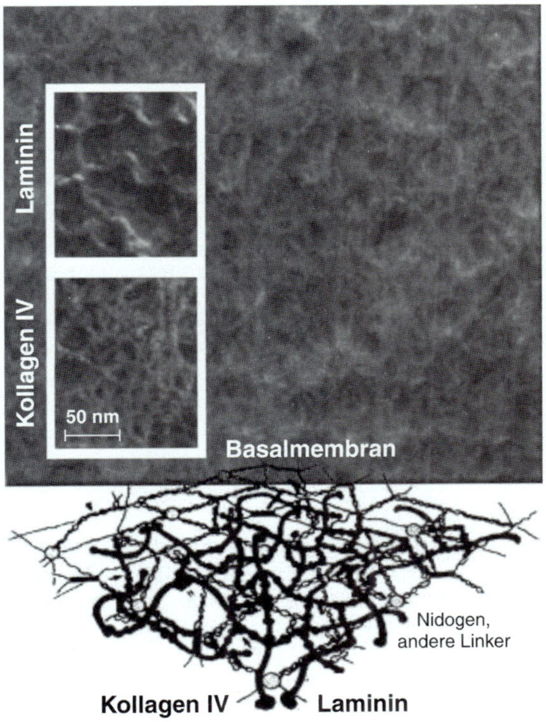

Abb. 20.20 Modell der Basallamina. Das elektronenmikroskopische Bild zeigt eine Aufsicht auf eine Basallamina, in der ein dichtes Netzwerk aus Fasern sichtbar ist. Die kleineren Bilder sind nach Extraktion von Kollagen bzw. Laminin entstanden und zeigen die jeweils angegebenen Laminin- und Kollagen-IV-Netzwerke. Laminin besteht aus drei Polypeptidketten, die eine verkreuzte Topologie annehmen, und hat bekannte Bindestellen für Nidogen und Integrine. Das Modell im unteren Teil der Abbildung zeigt die ineinander verflochtene Grundstruktur der Basallamina aus Kollagennetzen und Laminin, die durch weitere, quervernetzende Proteine (u.a. Nidogen) zusammengehalten werden.

webe, die aus der Basallamina und der Lamina fibroreticularis (retikuläre Fasern) bestehen. Es wird jedoch nicht immer klar zwischen Basalmembran und Basallamina unterschieden. Die Basallamina weist zwei Schichten auf: eine transparent erscheinende Schicht, die Lamina lucida oder rara, die Ankerproteinkomplexe enthält, und die Lamina densa, die hauptsächlich aus Kollagen Typ IV, Laminin und Proteoglykanen besteht.

Die netzbildenden **Typ-IV-Kollagene** bilden das Grundgerüst der Basallamina als dreidimensionales Netzwerk aus. In das Netz ist **Laminin** eingeflochten, das als Bindepartner für Integrine der Epithelzellen fungiert, die durch Hemidesmosomen auf der Basallamina verankert sind. Laminin besteht aus drei Untereinheiten, die sich kreuzförmig zueinander anordnen. Als weitere wichtige Komponenten enthält die Basallamina Nidogen, Perlecan und Kollagen XVIII, die ebenfalls dem Kontakt zwischen Basallamina und umgebenden Zellschichten dienen.

Im Zuge der Immunreaktion stellt die Basallamina eine erhebliche Barriere für Leukozyten bei deren Migration aus dem Blutkreislauf in das umgebende Gewebe dar. Deren Passage dauert hier drei- bis viermal so lange wie in der Endothelschicht. Auch für metastasierende Tumorzellen stellt die Basallamina ein Hindernis dar, sodass man versucht, die Migration von Zellen durch die Basallamina als pharmakologischen Angriffspunkt für Hemmstoffe zu nutzen.

MERKE

Die Basalmembran oder Basallamina ist eine Schicht aus extrazellulären Matrixmolekülen, im Wesentlichen Kollagen IV und Laminin mit weiteren eingelagerten Komponenten, die als Anheftungsbasis vieler Gewebe dient. Sie trennt verschiedene Gewebe voneinander ab und stellt eine Barriere für migrierende Zellen dar.

Klinik

In den Nierenglomeruli findet eine Ultrafiltration statt, bei der die makromolekularen Bestandteile des Bluts zurückgehalten werden, während Wasser und Ionen die Barriere passieren können. Der Filtrationseffekt ist in der glomerulären Basalmembran begründet, die zwischen der Bowman-Kapsel und dem Gefäßsystem liegt. Histologisch besteht sie aus drei Schichten, der Lamina rara externa, der Lamina densa und der Lamina rara interna. Bei Defekten der glomerulären Basalmembran kommt es zur Proteinurie. Laminin-11 (Untereinheiten $\alpha_5\beta_2\gamma_1$) ist spezifisch für die Niere, und Mäuse mit einem Defekt im Laminin-β_2-Gen sterben nach 1 Woche an Proteinurie. Auch Kollagen IV ist essenziell für den Aufbau der Glomerulusmembran, und Mutationen in einem der sechs Kollagen-IV-Gene (α_5-Gen, X-Chromosom-abhängiges **Alport-Syndrom**) führen im Laufe des Lebens zum Aufspleißen der glomerulären Basalmembran. Aber auch Mutationen in einem Heparansulfat-Proteoglykan der Basalmembran, Glypican-3, führen zu Proteinurie. Vermutlich beeinflussen die negativ geladenen Sulfatgruppen die Diffusion geladener Substanzen.

20

Schon gewusst

Die Hornhaut des Auges, die Cornea, bietet ein interessantes Beispiel für die Bedeutung der Struktur extrazellulärer Matrix. Von außen ist die Cornea durch die Tränenflüssigkeit geschützt, die durch Muzine (eine Proteoglykanfamilie) des Epithels haften bleibt. Unter dem Corneaepithel liegt eine Basalmembran, darunter die Bowman-Membran und das Stroma, das aus mehreren Schichten, Lamellae, aufgebaut ist (➤ Abb. 20.21). Jede Lamelle besteht aus parallel angeordneten Kollagenfasern, hauptsächlich von den Typen I und III, die in fest definierten Abständen zueinander angeordnet sind. Von Lamelle zu Lamelle ändert sich die Orientierung der parallelen Kollagenfasern, meist um etwa 45°. Durch diese Anordnung wird dem Innendruck der Vorkammer optimal entgegengewirkt. Die Abstände und Anordnungsmuster zwischen den Kollagenfasern werden durch Proteoglykane gehalten, die die Kollagenfasern ummanteln. Hierbei herrschen corneaspezifisch Lumican und Keratocan vor. Die wasserziehende Wirkung der Proteoglykane bewirkt eine Quellung des Stromas und die korrekte Anordnung der Kollagenfasern. Trocknet das Stroma durch Wasser-

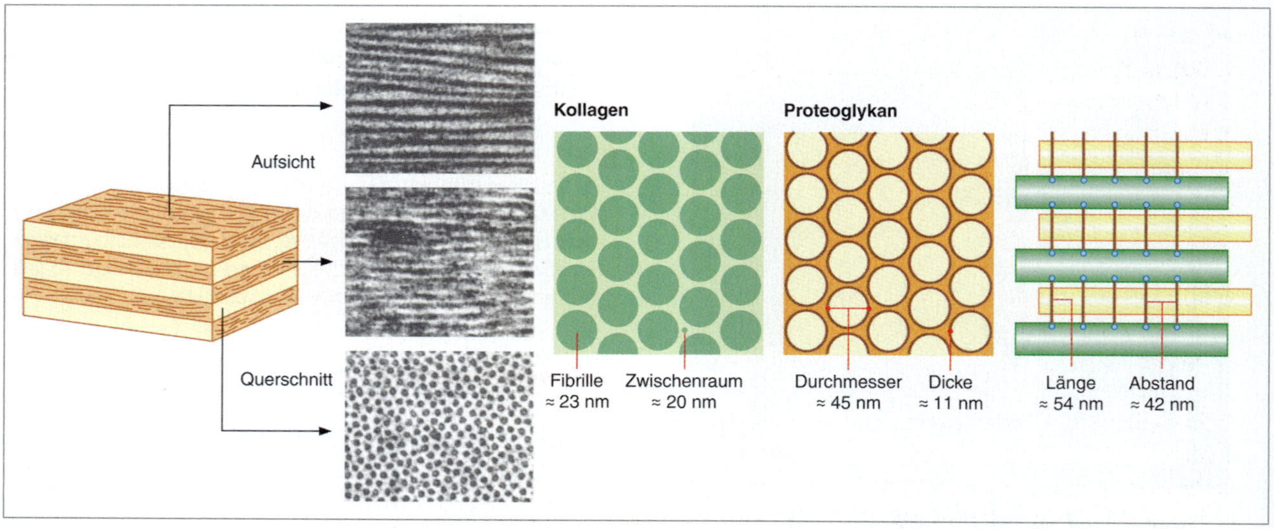

Abb. 20.21 Stroma der Cornea. Die Hornhaut des Auges besteht in ihrem zentralen Bereich aus Schichten von parallelen Kollagenfasern, den Lamellae. Die Kollagenfasern benachbarter Lamellen sind unterschiedlich orientiert (➤ Aufsicht und Querschnitte). Die Kollagenfasern befinden sich in einem fest definierten Abstand von etwa 30–40 Å zueinander, der durch Proteoglykane gewährleistet wird, die auf die Kollagenfasern binden (Schema rechts). Die präzise Einhaltung der Abstände ist für die Transparenz der Cornea im sichtbaren Lichtspektrum essenziell.

mangel oder pathologische Prozesse aus, entsteht eine Trübung der Hornhaut, weil sich das einfallende Licht durch Interferenz teilweise auslöscht. Die extrazelluläre Matrix des Stromas wird durch spezielle Fibroblasten regeneriert, die Keratozyten. In der modernen Laserchirurgie können Schichten des Stromas selektiv abgetragen werden, sodass sich die Brennweite der Hornhaut ändert und eine Fehlsichtigkeit behoben oder gemildert werden kann.

ZUSAMMENFASSUNG

Zell-Zell-Kontakte

Zellen liegen bei mehrzelligen Organismen meist im Gewebeverbund vor. Hierzu besitzen sie eine Reihe typischer Zell-Zell-Kontakt-Strukturen, die auf verschiedenen Klassen von Adhäsionsmolekülen basieren. Der Schlussleistenkomplex verbindet Epithelzellen und dichtet das Gewebe gegen parazelluläre Diffusion ab. Er besteht aus Tight junctions (oder Zonulae occludentes), Zonula adhaerentes und Desmosomen. Wichtige Zell-Matrix-Kontakte sind Hemidesmosomen und Fokalkontakte, es gibt aber auch weitere, morphologisch schlecht fassbare Kontakttypen.

Adhäsionsmoleküle

Zellkontakte basieren auf diversen Adhäsionsmolekülen. Eine wichtige Klasse sind die calciumabhängigen Cadherine, die in Zonulae adhaerentes und Desmosomen vorkommen. Tight junctions basieren im Wesentlichen auf Claudinen. Integrine bilden die Grundlage von Hemidesmosomen und Fokalkontakten. In Blutzellen, aber auch in anderen Zelltypen finden sich weitere Klassen von Adhäsionsmolekülen (Ig-CAM, Selektine u.a.).

Zytoskelettverankerung

Mechanische Festigkeit erhalten die Gewebe durch die Verankerung der Zellkontaktstrukturen im Zytoskelett. Desmosomen und Hemidesmosomen sind im Intermediärfilamentsystem verankert. Tight junctions, Zonulae adhaerentes und Fokalkontakte sind mit dem Actinfilamentsystem verbunden. In allen Fällen finden sich komplizierte Adapterproteinkomplexe, die an Signalkaskaden gekoppelt sind.

Extrazelluläre Matrix

Die nichtzellulären Anteile von Geweben bestehen aus Matrixmolekülen, die von Zellen produziert werden. Kollagen spielt die quantitativ wichtigste Rolle und kommt in Knochen und Knorpel in großen Mengen vor, wo es in Faserform vorliegt. Basalmembranen basieren dagegen auf einer netzbildenden Form, dem Kollagen IV. Charakteristisches Strukturmerkmal von Kollagenen ist die Tripelhelix, die durch Wasserstoffbrücken zwischen Glycin- und (modifizierten) Prolinresten stabilisiert wird. Kollagen wird vielfältig posttranslational modifiziert, wofür eine Reihe von Cofaktoren erforderlich ist.

Während Kollagen Zugfestigkeit verleiht, sind andere Matrixbestandteile für Elastizität verantwortlich (Fibrillin und Elastin). In Knochen und Knorpel ist Druckfestigkeit erforderlich, die durch Einlagerung stark hydratisierbarer Bestandteile, wie Glykosaminoglykanen und Proteoglykanen, erreicht wird. Wieder andere Elemente bieten Ansatzpunkte für Zelladhäsion. Die biochemische Basis dieser spezifischen Adaptationen ist oft in den verknüpften Kohlenhydratketten der Proteine begründet. In der extrazellulären Matrix finden sich Chondroitin-, Keratan-, Heparan- und Dermatansulfat an Trägerproteinen, während Hyaluronan frei vorliegt und Proteoglykane anlagern kann.

Fragen

1. Welche Proteine sind typisch für Gap junctions?
2. Welche Proteine sind typisch für Tight junctions?
3. Welche Proteine sind typisch für Zonulae adhaerentes?
4. Welche Proteine sind typisch für Desmosomen?
5. Wie unterscheidet sich die intrazelluläre Verankerung von Zonulae adhaerentes und Maculae adhaerentes (Desmosomen)?
6. EDTA ist eine Substanz, die Metallionen stark chelatisiert. Warum löst sie cadherinbasierte Zell-Zell-Kontakte auf?
7. Wie heften sich Fibroblasten im Zuge ihrer Wanderung durch das lockere Bindegewebe an der extrazellulären Matrix an?
8. Die Diapedese von Leukozyten wird durch die Festigung der Adhäsion an der Gefäßwand vorbereitet. Welche Klassen von Adhäsionsmolekülen sind für diese Interaktion verantwortlich?
9. Selektine sind Glykoproteine der Lektinfamilie. Welche Funktion haben sie?
10. Welche besondere Raumstruktur liegt Kollagen zugrunde?
11. Welche Funktion hat Vitamin C in der Kollagenbiosynthese?
12. Wo kommen Kollagen I bzw. II typischerweise vor?
13. Welche Funktion haben die N- und C-terminalen Propeptide von Kollagen?
14. Wie werden Kollagenfasern quervernetzt?
15. Wo kommt Aggrecan typischerweise vor?
16. Welche Eigenschaft(en) von Aggrecan ist (sind) essenziell für seine Funktion?
17. Welche charakteristischen Matrixmoleküle enthält der Lamellenknochen?
18. Welche molekularen Hauptkomponenten weist die Basalmembran auf?
19. Der Aortenbogen muss sehr gut dehnbar sein, um Blutdruckmaxima abzufangen. Welche Matrixproteine sind für die Elastizität verantwortlich?

024 IMPP-Fragen

KAPITEL

21

H. Koepsell

Kanäle und Transporter

Praxisfall

Ein 3-jähriger Junge wird vom Hausarzt wegen Kurzatmigkeit in die Kinderklinik eingewiesen. Die Ultraschalluntersuchung des Herzens ergibt eine erweiterte linke Herzkammer mit vermindertem Auswurfvolumen. Die Laboruntersuchungen zeigen als auffälligsten Befund eine stark reduzierte Konzentration des für den Fettstoffwechsel wichtigen Moleküls Carnitin im Plasma. Da Carnitinmangel zur Zellverfettung führt, wird eine Muskelbiopsie vorgenommen. Die histologische Untersuchung zeigt eine Verfettung der Muskelzellen, die Diagnose lautet systemischer Carnitinmangel. Um herauszufinden, ob dieser Mangel auf einer Störung des Carnitintransporters in Nierenepithel-, Muskel- und Bindegewebszellen beruht, wird die Aufnahme von Carnitin in Bindegewebszellen aus einer Hautbiopsie gemessen. Dabei zeigt sich eine im Vergleich zur Norm um 80% verringerte Aufnahmegeschwindigkeit in die Zellen. Die Sequenzierung des Gens für den Carnitintransporter OCTN2 enthüllt die Ursache der Carnitinaufnahmestörung, die Mutation einer Aminosäure.

Aus der molekularen Diagnose ergeben sich für den Patienten zwei wichtige Vorteile: Erstens kann wegen der Restaktivität des mutierten Carnitintransporters bei einer Carnitinsubstitutionstherapie eine gute Krankheitsprognose gestellt werden. Zweitens kann man in Zukunft eine iatrogene Verschlimmerung der Krankheit vermeiden. Denn der Transporter OCTN2 wird durch viele Medikamente gehemmt, sodass mit den Eltern und dem Hausarzt vereinbart wird, dass medikamentöse Behandlungen nur noch nach Absprache mit dem Oberarzt der Klinik erfolgen sollen.

Zur Orientierung

Rasante Fortschritte in der Molekulargenetik und bei der elektrischen Analyse von Transportprozessen ermöglichten die Identifizierung, Klonierung, funktionelle Charakterisierung und Lokalisierung einer Vielzahl von Kanälen und Transportern in den Zellmembranen. Deren Durchlässigkeit beruht grundsätzlich auf **passiver Permeabilität**, **elektrischen Eigenschaften** und spezialisierten **Poren, Kanälen, Transportern und Carriern**. Viele seit langem bekannte Erbkrankheiten konnten auf Mutationen in Kanälen und Transportern zurückgeführt werden. Diese Kenntnisse eröffnen neue Möglichkeiten für die Diagnose und Therapie von Krankheiten. Sie ermöglichen die Entwicklung neuer, spezifisch und kausal wirkender Medikamente.

Ionenkanäle werden nach Struktur (in Proteinsuperfamilien) und Funktion (nach Ionenselektivität) klassifiziert und tragen u.a. zum Aufbau von elektrischen Gradienten bei.

Der Wasserhaushalt der Zellen wird über **Aquaporine** geregelt.

Die zahlreichen **Membrantransporter** des Menschen lassen sich ca. 40 Proteinfamilien zuordnen. Nach der Sequenzierung des menschlichen Genoms hat man sie zu drei Gruppen zusammengefasst: **ATP, ABC** und **SLC**. Die Transporter sind hochspezialisiert auf ihre zu transportierenden Substrate wie z.B. Hormone, Aminosäuren, Neurotransmitter, Vitamine und viele andere.

21.1 Grundlagen des transmembranären Transports

21.1.1 Passive Permeabilität der Lipiddoppelmembran

Stoffe, die in Lipidmembranen gelöst sind bzw. klein genug sind, um sich zwischen den Phospholipiden zu verteilen, bewegen sich mittels **Diffusion.** Dabei handelt es sich um einen passiven Teilchentransport, der Konzentrationsdifferenzen folgt. Der Diffusionsfluss entsteht durch die ungeordnete **Brown'sche Molekularbewegung** der Teilchen und bewirkt immer den Ausgleich vorhandener Konzentrationsunterschiede.

Nach dem **1. Fick'schen Gesetz** ist der Diffusionsfluss J durch eine Fläche (in mol · s^{-1}) proportional zur Durchtrittsfläche A (in cm^2) und zur Konzentrationsänderung δc (in mol · L^{-1}) pro Strecke δx (in cm). Außerdem hängt der Diffusionsfluss von einer Stoffkonstante, dem **Diffusionskoeffizienten** D ab.

$$J = -DA\frac{\delta c}{\delta x} \quad \text{1. Fick'sches Gesetz}$$

Das negative Vorzeichen gibt an, dass der Teilchenfluss in Richtung abnehmender Konzentrationen erfolgt. Statt des Diffusionsflusses J kann auch die Flussdichte durch die Membran φ (entspricht J/A, in mol · cm^{-2} · s^{-1}) angegeben werden. Betrachtet man die Diffusion einer elektrisch neutralen Substanz S durch eine Membran, so ergibt sich für die **Flussdichte:**

$$\varphi = P\,\delta c$$

Dabei sind δc die Konzentrationsdifferenz von S über die Membran (in mol · cm^{-3}) und P der **Permeabilitätskoeffizient** der Membran für die Substanz S (in cm · s^{-1}). Den Permeabilitätskoeffizienten von Plasmamembranen kann man durch Aufnahmemessungen mit radioaktiven Substanzen bestimmen. Der passive Diffusionsfluss über die Plasmamembran ist im Gegensatz zu Transportvorgängen, die durch Transportproteine vermittelt werden, über einen weiten Bereich linear von Δc abhängig.

Die **passive Permeabilität** der Plasmamembran ist für viele physiologisch wichtige Stoffe mit hydrophilen Eigenschaften sehr gering. Beispiele hierfür sind Zucker, Aminosäuren sowie anorganische Ionen wie Na^+, K^+, Ca^{2+}, Cl^{2-}, SO_4^{2-}. Der physikalische Grund der extrem geringen passiven Durchlässigkeit der Plasmamembran für diese Stoffe liegt in der Tatsache, dass sehr viel Energie benötigt wird, um hydrophile Substanzen aus einem wässrigen in ein hydrophobes Medium zu überführen.

Der Durchtritt von **hydrophilen Substanzen** durch die Plasmamembran wird durch **Kanäle**, **Poren** und **Transportproteine** ermöglicht.

Lipidlösliche Moleküle können dagegen die Plasmamembran **passiv** durchdringen. Beispiele für derartige Moleküle sind Gase wie Sauerstoff (O_2), Kohlendioxid (CO_2), Stickoxid (NO), organische Lösungsmittel wie Ether ($CH_3CH_2OCH_2CH_3$) und Ethanol (CH_3CH_2OH), undissoziierte Säuren wie Essigsäure (CH_3COOH) sowie Steroidhormone wie Corticosteron. Auch schwache Basen, die bei physiologischem pH-Wert geladen und ungeladen vorliegen, können die Plasmamembran in ihrer ungeladenen Form passiv durchdringen. Ammoniak und das Ammoniumion (NH_3/NH_4^+) oder das Narkosemittel Lidocain gehören zu diesen Basen.

Betrachten wir das vereinfachte Konzentrationsprofil einer lipidlöslichen Substanz über die Plasmamembran (➤ Abb. 21.1), so sehen wir, dass die Konzentration dieser Substanz an der Grenze von der wässrigen Außenphase (c'_w) zur äußeren Schicht der Lipidphase (c'_m) sprungartig ansteigt, innerhalb der Lipidmembran von der Außenseite zur Innenseite abfällt und an der Grenze von der inneren Schicht der Lipidphase (c''_m) zur wässrigen Innenphase (c''_w) abrupt abfällt. Man geht davon aus, dass sich an den **Phasengrenzen** sehr schnell **Fließgleichgewichte** einstellen.

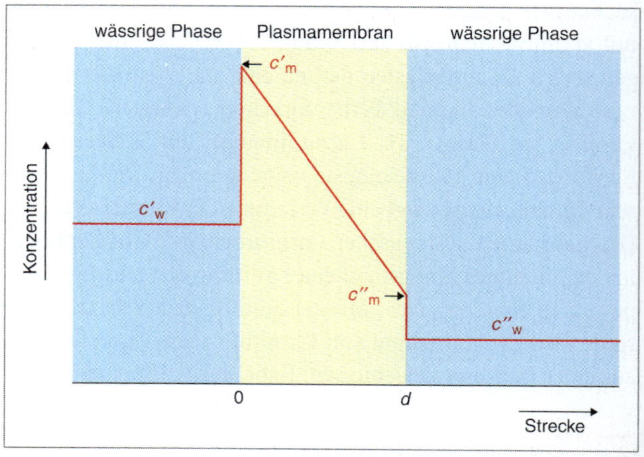

Abb. 21.1 Schema des Konzentrationsprofils einer lipidlöslichen Substanz in der Plasmamembran. Nach Zugabe einer lipidlöslichen Substanz (mit dem Verteilungsquotienten $\gamma = c_m/c_w = 2$) in die wässrige Phase links von der Plasmamembran stellen sich im quasistationären Zustand die gezeigten Konzentrationen ein.

21

Klinik

Bei Patienten mit Morbus Parkinson sind dopaminerge Neurone in der Substantia nigra geschädigt. Dies führt zu Bewegungsstörungen. Durch Erhöhung der Dopaminkonzentration im Gehirn können die Symptome reduziert werden. Da das hydrophile Dopamin die Blut-Hirn-Schranke nicht passieren kann, behandelt man die Patienten mit Levodopa, einer Vorstufe bei der Biosynthese des Dopamins. Levodopa wird durch einen Aminosäuretransporter über die Blut-Hirn-Schranke transportiert und im Gehirn zu Dopamin umgewandelt.

21.1.2 Elektrische Eigenschaften der Lipiddoppelmembran

Elektrischer Widerstand Die Plasmamembran besitzt einen hohen elektrischen Widerstand R (in Ohm, Ω), der mithilfe einer einfachen Versuchsanordnung gemessen werden kann (➤ Abb. 21.2). Der Membranwiderstand pro Fläche R_m (in $\Omega \cdot cm^{-2}$) liegt bei verschiedenen Zellen zwischen 1 und 10^4 $\Omega \cdot cm^{-2}$. Reine Phospholipiddoppelschichten besitzen dagegen R_m-Werte um 10^8 $\Omega \cdot cm^{-2}$. Daraus ergibt sich, dass reine Lipidbezirke nur unwesentlich zur elektrischen Leitfähigkeit S (S = 1/R) von Plasmamembranen beitragen. Die Leitfähigkeit der Plasmamembran wird hauptsächlich durch Kanäle hervorgerufen.

Kapazität Die Plasmamembran hat Eigenschaften eines Plattenkondensators, der bei Anlegen einer Spannung mit Elektronen aufgeladen wird und diese wieder abgeben kann. Wie ein Plattenkondensator besteht die Plasmamembran aus einer elektrisch schlecht leitenden inneren Schicht zwischen zwei gut leitenden äußeren Schichten. Das hydrophobe Membraninnere ist nämlich auf beiden Seiten von hydrophilen Kopfgruppen und Wasser umgeben. Wenn man bei der in ➤ Abb. 21.2 gezeigten Versuchsanordnung den Stromfluss direkt nach Anlegen einer Spannung registriert, so beobachtet man, dass die Plasmamembran wie ein **Kondensator** durch einen initialen Strom aufgeladen wird. Beim Abschalten der Spannung U (in Volt) fließt ein Entladungsstrom in die Gegenrichtung. Durch Integration des Aufladungs- oder Entladungsstroms erhält man die geflossene Ladung Q (in Coulomb), die der Zahl der geflossenen Elektronen entspricht (1 Coulomb entspricht $6{,}3 \cdot 10^{18}$ Elektronen). Daraus kann man die **Kapazität** der Plasmamembran C_m (in Farad) nach der Formel $C_m = Q \cdot U^{-1}$ bestimmen. Messungen mit verschiedenen Zelltypen ergeben übereinstimmend eine Membrankapazität von etwa 1 μFarad · cm^{-2}. Myelinisierte Zellen haben allerdings eine niedrigere Membrankapazität.

Entstehung des Membranpotenzials Aktive Transporter bewirken, dass in Zellen andere Konzentrationen an Ionen vorliegen als im Extrazellularraum. Die (Na^+-K^+-)ATPase transportiert z.B. Natriumionen aus Zellen heraus und Kaliumionen in Zellen hinein. Durch die **ungleichen Ionenverteilungen** auf beiden Seiten der Plasmamembranen wird die Entstehung eines elektrischen Potenzials über die Membran ermöglicht. Da Plasmamembranen ionenspezifische Kanalproteine enthalten, verhalten sie sich wie **ionenselektive Membranen**. ➤ Abb. 21.3 zeigt eine kationenselektive Modellmembran, die für K^+, aber nicht für Cl^- durchlässig ist und KCl-Lösungen mit den Konzentrationen c'' (innen) und c' (außen) voneinander trennt. Mithilfe zweier Elektroden misst man die über der Membran liegende elektrische Potenzialdifferenz (E), die auch als Membranpotenzial bezeichnet wird. Diese Potenzialdifferenz entsteht dadurch, dass K^+-Ionen aufgrund ihres chemischen Gradienten von der c''-Seite auf die c'-Seite diffundieren und die Membran dabei aufladen. Das behindert den weiteren Übertritt von K^+-Ionen. Bei einem bestimmten Kaliumfluss und elektrischer Ladung stellt sich ein Gleichge-

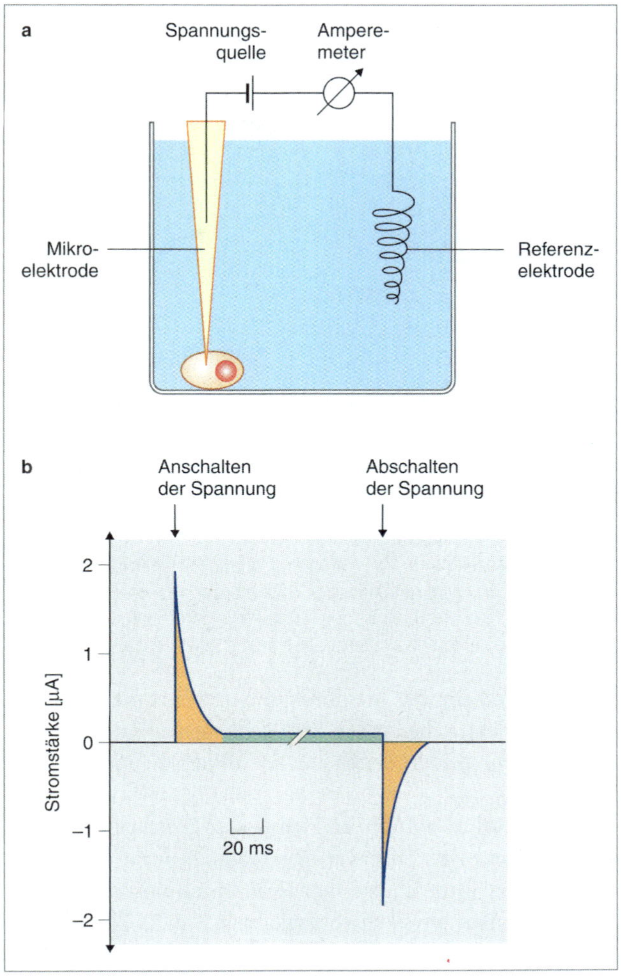

Abb. 21.2 Messung des elektrischen Widerstands und der Kapazität in einer Zelle.
a) Messanordnung. In eine von Elektrolytlösung umgebene Zelle wird eine Mikroelektrode eingeführt, die über einen Gleichspannungsgenerator mit einer Referenzelektrode im Bad verbunden ist.
b) Die Stromflüsse nach Anlegen und Abschalten einer Spannung (U) von 50 mV. Nach Anschalten oder Abschalten der Spannung fließen transiente Ströme (I in Ampere, A), durch die die Membran kapazitativ aufgeladen wird (orange dargestellt). Im quasistationären Zustand beobachtet man einen kleinen Stromfluss (grün), dessen Größe von der Leitfähigkeit der Plasmamembran für die Ionen in der Elektrolytlösung abhängt.

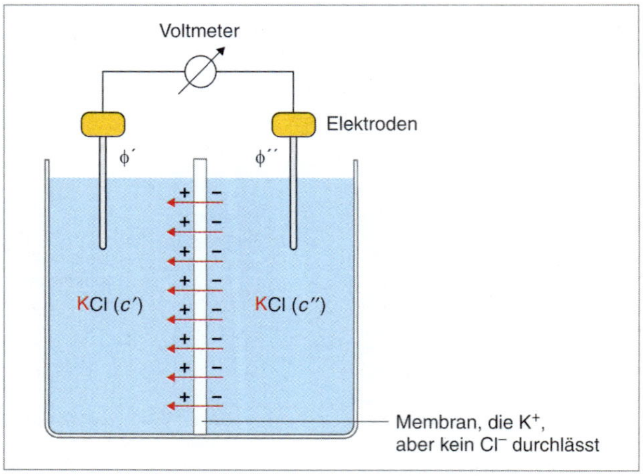

Abb. 21.3 Anordnung zur Messung von Membranspannungen. Zwei Kalomelelektroden registrieren unterschiedliche elektrische Potenziale in zwei durch eine semipermeable Membran getrennten K^+-Lösungen unterschiedlicher Konzentration. Die Potenzialdifferenz zwischen beiden Lösungen ($E = \phi' - \phi''$) wird mithilfe eines Voltmeters gemessen. Der Fluss von K^+-Ionen durch die Membran ist durch rote Pfeile dargestellt. Er erzeugt an der Membran eine Potenzialdifferenz, die dem K^+-Fluss entgegenwirkt.

wichtszustand ein. Das Membranpotenzial entspricht der Differenz der elektrischen gegen Erde gemessenen Potenziale der Lösungen auf beiden Seiten der Membran ϕ' und ϕ'' ($E = \phi' - \phi''$).

Das Beispiel in ➤ Abb. 21.3 zeigt, dass Gleichgewichte von Ionen im Gegensatz zu ungeladenen Stoffen nicht allein über die Wirkung ihrer chemischen Konzentrationsunterschiede oder – wie man physikalisch exakt sagt – nicht allein durch ihre chemischen Potenziale (μ_c) beschrieben werden können. Das chemische Potenzial einer Substanz i (μ_c) ist der Quotient aus freier Enthalpie (G) und Molzahl (n) und bildet die Fähigkeit der Substanz ab, chemische Reaktionen einzugehen oder Arbeit zu leisten. Zur Beschreibung von Ionengleichgewichten wurde der Begriff des **elektrochemischen Potenzials** (μ_e) eingeführt. Unter dem elektrochemischen Potenzial eines Ions versteht man die Summe aus dem chemischen Potenzial μ_c und der elektrostatischen Energie von 1 mol Ionen. Es gilt:

$$\mu_e = \mu_c + zF\phi$$

wobei z die Ladung des Ions, F die Faraday-Konstante ($F = 96.500$ Coulomb · mol^{-1}) und ϕ das elektrische Potenzial in der entsprechenden Phase sind. Für den in ➤ Abb. 21.3 dargestellten Gleichgewichtszustand gilt die **Nernst-Gleichung**

$$E = \frac{RT}{zF} \ln \frac{c''}{c'}$$

Dabei sind R die allgemeine Gaskonstante (8,3 J · K^{-1} · mol^{-1}), T die absolute Temperatur und c die Konzentrationen des Ions auf '- oder "-Seite.

Schon gewusst

Ableitung der Nernst-Gleichung. Der Gleichgewichtszustand in ➤ Abb. 21.3 kann wie folgt beschrieben werden:

$$\mu_e' = \mu_e''$$

oder

$$\mu_c' + zF\phi' = \mu_c'' + zF\phi''$$

Das chemische Potenzial besteht aus einer Komponente μ_c^0 bei 0 Kelvin und einer temperaturabhängigen Komponente. Die temperaturabhängige Komponente ist als RT ln c definiert. Für $\mu'_e = \mu''_e$ erhalten wir:

$$\mu_c^{0'} + RT\ln c' + zF\phi' = \mu_c^{0''} + RT\ln c'' + zF\phi''$$

wobei gilt

$$\mu_c^{0'} = \mu_c^{0''}$$

Für das Membranpotenzial $E = \phi' - \phi''$ erhalten wir nach einer Umformung der letzten Gleichung die Nernst-Gleichung.

$$E = \frac{RT}{zF} \ln \frac{c''}{c'}$$

Die Nernst-Gleichung beschreibt das Membran- oder Nernst-Potenzial E (in Volt, V) im Gleichgewichtszustand, was bedeutet, dass der Nettofluss gleich 0 ist, obwohl ständig Ionen fließen. Diese Gleichung gilt dann, wenn die Membran nur für ein Ion permeabel ist oder die Permeabilität eines Ions deutlich überwiegt. Für einwertige Kationen bei 37 °C kann man die Gleichung weiter vereinfachen:

$$E = 0{,}061 \log \frac{c_{außen}}{c_{innen}} [V]$$

Für Säugetierzellen lassen sich aufgrund der intra- und extrazellulären Ionenkonzentrationen für K^+ (140 mmol · L^{-1} /4 mmol · L^{-1}), Na^+ (12 mmol · L^{-1}/145 mmol · L^{-1}) und für Cl^- (4 mmol · L^{-1}/115 mmol · L^{-1}) folgende Nernst-Potenziale berechnen: –94 mV für K^+, +66 mV für Na^+ und –89 mV für Cl^-. Um komplexe Zellfunktionen wie die Nervenerregung zu verstehen, müssen die Permeabilitätsänderungen aller Ionen berücksichtigt werden.

Das Nernst-Potenzial beschreibt den Zustand an einer Membran in Ruhe. Dieses **Ruhemembranpotenzial** kann durch Veränderungen der Ionenkonzentrationen beeinflusst werden, z.B. durch das Öffnen von Kanälen oder die Aktivierung von Transportern. Erhöht sich dadurch das negative Potenzial, so spricht man von **Hyperpolarisation**, nimmt es ab, von **Depolarisation**. Kehrt das Potenzial nach einer Veränderung in den Ruhezustand zurück, nennt man den Vorgang **Repolarisation**.

MERKE

Die Plasmamembran besitzt einen hohen elektrischen Widerstand und verhält sich wie ein Kondensator. Ionen verteilen sich auf beiden Seiten der Plasmamembran entsprechend ihrem elektrochemischen Gradienten. Die Nernst-Gleichung beschreibt das Membranpotenzial in Abhängigkeit von der Ionenverteilung.

21.1.3 Poren, Kanäle, Transporter und Carrier

Hydrophile Moleküle passieren die Plasmamembranen in der Regel mithilfe von **Transmembranproteinen**, welche die Membran durchspannen und hydrophile Transportwege bilden. Zu diesen Transmembranproteinen gehören **Poren**, **Ionenkanäle** und **Transporter**. Die hydrophilen Transportwege befinden sich meist zwischen **transmembranären α-Helices**, können aber auch zwischen den **transmembranären β-Faltblättern** liegen. Bei Poren und Ionenkanälen können diese Transportwege gleichzeitig nach beiden Seiten geöffnet sein und dann sehr viele Moleküle pro Zeiteinheit durchlassen. **Carrier** sind hydrophobe Komplexbildner wie das Antibiotikum Valinomycin, die Ionen wie Fähren über die Plasmamembran befördern können (➤ Abb. 21.4).

Bei den **Poren** in der Plasmamembran unterscheidet man zwischen Aquaporinen, die nur Wasser durchlassen, Perforinen, die einen sehr großen inneren Durchmesser aufweisen, sowie den Poren des Komplementkomplexes. Diese drei Porentypen sind immer geöffnet (➤ Abb. 21.4a).

Ionenkanäle sind dagegen häufig geschlossen. Ihre Öffnung wird durch unterschiedliche Reize ausgelöst, wie Änderungen des Membranpotenzials, des Drucks, der Temperatur oder der Bindung von Liganden. Außerdem durchlaufen Ionenkanäle oft eine festgelegte Folge von strukturellen Änderungen. So gehen viele spannungsgesteuerte Kanäle kurze Zeit nach ihrer Öffnung automatisch in einen inaktiven, nicht erregbaren Zustand über, der sich dann langsam wieder in einen erregbaren Zustand umwandelt (➤ Abb. 21.4b). Die Öffnungszeiten von Ionenkanälen liegen im Allgemeinen im Millisekundenbereich. Aquaporine und Ionenkanäle besitzen Engstellen im Transportweg, sog. **Selektionsfilter**, wodurch sich die **Spezifität** für die durchzulassenden Stoffe definiert. Die Selektivität von Ionenkanälen kann zusätzlich durch Bindungsstellen für ihre Liganden oder für Hemmstoffe beeinflusst werden. Der Aufbau des Selektionsfilters eines Kaliumkanals, der Aktivierungsmechanismus eines spannungsabhängigen Kanals und der Inaktivierungsmechanismus eines Kanals sind in ➤ Kap. 29.3.2 beschrieben (➤ Abb. 29.3–29.5).

Membrantransporter besitzen substratspezifische Bindungsstellen, die abwechselnd von der einen oder anderen Seite der Membran her zugänglich sind (➤ Abb. 21.4c). Um ein Substratmolekül durch eine Membran zu schleusen, muss der Transporter Konformationsänderungen durchmachen. Erst dann kann sich die **Substratbindungsstelle** mit einem von außen gebundenen Substrat nach innen wenden und so das Substrat in die Zelle entlassen. Die Affinität einer Bindungsstelle für ihr Substrat wird durch die **Dissoziationskonstante** K_{diss}

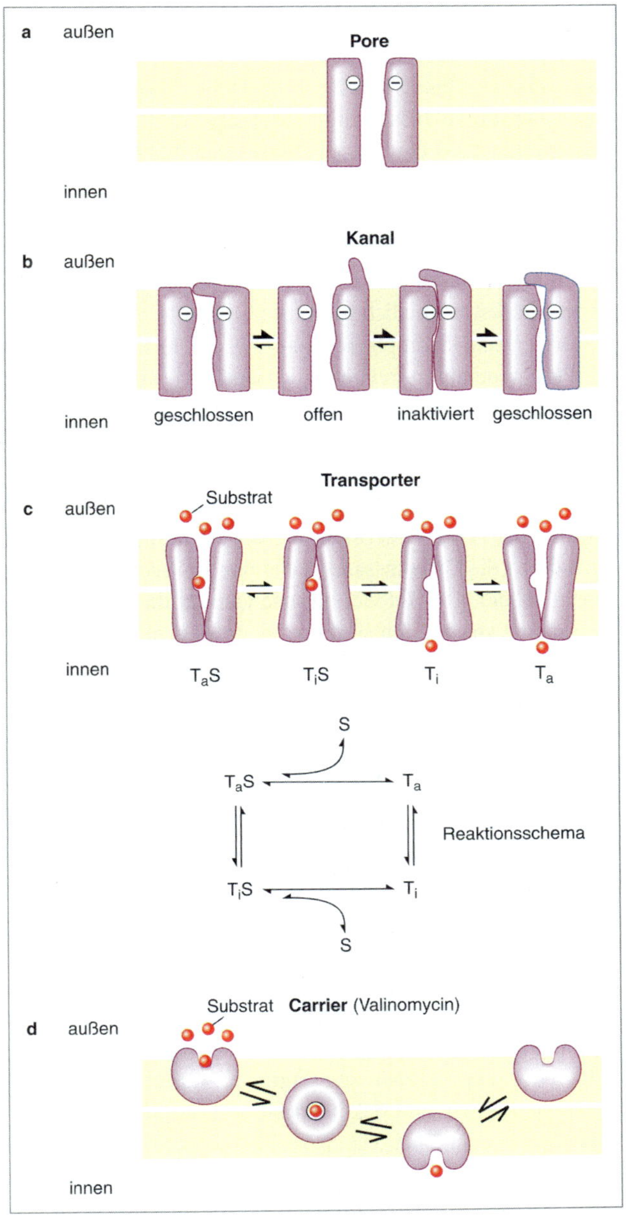

Abb. 21.4 Schemata zur Funktion von Poren, Kanälen, Transportern und Carriern.
a) Modell einer Pore für Wasser. Sie ist immer offen und besitzt eine Engstelle, durch die ihre Selektivität erzeugt wird.
b) Modell eines kationenspezifischen Kanals. Er enthält ein Selektionsfilter mit zwei negativen Ladungen. Die Geschwindigkeit der Reaktionen ist durch die Dicke der Pfeile dargestellt.
c) Transportermodell eines einfachen passiven Transporters. Die Substratbindungsstelle ist im Zustand T_a für extrazelluläre und im Zustand T_i für intrazelluläre Substrate zugänglich. Im unteren Teil ist der Transportvorgang in einem einfachen Reaktionsschema dargestellt. S symbolisiert das Substrat, T_a und T_i die Konformationen der Substratbindungsstelle und T_aS bzw. T_iS Substrat-Transporter-Komplexe.
d) Modell des Carriers Valinomycin. Valinomycin komplexiert Kaliumionen und kann die Lipidphase mit oder ohne Kalium durchqueren. Der Kaliumtransport durch Valinomycin kann ebenfalls durch das in (c) dargestellte Reaktionsschema beschrieben werden.

(in mol · L^{-1}) angegeben, die der Substratkonzentration entspricht, bei der 50% der Bindungsstellen belegt sind. Die Affinität ist umso größer, je kleiner K_{diss} ist. Bei Transportern wird die intrazelluläre Dissoziation der Substrate häufig dadurch beschleunigt, dass die Dissoziationskonstante höher ist, wenn die Substratbindungsstelle nach innen gerichtet ist. Nach intrazellulärer Substratabgabe muss die nach innen gerichtete Bindungsstelle für den Einwärtstransport des nächsten Substratmoleküls durch eine zweite Konformationsänderung wieder von außen zugänglich gemacht werden (➤ Abb. 21.4c).

Carrier sind hydrophobe Moleküle, die in der Lipidphase der Plasmamembran frei beweglich sind und hydrophile Ionen komplexieren können (➤ Abb. 21.4d). Das Antibiotikum Valinomycin und der mitochondriale Entkoppler Dinitrophenol sind derartige Carrier. Valinomycin besteht aus zwölf Aminosäuren. Es komplexiert Kaliumionen in einem schrittweisen Prozess, bei dem Wassermoleküle der Hydrathülle nach und nach durch die Carbonylsauerstoffatome von sechs Valinresten ersetzt werden. Die Aktivierungsenergien für die Bindung bzw. Freisetzung von Kalium sind gering, da stets neue Bindungen entstehen, wenn alte gelöst werden. ➤ Abb. 21.5 zeigt ein Modell von der Struktur des Valinomycin-Kalium-Komplexes.

Blick ins Labor

Funktionelle Charakterisierung von Ionenkanälen Die Eigenschaften von Ionenkanälen können durch elektrische Messungen charakterisiert werden. Man misst dabei an Zellen, in denen die entsprechenden Kanäle überexprimiert wurden. Die Anwendung der sog. Spannungsklemm-Technik ermöglicht die Messung von Ionenströmen bei definierten Membranpotenzialen. Dadurch können die Ionenselektivität der Kanäle bestimmt und ihr Öffnungsverhalten („Gating") dargestellt werden. Eine bahnbrechende Methode zur Charakterisierung von Kanälen ist die von Neher und Sakmann entwickelte Saugelektroden-Messtechnik oder Patch-clamp-Technik. Dabei isoliert man ein kleines Membranareal durch Aufsetzen und Ansaugen einer blank polierten Glaskapillare elektrisch von der Umgebung. So können die Eigenschaften von einzelnen Ionenkanälen bestimmt werden, z.B. die Leitfähigkeit eines einzelnen Kanals bei einem bestimmten elektrochemischen Gradienten, das Umkehrpotenzial des Kanals in Gegenwart definierter Ionen sowie die Offenwahrscheinlichkeit des Kanals unter definierten Bedingungen (➤ Abb. 21.6).

Unterschiede zwischen Ionenkanälen und Transportern

Es gibt drei prinzipielle Kriterien, die zur Unterscheidung herangezogen werden:

- Im Gegensatz zu Transportern können Ionenkanäle viele Moleküle nacheinander durchlassen, ohne dass sie ihre Tertiärstruktur ändern. Da Strukturänderungen eine gewisse Zeit in Anspruch nehmen, können durch ein Transportermolekül viel weniger Moleküle pro Zeiteinheit befördert werden als durch ein Kanalmolekül. Die Zahl der von einem Transporter- bzw. Kanalmolekül pro Sekunde beförderten Substratmoleküle wird in Analogie zu Enzymreaktionen als **Wechselzahl** bezeichnet. Während die Wechselzahlen für Transporter in der Regel zwischen 10 und 100 s^{-1} liegen, gelangen durch einen offenen Natriumkanal bei Nervenzellen in 1 s etwa 10^7 Na^+-Ionen in die Zelle. Die Wechselzahl gibt einen Hinweis, ob es sich um einen Transporter oder einen Kanal handelt, stellt aber kein prinzipielles Unterscheidungsmerkmal dar. Es gibt nämlich Kanäle, die nur selten geöffnet sind und deshalb nur einen geringen Durchfluss von Ionen ermöglichen.
- Im Gegensatz zu Kanälen kann der durch Transporter vermittelte Stofftransport an enzymatische Reaktionen oder den Transport eines zweiten Substrats gekoppelt sein. Transporter sind deshalb in der Lage, Substrate gegen ihren Konzentrationsgradienten zu transportieren.
- Manche Transporter können größere organische, strukturell sehr ähnliche Moleküle unterscheiden. Dies können Kanäle nicht, sie sind nur für Ionen oder allenfalls für sehr kleine organische Moleküle spezifisch.

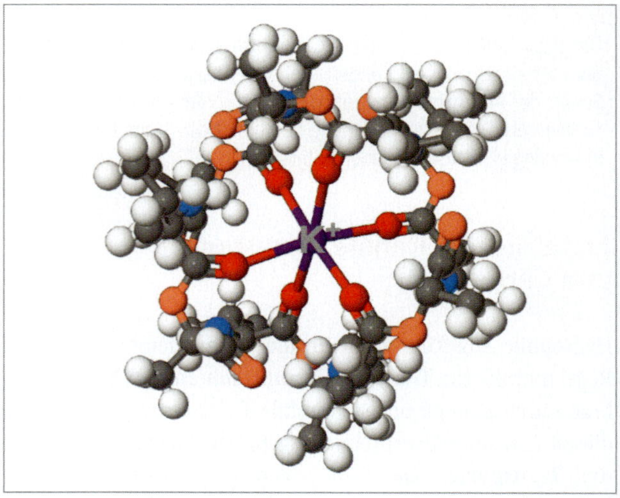

Abb. 21.5 Modell des Komplexes von Valinomycin mit K^+. Die Carbonylsauerstoffatome der Valinreste, die den Chelatkomplex mit K^+ bilden, sind dunkelrot, die anderen Sauerstoffatome hellrot gezeichnet. Die Kohlenstoffatome sind grau, die Stickstoffatome blau und die Wasserstoffatome weiß gefärbt. Die Außenseite des Komplexes besteht aus Seitenketten hydrophober Aminosäuren.

Kinetische Beschreibung der Transporterfunktion

Der durch Transporter vermittelte Stofftransport kann mithilfe der von Michaelis und Menten für Enzymreaktionen abgeleiteten Gleichung (➤ Kap. 3) beschrieben werden:

$$\nu = \frac{[S]\,V_{max}}{[S]+K_m}$$

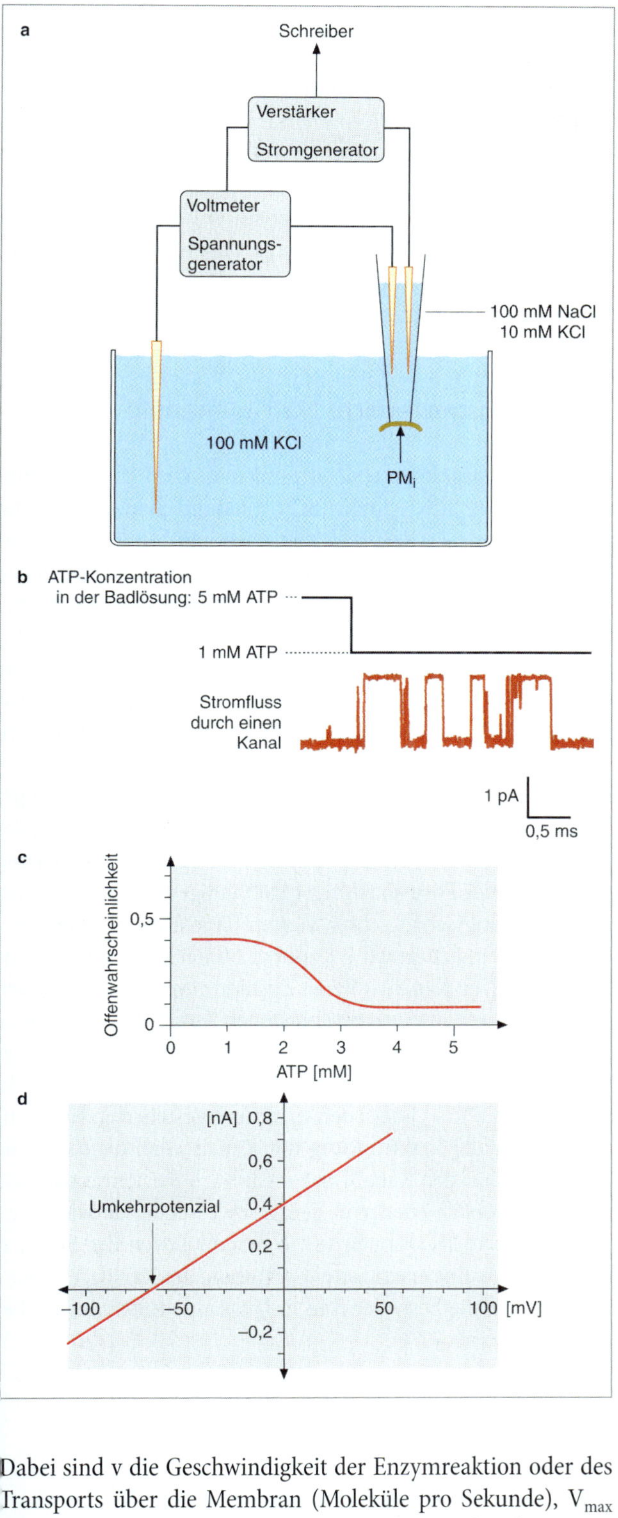

Abb. 21.6 Elektrische Charakterisierung eines Ionenkanals in der Patch-clamp-Technik. Ein Membranflecken mit einem ATP-abhängigen Kaliumkanal (Kir-Kanal) wurde mit einer Saugelektrode aus der Plasmamembran einer Zelle isoliert und in eine Badlösung mit 100 mmol · L^{-1} KCL verbracht. Das Membranpotenzial wurde durch zwei Spannungselektroden eingestellt. Die Auslenkung des Membranpotenzials bei Öffnung des Kanals wurde durch Stromeinspeisung mithilfe einer Stromelektrode ausgeglichen. Der zugeführte Strom entspricht dabei dem Stromfluss durch den Kanal.
a) Messanordnung.
b) Einzelkanalleitfähigkeit. Bei einer angelegten Spannung von –50 mV wurde die Öffnung eines Kanals im Patch durch Änderung der ATP-Konzentration im Bad von 5 mmol · L^{-1} auf 1 mmol · L^{-1} ausgelöst. Nach R = 1/S = U/I (R Widerstand in Ω, S Leitfähigkeit in Siemens, U Spannung in Volt, I Stromstärke in Ampere) entspricht 1 pA bei einer angelegten Spannung von –50 mV einer Leitfähigkeit von 20 pS.
c) Durch statistische Analyse bestimmte Offenwahrscheinlichkeit von Kir-Kanälen in Abhängigkeit von der intrazellulären ATP-Konzentration (ATP-Konzentration im Bad).
d) Strom-Spannungskennlinie des Kir-Kanals bei 1 mmol · L^{-1} ATP in Gegenwart eines zellauswärts gerichteten K^+-Gradienten von 100 mmol · L^{-1} > 10 mmol · L^{-1} (Bad > Pipette). Das Umkehrpotenzial liegt, wie nach der Nernst-Gleichung erwartet, bei –67 mV.

Dabei sind v die Geschwindigkeit der Enzymreaktion oder des Transports über die Membran (Moleküle pro Sekunde), V_{max} die maximale Geschwindigkeit der Reaktion oder des Transports, [S] die Substratkonzentration (in mol · L^{-1}) und K_m die Michaelis-Menten-Konstante (in mol · L^{-1}). Diese Gleichung beschreibt die Substratabhängigkeit von Reaktionen, die das Phänomen der **Substratsättigung** zeigen. Bei der Ableitung der Gleichung für Enzymreaktionen wurde eine Reihe vereinfachender Annahmen gemacht. So wurde z.B. angenommen, dass es nur ein reaktives Zentrum gibt, das schnell und reversibel das Substrat bindet. Außerdem hat man vorausgesetzt, dass die Bildung des Reaktionsprodukts geschwindigkeitsbestimmend und praktisch irreversibel ist. Obwohl durch Transporter vermittelte Prozesse komplexeren Gesetzen gehorchen und prinzipiell reversibel sind, lässt sich die Michaelis-Menten-Gleichung häufig recht gut an Transportmessungen anpassen. Die Sättigung der Transportgeschwindigkeit bei hohen Substratkonzentrationen ist nämlich eine typische Transportereigenschaft. Da jedoch manchmal auch bei Kanälen Sättigungsphänomene beobachtet werden, ist die Substratsättigung kein prinzipielles Unterscheidungsmerkmal zwischen Kanälen und Transportern.

Schon gewusst

Als starkes Indiz für das Vorliegen eines Transporters gilt die Demonstration der **Transstimulation**. Dabei zeigt man, dass der Transport eines radioaktiv markierten Substrats durch Zusatz des gleichen, aber nicht markierten Substrats auf der Gegenseite stimuliert wird. Ein solches Ergebnis ist bei Kanälen nicht zu erwarten. Bei Transportern beobachtet man Transstimulation, weil die Aus- bzw. Einwärtsbewegung der Substratbindungsstelle (➤ Abb. 21.4c) in der Regel schneller erfolgt, wenn die Substratbindungsstelle beladen ist.

MERKE

Kanäle und Transporter ermöglichen hydrophilen Molekülen den Durchtritt durch die Plasmamembran. Kanäle bilden Durchtrittsstellen für Ionen, die wenige Millisekunden lang geöffnet sind und mehr als 10^6 Ionen pro Sekunde durchlassen können. Transporter ermöglichen eine 10.000- bis 100.000fach langsamere Passage von Ionen und organischen Molekülen und können organische Moleküle sehr ähnlicher Struktur voneinander unterscheiden. Sie binden ihr Substrat auf der einen Membranseite, machen eine Konformationsänderung durch und geben das Substrat auf der anderen Membranseite ab. Einige Transporter können ihr Substrat unter Verbrauch von Stoffwechselenergie gegen Gradienten befördern.

21.2 Eigenschaften einzelner Kanäle und Poren

Die **Ionenkanäle** werden entsprechend ihrer Funktion und Struktur klassifiziert (➤ Tab. 21.1). Die Einteilung nach funktionellen Kriterien erleichtert den Überblick über ihre physiologische Funktion, während die Einteilung nach strukturellen Ähnlichkeiten die Grundlage zum Verständnis ihres molekularen Mechanismus bildet. Da Kanäle mit ähnlicher Struktur fundamentale funktionelle Unterschiede aufweisen können, ergeben beide Einteilungen unterschiedliche Gruppierungen.

Funktionell werden Ionenkanäle entsprechend ihrer **Ionenselektivität** in Natriumkanäle, Kaliumkanäle, Calciumkanäle, Chloridkanäle, nichtselektive Kationenkanäle und nichtselektive Anionenkanäle unterteilt. Außerdem klassifiziert man Ionenkanäle nach der **Art ihrer Aktivierung** in spannungsaktivierte, ligandenaktivierte, dehnungsaktivierte und temperaturaktivierte Kanäle.

Zur **strukturellen Klassifizierung** verwenden wir die Einteilung in **Proteinsuperfamilien** mit Kanälen geringer Gesamtähnlichkeit, aber identischen Strukturmotiven und in Proteinfamilien mit Kanälen sehr ähnlicher Struktur (➤ Tab. 21.1). Nach Klonierung des gesamten menschlichen Genoms wurde eine neue systematische Nomenklatur erstellt, in der die meisten Proteine in Gruppen und Familien eingeteilt wurden. Die Einteilung in Gruppen erfolgte leider nur teilweise nach strukturellen Ähnlichkeiten, sodass einzelne Gruppen Proteine aus unterschiedlichen Proteinsuperfamilien enthalten.

Bei den **Poren** unterscheidet man zwischen **großen Poren**, die der Eliminierung von Zellen (Perforinporen) und der Abwehr von Bakterien (Poren des Komplementsystems) dienen, und **kleinen Wasserporen** (Aquaporine), die Wasser, aber keine Ionen durchlassen. Diese Poren sind immer geöffnet.

Gap-junction-Kanäle nehmen eine Sonderstellung ein. Sie verbinden zwei Zellen miteinander, verfügen über Gating-Mechanismen und sind im geöffneten Zustand wenig selektiv.

MERKE

Ionenkanäle werden entsprechend ihrer Struktur und Funktion eingeteilt, Poren entsprechend ihrem Lumen in kleine (Aquaporine) und große Poren (Perforine, Poren des Komplementkomplexes).

21.2.1 Spannungsabhängige Kationenkanäle

Die spannungsgesteuerten Natriumkanäle, die meisten spannungsgesteuerten Calciumkanäle und ein Teil der spannungsgesteuerten Kaliumkanäle gehören zur **VIC-Superfamilie** (VIC = voltage-gated ion channels) und wurden in der Gruppe SCN eingeordnet. Diese Kanäle sind alle nach dem gleichen molekularen Grundbauplan aufgebaut. Sie enthalten sich wiederholende Proteinbereiche mit **sechs Transmembranhelices** und einer extrazellulären Schleife zwischen der fünften und sechsten Transmembrandomäne (➤ Abb. 21.7a, b). Durch Zusammenlagerung von vier solchen Proteinbereichen entsteht zwischen den fünften und sechsten Transmembranhelices die **Kanalpore** (➤ Abb. 21.7c). Die extrazellulären Schleifen zwischen den fünften und sechsten Helices reichen in die Kanalpore hinein und bestimmen den Durchmesser der Pore an der engsten Stelle. Zusammen mit der Ladung der Aminosäurereste in diesem Bereich erlaubt das nur den Durchtritt von Ionen passender Größe und Ladungsdichte. Dieser Teil eines Ionenkanals wird als **Selektionsfilter** bezeichnet. Die vierten Transmembranhelices enthalten positiv geladene Aminosäurereste und bilden den **Sensor** für die Spannungsempfindlichkeit des Ionenkanals (➤ Abb. 21.7a, b).

Spannungsgesteuerte Natriumkanäle

Die spannungsgesteuerten Natriumkanäle der VIC-Superfamilie gehören zur SCN-Familie (SCN = sodium channel) und sind für die Aktionspotenziale an Neuronen und Muskelzellen verantwortlich. Sie bestehen aus einer α-Untereinheit mit der in ➤ Abb. 21.7a gezeigten Struktur und einer oder zwei kleineren β-Untereinheiten, die nur einmal durch die Membran reichen. Die β-Untereinheiten beteiligen sich nicht an der Pore, sondern modulieren die Aktivität des Kanals. Die Natriumkanäle der SCN-Familie werden durch Tetrodotoxin blockiert, ein Gift des Kugelfischs Fugu.

In Ruhe liegen die Kanäle der SCN-Familie in einem geschlossenen, aktivierbaren Zustand vor. Bei Depolarisation der Plasmamembran kommt es zu einer **Konformationsänderung** im Bereich der Pore, die durch eine Verlagerung und Drehung des Spannungssensors (der vierten Transmembrandomäne) nach außen induziert wird. Dadurch öffnen sich diese für Natrium selektiven Kanäle (offener Zustand). Anschließend gehen sie automatisch in einen geschlossenen Zustand über, der eine kurze Zeit lang nicht aktivierbar ist (**Refraktärphase**). Die zytoplasmatische Schleife zwischen den Proteinbereichen III und IV (➤ Abb. 21.7a) ist bei den spannungsgesteuerten Natriumkanälen für die Inaktivierung des Kanals verantwortlich. Sie verstopft quasi den Kanal von innen. Nach der Refraktärphase gehen die Kanäle wieder in den geschlossenen, aktivierbaren Zustand über. Mutationen von Natriumkanälen der SCN-Familie können eine erschwerte Aktivierung der Kanäle, eine veränderte Leitfähigkeit oder eine verlangsamte Inaktivierung bedingen (➤ Tab. 21.1).

Spannungsgesteuerte Calciumkanäle

Die spannungsgesteuerten Calciumkanäle der VIC-Superfamilie gehören zur CACN-Familie (CACN = calcium channels). Diese Kanäle vermitteln die Muskelkontraktion und steuern die Schlagfrequenz des Herzens, die Transmitterfreisetzung in Nerven und die Sekretion von Hormonen. Ähnlich wie die spannungsgesteuerten Natriumkanäle besitzen sie eine α-Untereinheit, welche die Kanalpore bildet. Zusätzlich enthalten sie bis zu vier weitere Untereinheiten, bei denen es sich um integrale Membranproteine oder intra- bzw. extrazellulär an

Tab. 21.1 Die wichtigsten Ionenkanäle und Krankheiten, die durch Mutationen in ihren Genen verursacht werden

Gruppe (Superfamilie)	Familien	Funktion	durch Mutation bedingte Krankheiten
SCN (VIC)	SCN	spannungsabhängige Natriumkanäle	(SCN-1B) epileptische Anfälle; (SCN-4A) Myotonie bzw. Paralyse; (SCN-5A) Long-QT-Syndrom
CACN (VIC)	CACN	spannungsabhängige Calciumkanäle	(CACN-A1A) halbseitige Migräne, Ataxie; (CACN-A1S) hypokaliämische periodische Paralyse
KCN (VIC)	KCNA-F,H,Q (Kv, Eag, BK, SK, IK)	spannungsabhängige sowie spannungs- und calciumabhängige Kaliumkanäle	(KCNA-1 oder Kv-1.1) episodische Ataxie; (KCNQ-1) „Long-QT-Syndrom" mit Innenohrschwerhörigkeit
KCN (VIC)	KCNG (CNG, HCN)	durch zyklische Nucleotide gesteuerte Kationenkanäle	(KCNG-1) Retinitis pigmentosa
KCN	KCNK	rektifizierende Kaliumkanäle mit kleinen Leitfähigkeiten	
KCN	KCNJ (Kir)	spannungsabhängige, einwärtsgerichtete Kaliumkanäle	(KCNJ-1 oder Kir1.1) Bartter-Syndrom; (KCNJ-11 oder Kir6.2) Hyperinsulinämie mit Hypoglykämie
ABC (ABC)	ABCC-8,-9 (SUR1, 2)	Teil des Kaliumkanals Kir6.2	(ABCC-8) neonataler Diabetes
SCN	SCNN (ENaC)	amiloridhemmbare Natriumkanäle	(SCNN-1B oder ENaC-β Untereinheit) Liddle-Syndrom mit Hypertonie bei Aktivierung, Hypotonie bei Inaktivierung
– (Cystein-Schleifen-Rezeptoren)	CHRN	nicotinischer Acetylcholinrezeptor (Kationenkanal)	(CHRN-A1, CHRN-B1,CHRN-G1 oder CHRN-D) kongenitale Myasthenia gravis; (CHRN-A4) nächtliche Frontallappenepilepsie
– (Cystein-Schleifen-Rezeptoren)	GLR, GABR	Glycin- und $GABA_A$-Rezeptoren (Chloridkanäle)	(GLR-A1) Startle-Syndrom; (GABR-B3) Angelman-Syndrom
GLU	GLU-R, GLU-KA, GLU-NR	Glutamatrezeptoren (Kationenkanäle)	
TRP	TRP	Kationentransporter mit unterschiedlichen Funktionen	(TRPP1) polyzystische Nieren
CLC	CLC	spannungsabhängige Chloridkanäle	(CLC-Kb) Bartter-Syndrom; (CLC-N1) Myotonie; (CLC-N5) Nierensteine
CFTR (ABC)	CFTR	ATP-abhängiger Chloridkanal	Mukoviszidose

Abkürzungen: SCN = **S**odium **c**ha**n**nel, VIC = **V**oltage-gated **i**on **c**hannels, CACN = **Ca**$^{2+}$ und **c**ha**n**nel, KCN = **K**$^+$ und **c**ha**n**nel, K_v = **K**$^+$ und **v**oltage, KCNQ = **K**$^+$, **c**ha**n**nel und Long-**Q**T-Syndrom, Eag = **E**ther-**à**-**g**o-go, BK = **B**ig und **K**$^+$, SK = **S**mall und **K**$^+$, IK = **I**ntermediate und **K**$^+$, Kir = **K**$^+$ **i**nward **r**ectifiers, ABC = **A**TP **b**inding **c**assette, SUR = **S**ulfonyl **u**rea **r**eceptor, CNG = **C**yclic **n**ucleotide **g**ated, HCN = **H**yperpolarization und **c**yclic **n**ucleotide, ENaC = **E**pithelial; **Na**$^+$ und **c**hannel, CHRN = **Ch**oline, **r**eceptor und **n**icotinic, GLR = **Gl**ycine und **r**eceptor, GABR = **GAB**A und **r**eceptor, TRP = **Tr**ansient **r**eceptor **p**otential

gelagerte Proteine handelt. Für die einzelnen Untereinheiten gibt es gewebsspezifische Subtypen.

Die spannungsgesteuerten Calciumkanäle werden je nach Subtyp schon durch eine geringe Depolarisierung der Plasmamembran (T-Typ) oder erst durch starke Membrandepolarisierungen (z.B. die Typen L, N, P und Q) geöffnet. Danach schließen sich die Kanäle automatisch. Sie werden durch eine Vielzahl intrazellulärer Modulatoren reguliert. Dazu gehören intrazelluläres Calcium, GTP-Bindungsproteine und Protein-Kinasen. Die Erhöhung der Schlagfrequenz und der Kontraktionskraft des Herzens durch Adrenalin erfolgt z.B. über eine Stimulation von β-Rezeptoren. Dadurch werden der zytosolische cAMP-Spiegel erhöht, Protein-Kinase A aktiviert und die Calciumkanäle phosphoryliert. Durch die Phosphorylierung wird die Wahrscheinlichkeit offener spannungsabhängiger Calciumkanäle erhöht und werden die einwärtsgerichteten Calciumströme verstärkt. Die dadurch bedingte Depolarisation der Plasmamembran führt im Reizleitungssystem (T-Typ-Calciumkanal) zu einer erhöhten Schlagfrequenz, während die Erhöhung der intrazellulären Calciumkonzentration in der Arbeitsmuskulatur (L-Typ-Calciumkanal) zu einer vermehrten Ausschüttung von Calcium aus intrazellulären Speichern führt, wodurch die Kontraktionskraft gesteigert wird.

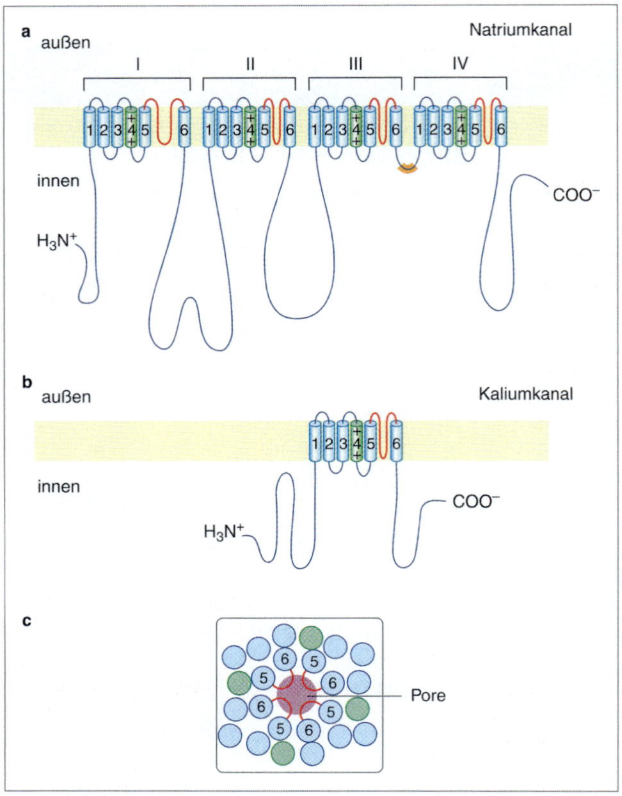

Abb. 21.7 Strukturen der α-Untereinheiten spannungsgesteuerter Natrium-, Calcium- und Kaliumkanäle der VIC-Superfamilie.
a) Struktur der α-Untereinheit eines spannungsgesteuerten Natriumkanals. Sie besteht aus vier Bereichen (I–IV) mit jeweils sechs transmembranären α-Helices. Die α_1-Untereinheit der spannungsabhängigen Calciumkanäle ist sehr ähnlich aufgebaut. Die für die spannungsgesteuerte Hemmung verantwortliche Domäne ist orange hervorgehoben.
b) Struktur der kleineren α-Untereinheit spannungsgesteuerter Kaliumkanäle der VIC-Superfamilie.
Die in **(c)** in der Aufsicht dargestellte Pore entsteht bei den spannungsgesteuerten Natrium- und Calciumkanälen durch Assoziation der Proteinbereiche I–IV und bei den spannungsgesteuerten Kaliumkanälen durch Zusammenlagerung von vier α-Untereinheiten. Der Spannungssensor in der vierten Transmembrandomäne ist grün und die Schleife in der Kanalpore rot dargestellt.

21

Spannungsgesteuerte Kaliumkanäle

Die spannungsabhängigen Kaliumkanäle von Säugetierzellen gehören zur großen KCN-Gruppe. Man unterscheidet zwei Untergruppen mit unterschiedlicher Struktur. Die erste Untergruppe (KCNA-F, -H, -Q) gehört zur VIC-Superfamilie. Sie enthält Kaliumkanäle, die ausschließlich über das Membranpotenzial, sowie Kaliumkanäle, die über das Membranpotenzial und Calcium gesteuert werden. Die Mitglieder dieser Gruppe bestehen aus Tetrameren des in ➤ Abb. 21.7b dargestellten Strukturmotivs. Die zweite, strukturell nicht verwandte Untergruppe von spannungsabhängigen Kaliumkanälen besitzt Untereinheiten mit zwei Transmembrandomänen. Diese Kanäle gehören zur unten beschriebenen Familie KCNJ (früher Kir-Familie), die hauptsächlich spannungsunabhängige, einwärts gleichrichtende Kanäle enthält.

Im Unterschied zu anderen Kaliumkanälen sind viele spannungsgesteuerte Kaliumkanäle der VIC-Superfamilie im Bereich des Ruhepotenzials geschlossen. Wenn die Zellmembran aber nach Auslösung eines Aktionspotenzials depolarisiert wird, öffnen sie sich und beschleunigen über den vermehrten Kaliumausstrom die Repolarisation der Plasmamembran. Durch die Steuerung der Repolarisation beeinflussen spannungsgesteuerte Kaliumkanäle die Erregungsübertragung an Synapsen der Skelett- und Herzmuskulatur. Auch die Sekretion von Drüsenzellen wird durch derartige Kanäle reguliert.

Klinik

Die Repolarisation des erregten Herzmuskels wird durch Schließen des spannungsabhängigen Na^+-Kanals (SCN-5A) eingeleitet und durch Öffnung des spannungsabhängigen K^+-Kanals KCNQ-1 fortgesetzt. Mutationen in SCN-5A, die zu einem verlangsamten Schließen des entsprechenden Kanals führen, und Mutationen, die KCNQ-1 inaktivieren, führen zu einer Verlängerung der QT-Zeit im Elektrokardiogramm (**Long-QT-Syndrom**). Dies kann zu einer tachykarden Arrhythmie führen und unter Umständen einen Sekundenherztod zur Folge haben. Ausgelöst werden diese lebensgefährlichen Symptome häufig durch Anstrengungen oder Aufregung. Da der KCNQ-1-Kanal auch im Innenohr exprimiert ist, kommt es bei Defektmutationen in diesem Kanal außerdem zum Zusammenbruch des endokochleären Potenzials und zur **Innenohrschwerhörigkeit**.

Nucleotidgesteuerte Kationenkanäle

Die als CNG (cyclic nucleotide-gated) und HCN (hyperpolarization-activated cyclic nucleotide-gated) bezeichneten Kanäle der KCNG-Familie enthalten Ionenkanäle, die zur VIC-Superfamilie gehören und aus Tetrameren mit je sechs Transmembrandomänen bestehen. An den intrazellulären *C*-Termini der Untereinheiten befinden sich Bindungsstellen für cGMP oder cAMP, welche die Öffnung dieser Kanäle steuern.

Die **CNG-Kanäle** sind für Na^+, K^+ und Ca^{2+} durchgängig. Stäbchen der Netzhaut enthalten einen cGMP-abhängigen CNG-Kanal (CNGA1), der im Dunkeln mit cGMP besetzt und geöffnet ist. Bei Photoaktivierung wird cGMP durch eine über Rhodopsin und Transducin aktivierte Phosphodiesterase gespalten. Dies führt zum Verschluss des durch cGMP aktivierbaren Kanals.

HCN-Kanäle wurden in Schrittmacherzellen des Herzens gefunden. Sie öffnen sich bei **Hyperpolarisation** und sind an der Erzeugung des Herzrhythmus beteiligt.

MERKE
Alle spannungsabhängigen Kationenkanäle der VIC-Superfamilie haben den gleichen Aufbau aus vier Proteinbereichen, zwischen denen sich die Kanalpore befindet. Die spannungsabhängigen Na^+-Kanäle der VIC-Superfamilie erzeugen durch Öffnung Aktionspotenziale an Neuronen und Muskelzellen. Spannungsabhängige Calciumkanäle der VIC-Superfamilie vermitteln die Muskelkontraktion und steuern die Schlagfrequenz des Herzens. Sie werden durch Protein-Kinasen reguliert. Spannungsabhängige Kaliumkanäle der VIC-Superfamilie steuern die Repolarisation in der Skelett- und Herzmuskulatur. Nucleotidgesteuerte Kaliumkanäle der VIC-Superfamilie sind an der Erzeugung des Herzrhythmus und am Sehen beteiligt.

21.2.2 Einwärts gleichrichtende Kaliumkanäle

Diese Kaliumkanäle gehören zur KCNJ-Familie, die auch **Kir-Familie** genannt wird. Die Kaliumkanäle dieser Familie setzen sich aus Tetrameren zusammen, die aus vier Untereinheiten mit zwei Transmembrandomänen und einer verbindenden Schleife bestehen. Einige von ihnen assoziieren mit integralen Membranproteinen, die Steuerungsfunktionen haben. Die meisten Kanäle aus dieser Familie ermöglichen bevorzugt den Einstrom von Kalium in Zellen. Daher rührt der Familienname Kir (K^+ inward rectifiers). Der Kaliumausstrom wird oft durch das intrazelluläre Polykation Spermin blockiert, das die Kanäle bei niedrigen Membranpotenzialen von innen blockiert. Die Kanäle der Kir-Familie stabilisieren auf diese Weise das Membranpotenzial nach Depolarisierung und beteiligen sich an der Aufnahme von Kalium in Zellen. Sie werden durch Änderungen des intrazellulären pH-Werts oder durch Nucleotide reguliert.

Ein ATP-abhängiger Kir-Kanal (KCNJ-11 oder Kir6.2), der in den β-Zellen des Pankreas vorkommt, ist mit einem integralen Membranprotein assoziiert, das zur Superfamilie der ABC-Transporter gehört (➤ Abb. 21.8). Dieses Protein besitzt eine Bindungsstelle für **Sulfonylharnstoffe** und wird deshalb SUR (sulfonyl urea receptor) genannt. Der ATP-abhängige Kir6.2-Kanal in den β-Zellen des Pankreas hat eine Schlüsselfunktion bei der Regulation der Insulinsekretion (➤ Abb. 21.9, ➤ Kap. 24). Wenn die D-Glucose-Konzentration im Blut ansteigt, kommt es zu einer vermehrten Glucoseaufnahme in die β-Zellen durch den GLUT2-Transporter und durch einen vermehrten Glucoseabbau zu einem Anstieg der ATP-Konzentration. ATP bindet an eine zytoplasmatische Nucleotidbindungsstelle der Kaliumkanäle und verringert deren Leitfähigkeit. Dies hat die Depolarisierung der Plasmamembran zur Folge und bewirkt die Öffnung spannungsgesteuerter Calciumkanäle. Dadurch erhöht sich die intrazelluläre Calciumkonzentration, was dann zur Fusion von Insulin enthaltenden Vesikeln mit der Plasmamembran führt. Blutzuckersenkende Sulfonylharnstoffe hemmen den Kir6.2-Kanal über SUR und erhöhen dadurch die Insulinsekretion (➤ Abb. 21.9).

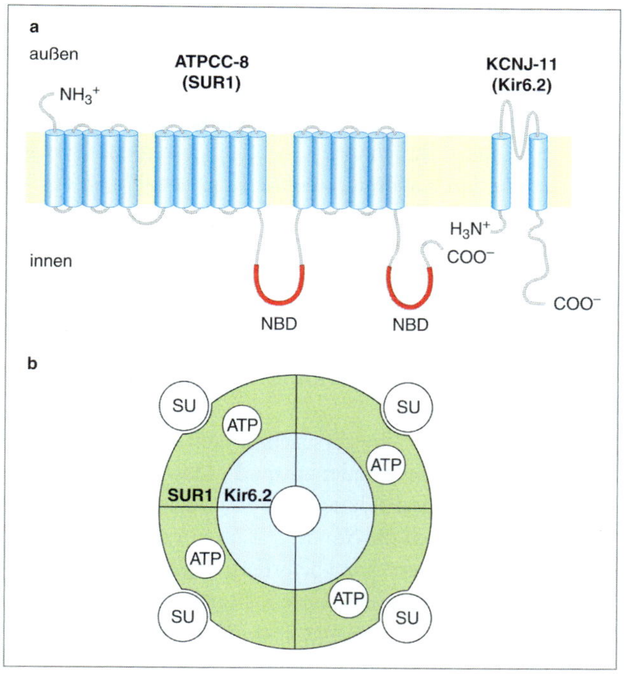

Abb. 21.8 Topologie und Oligomerisierung von Kir6.2-Kanal und SUR-Rezeptor. (a) Topologie einer SUR1- und einer Kir6.2-Untereinheit mit zwei Nucleotidbindungsstellen (NBD). **(b)** Modell des Oligomers mit den Bindungsstellen für Adenosintriphosphat (ATP) und Sulfonylharnstoff (SU).

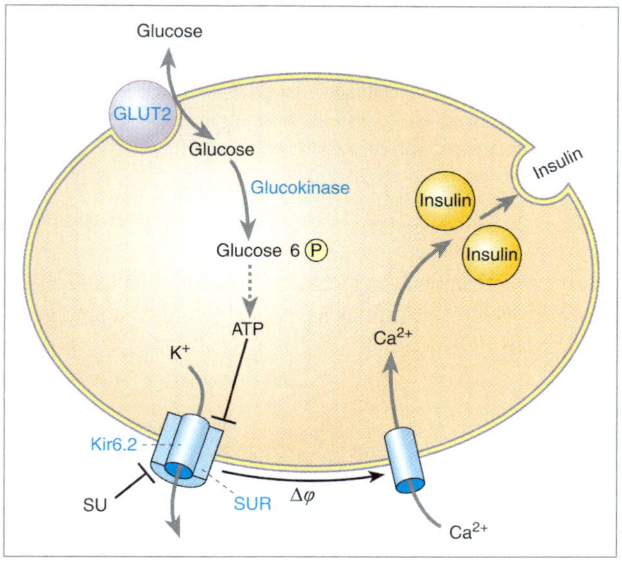

Abb. 21.9 Rolle des Kir1-Kanals bei der glucosegesteuerten Insulinsekretion in den β-Zellen der Langerhans-Inseln im Pankreas. Die blau markierten Proteine sind an der Steuerung der Insulinsekretion beteiligt. Es handelt sich um den niederaffinen passiven Glucosetransporter GLUT2, die Glucokinase, den Kir6.2-Kanal mit dem assoziierten SUR-Rezeptor und einen potenzialabhängigen Calciumkanal. SU = Sulfonylharnstoff.

MERKE
Ein ATP-abhängiger Kir-Kanal in β-Zellen des Pankreas reguliert die glucoseabhängige Insulinsekretion.

21.2.3 Amiloridhemmbare Natriumkanäle

In **Epithelien** werden amiloridhemmbare Natriumkanäle exprimiert, die zur Proteinfamilie **SCNN** gehören und als **ENaC**-Kanäle (epithelial Na^+ channels) bezeichnet werden. Diese Kanäle werden durch submikromolare Konzentrationen des Diuretikums **Amilorid** gehemmt. Sie bestehen aus drei Untereinheiten mit jeweils zwei Transmembranhelices und einer großen extrazellulären Schleife, welche die Amiloridbindungsstelle enthält. ENaC-Kanäle in der Niere sind für die Feinregulierung der Natriumrückresorption wichtig, die in den Hauptzellen der Überleitungsstücke und kortikalen Sammelrohre stattfindet (➤ Abb. 21.10).

Expression und Offenwahrscheinlichkeit von ENaC werden durch das Nebennierenrindenhormon Aldosteron erhöht. Natrium gelangt durch den luminalen ENaC-Kanal in die Hauptzelle und wird durch die Na^+-K^+-ATPase in der basolateralen Membran in das Interstitium befördert. Das durch die Na^+-K^+-ATPase in der Zelle angereicherte Kalium rezirkuliert über basale Kaliumkanäle oder gelangt über einen luminalen Kaliumkanal in das Tubuluslumen. Die Natriumresorption bewirkt über Wasserkanäle eine transzelluläre Resorption von Wasser. Damit beeinflussen die luminalen ENaC-Kanäle das extrazelluläre Flüssigkeits- und Blutvolumen sowie den Blutdruck. Eine Überaktivität von ENaC führt zur Hypertonie, während eine Inaktivierung von ENaC eine Hypotonie zur Folge hat.

MERKE

Der amiloridhemmbare Natriumkanal ENaC ist an der Steuerung der Natriumrückresorption im distalen Nierentubulus maßgeblich beteiligt. Die Aktivierung von ENaC führt zum Bluthochdruck.

21.2.4 Ligandengesteuerte Kationenkanäle

Es gibt zwei Gruppen von nichtselektiven Kationenkanälen, die durch die Neurotransmitter Acetylcholin und Glutamat geöffnet werden.

Acetylcholinaktivierte Kationenkanäle

Die acetylcholinaktivierten Kationenkanäle nennt man auch **nicotinische Acetylcholinrezeptoren**, da sie außer durch Acetylcholin auch durch Nicotin geöffnet werden können. Man unterscheidet sie von den **muscarinischen Acetylcholinrezeptoren**, die durch Muscarin, das Gift des Fliegenpilzes, stimuliert werden und keine Kanäle, sondern G-Protein-gekoppelte Rezeptoren sind. Die nicotinischen Acetylcholinrezeptoren (n-ACh-Rezeptoren) gehören zur CHRN-Familie und spielen bei der Erregungsübertragung an zerebralen Synapsen und an der **neuromuskulären Endplatte** eine Schlüsselrolle (➤ Kap. 29.4.3). Deshalb sind sie in der motorischen Endplatte und in postsynaptischen Membranen cholinerger Synapsen stark angereichert. Diese Konzentrierung (**Clustering**) erfolgt unter Mitwirkung intrazellulärer Proteine, die die Rezeptoren am Membranzytoskelett verankern.

Die n-ACh-Rezeptoren sind aus fünf ringförmig um eine Kanalpore angeordneten Untereinheiten aufgebaut. Im Skelettmuskel heißen diese Untereinheiten 2α, β, γ, δ. An der engsten Stelle haben die Kanalporen der n-ACh-Rezeptoren einen größeren Durchmesser (0,65 nm) als die Poren der spannungsabhängigen Natriumkanäle (0,4–0,5 nm). Deshalb lassen sie bei negativem Ruhepotenzial neben Na^+ auch Ca^{2+} durch und sind prinzipiell auch für K^+ durchgängig. Die Pore des n-ACh-Rezeptors öffnet sich, wenn zwei Acetylcholinmoleküle am Kanalkomplex gebunden haben.

Klinik

Bei Mutationen in allen vier Untereinheiten des n-ACh-Rezeptors aus dem Skelettmuskel kommt es zum Bild der kongenitalen **Myasthenia gravis**. Dieses Krankheitsbild kann auch durch Autoantikörper gegen den n-ACh-Rezeptor erzeugt werden. Die Symptome sind Muskelschwäche, schnelle Ermüdbarkeit und progressive Muskelatrophie.

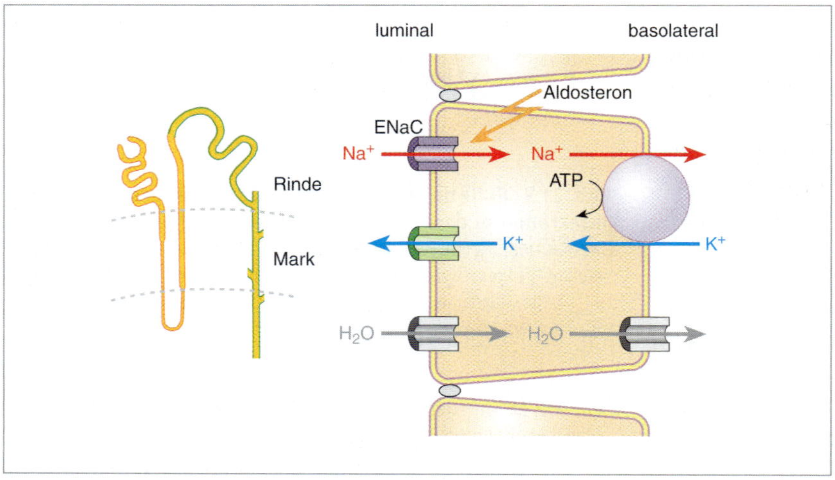

Abb. 21.10 Rolle des ENaC-Kanals bei der Rückresorption von Natrium und Wasser und Sekretion von Kalium. Die Pars convoluta des distalen Tubulus und die Sammelrohre in der Niere, in denen ENaC exprimiert ist, sind gelb gefärbt. Na^+ wird über den Natriumkanal ENaC aus dem Tubuluslumen in die Zelle aufgenommen und mithilfe der Na^+-K^+-ATPase in das Interstitium transportiert. Das dabei in die Zelle transportierte Kalium gelangt durch einen Kaliumkanal in den Harn.

Glutamataktivierte Kationenkanäle

An vielen Synapsen des Zentralnervensystems wird die elektrische Erregung durch glutamataktivierte Kationenkanäle übertragen. Ähnlich wie die acetylcholinaktivierten Natriumkanäle werden auch diese Kanäle **Rezeptoren** genannt (> Tab. 21.1). Aufgrund unterschiedlicher Affinität zu den glutamatähnlichen Agonisten AMPA (α-Amino-3-hydroxy-5-methyl-4-isoxazolproprionat), Kainat und NMDA (*N*-Methyl-D-aspartat) werden die glutamataktivierten Kationenkanäle in **AMPA-**, **Kainat-** und **NMDA-Rezeptoren** unterteilt. Die Namen der Familien sind GluR von Glutamatrezeptor, KA von Kainat und NR von NMDA-Rezeptor. Man unterscheidet diese Kanäle von den **metabotropen Glutamatrezeptoren**, die selbst keine Kanäle sind, sondern intrazelluläre Botenstoffe aktivieren.

Die glutamataktivierten Kationenkanäle bestehen aus vier identischen Untereinheiten mit je drei transmembranären α-Helices (> Kap. 29.4.3). Kanäle vom AMPA- und Kainat-Typ befinden sich in der postsynaptischen Membran glutaminerger Synapsen. Sie öffnen sich, wenn die Glutamatkonzentration im synaptischen Spalt bei einer Erregung auf millimolare Werte ansteigt. Während die durch AMPA und Kainat aktivierten Kationenkanäle neben Na^+ und K^+ nur geringe Mengen an Ca^{2+} durchlassen, haben die NMDA-aktivierten Kationenkanäle hohe Permeabilitäten für Na^+, K^+ und Ca^{2+}. Letztere inaktivieren nach ihrer Öffnung langsamer und reagieren etwa 1.000-mal empfindlicher auf Glutamat als die AMPA- und Kainatrezeptoren. Eine weitere Besonderheit ist, dass die NMDA-Rezeptoren von außen spannungsgesteuert durch Mg^{2+} blockiert werden. Da diese Blockierung während einer Nervenerregung aufgehoben wird, strömt Ca^{2+} über die NMDA-Rezeptoren in erregte Neurone. Dadurch werden intrazelluläre Regulationsmechanismen in Gang gesetzt – das **Lernen auf Synapsenebene**.

21.2.5 Kationenkanäle der TRP- und KCNK-Gruppen

In den letzten Jahren wurden zwei weitere große Gruppen von Kationenkanälen mit wichtigen physiologischen Funktionen entdeckt. Viele dieser Kanäle besitzen nur sehr kleine Leitfähigkeiten und wurden deshalb früher übersehen. Es handelt sich um Kanäle der **TRP-Gruppe** (transient receptor potential) und um Kanäle der **KCNK-Gruppe**, die Untereinheiten mit zwei Porendomänen enthalten (> Tab. 21.1).

TRP-Kanäle

TRP-Kanäle besitzen vier Untereinheiten mit jeweils sechs Transmembranhelices, die wie die Kanäle der VIC-Superfamilie jeweils eine Porendomäne aufweisen. Bisher sind sieben Untergruppen von TRP-Kanälen bekannt. Sie unterscheiden sich hinsichtlich ihrer Kationenselektivitäten, Aktivierungsmechanismen und physiologischen Funktionen. TRP-Kanäle werden durch sekundäre Botenstoffe, chemische Substanzen, mechanische Stimuli und osmotischen Stress aktiviert. Einige von ihnen befinden sich in Membranen intrazellulärer Kompartimente wie z.B. dem endoplasmatischen Retikulum und steuern die intrazelluläre Freisetzung von Ca^{2+}. TRP-Kanäle sind an Geschmackswahrnehmungen beteiligt und spielen eine Rolle beim Sexual- und Sozialverhalten (> Kap. 29.3.2 und > 29.5.3). Andere TRP-Kanäle sind für die Temperatur- und Schmerzempfindung wichtig. Außerdem sind Kanäle aus dieser Gruppe an der Reabsorption von Ca^{2+} in der Niere beteiligt oder steuern das Auswachsen von Neuriten bei Nervenzellen.

Kanäle der KCNK-Gruppe mit zwei Porendomänen

Bei den KCNK-Kanälen handelt es sich um eine Gruppe von etwa 20 Kaliumkanälen mit kleinen Leitfähigkeiten, von denen viele rektifizierende Eigenschaften haben. Die KCNK-Kanäle bestehen aus Untereinheiten mit jeweils vier Transmembranhelices und zwei Porendomänen, d.h. Domänen, die an der Bildung des Selektionsfilters beteiligt sind. Diese Kanäle tragen maßgeblich zur Entstehung von Hintergrundströmen bei, sog. Leckströmen an Muskel- und Nervenzellen. Sie sind von großer physiologischer Bedeutung, da sie die Erregbarkeit von Neuronen und Muskelzellen modulieren.

MERKE

TRP-Kanäle sind Kationenkanäle mit vier Untereinheiten. Sie sind für die Geschmacks- und Temperaturempfindung wichtig und setzen Ca^{2+} aus intrazellulären Speichern frei. KCNK-Kanäle mit zwei Porendomänen pro Untereinheit modulieren die Erregbarkeit von Nervenzellen.

21.2.6 Chloridkanäle

Es gibt drei Typen von Chloridkanälen, die zu unterschiedlichen Proteinfamilien gehören: spannungsgesteuerte Chloridkanäle, durch Neurotransmitter aktivierte Chloridkanäle und einen ATP-abhängigen Chloridkanal.

Spannungsgesteuerte Chloridkanäle

Diese Kanäle gehören zur CLC-Familie (CLC = chloride channel) und lassen neben Chlorid auch andere Anionen passieren. Sie modulieren die Erregbarkeit von Plasmamembranen und sind an transepithelialen Transportprozessen beteiligt. Die spannungsgesteuerten Chloridkanäle können in der **äußeren Zellmembran** oder in **intrazellulären Membrankompartimenten** lokalisiert sein. In den Membranen lagern sich jeweils zwei Untereinheiten mit 18 transmembranären Domänen zu Dimeren zusammen. Jedes Dimer besitzt zwei Kanalporen. Beim spannungsabhängigen Öffnen und Schließen dieser Kanäle wird das permeierende Anion als **Spannungssensor** benutzt.

Durch Neurotransmitter aktivierte Chloridkanäle

Die prä- und postsynaptischen Membranen von Synapsen enthalten häufig Chloridkanäle, die durch die Neurotransmitter **Glycin** oder **γ-Aminobuttersäure (GABA)** aktiviert werden. Die Öffnung dieser **Glycin-** bzw. **$GABA_A$-Rezeptoren** führt in ruhenden Nervenzellen von Erwachsenen ($[Cl^-]_{außen} > [Cl^-]_{innen}$, negatives Membranpotenzial) zur Hyperpolarisation. Die Glycin- und $GABA_A$-Rezeptoren (Familien GLR und GABR) besitzen untereinander große strukturelle Ähnlichkeiten und gehören wie der nicotinische Acetylcholinrezeptor zur Superfamilie der Cystein-Schleifen-Rezeptoren. Es handelt sich bei diesen Rezeptoren um Proteinkomplexe, die aus fünf identischen oder strukturell ähnlichen Einzelproteinen mit jeweils vier Transmembrandomänen bestehen. Von den Glycin- und $GABA_A$-Rezeptoren gibt es viele Subtypen, die durch Kombination unterschiedlicher Einzelproteine entstehen. Die Subtypen unterscheiden sich bezüglich der Affinität für Aktivatoren und Hemmstoffe.

Klinik

Der Glycinrezeptor wird durch **Strychnin** (Rattengift!) blockiert. Dabei kommt es zu schweren Muskelkrämpfen. $GABA_A$-Rezeptoren von Neuronen im ZNS stellen den Angriffspunkt für viele zentralnervös wirkende Medikamente dar. Dazu gehören Benzodiazepine (z.B. Valium) mit antiepileptischer, angstlösender, sedierender, relaxierender und hypnotischer Wirkung.

21

Der ATP-abhängige Chloridkanal CFTR

Das CFTR-Protein (CFTR = cystic fibrosis transductor regulator, Gen ABCC-7) ist bei der **cystischen Fibrose (Mukoviszidose)** defekt. Es gehört zwar strukturell zur Superfamilie der ATP-Bindungs-Kassetten-**(ABC-)Transporter** (➤ Kap. 21.3.2), ist aber funktionell ein Kanal. Der CFTR-Kanal (➤ Abb. 21.11) enthält zwei homologe Bereiche aus je sechs Transmembrandomänen. Diese sind durch eine große intrazelluläre Schleife verbunden, die eine Bindungsstelle für ATP und eine Regulatordomäne für cAMP-abhängige Protein-Kinase enthält. Eine zweite Nucleotidbindungsstelle befindet sich auf dem intrazellulären COOH-terminalen Ende des Proteins. Die Öffnung des CFTR-Kanals wird durch Spaltung von ATP ausgelöst.

CFTR-Kanäle werden in Epithelzellen exprimiert, die NaCl sezernieren oder resorbieren. Man findet sie in Schweißdrüsen, in der Lunge, im Pankreas, im Darm und im Reproduktionstrakt. In den Ausführungsgängen von Schweißdrüsen wird

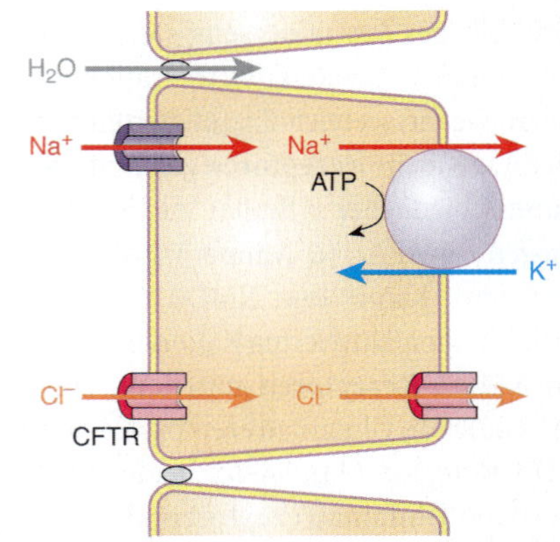

Abb. 21.11 Rolle des CFTR-Kanals bei der Resorption von NaCl in den Ausführungsgängen der Schweißdrüsen.

NaCl aus dem Schweiß rückresorbiert. Dabei überquert Na^+ die luminale Membran der Epithelzellen durch einen Natriumkanal und wird mithilfe der Na^+-K^+-ATPase in der basolateralen Membran in das Interstitium befördert. Chlorid folgt der Natriumbewegung, indem es die durch den Natriumeinstrom depolarisierte luminale Membran mithilfe des CFTR-Chloridkanals passiert und die basolaterale Membran – dem Membranpotenzial folgend – mithilfe eines zweiten Chloridkanals passiert.

Klinik

Die **cystische Fibrose** oder **Mukoviszidose** beruht auf Mutationen im CFTR-Chloridkanal, bei denen die Funktion des Kanals oder der Einbau des Kanals in die Plasmamembran verschlechtert oder blockiert wird. Die Krankheit ist relativ häufig (1 : 2000). Die klinische Symptomatik der Patienten wird durch Störungen der Pankreas- und Lungenfunktion beherrscht. Der CFTR-Kanal in den Pankreasgängen und Bronchien ist nämlich an der Sekretion von NaCl beteiligt. Da dem sezernierten Kochsalz normalerweise osmotisch Wasser folgt, bewirkt die NaCl-Sekretion die Spülung dieser Gangsysteme und verflüssigt den sezernierten Schleim. Bei der cystischen Fibrose kommt es zur Verstopfung von Pankreasgängen und Bronchien. Das führt zu chronischen Entzündungen in diesen Organen. Säuglinge entwickeln häufig einen Mekoniumileus, der operativ behoben werden muss. Außerdem kommt es bei Säuglingen und Kleinkindern zu Fettstühlen und Gedeihstörungen, die zu Minderwuchs führen. Beim Fortschreiten der Krankheit leiden die Patienten unter zunehmender Atemnot. Männliche Patienten können milde Formen der cystischen Fibrose mit einer Aplasie des Ductus deferens und Infertilität entwickeln, ohne dass andere Organe betroffen sind. Die Diagnose der cystischen Fibrose wird aufgrund der klinischen Symptomatik, durch den Nachweis einer erhöhten Kochsalzkonzentration im Schweiß und durch Mutationsanalyse des CFTR-Gens gestellt. Bei der Therapie steht die Bekämpfung der chronischen Bronchitis und Pankreatitis durch antibiotische Dauertherapie im Vordergrund. Die zunehmende Zerstörung von Bronchialsystem und Lungengewebe kann durch Atemübungen und Physiotherapie verlangsamt werden. Diätetische Maßnahmen und Enzymsubstitution können die Schäden am Pankreas z.T. kompensieren. Als Ultima Ratio bleiben Lungen- und Pankreastransplantation. Konsequente Behandlung und lebensbegleitende Betreuung vieler Patienten konnte die mittlere Lebenserwartung bei dieser Krankheit auf mehr als 40 Jahre erhöhen.

MERKE

Spannungsabhängige Chloridkanäle modulieren die intrazelluläre Chloridkonzentration. In den postsynaptischen Membranen von inhibitorischen Synapsen gibt es durch Glycin und GABA gesteuerte Chloridkanäle. Der in Bronchien und Pankreasgängen exprimierte Chloridkanal CFTR ist für die NaCl- und Wassersekretion erforderlich. Mutationen in diesem Kanal führen zur cystischen Fibrose, die mit chronischen Bronchitiden und Pankreatitiden einhergeht.

21.2.7 Gap-junction-Kanäle

Gap-junction-Kanäle oder **Nexus** verbinden das Zytoplasma nebeneinanderliegender Zellen. Sie koordinieren die Aktivität von Zellen und Zellgruppen. In elektrisch erregbaren Zellen sind die Gap-junction-Kanäle elektrische Synapsen. So synchronisieren sie die elektrische Aktivität von Herzmuskelzellen oder glatter Muskulatur, die Signale aus elektrischen Schaltkreisen und die Exozytose von endokrinen Zellen. Außerdem ermöglichen sie den Austausch von Nährstoffen, Metaboliten und sekundären Botenstoffen wie Ca^{2+}, cAMP und IP_3. Eine wichtige Rolle spielen sie auch bei der Kontrolle des Zellwachstums, bei der Differenzierung von Zellen und während der Embryonalentwicklung.

Im Bereich von Gap junctions liegen die Plasmamembranen benachbarter Zellen eng aneinander (Entfernung von 10 bis 20 Å). Gap junctions sind Areale mit vielen Gap-junction-Kanälen, welche die Plasmamembranen benachbarter Zellen durchqueren und einen Durchmesser zwischen 20 und 50 Å haben. Jeder dieser Kanäle setzt sich aus zwei Semikanälen (**Connexonen**) zusammen, von denen jeder sechs Untereinheiten (**Connexine**) besitzt. Die Untereinheiten besitzen wiederum je vier die Membran durchquerende α-Helices, eine intrazelluläre Schleife und zwei extrazelluläre Schleifen. Das N-terminale und das C-terminale Ende befinden sich intrazellulär (> Abb. 21.12). Die extrazelluären Schleifen vermitteln die Assoziation von Semikanälen in gegenüberliegenden Membranen, während das C-terminale Ende am Gating der Gap-junction-Kanäle beteiligt ist. Die Kanäle können durch cAMP geöffnet bzw. durch Ca^{2+} oder H^+ geschlossen werden. Es gibt 17 Connexinsubtypen, die in unterschiedlichen Geweben exprimiert werden und die Kanäle aus homologen oder heterologen Connexinen mit unterschiedlichen Eigenschaften bilden. Während der Embryonalentwicklung werden im Gehirn unterschiedliche Gap-junction-Kanäle exprimiert.

Klinik

Die **Charcot-Marie-Tooth-Krankheit** (CMT) ist die häufigste erbliche periphere Neuropathie (1 : 2500). Bei dieser Krankheit kommt es durch Zerstörung oder Degeneration der Markscheiden zu einer progressiven Schädigung peripherer Nerven. Typische Symptome sind Schwäche in der Bein- und Armmuskulatur, Schwierigkeiten beim Laufen, Ataxie, abgeschwächte Sehnenreflexe und der Verlust peripherer Sensibilität. CMT kann durch Mutationen in Myelin kodierenden Genen oder durch Mutation im Connexin 32 kodierenden Gen entstehen. Connexin 32 ist in hoher Konzentration in Schwann'schen Zellen peripherer Nerven exprimiert. Es befindet sich im Bereich der Ranvier-Schnürringe und Schmidt-Lantermann-Inzisuren und ermöglicht die radiale Passage von Nährstoffen und Metaboliten durch Plasmamembranen der Schwann'schen Zellen zu den Axonen.

MERKE

Gap-junction-Kanäle bewirken eine elektrische und metabolische Kopplung von Zellen. Sie werden durch cAMP geöffnet.

21.2.8 Aquaporine

Da die Lipiddoppelmembran eine geringe Wasserpermeabilität besitzt und viele Ionenkanäle kleine Wassermengen zusammen mit Ionen durchlassen, haben alle Plasmamembranen eine kleine Grundpermeabilität für Wasser. Diese Permeabilität reicht aber nicht aus, um den Wasserdurchtritt durch Epithelzellschichten zu ermöglichen oder den Wassergehalt von Zellen zu regulieren. Diese Aufgabe übernehmen Wasserporen, die **Aquaporine**. Aquaporine sind immer offen. Ihre Wirkung wird über den Einbau in die Plasmamembran reguliert. Bisher kennt man zehn Subtypen von Wasserporen (AQP1–9 und 0). Aquaporine sind relativ kleine Proteine (≈30 kDa) mit intrazellulären Enden und sechs Transmembranhelices. Sie enthalten zwei größere Schleifen, die eine wasserselektive Pore zwischen vier Transmembranhelices begrenzen. Durch hochauflösende Elektronenmikroskopie des humanen Aquaporins 1 wurde gezeigt, dass sich vier Aquaporinmonomere in der Membran zu Tetrameren zusammenlagern, die dann vier Wasserporen enthalten (> Abb. 21.13).

Die verschiedenen Aquaporinsubtypen haben eine unterschiedliche Gewebsverteilung, sind an unterschiedlichen physiologischen Funktionen beteiligt und werden unterschiedlich reguliert. AQP-0 ist in den Zellen der Augenlinse exprimiert und reguliert den Wassergehalt der Linse. AQP-1 findet sich in proximalen Nierentubuli, den dünnen absteigenden Schenkeln der Henle-Schleife und in den Vasa recta der Niere. Es ermöglicht die Wasserresorption im proximalen Tubulus und ist an der Harnkonzentrierung beteiligt. AQP-1 ist außerdem in vielen anderen resorbierenden und sekretorischen Epithelien exprimiert, u.a. im Plexus choroideus, in den Epithelien des Gallengangs und der Gallenblase, im Linsenepithel und im Epithel

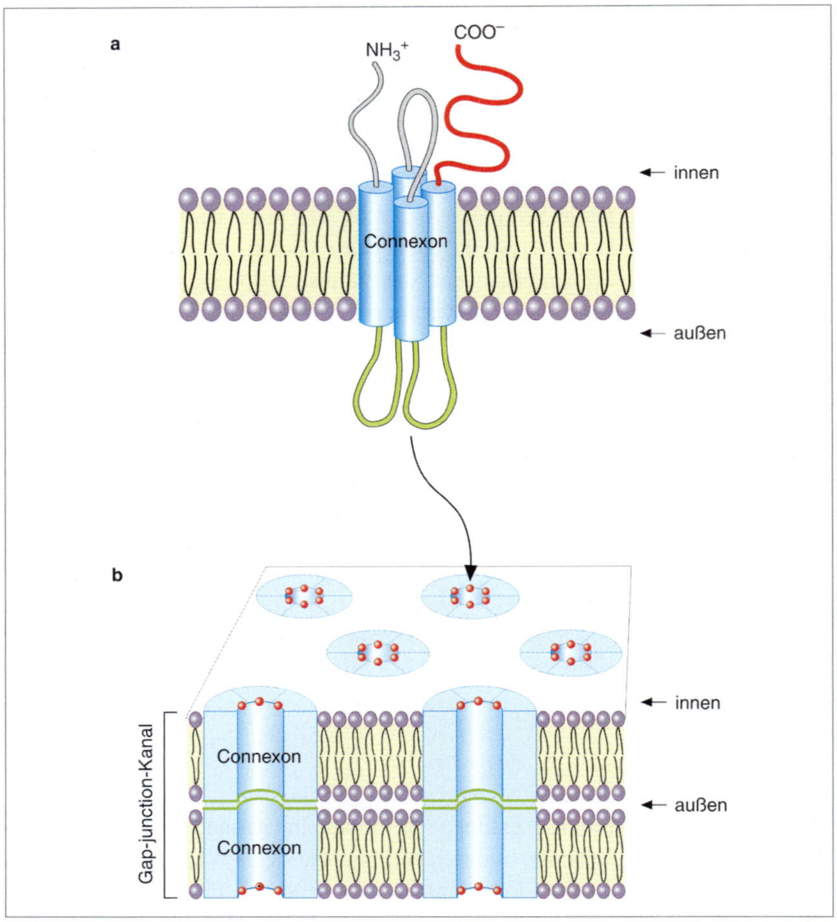

Abb. 21.12 Struktur von Gap-junction-Kanälen.
a) Topologie eines Connexinmoleküls. Die extrazellulären Schleifen, welche die Assoziation von Connexonen vermitteln, sind grün gefärbt. Das C-terminale Ende, das am Gating beteiligt ist, ist rot gefärbt.
b) Ein Gap-junction-Kanal besteht aus zwei Semikanälen (Connexonen), die jeweils sechs Connexinuntereinheiten enthalten.

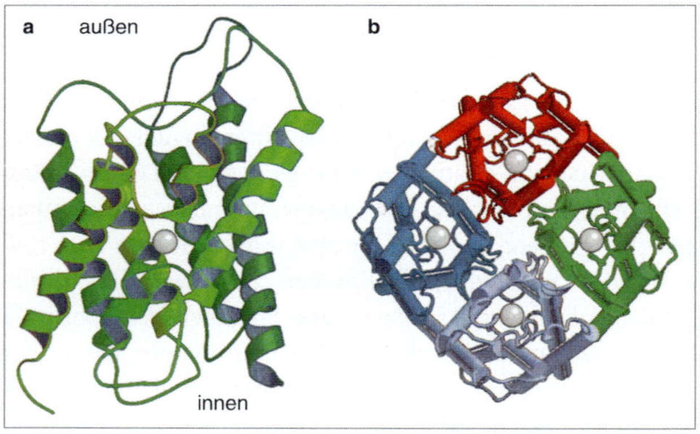

Abb. 21.13 Quaternärstruktur des humanen Aquaporins 1.
a) Blick von der Seite auf ein Aquaporinmonomer.
b) Blick von oben auf ein Aquaporintetramer. Die weißen Kugeln sollen Wassermoleküle darstellen.

des Ziliarkörpers. AQP-2 findet sich ausschließlich im Sammelrohr der Niere und spielt eine essenzielle Rolle bei der Harnkonzentrierung. AQP-4 ist hauptsächlich in Gliazellen des ZNS zu finden, die den Subarachnoidalraum, die Hirnventrikel oder die Gefäße umgeben.

Klinik

Bei erhöhter Osmolarität des Blutes im Hypothalamus wird das Peptidhormon Arginin-Vasopressin (AVP) im Hypophysenhinterlappen in das Blut abgegeben. In der Niere bindet AVP an einen G-Protein-gekoppelten Rezeptor in der basolateralen Membran der Hauptzellen. Nach Freisetzung von cAMP und Aktivierung von Protein-Kinase A werden daraufhin intrazelluläre Vesikel mit AQP-2 in die luminale Membran der Hauptzellen eingebaut. Dadurch erhöht sich die Wasserpermeabilität dieser Membran. Während der Antidiurese sind nun die NaCl- und Harnstoffkonzentrationen im Interstitium des inneren Nierenmarks sehr hoch. Da die Hauptzellen in der basolateralen Membran AQP-3 und AQP-4 enthalten und die Osmolarität in den Hauptzellen mithilfe von Osmolyttransportern der hohen interstitiellen Osmolarität angepasst wird, kann dem Harn das Wasser durch Aquaporin 2 entzogen werden. Defektmutationen im AQP-2-Gen führen zum **nephrogenen Diabetes insipidus**. Die gleiche Krankheit tritt bei Mutationen im AVP-Rezeptor auf. Sie manifestiert sich innerhalb der ersten Lebenswochen. Die Kinder scheiden große Mengen eines verdünnten Harns aus, haben starken Durst und dehydrieren, wenn sie nicht behandelt werden.

MERKE

Aquaporine ermöglichen einen beschleunigten und regulierbaren Wassertransport durch Plasmamembranen.

21.2.9 Porenbildung durch extrazelluläre Proteine

Es gibt von Bakterien oder Immunzellen synthetisierte und in den Extrazellularraum abgegebene Proteine, die sich in Plasmamembranen einbauen können und dort zu Poren assoziieren. Beispiele für solche porenbildenden bakteriellen Toxine sind α-Toxin aus *Staphylococcus aureus*, Hämolysin aus *Escherichia coli* und Streptolysin O aus *Streptococcus pyogenes*. Bei der Immunabwehr von Vertebraten werden Poren in pathogene Zellen eingebaut. Dafür sind das Komplementsystem und zytotoxische T-Lymphozyten zuständig. Zellmembranen können also von Mikroorganismen oder von körpereigenen Zellen lysiert werden.

Das Komplementsystem besteht aus neun Proteinen im Serum (C1–C9), die sich in Form einer Enzymkaskade gegenseitig aktivieren (➤ Kap. 26.9.2). Die Komplementaktivierung hat drei Funktionen:

- Markierung von Mikroorganismen zur Phagozytose (Opsonierung)
- Aktivierung von Phagozyten
- Lyse von Mikroorganismen durch Einbau von Poren.

Der porenbildende Komplex des Komplementsystems (MAC = membrane attack complex) besteht aus den Proteinen C5–C9. Nach Aktivierung von C5 entsteht ein Komplex aus den Proteinen C5–C7, der sich an die Plasmamembran von Zielzellen anheftet und dadurch einen Einbau von C8 ermöglicht. Der membranassoziierte C5–C8-Komplex ist wiederum Grundlage für den Einbau von zwölf bis 18 C9-Monomeren, die eine kationenselektive und spannungsabhängige Pore mit einem Durchmesser von ≈100 Å bilden (➤ Abb. 21.14). Im Serum lösliche Inhibitoren von C6 und C7 sorgen dafür, dass die Bildung von MACs nur lokal erfolgt. Bei der Bevölkerung von Südafrika hat man gehäuft eine verminderte Expression von C6-Protein beobachtet, die bei Kindern mit einer hohen Mortalität nach Gastroenteritiden korrelierte.

Zytotoxische T-Lymphozyten sezernieren das porenbildende Protein Perforin, das die Zerstörung von Tumorzellen und mit Viren infizierten Zellen bewirkt. Nach Aktivierung sezernieren zytotoxische T-Zellen Perforin-Monomere, die sich nach einer durch Calcium induzierten Konformationsänderung spontan in die Membran der Zielzellen einbauen. In der Membran polymerisieren die Perforinmonomere und bilden große Poren mit einem Durchmesser von ≈50 Å. Da durch diese Poren anorganische Ionen inklusive Calcium, Wasser sowie kleine organische Moleküle in die Zellen gelangen, sterben die Zellen ab.

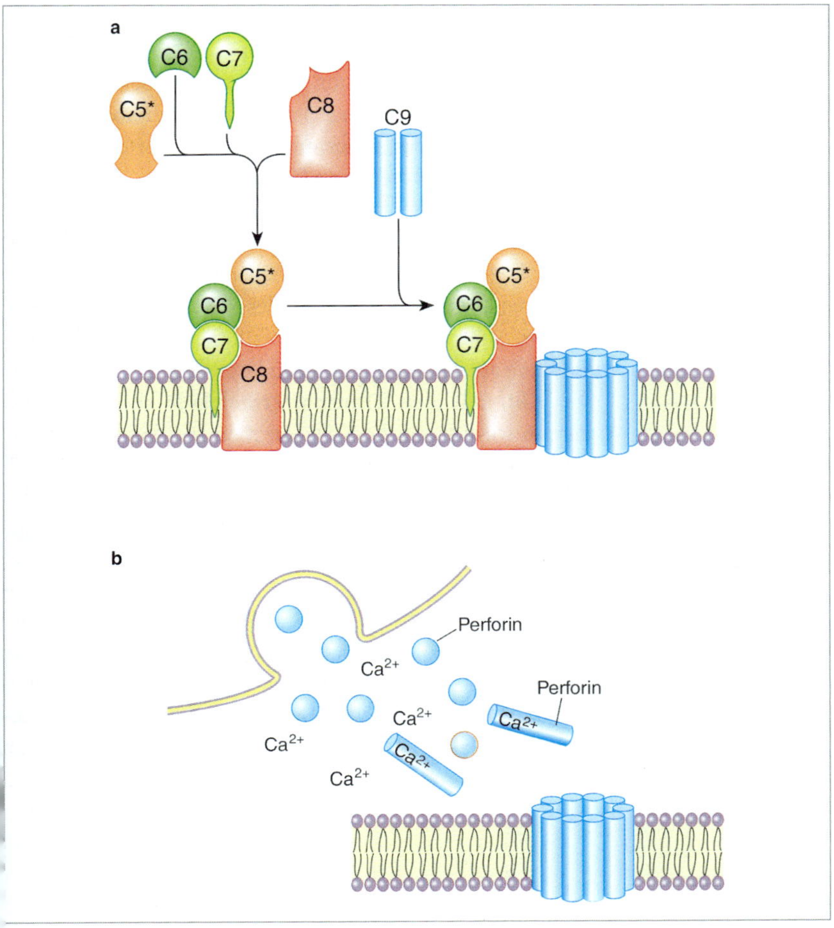

Abb. 21.14 Porenbildung durch Komplement und Perforine.

a) Komplementporen. An der Bildung von Poren durch das Komplementsystem sind die Komplementproteine C5–C9 beteiligt. Die Komplexbildung wird durch Aktivierung von C5 (C5*) eingeleitet.

b) Perforinporen. Aktivierte zytotoxische T-Zellen sezernieren Perforinmonomere, die nach Bindung von Ca^{2+} eine Konformationsänderung erfahren, durch die hydrophobe Domänen exponieren. Das ermöglicht ihnen den Einbau in die Plasmamembran der Zielzellen.

MERKE
Durch einige Bakterien, zytotoxische T-Zellen und das Komplementsystem werden Proteine in den Extrazellularraum abgegeben. Sie bauen sich in die Plasmamembranen ein und bilden dort Poren, die zum Tod der betroffenen Zellen führen können.

21.3 Transporter

Der Mensch verfügt über zahlreiche Membrantransporter, die sich zu etwa 40 Proteinfamilien zuordnen lassen. Nach der Sequenzierung des menschlichen Genoms hat man sie zu drei Gruppen zusammengefasst: **ATP** (= ATPasen, ➤ Tab. 21.2), **ABC** (= ATP-binding cassette, ➤ Tab. 21.3) und **SLC** (= solute carrier, ➤ Tab. 21.4–21.9).
Zur Gruppe ATP gehören:

- **V/F-Typ-ATPasen:** Sie enthalten vakuoläre V-ATPasen und mitochondriale F-Typ-ATPasen.
- **P-Typ-ATPasen:** Sie enthalten ATP-spaltende Transporter, die ein phosphoryliertes Zwischenprodukt bilden.
- **ABC-Transporter:** ATP-bindende Transporter mit typischen ATP-Bindungssequenzen.

Die ABC-Transporter-Gruppe ist gleichzeitig eine Superfamilie strukturell ähnlicher Transporter. Viele Transporter in der SLC-Gruppe gehören zur **MFS**-Superfamilie (major facilitator superfamily).

Funktionell unterscheidet man zwischen **aktiven Transportern**, die Stoffe entgegen ihrem elektrischen und chemischen Gradienten transportieren können, und **passiven Transportern**, die eine Diffusion von Stoffen durch die Plasmamembran ermöglichen.

Bei den **primär aktiven Transportern** wird die benötigte Energie durch energiereiche Verbindungen geliefert, bei Säugetieren ATP. Ein Beispiel dafür sind die P-Typ-ATPasen, die diese Energie zunächst für die Bildung einer energiereichen Phosphatesterbindung mit dem Transporter nutzen. In einem zweiten Schritt führt die Spaltung dieser Bindung zu Konformationsänderungen, die den aktiven Transport bewirken. Bei V-/F-Typ-ATPasen und ABC-Transportern erfolgt die Übertragung der Energie, ohne dass der Transporter selbst zwischenzeitlich phosphoryliert wird.

Sekundär aktive Transporter nutzen für den Transport ihrer Substrate Energie, die in Form eines elektrochemischen Potenzials durch ein oder zwei weitere Moleküle bereitgestellt wird, sog. **Cosubstrate**. Die Membranpassagen von Substrat und Cosubstrat(en) sind energetisch gekoppelt. Dabei folgen die Cosubstrate in der Regel ihrem elektrochemischen Potenzialgefälle, während die Substrate entgegen ihrem Konzentrationsgradienten (neutrale Substrate) oder ihrem elektrochemischen Potenzialgefälle (geladene Substrate) angereichert werden können. Transporter, die einen gleichsinnigen und gleichzeitigen Transport von Substrat und Cosubstrat ermöglichen, werden **Cotransporter** oder **Symporter** genannt (z.B. der Na^+-D-Glucose-Cotransporter SGLT1 [SLC5-A1, ➤ Tab. 21-4]). Häufig bindet das Cosubstrat zuerst und erhöht dadurch die **Affinität** für das Substrat. Transporter, die Substrat und Cosubstrat in entgegengesetzte Richtungen transportieren, nennt man **Antiporter** (z.B. der Na^+-H^+-Austauscher NHE-3 [SLC9-A3, ➤ Tab. 21.7]). In der Regel ist unbekannt, ob Substrat und Gegensubstrat gleichzeitig oder nacheinander transportiert werden.

Passive Transporter oder **erleichterte Diffusionssysteme** ermöglichen den Ausgleich von transmembranären Konzentrationsgradienten. Wenn Kationen oder Anionen durch passive Transporter transportiert werden, stellen sich die Konzentrationen der Substrate entsprechend dem vorliegenden Membranpotenzial ein. Nach der Nernst-Gleichung kann ein einwertiges Kation bei einem Membranpotenzial von –61 mV mithilfe eines passiven Transporters zehnfach in der Zelle angereichert werden. Es gibt **asymmetrische** Transporter, die ihr Substrat in eine Richtung besser transportieren als in die andere, und **symmetrische** Transporter, die in beide Richtungen gleich gut arbeiten. Kann ein Transporter auch arbeiten, wenn auf der Gegenseite kein Substrat angeboten wird, so bezeichnet man ihn als **Uniporter**. Das in dem Reaktionsschema in ➤ Abb. 21.4c dargestellte Transportermodell repräsentiert einen passiven Transporter, der symmetrisch, aber auch als Uniporter arbeiten kann. Wenn ein Transporter Nettoladung über die Membran befördert, kann man während der Aktion einen konstanten Strom messen. In diesem Fall handelt es sich um einen **elektrogenen Transport**.

Die **Menge von Transportern** in der Plasmamembran wird auf unterschiedlichste Art und Weise reguliert:

- durch Steuerung der **Transkription**
- durch Regulation der Fusion von transporterbeladenen Membranvesikeln mit der Plasmamembran (**Exozytose**)
- durch Steuerung der Entfernung von Transportermolekülen aus der Plasmamembran (**Endozytose**)
- durch Steuerung des proteolytischen Abbaus von Plasmamembrantransportern.

Schnelle Regulationen, die innerhalb von wenigen Minuten zum Tragen kommen, erfolgen in der Regel durch Endo- oder Exozytose, während langsame Regulationen über Stunden und Tage häufig auf Transkriptionsebene stattfinden.

Die **Aktivität der Transportermoleküle** innerhalb der Membran wird durch die Konzentration von Substraten, Cosubstraten und Hemmstoffen, durch Änderungen des Membranpotenzials, durch Assoziation der Transporter mit Regulationsproteinen und/oder durch posttranslationale Modifizierungen der Transporter gesteuert.

MERKE
Es gibt primär aktive, sekundär aktive und passive Transporter, die zu verschiedenen Proteinfamilien gehören und unterschiedliche Substratspezifitäten aufweisen. Ihre Quantität in der Plasmamembran wird langfristig durch Transkription und kurzfristig durch Transport und Degradation reguliert.

21

21.3.1 V-Typ- und P-Typ-ATPasen in Plasmamembranen

V-Typ-ATPasen sind ähnlich aufgebaut wie die F-Typ-ATP-Synthase in den Mitochondrien. Sie bestehen aus vielen Untereinheiten und besitzen einen die Membran durchquerenden V_0-Teil und einen vorwiegend intrazellulär lokalisierten V_1-Teil mit der ATP-Bindungsstelle (➤ Abb. 21.15). In Plasmamembranen von proximalen Nierenepithelzellen und Schaltzellen renaler Sammelrohre werden V-Typ-ATPasen der ATP6-Familie (➤ Tab. 21.2) exprimiert, die Protonen transportieren. Zur ATP6-Familie gehören auch H^+-ATPasen, die für die Ansäuerung intrazellulärer Vesikel verantwortlich sind.

P-Typ-ATPasen findet man außer in Plasmamembranen auch im endoplasmatischen Retikulum (Ca^{2+}-ATPase). Die wichtigsten P-Typ-ATPasen in der Plasmamembran (➤ Tab. 21.2) sind die in allen Zellen exprimierte Na^+-K^+-ATPase (Familie ATP1, ➤ Abb. 21.15), die im Magen exprimierte H^+-K^+-ATPase (Familie ATP4) und die in der Plasmamembran von Erythrozyten exprimierte Ca^{2+}-ATPase (Familie ATP2).

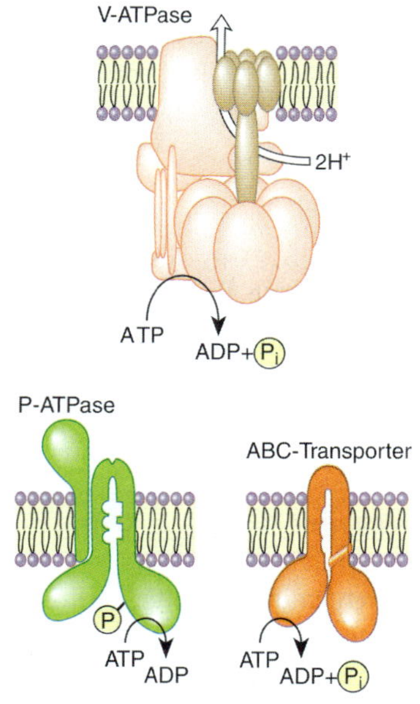

Abb. 21.15 Typische Raumstrukturen von P-ATPasen, V-ATPasen und ABC-Transportern. Die V-ATPase besitzt einen V_0-Teil (braun) und einen V_1-Teil (pink). Als Beispiel für eine P-ATPase ist die Na^+-K^+-ATPase mit drei Bindungsstellen für Na^+ und zwei Bindungsstellen für K^+ gezeigt. Bei dem dargestellten ABC-Transporter handelt es sich um den MDR1-Transporter, der hydrophobe Substanzen aus Zellen heraustransportiert.

Na^+-K^+-ATPase

Die Na^+-K^+-ATPase ist eine **P-Typ-ATPase**, welche die hohen Kaliumkonzentrationen in tierischen Zellen erzeugt und bei Säugetieren in allen Zellen vertreten ist (➤ Tab. 21.2). In den Epithelzellen der Pars recta der distalen Tubuli im äußeren Nierenmark ist die Na^+-K^+-ATPase an der Resorption von NaCl beteiligt. Dort findet sie sich in hohen Konzentrationen in den basolateralen Membranen der Epithelzellen und transportiert Na^+, das durch den Na^+-K^+-2 Cl-Cotransporter aus dem Tubuluslumen in die Zellen gelangt ist, in das Interstitium des äußeren Nierenmarks. Die Na^+-K^+-ATPase besteht immer aus je zwei α-Untereinheiten (ATP1-A, 112 kDa) und β-Untereinheiten (ATP1-B, 35 kDa). Die α-Untereinheit bildet den Transportweg durch die Plasmamembran. Sie enthält eine **ATP-Bindungsstelle** auf der intrazellulären und eine Steroidbindungsstelle auf der extrazellulären Seite. Die β-Untereinheit besitzt nur eine Transmembranhelix und liegt hauptsächlich extrazellulär.

Zellen enthalten im Vergleich zum Interstitium eine hohe Kalium- und eine niedrige Natriumkonzentration. Diese Konzentrationsunterschiede werden durch die Na^+-K^+-ATPase erzeugt und aufrechterhalten. Der Transporter benutzt die bei der Spaltung eines ATP-Moleküls frei werdende Energie, um drei Natriumionen aus der Zelle heraus- und zwei Kaliumionen in die Zelle hineinzutransportieren. Es handelt sich also um einen **primär aktiven**, **elektrogenen Transporter**.

➤ Abb. 21.16 zeigt die Einzelschritte des Transports von Na^+ und K^+, der stöchiometrisch an die Enzymreaktion der Na^+-K^+-ATPase gekoppelt ist. Nach Bindung von ATP (E, ATP) und 3 Na^+-Ionen von innen wird ATP unter Mitwirkung von Mg^{2+} in ADP und Phosphat gespalten, und das frei werdende Phosphat wird mit einem Aspartatrest der Na^+-K^+-ATPase verestert (β-Aspartylphosphat in ➤ Abb. 21.17). Dabei wird Na^+ im Transporter gefangen (E-P[3 Na^+]), und die Natriumbindungsstellen gehen automatisch in einen nach auswärts geöffneten Zustand über (E-P, 3 Na^+). Somit wird im Interstitium Natrium freigesetzt (E-P). In diesem Zustand

Tab. 21.2 P-Typ- und V-Typ-ATPasen in der Zellmembran

Familie	Bezeichnung, Substrat(e), Transportmechanismus	Lokalisation	durch Mutation bedingte Krankheiten
ATP1	Na^+-K^+-ATPase (P-Typ): Austauscher von Na^+ gegen K^+	alle Zellen	
ATP2	ATP2B1-4 (Ca^{2+}-ATPasen, P-Typ): Austauscher von Ca^{2+} gegen H^+	Erythrozyten und andere Zellen	
ATP4	H^+-K^+-ATPase (P-Typ): Austauscher von H^+ gegen K^+	Belegzellen des Magens	
ATP6	H^+-ATPase (V-Typ): Transport von H^+	Niere	distale renale Azidose mit Schwerhörigkeit
ATP7	Cu^{2+}-ATPase (P-Typ): Transport von Cu^{2+}	Nervenzellen	Menkes-Krankheit
ATP8	ATPase (P-Typ): Transport von Aminophospholipiden	Darm und Leber	progressive familiäre intrahepatische Cholestase

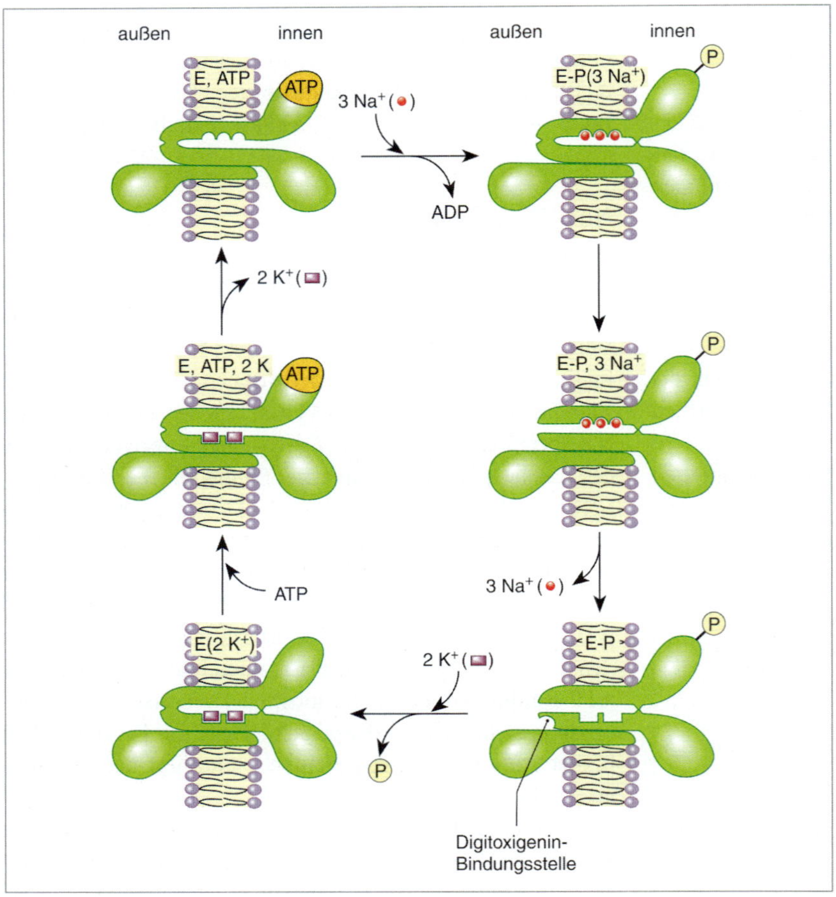

Abb. 21.16 Reaktionsschritte der Na^+-K^+-ATPase. Die einzelnen Schritte sind im Text beschrieben.

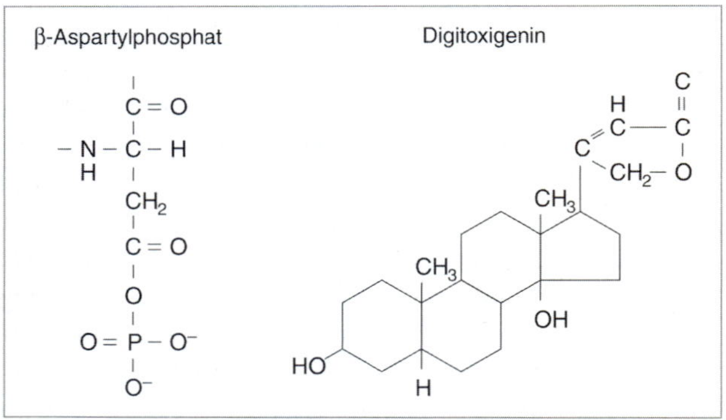

Abb. 21.17 Strukturformeln von β-Aspartylphosphat und Digitoxigenin.

kann Digitoxigenin (➤ Abb. 21.16 und ➤ 21.17) von außen an den Transporter binden. 2 K^+-Ionen binden nun von außen, die Na^+-K^+-ATPase wird dephosphoryliert, und der Transporter geht in einen Zustand über, bei dem K^+ im Transporter gefangen ist (E[2K⁺]). Daraufhin bindet ATP, und der Transportkanal öffnet sich nach innen (E, ATP, 2 K^+). K^+ wird nun nach innen abgegeben, und von innen her werden Na^+-Bindungsstellen zugänglich (E, ATP). Die in ➤ Abb. 21.16 gezeigten Reaktionsschritte sind streng gekoppelt und reversibel. Die Wechselzahl der Na^+-K^+-ATPase ist für einen Transporter hoch. Sie beträgt 100 s^{-1}. Unter optimalen Bedingungen transportiert also ein Na^+-K^+-ATPase-Molekül pro Sekunde 300 Na^+-Ionen aus der Zelle heraus und 200 K^+-Ionen in die Zelle hinein.

Klinik

Seit 200 Jahren werden in der Medizin bei Herzschwäche Extrakte aus dem roten Fingerhut eingesetzt, z.B. unter dem Namen **Digitalis**. Die wirksame Komponente dieser Extrakte sind herzaktive Steroide wie **Digitoxigenin**, die die Na^+-K^+-ATPase hemmen, indem sie die Dephosphorylierung des Transporters blockieren (➤ Abb. 21.16). In Herzmuskelzellen führt die Hemmung der Na^+-K^+-ATPase bei relativ geringen Dosen von Digitalis zu einem erhöhten Natriumspiegel in der Zelle und zur Abflachung des zelleinwärts gerichteten Na^+-Gradienten (➤ Abb. 21.18). Das hemmt den Ca^{2+}-Export durch den in der Plasmamembran von Herzmuskelzellen exprimierten 2 Na^+-Ca^{2+}-Austauscher (SLC8-A1). Der daraus resultierende Anstieg der intrazellulären Calciumkonzentration führt zu einer Verstärkung der Kontraktionskraft.

Andere P-Typ-ATPasen

Ca^{2+}-ATPasen In der Plasmamembran von **Erythrozyten** und einigen anderen Zellen werden Ca^{2+}-ATPasen vom P-Typ exprimiert (ATP2B1–4). Diese Ca^{2+}-ATPasen bestehen aus

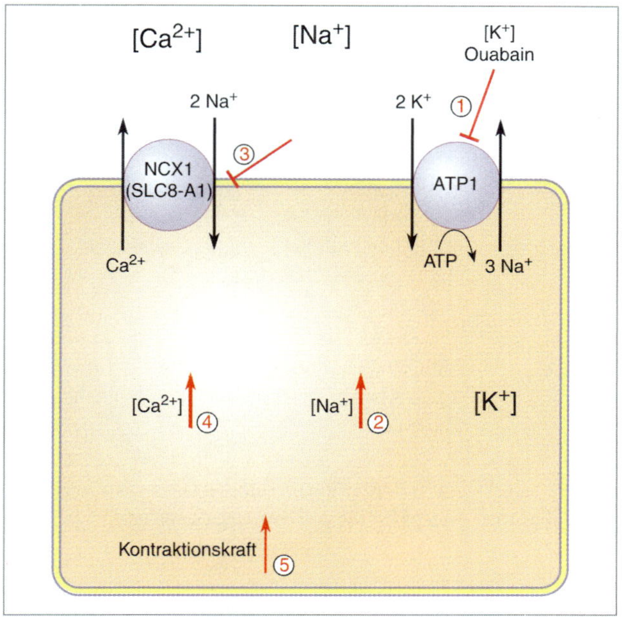

Abb. 21.18 Mechanismus der positiv inotropen Wirkung von Digitalis am Herzmuskel. Hemmung der Na^+-K^+-ATPase durch Ouabain (1) hat eine Erhöhung der intrazellulären Na^+-Konzentration (2) zur Folge. Dadurch werden die treibende Kraft für den Ca^{2+} Export durch den 2 Na^+-Ca^{2+}-Antiporter erniedrigt (3) und die intrazelluäre Ca^{2+} Konzentration erhöht (4). Dies bewirkt eine Steigerung der Kontraktionskraft (5).

α-Untereinheiten mit struktureller Ähnlichkeit zur α-Untereinheit der Na^+-K^+-ATPase. In den Erythrozyten senkt die Ca^{2+}-ATPase in der Plasmamembran die intrazelluläre Calciumkonzentration auf etwa 0,1 µmol · L^{-1}. Die Ca^{2+}-ATPasen haben eine Interaktionsdomäne für das intrazelluläre Calciumbindungsprotein **Calmodulin**. Wenn der Calciumspiegel im Zytosol ansteigt, bindet Ca^{2+} an Calmodulin, das daraufhin mit einer intrazellulären Schleife der Ca^{2+}-ATPase in Wechselwirkung treten und den Transporter aktivieren kann. Die Ca^{2+}-ATPase in Erythrozyten arbeitet als **elektrogener 1 Ca^{2+}-1 H^+-Austauscher**. Die beim Calciumexport in die Erythrozyten beförderten Protonen werden durch intrazelluläres Hydrogencarbonat abgepuffert.

H^+-K^+-ATPase Die H^+-K^+-ATPase (Familie ATP4) hat eine große Ähnlichkeit zur Na^+-K^+-ATPase. In den **Belegzellen des Magens** ist sie für die Sekretion von Protonen verantwortlich. Sie tauscht zwei intrazelluläre Protonen gegen zwei extrazelluläre Kaliumionen aus. Dabei wird ein ATP-Molekül gespalten. Das für den Austausch benötigte Kalium wird über Kaliumkanäle von Belegzellen oder benachbarten Zellen geliefert (➤ Abb. 21.19). Das Proton wird dem Gleichgewicht $CO_2 + H_2O \leftrightarrow H_2CO_3 \leftrightarrow H^+ + HCO_3^-$ entzogen. Das Medikament Omeprazol ist ein spezifischer Hemmstoff der H^+-K^+-ATPase, das bei Magengeschwüren die Säureproduktion reduzieren soll.

Cu^{2+}-ATPase In den Plasmamembranen von Nervenzellen und vielen anderen Zellen ist eine Kupfer transportierende P-Typ-ATPase aus der Familie ATP7 exprimiert. Mutationen in den Untereinheiten dieses Proteins führen zur progressiven Degeneration von Nervenzellen mit Tod in der Kindheit (**Menkes-Krankheit**).

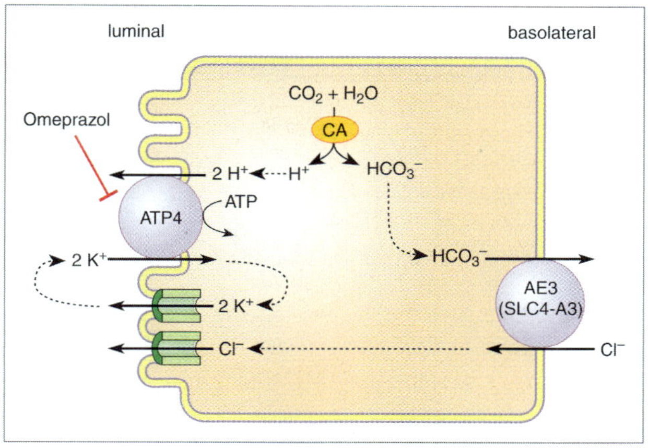

Abb. 21.19 HCl-Sekretion in den Belegzellen des Magens. Die H^+-K^+-ATPase in der luminalen Membran transportiert Protonen aus der Zelle heraus, die durch intrazelluläres CO_2 und Wasser mithilfe der Carboanhydrase (CA) bereitgestellt werden. Das dabei in die Zelle transportierte K^+ rezirkuliert durch einen Kaliumkanal. Das in der Zelle entstehende Bicarbonat wird über einen Bicarbonat-Cl-Austauscher basal ausgeschieden. Dabei wird Cl^- in die Zelle transportiert, das durch einen Chloridkanal über die luminale Membran diffundiert.

Phospholipid-ATPasen Epithelzellen in Darm, Leber und anderen Geweben exprimieren in ihren Plasmamembranen P-Typ-ATPasen der Familie ATP8, die Aminophospholipide transportieren (z.B. Phosphatidylethanolamin). Genetische Defekte in einem dieser Transporter führen zu einer Form der **progressiven familiären intrahepatischen Cholestase**.

MERKE

Die Na^+-K^+-ATPase, Ca^{2+}-ATPase und die H^+-K^+-ATPase sind primär aktive Transporter, die während ihres Reaktionszyklus ein phosphoryliertes Zwischenprodukt bilden und deshalb P-ATPasen genannt werden. Die Na^+-K^+-ATPase kommt in jeder Zelle vor und baut die Na^+- und K^+-Gradienten über die Plasmamembran auf. Im sarkoplasmatischen Retikulum von Muskelzellen und in der Plasmamembran von Erythrozyten gibt es unterschiedliche Ca^{2+}-ATPasen. Die H^+-K^+-ATPase in den Belegzellen des Magens ist für die Ansäuerung des Mageninhaltes verantwortlich.

21.3.2 ABC-Transporter

Die ABC-Transporter-Superfamilie (ABC = ATP-binding cassette) umfasst acht Familien mit mehr als 50 bislang bekannten Transportern, Kanälen oder Kanalkomponenten. Die Transporter befördern sehr unterschiedliche, in der Regel niedermolekulare Substanzen (➤ Tab. 21.3). Als Gemeinsamkeit enthalten die Mitglieder dieser Superfamilie **zwei Paare von miteinander homologen Bereichen**, nämlich zwei Domänen aus je sechs Transmembranhelices und zwei intrazelluläre ATP-Bindungsstellen (**Walker-Sequenzen**). Die beiden homologen Domänen können auf einem Protein liegen. Diese Proteine bilden vollständige Transporter, z.B. ABCA 1, MRP oder MDR3. Die homologen Domänen können aber auch durch Assoziation von zwei gleichen oder verschiedenen Proteinen als Homo- bzw. Heterodimer vorliegen, wie z.B. bei den Transportern der

Tab. 21.3 Beispiele für ABC-Transporter

Familie	Bezeichnung, Substrate	Lokalisation	durch Mutationen bedingte Krankheiten
ABCA	ABCA-1: Cholesterin und Phosphatidylcholin; ABCA-4: *N*-Retinylidene-Phosphatidylethanolamin ABCA-7: Phospholipide	ABCA-1: Leber, Makrophagen, Dünndarm ABCA-4: Retina ABCA-7: fetale Leber, Milz, Thymus	ABCA-1: Tangier-Krankheit, HDL-Mangel, Atherosklerose, Hepatosplenomegalie, periphere Neuropathie ABCA-4: degenerative Retinaerkrankungen, Retinitis pigmentosa
ABCB	ABCB-1 (MDR1): organische Kationen, Medikament ABCB-4 (MDR3): Phosphatidylcholin ABCB-11 (BSEP): Gallensäuren	ABCB-1: Darm, Leber, Niere, Hirnkapillaren, Tumorzellen ABCB-4: Leber ABCB-11: Leber	ABCB-4 und ABCB-11: progressive familiäre intrahepatische Cholestase
ABCC	ABCC-1 (MRP1) und ABCC-2 (MRP2): organische Anionen, Konjugate mit Glucuronsäure oder Glutathion, Leber ABCC-3 (MRP3): Phosphatidylcholin	ABCC-1, ABCC-2 und ABCC-3: Leber	ABCC-2: Dubin-Johnson-Syndrom ABCC-3: progressive familiäre intrahepatische Cholestase
ABCG	ABCG-2: Medikamente ABCG-5, ABCG-8: Sterole	ABCG-2: Leber, Tumorzellen ABCG-5, ABCG-8: Leber, Dünndarm	ABCG-5 und ABCG-8: Sitosterolämie mit frühzeitiger Atherosklerose und Hypercholesterinämie

ABCG-Familie (➤ Abb. 21.20). Einige Transporter dieser Superfamilie besitzen noch eine weitere Domäne mit sechs Transmembranhelices (➤ Abb. 21.20).

ABC-Transporter sind meist **Floppasen**, die Substrate von intrazellulär nach extrazellulär transportieren (➤ Kap. 8.4). Einige ABC-Transporter (ABCA-1, ABCG-1) spielen im **Lipoproteinstoffwechsel** eine zentrale Rolle (➤ Kap. 18), andere in der **hepatischen Exkretion** von endogenen Substraten wie **Lipiden** und **Bilirubin** (ABCB-4, ABCB-11, ABCC-2, ABCC-3, ABCG-5 und ABCG-8) oder von **Xenobiotika** und **Medikamenten** (ABCB-1, ABCC-2, ➤ Kap. 27).

Viele **ABC-Transporter** gehören zu den **polyspezifischen Transportern** wie z.B. MDR1 und MRP1. Während die meisten Transporter nur eine bestimmte Molekülstruktur erkennen, akzeptieren polyspezifische Transporter Moleküle unterschiedlicher Struktur als Substrat. Trotzdem arbeiten sie nicht unspezifisch, da sie Moleküle aufgrund kleiner struktureller Unterschiede vom Transport ausschließen können. Polyspezifische Transporter sind von großer biomedizinischer Bedeutung, weil sie Medikamente und Umweltgifte im Körper verteilen und ausscheiden.

ABCB-Familie/MDR-Transporter Der Transporter MDR1 („multidrug resistance protein 1“, ABCB-1, P-Glykoprotein) wurde in einigen Tumorzelllinien entdeckt, die ihn während der Behandlung mit Zytostatika hochregulieren und dadurch resistent werden. MDR1 transportiert viele hydrophobe ungeladene oder hydrophobe kationische Pharmaka unter ATP-Verbrauch aus Zellen heraus. Er befindet sich in der luminalen Membran von Darmepithelzellen, in Gallengangskapillaren der Leberzellen (➤ Kap. 27) und in Bürstensaummembranen von Epithelzellen der proximalen Nierentubuli. Außerdem wurde MDR1 in Kapillarendothelzellen der Blut-Hirn-Schranke nachgewiesen. Hydrophobe Umweltgifte und Medikamente, die an diesen Stellen passiv in die Lipiddoppelschicht der Plasmamembran eindringen, werden durch den primär aktiven MDR1-Transporter wieder nach außen befördert. Die möglicherweise lebenswichtige Funktion von MDR1 für den Schutz

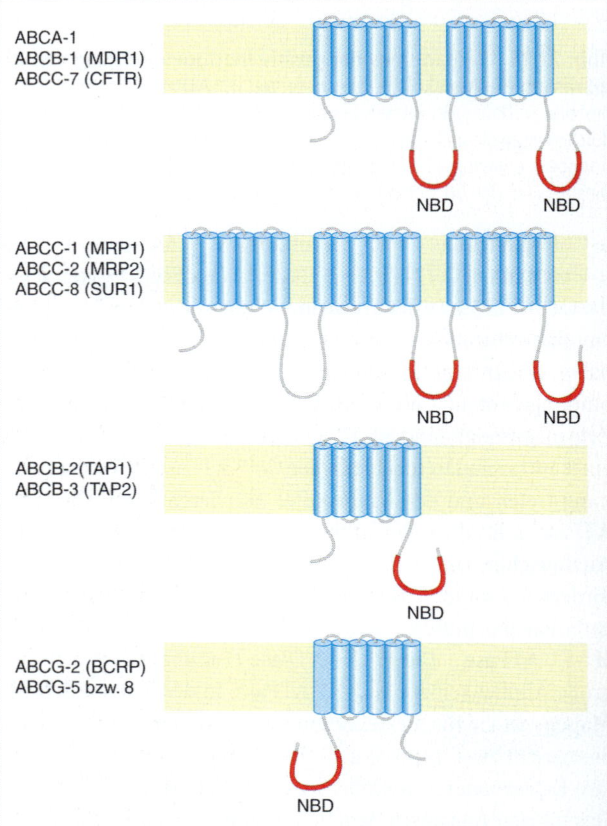

Abb. 21.20 Topologie von Transportern und Kanälen der ABC-Superfamilie. Die Nucleotidbindungsdomänen (NBD) sind rot markiert.

des Körpers vor Umweltgiften zeigte sich an Mäusen, bei denen das Gen für MDR1 ausgeschaltet wurde. Im Gegensatz zu Wildtyp-Mäusen mit funktionsfähigem MDR1-Transporter starben Mäuse ohne MDR1 nach Behandlung ihrer Käfige mit einem gängigen Desinfektionsmittel.

Die Transporter ABCB-4 (**MDR3**) und ABCB-11 (**BSEP**, bile salt export pump) werden ebenfalls in Gallengangkapillaren exprimiert (➤ Kap. 27). MDR3 und BSEP sind an der Bildung

21

der Gallenflüssigkeit beteiligt. MDR3 transportiert Phosphatidylcholin und BSEB Gallensäuren in die Galle. Mutationen in MDR3 oder BSEP führen zu erblichen Formen der **intrahepatischen Cholestase** (➤ Tab. 21.3).

Wichtige Mitglieder der ABCB-Familie sind die im endoplasmatischen Retikulum (ER) lokalisierten ATP-abhängigen Peptidtransporter ABCB-2 (**TAP1**) und ABCB-3 (**TAP2**). Diese Transporter bilden Homodimere mit je sechs Membrandomänen und einer ATP-Bindungsstelle (➤ Abb. 21.20). Sie spielen eine wichtige Rolle bei der Antigenpräsentation, da sie Peptide aus dem Zytosol in das Lumen des ER transportieren. Dort binden die Peptide an Membranproteine – sog. HLA-Proteine –, die sie nach Exozytose an der Außenseite der Plasmamembran präsentieren (➤ Kap. 26.6.2).

ABCC-Familie/MRP-Transporter Zur ABCC- oder MRP-Familie (MRP = MDR-related protein) gehören wichtige primär aktive Transporter für Lipide und Arzneimitteltransporter sowie der Chloridkanal CFTR. Der MRP1-Transporter (ABCC-1) in der sinusoidalen Membran von Leberzellen transportiert glutathionkonjugierte Pharmaka unterschiedlicher Struktur aus den Hepatozyten in die Sinusoide. Der MRP2-Transporter (ABCC-2) befindet sich in der biliären Membran der Leberzellen. Er transportiert anionische Verbindungen unterschiedlicher Struktur aus den Hepatozyten in die Galle. Zu den Substraten dieses Transporters gehört neben glucuronidierten Medikamenten und Umweltgiften konjugiertes Bilirubin. Mutationen im MRP2-Transporter führen zum **Dubin-Johnson-Syndrom** mit gestörter Bilirubinausscheidung (Ikterus) und Pigmentablagerungen in der Leber (➤ Kap. 27).

MERKE

ABC-Transporter sind ATPasen, die Lipide, Metaboliten, Medikamente und Gifte aus Zellen heraustransportieren. Viele dieser Transporter sind polyspezifisch. Zu ihnen gehören die in der Leber exprimierten MDR- und MRP-Transporter.

21.3.3 Transporter für Monosaccharide und Lactat

Monosaccharide und Lactat sind wichtige Energiequellen für eukaryontische Zellen. Während sekundär aktive Na^+-D-Glucose-Cotransporter der SGLT- oder SLC5-Familie für die D-Glucose-Aufnahme im Darm verantwortlich sind, erfolgt die D-Glucose-Aufnahme in Fett-, Muskel- und Nervenzellen durch passive Transporter der GLUT- oder SLC2-Familie. Lactat passiert Plasmamembranen mithilfe von H^+-Lactat-Cotransportern der MTC- oder SLC16-Familie (➤ Tab. 21.4).

GLUT-Familie (SLC2) Die SLC2-Familie gehört zur MFS-Superfamilie (MFS = major facilitator superfamily). Bisher wurden 13 Mitglieder der SLC2-Familie identifiziert. Fünf davon wurden genauer charakterisiert. Sie unterscheiden sich bezüglich ihrer Gewebeverteilung, Membranlokalisation, Regulation und Affinität gegenüber D-Glucose. Es handelt sich um passive, stereospezifische Transporter mit relativ niedriger Affinität für D-Glucose (K_m-Werte zwischen 2 und 10 mmol · L^{-1}).

Der **GLUT1-Transporter** (SLC2-A1) wird in Erythrozyten, in Hirnkapillaren und in Tumorzellen exprimiert. Für D-Glucose besitzt GLUT1 eine Michaelis-Menten-(K_m-)Konstante von ≈3 mM. Im Gehirn ermöglicht dieser Transporter die Passage von D-Glucose über die Blut-Hirn-Schranke. Da er im Gegensatz zu den Na^+-D-Glucose-Cotransportern (➤ Tab. 21.4) 2-Desoxy-D-Glucose als Substrat akzeptiert, kann seine Aktivität im Gehirn nach Injektion von Fluoro-2-desoxy-D-Glucose mithilfe der **Positronenemissionstomographie (PET)** bestimmt werden.

Der **GLUT2-Transporter** ist ein niedrig affiner Glucosetransporter mit einem K_m-Wert für D-Glucose von ≈17 mM. Er wird in Epithelzellen der Dünndarmschleimhaut und proximaler Nierentubuli (➤ Abb. 21.21), in Hepatozyten und in den β-Zellen der Langerhans-Inseln des Pankreas exprimiert. In den Epithelzellen proximaler **Nierentubuli** befindet sich GLUT2 in der basolateralen Membran und vermittelt den zweiten Schritt bei der Resorption von D-Glucose, also den Ausstrom des luminal sekundär aktiv aufgenommenen Zuckers. In den **Hepatozyten** ermöglicht GLUT2 je nach Stoffwechsellage

Tab. 21.4 Transporter für Monosaccharide und Lactat in Zellmembranen

Bezeichnung, Transportmechanismus, Substrate	Lokalisation	durch Mutation bedingte Krankheiten
SLC2-A1 (GLUT1), SLC2-A2 (GLUT2), SLC2-A3 (GLUT3), SLC2-A4 (GLUT4): passive Transporter für D-Glucose und 2-Desoxy-D-Glucose SLC2-A5 (GLUT5): passiver Transporter von D-Fructose	SLC2-A1: Erythrozyten, Hirnkapillaren, Nervenzellen SLC2-A2: Leber, Niere, β-Zellen des Pankreas SLC2-A3: Nervenzellen; SLC2-A4: Skelett- und Herzmuskel, Fettgewebe SLC2-A5: Dünndarm, Spermien	SLC2-A1: De-Vivo-Syndrom mit Krampfanfällen und Entwicklungsstörungen SLC2-A2: Fanconi-Bickel-Syndrom
SLC5-A1 (SGLT1): Cotransporter von 2 Na^+ mit D-Glucose oder D-Galaktose SLC5-A2 (SGLT2): Na^+-D-Glucose-Cotransporter SLC5-A5 (NIS): Na^+-J^--Cotransporter	SLC5-A1: Dünndarm, Niere, Drüsen, Gehirn SLC5-A2: Niere SLC5-A5: Schilddrüse	SLC5-A1: Glucose-Galaktose-Malabsorption SLC5-A2: renale Glucosurie SLC5-A5: Hypothyreoidismus
SLC16-A1 (MTC1) SLC16-A3 (MTC3), SLC16-A4 (MTC4), SLC16-A7 (MTC2): H^+-Cotransporter für Lactat, Pyruvat und Ketonkörper	SLC16-A1: ubiquitär SLC16-A3 Niere, Gehirn, Leber SLC16-A4: Skelettmuskel, Herzmuskel, Lunge, Plazenta SLC16-A7: Leber	SLCA16-A1: Muskelschwäche bei körperlicher Belastung

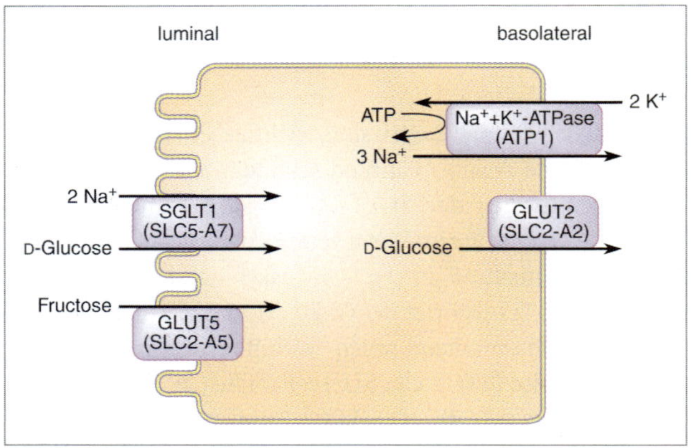

Abb. 21.21 Transporter, die an der Resorption von D-Glucose und Fructose im Dünndarm beteiligt sind.

die Aufnahme von D-Glucose aus den Sinusoiden oder die Abgabe von D-Glucose aus den Hepatozyten in die Sinusoide. Im **Pankreas** ermöglicht GLUT2 die Glucoseaufnahme in die β-Zellen und beteiligt sich an der glucoseabhängigen Regulierung der Insulinausschüttung (➤ Abb. 21.9). Wegen des hohen K_m-Werts von GLUT2 für D-Glucose ist die D-Glucose-Aufnahme in die β-Zellen proportional zu der Glucosekonzentration im Blut. Die D-Glucose-Konzentration in den β-Zellen steuert die Produktion von ATP, das seinerseits den Kaliumkanal Kir6.2 blockiert, der die Insulinausschüttung triggert.

Der **GLUT3-Transporter** vermittelt in Synzytiotrophoblasten der Plazenta die D-Glucose-Aufnahme in das kindliche Blut und den Transport von D-Glucose in Nervenzellen.

Der **GLUT4-Transporter** wird in Skelettmuskelzellen, Herzmuskelzellen und Fettzellen exprimiert. Diese Zellen besitzen Insulinrezeptoren, die den Membraneinbau des GLUT4-Transporters steuern. Bei Erhöhung der Insulinkonzentration im Blut wird dieser Transporter innerhalb weniger Minuten vermehrt aus intrazellulären Vorratsvesikeln in die Plasmamembran eingebaut (➤ Kap. 5 und ➤ 24). Dadurch steigt die Glucoseaufnahme in die Zellen, und der D-Glucose-Spiegel im Blut sinkt.

Der **GLUT5-Transporter** wird in der luminalen Membran von Dünndarmepithelien (➤ Abb. 21.21) und in der Plasmamembran von Spermien exprimiert. Dieser Transporter transportiert keine D-Glucose, sondern D-Fructose, die der Ernährung der Spermien dient.

Klinik

Heterozygote Defektmutationen des SLC2-1-Gens (GLUT1) führen zum **De-vivo-Syndrom**. Dabei ist die Konzentration von D-Glucose im Gehirn erniedrigt, und es kommt zu Krampfanfällen. Häufig werden Entwicklungsstörungen, ein verkleinertes Gehirn und ein erniedrigter Blutdruck beobachtet. Inaktivierende Mutationen des SLC2-2-Gens (GLUT2) sind die Ursache des **Fanconi-Bickel-Syndroms**. Bei dieser Krankheit handelt es sich um eine seltene autosomal-rezessive Störung des Kohlenhydratstoffwechsels, bei der es zu einer exzessiven Anhäufung von Glykogen in Leber und Niere mit einer Vergrößerung dieser Organe kommt. In der Niere entsteht eine Tubulopathie, bei der die Funktionen des proximalen Tubulus gestört sind. Die Patienten weisen eine Glucose- und Galaktoseintoleranz auf, werden nach kurzfristigem Fasten hypoglykämisch und leiden häufig unter **Osteoporose**.

SGLT-Familie (SLC5) Der Na^+-D-Glucose-Cotransporter SGLT1 (SLC5-A1) wird in Dünndarmepithelzellen (➤ Abb. 21.21) und im distalen Abschnitt (S3-Segment) proximaler Nierentubuli exprimiert. In diesen Zellen befindet sich SGLT1 in der Bürstensaummembran und vermittelt den ersten Schritt bei der Resorption von D-Glucose. SGLT1 ist ein spezifischer, elektrogener Transporter mit relativ hoher Affinität ($K_m \approx$ 0,5 mmol · L^{-1}), der ein Molekül **D-Glucose** oder **D-Galaktose** zusammen mit zwei Natriumionen transportiert. Beim Transport bindet SGLT1 zunächst Natrium von außen. Dadurch erhöht sich die Affinität für D-Glucose, sodass diese ebenfalls binden kann. Bei der nun folgenden Konformationsänderung des Transporters wechseln die Natrium- und D-Glucose-Bindungsstellen von der äußeren auf die innere Seite der Zelle. Dort werden zuerst die Natriumionen und anschließend D-Glucose freigesetzt. Danach macht der leere Transporter eine weitere Konformationsänderung durch, bei der die Bindungsstellen wieder von außen zugänglich werden. SGLT1 arbeitet asymmetrisch und befördert bei jedem Transportzyklus auch etwa 250 Moleküle Wasser in das Zellinnere. Genetische Defekte in SGLT1 führen zum **Glucose-Galaktose-Malabsorptionssyndrom**. Dabei kommt es kurz nach der Geburt zu starken Durchfällen und Gedeihstörungen der Säuglinge. Wenn die Kinder nicht eine glucose- und galaktosefreie Diät erhalten, führt diese Krankheit zum Tode. Der Na^+-D-Glucose-Cotransporter **SGLT2** (SLC5-A2) besitzt eine geringere Affinität für D-Glucose und transportiert ein Molekül D-Glucose zusammen mit einem Natriumion. SGLT2 ist im gewundenen Abschnitt des proximalen Tubulus lokalisiert und vermittelt die Reabsorption des Hauptanteils der ultrafiltrierten D-Glucose.

MCT-Familie (SLC16) Vier Transporter dieser Familie transportieren kurze Monocarbonate wie Lactat, Pyruvat und Ketonkörper. SLC16-A1 oder MCT1 (= mono carbon transporter 1) transportiert ein Monocarbonat zusammen mit einem Proton. Die MCT-Transporter ermöglichen die zelluläre Abgabe und Aufnahme von Milchsäure. Unter anaeroben Bedingungen mit verstärkter Glykolyse sind die Zellen auf die Abgabe von Milchsäure (Lactat⁻ plus H^+) angewiesen, um eine Übersäuerung der Zellen zu verhindern. Während der Gluconeogenese in der Leber wird Lactat durch MCT1 und MCT2 (SLC16-A7) in Hepatozyten aufgenommen. Mutationen in MCT1 führen zu **Muskelschwäche** bei körperlicher Belastung.

MERKE

Der Transport von D-Glucose über Plasmamembranen erfolgt durch die sekundär aktiven Na^+-D-Glucose-Cotransporter SGLT1 und SGLT2 und durch die passiven Glucosetransporter GLUT1–4. GLUT4 ist in Fettzellen exprimiert und wird durch Insulin reguliert.

21

21.3.4 Transporter für Aminosäuren und Neurotransmitter

Die Absorption, Ausscheidung und Verteilung von Aminosäuren erfolgt mithilfe von vielen Aminosäuretransportern, deren Komponenten zu sechs verschiedenen Proteinfamilien gehören (➢ Tab. 21.5). Die Aminosäuretransporter bestehen aus einem oder zwei Proteinen und bedienen sich unterschiedlicher Transportmechanismen. Es handelt sich um Na^+-Cotransporter, H^+-Cotransporter, Aminosäureaustauscher und passive Transporter. Da einige Aminosäuren gleichzeitig Neurotransmitter sind (z.B. Glutamat und Glycin, ➢ Kap. 29.4.3) und die Transporter der Neurotransmitter zu den gleichen Familien gehören wie die Aminosäuretransporter, werden sie zusammen besprochen.

SLC1-Familie Zu dieser Familie gehören **Na^+-Cotransporter** für **neutrale und anionische Aminosäuren**. Die Na^+-Cotransporter **ASCT1** (SLC1-A4) und **ASCT2** (SLC1-A5) transportieren viele neutrale Aminosäuren wie z.B. L-Alanin, L-Serin, L-Cystein und L-Threonin. ASCT2 transportiert außerdem L-Glutamin und L-Asparagin. Dieser Transporter befindet sich z.B. in Bürstensaummembranen von Enterozyten und proximalen Nierentubuluszellen (➢ Abb. 21.22). Er beteiligt sich an der Resorption von neutralen Aminosäuren im Darm und deren Rückresorption in der Niere.

Die Transporter **EAAC1** (SLC1-A1), **GLT-1** (SLC1-A2) und **GLAST** (SLC1-A3) transportieren undissoziierte Glutamin- oder Asparaginsäure zusammen mit drei Natriumionen in die Zelle. Gleichzeitig befördern sie ein Kaliumion aus der Zelle heraus. Durch die Ausnutzung des zelleinwärts gerichteten Natriumgradienten und des zellauswärts gerichteten Kaliumgra-

Tab. 21.5 Transporter für Aminosäuren und Neurotransmitter in Zellmembranen

Bezeichnung, Transportmechanismus, Substrate	Lokalisation	durch Mutation bedingte Krankheiten
SLC1-A1 (EAAC1), SLC1-A2 (GLT-1), SLC1-A3 (GLAST): Na^+-Cotransporter für Glutamat und Aspartat SLC1-A4 (ASCT1), SLC1-A5 (ASCT2): Na^+-Cotransporter für neutrale Aminosäuren	SLC1-A1: Gehirn, Darm, Niere SLC1-A2: Gehirn, Leber SLC1-A3: Gehirn, Herz, Skelettmuskel SLC1-A4: ubiquitär SLC1-A5: Lunge, Darm, Niere, Skelettmuskel	SLC1-A2: amyotrophe Lateralsklerose (ALS)
SLC6-A1 (GAT1), SLC6-A11 (GAT3), SLC6-A13 (GAT2): Na^+-Cl^--GABA-Cotransporter SLC6-A2 (NET): Na^+-Cl^--Noradrenalin-Cotransporter SLC6-A3 (DAT): Na^+-Cl^--Dopamin-Cotransporter SLC6-A4 (SERT): Na^+-Cl^--Serotonin-Cotransporter SLC6-A5 (GLYT2), SLC6-A9 (GLYT1): Na^+-Glycin-Cl^--Cotransporter SLC6-A6 (TAUT): Na^+-Cl^--Taurin-Cotransporter SLC6-A7 (PROT): Na^+-Cl^--Prolin-Cotransporter SLC6-A8 (CRTR), SLC6-A10 (CT2): Na^+-Cl^--Kreatin-Cotransporter SLC6-A12 (BGT1): Na^+-Cl^--Betain-Cotransporter	SLC6-A1, SLC6-A11: Gehirn SLC6-A13: Gehirn, Leber SLC6-A2: Gehirn, Nebenniere SLC6-A3: Gehirn SLC6-A4: Epithelzellen, Thrombozyten SLC6-A5: Gehirn, Rückenmark SLC6-A9: Gehirn SLC6-A6: Gehirn, Retina, Leber Niere SLC6-A7: Gehirn SLC6-A8: ubiquitär SLC6-A10: Hoden SLC6-A12: Niere, Gehirn	SLC6-A1, SCL6-A11: Epilepsie, Schizophrenie SLC6-A2: Depression SCL6-A3: Morbus Parkinson SCL6-A4: Angst, Depression, Autismus SCL6-A6: Blindheit
SLC7-A1(CAT1), SLC7-A2 (CAT2), SLC7-A3 (CAT3): passiver Transport kationischer Aminosäuren SLC7-A5 (LAT1), assoziiert mit SLC3-A2 (4F2hc): Antiporter für große neutrale Aminosäuren SLC7-A6 (y^+LAT2), assoziiert mit SLC3-A2 (4F2hc): Antiporter für basische Aminosäuren SLC7-A7 (y^+LAT1), assoziiert mit SLC3-A2 (4F2hc): Antiporter für basische Aminosäuren SLC7-A8 (LAT2), assoziiert mit SLC3-A2 (4F2hc): Antiporter für neutrale Aminosäuren SLC7-A9 (b^{o+}AT), assoziiert mit SLC3-A1 (rBAT): passiver Transporter für große neutrale Aminosäuren, Cystin und basische Aminosäuren	SLC7-A1: ubiquitär SLC7-A2: Leber; Skelettmuskel, Pankreas SLC7-A3: Thymus, Ovar, Hoden, Gehirn SLC7-A5: Gehirn, Ovar, Hoden, Hirnkapillaren SLC7-A6: Gehirn, Darm, Hoden, Herz, Niere SLC7-A7: Darm, Niere SLC7-A8: Darm, Niere, Gehirn Ovar, Hoden, Skelettmuskel SLC7-A9: Darm, Niere, Lunge, Gehirn, Leber	SLC7-A7: lysinurische Proteinintoleranz SLC7-A9, SLC3-A1: Cystinurie
SLC36-A1 (PAT1), SLC36-A2 (PAT2): H^+-Cotransporter für kleine neutrale Aminosäuren	SLC36-A1: Gehirn, Darm, Niere, Lunge, Leber, Milz SLC36-A2: Lunge, Herz, Niere, Skelettmuskel	
SLC38-A1 (SNAT1) SLC38-A2 (SNAT2) und SLC38-A4): Na^+-Cotransporter für kleine Aminosäuren SLC38-A3 (SNAT3), SLC38-A5 (SNAT5): Transporter für kleine Aminosäuren zusammen mit Na^+ und im Austausch gegen H^+	SLC38-A1: Gehirn, Retina, Herz SLC38-A2: ubiquitär SLC38-A4: Leber, Skelettmuskel, Niere SLC38-A3: Gehirn, Retina Leber, Niere SLC38-A5: Magen, Gehirn, Leber	

dienten können diese Transporter **Glutamat** tausendfach in den Zellen anreichern. EAAC1 ist in den Bürstensaummembranen von Enterozyten (➤ Abb. 21.22) und proximalen Nierentubuli sowie in Nervenzellen des Gehirns exprimiert. GLT-1 und GLAST sind in den Plasmamembranen von Gliazellen lokalisiert. Im Gehirn befinden sich EAAC1, GLT-1 und GLAST im Bereich von glutaminergen Synapsen. Nach Ausschüttung des Neurotransmitters Glutaminsäure beenden sie die Erregung durch Entfernung von Glutaminsäure aus dem synaptischen Spalt.

SLC38-Familie Zu ihr gehören **Na^+-Cotransporter** für **neutrale Aminosäuren**. Die Transporter SLC38-A1 (SNAT1), SLC38-A2 (SNAT2) und SLC38-A4 transportieren kleine, aliphatische Aminosäuren zusammen mit Na^+ (z.B. Glutamin, Alanin, Cystein, Histidin und Serin). Die Subtypen SLC38-A3 (SNAT3) und SLC38-A5 (SNAT5) transportieren Na^+ zusammen mit einer Aminosäure in eine Richtung und ein Proton in die Gegenrichtung. **SNAT3** befindet sich in **Astrozyten**. Das nach Stimulation glutaminerger Synapsen ausgeschüttete Glutamat wird über einen Na^+-Glutamat-Cotransporter (SLC1-A2 oder GLT-1, ➤ oben) in Astrozyten aufgenommen. Glutamat wird durch die Glutaminsynthetase zu Glutamin umgewandelt und durch SNAT3 zurück in das Interstitium transportiert. SNAT1 befördert das Glutamin in die Neurone, wo es in den Mitochondrien durch eine Glutaminase in Glutamat zurückverwandelt und in Vesikel verpackt wird. In der **Leber** befindet sich **SNAT3** in der sinusoidalen Membran der Hepatozyten. Je nach Stoffwechsellage vermittelt SNAT3 hier den Influx oder Efflux von Glutamin.

SLC36-Familie Zu den Mitgliedern dieser Familie gehören die **H^+-Cotransporter für Aminosäuren**. Die Transporter PAT1 (SLC36-A1) und PAT2 (SLC36-A2) gehören zur AAAP („amino acid auxin permease") Superfamilie. **PAT1** befindet sich in Plasmamembranen von **Epithelzellen** und in Membranen von **Lysosomen** und vermittelt den Cotransport von H^+ mit kleinen neutralen Aminosäuren (Glycin, Alanin, Prolin) und mit dem Neurotransmitter γ-Aminobuttersäure (GABA). Im Dünndarm ist PAT1 in der luminalen Membran von **Enterozyten** lokalisiert und beteiligt sich an der Resorption neutraler Aminosäuren (➤ Abb. 21.22).

Familien SLC7 und SLC3 Die Transporter der SLC7-Familie kann man in zwei Gruppen unterteilen:

- homomere Transporter kationischer Aminosäuren (SLC7--A1–3 oder CAT1–3)
- Membranproteine (SLC7-A5–9), die mit Glykoproteinen der Familie SLC3 heterodimere Aminosäuretransporter für kationische und neutrale Aminosäuren bilden.

Die CAT-Transporter arbeiten passiv und transportieren in beide Richtungen. Bei den verschiedenen heterodimeren Aminosäuretransportern handelt es sich dagegen um obligate Aminosäureaustauscher, die nicht als Uniporter arbeiten können.

SLC6-Familie Sie enthält **elektrogene Cotransporter** von **Na^+, Cl^-** und **Neurotransmittern**. Dazu gehören auch Na^+-Aminosäure-Cotransporter und Na^+-Osmolyt-Cotransporter.

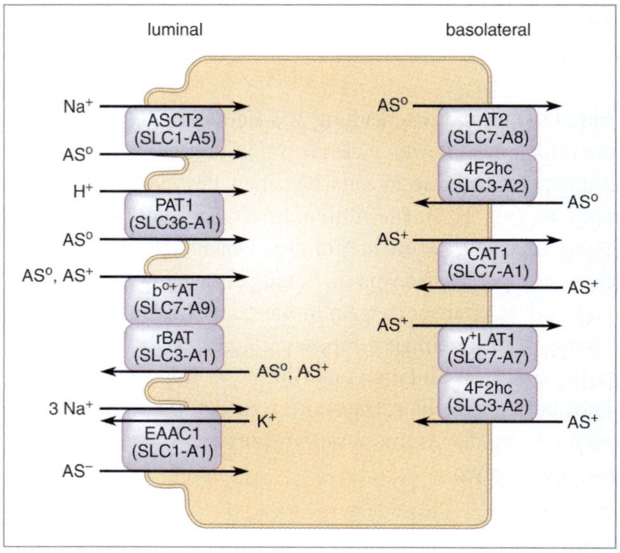

Abb. 21.22 Transporter, die an der Resorption von Aminosäuren im Dünndarm beteiligt sind.

Die wichtigsten Na^+-Neurotransmitter-Cotransporter sind der γ-Aminobuttersäuretransporter (**GAT**, SLC6-A1), der Noradrenalintransporter (**NET**, SLC6-A2), der Dopamintransporter (**DAT**, SLC6-A3), der Serotonintransporter (**SERT**, SLC6-A4) und der Glycintransporter (**GLYT2**, SLC6-A5). Sie werden in den Nervenzellen exprimiert, die die entsprechenden Transmitter freisetzen. Indem sie zwei oder drei Natriumionen zusammen mit einem Neurotransmittermolekül und einem Chloridion transportieren, sorgen sie für die Beendigung der Nervenerregung an den Synapsen. Die Neurotransmittertransporter besitzen hohe Affinitäten gegenüber ihren spezifischen Substraten mit K_m-Werten im submikromolaren Bereich. Sie sind der Angriffspunkt für psychogene Drogen.

Klinik

Viele **Antidepressiva** sind Hemmstoffe des SERT-Transporters. Depressionen gehen mit erniedrigten Serotoninkonzentrationen an serotonergen Synapsen im Gehirn einher. Durch Blockierung des SERT-Transporters werden die Serotoninkonzentrationen erhöht und die Depression vermindert. Als Nebenwirkungen können Ängste und sexuelle Funktionsstörungen auftreten.

MERKE

Aminosäuren passieren Zellmembranen mithilfe unterschiedlicher Aminosäuretransporter, die jeweils für bestimmte Gruppen von Aminosäuren zuständig sind. Die Aminosäuretransporter können passiv arbeiten, als obligate Aminosäureaustauscher, als Na^+-Aminosäure-Cotransporter oder als H^+-Aminosäure-Cotransporter. Die Wirkung vieler Neurotransmitter wird durch ihren Abtransport aus dem synaptischen Spalt durch Na^+-Cl^--Neurotransmitter-Cotransporter beendet.

21

21.3.5 Transporter für Nucleoside, Vitamine, Fettsäuren und Gallensäuren

Zu den im Darm mithilfe von Transportern aufgenommenen Nahrungsbestandteilen gehören neben Monosacchariden und Aminosäuren auch Nucleoside, Vitamine, Fettsäuren und Gallensäuren (➤ Tab. 21.6).

Nucleosidtransporter Nucleoside überqueren Zellmembranen mithilfe von **Na^+-Cotransportern** der **SLC28-Familie** und **passiven Transportern** der **SLC29-Familie** (➤ Tab. 21.6). Die Transporter SLC28-A1 (CNT1) und SLC28-A2 (CTN2) befinden sich in der luminalen Membran von Enterozyten und Epithelzellen proximaler Tubuli. Dort vermitteln sie den ersten Schritt bei der Absorption bzw. Rückresorption von Pyrimidinnucleosiden (CTN1) und Purinnucleosiden (CTN2, ➤ Abb. 21-23). Die Na^+-Cotransporter CTN1–3 transportieren natürlich vorkommende Nucleoside und nucleosidanaloge Substanzen, die als Medikamente bei Tumorbehandlungen und einigen anderen Krankheiten wie z.B. AIDS eingesetzt werden. Die passiven Nucleosidtransporter SLC29-A1 (ENT1) und SLC29-A2 (ENT2) sind ubiquitär exprimiert. Sie transportieren Pyrimidin- und Purinnucleoside und von Nucleosiden abgeleitete Medikamente. ENT2 transportiert z.B. das AIDS-Medikament 3'-Azido-3'-desoxythymidin (AZT). In Enterozyten und Epithelzellen proximaler Nierentubuli befinden sich ENT1 und ENT2 in der basolateralen Membran. Dort vermitteln sie den zweiten Schritt bei Absorption bzw. Rückresorption von Nucleosiden.

Transporter für Vitamine Vitamine müssen Zellmembranen überqueren, um im Darm resorbiert zu werden und in die Zellen zu gelangen. Die Transporter für Ascorbinsäure (Vitamin C), Thiamin (Vitamin B_1) und Folat konnte man identifizieren. Sie gehören zu den Familien SLC23 und SLC19 (➤ Tab. 21.6). Der **Na^+-Ascorbinsäure-Cotransporter SLC23-A1** oder **SVCT1** befindet sich in der Bürstensaummembran von Enterozyten und Epithelzellen proximaler Nierentubuli (➤ Abb. 21.23), während der **Na^+-Ascorbinsäure-Transporter SLC23-A2** oder **SVCT2** in vielen Organen exprimiert ist. Beide Transporter befördern zwei Natriumionen zusammen mit einem Molekül L-Ascorbinsäure. **Transporter für Folat** (SLC19-A1 oder RFT) und **Thiamin** (ThTr1 oder SLC19-A2, ThTr2 oder SLC19-A3) sind in vielen Organen exprimiert und finden sich auch in blutbildenden Knochenmarkzellen und Tumorzellen. RFT und ThTr1 befinden sich in der luminalen Membran von Enterozyten (➤ Abb. 21.23). RFT transportiert Folat im Austausch gegen OH^-, während ThTr1 und ThTr2 Thiamin-Protonen-Antiporter sind (➤ Kap. 4 und ➤ Kap. 28).

Gallensäuretransporter Im Dünndarm werden Gallensäuren benötigt, um die mit der Nahrung aufgenommenen Fette zu emulgieren. Die Gallensäuren werden in der Leber synthetisiert und dann in die Galle ausgeschieden. Ein Teil der Gallensäuren rezirkuliert im enterohepatischen Kreislauf. Dabei werden die Gallensäuren mithilfe des **Na^+-Gallensäure-Cotransporters SLC10-A2** oder **ASBT** im Dünndarm absorbiert und durch den **Na^+-Gallensäure-Cotransporter SLC10-A1** oder **NTCP** in die Hepatozyten transportiert. ASBT ist in der Bürstensaummembran von Dünndarmepithelzellen und von Epithelzellen proximaler Nierentubuli lokalisiert. Eine Splice-Variante von ASBT sitzt in der basolateralen Membran der Enterozyten und vermittelt den Efflux der Gallensäuren in das

Tab. 21.6 Transporter für Nucleoside, Fettsäuren, Gallensäuren und Vitamine in Zellmembranen

Bezeichnung, Substrate, Transportmechanismus	Lokalisation	durch Mutation bedingte Krankheiten
SLC10-A1 (NTCP), SLC10-A2 (ASBT): Na^+-Cotransporter für Gallensäuren	SLC10-A1: Leber, Pankreas SLC10-A2: Darm, Niere	SLC10-A2: primäre Gallensäure-malabsorption
SLC19-A1 (RFT): Antiporter für N^5-Methyltetrahydrofolsäure bzw. Folsäure und OH^- SLC19-A2 (ThTr1), SLC19-A3 (ThTr2): Thiamin-H^+-Antiporter	SLC19-A1-3: in vielen Organen	SLC19-A2: megaloblastische Anämie
SLC23-A1 (SVCT1),SLC23-A2 (SVCT2): Na^+-L-Ascorbinsäure-Cotransporter	SLC23-A1: Niere, Darm, Leber, B-Lymphozyten SLC23-A2: ubiquitär	
SLC27-A1-6 (FATP1-6): Transporter für langkettige Fettsäuren mit ungeklärten Transportmechanismen	SLC27-A1: Fettgewebe, Skelettmuskel, Herz, Gehirn SLC27-A2: Niere, Leber SLC27-A3: ubiquitär SLC27-A4: Darm, Gehirn SLC27-A5: Leber SLC27-A6: Herz	
SLC28-A1 (CNT1): Na^+-Cotransporter für Pyrimidinnucleoside und Adenosin SLC28-A2 (CNT2): Na^+-Cotransporter für Purinnucleoside und Uridin SLC28-A3 (CNT3): Na^+-Cotransporter für Pyrimidin- und Purinnucleoside	SLC28-A1: Leber, Niere, Dünndarm SLC28-A2: Leber, Niere, Darm, Herz, Lunge, Knochenmark SLC28-A3: ubiquitär	
SLC29-A1 (ENT1), SLC29-A2 (ENT2): passive Transporter für Pyrimidine und Purine	SLC29-A1, SLC29 -A2: in vielen Organen	

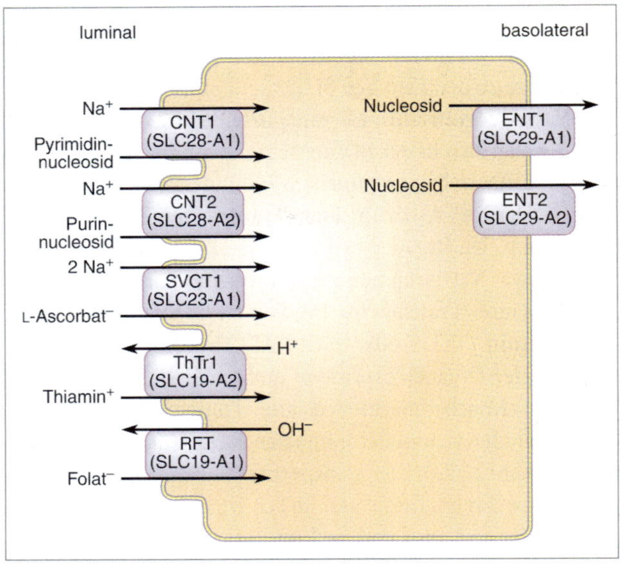

Abb. 21.23 Transporter, die an der Resorption von Nucleosiden und Vitaminen im Dünndarm beteiligt sind.

Interstitium. NTCP befindet sich in der sinusoidalen Membran der Hepatozyten. Er transportiert die Gallensäuren in die Hepatozyten. Von dort aus werden sie über den ABC-Transporter BSEP (ABCB-11) in die Galle ausgeschieden (➤ Tab. 21.3).

Fettsäuretransporter Langkettige Fettsäuren sind wichtige Metaboliten und haben in den Zellen regulierende Funktionen, sie aktivieren z.B. die Protein-Kinase C und Transkriptionsfaktoren. Die Fettsäuren haben die Fähigkeit, langsam durch die Plasmamembran zu diffundieren. Für die schnelle Membranpassage benutzen sie jedoch passive Transporter der SL27-Familie (➤ Tab. 21.6). Der insulinabhängige Fettsäuretransporter SLC27-A1 oder FATP1 findet sich in Zellmembranen von Fettzellen, Skelettmuskelzellen und Herzmuskelzellen. SLC27-A2 oder FATP2 ist in der luminalen Membran von Dünndarmepithelzellen lokalisiert (➤ Kap. 7).

21

MERKE

Nucleoside werden im Dünndarm durch Na^+-Cotransporter in der Bürstensaummembran und passive Transporter in der basolateralen Membran resorbiert. In der Bürstensaummembran der Enterozyten gibt es einen Na^+-Cotransporter für Vitamin C, einen Folat-OH^--Antiporter und einen Vitamin B_1-H^+-Antiporter.

21.3.6 Transporter für Protonen und anorganische Ionen

Protonen und anorganische Ionen nutzen neben ATPasen auch sekundär aktive und passive Transporter zur Überwindung von Zellmembranen. Sekundär aktive Transporter für Protonen, anorganische Kationen (Na^+, K^+, Ca^{2+}, Fe^{2+}, Mn^{2+}, Co^{2+}, Cd^{2+}) und/oder anorganische Anionen (Cl^-, I^-) finden wir in den Familien SLC5, SLC8, SLC9, SLC11 und SLC12 (➤ Tab. 21.4 und ➤ 21.7).

Na^+-H^+-Austauscher der SLC9-Familie werden in fast allen Zellen exprimiert. Es handelt sich um **sekundär aktive, elektroneutrale Transporter**. Diese Transporter besitzen einen langen C-terminalen intrazellulären Schwanz, der die Phosphorylierung und die intrazellulären Assoziationsproteine reguliert. Die SLC9-Familie enthält acht Transportersubtypen (SLC9-A1–8 oder NHE1–8). NHE1 wird nahezu in allen Zellen exprimiert und dient der Regulation des intrazellulären pH-Werts und der Osmoregulation. NHE3 findet sich in hohen Konzentrationen in den luminalen Membranen von Epithelzellen proximaler Tubuli und des Dünndarms. Im Dünndarm ist NHE3 an der Resorption von NaCl und Wasser beteiligt. In proximalen Nierentubuli spielt dieser Transporter eine wichtige Rolle bei der Natriumrückresorption und bei der Protonensekretion, die im proximalen Tubulus für die HCO_3^--Resorption erforderlich ist. NHE3 ist deshalb wichtig für den Säure-Basen-Haushalt und die Blutdruckregulation.

Die Na^+-Ca^{2+}-Austauscher gehören zu den Familien SLC8 und SLC24. Sie tauschen 3 extrazelluläre Na^+-Ionen gegen 1 intrazelluläres Ca^{2+}-Ion (SLC8) oder 4 extrazelluläre Na^+-Ionen gegen 1 intrazelluläres Ca^{2+}- und 1 intrazelluläres K^+-Ion aus (SLC24).

Die Na^+-K^+-$2Cl^-$-Cotransporter NKCC2 (SLC12-A1) und NKCC1 (SLC12-A2) finden sich in Epithelien, die NaCl resorbieren oder sezernieren. In der Niere ist der Transporter NKCC2 an der Resorption von NaCl im geraden aufsteigenden Schenkel des distalen Tubulus beteiligt (➤ Abb. 21.24a). NKCC1 ist in der basolateralen Membran von Epithelzellen der Trachea und des Pankreasgangs exprimiert. Er vermittelt die Cl^--Aufnahme in Cl^--sezernierenden Epithelzellen. Der **Na^+-Cl^--Cotransporter** NCC (SLC12-A3) ermöglicht die NaCl-Rückresorption im gewundenen Anteil des distalen Tubulus (➤ Abb. 21.24b). Zur SLC12-Familie gehören außerdem vier **K^+-Cl^--Cotransporter** (KCC1–4 oder SLC12-A4–7). Diese Transporter spielen eine bedeutende Rolle bei der Volumenregulation von Zellen, bei der Aktivierung von Neuronen und Sinneszellen sowie bei der Hirnentwicklung.

Klinik

Mutationen im Transporter NKCC2 (SLC12-A1) führen zum **Bartter-Syndrom**, bei dem es zu renalem Natriumverlust, Hypotonie und Hypokaliämie kommt. Der Natriumverlust führt zu einer Verringerung der Flüssigkeitsmenge im Extrazellularraum und im Blut. Ein niedriger Blutdruck ist die Folge. Die Hypokaliämie entsteht, weil durch die Erhöhung der luminalen Na^+-Konzentration die Kaliumsekretion im späten distalen Tubulus aktiviert wird (➤ Abb. 21.10). Durch die erhöhte Natriumresorption über den Na^+-Kanal ENaC wird die Na^+-K^+-ATPase aktiviert. Als Folge wird basal mehr K^+ in die Zelle gepumpt, das über einen luminalen K^+-Kanal in das Tubuluslumen gelangt.

Die **SLC11-Familie** mit **H^+-Cotransportern** für Fe^{2+}, Mn^{2+}, Cd^{2+} und Co^{2+} enthält die Transporter NRAMP1 (SLC11-A1) und DMT1 (SLC11-A2). NRAMP1 wird in Makrophagen, neutrophilen Granulozyten und Kupffer'schen Sternzellen expri-

Tab. 21.7 Sekundär aktive und passive Transporter für anorganische Ionen in Zellmembranen

Bezeichnung, Substrate, Transportmechanismus	Lokalisation	durch Mutation bedingte Krankheiten
SLC8-A1–3 (NCX1–3): Na^+-Ca^{2+}-Antiporter	SLC8-A1: ubiquitär SLC8-A2, SLC8-A3: Gehirn und Skelettmuskel	
SLC9-A1–8 (NHE1–8): Na^+-H^+-Antiporter	SLC9-A1, SLC9-A6–8: ubiquitär SLC9-A2: Magen, Darm, Skelettmuskel SLC9-A3: Magen, Darm, Niere SLC9-A4: Magen	SLC9-A3: kongenitale, sekretorische Diarrhö, Hochdruck
SLC11-A1 (NRAMP1), SLC11-A2 (DMT1): H^+-Cotransporter für Fe^{2+}, Mn^{2+}, Co^{2+}, Cd^{2+}	SLC11-A1: Phagolysosomen von Makrophagen, neutrophile Granulozyten SLC11-A2: Darm, Niere, Lunge, Gehirn, Erythroblasten, Hoden	SLC11-A1: Abwehrschwäche SLC11-A2: Hämochromatose
SLC12-A1 (NKCC1), SLC12-A2 (NKCC2,1): Na^+-K^+-2 Cl^--Cotransporter SLC12-A3 (NCC): Na^+-Cl^--Cotransporter SLC12-A4 (KCC1), SLC12-A5 (KCC2), SLC12-A6 (KCC3), SLC12-A7 (KCC4): K^+-Cl^--Cotransporter	SLC12-A1: Niere SLC12-A2: ubiquitär SLC12-A3: Niere SLC12-A4, SLC12-A5: Gehirn SLC12-A6, SLC12-A7: ubiquitär	SLC12-A1: Bartter-Syndrom SLC12-A3: Gitelman-Syndrom mit Salzverlust und Hypotonie SLC12-A6: periphere Neuropathie und geistige Retardierung
SLC24-A1 (NCKX1), SLC24-A2 (NCKX2): Austauscher von 4 Na^+ gegen Ca^{2+} und K^+ SLC24-A3,4: Austauscher von Na^+ gegen Ca^{2+} und K^+	SLC24-A1: Stäbchen der Retina, Thrombozyten SLC24-A2: Zapfen der Retina SLC24-A3,4: Gehirn und Aorta	
SLC39-A1,2,4 (ZIP1,2,4): nicht genauer charakterisierter Zn^{2+}-Transporter	SLC39-A1: ubiquitär SLC39-A2: Prostata SLC39-A4: Darm, Magen, Niere	SLC39-A4 Acrodermatitis enteropathica
SLC40-A1 (IREG1): passiver Fe^{2+}-Transporter	Darm, Makrophagen der Milz, Kupffer-Zellen in der Leber	Hämochromatose

miert und transportiert Mn^{2+} und Fe^{2+} aus den Phagolysosomen in das Zytosol. DMT1 findet sich in Plasmamembranen und Endosomen von Zellen vieler Organe. Im Dünndarm befindet sich DMT1 in der luminalen Membran der Enterozyten und vermittelt die Aufnahme von Fe^{2+}. Die treibende Kraft für den Transport liefern der durch den Na^+-H^+-Austauscher erzeugte saure pH-Wert und das Membranpotenzial. Das in die Enterozyten aufgenommene Fe^{2+} gelangt mithilfe des **IREG1(SLC40)-Transporters** in der basolateralen Membran in das Interstitium. Mutationen im Fe^{2+}-Exporter IREG1 verursachen eine besonders schwere Form der **Hämochromatose** (➤ Kap. 25 und 28).

Die drei **Zn^{2+}-Transporter** der **SLC39-Familie** (hZIP1, hZIP2 und hZIP4) sind in der Plasmamembran und in Membranen intrazellulärer Kompartimente lokalisiert. Sie transportieren Zn^{2+} in die Zellen hinein bzw. aus dem Lumen intrazellulärer Kompartimente in das Zytosol. Im Dünndarm findet man hZIP4 in der luminalen Membran der Enterozyten, wo es den ersten Schritt bei der Resorption von Zn^{2+} aus der Nahrung vermittelt. Mutationen in diesem Transporter führen zu einem Zinkmangel, der Hautentzündungen zur Folge hat (**Acrodermatitis enteropathica**, ➤ Kap. 28).

Der **Na^+-Iodid-Cotransporter NIS (SLC5-A5)** gehört zur gleichen Familie wie der Na^+-D-Glucose-Cotransporter SGLT1 (➤ Tab. 21.4). NIS sitzt in der basolateralen Membran der Epithelzellen in Schilddrüsenfollikeln. Er vermittelt die Aufnahme von Iodid, das für die Synthese der Schilddrüsenhormone benötigt wird. **Pendrin, ein Transporter aus der SLC26-Familie** (SLC26-A4, ➤ Tab. 21.8) befindet sich in der luminalen Membran der Follikelepithelzellen und transportiert I^- aus den Zellen in den Follikel.

MERKE

Protonen, Na^+, K^+, Cl^-, I^-, Fe^{2+}, Mn^{2+}, Cd^{2+} und Co^{2+} werden sekundär aktiv über Cotransporter oder Antiporter durch die Zellmembranen transportiert. Der Na^+-H^+-Austauscher NHE3 spielt eine Schlüsselrolle bei der Regulierung des Säure-Basen-Haushalts durch die Niere, während der Na^+-K^+-2 Cl^--Cotransporter NKCC2 für die Natriumrückresorption in der Niere eine zentrale Bedeutung hat.

21.3.7 Transporter für Bicarbonat, Phosphat und Sulfat

Die Resorption, Ausscheidung und Gewebsverteilung der kleinen organischen Anionen HCO_3^-, PO_4^{2-} und SO_4^{2-} sind von großer physiologischer Bedeutung. Sie werden durch Austauscher und Cotransporter ermöglicht, deren Funktion dem Bedarf durch hormonelle Regulation angepasst wird. Über die Ausscheidung von Bicarbonat wird der Säure-Basen-Haushalt reguliert. Phosphat ist für den Knochenaufbau erforderlich, und Sulfat wird für die Sulfatierung von Glykoproteinen benötigt (➤ Tab. 21.8).

Die **HCO_3^--Transporter** gehören zur SLC4-Familie. Während die Transporter SLC4-A1 (AE1), SLC4-A2 (AE2) und SLC4-A3 (AE3) HCO_3^--Cl^--Austauscher sind, handelt es sich bei den Transportern SLC4-A4 (NBCe1) und SLC4-A5 (NBCe2) um elektrogene Na^+-HCO_3^--Cotransporter. Von den HCO_3^--Cl^--Austauschern ist AE1 oder Bande 3 am besten un-

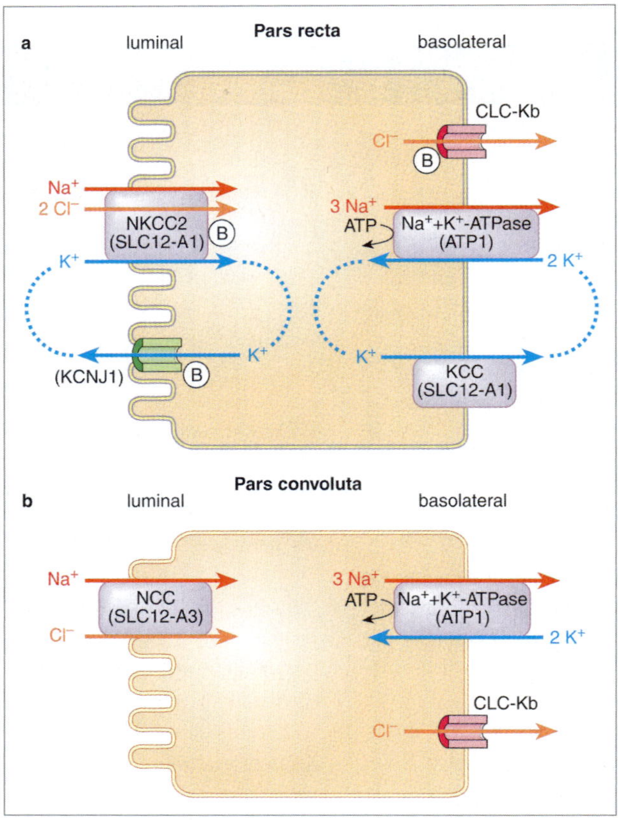

Abb. 21.24 Rückresorption von NaCl im geraden und gewundenen Teil des distalen Tubulus.
a) Die Rückresorption von NaCl in der Pars recta des distalen Tubulus, dem sog. Verdünnungssegment, ist der Motor der Harnkonzentrierung und erfolgt durch das Zusammenwirken der dargestellten Transporter und Kanäle. Transporter und Kanäle, bei denen Mutationen als Ursache des Bartter-Syndroms identifiziert wurden, sind mit Ⓑ gekennzeichnet.
b) Die Rückresorption von NaCl in der Pars convoluta dient zusammen mit der NaCl-Rückresorption im Sammelrohr (➤ Abb. 21.10) der Feinregulierung der NaCl-Ausscheidung.

tersucht. Dieser Transporter befindet sich in hoher Konzentration in der Plasmamembran von Erythrozyten. Er besitzt einen langen intrazellulären COOH-Terminus mit Assoziationsbereichen für Zytoskelettproteine, glykolytische Enzyme und Hämoglobin sowie einen intrazellulären NH_2-Terminus, der mit dem Enzym Carboanhydrase II assoziiert. In peripheren Kapillaren diffundiert CO_2 durch die Erythrozytenmembran und bildet mithilfe der intrazellulären Carboanhydrase II H_2CO_3, das in H^+ und HCO_3^- zerfällt. Da HCO_3^- mithilfe des Transporters AE1 gegen Chlorid ausgetauscht wird, kommt es zu einer Ansäuerung des Zytosols (➤ Abb. 21.25a). Diese Ansäuerung bewirkt aufgrund des Bohr-Effekts (➤ Kap. 25) eine O_2-Freisetzung von Hämoglobin. O_2 diffundiert durch die Plasmamembran der Erythrozyten und gelangt in das Gewebe. In der Lunge wird CO_2 abgeatmet und O_2 aufgenommen. CO_2 diffundiert passiv aus den Erythrozyten heraus, und intrazelluläres HCO_3^- wird mithilfe des Transporters AE1 gegen extrazelluläres Cl^- ausgetauscht. AE3 befindet sich in den basolateralen Membranen der Belegzellen des Magens und sorgt dafür, dass das durch die luminale Protonensekretion entstandene Bicarbonat aus der Zelle transportiert wird (➤ Abb. 21.19).

Na^+-Phosphat-Cotransporter gehören zu den Familien SLC34, SLC17 und SLC20 (➤ Tab. 21.8). Die SLC34-Familie enthält die sog. **Typ-II-Na^+-HPO_4^{2-}-Cotransporter** NaPi-IIa (SLC34-A1), NaPi-IIb (SLC34-A2) und NaPi-IIc (SLC34-A3). NaPi-IIa befindet sich in Osteoklasten und in der Bürstensaummembran von Epithelzellen proximaler Nierentubuli. Er vermittelt den ersten Schritt bei der Phosphatrückresorption im proximalen Tubulus. Er transportiert drei Natriumionen zusammen mit einem zweifach negativ geladenen Phosphation (HPO_4^{2-}). NaPi-IIc ist ausschließlich in der Niere exprimiert und befindet sich dort in der Bürstensaummembran von marknahen proximalen Tubuli. Die Phosphatrückresorption in der Niere wird durch Parathormon und phosphatarme Diät hochreguliert. Da-

Tab. 21.8 Transporter für HCO_3^-, PO_4^{2-} und SO_4^{2-} in der Zellmembran

Bezeichnung, Substrate, Transportmechanismus	Lokalisation	durch Mutation bedingte Krankheiten
SLC4-A1 (AE1), SLC4-A2 (AE2), SLC4-A3 (AE3): Cl^--HCO_3^--Austauscher SLC4-A4 (NBCe1), SLC4-A5 (NBCe2), SLC4-A7 (NBCn1): Na^+-HCO_3^--Cotransporter	SLC4-A1: Erythrozyten, Niere, Herz SLC4-A2: ubiquitär SLC4-A3: Gehirn, Retina, Herz SLC4-A4: Niere, Auge, Gehirn SLC4-A5: Leber, Milz, Hoden SLC4-A7: ubiquitär	SLC4-A1: distal tubuläre renale Azidose, Sphärozytose SLC4-A4: proximal tubuläre renale Azidose SLC4-A7: Blindheit, Taubheit
SLC13-A1 (NaS1), SLC13-A4 (NaS2): Na^+-Sulfat-Cotransporter SLC13-A2 (NaC1), SLC13-A3 (NaC2): Na^+-Dicarboxylat-Cotransporter	SLC13-A1: Niere, Darm SLC13-A4: Hoden, Herz SLC13-A2: Niere, Dünndarm SLC13-A3: Niere, Leber, Pankreas, Gehirn	
SLC17-A1 (NaPi-I): Na^+-Phosphat-Cotransporter, Kanalaktivität für C^-	Niere, Leber	
SLC20-A1 (Pit-1), SLC20-A2 (Pit-2): Na^+-Phosphat-Cotransporter	in vielen Organen	

Tab. 21.8 Transporter für HCO_3^-, PO_4^{2-} und SO_4^{2-} in der Zellmembran (Forts.)

Bezeichnung, Substrate, Transportmechanismus	Lokalisation	durch Mutation bedingte Krankheiten
SLC26-A1 (Sat-1), SLC26-A2 (DTDST): Sulfattransporter SLC26-A3 (DRA): Austauscher von SO_4^{2-} gegen Cl^- oder OH^- SLC26-A4 (Pendrin): Transporter für Cl^-, I^-, OH^- und Formiat SLC26-A6 (CFEX): Austauscher für Cl^- und Formiat sowie Cl^- und Oxalat	SLC26-A1: Leber, Niere SLC26-A2: ubiquitär SLC26-A3: Darm, Pankreas, Prostata SLC26-A4: Innenohr, Niere SLC26-A6: ubiquitär	SLC26-A2: diastrophische Chondrodysplasie SLC26-A3: kongenitale Diarrhö SLC26-A4 Pendred-Syndrom mit Schilddrüsenunterfunktion
SLC34-A1 (NaPi-IIa), SLC34-A2 (NaPi-IIb), SLC34-A3 (NaPi-IIc): Na^+-Phosphat-Cotransporter	SLC34-A:1 Niere, Osteoklasten, Neurone SLC34-A2: Dünndarm, Lunge, Leber SLC34-A3: Niere	SLC34-A1: Hypophosphatämie

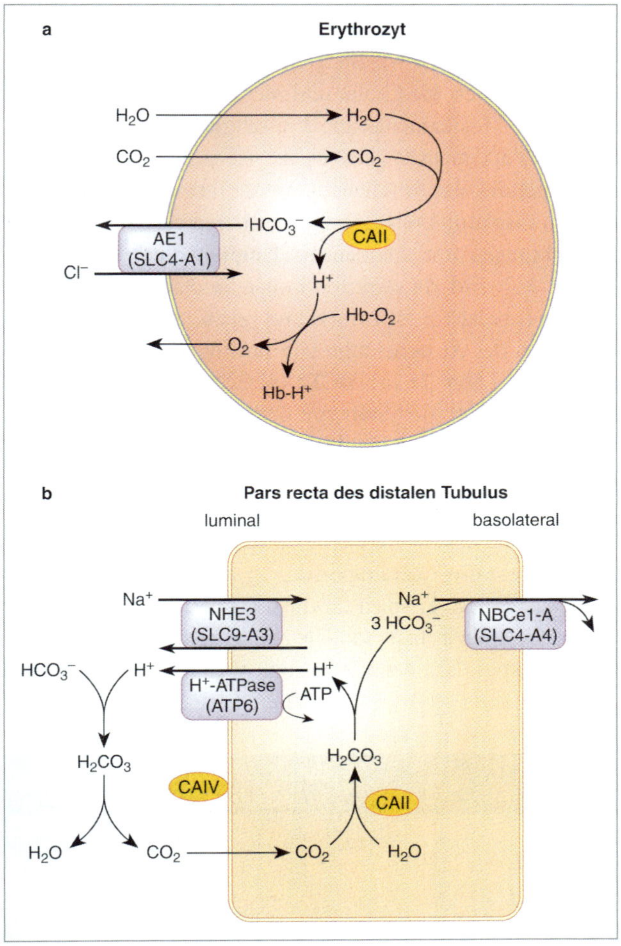

Abb. 21.25 Funktionen von Bicarbonattransportern der SLC4-Familie.

a) Rolle des HCO_3^--Cl^--Austauschers AE1 (SLC4-A1) bei der CO_2-Aufnahme und O_2-Abgabe in peripheren Kapillaren. Die mithilfe der Carboanhydrase II (CAII) frei gewordenen Protonen bewirken die Freisetzung von an Hämoglobin (Hb) gebundenem O_2 (Bohr-Effekt).

b) Rolle des Na^+-HCO_3^--Cotransporters bei der Absorption von HCO_3^- im proximalen Tubulus. Die nach luminaler Aufnahme von CO_2 entstehenden Protonen werden über den Na^+-H^+-Austauscher NHE3 (SLC4-A4) und eine H^+-ATPase aus der Familie ATP6 in das Lumen der Tubuli transportiert. Die Carboanhydrase IV (CAIV) ist mit der Bürstensaummembran assoziiert.

bei wird die Menge von NaPi-IIa und NaPi-IIb in der Bürstensaummembran proximaler Tubuli erhöht, indem die Endozytose dieser Transporter verlangsamt wird. NaPi-IIb wird in Dünndarm, Lunge, Leber, Hoden und Brustdrüse exprimiert. In den Enterozyten des Dünndarms ist NaPi-IIb in der Bürstensaummembran lokalisiert und steuert dort die Phosphatabsorption. Diese steigt im Dünndarm bei phosphatarmer Diät und durch 1,25-$(OH)_2$-Vitamin D_3.

In der Bürstensaummembran proximaler Nierentubuli ist außerdem der niederaffine **Typ-I-Na^+-Phosphat-Cotransporter** NAPi-I aus der **SLC17-Familie** exprimiert, der eine Kanalaktivität für Chlorid aufweist. Weitere sog. **Typ-III-Na^+-Phosphat-Cotransporter** (SLC20-A1 oder Pit-1, SLC20-A2 oder Pit-2) gibt es in der SLC20-Familie. Diese Transporter arbeiten im Knochenmark, im Herzen und in basolateralen Membranen von Epithelzellen. Sie funktionieren ebenfalls elektrogen und sind für die zelluläre Aufnahme von Phosphat verantwortlich.

Die **Sulfattransporter** gehören zu den Familien SLC13 und SLC26. Die SLC13-Familie enthält zwei Na^+-Sulfat-Cotransporter (NaS1 oder SLC13-A1, NaS2 oder SLC13-A4). NaS1 befindet sich in der Bürstensaummembran von Dünndarmepithelzellen und Epithelzellen des proximalen Tubulus. Dieses Protein transportiert drei Natriumionen zusammen mit einem doppelt negativ geladenen Sulfation. NaS1 vermittelt den ersten Schritt für die Resorption von Sulfat im Darm bzw. für die Rückresorption von Sulfat im proximalen Tubulus. Die Sulfattransporter der Familie SLC26 sind passive Transporter oder Anionenaustauscher. SLC26-A1 oder Sat-1 ist in Leber und Niere exprimiert. Die Aktivität von Sat-1 wird durch extrazelluläres Cl^- stimuliert. SLC26-A2 oder DTDST (dystrophic dysplasia sulfate transporter) ist ubiquitär exprimiert und wurde in Chondrozyten nachgewiesen. Seine Aktivität wird durch extrazelluläres Cl^- gehemmt. SLC26-A3 oder DRA (downregulated in adenoma) befindet sich in luminalen Membranen von Epithelzellen im Duodenum und Kolon.

MERKE

HCO_3^--Cl^--Austauscher und Na^+-HCO_3^--Cotransporter ermöglichen die Rückresorption und Sekretion von Bicarbonat in der Niere. Über die Funktion dieser Transporter wird der Säure-Basen-Haushalt geregelt. Mithilfe von Na^+-Cotransportern werden Phosphat und Sulfat im Dünndarm aufgenommen und in der Niere aus dem Primärharn rückresorbiert. Parathormon erhöht die Rückresorption von Phosphat in der Niere, während Vitamin D_3 die Phosphatabsorption im Darm erhöht.

21.3.8 Passive und sekundär aktive Arzneimitteltransporter

Die bisher beschriebenen passiven und sekundär aktiven Transporter sind jeweils für Substanzen sehr ähnlicher chemischer Struktur zuständig. Man bezeichnet sie als spezifisch oder besser als oligospezifisch. Transporter der Familien SLC15, SLC21, SLC22 und MATE transportieren Gruppen von Substanzen sehr unterschiedlicher Struktur. Wir nennen sie polyspezifisch. Diese Transporter sind an der Resorption, Ausscheidung und Gewebsverteilung von Nahrungsstoffen und Metaboliten beteiligt. Sie haben große medizinische Bedeutung, da sie für die Resorption der meisten Arzneimittel im Darm und für deren Ausscheidung in Leber und/oder Niere verantwortlich sind (➤ Tab. 21.9, ➤ Kap. 28).

Die **Peptidtransporter in Dünndarm** und **Niere** gehören zur SLC15-Familie. Diese enthält zwei elektrogene H^+-Cotransporter, die Dipeptide, Tripeptide und viele Medikamente transportieren. Es handelt sich um die Transporter PEPT1 (SLC15-A1) und PEPT2 (SLC15-A2), die zur Superfamilie POT (protein-coupled oligopeptide transporters) gehören. PEPT1 befindet sich in der luminalen Membran von Dünndarmepithelzellen und transportiert neutrale und basische Peptide zusammen mit einem Proton sowie negativ geladene Peptide zusammen mit zwei Protonen. In der Zelle werden diese Peptide dann entweder durch intrazelluläre Hydrolasen gespalten und dann durch Aminosäuretransporter der basolateralen Membran in das Interstitium befördert oder durch einen bisher nicht molekular identifizierten Peptidtransporter in der basolateralen Membran aus den Enterozyten heraustransportiert. PEPT2 transportiert die gleichen Peptide wie PEPT1, besitzt aber eine für die meisten Peptide höhere Affinität.

Die **organischen Kationentransporter** gehören zur **SLC22-Familie**, die ein Mitglied der Superfamilie MFS (major facilitator superfamily) ist. Man unterscheidet **OCT-Transporter** (organic cation transporter) und **OCTN-Transporter** (organic cation transporter new). Die OCT-Transporter befördern endogene Kationen wie Cholin und Monoaminneurotransmitter sowie viele Medikamente und Umweltgifte. Zu den transportierten Medikamenten gehören der Histaminrezeptorantagonist Cimetidin, das Antidiabetikum Metformin und das Zytostatikum Cisplatin. Die OCTs transportieren **elektrogen** in beide Richtungen und können als **Uniporter** arbeiten. **OCT1** (SLC22-A1) wird am stärksten in den basolateralen Membranen von Leberzellen exprimiert und vermittelt dort den ersten Schritt bei der Ausscheidung von positiv geladenen Medikamenten (➤ Abb. 21.26). **OCT2** (SLC22-A2) befindet sich in der basolateralen Membran von Epithelzellen des proximalen Nierentubulus und ist für den ersten Schritt bei der renalen Ausscheidung von kationischen Medikamenten in der Niere verantwortlich. Die OCTN-Subfamilie enthält Transporter für Kationen und das Zwitterion Carnitin. **OCTN2** (SLC22-A5) ist ein **Na^+-Carnitin-Cotransporter**, der auch organische Kationen transportiert. Er spielt für die β-Oxidation von Fettsäuren eine wichtige Rolle, insbesondere in quergestreiften Muskelzellen (➤ Kap. 7.2.2), denn Herz- und Skelettmuskelzellen sind

Tab. 21.9 Passive und sekundär aktive Arzneimitteltransporter

Bezeichnung, Substrate, Transportmechanismus	Lokalisation	durch Mutation bedingte Krankheiten
SLC15-A1 (PEPT1), SLC15-A2 (PEPT2): H^+-Cotransporter für Dipeptide, Tripeptide und viele Medikamente	SLC15-A1: Darm SLC15-A2: Niere, Lunge, Gehirn	
SLC21-A3 (OATP-A), SLC21-A6 (OATP-C), SLC21-A8 (OATP8), SLC21-A9 (OATP-B): organische Anionen, Medikamente, Gallensäuren	SLC21-A3: Gehirn, Niere, Leber, Auge SLC21-A6: Leber SLC21-A8: Leber SLC21-A9: Leber, Plazenta, Auge	
SLC22-A1 (OCT1), SLC22-A2 (OCT2), SLC22-A3 (OCT3), SLC22-A4 (OCTN1): passive Transporter für organische Kationen SLC22-A5 (OCTN2): Na^+-Carnitin-Cotransporter sowie Austauscher für organische Kationen SLC22-A6 (OAT1), SLC22-A8 (OAT3): Austausch von organischen Anionen gegen α-Ketoglutarat SLC22-A7 (OAT2), SLC22-A11 (OAT4): passive Transporter für organische Anionen SLC22-A12 (URAT1): Harnstoff-Cl^--Austauscher	SLC22-A1: Leber, Lunge, Haut SLC22-A2: Niere, Gehirn, Lunge SLC22-A3: Niere, Leber, Gehirn, Lunge, Herz, glatte Muskulatur SLC22-A4: Niere, Skelettmuskel, Herz, Plazenta SLC22-A5: Skelettmuskel, Niere, Herz SLC22-A6: Niere, Plazenta, Gehirn SLC22-A8: Niere SLC22-A7: Leber, Niere SLC22-A11: Niere, Plazenta SLC22-A12: Niere	SLC22-A5: primäre Carnitindefizienz SLC22-A12: idiopathische renale Hypourikämie
MATE1: Antiporter von organischen Kationen und Protonen	Niere, Leber, Darm	

21

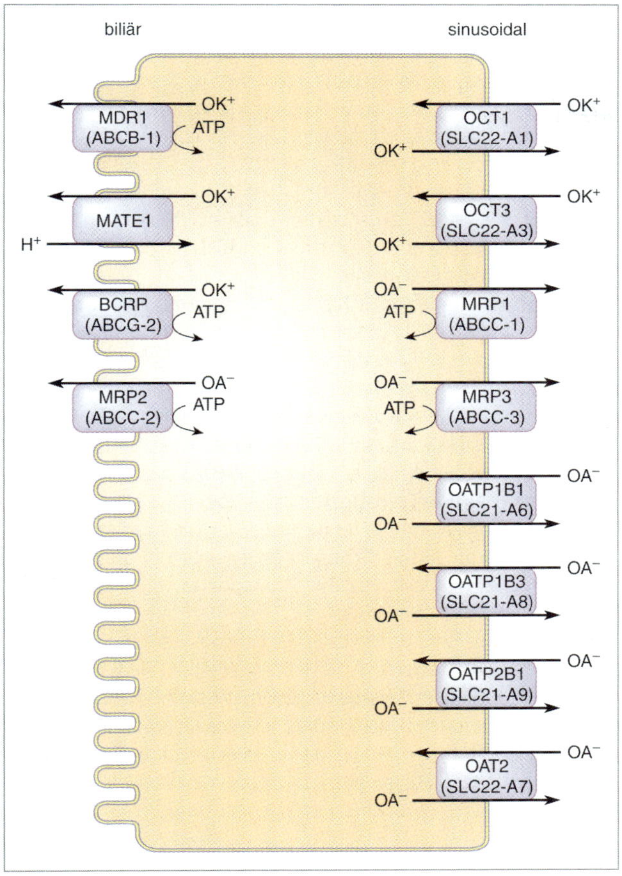

Abb. 21.26 Arzneimitteltransporter in Hepatozyten.

auf die Carnitinaufnahme aus dem Blut angewiesen. Bei Defektmutationen von OCTN2 kommt es zum Krankheitsbild des **systemischen Carnitinmangels** mit vermehrter Carnitinausscheidung in der Niere und Verfettung von Skelett- und Herzmuskelzellen. Mutationsanalysen in OCT1, OCT2 und OCTN2 ergaben, dass diese polyspezifischen Transporter eine Substratbindungsregion besitzen, in der mehrere Substrate gleichzeitig binden. Die Tertiärstruktur von OCT1 hat man anhand der durch Röntgenanalyse aufgeklärten Struktur eines bakteriellen Transporters modelliert, der zur gleichen Superfamilie gehört (➤ Abb. 21.27).

Viele **negativ geladene** Metaboliten und Medikamente werden mithilfe **polyspezifischer organischer Anionentransporter** im Darm absorbiert und in der Leber und der Niere ausgeschieden. Diese Transporter gehören zur Familie **SLC21** und zur **OAT-Subfamilie** der Familie SLC22. In der sinusoidalen Membran der Hepatozyten befinden sich die Transporter SLC21-A6, -A8 und -A9 (➤ Abb. 21.26). Die **OAT-Subfamilie** der SLC22-Familie enthält sechs polyspezifische Transporter, die endogene organische Anionen, anionische Medikamente und anionische Xenobiotika transportieren. Zu den endogenen Substraten gehören zyklische Nucleotide, Prostaglandine und Harnsäure. Medikamente, die von OATs transportiert werden, sind z.B. Antibiotika, nichtsteroidale Entzündungshemmer, Diuretika und Zytostatika. **OAT1** (SLC22-A6), **OAT2** (SLC22-A7) und **OAT3** (SLC22-A8) sind in der basolateralen Membran

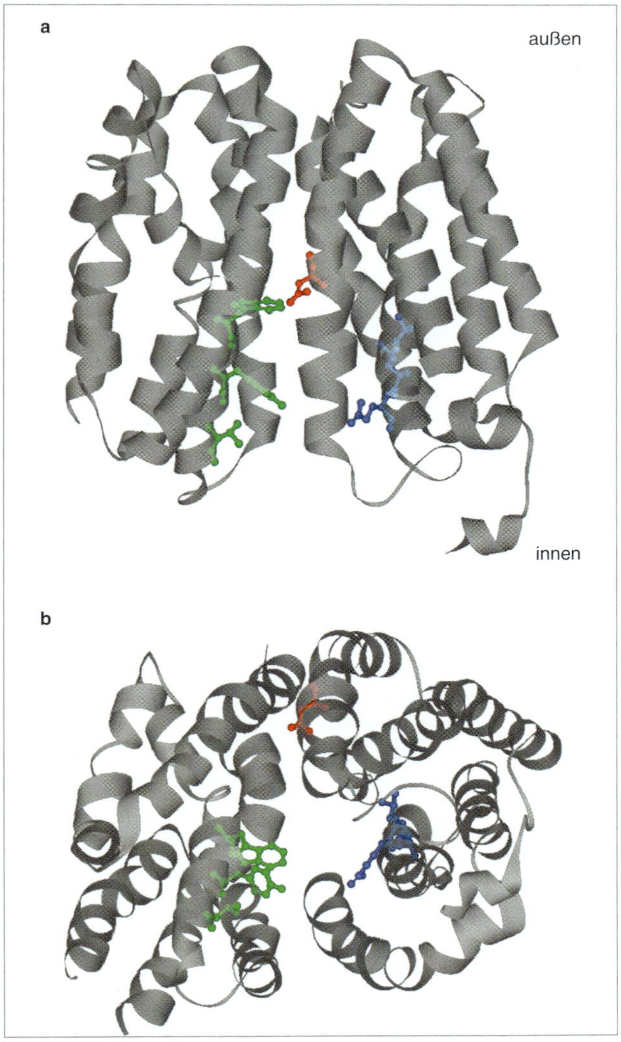

Abb. 21.27 Modell der Tertiärstruktur von OCT1 mit der nach innen geöffneten Substratbindungstasche.

a) Blick von der Seite.

b) Blick von innen. Aminosäuren in der Substratbindungsregion sind farbig dargestellt. Sie befinden sich an der vierten (grün), zehnten (blau) und elften (rot) transmembranären α-Helix.

proximaler Nierentubuli lokalisiert. Sie vermitteln den ersten Schritt bei der Sekretion von organischen Anionen in den proximalen Tubulus, also die Aufnahme der Anionen aus dem Interstitium in die Epithelzelle. **OAT4** (SLC22-A11) befindet sich in der luminalen Membran proximaler Nierentubuli und sorgt für den Efflux von Anionen aus den Tubulusepithelzellen in das Tubuluslumen. **OAT2** (SLC22-A7) ist zudem in basolateralen Membranen von Leberzellen exprimiert (➤ Abb. 21.26). Das negative Membranpotenzial bei der Aufnahme von Anionen in Zellen überwinden die Transporter OAT1 und OAT3, indem sie die Aufnahme von zwei einwertigen Anionen mit dem Auswärtstransport von zweiwertigen Anionen (z.B. α-Ketoglutarat) koppeln. Letztere entstehen beim Stoffwechsel.

MERKE

Neben primär aktiven ABC-Transportern, die Arzneimittel aus Zellen herauspumpen, gibt es passive und sekundär aktive Arzneimitteltransporter. Diese sind für die Absorption und Ausscheidung der meisten Arzneimittel verantwortlich. Es handelt sich um polyspezifische H^+-Peptid-Cotransporter, passive Transporter für organische Kationen, Austauscher für organische Kationen gegen Protonen, passive Transporter für organische Anionen und Austauscher von organischen Anionen.

ZUSAMMENFASSUNG

Die **Phospholipiddoppelschicht** der Plasmamembran hat eine sehr geringe Leitfähigkeit gegenüber Ionen, hydrophilen Nährstoffen, hydrophilen Metaboliten und Wasser. Die Passage hydrophiler Stoffe durch die Plasmamembran erfolgt durch Ionenkanäle, Poren und Transportproteine. Die in jeder Zelle exprimierte Na^+-K^+-ATPase erzeugt einen zellauswärts gerichteten K^+-Gradienten und einen zelleinwärts gerichteten Na^+-Gradienten. Da die Kaliumpermeabilität der Plasmamembran ruhender Zellen aufgrund der offenen Kaliumkanäle in der Regel viel höher ist als die Permeabilitäten für Na^+, Cl^- und andere Ionen, strömt K^+ aus den Zellen heraus und erzeugt ein negatives Membranpotenzial, das man mithilfe der Nernst-Gleichung berechnen kann.

Ionenkanäle sind integrale Membranproteine, die einen hydrophilen Kanal durch die Membran bilden, der geschlossen oder geöffnet sein kann. Sie besitzen Selektionsfilter, durch die nur bestimmte Ionen durchgelassen werden. Die Öffnung der Kanäle kann durch Veränderung des Membranpotenzials, durch Druck und durch Bindung extrazellulärer oder intrazellulärer Liganden erfolgen. Nach der Öffnung der Kanäle gehen diese häufig automatisch in einen geschlossenen, kurzzeitig nicht aktivierbaren Zustand über. Kanäle ermöglichen einen passiven Ionenausgleich, für den die treibende Kraft die elektrochemische Potenzialdifferenz über die Plasmamembran ist. Dabei kann ein gegensinnig gerichtetes Membranpotenzial mithilfe einer hohen Konzentrationsdifferenz des Ions überwunden werden. Durch ein gleichsinnig gerichtetes Membranpotenzial können Ionen angereichert werden. **Poren** bilden Kanäle in integralen Membranproteinen, die Moleküle definierter Größe durchlassen und deren Funktion in der Zelle über die Zahl der in die Plasmamembran eingebauten Moleküle reguliert wird.

Transporter sind integrale Membranproteine mit einer ähnlichen Tertiärstruktur wie die Ionenkanäle. Im Gegensatz zu den Kanälen ist der Transportweg in der Regel nie offen. Transporter besitzen innerhalb des Transportwegs eine Bindungsstelle für ihr Substrat, die entweder von der extra- oder der intrazellulären Seite her zugänglich ist. Die Substratbindung induziert eine Konformationsänderung, durch die das Substrat auf die andere Seite der Plasmamembran befördert wird. **Primär aktive Transporter** sind ATPasen, welche die aus der ATP-Spaltung gelieferte Energie benutzen, um ihre Substrate anzureichern. **Sekundär aktive Transporter** benutzen dazu Gradienten von Na^+- oder H^+-Ionen. **Passive Transporter** vermitteln wie die Kanäle einen Konzentrationsausgleich ihrer Substrate.

Die Mehrzahl der im menschlichen Genom vorhandenen Kanäle, Poren und Transporter wurde in den letzten Jahren kloniert, funktionell charakterisiert und im Gewebe lokalisiert. Dies ermöglichte ein breites Verständnis ihrer physiologischen Funktionen. Mutationen in Kanälen und Transportern wurden als Ursache vieler Krankheiten identifiziert und die Wirkungsweise zahlreicher Medikamente kann auf die Hemmung von spezifischen Kanälen oder Transportern zurückgeführt werden.

Fragen

1. Sie haben Liposomen mit dem Kaliumionophor Valinomycin in der Lipidmembran hergestellt und mit 100 $mmol \cdot L^{-1}$ KCl gefüllt. Bitte berechnen Sie, welches Membranpotenzial sich einstellt, wenn Sie die Liposomen in eine Lösung geben, die 10 $mmol \cdot L^{-1}$ KCl und 90 $mmol \cdot L^{-1}$ NaCl enthält.
2. Worin bestehen die Unterschiede zwischen einem Ionenkanal und einem passiven Transporter?
3. In einer neu hergestellten Zelllinie entdecken Sie durch elektrische Messungen eine hohe Leitfähigkeit für Na^+. Wie stellen Sie fest, ob die Zelle einen Na^+-Kanal enthält, und wie identifizieren Sie den Kanal?
4. Wie unterscheiden sich die Transporter GLUT2 und GLUT4?
5. Nennen Sie vier Transporterfamilien mit polyspezifischen Arzneimitteltransportern, und beschreiben Sie die unterschiedlichen Transportmechanismen einzelner Transporter.
6. Welche Transporter sind an der Resorption von Aminosäuren im Dünndarm beteiligt, wie sind sie aufgebaut, und wie arbeiten sie?
7. Wie wird Glutamat aus dem synaptischen Spalt glutaminerger Synapsen entfernt, und wie werden die präsynaptischen Vesikel wieder mit Glutamat aufgefüllt?
8. Erklären Sie den Mechanismus, durch den Digitalis die Schlagkraft des Herzens erhöht.
9. Sie haben einen Patienten mit Hypotonie und möchten herausfinden, ob ein Bartter-Syndrom vorliegt. Wie gehen Sie vor?

025 IMPP-Fragen

21

KAPITEL

22

K.H. Friedrich, I. Behrmann

Zelluläre Signalprozesse

Praxisfall

Matthias ist ein sportlicher Student von 20 Jahren, der stets kerngesund war und vor Energie geradezu strotzte. Seit einigen Monaten aber ist er nicht mehr der Alte. Er fühlt sich oft müde und geschwächt und hat kaum noch Appetit. In letzter Zeit hat er mehrmals an unerklärlichem Fieber gelitten. Lange hatte Matthias sein Krankheitsgefühl auf eine verschleppte Erkältung geschoben. Als aber Knochenschmerzen und häufige Blutungen aus der Nase und in der Haut hinzukommen, entschließt er sich endlich zum Besuch beim Arzt, der ihn sofort ins Krankenhaus einweist.

Bei der Aufnahme fallen die Blässe des Patienten sowie zahlreiche punktförmige Hautblutungen auf. Außerdem wird eine Vergrößerung von Leber, Milz und einigen Lymphknoten festgestellt. Die schweren Symptome lassen sofort an eine Leukämie denken. Das Blutbild und die zytologische Untersuchung einer Knochenmarkpunktion bestätigen den Verdacht: Die Zahl der Leukozyten ist auf das Zehnfache erhöht, die der Thrombozyten deutlich erniedrigt, im Knochenmark zeigen sich zahlreiche unreife Lymphoblasten und nur wenige normale Vorläuferzellen der Erythropoese.

Matthias leidet an einer akuten lymphoblastischen Leukämie (ALL), einer bösartigen, massiven Expansion eines entarteten Lymphozytenklons. Eine Therapie mit Zytostatika, evtl. kombiniert mit einer Knochenmarktransplantation, kann heute die Mehrzahl der Patienten mit ALL heilen. Für viele andere Krebserkrankungen sind die Behandlungsmöglichkeiten aber sehr viel schlechter. Für die Zukunft verspricht sich die Krebsmedizin viel vom neuen Feld der „Signaltransduktionstherapie". Dem unkontrollierten Teilungsverhalten von Tumorzellen liegen stets Veränderungen in der Auslösung und intrazellulären Übertragung von Signalen zugrunde, die das Wachstum von Zellen steuern. Es werden darum gezielt Wirkstoffe gegen die beteiligten veränderten Proteine entwickelt, um die „entgleiste" Signaltransduktion zu inhibieren. Die erste Generation dieser Medikamente wird bereits jetzt erfolgreich in der Klinik eingesetzt.

Zur Orientierung

Zellen kommunizieren ständig miteinander und reagieren auf ihre Umgebung. Die zugrunde liegenden Abläufe der Informationsvermittlung fasst man häufig unter dem Begriff **Signaltransduktion** zusammen. Wir unterscheiden dabei **chemische** und **elektrische** Übertragung von Information. Dieses Kapitel beschränkt sich auf die molekularen Prozesse, mit denen Zellen auf die Stimulation durch signalvermittelnde Moleküle reagieren. Die Signaltransduktion koordiniert vielfältige Zellfunktionen wie Genaktivität, Morphologie, Bewegung, Metabolismus, Zytoskelettstruktur und Wechselwirkungen mit anderen Zellen und der extrazellulären Matrix.

Eine große Familie von Rezeptoren für so unterschiedliche Signale wie Licht, Geruchsstoffe, Ionen, Nucleotide, Aminosäuren oder Peptide ist mit **G-Proteinen** gekoppelt. Zunächst werden strukturelle Gemeinsamkeiten dieser Rezeptoren sowie der generelle Mechanismus der **Signaltransduktion durch G-Proteine** behandelt: Aktivierung des G-Proteins durch Nucleotidaustausch, Interaktion mit Effektorproteinen, Abschaltung des Signals durch die intrinsische GTPase-Aktivität und Desensitivierung des Rezeptors. Anschließend werden einige wichtige Vertreter der G-Protein-gekoppelten Rezeptoren genauer vorgestellt.

Second messenger verteilen und amplifizieren Signale im Zellinneren, die über Rezeptoren durch die Zellmembran übertragen wurden. Die enzymatische Produktion von Second messengern wird durch heterotrimere G-Proteine gesteuert, die ihrerseits durch Rezeptoren aktiviert werden. Die Second messenger regulieren beispielsweise Kaskaden von Phosphorylierungsvorgängen und damit letztendlich **Enzymaktivitäten**.

Viele Wachstumsfaktoren binden an Transmembranrezeptoren, die eine zytoplasmatische Tyrosin-Kinase-Domäne besitzen, sie tragen daher den Name **Rezeptor-Tyrosin-Kinasen** (RTKs). Nach extrazellulärer Ligandenbindung aktivieren sich die Kinasedomänen zweier dimerisierter Rezeptorketten gegenseitig. Die katalytische Aktivität führt dann dazu, dass Tyrosinreste innerhalb der zytoplasmatischen Region des Rezeptors phosphoryliert werden. Diese fungieren als Andockstellen für sog. SH2-Domänen verschiedener zytoplasmatischer Proteine. Diese Substratproteine können ihrerseits zur Aktivierung von Signalkaskaden beitragen.

Die reversible **Phosphorylierung von Serin- und Threoninresten** in zellulären Proteinen ist an der Regulation nahezu aller biologischen Phänomene beteiligt. Dies spiegelt sich darin wider, dass Serin/Threonin-Kinasen eine der größten Gruppen funktionell verwandter Proteine darstellen. Manche Serin/Threonin-Kinasen unterliegen der Kontrolle durch Second messenger, Calciumionen oder regulatorische Bindungspartner. Häufig werden diese Enzyme auch ihrerseits durch Phosphorylierung in ihrer Aktivität gesteuert und sind Konstituenten von Signalkaskaden. Neben **zytoplasmatischen** Vertretern der Proteinfamilie gibt es auch **membranständige** Rezeptoren mit intrinsischer Serin/Threonin-Kinase-Aktivität, die durch Ligandenbindung aktiviert werden.

Neben den G-Protein-gekoppelten Rezeptoren und Rezeptoren mit intrinsischer Enzymaktivität gibt es eine Vielzahl von unterschiedlichen membranständigen Rezeptoren, die sich verschiedenartiger anderer Signalübertragungsmechanismen bedienen. Es werden einige weitere medizinisch wichtige Signalsysteme vorgestellt, die über **Rezeptoren ohne intrinsische Enzymaktivität** angesteuert werden. Die Rezeptoren wechselwirken im Zellinneren mit zytoplasmatischen Enzymen. Diese Interaktionen erfolgen entweder direkt, oder sie werden über Adaptermolekülkomplexe vermittelt.

22.1 Mechanismen der Signalübertragung

Betrachtet man den Gesamtorganismus, beginnt die Signaltransduktion mit der Auslösung des Prozesses an signalgebenden Zellen und dem Transport des Signals durch einen chemischen Botenstoff. Zielzellen nehmen die Information auf und benutzen dazu spezifische Rezeptoren, die häufig, jedoch nicht immer membranständig sind. Sie leiten sie über intrazelluläre Signalketten weiter. Dies kann kurzfristig z.B. zur Exozytose von Vesikeln führen; durch Veränderung von Enzymaktivitäten können metabolische Prozesse beeinflusst werden. Oft kommt es jedoch erst im Zellkern zur Signalumsetzung. Diese besteht zunächst in der Veränderung der Transkription von Genen und letztlich in der Beeinflussung komplexer und langfristiger Phänomene. Integrierte Signaltransduktionsabläufe, die von unterschiedlichen extrazellulären Stimuli ausgelöst werden, steuern fundamentale zelluläre Reaktionen wie etwa die Anpassung an die Umgebung, Entwicklung und Ausdifferenzierung spezialisierter Zellen aus Stammzellen und Proliferationskontrolle im Gewebsverband.

Die Verbreitung von Signalmolekülen zwischen Steuer- und Zielzellen kann **endokrin**, **parakrin** oder **autokrin** organisiert sein (➤ Abb. 22.1). Endokrin bedeutet, dass ein Signalmolekül über die Blutbahn im Gesamtorganismus verbreitet wird. Parakrine Mechanismen spielen sich zwischen räumlich benachbarten Zellen ab, während autokrin einen Ablauf beschreibt, bei dem Zellen Moleküle sezernieren, die auf sie selbst zurückwirken. Signalmoleküle, die von endokrinen Drüsen produziert werden, bezeichnet man auch als **glanduläre Hormone** (➤ Kap. 24). Demgegenüber werden **Gewebshormone** (aglanduläre Hormone) von Zellen in verschiedenen Geweben produziert; sie wirken häufig parakrin. Eine autokrine Stimulation kann bei manchen Tumoren beobachtet werden, die einen Wachstumsfaktor produzieren, der sie zur weiteren Proliferation befähigt.

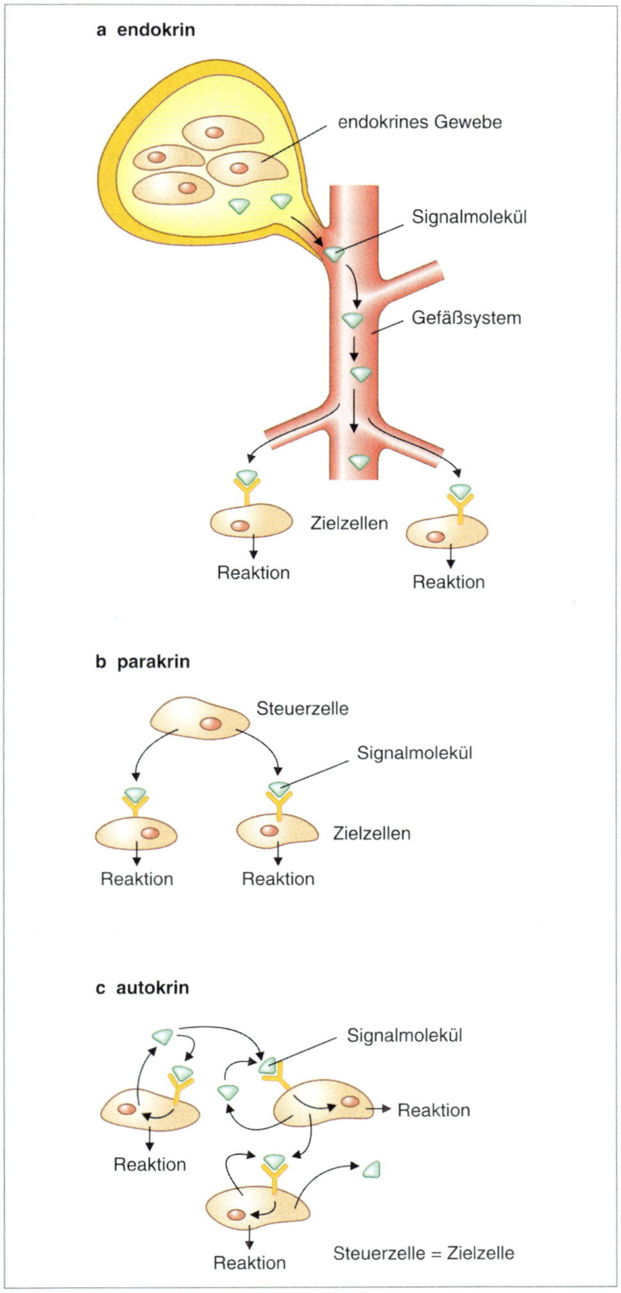

Abb. 22.1 Wege der Signalweiterleitung von der Steuerzelle zur Zielzelle.
a) Endokrin: Verbreitung des Signalmoleküls vom spezialisierten Gewebe endokriner Drüsen über das Gefäßsystem zu den Zielzellen.
b) Parakrin: Signalvermittlung an responsive Zellen in der unmittelbaren Nachbarschaft.
c) Autokrin: Signalvermittlung in Zellen, die selbst das auslösende Molekül sezernieren und sich im Zuge einer positiven Rückkopplung selbst stimulieren.

22.1.1 Signalauslösung durch Rezeptor-Liganden-Wechselwirkung

Klassen von signalauslösenden Molekülen

Signalauslösende Moleküle sind chemisch und strukturell vielfältig. Bei den primären Signalauslösern kann es sich um niedermolekulare Substanzen im extrazellulären Raum handeln, häufig finden wir jedoch spezifische Polypeptide und Proteine (➤ Tab. 22.1). Moleküle, die durch spezische und hochaffine Wechselwirkungen Rezeptoren aktivieren, bezeichnet man generell als **Liganden**. Manche Liganden sind aufgrund ihres lipophilen Charakters fähig, Membranen zu durchdringen, und finden ihre **Rezeptoren im Zytoplasma oder im Zellkern**, die meisten bedienen sich jedoch **membranständiger Rezeptoren** zur Signalvermittlung in das Zellinnere. Traditionellerweise erfolgt die Einteilung der signalauslösenden Moleküle auch nach ihren biologischen Funktionen, beispielsweise als Gewebs-, Stoffwechsel- und Sexualhormone oder Immunmodulatoren. Signalgebende Moleküle können auch Ionen sein (z.B. Ca^{2+}, Na^{+}, K^{+} etc.), die von Rezeptorkanälen durch Membranen hindurchgeschleust werden (➤ Kap. 22.3.3 und 29).

Rezeptoraktivierung

Ein entscheidender Schritt im Verlauf der Signalfortleitung ist die spezifische Bindung und damit verbundene Aktivierung von Rezeptoren durch ihre Liganden. Die Rezeptorerkennung entsteht durch multiple nichtkovalente Wechselwirkungen. Ihre Spezifität beruht, ähnlich wie beim Kontakt von Enzym und Substrat, auf den passgenau komplementären räumlichen Strukturen von Ligand und Rezeptor nach dem **Schlüssel-Schloss-Prinzip**. Die Stärke der Wechselwirkungen zwischen Rezeptor und Ligand bestimmt die **Affinität**. Je höher die Affinität, umso geringer ist die Ligandenkonzentration, die zur Aktivierung des Rezeptors benötigt wird.

Die ligandeninduzierte Aktivierung des Rezeptors versetzt ihn in die Lage, ein spezifisches Signal an nachgeschaltete Komponenten der Zelle weiterzugeben. Dies geschieht häufig dadurch, dass sich die **Konformation des Rezeptorproteins**

Tab. 22.1 Zugehörigkeit von Signalmolekülen zu chemischen Substanzklassen

chemische Substanzklassen	Beispiele
Proteine/Peptide	Insulin, Glucagon, Zytokine, Wachstumshormon, follikelstimulierendes Hormon (FSH)
Aminosäurederivate	Thyroxin, Histamin, Adrenalin
Eicosanoide (Fettsäurederivate)	Prostaglandine, Leukotriene
Steroide (Cholesterinderivate)	Cortisol, Testosteron, Östrogen, Aldosteron
Gase	NO, CO

ändert und auf diese Weise eine Wechselwirkung mit intrazellulären Bindungspartnern zustande kommt oder eine bereits bestehende Wechselwirkung verändert wird. Ein anderer, häufig auftretender Mechanismus besteht darin, dass der Ligand durch gleichzeitige Interaktion zwei oder mehrere Rezeptormoleküle miteinander verbrückt. Diese **Dimerisierung oder Oligomerisierung von Rezeptoren** bewirkt daraufhin die Auslösung von Enzymaktivitäten, deren Reaktionsprodukte das Signal in das Zellinnere weitertragen.

Neben dem eigentlichen Liganden kennt man oft natürliche oder pharmazeutisch eingesetzte Moleküle, die ebenfalls den Rezeptor binden und eine Rezeptorantwort auslösen. Sie werden Rezeptor**agonisten** genannt. **Antagonisten** sind hingegen Moleküle, die den Rezeptor binden, aber nicht aktivieren. Sie wirken als Inhibitoren der Rezeptorantwort, da sie den natürlichen Liganden verdrängen.

Blick ins Labor

Die Wechselwirkungen zwischen Rezeptoren und Liganden sind extrem spezifisch und deshalb besonders interessante Ziele pharmazeutischer Einflussnahme. Um die Bindung von Agonisten oder Antagonisten an Rezeptoren quantitativ zu beschreiben, benutzt man die **Dissoziationskonstante K_D**. Sie ergibt sich aus einer einfachen Gleichung:

$$[R] + [L] \leftrightarrow [RL]$$

Im Gleichgewicht gilt:

$$K_D = [R] \cdot [L] / [RL]$$

[R] ist die Konzentration des freien Rezeptors, [L] die Konzentration des ungebundenen Liganden und [RL] die Konzentration des Rezeptor-Liganden-Komplexes. Die Dissoziationskonstante des Komplexes ist umgekehrt proportional zur Affinität des Liganden zum Rezeptor. Die Gleichung lässt sich in eine Form umwandeln, die der Michaelis-Menten-Gleichung (➤ Kap. 3.4) ähnelt:

$$[RL] / R_G = 1 / (1 + K_D / [L])$$

R_G ist hierbei die Gesamtzahl der freien und gebundenen Rezeptormoleküle [RL] + [R]. Je kleiner K_D ist, umso höher ist die Affinität des Rezeptors zum Liganden. K_D entspricht derjenigen Konzentration des Liganden, bei der die Hälfte aller Rezeptormoleküle mit dem Liganden besetzt ist. Das ergibt sich aus dieser Gleichung, da für $[L] = K_D$ gilt:

$$[RL] / R_G = 0{,}5 \text{ oder } [RL] = 0{,}5\ R_G.$$

Die **Affinität** der meisten Rezeptoren für ihre spezifischen Liganden ist sehr hoch. Für den Insulinrezeptor beispielsweise beträgt die K_D ungefähr $2 \cdot 10^{-9}$. Bei einer Insulinkonzentration von $2 \cdot 10^{-9}$ mol/L (was ungefähr 0,012 µg Insulin pro Milliliter entspricht) ist also die Hälfte aller Insulinrezeptoren besetzt. Da im Blutplasma etwa 66–83 mg Gesamtprotein pro Milliliter enthalten sind, kann der Insulinrezeptor folglich seinen Liganden selbst in Gegenwart eines mehr als 1.000.000fachen Überschusses an anderen, nicht mit Insulin verwandten Proteinen noch sehr spezifisch binden.

22.1.2 Molekulare Prinzipien der Signalweiterleitung

Bei der intrazellulären Signaltransduktion wird das Signal verstärkt und mit anderen Signalinformationen verschaltet. Die Aktivierung von Rezeptoren löst Abfolgen von zellulären Reaktionsschritten aus, die kaskadenartig ablaufen. Man spricht von Signalwegen oder Pathways. Unterschiedliche Liganden induzieren über ihre Bindung an verschiedene Rezeptoren sehr unterschiedliche **Signaltransduktionskaskaden** (➤ Abb. 22.2)

Letztlich setzen sich viele dieser Signalwege bis in den Zellkern fort, wo sie die Funktion von Transkriptionsfaktoren kontrollieren und damit die Expression von Genen steuern. Obwohl die Signalkaskaden zunächst separat betrachtet und beschrieben werden, beeinflussen sie sich in komplexer Weise gegenseitig und bilden ein intrazelluläres **Signalnetzwerk**.

Bei der Signalweiterleitung innerhalb der Zelle sind einige allgemeine Mechanismen von zentraler Bedeutung, die am Ablauf der verschiedensten Signal-Pathways beteiligt sind. Dabei handelt es um:

- **reversible Proteinmodifikationen** (inbesondere um Phosphorylierung)
- die transiente **Ausbildung von Multiproteinkomplexen** unter Vermittlung von Proteinmodulen mit spezifischen Bindungseigenschaften
- die signalinduzierte **Zustandsänderung von Schalterproteinen**
- die Bildung von **Second-messenger**-Molekülen.

Im Folgenden sollen zunächst diese Mechanismen genauer betrachtet werden.

Proteinphosphorylierung und andere posttranslationale Modifikationen

Ein besonders wichtiges Funktionsprinzip von Signalprozessen besteht in der signalinduzierten Aktivierung von Enzymen, die kovalente posttranslationale Modifikationen von Proteinen katalysieren. Die **Phosphorylierung**, **Sulfatierung**, **Acetylierung** oder **Glykosylierung** ändert dann die spezifischen Eigenschaften der Substratproteine. Von herausragender Bedeutung ist hierbei die reversible Phosphorylierung von Signalproteinen, die von **Protein-Kinasen** ausgeführt und von **Protein-Phosphatasen** rückgängig gemacht wird (➤ Abb. 22.4a). Man unterscheidet dabei Serin-Threonin-Phosphorylierung und Tyrosinphosphorylierung durch spezische Ser-Thr- bzw. Tyr-Kinasen.

Signalinduzierte kovalente Modifikationen gehen mit Aktivitätsveränderungen der modifizierten Substratproteine einher und führen zur Aktivierung biochemischer Folgereaktionen in der signalaufnehmenden Zelle. Zu nennen sind hier die Induktion von Protein-Protein-Wechselwirkungen, die Aktivierung sekundärer Enzyme (z.B. nachgeschalteter weiterer Protein-Kinasen) oder die Translokation von Proteinen an die Plasmamembran oder in den Zellkern.

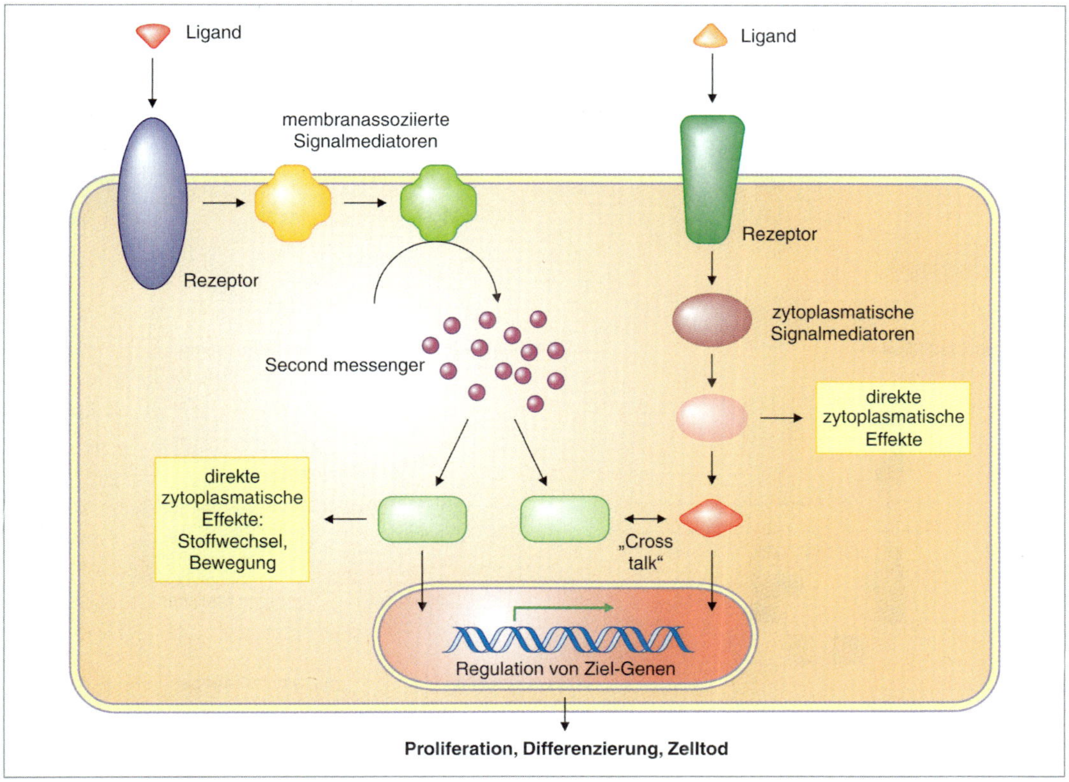

Abb. 22.2 Intrazelluläre Signalfortleitung. Ligandeninduzierte Rezeptoraktivierung führt zur Signalweitergabe durch sukzessive Aktivierung intrazellulärer Signalmediatoren und schließlich zu zytoplasmatischen Effekten oder der spezifischen Beeinflussung der Genexpression im Zellkern. Die beteiligten Pathways können hintereinandergeschaltete zytoplasmatische Proteine benutzen (rechts) oder die Funktion membranassoziierter Proteine und die Produktion von Second-messenger-Molekülen umfassen (links). Die intrazelluläre Informationsverbreitung durch Second messenger bringt eine Amplifikation des Signals mit sich. Signalwege, die von verschiedenen Rezeptorsystemen ausgehen, sind häufig miteinander verschaltet („Crosstalk").

Signalmodule

Viele an der Signaltransduktion beteiligte Proteine sind modular aufgebaut: Charakteristische Proteindomänen und Sequenzmotive tauchen in verschiedenen Kombinationen immer wieder auf. Einige dieser Signalmodule sind in Struktur und Funktion sehr gut charakterisiert worden, z.B. die sog. SH2- und SH3-Domänen. Die Abkürzung SH steht für Src-Homologie, bezugnehmend auf die zytoplasmatische Tyrosin-Kinase Src, in der diese Module zuerst beschrieben wurden (➤ Abb. 22.3d). **SH2-Domänen** erkennen Tyrosinreste in einem Protein, aber nur, wenn diese phosphoryliert sind. Die Spezifität einer SH2-Domäne wird durch die Aminosäurereste bestimmt, die dem Phosphotyrosin benachbart sind. Dann kommt es zur Bindung der SH2-Domäne an die Phosphotyrosindomäne des anderen Proteins. SH2-Domänen haben daher eine zentrale Bedeutung für Signalprozesse, die mit Tyrosinphosphorylierungen einhergehen. **SH3-** und **WW-Domänen** sind in vielen Fällen am Kontakt von Proteinen mit prolinreichen Domänen von Zytoskelettproteinen beteiligt, **PH-Domänen** vermitteln Assoziationen mit Lipiden und mit der Zellmembran.

Die Ausbildung der spezifischen Wechselwirkungen wird durch signalbedingte Konformationsänderungen in den beteiligten Proteinen hervorgerufen, wobei passgenaue Kontakte nach dem Schlüssel-Schloss-Prinzip ermöglicht werden.

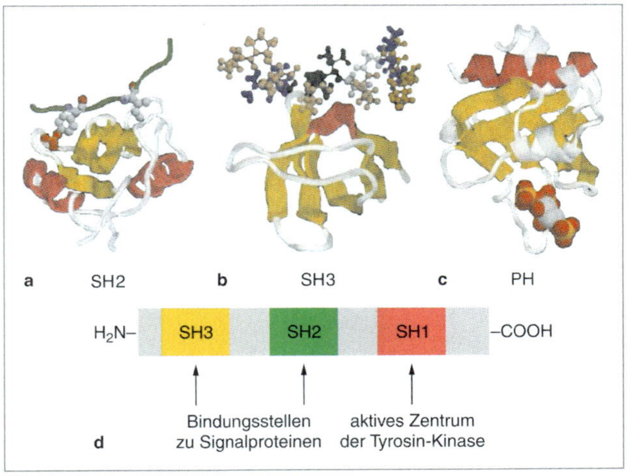

Abb. 22.3 Struktur und Funktion einiger wichtiger Signalmodule
a) SH2-Domäne, hier die Domäne der Tyrosin-Kinase Lck mit einem gebundenen Peptid (grün). Gezeigt sind die Seitenketten des Phosphotyrosins (Phosphatgruppe in Rot) und eines für die Bindungsspezifität wichtigen Isoleucins.
b) SH3-Domäne, hier die Domäne der Tyrosin-Kinase Fyn mit einem gebundenen prolinreichen Peptid.
c) PH-Domäne der Phospholipase Cγ im Komplex mit dem Second messenger Inositoltrisphosphat (IP_3). Sauerstoffatome sind rot, Phosphor gelb.
d) Beispiel für den modularen Aufbau eines Signalproteins (schematische Darstellung): Die Tyrosin-Kinase Src enthält je eine SH1-, SH2- und SH3-Domäne. Mit SH1 wird dabei die katalytische Domäne des Enzyms bezeichnet.

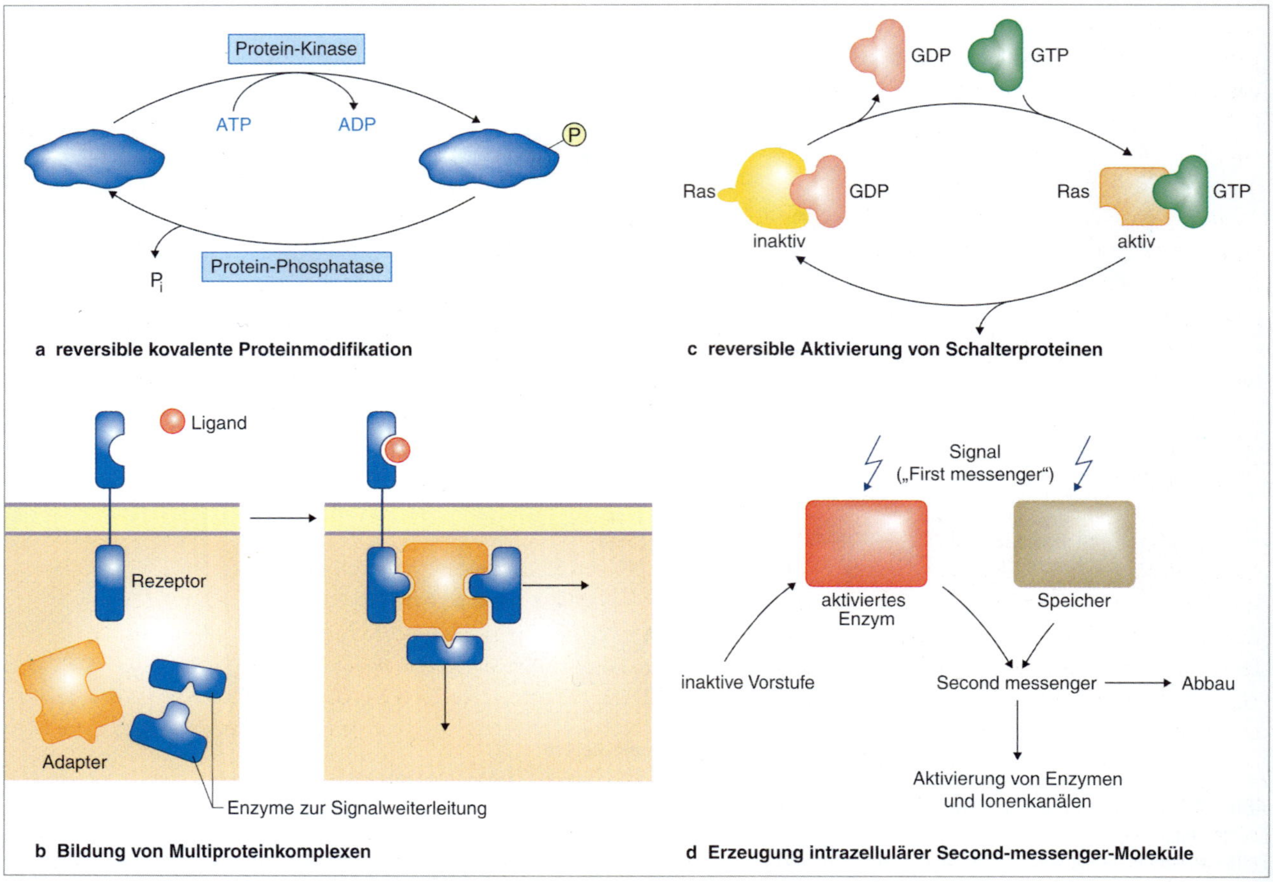

Abb. 22.4 Generelle Mechanismen bei der zellulären Signaltransduktion.
a) Reversible kovalente Modifikation von Signalproteinen, hier verdeutlicht am Beispiel der Proteinphosphorylierung. Signalgesteuerte Protein-Kinasen übertragen die terminale Phosphatgruppe von ATP auf definierte Aminosäurereste von Substratproteinen. Spezifische Phosphatasen spalten die Phosphatgruppen wieder ab.
b) Signalbedingter Aufbau von Multiproteinkomplexen. Durch Signalgebung wird häufig die Zusammenführung von Multiproteinkomplexen initiiert, die die nachfolgende intrazelluläre Weiterleitung des Signals ermöglichen. An diesen Abläufen sind Module der involvierten Proteine, Konformationsänderungen durch posttranslationale Modifikationen und die Rekrutierung von Adapterproteinen beteiligt. Häufig treten auch spezifische Wechselwirkungen mit der Plasmamemban auf.
c) Reversible Aktivierung von Schalterproteinen, hier verdeutlicht am Beispiel von G-Proteinen. G-Proteine können entweder in der aktiven GTP-gebundenen Form oder in der inaktiven GDP-gebundenen Form vorliegen. GTP-gebundene G-Proteine können nachfolgende Signalkaskaden aktivieren. Durch ihre intrinsische GTPase-Aktivität kehren sie zur GDP-gebundenen, inaktiven Konformation zurück.
d) Erzeugung von intrazellulären Second-messenger-Molekülen. Durch signalbedingte metabolische Ereignisse können intrazellulär kleine Moleküle freigesetzt werden (zyklische Nucleotide, Lipidderivate, Ionen). Diese Botenstoffe beeinflussen nachfolgend die Aktivitäten von Enzymen (z.B. von Kinasen) oder Ionenkanälen.

Einige Signaltransduktionsproteine sind selbst keine Enzyme. Sie besitzen keine katalytische Domäne, sondern nur Signalmodule, die an Protein-Protein-Wechselwirkungen beteiligt sind. Diese Moleküle fungieren als sog. **Adapterproteine** und sorgen für die vorübergehende Ausbildung von Multiproteinkomplexen bzw. Protein-Membran-Komplexen (➤ Abb. 22.4b). Adapterproteine bringen Komponenten von Signalwegen in räumliche Nachbarschaft zueinander und induzieren deren gegenseitige Wechselwirkung. Dadurch spielen sie eine wichtige Rolle bei der Spezifizierung von Signalabläufen, indem sie die gezielte Weitergabe von Informationen regulieren.

Schalterproteine

Manche Proteine können zwischen zwei alternativen Zuständen wechseln, die nachgeordnete Signalprozesse steuern. Solche Schalterproteine entscheiden, ob eingehende Signale weitergeleitet werden. Ein prägnantes Beispiel für die reversible Aktivierung von Schaltermolekülen bietet die große Gruppe der guanosinnucleotidbindenden Proteine, kurz **G-Proteine** (➤ Abb. 22.4c). G-Proteine sind Enzyme (GTPasen), die in **GTP**-gebundener Form „angeschaltet" (**aktive** Konformation), in **GDP**-gebundener Form jedoch „abgeschaltet" sind (**inaktive** Konformation).

G-Proteine wie z.B. Ras sind häufige Konstituenten von Signalwegen. Eingehende Signale sorgen durch Vermittlung von sog. **Austauschfaktoren** dafür, dass bei den nachgeschalteten G-Proteinen ein Austausch von GDP zu GTP stattfindet und das Gleichgewicht der beiden Zustände zugunsten der aktivierten, GTP-gebundenen Form verschoben wird. Die intrinsische enzymatische **GTPase-Aktivität** der G-Proteine stellt dann nach einiger Zeit wiederum den inaktiven, GDP-gebundenen Zustand her, indem sie das gebundene GTP in GDP und P_i spaltet. Nur in der aktiven Konformation stimulieren G-Proteine spezifische Partnerproteine, z.B. Kinasen, die das eingegangene Signal weitertragen. Diese reversible Umwandlung zwischen aktivem und inaktivem G-Protein wird auch als **G-Protein-Zyklus** bezeichnet.

Second messenger

Ein weiteres wichtiges Signalübertragungsprinzip liegt in der signalinduzierten Erzeugung oder Freisetzung von kleinen intrazellulären Molekülen, die sich in der Zelle besonders gut durch Diffusion bewegen können (➤ Abb. 22.4d). So verbreiten sie als **Second messenger** („zweiter Bote") die Signale, die von extrazellulären Liganden (First messenger, „erster Bote") an membranständige Rezeptoren übergegeben wurden. Als Second messenger wirken zyklische Nucleotide wie cAMP und cGMP, Lipidmoleküle und ihre Abkömmlinge wie Diacylglycerol und Inositoltrisphosphat sowie Ionen wie Ca^{2+}.

Eine Besonderheit der Signalweiterleitung über Second messenger besteht in der starken **Amplifikation** des Signals. Der Grund dafür ist, dass Second messenger durch intrazelluläre Enzyme erzeugt werden, die Konstituenten der jeweiligen Signalkaskade sind. Diese Enzyme produzieren ständig weitere Second-messenger-Moleküle, solange sie sich im aktivierten Zustand befinden; so können sie die Signalintensität um Zehnerpotenzen verstärken (➤ Abb. 22.2).

Viele Second-messenger-Moleküle werden durch spezifische Enzyme abgebaut. Auf diese Weise werden Signale begrenzt und abgeschaltet.

MERKE

Signaltransduktionsprozesse regulieren die dynamischen physiologischen Veränderungen, mit denen Zellen auf veränderte Bedingungen (z.B. Nährstoffverfügbarkeit, Hormonstimulation, Virusinfektion etc.) reagieren. **Ligandenmoleküle** binden und aktivieren **Rezeptoren**, die das Signal aufnehmen und durch Konformationsänderung oder Oligomerisierungsprozesse umsetzen. Intrazelluläre Signalkaskaden, die häufig komplex und miteinander vernetzt sind, regulieren schließlich Effektorproteine, oder sie leiten die Information bis in den Zellkern, wo die spezifische Genexpression beeinflusst wird. Als wichtige molekulare Mechanismen, die an Signaltransduktionsreaktionen beteiligt sind, kennen wir die reversible kovalente **Proteinmodifikation** (z.B. die Phosphorylierung), die signalfortleitende Bildung von **Multiproteinkomplexen**, die Aktivierung von **Schaltermolekülen** und die Bildung von **Second-messenger-Molekülen.**

22.1.3 Rezeptorklassen

Die Rezeptoren werden aufgrund der Charakteristik ihrer Liganden und ihrer zellulären Lokalisation in zwei große Klassen eingeteilt: **membranständige** und **zytoplasmatische/nucleäre Rezeptoren**. Membranständige Rezeptoren leiten die Signale hydrophiler Liganden in das Zellinnere, Rezeptoren für lipophile, membrangängige Liganden befinden sich im Zytoplasma oder im Zellkern (➤ Abb. 22.5).

Membranständige Rezeptoren

Membranständige Rezeptoren untergliedern sich in Rezeptoren mit einer intrinsischen (eigenen) Enzymaktivität zur Signalweiterleitung, Rezeptoren ohne eigene Enzymaktivität und Rezeptoren, die als Ionenkanäle wirken.

Rezeptoren mit intrinsischer Enzymaktivität

Rezeptor-Tyrosin-Kinasen

Viele lösliche Liganden mit Peptid- oder Proteincharakter benutzen Transmembranrezeptoren, deren in das Zytoplasma ragende, intrazelluläre Anteile die enzymatische Aktivität einer **Protein-Kinase** besitzen. Da sie Tyrosinreste phosphorylieren,

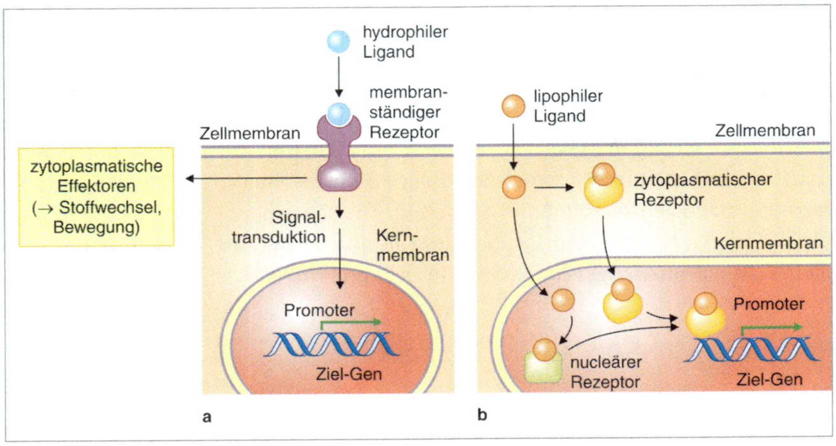

Abb. 22.5 Funktion membranständiger und zytoplasmatischer/nucleärer Rezeptoren.
a) Signalauslösung durch hydrophile Liganden über die Aktivierung membranständiger Rezeptoren.
b) Signalauslösung durch lipophile Liganden, die membrangängig sind und ihre Rezeptoren im Zytoplasma oder Zellkern binden und aktivieren.

bezeichnet man derartige Rezeptoren als Rezeptor-Tyrosin-Kinasen (RTKs).

Die Liganden binden zugleich an die extrazellulären Domänen von zwei RTK-Monomeren. Die daraus resultierende **Dimerisierung** bewirkt eine Konformationsänderung, die zur Aktivierung der zytoplasmatischen Tyrosin-Kinase-Aktivität und zur gegenseitigen **trans-Phosphorylierung** der beiden Untereinheiten eines RTK-Dimers an Tyrosinseitenketten führt.

Rezeptor-Tyrosin-Kinasen wandeln somit eine extrazelluläre Ligandenbindung in eine intrazelluläre Tyrosinphosphorylierung um. Ein Prototyp dieser Rezeptoren ist der Rezeptor für den epidermalen Wachstumsfaktor (**EGFR**, Epidermal growth factor receptor). Auch die große Gruppe der Fibroblastenwachstumsfaktoren (**FGF**, fibroblast growth factor), der Nervenzellwachstumsfaktor (**NGF**, nerve growth factor) oder die von den Thrombozyten produzierten Wachstumsfaktoren (**PDGF**, platelet-derived growth factors) entfalten ihre Wirkung auf Zielzellen durch Vermittlung von RTKs. Die intrazellulären Signaltransduktionsprozesse, die durch die *trans*-Phosphorylierung der RTKs hervorgerufen werden, sind in ➤ Kap. 22.4 ausführlich dargestellt.

Rezeptor-Serin/Threonin-Kinasen

Statt einer Tyrosin-Kinase-Aktivität kann die zytoplasmatische Domäne eines Rezeptors auch eine Serin/Threonin-Kinase-Aktivität aufweisen. Ähnlich wie bei den RTKs kommt es durch ligandeninduzierte Dimerisierung der extrazellulären Domänen von Serin/Threonin-Kinase-Rezeptoren zur **trans-Phosphorylierung** der intrazellulären Anteile. Derartige Rezeptoren werden von dimeren Polypeptidliganden genutzt, die Zellwachstums- und Differenzierungsprozesse steuern. Zu ihnen gehört der Transforming growth factor-β (**TGF-β**), ein Signalprotein, das u.a. an der Wundheilung beteiligt ist.

Rezeptor-Phosphatasen

Als Gegenstück zur Kinaseaktivität kann auch eine Phosphataseaktivität als intrinsische enzymatische Aktivität der zytoplasmatischen Domäne von Rezeptoren vorliegen. Dabei handelt es sich ausschließlich um **Tyrosin-Phosphatasen**. Beispiele sind das **CD45-Molekül** der hämatopoetischen Zellen und die weitverbreitete Phosphatase **PTPα**.

Rezeptor-Guanylatcyclasen

Guanylatcyclasen katalysieren unter Abspaltung von Pyrophosphat (PP_i) die Zyklisierung von GTP zu **3',5'-cGMP**, das als intrazellulärer Second messenger wirkt. Diese enzymatische Aktivität kommt auch in der zytoplasmatischen Domäne einiger membranständiger Rezeptoren vor. Zu dieser Gruppe gehören die Rezeptoren für die Guanylpeptide des Dünndarms und für das atriale natriuretische Peptid (ANP) in Herz und Niere.

Rezeptoren ohne intrinsische Enzymaktivität

Einige Gruppen von Transmembranrezeptoren besitzen selbst keine intrinsische Enzymaktivität. Ihre intrazellulären Domänen sind aber mit separaten Enzymen durch Protein-Protein-Wechselwirkung assoziiert. Beispiele für rezeptorassoziierte zytoplasmatische Enzyme sind Phospholipasen (z.B. Phospholipase Cγ), zytoplasmatische Tyrosin-Kinasen (z.B. die Janus-Kinasen bzw. JAKs, ➤ Kap. 22.6) oder Protein-Phosphatasen (z.B. SHP1, SHP2). **Rezeptoren für Zytokine** benötigen zytoplasmatische Tyrosin-Kinasen (JAKs), um ihre Signale in das Zellinnere fortzuleiten, nachdem sie durch ihre Liganden dimerisiert wurden.

G-Protein-gekoppelte Rezeptoren

Eine große Gruppe von Rezeptoren ist an **heterotrimere G-Proteine** (α-, β- und γ-Untereinheit) gekoppelt, die an die intrazelluläre Seite der Plasmamembran assoziiert sind. Die Bindung des Liganden an den Rezeptor induziert eine Konformationsänderung, wodurch die α-Untereinheit des gekoppelten G-Proteins aktiviert, d.h. zur Bindung von GTP befähigt wird. Sie kann nachfolgend Zielproteine aktivieren oder inhibieren, die wiederum **Second messenger** erzeugen (z.B. die Adenylatcyclase, ein cAMP-generierendes Enzym). G-Protein-gekoppelte Rezeptoren werden detailliert in ➤ Kap. 22.2 beschrieben.

Ionenkanäle

Rezeptoren können auch als Ionenkanäle fungieren, die den Durchfluss spezifischer Ionen durch die Plasmamembran ermöglichen. **Ligandeninduzierte Konformationsänderungen** im Rezeptor bewirken die Öffnung des Kanals und ermöglichen dadurch den gerichteten Ionenfluss. Neben den ligandenabhängigen Ionenkanälen (die z.B. durch Neurotransmitter wie Acetylcholin gesteuert werden) gibt es auch Ionenkanäle, deren Öffnungszustand von Veränderungen im Membranpotenzial (spannungsabhängige Ionenkanäle) oder von intrazellulären Signalen abhängt. Die wichtigsten beteiligten Ionen sind Na^+, K^+, Cl^- und Ca^{2+}. Wirkungsweise und physiologische Bedeutung sind ausführlich in ➤ Kap. 21 und ➤ 29 beschrieben.

Nucleäre Rezeptoren

Eine grundsätzlich andere Art von Rezeptoren wird von lipophilen Ligandenmolekülen benutzt, die aufgrund ihres physikochemischen Charakters membrangängig sind. Sie treten von außen direkt in die Zellen ein und erreichen so ihre intrazellulären Rezeptoren, die sich im **Zytoplasma** oder im **Zellkern** befinden und als nucleäre Rezeptoren bezeichnet werden.

Bei den Liganden dieser Rezeptoren handelt es sich um **kleine, lipophile Moleküle**. Zu ihnen gehören die Steroidhormone (z.B. Cortison, Östrogen, Testosteron, Progesteron), das Vitamin D, die Retinsäure (ein Vitamin-A-Derivat) sowie die Schilddrüsenhormone (➤ Kap. 24.4).

Nucleäre Rezeptoren wirken als **Transkriptionsfaktoren**. Sie interagieren als Dimere spezifisch mit palindromischen Sequenzelementen in den regulatorischen Regionen ihrer Zielgene, die sie aktivieren oder reprimieren. Sie lassen sich zwei verschiedenen Typen zuordnen: Manche Vertreter der Gruppe liegen in inaktiver Form im Zytoplasma vor und lösen sich erst nach erfolgter Ligandenbindung von zytoplasmatischen Bindungsproteinen, um nachfolgend in den Zellkern zu translozieren. Andere sind bereits vor der Ligandenbindung an genregulatorischen DNA-Sequenzen im Nucleus gebunden. Die Bindung des eindiffundierten Liganden verändert jedoch die Aktivität des Rezeptors und damit seinen Einfluss auf die Transkription des nachgeschalteten Zielgens (➤ Kap. 12.6.3).

MERKE

Rezeptoren für informationsvermittelnde Signalmoleküle lassen sich in charakteristische Gruppen einteilen. Hydrophile extrazelluläre Liganden erzielen ihre Wirkung durch Bindung und Aktivierung **membranständiger** Rezeptoren in der Plasmamembran ihrer Zielzellen. Die zytoplasmatischen Domänen dieser Transmembranproteine besitzen häufig eine intrinsische Enzymaktivität (z.B. Kinase, Phosphatase, Guanylatcyclase), die durch die Ligandenbindung aktiviert wird und das Signal weitergibt. Rezeptoren ohne eigene Enzymaktivität rekrutieren nach Aktivierung oft intrazelluläre Proteine (z.B. Enzyme, G-Proteine) und stimulieren deren Funktion. Rezeptoren der Plasmamembran können auch Ionenkanäle sein. Grundsätzlich anders wirken **nucleäre** Rezeptoren: Sie binden lipidlösliche, membrangängige Liganden und regulieren die Transkription von Zielgenen, indem sie mit regulatorischen DNA-Sequenzen interagieren.

22.2 G-Protein-gekoppelte Rezeptoren

22.2.1 Überblick

G-Protein-gekoppelte Rezeptoren (**GPCR** von G-protein-coupled receptor) stellen die größte Familie der membranständigen Rezeptoren dar, die Signale von extrazellulären Liganden in das Zellinnere weiterleiten. Ihre Funktion beruht auf der reversiblen Wechselwirkung mit guanosinnucleotidbindenden Proteinen (G-Proteine), die aus drei Untereinheiten bestehen und in Abhängigkeit von der Stimulation des Rezeptors zwischen einem **aktiven** (**GTP** enthaltenden) und einem **inaktiven** (**GDP** enthaltenden) Zustand wechseln können. Im aktivierten Zustand zerfallen die heterotrimeren G-Proteine in Untereinheiten, die dann jeweils nachgeschaltete Effektorproteine beeinflussen. Die Zielproteine können **Enzyme** sein, die Second messenger wie cAMP bilden, oder auch **Ionenkanäle**, die ihre spezifische Permeabilität ändern. Im Endergebnis werden durch diese Vorgänge die Signale vom aktivierten Rezeptor in der Zelle verbreitet (➤ Abb. 22.6).

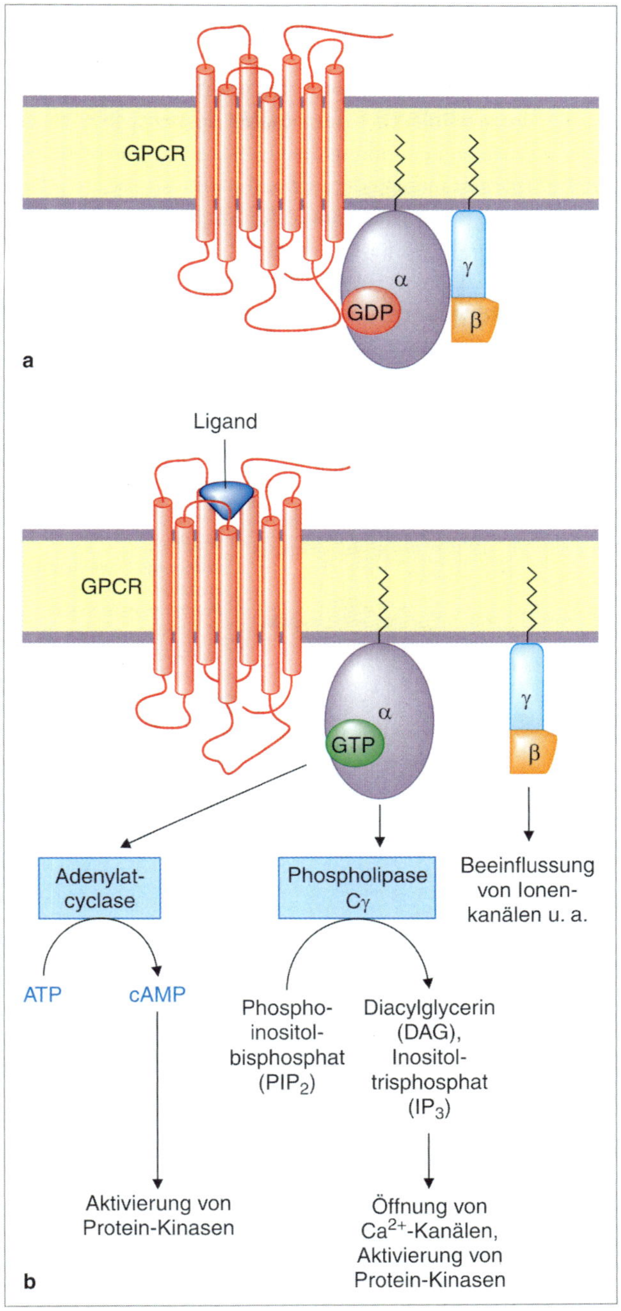

Abb. 22.6 Wirkungsweise G-Protein-gekoppelter Rezeptoren (GPCRs). Namensgebend ist die enge funktionelle Verknüpfung mit membranassoziierten G-Proteinen **(a)**. Nach Rezeptoraktivierung lagern die heterotrimeren G-Proteine GTP statt GDP ein, dissoziieren in Untereinheiten und vermitteln das Signal an Effektorproteine. Diese bilden daraufhin, wie Adenylatcyclase und Phospholipase Cγ, Second messenger (z.B. cAMP) oder verändern die Permeabilität von Ionenkanälen **(b)**.

22.2.2 Struktur

Es gibt ca. 1000 verschiedene GPCRs, davon fast die Hälfte zur Erkennung von Geruchsstoffen (➤ Kap. 29.5.3). Das typische strukturelle Charakteristikum von GPCRs ist ihr bündelartiger Aufbau aus **sieben α-helikalen Transmembransegmenten**, die intra- und extrazellulär durch Peptidschlaufen miteinander verbunden sind. Wegen des alternierenden Verlaufs dieser Helices durch die Plasmamembran werden GPCRs gelegentlich auch als **Serpentinrezeptoren** bezeichnet. Eine Disulfidbrücke verknüpft die zweite und dritte extrazelluläre Schlaufe und ist wahrscheinlich für die Stabilität des Proteins in der Membran

22

wichtig ist. Neben den unterschiedlichen Aminosäuresequenzen variieren die GPCRs in Länge und Funktion der **N-terminalen extrazellulären** Domäne, der intrazellulären Schlaufen und der **intrazellulären C-terminalen** Sequenz. Je nach Rezeptortyp erfolgt die Bindung des Liganden an die extrazellulären, transmembranären oder intrazellulären Anteile.

Aufgrund von Ähnlichkeiten in der Aminosäuresequenz lassen sich die GPCRs in drei große Unterfamilien gliedern (➤ Abb. 22.7). Die größte Gruppe zeigt hochkonservierte Aminosäurereste innerhalb der Transmembranhelices und ein Cystein im C-Terminus, das über eine Palmitylgruppe in der Membran verankert ist. Hierzu gehören u.a. das Rhodopsin als lichtperzipierender Rezeptor der Retina, die Rezeptoren für biogene Amine wie Adrenalin und Histamin, Peptidhormone, Nucleotide oder Geruchsstoffe. Die zweite, kleinere Gruppe ist durch einen längeren N-Terminus gekennzeichnet, der eine Serie von Cysteinresten enthält. Hierzu gehören u.a. die Rezeptoren für das Parathormon und für Glucagon. Von der dritten Rezeptorgruppe werden Aminosäuren wie γ-Aminobuttersäure (GABA), Calciumionen oder Geschmacksstoffe gebunden. Sie zeigen einen besonders umfangreichen N-terminalen Bereich, der die Bindungsstelle für den extrazellulären Liganden ausbildet.

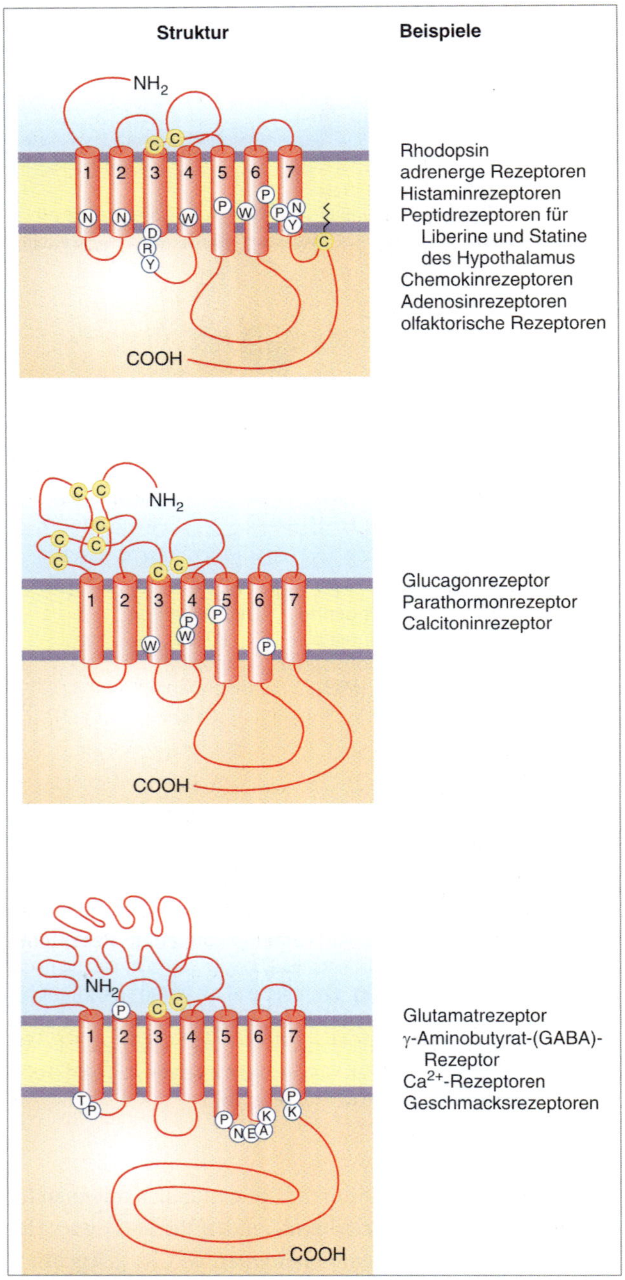

Abb. 22.7 Familien G-Protein-gekoppelter Rezeptoren. Hochkonservierte, familientypische Aminosäuren (blaue Kreise), Cysteinreste (C, gelbe Kreise).

22.2.3 Heterotrimere G-Proteine

Aufbau und Aktivierungszyklus

Die intrazellulären Schlaufen der GPCRs sind mit heterotrimeren G-Proteinen assoziiert, die die ligandeninduzierte Konformationsänderung der Rezeptoren in die Auslösung intrazellulärer Signale umsetzen. Sowohl die α- als auch die γ-Untereinheit der G-Proteine ist über einen **Lipidanker** in die Membran eingebunden.

Die Signalfortleitung der heterotrimeren G-Proteine beginnt, wenn der ligandenaktivierte GPCR die α-Untereinheit dazu veranlasst, gebundenes GDP zu entlassen und stattdessen GTP zu binden. Der **aktivierte GPCR** wirkt hierbei als sog. **Austauschfaktor**. Hierauf zerfällt der trimere Komplex in die α- und die davon abdissoziierende β/γ-Untereinheit (➤ Abb. 22.8).

Die **Spezifität** von GPCR-vermittelten Signalen beruht u.a. darauf, dass es eine Vielzahl von Varianten der drei Untereinheiten heterotrimerer G-Proteine gibt. Sie können sich in unterschiedlichen Kombinationen zusammenfinden, bedingt durch die zelltyp- und gewebespezifische Expression der jeweiligen Monomere. Man unterscheidet vier Gruppen von α-Untereinheiten (α_s, α_i, α_q und $\alpha_{12/13}$), deren Beiträge zur Signaltransduktion unterschiedliche Qualitäten haben. So üben **stimulatorische G-Proteine** aus der Gruppe α_s einen aktivierenden Einfluss auf nachgeschaltete Effektorenzyme aus, während **inhibitorische G-Proteine** vom α_i-Typ diese Enzyme hemmen.

Signalgebung durch Gα- und β/γ-Untereinheiten

Nach Aktivierung und Dissoziation in α- und β/γ-Untereinheiten geben die heterotrimeren G-Proteine Signale weiter, indem sie mit nachgeschalteten Effektormolekülen interagieren und deren Funktionen beeinflussen.

Ein wichtiges Effektorenzym von **Gα-Untereinheiten** ist die **Adenylatcyclase**, die den Second messenger cAMP bildet (➤ Kap. 22.3.1). Sie wird von $G\alpha_s$ stimuliert und von $G\alpha_i$ inhibiert. $G\alpha_q$ kann **Phospholipasen vom Typ Cβ** (PLCβ) stimu-

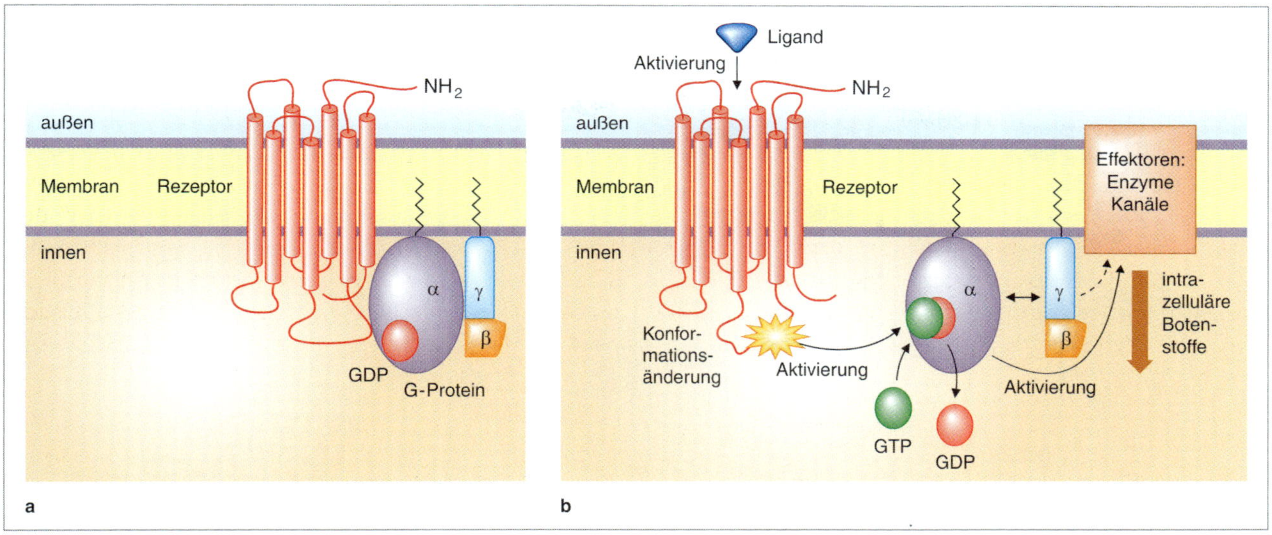

Abb. 22.8 Stimulation G-Protein-gekoppelter Rezeptoren.
a) Inaktiver Zustand des Rezeptors. Die α-Untereinheit des heterotrimeren G-Proteins hat ein GDP-Molekül gebunden.
b) Ligandenbindung geht mit einer Konformationsänderung einher, die Aktivierung überträgt sich auf das heterotrimere G-Protein, in dessen α-Untereinheit GDP gegen GTP ausgetauscht wird. Die dissoziierten G-Protein-Untereinheiten aktivieren Effektoren (Enzyme, Kanäle) und bewirken so indirekt die Entstehung von intrazellulären Botenstoffen (Second messenger).

lieren und so die Synthese von Diacylglycerin (DAG) und Inositoltrisphosphat (IP_3), weiteren Second-messenger-Molekülen, induzieren. Dies führt anschließend zur Aktivierung verschiedener Enzyme und Erhöhung der intrazellulären Calciumionenkonzentration (➤ Kap. 22.3.2).

Durch indirekte Aktivierung des kleinen G-Proteins Rho (➤ Kap. 19.1.2) bewirken die $G\alpha_{12/13}$-Untereinheiten Änderungen in der Organisation des Zytoskeletts. Sie stimulieren auch den Na^+-H^+-Austausch über die Aktivierung eines Ionenkanals der Zellmembran.

Auch die **β/γ-Untereinheiten** können als selbstständige Signalgeber fungieren. Im Komplex mit der α-Untereinheit sind die β/γ-Untereinheiten zwar nicht aktiv, als freies Dimer hingegen können sie selbstständig Signalprozesse anregen. Es sind Interaktionen mit **Ionenkanälen** (für Ca^{2+}, K^+, Na^+-H^+), **Phospholipasen** und **Adenylatcyclasen** (inaktivierend und aktivierend) bekannt. Darüber hinaus scheinen β/γ-Untereinheiten für Wechselwirkungen mit Signalkaskaden verantwortlich zu sein, die auf der Aktivität von Tyrosin-Kinasen beruhen.

22.2.4 Regulation GPCR-gesteuerter Signale

Aktivität und Signalfortleitung von GPCRs werden sowohl auf der Ebene der Rezeptoren selbst als auch auf der der G-Proteine gesteuert. Zudem unterliegen die nachfolgend gebildeten Second messenger dem Abbau durch spezifisch regulierte Enzyme (➤ Kap. 22.3). Generell können individuelle GPCRs mit mehreren unterschiedlichen G-Proteinen interagieren und so in einem Gewebe Effektorproteine wie die Adenylatcyclase abhängig vom zellulären Kontext entweder stimulieren oder sogar inhibieren.

Desensitivierung und Internalisierung des GPCR

Neben den G-Proteinen gehen GPCRs Interaktionen mit zusätzlichen intrazellulären Proteinen ein. Solche Kontakte sind u.a. wichtig für die **Desensitivierung** des Rezeptors, die das Ausmaß seiner ligandeninduzierten Signalfortleitung verringert. Hierbei wird der Rezeptor nach Ligandenbindung an definierten intrazellulären Serinresten von einer **G-Protein-Rezeptor-Kinase (GRK)** phosphoryliert. Dadurch entsteht eine Bindungsstelle für das Protein **Arrestin**. Dessen Kontakt mit dem GPCR verhindert, dass der Rezeptor Signale an G-Proteine weitergeben kann. Für die Aktivierung der GRK ist die β/γ-Untereinheit des G-Proteins verantwortlich. Nach ihrer Dissoziation von der α-Untereinheit nimmt sie Kontakt mit der GRK auf, die über Interaktionen mit Phospholipiden an die zytoplasmatische Seite der Zellmembran assoziiert ist (➤ Abb. 22.9).

Eine weitere Möglichkeit, ein Ligandensignal zu unterdrücken, ist die **Internalisierung** des GPCR in endosomale Vesikel. Hierdurch stehen weniger Rezeptormoleküle für die Signalauslösung zur Verfügung. Die **Endozytose** wird durch die Phosphorylierung von Rezeptoren durch GRKs gefördert. Die Rezeptoren gelangen entweder nach Dephosphorylierung, Ligandenentfernung und Dissoziation des Arrestins wieder an die Zelloberfläche, oder sie werden proteolytisch abgebaut (➤ Abb. 22.9).

Aktivitätsregulation von G-Proteinen

Die α-Untereinheit von heterotrimeren G-Proteinen besitzt eine **intrinsische GTPase-Aktivität**. Durch sie wird mit einer gewissen Rate gebundenes GTP zu GDP und anorganischem

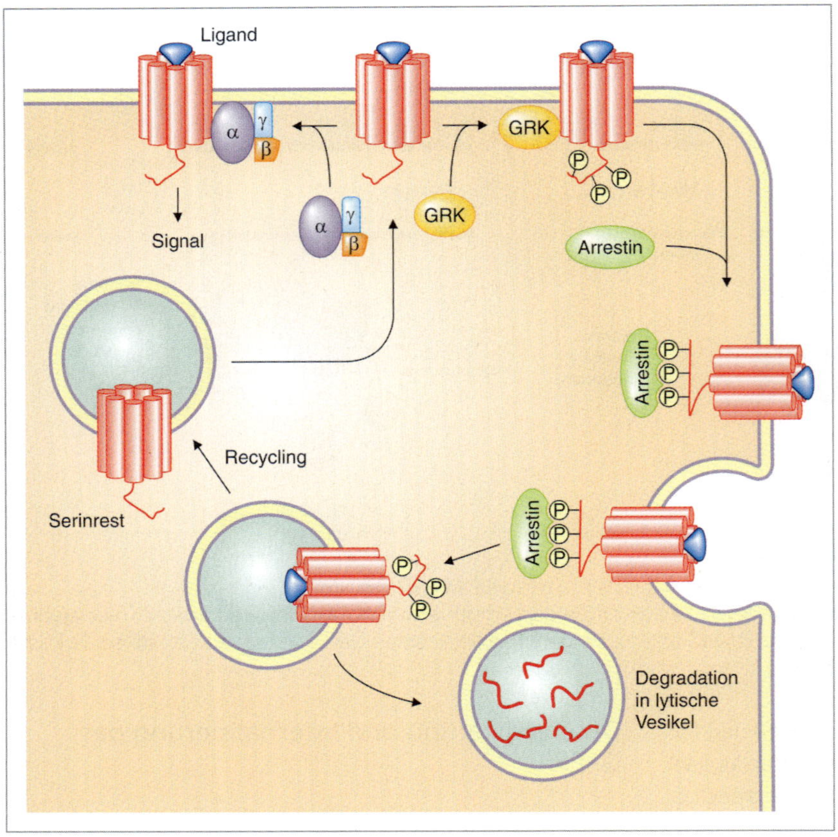

Abb. 22.9 Kontrolle der GPCR-Aktivität durch Desensitivierung und Internalisierung. Ligandenaktivierte GPCRs aktivieren neben heterotrimeren G-Proteinen auch Rezeptorkinasen (GRK), die spezische Serinreste in den zytoplasmatischen Schlaufen des GPCR phosphorylieren. Dies erzeugt Bindungsstellen für Arrestin. Dieses Protein sorgt nun dafür, dass der Rezeptor mitsamt Ligand durch Endozytose internalisiert wird. Sein weiteres Schicksal kann dann in einem Rücktransport zur Zelloberfläche (Recycling) oder in der Degradation in lytischen Vesikeln bestehen.

Phosphat hydrolysiert. Diese „Selbstabschaltung“ sorgt für die Rückkehr der aktivierten Gα-Proteine in den inaktiven, GDP-gebundenen Zustand und ihre erneute Assoziation mit den β/γ-Untereinheiten. Im Vergleich zu herkömmlichen Enzymen ist die Wechselzahl um Größenordnungen niedriger, d.h., die Geschwindigkeit der GTP-Hydrolyse-Reaktion ist sehr gering. Die GTPase-Aktivität kann durch **GTPase-aktivierende Proteine** (GAPs) verstärkt werden. Es gibt spezialisierte Proteine mit dieser Eigenschaft wie die RGS (regulator of G-protein signaling), aber auch Effektoren der G-Proteine wie einige Isoformen der Adenylatcyclase beschleunigen den GTP-Abbau zu GDP durch Gα-Untereinheiten (➤ Abb. 22.10).

22

Erwähnenswert ist jedoch auch ein Mechanismus, durch den die Aktivität der β/γ-Untereinheiten selektiv verlängert wird: $G\alpha_{12}$ kann von der Protein-Kinase C (➤ Kap. 22.5.2) phosphoryliert werden und ist dadurch nicht mehr in der Lage, einen Komplex mit den β/γ-Untereinheiten zu bilden, wodurch das β/γ-Signal persistiert.

22.2.5 Adrenerge Rezeptoren

Adrenerge Rezeptoren sind typische GPCRs, deren Liganden, die **Catecholamine**, als Hormone an der Steuerung des Stoffwechsels beteiligt sind und zudem Funktionen als Neurotransmitter haben. Die bekanntesten Catecholamine sind die biogenen Amine Adrenalin und Noradrenalin (engl. epinephrine bzw. norepinephrine), die im Nebennierenmark, aber auch im zentralen und sympathischen Nervensystem aus der Aminosäure Tyrosin gebildet werden (➤ Kap. 9.2.1). Beide Hormone binden an ihre Rezeptoren, indem sie sich in eine Spalte einlagern, die sich zwischen den Transmembranhelices 3, 5, 6 und 7 ausbildet.

Gewebespezifische Subtypen

Man unterscheidet α- und β-**adrenerge Rezeptoren**. Beide Gruppen bestehen aus jeweils mehreren Mitgliedern und unterscheiden sich durch die Gewebeverteilung ihrer Expression, durch ihre Wechselwirkungen mit assoziierten G-Proteinen und damit auch durch unterschiedliche nachgeschaltete intrazelluläre Signalreaktionen (➤ Abb. 22.11).

α-adrenerge Rezeptoren

Die α-adrenergen Rezeptoren sind v.a. in den glatten Muskelzellen von Blutgefäßen, Nieren, Haut und Darm zu finden. Sie koppeln an G-Proteine des Subtyps $\mathbf{G\alpha_{q11}}$ (α_1-Rezeptor; Stimulation der Phospholipase C → Erhöhung der intrazellulären IP_3-Konzentration und Ca^{2+}-Erhöhung) oder $\mathbf{G\alpha_i}$ (α_2-Rezeptor, v.a. neuronal; Hemmung der Adenylatcyclase).

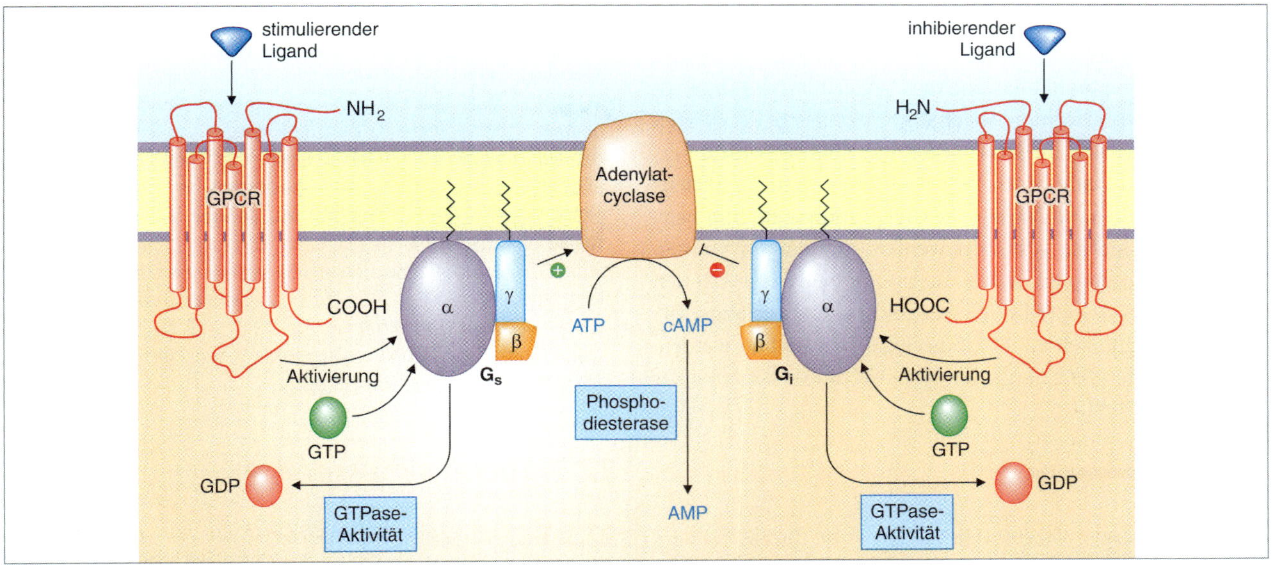

Abb. 22.10 Regulation der cAMP-Konzentration. Die cAMP-Syntheserate der Adenylatcyclase wird durch verschiedene G-Proteine reguliert, die von unterschiedlichen GPCRs aktiviert werden. Stimulatorische G-Proteine (G_s) wirken positiv, inhibitorische G-Proteine (G_i) negativ. Die G-Proteine versetzen sich selbst nach einer gewissen Zeit wieder in den Grundzustand, indem ihre intrinsische GTPase-Aktivität das gebundene GTP zu GDP abbaut. Das gebildete cAMP wird im Zytoplasma durch eine Phosphodiesterase zu AMP umgesetzt, wodurch der Erregungszustand abklingt.

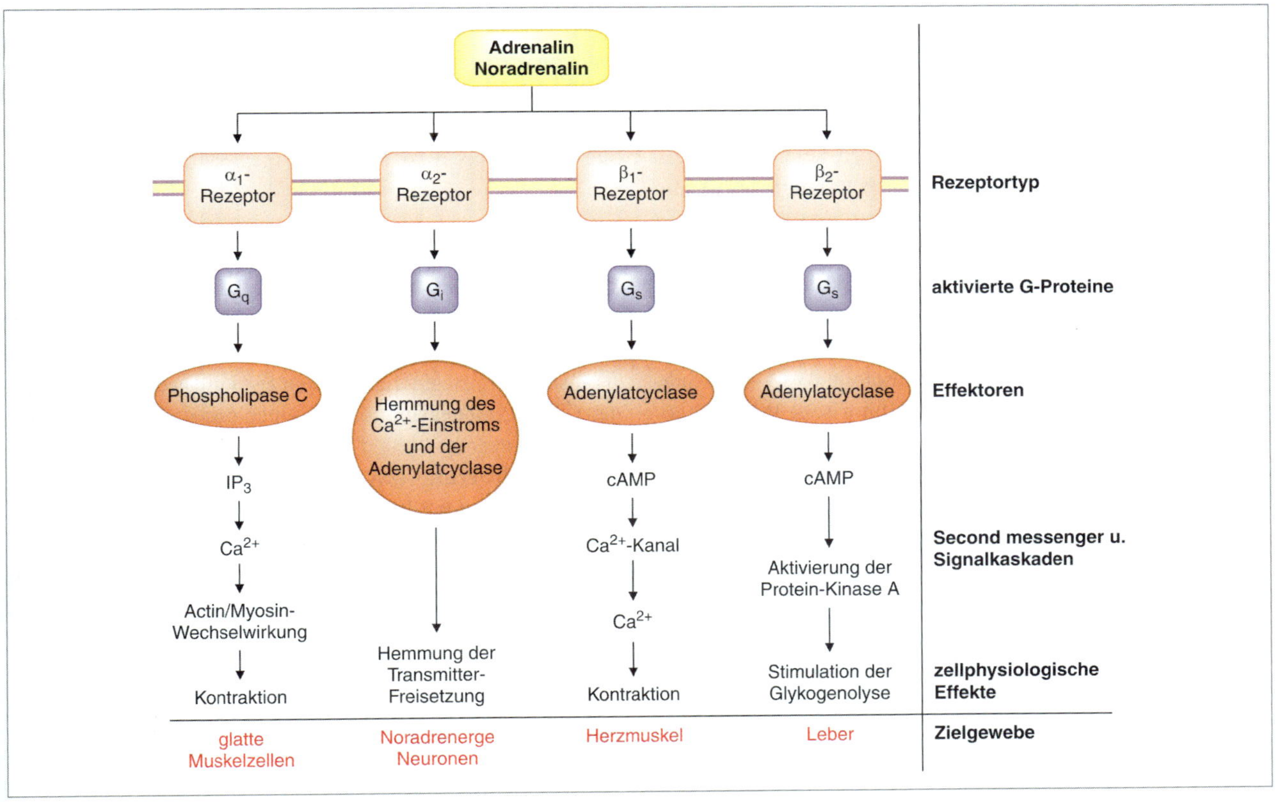

Abb. 22.11 Gewebespezifische Subtypen adrenerger Rezeptoren.

β-adrenerge Rezeptoren

Als klassische Gewebe für die Expression der β-adrenergen Rezeptoren gelten das Herz (überwiegend β_1, wird v.a. durch Noradrenalin aus sympathischen Nerven aktiviert → Anstieg der Herzfrequenz und -kontraktilität), die glatte Muskulatur in der Lunge (β_2, bindet bevorzugt Adrenalin → Bronchodilatation) und das Fettgewebe (β_3, bindet bevorzugt Noradrenalin → fördert Lipolyse). Sie koppeln an **G**α_s-Proteine, die die Adenylatcyclase aktivieren und den cAMP-Spiegel erhöhen.

22

Mechanismen und Funktionen

Adrenerge Rezeptoren koordinieren die Reaktion des Organismus auf das Stresshormon **Adrenalin.** β-adrenerge Rezeptoren bewirken, dass sich im Herzmuskel die Kontraktionsrate erhöht, während glatte Muskelzellen im Darm und im Skelettmuskel relaxieren, im Muskel die Glykogenolyse und im Fettgewebe die Lipolyse gesteigert werden. Stimulation von α_2-adrenergen Rezeptoren in den Glattmuskelzellen der Arterien hingegen führt zu einer Gefäßverengung, sodass periphere Organe außer den Skelettmuskeln geringer durchblutet werden. So wird dem Körper Energie für die Skelettmuskelaktivität zur Verfügung gestellt.

Klinik

Für die adrenergen Rezeptoren wurden – wie für viele andere GPCRs – chemische Verbindungen identifiziert, die als **Agonisten** oder als **Antagonisten** wirken. Diese Substanzen haben meist strukturelle Ähnlichkeit mit den natürlichen Liganden. Agonisten führen zu ähnlichen Effekten wie die natürlichen Hormone, weil sie die Rezeptoren nicht nur hochaffin binden, sondern auch aktivieren. Antagonisten wirken hingegen als Hormonkompetitoren, denn sie binden an den Rezeptor, lösen aber keine Signaltransduktion aus und verdrängen den natürlichen Liganden. Die Affinitäten der synthetischen Verbindungen für Rezeptoren sind häufig wesentlich höher als die des biologischen Gegenstücks (K_D für den β-Rezeptor: Adrenalin $5 \cdot 10^{-6}$ mol/L; Agonist Isoproterenol $4 \cdot 10^{-7}$ mol/L; Antagonist Alprenolol $3{,}4 \cdot 10^{-9}$ mol/L).

Eine medikamentöse Beeinflussung der Herzleistung durch Inhibierung der β_1-Rezeptoren durch Antagonisten, sog. **β-Blocker,** wird seit Langem erfolgreich zur Senkung des Blutdrucks und zur Herzentlastung angewandt. Weil diese Substanzen jedoch auch eine gewisse inhibitorische Wirkung auf die β_2-Rezeptoren der glatten Bronchialmuskulatur haben und so eine verstärkte Kontraktion bewirken, sollten β-Blocker bei Asthmatikern nicht eingesetzt werden.

MERKE

G-Protein-gekoppelte Rezeptoren (GPCRs) sind **membranständige** Proteine mit sieben α-helikalen Transmembransegmenten. Sie werden meist durch extrazelluläre Liganden aktiviert und können dann mit heterotrimeren G-Proteinen assoziieren. **G-Proteine** werden aufgrund dieses Kontakts ihrerseits durch den Einbau von **GTP** aktiviert und beeinflussen dann Effektorproteine. Diese tragen das Signal weiter, indem sie **Second messenger** bilden oder **Ionenflüsse** über die Membran verändern. Begrenzung und Abschaltung von GPCR-Signalen erfolgen durch Desensitivierung und Internalisierung (Endozytose des Rezeptors) sowie durch die intrinsische GTPase-Aktivität der G-Proteine. Auf der physiologischen Ebene sind diese Rezeptoren u.a. an Vorgängen wie Sehen, Riechen, Stressreaktion und Blutdruckregulation beteiligt.

22.3 Second messenger

22.3.1 Zyklische Nucleotide

cAMP

Zyklisches Adenosin-3',5'-monophosphat (cAMP) ist ein intrazelluläres Signalmolekül mit zentraler Bedeutung für den zellulären Stoffwechsel, für Wachstum und Differenzierung. Seine Bildung wird durch die Aktivierung vieler G-Protein-gekoppelter Rezeptoren induziert. cAMP sorgt u.a. für die **Bereitstellung von Glucose** aus internen Speichern, wenn die Zelle oder der Organismus kurzfristigen Energiebedarf hat.

Synthese und Hydrolyse von cAMP

cAMP wird von **Adenylatcyclasen** aus ATP gebildet, wenn diese Enzyme ihrerseits von aktivierten G-Proteinen stimuliert werden. Adenylatcyclasen sind Membranproteine mit zwölf Transmembransegmenten, die an zwei intrazellulären Schlaufen GTP-beladenes Gα binden können und dadurch zur cAMP-Synthese angeregt werden.

Die **Zyklisierung von ATP** wird durch einen Angriff der 3'-OH-Gruppe der Ribose auf die α-Phosphatgruppe eingeleitet (➤ Abb. 22.12). Es bildet sich eine Phosphodiesterbindung, und Pyrophosphat (PP_i) wird freigesetzt. Die Synthese von cAMP ist endergon ($\Delta G^{0'}$ = +6,7 kJ/mol). Die Reaktion wird

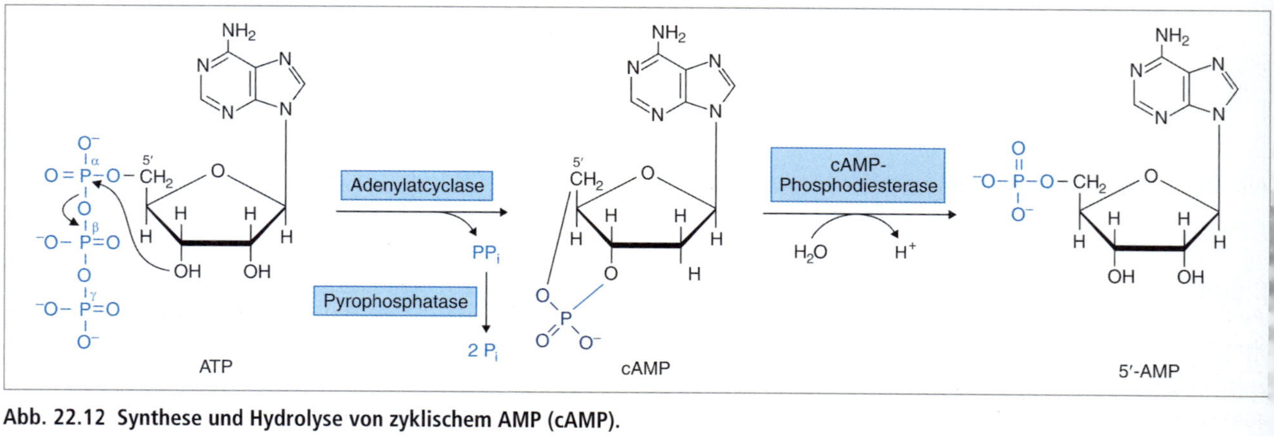

Abb. 22.12 Synthese und Hydrolyse von zyklischem AMP (cAMP).

aber durch die stark exergone anschließende Hydrolyse des Pyrophosphats angetrieben, die von der Pyrophosphatase katalysiert wird. Da ein Molekül aktivierter Adenylatcyclase viele cAMP-Moleküle produziert, wird an dieser Stelle der Signaltransduktion das Signal amplifiziert.

Es gibt insgesamt mindestens neun verschiedene Isoformen der Adenylatcyclase, die sich durch die Expression in verschiedenen Geweben unterscheiden und außer durch Gα und Gβγ auch durch Phosphorylierung an Serinresten und durch die intrazelluläre Calciumkonzentration reguliert werden können. Die Stimulation eines $G\alpha_s$-gekoppelten GPCR führt also nicht automatisch zur Bildung von cAMP, sondern es werden auch andere Einflüsse berücksichtigt.

Effektoren und intrazelluläre Wirkungen von cAMP

Der Haupteffektor von cAMP ist die cAMP-abhängige **Protein-Kinase A** (**PKA**; ➤ Abb. 22.13). Dieses Enzym ist ein Heterotetramer aus zwei regulatorischen und zwei katalytischen Untereinheiten. Die Bindung von cAMP setzt die regulatorischen Untereinheiten frei, sodass die katalytische Untereinheit Substratproteine an Serin- oder Threoninresten phosphorylieren kann.

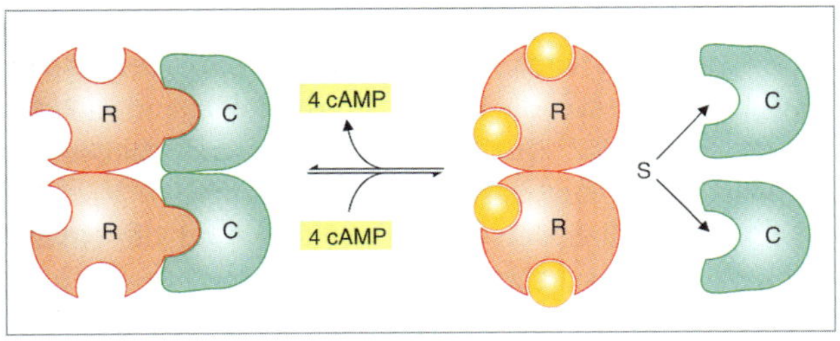

Abb. 22.13 Aktivierung der cAMP-abhängigen Protein-Kinase A. cAMP, das nach Aktivierung eines GPCR entsteht, bindet an die regulatorischen Untereinheiten (R) der Protein-Kinase A (PKA) und setzt die katalytischen Untereinheiten (C) frei.

Zu den Substraten der PKA gehören Enzyme, die den **Glykogenstoffwechsel** regulieren (➤ Abb. 22.14). Die **Glykogen-Synthase** wird durch Phosphorylierung gehemmt und die Glykogen-Phosphorylase-Kinase aktiviert. Letztere phosphoryliert und aktiviert damit die **Glykogen-Phosphorylase**, sodass Glykogen zu Glucose-1-phosphat abgebaut wird. Die Freisetzung von Glucose aus Glykogen wird gleichzeitig begünstigt, indem die Neusynthese von Glykogen aus Glucosemonomeren bzw. UDP-Glucose unterbunden wird. Das geschieht durch Phosphorylierung der Glykogen-Synthase, die in diesem Zustand inaktiv ist (➤ Kap. 5.2.6).

Neben zytoplasmatischen Proteinen können auch **Transkriptionsfaktoren** im Zellkern durch cAMP-induzierte Phosphorylierung via PKA reguliert werden. Das trifft insbesondere auf **CREB** (cAMP responsive element-binding protein) zu. Dieser Faktor wird durch Phosphorylierung befähigt, mit anderen Proteinen zu assoziieren und dann die Transkription bestimmter (cAMP-abhängiger) Gene anzuschalten (➤ Kap. 12.6.1).

Die PKA kann sich aus unterschiedlichen **Untereinheiten** zusammensetzen. Diese weisen zum einen unterschiedliche Empfindlichkeiten für cAMP auf, zum anderen können sie die PKA-Aktivität innerhalb der Zelle räumlich dirigieren. Das ist möglich, weil die verschiedenen regulatorischen Untereinheiten an unterschiedliche sog. **AKAPs** (A-kinase-anchoring proteins) binden können. Die Vertreter dieser Familie sind an spezifischen Orten in der Zelle zu finden und können lokalisierte Effekte ver-

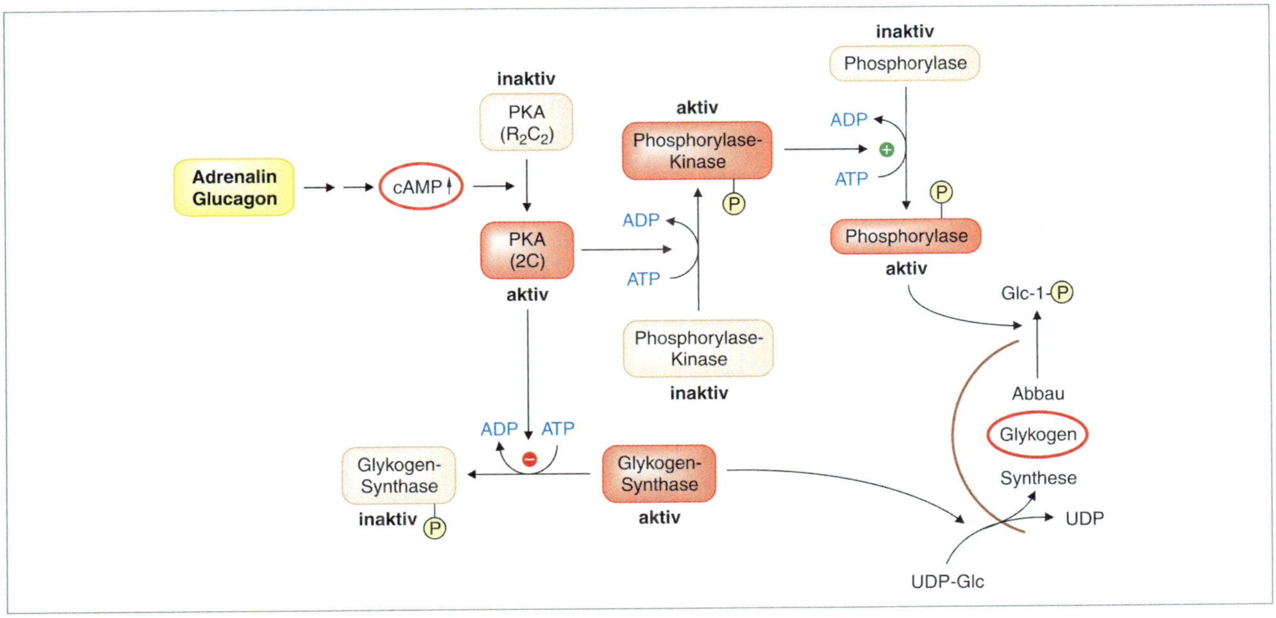

Abb. 22.14 Regulation des Glykogenstoffwechsels durch cAMP/PKA-induzierte Phosphorylierungsreaktionen. Adrenalin und Glucagon aktivieren GPCRs, die über G-Proteine eine cAMP-Synthese durch die Adenylatcyclase bewirken. Die durch cAMP aktivierte PKA (katalytische Untereinheiten werden freigesetzt, ➤ Abb. 22.13) überführt durch spezifische Phosphorylierung die Phosphorylase-Kinase in eine aktive Form. Diese wiederum phosphoryliert das glykogenabbauende Enzym Phosphorylase und aktiviert es dadurch. Die PKA phosphoryliert zugleich auch die glykogenaufbauende Glykogen-Synthase (und inaktiviert sie dadurch). Ergebnis des Ablaufs ist ein verstärkter Glykogenabbau. Aktive Enzymformen sind rot unterlegt.

mitteln, indem bestimmte PKA-Isoformen an definierten Orten angereichert werden. Regionale Signale sind z.B. bei der gerichteten Migration von Zellen und der dazu benötigten Ausbildung von Lamellipodien (Ausstülpungen des Zytoplasmas) wichtig.

Neben der PKA kann cAMP in der Zelle auch **Ionenkanäle** der CNG-Familien (CNG von cyclic nucleotide gated) sowie Chloridkanäle (CFTR) und Gap-junction-Kanäle aktivieren (➤ Kap. 21.2). Relativ neu sind Befunde, nach denen cAMP auch die Aktivität von sog. kleinen G-Proteinen beeinflussen kann, deren wichtigster Vertreter **Ras** ist (➤ Kap. 22.4.2). cAMP bewirkt, dass Rap1, ein Gegenspieler von Ras, verstärkt in den aktivierten, GTP-gebundenen Zustand versetzt wird.

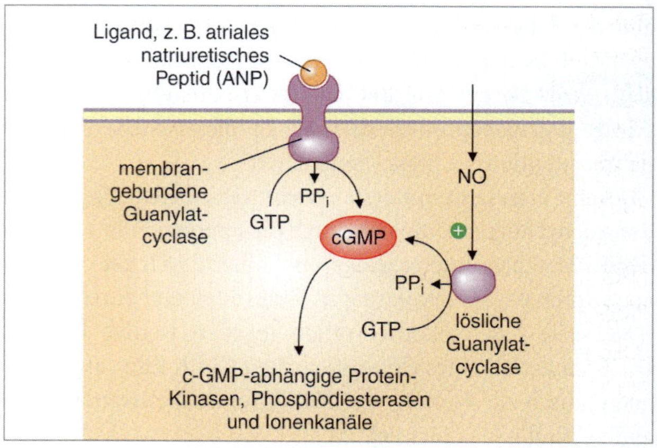

Abb. 22.15 Entstehung und Wirkung von cGMP. Stickstoffmonoxid (NO) bindet an lösliche Guanylatcyclasen, Liganden wie hier das atriale natriuretische Peptid (ANP) binden an Rezeptor-Guanylatcyclasen. cGMP reguliert Phosphodiesterasen (PDE), cGMP-abhängige Kinasen und Ionenkanäle.

cGMP

Synthese und Wirkung von cGMP

Zyklisches Guanosin-3',5'-monophosphat (cGMP) entsteht analog zu cAMP aus **GTP** unter Freisetzung von Pyrophosphat. Die Reaktion wird von Guanylatcyclasen katalysiert, die als lösliche oder als transmembranäre Enzyme vorkommen.

Eine Besonderheit der **löslichen Guanylatcyclasen** ist, dass sie durch das gasförmige Signalmolekül **Stickstoffmonoxid (NO)** reguliert werden. Dies wird durch die Einbindung eines Hämmoleküls in die heterodimeren Enzyme gewährleistet. Wenn das Häm mit Stickstoffmonoxid einen Komplex bildet, kommt es zu einer Konformationsänderung und Aktivierung des Enzyms.

Die **transmembranären Guanylatcyclasen** stellen eine Familie von Zelloberflächenrezeptoren dar, die mit ihrer extrazellulären Domäne Peptide binden und so die intrazellulär gelegene Domäne aktivieren. Liganden für diese Rezeptoren sind die **Guanylpeptide**. Die intrazellulären Effektoren von cGMP sind Phosphodiesterasen, Ionenkanäle und Protein-Kinasen (➤ Abb. 22.15).

Klinik
Der **Gefäßtonus der glatten Muskelzellen** stellt eine wesentliche Komponente der Blutdruckregulation dar. Er wird u.a. durch die in den Zellen vorhandene Menge an **cGMP** bestimmt. So führt die Stimulation von Endothelzellen mit Acetylcholin zur Bildung des instabilen Gases Stickstoffmonoxid (Halbwertszeit von 2–30 s), das in benachbarte glatte Muskelzellen diffundiert und dort an lösliche Guanylatcyclasen bindet, die cGMP synthetisieren und die Zelle relaxieren. Dies ist auch das therapeutische Prinzip von Vasodilatatoren wie **Nitroglycerin**, aus denen Stickstoffmonoxid freigesetzt wird.

Guanylpeptide

Membranständige Guanylatcyclasen werden durch Guanylpeptide aktiviert. In diese Gruppe gehört das atriale natriuretische Peptid (ANP), das im Herzvorhof synthetisiert wird, wenn Dehnungsreize dort eine Hypervolämie und die Notwendigkeit einer Blutdrucksenkung anzeigen. Aktivierung von Guanylatcyclaserezeptoren durch ANP sorgt für eine Blutdruckreduktion u.a. dadurch, dass die Produktion von Renin und Aldosteron gehemmt wird. Durch die Natriurese und gleichzeitige Vasodilatation kommt es zur Blutdrucksenkung.

Die Becherzellen des Dickdarmepithels und die enterochromaffinen Zellen des Dünndarms bilden Guanylin bzw. Uroguanylin. Beide Peptide aktivieren Guanylatcyclase-C-Rezeptoren im Dünndarm. Als Folge werden in die Darmschleimhaut Cl^-- und HCO_3^--Ionen abgegeben, was eine erhöhte Sekretion von Flüssigkeit und Elektrolyten in das Darmlumen zur Folge hat. Hitzestabile Enterotoxine aus *E. coli* binden ebenfalls an diese Rezeptoren und lösen so Durchfall aus.

Abbau zyklischer Nucleotide

Phosphodiesterasen

Die intrazellulären Spiegel der zyklischen Nucleotide werden von der Enzymgruppe der **Phosphodiesterasen (PDEs)** kontrolliert. PDEs können entweder spezifisch cAMP, cGMP oder beide hydrolysieren. Als Produkt entstehen die entsprechenden Nucleosid-5'-monophosphate (➤ Abb. 22.10). Die PDEs werden selbst wieder durch Serinphosphorylierung oder durch die intrazelluläre Calciumkonzentration reguliert. cGMP kann auch eine cAMP-spezifische Phosphodiesterase aktivieren.

Die bekannten PDEs lassen sich in elf Familien einordnen. Sie kommen **gewebespezifisch** und zudem noch in unterschiedlichen **Isotypen** vor (➤ Tab. 22.2). Alle PDEs enthalten die katalytische Domäne im C-terminalen Teil des Proteins. N-terminal befinden sich Module für die Interaktion mit anderen Proteinen oder kleinen Molekülen wie zyklischen Nucleotiden. Sequenzen direkt am C-Terminus sind für eine Dimerisierung der PDEs wichtig oder können durch Phosphorylierung modifiziert werden. Die einzelne Zelle verwendet die Vielfalt an

Tab. 22.2 Isotypen und Gewebeverteilung von Phosphodiesterasen (PDE)

Isotyp	Vorkommen
PDE1	Herz, glatte Muskulatur, Gehirn, Lunge
PDE2	Herz, Nebenniere, Leber
PDE3	Herz, glatte Muskulatur, Thrombozyten, Adipozyten, Leber
PDE4	ZNS, Reproduktionsorgane, Niere, Lymphozyten
PDE5	glatte Gefäßmuskulatur, Corpora cavernosa, Lunge
PDE6	Retina
PDE7	Gehirn, Herz, Pankreas, Skelettmuskulatur, Schilddrüse, Augen, Ovar, Leber
PDE8	Hoden, Ovar, Dünndarm, Kolon
PDE9	Milz, Dünndarm, Gehirn, Niere
PDE10	Hoden, Gehirn
PDE11	Skelettmuskel, Prostata, Hypophyse

PDEs, um zyklische Nucleotide nicht unkontrolliert, sondern spezifisch in zellulären Kompartimenten und als integriertes Ergebnis verschiedener Signalwege abzubauen.

Im Herzmuskel sind die **Protein-Kinase A** und die **Phosphodiesterase** über das **AKAP** (A-kinase-anchoring protein) miteinander verbunden. Eine PKA-Aktivierung durch cAMP führt dabei umgehend zur Phosphorylierung und somit Aktivierung der PDE. Durch diese negative Rückkopplung kann das cAMP-Signal automatisch zeitlich und lokal begrenzt werden.

PDE-Inhibitoren

Coffein ist (ebenso wie das chemisch verwandte Theobromin) ein natürlicher Inhibitor verschiedener PDEs. Seine spezifische Wirkung wurde ursprünglich erkannt, weil es u.a. den Effekt von Glucagon auf die Glykogenolyse in der Leber erhöht. Als Inhibitor der PDE verstärkt Coffein z.B. die Wirkung von Adrenalin, was – neben der Inhibition von Adenosinrezeptoren durch Coffein – die physiologischen Effekte von Kaffee erklärt. Die chemische Synthese von Coffeinderivaten führte zur Entdeckung von PDE-Inhibitoren, die auch in der Klinik eingesetzt werden (z.B. Theophyllin). Wichtig ist hierbei, dass solche Inhibitoren eine große Spezifität für gewebetypische PDEs aufweisen können. Sildenafil, der Wirkstoff von Viagra, hemmt beispielsweise nahezu ausschließlich die PDE5 (➤ Kap. 9.3.2).

22.3.2 Phospholipidderivate

Bildung von IP_3 und DAG

Wichtige Second messenger werden durch enzymatische Umsetzung von Phospholipiden gebildet. Phospholipide sind wesentliche Bestandteile der meisten Membranen (➤ Kap. 9.2). Als Ausgangsverbindung für die Second-messenger-Synthese dient insbesondere **Phosphatidylinositol (PI)**. PI-abgeleitete Second messenger sind u.a. an der Auslösung von Phosphorylierungskaskaden und an der Regulation der **Calciumionen**konzentration in der Zelle entscheidend beteiligt, spielen aber auch eine Rolle bei zellbiologischen Vorgängen wie der **Fusion von Vesikeln**.

Phosphatidylinositole und Phosphatidylinositol-Kinasen

Phosphatidylinositole (PI) sind membraneingelagerte Phospholipide, die einen Inositol-Kohlenhydratrest tragen. Die Kohlenhydratkomponente kann an einer oder mehreren Positionen phosphoryliert sein. Die Phosphatgruppen werden durch spezifische Phosphatidylinositol-Kinasen eingebaut. Als wichtiges Beispiel sei die Phosphorylierung an der Position C3 des Inositolrings durch die **Phosphatidylinositol-3-Kinase (PI-3-Kinase)** genannt, sie ergibt das Produkt **Phosphatidylinositol-3-phosphat** (**PI-3-P**; ➤ Abb. 22.16a).

Unterschiedliche Phosphatidylinositole können von spezialisierten Modulen von Signalproteinen erkannt werden. Die **PH-Domäne** (➤ Abb. 22.3) hat eine starke Affinität für Phosphatidylidinositole, die an der C3-Position phosphoryliert sind, wie z.B. PI-3-P oder PI-3,4,5-P. Wenn diese membranständigen Verbindungen an der Innenseite der Membran entstehen, können sie als Andockstelle für die PH-Domäne der Protein-Kinase B (**PKB**) dienen, die dort aktiviert wird. Die PKB ist an der Steuerung von Proliferation und Apoptose beteiligt (➤ Abb. 22.16b). Ein weiteres PIP-bindendes Proteinmodul ist die **FYVE-Domäne**. Sie erkennt nur Phosphatidylinositolphosphate mit Phosphorylierung am C3 des Inositolrings und ist für den intrazellulären Vesikeltransport wichtig.

Phospholipasen

PI-4,5-bisphosphat (PI-4,5-P_2 oder **PIP_2**) ist Substrat der Phospholipase C, die das PIP_2 in Diacylglycerin (**DAG**) und Inositol-1,4,5-trisphosphat (**IP_3**) spaltet (➤ Abb. 22.17). Beide Produkte sind Second messenger, wobei DAG als Lipid weiterhin in der Membran eingelagert bleibt und IP_3 als polares Molekül in das Zytoplasma entlassen wird.

Es gibt mehrere Typen von Phospholipase C. Viele GPCRs bewirken unter Vermittlung von heterotrimeren G-Proteinen eine Aktivierung der **Phospholipase Cβ (PLCβ)**, die aus PIP_2 dann DAG und IP_3 freisetzt. Dieselbe Reaktion wird auch von einem Isoenzym der PLCβ, der **PLCγ**, katalysiert. Dieses Enzym unterliegt aber einem ganz anderen Regulationsmechanismus, denn es wird durch Rezeptoren für Wachstumsfaktoren aktiviert, nachdem es über eine SH2-Domäne an phosphorylierte Tyrosinreste im Rezeptormolekül andockt (➤ Kap. 22.4).

Effektoren der Phospholipidderivate

DAG und IP_3 wirken auf Phosphorylierungsabläufe und die Konzentration von Ca^{2+}-Ionen in der Zelle ein. Haupteffektoren des membraneingelagerten DAG sind intrazelluläre Serin/

22

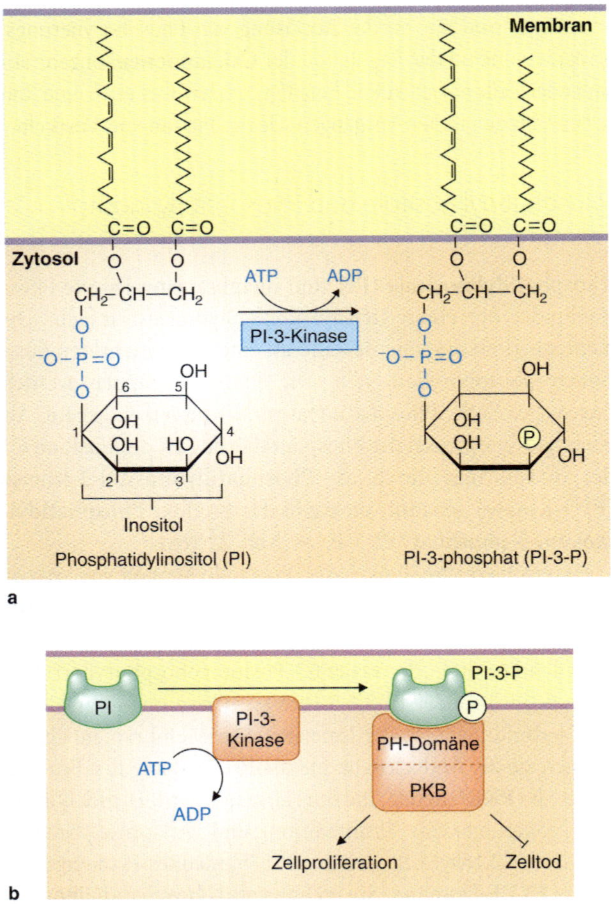

Abb. 22.16 Bildung und Funktion von Phosphatidylinositolphosphat-Derivaten.
a) Bildung von Phosphatidylinositol-3-phosphat (PI-3-P) durch Phosphatidylinositol-3-Kinase (PI-3-Kinase).
b) Signalfunktion von PI-3-P: Nach Synthese durch die aktivierte PI-3-Kinase rekrutiert PI-3-P die Protein-Kinase B (PKB) über deren PH-Domäne an die Membran und aktiviert sie. PKB ist eine Serin/Threonin-Kinase, die intrazelluläre Signalkaskaden induzieren kann, die schließlich die Proliferation und antiapoptotische Funktionen beeinflussen.

Threonin-Kinasen, die die **Protein-Kinase-C-Familie** (PKC-Familie) bilden. Diese Enzyme üben vielfältige Funktionen bei der Kontrolle der Zellphysiologie und der Zellteilung aus und werden ausführlich in ➤ Kap. 22.5.2 beschrieben.

Die wichtigste Signalfunktion von IP_3 besteht in der **Mobilisierung von Calciumionen** (Ca^{2+}) aus intrazellulären Speichern. Die Ca^{2+}-Konzentration im Zytoplasma ist sehr niedrig (10^{-7} mol/L), während sie im extrazellulären Milieu und im Speicherorganell des endoplasmatischen Retikulums mindestens 1 000fach höher liegt. IP_3 öffnet u.a. zwei wichtige, ligandenabhängige Ca^{2+}-Kanäle in der Membran des endoplasmatischen Retikulums und bewirkt damit den Einstrom von Ca^{2+} in das Zytoplasma (➤ Abb. 22.18). Es handelt sich zum einen um den sog. **IP_3-Rezeptor**, an dessen Regulation außer IP_3 zusätzlich noch Ca^{2+} und ATP beteiligt sind, sowie um den **Ryanodinrezeptor**. Auch dieser Kanal, dessen Bezeichnung auf seiner Stimulierbarkeit durch das

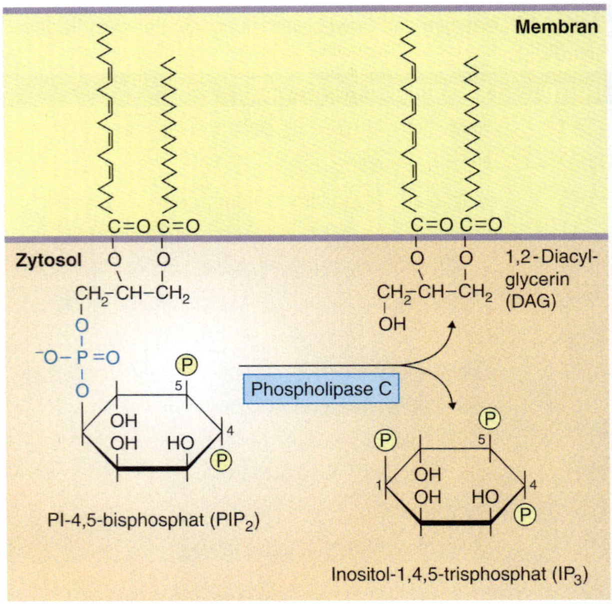

Abb. 22.17 Spaltung von Phosphatidylinositol-4,5-bisphosphat (PIP_2) in Inositol-1,4,5-trisphosphat (IP_3) und 1,2-Diacylglycerin (DAG) durch Phospholipase C.

Pflanzenalkaloid Ryanodin beruht, wird außer durch IP_3 ebenfalls durch Ca^{2+} selbst reguliert. Er ist an der Ca^{2+}-vermittelten Signaltransduktion in Muskel- und Nervenzellen beteiligt.

Abbau der Phospholipidderivate

Ähnlich wie zyklische Nucleotide werden auch die Inositolphosphate durch spezialisierte Enzyme abgebaut und damit in ihrer Signalfunktion abgeschaltet und begrenzt. Es gibt Phosphatasen, die spezifisch Phosphatreste von bestimmten Positionen des Inositols abspalten. Besonderes Interesse verdient die **Phosphatase PTEN** (phosphatase and tensin homologue deleted on chromosome 10), die Inositolreste an der Position C3 dephosphoryliert. Damit wirkt sie der proliferationsfördernden Aktivierung der Protein-Kinase B durch PI-3-P entgegen (➤ Abb. 22.16b). In jüngerer Zeit wurde gefunden, dass PTEN in vielen Tumoren verändert ist. Solche onkogenen Mutationen scheinen zu bewirken, dass maligne entartete Zellen nicht apoptotisch werden, sondern sich weiter teilen können, da das proliferationsfördernde und antiapoptotische PKB-Signal nicht abgeschwächt wird.

22.3.3 Ca^{2+}-Signale

Calciumionen (Ca^{2+}) besitzen eine Fülle biochemischer Funktionen. Sie spielen nicht nur in Prozessen wie Knochenmineralisierung und Blutgerinnung eine Rolle, sondern haben auch intrazellulär bei der Weiterleitung von Signalen eine wesentliche und vielfältige Funktion. Da seine Regulation u.a. durch die Aktivität von Second messenger bewerkstelligt wird, kann

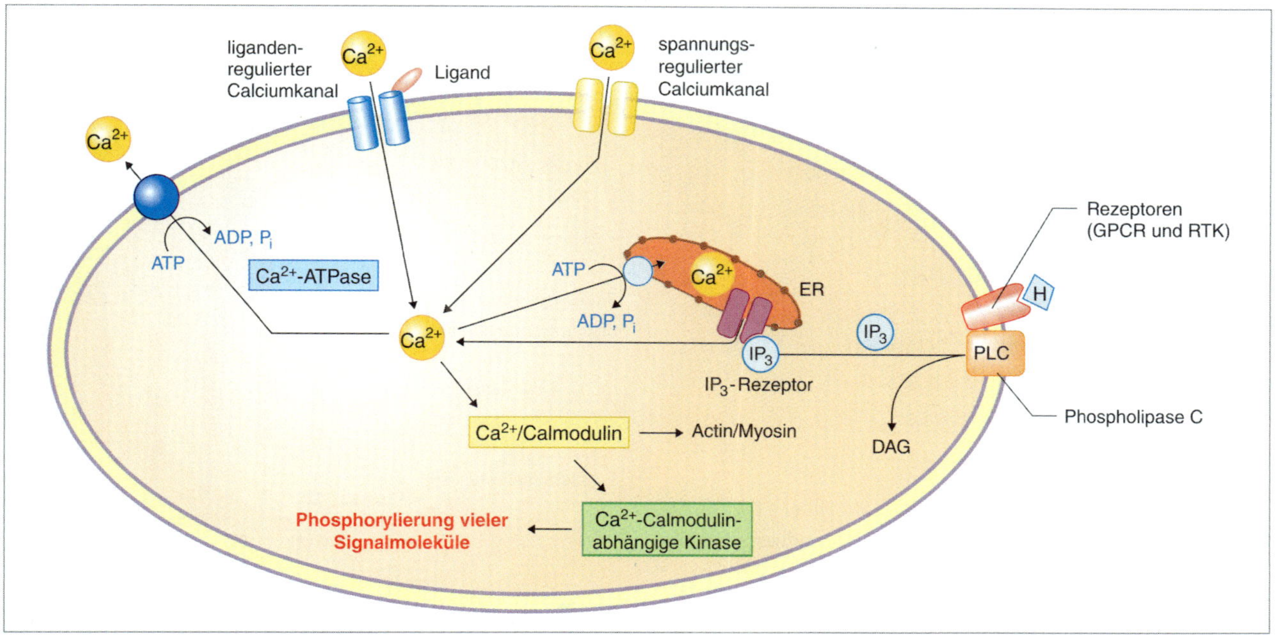

Abb. 22.18 Der zelluläre Calciumstoffwechsel. Der Zufluss von Ca^{2+} erfolgt durch Kanäle in der Membran der Zelloberfläche und des endoplasmatischen Retikulums (ER). Es wird durch Calciumpumpen wieder in das ER oder durch Na^+-Ca^{2+}-Austauscher aus der Zelle befördert.

man in gewissem Sinne von Ca^{2+} auch als Third messenger sprechen.

Regulation der intrazellulären Ca^{2+}-Konzentration

Im Zytoplasma wird ständig eine niedrige Ca^{2+}-Konzentration und damit ein **Gradient** zum extrazelluären Raum und zu intrazellulären Organellen hin aufrechterhalten. Im Gegensatz zu einem anderen zweiwertigen Ion (Mg^{2+}) wird Ca^{2+} wahrscheinlich auch deshalb so strikt reguliert, weil es ab einer gewissen Konzentration mit anorganischem Phosphat, das bei vielen energieverbrauchenden Prozessen in der Zelle anfällt, schwerlösliche Präzipitate bildet.

Ca^{2+} wird aus dem Zytoplasma kontinuierlich durch Pumpen in der Plasmamembran (Ca^{2+}-ATPasen und Na^+-Ca^{2+}-Austauscher) oder im **endoplasmatischen Retikulum** entfernt. Der Export eines Calciumions erfordert dabei die Spaltung von ein bis zwei Molekülen ATP durch die Ca^{2+}-ATPase, während der Na^+-Ca^{2+}-Austauscher vom Aufbau des Natriumgradienten durch die Na^+-K^+-ATPase abhängt. Auch Mitochondrien sind durch den elektrochemischen Gradienten über ihrer Membran in der Lage, Ca^{2+} bis zu einer Konzentration von 0,5 mmol/L aufzunehmen und diese dann später langsam wieder freizusetzen.

Ca^{2+}-Kanäle und Signalauslösung

Die Ca^{2+}-Konzentration kann kurzfristig durch die Öffnung von Ca^{2+}-Kanälen beeinflusst werden, die den Ionenfluss entlang dem Gradienten für eine bestimmte Zeit ermöglichen. Wir kennen zwei Typen von membraneingelagerten Ca^{2+}-Kanälen, deren Durchlässigkeit **spannungs-** oder **ligandenabhängig** reguliert wird. Bei spannungsabhängigen Kanälen (häufig in Muskel- und Nervenzellen) steuert das Membranpotenzial die Aktivität. Rezeptorabhängige Kanäle kontrollieren den Öffnungszustand entsprechend der Bindung von Liganden wie IP_3, ATP oder Acetylcholin. Ca^{2+} ist ein besonders potenter Verstärker von Signalen, denn die Öffnung eines einzigen Kanals erlaubt den Einstrom einer großen Anzahl von Ca^{2+}-Ionen (➤ Abb. 22.18).

Calciumbindende Proteine

Die kurzfristige und lokale Veränderung von Ca^{2+}-Konzentrationen ermöglicht der Zelle die Steuerung vielfältiger Prozesse. Die Wirkung von Ca^{2+} wird dabei durch reversible Bindung an intrazelluläre Proteine vermittelt (➤ Tab. 22.3). Es handelt sich zum einen um reine **Calciumbindungsproteine**, die den Calciumspiegel abpuffern und so Stärke und Dauer des Calciumsignals beeinflussen (Calretinin, Calbindin). Zum anderen verändern Proteine wie Troponin C und Calmodulin durch die Ca^{2+}-Bindung ihre Konformation und beeinflussen als **Calciumeffektorproteine** dann nachgeschaltete Prozesse. Beispiele hierfür sind die Interaktion von Actin und Myosin oder die Aktivierung von Protein-Kinasen, etwa der **Ca^{2+}-Calmodulin-abhängigen Kinase II** (➤ Abb. 22.18 und ➤ Kap. 22.5.1).

Zu den zellphysiologischen Effekten einer lokalen Erhöhung der Calciumkonzentration gehört die Exozytose von sekretorischen Vesikeln an der Plasmamembran. Ca^{2+}-Calmodulin-Komplexe können auch über die Aktivierung der Phosphatase Calcineurin eine Dephosphorylierung des Transkriptionsfak-

Tab. 22.3 Beispiele calciumbindender Proteine

Protein	Funktion
Troponin C	Modulation der Muskelkontraktion
α-Actinin	Actinbündelung
Villin	Organisation von Actinfilamenten
Calmodulin	Modulation von Protein-Kinasen und anderen Enzymen
Calcineurin B	Protein-Phosphatase
Calpain	Protease
Phospholipase A_2	Freisetzung von Arachidonsäure
Protein-Kinase C	ubiquitäre Protein-Kinase
Calreticulin	Speicherung von Ca^{2+}

tors NFAT bewirken, der daraufhin in den Zellkern translozieren und komplexe Transkriptionsprogramme induzieren kann (➤ Kap. 12.6.1).

MERKE

Second messenger sind kleine Moleküle, die Signale von aktivierten Zellmembranrezeptoren an andere Strukturen und Kompartimente innerhalb der Zelle weitergeben. Sie regulieren die Aktivität verschiedener für die Signaltransduktion wichtiger Enzymklassen oder von Ionenkanälen. So können sie unterschiedliche Signalkaskaden koordinieren und physiologische Reaktion steuern. Das ursprüngliche auf die Zelle einwirkende Signal wird dabei verstärkt. Die wichtigsten Second messenger sind die **zyklischen Nucleotide** cAMP und cGMP, die von Adenylat- und Guanylatcyclasen produziert werden, sowie die **Phospholipidderivate** Diacylglycerin (DAG) und Inositoltrisphosphat (IP_3), die Phospholipasen vom Typ C bereitstellen. Auch Ca^{2+}, dessen Konzentration durch Second messenger gesteuert werden kann, verbreitet Signale in der Zelle.

22.4 Rezeptor-Tyrosin-Kinasen

22.4.1 Struktur und Aktivität

Rezeptor-Tyrosin-Kinasen (RTKs) bilden eine große Familie von Transmembranproteinen. Sie sind zum einen **Rezeptoren**, denn sie vermögen über den Extrazellularbereich spezifisch mit ihren Liganden zu interagieren. Gleichzeitig sind sie **Tyrosin-Kinasen**, die intrazelluläre Substratproteine an Tyrosinresten phosphorylieren können. Dieser Mechanismus gewährleistet die Signalweiterleitung in das Innere der Zelle. Mit Ausnahme der Rezeptoren für Insulin und den insulinähnlichen Wachstumsfaktor IGF, die in ➤ Kap. 22.4.3 besprochen werden, liegen RTKs im inaktiven Zustand als monomere integrale Membranproteine vor.

Die **extrazellulären** Bereiche der unterschiedlichen RTKs sind häufig aus charakteristischen Proteindomänen aufgebaut (➤ Abb. 22.19). Neben einem einzigen helikalen Membrandurchgang enthalten alle RTKs eine **intrazellulär** lokalisierte Tyrosin-Kinase-Domäne, die ca. 250 Aminosäurereste umfasst und die katalytische Aktivität vermittelt. Diese Kinasedomäne ist von der Membranregion durch die sog. Juxtamembranregion getrennt. Bei den C-terminal der Kinasedomäne gelegenen Sequenzen handelt es sich wahrscheinlich um lineare Molekülabschnitte ohne Sekundärstruktur, die oft mehrere Tyrosinreste enthalten und somit nach Phosphorylierung als Rekrutierungsstellen für Substrat- und Adaptermoleküle mit passenden SH2-Domänen dienen (➤ Kap. 22.1.2).

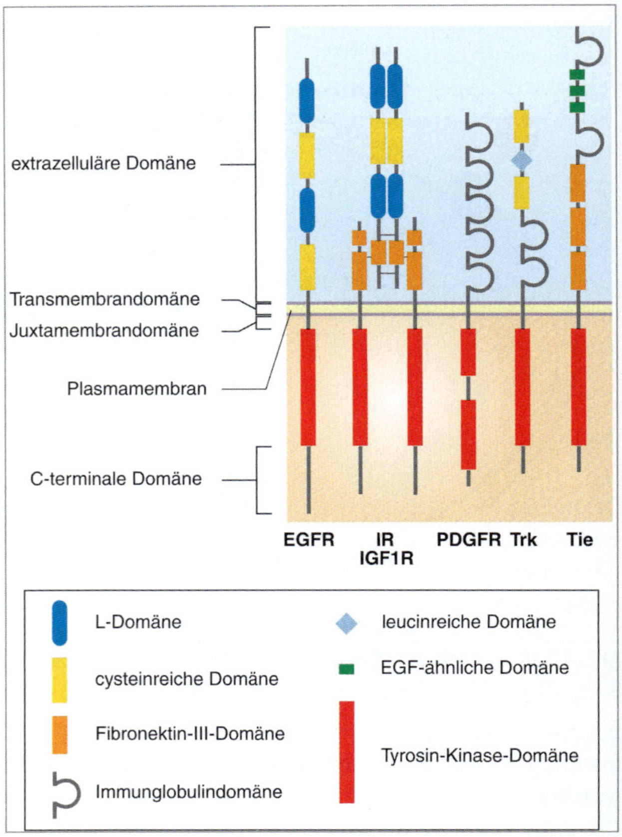

Abb. 22.19 Struktur verschiedener Rezeptor-Tyrosin-Kinasen (RTKs). RTKs binden Liganden in ihrem extrazellulären Bereich, der zwischen den verschiedenen RTKs große Unterschiede aufweist. Intrazellulär unterscheidet man zwischen Rezeptoren mit durchgehender oder unterbrochener Kinasedomäne.
EGFR = Epidermal growth factor receptor, IR = Insulinrezeptor, IGF1R = Insulin-like growth factor 1 receptor, PDGFR = Platelet-derived growth factor receptor, Trk = Rezeptor für Nervenwachstumsfaktoren, Tie = Tyrosin-Kinase des Endothels.

Liganden von RTKs

Rezeptor-Tyrosin-Kinasen fungieren als Rezeptoren einer Vielzahl von **Wachstumsfaktoren**. Der Rezeptor für den epidermalen Wachstumsfaktor (**EGFR,** epidermal growth factor receptor) war der erste Rezeptor, der als tyrosinspezifische Protein-Kinase identifiziert wurde. EGF ist ein 53 Aminosäuren großes lösliches Protein, das aufgrund seines wachstumsstimulierenden Effekts auf Epithelzellen identifiziert wurde. Sein Rezeptor besteht aus ca. 1200 Aminosäuren.

22

Andere Mitglieder der RTK-Familie sind die Rezeptoren für den Blutplättchenwachstumsfaktor **(PDGFR)**, Fibroblastenwachstumsfaktoren **(FGFR)**, Nervenwachstumsfaktoren **(Trk)** und Angiopoetine **(Tie)**. Insgesamt gibt es beim Menschen 58 verschiedene RTKs. Die zellulären Prozesse, die durch RTKs geregelt werden, sind sehr vielfältig und umfassen Zellwachstum, Veränderung der Zellmorphologie, Adhäsion, Differenzierung, Apoptose, Angiogenese, metabolische Antworten wie Glucose- und Aminosäuretransport und Regulation von Ionenkanälen. Von großer medizinischer Bedeutung ist der **Insulinrezeptor** (➤ Kap. 22.4.3).

Rezeptoraktivierung

Die meisten RTK-Liganden binden an monomere Rezeptoren und führen nach einer **Konformationsänderung** zu ihrer **Dimerisierung** (➤ Abb. 22.20). Im Fall des Insulinrezeptors, der als Heterotetramer vorliegt, wird durch den Liganden ebenfalls eine Konformationsänderung hervorgerufen. In beiden Fällen werden nach Ligandenbindung die beiden zytoplasmatischen Tyrosin-Kinase-Domänen einander angenähert, sodass sie sich gegenseitig aktivieren. Die Kinasedomäne bindet ATP und katalysiert den Transfer der endständigen γ-Phosphorylgruppe von ATP auf Tyrosinreste eines im aktiven Zentrum gebundenen Peptids oder Proteins.

Innerhalb des Dimers einer ligandenaktivierten RTK phosphoryliert jeweils die intrazelluläre Tyrosin-Kinase der einen Rezeptorkette Tyrosinreste in der Partnerkette **(trans-Phosphorylierung)**. Hierbei handelt es sich um Tyrosinreste im sog. Aktivierungsloop, einer speziellen regulatorischen Struktur in der unmittelbaren Umgebung des aktiven Zentrums der Kinasedomäne. Nach Phosphorylierung stabilisiert der Aktivierungsloop die aktive Konformation der katalytischen Domäne. Außerdem werden Tyrosinreste im C-terminalen Bereich phosphoryliert, wodurch die Bindung anderer Proteine ermöglicht wird, die dann die Weiterleitung des Signals übernehmen (➤ Abb. 22.20). Außerdem können dann weitere Substratproteine direkt von der RTK phosphoryliert werden.

Klinik

HER2

Als Wachstumsfaktorrezeptoren sind RTKs in Krebszellen häufig mit verstärkter Expression nachzuweisen. Das dem EGFR verwandte Rezeptormolekül HER2 ist bei 30% der Mammakarzinome verstärkt exprimiert, wodurch ein stärkeres Signal zur Zellvermehrung gesetzt und damit ein Beitrag zum Tumorwachstum geleistet wird. Eine erhöhte HER2-Expression ist ein prognostischer Indikator für einen ungünstigen Krankheitsverlauf. Ein Antikörper, der gegen HER2 gerichtet ist (Herceptin®), konnte als Therapeutikum des Mammakarzinoms entwickelt werden. In Kombination mit Chemotherapie führte dieser Antikörper in klinischen Studien zu einer deutlichen Verminderung der Rückfallrate und zu längerem Überleben. Dieses

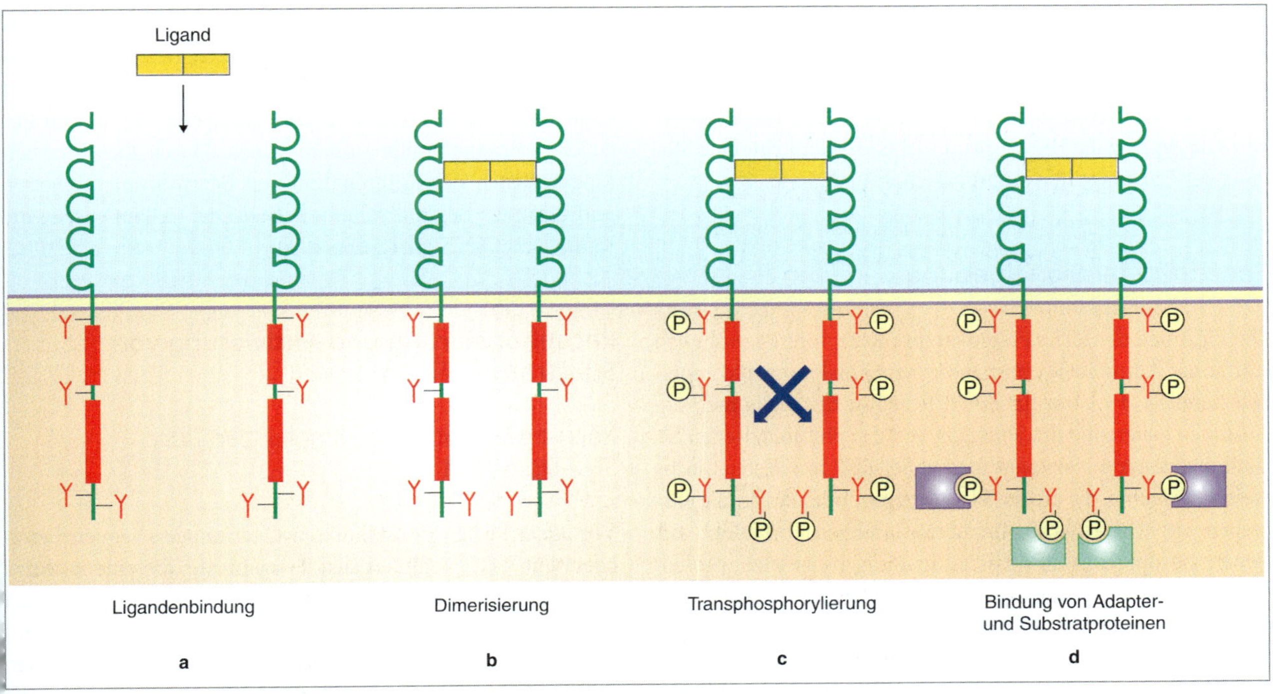

Abb. 22.20 Ligandenabhängige Aktivierung einer RTK am Beispiel des PDGF-Rezeptors.
a) Monomere Rezeptoren an der Zelloberfläche.
b) Dimerisierung nach Ligandenbindung.
c) *trans*-Autophosphorylierung.
d) Bindung von Adapter- und Substratproteinen.

erfolgreiche Beispiel zeigt das Potenzial solcher therapeutischer Antikörper, die Relevanz von RTKs als therapeutische Zielstrukturen und auch die Bedeutung der Molekularbiologie für eine maßgeschneiderte, individualisierte Therapie: Denn nur solche Patientinnen, bei denen eine HER2-Überexpression nachgewiesen wurde, profitieren von dieser Antikörpertherapie.

VEGFR

Ein ähnliches pharmakologisches Prinzip wird auch für den vaskulären endothelialen Wachstumsfaktorrezeptor (VEGFR) eingesetzt, der für die Angiogenese, also für die Ausbildung von Blutgefäßen im Tumorgewebe, essenziell ist. Hier wurden Substanzen entwickelt, die den Liganden VEGF abfangen sollen, oder solche, die in die Zelle eindringen und spezifisch die Tyrosin-Kinase-Aktivität des Rezeptors inhibieren und somit die Blutversorgung des Tumors beeinträchtigen.

RET

Die RET-RTK (RET von rearranged during transfection) ist bei der erblichen MEN-2-Erkrankung (multiple endokrine Neoplasie Typ 2) durch Punktmutationen so verändert, dass sie kontinuierlich und ligandenunabhängig dimerisiert ist und zum Auftreten von medullären Schilddrüsenkarzinomen führt. Dabei ist im Bereich der extrazellulären Domäne einer von vier Cysteinresten mutiert. Da normalerweise jeweils zwei der Cysteinreste eine die Raumstruktur stabilisierende intramolekulare Disulfidbrücke bilden, bleibt in dem mutierten Rezeptor ein Cysteinrest ungepaart. Dieser kann nun mit dem ungepaarten Cysteinrest eines anderen Rezeptormoleküls eine Disulfidbrücke ausbilden. Diese konstitutive Dimerisierung täuscht die permanente Anwesenheit des Wachstumsfaktors vor. Für das RET-Gen gibt es aber auch inaktivierende Punktmutationen, bei denen die Tyrosin-Kinase-Aktivität reduziert ist und als deren Konsequenz die Hirschsprung-Krankheit auftritt, eine Störung der Darmmotilität aufgrund einer Agangliose.

Spezifität der Signalgebung

Die Liganden der RTKs erkennen ihre Rezeptoren gewöhnlich mit hoher Affinität (K_D im nano-, manchmal sogar picomolaren Bereich). Es kann für einen Rezeptor durchaus mehrere Liganden geben, die ihn abhängig von der physiologischen Situation aktivieren. So kennt man außer EGF mindestens sechs weitere Proteine, die an den EGF-Rezeptor binden. Sie alle entstehen wie EGF selbst aus membranständigen Vorläufern, aus denen sie durch proteolytische Spaltung freigesetzt werden. Manche RTK-Liganden lösen auch Signale über mehrere unterschiedliche Rezeptoren aus.

Die Ausbildung von **Homo-** und **Heterodimeren**, sowohl auf Liganden- wie auch auf Rezeptorseite, ermöglicht die Erzeugung diversifizierter Signale. Dies sei am Beispiel der **Blutplättchenwachstumsfaktoren (PDGF)** gezeigt, die das Wachstum von Bindegewebe fördern (z.B. bei der Wundheilung). Die vier PDGF-Ketten A, B, C und D bilden die Dimere AA, AB, BB,

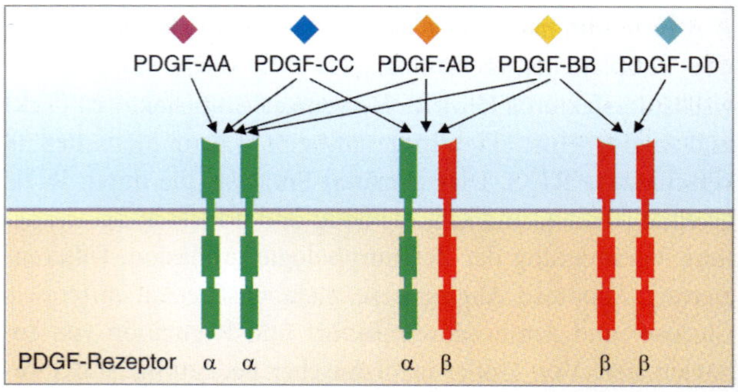

Abb. 22.21 Signaldiversifizierung durch Homo- und Heterodimere von PDGF und des PDGF-Rezeptors. Der homodimere αα-Rezeptor kann vier Formen des Liganden binden, der homodimere ββ-Rezeptor und der heterodimere αβ-Rezeptor hingegen nur zwei bzw. drei Ligandenformen.

CC und DD, außerdem gibt es zwei Typen von Rezeptoren, die α- und β-PDGF-Rezeptoren. PDGF-AA führt ausschließlich zur Ausbildung des Homodimers αα, während AB und CC darüber hinaus noch an das Heterodimer aus α- und β-Rezeptoren binden können. PDGF-BB bindet an alle Rezeptorformen, während PDGF-DD nur mit dem ββ-Rezeptor assoziiert (➤ Abb. 22.21).

Die verschiedenen homo- und heterodimeren Rezeptorkomplexe können innerhalb einer Zelle zur Aktivierung verschiedener Signalkaskaden führen, sodass die Antwort einer Zelle auf einen PDGF-Stimulus sowohl von der Art der PDGF-Dimere als auch vom relativen Expressionsspiegel der Rezeptoren in der jeweiligen Zielzelle abhängig ist. Signalvariation durch unterschiedliche Heterodimerisierung wurde außer für das PDGF/PDGFR-System auch für viele andere Rezeptoren gefunden. So kann der EGFR, der monomere Liganden bindet, mit nahe verwandten, strukturell sehr ähnlichen Rezeptoren der gleichen Proteinfamilie Dimere bilden. Durch die einfachen Möglichkeiten der Kombination von Rezeptoruntereinheiten und Liganden beginnt somit schon auf der Zellaußenseite die Komplexität der Signalprozesse.

Phosphorylierung und Aktivierung von Substratproteinen

Rekrutierung von Signalmolekülen über SH2-Domänen

Vor allem in den intrazellulären C-terminalen Sequenzbereichen von RTKs befinden sich Tyrosinreste, die eine wichtige Bedeutung für die Signalweiterleitung haben. Im aktivierten Zustand des dimerisierten Rezeptors werden sie von den rezeptorintrinsischen Kinasedomänen phosphoryliert. In diesem Zustand können sie dann von anderen Proteinen erkannt werden. Auf der Seite der rekrutierten Proteine vermitteln **SH2- und PTB-Domänen** (phosphotyrosinbindend) aufgrund ihrer Affinität für Phosphotyrosine die Bindung (➤ Kap. 22.1.2). Die Spezifität der Interaktion kommt zustande, weil für die verschiedenen SH2- und PTB-Domänen auch die Sequenzumgebung der jeweiligen Phosphotyrosine ein Teil der erkannten Struktur ist. Die vielfältigen Bindungspartner von phosphorylierten RTKs können ihrerseits wieder eine enzymatische Aktivität haben, und/oder sie tragen zusätzliche Proteininteraktionsmodule (z.B. Adapterproteine).

Substratphosphorylierung

Für die weiterhin aktiven Tyrosin-Kinase-Domänen von aktivierten RTKs sind Interaktionspartner, die über Phosphotyrosin-SH2-Wechselwirkungen gebunden sind, ihrerseits Substrate. Als Beispiel für Ablauf und Konsequenzen einer derartigen **Substratphosphorylierung** sei hier die Aktivierung der Phospholipase Cγ durch den EGF-Rezeptor gezeigt (➤ Abb. 22.22): Nachdem die Phospholipase über eine SH2-Domäne an ein spezifisches phosphoryliertes Tyrosin im EGFR-Molekül angedockt hat, wird sie selbst phosphoryliert. Die daraus resultierende Konformationsänderung führt zur Aktivierung der PLCγ und damit zur Synthese der Second messenger DAG und IP_3.

Die Auswahl der an die RTKs bindenden oder der durch sie phosphorylierten Proteine überlappt zwar, ist in ihrer Gesamtheit aber für bestimmte RTKs spezifisch, sodass die Bindung eines Wachstumsfaktors an seinen Rezeptor in der Zielzelle eine charakteristische Antwort auslöst, z.B. Zellteilung oder Migration. Häufig wird ein Signal zusätzlich verstärkt, wenn gleichzeitig eine komplementäre Signalkette durch einen weiteren Faktor und seinen Rezeptor aktiviert wird. Beispielsweise können DAG und IP_3 gleichzeitig durch PLCγ und PLCβ erzeugt werden, wobei die eine durch RTKs (➤ oben) und die andere durch GPCRs und G-Proteine aktiviert wird (➤ Kap. 22.3.2). Neben diesem **„Crosstalk"** gibt es aber auch Fälle, bei denen das Signal durch einen zweiten gleichzeitigen Stimulus unterdrückt wird („negativer Crosstalk").

Abschalten von RTK-Signalen

Zeitgleich mit der Weiterleitung eines RTK-vermittelten Signals wird in der Zelle bereits mit dessen Abschaltung begonnen. Die Deaktivierung kann dabei erfolgen, indem am Rezeptor der Kontakt mit Substratproteinen unterbunden oder indem der Rezeptor für weitere Stimulation durch Ligandenmoleküle unzugänglich gemacht wird.

Dephosphorylierung

Zu den Substratproteinen, die an intrazellulär phosphorylierte RTKs andocken können, gehört auch eine Gruppe von **Tyrosin-Phosphatasen**, die selbst SH2-Domänen aufweisen. Diese Enzyme entfernen nach Kontakt mit der aktivierten RTK Phosphatgruppen von Tyrosinresten an Rezeptor- und Substratmolekülen. So gewährleisten sie die rasche Beendigung der Signalweiterleitung, wenn der Rezeptorkomplex nicht länger durch Liganden stimuliert wird.

Endozytose

Innerhalb von Minuten nach Ligandenbindung beginnt eine **Internalisierung** der Rezeptoren durch Endozytose. Je nach Rezeptor werden diese dann entweder proteolytisch abgebaut, oder sie verlieren in den sauren endosomalen Vesikeln ihre Liganden, worauf sie anschließend dephosphoryliert und zurück an die Zelloberfläche transportiert werden („Recycling").

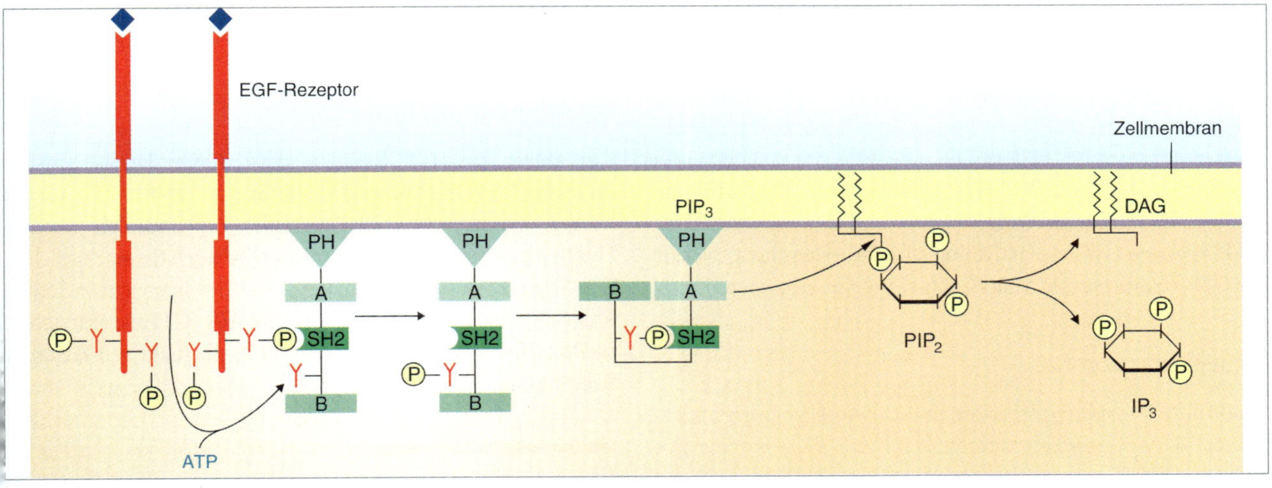

Abb. 22.22 Aktivierung der Phospholipase Cγ durch den EGF-Rezeptor. Nach Bindung von EGF dimerisiert der EGF-Rezeptor (EGFR), es kommt zur gegenseitigen *trans*-Phosphorylierung. Die Phospholipase Cγ (PLC) bindet mit ihrer SH2-Domäne an ein Phosphotyrosin und wird dann ihrerseits vom EGFR phosphoryliert. Da die Affinität des neuen eigenen Phosphotyrosinrests für die SH2-Domäne höher ist, löst sie sich vom EGFR und bindet einen Phosphotyrosinrest im eigenen Protein. Durch die Konformationsänderung kann die PLC jetzt mit ihrer PH-Domäne an PI-3,4,5-P_3 (PIP_3) in der Membran binden. Die vorher getrennten Anteile A und B der katalytischen Bereiche sind nun benachbart und können ein anderes Phospholipid, PIP_2, zu Diacylglycerin (DAG) und Inositol-1,4,5-trisphosphat (IP_3) spalten.

22

MERKE

Rezeptor-Tyrosin-Kinasen koppeln das externe Signal „Ligandenbindung" an die Aktivierung ihrer intrazellulären Enzymfunktion. Nach Bindung des Liganden an die Extrazellulardomäne kommt es zur **Dimerisierung** des Rezeptors und zur gegenseitigen **trans-Phosphorylierung** der zytoplasmatischen Tyrosin-Kinase-Domänen der Rezeptorketten. Dadurch entstehen Andockstellen für intrazelluläre Signalproteine, die nach Bindung durch die aktivierte Kinase meist ebenfalls phosphoryliert werden und eine intrazelluläre Signalkaskade einleiten.

22.4.2 Signalübertragung über den MAP-Kinase-Weg

Ras als zentraler Vermittler für RTK-vermittelte Mitosesignale

Neben den heterotrimeren G-Proteinen, die bereits als Überträger von GPCR-Signalen besprochen wurden (➤ Kap. 22.2.2), gibt es auch **monomere G-Proteine**, die ebenfalls durch den Austausch von GDP durch GTP in einen aktivierten Zustand versetzt werden. Der bekannteste Vertreter dieser „kleinen" G-Proteine ist **Ras**, das eine zentrale Rolle bei der Übertragung von RTK-vermittelten extrazellulären Signalen in das Zytoplasma spielt. Es gibt drei nahe verwandte Gene für H-Ras, N-Ras und K-Ras. Im Folgenden wird das am besten charakterisierte H-Ras näher betrachtet. Es kodiert für ein Protein von 21 kDa Größe, das durch einen Lipid-(Farnesyl-) Anker posttranslational modifiziert wird und dadurch von der zytoplasmatischen Seite her an die Plasmamembran angelagert ist. Die **Farnesylierung** ist essenziell für die Funktion von Ras.

Als typisches G-Protein kann Ras in einer **aktiven, GTP-beladenen** und in einer **inaktiven, GDP-gebundenen** Form vorliegen (➤ Abb. 22.23). In der aktivierten Form liegt das Protein durch die Interaktion der Aminogruppen zweier Peptidbindungen in den seitlichen Schaltdomänen mit dem γ-Phosphat des GTP in einer gespannten Form vor. Nach Spaltung der Phosphorsäureanhydridbindung im GTP kommt es zur Konformationsänderung und Inaktivierung des Ras-Proteins. Das Gleichgewicht zwischen Ras in der GDP- oder GTP-gebundenen Form wird einerseits durch GDP-GTP-Austauschfaktoren (**GEF** von guanine nucleotide exchange factor) und andererseits durch **GAP**-Proteine (GTPase activating protein) beeinflusst, welche die GTP-Hydrolyse-Aktivität des Ras-Proteins stimulieren.

Aktivierung von Ras

Bestimmte Phosphotyrosinreste in den zytoplasmatischen Regionen aktivierter RTKs können durch die SH2-Domäne von **Grb2** (growth factor receptor binding protein 2) erkannt und gebunden werden (➤ Abb. 22.24). Grb2 ist ein Adapterprotein und besitzt zusätzlich auch SH3-Domänen, über die es eine Assoziation mit dem prolinreichen Protein **Sos** (son of sevenless; Bezeichnung nach einer Drosophila-Mutante) eingeht. Dieses rekrutiert nun Ras-GDP in den sich ausbildenden Multiproteinsignalkomplex. Sos ist ein Austauschfaktor (GEF), der Ras stimuliert, indem er den Einbau von GTP statt GDP fördert. Das entstandene, membranassoziierte **Ras-GTP** kann wichtige nachfolgende Signalschritte induzieren, z.B. Protein-Kinasen aktivieren.

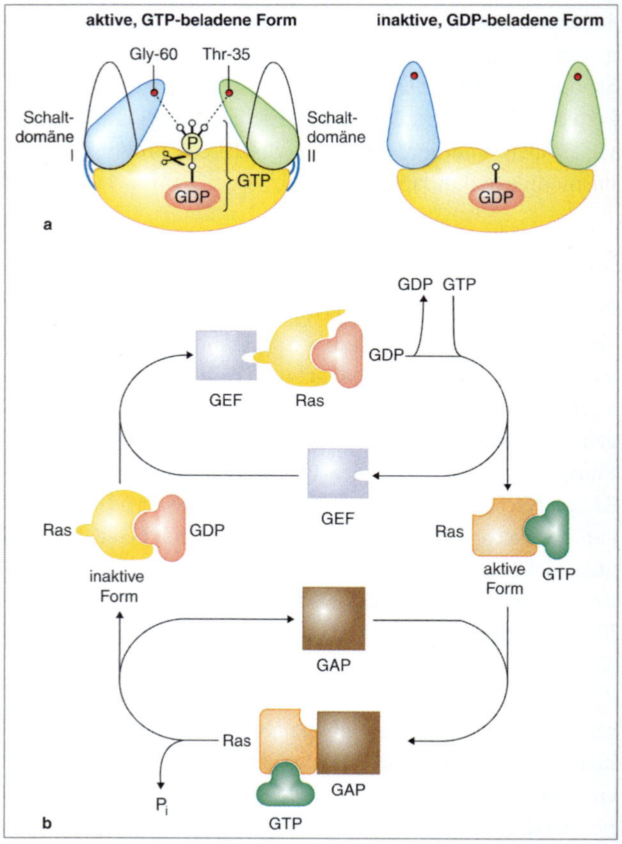

Abb. 22.23 Funktionszyklus des monomeren G-Proteins Ras. GDP/GTP-abhängige Konformationszustände **(a)**. G-Protein-Zyklus mit GEF- und GAP-Proteinen **(b)**.

Beendigung des Ras-Signals

Der aktive Ras-GTP-Komplex kann durch die intrinsische **GTPase-(GTP-Hydrolyse-)Aktivität** des Ras-Proteins wieder in den inaktiven Ras-GDP-Komplex umgewandelt werden. Durch diese Inaktivierung von Ras wird auch die nachgeschaltete Signalkaskade abgeschaltet. Das Gleichgewicht zwischen Ras-GTP und Ras-GDP wird durch GAPs (GTPase aktivierende Proteine, ➤ Abb. 22.23) zugunsten des inaktiven Zustands beeinflusst.

Klinik

In **Tumorzellen** findet man sehr häufig **Mutationen in den Genen für Ras**, aber auch in den Genen für **GAPs** oder **GEFs**. Alle Mutationen führen dazu, dass der aktivierte Ras-GTP-Komplex stabilisiert wird. Zum Beispiel sind viele Mutationen von Ras in der GTP-Bindungstasche des Proteins lokalisiert

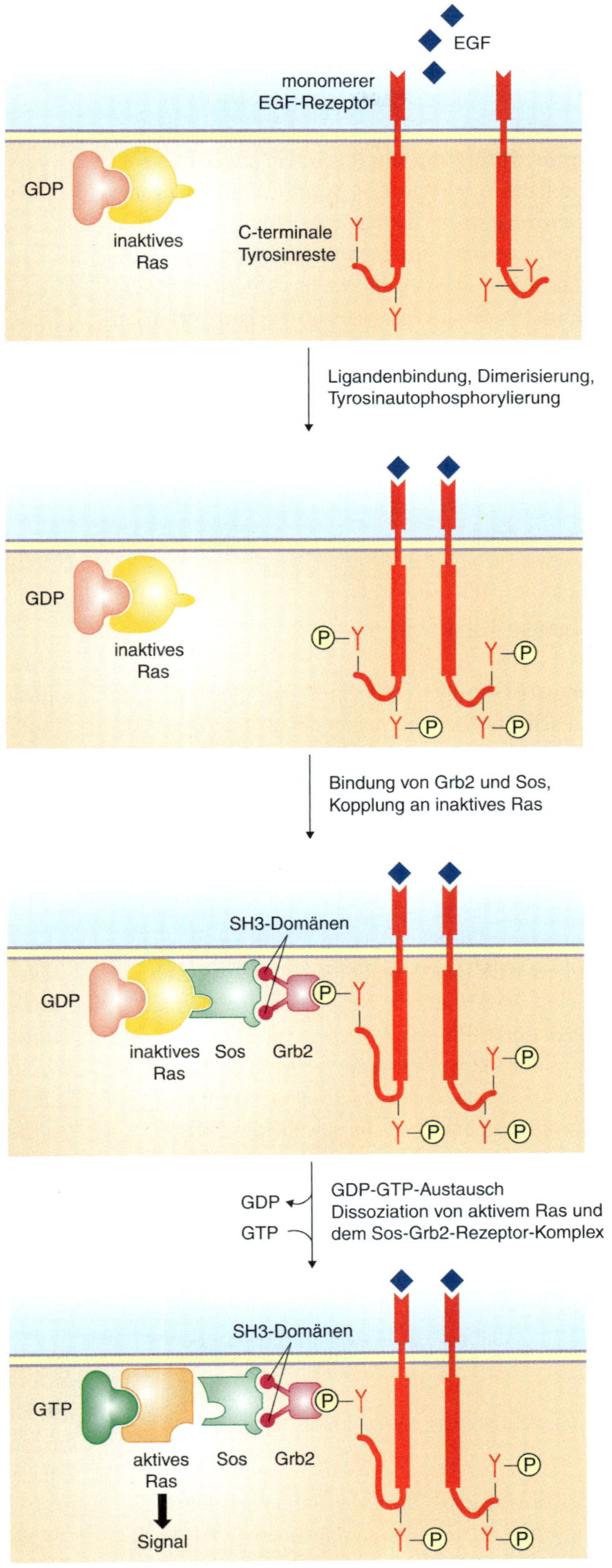

Abb. 22.24 Aktivierung von Ras durch RTKs. Durch ligandeninduzierte Rezeptorphosphorylierung kommt es zur Ausbildung eines Multiproteinkomplexes, der das Adapterprotein Grb2 und den Guanosinnucleotidaustauschfaktor Sos enthält. Im nächsten Schritt werden eine Wechselwirkung zwischen Sos und dem kleinen G-Protein Ras etabliert und Ras durch den Austausch von GDP durch GTP aktiviert. In seiner GTP-gebundenen Form kann Ras nachgeschaltete Faktoren steuern.

und beeinträchtigen die enzymatische Aktivität der GTP-Spaltung. Dadurch bleibt auch die nachgeschaltete Signalkaskade angeschaltet, und der Zelle wird quasi die permanente Anwesenheit des Wachstumsfaktors und damit das Signal zur Zellteilung vorgetäuscht.

Medikamentöse Inhibition von Ras ist ein attraktives Therapiekonzept, um das Wachstum von Tumoren mit onkogener Ras-Aktivität einzudämmen, die bei etwa 20% der menschlichen Tumoren vorliegt. Es wurden große Hoffnungen in Wirkstoffe gesetzt, die die Farnesylierung von Ras unterbinden können und es damit daran hindern, an seinen Wirkungsort in der Zytoplasmamembran zu gelangen. Anscheinend können die in Tumoren v.a. betroffenen K-Ras- und N-Ras-Proteine bei entsprechender Therapie jedoch alternativ durch Geranylgeranylierung modifiziert werden. Die zusätzliche Blockade dieses weiteren Prenylierungsenzyms ist jedoch mit schweren Nebenwirkungen verbunden, sodass diese Strategie derzeit wenig erfolgversprechend scheint.

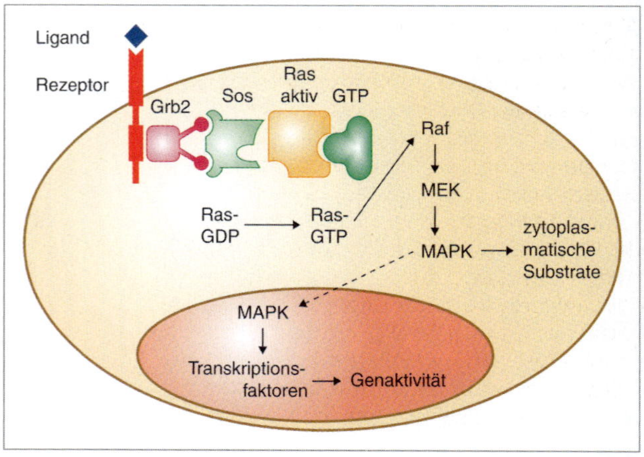

Abb. 22.25 Die MAP-Kinase-Kaskade. Durch GTP-Beladung von Ras wird eine Kinasekaskade in Gang gesetzt, in der sich drei Kinasen durch Phosphorylierung sukzessiv aktivieren. Die MAP-Kinase (MAPK) als letztes Glied der Kette kann nach erfolgter Aktivierung in den Zellkern translozieren und dort Substrate (z.B. Transkriptionsfaktoren oder andere Kinasen) phosphorylieren, die dann in Genregulationsprozesse eingreifen.

Die MAP-Kinase-Kaskade

Die Aktivierung des G-Proteins Ras durch ligandenstimulierte RTKs führt zur schrittweisen, nacheinander ablaufenden Aktivierung von drei zytoplasmatischen Protein-Kinasen, die die sog. MAP-Kinase-Kaskade (MAP von mitogen activated protein) darstellen (➤ Abb. 22.25). Sie ist einer der wichtigsten Signalwege der Zelle zur **Regulation der Zellteilung**.

Nach GTP-Beladung erlangt das membranständige Ras-GTP die Fähigkeit, die zytoplasmatische Serin/Threonin-Kinase **Raf** an die Plasmamembran zu rekrutieren und dort zu aktivieren. Raf phosphoryliert **MEK** (MAP- und ERK-Kinase), die dadurch ihrerseits aktiviert wird und anschließend die inaktive **MAP-Kinase (MAPK)** durch Phosphorylierung an Threonin- und Tyrosinresten in den aktiven Zustand versetzt (ein Sonderfall unter den Protein-Kinasen, die in der Regel meist entweder eine Serin-Threonin- oder eine Tyrosin-Spezifität aufweisen).

Die aktivierte MAPK kann entweder Substrate im Zytoplasma phosphorylieren oder in den Zellkern translozieren und dort Transkriptionsfaktoren (z.B. AP-1; ➤ Kap. 12.6.1) oder weitere Kinasen (sog. MAPKAP-Kinasen) phosphorylieren. Die Phosphorylierung von Transkriptionsfaktoren verändert deren Fähigkeiten, die Transkription von Zielgenen (z.B. solcher mit Funktionen bei der Zellteilung) zu regulieren.

Isoformen von Mitgliedern der MAP-Kinase-Kaskade

Am Beispiel der MAP-Kinase-Kaskade ist eine lückenlose Signalübertragung vom extrazellulären Liganden (z.B. Wachstumsfaktor) über dessen Rezeptor und nachgeschaltete Aktivitäten der Signalmediatoren Ras, Raf, MEK und MAPK bis in den Zellkern dokumentiert. Bemerkenswert ist, dass auf jeder Stufe dieser Signalkaskade die ablaufenden Schritte durch unterschiedliche Isoformen der beteiligten Proteine ausgeführt werden können (➤ Abb. 22.26). Aus der Kombination verschiedener Isoformen ergeben sich unterschiedliche MAP-Kinase-Signalkaskaden **(ERK-, JNK-, p38/SAPK-Signalweg)**, die entweder separat ablaufen (lineare Abfolge) oder durch gegenseitige Beeinflussung miteinander zu einem **Signalnetzwerk** verknüpft sind. Welche spezielle Isoform der unterschiedlichen MAPK-Signalmoleküle in einer Zelle aktiviert wird, ist durch die Art des extrazellulären Stimulus und durch das Expressionsmuster der Signalmoleküle in der signalaufnehmenden Zelle bedingt.

Die Aktivierung von Zellen zur Proliferation (z.B. T-Zell-Aktivierung, aber auch Tumorzellproliferation) oder zur Beteiligung an induzierbaren Prozessen (z.B. Entzündungsprozesse, Wundheilung, Infektionsabwehr etc.) erfolgt durch Vermittlung unterschiedlicher MAP-Kinase-Signalwege. Komponenten dieses Signalwegs stellen deshalb wichtige pharmakologische Zielmoleküle für zukünftige therapeutische Interventionen dar.

Aktivierung durch Stress und andere Signalwege

Die Aktivierung des MAP-Kinase-Signalnetzwerks kann nicht nur durch spezifische Rezeptorliganden induziert werden, sondern auch durch weniger spezifische extrazelluläre Einflüsse wie Hitzeeinwirkung, UV-Strahlung und generelle Stressbedingungen, wie z.B. Redoxstress. Außerdem kann der MAP-Kinase-Signalweg intrazellulär durch nichtverwandte Signalwege aktiviert werden (Crosstalk), die, ausgehend von verschiedenen Rezeptoren, separat stimuliert wurden (z.B. durch die Protein-Kinase C).

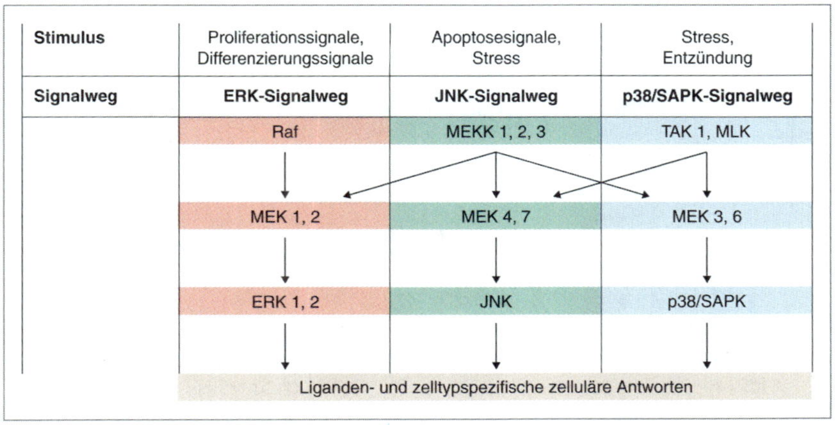

Abb. 22.26 Vernetzung verschiedener MAP-Kinase-Signalwege. Unterschiedliche zelluläre Stimuli können mindestens drei verschiedene, parallel verlaufende MAP-Kinase-Signalwege aktivieren. Die Signalkomponenten auf jeder Stufe der Kaskaden sind homolog zueinander bzw. repräsentieren Isoformen der jeweiligen Kinasen. Die drei am besten charakterisierten Signalstränge sind der ERK-Signalweg, der JNK-Signalweg und der p38/SAPK-Signalweg.
ERK = extrazellulär regulierte Kinase, JNK = c-Jun-N-terminale Kinase, p38/SAPK = stressaktivierte Protein-Kinase, MEK = MAP- und ERK-Kinase, MEKK = MEK-Kinase, TAK = TGF-β-aktivierte Kinase, MLK = Mixed lineage kinase.

MERKE

Aktivierte **Rezeptor-Tyrosin-Kinasen** können mithilfe von Adapterproteinen das G-Protein Ras aktivieren. Ras-GTP bewirkt die Aktivierung einer Protein-Kinase (Raf), die eine weitere Protein-Kinase (MEK) phosphoryliert und damit aktiviert. Dies phosphoryliert und aktiviert wiederum die nachgeschalteten ERK-Kinasen, zu deren Substraten Transkriptionsfaktoren gehören. Dieser Signalkaskade kommt eine große Bedeutung bei der Kontrolle zellulärer Aktivitätszustände, insbesondere der Zellteilung, zu. Neben dem **Ras-Raf-MEK-ERK-Kinase-Weg** gibt es andere **MAP-Kinase-Signal-Kaskaden**, die in analoger Weise eine sukzessive Aktivierung jeweils nachgeschalteter Protein-Kinasen beinhalten.

22.4.3 Der Insulinrezeptor

Insulin ist ein zentraler Regulator des Stoffwechsels und eines der Hormone der Langerhans-Inseln im Pankreas. Es wird dort in den β-Zellen in Vesikeln deponiert und unmittelbar sezerniert, wenn die Blutglucosekonzentration ansteigt. Primäre Wirkorte des Insulins sind die Skelettmuskeln, das Fettgewebe und die Leber, in denen es Aufnahme und Verwertung von Glucose bewirkt. Insulin wirkt aber auch auf die β-Zellen selbst und kann seine eigene Sekretion regulieren (➤ Kap. 24.9.1).

Rezeptorstruktur und -signalgebung

Die Insulineffekte werden durch Bindung an eine Rezeptor-Tyrosin-Kinase, den **Insulinrezeptor (IR)**, in die Zielzellen vermittelt. Dieser ist im Unterschied zu den meisten anderen RTKs als **Heterotetramer** in der Membran verankert. Der funktionelle Insulinrezeptor entsteht aus zwei Rezeptorvorläuferproteinen, die jeweils proteolytisch gespalten und über Disulfidbrücken miteinander verbunden werden. Die beiden extrazellulären α-Untereinheiten binden Insulin, wodurch über Konformationsänderungen die intrazellulären Tyrosin-Kinase-Domänen der transmembranären β-Untereinheiten korrekt zueinander ausgerichtet und katalytisch aktiv werden.

Phosphorylierungsreaktionen

Nach der Aktivierung kommt es wie bei allen RTKs zur *trans*-Phosphorylierung an Tyrosinresten der intrazellulären Rezeptordomänen. Ein besonders wichtiger Bindungspartner des Insulinrezeptors ist das **Insulinrezeptorsubstrat-1 (IRS-1)**, das mithilfe einer PTB-Domäne den membranproximalen Phosphotyrosinrest 960 des Insulinrezeptors erkennt.

IRS-1 ist ein Adapterprotein aus 1242 Aminosäureresten und enthält im N-terminalen Bereich Proteinmodule, die die Interaktion mit weiteren Proteinen vermitteln. Eine PH-Domäne kann an Phosphoinositollipide (PIP_2) binden und vermittelt die Assoziation von IRS-1 mit Membranen. IRS-1 enthält eine Reihe von Tyrosinresten, die nach Assoziation vom aktivierten Insulinrezeptor phosphoryliert werden und dann als Bindungsstellen für verschiedene Proteine mit SH2-Domänen dienen, wodurch ein Signalkomplex entsteht.

Das IRS-1-abhängige Insulinsignal

IRS-1 bindet nach Phosphorylierung durch den Insulinrezeptor mehrere Proteine (➤ Abb. 22.27), darunter insbesondere die regulatorische Untereinheit der Phosphatidylinositol-3-Kinase **(PI-3-K)**. Durch die Translokation an die Zellmembran kann die katalytische Untereinheit der PI-3-K verschiedene Membranphospholipide an der 3'-Position des Inositolrings phosphorylieren. Entstehendes Phosphatidylinositol-3-phosphat rekrutiert Serin-Kinasen wie **PDK-1** (phosphoinositide-dependent kinase 1) über ihre PH-Domäne an die Membran, die daraufhin eine Reihe anderer Kinasen phosphoryliert und ebenfalls aktiviert. Zu den Substraten gehören die Protein-Kinase B (**PKB**/Akt), atypische Protein-Kinasen C (**PKCζ**, **PKCι**; ➤ Kap. 22.5.2) sowie die p70S6-Kinase.

An diesem Punkt verzweigen sich die Signalwege. Ein wichtiger Insulineffekt in Muskel- und Fettzellen wird von PKB und PKC vermittelt, nämlich der Einbau des insulinabhängigen Glucosetransporter GLUT4 in die Zellmembran. GLUT4 liegt in unstimulierten Zellen in Vesikeln gespeichert vor und wird in Reaktion auf das Insulinsignal hin zur Zelloberfläche transportiert. Auf diese Weise wird der Glucoseeinstrom in die Zelle ermöglicht, und es kommt zur Erniedrigung des Blutglucose-

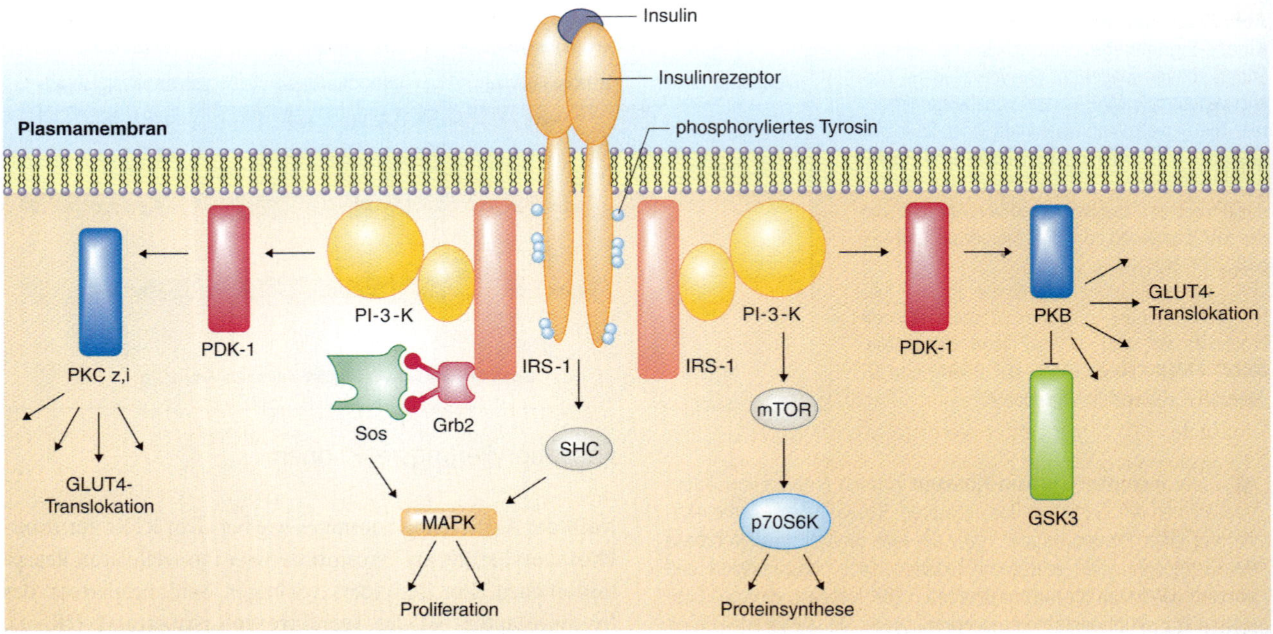

Abb. 22.27 Signaltransduktion des Insulinrezeptors. Die Bindung des Insulins an den Rezeptor führt zur Rezeptor- und Substratphosphorylierung. Mit phosphoryliertem IRS-1-Protein assoziieren PI-3-K (Bildung von PI-3-P) und der Grb2-Sos-Komplex (Aktivierung der MAP-Kinase-Kaskade). PI-3-P bindet PDK-1 und stimuliert so die Serin-Kinasen PKB, atypische PKCs (ζ, ι) und mTOR/p70S6K. PKB inhibiert die Glykogen-Synthase-Kinase 3 (GSK3).
PI-3-K = Phosphatidylinositol-3-Kinase, PDK-1 = Phosphoinositide-dependent kinase 1, PKB, PKC = Protein-Kinase B und C, mTOR = Mammalian target of rapamycin (ebenfalls eine Kinase), p70S6K = p70S6-Kinase (Protein mit 70 kDa, das die S6-Untereinheit der Ribosomen phosphoryliert), SHC = Adapterprotein.

spiegels. Die PKB reguliert zudem in verschiedenen Geweben Glykogensynthese, Glykolyse, Proteinsynthese und die Transkription von Genen im Sinne einer Steigerung der Glucoseverwertung.

Schnelle und langsame Insulinantwort

Insulin bewirkt durch Aktivierung seines Rezeptors sowohl kurz- als auch langfristige Anpassungen der Stoffwechsellage an ein erhöhtes Glucoseangebot.

Schnelle Insulinantwort durch Enzymregulation

Zu den **kurzfristigen** Effekten, die in der Regel innerhalb von Minuten greifen, gehört die Aktivierung der Glykogen-Synthase durch Hemmung ihrer Phosphorylierung bzw. Dephosphorylierung über mehrere parallele Wege (➤ Kap. 24.9 und ➤ 22.3.1). Insulin wirkt auch cAMP-vermittelten Signalen zum Glykogenabbau (z.B. durch Adrenalin) entgegen, indem es die cAMP-spezifische Phosphodiesterase inaktiviert.

Langsame Insulinantwort durch Genregulation

Veränderungen im Zellstoffwechsel, die erst über **längere** Zeiträume wirksam werden, erfolgen durch Veränderungen im Muster der exprimierten Gene. Beispielsweise wird die Expression der Glykogen-Synthase induziert und trägt so auch längerfristig zur Förderung der Glykogensynthese bei. Die Verwertung von Glucose wird angekurbelt, indem Insulin die Schlüsselenzyme der Glykolyse induziert und jene der Gluconeogenese reprimiert.

Der aktivierte Insulinrezeptor gibt nicht zuletzt auch **mitogene Stimuli** weiter. Dies geschieht, indem tyrosinphosphoryliertes IRS-1 das Adapterprotein Grb2 im Komplex mit Sos bindet und so den MAP-Kinase-Signalweg einschaltet (➤ Kap. 22.4.2). Alternativ zum IRS-1 kann auch das Adapterprotein SHC Signale an den Grb2/Sos-Komplex ableiten. Es nimmt über eine PTB-Domäne Kontakt mit dem phosphorylierten Tyrosin 960 in der Juxtamembrandomäne des Insulinrezeptors auf (➤ Abb. 22.27).

MERKE

Der **Insulinrezeptor** (IR) ist eine heterotetramere Rezeptor-Tyrosin-Kinase. Nach Aktivierung durch Insulinbindung wird das Adapterprotein IRS-1 an einen Phosphotyrosinrest des Rezeptors rekrutiert. Hiervon ausgehend führen dann verschiedene Signalkaskaden zu gewebespezifischen physiologischen Antworten: Beispielsweise erhöht der Einbau des Glucosetransporters GLUT4 in die Zellmembran den Einstrom von Glucose in Muskel- und Fettzellen; Insulin verstärkt die Glykogensynthese und hat auch anabole Wirkungen im Proteinstoffwechsel. Die schnelle Insulinantwort erfolgt durch **Enzymregulation**, langfristige Effekte werden über eine Beeinflussung der **Genregulation** erreicht.

22.5 Serin/Threonin-Kinasen

22.5.1 Rezeptoren mit Serin/Threonin-Kinase-Aktivität

Aktivierungs- und Signalfortleitungsmechanismus

Transmembranrezeptoren mit Serin/Threonin-Kinase-Aktivität besitzen zwei unterschiedliche Typen von Rezeptorketten, die man mit **Typ I** und **Typ II** bezeichnet. Die Aktivierung der Rezeptoren erfolgt wieder durch Dimerisierungsvorgänge, in diesem Fall jedoch durch einen besonderen Mechanismus: Die Kinase des Typ-II-Rezeptors ist konstitutiv aktiv, die des Typ-I-Rezeptors im Ruhezustand abgeschaltet. Die Liganden, die selbst als Dimere vorliegen, sorgen durch ihre Bindung an das Rezeptorsystem für die Ausbildung eines **Heterooligomers** aus Typ-I- und Typ-II-Rezeptorketten. Hierdurch kann die Kinase der Typ-II-Rezeptorkette die Typ-I-Kette an einer glycin-/serinreichen „GS-Box“ phosphorylieren, wodurch nun auch deren Kinasedomäne aktiviert wird. Dieses Ereignis löst dann die Phosphorylierung nachgeschalteter Signalmoleküle aus.

Nachgeschaltete Elemente der Signaltransduktion durch Serin/Threonin-Kinase-Rezeptoren sind die **Smad-Proteine**. Sie werden durch die Typ-I-Rezeptoren phosphoryliert und bilden daraufhin Trimere, die unterschiedliche Vertreter der Smad-Gruppe enthalten. Aktivierte Smads können dann in den Zellkern gelangen, wo sie gemeinsam mit DNA-bindenden Proteinen an der Genregulation beteiligt sind (➤ Kap. 12.6.2). Smads vermitteln sehr grundlegende Reaktionen bei der Embryonalentwicklung, aber auch im adulten Organismus bei Wundheilung oder Regeneration. Zudem sind sie an der Kontrolle des Zellzyklus beteiligt und verhindern unkontrolliertes (Tumor-)Wachstum (➤ Abb. 22.28).

Physiologische Rolle von Serin/Threonin-Kinase-Rezeptoren

TGF-β-Rezeptor

TGF-β (transforming growth factor-β) und einige verwandte Proteine gehören zu den Zytokinen im weiteren Sinne. Als **Zytokine** bezeichnet man im Allgemeinen aglanduläre Polypeptidhormone, die insbesondere, allerdings nicht ausschließlich von Zellen des Immunsystems produziert werden (➤ Kap. 22.1). Sie wirken in erster Linie **parakrin** und haben vielfältige regulierende Funktionen bei der Teilung und Differenzierung verschiedener Zelltypen. TGF-β selbst ist ein Faktor, der die Zellteilung von differenzierten Zellen in bestimmten Situationen durch **antimitotische Signalgebung** zu bremsen vermag. Fehlerhafte Funktion des TGF-β-Rezeptor-Systems spielt eine Rolle beim Ausfall der Wachstumskontrolle in manchen Tumoren. Von großer medizinischer Bedeutung ist die Funktion von TGF-β als wichtigster Vermittler von **fibrotischen Prozessen** im Organismus (➤ Klinik-Kasten).

Der TGF-β-Rezeptor-Komplex umfasst in seiner aktivierten Form neben den für Serin/Threonin-Kinase-Rezeptoren typi-

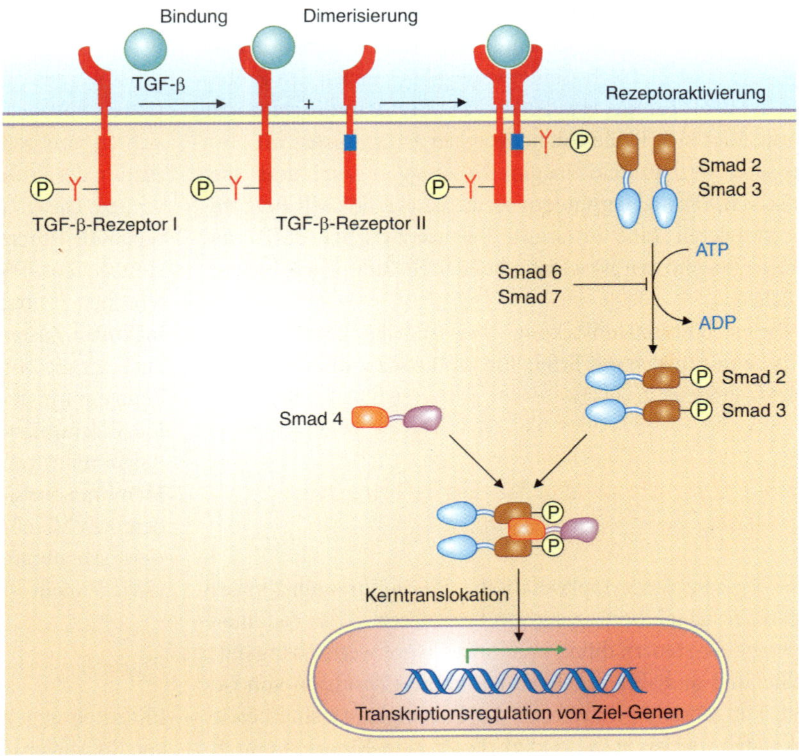

Abb. 22.28 Funktionsweise von Serin/Threonin-Kinase-Rezeptoren und Smads am Beispiel des Rezeptors für TGF-β (transforming growth factor-β).

22

schen Ketten vom Typ I und II noch eine akzessorische Komponente vom Typ III (häufig β-Glykan). Letzere hat keine zytoplasmatische Domäne und scheint nach Ligandenbindung nur an Konformationsänderungen beteiligt zu sein, die für die Aktivierung des Systems nötig sind. Smad-Proteine tragen die Signale in den Zellkern. Sie sorgen dort als Transkriptionsfaktoren u.a. dafür, dass in Fibroblasten Gene für **Bindegewebsproteine** wie Kollagen verstärkt exprimiert werden, und tragen so entscheidend zu Fibrosierungsprozessen bei.

Klinik

TGF-β spielt eine wichtige Rolle bei der **Fibrose**, die durch eine Ausbreitung des Bindegewebes auf Kosten von normalem, funktionellem Organgewebe gekennzeichnet ist. Er aktiviert hierbei Fibroblasten zur verstärkten Produktion extrazellulärer Matrix. Dies kann fatale Folgen haben: Eine **Leberzirrhose** führt zu Leberversagen, bei **Lungenfibrose** kommt es zu restriktiver Lungenfunktionsstörung und fortschreitender Atemnot. Fibrotische Prozesse laufen jedoch auch im Zuge von **Wundheilung** und **Narbenbildung** ab. Das Ziel neuer therapeutischer Ansätze ist es, die Fibrosierung zu verhindern oder zumindest aufzuhalten. Eine Antagonisierung von TGF-β bzw. der von TGF-β ausgelösten Signalkette ist einer der Wege, die hierbei beschritten werden.

Rezeptoren für BMPs

Die Gruppe der BMPs (bone morphogenic proteins) ist strukturell mit TGF-β verwandt und induziert u.a. die **Ausdifferenzierung von Knochengewebe**. BMP-Rezeptoren verbreiten ihre Signale im Zellinneren nicht nur über Smad-Faktoren, sondern steuern zusätzlich auch MAP-Kinase-Signalwege an (➤ Kap. 22.4.2). Interessanterweise gibt es neben den Proteinen der BMP-Famile, von denen man über 20 unterschiedliche kennt, auch eine Reihe von natürlichen Antagonisten wie etwa das sezernierte Protein Noggin. Die Antagonisten binden spezifische BMPs und verhindern so, dass diese die BMP-Rezeptoren aktivieren. Eine austarierte Balance zwischen BMPs und ihren Antagonisten ist wichtig bei der Heilung von Knochenbrüchen.

Die osteoinduktive Wirkung von BMP2 oder BMP7 wird bereits heute klinisch mit Erfolg für den Ersatz großer Knochendefekte eingesetzt.

22.5.2 Zytoplasmatische Serin/Threonin-Kinasen

Eine Vielzahl von zytoplasmatischen Serin/Threonin-Kinasen ist an der Signalübertragung von Rezeptoren in das Zellinnere beteiligt. Sie steuern direkt und indirekt Stoffwechselvorgänge, Zellteilung und -beweglichkeit sowie die Expression von Genen. Einige wichtige Vertreter der Enzymgruppe sind bereits behandelt worden, insbesondere die **Protein-Kinase A** und ihre Substrate bei der Besprechung des Second messenger cAMP (➤ Kap. 22.3.1) sowie mehrere Enzyme, die **Komponenten des MAP-Kinase-Signalwegs** sind (➤ Kap. 22.4.2). Hier sollen einige weitere wichtige Serin/Threonin-Kinasen vorgestellt werden, die in viele Signaltransduktionsabläufe eingebunden sind und bedeutende Rollen in der Kontrolle der Zellphysiologie spielen.

Die Protein-Kinase-C-Familie

Extrazelluläre Signale, die über GPCR oder RTK vermittelt werden, können zur Bildung des Second messenger **Diacylglycerin** (DAG) führen (➤ Kap. 22.3.2). Zusammen mit anderen Komponenten aktiviert DAG eine Gruppe intrazellulärer Serin/Threonin-Kinasen, die die Protein-Kinase-C-Familie (PKC-Familie) bilden.

Man kann die Protein-Kinasen C nach ihrer Bindung von Aktivatoren in drei Gruppen einteilen:

- **klassische Isoformen** (PKCα, PKCβ, PKCγ): Sie benötigen für ihre Aktivierung außer **DAG** noch die **Ca^{2+}**-vermittelte Bindung an Phosphatidylserin in der Membran (➤ Abb. 22.29).
- **neuartige Isoformen** (PKCδ, PKCε, PKCη, PKCθ): Sie werden nur durch **DAG** aktiviert und sind dabei unabhängig von Ca^{2+}.
- **atypische Isoformen** (PKCζ, PKCι): Sie werden durch Serinphosphorylierung reguliert. Hierfür verantwortlich ist die PDK-1 (phosphoinositide-dependent kinase 1, ➤ Kap. 22.4.3).

Aktivierungsmechanismen

PKCs werden posttranslational an einer konservierten Aminosäure phosphoryliert. Anschließend autophosphorylieren sie sich an zwei weiteren Positionen. Dadurch wird eine Konformation der Proteine erzeugt, die sie vor unspezifischem Abbau schützt. Die enzymatische Aktivität der PKC wird intrasterisch reguliert: Durch die Bindung einer N-terminalen Pseudosubstratsequenz (PS) mit positiv geladenen Aminosäuren im katalytischen Zentrum der Kinasedomäne verbleibt das Enzym im inaktiven Zustand. Erst die Bindung von membranständigem DAG an die N-terminal gelegene C1-Domäne legt das aktive Zentrum frei und erlaubt die Phosphorylierung anderer Proteine. Calciumionen, die an die C2-Domäne binden, fördern die Assoziation von zytoplasmatisch lokalisierten PKCs an die Membran, wo sie durch membranständiges DAG aktiviert werden. Am Membrankontakt von PKCs sind außerdem spezialisierte Membranproteine beteiligt, die als Rezeptoren für aktivierte Protein-Kinase C (RACK-Proteine) bekannt sind.

Physiologische Bedeutung der PKC

PKCs kommen in allen Geweben vor und sind an einer Vielzahl von Signaltransduktionswegen beteiligt. Da mehrere Faktoren

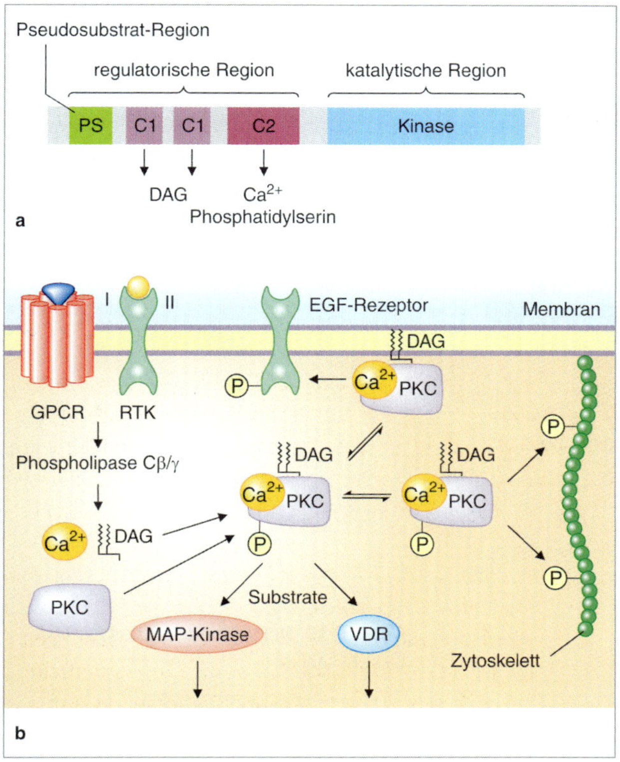

Abb. 22.29 Struktur und Aktivierung der Protein-Kinase C (PKC).
a) Struktur einer klassischen PKC. Die Abfolge und Funktion der Domänen innerhalb der regulatorischen Region unterscheidet sich zwischen den PKC-Untergruppen. Die C1-Domäne bindet DAG, die C2-Domäne bindet Calcium und Phosphatidylserin (PtdSer).
b) Aktivierung der PKC. PKCs werden durch den Second messenger DAG sowie durch Calciumionen reguliert, die direkt oder indirekt durch die Aktivierung der Phospholipasen Cβ und γ entstehen. Zu den Substraten, die von PKCs phosphoryliert werden, gehören Proteine des Zytoskeletts, MAP-Kinasen, der EGF-Rezeptor sowie der Rezeptor für Vitamin D (VDR).
GPCR = G-Protein-gekoppelte Rezeptoren, RTK = Rezeptor-Tyrosin-Kinasen.

zu einer Aktivierung zusammenkommen müssen, sind sie oft Integrationspunkte verschiedener Signalwege. Sie vermitteln ihr Signal durch die Phosphorylierung anderer Proteine an Serin- und Threoninresten. Zu den Substraten von PKCs gehören die MARCKS-Proteine (myristoyliertes, alaninreiches C-Kinase-Substrat). Sie vemitteln den Einfluss von PKCs auf Umstrukturierungen des Actinzytoskeletts bei Vorgängen wie Zellmigration, Membrantransport und Zellteilung.

Blick ins Labor

Um die Beteiligung von PKCs an zellulären Prozessen gezielt zu analysieren, werden sie zu Versuchszwecken häufig durch künstliche Stimulatoren aktiviert, die zur Gruppe der Phorbolester gehören. Phorbolester sind Strukturanaloga von DAG und können deshalb ebenfalls die intramolekulare Inhibition des aktiven Zentrums der Kinase durch die Pseudosubstratregion aufheben. Da sie aber viel langsamer als DAG abgebaut werden, bleiben PKCs in Anwesenheit von Phorbolestern anhaltend aktiviert. „Enthemmte" PKCs fördern die Proliferation.

Besonders eindruckvoll konnte dies an einem Hauttumormodell der Maus gezeigt werden. DMBA (Dimethylbenzanthracen), ein Bestandteil des Steinkohleteers, erzeugt bei mehrfacher Exposition Papillome und nachfolgend Karzinome. Phorbolester wie TPA (12-O-Tetradecanoylphorbol-13-acetat) können dagegen auch bei dauerhafter Applikation keine Tumoren auslösen. Wird die Haut nur einmalig mit DMBA behandelt, zeigen sich keine Veränderungen. Wird die gleiche Stelle jedoch nachfolgend über Wochen mit TPA bepinselt, entstehen Papillome. Stoppt man die Behandlung, kommt es zur Remission, während eine Fortführung der TPA-Exposition schließlich zur Bildung von Karzinomen führt. Das mutagene **DMBA** wirkt hier als sog. **Initiator**, der Mutationen auslöst. Inzwischen weiß man, dass hierbei fast immer auch das Ha-Ras-Gen betroffen ist. **TPA**, der **Tumorpromotor**, kann allein keine Tumoren auslösen, wirkt jedoch proliferationssteigernd und somit synergistisch mit einer Ha-Ras-Mutation. Bei langfristiger Stimulation kann es dann zur Progression durch zufällig entstandene weitere Mutationen kommen.

Calmodulinabhängige Protein-Kinasen

Veränderungen in der zytoplasmatischen Konzentration von Ca^{2+}, induziert z.B. durch Second-messenger-vermittelte Öffnung von Ionenkanälen (➤ Kap. 22.3.3), werden von Calciumsensorproteinen wie **Calmodulin** erfasst. Calmodulin kann bis zu vier Ca^{2+} binden und wird in diesem Zustand zum Aktivator von **calmodulinabhängigen Protein-Kinasen (CaM-Kinasen)**. Diese Serin/Threonin-Kinasen bilden eine Familie strukturell und funktionell ähnlicher Enzyme, die sich in die beiden Gruppen der spezialisierten und multifunktionellen CaM-Kinasen unterteilen lässt.

Spezialisierte CaM-Kinasen

Eine wichtige spezialisierte CaM-Kinase ist die **Myosin-light-chain-Kinase** (MLCK). Sie steuert die Kontraktion der glatten Muskelzellen, indem sie in Reaktion auf einen Einstrom von Calciumionen die regulatorische leichte Kette von Myosin phosphoryliert und so die Kontraktion erlaubt (➤ Kap. 19.2.1)

Multifunktionelle CaM-Kinasen

Multifunktionelle CaM-Kinasen werden auch **CaM-Kinase II** genannt und kommen in vielen Varianten in allen Geweben vor. Ihre Funktionen sind außerordentlich vielfältig, sie sind u.a. an Stoffwechselprozessen, der Transkriptionsregulation und Rearrangements des Zytoskeletts beteiligt. Besonders stark ist CaM-Kinase II im Gehirn exprimiert, wo sie nicht nur an der Neurotransmittersynthese und der Regulation von Kanälen, sondern auch an Synapsenbildung und Gedächtnis beteiligt ist.

Der **Aktivierungszyklus** der CaM-Kinase II weist als interessante Besonderheit einen sog. **Memory-Effekt** auf. Damit wird das Phänomen beschrieben, dass das Enzym nach Been-

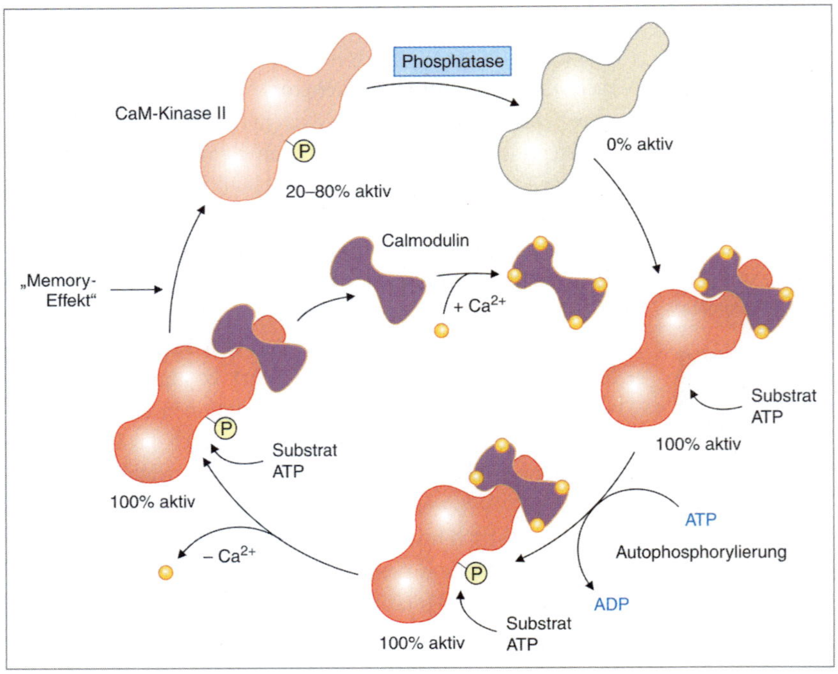

Abb. 22.30 Der Aktivierungszyklus von CaM-Kinase II.

digung des Stimulus (Anstieg der Ca^{2+}-Konzentration) noch einen gewissen Zeitraum im aktivierten Zustand verbleibt, wodurch der Reiz „nachklingt“ (> Abb. 22.30).

Entscheidend dafür ist die Eigenschaft der CaM-Kinase, sowohl einer **Regulation durch Ca^{2+}/Calmodulin-Bindung** als auch durch **Autophosphorylierung** zu unterliegen. Ohne Ca^{2+}/Calmodulin-Stimulus ist das Enzym autoinhibiert. Durch Ca^{2+}/Calmodulin-Bindung wird das katalytische Zentrum freigelegt, und es kommt zur Autophosphorylierung an einem regulatorischen Thr-Rest. Hierdurch wird die aktive Konformation stabilisiert und bleibt erhalten, selbst wenn die Ca^{2+}-Konzentration so weit absinkt, dass das enzymgebundene Calmodulin in den calciumfreien Zustand zurückkehrt. Sogar nach Abdissoziation von Calmodulin hält die Phosphorylierung die CaM-Kinase in einer partiell aktiven Konformation, die erst in die autoinhibierte Situation zurückfällt, wenn Phosphatasen das regulatorische Threonin wieder dephosphorylieren.

22

MERKE

Durch **Serin-Threonin-Phosphorylierung** wird die Aktivität einer großen Vielfalt von Enzymen gesteuert. Sie wird durch ein ausbalanciertes Wechselspiel von Kinasen und Phosphatasen kontrolliert, die Komponenten komplexer Signalwege und Netzwerke sind. Rezeptor-intrinsische, **membranständige** Serin/Threonin-Kinasen vermitteln Signale von Liganden der TGF-β-Familie in das Zellinnere. Zu den **zytoplasmatischen** Serin/Threonin-Kinasen gehören die Protein-Kinasen C und die calmodulinabhängigen Kinasen.

22.6 Rezeptoren ohne intrinsische Enzymaktivität

22.6.1 Zytokinrezeptoren

Zytokine sind kleine, sezernierte Proteine, die insbesondere dem Informationsaustausch zwischen Zellen des hämatopoetischen und des Immunsystems dienen. Zu ihren vielfältigen Funktionen zählt die Koordination von Abwehrreaktionen des Organismus (> Kap. 26.8.3). Eine wichtige Gruppe von Zytokinen, die sog. **4-α-Helix-Bündel-Zytokine**, sind strukturell miteinander verwandt und vermitteln ihre Wirkungen durch Aktivierung von Zytokinrezeptoren, die sich ebenfalls durch eine konservierte Struktur und einen charakteristischen Signalmechanismus auszeichnen. In diese Gruppe gehören die meisten Interleukine, die Interferone, Erythropoetin und Thrombopoetin.

Struktur und Aktivierung

Zytokinrezeptoren sind aus einer extrazellulären Domäne, einer Transmembrandomäne und einem zytoplasmatischen, signalvermittelnden Bereich aufgebaut. Ihre extrazellulären, ligandenbindenden Anteile bestehen zumeist aus zwei sog. **Fibronektin-Typ-III-Domänen**. Ein Zytokinmolekül kann gleichzeitig an zwei Rezeptorketten binden, die dadurch miteinander verbunden werden. Die resultierende **Dimerisierung** ist entscheidend für die Rezeptoraktivierung und die Auslösung des intrazellulären Signals. Die aktiven Komplexe können gleichartige oder unterschiedliche Untereinheiten enthalten (Homo- bzw. Heterodimere).

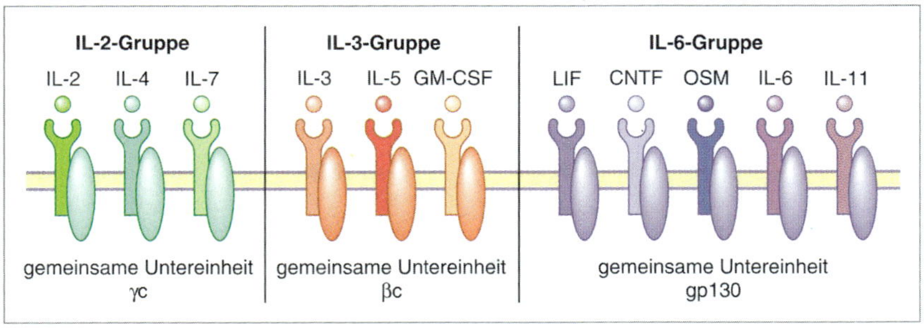

Abb. 22.31 Familie der Zytokinrezeptoren. Gruppen von Zytokinen teilen sich gemeinsame Rezeptorketten, die mit jeweils spezifischen Untereinheiten im funktionellen Rezeptorkomplex interagieren. Der Einfachheit halber sind alle Rezeptoren als Heterodimere abgebildet. Dargestellt sind die IL-3-Gruppe mit der gemeinsamen β-Untereinheit (βc), die IL-6-Gruppe mit der gemeinsamen Untereinheit gp130 sowie die IL-2-Gruppe mit γc als gemeinsamer Untereinheit.

Es gibt Dutzende von Zytokinen und eine entsprechend große Anzahl unterschiedlicher Rezeptoren. Interessanterweise kommen Gruppen von Zytokinen vor, deren jeweilige Rezeptorsysteme eine gemeinsame Untereinheit enthalten (➤ Abb. 22.31).

Die intrazellulären Domänen von Zytokinrezeptoren zeigen keine ausgeprägten Sequenzähnlichkeiten und weisen beträchtliche Unterschiede in ihren Größen auf. Typisch für alle Vertreter ist ein kurzes prolinreiches Motiv in der Aminosäuresequenz, das mit **Box I** bezeichnet wird. Es ist von Bedeutung für die Assoziation der Rezeptorkette mit den **Janus-Kinasen**, einer Klasse von zytoplasmatischen Tyrosin-Kinasen. Des Weiteren enthalten die intrazellulären Domänen Tyrosinreste, die wie bei den RTKs als Phosphorylierungsstellen und potenzielle Andockstellen für die Signaltransduktion wichtig sind.

Der JAK-STAT-Signalweg

Wie RTKs induzieren auch aktivierte Zytokinrezeptoren intrazelluläre Tyrosinphosphorylierung und dadurch Protein-Protein-Wechselwirkungen, die das Signal weiterleiten. Die Phosphorylierung wird dabei aber nicht vom Rezeptor selbst, sondern von den assoziierten **Janus-Kinasen** (JAKs) ausgeführt. Der Name, der sich auf den zweigesichtigen römischen Gott Janus bezieht, spielt auf das Vorhandensein zweier Tyrosin-Kinase-Domänen in den Enzymen an, von denen allerdings nur eine aktiv ist. Durch ligandeninduzierte Rezeptordimerisierung kommt es zur Transaktivierung der gebundenen JAKs und nachfolgend zur Phosphorylierung der rezeptorintrinsischen Tyrosinreste.

An die entstandenen Andockstellen für phosphotyrosinbindende Proteine lagern sich intrazelluläre Signalmediatoren an. Unter ihnen spielen die **STAT-Proteine** (signal transducers and activators of transcription) eine besonders wichtige Rolle. Im Grundzustand liegen sie im Zytoplasma als inaktive Transkriptionsfaktoren vor. STATs haben SH2-Domänen, über die sie an tyrosinphosphorylierte, aktivierte Zytokinrezeptoren binden. Im aktivierten Rezeptorkomplex sind Janus-Kinasen wirksam, die einen Tyrosinrest in den STATs phosphorylieren. Durch wechselseitige Erkennung von SH2-Domänen und phosphotyrosinhaltigen Motiven kommt es zur Dimerisierung der STAT-Proteine, die in dieser Form in den Zellkern translozieren können. Dort binden die aktivierten STAT-Transkriptionsfaktoren an spezifische DNA-Regulatorsequenzen in den Promotoren von Zielgenen und verändern dadurch deren transkriptionelle Aktivität (➤ Abb. 22.32 und ➤ Kap. 12.6.2).

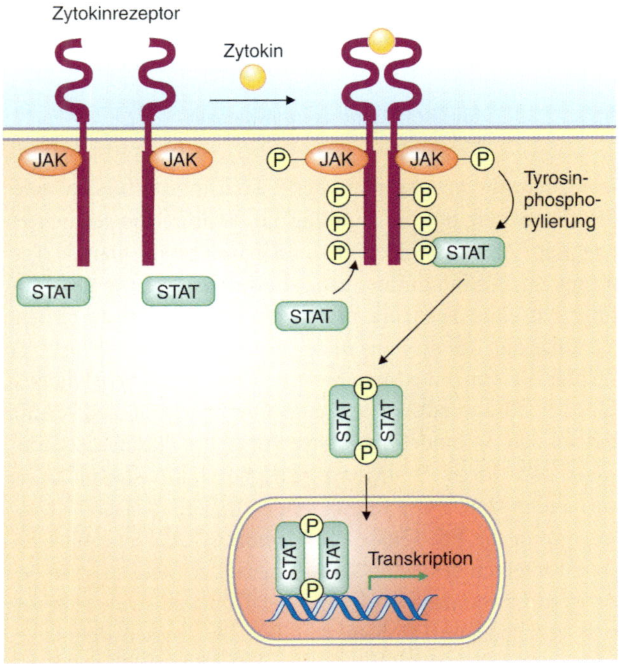

Abb. 22.32 Der JAK-STAT-Signalweg. Dieser Signalweg leitet schnell und unmittelbar Signale von aktivierten Zytokinrezeptoren in den Zellkern und zu den Promotoren von Genen, die von Zytokinen reguliert werden.

22.6.2 Zytoplasmatische Tyrosin-Kinasen

Struktur und Lokalisation

Neben den Rezeptor-Tyrosin-Kinasen gibt es eine Vielzahl zytoplasmatischer Tyrosin-Kinasen (TK), deren katalytische Domänen eine homologe Struktur und Funktion wie die der RTKs besitzen (➤ Abb. 22.33). Tyrosin-Kinasen phosphorylieren oder binden z.T. die gleichen Proteine wie die RTKs. In Tyrosin-Kinasen finden sich außer der **Tyrosin-Kinase-Domäne** noch andere Proteinmodule, die für die Regulation der Kinaseaktivität und die Interaktion mit anderen Signaltransduktionsproteinen wichtig sind. Solche Proteinmodule sind z.B. SH2-

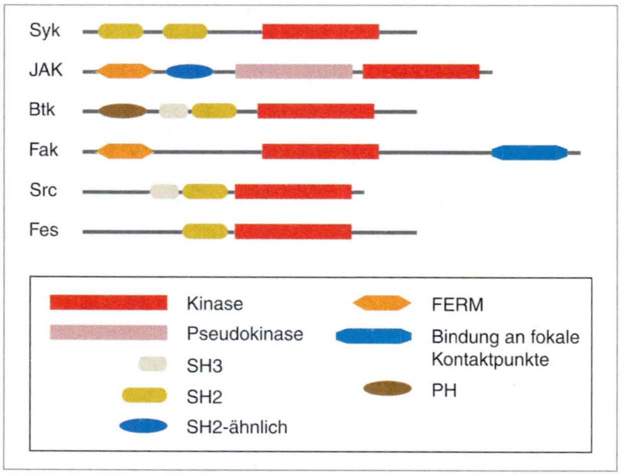

Abb. 22.33 Zytoplasmatische Tyrosin-Kinasen.

Domänen, die an phosphorylierte Tyrosinreste binden, oder SH3-Domänen für die Bindung an prolinreiche Sequenzen (➤ Kap. 22.1.2). Einige Tyrosin-Kinasen besitzen am N-Terminus eine Aminosäuresequenz, die durch kovalente Verknüpfung mit einer Fettsäure modifiziert wird und dadurch eine Verankerung des Proteins in der Plasmamembran bewirkt. So verfügt die Tyrosin-Kinase Src z.B. über einen Myristylanker. Eine Membranbindung kann auch über PH-Domänen vermittelt werden. So bindet die Kinase Btk an die Plasmamembran, wenn dort durch PI-3-Kinase phosphorylierte Phospholipide vorhanden sind. Diese Interaktion ist transient: Nach Aktivierung kann die Btk-Kinase die Membran verlassen, mit löslichen Proteinen des Zytoplasmas interagieren und sogar in den Zellkern einwandern. Aufgrund der Domänenstruktur lassen sich verschiedene Familien von Tyrosin-Kinasen definieren. Die **Src**-Familie enthält die drei Module SH2-, SH3- und Tyrosin-Kinase-Domäne (Src war namensgebend für die Src-Homologie- oder SH-Domänen). **Fes**-ähnlichen Kinasen fehlt die SH3-Domäne, **Syk**-ähnliche Kinasen hingegen besitzen zwei SH2-Domänen, und **Btk**-ähnliche Kinasen enthalten zusätzlich zu SH3- und SH2-Domänen noch eine PH-Domäne. **JAK**-Kinasen haben neben der Tyrosin-Kinase noch eine inaktive Pseudokinasedomäne. Über ihre FERM-Domäne assoziieren sie mit Zytokinrezeptoren. Die fokale Adhäsionskinase **Fak** enthält nur eine Tyrosin-Kinase-Domäne, dafür aber noch zusätzliche Module (ebenfalls eine FERM-Domäne), die sie zu Interaktionen an den fokalen Kontaktpunkten der Zelle befähigen (➤ Kap. 19 oder 20).

Aktivierung und Abschaltung

Die zytoplasmatischen Tyrosin-Kinasen werden, wie RTKs, durch Phosphorylierung an einem oder mehreren kritischen Tyrosinresten aktiviert. Diese befinden sich im sog. **Aktivierungsloop**, in analoger Weise, wie wir es bereits für die Rezeptor-Tyrosin-Kinasen gesehen haben (➤ Kap. 22.4.1). In manchen Tyrosin-Kinasen gibt es auch Tyrosinreste, deren Phosphorylierung durch die Auslösung von Konformationsänderungen zur Inaktivierung der Kinase führt. Natürlich können phosphorylierte Tyrosin-Kinasen auch Substrate von regulatorischen Tyrosin-Phosphatasen sein, den Gegenspielern der Tyrosin-Kinasen.

Ein interessantes Beispiel der Tyrosin-Kinase-Regulation bietet die **Src-Kinase**, deren Aktivität durch einen intrasterischen Kontrollmechanismus reguliert wird (PKC-Aktivierung, ➤ Kap. 22.5.2): Die Aktivität hängt dabei u.a. vom Phosphorylierungszustand eines Tyrosinrestes im C-terminalen Bereich ab. Dessen Interaktion mit anderen Proteinen oder die Dephosphorylierung durch eine Tyrosin-Phosphatase aktiviert Src, weil es zu einer Konformationsänderung kommt, die das aktive Zentrum der Kinasedomäne für Substrate zugänglich macht (➤ Abb. 22.34).

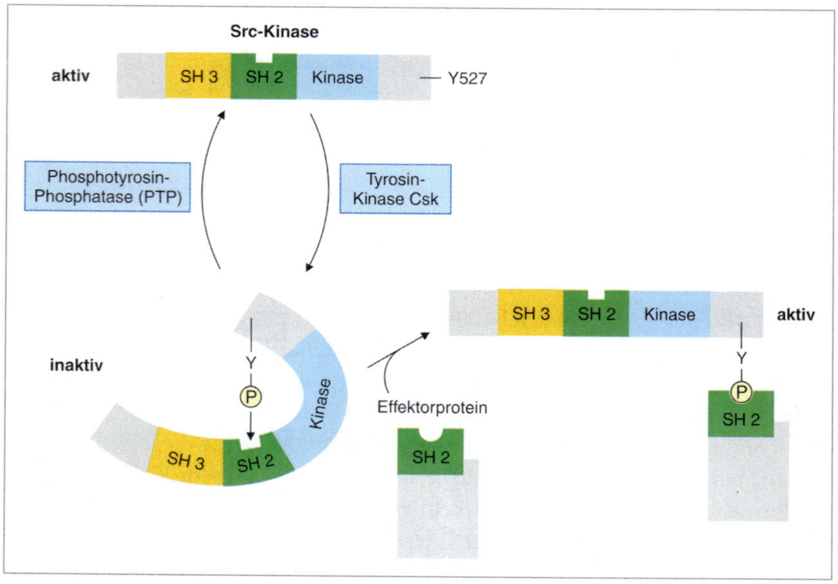

Abb. 22.34 Regulation der Aktivität von zytoplasmatischen Tyrosin-Kinasen am Beispiel von Src. Die Kinase befindet sich normalerweise in einer inaktiven Konformation, in der ein C-terminales Phosphotyrosin (P) von der eigenen SH2-Domäne gebunden wird. Dephosphorylierung durch eine Phosphotyrosin-Phosphatase (PTP) oder Assoziation des regulatorischen Tyrosins von Src an eine SH2-Domäne eines anderen Signalproteins mit höherer Affinität öffnet die Konformation und ermöglicht eine Substratphosphorylierung, bis die zytoplasmatische Tyrosin-Kinase Csk (c-src kinase) das C-terminale Tyrosin erneut phosphoryliert.

Funktionen

Zytoplasmatische Tyrosin-Kinasen vermitteln in der Zelle Signale für **Wachstum, Differenzierung** oder **Immunreaktionen**. Sie werden häufig durch Rezeptoren ohne eigene Enzymaktivität aktiviert, die mit ihrem zytoplasmatischen Anteil über Protein-Protein-Wechselwirkungen mit den Tyrosin-Kinasen interagieren, wie wir es bereits für die Zytokinrezeptoren und die Janus-Kinasen gesehen haben.

Es hat sich dennoch häufig als schwierig erwiesen, die individuellen Funktionen von Tyrosin-Kinasen genau zu definieren, da sie in unterschiedliche, komplexe Signalprozesse eingebunden sind. Es ist beispielsweise erstaunlich, dass Mäuse, in denen das Src-Gen experimentell zerstört wurde, trotzdem lebensfähig sind, obwohl Src-Kinasen an vielen Signalwegen beteiligt sind. Dies wird so verstanden, dass dem Src-Protein strukturell sehr ähnliche Kinasen wie Fyn oder Yes die Funktion von Src übernehmen können. Man spricht von funktioneller Redundanz. Allerdings erkranken die Src-negativen Mäuse später an Osteopetrose (Marmorknochenkrankheit), sodass offensichtlich der funktionelle Ersatz durch nahe verwandte Moleküle nicht vollständig ist.

Schon gewusst

Viele Tyrosin-Kinasen wurden aufgrund der Tatsache identifiziert, dass sie durch bestimmte Mutationen in **Onkoproteine** überführt werden können. So ist Src das onkogene Protein des Rous-Sarcoma-Virus, Abl das des Abelson-Leukämie-Virus der Maus. Die retroviralen Onkogene haben ihren Ursprung in zellulären Protoonkogenen. Deren Produkte sind fast durchweg Proteine, die bei der Signaltransduktion essenziell sind. Onkogene Varianten der Proteine bewirken eine Entgleisung des Signalgeschehens, das ja normalerweise einer strengen Kontrolle unterliegt. Die onkogenen Viren haben wohl einst von ihren Wirtszellen einzelne dieser Gene „aufgeschnappt", was ihnen einen Selektionsvorteil bot: Mit dieser zusätzlichen Erbinformation proliferierten die infizierten Zellen stärker. Gewöhnlich haben die viralen Onkogene im Vergleich zu den zellulären Ausgangsgenen noch weitere Mutationen „angesammelt", die noch besseres Wachstum der Wirtszellen bewirken. Die Identifizierung der viralen Onkogene und der nachfolgende Vergleich mit den zellulären Protoonkogenen stellten wichtige Meilensteine in der Erforschung von Signaltransduktionsmechanismen dar.

Klinik

Eine fehlerhafte Funktion von zytoplasmatischen Tyrosin-Kinasen wird häufig in **malignen Tumoren** beobachtet. Onkogene Varianten von Abl und Btk sind an der Pathogenese von **Leukämien** beteiligt. Besonders gut charakterisiert ist die Hyperaktivität von Abl bei Leukämien, die durch die sog. Philadelphia-Chromosomen-Translokation in Lymphozyten ausgelöst werden. Durch die Verknüpfung von Genomregionen unterschiedlicher Chromosomen wird ein Teil des Abl-Gens mit einem Teil des Bcr-Gens verknüpft. Die für die regulatorische Domäne von Abl kodierenden Exons gehen verloren und werden durch Exons des bcr-Gens ersetzt. Hierbei kommt es zur Entstehung eines Hybridgens, das für das **Bcr-Abl-Fusionsprotein** kodiert. Dieses weist eine konstitutive Kinaseaktivität auf und phosphoryliert Substrate, die die ungehemmte Zellproliferation fördern. Ein kleines Inhibitormolekül **(Glivec)** der Bcr-Abl-Kinase wird erfolgreich in der Therapie dieser Leukämie eingesetzt. Allerdings kann eine Langzeitbehandlung zur Selektion von Glivec-resistenten Leukämiezellen führen, in denen der Inhibitor aufgrund von neuen Mutationen nicht mehr an das Bcr-Abl-Fusionsprotein binden kann. Inzwischen wurde Gleevec auch mit ersten Erfolgen bei der Behandlung anderer Krebsarten eingesetzt, weil es neben Bcr-Abl noch vier weitere Tyrosin-Kinasen hemmen kann.

Sehr viele Patienten mit **myeloproliferativen Erkrankungen** weisen eine charakteristische Mutation in Jak2 auf, die einen Aminosäureaustausch (V617F) in der kinaseähnlichen Domäne verursacht. Es kommt zu einer verstärkten Proliferation von myeloischen Zellen, weil die Zellen mit der mutierten Form von Jak2 viel stärker als gewöhnlich auf Zytokine reagieren.

MERKE

Rezeptoren ohne intrinsische enzymatische Aktivität kommunizieren im Zellinneren mit zytoplasmatischen Enzymen. **Zytokinrezeptoren** sind mit Tyrosin-Kinasen der **JAK**-Familie assoziiert, die nach Zytokinstimulation **STAT**-Transkriptionsfaktoren phosphorylieren, die anschließend in den Zellkern translozieren.

Neben der Kinasedomäne weisen **zytoplasmatische Tyrosin-Kinasen** weitere Proteindomänen auf, die für die Interaktion mit anderen Proteinen und für die Regulation der Enzymaktivität wichtig sind. Einige Tyrosin-Kinasen sind durch Lipidanker oder durch PH-Domänen mit der Innenseite der Zytoplasmamembran assoziiert. Da zytoplasmatische Tyrosin-Kinasen häufig zelluläre Wachstumssignale vermitteln, können Mutationen, die zu einer konstitutiven Kinaseaktivität führen, die Krebsentstehung fördern.

22.6.3 Weitere Signalwege mit Bedeutung für Entwicklung, Tumorgenese und Immunregulation

Der Notch-Delta-Signalweg

Der Notch-Delta-Signalweg nimmt wesentlichen Einfluss auf die Embryonalentwicklung und eine Vielzahl zellulärer Differenzierungsprozesse. Ungewöhnlich an diesem System ist, dass ein Teil des Rezeptors **(Notch)** als Signalweiterleitungsmolekül und sogar als terminaler Effektor, nämlich als Transkriptionsfaktor, fungiert (➤ Abb. 22.35). Die Liganden der **Delta**- und **Jagged**-Familie (Dll1, Dll4, Jag1 etc.) sind ebenfalls membranständig. Eine Signalauslösung kommt also nur durch direkten Zell-Zell-Kontakt zustande. Nach Ligandenbindung spalten die beiden proteolytischen Enzyme TACE und γ-Secretase in der Zielzelle den zytoplasmatischen Teil des Notch-Proteins ab. Dieses **Notch-Fragment** transloziert in den Kern und kann

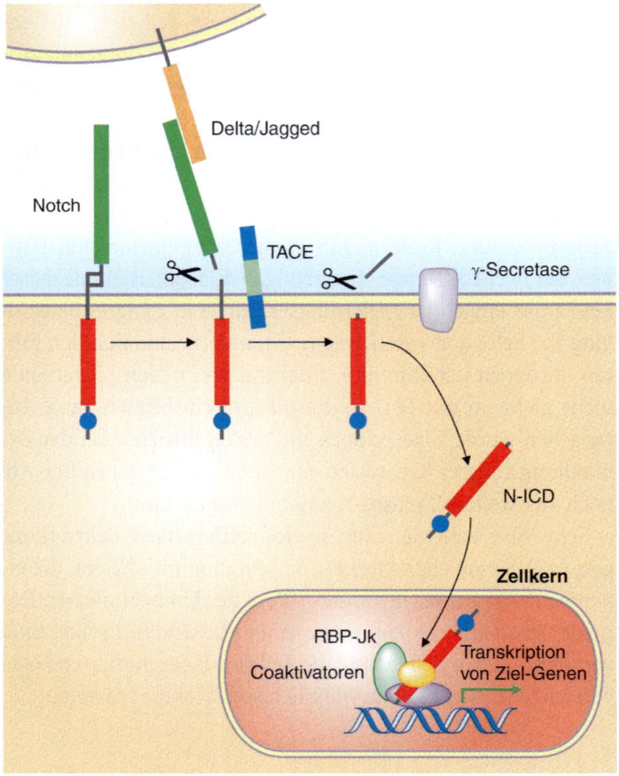

Abb. 22.35 Der Notch-Delta-Signalweg. Notch liegt in der Membran als Heterodimer vor. Der intrazelluläre Anteil N-ICD wird durch proteolytische Spaltung freigesetzt. N-ICD transloziert in den Zellkern und assoziiert mit DNA-bindenden Transkriptionsfaktoren (RBP-Jk) und Coaktivatoren. N-ICD besitzt selbst eine Transaktivierungsdomäne und induziert so die Expression von Zielgenen.

dort als **transkriptioneller Regulator** verschiedene Zielgene aktivieren, deren Produkte an der Zelldifferenzierung und der Organogenese beteiligt sind.

Der Wnt-β-Catenin-Signalweg

β-Catenin ist ein multifunktionelles Protein, das sowohl bei der Adhäsion von Zellen als auch bei der Transkriptionsregulation eine aktive Rolle spielt (➤ Kap. 20.1.1). Die Menge an freiem zytoplasmatischem β-Catenin wird über einen abbauenden Multiproteinkomplex geregelt, der neben den Proteinen **APC** (adenomatous polyposis coli) und **Axin** eine Isoform der **Glykogen-Synthase-Kinase (GSK3β)** enthält (➤ Abb. 22.36). Phosphorylierung von β-Catenin durch GSK3β führt zum Abbau von β-Catenin. Wird jedoch die Kinaseaktivität der GSK3β inhibiert, so reichert sich freies β-Catenin an, transloziert in den Zellkern und aktiviert Zielgene, die u.a. das Zellwachstum steuern.

Die Inhibition der GSK3β kann durch die **Wnt-Signalkaskade** ausgelöst werden. Wnt-Proteine sind sezernierte Glykoproteine, die viele zelluläre und entwicklungsbiologische Prozesse regeln. Wenn Wnt seinen Rezeptor Frizzled aktiviert, kommt es zur Destabilisierung des abbauenden Multiproteinkomplexes. Dadurch steigt die Menge an zytoplasmatischem β-Catenin. Es transloziert in den Zellkern, interagiert dort mit den Transkriptionsfaktoren Tcf (T-cell factor) und Lef (lymphoid enhancer factor) und löst die Transkription von Wnt-Zielgenen aus.

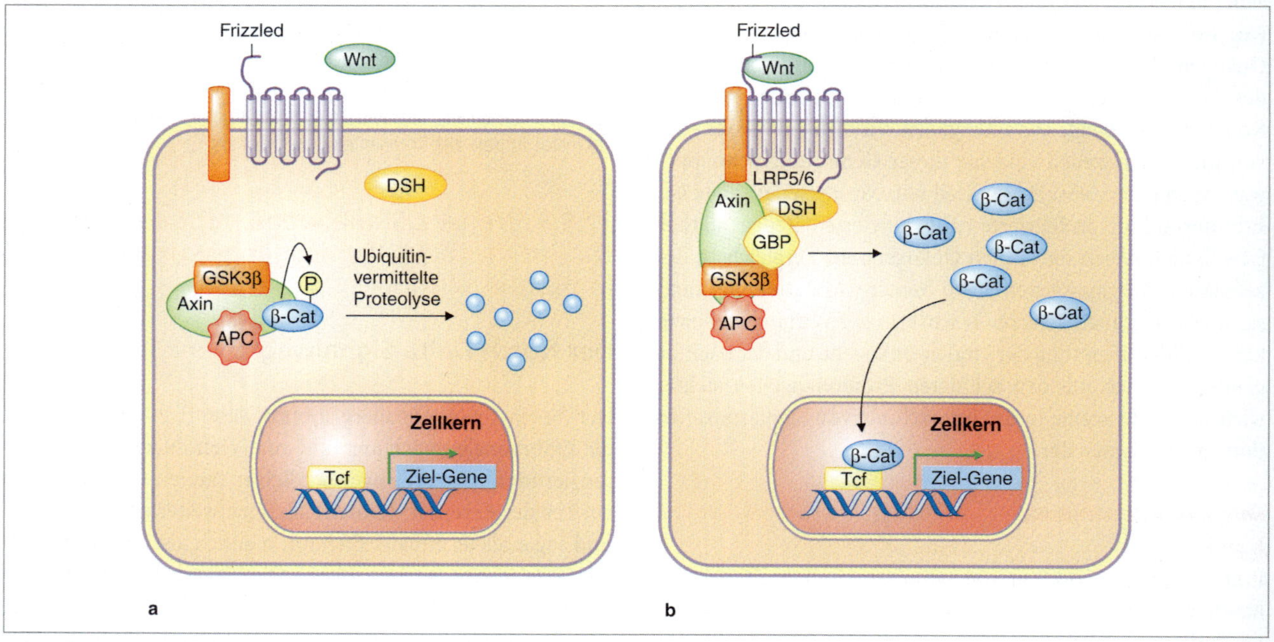

Abb. 22.36 Der Wnt-β-Catenin-Signalweg. Ohne Wnt-Signal wird β-Catenin durch die GSK3β ständig phosphoryliert, was zu seiner Ubiquitinylierung und zum Abbau im Proteasom führt (a). In Anwesenheit von Wnt kommt es durch Vermittlung des Rezeptors Frizzled und des Signalproteins Dishelved zur Inaktivierung der GSK3β, und unphosphoryliertes β-Catenin kann in den Zellkern translozieren, wo es die Transkription von Zielgenen bewirkt (b).
β-Cat = β-Catenin, LRP = LDL receptor-related protein, DSH = Dishelved, GSK3β = Glykogen-Synthase-Kinase 3β, APC = Adenomatous polyposis coli, Tcf = T-cell factor.

Klinik

Der Wnt-β-Catenin-Signalweg spielt eine entscheidende Rolle bei der Entwicklung und Progression **kolorektaler Karzinome**. In nahezu 90% aller Fälle weist er eine veränderte Aktivierung durch Mutationen in unterschiedlichen Komponenten auf.

In normalen Kolonepithelzellen wird unter physiologischen Bedingungen der Wnt-Signalweg durch Phosphorylierung von β-Catenin reprimiert. Treten jedoch Mutationen in Genen für Komponenten des abbauenden Multiproteinkomplexes auf, wie in den Genen für APC (adenomatous polyposis coli), Axin oder GSK3β, werden die Phosphorylierung und damit der Abbau von β-Catenin verhindert, und es kommt zur verstärkten Expression von Wnt-Zielgenen. Man weiß inzwischen, dass einige von ihnen die Entstehung von Adenomen begünstigen und zur Tumorprogression beitragen. Dazu zählen die Gene für c-Myc, Cyclin D1, uPAR oder Matrix-Metalloproteinase 7 (MMP-7), die Zellteilung und Migration fördern.

Der Hedgehog-Signalweg

Sonic Hedgehog (Shh) ist ein lösliches Signalprotein, das **Entwicklungsprozesse** wie die Neurogenese oder die Identitätsfestlegung von Fingern und Zehen (Anzahl und Position) steuert. Auch in die Ausbildung so verschiedener Organe wie Lunge, Zähne, Haare und Augen greifen Shh und sein Rezeptorsystem ein.

Der Hedgehog-Rezeptor heißt **Patched** (Ptch). Er windet sich zwölfmal durch die Plasmamembran und ähnelt Kanal- oder Transportproteinen (➤ Abb. 22.37). Funktionell mit Patched gekoppelt ist **Smoothened** (Smo), ein Transmembranprotein mit sieben Membrandurchgängen. Smoothened hat damit eine Struktur, die G-Protein-gekoppelten Rezeptoren gleicht. Isoliertes Smoothened sendet in konstitutiver Weise Signale in das Zellinnere, wird aber durch Patched in einem gehemmten Zustand gehalten. Die Bindung von Sonic Hedgehog an Patched hebt die Inhibierung von Smoothened auf, das daraufhin signalaktiv wird. Aktives Smoothened bewirkt, dass der Transkriptionsfaktor Gli in den Zellkern wandert und die Expression von entwicklungsrelevanten Zielgenen beeinflusst. Gli steigert auch die Expression des Shh-Rezeptors Patched, wodurch ein negativer Rückkopplungsmechanismus ausgelöst wird.

Ungewöhnlich sind die Bildung des reifen Hedgehog-Moleküls und der Modus seiner Wechselwirkung mit Patched. Es spaltet sich durch Autoproteolyse aus einem mehr als doppelt so großen Vorläufermolekül heraus. An diesem Vorgang ist ein Cholesterinmolekül beteiligt, das während der Spaltung kovalent an das Carboxylende des Proteins angefügt wird. Der Cholesterinanker assoziiert Sonic Hedgehog mit der Zellmembran und trägt vermutlich zur Dirigierung des Liganden an seine Zielzellen und seinen Rezeptor bei.

Toll-like-Rezeptoren

Die sog. Toll-like-Rezeptoren (TLR) sind zentrale Komponenten einer sehr ursprünglichen Immunabwehr, die sich bei der Fliege *Drosophila* ebenso wie bei Wirbeltieren findet. TLR erkennen molekulare Strukturen, die mit Krankheitserregern wie Bakterien und Viren assoziiert sind, z.B die typischen allgemeinen Glykoproteinmuster der Bakterienzellwand. Daher spricht man auch von Mustererkennungsrezeptoren (pattern

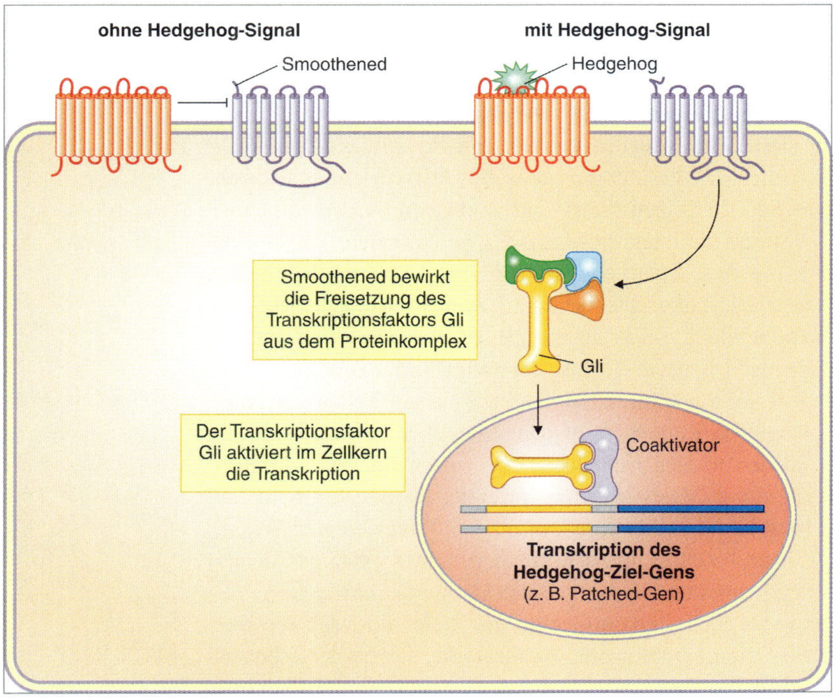

Abb. 22.37 Der Hedgehog-Signalweg. In Abwesenheit des Liganden Hedgehog (Hh) verhindert der transmembranäre Rezeptor Patched (Ptch) die Aktivierung der Signaltransduktion durch das Protein Smoothened (Smo). Die Bindung von Hh an Patched hebt diese Repression auf, wodurch unter Vermittlung des Transkriptionsfaktors Gli die Signaltransduktion zum Kern aktiviert wird.

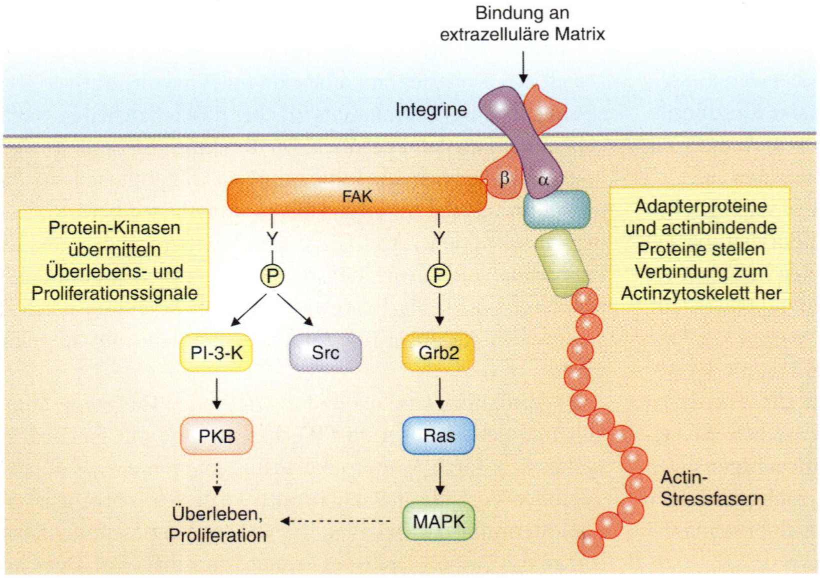

Abb. 22.38 Signaltransduktion durch Integrine. Durch Aktivierung der Integrine an fokalen Kontaktpunkten kommt es zur Reorganisation des Zytoskeletts und zur Aktivierung mehrerer intrazellulärer Signalwege.
α, β = α- und β-Untereinheiten der Integrine, FAK = Focal adhesion kinase (Tyrosin-Kinase), PI-3-K = Phosphatidylinositol-3-Kinase, PKB = Protein-Kinase B, Src (Tyrosin-Kinase), Grb2 = Growth factor receptor binding protein 2, Ras (G-Protein), MAPK = MAP-Kinase.

recognition receptors, ➤ Kap. 26.2.1). TLR werden durch ihre Liganden dimerisiert und rekrutieren Adaptermoleküle wie MyD88 und TOLLIP (toll interacting protein) aus dem Zytoplasma. Diese Proteine vermitteln die Wechselwirkung mit Mitgliedern der Familie von **Interleukin-1-Rezeptor-assoziierten Kinasen (IRAK)**. Der Komplex aus Rezeptoren, Adaptermolekülen und IRAK bewirkt die Aktivierung der Transkriptionsfaktoren NF-κB und AP-1, die die Akute-Phase-Antwort durch Induktion der Expression proinflammatorischer Zytokine koordinieren. Weitere Details sind in ➤ Kap. 26.2.1 beschrieben.

Signaltransduktion durch Integrine

Bestandteile der extrazellulären Matrix (ECM) reagieren mit membranständigen Rezeptoren von benachbarten Zellen. Hierdurch werden Signaltransduktionsprozesse ausgelöst, die in diesen Zellen regulatorische Einflüsse auf das Migrationsverhalten, die Proliferation und die Differenzierung ausüben (➤ Kap. 20.1). **Zell-Matrix-Interaktionen** werden vornehmlich durch die Integrine vermittelt, heterodimere Transmembranproteine, die aus einer α- und einer β-**Untereinheit** bestehen und in unterschiedlichen Zusammensetzungen viele **Isoformen** bilden. Beide Untereinheiten tragen zur Bindung von Liganden bei, die in der Regel Bestandteile der ECM sind (Kollagene, Fibronektine, Laminine). Die meisten Zellen exprimieren mehrere Kombinationen von Integrinen (➤ Kap. 20.1.2).

In den fokalen Kontaktpunkten setzen Integrine die Bindung von ECM-Molekülen in intrazelluläre Signale um. In den letzten Jahren wurde eine Vielzahl von Proteinen identifiziert, die je nach Zelltyp und Isoform an den intrazellulären Teil der Integrine binden. Hierzu gehören sowohl **actinbindende Proteine** als auch **Signalmoleküle**. Die actinbindenden Proteine stellen die Verbindung des Actinzytoskeletts mit der Zelloberfläche während der Migration sicher. Die Serin-Kinase ILK (integrin linked kinase) und die Tyrosin-Kinase FAK (focal adhesion kinase) schaffen durch Aktivierung der ERK-MAP-Kinase- und der PI-3-K-Akt-Signalkaskaden Verbindungen zu Signalwegen der (Anti-)Apoptose oder Proliferation (➤ Abb. 22.38).

ZUSAMMENFASSUNG

Prinzipien der Signaltransduktion

Verschiedenste Signale wirken von außen auf eine Zelle. Sie werden von spezifischen **Rezeptoren** wahrgenommen und führen zu direkten Änderungen von Stoffwechselprozessen oder Zellverhalten sowie meist zu einer Veränderung der Genexpression. **Membranständige** Rezeptoren in der Plasmamembran leiten die Signale hydrophiler Liganden in das Zellinnere; Rezeptoren für lipophile, membrangängige Liganden, sog. **nucleäre** Rezeptoren, befinden sich im Zytoplasma oder im Zellkern. Die Rezeptoren vieler lipophiler Hormone sind Transkriptionsfaktoren und greifen also selbst in die Transkriptionsregulation ein. Sämtliche hydrophilen Botenstoffe hingegen binden an die Rezeptoren der Plasmamembran und lösen dadurch intrazelluläre Signaltransduktionskaskaden aus, die über weitere Schritte letztlich ebenfalls zur Beeinflussung der Genexpression führen. Hierbei werden Enzyme aktiviert sowie Second-messenger-Moleküle gebildet, und vielfach geht die Signaltransduktion mit der reversiblen posttranslationalen Modifizierung von Proteinen einher. Verschiedene Signaltransduktionswege können sich gegenseitig beeinflussen, was mit dem Begriff **Crosstalk** umschrieben wird.

GPCR und G-Proteine

G-Proteine sind membranständigen Rezeptoren und stellen wichtige molekulare Schalterproteine dar. Sie können zwei Zustände einnehmen: die **aktive Form**, wenn GTP gebunden ist, und die **inaktive Form**, wenn GDP gebunden ist. Ein aktives G-Protein schaltet sich selbst durch seine intrinsische GTPase-Funktion ab. Sowohl der GDP-GTP-Austausch zu Beginn der Aktivierung als auch die GTPase-Aktivität kann durch andere Proteine unterstützt werden.

026 IMPP-Fragen

Typische G-Protein-gekoppelte Rezeptoren weisen **sieben Transmembranregionen** auf und assoziieren mit heterotrimeren G-Proteinen. Nach Bindung des Liganden kommt es zum GDP-GTP-Austausch in der **α-Untereinheit**, die daraufhin von den **β/γ-Untereinheiten** dissoziiert. Es gibt verschiedene α-Untereinheiten, die ihre Effektorproteine – z.B. die Adenylatcyclase – stimulieren oder inhibieren können. Nach Hydrolyse des gebundenen GTP zu GDP kann das Gα-Protein wieder mit den β/γ-Untereinheiten interagieren, die im Übrigen auch selbst signalauslösend wirken können.
Neben den trimeren G-Proteinen spielen auch monomere G-Proteine eine wichtige Rolle im Signalgeschehen einer Zelle. Zu nennen ist hier das Protein **Ras**, das eine Mittlerrolle zwischen Rezeptoren (z.B. RTKs) und der MAP-Kinase-Kaskade einnimmt, die die Zellproliferation steuert.

Second messenger

Das Signal vieler Hormone, die als „erster Botenstoff" auf einen Zelloberflächenrezeptor treffen, wird durch Second messenger im Inneren einer Zelle weitergeleitet. Weil ein Molekül des Botenstoffs zur Bildung vieler Second-messenger-Moleküle führt, kommt es zu einer massiven Amplifikation des Signals.
Unter dem Einfluss einer Phospholipase wird das Phospholipid Phosphatidylinositol-4,5-bisphosphat (PIP_2) in zwei Second messenger gespalten: **Inositol-1,4,5-trisphosphat (IP_3)** und **Diacylglycerin (DAG)**. IP_3 bindet an Rezeptoren des endoplasmatischen Retikulums (ER), wodurch es zum Calciumeinstrom aus dem ER in das Zytoplasma kommt. Calciumionen aktivieren z.B. die Protein-Kinase C, die außerdem von DAG reguliert wird.
Ein weiterer wichtiger Second messenger ist das **cAMP**, das mit Hilfe der Adenylatcyclase aus ATP hergestellt wird. cAMP vermag die Protein-Kinase A zu aktivieren, zu deren Substratproteinen der Transkriptionsfaktor CREBP, aber auch Enzyme im Glykogenstoffwechsel gehören.
Zur Beendigung der Signaltransduktion müssen Second messenger wieder entfernt werden. cAMP wird durch eine Phosphodiesterase in AMP überführt, Calciumionen werden in das ER zurückgepumpt.

Signaltransduktion durch Protein-Kinasen

Die reversible Phosphorylierung von Proteinen an Tyrosin-, Serin- und Threoninresten spielt eine wichtige Rolle in vielen Signaltransduktionswegen. Eine große Gruppe membranständiger Rezeptoren weist integrale Kinasedomänen auf, die nach Ligandenbindung aktiviert werden. So binden viele Wachstumsfaktoren an **Rezeptor-Tyrosin-Kinasen (RTKs)**. Durch Ligandenbindung kommt es zur Rezeptordimerisierung und/oder zu Konformationsänderungen, was die Aktivierung der enzymatischen Funktion zur Folge hat. Durch Autophosphorylierung werden bestimmte Tyrosinreste im zytoplasmatischen Bereich des Rezeptors mit Phosphatgruppen versehen. Nun können andere Signalproteine mit „passenden" SH2- oder PTB-Domänen an den Rezeptor rekrutiert werden, wodurch die weitere Signaltransduktion eingeleitet wird.
Anders als die RTKs besitzen **Zytokinrezeptoren** keine intrinsische Kinasefunktion. Sie sind jedoch im zytoplasmatischen Bereich eng mit Tyrosin-Kinasen der Janus-Familie (JAK) assoziiert, sodass die weitere Signaltransduktion von Zytokinrezeptoren und RTKs viele Gemeinsamkeiten aufweist. Die Rezeptoren für Faktoren der TGF-β-Familie sind **Serin/Threonin-Kinasen**, die nach Aktivierung u.a. Smad-Proteine phosphorylieren, die dann im Kern die Transkription beeinflussen.
Auch die Aktivität von zytoplasmatischen Protein-Kinasen wird engmaschig reguliert. So sind Kinasen wie PKA oder PKC nur dann aktiv, wenn eine ausreichende Konzentration der entsprechenden Second-messenger-Moleküle (cAMP bzw. DAG und Ca^{2+}) vorliegt. Am Beginn der Aktivierung von Tyrosin-Kinasen der Src-Familie steht die Abspaltung einer Phosphatgruppe vom C-terminalen Bereich der Kinase, wodurch umfangreiche Konformationsänderungen eingeleitet werden. In einigen Fällen sind mehrere Kinasen kaskadenartig hintereinandergeschaltet, ein Beispiel hierfür ist der **Ras-Raf-MAP-Kinase-Weg**.
Die durch Protein-Kinasen verursachten Modifikationen sind reversibel: Durch die hydrolytische Aktivität von Protein-Phosphatasen werden die Phosphatgruppen von den Substratproteinen wieder abgespalten. Dies kann zur Beendigung der Signaltransduktion führen.

Krankheiten durch fehlgeleitete Signaltransduktion

Dem unkontrollierten Wachstum von Krebszellen liegen sehr häufig Mutationen in Genen für signaltransduktionsrelevante Proteine zugrunde, die die Zellproliferation außer Kontrolle geraten lassen. Neue Therapien zielen darauf ab, die „entgleiste" Signaltransduktion zu zügeln. Ein großes Interesse richtet sich hierbei auf **Inhibitoren von Protein-Kinasen**.

Fragen

1. Wie wirkt Coffein?
2. Erläutern Sie, wie Protein-Kinase C durch Second messenger aktiviert wird.
3. Welche Bedeutung hat das Protein IRS-1 für die Signaltransduktion von Insulin?
4. Welche Besonderheit weist der Signalweg über den Notch-Rezeptor auf?
5. Erläutern Sie am Beispiel der Glykogen-Synthase, wie eine Zelle unterschiedliche Signalwege integrieren kann.
6. Ein neu entdecktes Hormon führt in einer Zielzelle innerhalb von 30 s zu einem Anstieg der zytoplasmatischen Calciumkonzentration. Skizzieren Sie eine mögliche zugrunde liegende Signaltransduktionskaskade.
7. Welche Eigenschaften müsste ein antagonistisches Molekül haben, das die Aktivierung eines dimerisierenden Rezeptors durch seinen Liganden unterdrücken kann?
8. Welche Effekte würden Sie erwarten, wenn man in Zellen künstlich eine Ras-bindende Proteindomäne in hoher Konzentration exprimiert?
9. Wie kommt es, dass STAT-Proteine erst nach Zytokinstimulation an den zytoplasmatischen Bereich eines Zytokinrezeptors binden? Denken Sie hierbei besonders an die Domänenstruktur der STAT-Proteine, die von ihnen erkannten Sequenzen und an die Enzyme, die in der frühen Signaltransduktion vieler Zytokine eine Rolle spielen.
10. Viele Signaltransduktionskaskaden sind sehr komplex. Welche Vorteile kann dies für eine Zelle haben?

KAPITEL

23 Zellzyklus und Zelltod

M. Eilers

Praxisfall

Eine 35-jährige Patientin stellt sich mit Fieber, Nachtschweiß und mehr als 10% Gewichtsverlust vor. Ihr Hausarzt stellt vergrößerte zervikale Lymphknoten und eine vergrößerte Leber und Milz fest. Ihre Blutwerte sind bis auf einen deutlich erhöhten Serum-LDH-Wert normal. Im Blutausstrich werden große, blastenartige Zellen gesehen. Die zytogenetische Analyse zeigt eine Translokation der Chromosomen 14 und 18. Durch PCR-Analyse kann die Beteiligung des Bcl2-Gens nachgewiesen werden, was mit einer Hemmung der Apoptose einhergeht. Die Diagnose lautet t(14;18)-positives, aggressives Non-Hodgkin-B-Zell-Lymphom, und die Patientin wird mit einer systemischen Chemotherapie behandelt. In Abhängigkeit vom Tumorstadium wird nach 5 Jahren ungefähr die Hälfte der Patienten ohne Rezidiv überlebt haben.

Zur Orientierung

Die Proliferation humaner Zellen wird sowohl durch externe als auch durch interne Faktoren gesteuert. Um diese Vorgänge zu verstehen, muss man die Grundlagen des Zellzyklus kennen, weshalb in diesem Kapitel zunächst noch einmal näher darauf eingegangen wird. Innerhalb des Zellzyklus regulieren **Hormone und Wachstumsfaktoren** wie Insulin, EGF (epidermal growth factor), VEGF (vascular endothelial growth factor) oder PDGF (platelet-derived growth factor) über Signalkaskaden die Aktivität cyclinabhängiger Kinasen. Die einzelnen Phasen im Zellzyklus werden dabei gesteuert, indem spezifische Substratproteine phosphoryliert werden.

Bei **Störungen** im Zellzyklus greifen interne Prozesse, sog. **Checkpoint-Mechanismen**. Sie messen Störungen, wie z.B. Schädigungen an der DNA, und können die Proliferation anhalten. Zu diesen Mechanismen gehören z.B. das p53-Protein oder der Spindle-assembly-Checkpoint.
Daneben ist der programmierte **Zelltod** ein weiterer aktiver und kontrollierter Prozess, der als Antwort sowohl auf externe Faktoren als auch auf Zellschäden hin ausgelöst werden kann. Der aktive programmierte Zelltod wird auch als Apoptose bezeichnet. Daran sind sowohl intrazelluläre Proteasen, die Caspasen, als auch die Mitochondrien beteiligt.

23.1 Zellproliferation und Cycline

23.1.1 Die Phasen des Zellzyklus

Als Zellzyklus bezeichnet man den zyklischen Ablauf von Ereignissen in eukaryontischen Zellen, die zur Zellteilung führen. Er lässt sich in vier unterschiedliche Phasen einteilen (➤ Abb. 23.1).

- Nach der Zellteilung befinden sich Zellen in der sog. **G_1-Phase** (für engl. gap: Lücke). Die Chromosomen sind in dieser Phase nicht repliziert. In Geweben, in denen sich Zellen nur noch selten teilen, ist die G_1-Phase für einzelne Zellen sehr lang und wird dann auch als G_0-Phase bezeichnet. Die G_1-Phase dient u.a. der Synthese von Biomolekülen, die für die DNA-Replikation in der nachfolgenden S-Phase benötigt werden. Vor allem dient die G_1-Phase dem Zellwachstum, das so lange anhält, bis die Zellen eine bestimmte, zelltypspezifische Größe erreichen.
- Danach beginnen sie, die chromosomale DNA zu replizieren. Diese Phase des Zellzyklus wird als **S-Phase** (Synthese-Phase) bezeichnet.
- An die S-Phase schließt sich in der Regel eine zweite Gap-Phase **(G_2)** an, in der sich die Zelle auf die Mitose vorbereitet.

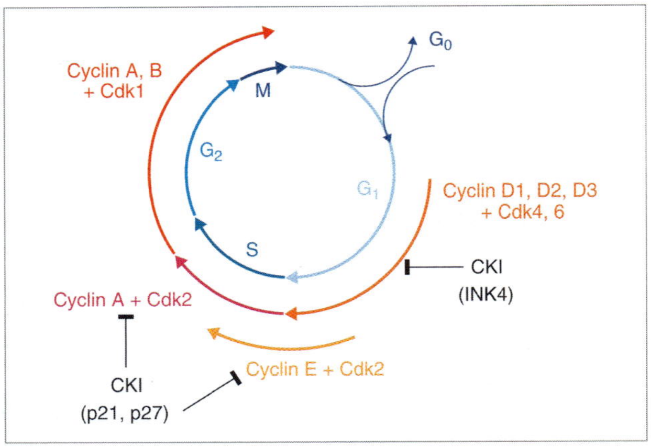

Abb. 23.1 Phasen des Zellzyklus (innerer Kreis) und cyclinabhängige Kinasen (Cdk) sowie deren Inhibitoren (CKI), die die Übergänge zwischen den einzelnen Zellzyklusphasen regulieren.

- In der **M-Phase** erfolgt die Trennung der Chromosomen (Mitose) und anschließend die Trennung des Zytoplasmas (Zytokinese).

Die Mitose

Die Mitose wird nach dem zytologischen Erscheinungsbild in einzelne Stadien eingeteilt (➤ Abb. 23.2).

- In der **Prophase** findet eine Kondensation des Chromatins und der Chromosomen statt, sodass sie im Lichtmikroskop sichtbar werden. Dabei wird deutlich, dass die DNA repliziert ist: Jedes Chromosomen besteht zu diesem Zeitpunkt des Zellzyklus aus einem Paar lichtmikroskopisch erkennbarer **Chromatiden** (auch als „Schwesterchromatiden" bezeichnet), von denen jedes eines der DNA-Moleküle enthält. Beide Chromatiden sind an einem charakteristischen Ort, dem **Zentromer**, miteinander verbunden. Zentromere sind spezialisierte Regionen des Chromosoms, die sich bei Säugern durch eine Anhäufung repetitiver DNA-Sequenzen auszeichnen. Diese Sequenzen dienen als Bindestellen für die sog. **Cohesine**, die beide Chromatiden bis zur Trennung miteinander verbinden. In der Prophase löst sich außerdem die Kernmembran auf, und es bildet sich die Mitosespindel aus.
- In der **Metaphase** ordnen sich die Chromosomen in der Mitte zwischen den Polen der Spindel in der Metaphasenplatte an. Dabei sind sie über spezialisierte Proteinstrukturen, die Kinetochoren, die am Zentromer angreifen, mit der Spindel verbunden.
- In der **Anaphase** trennen sich die beiden Chromatiden und werden zu den Polen der Mitosespindel transportiert. Auslöser der Anaphase ist der proteolytische Abbau der Cohesine. Die für diesen Abbau verantwortliche Protease („Separase") wird zu diesem Zeitpunkt aktiviert, sodass die Trennung der Chromatiden ermöglicht wird.
- In der **Telophase** dekondensieren die Chromatiden (die jetzt wieder als Chromosom bezeichnet werden), und die Kernmembran bildet sich wieder.
- Im Anschluss an die Mitose findet die eigentliche Trennung der beiden Zellkörper, die **Zytokinese**, statt. Dabei bildet sich in der Mitte zwischen den beiden Polen der Spindel ein kontraktiler Ring, der aus Actin und Myosin besteht. Mit fortschreitender Zeit zieht sich dieser Ring immer weiter zusammen, bis zum Schluss das Zytoplasma beider Zellen vollständig getrennt ist.

23.1.2 Innere und äußere Kontrolle des Zellzyklus

In eukaryontischen Zellen wird das Durchlaufen des Zellzyklus sowohl durch zellintrinsische Mechanismen als auch durch Faktoren in der Umgebung von Zellen kontrolliert. Über spezifische Mechanismen, die den korrekten zeitlichen Ablauf des Zellzyklus sicherstellen, wird erreicht, dass eine Phase des Zellzyklus erst eingeleitet wird, wenn die vorhergehende abgeschlossen ist. Beispielsweise kann die Mitose erst beginnen, wenn die gesamte DNA repliziert ist. Der korrekte Ablauf der Zellzyklusphasen wird an sog. **Kontrollpunkten** (Checkpoints) überprüft. Mechanismen, die die koordinierte Abfolge des Zellzyklus sicherstellen, werden daher als **Checkpoint-Mechanismen** bezeichnet.

Die Häufigkeit, mit der Zellen den Zellzyklus durchlaufen, wird v.a. durch Faktoren in der Umgebung von Zellen (z.B. Wachstumsfaktoren) und von internen Faktoren (z.B. dem Differenzierungszustand) kontrolliert. Dabei variiert je nach Zelltyp und -zustand v.a. die Länge der G_1-Phase. Nach Stimulation durch Wachstumsfaktoren findet noch vor dem Beginn der S-Phase ein Entscheidungsprozess statt, nach dem die Zelle sich für das Durchlaufen des gesamten Zellzyklus inklusive Mitose festlegt („committed"). Der Zeitpunkt dieser Entscheidung wird als **Restriktionspunkt** bezeichnet. Sowohl die molekularen Prozesse, die den Restriktionspunkt kontrollieren, als auch Checkpoint-Mechanismen sind in vielen humanen Tumoren **durch Mutationen gestört**.

23.1.3 Cyclinabhängige Kinasen

Übergänge von einer Phase des Zellzyklus zur nächsten werden durch **cyclinabhängige Kinasen** gesteuert (➤ Abb. 23.1). Kinasen sind Enzyme, die andere Proteine phosphorylieren und so deren Aktivität verändern. So werden z.B. die Proteine der Kernmembran (Lamine) zu Beginn der Mitose phosphoryliert, wodurch der Zusammenhalt der Kernmembran aufgelöst wird. Ähnlich werden zu Beginn der S-Phase spezifische Replikationsfaktoren phosphoryliert und damit aktiviert. Cyclinabhängige Kinasen bestehen aus zwei Proteinen: der eigentlichen **katalytischen Untereinheit** (**Cdk**, cyclin dependent kinase) und einer **regulatorischen Untereinheit**, dem **Cyclin**. Zu ver-

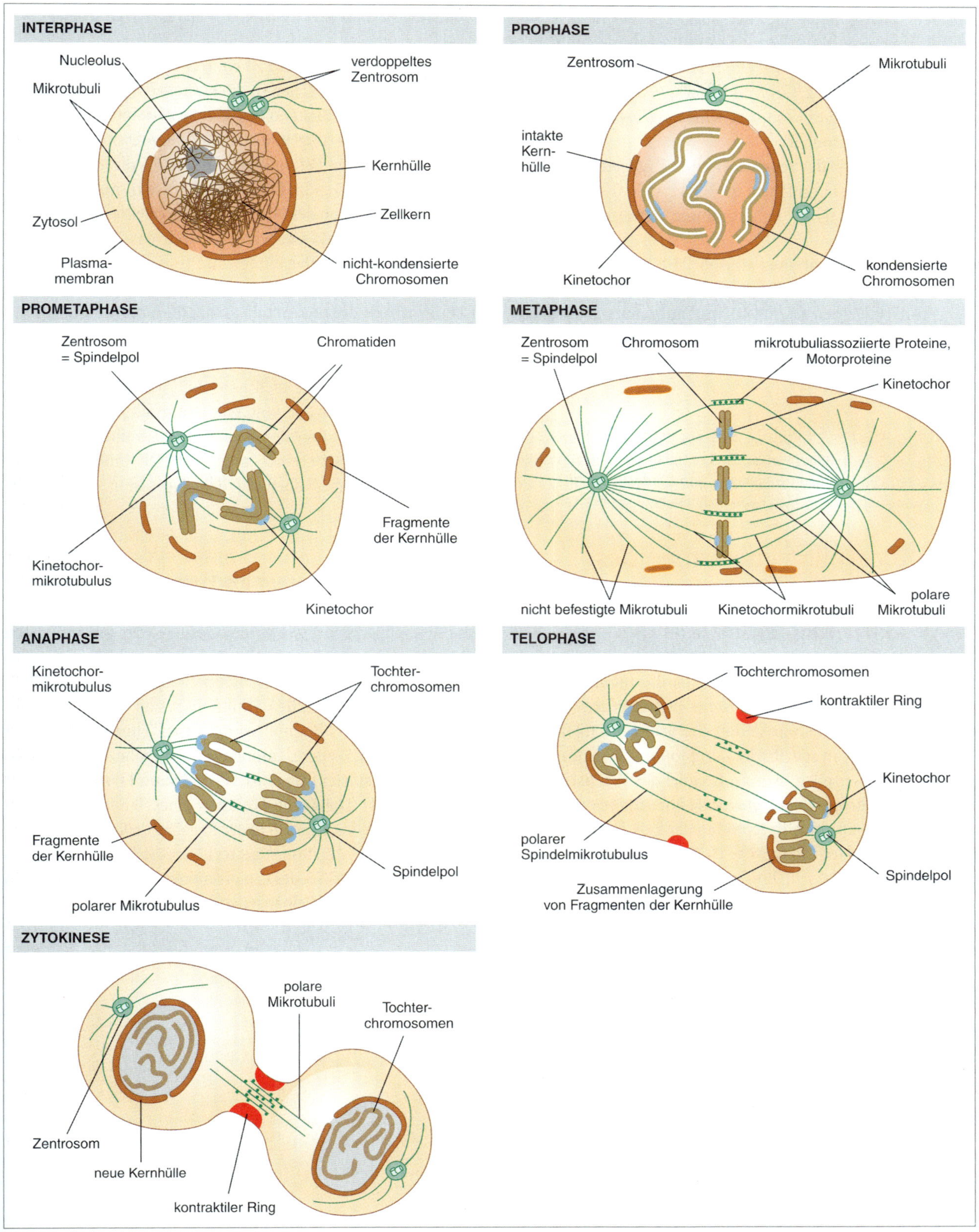

Abb. 23.2 Interphase und die Phasen der Mitose im zytologischen Erscheinungsbild.
Interphase mit vollständig dekondensierten Chromosomen und Nucleolus; Prophase mit kondensierenden Chromosomen und Auseinanderweichen der Zentrosomen; Prometaphase mit Auflösung der Kernmembran und Ausbildung der Mitosespindel; Metaphase, die durch die Anordnung der Chromosomen in der Äquatorialebene gekennzeichnet ist; Anaphase, in der die Chromatiden zu den Zentrosomen auseinanderweichen; Telophase mit Beginn der Dekondensation der Chromatiden und Neubildung der Kernmembran; Zytokinese als Abschluss der Mitose, in der durch einen kontraktilen Ring in der Äquatorialebene die vollständige Trennung der beiden Zellen erfolgt.

23

schiedenen Zeitpunkten im Zellzyklus sind verschiedene Cyclin/Cdk-Komplexe aktiv. So wird die Mitose durch den Cyclin-B/Cdk1-Komplex eingeleitet. Die S-Phase wird durch die beiden Komplexe Cyclin E/Cdk2 und Cyclin A/Cdk2 gesteuert.

Die **Aktivität** dieser Komplexe wird im Wesentlichen durch zwei Faktoren kontrolliert:

- durch die **Menge der regulatorischen Untereinheit**, der Cycline (daher stammt auch ihr Name: viele Cycline treten periodisch [„zyklisch"] in bestimmten Phasen des Zellzyklus auf)
- durch **Inhibitorproteine** (➤ Abb. 23.1, ➤ Tab. 23.1), die spezifische Cyclin/Cdk-Komplexe hemmen. Solche Inhibitorproteine werden z.B. als Antwort auf zellulären Stress synthetisiert (➤ unten). Ihr Verlust führt häufig zu unkontrollierter Zellproliferation und Tumorentstehung.

MERKE

Der eukaryontische Zellzyklus besteht aus definierten Phasen, die nacheinander durchlaufen werden. Dabei steuern interne und externe Faktoren den Übergang von einer Phase zur nächsten; diese Faktoren kontrollieren die Aktivität von cyclinabhängigen Kinasen.

23.2 Kontrollmechanismen des Zellzyklus

23.2.1 Aktivierung cyclinabhängiger Kinasen

Hormone und Wachstumsfaktoren, die die Proliferation humaner Zellen stimulieren, z.B. Insulin, EGF (epidermal growth factor) oder VEGF (vascular endothelial growth factor), wirken über die Bindung an spezifische Rezeptoren. Die dadurch ausgelösten Prozesse sollen hier am Beispiel des **Wachstumsfaktors PDGF** (platelet-derived growth factor) erläutert werden.

- PDGF bindet an einen Rezeptor an der Zelloberfläche, der eine intrazelluläre katalytische Domäne mit Tyrosin-Kinase-Aktivität besitzt. Die Bindung des Peptids an den Rezeptor führt zur Aktivierung der Kinaseaktivität und über mehrere Zwischenschritte zur Aktivierung des zellulären **Ras-Proteins**. Damit werden **MAP-Kinasen** aktiviert, die das Signal in den Zellkern weitergegeben (➤ Kap. 22.4.2).
- Die MAP-Kinasen wiederum phosphorylieren spezifische Transkriptionsfaktoren und aktivieren so die Transkription einer bestimmten Gruppe von Cyclinen, die als **D-Cycline** bezeichnet werden. Diese Cycline steuern den Restriktionspunkt in der G_1-Phase des Zellzyklus.
- Die D-Cycline bilden mit **Cdk4** oder **Cdk6** eine aktive Kinase aus, die u.a. das **Retinoblastomprotein** (pRb) in der G_1-Phase des Zellzyklus phosphoryliert. Die Phosphorylierung des Retinoblastomproteins markiert den Restriktionspunkt: Zellen, in denen das Protein phosphoryliert ist, durchlaufen den weiteren Zellzyklus auch in Abwesenheit von Wachstumsfaktoren.

Retinoblastomprotein als Repressorprotein

Das **Retinoblastomprotein** ist ein **transkriptioneller Repressor**, der in ruhenden Zellen im nichtphosphorylierten Zustand vorliegt. In diesem Zustand bewirkt das Retinoblastomprotein Chromatinveränderungen, die zu einer Repression von Genen führen, die die Replikation kontrollieren. Zu diesen Genen gehören z.B. **Cyclin E** oder **DNA-Polymerase** α. Auch Gene, die für wichtige Enzyme des Nucleotidstoffwechsels kodieren, wie **Dihydrofolat-Reduktase**, werden durch das Retinoblastomprotein reprimiert. Dabei bindet das Protein nicht direkt an die DNA; vielmehr wirkt ein spezifischer Transkriptionsfaktor, **E2F**, als Anker, der das Protein an die DNA rekrutiert.

Die Fähigkeit des Retinoblastomproteins, Gene über die Bindung an E2F zu reprimieren, wird durch **Phosphorylierung** reguliert. Nur die nichtphosphorylierte Form wirkt als Repressor. Nach Zugabe von Wachstumsfaktoren kommt es zur Phosphorylierung des Proteins; daraufhin kann das Retinoblastomprotein nicht mehr an E2F binden, und es kommt damit zur Aufhebung der Repression dieser Gene (➤ Abb. 23.3).

Retinoblastomprotein als Tumorsuppressor

Das Retinoblastomprotein wird von einem Gen kodiert, dessen Verlust zur Entstehung des Retinoblastoms führt, eines Tumors, der von den Zellen der Retina ausgeht. Da die Bildung dieser Tumoren durch den Funktionsausfall des Gens ausgelöst wird, wird das Retinoblastomgen als **Tumorsuppressorgen** bezeichnet. Weitere Tumorsuppressorgene, die eine Rolle im Zellzyklus spielen, sind das TP53-Gen und das INK4A-Gen (➤ Tab. 23.1). Damit die Mutation eines Tumorsuppressorgens wirksam wird, müssen in der Regel beide Kopien des Gens entweder durch Mutationen gestört oder die Expression durch Methylierung der DNA des Genpromotors abgeschaltet sein. In manchen Familien ist eine Genkopie bereits in der Keimbahn

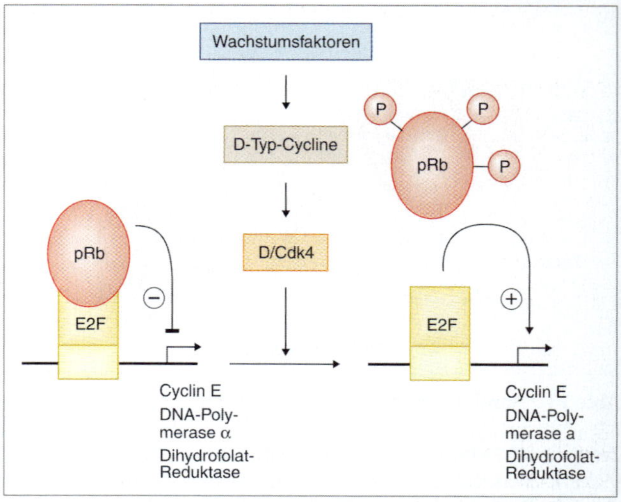

Abb. 23.3 Kontrolle des Restriktionspunkts in humanen Zellen.

mutiert oder deletiert. Da in diesen Fällen die Wahrscheinlichkeit, dass in einer der vielen Zellen eines Gewebes die zweite Kopie mutiert, sehr hoch ist, findet man in solchen Familien eine stark erhöhte Tumorhäufigkeit. Neben dem Verlust des Retinoblastomproteins werden in manchen Tumoren auch eine Amplifikation von Genen, die für D-Cycline kodieren, und als Folge dieser Amplifikation eine Überexpression von D-Cyclinen beobachtet.

Hemmung der Zellproliferation

Auch Faktoren, die die **Proliferation von Zellen negativ beeinflussen**, wirken auf das **Retinoblastomprotein**. So wird die Proliferation vieler Zellen (z.B. des Darmepithels oder von hämatopoetischen Zellen) negativ durch **TGF-β** (transforming growth factor β), ein lösliches Peptidhormon, kontrolliert (➤ Abb. 23.4). Ebenso wie andere Faktoren bindet auch dieser „negative Wachstumsfaktor" an Rezeptoren der Zelloberfläche und löst eine Signaltransduktion über Smad-Proteine in den Zellkern aus. Diese Signale steuern die Synthese eines **Inhibitors der Cyclin-D-abhängigen Kinasen**.

Da D-Cycline mit der Cdk4-Kinase assoziieren, wird dieser Inhibitor als **INK4** (inhibitor of Cdk4) bezeichnet. In diesem Fall handelt es sich um die b-Isoform, INK4B. Auch Cdk6-Komplexe, nicht aber Cdk2-Komplexe werden durch diesen Inhibitor gehemmt (➤ Tab. 23.2). In Zellen, an die TGF-β gebunden hat, wird deshalb das Retinoblastomprotein auch dann nicht phosphoryliert, wenn D-Cycline synthetisiert werden, und E2F-abhängige Gene werden reprimiert.

Mehrere Proteine, die im **TGF-β-Signalweg** eine Rolle spielen, werden durch Tumorsuppressorgene kodiert. Beispielsweise findet man bei bestimmten erblichen Formen von Dickdarmkrebs Mutationen in dem Gen, das für den TGF-β-Rezeptor kodiert. Auch das Gen, das für das Smad4-Protein kodiert (➤ Abb. 23.4), ist ein Tumorsuppressorgen.

Neben diesen Mutationen beeinflusst auch eine der am häufigsten in humanen Tumoren gefundenen Gruppen von Mutationen die Funktion des Retinoblastomproteins, nämlich **Mu-**

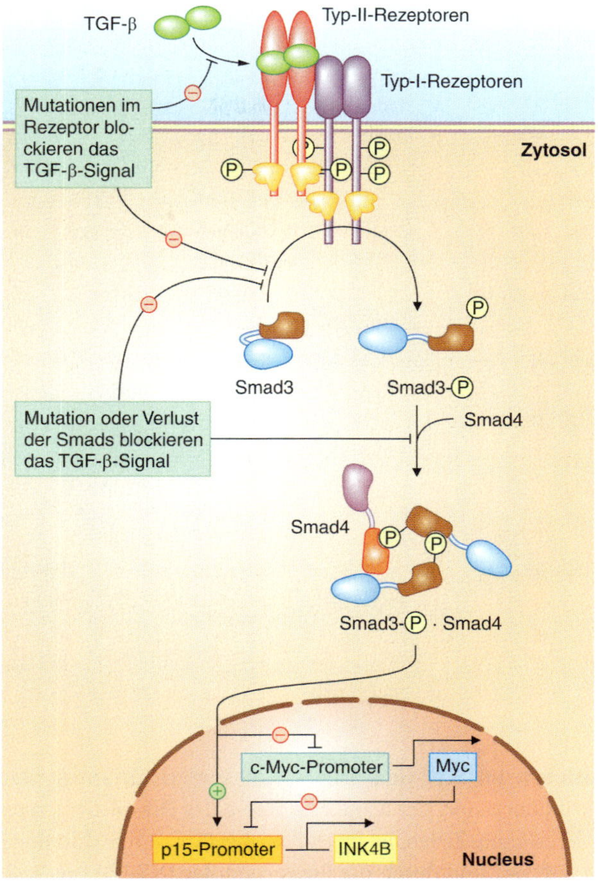

Abb. 23.4 Störungen des TGF-β-Signalwegs in humanen Tumoren. Nach der Bindung von TGF-β an spezifische Rezeptoren werden Transkriptionsfaktoren der Smad-Familie aktiviert. Diese wandern in den Kern und aktivieren spezifische Gene, darunter das INK4B-Gen. In proliferierenden Zellen wird die Expression von INK4B durch Myc reprimiert. Nach Zugabe von TGF-β wird die Expression von Myc abgeschaltet. In Tumorzellen finden sich häufig Mutationen, die die Expression von Myc stark erhöhen; in solchen Zellen kann INK4B nicht angeschaltet werden. Daneben finden sich v.a. in kolorektalen Tumoren Mutationen in Smad-Proteinen und im TGF-β-Rezeptor.

Tab. 23.1 Ausgewählte Tumorsuppressorgene des Menschen und die Funktion der von ihnen kodierten Proteine

Name des Gens (Protein)	familiäre Tumorform	sporadische Tumoren	Funktion des Proteins
RB (pRb)	Retinoblastom, Osteosarkom	Retinoblastom; Sarkom; Blasen-, Brust-, Speiseröhren- und Lungenkarzinom	Repression von E2F
CDKN2A (p16ink4a)	familiäre Melanome	viele Arten	Cdk4-Inhibitor; aktiviert das Retinoblastomprotein
CDC4 (Fbxw7)	–	Endometriumkarzinom	Ubiquitin-Ligase, die Myc und Cyclin E abbaut
TP53 (p53)	Li-Fraumeni-Syndrom	viele Arten	Transkriptionsfaktor; induziert die Synthese von p21Cip1, Noxa und Puma (➤ Kap. 23.2.2 und ➤ 23.3.3)
TGFBR2 (Tgfbr2)	HNPCC	Kolon-, Magen-, Pankreaskarzinom	TGF-β-Rezeptor

RB = Retinoblastomgen, CDKN = Cyclin dependent kinase inhibitor, CDC = Cell division cycle, TP = Tumorsuppressorprotein, TGFBR2 = Transforming growth factor beta receptor 2, HNPCC = Hereditary non-polyposis colorectal carcinoma

Tab. 23.2 Zellzyklusinhibitoren und ihre Charakteristika

Inhibitor	Zielmoleküle	Wirkmechanismus
p21 (CDKN1A)	Cyclin E/Cdk2 Cyclin A/Cdk2	Aktivierung durch p53 als Antwort auf zellulären Stress (➤ Kap. 23.2.2) Induktion während der terminalen Differenzierung
p27 (CDKN1B)	Cyclin E/Cdk2 Cyclin A/Cdk2	Abbau durch Proteolyse zu Beginn der S-Phase
p57 (CDKN1C)	Cyclin E/Cdk2 Cyclin A/Cdk2	Tumorsuppressorgen
p16 (INK4A)	Cyclin D/Cdk4 Cyclin D/Cdk6	Tumorsuppressorgen: Mutationen in Melanomen
p15 (INK4B)	Cyclin D/Cdk4 Cyclin D/Cdk6	Expression wird durch TGF-β reguliert Tumorsuppressorgen; wird durch Methylierung des Promotors abgeschaltet
p18 (INK4C)	Cyclin D/Cdk4 Cyclin D/Cdk6	Zellzyklusarrest in der Differenzierung von Muskelzellen/Neuronen
p19 (INK4D)	Cyclin D/Cdk4 Cyclin D/Cdk6	Zellzyklusarrest in der Differenzierung von Neuronen

tationen im Myc-Gen. Dieses Gen kodiert für einen Transkriptionsfaktor, der u.a. die Synthese des INK4B-Gens reprimieren kann. Zellen, in denen das Myc-Gen durch Mutationen gestört ist, sind durch die Repression des INK4B-Gens resistent gegen die Wachstumshemmung durch TGF-β (➤ Abb. 23.4).

23.2.2 Checkpoint-Mechanismen

Neben externen Faktoren wird der Zellzyklus auch durch Mechanismen kontrolliert, die seinen störungsfreien und zeitlich koordinierten Ablauf sicherstellen und als Antwort auf Schäden arretieren. Solche Mechanismen werden als **Checkpoint-Mechanismen** bezeichnet. Hierbei handelt es sich in erster Linie um Mechanismen, die den Zellzyklus arretieren, wenn die zelluläre DNA z.B. durch UV-Strahlen oder durch Fehler in der Replikation geschädigt ist. Dieser Checkpoint kann sowohl in der G_1- als auch in der G_2-Phase des Zellzyklus aktiviert werden und führt dann entweder zum **Anhalten des Zellzyklus** oder zur **Apoptose**.

23

Das p53-Protein

Ein entscheidender Vermittler der DNA-Schadensantwort ist das **p53-Protein** (➤ Abb. 23.5). Wenn in der Zelle ein DNA-Schaden vorliegt, wird dieser durch spezifische Proteine erkannt, die eine von zwei Protein-Kinasen, ATM oder ATR, aktivieren. Diese Kinasen phosphorylieren das p53-Protein. Die Phosphorylierung hat zwei Folgen:

- Erstens wird unter normalen Bedingungen p53 in Zellen sehr schnell durch die Mdm2-Ubiquitin-Ligase ubiquitiniert und durch das Proteasom abgebaut. Nach Schäden an der DNA verhindert die Phosphorylierung von p53 die Bindung von Mdm2 an p53; deshalb wird p53 stabilisiert, und die Menge des Proteins nimmt stark zu.
- Zweitens führt die Phosphorylierung zu einer erhöhten Aktivität des p53-Proteins.

p53 ist ein **Transkriptionsfaktor**, der die Synthese des Cdk-Inhibitors **p21** (➤ Tab. 23.1) kontrolliert. Als Antwort auf DNA-Schädigungen kommt es daher zu einem **Anhalten des Zellzyklus**, da die Aktivität der Cdk2-Kinase durch p21 gehemmt und so der Beginn der Replikation verhindert wird. Die Replikation bleibt so lange gestoppt, bis der Schaden an der DNA repariert ist und damit das Signal, das zur Stabilisierung des p53-Proteins geführt hat, abgeschaltet wird.

Daneben kann p53 auch die Transkription einer Reihe von Genen aktivieren, die für **proapoptotische Proteine** des intrinsischen (Noxa, Puma u.a.) und extrinsischen Signalwegs (CD95, TRAILR2 u.a.) kodieren. Damit eine durch p53 in ihrem Zellzyklus arretierte Zelle die Möglichkeit erhält, einen durch genotoxischen Stress induzierten DNA-Schaden zu reparieren, muss sichergestellt sein, dass die p53-Aktivierung nicht unmittelbar und in jedem Fall zur Induktion von Apoptose führt. Dies wird u.a. dadurch erreicht, dass das p53-Zielgen **PIDD** (p53-induced protein with a death domain) gemeinsam mit den Proteinen RIP1 (Receptor interacting protein 1) und NEMO (NF-kappaB essential modulator) einen Komplex bildet, der den Transkriptionsfaktor NF-kappaB aktiviert, der wiederum die Expression einer ganzen Reihe von **anti-apoptotischen Proteinen** reguliert.

Interessanterweise kann PIDD alternativ auch einen Komplex mit RAIDD (RIP-associated ICH1/CED3-like protein with a death domain) und Caspase-2 bilden, der die Aktivierung der letztgenannten proapoptotischen Protease ermöglicht. PIDD reguliert somit die **Balance zwischen p53-induzierter Apoptose und p53-induzierter Zytostase mit assoziierter DNA-Reparatur und Apoptoseresistenz** und ist daher für die Qualität der zellulären p53-Antwort entscheidend.

Schon gewusst

Das p53-Gen ist ein wichtiges Tumorsuppressorgen des Menschen, **Mutationen im p53-Gen** treten in der Mehrzahl humaner Tumoren auf. Sie führen dazu, dass Zellen auch dann proliferieren, wenn ihre DNA geschädigt ist. Als Konsequenz werden weitere Mutationen rasch in der DNA fixiert, statt über DNA-Reparaturmechanismen korrigiert zu werden. Dies führt zum Phänomen der **„genetischen Instabilität"** von Tumorzellen und erlaubt diesen, durch Mutationen neue Eigenschaften zu erwerben, die z.B. notwendig sind, wenn die Tumorzellen sich in Form einer Metastase in einer völlig „neuen" Umgebung vermehren müssen.

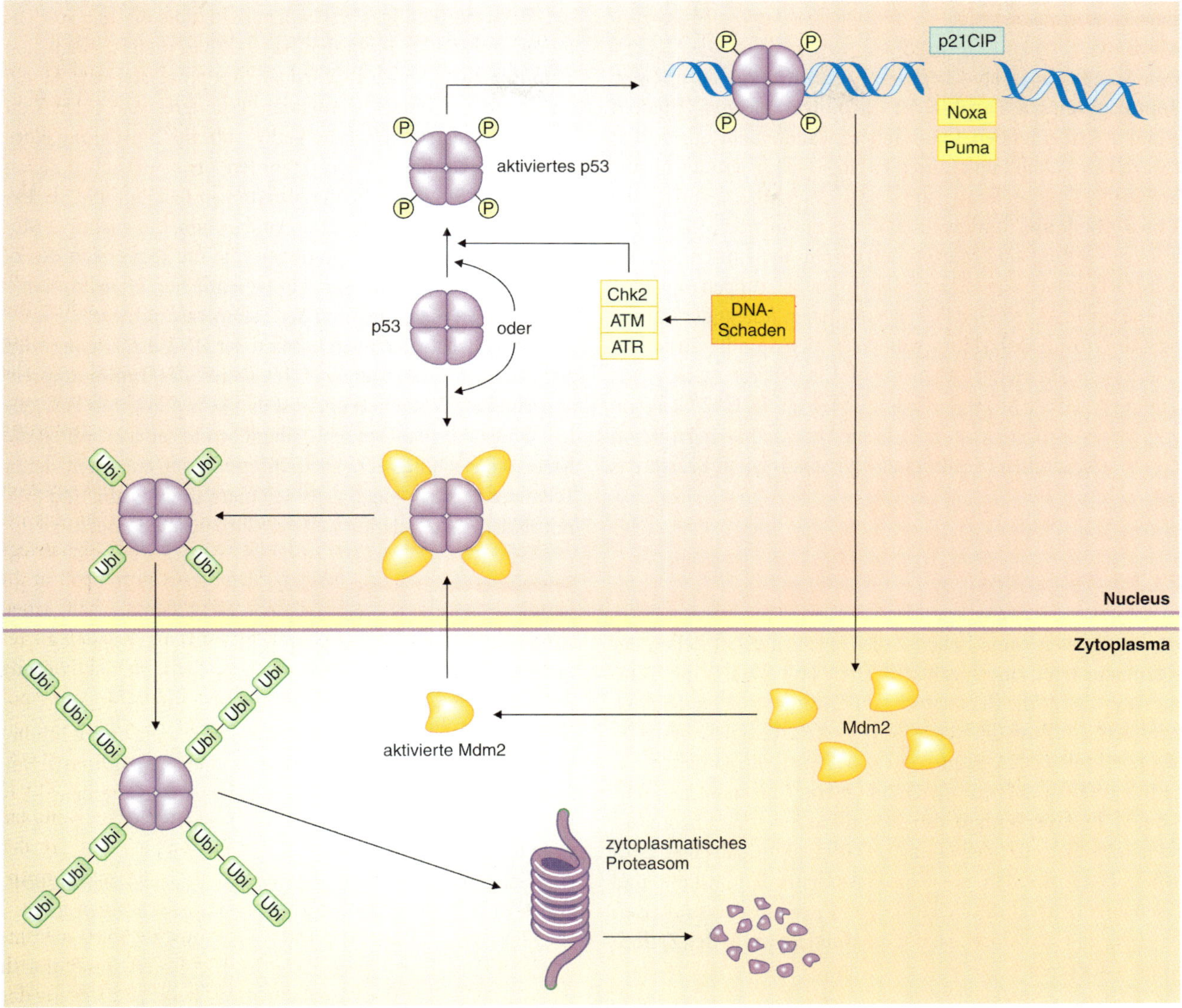

Abb. 23.5 Erkennung von DNA-Schäden in Säugerzellen.
DNA-Schäden treten normalerweise während der Replikation auf; sie treten aber verstärkt nach ionisierender Strahlung, UV-Strahlung und nach Exposition gegenüber DNA-schädigenden Agenzien (Tabakrauch, Chemotherapeutika) auf. Sie werden über spezifische Proteinkomplexe erkannt, die zwei Kinasen, ATM oder ATR, aktivieren. Diese phosphorylieren das p53-Protein, sodass es nicht mehr ubiquitiniert und durch das Proteasom abgebaut werden kann. Daneben kommt es zu einer verstärkten Bildung von p21 und der proapoptotischen Proteine Noxa und Puma.

Ein verwandter Checkpoint-Mechanismus stellt sicher, dass die Mitose nicht eingeleitet wird, bevor die Replikation der chromosomalen DNA vollständig ist **(replication checkpoint)**.

Mitotische Checkpoint-Mechanismen

Checkpoint-Mechanismen steuern nicht nur die Replikation, sondern auch den **Ablauf der Mitose**. So verhindert einer dieser Mechanismen den Beginn der Anaphase so lange, bis alle Chromosomen in der Äquatorialebene aufgereiht sind. Da dieser Mechanismus auch den korrekten Aufbau des Spindelapparats überprüft, wird er als **Spindle-assembly-Checkpoint** bezeichnet.

Chromosomen, die (noch) nicht korrekt an die Spindel gebunden sind, senden ein Signal aus, das die Protease hemmt, die für den Abbau der die Chromatiden zusammenhaltenden Cohesine verantwortlich ist. Die gleiche Protease ist auch für den Abbau von Cyclin B am Ende der Mitose verantwortlich: Solange der Checkpoint aktiv ist, kann also auch Cyclin B nicht abgebaut werden, und die Zelle verharrt in der Mitose. Über diesen Mechanismus ist die Einleitung der Anaphase („der Beginn des Endes der Mitose") an den Aufbau einer korrekt angeordneten Spindel gebunden.

Klinik
Den Spindle-assembly-Checkpoint macht man sich mit sog. **Spindelgiften** wie **Taxol** in der Chemotherapie von Tumoren zunutze. Dabei binden Taxol und verwandte Substanzen (Paclitaxel) an Tubulin und führen zu einer Stabilisierung von Mikrotubuli. Eine andere Gruppe von Chemotherapeutika, die **Vinca-Alkaloide**, führt zur Depolymerisation von Mikrotubuli. In der Mitose sind Mikrotubuli extrem dynamisch, und sie werden konstant auf- und abgebaut. Beide Gruppen von Chemotherapeutika stören daher den normalen Ablauf der Mitose. Sie führen zum Zellzyklusarrest, da sie den Spindle-assembly-Checkpoint aktivieren. Auch dieser Checkpoint ist in vielen Tumoren gestört: So zeigen Zellen, denen das BRCA2-Gen (von engl. breast cancer) fehlt, spezifische Defekte in der Funktion dieses Checkpoints. Dies trägt zur Entstehung von Brustkrebs bei.

23.2.3 Telomere

In den meisten somatischen Zellen, nicht aber in Zellen der Keimbahn fehlt eine spezifische DNA-Polymerase, die **Telomerase**, die für die Replikation von Chromosomenenden, den Telomeren, notwendig ist (➤ Kap. 11.2.6). Telomere bestehen aus repetitiven DNA-Sequenzen, die keine Gene enthalten. Ihre Integrität ist aber für die Stabilität von Chromosomen notwendig. In **Abwesenheit von Telomerase** werden Chromosomenenden bei jeder Zellteilung verkürzt; unterhalb einer kritischen Länge werden die Chromosomenenden instabil und lösen einen Arrest des Zellzyklus und Apoptose aus („Krise“, ➤ Abb. 23.6). Dadurch ist die **maximale Anzahl der Zellteilungen begrenzt**.

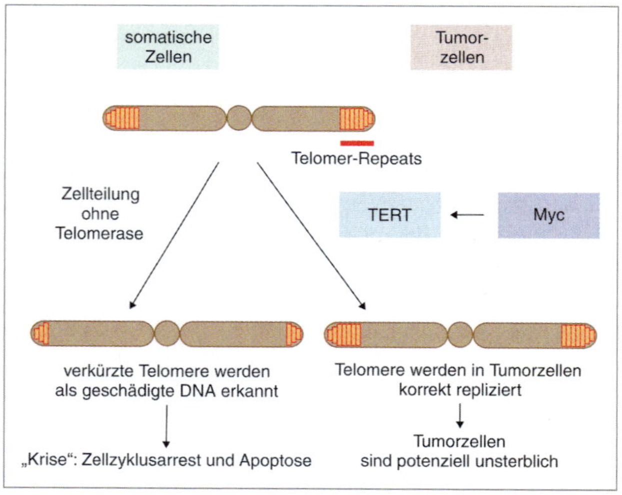

Abb. 23.6 Kontrolle der Zellproliferation durch die Telomerenlänge.
Physiologisch wird TERT (telomerase reverse transcriptase) nur in Zellen der Keimbahn und in Stammzellen, nicht aber in somatischen Zellen exprimiert. Dadurch kommt es mit jeder Zellteilung zu einer Verkürzung der Telomere, die die maximale Anzahl der Teilungen begrenzt.

Dies ist ein wichtiger Mechanismus, der die Bildung von Tumoren verhindert: Da in den frühen Phasen einer möglichen Tumorentstehung viele Zellen an Apoptose sterben, ist die (aufgrund der kürzer werdenden Telomere) maximale Zahl von Zellteilungen oftmals zu gering, um die Entstehung eines Tumors zu erlauben. Wenn Tumoren aus somatischen Zellen entstehen, sind daher häufig Mutationen beteiligt, die die **Expression des Telomerasegens** ermöglichen. Ein wichtiger Mechanismus sind dabei Mutationen, die die Expression des c-Myc-Gens erhöhen, da Myc ein wesentlicher Transkriptionsfaktor ist, der die Expression der Telomerase aktiviert.

Ähnlich wie bei anderen Formen der DNA-Schädigung wird auch bei der Verkürzung von Telomeren das **Tumorsuppressorprotein p53** aktiviert und löst den Zellzyklusarrest aus. Zellen, denen das p53-Gen fehlt, überleben in seltenen Fällen die Krise. Dabei können aber auch Chromosomen entstehen, deren Telomere zu kurz sind. Solche Telomere sind instabil und führen zu der Akkumulation weiterer Chromosomenmutationen.

Klinik
Humane Tumoren exprimieren in der Regel Telomerase. Tumorzellen sind dadurch potenziell unsterblich. In Zellkulturexperimenten wird das Wachstum vieler Tumorzellen durch eine Hemmung der Telomerase unterdrückt. Deshalb bieten Inhibitoren der Telomerase möglicherweise einen neuen Ansatz, um spezifisch das Tumorwachstum auch in vivo zu hemmen.

MERKE
Um eine ordnungsgemäße Übertragung der genetischen Information von einer Zelle auf die beiden Tochterzellen zu gewährleisten, gibt es im Verlauf des Zellzyklus verschiedene Kontrollpunkte (Checkpoints). Sie regulieren die Aktivität der Cycline. Diese Kontrollen stellen sicher, dass die nächste Phase erst dann beginnt, wenn die vorherige Phase vollständig abgeschlossen und fehlerfrei verlaufen ist. Fehlfunktionen dieses Regulationsmechanismus spielen bei der Tumorentstehung eine entscheidende Rolle.

23.3 Zelltod

23.3.1 Apoptose und Nekrose

Während des gesamten Lebens eines Organismus findet neben der Zellproliferation in kontrollierter Weise auch **Zelltod** statt. Man unterscheidet dabei zwei Formen, Apoptose und Nekrose:
- Die **Apoptose** ist ein energieverbrauchender Prozess und tritt in vielen physiologischen und pathologischen Situationen auf. Induziert wird sie durch gut verstandene Signalwege, die letztendlich in definierter Weise biochemische Mechanismen aktivieren, die in ihrer Summe die wohlbekannten morphologischen Charakteristika apoptotischer Zellen bedingen (➤ unten). Apoptotische Prozesse sind sehr oft von der Aktivität von **Proteasen der Caspasefamilie** abhängig, wohingegen die Nekrose unabhängig von diesen Molekülen erfolgt.

- Die **Nekrose** wurde lange Zeit als eine durch physikochemischen Stress induzierte, zufällig und unkontrolliert ablaufende Form von Zelltod betrachtet. In den vergangenen Jahren zeigte sich jedoch, dass der nekrotische Zelltod nicht weniger kontrolliert und programmiert abläuft als die weit besser verstandene, durch Caspasen vermittelte Apoptose. Eine wichtige Rolle bei der Nekrose kommt dabei der Serin/Threonin-Kinase **RIP1** zu, die auch in der PIDD-vermittelten NF-kappaB-Aktivierung wichtig ist. So kann z.B. der apoptoseinduzierende **Tumor-Nekrose-Faktor** (TNF) in Abhängigkeit vom Zelltyp über seinen Rezeptor TNFR1 auch den nekrotischen Zelltod auslösen. Dies beruht auf der durch RIP1 und das Adapterprotein TRAF2 vermittelten Aktivierung der NADPH-Oxidase NOX1, die **reaktive Sauerstoffradikale** produzieren kann. Diese sind für die Exekutionsphase des nekrotischen Zelltods von zentraler Bedeutung. So stimulieren Sauerstoffradikale die Hyperaktivierung der poly(ADP-ribose)-Polymerase 1 (PARP1) sowie die Aktivierung der cJun-N-terminalen Kinase (JNK), und sie induzieren mitochondriale Fehlfunktionen – alles Prozesse, die für den nekrotischen Zelltod typisch sind. Interessanterweise wird RIP1 durch Initiatorcaspasen (➤ unten), die früh während der Apoptose aktiviert werden, gespalten und inaktiviert. Das nekrotische Programm der Zelle wird also durch die Apoptose aktiv inhibiert, kann jedoch, wenn diese ausfällt (z.B. in apoptoseresistenten Tumorzellen), an deren Stelle treten. Die Nekrose kann somit als „Backup"-Mechanismus für die Apoptose fungieren.

Morphologisch unterscheiden sich nekrotische und apoptotische Zellen stark voneinander (➤ Abb. 23.7). **Kennzeichen nekrotischer Zellen** sind Schwellung, Verlust der Membranintegrität, Freisetzung des Zellinhalts, Verlust der Organellen und Abbau der DNA durch Endo- und Exonucleasen. Die **apoptotische Zelle** dagegen behält des Weiteren eine intakte Zellmembran, sie schrumpft und bildet sog. **apoptotische Körperchen**, d.h. Zellabschnürungen, die von einer Zellmembran umgeben sind. Die in diesen Körperchen enthaltenen Organellen bleiben noch für eine längere Zeit intakt, und im Zellkern bilden sich Fragmente von kondensiertem Chromatin. Die apoptotischen Körperchen können nun von den umliegenden Zellen phagozytiert werden. Die Apoptose geht im Körper nicht mit einer Entzündung einher, wie es bei der Nekrose der Fall ist.

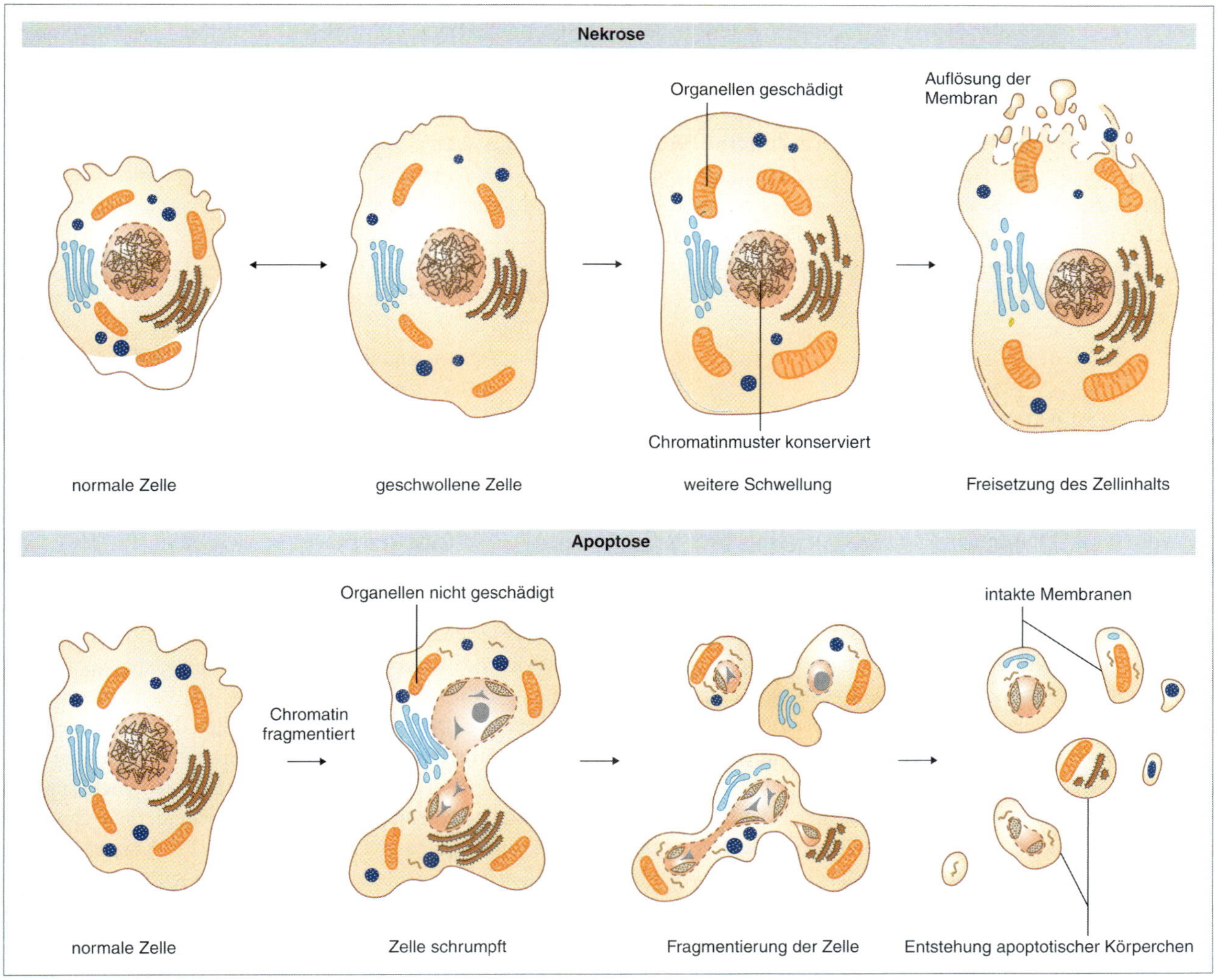

Abb. 23.7 Morphologische Veränderungen bei Nekrose und Apoptose.

Tab. 23.3 Proapoptotische Signale und ihre biologische Funktion

Zelltyp	Signal	Funktion
B- und T-Lymphozyten	Stimulierung des T-und B-Zell-Antigen-Rezeptors während der frühen Reifung	Eliminierung autoreaktiver Zellen
Lymphozyten	Bindung des Fas-Liganden an den Fas-Rezeptor	Begrenzung der Immunreaktion nach Stimulation
verschiedene Zelltypen	DNA-Schädigung	Schutz vor Mutationen
virusinfizierte Zellen	Präsentation viraler Antigene auf der Zelloberfläche	Begrenzung von Virusinfektionen

Auslöser der Apoptose

Verschiedene Stimuli sind in der Lage, Apoptose auszulösen (➤ Tab. 23.3).

- Zum einen kann sie durch die **Bindung extrazellulärer Liganden an Transmembranrezeptoren der Zellmembran** ausgelöst werden. Physiologisch geschieht das v.a. durch Cytokine (z.B. **TNF-α**) und Oberflächenmoleküle benachbarter Zellen (z.B. **Fas-Ligand**). Die Bindung dieser Proteine als Liganden an spezifische **„Todesrezeptoren"** auf der Zelloberfläche (TNF-Rezeptor-1 und Fas) triggert intrazelluläre Signaltransduktionskaskaden, die zur Apoptose führen. Viele Zellen zeigen eine hohe inhärente Bereitschaft zur Apoptose und sind für ihr Überleben von der konstanten Präsenz sog. **Überlebenssignale** (engl. survival factors; z.B. insulinähnliche Wachstumsfaktoren) abhängig (➤ Tab. 23.5, ➤ Kap. 23.3.3).
- Apoptose kann andererseits auch durch **zellinterne Prozesse** ausgelöst werden. Dazu gehören v.a. Schädigungen der Zelle, insbesondere Schädigungen der DNA. Auch viele Faktoren, die die Zellproliferation kontrollieren, greifen in die Regulation apoptotischer Prozesse ein.

23.3.2 Caspasen

Gemeinsam ist den verschiedenen apoptotischen Stimuli und den daran beteiligten unterschiedlichen Signaltransduktionskaskaden die Aktivierung von **Caspasen**. Diese bilden eine Familie verwandter Proteasen, die im aktiven Zentrum einen Cysteinrest („C") tragen und Proteine substratspezifisch hinter einem Aspartatrest („asp") spalten („-ase"). Caspasen liegen als **inaktive Proenzyme** in der Zelle vor und können aufgrund **unterschiedlicher Aktivierungsmechanismen und Funktionen** in zwei grundlegende Kategorien unterteilt werden:

- **Effektorcaspasen** werden durch aktive Initiatorcaspasen oder andere bereits aktivierte Effektorcaspasen proteolytisch prozessiert und so enzymatisch aktiv (**„Caspasekaskade"**, ➤ Abb. 23.8).
- **Initiatorcaspasen** hingegen werden zunächst durch **Dimerisierung** aktiviert, ohne dass damit eine Prozessierung einhergeht. Die Dimerisierung erfolgt dabei durch die „Aktivierung" von Adapterproteinen, die daraufhin oligomerisieren und mehrere Initiatorcaspasemoleküle rekrutieren. In den so entstehenden oligomeren Proteinkomplexen können sich Initiatorcaspasen zu enzymatisch aktiven Dimeren zusammenlagern. Diese werden dann durch **autokatalytische Prozessierung** in eine reife Form überführt, die der prozessierter Effektorcaspasen entspricht. Nach der Ablösung von den aktivierenden oligomeren Proteinkomplexen können dann weitere noch nicht prozessierte Initiatorcaspasemoleküle durch den Proteinkomplex umgesetzt werden. Aktivierte Initiatorcaspasen prozessieren und aktivieren dann ihrerseits Effektorcaspasen. Monomere, noch nicht prozessierte Initiatorcaspasen, können dabei auch von bereits aktivierten Effektorcaspasen prozessiert und aktiviert werden (positive Rückkopplung).

Die unterschiedlichen Mechanismen der Aktivierung von Initiator- und Effektorcaspasen spiegeln sich auch in der **Größe der Prodomänen der Proenzyme** wider. So verfügen die Initiatorcaspasen (Caspase-2, -8, -9 und -10) über vergleichsweise große Prodomänen (100–200 Aminosäuren), die die Interaktion mit den aktivierenden Adapterproteinen ermöglichen. Die Effektorcaspasen (Caspase-3, -6 und -7) verfügen dagegen lediglich über sehr kurze Prodomänen, die im Wesentlichen eine autoinhibitorische Funktion besitzen.

Externe Aktivierung

Initiatorcaspasen können durch **externe Signale**, die auf Rezeptoren auf der Zelloberfläche wirken, aktiviert werden. So führt z.B. die Stimulierung des Fas- oder des TNF-Rezeptors-1 bzw. der TRAIL-(TNF-related apoptosis inducing ligand-)Rezeptoren TRAILR1 und TRAILR2 über Adaptormoleküle zur Prozessierung von Caspase-8. Die genannten Rezeptoren werden daher als **Todesrezeptoren** bezeichnet. **FLIP** (FLICE inhibitory protein), ein antiapoptotisches Protein, das in mehreren Isoformen vorkommt und ähnlich wie Caspase-8 aufgebaut ist, jedoch keine enzymatische Aktivität besitzt, kann in Caspasen-8-aktivierende Rezeptorsignalkomplexe eingebaut werden und verhindert dort die Aktivierung bzw. die Prozessierung der Procaspase-8. Die FLIP-Isoformen stellen die wichtigsten **Negativregulatoren** der durch Todesrezeptoren induzierten Apoptose dar und sind oftmals an der **Resistenzentwicklung von Tumorzellen** beteiligt. So ist es nicht verwunderlich, dass FLIP durch onkogene Signalwege wie dem PI3-Kinase/Akt-Weg oder dem NF-kappaB-Signalweg induziert wird.

Wie bereits erwähnt, prozessiert aktive Caspase-8 verschiedene Effektorcaspasen, die kritische zelluläre Proteinsubstrate proteolytisch schneiden und damit in der Regel inaktivieren. Substrate der Caspasekaskade sind z.B. Zellstrukturproteine

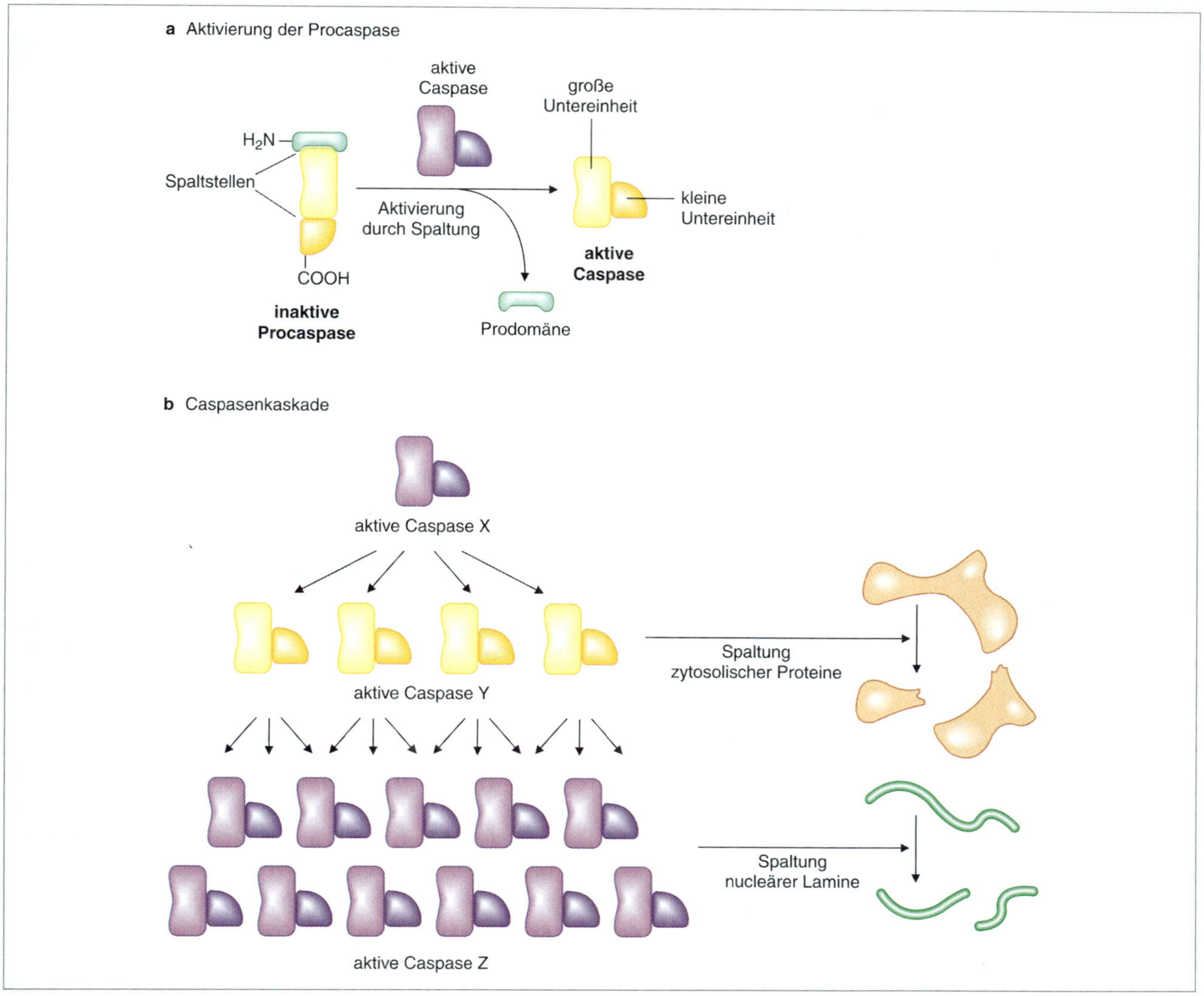

Abb. 23.8 Aktivierung von Caspasen (a) und nachfolgende Caspasenkaskade (b).

wie β-Actin und nucleäre Laminine, DNA-Reparaturenzyme wie **PARP1** sowie antiapoptotische Mitglieder der **Bcl2**-Familie (➤ unten). Ein wesentliches Substrat des Caspasen ist v.a. auch **ICAD**, ein Inhibitor der Caspase-aktivierten DNAse (CAD), die chromosomale DNA während der Apoptose zwischen den Nucleosomen spaltet. Die so entstehenden DNA-Fragmente können dann in der Agarosegelelektrophorese als apoptosetypische DNA-Leiter nachgewiesen werden. Die mit der Aktivierung der Caspasekaskade verbundene Spaltung definierter zellulärer Proteine bedingt somit die bei der Apoptose beobachteten morphologischen und biochemischen Veränderungen (➤ Abb. 23.7).

Interne Aktivierung

Caspasen können auch über einen **zellintrinsischen Signalweg** aktiviert werden. Der intrinsische Signalweg kann z.B. nach einer Schädigung von DNA durch die Aktivierung von p53 ausgelöst werden. Aber auch andere Faktoren, wie der Verlust der Nährstoff- oder der Sauerstoffversorgung, können den zellintrinsischen Signalweg auslösen. An den intrazellulären Signalwegen, die Apoptose auslösen, sind **Mitochondrien** ganz wesentlich beteiligt. Apoptotische Signale können zu einer Freisetzung von **Cytochrom c**, einem Protein der Atmungskette, aus dem Intermembranraum der Mitochondrien in das Zytoplasma führen, wo es an **Apaf-1** (apoptotic protease-activating factor) bindet. In Anwesenheit von ATP aktiviert dieser Komplex eine spezifische Caspase, Caspase-9, die wiederum zur Aktivierung von Effektorcaspasen (z.B. Caspase-3) und der gesamten Caspasekaskade führt (➤ Abb. 23.8).

Neben Cytochrom c können noch weitere **proapoptotische Proteine** aus den Mitochondrien freigesetzt werden, insbesondere SMAC (second mitochondria-derived activator of caspases), HtrA2/Omi, AIF (apoptosis-inducing factor) und Endonuclease G. SMAC und HtrA2/Omi wirken dabei als Inhibitoren der IAPs (inhibitor of apoptosis protein), die ihrerseits Inhibitoren der Effektorcaspasen sind. SMAC und HtrA2/Omi wirken daher synergistisch mit dem freigesetzten Cytochrom c bei der Aktivierung von Effektorcaspasen. AIF und Endonucle-

23

ase G können hingegen caspaseunabhängig zelltodfördernde Prozesse induzieren. Der intrinsische apoptotische Signalweg ist daher **nicht in jedem Fall caspaseabhängig**, und entsprechende apoptotische Prozesse können daher **nicht immer durch Caspaseinhibition verhindert** werden.

23.3.3 Proteine der Bcl2-Familie

Wie oben beschrieben, tritt Cytochrom c während der Apoptose durch spezifische Poren in der äußeren Mitochondrienmembran in das Zytosol aus. Diese Poren werden durch Mitglieder der **Bcl2-Protein-Familie** (Bcl von B cell lymphoma) gebildet, die selbst integrale Proteine der Mitochondrienmembran sein können.

Es gibt eine ganze Familie von Bcl2-verwandten Proteinen, die in drei Klassen eingeteilt werden (➤ Tab. 23.4): eine **antiapoptotische** Unterfamilie, zu der Bcl2 selbst gehört, und zwei **proapoptotische** Klassen, nämlich die Multidomänenproteine (Bax und Bak) sowie eine Gruppe von Proteinen, die nur eine einzelne, regulatorische Domäne mit den anderen Familienmitgliedern gemeinsam haben („BH3-only"-Proteine, z.B. Bid, Bad, Noxa und Puma). Pro- und antiapoptotische Familienmitglieder sind in der Lage, über homologe (sequenzähnliche) Domänen miteinander zu dimerisieren. Dabei sind die antiapoptotischen Mitglieder notwendig, um die Integrität der Mitochondrienmembran zu gewährleisten und die Freisetzung von Cytochrom c zu verhindern. Diese Proteine binden und hemmen Bax und Bak, die für die Freisetzung von Cytochrom c verantwortlich sind, indem sie Poren in der mitochondrialen Membran bilden. Die Integrität der Mitochondrienmembran wird auf diese Weise **durch das Mengenverhältnis der drei Unterfamilien bestimmt**; eine Vielzahl von Stimuli reguliert die Menge und Aktivität der einzelnen Mitglieder dieser Proteinfamilie.

Ein wesentlicher Faktor, der das Gleichgewicht dieser Proteine reguliert, wurde bereits erwähnt: das Tumorsuppressorprotein **p53**. Wenn p53 aktiv ist, induziert es nicht nur die Transkription des Zellzyklusinhibitors, p21, sondern auch diejenige der Gene, die für die proapoptotischen Proteine Bax, Puma und Noxa kodieren. Auf diese Weise kann die Aktivierung von p53 sowohl zum Zellzyklusarrest als auch zur Apoptose führen, und Zellen, in denen DNA stark geschädigt ist, können eliminiert werden.

Tab. 23.4 Beispiele für die Regulation von pro- und antiapoptotischen Mitgliedern der Bcl2-Familie

Protein	Regulation
proapoptotisch (Multidomänenproteine)	
Bax	Transkription wird durch p53 induziert
proapoptotisch (BH3-only-Proteine)	
Bid	Aktivierung nach enzymatischer Spaltung durch Caspase-8
Bad	Inaktivierung durch Phosphorylierung durch die Akt-Kinase
Noxa, Puma	Transkription wird durch p53 induziert
Bim	Transkription wird durch PI3-Kinase gehemmt
antiapoptotisch	
Bcl2	Transkription in hohen Mengen in bestimmten Lymphomen als Folge einer chromosomalen Translokation

Überlebensfaktoren

In normalen Zellen wird das funktionelle Gleichgewicht zwischen pro- und antiapoptotischen Mitgliedern der Bcl2-Familie durch **Überlebensfaktoren** (survival factors, ➤ Tab. 23.5) reguliert. Dabei ändert sich unter der Einwirkung dieser Faktoren zum einen das **Mengenverhältnis** von pro- und antiapoptotischen Mitgliedern der Bcl2-Familie. Zum anderen ändert sich aber auch die **Funktion** einzelner Mitglieder dieser Proteinfamilie: Beispielsweise bewirkt die Bindung von Überlebenssignalen (z.B. Wachstumsfaktoren) an spezifische Rezeptoren an der Zelloberfläche die Aktivierung einer intrazellulären Signaltransduktionskaskade, die über die Aktivierung der Phosphatidylinositol-3-Kinase (**PI3-Kinase**) initiiert wird und zur Bildung von PIP_3 führt. Dieses phosphorylierte Lipid wirkt als Rezeptor für eine Reihe von Proteinen, die dann Signale in das Zellinnere weitergeben. Eine Konsequenz der Aktivierung der PI3-Kinase ist die Phosphorylierung des proapoptotischen BH3-only-Proteins Bad. Nichtphosphoryliertes Bad-Protein fördert die Apoptose. Wird Bad aber durch Kinasen phosphoryliert, bindet es an ein im Zytosol lokalisiertes Protein, das die Bezeichnung **14-3-3** trägt, und wird damit aus der Mitochondrienmembran entfernt. So wird die Bindung an Bax und Bak verhindert, und das Gleichgewicht zwischen pro- und antiapoptotischen Signalen verändert sich (➤ Abb. 23.9). So kommt es zu einem schützenden Effekt.

Mitochondrien sind auch an dem Signalweg, der durch **externe Rezeptoren** stimuliert wird, beteiligt. Ein Substrat von Caspase-8, die durch Todesrezeptoren aktiviert wird, ist das proapoptotische Bcl2-Familienmitglied **Bid** (BH3 interacting domain death agonist; ➤ Tab. 23.4). Durch die Spaltung von Bid entsteht das Spaltprodukt tBid, das an den Mitochondrien

Tab. 23.5 Apoptose durch Entzug von Überlebensfaktoren

Zelltyp	Überlebensfaktor
	Wachstumsfaktoren
hämatopoetische Vorläuferzellen	Interleukin-3
T-Lymphozyten	Interleukin-2
neuronale Zellen	Nerve growth factor (NGF)
	Hormone
Zellen der Brustdrüse	Östradiol, Progesteron
Prostatazellen	Testosteron
	extrazelluläre Matrixproteine
Epithelzellen	Laminin
mesenchymale Zellen	Fibronektin

23

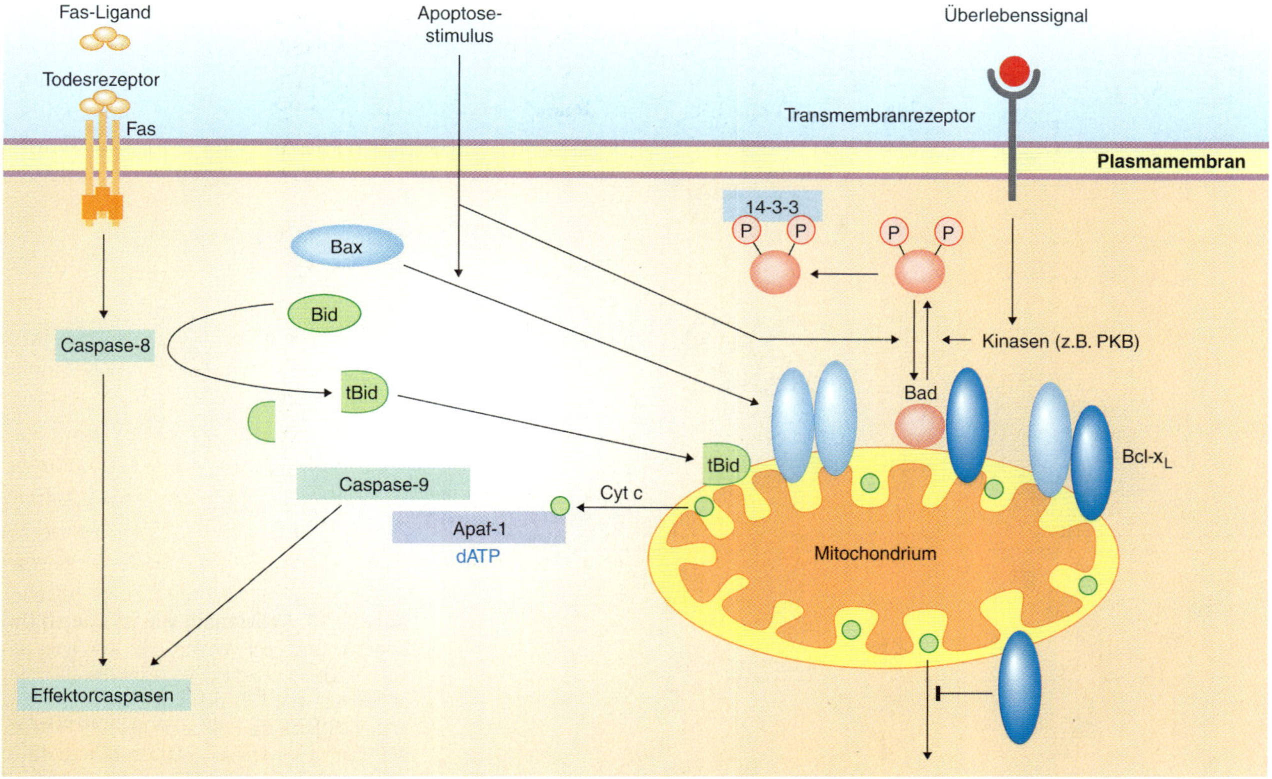

Abb. 23.9 Regulation der Apoptose durch Signalübertragung von Fas, Überlebensfaktoren und apoptotischen Stimuli. Mitglieder der Bcl2-Familie können pro- (Bax, Bid, Bad) sowie antiapoptotisch (Bcl-x_L) wirken. Die Phosphorylierung von Bad als Folge eines Überlebenssignals führt zur Bindung an 14-3-3-Proteine, die Bad aus der Mitochondrienmembran herauslösen. Die Caspasen-8 und -9 lösen gemeinsam die Effektorcaspasekaskade und damit die Apoptose aus.

mit antiapoptotischen Mitgliedern der Bcl2-Familie heterodimerisieren und die Freisetzung von Cytochrom c stimulieren kann (➤ Abb. 23.9). Durch die Spaltung von Bid und die folgenden Ereignisse wird zwischen den zwei Wegen – dem vom Todesrezeptor gesteuerten und dem mitochondrialen – eine Verbindung hergestellt und dadurch das apoptotische Signal verstärkt.

Klinik

Das Mengenverhältnis der Mitglieder der Bcl2-Familie kann auch durch Mutationen verändert werden. Wichtigstes Beispiel hierfür ist das **BCL2-Gen**. Es wurde zuerst am chromosomalen Bruchpunkt einer häufigen Chromosomentranslokation von bestimmten B-Zell-Lymphomen entdeckt (➤ Praxisfall). In diesen Tumoren wird Bcl2 als Folge der Translokation unter der Kontrolle des sehr starken Immunglobulin-enhancer-Elements exprimiert, und es werden deutlich erhöhte Mengen von Bcl2 synthetisiert. Dadurch wird die physiologische Apoptose dieser Zellen verhindert, und das Gleichgewicht zwischen Proliferation und Apoptose verschiebt sich auf die Seite der Proliferation. Die Hemmung der Expression und/oder Funktion von antiapoptotischen Proteinen wie Bcl2 erscheint heute als vielversprechender Therapieansatz für bestimmte Tumoren.

23.3.4 Apoptose und Seneszenz als Schutz vor Tumorentstehung

Viele der in ➤ Kap. 23.2.1 geschilderten Mutationen führen z.B. durch den Verlust des Retinoblastomproteins zu einer unkontrollierten zellulären Proliferation. Würden diese einzelnen Mutationen ausreichen, um einen Tumor zu induzieren, wäre kein vielzelliger Organismus existenzfähig. Die Deregulation des Zellzyklus löst vielmehr in normalen Zellen Apoptose aus. So führen Mutationen, die in einer Überexpression von c-Myc resultieren, nicht nur zu einer erhöhten Proliferation der betroffenen Zellen, sondern auch zu einer vermehrten **Apoptoseinduktion** und damit zum Absterben der Zellen, die eine entsprechende Mutation dieses Gens tragen. Apoptose ist somit ein wichtiger **Schutzmechanismus**, der verhindert, dass die Mutation einzelner Gene Krebs auslösen kann. Erst wenn weitere Mutationen die Bereitschaft von Zellen zur Apoptose herabsetzen, kann sich ein Tumor bilden.

Die Bedeutung dieses Schutzmechanismus kann in **Tiermodellen** eindrucksvoll demonstriert werden. In Mäusen, die nach Gentransfer eine zusätzliche Kopie des c-Myc-Gens tragen, kann die Rate, mit der die Expression von c-Myc Tumoren auslöst, durch die gleichzeitige, zusätzliche Expression des antiapoptotisch wirkenden Bcl2 dramatisch erhöht werden.

Auch die durch das c-Myc-Protein (oder den Verlust des Retinoblastomproteins) ausgelöste Apoptose wird durch das Tumorsuppressorgen TP53 (p53) vermittelt (➤ Abb. 23.10). Da-

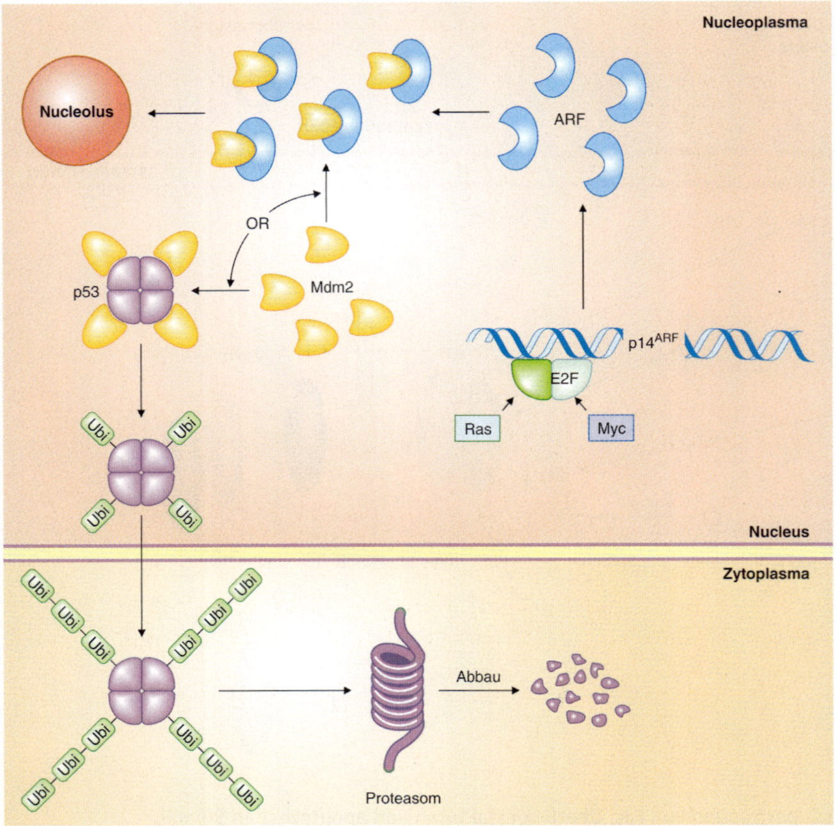

Abb. 23.10 Aktivierung von p53 durch Onkogene. Onkogene wie Myc oder aktiviertes Ras führen zu einer deregulierten Zellproliferation; hohe Mengen von E2F, die in solchen Zellen aktiv sind, induzieren die Expression des ARF-Proteins. ARF hemmt die Ubiquitin-Ligase Mdm2, die in normalen Zellen das p53-Protein ubiquitiniert und so dessen Abbau über das Proteasom einleitet.

bei wird ebenso wie nach DNA-Schädigung eine Stabilisierung des p53-Proteins beobachtet. Die Stabilisierung beruht darauf, dass unter der Kontrolle von c-Myc (bzw. durch aktives E2F nach Verlust des Retinoblastomproteins) ein Protein synthetisiert wird, das den Abbau von p53 hemmt (p19ARF). ARF (alternate reading frame) bindet nicht direkt an p53, sondern interagiert mit der Ubiquitin-Ligase, die für den Abbau von p53 verantwortlich ist (Mdm2). Mutationen in p19ARF werden ebenso wie Mutationen im TP53-Gen in vielen Tumoren beobachtet; sie führen zu einer unkontrollierten Proliferation und zur Tumorbildung von Zellen, die Mutationen tragen, die den Zellzyklus deregulieren.

Neben der Apoptose gibt es weitere genetische Schutzmechanismen, die vor zellulärer Transformation schützen. So induzieren bestimmte Mutationen des Ras-Gens ein beschleunigtes Altern von Zellen in Kultur, das unabhängig von einer Telomerenverkürzung stattfindet. Dieses Phänomen wird als **Seneszenz** bezeichnet. In seneszenten Zellen werden eine deutliche Zunahme der p16INK4A- und p15INK4B-Proteine und wiederum eine Stabilisierung des p53-Proteins gefunden. In seneszenten Zellen ist das Retinoblastomprotein aktiv und induziert eine irreversible Repression E2F-abhängiger Gene. Seneszente Zellen finden sich sowohl in experimentellen als auch in natürlich vorkommenden Tumorvorstufen. So liegen z.B. in benignen Nävi, den Vorläufern von Melanomen, aktivierte Onkogene vor, und die Zellen in Nävi sind häufig ein Leben lang seneszent. Die Entwicklung zum Melanom findet nur dann statt, wenn durch zusätzliche Mutationen in einzelnen Zellen die Fähigkeit zur Seneszenz verloren gegangen ist; z.B. kommen in Melanomen häufig Mutationen im p16INK4A-Gen vor.

23

MERKE

Es gibt zwei Arten von Zelltod: Nekrose, ein wenig verstandener, aber dennoch kontrollierter Prozess, der durch ROS und JNK vermittelt wird und Apoptose, ein durch extrazelluläre und intrazelluläre Signale gesteuerter, energieverbrauchender Prozess, der oft durch Caspasen vermittelt wird und ohne begleitende entzündliche Vorgänge abläuft. Extrazelluläre Signale sind Überlebensfaktoren (z.B. Wachstumsfaktoren) oder sog. Todesliganden, die über Todesrezeptoren intrazellulär über einen Kaskadenmechanismus Caspasen aktivieren. Mitglieder der Bcl2-Familie sind intrazelluläre Regulatoren, die pro- oder antiapoptotisch wirken. Apoptose ist ein Schutzmechanismus des Organismus, der schädliche Zellen, z.B. Krebszellen, beseitigt.

ZUSAMMENFASSUNG

Der Zellzyklus in Eukaryonten besteht aus vier definierten Phasen; G_1-, S- (Synthese), G_2- und M-Phase (Mitose). Übergänge zwischen diesen Phasen werden durch cyclinabhängige Kinasen katalysiert. Die Aktivität dieser Kinasen wird in der G_1-Phase durch externe Wachstumsfaktoren gesteuert. Dabei ist der entscheidende Schritt die Phosphorylierung des Retinoblastomproteins: Ist dieses phosphoryliert, durchläuft eine Zelle den Rest des Zyklus auch in der Abwesenheit von Wachstumsfaktoren. Daneben stellen Checkpoint-Mechanismen sicher, dass der Zellzyklus anhält, wenn die DNA geschädigt wird oder die Segregation der Chromosomen in der Mitose fehlerhaft verläuft. Viele Checkpoint-Mechanismen führen zur Aktivierung des Tumorsuppressorproteins p53; aktives p53 kann sowohl einen Zellzyklusarrest als auch die Apoptose auslösen.

Die Apoptose wird durch die Aktivierung einer Gruppe von Proteasen, den Caspasen, ausgelöst. Diese können sowohl als Antwort auf externe Faktoren als auch als Antwort auf interne Stresssignale (aktives p53) aktiviert werden. Bei beiden Prozessen spielen Mitochondrien eine entscheidende Rolle. Während der Apoptose wird Cytochrom c aus Mitochondrien freigesetzt und trägt wesentlich zur Aktivierung von Caspasen bei. Die Durchlässigkeit der äußeren Mitochondrienmembran für Cytochrom c wird durch Proteine der Bcl2-Familie reguliert; dabei gibt es Proteine, die die Durchlässigkeit erhöhen und proapoptotisch wirken, und Gegenspieler, die die Durchlässigkeit verringern und vor Apoptose schützen.

Viele Onkogene können in Zellen Apoptose auslösen; diese ist deshalb ein wesentlicher Schutzmechanismus, der die Entstehung von Tumoren verhindert. Daneben können Onkogene auch einen permanenten Zellzyklusarrest auslösen, der als Seneszenz bezeichnet wird.

Fragen

1. Wie führt der Verlust des Retinoblastomproteins zu einer erhöhten Zellproliferation?
2. Wieso wird die Prädisposition für das Retinoblastom dominant vererbt, obwohl das Gen rezessiv wirkt?
3. Über welchen Mechanismus kann die Schädigung von DNA Apoptose auslösen?
4. Wie wirken Proteine der Bcl2-Familie auf das Überleben?
5. Wie lösen externe Faktoren wie TRAIL die Apoptose aus?
6. Welche Gruppen von Caspasen gibt es? Wie werden sie aktiviert? Was sind wichtige Substrate von Caspasen?
7. Welche Phänotypen würden Sie von Zellen erwarten, in denen das Myc-Protein überexprimiert ist?
8. Was ist Seneszenz? Wo treten seneszente Zellen auf?
9. Wieso regulieren Telomere und Telomerase die Entstehung von Tumoren?
10. Welche verschiedenen Mechanismen führen zur Aktivierung von p53? Welche Konsequenzen hat die Aktivierung von p53 in einer Zelle?

027 IMPP-Fragen

KAPITEL

24 Hormone

M. Hersberger, S. von Eckardstein, A. von Eckardstein

Praxisfall

Eine 30-jährige Patientin stellt sich bei ihrem Hausarzt vor, weil sie sich unruhig und nervös fühlt und trotz verstärkten Appetits Gewicht verliert. Sie berichtet, dass ihr bereits in Ruhe sehr warm sei und sie schon bei leichter körperlicher Betätigung schwitze. Sie klagt über Haarausfall und brüchige Nägel. Dem Arzt fallen die motorische Unruhe mit zittrigen Fingern, ein Kropf sowie die weit geöffneten und vorstehenden Augen (Exophthalmus) der Patientin auf. Der Ruhepuls ist mit 92 Schlägen/min schnell. Die Haut fühlt sich feuchtwarm und samtweich an. Der Arzt stellt die Verdachtsdiagnose einer Schilddrüsenüberfunktion. Tatsächlich finden sich bei der Laboruntersuchung die Plasmakonzentrationen des thyreoidea-stimulierenden Hormons (TSH) unter die Nachweisgrenze erniedrigt und des freien Thyroxins (fT_4) deutlich erhöht. Bei der Szintigraphie der Schilddrüse zeigt sich eine vergrößerte Schilddrüse, die als Struma bezeichnet wird und diffus radioaktives Technetium einlagert. Im Blut finden sich Autoantikörper gegen den TSH-Rezeptor. Das Zusammentreffen von Hyperthyreose, Struma, Exophthalmus und TSH-Rezeptor-Autoantikörpern ist typisch für den Morbus Basedow (engl. Graves' disease). Bei dieser Autoimmunerkrankung binden die Autoantikörper als biologisch aktive Liganden an den TSH-Rezeptor und stimulieren die Schilddrüsenzellen zur Proliferation und zur unregulierten Thyroxinproduktion, was zum Kropf bzw. zur Hyperthyreose führt. Zudem werden auch die retroorbitalen Bindegewebszellen zum Wachstum stimuliert, sodass der Augapfel im Sinne eines Exophthalmus vortritt. Unbehandelt kann die Krankheit in einer hyperthyreoten Krise eskalieren, die v.a. durch ihre kardialen Manifestationen (Tachykardie bis zum Kammerflimmern) zum Tode führen kann. Die Therapie der Basedow-Hyperthyreose wird primär medikamentös mit Thyreostatika durchgeführt, kann aber bei deren Versagen auch chirurgisch oder mit Bestrahlung erfolgen.

Zur Orientierung

Bei vielzelligen Organismen sind viele lebens- und arterhaltende Funktionen auf spezialisierte Organe verteilt. Diese Arbeitsteilung erfordert die Integration und Koordination unterschiedlicher Prozesse. Die hierfür erforderliche Kommunikation wird durch zwei Mechanismen erreicht, durch Ionenströme im Nervensystem und durch **chemische Botenstoffe**, die **Hormone**. Hormone regulieren

- die Energiehomöostase
- Entwicklung, Wachstum, Alterung und Reproduktion
- die hämodynamischen und metabolischen Antworten auf Stress
- die Natrium- und Wasserhomöostase sowie Blutvolumen und Blutdruck
- die Calcium- und Phosphathomöostase.

Die Aminosäuren Tyrosin, Tryptophan und Histidin stehen am Anfang der Biosynthese der **biogenen Amine**, zu denen die **Catecholamine**, das **Serotonin** und das **Histamin** gehören.

Das **hypothalamisch-hypophysäre System** ist die zentrale Kontrollinstanz zahlreicher endokriner Regelkreise. **Releasing- und Inhibiting-Hormone** des Hypothalamus regulieren die Aktivität der Adenohypophyse. Darüber hinaus werden im Hypothalamus **Effektorhormone** produziert, die durch die **Neurohypophyse** sezerniert werden. In der **Adenohypophyse** unterscheidet man effektorische Hormone, welche die Funktion peripherer Organe regulieren, von glandotropen Hormonen, die andere endokrine Drüsen kontrollieren.

Die **Schilddrüsenhormone Thyroxin** (T_4) und **Trijodthyronin** (T_3) spielen eine wichtige Rolle bei der Regulation von Stoffwechsel, Wachstum und Herzfunktion. Ihre Konzentration wird in einem Feedback-Mechanismus durch Hormone des Hypothalamus und der Hypophyse reguliert.

Die **Steroidhormone der Nebennierenrinde** regulieren den Wasser- und Salzhaushalt des Körpers und stellen den Körper auf psychische und physische Stresssituationen ein. Zudem werden in der Nebennierenrinde auch schwach wirksame männliche Sexualhormone gebildet.

Die **spezifischen Geschlechtshormone** ermöglichen die Realisierung der physischen und psychischen Geschlechtsdifferenzierung und sind Voraussetzung für die erfolgreiche Reproduktion. Die wichtigsten Sexualsteroide sind **Testosteron** beim erwachsenen Mann sowie **Östradiol** und **Progesteron** bei der Frau.

Der Körper des Menschen besteht zu etwa 50–60% aus Wasser. Das Körperwasser findet sich zu zwei Dritteln in den Zellen und zu einem Drittel außerhalb der Zellen. Das extrazelluläre Plasmavolumen und die Osmolarität werden hormonell gesteuert. Während das **Renin-Angiotensin-Aldosteron-System (RAAS)** über die Na^+-Retention in der Niere das Plasmavolumen reguliert, steuert **Vasopressin** die Osmolarität durch renale Wasserausscheidung. Antagonisten dieser beiden Systeme sind die **natriuretischen Peptide**.

Calcium ist wichtig für die Knochenmineralisierung, die Aufrechterhaltung des Membranpotenzials der Zellen, für die Blutgerinnung und spielt als Second messenger für die Signaltransduktion eine zentrale Rolle. Phosphat ist ebenfalls wichtig für die Knochenmineralisierung, spielt aber zudem eine essenzielle Rolle im intermediären und Energiemetabolismus, bei der Nucleinsäuresynthese und als Regulator der Enzymaktivität. Die Verfügbarkeit und Konzentrationen von Calcium und Phosphat werden hormonell durch **Parathormon** und aktiviertes Cholecalciferol **(Vitamin D)** reguliert. Eine nachgeordnete Rolle für die Calciumhomöostase spielt **Calcitonin**.

24.1 Grundlagen

24.1.1 Klassifikation, Struktur und Stoffwechsel

Klassifikation der Hormonwirkungen

Abhängig von der räumlichen Beziehung zwischen den hormonsezernierenden und den auf dieses Hormon reagierenden Zellen unterscheidet man **endokrin** (= telekrin), **parakrin**, **autokrin** und **intrakrin** wirksame Hormone (➤ Abb. 24.1). Im endokrinen System werden Hormone wie Insulin oder Cortisol in das Blut sezerniert und erreichen dort, z.T. an Trägerproteine gebunden, viele verschiedene Organe gleichzeitig. Parakrin wirksame Hormone, z.B. Eicosanoide, werden in den Interzellularraum sezerniert und wirken nach Diffusion auf benachbarte Zellen, zumeist innerhalb desselben Organs. Die juxtakrine Regulation ist eine Variante davon, bei der das signalgebende Molekül in der Zellmembran der produzierenden Zelle verankert bleibt und mit dem Rezeptor einer benachbarten Zelle interagiert. Beispiele für diese Kommunikation, die Zellkontakte erfordert, finden sich in der Embryonalentwicklung. Die autokrine Wirksamkeit ist dadurch gekennzeichnet, dass der abgegebene Botenstoff auf die sezernierende Zelle selbst zurückwirkt. Dies ist beispielsweise im Immunsystem der Fall, bei der Aktivierung bestimmter T-Lymphozyten durch Interleukin-2 (➤ Kap. 26.8.3). Als Variante hiervon entfalten intrakrin wirksame Hormone ihre biologische Wirkung in derselben Zelle, in der sie synthetisiert wurden, ohne aber hierfür sezerniert zu werden. Beispiele hierfür sind Dihydrotestosteron und Östradiol, die in mehreren peripheren Zellen aus exogen aufgenommenem Testosteron entstehen und dort direkt biologisch wirksam werden.

Strukturelle Hormonklassen

Aufgrund ihrer chemischen Struktur werden Hormone in vier Hauptgruppen eingeteilt:

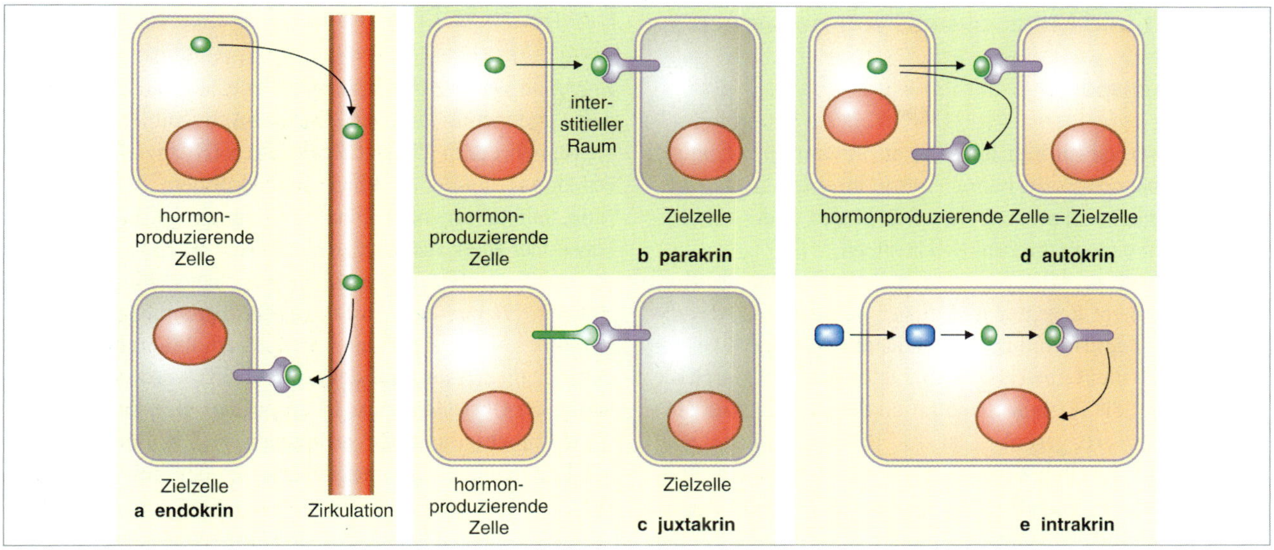

Abb. 24.1 Grundsätzliche Wirkungsweisen von Hormonen.
a) Endokrin,
b) parakrin,
c) juxtakrin,
d) autokrin,
e) intrakrin.

- Aminosäurederivate oder biogene Amine
- Peptid- und Proteohormone
- Cholesterinderivate (Steroidhormone, Vitamin D)
- Derivate von Fettsäuren (Eicosanoide) und Phospholipiden.

Diese strukturellen Unterschiede spiegeln sich auch in der Lokalisation ihrer Rezeptoren und in der biologischen Halbwertszeit wider.

Aminosäurederivate Die meisten biologisch aktiven Amine werden in mehreren enzymatischen Reaktionen aus der Aminosäure **Tyrosin** synthetisiert, nämlich die **Catecholamine** (Adrenalin, Noradrenalin und Dopamin) und die **Schilddrüsenhormone**. Weitere hormonaktive Aminosäurederivate sind **Serotonin** und **Histamin**, die aus **Tryptophan** bzw. **Histidin** entstehen. Außer Thyroxin wirken diese **biogenen Amine** als **extrazelluläre Liganden** von Rezeptoren in der Zellmembran. Die Schilddrüsenhormone **Trijodthyronin (T_3)** und **Thyroxin (T_4)** passieren die Zell- und Kernmembranen und binden intranucleär an ihren spezifischen **nucleären Rezeptor**. Die Halbwertszeit der meisten biogenen Amine beträgt weniger als 5 min, die der Schilddrüsenhormone 18 h (T_3) bis 7 Tage (T_4).

Peptid- und Proteohormone Peptid- und Proteohormone bestehen aus einer oder mehreren Polypeptidketten. Sie werden in **sekretorischen Vesikeln** gespeichert und durch Exozytose freigesetzt. Viele Peptid- und Proteohormone, z.B. das adrenocorticotrope Hormon ACTH oder Insulin, werden aus einer inaktiven Vorstufe **(Prohormon)** durch enzymatische Prozessierung freigesetzt. Außerdem werden manche Hormone, wie die stimulierenden (glandotropen) Hormone der Adenohypophyse, posttranslational durch **Glykosylierung** modifiziert. Die Zuckerreste dieser Glykoproteohormone sind wichtige Determinanten ihrer biologischen Wirkung und Verstoffwechselung. Proteo- und Peptidhormone binden extrazellulär an Rezeptoren, die sich in der Zellmembran befinden. Die biologische Halbwertszeit der Peptidhormone beträgt 4–40 min, die der Proteohormone bis zu 3 h.

Cholesterinderivate Die klassischen **Steroidhormone** – **Cortisol**, **Aldosteron**, **Östradiol**, **Progesteron** und **Testosteron** – werden in der **Nebennierenrinde**, im **Ovar**, im **Hoden** und in der **Plazenta** aus Cholesterin als Vorläufermolekül synthetisiert. Zusätzlich können präformierte Steroidhormone in anderen Geweben, z.B. im Fettgewebe oder zentralen Nervensystem, weiter zu Steroidhormonen mit neuen Aktivitäten metabolisiert werden. Steroidhormone üben ihre klassischen Wirkungen als Liganden von nucleären Hormonrezeptoren aus und steuern dadurch die Transkription von Zielgenen.

Wie die Steroidhormone wird auch **Vitamin D** aus Cholesterin synthetisiert und entfaltet seine biologische Wirksamkeit durch Aktivierung eines nucleären Rezeptors. Die Halbwertszeit von Steroidhormonen variiert zwischen Minuten und mehreren Stunden.

Derivate von Fettsäuren und Phospholipiden Die mehrfach ungesättigten Fettsäuren **Arachidonsäure** und **Linoleinsäure** werden durch Cyclooxygenasen oder Lipoxygenasen zu hormonaktiven Metaboliten verstoffwechselt, die man als **Eicosanoide** zusammenfasst (z.B. Prostglandine und Leukotriene, ➤ Kap. 7.2.5). Sie wirken als Liganden von membranständigen und nucleären Rezeptoren (z.B. Peroxisome proliferator activating receptor oder Proliferating-agent-Rezeptoren, PPAR, ➤ Kap. 18.3.2). Auch Metaboliten der Glycerophospholipide (z.B. Lysophosphatidylcholin) oder der Phosphosphingolipide (z.B. Sphingosin-1-phosphat) wirken als Agonisten von Rezeptoren, in diesem Fall in der Plasmamembran (➤ Kap. 8.1.3 und ➤ 8.2.2).

Transport und Metabolismus von Hormonen

Hormontransport

Hormone werden im Blut frei oder an Bindungsproteine gebunden transportiert. Sie können nur in ihrer freien, also proteinungebundenen Form an ihre Rezeptoren andocken und dadurch ihre biologische Funktion ausüben.

Die **Bindungsproteine** modulieren die Interaktion des Hormons mit seinem Rezeptor und dienen als Reservoir, das die Verweildauer des Hormons im Organismus verlängert. Letztere wird durch die **Halbwertszeit** charakterisiert, d.h. durch die Zeit, nach der die Plasmakonzentration des Hormons auf 50% des Ausgangswerts gesunken ist. Die Bindungsproteine sind z.T. **spezifisch** für ein bestimmtes Hormon oder eine Hormonklasse, z.B. das thyroxinbindende Globulin (TBG) oder das sexualhormonbindende Globulin (SHBG). Einige Plasmaproteine, v.a. **Albumin**, binden Hormone aber **unspezifisch**.

Im Allgemeinen werden die **hydrophilen** Hormone – also Amine, Peptid- und Proteohormone – proteinungebunden transportiert, während die **hydrophoben** Hormone – also Steroidhormone und Thyroxin – proteingebunden im Blut zirkulieren. Eine bemerkenswerte Ausnahme ist Insulin-like growth factor 1 (IGF1), ein Proteohormon, das an ein oder sogar mehrere Bindungsproteine gleichzeitig gebunden transportiert wird.

Die Interaktion zwischen einem Hormon und seinem Bindungsprotein befindet sich in einem dynamischen Gleichgewicht. Im gesunden Organismus führen Änderungen in der Plasmakonzentration des Bindungsproteins zur Minder- oder Mehrsekretion des Hormons. So bleibt die Konzentration des freien und damit wirksamen Hormons auch bei physiologischen oder pathologischen Änderungen der Plasmakonzentration seines Bindungsproteins im normalen Bereich. Die TBG-Konzentration, als Beispiel, steigt in der frühen Schwangerschaft und sinkt bei Lebererkrankungen, ohne dass sich dadurch die Konzentration der freien Schilddrüsenhormone und damit die Schilddrüsenfunktion ändern.

Blick ins Labor

Die Bestimmung oder Abschätzung der Konzentration der freien, also proteinungebundenen Hormone ist ein wichtiger Bestandteil der endokrinologischen Labordiagnostik. Ein wichtiger Parameter in der Schilddrüsenfunktionsdiagnostik ist die Plasmakonzentration des freien Thyroxins (fT_4), für dessen Bestimmung spezielle Immunoassays existieren. Da es schwierig ist, routinetaugliche Immunoassays zu entwickeln, die nur das freie Hormon quantifizieren, bedient man sich häufig des indirekten Weges und bestimmt das Verhältnis von Gesamthormon zu Bindungsprotein (z.B. der freie Testosteronindex, in den die Konzentrationen von Testosteron, SHBG und Albumin eingehen).

Elimination von Hormonen

Hormone werden durch verschiedene Stoffwechselwege aus dem Organismus eliminiert. Biogene Amine und Lipidhormone können durch **Phase-I-Reaktionen** (Hydroxylierung oder Oxidation) und/oder **Phase-II-Reaktionen** (Glucuronidierung, Sulfatierung oder Glutathionierung) inaktiviert und von Leber oder Niere ausgeschieden werden (➤ Kap. 27.2.3). Peptid- und Proteohormone werden oft nach ihrer Bindung an den Hormonrezeptor und Auslösung der Signalkaskade mitsamt Rezeptor in ihre Zielzellen internalisiert. Während das Hormon letztlich **lysosomal degradiert** wird, wird der Rezeptor häufig zur Oberfläche zurücktransportiert, um dort erneut für die Hormonbindung zur Verfügung zu stehen. Ein kleiner Anteil der Hormone wird intakt über Urin oder Stuhl ausgeschieden.

MERKE

Hormone sind chemische Botenstoffe. Sie werden strukturell unterteilt in Peptid- und Proteohormone, Aminosäurederivate, Cholesterinderivate (Steroidhormone) sowie Fettsäure- und Phospholipidderivate.

Die Zielzellen sind entweder weit von der Sekretorzelle entfernt und werden über Transport im Blut erreicht (endokrine Wirkungsweise) oder befinden sich in direkter Nachbarschaft und werden durch Diffusion hormonell aktiviert (parakrin). Manche Zellen regulieren sich selbst durch eigene Hormone, die entweder sezerniert werden (autokrin) oder intrazellulär wirken (intrakrin).

Lipophile Hormone zirkulieren zum großen Teil im Blut an Plasmaproteine gebunden. Für die Ausübung ihrer biologischen Aktivität müssen Hormone frei vorliegen. Inaktiviert werden sie i.d.R. entweder durch Biotransformation oder lysosomale Degradation und/oder durch Ausscheidung über Urin oder Fäzes.

24.1.2 Vermittlung der Hormonwirkung

Hormone wirken auf oder in ihren Zielzellen durch Bindung an **hormonspezifische Rezeptoren**. Sie zirkulieren in bisweilen sehr niedrigen Plasmakonzentrationen von 10^{-7}–10^{-12} M, sodass die Rezeptoren für ihre Liganden eine sehr **hohe Affinität** und **Spezifität** haben müssen.

Die Affinität wird durch die **Dissoziationskonstante** (K_d) beschrieben, die als die Konzentration definiert ist, bei der das Hormon 50% der Bindungsstellen besetzt. Unter Spezifität versteht man die Fähigkeit des Rezeptors, chemisch verwandte Strukturen zu unterscheiden. Die Bindung an Hormonrezeptoren ist sättigbar. Häufig allerdings ist für eine maximale Wirkung keine 100%ige Besetzung der Rezeptoren einer Zelle mit Hormonen erforderlich, sodass eine Verminderung der Rezeptorenzahl die hormonellen Effekte häufig nicht beeinflusst. Für die regelrechte Insulinwirkung in Adipozyten müssen beispielsweise nur 3% der Insulinrezeptoren besetzt werden.

Viele **Medikamente** wirken als Agonisten oder Antagonisten von Hormonrezeptoren. **Agonisten** sind z.B. synthetische Steroide wie Prednisolon oder Dexamethason, die z.T. ein Vielfaches der Aktivität von Cortisol als physiologischem Hormon entfalten. Sie werden zur Behandlung chronisch-entzündlicher Erkrankungen eingesetzt. Viele orale Kontrazeptiva enthalten synthetische Analoga von Östradiol oder Progesteron.

Antagonisten verdrängen die endogenen Hormone von der Rezeptorbindung, ohne selbst Hormonwirkung auszuüben. Beispiele sind β-Rezeptoren-Blocker, Angiotensin-II-Rezeptor- oder Aldosteronrezeptor-Antagonisten für die Behandlung des Bluthochdrucks sowie Antagonisten der Östrogen- (z.B. Tamoxifen) oder Androgenrezeptoren (z.B. Cyproteronacetat), die in der Hormontherapie bei Brust- bzw. Prostatakrebs zum Einsatz kommen. Manche sog. partielle Antagonisten haben noch eine intrinsische Wirkung, wenn der natürliche Ligand nicht vorhanden ist.

Hormonrezeptoren und Signaltransduktionskaskaden

Hydrophile Hormone, wie Peptid- und Proteohormone und die meisten biogenen Amine, können die Zellmembran nicht passieren, sondern binden an **membranständige Rezeptoren**, die das Signal in das Zellinnere weiterleiten. Dies passiert, indem die Rezeptoren entweder **Ionenkanäle** öffnen (➤ Kap. 21.2) oder die Aktivität **intrazellulärer Proteine** regulieren (➤ Kap. 22). Die **hydrophoben** Steroid- und Schilddrüsenhormone passieren die Zellmembran und binden an **intrazelluläre Rezeptoren**.

Ligandengesteuerte Ionenkanäle Diese Rezeptoren sind an Ionenkanäle gekoppelt. Die Hormonbindung induziert innerhalb von Sekunden eine Konformationsänderung des Rezeptors, die den zugehörigen Kanal durch die Zellmembran öffnet, sodass Ionen in die Zelle strömen können. Beispiele für solche Rezeptoren sind der nicotinische Acetylcholinrezeptor oder γ-Aminobuttersäure-(GABA-)Rezeptoren.

Rezeptoren mit Wirkung auf intrazelluläre Proteine Diese Rezeptoren haben transmembranäre Domänen, die das Signal der Hormonbindung an intrazelluläre Zielstrukturen weitergeben. Die Aktivierung des intrazellulären Proteins löst eine **Signalkaskade** aus, die nach sukzessiver Aktivierung verschiedener Proteine stoffwechselaktive Enzyme oder Kanäle moduliert oder die Transkription von Zielgenen reguliert. Man unterscheidet hauptsächlich (➤ Kap. 22)

- G-Protein-gekoppelte Rezeptoren
- Guanylatcyclase-Rezeptoren
- Rezeptor-Tyrosin-Kinasen
- Rezeptor-Serin/Threonin-Kinasen
- tyrosinkinasegekoppelte Rezeptoren.

G-Protein-gekoppelte Rezeptoren Diese Rezeptoren sind an heterotrimere **guaninnucleotidbindende** G-Proteine gekoppelt. Die Hormonbindung an den Rezeptor stimuliert an Gα den Austausch von GDP gegen GTP. Abhängig von der Art der Gα-Untereinheit werden intrazelluläre Zielproteine aktiviert oder inhibiert. Die beiden primären Zielenzyme sind die **Adenylatcyclase**, die durch die $G\alpha_s$-Untereinheit aktiviert und die $G\alpha_i$ -Untereinheit inhibiert wird, und die **Phospholipase C**, die durch die $G\alpha_q$-Untereinheit aktiviert wird. Die Aktivierung der Adenylatcyclase führt zur Bildung des intrazellulären Botenstoffs **cAMP** und nachfolgend zur Aktivierung der **Protein-Kinase A**. Die Phospholipase C spaltet in der Zellmembran **Phosphatidylinositol-4,5-bisphosphat (PIP_2)** in die Botenstoffe **Diacylglycerin (DAG)** und **Inositol-1,4,5-trisphosphat (IP_3)**. Während DAG die **Protein-Kinase C** aktiviert, bewirkt IP_3 die Freisetzung von Ca^{2+} aus dem ER in das Zytosol.

Guanylatcyclase-Rezeptoren Die Rezeptoren dieser Familie sind membrangebundene Guanylatcyclasen, die nach Bindung von Hormonen, z.B. natriuretischen Peptiden, GTP in **zyklisches Guanosinmonophosphat (cGMP)** umsetzen. cGMP bindet an die **Protein-Kinase G**, die daraufhin Effektorproteine phosphoryliert.

Rezeptor-Tyrosin-Kinasen Bei diesen Rezeptoren führt die Bindung des Hormons, z.B Insulin, zur **Autophosphorylierung** an **Tyrosylresten**. Dies erhöht die **Kinaseaktivität** des Rezeptors und erlaubt das Andocken von **Adapterproteinen** mit **SH2/SH3-Domänen**, z.B. Insulinrezeptorsubstrate (IRS). Letztlich werden entweder **mitogenaktivierte Protein-Kinasen (MAPK)** oder via Phosphatidylinositol-(PI-)3-Kinasen die **Protein-Kinase B (Akt)** phosphoryliert und aktiviert.

Rezeptor-Serin/Threonin-Kinasen Ähnlich wie bei Rezeptor-Tyrosin-Kinasen wird der Rezeptor nach Bindung des Hormons, z.B. TGF-β, durch Zusammenlagerung einzelner Ketten und Autophosphorylierung aktiviert. Nachfolgend werden sog. **Smad-Proteine** phosphoryliert, die dann in den Zellkern wandern und transkriptional regulierend wirken.

Tyrosinkinasegekoppelte Rezeptoren Die Bindung des Hormons, z.B. Wachstumshormon oder Prolaktin, führt zur Rezeptordimerisierung und zur Aktivierung der assoziierten sog. **Janus-Kinasen (JAK)**, die das Phosphorylierungssignal weitergeben. Deren wichtigsten Substrate sind **STAT-Proteine (Signal transducer and activator of transcription proteins)**. Nach Phosphorylierung dimerisieren diese, wandern in den Zellkern und regulieren die Transkription von Genen, die Zellproliferation und -differenzierung beeinflussen.

Intrazelluläre Rezeptoren Steroid- und Schilddrüsenhormone sowie Vitamin D passieren die Lipidmembran und binden an intrazelluläre Rezeptoren, sog. **nucleäre Rezeptoren**. Diese können über ihre DNA-Bindungsdomäne sequenzspezifisch an DNA binden und die Expression ihrer Zielgene direkt kontrollieren.

Sie sind aus mehreren Domänen aufgebaut (➤ Abb. 24.2):

- Die variable NH_2-terminale Region (A/B) enthält die **ligandenunabhängige AF-1-Transaktivierungsdomäne**. Diese Domäne zeigt zwischen den Mitgliedern der Genfamilie die größte strukturelle Variation, variiert bei Spleißvarianten (z.B. des Schilddrüsenhormonrezeptors) und enthält Serin-, Threonin- und Tyrosinreste, deren Phosphorylierung die Hormonrezeptoraktivität moduliert.
- Die konservierte **DNA-Bindungsdomäne** (C) vermittelt die Erkennung spezifischer DNA-Sequenzen in den Promotoren von Zielgenen. Sie enthält neun konservierte Cystein-

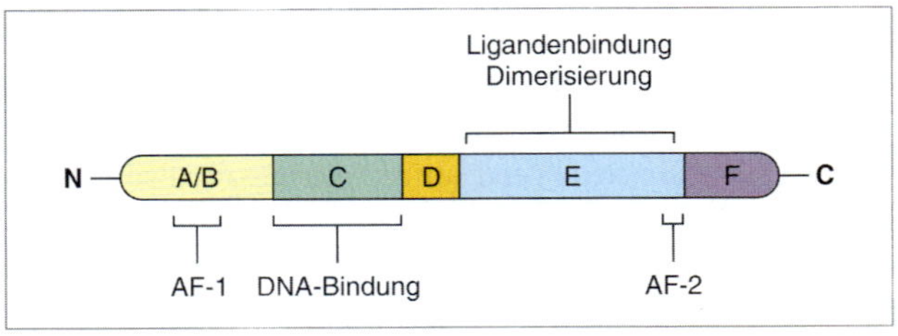

Abb. 24.2 Domänenstruktur von nucleären Hormonrezeptoren.

reste und weitere Aminosäurereste, die zwei **Zinkfinger** bilden. Der erste Zinkfinger erkennt die **DNA-Sequenzen**, an die der nucleäre Rezeptor spezifisch bindet (➤ Kap. 12.4).

- Eine variable Linkerregion (D) verbindet die DNA-Bindungsdomäne mit
- der konservierten **Ligandenbindungsdomäne** (**LBD**, E), welche aus zwölf konservierten α-Helices gebildet wird. Diese bilden nicht nur eine Ligandenbindungstasche, sondern vermitteln auch die **Homo-** oder **Heterodimerisierung** des Rezeptors sowie dessen Interaktionen mit **Chaperonen** und **Coregulatoren**.

Steroidhormonrezeptoren bilden **Homodimere**, während der Schilddrüsenhormonrezeptor und der Vitamin-D-Rezeptor Heterodimere mit dem Retinoid-X-Rezeptor (RXR) bilden. Diese RXR-**Heterodimere** befinden sich bereits in Abwesenheit ihrer Liganden im Zellkern.

Die Steroidhormonrezeptoren hingegen sind in Abwesenheit ihrer Liganden im Zytosol an Hitzeschockproteine oder Immunphiline gebunden. Diese **Chaperone** verhindern die Dimerisierung und ermöglichen eine Sekundärstruktur, die den Rezeptor zugänglich für seine Liganden macht. Nach Ligandenbindung dissoziiert der Rezeptor von den Chaperonen, dimerisiert und transloziert in den Zellkern, um seine Erkennungssequenzen zu finden. Diese sind durch ein sog. DR3-Motiv gekennzeichnet, d.h., die erkannten DNA-Sequenzen sind durch drei beliebige Basen getrennt (z.B. Konsensussequenz für den Östrogenrezeptor: AGGTCA**NNN**TGACCT, ➤ Abb. 24.3).

Zur Ausübung ihrer ligandeninduzierten Transkriptionsaktivität benötigen die nucleären Rezeptoren **Coregulatoren**. In den meisten Fällen sind das Aktivatoren, die das Chromatin remodellieren, acetylieren oder direkt mit der Transkriptionsmaschinerie interagieren. Im Fall des Schilddrüsenhormonrezeptors sind auch **Corepressorproteine** für die Feinregulation der transkriptionalen Aktivität relevant. In Abwesenheit von Schilddrüsenhormon unterdrückt deren Deacetylaseaktivität die entsprechende Transkription (➤ Abb. 24.3).

Schon gewusst

Steroidhormone können auch nichtgenomische Effekte ausüben. Darunter versteht man schnelle Hormonwirkungen, die unabhängig von der oben beschriebenen transkriptionalen Regulation erfolgen. Sie führen zur posttranslationalen Modifikation von Proteinen und beeinflussen das Zellverhalten durch die Aktivierung von Kinasen, Calciumsignale oder die Freisetzung von Aminen. Diese nichtgenomischen Effekte der Steroidhormone beeinflussen Verhalten, Überleben, Proliferation, Differenzierung und Migration von Zellen und sollen bedeutsam für die Entwicklung und Funktion reproduktiver Organe, kardiovaskuläre Gesundheit und Krebsentwicklung sein. Die Natur der Rezeptoren ist letztlich noch ungeklärt. Womöglich handelt es sich um genuine Steroidrezeptoren, die dann aber in der Plasmamembran lokalisiert sind. Einige nichtgenomische Effekte werden durch supraphysiologische (pharmakologische) Konzentrationen ausgelöst (z.B. die vasodilatorischen Effekte von Testosteron), andere durch Metaboliten der klassischen Steroidhormone (z.B. antimitogene Effekte des Methoxyöstradiols).

Regulation der Rezeptoraktivität

Hormone beeinflussen die Antwort der Zielzelle, indem sie die Aktivität von Rezeptoren modulieren. Die Zielzelle kann sich wiederum reversibel an das Hormonsignal adaptieren. Dieser

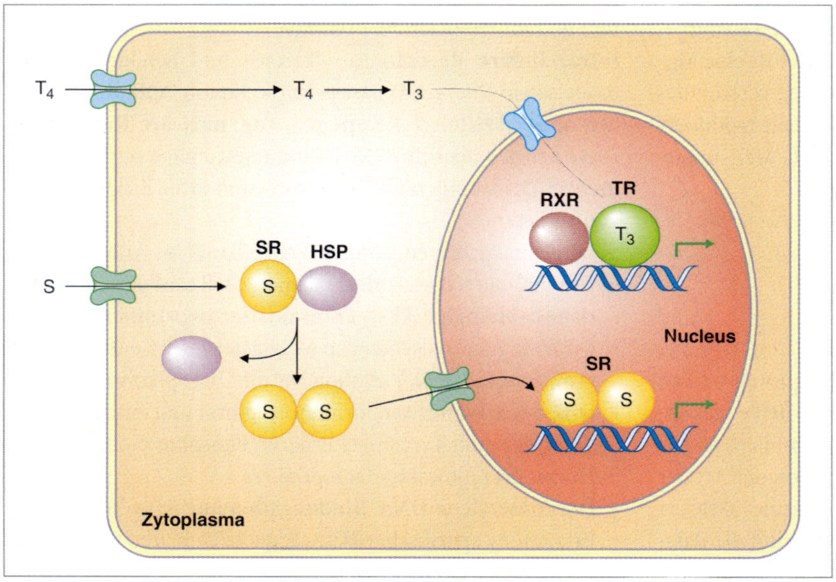

Abb. 24.3 Wirkmechanismen von Steroid- und Schilddrüsenhormonrezeptoren. S = Steroidhormon, SR = Steroidhormonrezeptor, HSP = Hitzeschockprotein, T_4 = Thyroxin, T_3 = Trijodthyronin, RXR = Retinoid-X-Rezeptor, TR = Schilddrüsenhormonrezeptor.

als **Desensitisierung** bezeichnete Prozess erlaubt der Zelle nach verlängerter Exposition gegenüber dem Hormon, ihre Antwort zu vermindern. Hierfür werden unterschiedliche Mechanismen eingesetzt: Manche Rezeptoren induzieren die Endozytose des gebundenen Hormons und dadurch dessen Sequestrierung in Endosomen oder Degradation in Lysosomen. Desensitisierung kann auch durch Inaktivierung oder Herunterregulation des Rezeptors oder einer nachgeschalteten Kinase erfolgen. Schließlich kann die Expression von Inhibitoren oder Rezeptoren für gegenregulatorische Hormone induziert werden.

Zellen können auch für Hormonwirkungen **sensibilisiert** werden, indem z.B. bei niedriger Hormonkonzentration neue Rezeptoren nachgebildet werden. Außerdem können auch zusätzliche Hormonrezeptoren induziert werden, welche die Wirkung erhöhen, z.B. adrenerge Rezeptoren unter dem Einfluss von Schilddrüsenhormonen.

MERKE

Hormone wirken durch Bindung und Aktivierung membranständiger oder intrazellulärer Rezeptoren, die hochaffin und spezifisch für das jeweilige Hormon sind. Die membranständigen Rezeptoren gehören zu den Familien der G-Protein-gekoppelten Rezeptoren, der membranständigen Guanylatcyclasen, Rezeptor-Tyrosin-Kinasen, Rezeptor-Serin/Threonin-Kinasen oder tyrosinkinasegekoppelten Rezeptoren. Die Hormonbindung führt zur Aktivierung intrazellulärer Signalkaskaden, die Ionenkanäle oder Stoffwechselenzyme oder die Expression von Zielgenen regulieren. Die hydrophoben Steroid- und Schilddrüsenhormone passieren die Zellmembran und aktivieren intrazelluläre nucleäre Rezeptoren, die direkt die Transkription von Zielgenen regulieren.

24.1.3 Regulation von Hormonen

Die Plasmakonzentration von Hormonen wird im Wesentlichen durch Synthese und Sekretion reguliert. Die Plasmaspiegel variieren über den Tag und zeigen hormonspezifische Tiefst- und Höchstwerte. Zu dieser **zirkadianen Rhythmik** kommen oft **kurzfristige Oszillationen** in der Hormonkonzentration. Die zugrunde liegende **periodische** und **pulsatile** Hormonfreisetzung ist essenziell für die regelrechte Hormonwirkung und wird durch die Interaktion und Integration multipler Kontrollmechanismen reguliert. Hormonelle und neuronale Faktoren sowie Stimuli aus Nahrung und Umwelt regulieren sowohl die basale (konstitutive) als auch die stimulierte Hormonsekretion. Dies gelingt entweder durch **neuronale Kontrolle** (➤ Abb. 24.4) oder durch **Regelkreise** (➤ Abb. 24.5), bei denen die Rückkopplung entweder über einen physiologischen Parameter (z.B. die Konzentration eines Metaboliten oder eines Ions) oder die Konzentration eines Hormons erfolgt.

Neuronale Kontrolle

Die Freisetzung vieler Hormone wird durch Nerven bzw. deren **Neurotransmitter** kontrolliert. Im Zentralnervensystem kon-

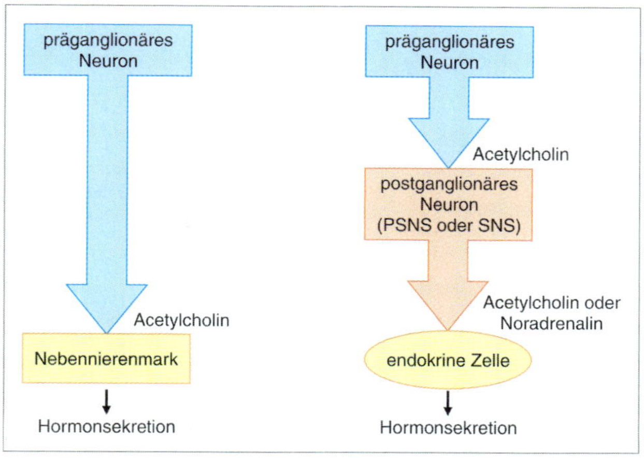

Abb. 24.4 Neuronale Kontrolle der Hormonfreisetzung durch präganglionäre Neurone, die Acetylcholin freisetzen, oder postganglionäre Neurone, die wahlweise Acetylcholin oder Noradrenalin freisetzen.

trolliert z.B. der **Hypothalamus** die Freisetzung seiner eigenen Hormone bzw. von Hormonen aus der Hypophyse, wie beispielsweise Prolaktin durch Dopamin. Viele endokrine Organe erhalten zudem Signale aus dem vegetativen peripheren Nervensystem, welche die Freisetzung von Hormonen steuern, z.B. von Catecholaminen oder Insulin. Die Hormonfreisetzung wird dabei entweder in einem Schritt durch **präganglionäre cholinerge Neurone** (z.B. Adrenalin aus dem Nebennierenmark) oder über zwei Schritte, letztlich durch **postganglionäre cholinerge** oder **adrenerge Neurone** stimuliert (➤ Abb. 24.4).

Die Grenzen zwischen Hormonen und Neurotransmittern sind fließend. Je nach Lokalisation können auch beide Funktionen übernommen werden. So wirken Adrenalin und etliche gastrointestinale Hormone (z.B. pankreatisches Polypeptid) peripher als Hormon und im Zentralnervensystem als Neurotransmitter.

Regelkreise

Kontrolle durch Metaboliten oder Ionen Bei einfachen Regelkreisen (➤ Abb. 24.5a) erfolgt die Rückkopplung über physiologische Parameter, z.B. die Konzentration von Metaboliten oder Ionen. Als Reaktion auf die Abweichung des **Istwerts** einer physiologischen Größe vom **Sollwert** kommt es zur Ausschüttung von Hormonen durch ein endokrines Organ **(Regler)**. Die Sekretion wird so lange aufrechterhalten, bis der Sollwert durch die Wirkung des Hormons in den Effektororganen **(Stellglied)** wieder erreicht ist. Die Regelgröße wird durch Rezeptoren bestimmt **(Sensor)**. Beispiele sind die wechselweise Regulation der Blutkonzentrationen von Glucose und Insulin (➤ Abb. 24.5a) oder von Calcium und Parathormon.

Hormonelle Kontrolle Oft ist die Hormonfreisetzung durch andere Hormone kontrolliert. In den dadurch entstehenden, manchmal sehr komplexen Regelkreisen stimuliert ein glandotropes Hormon die Freisetzung eines nachgeordneten Hormons, das seinerseits das glandotrope Hormon hemmt. Solche Regelkreise sind v.a. im hypothalamisch-hypophysären System

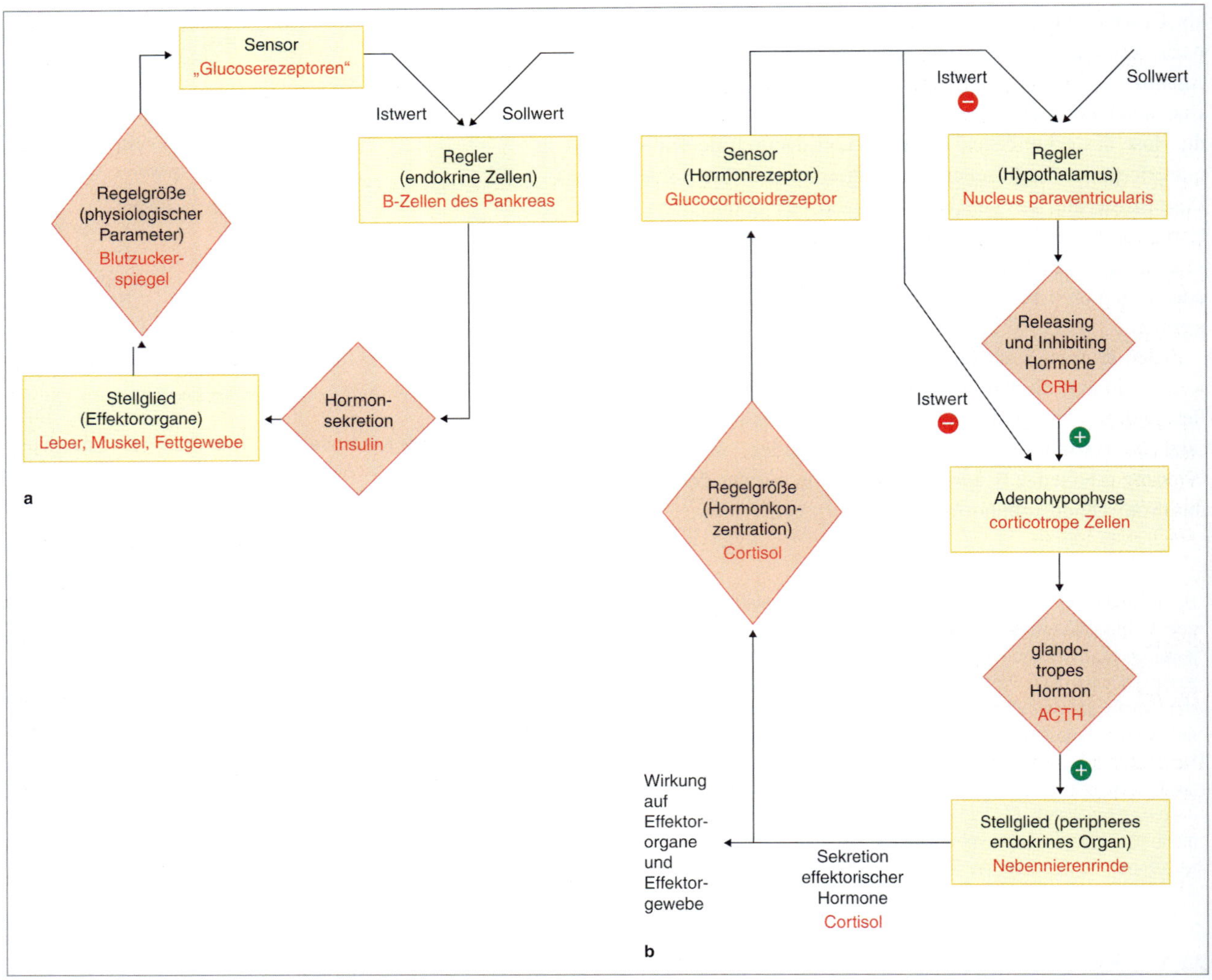

Abb. 24.5 Aufbau hormoneller Regelkreise.
a) Einfacher, durch Stoffwechselparameter regulierter Regelkreis am Beispiel von Insulin und Glucose.
b) Komplexer, hormonell kontrollierter Regelkreis am Beispiel der adrenocorticalen Achse.

verwirklicht (➤ Abb. 24.5b). Der **Hypothalamus** (Regler) kontrolliert durch **Releasing-** und **Inhibiting-Hormone** die Synthese und Sekretion **glandotroper Hormone** in der Adenohypophyse. Diese bewirken in **peripheren endokrinen Organen** (Stellglied) die Sekretion effektorischer Hormone, die neben ihrer Wirkung auf Körperfunktionen über Rezeptoren der Hypophyse oder des Hypothalamus (Sensor) ihre eigene Sekretion hemmen. Durch diese **negative Rückkopplung** wird die Konzentration der Hormone (Regelgröße) nach einer vorübergehenden Störung schnell wieder auf den Sollwert eingestellt. Das bei Stress vermehrt sezernierte Cortisol hemmt beispielsweise im Hypothalamus und in der Adenohypophyse die Sekretion von Cortisol releasing hormone (CRH) bzw. ACTH, sodass die Nebennierenrinde weniger Cortisol sezerniert und sich die Hormonkonzentration wieder normalisiert.

Klinik

Laboruntersuchungen von Hormonkonzentrationen im Blut, Urin oder Speichel sind wichtige Bausteine in der Diagnostik von endokrinen Erkrankungen. Oft setzen diese Untersuchungen ein gutes Verständnis von Regelkreisen voraus. In einigen Fällen können Hormonstörungen der Hypophyse durch die Messung von **glandotropen Hormonen** besser ausgeschlossen werden als durch die Messung der peripheren Effektorhormone. So schließt eine normale Konzentration des thyreoideastimulierenden Hormons (TSH) eine Schilddrüsenfehlfunktion aus. In anderen Fällen sind gemeinsame Messungen von glandotropen und peripheren Hormonen notwendig, um die Ursache einer endokrinen Erkrankung zu lokalisieren, z.B. die gemeinsame Bestimmung von ACTH und Cortisol für die Differenzierung eines hypophysären von einem adrenalen Hypercortisolismus. Schließlich werden **Stimulations- und Suppressionstests** eingesetzt, um Störungen früh zu erkennen und die Intaktheit des Regelkreises zu testen. Mit Stimulationstests wird eine manchmal noch nicht klinisch manifeste hormonelle Unterfunktion abgeklärt, z.B. die der Nebennierenrinde durch die Messung der Cortisolkonzentration im Blut nach ACTH-Injektion oder die der β-Zellen durch Messung der Blutglucosekonzentration nach oraler Gabe von Glucose. Suppressionstests werden für die Differentialdiagnose einer hormonellen Überfunktion eingesetzt. Ein klassisches Beispiel ist der Dexamethasonhemmtest, bei dem die Gabe des synthetischen Dexamethasons im intakten Regelkreis die Sekretion von ACTH und in der Folge hiervon auch von Cortisol unterdrückt. Eine fehlende Suppression weist auf eine Überfunktion der Nebenniere hin.

MERKE

Die Freisetzung von Hormonen wird durch Neurone oder Regelkreise reguliert. In Regelkreisen erfolgt die Rückkopplung entweder über Produkte der Hormone (i.d.R. Metaboliten und Ionen) oder über andere Hormone (v.a. realisiert bei Hormonen der hypothalamisch-hypophysären Achse).

24.2 Biogene Amine

24.2.1 Catecholamine

Die Catecholamine haben ihren Namen der gemeinsamen Grundstruktur zu verdanken. Diese besteht aus einem Brenzcatechin, auch Catechol genannt, und einer in β-Stellung dazu stehenden Aminogruppe, woraus sich der Name Catecholamin ergeben hat. Die Catecholamine spielen zum einen im sympathischen System als **postganglionäre Neurotransmitter** eine wichtige Rolle und werden zum anderen als **Hormone** vom **Nebennierenmark** in das Blut freigesetzt.

Biosynthese der Catecholamine

Catecholamine entstehen aus **Tyrosin**, das entweder aus der Nahrung aufgenommen oder in der Leber aus der Aminosäure Phenylalanin synthetisiert wird (➤ Abb. 24.6). Das Tyrosin wird aktiv in Neurone und chromaffine Zellen transportiert und dort durch die **Tyrosin-Hydroxylase** zu **Dihydroxyphenylalanin (DOPA)** metabolisiert. Als Donor für die Reduktionsäquivalente wird dabei **Tetrahydrobiopterin** benötigt, das unter Mithilfe von NADPH wieder regeneriert werden muss. Dieser erste Schritt in der Biosynthese ist limitierend für die spätere Produktion der Catecholamine und findet in postganglionären sympathischen Nerven und in den chromaffinen Zellen der Nebenniere statt.

DOPA wird durch die ubiquitäre aromatische **L-Aminosäure-Decarboxylase** (DOPA-Decarboxylase) mit **Pyridoxalphosphat** als Cofaktor in **Dopamin** überführt, das in die präsynaptischen Sekretgranula chromaffiner Zellen transportiert wird.

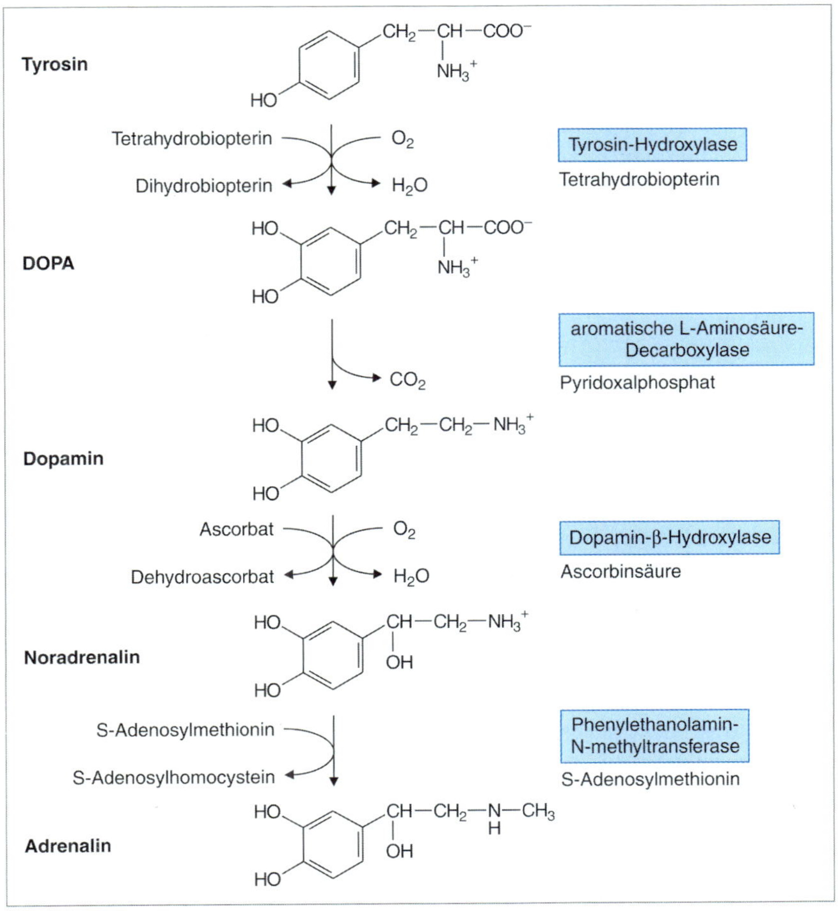

Abb. 24.6 Biosynthese der Catecholamine. Die Enzyme stehen in blauen Boxen, die Cofaktoren sind unter den Enzymen vermerkt.

In spezifischen Hirnregionen wird Dopamin in den präsynaptischen Vesikeln gespeichert und als Neurotransmitter freigesetzt. Eine verminderte Produktion und Einlagerung von Dopamin in diesen Regionen wird bei der Parkinson-Krankheit beobachtet.

In den adrenergen Neuronen und im Nebennierenmark wird Dopamin in den Sekretgranula zu **Noradrenalin** metabolisiert und als solches für die Sekretion gespeichert. Die in der Membran der Sekretgranula gebundene **Dopamin-β-Hydroxylase** katalysiert diesen Schritt, der nur in Neuronen und im Nebennierenmark stattfindet. Während die Neurone hauptsächlich Noradrenalin in ihren präsynaptischen Sekretgranula speichern, wird dieses in den chromaffinen Zellen des Nebennierenmarks zu einem großen Teil durch die **Phenylethanolamin-*N*-Methyltransferase (PNMT)** zu **Adrenalin** methyliert. Dabei wird Noradrenalin aus den Sekretgranula in das Zytoplasma freigesetzt, durch die zytoplasmatische PNMT mit *S*-**Adenosylmethionin** als Cofaktor zu Adrenalin methyliert und als Adrenalin wiederum mithilfe vesikulärer Monoamintransporter aktiv in andere Sekretgranula aufgenommen. Das Nebennierenmark besitzt deshalb chromaffine Zellen, die Noradrenalin oder Adrenalin enthalten. Die Speicherung der Catecholamine in diesen Sekretgranula verhindert deren schnellen Abbau durch die zytoplasmatische Monoamin-Oxidase und ermöglicht Speicherung und gezielte Freisetzung.

Die Biosynthese der zwei Catecholamine Noradrenalin und Adrenalin hängt direkt von deren Sekretion ab. So bleibt die Konzentration dieser zwei Substanzen in Nervenendigungen konstant, auch wenn der Nerv stark aktiviert wird. Kontrolliert wird die Biosynthese von der Tyrosin-Hydroxylase, die durch die Catecholaminkonzentration reguliert wird. Dabei hemmen die Catecholamine die Enzymaktivität der Tyrosin-Hydroxylase durch Kompetition mit dem Cofaktor Tetrahydrobiopterin. Im Gegensatz dazu führt eine konstante Aktivierung des Nervs zu einer Sekretion von Catecholaminen und einer Induktion der Tyrosin-Hydroxylase.

Speicherung und Freisetzung

Die **chromaffinen Sekretgranula** enthalten neben den Catecholaminen ATP und verschiedene wasserlösliche Proteine wie Chromogranine, welche die Synthese der exkretorischen Vesikel im trans-Golgi-Apparat begünstigen und die Catecholamine in den Vesikeln binden.

Die Membran der Sekretgranula enthält die **Dopamin-β-Hydroxylase**, **Monoamintransporter** und **ATPasen**. Die ATPasen erzeugen einen transmembranären Protonengradienten, der den Monoamintransportern die Energie für den aktiven Transport der Catecholamine in die Sekretgranula liefert. Die Monoamintransporter können die Catecholamine gegen einen Gradienten in die Sekretgranula transportieren, was zu einer 10.000fach erhöhten Catecholaminkonzentration in den Sekretgranula führt. Dabei transportieren die Monoamintransporter alle Catecholamine mit ähnlicher Effizienz.

Die **Freisetzung** der Catecholamine aus den Sekretgranula im Nebennierenmark ist nicht vollständig geklärt, bedingt jedoch eine präganglionäre Acetylcholinfreisetzung, die als chemischer Transmitter die nicotinischen postganglionären Rezeptoren stimuliert. Die folgende Depolarisation in den postganglionären chromaffinen Zellen führt zum Ca^{2+}-Einstrom, der die Freisetzung der Sekretgranula auslöst. Dabei erfolgt eine teilweise oder komplette Verschmelzung der Sekretgranula mit der Zellmembran, wobei der gesamte Vesikelinhalt freigesetzt wird, also neben den Catecholaminen auch ATP, Chromogranine und neuroaktive Peptide.

Adrenerge und dopaminerge Rezeptoren

Die Catecholamine vermitteln ihre Wirkung über membranständige Rezeptoren auf der Oberfläche der Zielzellen. Die Rezeptoren sind Transmembranproteine aus der Familie der G-Protein-gekoppelten Rezeptoren.

Aufgrund pharmakologischer Eigenschaften unterscheidet man drei verschiedene Gruppen von Catecholaminrezeptoren, die nach biochemischen und molekularbiologischen Eigenschaften weiter differenziert werden (➤ Tab. 24.1). Es gibt zwei **α-adrenerge** Subtypen, α_1 und α_2, drei **β-adrenerge** Subtypen, β_1, β_2 und β_3, sowie fünf **dopaminerge** Subtypen, D_1–D_5. Die dopaminergen Rezeptoren D_2–D_5 werden nur im Nervensystem exprimiert und sind daher in ➤ Kap. 29 beschrieben.

Die Wirkungen der drei Catecholamine Noradrenalin, Adrenalin und Dopamin werden durch die selektive oder unselektive Bindung an die verschiedenen Rezeptorsubtypen vermittelt.

Noradrenalin ist ein **selektiver α-Agonist** und bindet nur an die α-adrenergen Rezeptoren. Es führt zu einer generalisierten Vasokonstriktion und damit zu einem erhöhten systolischen und diastolischen Blutdruck.

Adrenalin hingegen ist ein **unselektiver** α- und **β-Agonist**. Die unterschiedliche Affinität zu diesen beiden Rezeptortypen und deren unterschiedliche Expression in verschiedenen Gefäßabschnitten führen zu dosisabhängigen Effekten auf das Gefäßsystem. Im physiologischen Bereich kommt es zu einer Erhöhung des systolischen Blutdrucks durch die stimulierte Kontraktion des Herzens und zu einer Verminderung des diastolischen Blutdrucks durch die Vasodilatation in den Gefäßen der Muskulatur. Gleichzeitig verbessert Adrenalin die Lungenfunktion über β_2-adrenerge Relaxation der Bronchien und bewirkt metabolische Veränderungen. Die Blutglucose wird erhöht, und als zusätzlicher Energielieferant werden freie Fettsäuren durch eine verstärkte Lipolyse der Triglyceride in Adipozyten in das Blut freigesetzt.

Dopamin ist hauptsächlich ein **D_1- und β_1-Agonist**. Eine physiologische Stimulation der D_1-Rezeptoren in Nierengefäßen führt zur Vasodilatation und fördert die glomeruläre Filtration, den Blutfluss durch die Nieren und die Na^+-Ausscheidung aus den Nieren. Damit werden die Nierenfunktion verbessert und der Wasserhaushalt kontrolliert.

Tab. 24.1 Funktion und Mechanismus der Catecholaminrezeptoren

Rezeptor	G-Protein	Signalweg	Gewebe	Effekt
α_1	G_q	↑ PLA_2, C und D	• Blutgefäße • Leber • Herz	• Kontraktion • Glykogenolyse/Gluconeogenese • Kontraktion, Arrhythmien ↑
α_2	G_i	Adenylatcyclase ↓	• Pankreas • Thrombozyten • Blutgefäße	• Insulinsekretion ↓ • Aggregation • Kontraktion
β_1	G_s	Adenylatcyclase ↑, Ca^{2+}-Kanäle ↑	• Niere • Herz	• Reninsekretion ↑ • Kontraktion
β_2	G_s	Adenylatcyclase ↑	• Blutgefäße • Lunge • Muskel • Leber	• Relaxation • Relaxation • Glykogenolyse ↑ • Glykogenolyse/Gluconeogenese ↑
β_3	G_s	Adenylatcyclase ↑	• Fettgewebe	• Lipolyse
D_1	G_s	Adenylatcyclase ↑	• Blutgefäße • Niere	• Relaxation • Natriurese ↑

Metabolismus der Catecholamine

Nach Sekretion und Interaktion mit ihren jeweiligen Rezeptoren werden die Catecholamine durch **Wiederaufnahme** in die Sekretgranula postsynaptischer Nerven, durch **Metabolismus** oder durch **Ausscheidung** als freie Catecholamine rasch inaktiviert. Im Blut werden die Catecholamine nicht an Proteine gebunden transportiert und mit einer Halbwertszeit von ≈ 2 min inaktiviert. Zwei enzymatische Reaktionen bestimmen den Metabolismus der Catecholamine: die **Catechol-*O*-Methylierung** und die **oxidative Desaminierung** (➤ Abb. 24.7).

Perisynaptische Catecholamine werden über spezifische Membrantransporter in die Nervenzellen aufgenommen und, falls diese nicht in die Sekretgranula transportiert werden, durch die mitochondriale **Monoamin-Oxidase (MAO)** und **Aldehyd-Dehydrogenase (ADH)** desaminiert und die Metaboliten aus der Zelle ausgeschieden. Im Gegensatz dazu werden vom Nebennierenmark produzierte Catecholamine in die Zirkulation abgegeben und unterliegen keiner Wiederaufnahme in die chromaffinen Zellen. Sie werden in einem ersten Schritt hauptsächlich in der Leber und der Niere durch die zytosolische **Catechol-*O*-Methyltransferase (COMT)** zu Normethanephrin, Metanephrin und 3-Methoxytyramin methyliert. Diese methylierten Metaboliten werden dann durch MAO und ADH desaminiert und als **Vanillinmandelsäure** und **Homovanillinmandelsäure**, den Hauptabbauprodukten der zwei Stoffwechselwege, mit dem Urin ausgeschieden.

Klinik

Phäochromozytome sind Tumoren des chromaffinen Gewebes, die Catecholamine in die Zirkulation freisetzen. Dies führt zu einem erhöhten Blutdruck mit den drei kardinalen Symptomen Schwitzen, Kopfschmerz und Herzklopfen. Sowohl der Bluthochdruck als auch die Symptome können intermittierend vorkommen und sind abhängig von der Sekretion der Catecholamine. Die Tumoren sind meist gutartig und können durch einen chirurgischen Eingriff entfernt werden, was zu einer Normalisierung des Blutdrucks und der Symptome führt.

Die **Diagnose** der Phäochromozytome wird durch die Bestimmung von Noradrenalin, Adrenalin, Normetanephrin und Metanephrin im Urin gestellt. Dabei scheiden Patienten mit Phäochromozytomen hohe Mengen an Catecholaminen und deren Metaboliten im Urin aus. Das Muster der Catecholaminausscheidung lässt einen Schluss auf die Lokalisierung des Tumors zu, da paraganglionäre neuronale Tumoren hauptsächlich Noradrenalin produzieren, während Tumoren des Nebennierenmarks vermehrt Adrenalin freisetzen. Zusätzlich können, wie bei allen neuroendokrinen Tumoren, erhöhte Chromogranin-A-Spiegel im Serum gemessen werden, die als genereller Marker der Freisetzung von Sekretgranula gelten.

Auch das **kindliche Neuroblastom** wird mithilfe von Untersuchungen der Catecholamine diagnostiziert. Hier sind die Konzentrationen von Dopamin, Vanillinmandelsäure und Homovanillinsäure im Urin wegweisend.

MERKE

Catecholamine sind Neurotransmitter und neuroendokrine Hormone des Sympathikus. Dabei stellt das Nebennierenmark eine postganglionäre, endokrine Nervenzelle dar, die ihren Transmitter als Hormon direkt an das Blut abgibt. Die Catecholamine werden mittels Hydroxylierung und Decarboxylierung aus der Aminosäure Tyrosin gebildet und bis zur Freisetzung in Sekretgranula der Zellen gespeichert. Die Catecholamine wirken über drei verschiedene Gruppen von G-Protein-gekoppelten Rezeptoren, die α- und β-adrenergen sowie die dopaminergen Rezeptoren. Die selektive oder unselektive Bindung an die verschiedenen Rezeptorsubtypen bedingt dabei die unterschiedliche Wirkung der drei Catecholamine. Abgebaut werden die Catecholamine hauptsächlich über Catechol-*O*-Methylierung und oxidative Desaminierung.

24.2.2 Serotonin

Serotonin erhöht die Aggregation von Thrombozyten, stimuliert oder inhibiert verschiedene glatte Muskelzellen und Ner-

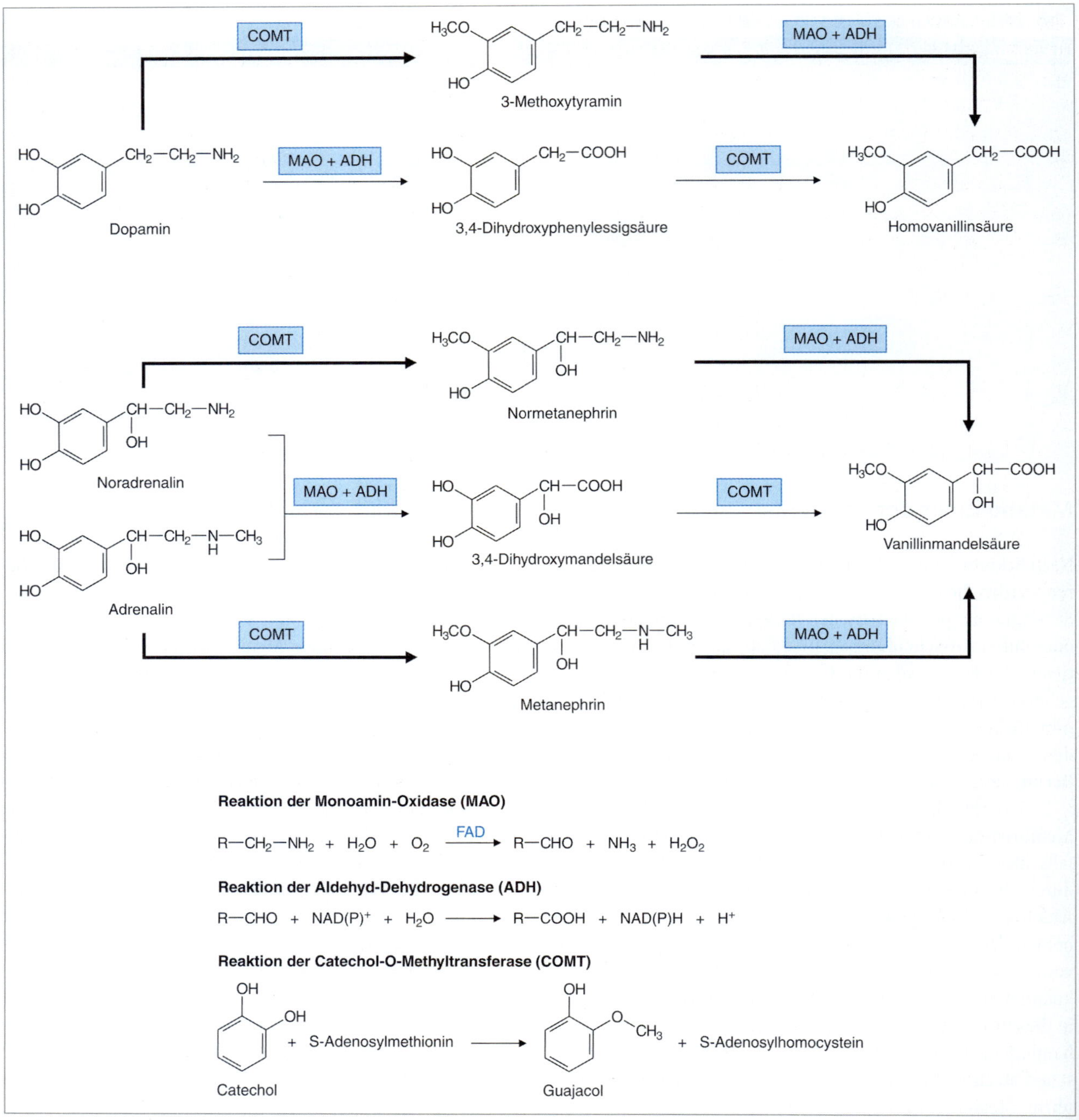

Abb. 24.7 Abbau der Catecholamine. MAO = Monoamin-Oxidase, FAD = Flavinadenindinucleotid, ADH = Aldehyd-Dehydrogenase, COMT = Catechol-O-Methyltransferase. Die quantitativ bedeutendsten Abbauwege sind hervorgehoben.

ven und reguliert damit Funktionen des kardiovaskulären Systems, des Gastrointestinaltrakts und der Lunge. Serotonin wird in hohen Konzentrationen in **enterochromaffinen Zellen** des Gastrointestinaltrakts, in Sekretgranula von **Thrombozyten** und im **Zentralnervensystem** gefunden. Eine zusätzliche Ebene der Komplexität ergibt sich aus Interaktionen mit sieben verschiedenen Gruppen von Serotoninrezeptoren, die in unterschiedlichen Geweben exprimiert werden. Es erstaunt deshalb nicht, dass Medikamente, welche die Verfügbarkeit von Serotonin modulieren oder mit Serotoninrezeptoren interagieren, bei verschiedensten Erkrankungen zum Einsatz kommen, wie Übelkeit, Motilitätsstörungen des Gastrointestinaltrakts, akuter Migräne und Depressionen.

Biosynthese, Speicherung und Freisetzung

Die Synthese von Serotonin beinhaltet wie die des Dopamins eine Hydroxylierungs- und eine Decarboxylierungsreaktion. Bei der Serotoninbiosynthese wird die für den Menschen essenzielle

Aminosäure **Tryptophan** durch die spezifische **Tryptophan-Hydroxylase** am Indolring zu 5-Hydroxytryptophan hydroxyliert (➤ Abb. 24.8). Als Donor für die Reduktionsäquivalente wird Tetrahydrobiopterin benötigt, das unter Mithilfe von NADPH wieder regeneriert werden muss. Die Decarboxylierung von 5-Hydroxytryptophan durch die ubiquitäre pyridoxalphosphatabhängige aromatische L-Aminosäure-Decarboxylase, die auch DOPA zu Dopamin umsetzt (➤ Kap. 24.2.1), führt im zweiten Schritt zu 5-Hydroxytryptamin, dem Serotonin.

Die Serotoninbiosynthese wird über das **Angebot** von Tryptophan in der Zelle geregelt, denn im Allgemeinen reicht die zelluläre Tryptophankonzentration nicht aus, um die Tryptophan-Hydroxylase zu sättigen. Zudem wird deren Aktivität durch Serotonin über eine **Endprodukthemmung** vermindert. Das gebildete Serotonin wird aktiv in Vesikel transportiert und dort gelagert. Die Stimulation serotonerger Neuronen oder Thrombozyten führt dann zur Exozytose der Vesikel und somit zur Freisetzung des Serotonins. Im Nervengewebe wird die Wirkung des Serotonins über die **neuronale Wiederaufnah-**

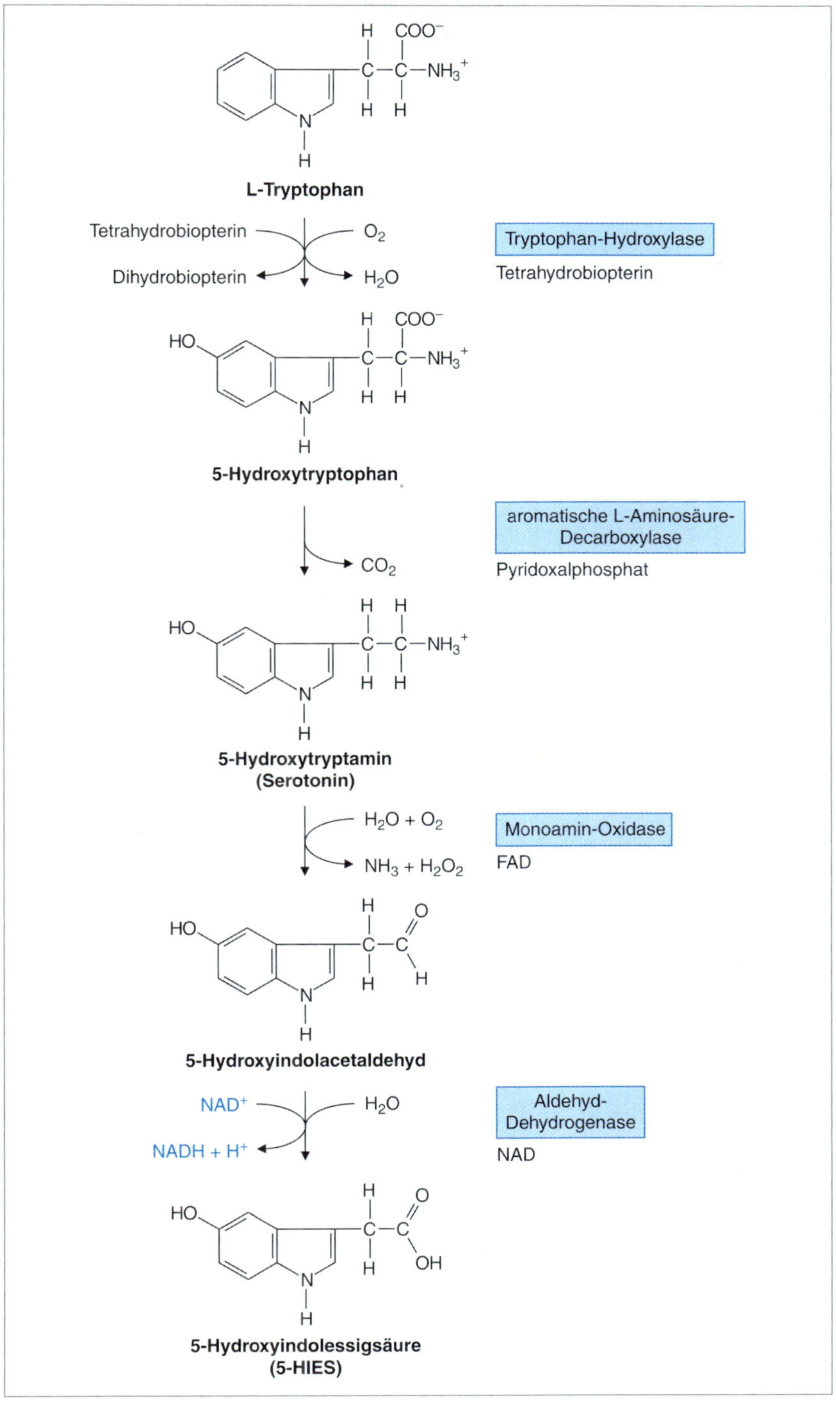

Abb. 24.8 Biosynthese und Metabolismus von Serotonin. Die Enzyme stehen in blauen Boxen, die Cofaktoren sind unter den Enzymen vermerkt. CoA = Coenzym A.

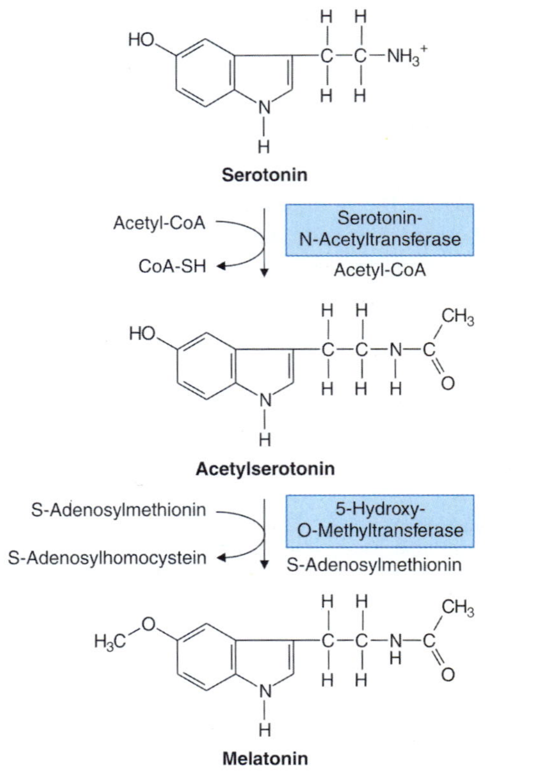

Abb. 24.8 (Forts.)

me geregelt. Der dafür benötigte Serotonintransporter ist in der Membran der serotonergen Axone lokalisiert und befördert Serotonin zurück in die Nerven. Dieser Serotonintransporter ist auch in der Membran von Thrombozyten vorhanden und ermöglicht diesen die Aufnahme von Serotonin aus dem Blut. Für Thrombozyten stellt der Serotonintransporter den einzigen Weg der Serotoninaufnahme dar, da sie Serotonin nicht selbst bilden können.

Serotoninrezeptoren

Bis heute wurden sieben verschiedene Gruppen von Serotoninrezeptoren ($5\text{-}HT_1$–$5\text{-}HT_7$) identifiziert, die jeweils noch weitere Subtypen enthalten. Die Rezeptoren aus sechs dieser Gruppen gehören in die Familie der **G-Protein-gekoppelten** Rezeptoren und vermitteln ihre Wirkung über eine Aktivierung oder Inhibierung der Adenylatcyclase oder über die Aktivierung der Phospholipase C. Nur der $5\text{-}HT_3$-Rezeptor ist ein **ligandenkontrollierter Ionenkanal** und führt zu einer raschen Depolarisation in Neuronen.

Metabolismus von Serotonin

Serotonin wird v.a. durch oxidative Desaminierung mithilfe der ubiquitären mitochondrialen Monoamin-Oxidasen und Aldehyd-Dehydrogenasen zur **5-Hydroxyindolessigsäure** umgesetzt. Dieses Endprodukt wird aktiv über die Blut-Hirn-Schranke in das Blut transportiert und von dort über die Nieren ausgeschieden. Direkt in das Blut sezerniertes Serotonin wird zum größten Teil in der Leber über denselben Stoffwechselweg metabolisiert.

In der Epiphyse des ZNS und in der Retina wird Serotonin durch *N*-Acetylierung und anschließende *O*-Methylierung zu **Melatonin** weiter verstoffwechselt (➤ Abb. 24.8). Die Synthese des Melatonins wird durch den Hell-dunkel-Zyklus reguliert und ist nachts am stärksten und tagsüber am niedrigsten. Melatonin ist ein wichtiger Regulator der zirkadianen Rhythmik, u.a. hinsichtlich der Sekretion von hypothalamischen Hormonen.

Klinik

Die enterochromaffinen Zellen in der Mukosa des Gastrointestinaltrakts produzieren und speichern den größten Teil des Serotonins im menschlichen Körper und sind auch für die im Blut messbaren Serotoninspiegel verantwortlich. Eine Entartung dieser Zellen führt zu einem meist langsam wachsenden Tumor, dem Karzinoid, das mit einer erhöhten Serotoninsekretion einhergeht. Die Leitsymptome der Karzinoide sind intermittierendes Flushing, Atembeschwerden und Diarrhö. Nicht alle Symptome können durch die übermäßige Serotoninsekretion erklärt werden, sondern sind auch durch andere von Karzinoiden sezernierte Mediatoren wie Prostaglandine, Histamin und Chromogranine verursacht. Zur Diagnose der Karzinoide werden die Konzentrationen der 5-Hydroxyindolessigsäure im Urin und Chromogranin A im Serum bestimmt.

MERKE

Serotonin wird aus der essenziellen Aminosäure Tryptophan durch Hydroxylierung und Carboxylierung gebildet und in Vesikeln gespeichert. Eine Ausnahme bilden die Thrombozyten, die Serotonin nicht synthetisieren können und es aus dem Blut über den membrangebundenen Serotonintransporter aufnehmen müssen. Seine Wirkung entfaltet Serotonin über mindestens sieben verschiedene Rezeptoren, wovon die meisten in die Familie der G-Protein-gekoppelten Rezeptoren gehören. Serotonin wird über oxidative Desaminierung zu 5-Hydroxyindolessigsäure abgebaut.

24.2.3 Histamin

Histamin ist ein wichtiger Regulator der Säureproduktion im Magen und ein Neurotransmitter im Zentralnervensystem. Außerdem wird es bei der schnellen allergischen Reaktion aus Mastzellen freigesetzt und bedingt die typischen lokalen Beschwerden, wie Juckreiz, Ödeme und Atembeschwerden, sowie eine systemische Hypotonie.

Biosynthese, Speicherung und Freisetzung

Die Synthese von Histamin erfolgt in einem Schritt durch Decarboxylierung der Aminosäure Histidin (➤ Abb. 24.9). Die

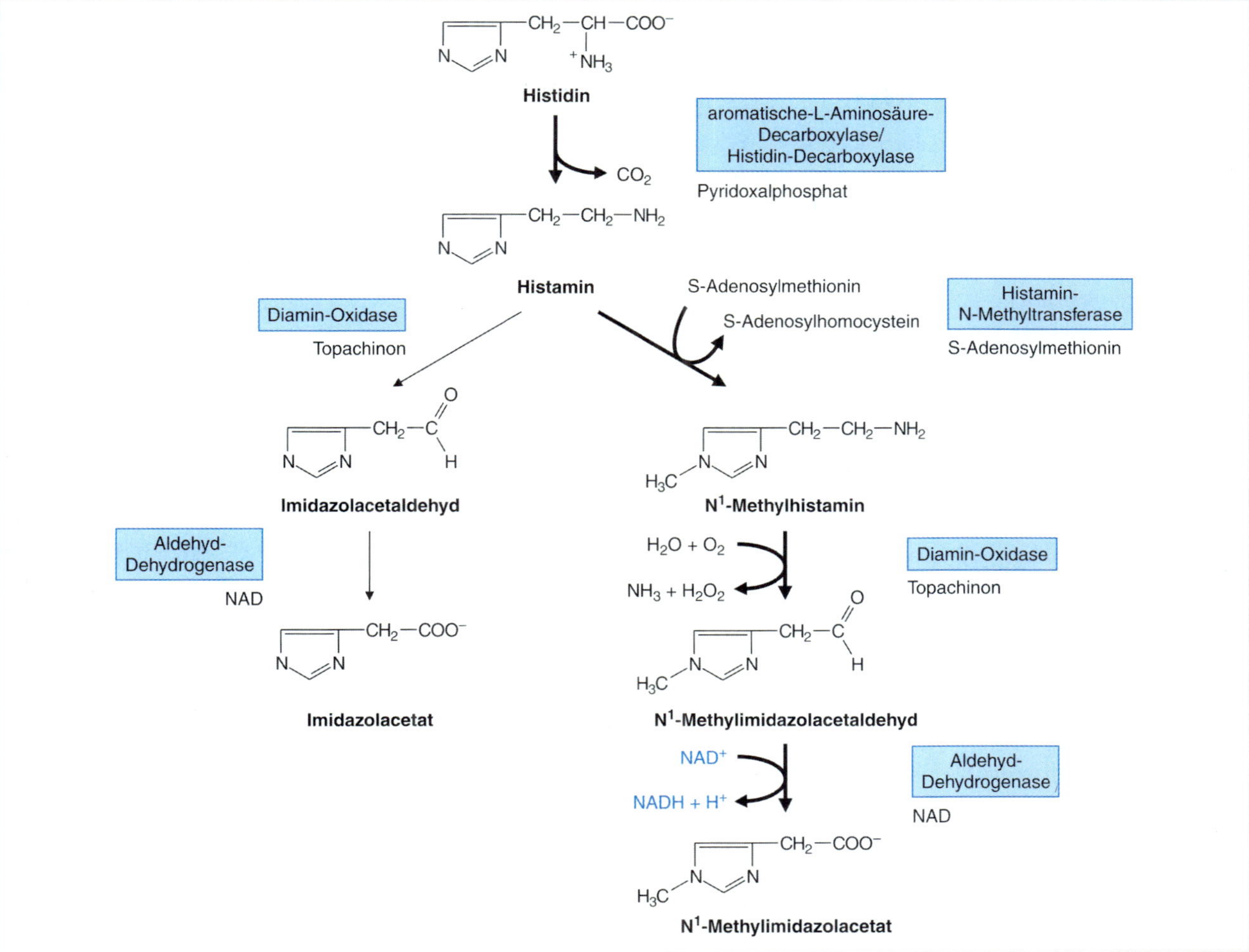

Abb. 24.9 Biosynthese und Metabolismus von Histamin. Die Enzyme stehen in blauen Boxen, die Cofaktoren sind unter den Enzymen vermerkt. NAD = Nicotinamidadenindinucleotid, Topachinon = 2,4,5-Trihydroxyphenylalaninchinon. Die quantitativ bedeutendsten Abbauwege sind hervorgehoben.

zwei pyridoxalphosphatabhängigen Enzyme, die diese Decarboxylierung durchführen, die ubiquitäre aromatische L-Aminosäure-Decarboxylase und die Histidin-Decarboxylase, sind oft gemeinsam im Gewebe exprimiert.

Wichtige kontinuierlich Histamin produzierende und sezernierende Gewebe sind die Haut, die gastrische Mukosa und Neurone im Zentralnervensystem. Der größere Teil der Histaminmetaboliten im Urin stammt von diesen Geweben.

Die Mastzellen des Gewebes und die basophilen Granulozyten im Blut sezernieren Histamin nur nach exogener Stimulation. Histamin ist in den Sekretgranula dieser Zellen gespeichert. Durch den niedrigen pH von ≈ 5,5 in diesen Granula liegt Histamin positiv geladen vor und bindet über ionische Bindungen an negativ geladene Proteasen, Heparin oder Chondroitinsulfat-Proteoglykane. Nach Aktivierung der Zelle wird Histamin zusammen mit diesen Bindungspartnern aus der Zelle ausgeschieden. Die Histaminsynthese in Mastzellen ist langsam, und es kann nach Histaminfreisetzung mehrere Wochen dauern, bis die Speicher in den Sekretgranula wieder gefüllt sind. Zur Freisetzung der Sekretgranula kommt es durch Bindung von IgE-Antikörpern an den hochaffinen F_c-Rezeptor von Mastzellen. Dies führt zur Signaltransduktion und Ca^{2+}-Mobilisierung in den Zellen. Die IgE-Antikörper binden häufig inhalierte Antigene und sind Auslöser der allergischen Reaktionen bei Atopikern (➤ Kap. 26.10.1).

Histaminrezeptoren

Die Histaminrezeptoren gehören ebenfalls in die Familie der G-Protein-gekoppelten Rezeptoren und werden in **vier Gruppen** aufgeteilt. Während die H_1- und H_2-Rezeptoren in vielen Geweben exprimiert werden, findet man H_3-Rezeptoren hauptsächlich im Zentralnervensystem und den H_4-Rezeptor auf hämatopoetischen Zellen. Dabei sind die vier Rezeptorklassen mit verschiedenen G-Proteinen gekoppelt und aktivieren oder inhibieren verschiedene Signaltransduktionswege. Die H_1-Rezeptoren aktivieren über $G_{q/11}$ den **Phospholipase-C-IP_3-Ca^{2+}-Signaltransduktionsweg**. Die H_2-Rezeptoren aktivieren über G_s den **cAMP-PKA-Signaltransduktionsweg**, und die H_4-Rezeptoren inhibieren über $G_{i/o}$ die Adenylatcyclase und damit den **cAMP-Signaltransduktionsweg**.

Von Mastzellen freigesetzt, wirkt Histamin parakrin über H_1-Rezeptoren auf benachbarte Zellen und löst so eine **allergische Reaktion** aus. Die H_1-Rezeptoren bewirken eine Ca^{2+}-Mobilisierung. Dies erhöht die Permeabilität der Endothelzellen, was zur Ödembildung führt. Daneben wird die Konstriktion der Bronchien verstärkt, was Atembeschwerden zur Folge hat. Die Vasodilatation, die eine systemische Hypotonie verursacht, wird zusätzlich zu den H_1-Rezeptoren auch über die H_2-Rezeptoren vermittelt. Dies erklärt, warum Antihistaminika aus der Gruppe der H_1-Rezeptoren-Blocker bei Allergien die Ödembildung und den Juckreiz dämmen, aber die Hypotonie nicht verbessern.

Die **Säureproduktion im Magen** wird über die H_2-Rezeptoren angeregt. Spezifische Antagonisten der H_2-Rezeptoren werden heute eingesetzt, um eine überhöhte Säureproduktion einzudämmen.

Metabolismus von Histamin

Histamin wird im Menschen über zwei Stoffwechselwege inaktiviert und abgebaut. Der wichtigere dieser beiden Wege führt in einem ersten Schritt über die Methylierung des Imidazolrings zu **N^1-Methylhistamin** (➤ Abb. 24.9). Dieser durch die zytosolische Histamin-*N*-Methyltransferase katalysierte Schritt braucht als Cofaktor *S*-Adenosylmethionin und findet intrazellulär statt. Die weiteren Metabolisierungsschritte benötigen die Diamin-Oxidase und die Aldehyd-Dehydrogenase mit den Cofaktoren Topachinon und NAD, um das N^1-Methylhistamin zu N^1-Methylimidazolacetat zu desaminieren. Diese zwei Enzyme werden auch sezerniert und sind für den zweiten, extrazellulären Stoffwechselweg nötig, um Histamin direkt zu Imidazolacetat zu desaminieren. Dieser Mechanismus scheint im Darm für die Inaktivierung von mit der Nahrung aufgenommenem Histamin verantwortlich zu sein.

MERKE

Histamin wird aus der essenziellen Aminosäure Histidin durch eine Decarboxylierung gebildet. Von Mastzellen freigesetzt, wirkt Histamin über H_1-Rezeptoren auf benachbarte Zellen und löst so eine allergische Reaktion aus. Im Gegensatz dazu wird die Säureproduktion im Magen über die H_2-Rezeptoren angeregt.

24.3 Hypothalamus und Hypophyse

24.3.1 Hypothalamus und Neurohypophyse

Die Zellen des **Nucleus supraopticus** und des **Nucleus paraventricularis** bilden die Hormone **Oxytocin** und **antidiuretisches Hormon (ADH)**. Die Axone dieser großzelligen Neurone transportieren die Hormone in die Neurohypophyse und geben sie dort in die Blutbahn ab (➤ Abb. 24.10).

Die Zellen der **Eminentia mediana** synthetisieren die **Releasing-Hormone (Liberine)** und **Inhibiting-Hormone (Statine)**, welche die Hormonbildung in der Adenohypophyse regulieren. Über die Axone der kleinzelligen Neurone werden die Hormone bis zu fenestrierten Kapillaren im Bereich der Eminentia mediana transportiert, von wo sie über den intrahypophysealen Blutkreislauf direkt zu ihren Zielzellen in der Adenohypophyse gelangen (➤ Abb. 24.10).

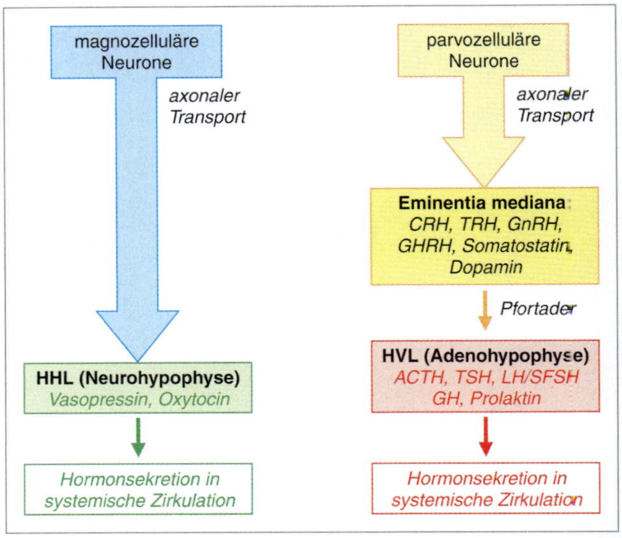

Abb. 24.10 Ursprung und Transport der hypothalamischen und hypophysären Hormone.

Alle hypothalamischen Peptidhormone entstehen aus Prohormonen, die proteolytisch prozessiert werden. Die reifen aktiven Hormone sind durch einen carboxyterminalen Glycinrest, der amidiert ist, vor **Proteolyse geschützt.**

Die Hormonfreisetzung aus dem Hypothalamus wird hormonal, neuronal und durch Umwelteinflüsse reguliert:

- Effektorhormone vermitteln eine negative Rückkopplung auf die hypothalamischen Releasing- und Inhibiting-Hormone.
- Afferente Fasern des vegetativen Nervensystems geben Informationen aus den peripheren Organen an den Hypothalamus weiter, z.B. vom Magen-Darm-Trakt über Sättigung oder vom Herzen über die Volumenbelastung.
- Unter den Umweltfaktoren spielt das **Tageslicht** eine zentrale Rolle für die **zirkadiane Rhythmik** der hypothalamischen Hormonproduktion, indem es via **Melatonin** die Synthese der Hormone reguliert.

Oxytocin und Antidiuretisches Hormon

Oxytocin und ADH (Adiuretin, Vasopressin) sind miteinander verwandte **Cyclo-Nonapeptide**, die als Präprohormone im Zellkörper der hypothalamischen magnozellulären Neurone synthetisiert werden. Nach Abspaltung der Signalpeptide entstehen **Prohormone**, aus denen wiederum proteolytisch die beiden aktiven Hormone und die **Neurohypophysine I** bzw. **II** abgespalten werden (➤ Abb. 24.11). Die Neurohypophysine werden während des vesikulären axoplasmatischen Transports abgespalten. Die Ausschüttung von ADH und Oxytocin aus den Nervenendigungen in der neurohämalen Region der Neurohypophyse erfolgt durch Ca^{2+}-abhängige Exozytose. Beide Hormone haben eine sehr kurze Halbwertszeit von weniger als 15 min und sind Agonisten von **G-Protein-gekoppelten Rezeptoren**.

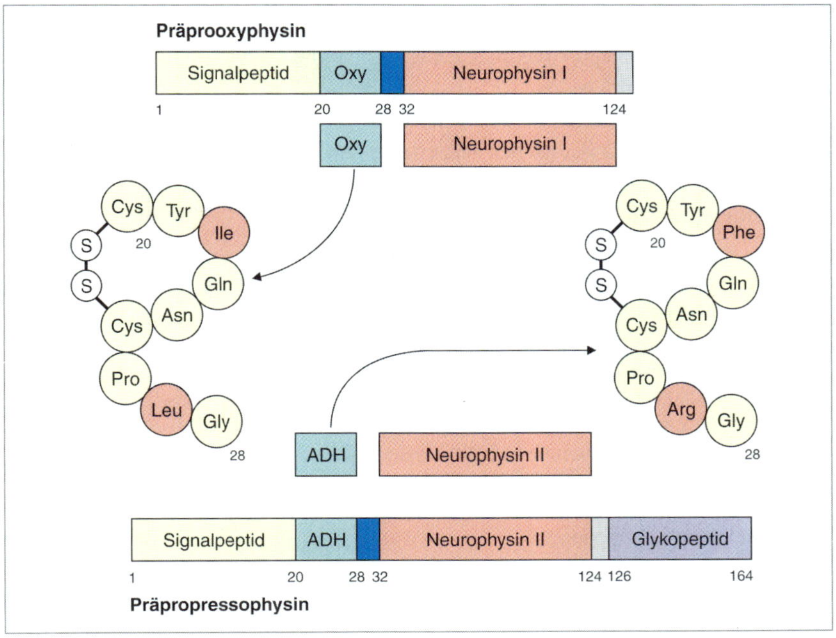

Abb. 24.11 Prozessierung und Struktur von Oxytocin und ADH.

Oxytocin ist ein wichtiges Hormon für die Auslösung der **Geburtswehen** und der **Laktation**. Die mechanische Stimulation des Uterus durch den Fetus und die ersten durch Prostaglandin E_2 ausgelösten Kontraktionen des Uterus stimulieren die Freisetzung von Oxytocin, das durch Bindung an Oxytocinrezeptoren im Myometrium des Uterus und nachfolgende Aktivierung von Phospholipase C mit Freisetzung von Ca^{2+} zu Wehen führt. Oxytocin wird für die Auslösung von Wehen auch therapeutisch eingesetzt. Die perinatal hohen Oxytocinkonzentrationen stimulieren die Myoepithelzellen in der Brustdrüse zum Milcheinschuss. Auch das Saugen des Kindes fördert über sensible Nervenendigungen in der Brustwarze die Oxytocinfreisetzung und damit den Fluss der Milch. Beim Mann wird Oxytocin während des Orgasmus in hohen Konzentrationen freigesetzt, wobei die Funktion unbekannt ist. Schließlich hat Oxytocin auch neuropsychologische Wirkungen, indem es die zwischenmenschlichen Bindungen fördert, z.B. zwischen Mutter und Kind oder dem Partner.

ADH ist ein wichtiges Hormon in der Regulation des **Wasserhaushalts**. Osmorezeptoren im Hypothalamus reagieren auf den Anstieg der Osmolarität in der Extrazellularflüssigkeit und triggern die Ausschüttung von ADH. Dieses steigert die **renale Wasserrückresorption** nach Bindung an adenylatcyclaseaktivierende V_2-Rezeptoren in den Epithelzellen der Sammelrohre über Aquaporine (➤ Kap. 21.2.8) und die **Vasokonstriktion** durch Bindung an Phospholipase-C-aktivierende V_1-Rezeptoren der glatten Muskelzellen in Arteriolen.

Releasing- und Inhibiting-Hormone

Die **Releasing-Hormone** sind Peptidhormone und umfassen das Somatotropin-releasing-Hormon (GHRH), das Thyreotropin-releasing-Hormon (TRH), das Corticotropin-releasing-Hormon (CRH) und das Gonadotropin-releasing-Hormon (GnRH). Die Existenz eines eigenen Prolaktin-releasing-Hormons ist umstritten. Alle Rezeptoren der Releasing-Hormone in der Adenohypophyse gehören zur Familie der G-Protein-gekoppelten Rezeptoren. Sie stimulieren entweder die Adenylatcyclase (CRH, GHRH) oder die Phospholipase C (TRH, GnRH).

Die wichtigsten **Inhibiting-Hormone** sind Somatostatin und Dopamin, die in der Adenohypophyse die Sekretion des Wachstumshormons bzw. des Prolaktins hemmen. Somatostatin ist ein Peptidhormon. Beide Hormone binden an G-Prote-

Tab. 24.2 Releasing- und Inhibiting-Hormone des Hypothalamus

hypothalamisches Hormon	Anzahl Aminosäuren	Wirkungsweise des Rezeptors	hypophysäres Zielhormon
Thyreotropin-releasing-Hormon (TRH)	3	$G\alpha_q$ (Phospholipase C ↑)	thyreoideastimulierendes Hormon (TSH)
Gonadotropin-releasing-Hormon (GnRH)	10	$G\alpha_q$ (Phospholipase C ↑)	luteinisierendes Hormon (LH) und follikelstimulierendes Hormon (FSH)
Corticotropin-releasing-Hormon (CRH)	41	$G\alpha_s$ (Adenylatcyclase ↑)	adrenocorticotropes Hormon (ACTH)
Wachstumshormon-releasing-Hormon (GHRH)	44	$G\alpha_s$ (Adenylatcyclase ↑)	Wachstumshormon (GH)
Somatostatin	14/28	$G\alpha_i$ (Adenylatcyclase ↓)	Wachstumshormon (GH)
Dopamin		$G\alpha_i$ (Adenylatcyclase ↓)	Prolaktin

in-gekoppelte Rezeptoren, welche die Adenylatcyclase hemmen. Der Dopaminrezeptor reguliert zudem K^+- und Ca^{2+}-Kanäle (➤ Kap. 21.2 und ➤ 29.3).

➤ Tab. 24.2 gibt einen Überblick über die Struktur und Funktion dieser hypothalamischen Steuerhormone. Deren Integration in die jeweiligen verschiedenen Hormonachsen ist weiter unten beschrieben.

MERKE

Im Hypothalamus werden sowohl regulatorische Hormone als auch Effektorhormone gebildet. Es handelt sich, mit Ausnahme von Dopamin, um Peptidhormone. Releasing- und Inhibiting-Hormone modulieren die Sekretion der in der Adenohypophyse gebildeten Hormone. Die Cyclo-Nonapeptide ADH und Oxytocin werden nach axonalem Transport in die Neurohypophyse sezerniert und regulieren über G-Protein-gekoppelte Rezeptoren die renale Wasserrückresorption und Vasokonstriktion (ADH) bzw. die Wehentätigkeit unter der Geburt und den Milchfluss (Oxytocin).

24.3.2 Adenohypophyse

Die hormonproduzierenden Zellen der Adenohypophyse liegen v.a. in der Pars distalis. Man unterscheidet fünf endokrine Zelltypen, die spezifische Hormone sezernieren:

- thyreotrope Zellen: thyreoideastimulierendes Hormon (TSH, Thyreotropin)
- gonadotrope Zellen: follikelstimulierendes Hormon (FSH, Follitropin) und luteinisierendes Hormon (LH, Lutropin, interstitialzellenstimulierendes Hormon)
- corticotrope Zellen: adrenocorticotropes Hormon (ACTH, Corticotropin)
- somatotrope Zellen: Wachstumshormon (GH von growth hormone, Somatotropin)
- lactotrope Zellen: Prolaktin.

In der Pars intermedia (Mittellappen, Zwischenlappen) finden sich zudem melanotrope Zellen, die melanozytenstimulierende Hormone (α-MSH und β-MSH) produzieren.

Die von der Adenohypophyse produzierten Hormone lassen sich strukturbiochemisch oder funktionell kategorisieren. **Strukturell** unterscheidet man Glykoproteohormone (TSH, LH, FSH), Proopiomelanocortin-(POMC-)Derivate (ACTH, MSH) und Hormone der GH/Prolaktin-Familie. **Funktionell** unterscheidet man glandotrope Hormone oder Steuerhormone (TSH, FSH, LH und ACTH), die periphere endokrine Zellen steuern, von Effektorhormonen (GH, Prolaktin), die direkt auf Endorgane wirken.

Glandotrope Glykoproteohormone

Die Glykoproteohormone sind die größten bekannten Hormone. Zu ihnen gehört neben TSH, FSH und LH auch das während der Schwangerschaft in der Plazenta gebildete humane Choriongonadotropin (hCG). Alle vier Hormone sind Heterodimere aus einer gemeinsamen, 92 Aminosäuren langen und zweifach *N*-glykosylierten α-Untereinheit und einer individuellen β-Untereinheit, welche die spezifische Hormonaktivität definiert. Sowohl die dimere Form als auch die Glykosylierungen sind für die Entfaltung der Hormonwirkung erforderlich. Nur als Dimere können die glandotropen Glykoproteohormone an ihre $G_{\alpha s}$-Protein-gekoppelten Rezeptoren binden und die Adenylatcyclase aktivieren. Die Glykosylierungen sind zwar nicht für die Rezeptorbindung, wohl aber für die signaltransduzierenden Wirkungen der Hormone essenziell.

Ein gemeinsames Tertiärstrukturmerkmal der gonadotropen Glykoproteine ist die **Cystein-Knotenstruktur**, die für die Disulfidbrückenbindung und die Schleifenbildung essenziell ist. Jede Untereinheit besteht aus zwei β-Haarnadelschleifen, von denen sich jeweils eine kürzere auf der einen Seite und eine längere auf der anderen Seite des zentralen Cystein-Knotens befindet. Die nichtkovalente Interaktion zwischen den beiden Untereinheiten wird durch ein Segment der β-Untereinheit stabilisiert, die sich wie ein Sicherheitsgurt um die α-Untereinheit schließt und durch eine Disulfidbrücke geschlossen wird. Als Beispiel für dieses Modell ist in ➤ Abb. 24.12 die dreidimensionale Struktur des FSH dargestellt.

Thyreoideastimulierendes Hormon (TSH) Die für TSH spezifische, 110 Aminosäuren lange β-Untereinheit ist einfach *N*-glykosyliert. Durch Bindung an den TSH-Rezeptor stimu-

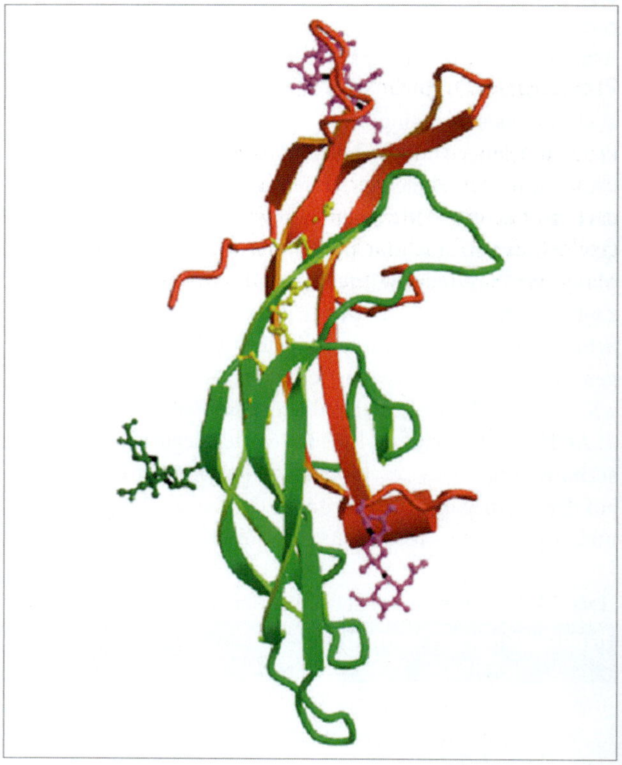

Abb. 24.12 Sekundärstrukturmodell des follikelstimulierenden Hormons (FSH) als Beispiel für den Aufbau eines Glykoproteohormons. Die bei allen Glykoproteohormonen identische α-Untereinheit ist rot dargestellt, die für FSH spezifische β-Untereinheit grün. Die Kohlenhydrate (violett und grün) und die die Disulfidbrücke bildenden Cysteinreste (gelbgrün) sind im Detail gezeigt.

liert TSH das Wachstum der Schilddrüsenzellen sowie mehrere Aktivitäten der Schilddrüse, die zur Bildung und Sekretion der Hormone Thyroxin (T_4) und Trijodthyronin (T_3) führen (➤ Kap. 24.4). Die Sekretion von TSH wird positiv durch TRH und negativ durch die Schilddrüsenhormone (direkt und indirekt via TRH) reguliert. TSH wird in einem zirkadianen Zyklus mit einem Gipfel in der Nacht sezerniert. Seine Halbwertszeit beträgt ca. 60 min.

Gonadotropine (LH, FSH, hCG) Bei beiden Geschlechtern wirken diese als Gonadotropine zusammengefassten Hormone auf die Keimdrüsen und spielen eine zentrale Rolle in der Reproduktion. Die für LH und FSH spezifischen β-Untereinheiten sind 121 bzw. 110 Aminosäuren lang. Bei der Frau spielen die Gonadotropine eine wichtige Rolle in der Follikelentwicklung, der Ovulation, der Gelbkörperbildung sowie der Synthese von Östrogenen und Gestagenen. Die komplex gesteuerte Ausschüttung der beiden Hormone bildet die hormonelle Grundlage des Menstruationszyklus. Beim Mann regulieren LH und FSH die Produktion von Testosteron und die Spermatogenese (➤ Kap. 24.6).

Das in den Synzytiotrophoblasten der Plazenta synthetisierte humane **Choriongonadotropin** (hCG) ähnelt genetisch, strukturell und funktionell dem LH. Es unterscheidet sich von diesem hauptsächlich durch eine carboxyterminale Verlängerung um 24 Aminosäurereste, die stark *O*-glykosyliert ist. Durch die Bestimmung der β-Kette von hCG im Urin kann eine Schwangerschaft nachgewiesen werden.

Proopiomelanocortinderivate

Proopiomelanocortin (POMC) wird sowohl in der Pars distalis als auch in der Pars intermedia der Adenohypophyse, aber auch in anderen Gehirnregionen sowie im Hoden und im Ovar gebildet. Es wird mehrfach durch sequenzspezifische Peptidasen gespalten, die benachbarte basische Aminosäuren erkennen. Wegen der gewebs- und zellspezifisch unterschiedlichen Expression der POMC-prozessierenden Peptidasen unterscheiden sich die in den verschiedenen Geweben und Zellen synthetisierten Hormone (➤ Abb. 24.13).

ACTH In den corticotropen Zellen der Pars distalis erfolgt nach Abtrennung der Signalsequenz die Prozessierung von POMC in das N-terminale Fragment, **ACTH** und β-Lipotropin (β-LPH). Weil die Prohormon-Konvertase 2 fehlt, können diese Peptide in der Pars distalis nicht weiter prozessiert werden. Das wichtigste Sekretionsprodukt der corticotropen Zellen ist somit ACTH. Die Funktion der beiden anderen Polypeptide ist weitgehend unbekannt.

ACTH steuert durch Bindung an den $G\alpha_s$-gekoppelten **Melanocortin-2-Rezeptor (MC2R)** sowie sukzessive Aktivierung von **Adenylatcyclase** und **Protein-Kinase A** die Synthese und Sekretion von **Glucocorticoiden** in der Nebennierenrinde (➤ Kap. 24.5). Die biologische Aktivität ist durch die 24 aminoterminalen Aminosäurereste des ansonsten 39 Aminosäurereste langen ACTH definiert. Die in der Klinik für Diagnostik und Therapie eingesetzten synthetischen ACTH-Analoga enthalten entsprechend nur das aminoterminale Fragment. Die ACTH-Ausschüttung erfolgt in einem zirkadianen Zyklus mit einem frühmorgendlichen Maximum und einem abendlichen Minimum. Sie wird positiv durch CRH des Hypothalamus und negativ durch Glucocorticoide (direkt und indirekt via CRH) reguliert.

Melanozytenstimulierende Hormone, Lipotropine und Endorphine In der Pars intermedia entstehen durch weitere Prozessierungsschritte die Peptide **α-MSH**, **β-MSH** (Melanotropin, durch Prozessierung aus γ-LPH gebildet) und **γ-MSH** sowie CLIP (corticotropin-like intermediate lobe protein), **γ-Lipotropin (γ-LPH)** und **β-Endorphin**. β-Endorphin wird weiter in Pentapeptide mit opioider Wirkung, sog. **Enkephaline**, gespalten.

Die melanozytenstimulierenden Hormone α-**MSH**, β-**MSH** und γ-**MSH** üben ihre biologischen Wirkungen durch Interaktion mit vier der fünf **Melanocortinrezeptoren** aus, die als

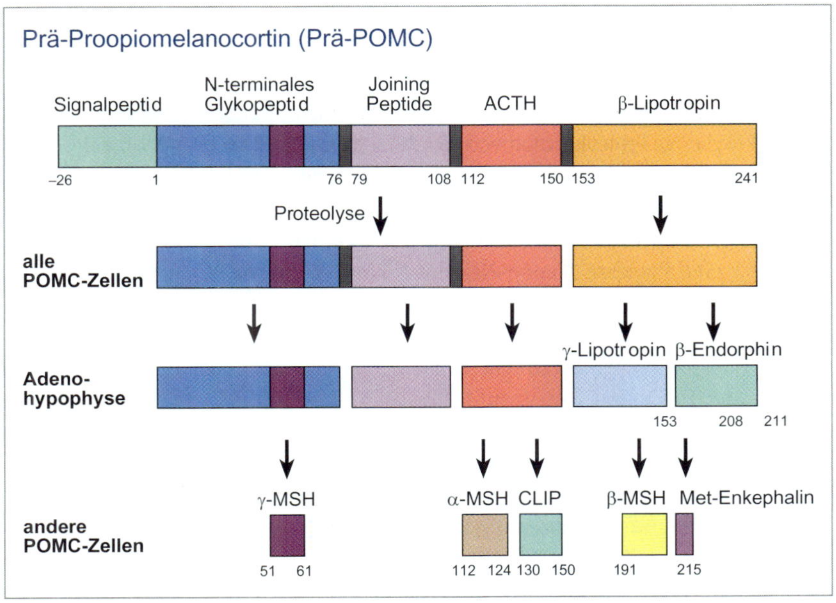

Abb. 24.13 Prozessierung des Proopiomelanocortins.

MC1R–MC5R bezeichnet werden und zu den $G\alpha_s$-Protein-gekoppelten Rezeptoren gehören. **MC1R** ist der klassische α-MSH-Rezeptor, der in Keratinozyten und Melanozyten die **Melaninbildung** und damit die Pigmentierung der Haut induziert. Diese Zellen exprimieren zudem auch selbst POMC und die Prohormon-Konvertase, sodass sie auch autokrin die Pigmentbildung regulieren können. MC2R ist der ACTH-Rezeptor der Nebennierenrinde, der MSH nur mit niedriger Affinität bindet. **MC3R** und **MC4R** sind v.a. im ZNS exprimiert und spielen eine wichtige Rolle in der Regulation des **Appetits** und der **Energiehomöostase**, aber auch des Blutdrucks (➤ Kap. 28.4.2). MC5R ist in vielen peripheren Organen exprimiert, v.a. in exokrinen Drüsen. Rezeptorbindungsuntersuchungen zeigten, dass α-MSH mit hoher Affinität an alle Melanocortinrezeptoren mit Ausnahme des MC2R bindet, während γ-MSH in physiologischen Konzentrationen nur an MC3R bindet. Ein Asparaginrest an Position 9 vermittelt diese Spezifität des γ-MSH. β-MSH bindet mit höchster Affinität an MC4R.

Die Lipotropine haben eine schwache lipolytische Aktivität. β-Endorphin und Enkephaline binden an **Opiatrezeptoren**, die sowohl im ZNS als auch in peripheren Geweben exprimiert sind und die Adenylatcyclase hemmen. Wie die als Suchtmittel oder Medikamente eingesetzten pflanzlichen oder synthetischen Opioide wirken Endorphine und Enkephaline **analgetisch** und **psychotrop**.

MERKE

Die glandotropen Hormone der Adenohypophyse kontrollieren als Liganden $G\alpha_s$-gekoppelter Rezeptoren die Hormone der Schilddrüse, der Nebenniere und der Keimdrüsen. Das thyreotrope TSH und die gonadotropen LH, FSH sowie das in der Plazenta produzierte hCG sind dimere Glykoproteine, die jeweils aus einer gemeinsamen α-Untereinheit und einer hormonspezifischen β-Untereinheit zusammengesetzt sind. Das corticotrope ACTH entsteht proteolytisch aus Proopiomelanocortin, das auch ein Vorläufer melanotroper Hormone und diverser Endorphine ist.

Wachstumshormon und IGF1

Wachstumshormon (GH, growth hormone, Somatotropin) ist ein nichtglykosyliertes Proteohormon von 191 Aminosäuren Länge. Es übt seine Wirkungen sowohl direkt durch Bindung an GH-Rezeptoren als auch indirekt über die Induktion von Insulin-like growth factor 1 und 2 (IGF1 = Somatomedin C bzw. IGF2) aus. Eine durch eine Sheddase (Tumor-Nekrose-Faktor-α converting enzyme, TACE) proteolytisch abgetrennte extrazelluläre Domäne des GH-Rezeptors fungiert im Plasma als GH-Bindungsprotein (GHBP), an das etwa 50% des zirkulierenden GH gebunden ist.

IGF1 und **IGF2** sind dem Insulin verwandte Polypeptide von 67 bzw. 70 Aminosäuren Länge. Sie werden unter dem Einfluss von GH v.a. in der Leber, aber auch in vielen anderen Geweben gebildet, dort teilweise auch unabhängig vom GH-Einfluss. Im Plasma zirkulieren die IGF zu 99% an eines von sechs **Bindungsproteinen (IGFBP)** gekoppelt, die das Hormon vor der vorzeitigen Elimination schützen und dessen Interaktion mit dem IGF1-Rezeptor modulieren. Das quantitativ wichtigste Bindungsprotein ist IGFBP3, das zusammen mit IGF1 und einem weiteren Protein, der sog. Acid labile substance (ALS), einen ternären Komplex bildet. Aus diesem Komplex kann IGF1 nur durch Proteolyse des IGFBP3 freigesetzt werden. Die für die Proteolyse verantwortliche Protease ist das schwangerschaftsassoziierte Plasmaprotein A (PAPP-A, Pregnancy-associated plasma protein A). Die Produktion und damit die Konzentration des IGFBP3 stehen unter Kontrolle von GH, sodass die IGFBP3-Konzentration ein guter Marker für die Aktivität von GH ist, was labordiagnostisch ausgenutzt wird.

Regulation der GH-Sekretion

GH wird **pulsatil** in mehrstündigen Abständen sezerniert, wobei Frauen in häufigeren Pulsen als Männer sezernieren. Die Plasmakonzentrationen von GH und IGF1 variieren stark im Laufe des Lebens. Sie sind in der Jugend um die Pubertät am höchsten und sinken mit höherem Alter.

Die Sekretion von GH wird endokrin und metabolisch reguliert (➤ Abb. 24.14). Die wichtigsten hormonellen Stimuli sind GHRH sowie Ghrelin. Die wichtigsten hormonellen Inhibitoren der GH-Sekretion sind Somatostatin und IGF1.

GHRH ist ein Polypeptid von 40 oder 44 Aminosäuren Länge, das durch Bindung an seinen Rezeptor in den somatotropen Zellen die GH-Synthese über eine Aktivierung der Adenylatcyclase induziert.

Ghrelin wird als Prohormon v.a. in neuroendokrinen Zellen der Magenschleimhaut, aber auch im Pankreas und im Hypothalamus gebildet (➤ Kap. 28.4.2). Das reife Ghrelin umfasst 28 Aminosäuren und ist an einem Serinrest mit einer kurzkettigen C8-Fettsäure verestert. Ghrelin wird sowohl hämatogen als auch neuronal transportiert. Neben seinen appetitsteigernden Wirkungen im Hypothalamus stimuliert das acylierte Ghrelin durch Bindung an seinen $G\alpha_q$-gekoppelten GH-Sekretagog-Rezeptor in den somatotropen Zellen auch die GH-Sekretion, indem es die Phospholipase C aktiviert und dadurch intrazelluläres Ca^{2+} mobilisiert. Hohes intrazelluläres Calcium wiederum stimuliert die Exozytose von GH. Neben seinen Effekten auf GH ist Ghrelin auch durch seine Wirkungen auf die Nahrungsaufnahme bedeutsam. Es ist das bislang einzige bekannte appetitsteigernde Hormon. Interessanterweise entsteht aus dem Prohormon des Ghrelins auch Obestatin, das den Appetit zügelt.

Das nur 14 Aminosäuren lange, reife **Somatostatin** hemmt die GH-Sekretion direkt in der Adenohypophyse und indirekt durch Hemmung der GHRH-Sekretion im Hypothalamus. Seine hemmenden Wirkungen entfaltet Somatostatin durch Bindung an den $G\alpha_i$-gekoppelten Somatostatinrezeptor, wodurch die Adenylatcyclase gehemmt wird. Neben GH hemmt es in der Hypophyse auch die Sekretion von TSH und Prolaktin. Zudem wird Somatostatin auch im Magen-Darm-Trakt und im endokrinen Pankreas synthetisiert, wo es die Sekretion der Magensäure und einiger gastrointestinaler Hormone (VIP, Se-

Tab. 24.3 Regulatoren der GH-Sekretion

fördernd	hemmend
primär	
GHRH Ghrelin	Somatostatin IGF1
sekundär (d.h. modulierend)	
Dopamin Serotonin Endorphine Catecholamine (α-adrenerg) Schilddrüsenhormone Cortisol Östradiol Testosteron Aminosäuren (insbesondere Arginin) Hypoglykämie Schlaf akuter Stress (körperliche Aktivität, Schmerz)	Catecholamine (β-adrenerg) Glucose freie Fettsäuren Progesteron Kälte Adipositas chronischer Stress

kretin, Cholecystokinin) bzw. die Sekretion von Insulin und Glucagon hemmt.

Als negative Rückkopplung hemmt auch **IGF1** die GH-Sekretion sowohl direkt in der Hypophyse also auch indirekt über GHRH im Hypothalamus.

Neben diesen primären Regulatoren modulieren weitere endokrine, neuronale und metabolischen Faktoren die GH-Sekretion (➤ Tab. 24.3). Diagnostisch bedeutsam sind die stimulierenden Wirkungen von körperlicher Belastung, Aminosäuren (insbesondere Arginin) und niedriger Glucose, die auch für Stimulationstests bei der Diagnostik des GH-Mangels ausgenutzt werden, sowie die hemmende Wirkung hoher Glucosespiegel, die dem Suppressionstest bei GH-Überschuss zugrunde liegen.

Wirkungen von GH und IGF1

GH entfaltet seine Wirkungen durch Bindung an den GH-Rezeptor, der wie die Zytokinrezeptoren zur Familie der tyrosinkinaseassoziierten Rezeptoren gehört. An den Rezeptor gebunden, induziert GH die JAK/STAT-Signalkaskade. Ein wichtiges Zielgen dieser Signalkaskade ist IGF1.

IGF1 bindet mit hoher Affinität an seinen spezifischen IGF1-Rezeptor und mit niedrigerer Affinität an den Insulinrezeptor. Beide Rezeptoren sind miteinander verwandt und aktivieren als Rezeptor-Tyrosin-Kinasen ähnliche Signalkaskaden. Wie der Insulinrezeptor rekrutiert und phosphoryliert der IGF1-Rezeptor multiple Substratproteine, z.B. das **Insulinrezeptorsubstrat 1 (IRS1)**. Dies führt über die Aktivierung der PI-3-Kinase und verschiedene Adapterproteine (z.B. GRB2) zur Aktivierung von **mitogenen Protein-Kinasen** wie Raf oder mitogenaktivierte Protein-Kinase (MAPK). Die **Wachstumseffekte** des IGF1 werden hauptsächlich durch Bindung an den IGF1-Rezeptor vermittelt, die **metabolischen Effekte** i.d.R. durch Bindung an den Insulinrezeptor. Die Trennung der beiden Funktionen ergibt sich durch die unterschiedliche Gewebsverteilung, die unterschiedliche Affinität von Insulin und IGF1 zu den beiden Rezeptoren und die hemmende Wirkung der IGFBP auf die Rezeptorbindung von IGF1.

GH und IGF1 entfalten synergistische oder sogar voneinander abhängige Wirkungen auf das Wachstum und die Proteinsynthese sowie häufig antagonistische Wirkungen auf den Stoffwechsel von Glucose und Fettsäuren (➤ Abb. 24.14).

Die stärksten **Wachstumseffekte** üben GH und IGF1 auf Knochen, Knorpel und Bindegewebe aus. GH und das lokal gebildete IGF1 induzieren die Proliferation von Osteoblasten, Chondrozyten, Fibroblasten und glatten Muskelzellen. GH fördert nach der Geburt und bis zur Pubertät direkt das **Längenwachstum der Knochen**, indem es bis zum Epiphysenschluss die Differenzierung von Chrondrozytenvorläufern und damit die Chrondrogenese in der Wachstumsfuge stimuliert. Das unter GH-Einfluss lokal gebildete IGF1 induziert die klonale Expansion der differenzierten Chondrozyten sowie die Replikation der Osteoblasten. In sich nicht teilenden Osteoblasten bewirkt IGF1 die Synthese von Proteoglykanen, Kollagenen und anderen Matrixproteinen. In der **Niere** fördern IGF1 und GH die Synthese des 1,25-Dihydroxy-Vitamins D_3, sodass sie indirekt ebenso die Mineralisierung der Knochen fördern. Nach Abschluss des Längenwachstums regulieren GH und IGF1 auch den Erhalt der Knochenmasse, indem sie sowohl den Knochenaufbau durch Osteoblasten als auch den Knochenabbau durch Osteoklasten regulieren. GH und IGF1 stimulieren ferner das Wachstum **innerer Organe** sowie der **quergestreiften Muskulatur**.

Die im Endergebnis gegensinnigen Effekte von GH und IGF1 auf den Glucose- und Fettstoffwechsel ergeben sich großteils durch ihre antagonistischen Wirkungen im **Fettgewebe**: GH hemmt die Differenzierung von Adipozyten wie auch die dortige Triglyceridakkumulation, indem es die Lipolyse und die Fettsäureoxidation stimuliert und die Lipoproteinlipase und die Glucoseaufnahme hemmt. IGF1 antagonisiert diese Stoffwechselprozesse durch seine insulinähnlichen Wirkungen. Im Nettoeffekt überwiegen die hyperglykämischen und hyperacylämischen Effekte des GH, zumal GH parallel die IGFBP induziert, die das wirksame freie IGF1 binden und dadurch hemmen.

Klinik

Sowohl der Mangel als auch der Überschuss von GH oder IGF1 sind klinisch relevant. **Mangelhafte Wirkungen** der Wachstumshormone entstehen durch eine gestörte Produktion, z.B. infolge von Tumoren oder Nekrosen der Hypophyse, oder infolge defekter IGF1-Rezeptoren. Ein angeborener IGF1-Rezeptor-Mangel (Laron-Syndrom) oder das Auftreten von GH- oder IGF1-Mangel in der Kindheit führt zu einem proportionierten **Kleinwuchs**. Der Kleinwuchs von Pygmäen ist durch den fehlenden Anstieg der IGF1-Produktion in der Pubertät bedingt. Im Labor wird der Mangel durch Bestimmung der Konzentrationen von IGF1 und IGFBP3 im Plasma sowie mithilfe von Stimulationstests (z.B. mittels GHRH) diagnostiziert.

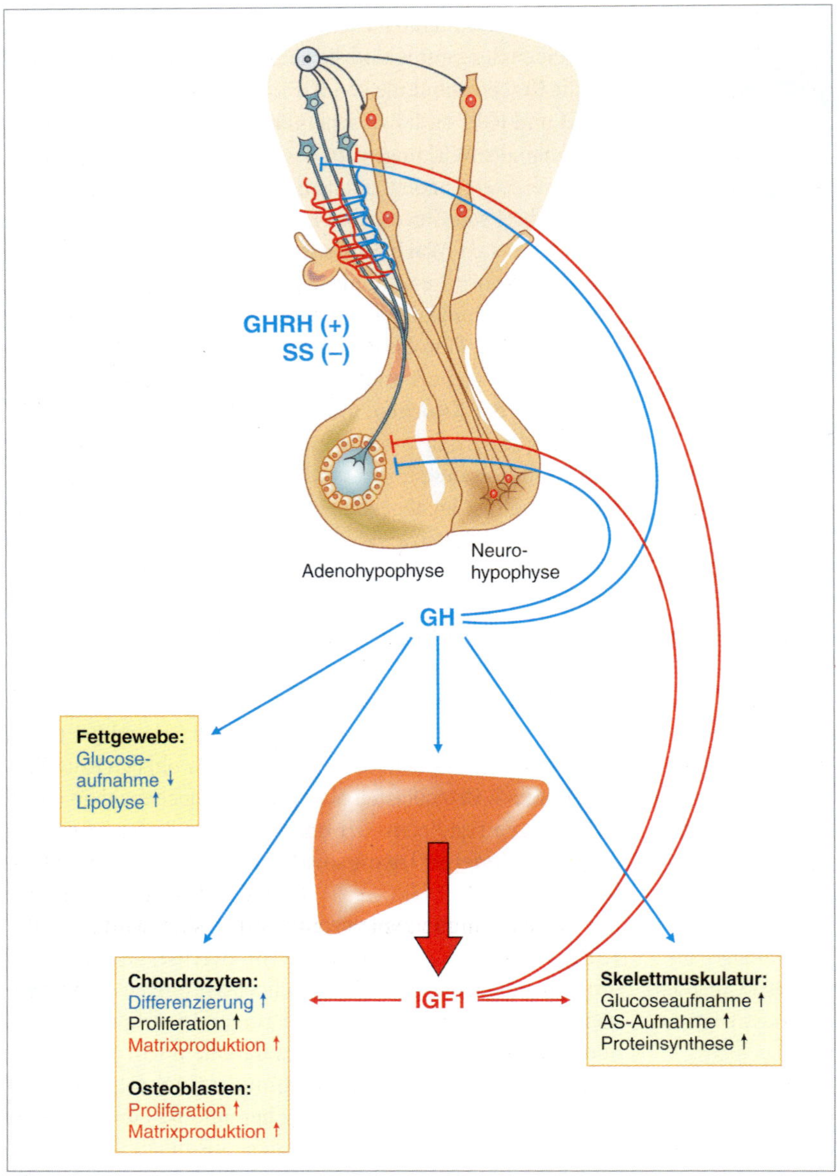

Abb. 24.14 Regulation und Wirkungen von GH.

Der erworbene **GH-Überschuss**, die sog. **Akromegalie**, resultiert zumeist aus Adenomen der Hypophyse, die unkontrolliert GH sezernieren. Die in der Regel erwachsenen Patienten leiden unter einem erneuten Wachstum der distalen Knochen und Knorpel (Hände, Füße, Ohren, Nase, Kinn). Auch die inneren Organe wachsen (z.B. Zunge, Herz, Leber) und werden dadurch in ihrer Funktion beeinträchtigt. Schließlich entwickelt sich wegen der gluconeogenetischen Wirkung des GH auch eine diabetische Stoffwechsellage. Labormedizinisch wird die Akromegalie durch hohe Plasmaspiegel von IGF1 sowie durch die fehlende Supprimierbarkeit des GH nach Glucosegabe diagnostiziert.

Wachstumshormon wird bei mangelbedingtem Kleinwuchs therapeutisch eingesetzt, kann aber auch von Sportlern als Anabolikum zum Muskelaufbau und **Doping** missbraucht werden, was v.a. wegen der Wirkungen auf Stoffwechsel, Herz und Blutdruck gesundheitsschädlich sein kann.

Wirkungen, Regulation und Stoffwechsel von IGF2

IGF2 spielt eine wichtige Rolle in der Regulation von Wachstum und Entwicklung, Zellteilung und -differenzierung, v.a. während der Embryonalentwicklung. Die physiologische Bedeutung des IGF2 nach der Geburt ist unbekannt, obwohl seine Serumkonzentration deutlich höher als die des IGF1 ist und sich im Laufe des Lebens wenig ändert. IGF2 war das erste Gen, für welches Imprinting nachgewiesen wurde (➤ Kap. 12.8.1). In vielen Tumoren wurde ein Verlust des Imprintings mit erhöhter Produktion von IGF2 gefunden, sodass IGF2 eine wichtige Rolle im Tumorwachstum zu spielen scheint.

Die biologischen Wirkungen des IGF2 werden durch Bindung an den IGF1-Rezeptor vermittelt. Zudem bindet IGF2 an den Mannose-6-phosphat-Rezeptor, der zwar auch als IGF2-Rezeptor bezeichnet wird, aber keine Tyrosinkinaseaktivität hat, sondern als endozytotischer Clearancerezeptor wirkt.

Prolaktin

Prolaktin wird von den lactotropen Zellen gebildet. Diese machen mehr als ein Viertel aller endokrinen Zellen der Adenohypophyse aus, bei der schwangeren Frau sogar bis zu 50%. Das 199 Aminosäuren lange, nichtglykosylierte Prolaktin ist strukturell mit dem GH verwandt und bindet wie dieses an einen Rezeptor aus der Zytokinrezeptorfamilie, zu der auch die Rezeptoren für Leptin oder Erythropoetin gehören.

Wirkungen

Der Prolaktinrezeptor ist in der Brustdrüse, im Ovar und in verschiedenen Regionen des Gehirns exprimiert. Nach Bindung von Prolaktin dimerisiert der Prolaktinrezeptor und wird an Tyrosinresten phosphoryliert, was zur Rekrutierung verschiedener Adapterproteine und Aktivierung mehrerer Kinasen führt.
Die hauptsächliche physiologische Wirkung des Prolaktins ist die Stimulation von Wachstum und Differenzierung der Brustdrüsen sowie der Milchbildung und des Milchflusses. Prolaktin ermöglicht die Milchbildung, indem es in den Epithelzellen die Aufnahme von Glucose und Aminosäuren, die Synthese der Milchproteine β-Casein und α-Lactalbumin, der Laktose sowie der Triglyceride stimuliert. Während der Schwangerschaft verhindert die hohe Progesteronkonzentration die Milchproduktion.

Außerdem hemmt Prolaktin die Freisetzung von GnRH, die Synthese von Progesteron und das Gelbkörperwachstum.

Regulation

Die Sekretion des Prolaktins erfolgt pulsatil. Sie ist nachts höher als tagsüber und variiert bei Frauen während des Menstruationszyklus. Während der Schwangerschaft und der Stillphase steigt Prolaktin an.

Die Sekretion ist vorwiegend durch **inhibitorische** Einflüsse reguliert. Der wichtigste Inhibitor ist **Dopamin**, das durch Bindung an den $G\alpha_i$-Protein-gekoppelten D_2-Rezeptor in den lactotropen Zellen die Adenylatcyclase hemmt. Außerdem aktiviert der D_2-Rezeptor einen K^+-Kanal und inhibiert einen Ca^{2+}-Kanal.

Stimulierende Einflüsse auf Prolaktin haben GnRH, Oxytocin, TRH, Serotonin, Adrenalin (Stress), Endorphine und Opiate. Während der Schwangerschaft fördern **Östrogene** die Prolaktinbildung, indem sie die Proliferation der lactotropen Zellen anregen, die Expression des Prolaktingens hochregulieren und durch Dopaminhemmung die Sekretion anregen. In der Stillphase steigt das Prolaktin als Antwort auf das **Saugen des Kindes**, indem die taktile Reizung der Brustwarze die Dopaminfreisetzung im Hypothalamus reduziert.

Klinik
Adenome der Hypophyse (Prolaktinome) und Schilddrüsenunterfunktion (mit hohen TRH-Konzentrationen) können zur Überproduktion von Prolaktin führen. Die **Hyperprolaktinämie** kann bei Frau und Mann zu Brustwachstum und Milchfluss (Galaktorrhö) führen. Durch Hemmung der GnRH-Sekretion führt die Hyperprolaktinämie bei Frauen zu Amenorrhö und Infertilität. Beim Mann vermindert die Hyperprolaktinämie Libido und Potenz. Die Prolaktinome werden entweder neurochirurgisch oder medikamentös durch Gabe eines Dopaminantagonisten (z.B. Bromocriptin) behandelt.

MERKE
GH und Prolaktin sind miteinander verwandte, effektorische unglykosylierte Proteohormone der Adenohypophyse, die ihre Wirkung als Liganden von ebenfalls miteinander verwandten, tyrosinkinaseassoziierten Rezeptoren entfalten. GH beeinflusst direkt und indirekt über IGF1 das Wachstum von Knochen, Knorpel, Bindegewebe und Muskulatur. Im Fettgewebe und in der Muskulatur vermittelt es teilweise antagonistische Effekte zu IGF1 und Insulin im Glucose- und Lipidstoffwechsel. Prolaktin stimuliert v.a. das Wachstum und die Entwicklung der Milchdrüse sowie die Laktation.

24.4 Schilddrüsenhormone

24.4.1 Synthese und Sekretion

Eingelassen in das Stroma der Schilddrüse sind die **Follikel**, die als funktionelle Einheit der **Hormonsynthese** dienen. Diese Follikel sind kugelförmige Strukturen, bei denen eine einlagige Epithelschicht ein kolloidhaltiges Lumen einschließt (> Abb. 24.15). Während die **Epithelzellen** für die Synthese der **Proteine** und **Enzyme** verantwortlich sind, wird im **kolloidalen Lumen** das **Thyreoglobulin** gespeichert, das Ausgangsprodukt für die Bildung der Schilddrüsenhormone **Thyroxin** (T_4) und **Trijodthyronin** (T_3). Die Biosynthese der Schilddrüsenhormone umfasst die folgenden Schritte:

- Aktive Aufnahme von **Jodid** über die basolaterale Membran der Epithelzelle und Transport in das Kolloid des Follikellumens über die apikale Membran
- Synthese von **Thyreoglobulin** und **Thyreoperoxidase (TPO)** im Epithel und deren Transport in das kolloidale Lumen
- Oxidation von Jodid (I^-) durch die TPO und Transfer des dadurch entstehenden Monojodkations (I^+) auf Thyreoglobulin **(Jodierung)**
- **Kondensation** von Jodtyrosinen zu **Jodthyroninen**
- Wiederaufnahme von Thyreoglobulin aus dem Kolloid in die Epithelzellen
- Hydrolyse von Thyreoglobulin und Freisetzung von **Thyroxin** und Trijodthyronin
- **Sekretion** von Jodthyroninen, hauptsächlich als **Thyroxin**
- **Dejodierung** von Jodthyroninen und Jodtyrosinen für die Wiederverwendung des Jods.

Jodaufnahme

Jodid ist für die Synthese der Schilddrüsenhormone essenziell. Dafür muss Jodid aus dem Blut gegen einen Gradienten durch die

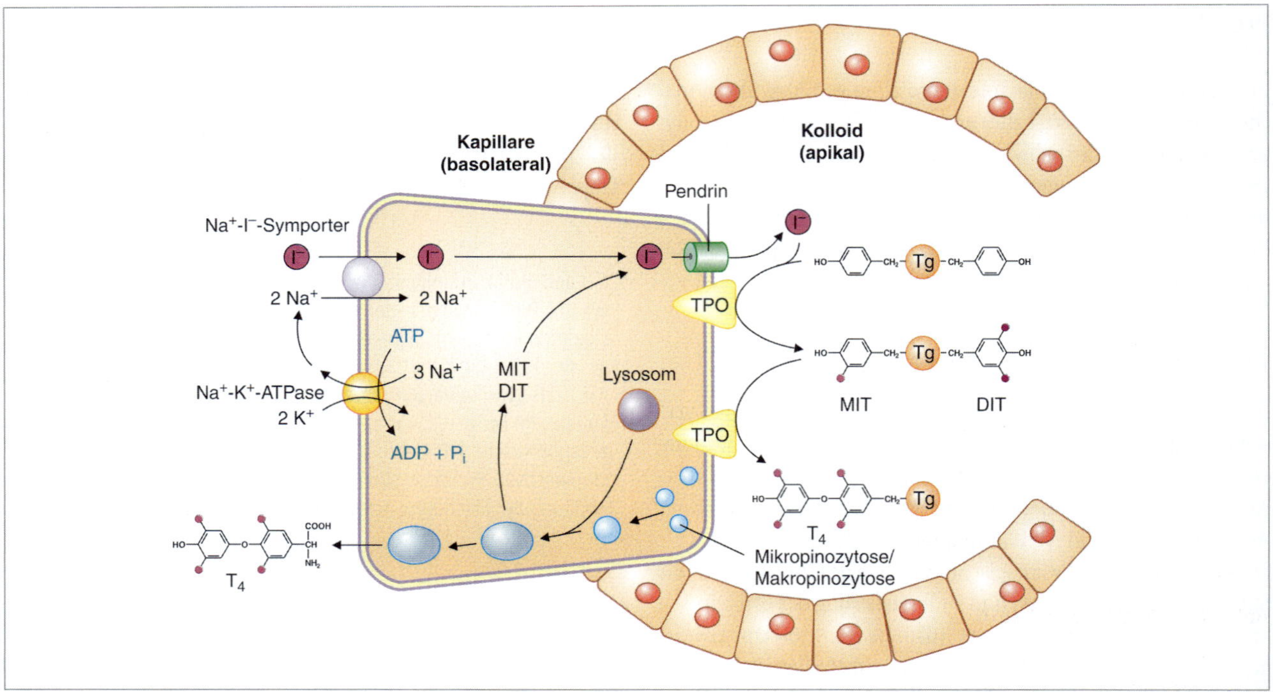

Abb. 24.15 Schematische Darstellung der Schilddrüsenhormonsynthese. Übersicht über einen Follikel mit vergrößerter Darstellung einer Epithelzelle. MIT = Monojodidtyrosin, DIT = Dijodtyrosin, Tg = Thyreoglobulin, TPO = thyreoidale Peroxidase, T_4 = Thyroxin.

Epithelzelle in das Kolloid gelangen (➤ Abb. 24.15). Die Jodidaufnahme aus dem Blut wird an der basolateralen Membran durch den **Na^+/I^--Symporter** vermittelt, der als Transmembranprotein zwei Na^+ und ein I^- in die Zelle transportiert. Dabei wird durch die Na^+-K^+-ATPase ein umgekehrter Na^+-Gradient über die Zellmembran aufgebaut, der den Einstrom von Natrium in die Zelle und damit die Jodidaufnahme begünstigt. Nach Transport durch die Epithelzelle wird das Jodid durch deren apikale Membran in das Kolloid transportiert. Auch dieser Schritt wird wahrscheinlich durch einen Transporter vermittelt, nämlich den kürzlich entdeckten Cl^-/I^--Transporter Pendrin.

Synthese von Thyroxin und Trijodthyronin

Für die Synthese der Schilddrüsenhormone werden zusätzlich zum Jodid die Thyreoperoxidase und das Thyreoglobulin benötigt (➤ Abb. 24.15). Beide Proteine werden in den Epithelzellen der Follikel gebildet und glykosyliert. Das Thyreoglobulin wird nach der Passage durch den Golgi-Apparat in das Kolloid des Follikels sezerniert und liefert das Grundgerüst für die Hormonsynthese. Die Thyreoperoxidase wird in die apikale Membran der Epithelzellen eingebaut, sodass der C-Terminus in der Membran verankert ist und der größere Teil des Proteins mit der aktiven Peroxidase in das Kolloid ragt, wo er **Tyrosylreste** des **Thyreoglobulins jodiert**. Dabei spielt die prosthetische Hämgruppe des aktiven Zentrums der Thyreoperoxidase eine zentrale Rolle. Diese wird durch das von den ebenfalls membrangebundenen NADPH-Oxidasen (DOUX 1/2) produzierte H_2O_2 oxidiert und oxidiert selbst in der Folge I^- zu I^+. Dieses bleibt an die Thyreoperoxidase gebunden, bis es auf einen Tyrosylrest von Thyreoglobulin übertragen wird. Die Jodierung des Tyrosylrests erfolgt zuerst an der Position 3 und führt zu **Monojodtyrosin (MIT)**. Eine weitere Jodierung erfolgt anschließend an Position 5 und führt zu **Dijodtyrosin (DIT)**.

Die **Kopplung** von zwei geeignet positionierten **Jodtyrosinen** führt zur Bildung eines Jodthyronins an der Akzeptorstelle und eines Dehydroalanins an der Donorstelle des Thyreoglobulins (➤ Abb. 24.15 und ➤ 24.16). Dabei führen die Kopplung von MIT und DIT zur Bildung eines Trijodthyronins (T_3) und die Kopplung zweier DIT zur Bildung von Tetrajodthyronin (T_4, Thyroxin). Wird jedoch DIT auf ein MIT gekoppelt, entsteht das inaktive reverse Trijodthyronin (rT_3).

Nicht jede Tyrosylgruppe des Thyreoglobulins wird zur Synthese der Schilddrüsenhormone verwendet. Von den 134 Tyrosylgruppen gehen nur vier in die Hormonsynthese ein (Aminosäurepositionen 5, 1290, 2553 und 2746), wobei an der Position 2746 hauptsächlich Thrijodthyronin gebildet wird. Trotz dieser T_3-spezifischen Position wird zehnmal mehr Thyroxin gebildet, im Durchschnitt pro Thyreoglobulin 1,3 Moleküle Thyroxin und 0,1 Moleküle Trijodthyronin. Auch nach abgeschlossener Biosynthese bleiben beide Schilddrüsenhormone über die Peptidbindungen im Thyreoglobulin eingebettet und werden in dieser Form im Kolloid gespeichert.

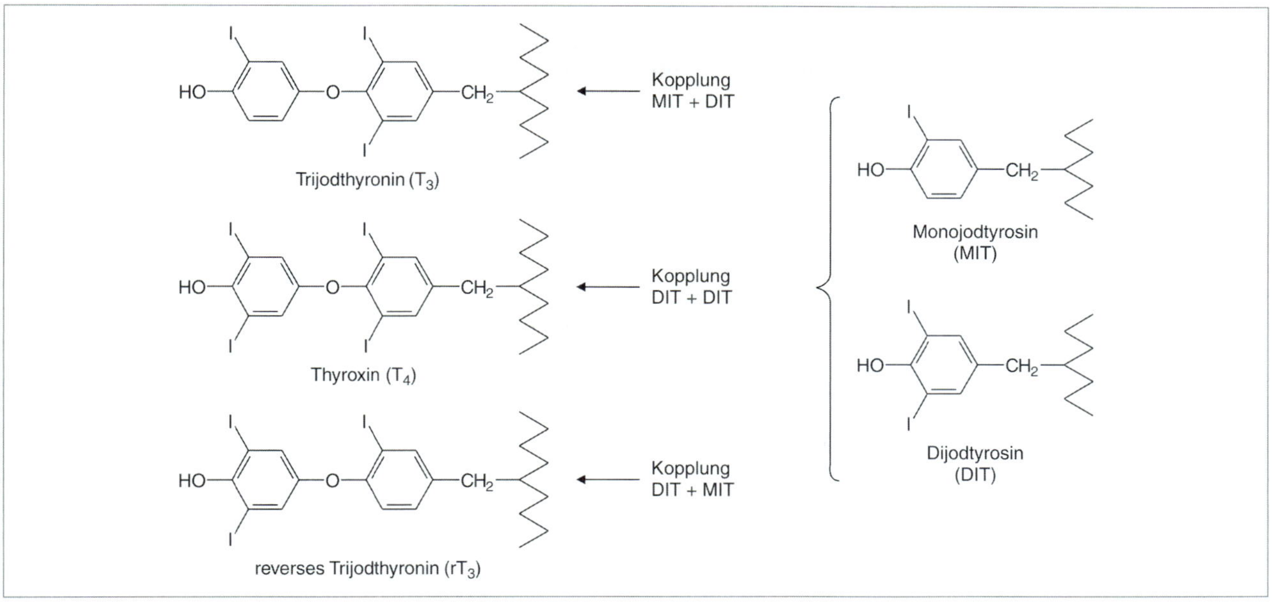

Abb. 24.16 Synthese und Struktur der Schilddrüsenhormone.

Regulation von Thyroxin und Trijodthyronin

Die Sekretion der Schilddrüsenhormone erfolgt nach Stimulation der Epithelzellen durch das **thyreotrope Hormon TSH.** Daraufhin wird Thyreoglobulin aus dem Kolloid durch Pinozytose und Makropinozytose in die Endothelzelle aufgenommen. Die Pinozytose ist rezeptorvermittelt und führt zu kleinen zytoplasmatischen Endosomen, wobei Thyreoglobulin an Megalin bindet, ein Mitglied der Low-density-Lipoprotein-Rezeptorfamilie (➤ Kap. 18.2.2). Die Makropinozytose hingegen führt zu großen Endosomen, die durch den Einschluss von Kolloid durch lange Pseudopodien entstehen.

Beide Endosomentypen fusionieren in der Epithelzelle mit Lysosomen und bilden so die **Phagolysosomen,** in denen lysosomale Proteasen das Thyreoglobulin hydrolysieren. Dabei entstehen T_4 und in geringer Menge T_3, die dann durch Verschmelzen der Vesikel mit der basolateralen Membran aus der Zelle in den Kreislauf freigesetzt werden.

Bei der Hydrolyse des Thyreoglobulins werden zudem Aminosäuren sowie MIT und DIT frei und gelangen vor der Hormonfreisetzung aus den Endosomen in das Zytoplasma. Die zwei hormonell inaktiven Jodtyrosine werden dabei über einen Transporter in das Zytoplasma geschleust. Dort werden sie durch die Jodtyrosin-Dehalogenase und NADPH zu Tyrosin dejodiert. Das freigesetzte Jodid wird wieder in das Kolloid transportiert und für die Synthese der Schilddrüsenhormone verwendet.

MERKE

Durch die Jodierung des Thyreoglobulins im Kolloid der Schilddrüse entstehen die Jodtyrosine. Kopplung zweier Jodotyrosine führt zu den Schilddrüsenhormonen Trijodthyronin (T_3) und Thyroxin (T_4). Die Sekretion der Schilddrüsenhormone erfolgt nach Stimulation der Epithelzellen durch das thyreotrope Hormon TSH.

24.4.2 Regulation der Schilddrüsenhormone

Extrathyreoidaler Metabolismus und Transport

Bei gesunden Personen sezerniert die Schilddrüse hauptsächlich T_4 und nur wenig des bioaktiven T_3 in das Blut. T_3 wird aber im peripheren Gewebe aus T_4 gebildet. Rund 80% des zirkulierenden T_3 entstehen extrathyreoidal aus T_4. Drei Dejodasen katalysieren die Dejodierung der Schilddrüsenhormone in verschiedenen Geweben, wobei die **Dejodase D1** in Leber und der Niere hauptsächlich für die Produktion des zirkulierenden T_3 verantwortlich ist. Dabei wird T_4 durch eine 5'-Monodejodierung am äußeren Ring in T_3 überführt (➤ Abb. 24.16). Die ubiquitäre **Dejodase D3** katalysiert die Dejodierung der Jodthyronine am inneren Ring und führt so zur **Inaktivierung** der Hormone. Dabei werden T_4 in das biologisch inaktive reverse T_3 und T_3 in das inaktive Dijodthyronin überführt. Nur 0,02% des T_4 und 0,2% des T_3 zirkulieren im Blut als freie und somit biologisch aktive Hormone. Der weitaus größere Anteil der Schilddrüsenhormone ist an das **thyroxinbindende Globulin (TBG)** sowie zu kleineren Anteilen an Transthyretin (= Präalbumin) und Albumin gebunden.

Transkriptionale Regulation durch T_3

Auf molekularer Ebene wirken die Schilddrüsenhormone hauptsächlich über eine transkriptionale Regulation, die über die **T_3-Rezeptoren** ausgelöst wird. Diese Rezeptoren gehören zur Familie der nucleären Rezeptoren (➤ Kap. 12.4 und ➤ 24.1.2) und bilden Heterodimere mit dem Retinoid-X-Rezeptor (RXR, ➤ Abb. 24.17), die wiederum spezifisch an T_3-Response-Elemente (TRE) in Promotoren von regulierten Genen binden. Ohne T_3 bindet ein Corepressor an den T_3-Rezeptor und unterbindet die Transkription des regulierten Gens. In Gegenwart von T_3

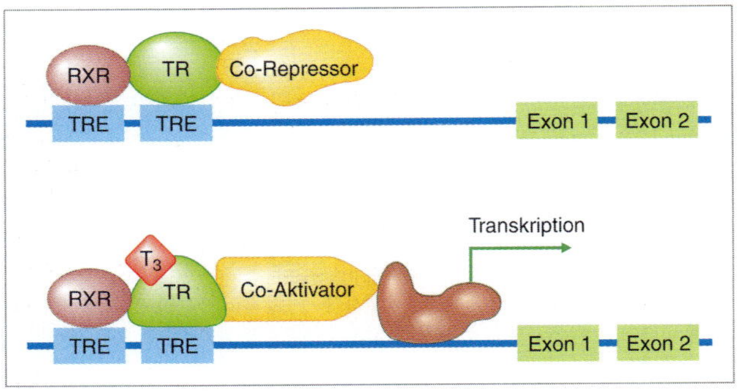

Abb. 24.17 Schema der Transkriptionsregulation durch T_3.

wird der Corepressor durch einen Coaktivator ersetzt, der die basale Transkriptionsmaschinerie in Gang setzt.

Schon gewusst

Für T_3 sind zwei unterschiedliche Rezeptoren (TRα und TRβ) bekannt, die wiederum je zwei Subtypen bilden (TRα1, TRα2, TRβ1 und TRβ2). Die drei Rezeptoren TRα1, TRβ1 und TRβ2 binden T_3 und sind reguläre T_3-Rezeptoren, die T_3-abhängig die Transkription von Genen regulieren. Im Gegensatz dazu bindet TRα2 kein T_3 und scheint ein allgemeiner Blocker der Transkription von T_3-regulierten Genen zu sein. Die vier Rezeptorisoformen zeigen entwicklungsabhängige und gewebespezifische Expressionsmuster, deren Einfluss jedoch nicht im Detail geklärt ist. Die spezifische Expression von TRβ2 im Hypothalamus und in der Hypophyse lässt jedoch darauf schließen, dass TRβ2 für den negativen Rückkopplungsmechanismus der Schilddrüsenhormone eine wichtige Rolle spielt.

Regulation der Hormonsekretion

Der Hypothalamus und die Hypophyse kontrollieren die Konzentration der Schilddrüsenhormone T_4 und T_3 durch einen Rückkopplungsmechanismus. Die zwei Schilddrüsenhormone T_4 und T_3 permeieren dabei in die Neuronen des paraventrikulären Nucleus, wo T_4 durch die Dejodase D2 zu T_3 verstoffwechselt wird. Fällt in diesen Neuronen die intrazelluläre T_3-Konzentration ab, wird das **Thyreotropin-releasing-Hormon (TRH)** in das hypothalamisch-hypophysäre Portalsystem abgegeben. Dabei wird durch niedrige T_3-Konzentrationen in den Neuronen die Blockade der Transkription des TRH-Gens durch den TRβ2-Rezeptor aufgehoben. Auch wird durch niedrige T_3-Konzentrationen die Expression der Prohormon-Konvertasen 1/3 und 2 in den Neuronen angeregt. Diese Endoproteasen sind für die Prozessierung des 255 Aminosäuren langen proTRH zum aktiven Tripeptid TRH nötig. Beide Mechanismen führen zur vermehrten Sezernierung von TRH in das Portalsystem, von wo aus es über eine kurze Distanz in den Vorderlappen der Hypophyse transportiert wird.

In den thyreotropen Zellen der Hypophyse regt das TRH die Produktion und Sekretion von **thyroideastimulierendem Hormon (TSH)** an (➤ Kap. 24.3). Dabei wirkt TRH über einen $G\alpha_q$-Protein-gekoppelten Rezeptor an den thyreotropen Zellen, der über eine Stimulation der Phospholipase C und der Protein-Kinase C zur vermehrten Transkription und Translation von TSH und damit zu dessen vermehrter Produktion und Sekretion führt. TRH wird im Blut rasch durch eine spezifische Peptidase inaktiviert.

Das von der Hypophyse freigesetzte TSH gelangt über den Blutkreislauf zur Schilddrüse, wo es den membranständigen TSH-Rezeptor auf den Epithelzellen des Schilddrüsenfollikels aktiviert. Die Aktivierung des TSH-Rezeptors führt über die Bildung von cAMP und die Aktivierung der Protein-Kinase A zur Stimulation der Schilddrüsenhormonsynthese und zur Sekretion von Schilddrüsenhormon aus dem Follikel in das Blut. Über die Bildung von cAMP wird die Transkription verschiedenster Gene für Schlüsselenzyme der Schilddrüsenhormonsynthese angeregt. Dazu gehören die Gene für den Na^+/I^--Symporter, das Thyreoglobulin und die Thyreoperoxidase (➤ Abb. 24.15).

Wirkungen der Schilddrüsenhormone

Die Schilddrüsenhormone sind wahrscheinlich die wichtigsten Regulatoren des **Grundumsatzes** und damit auch der Wärmeproduktion des Körpers (➤ Kap. 28.4.1). Unter ihrem Einfluss werden sowohl Substrate des intermediären Metabolismus als auch Ionen (Na^+, K^+ und Ca^{2+}) unter ATP-Verbrauch vermehrt durch zelluläre Membranen transportiert. Die Hydrolyse des energiereichen ATP durch die membranständige Na^+-K^+-ATPase setzt dabei einen Teil der Energie in Form von Wärme frei und trägt hauptsächlich zur **Thermogenese** bei.

Im intermediären Stoffwechsel stimulieren die Schilddrüsenhormone **Gluconeogenese**, **Glykogenolyse** und **Lipogenese** und stellen damit dem Körper vermehrt Glucose bzw. Fettsäuren zur Verfügung. Bei all diesen Stoffwechselwegen verstärken die Schilddrüsenhormone die Expression der jeweiligen Schlüsselenzyme, wie Glucose-6-Phosphatase und Lipoproteinlipase, sowohl auf der transkriptionalen als auch auf der translationalen Ebene. Schilddrüsenhormone fördern zudem die Proteinbiosynthese, indem sie den Transport von Aminosäuren durch die Zellmembran stimulieren.

Klinik

Schilddrüsenerkrankungen sind die häufigsten endokrinen Erkrankungen. Das Hauptinteresse des Klinikers liegt in der Unterscheidung einer normalen **(euthyreoten)** Schilddrüsenfunktion von einer erhöhten **(hyperthyreoten)** oder verminderten **(hypothyreoten)** Schilddrüsenfunktion. Erwachsene Patienten haben häufig keine oder nur sehr unspezifische Symptome, weswegen Hypothyreose und Hyperthyreose oft auch als Neben- oder Zufallsdiagnosen gestellt werden.

Eine **Hyperthyreose** zeigt sich meist mit Hyperaktivität, Hitzeintoleranz, Herzklopfen und Gewichtsverlust. Dabei führen zwei verschiedene Mechanismen zum selben Krankheitsbild: Bei der Immunhyperthyreose (Basedow-Krankheit, engl. Graves' disease) werden Autoantikörper gegen den TSH-Rezeptor gebildet, die den Rezeptor nicht nur binden, sondern auch aktivieren. Da die Autoantikörper keiner negativen Rückkopplung unterstehen, stimulieren diese die Hormonproduktion und -sekretion der Schilddrüse unkontrolliert. Bei der Schilddrüsenautonomie produzieren und sezernieren Teile der Schilddrüse die Hormone unabhängig von einer Stimulation durch TSH und führen ebenfalls zu einer Hyperthyreose. Im Blut findet man bei beiden Formen der Hyperthyreose erhöhte Konzentrationen von freiem T_4 und T_3, während die TSH-Spiegel sehr niedrig sind.

Die **angeborene Hypothyreose** stört massiv die geistige und psychische Reifung sowie das Wachstum des Neugeborenen. Da dies durch frühzeitige Substitution mit T_4 verhindert werden kann, werden heute alle Neugeborenen einer Reihenuntersuchung mit Bestimmung der TSH-Spiegel im Blut unterzogen.

Bei Erwachsenen führt die Hypothyreose zu körperlichem und geistigem Leistungsabfall, gesteigertem Kälteempfinden und möglicher Gewichtszunahme. Die häufigste Ursache für die **Hypothyreose** des Erwachsenen ist ebenfalls eine Autoimmunerkrankung (Hashimoto-Thyreoiditis), bei der Antikörper gegen die Stromaproteine Thyreoglobulin und Thyreoperoxidase im Blut gebildet werden. Die Autoimmunreaktion führt zur Zerstörung von Schilddrüsenfollikeln mit konsekutivem Mangel an Schilddrüsenhormon.

Jodmangel in der Nahrung oder eine gestörte Jodaufnahme beeinträchtigen die Hormonproduktion und können im Extremfall zu einer Hypothyreose führen. Durch den Rückkopplungsmechanismus der verminderten Schilddrüsenhormonspiegel wird vermehrt TSH sezerniert, das nicht nur die Schilddrüsenhormonproduktion, sondern auch die Proliferation der Schilddrüsenzellen stimuliert. Dies führt zu einer Vergrößerung der Schilddrüse (Struma oder Kropf), die zunächst euthyreot ist. Jodmangel war früher besonders in Regionen ohne Meerfischkonsum weit verbreitet. Heute wird das Kochsalz mit Jod versetzt, sodass auch Personen ohne Meerfischkonsum genügend Jod zu sich nehmen.

Blick ins Labor

Die labormedizinische Abklärung der Schilddrüsenfunktion wird stufenweise durchgeführt. Zu Beginn wird nur die TSH-Konzentration im Plasma bestimmt. Ist diese normal, ist eine Schilddrüsenfehlfunktion ausgeschlossen. Bei erhöhten oder erniedrigten TSH-Konzentrationen im Plasma werden die Werte der freien peripheren Schilddrüsenhormone T_4 und T_3 gemessen, um die Hyperthyreose oder Hypothyreose zu beweisen.

MERKE

Die Stimulation des TSH-Rezeptors auf den Epithelzellen der Schilddrüsenfollikel führt zur Produktion und Sekretion von T_4 aus der Schilddrüse. Extrathyreoidal wird T_4 durch Dejodasen zum aktiveren Schilddrüsenhormon T_3 metabolisiert. Beide Schilddrüsenhormone werden im Blut an TBG gebunden transportiert, weshalb dort nur der kleinste Teil als bioaktives freies Hormon vorliegt. Dieser freie Teil der Schilddrüsenhormone permeiert Zell- und Kernmembranen, um dort an seinen nucleären Rezeptor zu binden. Der T3-Rezeptor bildet ein Heterodimer mit dem Retinoid-X-Rezeptor und ist in Abwesenheit seines Liganden T_3 durch einen Corepressor inaktiviert. In Anwesenheit von T_3 wird der Komplex durch einen Coaktivator aktiviert. Schilddrüsenhormone regulieren den Grundumsatz sowie den Glucose- und Lipidstoffwechsel. In den Neuronen des Hypothalamus regulieren T_3 und T_4 über negative Rückkopplung die Produktion von TSH.

24.5 Steroidhormone der Nebennierenrinde

24.5.1 Grundlagen

Die Nebennierenrinde produziert Steroidhormone, die anhand ihrer Wirkung in drei Hauptgruppen eingeteilt werden.

- Die Mineralocorticoide mit Aldosteron als wichtigstem Vertreter regulieren den Wasser- und Salzhaushalt und beeinflussen dadurch den Blutdruck.
- Die Glucocorticoide mit Cortisol als wichtigstem Vertreter sind Stresshormone, die bei körperlicher oder psychischer Belastung Energiereserven mobilisieren.
- Die Androgene mit Testosteron als wichtigstem Vertreter beeinflussen die Entwicklung der Sexualorgane, die sekundären Geschlechtsmerkmale, den Muskelaufbau und das Verhalten. Jedoch sind die Androgene der Nebennierenrinde kaum wirksam.

Die Freisetzung der Glucocorticoide und der Androgene wird durch Hormone des Hypothalamus und der Hypophyse reguliert. Die Synthese und Freisetzung der Mineralocorticoide wird v.a. über das Renin-Angiotensin-Aldosteron-System und über die Kaliumkonzentration im Plasma gesteuert.

Struktur der Steroidhormone

Die adrenalen Steroide enthalten entweder 21 oder 19 Kohlenstoffatome (➤ Abb. 24.18). Die C21-Steroide entwickeln eine glucocorticoide oder eine mineralocorticoide Wirkung, abhängig davon, ob sie an Position 17 hydroxyliert sind oder nicht. Die C19-Steroide der Nebennierenrinde besitzen eine Ketogruppe an Position 17 und haben eine schwache androgene Wirkung.

Synthese der adrenalen Steroidhormone

Die drei Gruppen von Steroidhormonen werden in drei morphologisch unterschiedlichen Zonen der Nebennierenrinde gebildet, die sich in der Zusammensetzung ihrer Enzyme und damit den jeweils synthetisierten Steroidhormonen unterscheiden (➤ Abb. 24.19):

- äußere Zona glomerulosa: Mineralocorticoide

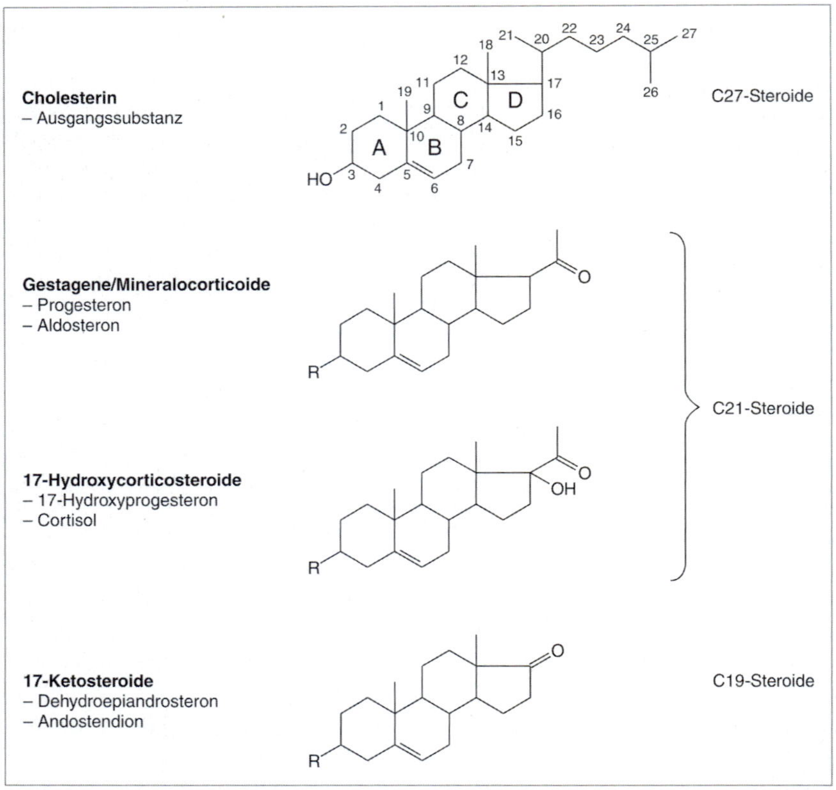

Abb. 24.18 Grundstruktur der adrenalen Steroide. R = entweder eine Hydroxy- oder eine Oxogruppe, abhängig vom Steroid.

- mittlere Zona fasciculata: Glucocorticoide
- innere Zona reticularis: Androgene.

Zona glomerulosa

In der Zona gomerulosa beginnt die **Steroidhormonsythese**, und hier entstehen **Gestagene** und **Mineralocorticoide**. Das für die De-novo-Synthese von Steroidhormonen benötigte Cholesterin wird entweder im endoplasmatischen Retikulum neu synthetisiert oder aus Low- (LDL) oder High-density-Lipoproteinen (HDL) via LDL-Rezeptor bzw. Scavenger-Rezeptor B1 in die steroidhormonproduzierenden Zellen aufgenommen. Nach Internalisierung und lysosomaler Cholesterylesterhydrolyse gelangt Cholesterin in das endoplasmatische Retikulum (➤ Kap. 18.2.2), von wo es zusammen mit neu synthetisiertem Cholesterin für die Steroidhormonbiosynthese in die Mitochondrien transportiert wird. Der Transport von der ER-Membran durch das wässrige Zytosol zur äußeren Mitochondrienmembran geschieht mithilfe der cholesterinbindenden Steroid-acute-response-(StAR-)Proteine D4, D5 und D6. Von der äußeren Mitochondrienmembran wird Cholesterin vom membrangebundenen StAR1 unter Mithilfe eines Translokatorproteins (peripherer Benzodiazepinrezeptor, PBR) in die innere Mitochondrienmembran transportiert, wo die Biosynthese der Steroidhormone beginnt (➤ Abb. 24.20). Der regulierende Faktor für die Steroidhormonbiosynthese ist StAR1, der in der Nebennierenrinde durch Angiotensin II und ACTH stimuliert wird.

Der erste Schritt der Synthese aller Steroidhormone ist die Konversion von Cholesterin in das hormonell inaktive Pregnenolon durch die Cholesterin-Desmolase. Die Desmolase ist ein Cytochrom-P450-Enzym (Cytochrome P450 side cleavage enzyme = CYP450SCC), das die C-Atome 21 und 22 hydroxyliert und dadurch die Seitenkette des Cholesterins zwischen C20 und C22 entfernt. Diese Reaktion findet in der Innenmembran der Mitochondrien statt und ist geschwindigkeitsbestimmend für die weitere Steroidhormonbiosynthese (➤ Abb. 24.20).

In der Zona glomerulosa werden nur Mineralocorticoide synthetisiert, weil ihre Zellen nicht die für die Synthese von Cortisol und Androgenen nötige 17-α-Hydroxylase exprimieren (➤ Abb. 24.19). Im ersten Schritt dehydriert die zytosolische 3-β-Hydroxysteroid-Dehydrogenase (3-β-HSD) Pregnenolon zu **Progesteron**. Dieses wird anschließend durch verschiedene **zytosolische Hydroxylasen** an den Positionen C21, C11 und C18 hydroxyliert und schließlich durch die **mitochondriale Aldosteron-Synthase** am C18 zu Aldosteron oxidiert.

Zona fasciculata

In der Zona fasciculata findet die Synthese der Glucocorticoide statt. Zusätzlich zu den anderen Enzymen wird hier die 17-α-Hydroxylase exprimiert, die im Zytosol Pregnenolon und Progesteron am C17 zu den **17-Hydroxysteroiden** hydroxyliert, sodass diese nicht mehr zu Mineralocorticoiden metabolisiert werden können. Stattdessen entstehen in der Zona fasciculata die Glucocorticoide. Der wichtigste Vertreter der Glucocorticoide ist das **Cortisol**, das in den Mitochondrien aus 17α-Hydroxyprogesteron durch zwei Hydroxylierungen an den Positionen C21 und C11 generiert wird.

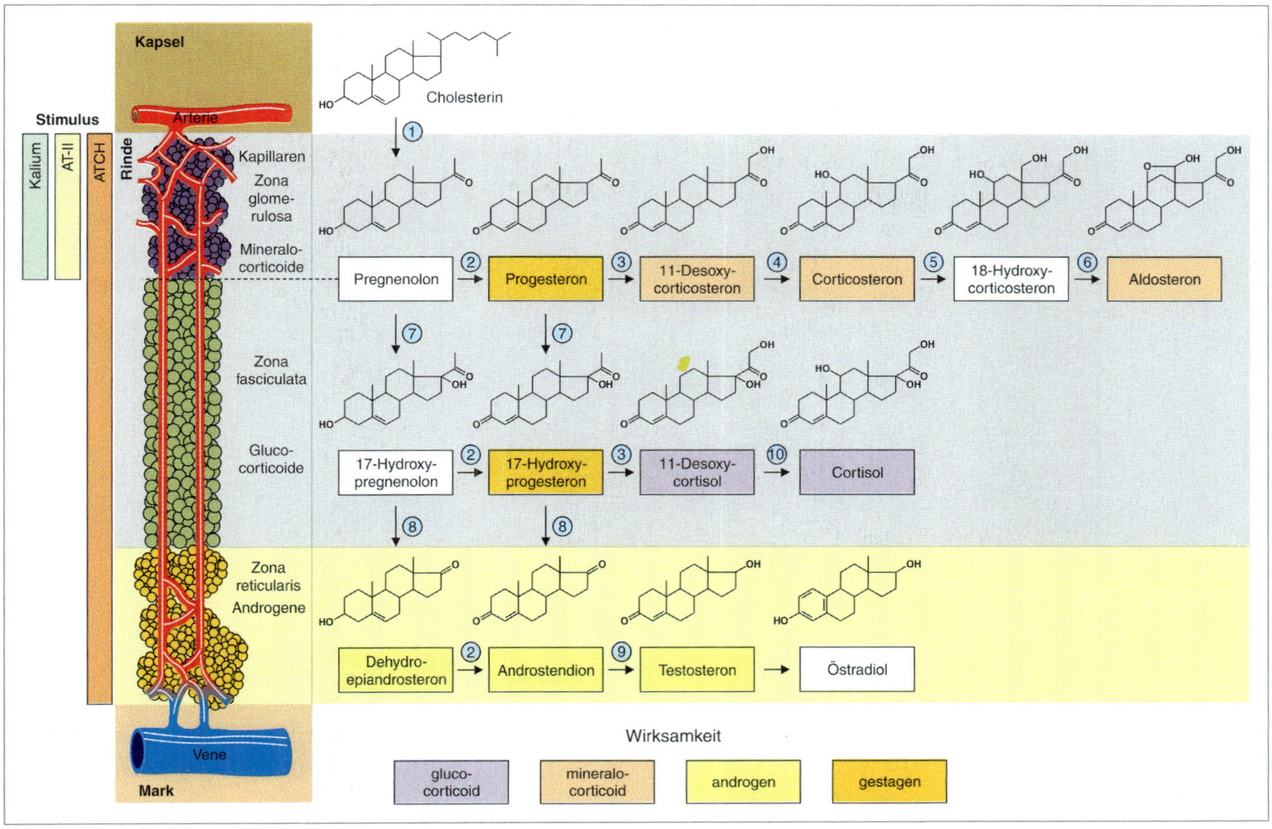

Abb. 24.19 Steroidbiosynthese in der Nebennierenrinde. ACTH kann alle Zonen der Nebennierenrinde stimulieren, während Angiotensin II (ATII) und Kalium (Hyperkaliämie) ausschließlich die Zona glomerulosa stimulieren.
Enzyme: 1 = 20,22-Desmolase (Side-chain-cleavage-Enzym; $P450_{SCC}$; CYP11A1; mitochondrial), 2 = 3β-Hydroxysteroid-Dehydrogenase (3-β-HSD), 3 = 21-β-Hydroxylase ($P450_{C21}$; CYP21B), 4 = 11-β-Hydroxylase ($P450_{C11}$; CYP11B2), 5 = 18-Hydroxylase (Aldosteron-Synthase; $P450_{aldo}$; CYP11B2), 6 = 18-Oxidase (Aldosteron-Synthase; $P450_{aldo}$; CYP11B2; mitochondrial), 7 = 17-α-Hydroxylase ($P450_{C17}$; CYP17), 8 = 17,20-Lyase ($P450_{C17}$; CYP17), 9 = 17-β-Reduktase (17-β-HSD3), 10 = 11-β-Hydroxylase ($P450_{C11}$; CYP11B1; mitochondrial), HSD = Hydroxysteroid-Dehydrogenase, CYP = Cytochrom-P450-Enzym.

Zona reticularis

In dieser Schicht werden die Androgene synthetisiert. Im Zytosol der Zona reticularis spaltet die **17,20-Lyase** die Kohlenstoffbindung zwischen C17 und C20 des 17α-Hydroxyprogesterons und bildet eine Ketogruppe an Position C17. Die entstehenden 17-Ketosteroide **Dehydroepiandrosteron (DHEA)** und **Androstendion** sind Androgene.

Für die 17,20-Lyase-Aktivität ist wie für die 17-α-Hydroxylase-Aktivität das Enzym CYP17 verantwortlich. Dabei scheint das molare Verhältnis von CYP17 zu seinem Redoxpartner, der P450-Oxidoreduktase, zu entscheiden, ob CYP17 eine 17-α-Hydroxylase-Aktivität oder eine 17,20-Lyase-Aktivität entfaltet. Je kleiner dieses Verhältnis ist, desto mehr nimmt die 17,20-Lyase-Aktivität auf Kosten der 17-α-Hydroxylase-Aktivität zu.

DHEA und Androstendion werden zum größten Teil in das Blut abgegeben und peripher in Testosteron umgewandelt. Die Nebennierenrinde steuert rund 50% des im Plasma zirkulierenden DHEA bei, produziert im Normalfall aber nur eine geringe Menge an Testosteron und Östradiol. Die adrenalen Androgene werden im Plasma v.a. albumingebunden und frei transportiert. Trotz der hohen Konzentrationen an freien Hormonen üben adrenale Androgene nur eine schwache bis gar keine direkte Hormonwirkung aus. Vielmehr dienen sie, begünstigt durch ihre hohe Konzentration und Bioverfügbarkeit, als Reservoir für die periphere Synthese von Testosteron und, durch dessen Aromatisierung, auch von Östradiol (➤ Kap. 24.6). Teilweise werden die nicht albumingebundenen adrenalen Steroide direkt über die Niere entsorgt, doch der größte Teil wird über komplexe Stoffwechselwege als Sulfate und Glucuronide konjugiert über die Nieren ausgeschieden.

MERKE

Die adrenalen Steroide werden in drei Zonen der Nebennierenrinde synthetisiert, wobei die Expression der metabolisierenden Enzyme die Synthese der jeweiligen Steroidklasse definiert. In der Zona glomerulosa werden die Mineralocorticoide als C21-Steroide gebildet, während die 17-α-Hydroxylase-Aktivität in der Zona fasciculata zur Produktion der C21-Glucocorticoide führt. In der Zona reticularis hingegen führt die zusätzliche 17,20-Lyase-Aktivität zur Bildung der schwach wirksamen adrenalen C19-Androgene.

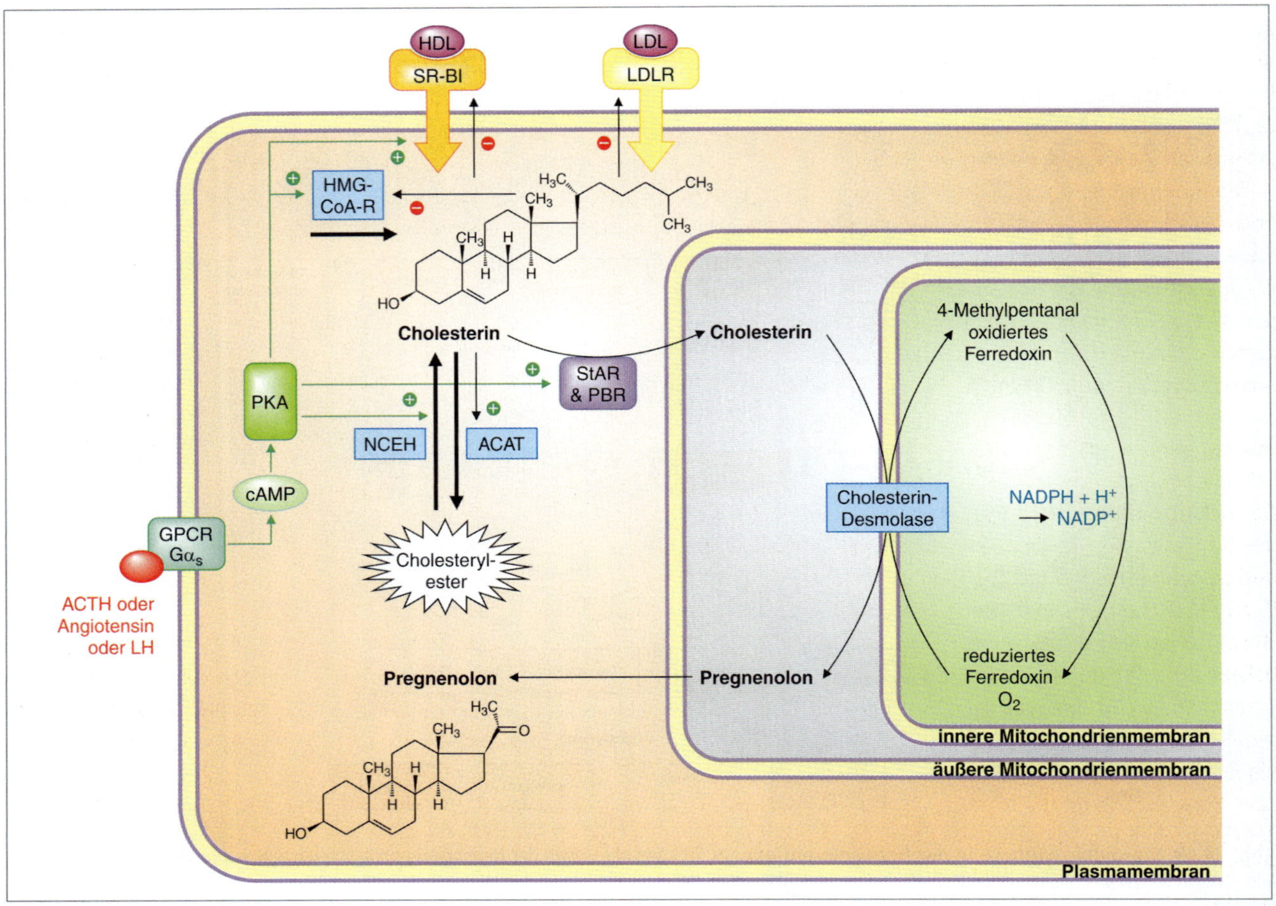

Abb. 24.20 Gemeinsame erste Schritte in der Steroidhormonsynthese und deren Regulation durch Cholesterin und die stimulierenden Hormone ACTH, Angiotensin oder LH.
GPCR = G-Protein-gekoppelter Rezeptor, SR-BI = Scavenger-Rezeptor BI, LDLR = LDL-Rezeptor, NCEH = neutrale Cholesterinester-Hydrolase, ACAT = Acyl-Cholesterin-Acyltransferase, StAR = Steroid-acute-response-Protein, PBR = peripherer Benzodiazepinrezeptor.

24.5.2 Regulation der Steroidhormonsynthese

Die Synthese und Freisetzung der adrenalen Steroidhormone werden durch das adrenocorticotrope Hormon (ACTH) der Hypophyse (Glucocorticoide und adrenale Androgene) sowie durch Angiotensin II und K^+ (Mineralocorticoide, ➤ Kap. 24.7) stimuliert. Dabei werden die Gene der HMG-CoA-Reduktase sowie von SR-B1 und StAR1 (➤ Abb. 24.20) induziert. Außerdem sinkt bei vermehrter Steroidhormonsynthese die Cholesterinkonzentration im endoplasmatischen Retikulum, sodass auch über Aktivierung des Sterol regulatory element binding protein (SREBP2) die Expression der Gene für HMG-CoA-Reduktase, LDL-Rezeptor und SR-B1 hochreguliert wird (➤ Kap. 18.3.1).

Die adrenocorticotrope Achse

Die Synthese der Glucocorticoide und adrenalen Androgene wird durch Hormone des **Hypothalamus** und der **Hypophyse** gesteuert. Dabei spielt das 41 Aminosäuren lange **Corticotropin-releasing-Hormon (CRH)** eine zentrale Rolle. CRH wird im paraventrikulären Nucleus des Hypothalamus gebildet und in das hypothalamisch-hypophysäre Portalsystem abgegeben. CRH wird über eine kurze Distanz in den vorderen Lappen der Hypophyse transportiert, wo es über einen $G\alpha_s$-Protein-gekoppelten Rezeptor die Produktion und Sekretion von **ACTH** anregt. Unterstützt wird die Wirkung von CRH durch Vasopressin (➤ Kap. 24.3 und ➤ 24.7), das ebenalls hypothalamisch freigesetzt wird und eine synergistische Stimulierung von ACTH bewirkt.

Das freigesetzte ACTH bindet in der Nebennierenrinde an den **Melanocortinrezeptor MC2R** und stimuliert über eine Erhöhung von cAMP die Synthese und Freisetzung der Corticosteroide, insbesondere der Glucocorticoide und Androgene. Der vollständige Signaltransduktionsweg ist nicht bekannt, doch wird in der Nebennierenrinde der Steroidogenic factor-1 (SF-1) hochreguliert, der die Transkription der meisten für die Steroidhormonbiosynthese benötigten Enzyme reguliert, wie der 20,22-Desmolase, der 3-β-Hydroxysteroid-Dehydrogenase und der 17-α-Hydroxylase.

CRH- und ACTH-Bildung unterliegen einem negativen Rückkopplungsmechanismus durch die **Nebenniere**. Ihre Freisetzung wird durch hohe Glucocorticoidspiegel unterdrückt und durch niedrige Cortisolspiegel stimuliert. Dabei wird CRH, und damit auch ACTH, immer pulsatil freigesetzt. Cortisol unterliegt dagegen keinem pulsatilen Rhythmus, sondern wird kontinuierlich produziert. Dabei bewirken die schnelleren pulsatilen Episoden am Morgen höhere Cortisolspiegel als die länger auseinanderliegenden Pulse am Abend.

Die adrenocorticotrope Achse wird nicht nur durch den oben beschriebenen einfachen Rückkopplungskreis beeinflusst. Die wichtigsten Regulatoren neben der freien Cortiosolkonzentration sind der **Schlafrhythmus** sowie physische oder psychische Belastungen, die eine Mobilisierung von Energiereserven erfordern. Dazu gehören **Stress**, **Angst**, **Schmerz**, **Hypoxie**, **Schock** und **Infektionen**.

Schon gewusst

Der **Schlafrhythmus** wird vom suprachiasmatischen Nucleus des Hypothalamus als **zirkadianem Schrittmacher** gesteuert und bestimmt den zirkadianen Rhythmus der ACTH- und der Cortisolfreisetzung. Die Plasmakonzentrationen der beiden Hormone erreichen bei regelmäßigen Schlafmustern ihren tiefsten Punkt um Mitternacht und steigen danach an, um zwischen 7 und 9 Uhr morgens den Höhepunkt zu erreichen. Der genaue Rhythmus ist individuell und hängt vom Schlafverhalten der Person ab, wobei die tiefsten Werte etwa 20 min nach dem Einschlafen und die höchsten Werte etwa 20 min nach dem Aufstehen erreicht werden. Eine Umstellung des Schlafrhythmus nach Flugreisen über Zeitzonen oder bei regelmäßiger Nachtarbeit führt innerhalb von fünf bis sieben Tagen zu einer Verschiebung des zirkadianen Rhythmus.

Klinik

Beim **Morbus Cushing** sezernieren Adenome der Hypophyse unkontrolliert ACTH und überstimulieren die Cortisolproduktion in der Nebennierenrinde. Infolge der fehlenden negativen Rückkopplung sind die Konzentrationen von ACTH und Cortisol im Plasma erhöht. Die Patienten leiden unter Salz- und Wasserretention, was zu Hypertonie und Ödemen führt, und sie neigen zur Stammfettsucht und Osteoporose. Frauen leiden zudem als Folge der gleichzeitig stimulierten adrenalen Androgensynthese unter Zyklusstörungen und einer übermäßigen Behaarung (Hirsutismus). Der meist durch Adenome oder Karzinome der Nebennierenrinde verursachte **primäre Hypercortisolismus** ist seltener. Diese entdifferenzierten Zellen sind von der Regulation der adrenocorticotropen Achse unabhängig und produzieren ohne Stimulation Cortisol; die ACTH-Produktion ist durch negative Rückkopplung unterdrückt.

Die **primäre Nebennierenrindeninsuffizienz (Morbus Addison)** ist eine seltene, durch eine Autoimmunreaktion oder eine Infektion ausgelöste Erkrankung und führt zu einer Unterversorgung mit Glucocorticoiden, Mineralocorticoiden und adrenalen Androgenen. Für die klinischen Symptome ist jedoch nur ein Mangel an Mineralocorticoiden und Glucocorticoiden relevant. Die unspezifischen Symptome umfassen häufig Kraftlosigkeit, Gewichtsverlust, Nausea, Hypotonie und abdominale Schmerzen. Doch führt die primäre Nebennierenrindeninsuffizienz auch zu einem spezifischen Symptom, der Hyperpigmentierung der Haut („Bronzediabetes"). Diese ist letztlich das Ergebnis der gegenregulatorisch vermehrten Produktion des ACTH-Prohormons POMC, aus dem neben dem ACTH auch das melanozytenstimulierende Hormon α-MSH entsteht, das die Pigmentierung der Haut anregt.

MERKE

Im Hypothalamus wird CRH freigesetzt, das in der Hypophyse die Synthese und Freisetzung von ACTH stimuliert. ACTH regt in der Nebenniere die Synthese und Freisetzung von Cortisol an, das über einen negativen Rückkopplungsmechanismus direkt die CRH- und die ACTH-Produktion senkt. Die adrenocorticotrope Achse unterliegt also einem negativen Rückkopplungsmechanismus. Sie wird durch Stress, Angst, Schmerz, Hypoxie, Schock und Infektionen moduliert.

24.5.3 Wirkungen von Cortisol

Glucocorticoide haben verschiedene metabolische Effekte, die hauptsächlich den **Glucose-** und **Proteinmetabolismus** betreffen und zu einer **Erhöhung** der **Blutglucosekonzentration** führen. Die Glucocorticoide stimulieren dabei die Gluconeogenese und die Glykogenolyse in der Leber und vermindern die Glucoseaufnahme in der Peripherie. Zudem wird die Proteinsynthese im Muskel unterdrückt und die Proteolyse angeregt, was zu einer Freisetzung von Aminosäuren führt, die für die Gluconeogenese in der Leber zur Verfügung stehen.

Eine weitere wichtige Wirkung der Glucocorticoide ist die Immunmodulation, die v.a. in supraphysiologischen Konzentrationen auffällt und therapeutisch ausgenutzt wird. Dabei vermindern die Glucocorticoide die Zahl der zirkulierenden Lymphozyten und inhibieren verschiedene Funktionen der Leukozyten. Die Glucocorticoide interferieren mit dem für die Inflammation und die Immunsuppression wichtigen Zytokinnetzwerk.

Glucocorticoidrezeptor und Genregulation Auf molekularer Ebene wirken die Glucocorticoide über die Aktivierung des **Glucocorticoidrezeptors**. Der Rezeptor ist im Zytoplasma an das Hitzeschockprotein 90 (Hsp90) gebunden, wodurch die Bindungsstelle des Glucocorticoidrezeptors für die Liganden optimal geöffnet wird. Nach Diffusion durch die Zellmembran in das Zytoplasma bindet Cortisol an seinen Rezeptor. Der Rezeptor-Liganden-Komplex dissoziiert von Hsp90, dimerisiert und gelangt in den Zellkern. Dieser Transport hängt vom nucleären Lokalisationssignal (NLS) des Glucocorticoidrezeptors ab, das von der Importmaschinerie des Zellkerns erkannt wird. Im Zellkern binden die aktivierten Glucocorticoidrezeptoren an eine spezifische DNA-Sequenz, das Glucocorticoid-response-Element (GRE). Es findet sich in Promotoren von Genen, die durch Glucocorticoide reguliert werden.

Der **aktivierte Glucocorticoidrezeptor** regt die Transkription an, indem er mit der basalen Transkriptionsmaschinerie, mit Coaktivatoren für die Transkription (z.B. CBP) und mit Faktoren, die die Chromatinstruktur der DNA modifizieren

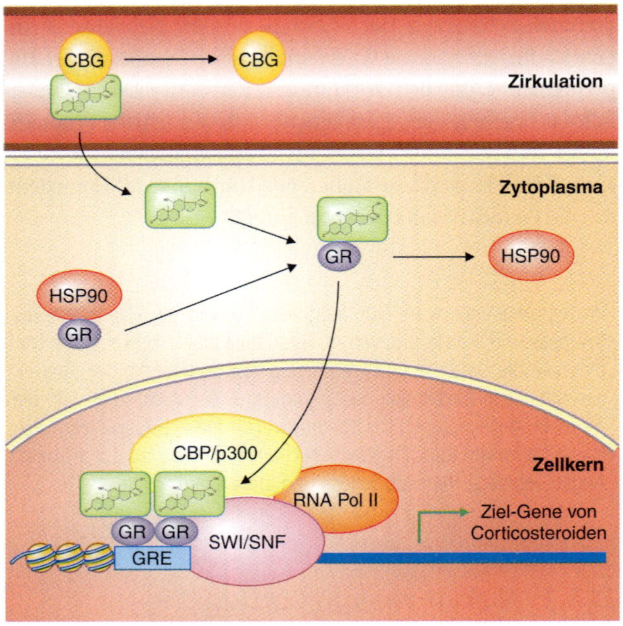

Abb. 24.21 Genaktivierung durch den Glucocorticoidrezeptor. CBG = cortisolbindendes Globulin, HSP90 = Hitzeschockprotein 90, GR = Glucocorticoidrezeptor, GRE = Glucocorticoid-response-Element, CBP = Cyclic AMP response element (CREB)-binding protein, SWI/SNF = ATP-abhängiger Chromatin-remodeling-Komplex.

(z.B. SWI/SNF), interagiert (➤ Abb. 24.21). Diese Aktivierung der Transkription spielt hauptsächlich bei den durch die Glucocorticoide ausgelösten metabolischen Veränderungen eine Rolle.

Die antiinflammatorischen und immunsupprimierenden Effekte der Glucocorticoide werden hingegen hauptsächlich ohne DNA-Bindung an das Glucocorticoid-response-Element ausgelöst. Hier scheint der Glucocorticoidrezeptor nur über Proteininteraktionen mit anderen Transkriptionsfaktoren zu einer verminderten Expression von deren Zielgenen zu führen, u.a. verschiedenen Zytokinen und Schlüsselproteinen der Immun- und Inflammationskaskaden.

MERKE

Glucocorticoide besitzen gluconeogenetische, proteinkatabole und immunomodulatorische Wirkungen. Der Glucocorticoidrezeptor ist zytoplasmatisch lokalisiert. Bindet Cortisol an diesen Rezeptor, wird er aus dem Komplex mit Hsp90 freigesetzt, dimerisiert und wird in den Zellkern transportiert, wo er eine spezifische DNA-Sequenz, das Glucocorticoid-response-Element (GRE), bindet. Der aktivierte Glucocorticoidrezeptor rekrutiert dann weitere Transkriptionsfaktoren und regt die Transkription an.

24.5.4 Transport und Metabolismus

Transport Nur etwa 5% des zirkulierenden Cortisols sind im Plasma proteinfrei und damit hormonell aktiv. Der größte Teil des Cortisols ist an das **cortisolbindende Globulin (CBG)** oder an Albumin gebunden. CBG bindet dabei als spezifisches Transportprotein Cortisol mit hoher Affinität, aber geringer Kapazität. Die Bindungskapazität für Cortisol reicht dabei, um die normalen Spitzen der zirkadianen Konzentrationsschwankungen aufzufangen. Steigt die Cortisolkonzentration im Plasma jedoch über 700 nmol/L, wird die Bindungskapazität von CBG überschritten, und es wird mehr Cortisol an Albumin gebunden. Albumin hat eine hohe Bindungskapazität, aber nur eine niedrige Affinität für Cortisol. Bei Erkrankungen mit Hypersekretion von Cortisol kommt es deswegen zu einer Zunahme des freien und hormonell aktiven Cortisols im Plasma. Da das freie im Gegensatz zum proteingebundenen Cortisol über die Nieren ausgeschieden wird, findet sich bei solchen Erkrankungen vermehrt **(freies) Cortisol im Urin oder Speichel**, was für die Erstdiagnostik ausgenutzt wird.

Stoffwechsel Ein wichtiger Schritt in der Biotransformation von Cortisol ist die Oxidation der 11-Hydroxygruppe zu einer Oxogruppe durch das Enzym **11β-Hydroxysteroid-Dehydrogenase 2** (➤ Abb. 24.22). Das dabei gebildete **Cortison** hat keine Hormonaktivität und wird hauptsächlich in der Niere, im Kolon und in den Speicheldrüsen gebildet. In diesen Organen findet sich auch der Mineralocorticoidrezeptor, der ei-

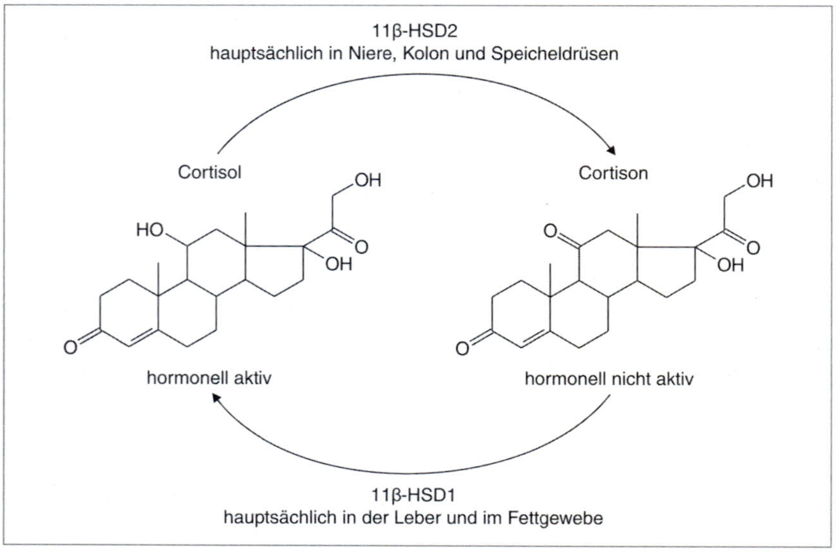

Abb. 24.22 Inaktivierung von Cortisol zu Cortison und dessen Reaktivierung. 11β-HSD = 11β-Hydroxysteroid-Dehydrogenase.

gentlich von Mineralocorticoiden, aber mit ähnlicher Affinität auch von Cortisol aktiviert wird. Da die Aldosteronkonzentration im Plasma um einen Faktor 100–1000 geringer ist als die Cortisolkonzentration, muss Cortisol in diesen Zellen inaktiviert werden, damit Aldosteron überhaupt an den Rezeptor binden und mineralocorticoide Effekte hervorrufen kann.

Das inaktive Cortison gelangt in das Plasma und kann von anderen Organen aufgenommen werden, die es wieder aktivieren. Eine zweite Dehydrogenase wird in verschiedenen Geweben, z.B. im Fettgewebe, exprimiert und verstoffwechselt in vivo die der 11β-Hydroxysteroid-Dehydrogenase 2 entgegengesetzte Aktivierungsreaktion. Diese **11β-Hydroxysteroid-Dehydrogenase 1** weist eine Oxidoreduktaseaktivität auf und reaktiviert dabei das inaktive Cortison zum **aktiven Cortisol**. Dies ermöglicht eine gewebespezifische Produktion des hormonell aktiven Cortisols und damit eine Modulation seiner Wirkung.

Der finale Abbau der Glucocorticoide geschieht zum größten Teil in der Leber durch eine Reduktion des ungesättigten A-Rings und Reduktion der 3-Ketogruppe zur Hydroxygruppe, wobei Tetrahydrocortisol und das Isomer Allotetrahydrocortisol entstehen. Aus Cortison wird Tetrahydrocortison gebildet. Diese gesättigten C21-Verbindungen werden mit Glucuronsäure oder Sulfat gekoppelt und im Harn ausgeschieden.

Klinik

Durch Mutationen bedingte Defizienzen von Enzymen der Cortisolbiosynthese führen zum klinischen Bild des **adrenogenitalen Syndroms (AGS)**. Solche Defekte verhindern eine adäquate Cortisolsynthese und stimulieren über die fehlende negative Rückkopplung die ACTH-Produktion. Die hohe ACTH-Konzentration in Plasma regt alle Enzyme an, die proximal vom defizienten Enzym agieren. Die Enzyme der adrenalen Steroidbiosynthese, die am häufigsten von Mutationen betroffen sind, sind die 21-β-Hydroxylase ($P450_{C21}$; CYP21B), die 17-α-Hydroxylase ($P450_{C17}$; CYP17) und die 3β-Hydroxysteroid-Dehydrogenase (3β-HSD). Abhängig davon, welcher der Biosynthesewege den angereicherten Zwischenprodukten noch offensteht, manifestiert sich das AGS mit oder ohne Androgenisierung und Salzverlust.

Beim **21-β-Hydroxylase-Mangel** werden Glucocorticoide und z.T. Mineralocorticoide ungenügend gebildet, weil die Hydroxylierung an Position 21 nicht mehr voll stattfindet. 17α-Hydroxyprogesteron akkumuliert, weil Progesteron nicht mehr zu den Mineralocorticoiden, sondern nur noch zu 17α-Hydroxyprogesteron metabolisiert wird. 17α-Hydroxyprogesteron selbst wird nicht mehr zu 11-Desoxycortisol verstoffwechselt (> Abb. 24.19), sondern über Androstendion zu den Androgenen. Dies führt bei Mädchen und Frauen zur Virilisierung. Bei einem Teil der schweren Formen ist die enzymatische 21-β-Hydroxylase-Aktivität derart reduziert, dass auch keine Mineralocorticoide mehr gebildet werden.

Diese Patientinnen verlieren große Mengen an Natrium und Wasser, was zu einem Kreislaufzusammenbruch führen kann. Um diese lebensgefährlichen Zustände auch bei den nach der Geburt normal erscheinenden Knaben zu verhüten, werden in vielen Ländern Neugeborene auf erhöhte 17α-Hydroxyprogesteron-Blutkonzentrationen untersucht.

MERKE

Das um Faktor 100–1000 höher konzentrierte Cortisol wirkt mit ähnlicher Affinität auf den Mineralocorticoidrezeptor wie Aldosteron. Um dessen spezifische und regulierte Wirkung zu ermöglichen, wird Cortisol in mineralocorticoidempfindlichen Geweben durch die 11β-Hydroxysteroid-Dehydrogenase 2 zum inaktiven Cortison metabolisiert. In anderen glucocorticoidempfindlichen Geweben wird endogenes und therapeutisch verwendetes Cortison von der 11β-Hydroxysteroid-Dehydrogenase 1 zu Cortisol reaktiviert. Die adrenalen Androgene sind hormonell schwach wirksam, werden aber zu potenteren Androgenen und Östrogenen metabolisiert.

24.6 Sexualhormone

24.6.1 Grundlagen

Man unterscheidet nach ihrer Struktur und ihren Wirkprofilen drei Gruppen von Sexualhormonen (> Tab. 24.4):

- Steroide mit 21 C-Atomen (Gestagene), z.B. Progesteron, wirken schwangerschaftserhaltend, d.h. gestagen.
- C19-Steroide (Androgene), z.B. Testosteron, fördern männliche Merkmale, d.h., sie wirken androgen.
- C18-Steroide, die einen aromatisierten A-Ring mit drei Doppelbindungen besitzen, (Östrogene) und am C3-Atom entweder eine Hydroxyl- (Östradiol) oder Ketogruppe (Östriol) tragen.

Auch die Zwischenprodukte der Steroidhormonsynthese werden entsprechend dieser Eigenschaften eingeteilt, sind aber in der Regel weniger aktiv (> Abb. 24.23).

Tab. 24.4 Hauptfunktionen der Geschlechtshormone

Hormongruppe	wirksamstes Hormon	intrauterin	während der Pubertät	während der Geschlechtsreife
Androgene	Testosteron	Differenzierung der genetisch determinierten sexuellen Anlage	Induktion der Spermatogenese und der sekundären männlichen Geschlechtsmerkmale	Erhalt der für die Reproduktion notwendigen Funktionen
Östrogene	Östradiol		Initiation der Eizellreifung und Ovulation sekundäre Reifung der weiblichen Geschlechtsorgane	
Gestagene	Progesteron			Erhalt der frühen Schwangerschaft

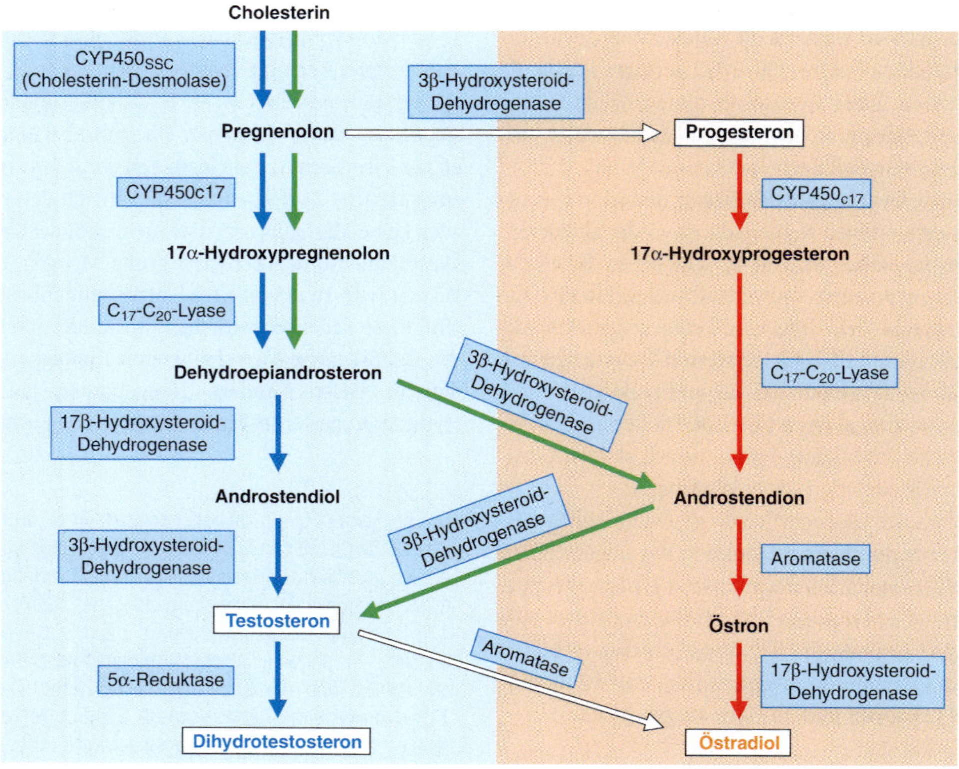

Abb. 24.23 Synthesewege der Sexualsteroide. Der in den Gonaden für die Androgensynthese bevorzugte Δ5-Syntheseweg ist durch blaue Pfeile dargestellt, der im Ovar für Gestagene und Östrogene bevorzugte Δ4-Syntheseweg durch rote Pfeile und der in der Nebennierenrinde für die Androgensynthese genutzte Syntheseweg durch grüne Pfeile.

Tab. 24.5 An der Sexualsteroidsynthese beteiligte Zelltypen

	Zelltyp	Haupt-Hormonprodukt	Syntheseweg	Wirkprofil des Hormons
Ovar (F)	Thekazelle	Androstendion*, Testosteron	Δ5	Androgen
Ovar (F)	Granulosazelle	Östradiol	Aromatisierung von Androstendion	Östrogen
Ovar (F)	Lutealzelle	Progesteron	Δ4	Gestagen
Testes (M)	Leydig-Zelle	Testosteron	Δ5	Androgen
Nebennierenrinde (M, F)	Corticalzelle	DHEA	Δ5	Androgen

M = männliches, F = weibliches Hormonsystem
* Substrat für Granulosazelle

Synthese

Die Synthese der Sexualsteroidhormone erfolgt in hierfür spezialisierten Zellen, wobei jeder Zelltyp die benötigten Enzyme in charakteristischer Weise exprimiert und somit hauptsächlich ein Hormon produziert (selektive Steroidogenese, ➤ Tab. 24.5). Beim Mann sind die **Leydig-Zellen** der Testes der Hauptort der **Testosteronsynthese**. Bei der Frau erfordert die Produktion von Östradiol die Beteiligung zweier Zellpopulationen im **Ovar**, der **Thekazellen** für die Testosteronsynthese sowie der **Granulosazellen** für die Aromatisierung von Testosteron zu Östradiol. Die Bildung von **Progesteron** erfolgt in einem dritten spezialisierten Zelltyp, dem **Corpus luteum**. Darüber hinaus bildet die **Nebennierenrinde** bei Mann und Frau **Androgene**, allerdings über einen anderen Syntheseweg mit anderen Zwischenprodukten als in den Testes bzw. in den Ovarien (➤ Tab. 24.5, ➤ Abb. 24.23).

Der Transport von Cholesterin aus dem endoplasmatischen Retikulum durch die Mitochondrienmembranen und die von der 20,22-Desmolase katalysierte Abspaltung der Seitenkette, die für die Synthese aller Steroidhormone limitierend sind, wurden in ➤ Kap. 24.5.1 beschrieben. Der im Ovar aktive **Δ4-Syntheseweg** und der in den Testes aktive **Δ5-Syntheseweg** unterscheiden sich durch die beteiligten Enzyme und die Lokalisation der Doppelbindung in den entstehenden Metaboliten (➤ Abb. 24.23). Ausgangsprodukt des Δ5-Syntheseweges ist Pregnenolon, während der Δ4-Syntheseweg vom Progesteron ausgeht. In der Nebenniere wird primär der Δ5-Syntheseweg begonnen, bis DHEA gebildet wird, das dann aber in Androstendion umgewandelt wird, d.h., hier findet ein Wechsel in den Δ4-Syntheseweg statt. Für die Namensgebung maßgeblich ist das C-Atom, an dem eine Doppelbindung eingeführt wird (C4 oder C5). Das bedeutet nicht, dass eine Zelle ausschließlich einen Syntheseweg beschreitet und nur ein Hormon produziert. Vielmehr produziert sie weitere Steroidhormone, allerdings in sehr viel geringeren Mengen. Diese sind oft für die regelrechte Funktion der jeweiligen Zelle bedeutsam, indem sie diese lokal steuern (autokrine Regulation). Genetische Defekte, welche die Synthese aktiver Enzyme der Steroidsynthese verhindern, führen zur Anhäufung des Vorläuferprodukts. Hat dieser Vorläufer eine androgene Aktivität, so können **Intersexualitäten** entstehen, die durch die Vermännlichung (Virilisierung) weiblicher Feten gekennzeichnet sind (z.B. 17α-Dehydrogenase-Defizienz, ➤ Kap. 24.5.4).

Regulation

Die Steroidhormonproduktion wird bei Mann und Frau nach einem ähnlichen Prinzip reguliert. Hierarchisch zuoberst steht die Sekretion des **Gonadotropin-releasing-Hormons (GnRH)**. Dieses Dekapeptidhormon wird pulsatil ausgeschüttet, wobei Höhe und Frequenz der Pulse geschlechtsspezifisch sind. Für die adäquate Regulation des weiblichen Zyklus ist die Einhaltung des pulsatilen Musters essenziell. Das Sekretionsmuster bei der Frau ist störanfälliger (z.B. durch Körpergewicht oder Stress). Beim Mann ist die Pulsatilität weniger störanfällig, und nur ungewöhnlich hohe/schnelle oder niedrige/langsame GnRH-Pulse beeinträchtigen die Hodenfunktion merklich. GnRH bindet über den **$G\alpha_q$-Protein-gekoppelten GnRH-Rezeptor** auf Zellen der Adenohypophyse, die auf diesen Stimulus hin zwei glandotrope Glykoproteine, die Gonadotropine, **luteinisierendes Hormon (LH)** und **follikelstimulierendes Hormon (FSH)** sezernieren (➤ Kap. 24.3.2). Die Gonadotropine entfalten ihre Wirkung durch Bindung an spezifische **$G\alpha_s$-gekoppelte LH- und FSH-Rezeptoren**.

LH stimuliert die **Androgenproduktion** in den Leydig-Zellen des Mannes und den Thekazellen der Frau. LH stimuliert zudem bei der Frau die **Ovulation** und anschließend die **Progesteronsynthese**. Im Fall einer Schwangerschaft wird die stimulierende Funktion vom **humanen Choriongonadotropin (β-hCG)** übernommen. Wegen seiner strukturellen und funktionellen Ähnlichkeit kann man es medikamentös als LH-Analogon einsetzen.

FSH stimuliert bei der Frau die **Follikelreifung** und die damit verbundene Mehrproduktion von Östradiol in den Granulosazellen und beim Mann die Initiierung und den Erhalt der **Spermatogenese** durch die Sertoli-Zellen.

Speziell bei der Frau erfordern die Veränderungen während des Zyklus (Reifung der Eizelle, Eisprung, Vorbereitung auf eine mögliche Schwangerschaft) eine exakte Anpassung der Menge der jeweiligen Hormone an den Bedarf. Dies gelingt durch ein **negatives Feedback** der Gonaden als primär hormonproduzierende Organe an den Hypothalamus und die Hypophyse als sekundäre Steuerungsorgane. So wird die FSH-Produktion bei der Frau gedrosselt, sobald eine kritische Östradiolmenge produziert wird. Das direkte Rückkopplungssignal ist das Peptid **Inhibin B**, das bei der Frau von Granulosazellen, beim Mann von Sertoli-Zellen sezerniert wird. Eine Minderproduktion von Östrogen, wie sie nach den Wechseljahren vorliegt, führt zu einer Mehrausschüttung von Gonadotropinen.

Transport und Wirkung

Um ihre Funktionen regelrecht auszuüben, werden die Sexualhormone vom Ort ihrer Synthese an das **sexualhormonbindende Globulin (SHBG)** gebunden zu den Zielgeweben transportiert.

Die Sexualsteroide regulieren als Liganden von nucleären Rezeptoren die Transkription von Zielgenen. Jede Klasse von Sexualsteroiden aktiviert dabei eigene Rezeptoren, also Östrogene die Östrogenrezeptoren, Progesteron den Gestagenrezeptor und Testosteron den Androgenrezeptor. Das Hormon oder Prohormon gelangt durch Diffusion in das Zytosol und bindet dort direkt bzw. nach Verstoffwechselung (z.B. von Testosteron in Dihydrotestosteron oder Östradiol) an seinen Rezeptor und wandert nach dessen Dimerisierung mit diesem in den Zellkern, um mit ihm an Promotoren von Zielgenen zu binden.

MERKE

Die Geschlechtshormone Testosteron, Östradiol und Progesteron werden aus Cholesterin in mehreren Schritten durch Cytochrom-P450-abhängige Enzyme spezialisierter Zellen des Hodens und des Ovars synthetisiert. Die Anpassung an unterschiedliche physiologische Bedürfnisse geschieht durch Rückkopplung zwischen stimulierenden und hemmenden Systemen, die sich wechselseitig beeinflussen. Die wesentlichen Funktionen der Sexualsteroide sind die Initiierung und der Erhalt der reproduktiven Funktionen bei Mann und Frau. Sie üben ihre Funktion in den Zielorganen durch Aktivierung spezifischer nucleärer Rezeptoren aus.

24.6.2 Sexualhormone der Frau

Die Lokalisation und das Ausmaß der Steroidhormonsynthese sind bei der Frau von der jeweiligen Lebensphase abhängig:

- Beim **neugeborenen** Mädchen fallen die am Ende der Schwangerschaft sehr hohen Östrogen- und Progesteronspiegel nach der Geburt zunächst ab, steigen dann aber während der ersten sechs Lebensmonate unter Gonadotropineinfluss wieder leicht an.
- **Bis zur Pubertät** ruht die ovarielle Hormonproduktion. Durch die zunehmende Koordination der Gonadotropinsekretion werden in der **Pubertät** die Östrogen- und Gestagenproduktion zunehmend stimuliert.
- Nach der Geschlechtsreife und **bis zur Menopause** erfolgt die Synthese der weiblichen Geschlechtshormone hauptsächlich im Ovar in einem zyklischen Rhythmus von 26 bis 32 Tagen. Während der ersten Zyklushälfte wird mengen-

mäßig primär Östradiol sezerniert. Während der zweiten Zyklushälfte dominiert die Progesteronsekretion.
- Während der **Schwangerschaft** findet zudem eine ausgeprägte Steroidogenese in der Plazenta statt.
- Nach der **Menopause** ist die Nebenniere Hauptproduzent von Androgenen, während das Fettgewebe die Hauptquelle der verbleibenden Restproduktion von Östrogenen ist.

Östradiol

Synthese

Im ersten Teil des Zyklus wird aus den seit der Geburt angelegten Primordialfollikeln ein **Follikel** selektiert, in dem die **Eizelle** reift, um in der Zyklusmitte freigesetzt zu werden **(Ovulation)**. Die Reifung des Follikels wird von einer ansteigenden Östradiolproduktion begleitet. Die Synthese von Östradiol im Follikel erfolgt koordiniert durch **Theka-** und **Granulosazellen** (➤ Abb. 24.24):
- Die **Thekazellen** produzieren – stimuliert durch LH – Androstendion als das primäre Vorläufersubstrat, ausgehend vom Δ5-Syntheseweg.
- Per Diffusion gelangt Androstendion in die **Granulosazelle**, in der unter Einwirkung der Aromatase (➤ Abb. 24.24) primär Östron gebildet wird, aus dem unter Einwirkung der 17-Hydroxysteroid-Dehydrogenase das Hauptprodukt Östradiol entsteht. Dieses gelangt in die Zirkulation und lokal in die Follikelflüssigkeit.

Die Aromatase ist nicht nur das Schlüsselenzym für die Östradiolproduktion im Ovar, sondern auch in der Plazenta und extragonadal. Sie gehört zur Subgruppe der Hydroxylasen der **CYP450-Enzyme** und ist in der Mitochondrienmembran lokalisiert. Sie ist ein Multienzymkomplex aus der eigentlichen Aromatase und einer **NADPH-Cytochrom-P450-Reduktase** (➤ Abb. 24.25). Beide Teile sind für die volle Funktion des Enzyms notwendig. Die stimulierende Wirkung der Gonadotropine LH und FSH wird über die Aktivierung des Transkriptionsfaktors Steroidogenic factor-1 (SF-1) vermittelt. Er stimuliert unter Gonadotropineinfluss die Expression der Enzyme, die für die Bildung der Sexualhormone benötigt werden.

Mit zunehmender Reifung des Follikels steigen die Aktivität der Aromatase und damit auch die Östradiolproduktion. Die Zunahme der Aromataseaktivität wird über zwei Mechanismen sichergestellt:
- Die Serumkonzentration des **follikelstimulierenden Hormons (FSH)** steigt in der Follikelphase an.
- Östradiol selber stimuliert die Expression des **FSH-Rezeptors** auf den Granulosazellen, d.h., mit zunehmender Follikelreifung und Östradiolproduktion wird die Granulosazelle empfindlicher für das durch FSH vermittelte Signal.

Klinik

Bei der Frau hat die Aromatase eine Schlüsselfunktion, da sie als einziges Enzym die Metabolisierung von Östrogenen aus Androgenen katalysiert. Die seltenen genetischen Defekte bei Menschen, bei denen die Aromatase defizient ist, führen zur Virilisierung weiblicher Feten (intersexuelles Genitale) und zum primären Hypogonadismus (Ausbleiben der ovariellen Steroidogenese und Follikelreifung) bei der erwachsenen Frau.

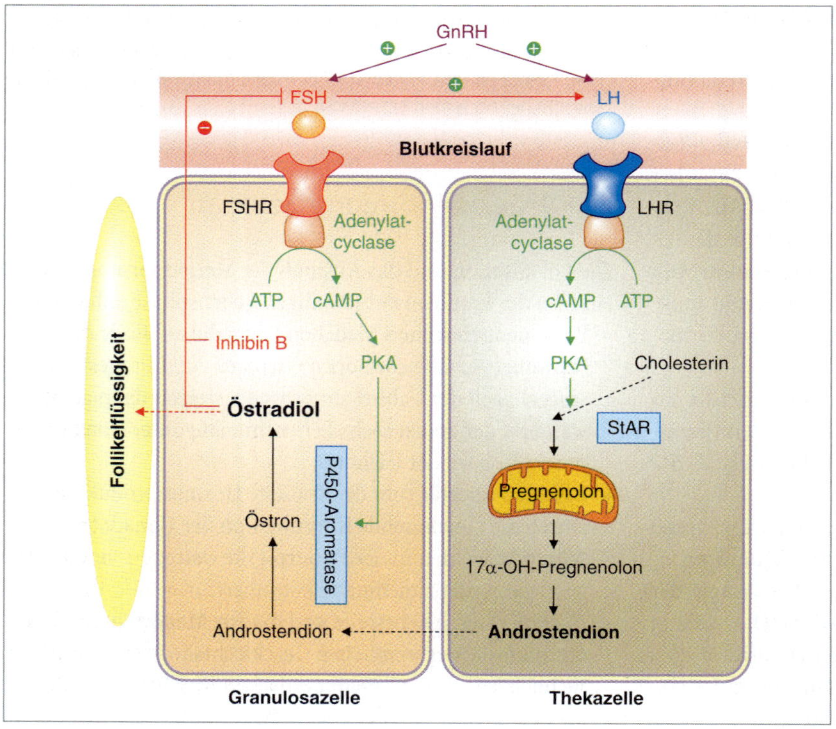

Abb. 24.24 Steroidhormonsynthese in Theka- und Granulosazellen des Ovars während der Follikelphase. Einfache durchgehende Pfeile bedeuten enzymatische Reaktionen und gestrichelte Pfeile Transportprozesse.

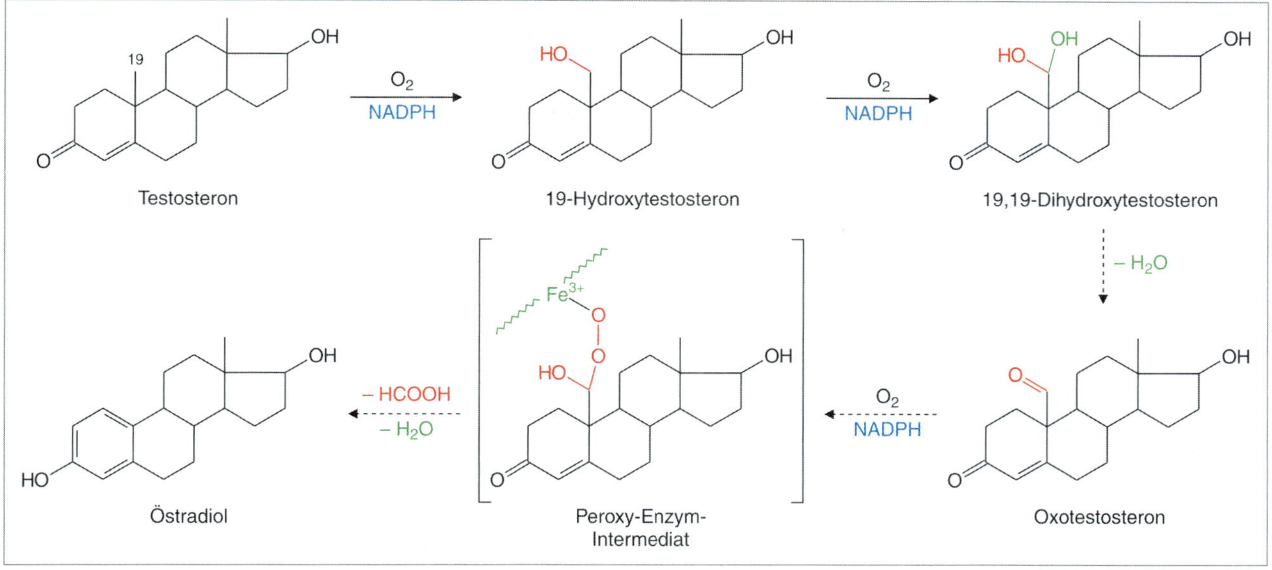

Abb. 24.25 Reaktionsmechanismus der Aromatase.

Verstoffwechselung des Östradiols

Die Ausscheidung von Östradiol erfolgt primär über die Niere sowie via Leber und Darm. Das Hormon wird enzymatisch auf verschiedenen Wegen abgebaut (Hydroxylierung, Methylierung, Sulfonierung, Glucuronidierung, Veresterung).

Biologische Wirkungen von Östradiol

Die biologischen Wirkungen des Östradiols sichern die Fortpflanzungsfähigkeit während der reproduktiven Lebensphase der Frau.

- In der Pubertät bewirken die Östrogene die Ausbildung der **sekundären Geschlechtsmerkmale**, beginnend mit Thelarche (Stimulation des Brustwachstums) und Pubarche (sekundäre Geschlechtsbehaarung), gefolgt vom Auftreten erster menstrueller Zyklen (Menarche).
- Am **Uterus** bewirkt Östradiol den Aufbau des **Endometriums** sowie die Zunahme der Muskelfasern und deren Kontraktilität.
- In der **Vagina** und **Zervix** erhöht Östradiol die **Sekretbildung**. Speziell das Zervixsekret wird unter Östradioleinfluss in seiner Konsistenz so verändert, dass es für Spermien durchlässiger wird.
- Östradiol erhöht die Kontraktilität der **Eileiter** und fördert somit den Transport einer potenziell befruchteten Eizelle.
- Im **Zentralnervensystem** fördert Östradiol die weibliche **Libido** zum Zeitpunkt der Ovulation.
- In der **Brust** stimuliert Östradiol direkt die Ausbildung des duktalen Systems der **Milchdrüse** und indirekt die Laktation, indem es die hypophysäre **Prolaktinproduktion** anregt.

Neben diesen direkten Wirkungen auf die Reproduktion beeinflussen die Östrogene in der Pubertät die Knochenentwicklung. Bei den erwachsenen Frauen tragen sie zum Erhalt der **Knochendichte** bei und wirken auf die **Gefäßfunktion** sowie den **Lipid-** und **Lipoproteinstoffwechsel**.

Östrogenrezeptoren

Die Hormonwirkungen von Östradiol werden über den **Östrogenrezeptor (ER)** vermittelt. Der ER existiert in zwei Isoformen, dem ERα und dem ERβ, die durch zwei verschiedene Gene auf Chromosom 6q (ERα) und Chromsom 14q (ERβ) kodiert werden. Die wesentlichen biologischen Wirkungen von Östradiol werden durch ERα vermittelt, der vorwiegend im Endometrium des Uterus, in der Brustdrüse und im Stroma des Ovars exprimiert ist. ERβ findet sich ebenfalls in der Brustdrüse, in Granulosazellen des Ovars sowie in vielen nichtreproduktiven Geweben, z.B. in Endothel, Knochen, ZNS, Muskel oder Leber. Die Hormonbindungsdomänen der beiden Rezeptoren haben eine nur etwa 50%ige Identität, sodass gezielt Agonisten und Antagonisten als Medikamente entwickelt werden, die selektiv einzelne östrogene Effekte hemmen oder fördern sollen. Die durch manche Pflanzen produzierten Phytoöstrogene (z.B. Genistein) binden selektiv an ERβ.

Klinik

Medikamente, die partielle Östrogenwirkungen ausüben oder diese partiell antagonisieren, sind schon lange im klinischen Einsatz. Sie haben die Besonderheit, dass sie selektiv einzelne Östrogeneffekte fördern oder hemmen. Clomifen wird zur Stimulation der Eizellreifung eingesetzt. Tamoxifen hemmt durch Bindung seines Metaboliten Endoxifen an den ER die Östrogenwirkung in Mammakarzinomzellen, hat aber selbst auch östrogenartige Effekte am Knochen und Endometrium. In den letzten Jahren wird verstärkt nach Substanzen gesucht, die einen selektiven Effekt vermitteln (SERMs = selective estrogen receptor modulators), z.B. um gezielt nur den präventiven Effekt auf die Osteoporose zu vermitteln, ohne den zellproliferativen Effekt z.B. auf Tumorzellen zu erhalten.

Progesteron

Synthese

In der zweiten Zyklushälfte werden für den Fall einer Befruchtung der gesprungenen Eizelle Bedingungen für den Erhalt der Schwangerschaft geschaffen. Dafür differenzieren sich die Thekazellen nach der Ovulation in **Corpus-luteum-Zellen**. In Bezug auf ihre exprimierten Enzyme und Rezeptoren ähneln sich Luteal- und Thekazellen. Allerdings sind die Enzyme, welche die Steroidsynthese über die des Progesterons hinaus fortsetzen, nicht mehr aktiv, sodass dieses Hormon in großen Mengen (40 mg/Tag) produziert wird. Im Blut wird Progesteron nach Bindung an das corticosteroidbindende Globulin transportiert.

Progesteron fördert den Erhalt der frühen Schwangerschaft so lange, bis die Plazentabildung abgeschlossen ist. Für diese Funktion wird die Progesteronproduktion auf mehreren Ebenen abgesichert. Für die Synthese von Progesteron aus **Cholesterin** sind nur zwei enzymatische Schritte erforderlich, nämlich die Konversion von Cholesterin zu Pregnenolon und dann zu Progesteron, wodurch sie wenig störanfällig wird (➤ Abb. 24.23). Die für die starke Hormonproduktion von 40 mg/Tag nötige Cholesterinversorgung aus dem Blut via LDL und HDL wird durch eine starke Kapillarisierung des Corpus luteum gesichert.

Wirkungen von Progesteron

Progesteron entfaltet seine Wirkungen durch Bindung und Aktivierung des nucleären **Progesteronrezeptors**. Er wird im Uterus (Myometrium, Endometrium), im Ovar (Lutealzellen, präovulatorische Granulosazellen), im Eileiter, in der Mamma und im Gehirn exprimiert. Durch Progesteron wird der weibliche Körper in jedem Zyklus auf eine mögliche Schwangerschaft vorbereitet. Progesteron fördert die Umwandlung des Endometriums zur **Dezidua** und ermöglicht im Fall einer Befruchtung die Implantation des Embryos. Die **Muskulatur** von Uterus und auch Darm wird ruhiggestellt. Progesteron bewirkt im Gehirn eine **Dämpfung der Stimmung**. Zudem steigt die **Körpertemperatur** um ca. 0,5 °C an, was für die Bestimmung der Zyklusphase diagnostisch genutzt werden kann. Wenn keine Schwangerschaft eintritt, löst der abfallende Progesteronspiegel die Abblutung des Endometriums aus (Menstruation). Mit dem Nachlassen der ovariellen Funktion in der Perimenopause kommt es zu einem Überwiegen der Progesteronsekretion über die Östradiolsekretion.

Oogenese, Hormonproduktion und Menstruationszyklus

Die Sekretion der **Gonadotropine** LH und FSH durch die Hypophyse wird während der ersten Zyklushälfte durch ein kompliziertes System von hemmenden und stimulierenden Einflüssen auf den **Hypothalamus** und die **Hypophyse** sichergestellt (➤ Abb. 24.26). Östradiol regt direkt die Produktion und pulsatile Freisetzung des **GnRH** im Hypothalamus an, das wiederum die Produktion und pulsatile Sekretion von LH und FSH in der Hypophyse stimuliert. Besonders Mangelernährung und psychischer Stress stören die pulsatile Sekretion dieser Hormone und verhindern damit die Eizellreifung und die Produktion von Östradiol. Die Menge von LH und FSH im Blut wird durch zwei sequenzielle Mechanismen reguliert:

- Mit zunehmender Reife des Follikels werden in den Theka- und Granulosazellen **Inhibine** gebildet. Diese Glykoproteine hemmen, sobald die Follikelreife und damit das Verhältnis von Östradiol zu Inhibin eine kritische Schwelle überschritten haben, die Freisetzung von FSH aus der Hypophyse.
- Die absinkende **FSH-Konzentration** im Blut ist das Signal für eine plötzliche, rasche Abgabe von LH durch die Hypophyse. Dessen Konzentration im Blut wird während der Follikelreife weitgehend konstant gehalten, weil es – stimuliert durch Östradiol – während der Follikelphase zwar in der Hypophyse vermehrt gebildet, aber nicht in das Blut freigesetzt, sondern gespeichert wird. Das Absinken von FSH vor der Ovulation blockiert die Hemmung der **LH-Abgabe**, sodass LH plötzlich aus seinem Speicher freigesetzt wird und die LH-Konzentration im Blut rapide ansteigt. Die hohe LH-Konzentration wirkt als Signal für die **Ovulation**, d.h. die Freisetzung der reifen Eizelle aus dem Follikel. Durch Aktivierung des LH-Rezeptors wird die Progesteronproduktion in der zweiten Zyklushälfte im Corpus luteum stimuliert.

In der Frühschwangerschaft ist die Stimulation der Progesteronsynthese zudem durch **β-hCG** abgesichert, das aufgrund seiner starken Strukturhomologie mit LH auch den LH-Rezeptor aktiviert. Beim Ausbleiben einer Schwangerschaft fehlt dieses Signal, und die Progesteron- und Östradiolproduktion fallen entsprechend ab.

Androgene

Androgene werden bei der Frau zu zwei Dritteln in der **Nebenniere** und zu einem Drittel im **Ovar** gebildet. Aus der Nebenniere und dem Ovar gelangen DHEA bzw. Androstendion, die beide primär keine biologische Androgenwirkung haben, in die Zirkulation. Sie können aber in peripheren Geweben (z.B. Haut, Haarfollikel, Klitoris, Fettgewebe) zu Testosteron umgewandelt werden. Eine leicht vermehrte Androgenproduktion führt bei der erwachsenen Frau zum Bild des **Hirsutismus** (vermehrte Körperbehaarung mit männlichem Haarverteilungsmuster) mit oder ohne Störung der Ovulation. Eine deutlich vermehrte Androgenproduktion (Tumoren) führt zur **Virilisierung** (zusätzlich zu Haarwuchs Vertiefung der Stimme, Klitorishypertrophie). Zudem wird Androgenen eine stimulierende Wirkung auf die Libido zugeschrieben, wobei kritisch anzumerken ist, dass nicht klar ist, ob es sich hier um direkte Wirkungen des Testosterons oder um eine Wirkung der daraus entstehenden Östrogene handelt.

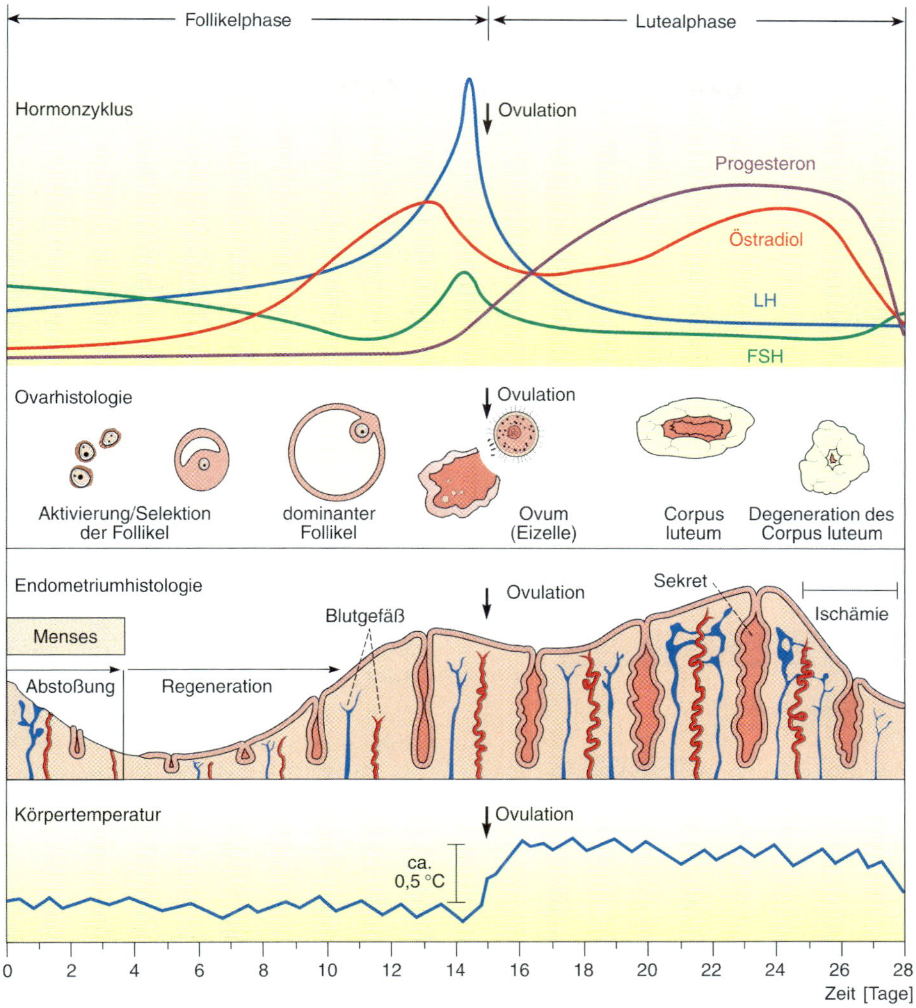

Abb. 24.26 Zyklus bei der geschlechtsreifen Frau.

Extragonadale Steroidogenese

Plazenta In der Plazenta erfolgen die **Steroidogenese** und die Bildung des β-**hCG im Synzytiotrophoblasten**. Die plazentare Steroidogenese zeichnet sich dadurch aus, dass keine 17-α-Hydroxylasen vorhanden sind und somit keine Konversion von C21-Steroiden (Gestagene) zu C19-Steroiden (Androgene) stattfindet. Dennoch bildet die Plazenta in großen Mengen Östrogene, und zwar hauptsächlich **Östriol** (➤ Abb. 24.27). Die hierfür notwendigen Vorläufer stammen überwiegend aus der fetalen Nebennierenrinde. Zur Geburt hin werden dort bis 200 mg Steroide pro Tag gebildet (primär DHEA-S und Pregenolonsulfat).

Andere Gewebe In mehreren Geweben werden lokal Östrogene aus Androgenen aromatisiert. Diese lokale Östrogenbildung ist für viele reproduktive und nichtreproduktive Körperfunktionen bedeutsam (➤ Tab. 24.6). Entscheidend für die Menge des lokal gebildeten Östrogens sind neben der lokalen Aromataseaktivität auch die Menge des bereitgestellten Vorläufers, also von DHEA bzw. DHEA-S, und die Konversionsrate zu Androstendion. Im höheren Lebensalter nimmt die adrenale Androgenproduktion (DHEA) kontinuierlich ab. Die Androgenproduktion im Ovar bleibt lange erhalten.

Klinik

Variationen im Ausmaß der lokalen Aromatisierung von Testosteron zu Östradiol sind von klinischer Relevanz, z.B. bei der Entstehung von **Mammakarzinomen**, in denen häufig somatische Mutationen im Aromatasegen gefunden werden, die zur verstärkten Aromataseaktivität führen und die lokale Östrogenproduktion erhöhen. Weil Östrogene die Proliferation von östrogenrezeptorexprimierenden Mammakarzinomen fördern, werden Aromataseinhibitoren neben Östrogenrezeptorblockern (z.B. Tamoxifen) für die Prävention von Rezidiven und Metastasen des Mammakarzinoms eingesetzt.

Tab. 24.6 Extragonadale Gewebe mit Cytochrom-P450-Aromatase-Aktivität und Östrogensynthese

Organ	Zellen	Funktion
weibliche Brust	Fibroblasten	Laktation
Gehirn	Hypothalamus, Corpora amygdaloidea, Nucleus preopticus u.a.	Sexualverhalten, evtl. Gedächtnisfunktion u. a.
Fettgewebe	Adipozyten	Hemmung der Lipolyse
Arterien	Endothel, glatte Muskelzellen	Stimulation der endothelabhängigen und -unabhängigen Vasorelaxation
Knochen	Osteoblasten	Hemmung des Knochenabbaus durch Osteoklasten
Haut, Haare	Fibroblasten, Talgdrüsen	Stimulation der Kollagensynthese, geschlechtsspezifisches Haarmuster und Haarwachstum

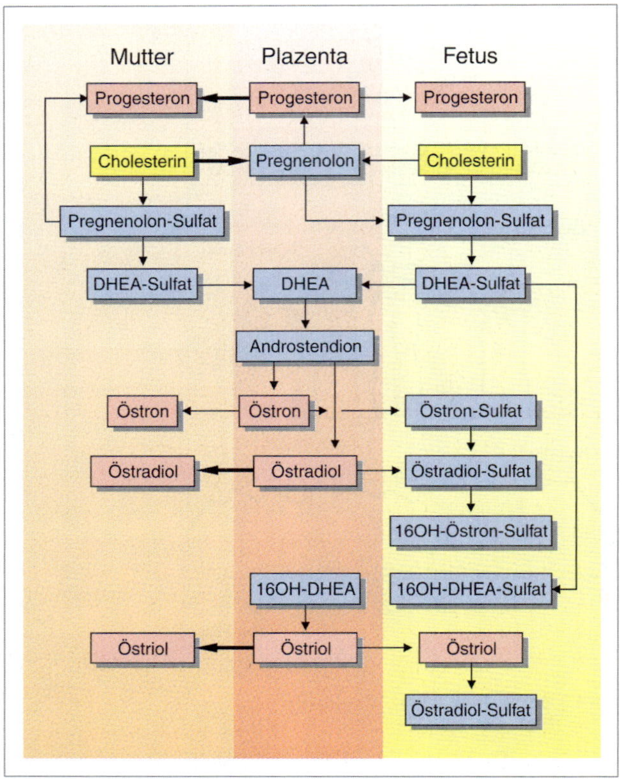

Abb. 24.27 Steroidhormonsynthese in der Plazenta.

MERKE

Bei der Frau werden Östradiol und Progesteron in einem zyklischen Muster produziert. Die Synthese von Östradiol im Ovar erfolgt durch Aromatisierung aus Androgenen und involviert zwei Zellsysteme, die Theka- und die Granulosazellen. Nach dem Eisprung transformieren die Thekazellen in das Corpus luteum, das Progesteron für den Erhalt einer eventuellen Schwangerschaft synthetisiert. Die Produktion von Östrogen und Progesteron im Ovar wird durch die Gonadotropine FSH bzw. LH reguliert, deren Sekretion wiederum durch die Sexualsteroide moduliert wird. Östrogene werden zudem extragonadal durch lokale Aromatisierung von Androgenen aus der Nebenniere gebildet. Dies ist die Hauptquelle für die Produktion von Geschlechtshormonen bei der älteren Frau nach der Menopause. Das Hauptprodukt der Steroidogenese in der Plazenta ist Östriol, das durch Metabolisierung fetaler Androgene entsteht.

24.6.3 Sexualhormone des Mannes

Testosteron

Synthese

Beim Mann ist Testosteron das Hauptprodukt der Sexualsteroidbiosynthese, die sowohl im Hoden als auch in der Nebennierenrinde – aber in beiden Organen unterschiedlich – stattfindet:

- Die **Leydig-Zellen** des Hodens übernehmen 95% der täglichen Testosteronproduktion (6–7 mg/Tag) und beschreiten dabei primär den **Δ5-Syntheseweg** (➤ Abb. 24.23 und ➤ 24.28). Dabei wird, vom Pregnenolon ausgehend, in mehreren Schritten Androstendiol als primärer Vorläufer für Testosteron gebildet. In den Leydig-Zellen ist die 3β-Hydroxysteroid-Dehydrogenase ein Schlüsselenzym der Steroidogenese.
- Der **adrenale Syntheseweg (Δ4)** liefert nur 5% der täglichen Testosteronproduktion. Das quantitativ relevanteste Zwischenprodukt ist das **DHEA** (➤ Kap. 24.5, ➤ Abb. 24.19 und ➤ 24.23), dessen Funktion beim Mann noch weniger bekannt ist als bei der Frau.

Transport und Regulation der Sekretion

Die Sekretion von Testosteron wird durch die von GnRH stimulierte **LH-Sekretion** aus der Hypophyse reguliert. Sowohl die LH-Sekretion als auch die Plasmaspiegel der Sexualsteroide sind stabiler als bei der Frau. Testosteron wird im Plasma zu etwa 54% an **Albumin** und zu 44% an **SHBG** gebunden transportiert. Nur 2% des Plasmatestosterons sind frei und damit biologisch aktiv, d.h. können die Zellmembran permeieren und den Androgenrezeptor aktivieren.

In den ersten sechs Monaten nach der Geburt steigen die Androgenspiegel sowie die Gonadotropine vorübergehend an, um dann **bis zur Pubertät** niedrig zu bleiben. Dem pubertären Anstieg der Androgenproduktion geht eine Phase intermittierender LH-Peaks voraus, v.a. nachts.

Nach der Pubertät bleiben die Testosteronspiegel weitgehend konstant. Sie unterliegen aber tageszeitlichen Schwankungen mit höchsten Konzentrationen am Morgen. Ab dem 40.–50. Lebensjahr sinkt der Androgenspiegel interindividuell unterschiedlich ab. Nur bei einem geringen Anteil der Männer

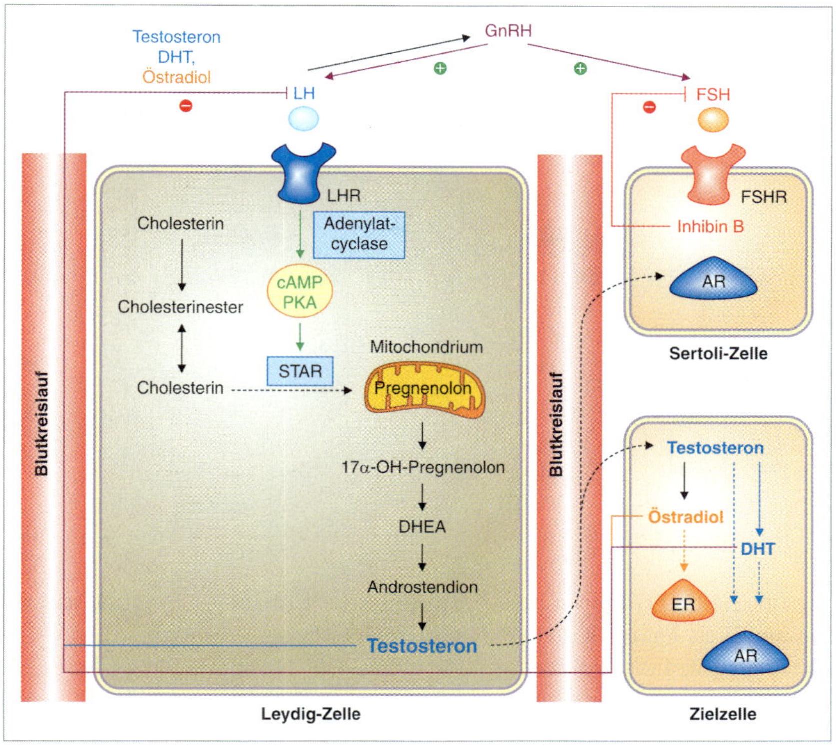

Abb. 24.28 Stoffwechsel und Wirkungen der Androgene beim Mann. DHT = Dihydrotestosteron, GnRH = Gonadotropin-releasing-Hormon, LH = luteinisierendes Hormon, LHR = LH-Rezeptor, FSH = follikelstimulierendes Hormon, FSHR = FSH-Rezeptor, DHEA = Dehydroepiandrosteron, ER = Östrogenrezeptor, AR = Androgenrezeptor, PKA = Protein-Kinase A.

fällt die Testosteronkonzentration so weit ab, dass klinische Symptome eines Hormonmangels auftreten.

Metabolismus und biologische Wirkungen

Die biologischen Effekte von Testosteron sind in der Pubertät die Initiation der **Spermatogenese** sowie die Ausbildung der **sekundären männlichen Geschlechtsmerkmale**. Beim erwachsenen Mann wirkt Testosteron auf die reproduktiven Organe, d.h. Testes, Prostata, Nebenhoden und Samenblasen sowie auf das ZNS einschließlich der Hypophyse und verschiedener peripherer Organe (Muskel, Knochen, Knochenmark, Leber, Haut und Haarfollikel). Testosteron wirkt **muskelaufbauend** (anabol), stimuliert die **Erythropoese**, bewirkt in der Pubertät durch Metabolisierung zu Östradiol den **Schluss der Epiphysenfugen** und erhält postpubertär die Knochendichte. Seine **psychischen Wirkungen** sind die Steigerung der Libido, der Machtmotivation und des Konkurrenzverhaltens sowie anxiolytische Effekte.

In einigen Organen vermittelt Testosteron selbst die biologischen Effekte. In manchen Organen sind allerdings seine nachgeordneten Metaboliten **Dihydrotestosteron (DHT)** und **Östradiol** für die Wirkung verantwortlich. Die Serumkonzentration dieser Metabolite ist gering. Ihre Bildung wird von der Art und der Aktivität der relevanten Enzyme in den verschiedenen Organen bestimmt.

DHT entsteht nach 5α-Reduktion von Testosteron im endoplasmatischen Retikulum (➤ Abb. 24.23 und ➤ 24.29). In den reproduktiven Organen (Prostata, Nebenhoden, Samenblasen, Testes) ist die Aktivität der **5α-Reduktase** relativ hoch. In der Prostata ist z.B. DHT das primär wirksame Androgen. Auf Haut und Haarfollikel wirken sowohl Testosteron als auch DHT. Eine angeborene Defizienz der 5α-Reduktase führt zu einer Störung der Ausbildung des männlichen Genitales während der Embryonalentwicklung, sodass betroffene Jungen bis zur Pubertät oft als Mädchen erzogen werden. Mit der beginnenden Testosteronproduktion erfolgt in der Pubertät die Virilisierung (eindrucksvoll geschildert im Roman „Middlesex" von J. Eugenides).

Die Aromatisierung von **Testosteron zu Östradiol** durch die Cytochrom-P450-Aromatase (➤ Abb. 24.23, ➤ 24.25 und ➤ 24.29) beim Mann ist v.a. für das **Knochenwachstum** und die Funktion bestimmter **Hirnareale** bedeutsam. Der Effekt von Östradiol auf den Knochen ist eindrucksvoll durch die sehr seltene Aromatasedefizienz beim Mann belegt. Betroffene Männer zeigen eine verminderte Knochendichte und ein nach der Pubertät fortgesetztes Längenwachstum (fehlender Verschluss der Epiphysenfugen).

Testosteron vermittelt wie die anderen Steroidhormone seine physiologischen Wirkungen durch die Aktivierung des nucleären **Androgenrezeptors**. Sowohl Testosteron als auch DHT binden an den Androgenrezeptor, DHT sogar mit höherer Affinität als Testosteron, sodass es trotz seiner geringen Konzentration eine wichtige biologische Rolle spielt.

Beide Metaboliten des Testosterons werden zu nieren- und lebergängigen Abbauprodukten umgewandelt.

Klinik

Androgene werden therapeutisch eingesetzt, um den Testosteronmangel bei **hypogonadalen Männern** zu substituieren und bei **chronisch katabolen** Patienten, z.B. bei AIDS oder

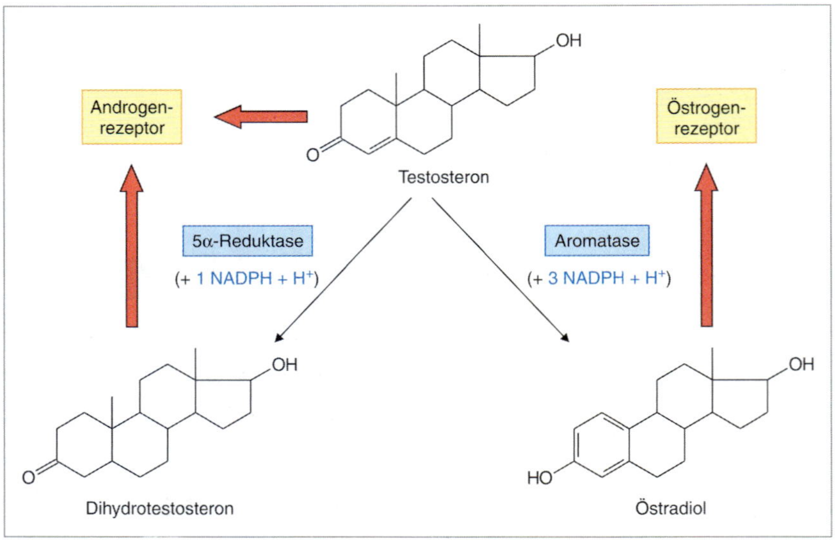

Abb. 24.29 Stoffwechsel des Testosterons beim Mann.

Tumorkachexie, Erythropoese und Proteinsynthese im Muskel zu stimulieren. Aus den letzteren Gründen werden Testosteron und Androgene auch beim **Doping** im Sport missbraucht. Eine neuere, klinisch aber insbesondere in Bezug auf Risiken und Nutzen noch unzureichend untersuchte Indikation ist die Hormonsubstitution beim **alternden Mann**. Ein möglicher Nutzen neben der Stimmungsbesserung ist die Osteoporoseprävention. Mögliche Risiken sind das Wachstum der Prostata und ihrer Karzinome. Da das HDL-Cholesterin sinkt, werden kardiovaskuläre Risiken befürchtet. Schließlich basieren auch Versuche einer hormonellen Kontrazeption beim Mann auf einer LH- und FSH-Suppression durch Testosteron.

MERKE

Die Testosteronproduktion beim Mann ist nach der Pubertät sehr stabil und nimmt erst im höheren Lebensalter leicht ab. Sie wird durch LH stimuliert. Testosteron wird in den Leydig-Zellen des Hodens über den Δ5-Weg, in der Nebenniere über den Δ4-Weg synthetisiert. Testosteron wird lokal zu Dihydrotestosteron und Östradiol metabolisiert, die für einen Teil der biologischen Steroideffekte beim Mann verantwortlich sind. Testosteron und Dihydrotestosteron vermitteln ihre physiologischen Wirkungen durch Aktivierung des Androgenrezeptors.

24.7 Hormone des Elektrolyt- und Wasserhaushalts

24.7.1 Renin-Angiotensin-Aldosteron-System (RAAS)

Das RAAS ist verantwortlich für die Aufrechterhaltung des Blutvolumens und reagiert auf Salz- und Wasserverluste. Diese können durch intensives und lang andauerndes Schwitzen, Erbrechen, Diarrhö oder durch Blutungen entstehen. Die Einzelkomponenten des RAAS reagieren rasch auf Volumenveränderungen.

Regulation des RAAS

Die regulierenden Faktoren des RAAS sind der **arterielle Blutdruck** und die **renale Durchblutung**. Eine Verminderung der renalen Durchblutung führt zur Sekretion von Renin in den Zellen des juxtaglomerulären Apparats (➤ Abb. 24.30). **Renin** wird als Präproprotein gebildet und nach Abspaltung der Signalsequenz und 43 N-terminaler Aminosäuren als Renin in Granula gespeichert. Es wird bei verminderter Nierendurchblutung in das Plasma sezerniert.

Renin ist eine Aspartatprotease und aktiviert im Blutplasma das von der Leber gebildete, 14 Aminosäuren lange Propeptid **Angiotensinogen** durch proteolytische Spaltung zwischen den Aminosäuren 10 und 11. Das entstehende Decapeptid, **Angiotensin I**, wird durch das auf Endothelzellen vorkommende **Angiotensin-converting-Enzym** (ACE) um zwei weitere Aminosäuren am C-Terminus verkürzt und in **Angiotensin II** überführt. Angiotensin II ist einer der potentesten Vasokonstriktoren und der hauptsächliche Stimulator der Aldosteronsekretion in der Nebennierenrinde (➤ Abb. 24.30). Über diese zwei Mechanismen führt Angiotensin II zu einer Blutdruckerhöhung. Die Vasokonstriktion erhöht den Blutdruck direkt, während die erhöhten Aldosteronspiegel zu einer verstärkten Reabsorption von Natrium und Wasser in der Niere und damit indirekt über eine Vermehrung des Plasmavolumens zu einer Blutdruckerhöhung führen.

Synthese und Metabolismus von Aldosteron

Angiotensin II stimuliert die Aldosteronsynthese in der Zona glomerulosa der Nebennierenrinde durch den Angiotensin-II-Rezeptor AT_1 (➤ Abb. 24.30). Der AT_1-Rezeptor gehört zur Familie der $G\alpha_q$-Protein-gekoppelten Rezeptoren und führt über Aktivierung der Phospholipase C u.a. zu einem intrazellulären Ca^{2+}-Anstieg. Der zweite Stimulator der Aldosteronsynthese ist die **K^+-Konzentration** im Plasma, die ebenfalls über

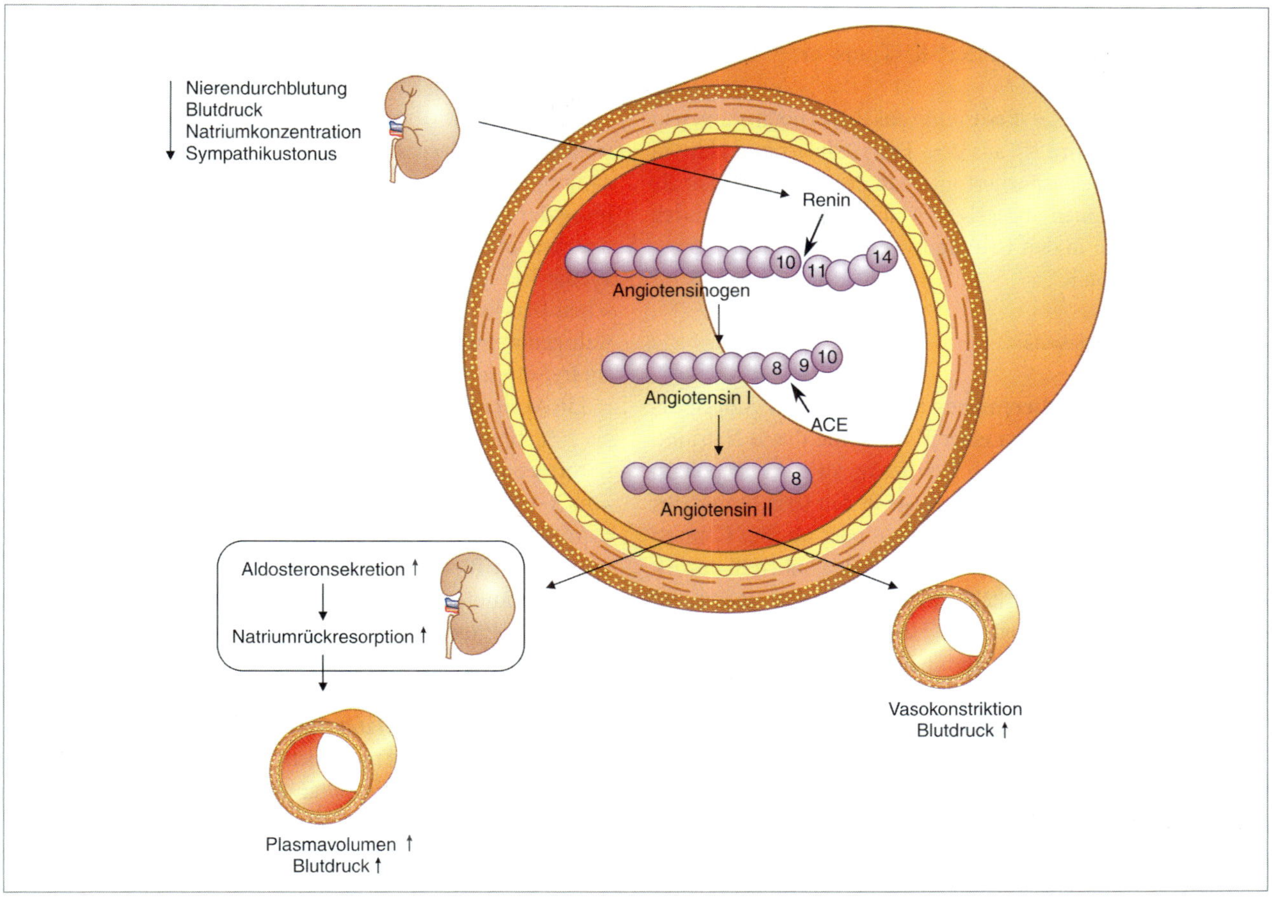

Abb. 24.30 Regulation des Renin-Angiotensin-Aldosteron-Systems (RAAS).

eine intrazelluläre Ca^{2+}-Erhöhung zu einer vermehrten Aldosteronsekretion führt. Dabei wirkt die erhöhte K^+-Konzentration auf spannungsabhängige Ca^{2+}-Kanäle, die sich öffnen und zum Einstrom von Ca^{2+} in die Zellen führen (➤ Kap. 21.2.1). Der intrazelluläre Ca^{2+}-Anstieg führt zu einer erhöhten Expression der **3β-Hydroxysteroid-Dehydrogenase** und zu einer verminderten Expression der 17-α-Hydroxylase und lenkt somit die Steroidhormonbiosynthese der Nebennierenrinde in Richtung Mineralocorticoide (➤ Abb. 24.19).

Sezerniertes Aldosteron wird kaum an Plasmaproteine gebunden, weshalb es auch eine **kurze Halbwertszeit** von etwa 20 min aufweist. Metabolisiert wird Aldosteron in der Leber hauptsächlich zu Tetrahydroaldosteron und dessen Glucuroniden und in der Niere zum Aldosteron-18-Glucuronid. Diese Metaboliten werden mit dem **Urin** ausgeschieden und können darin auch nachgewiesen werden.

Wirkung von Aldosteron

Aldosteron wirkt über den **Mineralocorticoidrezeptor**, einen nucleären Hormonrezeptor. Zielgene sind u.a. die γ-Untereinheit des epithelialen Natriumkanals (ENaC) und der Channel inducing factor (CHIF). ENaC bildet den luminalen Na^+-Kanal und vermittelt den Na^+-Einstrom in die renale Epithelzelle, während CHIF die Aktivität des basolateralen Na^+-K^+-Transporters erhöht und für den Na^+-Export zuständig ist. Diese Modulation der Aktivität der **Na^+-K^+-ATPasen** und eine zusätzliche, durch Aldosteron ausgelöste Biosynthese dieser Na^+-K^+-Transporter ermöglichen einen vermehrten **Na^+-Export** aus den Epithelzellen und damit einen Rücktransport in das Plasma (➤ Abb. 24.31). Durch Ak-

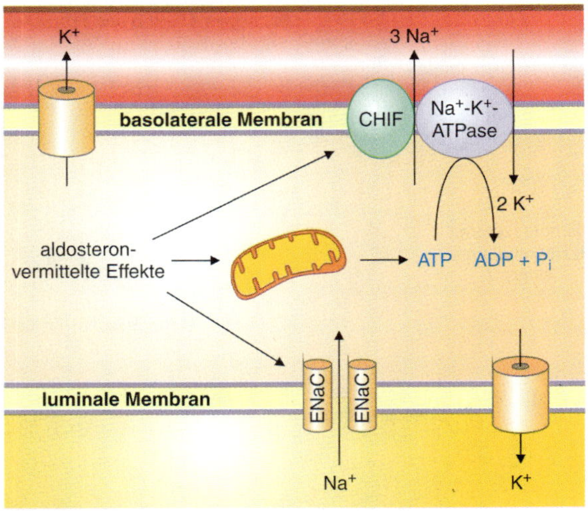

Abb. 24.31 Effekte von Aldosteron auf das Tubulusepithel der Niere. ENaC = endothelialer Natriumkanal, CHIF = Channel inducing factor.

tivierung des **Citratzyklus** veranlasst Aldosteron zudem die Bereitstellung der für die Na^+-K^+-Transporter benötigten Energie.

Im Gegenzug zur Na^+-Resorption aus dem Tubuluslumen in die Epithelzellen wird K^+ aus dem Extrazellularraum aktiv in die Epithelzellen transportiert und von dort durch K^+-Kanäle in das Tubuluslumen abgegeben. Aldosteron erhöht dadurch die **K^+-Sekretion** in den Urin und vermindert so die Plasmakonzentration von K^+.

Klinik

Tumoren der Nebennierenrinde können exzessiv Aldosteron sezernieren und sowohl zu einer **Hypertonie** durch Natrium- und Wasserretention als auch gleichzeitig zu einer **Hypokaliämie** durch vermehrte Kaliumverluste in den Urin führen. Bei diesem primären Hyperaldosteronismus oder Morbus Conn ist die Reninkonzentration im Plasma durch den hohen Blutdruck kompensatorisch unterdrückt. Klinisch werden zudem oft Kopfschmerzen, Müdigkeit und Muskelschmerzen beschrieben. Es wird heute vermutet, dass leichte Formen des primären Hyperaldosteronismus für etwa 10% der therapiebedürftigen Hypertonien verantwortlich sind.

24.7.2 Vasopressin

Vasopressin ist auch als **antidiuretisches Hormon** (ADH) bekannt, weil es die Wasserabsorption im distalen Tubulus und im Sammelrohrsystem der Niere erhöht und damit das **Urinvolumen** vermindert. Zudem steigert Vasopressin den **Blutdruck**. Vasopressin wird als Teil eines aus 143 Aminosäuren bestehenden Prohormons in den supraoptischen und den paraventrikulären Kernen des **Hypothalamus** gebildet und innerhalb der Neuronen axonal in den Hypophysenhinterlappen transportiert. Dort werden die sekretorischen Vesikel gespeichert, bis das Signal zur Freisetzung erfolgt und das Nonapeptid Vasopressin in das Blut abgegeben wird (➤ Kap. 24.3.1 und ➤ Abb. 24.11).

Vasopressin wird von der Hypophyse sezerniert, wenn entweder die Osmolarität des Plasmas steigt oder das Blutvolumen abnimmt (➤ Abb. 24.32). Physiologischerweise ist eine **Erhöhung der Osmolarität** der effektivste Stimulus der Vasopressinsekretion, wobei schon kleine Osmolaritätsänderungen von 1% die Sekretion beeinflussen. Die Veränderungen des osmotischen Drucks werden von Osmorezeptoren im Hypothalamus wahrgenommen, die bei Dehydratation des Körpers Vasopressin freisetzen.

Ein **Absinken des Blutvolumens** oder **Blutdrucks** um mehr als 10% führt ebenfalls zu einer Freisetzung von Vasopressin. Barorezeptoren am Herzen veranlassen dabei über sympathische Nerven die hypophysäre Freisetzung von Vasopressin und damit eine vermehrte Rückresorption von Wasser in den Nieren und eine Blutdruckerhöhung.

Die antidiuretische Wirkung von Vasopressin wird durch die **V_2-Rezeptoren** in der basolateralen Membran der Endothelzellen des Sammelrohrsystems in der Niere vermittelt. Die Bindung von Vasopressin an diese $G\alpha_s$-gekoppelten Rezeptoren aktiviert die **Adenylatcyclase** (➤ Abb. 24.33). Der genaue Signalmechanismus ist noch nicht bekannt, doch ist die **Protein-Kinase A** (PKA) in die weitere Phosphorylierung von **Aquaporin 2** (AQP_2) involviert. Die Aquaporine bilden Wasserkanäle, die jedoch in ihrer zytoplasmatischen Form nicht aktiv sind. Erst die Phosphorylierung der Aquaporine 2 führt zu deren Translokation in die luminale Membran des Sammelrohrepithels, wo sie funktionierende Wasserkanäle formen, sodass vermehrt Wasser aus dem Primärharn in die Epithelzellen gelangt. Der Weitertransport des Wassers aus den Epithelzellen ist nicht mehr reguliert und geschieht über Wasserkanäle in der apikalen Membran. Diese Wasserkanäle werden von den konstitutiv exprimierten Aquaporinen 3 und 4 geformt.

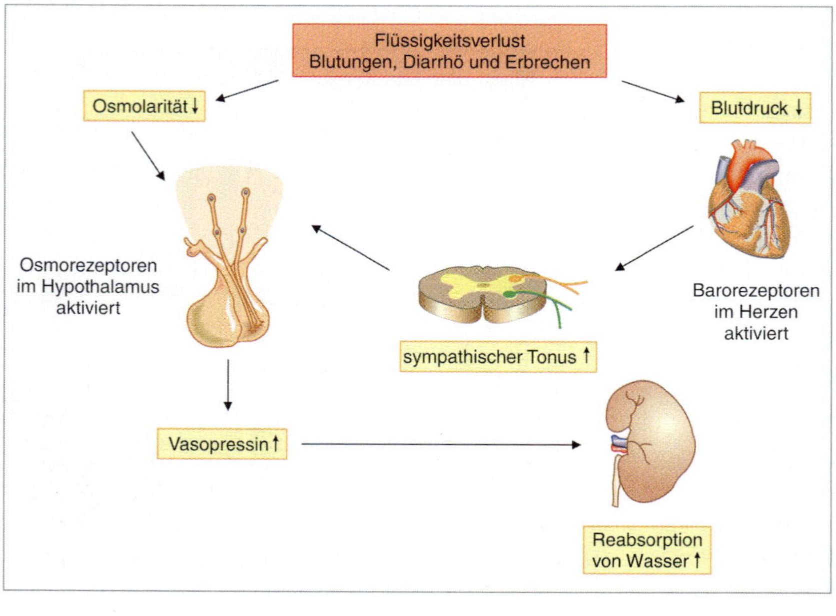

Abb. 24.32 Regulation der Vasopressinfreisetzung.

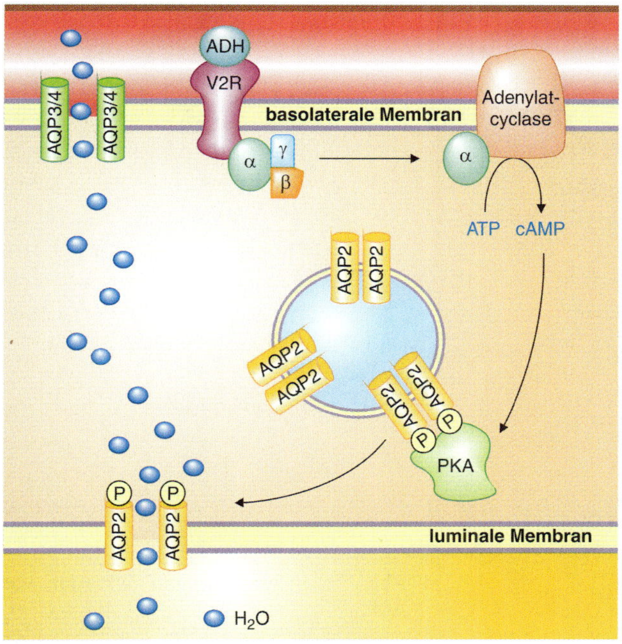

Abb. 24.33 Zellulärer Mechanismus der vasopressinvermittelten Wasseraufnahme in den Epithelzellen des Sammelrohrsystems. AQP = Aquaporin, V2R = Vasopressinrezeptor V_2, α = G-Protein-Untereinheit α, βγ = G-Protein-Untereinheit βγ, PKA = Protein-Kinase A.

Den blutdrucksteigernden Effekt vermittelt Vasopressin über **V_1-Rezeptoren** in glatten Muskelzellen, deren Aktivierung zu einer **Vasokonstriktion** führt. Dieser vasokonstriktorische Effekt hat dem Hormon ursprünglich seinen Namen gegeben. Die V_1-Rezeptoren sind $G\alpha_q$-gekoppelte Rezeptoren, die über eine Aktivierung des Phosphoinositol-Signalweges zu einer Erhöhung der intrazellulären Ca^{2+}-Konzentration führen.

Klinik

Störungen der hypothalamisch-neurohypophysären Achse können zu einer verminderten Sekretion von Vasopressin aus dem Hypophysenhinterlappen führen **(Diabetes insipidus)**. Wenn diese Sekretion nicht mehr ausreicht, um die benötigte Wasserrückresorption aus dem Sammelrohr zu gewährleisten, steigt das täglich abgegebene Urinvolumen von etwa 1,5 L pro Tag auf Volumina um 20 L pro Tag.

24.7.3 Natriuretische Peptide

Die Gruppe der natriuretischen Peptide umfasst das atriale **(ANP)**, das B-Typ- **(BNP)** und das C-Typ-natriuretische Peptid **(CNP)**. Alle bewirken **Natriurese**, **Diurese** und **Vasorelaxation**. Somit verringern die natriuretischen Peptide den Blutdruck und tragen zur Flüssigkeitshomöostase bei.

ANP wird v.a. im **rechten Vorhof** des Herzens gebildet und bei erhöhtem atrialem Druck freigesetzt, der zu einer Wanddehnung und damit zu einer Dehnung der Kardiomyozyten führt. **BNP** wird über denselben Dehnmechanismus der Kardiomyozyten hauptsächlich im **Ventrikel** des Herzens gebildet

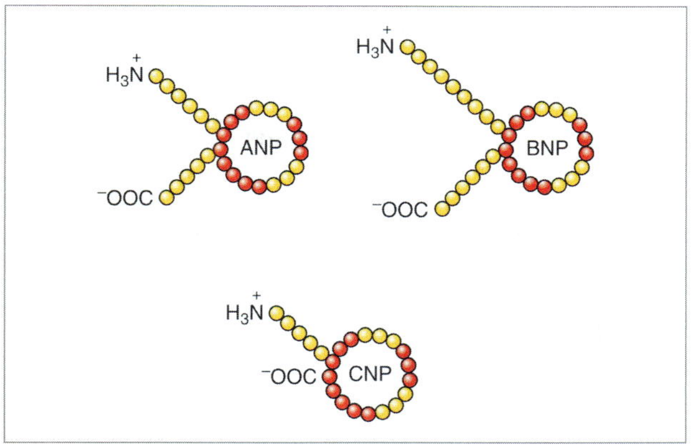

Abb. 24.34 Struktur der drei natriuretischen Peptide. Positionen mit konservierten Aminosäuren zwischen den drei Peptiden sind rot dargestellt.

und von diesem freigesetzt. Beide natriuretischen Peptide steigen deshalb im Plasma an, wenn das Plasmavolumen oder der periphere Blutdruck zunehmen. Das **CNP** wird vornehmlich im **Gehirn** produziert und erreicht kaum messbare Plasmakonzentrationen. Es wird deshalb angenommen, dass CNP parakrin im Gehirn wirkt, während die beiden vom Herzen freigesetzten natriuretischen Peptide endokrine Hormone darstellen.

Die natriuretischen Peptide haben eine gemeinsame **Ringstruktur**, die aus einer Disulfidbrücke zwischen zwei Cysteinen und 15 dazwischen liegenden Aminosäuren besteht (➤ Abb. 24.34). Diese ist für die Hormonwirkung essenziell, und neun der 15 Aminosäuren sind zwischen den drei Peptiden konserviert.

Gebildet wird ANP als **Präpro-ANP**, das aus 151 Aminosäuren besteht (➤ Abb. 24.35). Ein Abtrennen des Signalpeptids führt zum **Pro-ANP**, das aus 126 Aminosäuren besteht und intrazellulär in sekretorischen Vesikeln gespeichert wird. Durch Dehnung der Vorhöfe des Herzens wird die Freisetzung von ANP in das Plasma stimuliert. Dabei wird das Pro-ANP durch ein noch nicht identifiziertes Konversionsenzym in das hormonell aktive ANP von 28 Aminosäuren und in das inaktive **N-terminale Pro-ANP** (NT-Pro-ANP) gespalten. Beide Peptide werden in das Plasma freigesetzt.

ANP löst eine **Relaxation** der glatten Muskelzellen der **Arteriolen** aus und vermindert dadurch den arteriellen Gefäßwiderstand. In der Niere führt die Vasorelaxation zu einer vermehrten Durchblutung und damit zu einer **vermehrten Wasser- und Salzausscheidung**. Zudem vermindert ANP über luminale Rezeptoren im Sammelrohrsystem die Na^+- und Wasserresorption. ANP wirkt aber auch einer Aktivierung des RAAS entgegen, indem es die Renin- und Aldosteronfreisetzung direkt vermindert.

Klinik

Atemnot ist ein häufiges Symptom, das Patienten veranlasst, sich in einer Klinik oder Praxis vorzustellen. Die Differentialdiagnosen, z.B. Herzinsuffizienz und chronische obstruktive Lungenerkrankung, sind durch Anamnese und körperliche Untersuchung häufig nicht einfach zu trennen. Hier haben in

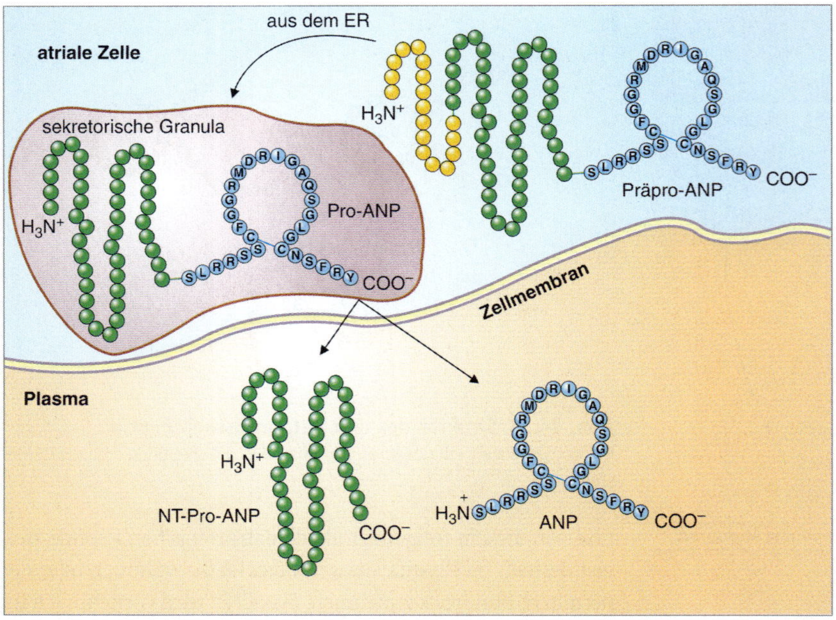

Abb. 24.35 Synthese und Sekretion von ANP.

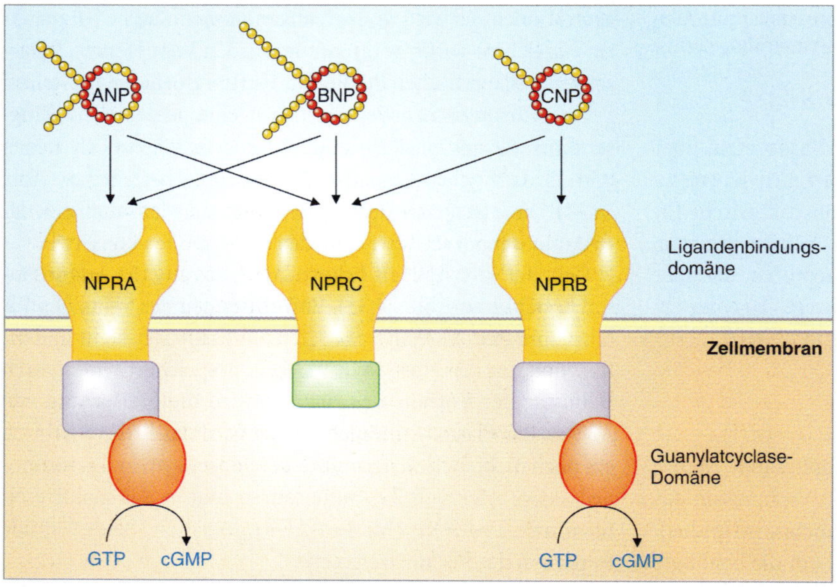

Abb. 24.36 Natriuretische Peptidrezeptoren.

den letzten Jahren die **B-Typ-natriuretischen Peptide** eine große diagnostische Verbesserung gebracht. Patienten mit **Herzinsuffizienz** können nicht mehr das gesamte Blutvolumen aus dem linken Herzventrikeln in die Aorta befördern, weil der periphere Druck für die Pumpleistung des Herzens zu hoch ist. Dadurch staut sich Blut in den Ventrikel zurück und führt dort zu einer Dehnung. Als Folge wird BNP gebildet und in das Blut sezerniert. Die Messung von BNP oder des gleichzeitig sezernierten NT-Pro-BNP im Plasma wird deshalb heute für den Ausschluss oder die Diagnose der Herzinsuffizienz bei Atemnot eingesetzt. Außerdem erlauben die Marker eine Gesamtbeurteilung der myokardialen Funktion und sind deswegen wertvolle **Prognosemarker**, z.B. bei Patienten mit stabiler oder instabiler **koronarer Herzkrankheit** (akutes Koronarsyndrom, Herzinfarkt) oder **Lungenembolie**.

Signalübertragung

Die natriuretischen Peptide wirken über Rezeptoren, die in verschiedenen Geweben wie der Niere, auf Gefäßmuskeln und auf Endothelzellen exprimiert werden (➤ Abb. 24.36). Drei verschiedene Rezeptoren sind derzeit bekannt, die als **natriuretische Peptidrezeptoren** NPRA, NPRB und NPRC bezeichnet werden. Während ANP und BNP selektiv NPRA stimulieren, wirkt CNP selektiv auf NPRB. Die beiden Rezeptoren NPRA und NPRB sind **membrangebundene Guanylatcyclasen**, die nach Ligandenaktivierung zu einer erhöhten cGMP-Konzentration in der Zielzelle führen. NPRA vermittelt dabei die meisten Effekte von ANP und ist in den meisten Zielorganen exprimiert. NPRB hingegen ist v.a. im Gehirn lokalisiert und vermittelt die Effekte von CNP.

24

Der dritte Rezeptor, **NPRC**, bindet alle drei natriuretischen Peptide und hat nur eine kurze intrazelluläre Domäne ohne erkennbare Motive für eine Signalwirkung. Es wird angenommen, dass NPRC-gebundene natriuretische Peptide der endosomalen Degradation zugeführt werden und dieser Rezeptor so zur **Elimination** der Peptide aus dem Plasma beiträgt. Zusätzlich werden die natriuretischen Peptide im Plasma durch die neutrale Endopeptidase inaktiviert, welche die beiden aminoterminalen Aminosäuren entfernt.

MERKE

Schwankungen in der Osmolarität werden über die Regulation des freien Wassers ausgeglichen. Das Hormon Vasopressin erhöht dabei die Rückresorption von Wasser in der Niere. Störungen des extrazellulären Volumens werden hingegen primär über Natrium reguliert. Das Renin-Angiotensin-Aldosteron-System (RAAS) reguliert dafür die Rückresorption von Natrium und Wasser in der Niere. Als Gegenspieler treten die natriuretischen Peptide in Erscheinung, die zu einer erhöhten Natrium- und Wasserausscheidung führen. Alle Systeme ergänzen sich und sind für eine effiziente Homöostase der Osmolarität und des Plasmavolumens zuständig.

24.8 Hormone des Calcium- und Phosphatstoffwechsels

24.8.1 Calcium- und Phosphathomöostase

Der größte Teil von Calcium und Phosphat befindet sich in den **Knochen**, um diesen Stabilität zu verleihen. Die rasche Mobilisierbarkeit von etwa 1% des Calciumpools in die oder aus den Knochen spielt eine wichtige Rolle für die Aufrechterhaltung der Calciumhomöostase und die Regulation der Ca^{2+}-Plasmakonzentration in engen Grenzen.

Im Gegensatz dazu variiert die Plasmakonzentration von Phosphat stark und zeigt einen ausgeprägten **Tag-Nacht-Rhythmus** mit den niedrigsten Spiegeln am Vormittag und den höchsten am Abend. Dies ist durch die Aufnahme von Phosphat mit der Nahrung über den Tag bedingt.

Aufnahme und Ausscheidung von Calcium

Calcium wird hauptsächlich im **Dünndarm** durch parazelluläre Diffusion aufgenommen. Die nichtregulierte Aufnahme im Dünndarm wird durch einen regulierten aktiven Transport im proximalen **Duodenum** unterstützt. Dieser transzelluläre Transport durchläuft drei Phasen, die den Calciumeinstrom über die Bürstensaummembran, die Diffusion durch die Zelle und den aktiven Transport durch die basolaterale Membran umfassen (➤ Abb. 24.37). Der limitierende Schritt für die Calciumaufnahme ist der aktive Transport über die basolaterale Membran, der durch die **Ca^{2+}-ATPase PMCA1b** gegen einen Calciumgradienten geschieht. Dieser Transport aus der Zelle liefert die Triebkraft für den duodenalen Ca^{2+}-Transport, indem er einen Ca^{2+}-Gradienten zwischen dem Darmlumen und dem Zytoplasma der Zelle aufbaut, der zum Ca^{2+}-Einstrom in die Enterozyten führt. Ca^{2+} gelangt dabei über den spezifischen **Ca^{2+}-Kanal TRPV6** in der luminalen Zellmembran in das Zytosol, wo es von $CalbindinD_{9k}$ gebunden und durch die Zelle transportiert wird. Diese Proteinbindung senkt die freie Ca^{2+}-Konzentration im Enterozyten und vergrößert damit den Ca^{2+}-Gradienten gegen das Darmlumen. Zudem ist dieser proteinvermittelte intrazelluläre Transport effizienter als reine Diffusion, sodass beides zusammen eine maximale und über die Expression von TRPV6 und $CalbindinD_{9k}$ regulierbare Ca^{2+}-Aufnahme im proximalen Duodenum ermöglicht.

Im Blut wird Ca^{2+} zu etwa 40% an **Proteine** gebunden, zu 10% an **Anionen** komplexgebunden (Phosphat, Citrat) und zu 50% **frei** als ionisiertes Calcium transportiert. Nur komplexier-

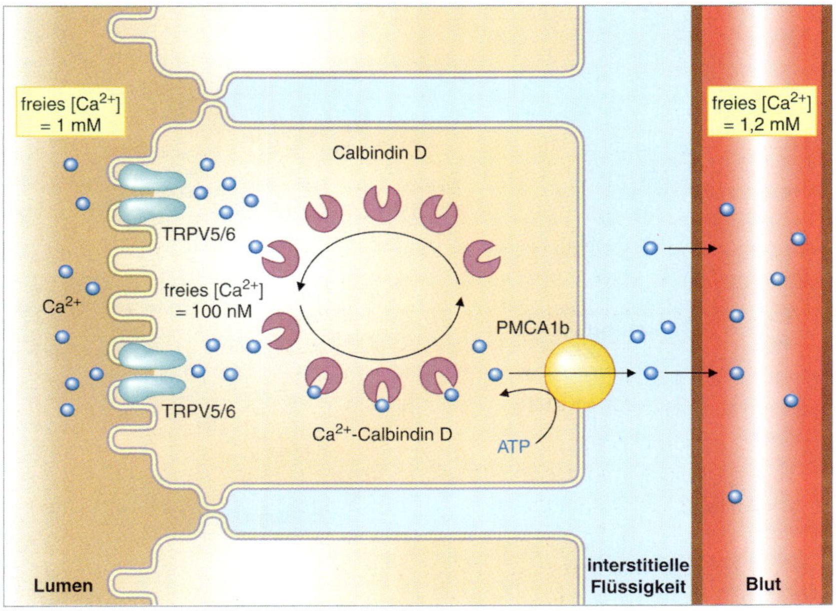

Abb. 24.37 Calciumaufnahme im Darm und Calciumrückresorption in der Niere. Ca^{2+} = Calcium, TRPV5/6 = Ca^{2+}-Kanal, PMCA1b = Ca^{2+}-ATPase.

24

tes und ionisiertes Ca^{2+} haben biologische Aktivität und stehen für den Knocheneinbau zur Verfügung.

Ca^{2+} wird im Wesentlichen über die **Niere** ausgeschieden. Nach glomerulärer Filtration des nicht proteingebundenen Ca^{2+} in den Primärharn wird der größte Teil von Ca^{2+} tubulär rückresorbiert, sodass in der Regel nur etwa 2% des glomerulär filtrierten Ca^{2+} im Harn ausgeschieden werden. Dabei wird Ca^{2+} überwiegend im proximalen Tubulus unreguliert, zu etwa 8% aber auch im distalen Tubulus reguliert rückresorbiert. Der Mechanismus der **regulierten Ca^{2+}-Rückresoption** verläuft prinzipiell identisch wie die Ca^{2+}-Aufnahme im Duodenum (➤ Abb. 24.37). Dabei vermitteln der nierenspezifische Calciumkanal TRPV5 den Ca^{2+}-Einfluss in die Epithelzelle und das nierenspezifische Calbindin D_{28k} den Transport durch die Epithelzelle, während die ATP-abhängige Calciumpumpe PMCA1b für den Export aus der Zelle in beiden Organen identisch ist.

Aufnahme und Ausscheidung von Phosphat

Phosphat kommt in der Nahrung reichlich vor und wird im **Dünndarm** über einen aktiven Transport aufgenommen. Dieser Transport wird durch den **Na^+/Phosphat-Cotransporter IIb** (SLC34-A2) vermittelt, der jeweils drei Na^+-Ionen und ein HPO_4^{2-}-Ion aus dem Darmlumen in die Zelle schleust. Wie das Phosphat schließlich aus der Zelle in den Extrazellularraum und in das Blut gelangt, ist nicht bekannt, doch scheint der Anionentransporter ANK in diesen Transport involviert zu sein. Im Blut wird Phosphat zum großen Teil **frei transportiert**, und nur ein kleiner Teil ist nichtkovalent an Proteine gebunden. Phosphat liegt bei einem pH von 7,4 zu 80% als HPO_4^{2-} und zu 20% als $H_2PO_4^-$ vor. Es wird hauptsächlich über die Niere ausgeschieden, wobei Phosphat mit dem Primärharn filtriert und im proximalen Tubulus zu 90% rückresorbiert wird. Dabei wird Phosphat durch die Na^+/Phosphat-Cotransporter IIa und IIc (SLC34-A1 bzw. SLC34-A3) aus dem Tubuluslumen in die Epithelzellen transportiert, die ähnlich der Aufnahme im Darm Natrium und Phosphat gemeinsam transportieren. Die **Regulation** des Plasmaphosphatspiegels erfolgt im Wesentlichen über die **Rückresorption** in den **Nieren** und zu einem kleineren Teil über die Regulation der **Phosphataufnahme im Darm**. Beide Prozesse werden durch den Phosphatgehalt der Nahrung und durch Hormone gesteuert.

MERKE

Die Calcium- und die Phosphathomöostase werden über die Aufnahme im Darm, den Umsatz im Knochen und die Ausscheidung in der Niere reguliert.

24.8.2 Parathormon

Parathormon (PTH) wird von der Nebenschilddrüse als Antwort auf erniedrigte Ca^{2+}- oder erhöhte Phosphatkonzentrationen im Plasma gebildet, um gegenregulatorisch in deren Homöostase einzugreifen. Die primäre Funktion ist dabei die Aufrechterhaltung des **extrazellulären Ca^{2+}-Spiegels**.

Effekte des Parathormons

Sezerniertes PTH bewirkt direkt eine **Erhöhung des Ca^{2+}-** und eine **Verminderung des Phosphatspiegels** durch seine Wirkung auf Niere und Knochen und erhöht indirekt den Ca^{2+}-Spiegel über die Stimulation der $1,25(OH)_2$-Vitamin-D-Synthese in der Niere, die zu einer vermehrten Ca^{2+}-Absorption im Darm führt (➤ Abb. 24.38 und ➤ 24.39).

In der Niere verstärkt PTH die Expression des Calciumkanals TRPV5, wodurch die **tubuläre Rückresorption** von Ca^{2+} erhöht und die Ca^{2+}-Ausscheidung mit dem Urin vermindert

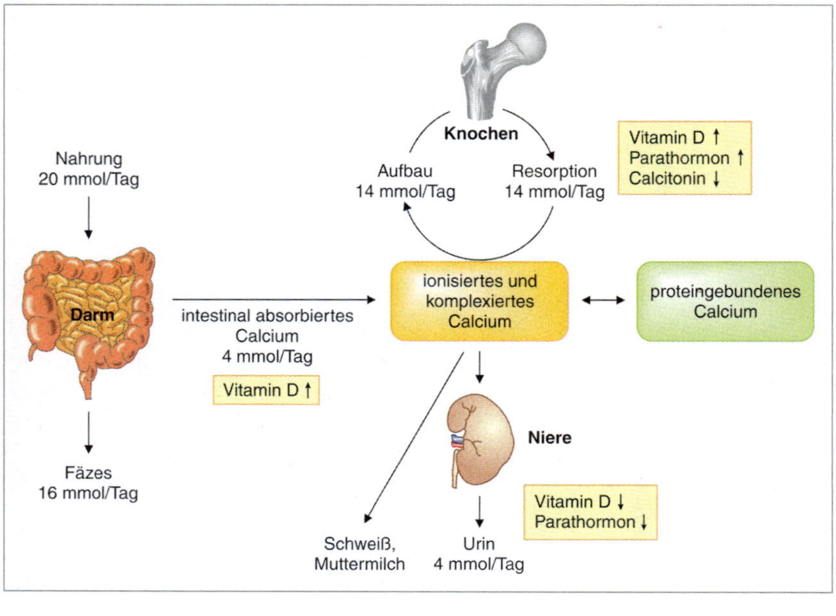

Abb. 24.38 Regulation der Calciumhomöostase.

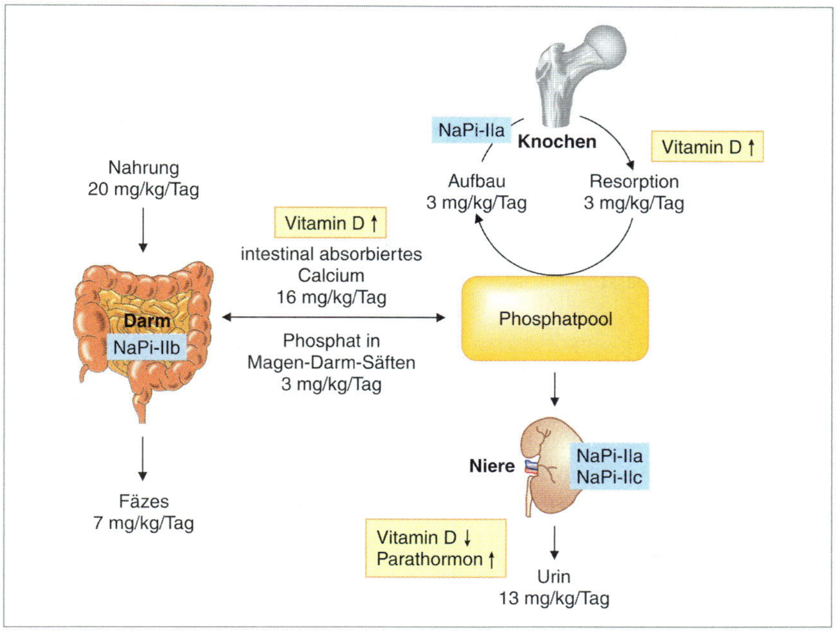

Abb. 24.39 Regulation der Phosphathomöostase. NaPi-IIa = Na^+/Phosphat-Cotransporter IIa, NaPi-IIb = Na^+/Phosphat-Cotransporter IIb, NaPi-IIc = Na^+/Phosphat-Cotransporter IIc.

wird. Gleichzeitig vermindert PTH über eine Suppression der Na^+/Phosphat-Cotransporter IIa und IIc die Phosphatrückresorption im proximalen Tubulus, sodass vermehrt Phosphat mit dem Urin ausgeschieden wird. Diese beiden Mechanismen erhöhen den Calcium- und erniedrigen den Phosphatspiegel im Plasma.

Der zweite direkte Effekt von PTH liegt in der verstärkten Resorption von Ca^{2+} aus dem Knochen. Dabei scheint PTH die Löslichkeit der Knochenmineralien zu erhöhen und die Aktivität der Osteoblasten sowie der Osteoklasten zu modulieren. Das passiert über den sog. **Receptor activator of nuclear factor κ_B-ligand, RANKL**, auch als Osteoklastendifferenzierungsfaktor oder Osteoprotegerinligand bezeichnet. Der genaue Wirkungsmechanismus auf den Knochen ist jedoch nicht geklärt.

Über die Anregung der 1-α-Hydroxylase erhöht PTH die $1{,}25(OH)_2$-Vitamin-D-Synthese in der Niere und verbessert damit indirekt die Aufnahme und Rückresorption von Ca^{2+} und Phosphat in Duodenum und Niere.

Das Parathormon und sein Rezeptor

PTH wird als Präproparathormon mit 115 Aminosäuren synthetisiert. Im Golgi-Apparat entsteht durch Proteolyse das aktive PTH mit 84 Aminosäuren, das in sekretorischen Granula gespeichert wird. Im Plasma wird PTH rasch fragmentiert.

Seine Wirkung vermittelt PTH über den $G\alpha_s$- und $G\alpha_q$-gekoppelten Rezeptor PTHR1. Der Rezeptor wird im Wesentlichen in den beiden Zielorganen des PTH, also Knochen und Niere, exprimiert und aktiviert sowohl die Adenylatcyclase als auch die Phospholipase C.

Der Calcium-sensing-Rezeptor

Eingelassen in die Zellmembran der Nebenschilddrüse sind Calcium-sensing-Rezeptoren (CasR). Diese $G\alpha_i$-gekoppelten Rezeptoren binden Ca^{2+} mit der Extrazellulardomäne und hemmen die Adenylatcyclase. Der erniedrigte zelluläre cAMP-Spiegel vermindert die PTH-Sekretion. Eine erhöhte Ca^{2+}-Konzentration im Plasma führt also direkt zu einer verminderten PTH-Sekretion und umgekehrt. Die extrazelluläre Ca^{2+}-Konzentration unterliegt somit einem klassischen negativen Rückkopplungsmechanismus.

MERKE

PTH ist der wichtigste Regulator des Ca^{2+}-Spiegels. Es erhöht die Ca^{2+}-Spiegel durch eine Verstärkung der Rückresorption von Ca^{2+} in der Niere und durch Mobilisierung von Ca^{2+} aus dem Knochen. Zudem stimuliert das PTH die $1{,}25(OH)_2$-Vitamin-D-Synthese und erhöht dadurch auch die Aufnahme von Ca^{2+} aus dem Darm. Jeder Abfall des Ca^{2+}-Spiegels erhöht über den Calcium-sensing-Rezeptor in der Nebenschilddrüse die PTH-Sekretion.

24.8.3 Vitamin D

Vitamin D spielt in der Calciumhomöostase und im Knochenmetabolismus eine wichtige Rolle. Das mit der **Nahrung** aufgenommene oder in der **Haut** gebildete **Vitamin D_3 (Cholecalciferol)** wird dafür über zwei Hydroxylierungsschritte in der Leber zunächst zu **25(OH)-Vitamin D_3** (25-Hydroxycholecalciferol) und dann in der Niere zum **aktiven** Metaboliten **$1{,}25(OH)_2$-Vitamin D_3** (1,25-Dihydroxycholecalciferol) verstoffwechselt (➤ Kap. 28.3.1 und ➤ Abb. 28.15).

Im Blut werden die D-Vitamine an Proteine gebunden transportiert, da sie lipophil sind und sich schlecht in Wasser lösen. Das wichtigste Transportprotein ist das **Vitamin-D-bindende**

24

Protein (DBP), das über 99% der D-Vitamine im Blut bindet. Diese hohe Proteinbindung verlängert die Halbwertszeit, da proteingebundenes Vitamin D in der Leber nicht inaktiviert und über die Galle ausgeschieden werden kann. Das proteingebundene Vitamin D ist nicht hormonell aktiv, sondern bildet ein Reservoir für die hormonell aktive freie Form.

Vitamin-D-Rezeptor

Vitamin D vermittelt seine Wirkung über den Vitamin-D-Rezeptor (VDR). Wie die anderen nucleären Hormonrezeptoren wirkt der Vitamin-D-Rezeptor als ligandenaktivierter Transkriptionsfaktor. Dabei bildet er mit dem Retinoid-X-Rezeptor (RXR) ein Heterodimer, um die Vitamin-D-response-Elemente in der regulatorischen Region von Genen zu binden und deren Transkription zu aktivieren oder zu supprimieren.

Vitamin-D-Stoffwechsel

Das für die 1-α-Hydroxylierung in der Niere benötigte 25(OH)-Vitamin D_3 wird an DBP gebunden glomerulär filtriert und im proximalen Tubulus mithilfe von **Megalin** aus dem Primärharn rückresorbiert (➤ Abb. 24.40). Durch lysosomale Degradation von DBP wird 25(OH)-Vitamin D_3 anschließend freigesetzt und im Zytoplasma vom intrazellulären Vitamin-D-bindenden Protein-3 (IDBP-3) zu den Mitochondrien transportiert. Die mitochondriale **25-Hydroxycholecalciferol-1-α-Hydroxylase** verstoffwechselt das 25(OH)-Vitamin D_3 zum aktiven 1,25$(OH)_2$-Vitamin D_3, das in die interstitielle Flüssigkeit freigesetzt wird und an DBP gebunden wieder in der Zirkulation erscheint.

Die 1-α-Hydroxylierung des 25(OH)-Vitamin D_3 in der Niere wird durch die PTH-, Ca^{2+}-, Phosphat- und Vitamin-D-Konzentrationen im Blut reguliert. Dabei stimulieren PTH sowie niedrige Ca^{2+}- und Phosphatspiegel die Expression der 1-α-Hydroxylase und sorgen somit für mehr aktives 1,25$(OH)_2$-Vitamin D_3. Im Gegensatz dazu hemmen hohe Ca^{2+}-, Phosphat- und Vitamin-D_3-Spiegel diese Aktivität. Darüber hinaus verhindert die Verstoffwechselung von 1,25$(OH)_2$-Vitamin D_3 zu den inaktiven 24(OH)-Metaboliten die Überversorgung mit aktiven Vitamin-D-Metaboliten.

Wirkungen von Vitamin D

Calcium- und Phosphathomöostase Vitamin D wirkt hauptsächlich auf den Darm, die Niere und den Knochen. Es erhöht die Ca^{2+}- und Phosphataufnahme im Darm, vermindert deren Ausscheidung im Urin und interagiert mit PTH bei der Mobilisation von Ca^{2+} und Phosphat aus dem Knochen. Somit erhöht Vitamin D die Konzentrationen von Ca^{2+} und Phosphat im Plasma.

Der physiologisch wichtigste Effekt des Vitamins D ist die verstärkte **Ca^{2+}-Aufnahme** aus dem **Darm**. Auf molekularer Ebene wird dafür die Expression der apikalen Ca^{2+}-ATPase, des Transportproteins Calbindin und des Ca^{2+}-Kanals TRPV6 (➤ Abb. 24.38) erhöht. Außerdem verstärkt Vitamin D die Rückresorption von Phosphat, indem es in der Niere die Expression der Na^+/Phosphat-Cotransporter IIa und IIc und im Darm den Na^+/Phosphat-Cotransporter IIb stimuliert.

Die vom PTH unabhängigen Effekte von Vitamin D auf den Knochen sind schwierig abzuschätzen, da sich beide Hormone wechselseitig regulieren. Im Allgemeinen wird heute aber angenommen, dass Vitamin D Ca^{2+} und Phosphat aus dem Knochen mobilisiert.

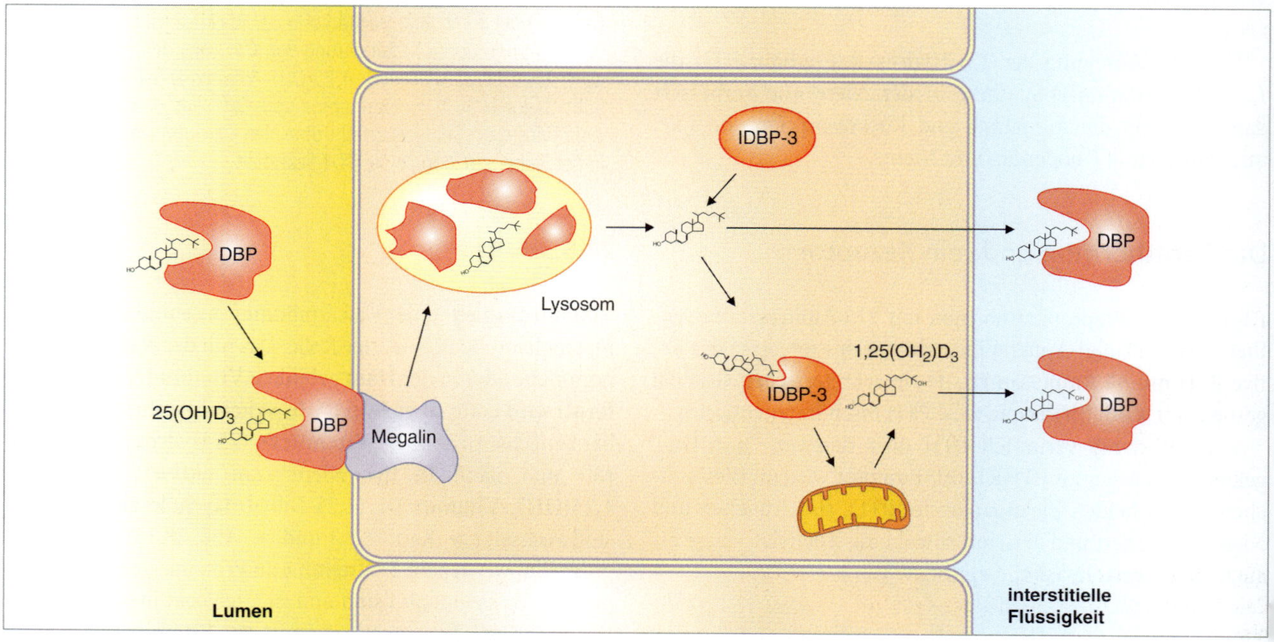

Abb. 24.40 25(OH)-Vitamin-D-Aufnahme und intrazellulärer Metabolismus in der Niere.

MERKE

Das mit der Nahrung aufgenommene oder in der Haut gebildete Vitamin D wird über zwei Hydroxylierungsschritte in der Leber und in der Niere zum aktiven Metaboliten 1,25(OH)$_2$-Vitamin D$_3$ verstoffwechselt. Der physiologisch wichtigste Effekt von 1,25(OH)$_2$-Vitamin D$_3$ ist die verstärkte Aufnahme von Ca^{2+} und Phosphat aus dem Darm. Zudem wird die Rückresorption dieser beiden Ionen in der Niere verstärkt. Vitamin D reguliert seine Zielgene transkriptional durch Aktivierung eines spezifischen nucleären Vitamin-D-Rezeptors.

24.8.4 Calcitonin

Calcitonin wird in den C-Zellen der Schilddrüse gebildet und senkt die extrazellulären Ca^{2+}-Spiegel. Dabei stimulieren hohe Ca^{2+}-Spiegel im Plasma die Freisetzung von Calcitonin. Calcitonin senkt im Knochen die Zahl und Aktivität der Osteoklasten und inhibiert zusätzlich die osteolytische Wirkung des PTH. Der verminderte Knochenabbau führt dem extrazellulären Calciumpool weniger Ca^{2+} zu und reduziert damit den Ca^{2+}-Spiegel.

Calcitonin vermittelt seine Wirkung über den $G\alpha_s$-gekoppelten Calcitoninrezeptor, der mit dem PTH-Rezeptor verwandt ist und über die cAMP-Bildung die Protein-Kinase A aktiviert.

Differenzielles Splicing der Calcitonin-prä-mRNA

Calcitonin wird vom **Calc-I-Gen** kodiert, das auch für das **Calcitonin gene-related peptide (CGRP)** kodiert (➤ Abb. 24.41). Differenzielles Splicing der prä-mRNA führt dabei zu den zwei unterschiedlichen mRNAs. Die mRNA für Calcitonin besteht aus den Exonen 1–4, während die mRNA für CGRP aus den Exonen 1, 2, 3, 5 und 6 besteht. Die Translation der Calcitonin-mRNA führt zur Synthese des Präprocalcitonins mit 141 Aminosäuren, das nach Abspaltung des Signalpeptids zum **Procalcitonin** mit 114 Aminosäuren prozessiert wird. Die weitere Prozessierung des Procalcitonins führt in den C-Zellen der Schilddrüse zu einem aminoterminalen Peptid, zu Calcitonin und zu Katacalcin. Calcitonin besteht aus 32 Aminosäuren.

In den C-Zellen der Schilddrüse verläuft die Prozessierung von Präprocalcitonin bis zur Produktion von Calcitonin. Diese Zellen sezernieren Calcitonin als einziges der verschiedenen Peptide und sind für den Plasmaspiegel von Calcitonin beim Menschen verantwortlich. Das Calc-I-Gen wird aber in verschiedenen weiteren Geweben transkribiert, die entweder CGRP oder Procalcitonin sezernieren. In **neuronalen Zellen** wird **CGRP** produziert, das möglicherweise die Blutdruckregulation, die Schmerzempfindung und endokrine Regulationen beeinflusst. Im Gegensatz dazu sezernieren die meisten Zellen des Körpers bei starker, **infektionsbedinger Inflammation** Procalcitonin. Die physiologischen Aufgaben des Procalcitonins sind nicht klar, doch steigen die Plasmawerte bei einer bakteriellen Infektion bis zum 1000fachen der normal gefundenen Werte an, was für die frühe Labordiagnostik einer Sepsis oder einer Pneumonie ausgenutzt wird.

MERKE

Calcitonin wirkt dem Parathormon entgegen und vermindert den Calciumspiegel durch eine verminderte Knochenresorption. Calcitonin wird durch eine posttranslationale Prozessierung seines Prohormons Präprocalcitonin gebildet, das seinerseits durch differenzielles Splicing der Calc-I-prä-mRNA entsteht. Das ubiquitär exprimierte Procalcitonin wird bei bakteriellen Infektionen stark exprimiert.

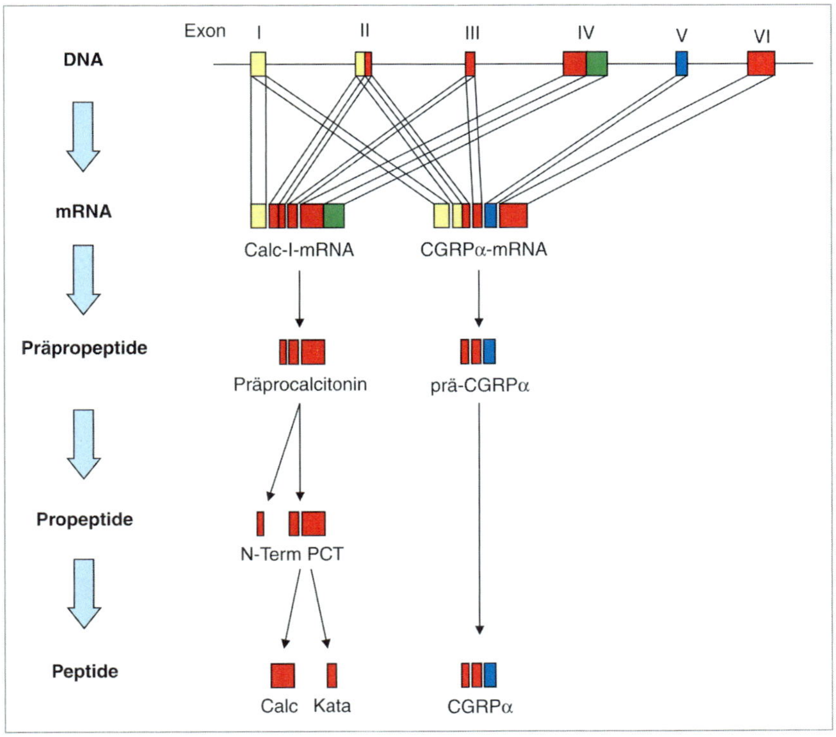

Abb. 24.41 Differenzielles Splicing des Calc-I-Gens und Prozessierung des Calcitonins.

24.9 Hormone des Energiestoffwechsels und -haushalts

Durch die unregelmäßige Nahrungsaufnahme werden zwei Phasen der Energieversorgung definiert: Bei ausreichender Nahrungsversorgung besteht eine anabole Situation, und Energie wird in Form von ATP, Kreatinphosphat, Glykogen, Triacylglycerolen und Protein gespeichert. Bei Hunger besteht eine katabole Situation, in der diese endogenen Energiereserven abgebaut werden. Während beider Phasen müssen ausreichend Glucose und Fettsäuren für das Gehirn und zur Sicherung anderer Körperfunktionen bereitgestellt werden. Insulin und Glucagon spielen eine Schlüsselrolle in der Regulation der beteiligten Stoffwechselprozesse, die durch weitere Hormone moduliert werden.

24.9.1 Insulin

In das exokrine Pankreas eingebettet sind Gruppen endokriner Zellen, die als **Langerhans-Inseln** bezeichnet werden und vier Typen von endokrinen Zellen enthalten:

- Etwa 20% sind α-**Zellen**, die **Glucagon** synthetisieren.
- 70–80% sind β-**Zellen**, die **Insulin** produzieren.
- Etwa 5% sind δ-**Zellen**, die **Somatostatin** sezernieren.
- 1–2% sind **PP-Zellen**, aus denen das **pankreatische Polypeptid** stammt.

Synthese und Struktur von Insulin

Insulin wird als Präprohormon synthetisiert. Durch Entfernung der Signalsequenz im endoplasmatischen Retikulum entsteht **Proinsulin** (➤ Abb. 24.42). Dieses zunächst monomere Protein besteht aus der aminoterminalen, 21 Aminosäurereste langen **A-Kette**, dem 35 Aminosäuren langen **C-Peptid** und der 30 Aminosäurereste langen carboxyterminalen **B-Kette**. Die A- und B-Ketten des Proinsulins sind durch zwei Disulfidbrücken verbunden. Im Golgi-Apparat schneidet eine Endopeptidase, die **Prohormon-Konvertase**, das C-Peptid aus dem Proinsulin heraus. Die B-Kette wird zudem an ihrem carboxyterminalen Ende durch die **Carboxypeptidase E** um zwei Aminosäureste verkürzt. Das so entstandene Insulin wird zusammen mit dem C-Peptid in sekretorische Granula verpackt. Dort liegt Insulin dicht gepackt als Zinkkomplex und Multimer vor. Nach geeigneter Stimulation werden Insulin und C-Peptid äquimolar sezerniert. In der Zirkulation kommt Insulin nur monomer vor.

Die Entfernung des **C-Peptids** erhöht die Bindungsaffinität des Insulins an seinen Rezeptor drastisch, nämlich etwa um den Faktor 10 im Vergleich zu Proinsulin. Das C-Peptid erfüllt v.a. für die Prozessierung des Proinsulins zu Insulin eine wichtige Funktion, indem es eine Sekundärstruktur erzeugt, aus der das biologisch aktive A/B-Dimer proteolytisch freigesetzt werden kann. Da es gemeinsam mit Insulin sezerniert wird und mit 35 min eine längere Halbwertszeit als Insulin hat, wird die C-Peptid-Konzentration im Plasma als **diagnostischer Marker** zur Abschätzung der Sekretionskapazität der β-Zellen genutzt. Das C-Peptid scheint zudem nicht, wie ursprünglich gedacht, biologisch inert zu sein, sondern z.B. die Funktion von Nieren und Nerven zu beeinflussen.

Klinik

Die beiden häufigsten Formen des **Diabetes mellitus** werden als Typ 1 und Typ 2 unterschieden. **Typ 1** manifestiert sich zumeist bereits im Kindes- oder Jugendalter und ist durch eine autoimmune Zerstörung der insulinproduzierenden Zellen verursacht. **Typ 2** tritt i.d.R. erst im mittleren oder höheren Erwachsenenalter auf. Nach einem viele Jahre dauernden Stadium der Insulinresistenz (➤ unten), welche die β-Zellen durch Mehrproduktion von Insulin kompensieren, sinkt die eigene Insulinproduktion infolge von Funktionsverlust und Apoptose der β-Zellen. Sie reicht schließlich nicht mehr aus, um die Glucosekonzentration im Blut zu normalisieren. Somit spielt die subkutane Injektion von Insulin in der Therapie des Typ-1- und Typ-2-Diabetes mellitus eine Schlüsselrolle.

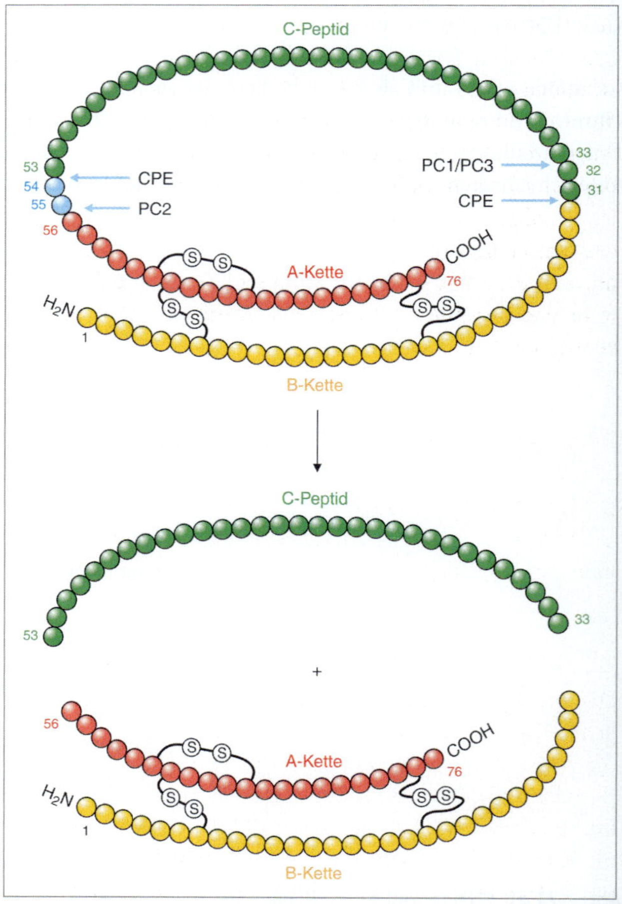

Abb. 24.42 Struktur und Prozessierung des Proinsulins. PC1/3 = Prohormon-Konvertase 1/3, CPE = Carboxypeptidase E.

Bis in die 80er Jahre des 20. Jahrhunderts wurden v.a. **Insuline** von Schwein und Rind eingesetzt, die sich durch einen bzw. vier Aminosäurereste vom Humaninsulin unterscheiden. Diese tierischen Insuline sind heute nahezu gänzlich durch rekombinant hergestelltes Humaninsulin verdrängt, das weniger immunogen ist, sich besser steuern lässt und weniger Infektionsrisiken (z.B. für Prionenkrankheiten) birgt. In den neuesten therapeutisch eingesetzten Insulinen sind gezielt Strukturveränderungen durch Aminosäureaustausche oder -ergänzungen vorgenommen worden, die v.a. die pharmakokinetischen Eigenschaften verändern und **schnell oder langsam wirksame Insulinanaloga** ergeben.

Für die **akute und schnell wirksame** Behandlung hoher Blutglucosekonzentrationen, z.B. unmittelbar nach Nahrungsaufnahme, werden schnell freigesetzte Insulinanaloga gegeben. Das normale Insulin liegt in der Injektionslösung als Hexamer vor und wird relativ langsam als Mono- und Dimer aus der Injektionsstelle freigesetzt. Durch Aminosäureaustausche in der β-Kette wird erreicht, dass die Insulinanaloga Lispro, Aspart oder Gliusin schneller als Monomere freigesetzt und hormonaktiv werden. Allerdings haben sie deswegen auch eine kurze Wirkdauer.

Für die Einstellung einer **lang anhaltenden basalen Insulinkonzentration** über den Tag und die Nacht werden Insuline verwandt, die langsam aus der Injektionsstelle freigesetzt werden. Dies wurde ursprünglich erreicht, indem Insulin mit Zink oder Protamin (NPH-Insulin) komplexiert wurde. Durch Substitution eines Asparaginrests im Carboxyterminus der A-Kette durch Glycin und die Verlängerung der B-Kette um zwei carboxyterminale Argininreste präzipitiert das Insulinanalogon Glargin an der Injektionsstelle und wird langsam freigesetzt. Das Insulinanalogon Detemir bindet an Albumin und verweilt deswegen länger in biologisch inaktiver Form in der Zirkulation, weil der carboxyterminale Threoninrest der B-Kette entfernt und der nun endständige Lysinrest mit Myristinsäure verestert wurde.

Regulation von Synthese und Sekretion

Die β-Zellen des Pankreas sind **Energiesensoren**, die Insulin als Antwort auf verschiedene **metabolische**, **hormonelle** und **neuronale** Signale sezernieren.

Metabolische Regulation

Der wichtigste Stimulus für die Insulinsekretion ist die steigende **Glucosekonzentration**, z.B. nach Nahrungsaufnahme. Als Antwort auf Glucosespiegel > 3 mmol/L sezernieren die β-Zellen Insulin **dosisabhängig** und **biphasisch**. Auf einen kurzen Puls von 5–10 min Dauer folgt ein langer Puls von 60–120 min Dauer, bei dem die Insulinkonzentration langsam auf ein Plateau ansteigt. Diese beiden Phasen reflektieren **zwei Pools** von insulinspeichernden Granula. Etwa 5% des intrazellulären Insulins befindet sich in einem schnell mobilisierbaren Pool von Granula, die bereits an die Plasmamembran angedockt haben und somit schnell entleert werden können. Der zweite, viel größere Pool muss erst entlang den Mikrotubuli zur Plasmamembran bewegt werden, damit er entleert werden kann.

Außerdem induzieren hohe Glucosekonzentrationen die Expression des **Insulingens**. Zwar gehört das Insulingen zu den schnell regulierten Genen (immediate early genes) und wird bereits 30 min nach Glucoseexposition transkribiert. Auch die mRNA des Präproinsulins wird unter dem Einfluss hoher Glucosekonzentrationen stabilisiert. Das durch diese (post)transkriptionellen Effekte vermehrt neu synthetisierte Insulin steht allerdings nicht der sofortigen Sekretion zur Verfügung, sondern wird zunächst in den Granula gespeichert. Somit gehört diese Ebene der Regulation auch zur langsamen Phase.

Mechanismus der glucoseinduzierten Insulinsekretion

Die Wirkung der Glucose auf die Insulinsekretion ist letztlich durch deren Stoffwechsel in der β-Zelle vermittelt. Glucose wird konzentrationsabhängig durch den Transporter GLUT2 in die β-Zelle aufgenommen, dort durch die **Glucokinase** phosphoryliert und damit in die **Glykolyse** eingeführt. Das dadurch entstehende Acetyl-CoA wird unmittelbar in den Citratzyklus eingebracht, sodass der postprandiale Anstieg der Glucosekonzentration sehr schnell zu einem Anstieg der ATP-Konzentration und einem Abfall der ADP-Konzentration in den β-Zellen führt. Als Antwort auf das veränderte **ATP/ADP-Verhältnis** wird der ATP-abhängige **K^+-Kanal KIR6.2** geschlossen, und die β-Zelle depolarisiert. Infolgedessen wird ein spannungsabhängiger **Ca^{2+}-Kanal** geöffnet, und die ansteigende intrazelluläre Ca^{2+}-Konzentration löst die **Exozytose** der insulinhaltigen Granula aus (➤ Abb. 24.43). Die hohen K_m-Werte des GLUT2-Transporters und der Glucokinase machen diese zu einem Teil des Sensorsystems, das auf einen Blutglucoseanstieg mit einem proportionalen Anstieg der Insulinsekretion reagieren kann.

Modulation der Insulinsekretion

Durch Aufnahme und Verbrennung von **Aminosäuren**, **Fettsäuren** und **Ketonkörpern** wird die ATP-Konzentration ebenfalls erhöht und damit die für die Insulinsekretion erforderliche Depolarisierung der β-Zelle erreicht. Allerdings sind diese Metaboliten durch ihre langsamere Verstoffwechselung nicht so wirksam wie Glucose und verstärken letztlich nur deren Effekte.

Des Weiteren verstärken etliche **Hormone** und **Neurotransmitter** die Insulinsekretion, z.B. **Acetylcholin**, **Cholecystokinin (CCK)** und **Glucagon-like peptide 1 (GLP-1)**. Sie binden an G-Protein-gekoppelte Rezeptoren, aktivieren entweder die Adenylatcyclase (GLP-1) oder die Phospholipase C (Acetylcholin, CCK) und verändern darüber die intrazellulären Ca^{2+}-

Speicher so, dass die Exozytose der Insulingranula induziert wird.

Catecholamine und **Somatostatin** hemmen hingegen die Insulinfreisetzung, indem sie die Adenylatcyclase hemmen und damit die Mobilisierung des Ca^{2+} gegensinnig zu den o.g. Hormonen beeinflussen.

β-Zellen exprimieren den Insulinrezeptor, sodass Insulin seine eigene Produktion und Sekretion reguliert. Kurzfristig verstärkt Insulin die Insulinsekretion, langfristig hemmt es sie.

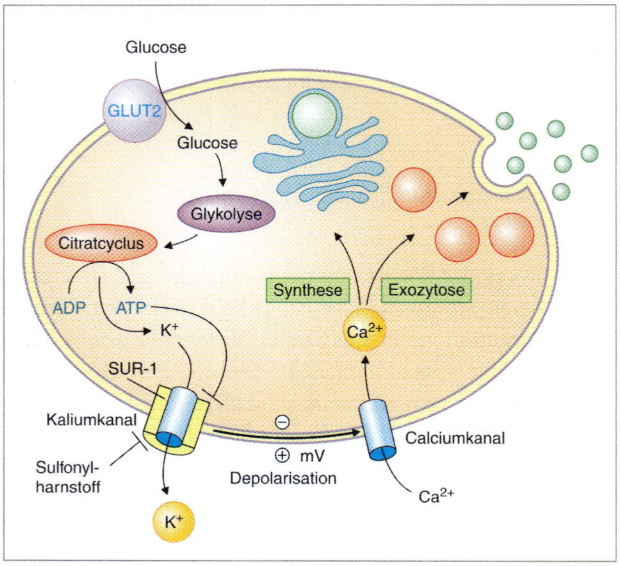

Abb. 24.43 Regulation der Insulinsekretion. SUR-1 = Sulfonylharnstoffrezeptor (Untereinheit des Kaliumkanals).

Klinik

Bei Diabetes mellitus Typ 2 werden vor dem Beginn oder gemeinsam mit der Insulintherapie orale Antidiabetika eingesetzt. Hierunter fallen auch die sog. **Sulfonylharnstoffe**, welche die Insulinsekretion verstärken, wie Glibenclamid. Diese Medikamente sind Liganden des Sulfonylharnstoffrezeptors (SUR-1 = ABCC8), der zu den ABC-Transportern gehört und v.a. in den β-Zellen exprimiert ist (➤ Kap. 21.3.2). Wie ein ATP-Anstieg führt die Bindung von Sulfonylharnstoffen an SUR-1 zum Verschluss des K^+-Kanals und damit zur Depolarisierung der β-Zelle, woraufhin durch vermehrten Ca^{2+}-Influx die Insulingranula entleert werden.

Wirkungen von Insulin

Insulin übt vielfältige **anabole Wirkungen** auf den Stoffwechsel von Kohlenhydraten, Lipiden und Proteinen aus, die durch Glucagon und Catecholamine schnell gegenreguliert sowie durch GH und Glucocorticoide verzögert moduliert werden (> 6 h). Im Hinblick auf den Gesamtorganismus sind die Stoffwechseleffekte in der Leber, in der Muskulatur und im Fettgewebe am bedeutsamsten (➤ Tab. 24.7). Außerdem beeinflusst Insulin das **Wachstum** und die **Differenzierung** von Zellen und Organen.

Die Reaktionen auf die Bindung des Insulins an seinen Rezeptor erfolgen mit sehr unterschiedlicher **Kinetik** (➤ Tab. 24.8). Einige Effekte werden sehr schnell, d.h. innerhalb von Sekunden oder wenigen Minuten, erzeugt, z.B. die Modulation des K^+- oder Glucosetransports in die Zelle. Andere erfolgen

Tab. 24.7 Stoffwechselwirkungen von Insulin und gegenregulatorischen oder modulierenden Hormonen

		schnelle Gegenregulation der Insulineffekte		langsame Modulation der Insulineffekte	
	Insulin	Glucagon	Catecholamine	Glucocorticoide	GH (ohne IGF1)
Glucosetransport	↑ (M, F)		↓ (M)	↓ (M, F)	↓ (M, F)
Glykolyse	↑ (L, M, F)	↓ (L)			
Glykogensynthese	↑ (L, M)	↓ (L)	↓ (L, M)	↑ (L)	
Gluconeogenese	↓ (L)	↑ (L)	↑ (L)	↑ (L)	↑ (L)
Glykogenolyse	↓ (L, M)	↑ (L)	↑ (L, M)	↑ (M)	
Lipolyse im Blut und zelluläre Fettsäureaufnahme	↑ (F)		↑ (M)		↓ (F)
Fettsäure- und Triglyceridsynthese	↑ (L, F)		↓ (F)	↓ (F)	↓ (F)
Lipolyse im Gewebe	↓ (L, F)	↑ (F)	↑ (F)	↑ (F)	↑ (F)
Fettsäureoxidation	↓ (F, M)		↑ (M)		↑ (F, M)
Ketogenese	↓ (L)	↑ (L)			
Cholesterinsynthese	↑ (L)				
zelluläre Aminosäureaufnahme	↑ (L, M)			↑ (L)	↑ (L, M)
Proteinsynthese	↑ (M, L)			↓ (F, M)	↑ (L, M)
Proteinabbau	↓ (M, L)	↑ (M)		↑ (F, M)	

L = Leber, M = Skelettmuskulatur, F = Fettgewebe

mit intermediärem Tempo, d.h. innerhalb mehrerer Minuten oder weniger Stunden, z.B. die Regulation von Enzymaktivitäten. Genregulation, Zellwachstum und -differenzierung als Reaktion auf Insulin sind langsam, d.h. erst nach vielen Stunden oder gar Tagen zu beobachten.

Schnelle Insulinwirkungen

Die direkteste und schnellste Insulinwirkung ist die Verstärkung der Glucoseaufnahme in Muskulatur und Fettzellen. Im Gegensatz zu anderen Glucosetransportern, die insulinunabhängig funktionieren, ist **GLUT4** in zytosolischen Vesikeln gespeichert. Insulin und körperliche Aktivität führen durch Aktivierung der **Protein-Kinase B** zur Translokation des Transporters zur Zellmembran und hemmen auch dessen Endozytose.

Insulin bewirkt außerdem die Translokation der Na^+-K^+-ATPase aus intrazellulären Speichern zur Plasmamembran, sodass es unter Insulineinfluss auch schnell zu einem K^+-Einstrom kommt.

Intermediäre Insulinwirkungen

Die mit intermediärem Tempo erfolgenden Stoffwechselantworten auf Insulin sind das Ergebnis von Enzymaktivierungen oder -hemmungen durch **Phosphorylierungen** oder **Dephosphorylierungen** (➤ Tab. 24.8). Dabei **antagonisiert** Insulin häufig die Wirkungen von **cAMP**, das als Second messenger nach Bindung von Glucagon und Catecholaminen an ihre $G\alpha_s$-Protein-gekoppelten Rezeptoren gebildet wird und Protein-Kinase A aktiviert. Insulin aktiviert die **cAMP-spezifische Phosphodiesterase 3B**, fördert so den cAMP-Abbau und verhindert die PKA-vermittelte Phosphorylierung von Schlüsselenzymen. Außerdem verringert es in der Leber u.a. auch die Phosphorylierung der **Phosphofructokinase 2 (PFK2)**, sodass weniger **Fructose-2,6-phosphat** gebildet wird. Der Mangel

Tab. 24.8 Stoffwechselwirkungen von Insulin

Kohlenhydratstoffwechsel		
	Steigerung	Hemmung
Glucosetransport	• Aktivierung von GLUT4 (F, M)	
Glykolyse	• Dephosphorylierung der Fructose-6-phosphat-2-Kinase (L) • Induktion der Gene für Glucokinase (L), Phosphofructokinase (F, L) und Pyruvatkinase (F, L)	
Gluconeogenese		• Dephosphorylierung der Fructose-6-phosphat-2-Kinase (L) • Repression der Gene für Pyruvatcarboxylase, Phosphoenolatpyruvat-Carboxykinase (PEPCK), Fructose-1,6-Biphosphatase und Glucose-6-Phosphatase (alle L)
Glykogensynthese	• Dephosphorylierung der Glykogensynthase (L, M)	
Glykogenolyse		• Dephosphorylierung der Glykogenphosphorylase (L, M)
Lipidstoffwechsel		
Lipolyse im Blut und Fettsäureaufnahme (Aktivität)	• Freisetzung der Lipoproteinlipase aus Vesikeln (F) • Induktion des Lipoproteinlipasegens (F)	
Lipolyse im Gewebe		• Dephosphorylierung der hormonsensitiven Lipase, der Adipozyten-Triglycerid-Lipase und des Perilipins (F)
Fettsäureoxidation und Ketogenese		• indirekt durch Stimulation der Glucoseverwertung (L, M)
Fettsäure- und Triglycerinsynthese	• Dephosphorylierung der Pyruvatdehydrogenase, der Acetyl-CoA-Carboxylase (F, L) • Induktion der Gene für Acetyl-CoA-Carboxylase, Fettsäuresynthase, Glycerophosphat-Acyltransferase (F, L)	
Cholesterinsynthese	• Induktion von Insig, Phosphorylierung von SREBP2 (L)	
Proteinstoffwechsel		
zelluläre Aminosäureaufnahme (Aktivität)	• Stimulation verschiedener Aminosäuretransporter (L)	
Proteinsynthese	• Phosphorylierung von ribosomalen Proteinen und mTOR	

L = Leber, M = Skelettmuskulatur, F = Fettgewebe; mTOR = Mammalian target of rapamycin dieses allosterischen Regulators trägt wesentlich zur Stimulation der Glykolyse und Hemmung der Gluconeogenese bei.

Die Glykogensynthese reguliert Insulin nicht nur durch Induktion des cAMP-Abbaus, sondern auch über die **Protein-Kinase-B-vermittelte** Phosphorylierung der **Glykogensynthase-Kinase-3 (GSK3)**, die dadurch inaktiviert wird. Die Glykogensynthase bleibt daraufhin im dephosphorylierten und somit aktiven Zustand.

In den Adipozyten stimuliert Insulin die **Fettsäure- und Triacylglycerinsynthese**, indem es die Acetyl-CoA-Carboxylase über eine Dephosphorylierung aktiviert, und indirekt, indem die unter Insulineinfluss aufgenommene Glucose glykolytisch bis zum Acetyl-CoA abgebaut wird. Den gleichen Effekt bewirkt es, indem im Pentosephosphatweg NADPH generiert wird. Für die Produktion des Acetyl-CoA ist bedeutsam, dass Insulin den mitochondrialen Pyruvatdehydrogenasekomplex aktiviert.

Langsame Insulinwirkungen

Die chronische Insulinexposition induziert oder supprimiert die Expression vieler Gene, die eine zentrale Rolle im Stoffwechsel von Kohlenhydraten, Lipiden und Proteinen spielen (➤ Tab. 24.8). Auch diese transkriptionale Regulation ist häufig durch die insulinvermittelte Aktivierung der cAMP-spezifischen Phosphodiesterase 3B ausgelöst, weil viele Schlüsselgene des Lipid- und Glucosestoffwechsels **cAMP-responsive Elemente** in ihren Promotoren enthalten. Eine weitere wichtige Gruppe von Transkriptionsfaktoren, die durch Insulin reguliert werden, sind Mitglieder der Forkhead- oder Winged-helix-Familie, z.B. **FOXO1** in der Leber und **FOXA2** im Fettgewebe. Diese Transkriptionsfaktoren werden in nichtphosphorylierter Form aus dem Zytoplasma in den Zellkern transloziert und induzieren dort Schlüsselenzyme der Gluconeogenese (z.B. Phosphoenolpyruvat-Carboxykinase und PEPCK, durch FOXO1 in der Leber) oder hemmen die Differenzierung von Adipozyten (FOXA2). Durch Aktivierung von PKB induziert Insulin die Phosphorylierung dieser Transkriptionsfaktoren, die daraufhin durch Bindung an Proteine im Zytoplasma zurückgehalten werden.

Insulin fördert das **Wachstum** u.a. durch Stimulation der Proteinbiosynthese. Dies passiert auf mehreren Ebenen: Zum Beispiel fördert Insulin die Aminosäureaufnahme und die Phosphorylierung ribosomaler Proteine, was die Translation beschleunigt.

Insulinrezeptor

Insulin vermittelt sowohl seine Stoffwechsel- als auch seine Wachstumseffekte durch Aktivierung des **Insulinrezeptors**. Dieser ist eine **heterotetramere Rezeptor-Tyrosinkinase**. Die primären Translationsprodukte sind Prorezeptoren, die im endoplasmatischen Retikulum durch Disulfidbrücken zu einem Homodimer verbunden und im Golgi-Apparat proteolytisch zum Heterotetramer mit je **zwei α- und β-Ketten** prozessiert werden (➤ Kap. 22.4.3). Disulfidbrücken verbinden die beiden α-Ketten sowohl untereinander als auch jede mit jeweils einer β-Kette. Nach Transport und Verankerung in der Plasmamembran bilden die beiden α-Ketten zusammen die insulinbindende extrazelluläre Domäne und die beiden β-Ketten sowohl zwei transmembranäre Domänen als auch zwei intrazelluläre Tyrosinkinasedomänen.

Die Insulinbindung an die α-Ketten führt über eine Konformationsänderung des Rezeptors zur ATP-abhängigen **Autophosphorylierung** von verschiedenen Tyrosinresten der β-Ketten. Die Phosphorylierungsstellen nahe der Plasmamembran bewirken die Rekrutierung und Tyrosinphosphorylierung der **Insulinrezeptorsubstrate (IRS) 1, 2** oder **4**, die gewebespezifisch exprimiert sind und als Adapterproteine weitere Proteine rekrutieren und aktivieren. Für die meisten Insulinwirkungen sind die Phosphorylierung der **Phosphatidylinositol-3-Kinase** (PI-3-Kinase) und von **GRB2** relevant (➤ Abb. 24.44).

PI-3-Kinase

Für die meisten Stoffwechseleffekte des Insulins ist der PI-3-Kinase-Weg verantwortlich. Die PI-3-Kinase phosphoryliert Inositolphospholipide und bildet PI-3,4,5-Trisphosphat und PI-3,4-Bisphosphat. Diese rekrutieren weitere Kinasen an die Plasmamembran, z.B. die **PI-abhängige Kinase (PDK)** und **Protein-Kinase B (PKB = Akt)**. Die durch Insulin aktivierte PDK phosphoryliert PKB an Serin- und Threoninresten. Die so aktivierte PKB stimuliert die GLUT4-vermittelte Glucoseaufnahme durch Phosphorylierung und Inaktivierung von AS160 (= Akt-Substrat mit 160 kDa) und die Glykogensynthese durch Phosphorylierung und Inaktivierung von GSK3. Die über PDE3 und Forkhead-Faktoren regulierten Prozesse wurden weiter oben bereits erwähnt.

MAP-Kinase

Über GRB2 wird die serielle Phosphorylierung mehrerer Kinasen induziert, die letztlich zur Phosphorylierung der **mitogen-aktivierten Protein-Kinase** (MAPK) führen. Die Aktivierung von MAPK vermittelt die **mitogenen** und **genregulatorischen** Effekte des Insulins (➤ Kap. 22.4.3).

Klinik

Die Resistenz des Insulinrezeptors und der nachgeschalteten Signalkaskaden ist ein wesentlicher Schritt in der Pathogenese des **Diabetes mellitus Typ 2**. Anfangs kompensiert das Pankreas die ungenügende Insulinwirkung durch Mehrproduktion. Der Diabetes wird manifest, wenn die β-Zellen die zur Überwindung der Resistenz erforderlichen Insulinmengen nicht mehr produzieren können. Die molekularen Ursachen hierfür

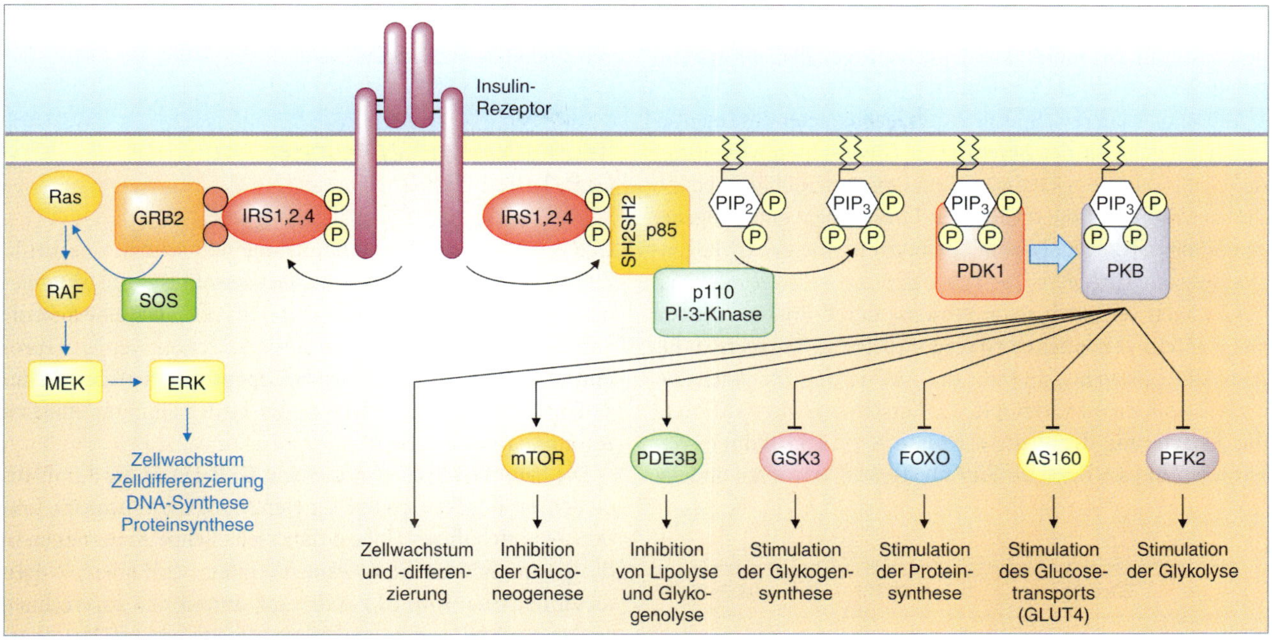

Abb. 24.44 Signaltransduktionen durch den Insulinrezeptor. Der MAP-Kinase-Weg ist im linken Teil, der PI-3-Kinase-Weg im rechten Teil der Abbildung dargestellt. IRS = Insulinrezeptorsubstrat, GEF = Guanosine exchange factor, ERK = Extracellular signal related kinase, PDK = Phosphoinositide-dependent kinase, PKB = Protein-Kinase B, PDE3B = cAMP-spezifische Phosphodiesterase 3B, GSK3 = Glykogensynthase-Kinase 3, mTOR = Mammalian target of rapamycin, AS160 = Akt-(= PKB-)Substrat mit 160 kDa, PFK2 = Phosphofructokinase 2.

sind nur zu einem kleinen Teil verstanden. Mutationen im Insulinrezeptor oder einem der IRS sind nur in Ausnahmefällen verantwortlich. Viel häufiger ist das mangelhafte Ansprechen auf Insulin die Folge von Adipositas, mangelnder körperlicher Aktivität oder chronischer Hyperinsulinämie. So steigt die Zahl der Insulinrezeptoren durch Fasten und körperliche Aktivität. Medikamentös wird die Insulinsensitivität durch Agonisten des Peroxisomen-proliferator-agent-Rezeptor gamma (PPARγ), sog. Thiazolidindione oder Glitazone, erhöht (➤ Kap. 18.3.2). Entsprechend spielen diese Änderungen im Lebensstil bzw. Medikamente eine wichtige Rolle in der Prävention und Therapie des Diabetes mellitus Typ 2.

MERKE

Insulin entsteht zusammen mit C-Peptid aus Proinsulin. Die Freisetzung wird primär durch den Stoffwechsel der in die β-Zellen des Pankreas aufgenommenen Glucose bzw. das hierdurch veränderte ATP/ADP-Verhältnis reguliert. Die Bindung des Hormons an den Insulinrezeptor, eine heterotetramere Tyrosinkinase, aktiviert verschiedene Signalkaskaden. Der PI-3-Kinase-Weg ist v.a. für die metabolischen Effekte des Insulins verantwortlich, der GRB2/MAP-Kinase-Weg für die zellproliferativen Effekte. Die metabolischen Hauptwirkungen des Insulins sind die Stimulation des Glucoseverbrauchs im Muskel sowie die Hemmung der Glucoseproduktion in der Leber und der Lipolyse im Fettgewebe. Die hypoglykämischen Effekte des Insulins ergeben sich durch die Aktivierung von GLUT4 in Muskel- und Fettgewebe (schnell) sowie die Phosphorylierung oder Dephosphorylierung (intermediär) und die transkriptionale Regulation von Schlüsselenzymen des Glucose- und Lipidstoffwechsels (langsam). Viele der posttranslationalen und transkriptionalen Wirkungen von Insulin auf den Stoffwechsel sind letztlich auf die Phosphorylierung der cAMP-spezifischen Phosphodiesterase zurückzuführen, die cAMP abbaut und damit via Aktivierung der Protein-Kinase A sowohl die Phosphorylierung als auch die De-novo-Synthese von Schlüsselenzymen reguliert.

24.9.2 Glucagon und Glucagon-like peptides

Struktur und Synthese

Glucagon entsteht, wie auch die strukturell homologen Glucagon-like peptide 1 und 2 (GLP-1 bzw. GLP-2), aus einem Präproglucagon, dessen Gen nicht nur in den α-Zellen des Pankreas, sondern auch in endokrinen Zellen des Dünndarms und im Gehirn exprimiert ist (➤ Abb. 24.45). Nach Entfernung des Präpeptids im endoplasmatischen Retikulum entsteht das 160 Aminosäurereste lange **Proglucagon**, das in den verschiedenen Zellen unterschiedlich proteolytisch prozessiert wird.

Sowohl in den α-Zellen des Pankreas als auch in den L-Zellen des Dünndarms spaltet die Prohormon-Konvertase 2 das Proglucagon zunächst in zwei Proteine: **Glicentin** und **Major-Proglucagonfragment** (MPF). In den α-Zellen werden ebenfalls durch die Prohormon-Konvertase 2 das 29 Aminosäurereste lange **Glucagon** und das Glicentin-related pancreatic polypeptide freigesetzt und sezerniert. In den enteroendokrinen Zellen und im Gehirn setzt die Prohormon-Konvertase 1/3 dann aus MPF das 30 Aminosäuren lange **GLP-1** und das 33 Aminosäuren lange **GLP-2** frei.

Regulation und Wirkungen von Glucagon

Die **Sekretion** von Glucagon aus den α-Zellen erfolgt als Antwort auf **Hypoglykämie** und die Aufnahme einer protein- und damit auch **aminosäurenreichen Nahrung**. Catecholamine stimulieren die Glucagonfreisetzung über β-adrenerge Rezeptoren. Gehemmt wird sie durch erhöhte Konzentrationen von

Glucose und freien Fettsäuren sowie durch Insulin, GLP-1 und Somatostatin. Die molekularen Mechanismen der Glucagonregulation sind nicht gut verstanden.

Glucagon ist der wichtigste akute **Gegenspieler des Insulins** für die Regulation der **hepatischen Glucosehomöostase** mit dem Ziel, Glucose in katabolen Situationen zu mobilisieren. Zu diesem Zweck stimuliert Glucagon Enzyme der Gluconeogenese und der Glykogenolyse und hemmt Enzyme der Glykogensynthese und Glykolyse (➤ Tab. 24.9).

Glucagon vermittelt seine Wirkung durch Bindung an den **Gα_s-Protein-gekoppelten Glucagonrezeptor**. Die meisten Effekte des Glucagons sind auf die Aktivierung der Adenylatcyclase und, damit verknüpft, die Entstehung von cAMP und die **Aktivierung der Protein-Kinase A** zurückzuführen. Außerdem kann der Rezeptor Phospholipase C aktivieren und damit intrazelluläres Ca^{2+} mobilisieren. Die Konsequenzen hiervon sind nicht verstanden.

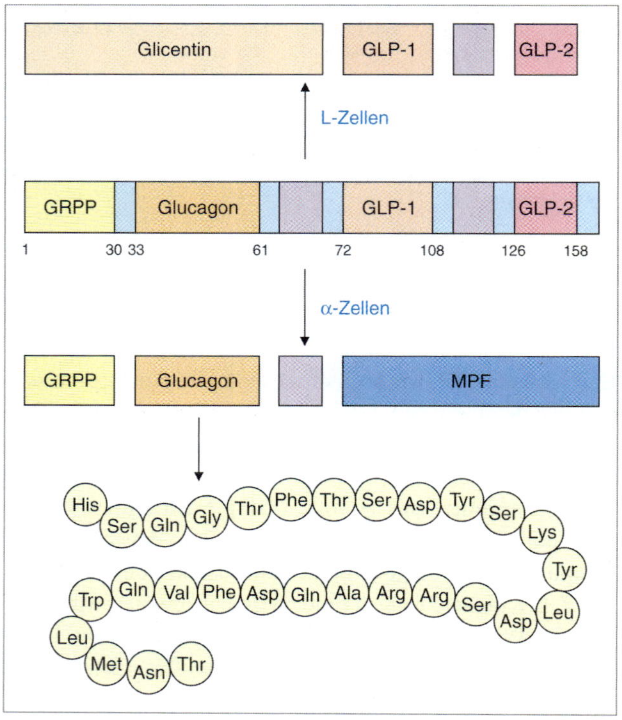

Abb. 24.45 Differenzielle posttranslationale Prozessierung von Proglucagon zu Glucagon, GLP-1 und GLP-2 im Pancreas (α-Zellen) bzw. Darm (L-Zellen) und Gehirn. Die Zahlen verweisen auf die Positionen der Aminosäuren in der 160 Aminosäuren langen Proglucagonsequenz. GRPP: = Glicentin-related pancreatic polypeptide, MPF = Major-Proglucagonfragment.

Regulation und Wirkungen von GLP-1 und GLP-2

GLP-1 wird nach Nahrungsaufnahme sehr schnell von den L-Zellen des Darms freigesetzt, wobei sowohl Nahrungskomponenten (Lipide und Kohlenhydrate) als auch neurohormonale Stimuli involviert sind. Nach ihrer Sekretion werden GLP-1 und GLP-2 sehr schnell durch die **Dipeptidyl-Peptidase IV** inaktiviert, indem dieses Enzym die beiden aminoterminalen Aminosäurereste entfernt.

Die hauptsächliche Wirkung von **GLP-1** sind die Stimulation der Insulinsekretion und die Hemmung der Glucagonsekretion, wodurch dieses Hormon überschießende Änderungen in der postprandialen Glucosekonzentration verhindert. Wegen dieser Funktion wird GLP-1 den sog. **Inkretinen** zugerechnet, zu denen auch das glucoseabhängige insulinotrope Peptidhormon **GIP** gehört. Dieses 47 Aminosäuren lange Peptidhormon hat eine nahezu 70%ige Sequenzhomologie mit GLP-1 und wird wie dieses durch die Dipeptidyl-Peptidase IV inaktiviert. GIP wird allerdings durch ein eigenes Gen kodiert und in den K-Zellen des Dünndarms exprimiert. GLP-1 und GIP hemmen zudem die gastrointestinale Motilität und Sekretion. Im Zentralnervensystem hemmt GLP-1 (aber nicht GIP) den Appetit und die Nahrungsaufnahme.

GLP-2 entfaltet seine Wirkungen im Darm, wo es die Proliferation der Epithelzellen fördert und deren Apoptose hemmt. Zudem erleichtert es die Resorption von Makronährstoffen sowie die intestinale Durchblutung und hemmt die intestinale Motilität.

GLP-1 und GLP-2 sind Agonisten von zwei spezifischen GLP-1- bzw. GLP-2-Rezeptoren, die mit dem Glucagonrezeptor eng verwandt sind.

Klinik

Wegen ihrer die Insulinproduktion stimulierenden und appetitzügelnden Wirkungen sind die Inkretine GLP-1 und GIP interessante Zielmoleküle für die Behandlung von Patienten mit **Diabetes mellitus Typ 2**. Tatsächlich wurden kürzlich das erste stabile Analogon von GLP-1 sowie Inhibitoren der Dipeptidyl-Peptidase IV, welche die Halbwertszeit des endogenen GLP-1

Tab. 24.9 Wirkungen von Glucagon auf den Glucosestoffwechsel der Leber

Stoffwechselantwort	Wirkung auf Zielenzym
Stimulation von Gluconeogenese und Glucosefreisetzung	Phosphorylierung (Aktivierung) der PEP-Carboxykinase und Fructose-1,6-Phosphatase Induktion der Glucose-6-Phosphatase
Stimulation der Glykogenolyse	Phosphorylierung (Aktivierung) der Glykogenphosphorylase
Hemmung der Glykolyse	Suppression der Glucokinase Inaktivierung der Phosphofructokinase Hemmung der Pyruvatkinase
Hemmung der Glykogensynthese	Hemmung der Glykogensynthase

verlängern, als Medikamente zugelassen. Weitere GLP-1- und GIP-Analoga werden in Studien getestet. GLP-2-Analoga werden für die Behandlung von entzündlichen Darmerkrankungen evaluiert.

MERKE

Glucagon, GLP-1 und GLP-2 entstehen aus einem Prohormon durch differenzielle Proteolyse. Das in den α-Zellen des Pankreas gebildete Glucagon ist der wichtigste Gegenspieler des Insulins, indem es bei Hypoglykämie sezerniert wird und über cAMP-Bildung und Aktivierung der Protein-Kinase A die hepatische Glucoseproduktion und -freisetzung fördert. Das nach Nahrungsaufnahme in den L-Zellen des Dünndarms und im Gehirn gebildete GLP-1 wirkt antidiabetisch, indem es die Insulinsekretion stimuliert und die Glucagonfreisetzung sowie den Appetit hemmt.

24.9.3 Leptin

Struktur, Synthese und Regulation

Das 146 Aminosäuren lange Leptin wird vom Fettgewebe sezerniert. Es hat strukturelle Ähnlichkeiten mit den Zytokinen. Aus diesem Grund und auch wegen der Verwandtschaft seines Rezeptors mit den Zytokinrezeptoren wird Leptin den **Adipozytokinen** zugeordnet.

Als wichtigster Regulator von Leptinsynthese und -sekretion wirkt die Menge der gespeicherten Triacylglyceride im Fettgewebe. So korrelieren die Menge der Leptin-mRNA und die Leptinkonzentration im Blut mit der Fettmasse. Die Plasmaleptinspiegel sinken jedoch rasch beim Fasten und steigen nach dessen Beendigung rasch an, ohne mit den Änderungen des Fettspeichers zu korrelieren. Die Expression des Leptingens wird außerdem durch Insulin, Glucose, Östrogene, Glucocorticoide und einige Zytokine erhöht. Sie sinken als Antwort auf β-Adrenozeptor-Agonisten, Androgene und Kälteexposition.

Leptinwirkungen und Leptinrezeptor

Leptin ist ein wichtiger Langzeitregulator der Energiebilanz, der letztlich die **Leerung der Fettspeicher** anstrebt. In diesem Sinne hemmt es den Appetit und fördert den Energieumsatz durch Anregung des sympathischen Nervensystems und erhöhte Expression von Thermogenin (UCP, uncoupling protein), wodurch sich die Thermogenese verstärkt. Zumindest indirekt stimuliert Leptin hierüber die Fettsäureoxidation, hemmt die Expression und Aktivität der lipogenetischen Enzyme und antagonisiert die lipogenetische Wirkung des Insulins. Seine Wirkung entfaltet Leptin als Ligand des **Leptinrezeptors** (LR). Kurze Spleißisoformen, denen die Transmembrandomäne und die intrazelluläre Domäne fehlen (LRe), sowie proteolytische Fragmente, die nur aus extrazellulären Domänen bestehen, zirkulieren im Plasma als **lösliche Leptinrezeptoren**. Sie regulieren die Menge des freien und somit bioaktiven Leptins. Die am besten charakterisierte **membranständige Leptinrezeptorisoform LRb** enthält eine intrazelluläre Domäne von etwa 300 Aminosäuren Länge. Sie ist in Neuronen des Hypothalamus exprimiert, die auch die Gene für das **Proopiomelanocortin (POMC)** und **Neuropeptid Y** exprimieren. Aus POMC entsteht in diesen Neuronen α-MSH, das wie Neuropeptid Y als Neurotransmitter durch Bindung an den Melanocortin-4-Rezeptor in hypothalamischen Kernen den Appetit hemmt.

Die membranständigen Leptinrezeptoren sind tyrosinkinasegekoppelte Rezeptoren, die **JAK/STAT**-, aber auch **PI-3-Kinase**- und **MAPK-Wege** aktivieren. Am besten charakterisiert ist dabei der JAK/STAT-Signalweg (➤ Abb. 24.46). Ligandenbindung führt zur Homooligomerisierung und zur Phosphorylierung des Rezeptors durch JAK2 mit nachfolgender Rekrutierung und Aktivierung von STAT3. Phosphoryliertes STAT3 wiederum stimuliert im Zellkern u.a. die Transkription des Proopiomelanocortin-(POMC-)Gens und beeinflusst dadurch Sättigung und Energieumsatz. Zudem aktiviert STAT3 den Suppressor of cytokine signaling (SOCS3), der die Aktivierung des Rezeptors u.a. durch Bindung an das phosphorylierte Tyrosin 985 und Hemmung der JAK2-Kinase unterbricht. Außerdem wird die JAK2-Phosphorylierung und damit das Leptin-Signaling auch durch die Proteintyrosin-Phosphatase 1B (PTP1B) gehemmt.

Schon gewusst

Menschen und Mäuse, denen durch Mutationen entweder Leptin oder der Leptinrezeptor fehlt, zeigen ein großes Spektrum pathologischer Auffälligkeiten, nämlich einen ungezügelten

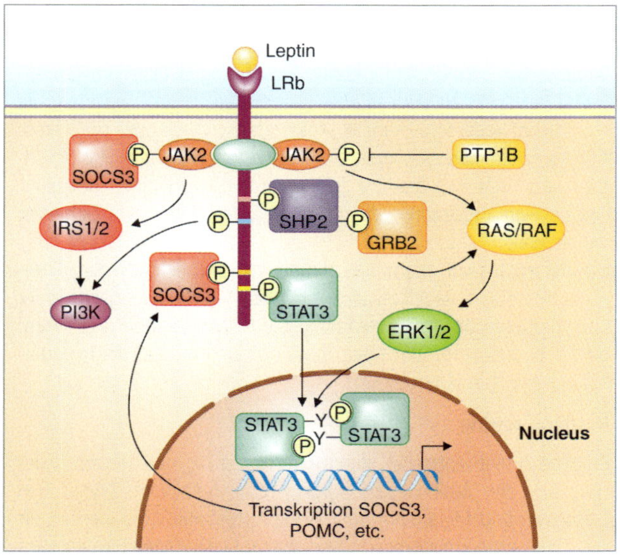

Abb. 24.46 Signaltransduktion durch den Leptinrezeptor. Erklärungen ➤ Text.
LRb: = membranständige Isoform des Leptinrezeptors, PTP1B = Proteintyrosin-Phosphatase 1B, SOCS3 = Suppressor of cytokine signaling, NPY = Neuropeptid Y, PI3K = Phosphoinositol-3-abhängige Kinase, mTOR = Mammalian target of rapamycin, AMPK = AMP-aktivierte Kinase, POMC = Proopiomelanocortin.

Appetit (Hyperphagie), ausgeprägte Adipositas, Hyperinsulinämie, Störungen der hypothalamisch-hypophysären Achse (z.B. Infertilität, Hypogonadismus, Hypothyreose) und eine verminderte Zahl und Funktion von T-Lymphozyten. Dies veranschaulicht die große regulatorische Bedeutung von Leptin für viele physiologische Prozesse. Interessanterweise haben Patienten mit Adipositas i.d.R. hohe Leptinspiegel, sodass für dieses häufige Zivilisationsproblem eher Leptinresistenz (analog zur Insulinresistenz) als Leptinmangel relevant ist. Die Ursache hierfür ist nicht bekannt.

MERKE

Leptin ist ein zentrales Hormon in der Langzeitregulation der Energiehomöostase. Es wird im Fettgewebe als Antwort auf die Menge des gespeicherten Fetts synthetisiert. Im Hypothalamus regelt es durch Bindung an den Leptinrezeptor und Aktivierung der JAK/STAT-Signaltransduktion den Appetit und den Energieumsatz. Wichtige, als Antwort auf Leptin freigesetzte Neurotransmitter sind das POMC-Produkt α-MSH und das Neuropeptid Y.

ZUSAMMENFASSUNG

Allgemeine Prinzipien der hormonellen Regulation

Hormone sind chemische Botenstoffe, die strukturell in Peptid- und Proteohormone, Aminosäurederivate, Cholesterinderivate (Steroidhormone und Vitamin D) sowie Fettsäure- und Phospholipidderivate unterteilt werden. Je nach Lokalisation von Sekretor- und Zielzellen unterscheidet man endokrine, parakrine, juxtakrine, autokrine und intrakrine Wirkungsweisen. Lipophile Hormone werden im Blut an Plasmaproteine gebunden transportiert, müssen aber für die Ausübung ihrer biologischen Aktivität von den Bindungsproteinen dissoziieren. Hormone werden i.d.R. entweder durch Biotransformation oder lysosomale Degradation inaktiviert und/oder durch Urin oder Fäzes eliminiert.

Hormone wirken durch Bindung und Aktivierung membranständiger oder intrazellulärer Rezeptoren, die hochaffin und sehr spezifisch für das jeweilige Hormon sind. Die Hormonbindung an Plasmamembranrezeptoren führt zur Aktivierung intrazellulärer Signalkaskaden, die letztlich entweder Ionenkanäle, Stoffwechselenzyme oder die Expression von Zielgenen regulieren. Die hydrophoben Steroid- und Schilddrüsenhormone passieren die Zellmembran und aktivieren intrazelluläre nucleäre Rezeptoren, die direkt die Transkription von Zielgenen regulieren.

Die Freisetzung von Hormonen wird durch Neuronen oder Regelkreise gesteuert. In Regelkreisen erfolgt die Rückkopplung entweder über Produkte der Hormonwirkung (i.d.R. Metaboliten und Ionen) oder über andere Hormone (v.a. realisiert bei Hormonen der hypothalamisch-hypophysären Achse).

Biogene Amine

Biogene Amine entstehen durch Hydroxylierung und Decarboxylierung aus den Aminosäuren Tyrosin (Catecholamine), Tryptophan (Serotonin und Melatonin) oder Histidin (Histamin). Sie werden bis zur stimulierten Freisetzung in Sekretgranula der Zellen gespeichert.

Catecholamine sind Neurotransmitter und neuroendokrine Hormone des Sympathikus, die selektiv oder unselektiv an G-Protein-gekoppelte α- und β-adrenerge sowie dopaminerge Rezeptoren binden. Die Bindung an die verschiedenen Rezeptorsubtypen bedingt dabei die unterschiedliche Wirkung der drei Catecholamine. Abgebaut werden die Catecholamine hauptsächlich über Catechol-*O*-Methylierung und oxidative Desaminierung.

Serotonin entfaltet seine Wirkung durch Bindung an mindestens sieben verschiedene Rezeptoren, die zumeist G-Protein-gekoppelte Rezeptoren sind. Es wird über oxidative Desaminierung zu 5-Hydroxyindolessigsäure abgebaut. Ein weiterer hormonaktiver Metabolit ist **Melatonin**, das als Antwort auf Lichtreize von der Hirnanhangsdrüse (Epiphyse) gebildet wird und eine Schlüsselfunktion in der Regulation des zirkadianen Rhythmus innehat.

Von Mastzellen freigesetzt, wirkt **Histamin** über H_1-Rezeptoren auf benachbarte Zellen und löst so eine allergische Reaktion aus. Die Säureproduktion im Magen wird über die H_2-Rezeptoren angeregt.

Hormone von Hypothalamus und Hypophyse

Im Hypothalamus werden sowohl regulatorische Hormone als auch Effektorhormone gebildet, die mit Ausnahme von Dopamin Peptidhormone sind. Releasing- und Inhibiting-Hormone modulieren die Sekretion der in der Adenohypophyse gebildeten Hormone. Die Cyclo-Nonapeptide **Vasopressin (= antidiuretisches Hormon, ADH)** und **Oxytocin** werden nach axonalem Transport in die Neurohypophyse sezerniert und regulieren über G-Protein-gekoppelte Rezeptoren die renale Wasserrückresorption und Vasokonstriktion (ADH) bzw. die Wehentätigkeit unter der Geburt und den Milchfluss aus der Brust (Oxytocin).

Die glandotropen Hormone der Adenohypophyse kontrollieren als Liganden $G\alpha_s$-gekoppelter Rezeptoren die Produktion und Ausschüttung der Hormone der Schilddrüse, der Nebenniere und der Keimdrüsen. Das thyreotrope **TSH** und die gonadotropen **LH**, **FSH** sowie das in der Plazenta produzierte **hCG** sind dimere Glykoproteine, die jeweils aus einer gemeinsamen α-Untereinheit und einer hormonspezifischen β-Untereinheit zusammengesetzt sind. Das corticotrope ACTH entsteht proteolytisch aus Proopiomelanocortin, das auch ein Vorläufer melanotroper Hormone und diverser Endorphine ist.

GH und **Prolaktin** sind Proteohormone der Adenohypophyse, die ihre Wirkung als Liganden von tyrosinkinaseassoziierten Rezeptoren entfalten. GH beeinflusst direkt und indirekt über IGF1 das Wachstum, v.a. von Knochen, Knorpel, Bindegewebe und Muskulatur. GH übt außerdem im Fettgewebe und in der Muskulatur teilweise antagonistische Effekte zu IGF1 und Insulin auf den Glucose- und Lipidstoffwechsel aus. Prolaktin stimuliert v.a. das Wachstum und die Entwicklung der Milchdrüse sowie die Laktation.

Schilddrüsenhormone

Durch die peroxidasevermittelte Jodierung des Thyreoglobulins entstehen die Jodtyrosine, aus denen durch Kopplung die Schilddrüsenhormone Trijodthyronin (T_3) und Thyroxin (T_4) entstehen. Produktion und Sekretion der Schilddrüsenhormone erfolgen nach Stimulation der Epithelzellen durch die Bindung von TSH an seinen Rezeptor. Extrathyreoidal wird T_4 durch Dejodasen zum aktiveren Schilddrüsenhormon T_3 metabolisiert. Beide Schilddrüsenhormone werden im Blut v.a. an TBG gebunden transportiert. Der freie und bioaktive Anteil der Schilddrüsenhormone durchdringt Zell- und Kernmembranen, um dort an seinen nucleären Rezeptor zu binden. Der T_3-Rezeptor bildet ein Heterodimer mit dem Retinoid-X-Rezeptor und ist in Abwesenheit seines Liganden T_3 durch einen Corepressor inaktiviert. In Anwesenheit von T_3 wird der Komplex durch einen Coaktivator aktiviert. Schilddrüsenhormone regulieren den Grundumsatz sowie den Glucose- und Lipidstoffwechsel. In den Neuronen des Hypothalamus regulieren T_3 und T_4 über negative Rückkopplung die Produktion von TSH.

Steroidhormone der Nebennierenrinde

In der Zona glomerulosa werden aus Cholesterin die **Mineralocorticoide** als C21-Steroide gebildet, während die 17-α-Hydroxylase-Aktivität in der Zona fasciculata zur Produktion der C21-**Glucocorticoide** führt. In der Zona reticularis ist zusätzlich die 17,20-Lyase

vorhanden, die für die Bildung der schwach wirksamen adrenalen **C19-Androgene** zuständig ist.
Die Synthese und Freisetzung von **Cortisol** in der Nebenniere werden durch ACTH stimuliert, das wiederum durch CRH stimuliert wird. Die adrenocorticotrope Achse unterliegt einem negativen Rückkopplungsmechanismus, der durch Stress, Angst, Schmerz, Hypoxie, Schock und Infektionen moduliert wird.
Glucocorticoide vermitteln ihre gluconeogenetischen, proteinkatabolen und immunmodulatorischen Wirkungen über den Glucocorticoidrezeptor. Bindet Cortisol im Zytoplasma an diesen Rezeptor, wird er aus seiner Bindung an Hitzeschockproteine freigesetzt. Er dimerisiert und transloziert in den Zellkern, wo er an Promotoren seiner Zielgene bindet und deren Transkription zusammen mit weiteren Transkriptionsfaktoren steigert.
Cortisol wird in mineralocorticoidreaktiven Geweben durch die 11β-Hydroxysteroid-Dehydrogenase 2 zum inaktiven Cortison metabolisiert. In anderen glucocorticoidsensitiven Geweben wird endogenes und therapeutisch verwendetes Cortison von der 11β-Hydroxysteroid-Dehydrogenase 1 zu Cortisol reaktiviert. Die adrenalen Androgene sind hormonell schwach wirksam, werden aber zu potenteren Androgenen und Östrogenen metabolisiert.

Sexualhormone

Testosteron, Östradiol und Progesteron werden in spezialisierten Zellen des Hodens und des Ovars aus Cholesterin synthetisiert. Die Anpassung an unterschiedliche physiologische Bedürfnisse geschieht durch Rückkopplung zwischen stimulierenden (GnRH, LH und FSH) und hemmendem Systemen (Steroidproduktion, Keimzellreifung in den Gonaden), die sich wechselseitig beeinflussen. Die wesentlichen Funktionen der Sexualsteroide sind die Initiierung und der Erhalt der reproduktiven Funktionen bei Mann und Frau. Sie üben ihre Funktionen in den Zielorganen durch Aktivierung von spezifischen nucleären Rezeptoren aus.
Bei der geschlechtsreifen Frau erfolgt die LH-stimulierte Synthese von **Östradiol** schrittweise in den Theka- und Granulosazellen des Ovars durch Aromatisierung aus Androgenen. Prä- und postmenopausal entstehen Östrogene extragonadal durch lokale Aromatisierung von Androgenen aus der Nebenniere. Progesteron wird im Corpus luteum und während der Schwangerschaft im Synzytiotrophoblasten synthetisiert. Das Hauptprodukt der Steroidgenese in der Plazenta ist Östriol, das durch Metabolisierung fetaler Androgene entsteht.
Die Produktion von **Testosteron** in den Leydig-Zellen geschieht LH-stimuliert über den Δ5-Weg, in der Nebenniere durch ACTH stimuliert über den Δ4-Weg. Testosteron wird lokal zu Dihydrotestosteron und Östradiol metabolisiert, die für einen Teil der biologischen Steroideffekte beim Mann verantwortlich sind. Testosteron und Dihydrotestosteron vermitteln ihre physiologischen Wirkungen durch Aktivierung des Androgenrezeptors.

Den Elektrolyt- und Wasserhaushalt regulierende Hormone

Der Organismus reguliert mithilfe von Hormonen das extrazelluläre Plasmavolumen und die Osmolarität. Vasopressin steuert die Osmolarität durch renale Wasserausscheidung und Durst. Die antidiuretische Wirkung von Vasopressin wird durch die V_2-Rezeptoren in der Niere vermittelt. Dieser G-Protein-gekoppelte Rezeptor aktiviert Aquaporine, die Wasserkanäle in der apikalen Membran bilden, durch die vermehrt Wasser aus dem Primärharn in die Epithelzellen gelangt.
Das Renin-Angiotensin-Aldosteron-System (RAAS) reguliert das Plasmavolumen über die Na^+-Retention in der Niere. Aldosteron stimuliert dabei über seinen nucleären Mineralocorticoidrezeptor die Expression des epithelialen Natriumkanals (ENaC) und des Channel inducing factor (CHIF) und fördert dadurch den basolateralen Rücktransport von Natrium.
Als Gegenspieler wirken die natriuretischen Peptide, die zu einer erhöhten Natrium- und Wasserausscheidung führen. Sie haben eine gemeinsame Ringstruktur und wirken über die natriuretischen Peptidrezeptoren, die zur Familie der membrangebundenen Guanylatcyclasen gehören.

Hormone des Calcium- und Phosphatstoffwechsels

Die Calcium- und die Phosphathomöostase werden über die Aufnahme im Darm, den Umsatz im Knochen und die Ausscheidung in der Niere reguliert.
PTH erhöht die Ca^{2+}-Spiegel durch eine Verstärkung der Rückresorption von Ca^{2+} in der Niere und durch Mobilisierung von Ca^{2+} aus dem Knochen. Zudem stimuliert es die $1{,}25(OH)_2$-Vitamin-D-Synthese. Jeder Abfall des Ca^{2+}-Spiegels erhöht über den Calcium-sensing-Rezeptor in der Nebenschilddrüse die PTH-Sekretion.
Das mit der Nahrung aufgenommene oder in der Haut gebildete **Vitamin D** wird über zwei Hydroxylierungsschritte in der Leber und in der Niere zum aktiven Metaboliten $1{,}25(OH)_2$-Vitamin D_3 verstoffwechselt. $1{,}25(OH)_2$-Vitamin D_3 verstärkt die Aufnahme von Ca^{2+} und Phosphat aus dem Darm sowie deren Rückresorption in der Niere. Vitamin D reguliert seine Zielgene transkriptional durch Aktivierung des nucleären Vitamin-D-Rezeptors.
Calcitonin wird durch eine posttranslationale Prozessierung seines Prohormons Präprocalcitonin gebildet. Es agiert als Antagonist von PTH und vermindert die Knochenresorption. Das ubiquitär exprimierte Procalcitonin wird bei bakteriellen Infektionen stark vermehrt gebildet.

Den Energiestoffwechsel und -haushalt regulierende Hormone

Insulin entsteht zusammen mit C-Peptid aus Proinsulin. Die Freisetzung wird primär durch die Verstoffwechselung der in die β-Zellen des Pankreas aufgenommenen Glucose bzw. des hierdurch veränderten ATP/ADP-Verhältnisses kontrolliert. Der Insulinrezeptor reguliert über den PI-3-Kinase/Protein-Kinase-B-Weg v.a. die metabolischen Effekte und über den GRB2/MAP-Kinase-Weg die zellproliferativen Effekte des Insulins. Die metabolischen Hauptwirkungen des Insulins sind die Stimulation des Glucoseverbrauchs im Muskel sowie die Hemmung der Glucoseproduktion in der Leber und der Lipolyse im Fettgewebe. Die hypoglykämischen Effekte des Insulins ergeben sich durch die Aktivierung von GLUT4 in Muskel- und Fettgewebe sowie die Phosphorylierung oder Dephosphorylierung und die transkriptionale Regulation von Schlüsselenzymen des Glucose- und Lipidstoffwechsels.
Glucagon, **GLP-1** und **GLP-2** entstehen aus einem Prohormon durch differenzielle Proteolyse. Das in den α-Zellen des Pankreas gebildete Glucagon ist der wichtigste Gegenspieler des Insulins, indem es bei Hypoglykämie sezerniert wird und über cAMP-Bildung und Aktivierung der Protein-Kinase A die hepatische Glucoseproduktion und -freisetzung fördert. Das nach Nahrungsaufnahme in den L-Zellen des Dünndarms und im Gehirn gebildete GLP-1 wirkt antidiabetisch, indem es die Insulinsekretion stimuliert sowie Glucagonfreisetzung und Appetit hemmt.
Leptin ist ein zentrales Hormon in der Langzeitregulation der Energiehomöostase. Es wird im Fettgewebe als Antwort auf die Menge des gespeicherten Fetts synthetisiert. Es regelt im Hypothalamus durch Bindung an den Leptinrezeptor und Aktivierung der JAK/STAT-Signaltransduktion den Appetit und den Energieumsatz. Wichtige, als Antwort auf Leptin freigesetzte Neurotransmitter sind das POMC-Produkt α-MSH und das Neuropeptid Y.

Fragen

1. Welche chemischen Hormonklassen kennen Sie?
2. Welche generelle Bedeutung haben diese chemischen Unterschiede?
   - Für ihren Transport?
   - Für ihren Stoffwechsel?
3. Welche Gemeinsamkeiten bestehen zwischen der Biosynthese der Catecholamine und von Serotonin? Beachten Sie die involvierten enzymatischen Reaktionen.
4. Welche Cofaktoren werden für die Biosynthese von Adrenalin benötigt?
5. Welcher biochemischen Gruppe gehören die meisten dieser Cofaktoren an?
6. Wie werden die biogenen Amine aus der Zelle sezerniert?
7. Warum kann man pharmakologisch die allergischen Effekte von Histamin unterdrücken, ohne die Histaminwirkung auf die Säureproduktion des Magens zu tangieren?
8. Die hypophysären Hormone können nach ihrer Strukturähnlichkeit gruppiert werden. Welche biochemischen Klassen gibt es nach dieser Klassifizierung?
9. Welche strukturellen, funktionellen und metabolischen Gemeinsamkeiten bestehen innerhalb einer Klasse?
10. Welche nichthypophysären Hormone sind mit diesen verwandt?
11. Eines der hypophysären Hormone entsteht aus einem Vorläuferprotein, aus dem etliche verschiedene Hormone produziert werden können
    - Wie heißt dieses Vorläuferprotein?
    - Welche Hormone werden hieraus prozessiert?
    - Welche Funktionen haben sie?
12. Beschreiben Sie die Synthese der Schilddrüsenhormone Trijodtyronin und Thyroxin. Woher kommt der für die Biosynthese benötigte Tyrosylrest?
13. Wie entsteht das reverse Trijodtyronin in der Zirkulation, und welche Wirkung hat es auf den T_3-Rezeptor?
14. Wie reguliert T_3 die Transkription von Genen?
15. Zu welcher Familie von Rezeptoren gehört der T_3-Rezeptor?
16. Beschreiben Sie die Regulation der Schilddrüsenhormonsynthese und -sekretion.
    - Welche Hormone sind involviert?
    - Welche regulatorischen Effekte üben die Hormone gegeneinander aus?
17. Erklären Sie die Regulation der adrenocorticotropen Achse.
18. Welche Schritte in der Cortisolsynthese werden durch ACTH reguliert?
19. Wie wird verhindert, dass Cortisol den Mineralocorticoidrezeptor aktiviert, obwohl es eine hohe Affinität zu diesem Rezeptor besitzt?
20. Warum wird in der Zona fasciculata im Gegensatz zur Zona glomerulosa kein Aldosteron gebildet?
21. Was sind die wirksamsten Sexualhormone beim Mann und bei der Frau?
22. Wo und wie entstehen Androgene bei der Frau und Östrogen beim Mann?
23. Wie unterscheiden sich die Sexualhormonsynthesen in Ovar, Testes und Nebennierenrinde?
24. Wie wird die Sexualhormonsynthese bei Mann und Frau reguliert?
25. Mithilfe welcher Hormonbestimmungen würden Sie bei der Frau den Abschluss der Pubertät oder der Menopause oder den Eintritt einer Schwangerschaft bestimmen? Benutzen Sie dabei so wenig Parameter wie möglich.
26. Wie wird das Renin-Angiotensin-Aldosteron-System reguliert?
27. Wie bewirkt Aldosteron die Natriumrückresorption in den Nieren, und welcher Rezeptor ist involviert?
28. Erklären Sie den zellulären Mechanismus der durch Vasopressin verstärkten Wasseraufnahme in den Epithelzellen des Sammelrohrsystems der Niere.
29. Wie wird das atriale natriuretische Peptid (ANP) synthetisiert, und welche Rezeptoren vermitteln seine Wirkung? Zu welcher Rezeptorenfamilie gehören diese Rezeptoren?
30. Wie wird die Sekretion von Parathormon reguliert, und was bewirkt dessen Freisetzung aus der Nebenschilddrüse?
31. Wie wird das in der Haut gebildete oder mit der Nahrung aufgenommene Vitamin D_3 zum aktiven Hormon metabolisiert?
32. Beschreiben Sie die Synthese von Calcitonin. Wie kommt es zur Sekretion von Procalcitonin?
33. Beschreiben Sie die Regulation der Insulinfreisetzung und die Wirkung des freigesetzten Insulins nach der Nahrungsaufnahme.
34. Wodurch und wie wird die Insulinfreisetzung in den β-Zellen reguliert? Denken Sie an Nahrungsbestandteile und Hormone des Magen-Darm-Trakts.
35. Welche Stoffwechselwirkungen entfaltet Insulin? Bedenken Sie dabei Unterschiede der Insulinwirkung in Leber, Muskel und Fettgewebe.
36. Wie werden diese Effekte vermittelt? Denken Sie dabei an schnelle und langsame Hormonwirkungen.
37. Welche Hormone wirken dem Insulin entgegen? Wie wirken diese?

028 IMPP-Fragen

KAPITEL

25

M. Neumaier, A. Dorn-Beineke

Blut

Praxisfall

Ihnen wird im Dienst der 2-jährige Luthar vorgestellt. Seine Eltern stammen beide aus Westafrika. Sie berichten, dass Luthars rechte Hand seit 2 Wochen geschwollen ist. Umschläge, Kühlung und weitere Maßnahmen brachten keine Besserung. Bei der körperlichen Untersuchung zeigt sich eine schmerzhaft geschwollene, gerötete Mittelhand bei nur mäßig erhöhten Entzündungsparametern (Leukozytenzahl: 12.700/μl, C-reaktives Protein: 15 mg/dl). Das kleine Blutbild zeigt eine normochrome, normozytäre Anämie (Hämoglobin: 10,1 g/dl). Eine Röntgenaufnahme der rechten Hand legt den Verdacht auf eine Knochenentzündung der Handwurzelknochen nahe. Bei einer Operation der erkrankten Hand kann die Verdachtsdiagnose auf eine bakterielle Ursache allerdings nicht bestätigt werden.

Aber im manuellen Differentialblut finden sich Sichelzellen (➤ Abb. 25.1a). Die nachfolgend durchgeführte Hämoglobinanalytik sichert die Verdachtsdiagnose einer Sichelzellanämie durch Nachweis des Sichelzellhämoglobins (HbS). Seine Symptome hat der kleine Patient von einer aseptischen Knochennekrose, einer häufigen Erstmanifestation bei homozygoter Sichelzellerkrankung im Kindesalter. Sie wird aufgrund ihrer Lokalisation auch als Hand-Fuß-Syndrom bezeichnet. Luthars Eltern sind beide heterozygot für das Sichelzellallel. HbS wird durch eine Mutation in dem für die β-Kette des Globins kodierenden Gen verursacht, wodurch der Glutaminsäurerest an

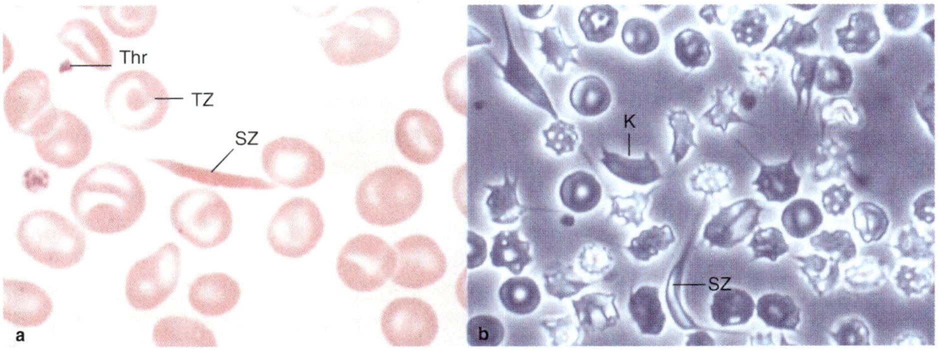

Abb. 25.1 Differentialblutbild des peripheren Blutes bei einem Patienten mit homozygoter Sichelzellanämie (HBSS).
a) Blutausstrich gefärbt nach Pappenheim (May-Grünwald-Giemsa-Färbung). SZ = Sichelzelle, Thr = Thrombozyt, TZ = Targetzelle..
b) Sichelzelltest. Die Aggregation der HbS-Moleküle wird unter Luftabschluss und im reduzierenden Milieu gefördert. SZ = Sichelzellen mit nadelförmigen Ausläufern, K = kastenförmige, HbS-haltige Erythrozyten mit spitzen Ausläufern.

Position 6 gegen Valin ausgetauscht wird (β_6 Glu → Val). Im desoxygenierten Zustand weist HbS eine verminderte Löslichkeit und eine erhöhte intrazelluläre Aggregationsneigung auf. Diese vermindert die Verformbarkeit der HbS-haltigen Erythrozyten in den Kapillaren, und es kommt zu Gefäßverschlüssen, die u.a. aseptische Knochennekrosen nach sich ziehen können. Gleichzeitig besteht als Folge der verkürzten Erythrozytenüberlebensdauer eine Hämolyse. ▮

Zur Orientierung

Das Blut stellt das zentrale Transportsystem unseres Körpers dar. Es besteht aus Blutplasma und den zellulären Elementen.
Das **Blutplasma** repräsentiert den **wässrigen Anteil des Blutes**. Es enthält und transportiert Ionen, Nährstoffe, Metaboliten und Makromoleküle, insbesondere Proteine und trägt wesentlich zur **Homöostase der Körperflüssigkeiten** im Organismus bei.
Die Lebensdauer reifer, im peripheren Blut zirkulierender **Zellen** ist begrenzt und beträgt zwischen wenigen Stunden und mehreren Jahren. Es besteht ein Gleichgewicht zwischen Neubildung der zellulären Elemente des Blutes sowie ihrer Beseitigung im **Monozyten-Makrophagen-System**. Die Neubildung der zellulären Elemente des Blutes findet beim gesunden Erwachsenen in den **primären lymphatischen Organen** statt, dem Knochenmark und dem Thymus. Die verschiedenen Zelllinien treten in verschiedenen Reifungsstadien in das periphere Blut über. Einige Zelllinien sind vorzugsweise gewebeständig und nutzen das Blut lediglich als Transitorgan.
Erythrozyten sind im Wesentlichen für den Sauerstofftransport im Blut zuständig. Der dafür entscheidende Inhaltssstoff ist das **Hämoglobin**, das auch in die Pufferfunktion des Blutes eingebunden ist. Die Membranen der Erythrozyten tragen u.a. die **Antigene** der Blutgruppenmerkmale. Der Abbau der roten Blutkörperchen geschieht primär extravasal, das Häm wird letztendlich zu Gallenfarbstoffen abgebaut.
Der menschliche Organismus ist konstant fremden und **krankheitsverursachenden antigenen Substanzen** ausgesetzt. Solche Substanzen können sein: Bakterien, Viren, Parasiten, Allergene, Immunkomplexe, mechanische oder operative Gewebeschädigungen, größere Zelluntergänge (z.B. Herzinfarkt), Fremdkörper oder Harnsäurekristalle. Daraus können akute oder chronische entzündliche Reaktionen resultieren.
Menschen setzen diesen antigenen Stimuli drei Abwehrmechanismen entgegen: die **Haut** und **Schleimhäute**, das **angeborene Immunsystem** und das **erworbene (adaptive) Immunsystem**. Die verschiedenen Vertreter der **Leukozyten** und ihre spezifischen Funktionen gehören z.T. dem angeborenen Immunsystem an, aber auch dem adaptiven. Die **systemische Akute-Phase-Reaktion** ist ebenfalls Bestandteil des angeborenen Immunsystems.
Das **hämostatische System** besteht aus **vaskulären Faktoren, Blutzellen** sowie **Plasmaproteinen** und erfüllt zwei gegensätzliche Aufgaben: die **Antikoagulation**, welche die kontinuierliche Strömung des Blutes gewährleistet, und die Hämostase. Diese besteht wiederum aus einer schnellen Reaktion, der **primären Hämostase** und der **sekundären Hämostase**. Der endgültige Schluss eines Defekts wird durch **Reendothelialisierung** der Gefäßwand und schließlich durch Wundheilung möglich. An die Blutgerinnung schließt sich die langsame Auflösung des Gerinnsels durch das **fibrinolytische System** an.

Das Organ Blut setzt sich zusammen aus den zellulären Elementen und dem Plasmawasser mit den darin gelösten Stoffen (Blutplasma). Seine Zusammensetzung ist verschiedenen Regulationsvorgängen unterworfen. Die Zellzahl und Proteinkonzentration des Plasmas beeinflussen die **Viskosität** des Blutes. Die zellulären Bestandteile des Blutes gliedern sich in:

- die roten Blutkörperchen oder **Erythrozyten** (➤ Kap. 25.3)
- die weißen Blutkörperchen oder **Leukozyten** (➤ Kap. 25.4)
- und die Blutplättchen oder **Thrombozyten** (➤ Kap. 25.5).

Das Blut steht über ständige Rezirkulation in Kontakt zu allen Organen und ist an vielen physiologischen Vorgängen beteiligt:

- **Atemfunktion:** Transport von O_2 von der Lunge in die Gewebe und Transport von CO_2 aus den Geweben in die Lunge
- **Pufferfunktion und Temperaturregulation:** Im Stoffwechsel entstehende Protonen und CO_2 werden vom Blut abgepuffert und den Ausscheidungsorganen, also den Lungen und den Nieren, zugeleitet. Die Konstanz des pH-Werts um pH 7,4 ± 0,05 ist u.a. nötig für die optimale Aktivität vieler Enzyme. Aufgrund der hohen spezifischen Wärmekapazität von Wasser verteilt Blut die in einzelnen Organen entstehende Wärme (z.B. stoffwechselaktive Leber, arbeitende Muskulatur) auf den Gesamtorganismus und in die wärmeabgebenden Organe (z.B. Haut).
- **Aufrechterhaltung der Isoionie und Isotonie:** Das Blut ist ein wichtiges Stellglied für das Gleichgewicht von Aufnahme und Ausscheidung von Salzen und osmotisch aktiven Substanzen.
- **Nähr- und Spülfunktion:** Im Blut erfolgt der Transport der im Magen-Darm-Trakt resorbierten Nahrungsstoffe über Pfortader und Leber in die peripheren Organe. Von den Organen gelangen mit dem Blut die Endprodukte des Stoffwechsels zu den Ausscheidungsorganen Lunge, Niere, Leber, Darm und Haut.
- **Transport von Hormonen und Metaboliten:** Hormone werden von den endokrinen Drüsen zu den Erfolgsorganen, Metaboliten zwischen den Organen transportiert (z.B. Lactat aus der Muskulatur zur Leber).
- **Immunabwehr:** Humorale (Antikörper, Komplementsystem) und zelluläre (Leukozyten) Bestandteile des Blutes

schützen den Organismus gegen als „fremd" erkannte Moleküle und Organismen.
- **Blutstillung:** Blut enthält zelluläre (Thrombozyten) und plasmatische Komponenten (Gerinnungsfaktoren) des Blutstillungssystems. Im Rahmen der primären und sekundären Hämostase werden Blutungen gestillt und die Wundheilung ermöglicht.

Blick ins Labor

Zentrifugiert man eine Blutprobe, so trennen sich die Zellen vom Plasma. Der **Hämatokrit** (Hkt) gibt den zellulären Anteil in Prozent wieder. Da die Erythrozyten den Hauptanteil ausmachen (> 99%), ist der Hkt ein indirektes Maß der Erythrozytenmasse. Bei der „Mikrohämatokritmethode" wird eine heparinisierte Kapillare mit Kapillarblut gefüllt und für 5 min zentrifugiert. Der Hämatokrit wird mittels einer Schablone in Prozent der Gesamtblutsäule abgelesen. Der Wert ist alters- und geschlechtsabhängig. Frauen besitzen einen niedrigeren Hkt (0,33–0,41) als Männer (0,33–0,46). Eine Erhöhung oder Verminderung des Hämatokriten kann durch chronischen Sauerstoffmangel bei Rauchern oder Leben in großer Höhe bzw. infolge einer Blutung entstehen.

25.1 Plasma

25.1.1 Volumenregulation der Körperflüssigkeiten

Der Körper eines rund 70 kg schweren Menschen enthält rund 42 L Flüssigkeit, davon ca. 28 L im **Intrazellularraum (IZR)**. Geschlechtsspezifisch besitzen Frauen aufgrund des höheren relativen Fettgehalts im weiblichen Körper einen niedrigeren Gesamtwasseranteil. Der Wasseranteil des **extrazellulären Raums (EZR)** zerfällt in drei Teile, zu denen das Plasmavolumen des intravasalen Raums rund 2,8 L und der interstitielle Flüssigkeitsraum sowie das Lymphgefäßsystem rund 10 L beitragen. Daneben definieren sich als „der dritte Raum" abgeschlossene Körperhöhlen, wie z.B. Magen-Darm-Trakt, Urogenitalsystem, Liquorraum, Gallengangssystem etc., die normalerweise einen weiteren Liter Flüssigkeit enthalten (➤ Abb. 25.2). Über den Starling-Mechanismus (➤ Lehrstoff Physiologie) stehen Intra- und Extravasalraum (Interstitium) im Bereich des Kapillarbetts für den Stoffaustausch in Verbindung.

Bindung von Natrium und Wasser im EZR

Die Konzentration von Na^+ ist im EZR mit rund 140 mmol/L deutlich höher als intrazellulär, die Konzentration von K^+ mit 4,5 mmol/L deutlich niedriger. Die unterschiedlichen Ionenzusammensetzungen der Flüssigkeitsräume werden einerseits durch ausgeprägte Diffusions- und Permeationsunterschiede plasmatischer Moleküle und andererseits durch **selektive Transportmechanismen** in den Zellmembranen aufrechterhalten. Für die Bindung von Wasser im EZR ist das kleine Na^+-Ion besonders effektiv. Da es mehr H_2O-Moleküle an sich bindet als das größere K^+-Ion, ist seine **Hydrathülle** größer. Die Aktivität der Na^+-K^+-ATPase und die Permeabilitätsbarriere der Zellmembranen verhindern einen freien Ionenaustausch. Während eines Pumpzyklus befördert das Enzym ATP-abhängig 3 Mol Na^+-Ionen aus sowie 2 Mol K^+-Ionen in die Zelle. Der entstehende Elektrolytgradient erzeugt ein Ruhepotenzial von rund –80 mV über der Zellmembran. Die resultierende hohe extrazelluläre Na^+-Konzentration ist zusammen mit der ausgeprägten Hydrathüllenbildung dieses Ions für die Osmolarität im EZR verantwortlich.

Osmolalität

Die **Osmolalität**, also die Stoff- und Teilchenkonzentration osmotisch aktiver Substanzen einer Flüssigkeit, wird in Milliosmol pro Kilogramm Wasser angegeben (mosmol/kg H_2O). Die physiologische Verteilung der Osmolalitäten zwischen IZR und EZR (Tonizität) hängt wesentlich von der Konzentration der **Na^+-Ionen** ab. Die Plasmaosmolalität wird durch verschiedene biochemische und hormonelle Mechanismen in engen Grenzen von 287 mosmol/kg H_2O ± 2% reguliert. Dies geschieht über das antidiuretische Hormon (ADH), den Durst, die Flüssigkeitszufuhr und die renale Wasserausscheidung. Störungen der physiologischen Osmoregulation gehen daher im Prinzip immer auf eine Veränderung der ADH-Sekretion, des Durstmechanismus, der adäquaten Flüssigkeitszufuhr oder der renalen Wasserausscheidung zurück. Während der IZR durch hohe Konzentrationen an K^+ und organischen Phosphoestern

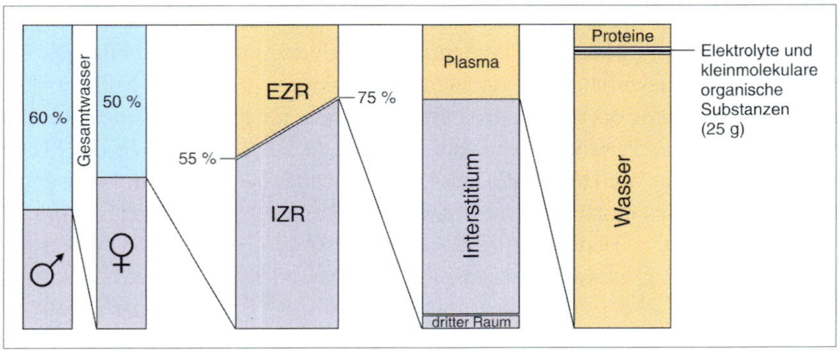

Abb. 25.2 Flüssigkeitsverhältnisse im menschlichen Organismus.

wie Kreatinphosphat oder ATP gekennzeichnet ist, sind EZR und Plasma wesentlich durch hohe Konzentrationen von Na^+ und seinen Gegenionen charakterisiert. Diese sind Chlorid (Cl^-) und Bicarbonat (HCO_3^-) sowie Sulfate, Phosphate und organische Säuren, die als organische Anionen und H^+-Ionen dissoziiert vorliegen. Die meist anionisch geladenen Plasmaproteine wirken ebenfalls als Gegenionen, allerdings mit nachgeordneter Bedeutung.

Regulation des Plasmavolumens

Der Flüssigkeits- und Stoffaustausch zwischen Intravasalraum und Interstitium findet im Wesentlichen im Bereich des Kapillarbetts statt. Bei der Aufrechterhaltung des intravasalen Volumens spielen die **Plasmaproteine** eine entscheidende Rolle, indem sie einem Flüssigkeitsübertritt in das Gewebe (Bildung von Ödemen) entgegenwirken. Insbesondere bewirkt **Albumin**, das in hohen Konzentrationen (35–53 g/L) im Plasma vorkommt und nicht frei in das Interstitium übertreten kann, die Ausbildung des sog. kolloidosmotischen (onkotischen) Drucks von rund 25 mmHg. Proteine, die vom intravasalen Raum in das Interstitium übertreten, gelangen über das Lymphgefäßsystem zurück in den Blutkreislauf.

MERKE

Die Plasmaosmolalität wird wesentlich durch die Natriumkonzentration bestimmt. Dem durch hydrostatischen Druck verursachten Flüssigkeitsübertritt in das Gewebe wirkt der „onkotische Druck" der Plasmaproteine entgegen, besonders des Albumins.

25.1.2 Plasmaproteine

Die Gesamtproteinkonzentration im Plasma liegt normalerweise zwischen 60 und 80 g/L. Insgesamt sind im intravasalen und extravasalen Raum rund 400 g der Proteine verteilt, die es im menschlichen Körper auf ein Gesamtgewicht von insgesamt rund 10 kg bringen. Die meisten Plasmaproteine werden in der Leber synthetisiert. Ausnahmen sind beispielsweise die durch Plasmazellen synthetisierten Immunglobuline oder die durch Endothelzellen und Granulozyten sezernierten Transcobalamine I bzw. II und III. Man unterscheidet **klassische Plasmaproteine**, die distinkte Funktionen im Blut übernehmen, von im Plasma nachweisbaren Proteinen, die aus Geweben oder einzelnen Zellen regelhaft oder im Rahmen von Erkrankungen abgegeben werden und das Plasma primär als Transportmedium nutzen. Zu den klassischen Plasmaproteinen zählen Albumin, Gerinnungsfaktoren, Proteaseinhibitoren, Faktoren des Komplementsystems oder Immunglobuline. Beispiele für die zweite Gruppe sind Proteohormone oder Proteine, die bei Gewebeschädigungen wie Herzinfarkt oder Leberentzündungen im Blut in erhöhten Konzentrationen messbar sind und damit diagnostisch genutzt werden können. Einen Überblick über medizinisch wichtige klassische Plasmaproteine geben ➤ Tab. 25.1 und ➤ Abb. 25.3.

Schon gewusst

Im Jahre 2002 waren nahezu 300 Plasmaproteine strukturell identifiziert. Dies ist aus verschiedenen Perspektiven nur die Spitze eines ungeheuren Eisbergs. Seine Größe ist schwer abzuschätzen und hängt in letzter Konsequenz von der Empfindlichkeit der Nachweismethoden ab. Wollte man z.B. ein einzelnes Proteinmolekül einer molekularen Masse von rund 60 kDa in 1 ml Plasma nachweisen, wäre eine analytische Empfindlichkeit im Bereich von rund 1 Zeptomol/L oder 10^{-21} g/L erforderlich. Diese Stoffkonzentration liegt rund 7 Größenordnungen unter der heute im klinischen Labor erreichbaren analytischen Sensitivität, auch hochempfindlicher immunchemischer Methoden. Proteine, die mit gängigen labordiagnostischen Methoden routinemäßig im Blut bestimmt werden, differieren in ihren Konzentrationen um mehr als 10 Logstufen (z.B. Albumin vs. Interleukin-6).

Die Konzentrationen der Plasmaproteine resultieren aus **Biosynthese**, **Verteilung** und **Abbau** und stellen ein Fließgleichgewicht dar, das sich sehr rasch dynamisch ändern kann. So wird z.B. als Reaktion auf Gewebeverletzungen oder -schädigungen gleich welcher Ursache die Lebersynthese sog. **Akute-Phase-Proteine** innerhalb weniger Stunden um ein Vielfaches gesteigert. Umgekehrt wird die Synthese sog. **negativer Reaktanten der Akutphase** reduziert.

Wichtigster Vertreter der **positiven Reaktanten** der akuten Phase ist das C-reaktive Protein (CRP). Weiter gehören noch α_1-Antitrypsin, Haptoglobin und die Komplementproteine zu den Akute-Phase-Proteinen. Die Plasmakonzentration kann bei Entzündungen in Abhängigkeit vom Ausmaß der Entzündungsreaktion um den Faktor 1,5–100 ansteigen. Als wichtigste Vertreter der **Anti-Akute-Phase-Proteine** sind Albumin und Transferrin zu nennen.

Die in den Hepatozyten gebildeten Akute-Phase-Proteine wirken als Mediatoren und Inhibitoren der Entzündung. Sie sind an der Wiederherstellung des Gewebes beteiligt. Viele dieser Proteine wirken antiproteolytisch und besitzen wahrscheinlich die Aufgabe, den entzündlichen Prozess lokal zu beschränken und eine Generalisation zu verhindern. Bei vielen Erkrankungen verlaufen der Syntheseanstieg von Akute-Phase-Proteinen und der Grad des entzündlichen Prozesses parallel.

Pufferfunktion der Plasmaproteine Plasmaproteine wirken durch ihre freien Amino- und Carboxygruppen als Puffersubstanzen. Sie repräsentieren 14% der Gesamtpufferkapazität des Vollblutes. Die übrigen Pufferfunktionen des Plasmas verteilen sich hauptsächlich auf die Zellen (rund 78%) sowie auf den Hydrogencarbonat- (6%) und den Phosphatpuffer (1,5%).

Abbau der Plasmaproteine Der Abbau erfolgt in erster Linie in Leber und Niere. Mit Ausnahme des Albumins sind fast alle Plasmaproteine **Glykoproteine**, die meist verzweigte *N*- oder *O*-glykosidisch gebundene Oligosaccharide tragen. Die meisten Plasmaproteine weisen eine komplexe Verzuckerung auf, bei der die endständigen Zuckerreste aus N-Acetyl-Neuraminsäure bestehen und dem Protein zu einer negativen La-

Tab. 25.1 Indikatorproteine und diagnostisch wichtige Plasmaproteine

Plasmaprotein	molekulare Masse (kDa)	Normalbereich (g/L)	Funktion
Albumin	68	0,1–0,4	• Regulation des plasmaonkotischen Drucks • wichtigstes Bindungs- und Transportprotein
α_1-Antitrypsin (Proteinase-inhibitor 1)	54	2–4	• Serinproteaseinhibitor (Gruppe der Serpine) • starker Anstieg in der Akutphase von Entzündungen
α_1-saures Glykoprotein	44	0,6–1,4	• Akute-Phase-Protein • immunmodulatorische Funktion
Antichymotrypsin	58–68	0,3–0,6	• Hemmung von Chymotrypsin
Antithrombin III	58	0,17–0,3	• als endogenes Serpin wichtigster irreversibler Inhibitor der Faktoren II und Xa der plasmatischen Gerinnung • nötig für die antikoagulatorische Wirkung von Heparin
Apolipoprotein A-I	28.3	0,7–1,7	• hauptsächliches Strukturprotein von HDL (ca. 80%)
Apolipoprotein B-100	550	0,5–0,9	• hauptsächliches Strukturprotein von LDL und VLDL
C1-Inhibitor	105	0,15–0,35	• Inhibitor des klassischen Komplementwegs • regelt die Kininbildung
C1q-Komplement	400	0,05–0,25	• Untereinheit von C1 • bindet an den Fc-Teil von Immunglobulinen
C3-Komplement	185	0,9–1,7	• Substrat der C3-Konvertase • Teilstück C3b modifiziert den Enzymkomplex zur C5-Konvertase • C3a ist ein Anaphylatoxin und chemotaktisch
C4-Komplement	205	0,8–0,49	• Substrat von C1 • C4b ist Teil der C3-Konvertase
Cholinesterase	350	5,8–17,5 kU/L	• unbekannte Funktion • Spaltung von Cholinestern • erniedrigte Plasmakonzentration und -aktivität bei Lebersynthesestörung (z.B. Leberzirrhose)
Coeruloplasmin	135	0,15–0,6	• Oxidation von Eisen • Transport von Kupfer im Plasma
C-reaktives Protein	115	$< 0{,}5 \cdot 10^{-3}$	• Akute-Phase-Protein • Opsonisierung von Bakterien und nekrotischen Zellen
Ferritin	56	$12–300^{-6}$	• repräsentiert als intrazellulärer Eisenspeicher das Speichereisen des Körpers und bindet 2000–4000 Fe^{3+}-Moleküle • Akute-Phase-Protein
Fibrinogen	340	2–4.5	• Gerinnungsfaktor I • Substrat von Thrombin
Haptoglobin	100	0,8–3,0	• Transport von freiem Hämoglobin zum RES • Akute-Phase-Protein
IgA	160	0,5–4,5	
IgD	172	0,03–0,4	
IgE	190	$< 100^{-6}$	
IgG	150	8–18	
IgM	970	0,6–2,8	
Plasminogen	92	0,06–0,25	• inaktive Vorstufe des Plasmins
Transcortin (CBP)	51	0,034–0,048	• Bindung und Transport von Glucocorticoiden
Transferrin	80	2,0–3,3	• Transport von Eisen • negativer Akute-Phase-Marker
Transthyretin (Präalbumin)	50–66	0,1–0,4	• bindet Retinol und Thyroxin und verringert deren Nierenausscheidung
Vitamin-D-bindendes Protein (DBP)	52	0,19–0,47	• Transport von Vitamin D

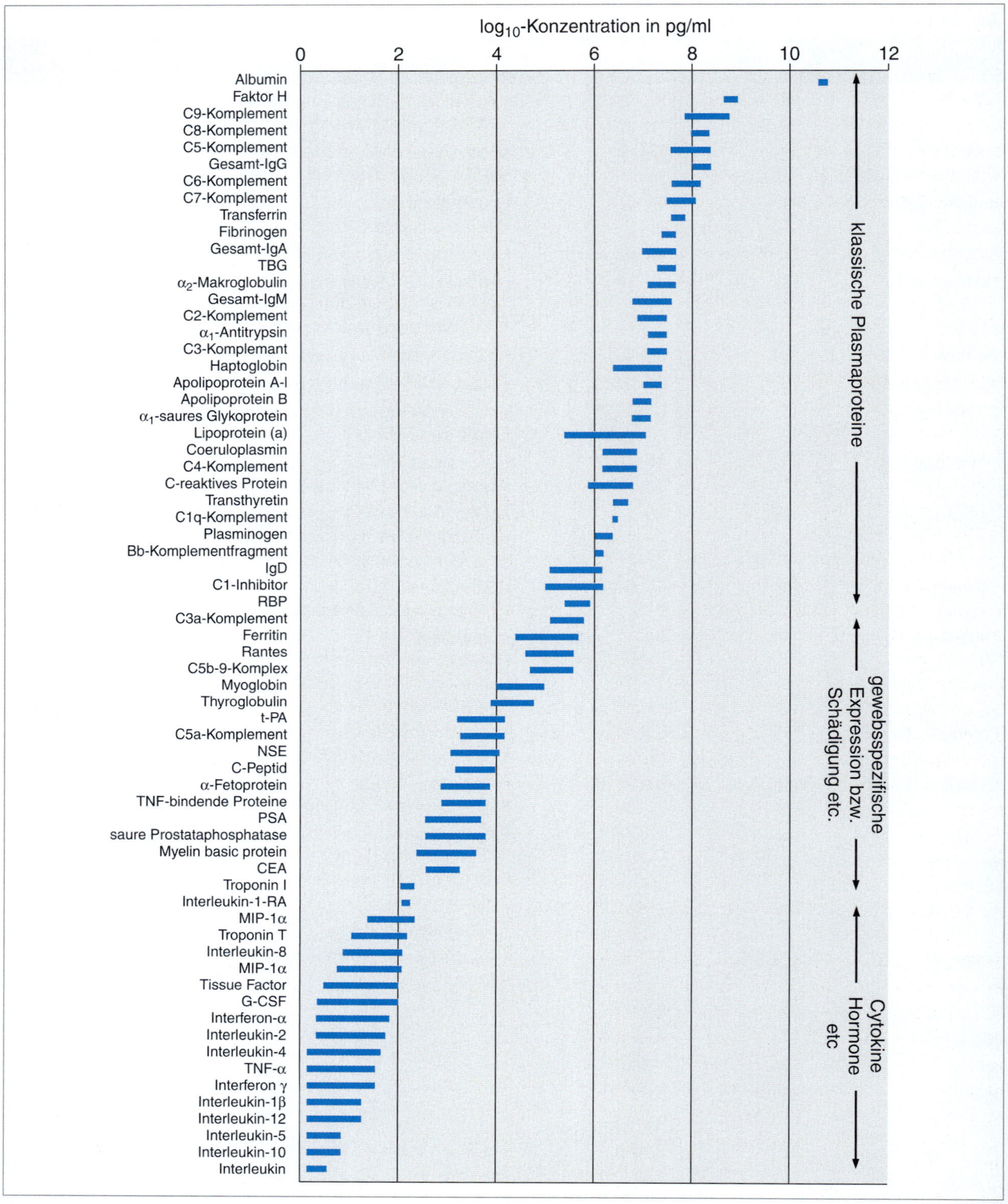

Abb. 25.3 Medizinisch wichtige Plasmaproteine. Normalbereiche der Konzentrationen von Plasmaproteinen in logarithmischer Darstellung. TBG = thyroxinbindendes Globulin, RBP = retinolbindendes Protein, TPA = Tissue plasminogen activator, NSE = neuronenspezifische Enolase, PSA = prostataspezifisches Antigen, CEA = karzinoembryonales Antigen, GCSF = Granulocyte colony stimulating factor, TNF = Tumor-Nekrose-Faktor.

dung verhelfen. Die Alterung der Plasmaproteine vollzieht sich durch **Abspaltung der terminalen Neuraminsäure** durch Neuraminidasen, die z.B. membranständig auf Gefäßendothelien, aber auch durch Makrophagen exprimiert werden. Die so freigelegten Galaktosereste sind Signal für die Erkennung durch den auch Asialoproteinrezeptor (asialo = ohne Sialinsäure) genannten hepatischen **Galaktoserezeptor**, der die endozytotische Beseitigung dieser „gealterten Glykoproteine“ aus der Zirkulation vermittelt.

Die Rolle der **Niere** liegt im Katabolismus niedermolekularer glomerulär filtrierter Proteine (< 65 KDa). Die Zellen des proximalen Tubulus hydrolysieren die Proteine mithilfe von Peptidasen in ihren Bürstensaummembranen und absorbieren die Peptide anschließend luminal durch Pinozytose. Intrazellulär verschmelzen die Vesikel dann mit primären Lysosomen zu Heterolysosomen, in denen der endgültige Abbau der filtrierten Plasmaproteine erfolgt. Die Aminosäuren kehren in den Aminosäurepool zurück und stehen für eine erneute Proteinsynthese zur Verfügung.

Klinik

Eine Verminderung der Gesamtproteinkonzentration im Plasma heißt **Hypoproteinämie**. Diese kann durch **Synthesestörungen** bedingt sein, z.B bei einer schweren Leberschädigung. Weitere mögliche Gründe sind **Eiweißmangelernährung** und **Proteinverlustsyndrome**. Proteine können **renal** verloren gehen, z.B. bei einem nephrotischen Syndrom mit einer großen Proteinurie > 3 g/24 h, **enteral** bei entzündlichen Darmerkrankungen oder auch **über die Haut** bei blasenbildenden Hauterkrankungen oder großflächigen Verbrennungen, bei **chronischer Hämodialyse** und natürlich auch bei akuten, größeren **Blutverlusten**. Bei all diesen Erkrankungen kann die Albuminkonzentration im Plasma derart absinken, dass sich der kolloidosmotische Druck nicht mehr aufrechterhalten lässt. Es überwiegt dann der hydrostatische Filtrationsdruck im Kapillarbett, weshalb es zu schweren Ödemen durch Wasserübertritt in das Interstitium kommt.

Blick ins Labor

Die **Serumeiweißelektrophorese** (➤ Abb. 25.4) ist eine traditionelle labormedizinische Methode, bei der die Plasmaproteine auf Zelluloseacetatfolie oder im Agarosegel im alkalischen Bereich (pH 8,2–8,6) getrennt werden. Nach der Proteinfärbung lassen sich fünf Zonen voneinander abgrenzen, die als Albumingruppe bzw. α_1-, α_2-, β- und γ-Globuline bezeichnet werden. Zwischen den Fraktionen sind die Konzentrationsverhältnisse beim Gesunden relativ stabil. Bei verschiedenen Erkrankungen kommt es zu charakteristischen Veränderungen im Verteilungsmuster der Serumproteine, die diagnostisch genutzt werden. Mit der zunehmenden Zahl quantitativ bestimmbarer Einzelproteine (➤ Tab. 25.1), die für einzelne Erkrankungen bezeichnend sind **(Indikatorproteine)**, hat die diagnostische Bedeutung der Serumeiweißelektrophorese abgenommen.

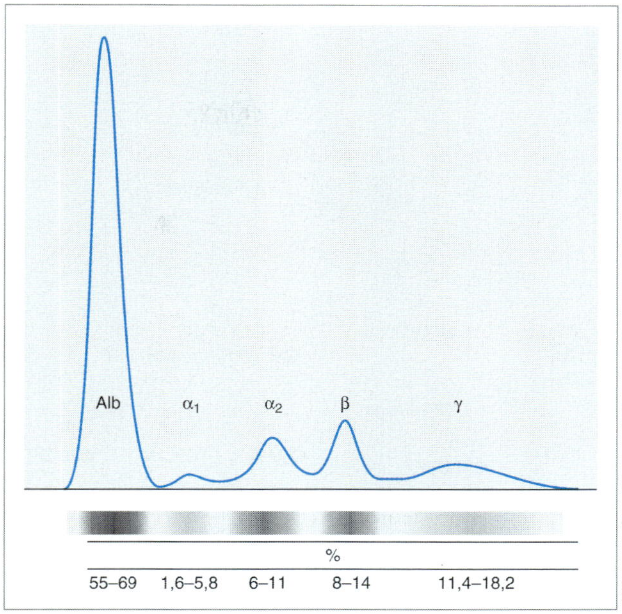

Abb. 25.4 Normale Serumeiweißelektrophorese mit den Fraktionen Albumin, α_1-, α_2-, β- und γ-Globuline.

MERKE

Plasmaproteine erfüllen physiologische Aufgaben im Blut im Sinne der Aufrechterhaltung des intravasalen Volumens und der Pufferwirkung. Sie repräsentieren außerdem ein Reservoir von Enzymaktivitäten bzw. ihrer Inhibitoren. Im Rahmen der Infektabwehr fungieren sie als zentrale Eiweiße sowohl des kognaten als auch des angeborenen Immunsystems. Plasmaproteine besitzen Transportfunktion für kleinmolekulare Substanzen wie Steroidhormone.

25.2 Blutzellbildung und -reifung

25.2.1 Hämatopoetische Stammzellen

Alle Gewebe unseres Körpers enthalten regenerative Vorläuferzellen, die adulten Stammzellen. Man kennt mittlerweile über 20 Haupttypen adulter Stammzellen. Dabei sind die **hämatopoetischen Stammzellen** die prominenteste und wohl auch flexibelste Fraktion. Funktionell sind sie durch ihre Fähigkeit zur **Selbsterneuerung** und **Differenzierung** in alle bekannten Blutzelllinien definiert. Sie können sich nicht nur zu dem Gewebe entwickeln, für das sie eigentlich vorgesehen sind, sondern sind auch in der Lage, sich zu anderen Geweben zu differenzieren **(Transdifferenzierung)**. Aus der hämatopoetischen Stammzelle entstehen in mehreren Schritten **determinierte hämatopoetische Vorläuferzellen**, die sich wiederum zu reifen Blutzellen weiterentwickeln (➤ Abb. 25.5). Das Proliferations- und Differenzierungsverhalten der unreifen hämatopoetischen Vorläuferzellen wird durch das **Knochenmarksstroma** reguliert. Stromazellen spielen eine wichtige Rolle für die Produktion und Sekretion **hämatopoetischer Wachstumsfaktoren** sowie für den direkten Zell-Zell- bzw. Zell-Extrazellularmatrix-Kontakt.

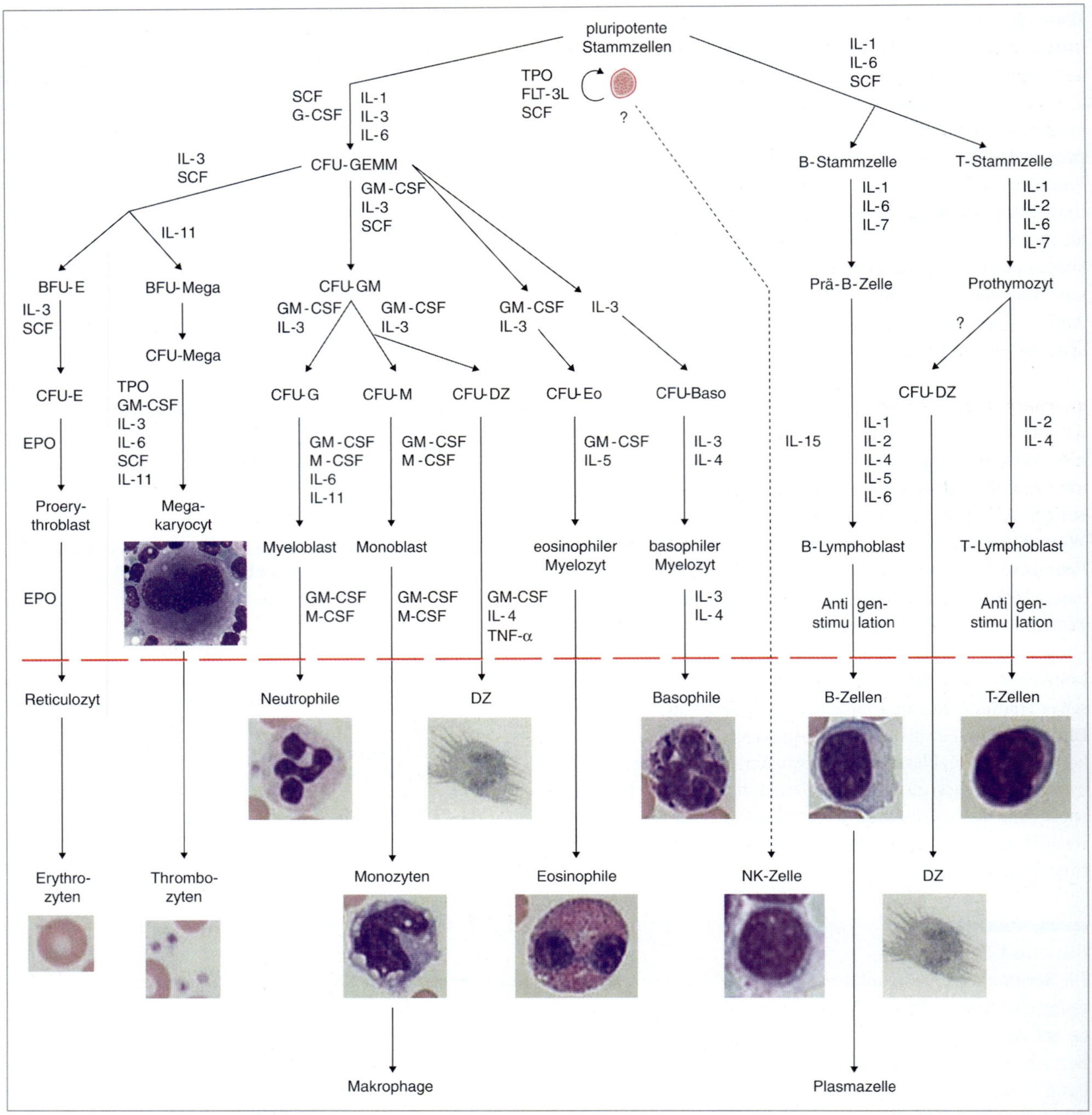

Abb. 25.5 Stammbaum der Hämatopoese, ausgehend von einer hämatopoetischen Stammzelle, aus der sich durch Selbsterneuerung und Differenzierung alle Blutzellen ableiten. Alle peripheren Blutzellen sind im gleichen Maßstab dargestellt und deshalb in Bezug auf ihre Größe vergleichbar. Lediglich der Megakaryozyt ist auf ein Fünftel seiner maßstabsgetreuen Größe verkleinert.

25.2.2 Hämatopoetische Wachstumsfaktoren

Durch hämatopoetische Wachstumsfaktoren, auch **Cytokine** genannt, wird das biologische Verhalten der Blutvorläuferzellen reguliert. Ein Teil dieser Wachstumsfaktoren ist in rekombinanter Form für den klinischen Einsatz verfügbar. Den hämatopoetischen Wachstumsfaktoren lassen sich definierte **Funktionen** zuordnen:

- die Verhinderung des programmierten Zelltodes (Apoptose)
- die Induktion von Proliferation, Differenzierung und Reifung von Vorläuferzellen
- die Aktivierung reifer Blutzellen.

Die Mehrzahl dieser Faktoren, bei denen es sich in der Regel um **Glykoproteine** handelt, wird lokal im **Knochenmark** gebildet und bindet **parakrin** an Oberflächenrezeptoren auf benachbarten Zellen. Wenige von ihnen wirken begrenzt auf spezifische Knochenmarkszellpopulationen, wie z.B. das Erythropoetin, das lediglich die Proliferation der erythropoetischen

Vorläuferzellen reguliert. Andere Wachstumsfaktoren haben ein breites Wirkungsspektrum, wie das Interleukin-3 (IL-3), der Stammzellfaktor (SCF) und das Thrombopoetin (TPO). Sie greifen sowohl in die frühen Phasen der Hämatopoese als auch in deren späteren Verlauf ein (> Abb. 25.5, > Tab. 25.2). Neben den hämatopoetischen Wachstumsfaktoren und den Interleukinen haben auch klassische **Hormone**, wie die Catecholamine, Steroidhormone (Androgene stimulieren, Östrogene hemmen), Schilddrüsenhormone oder das Wachstumshormon einen Einfluss auf die Blutzellbildung.

25.2.3 Koloniebildende Einheiten

In einer Vielzahl von Teilungsschritten entstehen aus dem Reservoir der pluripotenten Stammzellen zunächst **myeloische CFU** (**CFU-GEMM**, colony forming unit granulocyte, erythrocyte, monocyte, megakaryocyte) und **lymphatische Vorläuferzellen** der B- und T-Zell-Reihe. Aus den myeloischen und lymphatischen Stammzellen bilden sich in der Folge spezialisierte Vorläuferzellen. So entstehen aus **BFU-E** (burst forming unit erythroid) ausschließlich erythroid differenzierte Zellen und schließlich reife Erythrozyten, während bipotente **CFU-GM** (colony forming unit granulocyte, monocyte)-Vorläuferzellen Granulozyten und Monozyten hervorbringen.

Die Einteilung der Vorläuferzellen (blastäre Zellen) beruht auf ihrem Wachstumsverhalten unter In-vitro-Bedingungen (Soft-Agar-Kulturen). Morphologisch sind die zur Koloniebildung befähigten Zellen den Lymphozyten ähnlich, lassen sich immunologisch aber durch **Oberflächenantigene** wie z.B. CD34 identifizieren und abgrenzen.

Der Anteil blastärer Zellen im Knochenmark eines gesunden Erwachsenen liegt unter 5%. Steigt der periphere Verbrauch (z.B. Blutverlust, systemische Infektion) und damit der Bedarf zirkulierender Endzellen, erfolgt eine Expansion bereits determinierter Vorläuferzellen (BFU-E, CFU-GM etc.), was vornehmlich durch die Ausschüttung hämatopoetischer Wachstumsfaktoren passiert (z.B. Erythropoetin, G-CSF, GM-CSF). Dies führt zur gesteigerten Produktion der benötigten Endzellen. Der Vorrat an determinierten Vorläuferzellen wird auch **Regenerationspool** genannt.

Die in mehreren Schritten weiter differenzierten Zellen treten in den **Reifungspool** ein, wo sie sich nicht mehr teilen. Hier erreichen sie den Reifungszustand, der für den Übertritt in das periphere Blut notwendig ist **(Funktionspool)**.

Tab. 25.2 Wichtige hämatopoetisch wirksame Wachstumsfaktoren (Cytokine) beim Menschen

Name	Herkunft	Wirkung
Erythropoetin	Leberzellen, Nierenzellen	• Stimulation der Erythropoese
G-CSF	Monozyten, Granulozyten, Stromazellen	• Aktivierung von Granulozyten • Stammzellmobilisation
GM-CSF	Monozyten, T-Lymphozyten	• Aktivierung von Granulozyten, Monozyten und antigenpräsentierenden Zellen
M-CSF	Monozyten	• Aktivierung von Monozyten
IL-1	Makrophagen, Fibroblasten, Endothelzellen, dendritische Zellen	• Costimulation der Lymphozytenaktivierung • endogenes Pyrogen • Induktion der Produktion von IL-6 und GM-CSF • Induktion von Akute-Phase-Proteinen in Hepatozyten • Costimulation von Stammzellen
IL-2	T-Lymphozyten	• Aktivierung von T-Lymphozyten
IL-3 (Multi-CSF)	T-Lymphozyten, epitheliale Zellen, Astrozyten	• multipotenter hämatopoetischer Wachstumsfaktor mit Wirkung auf Megakaryozyten und Mastzellen
IL-6	T- und B-Zellen, Endothelzellen, Makrophagen, Fibroblasten	• Differenzierung von Stammzellen • Proliferation von T-Zellen • Proliferation und Differenzierung reifer B-Zellen • Induktion der Akute-Phase-Reaktion • Fieber
IL-11	Stromazellen, mesenchymale Zellen	• Megakaryozytenproliferation • B-Zell-Differenzierung
TNF	Makrophagen u.a.	• wirkt auf verschiedenste Zellen • proinflammatorisch • Induktion von Apoptose • Endothelaktivierung • Fieber
Interferon-α	Stromazellen, T-Lymphozyten, Fibroblasten	• Stimulation der Antigenpräsentation • Aktivierung von T- und B-Zellen
Interferon-γ	T-Lymphozyten, Makrophagen	• Induktion einer TH1-Antwort
Thrombopoetin	Leberzellen, Nierenzellen	• Stimulation und Regulator der Megakaryopoese

25

MERKE

Die Blutbildung erfolgt beim gesunden Erwachsenen in den primären lymphatischen Organen. Die Blutbildung gliedert sich in die Erythro-, Granulo-, Monozyto-, Lympho- und Thrombopoese. Die Blutzellen gehen aus hämatopoetischen Stammzellen hervor. Alle Differenzierungsschritte werden durch das Knochenmarksstroma und die hämatopoetischen Wachstumsfaktoren reguliert.

25.3 Erythrozyten und Hämoglobin

25.3.1 Aufbau und Funktion der Erythrozyten

Blick ins Labor

Die Erstellung des sog. **kleinen Blutbildes** beinhaltet u.a. auch die Bestimmung der Erythrozytenzahl, des Hämoglobin-(Hb-) Werts, des Hämatokrit-(Hkt-)Werts und der Erythrozytenindices MCV (mittleres Zellvolumen), MCH (mittlerer zellulärer Hämoglobingehalt) und MCHC (mittlere zelluläre Hämoglobinkonzentration). Die Erythrozytenzählung erfolgt meist nach dem **Widerstandsmessprinzip**. Diese Methode basiert auf der Messung der elektrischen Leitfähigkeit an einer Pore, die sich beim Durchtritt eines Partikels durch die Messöffnung ändert. Die Hämoglobinkonzentration wird mittels Spektralphotometrie (Hämoglobincyanidmethode) bestimmt. Ein Lysereagens hämolysiert die Erythrozyten und oxidiert das frei gewordene Hämoglobin (Fe^{2+}) in Cyanmethämoglobin (Fe^{3+}), das anhand seiner Absorption bei 540 nm photometrisch quantifiziert wird. Die Berechnung der Erythrozytenindices erfolgt folgendermaßen:

- MCV (fl) = Hkt (Fraktion)/Erythrozytenkonzentration
  MCV bezeichnet das Einzelvolumen eines Erythrozyten.
- MCH (pg) = Hb (g/L)/Erythrozytenzahl (10^{12}/L)
  MCH bezeichnet die mittlere Menge an Hämoglobin, die in einem Erythrozyten enthalten ist.
- MCHC (g/dl) = Hb (g/dl)/Hkt (Fraktion)
  MCHC steht für den Anteil der zellulären Bestandteile am Blutvolumen und ist ein Maß für die Viskosität.

Schon gewusst

Die Erythrozyten machen beim gesunden Menschen weit mehr als 99% der Gesamtzellmasse im peripheren Blut aus. Die ca. 25 Billionen Erythrozyten bilden eine Oberfläche von ca. 3800 m^2. Pro Sekunde werden mehr als 2 Millionen Erythrozyten produziert. Die mittlere Lebensdauer der Erythrozyten beträgt 110–130 Tage, und in dieser Zeit legt ein Erythrozyt ca. 400 km zurück.

Funktionen

Die Hauptfunktion der Erythrozyten ist der **Gastransport**. Struktur, Zusammensetzung und Stoffwechsel des Erythrozyten sind diesen hoch spezialisierten Funktionen angepasst:

- Erythrozyten enthalten **Hämoglobin**, das für die Bindung von O_2 und CO_2 verantwortlich ist. Hämoglobin besteht aus vier Untereinheiten. Jede Untereinheit trägt im Inneren eine Hämgruppe mit zentralem Eisenatom. Die vier Polypeptidketten des Hämoglobins werden als **Globinanteil** bezeichnet.
- Die bikonkave Form schafft eine große Diffusionsfläche für O_2 und CO_2 und ist Voraussetzung für die **Deformierbarkeit** der reifen Erythrozyten.
- Die **Membranstruktur** des Erythrozyten verleiht Stabilität, lässt aber die Diffusion von O_2 und CO_2 zu.
- Der Erythrozyt besitzt eine hohe **Carboanhydraseaktivität**, die für den CO_2-Transport unentbehrlich ist (➤ Kap. 25.3.6).

Der Stoffwechsel des Erythrozyten ist darauf ausgerichtet, das Hämoglobin funktionsfähig zu halten sowie die Stabilität der Zellstruktur zu gewährleisten.

Membranstruktur und Zytoskelett

Die Membran des Erythrozyten hat für die äußere Form und die Verformbarkeit beim Passieren der Kapillaren eine große Bedeutung. Sie ermöglicht den Durchtritt von O_2, CO_2, Wasser, Ionen, Glucose und anderen kleinen Molekülen, verhindert aber den Durchtritt von großen Molekülen, besonders wenn diese geladen sind. Die **Lipiddoppelschicht** (Lipidbilayer) der Erythrozytenmembran enthält etwa zehn Hauptproteine und ca. 200 Proteine, die in geringerem Anteil vorkommen (➤ Tab. 25.3, ➤ Abb. 25.6). Ein Netzwerk von Proteinen formt das **Zytoskelett**, das intrazellulär mit dem Lipidbilayer verankert ist. Spektrin, das zentrale Protein des Netzwerks, bildet Dimere aus α- und β-Spektrin. Diese assoziieren Kopf an Kopf, um Tetramere oder Oligomere zu bilden. An der β-Untereinheit ist ein weiteres Protein verankert, das Ankyrin. Es bindet an den zytoplasmatischen Schwanz des Bande-3-Proteins (Anionenaustauscher, AE1) und bildet so die Hauptverbindung zwischen Zytoskelett und Lipidbilayer. Gefestigt wird diese Bindung durch Pallidin. Nahe dem N-Terminus von β-Spektrin bindet Protein 4.1, das mit Glykophorin C assoziiert ist und einen weiteren Verankerungspunkt am Lipidbilayer darstellt. Zahlreiche kurze Actinfilamente binden an die N-terminale Region von β-Spektrin und an Protein 4.1. Defekte der Membranproteine führen zu veränderter Stabilität und Flexibilität der Erythrozyten. Es resultieren hämolytische Anämien (➤ Kap. 25.3.4).

Klinik

Die **hereditäre Sphärozytose (HS)** ist eine Erkrankung aufgrund von Mutationen in den Genen, das für Ankyrin, Bande 3, α- und β-Spektrin oder Pallidin kodieren. Bei der häufigsten Form der HS (60% der autosomal-dominant vererbten Formen) liegt eine kombinierte Defizienz von Spektrin und Ankyrin vor. Dadurch ist die Assoziation mit anderen Membranskelettproteinen gestört. Die HS-Erythrozyten liegen

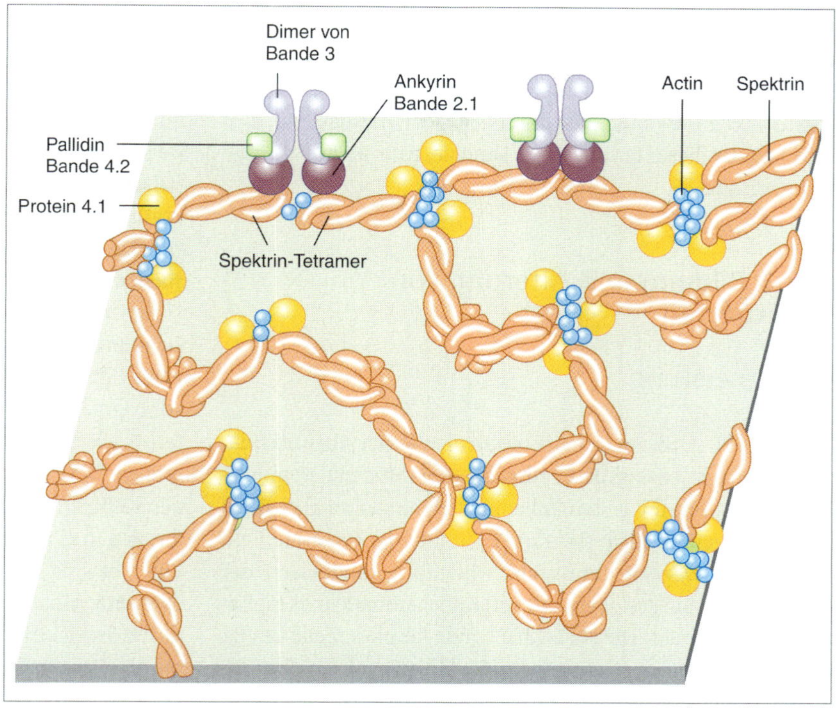

Abb. 25.6 Zytoskelett eines Erythrozyten.

Tab. 25.3 Erythrozyten-Membranproteine

Protein	Kopien/Erythrozyt (x · 10^3)*	Assoziierte Erkrankung	Funktion
α-Spektrin	240	HS, HE, HPP	• Hauptkomponenten des zytoskelettalen Netzwerks als Tetramere oder Oligomere • Bindungspartner für die verschiedenen Membran- und Strukturproteine
β-Spektrin	240	HS, HE, HPP	
Ankyrin	120	HS	• Adaptermolekül zwischen Lipidbilayer und Zytoskelett • Die verschiedenen Ankyrinisoformen binden an die Na^+K^+-ATPase, den Na^+-Ca^{2+}-Austauscher und an spannungsabhängige Natriumkanäle
Anionenaustauscher (AE1)	1.200	HS, SAO	• integrales Transmembranprotein (Dimer oder Tetramer), reguliert den Bicarbonataustausch • Der zytoplasmatische Teil dient als Verknüpfungsort mit dem Zytoskelett über Ankyrin
Protein 4.1	200	HS	• Verknüpfung des Membranzytoskeletts mit der Zytoplasmamembran: bindet β-Spektrin und Glykophorin C
Pallidin	250	HS	• verstärkt die Bindung zwischen AE1 und Ankyrin • ATP-bindendes Protein
β-Actin	500		• gehört zu den Hauptproteinen des Membranzytoskeletts
Harnstofftransporter			• Harnstofftransport über die Erythrozytenmembran • sichert die osmotische Stabilität und Verformbarkeit des Erythrozyten
G3PD	500		• assoziiert mit der zytoplasmatischen Domaine von AE1 • glykolytisches Enzym
Stomatin	200	HST	• Homooligomer bestehend aus 9–12 Untereinheiten, assoziiert mit GLUT1-Glucosetransporter in der Erythrozytenmembran • inhibiert GLUT1-Funktion
Aquaporin			• porenbildendes Transmembranprotein, dient dem spezifischen Transport von Wassermolekülen durch die Plasmamembran

* näherungsweise
HS = hereditäre Sphärozytose, HE = hereditäre Elliptozytose, HPP = hereditäre Pyropoikilozytose, HST = hereditäre Stomatozytose, SAO = südostasiatische Ovalozytose

unter normotonen Bedingungen als Kugelzellen (Sphärozyten) vor. Funktionell bedeutsam ist hier die verminderte Verformbarkeit der Zellen. Die Sphärozyten werden in der Milz als „gealterte" Zellen erkannt und durch Phagozytose entfernt. Die Lebensdauer dieser Erythrozyten kann deshalb auf nur 10 Tage verkürzt sein.

25.3.2 Bildung und Alterung von Erythrozyten

Differenzierung

Aus den CFU-E bilden sich die basophilen **Proerythroblasten**, aus denen sich **basophile Erythroblasten** differenzieren. Erythroblasten sind die ersten Zellen, die Hämoglobin enthalten. Mit zunehmender Reife sinkt die Proteinbiosyntheserate, und die Teilungsfähigkeit nimmt ab. Schließlich kondensiert der Zellkern, wird ausgestoßen und von Knochenmarksmakrophagen aufgenommen. Die zurückbleibende kernlose Zelle besitzt noch RNA, Reste des Golgi-Apparats, Mitochondrien, Ribosomen und nicht mehr benötigte Proteine, die präzipitieren und als **Substantia reticulofilamentosa** mit Brillantkresylblau angefärbt werden können. Wegen dieser netzförmigen Struktur werden diese Zellen als **Retikulozyten** bezeichnet, die im peripheren Blut zum **Erythrozyten** heranreifen. Der Anteil von Retikulozyten im peripheren Blut beträgt 0,6–2,2%. Als Folge des Verlusts von Organellen kann der Erythrozyt mehrere Stoffwechselwege nicht mehr nutzen. So gehen der Zelle mit dem Verlust der Mitochondrien die β-Oxidation, der Citratzyklus und die Atmungskette verloren. Erythrozyten sind daher auf die anaerobe Glykolyse zur Energiegewinnung angewiesen und verbrauchen selbst keinen Sauerstoff.

Regulation der Erythropoese

Die Erythropoese wird durch das Hormon **Erythropoetin (EPO)** stimuliert. EPO ist ein Glykoprotein mit 34.000 Da und wird beim Erwachsenen in peritubulären Zellen der Nierenrinde (weniger als 10% auch in der Leber) gebildet. EPO wird im Blut transportiert und bindet an den Erythropoetinrezeptor, der nur auf Vorläuferzellen der Erythropoese exprimiert wird, was die Selektivität von EPO erklärt. Der Erythropoetinrezeptor ist ein Cytokinrezeptor, der mit der JAK-Kinase assoziiert ist. Intrazellulär wird die Wirkung von EPO über die Aktivierung diverser Signaltransduktionswege (u.a. STAT 5A und STAT 5B) vermittelt. Nach Signalübertragung wird der EPO-Rezeptor-Komplex internalisiert und degradiert. EPO wird vermehrt gebildet, wenn der lokale Sauerstoffpartialdruck im Gewebe sinkt **(Hypoxie)**. Diese Reaktion wird durch den hypoxieinduzierbaren **Transkriptionsfaktor HIF1**-α (hypoxia inducible factor) vermittelt. Bei Bedarf kann so die Erythropoese um das Fünf- bis Zehnfache gesteigert werden.

Klinik

Bei Nierenerkrankungen im Endstadium kann die EPO-Produktion stark vermindert sein. Die Folge ist eine **renale Anämie**. Diese kann durch die Gabe von rekombinantem humanem EPO (r-huEPO) behandelt werden. Die Wirkung von EPO auf die Erythropoese setzt allerdings die ausreichende Verfügbarkeit von Eisen, Vitamin B_{12} und Folsäure und damit die entsprechende Ernährung oder Substitutionstherapie voraus.

Erythropoetin zählt außerdem zu den verbotenen **Dopingsubstanzen**. Bis zum Jahr 2000 war der analytische Nachweis eines EPO-Missbrauchs mit der Schwierigkeit verbunden, das vom Organismus produzierte EPO vom synthetischen, gentechnisch hergestellten EPO zu unterscheiden. Zwischen humanem EPO und rEPO bestehen geringfügige Unterschiede in den Kohlenhydratketten. Hierbei zeigt sich eine Heterogenität, die sich in einer unterschiedlichen Anzahl an Sialinsäuremolekülen bzw. in der prozentualen Verteilung der beteiligten Zucker untereinander äußern kann. Diese Unterschiede können durch isoelektrische Fokussierung in Kombination mit Immunblotting nachgewiesen werden.

Erythrozytenalterung und Sequestration

Die Überlebensdauer der gesunden Erythrozyten wird vermutlich durch die mit zunehmendem Alter eintretende Aktivitätsabnahme wichtiger intraerythrozytärer Enzyme begrenzt, z.B. von Hexokinase und Phosphofructokinase. Einschränkungen von Glykolyse und Pentosephosphatzyklus, den beiden wichtigsten Stoffwechselwegen im Erythrozyten, vermindern die Verfügbarkeit von ATP bzw. NADPH. Als Folge des **ATP-Mangels** ist der aktive Ionentransport gestört, weshalb der intrazelluläre Gehalt an K^+ sinkt, während die Na^+-und Ca^{2+}-Konzentrationen steigen. Der Mangel an ATP und NADPH vermindert außerdem die Synthese bzw. Reduktion von **Glutathion** (➤ Kap. 25.3.7). Dadurch geht der Schutz verschiedener SH-Gruppen von Enzymen, Membranproteinen und von Hämoglobin vor einer Oxidation verloren. Auch Membranmaterial und intrazelluläres Wasser schwinden im Rahmen des Alterungsprozesses. Als Folge steigt die intrazelluläre Hämoglobinkonzentration, und die Deformierbarkeit der Erythrozyten nimmt ab. Zudem wird das Phospholipid **Phosphatidylserin** auf die Außenseite der Membran verlagert, was als Rezeptor für Makrophagen dient. So können dann überalterte Erythrozyten im **Monozyten-Makrophagen-System** (Milz, Knochenmark) abgebaut werden. Die Erythrozyten werden für die Phagozyten („Fresszellen", beinhalten Monozyten, Makrophagen und Granulozyten) über ihre defekte Oberflächenglykokalix und veränderte Oberflächenladungen erkennbar. Nach der Phagozytose werden die Bausteine des Erythrozyten abgebaut. Es kommt zur Abspaltung der Globinketten und zur Oxidation des Häms. Das aus dem Hämoglobin gewonnene Eisen steht dem Knochenmark wieder zur Verfügung.

MERKE

Die Erythrozyten differenzieren sich aus den CFU-E unter Stimulation durch das Peptidhormon Erythropoetin. Der Hauptstimulus zur Erythropoetinbildung ist die Gewebehypoxie. Überalterte Erythrozyten werden im MMS abgebaut. Das beim Abbau frei werdende Eisen steht dem Knochenmark wieder zur Verfügung.

25.3.3 Hämoglobin

Ein Erythrozyt enthält in seinem Zytosol etwa $3 \cdot 10^8$ Hämoglobinmoleküle, die damit etwa 88% seines Volumens einnehmen und ihm seine rote Farbe verleihen. Die **Funktionen** des Hämoglobins sind der **Sauerstofftransport** im Blut, die Beteiligung am **Kohlendioxidtransport** im Blut und die **Pufferung von H^+-Ionen** zur Aufrechterhaltung des normalen pH im Extrazellularraum.

Die normale Hämoglobinkonzentration ist durch Geschlecht und Lebensalter beeinflusst (M: 13,2–16,7 g/dl, F: 12,3–15,2 g/dl). Eine **Anämie (Blutarmut)** ist definiert durch eine Verminderung des Hämoglobins auf < 12 g/dl bei Frauen und < 13 g/dl bei Männern. Unter Annahme von Durchschnittswerten für einen männlichen Erwachsenen (Hb: 16 g/dl, Gewicht: 70 kg, Blutvolumen: 5 L) errechnet sich eine Gesamtkörpermenge von 800 g Hämoglobin.

Struktur

Hämoglobin (Hb) besteht aus vier Untereinheiten, den Globinen, von denen jede ein Molekulargewicht von ca. 17 kDa besitzt. Jede Untereinheit bindet im Inneren koordinativ über Histidin sowie über hydrophobe Wechselwirkungen eine Hämgruppe (➤ Abb. 25.7). **Bei der koordinativen Bindung (Koordinationsbindung)** wird das bindende Elektronenpaar von einem der beiden Bindungspartner allein gestellt, während der andere über eine besetzbare Elektronenlücke verfügt.

Häm ist ein aus vier Pyrrolringen bestehendes Porphyrin, das in seiner Mitte ein zweiwertiges Eisenion (Fe^{2+}) komplexiert. Das zentrale Fe^{2+} besitzt sechs koordinative Bindungsstellen. Vier dieser Bindungsstellen werden durch die Stickstoffatome der Pyrrolringe eingenommen, die fünfte dient der Bindung an den Globinteil. Die sechste koordinative Bindungsstelle steht für den Sauerstofftransport zur Verfügung. Durch seine vier Untereinheiten kann Hb reversibel vier Moleküle Sauerstoff an Hämeisen binden **(Oxygenierung)**. Im Schutz der koordinativen Bindung Fe–N (Histidin) wird das zweiwertige Eisen (Fe^{2+}) nicht oxidiert. Im vollständig desoxygenierten Zustand des Hb spricht man von **Desoxyhämoglobin**. Bei Oxidation von Fe^{2+} in Fe^{3+} entsteht **Methämoglobin** (➤ Kap. 25.3.7).

Das adulte Hb besteht aus zwei **α-Ketten** (jeweils 141 Aminosäuren) und zwei **β-Ketten** (jeweils 146 Aminosäuren) und wird als **HbA** oder **Hb$\alpha_2\beta_2$** bezeichnet (➤ Abb. 25.7). Die Ketten des Hb besitzen zu 70% α-helikale Anteile, die α-Ketten sieben Helices A–C und E–H (kein D), die β-Ketten acht Helices A–H. Die vier Polypeptidketten werden durch Wasserstoffbrücken, hydrophobe und elektrostatische Wechselwirkungen zusammengehalten. Für die elektrostatischen Wechselwirkungen sind die vier C-terminalen Aminosäuren essenziell, zwei Histidin- und zwei Argininreste. Diese Art des Zusammenhalts der vier Ketten führt dazu, dass die Konformation des tetrameren Hb, also seine Quartärstruktur, nicht starr ist und durch die Bindung von Liganden verändert werden kann. Ein solcher Ligand ist Sauerstoff, der bei der Bindung an das Eisen zu-

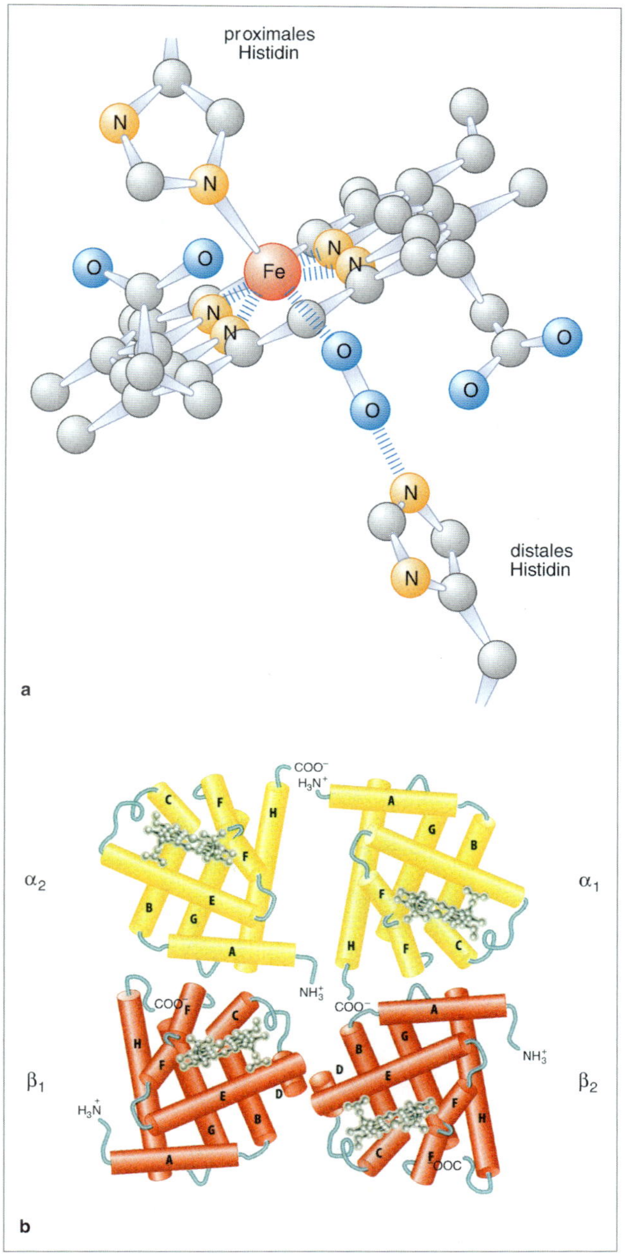

Abb. 25.7 Struktur von Häm und Hämoglobin.
a) Struktur des Häms, der prosthetischen Gruppe in Hb und Myoglobin. Die Hämgruppe ist mit dem Globin über eine koordinative Bindung zwischen dem zentralen Eisenatom und dem sog. proximalen Histidinrest des Globins verbunden. Sauerstoff lagert sich reversibel an das Eisen auf der einen und an den distalen Histidinrest des Globins auf der anderen Seite.
b) Das Hämoglobinmolekül mit zwei α- und zwei β-Ketten und deren α-Helices A–H.

nächst die Konformation der betreffenden Hämoglobinuntereinheit und dann die des Hämoglobintetramers verändert.

Biosynthese und Ontogenese der Globine

Die Synthese des Hb erfolgt v.a. im Knochenmark in den Vorläuferzellen der Erythrozyten, solange diese noch ihre Organellen besitzen. Verliert der Erythroblast im Laufe seiner Reifung seine Mitochondrien und seinen Zellkern, geht ihm auch die Fähigkeit zur Hämoglobinsynthese verloren.

Während der Embryonalperiode sind andere Globine aktiv als in der Postnatalperiode. Im Verlauf der Ontogenese werden sieben verschiedene Globinketten (α, β, $^{A}\gamma$, $^{G}\gamma$, δ, ε, ζ) synthetisiert, für die acht Strukturgene auf den Chromosomen 11 und 16 vorhanden sind. Die α-Globin-Kette wird von zwei in der DNA-Sequenz etwas verschiedenen und eng gekoppelten Genen kodiert (α_1- und α_2-Globingen). Alle Hämoglobintetramere werden von **zwei Paaren verschiedener Globine** gebildet. Im Embryo werden die Hämoglobine Gower 1 ($\zeta_2\varepsilon_2$) und Gower 2 ($\alpha_2\varepsilon_2$), synthetisiert, die später durch das fetale **HbF** ($\alpha_2\gamma_2$) und schließlich durch das **adulte HbA** ersetzt werden.

Das wichtigste, **HbA**$_1$ ($\alpha_2\beta_2$), besteht aus je zwei α- und zwei β-Ketten. Daneben gibt es noch einen kleinen Anteil an **HbA**$_2$ ($\alpha_2\delta_2$), das anstelle von β-Ketten δ-Ketten aufweist (➤ Abb. 25.8, ➤ Tab. 25.4)

α- und β-Gen-Cluster Die Anordnung der Gene für die Globin-Ketten auf den beiden Chromosomen entspricht der Expression während der ontogenetischen Entwicklung (➤ Abb. 25.8). Der α-Globin-Cluster auf dem Chromosom 16 enthält die Gene α_1- und α_2- sowie das ζ-Globingen, der β-Gen-Cluster auf Chromosom 11p15 die ε-, γ-, δ- und β-Globingene.

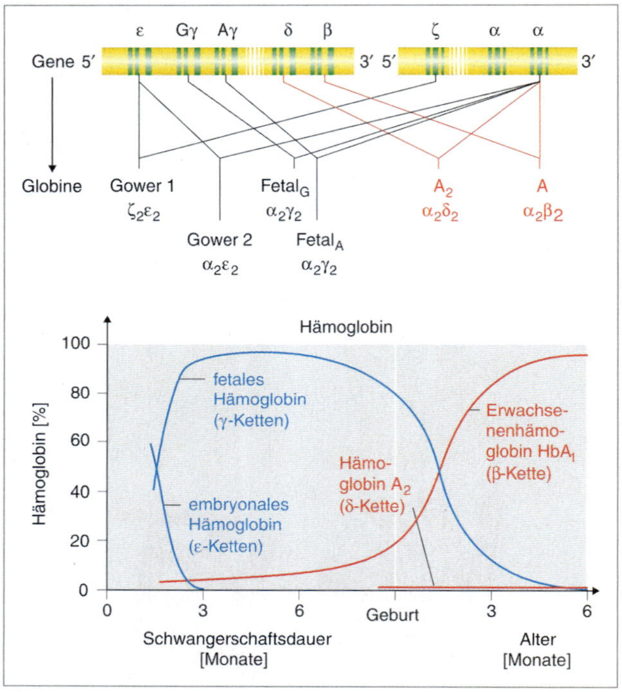

Abb. 25.8 Wechsel der Hämoglobinisoformen in der Ontogenese.

Anomale Globine und Thalassämien

Weltweit sind 3% der Bevölkerung Anlageträger für ein pathologisches Hämoglobin. Die Sichelzellkrankheit und die Thalassämien stellen, zusammen mit dem Glucose-6-phosphat-Dehydrogenase-Mangel, die häufigsten monogenen Erbkrankheiten dar. Bis heute konnten über 800 verschiedene Hämoglobinvarianten diagnostiziert werden. Die meisten sind allerdings ohne charakteristische funktionelle Relevanz. Man unterscheidet zwei prinzipielle Gruppen von qualitativen bzw. quantitativen Hämoglobinopathien:

- Mutationen, die zu einfachen Aminoaustauschen führen, bedingen **Strukturvarianten** oder **anomale Hämoglobine** im engeren Sinne. Führt die Veränderung in der vorgegebenen Aminosäuresequenz zu Störungen der physikalischen und chemischen Bindungen zwischen benachbarten Polypeptidketten oder im Bereich der Hämregion, dann sind funktionelle Beeinträchtigungen zu erwarten.

Tab. 25.4 Physiologische Hämoglobine der Prä- und Postnatalperiode

Entwicklung	Hämoglobin	Struktur	Hämoglobintyp	Anteil am Gesamt-Hb (%)
1.–2. Lunarmonat	Hb Gower 1	$\zeta_2\varepsilon_2$	embryonal	20
	Hb Gower 2	$\alpha_2\varepsilon_2$	embryonal	15
	Hb Portland	$\zeta_2\gamma_2$	embryonal	10
	HbF	$\alpha_2\gamma_2$	fetal	50
	HbA	$\alpha_2\beta_2$	adult	5
3. Lunarmonat	HbF	$\alpha_2\gamma_2$	fetal	92–90
	HbA	$\alpha_2\beta_2$	adult	8–10
reife Neugeborene*	HbF	$\alpha_2\gamma_2$	fetal	81,7 ± 4,2
	HbA	$\alpha_2\beta_2$	adult	17,7 ± 4,6
	HbA$_2$	$\alpha_2\delta_2$	adult	0,25 ± 0,20
Erwachsene	HbA	$\alpha_2\beta_2$	adult	97
	HbA$_2$	$\alpha_2\delta_2$	adult	2,5
	HbF	$\alpha_2\gamma_2$	fetal	0,5

* chromatographisch ermittelte Werte

- Mutationen, die quantitativ die Synthese von Globinen vermindern oder verhindern, führen zu **Thalassämiesyndromen**. Störungen der β-Ketten-Synthese werden als β-Thalassämie definiert, Störungen der α-Ketten-Synthese als α-Thalassämie.

Hämoglobinanomalien werden autosomal-rezessiv vererbt. Entsprechend den vorhandenen Strukturgenen gibt es Anomalien der α-, β-, γ- und δ-Globinketten. Für die Synthese der β-Ketten steht auf jedem Chromosom ein β-Globingen zur Verfügung. Der Anteil einer **β-anomalen Variante** beträgt bei Heterozygoten ca. 45%, bei Homozygoten ca. 90%. Der Rest ist HbA_2 ($\alpha_2\delta_2$) und HbF ($\alpha_2\gamma_2$). Eine Besonderheit der anomalen Hämoglobine liegt darin, dass an der Synthese der α-Globinketten vier α-Strukturgene beteiligt sind. Bei Heterozygotie werden nur 20–30% der α-anomalen Variante synthetisiert, bei Homozygotie findet man 40–60% anomales Hb. Etwa 50% der β-Anomalien, aber nur 20% der α-Anomalien verursachen eine klinische Symptomatik.

Die Klinik der **α-Thalassämien** hängt von der Anzahl der deletierten Genloci ab. Die beiden heterozygoten Zustände (Minorform) werden durch Deletion von einem oder zwei α-Genen verursacht. Die Deletion von drei Genen verursacht die HbH-Erkrankung, eine milde hämolytische Anämie. Die homozygote α-Thalassämie beruht auf einer Deletion aller vier α-Gene und ist vorgeburtlich letal (sog. Morbus haemolyticus neonatorum in utero). Der häufigste Defekt der **β-Thalassämien** (autosomal-rezessiv) hat seine Ursache in Punktmutationen im β-Globingen. Deletionen sind die Ausnahme. Es sind ca. 170 Mutationen bekannt, welche die Expression des β-Globingens inaktivieren können. Bei völlig fehlender Genaktivität spricht man von β-Thalassämie, während bei der β^+-Thalassämie noch Restaktivität vorhanden ist. Die β-Thalassaemia minor ist die asymptomatische, klassisch heterozygote Form ohne oder mit leichter hypochromer, mikrozytärer Anämie. Hier ist HbA_2 erhöht. Die Thalassaemia intermedia beschreibt eine mittelschwere, nur selten transfusionsbedürftige hypochrome Anämie mit ausgeprägter ineffektiver Erythropoese. Die β-Thalassaemia major (Cooley-Anämie) ist die schwerste Manifestationsform und repräsentiert den homozygoten Status. Sie ist charakterisiert durch eine schwere, chronisch transfusionsbedürftige Anämie.

Klinik

Hämoglobin wird in Abhängigkeit von der Lebensdauer der Erythrozyten und der Glucosekonzentration des Blutes glykiert. Durch Glykierung des Hämoglobins entsteht über eine instabile Aldimin-Form („Schiff'sche Base") die stabile Ketoamin-Form (stabiles HbA_1), die aus drei Unterformen besteht, a, b und c. Die wesentliche c-Fraktion (**HbA_{1c}**) macht 70% des HbA_1 aus. HbA_{1c} stellt das mit D-Glucose am N-terminalen Valin der R-Kette glykierte HbA_1 dar und markiert bei Patienten mit Diabetes mellitus als **„Blutzuckergedächtnis"** die Stoffwechsellage und somit auch die Güte der Diabeteseinstellung in den letzten 8 Wochen. Bei guter Stoffwechsellage liegt der HbA_{1c}-Anteil < 6,5% (methodenabhängiger Normwert; ➤ Kap. 5.2.7).

MERKE

Das aus jeweils zwei α- und β-Ketten zusammengesetzte adulte Hämoglobin A (HbA, $Hb\alpha_2\beta_2$) stellt ein Heterotetramer dar und transportiert den Sauerstoff in den Erythrozyten. Die Synthese der unterschiedlichen Hämoglobine ist von den Entwicklungsstufen vor und nach der Geburt abhängig. Defekte in den Hämoglobingenen (z.B. Mutationen einzelner Basen, Deletionen, Fusionsgene) führen zu verschiedenen pathologischen Hämoglobinmolekülen. Hieraus entstehen u.a. Hämoglobinmoleküle mit verminderter Sauerstoffbindungskapazität und instabile Hämoglobine.

25.3.4 Hämstoffwechsel

Häm-Biosynthese

Die **acht Schritte** der Häm-Biosynthese werden durch vier mitochondriale und vier zytosolische Enzyme bewerkstelligt (➤ Abb. 25.9). Sie erfolgt vorwiegend in den Zellen des blutbildenden Systems und (v.a. pränatal) in der Leber durch organspezifische Isoenzyme. Die Häm-Biosynthese gliedert sich in die **Porphyrinbiosynthese** und die **Chelatierung des Eisens** in das Protoporphyrin IX.

Die **Porphyrinsynthese beginnt intramitochondrial** mit der Kondensation von Glycin mit Succinyl-CoA, einem Zwischenprodukt des Citratzyklus, zu dem sehr labilen **α-Amino-β-ketoadipinat**, das rasch zu **δ-Aminolävulinat** (δ-ALA) decarboxyliert. Diese durch die δ-Aminolävulinat-Synthase (δ-ALA-Synthase) katalysierte Reaktion ist der geschwindigkeitsbestimmende Schritt der gesamten Häm-Biosynthese. Die δ-ALA-Synthase benötigt Pyridoxalphosphat als Coenzym für die Decarboxylierung und unterliegt als Schlüsselenzym der Häm-Biosynthese einer Rückkopplungshemmung durch das Häm. Beim Menschen kodieren zwei δ-ALA-Gene (δ-ALA-S1 und δ-ALA-S2) für zwei Enzyme. Die Genprodukte kommen ubiquitär (δ-ALA-Synthase 1) oder nur in Erythroblasten (δ-ALA-Synthase 2) vor.

Nach dem Übertritt der δ-ALA vom Mitochondrium in das **Zytosol** katalysiert im **zweiten Schritt** die Porphobilinogen-Synthase (PBG-Synthase, δ-ALA-Dehydratase) unter Wasserabspaltung die Kondensation von zwei Molekülen δ-ALA zu **Porphobilinogen (PBG)**, das schon den für das Häm typische Pyrrolring enthält.

Im **dritten und vierten Schritt** bilden die Porphobilinogen-Desaminase (Urophorphyrinogen-I-Synthase) und die als Isomerase wirkende Urophorphyrinogen-Cosynthase unter Verbrauch von vier Porphobilinogenmolekülen Urophorphyrinogen I bei alleiniger Anwesenheit der Desaminase bzw. Urophorphyrinogen III, wenn beide Desaminasen beteiligt sind. Das **Uroporphyrinogen III** ist das für die Hämsynthese benötigte „physiologische" Zwischenprodukt, wobei in den Reaktionen je vier Moleküle Ammoniak abgespalten werden.

Im **fünften Schritt** werden die Acetatgruppen aller vier Ringe unter dem Einfluss der zytosolischen Uroporphyrinogen-Decarboxylase zu Methylgruppen decarboxyliert. Dabei ensteht **Koproporphyrinogen III**.

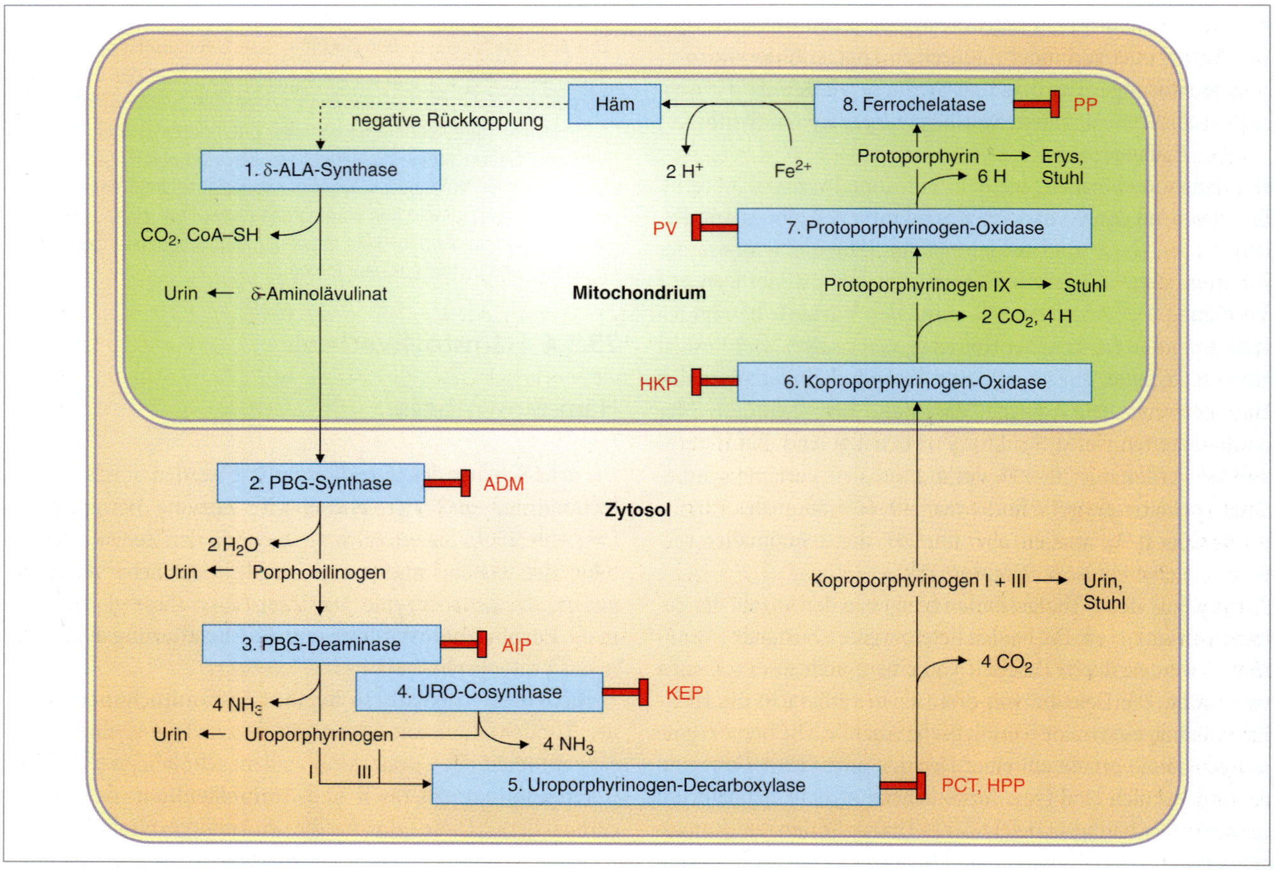

Abb. 25.9 Häm-Biosynthese. Der Mangel eines der Enzyme der Häm-Biosythese führt zur Anhäufung der Porphyrine vor dem Enzymdefekt. **2** = PBG-Synthase-Mangel (δ-ALA-Dehydratase-Mangel, ADM), **3** = PGB-Desaminase-Mangel (akute intermittierende Porphyrie, AIP), **4** = Uroporphyrinogen-III-Cosynthase-Mangel (kongenitale erythropoetische Porphyrie, KEP), **5** = Uroporphyrinogen-Decarboxylase-Mangel (Porphyria cutanea tarda, PCT; hepatoerythropoetische Porphyrie, HPP), **6** = Koproporphyrinogen-III-Oxidase-Mangel (hereditäre Koproporphyrie, HKP), **7** = Protoporphyrinogen-Oxidase-Mangel (Porphyria variegata, PV), **8** = Ferrochelatasemangel (Protoporphyrie, PP).

Dieses tritt vom Zytosol wieder in das **Mitochondrium** über, wo es die Koproporphyrinogen-Oxidase im **sechsten Schritt** in **Protoporphyrinogen IX** umwandelt. Bei dieser Reaktion wirkt molekularer Sauerstoff als Wasserstoffakzeptor. Die Oxidase ist an der äußeren Oberfläche der inneren Mitochondrienmembran lokalisiert und spezifisch für das III-Isomer.

Im **siebten Schritt** vermittelt die Protoporphyrinogen-Oxidase, die ein integrales Protein der inneren Mitochondrienmembran ist, die Oxidation von Protoporphyrinogen IX zu **Protoporphyrin IX**.

Der **achte und letzte Schritt** findet an der Matrixoberfläche der inneren Mitochondrienmembran statt. Dort katalysiert die Ferrochelatase den Einbau von Fe^{2+} in das Protoporphyrin IX. Das entstehende Chelat ist das **Häm**, das die prosthetische Gruppe nicht nur des Hämoglobins, sondern auch des Myoglobins, der Katalase, der Peroxidase und des Cytochroms c darstellt

Regulation der Häm-Biosynthese

Die Menge des bereitgestellten Häms wird in Leber und Knochenmark unterschiedlich reguliert.

Die Regulation erfolgt in den Hepatozyten der Leber über das erste Enzym der Häm-Biosynthese, der δ-Aminolävulinat-Synthase 1. Diese besitzt als regulatorisches Enzym eine sehr niedrige Halbwertszeit von 60 min. Des Weiteren reguliert das Endprodukt Häm über negative Rückkopplung oder Induktion bei Häm-Mangel die Aktivität der δ-ALA-Synthetase. Häm verursacht eine Rückkopplungshemmung sowohl als direkter allosterischer Inhibitor der Enzymaktivität als auch als Repressor der Enzymneusynthese auf Genebene. Ebenso kann der Transport des Proenzyms Pro-δ-ALA-Synthase 1 vom Zytosol in das Mitochondrium durch Häm gehemmt werden. Bei Häm-Mangel kann die Konzentration von δ-Aminolävulinat-Synthase ein- bis 50fach gesteigert werden. Zusätzliche beeinflussende Faktoren der Hämkonzentration werden durch seinen Stoffwechsel (Biosynthese, Einbau in Proteine und Abbau) bedingt. Normalerweise werden 65–68% des in der Leber entstehenden Häms zur Synthese von Cytochrom P450 genutzt. Dies bedeutet, dass Alterationen im Cytochrom-P450-System Effekte auf die Häm-Biosynthese ausüben können. Durch eine Induktion von Cytochrom P450 (z.B. durch Verstoffwechslung von P450-abhängigen Medikamenten) kann der freie Häm-Pool akut reduziert werden und der Häm-Biosynthese-Weg eine kurzfristige Steigerung erfahren. Auch im Erythroblasten kann durch Häm der Transport von Pro-δ-ALA-Synthase 2 in das Mitochondrium über hämregulatorische Elemente gehemmt werden, z.B. durch Koordination mit der Biosynthese der α-und β-Globinketten und die Verfügbarkeit von Eisen. Aufgrund struktureller Ähnlichkeiten mit den Promotorregionen des Ferrochelatasegens sowie der Globinkettengene werden diese Gene durch Erythropoetin induziert.

Klinik

Störungen der Hämsynthese werden als **Porphyrien** bezeichnet. Sie zeichnen sich durch eine erhöhte Blutkonzentration und/oder vermehrte Ausscheidung von Metaboliten der Hämsynthese aus, entweder im Urin (normal 40–200 µg/Tag) oder im Stuhl (normal 300–1100 µg/Tag). Sie können genetisch bedingt **(primäre Porphyrien)** oder erworben sein **(sekundäre Porphyrien)**. Porphyrien werden nach dem hauptsächlichen Ort der Enzymexpression in **erythropoetische** und **hepatische Porphyrien** eingeteilt. Jeder der acht enzymatischen Schritte kann von einem partiellen Gendefekt betroffen sein (➤ Abb. 25.9). Nach dem klinischen Verlauf unterscheidet man zwischen **akuter** und **nichtakuter** Form. Die Klinik der Porphyrien wird durch **neurologische Symptome** und **Hauterscheinungen** bestimmt. Erhöhungen der Uro- und Koproporphyrine sind durch Hautläsionen an lichtexponierten Stellen gekennzeichnet. Sind Porphyrinvorstufen erhöht, steht die neurologische Symptomatik im Vordergrund. Dazu zählen neuroviszerale Störungen (akutes Abdomen, Übelkeit, Erbrechen, Rückenschmerzen) und neuropsychiatrische Symptomatik (Krampfanfälle, Koma, Halluzinationen, Lähmungen, Areflexien). Ein bekanntes Beispiel für eine sekundäre Porphyrie ist die **Bleivergiftung**. Sie führt zu Defekten der PBG-Synthase und der Ferrochelatase. Dabei kommt es zu einer massiven Urinausscheidung von δ-Aminolävulinat.

Abbau des Häms zu Gallenfarbstoffen

Jede Sekunde wird Hämoglobin aus ca. 2,5 Millionen Erythrozyten abgebaut. Das Häm aus dem Hämoglobin sowie das der anderen hämhaltigen Enzyme (Hämproteine, z.B. Cytochrome) kann nicht wiederverwertet werden. Der physiologische Erythrozytenabbau erfolgt primär **extravasal** im MMS der Milz und der Leber sowie im Knochenmark. Bei vorzeitigem bzw. gesteigertem Erythrozytenabbau im Rahmen einer Hämolyse kann der Abbau der Erythrozyten **extravasal** oder **intravasal** erfolgen.

Im normalen Abbauprozess wird das Porphyrinsystem zunächst zu dem linearen Tetrapyrrol **Biliverdin** aufgespalten (➤ Abb. 25.10). Häm wird an der zwischen den Pyrrolringen A und B liegenden Methinbrücke oxidativ gespalten, wobei Eisen und Kohlenmonoxid freigesetzt werden. Das Enzym **Hämoxygenase**, das diese Reaktion katalysiert, gehört zur Gruppe der Monooxygenasen. Das entstehende Biliverdin wird durch die **Biliverdin-Reduktase** zum **Bilirubin** reduziert. Beide Reaktionen erfordern Reduktionsäquivalente in Form von NADPH aus dem Pentosephosphatweg.

Der Abbau von 1 g Hämoglobin ergibt ca. 35 mg Bilirubin. Täglich werden ca. 250 mg Bilirubin produziert, also 10–20% mehr als durch den täglichen Abbau von 6,25 g Hb zu erwarten wäre. Dieser Überschuss an Bilirubin entsteht einerseits durch den Abbau anderer Hämproteine, wie Myoglobin, Katalase sowie Cytochrom c, und stammt andererseits aus dem sog. Shunt-Hämoglobin, d.h. Hämoglobin, das gebildet, aber rasch wieder abgebaut wird. Das wasserunlösliche Bilirubin wird an Albumin gebunden, über den Blutweg zur Leber transportiert und dort nach Glucuronidierung in die Galle ausgeschieden.

Hämolyse

Unter Hämolyse versteht man eine Verkürzung der Erythrozytenüberlebensdauer infolge einer gesteigerten Erythrozytendestruktion, wobei das Knochenmark leistungsfähig genug ist, um die Erythropoese kompensatorisch zu steigern. Eine **hämolytische Anämie** entsteht, wenn der Erythrozytenabbau die

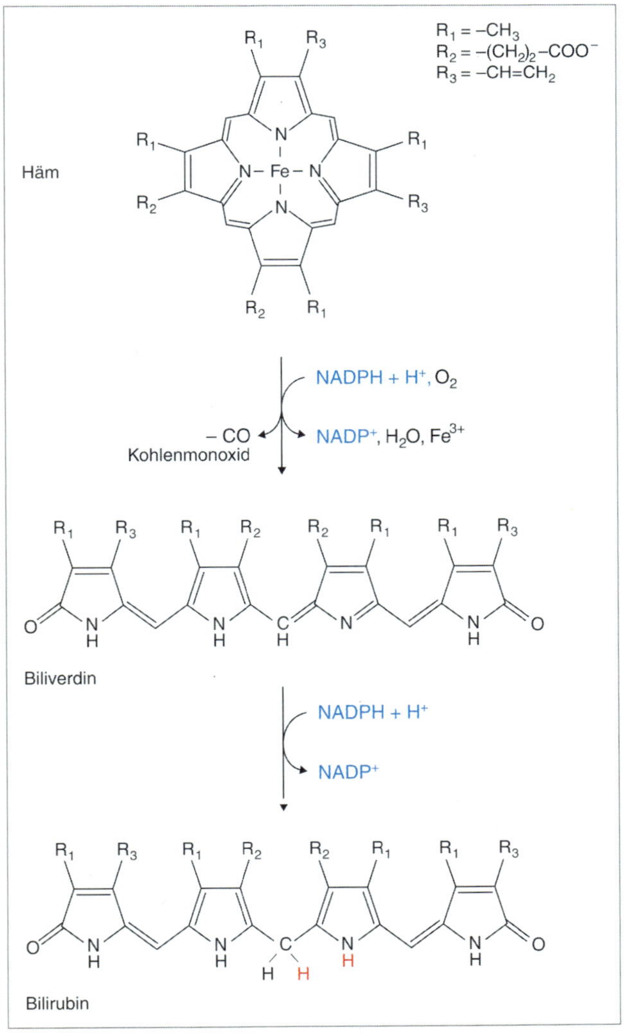

Abb. 25.10 Abbau des Häms zum Gallenfarbstoff Bilirubin.

Neubildung im Knochenmark übersteigt. Man unterscheidet eine **extravaskuläre (extravasale)** und eine **intravaskuläre (intravasale)** Hämolyse.

Bei **extravasaler Hämolyse** erfolgt der Abbau der Erythrozyten in den Zellen des **MMS**, vornehmlich in der Milz (➤ Kap. 25.3.2). Dabei kommt es zur Abspaltung der Globinketten und zur Oxidation des Häms. Nach der Abtrennung des Eisens wird der Porphyrinring unter Freisetzung eines CO-Moleküls (Abatmung!) aufgebrochen und schließlich zu Bilirubin umgewandelt. Beispiele für extravaskuläre Hämolysen sind Erythrozytenmembrandefekte.

Der Mechanismus der **intravasalen Hämolyse** ist sehr komplex (➤ Abb. 25.11). Das aus den Erythrozyten freigesetzte Hämoglobin wird sofort an ein spezifisches Transporteiweiß gebunden, das **Haptoglobin**, und aus dem Plasma entfernt (➤ Tab. 25.1). Als Folge sinkt der Haptoglobinspiegel im Plasma stark ab. Die Kapazität des Haptoglobins ist auf ca. 1 g Hämoglobin/L Plasma beschränkt, sodass bei starker Hämolyse nicht an Haptoglobin gebundenes Hämoglobin im Plasma verbleibt. Ein Teil des Hämoglobins dissoziiert in Hämoglobindimere Hbαβ, die über die Nieren ausgeschieden werden **(Hämoglobinurie)**. Es kommt zu einer teilweisen tubulären Rückresorption in der Niere. In den Tubuluszellen wird das Hämoglobin abgebaut, und das frei werdende Eisen wird durch Einlagerung an **Apoferritin** zu **Ferritin**, schließlich entsteht **Hämosiderin**. In abgeschilferten Tubuluszellen lässt sich Hämosiderin mittels Eisenfärbung einige Tage und Wochen nach akuter Hämolyse zytochemisch nachweisen **(Hämosiderinurie)**. Ein weiterer Teil des überschüssig im Plasma verbliebenen Hämoglobins wird zu Methämoglobin **(Hämiglobin)** oxidiert. Bevor dieses renal ausgeschieden wird, wird es aufgespalten. Das dabei entstehende **Hämatin** (oxidiertes Häm) wird an **Hämopexin** gebunden und dem MMS zugeführt. Das Hämopexin hat ebenfalls eine beschränkte Kapazität (ca. 0,8 g/L). Überschüssiges Hämatin wird an Albumin gebunden und gelangt als **Methämalbumin** in das MMS. Beispiele für die intravaskuläre Hämolyse sind Transfusionszwischenfälle und medikamentös induzierte Hämolysen.

MERKE

Die Häm-Biosynthese geschieht durch acht intramitochondriale und zytosolische Enzyme. Die Regulation der Häm-Biosynthese erfolgt in Leber und Knochenmark unterschiedlich, durch das Schlüsselenzym der Porphyrinsynthese δ-Aminolävulinat-Synthase, durch Rückkopplungshemmumg, allosterisch (Leber) oder indirekt über hämregulatorische Elemente (Erythroblasten). Enzymdefekte der Porphyrinsynthese führen zur Akkumulation der jeweiligen Porphyrine vor dem Enzymdefekt und zu den Krankheitsbildern der verschiedenen Porphyrien. Der physiologische Abbau der Erythrozyten erfolgt extravasal in den Zellen des MMS. Als Abbauprodukt des Häms entsteht Bilirubin, das durch Glucuronidierung in der Leber über die Galle ausgeschieden wird.

25.3.5 Eisenstoffwechsel

Die Menge des Gesamtkörpereisens beträgt beim gesunden, 70 kg schweren Menschen 3–4 g (54–72 mmol). Eisen ist das zweithäufigste Metall und besitzt als Ion neben Kupfer die Besonderheit, sowohl Anionen als auch neutrale Moleküle wie Sauerstoff binden zu können. Diese Eigenschaft ist Grundlage seiner besonderen Funktion als **Sauerstoffträger im Hämoglobin** der Erythrozyten. Daneben ist Eisen Bestandteil von Redoxsystemen aus Hämproteinen und Nichthämproteinen. Mehr als 65% des Gesamtkörpereisens sind in Hämoglobin gebunden. Rund 20% liegen als Speichereisen (98% Ferritin und Hämosiderin) oder Transporteisen (2%Transferrin) vor.
Zur Aufrechterhaltung der Homöostase werden täglich 20 bis 25 mg Eisen benötigt. Physiologisch verliert der Mensch Eisen über apoptotische Mukosazellen im Darm, über die Nieren und

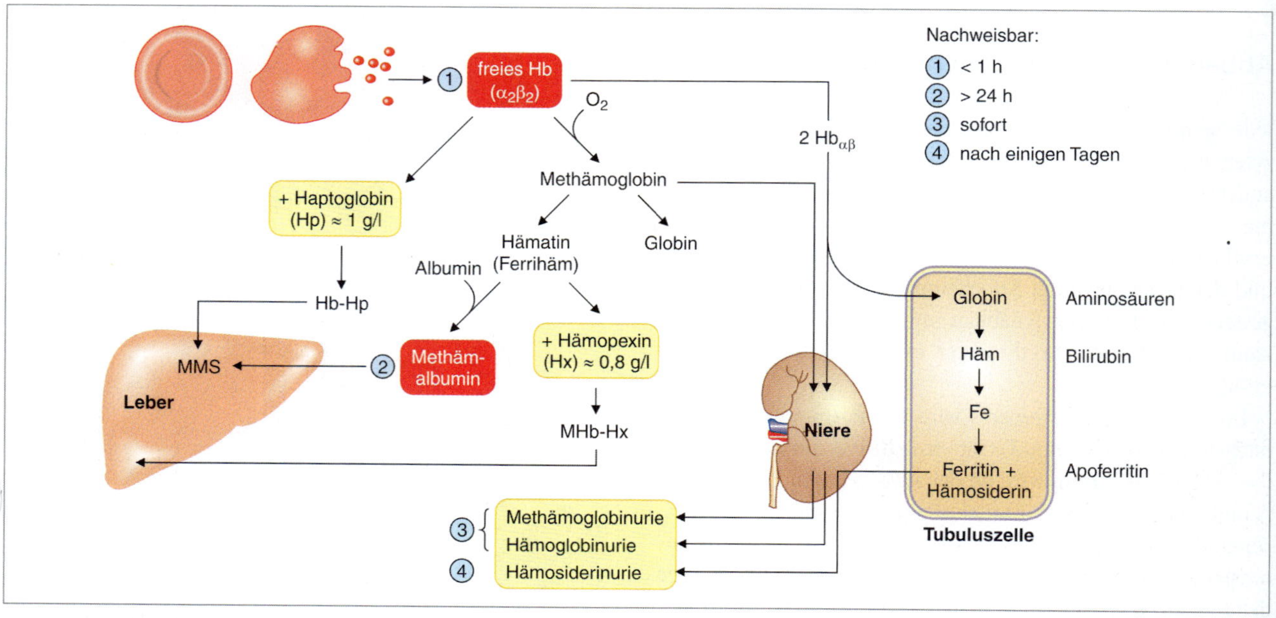

Abb. 25.11 Ablauf der intravasalen Hämolyse.

über abgeschilferte Hautzellen. Bei Männern beträgt dieser Verlust rund 1 mg/Tag. Bei Frauen im gebärfähigen Alter ist der Blutverlust aufgrund der monatlichen Regelblutung mit einem mittleren täglichen Eisenverlust von bis zu 2 mg höher.

Intestinale Resorption von Eisen

Eisen ist als Fe^{3+} bei pH 7 mit einem Löslichkeitskoeffizienten von 10E-18 praktisch wasserunlöslich, während es bei saurem pH 2 mit einem Löslichkeitskoeffizienten von 10E-3 gut wasserlöslich ist. Entsprechend erfolgt die **Eisenresorption** im Duodenum aus dem durch Magensäure stark angesäuerten Speisebrei. Mukosaassoziierte Mikroorganismen der Darmflora verbessern die Aufnahme von Fe^{3+} über Bindung an Peptide und Hydroxylamine, die als **Eisentransporter** (griech. **Siderophore**) bezeichnet werden. An der Enterozytenmembran bewirken schließlich **Ferrireduktasen** eine Reduktion von Fe^{3+} nach Fe^{2+} und erhöhen damit die Löslichkeit.

Der Transport in die Zelle wird durch Proteine wie den divalenten Metalltransporter (DMT1) vermittelt. Intrazellulär wird Eisen in Form von **Ferritin** gespeichert oder zum Eisenexport durch **Ferroportin** an die basolaterale Zellmembran gebracht. Bei der Ausschleusung wird das Fe^{2+} durch die ferroportinassoziierte **Ferroxidase Hephaestin** wieder zu Fe^{3+} oxidiert. Daneben ist Eisen über die Mikrovilli der Zellen auch als Bestandteil des Häms resorbierbar. Hämproteine aus der Nahrung (z.B. Hämoglobin und Myoglobin aus Fleisch) werden durch Pankreasproteasen verdaut. Das dabei frei gewordene Häm wird durch Endozytose als Metalloporphyrin aufgenommen. Durch die intrazelluläre **Hämoxygenase** wird die Porphyrinringstruktur des Häms gespalten, und das Eisen wird herausgelöst. Beide Prozesse laufen unabhängig voneinander und nicht kompetitiv ab (➤ Abb. 25.12).

Eisentransport im Blut und Aufnahme in Gewebe

Fe^{3+} im Blut bindet an Apotransferrin (Apo-Tf). Letzteres liegt in hohem Überschuss vor und kann rund 12 mg Fe^{3+} speichern und transportieren. Üblicherweise sind 75% der **Eisenbindungskapazität** ungenutzt, d.h., nur 25% des Apo-Tf liegen als Transferrin (Tf) vor und transportieren rund 3 mg Fe^{3+}. Ubiquitär exprimierte, membranständige Transferrinrezeptoren (TfR) bilden mit Tf einen Komplex, der durch Endozytose aufgenommen wird. Im Endosom werden Eisen freigesetzt und Apo-Tf/TfR nach Abspaltung von der Membran in die Zirkulation abgegeben (➤ Abb. 25.12).

Klinik

Die Eisenverluste bei Frauen im gebärfähigen Alter führen häufig zu einer negativen Eisenbilanz mit der Folge einer schleichenden Entleerung der Eisenspeicher. Hieraus ergibt sich ein gehäuftes Auftreten von latentem oder auch manifestem Eisenmangel. Das klinische Resultat ist die Eisenmangelanämie. Eisenmangel besteht bei über 30% dieser Frauen in Westeuropa. Häufige krankheitsbedingte Ursachen einer Eisenmangelanämie sind chronische Blutungen, z.B. als Folge von Tumoren oder Geschwüren im Magen-Darm-Trakt. Eine erniedrigte Ferritinkonzentration im Serum ist beweisend für eine Eisenmangelanämie.

MERKE

Eisen ist Bestandteil der funktionellen Hämgruppe von Hämoglobin und anderer Hämproteine. 65% des Körpereisens sind an Hämoglobin gebunden. Eisen wird als Fe^{2+} durch den Enterozyten resorbiert und schließlich zu den Zellen transportiert, wo es entweder als Funktionseisen benötigt oder als Speichereisen in Form von Ferritin gespeichert wird. Zur Eisenhomöostase werden täglich 20–25 mg Eisen benötigt.

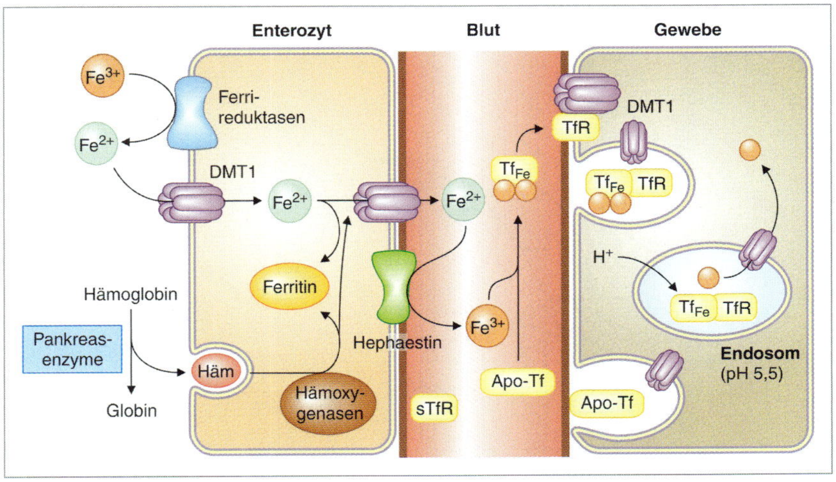

Abb. 25.12 Eisenstoffwechsel. Eisentransport von der Aufnahme im Enterozyten über den Transport im Blut bis zur Aufnahme im Zielgewebe. DMT = divalenter Metallionentransporter, Apo-Tf = Apotransferrin, TfR = Transferrinrezeptor, sTfR = löslicher Transferrinrezeptor.

25.3.6 O_2- und CO_2-Transport

Pro Minute werden bei einem Erwachsenen in Ruhe ca. 300 ml O_2 von der Inspirationsluft zu den O_2-verbrauchenden Geweben transportiert. Das in umgekehrter Richtung transportierte CO_2 umfasst ein geringeres Volumen. O_2 ist schlecht wasserlöslich und benötigt im Blut ein Transportmolekül, das Hämoglobin. Ein Hämoglobinmolekül hat vier Bindungsstellen für O_2. Die O_2-Bindung ist reversibel. Bei hohem O_2-Partialdruck in der Lunge nimmt Hämoglobin O_2 auf und gibt den Sauerstoff bei niedrigem O_2-Partialdruck im Gewebe wieder ab.

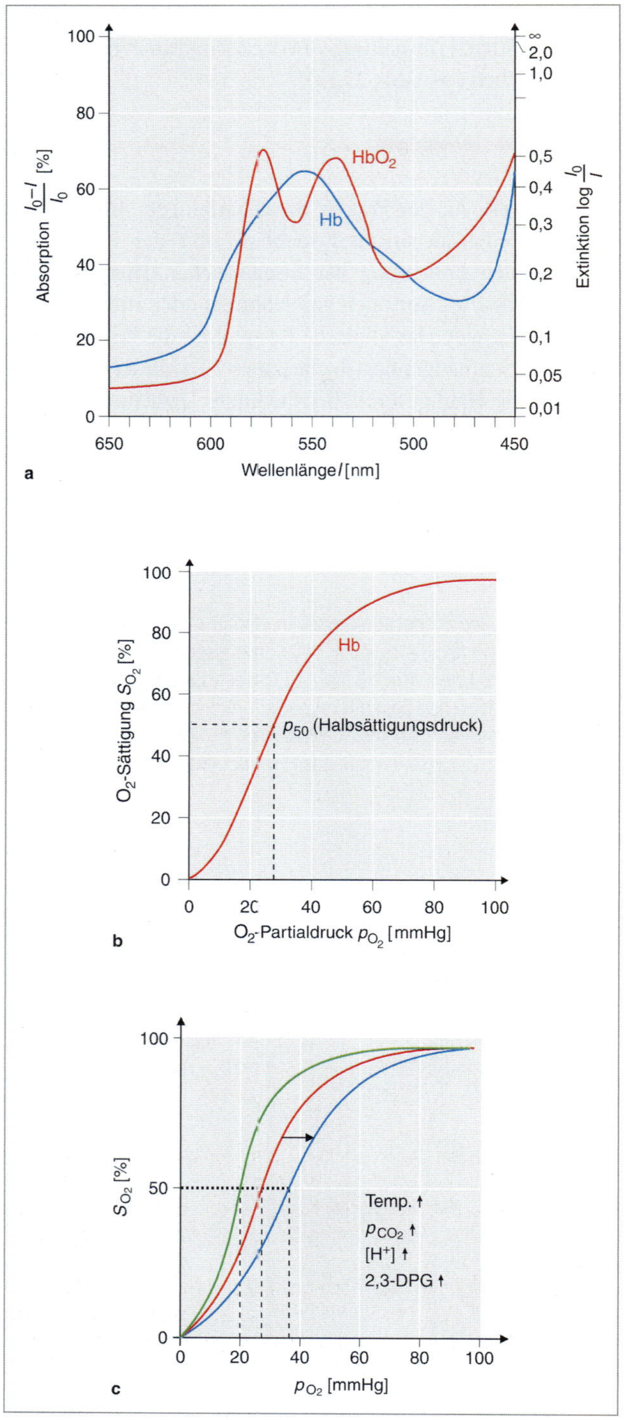

Sauerstoffbindung

Bei der Bindung des O_2 an das Fe^{2+}-Ion des Hämoglobins handelt es sich um eine **Oxygenierung**. Das Eisen behält seine zweiwertige Form. Die Entkopplung des O_2 vom Hämoglobin wird als **Desoxygenierung** bezeichnet. Die Lichtabsorption zwischen **Oxyhämoglobin** und **Desoxyhämoglobin** unterscheidet sich deutlich. Oxyhämoglobin zeigt ein zweigipfeliges Maximum im Bereich zwischen 500 und 600 nm, während Desoxyhämoglobin ein eingipfeliges Maximum bei 500 nm hat. Da Desoxyhämoglobin im Rotbereich (650 nm) stärker und im Blaubereich (≤ 450 nm) weniger stark absorbiert als Oxyhämoglobin, erscheint desoxygeniertes Hb dunkelrot, während Oxyhämoglobin eine hellrote Farbe aufweist (➤ Abb. 25.13a).

Hämoglobin ist ein **allosterisches Protein**. Die Bindung von Sauerstoff an eine der vier Untereinheiten veranlasst die übrigen drei Untereinheiten zu einer **Konformationsänderung**, was ihre Affinität gegenüber Sauerstoff erhöht **(kooperative Wechselwirkung)**. Durch die Kooperativität des Hämoglobins reicht ein geringer Abfall des Sauerstoffpartialdrucks aus, um die Sauerstoffabgabe des Blutes relativ stark zu erhöhen. Die **O_2-Bindungskurven** des Hämoglobins verlaufen als Folge der kooperativen Wechselwirkung der vier Hb-Untereinheiten **sigmoidal**, d.h. erst flach, dann mit steigender Affinität steiler bis zur Sättigung (➤ Abb. 25.13b).

Kooperativität der Sauerstoffbindung

Der Konformationswechsel von Desoxy- nach Oxyhämoglobin geht mit einer Lösung elektrostatischer Wechselwirkungen zwischen den Polypeptidketten einher. Die Desoxykonformation wird auch als T-(Tense-)Konformation, die Oxykonformation als R-(Relaxed-)Konformation bezeichnet. Die Strukturen der beiden Konformationen unterscheiden sich deutlich voneinander (➤ Abb. 25.14a).

Abb. 25.13 Absorptionsspektren und O_2-Bindungskurven von Hämoglobin.
a) Absorptionsspektren von Oxyhämoglobin (HbO_2) und Desoxyhämoglobin (Hb). Linke Ordinate: Absorption, rechte Ordinate: Extinktion, Abszisse: Wellenlänge des untersuchten Lichts.
b) O_2-Bindungskurve von Hämoglobin (Hb). Hb ist ein tetrameres Protein, das Kooperativität zeigt, was an der sigmoiden Bindungskurve zu erkennen ist.
c) Verschiebung der O_2-Bindungskurven. Die O_2-Bindungskurve (rot) wird nach rechts verschoben (blau), wenn sich die Temperatur erhöht oder CO_2-Partialdruck, H^+-Konzentration im Plasma oder die 2,3-BPG-Konzentration im Erythrozyten steigen. Der P_{50}-Wert ist dann entsprechend vergrößert. Eine Verminderung der Faktoren verschiebt die Kurve nach links (grün) und verkleinert den P_{50}-Wert.

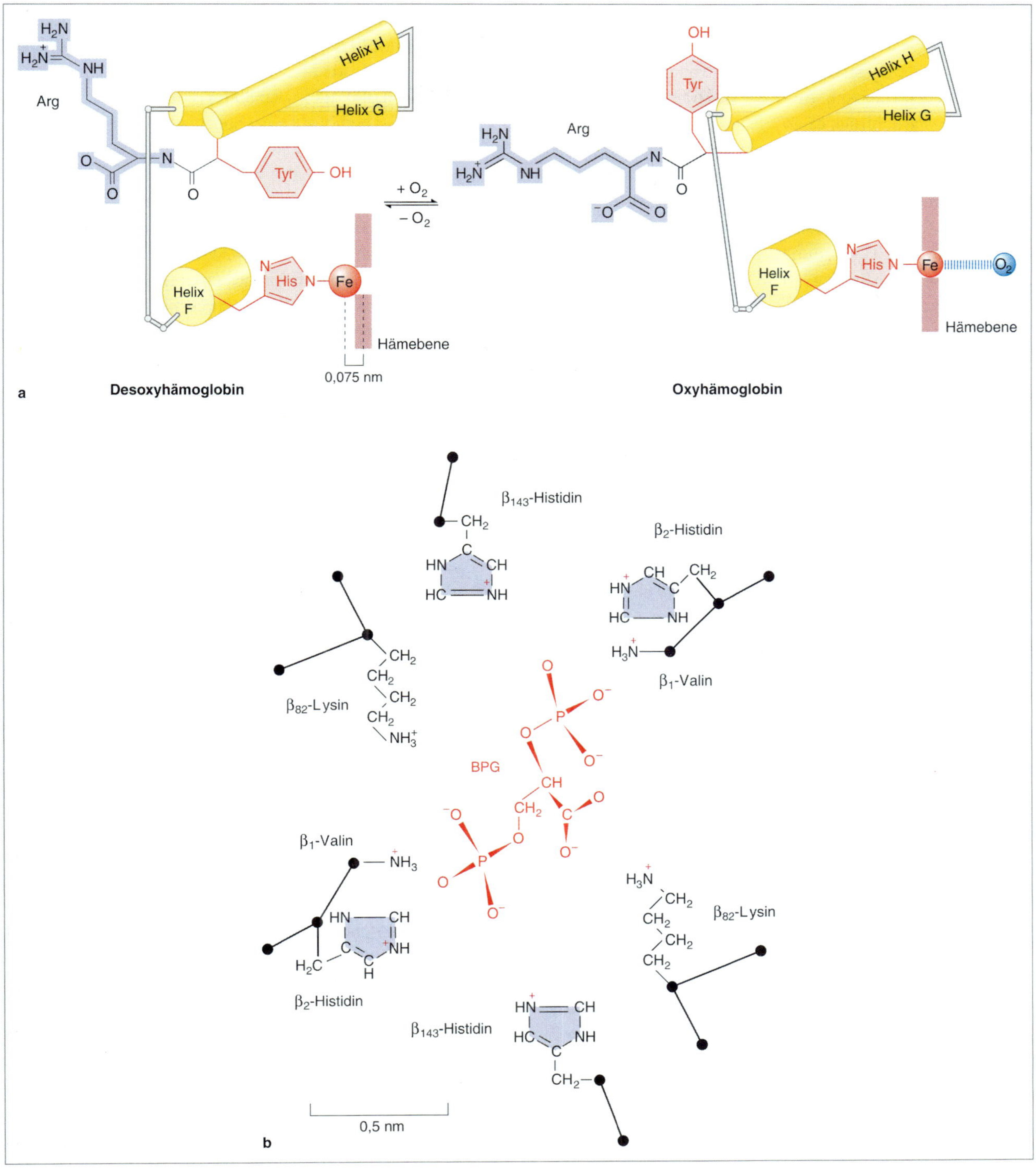

Abb. 25.14 Oxyhämoglobin und Desoxyhämoglobin.

a) Dargestellt ist das C-terminale Ende der α-Kette mit ihren letzten drei Helices F, G und H. Die C-terminale Aminosäure ist in den α-Ketten Arginin (Histidin in den β-Ketten), gefolgt von Tyrosin in allen vier Ketten. Die Bindung des Hämeisens erfolgt über die Histidylseitenkette (Helices F, G, H). Im Desoxyzustand liegt das Eisenatom geringfügig außerhalb der Ebene der vier Pyrrolringe der Hämgruppe. Die mit der Oxygenierung einhergehende Verschiebung des Eisenatoms um 0,075 nm in die Hämebene hinein führt zu einer Verlagerung der Helices F und G. Durch Letztere wird der Tyrosinrest aus seiner Tasche verdrängt. Dabei werden sowohl Tyrosin als auch Arginin in neue Positionen verlagert.

b) Effekt von 2,3-BPG. 2,3-BPG bindet vorzugsweise an Desoxyhämoglobin und stabilisiert die zugehörige Konformation des tetrameren Proteins. Hier entsteht zwischen den beiden β-Ketten und ihren N-terminalen Aminosäuren Valin eine Tasche, in die sich 2,3-BPG sehr gut einfügen kann. Die positiven Reste der Aminosäuren (Lys82, His143) sind so angeordnet, dass eine enge elektrostatische Wechselwirkung mit den negativen Resten von 2,3-BPG möglich ist. In der Oxykonformation ist die Tasche geschlossen, sodass 2,3-BPG nicht gebunden werden kann. Die Bindung von 2,3-BPG stabilisiert somit die Desoxykonformation des Hb.

O_2-Bindung und -Dissoziation im Gewebe

Das Ausmaß der O_2-Bindung am Hb ist von dem bestehenden O_2-Partialdruck abhängig. Am Ende der Lungenkapillaren beträgt der O_2-Partialdruck ca. 97%. Dies reicht aus, um das Hämoglobin nahezu vollständig zu oxygenieren. Sinkt der O_2-Partialdruck, nimmt der Oxygenierungsgrad zunächst nur langsam, dann immer steiler ab. Man bezeichnet die O_2-Bindungskurve auch als **O_2-Dissoziationskurve**. Der sigmoide Kurvenverlauf der O_2-Bindungskurve ist von biologischer Bedeutung. Der flache Kurvenverlauf im höheren Partialdruckbereich garantiert auch dann noch eine ausreichende O_2-Versorgung der Gewebe, wenn der arterielle pO_2 deutlich erniedrigt ist, z.B. bei einer Lungendiffusionsstörung oder einem niedrigen O_2-Gehalt der Inspirationsluft.

Der steile Teil der O_2-Bindungskurve ist günstig für die **Dissoziation** des O_2 im Gewebe. Sinkt beispielsweise im flachen Teil der Bindungskurve der pO_2 um 35 mmHg, vermindert sich die O_2-Sättigung nur um 5%. Im steilen Teil der Kurve muss der pO_2 nur um wenige Millimeter vermindert werden, um den gleichen Effekt zu erzielen. Wenn ein Organ zu stärkerer Leistung veranlasst wird und der pO_2 im Gewebe dadurch von seinem mittleren Wert von 40 mmHg nur um wenige Millimeter abweicht, kann eine beachtliche Menge an O_2 vom Hb dissoziiert werden.

Einflussfaktoren der O_2-Dissoziation

Die Dissoziation des O_2 vom Hb wird zusätzlich zum Sauerstoffgehalt vom Stoffwechsel beeinflusst. Zu einer **Rechtsverschiebung der O_2-Bindungskurve**, d.h. zu einer höheren Bereitschaft, O_2 an die Gewebe abzugeben (➤ Abb. 25.13c), kommt es bei folgenden Änderungen:

- Abnahme des pH-Werts
- Anstieg der CO_2-Konzentration
- Temperaturerhöhung
- erhöhter Konzentration von **2,3-Bisphosphoglycerat** (2,3-BPG), einem **negativen allosterischen Inhibitor** des Hämoglobins (➤ Abb. 25.14b, ➤ Kap. 25.3.7).

Die Abnahme eines dieser vier Parameter führt zu einer **Linksverschiebung der O_2-Bindungskurve**. Die vier Einflussfaktoren sind, neben dem O_2 selbst, vier weitere allosterische Effektoren des Hämoglobins. Der Einfluss von CO_2 und pH-Wert auf die O_2-Affinität wird auch **Bohr-Effekt** genannt. Bei Erhöhung von CO_2 und Abnahme des pH-Werts kommt es zu einer Rechtsverschiebung der O_2-Bindungskurve, bei umgekehrten Verhältnissen zu einer Linksverschiebung. Dies erleichtert sowohl die O_2-Abgabe im Gewebe als auch dessen Aufnahme in den Lungen.

Schon gewusst

Der Transfer von O_2 vom mütterlichen zum fetalen Blut in der Plazenta **(maternofetaler Sauerstofftransfer)** ist schwieriger als die O_2-Aufnahme in der Lunge. In der Alveole bleibt der pO_2 durch die kontinuierliche Ventilation praktisch konstant. Die O_2-Abgabe vom maternalen an das fetale Blut geht mit einer Abnahme des pO_2 im maternalen Blut einher, was den O_2-Transfer limitiert. Um diese ungünstige Situation zu kompensieren, gibt es zwei Mechanismen:

- Die **O_2-Kapazität** des fetalen Blutes ist höher als die des maternalen. Dies beruht auf einer höheren Hb-Konzentration im fetalen (18 g/dl) als im maternalen (12 g/dl) Blut. Dadurch hat das arterialisierte fetale Blut nach Abschluss des Gasaustauschs in der Plazenta und Angleichung der O_2-Partialdrücke einen höheren O_2-Gehalt als das venosierte maternale Blut.
- Fetales Blut hat eine höhere **O_2-Affinität** als maternales Blut, wenn man Proben von beiden unter gleichen Bedingungen untersucht. Durch den etwas mehr ins Saure verschobenen **pH-Wert** des fetalen Blutes wird dieser Effekt allerdings fast wieder aufgehoben. Da der Bohr-Effekt sowohl in fetalem als auch in maternalem Blut wirksam ist, führen die CO_2-Abgabe des fetalen Blutes (pH-Anstieg) und die daraus resultierende CO_2-Aufnahme des maternalen Blutes (pH-Abfall) zu einer Erleichterung der O_2-Abgabe aus dem mütterlichen Blut. Dies wird als **doppelter Bohr-Effekt** beim fetomaternalen Gasaustausch bezeichnet.

CO_2-Transport

Obwohl CO_2 eine 20-mal höhere physikalische Löslichkeit besitzt als O_2, reicht dies nicht aus, um im Blut ausschließlich in gelöster Form zu zirkulieren. Im Gegensatz zu O_2 gibt es für CO_2 im Blut verschiedene Möglichkeiten des Transports. 80% des Kohlendioxids werden als Bicarbonationen (HCO_3^-) gelöst transportiert, 10% werden in den Erythrozyten an Hämoglobin gebunden, und 10% werden direkt physikalisch gelöst.

Transport als Bicarbonat

Die Reaktion von CO_2 mit H_2O zu Kohlensäure, die dann in HCO_3^- und Protonen dissoziiert, läuft langsam ab. Durch das im Erythrozyten vorhandene Enzym **Carboanhydrase** wird der Vorgang mindestens um den Faktor 1000 beschleunigt. Es laufen folgende Reaktionen ab:

$H_2O + CO_2 \leftrightarrow H_2CO_3$ und $H_2CO_3 \leftrightarrow HCO_3^- + H^+$.

Die HCO_3^--Ionen sind im Gegensatz zum CO_2 gut wasserlöslich. HCO_3^- diffundiert aus dem Erythrozyten in das Blut. Dies geschieht im Austausch gegen ein Cl^--Ion **(Hamburger-Shift)**, ist also elektrisch neutral. Daraufhin werden die HCO_3^--Ionen im Blutplasma gelöst zur Lunge transportiert. Um abgeatmet zu werden, muss Bicarbonat wieder zu CO_2 umgewandelt werden. Diesmal läuft der Hamburger-Shift in umgekehrter Richtung ab, d.h., HCO_3^--Ionen gelangen im Austausch gegen Cl^--Ionen in das Innere der Erythrozyten.

Transport von CO_2 an Hämoglobin gebunden

10% des CO_2 werden in den Erythrozyten an Hämoglobin gebunden und so zur Lunge transportiert. Das Kohlendioxid bindet dabei kovalent an die NH_2-Gruppe am aminoterminalen

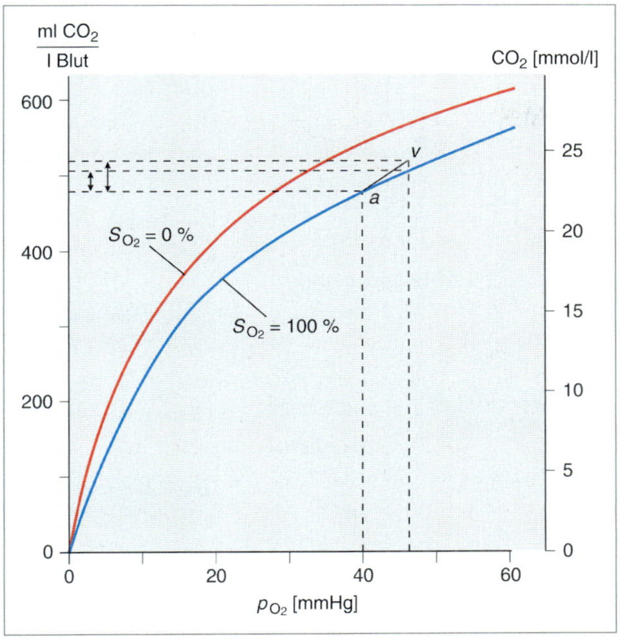

Abb. 25.15 CO_2-Bindungskurven im Plasma, das von vollständig oxygeniertem (S_{O2} = 100%) bzw. desoxygeniertem Blut (S_{O2} = 0%) stammt. Durch den Haldane-Effekt ist die sog. physiologische Bindungskurve zwischen der CO_2-Konzentration im arteriellen (a) und venösen (v) Blut steiler und verbessert damit den Abtransport von CO_2 vom Gewebe zur Lunge.

Ende jeder der vier Globinketten (nicht an das zentrale Fe^{2+}). Es entsteht hierbei **Carbaminohämoglobin** unter folgender Reaktion: $CO_2 + H_2N–Hb \leftrightarrow$ **OOC–HN–Hb** + H^+. Wie beim O_2 ist die Bindung von CO_2 an Hämoglobin vom O_2-Partialdruck abhängig. Die CO_2-Bindungskurve verläuft bei entsättigtem Blut steiler als bei voller O_2-Sättigung (➤ Abb. 25.15). Auch die Bindung zum Carbaminohämoglobin ist mit desoxygeniertem Hb leichter möglich. Die durch die O_2-Entsättigung des Hb verstärkte CO_2-Bindung wird als **Haldane-Effekt** bezeichnet.

Hämoglobin als Puffer

Die bei der Bicarbonatbildung im Erythrozyten frei werdenden **H^+-Ionen** werden an die **Histidylreste der Polypeptidketten des Hb** gebunden (gepuffert). Natürlich kann Hämoglobin auch H^+-Ionen abfangen, die auf anderem Wege entstanden sind. Deshalb stellt Hb eines der wichtigsten Puffersysteme des Blutes dar. Das oxygenierte Hb hat die Eigenschaft einer organischen Säure. Im Gewebe gibt es O_2 ab, geht damit in die desoxygenierte Form über (Rechtsverschiebung der Sauerstoffbindungskurve) und schwächt seinen Säurecharakter ab. Dadurch kann es leichter H^+ binden (Pufferwirkung). Gleichzeitig wird durch die leichte Aufnahme der H^+-Ionen die Bildung von HCO_3^--Ionen und damit der CO_2-Abtransport unterstützt.

CO_2-Abgabe

In der **Lunge** wird durch die O_2-Aufnahme CO_2 aus der endständigen Carbaminogruppe freigesetzt, diffundiert in den Alveolarraum und wird dort abgeatmet. Die Verminderung des CO_2-Drucks im Kapillarblut der Lunge erhöht über den Bohr-Effekt die Affinität des Hb für O_2 und fördert damit die O_2-Aufsättigung des Blutes.

Klinik

Kohlenmonoxid (CO) besetzt anstelle von O_2 die sechste koordinative Bindungsstelle des Häm-Fe^{2+}. CO ist extrem giftig, weil die Affinität von Häm für CO 350-mal größer ist als die für O_2. Bei einer Umgebungskonzentration von CO von 0,003% (im Vergleich zu 20,9% O_2 in der Luft) liegen bereits 5% des Hb als HbCO **(Carboxyhämoglobin)** vor. Physiologisch ist ein Gehalt von 1% HbCO. Bei starken Rauchern kann man bis zu 15% HbCO finden, d.h., 15% des vorhandenen Hb fallen für den O_2-Transport aus. **Kohlenmonoxidvergiftungen** treten bei Suizidversuchen im Auto, durch defekte Öfen und durch Schwelbrände auf. Aufgrund des O_2-Mangels stellen sich ab 20–30% HbCO Symptome wie Kopfschmerzen, Schwindel und Bewusstseinsstörungen ein. Bei einem Carboxyhämoglobinanteil von 30 bis 40% folgen Luftnot, evtl. Bewusstlosigkeit und Kreislaufzusammenbruch. Steigt der HbCO-Anteil auf 60–70%, besteht akute Lebensgefahr. Der Tod tritt durch „inneres Ersticken" ein.

MERKE

Bindung und Entkopplung von Sauerstoff an Fe^{2+} werden als Oxygenierung und Desoxygenierung des Hämoglobins bezeichnet. Der Konformationswechsel zwischen den beiden Oxygenierungszuständen des Hämoglobins bedingt eine veränderte Sauerstoffaffinität und spiegelt sich in der sigmoidal verlaufenden Sauerstoffbindungskurve des Hämoglobins wider. Entscheidende Einflussfaktoren einer erleichterten O_2-Abgabe an die Gewebe sind die Abnahme des pH-Werts, der Anstieg der CO_2-Konzentration sowie die Temperaturerhöhung. Der CO_2-Transport im Blut verläuft als Bicarbonationen (80%), an Hämoglobin gebunden (10%) oder direkt im Blut gelöst (10%).

25.3.7 Glucosestoffwechsel im Erythrozyten

Erythrozyten sind hoch spezialisierte Zellen des O_2- und CO_2-Transports. Während ihrer Reifung vom Erythroblasten über den Retikulozyten zum Erythrozyten haben sie die intrazellulären Membranen und Kompartimente sowie die Mitochondrien und den Kern verloren. Die folgenden Stoffwechselwege entfallen demnach bei den Erythrozyten:

- membrangebundene Biosynthesen, z.B. Lipidsynthese
- O_2-verbrauchende Stoffwechselprozesse
- Energiegewinnung durch oxidative Phosphorylierung
- Replikation, Transkription und Proteinbiosynthese.

Die wesentliche Energiequelle für den Stoffwechsel des Erythrozyten stellt Glucose dar. Nach Phosphorylierung von **Glucose** zu **Glucose-6-Phosphat** durch **Hexokinase** werden 90–95% zur Bildung von ATP der **Glykolyse** zugeführt, und etwa 5–10% werden zur Bildung von NADPH in den **Pentosephosphatweg** eingeschleust.

Glykolyse und 2,3-Bisphosphoglycerat

Dem Erythrozyten steht zur **ATP-Gewinnung** ausschließlich die **anaerobe Glykolyse** zur Verfügung, deren Endprodukt Lactat ist, da Pyruvat wegen des Fehlens von Mitochondrien nicht weiter abgebaut werden kann. Glucose gelangt insulinabhängig durch erleichterte Diffusion in die Erythrozyten, die in ihrer Gesamtheit pro Tag ca. 30 g Glucose zu Lactat abbauen. Der Erythrozyt besitzt einen glykolytischen Nebenweg, der bei 1,3-Bisphosphoglycerat abzweigt (➤ Abb. 25.16). Statt in der Phosphoglycerat-Kinase-Reaktion ATP zu bilden, werden etwa 20% des 1,3-Bisphosphoglycerats durch die **Phosphoglycerat-Mutase** in **2,3-Bisphosphoglycerat** (2,3-BPG) umgewandelt, das durch Abspaltung des Phosphatrests am Kohlenstoffatom C2 ohne ATP-Gewinnung wieder in die Glykolyse einmünden kann. Dieser Nebenweg wird auch als **2,3-Bisphosphoglycerat-Zyklus** bezeichnet. Während normalerweise in der anaeroben Glykolyse pro Mol Glucose 2 Mol ATP entstehen, schafft der Erythrozyt wegen dieses Nebenweges nur ca 1,6 Mol ATP pro Mol Glucose.

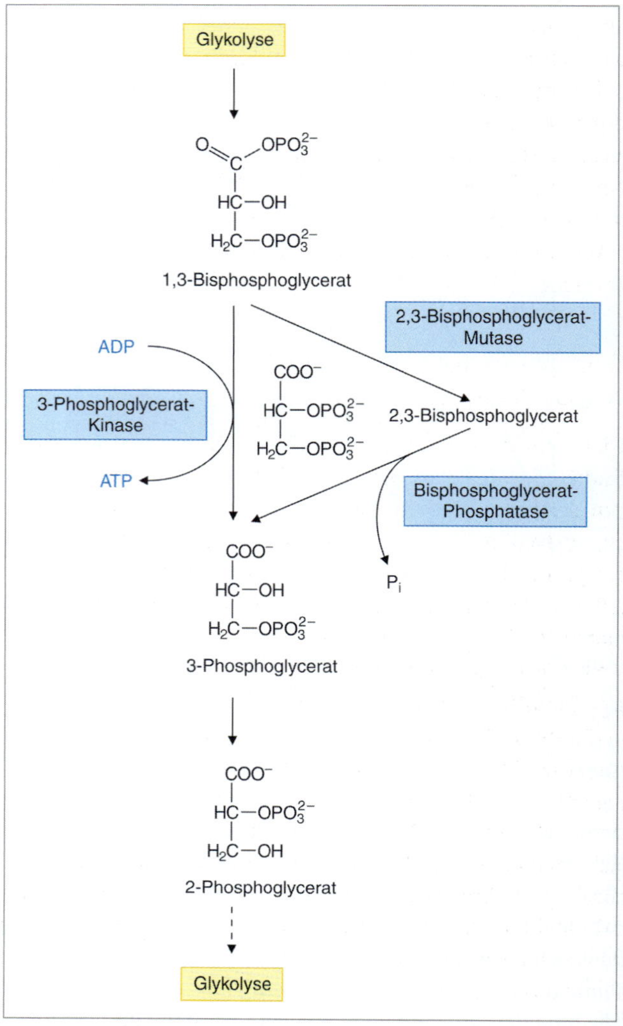

Abb. 25.16 Bildung und Abbau von 2,3-Biphosphoglycerat in einem Nebenschritt der Glykolyse des Erythrozyten.

Veränderungen des 2,3-Bisphosphoglycerat-Spiegels im Erythrozyten

Der normale 2,3-BPG-Spiegel im menschlichen Erythrozyten beträgt etwa 5 mmol/L Zellflüssigkeit. Veränderungen des 2,3-BPG-Spiegels treten bei **Hypoxie** sowie bei pH-Veränderungen auf. Eine Erhöhung des pH-Werts **(Alkalose)** führt zu einer Steigerung der Glykolyse und dadurch zu einer Erhöhung von 2,3-BPG. Da eine Hypoxie (O_2-Mangel) über eine Hyperventilation zu einer respiratorischen Alkalose führt, verursacht sie ebenfalls eine Zunahme dieses Metaboliten. Eine pH-Erniedrigung **(Azidose)** erniedrigt hingegen den erythrozytären 2,3-BPG-Spiegel.

Beeinflussung des Hämoglobins durch das 2,3-BPG

Das Molekül 2,3-BPG ist ein **negativer allosterischer Effektor des Hämoglobins**. 2,3-BPG bindet an die β-Ketten des **Desoxyhämoglobins** (➤ Abb. 25.7b). Durch die Bindung verändert sich die Tertiärstruktur des Hb-Moleküls, und die O_2-Affinität nimmt ab, die O_2-Abgabe vom Hb-Molekül an das Gewebe wird somit erleichtert. Bei hoher 2,3-BPG-Konzentration liegen also mehr freies O_2 und weniger **Oxyhämoglobin** vor. Bei unzureichender O_2-Versorgung der Gewebe steigt die Konzentration von 2,3-BPG an, und die Hb-Moleküle geben ihren O_2 bereitwilliger ab. Ist genug O_2 im Gewebe vorhanden, wird der **2,3-Bisphosphoglycerat-Zyklus** in der Erythrozytenglykolyse nur geringfügig durchlaufen, und es entsteht nur wenig 2,3-BPG.

Rolle des ATP im Erythrozyten

Das bei der Glykolyse entstehende ATP wird z.T. für die regelrechte Funktion der **Na^+-K^+-ATPase** sowie der **Ca^{2+}-ATPase** benötigt. Mithilfe der beiden Transporter werden die niedrigen intrazellulären Natrium- und Calciumkonzentrationen sowie die hohe intrazelluläre Kaliumkonzentration aufrechterhalten. Außerdem braucht der Erythrozyt ATP für die Synthese von **Glutathion**.

Glutathion

5–10% der Glucose werden im **Pentosephosphatweg** zur Gewinnung von **NADPH** durch das Enzym Glucose-6-phosphat-Dehydrogenase und 6-Phosphogluconat-Dehydrogenase genutzt. NADPH wird von den Erythrozyten zur Aufrechterhaltung des **Glutathion-Redoxsystems** benötigt.

Glutathion ist ein Tripeptid und kommt in allen Zellen des Organismus vor, findet sich aber im Erythrozyten in besonders hoher Konzentration (ca. 2,5 mM). Seine Synthese erfolgt im Erythrozyten durch zwei jeweils ATP-abhängige Reaktionen aus Glutamat, Cystein und Glycin. Glutathion gehört wegen seiner SH-Gruppe zu den **Sulfhydrylverbindungen**. In reduzierter Form schützt es die SH-Gruppen von Enzymen (Hexokinase, Glycerinaldehydphosphat-Dehydrogenase), von Proteinen der Erythrozytenmembran und von Hb vor der Oxidation, die wegen des besonders hohen O_2-Partialdrucks leicht erfolgen kann. Oxidiertes und reduziertes Glutathion bilden ein **Redoxsystem**, bei dem die **reduzierte Form (GSH)** zu 98% vorliegt. Die **oxidierte Form** wird auch als **Glutathion-Disulfid, oxidiertes Glutathion** oder **GSSG** bezeichnet. Wegen der kontinuierlichen Oxidation von Glutathion muss das GSH ständig durch die **Glutathion-Reduktase**, die mit NADPH aus dem Pentosephosphatweg arbeitet, aus der oxidierten Form regeneriert werden (➤ Abb. 25.17).

Oxidationsreaktionen und Bildung von O_2-Radikalen

Glutathion ist Bestandteil eines Systems zur Entgiftung von **O_2-Radikalen** und **Peroxiden**, deren Bildung im Erythrozyten wegen der hohen O_2-Konzentration ebenfalls leicht erfolgt. Die aggressiven, oxidierenden Stoffe stellen für den Erythrozyten ein großes Problem dar. **Superoxidradikale (O_2^-)** entstehen z.B. bei der spontanen Oxidation von Hb (Fe^{2+}) zu Methämoglobin (Fe^{3+}). Sie reagieren mithilfe der Superoxid-Dismutase weiter zu **Wasserstoffperoxid (H_2O_2)**, das durch die selenhaltige **Glutathion-Peroxidase** entgiftet wird, die mit Glutathion als Cosubstrat arbeitet. Reagieren dennoch Superoxidradikale mit H_2O_2, entstehen **Hydroxylradikale (OH^-)**. Diesen wird die eigentlich schädigende Wirkung des Sauerstoffs zugeschrieben, denn sie bewirken Quervernetzungen von Fettsäuren in der Zellmembran der Erythrozyten, wodurch Lipidbilayer und somit die Erythrozytenmembran zerstört werden. Reaktionen mit dem Superoxidradikal und H_2O_2 haben eine Vernetzung von Proteinen zur Folge, die dadurch ihre Löslichkeit und Funktionsfähigkeit einbüßen.

Methämoglobin

Methämoglobin (Hämiglobin) entsteht durch spontane Oxidation von Hb und steht mit oxidiertem Eisen (Fe^{3+}) nicht mehr für die O_2-Bindung zur Verfügung. Die Methämoglobinkonzentration bleibt normalerweise durch die Anwesenheit von Glutathion und einer **Methämoglobin-Reduktase** im Erythrozyten gering (ca. 1%). Als Elektronenlieferant dient bei dieser Reaktion NADPH + H^+. Bei einer Anreicherung von Methämoglobin auf 10–20% des Gesamt-Hb kommt es zu Symptomen des O_2-Mangels (Schwindel, Kopfschmerzen, Bewusstseinsstörungen, Zyanose).

Klinik

In den Erythrozyten gibt es vererbbare **Enzymdefekte**, bei denen folgende Enzyme betroffen sein können: Glucose-6-phosphat-Dehydrogenase, Glutathion-Reduktase, NADPH-Methämoglobin-Reduktase und Pyruvat-Kinase.

Eine verminderte Bildung von NADPH, z.B. bei Hemmung der **Glucose-6-phosphat-Dehydrogenase** durch Medikamente wie das Antibiotikum Sulfonamid, Acetylsalicylsäure oder Chinin, hat unmittelbare Folgen für die antioxidativen Schutzsysteme des Erythrozyten. Als Nebenwirkung muss mit einer oxidativen Schädigung („oxidativer Stress") von Membranproteinen und Enzymen und in der Folge mit einer Zerstörung der Erythrozyten (Hämolyse) gerechnet werden. Besonders gefährdet sind Patienten mit einem angeborenen Defekt der Glucose-6-phosphat-Dehydrogenase (**„Favismus"**), von dem weltweit ca. 100 Millionen Menschen betroffen sind. Es handelt sich um die häufigste Erbkrankheit nach dem Diabetes

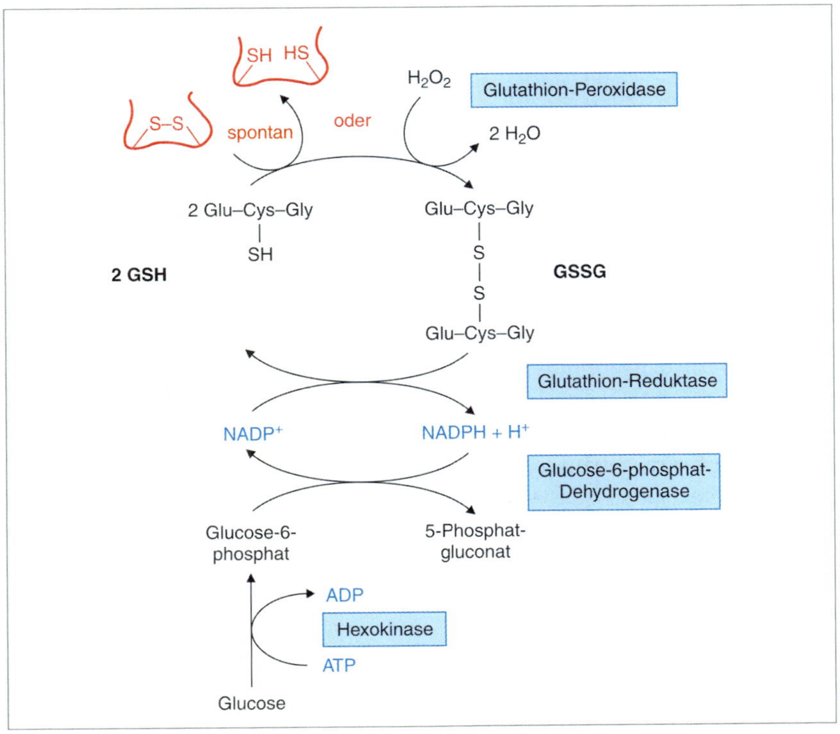

Abb. 25.17 Zusammenwirken von Glutathion-Reduktase und Glutathion-Peroxidase.

mellitus. Die Vererbung verläuft X-chromosomal-rezessiv. Heterozygote Frauen können gesund oder krank sein, je nach verbleibender Aktivität der Glucose-6-phosphat-Dehydrogenase. Den Namen Favismus bekam die Erkrankung aus der Beobachtung heraus, dass sich die hämolytischen Krisen durch den Genuss von Favabohnen auslösen lassen.

MERKE

2,3-BPG ist ein Signalmetabolit des Hämoglobins und nimmt Einfluss auf die O_2-Aufnahme und -Abgabe des Hb-Moleküls. Es entsteht in einem Nebenweg der anaeroben Glykolyse, dem 2,3-Bisphosphoglycerat-Zyklus. Durch Hypoxie und bei Alkalose kommt es zur intraerythrozytären Zunahme von 2,3-BPG und in der Folge zur Rechtsverschiebung der Sauerstoffbindungskurve. Dadurch wird die O_2-Abgabe an das Gewebe erleichtert. Das erythrozytäre Glutathion-Redoxsystem ist ein wichtiger Mechanismus zur Entgiftung von O_2-Radikalen und Peroxiden. Das zur Homöostase benötigte NADPH stammt aus dem zweiten, wichtigen Stoffwechselweg des Erythrozyten, dem Pentosephosphatweg.

25.3.8 Blutgruppen

Blutgruppen sind definiert durch die Anwesenheit bestimmter **Antigene** auf der **Erythrozytenmembran**. Die genetischen Informationen für die Antigene eines Blutgruppensystems liegen so eng benachbart, dass sie im Allgemeinen gemeinsam vererbt werden. Man unterscheidet beim Menschen mehr als **15 verschiedene Blutgruppensysteme** und mehrere hundert Erythrozytenantigene. Die Blutgruppenantigene kommen nicht nur auf Erythrozyten, sondern auch auf vielen anderen Zelloberflächen vor. Einige Blutgruppenantigene sind als Membranproteine an Transportprozessen beteiligt, dienen als Rezeptoren für Cytokine oder wirken als Adhäsionsmoleküle. Die Blutgruppensubstanzen sind chemisch so definiert, dass sie nach Eindringen in einen Organismus mit anderen Merkmalen als fremd erkannt werden und eine Immunreaktion auslösen. Die gegen fremde Blutgruppenantigene gerichteten Antikörper werden erst nach der Geburt gebildet.

Die transfusionsmedizinische Bedeutung der Blutgruppensysteme wird durch die gegen die Antigene gerichteten **Antikörper** bestimmt. Normalerweise werden Antikörper nach Sensibilisierung nur gegen fremde Antigene gebildet. Demnach besitzt ein Individuum physiologischerweise nur Antikörper gegen fremde Blutgruppensubstanzen **(Isoantikörper, Isoagglutinine, Isohämagglutinine)**. Es muss also immer blutgruppengleiches Blut übertragen werden, um Transfusionszwischenfälle durch Auslösung einer Immunreaktion mit nachfolgender Hämolyse zu vermeiden. Die für die klinische Routine wichtigsten Systeme sind das **AB0**- und das **Rhesus-System**.

Das AB0-System

Antigene und Vererbung

Antigene im AB0-System sind verschiedene Zuckerstrukturen in **Glykosphingolipiden**, deren Synthese genetisch durch drei verschiedene Allele (A, B und H) einer Glykosyltransferase festgelegt ist. Die A- und B-Allele kodieren Glykosyltransferasen, deren Unterschied im Austausch von vier Aminosäureresten (AS) liegt. Die Nucleotidpositionen 796 (AS 266) und 803 (AS 268) sind dabei die wichtigsten für den Unterschied in der Substratspezifität (➤ unten). Im H-Allel findet sich die Deletion einer Base, die zu einem nicht mehr funktionstüchtigen Protein führt.

Im AB0-System ergeben sich sechs verschiedene **Genotypen**: AH, AA, BH, BB, AB und HH. Die Allele A und B verhalten sich **kodominant** und gegenüber dem Allel H **dominant**. Es resultieren daraus vier verschiedene Phänotypen, die **Blutgruppen A**, **B**, **AB** und **0**. Der Phänotyp erlaubt dementsprechend nur mit Einschränkung Rückschlüsse auf die Allelkonstellation der Eltern. So kann ein Kind die Blutgruppe 0 besitzen, wenn beide Eltern die Blutgruppe A mit dem Genotyp AH besitzen. Andererseits ist es nicht ausgeschlossen, dass ein Kind mit der Blutgruppe 0 nicht von einem Vater mit der Blutgruppe AB abstammen kann (➤ Tab. 25.5).

Gebildet werden die Blutgruppenantigene im Golgi-Apparat. Dort übertragen die **Glykosyltransferasen** sequenziell verschiedene Zuckerreste auf das Disaccharid eines Glykosphingolipids, bestehend aus D-Galaktose und *N*-Acetyl-D-Glucosamin („Grundsubstanz"). Die Art der Bindung, entweder eine β1,3-glykosidische Bindung oder eine β1,4-glykosidische Bindung, bestimmt den Kettentyp (Typ-1- bzw. Typ-2-Ketten). Eine Fucosyltransferase vermittelt zunächst die α1,2-glykosidische Bindung des Monosaccharids **Fucose** an das Galaktosemolekül der Grundsubstanz und damit den Aufbau des **Antigens H**. Die **A- und B-Antigene** unterscheiden sich vom H-Antigen durch je eine zusätzliche Monosaccharideinheit. Diese zusätzlichen Zuckerreste werden durch die spezifischen Glykosyltransferasen α1,3-glykosidisch an das H-Antigen gebunden (➤ Abb. 25.18). Für A handelt es sich dabei um *N*-**Acetyl-D-Galaktosamin**, für B um **Galaktose**. Obwohl sich die Antigene A und B chemisch nur wenig unterscheiden, werden sie als antigene Strukturen durch unterschiedliche Antikörper erkannt.

Die Antigene des AB0-Systems sind nicht nur auf den Erythrozytenmembranen, sondern auch auf Endothel- und Epithelzellen, Thrombozyten, Leukozyten und Spermatozoen exprimiert.

Schon gewusst

Bereits 1926 war bekannt, dass sich menschliche Blutgruppenantigene auch im Speichel nachweisen lassen. Vier Jahre später entdeckte von Lehrs, dass ca. 80% der Individuen **Sekretoren** sind. Die **Sekretoreigenschaften (Sekretorstatus)** werden dominant vererbt. Individuen ohne Sekretion werden mit „se" bezeichnet. **Nichtsekretoren** sind immer homozygot (sese).

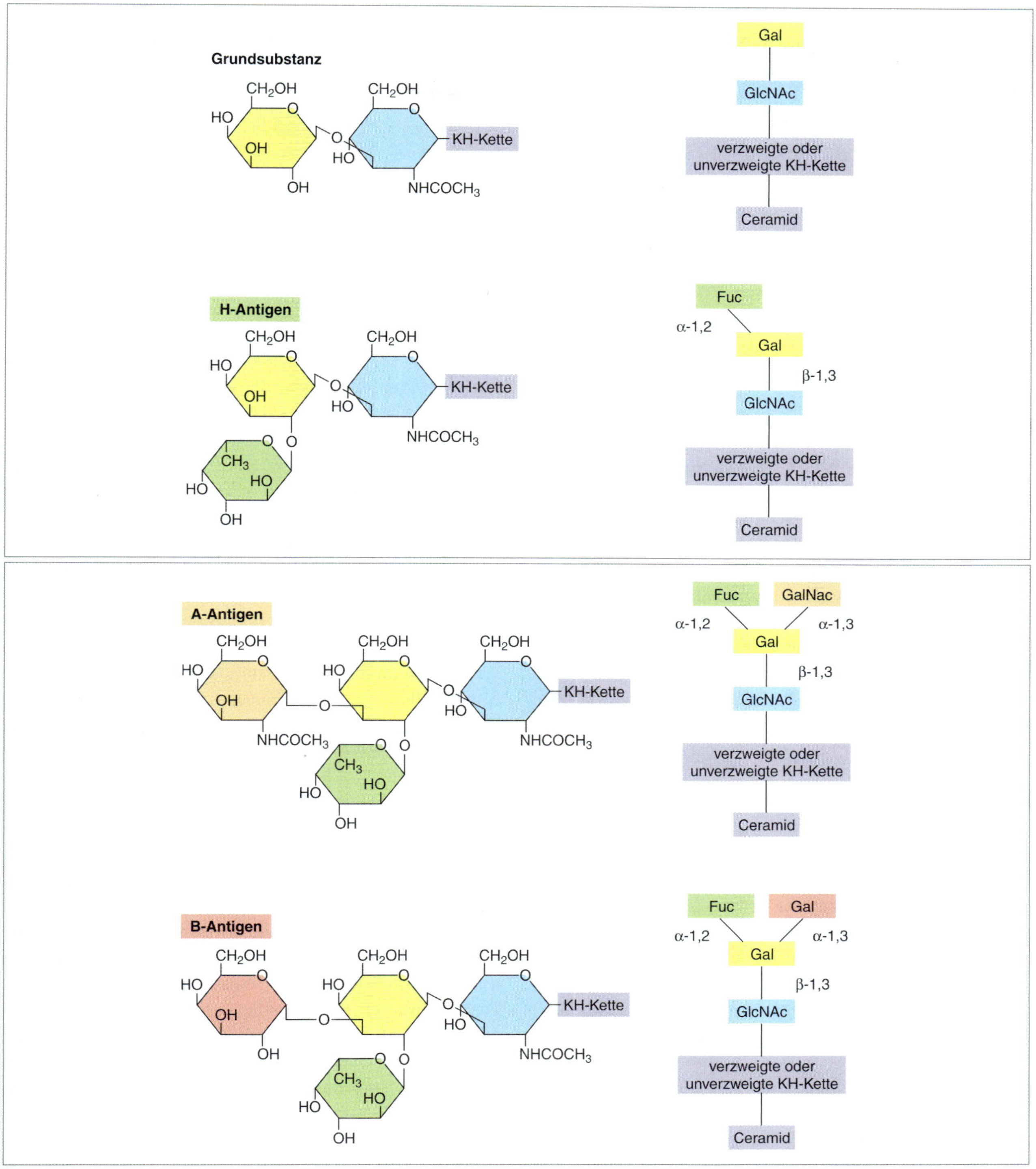

Abb. 25.18 Biosynthese der ABH-Antigene. Fuc = Fucose, Gal = Galaktose, GalNAc = *N*-Acetyl-D-Galaktosamin, GlcNAc = *N*-Acetyl-D-Glucosamin.

Sekretoren können hingegen heterozygot (Sese) oder homozygot (SeSe) sein. Neben der Lokalisation im Speichel finden sich bei den Sekretoren die ABH-Merkmale auch im Blutplasma, in der Muttermilch, in der Tränenflüssigkeit, im Aszites und in Ovarialzysten. Bei Nichtsekretoren sind sie nur im Blut nachweisbar.

Isoagglutinine

Gegen die Antigene A und B, nicht aber gegen H werden im Laufe des 1. Lebensjahrs **Antikörper (Isoagglutinine)** gebildet, das überwiegend der **IgM-Klasse** angehören. Diese entstehen, weil polyvalente Kohlenhydratantigene, wie die Blutgruppenantigene, eine T-Zell-unabhängige B-Zell-Aktivierung induzieren können. Wenn B-Zellen auf diese Weise zur Antikörperproduktion stimuliert werden, bleibt i.d.R. der

Tab. 25.5 Charakteristika und Häufigkeit der Blutgruppen im AB0-System

Blutgruppe (Phänotyp)	Genotyp	Erythrozytenantigen	Zuckerreste an Grundstruktur	Isoagglutinine	Häufigkeit (%) (Mitteleuropa)
0	00	H	Fucose	anti-A anti-B	42
A	AA oder A0	A A, H	Fucose und *N*-Acetyl-Galaktosamin	anti-B	44
B	BB oder B0	B B, H	Fucose und Galaktose	anti-A	10
AB	AB	A und B	Fucose und *N*-Acetyl-Galaktosamin Fucose und Galaktose	keine	4

Antikörperswitch, also das Umschalten von IgM auf IgG, aus. Die IgM-Antikörper agglutinieren Erythrozyten und sind nicht plazentagängig.

Die Bildung der Isoagglutinine anti-A und anti-B wird vermutlich durch bakterielle Antigene im Darm induziert, deren Oberfläche Strukturen enthält, die nahezu identisch mit AB0-Zuckern sind. Dabei werden nur Antikörper gebildet, die nicht gegen die eigenen Erythrozytenantigene gerichtet sind (immunologische Toleranz). Diese Antikörper werden auch als **reguläre Antikörper** bezeichnet. Dem stehen die **irregulären Antikörper** gegenüber, die auch als **Immunantikörper** bezeichnet werden, weil sie nur in der Folge eines Kontakts mit fremden Erythrozytenantigenen produziert werden. Dies geschieht z.B. unter einer blutgruppenungleichen Transfusion oder durch diaplazentare Übertragung von der Mutter auf den Fetus. Irreguläre Antikörper gehören in der Regel zur **Immunglobulinklasse IgG**.

Rhesus-System

Das Rhesus-Merkmal auf der Oberfläche der Erythrozyten ist das wichtigste Antigen aus der Gruppe der **Proteinantigene**. 1940 injizierte Landsteiner Blut von Rhesusaffen in Kaninchen und Meerschweinchen. Er konnte im Serum der Tiere Antikörper nachweisen, die nicht nur die Erythrozyten der Rhesusaffen agglutinierten, sondern auch diejenigen von ca. 85% der weißen menschlichen Bevölkerung. Das Serum wurde als **Anti-Rhesus** bezeichnet.

Das Rhesus-System umfasst über 50 Merkmale. Zwei eng verwandte Gene am Rhesus-Locus auf Chromosom 1 sind für die Expression der wichtigsten Antigene **C**, **c**, **D**, **E** und **e** verantwortlich. Das **Rhesus-D-Gen** kodiert für ein Protein mit 417 Aminosäuren, das D-Antigen, das bei 85% der europäischen Bevölkerung zu finden ist (➤ oben). Diese Individuen werden als **Rhesus-positiv** (Rh-positiv, RhD^+) bezeichnet. **Rhesus-negative** Individuen (rh-negativ, RhD^-, ca. 15% der europäischen Bevölkerung) sind homozygot für eine Deletion des Rhesus-D-Gens. Die Unterschiede der Merkmale C/c einerseits und E/e andererseits entstehen aus dem zweiten Gen durch alternatives Spleißen des primären mRNA-Transkripts. Die zwei Gene für Rhesus-Antigene sind eng benachbart und werden daher als Gruppe vererbt. Im diploiden Chromosomensatz entsteht so eine große Zahl von genotypischen Konstellationen. Die Rhesus-Merkmale C, c, D, E, und e werden als Rhesus-Formel angegeben, die dem serologisch ermittelten Phänotyp entspricht, z.B. CcD.ee (der Punkt steht für das deletierte D-Gen). Das D-Antigen zeigt dabei die höchste Immunogenität und bestimmt die Zugehörigkeit zur Blutgruppe Rh-positiv oder rh-negativ. Die Rhesus-Antigene sind Epitope transmembranärer Proteine, gegen die **IgG-Antikörper** (z.B. anti-D) gebildet werden können. Anti-D wird nur von rh-negativen Individuen gebildet und nur nach einem Antigenkontakt mit Rh-positivem Blut. Nach erneutem Kontakt mit Rh-positiven Erythrozyten wird das Immunsystem aktiviert, und es kommt zu einer Hämolyse. Diese Transfusionsreaktion verläuft jedoch im Regelfall wesentlich milder als bei der Transfusion AB0-inkompatiblen Blutes.

Klinik

Zur **Rhesus-Inkompatibilität** kommt es bei einer rh-negativen Schwangeren und ihrem Rh-positiven Fetus. Gegen Ende der Schwangerschaft und v.a. unter der Geburt können fetale Erythrozyten in das mütterliche Blut übertreten **(fetomaternale Transfusion)**. Auf die Rh-positiven fetalen Erythrozyten reagiert die Mutter unter Bildung von **Anti-D-Immunglobulin** (Sensibilisierung). Wird eine so in der ersten Schwangerschaft sensibilisierte Mutter erneut mit einem Rh-positiven Fetus schwanger, so treten die Anti-D-Antikörper vom Typ IgG diaplazentar in den kindlichen Organismus über und verursachen dort eine Hämolyse der kindlichen, Rh-positiven Erythrozyten **(Morbus haemolyticus neonatorum, Erythroblastosis fetalis)**. Diese Hämolyse verläuft häufig tödlich für das Kind.

Um sie zu verhindern, wird die sog. **Anti-D-Prophylaxe** vorgenommen. Die rh-negative Mutter bekommt direkt nach jeder Entbindung eines Rh-positiven Kindes, eines Aborts oder einer Fruchtwasseruntersuchung (Amniozentese) **Anti-RhD-Immunglobulin** verabreicht. Hierbei kommt es zur Beseitigung der fetalen Erythrozyten im mütterlichen Kreislauf, ohne dass der mütterliche Organismus anti-D bildet. In Deutschland wird die Anti-D-Prophylaxe optimalerweise in der 28.–30. Schwangerschaftswoche durchgeführt, um eine eventuelle Sensibilisierung (bis 6% der Fälle von Erythroblastosis fetalis) in der ersten Schwangerschaft zu verhindern.

Blick ins Labor

Eine vollständige Blutgruppenbestimmung beinhaltet in der Routine:

- Bestimmung der **AB0-Blutgruppe**
- Bestimmung der **Rhesus-Antigene**
- **Antikörpersuchtest** auf irreguläre Antikörper gegen weitere Blutgruppenantigene.

Die **AB0-Blutgruppe** von Erythrozyten wird mittels Testseren bestimmt, mit Antikörpern anti-A und anti-B. Die Reaktionen werden auf ausbleibende oder sichtbare Agglutination (Verklumpung der Erythrozyten) untersucht. Als Plausibilitätskontrolle der AB0-Blutgruppenuntersuchung wird Probandenserum zu Testerythrozyten gegeben, deren AB0-Antigene bekannt sind (Serumgegenprobe).

Für die **Rh-Bestimmung** werden Erythrozyten mittels zweier verschiedener Testseren auf den Rhesus-Faktor D untersucht. Auch hier schließt sich zur Kontrolle eine Serumgegenprobe an.

Der **Antikörpersuchtest** dient zur Suche nach irregulären Antikörpern, die durch vorherige Immunisierung gebildet wurden. Hierzu werden Panel von Testerythrozyten der Blutgruppe 0, die klinisch wichtige weitere Blutgruppenantigene tragen, mit dem Patientenserum inkubiert. Irreguläre Antikörper führen zur Agglutination der Testerythrozyten. Aus dem Muster der Reaktionen lässt sich die Spezifität der irregulären Antikörper identifizieren.

Vor der Übertragung von fremdem Blut und Erythrozytenkonzentraten auf einen Patienten muss die Verträglichkeit der Transfusion gesichert werden. Im Routinefall darf nur blutgruppengleiches Blut transfundiert werden. Im Notfall dienen **Blutgruppe 0 als Universalspender** und Blutgruppe **AB als Universalempfänger**. Zur Sicherung des Blutgruppenbefunds und der Antikörpersuchtests wird eine **Kreuzprobe** durchgeführt. Dabei inkubiert man Serum des Empfängers mit den Erythrozyten des Spenders. Sie dient der Erkennung blutgruppenserologischer Unverträglichkeiten zwischen Spender und Empfänger.

MERKE

Gemeinsam vererbte antigene Blutgruppendeterminanten von Erythrozyten werden als Blutgruppensystem bezeichnet. Die stärksten Antigene sind die Oberflächenmerkmale A und B aus dem AB0-System sowie D aus dem Rhesus-System. Transfusion von blutgruppenungleichem Blut kann zu schweren Transfusionszwischenfällen führen.

25.4 Leukozyten und Entzündung

25.4.1 Leukozyten

Leukozyten („weiße Blutzellen") werden im Knochenmark und in den lymphatischen Organen gebildet, benutzen die Blutbahn als Transportweg und üben ihre Wirkung in den Geweben aus. Die Leukozyten stellen eine heterogene Zellpopulation dar. Zu den unterschiedlichen Fraktionen der Leukozyten gehören die **neutrophilen Granulozyten**, die **eosinophilen Granulozyten (Eosinophile)**, **die basophilen Granulozyten (Basophile)**, die **Monozyten/Makrophagen** und die **Lymphozyten** (➤ Abb. 25.19, ➤ Tab. 25.6). Sie schützen den Körper durch Elimination von körperfremden Organismen (Viren, Bakterien, Pilze), körperfremdem Gewebe (Transplantation, Transfusion) und eliminieren körpereigenes Material (abgestorbene Zellen, Tumorzellen).

Tab. 25.6 Normwerte der Gesamtleukozytenzahl sowie der Leukozytensubpopulationen bei Erwachsenen*

	(%)	(10E9/L)
Gesamtleukozyten		4,9–9,9
Granulozyten		
Neutrophile	42,0–69,0	2,2–6,3
Eosinophile	1,0–6,0	0,0–0,4
Basophile	0,0–1,0	0,0–0,1
Lymphozyten	13,0–53,0	1,4–3,2
Monozyten	5,0–11,0	0,3–0,8

* Normwerte des Instituts für Klinische Chemie, Universitätsklinikum Mannheim

Die Konzentration aller Leukozyten beträgt im peripheren Blut eines gesunden Erwachsenen ca. 5000–10.000 Zellen/µl. Weniger als die Hälfte der Leukozyten und sogar nur etwa 1% der Lymphozyten befinden sich im zirkulierenden Blut. Die Mehrzahl der weißen Blutzellen hält sich im Extravasalraum, in den lymphatischen Organen und im Knochenmark auf. Eine Erhöhung der Gesamtleukozytenzahl auf 10 000/µl wird als **Leukozytose** bezeichnet und tritt bei entzündlichen Reaktionen und Leukämien auf. Eine Verminderung der Leukozytenzahl auf < 4 000/µl heißt **Leukopenie** und kann u.a. durch Virus- und Autoimmunerkrankungen verursacht werden. Eine Leukopenie führt zu einer erhöhten Infektanfälligkeit.

Blick ins Labor

Im klinischen Routinelabor erfolgt zunächst die maschinelle Zelldifferenzierung mittels **automatisierter Blutzählgeräte** (Hämatologieanalyzer). Es existieren verschiedene Messtechniken (➤ Abb. 25.19a). Einige Hämatologieanalyzer arbeiten analog einem **Durchflusszytometer** und differenzieren die Leukozyten mittels **Laser**. Bei Warnhinweisen im Hämatologieanalyzer oder nach gezielter Indikationsstellung wird eine morphologische (➤ Abb. 25.19b), evtl. auch eine immunologische Differenzierung der Leukozyten angeschlossen. Das **immunologische Differentialblutbild** wird ebenfalls mittels **Durchflusszytometrie** erstellt. Mit dieser Technik kann durch Lichtstreuung von Laserlicht an Zellen und durch den Einsatz fluoreszenzmarkierter Antikörper die Expression definierter Zielmoleküle auf der Zelloberfläche oder zytoplasmatisch erfasst werden (➤ Abb. 25.19c). Die Zytochemie findet ihren Einsatz besonders im Rahmen der Leukämiediagnostik. **Zytochemische Färbemethoden** nutzen das Vorkommen der in

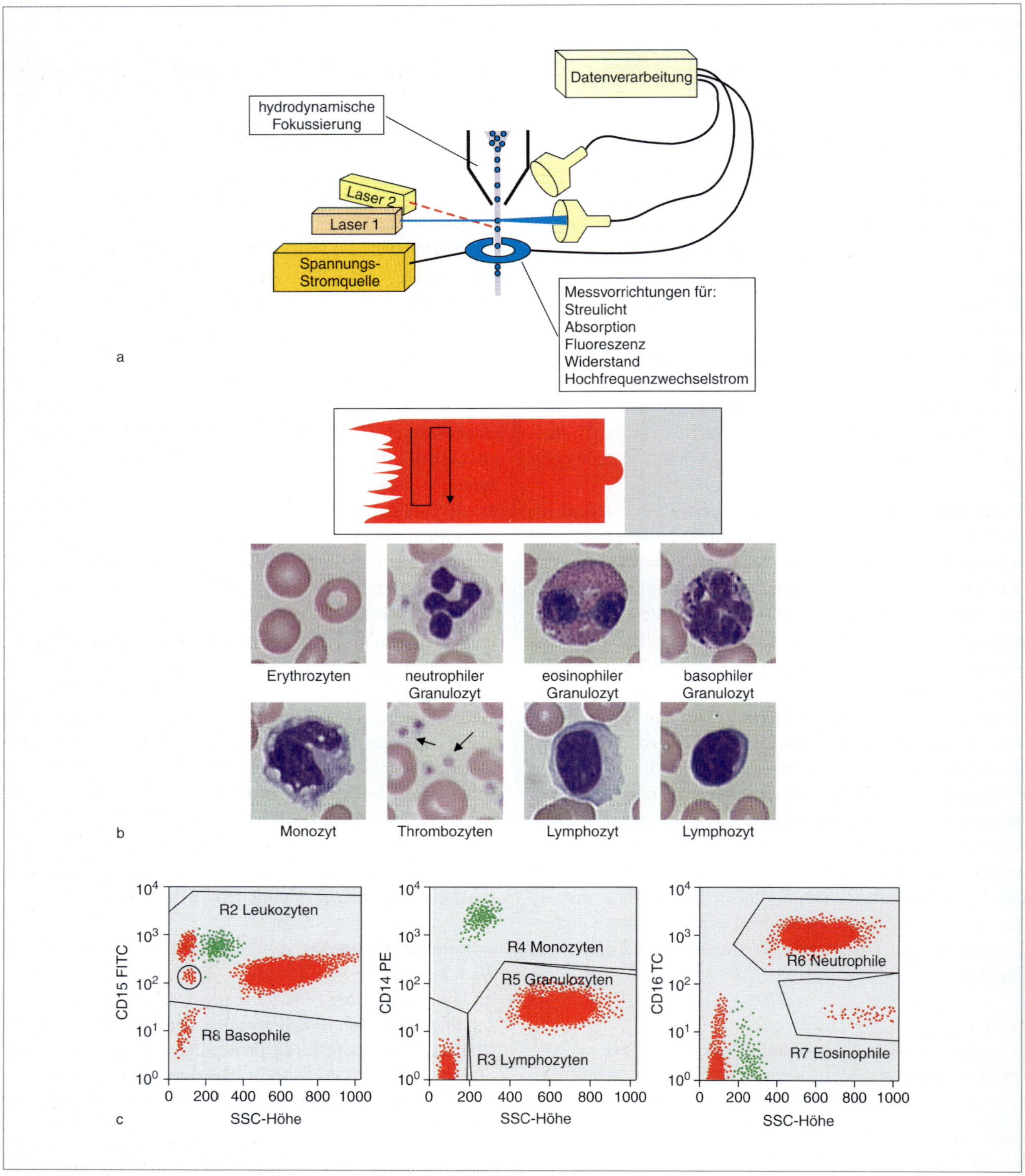

Abb. 25.19 Differenzierung von Leukozyten.

a) Maschinelle und immunologische Leukozytendifferenzierung in Hämatologieanalyzern und Durchflusszytometern.

b) Morphologische Leukozytendifferenzierung. Objektträger mit regelrecht ausgestrichenem Vollblut. Die Differenzierung erfolgt mäanderförmig in der „Fahne".

c) Immunologisches Differentialblutbild mittels Durchflusszytometrie. Die verschiedenen Leukozytenpopulationen werden als Punktwolken dargestellt (Dot plot).

SSC = Sidescatter-Streulicht, R = Region, CD45-FITC = „Panleukozytenmarker", gekoppelt an Fluoresceinisothiocyanat (Grünfluoreszenz), CD14-PE = „Monozytenmarker", gekoppelt an Phycoerythrin (Orangefluoreszenz), anti-CD16-TE = „Granulozytenmarker", gekoppelt an Tricolor (Rotfluoreszenz).

den Zellen enthaltenen Enzyme aus. Die Reaktionen können auf dem Objektträger oder maschinell erfolgen. Die klinisch bedeutsamsten Reaktionen sind die **Peroxidasen** und **Esterasen**.

Neutrophile Granulozyten

Entstehung und Verteilung Die gemeinsame Vorläuferzelle der myeloischen und monozytären Reihe ist die **CFU-GM**, aus der die Granulozytenvorläuferzelle **CFU-G** hervorgeht, die sich schrittweise zum **segmentkernigen neutrophilen Granulozyten** entwickelt. Die Bildung und Differenzierung der Neutrophilen im Knochenmark dauert 6–10 Tage. Die Mobilisation reifer Leukozyten und die Stimulation der Granulopoese erfolgen durch **GM-CSF** und **G-CSF**. Nach der Freisetzung aus dem Knochenmark verbringen Granulozyten 6–12 h im zirkulierenden Blut. Im Gewebe überleben sie 2–4 Tage und werden nach Ausübung ihrer Abwehrfunktion als Folge der Alterung abgebaut.

Inhaltsstoffe und Funktionen Die **Granula** des Neutrophilen sind lysosomalen Ursprungs und werden in **primäre, sekundäre** und **tertiäre Granula** eingeteilt. **Primäre Granula** sind bereits im Promyelozytenstadium vorhanden und enthalten Myeloperoxidase, saure Phosphatase und andere saure Hydrolasen. Im reifen Neutrophilen überwiegen die **sekundären Granula**, in denen sich Kollagenase, Lactoferrin und Lysozym nachweisen lassen. **Tertiäre Granula** enthalten Enzyme wie Gelatinase, die in den Extrazellularraum abgegeben werden. Neutrophile Granulozyten sind neben den Monozyten/Makrophagen wichtige zelluläre Komponenten der ersten Abwehrlinie gegen Infektionen vom **unspezifischen Abwehrsystem (angeborenes Immunsystem)**. Sie sind befähigt zur zielgerichteten **Chemotaxis**, zur **Phagozytose**, z.B. von Krankheitserregern, und zur Bildung von intrazellulären freien O_2-Radikalen **(oxidativer Burst, respiratory burst)**.

Eosinophile Granulozyten

Entstehung und Verteilung Die eosinophilen Granulozyten leiten sich von der Vorläuferstammzelle CFU-GEMM und nach weiteren Differenzierungsschritten von **CFU-Eo** ab (colony forming unit eosinophils). Das Cytokin Interleukin-3 (IL-3) stimuliert die frühen, Interleukin-5 (IL-5) die späten Entwicklungsstufen der Eosinophilen (➤ Abb. 25.5). Die Lebensdauer des reifen eosinophilen Granulozyten beträgt ca. 14 Tage. Die Verweildauer im peripheren Blut von 3–8 h entspricht seinem Transit von seiner Bildungsstätte, dem Knochenmark, zum Gewebe. Eosinophile Granulozyten sind im Wesentlichen gewebeständige Zellen, die sich besonders auf den Schleimhäuten des Magen-Darm-Trakts, den Atemwegen und in der Haut finden.

Inhaltsstoffe und Funktionen Eosinophile sind befähigt zur amöboiden Bewegung, Chemotaxis, Phagozytose, Abtötung von Parasiten, Aktivierung von Mastzellen, Hemmung der Mastzelldegranulation, der Neutralisation von Histamin und der Inaktivierung von Slow reacting substance of anaphylaxis. Die Emigration der Eosinophilen aus dem Blut in das Gewebe wird durch **eosinotaktische Substanzen** stimuliert. Diese können **exogen** sein, d.h. über Haut und Schleimhäute einwirken. Eine **endogene** eosinotaktische Substanz ist das Histamin, das von Gewebsmastzellen gespeichert und bei einer sensibilisierenden Antigen-Antikörper-Reaktion freigesetzt wird. Auch C5a, ein aktivierter Faktor des Komplementsystems, wirkt neben anderen Funktionen eosinotaktisch.

Die eosinophilen Granulozyten enthalten zahlreiche Enzyme, wie Proteasen und Lipasen, die Bakterien und Parasiten angreifen. Wie neutrophile Granulozyten können Eosinophile mithilfe der Peroxidase große Mengen an bakterizidem Wasserstoffperoxid produzieren. Einige besondere Inhaltsstoffe der Eosinophilen sind das **Major basic protein (MBP)**, das **eosinophile, kationische Protein (ECP)** und das **eosinophile Protein X**. MBP und ECP lösen die Histaminausschüttung aus Mastzellen und basophilen Granulozyten aus, sind direkt zytotoxisch für Zellen von Parasiten (z.B. Würmern) und wirken neurotoxisch. Da ECP v.a. im Rahmen einer allergischen Erkrankung Mastzellen aktiviert, gilt die Serumkonzentration von ECP klinisch als Indikator für den Aktivierungsgrad des Immunsystems im Rahmen der allergischen Erkrankung. Eosinophile enthalten in ihren Granula Histaminasen und Arylsulfatasen, die u.a. zur Inaktivierung von Histamin führen. Dies führt zur Limitierung der Wirkung des potenten Mediators und somit zur Regulation der Überempfindlichkeitsreaktion vom Soforttyp.

Eosinophiles Protein X ist ebenfalls neurotoxisch und besitzt eine RNA-abbauende Enzymaktivität, die u.U. für die toxische Wirkung auf Parasiten verantwortlich ist. In den Eosinophilen gebildete Produkte des Arachidonsäurestoffwechsels, besonders Leukotriene, wirken bronchokonstriktorisch, fördern die Sekretion bronchialer Epithelzellen und sind für die Symptome des Asthma bronchiale verantwortlich (➤ Kap. 26.10).

Schon gewusst

Die Apoptose eosinophiler Granulozyten wird in vitro und in vivo durch IL-3, IL-5 und GM-CSF inhibiert. Eine Verstärkung der Eosinophilenapoptose und/oder die Verkürzung des cytokininduzierten Überlebens und damit die Verminderung der Eosinophilenzahl im Blut sind ein wichtiger entzündungshemmender und antiallergischer Wirkmechanismus von Corticosteroiden (➤ Kap. 24), die zur Behandlung von allergischen Erkrankungen wie Asthma bronchiale oder Neurodermitis eingesetzt werden.

Basophile Granulozyten und Mastzellen

Entstehung und Verteilung Basophile Granulozyten zirkulieren im Blutstrom und infiltrieren die Gewebe, wenn sie bei Entzündungen oder allergischen Reaktionen aktiviert werden.

Dort reifen sie anschließend aus. Sie sind mit einem Anteil von 1% (ca. 100 Zellen/µl) die seltensten Leukozyten im Blut (➤ Tab. 25.6). Basophile Granulozyten entwickeln sich im Knochenmark unter dem Einfluss von IL-3, IL-5 und GM-CSF aus CD34⁺ hämatopoetischen Vorläuferzellen.

Mastzellen sind eine spezialisierte Population von Effektorzellen, die im Zytoplasma eine Vielzahl sekretorischer Granula besitzen, die proinflammatorische Moleküle enthalten, z.B. Histamin. Mastzellen („Gewebsbasophile") finden sich v.a. im Gewebe und dort vorwiegend an den großen Körperbarrieren, d.h. in der Haut sowie in der Schleimhaut des Respirations- und des Gastrointestinaltrakts. Im Gegensatz zu basophilen Granulozyten haben reife Mastzellen keinen IL-3-Rezeptor auf der Oberfläche. Mastzellen aller Entwicklungsstufen tragen allerdings den Rezeptor für SCF, c-kit (CD117), auf ihrer Oberfläche, da sie den SCF-Effekt nicht nur in ihrer frühen Entwicklung und für die Differenzierung und Reifung im Gewebe, sondern auch für ihr Überleben benötigen. Mastzellen leben über Wochen und Monate.

Spezifische Funktionen Zirkulierende Basophile und Mastzellen bilden eine funktionelle Einheit. Sie koordinieren die lokalen immunologischen und entzündlichen Reaktionen, besonders bei der Abwehr von Parasiten und im Rahmen der **Sofortreaktion** bei allergischen Erkrankungen (**Typ-I-Reaktion**; ➤ Kap. 26.10). Beide tragen auf ihrer Oberfläche den hochaffinen Rezeptor für IgE (FcεRI), und für beide Zelltypen gilt die Aktivierung des IgE-Rezeptors mit antigentragendem IgE als entscheidender Stimulus, der die Degranulation der Basophilen und Mastzellen einleitet. Nach Kontakt mit multivalenten Antigenen führt die Vernetzung der membrangebundenen FcεRI u.a. zur Freisetzung von Histamin und Leukotrienen. Als Folge kommt es zu einer gesteigerten vaskulären Permeabilität, die als entzündliche Reaktion die weitere Rekrutierung von Mediatoren sowie spezifischen und unspezifischen Effektorzellen fördert.

Monozyten und Makrophagen

Entstehung und Verteilung **Monozyten** machen im peripheren Blut etwa 5–11% der Leukozytenpopulation aus, was 300 bis 800 Zellen/µl entspricht (➤ Tab. 25.6). Sie zirkulieren im Blut mit einer Transitzeit von 1–3 Tagen. Ihr Zytoplasma enthält zumeist kleine bis mittelgroße Vakuolen sowie Granula, die **Peroxidase** und **lysosomale Enzyme** enthalten.

Nach Übertritt in die Gewebe werden Monozyten aktiviert und transformieren in **Makrophagen**. Dabei verschwinden die Peroxidasegranula, und nur die lysosomalen Enzyme bleiben in kleinen Vesikeln erhalten. Makrophagen sind eine sehr heterogene Zellpopulation, die in den Geweben und Organen spezialisierte Aufgaben wahrnimmt, z.B. als Alveolarmakrophagen in der Lunge oder Kupffer-Sternzellen in der Leber. Alveolarmakrophagen gewinnen ihre Energie vorwiegend über die oxidative Phosphorylierung, Peritonealmakrophagen vorwiegend über die Glykolyse. Kupffer-Zellen sind in einem er-

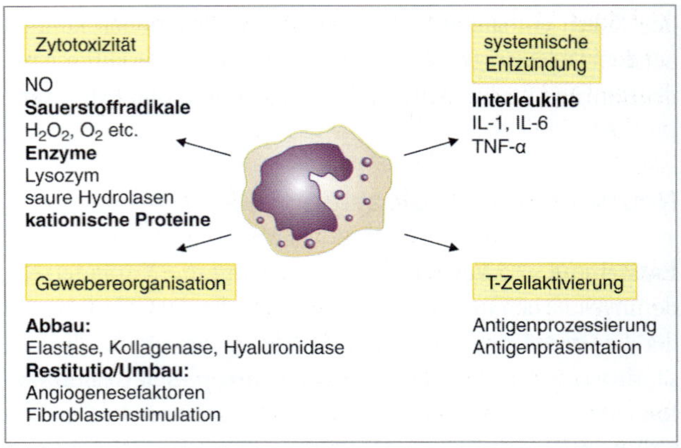

Abb. 25.20 Makrophagen in der Steuerfunktion der Entzündungs- und Immunreaktion.

heblichen Ausmaß zur glykolytischen Energiegewinnung befähigt. Hierin wird auch die Ursache dafür gesehen, dass Kupffer-Zellen gegenüber hypoxischen Schädigungen wesentlich resistenter als Hepatozyten sind.

Spezifische Funktionen Monozyten und Makrophagen bilden zusammen das **Monozyten-Makrophagen-System (MMS)**, das eine Schlüsselrolle bei den zellulären Abläufen der Immunantwort einnimmt (➤ Abb. 25.20). Makrophagen entfalten eine stark zytotoxische Wirkung, die durch die Produktion von Sauerstoffradikalen, Enzymen und kationischen Proteinen vermittelt wird. Diese haben primär die Funktion, eingewanderte Bakterien abzutöten **(Bakterizidie)**. Parallel wirken Sauerstoffradikale und Enzyme, wie Lysozym und saure Hydrolasen, zytotoxisch auf umgebende körpereigene Zellen ein, sodass am Ort der Erregerinvasion eine **Nekrose** mit anschließender Einwanderung aktivierter Makrophagen und Neutrophiler entsteht.

Monozyten zeigen unter den Leukozyten die größte **Phagozytoseaktivität**, was durch ihren im Vergleich mit anderen Leukozyten höchsten Gehalt an verdauenden Enzymen und Lysosomen deutlich wird. Phagozytierte Bakterien und Fremdkörper werden von Monozyten internalisiert und proteolytisch abgebaut, wobei kleinere Bruchstücke der aufgenommenen Proteine auf der Zelloberfläche präsentiert werden, zusammen mit MHC-II-Proteinen als Antigen zur Aktivierung anderer Zellen der Immunantwort (**antigenpräsentierende Zellen, APC**; ➤ Kap. 26.6.3). Die gleichzeitige Präsenz von Rezeptoren für Komplementfaktoren und den Fc-Rezeptor von IgG (FcγR) bewirkt eine erleichterte Aufnahme von Antigenen, die **opsonisiert** worden sind, d.h. mit Antikörpern und Komplement beladen sind.

Nach erfolgreicher Erregerelimination setzt die **Reorganisation** des zugrunde gegangenen Gewebes ein. Zunächst muss untergegangenes Gewebe abgebaut werden. Hierzu werden durch Entzündungszellen weitere Enzyme, wie Elastase, Kollagenase und Hyaluronidase, freigesetzt. Es kommt in der Folge zur Stimulation von matrixproduzierenden Zellen (z.B. Fibroblasten) und damit zum Aufbau von Narbengewebe. Im Gegensatz zu den Neutrophilen sterben die Makrophagen nicht, nachdem sie Fremdkörper aufgenommen und verdaut haben.

Cytokinbildung von Monozyten und Makrophagen Monozyten bilden neben **IL-1** u.a. auch **Interleukin-6** (IL-6) und **Tumor-Nekrose-Faktor** α (TNF-α). Cytokine spielen eine wichtige Rolle bei der Koordination von Abwehrreaktionen in den Geweben und bedingen die systemische Antwort des Körpers (➤ Kap. 25.4.4 und ➤ 26.2.1). So induzieren IL-1, IL-6 und TNF-α Fieber **(proinflammatorische Cytokine)**, indem sie den Sollwert für die Körpertemperatur im Hypothalamus verstellen. Durch die Aktivierung von Fibroblasten und Monozyten signalisieren die drei Cytokine dem hämatopoetischen System im Knochenmark und den Lymphozyten in Gewebe und lymphatischen Organen, dass eine systemische Entzündungsreaktion in Gang gesetzt wurde. Unter ihrer Wirkung steigt im Knochenmark die Bildung neutrophiler Granulozyten und Thrombozyten, während die Bildung der Erythrozyten reduziert wird. IL-1, IL-6 und TNF-α erhöhen außerdem die Sekretion von ACTH und Cortisol, das eine negative Rückkopplungsschleife induziert, weil es die Wirkung von proinflammatorischen Cytokinen hemmt. Die Herkunft und generelle Wirkung der o.g. Cytokine werden in ➤ Tab. 25.2 beschrieben.

Klinik

Eine insuffiziente Phagozytose von Fremdkörpern in den Geweben durch die ortsansässigen Gewebemakrophagen kann zu schwerwiegenden Erkrankungen führen. Die **Staublungenkrankheit (Asbestose)** kann sich durch die chronische Einatmung von asbesthaltigem Staub entwickeln. Die Latenzzeit der Asbestose beträgt 20–40 Jahre. Eingeatmete Asbestfasern, die länger als 15 µm (Durchmesser eines Alveolarmakrophagen) sind, können weder mukoziliar noch durch Phagozytose eliminiert werden. Abgelagerte Asbestfasern akkumulieren subpleural. Fibrozyten werden zur Bildung von Typ-III-Kollagen stimuliert, und es entwickelt sich eine asbestinduzierte Lungenfibrose. Folgeerkrankungen können Pleuramesotheliome und Bronchialkarzinome sein. Die Asbestose ist als entschädigungspflichtige Berufskrankheit anerkannt. Seit 2005 ist die Verwendung von Asbest in der Europäischen Union verboten.

Lymphozyten

Lymphopoese und Lymphozytendifferenzierung Lymphozyten leiten sich von den lymphatischen Stammzellen ab, die sich sehr früh in ihrer Differenzierung von der myeloischen Stammzelle unterscheiden (➤ Abb. 25.5). Im Knochenmark entstehen primitive Lymphozytenvorläufer. Die Produktion reifer Lymphozyten bedarf jedoch noch eines weiteren Differenzierungsprozesses in den **primären lymphatischen Organen** (Knochenmark und Thymus). Dort erfolgt eine weitere Differenzierung in:

- T-Lymphozyten
- B-Lymphozyten
- natürliche Killerzellen (NK-Zellen).

Der Anteil der Lymphozyten an den Leukozyten beträgt beim Erwachsenen etwa 13–53% (ca. 1300–3300 Zellen/µl Blut). Der Aufenthalt der Lymphozyten im peripheren Blut dauert ca. 30 min. Die Lebenserwartung von Lymphozyten kann mehrere Jahre betragen. Die Lymphozyten sind Komponenten des **angeborenen** (NK-Zellen) und des **adaptiven Immunsystems** (T- und B-Lymphozyten, Antikörper). Sie vermitteln sowohl **zelluläre** als auch **humorale Immunität** und erfüllen bei Infektionen sowohl **immunregulatorische Funktionen** als auch **Effektorfunktionen** (➤ Kap. 26).

MERKE

Blutleukozyten der myeloischen und der lymphatischen Reihe setzen sich jeweils aus mehreren Subpopulationen zusammen, die sehr unterschiedliche Aufgaben in der spezifischen und angeborenen Immunabwehr übernehmen, wie die Beseitigung von Pathogenen und Erregern oder die Vermittlung von Entzündungsreaktionen. Aus dem Knochenmark kommend, differenzieren Blutleukozyten zunächst für kurze Zeit – mitunter wenige Stunden – im peripheren Blut, um auf chemotaktische Reize in das Gewebe zu wandern und dort ihre Funktionen auszuüben. Lymphatische Zellen reifen zu Effektorzellen des kognaten Immunsystems und bevölkern die Lymphgewebe des Körpers, aus denen sie rezirkulieren können.

25.4.2 Leukozytenevasation

Zu den spezifischen Funktionen der Leukozyten gehören die Leukozytenevasation, die Phagozytose und der oxidative Burst (respiratory burst). Nur weniger als die Hälfte der Leukozyten und sogar nur 1% der Lymphozyten befinden sich im zirkulierenden Blut. Die Mehrzahl der Leukozyten hält sich im extravasalen, interstitiellen Raum oder in den lymphatischen Organen und im Knochenmark auf. Sie emigrieren im Rahmen von Entzündungsreaktionen massenhaft aus dem Blut in das entzündete Gewebe **(Evasation, Leukodiapedese)**.

Der Vorgang der **Leukozytenevasation** gliedert sich in mehrere Phasen (➤ Abb. 25.21):

- Produktion von Entzündungsmediatoren
- Leukozyten-Endothel-Interaktion
- Chemotaxis, Diapedese und Migration.

Initiale Leukozyten-Endothel-Interaktionen

Zunächst kommt es im Bereich der Entzündung z.B. durch ortsständige Fibroblasten oder ortsständige Gewebemakrophagen zur Produktion von **Entzündungsmediatoren**. Diese regen Endothelzellen der Blutgefäße an, weitere Cytokine zu produzieren und **Adhäsionsmoleküle** zu exprimieren. Unter der Wirkung von **Entzündungsmediatoren**, z.B. IL-1, TNF-α, Prostaglandin, Histamin, Bradykinin und auch Stickstoffmonoxid (NO), kommt es zu einer Vasodilatation und einer lokalen **Strömungsverlangsamung**. Diese begünstigt die **Leukozyten-Endothel-Interaktion** (➤ Kap. 20.1) und führt zu einer **hydrodynamischen Margination** der Leukozyten, d.h., die Zellen bewegen sich von der zentralen Axialströmung zum Rand

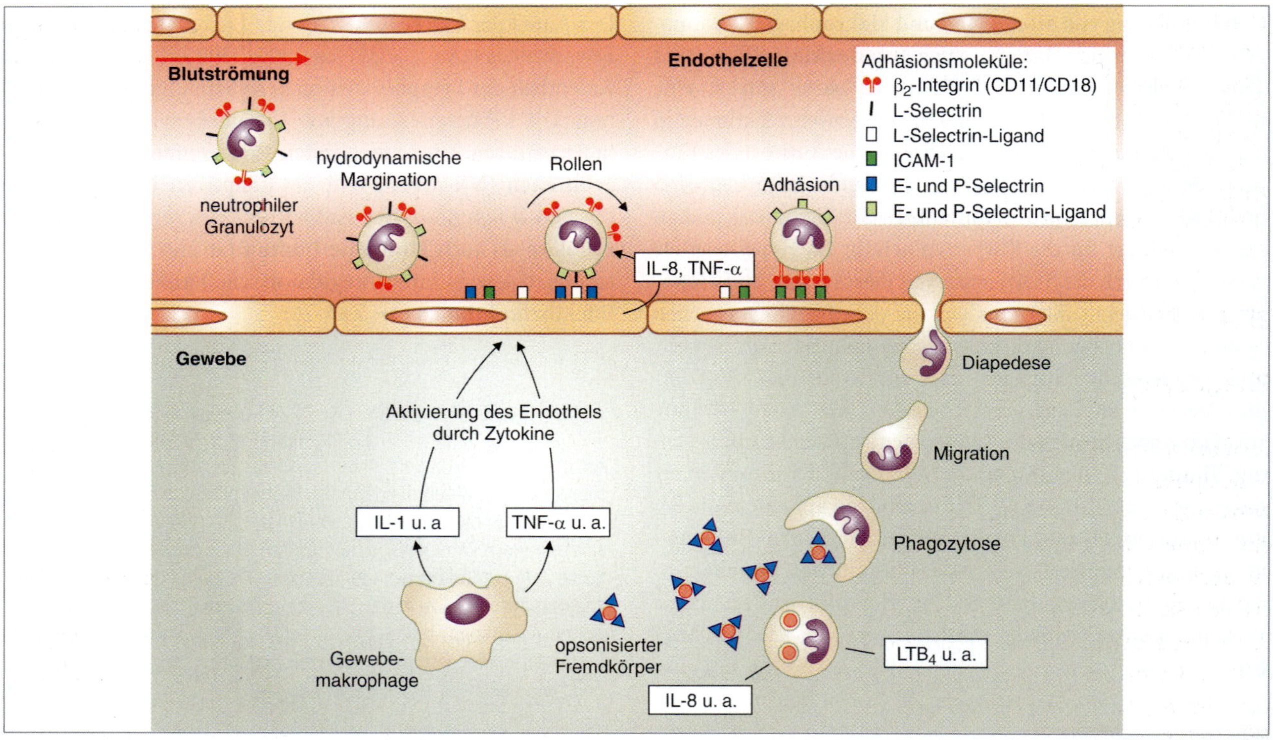

Abb. 25.21 Evasation von Leukozyten im Rahmen einer Entzündungsreaktion.

auf das Endothel zu. Es kommt zunächst zu einer transienten Interaktion der Leukozyten mit dem Endothel **(Leukozytenrollen, „Rolling")**, die im Wesentlichen durch Adhäsionsmoleküle der Selektinfamilie vermittelt wird (u.a. E-Selektin und L-Selektin). Dabei bleiben die Leukozyten in unmittelbarer Nähe des Endothels, sodass sie durch endotheliale Cytokine **(Chemokine)** aktiviert werden können.

Am Endothel verbleibende chemokinaktivierte Leukozyten ändern innerhalb von Sekunden ihre Gestalt **(Shape change)**. Die feste Anheftung **(Tethering)** wird durch **Integrine** vermittelt (u.a. β_2-Integrine), die als Adhäsionsmoleküle integraler Bestandteil der Membranen von Leukozyten sind. Ihre Bindungsaktivität wird erst durch die Wirkung von Chemokinen erhöht (z.B. IL-8), sodass die Leukozyten fest am Endothel haften. Die Expression von β_1-Integrinen (ICAM-1, ICAM-2) auf dem Gefäßendothel wird durch proinflammatorische Cytokine (IL-1 und TNF-α) verstärkt. Dadurch können noch mehr Leukozyten aus dem Blutstrom an den Ort der Entzündung rekrutiert werden.

Chemotaxis

Chemotaxis beschreibt die Anlockung von Phagozyten durch chemische Substanzen. Phagozyten können von vielen Mikroorganismen angelockt werden. Dabei wandern sie auf die Substanzen zu, die der **Fremderkennung** dienen und die von oder bei Mikroorganismen produziert werden. Ein klassisches Beispiel für eine chemotaktisch wirksame Substanz ist das starke bakterielle Chemotaxin **fMLP** (Formyl-Methionyl-Leucyl-Phenylalanin), das in vielen Bakterien durch die Formylmodifikation der N-Termini von Proteinen entsteht. Phagozyten tragen an ihrer Oberfläche einen heptahelikalen Rezeptor für fMLP. Die Bindung an den Rezeptor aktiviert über eine klassische Signaltransduktionskaskade über ein Gq-Protein, Phospholipase C, IP_3/DAG und Protein-Kinase C viele zelluläre Funktionen im Dienste der Abwehr.

Neben dem bakteriellen fMLP entstehen weitere endogene Chemokine am Ort des Geschehens im Gewebe und diffundieren in die Umgebung, wie **IL-8**, **Leukotrien B_4**, **Komplementfaktor C5a**, **MCP-1** (monocyte chemoattractant protein 1) und **RANTES** (factor regulated upon activation in normal T-cells expressed and secreted).

Diapedese und Migration

Chemokine binden an Proteoglykanmoleküle in der extrazellulären Matrix und bilden eine feste Unterlage, auf der die Leukozyten ihre Wanderung entlang dem Gradienten matrixassoziierter Chemokinmoleküle beginnen (Leukozyteninfiltration), nachdem sie das Endothel und die Basalmembran durchdrungen haben. In den Leukozyten wird an der Stelle der Leukozytenmembran ein Pol festgelegt, wo sich die höchste Konzentration und die mit den meisten Chemokinen besetzten Rezeptoren auf der Zelle befinden. In Richtung dieses Pols bewegt sich dann die Zelle durch Aktivierung ihres Actinomyosinapparats auf der chemokinbesetzten Matrix.

MERKE

Die Leukozytenevasation gliedert sich in die Produktion von Entzündungsmediatoren, die Leukozyten-Endothel-Interaktion, Chemotaxis, Diapedese und Migration. Leukozyten werden durch Chemokine an den Ort der Entzündung gelockt. Durch Adhäsionsmoleküle wird anschließend der Kontakt zum Endothel hergestellt. Während der Diapedese migrieren die Leukozyten entlang einem Konzentrationsgradienten matrixassoziierter Chemokinmoleküle.

25.4.3 Phagozytose und oxidativer Burst

Phagozytose

Fremdkörper und Bakterien werden von **Granulozyten** und **Makrophagen** durch **Phagozytose** aufgenommen und durch lysosomale Enzyme verdaut. Die Phagozytose ist ein wesentlicher Prozess der unspezifischen Immunabwehr. Da Phagozyten auch durch Glykolyse anaerob Energie gewinnen können, erfüllen sie diese Funktion selbst im schlecht durchbluteten und daher sauerstoffarmen, entzündeten Gewebe.

Dem Gradienten matrixassoziierter Chemokine folgend, wandern die Leukozyten in das Gewebe ein, bis sie zu dem Fremdkörper oder Mikroorganismus gelangen, der in benachbarten Fibroblasten, Keratinozyten und Makrophagen die Bildung von Chemokinen induziert hat. Ausläufer des Zytosols **(Pseudopodien)** der Leukozyten umschließen den Fremdkörper und kapseln ihn in einer allseits von der Zellmembran umgebenen Phagozytosevakuole ein **(Phagosom)**. Anschließend verschmelzen die Granula der Granulozyten mit dem Phagosom **(Degranulation)**. In den Granula enthaltene Enzyme greifen die im Phagosom eingeschlossenen Fremdkörper an: Lysozym zerstört die Wand von Bakterien, für das Wachstum der Bakterien notwendiges Eisen wird durch Lactoferrin cheliert, und neutrale und saure Hydrolasen greifen Nucleinsäuren und Proteine der Mikroorganismen an.

Opsonisierung und Antigenpräsentation

Makrophagen haben die Fähigkeit, die bei der Zerlegung von Fremdkörpern im Phagosom anfallenden Spaltprodukte anderen Zellen zu präsentieren **(antigenpräsentierende Zellen)**. Dadurch werden weitere Entzündungsreaktionen initiiert und koordiniert. Voraussetzung für die Phagozytose ist das Erkennen und Binden des Keims. Dabei spielt die **Opsonisierung** eine wichtige Rolle, unter der man die passive Beladung der Bakterien mit körpereigenen Proteinen versteht, die vom Phagozyten über spezifische Rezeptoren erkannt werden. Sehr wirksam ist die Beladung des Keims mit spezifischen **Antikörpern der Klasse IgG** und **Komplementaktivierungsprodukten** wie **C3b** oder **iC3b**. C3b wird vom Komplementrezeptor CR1 erkannt, iC3b von CR3. Optimal phagozytiert werden Partikel, die beide Komponenten gebunden haben. IgG wird ebenfalls von spezifischen Rezeptoren erkannt, die den konstanten Teil (Fc-Teil) des Antikörpers binden und entsprechend Fc-gamma-Rezeptoren (FcγR) genannt werden. Auf Phagozyten werden verschiedene FcγR exprimiert, darunter die niederaffinen FcγRIII (CD16), FcγRII (CD32) und nach Aktivierung auch der hochaffine FcγRI (CD64). Die C3b/iC3b-vermittelte Adhäsion an partikuläre Antigene verursacht das erste Signal zur erfolgreichen Phagozytose und initiiert die Ausbildung von Pseudopodien, das Binden von IgG an die zellständigen Immunglobulinrezeptoren vermittelt das zweite Signal und signalisiert schließlich den Beginn der Phagozytose.

Oxidativer Burst (Respiratory burst)

Chemotaxis und Phagozytose zielen auf die intrazelluläre Abtötung von Bakterien ab. Zusätzlich zu den schon genannten Enzymen besitzen Phagozyten eine **NADPH-Oxidase**, die den molekularen Sauerstoff in mikrobizide O_2-Metaboliten umwandelt (➤ Abb. 25.22).

Die NADPH-Oxidase kann große Mengen von **Superoxidanionen (O_2^-)** bilden. Da das Phagosom durch Umschließen des Fremdkörpers mit der Plasmamembran entstanden ist, können durch diese Oxidase auch größere Mengen an O_2^- in das Innere des Phagosoms abgegeben werden. Eine Aktivierung der Oxidase erhöht innerhalb von Sekunden den nichtmitochondrialen Sauerstoffverbrauch (oxidativer Burst, respiratory burst) auf das Hundertfache. Das Superoxidanion wird durch die **Superoxid-Dismutase** zu H_2O_2 reduziert oder kann mit bereits gebildetem H_2O_2 unter Bildung hochreaktiver **Hydroxylradikale (OH)** reagieren:

$$2\,O_2^- + 2\,H^+ \rightarrow H_2O_2 + O_2$$

$$O_2^- + H_2O_2 \rightarrow OH + OH^- + O_2$$

Unter Einfluss der **Myeloperoxidase** werden Chloridionen durch H_2O_2 unter Bildung von **Hypochloritionen** oxidiert:

$$H_2O_2 + Cl^- \rightarrow H_2O + OCl^-$$

Diese **reaktiven Sauerstoffspezies (ROS)** oxidieren Membranlipide der Bakterien **(Peroxidation)** und wirken damit zytotoxisch. Die Zelle schützt sich vor H_2O_2, das gut die Membran des Phagosoms durchdringen kann, durch **Katalase**. Diese baut H_2O_2 durch **glutathionabhängige Enzymsysteme** ab.

Sauerstoffradikale können u.a. auch mit α_1-Antitrypsin reagieren und diesen Proteaseinhibitor durch Sulfoxidation eines entscheidenden Methionylrests inaktivieren. Während diese Reaktion für die Bakterienabtötung keine Rolle spielt, ist sie bei der Gewebeschädigung durch Entzündung von Bedeutung. Für die Granulozyten wird die Phagozytosevakuole zur **„Suicide bag"**. Da die Zellen die mit Bakterientrümmern gefüllte Vakuole nicht mehr aus der Zelle entfernen können, zerstören die in ihr enthaltenen Enzyme auch den Granulozyten, wenn nach einigen Stunden die Membran des Phagosoms durchlässig wird. Gewebe- und Leukozytentrümmer werden – gemeinsam mit den noch aktiven Granulozyten – makroskopisch als **Eiter** sichtbar.

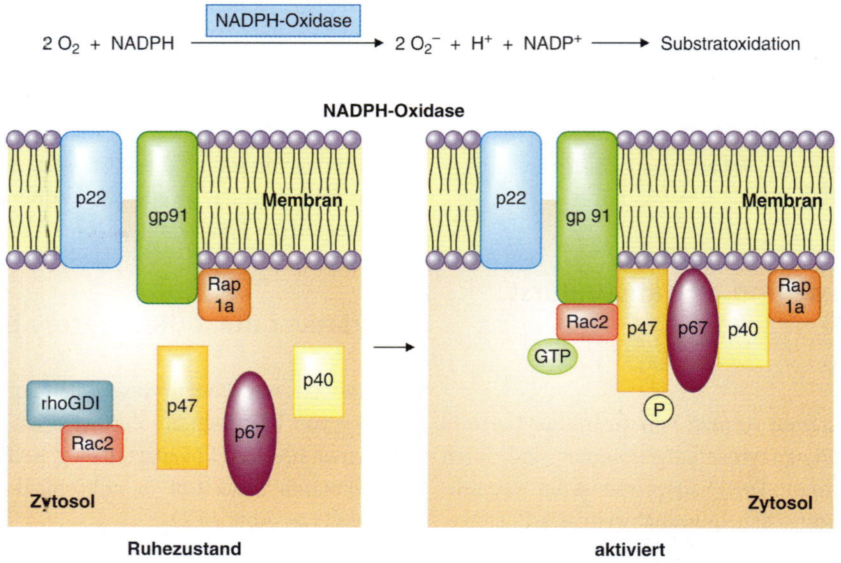

Abb. 25.22 Aufbau und Funktion der NADPH-Oxidase. Nach Aktivierung werden zytosolische Faktoren des Enzymkomplexes (p67-phox, p47-phox, p40-phox, Rac2) der NADPH-Oxidase an die Membran des Phagolysosoms transloziert, wo sich bereits die Untereinheiten von Cytochrom b558 (gp91-phox, p22-phox, Rap1a) befinden. P47 wird hierbei durch Protein-Kinase C (PKC) phosphoryliert. Dieser Enzymkomplex kann Elektronen auf O_2 übertragen, wodurch das O_2^--Anion entsteht.

Klinik

Defekte der Sauerstoffradikalproduktion sind selten. Sie manifestieren sich in rezidivierenden bakteriellen Infektionen, wobei i.d.R. zelluläre Infiltrate und manchmal auch eine Granulombildung durch Zusammenlagerung bzw. Verschmelzung vieler Granulozyten zu beobachten ist. Entsprechend wird das Krankheitsbild als **chronische Granulomatose** (CGD, chronic granulomatous disease) bezeichnet. Als molekulare Ursachen der CGD sind Defekte der Cytochrom-b558-Untereinheiten (gp91-phox, p22-phox, p67-phox, p47-phox) der NADPH-Oxidase verantwortlich.

Leukozytenmediatoren

Aktivierte, in das Gewebe eingewanderte Phagozyten bilden eine Vielzahl von Mediatoren, die für die typische Entzündungsreaktion im Gewebe verantwortlich sind. Dabei handelt es sich im Wesentlichen um **Produkte der Arachidonsäure** wie **Leukotriene** und **Prostaglandine**. Leukotriene locken weitere Phagozyten an den Entzündungsherd, während Prostaglandine für die Vasodilatation mit Verlangsamung des Blutstroms **(Leukozytenmargination)** verantwortlich sind. Außerdem bewirken Prostaglandine eine vermehrte Durchblutung der Gewebe zur verbesserten Infektionsabwehr (Rötung) und sind für die Entstehung von Schmerz zuständig, der die Verletzung durch Schonhaltung schützen soll. In der Spätphase der Entzündung bilden Leukozyten aber auch Lipidmediatoren, die dabei helfen, die Entzündungsreaktion zu terminieren, sog. **Lipoxine** und **Resolvine (Eicosanoid-Switch)**.

MERKE

Phagozytierende Zellen verlassen auf spezifische chemotaktische Reize hin die Blutbahn, um zum Ort der Entzündung zu gelangen. Dort können sie mikrobielle Erreger und makromolekulare Fremdstoffe phagozytieren. Die Ingestion von Mikroorganismen und partikulären Fremdstoffen wird durch Opsonine erleichtert. Hierzu zählen u.a. Komplementfragmente und Immunglobuline vom IgG-Isotyp. Die intrazelluläre Abtötung von Erregern im Phagozyten geschieht über die Bildung mikrobizider Sauerstoffmetaboliten durch die NADPH-Oxidase. Dieser Vorgang wird als oxidativer Burst bezeichnet.

25.4.4 Akute-Phase-Reaktion

Die **Akute-Phase-Reaktion (APR)** umfasst die **systemische Entzündungsantwort** des Organismus auf eine in der Regel schwere Gewebeschädigung unterschiedlicher Ursache. Generell führen Traumen über Gewebezerstörungen zur APR. Dazu gehören mechanische Verletzungen oder chirurgische Eingriffe, Gewebeuntergang wie beim Herzinfarkt oder auch chemische und physikalische Noxen wie z.B. Verätzungen bzw. Strahlungsschäden. Besonders stark ausgeprägt ist die APR bei Infektionen mit Krankheitserregern, und hier besonders bei bakteriellen Infektionen. Wenngleich in der APR verschiedenste Organe beeinflusst werden und mit reagieren (➤ Abb. 25.23), ist es besonders die Teilantwort der Leber, die durch Umstellung ihres Proteinbiosyntheseprofils für die ausgeprägten Veränderungen der Zusammensetzung des Plasmas verantwortlich ist.

Leukozytenpopulationen wie Makrophagen sind zentrale Auslöser der APR und schütten als **Alarmcytokine** bezeichnete biochemische Mediatoren wie Interleukin-1, Interleukin-6, Interleukin-8 und TNF-α aus. Während diese zunächst lokal wirksam sind, lassen sie sich in Abhängigkeit vom Schweregrad der Schädigung innerhalb von 6–48 h in stark ansteigenden Kon-

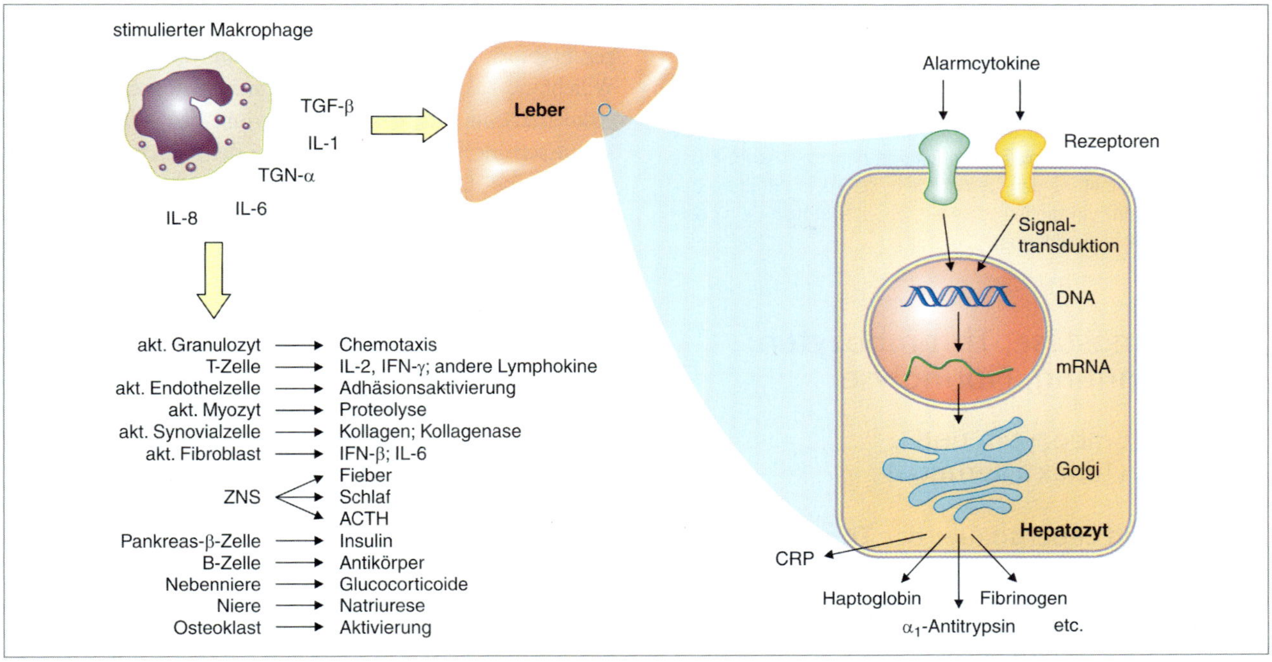

Abb. 25.23 Entstehung von APR und Akute-Phase-Proteinen. Aktivierte Makrophagen sezernieren Alarmcytokine, welche die Aktivierung weiterer Zellsysteme und deren APR-assoziierter Leistungen bewirken. Erreichen die Alarmcytokine die Leber, so induzieren sie dort rezeptorgesteuert die Neusynthese von Akute-Phase-Proteinen (positive Reaktanten der APR).

zentrationen systemisch im Blut nachweisen. Über die Zirkulation erreichen sie die Leber, wo sie die Biosynthese von Akute-Phase-Proteinen induzieren (sog. positive Reaktanten der APR). Die Expression des **C-reaktiven Proteins (CRP)** durch die Leber wird direkt durch Interleukin-6 gesteuert und kann während der APR bis zu 20% der gesamten Synthesekapazität der Leber betragen. CRP ist ein multifunktionales Protein aus der Klasse der Pentraxine, die zu den phylogenetisch ältesten Proteinen zählen. Weitere Mitglieder dieser Familie sind das Serumamyloid A (SAA) oder das Pentraxin 3 (PTX3). Diese Proteine opsonisieren besonders Bakterienoberflächen, modifizierte Lipoproteine oder Komponenten zerstörter Körperzellen und markieren diese für die Phagozytose oder rezeptorvermittelte Endozytose.

Akute-Phase-Proteine wie z.B. **Haptoglobin und Hämopexin** binden freies Hämoglobin und transportieren es zum MMS, wo es gespeichert werden kann. Diese Teilreaktion der APR sorgt letztlich für die Sicherung des wertvollen Körpereisens.

Gerinnungsfaktoren und Komplementfaktoren sind ebenfalls Teil der akuten Phase und erfahren eine gesteigerte Synthese in der Leber, wodurch ein möglicher erhöhter Verbrauch ausgeglichen wird. Ein Beispiel dafür ist die Mehrsynthese von Fibrinogen während der APR.

Andere Syntheseleistungen in der Leber werden während der APR stark gedrosselt, z.B. die Produktion einer Reihe von Proteinen wie Albumin, Lipoprotein oder Transferrin. Man nennt diese Proteingruppe deshalb die **negativen Reaktanten der APR**. Dieser Vorgang erfüllt eine wichtige Funktion im Verlauf der APR. So steht z.B. die erniedrigte Transferrinkonzentration für einen gedrosselten Eisenverkehr während einer akuten oder auch chronischen Infektion. Da Bakterien für Wachstum und Teilung auf Eisen angewiesen sind, dient die Reduktion des Transporteisens der Sicherung von wertvollen, körpereigenen Eisenvorräten gegenüber den Erregern und ihrer Ausbreitung („Kampf ums Eisen").

Blick ins Labor

Die **Serumeiweißelektrophorese (SPE**; ➤ Abb. 25.4) und die **Blutkörperchensenkungsgeschwindigkeit (BSG)** sind traditionelle, aber unspezifische Verfahren zum Nachweis einer systemischen Entzündungsreaktion. Bei der SPE zeichnet sich eine akute Entzündung durch die relative Erhöhung der α_1- und α_2-Fraktionen aus, die viele positive Akute-Phase-Proteine enthalten. Charakteristischerweise geht sie mit einer Erniedrigung der Albuminfraktion einher. Die vermehrt vorhandenen, typischerweise positiv geladenen Akute-Phase-Proteine lagern sich den auf ihrer Oberfläche negativ geladenen Erythrozyten an, die sich daraufhin aggregieren. Die Aggregate sedimentieren beschleunigt in einer vertikalen Kapillare (BSG). Moderne Verfahren machen sich den direkten quantitativen Nachweis spezifischer **Indikatorproteine** zunutze. Insbesondere bei schweren bakteriellen Entzündungen sind Marker wie **CRP** bis zu 100fach über die Norm erhöht. Im Gegensatz zur APR kündet in der chronischen Phase einer Entzündung häufig nur noch die langfristige polyklonale Erhöhung der Immunglobuline in der SPE oder das Fortbestehen einer erhöhten BSG vom Vorliegen eines schwelenden entzündlichen Prozesses.

MERKE

Als Akute-Phase-Reaktion (APR) wird die systemische Reaktion des Gesamtorganismus auf unterschiedlichste, meist starke infektions- oder traumabegleitende Noxen verstanden. Im Blut lassen sich lebersynthetisierte Eiweiße nachweisen, die für die Wiederherstellung der Homöostase eine Rolle spielen können und daher als Akute-Phase-Proteine bezeichnet werden. Je nachdem, ob sie in erhöhten oder erniedrigten Konzentrationen vorliegen, bezeichnet man sie als positive bzw. negative Reaktanten.

25.5 Hämostase: Thrombozyten, Blutgerinnung, Fibrinolyse

25.5.1 Thrombozyten und Thrombozytenaktivierung

Reifung und Lebensdauer der Thrombozyten

Der **Megakaryozyt** (Knochenmarksriesenzelle), die Mutterzelle der Blutplättchen, ist polyploid. Der vielfache Chromosomensatz resultiert aus einer Endomitose, bei der sich nur der Kern teilt, nicht das Zytoplasma. Ein reifer Megakaryozyt enthält schließlich die acht- bis 32fache DNA-Menge normaler Körperzellen. Während der weiteren Reifung werden Membranen gebildet, die sich als Plättchenuntereinheiten abgrenzen (Demarkationsmembranen). Nach vollständiger Maturation werden die präformierten Thrombozyten durch tentakelartige Abschnürung in die venösen Sinus des Knochenmarks und damit in die Zirkulation freigegeben. Aus einem Megakaryozyt entstehen 2000-4000 Thrombozyten. Die Vermehrung und Reifung der Blutplättchen werden durch den Wachstumsfaktor SCF, die Cytokine IL-3, IL-6 und IL-11 sowie das Hormon Thrombopoetin gesteuert.

Etwa 70–80% der Blutplättchen zirkulieren im Blut (Normwert: 150.000–400.000). Die übrigen werden in der Milz gespeichert. Ihre Lebensdauer – gemessen als Verweildauer im peripheren Blut – beträgt im Mittel 10 Tage. Sowohl eine Thrombozytose als auch eine Thrombozytopenie sind mit einer Störung der Hämostase verbunden. Bei funktionsfähigen Thrombozyten kommt es jedoch erst bei einer Thrombozytenzahl unter 30.000/µl zu **Spontanblutungen**.

Struktur und Stoffwechsel der Thrombozyten

Die Ultrastruktur des Thrombozyten ist von seinem Aktivierungszustand abhängig. Die nichtaktivierten Thrombozyten bilden kernlose, runde Scheiben mit einem Durchmesser von 1–4 µm und einer Dicke von 0,5–1 µm, die eine große Zahl an Granula enthalten und endothelnah am Rande des Blutstroms zirkulieren, ohne untereinander zu aggregieren. Im Zytosol nichtaktivierter Thrombozyten verlaufen zirkuläre Mikrotubuli als marginales Bündel. Sie sind Bestandteil des submembranären Zytoskeletts, das außerdem aus kurzen Actinfilamenten aufgebaut ist. Über ein actinbindendes Protein und Filamin ist das submembranäre Zytoskelett an membranständige **Glykoproteine** gebunden. Zu diesen gehören die Glykoproteine Ia (Kollagenrezeptor), Ib und IX (Rezeptoren für Thrombin und Von-Willebrand-Faktor). Das submembranäre Zytoskelett bildet ein viskoelastisches Gel, das zusammen mit den Mikrotubuli die Voraussetzung für die diskoide Form der Plättchen bildet und diese, wie bei den Erythrozyten, gegen die Scherkräfte des Blutstroms stabilisiert. Im zytosolischen Blatt der Plättchenmembran befinden sich die gerinnungsaktiven Aminophospholipide, welche die Gerinnungsfaktoren an ihrer Oberfläche anreichern können. Thrombozyten sind ferner durch ein **offenes, kanalikuläres System (OCS)** charakterisiert, woraus eine vergleichsweise große Oberfläche von ca. 150 μm^2 resultiert. Über das OCS können Stoffe zwischen dem Zytoplasma und der Oberfläche ausgetauscht werden. Man nimmt an, dass so die Inhaltsstoffe der Speicherorganellen freigesetzt werden bzw. über Endozytose in die Granula der Thrombozyten gelangen.

Da Thrombozyten mitochondriale DNA und stabile RNA besitzen, können sie in geringem Maße Proteine synthetisieren (z.B. Faktor XIII = fibrinstabilisierender Faktor). Thrombozyten besitzen die im Zytosol lokalisierten Enzyme der **Glykolyse,** des **Pentosephosphatwegs** und **Mitochondrien**, die sie neben der Ausführung des Citratzyklus und weiterer kataboler Prozesse zur Elektronentransportphosphorylierung befähigen. Die Glykolyse wird teilweise durch Glucoseaufnahme aus dem Gewebe, zum Großteil aber durch eigene Glykogenvorräte gespeist. Die aus der Glykolyse und dem Fettsäureabbau gewonnene Energie dient zur Erhaltung der Thrombozytenstruktur und zur Speicherung verschiedener Substanzen, die durch aktiven Transport aufgenommen werden müssen. Sie werden in den (elektronen-)dichten Granula **(dense granules, δ-Granula)** gespeichert. Daneben existieren die **α-Granula** und die **lysosomalen λ-Granula** (➤ Abb. 25.24). δ-Granula enthalten zweiwertige Kationen (v.a. Ca^{2+}), vasoaktive Hormone (Serotonin, Adrenalin, Noradrenalin, Dopamin, Histamin) sowie ADP und ATP. Diese Mediatoren sind sowohl für die Gefäßreaktion im Rahmen der primären Hämostase als auch für die Wechselwirkungen mit Leukozyten wichtig (respiratory burst). α-Granula enthalten neben Adhäsionsmolekülen und proinflammatorischen Cytokinen auch Gerinnungsfaktoren und Fibrinogen, die an der Blutstillung beteiligt sind. Die Lysosomen speichern saure Hydrolasen.

Die Inhaltsstoffe der Thrombozytengranula werden nach Stimulation durch verschiedene Mediatoren aus den Granula freigesetzt. δ- und α-Granula werden durch ADP, Thromboxan A_2, Adrenalin und Platelet activating factor (PAF) stimuliert, Kollagen und Thrombin stimulieren die Freisetzung der Inhaltsstoffe aus δ- und α-Granula und aus den Lysosomen.

Funktion der Thrombozyten

Die Funktion der Thrombozyten hängt eng mit der **primären** und **sekundären Hämostase** zusammen. Blutplättchen interagieren dabei mit Blutgefäßwänden, Plasmaproteinen und anderen zirkulierenden Zellen. Die stark kontaktsensiblen Zellen enthalten ein **Granulomer**, eine zentral gelegene Struktur, die

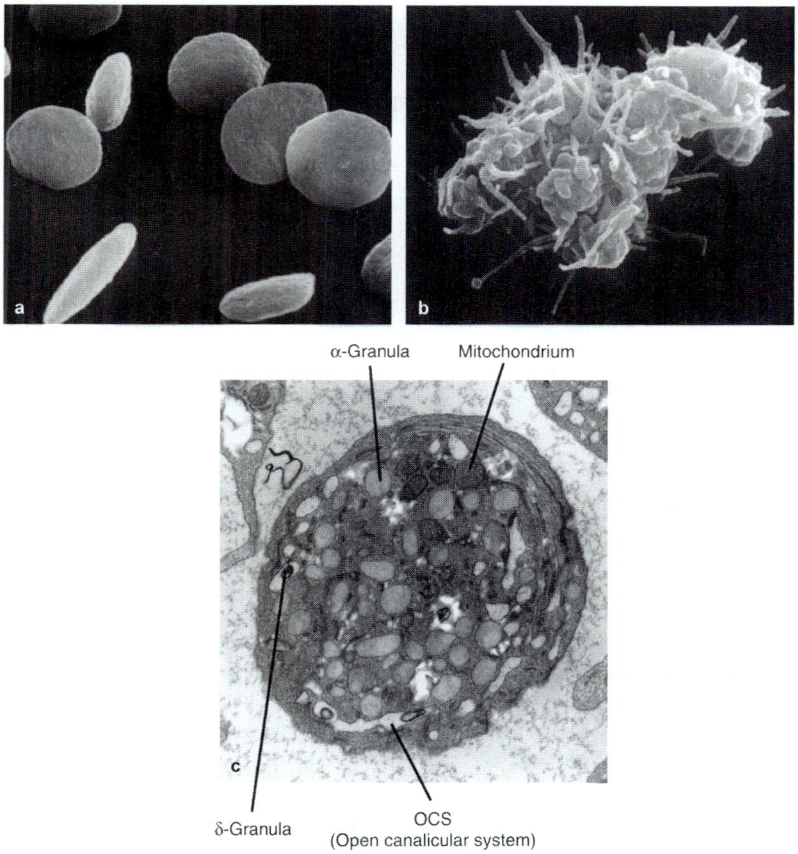

Abb. 25.24 Elektronenmikroskopische Aufnahme von ruhenden (a) und aktivierten (b) Thrombozyten. c) Transmissionselektronenmikroskopische Aufnahmen eines einzelnen Thrombozyten mit Darstellung der verschiedenen Organellen.

sich aus Granula, Mitochondrien, Ribosomen und Anteilen des endoplasmatischen Retikulums zusammensetzt. Darin sind Moleküle enthalten, die an der **Blutstillung**, **Blutgerinnung** und **Wundheilung** beteiligt sind. Die Integrität der Barriere zwischen intravasalem und interstitiellem Raum ist daher an das Vorhandensein und die Funktionsfähigkeit der Thrombozyten gebunden.

Vaskuläre Blutstillung

Kleine Gefäße, im Besonderen Arteriolen, kleine Arterien, aber auch kleine Venen, können nach einer Verletzung so kontrahieren, dass der Blutstrom verlangsamt oder ganz gestoppt wird. Dieser Effekt der glatten Gefäßmuskulatur beruht auf der Aktivierung vasomotorischer Nerven sowie auf der Ausschüttung löslicher Mediatoren (Serotonin, ADP, Catecholamine), die lokal aus der verletzten Gefäßwand und aus den Thrombozyten freigesetzt werden.

Zelluläre Blutstillung

Thrombozytenadhäsion und Thrombozytenaktivierung

Ein intaktes Gefäßendothel bildet normalerweise Hemmstoffe der Thrombozytenadhäsion, wie Prostacyclin (PGI_2) und Stickstoffmonoxid (NO). Diese Hemmwirkung fehlt bei Endotheldefekten, bei denen subendotheliale Strukturen wie Kollagen, Fibronektin und Laminin freigelegt werden und Thrombozyten aktivieren. Diese schwimmen als kleinste Zellen des Blutes am Außenrand des Blutstroms (hydrodynamische Margination) in unmittelbarer Nähe zur Gefäßwand. Daher können sie schnell auf lokale Endotheldefekte reagieren (➤ Abb. 25.25). Auf ihrer Oberfläche tragen Thrombozyten den **Glykoprotein-(GP-)Ia/IIa-Rezeptor**, der zu den Integrinen gezählt wird und ein Rezeptor für Kollagen ist. Bei niedriger Fließgeschwindigkeit des Blutes reicht der Kontakt über den Glykoprotein-Ia/IIa-Rezeptor mit subendothelial freigesetztem Kollagen aus, damit die Plättchen an dem verletzten Endothel haften bleiben. In den Arteriolen, in denen aufgrund der höheren Fließgeschwindigkeit stärkere Scherkräfte herrschen, wird die Anheftung der Thrombozyten durch den **Von-Willebrand-Faktor** (vWF) gefestigt. Von-Willebrand-Faktor ist ein multimeres Protein und wird in Endothelzellen und Megakaryozyten synthetisiert. Er bindet einerseits subendothelial an Kollagen und heparinähnliche Glykosaminoglykane und andererseits an den **GP-Ib/IX-Rezeptor** auf der Thrombozytenoberfläche. Außerdem wirkt vWF als „Trägerprotein" des Gerinnungsfaktors VIII und schützt diesen vor dem vorzeitigen Abbau. Gleichzeitig werden über die beteiligten Adhäsionsmoleküle intrazelluläre Signale ausgelöst, die zu einer weiteren Aktivierung von Thrombozyten führen. Diese frühe Aktivierungsphase führt zu einer **Pseudopodienbildung** (Oberflächenvergrößerung) und somit zum Formwandel der Thrombozyten.

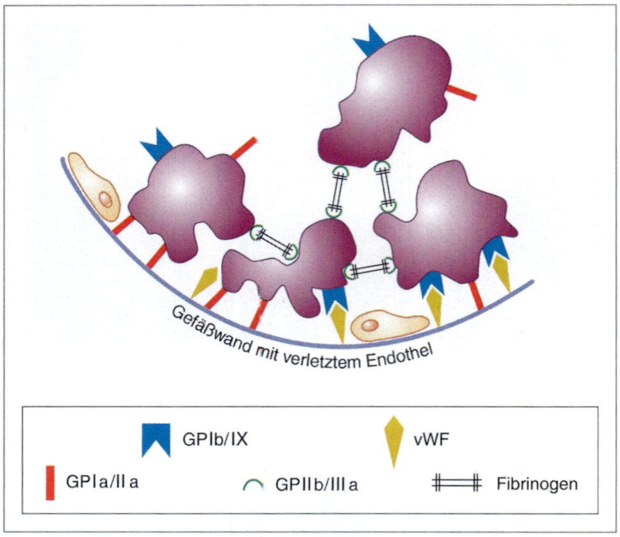

Abb. 25.25 Schematische Darstellung der Thrombozytenaktivierung am verletzten Gefäßendothel. Thrombozyten können sich über GP Ia/IIa direkt an subendotheliale Gefäßwandstrukturen anlagern. Dies wird durch GP Ib/IX unter Vermittlung des vWF besonders in strömendem Blut verstärkt. Weitere Thrombozyten binden sich mit GP-IIb/IIIa-Rezeptoren über Fibrinogen an schon adhärierende Thrombozyten (Aggregation).
GP Ia/IIa = Glykoprotein-Ia/IIa-Rezeptor, vWF = Von-Willebrand-Faktor, GP Ib/IX = Glykoprotein-Ib/IX-Rezeptor, GP IIb/IIIa = Glykoprotein-IIb/IIIa-Rezeptor.

Die zweite wichtige Formänderung aktivierter Thrombozyten ist eine Zentralisierung der Organellen und Granula. Diese mündet in der Freisetzung der Inhaltsstoffe der Granula. Durch Zusammenlagerung (Clustering) der **GP-Ib/IX-** und **GP-IIb/IIIa-Rezeptoren** wird die Oberfläche der Thrombozyten klebrig („sticky" platelets), was ihre Adhäsivität weiter steigert. Im Laufe der Thrombozytenaktivierung werden die gerinnungsaktiven Phospholipide der Plättchenmembran durch Floppasen nach außen transportiert und bilden damit die Matrix für die anschließend ablaufenden Gerinnungsprozesse.

Thrombozytenaggregation

Für die Bildung größerer Thrombozytenaggregate sind die **GP-IIb/IIIa-Rezeptoren** auf der Thrombozytenoberfläche von entscheidender Bedeutung. GP-IIb/IIIa-Rezeptoren binden v.a. Fibrinogen, aber auch Fibronektin, Thrombospondin und vWF aus dem Plasma. Die Thrombozyten werden auf diese Weise stark untereinander vernetzt. Anschließend kommt es zur **irreversiblen Aggregation**, bei der die Plättchen unter Membranauflösung miteinander verschmelzen. Aus dem Zellinhalt werden ADP und Serotonin freigesetzt. Außerdem setzt die aktivierte Phospholipase A_2 Arachidonsäure aus Phospholipiden der Membran frei, die über den Cyclooxygenaseweg zu den zyklischen Endoperoxiden PGG_2, PGH_2 und Thromboxan A_2 verstoffwechselt wird. Vor allem Thromboxan A_2 verstärkt die irreversible Aggregation erheblich. Die Thrombozytenaggregation kann therapeutisch durch Cyclooxygenasehemmer (Acetylsalicylsäure, Aspirin) inhibiert werden, z.B. bei Patienten mit erhöhter Thromboseneigung. Der aus der irreversiblen Thrombozytenaggregation resultierende hämostatische Pfropf ist schließlich ausreichend groß, um das Gefäß abzudichten.

MERKE

In der primären Hämostase werden Thrombozyten durch freigelegte, subendotheliale Strukturen wie Kollagen aktiviert. Durch Interaktion zwischen Subendothel, dem GP-Ia/IIa-Rezeptor und dem vWF bleiben Thrombozyten haften. Positive Rückkopplungsmechanismen über die Freisetzung von u.a. ADP, Thrombin und über die Synthese von Thromboxan A_2 führen zur irreversiblen Thrombozytenaggregation. Intaktes Endothel verhindert die Anheftung der Thrombozyten durch Hemmstoffe wie NO und Prostacyclin.

25.5.2 Gerinnung und Fibrinolyse

Das Gerinnungssystem und das gegenläufig wirkende Fibrinolysesystem stehen im Normalfall im Gleichgewicht (➤ Abb. 25.26). Beide Systeme besitzen Aktivatoren und Inhibitoren zum effektiven Schutz vor spontaner intravasaler Koagulation bzw. Blutung. Da diese beiden lebenswichtigen Funktionen stets in vollem Umfang verfügbar sein müssen, bedient sich der Körper bei beiden Systemen der proteolytischen Aktivierung präformierter Proteine statt einer zeitraubenden Neusynthese. Störungen des Gleichgewichts führen entweder zur **Blutungsneigung (Hämophilie)** durch unzureichende Gerinnung und/oder gesteigerte Fibrinolyse oder zur **Thromboseneigung (Thrombophilie)**, die durch gesteigerte Gerinnung und/oder verminderte Fibrinolyse hervorgerufen wird (➤ Tab. 25.7).

Klinik

Mutationen in verschiedenen Genen des Gerinnungssystems oder Gerinnungshemmungssystems führen zur erhöhten Blutungsneigung (Hämophilie) oder Gerinnungsneigung (Thrombophilie).

Plasmatische Gerinnung

Zahlreiche **Gerinnungsfaktoren** der plasmatischen Gerinnung sind **Serinproteasen**, die im Plasma als enzymatisch inaktive **Proenzyme (Zymogene)** vorliegen. Durch Aktivierung von zunächst wenigen Molekülen werden in einer sich kaskadenartig fortsetzenden und gegenseitig amplifizierenden Reaktion weitere Gerinnungsfaktoren nacheinander spezifisch proteolytisch gespalten. Die plasmatische Gerinnungskaskade ist also eine serielle und zugleich eine parallele Aktivierung präformierter Zymogene. Auch Vorstufen von Inhibitoren werden proteolytisch aktiviert, wie beispielsweise Protein C oder Proenzyme des fibrinolytischen Systems (➤ Abb. 25.27).

Beim Einsetzen der Gerinnung tragen mehrere Faktoren dazu bei, dass sich die Aktivität der Blutgerinnung zwischen 50- und mehr als 1000fach gegenüber den jeweiligen Einzelwirkungen beschleunigt. Unter anderem passiert das durch die sich selbst verstärkende Aktivierung einzelner Gerinnungsfak-

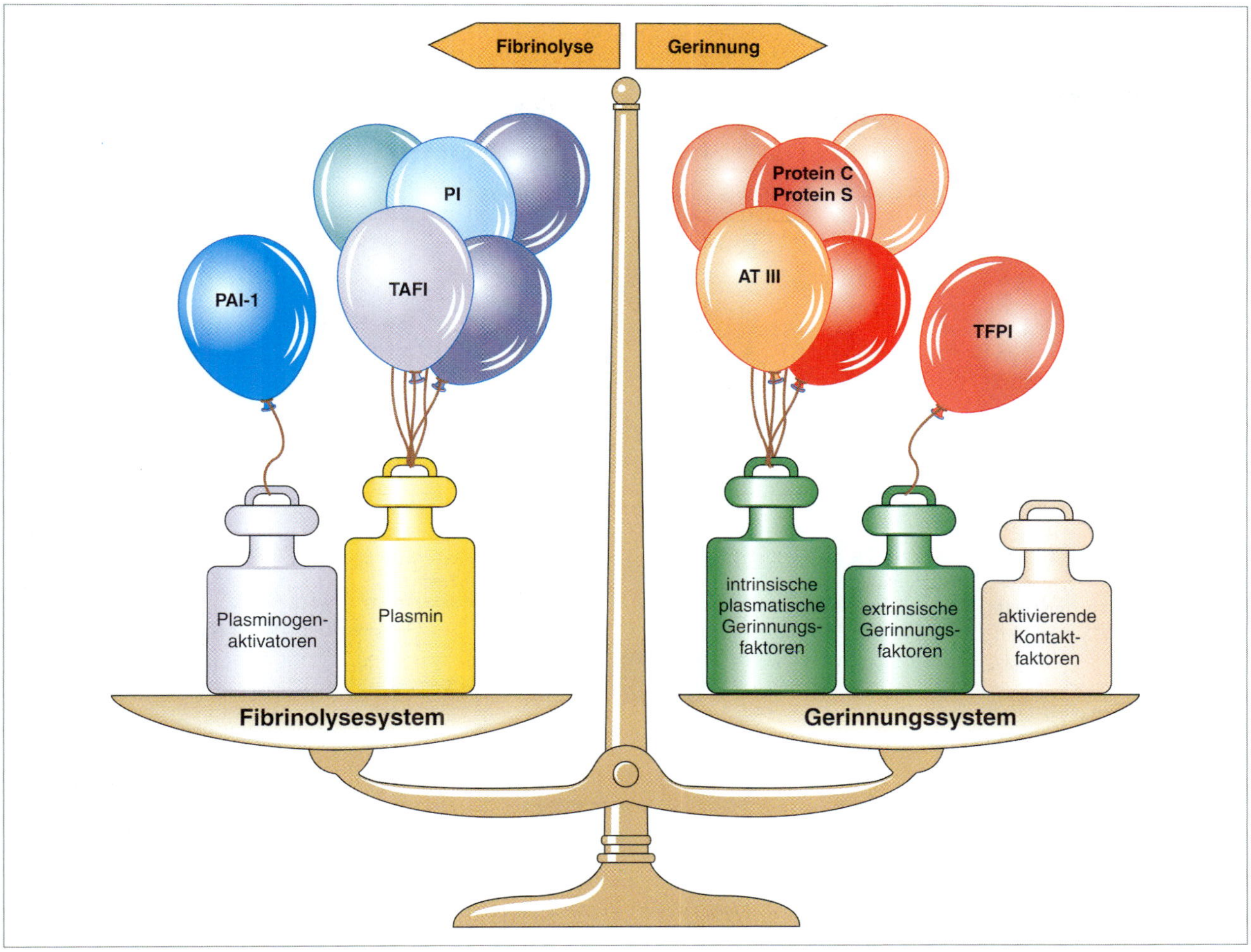

Abb. 25.26 Vereinfachte Grundzüge von Zusammenspiel und Gleichgewicht bei Gerinnung und Fibrinolyse. Aktivierende Faktoren (Gerinnung rosa, Fibrinolyse hellblau) wirken auf die Komponenten des jeweiligen plasmatischen Systems (Gerinnung grün, Fibrinolyse gelb) und beeinflussen so deren Aktivitätszustand. Bei Aktivierung verringern spezifische Inhibitoren und Inaktivatoren (dargestellt als Luftballons) die „Gewichte" der einzelnen Systemkomponenten auf der jeweiligen Waagschale und steuern so die Resultante (Zeiger der Waage) in Richtung Gerinnung oder Fibrinolyse. (Farbgebung analog ➤ Abb. 25.27)

Tab. 25.7 Ursachen genetisch bedingter Hämophilie und Thrombophilie

Hämophilie	Thrombophilie
Von-Willebrand-Faktor-Mangel	Antithrombinmangel
Faktor-FVIII-Mangel (Hämophilie A)	Protein-C-Mangel
Faktor-FIX-Mangel (Hämophilie B)	Protein-S-Mangel
Faktor-VII-Mangel	Resistenz gegenüber aktiviertem Protein C (Faktor-V-Leiden-Mutation)
Faktor-FX-Mangel	Prothrombinmutation (g20210a)
Faktor-FXIII-Mangel	Dysfibrinogenämien

toren und durch **Komplexbildungen** (➤ Abb. 25.27) aus verschiedenen Faktoren. Komplexe wie der Prothrombinasekomplex bestehen aus vier funktionalen Komponenten:

- einer aktiven Serinprotease (im Fall des Prothrombinasekomplexes Faktor X)
- einem aktivierten Faktor als Akzelerator der enzymatischen Prozesse im jeweiligen Komplex (im Fall des Prothrombinasekomplexes Faktor V)
- Phospholipiden aus freigelegten subendothelialen Strukturen oder Zellmembranen, welche die Faktoren auf ihrer Oberfläche versammeln
- Calciumionen.

Analog dazu sind der Tenasekomplex (Faktoren VIII und IX) und der Faktor-VII/Tissue-factor-Komplex aus aktivierten Faktoren sowie Calcium und Phospholipiden aufgebaut.

Extrinsische und intrinsische Gerinnung

Die Bildung von Thrombin aus dem Zymogen Prothrombin wird durch Aktivierung des **extrinsischen** oder des **intrinsischen Systems** bewirkt (➤ Abb. 25.27). Das extrinsische System wird direkt über die Bildung des Tissue-factor/Faktor-VII-Komplexes (TF:VIIa) aktiviert. Das intrinsische System benötigt zum Start den Kontaktfaktor Faktor XII, der dazu an negativ geladene Ober-

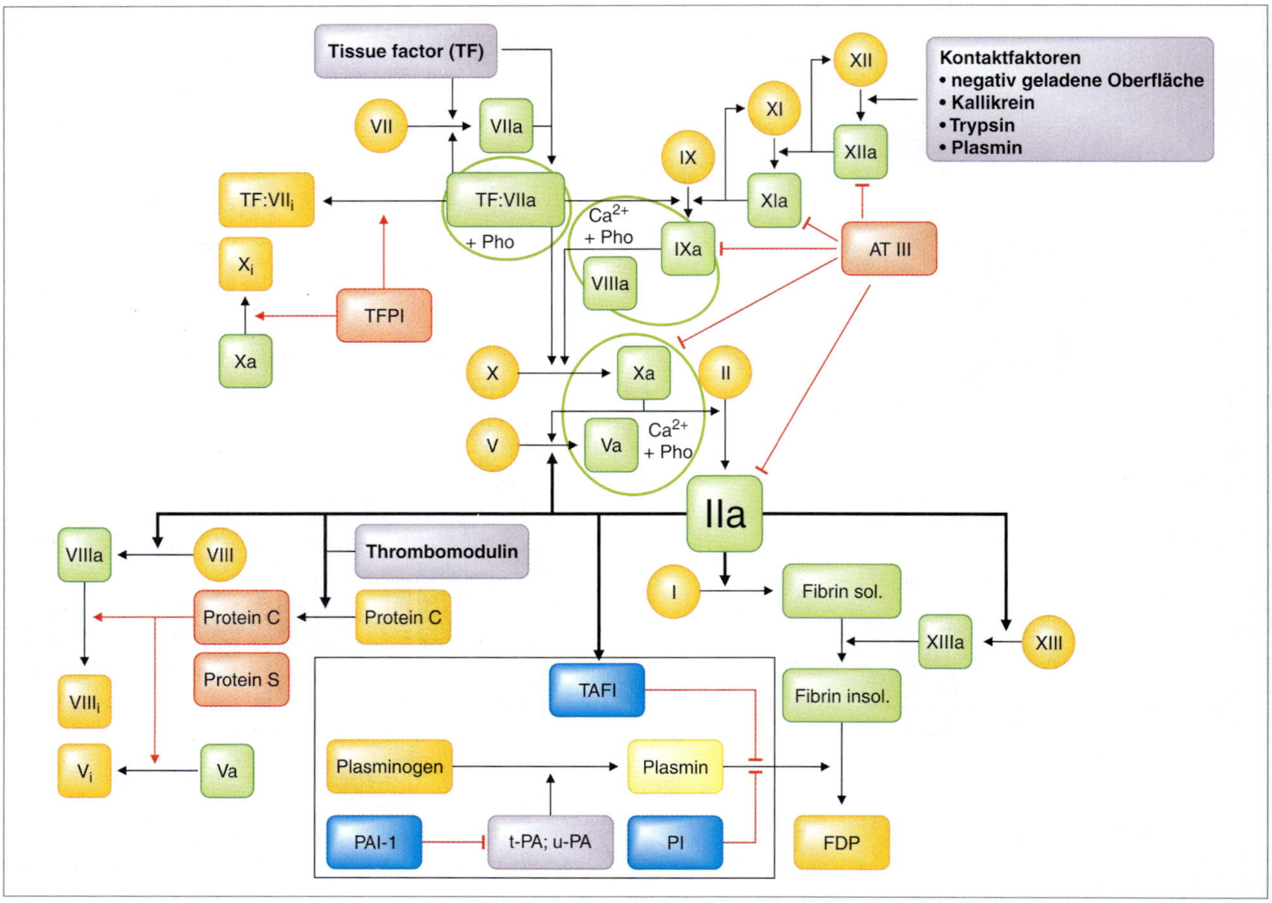

Abb. 25.27 Aktivierung von Hämostase. AT III = Antithrombin III, FDP = Fibrindegradationsprodukte, Pho = Phospholipide, TAFI = thrombinaktivierbarer Fibrinolyseinhibitor, TFPI = Tissue factor pathway inhibitor.
Akzeleratoren und Kontaktaktivatoren sind hellblau dargestellt.
Die aktiven Funktionskomplexe sind grün eingekreist: Tissue-factor-Komplex (TF/VIIa/Phospholipide), Tenasekomplex (VIIIa/IXa/Calciumionen/Phospholipide) und Prothrombinasekomplex (Va/Xa/Calciumionen/Phospholipide).
Aktivierte Gerinnungsfaktoren sind grün, nichtaktive Faktoren gelb dargestellt.
Thrombin ist als zentrales Enzym der Hämostase vergrößert betont.
Inhibitoren des Gerinnungssystems haben rote Symbole, Inhibitoren des Fibrinolysesystems sind türkis dargestellt.

flächen (vermutlich Zellmembranen) gebunden und durch Kallikrein, Trypsin oder Plasmin aktiviert sein muss. Die höhere Aktivität der intrinsischen Gerinnungsfaktoren erklärt sich über deren Neigung zu autokatalytischer Aktivierung (Faktoren XI und XII).

Die überwiegende Anzahl der Gerinnungsfaktoren und Inhibitoren wird in der Leber synthetisiert. Die wenigen Ausnahmen sind z.B. FVIII (Endothel), FXIII (z.T. Thrombozyten), FIV (Calcium) und FIII (Gewebsthromboplastin). Die hepatisch gebildeten Proteine des **Prothrombinkomplexes** (Faktoren II, VII, IX, X) sowie die als Gerinnungsinhibitoren fungierenden Proteine C und S werden nach ihrer Synthese (posttranslational) durch γ-Carboxylierung am N-terminalen Ende modifiziert. Nur so können sie Calciumionen binden und an der Gerinnung teilnehmen. Diese an den Glutaminsäureresten stattfindende Derivatisierung geschieht durch eine γ-Glutamyl-Carboxylase mit Vitamin K als Cofaktor und ist Voraussetzung für die biochemische Funktion dieser Faktoren. Entsprechend führt Vitamin-K-Mangel oder die Behandlung mit Vitamin-K-Antagonisten (Cumarine, z.B. Marcumar, oder Warfarine) zu absinkenden Konzentrationen funktionsfähiger Proteasen des Prothrombinkomplexes und zur Blutungsneigung.

Fibrinbildung

Das Endprodukt der plasmatischen Hämostase ist netzförmiges **Fibrin**, das durch Spaltung des in hoher Konzentration (1,5–4 g/L) im Plasma vorliegenden Fibrinogens entsteht (➤ Abb. 25.27). **Fibrinogen** ist ein Dimer aus jeweils zwei Aα-Ketten, zwei Bβ-Ketten und zwei γ-Ketten. Daraus spaltet Thrombin die **Fibrinopeptide A und B** ab. Das führt zu einer faserartigen Polymerisation der entstandenen Fibrinmoleküle, die zunächst mechanisch belastbar sind, aber keine dauerhafte Stabilität haben. Um diese zu erreichen, verknüpft die thrombinaktivierte Transglutaminase **Faktor XIIIa** unter Freisetzung von Ammoniak die α-Ketten und die γ-Ketten über Lysyl- und Glutamylreste (➤ Abb. 25.28). Es entsteht ein kovalent stabilisiertes Fibringerinnsel, das gegen vorzeitige Fibrinolyse durch Plasmin resistent ist. Faktor XIIIa bindet zudem

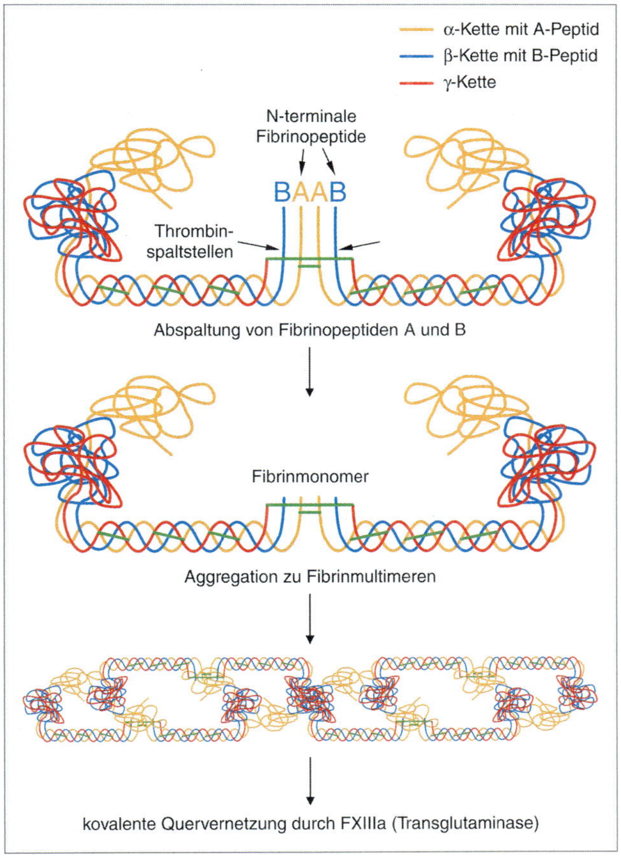

Abb. 25.28 Schematische Darstellung der Fibrinbildung. Die Abspaltung der Fibrinopeptide A und B führt zur Polymerisierung und nichtkovalenten Aggregation. Anschließende Transglutaminasereaktion durch Faktor XIIIa hat fibrinolysestabil vernetztes Fibrin als Ergebnis. Zusätzliche Beseitigung von Lysin- und Argininresten durch TAFI bringt eine weitere Stabilisierung gegenüber Plasmin.

Moleküle der extrazellulären Matrix wie Fibronektin und Kollagen an das Fibringerinnsel. An dem entstehenden Gerüst können Fibroblasten wachsen, was die bindegewebige Organisation und Heilung der Verletzung unterstützt. Diese Zusammenhänge erklären auch, warum ein Faktor-XIII-Mangel zu einer Nachblutung aus einer primär bereits geschlossenen Wunde führen kann. Eine weitergehende Stabilisierung geschieht durch den **thrombinaktivierbaren Fibrinolyseinhibitor** (TAFI). TAFI entfernt als Exoprotease vom C-terminalen Ende des quervernetzten Fibrins Arginin- und Lysinreste, die als Bindungsmotive für Plasmin benötigt werden.

Blick ins Labor

Zur Erfassung von Gerinnungsstörungen werden im Labor sog. Globaltests aus Citratplasma durchgeführt. Das dem Blut beigemischte Citrat reduziert durch Komplexbildung die Konzentration des freien Calciums im Abnahmeröhrchen auf ca. ein Zehntel der Ausgangskonzentration. Nach Zugabe von Calcium, Phospholipiden und spezifischen Aktivatoren wird die Zeit bis zur Fibrinbildung in Sekunden gemessen. Die Globaltests ermöglichen eine Aussage, ob eine Gerinnungsstörung durch das intrinsische System bedingt ist (verlängerte aktivierte partielle Thromboplastinzeit [aPTT]) oder ihre Ursache im extrinsischen System hat (verlängerte Thromboplastinzeit nach Quick). Sie dienen daher als wichtige orientierende medizinische Untersuchungen auf Hämostasestörungen oder zur Therapiekontrolle.

Inhibitoren der Gerinnung

Der wichtigste Inhibitor der plasmatischen Gerinnungskaskade ist **Antithrombin (AT III)**. AT III wird als **Serinproteaseinhibitor (Serpin)** in der Leber synthetisiert und besitzt hemmende Eigenschaften, v.a. gegenüber Thrombin und Faktor Xa (➤ Abb. 25.27). Serpine hemmen ihre Substrate irreversibel durch 1:1-Komplexierung. AT III zirkuliert im Blut in einer nur schwach aktiven Konformation. Nach Interaktion mit einer spezifischen Pentasaccharidsequenz, die in endothelialen Heparinsulfaten, aber auch in therapeutischen **Heparinen** vorkommt, wird AT III ein potenter, hochaffiner Inhibitor zahlreicher Gerinnungsfaktoren. Die Interaktion zwischen AT III und Heparin erfolgt hierbei vornehmlich an Lysin- und Argininresten des Proteins und bewirkt dessen entscheidende Konformationsänderung, welche die inhibitorische Wirkung von AT III um ein Vielfaches steigert. Man nutzt diesen Effekt zur therapeutischen Gerinnungshemmung (➤ Abb. 25.29). Im Gegensatz zur AT-III-Bindung des hochmolekularen Heparins besitzen fraktionierte niedermolekulare Heparine oder vollsynthetische Pentasaccharide eine höhere bzw. exklusive Selektivität für aktivierten Faktor X und geringere bzw. keine Selektivität für Thrombin.

Aktiviertes Protein C (APC) ist ein weiterer zentraler Inhibitor im Gerinnungssystem. Die Serinprotease hemmt die prokoagulatorische Bildung von Thrombin (FIIa), indem sie spezifisch FVa und FVIIIa durch Proteolyse inaktiviert. Die beiden gehemmten Faktoren sind in aktivem Zustand Teile des Prothrombinase- und Tenasekomplexes und dabei direkt bzw. indirekt für die Prothrombinaktivierung verantwortlich (➤ Abb. 25.27). Die Inaktivierung kann durch Protein S als APC-Kofaktor beschleunigt werden. Defizienzen der Gerinnungsinhibitoren AT III, Protein C oder Protein S sowie die durch eine Punktmutation im Faktor V bedingte Resistenz gegenüber APC sind angeborene Ursachen der Thrombophilie.

MERKE

Die unverletzten Oberflächen des Gefäßendothels lassen keine Gerinnungsaktivierung zu. Die Gerinnungsaktivatoren befinden sich im extravasalen Raum und kommen mit dem Blut nur im Rahmen einer Verletzung in Kontakt. Durch Proteolyse von präformierten inaktiven Vorläuferproteinen wird die Gerinnungskaskade in Gang gesetzt. Die sequenzielle Aktivierung von Gerinnungsfaktoren der extrinsischen und intrinsischen Gerinnungskaskaden führt letztlich zur Entstehung von Thrombin, das die Fibrinbildung aus Fibrinogen induziert. Mehrere Serinproteaseinhibitoren (Serpine) wie Antithrombin III oder Protein C verhindern ein Überschießen der Gerinnungsaktivierung.

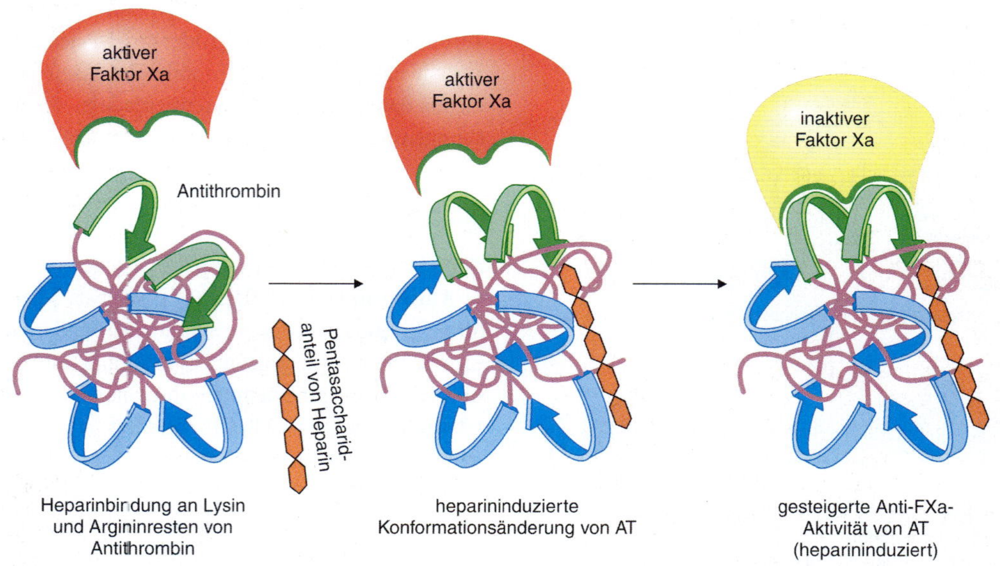

Abb. 25.29 Schematische Darstellung der antikoagulatorischen Heparinwirkung am Beispiel von Faktor Xa. Heparinbindung führt zu Konformationsänderung in AT III. In der Folge erhöht sich die Affinität zwischen Protease und ihrem Inhibitor und verstärkt die Inaktivierung des Gerinnungsfaktors.

Fibrinolyse

Die Wiederauflösung eines Fibringerinnsels **(Fibrinolyse)** oder eines Blutzellen enthaltenden Thrombus **(Thrombolyse)** erfolgt ebenfalls in enzymatischen Reaktionen durch Serinproteasen, deren Aktivität durch Serpine inhibiert wird. Die Fibrinolyse und damit evtl. die Rekanalisation eines Gefäßes erfolgen physiologischerweise durch die Serinprotease **Plasmin.** Plasmin ist die aktive Form des Zymogens **Plasminogen** (➤ Abb. 25.27), das ebenfalls in der Leber gebildet wird. Es kann polymerisierte Fibrinfäden spalten oder auch schon deren Vorstufe, das Fibrinogen (Faktor I). Plasminogen wird durch zwei **Plasminogenaktivatoren (PA)** aktiviert, den Tissue-Plasminogenaktivator (t-PA) oder die Urokinase (u-PA). Die Serinprotease t-PA ist der wichtigste physiologische Aktivator von Plasminogen und wird vom Endothel und zahlreichen weiteren Organen gebildet. Wesentlich ist, dass t-PA als aktives Enzym in der Zirkulation vorliegt. Da sein Gegenspieler, der Plasminogenaktivator-Inhibitor 1 (PAI-1), im Überschuss vorliegt und mit t-PA einen Komplex bildet, kommt es unter normalen Bedingungen nicht zur Fibrinolyse. t-PA bindet, wie sein Substrat Plasminogen, an Fibrin. Die Anwesenheit von Fibrin als Matrix erhöht die t-PA-Aktivität lokal um den Faktor 100. Hierdurch werden die Plasminogenaktivierung und folglich die Fibrinolyse auf den Ort des Bedarfs fokussiert. Die **Serinprotease Urokinase (u-PA)** findet sich überwiegend im extravasalen Raum und ist dort bei der extrazellulären Proteolyse, Gewebsumbildung und Tumormetastasierung wichtig. Im Plasma kommt sie als inaktive einkettige Form vor (Prourokinase), die durch diverse Aktivatoren, wie FXIIa, Thrombin oder Plasmin, in die zweikettige aktive Form gespalten werden kann. Dies ist ein weiteres Beispiel dafür, dass Hämostase und Fibrinolyse ineinandergreifende und gegenläufig regulierte Prozesse sind, die simultan ablaufen. Einmal aktiviertes Plasmin wird durch den Plasmininhibitor (PI) inaktiviert sowie durch TAFI gebremst. Die Konzentration von PI kann bei massiver Aktivierung der Fibrinolyse limitierend werden und mit entsprechender Blutungsneigung einhergehen.

Klinik

Eine **disseminierte intravasale Gerinnung** (DIC) oder auch **Verbrauchskoagulopathie** ist eine schwerwiegende erworbene Gerinnungsstörung unterschiedlicher Ursache. Sie zeichnet sich durch eine ungerichtete und massive intravaskuläre Gerinnungsaktivierung aus. Dies führt zu einem Verbrauch von Thrombozyten, Fibrinogen und zahlreichen weiteren Gerinnungsfaktoren und kann häufig irreversible Gefäßverschlüsse nach sich ziehen. Letztendlich resultieren der Verbrauch der Faktoren und die durch die gleichzeitig aktivierte Fibrinolyse entstehenden Fibrinspaltprodukte (Defibrinierungssyndrom) in einer zunehmenden Blutungsneigung (hämorrhagische Diathese). Unbehandelt entwickeln sich klinisch schwere generalisierte Blutungen, z.B. nach operativen Eingriffen, die im Vollbild unbehandelt tödlich verlaufen können.

MERKE

Die Auflösung von Fibringerinnseln (Fibrinolyse) ist die zentrale Funktion der Protease Plasmin, die durch zwei als Aktivatoren wirkende Serinproteasen t-PA sowie u-PA gebildet wird. Die Aktivierung des Fibrinolysesystems wird durch den Plasminogenaktivator-Inhibitor 1 (PAI-1) kontrolliert. Das aktive Plasmin wird durch den Plasmininhibitor (PI) gehemmt, die Stabilisierung von Fibrin durch den thrombinaktivierten Fibrinolyseinhibitor (TAFI).

ZUSAMMENFASSUNG

Zusammensetzung und Transportfunktionen

Das Blut ist ein „flüssiges Organ", zusammengesetzt aus dem Blutplasma (55%), den darin gelösten Stoffen und den zellulären Elementen (45%). Der erwachsene Mensch besitzt ein Blutvolumen von 4 bis 6 L. Als ideales Transportsystem ist das Blut mit seinen Bestandteilen an unterschiedlichen physiologischen Vorgängen beteiligt, wie der Atemfunktion, der Aufrechterhaltung von pH, Isoionie und Isotonie, der Temperaturregulation, der Nähr- und Spülfunktion, dem Transport von Hormonen und Metaboliten sowie der Immunabwehr und der Blutgerinnung.

Plasmaproteine

Plasmaproteine üben entweder spezifische Funktionen im Blut aus oder erscheinen dort passager im Rahmen ihrer Zirkulation. Klassische Plasmaproteine sind Albumin zur Aufrechterhaltung des onkotischen Drucks, Gerinnungsfaktoren und Transportproteine sowie Immunglobuline und Komplementfaktoren für die Abwehr. Die Proteinzusammensetzung des Plasmas ändert sich sehr dynamisch im Rahmen physiologischer Vorgänge, z.B. zirkadianer oder hormonell zyklischer Rhythmik, aber auch bei Erkrankungen. Daher ist Plasma ein wesentliches medizinisches Untersuchungsmaterial.

Blutzellbildung und -reifung

Vorläufer aller Blutzellen stellen multipotente hämatopoetische Stammzellen dar. Aus diesen entstehen durch Differenzierungsschritte determinierte hämatopoetische Vorläuferzellen, die sich wiederum zu reifen Blutzellen weiterentwickeln. Das Proliferations- und das Differenzierungsverhalten der unreifen Vorläuferzellen werden durch das Knochenmarksstroma reguliert. Die Erythropoese wird durch das Hormon Erythropoetin aus Leber und Nierenrinde stimuliert, das selektiv an den Erythropoetinrezeptor der Vorläuferzellen bindet. EPO wird vermehrt gebildet, wenn der lokale Sauerstoffpartialdruck im Gewebe sinkt. Bei Bedarf kann die Erythropoese um das Fünf- bis Zehnfache gesteigert werden.

Erythrozyten

Die Hauptfunktion der Erythrozyten ist der Transport von O_2 und CO_2. Struktur, Zusammensetzung und Stoffwechsel des Erythrozyten sind seinen hoch spezialisierten Funktionen angepasst. Erythrozyten enthalten Hämoglobin, das für die Bindung von O_2 und CO_2 verantwortlich ist und ein wichtiges Puffersystem des Extrazellularraums darstellt. Der Stoffwechsel des Erythrozyten (anaerobe Glykolyse, Pentosephosphatweg) ist darauf ausgerichtet, das Hämoglobin funktionsfähig zu halten und die Stabilität der Zellstruktur zu gewährleisten. Strukturvarianten des Hämoglobins sowie Störungen in der Globinkettensynthese (Thalassämien) können die O_2-Transportfunktion des Hämoglobins beeinflussen. Die Hämgruppe in jeder der vier Untereinheiten des Hämoglobins bindet Eisen (Hämeisen). Bei der physiologischen O_2-Bindung bleibt Eisen in seinem reduzierten Zustand (Fe^{2+}). Bei der Oxidation zu Fe^{3+} entsteht Methämoglobin. Die Häm-Biosynthese findet in den Mitochondrien und im Zytoplasma statt, der Abbau des Häms im MMS und in der Leber. Es wird zu den Gallenfarbstoffen Biliverdin und Bilirubin abgebaut.

Blutgruppenmerkmale

Erythrozyten tragen antigene Oberflächenmerkmale. Diese werden in Blutgruppensysteme zusammengefasst. Die transfusionsmedizinische Bedeutung der Blutgruppensysteme wird durch Antikörper gegen die Antigene bestimmt. Die stärkste Antigenität besitzen Blutgruppenmerkmale aus dem AB0-System (A und B) sowie aus dem Rhesus-System (Rhesus-Antigen D). Antigene im AB0-System sind verschiedene Zuckerstrukturen in Glykosphingolipiden, deren Aufbau genetisch durch drei verschiedene Allele (A, B, und H) der Glykosyltransferase festgelegt ist. Die Glykosyltransferasen übertragen im Golgi-Apparat sequenziell verschiedene Zuckerreste auf die Grundsubstanz.

Leukozyten und Entzündung

Neutrophile Granulozyten und Makrophagen bilden zusammen die funktionelle Einheit der Phagozyten. Zu den spezifischen Zellleistungen der Phagozyten gehören die Leukozytenevasation, die zielgerichtete Chemotaxis, die Phagozytose sowie die intrazelluläre Abtötung von Erregern (oxidativer Burst). Die Phagozytose von Fremdkörpern und Bakterien sowie der intrazelluläre Verdau durch lysosomale Enzyme sind wesentliche Prozesse der unspezifischen Immunabwehr. Eine wichtige Rolle spielt hierbei die NADPH-Oxidase, die den molekularen Sauerstoff in mikrobizide O_2-Metaboliten umwandelt. Diese reaktiven Sauerstoffspezies oxidieren u.a. Membranlipide der Bakterien und wirken damit zytotoxisch.
Die Akute-Phase-Reaktion ist die systemische Reaktion des Organismus auf eine Gewebsschädigung und gekennzeichnet durch ein verändertes Proteinsynthesemuster der Leber. Mögliche Ursachen sind traumatische Gewebeschädigungen oder Infektionen. Die Bestimmung von Markerproteinen der Akutphase im Serum oder Blutplasma (z.B. CRP) erlaubt Früherkennung, Diagnose und Verlaufskontrolle entzündlicher Erkrankungen.

Hämostase

Das Blutstillungssystem besitzt zelluläre und lösliche Anteile. Gefäßkonstriktion und Thrombozytenaggregation ermöglichen eine primäre und oft nur provisorische Hämostase. Die sekundäre und langfristige Hämostase durch Blutgerinnung ist gekennzeichnet durch eine kaskadenförmige Aktivierung von als Zymogenen vorliegenden Serinproteasen. Sie wird im Fall einer Verletzung des Gefäßendothels durch den Kontakt der Plasmaproteine mit dem subendothelialen Bindegewebe ausgelöst. Am Ende der Blutgerinnung steht die Ausbildung eines stabilen Fibrinthrombus durch Thrombin und Faktor XIII, welche die Blutung stoppen und die Organisation der Verletzung sowie deren Heilung einleiten. Der Zymogenstatus der Gerinnungsfaktoren verhindert zusammen mit den Gerinnungsinhibitoren (Serpinen) die spontane Gerinnung (Thrombose).

Fibrinolyse

Durch die Fibrinolyse werden Blutgerinnsel und Thromben aufgelöst. Die Fibrinolyseaktivierung ist ebenfalls ein proteolytischer Prozess, der simultan mit der Gerinnung eingeleitet und teilweise durch dieselben Enzyme aktiviert wird. Plasmin ist das zentrale Enzym der Fibrinolyse. Die proteolytische Aktivierung von Plasminogen zu Plasmin erfolgt über die Serinproteasen u-PA und t-PA. Plasmin spaltet als Protease die Peptidbindungen des Fibringerinnsels. In der Spätphase massiver intravasaler Gerinnungsreaktionen (disseminierte intravasale Koagulation, DIC) kann es als Komplikation zu Hyperfibrinolyse und schweren Blutungen kommen.

Fragen

1. Welche wichtigen Funktionen erfüllen die Plasmaproteine?
2. Was sind die besonderen strukturellen und funktionellen Eigenschaften des Hämoglobins? (Denken Sie an Globinanteile und Hämgruppen, Oxyhämoglobin und Desoxyhämoglobin und kooperative Wechselwirkung.)
3. Die Häm-Biosynthese durchläuft mehrere enzymatische Schritte.
   3a. Welche sind das?
   3b. Wie sind sie reguliert?
   3c. Welche Konsequenzen haben Enzymdefekte?
4. Beschreiben Sie den Sauerstofftransport im Blut durch Erythrozyten. (Denken Sie an Oxygenierung und Desoxygenierung des Hämeisens, die Regulation der O_2-Bindung, die Blockade des O_2-Transports durch CO_2 und die Energiebereitstellung im Erythrozyten.)
5. Beschreiben Sie die zellulären Effektormechanismen beim akuten entzündlichen Geschehen. (Denken Sie an Leukozytenevasation und Chemotaxis sowie Phagozytose und Respiratory burst.)
6. Beschreiben Sie die Abläufe bei einem akuten entzündlichen Geschehen. (Denken Sie dabei an positive und negative Reaktanten der Akute-Phase-Reaktion, C-reaktives Protein, proinflammatorische Interleukine und Nachweismethoden der akuten Phase.)
7. Benennen Sie die Komponenten und die Vorgänge bei der primären Hämostase.
8. Beschreiben Sie die kaskadenförmige Aktivierung des intrinsischen und extrinsischen Gerinnungssystems und deren labortechnische Überwachung in vitro.

029 IMPP-Fragen

KAPITEL

26

T. Hünig

Immunologie

Praxisfall

II Ein Patient stellt sich vor mit der Sorge, er könne sich bei einer HIV-positiven Partnerin angesteckt haben. Der Kontakt liegt bereits einige Monate zurück. Eine Serumprobe wird daraufhin auf HIV-spezifische Antikörper getestet. Zunächst wird ein hochsensitiver enzymgekoppelter Immunosorbentsassay (ELISA) durchgeführt, bei dem das HIV-Strukturprotein gp41 an eine Plastikoberfläche gebunden vorliegt und die passenden Antikörper aus dem Serum bindet; diese werden mit einer Farbreaktion sichtbar gemacht. Das positive Ergebnis wird in einem Western-Blot überprüft, bei dem die Virusproteine nach ihrem Molekulargewicht aufgetrennt auf einem Filterstreifen vorliegen. Die Reaktion des Patientenserums mit Banden der Größe 24, 41 und 120 kDa bestätigt die Anwesenheit HIV-spezifischer Antikörper und damit den Verdacht auf eine Infektion. Dieses Ergebnis wird in einer zweiten Serumprobe wiederum serologisch und zusätzlich durch Nachweis der HIV-RNA gesichert. Begleitend zu der nun initiierten antiretroviralen Therapie erfolgt die regelmäßige Überprüfung der Zahl im Blut zirkulierender CD4-T-Zellen mithilfe der Leukozytendifferentialanalyse. Diese wird mithilfe fluoreszierender, CD4-spezifischer monoklonaler Antikörper in der computergestützten Durchflusszytophotometrie durchgeführt. Bei einem Absinken vom Normalwert von etwa 1000 CD4-T-Zellen pro Mikroliter Blut auf unter 500 sind erste prophylaktische Maßnahmen zur Verhinderung opportunistischer Infektionen geboten, die das wichtigste Krankheitsrisiko für HIV-Patienten in der Progression zur erworbenenen Immunschwäche AIDS darstellen.

Zur Orientierung

Das Immunsystem überwacht die Erhaltung der Integrität des Körpers gegenüber pathogenen Eindringlingen von außen (Viren, Bakterien, Pilze, Parasiten) sowie gegen Tumorzellen. Es unterstützt die physikalischen Barrieren gegenüber der Außenwelt durch strategisch platzierte Abwehrmechanismen und bekämpft eingedrungene Pathogene systemisch und lokal. Es besteht aus Zellen und löslichen Faktoren. Man unterscheidet eine sofortige **angeborene Immunantwort** und eine sich erst mit der Zeit entwickelnde, dafür aber viel spezifischere **adaptive Immunantwort**. Die Zellen des Immunsystems sind Teil des hämatopoetischen Systems. Aus sich selbst erneuernden pluripotenten hämatopoetischen Stammzellen differenzieren zunächst Vorläufer, die entweder auf die myeloische oder die lymphatische Entwicklung festgelegt sind. Mit seinen $2 \cdot 10^{12}$ Lymphozyten erreicht das adaptive Immunsystem ein ähnliches Gewicht (ca. 1 kg) wie z.B. das Gehirn. Seine Zellen sind auf die lymphoiden Organe, die Blut- und Lymphzirkulation sowie die verschiedenen Gewebe des Körpers verteilt.

Sowohl die Zellen des angeborenen als auch die des adaptiven Immunsystems erkennen mikrobielle Eindringlinge mithilfe von Rezeptoren. Beim angeborenen Immunsystem handelt es sich um **Mustererkennungsrezeptoren**, mit denen Klassen von Krankheitserregern als solche erkannt werden. Dagegen vermittelt das adaptive Immunsystem die präzise Erkennung einer unbegrenzten Vielfalt molekularer Details auf den Makromolekülen von Erregern durch eine ähnlich große Vielfalt von **Rezeptoren der B-** und **T-Lymphozyten**, die klonal verteilt, d.h. von Zelle zu Zelle verschieden sind. Mit diesen Rezeptoren erkennen die B-Zellen konformationsabhängige Determinanten auf Makromolekülen und produzieren daraufhin **Antikörper**, während T-Zellen kurze Peptide erkennen, die durch **HLA-Moleküle** auf der Zelloberfläche präsentiert werden.

Im Sinne der **Klonselektion** ist der erste Schritt der adaptiven Immunantwort die Erkennung des Antigens durch einzelne Lymphozyten. Bei B-Zellen stimuliert das Antigen selbst den BCR. T-Zellen erkennen antigene Peptide, gebunden an HLA-Moleküle, im Rahmen einer komplexen Membraninteraktion zwischen T-Zelle und dendritischer Zelle, der „immunologischen Synapse". Die Mechanismen der Signaltransduktion der BCR und TCR sind ähnlich. Sie beinhalten **Kinasen**, **Phospholipasen**, **Phosphatasen** und **GTPasen**, die durch Adapterproteine zusammengebracht werden und kaskadenförmig hintereinandergeschaltet sind. Im Ergebnis werden Transkriptionsfaktoren aktiviert und in den Kern transloziert, wo sie für Proliferation und Differenzierung der Lymphozyten wichtige Gene steuern. Zusätzliche Signale von anderen Leukozyten werden über Zellinteraktionsmoleküle und lösliche Faktoren, die Zytokine, empfangen und integriert.

26.1 Das Immunsystem

26.1.1 Angeborene und adaptive Immunität

Grundtypen der Immunität

Das Immunsystem ist gegen mikrobielle Erreger und veränderte körpereigene Zellen (z.B. Krebszellen) gerichtet. Es greift also physiologisch unbekannte Strukturen (**„Fremd"**) an und schont dabei die körpereigenen Zellen und Moleküle (**„Selbst"**). Dieser besondere Schutz des Organismus wird als Immunität bezeichnet. Ein Teil der Immunität ist bereits von Geburt an vorhanden und besteht zeitlebens (angeborene Immunität), ein anderer Teil wird erst im Laufe des Lebens erworben (adaptive Immunität).

- **Angeborene Immunität:** Die Erkennung durch das angeborene Immunsystem ist breit und im Wesentlichen auf die jeweilige Klasse der Erreger (z.B. Pilze) beschränkt. Sie führt nicht zu verbesserter Reaktion bei einer Zweitinfektion (kein „Gedächtnis"), steht bei einer Infektion jedoch ohne Vorlaufzeit sofort zur Verfügung.
- **Adaptive Immunität:** Die adaptive Immunantwort dagegen ist hochspezifisch, benötigt allerdings einige Tage für die Ausprägung der ersten Effektorfunktionen. Bei einer Zweitinfektion mit dem gleichen Erreger reagiert das adaptive Immunsystem jedoch rasch (**„immunologisches Gedächtnis"**). Die Träger von Strukturen, die durch das adaptive Immunsystem erkannt werden können, also z.B. körperfremde Glykoproteine, werden als **Antigene** bezeichnet (➤ Tab. 26.1).

Aufbau

Das Immunsystem besteht aus Zellen, löslichen (humoralen) Komponenten und spezialisierten Organen, in denen die Immunzellen gebildet bzw. Immunreaktionen eingeleitet werden (➤ Tab. 26.1). Die Zerstörung von eingedrungenen Pathoge-

Tab. 26.1 Komponenten und Eigenschaften des angeborenen und des adaptiven Immunsystems

	angeborenes Immunsystem	adaptives Immunsystem
Spezifität	breit	hoch
Reaktionskinetik	rasch	verzögert
Gedächtnisbildung	nein	ja
humorale Komponenten	Enzyme, Komplement, Akute-Phase-Proteine	Antikörper (von B-Lymphozyten gebildet)
zelluläre Komponenten	Monozyten, Makrophagen, Granulozyten, NK-Zellen	T-Lymphozyten

nen und Tumorzellen erfolgt entweder direkt durch die Zellen des Immunsystems **(zellvermittelte Immunität)** oder durch lösliche Moleküle **(humorale Immunität)**.

Komponenten des angeborenen Immunsystems

Zu den löslichen Faktoren gehören **Enzyme** (z.B. das antibakterielle Lysozym, Proteasen), die nach bakterieller Infektion rasch gebildeten **Akute-Phase-Proteine**, die Bakterien für den Zugriff des Immunsystems markieren, sowie das **Komplementsystem** (➤ Kap. 26.9.2). Zu den Zellen des angeborenen Immunsystems gehören alle Zellen der **Granulozyten-** sowie der **Monozyten/Makrophagen**-Reihen einschließlich der dendritischen Zellen sowie die **natürlichen Killerzellen (NK-Zellen)**.

Komponenten des adaptiven Immunsystems

Die humorale Komponente der adaptiven Immunität sind die **Antikörper**. Sie werden von B-Lymphozyten nach ihrer Differenzierung zu Plasmazellen produziert. Die zellvermittelte adaptive Immunantwort wird von thymusabgeleiteten Lymphozyten, sog. **T-Lymphozyten**, getragen: Sie können im direkten Zell-Zell-Kontakt Zielzellen spezifisch erkennen und zerstören.

Klonselektion

Die hohe Spezifität des adaptiven Immunsystems für einzelne Antigene, z.B. Bestandteile von Erregern, wird durch Rezeptormoleküle auf der Oberfläche von B- und T-Lymphozyten vermittelt. Diese werden als **Antigenrezeptoren** bzw. **B-** und **T-Zell-Rezeptoren** (**BCR** und **TCR**) bezeichnet. Durch Bindung an die passenden Rezeptoren regt ein Antigen, z.B. ein eingedrungener Mikroorganismus, nur eine geringe Zahl von Lymphozyten zur Vermehrung an, und zwar diejenigen, die Rezeptoren für die antigenen Strukturen des Mikroorganismus besitzen.

Die Nachkommen jeder einzelnen so aktivierten Zelle, die alle die gleiche Rezeptorspezifität tragen, stellen einen „Klon" dar. Entsprechend wird von **klonaler Expansion** gesprochen

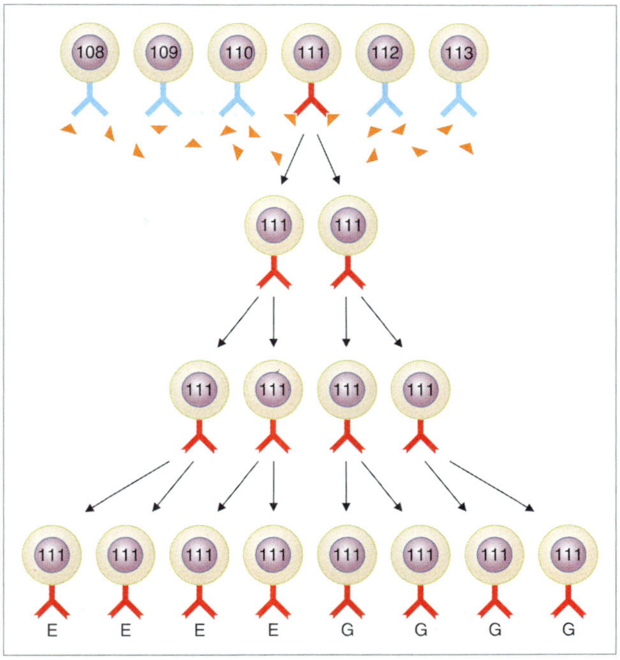

Abb. 26.1 Das Prinzip der Klonselektion. Das Antigen „wählt" aus einer großen Zahl ruhender Lymphozyten mit unterschiedlichen Rezeptoren die passenden aus (hier: Lymphozyt 111) und treibt deren klonale Vermehrung zu Effektor- (E) und Gedächtniszellen (G) an.

(➤ Abb. 26.1). Das Antigen, also z.B. der Erreger, bestimmt, welche Lymphozyten sich klonal vermehren (Klonselektion).

Gedächtnis

Die durch klonale Expansion angereicherten antigenspezifischen Zellen bekämpfen den Erreger. Ein Teil von ihnen bleibt als Gedächtniszellen für eine beschleunigte und verstärkte Reaktion bei einer Zweitinfektion mit demselben Erreger erhalten (➤ Abb. 26.2). Dieses **immunologische Gedächtnis** bildet zum einen die Grundlage der Schutzimpfung und erklärt zum anderen, warum manche Viruserkrankungen (z.B. Röteln) nur einmal im Leben durchgemacht werden.

Schon gewusst

Die seit Jahrtausenden gemachte Erfahrung, dass Erregerexposition vor zukünftiger Erkrankung durch denselben Erreger schützen kann, war die empirische Beobachtung des immunologischen Gedächtnisses. Vor 200 Jahren führte dann die gezielte Anwendung dieses Prinzips – immer noch in Unkenntnis der zugrunde liegenden Mechanismen – zur Entwicklung der **Pockenschutzimpfung** durch Jenner. Der triumphale Erfolg der Ausrottung der Pocken 1980 sowie die heute verfügbaren genauen Kenntnisse der Zellen und Moleküle des Immunsystems lassen hoffen, dass auch gegen Erreger wie den Malariaerreger und HIV, gegen die heute noch nicht effektiv prophylaktisch vorgegangen werden kann, erfolgreiche Impfstrategien entwickelt werden können.

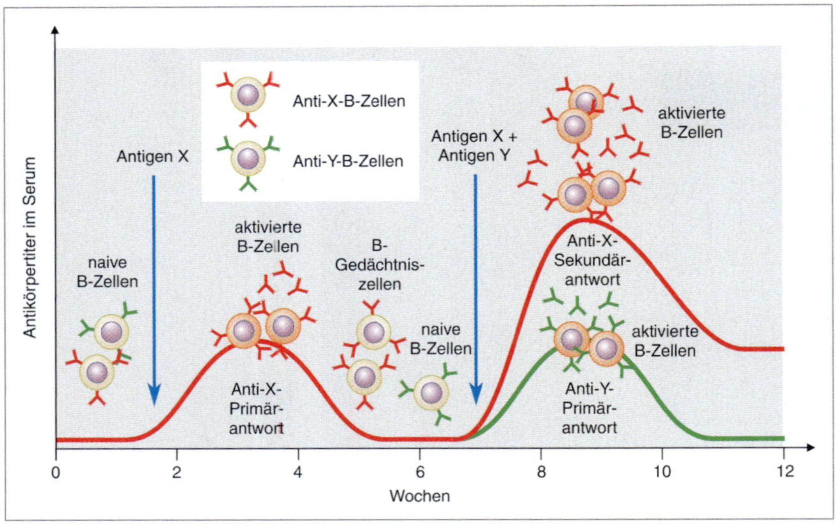

Abb. 26.2 Spezifität des immunologischen Gedächtnisses. Ein Teil der B-Lymphozyten mit Spezifität für Antigen X, die in der Primärantwort vermehrt wurden, steht als Gedächtniszellen für eine rasche Sekundärantwort zur Verfügung. Ein zum Zeitpunkt der zweiten Antigenapplikation verabreichtes Antigen Y löst eine Y-spezifische Primärantwort aus.

MERKE

Das Immunsystem dient der Erkennung und Eliminierung körperfremder Zellen und Moleküle. Es besteht aus einer **angeborenen** und einer **erworbenen (adaptiven) Komponente**. Grundlage der hohen Spezifität und des Gedächtnisses des adaptiven Immunsystems ist das Prinzip der Klonselektion. Das adaptive Immunsystem funktioniert nur in Kooperation mit dem weniger selektiven angeborenen Immunsystem.

26.1.2 Die Zellen des Immunsystems

Myeloische Linie

Die **Granulozyten**, **Monozyten** und **Makrophagen** der myeloischen Linie vernichten Keime durch Phagozytose. Monozyten und Makrophagen sowie die ihnen verwandten **dendritischen Zellen** bereiten aufgenommene Mikroorganismen und andere Fremdkörper für die Erkennung durch das adaptive Immunsystem vor. Dendritische Zellen werden wegen ihrer besonderen Fähigkeit, die Lymphozyten des adaptiven Immunsystems zu aktivieren, auch professionelle antigenpräsentierende Zellen genannt.

Lymphatische Linie

Die lymphatische Linie verzweigt sich in drei Klassen von Lymphozyten: natürliche Killerzellen **(NK-Zellen)**, **B-** und **T-Lymphozyten**, auch B- und T-Zellen genannt (➤ Abb. 26.3). T-Lymphozyten werden nach der Klasse ihrer Rezeptoren für Antigene weiter in αβ- (> 90%) und γδ-T-Zellen (< 10%) eingeteilt. αβ-T-Lymphozyten kommen als regulierende **T-Helferzellen** (TH) und **zytotoxische T-Lymphozyten** (CTL, cytotoxic T-lymphocytes; auch T-Killerzellen) vor. T-Helferzellen regulieren die Vermehrung und die Funktion aller Leukozytenpopulationen. Zytotoxische T-Lymphozyten zerstören andere Körperzellen, die sie z.B. aufgrund einer Virusinfektion als fremd erkennen. Die Funktion der γδ-T-Zellen ist weitgehend unklar.

Entsprechend ihren Funktionen tragen die verschiedenen myeloischen und lymphatischen Zellen unterschiedliche **Oberflächenmoleküle**, meist Glykoproteine, mit deren Hilfe man sie unterscheiden und definieren kann („Marker"). Diese Oberflächenmarker werden mithilfe monoklonaler Antikörper (➤ Kap. 26.4.5) sichtbar gemacht und nach der **CD-Nomenklatur** benannt (CD von Cluster of differentiation, da sie einen Differenzierungszustand der Zelle anzeigen). Man kennt inzwischen über 300 verschiedene CD-Marker. Zum Beispiel sind T-Helferlymphozyten durch den CD4-Marker, zytotoxische T-Lymphozyten durch den CD8-Marker gekennzeichnet. Eine Übersicht über die Leukozytenpopulationen, ihre Funktion und Definition durch die wichtigsten CD-Marker findet sich in ➤ Abb. 26.3.

MERKE

Die Zellen des Immunsystems sind die Leukozyten. Sie entwickeln sich aus den hämatopoetischen Stammzellen. Zellen der **myeloischen** Reihe sind Granulozyten, Monozyten, Makrophagen und dendritische Zellen. Die **lymphatische** Reihe führt zu natürlichen Killerzellen (NK-Zellen), B-Lymphozyten und den verschiedenen Klassen der T-Lymphozyten. Zelloberflächenmoleküle (**CD-Marker**) werden zur Erkennung und Unterscheidung der Subtypen und ihrer Differenzierungsstadien herangezogen.

26.1.3 Organe des Immunsystems

Zu den **primären** lymphatischen Organen zählen Knochenmark und Thymus. Die **sekundären** lymphatischen Organe sind Lymphknoten, Milz, Tonsillen und das mukosaassoziierte lymphatische Gewebe (➤ Abb. 26.4).

Primäre lymphatische Organe

Knochenmark

Alle Zellen des Immunsystems stammen von den hämatopoetischen Stammzellen im Knochenmark ab. Die zusätzlich be-

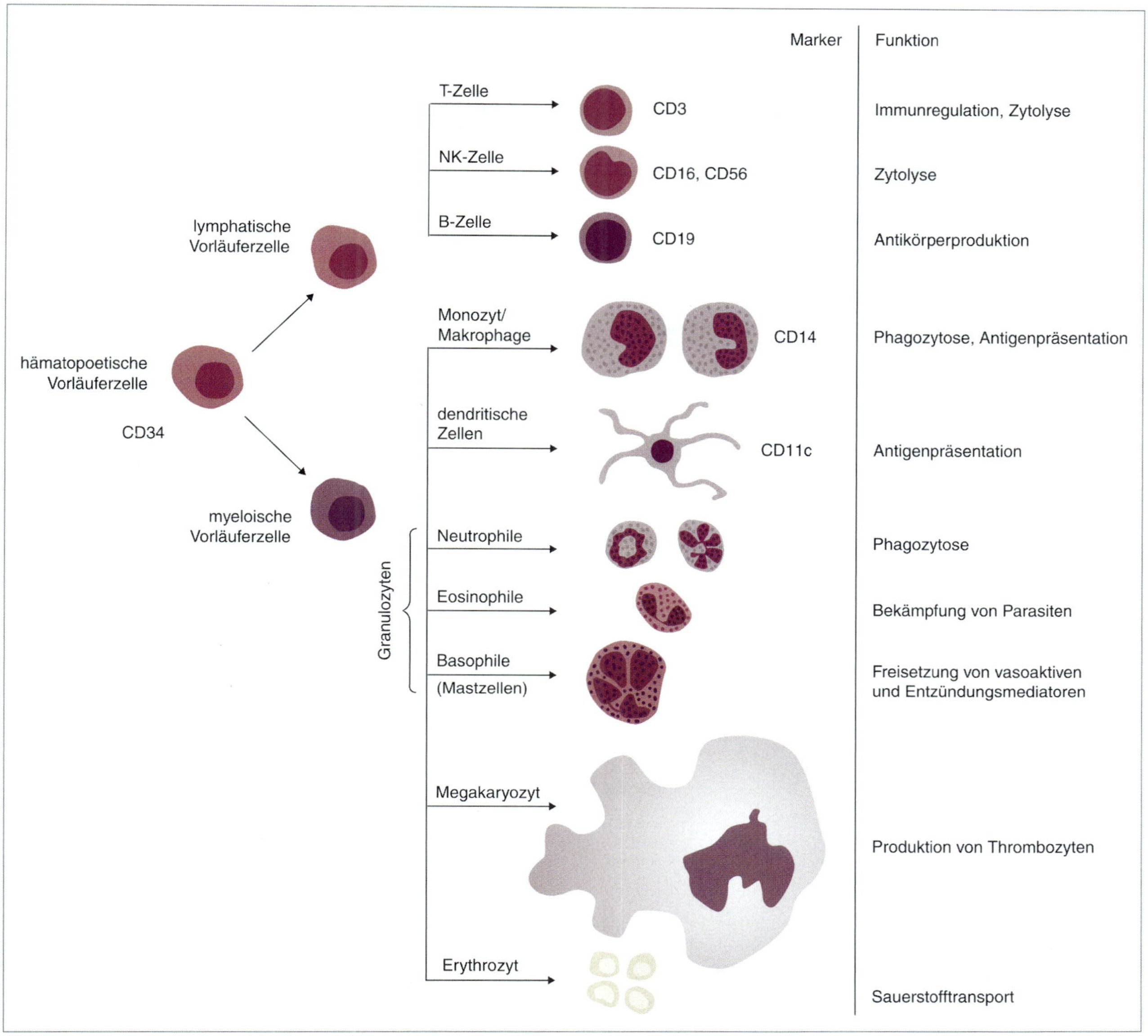

Abb. 26.3 Entwicklung der Zellen des Immunsystems aus hämatopoetischen Stammzellen. Es sind nur die gängigen Zelloberflächenmarker angeführt, die in der klinischen Routine zur Unterscheidung der Zellen verwendet werden (CD-Marker).

nötigte Zeit der Reifung außerhalb des Knochenmarks unterscheidet sich jedoch deutlich. Zum Beispiel verlassen B-Lymphozyten das Knochenmark als fast ausgereifte Zellen, während T-Lymphozyten das Knochenmark als Vorläuferzellen verlassen und sich im Thymus weiterentwickeln.

Thymus

Die Aufgabe des Thymus ist die Bildung von T-Zellen aus Vorläuferzellen, die aus dem Knochenmark über die Blutbahn einwandern. Die Thymusrinde (Kortex) enthält die unreifen Zwischenschritte der T-Zell-Entwicklung, im Mark (Medulla) warten die reifen T-Zellen auf den Export.

Sekundäre lymphatische Organe

Lymphknoten

Lymphknoten sind in die Lymphbahnen eingeschaltete Filterstationen. Sie organisieren das Zusammentreffen von Antigenen aus dem Gewebe mit den lymphknotenständigen Lymphozyten und leiten auf diese Weise Immunantworten ein. Dabei werden die Lymphozyten mit dem für das entsprechende Antigen passenden Rezeptor vervielfältigt (Klonselektion, ➤ Abb. 26.1). Die neu gebildeten Lymphozyten gelangen schließlich über die Lymphbahnen in das Blut und von dort aus in alle Organe des Körpers (➤ Abb. 26.5).

Milz

Antigene, die in die Blutbahn gelangen, werden in der Milz zurückgehalten. Dort werden, ähnlich wie im Lymphknoten, Lymphozyten mit passenden Antigenrezeptoren vermehrt. Die neu gebildeten Lymphozyten wandern über die Blutbahn an den Ort des Infektionsgeschehens.

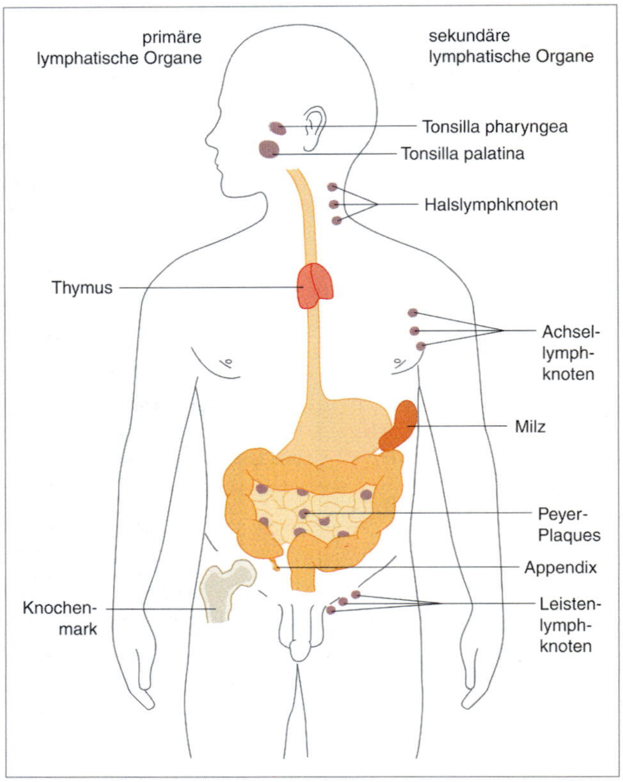

Abb. 26.4 Lage der primären und sekundären lymphatischen Organe im Körper des Menschen.

Sonstige

Weitere sekundäre lymphatische Organe sind die Tonsillen, die Peyer-Plaques des Dünndarms und verschiedene mukosaassoziierte, mehr oder weniger strukturierte Ansammlungen lymphoider Zellen, deren Bedeutung in ihrer strategischen Platzierung entlang möglichen Eintrittswegen für Erreger besteht.

MERKE

Die primären lymphatischen Organe sind das Knochenmark und der Thymus. Der **Thymus** ist auf die Bildung von T-Lymphozyten spezialisiert, das **Knochenmark** produziert B-Zellen und die Vorläufer aller Zellen des Immunsystems. Immunantworten werden in den strategisch platzierten **Lymphknoten** und der **Milz** eingeleitet. Die ständige Wanderung der Lymphozyten durch die Blut- und Lymphgefäße ermöglicht eine effektive Erkennung und Bekämpfung von Krankheitserregern und Toxinen im gesamten Organismus.

26.2 Das immunologische Erkennungsrepertoire

26.2.1 Rezeptoren des angeborenen Immunsystems

Mustererkennungsrezeptoren (Pattern recognition receptors, PRR)

Im Fall der angeborenen Immunität ist die Erkennung breit angelegt. Hier erfassen die immunologischen Rezeptormoleküle ganze Klassen oder Gruppen von Erregern durch Erkennung wiederkehrender Muster von Oberflächenmolekülen („Patterns“). Die wichtigste Gruppe dieser Rezeptoren sind nach den verwandten Toll-Proteinen von *Drosophila* benannt und heißen **Toll-ähnliche Rezeptoren** (**TLR**, toll-like receptors). Beim Menschen sind bisher zehn TLR identifiziert worden. Ihre Spezifität ist, soweit bekannt, in ➤ Tab. 26.2 zusammenge-

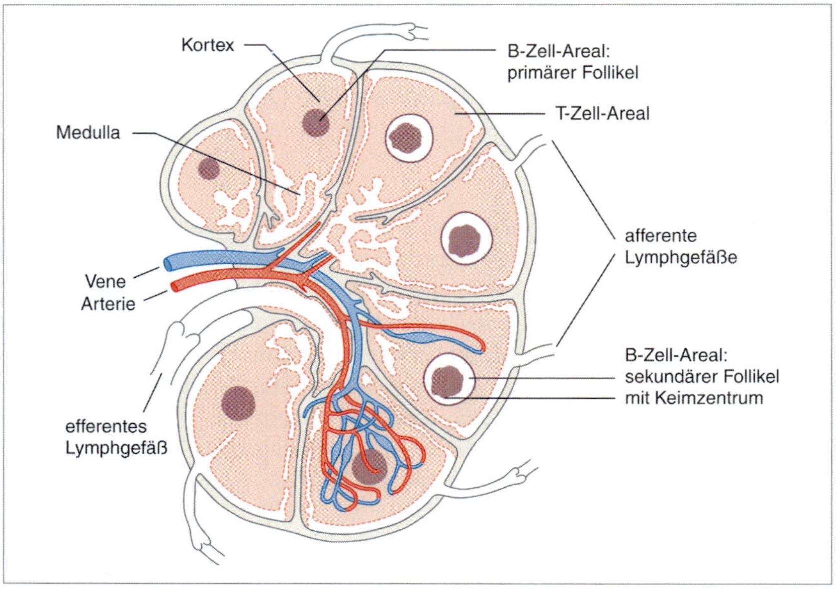

Abb. 26.5 Aufbau eines Lymphknotens. Die Antigene werden aus dem Gewebe über die afferenten Lymphgefäße zugeführt. Der Nachschub an frischen T-und B-Lymphozyten erfolgt über die Blutgefäße. In der Rinde (Kortex) bilden sich im Verlauf einer Immunreaktion Keimzentren aus proliferierenden Lymphozyten. Die aktivierten Lymphozyten verlassen den Lymphknoten über das efferente Lymphgefäß.

fasst. Wichtige Beispiele sind die Erkennung von Lipopolysacchariden gramnegativer Bakterien durch **TLR4**, von Peptidoglykanen grampositiver Bakterien sowie von Zymosan der Pilze durch **TLR2**, von doppel- und einzelsträngiger viraler RNA durch **TLR3** bzw. **TLR7/8**, von bakteriellem Flagellin durch **TLR5** sowie von unmethylierten CpG-Motiven bakterieller DNA durch **TLR9**.

Der biologische Sinn dieser Erkennung von Erregerklassen liegt in der Einleitung von Immunantworten, die qualitativ auf den Erreger abgestimmt sind. Deshalb kommt der Expression von PRR auf den dendritischen Zellen des angeborenen Immunsystems besondere Bedeutung zu: Sie präsentieren dem adaptiven Immunsystem die Antigene der Erreger (➤ Abb. 26.6) und instruieren es hinsichtlich der Qualität der erforderlichen Immunantwort.

Tab. 26.2 Spezifität von Toll-ähnlichen Rezeptoren (TLR), z.T. werden die aufgeführten Spezfitäten durch Heterodimerisierung zweier TLR erreicht

TLR	Ligand	Erregerklasse
TLR2	Lipoproteine Lipopolysaccharide Phosphatidylinositol-Dimannosid Lipoarabinomannan Peptidoglykan Zymosan GPI-Anker	Bakterien Leptospiren Mykobakterien Mykobakterien grampositive Bakterien Pilze Trypanosomen
TLR3	doppelsträngige RNA	bestimmte Viren (z.B. Reovirus, Enzephalomyokarditisvirus)
TLR4	Lipopolysaccharide HSP60	gramnegative Bakterien Chlamydien
TLR5	Flagellin	geißelntragende Bakterien
TLR7/8	einzelsträngige RNA	bestimmte Viren (z.B. Influenzavirus, vesikuläres Stomatitisvirus)
TLR9	unmethylierte CpG-Motive der DNA	Bakterien, Protozoen

Struktur und Signaltransduktion

Toll-ähnliche Rezeptoren enthalten in ihren extrazellulären Domänen leucinreiche Wiederholungsmotive (**LRR,** leucine-rich repeats). Die Kopplung an auslösende mikrobielle Liganden erfolgt oft über Adaptermoleküle. In ➤ Abb. 26.6 ist beispielhaft die Erkennung von Lipopolysacchariden (LPS) gramnegativer Bakterien durch TLR4 dargestellt: LPS wird zunächst über ein lösliches LPS-bindendes Protein **(LPS-BP)** an den Akzeptor **CD14** übergeben, der mit einem Glykolipidanker in die Zellmembran inseriert ist. Die Interaktion mit TLR4 erfolgt dann über ein weiteres Adapterprotein, das sog. **MD2.**

Nach Ligation rekrutieren die meisten Toll-ähnlichen Rezeptoren über ihre intrazelluläre **TIR-Domäne** (toll/IL-1 receptor domain) das Adapterprotein **MyD88**. Dieses enthält einen wegen seiner Homologie zur intrazellulären Domäne von apoptoseauslösenden Rezeptoren als **Todesdomäne** (➤ Kap. 26.9.2) bezeichneten Bereich, über den die Kinase **IRAK** (IL-1 receptor-associated kinase) gebunden wird. Diese löst sich nach Autophosphorylierung von MyD88 und aktiviert **TRAF-6** (TNF [tumor necrosis factor] receptor-associated factor 6). TRAF-6 wiederum vermittelt die Translokation des Transkriptionsfaktors **NF-κB** (nuclear factor κB) in den Zellkern. NF-κB liegt im Zytosol zunächst im Komplex mit den inhibitorischen **IκB-Proteinen** vor. TRAF-6 initiiert eine Kinasekaskade **(IκB-Kinase-Kaskade)**, die zur Phosphorylierung und damit Dissoziation des Inhibitors führt (➤ Kap. 12.6.4). Nun kann NF-κB in den Zellkern wandern und dort die Transkription proin-

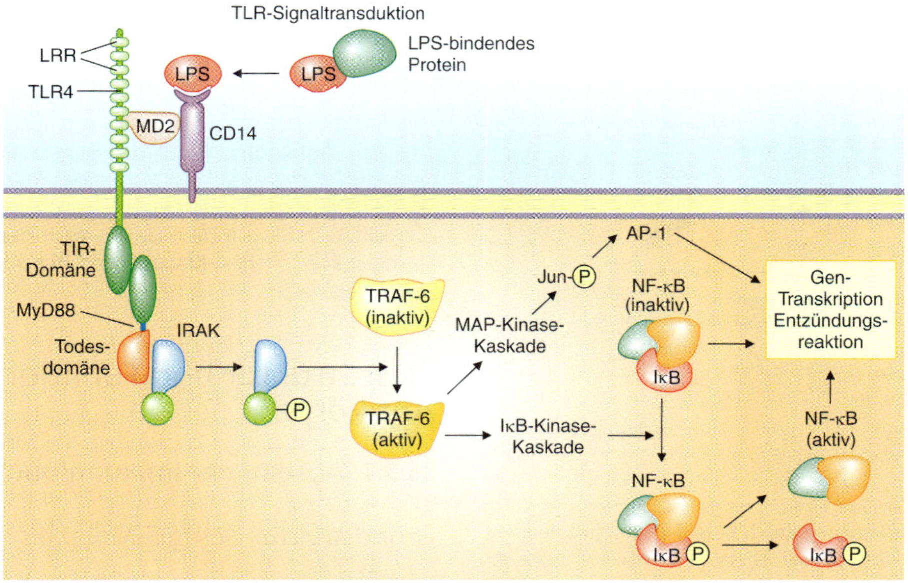

Abb. 26.6 Signaltransduktion durch Toll-ähnliche Rezeptoren (TLR) am Beispiel von Lipopolysacchariden (LPS) gramnegativer Bakterien und TLR4.

flammatorischer Gene induzieren. Zusätzlich werden (je nach TLR) durch TRAF-6 weitere Signalwege wie die **MAP-Kinase-Kaskade** (MAP, mitogen-activated protein) angeschaltet, die z.B. über den Transkriptionsfaktor AP-1 ebenfalls in die Expression von Effektorgenen münden.

MERKE

Das angeborene Immunsystem erkennt Erregerklassen an wiederkehrenden molekularen Mustern. Die wichtigsten dieser Mustererkennungsrezeptoren (pattern recognition receptors, PRR) sind die **Toll-ähnlichen Rezeptoren (TLR)**. Sie führen über Kinasekaskaden zur Aktivierung von Transkriptionsfaktoren wie NF-κB, die die Transkription proinflammatorischer Gene steuern.

26.2.2 Rezeptoren des adaptiven Immunsystems

Antigene sind Makromoleküle oder aus Makromolekülen zusammengesetzte komplexe Strukturen, die von den Komponenten des adaptiven Immunsystems spezifisch erkannt werden. Als Immunogene lösen sie im Organismus eine entsprechende Immunreaktion aus. Ein **Epitop** oder eine **antigene Determinante** ist der Bereich eines Antigens, der spezifisch von den Antigenrezeptoren der B- oder der T-Lymphozyten erkannt wird. Ein Antigen kann also durchaus mehrere gleichartige oder verschiedene Epitope besitzen (➤ Abb. 26.7).

B-Zell-Rezeptoren (BCR)

Die Antigenrezeptoren der B-Zellen, auch B-Zell-Rezeptoren (BCR) genannt, sind eine membranständige Form der Immunglobuline (Antikörper). Sie erkennen molekulare Details auf der Oberfläche von Makromolekülen. Dies umfasst die genaue atomare Struktur einer bestimmten Konformation, z.B. hydrophobe oder hydrophile Bereiche einer Molekülоberfläche. Bei Proteinen umfasst der gesamte erkannte Bereich durchschnittlich sechs Aminosäurereste, bei Kohlenhydraten ca. sechs Zuckerreste. Man bezeichnet diese Erkennungsbereiche als Epitope oder auch antigene Determinanten.

Es können grundsätzlich aber auch beliebige andere (auch kleinere) molekulare Gruppierungen erkannt werden, wie sie z.B. in Medikamenten vorkommen. Solche kleineren Moleküle können nur dann die Bildung von Antikörpern auslösen, wenn sie an ein Makromolekül, im Allgemeinen ein Protein, gebunden sind. Man bezeichnet sie deshalb als **Hapten** und das für die Induktion der Immunreaktion verwendete Makromolekül als **Träger**.

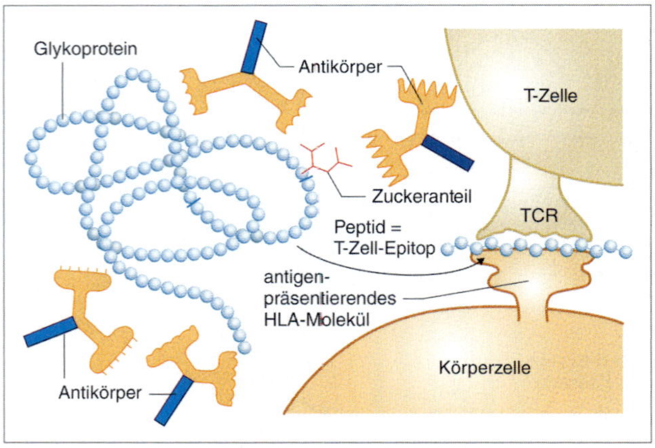

Abb. 26.7 Antigenerkennung durch B- und T-Lymphozyten. Antikörper erkennen an einem globulär gefalteten Glykoprotein molekulare Details auf der Oberfläche (Zuckerdeterminanten, konformationsabhängige und Sequenzdeterminanten des Proteinanteils). T-Zellen erkennen mit ihrem T-Zell-Rezeptor (TCR) nicht das freie Antigen, sondern Peptide, die durch HLA-Moleküle präsentiert werden.

T-Zell-Rezeptoren (TCR)

Die Antigenrezeptoren der T-Zellen sind die T-Zell-Rezeptoren (TCR). Sie erkennen kurze Peptide, die durch Spaltung von Proteinen entstehen und von spezialisierten antigenpräsentierenden Molekülen, den **HLA-Klasse-I-** und **HLA-Klasse-II-Molekülen**, auf der Oberfläche von Körperzellen präsentiert werden (➤ Kap. 26.6). T-Zellen sind deshalb für kurze Bereiche der Primärstruktur von Proteinen (sog. Sequenzdeterminanten) spezifisch.

Schon gewusst

Für die Unterscheidung zwischen **körpereigen** und **körperfremd** durch unser Immunsystem eignen sich besonders die **Proteine**, da sie hochvariabel sind und die genetischen Unterschiede zweier Organismen abbilden. Diese Unterschiede erkennt das Immunsystem sowohl in Form von Aminosäuresequenzen, die in unserem Körper nicht vorkommen, als auch an strukturellen Details auf der Oberfläche der gefalteten Proteine. Nucleinsäuren, Zucker sowie die geladenen Anteile von Lipiden können ebenfalls erkannt werden, spielen aber im Vergleich zu Proteinen nur eine untergeordnete Rolle.

MERKE

Die Antigenrezeptoren der B-Lymphozyten **(BCR)** und ihre lösliche Form, die **Antikörper**, erkennen molekulare Details (Epitope oder antigene Determinanten) von Makromolekülen verschiedener Stoffklassen. Die Antigenrezeptoren der T-Lymphozyten **(TCR)** erkennen Sequenzabschnitte von Proteinen, die durch körpereigene Präsentationsmoleküle, die **HLA-Klasse-I-** und **HLA-Klasse-II-Moleküle**, präsentiert werden.

26.3 Struktur und Funktion von Antikörpern

26.3.1 Aufbau der Immunglobuline

Grundstruktur des IgG-Moleküls

Der Prototyp der Antikörper ist das IgG-Molekül (Immunglobulin der Klasse G). Es besteht aus zwei identischen schweren H-Polypeptidketten, kurz **H-Ketten** (H für heavy chain, Mole-

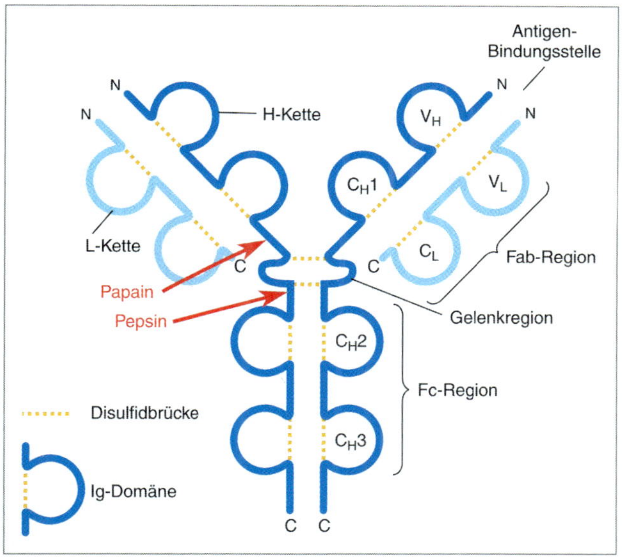

Abb. 26.8 Grundstruktur des IgG-Moleküls. Disulfidbrücken (gepunktet) stabilisieren die als Kreis gezeichneten Immunglobulindomänen und verknüpfen die beiden schweren (H) und leichten (L) Ketten. Die variablen Domänen (V) bilden die Antigenbindungsstelle, die konstanten Domänen (C) der H-Kette rekrutieren Effektorfunktionen. Die Pfeile geben die Angriffspunkte von Papain und Pepsin an, durch die das Molekül gespalten werden kann.

külmasse 50–70 kDa), und zwei identischen leichten L-Polypeptidketten, kurz **L-Ketten** (L für light chain, Molekülmasse 25 kDa), die durch inter- und intramolekulare **Disulfidbrücken** zusammengehalten werden (➤ Abb. 26.8).

Die Quartärstruktur der Immunglobuline ist Y-förmig. Der Winkel, den die beiden Arme des Y bilden, ist variabel, da die Struktur der H-Ketten in diesem Bereich aufgrund der Aminosäuresequenz eine gewisse Flexibilität der Raumstruktur erlaubt (**Hinge-Region** = Gelenkregion).

Erkennungs- und Effektorbereiche

Für die Wechselwirkung zwischen Antigen und Antikörper sind die **V-Domänen** der H- und L-Ketten verantwortlich, die gemeinsam die **Antigenbindungsstelle** bilden. Aufgrund des symmetrischen Aufbaus hat jedes Y-förmige Antikörpermolekül zwei identische Antigenbindungsstellen. Nach dem Prinzip der Schlüssel-Schloss-Erkennung passt eine Antigenbindungsstelle jeweils zu einer ganz bestimmten antigenen Determinante.

Der **C-terminale Bereich** des Antikörpermoleküls ist für die Rekrutierung von **Effektormechanismen** verantwortlich (z.B. Komplementbindung, ➤ Kap. 26.9.1).

Proteolytische Spaltprodukte

Antikörper können mit Proteasen in verschiedene Fragmente gespalten werden (➤ Abb. 26.8). Ein Fragment **(Fab-Fragment)** enthält je nach verwendetem Enzym ein oder zwei Antigenbindungsstellen [zwei bei Papain, eine bivalente bei Pepsin; dann heißt es $F(ab)_2$ Fragment]. Das andere Fragment **(Fc-Fragment)** umfasst die konstanten Domänen der schweren Ketten. Im ungespaltenen IgG-Molekül werden die entsprechenden Bereiche als Fab-Region bzw. Fc-Region bezeichnet (**ab** von antigen binding; **c** von crystallizable, da der Fc-Anteil bei den Antikörpern einer Klasse immer gleich ist und daher Proteinkristalle bilden kann).

Schon gewusst

Antikörper gehören zu den ersten menschlichen Proteinen, deren Struktur völlig aufgeklärt wurde. Das dafür notwendige Material lieferten eine besondere Form von Leukämiezellen, die Plasmozytome oder Myelome, die enorme Mengen einzelner Antikörper abgeben. In der Serumelektrophorese sind sie als diagnostische elektrophoretische „Spikes“ sichtbar.

Domänenstruktur

Jede einzelne schwere und leichte Kette ist aus mehreren Domänen aufgebaut, die sich in Sequenz und Faltung sehr ähneln und als **Immunglobulindomänen** bezeichnet werden. Jede Domäne umfasst etwa 120 Aminosäuren. Ihre fassähnliche Struktur wird durch zwei β-Faltblätter gebildet, die durch eine Disulfidbrücke verknüpft sind (➤ Abb. 26.9b). Die leichten Ketten (L-Ketten) bestehen aus zwei, die schweren Ketten aus vier bis fünf Immunglobulindomänen (➤ Abb. 26.8 und ➤ 26.9a).

Die jeweils erste, N-terminale Domäne der schweren und leichten Kette ist in ihrer Aminosäuresequenz variabel **(variable Domänen)**, d.h., sie unterscheidet sich zwischen den Antikörpern, die individuelle B-Zellen produzieren (➤ Abb. 26.9c). Die variablen Domänen der schweren Ketten werden als V_H, die der leichten Ketten als V_L bezeichnet. Die Aminosäuresequenz der drei bis vier weiteren Domänen der schweren Ketten sowie der zweiten Domäne der L-Ketten ist dagegen innerhalb einer Antikörperklasse bzw. einer Form von L-Ketten konstant **(konstante Domänen)**. Diese werden entsprechend als C_H1, C_H2 etc. bzw. C_L bezeichnet.

Schon gewusst

Die Ig-Domäne dient als Baustein für zahlreiche Rezeptormoleküle innerhalb und außerhalb des Immunsystems, wie beispielsweise das neuronale Zelladhäsionsmolekül (NCAM). So entstand im Laufe der Evolution durch Genduplikation und Spezialisierung eine Ig-Superfamilie von Proteinen, die auch bei Avertebraten eine wichtige Rolle spielt.

Strukturelle Basis der Antigenspezifität

Die Spezifität der Antikörper für bestimmte antigene Determinanten wird durch die Form und die chemischen Bindungseigenschaften der beiden identischen Bindungstaschen bestimmt, die durch die V_H- und V_L-Domänen gebildet werden (➤ Abb. 26.9b, c). Dementsprechend unterscheiden sich zwischen Anti-

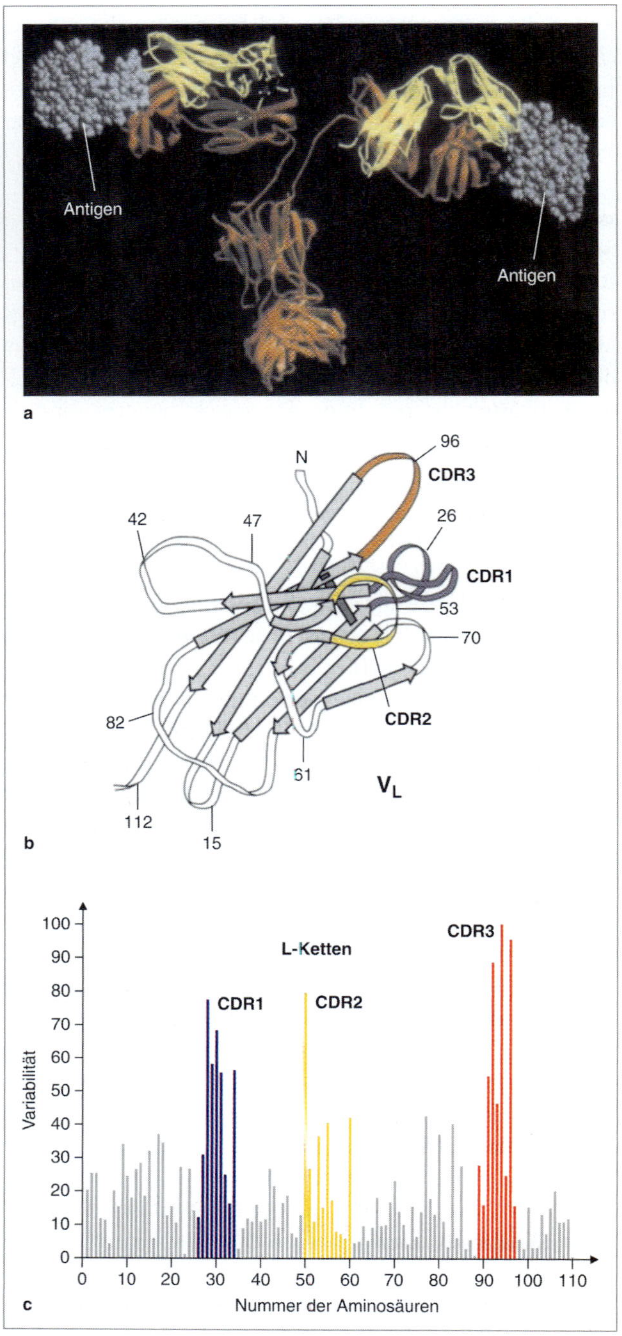

Abb. 26.9 Aufbau der Antikörper aus strukturell ähnlichen Immunglobulindomänen.

a) Bandmodell eines Antikörpers, der mit seinen variablen Domänen zwei Antigenmoleküle (Lysozym, Kalottenmodell) bindet. Die schweren Ketten sind rot, die leichten gelb dargestellt.

b) Lage der CDR am Beispiel der V_L-Domäne.

c) Variabilität der Aminosäuresequenz zwischen den V_L-Domänen unterschiedlicher Antikörper.

körpern unterschiedlicher Spezifität diejenigen Sequenzabschnitte der V-Domänen, die die Bindungstasche auskleiden. Da sie die Komplementarität des Antikörpers zu „seinem" Antigen bestimmen, heißen sie **komplementaritätdeterminierende Regionen** oder **CDR**. Jede V_H- und jede V_L-Domäne besitzt drei CDR, die als CDR1–3 bezeichnet werden.

Die restliche Sequenz der V-Domänen variiert weit weniger zwischen Antikörpern unterschiedlicher Spezifität. Sie ist für die Aufrechterhaltung der Ig-Domänen-Struktur (doppeltes β-Faltblatt) zuständig. Entsprechend werden die Sequenzabschnitte außerhalb der CDR auch als **Gerüst**- oder **Framework-Regionen** bezeichnet.

26.3.2 Antikörperklassen

Isotypen

Die Antikörper oder Immunglobuline werden nach ihrem Wanderungsverhalten bei der Elektrophorese von Serumproteinen auch als **γ-Globuline** bezeichnet. Beim Menschen kennt man fünf Immunglobulinklassen oder Isotypen, nämlich **IgM**, **IgG**, **IgA**, **IgE** und **IgD**, die z.T. noch in Subklassen eingeteilt werden.

Die **schweren Ketten** μ, γ, α, ε und δ charakterisieren den Isotyp; z.B. werden die H-Ketten μ für IgM-Antikörper und α für IgA verwendet etc. Die **leichten Ketten** kommen in zwei Formen, κ und λ, vor, die mit allen Arten von H-Ketten assoziieren können (➤ Tab. 26.3). Die zur Bezeichnung der Isotypen bzw. der Formen der L-Ketten verwendeten griechischen Buchstaben werden auch als Subskripte für die konstanten Domänen verwendet, z.B. $C_\delta 3$ oder Cκ.

Die H-Ketten der verschiedenen Isotypen unterscheiden sich durch ihre Aminosäuresequenz, ihr Molekulargewicht und durch die Zahl der Domänen im konstanten Bereich. Durch ihre unterschiedlichen strukturellen Eigenschaften können sie unterschiedliche Effektormechanismen rekrutieren (➤ Kap. 26.9). Die Existenz von Isotypen ermöglicht es folglich dem Immunsystem, die funktionellen Eigenschaften der gebildeten Antikörper an die Art des Erregers (z.B. Viren) oder an bestimmte Zielorgane (z.B. die Schleimhäute) anzupassen.

Multimere Immunglobuline

Alle Immunglobulinklassen können in der monomeren Grundstruktur (H_2L_2) als membranständige BCR fungieren. Als freigesetzte Antikörper bilden einige Isotypen (IgM, IgA) auch höher organisierte Strukturen aus. **IgM-Antikörper** im Plasma liegen vorwiegend als **Pentamere** der Grundstruktur $(H_2L_2)_5$ vor, die durch eine J-Kette (J für Joining) verknüpft sind (➤ Abb. 26.10). Serum-**IgA-Antikörper** kommen als **Monomere** und als **Dimere** vor, die ebenfalls durch eine J-Kette zusammengehalten werden (➤ Tab. 26.3).

Tab. 26.3 Immunglobulinklassen und ihre Eigenschaften

Isotypen	Subtypen	H-Ketten	Molekulargewicht (kDa)	Serumspiegel (mg/ml)	Halbwertszeit (Tage)	sezernierte Form
IgA	IgA1, 2	α (1 oder 2)	150–600	3,5	6	Monomer, Dimer, Trimer
IgD	–	δ	150	Spuren	3	–
IgE	–	ε	190	0,05	2	Monomer
IgG	IgG1–4	γ (1, 2, 3 oder 4)	150	13,5	23	Monomer
IgM	–	μ	900	1,5	5	Pentamer

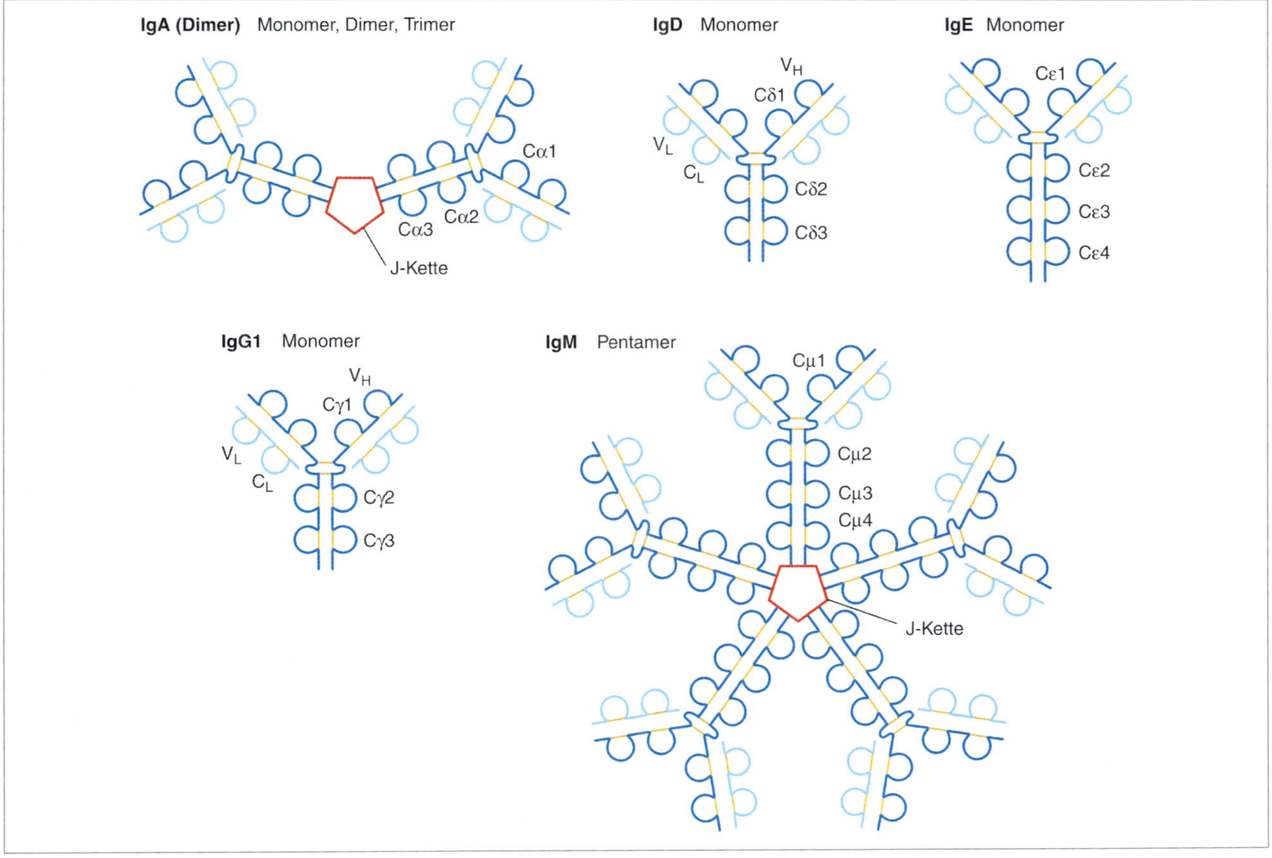

Abb. 26.10 Schematische Modellstrukturen der Immunglobulinklassen. Die gelben Linien in den Modellbildern zeigen Disulfidbrücken an; Glykosylierungsstellen sind nicht eingezeichnet. Die leichten Ketten sind hellblau, die schweren Ketten dunkelblau dargestellt.

Affinität und Avidität

Die **Affinität** der Interaktion zwischen antigener Determinante und Antigenbindungsstelle wird durch die Summe **nichtkovalenter Wechselwirkungen** wie Wasserstoffbrückenbindungen, Van-der-Waals-Kräfte, elektrostatische und hydrophobe Wechselwirkungen bestimmt. Je nach der Intensität der Wechselwirkung spricht man von niedrig- oder hochaffinen Antikörpern (Dissoziationskonstanten K_D zwischen 10^{-5} und 10^{-12} mol/L). Die niedrige Affinität einer Antigenbindungsstelle kann dadurch kompensiert werden, dass pro Antikörper zwei oder mehr Bindungsstellen zur Verfügung stehen. Die durch diese Multivalenz erzielte funktionelle Affinität oder **Avidität** kann bei IgM (zehn Bindungsstellen) bis zu 10^7-mal höher sein als die Affinität der Bindung einer isolierten Bindungsdomäne an eine antigene Determinante.

MERKE

Antikörper sind der humorale Teil des adaptiven Immunsystems. Die Immunglobuline sind aus zwei identischen **H-Ketten** und zwei identischen **L-Ketten** aufgebaut und haben eine Y-förmige Struktur. Jedes Immunglobulinmolekül verfügt über zwei **Antigenbindungsstellen** an den „Händen" und einen Effektorbereich am „Stiel" des Y-förmigen Moleküls. Aufgrund ihrer unterschiedlichen H-Ketten definiert man die Immunglobulinklassen **IgM**, **IgD**, **IgG**, **IgE** und **IgA**.

26.4 Entstehung der Vielfalt von Antikörpern

26.4.1 Umlagerung der Immunglobulin-Gene

Das Antikörperrepertoire

Zur Erkennung der fast unbegrenzten Vielfalt antigener Determinanten, die in der Natur vorkommen, verfügt das Immunsystem über eine ebenfalls sehr hohe Zahl verschiedener Antikörper. In ihrer Gesamtheit werden sie als Antikörperrepertoire bezeichnet. Die Größe dieses Repertoires wird beim Menschen auf 10^{11}–10^{14} verschiedene Antikörper geschätzt (➤ Kap. 26.5.2). Diese Vielfalt wird erreicht, obwohl die Keimbahn des Menschen für alle Proteine des Körpers höchstens 30.000 verschiedene Gene enthält. Dieses Problem löst das Immunsystem durch die Bildung neuer Gene in den einzelnen reifenden Lymphozyten aus vererbten Gensegmenten. Zusätzlich erhöht sich die Vielfalt der Antigenbindungsstellen dadurch, dass die **variablen Domänen** (V_H und V_L) frei kombinierbar sind.

Aufbau und Umlagerung der H-Ketten-Loci

Die Gensegmente, aus denen die H-Ketten der Immunglobuline zusammengefügt werden, befinden sich – als Gen-Cluster gruppiert – auf **Chromosom 14** des Menschen (➤ Abb. 26.11a). Die Genabschnitte für die variablen Bereiche werden durch Verknüpfung von drei Gensegmenten gebildet: **V-**, **D-** und **J-Segmente**. Das größte dieser Segmente wird als $\mathbf{V_H}$ (variables Segment der H-Kette) bezeichnet. Es folgen ein kurzes Segment, das viel zur Diversität der Antigenbindungsstellen beiträgt und deshalb $\mathbf{D_H}$ genannt wird, und schließlich ein weiteres kurzes Segment, das in der fertigen H-Kette die Verbindung zum konstanten Bereich herstellt und deshalb als $\mathbf{J_H}$ (J für Joining) bezeichnet wird. Es gibt im Genom etwa 65 V_H-, 27 D_H- und sechs J_H-Segmente, die zunächst in Gruppen hintereinander angeordnet sind (Keimbahnanordnung).

Grundprinzip der Genumlagerung

Je ein Segment aus den Gruppen der V-, D- und J-Segmente wird während der Reifung von hämatopoetischen Stammzellen zu B-Lymphozyten zur Bildung eines funktionellen Genabschnitts verwendet, der dann eine variable Domäne kodiert. Diesen Umlagerungsvorgang, der jede B-Zelle zu einem genetischen Unikat macht, bezeichnet man auch als **Rearrangement** oder **somatische Rekombination** (➤ Abb. 26.11a). Der dazwischen liegende Abschnitt des Chromosoms, der nicht benutzte Segmente enthält, geht irreversibel verloren. Aus der Anzahl der V-, D- und J-Segmente ergeben sich insgesamt ca. 10.000 (65 · 27 · 6) verschiedene Umlagerungsmöglichkeiten.

Welches V-, D- und J-Gensegment in einer reifenden B-Zelle ausgewählt wird, unterliegt dem Zufall. Um aber sicherzustel-

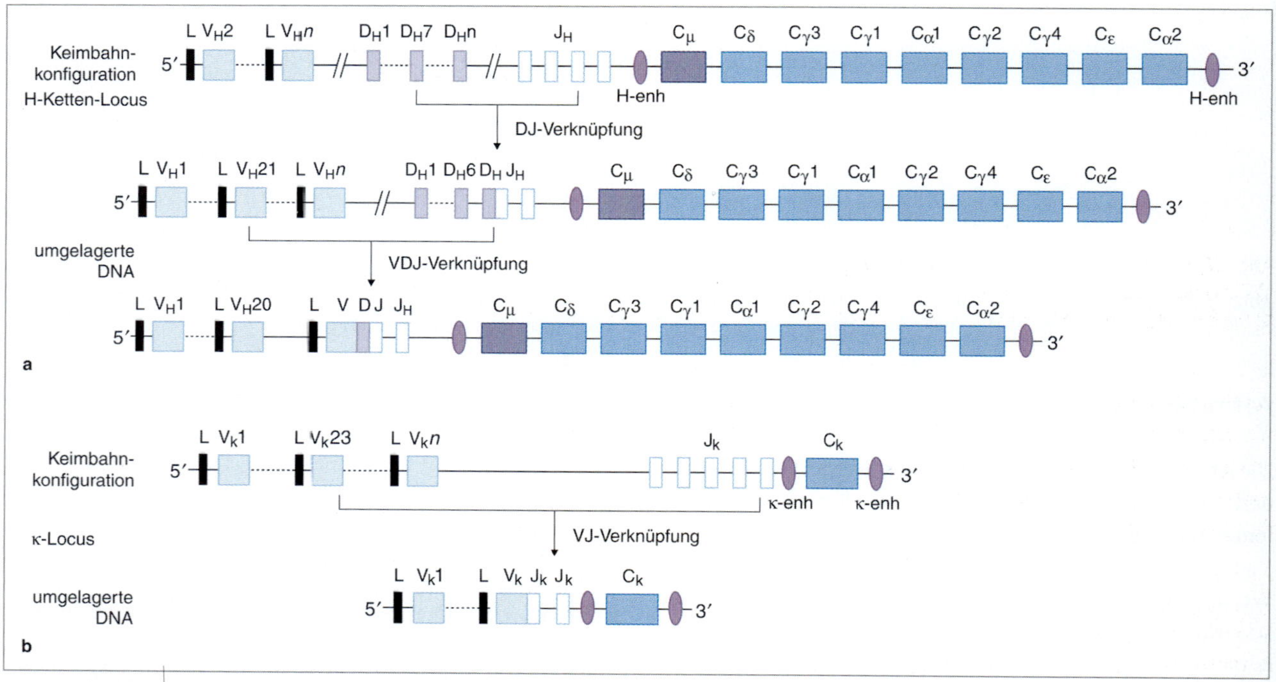

Abb. 26.11 Immunglobulin-Loci und deren Umlagerung.
a) Umlagerung der H-Ketten-Gene: Zur Generierung der H-Ketten-DNA sind zwei Umlagerungen notwendig, D-J und V-DJ. Aus Gründen der Übersichtlichkeit sind die C_H-Gensegmente als einzelne Blöcke gezeichnet. In Wirklichkeit werden sie durch mehrere Exons kodiert. Exon L kodiert eine Leadersequenz, die das Signalpeptid für den Transport in das endoplasmatische Retikulum enthält.
b) Umlagerung der L-Ketten-Gene: Gezeigt ist der κ-Locus. Das verbleibende, nichtverknüpfte $J_κ$-Segment bleibt erhalten, wird aber nicht benutzt, da es auf der 5'-Seite keine Splice-Stelle besitzt und somit kein vollwertiges Exon darstellt (L = Leadersequenz; enh = Enhancer).

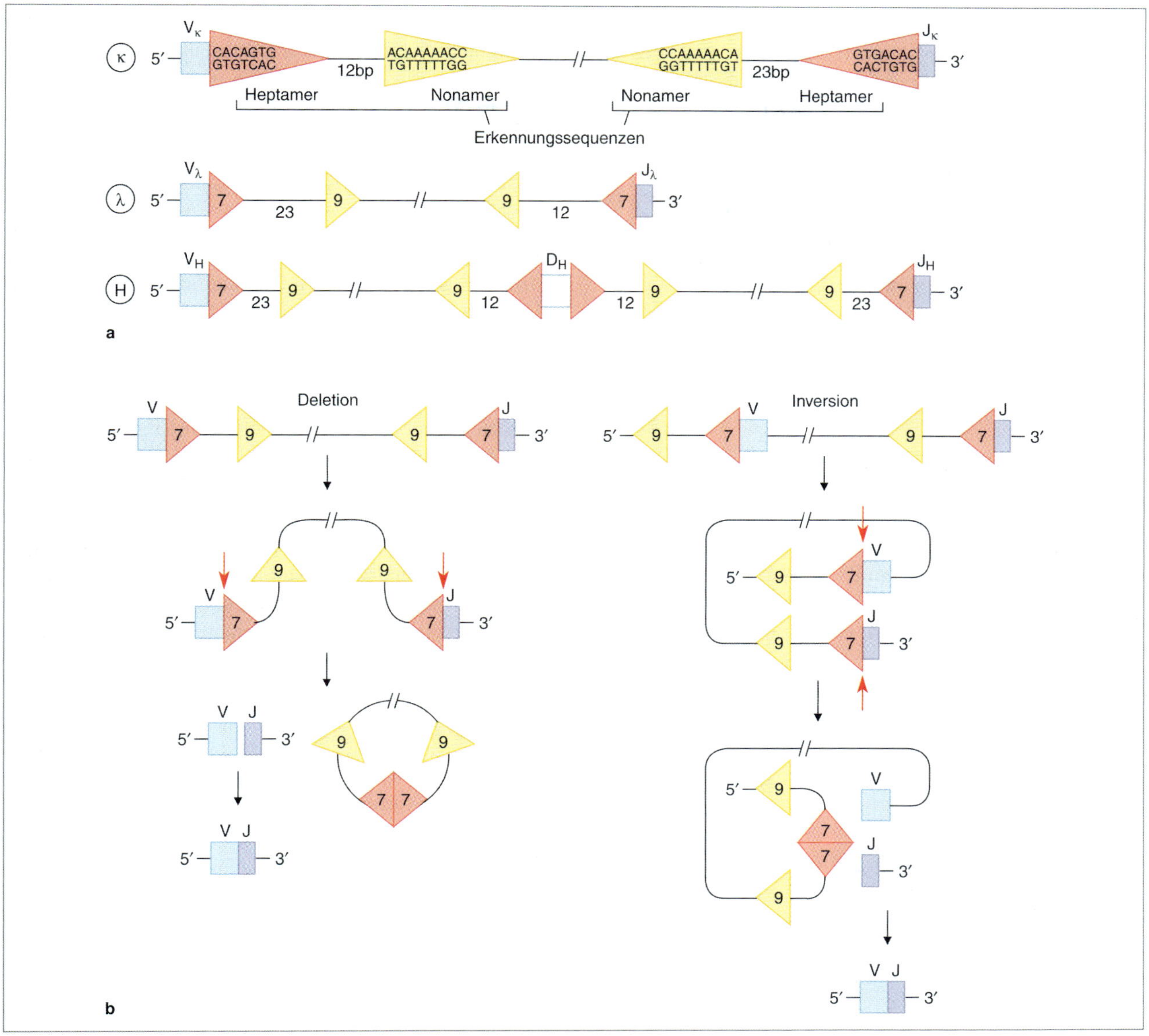

Abb. 26.12 **Mechanismus der Genumlagerung.**
a) Die kodierenden Gensegmente sowie die Heptamer- und Nonamer-Erkennungssequenzen der schweren und leichten Ketten sind dargestellt.
b) Die Rekombination führt zur Deletion der dazwischen liegenden DNA-Abschnitte. Nur bei inverser Orientierung des V-Segments kommt es zur Inversion.

len, dass jeweils nur ein Segment jeder Art verwendet wird und dass die drei Segmente in der richtigen Reihenfolge verknüpft werden, enthalten die V-, D- und J-Segmente der Keimbahn jeweils charakteristische Erkennungssequenzen, die sich hinter jedem V-Segment, vor jedem J-Segment und an beiden Enden der D-Segmente finden (> Abb. 26.12).

MERKE

Die **Gene** für die variablen Domänen der H-Ketten der Immunglobuline liegen in Form von **V-**, **D-** und **J-Segmenten** vor. Von den in mehreren bis vielen „gleichwertigen" Kopien vorhandenen Segmenten wird jeweils eines zufällig ausgewählt.

VDJ-Rekombination

Die **Erkennungssequenzen** bestehen aus einer hochkonservierten Sequenz von sieben Nucleotiden, dem **Heptamer**, die sich unmittelbar an die kodierende Sequenz der Gensegmente anschließt, einem **Spacer** von genau zwölf oder 23 nichtkonservierten Nucleotiden sowie einer weiteren konservierten, neun Nucleotide langen Sequenz, dem **Nonamer** (> Abb. 26.12a). Die zwölf bzw. 23 Nucleotide langen Spacer entsprechen einer bzw. zwei Windungen der DNA-Doppelhelix. Sie dienen vermutlich der Positionierung der konservierten Heptamer- und Nonamersequenzen für die gleichzeitige Erkennung durch die Rekombinationsenzyme.

An die Erkennungssequenzen lagert sich ein Enzymkomplex an, der die DNA schneidet und die offenen Enden der zufällig ausgewählten Segmente miteinander verknüpft. Dabei werden immer Erkennungssequenzen mit verschieden langen Spacern benutzt. Der Enzymkomplex wird als **VDJ-Rekombinase** bezeichnet. Er besteht aus ubiquitären DNA-Reparaturenzymen sowie zwei Enzymen, die nur während der Reifung von B- und

T- Lymphozyten exprimiert werden und als **RAG-1**- und **RAG-2-Proteine** (RAG von recombination activating gene) bezeichnet werden. Da diese Enzyme essenziell für die Aktivität der VDJ-Rekombinase sind, führt ihr Ausfall durch Mutation zum Verlust von B- und T-Lymphozyten.

Die eigentliche Verknüpfung der Gensegmente der H-Kette von zunächst D und J zu DJ und anschließend V und DJ zu VDJ erfolgt in der Regel durch **Deletion** der dazwischen liegenden Abschnitte, bei „umgekehrter" Orientierung eines V-Gens jedoch durch Gen**inversion** (> Abb. 26.12b).

MERKE

V-, D- und J-Segmente enthalten **Erkennungssequenzen** (Nonamer-12/23-Heptamer), die sie für die Verknüpfung in korrekter Orientierung durch die VDJ-Rekombinase markieren.

Schon gewusst

Die **RAG-1**- und **RAG-2-Gene** enthalten **keine Introns** und entsprechen damit in ihrem Aufbau prokaryontischen Genen. Ihr Ursprung wird in viralen Transposonelementen vermutet, die im Laufe der Evolution eine neue Funktion in der Diversifizierung der Antikörper- und T-Zell-Rezeptor-Gene erhielten. Deren Transposasen bewerkstelligen einen biochemisch sehr ähnlichen Prozess, nämlich das Öffnen und Neuverknüpfen von DNA.

Klinik

Obwohl die **RAG-1**- und **RAG-2-Gene** nur in unreifen Lymphozyten und dort nur während der G_0- und G_1-Phase des Zellzyklus aktiv sind, kann es zu Fehlumlagerungen mit fatalen Folgen kommen: Gene, die normalerweise die Zellproliferation kontrollieren, wie z.B. c-myc, können durch fehlerhafte Erkennung von Rekombinationssequenzen durch die VDJ-Rekombinase in die Immunglobulin-Loci transloziert werden. Dadurch werden diese Gene in den B-Zellen überexprimiert und wirken damit als **Tumorgene (Onkogene)**.

Variable Verknüpfung und P-Nucleotide

Bei der Rekombination der V-, D- und J-Segmente entsteht zusätzliche Variabilität an den Verknüpfungsstellen (> Abb. 26.13). Nach dem Schneiden des DNA-Doppelstrangs entstehen durch kovalente Verknüpfung des kodierenden mit dem nichtkodierenden Strang zunächst **Haarnadelstrukturen**. Diese können vor der Verknüpfung mit einem anderen Segment an verschiedenen Nucleotidpositionen wieder geöffnet werden. Entstehen dabei überhängende Enden eines Strangs, so können diese entweder durch Nucleaseverdau oder durch komplementäres Auffüllen des Gegenstrangs geglättet werden. Im letzteren Fall entsteht im fusionierten Gen eine palindromische Sequenz **(P-Sequenz)**, während bei Glättung durch Nucleaseverdau das Segment um eine variable Zahl von Nucleotiden gekürzt wird. Im fertigen Gen spricht man deshalb von variabler Verknüpfung der einzelnen Segmente.

N-Nucleotide

Zusätzlich besteht die Möglichkeit, dass ein nur in unreifen Lymphozyten exprimiertes Enzym, die **terminale Desoxynucleotidyl-Transferase (TdT)**, bis zu 15 beliebige Nucleotide einfügt (**N-Sequenzen** von non-template encoded nucleotides). Wenn bei der Erweiterung um P- und N-Sequenzen jeweils drei oder Multiple von drei Nucleotiden (ein Codon) eingefügt werden, können dadurch entsprechend eine oder mehrere zusätzliche Aminosäuren in der Antigenbindungsstelle

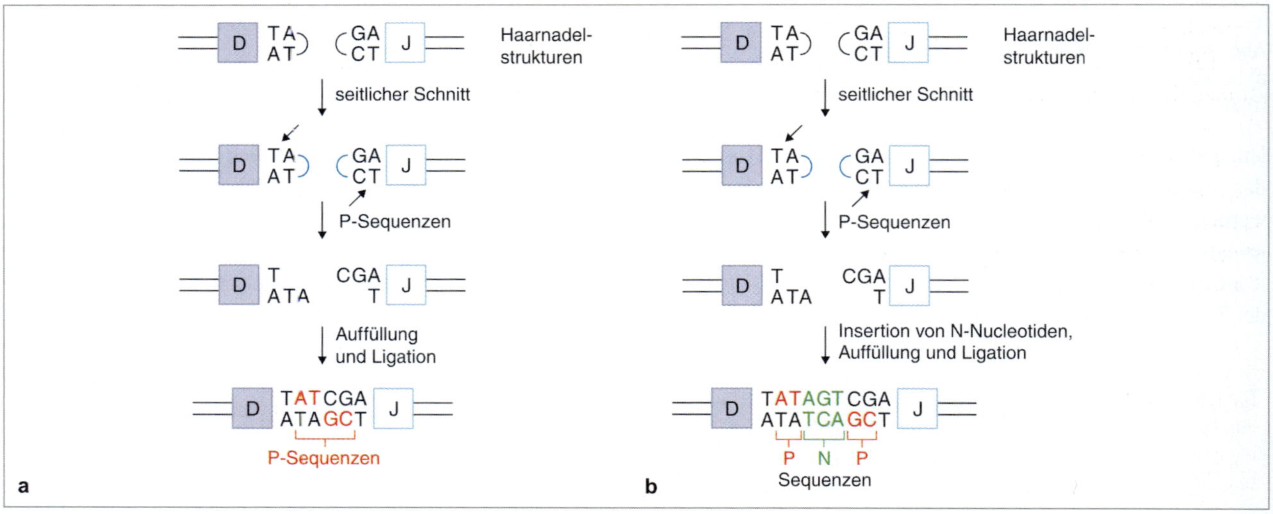

Abb. 26.13 Entstehung der Diversität bei der Verknüpfung von Ig-Gen-Segmenten durch P- und N-Nucleotide.
a) Bei der Umlagerung entstehen durch Schnitt und kovalente Verknüpfung der beiden DNA-Stränge Haarnadelstrukturen, aus denen durch Öffnen und ggf. Auffüllen palindromische Sequenzen (P-Sequenzen) entstehen.
b) Durch die terminale Desoxynucleotidyl-Transferase (TdT) werden zufällig Nucleotide angefügt (N-Sequenzen). Vor der endgültigen Verknüpfung wird der Gegenstrang durch komplementäre Basen aufgefüllt.

kodiert werden (➤ Abb. 26.13). Dadurch wird die Spezifität der Bindungsstelle moduliert.

Bildung von CDR3 durch VDJ-Verknüpfung

Der Sequenzbereich vom Ende des V-Gensegments bis zum Ende der variablen Domäne zeichnet sich aufgrund der beschriebenen Mechanismen durch den höchsten Grad an Variabilität aus. Dementsprechend trägt die dadurch gebildete Region **CDR3** in besonderem Maße zur Antigenspezifität von Antikörpern bei. Im Gegensatz dazu wird die Variabilität in den Regionen CDR1 und CDR2 zunächst durch keimbahnvererbte Unterschiede zwischen den V-Segmenten bestimmt, die allerdings im Zuge der somatischen Hypermutation während einer Immunantwort (➤ Kap. 26.4.3) weiter erhöht wird.

Abortive Genumlagerungen

Wenn die Anzahl der eingefügten P- und N-Nucleotide nicht durch 3 teilbar ist oder die eingefügten Nucleotide zufällig ein Stoppcodon ergeben, so können keine funktionellen V-Domänen gebildet werden. Der Zugewinn bei der Vielfalt des Antikörperrepertoires hat also seinen Preis darin, dass jeweils nur etwa **ein Drittel aller Umlagerungen erfolgreich** verläuft, der Rest ist abortiv. Da die Zelle diploid ist, kann sie es auf dem homologen Chromosom ein zweites Mal „versuchen". B-Zell-Vorläufer, die beide IgH-Loci abortiv umgelagert haben, sterben ab.

Aufbau und Umlagerung der L-Ketten-Loci

Die Gensegmente für die beiden leichten Ig-Ketten befinden sich beim Menschen auf den **Chromosomen 2** (κ) und **22** (λ). Anders als bei den H-Ketten werden die Gene für die variablen Domänen jedoch nur durch Umlagerung von zwei Segmenten, nämlich **V** (40 κ, 30 λ) und **J** (5 κ, 4 λ) gebildet (➤ Abb. 26.11b). Ein weiterer Unterschied ist das Fehlen von N-Nucleotiden, da zum Zeitpunkt der L-Ketten-Umlagerung während der B-Zell-Reifung das Enzym TdT nicht mehr exprimiert wird. Hingegen tragen – wie bei der Bildung von V_H-Domänen – die durch versetztes Öffnen der Haarnadelstrukturen entstehenden P-Nucleotide und die durch Exonucleaseglättung entstehende Variabilität der Segmentlänge zur Diversität (und zur Entstehung abortiver Umlagerungen) bei.

MERKE

Die DNA der Ig-Loci wird unter Beteiligung der **RAG-Proteine** geschnitten, die intervenierende DNA geht verloren. Bei der Öffnung der Haarnadelstrukturen der geschnittenen Enden entstehen zusätzliche, palindromische Sequenzen **(P-Sequenzen)**, und das Enzym TdT fügt ohne Vorlage weitere Nucleotide ein **(N-Sequenzen)**. Die so entstehende enorme Diversität betrifft die **CDR3-Region**. Sie wird mit einer hohen Rate abortiver (nichtfunktioneller) Umlagerungen erkauft.

26.4.2 Produktion von B-Zell-Antigenrezeptoren und Antikörpern gleicher Spezifität

B-Zell-Antigenrezeptoren (B-Zell-Rezeptoren, BCR)

Schon vor dem ersten Antigenkontakt, im sog. **naiven Zustand**, tragen reife B-Zellen auf ihrer Oberfläche gleichzeitig IgM- und IgD-Moleküle als antigenspezifische Rezeptoren. Diese BCR besitzen am C-terminalen Ende eine hydrophobe Transmembrandomäne.

Zur Generierung der BCR wird in der reifen B-Zelle vom umgelagerten H-Ketten-Locus ein Primärtranskript abgelesen, das die Information für funktionelle μ- und δ-**Ketten** identischer Spezifität enthält (➤ Abb. 26.14). Durch differenzielle RNA-Prozessierung (alternatives Spleißen) des Primärtranskripts und Verwendung alternativer Polyadenylierungsstellen (➤ Kap. 12) entstehen zwei mRNA-Spezies, eine für die membranständige μ-Kette und eine für die membranständige δ-Kette. Nach Translation der beiden schweren Ketten und Assoziation mit den in der Zelle gebildeten L-Ketten werden die Komplexe als IgM- und IgD-Moleküle in die Zellmembran inseriert und dienen dort als B-Zell-Antigenrezeptoren. Die funktionelle Bedeutung der gleichzeitigen Expression zweier Isotypen identischer Spezifität auf der Oberfläche naiver B-Zellen ist unklar.

Synthese sezernierter Immunglobuline

Nach der Aktivierung schalten B-Zellen von der Produktion membranständiger Antigenrezeptoren auf die Synthese sezernierter **Antikörper** um, die die humorale Immunität vermitteln. Dies geschieht durch eine geänderte Prozessierung des für die H-Kette kodierenden Primärtranskripts: Anstelle der für die Membranverankerung notwendigen Exons wird durch alternatives Spleißen nun das Ende des vorangehenden Exons des konstanten Bereichs benutzt (➤ Abb. 26.15).

In ihrem terminalen Differenzierungszustand, in dem sie als **Plasmazellen** bezeichnet werden, wandeln sich die B-Lymphozyten zu „Antikörperfabriken" um. In diesen Zellen beträgt die Immunglobulinproduktion ca. 60% der gesamten Proteinsynthese.

Durch das Umschalten von BCR zu Antikörpern auf dem Niveau des mRNA-Spleißens wird sichergestellt, dass die antigeninduzierte Klonselektion über die membranständigen BCR nach der Differenzierung zu Plasmazellen zur Produktion von Antikörpern führt, die auch tatsächlich mit dem Antigen reagieren.

MERKE

Durch **alternatives Spleißen** eines langen Primärtranskripts werden BCR der IgM- und IgD-Klasse gleicher Spezifität auf naiven B-Zellen exprimiert. Auch das Umschalten von membranständigem zu sezerniertem Immunglobulin erfolgt durch alternatives Spleißen.

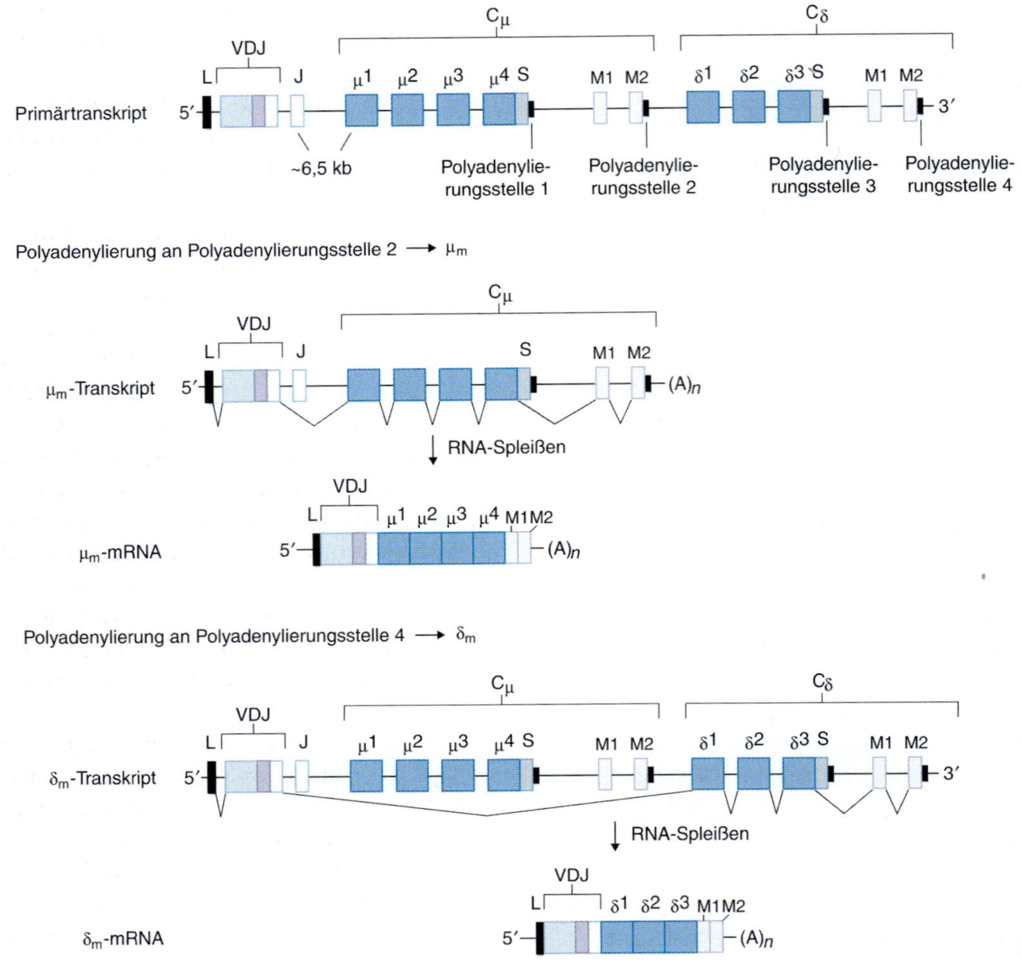

Abb. 26.14 Generierung von μ- und δ-Ketten durch differenzielle RNA-Prozessierung. Die Polyadenylierungsstellen 1 und 3 sowie die mit S bezeichneten Exons werden für die Produktion sezernierter IgM- und IgD-Antikörper benötigt (➤ Abb. 26.15).
L = Leadersequenz, M1, M2 = Exons für Transmembrandomäne.

26.4.3 Klassenwechsel

Eine weitere Veränderung in der Struktur der Antikörper, die erst nach Antigenkontakt ausgelöst wird, betrifft die **Effektorfunktion**, die spezifische Antikörper vermitteln. Sie besteht darin, dass ein Lymphozyt einer bestimmten Spezifität von der Produktion einer Antikörperklasse (im Allgemeinen zunächst IgM) auf die einer anderen umschaltet (z.B. IgG oder IgE), wobei die Antigenspezifität der gebildeten Antikörper erhalten bleibt. Dieser Vorgang, der durch T-Zellen über Membrankontakte und lösliche Faktoren (➤ Kap. 26.8) reguliert wird und in den Keimzentren der sekundären lymphatischen Organe abläuft, wird als **Klassenwechsel** oder **Switch** bezeichnet. Er betrifft nur die H-Ketten und beruht auf weiteren Genumlagerungen (➤ Abb. 26.16).

Durch das Umschalten auf Immunglobulin-Isotypen mit der Fähigkeit, spezialisierte Effektorfunktionen zu rekrutieren (z.B. Komplement- oder Mastzellbindung), passt sich die Immunantwort den spezifischen Erfordernissen bei der Bekämpfung von Krankheitserregern an. Diese verschiedenen Effektormechanismen werden in ➤ Kap. 26.9.1 beschrieben.

Die Anordnung des funktionell umgelagerten VDJ-Exons stromaufwärts der Gene für die konstanten Bereiche (Isotypen) ermöglicht das Umschalten von einer Antikörperklasse auf eine andere unter Beibehaltung der Spezifität. Anders als bei der gleichzeitigen Expression von μ- und δ-Ketten durch differenzielle Prozessierung eines RNA-Primärtranskripts kommt es hier jedoch zu einer **zweiten Genumlagerung** in der DNA der Zelle (➤ Abb. 26.16). Dabei werden die stromabwärts gelegenen Isotyp-Genabschnitte zunächst durch einen nur unvollständig bekannten Mechanismen „geöffnet". Bei der Rekombination selbst wird der VDJ-Genanteil in die Nähe eines nachfolgenden „geöffneten" C-Genanteils gebracht, sodass die fertig umgelagerte V-Domäne nun mit anderen C-Domänen eine neue H-Kette bilden kann. Vor den isotypspezifischen Genabschnitten der konstanten Bereiche befinden sich homologe **Switch-Sequenzen**. Die DNA bildet eine Schleife, und die intervenierenden Sequenzen werden deletiert. Die an der Switch-Rekombination beteiligten Enzyme sind nur teilweise bekannt.

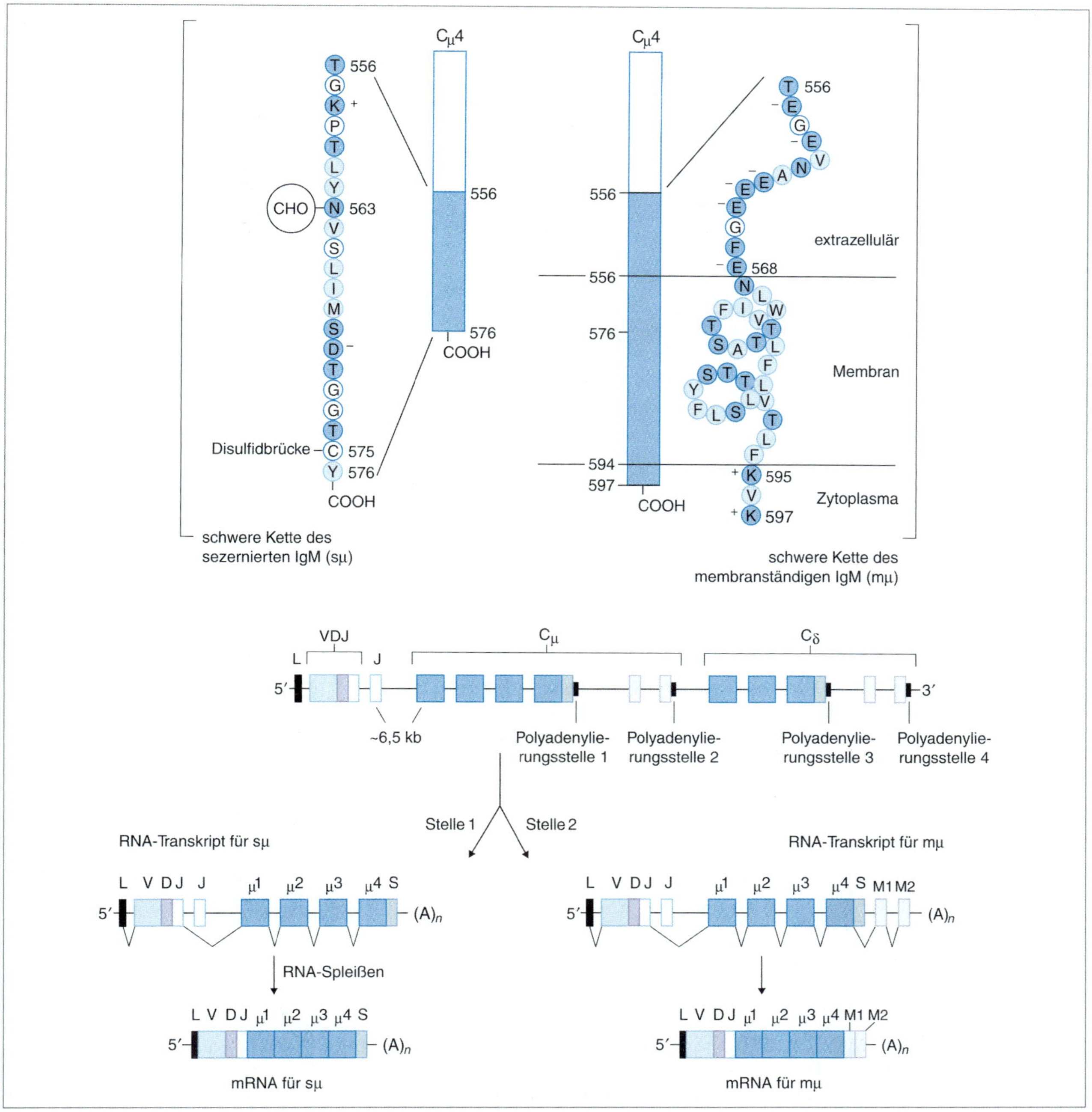

Abb. 26.15 Entstehung von membranständigen (m) und sezernierten (s) H-Ketten durch differenzielle RNA-Prozessierung. Membranständige und sezernierte Immunglobuline unterscheiden sich in den C-Termini der schweren Ketten. Die zugehörigen mRNA-Moleküle werden durch alternative Prozessierung des gemeinsamen Primärtranskripts generiert. Als Beispiel ist die Entstehung von μ_m und μ_s gezeigt.
L = Leadersequenz, CHO = Kohlenhydrat, M1, M2 = Exons für Transmembrandomäne, S = Exon für ausschließlich sezernierte Form der H-Kette.

Auch hier spielt jedoch die AID (Activation induced deaminase, ➤ Kap. 14.3.5) eine wichtige Rolle. Eine Konsequenz der Deletion „übersprungener" C-Gene beim Klassenwechsel ist, dass dieser immer nur in der durch die Anordnung der isotypspezifischen C-Exons vorgegebenen Richtung erfolgen kann. So ist ein Umschalten von IgM auf IgA, nicht aber umgekehrt möglich.

26.4.4 Affinitätsreifung: somatische Mutation und Selektion

Auch nach dem Kontakt mit einem Antigen, also während einer Immunantwort, haben B-Zellen noch die Möglichkeit, die Feinspezifität ihrer Antikörper zu modifizieren. Bei der antigenabhängigen klonalen Vermehrung der B-Zellen in den Keimzentren der sekundären lymphatischen Organe kommt es zu **Punktmutationen** in den umgelagerten VDJ- und VJ-Genblöcken, die die Antigenbindungsstellen kodieren

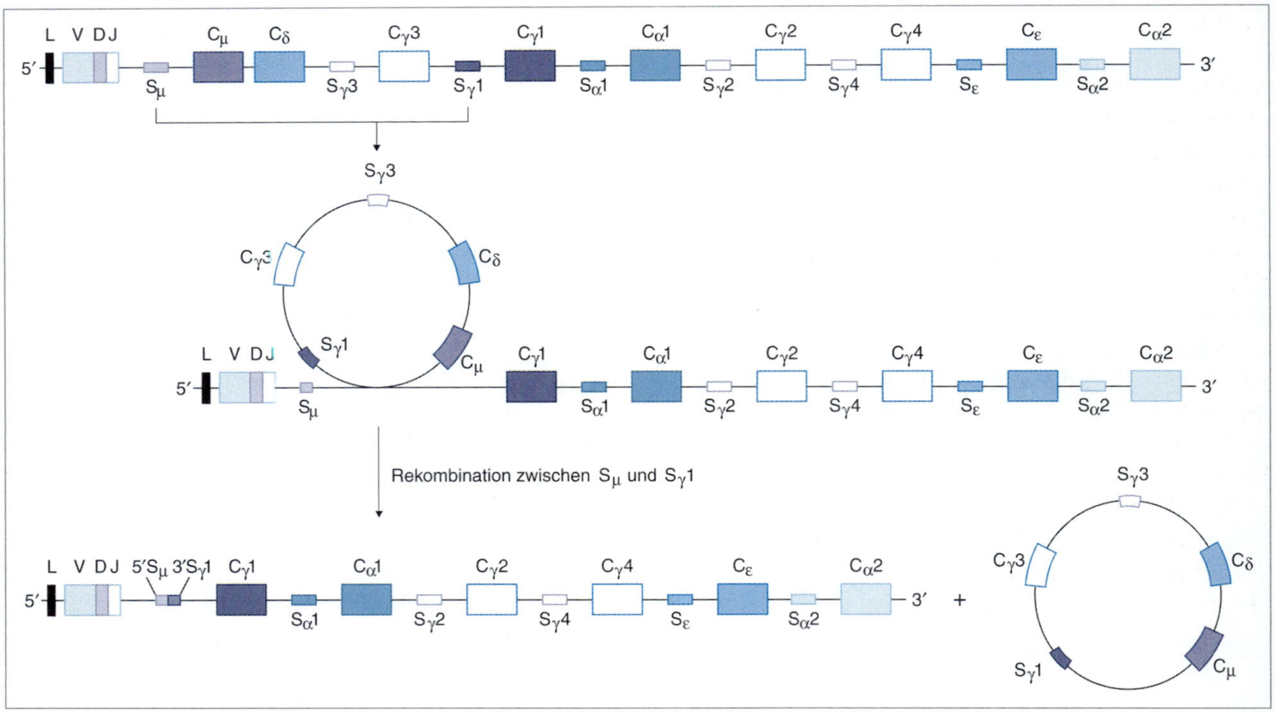

Abb. 26.16 Immunglobulin-Klassenwechsel (Switch-Rekombination). Die den verschiedenen C-Genen vorgelagerten S-Regionen weisen Homologien auf, die eine Paarung zwischen z.B. S_{μ} und $S_{\gamma}1$ und anschließende Rekombination ermöglichen.

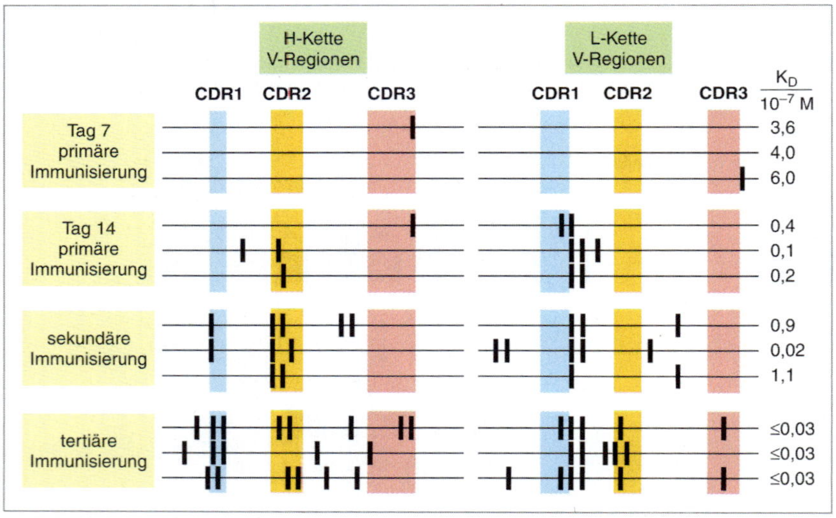

Abb. 26.17 Somatische Mutation von Immunglobulin-Genen der V-Regionen. Nach einer primären, sekundären und tertiären Immunisierung von Mäusen wurden zu verschiedenen Zeiten monoklonale B-Zell-Linien mit Spezifität für die gleiche antigene Determinante (Oxazolon) generiert. Die Mutationen im Vergleich zu den keimbahnkodierten Sequenzen sind durch Striche markiert, die Affinitäten der einzelnen Antikörper sind rechts angegeben. Für jeden Zeitpunkt sind drei Sequenzen der V-Domänen (links: V_H; rechts: V_L) gezeigt. Es wird eine zunehmende Häufung von Mutationen in den für die Antigenbindung verantwortlichen CDR bei gleichzeitiger Erhöhung der Antikörperaffinität beobachtet.

(➤ Abb. 26.17). Diese somatischen Mutationen sind zufällig und können zu einer verbesserten oder verschlechterten Passform für das Antigen führen. B-Lymphozyten, deren B-Zell-Rezeptoren eine verbesserte Passform aufweisen, haben einen Selektionsvorteil, da sie das Antigen auch noch in kleinen Mengen erkennen und so Signale für ihr eigenes Überleben und ihre Proliferation erhalten können. Die Folge ist eine Selektion von B-Lymphozyten mit erhöhter Antikörperaffinität und gehäuften Mutationen in den CDR der V-Regionen.

Schon gewusst

Mit 10^{-3} Mutationen pro Basenpaar und Zellteilung liegt die Mutationsrate in den V-Genen von B-Zellen während der Keimzentrumsreaktion etwa 10^6fach über der normalen Mutationsrate für menschliche Gene. Da multiple Zellteilungen in der Keimzentrumsreaktion durchlaufen werden, kann die V-Sequenz um bis zu 5% von der Ursprungssequenz des B-Zell-Klons abweichen. Der Mechanismus dieser somatischen Hypermutation ist unbekannt, beinhaltet jedoch einen essenziellen Beitrag des Enzyms AID (activation-induced deaminase, ➤ Kap. 14.3.5)

26.4.5 Monoklonale Antikörper

Antikörper, die in Analytik, Diagnostik und Therapie eingesetzt werden, sollten standardisiert, von gleichbleibender Qualität und in großen Mengen verfügbar sein. Dies wird durch die Herstellung von Hybridzellen aus Tumorzellen und antikörperproduzierenden B-Lymphozyten, sog. **B-Zell-Hybridomen**, erreicht (➤ Abb. 26.18). Diese können in Zellkultur durch Fusion von aktivierten B-Zellen aus einem immunisierten Organismus (meist einer Maus) mit in vitro kultivierten Myelomzellen gewonnen werden. Die Myelomzellen zeigen als plasmazellabgeleitete Tumorzellen permanentes Wachstum und bringen die Maschinerie für eine effiziente Antikörperproduktion ein. Die aktivierte B-Zelle steuert die funktionellen Gene für die Bildung eines bestimmten Antikörpers bei.

Die vielen Hybridome, die bei einer solchen Fusion entstehen, werden als einzelne Zellklone vermehrt, die dann auf Produktion der gesuchten Antikörper getestet werden. Da die Antikörper jedes einzelnen Hybridoms Produkte eines einzigen B-Zell-Klons sind, werden sie als **monoklonale Antikörper** bezeichnet.

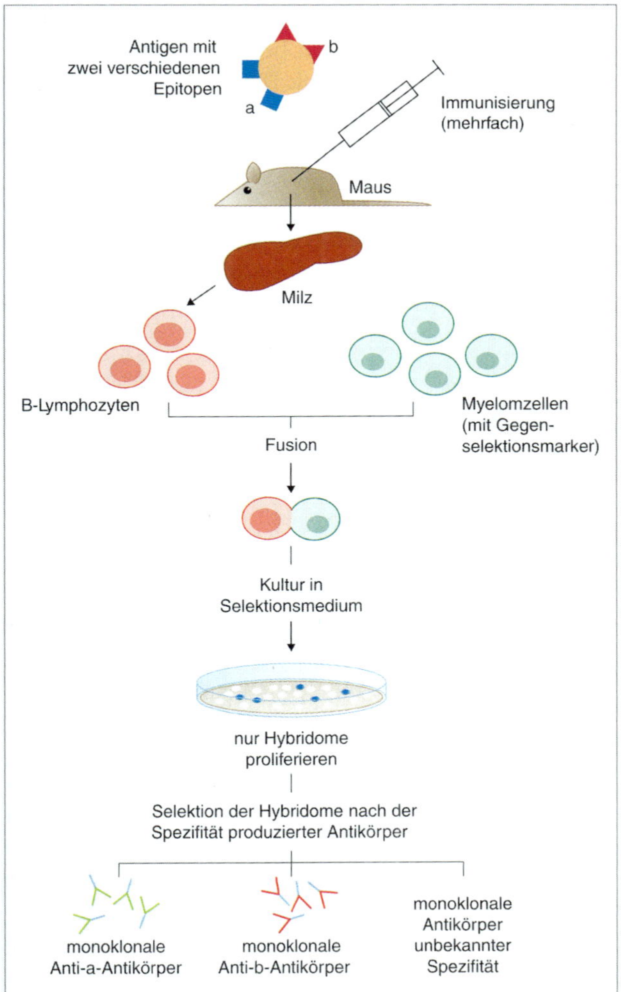

Abb. 26.18 Herstellung von B-Zell-Hybridomen zur Produktion monoklonaler Antikörper. Gezeigt ist die Gewinnung von Hybridomen durch somatische Zellfusion von B-Lymphozyten aus immunisierten Mäusen mit Myelomzellen (entarteten Plasmazellen).

Blick ins Labor

Voraussetzung für die Herstellung von B-Zell-Hybridomen ist eine effiziente Selektionsstrategie. Die B-Zellen des immunisierten Organismus proliferieren in Kultur nur langsam und sterben nach kurzer Zeit ab. Um aber zu gewährleisten, dass nach der Zellfusion nur Hybridome überleben und nicht die zahlreichen unfusionierten Myelomzellen, setzt man ein Zellgift ein, das nur toleriert wird, wenn ein entsprechendes Resistenzgen aus dem Genom einer normalen B-Zelle durch Zellfusion eingebracht wurde. Dazu werden zunächst Mutanten der Myelomzelllinie isoliert, die Purinnucleotide **(AMP, GMP)** und das Pyrimidinnucleotid **Thymidylat (TMP)** nur de novo mithilfe von **Tetrahydrofolat (THF)** synthetisieren können (➤ Kap. 10.2.1). Dies wird erreicht durch einen Defekt in der **Thymidin-Kinase** und der Hypoxanthin-Guanin-Phosphoribosyl-Transferase **(HGPRT)**. Diese Enzyme sind für den alternativen Salvage pathway erforderlich (➤ Kap. 10.2.2), bei dem Purinnucleotide aus aufgenommenem **Hypoxanthin** und Thymidylat aus **Thymidin** synthetisiert werden (➤ Abb. 26.19). Werden mithilfe von **Aminopterin** nun auch die Aktivierung von Tetrahydrofolat und damit der De-novo-Syntheseweg für diese Nucleotide blockiert, sterben die Myelomzellen ab. Ihr Überleben wird jedoch gewährleistet, wenn infolge der Fusion mit einer B-Zelle funktionsfähige Gene für die Thymidin-Kinase und die HGPRT eingebracht werden und das Kulturmedium zusätzlich mit Hypoxanthin und Thymidin supplementiert wird. Das **Hypoxanthin-Aminopterin-Thymidin**-haltige oder kurz **HAT-Medium** selektioniert also auf Fusionsprodukte aus HAT-sensitiven Myelomzellen und B-Zellen.

Ein weiterer genetischer Trick, der die Effizienz der Herstellung monoklonaler Antikörper steigert, ist die Verwendung von mutierten Myelomzelllinien, deren endogene Immunglobulin-Gene inaktiviert sind. Nach Fusion mit einer B-Zelle wird die Maschinerie der Antikörperproduktion nun ausschließlich für die Produktion der durch die B-Zelle eingebrachten Antikörpergene verwendet.

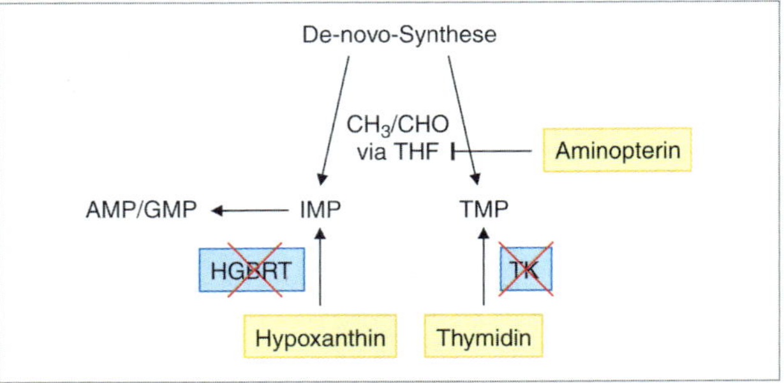

Abb. 26.19 Blockade der Synthese von AMP, GMP und TMP in zur Zellfusion eingesetzten Myelomzellen. Die Blockade wird durch die funktionellen Enzyme HGPRT und Tyrosin-Kinase (TK) der einfusionierten B-Zelle sowie durch die Zugabe von Hypoxanthin und Thymidin aufgehoben.

26

Klinik

Die meisten **monoklonalen Antikörper**, die in Analytik und Diagnostik verwendet werden, wurden durch Fusion von Maus-Myelomzellen mit B-Zellen erhalten, die aus der Milz immunisierter Mäuse gewonnen wurden. Hybridome können auch durch Fusion mit Milzzellen von immunisierten Ratten oder Hamstern etabliert werden. Es gibt aber auch Hybridome, die durch Fusion mit menschlichen B-Zellen gewonnen werden und demnach menschliche Antikörper produzieren, sowie gentechnisch „humanisierte" Antikörper. Dabei werden alle Genabschnitte der Maus, die für konstante Domänen der Antikörper kodieren, gegen die des Menschen ausgetauscht. Im extremen Fall werden auch die relativ invarianten („Framework") Abschnitte der variablen Domänen „humanisiert", sodass nur die komplementaritätdeterminierenden Regionen (CDR), die den Kontakt zur antigenen Determinante vermitteln, erhalten bleiben. In neuester Zeit werden zur Isolierung von B-Zell-Hybridomen, die menschliche monoklonale Antikörper produzieren, auch gentechnisch veränderte Mausstämme verwendet, die statt der Ig-Gen-Loci der Maus solche des Menschen tragen und deshalb von vornherein „menschliche" Antikörper produzieren. Humanisierte oder humane monoklonale Antikörper sind v.a. für therapeutische Anwendungen beim Menschen vorteilhaft.

Wichtigstes Beispiel für die Verwendung monoklonaler Antikörper in der Diagnostik ist die **Leukozytendifferentialanalyse** (➤ Kap. 26.11.5), bei der charakteristische Oberflächenmoleküle (CD-Marker) nachgewiesen werden. In der Therapie spielen v.a. monoklonale Antikörper eine Rolle, die pathologische (autoimmune oder onkogen transformierte) Zellen eliminieren. So kommt der B-Zell-spezifische monoklonale Antikörper Rituximab bei B-Zell-Leukämien und Rheuma, der für die Rezeptor-Tyrosin-Kinase HER2/neu spezifische monoklonale Antikörper Trastuzumab bei Brustkrebs zum Einsatz.

26.5 T-Zell-Rezeptoren

26.5.1 Aufbau

Die antigenspezifischen Rezeptoren der T-Zellen, die **T-Zell-Rezeptoren (TCR)**, sind heterodimere membranständige Glykoproteine (➤ Abb. 26.20). Sie weisen eine noch größere Vielfalt auf als die Immunglobuline (Immunglobuline ohne somatische Hypermutation: 10^{11}–10^{14}; TCR: 10^{15}–10^{18}) und sind ebenfalls aus immunglobulinähnlichen Domänen aufgebaut (➤ Tab. 26.4). Es gibt zwei Arten von T-Zellen, deren TCR entweder aus einer α- und einer β-Kette **(αβTCR)** oder aus einer γ- und einer δ-Kette **(γδTCR)** gebildet werden. Die überwiegende Mehrheit aller T-Zellen in den lymphatischen Organen ist vom αβ-Typ, und fast alles, was wir über Erkennungsspezifitäten von T-Zellen wissen, bezieht sich auf diese Subpopulation. Die jeweils N-terminale Domäne der TCR-Ketten ist **variabel** (V_α und V_β) und an der Antigenerkennung beteiligt, während die zweite, membranproximale Domäne **konstant** ist (C_α und C_β). Ein kurzes, α-helikales Transmembranstück enthält positiv geladene Aminosäuren, die für die Interaktion mit den signaltransduzierenden CD3-Ketten erforderlich sind (➤ Kap. 26.8.1). Eine eigene intrazelluläre Domäne für die Signaltransduktion fehlt. Im Unterschied zu den B-Zellen, die

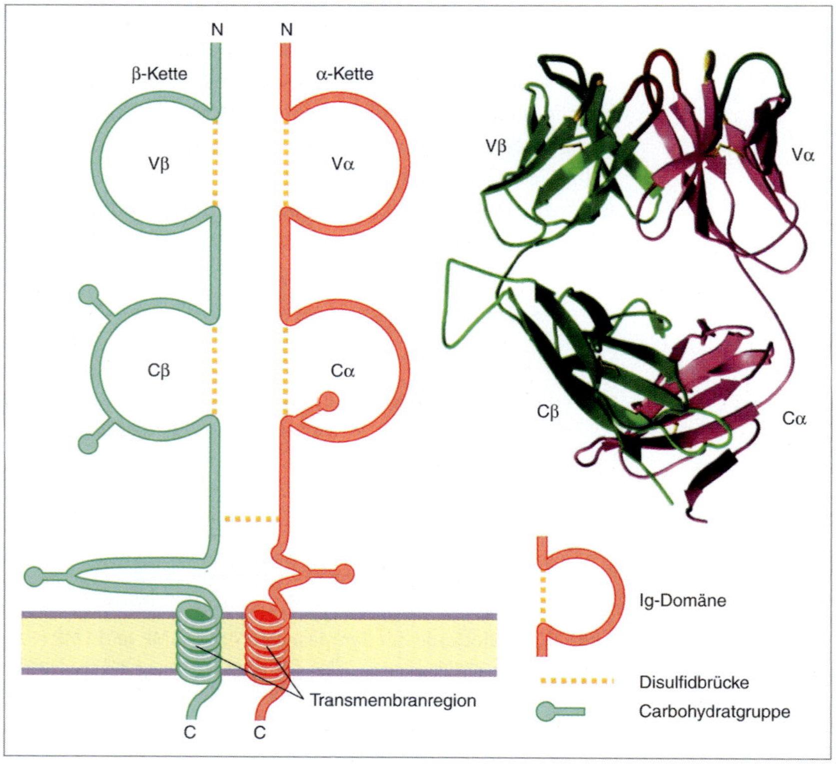

Abb. 26.20 Aufbau des αβ-T-Zell-Rezeptors. Links: Schematisches Domänenmodell. Ein Kreis entspricht einer immunglobulinähnlichen Domäne. Rechts: Bandmodell der extrazellulären Domänen nach der Röntgenkristallstruktur.

nach Aktivierung lösliche Immunglobuline sezernieren, synthetisieren T-Zellen ausschließlich membranständige Erkennungsmoleküle, die T-Zell-Rezeptoren.

MERKE

T-Zell-Rezeptoren (TCR) erkennen Antigene nur im Zell-Zell-Kontakt. Sie kommen ausschließlich als **membranständige** αβ-Heterodimere und nie als lösliche, zirkulierende Moleküle vor.

26.5.2 Entstehung der Vielfalt von T-Zell-Rezeptoren

Grundlagen

Die Vielfalt der TCR entsteht aufgrund derselben Mechanismen, die wir schon bei den Immunglobulinen kennengelernt haben. Auch hier wird die **Antigenbindungsstelle** durch die **variablen Teile** zweier Ketten gebildet, die mit ihren **CDR1–3** das Antigen kontaktieren. Die verschiedenen α- und β-Ketten können wieder weitgehend beliebig assoziieren. Analog zur H-Kette der Immunglobuline werden die variablen Domänen der **β-Kette** des TCR durch drei Gensegmente (V, D und J) kodiert, die zunächst in der Keimbahnkonfiguration im βTCR-Locus auf Chromosom 7 vorliegen. Die **α-Ketten** (Chromosom 14) entsprechen den L-Ketten der Immunglobuline und bilden ihre variablen Domänen aus den zwei Segmenten V und J. Die verschiedenen Segmente, von denen es – wie bei den Immunglobulinen – jeweils mehrere (Dβ: zwei; Jβ: 13) bis viele (Vα: ca. 70; Vβ: 52; Jα: 61) gibt, liegen in der Keimbahn wiederum getrennt vor. Die Feinstruktur der Loci unterscheidet sich nur geringfügig von der der Ig-Gene (➤ Abb. 26.21). Eine Kuriosität ist, dass in der β-Kette zwei hintereinander angeordnete Cluster von J-, D- und C-Gensegmenten vorkommen, die alternativ verwendet werden können.

Genumlagerung und -expression

Während der Reifung von T-Zellen kommt es wieder zum zufälligen Zusammenwürfeln der verschiedenen Segmente, zur Einfügung von P- und N-Sequenzen und damit zu einer gewaltigen Erhöhung der Variabilität in den Antigenbindungsstellen im Vergleich zu der in der Keimbahn gespeicherten Information. Die Mechanismen der Genumlagerung sind dieselben wie bei der Generierung der schweren und leichten Ketten der Immunglobuline (Zusammenfassung ➤ Tab. 26.4) und mit derselben Fehleranfälligkeit behaftet, sodass wieder nur etwa **ein Drittel aller Genumlagerungen erfolgreich** verläuft. Die Primärtranskripte der umgelagerten TCR-Ketten werden unter Entfernung von Introns zur reifen mRNA prozessiert (➤ Abb. 26.21).

Im Gegensatz zu den Immunglobulinen gibt es keine lösliche Form, keinen Klassenwechsel und keine Affinitätsreifung durch somatische Hypermutation.

Tab. 26.4 Entstehung der Vielfalt von Antikörpern und T-Zell-Rezeptoren

Mechanismen	Antikörper		T-Zell-Rezeptor	
	IgH	IgL	α	β
verschiedene V- und J-Segmente	+	+	+	+
verschiedene D-Segmente	+	–	–	+
variable Verknüpfung und P-Nucleotide	+	+	+	+
N-Nucleotide	+	–	+	+
Kettenpaarung	+	+	+	+
somatische Hypermutation	+	+	–	–
theoretisch mögliche Vielfalt	10^{11}–10^{14} (ohne Hypermutation)		10^{15}–10^{18}	

MERKE

Die variablen Domänen der **β-Ketten** der T-Zell-Rezeptoren werden durch V-, D- und J- Segmente, die der **α-Ketten** durch V- und J-Segmente kodiert, die während der T-Zell-Reifung zufällig zusammengelagert werden. Durch Ungenauigkeiten bei Verknüpfung und Insertion von Nucleotiden kommt es zur Generierung eines fast unbegrenzten Rezeptorrepertoires. Anders als bei B-Zell-Rezeptoren kommt es nicht zur Affinitätsreifung durch somatische Mutation.

26.6 HLA-Moleküle

26.6.1 Zwei Klassen von HLA-Molekülen

Während die Immunglobuline der B-Zellen lösliche Antigene erkennen und binden, interagieren die Rezeptoren der αβ-T-Zellen nur mit antigenen Peptiden, die sich in einem Komplex mit körpereigenen Präsentationsmolekülen befinden. Diese Präsentationsmoleküle sind Genprodukte des **Haupthistokompatibilitätskomplexes** (**MHC,** major histocompatibility complex). Beim Menschen werden die Präsentationsmoleküle als **HLA-Moleküle** bezeichnet (**HLA** von human leukocyte antigens).

Der HLA-Genkomplex

Die HLA-Proteine werden von Genen kodiert, die hintereinander im Genom angeordnet sind. Dieser Gen-Cluster auf **Chromosom 6** wird als HLA-Locus oder HLA-Komplex bezeichnet (➤ Abb. 26.22). Im HLA-Komplex werden zwei Typen von Präsentationsmolekülen unterschieden, die Klasse-I- und Klasse-II-Proteine.

Vorkommen der HLA-Moleküle

HLA-Klasse-I-Moleküle kommen auf den meisten kernhaltigen Zellen vor. Auf Leukozyten ist ihre Dichte jedoch besonders hoch, daher der Name HLA.

HLA-Klasse-II-Moleküle finden sich ebenfalls bevorzugt auf der Oberfläche kernhaltiger hämatopoetischer Zellen, be-

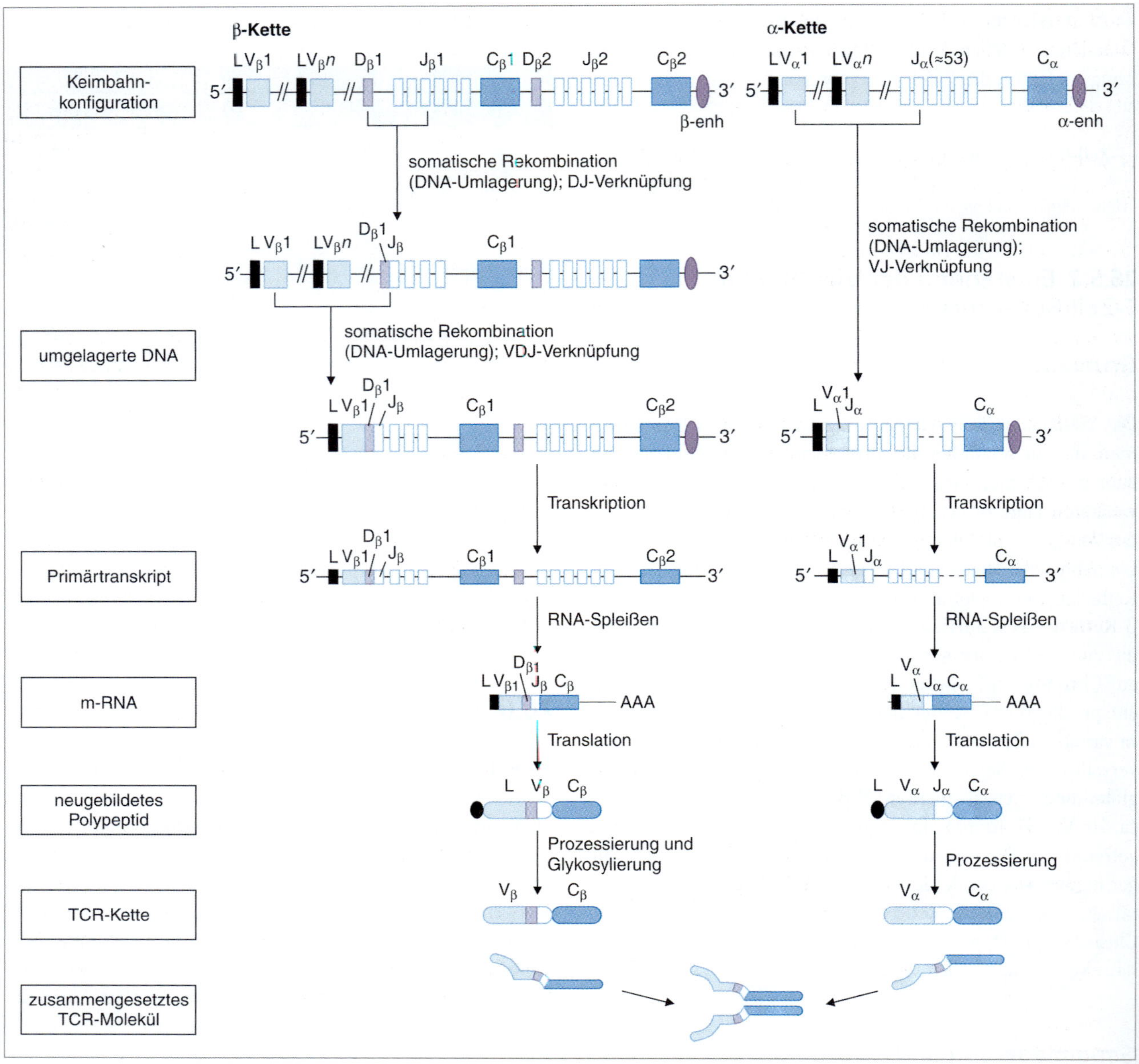

Abb. 26.21 Genumlagerung und Expression der α- und β-Ketten des T-Zell-Rezeptors. Die Schritte der Umlagerung entsprechen denen der Immunglobulindomänen V_H (bei V_β) bzw. VL (bei V_α), (L = Leadersequenz, enh = Enhancer).

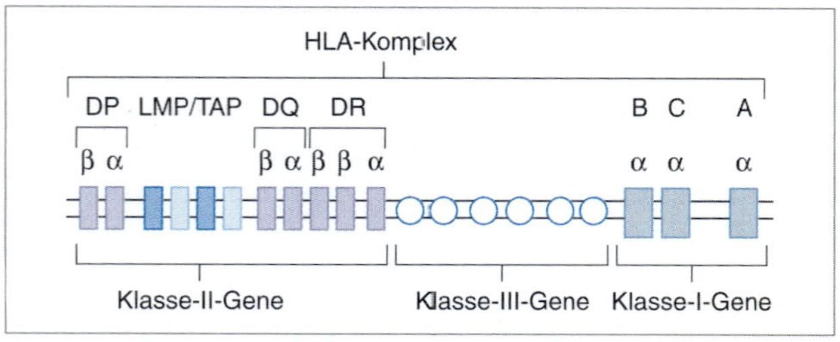

Abb. 26.22 Der HLA-Genkomplex auf Chromosom 6. Dargestellt ist nur die Anordnung der für die Antigenpräsentation wichtigen Klasse-I- und Klasse-II-Gene. Der Komplex enthält jedoch weitere für das Immunsystem wichtige Gene, die u.a. für die Prozessierung von Antigenen wichtig sind (Klasse-III-Gene).

sonders der dendritischen Zellen, Monozyten und Makrophagen sowie B-Lymphozyten. T-Zellen exprimieren Klasse-II-Moleküle erst nach Aktivierung durch Antigene. Außerhalb des hämatopoetischen Systems sind HLA-Klasse-II-Moleküle konstitutiv auf den Epithelzellen des Thymus exprimiert, wo sie eine wichtige Rolle bei der Selektion des reifenden T-Zell-Repertoires spielen. In anderen, normalerweise HLA-Klasse-II-negativen Körperzellen kann die Expression durch Stimulation mit löslichen Mediatoren des Immunsystems, insbesondere Interferon-γ, induziert werden.

MERKE

Fast alle **Körperzellen** tragen HLA-Klasse-I-Moleküle, während Klasse-II-Moleküle vorwiegend auf **B-Lymphozyten** und **antigenpräsentierenden Zellen** des Immunsystems vorliegen.

26.6.2 Präsentation zelleigener Peptide durch HLA-Klasse-I-Moleküle

Struktur der HLA-Klasse-I-Moleküle

HLA-Klasse-I-Moleküle bestehen aus zwei Ketten (➤ Abb. 26.23a), einer im HLA-Locus kodierten α-**Kette** (Molekülmasse von ca. 45 kDa) und einem als **β_2-Mikroglobulin** bezeichneten kleinen Protein (Molekülmasse 12,5 kDa), dessen Gen außerhalb des HLA-Komplexes liegt. Es gibt drei α-Ketten-kodierende Gene: **HLA-A**, **-B** und **-C**. Die membranproximale α_3-Domäne sowie das nichtkovalent assoziierte β_2-Mikroglobulin gehören strukturell zur Ig-Familie. Sie bilden die Basis, auf der die α_1- und α_2-Domänen gemeinsam die Peptidbindungsdomäne bilden. Sie besteht aus einer Plattform in Form eines β-Faltblatts sowie zweier α-Helices, die die Peptidbindungstasche begrenzen (➤ Abb. 26.23b). In diese passen Peptide von **8–10 Aminosäuren** hinein. Der T-Zell-Rezeptor erkennt das gebundene Peptid sowie nach oben gewandte Aminosäuren der α-Helices (➤ Abb. 26.23c).

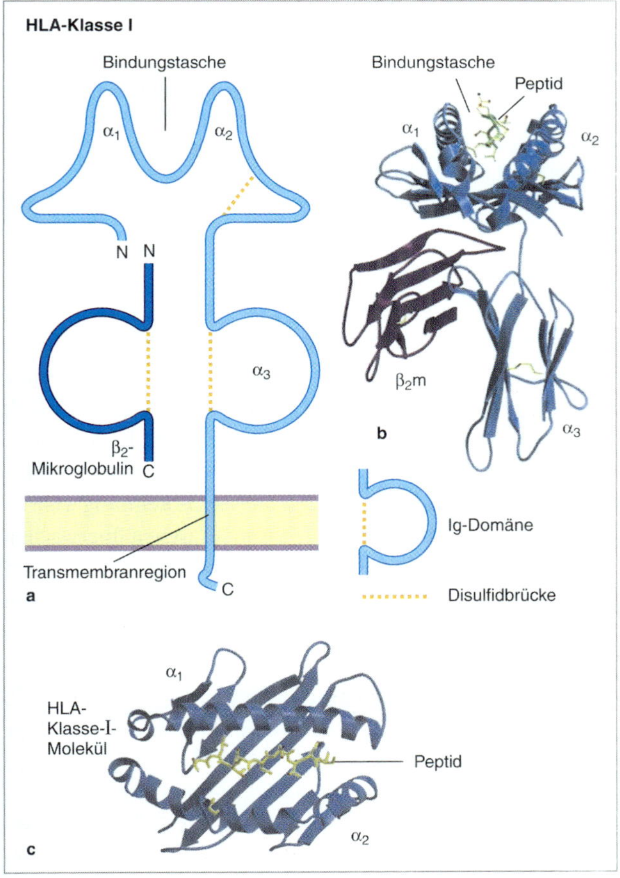

Abb. 26.23 Struktur antigenpräsentierender HLA-Klasse-I-Moleküle.
a) Domänenmodell in seitlicher Ansicht. Die membranproximalen Domänen gehören zur Ig-Familie, die membrandistalen dagegen nicht.
b) Bandmodell der Raumstruktur. Das antigene Peptid ist als Stabmodell eingefügt.
c) Aufsicht auf die Bindungstasche mit gebundenem Peptid aus der Sicht des T-Zell-Rezeptors.

Beladung von HLA-Klasse-I-Molekülen mit Peptiden

Die von den HLA-Proteinen zu präsentierenden Peptide entstehen aus **zelleigenen Proteinen**, die durch **Proteasomen** (➤ Kap. 17.5.4) proteolytisch abgebaut werden. Anschließend werden sie durch den Transporter **TAP** (transporter associated with peptide presentation) in das endoplasmatische Retikulum transportiert (➤ Abb. 26.25). Dort werden die Taschen der neu synthetisierten Klasse-I-Moleküle mit den Peptiden beladen. Durch die Beladung werden die HLA-Klasse-I-Moleküle stabilisiert und anschließend über den Golgi-Apparat an die Zelloberfläche transportiert. HLA-Klasse-I-Moleküle sind also in ihrer großen Mehrheit immer mit Peptiden beladen, die aus dem normalen Proteinabbau der Zellen stammen.

Wenn eine Zelle jedoch mit einem Virus infiziert ist und **Virusproteine** synthetisiert oder, z.B. im Fall von **Tumorzellen**, andere in der normalen Zelle nicht synthetisierte Proteine enthält, werden die HLA-Taschen auch mit Peptiden beladen, die während des Abbaus dieser Proteine generiert werden. Die Veränderungen im Zellinneren können dann von den T-Zellen wahrgenommen werden, die die HLA-Taschen „überwachen" und für die entsprechenden HLA-Klasse-I-Peptid-Komplexe spezifisch sind.

Schon gewusst

Die in den 80er Jahren gemachte Entdeckung, dass das Immunsystem mithilfe der CD8-T-Zellen in fast jede Körperzelle „hineinsehen" kann, war eine gewaltige Überraschung für die Fachwelt. Bis dahin glaubte man, dass nur in die Zellmembran inserierte Proteine (z.B. das Hüllprotein eines Virus) durch T-Zellen erkannt werden könnten. Die rätselhafte Spezifität mancher CD8-T-Zellen für virales Nucleoprotein (NP), das in der Wirtszellmembran nicht vorkommt, wurde mit einem Schlag verständlich, als die Präsentation NP-abgeleiteter Peptide durch HLA-Klasse-I-Moleküle gezeigt wurde.

MERKE

Zelleigene Proteine werden im Zuge ihres natürlichen Umsatzes durch Proteasomen proteolytisch abgebaut, anschließend im endoplasmatischen Retikulum an HLA-Klasse-I-Moleküle gebunden und an der Zelloberfläche den **CD8-T-Zellen** präsentiert. Die CD8-T-Zellen können so das endogene Proteom, also die Gesamtheit der exprimierten Proteine, der Zellen überwachen und mutierte oder infizierte Zellen eliminieren.

26.6.3 Präsentation zellfremder Peptide durch HLA-Klasse-II-Moleküle

Struktur der HLA-Klasse-II-Moleküle

HLA-Klasse-II-Moleküle sind aus zwei etwa gleich großen Ketten zusammengesetzt (Molekülmasse ca. 35–38 kDa, ➤ Abb. 26.24a, b), die beide im HLA-Locus kodiert werden

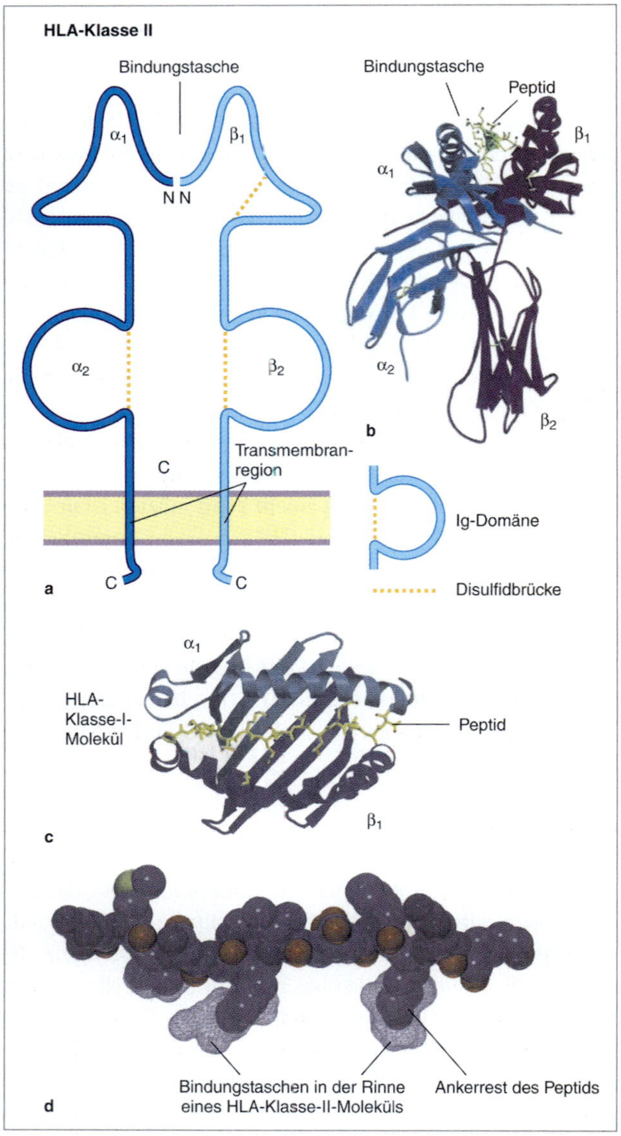

Abb. 26.24 Struktur antigenpräsentierender HLA-Klasse-II-Moleküle.
a) Domänenmodell in seitlicher Ansicht. Die membranproximalen Domänen gehören zur Ig-Familie, die membrandistalen nicht.
b) Bandmodell der Raumstruktur. Das antigene Peptid ist als Stabmodell eingefügt.
c) Aufsicht auf die Bindungstasche mit gebundenem Peptid aus der Sicht des T-Zell-Rezeptors.
d) Verankerung eines antigenen Peptids in Seitenansicht. Das Kalottenmodell zeigt nur das Peptid selbst und die Bindungstaschen für die Ankerreste am Boden der Bindungsrinne.

(➤ Abb. 26.22). Die drei HLA-Klasse-II-Isoformen werden als **HLA-DP**, **-DQ** und **-DR** bezeichnet. Wie bei den Klasse-I-Molekülen sind die beiden membranproximalen Domänen (hier: α_2 und β_2) wie Ig-Domänen gefaltet. Die α_1- und β_1-Domänen bilden gemeinsam die Peptidbindungsdomäne. Sie ist ebenfalls aus einem „Boden", der β-Faltblatt-Struktur besitzt, und zwei α-Helices aufgebaut, die die Bindungsrinne begrenzen (➤ Abb. 26.24b, c). Anders als bei HLA-Klasse I kann diese ca. **13 Aminosäuren** lange Peptide enthalten und sogar größere Peptide binden, da sie an den Enden offen ist.

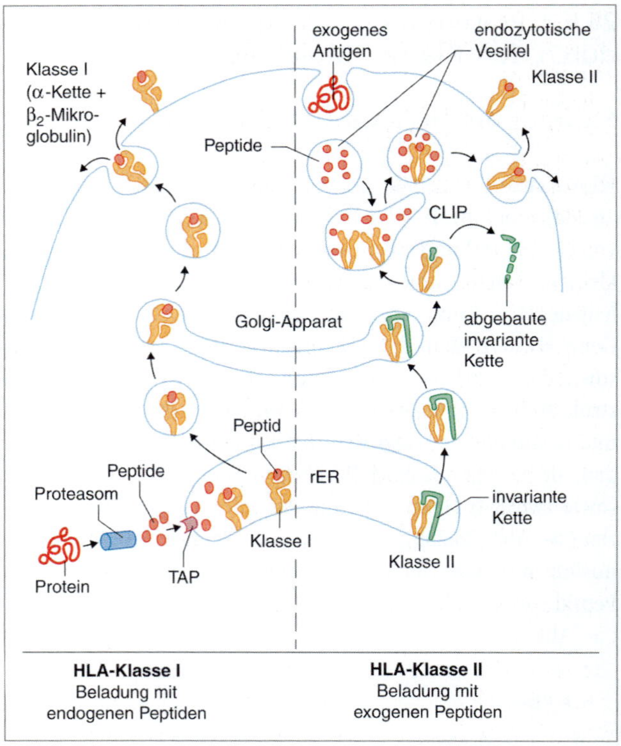

Abb. 26.25 Beladung von HLA-Molekülen mit Peptiden. Die Ketten der HLA-Klasse-I- und HLA-Klasse-II-Moleküle werden beide am rauen endoplasmatischen Retikulum (rER) synthetisiert, aber an unterschiedlichen Orten mit Peptiden verschiedener Herkunft beladen.

Beladung von HLA-Klasse-II-Molekülen mit Peptiden

Die Peptide in den Rinnen der Klasse-II-Moleküle stammen nicht von zelleigenen Proteinen ab, sondern von Proteinen, die die Zellen von außen aufnehmen (➤ Abb. 26.25). Nach **Abbau in Lysosomen** werden sie in speziellen HLA-II-Beladungskompartimenten (Endosomen) auf HLA-Klasse-II-Moleküle geladen. Dadurch werden sie der Erkennung von T-Zellen zugeführt, die die HLA-Klasse-II-Taschen überwachen und bei passender Spezifität aktiviert werden. Die T-Zellen werden dadurch in die Lage versetzt, Immunantworten von B-Zellen und anderen T-Zellen gegen extrazelluläre Antigene zu regulieren.

Invariante Kette und CLIP-Peptid

Die Bindungstaschen der HLA-Klasse-II-Moleküle sind von ihrer Synthese im endoplasmatischen Retikulum bis zum Eintreffen im Beladungskompartiment durch Komplexierung mit einer dritten Kette, der **invarianten** (i) oder **γ-Kette**, geschützt. Im Beladungskompartiment wird die invariante Kette teilweise abgebaut. Der in der Rinne verbleibende Rest (**CLIP**, class II invariant chain peptide) wird gegen antigene Peptide ausgetauscht, die von endozytierten Proteinen abgespalten wurden. Die peptidhaltigen HLA-Klasse-II-Moleküle werden an die Oberfläche transportiert, wo sie dem Immunsystem präsentiert werden.

MERKE
Proteine, die von außen in die antigenpräsentierenden Zellen aufgenommen wurden, werden in Lysosomen in ca. 13 Aminosäuren lange Peptide gespalten, die in Endosomen an HLA-Klasse-II-Moleküle gebunden und an der Zelloberfläche den **CD4-T-Zellen** präsentiert werden. Damit sind CD4-T-Zellen als „Helferzellen" in der Lage, die Immunantwort gegen diese „von außen" stammenden Proteine zu regulieren.

26.6.4 Gene des HLA-Komplexes

Die Anordnung der HLA-Klasse-I- und HLA-Klasse-II-Gene im HLA-Komplex des Menschen auf Chromosom 6 ist in ➤ Abb. 26.22 gezeigt. Es gibt mehrere Klasse-I- (HLA-A, -B, -C) und Klasse-II-Loci (HLA-DR, -DP, -DQ) und von diesen jeweils viele Allele. Das heißt, Klasse I und Klasse II sind **polygen** und **polymorph**.

Nomenklatur

Die Allele der verschiedenen Familienmitglieder wurden ursprünglich mit einfachen Ziffern bezeichnet (z.B. A1, B7, DR4 etc.). Mittlerweile hat man so viele verschiedene Allele gefunden, dass man zu vierstelligen Zahlen übergegangen ist (z.B. 0201 für HLA-A2, Subtyp 1). Von einigen Loci gibt es mehr als 100 allele Formen, andere wie die α-Kette von DR wurden bisher als wenig bis gar nicht polymorph beschrieben. Die Kombination von HLA-Allelen auf einem Chromosom bezeichnet man als **HLA-Haplotyp**.

Schon gewusst

Weitere Gene des HLA-Komplexes

Der HLA-Komplex enthält neben den Loci der Klasse-I- und Klasse-II-Antigenpräsentationsmoleküle eine Reihe weiterer Gene, die wichtige Moleküle des Immunsystems kodieren. Dazu gehören sowohl Komponenten der Proteasomen und die Peptidtransporter (TAP), die für die Beladung der HLA-Klasse-I-Moleküle wichtig sind, als auch Proteine, die für die Einlagerung antigener Peptide in die Bindungsstelle der HLA-Klasse-II-Moleküle benötigt werden. Der Klasse-III-Bereich kodiert weitere für das Immunsystem wichtige Proteine, u.a. Tumor-Nekrose-Faktor-α und -β, einige Komplementkomponenten und das Hitzeschockprotein Hsp70.

Polymorphismus

Aufgrund des hohen Polymorphismus ist es sehr unwahrscheinlich, dass man von Vater und Mutter die gleichen Allele erbt. Die meisten Menschen sind also heterozygot in Bezug auf die HLA-Klasse-I- und HLA-Klasse-II-Loci. Ein Mensch kann maximal sechs verschiedene Klasse-I-Moleküle auf der Zelloberfläche exprimieren. Für einige Klasse-II-Moleküle ist die Zahl verschiedener Möglichkeiten noch höher, da meist sowohl die α- als auch die β-Kette durch polymorphe Gene kodiert werden und innerhalb einer HLA-Klasse-II-Form (z.B. DQ) Homo- und Heterodimere gebildet werden können (so ergeben zwei unterschiedliche α- und zwei β-Ketten bereits insgesamt vier verschiedene Kombinationsmöglichkeiten).

26.6.5 HLA-Polymorphismus und Antigenerkennung

Die Peptidbindungsrinnen, die die unterschiedlichen allelen Formen der HLA-Klasse-I- und -Klasse-II-Ketten bilden, unterscheiden sich besonders in den sie auskleidenden Aminosäuren und damit in ihrer Fähigkeit, bestimmte Peptide zu binden (➤ Abb. 26.24d). Aminosäurereste von Peptiden, die für die Interaktion mit den Rinnen eines gegebenen HLA-Klasse-I-Moleküls besonders wichtig und charakteristisch sind, bezeichnet man als **Ankerreste**. Sie passen in charakteristische Bindungstaschen am Boden der Peptidbindungsrinne. Dagegen sind die dem T-Zell-Rezeptor zugewandten Aminosäureseitenketten variabel und bestimmen die spezifische Erkennung eines HLA-gebundenen Peptids durch den T-Zell-Rezeptor.

Peptidrepertoire

Jedes gegebene HLA-Klasse-I- oder -Klasse-II-Molekül kann eine große Zahl verschiedener Peptide binden, die aufgrund ihrer Ankerreste in seine Bindungstaschen passen. Allerdings kann ein gegebenes HLA-Molekül nicht alle möglichen Peptide binden. Umgekehrt gibt es Proteine, die keine Peptidsequenz enthalten, die an ein bestimmtes HLA-Molekül bindet. Der „Verzicht" auf solche Sequenzen gäbe Krankheitserregern die Möglichkeit, sich der Erkennung durch T-Lymphozyten zu entziehen.

HLA-Polymorphismus

Die große Zahl verschiedener HLA-Klasse-I- (meist zweimal A, B, C = 6) und HLA-Klasse-II-Moleküle (zweimal DR, DQ, DP sowie Mischformen zwischen den α- und β-Ketten unterschiedlicher Allele, also > 6), die auf den Zellen eines Individuums exprimiert werden, bedeutet jedoch, dass jeder Mensch auch eine große Zahl verschiedener Möglichkeiten zur Antigenpräsentation für T-Zellen hat. Dies erhöht die Wahrscheinlichkeit, dass Peptide, die z.B. aus einem Virusprotein entstehen, auch passende Ankerreste für eines der Klasse-I- oder Klasse-II-Moleküle aufweisen und so dem Immunsystem sichtbar gemacht werden können. Darüber hinaus sorgt der große Polymorphismus der Klasse-I- und Klasse-II-Moleküle auf Populationsebene dafür, dass auch im seltenen Falle einer fehlenden Peptidpräsentationsmöglichkeit in einem Individuum (und damit fehlendem Schutz gegen einen Krankheitserreger) andere Individuen die präsentierenden HLA-Allele exprimieren und so geschützt sind.

HLA-Restriktion

Jede individuelle T-Zelle kann mit ihrem spezifischen Antigenrezeptor ein gegebenes antigenes Peptid nur im Komplex mit einem bestimmten allelen Produkt von HLA-Klasse I oder HLA-Klasse II erkennen. Ihre Antigenerkennung ist durch das Präsentationsmolekül „eingeschränkt". Dieses Phänomen wird als HLA-Restriktion bezeichnet.

Klinik

HLA-Gene und Transplantation Wie der Name Haupthistokompatibilitätskomplex (Histokompatibilität = Gewebeverträglichkeit) bereits sagt, verdanken wir seine ursprüngliche Beschreibung der Gewebetransplantation. Im Allgemeinen ist die Wahrscheinlichkeit, dass zwei nicht verwandte Individuen dieselben HLA-Haplotypen tragen, sehr gering (weniger als 1 : 1.000.000 in der menschlichen Bevölkerung). Werden Gewebe oder Organe von nicht verwandten Spendern und Empfängern transplantiert, erkennen die T-Zellen des Empfängers die fremden HLA-Peptid-Komplexe, werden aktiviert und stoßen schließlich das Fremdorgan ab.

Die Risiken der Transplantatabstoßung können dadurch reduziert werden, dass versucht wird, eine weitgehende Übereinstimmung der HLA-Moleküle von Spender und Empfänger zu erreichen, und die Transplantation durch immunsuppressive Behandlung unterstützt wird.

HLA-Assoziation von Krankheiten Die Bedeutung der HLA-Klasse-I- und HLA-Klasse-II-Genprodukte für die T-Zell-Aktivierung erkennt man auch daran, dass einige Autoimmunkrankheiten gehäuft bei Patienten auftreten, die bestimmte HLA-Allele exprimieren. So ist z.B. die Frequenz von HLA-B27 bei Patienten mit ankylierender Spondylitis (Morbus Bechterew) gegenüber der Normalpopulation drastisch erhöht. Patienten mit Diabetes mellitus Typ 1 exprimieren etwa doppelt so häufig wie Kontrollpersonen DR3 oder DR4 und seltener als Gesunde DR2. In allen bekannten Fällen einer Assoziation zwischen HLA-Allelen und Krankheiten stellt der HLA-Haplotyp jedoch nur einen Prädispositionsfaktor dar, der nicht zwingend dazu führt, dass die Krankheit auch wirklich auftritt.

MERKE

Unterschiedliche allele Formen der HLA-Klasse-I- und -Klasse-II-Moleküle binden unterschiedliche Sätze an Peptiden mithilfe von ein bis drei Bindungstaschen, in die best mmte Ankerreste (Aminosäureseitenketten) der Peptide passen. Deshalb kann eine T-Zelle ein gegebenes Antigen nur bei Präsentation durch ein bestimmtes HLA-Allel erkennen (HLA-Restriktion).

26.7 Reifung des immunologischen Repertoires und Selbsttoleranz

Die B- und T-Zell-Rezeptoren werden nach dem in ➤ Kap. 26.4.1 und ➤ 26.5.2 beschriebenen „Genroulette" für die einzelnen reifenden Zellen festgelegt. Dieser Prozess läuft schrittweise ab: Bei den B-Zellen werden erst die schweren, dann die leichten Ketten umgelagert, bei den T-Zellen zunächst die β-, dann die α-Kette. Die fertigen Antigenrezeptoren müssen nun auf ihre Eignung für das Immunsystem getestet werden.

Zielvorgabe

Ein nützliches Repertoire von B-Zell-Antigenrezeptoren deckt alle möglichen fremden Strukturen ab und ist selbsttolerant, d.h., es enthält möglichst wenig Selbstreaktivität, die zur Autoimmunität führen könnte. Die T-Zellen sollen möglichst viele verschiedene, durch körpereigene Allele der HLA-Antigene präsentierte Peptide erkennen und ebenfalls selbsttolerant sein.

Positive Selektion

T-Zellen werden bei ihrer Reifung im Thymus einer positiven Selektion unterzogen. Sie sorgt dafür, dass die gereiften T-Zellen präferenziell mit den körpereigenen HLA-Klasse-I- und -Klasse-II-Molekülen zusammenarbeiten, d.h. von ihnen präsentierte Peptide erkennen können. Dies geschieht, indem diejenigen unreifen Thymozyten ein Überlebens- und Reifungssignal erhalten, deren Rezeptoren eine schwache (geringer als für eine Immunantwort erforderliche) Affinität für die auf dem Thymusepithel exprimierten HLA-Moleküle besitzen. Im Gegensatz dazu sterben unreife Thymozyten spontan ab, wenn ihre T-Zell-Rezeptoren nicht mit den vorhandenen HLA-Molekülen interagieren können. Man spricht vom **Tod durch Vernachlässigung**.

Negative Selektion

B- oder T-Zellen, die in den ersten Tagen nach der erstmaligen Expression ihrer Antigenrezeptoren an der Oberfläche ein Antigen erkennen, stufen sich selbst als autoreaktiv ein und leiten den programmierten Zelltod, die Apoptose, ein. Diesen Vorgang bezeichnet man als negative Selektion oder **klonale Deletion**.

Induktion von Anergie

Unter Anergie versteht man den Verlust der Reaktivität auf sonst immunstimulierende Signale. Anergie in **T- und B-Zellen** wird häufig dann induziert, wenn die Zellen ein Signal über ihren Antigenrezeptor, aber keine Costimulation (➤ Kap. 26.8.2) erhalten. Sie stellt einen wichtigen Mechanismus zur Ruhigstellung bereits gereifter autoreaktiver T-Zellen außerhalb des Thymus dar.

Suppression

Autoimmunität kann auch durch Gegenregulation verhindert werden. Die Existenz gegenregulatorischer Zellen war lange Zeit umstritten. Heute ist jedoch gesichert, dass eine Subpopulation von CD4-T-Zellen die Aktivierung anderer T-Zellen hemmen kann. Diese regulatorischen oder **„Treg"-Zellen** haben die Aufgabe, Immunantworten gegen körpereigene Gewebe zu unterdrücken. In diese Population werden deshalb im Thymus CD4-T-Zellen mit autoreaktiven TCR rekrutiert, die aber funktionell nicht auf Autoaggression, sondern auf Autoprotektion programmiert sind.

MERKE

Autoreaktive B- und T-Zellen werden während ihrer Reifung durch klonale Deletion **(negative Selektion)** entfernt. T-Zellen werden zusätzlich im Zuge der **positiven Selektion** auf ihre Fähigkeit geprüft, mit den körpereigenen HLA-Molekülen zusammenzuarbeiten. Zusätzliche Schutzmechanismen gegen Autoimmunität sind die Ruhigstellung **(Anergie)** von T-Zellen und die aktive **Suppression** durch regulatorische T-Zellen.

26.8 Die adaptive Immunantwort

26.8.1 Aktivierung von B- und T-Lymphozyten durch Antigenrezeptoren

Signaltransduktion durch den BCR

Biochemische Veränderungen im BCR-Komplex

Der erste Schritt in der Aktivierung einer reifen, ruhenden B-Zelle ist die Quervernetzung von Antigenrezeptoren (BCR) durch Antigene. Die membranständigen BCR sind selbst nicht in der Lage, Signale in die Zelle weiterzuleiten. Diese Aufgabe übernehmen zwei assoziierte Transmembranproteine, die als **Igα** und **Igβ** bezeichnet werden. Sie tragen Bindungsstellen für die intrazellulären Enzyme, die am Anfang von Signalkaskaden stehen, die letztlich zur B-Zell-Aktivierung führen. Diese Bindungsstellen werden als **ITAMs** (immunoreceptor tyrosine-based activation motifs) bezeichnet (➤ Abb. 26.26).

Weiterleitung des BCR-Signals

Der erste nachweisbare Schritt nach der Quervernetzung von BCR-Molekülen durch ein Antigen ist die Tyrosinphosphorylierung der **ITAM-Motive** der Igα- und Igβ-Transmembranproteine durch Kinasen der Src-Familie (Fyn, Lyn und Blk). An die phosphorylierten ITAMs lagert sich die Tyrosin-Kinase **Syk** über ihre SH2-Domänen an. Gemeinsam mit

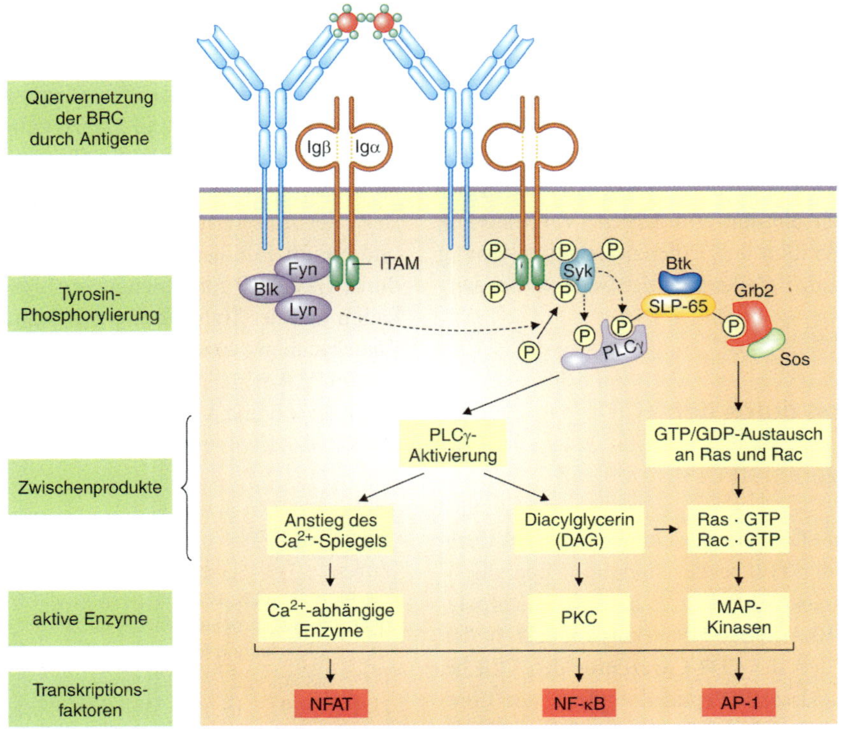

Abb. 26.26 Signaltransduktion durch den BCR. Der BCR besitzt keine intrazelluläre Domäne für die Signalweiterleitung. Diese wird durch die Phosphorylierung der ITAM-Motive der BCR-assoziierten Igα- und Igβ-Ketten initiiert, die nachfolgende Signalkaskaden aktivieren.

weiterer Phosphorylierung durch Fyn, Lyn und Blk führt dies zur Aktivierung von Syk. Syk phosphoryliert wiederum das Adapterprotein **SLP-65** (SH2-binding leukocyte phosphoprotein of 65 kDa), das weitere Enzyme und Adapterproteine zusammenführt. Besonders wichtig sind dabei die Phospholipase Cγ (**PLCγ**), die Tyrosin-Kinase **Btk** und der GTP/GDP-Nucleotid-Austauschfaktor **Sos**.

Der PLCγ-Weg

Die Aktivierung der PLCγ durch Syk- und Btk-vermittelte Phosphorylierung führt zur Spaltung des Membranlipids Phophatidylinositol-bisphosphat (PIP_2) in die Second messenger Diacylglyerin **(DAG)** und Inositoltrisphosphat **(IP_3)**. IP_3 setzt Ca^{2+} aus dem endoplasmatischen Retikulum frei. Die resultierende **Erhöhung des Ca^{2+}-Spiegels** kann durch Ca^{2+}-Influx in die Zelle verstärkt und verlängert werden. In der Folge werden Ca^{2+}-abhängige Enzyme aktiviert, von denen der Phosphatase Calcineurin eine besondere Bedeutung bei der Aktivierung von Transkriptionsfaktoren der **NFAT**-Familie (Nuclear factor of activated T-cells) zukommt. Gemeinsam mit DAG aktiviert der erhöhte Ca^{2+}-Spiegel die β-Isoform der Protein-Kinase C **(PKC)**, die wiederum zum Abbau inhibitorischer Bindeproteine des Transkriptionsfaktors **NF-κB** und damit zu dessen Translokation in den Zellkern führt.

Der Ras-MAP-Kinase-Weg

Nach Rekrutierung in den SLP-65-Komplex katalysiert der GTP/GDP-Austauschfaktor Sos den **Austausch von GDP gegen GTP** an **Ras** und **Rac**, die wiederum nachgeschaltete Protein-Kinasen, die sog. **MAPK** (mitogenaktivierte Protein-Kinasen), aktivieren. Auch diese Signalkaskade führt letztlich zur Translokation aktivierter Transkriptionsfaktoren in den Kern.

Die Aktivierung und Translokation der hier erwähnten und anderer Transkriptionsfaktoren dienen dem Anschalten der Genprogramme, die für die nun erforderliche Vergrößerung der Zelle, deren Proliferation und Differenzierung notwendig sind. Andere, für ruhende B-Zellen wichtige Gene werden wiederum abgeschaltet.

Signaltransduktion durch den TCR

Funktion der Corezeptoren CD4 und CD8

Zytotoxische T-Zellen (T-Killerzellen) tragen den **CD8-Corezeptor**. Er unterstützt den TCR bei der Bindung an peptidbeladene HLA-Klasse-I-Moleküle, indem er an einen nichtpolymorphen Bereich des HLA-Klasse-I-Moleküls andockt. In den **T-Helferzellen** stabilisiert der **CD4-Corezeptor** den TCR bei der Bindung an HLA-Klasse-II-Peptid-Komplexe. Die Corezeptoren sind intrazellulär mit der Src-Kinase **Lck** assoziiert, die die initiale Phosphorylierung der ITAMs im TCR-Komplex vermittelt (➤ Abb. 26.27).

Biochemische Veränderungen im TCR-Komplex

Der erste Schritt der T-Zell-Aktivierung besteht im Erkennen von HLA-Peptid-Komplexen durch die klonal exprimierten TCR. Diese Interaktion ist nur in direktem Kontakt zwischen einer T-Zelle und einer antigenpräsentierenden Zelle (APC) möglich.

Ähnlich wie bei den membranständigen Antigenrezeptoren der B-Zellen wird die Signaltransduktion in die Zelle nicht vom TCR selbst, sondern von einer Gruppe für alle TCR identischer Transmembranproteine übernommen, von denen die γ-, δ- und ε-Formen kollektiv als **CD3**, zwei weitere nur als **ζ-Ketten** bezeichnet werden (➤ Abb. 26.27). Die verwirrende Namensgebung hängt damit zusammen, dass nur die drei zuerst genannten Ketten eine ausreichend große extrazelluläre Domäne für die Detektion durch monoklonale Antikörper besitzen, die eine Voraussetzung für die Aufnahme in die CD-Nomenklatur ist. Entsprechend dient die Oberflächenexpression von CD3 als Marker für alle T-Lymphozyten in der klinischen Diagnostik.

Wie die Igα- und Igβ-Ketten tragen auch die CD3- und ζ-Proteine intrazelluläre **ITAMs** (immunoreceptor tyrosine-based activation motifs), die nach Phosphorylierung durch Src-Kinasen (hier v.a. **Lck**) als Andockstelle für eine Kinase der Syk-Familie, die sog. **ZAP-70** (zeta[ζ]-associated protein of 70 kDa), dienen. ZAP-70 wird durch sterische Umlagerung und Phosphorylierung enzymatisch aktiv und phosphoryliert die Adapterproteine **LAT** (linker in activated T-cells) und **SLP-76** (SH2-binding leukocyte phosphoprotein of 76 kDa).

Weiterleitung des TCR-Signals

Analog zu der oben beschriebenen Weiterleitung des BCR-Signals schließen sich an die Bildung eines „Signalosoms" mit den Adapterproteinen LAT und SLP-76 weitere Schritte an: die Aktivierung der Phospholipase Cγ **(PLCγ)**, gefolgt von einer Ca^{2+}-Mobilisierung und Aktivierung der Protein-Kinase C **(PKC)** sowie der Translokation von Transkriptionsfaktoren der **NFAT-** und **NF-κB**-Familien; des Weiteren die Aktivierung von Ras durch GTP/GDP-Austauschfaktoren, gefolgt von **MAPK-Kaskaden** und der Translokation des Transkriptionsfaktors **AP-1**. Gemeinsam mit weiteren Transkriptionsfaktoren regulieren die durch TCR-Stimulation aktivierten Transkriptionsfaktoren NFAT, NF-κB und AP-1 die Expression von Genen, die im Zuge der T-Zell-Aktivierung benötigt werden (➤ Abb. 26.27).

MERKE

Bei B- und T-Zellen erfolgt die **Signaltransduktion** über ähnliche Kaskaden. Die mit dem **BCR** assoziierten Igα- und Igβ-Ketten sowie die mit dem **TCR** assoziierten CD3- und ζ-Ketten tragen ITAM-Sequenzmotive, in denen die Signaltransduktionskaskade durch Tyrosinphosphorylierung initiiert wird. Dazu gehören die Aktivierung von PLCγ, gefolgt von Ca^{2+}-Mobilisierung und Aktivierung der Protein-Kinase C (PKC), mehrere MAP-Kinase-Kaskaden sowie die Aktivierung Ca^{2+}-abhängiger Phosphatasen. Wichtige Transkriptionsfaktoren, die so aktiviert und in den Kern transloziert werden, sind Faktoren der NFAT-, NF-κB- und AP-1-Familien.

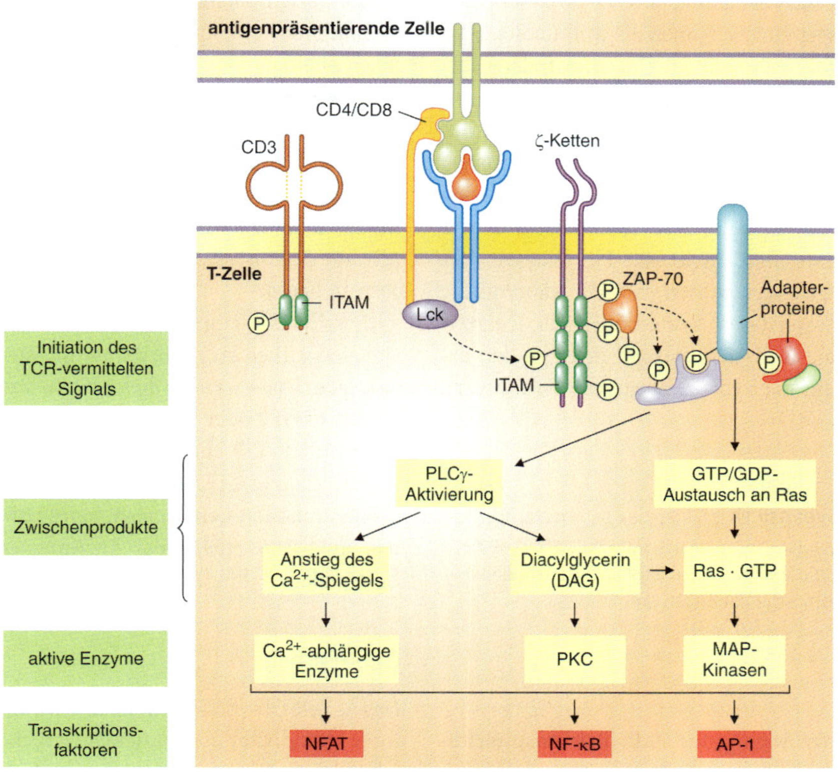

Abb. 26.27 Signaltransduktion durch den TCR. Der erste Schritt ist die Phosphorylierung von ITAM-Motiven der CD3- und ζ-Unterheiten des TCR-Komplexes durch Src-Kinasen.

26.8.2 Kommunikation zwischen Leukozyten über Zellinteraktionsmoleküle

Zellinteraktionsmoleküle sind membranständige Rezeptoren und Liganden, die auf Zelloberflächen exprimiert sind. Sie erfüllen drei verschiedene Funktionen:

- Sie steuern die **Migration** von Zellen des Immunsystems innerhalb des lymphatischen Systems und in die Gewebe.
- Sie ermöglichen die **Adhäsion** von interagierenden Zellen.
- Sie können **aktivierende** und **deaktivierende Signale** vermitteln.

Die wichtigsten Vertreter, ihre Funktion sowie die Zugehörigkeit zu Proteinfamilien sind in ➤ Tab. 26.5 zusammengefasst.

Die immunologische Synapse

Die Initiierung einer adaptiven Immunantwort erfordert zunächst die Erkennung von HLA-präsentiertem Antigen durch T-Zellen an der Oberfläche von „professionellen" antigenpräsentierenden Zellen, den **dendritischen Zellen**. In der Kon-

Tab. 26.5 Die wichtigsten Zellinteraktionsmoleküle des Immunsystems

Name	Aufbau	Familie	Expression	Ligand	Adhäsion	Aktivierung
CD4	Monomer (55 kDa)	Ig	T-Helferzellen	HLA-Klasse II	+/–	+
CD8	αα-Homodimer (180 kDa) αβ-Heterodimer (130 kDa)	Ig	zytotoxische T-Zellen	HLA-Klasse I	+/–	+
CD28	Homodimer (2 · 44 kDa)	Ig	> 90% CD4-T-Zellen 50% CD8-T-Zellen	CD80, CD86	–	+
CD152 (CTLA-4)	Homodimer (2 · 34 kDa)	Ig	aktivierte T-Zellen, Treg-Zellen	CD80, CD86	–	+ (negativer Effekt)
CD45R	Monomer (200 kDa)		Leukozyten	?	–	+
CD2	Monomer (50 kDa)	Ig	T-Zellen, NK-Zellen	CD58 (LFA-3)	+	+
CD11a/CD18 (LFA-1)	αβ-Heterodimer (180/95 kDa)	Integrin	Leukozyten, Thrombozyten	ICAM-1–3	+	+/–
CD44	Monomer (80–200 kDa)		Lymphozyten, Granulozyten	extrazelluläre Matrix	+	+/–

taktzone zwischen T-Zelle und antigenpräsentierender Zelle wird eine Struktur ausgebildet, die auch als immunologische Synapse bezeichnet wird. Sie besteht aus einem zentralen Cluster von TCR-Molekülen, den Corezeptoren CD4 bzw. CD8 sowie costimulatorischen Rezeptoren wie CD28 (> unten). Um diesen **cSMAC** (central supramolecular activation cluster) befindet sich ein **pSMAC** (peripheral SMAC) genannter Ring aus Adhäsionsmolekülen, insbesondere das Integrin LFA-1 (leukocyte function-associated molecule 1). Kinasen der Src-Familie (v.a. Lck) gelangen in den cSMAC, während die gegenregulierenden Phosphatasen, insbesondere die leukozytenspezifische Phosphatase CD45, aufgrund ihrer großen extrazellulären Domäne aus der Synapse ausgeschlossen werden (> Abb. 26.28).

MERKE

Die **immunologische Synapse** ist ein komplex geordneter Cluster von Rezeptoren und deren Liganden an der Kontaktstelle zwischen T-Zelle und antigenpräsentierender Zelle. In ihrem Zentrum laufen die ersten Schritte der Signaltransduktion durch den TCR ab.

Integrine

Integrine gehören zu den wichtigsten **Zelladhäsionsmolekülen** des Immunsystems. Integrine sind heterodimere Glykoproteine, deren Affinität für ihre Liganden durch Inside-out-Signale reguliert wird: So kann ein TCR-Signal die Umlagerung von der niedrig- in die hochaffine Form auslösen und damit die Adhäsion der T-Zelle an einer antigenpräsentierenden Zelle verstärken. Im Immunsystem ist insbesondere die Subfamilie der β_2-Integrine von Bedeutung, zu der das von T-Zellen exprimierte **LFA-1** (leukocyte function-associated antigen 1; CD11a/CD18) gehört. Es bindet an Partner aus der Immunglobulin-Superfamilie, die **ICAM-1–3** (intercellular adhesion molecule) heißen und auf den antigenpräsentierenden Zellen exprimiert werden.

Mitglieder der Immunglobulin-Superfamilie

Das Bauprinzip der Immunglobulindomäne (> Abb. 26.9) kommt in zahlreichen Zellinteraktionsmolekülen innerhalb und außerhalb des Immunsystems zur Anwendung. Neben den BCR, den TCR sowie den HLA-Klasse-I- und -Klasse-II-Molekülen sind für das Immunsystem die Corezeptoren CD4 und CD8 sowie die Mitglieder der CD28- und der CD2-Familie von besonderer Bedeutung.

CD28-Familie

Bei der Antigenerkennung durch naive T-Lymphozyten führt die Besetzung des TCR mit dem passenden Peptid-HLA-Komplex nur dann zur Aktivierung, wenn gleichzeitig ein zweites, **costimulatorisches Signal** gegeben wird. CD28 ist der wichtigste costimulatorische Rezeptor für die Aktivierung von T-Lymphozyten. Seine Liganden **CD80** und **CD86** gehören ebenfalls der Ig-Superfamilie an; sie werden von dendritischen Zellen konstitutiv exprimiert. Die extrazelluläre Domäne von CD28 ist von ähnlicher Größe wie die des TCR, sodass CD28 im Zentrum der immunologischen Synapse als Costimulator aktiv werden kann (> Abb. 26.28). Die intrazelluläre Domäne von CD28 leitet Signale über Src-Kinasen, PI-3-Kinase und den GDP/GTP-Austauschfaktor Vav weiter, die z.T. mit den Signalen des TCR konvergieren und so die Zelle costimulieren.

Den CD28-vermittelten aktivierenden, costimulatorischen Signalen wirken im Laufe der Immunantwort **negative Signale** entgegen. Diese werden durch einen strukturell ähnlichen Rezeptor, **CD152** oder **CTLA-4** (cytotoxic T-lymphocyte antigen 4) vermittelt, der ebenfalls CD80/86 als Liganden bindet. Obwohl CD28 und CTLA-4 Homodimere sind, bindet nur CTLA-4 bivalent und hat damit neben einer höheren Affinität auch einen Aviditätsvorteil, sodass in Anwesenheit von CTLA-4 die Costimulation durch CD28 unterbrochen wird.

CD2-Familie

Das T-Zell-Oberflächenmolekül CD2 hat ebenfalls costimulatorische Aktivität und ist dementsprechend mit einer intrazellulären Domäne ausgerüstet, an die weitere Elemente der Signaltransduktionskaskaden andocken können. Sein Ligand wird als **CD58** oder **LFA-3** (leukocyte function-associated antigen 3) bezeichnet. Er ist auf vielen hämatopoetischen Zellen exprimiert. Wie CD28 kann auch CD2 aufgrund seiner dem TCR ähnlichen Dimensionierung in die immunologische Synapse einwandern und dort an der T-Zell-Aktivierung mitwirken (> Abb. 26.28).

Schon gewusst

Eine klassische Methode für den Nachweis und die Isolierung menschlicher T-Lymphozyten ist die **„E-Rosettierung“**. Dabei werden menschliche Leukozyten mit Schaferythrozyten gemischt, die sich über das CD2-Molekül an T-Zellen binden. Der CD2-Ligand, das LFA-3-(CD58-)Molekül des Schafes ist stark auf Erythrozyten exprimiert und reagiert hoch affin mit menschlichen CD2-Molekülen.

MERKE

Zur vollständigen Aktivierung von T-Lymphozyten bedarf es neben der Erkennung durch den TCR der **Costimulation**. Der effizienteste costimulatorische Rezeptor ist **CD28**, seine Liganden **CD80/86** befinden sich auf der antigenpräsentierenden dendritischen Zelle.

TNF/TNF-Rezeptor-Familie

Neben den Zytokinen der TNF-Familien (Tumor-Nekrose-Faktor, > Kap. 26.8.3) gibt es auch strukturell verwandte zellständige Rezeptor-Liganden-Paare. Von zentraler Bedeutung ist **CD40**, das als Rezeptor für T-Zell-vermittelte Aktivierungs-

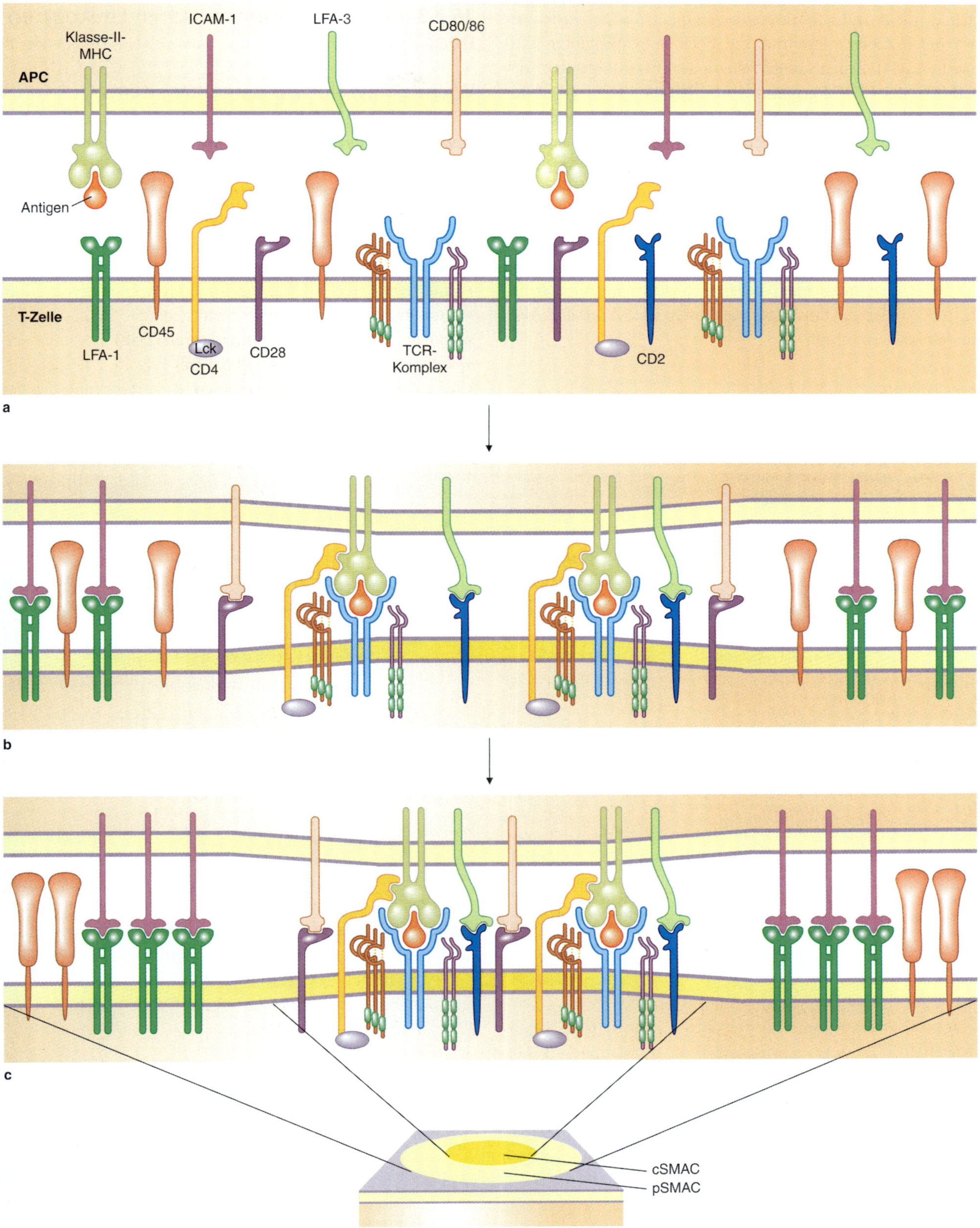

Abb. 26.28 Die immunologische Synapse. Vor der physischen Interaktion von T-Zelle und antigenpräsentierender Zelle (APC) sind die verschiedenen Rezeptoren und Liganden in der Plasmamembran verteilt **(a)**. Nach der initialen Erkennung von Antigen durch den TCR **(b)** formiert sich die immunologische Synapse **(c)**. cSMAC und pSMAC bezeichnen den zentralen bzw. peripheren supramolekularen Aktivierungscluster. Wichtig sind der Ausschluss der Phosphatase CD45 und der Einschluss der costimulatorischen Moleküle CD28 und CD2 sowie des Corezeptors CD4, der mit der Src-Kinase Lck gekoppelt ist.

signale dient und auf Makrophagen, dendritischen Zellen sowie auf B-Zellen vorkommt. Entsprechend exprimieren aktivierte CD4-T-Zellen (Helferzellen) den CD40-Liganden, der **CD40L** oder **CD154** genannt wird. Über die CD40L-CD40-Interaktion steuern T-Zellen zahlreiche Aktivierungsvorgänge im Immunsystem, u.a. die Bildung von Keimzentren und den darin ablaufenden Immunglobulin-Klassenwechsel der B-Zellen. Die Signalweiterleitung erfolgt nach Oligomerisierung von CD40 infolge der Ligation durch CD40L. Sie bedient sich einer der TNF-Rezeptor-Familie eigenen Gruppe intrazellulärer Proteine, der sog. **TRAFs** (TNF-receptor-associated factors). Sie initiieren Enzymkaskaden, die letztlich wiederum zur Translokation aktivierter Transkriptionsfaktoren wie NF-κB und AP-1 in den Zellkern führen.

26.8.3 Kommunikation zwischen Leukozyten über Zytokine

Wichtige Zytokine des Immunsystems

Unter dem zellbiologischen Überbegriff der Zytokine versteht man **lösliche Proteine**, die die Kommunikation zwischen verschiedenen Körperzellen steuern und Vermehrung, Differenzierung und Migration beeinflussen. Die Zytokine, die das Immunsystem steuern, sind:

- Interleukine (IL)
- Interferone (IFN)
- Tumor-Nekrose-Faktoren (TNF)
- transformierende Wachstumsfaktoren (TGF)
- koloniestimulierende Faktoren (CSF)
- Chemokine.

Die wichtigsten Zytokine sind in ➢ Tab. 26.6 aufgeführt.

Tab. 26.6 Wichtige Zytokine des Immunsystems und ausgewählte Funktionen

Zytokin	produzierende Zellen	wichtige Zielzellen	Wirkung
IL-1 (α und β)	Makrophagen Epithelzellen	Leukozyten Gefäßendothel Hypothalamus Hepatozyten	Fieber T-Zell-Aktivierung Makrophagenaktivierung Induktion von Akute-Phase-Proteinen in Hepatozyten
IL-2	CD4-T-Zellen CD8-T-Zellen (initial)	T-, B-, NK-Zellen	Zellproliferation und Differenzierung
IL-4	CD4-T-Zellen (v.a. TH2-Zellen) dendritische Zellen? Mastzellen Basophile	T- und B-Zellen Makrophagen	T-Zellen: Proliferation, TH2-Differenzierung B-Zellen: Aktivierung, Klassenwechsel nach IgG4 und IgE Makrophagen: antiinflammatorisch
IL-5	CD4-T-Zellen Mastzellen Eosinophile	Eosinophile	Wachstum und Differenzierung
IL-6	CD4-T-Zellen (TH2-Zellen) B-Zellen Makrophagen Endothelzellen	proliferierende B-Zellen und Plasmazellen T-Zellen Hepatozyten	Wachstum Ig-Sekretion Induktion von Akute-Phase-Proteinen
IL-7	Stromazellen des Thymus und des Knochenmarks	unreife Stadien von B- und T-Lymphozyten	Proliferation Überleben
IL-10	CD4-T-Zellen (TH2-Zellen, regulatorische T-Zellen)	Makrophagen B-Zellen	Makrophagen: antiinflammatorisch B-Zellen: Ig-Synthese
IL-12	dendritische Zellen Makrophagen	T-Zellen NK-Zellen	Induktion von TH1-Zellen Steigerung von Wachstum und Zytotoxizität
IL-13	CD4-T-Zellen (TH2-Zellen)	B-Zellen Makrophagen	ähnlich wie IL-4 antiinflammatorisch
IL-15	Makrophagen viele verschiedene Zelltypen (nicht T-Zellen)	NK-Zellen CD8-T-Zellen	Wachstum und Überleben Erhaltung von Gedächtniszellen
IFN-γ	NK-Zellen CD4-T-Zellen (TH1-Zellen) CD8-Zellen	Makrophagen NK-Zellen T-Zellen Epithel- und Endothelzellen einige Tumorzellen	HLA-Klasse-I- und HLA-Klasse-II-Induktion Makrophagenaktivierung Steigerung und Zytotoxizität in CD8- und NK-Zellen proinflammatorisch
TNF-α	Makrophagen	viele verschiedene Zellen	proinflammatorisch Induktion von Apoptose
TNF-β	CD4-T-Zellen (TH1-Zellen)	Adipozyten	Abbau von Fettdepots

Interleukine

In die Interleukinnomenklatur wurden inzwischen etwa 30 Zytokine aufgenommen. Sie wurde geschaffen, um die oft verwirrenden funktionsbeschreibenden laborspezifischen Abkürzungen neu entdeckter Zytokine durch international vereinheitlichte Bezeichnungen zu ersetzen. Historisch etablierte Namen wie Interferone, Tumor-Nekrose-Faktoren etc. wurden jedoch beibehalten.

Interferone

Interferone wurden zunächst außerhalb des Immunsystems entdeckt und erhielten ihren Namen aufgrund ihrer antiviralen Wirkung (Interferenz mit dem Virus!). Man unterscheidet Interferone vom **Typ I** (= **IFN-α** und **IFN-β**), die von vielen Körperzellen produziert werden können, sowie Interferone vom **Typ II** (= Immuninterferon oder **IFN-γ**). IFN-γ ist ein zentraler Entzündungsmediator, der von proinflammatorisch polarisierten CD4-TH1-Zellen (➤ unten) sowie von aktivierten CD8-T-Zellen und NK-Zellen produziert wird.

Tumor-Nekrose-Faktoren

Der Begriff Tumor-Nekrose-Faktoren leitet sich von der Fähigkeit dieser Zytokine ab, Tumorzellen zu zerstören. Gemeinsam mit IFN-γ sind sie die wichtigsten Entzündungsmediatoren. Während **TNF-α** von Makrophagen produziert wird, ist **TNF-β** (auch Lymphotoxin genannt) ein Produkt proinflammatorischer T-Zellen.

Klinik

Wegen ihrer zentralen Bedeutung als Entzündungsmediatoren sind Tumor-Nekrose-Faktoren auch Ziele moderner antiinflammatorischer Therapien, die mit rekombinanten löslichen Rezeptoren oder monoklonalen Antikörpern die TNF-Aktivität neutralisieren und eindrucksvolle Heilerfolge insbesondere bei Rheuma ermöglichen.

Transformierende Wachstumsfaktoren

Die ursprünglich beschriebene Aktivität der transformierenden Wachstumsfaktoren war die Förderung der Vermehrung von Tumorzellen. Sie besitzen multiple immunregulatorische Aktivität.

Koloniestimulierende Faktoren

Sie erlauben in vitro das Wachstum hämatopoetischer Zellen im Weichagar und damit die Bildung von Kolonien. Auch für diese Zytokine gilt jedoch, dass sie neben der namensgebenden Aktivität auf vielfältige Weise Immunreaktionen regulieren.

Prinzipien der Zytokinwirkung

Die Zytokine des Immunsystems werden nach Aktivierung der Zellen des angeborenen und des erworbenen Immunsystems synthetisiert, also z.B. nach Aktivierung von Makrophagen durch bakterielle Produkte oder nach Aktivierung von Lymphozyten durch Antigen. Sie selbst sind jedoch **nicht antigenspezifisch**. Viele Zytokine wirken dennoch nur auf die wenigen spezifischen Lymphozyten, die gerade an der Immunreaktion teilnehmen, die auch die Zytokinproduktion auslöst. Dies wird durch antigenkontrollierte Expression der Zytokinrezeptoren, an die Zytokine binden, und durch einen **lokal** eng begrenzten Wirkungsradius gewährleistet.

Es gibt allerdings auch Zytokine, die nicht lokal, sondern **systemisch** wirken. Das sind v.a. Entzündungsmediatoren wie IL-1, das u.a. Hepatozyten zur Produktion von Akute-Phase-Proteinen anregt (➤ Kap. 27.2) und – indirekt über die Freisetzung von Prostaglandinen in vielen Zelltypen – neuronale Zellen des Hypothalamus zur Heraufregulation der Körpertemperatur stimuliert. Auch die CSF, die den Nachschub von Leukozyten aus dem Knochenmark steuern, wirken systemisch.

Chemokine sind chemotaktische Proteine, die u.a. für das „Homing" von Leukozyten, also deren Ansteuern von sekundären lymphatischen Organen sowie Entzündungsorten, wichtig sind. Entsprechend werden Chemokine sowohl von Leukozyten als auch von Gewebezellen wie Endothel- und Epithelzellen produziert. Im Gegensatz zu den Interleukinen stellen sie eine strukturell homologe Gruppe dar. Anhand der Positionierung ihrer Cysteinreste werden sie in vier Subfamilien eingeteilt: **CC**-Subfamilie (ca. 30 Mitglieder), **CXC**-Subfamilie (16 Mitglieder), **C**-Subfamilie (zwei Mitglieder) und **CX_3C**-Subfamilie (ein Mitglied). Ihre Funktionen sind teilweise redundant.

Zytokinrezeptoren

Zytokinrezeptoren sind modular aus Untereinheiten aufgebaut, von denen manche für ein Zytokin spezifisch sind, andere von einer Familie von Zytokinrezeptoren gemeinsam genutzt werden (➤ Abb. 26.29). Sie lassen sich anhand gemeinsamer Strukturmerkmale in fünf Familien einteilen:

- Typ-I-Zytokinrezeptoren
- Typ-II-Zytokinrezeptoren
- TNF-Rezeptor-Familie
- Mitglieder der Immunglobulin-Superfamilie
- Rezeptoren mit sieben Membrandurchgängen (7-TM-Rezeptoren).

Intrazellulär benutzen die meisten Zytokinrezeptoren den Weg der Janus-Kinasen (JAK) und der STAT-Proteine (signal transducers and activators of transcription) zur Kommunikation mit dem Zellkern (➤ Kap. 22.6.1). Mitglieder der TNFR-Familie bedienen sich einer eigenen Gruppe intrazellulärer Proteine, der TRAFs (➤ Kap. 26.8.2), und die Chemokinrezeptoren leiten Signale über GTP/GDP-Austauschfaktoren weiter.

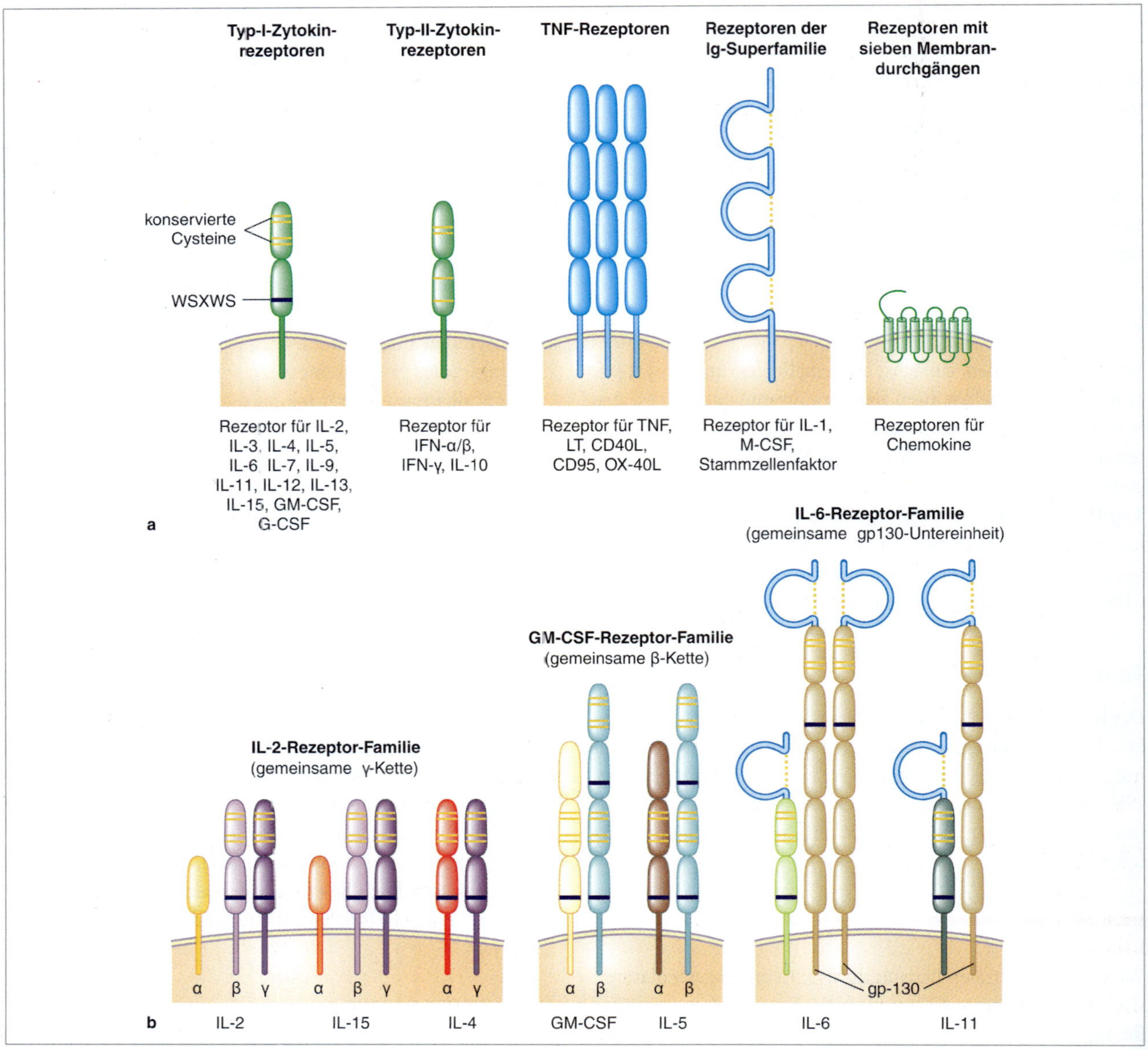

Abb. 26.29 Zytokinrezeptorfamilien.
a) Einteilung der Zytokinrezeptoren in fünf Familien anhand konservierter Strukturmerkmale der extrazelluären Domänen. WSXWS = Tryptophan-Serin-X-Tryptophan-Serin-Motiv.
b) Beispiele des modularen Aufbaus von Zytokinrezeptoren.

MERKE
Zytokine fallen in strukturell verwandte Familien, ihre Rezeptoren zeigen einen modularen Aufbau, bei dem oft Zytokinspezifität und Signaltransduktion getrennt sind. Letztere erfolgt meist über den JAK-STAT-Weg.

Das TH1/TH2-Paradigma

Im Verlauf einer Immunreaktion, besonders bei chronischer Stimulation durch Antigen, entwickeln sich **CD4-T-Helferzellen** zu zwei funktionell unterschiedlichen Subpopulationen, den TH1- und TH2-Zellen (➤ Abb. 26.30). Diese Entwicklung wird durch Zytokine gesteuert: Das von den dendritischen Zellen und Makrophagen nach Stimulation bestimmter Mustererkennungsrezeptoren (TLR, ➤ Kap. 26.2.1) produzierte IL-12 fördert die TH1-Polarisierung, IL-4 dagegen stimuliert die TH2-Polarisierung. Zudem unterdrücken IL-4 sowie IL-10 indirekt über die Suppression von IL-12 die TH1-Polarisierung, während IFN-γ die Expression von TH2-Zytokinen unterdrückt.

TH1-Zellen fördern die **zelluläre** Immunität (die Aktivität von Killerzellen) und Entzündungsreaktionen. Ihr wichtigstes Effektorzytokin ist IFN-γ, das aktivierend auf Makrophagen, CD8-T-Zellen und NK-Zellen wirkt und die Antigenpräsentation durch HLA-Moleküle auf vielen Körperzellen verstärkt. Dadurch werden wiederum die zellvermittelten Immunreaktionen erleichtert. Neben den proinflammatorischen Zytokinen ist der CD40-Ligand (CD40L) für die Aktivierung von Makrophagen wichtig.

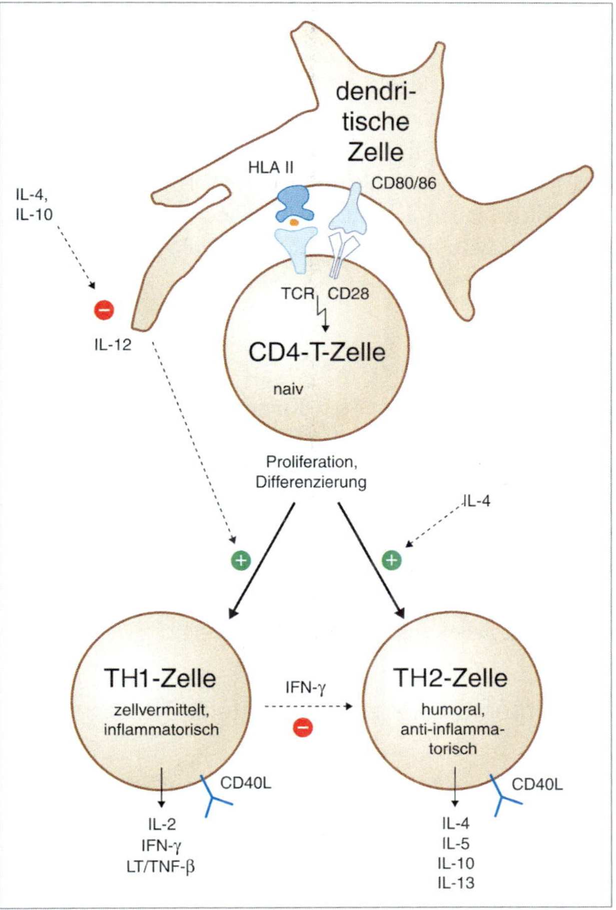

Abb. 26.30 Polarisierung aktivierter CD4-T-Zellen zu TH1- und TH2-Zellen. Je nach lokal vorhandenen Zytokinen differenzieren aktivierte CD4-T-Zellen zu proinflammatorischen TH1-Zellen oder antiinflammatorischen TH2-Zellen.

TH2-Zellen fördern die **humorale** Immunität und unterdrücken Entzündungsreaktionen. Diese Steuerung erfolgt über Zytokine und den CD40L. Die von TH2-Zellen gebildeten Zytokine IL-4 und IL-13 fördern die Antikörperproduktion und den Klassenwechsel von B-Zellen.

Neben der physiologischen Funktion der TH1/TH2-Polarisierung bei der Bekämpfung verschiedener Klassen von Krankheitserregern spielt diese Polarisierung auch bei überschießenden Immunantworten (Allergien) und Autoimmunität eine Rolle. So liegt bei Typ-I-Allergien (wie dem Heuschnupfen) eine TH2-Polarisierung der CD4-T-Zell-Antwort gegen das Allergen vor; bei der autoimmunen Form des Diabetes (Typ 1) scheinen TH1-Zellen zu dominieren.

T-B-Kooperation

Eine der wichtigsten regulatorischen Funktionen der CD4-T-Zellen ist die Steuerung der Antikörperproduktion durch B-Zellen (➤ Abb. 26.31). Wird diese unterbrochen, z.B. durch Fehlen des CD40L (➤ Kap. 26.8.2), so gibt es nur IgM-Antikörper, keine Affinitätsreifung und keinen Klassenwechsel. Die

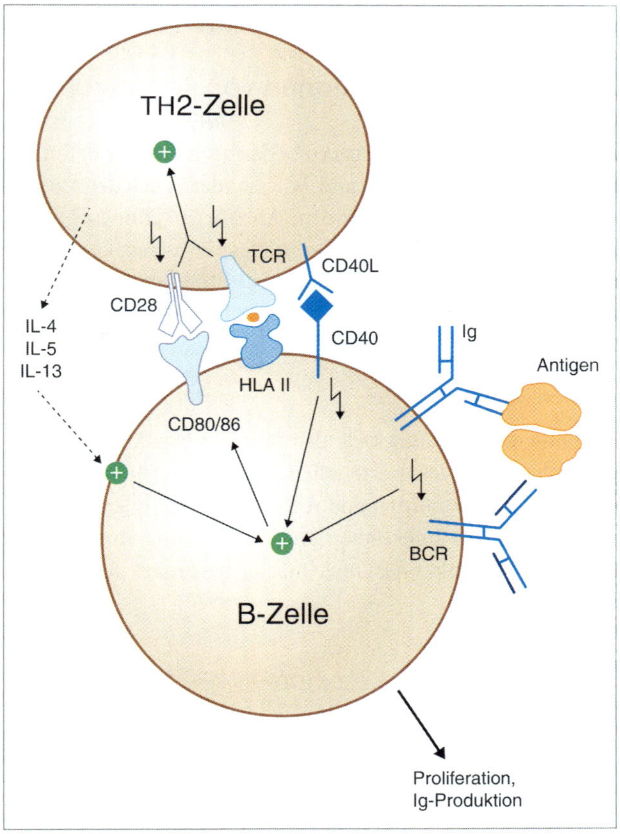

Abb. 26.31 T-B-Kooperation. TH2-Zellen interagieren über Zellinteraktionsmoleküle und Zytokine mit B-Zellen, die ihnen ein antigenabgeleitetes Peptid präsentieren.

Kommunikation zwischen T- und B-Zellen, die sog. T-B-Kooperation, erfolgt sowohl über **Zellinteraktionsmoleküle** (z.B. CD40 – CD40L) als auch über **Zytokine** (z.B. IL-4). Sie findet in den Keimzentren der sekundären lymphatischen Organe statt.

Die Regulation der B-Zell-Antwort durch CD4-T-Zellen hängt davon ab, dass beide Partner das gleiche Antigen (z.B. Viruspartikel) erkennen. Das wird erreicht, indem diejenigen B-Lymphozyten, deren BCR mit dem Antigen reagieren, dieses „einfangen" und in das Zellinnere aufnehmen. Nach Proteolyse des endozytierten BCR-Antigen-Komplexes werden die antigenen Peptide an HLA-Klasse-II-Moleküle gebunden und an der Zelloberfläche den T-Helferzellen präsentiert (➤ Kap. 26.6.3). Die T-Zelle wiederum erhält costimulatorische Signale von der B-Zelle über das CD28-CD80/86-System.

MERKE

Voraussetzung für eine effiziente Immunreaktion ist die Kooperation zwischen verschiedenen Zellpopulationen: den antigenpräsentierenden dendritischen Zellen und Makrophagen, den CD4-T-Helferzellen, den CD8-T-Killerzellen (zytotoxische T-Zellen) und den B-Lymphozyten. Die Interaktion zwischen den verschiedenen Zellpopulationen wird durch **Zellinteraktionsmoleküle** und durch **Zytokine** gesteuert.

26.9 Effektormechanismen

26.9.1 Effektorfunktionen von Antikörpern

Zur Eliminierung von Erregern bedarf es nicht nur deren Erkennung mithilfe der BCR und TCR, sondern auch der Aktivierung von Effektormechanismen. Antikörper können Erreger neutralisieren und mithilfe ihrer isotypspezifischen konstanten Domänen die Effektormechanismen des angeborenen Immunsystems rekrutieren (➤ Tab. 26.7).

Neutralisation

Darunter wird die Blockade der Bindung von Mikroorganismen, aber auch von bakteriellen Toxinen an die Wirtszellen verstanden. Neutralisierende Antikörper verhindern also die Ausbreitung von Infektionen und die Wirkung von Toxinen. Diese Effektorfunktion ist nicht an eine bestimmte Antikörperklasse gebunden.

Erkennung über Fc-Rezeptoren

Antikörper rekrutieren immunologische Effektorzellen über deren membranständige Rezeptoren, an die bestimmte Immunglobulin-Isotypen binden. Da die konstanten Bereiche der Antikörper (Fc-Stücke) erkannt werden, spricht man von Fc-Rezeptoren (FcR). Je nach erkannter Antikörperklasse wird diese Abkürzung durch den entsprechenden griechischen Buchstaben ergänzt, also z.B. FcγR, wenn sie IgG binden.

Komplementaktivierung

Antigen-Antikörper-Komplexe können die Aktivierung der Komplementkaskade auslösen, die nach mehrfachen proteolytischen Aktivierungsschritten in drei Effektorfunktionen mündet: Zytolyse durch einen membranangreifenden Komplex, Opsonisierung über C3b-Rezeptoren von Fresszellen, Aktivierung von Effektorzellen und Entzündungsauslösung durch Anaphylatoxine (Details ➤ Kap. 26.9.2).

Opsonisierung

Dieser Begriff beschreibt die Kennzeichnung von körperfremdem Material durch spezifische Antikörper für die Phagozytose. Opsonisierung führt zu einer Steigerung der Phagozytoserate der Makrophagen und Granulozyten. Fcγ-Rezeptoren auf Fresszellen binden die mit den entsprechenden Antikörpern beladenen Mikroorganismen und stimulieren deren Aufnahme durch die Zellen.

Degranulation

Die Bindung von Antigen-IgG-Komplexen an Fcγ-Rezeptoren auf neutrophilen Granulozyten führt nicht nur zur Phagozytose, sondern auch zur Ausschüttung (Degranulation) lysosomaler Enzyme und entzündungsfördernder Faktoren. Fcε-Rezeptoren auf Mastzellen sowie basophilen und eosinophilen Granulozyten binden Antikörper der IgE-Klasse, deren Vernetzung durch Antigenerkennung Degranulation und Aktivierung dieser Zellen auslöst (➤ Kap. 26.10.1).

Antikörperabhängige zellvermittelte Zytotoxizität (ADCC)

Mithilfe von Fcγ-Rezeptoren können NK-Zellen IgG-beladene Ziele erkennen und zerstören (➤ Kap. 26.9.3).

Plazentatransfer

Die Fähigkeit von Antikörpern, durch die Plazenta in den fetalen Kreislauf überzutreten, ist auf **IgG**-Isotypen beschränkt. Der Ausschluss von IgM-Antikörpern ist wichtig für die Tolerierung eines Fetus mit Inkompatibilität im AB0-Blutgruppensystem, die durch IgM-Antikörper vermittelt wird: Diese würden z.B. bei transplazentalem Transfer von einer Mutter mit der Blutgruppe 0 die Erythrozyten eines A- oder B-positiven Fetus zerstören (➤ Kap. 26.10.1). Dagegen verleiht die Passage von IgG-Antikörpern der Mutter dem Neugeborenen Schutz in utero und während der ersten Lebenswochen.

Tab. 26.7 Effektorfunktionen und spezialisierte Eigenschaften von Antikörpern

	Sekretion	Komplement-aktivierung	Opsonisierung (Makrophagen)	Opsonisierung (Neutrophile)	Degranulation (Mastzellen, Basophile)	antikörperabhängige zellvermittelte Zytotoxizität (NK-Zellen)	Plazenta-transfer
IgM	–	+++	–	–	–	–	–
IgG1	–	++	+	+	–	+	+
IgG2	–	+	–	–	–	+	±
IgG3	–	+++	+	+	–	+	+
IgG4	–	–	–	+	–	+	+
IgA	+	–	–	+	–	–	–
IgE	–	–	–	–	+++	–	–

Schleimhautimmunität

Antikörper des Isotyps **IgA** sind für die Immunität auf Schleimhäuten und in sezernierten Körperflüssigkeiten wichtig. Sie schützen insbesondere vor Infektionen mit Viren, die das respiratorische Epithel sowie den Urogenital- und den Gastrointestinaltrakt als Eintrittspforte benutzen. Spezielle Zelloberflächenmolekülen **(Poly-Ig-Rezeptoren)** von Epithelzellen der Schleimhäute und Drüsengänge binden IgA als dimere Moleküle (➤ Abb. 26.32) und transportieren diese durch das Zellinnere in das Lumen des Drüsengangs bzw. auf die Schleimhaut (Transzytose). Nach proteolytischer Spaltung bleibt ein Teil der Poly-Ig-Rezeptoren an die freigesetzten Antikörper gebunden und schützt sie als sekretorische Komponente vor proteolytischem Abbau.

26.9.2 Das Komplementsystem

Wege der Komplementaktivierung

Das Komplementsystem ist eine Gruppe kaskadenförmig interagierender Proteasen sowie weiterer Proteine des Blutplasmas. Auf dem „klassischen" Weg wird die Kaskade durch Antigen-Antikörper-Komplexe ausgelöst. Die neun Komponenten des klassischen Weges werden als C1 bis C9 bezeichnet. Nach Initiation der Komplementkaskade wird die jeweils nächste Komponente vom enzymatisch inaktiven „Zymogen" in eine aktive Protease „konvertiert", weshalb die jeweils „upstream" gelegene Protease bzw. der Enzymkomplex als Konvertase (z.B. C3-Konvertase) bezeichnet wird.

Auch das angeborene Immunsystem initiiert die Komplementkaskade: An mikrobiellen Oberflächen werden der „alternative" Weg sowie der „Lektinweg" aktiviert. Alle Wege der Komplementaktivierung konvergieren bei der Aktivierung der Komponente C3, die eine zentrale Stellung im Komplementsystem einnimmt.

Die Effektorfunktionen des Komplementsystems sind Zytolyse, Opsonisierung und Chemotaxis bzw. Aktivierung von Effektorzellen.

Der klassische Weg der Komplementaktivierung

Der klassische Weg der Komplementaktivierung wird durch Antigen-Antikörper-Komplexe initiiert (➤ Abb. 26.33). Die erste Komplementkomponente, C1, bindet an zwei benachbarte antigenkomplexierte Antikörper, deren Fc-Bereich durch die Antigen-Bindung sterisch umgelagert wurde. Die besonders hohe Effektivität von IgM gegenüber IgG erklärt sich aus der pentameren IgM-Struktur, die selbst bei Bindung nur eines Antkörpermoleküls mehrere benachbarte Fc-Stücke bereitstellt. C1 ist ein multimerer Komplex, bestehend aus 6 identischen C1q-Untereinheiten, die gemeinsam eine tulpenstraußähnliche Struktur bilden (➤ Abb. 26.33 a).

- Nach Bindung von mindestens zwei C1q-Untereinheiten an Fc-Stücke antigenkomplexierter Antikörpermoleküle erfolgt die Aktivierung der beiden C1r-Unterheiten durch sterische Umlagerung, die nun als Serin-Proteasen die ebenfalls zweifach im C1-Molekül vertretenen Serin-Proteasen C1s aktivieren.
- Die aktivierte C1s-Untereinheit spaltet nun die Komponente C4. Dabei bleibt das kleinere Fragment, C4a, in Lösung, während das größere Fragment, C4b, an die antikörperbesetzte Zelloberfläche gebunden wird. Die Bindung erfolgt über eine interne, vor der Spaltung zunächst geschützte Thioesterbindung im C4-Molekül, die zur Bildung von Amid- und Esterbindungen an den Antigen-Antikörperkomplex oder benachbarte Makromoleküle der Zelloberfläche herangezogen wird.
- Das nächste Komplementprotein, C2, bindet an die „fixierte" C4b-Komponente und kann nun ebenfalls durch die C1s-Serinprotease gespalten werden. C2a geht in Lösung, während der C4b2b-Komplex eine C3-Konvertase-Aktivität besitzt.
- Die C4b-Komponente der C3-Konvertase bindet C3, das anschließend durch die C2b-Komponente proteolytisch gespalten und damit aktiviert wird. Nach Abspaltung der kleinen C3a-Komponente kann CD3b, an den C4b2b-Komplex, aber zusätzlich auch direkt an die Zelloberfläche binden. Wie bei C4b werden dabei Amid- und Esterbindungen ausgehend von einer internen Thioesterbindung geknüpft. Während der C4b2b3b-Komplex als C5-Konvertase die Kaskade fortsetzt, hat das (oft in großen Mengen) isoliert

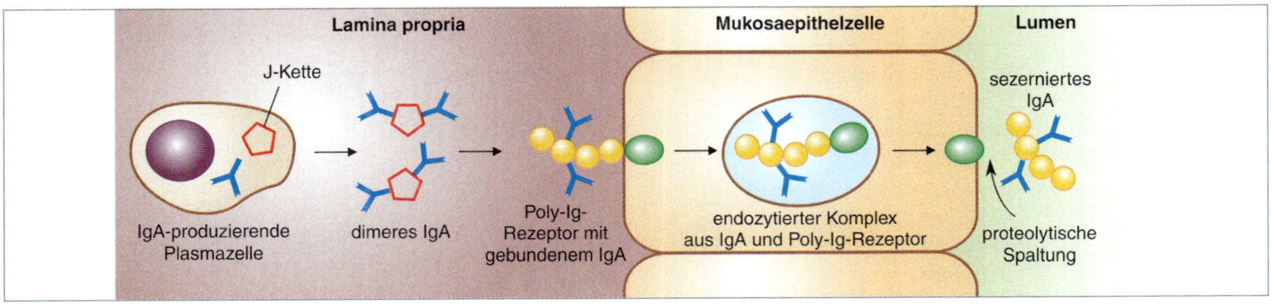

Abb. 26.32 Transzytose von IgA. IgA wird als dimeres, mit einer J-Kette verknüpftes Molekül von Plasmazellen freigesetzt. Es bindet an den Poly-Ig-Rezeptor der basalen Seiten von Mukosaepithelzellen. Nach dem Transport durch die Zelle bleibt ein Teil des Rezeptors mit dem IgA-Molelül als sekretorisches Stück verbunden.

deponierte C3b vor allem eine Funktion als Opsonin, d.h. es markiert die beladenen Zellen für die Phagozytose durch Fresszellen über C3b-Rezeptoren.

- Die C5-Konvertase leitet durch Spaltung der Komplementkomponente C5 die Endstrecke des lytischen Weges ein.

Das kleinere Fragment, C5a, wird wiederum freigesetzt, während das größere, C5b, als zweikettiges Molekül vorübergehend in einer Konformation an die C5-Konvertase gebunden bleibt, welche die Bindung der folgenden Komplementproteine C6 und C7 erlaubt. Wie die übrigen beiden

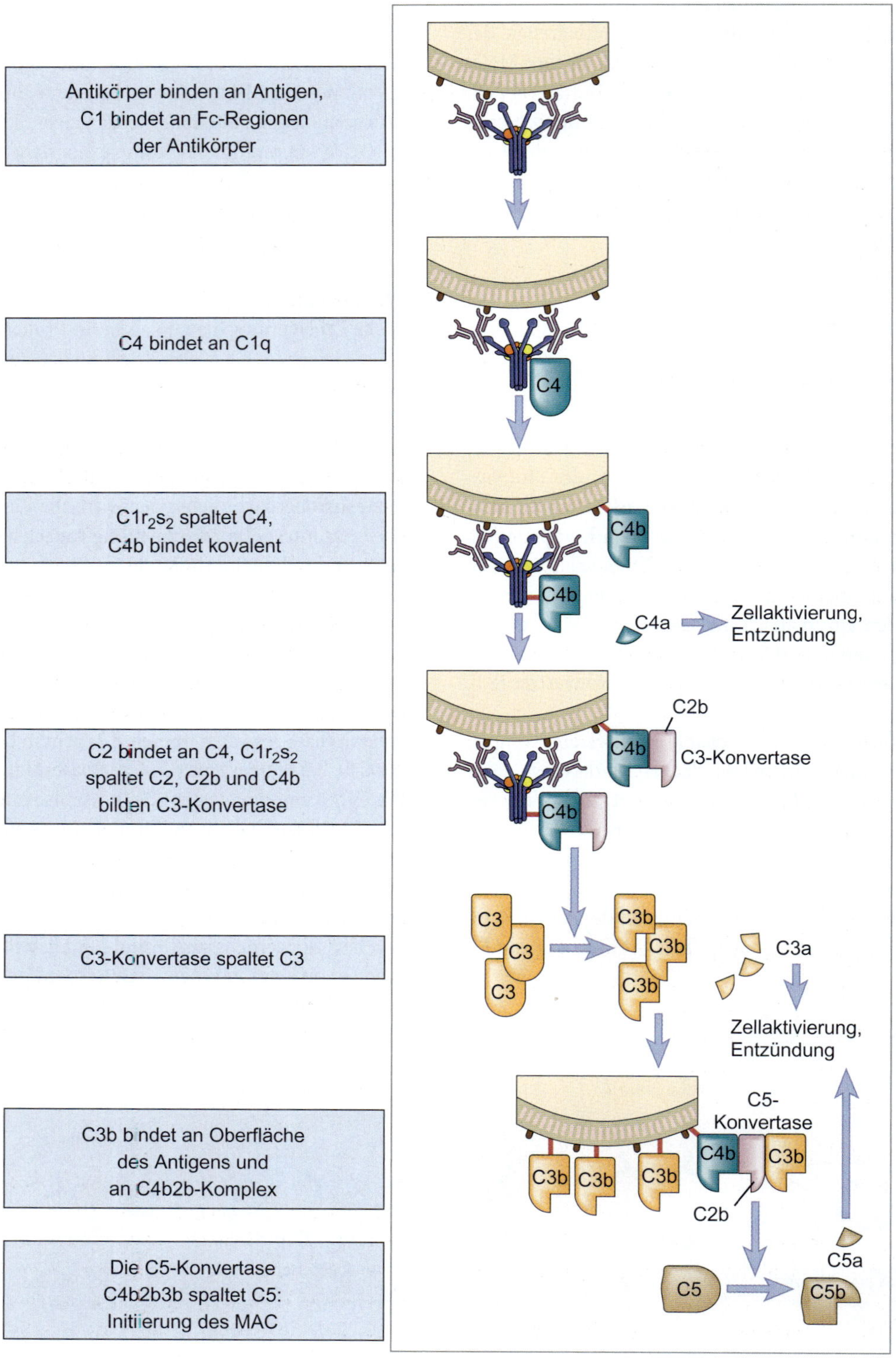

Abb. 26.33a Der „klassische" Weg der Komplementaktivierung
Vom Antigen-Antikörper-Komplex bis zur Bildung der C5-Konvertase.

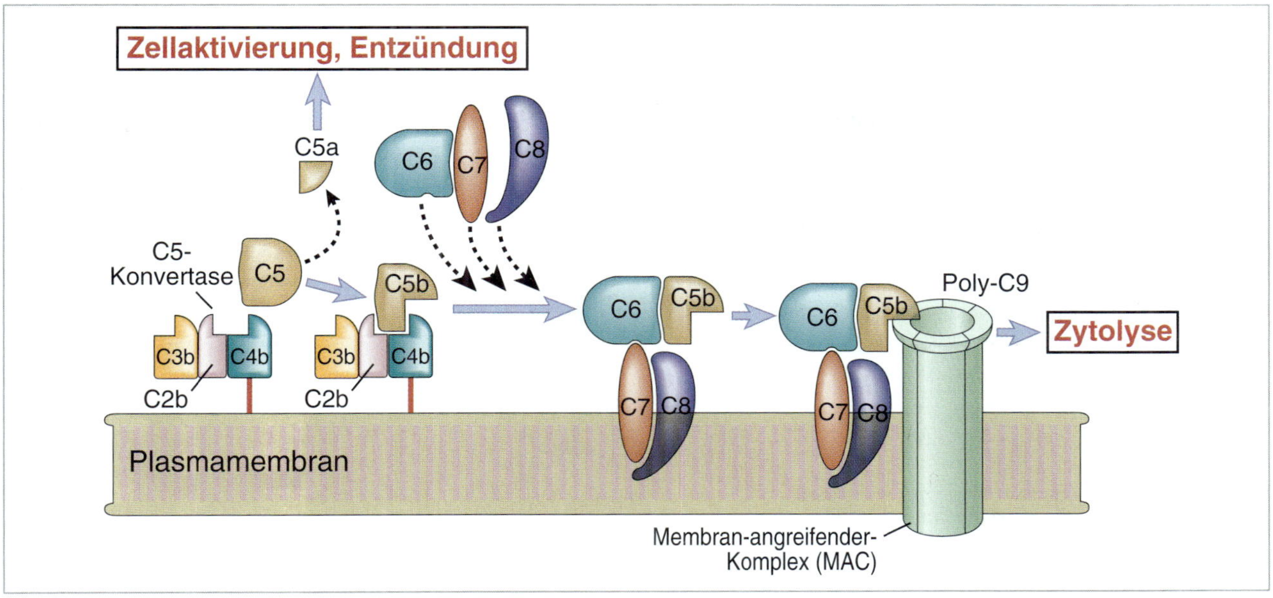

Abb. 26.33b Der „klassische" Weg der Komplementaktivierung.
Die Bildung des MAC.

Komponenten des lytischen Weges, C8 und C9, haben diese keine enzymatische Aktivität.

- Der zunächst gebildete C5b67-Komplex inseriert sich aufgrund seiner Hydrophobizität in die Zellmembran. Er rekrutiert das trimere C8-Protein, das wiederum mit einer Kette in die Zellmembran inseriert.
- Schließlich bindet der C5b678-Komplex bis zu 15 C9-Proteine und katalysiert deren Polymerisation zu membranständigen Poren von ca. 100Å Durchmesser. Der freie Durchtritt von Wasser und Ionen führt aufgrund des höheren osmotischen Wertes des Zellinneren zum Schwellen und Platzen der angegriffenen Zellen. Der C5b6789-Komplex wird deshalb auch als „Membran-angreifender-Komplex" (MAC) bezeichnet (> Abb. 26.33b).

MERKE

Der klassische Weg der Komplementaktivierung wird durch Bindung von C1 an die Fc-Enden bestimmter Antikörperklassen nach Bindung an ein Antigen ausgelöst. Die Komplementkaskade nach mehrfachen proteolytischen Aktivierungsschritten mündet in drei Effektorfunktionen: Zytolyse durch den Membran-angreifenden Komplex, Opsonierung über C3b-Rezeptoren von Fresszellen, Aktivierung von Zellen und Entzündungsauslösung durch die Anaphylatoxine C3a, C4a und C5a.

Der alternative Weg der Komplementaktivierung

Unabhängig von Antigen-Antikörper-Komplexen können die Oberflächen von Mikroorganismen die Spaltung von C3 zu C3b fördern (> Abb. 26.34).

- Durch kontinuierliche spontane Spaltung geringer Mengen von C3 im Plasma wird die im größeren C3b-Fragment verbleibende interne Thioesterbindung freigelegt. Diese wird rasch durch Hydrolyse gespalten, oder sie geht, wie für den klassischen Weg beschrieben, Amid- und Esterbindungen mit Makromolekülen auf der Oberfläche von Zellen (z.B. Bakterien) ein.
- Das gebundene C3b rekrutiert das Plasmaprotein Faktor B, gefolgt von dessen Spaltung durch die Plasma-Serinprotease Faktor D. Das kleinere Ba-Fragment geht in Lösung. Zurück bleibt ein Komplex aus C3b und Bb, der als C3-Konvertase des alternativen Weges fungiert und nun in großem Umfang weitere C3-Moleküle spaltet.
- Die zellgebundenen C3b-Moleküle fungieren als Opsonine, d.h. sie markieren die beladenen Zellen für die Aufnahme durch Fresszellen über C3b-Rezeptoren.
- Einfügen eines weiteren C3b-Fragments in den C3bBb-Komplex macht diesen zur C5-Konvertase des alternativen Weges. Die Endstrecke des zytolytischen Weges zur Bildung des Membran-angreifenden Komplexes verläuft dann wie im klassischen Weg.
- Die bei der Komplementaktivierung auf dem „klassischen Weg" außerhalb der C3-Konvertase C4b2b deponierten C3b-Moleküle können mithilfe von Faktor B und Faktor D ebenfalls zur Amplifikation der Komplementaktivierung führen.

Schon gewusst

Der „klassische Weg" der Komplementaktivierung wird so genannt, weil er zuerst aufgeklärt wurde; er ist aber der evolutionär jüngere, denn Komplement entstand in der Evolution weit vor den Antikörpern. Der Begriff „Komplement" wurde in den frühen Jahren der Serologie geprägt. Er beschreibt die Fähigkeit von frischem Blutplasma, die zytolytische Funktion von antikörperhaltigen Seren (Antiseren), die auf 56 °C oder höher erhitzt worden waren, gegenüber Bakterien wiederherzustellen. Es „komplementiert" die Aktivität der Antikörper in der Zytolyse.

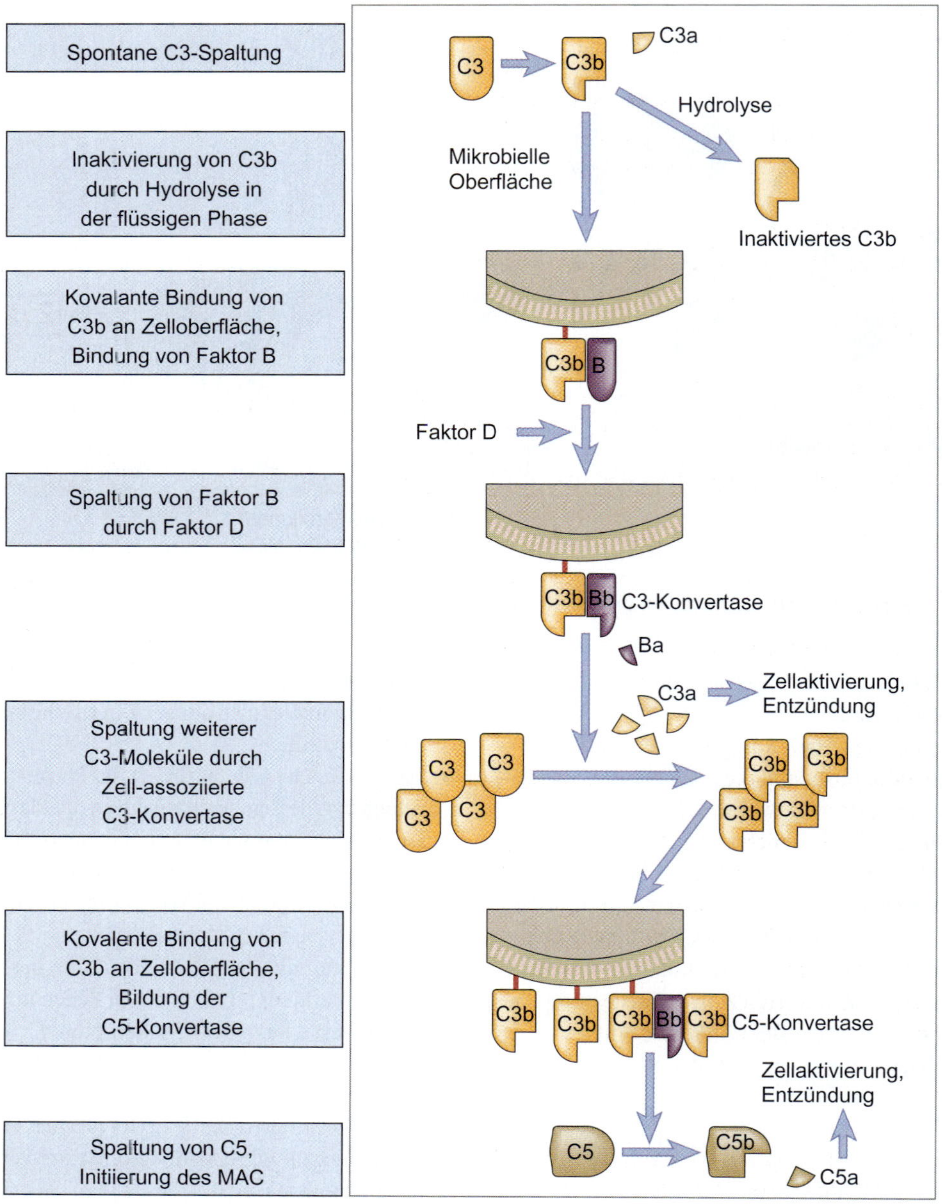

Abb. 26.34 Der alternative Weg der Komplementaktivierung.
Gezeigt ist die Bildung der C3- und C5-Konvertasen. Die weiteren Schritte zum Membran-angreifenden Komplex verlaufen wie beim „klassischen" Weg.

Komplementaktivierung über den Lektinweg

Während der akuten Phase einer Infektion werden verschiedene antibakterielle und proinflammatorische Proteine gebildet. Zu diesen humoralen Faktoren des angeborenen Immunsystems gehören auch Mannose-bindende Proteine, die mikrobielle Oberflächen erkennen und dort – analog zu antikörperaktiviertem C1 im klassischen Weg – die Komplementkaskade auslösen.

Klinik

Anaphylatoxine und anaphylaktischer Schock. Bei der Spaltung von Komplementkomponenten werden die größeren Fragmente an die Zellmembran gebunden, während die kleineren in Lösung bleiben. Die „kleinen" Bruchstücke C4a, C3a und C5a fördern die Permeabilität der Blutkapillaren, bewirken die Kontraktion der glatten Muskulatur und führen zur Thrombozytenaggregation und damit zu Gefäßverschlüssen. Eine massive systemische Komplementaktivierung kann deshalb zu einem anaphylaktischen Schock (Bronchospasmus, Kreislaufkollaps) führen.

Vorsicht ist beispielsweise bei Desensibilisierungsprotokollen geboten, bei denen wiederholt mit dem Allergen immunisiert wird, sodass sich ein hoher IgG-Antikörperspiegel aufbaut. Bei erneuter Antigenapplikation kann es zu überschießender Komplementaktivierung und damit zur Anaphylaxie kommen. Als chemotaktische Faktoren stimulieren die Anaphylatoxine die Einwanderung von Granulozyten. Darüber hinaus lösen sie die Freisetzung vasoaktiver Peptide, lysosomaler Enzyme, die das umliegende Gewebe angreifen, und anderer entzündungsfördernder Mediatoren aus

MERKE

Der alternative Weg der Komplementaktivierung (ausgelöst durch mikrobielle Oberflächen) konvergiert mit dem klassischen Weg und dem Lektinweg (ausgelöst durch Mannose-bindender Proteine) bei der Bindung von C3b an die Oberfläche der angegriffenen Zelle.

26.9.3 Zellvermittelte Zytotoxizität

Zytotoxische T-Lymphozyten (CTL)

Erkennung der Zielzelle

Aktivierte CD8-T-Zellen differenzieren zu zytotoxischen Effektorzellen (cytotoxic T-lymphocytes, CTL). Ihr Killerprogramm wird durch die Erkennung **HLA-Klasse-I**-präsentierter antigener Peptide aktiviert (➤ Abb. 26.35a). Da mit wenigen Ausnahmen alle Köperzellen HLA-Klasse I exprimieren, sind die meisten Körperzellen potenzielle Zielzellen für einen zytotoxischen Angriff. Somit können die zytotoxischen T-Lymphozyten ihre Funktion erfüllen, **virusinfizierte Zellen** und **Tumorzellen** zu zerstören.

Zerstörung der Zielzelle

Ein Mechanismus, über den CTL antigentragende Zielzellen zerstören können, ist die Bindung des **CD95-Liganden** (CD95L) **der CTL** an den der TNFR-Familie zugehörigen Todesrezeptor **CD95 der Zielzelle**. Dadurch werden CD95 oligomerisiert und das Selbstmordprogramm der **Apoptose** ausgelöst (➤ Abb. 26.35b und ➤ 26.36). Zunächst lagert sich das Adapterprotein FADD (für Fas[= CD95]-associated death domain) an die oligomerisierten zytoplasmatischen „Todesdomänen" der CD95-Moleküle an, gefolgt von der Bindung und autokatalytischen Spaltung von Caspase-8. Caspasen sind Cystein-Proteasen mit Aspartatspezifität, die im Sinne einer Kaskade sequenziell aktiviert werden (➤ Kap. 23.3.2). Letztlich aktivieren Effektorkaskaden (Caspase-3 und Caspase-6) Enzyme, u.a. Nucleasen, die den Abbau der DNA und die Zerstörung des Zellkerns bewirken.

Die aktivierte Killerzelle besitzt **zytotoxische Granula**, die Perforine und Granzyme (Serin-Proteasen) enthalten. Erkennt der T-Zell-Rezeptor (TCR) einer aktivierten Killerzelle den passenden HLA/Peptid-Komplex auf einer Zielzelle, fusionieren die Granula in der Kontaktzone zwischen Killer- und Zielzelle mit der Zellmembran und entleeren ihren Inhalt. Perforin ist ein der Komplementkomponente C9 verwandtes Molekül, das die Membran der Zielzellen schädigt. Die Granzyme gelangen in das Zytoplasma der Zielzelle und initiieren dort den apoptotischen Zelltod. Die genauen Mechanismen sind nur teilweise bekannt, jedoch ist keine effiziente Lyse der Zielzelle ohne Granzyme und Perforin möglich.

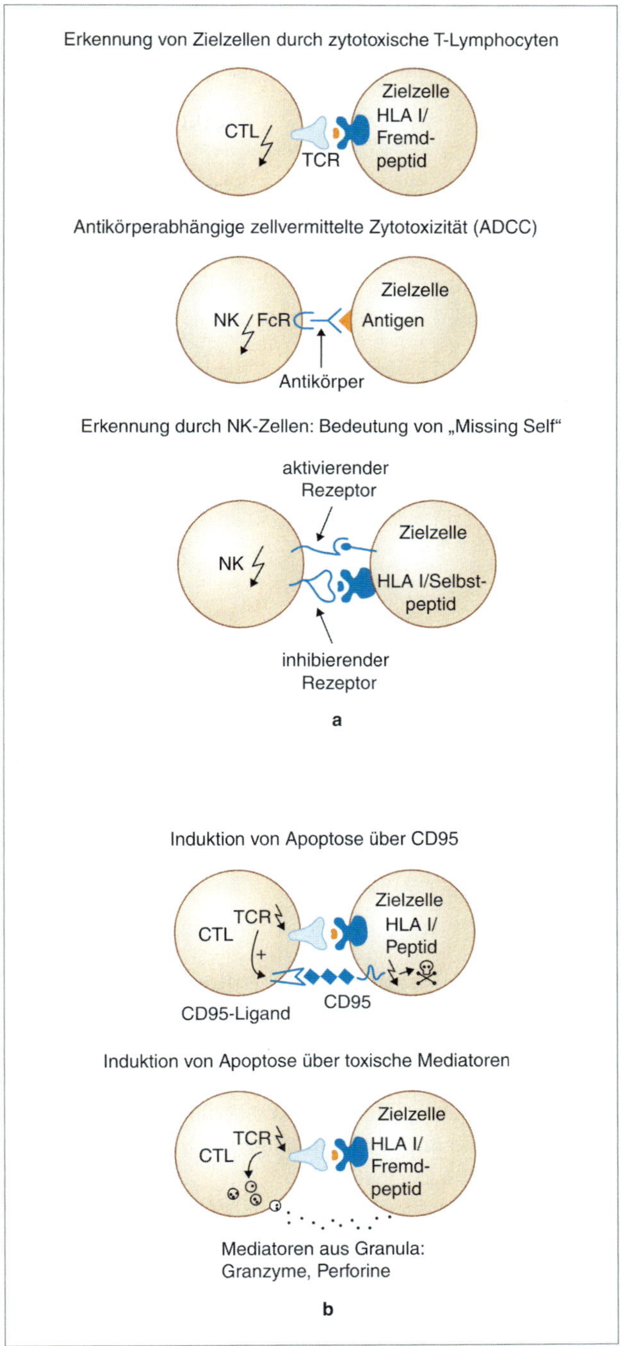

Abb. 26.35 Zellvermittelte Zytotoxizität.
a) Erkennung von Zielzellen durch zytotoxische T-Lymphozyten (CTL) und NK-Zellen (NK).
b) Ausführung des zytotoxischen Programms durch zytotoxische T-Lymphozyten. NK-Zellen (nicht abgebildet) verwenden v.a. die Freisetzung von Perforin und Granzymen für den zytotoxischen Angriff.

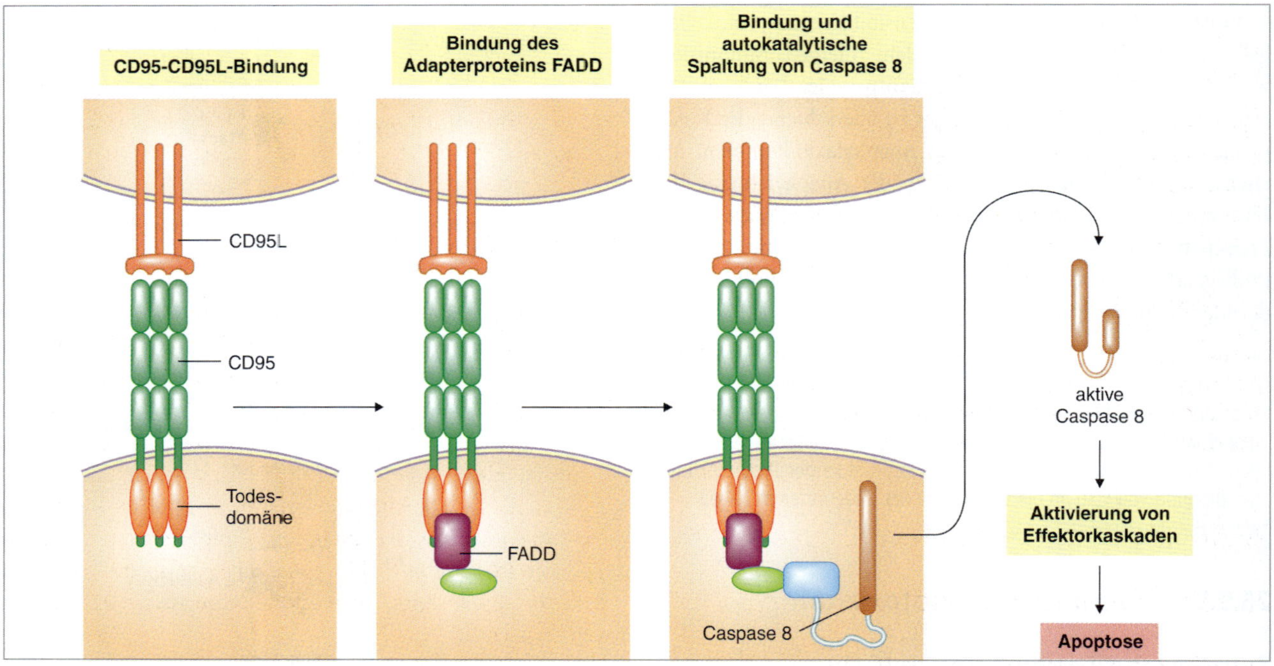

Abb. 26.36 Auslösung der apoptotischen Kaskade durch CD95-Ligation.

CTL greifen intrazelluläre Erreger und Tumorzellen auch durch Produktion des Zytokins **IFN-γ** an. Neben dem antiviralen Effekt ist dieses Zytokin in der Lage, die Expression von HLA-Molekülen zu verstärken, was wiederum zur verbesserten Erkennung durch T-Zellen führt.

Natürliche Killerzellen (NK-Zellen)

Erkennung der Zielzelle

Die Aktivierung ihrer Effektorfunktion erfolgt auf zwei Wegen: **Missing self** und **antikörperabhängige zellvermittelte Zytotoxizität** (➤ Abb. 26.35a).

NK-Zellen exprimieren keimbahnkodierte Rezeptoren, die im Zell-Zell-Kontakt agieren. **Aktivierende Rezeptoren** erkennen bestimmte Stressproteine, die z.B. Tumorzellen für die Eliminierung durch NK-Zellen markieren. **Inhibitorische Rezeptoren** hingegen erkennen HLA-Klasse-I-Moleküle. Da manche Viren durch Unterdückung der HLA-Klasse-I-Expression in den infizierten Zellen die Immunüberwachung durch CTL verhindern, ist die NK-vermittelte Zytolyse von Zellen, denen der „Selbstausweis" in Form von HLA-Klasse I fehlt, ein wichtiger Back-up-Mechanismus, um diese Zellen doch zu eliminieren. Man spricht von Missing self.

Bei der antikörperabhängigen zellvermittelten Zytotoxizität (ADCC, antibody-dependent cellular cytotoxicity) binden NK-Zellen mit Fc-Rezeptoren an Antikörper, die mit Mikroorganismen oder Zellen komplexiert sind. Die Vernetzung der Fc-Rezeptoren aktiviert das lytische Programm über ITAM enthaltende Signaltransduktionsproteine (➤ Kap. 26.8.1).

Zerstörung der Zielzelle

NK-Zellen töten Zielzellen mithilfe **zytotoxischer Granula** und vermitteln verschiedene immunaktivierende Effekte über **IFN-γ**.

Tab. 26.8 Überempfindlichkeitsreaktionen

Typ	Spezifität vermittelt durch	Effektoren	Beispiele
I	IgE-Antikörper	Mastzellen	Heuschnupfen Asthma bronchiale
II	Antikörper (außer IgE)	Komplement FcR-positive Zellen (NK-Zellen [ADCC]) Granulozyten	Transfusionsreaktionen hyperakute Transplantatabstoßung
III	Antikörper (in Immunkomplexen)	Komplement Granulozyten	immunkomplexvermittelte Vaskulitiden, z.B. Taubenzüchterkrankheit
IV	CD4-T-Lymphozyten	TH1-Zellen (proinflammatorische Zytokine) Makrophagen	Kontaktdermatitis Tuberkulinreaktion granulomatöse Typ-IV-Reaktionen, z.B. Sarkoidose

MERKE

Die Eliminierung von Zielen des Immunsystems erfolgt durch verschiedene Mechanismen. **Antikörper** können Erreger neutralisieren oder mithilfe der konstanten Domänen Effektormechanismen aktivieren: lytische, aktivierende und opsonisierende Funktionen des Komplementsystems, die Fcγ-Rezeptor-vermittelte Zytotoxität von NK-Zellen (ADCC), die Fcγ-Rezeptor-vermittelte Opsonisierung und die Fcε-Rezeptor-vermittelte Degranulation von Mastzellen. **Zytotoxische Zellen** (CD8-T-Zellen und NK-Zellen) können infizierte oder mutierte Körperzellen durch Freisetzung von Perforinen und Proteasen aus präformierten Granula sowie durch Bindung an membranständige Todesrezeptoren zerstören. Das Killerprogramm von zytotoxischen T-Zellen (CTL) wird durch Erkennung von HLA-Klasse-I-Peptid-Komplexen auf der Zielzelle ausgelöst, das der NK-Zellen über Antikörper (ADCC) oder das Fehlen von Liganden für inhibitorische Rezeptoren.

26.10 Störungen des Immunsystems

26.10.1 Überempfindlichkeitsreaktionen

Überempfindlichkeitsreaktionen oder **Allergien** (> Tab. 26.8) treten auf, wenn Immunreaktionen über das Ziel der Eliminierung körperfremder Antigene hinausschießen und dabei den Organismus schädigen. Die Überreaktion richtet sich meist gegen eigentlich harmlose Antigene oder als chronische Immunreaktion gegen schwer zu eliminierende Erreger. Antigene, die Allergien auslösen, werden als **Allergene** bezeichnet.

Überempfindlichkeitsreaktion Typ I

Verbreitete Überempfindlichkeitsreaktionen vom Typ I sind die als „Allergie" bekannten Reaktionen der Atemwege (Heuschnupfen, Asthma) und die atopische Hautreizung. Sie werden durch Umweltantigene wie Pflanzenpollen, Hausstaub oder Bienengift ausgelöst. Voraussetzung für diese **Allergie vom Soforttyp** ist eine **Sensibilisierungsphase**, in der allergenspezifische IgE-Antikörper gebildet werden. Es handelt sich dabei um eine durch TH2-Helferzellen über die Zytokine IL-4 und IL-13 gesteuerte B-Zell-Antwort (> Kap. 26.8.3). Die in der Sensibilisierungsphase gebildeten IgE-Antikörper binden an die Fcε-Rezeptoren der Mastzellen, wo sie bei **erneuter Antigenexposition** (z.B. zweiter Bienenstich) die Degranulation der Mastzellen auslösen.

Überempfindlichkeitsreaktion Typ II

Wichtige Überempfindlichkeitsreaktionen vom Typ II sind die **Transfusionsreaktionen** durch präformierte Antikörper des Empfängers gegen Blutgruppenantigene des Spenders. Im Fall des AB0-Systems liegen natürliche, wahrscheinlich gegen mikrobielle Antigene gebildete IgM-Antikörper vor, die mit den Kohlenhydratdeterminanten der A- und B-Blutgruppen-Antigene kreuzreagieren. Antikörper gegen die Blutgruppenantigene des Rhesustyps werden durch peripartale Immunisierung von rhesus-negativen Müttern mit Blutzellen eines Rhesus-positiven Kindes induziert. Die gebildeten IgG-Antikörper können bei einer Zweitschwangerschaft durch plazentalen Transfer eine hämolytische Anämie auslösen.

Überempfindlichkeitsreaktion Typ III

Diese Reaktionen werden bei chronischer Antigenexposition und der daraus folgenden **Ablagerung von Immunkomplexen** in den Blutkapillaren und den Glomeruli der Nieren sowie in der Lunge, den Gelenken und der Haut beobachtet. Sie spielen bei chronischen Infektionen, z.B. mit Mykobakterien (Lepra) und Plasmodien (Malaria), bei chronischer Antigeninhalation, z.B. Einatmen von Schimmelpilzsporen in der Landwirtschaft, sowie bei Autoimmunerkrankungen wie dem systemischen Lupus erythematodes (SLE) eine Rolle – also immer dann, wenn chronische Antikörperreaktionen gegen große Antigenmengen ablaufen.

Überempfindlichkeitsreaktion Typ IV

Diese auch als Überempfindlichkeitsreaktion vom **verzögerten Typ** bezeichnete Reaktion wird vorwiegend von CD4-T-Zellen des entzündungsfördernden TH1-Typs vermittelt (> Kap. 26.8.3). Die Überreaktion ist die Folge einer Gedächtnisbildung durch vorhergehende Antigenexposition. Dennoch kommt es bei erneutem Kontakt zu einer Verzögerung der allergischen Reaktion durch die Notwendigkeit des Antigentransports in die drainierenden Lymphknoten, die Aktivierung und Vermehrung der TH1-Zellen, deren Migration zum Eintrittsort des Antigens sowie das Anlocken und die Aktivierung von Makrophagen und Granulozyten als Effektoren der Entzündungsreaktion.

Beispiele sind die **Kontaktallergien** gegen Metalle (z.B. Nickel) und gegen Chemikalien, die HLA-Peptid-Komplexe modifizieren und damit zu Antigenen machen. Auch die diagnostisch verwendete Injektion von *Mycobacterium-tuberculosis*-Antigenen in die Dermis (**Tuberkulinreaktion**) ist eine lokale, durch CD4-TH1-Zellen ausgelöste Entzündung und damit eine Typ-IV-Reaktion. Der entscheidende Entzündungsmediator der TH1-Zellen ist IFN-γ. CD8-T-Zellen können ebenfalls zur Typ-IV-Reaktion beitragen.

MERKE

Die **Überempfindlichkeitsreaktion** vom Soforttyp **(Typ I)** wird durch IgE-beladene Mastzellen vermittelt. Auch **Typ-II-** (weitere Fc-vermittelte Effektorfunktionen) und **Typ-III**-Reaktionen (chronische Immunkomplexerkrankungen) hängen von Antikörpern ab, während die verzögerte **Typ-IV**-Reaktion T-Zell-vermittelt ist.

26.10.2 Autoimmunreaktionen

Autoimmunität ist die Manifestation unvollständig etablierter oder durchbrochener Selbsttoleranz (➤ Kap. 26.7). In den meisten Fällen ist die Entstehung der autoaggressiven Immunreaktion unverstanden. Bei einigen organspezifischen Autoimmunerkrankungen gibt es jedoch Hinweise, dass gewebespezifische Antigene, die normalerweise vom Immunsystem ignoriert werden, durch ein Infektionsgeschehen freigesetzt und von professionellen antigenpräsentierenden Zellen der Erkennung durch T-Lymphozyten zugänglich gemacht werden (➤ Kap. 26.1.2 und ➤ 26.8.2).

Zu den **systemischen** Autoimmunerkrankungen gehören der systemische Lupus erythematodes (SLE) oder die rheumatoide Arthritis. **Organspezifische** Autoimmunerkrankungen sind Typ-1-Diabetes, Myasthenia gravis oder die perniziöse Anämie.

Klinik

Beim **Typ-1-Diabetes** werden die insulinproduzierenden β-Zellen der Langerhans-Inselzellen des Pankreas vom adaptiven Immunsystem angegriffen. Während in Tiermodellen (Maus, Ratte) sowohl die Zielantigene als auch die beteiligten Komponenten des Immunsystems (v.a. proinflammatorische und zytotoxische T-Zellen) bekannt sind, ist das Verständnis der Pathogenese beim Menschen weniger weit gediehen. Allerdings steht auch hier die autoimmune Pathogenese außer Zweifel; die positiven und negativen Assoziationen mit bestimmten HLA-Klasse-II-Allelen zeigen die Beteiligung von CD4-T-Zellen an.

26.10.3 Immundefekte

Eine Immunschwächekrankheit tritt dann auf, wenn eine oder mehrere Komponenten des Immunsystems defekt sind. Das kann zum einen darauf beruhen, dass die Gene, die für diese Komponenten kodieren, durch Mutation funktionell verändert oder inaktiviert sind **(erbliche Immunschwäche)**. Andererseits kann es auch nach Infektion mit einem Erreger zu einer transienten oder progredienten **erworbenen Immunschwäche** kommen.

Erbliche Immunschwäche

Beruht eine erbliche Immunschwächekrankheit auf einer Mutation in einem für das Immunsystem essenziellen Gen, manifestiert sich die Krankheit meist bereits im Kleinkindalter. Die meisten dieser massiven Gendefekte werden **rezessiv** vererbt, da die adaptive Immunität für das Überleben in einer mit Mikroorganismen befrachteten Umwelt unverzichtbar ist. Die meisten bekannten schweren genetischen Defekte des Immunsystems werden auf dem **X-Chromosom** vererbt: Die männlichen Nachkommen von heterozygoten und damit gesunden Müttern erkranken, wenn sie das betroffene X-Chromosom tragen.

Ein bekanntes Beispiel ist der X-chromosomal vererbte **schwere kombinierte Immundefekt** (**X-SCID**; severe combined immunodeficiency). Das hier betroffene Gen kodiert für eine Untereinheit von Zytokinrezeptoren der gemeinsamen γ-Kette (γ_c) der IL-2-Rezeptor-Familie (➤ Kap. 26.8.3), die für die Entwicklung und Funktion der T-Lymphozyten essenziell sind. Durch den Verlust der T-Zell-Funktion fallen sowohl die zellvermittelte als auch die von der T-Zell-Hilfe abhängige humorale Immunreaktion aus. Eine autosomal-rezessiv vererbte Ursache für SCID ist der Ausfall der RAG-Proteine, die an der Umlagerung der TCR und der Antikörpergene beteiligt sind (➤ Kap. 26.4.1).

Neben solchen massiven Immundefekten gibt es den Formenkreis der **variablen Immundefekte (CVID,** common variable immunodeficiencies). Sie sind auf Mutationen in verschiedenen Genen zurückzuführen, die für die Feinabstimmung von Immunreaktionen wie den Immunglobulin-Klassenwechsel eine Rolle spielen. Anhand der Defekte erhält man meist bereits Hinweise darauf, welcher Teil des Immunsystems durch den Gendefekt betroffen ist (➤ Abb. 26.37).

Erworbene Immunschwäche

Ein wichtiges Beispiel für eine **transiente** erworbene Immunschwäche ist die Immunsuppression, die im Verlauf einer Masernvirusinfektion auftritt und einige Wochen anhält. Bekanntestes Beispiel für eine **progrediente** erworbene Immunschwäche nach

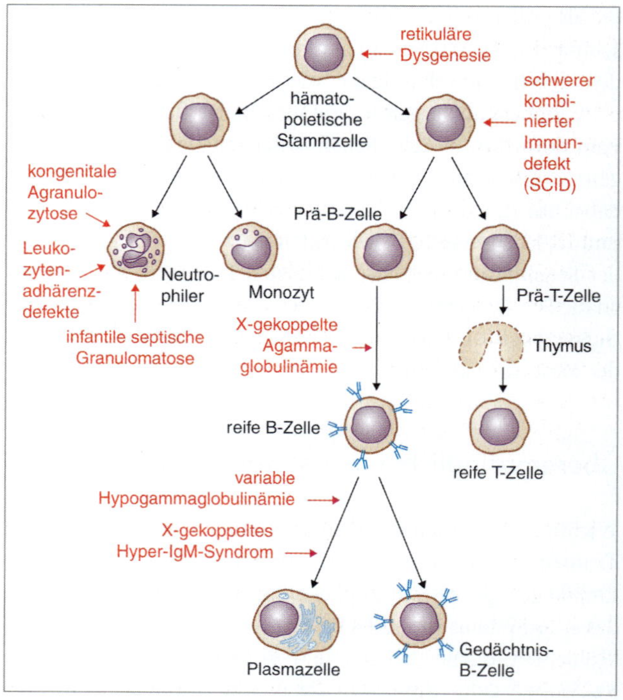

Abb. 26.37 Ausgewählte erbliche Immunschwächeerkrankungen.

Infektion ist die durch HIV (humanes Immunschwächevirus) ausgelöste Immunschwäche, die zur AIDS-Erkrankung führt.

Klinik

AIDS Die Immunschwächeerkrankung AIDS (acquired immunodeficiency syndrome, ➤ Praxisfall) wird durch eine Infektion mit den Lentiviren HIV-1 und HIV-2 ausgelöst. Bei der Infektion bindet ein Glykoprotein der Virushülle an das CD4-Molekül, sodass bevorzugt die CD4-tragenden T-Helferlymphozyten infiziert und zerstört werden. Da die CD4-T-Helferzellen sämtliche adaptiven Immunreaktionen regulieren, sind die Patienten im fortgeschrittenen Stadium der Infektion (Progression zu AIDS) nicht mehr in der Lage, sich gegen allgegenwärtige, ansonsten meist harmlose Erreger zu wehren. Diese sog. opportunistischen Infektionen sind dann letztlich die häufigsten Todesursachen bei AIDS-Patienten.

MERKE

Erbliche Immunschwächekrankheiten sind auf Mutationen in Genen zurückzuführen, die für wichtige Komponenten des Immunsystems kodieren. Wegen der großen Bedeutung des Immunsystems für unser Überleben werden schwere Immundefekte meist X-chromosomal vererbt und nur bei männlichen Nachkommen apparent. Eine **erworbene** Immunschwäche kann im Verlauf von Virusinfektionen auftreten. Bekanntestes Beispiel ist das durch das HI-Virus hervorgerufene Acquired immunodeficiency syndrome (AIDS).

26.11 Immunologische Methoden und Labortests

26.11.1 Polyklonale und monoklonale Antikörper

Antikörper eignen sich wegen ihrer hohen Spezifität und Stabilität hervorragend zum **Nachweis von Immunreaktionen** und von **Krankheitserregern**. Antigen-Antikörper-Reaktionen können zum Nachweis eines der beiden Bindungspartner verwendet werden, wenn der andere in definierter Form vorliegt.

So wird beim serologischen Nachweis der Immunreaktion eines Patienten gegen ein virales Antigen die Bindung seiner Antikörper an ein angereichertes oder gereinigtes Viruspräparat getestet. Umgekehrt kann der serologische Nachweis eines Erregers geführt werden, wenn definierte, erregerspezifische Antikörper zur Verfügung stehen.

Gewinnung von polyklonalen Antikörpern

Antikörper mit Spezifität für ein definiertes Antigen können durch wiederholte **Immunisierung** von Tieren mit dem gereinigten Antigen, mit natürlichen oder synthetischen Fragmenten (meist Peptiden, gebunden an immunogene Trägermoleküle ➤ Kap. 26.2.2) des Antigens oder auch durch Injektion rekombinanter Expressionsplasmide induziert werden, die die Expression des interessierenden Proteinantigens im Wirt bewirken. Proteine und Peptide werden gemeinsam mit **Adjuvanzien** appliziert, die die Mustererkennungsrezeptoren (PRR) des angeborenen Immunsystems stimulieren (➤ Kap. 26.2.1) und dadurch die Immunantwort verstärken. Die Seren der immunisierten Tiere werden als Antiseren bezeichnet. Da die darin enthaltenen Antikörper von vielen verschiedenen B-Zell-Klonen produziert wurden, werden sie als polyklonale Antikörper bezeichnet.

Gewinnung von monoklonalen Antikörpern

Monoklonale Antikörper stellen wegen ihrer unbeschränkten Verfügbarkeit und gleichbleibenden Spezifität einen entscheidenden technischen Fortschritt in der antikörperbasierten Analytik dar. Sie werden in Zellkulturen, meist in optimierten Bioreaktoren, aus den entsprechenden B-Zell-Hybridomen (➤ Kap. 26.4.5) gewonnen.

Reinigung von Antikörpern

Fast immer handelt es sich bei Antikörpern für analytische, diagnostische oder therapeutische Zwecke um Antikörper der Klasse IgG. Die Reinigung der IgG-Fraktion aus einem Serum oder von monoklonalen Antikörpern aus dem Kulturmedium erfolgt meist durch **Bindung an Protein-A-** oder **Protein-G-Säulen**. Diese ursprünglich aus Staphylokokken stammenden Proteine binden Fc-Stücke und erlauben so eine Bindung und nachfolgende Elution („Auswaschen") der Antikörper.

Im Gegensatz zu monoklonalen Antikörpern, bei denen jeder Antikörper eines B-Zell-Hybridoms identisch und damit von gleicher Spezifität ist, enthalten Antiseren aus immunisierten Tieren neben den gewünschten Antikörpern einen Überschuss an „unspezifischen" (eigentlich andersspezifischen) Immunglobulinen. Durch Bindung der gesuchten Antikörper an eine Matrix, an die das Antigen kovalent gekoppelt ist, Wegwaschen der unspezifischen Immunglobuline und Elution der gebundenen Antikörper bei niedrigem pH kann ein monospezifisches, **„affinitätsgereinigtes"** Antikörperpräparat gewonnen werden. Es enthält des Weiteren eine Vielzahl verschiedener Antikörper, die zwar alle an das eingesetzte Antigen binden, jedoch unerwartete, von Präparation zu Präparation unterschiedliche **Kreuzreaktivitäten** mit anderen Antigenen zeigen können.

26.11.2 Immunpräzipitation

Da jeder Antikörper mindestens zwei Antigenbindungsstellen hat und Antigene meist ebenfalls mehrere Bindungsstellen für Antikörper **(Epitope)** tragen, kommt es bei einem geeigneten Mischungsverhältnis von Antigen und Antikörpern zur Bildung großer unlöslicher Komplexe. Diese Immunpräzipitation ist die Grundlage zahlreicher klassischer serologischer Nachweisverfahren.

Beim **Immundiffusionstest** werden unlösliche Antigen-Antikörper-Komplexe als Präzipitate in einem Weichagar sichtbar. Je nach Anwendungszweck diffundieren dabei Antigen und Antikörper aus in den Agar gestanzten Löchern aufeinander zu, oder eine Komponente wird in den Agar eingegossen, in den dann die zweite hineindiffundiert. Die bis zur sichtbaren Präzipitation zurückgelegte Strecke korreliert mit der Menge des diffundierenden Antigens bzw. Antikörpers.

26.11.3 ELISA und RIA

Die oben beschriebenen Nachweisverfahren setzen die Verfügbarkeit großer Mengen gereinigter Antigene und eine starke Antikörperantwort des Patienten voraus. Sie wurden deshalb weitgehend durch die empfindlicheren und für großen Probendurchsatz geeigneten Methoden **ELISA** (enzyme-linked immunosorbent assay) und **RIA** (Radioimmunoassay) ersetzt. Diese sind für den **Nachweis sowohl von Antigenen** als auch **von Antikörpern** geeignet. Einer der Reaktionspartner, also das Antigen oder der Antikörper, wird dazu an eine Plastikoberfläche gebunden. Dann wird die Lösung mit dem nachzuweisenden anderen Reaktionspartner zugegeben. Nach Erreichen des Gleichgewichts der Antigen-Antikörper-Reaktion werden die Plastikoberflächen gewaschen und der gebundene Antikörper bzw. das gebundene Antigen mit verschiedenen Verfahren quantifiziert. Durch RIA und ELISA können alle Substanzen, gegen die Antikörper zur Verfügung stehen, zuverlässig quantifiziert werden, z.B. auch Peptid- und Steroidhormone.

ELISA und Sandwich-ELISA

ELISA

Diese Methode wird häufig für den Nachweis von **Antikörpern** in Patientenseren verwendet. Die Seren werden dazu in antigenbeschichtete Plastikreagenzgefäße gegeben. Sind spezifische Antikörper vorhanden, binden sie und können in einem zweiten Schritt mithilfe eines enzymgekoppelten Reagens nachgewiesen werden: Dies ist meist ein **Sekundärantikörper**, also ein Antikörper, der das bereits gebundene menschliche Immunglobulin als Antigen erkennt (z.B. Kaninchen-Antikörper gegen menschliches Immunglobulin). Das an den Sekundärantikörper gebundene Enzym (alkalische Phosphatase oder Meerrettich-Peroxidase) setzt in einem dritten Schritt ein zugegebenes farbloses Substrat (Chromogen) in ein kolorimetrisch messbares Produkt um (➤ Abb. 26.38).

Sandwich-ELISA

Der ELISA ist auch ein hochempfindliches Nachweisverfahren für **Antigene**. Hier werden meist zwei monoklonale Antikörper eingesetzt, die verschiedene Epitope eines Antigens (z.B. eines Zytokins oder eines Serumproteins) erkennen. Mit dem ersten Antikörper wird die Plastikoberfläche beschichtet. Er „fängt" im nächsten Schritt das Antigen aus der wässrigen Lö-

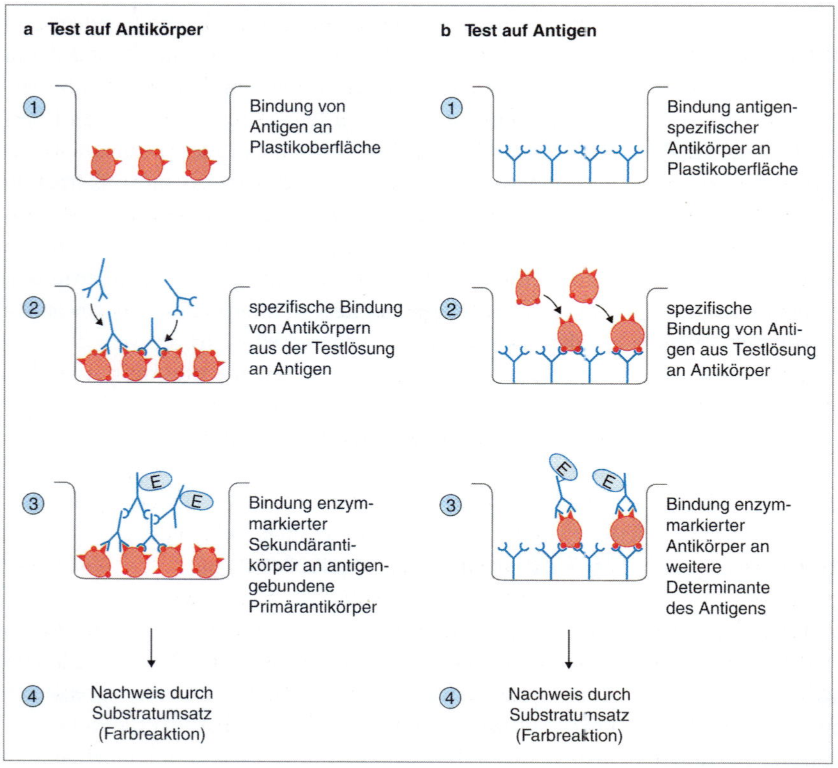

Abb. 26.38 Prinzip des ELISA.
a) Test auf Antikörper mithilfe plastikgebundenen Antigens.
b) Sandwich-ELISA zum Test auf Antigen mithilfe zweier Antikörper mit Spezifität für verschiedene Epitope des Antigens.

sung ein, das dann durch einen zweiten, enzymgekoppelten Antikörper nachgewiesen wird. Man spricht von einem Sandwich-ELISA.

Kompetitiver RIA

Beim RIA wird Antigen von plastikgebundenen Antikörpern „eingefangen". Die Menge an Antigen, z.B. eines Hormons, kann dadurch bestimmt werden, dass man die unbekannte Probe mit einer bekannten Menge des radioaktiv markierten Antigens mischt und die Antigene um die Bindung an die immobilisierten, im Unterschuss vorliegenden Antikörper konkurrieren lässt. Je mehr freie Radioaktivität in diesem kompetitiven RIA im Überstand nachgewiesen werden kann, umso größer war die Menge nichtmarkierten Antigens in der untersuchten Probe, das die radioaktiv markierten Antigene bei der Bindung an die Antikörper verdrängt hat. Bei entsprechender Kalibrierung kann also aus einer bestimmten Menge der im Überstand leicht messbaren, nichtantikörpergebundenen Radioaktivität die Menge des in der Probe vorhandenen Antigens errechnet werden.

26.11.4 Western-Blot

Auch im Western-Blot oder Immunoblot (➤ Abb. 26.39) werden Antigen-Antikörper-Reaktionen sichtbar gemacht. Er gibt jedoch zusätzlich Auskunft über die **Molekülmasse** der von den Antikörpern erkannten Antigene. In der Diagnostik erlaubt der Western-Blot deshalb eine Aussage darüber, gegen welche Strukturproteine eines Erregers bzw. gegen welche Autoantigene einer menschlichen Zelle ein Patient Antikörper gebildet hat.

Ein bekanntes Antigen oder Antigengemisch (z.B. ein Viruspräparat) wird zunächst durch SDS-Polyacrylamidgel-Elektrophorese (SDS-PAGE) nach der Größe aufgetrennt. Die Proteine werden aus dem Gel auf eine Filtermembran transferiert, die dann mit dem Patientenserum inkubiert wird. Gebundene Antikörper werden – wie beim ELISA – durch einen enzymgekoppelten Zweitantikörper mithilfe der Umsetzung eines Substrats in ein sichtbares Produkt nachgewiesen. Die Molekülmassen der detektierten Proteinbanden erlauben die Zuordnung der Antikörper des Patienten zu vermuteten Antigenen.

Stehen Antikörper bekannter Spezifität zur Verfügung, kann die Methode des Western-Blots umgekehrt auch für den Nachweis von Proteinen verwendet werden. Diese Methode hat v.a. in der biomedizinischen Forschung vielfältige Anwendung gefunden. Sie erlaubt den empfindlichen, hochspezifischen und technisch einfachen Nachweis eines Proteins selbst in einem komplexen Gemisch, z.B. einem aus Tausenden verschiedenen Proteinen zusammengesetzten Zelllysat.

Die hier und in anderen Tests zum Nachweis von Antigenen benötigten spezifischen Antikörper sind heute meist monoklonale Antikörper (➤ Kap. 26.4.5), die aus einer Hybridomzelllinie in reproduzierbarer Qualität und unbeschränkter Menge gewonnen werden können.

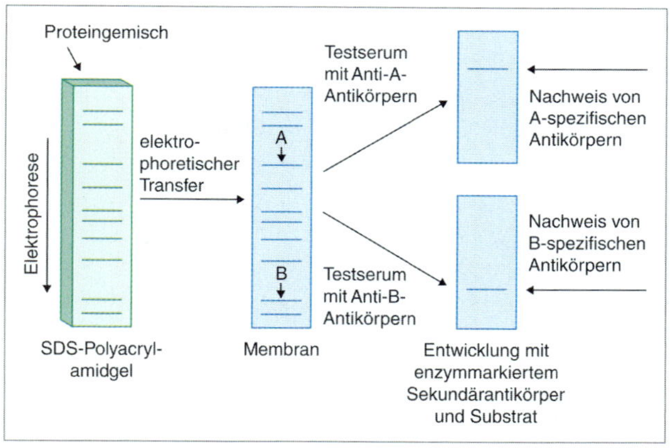

Abb. 26.39 Western-Blot (Immunoblot). Gezeigt ist die Untersuchung von Patientenseren mit Antikörpern gegen die Antigene A und B.

26.11.5 Immunfluoreszenz und Immunhistologie

Prinzip der Immunfluoreszenz

Antigene im Gewebe sowie auf und in Einzelzellen können mit Antikörpern sichtbar gemacht werden. Man unterscheidet die direkte und die indirekte Immunfluoreszenz. Während bei der **direkten** Methode ein mit fluoreszierendem Farbstoff gekoppelter Antikörper direkt an das Antigen bindet, werden bei der **indirekten** Methode in einem ersten Schritt ein spezifischer Antikörper (Primärantikörper) an das Antigen gebunden und in einem zweiten Schritt ein gegen den Primärantikörper gerichteter, fluoreszenzmarkierter Sekundärantikörper zugegeben (z.B. Primärantikörper = humanes IgG; Sekundärantikörper = antihumaner IgG-Antikörper aus Kaninchen). Durch die Verwendung verschiedenfarbig fluoreszierender Farbstoffe können sogar mehrere Antigene im gleichen Präparat untersucht werden. Auch hier werden inzwischen vorwiegend monoklonale Antikörper anstelle der klassischen polyklonalen Antiseren eingesetzt.

Leukozytendifferentialanalyse

Besondere Bedeutung in der klinischen Routine hat die Charakterisierung von Leukozytensubpopulationen (Leukozytendifferentialanalyse) durch deren Reaktivität mit monoklonalen Antikörpern gegen CD-Antigene (➤ Kap. 26.1.2); die Auswertung erfolgt dabei nicht mikroskopisch, sondern mittels **Durchflusszytophotometrie**. So werden z.B. die oft krankheitstypisch veränderten Verhältnisse von CD4- zu CD8-T-Lymphozyten bestimmt (➤ Abb. 26.40).

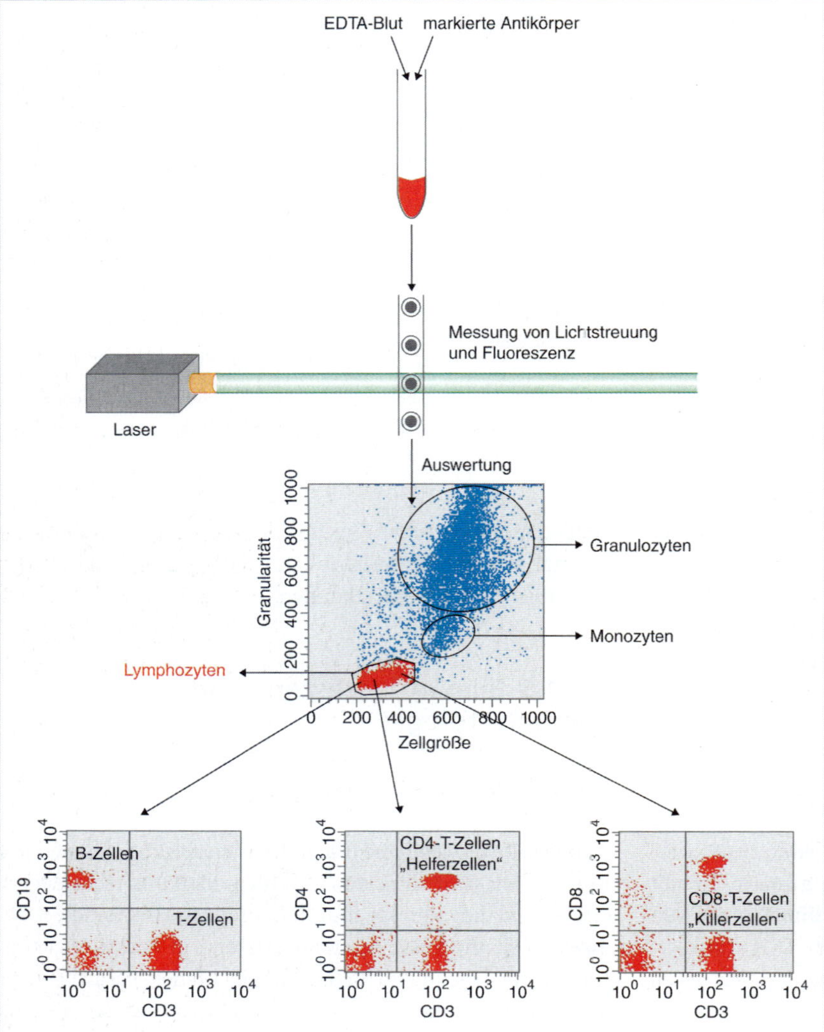

Abb. 26.40 Leukozytendifferentialanalyse mittels Immunfluoreszenz und Durchflusszytophotometrie. Die Zellen werden mit hoher Geschwindigkeit an einer Messeinrichtung mit mehreren Verstärkern für die verschiedenen Lichtstreuungs- und Fluoreszenzsignale vorbeigeführt, die durch einen Laserstrahl ausgelöst werden. Granularität und Größe werden aufgrund der Lichtstreuung bestimmt und erlauben die Differenzierung von Granulozyten, Monozyten und Lymphozyten. Jede gemessene Zelle wird im Dotplot (Punktediagramm) durch einen Punkt dargestellt. Die Analyse zweier Fluoreszenzsignale, die von farbstoffgekoppelten monoklonalen Antikörpern gegen CD3 und CD19 ausgehen, erlaubt die weitere Differenzierung der Lymphozyten in T-Zellen und B-Zellen. T-Zellen lassen sich weiter als CD4-positiv und CD4-negativ (CD8-positiv) darstellen.

Immunhistologie

Zum Nachweis von Autoantikörpern werden Patientenseren mit Gewebeschnitten bzw. fixierten Zellen inkubiert. Gebundene Autoantikörper werden mithilfe **fluoreszenzmarkierter** Sekundärantikörper für die Auswertung im Fluoreszenzmikroskop sichtbar gemacht. Alternativ werden **enzymmarkierte** Primär- oder Sekundärantikörper verwendet, die die Bildung farbiger, unlöslicher Präzipitate aus löslichen chromogenen Substraten katalysieren.

Die Immunhistologie ist wie der Western-Blot eine wichtige und aussagekräftige Methode der Zellbiologie und Biochemie. Insbesondere bei Verwendung fluoreszierender Antikörper ermöglicht sie z.B., die Lokalisation von Rezeptorproteinen oder Transkriptionsfaktoren in einzelnen Zellen in Abhängigkeit vom Aktivierungszustand zu verfolgen. Dabei werden Auflösung und Bildqualität durch moderne Verfahren, wie die Verwendung von Lasern als Lichtquelle in Verbindung mit konfokaler Mikroskopie und digitaler Bildverarbeitung, ständig verbessert.

ZUSAMMENFASSUNG

Angeborene und adaptive Immunität

Das Immunsystem ist gegen mikrobielle Erreger und genetisch veränderte körpereigene Zellen gerichtet. Ein Teil der Immunität ist von Geburt an vorhanden und besteht zeitlebens **(angeborene Immunität)**, ein anderer Teil wird erst im Laufe des Lebens durch die Auseinandersetzung mit **Antigenen** erworben **(adaptive Immunität)**.

Mustererkennungsrezeptoren für die angeborene Immunität wie die Toll-ähnlichen Rezeptoren (TLR) erfassen ganze Klassen oder Gruppen von Erregern. B- und T-Lymphozyten gehören zum adaptiven Immunsystem. **B-Lymphozyten** produzieren nach ihrer Differenzierung zu Plasmazellen Antikörper. Die zellvermittelte adaptive Immunantwort wird von **T-Lymphozyten** getragen, die im direkten Zell-Zell-Kontakt infizierte Zellen spezifisch erkennen und zerstören.

Struktur der BCR, Antikörper und TCR

B-Zell-Antigen-Rezeptoren **(BCR)** und **Antikörper** haben eine Y-förmige Grundstruktur aus zwei identischen schweren (H) und zwei identischen leichten (L) Ketten mit **variablen** Domänen für die Antigenbindung an den „Händen" und antikörperklassenspezifischen **konstanten** Domänen für die Rekrutierung von Effektorfunktionen im „Stiel". Antigenrezeptoren der T-Zellen **(TCR)** sind stets membranständig.

Sie bestehen aus zwei Ketten (α und β) mit nur einer Antigenbindungsdomäne, mit der sie Peptidantigene erkennen, die an der Oberfläche von Körperzellen durch HLA-Moleküle präsentiert werden.

Klonselektion und Gedächtnis

Ein Antigen regt meist nur eine geringe Zahl von Lymphozyten jeweils mit passenden Rezeptoren zur Vermehrung an **(Selektion)**, und diese bekämpfen den Erreger. Ein Teil der Zellen bleibt als **Gedächtniszellen** für eine beschleunigte und verstärkte Reaktion bei einer Zweitinfektion mit demselben Erreger erhalten.

Rezeptorvielfalt des adaptiven Immunsystems

Die hohe Spezifität des adaptiven Immunsystems beruht auf der immensen Zahl von Immunzellen mit unterschiedlichen Rezeptoren (BCR oder TCR). Diese entsteht durch das unterschiedliche Zusammenfügen von Gensegmenten (V, [D], J), die die variablen Domänen der Antigenrezeptoren kodieren. An dieser Genumlagerung oder Rearrangement genannten **somatischen Rekombination** sind neben ubiquitären DNA-Reparaturenzymen die nur in unreifen Lymphozyten exprimierten RAG-1- und RAG-2-Proteine beteiligt.
Nonamer/Heptamer-**Erkennungssequenzen** markieren die Grenzen der Gensegmente, an denen die DNA geschnitten wird. Zusätzliche Variabilität entsteht durch das Verschließen der DNA-Enden zu Haarnadelstrukturen mit versetztem Aufschneiden, was zu palindromischen Nucleotiden **(P-Nucleotide)** führt, sowie durch das Einfügen von **N-Nucleotiden** durch das matrizenunabhängige Enzym TdT vor der Verknüpfung der Gensegmente.

Antikörperproduktion, Klassenwechsel und Affinitätsreifung

Durch alternatives Spleißen der für die H-Kette kodierenden mRNA wird entweder ein **membranständiges Immunglobulin** (mit Transmembrandomäne) oder ein **sezernierter Antikörper** produziert. Während der klonalen Vermehrung einer aktivierten B-Zelle kann unter Beibehaltung der V-Domäne (und damit der Spezifität) die Antikörperklasse (der Isotyp) durch eine weitere Genumlagerung gewechselt werden. Dabei wird der Genabschnitt der V-Domäne vor eine neue Gruppe stromabwärts gelegener Exons gebracht, die für einen anderen Isotyp kodieren. Die zwischen den isotypspezifischen **Switch-Erkennungssequenzen** liegenden DNA-Abschnitte gehen dabei verloren. Der Prozess wird durch CD4-T-Zellen gesteuert. Im Laufe einer Immunantwort werden aufgrund somatischer Hypermutationen in den Genabschnitten der V-Domänen höher affine Antikörper produziert. Dabei selektioniert das knapp werdende Antigen B-Zell-Klone, die höher affine BCR und damit Antikörper produzieren.

Monoklonale Antikörper

Durch somatische Zellfusion von antikörperproduzierenden B-Zellen mit Plasmazelltumoren (Myelomen) werden monoklonale Zelllinien gewonnen, die unbegrenzte Mengen eines Antikörpers definierter Spezifität produzieren.

HLA-Moleküle

HLA-Klasse-I-Moleküle bestehen aus einer im HLA-Komplex kodierten α-Kette und β_2-Mikroglobulin. Sie werden im endoplasmatischen Retikulum (ER) mit acht bis zehn Aminosäuren langen Peptiden beladen, die durch proteasomalen Abbau zelleigener Proteine gewonnen und mit TAP-Transportern in das ER gepumpt werden. **HLA-Klasse-II-Moleküle** bestehen aus zwei etwa gleich großen, HLA-kodierten α- und β-Ketten. Sie werden in spezialisierten Endosomen mit ca. 13 Aminosäuren großen Peptiden beladen, die durch lysosomalen Verdau von in die Zelle aufgenommenen Proteinen entstehen. Der Polymorphismus der HLA-Gene stellt viele allele Formen der Klasse-I- und Klasse-II-Moleküle zur Verfügung. Diese können unterschiedliche, durch bestimmte Aminosäuren in „Ankerpositionen" definierte Gruppen von Peptiden binden.

Toleranz

Nach dem zufälligen Zusammenfügen der Rezeptoren werden autoreaktive Lymphozyten durch **negative Selektion (klonale Deletion)** zerstört. Zusätzlich können T-Lymphozyten funktionell stillgelegt werden. Schließlich unterdrücken regulatorische T-Zellen autoimmune und überschießende Immunreaktionen. Das Ergebnis ist die beim gesunden Menschen vorliegende Toleranz des Immunsystems gegenüber körpereigenen Antigenen.

CD4- und CD8-T-Zellen

CD4-T-Zellen regulieren als Helfer- und Suppressorzellen (regulatorische T-Zellen) die Immunantwort. Sie erkennen Peptide, die in die antigenpräsentierende Zelle aufgenommen und durch HLA-Klasse-II-Moleküle präsentiert werden. **CD8-T-Zellen** werden nach Aktivierung zu zytotoxischen T-Zellen (T-Killerzellen). Sie erkennen Peptide, die aus dem Proteinumsatz der Zelle selbst stammen und durch HLA-Klasse-I-Moleküle präsentiert werden.

Signaltransduktion durch BCR und TCR

Beide benötigen Hilfsmoleküle (Igα/β beim BCR, CD3 und ζ beim TCR) mit **ITAM-Motiven**, an die nach Phosphorylierung durch Src-Kinasen Kinasen der Syk-Familie andocken. Die Signalweiterleitung erfolgt durch Kinasen, GDP/GTP-Austauschfaktoren, Phospholipasen, Phosphatasen und Adapterproteine. Dies mündet in der Translokation aktivierter Transkriptionsfaktoren wie NFAT, NF-κB und AP-1 in den Zellkern, wo sie die Transkription von Genen für Wachstum und Differenzierung der Lymphozytenklone steuern.

Zellkooperation

Die Kooperation verschiedener Zelltypen bei einer Immunreaktion erfolgt über **Antigenrezeptoren**, **Zytokine** und **Zellinteraktionsmoleküle**. Dendritische Zellen sind für die Aktivierung naiver, ruhender T-Zellen notwendig. Sie präsentieren Antigene und geben costimulatorische und Zytokinsignale. Letztere verlaufen meist über den JAK-STAT-Weg, der die Transkription bestimmter Gene steuert. Die aktivierte CD4-T-Zelle polarisiert sich funktionell zur proinflammatorischen **TH1-Zelle** oder antiinflammatorischen, die Antikörperproduktion fördernden **TH2-Zelle**. Es folgt die positive Regulation der zellvermittelten (CD8-Zellen, Makrophagen) bzw. humoralen Immunreaktion (T-B-Kooperation).

Effektormechanismen

Antikörper können über ihre klassenspezifischen konstanten Fc-Teile humorale und zelluläre Effektormechanismen rekrutieren. Zu den Ersteren gehört das Komplementsystem mit seinen zytotoxischen, zellaktivierenden und opsonisierenden Effekten. Effektorzellen werden über Ig-Klassen-spezifische Fc-Rezeptoren rekrutiert. So kann die Aufnahme von Erregern in Fresszellen gefördert, die Zerstörung antikörperbeladener Zielzellen durch NK-Zellen ausgelöst oder die Degranulation von Mastzellen verursacht werden. TH1-polarisierte **CD4-T-Zellen** aktivieren antimikrobielle Effektormechanismen in Fresszellen über proinflammatorische Zytokine. **CD8-T-Zellen** und **NK-Zellen** können infizierte und transformierte Körperzellen erkennen und zerstören (zellvermittelte Zytotoxizität).

Fragen

1. T-Lymphozyten erkennen Antigene als Peptide, die von HLA-kodierten Antigenpräsentationsmolekülen „vorgezeigt“ werden. Erklären Sie, warum es zwei Wege der Antigenprozessierung und -präsentation gibt. Denken Sie dabei an T-Zell-Funktionen, T-Zell-Phänotypen und den Blick des Immunsystems in die Zelle.
2. Die humorale Immunantwort verändert sich mit der Zeit sowohl qualitativ als auch quantitativ. Erklären Sie die zugrunde liegenden Vorgänge. Denken Sie dabei an T-Zell-Hilfe, Affinitätsreifung, Klassenwechsel und Funktionen der Antikörperklassen.
3. Die Zahl verschiedener Antikörper und T-Zell-Rezeptoren liegt mindestens 10^8-fach über der Zahl der in der Keimbahn vererbten Gene des Menschen. Erklären Sie die Mechanismen, die der Diversität des Lymphozytenrepertoires zugrunde liegen.
4. Die HLA-Klasse-I- und -Klasse-II-Loci kodieren für die Gene mit dem höchsten bekannten Polymorphismus. Erklären Sie diesen Begriff und den Nutzen für die Immunabwehr. Denken Sie an HLA-Restriktion, Ankermotive und Polygenie.
5. BCR und TCR bedienen sich bei der Signaltransduktion der Hilfe zusätzlicher Transmembranproteine mit intrazellulären ITAM-Motiven. Erklären Sie deren Aufgabe sowie die ersten Schritte der Signaltransduktion. Denken Sie dabei an Kinasen, Adapterproteine und GDP/GTP-Austauschfaktoren.
6. Die Antigenpräsentationszellen des angeborenen Immunsystems leiten passende adaptive Immunantworten gegen die verschiedenen Erregerklassen ein. Erklären Sie die Grundlagen. Denken Sie dabei an molekulare Muster, Zytokine und die funktionelle Polarisierung der CD4-T-Zell-Antwort.
7. Die gemeinsame Grundlage der Spezifität, des Gedächtnisses und der Selbst/Fremd-Unterscheidung des adaptiven Immunsystems ist die Klonselektion. Erklären Sie diese. Denken Sie dabei an Vielfalt von Antigenen und Rezeptoren, Effektor- und Gedächtniszellen sowie klonale Expansion/Kontraktion.
8. Monoklonale Antikörper sind zu unverzichtbaren dianostischen und therapeutischen Reagenzien geworden. Erklären Sie ihre Herkunft, und geben Sie ein Beispiel für die diagnostische Anwendung.

030 IMPP-Fragen

KAPITEL

27 Biotransformation und Detoxifizierung in der Leber

B. Stieger, M. Arand

Praxisfall

Ein 46-jähriger Patient mit chronischer Hepatitis C und Epilepsie wurde wegen starker Oberbauchschmerzen ins Krankenhaus aufgenommen. Er nahm folgende Medikamente regelmäßig ein: Carbamazepin, Lamotrigin (beides Antiepileptika) und Calcitriol. Bei der Aufnahme waren die Aktivitäten der Leberenzyme normal, mit Ausnahme einer leicht erhöhten γ-Glutamyltransferase-(γ-GT-)Aktivität und einer geringfügig erniedrigten Prothrombinzeit (Quick). Wegen der Bauchschmerzen erhielt der Patient 4 × 1 g Paracetamol per os. Am nächsten Tag sank der Quick-Wert ab, und die Bilirubinkonzentration stieg an, und weitere 24 h später eskalierte die Situation im Sinne eines massiven Leberversagens mit stark erhöhten Aktivitäten von Transaminasen, erhöhten Konzentrationen von Bilirubin und Ammoniak sowie einem stark erniedrigten Quick-Wert. Nach einer sofortigen Therapie mit 3 × 300 mg *N*-Acetylcystein i.v. und 10 mg des Vitamin-K_1-Analogons Phytomenadion/d i.v. normalisierten sich die Laborwerte langsam.

Paracetamol wird in der Leber in der Regel zu 90% glucuronidiert oder sulfatiert und anschließend eliminiert. Etwa 10% werden durch das Cytochrom-P450-Enzym CYP2E1 zu *N*-Acetylimidochinon oxidiert, mit Glutathion gekoppelt und als Mercaptursäure ausgeschieden. Auch CYP3A4 kann diese Oxidation katalysieren. Carbamazepin ist ein bekannter Induktor von CYP3A4, weswegen bei dem Patienten vermutlich so viel *N*-Acetylimidochinon gebildet wurde, dass der Glutathionspiegel in der Leber stark absank. Daneben hat wahrscheinlich die chronische Hepatitis C zu vermindertem Glutathion in der Leber beigetragen. Niedriges Glutathion und die Reaktion des aggressiven *N*-Acetylimidochinons mit Proteinen in der Leberzelle schädigen diese und führen zu einer massiven Nekrose im Bereich der Zentralvenen. Das als Soforttherapie gegebene *N*-Acetylcystein wird in die Leberzellen aufgenommen und kann die Rolle von Glutathion übernehmen.

Zur Orientierung

Die Leber ist neben ihrer Funktion als Schlüsselorgan im Aminosäuren- und Energiestoffwechsel, für die Synthese von Plasmaproteinen und der Bildung von Gallenflüssigkeit eines der wichtigsten Organe für die **Biotransformation** und die **Detoxifizierung**. Darunter versteht man die chemische Umwandlung von Metaboliten und Fremdstoffen im Organismus. In der Regel resultiert sie in gut wasserlöslichen und somit gut ausscheidbaren Metaboliten, die keine ausgeprägte biologische Wirkung mehr besitzen, und stellt damit eine Detoxifizierung dar.

Nach der Aufnahme über verschiedene Aufnahmesysteme erfolgt in der **Phase I** der Biotransformation die **Funktionalisierung** durch Einführung oder Freisetzung einer funktionalen Gruppe. Dabei soll z.B. durch Einführung einer funktionellen Gruppe, z.B. Hydroxyl-, Carbonyl- oder Carboxylgruppe, bereits die Wasserlöslichkeit erhöht werden, damit eine Ausscheidung über Niere oder Galle möglich ist. Die chemischen Reaktionen dieser Phase sind im Wesentlichen Oxidationen, Reduktionen oder Hydrolysen und werden von Oxidoreduktasen bzw. Hydrolasen durchgeführt. In **Phase II** übernehmen bestimmt Enzyme die Konjugierung, durch die ebenfalls meist eine höhere Wasserlöslichkeit erreicht wird. Die wichtigsten Phase-II-Enzyme sind:

- UDP-Glucuronosyltransferasen (UGT)
- Sulfotransferasen (SULT)
- *N*-Acetyltransferasen (NAT)
- Glutathion-*S*-Transferasen (GST).

Schließlich beschreibt dieses Kapitel noch gesondert die wichtigen Abbauwege von Häm zu Bilirubin und von Cholesterin und Gallensäuren.

27.1 Aufbau und Funktion der Leber

Die Leber nimmt eine zentrale Stellung bei vielen Körperfunktionen ein. Sie ist ein Schlüsselorgan im **Aminosäuren- und Energiestoffwechsel**, sie synthetisiert und sezerniert wichtige **Plasmaproteine**, sie hat eine zentrale Funktion in der **Biotransformation** und **Detoxifizierung**, und sie bildet die **Gallenflüssigkeit**.

Die Blutversorgung der Leber setzt sich aus rund 20% sauerstoffreichem, arteriellem Blut und rund 80% sauerstoffarmem, venösem Blut zusammen, das über die Pfortader vom Magen-Darm-Trakt zur Leber gelangt. Das Organ wird also im Gegensatz zu anderen Organen hauptsächlich durch venöses Pfortaderblut versorgt. Dieses ist postprandial reich an Nährstoffen, aber auch an unerwünschten Verbindungen, welche die Darmepithelbarriere überwinden konnten. Der Leber fällt nun eine wichtige sekundäre **Barrierefunktion** zu, die sie durch **Biotransformation** und **Detoxifizierung** erfüllt.

Die anatomische Einheit der Leber sind die **Leberläppchen**, die aus einer Zentralvene und sechs regelmäßig darum angeordneten **Portalfeldern** (➤ Abb. 27.1) bestehen. Im Portalfeld findet man eine Venole und eine Arteriole, die beide in die **Sinusoide** münden, sowie einen kleinen, intrahepatischen Gallengang. Die Mischung von arteriellem und venösem Blut fließt vom **Portalfeld** zur **Zentralvene** an den Hepatozyten vorbei, die in sog. Leberzellbalken angeordnet sind. Längs dieser Achse nimmt der Sauerstoffpartialdruck kontinuierlich zur Zentralvene hin ab. Die Hepatozyten sind vom Blut durch fenestrierte Endothelzellen getrennt (➤ Abb. 27.2). Diese **Fenestrae** mit einem Durchmesser von etwa 100 nm erlauben den Durchtritt des **Blutplasmas** und der darin enthaltenen Makromoleküle, wie z.B. Albumin oder Lipoproteine, in den **Disse-Raum**. Das Blutplasma steht also in direktem Kontakt mit den Hepatozyten, welche die proteingebundenen Substanzen extrahieren und detoxifizieren.

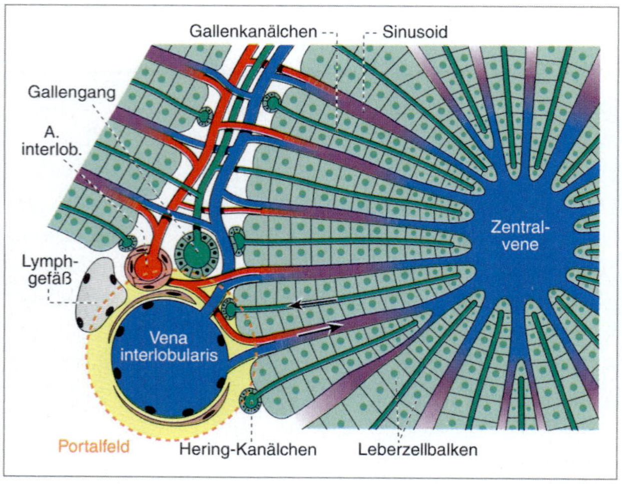

Abb. 27.1 Schematischer Aufbau des Portalfeldes in einem Leberläppchen. Aus dem Portalfeld fließt eine Mischung von venösem und arteriellem Blut längs der aus Hepatozyten gebildeten Leberzellbalken zur Zentralvene des Leberläppchens.

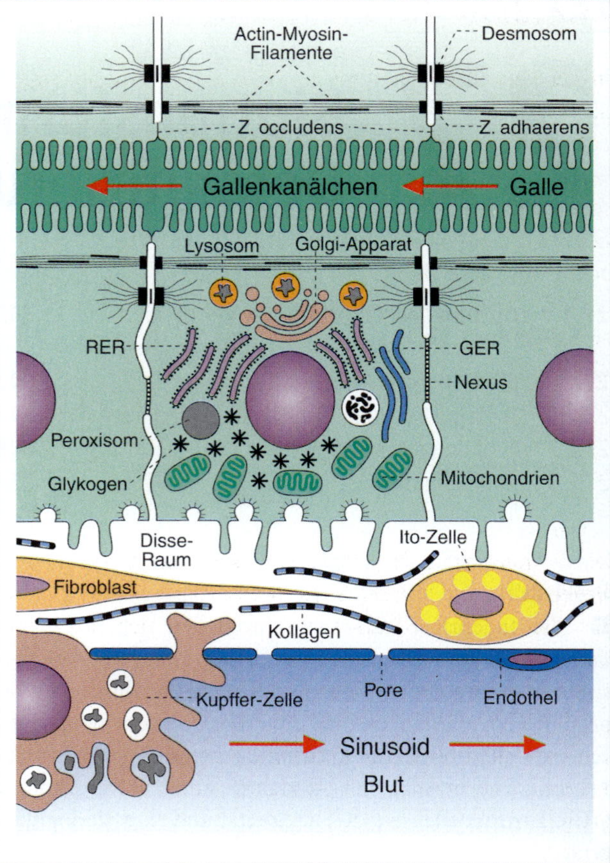

Abb. 27.2 Schematischer Aufbau des Disse-Raums mit Sinusoid und den polaren Hepatozyten in Bezug zu anderen Zellen. Das Endothel und die Hepatozyten haben keine Basalmembran. Die offenen Poren (Fenestrae) der Endothelzellen ermöglichen zusammen mit den Mikrovilli der Hepatozyten einen intensiven Stoffaustausch mit dem Blut. Die Ito-Zellen speichern Vitamin A in Fetttröpfchen. Die Kupffer-Zellen sind Makrophagen. GER = glattes endoplasmatisches Retikulum, RER = raues endoplasmatisches Retikulum, Z. adhaerens = Zonula adhaerens, Z. occludens = Zonula occludens.

Die Plasmamembran der Hepatozyten ist **polar** aufgebaut. Die dem Disse-Raum zugewandte **sinusoidale Membran** hat relativ viele Mikrovilli und wird zusammen mit der relativ glatten, benachbarten Hepatozyten gegenüberliegenden **Lateralmembran** als **basolaterale Membran bezeichnet**. Über diese Membran werden Substanzen in die Hepatozyten aufgenommen oder in das Blut abgegeben. Die den **Gallenkanälchen**, die durch zwei gegenüberliegende Hepatozyten gebildet werden, zugewandte **kanalikuläre** (oder **apikale**) Seite ist auch in Mikrovilli gefaltet. Über diese Membran werden Substanzen in die Gallenflüssigkeit ausgeschieden. Die beiden Membrandomänen sind durch **Schlussleisten** (Tight junctions) in der **Zona occludens** voneinander getrennt.

MERKE

Die Leber hat eine wichtige Barrierefunktion und ist der Hauptort der Biotransformation und Detoxifizierung. Die Leberläppchen bilden die anatomische Grundeinheit. Die Hepatozyten sind vom Blut durch ein fenestriertes Endothel getrennt, das den Durchtritt von Blutplasma ermöglicht.

27.2 Biotransformation in der Leber

In der Leber laufen zahlreiche metabolische Reaktionen ab, durch die endogene und exogene Substanzen inaktiviert und/ oder für die Ausscheidung vorbereitet werden. Diese Vorgänge bezeichnet man als **Biotransformation**. Dies beinhaltet insbesondere auch die chemische Umwandlung **schlecht wasserlöslicher** Verbindungen in **besser oder gut wasserlösliche** Metaboliten. Für diese Biotransformation ist die Leber das wichtigste Organ. Sie findet in den **Hepatozyten** statt und lässt sich in zwei verschiedene Reaktionstypen untergliedern (➤ Abb. 27.3):

- **Phase-I**-Reaktion: Funktionalisierung der Verbindung, häufig oxidativ
- **Phase-II**-Reaktion: Konjugation der aktivierten Verbindung mit zumeist stark hydrophilen, geladenen Verbindungen.

Die biotransformierten Substanzen werden anschließend entweder direkt zur **biliären Exkretion** abgegeben oder für die abschließende **renale Exkretion** in das Blut zurücktransportiert. Die Funktionalisierung (Phase I) führt zu einer erhöhten chemischen Reaktivität von in der Regel lipophilen Stoffen, die im Einzelfall toxikologisch bedenklich sein kann. Arzneistoffe verlieren durch diese Metabolisierung meist ihre biologische Aktivität. Die Ausscheidungsprozesse sowie die Phase-I- und Phase-II-Reaktionen werden als **Detoxifizierung** zusammengefasst.

MERKE

Die Biotransformation findet in zwei Phasen statt, wobei Reaktionen der Phase I chemisch aktivieren und Reaktionen der Phase II durch Konjugation mit stark hydrophilen Verbindungen die Substanzen wasserlöslich machen.

27.2.1 Transportsysteme für Substanzaufnahme

Die Grundprinzipien des Membrantransports sind in ➤ Kap. 21 beschrieben. Das Transmembranpotenzial der Hepatozyten beträgt etwa –40 mV. Zusammen mit dem zelleinwärts gerichteten **Natriumgradienten** bildet das intrazellulär **negative Membranpotenzial** eine wichtige Triebkraft für die **Aufnahme** von Substanzen aus dem Blutplasma in die Hepatozyten. Die basolaterale Plasmamembran der Hepatozyten enthält eine Vielzahl von Transportsystemen für die **aktive Aufnahme** von Substanzen in die Hepatozyten sowie Transportsysteme, die eine Aufnahme über erleichterte Diffusion ermöglichen.

Viele Verbindungen, die in die Hepatozyten aufgenommen werden, sind **schlecht wasserlöslich** und werden deshalb im Plasma an **Proteine gebunden** transportiert (z.B. an Albumin). Diese proteingebundenen Substanzen haben über den Austausch durch die Fenestrae der Endothelzellen freien Zugang in den Disse-Raum und somit zur basolateralen Membran der Hepatozyten. Im Disse-Raum erfolgen die Dissoziation dieser Substanzen von den Trägerproteinen und anschließend die Aufnahme in Hepatozyten. Wichtige Transportsysteme für die Substanzaufnahme in Hepatozyten sind in ➤ Tab. 27.1 dargestellt.

Diese Transporter gehören alle zur „Solute carrier"-(SLC-) Superfamilie der Transporter (➤ Kap. 21). Alle in ➤ Tab. 27.1 erwähnten Transporter sind in der basolateralen Membran der Hepatozyten exprimiert (➤ Abb. 27.4) und arbeiten natriumunabhängig. Die Mitglieder der SLCO-Supergenfamilie sind organische Anionentransporter (OATPs), deren Substratspezifität breit ist und stark überlappt. Ihre Substrate sind in der Regel amphipathisch und haben ein hohes Molekulargewicht. Die Mitglieder der SLC22A-Genfamilie transportieren

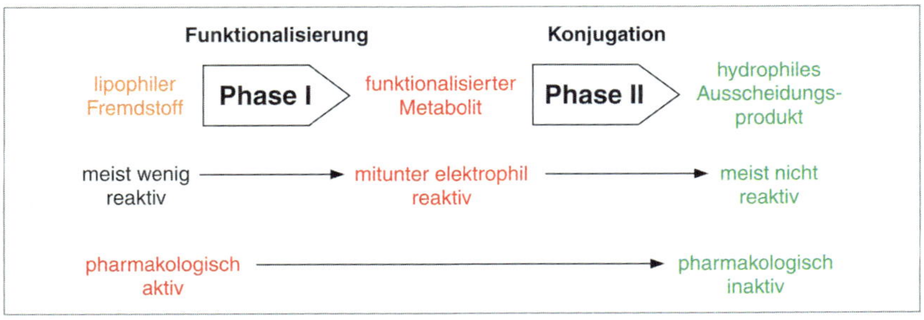

Abb. 27.3 Phasen der Biotransformation. Lipophile Fremdstoffe werden in Phase I zunächst funktionalisiert und in Phase II mit körpereigenen Molekülbausteinen verknüpft, die in der Regel ihre Wasserlöslichkeit erheblich verbessern.

Tab. 27.1 Transportsysteme für die Substanzaufnahme in Hepatozyten

Transportsystem	Genname	Beispiele für endogene Substraten	Beispiele für Fremdsubstanzen
OATP1B1	SLCO1B1	Gallensäuren, Östrogenmetaboliten	Statine, ACE Hemmer, Pilzgifte
OATP1B3	SLCO1B3	Gallensäuren, Östrogenmetaboliten	Statine, Herzglykoside, AT_2-Antagonisten
OATP2B1	SLCO2B1	Gallensäuren, Steroidmetaboliten	Statine
OATP1A2	SLCO1A2	Gallensäuren	MRI-Kontrastmittel
OAT2	SLC22A7		Tetracycline
OCT1	SLC22A1	Prostaglandin E_2	Nucleosidanaloga

27

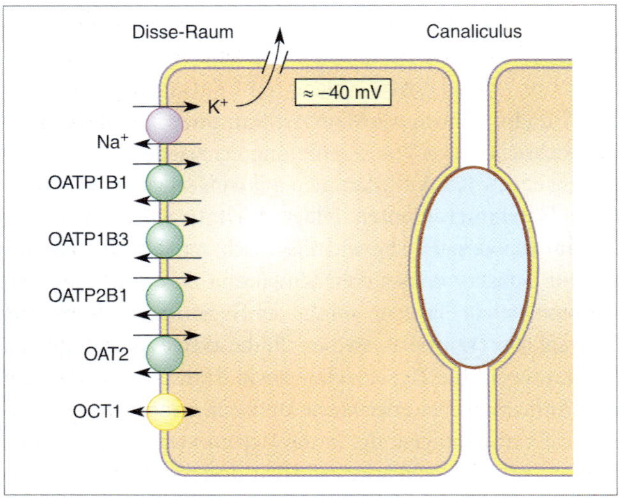

Abb. 27.4 Lokalisation von Transportsystemen für die Substanzaufnahme in Hepatozyten. In der die Hepatozyten zum Disse-Raum abgrenzenden basolateralen Membran wird die Na^+-K^+-ATPase exprimiert. Diese baut einen zelleinwärts gerichteten Natriumgradienten und einen zellauswärts gerichteten Kaliumgradienten auf. Zusammen mit basolateralen Kaliumkanälen ist diese Pumpe für die Aufrechterhaltung des Membranpotenzials zuständig. Die sog. OATPs, OATs und OCTs sind in Hepatozyten basolateral exprimiert und erlauben die Aufnahme von endogenen und exogenen Substanzen.

sowohl Anionen (OAT2) als auch Kationen (OCT1). Meist sind dies gut wasserlösliche Verbindungen mit geringem Molekulargewicht.

MERKE
Körpereigene Substanzen und Fremdstoffe werden über die basolaterale Membran der Hepatozyten durch Mitglieder der SLC-Superfamilie in die Hepatozyten transportiert.

27.2.2 Funktionalisierung

Abbauprodukte körpereigener Substanzen und Fremdstoffe, die unser Organismus weder zur Energiegewinnung noch zum Aufbau körpereigener Substanz verwenden kann, werden nach Aufnahme in den Hepatozyten häufig metabolisiert. Dies trifft auch auf zahlreiche Arzneistoffe zu. Primäres Ziel hierbei ist es, durch chemische Modifikation der Substanzen deren **Wasserlöslichkeit** so weit zu steigern, dass sie über die Niere oder die Galle gut eliminiert werden können. Ein weiterer Grund für den Metabolismus von Fremdstoffen ist die Inaktivierung potenziell schädlicher biologischer Aktivitäten.

Oft ist als erster Schritt auf dem Weg zur Verbesserung der Wasserlöslichkeit die Einführung oder Freisetzung einer **funktionellen Gruppe** in das Zielmolekül erforderlich, z.B. einer Hydroxyl-, Carbonyl- oder Carboxylgruppe. Daran können in der Folge körpereigene Molekülbausteine angehängt werden, welche die Hydrophilie der resultierenden Produkte erheblich steigern (➤ Abb. 27.3). Diese Funktionalisierung wird als Phase I bezeichnet. Die ihr zugrunde liegenden, von Leberenzymen katalysierten chemischen Reaktionen sind im Wesentlichen Oxidationen, Reduktionen oder Hydrolysen und werden

Tab. 27.2 Wichtige Phase-I-Enzyme

Oxidoreduktasen	Hydrolasen
• Cytochrom-P450-abhängige Monooxygenasen (CYP) • flavinabhängige Monooxygenasen (FMN) • Monoaminoxidasen (MAO) • Cyclooxygenasen (COX) • Alkoholdehydrogenasen (ADH) • Aldehydehydrogenase (ALDH)	• Esterasen • Epoxidhydrolasen (EH)

von Oxidoreduktasen bzw. Hydrolasen durchgeführt (➤ Tab. 27.2). Im Folgenden werden die wichtigsten dieser Enzyme kurz besprochen.

Schon gewusst
Pflanzen produzieren zahlreiche giftige Sekundärstoffwechselprodukte, die ihnen als Fressschutz vor Tieren dienen sollen. Pflanzenfresser können nun ihrerseits durch Entwicklung fressgiftinaktivierender Enzyme ihr Spektrum an Nahrungsmitteln erweitern. In der Tat findet man zwischen Pflanzen- und Fleischfressern erhebliche Unterschiede in Bezug auf ihre Kapazität zum Metabolismus von Fremdstoffen. So besitzen Katzen als reine Fleischfresser nur eine stark verminderte Fähigkeit zur Glucuronidierung von Fremdstoffen und sind dementsprechend viel empfindlicher gegenüber der Toxizität von Fremdstoffen, die über Glucuronidierung entgiftet werden.

Oxidoreduktasen

Cytochrom-P450-abhängige Monooxygenasen (CYP)

Zu den wichtigsten oxidativ arbeitenden Enzymen im Fremdstoffmetabolismus gehören die zahlreichen Isoenzyme der Cytochrom-P450-(CYP-)Familie. Allein im menschlichen Organismus gibt es hiervon mehr als 60 unterschiedliche Formen, von denen ca. 25% vorwiegend für den Metabolismus von Fremdstoffen vorgesehen sind. Die übrigen CYP-Isoenzyme haben Aufgaben im endogenen Stoffwechsel, z.B. in der Steroidbiosynthese.

Ihren ursprünglichen Namen haben die Cytochrom-P450-abhängigen Monooxygenasen aus einer Zeit, in der sie nur als Farbpigmente und nicht als Enzyme bekannt waren. Ihre prosthetische Gruppe, das Hämin, kann nach Reduktion zum Häm nicht nur Sauerstoff, sondern auch Kohlenmonoxid binden. Der Kohlenmonoxidkomplex, der im sichtbaren Wellenlängenbereich ein Absorptionsmaximum bei 450 nm besitzt, war namensgebend für die Enzymfamilie.

Die Bezeichnung der verschiedenen CYP erfolgt auf der Basis ihrer Sequenzverwandtschaft (➤ Abb. 27.5). Alle CYP mit einer Identität von > 40% auf Aminosäuresequenzebene werden in einer Familie zusammengefasst, die Bezeichnung der CYP-Familien erfolgt mit arabischen Zahlen. Übersteigt die Sequenzidentität zwischen CYP-Isoenzymen 55%, gehören sie zu derselben Unterfamilie. Diese wird zusätzlich zur Familienzahl mit einem Großbuchstaben gekennzeichnet. Die einzelnen Mitglieder der Unterfamilie werden wiederum durch arabische Zahlen identifiziert. So ist z.B. CYP3A4 das Isoenzym 4 aus der Unterfamilie A der CYP-Familie 3.

CYP **aktivieren molekularen Sauerstoff** – in der Regel erst nach Bindung ihrer Substrate – zu hochreaktivem atomarem Sauerstoff. Sie haben deshalb ein extrem hohes Sauerstoffübertragungspotenzial, sodass sie selbst chemisch sehr reaktionsträge Substrate zu oxidieren vermögen, z.B. aliphatische Kohlenwasserstoffe. Wichtige CYP-katalysierte Reaktionen (➤ Abb. 27.6) sind die Hydroxylierung aliphatischer und aromatischer Vorläuferverbindungen, oxidative Desalkylierungen, Dehydrierungen und die Epoxidierung von Aromaten und

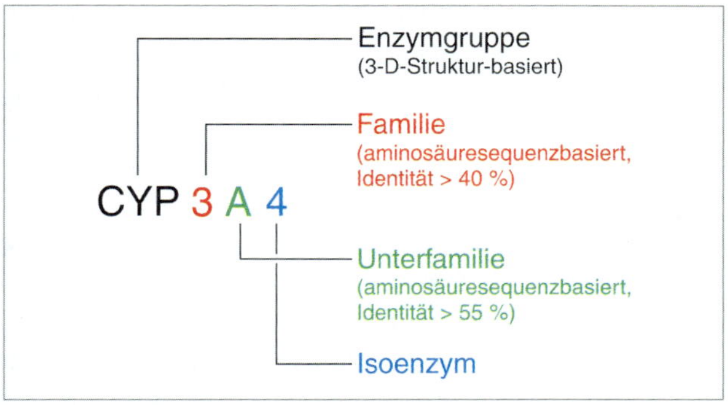

Abb. 27.5 Terminologie der CYP-Isoenzyme.

Olefinen, das sind Moleküle mit einer C=C-Doppelbindung, die nicht Teil eines aromatischen Systems ist. Letztlich resultieren all diese Reaktionen in der Entstehung einer für nachfolgende Konjugationsreaktionen nutzbaren funktionellen Gruppe.

Manche der CYP-Reaktionsprodukte besitzen eine chemische Reaktivität, die sie für den Organismus gefährlich macht. So sind viele Epoxide ausreichend elektrophil reaktiv, um mit Biomakromolekülen, allen voran der DNA, chemisch zu reagieren und auf diesem Weg u.a. als Mutagene die Erbinformation zu schädigen und damit kanzerogen zu wirken (➤ Kap. 14). Der Fremdstoffmetabolismus birgt also, trotz seiner zentralen Rolle in der Detoxifizierung, auch die Gefahr der **Giftung**. Tatsächlich werden die meisten krebserregenden Stoffe erst durch ihren Metabolismus im Organismus zu den eigentlich gefährlichen DNA-reaktiven Spezies umgesetzt.

Für den **Metabolismus von Arzneistoffen** besonders wichtige humane Isoenzyme sind CYP3A4, CYP2D6 sowie die CYP2C-Familie. CYP3A4 ist hierbei nicht nur quantitativ das wichtigste Isoenzym – es stellt unter Normalbedingungen ca. 30% des hepatischen CYP –, es ist auch für die Verstoffwechslung von über 50% der oxidativ metabolisierten Arzneistoffe (mit) verantwortlich. Die Veränderung der Enzymaktivität dieser CYP im Gewebe durch Induktion oder Hemmung der Aktivität stellt eine wesentliche Basis für Arzneimittelinteraktionen auf pharmakokinetischer Ebene dar.

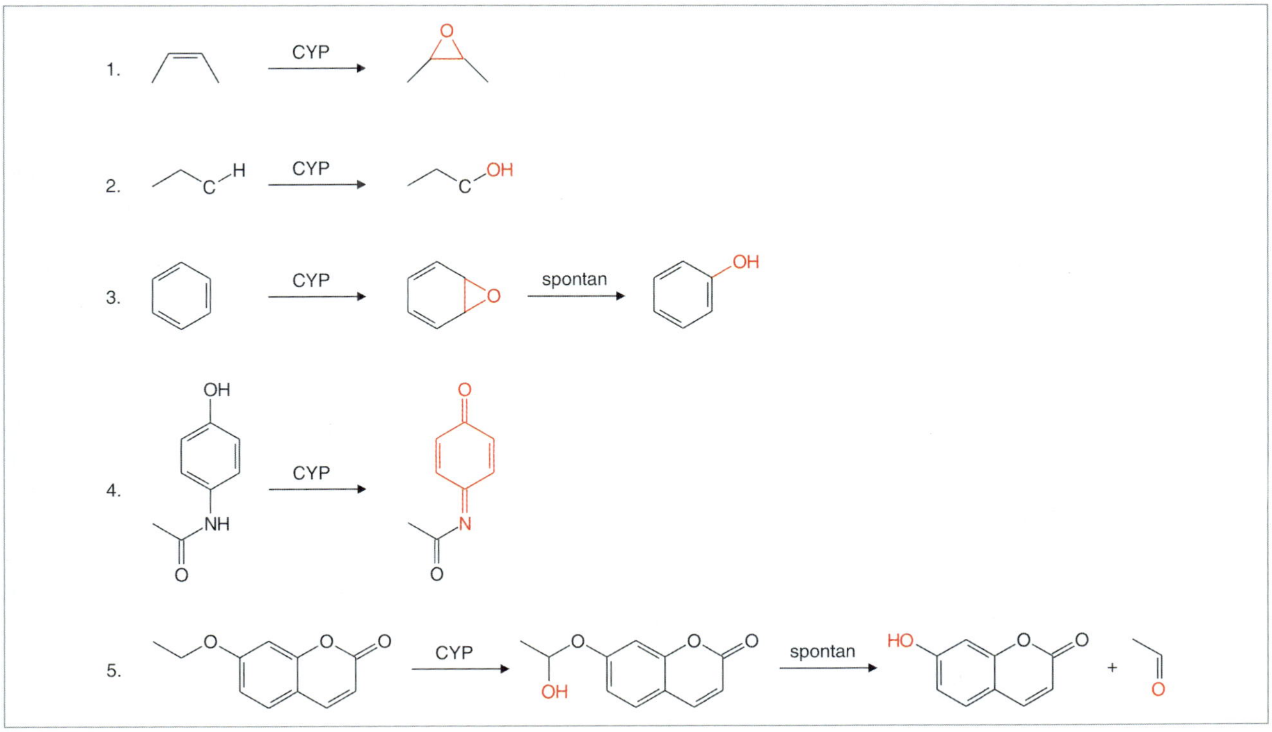

Abb. 27.6 Wichtige CYP-katalysierte Reaktionen. 1. Epoxidierung von Olefinen. 2. Hydroxylierung von aliphatischen Verbindungen. 3. Hydroxylierung von aromatischen Verbindungen über Epoxidierung und nachfolgende Umlagerung. 4. Chinon(imin)bildung über Dehydrogenierung. 5. Oxidative Desalkylierung über Hydroxylierung in α-Stellung zu einem Heteroatom und nachfolgende spontane Aldehydabspaltung.

Klinik

Das **CYP3A4-Gen** kann durch einige **Arzneistoffe transkriptionell aktiviert** werden, z.B. durch das Tuberkulostatikum Rifampicin, wodurch erheblich mehr Enzymprotein in der Leber gebildet wird. Das kann zur übermäßig raschen Inaktivierung von anderen Arzneistoffen führen, die über CYP3A4 verstoffwechselt werden. Mögliche Folgen sind ungewollte Schwangerschaften aufgrund mangelnder Wirksamkeit oraler Kontrazeptiva oder vermehrte Abstoßung transplantierter Organe durch herabgesetzte immunsuppressive Wirkung von Ciclosporin.

Umgekehrt kann die **Hemmung des Enzyms** durch andere Arzneistoffe oder auch durch Nahrungsmittelinhaltsstoffe, z.B. in Grapefruitsaft, die Wirkspiegel mancher Pharmaka so stark erhöhen, dass lebensbedrohliche Effekte resultieren. Ein berühmtes Beispiel ist die Hemmung des Abbaus von Terfenadin, einem H_1-Antihistaminikum, dessen Akkumulation schwere Herzrhythmusstörungen hervorrufen kann.

Die enzymatische Aktivität von **CYP2D6**, das ca. 30% aller oxidativ verstoffwechselten Medikamente metabolisiert, zeigt eine hohe interindividuelle Varianz. Von dem zugehörigen humanen Gen sind derzeit ca. 100 Allele bekannt, die nicht alle für ein enzymatisch aktives Protein kodieren. Entsprechende Allelkombinationen bewirken daher ein nahezu vollständiges Fehlen der zugehörigen metabolischen Kapazität. Etwa 7% der mitteleuropäischen Bevölkerung sind von diesem metabolischen Defekt betroffen. Man bezeichnet diese Menschen als Poor metabolizer, im Gegensatz zu den Rapid metabolizern oder Extensive metabolizern mit normaler metabolischer Kapazität. Arzneistoffe, die in wesentlichem Umfang über CYP2D6 verstoffwechselt werden, sollten dementsprechend in ihrer Dosierung dem jeweiligen Metabolisierer-Phänotyp angepasst werden. Das gilt u.a. für eine Reihe von β-Blockern und trizyklischen Antidepressiva.

Weitere Oxidoreduktasen

Neben den CYP sind viele weitere Oxidoreduktasen am Fremdstoffmetabolismus beteiligt. Die meisten dieser Enzyme nehmen jedoch v.a. endogene Funktionen wahr und verstoffwechseln nur „versehentlich" Fremdstoffe. Zu den weiteren **sauerstoffübertragenden Enzymen** dieser Gruppe zählen die flavinabhängigen Monooxygenasen (FMO), die Monoaminoxidasen (MAO), die Cyclooxygenasen (COX) sowie die Katalase. Daneben gibt es mehrere große Gruppen von **Dehydrogenasen**, die ihre Substrate über den Entzug von Wasserstoff oxidieren. Nach strukturellen Gesichtspunkten kann man die großen Gruppen der Kurzketten-, Mittelketten- und Langketten-Dehydrogenasen unterscheiden. Unter dem funktionellen Aspekt werden u.a. Alkoholdehydrogenasen, Aldehyddehydrogenasen und Chinonreduktasen voneinander unterschieden.

Ein besonders wichtiges Dehydrogenasesubstrat ist der **Ethanol**, der als Genussmittel in äußerst hohen Konzentrationen im Organismus auftreten kann und sequenziell über **Alkoholdehydrogenasen** zunächst zum Acetaldehyd und nachfolgend über **Aldehyddehydrogenasen** zur Essigsäure umgesetzt wird. Trotz der Vielzahl der vorhandenen Dehydrogenasen ist für beide Schritte jeweils nur ein bestimmtes Isoenzym geschwindigkeitsbestimmend, für die Acetaldehydbildung die Alkoholdehydrogenase 2 (ADH2) und für die weitere Oxidation die Aldehyddehydrogenase 2 (ALDH2). Da die ALDH2 im Normalfall wesentlich rascher arbeitet als die ADH2, kommt es im Organismus nicht zur Akkumulation toxischer Konzentrationen des schädlichen Zwischenprodukts Acetaldehyd.

Klinik

Ein ALDH2-Polymorphismus, der v.a. in der südostasiatischen Bevölkerung weit verbreitet ist, bewirkt aufgrund einer stark reduzierten ALDH-Aktivität eine extreme **Alkoholintoleranz**, da Acetaldehyd im Körper der Betroffenen bereits nach Genuss geringer Mengen von Alkohol toxische Konzentrationen erreicht. Das resultierende Acetaldehydsyndrom ist gekennzeichnet durch Hautrötung, Kopfschmerzen, Tachykardie, Übelkeit, Erbrechen, Diarrhö und starke Blutdruckschwankungen, die in einen Kreislaufkollaps übergehen können. Es kann eine tödliche Vergiftung resultieren.

Gleiches gilt, wenn das Enzym gehemmt wird. So kann der Genuss mancher Pilze aus der Familie der Tintlinge, die als entsprechenden Wirkstoffvorläufer die Substanz Coprin enthalten, für mehrere Tage zu einer Alkoholintoleranz mit den oben beschriebenen Folgen führen, auch wenn nur vergleichsweise geringe Mengen Alkohol getrunken werden (> 3 g).

Auf ALDH2-Hemmung beruht auch das **Therapieprinzip von Disulfiram** (Antabus). Dieses soll unterstützend zur Entwöhnungstherapie Alkoholikern den Konsum von Alkohol verleiden. Dieser führt unter Antabusmedikation zu den o.g. unangenehmen Symptomen. Ein starker Alkoholkonsum unter Disulfiram kann jedoch zu einem letalen Kreislaufzusammenbruch führen, weswegen diese Therapie nur unter kontrollierten Bedingungen durchgeführt wird.

Hydrolasen

Esterasen

Unter den hydrolytischen Enzymen sind v.a. die Esterasen von Bedeutung für den Arzneimittelstoffwechsel. Die sog. unspezifische Cholinesterase, ein auch als Butyrylcholinesterase bezeichnetes Serumenzym, wird hauptsächlich von der Leber synthetisiert und sezerniert. Sie inaktiviert beispielsweise Lokalanästhetika vom Estertyp sowie das depolarisierende Muskelrelaxans Suxamethonium (➤ Abb. 27.7).

Klinik

Suxamethonium ist aufgrund seiner kurzen Wirkdauer von wenigen Minuten besonders für den Einsatz bei Kurznarkosen geeignet. Kurz nach Applikation ist die Lähmung des Patienten

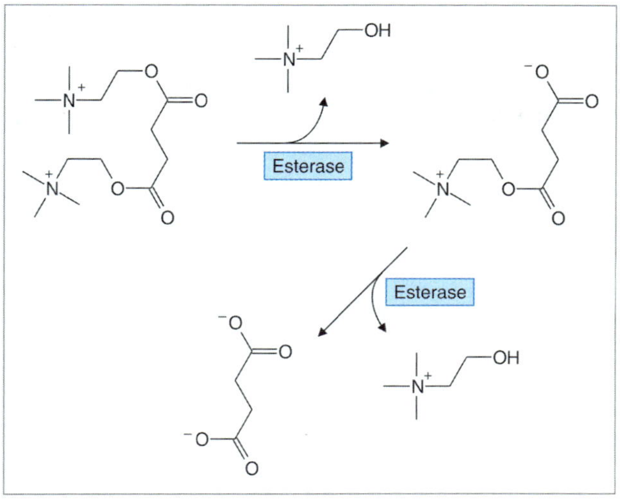

Abb. 27.7 Metabolismus von Suxamethonium. Sequenzielle esteratische Spaltung von Suxamethonium zu Cholin und Bernsteinsäure durch die unspezifische Cholinesterase.

wieder aufgehoben. Ein seltener Polymorphismus führt jedoch dazu, dass einer von ca. 2000 Patienten mit einem entsprechenden Enzymdefekt eine wesentlich längere Wirkdauer für Suxamethonium aufweist. Eine deutlich länger anhaltende Lähmung nach Applikation ist die Folge, die auch die Atemmuskulatur betrifft und eine längere künstliche Beatmung erfordert.

Epoxidhydrolasen

Von besonderer **toxikologischer Bedeutung** sind fremdstoffmetabolisierende Epoxidhydrolasen. Die oben bereits erwähnten Epoxide, die als Intermediate im Fremdstoffmetabolismus eine wichtige Rolle spielen, können je nach Struktur ein ausgeprägtes kanzerogenes Potenzial besitzen, und ihre effiziente Entgiftung ist daher besonders wichtig. Nach heutigem Kenntnisstand ist ein einziges Enzym, die **mikrosomale Epoxidhydrolase (mEH)**, für die hydrolytische Spaltung der meisten Fremdstoffepoxide hauptverantwortlich (➤ Abb. 27.8), während den übrigen Isoenzymen dieser Familie vorwiegend oder ausschließlich endogene Funktionen zukommen: Sie generieren Entzündungsmediatoren (Leukotrien B_4) oder hydrolysieren gefäßrelaxierende Arachidonsäureepoxide.

Damit ist die mEH für ein außerordentlich breites Spektrum strukturell sehr unterschiedlicher Verbindungen zuständig. Die **Umsatzgeschwindigkeit** mit den meisten Substraten ist deshalb recht niedrig, die Wechselzahl liegt meist unter 1 s^{-1}, also mindestens fünf Größenordnungen unterhalb der Wechselzahl der schnellsten bekannten Enzyme, wie der Acetylcholinesterase oder der Katalase. Aber das relativ hohe Expressionsniveau der mEH in der Leber kompensiert dies unter normalen Umständen. Es gibt jedoch auch eine Reihe von Epoxiden, welche die mEH nicht zu hydrolysieren vermag. Hierzu gehören am Oxiranring *trans*-di-, -tri- oder -tetrasubstituierte Epoxide. Besonders wichtige Metaboliten, die von Epoxidhydrolasen nicht entgiftet werden können, sind die Dihydrodiolepoxide polyzyklischer aromatischer Kohlenwasserstoffe. Sie sind für die krebserregende Wirkung dieser Substanzklasse entscheidend (➤ Kap. 14).

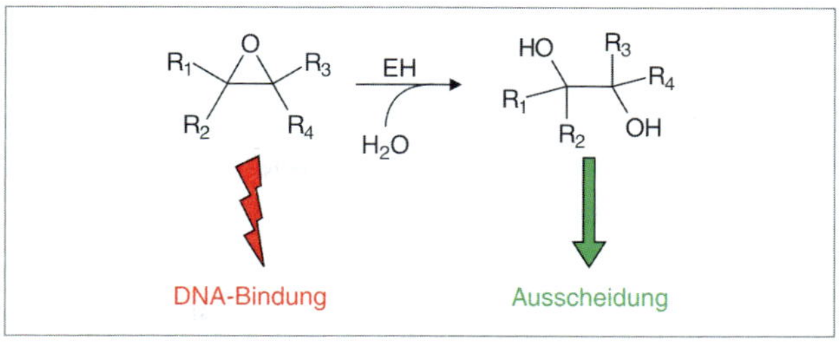

Abb. 27.8 Reaktion der Epoxidhydrolase (EH). Inaktivierung von Epoxiden durch hydrolytische Spaltung des Oxiranrings, in der Regel unter Bildung vicinaler Diole.

27

MERKE

Die Phase I der Biotransformation dient der Funktionalisierung von Fremdstoffmolekülen, also der Einführung oder Freisetzung von funktionellen Gruppen. Dies geschieht durch Oxidation, Reduktion oder hydrolytische Spaltung des Substrats. Die bedeutendste Gruppe von Phase-I-Enzymen ist die Familie der Cytochrom-P450-abhängigen Monooxygenasen (CYP). Epoxidhydrolasen sind v.a. von toxikologischer Bedeutung.

27.2.3 Konjugierung

Nach Einführung funktioneller Gruppen in der Phase I erfolgt in der Phase II die Konjugierung mit Molekülbausteinen, die in den meisten Fällen die Wasserlöslichkeit der resultierenden Metaboliten signifikant verbessern. Häufig, aber nicht immer wird eine anionische Gruppe eingeführt, die den aktiven Transport der Konjugate über Zellmembranen mit Anionentransportern ermöglicht und passive Diffusion unterdrückt. Die hierfür zuständigen Enzyme heißen Transferasen. Die wichtigsten und nachfolgend im Detail beschriebenen Phase-II-Enzyme sind:

- UDP-Glucuronosyltransferasen (UGT)
- Sulfotransferasen (SULT)
- *N*-Acetyltransferasen (NAT)
- Glutathion-*S*-Transferasen (GST).

UDP-Glucuronosyltransferasen (UGT)

Die UGT bilden eine Superfamilie membranständiger Enzyme, deren Funktion die Übertragung von UDP-aktivierter Glucuronsäure auf ein Akzeptormolekül darstellt. Es gibt **zwei UGT-Familien**, UGT1 und UGT2. Die bisher ca. zehn bekannten Mitglieder der Familie UGT1 werden alle von einem einzigen Gen kodiert, das über die entsprechende Anzahl alternativer Transkriptionsstartpunkte verfügt. Der Transkriptionsstart bestimmt, welches der zahlreichen ersten Exone genutzt wird, die für die Substratbindungsstelle kodieren und damit die Substratspezifität des gebildeten Isoenzyms bestimmen. Die Exone

2–5 sind dagegen für alle Mitglieder der UGT1-Familie identisch. Im Gegensatz dazu besteht die UGT2-Familie beim Mensch aus sechs Isoenzymen, die alle von unterschiedlichen Genen kodiert werden.

Die Kopplung der Glucuronsäure erfolgt über die halbacetalische Hydroxylgruppe an C1. Geeignete **funktionelle Gruppen**, die als Akzeptoren dienen können, müssen über ein mobilisierbares Proton verfügen. Hierzu zählen alkoholische und phenolische Hydroxylgruppen, Carboxylgrupppen, Aminogruppen, Thiolgruppen und sogar C–H-Gruppen, sofern der Wasserstoff in dieser Bindung aufgrund von Nachbarsubstituenten einen leicht sauren Charakter aufweist (C–H-azide Verbindung). Verallgemeinernd kann man die funktionellen Gruppen in Bezug auf ihre chemische Reaktivität als nucleophil bezeichnen.

Die Glucuronidierung stellt die quantitativ wichtigste Phase-II-Reaktion des Fremdstoffmetabolismus dar. Dies ist günstig, da der für die Konjugation erforderliche **Cofaktor UDP-Glucuronsäure** aus den Glykogenreserven der Leber sehr rasch nachgebildet werden kann und somit nahezu unlimitiert zur Verfügung steht. Das aktive Zentrum des Enzyms ist in das Lumen des endoplasmatischen Retikulums orientiert, wodurch eine Kompartimentalisierung geschaffen wird. Durch ein gekoppeltes Transportsystem, das UDP gegen UDP-*N*-Acetylglucosamin und dieses wiederum gegen UDP-Glucuronsäure austauscht, wird die Cofaktorversorgung in diesem Kompartiment gewährleistet.

Glucuronide sind ausreichend wasserlöslich, um biliär oder renal eliminiert zu werden. Allerdings kann bei biliärer Elimination eine enterale Rückresorption der Ausgangsverbindung auftreten, sofern die Darmbakterien eine Glucuronidase besitzen, die das Konjugat zu spalten vermag. Wird die freie Ausgangssubstanz dann wieder aufgenommen und gelangt so erneut in das Blut und von hier wieder in die Leber, so spricht man von einem **enterohepatischen Kreislauf**. Physiologisch ist dieser für den Gallensäurestoffwechsel relevant und hat große Bedeutung für die Kinetik einer Reihe von Arzneistoffen. So wird der verminderte Schutz vor Schwangerschaft bei gleichzeitiger Einnahme von oralen Kontrazeptiva und darmfloraschädigenden Antibiotika mit diesem Phänomen in Zusammenhang gebracht.

In aller Regel bewirkt die Glucuronidierung die **Aufhebung der pharmakologischen Wirksamkeit** von Arzneistoffen. Ein gutes Beispiel für eine Ausnahme, d.h. einen entsprechend aktiven Metaboliten, ist das 6-Glucuronid des Morphins, dessen Affinität zum Opiatrezeptor durch die Konjugation nicht beeinträchtigt ist (➤ Abb. 27.9).

Sulfotransferasen (SULT)

Auch die Sulfotransferasen (SULT) bilden eine Superfamilie von konjugierenden Enzymen, von der beim Menschen derzeit 13 Mitglieder bekannt sind. Es sind lösliche Enzyme, welche die Sulfonatgruppe von ihrem Cofaktor **3'-Phosphoadenosin-5'-phosphosulfat (PAPS)** auf ein Akzeptormolekül übertragen. PAPS wird in der Zelle aus ATP synthetisiert, wobei der Schwefel aus S-haltigen Aminosäuren stammt, die im Gegensatz zu Sulfat leicht in die Zelle aufgenommen werden können. Als Akzeptorgruppen für die Sulfonylierung kommen Hydroxyl- und Aminogruppen in Betracht, damit ist das Substratspektrum der SULT eine Teilmenge des UGT-Substratspektrums. Als Faustregel gilt, dass SULT im Vergleich zu UGT eine höhere Affinität (kleine K_m), aber dafür eine geringere Kapazität (kleine v_{max}) gegenüber gemeinsamen Substraten besitzen. Dies ist sinnvoll, da der Cofaktor PAPS im Gegensatz zur UDP-

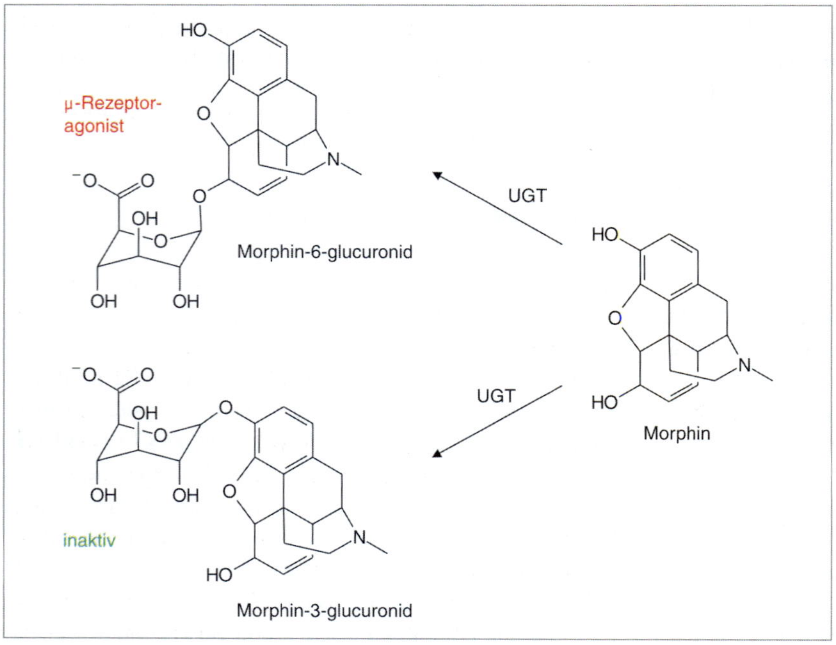

Abb. 27.9 Glucuronidierungsreaktion am Beispiel des Morphinstoffwechsels. Die Glucuronidierung von Morphin erfolgt an den Positionen 3 (phenolische Hydroxylgruppe) und 6 (enolische Hydroxylgruppe) in einem relativ konstanten Verhältnis von 1 : 3–1 : 6 zugunsten des pharmakologisch inaktiven 3-Glucuronids. Das 6-Glucuronid ist pharmakologisch aktiv.

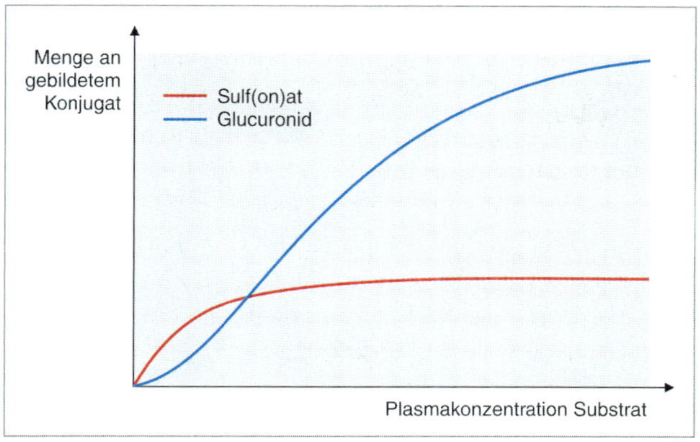

Abb. 27.10 Substratkonzentrationsabhängigkeit von Sulfonylierungs- und Glucuronidierungsreaktionen.

Glucuronsäure nur limitiert zur Verfügung steht. Als Folge beobachtet man häufig, dass viele Arzneistoffe bei hoher Plasmakonzentration präferenziell glucuronidiert und bei deutlich niedrigerer Konzentration vorwiegend sulfonyliert werden (➤ Abb. 27.10). Wie die Glucuronide sind auch die Sulfokonjugate in aller Regel sehr gut wasserlöslich und pharmakologisch meist inaktiv.

Eine toxikologische Besonderheit der Sulfonylierungsreaktion ist, dass manche der entstehenden Konjugate unter Sulfatabspaltung zu positiv geladenen, stark elektrophil reaktiven Bruchstücken zerfallen können, die ähnlich wie reaktive Epoxide ein hohes gentoxisches und damit kanzerogenes Potenzial besitzen. Typische Ausgangsverbindungen solcher reaktiven Konjugate sind aromatische Hydroxylamine.

N-Acetyltransferasen (NAT)

Von NAT existieren beim Mensch **zwei Isoenzyme**, NAT1 und NAT2, die strukturell sehr ähnlich sind, sich aber in ihrer **Substratspezifität** deutlich voneinander unterscheiden. Es handelt sich um lösliche Proteine, die die Acetylgruppe von Acetyl-CoA auf die Aminogruppe eines Akzeptormoleküls übertragen. Im Gegensatz zu den bisher besprochenen Konjugationsreaktionen verschlechtert dies typischerweise die Wasserlöslichkeit des Konjugats im Vergleich zum Ausgangssubstrat. Pharmakologisch bedeutsam ist ein **Polymorphismus** der NAT2, der bewirkt, dass ca. 50% der Mitteleuropäer NAT2-Substrate nur sehr langsam umsetzen können (sog. Poor metabolizer). Dies beeinflusst u.a. die Pharmakokinetik des Tuberkulostatikums Isoniazid, das wesentlich durch NAT2 inaktiviert wird und im Poor metabolizer bei gleicher Dosierung höhere und damit u.U. bereits toxische Wirkspiegel erzielt.

Glutathion-*S*-Transferasen (GST)

GST sind eine weitere Superfamilie konjugierender Enzyme. Neben den klassischen vier Familien alpha, my, pi und theta kennt man heute von den löslichen GST drei weitere Familien, nämlich sigma, kappa und zeta, die allerdings im Arzneistoffmetabolismus von untergeordneter Bedeutung sein dürften. Im Gegensatz zu den o.g. Transferasen setzen GST nicht nucleophile, sondern **elektrophile Substrate** um. Solche elektrophilen Substrate sind auf den ersten Blick bedenklich, da sie das bereits angesprochene Potenzial zur chemischen Reaktion mit der DNA besitzen und somit krebserregend sein können. Allerdings ist die elektrophile Reaktivität vieler GST-Substrate doch so niedrig, dass sie keine wirkliche Gefahr darstellt.

Die wichtigste GST-katalysierte Reaktion ist die **Konjugation von Substraten mit Glutathion**, entweder in Form einer Additionsreaktion, z.B. mit Epoxiden, oder als nucleophile Substitution, wie die Dehalogenierungsreaktion an halogenierten Kohlenwasserstoffen. Außerdem können GST Umlagerungsreaktionen von Doppelbindungen sowie die Reduktion von organischen Hydroperoxiden katalysieren, was allerdings im Arzneistoffwechsel praktisch keine Rolle spielt.

Glutathion ist ein Tripeptid, das γ-Glutamyl-Cysteinyl-Glycin (➤ Kap. 9.2.5). Die Verknüpfung mit dem Substratmolekül erfolgt über die freie SH-Gruppe des Cysteins. Nach erfolgter Konjugation wird das Reaktionsprodukt typischerweise in drei weiteren Stufen prozessiert: Zunächst spaltet eine γ-Glutamyl-Transpeptidase das γ-Glutamat ab. Dann wird durch eine Dipeptidase der Glycinrest abgespalten, und das verbleibende Cysteinylkonjugat wird *N*-acetyliert, wodurch ein sog. **Mercaptursäurederivat** entsteht. Zu den Arzneistoffen, die zu Mercaptursäurederivaten verstoffwechselt werden, gehören eine Reihe von Zytostatika aus der Gruppe der Alkylanzien, aber auch weniger gefährliche Wirkstoffe wie die Etacrynsäure oder das Paracetamol (➤ Abb. 27.11). Allerdings ist gerade bei Letzterem die Bildung des Mercaptursäurekonjugats eng mit der Toxizität verknüpft (➤ Praxisfall).

MERKE

In der Phase II werden Fremdstoffe mit körpereigenen chemischen Bausteinen gekoppelt. Dies erhöht in der Regel die Wasserlöslichkeit dramatisch (Ausnahme: Acetylierung). Besonders wichtig sind die Glucuronidierung (hohe Kapazität) und die Glutathionkonjugation (Entgiftung chemisch reaktiver Substanzen).

27.2.4 Export von Metaboliten

Nach der Metabolisierung der Fremdstoffe durch Phase-I- und Phase-II-Reaktionen müssen die gebildeten Metaboliten die Hepatozyten verlassen. Dies geschieht in der Regel durch primär-aktive, ATP-abhängige Effluxpumpen. Diese Transporter gehören zur Superfamilie der **ATP-Bindungskassetten-(ABC-)Transporter**. Sie verwenden die Energie der ATP-Hydrolyse und sind deswegen in der Lage, hohe Konzentrationsgradienten aufzubauen und zu erhalten oder Stoffe gegen hohe Konzentrationsgradienten zu transportieren (➤ Kap. 21.3.2).

Die Metaboliten können über die basolaterale (sinusoidale) Membran zurück in das Blutplasma zur **renalen Exkretion** gelangen. Alternativ können sie durch die kanalikuläre Membran

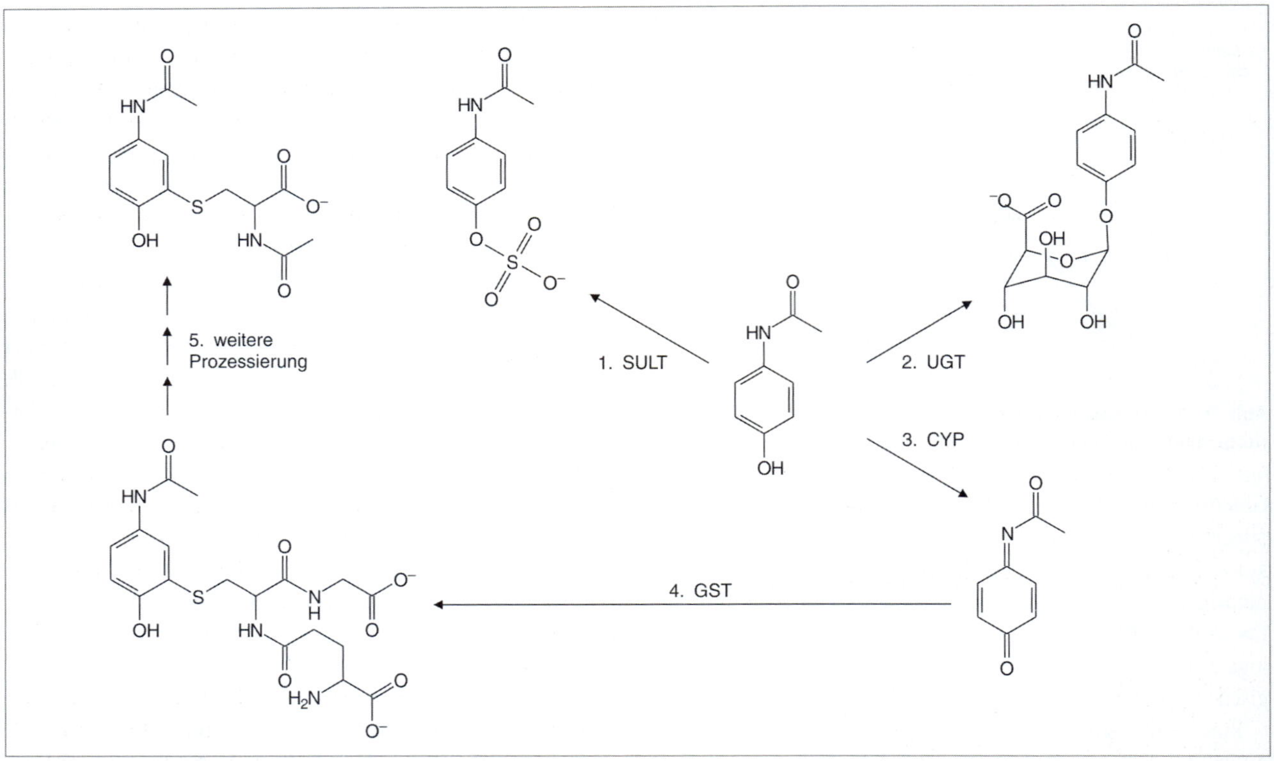

Abb. 27.11 Paracetamolmetabolismus. 1. Sulfonylierung, dominiert bei niedrigen Paracetamolkonzentrationen. 2. Glucuronidierung, nimmt bei steigenden Konzentrationen zu. 3. Dehydrogenierung zum Chinon-Imin, erreicht relevantes Ausmaß bei hohen Paracetamolkonzentrationen. 4. Glutathionylierung des Chinon-Imins. 5. Weitere Umsetzung des Glutathionkonjugats zum Mercaptursäurederivat.

Tab. 27.3 Hepatozelluläre Exportsysteme

Transportsystem	Gen	Lokalisation	endogene Substrate	Fremdsubstanzen
MRP3	ABCC3	basolateral		Glutathion- und Glucuronsäure-konjugate
MRP4	ABCC4	basolateral	Steroidkonjugate	
MDR1 (p-Glykoprotein)	ABCB1	kanalikulär		Chemotherapeutika, Digoxin, Fungizide
MRP2	ABCC2	kanalikulär	Bilirubindiglucuronid, Glutathion	monoanionische Konjugate
BCRP	ABCG2	kanalikulär	sulfatierte Steroide	dianionische Konjugate

in die Gallenflüssigkeit ausgeschieden werden (**biliäre Exkretion**). Im Wesentlichen entscheidet meist das Molekulargewicht der Metaboliten, ob die Ausscheidung biliär erfolgt oder ob sie durch die basolaterale Membran über das Blut schließlich renal ausgeschieden werden. In der Regel werden Substanzen mit einem Molekulargewicht von > 450 Da in die Gallenflüssigkeit ausgeschieden. Die hepatozellulären Exportsysteme sind in ➤ Tab. 27.3 zusammengefasst.

In der **basolateralen Membran** von Hepatozyten sind für den Export von Metaboliten zwei Mitglieder aus der C-Subfamilie der ABC-Transporter gefunden worden. Diese Familie ist auch in die Entwicklung von Resistenzen bei Chemotherapie involviert und trägt deswegen den Namen Multidrug resistance associated proteins oder MRPs (➤ Abb. 27.12). Die Expression von MRP3 unterliegt einer starken interindividuellen Variabilität, die z.T. auf einen Polymorphismus im Promotor des MRP3-Gens zurückzuführen ist. MRP4 (ABCC4) transportiert Steroidkonjugate. Bislang scheint die Bedeutung von MRP4 im Transport von Fremdmetaboliten eher gering.

Die **kanalikuläre Membran** von Hepatozyten enthält mehrere ABC-Transporter, welche die Sekretion von Metaboliten in die primäre Gallenflüssigkeit im Canaliculus übernehmen (➤ Abb. 27.12). **MDR1 oder p-Glykoprotein** (ABCB1) transportiert ein sehr breites Spektrum von neutralen und kationischen Verbindungen. Dieses Protein wurde ursprünglich in Krebszellen identifiziert, die resistent gegen Chemotherapeutika waren. **MRP2** (ABCC2) transportiert hauptsächlich glucuronidierte Verbindungen und hat eine Präferenz für monoanionische Verbindungen. Ein zweiter ATP-abhängiger organischer Anionentransporter in der kanalikulären Membran ist **ABCG2** (= BCRP, breast cancer resistance protein). Dieser Transporter befördert v.a. sulfatierte (dianionische) Verbindungen.

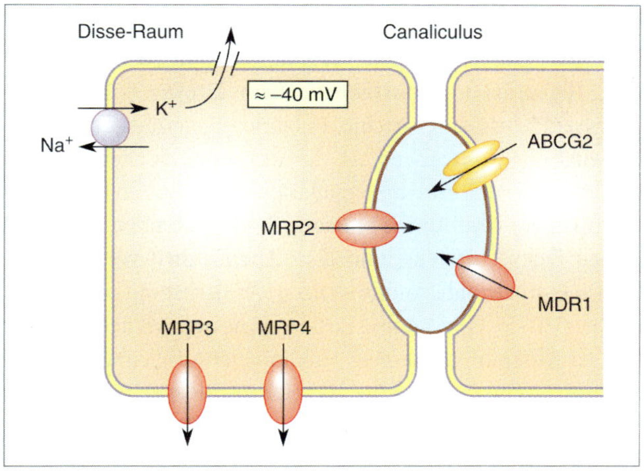

Abb. 27.12 Sekretion von Metaboliten durch ABC-Transporter. Die Vertreter der ABC-C-Familie MRP2, MRP3 und MRP4 transportieren bevorzugt Verbindungen, die mit Glucuronsäure oder mit Glutathion konjugiert sind. ABCG2 zieht sulfatierte Verbindungen vor, während MDR1 relative große, hydrophobe ungeladene oder kationische Verbindungen transportiert.

MERKE

Der Efflux von Metaboliten aus den Hepatozyten erfolgt in der Regel durch ATP-abhängige Transportsysteme. Das Molekulargewicht ist ein bestimmender Faktor, ob Substanzen und Metaboliten zurück in das Blut befördert oder in die Gallenflüssigkeit ausgeschieden werden.

27.2.5 Regulatoren der Detoxifizierung

Ein Charakteristikum von Enzymen, die vorwiegend oder ausschließlich für den Metabolismus von Fremdstoffen vorgesehen sind, ist ihre **Induzierbarkeit** durch solche Fremdstoffe bei Bedarf. Dies birgt ein hohes Potenzial für Arzneistoffinteraktionen, wie in ➤ Kap. 27.2.2 bereits angesprochen. Die einer Induktion zugrunde liegenden Mechanismen basieren in der Regel auf der Interaktion der Fremdstoffe mit einer bestimmten Klasse von **Transkriptionsfaktoren**, deren Besonderheiten in Bezug auf den Fremdstoffmetabolismus im Folgenden kurz skizziert werden.

Eine große Gruppe von Transkriptionsfaktoren sind die **nucleären Hormonrezeptoren**, zu denen die verschiedenen Rezeptoren für Retinoid, Schilddrüsenhormone, Vitamin D und Steroidhormone gehören (➤ Kap. 12). Aus dieser Strukturfamilie von Transkriptionsfaktoren sind einige für die Regulation von fremdstoffmetabolisierenden Enzymen und den Transportproteinen zuständig, mit denen diese zusammenarbeiten. Die wichtigsten nucleären Hormonrezeptoren für den Xenobiotika- und Medikamentenstoffwechsel sind der **Pregnan-X-Rezeptor (PXR)** und der konstitutiv aktive **Androstanrezeptor (CAR)**. Beide bilden einen Komplex mit dem Retinoid-X-Rezeptor (RXR) und binden dann jeweils als Heterodimer an ihr entsprechendes responsives Element im Promotorbereich der von ihnen regulierten Gene. Dort entfalten sie in Abhängigkeit ihrer Ligandenbindung ihre transkriptionelle Wirkung. Der humane PXR wird u.a. vom Tuberkulostatikum Rifampicin und vom Antikonvulsivum Carbamazepin, aber auch von einigen Inhaltsstoffen des Johanniskrauts zur Transkriptionsaktivierung angeregt. Das induziert mehrere CYPs, GSTs, UGTs und SULTs sowie verschiedene Membrantransporter. Als besonders wichtig gilt die starke PXR-vermittelte Induktion von CYP3A4 und von P-Glykoprotein. Die CAR-vermittelte Enzyminduktion, die z.B. durch Phenobarbital stimuliert werden kann, zeigt ein teilweise überlappendes Spektrum an beeinflussten Genen.

Blick ins Labor

Für die korrekte Interpretation tierexperimenteller Daten ist es wichtig zu wissen, dass Induktoren, die PXR oder CAR im menschlichen Organismus induzieren, in Tierspezies nicht immer die gleiche Wirkung haben. Das Sinngemäße gilt auch umgekehrt. So ist Rifampicin in Mäusen als PXR-Induktor ungeeignet, wohingegen Pregnenolon-16α-Carbonitril, ein potenter PXR-Induktor in Nagern, beim Menschen nur eine geringe entsprechende Wirkung zeigt.

Unter toxikologischem Aspekt besitzt der zu den basischen Helix-Loop-Helix-Proteinen gehörende **Ah-Rezeptor (aryl hydrocarbon receptor)** große Bedeutung. Er reguliert ein distinktes Spektrum an fremdstoffmetabolisierenden Enzymen, das neben anderen Stoffwechselwegen den Metabolismus von polyzyklischen aromatischen Kohlenwasserstoffen katalysiert. Hierzu gehören v.a. Mitglieder aus der CYP1-Familie sowie verschiedene GST- und UGT-Isoenzyme. Da einige auch die Aktivierung von Prokarzinogenen zu kanzerogenen Wirkstoffen katalysieren, gilt die Ah-Rezeptor-Aktivierung gemeinhin als Gefährdung des Organismus. Weiter bestärkt wird diese Ansicht durch die Tatsache, dass das hochgiftige 2,3,7,8-Tetrachloro-dibenzo-p-dioxin (TCDD) in Tierversuchen seine wesentlichen Wirkungen über Bindung an den Ah-Rezeptor entfaltet.

MERKE

Die Expression vieler fremdstoffmetabolisierender Enzyme wird von Transkriptionsfaktoren reguliert, die von Substraten dieser Enzyme aktiviert werden können. Somit wird ihre Biosynthese nach Bedarf reguliert.

27.3 Bilirubin

Bilirubin ist das Endprodukt des Stoffwechsels der **Hämgruppe** (➤ Kap. 25). Beim Erwachsenen fallen pro Tag rund 250 bis 400 mg Bilirubin an, wovon etwa 80% aus dem Abbau von alten Erythrozyten stammen. Im Plasma ist Bilirubin praktisch quantitativ an Plasmaproteine gebunden, v.a. an Albumin. Im Disse-Raum der Leber dissoziiert Bilirubin von den Trägerproteinen und wird in die Hepatozyten aufgenommen. Diese Schritte sind im Detail nicht geklärt, aber es gibt experimentelle Hinweise, dass OATP1B1 und OATP1B3 involviert sein könnten. In den Hepatozyten liegt Bilirubin an zytoplasmatische Proteine gebunden vor. Im endoplasmatischen Retikulum wird Bilirubin durch die **Uridin-Diphosphat-Glucuronosyltransferase** (Bilirubin-UGT) glucuronidiert. Glucuronidiertes Bilirubin wird anschließend durch MRP2 in die Gallenflüssigkeit ausgeschieden. Auf diese Weise kann Bilirubin in der Gallenflüssigkeit relativ zum Plasma bis zum Faktor 1000 konzentriert werden, wobei die Energie für diesen Prozess aus der Hydrolyse von ATP durch MRP2 stammt. Mutationen im Gen für die UGT oder für MRP2 führen zu einer **Hyperbilirubinämie** (➤ Tab. 27.4).

27

Klinik

Neugeborene haben in den ersten beiden Lebenswochen vorübergehend einen deutlich erhöhten Serumbilirubinspiegel mit **Neugeborenenikterus**. Dafür gibt es folgende Ursachen:

- Durch den Abbau der kurzlebigen, fetalen Erythrozyten fällt mehr Hämoglobin an.
- Das Fehlen des intrazellulären Bindungsproteins Ligandin (Glutathion-S-Transferase) limitiert den Transport von Bilirubin zum endoplasmatischen Retikulum.
- Die Enzymaktivität der Bilirubin-Uridin-Diphosphat-Glucuronosyltransferase ist bei Geburt deutlich reduziert.
- Wegen der fehlenden Darmflora wird intestinales Bilirubin aus dem Mekonium nicht vollständig metabolisiert und kann deshalb aus dem Darm absorbiert werden.

Die **Phototherapie** mit intensiver Beleuchtung bei Crigler-Najjar Typ I bewirkt eine Photoisomerisation des unkonjugierten Bilirubins in der Haut in wasserlösliche Isomere. Diese können ohne vorgängige Glucuronidierung in die Gallenflüssigkeit ausgeschieden werden.

Phenobarbital ist ein Induktor der Bilirubin-Uridin-Diphosphat-Glucuronosyltransferase und erhöht deswegen die geringe Aktivität, die bei Patienten mit stark verminderter Enzymaktivität zur Konjugation von Bilirubin nicht ausreichend vorhanden ist.

Blick ins Labor

Erhöhte Konzentrationen von Bilirubin im Plasma können durch einen vermehrten Anfall infolge von Hämolyse (➤ Kap. 25) oder durch eine ungenügende hepatische Verstoffwechslung bzw. Ausscheidung entstehen. Man unterscheidet deswegen zwischen **prähepatischem** (Hämolyse), **intrahepatischem** (z.B. Hepatitis) und **posthepatischem Ikterus** (z.B. Gallengangsverschluss durch Steine, Entzündungen oder Tumoren). Diagnostisch wegweisend ist die differenzierte Bestimmung von konjugiertem und unkonjugiertem Bilirubin. Im klinischen Routinelabor wird für die Messung der Bilirubinkonzentration dessen Eigenschaft ausgenutzt, in Anwesenheit von HCl mit 2,5-Dichlorbenzoldiazonium-Salzen Azofarbstoffe zu bilden, die bei 540–560 nm photometrisch gemessen werden können. Das an Albumin gebundene, unkonjugierte Bilirubin reagiert aber nur, wenn es zuvor mit **Akzeleratoren** (z.B. Coffein oder Methanol) aus dieser Proteinbindung gelöst wird. In Anwesenheit eines solchen Akzelerators misst man die Konzentration des **Gesamtbilirubins**. In dessen Abwesenheit wird das konjugierte Bilirubin direkt gemessen, weswegen es als **direktes Bilirubin** bezeichnet wird. Die rechnerisch ermittelte Differenz zwischen Gesamtbilirubin und direktem Bilirubin bezeichnet man als **indirektes Bilirubin**. Normalerweise beträgt die Konzentration des Gesamtbilirubins 0,1–1,2 mg/dl (2–21 µmol/L), die des direkten Bilirubins < 0,1 mg/dL (< 2 µmol/L). Der durch Darmbakterien hergestellte Bilirubinmetabolit Urobilinogen ist bei gesunden Menschen im Urin nachweisbar, während konjugiertes Bilirubin im Harn normalerweise nicht auftritt.

Ein **prähepatischer Ikterus** ist durch eine mäßige Erhöhung der Bilirubinkonzentration (< 6 mg/dL oder 105 µmol/L) charakterisiert, wobei die Konzentration des direkten Bilirubins weniger als ein Drittel ausmacht. Bilirubin ist im Urin nicht, Urobilinogen fakultativ nachweisbar.

Beim **posthepatischen Ikterus** (Verschlussikterus) ist v.a. die Plasmakonzentration des direkten Bilirubins deutlich erhöht. Im Urin ist Bilirubin vermehrt nachweisbar, weil das wasserlösliche konjugierte Bilirubin „aus der Leberzelle überläuft" und mit dem Urin ausgeschieden wird. Hingegen findet sich im Urin kein Urobilinogen, weil der Gallengangsverschluss die Ausscheidung des Bilirubins in den Darm und damit dessen Verstoffwechslung durch die Darmbakterien verhindert.

Beim **intrahepatischen Ikterus** sind die Konzentrationen sowohl des direkten (Anteil an Gesamtbilirubin > 50%) als auch des indirekten Bilirubins erhöht, und im Urin sind Bilirubin und Urobilinogen nachweisbar.

Tab. 27.4 Störungen des Bilirubinstoffwechsels

Syndrom	betroffenes Protein	Bilirubin im Plasma	Häufigkeit	Verlauf	Therapie
Crigler-Najjar Typ I	Bilirubin-UGT fehlend	unkonjugiert	selten	neurologische Symptome, Kernikterus; kann tödlich verlaufen	Phototherapie
Crigler-Najjar Typ II	Bilirubin-UGT stark reduziert	unkonjugiert	selten		kann mit Phenobarbital behandelt werden
Gilbert-Meulengracht	Bilirubin-UGT reduziert	unkonjugiert	relativ häufig, Inzidenz unbekannt	keine bedeutenden Symptome, oft Labordiagnose	
Dubin-Johnson	MRP2-Aktivität abwesend	konjugiert		in der Regel asymptomatisch	

MERKE

Vererbte Störungen des Bilirubinstoffwechsels betreffen sowohl die Konjugation von Bilirubin mit Glucuronsäure als auch die biliäre Ausscheidung von konjugiertem Bilirubin. Da unkonjugiertes Bilirubin toxisch ist und biologische Membranen durch Diffusion durchqueren kann, zeigen angeborene Defekte in der Konjugation häufiger ein schwereres Krankheitsbild als eine gestörte biliäre Sekretion.

27.4 Cholesterin und Gallensäuren

Die Leber ist das einzige Organ, das in der Lage ist, Cholesterin auszuscheiden. Das geschieht entweder durch direkte Ausscheidung in die Gallenflüssigkeit, unterstützt durch ABCG5/ABCG8, oder durch die Verstoffwechslung zu Gallensäuren, die anschließend durch ABCB11 (= BSEP, bile salt export pump) in die Galle sezerniert werden. Cholesterin bildet das Ausgangsmaterial für die Biosynthese von Gallensäuren. Der Hauptsyntheseweg für Gallensäuren beginnt mit der Hydroxylierung von Cholesterin an der Position 7 zu 7α-Hydroxycholesterin. Ein zweiter Syntheseweg beginnt mit der Oxidation an der Position 27. Beide Oxidationsreaktionen werden durch Mitglieder der Cytochrom-P450-Superfamilie (CYP7A1 und CYP27) durchgeführt. In mehreren Reaktionsschritten bilden sich dabei die beiden primären Gallensäuren Chenodesoxycholsäure und Cholsäure.

Der geschwindigkeitsbestimmende Schritt des Hauptsynthesewegs liegt in der Reaktion der **Cholesterin-7α-Hydroxylase (CYP7A1)**. CYP7A1 wird durch den nucleären Transkriptionsfaktor und Gallensäurensensor **Farnesoid-X-Rezeptor (FXR)** indirekt reprimiert und durch den Cholesterinsensor **Liver-X-Rezeptor α (LXRα)** aktiviert. **CYP7A1** unterliegt also sowohl einer Feedforward- wie einer Feedback-Regulation, was die Schlüsselrolle dieses Enzyms in der Regulation des Gallensäuren- und Cholesterinstoffwechsels unterstreicht. Gallensäuren werden anschließend hauptsächlich mit Glycin und auch mit Taurin konjugiert. Durch diese Konjugation werden ihre Wasserlöslichkeit erhöht und die Sekretion in die Gallenflüssigkeit wesentlich effizienter.

Die Gallenflüssigkeit und somit die Gallensäuren werden in der Gallenblase gespeichert und bei Bedarf (nach einer Mahlzeit) in das Duodenum ausgeschüttet. Dort spielen sie bei der Fettverdauung sowie der Resorption von Fetten und fettlöslichen Vitaminen eine Schlüsselrolle. Die Gallensäuren werden zu mehr als 98% im Dünndarm resorbiert und zur Leber zurücktransportiert. Pro Tag werden im Darm über den Stuhl etwa 0,5 g Gallensäuren verloren und durch De-novo-Biosynthese in den Leberzellen aus Cholesterin neu synthetisiert. Der Kreislauf der Gallensäuren von der Leber zum Darm und zurück wird als **enterohepatischer Kreislauf** bezeichnet.

Die **Aufnahme von Gallensäuren** in die Hepatozyten über die basolaterale Plasmamembran erfolgt zum großen Teil **natriumabhängig** und in geringen Mengen unabhängig von Natrium (➤ Abb. 27.13). Die natriumabhängige Aufnahme erfolgt durch das „Na^+-taurocholate cotransporting polypeptide" (NTCP, SLC10A1). Dieses sekundär aktive Transportsystem arbeitet elektrogen und ist in der Lage, Gallensäuren gegen einen Konzentrationsgradienten in die Hepatozyten zu transportieren. Die natriumunabhängige Aufnahme wird durch die OATPs in der basolateralen Membran vermittelt.

Nach ihrer Aufnahme in die Hepatozyten werden die Gallensäuren wegen ihrer hydrophoben Natur an zytoplasmatische Proteine gebunden. Bis jetzt wurden 3β-Steroid-Dehydrogenase, Glutathion-*S*-Transferasen und die Leberform der Fettsäurenbindungsproteine als Gallensäurenbinder identifiziert.

Die **Sekretion** von Gallensäuren in den Canaliculus ist ein **ATP-abhängiger Prozess**. Sie wird durch die Gallensäure-Exportpumpe BSEP (bile salt export pump, ABCB11) vermittelt, die zu den ABC-Transportern gehört. Die kanalikuläre Sekretion von Gallensäuren ist der geschwindigkeitsbestimmende Schritt in transzellulären Transport von Gallensäuren.

Im Canaliculus wirken die Gallensäuren wegen ihrer amphipathischen Natur als Detergenzien. Sie lösen spezifisch Phosphatidylcholin aus der extraplasmatischen Membranhälfte der kanalikulären Membran. Dafür brauchen sie MDR3 (ABCB4), eine Phosphatidylcholinfloppase. Zusammen mit dem Phosphatidylcholin bilden die Gallensäuren im Canaliculus **gemischte**

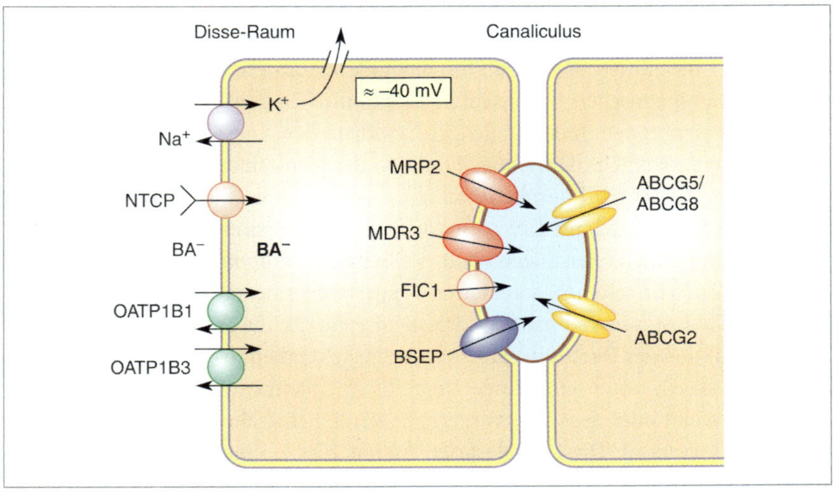

Abb. 27.13 Wichtige Transportsysteme bei der kanalikulären Gallebildung. Die Aufnahme von Gallensäuren erfolgt zum großen Teil über das natriumabhängige Transportsystem NTCP und zu einem kleinen Teil natriumunabhängig durch OATP1B1 und OATP1B3. Die kanalikuläre Sekretion der Gallensäuren erfolgt durch den ABC-Transporter BSEP. Die kanalikuläre Sekretion von Phosphatidylcholin erfordert MDR3, die von Cholesterin wird durch ABCG5/ABCG8 unterstützt. BSEP generiert den gallensäurenabhängigen Gallefluss. FIC1 ist eine P-ATPase, deren genaue Funktion noch nicht bekannt ist, die aber entscheidend ist für die Gallensäuresekretion. MRP2 und ABCG2 sezernieren organische Anionen und generieren den gallensäurenunabhängigen Gallefluss.

Tab. 27.5 Hereditäre Cholestasen

Syndrom	betroffener Transporter (Gen)	Sekretion von Gallensäuren	Funktion des betroffenen Proteins	Verlauf
PFIC Typ 1	FIC1 (ATP8B1)	stark reduziert	unbekannt, vermutlich Aminophospholipidflippase	progressive Cholestase, Leberzirrhose schon im Kindesalter
BRIC Typ 1	FIC1 (ATP8B1)		unbekannt, vermutlich Aminophospholipidflippase	Episoden in unregelmäßigen Abständen mit sehr starkem Pruritus
PFIC Typ 2	BSEP (ABCB11)	stark reduziert	ATP-abhängiger Gallensäurentransport	progressive Cholestase, Leberzirrhose schon im Kindesalter
BRIC Typ 2	BSEP (ABCB11)		ATP-abhängiger Gallensäurentransport	Episoden in unregelmäßigen Abständen mit sehr starkem Pruritus
PFIC Typ 3	MDR3 (ABCB4)	nicht reduziert	ATP-abhängige Phosphatidylcholinflippase	progressive Cholestase, keine Leberzirrhose
β-Sitosterinämie	ABCG5/ABCG8 (ABCG5 und ABCG8)	nicht reduziert	ATP-abhängige Aktivierung der Cholesterinsekretion in den Canaliculus	keine Leberschäden

Mizellen, die als Akzeptoren und **Transportvehikel** für schlecht wasserlösliche Verbindungen dienen, wie z.B. Cholesterin oder fettlösliche Vitamine. Die Abgabe von Cholesterin in den Canaliculus wird durch ABCG5/ABCG8 unterstützt.

Klinik

Mutationen in kanalikulären Gallensäurentransportern führen zu einem breiten Spektrum von Lebererkrankung, angefangen von benignen rekurrierenden Cholestasen (BRIC) bis zu progressiven familiären Cholestasen (PFIC), die ohne Lebertransplantation tödlich verlaufen können (➤ Tab. 27.5). Unter Cholestase versteht man eine Reduktion des Galleflusses und eine Retention von gallepflichtigen Substanzen in der Leber und im Plasma.

Diese Mutationen von kanalikulären Transportern sind sehr selten und können zu einer **hereditären Cholestase** führen. Die benigne Form (BRIC Typ 1 und Typ 2) ist charakterisiert durch vorübergehende cholestatische Episoden, wobei nicht klar ist, welche Faktoren die Auslösung und das Abklingen dieser Form bewirken. Dem PFIC Typ 1 und Typ 2 ist gemeinsam, dass diese Erkrankungen zu einer Akkumulation der Gallensäuren in den Hepatozyten führen. Dort wirken die Gallensäuren aufgrund ihrer Detergenseigenschaften zytotoxisch. Bei PFIC3 führt die Abwesenheit der Phospholipide in Anwesenheit der amphipathischen Gallensäuren zu chronischen Schäden in Zellmembranen in den Gallengangsepithelzellen. Diese Mutation zeigt deutlich die wichtige Funktion der gemischten Mizellen (Gallensäuren/Phosphatidylcholin), ohne die es in den Gallengängen durch die Detergenswirkung der Gallensäuren zu chronischen Reizungen und Zellschäden kommt.

Neben den sehr seltenen hereditären Cholestasen sind **erworbene Cholestasen** viel häufiger. Diese können z.B. durch eine Obstruktion des Ductus hepatocholedochus (**extrahepatische** Cholestase), durch eine virale Hepatitis, Medikamente, Schwangerschaft oder Sepsis hervorgerufen werden (**intrahepatische** Cholestase). Diese Cholestasen führen alle zu einer mehr oder weniger ausgeprägten Hyperbilirubinämie.

MERKE

Cholesterin wird aus der Leber direkt in die Gallenflüssigkeit ausgeschieden oder dient als Ausgangssubstanz für die Biosynthese von Gallensäuren. Gallensäuren werden von der Leber durch ABCB11 über Gallenkanälchen und Gallengänge in den Darm ausgeschieden, dort zum großen Teil vor oder nach bakteriellem Umbau rückresorbiert und wieder in die Leber transportiert. Dieser Prozess wird als enterohepatischer Kreislauf bezeichnet.

ZUSAMMENFASSUNG

Die Biotransformation ist essenziell für die Vorbereitung von körpereigenen Stoffwechselendprodukten, wie z.B. Bilirubin, sowie von Fremdsubstanzen zur Ausscheidung aus dem Körper. Ihr Zweck besteht darin, die Wasserlöslichkeit von Verbindungen zu erhöhen. Biotransformation verläuft in zwei Phasen, wobei Phase I der Funktionalisierung der Verbindungen und Phase II der Konjugation mit hydrophilen Substraten dienen.

Die wichtigste Enzymfamilie der Phase-I-Reaktionen sind die Cytochrom-P450-abhängigen Monoxygenasen (CYPs). CYPs generieren durch die Übertragung von reaktivem Sauerstoff auf ihre Substrate funktionelle Gruppen für die nachfolgende Konjugation. Daneben spielen Hydrolasen eine Rolle bei Phase-I-Reaktionen, wie z.B. Esterasen.

Die Phase-II-Reaktionen werden in der Regel durch Transferasen ausgeführt. Typische übertragene Bausteine für diese Reaktionen sind Glucuronsäure, Sulfat, Glutathion und Acetylgruppen. Neben der Detoxifizierung von Bilirubin, die durch Glucuronidierung erfolgt, spielt die Leber auch eine wichtige Rolle bei der Cholesterinausscheidung. Cholesterin wird in Gallensäuren umgewandelt, die dann in die Gallenflüssigkeit ausgeschieden und im Dünndarm wieder resorbiert werden und über den Portalkreislauf in die Leber zurückgelangen. Die Aufnahme der Gallensäuren aus dem portalen Blut in die Hepatozyten erfolgt durch natriumabhängige und natriumunabhängige Transportsysteme. Letztere transportieren zur Detoxifizierung auch Fremdstoffe in die Hepatozyten. Die Ausscheidung der Gallensäuren in die Canaliculi erfolgt durch ein ATP-abhängiges Transportsystem. Der Export von Endprodukten der Detoxifizierung erfolgt ebenfalls zum großen Teil über ATP-abhängige Transportsysteme und führt entweder zurück in das portale Blut und damit zur renalen Ausscheidung oder in den Canaliculus zur biliären Ausscheidung.

Fragen

1. Welche Phase des Fremdstoffmetabolismus steigert die Ausscheidbarkeit der resultierenden Metaboliten am meisten?
2. Wie gelangen Phase-II-Metaboliten aus dem Hepatozyten zurück in das Blut?
3. Welche Kraft treibt den Export wasserlöslicher Metaboliten aus der Zelle?
4. Welcher Stoffwechselweg ist besonders für chemisch reaktive Substanzen wichtig?
5. Welche genetischen Defekte führen zu einem erhöhten Bilirubinplasmaspiegel?
6. Gibt es pharmakologisch aktive Phase-II-Metaboliten?

031 IMPP-Fragen

KAPITEL

28

R. Brigelius-Flohé, M. Blaut, S. Klaus

Verdauung und Ernährung

Praxisfall

Eine Mutter kommt mit ihrem 12 Jahre alten Kind zum Arzt, weil sie bemerkt, dass es sich nicht mehr normal entwickelt. Es lernt nicht mehr, fällt mit dem Fahrrad um und hat Sprachstörungen. Die klinischen Symptome sind fehlende Sehnenreflexe und erhöhter Muskeltonus. Am auffälligsten ist eine typische Ataxie, also ein Unvermögen, Bewegungen richtig zu koordinieren. Nach langem Rätselraten bemerkt man eine äußerst geringe Konzentration an Vitamin E im Plasma, die nicht zu erklären ist, da das Kind sich normal ernährt. Beim Literaturstudium stößt man schließlich auf eine seltene Krankheit, die auf einem Defekt im Gen für das α-Tocopherol-Transferprotein beruht, vererbbar ist und mit schwerem Vitamin-E-Mangel einhergeht. Alle Symptome sind bei rechtzeitiger Substitution mit hohen Dosen Vitamin E zu verbessern, das Kind entwickelt sich normal weiter und kann später ein fast normales Leben führen.

Zur Orientierung

Die Nahrung enthält Stoffe, die für den **Aufbau von Körpergeweben** vonnöten sind. Außerdem bietet sie **essenzielle Mikronährstoffe**, die einzelne Reaktionen oder ganze Stoffwechselprozesse regulieren, und liefert die **Energie**, die für biochemische Vorgänge unerlässlich ist. Die Regulation der Nahrungsaufnahme durch **hormonelle Steuerung** von Hunger und Sättigungsgefühl wird heute auch auf molekularer Ebene immer besser verstanden. Das Fehlen einer bestimmten Nahrungskomponente kann zu schweren Krankheiten führen. Störungen in der Verwertung von Nahrungskomponenten können auch genetisch bedingt sein.
Unsere Nahrung enthält zwar alle notwendigen **Nährstoffe**, sie können aber in der angebotenen Form nicht verwertet werden. Monosaccharide sind in hochmolekularen Strukturen gebunden, Aminosäuren in Proteinen und Fettsäuren in komplexen Lipiden. Proteine und Lipide sind zudem Bestandteile von Membranen, die nochmals eine komplexere Struktur haben. Für ihre Aufnahme in den Organismus gibt es biochemische Systeme, mit deren Hilfe nahezu alle Bestandteile der Nahrung **zerkleinert, absorbiert** und über den Organismus **verteilt** werden können.
Vitamine sind organische Verbindungen, die zur Aufrechterhaltung der Körperfunktionen notwendig sind, aber vom menschlichen Organismus nicht synthetisiert werden können. Sie müssen daher mit der Nahrung zugeführt werden.
Mineralien werden nach Funktion und Konzentration im Körper unterteilt. Bei den Funktionen unterscheidet man zwischen **Bau- und Reglerstoffen**. Zu den Baustoffen gehören **Calcium**, **Phosphor** und **Magnesium**. Calcium und Phosphor regulieren gleichzeitig zelluläre Prozesse.
Bei der Konzentration unterscheidet man zwischen Mengen- und Spurenelementen. **Mengenelemente** liegen in einer Kon-

zentration von mehr als 50 mg/kg Körpergewicht vor. **Spurenelemente** sind anorganische Nahrungsbestandteile, deren Gehalt im Gewebe weniger als 50 mg/kg beträgt und deren biologische Funktion gesichert ist. Hierzu gehören Chrom, Eisen, Fluor, Jod, Cobalt, Kupfer, Mangan, Molybdän, Selen und Zink.
Energie wird über die Nahrung in Form der Makronährstoffe aufgenommen. Den größten Anteil am täglichen Energieumsatz hat der **Grundumsatz**, der hauptsächlich von der fettfreien Masse abhängt. Die Regulation des Körpergewichts geschieht im Rahmen der Energiehomöostase, bei der die kurzfristige Appetitregulation mit langfristigen Signalen über die Energiereserven integriert wird.
Das gestiegene Bewusstsein hinsichtlich der Bedeutung einer **gesunden Ernährung** für die Gesundheit hat das Interesse an verschiedenen Ernährungsformen ansteigen lassen. Empfehlungen für die Zufuhr von Nahrungsbestandteilen und für individuelle Bedürfnisse sollen helfen, sich bedarfsgerecht und ausgewogen zu ernähren.

28.1 Organe des Verdauungstrakts

Der Verdauungstrakt dient dem Aufschluss und der Resorption der aufgenommenen Nahrung. Er gliedert sich in Mundhöhle, Ösophagus, Magen, Dünndarm, Dickdarm und Rektum (➤ Abb. 28.1). Leber und Pankreas unterstützen die Verdauung durch die Sekretion von Gallensäuren und Enzymen. Während der Passage durch den Verdauungstrakt werden polymere Kohlenhydrate, Proteine und Lipide enzymatisch in resorbierbare Spaltprodukte zerlegt. Die für die Spaltung notwendigen Enzyme befinden sich in Speichel, Magensaft und Pankreassekret. Teilweise tragen auch Enzyme an der Oberfläche des Dünndarmepithels zum Abbau von Oligosacchariden und Oligopeptiden bei. Die Spaltprodukte sowie Vitamine, Elektrolyte und Wasser werden im Dünndarm resorbiert und über die Pfortader zur Leber transportiert. Der Dickdarm dient der weiteren Resorption von Elektrolyten und Wasser.

28.1.1 Verdauungsorgane und Verdauungssekrete

Mundhöhle und Ösophagus

Die Nahrung wird in der Mundhöhle mechanisch zerkleinert und mit Speichel versetzt. Neben Elektrolyten enthält der Speichel hochmolekulare Glykoproteine, sog. Muzine, welche die Gleitfähigkeit des Speisebreis erhöhen, sowie stärke- und fettspaltende Enzyme, die den Nahrungsaufschluss einleiten. Die Speichelamylase **Ptyalin** spaltet α-1,4-glykosidische Bindungen der Stärke in gleicher Weise wie die pankreatische α-Amylase. Die **Lipase** spaltet v.a. Triglyceride mit kurz- und mittelkettigen Fettsäuren. Beide Enzyme haben ein pH-Optimum von 6–7 und werden vom sauren pH des Magens inaktiviert.

Magen

Im Magen wird die aufgenommene Nahrung mit Magensaft versetzt und durch peristaltische Kontraktionen gemischt. Der entstehende Chymus enthält neben Elektrolyten (Na^+, K^+, Mg^{2+}, HPO_4^{2-}, SO_4^{2-}) **Salzsäure** (HCl), **Schleim** (Muzin), **Intrinsic-Faktor** und **Verdauungsenzyme**.

Sekretion von Salzsäure

Die im Mittelteil der Magendrüsen gehäuft auftretenden **Parietalzellen** (Belegzellen, ➤ Abb. 28.2) produzieren die Salzsäure. H^+-Ionen müssen aktiv gegen ein großes Konzentrationsgefälle transportiert werden. Das Verhältnis von intra- zu extrazellulären H^+-Konzentrationen liegt bei 1 : 1.000.000, entsprechend den pH-Werten von 7 intrazellulär und 1 extrazellulär. Die Salzsäurebildung erfordert den transmembranen Transport verschiedener Ionen in die und aus der Parietalzelle (➤ Abb. 28.2):

- An der **basolateralen** Membran erfolgt die ATP-abhängige Aufnahme von K^+ in die Zellen, die mit der Ausschleusung von Na^+ gekoppelt ist. Der Austausch wird von der Na^+-K^+-ATPase katalysiert.
- Ebenfalls an der basolateralen Seite wird Na^+ über einen **Na^+-H^+-Antiporter** in die Zelle aufgenommen.
- Basolateral wird außerdem für jedes abgegebene H^+ ein Cl^- aufgenommen. Die Aufnahme des Cl^- ist mit der Abgabe von Bicarbonat gekoppelt.
- Das Cl^- wird anschließend an der **luminalen** Seite über Chloridkanäle in das Lumen abgegeben.
- Parallel dazu wird das intrazellulär angereicherte K^+ über K^+-Kanäle ebenfalls in das Lumen abgegeben. Das sezernierte K^+ wird dann unter ATP-Hydrolyse durch die K^+-H^+-ATPase aus dem Lumen in die Zelle transportiert.
- Im Austausch dafür werden von der Carboanhydrase bereitgestellte Protonen in das Lumen sezerniert, sodass im Ergebnis HCl entsteht.

Sekretion von Schleim und Hydrogencarbonat

Zum Schutz vor der Salzsäure ist der Magen mit einer viskosen Muzinschicht ausgekleidet. Die Muzine sind hochmolekulare Glykoproteine, die von oberflächlichen Epithelzellen und von mukoiden Zellen verschiedener Drüsen sowie von den Nebenzellen gebildet werden. Ihr Proteinkern besteht aus einer langen Kette von „Tandem repeats", vielfachen Wiederholungen einer Sequenz von ca. 20 Aminosäuren. Die unterschiedliche Sequenz der Tandems und die Anzahl der zehn bis 100 Wiederholungen machen die Vielfalt der Muzine aus. Ein weiteres Merkmal ist der hohe Anteil an Ser- und Thr-Resten, an die Oligosaccharidketten gebunden sind. Die Epithelzellen sezernieren darüber hinaus mittels eines elektroneutralen

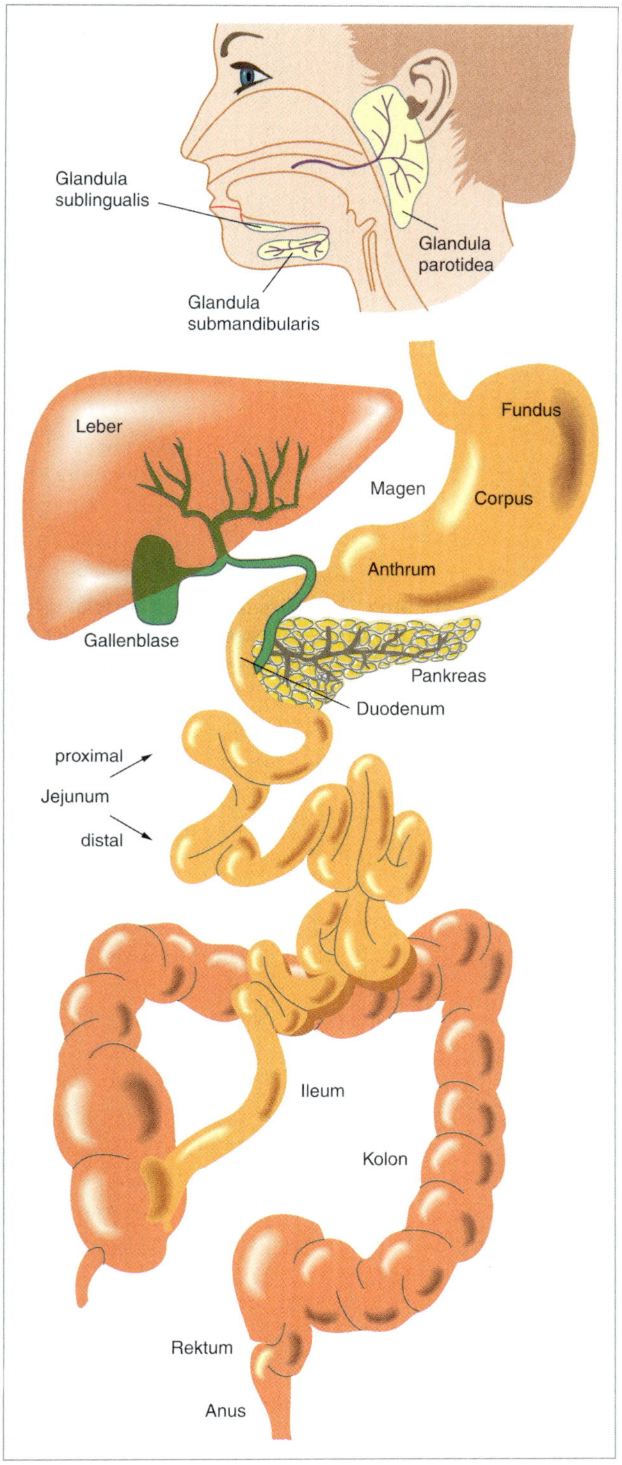

Abb. 28.1 Übersicht über den Verdauungstrakt.

Cl^--HCO_3^--Antiporters Hydrogencarbonat, das auf der Schleimhautoberfläche unter der Muzinschicht bleibt. Dadurch wird der pH-Wert nahe der Schleimhautoberfläche bei 7 gehalten, während er im Lumen 1–2 beträgt.

Sekretion von Pepsinogen und Lipase

Die Hauptzellen der Magendrüsen bilden Pepsinogen und Lipase. **Pepsinogen** gehört zu den **Zymogenen**. Das sind inaktive Vorstufen (Proenzyme) verschiedener Verdauungsenzyme, die in den produzierenden Zellen intrazellulär in Granula gespeichert sind (➤ unten).

Sekretion des Intrinsic-Faktors

Die Parietalzellen produzieren auch den **Intrinsic-Faktor**. Dabei handelt es sich um ein Glykoprotein mit einer Größe von 50 kDa, das zusammen mit einem B_{12}-bindenden Protein (Haptocorrin) aus dem Mundspeichel für die Resorption von **Vitamin B_{12}** im Ileum benötigt wird (➤ Kap. 28.3.1). Durch Bindung von Vitamin B_{12} entsteht ein magensäureresistenter Komplex, der im Duodenum unter Einwirkung von Pankreasenzymen gespalten wird. Das B_{12}-haltige Spaltprodukt bindet an den Intrinsic-Faktor, und der entstehende Komplex wird im Ileum durch rezeptorvermittelte Endozytose resorbiert.

28

Dünndarm

Hauptorte der Resorption im Dünndarm sind Duodenum und proximales Jejunum. Die Schleimhaut (Mukosa) des Dünndarms verfügt über eine Oberfläche von bis zu 200 m^2. Sie ist durch Einstülpungen **(Krypten)** und Ausstülpungen (**Villi**, Zotten) gekennzeichnet (➤ Abb. 28.3). Die Villi der Enterozyten tragen Mikrovilli, die den Bürstensaum bilden und die Oberfläche der Mukosa vergrößern. In den Krypten liegen in der proliferierenden Zone die Stammzellen, aus denen alle Zelltypen der Darmmukosa hervorgehen: die in den Krypten verbleibenden **Paneth-Körnerzellen**, die in die Villi wandernden absorptiven **Enterozyten**, **endokrine** Zellen und **Becherzellen**. An der Spitze der Villi werden die Zellen abgeschilfert, sodass sich die Darmmukosa ständig erneuert.

Tiefer liegende **Enterozyten** besitzen Transporter für die Aufnahme von Aminosäuren und Monosacchariden und sezernieren Cl^- und HCO_3^- in das Darmlumen. Die oberflächlicheren Enterozyten in den Villi sezernieren Verdauungsenzyme und besitzen Transporter für die Aufnahme von Nahrungskomponenten und deren Abgabe in das Blut an der basolateralen Seite. Die von den **Becherzellen** in das Lumen sezernierten Muzine erhöhen die Gleitfähigkeit des Chymus und schützen die Epithelzellen vor Schädigung durch Verdauungsenzyme sowie vor pathogenen Bakterien. Die **Paneth-Körnerzellen** sezernieren eine Reihe antimikrobiell aktiver Substanzen, wie Lysozym, α-Defensine und Phospholipase A_2. Die endokrinen Zellen sezernieren die Hormone des Magen-Darm-Trakts (➤ Kap. 28.1.3).

Pankreassekretion

Die Bauchspeicheldrüse (Pankreas) sezerniert täglich 1–1,5 L Pankreassekret in das Duodenum, das in den **Acinuszellen**

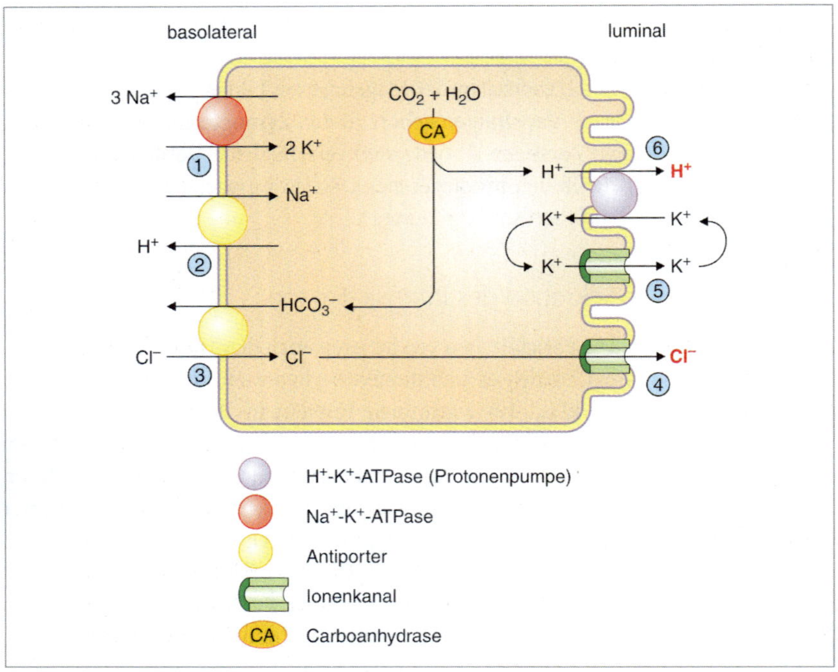

Abb. 28.2 Schematische Darstellung der HCl-Sekretion aus der Parietalzelle des Magens.

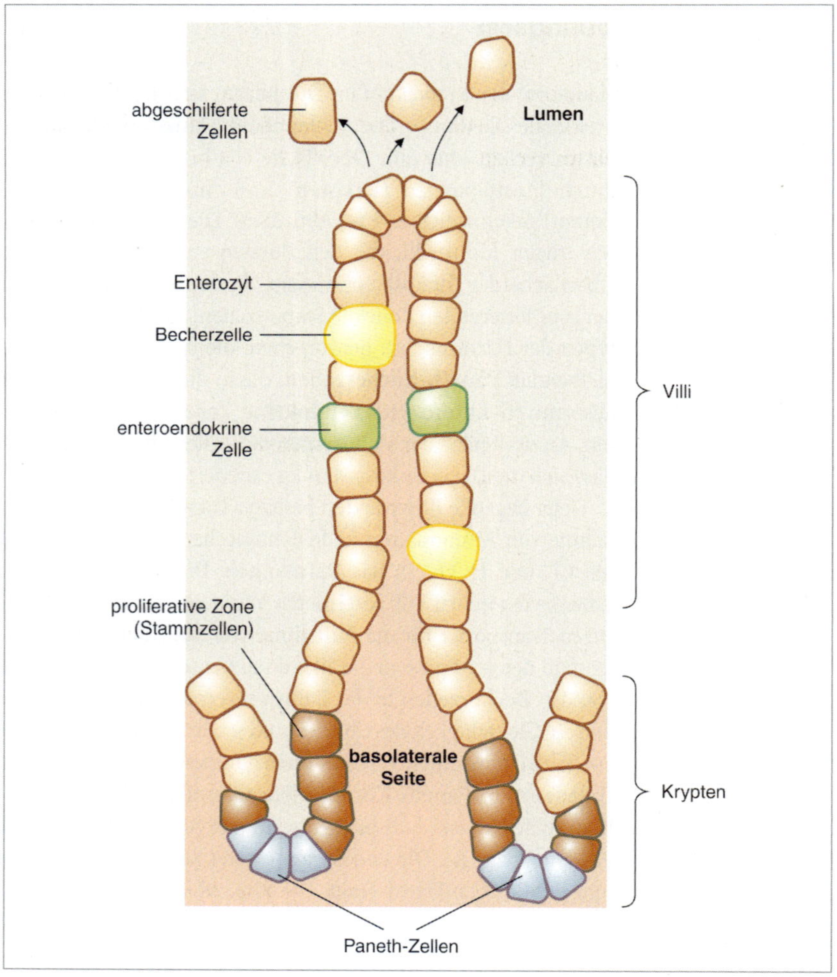

Abb. 28.3 Zellen des Dünndarmgewebes.

produziert wird. Der Pankreassaft hat einen pH-Wert von 8–8,4 und neutralisiert so den sauren Mageninhalt. Dies ist Voraussetzung für die Wirksamkeit der Verdauungsenzyme, die ein pH-Optimum von 7–8 haben (➤ Tab. 28.1).

Zymogene

Um eine Selbstverdauung zu vermeiden, werden die Verdauungsenzyme von Magen und Pankreas in ihrer Mehrzahl als Zymogene sezerniert (➤ Tab. 28.2). **Pepsinogen** des Magens trägt an seinem Aminoterminus eine Sequenz aus 44 Aminosäuren, die dem aktiven Enzym fehlt. Dieses Fragment, das im Gegensatz zum Pepsin hauptsächlich basische Aminosäuren aufweist, blockiert das aktive Zentrum des Pepsins durch elektrostatische Wechselwirkung seiner Lysinreste mit Glutamat- und Aspartatresten des Pepsinteils. Sinkt der pH-Wert unter 5, werden die Carboxylatgruppen der sauren Reste protoniert, und die elektrostatische Interaktion geht verloren. Infolge dieser Veränderungen spaltet das frei gewordene aktive Zentrum des Pepsins das Vorläuferfragment des Pepsinogens ab, wodurch das aktive Pepsin entsteht.

Tab. 28.1 Verdauungsenzyme des Pankreassafts

Substrate	Enzyme
Kohlenhydrate	α-Amylase
Proteine, Peptide	Trypsin, Chymotrypsin, Elastase, Carboxypeptidase A, Carboxypeptidase B
Lipide	Lipase, Phospholipase, Esterasen
Nucleinsäuren	Ribonuclease, Desoxyribonuclease

Da die pankreatischen Verdauungsproteasen Peptidbindungen in einem Protein aminosäurespezifisch spalten (➤ Kap. 28.2.2, ➤ Tab. 28.7), müssen für eine effektive Proteinverdauung mehrere Zymogene im Duodenum gleichzeitig aktiviert werden. Dies wird für alle Zymogene des Pankreas durch **Trypsin** gewährleistet: Trypsinogen, Chymotrypsinogen, Proelastase und Procarboxypeptidase. Zur initialen Aktivierung von Trypsinogen sezernieren Zellen im Duodenum Enteropeptidase. Diese spaltet Trypsinogen zwischen Lys15 und Ile16. Die hierdurch gebildete kleine Menge an aktivem Trypsin aktiviert weiteres Trypsinogen und die anderen Zymogene. Der **pankreatische sekretorische Trypsininhibitor** (PSTI) verhindert die unzeitgemäße Aktivierung von Trypsin durch Bindung an das aktive Zentrum (➤ Abb. 28.4).

Katalytisch inaktives **Chymotrypsinogen** besteht aus 245 Aminosäuren. Trypsin spaltet die Peptidbindung zwischen Arg15 und Ile16, wodurch das aktive π-Chymotrypsin entsteht (➤ Abb. 28.4). Die nachfolgende Abspaltung von zwei Dipeptiden (Ser14-Arg15 und Thr147-Asn148), die durch Einwirkung eines π-Chymotrypsin-Moleküls auf ein anderes erfolgt, führt zur Bildung des katalytisch ähnlich aktiven α-Chymotrypsins, die stabile Form des Enzyms, dessen drei Ketten (A, B und C) durch zwei Disulfidbrücken miteinander verbunden sind.

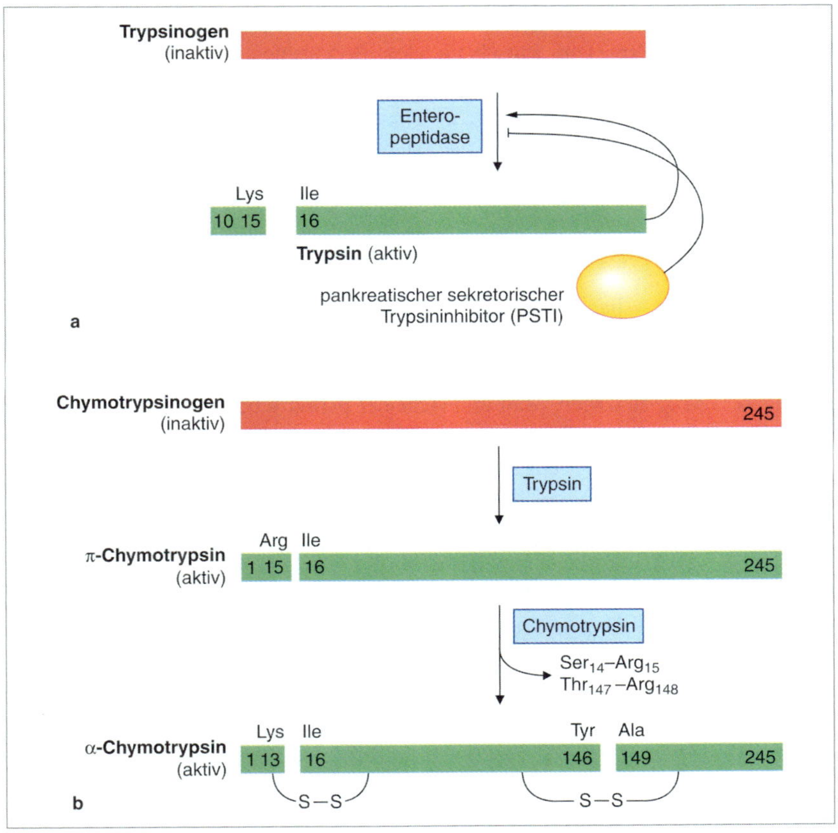

Abb. 28.4 Aktivierung von Trypsinogen (a) und Chymotrypsinogen (b). Die erste Aminosäure im Trypsinogen ist Valin 10.

Tab. 28.2 Zymogene von Magen und Pankreas

Zymogen	aktives Enzym	Aktivierung durch	pH- Optimum	Syntheseort
Pepsinogen	Pepsin	Autoaktivierung bei pH < 5	1,5–3	Magen
Trypsinogen	Trypsin	Enteropeptidase, Trypsin	7–9	Pankreas
Chymotrypsinogen	Chymotrypsin	Trypsin, Autolyse	7–9	Pankreas
Procarboxypeptidase	Carboxypeptidase	Trypsin	7–8	Pankreas
Proelastase	Elastase	Trypsin	6–8	Pankreas
Prophospholipase	Phospholipase	Trypsin		Pankreas

Tab. 28.3 Zusammensetzung von Leber- und Blasengalle

	Lebergalle	Blasengalle
Wasser	96,6% (w/w)	86,7% (w/w)
Gallensäuren	20 mmol L^{-1}	80 mmol L^{-1}
Phosphatidylcholin (Lecithin)	3 mmol L^{-1}	30 mmol L^{-1}
Gallenfarbstoffe	1 mmol L^{-1}	5 mmol L^{-1}
Cholesterin	4 mmol L^{-1}	10 mmol L^{-1}
pH-Wert	7,2	6,9

28

Gallesekretion

Leberzellen produzieren täglich 600–700 ml Galle (Lebergalle), die teilweise in der Gallenblase zwischengespeichert wird, wo sie einem Konzentrierungsprozess unterliegt (Blasengalle). Hauptbestandteile der Galle sind **Gallensäuren**, **Phosphatidylcholin (Lecithin)**, **Gallenfarbstoffe** (z.B. **Bilirubin**), **Cholesterin** und **anorganische Ionen** (➤ Tab. 28.3).

Die Galle fließt in das Duodenum, wo sie für Verdauung und Resorption von Fett von entscheidender Bedeutung ist (➤ Kap. 28.2.3). **Sekretin** und **Gallensäuren** stimulieren die Galleproduktion. **Cholecystokinin** vermittelt die durch fettreiche Nahrung ausgelöste Entleerung der Gallenblase (➤ Kap. 28.1.3).

Gallensäuren

Bei den Gallensäuren handelt es sich um amphiphile Moleküle, deren wichtigste Funktion darin liegt, wasserunlösliche (lipophile) Verbindungen durch Mizellenbildung in wässriger Umgebung in Lösung zu halten. Man unterscheidet **primäre** und **sekundäre** Gallensäuren, die jeweils etwa 70–80% bzw. 30 bis 20% zum Gallensäurepool beitragen. Die primären Gallensäuren **Cholat und Chenodesoxycholat** werden in der Leber aus Cholesterin synthetisiert und mit Taurin und Glycin konjugiert (➤ Kap. 8.3.3). Die konjugierten Gallensäuren gelangen als Bestandteile gemischter Mizellen in das Duodenum. Nach Dekonjugation werden die primären Gallensäuren durch Darmbakterien in die sekundären Gallensäuren **Desoxycholsäure und Lithocholsäure** umgewandelt. Die Gallensäuren werden im distalen Ileum mithilfe des apikalen natriumabhängigen Gallensalztransporters (ASBT, apical sodium bile acid transporter) aktiv rückresorbiert. Im Zuge der gesamten Darmpassage werden 90–95% der Gallensäuren rückresorbiert und über das portale Blut zur Leber transportiert, wo sie erneut konjugiert werden **(enterohepatischer Kreislauf)**. Ausgeschiedene Gallensäuren werden durch Neusynthese in der Leber ersetzt. Der Gallensäurepool durchläuft den enterohepatischen Kreislauf pro Tag etwa fünf bis zehn Mal.

Klinik

Gallensäuren und Phospholipide vermitteln die Löslichkeit von Cholesterin in der Galle. Steigt die Cholesterinkonzentration oder sinkt die Konzentration an Gallensäuren oder Phospholipiden, kristallisiert Cholesterin aus. Es kommt zur Bildung von Gallensteinen **(Cholelithiasis)**. In 80% der Fälle ist das Ausfallen von Cholesterin die Ursache.

Dickdarm

Der Dickdarm weist eine Länge von etwa 150 cm auf. Er hat die Aufgabe, dem Chymus Wasser und Elektrolyte zu entziehen und damit einen Verlust von Wasser zu vermeiden sowie das Volumen des Darminhalts zu verkleinern. Darüber hinaus ist das Kolon der Teil des Magen-Darm-Trakts, der am stärksten mit Bakterien besiedelt ist.

Die Schleimhaut des Kolons besitzt im Gegensatz zu der des Dünndarms keine Zotten, dafür aber tiefe, dicht nebeneinanderstehende **Krypten**. Becherzellen, die zahlreich in den Krypten und auf der Oberfläche zu finden sind, sezernieren Schleim, um den Transport des Darminhalts zu erleichtern. Darüber hinaus findet man auf der Oberfläche der Kolonmukosa Zellen mit Bürstensaum, die der Resorption dienen.

MERKE

Im Verdauungstrakt wird die Nahrung durch Kauen zerkleinert und teilweise bereits im Speichel durch Amylasen und Lipasen gespalten. Im sauren Milieu des Magens werden Proteine denaturiert und von Proteasen abgebaut. Der saure Magensaft wirkt bakterizid. Zum Schutz gegen Selbstverdauung werden Muzine gebildet und HCO_3^- sezerniert, das unmittelbar an der Mukosaoberfläche den sauren pH neutralisiert. Vom Pankreas werden weitere Verdauungsenzyme in das Darmlumen sezerniert, die zum Schutz vor Selbstverdauung meist als Proenzyme vorliegen und im Dünndarm durch Proteolyse aktiviert werden. Die Leber gibt Gallensäuren in das Duodenum ab, die für die Absorption von Lipiden unerlässlich sind. Im Dünndarm wird der größte Teil der Nahrung und ihrer Spaltprodukte resorbiert. Im Dickdarm wird Wasser rückresorbiert.

28.1.2 Die Mikrobiota des Gastrointestinaltrakts

Der Gastrointestinaltrakt des Menschen ist der Lebensraum von ca. 10^{13}–10^{14} Mikroorganismen. Ihre Anzahl übertrifft somit die der Körperzellen um den Faktor 10. Bei den Mikroorganismen handelt es sich in der überwiegenden Mehrzahl um Bakterien. Pilze und Hefen kommen beim gesunden Menschen nur in sehr geringen Konzentrationen vor. Diese mikrobielle Lebensgemeinschaft bezeichnet man als **Mikrobiota**. Der Begriff löst die zuvor gebräuchliche Bezeichnung Mikroflora ab, da es sich bei Mikroorganismen nicht um Pflanzen handelt, wie der Begriff Flora suggeriert. Die Bakterien des Gastrointestinaltrakts beeinflussen die Physiologie des Wirts auf verschiedenen Ebenen. So spielen sie eine wichtige Rolle bei der Reifung des Immunsystems und der Abwehr von pathogenen Bakterien. Des Weiteren beeinflusst ihr Metabolismus den Stoffwechsel des Wirts auf vielfältige Weise.

Ein Erwachsener, der eine westliche Diät verzehrt, scheidet täglich etwa 150 g Fäzes aus. Ein Drittel davon besteht aus Bakterien. Um die ausgeschiedene Bakterienmasse zu ersetzen, benötigen die Darmbakterien etwa 30–45 g Kohlenhydrate als Wachstumssubstrat.

Besiedlung des Gastrointestinaltrakts

Bis zur Geburt ist der Säuglingsdarm steril. Die ersten Bakterien im Darm des Säuglings stammen von der Mutter und aus der unmittelbaren Umgebung und werden oral aufgenommen. Es handelt sich um fakultativ aerobe und aerotolerante Bakterien wie Enterobacteriaceae (z.B. *Escherichia coli*), Staphylokokken, Enterokokken und Laktobazillen. Insbesondere die fakultativ aeroben Bakterien tragen durch den Verbrauch von Sauerstoff dazu bei, dass das Darmmilieu anaerob wird. So sinkt das Redoxpotenzial (E_h) des Darminhalts, das bei Geburt bei etwa +180 mV liegt, innerhalb von zwei Tagen auf –110 mV und im weiteren Verlauf allmählich auf –350 mV ab. Diese Bedingungen begünstigen das Wachstum strikt anaerober Bakterien, die den Säuglingsdarm zunehmend besiedeln. **Bifidobakterien** entwickeln sich innerhalb der ersten Tage nach der Geburt zur dominanten Bakteriengruppe, aber auch Bakterien der Gattungen *Bacteroides* und *Clostridium* treten erstmals in Erscheinung.

Der **Verlauf der Besiedlung** hängt von einer Reihe von Faktoren ab, zu denen der Reifegrad des Säuglings bei der Geburt, die Art der Geburt, der Hygienestatus der Umgebung und die Art der Ernährung zählen. So findet man bei frühgeborenen Säuglingen häufig eine Fehlbesiedlung mit potenziell pathogenen Bakterien, während per Kaiserschnitt geborene Kinder eine um bis zu einen Monat verzögerte Besiedlung mit Bifidobakterien haben. Die Ernährung mit **Muttermilch** spielt für die charakteristische Besiedlung mit Bifidobakterien eine entscheidende Rolle, weil sie vergleichsweise proteinarm (1,5%, w/w), dafür aber relativ reich an Kohlenhydraten ist (7%, w/w). **Lactose** ist das mengenmäßig wichtigste Kohlenhydrat in der Muttermilch und somit der Hauptenergielieferant für den Säugling. Die in der Dünndarmschleimhaut lokalisierte Lactase (β-Galactosidase) spaltet Lactose zu Glucose und Galaktose, die anschließend resorbiert oder von Bifidobakterien und Laktobazillen als Wachstumssubstrate genutzt werden. Außerdem erzeugt die Fermentation dieser Kohlenhydrate zu Lactat und Acetat einen relativ niedrigen pH-Wert von 5,5–6, an den Laktobazillen und Bifidobakterien besser angepasst sind als andere Bakteriengruppen. Weitere bedeutsame Faktoren in der humanen Milch, welche die mikrobielle Besiedlung beeinflussen, umfassen **sekretorisches IgA**, **Lysozym**, **Nucleotide** und **Lactoferrin**. Letzteres vermindert die Verfügbarkeit von freiem Eisen, das für viele pathogene Bakterien ein wichtiger Wachstumsfaktor ist. Einige dieser Inhaltsstoffe fehlen in Flaschennahrung. Die Mikrobiota nicht gestillter Säuglinge zeigt eine stärkere Ähnlichkeit mit der Mikrobiota von Erwachsenen als die gestillter Säuglinge, obwohl sie weniger komplex ist.

28

Mit zunehmendem Alter, besonders aber nach der Entwöhnung ähnelt die intestinale Mikrobiota des zuvor gestillten Kindes im Wesentlichen der des Erwachsenen, aber mit deutlich geringerer Stabilität. Neu aufgenommene Bakterien haben in der frühen Lebensphase eine größere Chance, sich im Gastrointestinaltrakt zu etablieren, als in späteren Lebensabschnitten, woraus eine größere Anfälligkeit gegenüber Pathogenen resultiert.

Verteilung der Bakterien im Gastrointestinaltrakt

Die einzelnen Abschnitte des Gastrointestinaltrakts unterscheiden sich bezüglich der bakteriellen Besiedlungsdichte und der zahlenmäßig dominanten Bakteriengruppen stark voneinander. Aufgrund des niedrigen pH-Werts ist der **Magen** des gesunden Erwachsenen nur spärlich mit Bakterien besiedelt. Die Zellzahlen im Magenlumen erreichen maximal 10^3 Zellen/ml, wobei insbesondere säuretolerante Bakterien wie **Laktobazillen** vorherrschen. Trotz des niedrigen pH-Werts gelingt es dem pathogenen Bakterium **Helicobacter pylori**, sich im Magen etwa jedes zweiten Menschen anzusiedeln. Zum Schutz vor der Magensäure nistet sich der Organismus in der Schleimschicht des Magens ein. Darüber hinaus neutralisiert *H. pylori* durch die Bildung von NH_3 aus Harnstoff mittels Urease den pH-Wert in seiner unmittelbaren Umgebung.

Klinik

Trotz des niedrigen pH-Werts gelingt es dem pathogenen Bakterium *Helicobacter pylori*, sich im Magen etwa jedes zweiten Menschen anzusiedeln. *Helicobacter-pylori*-Infektionen haben weltweit eine Prävalenz von etwa 50%, mit deutlich höheren Infektionsraten in den Entwicklungsländern als in den Industriestaaten. Von etwa 33 Mio. Infizierten in Deutschland entwickeln 10–20% ein Ulkus des Magens oder des Duodenums. Therapiert werden *Helicobacter-pylori*-Infektionen mit einer Kombination aus einem Protonenpumpenhemmer und zwei

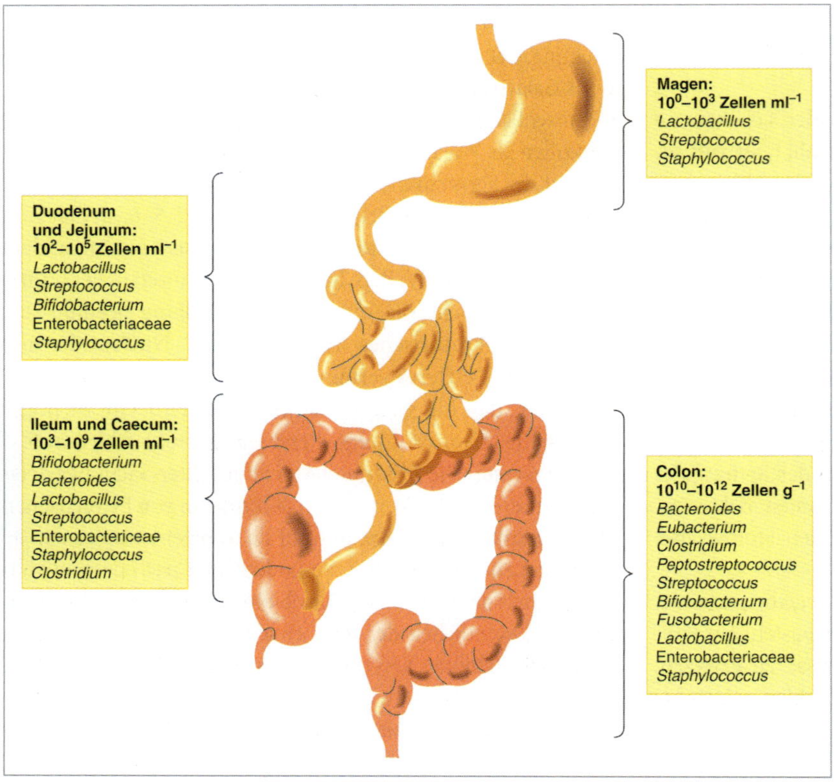

Abb. 28.5 Verteilung dominanter Bakteriengruppen in den unterschiedlichen Abschnitten des Gastrointestinaltrakts.

Antibiotika, wie z.B. Clarithromycin und Metronidazol oder Amoxicillin (Eradikationstherapie). Die Hemmung der Salzsäurebildung durch Protonenpumpenhemmer soll der Ulzeration entgegenwirken, die durch *H.-pylori*-Toxine ausgelöst wird.

Die Bakteriendichte steigt im Verlauf des Dünndarms allmählich von etwa 10^2–10^5 Zellen/ml im Duodenum auf bis zu 10^9 Zellen in Ileum und Zäkum (➤ Abb. 28.5). In gleicher Weise nimmt auch die Anzahl unterschiedlicher Spezies **(Diversität)** zu, und die zahlenmäßig dominierenden Gruppen ändern sich. Mit 10^{10}–10^{12} Bakterien/ml und geschätzten 400 unterschiedlichen Arten weist das Kolon die höchste Besiedlungsdichte aller Darmabschnitte auf.

Metabolismus der Darmbakterien

Alle Nahrungsbestandteile, die der Verdauung und Resorption im Dünndarm entgehen, sind potenzielle Substrate der Darmmikrobiota, v.a. Kohlenhydrate **(Ballaststoffe)**, Nahrungsproteine und vom Wirt gebildete Substanzen, wie Muzine, Verdauungsenzyme und abgestoßene Darmzellen (➤ Tab. 28.4). Für die Nutzung und Metabolisierung dieser Substanzen verfügen Darmbakterien über ein breites Spektrum von Enzymen.

Kohlenhydrate

Kohlenhydrate sind das bevorzugte und mengenmäßig wichtigste Energiesubstrat der Darmmikrobiota. In der humanen

Tab. 28.4 Im Kolon verfügbare Substrate für Darmbakterien

Substrate	Quelle	tägliche Menge (g)
Kohlenhydrate		
resistente Stärke	Nahrung	8–40
Nicht-Stärke-Kohlenhydrate (Ballaststoffe): • Pektin • Hemicellulose • Cellulose • Inulin	Nahrung	8–18
nicht resorbierte Zucker und Zuckeralkohole	Nahrung	2–10
Chitin und Aminozucker	Nahrung	1–2
stickstoffhaltige Verbindungen		
Protein	Nahrung	3–12
Verdauungsenzyme	Wirt	4–6
Harnstoff, Nitrat	Wirt	0,5
andere		
Mukus	Wirt	2–3
abgestorbene Epithelzellen	Wirt	unbekannt
abgestorbene Bakterien	Mikrobiota	unbekannt

Ernährung stellen stärkehaltige Lebensmittel die Hauptkohlenhydratquelle dar. Je nach Art, Ursprung und Zubereitung stärkehaltiger Lebensmittel können im Stärkeanteil Strukturen vorkommen, die durch die pankreatische α-Amylase nicht hydrolysiert werden. Diese sog. **resistente Stärke** gelangt unverdaut in das Kolon, wo sie von Darmbakterien als Substrat genutzt wird. So enthalten beispielsweise Körner, rohes Gemüse und Bananen unterschiedlich große Anteile an resistenter Stärke. Eine andere Form resistenter Stärke **(retrogradierte Stärke)** entsteht durch Kochen und nachfolgendes Abkühlen von stärkehaltigen Lebensmitteln wie Kartoffeln oder Nudeln. Intestinale Bakterien verfügen über Enzyme, die resistente Stärke spalten können. Auch Pektin, Cellulose und Hemicellulose aus den Zellwänden von Nahrungspflanzen, Chitin von Pilzen, synthetische Saccharide wie Lactulose (Disaccharide aus Galaktose und Fructose), Zuckeralkohole wie Xylit und Sorbit, die als Zuckerersatzstoffe eingesetzt werden, oder in einer Lebensmittelmatrix eingeschlossene Kohlenhydrate gelangen in das Kolon, wo sie von Darmbakterien als Substrate genutzt werden. Die bakterielle Fermentation von Kohlenhydraten erfolgt vorwiegend im proximalen Kolon. Da Sauerstoff fehlt, gewinnen Darmbakterien ihre Energie durch **anaerobe Fermentationsprozesse**. In einem ersten Schritt depolymerisieren sie komplexe Kohlenhydrate (➤ Abb. 28.6), um anschließend die gebildeten Mono- und Oligomere zu den Endprodukten Acetat, Propionat und Butyrat, Formiat, H_2 und CO_2 umzusetzen. Viele Bakterienspezies bilden aus den verfügbaren Substraten auch Lactat, Succinat und Ethanol. Diese werden jedoch zum größten Teil von anderen Bakterienarten wieder zu Acetat, Propionat, Butyrat, Formiat, H_2 und CO_2 abgebaut. Etwa jeder zweite Mensch beherbergt in seinem Darm den methanbildenden Mikroorganismus *Methanobrevibacter smithii*, der aus H_2 und CO_2, sowie aus Formiat Methan (CH_4) bildet:

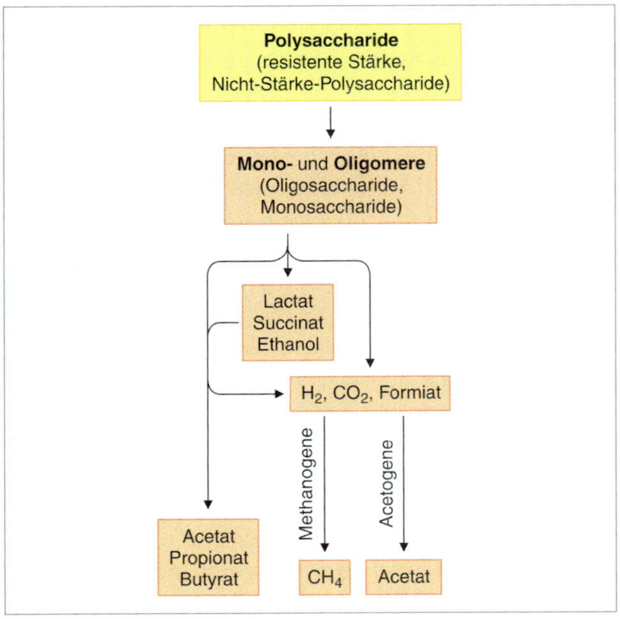

Abb. 28.6 Bakterieller Abbau von Kohlenhydraten im Kolon des Menschen.

$$4\,H_2 + CO_2 \rightarrow CH_4 + 2\,H_2O$$
$$4\,HCOOH \rightarrow CH_4 + 3\,CO_2 + 2\,H_2O$$

Darmbakterien wie *Peptostreptococcus productus* und *Clostridium coccoides* setzen in Konkurrenz zum methanbildenden *Methanobrevibacter smithii* H_2 und CO_2 bzw. Formiat zu Acetat um:

$$4\,H_2 + 2\,CO_2 \rightarrow CH_3\text{–}COOH + 2\,H_2O$$
$$4\,HCOOH \rightarrow CH_3\text{–}COOH + 2\,CO_2 + 2\,H_2O$$

Blick ins Labor

Bei der bakteriellen Verwertung von Kohlenhydraten im Dickdarm entsteht als Nebenprodukt molekularer Wasserstoff, der aus dem Kolon in das Blut gelangt und über die Lunge abgeatmet wird. Einige Erkrankungen des Gastrointestinaltrakts, wie die **Lactoseintoleranz**, lassen sich mithilfe des **Wasserstoffatemtests** einfach nachweisen. Lactoseintolerante Personen besitzen im Vergleich zu gesunden Personen im Dünndarm keine oder nur eine geringe Lactaseaktivität, sodass die aufgenommene Lactose nicht gespalten werden kann. So gelangt sie in den Dickdarm, wo von Darmbakterien im Zuge der bakteriellen Fermentation Wasserstoff gebildet wird. Die Patienten leiden unter Blähungen, Bauchschmerzen und Durchfällen. Bei lactoseintoleranten Personen ist nach Aufnahme von Lactose eine erhöhte Konzentration von Wasserstoff in der Ausatemluft nachweisbar. Bei erwachsenen Kaukasiern ist die Lactoseintoleranz mit einem Polymorphismus im Lactasegen (LCT T-13910C) assoziiert, der heute oft vor der aufwändigen Atemgasanalyse als molekulargenetischer Suchtest eingesetzt wird.

Proteine

Der überwiegende Teil der Nahrungsproteine wird im Dünndarm effektiv hydrolysiert, und die gebildeten Spaltprodukte werden nahezu quantitativ resorbiert. Täglich erreichen 3–25 g Proteine und Peptide das Kolon. Hierbei handelt es sich um sarkoplasmatische und myofibrilläre Muskelproteine sowie um Verdauungsenzyme aus Mund, Magen und Pankreas. Auch abgestoßene Darmzellen und abgestorbene Bakterien sind Proteinquellen für die Kolonmikrobiota.

Mikrobielle **Proteasen** hydrolysieren Proteine zu Peptiden und weiter zu Aminosäuren (➤ Abb. 28.7). Einige Darmbakterien nutzen die gebildeten Aminosäuren als Bausteine für biosynthetische Zwecke. Zumeist werden die Aminosäuren aber weiter abgebaut. Der Abbau wird in der Regel durch oxidative oder reduktive Desaminierung eingeleitet, auf die häufig eine Decarboxylierung folgt. Die Hauptfermentationsprodukte der **Aminosäurefermentation** im Kolon sind, ähnlich wie bei den Kohlenhydraten, Acetat, Propionat, Butyrat, Formiat sowie H_2 und CO_2. Als charakteristische Endprodukte des bakteriellen Aminosäureabbaus entstehen darüber hinaus die verzweigtkettigen Fettsäuren Isovalerat, 2-Methylbutyrat und Isobutyrat. Die aromatischen Aminosäuren Tyrosin, Phenylalanin und Tryptophan werden lediglich in den Seitenketten verändert, was zur Bildung von Phenol, p-Cresol, Phe-

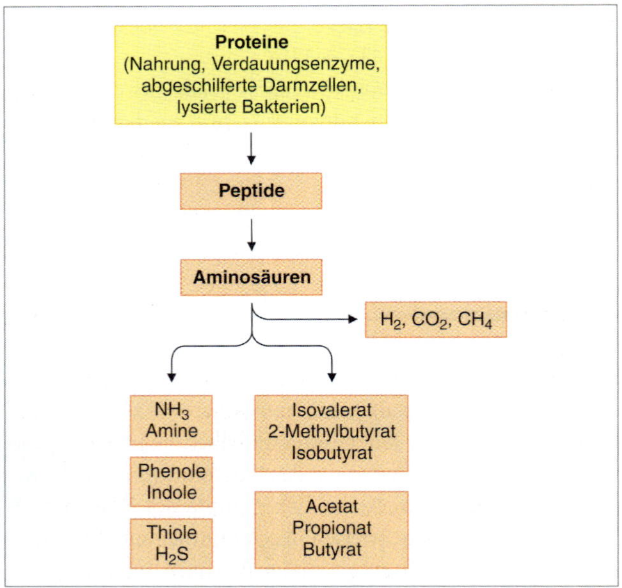

Abb. 28.7 Schema des bakteriellen Proteinabbaus im Kolon des Menschen.

nylpropionat, Phenylacetat, Benzoat sowie Indol und 3-Methyl-Indol (Skatol) führt. Amine und Polyamine entstehen durch Decarboxylierung einiger Aminosäuren. So wird beispielsweise Lysin zum Cadaverin (1,5-Diaminopentan) decarboxyliert. Darmbakterien katalysieren auch die Bildung nitroser Amine aus Nitrit und sekundären Aminen wie Dimethylamin, Piperidin oder Pyrrolidin (➢ Abb. 28.8). Nitrit entsteht aus Nitrat im sauren Milieu des Magens oder durch Katalyse bakterieller Nitrat-Reduktase. Nitrose Amine sind mutagen.

Gallensäuren

Die hauptsächlich als Glycin- und Taurinkonjugate mit der Galle sezernierten primären Gallensäuren werden durch Darmbakterien hydrolysiert. Darüber hinaus modifizieren diese das **Sterolgrundgerüst** und wandeln so primäre in sekundäre Gallensäuren um. Beispielsweise eliminieren Darmbakterien wie *Eggerthella lenta* die 7-α-Hydroxylgruppe des Cholats, wodurch Desoxycholat gebildet wird.

Fermentationsprodukte

Die bakterielle Fermentation im Kolon liefert dem Wirt zusätzliche Nährstoffe. Besonders die **kurzkettigen Fettsäuren** Acetat, Propionat und Butyrat finden im Stoffwechsel des Wirts weitere Verwendung. Je nach Art der Ernährung können die im Kolon gebildeten Fettsäuren bis zu 10% des Gesamtenergiebedarfs decken. Butyrat ist das Hauptenergiesubstrat der Kolonepithelzellen. Die Gesamtkonzentration an kurzkettigen Fettsäuren im Kolon beträgt 70–100 mmol/L. Das molare Verhältnis der kurzkettigen Fettsäuren zueinander ist variabel und hängt in erster Linie von der Art der Ernährung und somit von der Art der bakteriellen Substrate ab.

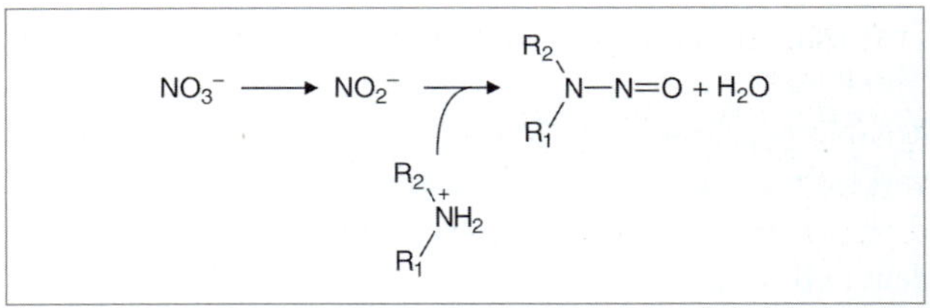

Abb. 28.8 Bakterielle Bildung nitroser Verbindungen aus Nitrit und sekundären Aminen.

MERKE

Bis zu 10^{14} überwiegend anaerobe Bakterien besiedeln den Gastrointestinaltrakt des Menschen. Darmbakterien nutzen nicht verdaute Nahrungskomponenten (Ballaststoffe) sowie vom Wirt gebildete Substanzen (Muzine und Verdauungsenzyme) als Wachstumssubstrate. Vor allem im Kolon wandeln sie diese Substrate in einem mehrstufigen, anaeroben Fermentationprozess zu kurzkettigen Fettsäuren, Formiat, H_2 und CO_2 sowie CH_4 um. Im Zuge der bakteriellen Protein- und Aminosäureverwertung entstehen darüber hinaus NH_3, Amine, verzweigtkettige Fettsäuren sowie Indole und Phenole. Darmbakterien wandeln primäre in sekundare Gallensäuren um und katalysieren die Bildung von nitrosen Verbindungen aus Nitrit und sekundären Aminen.

28.1.3 Hormone des Magen-Darm-Trakts

Bis heute sind mehr als 30 Peptide identifiziert worden, die vom Verdauungstrakt produziert werden, der damit das größte endokrine Organ des Körpers darstellt. Dazu gehören Hormone, Neurotransmitter und Wachstumsfaktoren. Interessanterweise werden viele der gastrointestinalen (GI-)Hormone auch im zentralen Nervensystem gebildet.

Die meisten Hormone des Magen-Darm-Trakts sind Peptide und werden von endokrinen Zellen (➢ Abb. 28.3) der Mukosa von Magen und Dünndarm sezerniert, die kollektiv als **enteroendokrines System** bezeichnet werden. Enteroendokrinozyten liegen vereinzelt zwischen den wesentlich häufigeren epithelialen Zellen, die ihre Produkte (z.B. Magensäure, Mukus) in das Lumen abgeben oder Nährstoffe aus dem Lumen aufnehmen. GI-Hormone werden im Gegensatz dazu in das Blut freigesetzt und zirkulieren somit im Körper, wo sie die Funktionen von verschiedenen Komponenten des Verdauungsapparats, aber auch von Leber, Pankreas, Hirn und weiteren Organen beeinflussen können. Die klassischen GI-Hormone regulieren vorwiegend die Motilität des Magen-Darm-Trakts sowie die Sekretion von Wasser, Elektrolyten und Verdauungsenzymen. Interessanterweise steuern einige auch Hunger und Sättigung. Diese gleichzeitige Regulation von Nahrungsaufnahme und gastrointestinaler Funktion spricht dafür, dass die GI-Hormone sich während der Evolution zum Schutz des Magen-Darm-Trakts vor Überlastung entwickelt haben. Die wichtigsten GI-Hormone sind **Gastrin**, **Cholecystokinin** (CCK) und **Sekretin**, die direkt die Ausschüttung von Magensäure und Verdauungsenzymen beeinflussen (➢ Tab. 28.5).

Tab. 28.5 Die wichtigsten Hormone des Magen-Darm-Trakts und ihre biologische Wirkung

Hormon	Hauptort der Produktion	vorwiegende Wirkung
Ghrelin	Magen (Fundus)	• stimuliert Sekretion von Wachstumshormon • appetitstimulierend
Gastrin	Magen (Antrum), Duodenum	• stimuliert Sekretion von Magensäure und Pepsin
Enkephaline	Magen, Duodenum, Gallenblase	• opiatähnliche Wirkungen
Cholecystokinin (CCK)	Duodenum, Jejunum	• stimuliert Kontraktion der Gallenblase und Gallenfluss • stimuliert Sekretion von Verdauungsenzymen des Pankreas • hemmt Magenentleerung
Sekretin	Duodenum, Jejunum	• hemmt Sekretion von Magensäure • stimuliert Bicarbonatsekretion des Pankreas
Glucose-dependent insulinotropic polypeptide (GIP; früher: Gastric inhibitory polypeptide)	Duodenum, proximales Jejunum	• Inkretin: stimuliert Insulinsekretion • hemmt Sekretion von Magensäure
Vasoactive intestinal peptide (VIP)	Pankreas	• Relaxation der glatten Muskulatur • stimuliert Bicarbonatsekretion des Pankreas
Pancreatic polypeptide (PP)	Pankreas	• hemmt Bicarbonatsekretion des Pankreas
Glucagon-like peptide 1 (GLP-1)	Ileum, Kolon	• Inkretin: erhöht die glucoseabhängige Insulinsekretion • hemmt Sekretion von Glucagon • hemmt Magenentleerung
Motilin	Dünndarm	• notwendig für interdigestive intestinale Motilität
Oxyntomodulin	distaler Dünndarm, Kolon	• hemmt Magenentleerung • Sättigungsfaktor
Peptid YY 3-36 (PYY_{3-36})	distaler Dünndarm, Kolon	• hemmt Flüssigkeits- und Elektrolytsekretion des Dünndarms • Sättigungssignal
Substanz P	gesamter Magen-Darm-Trakt	• ZNS-Funktion bei Schmerzwahrnehmung (Nozizeption) • involviert in Brechreflex • stimuliert Speichelsekretion • induziert Vasodilatation

Gastrin kommt in einer kurzen (17 AS) und einer langen Form (34 AS) vor, wobei die kurze Form überwiegt. Die Sekretion wird neuronal durch Gastrin releasing peptide (GRP) sowie durch Magendehnung und Peptidbruchstücke im Magen stimuliert, durch einen pH-Wert unter 3,5 jedoch inhibiert. Hauptwirkungen von Gastrin sind die Säurefreisetzung und die Stimulation von Mukosawachstum im Magen.

CCK kommt in sechs verschiedenen Varianten mit acht bis 83 Aminosäuren vor. Es wird in der gesamten Dünndarmmukosa gebildet und durch Nahrungsbestandteile im Darmlumen freigesetzt (Fettsäuren, Aminosäuren und Peptide). CCK fördert die Verdauung durch Stimulation der Sekretion von Verdauungsenzymen und Kontraktion der Gallenblase. Gleichzeitig hemmt es die Magenentleerung und trägt damit zur Sättigungswirkung bei.

Sekretin (27 AS) wird durch den sauren Chymus v.a. im Duodenum freigesetzt. Im Gegensatz zum Gastrin hemmt es die Magensäureproduktion und das Mukosawachstum des Magens und stimuliert die Bicarbonatsekretion und das Wachstum des Pankreas.

28

Klinik

Das **Zollinger-Ellison-Syndrom** beruht auf einer unkontrolliert gesteigerten Gastrinsekretion (Hypergastrinämie), wodurch die Magensäureproduktion stark angeregt wird. Das führt zur Entstehung von Ulzera in Magen und Dünndarm. Die Hypergastrinämie wird in der Regel durch benigne oder maligne gastrinbildende Tumoren im Pankreas oder Duodenum verursacht.

Über die eigentliche Verdauungsregulation hinaus wirken die meisten gastrointestinalen Hormone als **Sättigungssignale**. Eine Ausnahme ist das erst kürzlich entdeckte Hormon **Ghrelin**, das den Appetit stimuliert (➤ Kap. 28.4.2). GLP-1 (Glucagon-like peptide-1) und GIP (Glucose-dependent insulinotropic peptide) werden auch als **Inkretine** bezeichnet. Sie sind an der nahrungsvermittelten Insulinsekretion des Pankreas beteiligt. Dies ist der Grund dafür, dass oral verabreichte Glucose mehr Insulin freisetzt als infundierte Glucose.

MERKE

Das enteroendokrine System besteht aus vereinzelten endokrinen Zellen der Magen- und Darmmukosa. Sie produzieren eine Vielzahl von Peptidhormonen. Diese können direkt die motorischen und sekretorischen Verdauungsfunktionen von Magen und Darm beeinflussen, wie Gastrin, Cholecystokinin und Sekretin, aber auch systemische Wirkungen haben, z.B. als Sättigungsfaktoren. Inkretine verstärken die Wirkung von Nahrung auf die Insulinsekretion aus dem Pankreas.

28.2 Verdauung und Resorption der Makronährstoffe

28.2.1 Kohlenhydrate

Etwa 60% der mit der durchschnittlichen westlichen Nahrung aufgenommenen Kohlenhydrate bestehen aus pflanzlicher **Stärke** und tierischem **Glykogen**. Hauptquellen sind Getreide, Kartoffeln, Mais und Reis. Ein bedenklich hoher Anteil von 30% entfällt auf Saccharose und ca. 10% auf Lactose. Auch Monosaccharide wie Glucose und Fructose werden in kleineren Mengen mit der Nahrung verzehrt. Stärke besteht zu etwa 80% aus **Amylopektin** und zu 20% aus Amylose (➤ Kap. 5). Die Glucosereste der Amylose sind, wie bei der Maltose, in α-1,4-glykosidischer Bindung zum Polymer verknüpft. Durch die Bindung erscheint die Raumstruktur nicht langgestreckt, sondern schraubenförmig aufgewickelt. Amylopektin ist Amylose, in der an die Hauptkette Maltosereste in α-1,6-Position gebunden sind. Dadurch ist das Molekül verzweigt. Im Glykogen sind Glucosereste in α-1,4-Bindung verknüpft, die Ketten sind an jeder sechsten bis zehnten Glucose durch weitere Anlagerung von Glucose in α-1,6-Bindung verzweigt.

Spaltung

Die α-**Amylasen** im Mundspeichel und Pankreassekret spalten die α-**1,4-glykosidischen** Bindungen der polymeren Kohlenhydrate, und es entstehen Maltose sowie im Fall von Amylopektin und Glykogen durch die Verzweigungen zusätzlich Grenzdextrine und Maltotriose. Die Spaltung der α-**1,6-glykosidischen Bindungen** erfolgt erst durch die im Bürstensaum der Enterozyten lokalisierte **1,6-α-Glucosidase** (➤ Tab. 28.6). Der Bürstensaum beherbergt darüber hinaus die für die Spaltung von Oligosacchariden, Saccharose, Maltose und Lactose erforderlichen Enzyme (Saccharidasen; ➤ Abb. 28.9). Die am Bürstensaum lokalisierten kohlenhydratspaltenden Enzyme sind stark glykosyliert und über hydrophobe Domänen in der Enterozytenmembran verankert. Sie bilden die Hauptkomponenten der **Glykokalix**, der Gesamtheit der aus der Zellmembran nach außen ragenden Kohlenhydratgruppen.

Tab. 28.6 Kohlenhydratspaltende Enzyme am Dünndarmeptithel

Enzym	Substrat	gespaltene Bindung	Produkte
Maltase	Maltose, Malto-oligosaccharide	α-1,4	Glucose
Saccharase	Saccharose	α-1,2	Glucose, Fructose
Isomaltase (1,6-α-Glucosidase)	α-Grenzdextrine	α-1,6	Maltotriose, Maltose, Glucose
Lactase (β-Galaktosidase)	Lactose	β-1,4	Glucose, Galaktose
Trehalase	Trehalose	α-1,1	Glucose

Resorption

Glucose, Fructose und Galaktose sind die quantitativ wichtigsten Monosaccharide, die bei der Kohlenhydratverdauung entstehen. Die Resorption von **Glucose und Galaktose** in die Enterozyten ist mit dem Einstrom von Na^+ gekoppelt und wird auf der **apikalen Seite** durch den **natriumabhängigen Glucosetransporter SGLT1** (sodium-dependent glucose transporter) vermittelt (➤ Abb. 28.9). Im Zuge dieses elektrogenen Transports werden Glucose und Galaktose intrazellulär angereichert, um anschließend, ihrem Gradienten folgend, über den **Glucosetransporter 2 (GLUT2)** die Zelle auf der **basolateralen Seite** zu verlassen. Es handelt sich bei diesem Prozess um eine erleichterte Diffusion.

Anders als bei Glucose und Galaktose erfolgt die Aufnahme von **Fructose** aus dem Darmlumen nicht über aktiven Transport, sondern über **erleichterte Diffusion**, die durch GLUT5 vermittelt wird. Folglich kann Fructose nicht über die im Darmlumen bestehende Konzentration hinaus im Enterozyten angereichert werden. Der Ausstrom über die basolaterale Membran erfolgt wie bei Glucose und Galaktose entlang dem Konzentrationsgradienten über GLUT2. Osmotisch bedingt geht die Na^+-abhängige Aufnahme von Glucose und Galaktose mit der Resorption großer Mengen von Wasser einher. Gekoppelt an den Glucosetransport werden täglich ca. 5 L Wasser resorbiert.

MERKE

Kohlenhydrate werden durch Amylasen des Speichels und des Pankreas zu Disacchariden bzw. Grenzdextrinen abgebaut. Die Spaltung zu Monosacchariden erfolgt am Bürstensaum der Enterozyten durch Saccharidasen. Der natriumabhängige Glucosetransporter SGLT1 vermittelt die Resorption von Glucose und Galaktose. Fructose wird über den Glucosetransporter 5 (GLUT5) in einem Prozess der erleichterten Diffusion aufgenommen. Die Monosaccharide verlassen die Mukosazelle über GLUT2 an der basolateralen Membran.

28.2.2 Proteine

Abbau

Die enzymatische Spaltung der Nahrungsproteine im Magen und im Dünndarm wird durch **Endo- und Exopeptidasen** katalysiert. Endopeptidasen spalten Proteine an spezifischen Aminosäuren. Während Chymotrypsin bevorzugt an aromatischen Aminosäureresten spaltet, hydrolysiert Trypsin Peptidbindungen auf der Carboxylseite von Arginin und Lysin. Im Gegensatz zu den Endopeptidasen verkürzen Exopeptidasen die Polypeptidkette vom amino- oder vom carboxyterminalen Ende her. Spalten sie jeweils eine Aminosäure ab, tragen sie die Bezeichnung Amino- bzw. Carboxypeptidase.

Des Weiteren differenziert man Proteasen anhand ihrer strukturellen Unterschiede im katalytischen Zentrum (➤ Tab. 28.7). Die im Magen durch Pepsin eingeleitete Proteinspaltung

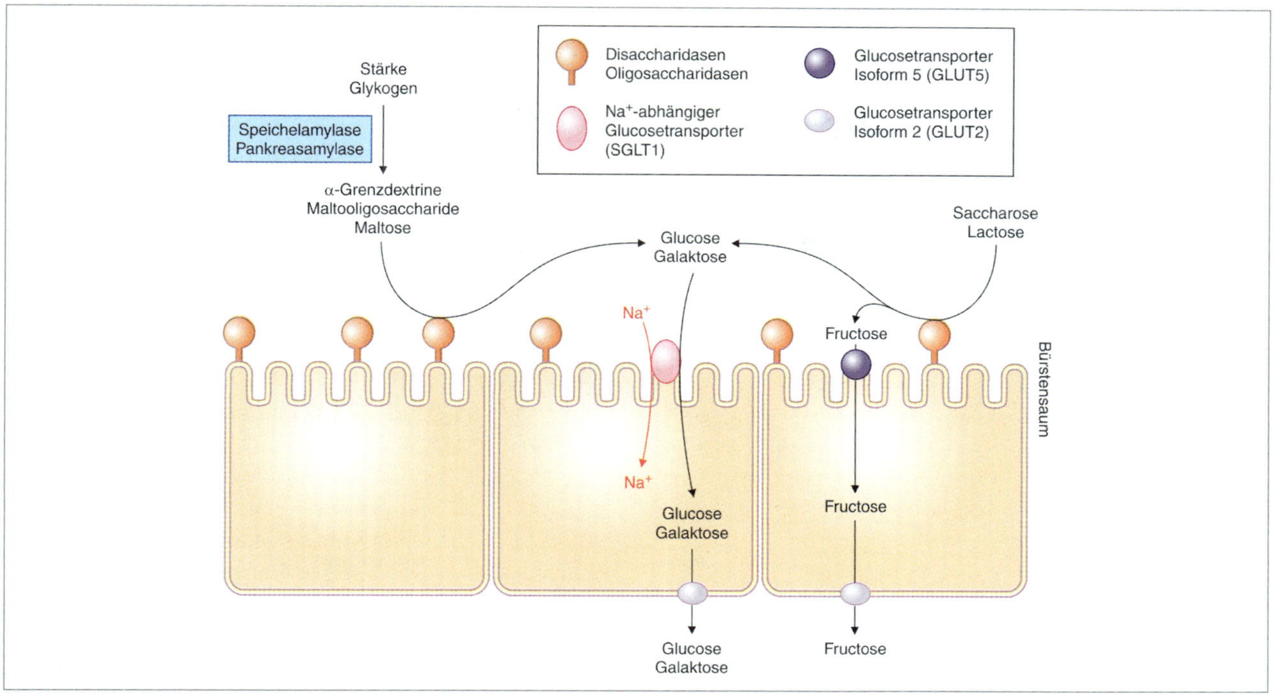

Abb. 28.9 Abbau und Resorption von Kohlenhydraten im Dünndarm.

Tab. 28.7 Proteinspaltende Enzyme des Verdauungstrakts

Protease	aktives Zentrum	Endo-/Exopeptidase	Spaltung an	Bildungsort/ Lokalisation
Pepsin	Aspartat	Endopeptidase	Phe, Tyr	Magen
Trypsin	Serin	Endopeptidase	Arg ↓, Lys ↓	Pankreas
Chymotrypsin	Serin	Endopeptidase	Phe ↓, Tyr ↓, Trp ↓, Leu ↓	Pankreas
Elastase	Serin	Endopeptidase	Ala, Gly, Val	Pankreas
Carboxypeptidase A und B	Zink-Metallzentrum	Exopeptidase	A: Phe, Tyr, Trp, B: Lys, His, Arg	Pankreas
Aminopeptidasen	Zink-Metallzentrum	Exopeptidase		Bürstensaummembran

wird im Dünndarm durch die pankreatischen Proteasen Trypsin, Chymotrypsin und Elastase fortgesetzt. Diese Endopeptidasen liefern Oligopeptide unterschiedlicher Länge.

Die weitere Verkürzung der gebildeten Oligopeptide wird durch Peptidasen katalysiert, die in der Bürstensaummembran der Enterozyten verankert sind (➤ Abb. 28.10). Aminopeptidasen sind hier besonders zahlreich vertreten.

Resorption

Die Abbauprodukte der Proteinverdauung im Dünndarm, **Peptide** und **Aminosäuren**, werden über ein breites Spektrum von Transportern in der apikalen Membran in die Enterozyten aufgenommen. Die Transportsysteme für den Aminosäuretransport sind aminosäurespezifisch. So erfolgt der Transport saurer Aminosäuren, wie Aspartat oder Glutamat, über andere Transportproteine als der von Aminosäuren mit basischen, hydrophoben oder aromatischen Resten. Es gibt weitere Aufnahmesysteme, z.B. eines für Iminosäuren, über das Prolin aufgenommen wird, oder eines für β-Aminosäuren, das β-Alanin und Taurin transportiert.

In ihrer überwiegenden Mehrzahl katalysieren die Aminosäuretransporter einen **Aminosäure-Na^+-Symport**. Der hierfür benötigte zelleinwärts gerichtete Na^+-Gradient wird durch die basolateral lokalisierte K^+-Na^+-ATPase erzeugt (➤ Abb. 28.10). Darüber hinaus existieren in der Bürstensaummembran der Enterozyten Transportproteine für Di- und Tripeptide. Das PepT1- und das PepT2-Protein vermitteln den Transport einer Reihe von Di- und Tripeptiden. Triebkraft für den aktiven, elektrogenen Transport ist der elektrochemische Protonengradient, der unter Nutzung des durch die basolaterale K^+-Na^+-ATPase erzeugten primären Na^+-Gradienten mittels eines Na^+-H^+-Antiporters erzeugt wird. Zytoplasmatische Peptidasen in der Zelle spalten die aufgenommenen Di- und Tripeptide. Die freigesetzten Aminosäuren verlassen die Zelle an der basolateralen Membran über unterschiedliche Transporter, die in ihrer Mehrzahl eine **erleichterte Diffusion** entlang

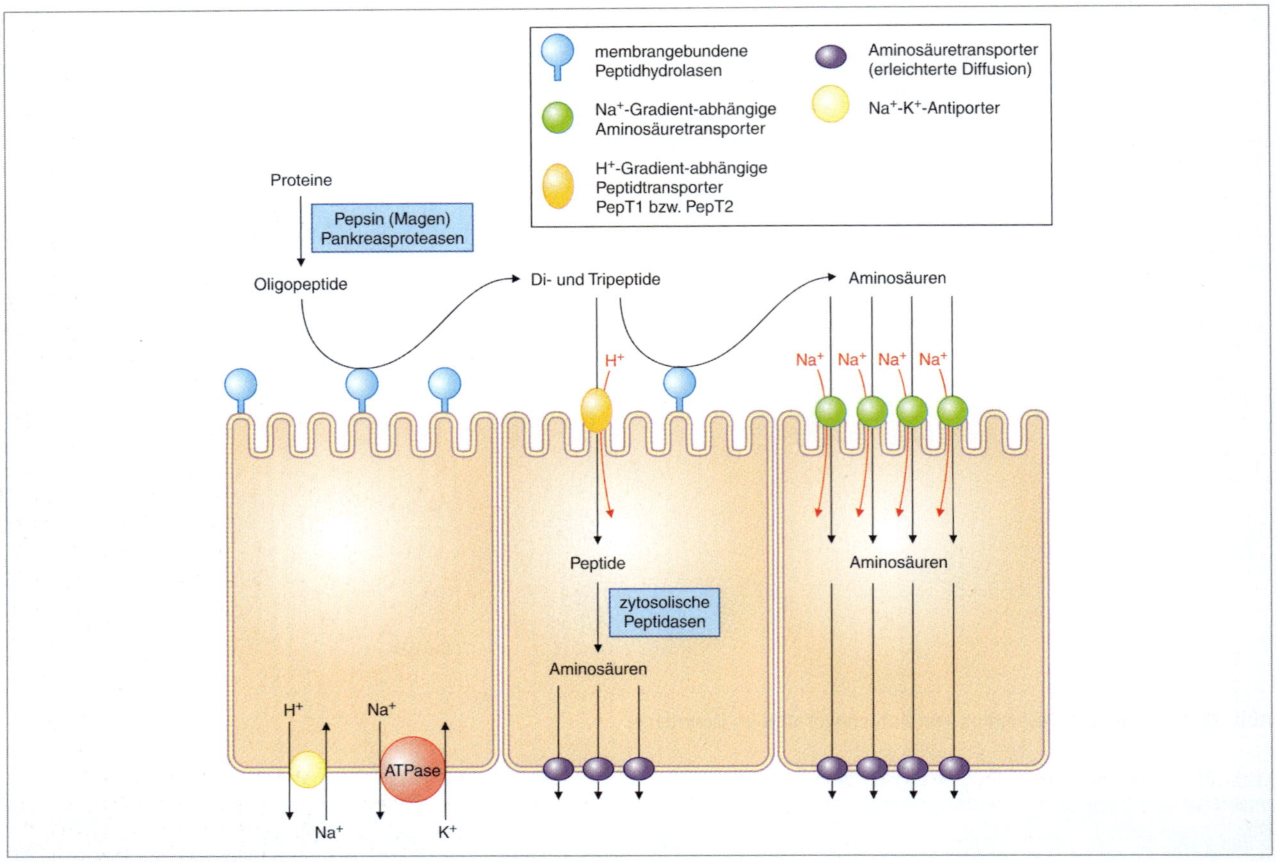

Abb. 28.10 Proteinspaltung und Resorption von Aminosäuren und Peptiden im Dünndarm.

dem bestehenden Aminosäuregradienten vermitteln. Über die Portalvene werden die Aminosäuren zur Leber transportiert.

MERKE

Proteine werden im Dünndarm von Endo- und Exopeptidasen gespalten. Aminosäuren, Di- und Tripeptide werden über spezifische Transporter zusammen mit Na^+ bzw. H^+ absorbiert. Die Energie hierfür liefert die Na^+-K^+-ATPase. Alle Spaltprodukte verlassen den Enterozyten als Aminosäuren über spezifische Transporter.

28.2.3 Lipide

Abbau

Nahrungsfett gelangt aus dem Magen in Form von grob verteilten Lipidtropfen in den Dünndarm. Es handelt sich überwiegend um Triacylglycerole, doch mit der Nahrung werden auch Phospholipide, Sterole sowie Glykolipide und Sphingolipide aufgenommen. Die pankreatische **Lipase**, von der es mehrere Isoenzyme gibt, spaltet die Lipide im Dünndarm. Hierzu benötigt sie die pankreatische **Colipase**, ein Protein, das der Lipase ermöglicht, an die Oberfläche des Lipidtropfens zu binden, obwohl die Gallensäuren als Detergenzien wirken.

Lipase hydrolysiert die Esterbindungen der Triacylglycerole zunächst in den Positionen 3 und dann 1, sodass es zur Bildung von **1,2-Diacylglycerolen** kommt, die weiter umgesetzt werden zu **2-Monoacylglycerolen**. Die pankreatische Phospholipase A spaltet in Gegenwart von Gallensäuren und Ca^{2+} die C2-Fettsäure von Phosphatidylcholin ab, wodurch **Lysophosphatidylcholin** (Lysolecithin) entsteht. Cholesterylester werden durch eine Esterase zu **Cholesterin und Fettsäuren** hydrolysiert. Da die gebildeten Produkte nicht wasserlöslich sind, werden sie zusammen mit konjugierten Gallensäuren in gemischte Mizellen eingebaut. In dieser Form erreichen die Spaltprodukte der Lipolyse die Membran der Enterozyten (➤ Abb. 28.11).

Klinik

Bei einer exkretorischen **Pankreasinsuffizienz**, z.B. bei chronischer Pankreatitis, ist die Produktion von Pankreasenzymen vermindert. Es kommt zur Maldigestion, die sich u.a. in Fettstühlen äußert. Leichte Formen werden diätetisch behandelt, bei schweren Formen ist die Einnahme von Enzympräparaten angezeigt, die Lipasen, Amylasen und Proteasen enthalten.

Zur Behandlung von **Adipositas** ist seit 1998 Orlistat zugelassen, ein unspezifischer Hemmer von gastrischen und pankreatischen Lipasen. Im Lumen von Magen und Dünndarm bindet Orlistat kovalent an Serin im aktiven Zentrum der Lipasen, die so inaktiviert werden. Dadurch werden etwa 30% der mit der Nahrung aufgenommenen Fette nicht resorbiert, sondern unverdaut ausgeschieden.

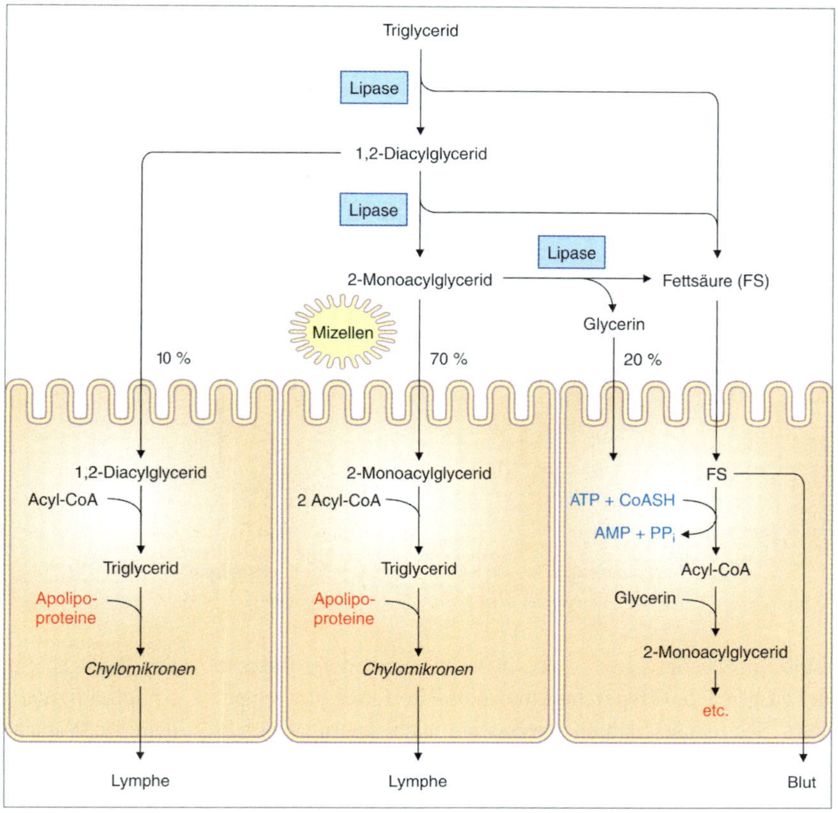

Abb. 28.11 Schema des Abbaus und der Resorption von Nahrungstriacylglycerolen im Dünndarm.

Resorption

Sobald die Mizellen die Membran der Enterozyten erreichen, werden 2-Monoacylglycerole, Fettsäuren, Cholesterin, Gallensäuren und weitere Komponenten resorbiert. Aufgrund ihrer Lipophilität können sie die Zytoplasmamembran passiv durchqueren. Die Diffusion wird durch Fettsäuretransportproteine (FATP) erleichtert. Der Übertritt der lipophilen Komponenten aus der Membran in das Zytoplasma wird durch Proteine erleichtert, die lipophile Substanzen binden. So findet man zytoplasmatische Proteine, sog. **Fatty-acid-binding-Proteine (FABP)**, die Fettsäuren binden. Diese Proteine dienen als intrazelluläre Vehikel, z.B. um Fettsäuren zu den Enzymen zu bringen, die sie aktivieren und wieder zu Triacylglycerolen verestern. Die Bildung von Triacylglycerolen läuft prinzipiell in gleicher Weise ab wie in der Leber und in den Adipozyten (➤ Kap. 7.3).

Mit der Nahrung werden täglich 200–500 mg **Cholesterin** zugeführt und fast ebenso viele pflanzliche Sterole, sog. **Phytosterole** wie Sitosterol oder Camposterol (➤ Abb. 28.12). An der Resorption der Sterole ist **NPC1L1 (Niemann-Pick type C 1 like protein 1)** beteiligt (➤ Abb. 28.13). Dieses wird durch Ezetimib gehemmt, was zur Therapie der Hypercholesterinämie eingesetzt wird. Nur ein Teil der von den Enterozyten resorbierten Sterole wird in den Körper aufgenommen. Die Phytosterole werden nahezu komplett und Cholesterin zu einem erheblichen Teil durch die heterodimeren **ABC-Transporter G5 und G8** (ABCG5 und ABCG8) in den Darm zurückgepumpt. Interessanterweise wird der ABCG5/ABCG8-Transporter auch in der Leber exprimiert, wo er die Sterole in die Galle pumpt. Das in den Enterozyten verbleibende Cholesterin gelangt in das endoplasmatische Retikulum und wird dort durch die membrangebundene **Acyl:Cholesterin-Acyltransferase (ACAT) 2** verestert. Zusammen mit neu gebildeten Triacylglycerolen, Phospholipiden und fettlöslichen Vitaminen werden die neu gebildeten Cholesterylester mithilfe des mikrosomalen Triglycerid-Transferproteins (MTP) in Chylomikronen (CM) verpackt, die dann über Vesikel in den Golgi-Apparat und schließlich in die Lymphe des Ductus thoracicus sezerniert werden (➤ Kap. 7).

Für die Verdauung von 100 g Fett werden 20 g Gallensäuren benötigt. Da der Gallensäurepool des Menschen nur 3–5 g umfasst, werden die Gallensäuren fünf- bis zehnfach über den enterohepatischen Kreislauf transportiert. Die intestinale Rückresorption ist so effektiv, dass nur 200–600 mg Gallensäuren pro Tag mit dem Stuhl ausgeschieden werden. Ein kleinerer Teil der Gallensäuren wird im oberen Dünndarm durch passive Diffusion resorbiert, ein größerer Teil durch den apikalen Na^+-abhängigen Gallensäuretransporter (ASBT, apical sodium-dependent bile salt transporter) in die Enterozyten des Ileums aufgenommen (➤ Abb. 28.13).

Klinik

Pflanzen synthetisieren statt des Cholesterins sog. Phytosterole (➤ Abb. 28.12). Diese kompetieren die Resorption von Cholesterin im Darm und senken so die Cholesterinkonzentration im Blut. Deswegen, und wegen ihrer guten Verträglichkeit, werden

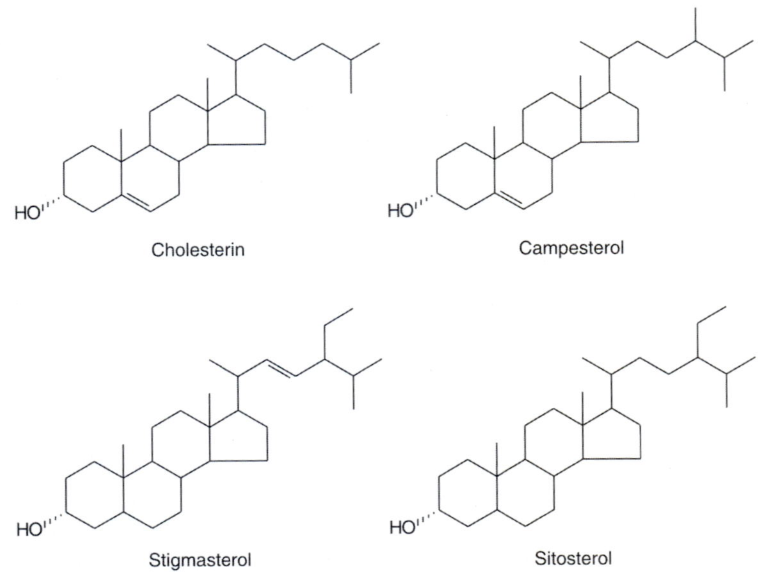

Abb. 28.12 Phytosterole.

Sitosterol oder Sitostanol schon seit vielen Jahren in der Therapie der ausgeprägten **Hypercholesterinämie** im Kindesalter eingesetzt. Seit einigen Jahren werden sie auch Nahrungsmitteln künstlich zugesetzt, z.B. Margarine oder Joghurt, um die Blutkonzentration des Cholesterins zu senken. Dieser therapeutische Ansatz setzt allerdings die normale Funktion von ABCG5 und ABCG8 voraus. Seltene Mutationen in beiden Allelen von ABCG5 oder ABCG8, die dessen Funktion ausschalten, führen zum Krankheitsbild der **Sitosterolämie**. Hier ist die Sekretion von pflanzlichen Sterolen und Cholesterin aus den Enterozyten zurück in den Darm gestört, und die Patienten entwickeln bereits im Kindesalter eine Hypercholesterinämie und durch Cholesterinakkumulation in Makrophagen der Haut bedingte Xanthome sowie eine frühzeitige Atherosklerose.

MERKE

Lipide werden zunächst emulgiert. Triglyceride werden von der Pankreaslipase unter Vermittlung der Colipase zu 2-Monoacylglyceriden und Fettsäuren gespalten. Aus Gallensäuren und Spaltprodukten werden Mizellen gebildet, die die Enterozyten erreichen. Die Aufnahme von Fettsäuren erfolgt durch erleichterte Diffusion, die von Cholesterin und Gallensäuren über spezifische Transporter. In der Mukosazelle werden alle lipidlöslichen Moleküle im endoplasmatischen Retikulum in Chylomikronen verpackt und in die Lymphe sezerniert.

28.2.4 Wasser und Elektrolyte

Pro Tag werden ca. 9 L Wasser in den Verdauungstrakt eingeleitet, und etwa das gleiche Volumen wird auch wieder resorbiert. Lediglich ein Volumen von ca. 100 ml wird mit den Fäzes ausgeschieden.

Etwa 90% des eingeströmten Wassers werden im **Jejunum** resorbiert. Die Wasserresorption ist dort an die Resorption von Elektrolyten, Kohlenhydraten und Aminosäuren gekoppelt. Der Na^+-gekoppelte Transport von Monosacchariden und Aminosäuren erzeugt einen starken **osmotischen Gradienten**, dem das Wasser auf parazellulärem Weg folgt. Im **Ileum und Kolon** hingegen wird Na^+ aktiv transportiert und so ein osmotischer Gradient aufgebaut, der Triebkraft für die Resorption des Wassers aus dem Darmlumen ist. Für diese Prozesse spielen zwei im Bürstensaum lokalisierte elektroneutrale **Antiporter** eine Rolle. Einer dieser beiden Austauscher nimmt Na^+ in die Zelle auf und setzt dafür H^+ in das Darmlumen frei, während der zweite Antiporter Cl^- in das Zytoplasma aufnimmt und dafür HCO_3^- abgibt. Alternativ kann die Na^+-Aufnahme über einen **Na^+-Kanal** in der apikalen Membran erfolgen, der durch das elektrische Potenzial getrieben wird. Wie in der Niere wird diese Art der Na^+-Resorption im Kolon durch **Aldosteron** stimuliert. Alle diese Prozesse werden letztlich durch die K^+-Na^+-ATPase getrieben, die einen elektrochemischen Na^+-Gradienten generiert (➤ Kap. 21). In allen Fällen führt die aktive Na^+-Resorption aus osmotischen Gründen zu einem parazellulären Wasserstrom.

K^+ und Cl^- werden im Dünndarm passiv auf parazellulärem Weg aufgenommen. Im Kolon kann Cl^- aktiv über den bereits erwähnten Cl^--HCO_3^--Austauscher transportiert werden. Während HCO_3^- in Duodenum, Pankreas, Ileum und Kolon sezerniert wird, unterliegt es im Jejunum einer Resorption. Dort wird Hydrogencarbonat durch die in der Bürstensaummembran lokalisierte Carboanhydrase in CO_2 überführt, das in das Zytosol der Enterozyten diffundiert. Dort entsteht unter Mitwirkung der intrazellulären Carboanhydrase wiederum HCO_3^-, das über den basolateralen Cl^--HCO_3^--Austauscher in das Interstitium transportiert wird.

MERKE

Wasser wird parazellulär, einem osmotischen Gradienten folgend, der durch aktive Na^+-Resorption entsteht, zu 90% im Jejunum und zu 10% im Dickdarm resorbiert.

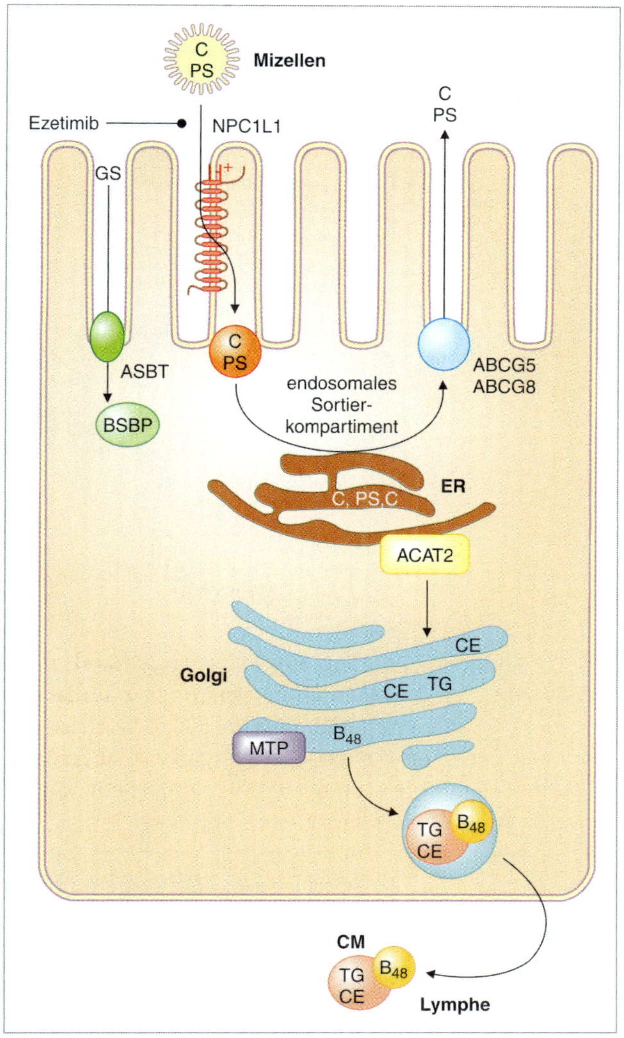

Abb. 28.13 Schema von Abbau und Resorption von Nahrungssterolen und Gallensäuren im Dünndarm.
ABCG5, ABCG8 = ATP-binding-cassette-Transporter G5 und G8, ACAT = Acyl:Cholesterin-Acyltransferase, ASBT = apikaler natriumabhängiger Gallensäuretransporter, B_{48} = Apolipoprotein B48, BSBP = Gallensäurebindungsprotein, C = Cholesterin, CE = Cholesterylester, CM = Chylomikronen, ER = endoplasmatisches Retikulum, GS = Gallensäuren, NPC1L1 = Niemann-Pick-Typ-1-ähnliches Protein 1, MTP = mikrosomales Triglycerid-Transferprotein, PS = Phytosterole, TG = Triacylglycerol.

28.3 Stoffwechsel der Mikronährstoffe

28.3.1 Vitamine

Vitamine teilt man in **wasserlösliche** (Vitamin B_1, B_2, B_6, B_{12}, Niacin, Folsäure, Vitamin C, Pantothensäure, Biotin) und in **fettlösliche Vitamine** (A, D, E, K) ein (➤ Tab. 28.8)

Die meisten Vitamine üben ihre Funktion als **Coenzyme** oder **prosthetische Gruppen von Enzymen** oder als **Liganden von Transkriptionsfaktoren** aus. Die als Coenzyme oder prosthetischen Gruppe aktiven Vitamine sind in ➤ Tab. 28.9 zusammengestellt und im Detail im ➤ Kap. 4 beschrieben.

Die **fettlöslichen** Vitamine werden im Darm mit den Fetten resorbiert, in der Mukosazelle in **Chylomikronen** verpackt (➤ Abb. 28.13) und mit diesen in die Lymphe abgegeben. Die Resorption **wasserlöslicher** Vitamine erfolgt mithilfe **spezifischer Transporter**. Pantothensäure und Biotin werden über einen natriumabhängigen Multivitamintransporter (SMVT) aufgenommen; Vitamin C über den natriumabhängigen Vitamin-C-Transporter (SVCT). Die Thiamin-, Biotin- und Folsäuretransporter gehören zur Familie der Solute carriers (SLC). Riboflavin wird über einen Ca^{2+}-Calmodulin-regulierten Carrier absorbiert. Vitamin B_{12} wird an den Intrinsic-Faktor gebunden (➤ Vitamin B_{12} und Cobalamin).

Vitamine werden als niedermolekulare Substanzen im Plasma nicht frei transportiert, sondern an bestimmte Binde- oder Transportproteine gebunden. Diese dienen nicht nur zum Transport, sondern auch zur Vermeidung von Vitaminverlust durch eventuelle glomeruläre Filtration in der Niere. In den Zellen des proximalen Tubulus befindet sich der **Cubilin-Megalin**-Rezeptorkomplex, der filtrierte Bindeproteine mit den Vitaminen über Endozytose rückresorbiert. Der Megalinrezeptor erkennt das retinolbindende Protein (RBP), das Vitamin-D-bindende Protein (DBP) und Transcobalamin II (TCII), das Vitamin B_{12} transportiert.

Fettlösliche Vitamine

Vitamin A

Vitamin A ist die Bezeichnung für Verbindungen, welche die gleiche biologische Aktivität wie *all-trans*-Retinol aufweisen. Hierzu gehören **Retinol**, **Retinal** und **Retinsäure**. Derivate dieser Verbindungen heißen Retinoide. Tierische Nahrungsprodukte enthalten Retinol in Form von Retinylestern, pflanzliche enthalten Carotinoide. **β-Carotin** ist das Provitamin A, es wird in den Darmzellen durch oxidative Spaltung (15,15'-Dioxygenase) in zwei Moleküle Retinal überführt. Retinal wird zum Retinol reduziert oder irreversibel zu Retinsäure oxidiert (➤ Abb. 28.14).

Metabolismus β-Carotin wird durch passive Diffusion resorbiert, Retinylester mit erleichterter Diffusion nach Esterhydrolyse durch unspezifische Lipasen im Darmlumen. In den Enterozyten wird Retinol mithilfe der Lecithin-Retinol-Acyltransferase (LRAT) oder der Acyl-CoA-Retinol-Acyltransferase (ARAT) wieder verestert und über Chylomikronen zur Leber transportiert. Nach Aufnahme wird es an der Membran freigesetzt, dann wieder verestert und in den sog. **Stern**- oder **Ito-Zellen** gespeichert. Bei Bedarf wird Retinol an das **retinolbindende Protein (RBP)** gekoppelt und an das Blut abgegeben. Um eine Ausscheidung über die Niere zu verhindern, wird der RBP-Retinolkomplex im Blut an **Transthyretin** assoziiert (RBP ist nur 21 kDa groß!). Wird trotzdem RBP-gebundenes Vitamin A filtriert, so erkennt der Cubilin-Megalin-Komplex das RBP und endozytiert es. RBP wird rezykliert oder in den Lysosomen abgebaut. Vitamin A kann wiederverwertet werden. Pe-

Tab. 28.8 Vitamine. Vorkommen und Funktion

Vitamine	Vorkommen	Mangelerkrankung	täglicher Bedarf [mg][1]	biologische Funktion	sensitiv gegen[1]
Vitamin A: Retinol, Retinal, Retinsäure	• Leber • Milch • Eier • Butter • in Gemüse als Provitamin A (Carotinoide)	• Nachtblindheit • Keratomalazie • Immunsuppression	0,8–1,0	• Sehvorgang • Morphogenese • Differenzierung und Funktion epithelialer Zellen	Hitze, Licht, O_2 (10%)*
Vitamin D: Cholecalciferol	• Leber(tran) • Milch • Eier	• Rachitis • Osteomalazie	0,005–0,01	• Regulation der Calciumhomöostase	O_2, Licht (10%)
Vitamin E: α-Tocopherol	• Pflanzen(keim)öle • Pflanzensamen • Nüsse	• Ataxie • Myopathie • Fertilitätsstörungen • hämolytische Anämie	12–15	• Stabilisierung von Membranen (?), sonst weitgehend unklar	(UV-)Licht, Wiedererhitzen (10%)
Vitamin K: Phyllochinon	• grüne Pflanzen • Darmbakterien	• hämorrhagische Diathese	0,06–0,08	• Carboxylierung von Glutamatresten in Proteinen	Licht (fast quantitativ)
Vitamin B_1: Thiamin	• ubiquitär	• Beriberi • periphere Neuropathien	mind. 1,0–1,3, bzw. 0,5/1000 kcal	• oxidative Decarboxylierung • Transketolase	Hitze, O_2 (30%)
Vitamin B_2: Riboflavin	• tierische Organe • Milch • Gemüse • Hefe	• Keratitis • Cheilitis • Glossitis • Stomatitis	mind. 1,2–1,5, bzw. 0,6/1000 kcal	• Elektronentransfer • Bestandteil von Flavoproteinen	Licht (20%)
Vitamin B_6: Pyridoxin	• tierische Organe • Getreide • Hefe	• Neuropathien • Dermatitis	1,2–1,5	• Aminosäurestoffwechsel	Hitze, Sonne (20%)
Vitamin B_{12}: Cobalamin	• nur in tierischer Nahrung, Darmbakterien	• megaloblastäre oder perniziöse Anämie • funikuläre Myelose	0,003	• Methylgruppenübertragung • Methylmalonyl-CoA-Mutase-Reaktion	(12%)
Folsäure	• grünes Gemüse • Hefe • Leber • Darmbakterien	• megaloblastäre Anämie • Spina bifida bei Neugeborenen	0,4[2]	• Übertragung von C1-Gruppen	Licht, Hitze (50–70%)
Niacin	• Getreide • Leber • Fleisch • Eier • Milchprodukte	• Pellagra • Dermatitis • Diarrhö • Demenz	13–17	• Bestandteil von NAD(P)H • Elektronentransport • posttranslationale Proteinmodifikation	(< 10%)
Pantothensäure	• ubiquitär	• uncharakteristische Symptome • Müdigkeit • Burning feet syndrome	6	• Bestandteil von Coenzym A	Hitze (30%)
Biotin	• Leber • Niere • Eigelb • Hefe • Soja • Nüsse • Darmbakterien	• Dermatitis • Alopezie • nervöse Störungen	0,03–0,06	• Carboxylierungsreaktionen	keine Angaben

Tab. 28.8 Vitamine. Vorkommen und Funktion (Forts.)

Vitamine	Vorkommen	Mangelerkrankung	täglicherBedarf [mg][1)]	biologische Funktion	sensitiv gegen[1)]
Vitamin C: Ascorbinsäure	• Zitrusfrüchte • Zwiebeln • Kartoffeln	• Skorbut • Zahnfleischentzündung • Blutungen	100[3)]	• Aufrechterhaltung des Fe^{2+}-Status in (Kollagen-, Steroid-, Dopamin-)Hydroxylasen • Peptidyl-α-Amidierung	O_2, Metallionen (30%)

1) Quelle: DACH. Referenzwerte für die Nährstoffzufuhr, 1. Aufl. Frankfurt: Umschau/Braus, 2000. Angaben für Erwachsene. Die niedrige Menge trifft für Frauen, die höhere für Männer zu
2) Für Frauen mit Kinderwunsch werden 600 μg/Tag empfohlen
3) Für Raucher wird ein Zuschlag von 50% empfohlen (150 mg)
* Werte in Klammern geben den Verlust bei schonender landesüblicher Zubereitung an

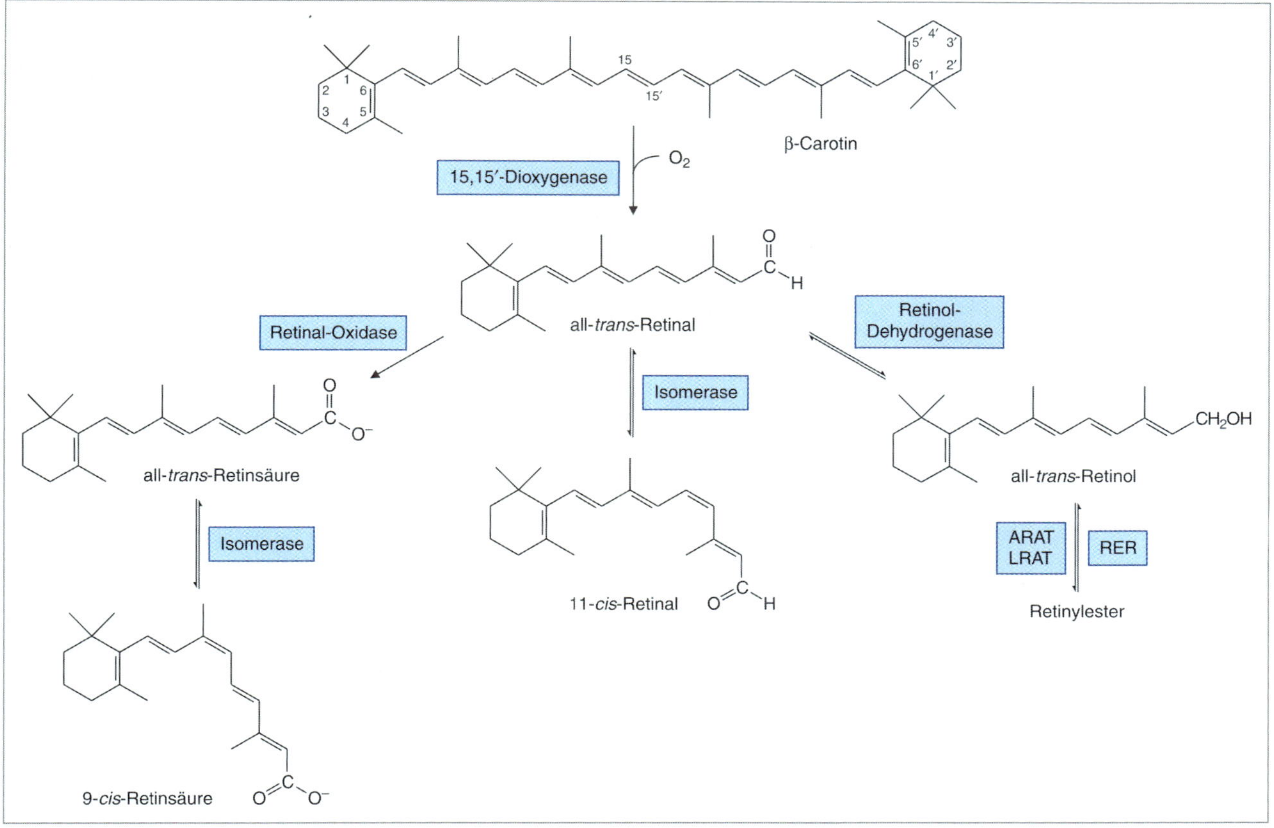

Abb. 28.14 Metabolismus von Vitamin A. REH = Retinylesterase, ARAT = Acyl-CoA-Retinol-Acyltransferase, LRAT = Lecithin-Retinol-Acyltransferase.

riphere Zielzellen haben einen Rezeptor, der RBP erkennt und RBP-gebundenes Retinol aufnimmt. Für den intrazellulären Transport werden die verschiedenen Formen an die entsprechenden zellulären **retinol-**, **retinal-** und **retinsäurebindenden Proteine** (**CRBP**, **CRALBP** bzw. **CRABP**) gebunden.

Funktionen Die individuellen Formen von Vitamin A haben unterschiedliche Funktionen. **Retinol** dient in Form von **Retinylestern** als **Speicherform**, **Retinal** ist unerlässlich für den **Sehvorgang** (➤ Kap. 29.5.1), was das klassische Symptom der Vitamin-A-Mangelkrankheit erklärt, die Nachtblindheit. **Retinsäure** wird mithilfe des CRABPII (cellular retinoic acid binding protein II) in den Zellkern transloziert und reguliert Genaktivitäten durch Bindung an **Retinsäurerezeptoren**, die zur Transkriptionsfaktorfamilie der nucleären Rezeptoren gehören (➤ Kap. 2.2.4). Der **Retinsäurerezeptor (RAR,** retinoid acic receptor) hat drei Isoformen (α-, β-, γ-) und wird durch *all-trans-* oder 9-*cis*-Retinsäure aktiviert. RAR bildet mit einem zusätzlichen Rezeptor ein Heterodimer, den **RXR** (retinoic acid X-receptor). RXR bindet nur 9-*cis*-Retinsäure und ist auch **obligatorischer Heterodimerisierungspartner** anderer nucleärer Rezeptoren, z.B. des Schilddrüsenhormonrezeptors (TR), des Vitamin-D-Rezeptors (VDR) und der Peroxisome prolife-

Tab. 28.9 Vitamine als Coenzyme

Vitamin	Coenzym	Funktion
Phyllochinon, K	Hydrochinonform	• γ-Carboxylierung von Proteinen
Thiamin, B_1	Thiaminpyrophosphat	• oxidative Decarboxylierung • Transketolase • Verzweigtketten-α-Ketosäure-Dehydrogenase
Riboflavin, B_2	FMN, FAD	• Elektronentransfer
Pyridoxin, B_6	Pyridoxalphosphat	• Aminosäurestoffwechsel
Cobalamin, B_{12}	Methyl- oder 5'-Desoxyadenosylcobalamin	• Methylgruppentransfer • Mutasereaktion
Folsäure	Tetrahydrofolsäure	• C1-Gruppen-Übertragung
Niacin	NAD(P)H	• Elektronentransfer
Pantothensäure	Coenzym 1	• Acylgruppentransfer
Biotin	Biotin	• Carboxylgruppentransfer
Ascorbat, Vitamin C		• Hydroxylierungsreaktionen • Redoxregulation

rator-activated receptors (PPAR; ➤ Kap. 12.4). Zu den über 500 direkt oder indirekt von Retinsäure regulierten Genen gehören Homeoboxgene, die für Wachstum und Differenzierung und damit für Reproduktion, Embryogenese und Morphogenese wichtig sind.

Da Vitamin A in der Leber gespeichert wird, tritt ein Vitamin-A-Mangel bei gesunden, normal ernährten Menschen nur selten auf. Überdosierung während der Schwangerschaft kann Fehlbildungen beim Fetus verursachen.

Vitamin D

Zu Vitamin D gehören die Calciferole **Ergocalciferol** (Vitamin D_2) und **Cholecalciferol** (Vitamin D_3; ➤ Abb. 28.15).

Metabolismus Vitamin D_2 und D_3 entstehen in der Haut aus den **Provitaminen Ergosterol** bzw. **7-Dehydrocholesterin.** Die Spaltung des Ringes B im Sterangerüst wird durch **UV-Strahlung** des Sonnenlichts katalysiert. Da hierdurch eine Eigensynthese bedingt möglich ist, ist Vitamin D kein Vitamin im strengen Sinne, es hat eher die Eigenschaft eines Hormons. Biologisch **aktives** Vitamin D_3 ist **1,25-Dihydroxycholecalciferol** [$1,25(OH)_2D_3$, Calcitriol]. Es entsteht aus Cholecalciferol durch 25-Hydroxylierung zu 25-Hydroxycholecalciferol in der Leber und anschließende 1-Hydroxylierung durch die mitochondriale 25-Hydroxycholecalciferol-1α-Hydroxylase in der Niere. $25(OH)D_3$ wird im Plasma mit dem Vitamin-D-bindenden Protein (DBP) transportiert. Die Aufnahme in die Niere

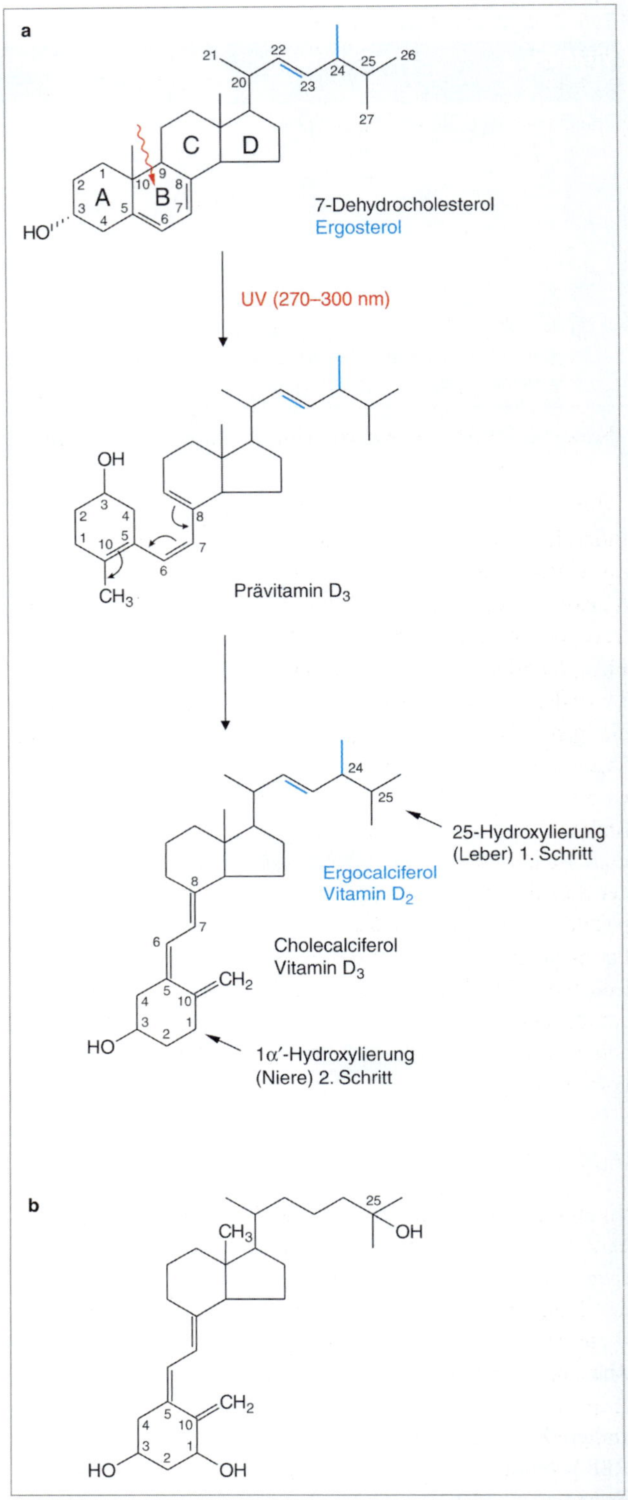

Abb. 28.15 Synthese von Vitamin D_3 (a) und Struktur von 1,25-Dihydroxycholecalciferol (b).

erfolgt durch den Cubilin-Megalin-Komplex, der gleichzeitig den Verlust von Vitamin D verhindert.

Funktionen Vitamin D reguliert zusammen mit Parathormon und Thyreocalcitonin die Calciumhomöostase. Hauptzielorgane von Vitamin D sind **Darm, Niere und Knochen.**

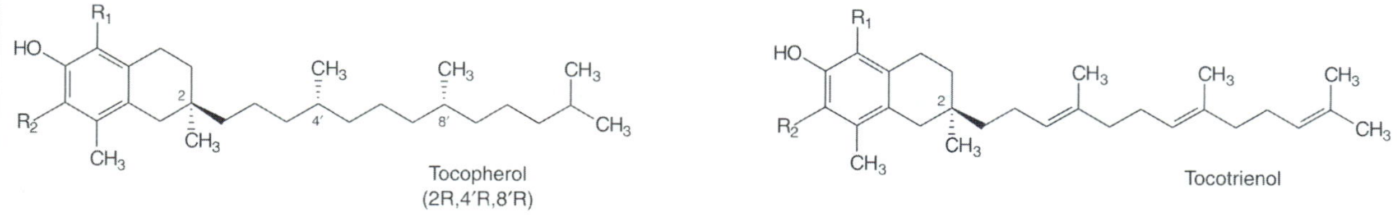

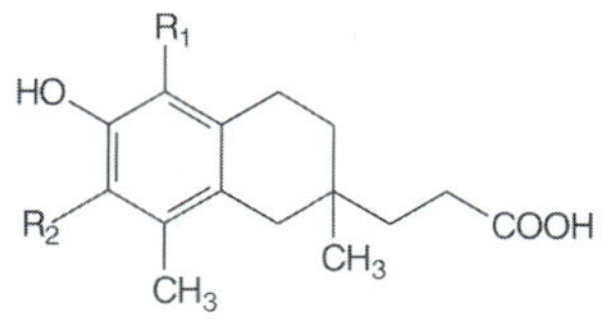

	R_1	R_2	
α-Toco-	CH_3	CH_3	pherol/-trienol
β-Toco-	CH_3	H	pherol/-trienol
γ-Toco-	H	CH_3	pherol/-trienol
δ-Toco-	H	H	pherol/-trienol

Abb. 28.16 Strukturformeln von Vitamin E und seines Metaboliten CEHC (Carboxyethylhydroxychroman).

Im Darm fördert Vitamin D die **Calciumresorption** durch Induktion von Calbindin, einem calciumbindenden Protein mit einem Molekulargewicht von 9 kDa, und einer Calcium-ATPase, die Ca^{2+} auf der basolateralen Seite in die Zirkulation transportiert. In der Niere fördert Vitamin D die **Calcium- und Phosphatrückresorption**. Es hemmt die Transkription der 1α-Hydroxylase, reguliert also seine eigene Synthese. Durch die gleichzeitige Aktivierung der 24-Hydroxylase entsteht 24,25-Dihydroxycholecalciferol, das ausgeschieden wird. So wird eine Überproduktion von aktivem Vitamin D_3 verhindert. Im Knochen induziert Vitamin D die Synthese von Osteocalcin und Osteopontin, die am Aufbau der Knochenmatrix und an der Kalzifizierung beteiligt sind. In Osteoblasten wird bei Hypokalzämie die Demineralisierung des Knochens stimuliert. Bei normalen Calciumkonzentrationen im Plasma überwiegt jedoch der Effekt von Vitamin D auf den Knochenaufbau. Alle genregulatorischen Effekte von Vitamin D werden durch seinen spezifischen nucleären Rezeptor vermittelt, den Vitamin-D-Rezeptor (VDR).

Vitamin E

Vitamin E ist ein Sammelbegriff für **vier Tocopherole** (α, β, γ und δ) und **vier Tocotrienole** (α, β, γ und δ). Alle bestehen aus einem in 6-Stellung hydroxylierten Chromanring, der in Position 2 mit einer aliphatischen Seitenkette (C16) verknüpft ist. Diese ist in Tocopherolen gesättigt, in Tocotrienolen hat sie drei Doppelbindungen. Die Anzahl und Stellung der Methylgruppen am Chromanring bestimmen die Zugehörigkeit zu den α-, β-, γ- und δ-Formen (➤ Abb. 28.16).

Metabolismus Alle Formen von Vitamin E werden analog zu anderen fettlöslichen Vitaminen absorbiert. In der **Leber** wird durch das α-Tocopherol-Transferprotein (α-TTP) speziell α-Tocopherol aussortiert, für den Einbau in **VLDL** (➤ Kap. 18) bereitgestellt und mit diesen wieder in das **Plasma** sezerniert. Die Affinität von α-TTP zu Nicht-α-Tocopherolen und Tocotrienolen ist vergleichsweise niedrig, was die Präferenz des menschlichen und tierischen Organismus für α-Tocopherol entscheidend mitbestimmt. Tocopherole und Tocotrienole werden durch **Abbau der Seitenkette** metabolisiert. Der initiale Schritt der Seitenkettenverkürzung ist eine ω-Hydroxylierung, der fünf β-Oxidationsschritte folgen. Endprodukte sind die entsprechend methylierten Carboxyethylhydroxychromane (CEHC; ➤ Abb. 28.16), die glucuronidiert oder sulfatiert im Urin ausgeschieden werden. Dieser Weg ist für alle Formen von Vitamin E gleich, aber für α-Tocopherol weniger ausgeprägt als für die anderen Formen. Auch dies erklärt die Präferenz für α-Tocopherol.

Funktionen Vitamin-E-Mangel führt zu Störungen in der **neuromuskulären Signalübertragung** und der Reproduktion, sodass ihm eine Funktion bei diesen Prozessen zukommen muss. Aufgrund seiner antioxidativen Eigenschaften in vitro wird es als wichtiges **lipophiles Antioxidans** bezeichnet. Ob dies auch in vivo zutrifft, ist nicht gesichert. In den letzten Jahren wurden zahlreiche Effekte von α-Tocopherol auf den zellulären Signaltransfer beschrieben. Auch häuft sich die Anzahl der Gene, die durch α-Tocopherol reguliert werden. Ein Rezeptor wie für die Vitamine A und D wurde bisher aber nicht gefunden. Somit bleibt die genaue physiologische Funktion von Vitamin E erstaunlicherweise unklar.

Klinik

Ein nahrungsbedingter Vitamin-E-Mangel tritt beim Menschen praktisch nicht auf. Bei gestörter Fettresorption kann es allerdings dazu kommen. Ein Defekt im Gen für α-TTP führt zu extrem niedrigen Vitamin-E-Konzentrationen im Plasma und zur Entwicklung schwerer neurologischer Störungen. Symptome sind progressive periphere Neuropathien, die in typischen **Ataxien**, Tremor, Muskelschwäche und geistiger Retardierung sowie manchmal auch Retinitis pigmentosa resultieren, einer zur Erblindung führenden Netzhauterkrankung.

Vitamin K

Zu Vitamin K gehören antihämorrhagisch wirksame Derivate des Phyllochinons und das synthetische 2-Methyl-1,4-Naph-

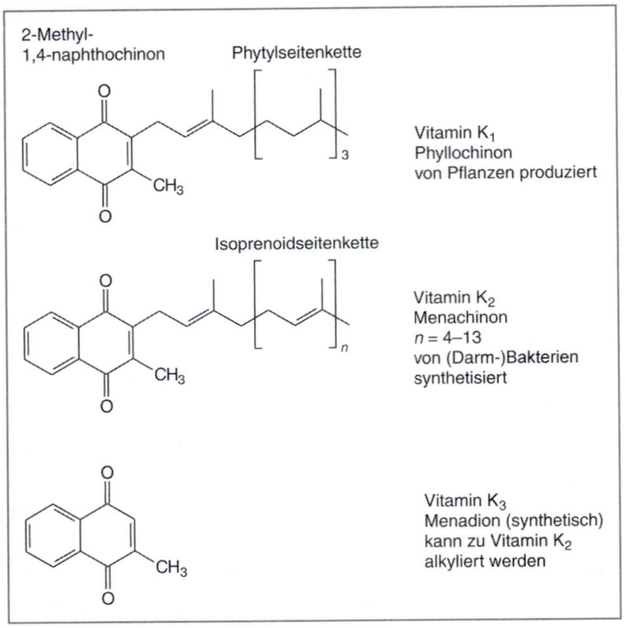

Abb. 28.17 Strukturformeln von Vitamin K.

thochinon (Menadion). Vitamin K_1 (Phyllochinon) trägt eine Phytylseitenkette, Vitamin K_2 (Menachinon) eine Seitenkette mit 4–13 Isopreneinheiten. Vitamin K_3 (Menadion) ist ein synthetisches Produkt (➤ Abb. 28.17).

Vitamin K ist Cofaktor für die γ-Carboxylierung von Glutamylresten in Proteinen durch die γ-Carboxylase an der Membran des endoplasmatischen Retikulums (➤ Kap. 4). γ-carboxylierte Proteine nennt man **Gla-Proteine**. Die wichtigsten sind die **Gerinnungsfaktoren** II (Prothrombin), VII, IX, X und die Proteine C, S und Z. Ein weiteres Gla-Protein ist Osteocalcin, das in Osteoblasten und Odontoblasten synthetisiert wird und das häufigste Nichtkollagenprotein im Knochen darstellt (➤ Kap. 4). γ-carboxyliertes Osteocalcin im Serum wird heute als Maß für die Vitamin-K-Versorgung herangezogen.

MERKE

Die fettlöslichen Vitamine A, D, E und K werden von Enterozyten mit den Nahrungsfetten resorbiert und mit den Chylomikronen in die Lymphe sezerniert. **Vitamin A** wird als Retinylester in der Leber gespeichert, ist als Retinal essenziell für die Bildung von Rhodopsin und damit den Sehvorgang und steuert als Retinsäure die Aktivitäten vieler Gene. **Vitamin D** kann auch durch Sonneneinstrahlung aus 7-Dehydrocholesterin gebildet werden und reguliert als Ligand eines Transkriptionsfaktors die Calciumhomöostase sowie die Differenzierung und das Wachstum von Zellen. α-Tocopherol ist die physiologisch aktive Form des **Vitamin E**. Es ist wichtig für die Aufrechterhaltung neuromuskulärer Funktionen und der Fertilität, die zugrunde liegenden molekularen Mechanismen sind nicht im Detail geklärt. **Vitamin K** ist an der γ-Carboxylierung von Proteinen des Blutgerinnungssystems und von Osteocalcin im Knochen beteiligt.

Wasserlösliche Vitamine

Vitamin B_1, Thiamin

Vitamin B_1 (Thiamin, Aneurin) besteht aus einem **Thiazol** und einem **Pyrimidinring**, die über eine Methylenbrücke verbunden sind (➤ Kap. 4). Thiamin ist als Thiaminpyrophosphat **Coenzym** für oxidative **Carboxylierungen** (Pyruvat-Dehydrogenase, α-Ketoglutarat-Dehydrogenase). Es ist Coenzym der Transketolase (Übertragung von C_2-Einheiten im Pentosephosphatzyklus) und der Verzweigtketten-α-Ketosäure-Dehydrogenase (➤ Kap. 4.3).

Klinik

Die klassische Thiaminmangelkrankheit **Beriberi** ist durch Polyneuritiden, Parästhesien, Muskelatrophie und Herzinsuffizienz gekennzeichnet. Bei Alkoholikern im fortgeschrittenen Suchtstadium, die ihren Energiebedarf über Ethanol decken und kaum noch normale Nahrung zu sich nehmen, führt Thiaminmangel zum **Wernicke-Korsakow-Syndrom** mit der akuten Symptomatik Ataxie, Augenmotilitätsstörung, Opisthotonus, Sopor und schließlich Koma. Unbehandelt geht die Krankheit in das **Korsakow-Syndrom** mit schweren mentalen Defekten, Desorientiertheit und Gedächtnisverlust über. Als mögliche Ursache wird auch ein genetischer Defekt in der Transketolase diskutiert, der eine verminderte Affinität zum Thiaminpyrophosphat verursacht.

Vitamin B_2, Riboflavin

Riboflavin ist ein substituierter Isoalloxazinring, der mit einem Ribitol verbunden ist (➤ Kap. 4). Im Organismus entsteht aus Riboflavin zunächst **Riboflavin-5-Phosphat** (Flavinmononucleotid, FMN), das durch Anlagerung von AMP zum **Flavin-Adenin-Dinucleotid** (FAD) wird. FMN und FAD sind Coenzyme, sie können mit Proteinen assoziiert oder kovalent an diese gebunden sein. Letztere werden als **Flavoenzyme** bezeichnet. Der Isoalloxazinring fungiert als Redoxsystem. So sind Flavoenzyme an zahlreichen **Oxidations- und Reduktionsreaktionen** beteiligt. Flavoproteine katalysieren oxidative Desaminierungen (Aminosäureoxidasen), die β-Oxidation von Fettsäuren (Acyl-CoA-Dehydrogenase) und Transhydrogenierungen (Succinat-Dehydrogenase, Dihydroliponsäure-Dehydrogenase) oder sind wie die Glutathion-Reduktase und die Thioredoxin-Reduktase für den Redoxstatus zellulärer Thiole mitverantwortlich. Außerdem sind sie Bestandteile der Komplexe I und II der Atmungskette.

Vitamin B_6, Pyridoxin

Vitamin B_6 umfasst Pyridoxin, Pyridoxal und Pyridoxamin und deren Phosphorylierungsprodukte. Die biologisch aktive Form ist **Pyridoxalphosphat**, das nach Resorption von Pyridoxol und Pyridoxal in den Geweben durch die ATP-abhängige Pyridoxal-Kinase entsteht. Pyridoxalphosphat ist ein wichtiges Coenzym des **Aminosäurestoffwechsels** (➤ Kap. 4.3.4) und ist beteiligt an:

- **Transaminierungen** (Aminosäuretransferasen)
- **Decarboxylierungen** (Synthese biogener Amine, Neurotransmitter wie Catecholamine, Serotonin, Histamin und γ-Aminobuttersäure)
- **Eliminierungen** (Serinhydroxymethyl-Transferase, Threonin-Aldolase, Kynureninase beim Abbau von Tryptophan).

Weitere B_6-abhängige Reaktionen sind die Bildung von **Cystathionin** bei der Transsulfurierung von Methionin zum Cystein, die phosphorolytische Spaltung von **Glykogen**, die Synthese von Sphinganin, der erste Schritt in der **Sphingolipidsynthese,** und die Synthese der **δ-Aminolävulinsäure** (erster Schritt der Häm-Biosynthese).

Vitamin B_{12} und Cobalamin

Vitamin B_{12} enthält **Corrin** als Grundgerüst, das sich von Porphyrin durch das Fehlen einer Methingruppe und in der Anzahl der Doppelbindungen unterscheidet. Das zentrale, komplex gebundene **Cobalt** ist über die Stickstoffatome der vier Pyrrolringe koordiniert. Die fünfte Koordinationsstelle ist mit 5,6-Dimethyl-Benzimidazol-Ribonucleotid besetzt, das über eine Aminoisopropanolgruppe an eine Seitenkette des Ringes 4 gebunden ist. An die sechste Koordinationsstelle bindet kovalent eine Methylgruppe (Methylcobalamin) oder eine 5-Desoxyadenosin-Gruppe (5-Desoxyadenosylcobalamin). Dies ist das einzige bekannte Beispiel einer kovalenten Kohlenstoff-Metall-Verbindung in der Biologie. Weitere Liganden der sechsten Koordinationsstelle sind OH^- (Hydroxy-), CN^- (Cyano-) oder H_2O (Aquacobalamin). Co hat im **Cobalamin** die Oxidationsstufe III, die je nach katalysierter Reaktion in II und I übergehen kann (➤ Abb. 28.18).

Absorption und Verteilung Cobalamin wird über **cobalaminbindende Proteine** absorbiert und transportiert, die von membranständigen Rezeptoren erkannt werden (➤ Abb. 28.19). Im Speichel bindet **Haptocorrin** freies Cobalamin. Proteingebundenes Cobalamin wird im Magen und Duodenum proteolytisch freigesetzt und an den von den Parietalzellen der Magenschleimhaut (➤ Kap. 28.1.1) gebildeten **Intrinsic-Faktor (IF)** gebunden. Enterozyten des distalen Ileums endozytieren den Cobalamin-IF-Komplex über den **Cubilin-Amnionless**-Rezeptorkomplex, der den IF erkennt. Der IF wird in den Lysosomen abgebaut und freigesetztes Cobalamin an **Transcobalamin II (TCII)** gebunden und in das Blut transportiert. Ein Verlust von Vitamin B_{12} durch Filtration über die Niere wird durch Rückresorption über den **Cubilin-Megalin**-Rezeptorkomplex verhindert, der TCII erkennt. Der Abbau von TCII erfolgt wieder in den Lysosomen. Auch periphere Zellen erkennen TCII und endozytieren dieses zusammen mit Cobalamin

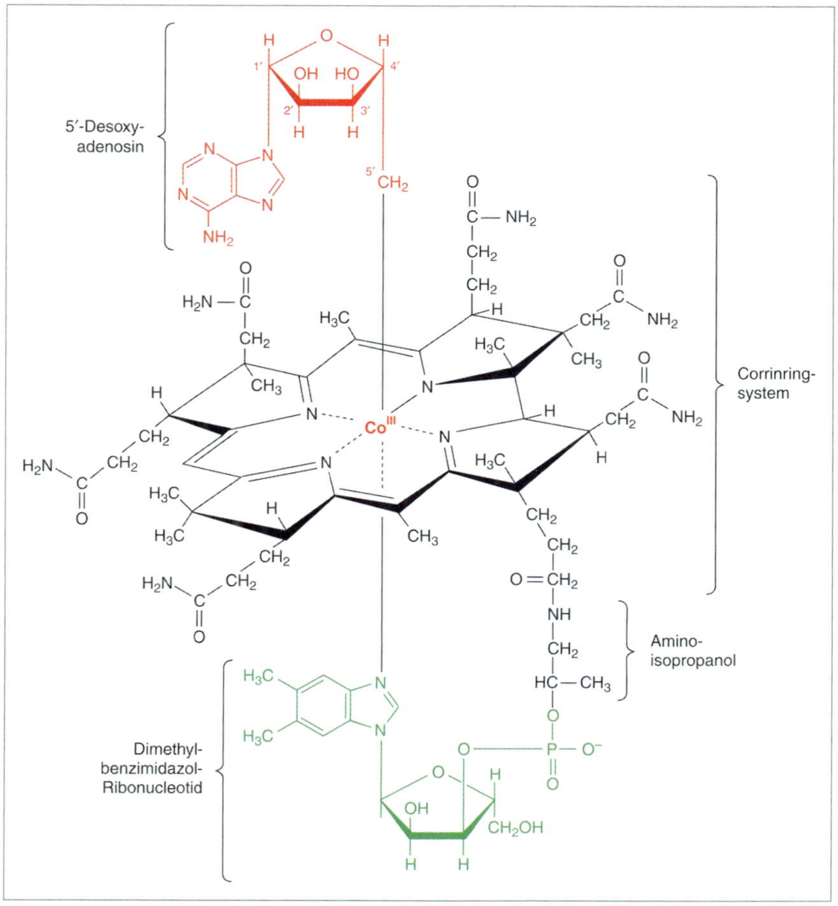

Abb. 28.18 Struktur des Vitamins B_{12}.

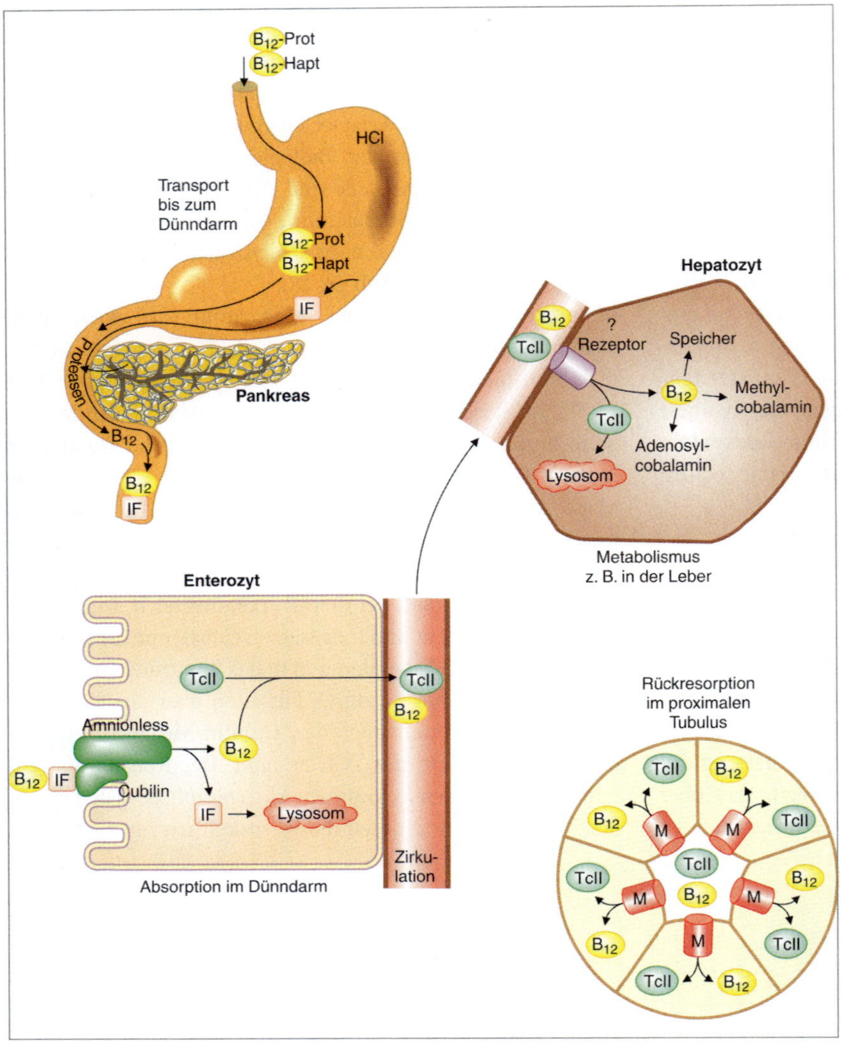

Abb. 28.19 Absorption und Verteilung von Vitamin B_{12}. Beteiligte Cobalamin-Bindeproteine und -Rezeptorkomplexe. Hapt = Haptocorrin, IF = Intrinsic-Faktor, TCII = Transcobalamin II, M = Cubilin-Megalin-Rezeptorkomplex.

28

über spezifische Rezeptoren noch unbekannter Natur. Cobalamin wird im Zytosol in Methylcobalamin oder in den Mitochondrien in 5-Desoxyadenosylcobalamin umgewandelt.

Funktionen Bei Säugern gibt es nur zwei B_{12}-abhängige Reaktionen. Die **Methylmalonyl-CoA-Mutase** isomerisiert Methylmalonyl-CoA zu Succinyl-CoA mithilfe von 5-Desoxyadenosylcobalamin, das als Radikalgenerator fungiert (➤ Abb. 28.20). Die **Homocystein-Methyl-Transferase** benötigt Methylcobalamin für die Methylierung von Homocystein zu Methionin. Methylgruppenüberträger ist 5-Methyl-Tetrahydrofolsäure. In der Reaktion wird gleichzeitig Tetrahydrofolsäure regeneriert, auf die dann wieder C1-Liganden übertragen werden können. Somit ist diese Reaktion auch für Funktionen der Folsäure, wie z.B. in der Nucleinsäurebiosynthese und in der Bildung von Phospholipiden, essenziell (➤ unten).

Klinik

Da Vitamin B_{12} über Jahre gespeichert werden kann, entsteht ein Cobalaminmangel langsam als Folge von lang andauernder, streng vegetarischer Ernährung (Veganer), Malabsorption oder einem Mangel an Intrinsic-Faktor. Es entwickeln sich eine hyperchrome makrozytäre Anämie, eine **funikuläre Myelose** mit ataktischen, spastischen Störungen und/oder Polyneuropathien im peripheren Nervensystem. Die Symptome sind durch eine Störung des Folsäuremetabolismus mit nachfolgenden Störungen der Cholin- und damit Phospholipidbiosynthese durch das Fehlen von Methionin sowie der Nucleinsäurebiosynthese zu erklären. Bester Indikator für einen Cobalaminmangel ist die vermehrte Ausscheidung von Methylmalonsäure mit dem Urin.

Folsäure, Pteroylpolyglutamat

Folsäure (Pteroylpolyglutamat) ist aus einem **Pteridinkern**, *p*-**Aminobenzoesäure** und bis zu sieben **Glutamatresten** aufgebaut (➤ Abb. 28.21). Nach Resorption werden alle Glutamatreste bis auf einen abgespalten, da nur Monoglutamat verwertet wird.

Die biologisch aktive Form der Folsäure ist **Tetrahydrofolsäure** (FH_4). Sie wird NADPH-abhängig über die Folat- bzw. die Dihydrofolat-Reduktase gebildet. FH_4 ist **Coenzym** für die Übertragung von C1-Bruchstücken unterschiedlicher Oxidationsstufen (Methyl-, Formyl-, Formiat- und Hydroxymethylreste), die

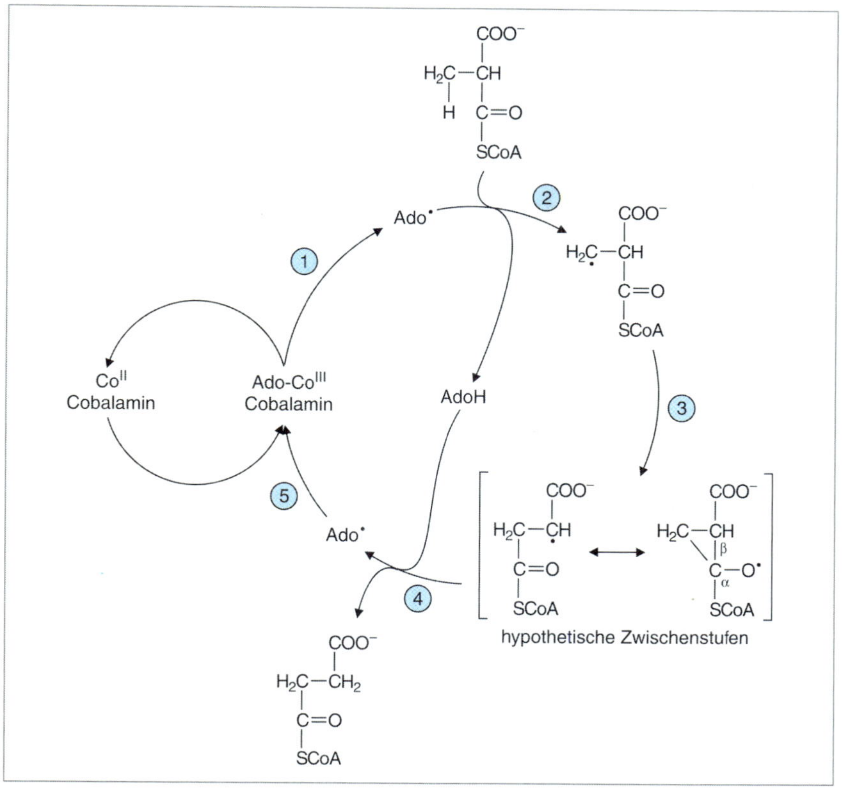

Abb. 28.20 Methylmalonyl-CoA-Mutase-Reaktion. Die Isomerisierung startet mit einer homolytischen Spaltung des Desoxyadenosyl-(Ado-)Rests vom Co^{III}. Hierdurch entstehen Co^{II} und ein Ado-Radikal (1). Das Radikal abstrahiert ein H-Atom von der Methylgruppe des Methylmalonyl-CoA (2). Das neue Radikal greift zunächst das C-Atom der Thioestergruppe an, es entsteht ein intermediäres Radikal am Sauerstoff der Thioestergruppe. Danach löst sich die Bindung zwischen dem α- und β-C-Atom des Malonylrests, und es entsteht das Succinylgerüst (3). Anschließend wird wieder das Ado-Radikal gebildet (4), das mit dem Co^{II} reagiert und Co^{III}-Ado regeneriert (5).

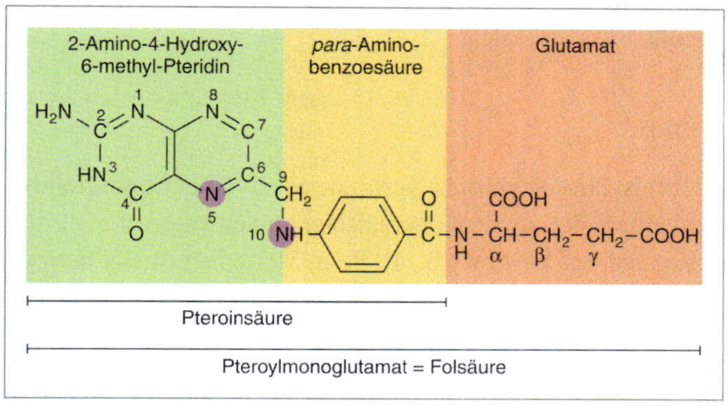

Abb. 28.21 Struktur von Folsäure. Die C1-übertragenden Stickstoffe N^5 und N^{10} sind markiert.

kovalent über N^5 und/oder N^{10} an FH_4 gebunden sind. Die C1-Bruchstücke sind durch Redoxreaktionen ineinander überführbar (➤ Abb. 28.22). Die Reaktion von N^5,N^{10}-Methylen-FH_4 zu N^5-Methyl-FH_4 ist **irreversibel**. Die Methyl-FH_4-Reduktase, die diese Reaktion katalysiert, wird von *S*-Adenosylmethionin durch einen Feedback-Mechanismus gehemmt. Die Übertragung eines Methylrests von N^5-Methyl-FH_4 auf Homocystein, bei der Methionin entsteht und FH_4 regeneriert wird, ist Vitamin-B_{12}-abhängig. Somit kann es bei einem B_{12}-Mangel auch zum Folsäuremangel kommen, da sich die Folsäure als N^5-Methyl-FH_4 anhäuft **(Methylfalle)**. Hauptlieferanten für N^5,N^{10}-Methylen-FH_4 sind Serin und Glycin. Beim Histidinabbau fällt N^5-Formyl-FH_4 an. C1-verbrauchende Reaktionen sind die Synthese der Purinbasen (N^{10}-Formyl-FH_4) und von Thymidinmonophosphat (N^5,N^{10}-Methylen-FH_4) für die DNA- und RNA-Synthese.

Schon gewusst

Die antibakterielle Wirkung von Sulfonamiden beruht auf der kompetitiven Hemmung der Verknüpfung des Pteridinringes mit *p*-Aminobenzoesäure in Bakterien. Sind Sulfonamide einmal eingebaut, kann keine Reaktion mit Glutamatresten stattfinden.

Klinik

Ein durch Ernährung oder Medikamente (Malabsorption oder Folsäureantagonisten wie z.B. Methotrexat) bedingter Folsäuremangel verursacht wie Vitamin-B_{12}-Mangel eine megaloblastäre Anämie. Die Störung der Erythrozytenreifung ist ein Ergebnis der beeinträchtigten DNA-Synthese und damit der Zellteilung. Mütterlicher Folsäuremangel ist ein Risikofaktor für die **Spina bifida** („offener Rücken"), eine embryonale Entwicklungsstörung, bei der sich das Neuralrohr nur ungenügend schließt und somit eine angeborene Querschnittslähmung verursacht. Mit ein bis zwei Fällen pro 1000 Geburten gehört die Spina bifida zu den häufigsten Geburtsfehlern überhaupt. Sie wäre durch ausreichende Folsäureaufnahme der Mutter vermeidbar, weswegen in manchen Ländern wie den USA häufig konsumierte Lebensmittel, z.B. Mehl und Cerealien, mit Folsäure angereichert werden.

Niacin

Der Begriff Niacin umfasst **Nicotinsäure** und **Nicotinsäureamid** (auch Niacinamid genannt) (➤ Abb. 28.23). Nicotin-

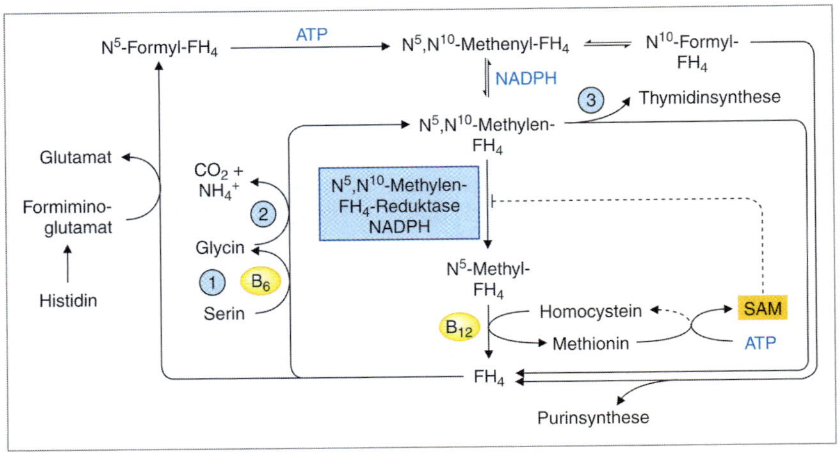

Abb. 28.22 Umwandlung der durch Tetrahydrofolsäure (FH_4) übertragbaren C1-Bruchstücke, Methioninbildung und beteiligte Vitamine. (1) Serinhydroxymethyl-Transferase, (2) Glycinabbau über Glyoxylsäure, (3) Thymidylat-Synthase. SAM = *S*-Adenosylmethionin.

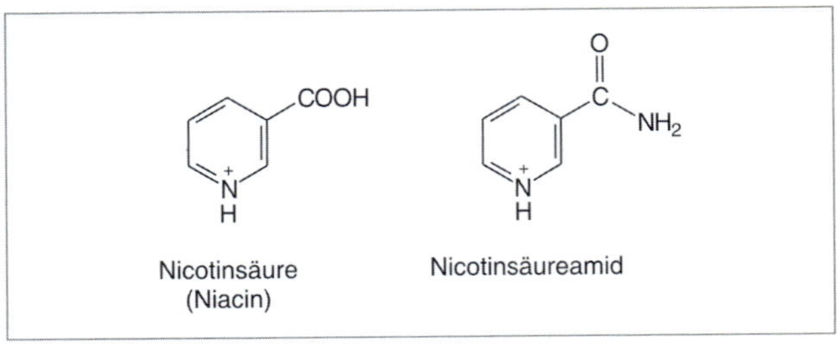

Abb. 28.23 Struktur von Niacin.

säure wird hauptsächlich mit pflanzlicher, Niacinamid mit tierischer Nahrung aufgenommen.

Nicotinsäure-Ribonucleotid und weiter NAD^+ können endogen aus **Tryptophan** gebildet werden, wobei das Ausmaß der Nutzung von der Tryptophanzufuhr, Riboflavin und Vitamin B_6 abhängig ist. Als Faustregel gilt, dass 60 mg Tryptophan 1 mg Niacin liefern können.

Niacinamid ist Bestandteil von **NAD^+** und **$NADP^+$**, also Teil der Coenzyme von Dehydrogenasen u.a. in der Atmungskette, im Citratzyklus, im Fettsäuremetabolismus, in der Glykolyse und im Pentosephosphatzyklus sowie bei Hydroxylierungsreaktionen (➤ Kap. 4 und 27). Außer als wasserstoffübertragendes Coenzym wird NAD^+ für eine Reihe von posttranslationalen Proteinmodifikationen sowie bei der zellulären Signaltransduktion benötigt. Mit NAD^+ werden Proteine mono- oder poly-ADP-ribosyliert und Niacinamid freigesetzt. Die Poly-ADP-Ribosylierung, z.B. von Kernproteinen, wird von der Poly-ADP-Ribose-Polymerase (PARP) katalysiert. Modifizierte Proteine sind Histone, Topoisomerasen oder DNA-Polymerasen und die PARP selbst. PARP ist an der Reparatur geschädigter Basen in der DNA beteiligt.

Pantothensäure

Pantothensäure ist Pantoyl-β-Alanin, das Amid aus R-β,β-Dimethyl-α,γ-dihydroxybuttersäure und β-Alanin (➤ Kap. 4.3.3). Pantothensäure ist Bestandteil von **Coenzym A**. Im Fettsäure-Biosynthese-Komplex ist Pantothensäure in proteingebundener Form Bestandteil des **Acylcarrierproteins** (➤ Kap. 7.2.3). Coenzym A dient generell der Aktivierung von **Carboxylsäuren**. In der β-Oxidation von Fettsäuren, in der Glykolyse sowie beim Abbau einiger Aminosäuren und von Glycerin entsteht als gemeinsames Zwischenprodukt Acetyl-CoA. Weitere Funktionen von Acetyl-CoA sind die Acetylierung von Proteinen, insbesondere von Histonen (➤ Kap. 12.7.1). Es ist dadurch an der Regulation von Genaktivitäten beteiligt. Acyl-CoA ist für die Acylierung von Proteinen, z.B. mit Palmitinsäure, und somit für die Verankerung von Signalproteinen in der Zellmembran nötig. Das erklärt die Bedeutung von Pantothensäure bei Wachstum, Differenzierung und Metabolismus von Zellen.

Biotin

Biotin ist eine bizyklische Verbindung aus einem Imidazolidin- und einem Tetrahydrothiophenring, an den eine Valeriansäure gekoppelt ist (➤ Abb. 28.24). Beim Menschen ist es **Coenzym** für vier Carboxylasen: Acetyl-CoA-Carboxylase (Fettsäuresynthese), Pyruvat-Carboxylase (Gluconeogenese), Propionyl-CoA-Carboxylase (Abbau ungeradzahliger Fettsäuren und verzweigtkettiger Aminosäuren) und Methylcrotonyl-CoA-Carboxylase (Leucinabbau). Biotin ist kovalent an einen Lysinrest der Enzyme gebunden. Es bindet ATP-abhängig CO_2 in Form von HCO_3^- und überträgt dieses auf die zu carboxylierenden Substrate.

Klinik

Ein ernährungsbedingter Biotinmangel beim Menschen ist selten, da auch Darmbakterien zur Versorgung beitragen können. Symptome sind Dermatitiden, Haarausfall, nervöse Störungen und EKG-Veränderungen. Dagegen lösen genetische Defekte einen lebensbedrohlichen Mangel aus. Über die Nahrung gelangt Biotin als Biotinenzym oder nach proteolytischem Abbau als Biocytin (ε-N-Biotinyllysin) in den Gastrointestinaltrakt. Dort wird Biotin durch die **Biotinidase** freigesetzt. Intrazellulär katalysiert die Holocarboxylase-Synthetase die Bindung von Biotin an die entsprechenden biotinabhängigen Carboxylasen.

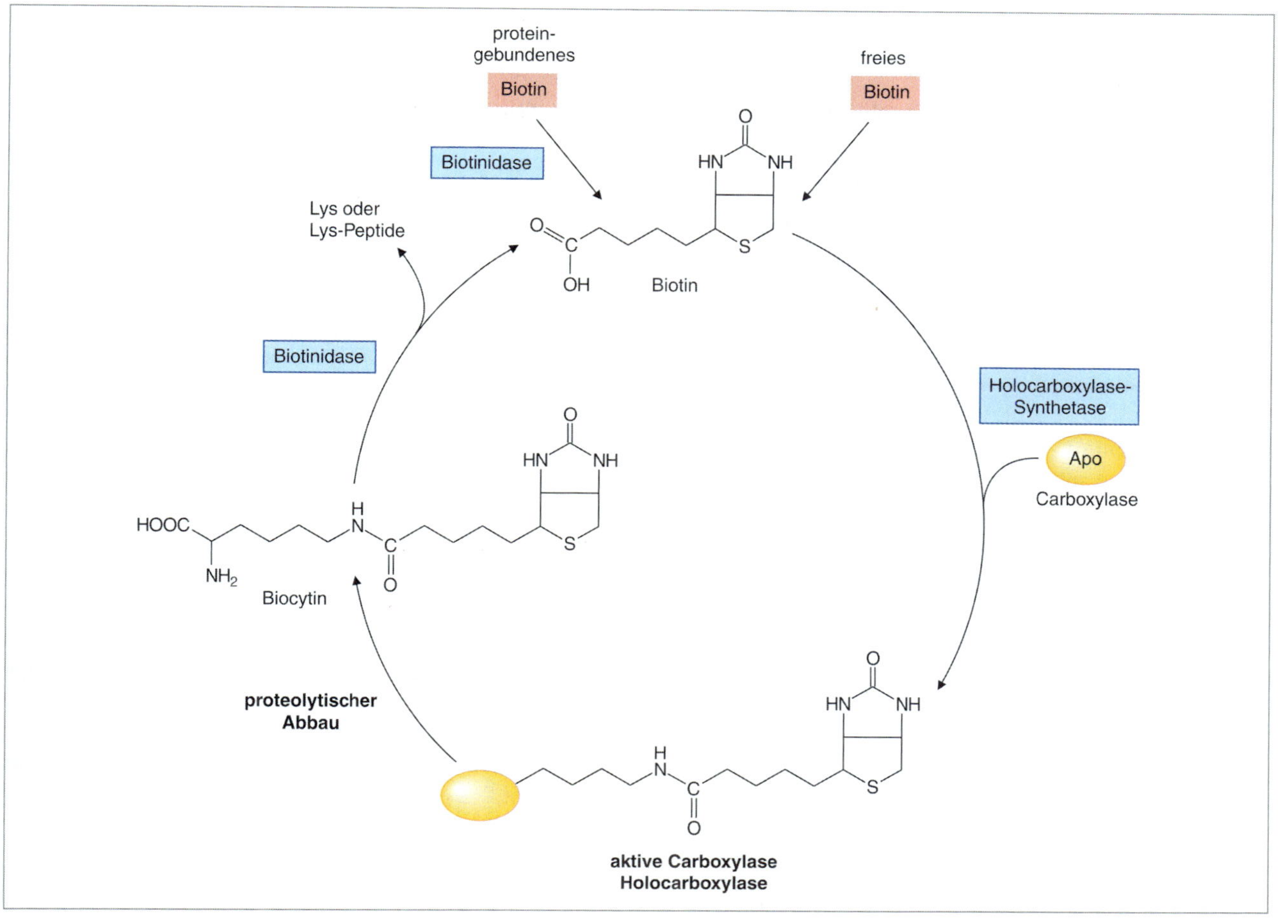

Abb. 28.24 Biotinzyklus.

Defekte im Biotinidase- oder Holocarboxylase-Synthetase-Gen führen zu schwerem Biotinmangel (multipler juveniler Carboxylasemangel), der ohne lebenslange Supplementierung zum Tod führt. Wegen der einfachen Therapiemöglichkeit gehört die Suche nach Biotinidasemangel in vielen Ländern zum Neugeborenen-Screening.

Vitamin C, Ascorbinsäure

Ascorbinsäure ist das γ-Lacton der 3-Oxo-L-Gulonsäure (➤ Abb. 28.25).

Aufnahme, Abbau und Ausscheidung Die intestinale Absorption von Ascorbat erfolgt über den Sodium-dependent vitamin C transporter (SVCT1) auf der apikalen Seite der Mukosazellen. Die Abgabe an das Blut erfolgt auf der basolateralen Seite über den SVCT2. Die Absorptionsrate ist dosisabhängig. Bei einer Aufnahme von 180 mg pro Tag beträgt sie 80–90%, bei 3 g pro Tag nur noch 40%. Periphere Zellen nehmen Vitamin C in Form von Dehydroascorbat über die durch Insulin stimulierten und von Glucose inhibierten Glucosetransporter GLUT1 und GLUT2 auf. Dehydroascorbat wird in der Zelle von der Glutaredoxin-Reduktase und GSH reduziert. Vitamin C wird als Ascorbat oder Dehydroascorbat bzw. nach Öffnung des Ringes zu 2,3-Diketo-L-Gulonsäure und Abbau zu Dioxogulonsäure oder Oxalsäure im Urin ausgeschieden. Die Halbwertszeit beträgt 10–30 Tage, d.h., ein Vitamin-C-Mangel kann sich in relativ kurzer Zeit entwickeln.

Funktionen Ascorbinsäure bildet zusammen mit Dehydroascorbinsäure ein Redoxsystem. Dieses nimmt an zahlreichen Reaktionen von Enzymen teil, die ein Metall im aktiven Zentrum besitzen, das bei der katalytischen Reaktion seine Oxidationsstufe ändert. Aufgabe von Vitamin C ist die Aufrechterhaltung des für die Aktivität benötigten reduzierten Zustands der betreffenden Metallionen. Wichtigste Reaktionen sind:

- Hydroxylierung von Prolin und Lysin im Prokollagen, was für die richtige Ausbildung von Kollagenfibrillen und damit u.a. für den Aufbau des Bindegewebes, die Wundheilung und die Knochenbildung nötig ist
- Hydroxylierung von Steroidhormonen in der Nebennierenrinde
- Hydroxylierung von Dopamin zu Noradrenalin und von Tryptophan zu Serotonin
- Reduktion von Fe^{3+} zu Fe^{2+} und damit Erhöhung der enteralen Eisenresorption
- Peptidyl-α-Amidierung
- Eine mögliche biologische Funktion als Radikalfänger und Antioxidans wird heute kontrovers diskutiert.

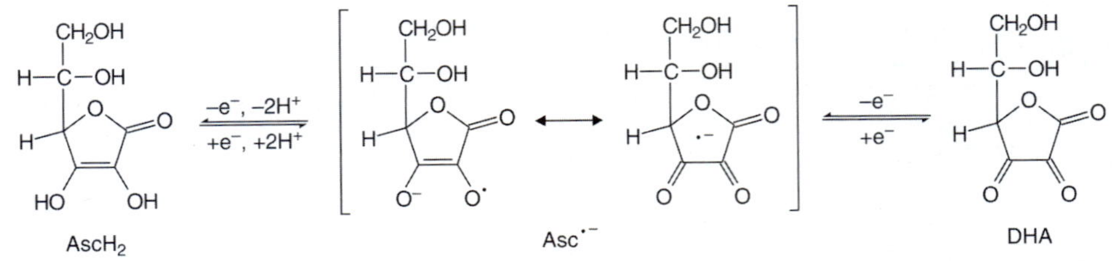

Abb. 28.25 Struktur und Elektronenübertragungen von Vitamin C. AscH = Ascorbinsäure, Asc•⁻ = Ascorbinsäureradikal, DHA = Dehydroascorbinsäure.

Klinik

Klassische Vitamin-C-Mangelkrankheit ist **Skorbut**. Er trat v.a. bei Seefahrern auf, die zu Beginn der Neuzeit ohne ausreichende Versorgung mit Vitamin-C-haltigen Lebensmitteln auf lange Seereisen gingen. Charakteristische Symptome sind Müdigkeit, Schwäche, Infektanfälligkeit, Entzündung des Zahnfleischs mit Lockerung und Ausfallen der Zähne sowie großflächige Blutungen. Im Kindesalter führt Vitamin-C-Mangel zusätzlich zu Störungen des Knochen- und Zahnwachstums.

MERKE

Die meisten wasserlöslichen Vitamine funktionieren als Coenzyme (➤ Tab. 28.9). Dabei sind B_1 für die oxidative Decarboxylierung, B_2 für die Elektronenübertragung, u.a. in der Atmungskette, B_6 für den Aminosäurestoffwechsel, B_{12} für die Regeneration der Folsäure, Folsäure für die Übertragung von C1-Bruchstücken in der Nucleinsäurebiosynthese, Niacin für die Übertragung von Reduktionsäquivalenten durch Dehydrogenasen, Pantothensäure für die Aktivierung von Fettsäuren und Biotin für die Übertragung von Carboxylgruppen wichtig. Vitamin C ist kein unspezifisches Antioxidans, sondern ein redoxaktiver Cofaktor, z.B. bei der Biosynthese von Kollagen, Catecholaminen und Steroidhormonen.

28.3.2 Mineralien

Calcium und Phosphat

Der menschliche Körper enthält 1–2 kg Calcium, von denen 99% als Calciumphosphat in Knochen und Zähnen vorliegen. Calcium wirkt zusätzlich als **Second messenger** bei Signalübertragungen (➤ Kap. 22.3.3), bei der Reizübertragung im Muskel- und Nervensystem (➤ Kap. 29) und als Cofaktor bei der Blutgerinnung (➤ Kap. 25.5). Die zellulären Signaltransduktionsprozesse werden durch Interaktion mit Proteinen vermittelt, von denen das bekannteste Calmodulin ist. Nach Beladung mit Ca^{2+} aktiviert Calmodulin eine Reihe von Protein-Kinasen. Der Calciumhaushalt wird von **Vitamin D, Parathormon** und **Calcitonin** reguliert (➤ Kap. 24.8). Mangelsymptome sind, neben einer Demineralisierung des Skeletts, eine vermehrte neuromuskuläre Erregbarkeit, Tetanie, Muskelkrämpfe und Parästhesien. Eine Hyperkalzämie führt zu Calciumablagerungen in Geweben und Organen, die unbehandelt zum Tod führen.

Der Tagesbedarf für Calcium liegt bei 0,8–1 g; zu seiner Deckung leisten Milchprodukte einen großen Beitrag. Ca^{2+} muss sich in einer löslichen Form befinden, damit es effektiv im Darm resorbiert werden kann. Phytate, Oxalat, Uronsäuren und Polyphenole komplexieren Ca^{2+} und vermindern daher dessen Resorption. Ca^{2+} wird parazellulär durch erleichterte Diffusion und transzellulär durch aktiven Transport resorbiert. Die Rate der parazellulären Aufnahme ist der Ca^{2+}-Konzentration im Darmlumen proportional, spielt also besonders bei hohen Konzentrationen eine Rolle. Der aktive Transport erfolgt durch die Bürstensaummembran über Ca^{2+}-Kanäle in das Zytoplasma. Triebkraft ist das elektrochemische Potenzial. Im Zytoplasma bindet das aufgenommene Ca^{2+} an Ca^{2+}-bindende Proteine wie **Calbindin**. In dieser Form gelangt es an die basolaterale Membran, wo es mittels einer Ca^{2+}-ATPase oder eines $3Na^+$-Ca^{2+}-Antiporters in das Interstitium transportiert wird. Dieser Prozess wird durch **Vitamin D_3** stimuliert, das die Synthese von Calbindin und die Aktivität der Ca^{2+}-Transporter anregt. Parathormon stimuliert die Vitamin-D_3-Synthese in den Nieren und damit die Ca^{2+}-Resorption.

Eng mit dem Calciumstoffwechsel verknüpft ist der **Phosphatstoffwechsel**. Der tägliche Phosphatbedarf liegt bei etwa 1 g. Phosphat wird in anorganischer Form und an organische Verbindungen gebunden aufgenommen. Spezifische Phosphatasen unterstützen während der Verdauung die Freisetzung aus organischen Verbindungen. Die Phosphataufnahme ist pH-abhängig. $H_2PO_4^-$ bzw. HPO_4^{2-} werden im Symport mit 2 Na^+ aufgenommen. Die Aktivität dieses $2Na^+$-Phosphat-Symporters wird durch Vitamin D_3 stimuliert.

Magnesium

Magnesium ist mit ca. 25 g bei einem Erwachsenen das vierthäufigste Kation im menschlichen Körper. Der größte Teil (60%) befindet sich im Skelett, 30% im Muskel. Die Absorption erfolgt als zweiwertiges Kation und folgt deshalb der elektrischen Potenzialdifferenz. Bisher sind keine Transporter nachgewiesen worden. Zelluläres Magnesium ist an ATP, Phospholipide, Nucleinsäuren und Polyamine gebunden. Magnesium aktiviert Enzyme des Energiestoffwechsels und ist für alle enzymatischen Reaktionen erforderlich, an denen Nucleotide beteiligt sind. Es wird bei der **neuromuskulären Reizübertragung** an Synapsen benötigt und spielt eine wichtige Rolle bei der Muskelkontraktion. Demnach kommt es bei einem Mangel

Tab. 28.10 Mengen- und Spurenelemente

Mengenelemente	Vorkommen	Mangelerkrankung	täglicher Bedarf [mg][1]	biologische Funktion
Calcium	• Milch und Milchprodukte • Gemüse • Mineralwasser	• Osteoporose • Tetanie • Muskelkrämpfe	1.000	• Aufbau von Knochen und Zähnen • Signal- und Reizübertragung • Blutgerinnung
Magnesium	• Trinkwasser • Gemüse	• neuromuskuläre und Herzrhythmusstörungen	300–350	• physiologischer Calcium-antagonist
Phosphor (als Phosphat)	• ubiquitär	• nicht bekannt	10–18 Jahre 1.250, danach 700	• Aufbau von Skelett, Zähnen, Membranen, DNA und ATP
Spurenelemente				
Chrom	• Fleisch • Leber • Eier • Pilze	• gestörte Glucosetoleranz • insulinresistente Hyperglykämie	0,02–0,1	• als Cr^{III} Bestandteil des Glucosetoleranzfaktors • Stimulation der Insulinwirkung
Eisen	• Brot • Fleisch • Gemüse	• verminderte körperliche Leistungsfähigkeit • Immunsuppression • Anämie	12–15	• Sauerstofftransport im Blut • Elektronentransfer in der Atmungskette und in Eisen-Schwefel- bzw. Häm-Enzymen
Fluor	• Trinkwasser • angereichertes Speisesalz	• gestörte Zahnbildung • Karies	3,1–3,8	• Bestandteil von Knochen und Zähnen
Jod	• Seefische • angereichertes Speisesalz	• Kropf • Kretinismus	0,2	• Bestandteil von Schilddrüsenhormonen
Cobalt	• ➤ Vitamin B_{12}	• ➤ Vitamin B_{12}		• Bestandteil von Vitamin B_{12}
Kupfer	• Getreide, grüne Gemüse, Fisch, Schalentiere, Innereien, Nüsse, Kakao, Kaffee, Tee	• Leukozytopenie • Granulozytopenie • Osteoporose • Gefäßrupturen • Menkes-Syndrom • Morbus Wilson	1–1,5	• Cytochrom-c-Oxidase • Cu,Zn-SOD • Tyrosinase • Lysyl-Oxidase • Coeruloplasmin (= Ferroxidase I)
Mangan	• pflanzliche Lebensmittel	• selten • Wachstumsverzögerung • Skelettschäden • Reproduktionsstörungen • neurologische Störungen	2–5	• Mn-SOD • Pyruvat-Carboxylase • Glykosyl-Transferase
Molybdän	• Hülsenfrüchte • Getreide	• Störung im Cystein-Methionin- und Nucleinsäure-Stoffwechsel • neurologische Störungen	0,05–0,1	• Xanthin-Oxidase • Aldehyd-Oxidase
Selen	• abhängig vom Selengehalt der Böden • Gemüse • Fleisch • Fisch • Eier	• Myopathien • Kardiomyopathien • gestörte Spermienreifung • Keshan-Krankheit • Kashim-Beck-Krankheit	55 µg	• als Bestandteil von Selenoproteinen: Peroxidstoffwechsel • Schilddrüsenhormonstoffwechsel • DNA-Synthese
Zink	• Fleisch • Eier • Milch	• Dermatitis • Alopezie • neuropsychische und Fertilitätsstörungen • Verzögerung der Wundheilung • Infektanfälligkeit	7–10	• Aufrechterhaltung der Struktur und Aktivität von Proteinen (Zinkfinger) • Speicherung von Insulin

1) Quelle: DACH. Referenzwerte für die Nährstoffzufuhr, 1. Aufl. Frankfurt: Umschau/Braus, 2000. Angaben für Erwachsene. Die niedrigere Menge trifft für Frauen, die höhere für Männer zu

zu neuromuskulären Störungen, Muskelschwäche, Muskelkrämpfen und Herzrhythmusstörungen. Täglich werden etwa 4–5 mmol über die Niere ausgeschieden. Sinkt diese Menge auf 2 mmol ab, besteht Verdacht auf einen Magnesiummangel.

MERKE

Calcium kommt überwiegend in Knochen und Zähnen als Stützsubstanz vor, wird aber auch als Cofaktor für Enzyme benötigt, z.B. für Proteasen des Blutgerinnungssystems oder für Protein-Kinasen. Bei der Erregungsübertragung in Synapsen oder bei Muskelkontraktionen dient es als Second messenger. Auch Magnesium ist Bestandteil von Knochen und Zähnen. Außerdem ist es für alle Reaktionen erforderlich, an denen Nucleotide beteiligt sind.

Eisen

Mit 2–4 g ist Eisen das mengenmäßig am häufigsten vertretene essenzielle Spurenelement im menschlichen Organismus. Etwa 18% sind in Ferritin, 8% in Hämosiderin gespeichert. Funktionelles Eisen befindet sich zu 60% in Hämoglobin, 8% in Myoglobin, 2% in Hämeisenproteinen und 3% in Nicht-Häm-Eisen-Proteinen, meist in Eisen-Schwefel-Zentren.

Aufnahme und Verteilung Eisen wird im Duodenum entweder als Bestandteil von Häm (z.B. Hämoglobin und Myoglobin aus Fleisch) oder als Ion resorbiert. Beide Prozesse laufen unabhängig voneinander und nicht kompetitiv ab. Häm-Eisen wird von den Enterozyten über einen Häm-Rezeptor aufgenommen und von der **Hämoxygenase** aus dem Porphyrinring entfernt. Der weitere Weg ist identisch mit dem des Nicht-Häm-Eisens (➤ Abb. 28.26a). Nicht-Häm-Eisen ist bei pH 7 mit einem Löslichkeitskoeffizienten von 10E-18 praktisch wasserunlöslich, während es bei saurem pH 2 mit einem Löslichkeitskoeffizienten von 10E-3 gut wasserlöslich ist. Somit wird die **Eisenresorption** im Duodenum durch die Magensäure stark erleichtert. Mukosaassoziierte Mikroorganismen der

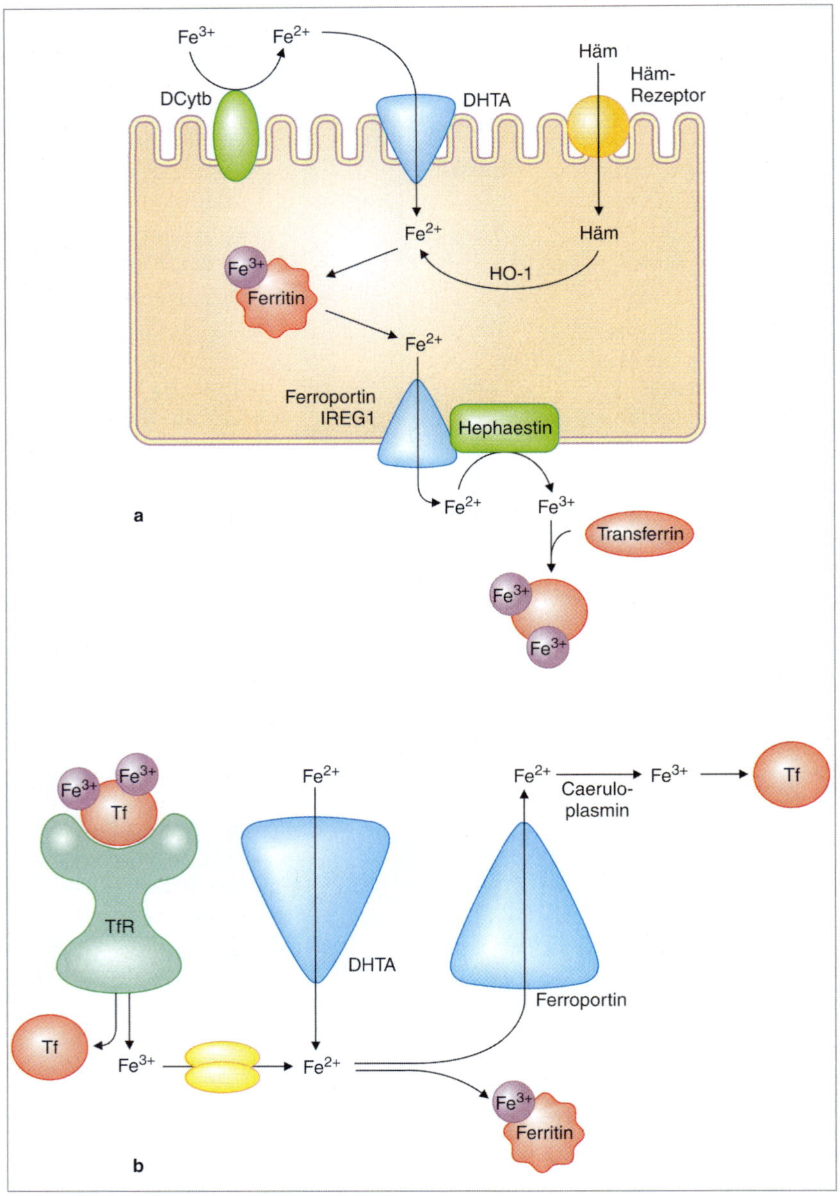

Abb. 28.26 Eisenabsorption.
a) Enterozyt.
b) Hepatozyt.

Darmflora erleichtern zusätzlich die Aufnahme von Fe^{3+} über Bindung an Peptide und Hydroxylamine, sog. **Siderophore**. Fe^{3+} wird von der duodenalen Ferrireduktase (DCytb) reduziert und in Form von Fe^{2+} über den Divalent metal transporter-1 (DMT-1) resorbiert. Vitamin C fördert die Eisenaufnahme, indem es Fe^{3+} zu Fe^{2+} reduziert.

In der Zelle wird Eisen zur Speicherung an **Ferritin** gebunden und sofort wieder zu Fe^{3+} oxidiert oder über **Ferroportin** (IREG1, iron-regulated gene 1) an das Blut abgegeben und dabei von der membrangebundenen Ferroxidase **Hephaestin** zu Fe^{3+} oxidiert.

Im Blut wird Fe^{3+} an **Transferrin** (Tf) gebunden. Hepatozyten endozytieren eisenbeladenes Transferrin über den **Transferrinrezeptor** (TfR; ➤ Abb. 28.26b) und geben Transferrin wieder an das Blut ab. Fe^{2+} wird aus den Endosomen freigesetzt. Eisen wird entweder an Ferritin gebunden gespeichert oder über Ferroportin an das Blut abgegeben, wobei hier die Ferroxidase **Coeruloplasmin** das Eisen oxidiert (➤ Kupfer). Freies zweiwertiges Eisen kommt so gut wie nicht vor. Das hat seinen Grund, da es mit evtl. vorhandenem H_2O_2 in einer Fenton-Reaktion OH-Radikale bilden und so einen erheblichen oxidativen Stress verursachen würde. Die Expression von Ferritin und TfR wird über den Eisenstatus reguliert (➤ Kap. 13.5.3).

Funktionen Hauptaufgabe des Eisens ist der Transport von Sauerstoff im Hämoglobin. Weitere essenzielle Funktionen sind:

- Elektronentransport in der Atmungskette
- Redoxreaktionen in eisenhaltigen Enzymen (Oxidoreduktasen, Monooxygenasen, Dioxygenasen).

Klinik

Bei der **Hämochromatose** wird vermehrt Eisen im oberen Dünndarm resorbiert und akkumuliert sich im Organismus. Der Gesamteisengehalt betroffener Patienten kann bis zu 40 g betragen statt der normalen 2–4 g. Eisen lagert sich bevorzugt in Leber, Pankreas, Haut, Hypophyse und Herzmuskel ab und führt dadurch zu Leberfibrose, chronischer Pankreatitis, Diabetes mellitus, Hypophyseninsuffizienz und Herzmuskelschwäche (Kardiomyopathie). Hämochromatose wird autosomal-rezessiv vererbt. Ursachen sind Mutationen in den Genen für Proteine, die im Dünndarm die Eisenaufnahme hemmen: das HFE-Protein, ein nicht klassisches MHC-Klasse-I-Protein, und das in der Leber gebildete Hepcidin. Unbehandelt führt die Hämochromatose zum Tod. Oberstes Ziel der Behandlung ist eine Entleerung der Körpereisendepots, die am besten durch regelmäßige Aderlässe erreicht wird. Behandlung mit Eisenchelatbildnern, wie Deferoxamin, ist nur bei Herzinsuffizienz angebracht, da die Nebenwirkungen erheblich sind.

MERKE

Aufnahme und Stoffwechsel von Eisen sind streng reguliert, wobei Eisen nicht frei vorkommt, sondern an Transport-, Binde- und Speicherproteine assoziiert ist. Hierdurch wird v.a. die Freisetzung von zweiwertigem Eisen vermieden. Die Funktionen von Eisen bestimmen sich aus seinem Vorkommen in Häm- oder in Fe/S-Proteinen.

Selen

Selen galt lange als toxisch und wurde erst in den 50er Jahren des 20. Jahrhunderts als essenziell erkannt. In Säugetieren liegt Selen als **Selenocystein** (Sec) in Selenoproteinen vor. Das menschliche Genom enthält 25 Gene, die für ca. 30 Selenoproteine kodieren (➤ Tab. 28.11). Nicht von allen Selenoproteinen ist die Funktion bekannt. Selenocystein stellt die **21. Aminosäure** dar und wird von TGA kodiert. Da TGA auch Stopp bedeutet, haben Organismen einen komplizierten Mechanismus entwickelt, um zwischen beiden Bedeutungen von TGA zu unterscheiden (➤ Kap. 14.1). Sec wird an einer spezifischen tRNA aus Serin gebildet und cotranslational in Selenoproteine eingebaut. Für die Umwandlung von Serin zu Sec wird Selenid benötigt. Deshalb müssen mit der Nahrung aufgenommene Selenverbindungen zu Selenid metabolisiert werden, damit das Selen für die Selenoproteinbiosynthese verwendet werden kann. Unsere Nahrung liefert hauptsächlich Selen in Form von Selenit, Selenocystein oder Selenomethionin. In pflanzlicher Nahrung finden sich auch andere Verbindungen, die oft methyliert sind, wie z.B. Selenomethylselenocystein. Die Umwandlung zu Selenid geschieht im Fall von Selenit durch Reduktion, im Fall von Selenocystein durch eine β-Lyase und im Fall von

Tab. 28.11 Selenoproteine

Selenoprotein	Funktion
Glutathion-Peroxidasen (GPx):	• Reduktion von Hydroperoxiden: ROOH + 2 GSH → ROH + GSSG
• zytosolische oder klassische GPx (GPx1)	• Antioxidans
• Phospholipidhydroperoxid GPx (GPx4)	• Reduktion von lipophilen Hydroperoxiden, Bildung der mitochondrialen Kapsel der Spermatozyten in der Spermatogenese
• Plasma GPx (GPx3)	• Reduktion von H_2O_2 in der Schilddrüse?
• gastrointestinale GPx (GPx2)	• Schutz vor der Resorption von Hydroperoxiden? Nötig für die Aufrechterhaltung der Proliferation von Mukosazellen?
Jodothyronin-Deiodinasen	Stoffwechsel der Schilddrüsenhormone
Thioredoxin-Reduktasen	Reduktion von oxidiertem Thioredoxin, das bei der Reduktion von oxidierten Thiolgruppen in Proteinen anfällt. Wichtigste Beispiele: Ribonucleotid-Reduktase bei der Desoxyribonucleotidbiosynthese, redoxsensitive Transkriptionsfaktoren (NF-κB)
Selenophosphat-Synthetase-2	Synthese von Selenophosphat für die Sec-Synthese
Selenoprotein P	Selentransport und Verteilung
Methioninsulfoxid-Reduktase B	Reduktion von Methioninsulfoxid in Proteinen

28

Selenomethionin nach Umwandlung in Selenocystein im Transsulfurierungsweg und einer weiteren β-Lyase-Reaktion. Der tägliche Bedarf an Selen wird mit 55 µg angegeben. Schon die zehnfache Dosis führt zu Intoxikationserscheinungen.

Jod

Jod ist Bestandteil der Schilddrüsenhormone. Diese steuern Entwicklung, Wachstum, Grundumsatz, Thermoregulation und viele Stoffwechselreaktionen. Bei Jodmangel kommt es zu gesteigertem Wachstum der Schilddrüse (Struma, Kropfbildung), was als Kompensationsversuch gesehen werden kann (➤ Kap. 24.4.1).

Zink

28

Die Gesamtmenge an Zink im Körper beträgt beim Erwachsen ca. 2 g. 70% davon befinden sich in Knochen, Haut und Haaren. Da es keine Speicher gibt, ist eine konstante Zinkaufnahme nötig. Intrazellulär wird Zink z.T. an **Metallothionein** gebunden und bei Bedarf freigesetzt. An der interzellulären Verteilung sind Zinktransporter beteiligt. Der Mensch besitzt ca. 100 Enzyme, die Zink als strukturellen, katalytischen oder regulatorischen Faktor benötigen. Beispiele sind Carboanhydrase, Cu,Zn-Superoxid-Dismutase, Carboxypeptidase, Alkohol-Dehydrogenase, alkalische Phosphatase und einige Proteasen. Zink stabilisiert durch die Ausbildung sog. **Zinkfinger** insbesondere nucleäre Rezeptoren, die als Transkriptionsfaktoren agieren. Zink ist für die normale Zellproliferation und für Wachstums- und Differenzierungsprozesse notwendig (➤ Kap. 13.4.2).

Kupfer

Der Kupfergehalt im menschlichen Organismus beträgt 80 bis 100 mg. Kupfer wird aktiv und sättigbar mithilfe des sog. Menkes-Proteins **(ATP7A)**, eines **ATP-abhängigen Kupfertransportproteins** (➤ Kap. 14.2), absorbiert und nach Bindung an Plasmaproteine zur Leber transportiert. Ein zweites, leberspezifisches und ebenfalls ATP-abhängiges Kupfertransportprotein, **ATP7B**, transportiert zytosolisches Kupfer in den Golgi-Apparat. Hier wird es in **Coeruloplasmin** eingebaut und peripher verteilt. Darauf wird es in verschiedene kupferabhängige Enzyme eingebaut, u.a. in die Cytochrom-c-Oxidase der Atmungskette, die Aminooxidase in den Mitochondrien, die Cu,Zn-SOD, die Lysyl-Oxidase und die Tyrosinase. Darüber hinaus agiert Kupfer auch über Coeruloplasmin, das nicht nur als Kupfertransportprotein fungiert, sondern auch als **Ferroxidase-I** Fe^{2+} zu Fe^{3+} oxidiert.

Klinik

Das **Menkes-Syndrom** ist eine seltene X-chromosomal-rezessiv vererbte Störung der Kupferresorption und Kupferverwertung, besonders bei Jungen. Symptome sind ein typischer pigmentarmer Spindelhaarwuchs (Kinky hair disease), Minderwuchs, Krampfanfälle und psychomotorische Entwicklungsstörungen. Ursache ist eine Mutation im ATP7A-Gen. Das ATP-abhängige Kupfertransportprotein (Menkes-Protein, ATP7A) ist dabei ubiquitär exprimiert, aber nicht in der Leber. Das Fehlen eines funktionsfähigen ATP7A schon im Darm verhindert die Resorption und führt zu schwerem Kupfermangel.

Der **Morbus Wilson** ist eine autosomal-rezessiv vererbte Erkrankung, bei der sich progressiv Kupfer in der Leber und im zentralen Nervensystem anreichert. Die Ursache ist eine Mutation im ATP7B-Gen, das in der Leber exprimiert wird. Der beeinträchtigte intrazelluläre Transport führt letztendlich zur nekrotischen Zerstörung von Hepatozyten. Freies Kupfer gelangt in die Zirkulation und verursacht die typischen neurologischen und psychiatrischen Symptome. Kupfereinlagerungen in der Hornhaut des Auges bilden den Kayser-Fleischer-Ring. Weitere betroffene Organe sind Niere, Knochen und Herz. Bei einer frühzeitigen Therapie, z.B. mit dem Kupferchelatbildner D-Penicillamin, können Patienten ein normales Alter erreichen.

MERKE

Selen wird als Selenocystein in Proteine eingebaut. Beim Menschen kodieren 25 Gene für ca. 30 Selenoproteine, deren biologische Funktion derzeit noch nicht vollständig bekannt ist. Jod ist Bestandteil von Schilddrüsenhormonen, Zink findet man im aktiven Zentrum vieler Enzyme und als Stabilisator für die Struktur von Proteinen, z.B. von Transkriptionsfaktoren. Auch Kupfer ist Bestandteil vieler Enzyme und wird über spezifische Transportproteine im Organismus verteilt.

28.4 Regulation von Nahrungsaufnahme und Körpergewicht

28.4.1 Energiestoffwechsel

Das wesentliche Merkmal von lebenden Organismen ist der Metabolismus (Stoffwechsel) mit ständigen Energietransformationen. Dabei unterscheidet man zwischen **Katabolismus** (Betriebsstoffwechsel) und **Anabolismus** (Aufbaustoffwechsel), die eine untrennbare Einheit bilden. Der Katabolismus setzt die chemische Energie organischer Verbindungen zur Leistung von Arbeit und Wärmeerzeugung durch Oxidation frei; der Anabolismus synthetisiert organische Verbindungen. Der Mensch nimmt Energie in Form von **Nahrung**, d.h. chemischer Energie, zu sich. Diese wird in energiereiche Verbindungen umgesetzt, v.a. in **ATP**. Die Hydrolyse der Säureanhydridbindungen zwischen den Phosphatgruppen setzt neben ADP und Phosphat pro Mol ATP etwa 30 kJ Energie frei. Diese wird für die meisten energieverbrauchenden Prozesse genutzt, z.B. für die Aufrechterhaltung elektrochemischer Gradienten oder für physische Arbeit. Sie wird aber auch zum Aufbau körpereigener Substanzen, zur Reproduktion und zur Versorgung des Nachwuchses während der Laktation benötigt. Die nicht in Wärme oder externe Arbeit umgesetzte Nahrungsenergie wird im Körper gespeichert.

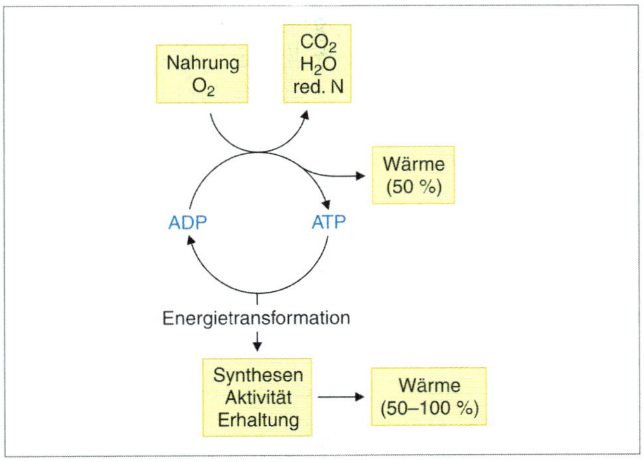

Abb. 28.27 Schematische Darstellung des Energiestoffwechsels. Beim oxidativen Abbau der Nährstoffe werden nur 40–50% in Form von ATP gespeichert, der Rest geht als Wärme verloren. Energieverbrauchende Prozesse werden durch die Hydrolyse von ATP unterhalten, wobei diese Energie letztlich im stationären Zustand (ohne Speicherung, Aufbau und Verrichtung physischer Arbeit) ebenfalls in Wärme umgesetzt wird. Bei der Verrichtung körperlicher Arbeit (durch Muskelkontraktion) gehen wiederum 50% als Wärme verloren, sodass der Wirkungsgrad der Energieumsetzung in physische Arbeit nur bei etwa 25% liegt.

Das energiearme ADP wird unter Oxidation von energiereichen Substraten wieder zu ATP regeneriert. Obwohl der Körper nur über einen Pool von etwa 50–80 g ATP verfügt, werden täglich etwa 70–85 kg ATP durch ständigen Auf- und Abbau umgesetzt (➤ Abb. 28.27).

Schon gewusst

Alle Formen von Energie (chemisch, elektrisch, kinetisch etc.) können letztendlich in Wärme überführt werden. Daher war lange Zeit die Kalorie die gemeinsame Einheit der Energie. 1 Kalorie (cal) ist die Energie, die nötig ist, um 1 g Wasser von 14,5 °C auf 15,5 °C zu erwärmen. Heute gilt jedoch die internationale Einheit Joule (J). 1 cal entspricht 4,18 J, d.h., 1 J entspricht 0,24 cal. Da diese Einheit sehr klein ist, werden normalerweise Kilokalorien (1 kcal = 1000 cal) bzw. Kilojoule (1 kJ = 1000 J) oder Megajoule (1 MJ = 1000 kJ) verwendet.

Makronährstoffe als Energielieferanten

Energieliefernde Makronährstoffe sind **Kohlenhydrate, Fette** und **Proteine**. Kohlenhydrate und Fette können im Körper vollständig zu CO_2 und H_2O oxidiert werden, Proteine brauchen zusätzliche Energie zur Entgiftung des Stickstoffanteils durch die Synthese von Harnstoff, der selbst noch einen relativ hohen Brennwert hat (5,2 kJ/g). Daher ist der physiologische Brennwert (= metabolisierbare Energie) von Protein deutlich geringer als der Bruttoenergiegehalt.

Während Kohlenhydrate und Proteine annähernd denselben physiologischen Brennwert aufweisen, ist der von Fetten wesentlich höher. Die Verdaulichkeit der Nährstoffe liegt jedoch nicht bei 100%. Sie hängt besonders bei Kohlenhydraten v.a. vom Anteil an Ballaststoffen ab. Pflanzliche Proteine sind weniger verdaulich (ca. 85%) als tierische Proteine (ca. 95%). Nicht verdauliche Energie wird mit den Fäzes wieder ausgeschieden, daher ist die metabolisierbare Energie von Lebensmitteln immer geringer als der Bruttoenergiegehalt.

Zur Berechnung der metabolisierbaren Energie (ME) von Nahrungsmitteln werden meist die Faktoren nach **Atwater** benutzt, wodurch allerdings bei einem hohen Anteil von Ballaststoffen die metabolisierbare Energie überschätzt wird (➤ Tab. 28.12): ME (kJ) = 16,7 K + 37,6 F + 16,7 P, wobei K = Kohlenhydrat, F = Fett, P = Protein (jeweils in Gramm) bedeuten.

Energiespeicher

Energiespeicher des Körpers sind **Triacylglycerole** und **Glykogen**. Der Vorrat an Glykogen in Leber (etwa 150 g) und Muskulatur (etwa 300 g) ist in 18–24 h verbraucht und daher nur als kurzfristiger, schnell verfügbarer Energiespeicher anzusehen. Als Langzeitenergiespeicher dienen Triacylglycerole, die im Fettgewebe fast unbegrenzt eingelagert werden können. Sie haben eine hohe Energiedichte und Hydrophobizität, weswegen sie im Gegensatz zu Glykogen ohne zusätzliche Wassereinlagerung gespeichert werden. Dadurch sind Triacylgylcerole ideale Energiespeicher. Bei Normalgewichtigen reichen die Fettspeicher theoretisch für mehrere Wochen aus. Obwohl Protein auch als Energiesubstrat herangezogen werden kann, gibt es keine speziellen Speicherproteine im Körper. Daher kann auch nur eine begrenzte Menge an Körperprotein (etwa 2 kg) abgebaut werden, ohne dass es zu irreversiblen Schädigungen kommt (➤ Tab. 28.13).

Der Energieumsatz des Menschen

Der Gesamtenergieumsatz des Menschen setzt sich aus verschiedenen Komponenten zusammen, deren Größe variabel ist

Tab. 28.12 Bruttoenergiegehalt und metabolisierbare Energie der Makronährstoffe

Nährstoff	Bruttoenergie (pro 1 g)	Koeffizient der Verfügbarkeit (%)	metabolisierbare Energie (pro 1 g)
Kohlenhydrat	17,2 kJ (4,1 kcal)	97	16,7 kJ (4,0 kcal)
Fett	38,9 kJ (9,3 kcal)	96	37,6 kJ (9,0 kcal)
Protein	23,8 kJ (5,7 kcal)	92	16,7 kJ (4,0 kcal)*
Alkohol (Ethanol)	29,7 kJ (7,1 kcal)	100	29,7 kJ (7,1 kcal)

* korrigiert für Energiegehalt des ausgeschiedenen Harnstoffes: (23,8 · 0,92) – 5,2 kJ/g

Tab. 28.13 Energiereserven des Körpers (für eine durchschnittliche 65 kg-Person)

Substrat	Menge	Energiegehalt	als einzige Energiequelle theoretisch verbraucht nach
Kohlenhydrate			
freie Glucose	12 g	0,2 MJ	30 min
Glykogen	450 g	7,65 MJ	18 h
Fette			
Triglyceride	15 kg	550 MJ	55 Tagen
Proteine	12,5 kg	210 MJ	21 Tagen

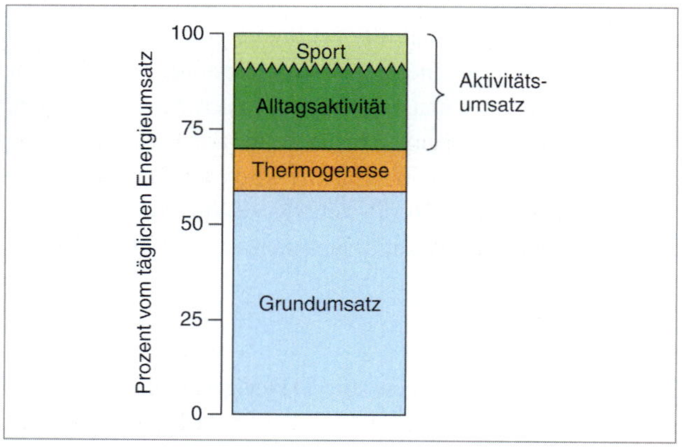

Abb. 28.28 Zusammensetzung des Energieumsatzes bei Erwachsenen.

(➤ Abb. 28.28). Den größten Anteil hat der **Grundumsatz** (GU), auch Ruheumsatz genannt, der zur Aufrechterhaltung der Lebensfunktionen notwendig ist. Er entspricht ungefähr dem Energieumsatz im Tiefschlaf und hängt hauptsächlich von der fettfreien Körpermasse ab. Der variabelste Anteil ist der **Aktivitätsumsatz**, den man nochmals in Sport und Alltagsaktivität unterteilen kann. Thermogenese bezieht sich auf die Wärmeproduktion durch die Aufnahme und den Verdau von Nahrungsmitteln und wird daher auch postprandiale **Thermogenese** genannt. Kälteinduzierte Thermogenese findet beim Menschen in Form von Muskelzittern statt und wird somit dem Aktivitätsumsatz zugerechnet.

Zusätzlicher Energiebedarf besteht während der Wachstumsphase, da in dieser Zeit Energie in Form von Körpermasse gespeichert wird. Der gewichtsspezifische Energiebedarf ist im Alter von 1–2 Jahren am höchsten (ca. 400 kJ/kg/Tag). Danach fällt er ab auf Werte von etwa 150 kJ/kg/Tag bei 20-Jährigen. Ein zusätzlicher Energiebedarf besteht ebenfalls während der Schwangerschaft (etwa 1,25 MJ/Tag) und Stillzeit (etwa 2,7 MJ/Tag).

Der Grundumsatz und Ruhe-Nüchternumsatz

Der Grundumsatz ist der Energieverbrauch unter strikten Ruhebedingungen und im postabsorptiven Zustand bei Indifferenztemperatur. In der Praxis verwendet man den **Ruhe-Nüchternumsatz (RNU)**, der nicht ganz so streng definiert ist und unter festgelegten Standardbedingungen gemessen wird: morgens, in Ruhe, nüchtern und bei Indifferenztemperatur.

Der RNU ist abhängig vom Körpergewicht und dabei v.a. von der fettfreien Körpermasse, insbesondere der Muskulatur. Frauen haben in der Regel eine geringere Muskelmasse und größere Fettmasse als Männer und daher auch einen geringeren RNU. Bei beiden Geschlechtern sinkt der RNU mit fortschreitendem Alter, was sich in erster Linie durch einen altersbedingten Verlust an Muskelmasse erklären lässt. Die Formel zur Berechnung des RNU lautet:

$$\text{RNU (MJ/Tag)} = 0{,}047 \cdot \text{Gewicht (kg)} + 1{,}009 \cdot \text{Geschlecht}^* - 0{,}01452 \cdot \text{Alter (Jahre)} + 3{,}21,$$

wobei für * gilt: 0 = weiblich, 1 = männlich.

Der Aktivitätsumsatz

Die körperliche Aktivität macht etwa 20–30% des Gesamtumsatzes aus. Der Aktivitätsumsatz ist inter- und intraindividuell sehr variabel und kann kurzfristig maximal auf das 20fache des RNU ansteigen. Dabei macht intensive sportliche Bewegung außer bei sehr aktiven Sportlern nur einen äußerst kleinen Teil aus. Einen wichtigeren Beitrag zum Aktivitätsumsatz liefert die Summe der Alltagstätigkeiten. Eine wichtige Größe in der Sport- und Arbeitsphysiologie ist der **Leistungsumsatz**, der sich allein auf die extern verrichtete Arbeit bezieht. Typische Größen sind dabei 65, 130 und 220 W für leichte, mittlere bzw. hohe Arbeitsaktivität. Da der Wirkungsgrad unserer Muskulatur nur bei etwa 25% liegt, ist der tatsächliche Energieverbrauch für körperliche Arbeit mindestens viermal so hoch wie die geleistete externe Arbeit.

Die postprandiale Thermogenese

Nach der Nahrungsaufnahme beobachtet man eine Steigerung des Energieumsatzes, die **postprandiale (nahrungsinduzierte) Thermogenese** (ppT), die man auch thermogene Wirkung der Nahrung oder Dietary-induced thermogenesis nennt. Die ppT hängt von Art und Menge der aufgenommenen Nahrung ab. Sie ist für Protein und Alkohol höher (bis zu 30% der aufgenommenen Energie) als für Kohlenhydrate (5–10%) und Fett (0–3%). Etwa 8–15% des täglichen Energieumsatzes sind auf die ppT zurückzuführen.

Der Gesamtenergieumsatz

Die Summe von Grundumsatz, ppT und Aktivitätsumsatz ergibt den Gesamtenergieumsatz, der ebenso wie der Grundumsatz v.a. vom Körpergewicht abhängt. Um ausgehend vom Ruheumsatz den Gesamtenergieumsatz abzuschätzen, wird der **PAL-Wert** (physical activity level) herangezogen, der Quotient aus Gesamtenergieumsatz und Grundumsatz. Die PAL-Werte richten sich nach dem durchschnittlichen täglichen Aktivitätsniveau und liegen in der Regel zwischen 1,2 und 2,0.

Blick ins Labor

Zur Messung des Energieumsatzes gibt es verschiedene Methoden. Heute wird meist die **indirekte Kalorimetrie** angewandt, die auf der Analyse von verbrauchtem O_2 und produziertem CO_2 basiert. Weil Makronährstoffe unter Verbrauch von O_2 zu CO_2, H_2O und Harnstoff abgebaut werden, kann durch Analyse der **Atemgase** und der Stickstoffausscheidung der Nährstoffumsatz bestimmt werden. Unter Verwendung der physiologischen Brennwerte von Nährstoffen kann hieraus der Gesamtenergieumsatz berechnet werden. Eine wichtige Größe ist dabei das **kalorische Äquivalent** (➤ Tab. 28.14), also die Energiemenge, die beim Verbrauch von 1 L O_2 durch den oxidativen Nährstoffabbau frei wird. So beträgt das kalorische Äquivalent für Glucose 20,8 kJ, wie sich aus folgender Gleichung ableiten lässt:

$C_6H_{12}O_6 + 6\ O_2 \rightarrow 6\ CO_2 + 6\ H_2O$, wobei $\Delta G^0 = -2{,}8$ MJ

Oder auch:

$180\ g + 6 \cdot 22{,}4\ L \rightarrow 6 \cdot 22{,}4\ L + 6 \cdot 18\ g$

Bei der Oxidation von 1 Mol Glucose werden somit unter dem Verbrauch von 134,4 L O_2 2,8 MJ Energie freigesetzt. Den Quotienten aus produziertem CO_2 (VCO_2) und verbrauchtem O_2 (VO_2) nennt man **respiratorischen Quotienten (RQ)** oder auch **Respiratory exchange ratio (RER)**. Der RQ für Glucose beträgt 1,0, da beim Verbrauch von 6 Mol O_2 auch 6 Mol CO_2 freigesetzt werden. Der RQ für die Oxidation von Fettsäuren liegt mit etwa 0,7 deutlich niedriger, weil sie weniger Sauerstoffmoleküle enthalten als Kohlenhydrate und somit mehr O_2 für die Oxidation benötigen. Der mittlere RQ für Proteine liegt bei etwa 0,83 (➤ Tab. 28.14).

Tab. 28.14 Kalorisches Äquivalent und respiratorischer Quotient beim oxidativen Abbau der Makronährstoffe

Nährstoff	kalorisches Äquivalent	RQ
Glucose	20,8 kJ/L O_2	1,00
Fett	19,6 kJ/L O_2	0,71
Protein	19,4 kJ/L O_2	0,83
Alkohol (Ethanol)	21,2 kJ/L O_2	0,67
gemischte Nahrung	20,3 kJ/L O_2	0,90

MERKE

Alle Lebensprozesse erfordern Energie, die in Form der Makronährstoffe Fette, Proteine und Kohlenhydrate geliefert wird. Bei deren oxidativem Abbau wird ATP generiert, das als energiereiches Substrat für Synthesen, Stofftransport etc. genutzt wird. Die metabolisierbare Energie von Fetten ist mit etwa 38 kJ/g mehr als doppelt so hoch wie die von Proteinen und Kohlenhydraten (17 kJ/g). Der Energieumsatz setzt sich aus Grundumsatz, Aktivitätsumsatz und postprandialer Thermogenese zusammen, wobei der Grundumsatz mit 60–70% den größten Teil ausmacht. Der Grundumsatz hängt vorwiegend von der fettfreien Masse ab, ist daher bei Männern höher als bei Frauen und sinkt mit dem Alter ab. Der Aktivitätsumsatz ist die variabelste Komponente und kann kurzzeitig auf das über Zehnfache des Grundumsatzes gesteigert werden.

28.4.2 Hormonelle Regulation des Appetits

Die Nahrungsaufnahme wird durch ein hocheffizientes und redundantes Regulationssystem kontrolliert (➤ Abb. 28.29). Langfristig ist es darauf ausgerichtet, die Energiebilanz auszugleichen und damit das Körpergewicht konstant zu halten. Akute Signale für Hunger und Sättigung werden daher mit langfristigen Signalnetzwerken im Gehirn verschaltet, die unsere Energiereserven und deren Veränderungen messen. Dabei spielt der **Hypothalamus** eine entscheidende Rolle. Interessanterweise scheint „Hunger" die Grundeinstellung zu sein, die erst durch Aktivierung

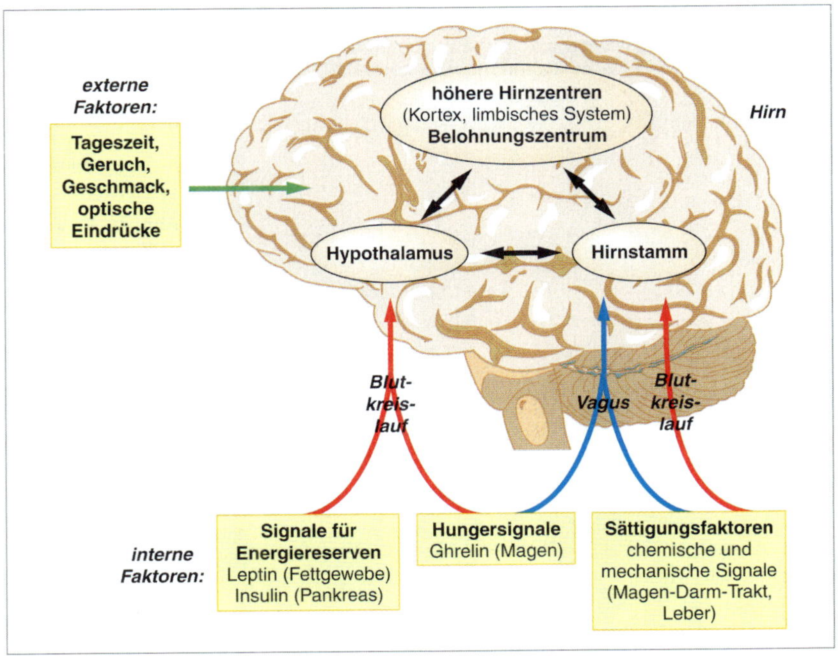

Abb. 28.29 Schematische Darstellung der Regelsysteme für Hunger und Sättigung. Hormonelle Signale aus der Peripherie binden an Rezeptoren in Arealen des Hypothalamus und des Hirnstamms mit hoher Durchlässigkeit der Blut-Hirn-Schranke. Diese Signale werden mit nervösen Signalen des Nervus vagus aus dem Gastrointestinaltrakt und der Leber verschaltet.

von verschiedenen Sättigungssignalwegen geändert wird. Entsprechend der Komplexität gibt es eine Vielzahl von Hormonen und Neurotransmittern, die an der Regulation des Körpergewichts beteiligt sind (➤ Tab. 28.15).

Signale für Energiereserven

Signale, die Auskunft über die vorhandenen Energiereserven geben, sind die Hormone **Leptin** und **Insulin**. Insulin wird neben seiner akuten Wirkung auf den Glucosestoffwechsel ebenfalls eine Funktion als Langzeitsättigungssignal zugeschrieben. Leptin ist ein 16-kDa-Protein, das hauptsächlich vom Fettgewebe gebildet und in das Blut freigesetzt wird, wobei umso mehr Leptin ausgeschüttet wird, je größer die Fettmasse ist. Leptin unterdrückt den Appetit und wird heute als zentraler Bestandteil der Körpergewichtsregulation angesehen.

Signale des Magen-Darm-Trakts

Ein Gegenspieler zum Leptin ist das Peptidhormon **Ghrelin**. Es wird hauptsächlich vom Magen produziert und stimuliert als einziges derzeit bekanntes peripheres Hormon die Nahrungsaufnahme. Ghrelin ist das einzige bekannte acylierte Peptid bei Säugern. Es besitzt eine Octanoylgruppe am Serinrest in Position 3. Diese posttranslationale Modifizierung ist essenziell für die biologische Wirksamkeit von Ghrelin. Die Ausschüttung von Ghrelin ist nach einer Mahlzeit verringert und wird durch Nahrungsentzug stimuliert. Neben Ghrelin gibt es eine Vielzahl von weiteren gastrointestinalen Hormonen, die jedoch im Gegensatz zu Ghrelin durchweg als Sättigungssignale wirken.

Zusätzlich existieren **nervöse Signale**. So löst die Füllung des Magens Sättigungssignale aus, die zur Beendigung der Mahlzeit führen. Verantwortlich dafür sind Mechanorezeptoren (Magenfüllung) und Chemorezeptoren (Anwesenheit verschiedener Nährstoffe). Letztere entsprechen feinen Verästelungen des **Nervus vagus**, die durch gastrointestinale Hormone, aber auch durch Nahrungsbestandteile aktiviert werden und diese Signale über den Vagusnerv an das Stammhirn weiterleiten. Für Beginn und Beendigung einer Mahlzeit sind v.a. diese Signale ausschlaggebend. Auch Nahrungsbestandteile selbst, wie z.B. Glucose, Fettsäuren oder bestimmte Aminosäuren, können direkt oder indirekt als Signalmoleküle fungieren. So löst ein Abfall der Blutglucose ein starkes Hungergefühl aus. Glucosesensoren sind z.B. glucosesensitive Neurone im Hypothalamus.

Tab. 28.15 Peptide und Neurotransmitter mit Einfluss auf Appetit und Essverhalten

appetitstimulierend	appetitunterdrückend
periphere Peptidhormone	periphere Peptidhormone
• Ghrelin	• Leptin • GLP-1 (Glucagon-like peptide) • CCK (Cholecystokinin) • PYY 3-36 (via NPY-Rezeptor Y2R) • Enterostatin • Amylin • Oxyntomodulin
zentrale Neurotransmitter	zentrale Neurotransmitter
Peptide • NPY (Neuropeptid Y) • MCH (Melanin concentrating hormone) • AGRP (Agouti-related peptide) • Galanin • Orexin A und B • endogene Opioide (z.B. β-Endorphin)	**Peptide** • α-MSH (Melanocyte stimulating hormone) • CRF (Corticotropin releasing factor) • CART (Cocaine- and amphetamine-regulated transcript) • TRH (Thyrotropin-releasing hormone) • BDNF (Brain-derived neurotrophic factor) • Urocortine • Neurotensin • Oxytocin • Bombesin/Bombesin-related peptides
Nichtpeptide • Endocannabinoide (z.B. Anandamid) • Noradrenalin (α_2-Rezeptor) • GABA	**Nichtpeptide** • Serotonin • Noradrenalin (α_1-Rezeptor, β-Rezeptor)

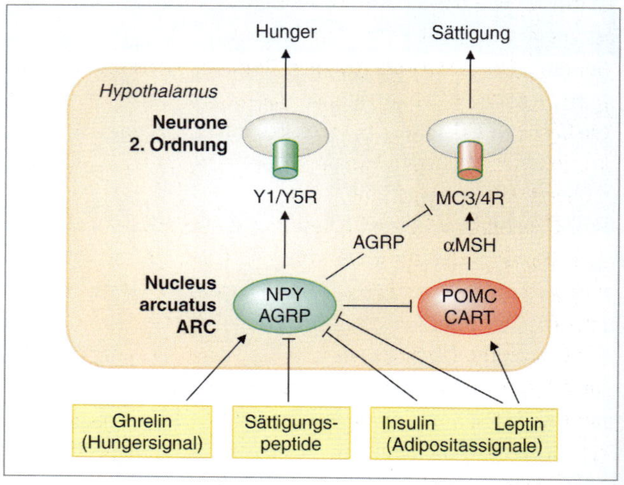

Abb. 28.30 Verschaltung peripherer Signale im Hypothalamus. Ein wichtiges hypothalamisches Kerngebiet ist der Nucleus arcuatus (ARC). Die peripheren Signale werden dort von Neuronen registriert, die spezifische Neuropeptide freisetzen und über die Aktivierung von Neuronen 2. Ordnung die Information an höhere Zentren weiterleiten. Der ARC ist mit zwei Arten von Neuronen ausgestattet: NPY- (Neuropeptid Y) und AGRP-Neuronen (Agouti-related peptide) sowie POMC- (Proopiomelanocortin) und CART-Neuronen (Cocaine- and amphetamine-regulated transcript). Diese produzieren Neuropeptide mit jeweils antagonistischer Wirkung: NPY und AGRP stimulieren die Nahrungsaufnahme, während α-MSH (Alpha-melanocyte-stimulating hormone, entsteht aus POMC) und CART die Nahrungsaufnahme inhibieren. Entsprechend werden sie auch unterschiedlich durch die peripheren Signale aktiviert. Leptin stimuliert die POMC/CART-Neurone und inhibiert die AGRP/NPY-Neurone. Insulin und periphere Sättigungspeptide inhibieren NPY/AGRP-Neurone, während Ghrelin diese stimuliert.
MC3/4R = Melanocortinrezeptoren 3 und 4, Y1/Y5R = Neuropeptid-Y-Rezeptoren 1 und 5.

Zentrale Verarbeitung von Hunger- und Sättigungssignalen

Die Integration von peripheren und zentralen Signalen geschieht im **Hypothalamus** (➤ Abb. 28.30). Er erhält dabei direkten Input von peripher freigesetzten Signalen, aber auch indirekten Input vom **Hirnstamm** und von **höheren Hirnzentren**. Dadurch können die internen Signale aus dem Körper mit externen Signalen verschaltet und integriert werden, wie z.B. optischen Eindrücken, Geruch und Geschmack. Nahrungsaufnahme ist mehr als nur ein Ausgleich der Energiebilanz und sehr stark mit Emotionen und Lustgefühlen verbunden. Das Appetitverhalten unterliegt zwar auch einer homöostatischen Kontrolle (Energiebilanz), wird aber im Alltag vorwiegend durch psychosoziale Einflüsse gesteuert. Dies involviert höhere Gehirnfunktionen, wie das limbische System und auch den Kortex. Das „Belohnungszentrum", das in Suchtverhalten involviert ist, spielt dabei ebenfalls eine entscheidende Rolle. Daran beteiligt sind Neurotransmitter wie **Dopamin** und **Serotonin** sowie **Endorphine** und **Endocannabinoide**.

Klinik

Sowohl die im Gastrointestinaltrakt gebildeten Hormone als auch die im ZNS gebildeten Neurotransmitter sind Ziele von chirurgischen bzw. pharmakologischen Therapien zur Erleichterung der Gewichtsreduktion bei massiv übergewichtigen Patienten. Die **gastrointestinalen Bypassoperationen** verkleinern nicht nur das Füllvolumen des Magens oder die Resorptionsfläche des Dünndarms, sondern beeinflussen auch die Sekretion der gastrointestinalen Hormone mit dem Ergebnis früherer Sättigungsgefühle.

Die medikamentösen Therapien zur Appetitzügelung hemmen im **Hypothalamus** die präsynaptische Wiederaufnahme von Noradrenalin und Serotonin (Sibutramin) oder blockieren dort die Wirkung von Endocannabinoiden am Endocannabinoid-Rezeptor 1 (Rimonabant). Dieser ist auch verantwortlich für die appetitstimulierende Wirkung von Tetrahydrocannabinol (Wirkstoff von Cannabis, Marihuana, Haschisch), die therapeutisch zur Behandlung der Kachexie bei Patienten mit AIDS oder Tumoren ausgenutzt wird.

MERKE

Die Appetitregulation umfasst ein hochkomplexes, neuronales und hormonelles Netzwerk, das periphere Signale über Energiereserven und Sättigungsfaktoren mit äußeren Signalen und solchen aus höheren Hirnzentren verschaltet. Wichtige periphere Hormone sind Leptin, das vom Fettgewebe produziert wird und Information über die Fettreserven liefert, sowie Ghrelin, das vom Magen produziert wird und ein Hungersignal darstellt. Die Verschaltung erfolgt im Hypothalamus, der Input über Sättigungssignale aus dem Hirnstamm und aus höheren Zentren, wie z.B. dem Belohnungszentrum, erhält.

28.4.3 Körpergewicht und Körperzusammensetzung

Das Körpergewicht und insbesondere der Körperfettgehalt sind wichtige Größen zur Beurteilung des Ernährungszustands. Die Körperzusammensetzung des Menschen kann auf verschiedenen Ebenen analysiert und dargestellt werden: auf atomarer, molekularer und zellulärer Ebene, auf Ebene von Organen/Geweben sowie auf Ganzkörperebene. Dafür werden verschiedene Modelle benutzt, wobei das einfachste Zweikomponentenmodell zwischen Fettmasse und fettfreier Masse unterscheidet. Da sowohl Über- als auch Unterernährung negative gesundheitliche Konsequenzen nach sich ziehen, sind für die Ernährungsmedizin insbesondere Methoden zur Messung des Körperfettgehalts von Bedeutung.

Zur Klassifizierung von Über-, Unter- und Normalgewicht (➤ Tab. 28.16) wird heute zumeist der BMI (**Body-Mass-Index**) verwendet, der sich nach folgender Formel berechnet:

$$\text{BMI (kg/m}^2) = \text{Körpergewicht (kg)/(Körpergröße [m])}^2$$

Tab. 28.16 Gewichtsklassifikation von Erwachsenen anhand des BMI

BMI (kg/m²)	Kategorie	Risiko für Begleiterkrankungen des Übergewichts
< 18,5	Untergewicht	niedrig*
18,5–24,9	Normalgewicht	durchschnittlich
≥ 25,0	Übergewicht	• gering erhöht
• 25–29,9	• Präadipositas	• erhöht
• 30–34,9	• Adipositas Grad I	• hoch
• 35–39,9	• Adipositas Grad II	• sehr hoch
• ≥ 40	• Adipositas Grad III	

* Extremes Untergewicht erhöht jedoch die Mortalität

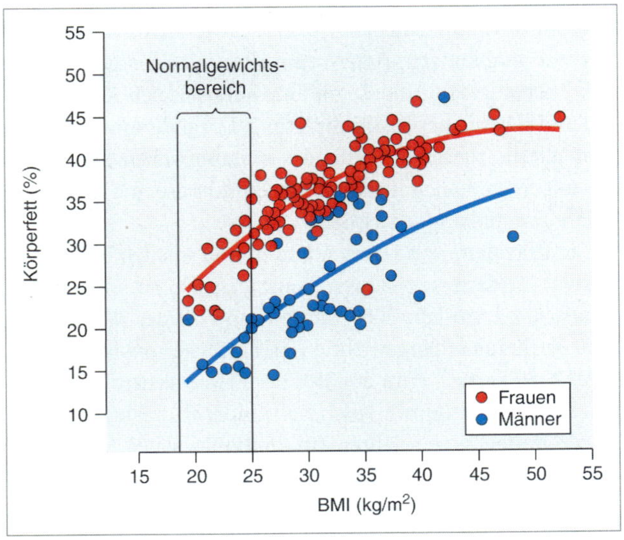

Abb. 28.31 Zusammenhang zwischen Körperfettgehalt und BMI bei Männern und Frauen. Der BMI korreliert mit dem Körperfettgehalt, wobei Frauen bei gleichem BMI einen höheren Fettgehalt haben als Männer. Bei Frauen gilt entsprechend ein Körperfettgehalt von 20–33% als Normalbereich, bei Männern von 10–20%.

Tab. 28.17 Monogenetisch verursachte Adipositas beim Menschen

betroffenes Gen	Vererbung	Adipositas	weitere Merkmale
Leptin	rezessiv	extrem, früh	gonadotrope Insuffizienz
Leptinrezeptor	rezessiv	extrem, früh	gonadotrope, thyreotrope und somatotrope Insuffizienz
Proopiomelanocortin (POMC)	rezessiv	extrem, früh	ACTH-Defizienz, rothaarig
Proconvertase	rezessiv	hoch, früh	gonadotrope und corticotrope Insuffizienz
Melanocortin-4-Rezeptor	dominant	variabel, früh	keine

Der BMI ist sicherlich die einfachste Methode zur Abschätzung der Körperzusammensetzung, allerdings gibt es im Zusammenhang zwischen BMI und Körperfett große individuelle Unterschiede (➤ Abb. 28.31).

Als kostengünstige anthropometrische Methode zur Abschätzung des Körperfetts wird häufig die Messung der **subkutanen Fettschichtdicke** an einer oder mehreren Körperstellen (Hautfaltenmessung) angewandt. Subkutanes und viszerales Fett unterscheiden sich deutlich in ihrer vaskulären Anatomie und metabolischen Aktivität. Die Fettverteilung hängt stark von Alter und Geschlecht ab, wobei Männer einen höheren Anteil an viszeralem Fett aufweisen als Frauen, die wiederum ausgeprägtere subkutane Fettdepots haben. Mit dem Alter nimmt jedoch insbesondere bei Frauen das viszerale Fett zu. Eine einfache Methode zur Abschätzung des viszeralen Fettdepots ist die Messung des **Taillenumfangs**.

Klinik

Übergewicht und insbesondere die **abdominelle Adipositas** sind mit einem deutlich erhöhten Risiko für metabolische (v.a. Diabetes mellitus) und kardiovaskuläre Erkrankungen verbunden. Aber auch bestimmte Karzinome (Kolon, Mamma, Uterus) sowie Gallensteinleiden oder degenerative Gelenk- und Nervenerkrankungen treten vermehrt bei Übergewichtigen auf. Zudem leiden Adipöse oft an psychosozialen Konsequenzen und allgemeiner Diskriminierung. Die abdominelle Adipositas gilt als zentraler Faktor des **metabolischen Syndroms**, das mit einem hohen Risiko für Atherosklerose und kardiovaskuläre Komplikationen assoziiert ist.

Die **Prävalenz** von Übergewicht nimmt in allen industrialisierten Ländern seit Jahren kontinuierlich zu, so auch in Deutschland. Im Jahr 2003 waren rund 70% der Männer und 50% der Frauen übergewichtig (BMI $\geq$ 25 kg/m^2) oder adipös (BMI > 30 kg/m^2), etwa 20–25% der Erwachsenen waren adipös (BMI $\geq$ 30 kg/m^2). Auch bei Kindern und Jugendlichen wurde in den letzten Jahren ein kontinuierlicher Anstieg der Adipositasprävalenz beobachtet.

Letztlich ist Übergewicht das Resultat einer **gestörten Energiebilanz**. Bei einer positiven Energiebilanz wird langfristig die überschüssige Energie immer in Form von Fett gespeichert, unabhängig von der Makronährstoffzusammensetzung der Nahrung. Prinzipiell können sowohl ein reduzierter Energieumsatz als auch eine erhöhte Nahrungsaufnahme zu Übergewicht führen. Für den stetigen Anstieg der Prävalenz von Übergewicht in Deutschland spielen sicherlich beide Faktoren eine Rolle. Man geht davon aus, dass der BMI zu 30–50% genetisch determiniert ist. Da sich unsere genetische Ausstattung in den letzten Jahrzehnten nicht verändert, Adipositas aber stark zugenommen hat, kann man davon ausgehen, dass die genetische Prädisposition nur in Interaktion mit bestimmten Umweltbedingungen tatsächlich zur Entstehung von Übergewicht führt.

Klinik

In der klinischen Genetik sind mehr als 50 unterschiedliche Syndrome bekannt, die mit Adipositas assoziiert sein können. Die Adipositas ist dabei aber häufig kein isoliertes, sondern nur eines von mehreren Symptomen. Monogene Formen von Adipositas sind extrem selten, u.a. weil sie in der Regel autosomal-rezessiv vererbt sind, z.B. **Leptindefizienz** (➤ Tab. 28.17). Diese Patienten haben kein Sättigungsgefühl, sodass sie bereits in frühester Kindheit eine extreme Adipositas entwickeln. Eine exogene Zufuhr von Leptin führt zu einer Normalisierung des Essverhaltens und auch des Körpergewichts. Die dominant vererbten Mutationen im Melanocortin-4-Rezeptor verursachen schätzungsweise 2–4% aller Fälle von extremer Adipositas.

Die immer häufiger werdende Adipositas ist aber v.a. das Ergebnis des modernen „adiposigenen" Lebensstils, der durch Bewegungsmangel, chronischen Stress, Fehlernährung, z.B. häufigen Verzehr von Snacks sowie hohen Konsum energiedichter Lebensmittel (Fast Food, zuckerhaltige Softdrinks) und Alkohol geprägt ist. Weitere sekundäre Ursachen der Adipositas sind Essstörungen (z.B. Binge-eating-Disorder, Bulimie, Night-eating-Disorder), endokrine Erkrankungen (z.B. Hypothyreose, Cushing-Syndrom), Medikamente (z.B. Antidepressiva, Antipsychotika, Neuroleptika, Antidiabetika, Glucocorticoide, β-Blocker) und andere Faktoren, wie z.B. Immobilisierung, Schwangerschaft, Operationen in der Hypothalamusregion oder Nikotinverzicht (➤ Abb. 28.32).

MERKE

Bodymass-Index [BMI = Körpergewicht in kg/(Körpergröße in m)^2] und Taillenumfang sind wichtige Methoden zur Erkennung von Über- und Untergewicht bzw. viszeraler Adipositas, die beide die Krankheitsrisiken stark beeinflussen können.

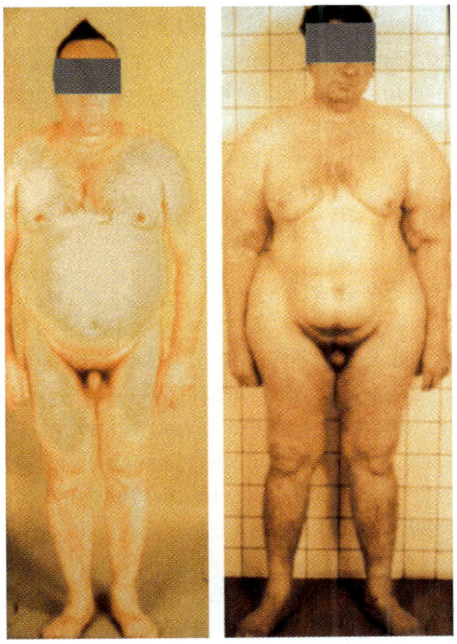

Abb. 28.32 Androide (links) und gynoide Adipositas (rechts). Pathophysiologisch relevanter als die äußerlich unterschiedliche Fettverteilung ist die nur durch Computertomographie oder Kernspintomographie nachweisbare Verteilung von subkutanem Fett (vorherrschend bei der gynoiden Adipositas) und intraabdominalem Fett (vorherrschend bei der androiden Adipositas).

28.5 Formen der Ernährung

28.5.1 Grundlagen einer gesunden Ernährung

Bei **Unterversorgung** mit essenziellen Nährstoffen kommt es langfristig zur Ausbildung von Mangelerscheinungen, wie z.B. Skorbut bei Vitamin-C-Mangel. Aber auch eine **Überversorgung** kann gesundheitliche Konsequenzen haben, wie z.B. Diabetes mellitus Typ 2 bei Übergewicht. Eine gesunde und vollwertige Ernährung sollte reichlich Getreideprodukte, Obst und Gemüse sowie täglich Milchprodukte und ein- bis zweimal pro Woche Fleisch und Fisch beinhalten. Eine vielseitige Ernährung gewährleistet die ausreichende Versorgung mit essenziellen Nährstoffen.

Referenzwerte für die Nährstoffzufuhr

Referenzwerte für die Nährstoffzufuhr berücksichtigen den nutritiven (d.h. für den Erhalt der Stoffwechselhomöostase notwendigen) und den „gesundheitlichen" (d.h. den präventiven und vor Krankheiten schützenden) Bedarf eines Menschen. Der **minimale Bedarf** eines Nährstoffs ist die kleinste Menge, die erforderlich ist, um einen Mangel zu verhüten. Der **basale Bedarf** resultiert aus den für das Wachstum und den Erhalt der Körperfunktionen notwendigen Nährstoffmengen. Zum Auffüllen der Nährstoffspeicher sind wiederum höhere Mengen erforderlich **(Speicherbedarf)**. Die Referenzwerte gelten generell für Gesunde. Für Kranke und auch in besonderen physiologischen Situationen (z.B. Schwangerschaft, Leistungssport) sind spezielle Ernährungsempfehlungen notwendig.

Für eine ausgeglichene **Stickstoffbilanz** sollte die **Proteinzufuhr** von Erwachsenen 0,8 g/kg betragen. Eine Zufuhr bis zu 2 g/kg wird für Gesunde als unbedenklich angesehen. In Deutschland ist ein diätetischer Proteinmangel äußerst selten. Im Schnitt liegt der Proteinverzehr fast doppelt so hoch wie der Bedarf. Die Energiezufuhr durch **Fett** sollte 30% der gesamten Energiezufuhr nicht überschreiten, wobei höchstens 10% in Form von gesättigten und 7% in Form von mehrfach ungesättigten Fettsäuren erfolgen sollte. In Deutschland ist die durchschnittliche Zufuhr an gesättigten Fettsäuren etwa 50% höher als empfohlen. Zur Vermeidung von Proteinabbau sollten mindestens 25% der Energie in Form von **Kohlenhydraten** aufgenommen werden, idealerweise 55–60%, wobei vegetabile, d.h. komplexe Kohlenhydrate vorteilhafter sind. Als Richtwert für die Ballaststoffzufuhr gelten 30 g pro Tag. Während die durchschnittliche Kohlenhydratzufuhr in Deutschland ungefähr den Empfehlungen entspricht, ist die Ballaststoffzufuhr zu gering.

Essenzielle Nährstoffe

Die Menschheit zeichnet sich durch eine Vielzahl unterschiedlicher Ernährungsformen aus, die von rein vegetarischer bis zu fast ausschließlich fleischlicher Ernährung reichen. Entsprechend gibt es „die" richtige bzw. natürliche Ernährungsform nicht. Allerdings muss jede Ernährungsform die Versorgung mit den essenziellen Nährstoffen sicherstellen. Dazu gehören **Wasser**, essenzielle **Aminosäuren** (Isoleucin, Leucin, Lysin, Methionin, Phenylalanin, Threonin, Tryptophan, Valin), ω-3- und ω-6-**Fettsäuren** (Linolensäure und Linolsäure), **Vitamine** und anorganische Stoffe, d.h. **Mineralien**, **Elektrolyte** und **Spurenelemente**. Da der Mensch im Gegensatz zu reinen Fleischfressern Vitamin C nicht selbst synthetisieren kann, ist ein gewisser Anteil an pflanzlicher Nahrung nötig. Umgekehrt ist jedoch der Verzehr von Fleisch und Fleischprodukten bei einer ausgewogenen vegetarischen Ernährung nicht zwingend erforderlich.

Zu einer gesunden Ernährung gehören auch die durch endogene Verdauungsenzyme nicht degradierbaren **Ballaststoffe**, obwohl sie nur einen geringen nutritiven Beitrag leisten. Sie sind wichtig für die Funktion des Darmtrakts und werden v.a. von Darmbakterien im Kolon verstoffwechselt. Eine zu geringe Ballaststoffzufuhr erhöht das Risiko für typische Zivilisationskrankheiten wie Diabetes mellitus Typ 2 oder kolorektale Karzinome.

MERKE

Die Grundlage einer gesunden Ernährung ist die ausreichende Versorgung mit Energie, Wasser, Ballaststoffen und essenziellen Nährstoffen. Für den Bedarf an den meisten Nährstoffen existieren empirisch ermittelte Referenzwerte, wobei es für Kranke oder in besonderen physiologischen Situationen spezielle Ernährungsanforderungen geben kann. Den Hauptenergielieferanten stellen die Kohlenhydrate dar. Die Fettzufuhr sollte nicht mehr als 30% der Energiezufuhr ausmachen. Zusätzlich zu den essenziellen Nährstoffen ist eine ausreichende Zufuhr an Ballaststoffen notwendig.

28.5.2 Diäten

Das Wort Diät kommt aus dem Griechischen und bedeutet „Lebensweise“. In der Medizin bezeichnet man damit eine spezielle Ernährung für Kranke. Im allgemeinen Sprachgebrauch versteht man unter Diät in der Regel eine „Reduktionsdiät“, die dazu dient abzunehmen.

Reduktionsdiäten

Es existiert eine fast unüberschaubare Fülle an unterschiedlichen Kostformen, die zur Prävention und Therapie von Übergewicht angeboten werden. In den meisten Fällen sind ihre Wirksamkeit und Unbedenklichkeit nicht gesichert.

Das Ziel jeder Reduktionsdiät ist es, bei ausreichender Versorgung mit essenziellen Nährstoffen eine negative Energiebilanz herzustellen. Als **Standardtherapie der Adipositas** gilt eine Mischkost mit einem Energiedefizit von 500–800 kcal pro Tag. Neben einer Fettbegrenzung wird dabei auch der Verzehr von Kohlenhydraten und Eiweiß reduziert. Durch den gesteigerten Verzehr von pflanzlichen Produkten kann eine Senkung der Energiedichte bei Erhalt der Sättigung erreicht werden. Damit gelingt eine Gewichtsreduktion von etwa 5 kg in einem Jahr. Diese Ernährungsform ist weitgehend nebenwirkungsfrei und unter Beibehaltung einer normokalorischen Ernährung auch langfristig wirksam, insbesondere wenn sie von vermehrter körperlicher Aktivität begleitet wird.

Ebenfalls aus ernährungsmedizinischer Sicht akzeptabel sind **Formuladiäten**, bei denen eine oder mehrere Mahlzeiten pro Tag durch Formulaprodukte, wie Eiweißgetränke oder Riegel, ersetzt werden. Diese Produkte gewährleisten eine ausreichende Nährstoffversorgung. Nur in seltenen Fällen ist eine zusätzliche Supplementierung notwendig.

Weitere Ansätze zur Gewichtsreduktion sind **besondere Kostformen** wie protein- und fettreiche Diäten, kohlenhydratarme Diäten (z.B. die Atkins-Diät) oder auch Diäten mit niedrigem **glykämischem Index**. Der glykämische Index ist ein Maß dafür, wie stark die Blutglucose nach Verzehr einer bestimmten Menge von Kohlenhydraten ansteigt. Die Gewichtsabnahme bei diesen Diäten resultiert letztlich v.a. auch aus einer Energiereduktion.

Extrem **einseitige Diäten** wie totales Fasten, Heilfasten, Schrothkur, Mayr-Kur, Ananasdiät usw. sind aus medizinischer Sicht abzulehnen. Langfristig angewendet, besteht durch die einseitige Ernährungsform die Gefahr einer Fehlernährung und damit erheblicher gesundheitlicher Risiken. Zudem fehlen Belege über Langzeiterfolge.

Künstliche Ernährung

Künstliche Ernährung ist notwendig bei Patienten, die über längere Zeit keine normale Ernährung zu sich nehmen können oder wollen, und aufgrund des Krankheitsverlaufs drohender oder bereits bestehender Mangelernährung. Es gibt grundsätzlich zwei Formen der künstlichen Ernährung, die enterale und die parenterale Ernährung.

Enterale Ernährung

Hierbei handelt es sich um Nährlösungen, die über **Sonden,** meist Magensonden, zugeführt werden. Voraussetzung für eine enterale Ernährung ist die, zumindest partielle, digestive und absorptive Funktionstüchtigkeit des Magen-Darm-Trakts. Es gibt eine Vielzahl von verschiedenen Sondendiäten, die sich in folgende Hauptgruppen einteilen lassen:

- selbst hergestellte Sondenkost (aus normalen Lebensmitteln)
- bilanzierte Diät (natürlicher Ursprung der Nährstoffe, hochmolekular, nährstoffdefiniert)
- chemisch definierte Diät (niedermolekulare Elementardiäten, ballaststofffrei, auch bei minimaler Verdauungsleistung verwendbar, krankheitsspezifischer Einsatz möglich).

Parenterale Ernährung

Darunter versteht man eine Ernährung (http://de.wikipedia.org/wiki/Ernährung) unter Umgehung des Magen-Darm-Trakts (http://de.wikipedia.org/wiki/Magen-Darm-Trakt). Die Ernährung erfolgt dabei in der Regel über eine Vene. Bei längerfristiger Anwendung ist dafür ein zentralvenöser Zugang notwendig. Eine komplette parenterale Ernährung besteht in der Zufuhr von Wasser, Salzen, Zucker (meist Glucose), Aminosäuren, Fetten sowie Vitaminen und Spurenelementen. Die parenterale Ernährung ist ein bewährtes Verfahren zur Entlastung des Magen-Darm-Trakts und zur Zufuhr einer ausreichenden Kalorienmenge.

MERKE

Diäten können eine spezielle Krankenkost sein, häufig handelt es sich aber um Reduktionsdiäten mit dem Ziel der Gewichtsreduktion. Als Standardtherapie für Adipositas gilt eine mäßig energiereduzierte Mischkost, es können jedoch auch Formuladiäten eingesetzt werden. Künstliche Ernährung kann enteral, z.B. über eine Magensonde, oder parenteral über eine Vene erfolgen.

ZUSAMMENFASSUNG

Verdauung und Resorption der Makronährstoffe

Die Kohlenhydratspaltung beginnt in der Mundhöhle und setzt sich im Dünndarm fort. Die Amylasen von Mundspeichel und Pankreas sowie am Dünndarmepithel lokalisierte Enzyme wie Maltase, Saccharase, Lactase, Isomaltase und Trehalase sorgen für die Spaltung von Stärke, Glykogen und anderen Oligosacchariden in die entsprechenden Monosaccharide. Die Resorption von Glucose und Galaktose erfolgt durch aktiven Na^+-getriebenen Transport, während Fructose durch erleichterte Diffusion aufgenommen wird.

Die für die Eiweißverdauung verantwortlichen Enzyme von Magen, Pankreas und Leber werden als inaktive Vorstufen sezerniert. Proteine werden zunächst im Magen unter Einwirkung von HCl und Pepsin zu Peptiden gespalten. Diese werden anschließend im Dünndarm durch pankreatische Endo- und Exopeptidasen weiter verkürzt. Im Bürstensaum verankerte Peptidasen schließen den Proteinabbau ab, in dessen Verlauf Aminosäuren und Peptide gebildet werden.

Nahrungslipide werden unter der Beteiligung von Gallensalzen und Colipase durch Lipasen und Esterasen in Fettsäuren, 2-Monoacylglycerole, Phospholipide und Cholesterin gespalten. In Mizellen verpackt, erreichen sie die Zytoplasmamembran der Enterozyten, durchqueren diese und dienen intrazellulär als Bausteine für die Synthese von Triacylglycerolen und anderen Lipiden, die als Chylomikronen verpackt in die Lymphgefäße abgegeben werden.

Der Gastrointestinaltrakt, insbesondere das Kolon, beherbergt außerdem eine Vielzahl von überwiegend anaeroben Bakterien. Hauptsubstrate sind Kohlenhydrate und Proteine, die der Verdauung im Dünndarm entgangen sind. Hauptprodukte der bakteriellen Fermentation im Kolon sind Acetat, Propionat und Butyrat, die vom Wirt genutzt werden. Darüber hinaus werden Wasserstoff, CO_2 und Methan gebildet. Darmbakterien beeinflussen durch ihren Stoffwechsel die Bioverfügbarkeit von bioaktiven sekundären Pflanzenstoffen und den enterohepatischen Kreislauf von Gallensäuren.

Wasser, Elektrolyte und Mineralien

Wasser- und Nahrungsaufnahme sind mit der Resorption von Elektrolyten verbunden, die entweder aktiv transzellulär oder passiv parazellulär aus dem Darmlumen aufgenommen werden.

Mineralien sind anorganische Nährstoffe, die man in Mengen- und Spurenelemente einteilt. Zu den Mengenelementen gehören Calcium, Phosphor und Magnesium. Alle drei haben nicht nur strukturbildende, sondern auch katalytische und regulatorische Funktionen.

Als Spurenelemente werden Elemente bezeichnet, die in geringen Konzentrationen im Körper vorkommen (< 50 mg/kg Körpergewicht) und deren Essenzialität nachgewiesen ist. Zu diesen gehören Chrom, Eisen, Fluor, Jod, Cobalt, Kupfer, Mangan, Molybdän, Selen und Zink. Einige sind Bestandteile von Metallenzymen (Kupfer, Mangan, Molybdän, Zink). Eisen und Kobalt sind in komplexen organischen Strukturen koordiniert, Eisen im Porphyrinring (Häm), Kobalt im Corrinring (Cobalamin). Jod ist in Schilddrüsenhormone eingebaut. Fluor kommt im Zahnschmelz vor. Selen ersetzt Schwefel im Cystein und ist Bestandteil von Selenocystein, das mit anderen Aminosäuren das aktive Zentrum von Selenoproteinen bildet.

Vitamine

Vitamine sind niedermolekulare organische Verbindungen, die für die Aufrechterhaltung der Körperfunktionen unabdingbar sind. Der Mensch kann sie nicht selbst synthetisieren und muss sie mit der Nahrung aufnehmen. Man unterscheidet fettlösliche und wasserlösliche Vitamine. Die fettlöslichen werden zusammen mit Fetten resorbiert und zirkulieren an Transportproteine gebunden. Für die wasserlöslichen Vitamine gibt es spezifische Transportsysteme. Die wasserlöslichen Vitamine und Vitamin K agieren als Coenzyme oder prosthetische Gruppen von Enzymen. Die fettlöslichen Vitamine A und D sind u.a. Liganden für nucleäre Rezeptoren, die als Transkriptionsfaktoren wirken. Dem Vitamin E werden antioxidative Eigenschaften zugeschrieben, die aber nicht die neuromuskulären Störungen bei Vitamin-E-Mangel erklären.

Bei Mangel an Vitaminen kann es zu schweren, teils tödlichen Erkrankungen kommen. Diese können verursacht sein durch unzureichende Zufuhr mit der Nahrung, Resorptionsstörungen bei chronischen Darmentzündungen oder bei Erkrankungen des Pankreas oder der Leber, bei denen nicht die für die Resorption erforderlichen Enzyme oder Transportproteine gebildet werden. Auch Defekte in Genen für Proteine des Transports oder des Vitaminstoffwechsels führen zu schwerem Vitaminmangel.

Hormonelle Regulation der Verdauung und Nahrungsaufnahme

Die Nahrungsaufnahme wird durch ein hocheffizientes und redundantes Regulationssystem kontrolliert. Kurzfristig ist es darauf ausgerichtet, die regelrechte Funktion des Magen-Darm-Trakts zu optimieren. Langfristig ist es darauf ausgerichtet, die Energiebilanz auszugleichen und damit das Körpergewicht konstant zu halten.

Die hormonelle Regulation von Verdauungsvorgängen geschieht vorwiegend durch das enteroendokrine System. Es besteht aus vereinzelten endokrinen Zellen der Magen- und Darmmukosa. Sie produzieren eine Vielzahl von Peptidhormonen. Diese können direkt die motorischen und sekretorischen Verdauungsfunktionen von Magen und Darm beeinflussen, wie Gastrin, Cholecystokinin (CCK) und Sekretin, aber auch systemische Wirkungen haben, wie in der Appetitregulation.

Die Appetitregulation umfasst ein komplexes neuronales und hormonelles Netzwerk, das periphere Signale über Energiereserven und Sättigungsfaktoren mit äußeren Signalen und solchen aus höheren Hirnzentren verschaltet. Wichtige periphere Hormone sind Leptin, das vom Fettgewebe produziert wird und Information über die Fettreserven liefert, sowie Ghrelin, das vom Magen produziert wird und ein Hungersignal darstellt. Die Verschaltung der peripheren Signale erfolgt im Hypothalamus, der zudem Input über Sättigungssignale aus dem Hirnstamm und aus höheren Zentren, wie z.B. dem Belohnungszentrum, erhält. Letztlich ist eine Vielzahl von Neuropeptiden und anderen Neurotransmittern an der zentralen Regulation von Hunger und Sättigung beteiligt.

Energiestoffwechsel, Körpergewicht und gesunde Ernährung

Beim oxidativen Abbau von mit der Nahrung aufgenommenen Fetten, Proteinen und Kohlenhydraten wird ATP generiert, das als energiereiches Substrat für Synthesen, Stofftransport etc. genutzt wird. Unter stationären Bedingungen (ohne Speicherung und Verrichtung physischer Arbeit) wird alle Nahrungsenergie in Wärme umgesetzt. Die metabolisierbare Energie von Fetten ist mit etwa 38 kJ/g wesentlich höher als die von Proteinen und Kohlenhydraten (ca. 17 kJ/g). Der Energieumsatz setzt sich aus Grundumsatz, Aktivitätsumsatz und postprandialer Thermogenese zusammen, wobei der Grundumsatz mit 60–70% den größten Teil ausmacht. Der Grundumsatz hängt v.a. von der fettfreien Masse ab.

Sind Energiebedarf und Energieaufnahme diskrepant, entstehen Unter- oder Übergewicht. Sowohl Über- als auch Untergewicht haben negative gesundheitliche Konsequenzen. Klinisch gebräuchliche Methoden sind die Bestimmung des Body-Mass-Index (BMI) und des Taillenumfangs.

Grundlage einer gesunden Ernährung ist die ausreichende Versorgung mit Makro- und Mikronährstoffen, die den Bedarf an Energie,

Wasser, Ballaststoffen und essenziellen Nährstoffen abdecken. Zu den essenziellen Nährstoffen gehören Wasser, essenzielle Aminosäuren, ω-3- und ω-6-Fettsäuren, Vitamine und anorganische Stoffe (Mineralien, Elektrolyte, Spurenelemente). Zusätzlich ist für eine gesunde Ernährung eine ausreichende Zufuhr an Ballaststoffen notwendig. Energielieferant sind die Makronährstoffe (Fette, Proteine, Kohlenhydrate), wobei letztere die Hauptenergiezufuhr darstellen. Die Fettzufuhr sollte nicht mehr als 30% der Energiezufuhr ausmachen. Für den Nährstoffbedarf existieren empirisch ermittelte Referenzwerte.

Fragen

1. Wie wird eine Selbstverdauung der Magen- und Darmschleimhaut verhindert? (Denken Sie dabei an Verdauungsenzyme und sezernierte Komponenten.)
2. Wie wird Cholesterin in Enterozyten transportiert? (Denken Sie dabei an Aufnahme, intrazellulären Metabolismus und Ausschleusung.)
3. Welche Substrate nutzen Darmbakterien zu ihrem Wachstum? (Denken Sie dabei an Kohlenhydrate und Proteine aus der Nahrung des Wirts und vom Wirt produzierte Substanzen.)
4. Was sind die wichtigsten Endprodukte der bakteriellen Fermentation im Kolon? (Denken Sie dabei an den anaeroben Metabolismus und die Resorption der Stoffwechselprodukte durch den Wirtsorganismus.)
5. Was ist Ghrelin? Welche Funktion hat es?
6. Welche Proteine sind an der Resorption und Verteilung von Vitamin B_{12} beteiligt? (Denken Sie dabei an den Transport durch den Verdauungstrakt, die Aufnahme in die Mukosazellen, den Transport in der Zirkulation und den Schutz vor Verlust.)
7. Welche Vitamine sind an der Regulation von Genaktivitäten beteiligt? (Denken Sie dabei an Modifikation von Kernproteinen, nucleäre Rezeptoren und Basenmodifikation.)
8. Welche Vitamine werden für eine posttranslationale Modifizierung von Proteinen benötigt? (Denken Sie dabei an Carboxylierung, Methylierung, Acetylierung, Hydroxylierung und ADP-Ribosylierung.)
9. Wie unterscheidet sich die Biosynthese von Selenoproteinen von der Biosynthese aller anderen Proteine? (Denken Sie dabei an die Kodierung von Selenocystein, *cis*-Elemente, *trans*-Elemente und Vorgänge an der tRNA.)
10. Warum kommt Eisen nicht frei vor, und wie wird das verhindert? (Denken Sie dabei an Bindeproteine, Redoxstatus und die Fenton-Reaktion.)
11. Was ist der Bodymass-Index? (Denken Sie dabei an Gewicht und Körpergröße.)
12. Was ist Adipositas, wie entsteht sie, und welche Risiken sind damit verbunden? (Denken Sie dabei an Ernährung, Lebensstil und ernährungsbedingte Krankheiten.)

032 IMPP-Fragen

KAPITEL

29 Nervensystem

F. Müller, U.B. Kaupp

Praxisfall

Herr Schmidt klagt beim Hausarzt darüber, dass ihm sein Alter doch schwer zu schaffen mache. Seit einiger Zeit habe er Probleme beim Aufstehen aus dem Sessel – er komme nur noch schlecht hoch. Dem Hausarzt und dem hinzugezogenen Neurologen fallen noch mehr Symptome auf. Nach dem Aufstehen trippelt Herr Schmidt zuerst mit vorgebeugtem Oberkörper. Erst nach ein paar Schritten streckt er seinen Körper und macht normal große Schritte. Bei der passiven Streckung der Arme und Beine tritt das charakteristische „Zahnradphänomen" auf, bei dem der Dehnungswiderstand sich rhythmisch ändert. Die Hände zeigen einen leichten Tremor. Der Verdacht auf Morbus Parkinson erhärtet sich, als Herr Schmidt bei einem Klinikaufenthalt testweise mit L-Dopa behandelt wird und sich die Symptome bessern. Bei Morbus Parkinson sterben dopaminerge Nervenzellen in der Substantia nigra ab, und es kommt zu einem Dopaminmangel. Im Gegensatz zu Dopamin kann seine Vorstufe L-Dopa die Blut-Hirn-Schranke passieren, wenn es in hoher Konzentration gegeben wird. In vielen Fällen können die Beschwerden dadurch deutlich gemildert werden.

Zur Orientierung

Das Nervensystem erfüllt als **zentrale Steuereinheit** des menschlichen Körpers eine Vielzahl wichtiger Aufgaben. Die **Sinnesorgane** nehmen Informationen auf, und die **Nerven** leiten sie an das **Gehirn** weiter. Das Gehirn verarbeitet die Informationen und wertet sie aus. Es trifft Entscheidungen (z.B. bei Gefahr: Angriff oder Flucht?) und erteilt **Befehle** an Effektororgane wie Muskulatur oder Drüsen. Schließlich **speichert** das Gehirn Informationen – es lernt, um in Zukunft besser reagieren zu können. Die Elemente des Nervensystems sind die Nervenzellen. Grundlage für Kodierung, Verarbeitung und Weiterleitung von Information ist die **elektrische Spannung an der Zellmembran**. Die Übertragung zwischen den Nervenzellen erfolgt über **chemische Botenstoffe** (Neurotransmitter) an spezialisierten Kontaktpunkten (Synapsen). Das menschliche Gehirn ist mit 10^{11} Nervenzellen und 10^{14} Synapsen die komplizierteste Struktur, die wir kennen.

Über unsere **Sinnesorgane** erhalten wir nicht nur Informationen über die Umwelt, sondern auch über unseren Körper – man denke an Muskelspindeln oder Stellungsrezeptoren in Gelenken. Sinneszellen sind darauf spezialisiert, **Reize** wie Licht, Temperatur oder Druck in eine Änderung der Membranspannung, das **Rezeptorpotenzial**, zu übersetzen. Sie detektieren den Stimulus mithilfe spezifischer **Rezeptormoleküle**. Sehr oft sind das G-Protein-gekoppelte Rezeptoren, die eine intrazelluläre Signalkaskade auslösen, die das Signal erheblich verstärkt und zur Aktivierung oder zum Schließen von Ionenkanälen führt. In anderen Fällen sind Rezeptormoleküle selbst auch gleichzeitig Ionenkanäle.

29.1 Die Zellen des Nervensystems

Man unterscheidet grob zwischen dem **zentralen Nervensystem** (**ZNS**, Gehirn und Rückenmark) und dem **peripheren Nervensystem (PNS)**. Das Nervensystem enthält zwei unterschiedliche Zelltypen: die **Nervenzellen** oder Neurone und die **Gliazellen**. Das menschliche ZNS enthält etwa 10^{11} Nervenzellen und etwa zehnmal so viele Gliazellen.

29.1.1 Nervenzellen

Nervenzellen sind **erregbare Zellen**. Sie sind darauf spezialisiert, Information zu empfangen, weiterzuverarbeiten und auf Zielzellen, d.h. andere Nervenzellen, Muskelzellen, Drüsenzellen etc., zu übertragen. Zur Verarbeitung und Weiterleitung von Information erzeugen Nervenzellen eine elektrische Spannung an der Plasmamembran.

In ➤ Abb. 29.1 ist eine typische Nervenzelle zu sehen. Sie besitzt einen Zellkörper **(Soma)**, dem mehrere Fortsätze entspringen können, die wiederum in **Dendriten** und **Axone** unterteilt werden. Informationen von anderen Zellen werden in der Regel an den Dendriten aufgenommen und integriert bzw. verrechnet. Die Information wird dann meist in Form kurzer Spannungspulse, der **Aktionspotenziale**, entlang dem Axon geleitet und schließlich auf Zielzellen übertragen. Dazu werden spezielle Kontaktpunkte zwischen den Nervenzellen ausgebildet, die **Synapsen**.

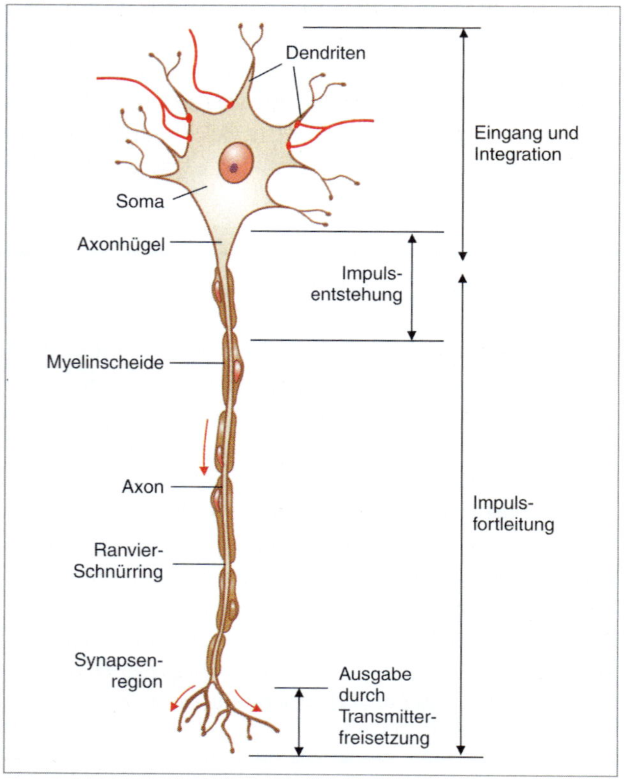

Abb. 29.1 Aufbau einer typischen Nervenzelle.

29.1.2 Gliazellen

Gliazellen bilden das **Stütz**- und **Hüllgewebe** des Nervensystems und kontrollieren die Zusammensetzung der extrazellulären Flüssigkeit, besonders die Kaliumhomöostase, die im Nervensystem sehr wichtig ist. Außerdem sind sie Träger wichtiger Stoffwechselprozesse der neuronalen Organe. Man unterscheidet mehrere Gliazelltypen: **Astrozyten** sind die häufigsten Gliazellen im ZNS. Im peripheren Nervensystem bilden **Schwann-Zellen**, im zentralen Nervensystem **Oligodendrozyten** die Myelinscheiden der Neurone. **Mikroglia** übernehmen im Gehirn die Aufgabe der Makrophagen. **Ependymzellen** kleiden als Epithel die inneren Hohlräume des ZNS (Ventrikel) aus. Als Zellen der Plexus choroidei bilden sie den Liquor cerebrospinalis.

MERKE

Das Nervensystem ist aus **Nervenzellen** (Neurone) und **Gliazellen** aufgebaut. Neurone sind elektrisch erregbar. Gliazellen sind für die Homöostase, den Stoffwechsel sowie als Stütz- und Hüllgewebe wichtig.

29.2 Stoffwechsel des Nervensystems

29.2.1 Energiestoffwechsel

Obgleich das menschliche Gehirn nur ca. 2% des Körpergewichts ausmacht, verbraucht es ca. **15% des Sauerstoffs**, den der menschliche Organismus aufnimmt. Als Energieträger nutzt das Gehirn fast ausschließlich **Glucose** (120–140 g pro Tag). Für den Transport der Glucose aus dem Blut in das Gehirn verwenden die Endothelzellen in den Gehirnkapillaren hochaffine Transportproteine. Das Gehirn ist von der permanenten Versorgung mit Glucose abhängig, da es kaum Glykogenreserven besitzt. Kleinere Mengen an Glykogen werden in den Astrozyten des Gehirns gespeichert. In langen Hungerphasen kann sich der Energiestoffwechsel des Gehirns umstellen. Dann werden auch **Ketonkörper** als Energieträger genutzt, und der Verbrauch an Glucose wird um ca. ein Drittel reduziert. Fettsäuren werden nicht zur Energiegewinnung im Gehirnstoffwechsel eingesetzt.

29.2.2 Blut-Hirn-Schranke

Das ZNS ist besonders gegen Schwankungen in der Zusammensetzung der extrazellulären Flüssigkeit geschützt. Es wird vom Liquor cerebrospinalis umgeben, der das Milieu konstant hält. Außerdem bilden die **Endothelzellen der Gehirnkapillaren** die sog. Blut-Hirn-Schranke. Diese beruht auf der Kombination von drei Mechanismen:

- Die Endothelzellen sind über **Tight junctions** (➤ Kap. 20.1.1) miteinander verbunden. Stofftransport kann also nicht zwischen den Endothelzellen, sondern nur durch die Endothelzellen erfolgen (➤ Abb. 29.2).

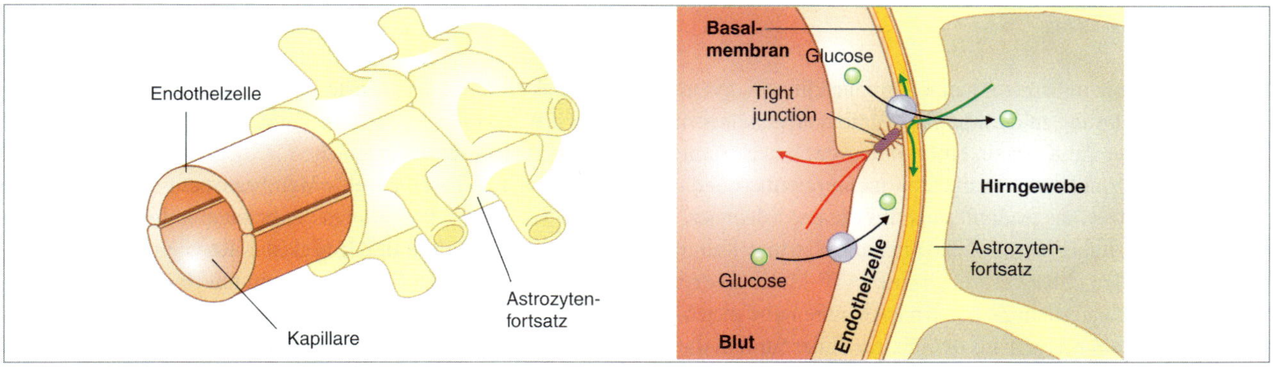

Abb. 29.2 Aufbau der Blut-Hirn-Schranke. Die Gehirnkapillaren sind mit Endothelzellen ausgekleidet. Wegen der Tight junctions zwischen den Endothelzellen kann der Stofftransport nur durch die Membran der Endothelzellen erfolgen. Astrozyten bilden um die Kapillaren herum ein dichtes Geflecht von Fortsätzen, das allerdings nicht unmittelbar zur Blut-Hirn-Schranke beiträgt. Möglicherweise sezernieren Astrozyten aber Faktoren, die die Ausbildung der Blut-Hirn-Schranke in den Endothelzellen beeinflussen.

- Die **Lipidmembran** der Endothelzellen ist für die verschiedenen wasserlöslichen Bestandteile des Bluts eine undurchlässige Barriere. Sie können nur durch selektiven Transport in das Gehirn gelangen.
- Endothelzellen sind besonders **enzymatisch aktiv**.

Viele Substanzen werden in den Endothelzellen um- oder abgebaut, bevor sie in das Gehirn gelangen können, oder durch Transportproteine in der Endothelzellmembran schnell wieder an das Blut abgegeben. Eine wichtige Rolle spielen hier z.B. die Multidrug-resistance-Proteine und das P-Glykoprotein (➤ Kap. 21.3.2). Diese Proteine sind in der Membran verankert und transportieren unter ATP-Verbrauch Substanzen aktiv aus der Endothelzelle in das Blut. Letztendlich bestimmt also die molekulare Ausstattung der Endothelzellmembran mit **selektiven Transportern** die Eigenschaften der Blut-Hirn-Schranke. Glucose wird von hochaffinen Glucosetransportern (GLUT1) transportiert. Auch für Aminosäuren, Monocarbonsäuren und Peptide sind Transporter vorhanden. An der Basalmembran der Endothelzellen (dem Gehirngewebe zugewandt) findet auch aktiver Transport statt. Kaliumionen werden durch die Natrium-Kalium-ATPase aus dem Extrazellularraum in die Endothelzellen und von dort in die Gehirnkapillaren transportiert. So wird die extrazelluläre Kaliumkonzentration konstant gehalten. Gleichzeitig werden Natriumionen in die interstitielle Flüssigkeit des Gehirns transportiert, was einen osmotischen Wasserfluss nach sich zieht. Durch diesen Wasserfluss entstehen etwa 20% des Liquor cerebrospinalis, der größte Teil wird jedoch an den Plexus choroidei gebildet (➤ Kap. 29.2.3). Atemgase sind von der Blut-Hirn-Schranke nicht betroffen. Sie können gut durch die Lipidmembran der Endothelzellen diffundieren.

29.2.3 Liquor cerebrospinalis

Gehirn und Rückenmark sind von einer klaren Flüssigkeit umgeben, die auch die Hohlräume des Gehirns, die Ventrikel, ausfüllt. Dieser Liquor cerebrospinalis hält das extrazelluläre Milieu konstant und schützt Gehirn und Rückenmark bei Erschütterungen („Polsterfunktion"). Sein Gesamtvolumen beträgt ca. 140 ml. Der größte Teil des Liquors wird von den **Ependymzellen** in den Plexus choroidei gebildet (bis zu 600 ml pro Tag). Die Konzentration der verschiedenen Ionen weicht leicht von der des Bluts ab, und die Proteinkonzentration ist im Gegensatz zum Blut sehr gering (im Liquor 0,2 g/L, im Blut 75 g/L).

In den Plexus choroidei bilden die Endothelzellen keine oder kaum Tight junctions. Auch die umliegenden Ependymzellen bilden nur wenige Tight junctions aus, sodass eine **Blut-Liquor-Schranke** entsteht, die durchlässiger ist als die Blut-Hirn-Schranke. Dieser Umstand kann z.B. bei der Behandlung von Gehirntumoren genutzt werden. Zytostatika können so unter Umgehung der Blut-Hirn-Schranke in das Gehirn gelangen.

MERKE
Das Gehirn verwendet fast ausschließlich **Glucose** als Energieträger. Die **Blut-Hirn-Schranke** wird von den Endothelzellen der Kapillaren ausgebildet. Der Transport wasserlöslicher Substanzen erfolgt durch **selektive Transporter**.

29.3 Neuronale Erregung

29.3.1 Aufbau der Membranspannung

Grundlagen

Nervenzellen erzeugen zur Verrechnung und Weiterleitung der Information eine elektrische Spannung an der Plasmamembran. Grundvoraussetzung für diese Leistung ist ein stabiles **Ruhemembranpotenzial**. Die Weiterleitung von Reizen erfolgt in Form von regelmäßigen Veränderungen der Membranspannung, dem **Aktionspotenzial**. Das Aktionspotenzial erlaubt, Nachrichten schnell und ohne Verlust über lange Strecken verlässlich zu übertragen. Die Grundlagen zur Entstehung von Membranspannungen werden in ➤ Kap. 21 abgehandelt. Hier sollen nur die wichtigsten Punkte kurz rekapituliert werden.

29

Voraussetzungen

Folgende Grundvoraussetzungen müssen erfüllt sein, um eine elektrische Spannung an der Membran aufbauen zu können:

- Die Membran muss wie ein **Isolator** wirken. Ionen können nur mithilfe von Proteinen die Lipidmembran überqueren.
- Ein **Konzentrationsgradient** muss für die verschiedenen Ionensorten aufgebaut werden. Durch die Natrium-Kalium-ATPase werden unter Verbrauch eines ATP-Moleküls drei Natriumionen aus dem Zellinnern nach außen und gleichzeitig zwei Kaliumionen aus dem Extrazellularraum in die Zelle gepumpt. Die Kaliumkonzentration ist dadurch intrazellulär etwa 30-mal höher als extrazellulär, die Natriumkonzentration ist extrazellulär ca. 10- bis 30-mal höher als intrazellulär. Transportmechanismen existieren auch für alle anderen elektrophysiologisch relevanten Ionensorten, d.h. v.a. für Calcium, Magnesium und Chlorid (➤ Tab. 29.1).
- **Ionenkanäle** kontrollieren als molekulare Schleusen den Fluss von Ionen über die Membran.

Aufbau des Ruhemembranpotenzials

Ionenkanäle sind Proteine, die die Plasmamembran vollständig durchspannen. Ionen fließen durch eine Pore im Inneren der Kanäle entlang dem elektrochemischen Gradienten, der durch die o.g. aktiven Transportmechanismen aufgebaut wurde. Die sog. **Leckkanäle** bestimmen das Ruhemembranpotenzial. Durch kaliumselektive Leckkanäle strömen Kaliumionen entlang dem chemischen Gradienten von innen nach außen. Durch den Verlust an positiver Ladung wird das Zellinnere negativ geladen, und es baut sich eine elektrische Spannung über der Plasmamembran auf. Diese wirkt dem Ausstrom von Kalium zunehmend entgegen. Es stellt sich eine Gleichgewichtsspannung ein, die durch die **Nernst-Gleichung** beschrieben werden kann. Bei dieser Membranspannung E_K, dem Nernst-Potenzial für Kalium, ist der Einstrom von Kaliumionen genauso groß wie der Ausstrom, der Nettostrom ist null. Bei Säugetierneuronen liegt E_K zwischen –80 und –100 mV.

$$E_K = \frac{RT}{zF} \ln \frac{[K^+]_a}{[K^+]_i}$$

R = allgemeine Gaskonstante
T = absolute Temperatur
z = Ladung (hier +1)
F = Faraday-Konstante

Tab. 29.1 Konzentration verschiedener Ionen extrazellulär und intrazellulär

Ionen	intrazellulär	extrazellulär
K^+	120–150 mmol/L	4–5 mmol/L
Na^+	5–15 mmol/L	140–150 mmol/L
Ca^{2+}	< 1 µmol/L	1–2 mmol/L
Cl^-	4–10 mmol/L	120–150 mmol/L

Sind in der Plasmamembran nur Kaliumkanäle geöffnet, ist die Membranspannung gleich dem Nernst-Potenzial für Kalium. Das ist z.B. bei Gliazellen oft der Fall. In Neuronen sind jedoch weitere Leckkanäle vorhanden, die für andere Ionensorten selektiv sind, v.a. solche für Natrium- oder Chloridionen. Es stellt sich deshalb eine Membranspannung ein, die zwischen den Nernst-Potenzialen der beteiligten Ionensorten liegt und durch die **Goldmann-Hodgkin-Katz-Gleichung** beschrieben werden kann. In ihr werden nicht nur die extra- und intrazellulären Konzentrationen der beteiligten Ionen berücksichtigt, sondern durch deren Permeabilität P gewichtet. P wird durch die Zahl der geöffneten Kanäle und die Zahl der Ionen, die pro Sekunde durch den Kanal fließen, bestimmt.

$$E_m = \frac{RT}{F} \ln \frac{P_K[K^+]_a + P_{Na}[Na^+]_a + P_{Cl}[Cl^-]_i}{P_K[K^+]_i + P_{Na}[Na^+]_i + P_{Cl}[Cl^-]_a}$$

Durch die Natriumpermeabilität wird die Membranspannung vom Nernst-Potenzial für Kalium zu positiveren Werten hin verschoben. Das Ruhemembranpotenzial E_m vieler Nervenzellen liegt bei etwa **–70 mV**. Man beachte, dass bei einer konstanten Ruhemembranspannung der Gesamtstrom über die Membran zwar null ist, die Ströme, die durch die einzelnen Ionensorten getragen werden, jedoch ungleich null sind. Es handelt sich um ein Fließgleichgewicht. Eine Abnahme der negativen Membranspannung, also eine Verschiebung zu positiveren Spannungswerten, bezeichnet man als **Depolarisation**, bei einer Nervenzelle gleichzusetzen mit Erregung. Eine Verschiebung zu negativeren Spannungswerten nennt man **Hyperpolarisation**. Sie führt zu einer Hemmung der Nervenzelle.

MERKE
Das **Ruhemembranpotenzial** einer Zelle wird wesentlich (aber nicht nur) von der Kaliumpermeabilität bestimmt und liegt in der Nähe des Nernst-Potenzials für Kalium.

29.3.2 Spannungsaktivierte Ionenkanäle

Ionenkanäle erlauben den Fluss von Ionen über die Membran und ermöglichen Nervenzellen, auf diese Weise ihre Membranspannung zu verändern. Die meisten Ionenkanäle können verschiedene **Konformationszustände** annehmen. Der Ionenfluss kann so durch Übergänge zwischen dem geschlossenen und dem offenen Zustand gezielt an- und abgeschaltet werden. In diesem Abschnitt werden die spannungsaktivierten Kanäle vorgestellt. Sie öffnen, wenn sich die Membranspannung ändert. Spannungsaktivierte **Natrium**- und **Kaliumkanäle** spielen eine elementare Rolle bei der Erzeugung und Weiterleitung von Erregung in Form von Aktionspotenzialen. Spannungsaktivierte **Calciumkanäle** erfüllen unterschiedliche Funktionen. Besonders wichtig ist ihre Rolle an Synapsen. Das Öffnen der spannungsaktivierten Calciumkanäle führt zum Anstieg der intrazellulären Calciumkonzentration, die die Freisetzung von Transmittern einleitet (➤ Kap. 29.4.2). Natrium-, Kalium- und

Calciumkanäle heißen so, weil sie relativ selektiv nur eine Ionensorte durchlassen.

Aufbau

Die Mitglieder der Familie der spannungsaktivierten Kationenkanäle weisen ein gemeinsames Grundmotiv in Form von sechs die Membran durchspannenden α-**Helices** auf (➤ Kap. 21.2.1). Zwischen den Transmembransegmenten S5 und S6 taucht die Polypeptidkette haarnadelförmig in die Membran ein. Je vier dieser Grundmotive bilden den Ionenkanal: Bei Natrium- und Calciumkanälen sind vier Motive in einer Polypeptidkette in abgewandelter Form wiederholt; bei Kaliumkanälen finden sich vier separate Untereinheiten, die jeweils nur ein Motiv enthalten, zu einem funktionellen Kanal zusammen. In vielen Fällen modulieren weitere, akzessorische Untereinheiten die Kanalfunktion, sind aber nicht an der Ausbildung der Pore beteiligt.

Ionenselektivität

Die Selektivität eines Ionenkanals wird immer durch Wechselwirkung der Ionen mit der engsten Stelle der Pore, dem **Selektivitätsfilter**, erzeugt. Dies soll am Beispiel der Kaliumkanäle beschrieben werden. Die Kanalpore wird durch die Haarnadelschleife (P-Schlaufe) und durch Teile der inneren Helix S6 gebildet (➤ Abb. 29.3a). Die vier S6-Segmente im Tetramer bilden einen wassergefüllten Hohlraum, der sich an den Selektivitätsfilter anschließt. Die S6-Segmente vermitteln das Öffnen und Schließen der Pore („Gating"). Die Porenöffnung sieht wie eine Eieruhr aus, mit zwei ungleichen trichterförmigen Öffnungen und einer engen Stelle. Der Selektivitätsfilter wird von nur wenigen Aminosäuren gebildet, die die „Wände" der Pore auskleiden (➤ Abb. 29.3b). Die Carbonylgruppen der Peptidbindung zeigen zum Poreninneren.

Wie kommt die Selektivität des Kaliumkanals zustande? Ionen in wässriger Lösung sind hydratisiert, d.h. von mehreren Wassermolekülen umgeben. Hydratisierte Ionen sind groß und passen nicht durch die enge Porenöffnung. Wenn Ionen in die Pore eintreten, streifen sie einige ihrer Wassermoleküle ab und ersetzen ihre Hydrathülle, indem sie **nichtkovalente Bindungen** mit den Carbonylgruppen eingehen (➤ Abb. 29.3b). Die Wechselwirkung der Kaliumionen mit den Carbonylgruppen der Porenwand bildet die Grundlage der Ionenselektivität. Ionen, die kleiner oder größer als Kaliumionen sind, können keine optimale Wechselwirkung eingehen: Die Bindungsenergie reicht nicht aus, um die Hydratationsenergie zu kompensieren, die für das Entfernen der Wassermoleküle aufgebracht werden muss.

MERKE

Die **Selektivität** eines Ionenkanals wird durch **nichtkovalente Interaktion** der Ionen mit der Porenwand an der engsten Stelle der Pore erzielt.

Aktivierung

Die meisten spannungsaktivierten Kanäle öffnen sich, wenn die Membran depolarisiert. Die Aminosäuresequenz des S4-Segments unterscheidet sich von der Sequenz der anderen Segmente. Es enthält bis zu zwölf regelmäßig aufeinanderfolgende positiv geladene Aminosäuren (Arginin und Lysin), die durch hydrophobe Aminosäuren getrennt sind. Durch die positiven Ladungen funktioniert das **S4-Segment** als **Spannungsfühler**. Es verhält sich wie ein Dipol, der seine Lage ändert, wenn sich die Membranspannung ändert (➤ Abb. 29.4a). Diese Verlagerung führt zu einer **Konformationsänderung im S6-Segment**. Die vier schief in der Membran liegenden S6-Segmente bilden einen auf dem Kopf stehenden Kegel, der an seiner zytoplasma-

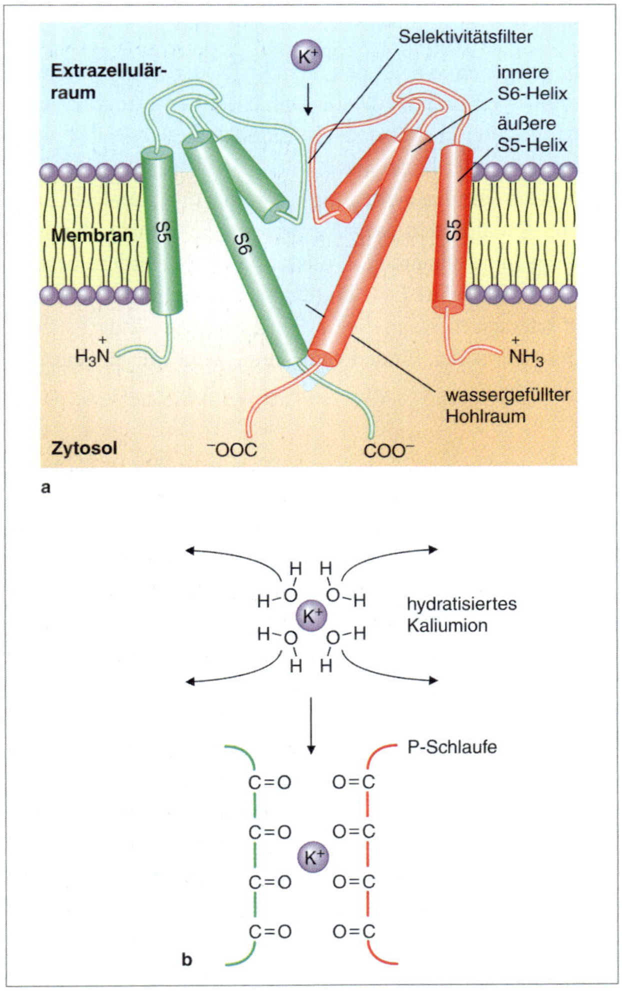

Abb. 29.3 Struktur der Porenregion eines Kaliumkanals.
a) Schematische Darstellung von zwei der vier Untereinheiten, die die Pore bilden. Gezeigt ist jeweils nur der Bereich S5-Porenschlaufe-S6.
b) Molekulare Struktur des Selektivitätsfilters.

29

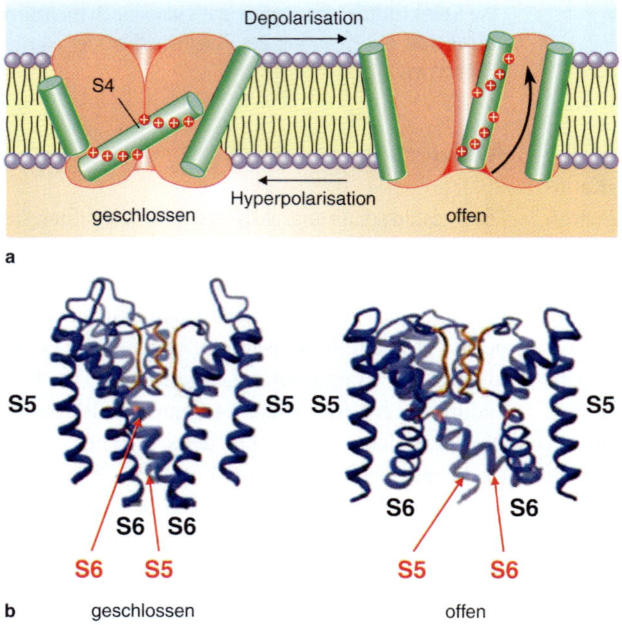

Abb. 29.4 Aktivierungsmechanismus eines spannungsabhängigen Kaliumkanals.
a) Der Spannungsfühler besteht aus dem transmembranären Segment S4, das mehrere positiv geladene Aminosäuren (Arg und Lys) enthält. Die Änderung der Membranspannung verändert die Lage des Spannungsfühlers in der Membran.
b) Struktur des Kaliumkanals in der geschlossenen (links) und der offenen (rechts) Konformation. Während der Öffnung knickt die Helix S6 nach außen (roter Punkt) und gibt den Weg für den Ionenfluss frei.

tisch gelegenen Spitze den Durchtritt der Ionen verwehrt (➤ Abb. 29.3 und ➤ 29.4b). Durch die Konformationsänderung knickt die S6-Helix jedoch ab, und der untere Teil schwingt nach außen – der Kanal öffnet.

Dieselbe Öffnungsbewegung kann auch durch andere Domänen im Kanalprotein ausgelöst werden. K^+-Kanäle, die durch Bindung intrazellulärer Ca^{2+}-Ionen geöffnet werden, besitzen im C-Terminus eine Ca^{2+}-Bindungsstelle, die mit dem S6-Segment interagiert. Wenn die Ca^{2+}-Ionen binden, ändert sich die Konformation der Bindedomäne und zieht die S6-Segmente auseinander.

Inaktivierung

Fast alle spannungsaktivierten Ionenkanäle inaktivieren nach der Öffnung – manche schnell, manche langsam. Dadurch werden die Ionenflüsse verkürzt und die neuronalen Signale schneller. Die Inaktivierung darf nicht mit dem Schließen des Kanals verwechselt werden. Vielmehr wird durch eine **Konformationsänderung** die Pore verschlossen, auch wenn die Membran noch depolarisiert ist. Bei Kaliumkanälen erfolgt die Inaktivierung mithilfe einer N-terminalen Domäne, die sich wie ein Pfropfen in den offenen Porenmund auf der zytosolischen Seite des Kanals setzt und den Ionenfluss blockiert (**Chain-and-ball-Mechanismus**, ➤ Abb. 29.5). Bei den Natriumkanälen wird die Inaktivierung durch die intrazelluläre Schleife zwischen der dritten und vierten Domäne vermittelt, die die Pore von innen verschließt. Die Inaktivierung kann erst gelöst werden, wenn die Zelle zu ihrem negativen Ruhepotenzial zurückkehrt. Bei einigen Calciumkanälen spielt auch das eingeströmte Calcium eine Rolle bei der Inaktivierung. So wird verhindert, dass zu viel Calcium in die Zelle einströmt (Second messenger!).

Verwandte, spannungsunabhängige Kaliumkanäle

Es gibt weitere Kaliumkanäle, die – obwohl anders aufgebaut – dieselben Strukturmotive verwenden. Diesen Kanälen fehlt v.a. der Spannungsfühler, das Öffnen der Kanäle erfolgt deshalb spannungsunabhängig. Bei den Untereinheiten der einwärts gleichrichtenden Kaliumkanäle ist das Grundmotiv der Kaliumkanalfamilie auf ein Minimum reduziert. Es besteht aus zwei Segmenten (entsprechen S5 und S6), zwischen denen sich die P-Schlaufe befindet (➤ Kap. 21.2.2). Durch eine Verdoppelung dieses Motivs erhält man Kanäle, die vier transmembranäre Segmente und zwei P-Schlaufen besitzen („Tandemporenkanal" K_{2P}). Sie bilden die bereits erwähnten Leckkanäle, die für das Ruhemembranpotenzial wichtig sind.

CNG-, HCN- und TRP-Kanäle

CNG-Kanäle (cyclic nucleotide gated), **HCN**-Kanäle (hyperpolarization activated and cyclic nucleotide gated) und **TRP**-Kanäle (transient receptor potential) gehören ebenfalls zur großen Familie der spannungsabhängigen Kanäle. Es sind tetramere Kanäle, deren Aufbau dem der Kaliumkanäle ähnelt, die aber anders aktiviert werden.

- **CNG-Kanäle:** Sie sind aus verschiedenen A- und B-Untereinheiten zusammengesetzt, die jeweils eine **Bindedomäne für zyklische Nucleotide** am C-Terminus besitzen. Obwohl sie genetisch zur Familie der spannungsabhängigen Kanäle gehören, werden sie durch die Bindung von cAMP oder cGMP geöffnet, nicht aber durch Spannungsänderungen. CNG-Kanäle sind nichtselektive Kationenkanäle, die für Natrium- und Kalium-, aber auch für Calciumionen durch-

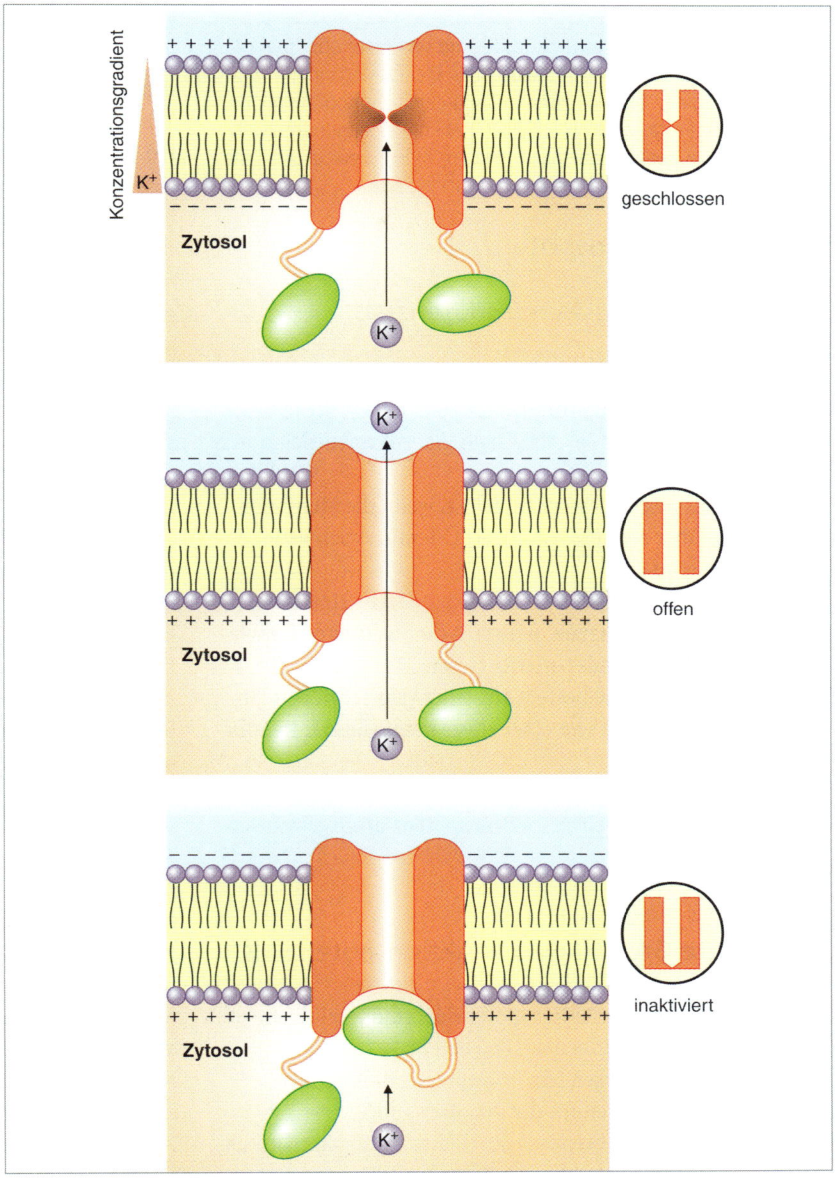

Abb. 29.5 Inaktivierung von spannungsabhängigen Ionenkanälen. Viele spannungsaktivierte Ionenkanäle inaktivieren, indem die Pore durch einen beweglichen Teil des Kanalproteins verschlossen wird (Chain-and-ball-Mechanismus).

lässig sind. Der Calciumeinstrom durch CNG-Kanäle spielt eine wichtige Rolle bei der Erregung bzw. Adaptation von Seh- und Riechzellen (➤ Kap. 29.5).

- **HCN-Kanäle:** Sie besitzen sowohl ausgeprägte **Spannungsfühler** als auch **Bindedomänen für zyklische Nucleotide**. HCN-Kanäle öffnen, wenn die Zelle hyperpolarisiert. Die Bindung von cAMP stabilisiert die offene Konformation des Kanals.
  HCN-Kanäle sind wenig selektive Kationenkanäle. Da sie bei negativen Membranspannungen aktivieren, tragen sie v.a. einen Natriumeinwärtsstrom, der die Zelle depolarisiert. In vielen Neuronen, aber auch in Kardiomyozyten öffnen aufgrund dieser Depolarisation andere spannungsaktivierte Kanäle, und es kommt zum Aktionspotenzial. In diesen rhythmisch aktiven Zellen fungiert der Strom durch die HCN-Kanäle (manchmal I_f, I_h oder I_q genannt) als Schrittmacher. HCN-Kanäle werden deshalb auch **Schrittmacherkanäle** genannt.
- **TRP-Kanäle:** Sie bilden die vielfältigste Kanalfamilie. Es gibt ungefähr 28 unterschiedliche Mitglieder, die in sieben Genfamilien aufgeteilt sind. TRP-Kanäle werden durch eine Vielfalt extra- und intrazellulärer Substanzen, aber auch durch mechanischen Stress und Temperaturänderungen aktiviert. Sie sind an so unterschiedlichen Funktionen beteiligt wie Geschmack (➤ Kap. 29.5.2), Sexual- und Sozialverhalten (➤ Kap. 29.5.3), Temperatursinn, Stofftransport in der Niere und vielen anderen mehr. Sie sind nichtselektive Kationenkanäle, und ihre Funktion ist oft mit einer hohen Calciumpermeabilität verknüpft.

MERKE

Spannungsaktivierte Ionenkanäle sind tetramere oder pseudotetramere Strukturen. Eine Änderung der Membranspannung führt zur Bewegung des Spannungssensors und damit zur Konformationsänderung des Proteins und zum Öffnen der Pore. Spannungsaktivierte Ionenkanäle können inaktiviert werden, indem bewegliche Teile des Proteins die Pore verstopfen.

29.3.3 Das Aktionspotenzial

Eigenschaften des Aktionspotenzials

Viele Nervenzellen leiten Erregung in Form von **stereotypen Veränderungen des Membranpotenzials** weiter, die man Aktionspotenziale nennt (➤ Abb. 29.6). Sie zeichnen sich durch folgende Eigenschaften aus:

- Das Aktionspotenzial wird ausgelöst, wenn die Membranspannung über einen Mindestwert **(Membranschwelle)** depolarisiert wird.
- Amplitude und Verlauf des Aktionspotenzials sind immer gleich, unabhängig davon, wie stark die auslösende Depolarisation war **(Alles-oder-nichts-Gesetz)**.
- Das Aktionspotenzial besteht aus einer sehr **schnellen Depolarisation**, gefolgt von einer etwas **langsameren Repolarisation**.
- Nach dem Aktionspotenzial gibt es eine kurze **Refraktärphase**, in der kein weiteres Aktionspotenzial ausgelöst werden kann.

Molekulare Grundlage des Aktionspotenzials

An der Ausbildung des Aktionspotenzials sind zwei Arten von spannungsaktivierten Ionenkanälen beteiligt:

- **Natriumkanäle:** sorgen für die Depolarisation
- **Kaliumkanäle:** sorgen für die Repolarisation.

Während des Aktionspotenzials durchlaufen die spannungsaktivierten Natriumkanäle drei verschiedene Zustände, deren molekulare Ursachen im vorangegangenen Abschnitt beschrieben sind. In Ruhe sind die Natriumkanäle geschlossen und aktivierbar (1. Zustand). Wird die Membran durch einen Reiz depolarisiert, öffnen nicht alle **Natriumkanäle** gleichzeitig. Vielmehr steigt mit zunehmender Depolarisation für jeden Kanal die Wahrscheinlichkeit dafür an, dass er öffnet. Zuerst öffnen einige Natriumkanäle. Es kommt zu einem Einstrom von Natriumionen, der die Zelle weiter depolarisiert. Dadurch öffnen mehr Natriumkanäle, und die Depolarisation wird verstärkt, was noch mehr Natriumkanäle öffnet etc. Durch diese positive Rückkopplung werden binnen 1 ms alle Natriumkanäle geöffnet (2. Zustand). Es kommt zu einem starken Natriumeinstrom, die Membranspannung depolarisiert und schießt meist sogar über 0 mV hinaus **(Overshoot)**. Diese Phase wird auch als Aufstrichphase bezeichnet. Nach kurzer Zeit (ca. 1 ms) gehen die Natriumkanäle in den 3. Zustand über: Sie inaktivieren, d.h., die Pore wird verschlossen.

Durch die Depolarisation öffnen zeitlich versetzt auch spannungsaktivierte **Kaliumkanäle**. Durch sie strömen Kaliumionen aus der Zelle, und die Membran wird repolarisiert. Die Kaliumkanäle, die am Aktionspotenzial beteiligt sind, inaktivieren kaum. Sie schließen erst, wenn die Membran vollständig repolarisiert ist. Da viele Kaliumkanäle geöffnet sind, nähert sich die Membranspannung kurzfristig dem Nernst-Potenzial für Kalium, wird also negativer als das Ruhepotenzial **(Nachhyperpolarisation)** und pendelt sich dann am Ruhepotenzial ein. Die spannungsaktivierten Kaliumkanäle sind jetzt geschlossen. Die Natriumkanäle sind immer noch inaktiviert. Deshalb kann für kurze Zeit kein weiteres Aktionspotenzial ausgelöst werden **(absolute Refraktärphase)**. Erst nach kurzer Zeit bei einer negativen Membranspannung wird die Inaktivierung der Natriumkanäle aufgehoben. Die Natriumkanäle befinden sich wieder im Ausgangszustand und sind für das nächste Aktionspotenzial bereit. Auch das Lösen der Inaktivierung erfolgt nicht für alle Natriumkanäle gleichzeitig, sondern für jeden Kanal individuell. Kurz nach dem Aktionspotenzial sind deshalb nur wenige Natriumkanäle wieder aktivierbar. Die Schwelle für das Auslösen des nächsten Aktionspotenzials ist deshalb höher als sonst **(relative Refraktärphase)**. Verhindert man die vollständige

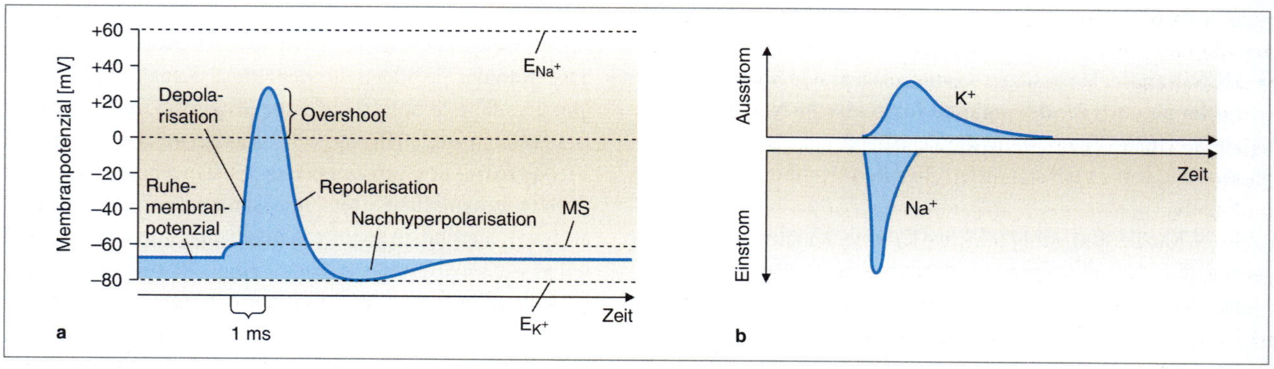

Abb. 29.6 Das Aktionspotenzial und die beteiligten Ionenströme.
a) Wenn ein Neuron ausgehend vom Ruhemembranpotenzial bis zur Membranschwelle (MS) depolarisiert wird, entsteht ein Aktionspotenzial (E_{K+} = Nernst-Potenzial für K; E_{Na+} = Nernst-Potenzial für Na).
b) Ströme, die dem Aktionspotenzial zugrunde liegen. Nach elektrophysiologischer Konvention wird der Einstrom von Natrium nach unten, der Ausstrom von Kalium nach oben aufgetragen.

Repolarisation (z.B. indem man durch erhöhte extrazelluläre Kaliumkonzentration das Ruhemembranpotenzial stark verschiebt), kann die Inaktivierung der Natriumkanäle nicht beseitigt werden. Die Zelle kommt in einen **Depolarisationsblock**, in dem keine Aktionspotenziale mehr gebildet werden können.

In einer Zelle ist die Amplitude der Aktionspotenziale immer gleich groß, unabhängig von der Amplitude der auslösenden Depolarisation (d.h. des Reizes). Die Stärke des Reizes wird in der Aktionspotenzialrate (= Frequenz) kodiert. Starke Depolarisationen lösen mehr Aktionspotenziale aus als schwache.

MERKE

Das **Aktionspotenzial** wird nach dem **Alles-oder-nichts-Gesetz** ausgelöst, wenn die Membranspannung über die Schwelle depolarisiert wird. Es besteht aus der stereotypen Abfolge einer schnellen **Depolarisation** und einer langsameren **Repolarisation**. Die Gesamtdauer beträgt 1 ms bis wenige Millisekunden. Kurz nach dem Aktionspotenzial ist die Membran **refraktär**.

Verschiedene Zelltypen – verschiedene Aktionspotenziale

Die Abfolge von Öffnen und Schließen der spannungsaktivierten Kanäle bestimmt wie ein Programm den Verlauf des Aktionspotenzials in einer Zelle. Wann immer diese Zelle bis zur Schwelle depolarisiert wird, führt sie ein Aktionspotenzial nach diesem Muster durch. In verschiedenen Zelltypen können aber unterschiedliche Ionenkanäle am Aufbau des Aktionspotenzials beteiligt sein und so zu unterschiedlichen Formen des Aktionspotenzials führen. In Herzmuskelzellen tragen z.B. auch spannungsaktivierte Calciumkanäle zur Depolarisation bei. Sie inaktivieren langsam und führen dazu, dass das Aktionspotenzial einige hundert Millisekunden andauert – eine wichtige Voraussetzung für die gleichmäßige Kontraktion des Herzmuskels.

Klinik

Das exakte Zusammenspiel der Natrium- und Kaliumkanäle ist für die Entwicklung des Aktionspotenzials sehr wichtig. Eine Störung der Kanäle kann dazu führen, dass Form oder Amplitude der Aktionspotenziale stark verändert werden oder Aktionspotenziale ausbleiben. **Lokalanästhetika** wie Lidocain blockieren spannungsaktivierte Natriumkanäle und verhindern so die Weiterleitung von Schmerzsignalen. Viele **Gifte** aus dem Tier- und Pflanzenreich blockieren spannungsaktivierte Kanäle (z.B. Tetrodotoxin, ein Gift aus der Leber des japanischen Kugelfisches) oder verzögern die Inaktivierung der Natriumkanäle und verlängern so das Aktionspotenzial (z.B. Batrachotoxin aus der Haut tropischer Frösche, Pfeilgift!). **Mutationen** in den Genen der Natrium- und Kaliumkanäle verursachen Erregungsstörungen der Skelett- und Herzmuskulatur und des Zentralnervensystems.

Myelin und saltatorische Erregungsleitung

Das Aktionspotenzial wandert entlang des Axons der Nervenzelle zur Synapse. Die Leitungsgeschwindigkeit vieler Nervenzellaxone wird durch **Myelinscheiden** von 0,5–2 mm Länge erhöht, die die Axonmembran elektrisch isolieren. Unter den Myelinscheiden entstehen keine Aktionspotenziale. Nur an den **Ranvier-Schnürringen** zwischen den Myelinhüllen werden neue Aktionspotenziale gebildet. Das Aktionspotenzial „springt" von Schnürring zu Schnürring **(saltatorische Reizweiterleitung)**. Die Leitungsgeschwindigkeit dicker, myelinisierter Säugetieraxone liegt im Bereich von 80–120 m/s. Bei nichtmyelinisierten Axonen wandert das Aktionspotenzial langsamer und kontinuierlich über das Axon. Ein markloses Axon mit 1 μm Durchmesser leitet mit ca. 1 m/s. Das Myelin der Axone wird im ZNS von **Oligodendrozyten**, im PNS von **Schwann-Zellen** gebildet, indem Ausstülpungen der Gliazelle das Axon mehrfach umwickeln.

Im Bereich der Myelinscheiden enthält die Gliazellmembran im Vergleich zu anderen Zellmembranen sehr viel weniger Proteinanteil (20% gegenüber 50%). Das Proteolipidprotein **(PLP)** ist das häufigste Protein in der Myelinmembran (> Abb. 29.7). Es gehört zur Familie der Tetraspanine, die mit vier α-Helices in der Membran verankert sind. Sie bilden wahrscheinlich oligomere Komplexe und tragen so zur geschichteten Struktur der Myelinscheide bei. Zwei weitere Proteine, das myelinassoziierte Glykoprotein **(MAG)** und das Myelin-Oligodendrozyten-Glykoprotein **(MOG),** machen einen geringen Teil des Myelinproteins aus. Die basischen Myelinproteine **(MBP)** stellen die häufigsten Proteine im Zytosol der Myelinscheide dar. Ein weiteres Myelinprotein, **Nogo**, reguliert die Regeneration von Neuronen nach Verletzungen. Nogo hemmt das Axonwachstum, indem es an einen **Nogo-Rezeptor** auf der Oberfläche von Neuronen bindet. An der Regulation sind auch die MAG- und MOG-Proteine beteiligt, die ebenfalls mit dem Nogo-Rezeptor interagieren. Das Myelin des peripheren Nervensystems enthält die gleichen, aber auch andere Proteine. Beispielsweise kommt PLP nur im ZNS vor; im peripheren Nervensystem wird es durch das Protein P_0 ersetzt.

Klinik

Multiple Sklerose Bei dieser Erkrankung bildet der Körper vermutlich im Rahmen einer Autoimmunreaktion Antikörper gegen Proteine der Myelinmembran, und es kommt zum Abbau der Myelinscheiden, zur Demyelinisierung. Durch den Verlust der Isolation sinkt die Leitungsgeschwindigkeit, bei starkem Myelinabbau kommt es zu einem Leitungsblock. Die Folge sind sensorische oder motorische Ausfälle bis hin zur Demenz. Multiple Sklerose kann sehr unterschiedlich verlaufen, meist in Schüben. Der akute Schub wird durch Cortisongaben behandelt.

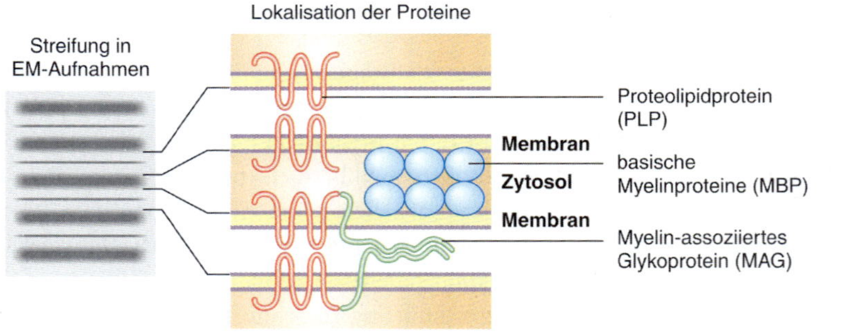

Abb. 29.7 Aufbau der Myelinscheide. In der Myelinscheide wechseln sich das nur ca. 10 bis 15 nm dicke proteinreiche Zytosol der Gliazelle und die proteinarme Plasmamembran ab. Es ergibt sich eine typische Streifung in elektronenmikroskopischen (EM) Aufnahmen.

MERKE

Myelinscheiden werden von Gliazellen gebildet und isolieren das Axon. Dadurch werden Reize **saltatorisch** weitergeleitet, und die Leitungsgeschwindigkeit des Axons wird erhöht. Bei **Demyelinisierung** (z.B. bei multipler Sklerose) sinkt die Leitungsgeschwindigkeit, und es kommt schließlich zum Leitungsblock.

29

29.4 Synaptische Übertragung

29.4.1 Synapsen

Grundlagen

Synapsen sind spezialisierte Kontaktpunkte, an denen Information von der präsynaptischen Nervenzelle auf eine postsynaptische Zielzelle übertragen werden kann. Man unterscheidet zwischen elektrischen und chemischen Synapsen (➤ Abb. 29.8). Aufgrund ihrer zentralen Funktion sind Synapsen ideale Angriffsorte für Toxine und Pharmaka.

Elektrische Synapsen

Elektrische Synapsen sind relativ einfach aufgebaut. Die Plasmamembranen der beiden Zellen nähern sich einander bis auf wenige Nanometer an (Gap junction). Dort werden zwischen beiden Zellen offene **Poren aus Proteinen der Connexinfamilie** aufgebaut. Durch diese Poren können Ionenströme fließen, wenn die beiden Zellen unterschiedliche Membranpotenziale haben. Connexine sind membrandurchspannende Proteine (➤ Kap. 21.2.7). Je sechs Connexinmoleküle lagern sich in der Plasmamembran zu einem Kanalkomplex zusammen, einem **Connexon**. Dieser Komplex bildet mit einem Connexon der anderen Zelle einen durchgehenden Kanal, der beide Zellen verbindet. Wird die Membranspannung einer Zelle verändert, z.B. depolarisiert, können Ionen elektrotonisch durch die Connexine in die zweite Zelle abfließen und auch deren Membranspannung verändern. Im einfachsten Fall leiten die Connexine **in beide Richtungen** und übertragen sowohl Depolarisation als auch Hyperpolarisation. Es gibt auch **gleichrichtende** Connexine, die z.B. nur die Erregungsübertragung von einer der beiden Zellen auf die andere erlauben. Die Leitfähigkeit der Connexine kann durch verschiedene Faktoren reduziert werden, z.B. durch niedrigen pH-Wert, hohe intrazelluläre Calciumkonzentration oder auch durch Phosphorylierung. Connexine haben einen Porendurchmesser von bis zu 1,5 nm. Sie lassen nicht nur Ionen, sondern auch kleine Moleküle, wie ATP oder Aminosäuren, passieren. Connexine koppeln Zellen deshalb auch zu einem **„metabolischen Synzytium"**.

Der wesentliche Vorteil elektrischer Synapsen besteht in der schnellen, quasi instantanen Weiterleitung von Erregung und der elektrischen Kopplung großer Zellverbände. Die synchrone Kontraktion der Herzmuskelfasern z.B. wird durch Connexine ermöglicht.

Chemische Synapsen

Chemische Synapsen sind ungleich komplizierter aufgebaut. Die beteiligten Zellen bleiben durch einen Spalt von ca. 20 bis 40 nm Breite getrennt. Chemische Synapsen erlauben die **gerichtete Übertragung** von Information. Die präsynaptische Zelle setzt bei Erregung einen **Transmitter** frei, der durch den synaptischen Spalt diffundiert und an Rezeptoren der postsynaptischen Zelle bindet. Wie im Folgenden gezeigt wird, beruht die Übertragung an chemischen Synapsen auf der Interaktion vieler Proteine. Deren Eigenschaften können z.B. durch Phosphorylierung leicht verändert werden. So kann die Effizienz einer Synapse schnell moduliert werden. Diese Veränderungen sind vermutlich die Grundlage von Lernvorgängen im Gehirn. Eine Spezialform der chemischen Synapse ist die sehr große **neuromuskuläre Endplatte** zwischen dem Motoneuron und der Muskelfaser.

MERKE

Connexine bilden zwischen benachbarten Zellen durchgängige Poren aus, durch die die Zellen metabolisch und elektrisch gekoppelt werden (**elektrische Synapsen**, Gap junctions). Gap junctions spielen eine wichtige Rolle bei der Kopplung großer Zellverbände. **Chemische Synapsen** erlauben die gerichtete Übertragung von Information durch die Freisetzung von Neurotransmittern.

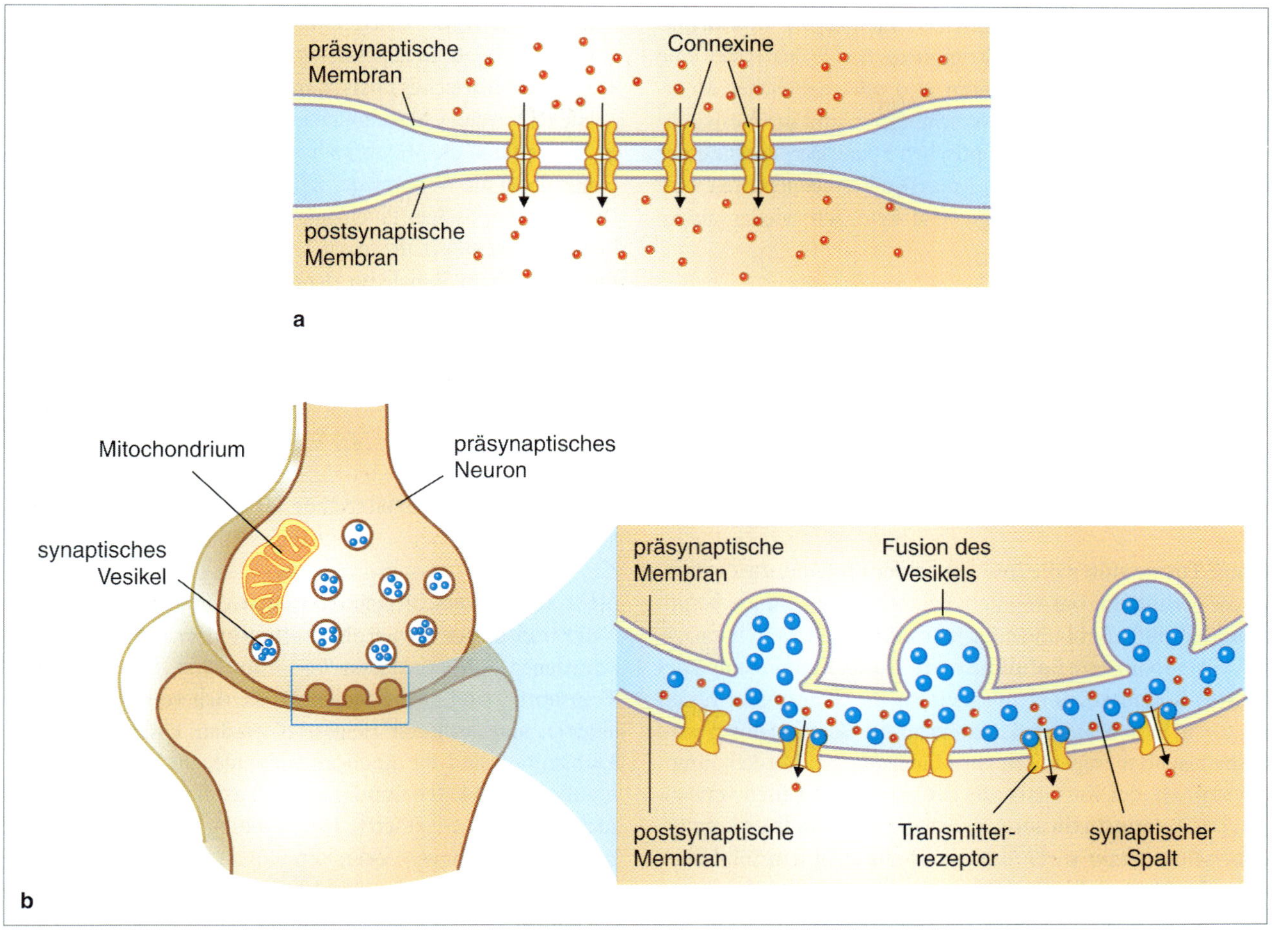

Abb. 29.8 Elektrische und chemische Synapsen.
a) In elektrischen Synapsen bilden Connexine durchgängige Poren zwischen beiden Zellen aus, durch die Ionen fließen können.
b) In chemischen Synapsen setzt die präsynaptische Zelle aus Vesikeln Transmittermoleküle frei, die an Rezeptoren der postsynaptischen Zelle binden.

29.4.2 Synaptische Transmission

Beladung der synaptischen Vesikel mit Transmittern

Transmitter werden in der präsynaptischen Zelle synthetisiert und in kleinen **Vesikeln** aus Lipiddoppelschichten gespeichert. Die Beladung der Vesikel erfolgt über einen zweistufigen Prozess:

- Zuerst wird ein **Protonengradient** zwischen Vesikellumen und Zytoplasma aufgebaut. V-Typ-ATPasen hydrolysieren ATP und nutzen die frei werdende Energie, um Protonen in die Vesikel zu pumpen (die gleichen ATPasen erzeugen auch das saure Milieu in Lysosomen, ➤ Kap. 21.3.1).
- Danach nutzen vesikuläre Transmittertransporter diesen Protonengradienten, um im Austausch gegen Protonen Transmittermoleküle in die Vesikel zu transportieren (**Antiport**).

Ein synaptischer Vesikel kann bis zu 10.000 Transmittermoleküle enthalten, das entspricht einer Konzentration von ca. 100 mmol/L. Eine Ausnahme bilden die Peptid-Neurotransmitter. Sie werden in größere Vesikel verpackt. Peptid-Neurotransmitter werden wie andere Proteine im endoplasmatischen Retikulum synthetisiert und durch den Golgi-Apparat transportiert.

Transmitterfreisetzung

Die Freisetzung der Transmitter aus den Vesikeln erfolgt über gesteuerte **Exozytose**. An diesem äußerst komplexen und hochgradig regulierten Vorgang sind mehr als 20 Proteine beteiligt. Einige dieser Proteine befinden sich in der Membran der Vesikel, andere in der präsynaptischen Membran.

Zuerst docken die beladenen Vesikel an die aktive Zone der präsynaptischen Membran an. Hier bilden Proteine der Vesikelmembran (**Synaptobrevin**, sog. **v**-SNARE) und der präsynaptischen Membran (**Syntaxin** und **SNAP-25**, sog. **t**-SNAREs) den Kern- oder SNARE-Komplex (➤ Kap. 17.6.3). Wird die präsynaptische Zelle ausreichend depolarisiert, z.B. durch ein Aktionspotenzial, öffnen spannungsaktivierte Calciumkanäle in der präsynaptischen Membran. Es kommt zum **Calciumeinstrom** und zum Anstieg der präsynaptischen Calciumkonzentration. Ein weiteres Protein in der Vesikelmembran, das **Syn-**

aptotagmin, dient als Calciumsensor und löst eine **Konformationsänderung des SNARE-Komplexes** aus. Es bildet sich eine Pore zwischen Vesikelmembran und präsynaptischer Membran. Die zwei Membranen verschmelzen, und der Vesikelinhalt ergießt sich in den synaptischen Spalt. Der Vorgang der Exozytose dauert weniger als 1 ms. Die Vesikelmembran wird anschließend clathrinabhängig endozytotisch wieder aufgenommen (➤ Kap. 17.7.1).

MERKE

Neurotransmitter werden in **Vesikeln** gespeichert. Wenn die Calciumkonzentration in der präsynaptischen Endigung ansteigt, wird der Vesikelinhalt über eine gesteuerte **Exozytose** in den synaptischen Spalt freigesetzt.

Klinik

Einige Toxine stören die Interaktion der Proteine, die die Exozytose vermitteln. Das von dem Bakterium *Clostridium botulinum* (kommt z.B. in ungenügend sterilisierten Fleischkonserven vor) produzierte **Botulinustoxin** spaltet Komponenten des SNARE-Komplexes und blockiert so die Transmitterfreisetzung, v.a. in neuromuskulären Synapsen. Botulinustoxin wird deshalb auch therapeutisch zur Milderung von Muskelkrämpfen sowie in der Kosmetik zur Reduktion von Falten verwendet. Das **Tetanustoxin** aus dem Erreger des Wundstarrkrampfs *Clostridium tetani* wirkt ähnlich, aber v.a. in den inhibitorischen Renshaw-Zellen und führt so zur motorischen Übererregung und zu Krämpfen.

Inaktivierung des Transmitters

Bei synaptischer Aktivität steigt die Transmitterkonzentration im synaptischen Spalt sehr schnell auf bis zu 1 mM an. Innerhalb weniger Mikrosekunden diffundieren die Transmittermoleküle bis zur postsynaptischen Membran, wo sie die Neurotransmitter-Rezeptoren aktivieren. An jeder Synapse gibt es Mechanismen, den Transmitter schnell wieder aus dem synaptischen Spalt zu entfernen. Das Acetylcholin wird durch die **Acetylcholinesterase** bereits im synaptischen Spalt inaktiviert. Alle anderen Transmitter werden von Gliazellen oder von der präsynaptischen Zelle durch **hochaffine Transporter** wieder aus dem synaptischen Spalt entfernt.

Postsynaptische Potenziale

Aufgrund der komplexen Vorgänge bei der chemischen Transmission benötigt das Nervensignal etwa 1 ms, um die Synapse zu überspringen. An der postsynaptischen Membran unterscheidet man zwei Arten von Potenzialen:

- Ein **exzitatorisches postsynaptisches Potenzial (EPSP)** entsteht, wenn der Transmitter Ionenkanäle öffnet, durch die Natrium- oder Calciumionen in die Zelle einströmen und die Membran depolarisieren.
- Ein **inhibitorisches postsynaptisches Potenzial (IPSP)** entsteht, wenn Chloridionen ein- oder Kaliumionen ausströmen und die Membran hyperpolarisieren. IPSPs können dabei die Wirkung der EPSPs kompensieren.

Die postsynaptischen Potenziale breiten sich in der Zelle aus. Eine Nervenzelle erhält viele, z.T. mehrere tausend synaptische Eingänge, deren Signale im Dendritenbaum und im Soma der Zelle zeitlich und örtlich summiert, d.h. verrechnet werden. Erst wenn die Depolarisation, die aus dieser Verrechnung hervorgeht, die Schwelle erreicht, wird in der Zelle ein Aktionspotenzial ausgelöst.

29.4.3 Neurotransmitter und ihre Rezeptoren

Mehr als 100 verschiedene Substanzen sind bekannt, die als Neurotransmitter dienen. Neurotransmitter gehören zu verschiedenen Substanzklassen (➤ Tab. 29.2). Die klassischen Transmitter sind kleine Moleküle, die sich von Aminosäuren ableiten und **vesikulär** freigesetzt werden. Unkonventionelle Transmitter sind die Endocannabinoide, die sich aus Membranlipiden ableiten, und das Stickoxid (NO). Sie werden **nichtvesikulär** freigesetzt. Die Wirkung eines Transmitters hängt vom postsynaptischen Rezeptor ab, weshalb ein und derselbe Neurotransmitter sowohl exzitatorisch als auch inhibitorisch wirken kann.

Rezeptoren

In der postsynaptischen Membran existieren zwei unterschiedliche Familien von Rezeptorproteinen: die ionotropen und die metabotropen Rezeptoren.

- **Ionotrope Rezeptoren:** Es handelt sich um **ligandengesteuerte Ionenkanäle**, die öffnen, wenn ein Neurotransmitter bindet. Die ionotropen Rezeptoren vereinen also Rezeptor- und Kanalfunktion in einem Protein. Die Öffnung der ligandengesteuerten Kanäle erfolgt mit einer schnellen Konformationsänderung. Ionotrope Rezeptoren vermitteln die **schnelle** Erregung und Hemmung im Nervensystem.
- **Metabotrope Rezeptoren:** Sie bilden selbst keine Ionenkanäle und gehören zur großen Familie der **G-Protein-gekoppelten Rezeptoren** (GPCR, ➤ Kap. 22.2) mit einem typischen heptahelikalen Aufbau. Die sieben membrandurchspannenden α-Helices bilden eine Bindungstasche für kleine Liganden aus. Bei einigen Rezeptoren trägt auch der extrazellulär gelegene N-Terminus zur Bindungsstelle für den Neurotransmitter bei. An den zytoplasmatischen Schleifen erfolgt die Aktivierung der G-Proteine. Nach Aktivierung lösen sich die G-Proteine vom Rezeptor und interagieren dann entweder direkt mit Ionenkanälen oder mit Enzymen, die intrazelluläre Botenstoffe synthetisieren und

so Kanäle entweder öffnen oder schließen können. Die Änderungen, die durch metabotrope Rezeptoren vermittelt werden, treten meist verzögert ein und können mehrere hundert Millisekunden bis Minuten andauern. Die relativ **langsame** Wirkung ist darauf zurückzuführen, dass mehrere Proteine sequenziell miteinander in Kontakt treten und ggf. ein Botenstoff synthetisiert werden muss. Sehr oft werden dabei Kinasen aktiviert, die schließlich Ionenkanäle phosphorylieren und so deren Aktivität langfristig modulieren.

Viele Neurotransmitter können sowohl ionotrope als auch metabotrope Rezeptoren aktivieren. Die Spannungsänderungen, die an der Synapse stattfinden, hängen also nicht nur vom Neurotransmitter, sondern auch von der Rezeptorausstattung der postsynaptischen Membran ab. In vielen Fällen bildet die präsynaptische Zelle selbst Rezeptoren für ihren Transmitter aus. Sie detektieren und regulieren als „Autorezeptoren“ die eigene Transmitterfreisetzung.

MERKE

Ionotrope Rezeptoren sind ligandenaktivierte Ionenkanäle. Sie führen zu schnellen Spannungsänderungen an der postsynaptischen Membran. **Metabotrope Rezeptoren** sind G-Protein-gekoppelt und vermitteln oft langsamere Veränderungen.

Neurotransmitter

Als Neurotransmitter wirken Biomoleküle aus unterschiedlichen Substanzklassen (> Abb. 29.9, > Tab. 29.2):

- **Acetylcholin**
- **Aminosäuren** (Glutamat, GABA, Glycin)
- **biogene Amine** (Catecholamine, Serotonin, Histamin)
- **Purine** (z.B. ATP)
- **Neuropeptide** (z.B. Substanz P, Somatostatin, Enkephalin)
- **Endocannabinoide**
- **Stickoxid** (NO).

Acetylcholin

Acetylcholin (ACh) dient u.a. als Transmitter für die Übertragung der elektrischen Erregung vom Nerv auf den Muskel und als Transmitter des X. Hirnnervs (Nervus vagus). In verschiedenen Teilen des Zentralnervensystems hat ACh v.a. modulatorische Funktion. ACh wird in der präsynaptischen Endigung aus Cholin und Acetyl-Coenzym A mithilfe des Enzyms **Cholin-Acetyl-Transferase (CAT)** synthetisiert. Ein vesikulärer ACh-Transporter belädt die synaptischen Vesikel mit ACh. ACh wird nach der Freisetzung im synaptischen Spalt durch ein Enzym, die **Acetylcholinesterase**, in seine Bestandteile Cholin und Acetat zerlegt und somit inaktiviert. Das Cholin wird in die Nervenendigungen zurücktransportiert und für die Synthese von ACh wiederverwendet. Ein Serinrest im katalyti-

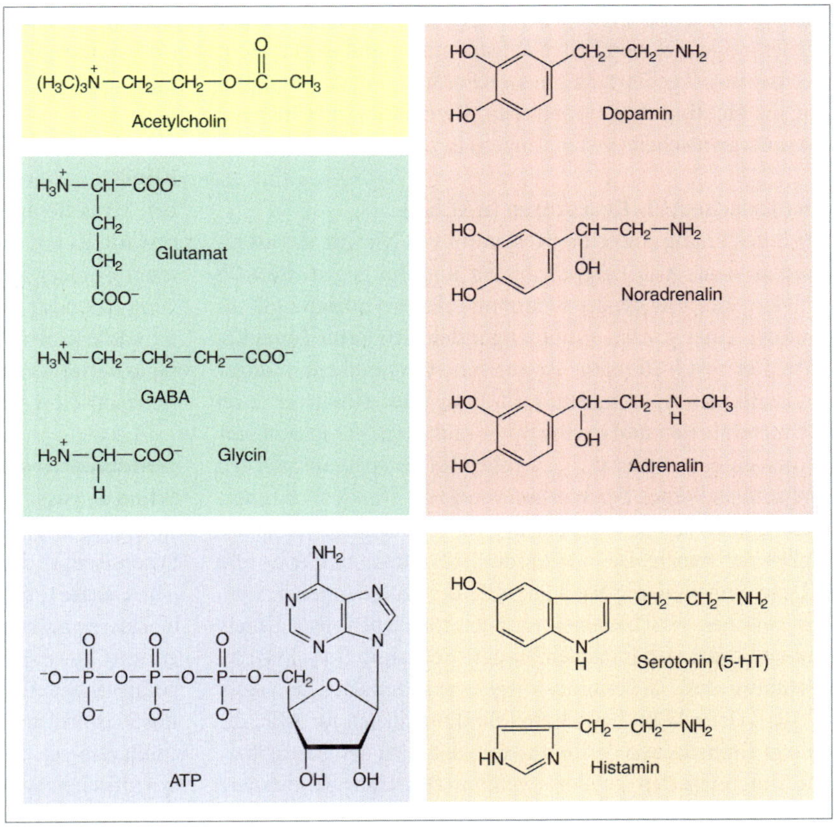

Abb. 29.9 Beispiele für die Struktur niedermolekularer Neurotransmitter.

Tab. 29.2 Neurotransmitter

Neurotransmitter	vorwiegende postsynaptische Wirkung	Vorläufer	geschwindigkeitslimitierender Syntheseschritt	Abbaumechanismen	Vesikeltyp
Acetylcholin	exzitatorisch	Cholin + Acetyl-CoA	Cholin-Acetyl-Transferase	Acetylcholinesterase	klein, klar
Glutamat	exzitatorisch	Glutamin	Glutaminase	Transporter	klein, klar
GABA	inhibitorisch	Glutamat	Glutamat-Decarboxylase	Transporter	klein, klar
Glycin	inhibitorisch	Serin	Hydrolyse von Phosphoserin zu Serin	Transporter	klein, klar
Catecholamine (Adrenalin, Noradrenalin, Dopamin)	exzitatorisch	Tyrosin	Tyrosin-Hydroxylase	Transporter MAO, COMT	klein, dicht oder groß, unregelmäßig dicht
Serotonin (5-HT)	exzitatorisch	Tryptophan	Tryptophan-Hydroxylase	Transporter MAO	groß, dicht
Histamin	exzitatorisch	Histidin	Histidin-Decarboxylase	Transporter	groß, dicht
ATP	exzitatorisch	ADP	mitochondriale oxidative Phosphorylierung Glykolyse	Hydrolyse zu AMP und Adenosin	klein, klar
Neuropeptide	exzitatorisch inhibitorisch modulatorisch	Aminosäuren	Synthese und Transport	Protease	groß, dicht
Endocannabinoide	modulatorisch, reduzieren z.B. GABAerge Inhibition	Membranlipide	enzymatische Modifikation von Lipiden	Hydrolyse	keine Vesikel
Stickoxid	exzitatorisch inhibitorisch modulatorisch	Arginin	NO-Synthase	spontane Oxidation	keine Vesikel

schen Zentrum der Esterase wird dabei vorübergehend durch das Acetat verestert. Durch Hydrolyse wird das Acetat später wieder freigesetzt, von Zellen aufgenommen und in den Stoffwechsel zurückgeführt. Es gibt zwei Formen von ACh-Rezeptoren: die **nicotinischen** (ionotropen) Rezeptoren **(nAChR)** und die **muscarinischen** (metabotropen) Rezeptoren **(mAChR)**.

Nicotinische ACh-Rezeptoren (nAChR)

Die Bezeichnung „nicotinisch" stammt von Nicotin, das als Ligand an den nACh-Rezeptor bindet und ihn genau wie ACh aktiviert. Der nAChR der neuromuskulären Endplatte gilt als Prototyp einer ganzen Familie **ligandenaktivierter Ionenkanäle**. Der nACh-Rezeptor ist aus fünf Untereinheiten aufgebaut. An der neuromuskulären Endplatte enthält er zwei α-Untereinheiten und je eine β-, δ- und γ- (in der frühen embryonalen Form) oder ε-Untereinheit (in der spätembryonalen und adulten Form). Der Wechsel von γ zu ε erfolgt nach Innervierung des Muskels und bewirkt eine Veränderung der Leitfähigkeit der Kanäle. Die nAChR des ZNS enthalten nur α- und β-Untereinheiten, die Stöchiometrie der Untereinheiten variiert zwischen verschiedenen ACh-Rezeptortypen. Jede Untereinheit besitzt vier transmembranäre Segmente (M1–M4), N-Terminus und C-Terminus liegen extrazellulär (➤ Abb. 29.10a). Der nAChR besitzt zwei Bindungsstellen für ACh, die an den Grenzflächen der α-Untereinheiten zu den benachbarten Untereinheiten gebildet werden. Das transmembranäre Segment M2 der Untereinheiten kleidet die Wand der Ionenpore aus und bestimmt die Ionenselektivität des Kanals. Der nAChR ist ein **unselektiver Kationenkanal**, der gut permeabel für Natrium- und Kaliumionen ist. Einige Formen leiten auch Calciumionen.

Klinik

Bei **Myasthenia gravis** bilden sich **Autoantikörper gegen nAChR**. Es kommt zur Internalisierung und zum beschleunigten Abbau der Ionenkanäle und damit zur verminderten Erregung der postsynaptischen Muskelfaser, die sich in Muskelschwäche äußert (typisch: hängende Augenlider). In der Therapie verwendet man Esteraseblocker wie Mestinon, um die Konzentration des ACh im synaptischen Spalt zu erhöhen.

Schon gewusst

Aufgrund ihrer zentralen Bedeutung ist die neuromuskuläre Synapse ein wichtiger Angriffsort einer ganzen Reihe von Toxinen. **Curare** (Pfeilgift) und **α-Conotoxin** (aus Kegelschnecken) blockieren als kompetitive Antagonisten die Bindung von ACh am nAChR, **α-Bungarotoxin** (Schlangengift) wirkt als nichtkompetitiver Antagonist. **Physostigmin**, **Sarin** (Giftgas) und **E605** (früher als Insektizid verwendet) blockieren die Acetylcholinesterase. Sie erhöhen so die Konzentration von ACh im synaptischen Spalt und führen zu Krämpfen und anschließender Paralyse, wenn der Muskel refraktär wird.

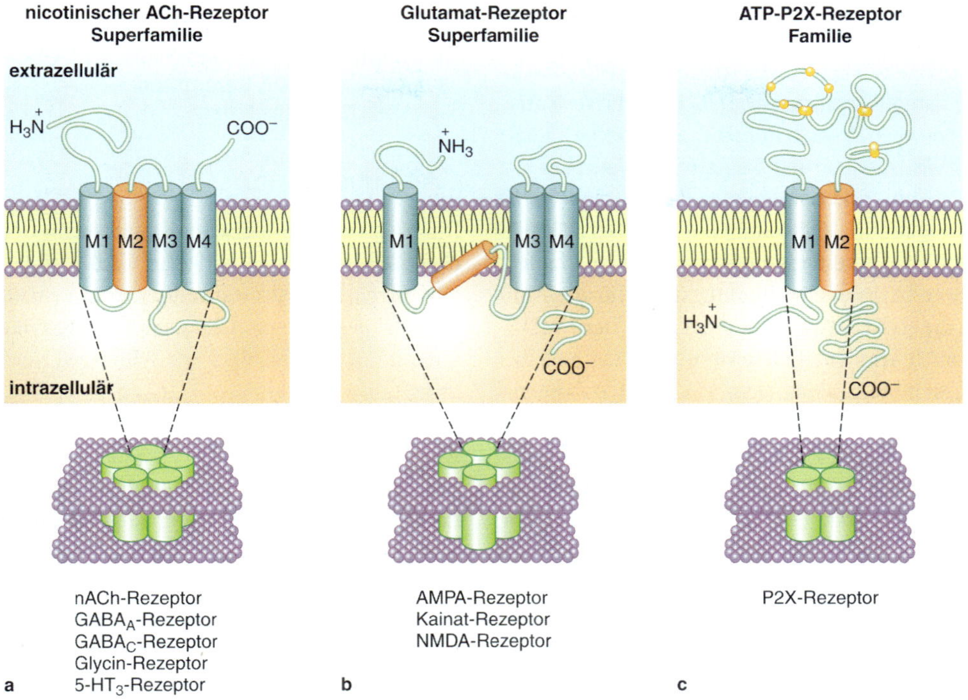

Abb. 29.10 Aufbau ionotroper Neurotransmitter-Rezeptoren. Man unterscheidet drei Superfamilien ionotroper Rezeptoren, die sich im Aufbau und in der Zahl der Untereinheiten unterscheiden.

a) Der nicotinische ACh-Rezeptor ist der Prototyp der größten Superfamilie. Die Mitglieder dieser Familie sind pentamere Proteine. Jede Untereinheit enthält vier membrandurchspannende Segmente (M1–M4). Die Pore wird von den M2-Segmenten gebildet. Ähnlich aufgebaut sind die $GABA_A$-, $GABA_C$-, Glycin- und die $5\text{-}HT_3$-Rezeptoren.

b) Die ionotropen Glutamatrezeptoren sind tetramere Proteine. Jede Untereinheit enthält drei membrandurchspannende Segmente (M1, M3 und M4). M2 bildet die Porenschlaufe aus.

c) P2X-Rezeptoren sind trimere Proteine. Jede Untereinheit enthält zwei membrandurchspannende Segmente (M1 und M2).

Muscarinische Acetylcholinrezeptoren (mAChR)

Die mAChR sind G-Protein-gekoppelte, also **metabotrope** Rezeptoren. Es gibt fünf verschiedene Isoformen (mAChR 1–5), die an unterschiedliche Signalwege (z.B. Phospholipase C) koppeln. Einige muscarinische Rezeptoren aktivieren G-Proteine, die durch direkte Bindung Kaliumkanäle öffnen und so ein IPSP auslösen (inhibitorische Wirkung von ACh im Herzen).

Klinik

Muscarin, das Gift aus dem Fliegenpilz, ist ein Agonist an den muscarinischen Acetylcholinrezeptoren. Eine **Muscarinvergiftung** kann bis zum Kreislaufkollaps und Herzversagen führen. **Atropin**, ein Alkaloid aus der Tollkirsche *Atropa belladonna*, ist ein wichtiger Antagonist an mAChR. Atropinhaltige Augentropfen blockieren die Verengung der Pupille, die durch den Vagusnerv gesteuert wird.

MERKE

Acetylcholin wirkt an **ionotropen** (= ligandenaktivierten = nicotinischen) Rezeptoren und **metabotropen** (= G-Protein-gekoppelten = muscarinischen) Rezeptoren.

Glutamat

Glutamat ist der wichtigste **exzitatorische Neurotransmitter im ZNS** der Wirbeltiere. Mehr als die Hälfte aller Synapsen im Gehirn setzt Glutamat frei. Glutamat wird durch das Enzym Glutaminase aus der Aminosäure Glutamin synthetisiert, das von Gliazellen freigesetzt und dann von der präsynaptischen Endigung aufgenommen wird. Spezifische Transporter (VGLUT1–3) verpacken das Glutamat in synaptische Vesikel. Auch für das Glutamat existieren sowohl ionotrope als auch metabotrope Rezeptoren.

Ionotrope Glutamatrezeptoren

Es werden **NMDA**-, **AMPA**- und **Kainatrezeptoren** unterschieden. *N*-Methyl-D-Aspartat (NMDA), α-Amino-3-hydroxy-5-methyl-4-isoxazolproprionat (AMPA) und Kainat sind pharmakologische Agonisten, die diese drei Rezeptortypen spezifisch aktivieren. Ionotrope Glutamatrezeptoren bilden eine eigene Kanalfamilie und sind anders aufgebaut als die nAChR. Sie sind vermutlich tetramere Proteine (➤ Abb. 29.10b). Jede Untereinheit hat drei Transmembranregionen (M1, M3 und M4). Die Domäne M2 hielt man ursprünglich auch für eine Transmembrandomäne. Mittlerweile glaubt man, dass sie als P-Schlaufe von innen die Porenregion auskleidet. Der N-Terminus jeder Untereinheit liegt extrazellulär, der

C-Terminus intrazellulär. Insgesamt kodieren 12 bis 15 Gene für Untereinheiten der AMPA-, NMDA- und Kainatrezeptoren.

Ionotrope Glutamatrezeptoren sind **nichtselektive Kationenkanäle** und erzeugen deshalb immer exzitatorische Signale in Form von EPSPs. AMPA- und Kainatrezeptoren sind v.a. permeabel für Natrium- und Kaliumionen und für die schnelle erregende Übertragung im ZNS verantwortlich. Der **NMDA-Rezeptor** verfügt über besonders interessante Eigenschaften. NMDA-Rezeptoren besitzen eine Bindungsstelle für die Aminosäure Glycin, die als Coaktivator benötigt wird. Der NMDA-Rezeptor leitet auch sehr gut **Calciumionen**. Er ist aber bei sehr negativen Membranspannungen, z.B. beim Ruhemembranpotenzial, durch Magnesiumionen blockiert. Die Magnesiumionen dringen in die Pore des NMDA-Rezeptors ein, können sie aber nicht passieren. Erst wenn die Nervenzelle über andere synaptische Eingänge depolarisiert wird, können die Magnesiumionen die Pore verlassen. Die Blockierung wird aufgehoben, und es kommt zu einem starken Calciumeinstrom durch die NMDA-Rezeptoren. NMDA-Rezeptoren stellen deshalb **Koinzidenzdetektoren** dar. Sie führen nur dann zu einem Calciumeinstrom, wenn unterschiedliche Synapsen gleichzeitig benutzt werden („logische Verknüpfung"). Calcium ist ein wichtiger intrazellulärer Botenstoff, der viele Prozesse kontrolliert, angefangen von der Phosphorylierung zellulärer Proteine bis hin zur Genexpression. Dadurch können die Eigenschaften einer Synapse langfristig verändert werden (z.B. Langzeitpotenzierung). Es gibt Hinweise, dass solche Mechanismen für Lernen und Gedächtnis eine wichtige Rolle spielen.

Metabotrope Glutamatrezeptoren

Neben den ionotropen Rezeptoren gibt es mindestens acht metabotrope Glutamatrezeptoren (mGluR 1–8), die in drei Klassen eingeteilt werden können. Sie koppeln an unterschiedliche intrazelluläre Signalwege und sind u.a. ebenfalls an Langzeitveränderungen von Synapsen beteiligt.

Klinik

Die Freisetzung von Glutamat führt zur Erregung und damit zum Einstrom von Calciumionen, entweder durch die Glutamatrezeptoren selbst oder durch spannungsaktivierte Calciumkanäle. Bei **Verletzung des Gehirns** oder bei **Ischämie** wird vermehrt Glutamat freigesetzt. Die erhöhte Konzentration von Glutamat führt zu einem massiven Calciumeinstrom in die Nervenzellen. Die stark erhöhte intrazelluläre Calciumkonzentration lässt den normalen Zellmetabolismus entgleisen, die Zelle stirbt. Werden bei Ischämie Antagonisten verabreicht, die die ionotropen Glutamatrezeptoren blockieren (z.B. Memantin als NMDA-Antagonist), kann das Ausmaß der Zellschädigung reduziert werden.

MERKE

Glutamat ist der wesentliche erregende Transmitter im ZNS. Unter den ionotropen Glutamatrezeptoren unterscheidet man **AMPA-**, **Kainat-** und **NMDA-Rezeptoren**. Besonders NMDA-Rezeptoren leiten sehr gut Calciumionen.

GABA und Glycin

Die meisten **inhibitorischen** Synapsen im Gehirn und im Rückenmark verwenden entweder GABA (γ-Aminobuttersäure) oder Glycin als Neurotransmitter. GABA entsteht aus Glutamat mithilfe des Enzyms Glutamat-Decarboxylase (GAD). GAD kommt fast ausschließlich in GABAergen Nervenzellen vor.

Klinik

Glutamat-Decarboxylase benötigt für seine Aktivität den Cofaktor Pyridoxalphosphat, der aus Vitamin B_6 entsteht. Ein **Mangel an Vitamin B_6** in Babynahrung führte bei Kleinkindern aufgrund der stark reduzierten Synthese von GABA und damit mangelnder Inhibition zu schweren, z.T. tödlichen **Krampfanfällen**.

Es existieren drei Typen von **GABA-Rezeptoren**, $GABA_A$, $GABA_B$ und $GABA_C$.

- **$GABA_A$- und $GABA_C$-Rezeptoren:** Diese **ionotropen** Rezeptoren gehören in die gleiche Genfamilie wie nAChR und sind ähnlich aufgebaut. Sie bestehen aus fünf Untereinheiten, die jeweils vier transmembranäre Segmente enthalten (➤ Abb. 29.10a). Mehr als 16 miteinander verwandte Gene kodieren für die verschiedenen α-, β-, γ- und δ-Untereinheiten der $GABA_A$-Rezeptoren, die in unterschiedlicher Stöchiometrie kombiniert werden können. $GABA_C$-Rezeptoren sind aus ρ-Untereinheiten (drei Gene) aufgebaut. Die ionotropen GABA-Rezeptoren bilden **Chloridkanäle** aus und wirken deshalb inhibitorisch. Der Einstrom von negativ geladenen Chloridionen hyperpolarisiert postsynaptische Zellen (IPSPs).
- **$GABA_B$-Rezeptoren:** Es handelt sich um **metabotrope** Rezeptoren, die als Dimere aus zwei Polypeptidketten aufgebaut werden. Die $GABA_B$-Rezeptoren wirken ebenfalls inhibitorisch, allerdings durch einen anderen Mechanismus als die ionotropen GABA-Rezeptoren. Sie aktivieren G-Proteine, die wiederum Kaliumkanäle aktivieren und Calciumkanäle hemmen.

Klinik

$GABA_A$-Rezeptoren bilden die pharmakologisch wichtigen Angriffsorte von **Benzodiazepinen** (Valium^R und Librium^R) und **Barbituraten** (z.B. Phenobarbital und Pentobarbital), die zur Beruhigung, Angstlösung, Anästhesie und zur Therapie von Epilepsie eingesetzt werden. Alkohol verstärkt die Wirkung von GABA an $GABA_A$-Rezeptoren.

Glycinrezeptoren sind ebenfalls inhibitorische **ligandenaktivierte Chloridkanäle**. Sie sind besonders im Rückenmark häufig zu finden. Für Glycin wurde bisher kein metabotroper Rezeptor identifiziert.

Klinik

Strychnin, ein Pflanzenalkaloid der Brechnuss, ist ein potenter Blocker von Glycinrezeptoren. Es wird als Rattengift verwendet und führt zu **Hyperaktivität** und **Muskelstarre**. Vergiftungen beim Menschen sind selten, da Strychnin sehr bitter schmeckt.

MERKE

$GABA_A$-, $GABA_C$- und **Glycinrezeptoren** sind ligandenaktivierte Chloridkanäle, die zur Inhibition der Nervenzelle führen. $GABA_A$-Rezeptoren sind wichtige Angriffsorte für Beruhigungsmittel.

Biogene Amine

Zu den biogenen Aminen gehören Histamin und Serotonin sowie die drei Catecholamine Dopamin, Adrenalin und Noradrenalin (Synthese biogener Amine ➤ Abb. 9.12 und ➤ 9.13). Die biogenen Amine werden durch **vesikuläre Monoamintransporter (VMAT)** in synaptische Vesikel verpackt. Im Vergleich zu glutamatergen oder GABAergen Neuronen ist die Zahl aminerger Neurone zwar klein, ihre Fortsätze durchziehen aber weite Teile des Gehirns, sodass viele Gehirnfunktionen unter der Kontrolle biogener Amine stehen.

Dopamin

Dopamin aktiviert ausschließlich **metabotrope Rezeptoren** (D_1 bis D_5), von denen einige über das G-Protein G_s Adenylylcyclasen aktivieren, andere über G_i inhibieren. Dopamin wird hauptsächlich durch zwei Enzyme abgebaut, die **Monoaminoxidase (MAO)** und die **Catechol-*O*-Methyltransferase (COMT)**.

Klinik

In der Substantia nigra gibt es eine hohe Dichte dopaminerger Neurone. Ihre Ausläufer innervieren die Basalganglien (z.B. das Corpus striatum), die eine wesentliche Rolle bei der Bewegungskoordination übernehmen. Störungen des dopaminergen Systems führen zu motorischen Störungen, wie bei der **Parkinson-Krankheit**. Im Gegensatz zu Dopamin kann **L-Dopa**, wenn es in hohen Dosen verabreicht wird, die Blut-Hirn-Schranke überwinden und als Vorstufe des Dopamins dessen Synthese beschleunigen. Damit stellt es eine effiziente Therapie zur Behandlung der Parkinson-Symptomatik dar. Dopamin ist auch am Belohnungs- und Motivationssystem im Gehirn beteiligt. Viele Drogen entfalten ihre Wirkung an dopaminergen Synapsen. **Inhibitoren der MAO und COMT** werden als **Antidepressiva** eingesetzt. MAO katalysiert aber auch den Abbau anderer Neurotransmitter; deshalb ist die therapeutische Wirkung der MAO-Inhibitoren nicht allein auf das dopaminerge System zurückzuführen.

Noradrenalin und Adrenalin

Noradrenalin und Adrenalin wirken über α- und β-adrenerge Rezeptoren, die ebenfalls zur GPCR-Familie gehören. Aktivierung der **α_1-Rezeptoren** führt zu einer langsamen Depolarisation von Nervenzellen, die durch eine Inhibierung von Kaliumkanälen erreicht wird. **α_2-Rezeptoren** sind an der Aktivierung verschiedener Kaliumkanäle beteiligt und führen zu einer Hyperpolarisation. Es existieren drei Typen von **β-adrenergen Rezeptoren**, zwei davon kommen im Gehirn vor. Der β-Blocker Propranolol wird klinisch bei Herzarrhythmien und Migräne eingesetzt. Wirkorte sind aber die Rezeptoren auf der glatten Muskulatur des kardiovaskulären Systems (➤ Kap. 22.2.5). Noradrenalin wird von Neuronen des **Locus caeruleus** (Hirnstamm) mit sehr weitreichenden Projektionen verwendet. Noradrenalin ist an der Regulation von Schlaf- und Wachzustand, Aufmerksamkeit und Essverhalten beteiligt. Im peripheren Nervensystem dient Noradrenalin als Transmitter der postganglionären Neurone des **Sympathikus**.

Histamin

Histamin wird durch das Enzym Histidin-Decarboxylase aus der Aminosäure Histidin synthetisiert und durch VMAT2 in Vesikel verpackt. Histamin wird gemeinsam durch die Enzyme Histamin-Methyltransferase und MAO abgebaut. Histamin bindet an vier Histaminrezeptortypen, die zu den G-Protein-gekoppelten Rezeptoren (GPCR) gehören und an unterschiedliche Signalwege koppeln. Da Histamin über die Aktivierung von H_1-Rezeptoren an der Auslösung allergischer Reaktionen beteiligt ist, wurden viele Antagonisten für Histaminrezeptoren entwickelt, sog. Antihistaminika. Im Gehirn wird Histamin nur in Nervenzellen bestimmter Kerngebiete des **Hypothalamus** synthetisiert. Als weitreichendes modulatorisches System steuert Histamin den Wachheitszustand (deshalb lösen viele Antihistaminika Müdigkeit aus!), Erregung und Aufmerksamkeit, aber auch Essverhalten, Körpertemperatur und Herz-Kreislauf-Funktion.

Serotonin

Serotonin (Syn.: 5-Hydroxytryptamin, 5-HT) entsteht aus der Aminosäure Tryptophan. Serotonin wird vom synaptischen Spalt durch einen spezifischen Transporter (SERT) in die präsynaptische Nervenendigung wieder aufgenommen. Viele antidepressive Substanzen hemmen spezifisch die Wiederaufnahme durch SERT (Prozac) und erhöhen so die Konzentration von Serotonin im synaptischen Spalt. Serotonin wird durch MAO und Aldehyd-Dehydrogenase abgebaut. Es existieren sieben unterschiedliche Rezeptortypen ($5\text{-}HT_{1-7}$). Zwei Formen des ionotropen $5\text{-}HT_3$-Rezeptors bilden **nichtselektive Kationenkanäle**, die in ihrem Aufbau den nAChR ähneln (➤ Abb. 29.10). Die anderen Serotoninrezeptoren sind **metabotrope** Rezeptoren, die an verschiedene Signalwege koppeln.

Klinik

Serotonin nimmt in der Psychopharmakologie eine Sonderstellung ein. Viele **antipsychotische Substanzen**, die bei Depressionen und Angstzuständen eingesetzt werden, greifen an serotoninergen Synapsen an. Serotoninerge Neurone kommen v.a. in den Raphekernen vor. Serotonin ist an vielen Funktionen wie Emotionen, zirkadianem Rhythmus, Regulation der Körpertemperatur und des Blutdrucks und endokrinen Funktionen beteiligt. **Antagonisten an 5-HT$_3$-Rezeptoren** (Zotran und Kytril) werden erfolgreich eingesetzt, um postoperative Übelkeit und Erbrechen, das während der Tumortherapie durch Zytostatika und Bestrahlung ausgelöst wird, zu verhindern.

MERKE

Die **biogenen Amine** Dopamin, Adrenalin, Noradrenalin, Serotonin und Histamin sind bedeutende **modulatorische Transmitter**. Sie aktivieren fast ausnahmslos metabotrope Rezeptoren und sind an der Steuerung vieler komplexer neuronaler Vorgänge beteiligt.

29

Purine

ATP und seine Abbauprodukte **AMP** und **Adenosin** werden in der Neurophysiologie unter dem Begriff Purine zusammengefasst, weil sie die Purinbase Adenin enthalten.

ATP ist ein exzitatorischer Neurotransmitter, der sowohl im PNS als auch im ZNS (z.B. im Hippocampus) vorkommt. Synapsen, die ATP als Neurotransmitter verwenden, werden purinerg genannt. **Adenosin** ist kein Neurotransmitter im strengen Sinne, weil es nicht aus synaptischen Vesikeln freigesetzt wird, sondern durch extrazelluläre Enzyme im synaptischen Spalt aus ATP entsteht. Mehrere Enzyme (Apyrase, Ecto-5'-Nucleotidase) und Nucleosidtransporter sind am Abbau und Transport von Purinen im synaptischen Spalt beteiligt. Adenosin wirkt über G-Protein-gekoppelte **A$_1$-, A$_2$- und A$_3$-Rezeptoren**. Nach langer oder erhöhter neuronaler Aktivität steigt die Konzentration von Adenosin im Interstitium an und löst Müdigkeit aus. Xanthine, z.B. Coffein und Theophyllin, die als Purine eine ähnliche Grundstruktur wie das Adenin haben, blockieren A$_1$-Rezeptoren und entfalten so ihre stimulierende Wirkung.

P2Y-Rezeptoren sind metabotrope Rezeptoren für ATP; es gibt mindestens acht Isoformen. **P2X-Rezeptoren**, von denen es sieben Isoformen gibt, sind ATP-aktivierte nichtselektive Kationenkanäle, die eine ungewöhnliche Struktur besitzen (➤ Abb. 29.10c). Im Unterschied zu den anderen ionotropen Rezeptoren werden sie vermutlich aus drei Untereinheiten aufgebaut, die nur zwei transmembranäre Segmente aufweisen. P2X-Rezeptoren sind im ZNS und PNS weit verbreitet. In sensorischen Neuronen sind sie an der Mechanosensitivität und der Schmerzwahrnehmung beteiligt, weil ATP aus beschädigten Zellen austritt.

Neuropeptide

Viele Peptide, die als Hormone bekannt sind, wirken auch als Neurotransmitter. Die Mechanismen der Synthese und der Verpackung von Neuropeptiden und niedermolekularen Neurotransmittern unterscheiden sich grundlegend voneinander. Neuropeptide werden, wie andere sekretorische Proteine (z.B. Enzyme des Pankreas), als lange sog. **Präpropeptide** synthetisiert und reifen durch mehrere Prozessierungsschritte (proteolytische Prozessierung, Glykosylierung, Phosphorylierung und Disulfidbrückenbildung) zu den kürzeren Neuropeptiden. Die Synthese der Präpropeptide erfolgt im rauen ER. Dort wird die Signalsequenz entfernt, die von der Zelle sezernierte Polypeptide kennzeichnet. Das verbleibende **Propeptid** durchquert den Golgi-Körper und wird im *trans*-Golgi-Netzwerk in Vesikel verpackt. Aus den langen Propeptiden können häufig mehrere **unterschiedliche Neuropeptide** entstehen (➤ Abb. 29.11). Neuropeptidvesikel sind deutlich größer als Vesikel, die niedermolekulare Neurotransmitter enthalten. Peptiderge Zellen benutzen neben den Neuropeptiden häufig auch niedermolekulare Neurotransmitter, z.B. GABA. Deshalb lösen peptiderge Synapsen oft komplexe postsynaptische Signale aus.

Alle Rezeptoren für Neuropeptide sind **metabotrop**. Verschiedene Neuropeptidrezeptoren koppeln an unterschiedliche intrazelluläre Signalwege. Sehr oft führen sie zur Phosphorylierung von Ionenkanälen und damit zur Modulation der Kanalaktivität. Neuropeptide werden durch Peptidasen, die sich auf der extrazellulären Seite der Plasmamembran befinden, inaktiviert. Eine klinisch besonders wichtige Klasse von Neuropeptiden sind die **Opioide**. Alle Opioidpeptide wirken schmerzlindernd. Sie steuern aber auch komplexes Verhalten wie Aggression, Unterwürfigkeit und sexuelle Anziehung.

Klinik

Morphin, eine niedermolekulare Substanz und Bestandteil des Opiums, aktiviert ebenfalls Opioidrezeptoren und ist eines der wirkungsvollsten Schmerzmittel. **Synthetische Opiate**, z.B. Fentanyl, das 80-mal so wirksam ist wie Morphin, werden häufig in der Anästhesie eingesetzt.

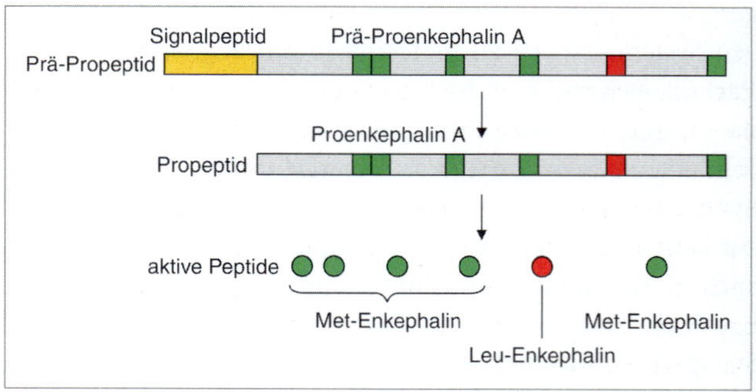

Abb. 29.11 Struktur und Synthese der Neuropeptide. Neuropeptide werden aus großen Präpro- und Propeptiden hergestellt. Oft können aus einer Vorstufe durch proteolytische Spaltung mehrere verschiedene Peptide, z.B. Met-Enkephalin und Leu-Enkephalin, hergestellt werden.

29.5 Sinneswahrnehmung

29.5.1 Sehen

Grundlagen

Das Sehen erlaubt uns als Fernsinn die Orientierung in einer komplexen Umwelt. Unsere Augen bilden die Umgebung auf den Augenhintergrund ab, der von der Netzhaut bedeckt ist. Die Netzhaut entwickelt sich aus einer Ausstülpung des Gehirns und ist Teil des ZNS. Sie enthält nicht nur die Sinneszellen, sondern auch ein neuronales Netzwerk, das die ersten Schritte der visuellen Informationsverarbeitung vollzieht.

Photorezeptoren

Die Primärvorgänge des Sehens werden von den lichtempfindlichen Zellen der Netzhaut, den Photorezeptoren, vermittelt. Sie setzen Lichtreize in elektrische Signale um **(Phototransduktion)**. Man unterscheidet zwei Typen von Photorezeptoren, die **Stäbchen** und die **Zapfen**. Die menschliche Retina enthält ca. 120 Mio. Stäbchen und 6 Mio. Zapfen. Stäbchen sind sehr lichtempfindlich und für das Sehen bei Dämmerung und in der Nacht geeignet (**mesopisches** bzw. **skotopisches** Sehen). Für das Sehen am Tag und für die Wahrnehmung von Farben benutzen wir die Zapfen (**photopisches** Sehen), das Stäbchensystem ist dann inaktiv. In der Fovea centralis, der Stelle des schärfsten Sehens, kommen ausschließlich Zapfen vor.

Aufbau

Die beiden Photorezeptoren sind ähnlich aufgebaut und bestehen aus zwei morphologisch und funktionell unterschiedlichen Kompartimenten (➤ Abb. 29.12a): dem **Innenglied** mit Zellkörper, Axon und synaptischem Endfuß und dem **Außenglied**, das den eigentlichen Lichtsensor bildet. Die Außenglieder der Photorezeptoren enthalten Stapel von flachen Membranscheiben, sog. Disks (Stäbchen), oder Membraneinfaltungen (Zapfen), in deren Lipiddoppelschicht die Sehpigmente eingelagert sind.

Sehpigmente

Insgesamt gibt es vier verschiedene Sehpigmente: das **Stäbchenpigment** (Rhodopsin) und drei **Zapfenpigmente** (für rot, grün und blau; ➤ unten). Sehpigmentmoleküle bestehen aus einem Proteinanteil, dem **Opsin**, und dem lichtempfindlichen Farbstoff **11-cis-Retinal** (➤ Abb. 29.13), einem Vitamin-A-Derivat. Die Opsine der Stäbchen und Zapfen unterscheiden sich in ihrer Aminosäuresequenz und bewirken unterschiedliche Absorptionsspektren.

In ➤ Abb. 29.12b ist die Struktur des Rhodopsins dargestellt. Das Opsin ist ein heptahelikales Protein. Das Retinal ist über eine Schiff'sche Base an einen Lysinrest im Protein chemisch gebunden und vollständig von der Polypeptidkette umhüllt.

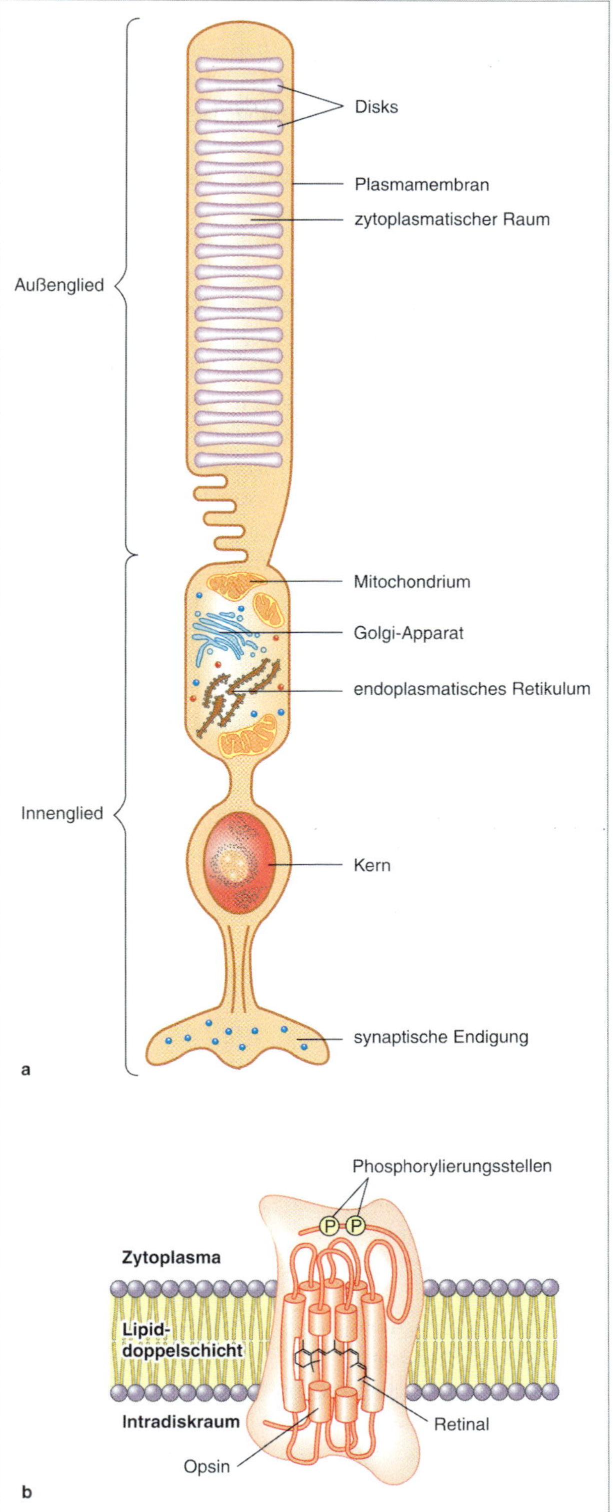

Abb. 29.12 Aufbau eines Stäbchens und Struktur des Rhodopsins.
a) Das Außenglied des Stäbchens enthält einen Stapel von Membranscheiben (Disks), in deren Membran das Rhodopsin eingelagert ist.
b) Rhodopsin ist ein heptahelikales Protein. Zwei α-Helices sind unterbrochen dargestellt, um das kovalent gebundene Chromophor Retinal zu zeigen.

29

Rezeptorpotenzial

Typischerweise hat die Plasmamembran von Sinneszellen im Ruhezustand eine negative Membranspannung und wird bei adäquater Reizung depolarisiert. Bei Stäbchen und Zapfen ist es genau umgekehrt – sie sind im Dunkeln depolarisiert (–40 bis –30 mV). In der Plasmamembran des Außenglieds befinden sich Ionenkanäle, die durch die Bindung des intrazellulären Botenstoffes **cGMP** (zyklisches Guanosinmonophosphat oder 3',5'-cGMP) geöffnet werden (cyclic nucleotide gated channel, CNG-Kanäle; ➤ Kap. 29.3.2).

Das cGMP wird im **Dunkeln** von der Guanylylcyclase aus GTP gebildet. Die **CNG-Kanäle** sind **nichtselektive Kationenkanäle**. Durch sie strömen Natrium- und Calciumionen in die Zelle ein. Dieser „Dunkelstrom" wirkt dem Ausstrom an Kaliumionen elektrisch entgegen, der normalerweise ein negatives Ruhepotenzial einstellen würde: Die Zelle wird **depolarisiert**. Die Depolarisation führt zum Öffnen spannungsabhängiger Calciumkanäle im synaptischen Endfuß und zur Ausschüttung des Neurotransmitters Glutamat. Glutamat signalisiert den nachgeschalteten Zellen „dunkel".

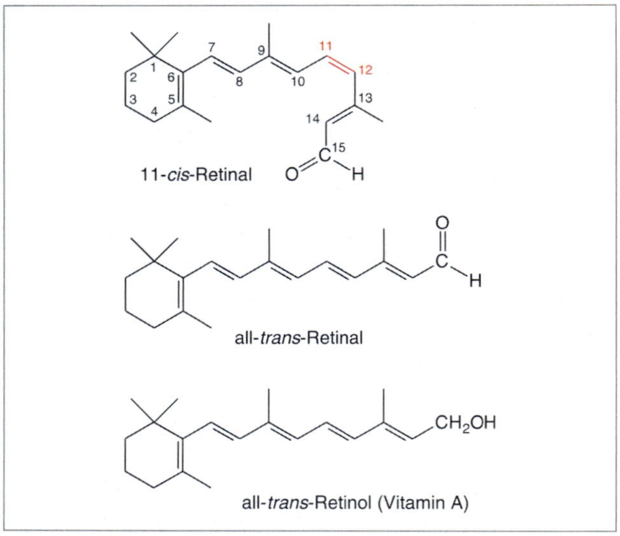

Abb. 29.13 Struktur von 11-cis-Retinal, all-trans-Retinal und all-trans-Retinol (Vitamin A).

Wenn das Rhodopsin **Licht** absorbiert, löst es eine Kette biochemischer Reaktionen aus, an deren Ende cGMP abgebaut wird. Ohne cGMP schließen die CNG-Kanäle. Der Kaliumausstrom überwiegt, und die Zelle **hyperpolarisiert**, bei starken Lichtreizen bis auf ca. –70 mV. Dadurch wird weniger Transmitter freigesetzt. Dies führt in den nachgeschalteten Zellen zu Veränderungen des Membranpotenzials und signalisiert „Licht".

Der Photorezeptor bildet keine Aktionspotenziale, sondern nur graduierte elektrische Potenziale aus. Deren Amplitude hängt von der Intensität des Stimulus ab.

Signalkaskade

Die Lichtantwort wird durch eine typische G-Protein-gekoppelte (➤ Kap. 22.2) Enzymkaskade vermittelt, die einen hohen Verstärkungsfaktor aufweist. Der G-Protein-gekoppelte Rezeptor ist das **Rhodopsin**, das heterotrimere G-Protein heißt **Transducin**, der Effektor ist die **Phosphodiesterase** (PDE), die das cGMP abbaut.

Die Lichtantwort läuft in Stäbchen und Zapfen ähnlich ab, allerdings verwenden die beiden Photorezeptoren unterschiedliche Isoformen der beteiligten Proteine. Bei der Absorption eines Lichtquants (= Photon) wird das **Retinal** von der **11-cis-** in die gestreckte **all-trans-Form** überführt (➤ Abb. 29.13). Dies führt zu einer Konformationsänderung des Rhodopsins. Das Rhodopsin durchlebt mehrere kurzlebige Zwischenstufen und liegt dann als Metarhodopsin II vor. In dieser Form kann es nun seinerseits das Transducin aktivieren (➤ Abb. 29.14).

Das **Transducin** ist ein heterotrimeres G-Protein. Metarhodopsin II katalysiert an der α-Untereinheit (GαT) des Transducins den Austausch von GDP zu GTP. Das GTP-GαT trennt sich von der βγ-Untereinheit und aktiviert die PDE.

Die **Phosphodiesterase** (PDE) besteht aus vier Untereinheiten: Die α- und die β-Untereinheit enthalten die katalytische Aktivität, die aber durch die Gegenwart von zwei γ-Unter-

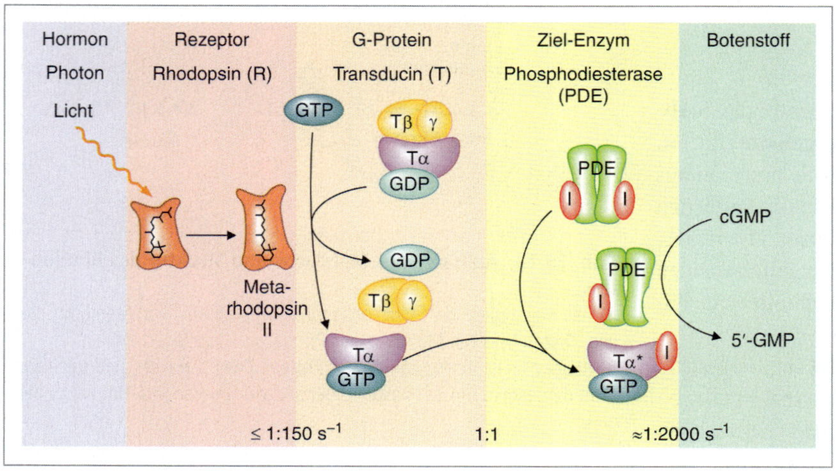

Abb. 29.14 Phototransduktion. Die Phototransduktion wird durch eine G-Protein-gekoppelte Kaskade vermittelt, an deren Ende der intrazelluläre Botenstoff cGMP abgebaut wird (* aktivierte Form).

einheiten inhibiert wird. GTP-GαT bindet eine der inhibitorischen γ-Untereinheiten. Daraufhin wird die PDE aktiviert und kann pro Sekunde 2000 cGMP-Moleküle durch Spaltung der zyklischen Phosphodiesterbindung hydrolysieren. Werden beide γ-Untereinheiten entfernt, wird die Wechselzahl verdoppelt. Das 5'-GMP kann im Gegensatz zu cGMP die CNG-Kanäle nicht offen halten. Die Kanäle schließen, und durch den Kaliumausstrom aus dem Innenglied hyperpolarisiert die Zelle.

MERKE

Stäbchen und **Zapfen** sind **im Dunkeln depolarisiert**, da im Außenglied cGMP-aktivierte Kationenkanäle geöffnet sind. Licht wird von Rhodopsin absorbiert, das über das G-Protein Transducin die Phosphodiesterase aktiviert. Diese spaltet das cGMP, die Kanäle schließen, und der Photorezeptor hyperpolarisiert.

Signalamplifikation

Die Enzymkaskade hat einen hohen Verstärkungsgrad. Der oft genannte Faktor, die Aktivierung eines Rhodopsinmoleküls würde zur Zerstörung von 1 Mio. cGMP-Molekülen führen, ist allerdings irreführend. Ein einzelnes Rhodopsinmolekül kann bis zu **150 Transducinmoleküle** und damit **150 PDE-Moleküle** aktivieren. Ein PDE-Molekül kann aber lokal sehr schnell die cGMP-Konzentration effektiv verringern. Bereits nach Absorption eines Photons schließen deshalb so viele CNG-Kanäle, dass der Dunkelstrom und damit die Membranspannung messbar verändert werden. Werden 100–300 Photonen absorbiert (das entspricht nur 0,001% der Rhodopsinmoleküle), wird der Dunkelstrom völlig unterbrochen, d.h., die Lichtantwort der Stäbchen sättigt.

Abschaltung der Phototransduktion

Es gibt mehrere Mechanismen, G-Protein-gekoppelte Kaskaden abzuschalten (➤ Kap. 22.2).

- **Phosphorylierung des Rezeptors:** Das Rhodopsin wird durch die Rhodopsin-Kinase am C-Terminus an mehreren Serinresten phosphoryliert. Das Protein **Arrestin** bindet an das phosphorylierte Rhodopsin und „versiegelt“ es, damit keine weiteren Transducinmoleküle mehr aktiviert werden können (analog zur Wirkung des verwandten β-Arrestins am β-adrenergen Rezeptor).
- **Abschalten des Transducins:** Die GTPase-Aktivität des GTP-GαT hydrolysiert das gebundene GTP zu GDP und Phosphat. GDP-GαT verbindet sich mit der βγ-Untereinheit zu Transducin, das für einen neuen Zyklus zur Verfügung steht, und stößt dabei die γ-Untereinheit der PDE wieder ab. Die intrinsische GTPase-Aktivität des GTP-GαT ist allerdings sehr niedrig und wird durch den **photorezeptorspezifischen RGS9** (regulator of G-protein signalling) erhöht, der zur Familie der GAP (GTPase activating proteins) gehört.

Regeneration des Rhodopsins

Das *all-trans*-Retinal im belichteten Rhodopsin kann kein Licht mehr absorbieren. Es muss wieder in die 11-*cis*-Form zurückgeführt werden. Es löst sich spontan vom Proteinanteil und wird zuerst durch die *all-trans*-Retinol-Dehydrogenase (RDH) zu *all-trans*-Retinol reduziert. Alle weiteren Schritte erfolgen nicht im Stäbchen, sondern in den hinter der Netzhaut liegenden Zellen des Pigmentepithels. Der Transport zwischen den Zellen erfolgt durch das interstitielle retinoidbindende Protein (IRBP). Im Pigmentepithel wird das Retinol durch die Lecithin-Retinol-Acyltransferase (LRAT) verestert. Die Isomerohydrolase wandelt den *all-trans*-Retinylester zu 11-*cis*-Retinol um, das wiederum durch die 11-*cis*-Retinol-Dehydrogenase (11-RDH) zu 11-*cis*-Retinal oxidiert wird. Im Stäbchen wird das 11-*cis*-Retinal mit Opsin zu neuem, lichtempfindlichem Rhodopsin zusammengebaut.

Klinik

Netzhauterkrankungen und Nachtblindheit

Bei Nacht sind nur die Stäbchen empfindlich genug, um das Sehen zu ermöglichen. Da sich in der Fovea centralis, der Stelle des schärfsten Sehens, ausschließlich Zapfen befinden, tritt hier eine physiologische Nachtblindheit auf.

Vitamin-A-Mangel und verringerte Enzymaktivität im Retinoidstoffwechsel, z.B. durch Mutationen in den beteiligten Enzymen, können dazu führen, dass die Stäbchen nicht mehr ausreichend mit 11-*cis*-Retinal versorgt werden. In milden Fällen kann es zur Nachtblindheit, in schweren Fällen zur vollständigen Degeneration der Photorezeptoren kommen. Als Neurone des ZNS werden sie nicht durch neue Zellen ersetzt. Das Auge erblindet. Auch durch Netzhautablösung bricht der Nachschub an 11-*cis*-Retinal zusammen, und es kommt zur Erblindung.

Mutationen in Proteinen der Sehkaskade können ebenfalls zu Fehlfunktionen wie Nachtblindheit führen und bewirken, dass die Photorezeptoren absterben.

Adaptation

Photorezeptoren können sich der Beleuchtungsintensität anpassen.

Helladaptation

Die Helladaptation wird durch Änderungen der intrazellulären Calciumkonzentration vermittelt. Im Dunkeln stellt sich ein stabiles Gleichgewicht ein zwischen dem Calciumeinstrom durch die geöffneten CNG-Kanäle und dem Export durch die Natrium/Calcium-Kalium-Austauscher. Bei einem Lichtreiz schließen die CNG-Kanäle, und die intrazelluläre Calciumkonzentration sinkt stark ab. Diese Änderung wird durch **Calciumbindungsproteine** zu ihren Zielenzymen übermittelt und

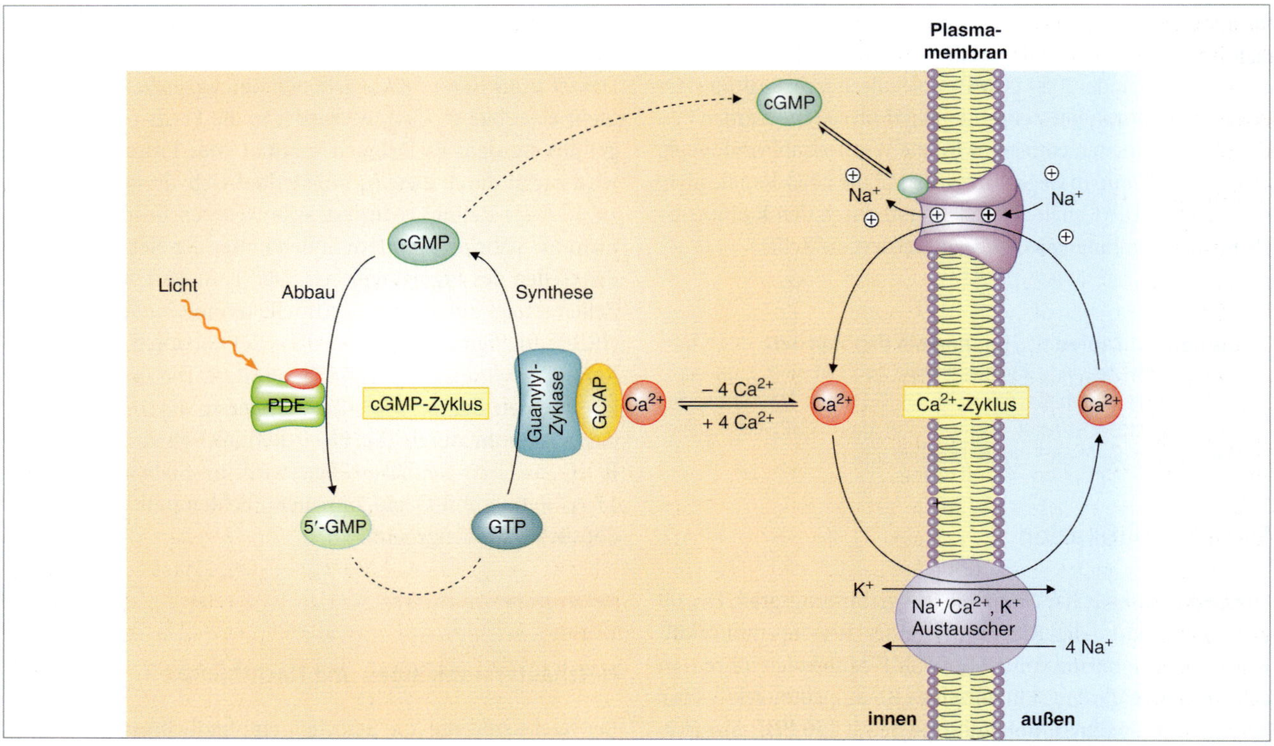

Abb. 29.15 Wechselseitige Kontrolle des cGMP-Zyklus und des Calciumzyklus. Die Botenstoffe cGMP und Calcium durchlaufen Zyklen, die über den Komplex aus Guanylylcyclase und GCAP gekoppelt sind. Hält cGMP die CNG-Kanäle geöffnet, bleibt die Calciumkonzentration hoch. Wird bei Belichtung cGMP abgebaut, sinkt die Calciumkonzentration, und GCAP aktiviert die Guanylylcyclase, die wieder cGMP synthetisiert.

löst die Adaptation aus. Das **GCAP** (guanylyl cyclase activating protein) stimuliert bei einer niedrigen Calciumkonzentration die cGMP-Synthese durch die Guanylylcyclase, und die CNG-Kanäle öffnen wieder (➤ Abb. 29.15). Der Photorezeptor wird in Richtung Dunkelpotenzial depolarisiert. Das **Recoverin**, ein weiteres calciumbindendes Protein, reguliert die Phosphorylierung des Rhodopsins durch die Rhodopsin-Kinase. Bei niedriger Calciumkonzentration, wie sie bei starker Belichtung auftritt, verläuft die Phosphorylierung des Rhodopsins schnell, d.h., die Kaskade wird schneller gestoppt, und die Lichtantwort fällt kleiner und kürzer aus. Die Helladaptation ist typischerweise nach wenigen Minuten abgeschlossen.

Dunkeladaptation

Die Dunkeladaptation dauert sehr viel länger. Die maximale Empfindlichkeit des Stäbchensystems wird erst erreicht, wenn alle Rhodopsinmoleküle im Außenglied regeneriert und somit wieder lichtempfindlich sind. Wenn man aus dem hellen Sonnenlicht kommt, kann dieser Vorgang bis zu 45 min in Anspruch nehmen. Bei dunkeladaptierten Stäbchen ist der Wirkungsgrad der Enzymkaskade maximal. Die Absorption eines einzigen Photons führt dann zu einer messbaren Veränderung der Membranspannung. Die hohe Empfindlichkeit im Stäbchensystem wird auf Kosten der zeitlichen Auflösung (die Enzymkaskade ist lange aktiv, und das Rezeptorpotenzial baut sich langsam auf) und der räumlichen Auflösung (viele Zellen werden zusammengeschaltet, Konvergenz) „erkauft". In der Nacht sind nicht nur „alle Katzen grau", wir sehen sie auch weniger scharf und nehmen sie verzögert wahr.

Farbwahrnehmung

Das sichtbare Spektrum reicht von ca. 400 nm (blau-violett) bis maximal 750 nm (rot, wobei wir für diese Wellenlänge bereits wenig empfindlich sind). Das für uns unsichtbare Ultraviolett (< 400 nm) ist zellschädigend. Es wird weitgehend von den optischen Komponenten des Auges, d.h. von der Linse und der Hornhaut absorbiert. Das Infrarot (> 750 nm) ist zu energiearm, um Sehpigmente gut zu aktivieren (also auch unsichtbar), und wird im Wesentlichen vom Pigmentepithel absorbiert.

Auch in den Zapfenopsinen wird 11-*cis*-Retinal als Chromophor verwendet. Es gibt drei verschiedene **Zapfenopsine**, die sich in ihrer Aminosäuresequenz unterscheiden und deshalb zu verschiedenen Absorptionsspektren führen. Die drei menschlichen Zapfenopsine besitzen Absorptionsmaxima bei den Wellenlängen 420 nm **(Blau-Opsin),** 540 nm **(Grün-Opsin)** und 560 nm **(Rot-Opsin).** Das Absorptionsmaximum des Rot-Opsins liegt zwar im gelbgrünen Bereich, es ist aber das einzige Opsin, das im Rotbereich signifikant absorbiert. Jeder Zapfen exprimiert nur eines der drei Gene. Die Absorptionsspektren der Zapfentypen sind relativ breit. Man beachte: Der einzelne Zapfen kann keine Farbe erkennen. Er wird z.B. durch schwaches Licht mit der Wellenlänge am Absorptionsmaximum genauso stark gereizt wie durch entsprechend stärkeres Licht einer anderen Wellenlänge. Erst durch Vergleich der Erregung aller drei Zapfentypen kann unser Gehirn die Farbe errechnen.

Klinik

Farbsinnstörungen

Die Gene für die Opsine liegen auf verschiedenen Chromosomen. Das Gen für Stäbchenopsin liegt auf Chromosom 3, für Blau-Opsin auf Chromosom 7. Die Gene für Grün- und Rot-Opsin liegen hintereinander auf dem **X-Chromosom**. Sie sind erst vor ca. 30 Mio. Jahren durch Genduplikation entstanden und unterscheiden sich nur wenig voneinander. Dadurch kommt es bei der Meiose oft zu ungleichem Crossing-over, dessen Folge Deletionen, Duplikationen oder chimäre Gene sind. Diese Gene kodieren z.B. im N-terminalen Teil für das eine, im C-terminalen Teil für das andere Opsin. Solche Defekte können dazu führen, dass Rot und Grün nicht mehr gut unterschieden werden. Da Männer nur ein X-Chromosom besitzen, können sie defekte oder deletierte Gene für Rot- und Grün-Opsine nicht durch intakte Allele kompensieren. Deshalb treten bei 8% der Männer, aber nur bei 0,4% der Frauen Störungen in der Rot-Grün-Wahrnehmung auf. Störungen in der Blauwahrnehmung sind sehr selten. Totale Farbenblindheit (Achromatopsie) ist ebenfalls selten. Sie kann durch Mutationen in den Genen entstehen, die in allen Zapfentypen exprimiert werden, z.B. die Untereinheiten der Zapfen-CNG-Kanäle (CNGA3 und CNGB3).

29.5.2 Geschmack

Grundlagen

Der Geschmackssinn ist ein Nahsinn. Nur Geschmackstoffe, die im Speichel gelöst sind, können detektiert werden. Streng physiologisch versteht man unter Geschmack nur die Empfindung, die über die Geschmackssinneszellen weitergeleitet wird. Geschmacks- und Geruchssinn wirken aber bei der Nahrungskontrolle zusammen. Der Geschmackseindruck von Speisen und Getränken wird sogar hauptsächlich durch Duftstoffe aus der Nahrung getragen, die die Riechsinneszellen in der Nase stimulieren.

Geschmacksqualitäten

Beim Menschen sind fünf Geschmacksqualitäten nachgewiesen. **Süß** detektiert zucker- bzw. kohlenhydratreiche Nahrung. **Umami** wird v.a. durch Glutaminsäure bzw. deren Salz Natriumglutamat ausgelöst und ist ein Indikator für proteinreiche Nahrung. Kohlenhydrate und Proteine sind ernährungsphysiologisch wichtig und lösen deshalb Wohlgeschmack aus. **Bitter** warnt vor giftigen Alkaloiden in Pflanzen, z.B. Coffein oder Strychnin, **sauer** warnt vor unreifen Früchten, verdorbenen Speisen etc. Beide Geschmacksqualitäten sind Warnsignale und haben eine Schutzfunktion. **Salzig** ist wichtig für die Regulation unseres Wasser- und Mineralhaushalts.

Die Empfindung „scharf“ (etwa durch Chilischoten) ist keine Geschmacksqualität, sondern geht auf die Reizung von Schmerzfasern zurück. Ob es andere Geschmacksqualitäten gibt, z.B. für „fett“, wird noch diskutiert.

Geschmackssinneszellen

Je etwa 50 Geschmackssinneszellen sind in einer **Geschmacksknospe** zusammengefasst. 2000–5000 Geschmacksknospen befinden sich vorwiegend in den **Geschmackspapillen** auf der Zunge. In den Geschmacksknospen sind die Zellen ähnlich angeordnet wie die Schnitze in einer Orange (➤ Abb. 29.16a). Neben den Sinneszellen gibt es in den Geschmacksknospen auch Stützzellen und teilungsfähige Basalzellen. Geschmackszellen haben eine kurze Lebensdauer von ein bis zwei Wochen und werden dann durch Basalzellen ersetzt. An der Öffnung der Geschmacksknospe tragen die Sinneszellen bis zu 50 fingerförmige Ausstülpungen, die Mikrovilli. Sie sind der Ort der gustatorischen Transduktion.

Chemotransduktion

Die Wechselwirkung der Geschmacksstoffe mit spezifischen Rezeptormolekülen in der Mikrovillimembran löst die gustatorische Signaltransduktion aus. Dabei depolarisiert die Geschmackssinneszelle (Rezeptorpotenzial), es kommt zum Öffnen spannungsaktivierter Calciumkanäle und zum Einstrom von Calcium im basalen Teil der Zelle. Dort erregt die Geschmackssinneszelle über eine Synapse eine Nervenfaser, die die Information in das Gehirn weiterleitet. Als Transmitter wird vermutlich Glutamat benutzt. Die Mechanismen der Chemotransduktion sind nicht für alle Geschmacksqualitäten gleich (➤ Abb. 29.16b).

Chemotransduktion für salzig

Natriumionen aus der Nahrung bzw. dem Speichel strömen durch geöffnete **Natriumkanäle** (ENaC, epitheliale Natriumkanäle) in der Mikrovillimembran in die Geschmackssinneszelle ein und depolarisieren sie.

Chemotransduktion für sauer

Diese Empfindung wird durch **Protonen** (H^+) im Speichel ausgelöst. Zwei Mechanismen wurden vorgeschlagen, wie Protonen die Aktivität von **Ionenkanälen** modulieren und damit die Geschmackssinneszellen depolarisieren können:

- Hemmung von Kaliumkanälen, durch die die Geschmackssinneszellen hyperpolarisiert würden
- Aktivierung von Natriumkanälen oder nichtselektiven Kationenkanälen, die die Zellen depolarisieren.

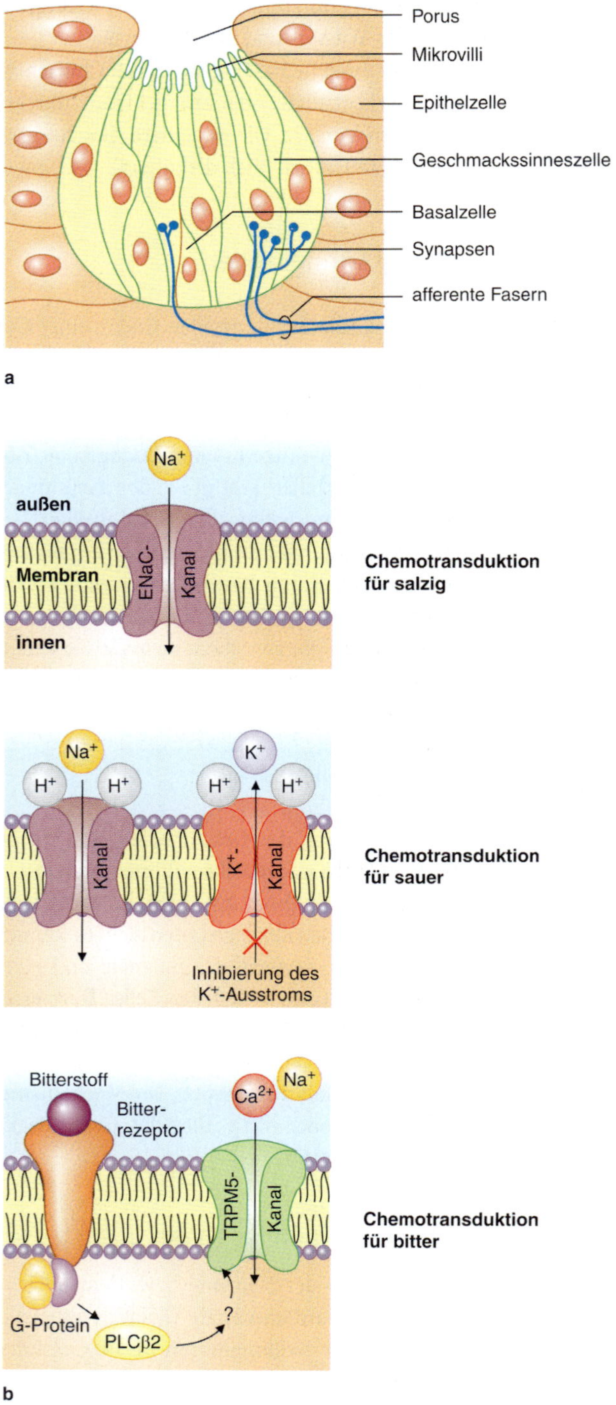

Abb. 29.16 Geschmackssinneszellen und gustatorische Transduktion.
a) Geschmacksknospen enthalten Stützzellen, Basalzellen und Geschmackssinneszellen. Diese bilden Synapsen mit afferenten Nervenfasern aus.
b) Für verschiedene Geschmacksqualitäten gibt es unterschiedliche Transduktionsmechanismen.

Welcher Mechanismus beim Menschen aktiv ist, ist noch ungeklärt.

Chemotransduktion für süß, bitter und umami

Die Transduktion erfolgt über einen **G-Protein-gekoppelten Mechanismus**. Die Rezeptormoleküle für Zucker, Bitterstoffe und Aminosäuren sind **Dimere**, die jeweils aus zwei unterschiedlichen **heptahelikalen Rezeptoren** zusammengesetzt werden. Für süß und umami ist jeweils ein dimerer Rezeptortyp bekannt (süß: T1R2/T1R3; umami: T1R1/T1R3). Für Bitterstoffe gibt es 20–30 verschiedene heptahelikale Rezeptoren, die theoretisch zu einer großen Zahl funktioneller Dimere kombiniert werden können. Die große Vielfalt der Bitterrezeptoren sorgt für einen besseren Schutz vor Vergiftung. Die Bindung der Geschmacksstoffe an die Rezeptoren aktiviert eine Enzymkaskade, die vermutlich bei den drei Geschmacksqualitäten gleich abläuft. Über ein G-Protein wird die Phospholipase

Cβ2 (PLCβ2) aktiviert. Sie spaltet Phosphatidylinositolbisphosphat (PIP_2), das in der Plasmamembran vorkommt, in zwei Botenstoffe: Diacylglycerin (DAG) und Inositoltrisphosphat (IP_3), das Ca^{2+} aus internen Speichern freisetzt. Am Ende der Kaskade wird der Ionenkanal TRPM5 aktiviert, möglicherweise durch die erhöhte Calciumkonzentration. TRP-Kanäle sind nichtselektive Kationenkanäle (➤ Kap. 29.3.2). Durch sie strömen Natrium- und Calciumionen ein und depolarisieren die Zelle.

In älteren Arbeiten wurden andere Signalwege vorgeschlagen, für süß z.B. die cAMP-abhängige Phosphorylierung von Kaliumkanälen; die Meinungen über diese Mechanismen bleiben aber weiterhin kontrovers. Lange wurde diskutiert, ob eine Geschmackssinneszelle mehr als eine Geschmacksqualität vermitteln kann. In letzter Zeit mehrt sich die Ansicht, dass eine Geschmackssinneszelle nur für eine Geschmacksqualität empfindlich ist.

MERKE

Die Mikrovilli der **Geschmackssinneszellen** sind der Ort der Chemotransduktion. Die molekulare Ausstattung der Mikrovillimembran bestimmt, welche Geschmacksqualität den adäquaten Reiz für eine Geschmackssinneszelle darstellt. Die gustatorische Transduktion kann **ionotrop** (sauer, salzig) oder **metabotrop** (süß, bitter, umami) erfolgen.

29.5.3 Geruch

Grundlagen

Über den Geruchssinn erhalten wir nicht nur Informationen aus großen Entfernungen, er ist auch wichtig bei der Kontrolle der Nahrung und bei der Einleitung von Verdauungsreflexen. Der Mensch ist ein Mikrosmat. Unser Riechvermögen ist schwächer ausgeprägt als das vieler Tiere. Trotzdem kann vermutlich auch der Mensch einige tausend verschiedene Düfte unterscheiden. Natürlich vorkommende Düfte sind komplexe Gemische aus manchmal Hunderten verschiedener Substanzen, von denen einige als „Leitduftstoff" für die Identifikation des Dufts wesentlich sind. Duftstoffe sind typischerweise kleine, leicht flüchtige Substanzen.

Riechschleimhaut und Riechsinneszellen

Die **Riechschleimhaut** kleidet nur den oberen Teil der Nasenhöhle aus, ist ca. 5 cm^2 groß und enthält 10–30 Mio. **Riechsinneszellen**. Sie ist mit Schleim bedeckt. Riechsinneszellen haben einen einzelnen Dendriten, der zur Oberfläche der Riechschleimhaut zieht und ca. fünf bis 20 dünne **Zilien** von ca. 10 µm Länge ausbildet. Sie sind der Ort der Chemotransduktion. Riechsinneszellen haben ein eigenes Axon, das in den Bulbus olfactorius des Gehirns zieht. Riechsinneszellen werden nach einer Lebensdauer von wenigen Monaten ersetzt. Die Riechschleimhaut enthält deshalb neben den Riechsinneszellen und Stützzellen auch Basalzellen, die sich während des gesamten Lebens teilen und sich zu reifen Riechsinneszellen entwickeln (➤ Abb. 29.17a).

Chemotransduktion

In der Zilienmembran befinden sich **Duftstoffrezeptoren**, die zu den G-Protein-gekoppelten Rezeptoren gehören. Im menschlichen Genom kodieren ca. 1000 Gene (ca. 3% unseres Genoms!) für Duftstoffrezeptoren. Etwa 65% dieser Gene sind

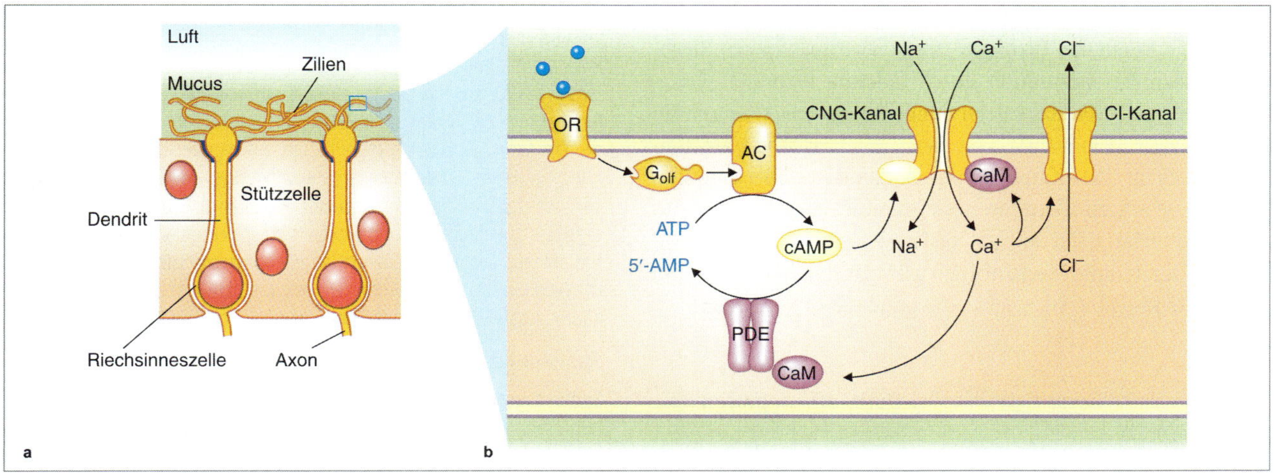

Abb. 29.17 Riechsinneszellen und olfaktorische Transduktion.
a) Riechsinneszellen senden einen Dendriten zur Oberfläche des Epithels, wo sich viele Zilien ausbilden. In den Zilien findet die olfaktorische Transduktion statt.
b) Durch Bindung des Duftstoffs wird eine G-Protein-gekoppelte Enzymkaskade ausgelöst, an deren Ende CNG-Kanäle und Chloridkanäle aktiviert werden. Die Ionenströme durch diese Kanäle depolarisieren die Zelle. Ca^{2+}-vermittelte Rückkopplungsmechanismen (violett) schalten die Kaskade ab und die Zelle adaptiert.
OR = olfaktorischer Rezeptor, G_{olf} = G-Protein, AC = Adenylylcyclase, CaM = Calmodulin, PDE = Phosphodiesterase.

allerdings Pseudogene, die zu keinem funktionellen Rezeptorprotein führen. Jede Riechsinneszelle exprimiert nur jeweils eines der funktionellen Rezeptorgene, d.h. nur einen Rezeptortyp. Die membrandurchspannenden Bereiche der Duftstoffrezeptoren formen eine Bindungstasche, die den Duftstoff aufnimmt. Diese Taschen unterscheiden sich zwischen den verschiedenen Rezeptoren. Jeder Rezeptor kann verschiedene Duftstoffe binden. Umgekehrt kann jeder Duftstoff an verschiedene Rezeptoren binden. Die Identität eines Duftstoffs wird also nicht durch die Aktivität einer einzelnen Riechsinneszelle, sondern durch die gleichzeitige Aktivität bestimmter Ensembles von Riechsinneszellen kodiert. Der Ausfall einzelner Duftstoffrezeptorgene kann zu charakteristischen Defiziten in der Sinneswahrnehmung führen **(partielle Anosmie)**.

Die olfaktorische Transduktion wird durch eine typische **G-Protein-gekoppelte Kaskade** vermittelt (➤ Abb. 29.17b). Nach Bindung des Duftstoffs an den olfaktorischen Rezeptor wird das **G-Protein G_{olf}** aktiviert. Wie für G-Proteine typisch, wird dabei der Austausch von GDP zu GTP katalysiert, und die α-Untereinheit trennt sich von den βγ-Untereinheiten. Das GTP-$G\alpha_{olf}$ stimuliert eine **Adenylylcyclase**. Sie synthetisiert aus ATP den intrazellulären Botenstoff cAMP. In der Zilienmembran befinden sich **CNG-Kanäle** (cyclic nucleotide gated channels, ➤ Kap. 29.3.2), die durch Bindung von cAMP direkt geöffnet werden. Die CNG-Kanäle sind nichtselektive Kationenkanäle. Werden sie durch cAMP geöffnet, strömen Natrium- und Calciumionen aus dem Riechschleim ein und depolarisieren die Zelle. Die Depolarisation wird durch einen zweiten Mechanismus verstärkt. Die Calciumionen binden von der intrazellulären Seite an **calciumaktivierte Chloridkänale**. Die Riechsinneszellen haben eine ungewöhnlich hohe intrazelluläre Chloridkonzentration. Das Nernst-Potenzial für Chlorid ist deshalb positiver als das Ruhepotenzial der Zelle, und es kommt zu einem Chloridausstrom. Dieser Chloridstrom depolarisiert die Zelle, die schließlich Aktionspotenziale auslöst.

Ähnlich wie in den Photorezeptoren wird auch in den Riechsinneszellen die **Adaptation durch Calcium** vermittelt. Calciumionen binden an das calciumbindende Protein **Calmodulin** (CaM). Der Calcium-CaM-Komplex bindet an eine CaM-Bindungsstelle im CNG-Kanal und macht den Kanal über eine allosterische Wechselwirkung weniger empfindlich für cAMP. Außerdem aktiviert Calcium-CaM die Phosphodiesterase, die cAMP abbaut. Durch diese Mechanismen wird das durch den Duftstoff ausgelöste Rezeptorpotenzial kleiner, und die Zelle adaptiert.

MERKE

Es gibt mehrere hundert verschiedene **Duftstoffrezeptoren**. Sie gehören zu den G-Protein-gekoppelten Rezeptoren. Bei der olfaktorischen Transduktion wird cAMP gebildet, das CNG-Kanäle aktiviert und so zum Rezeptorpotenzial führt.

Schon gewusst

Das **Jacobson-Organ** oder **vomeronasale Organ (VNO)** findet sich nahe der Nasenscheidewand im unteren Teil der Nasenhöhle. Es handelt sich um ein eigenständiges sensorisches Epithel, das morphologisch und funktionell vollständig vom Riechepithel getrennt ist. Bei Säugetieren wurde nachgewiesen, dass es auf Pheromone reagieren kann, die zur Geschlechterunterscheidung und zum Auslösen von Sexualverhalten dienen. Seine Sinneszellen verwenden eine andere Signalkaskade als die Riechsinneszellen. Sie haben v.a. eine eigene Familie G-Protein-gekoppelter Rezeptoren. Ob es auch beim Menschen Pheromone gibt, ist immer noch umstritten. Beim Menschen liegt das Jacobson-Organ oft in verkümmerter Form vor, und fast alle Gene für Rezeptoren und Transduktionselemente des Jacobsons-Organs sind Pseudogene. Es könnte aber sein, dass pheromonartige Düfte auch von bestimmten Klassen der Riechsinneszellen wahrgenommen werden.

ZUSAMMENFASSUNG

Zellen und Stoffwechsel des Nervensystems

Das Nervensystem ist aus **Nervenzellen** (Neuronen) und **Gliazellen** aufgebaut. Neuronen sind elektrisch erregbar. Gliazellen sind für die Homöostase, den Stoffwechsel sowie als Stütz- und Hüllgewebe wichtig. Obwohl das menschliche Gehirn nur ca. 2% des Körpergewichts ausmacht, verbraucht es ca. 15% des Sauerstoffs, den der menschliche Organismus aufnimmt. Als Energieträger nutzt das Gehirn fast ausschließlich **Glucose**. Die **Blut-Hirn-Schranke** wird von den Endothelzellen der Gehirnkapillaren gebildet. Die Endothelzellen sind über Tight junctions miteinander verbunden. Der Transport von Glucose, Aminosäuren etc. in das Gehirn erfolgt nur über selektive Transporter in der Endothelzellmembran. Gehirn und Rückenmark sind vom **Liquor cerebrospinalis** umgeben. Der Liquor hält das extrazelluläre Milieu konstant. Der größte Teil des Liquors wird von den Ependymzellen in den Plexus choroidei gebildet.

Neuronale Erregung

Grundlage für Kodierung, Verarbeitung und Weiterleitung von Information ist die elektrische Spannung an der Zellmembran. Zur Veränderung der Membranspannung dienen **Ionenkanäle** als molekulare Schleusen. Ionenkanäle sind Proteine, die die Plasmamembran vollständig durchspannen. Meist lagern sich mehrere Untereinheiten zu einem funktionellen Ionenkanal zusammen. Ionen fließen durch eine wässrige Pore im Inneren der Kanäle entlang dem elektrochemischen Gradienten, der durch aktive Transportmechanismen aufgebaut wurde. Die Selektivität eines Ionenkanals wird immer durch Wechselwirkung der Ionen mit der engsten Stelle der Pore, dem **Selektivitätsfilter**, erzeugt. Die hydratisierten Ionen streifen bei der Passage ihre Hydrathülle (teilweise) ab und ersetzen sie durch geladene Gruppen der Kanalwand. Die meisten Ionenkanäle können **verschiedene Konformationszustände** (geschlossen, offen, inaktiviert) annehmen. Ionenkanäle lassen sich in verschiedene (Gen-)Familien einteilen.

Spannungsaktivierte Ionenkanäle

Spannungsaktivierte Kanäle öffnen, wenn sich die Membranspannung ändert. Spannungsaktivierte **Natrium-** und **Kaliumkanäle** spielen eine elementare Rolle bei der Erzeugung und Weiterleitung von Erregung, z.B. in Form von Aktionspotenzialen. Spannungsaktivierte **Calciumkanäle** sind besonders wichtig für den Calciumeinstrom an Synapsen, der zur Freisetzung von Transmittern führt. Die spannungsaktivierten Ionenkanäle fallen in eine große **Kanalfamilie**. Alle Mitglieder sind tetramere oder pseudotetramere Strukturen. Eine Änderung der Membranspannung führt zur Bewegung einer geladenen Proteindomäne (Spannungssensor) und damit zur Konformationsänderung des Proteins und zum Öffnen der Pore. Spannungsaktivierte Ionenkanäle können inaktivieren, indem bewegliche Teile des Proteins die Pore verstopfen.

Das Aktionspotenzial

Die Weiterleitung von Reizen erfolgt in Form von regelmäßigen Veränderungen der Membranspannung, dem Aktionspotenzial. Das Aktionspotenzial wird nach dem **Alles-oder-nichts-Gesetz** ausgelöst, wenn die Membranspannung über eine Schwelle depolarisiert wird. Es besteht aus der stereotypen Abfolge einer schnellen **Depolarisation** und einer langsameren **Repolarisation**. Das Aktionspotenzial regeneriert sich durch Aktivierung spannungsgesteuerter Ionenkanäle, während es über das Axon wandert. Dadurch ist es möglich, Nachrichten schnell und ohne Verlust über lange Strecken verlässlich zu übertragen. An vielen Axonen bewirken isolierende Myelinscheiden eine **saltatorische**, wesentlich schnellere Reizweiterleitung.

Synaptische Übertragung

Synapsen sind spezialisierte Kontaktpunkte, an denen Information von der präsynaptischen Nervenzelle auf eine postsynaptische Zielzelle übertragen werden kann. In **elektrischen** Synapsen sind Zellen über Gap junctions elektrisch gekoppelt. In **chemischen** Synapsen erfolgt die Übertragung durch Botenstoffe, die Neurotransmitter. Neurotransmitter werden in Vesikeln gespeichert. Wenn die spannungsaktivierten Calciumkanäle in der präsynaptischen Endigung öffnen und die intrazelluläre Calciumkonzentration ansteigt, wird der Vesikelinhalt über eine gesteuerte Exozytose in den synaptischen Spalt freigesetzt. Die Neurotransmitter aktivieren spezifische Rezeptoren in der postsynaptischen Membran: die **ionotropen** Rezeptoren (= ligandenaktivierte Ionenkanäle) und die **metabotropen** (= G-Protein-gekoppelten) Rezeptoren. Aufgrund ihrer zentralen Funktion sind Synapsen ideale Angriffsorte für Toxine und Pharmaka.

Neurotransmitter und ihre Rezeptoren

Die klassischen Transmitter sind kleine Moleküle. Manche sind einfache Aminosäuren, andere werden in wenigen Schritten aus Aminosäuren synthetisiert. Die wesentlichen erregenden Transmitter sind Acetylcholin (neuromuskuläre Endplatte) und Glutamat (ZNS), die inhibitorischen Transmitter GABA und Glycin. Bei der schnellen synaptischen Übertragung werden ionotrope Rezeptoren aktiviert. Diese Ionenkanäle können in mehrere Genfamilien eingeteilt werden. Die nicotinischen Acetylcholinrezeptoren, GABA- und Glycinrezeptoren zeigen einen pentameren Aufbau, die Glutamatrezeptoren sind tetramere Proteine. Die biogenen Amine wirken fast ausschließlich über metabotrope Rezeptoren und sind an der Kontrolle praktisch aller Gehirnfunktionen beteiligt. Viele glutamataktivierte Ionenkanäle, v.a. der NMDA-Rezeptor, sind calciumpermeabel. Calcium ist ein wichtiger intrazellulärer Botenstoff, der viele Prozesse kontrolliert, angefangen von der Phosphorylierung zellulärer Proteine bis hin zur Genexpression. Bei Verletzung des Gehirns oder bei Ischämie löst die verstärkte Glutamatfreisetzung durch einen massiven Calciumeinstrom in die Nervenzellen den Zelltod aus.

Sinneswahrnehmung

Sinneszellen sind darauf spezialisiert, Reize wie Licht, Temperatur oder Druck in eine Änderung der Membranspannung, das Rezeptorpotenzial, zu übersetzen. Meist besitzen sie ein spezialisiertes Zellkompartiment, in dem die Signaltransduktion abläuft, das Außenglied. Sinneszellen detektieren den Stimulus mithilfe spezifischer Rezeptormoleküle. In vielen Fällen handelt es sich dabei um G-Protein-gekoppelte Rezeptoren, die eine intrazelluläre Signalkaskade auslösen, die das Signal erheblich verstärkt. Am Ende der Kaskade werden Ionenkanäle aktiviert oder geschlossen und so das Rezeptorpotenzial erzeugt. Die beteiligten Ionenkanäle sind oft nichtselektive Kationenkanäle, die nicht nur die Änderung der Membranspannung ermöglichen, sondern auch Calcium in die Zelle leiten. Die Veränderung der intrazellulären Calciumkonzentration leitet dann die Adaptation der Sinneszelle ein.

Die Zahl der Gene, die für Rezeptormoleküle kodieren, ist im visuellen System relativ klein (Rhodopsin und drei Zapfenopsine), im olfaktorischen System dagegen sehr hoch (über 300 funktionelle Duftstoffrezeptortypen). Mutationen in den verschiedenen Elementen der Signalkaskade können nicht nur zur Störung der Sinneswahrnehmung, sondern auch zur Degeneration der Sinneszellen führen.

033 IMPP-Fragen

Fragen

1. Wie entsteht das Ruhemembranpotenzial?
2. Wie entsteht das Aktionspotenzial? Wodurch werden der positivste und der negativste Spannungswert bestimmt, die während des Aktionspotenzials erreicht werden können?
3. Diskutieren Sie die Vorteile elektrischer und chemischer Synapsen. Denken Sie an Geschwindigkeit und Richtung der Übertragung sowie Vorzeichen des postsynaptischen Signals.
4. Warum werden zur Erzeugung des Aktionspotenzials hochselektive Ionenkanäle verwendet, in Sinneszellen aber meist nichtselektive Kationenkanäle? Berücksichtigen Sie in Ihrer Argumentation, dass das Nernst-Potenzial für die selektiven Natriumkanäle sehr positiv ist, das Nernst-Potenzial für die selektiven Kaliumkanäle stark negativ. Nichtselektive Kationenkanäle sind meist für Calcium permeabel. Welche Rolle spielt Calcium in Sinneszellen?
5. Gliazellen sind für die Kaliumhomöostase verantwortlich. Warum ist die Regulation der extrazellulären Kaliumkonzentration so wichtig? Denken Sie an den Zusammenhang zwischen Kaliumgradienten und Membranpotenzial.
6. Warum treten bei Männern Farbsinnstörungen viel öfter auf als bei Frauen?
7. Wie können wir mit ca. 350 verschiedenen Duftstoffrezeptortypen 10.000 verschiedene Düfte unterscheiden? Vergleichen Sie das Riechen mit dem Farbensehen.
8. Warum behebt man den Dopaminmangel bei Parkinson-Patienten nicht, indem man Dopamin verabreicht, sondern L-Dopa? Welche prinzipiellen Möglichkeiten sehen Sie, die Konzentration eines Transmitters im synaptischen Spalt zu erhöhen? Berücksichtigen Sie z.B. auch die therapeutische Wirkung von Esteraseblockern bei der Behandlung der Myasthenia gravis.
9. Begründen Sie, weshalb es bei Vitamin-A-Mangel zur Nachtblindheit kommen kann.

KAPITEL

30

M. Gessler

Entwicklung und Altern

Praxisfall

Ein Neugeborenes besitzt eine auffällige Veränderung der Finger und Zehen. Der dritte Finger erscheint verdoppelt, aber häutig zusammengewachsen. Eine Röntgenaufnahme bestätigt den Verdacht einer Synpolydaktylie. Fehlbildungen dieses Typs lassen sich nach dem betroffenen Anteil der Hand klassifizieren. Die Verdachtsdiagnose Synpolydaktylie Typ II kann durch DNA-Analyse bestätigt werden. Der Patient besitzt eine dominante Mutation des Hoxd13-Gens, wodurch es zu einer Verlängerung eines Alanin-Repeats im Protein kommt und dieses veränderte funktionelle Eigenschaften aufweist. Da die Hox-Gene durch überlappende Expression in den Extremitäten deren Musterbildung in der Embryonalentwicklung festlegen, ist es gut vorstellbar, dass eine veränderte Funktion zur falschen Spezifizierung von skelettalen Vorläuferzellen und damit zu zusätzlichen Phalangen führt.

Zur Orientierung

Bereits Einzeller sind in der Lage, verschiedene Lebensformen anzunehmen. Man denke an Sporenbildung, verschiedene Lebensformen der Parasiten etc. Vielzellige Organismen können jedoch durch die parallele Spezialisierung ihrer Einzelzellen einen sehr viel **komplexeren Organisationszustand** erreichen. Hierzu bedarf es aber vielfältiger Interaktionen zwischen den einzelnen Kompartimenten. Die gleichen Steuerungsmodule werden dabei häufig mehrfach für die Bildung unterschiedlicher Organe eingesetzt. Selbst im ausgereiften Individuum können solche Prozesse bei Bedarf teilweise reaktiviert werden, um Reparaturprozesse zu ermöglichen. In diesem Kapitel wird die Entwicklung des Menschen aus biochemischer Sicht von der einzelnen Zelle über das Embryonalstadium bis zum Alter verfolgt, wobei auf die molekulare Entwicklung der wichtigsten Organsysteme wie Nerven, Muskeln, Blutgefäße u.a. eingegangen wird. Trotz verschiedener Schutzmechanismen akkumulieren in einem Organismus im Laufe der Zeit Schäden unterschiedlicher Art, sodass dieser schließlich einer fortschreitenden Alterung unterliegt. Alterung ist ein extrem komplexes Phänomen und betrifft alle Gewebe des Individuums. Damit gehen Funktionseinschränkungen auf allen Ebenen und eine erhöhte Krankheitsanfälligkeit einher.

30.1 Grundlegende Prozesse der Entwicklung

30.1.1 Von der Zygote zum Embryo

Die Entwicklung eines Individuums beginnt nach der Befruchtung der Eizelle durch das Spermium mit der Vereinigung des maternalen und paternalen Genoms als genetischer Grundlage eines neuen Individuums. Hierauf folgen rasche Zellteilungen und erste Differenzierungsschritte, in denen das Entwicklungspotenzial der **ursprünglich totipotenten Zellen** sukzessive eingeschränkt wird (➤ Abb. 30.1).

- Es bilden sich **embryonale** und **extraembryonale Zellschicksale** aus.
- In der **Gastrulation** entstehen die drei Keimblätter – Ektoderm, Mesoderm und Endoderm –, aus denen sich sukzessive die Zelltypen des reifen Organismus ableiten.
- Damit geht die Ausbildung der **Körperachsen** einher (anterior-posterior, dorsal-ventral, rechts-links).
- In der **Organogenese** bilden sich aus den Vorläuferzellen über komplex gesteuerte Induktionen und Interaktionen schließlich Gewebe und Organe, die dann in der Fetalperiode v.a. weiter wachsen und reifen.

All diese Prozesse werden über komplexe Mechanismen auf molekularer Ebene gesteuert. Das gesamte Entwicklungsprogramm ist im Genom kodiert.

Die Zygote wird als **totipotent** bezeichnet, da sie in der Lage ist, den gesamten lebensfähigen Embryo zu bilden, der aus embryonalen und extraembryonalen Geweben besteht. Aus **pluripotenten** Zellen, wie z.B. embryonalen Stammzellen, lassen sich zwar alle Zellen der drei Keimblätter eines Embryos ableiten, jedoch nicht die extraembryonalen Zellen, die für den Trophoblasten und die embryonalen Anteile der Plazenta notwendig sind.

Die Grundlagen für all diese Entwicklungsschritte sind:

- **Zellwachstum** (Proliferation, Hypertrophie, Zellfusion, Endomitose)
- **Differenzierung**
- **Apoptose**
- **Signalaustausch** zwischen Zellen und ihrer Umgebung. Zellen senden selbst Signale aus bzw. reagieren auf exogene Stimuli und erhalten über Zelladhäsionsmoleküle Informationen über ihre direkten Nachbarn oder die umgebende extrazelluläre Matrix. Die Reaktion auf solche lokalen oder über Distanz wirksamen Stimuli hängt ab von
  - der Kompetenz der Zelle (Rezeptorausstattung etc.)
  - der zelltypspezifischen Interpretation der Signale durch Aktivierung verschiedener Signalkaskaden
  - der Integration von möglicherweise mehrfachen Signalen, die gleichzeitig auf die Zelle einwirken.

Schon gewusst

Die Entwicklungsbiologie bedient sich in der Forschung typischerweise verschiedener **Modellorganismen**, wie z.B. Maus, Huhn, Fisch (Zebrafisch, Medaka) und *Xenopus laevis* (Krallenfrosch). Jede Spezies weist spezifische Vorzüge auf, sei es die gute genetische Manipulierbarkeit, die einfache experimentelle Zugänglichkeit oder die Eignung für In-vivo-Beobachtung embryonaler Zellschicksale. Darüber hinaus besitzen Invertebraten wie die Fruchtfliege *Drosophila* oder der Fadenwurm *C. elegans* eine wichtige Vorreiterfunktion bei der Definition von Signalkaskaden und Funktionszusammenhängen, die bei Vertebraten – wenngleich in komplexerer Form – oft erstaunlich gut erhalten

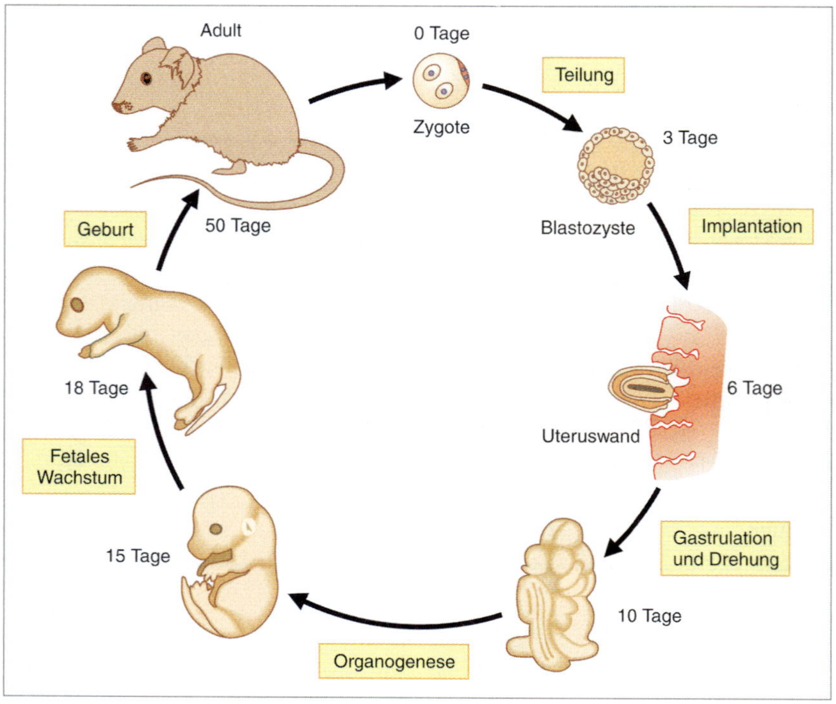

Abb. 30.1 Der Lebenszyklus eines Vertebraten, hier am Beispiel der Maus gezeigt.

sind. Weil die grundlegenden Prozesse und die beteiligten Moleküle der Entwicklung bei vielen Organismen die gleichen sind, erlauben die an den Modellsystemen gewonnenen Erkenntnisse in vieler Hinsicht Rückschlüsse auf den Menschen.

Entstehung der Zygote

Durch die Vereinigung von Spermium und Eizelle entsteht die Zygote. Hierzu bedarf es

- der gerichteten Wanderung und Anheftung der Spermien an die Eizelle
- der biochemischen Auflösung der aus Glykoproteinen und Glykosaminoglykanen bestehenden **Zona-pellucida**-Hülle des Eis durch Proteasen und Glykosidasen des **Akrosoms**
- der Fusion von Spermien- und Eizellmembran.

Das Spermium bringt praktisch nur sein Erbgut und die Zentriolen mit ein, die wenigen Mitochondrien werden durch Polyubiquitinierung markiert und degradiert.

Die **Wanderung der Spermien** zur Eizelle wird u.a. durch Geruchsrezeptoren gesteuert. Die **Chemotaxis** beruht auf der Aktivierung von G-Protein-gekoppelten Rezeptoren, wie sie auch im Riechepithel vorkommen. Eine **Signalübertragung** via G_{olf}, cAMP und Ca^{2+}-Einstrom steigert die gerichtete Motilität der Spermien entlang einem bestehenden Gradienten von Ligandenmolekülen. Wenngleich die Rezeptoren in vitro durch Lipide wie Bourgeonal (4-t-Butylbenzenpropionaldehyd, Maiglöckchenduft) aktiviert und durch Undecanal gehemmt werden, so ist der physiologisch relevante Ligand noch nicht identifiziert.

Bildung der Blastozyste

Die **Zygote** enthält zunächst die beiden elterlichen haploiden Pronuclei, die ihre DNA replizieren und aufeinander zuwandern. Mit der Auflösung der beiden Kernmembranen bilden sich die Metaphasechromosomen der ersten Zellteilung. Die Zygote teilt sich durch mehrfache **Furchungen** anfangs ohne Zunahme der Zellmasse (➤ Abb. 30.2a). Eine E-Cadherin-vermittelte Zunahme der Zelladhäsion ergibt dann die kompakte **Morula**. Daraus entsteht durch Flüssigkeitseinstrom und weitere Proliferation die **Blastozyste** mit:

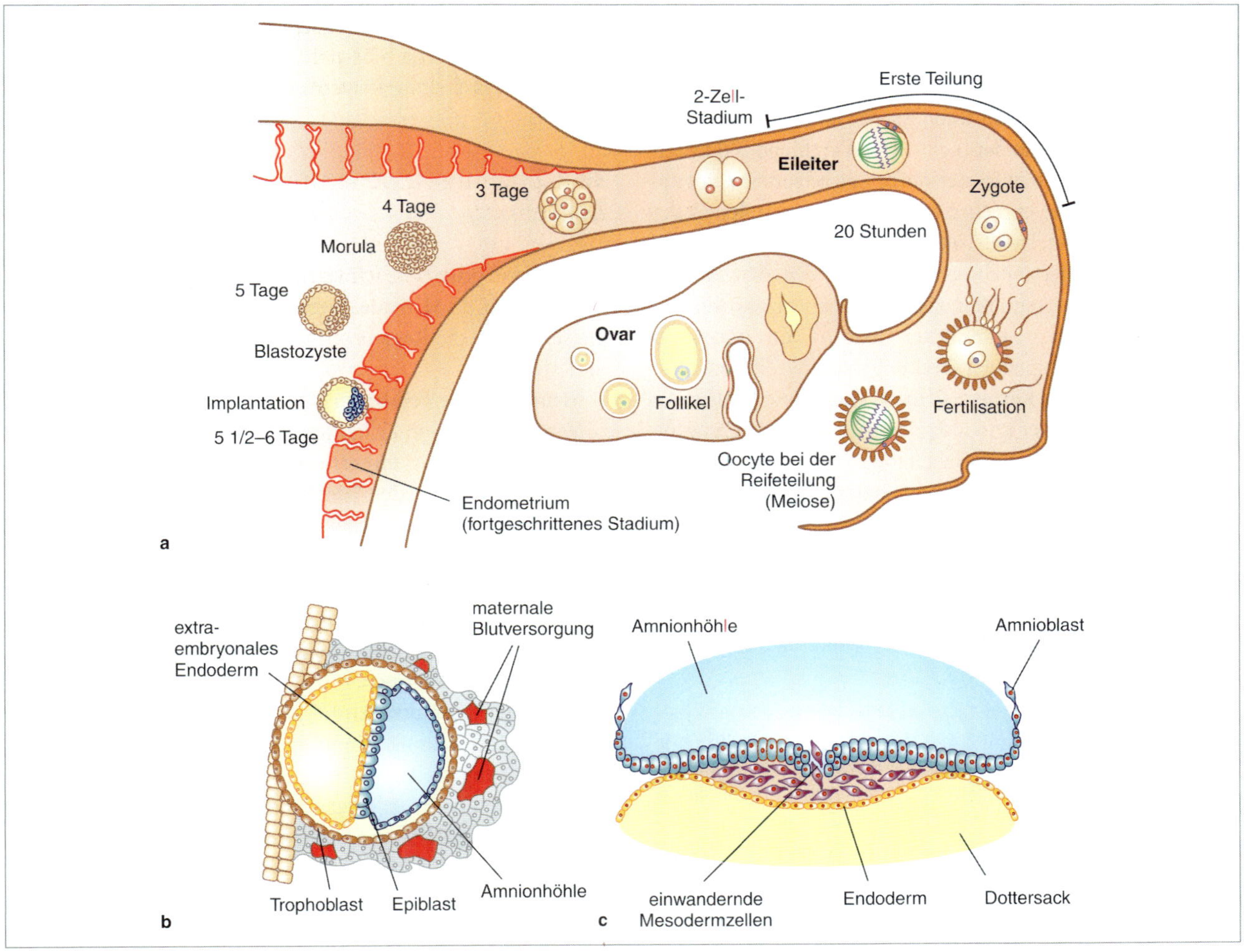

Abb. 30.2 Frühe Embryonalentwicklung des Menschen. Nach Verschmelzung von Spermium und Eizelle und ersten Teilungen entstehen Morula und Blastozyste **(a)**, die sich in der Uterusschleimhaut implantiert **(b)**. Aus der inneren Zellmasse entstehen der Epiblast und daraus während der Gastrulation Mesoderm und embryonales Endoderm **(c)**.

- der **inneren Zellmasse**
- dem **äußeren Trophektoderm**, aus dem extraembryonale Strukturen wie z.B. Teile der Plazenta entstehen.

Die inneren Zellmasse unterteilt sich in

- **primitives Endoderm**, aus dem extraembryonale Gewebe und Membranen hervorgehen
- **primitives Ektoderm (Epiblast)**, pluripotente Zellen, die Vorläufer aller Zellen des Embryos sind.

Die Blastozyste implantiert sich in der Uterusschleimhaut, und der Epiblast trennt sich vom Trophektoderm durch die Entstehung der Amnionhöhle (➤ Abb. 30.2b).

Gastrulation

Mit dem Beginn der **Gastrulation** werden die bereits determinierten embryonalen Achsen morphologisch sichtbar. Auf der anfangs flachen Epiblastschicht der inneren Zellmasse bildet sich am zukünftigen posterioren Ende eine Furche, der **Primitivstreifen**. Durch den Primitivstreifen wandern Zellen aus dem Epiblasten in die Tiefe zum primitiven Endoderm hin ein und bilden das **Mesoderm** sowie das **embryonale Endoderm** (➤ Abb. 30.2c). Durch diesen Prozess ist die anterior-posteriore Körperachse eindeutig definiert und ebenso die dorsoventrale Achse als Einwanderungsrichtung der neuen meso- und endodermalen Zellen. Das Einwandern der Zellen ist ein aktiver Prozess, der starke Veränderungen der Zellarchitektur und Zelladhäsion erfordert. So muss der starre Epithelverband mit apikal zu basal polarisierten Zellen aufgelöst werden, indem Adhäsionsmoleküle abgeschaltet werden und die Zellen mesenchymale Charakteristika annehmen. Sie bilden Fortsätze aus und werden mithilfe des Actinfilamentsystems enorm beweglich.

Die Zellen der drei **Keimblätter** (Ekto-, Endo- und Mesoderm) bilden im Rahmen der **Organogenese** die einzelnen Gewebe und Organe des Körpers. Oftmals kooperieren Zellen verschiedener Keimblätter und induzieren gegenseitig ihre weitere Differenzierung. So entstehen Lunge, Leber und Pankreas aus mesodermalen Zellen, die durch endodermabgeleitete Epithelien induziert werden, die ihrerseits die Bronchien bzw. das Gangsystem bilden. Die Ausbildung reifer Organe erfordert zusätzlich eine **Musterbildung**, die deren Größe, Struktur und Symmetrie bestimmt.

MERKE

Nach Fusion von Spermium und Eizelle entsteht die totipotente Zygote. Durch Proliferation und unter sukzessiver Einschränkung des Entwicklungspotenzials entstehen in der Blastozyste mit Trophektoderm und innerer Zellmasse erste differenzierte Zelltypen. Die Gastrulation erzeugt dann die drei Keimblätter des Embryos: Ektoderm, Mesoderm und Endoderm.

30.2 Zelluläre Grundlagen der Entwicklung

30.2.1 Hierarchie der Zellen

Vielzellige Lebewesen sind aus funktionell sehr verschiedenen Typen von Zellen aufgebaut.

- So zählt nur ein sehr kleiner Teil zu den **Keimzellen**, deren genetisches Material im Rahmen der Reproduktion weitergegeben wird.
- Alle übrigen sind **somatische Zellen**, von denen wiederum nur ein kleiner Teil **Stammzellcharakter** aufweist, während der größte Teil als **differenzierte Zellen** spezifische Funktionen in den jeweiligen Geweben und Organen ausübt.

Somatische Zellen geben ihre Erbinformation nicht an die Nachkommenschaft weiter. Alle genetischen Veränderungen der somatischen Zellen betreffen daher nur das jeweilige Individuum, während sich Mutationen in den Keimzellen erst in der nächsten Generation manifestieren.

Keimzellen werden während der Entwicklung und auch postnatal an besonderen Orten und Nischen versammelt, um sie von Differenzierungseinflüssen und vermutlich auch von schädigenden Einflüssen fernzuhalten. Ihre Teilung ist **streng kontrolliert**. Auch gewebespezifische Stammzellen unterliegen einer genauen Teilungskontrolle.

30.2.2 Symmetrische und asymmetrische Zellteilung

Es gibt zwei grundsätzlich verschiedene Arten von Zellteilungen (➤ Abb. 30.3). Beide folgen zumeist auf eine Wachstumsphase, bei der die Ressourcen für die neuen Tochterzellen generiert werden.

- **Symmetrische Teilungen** dienen der Zellvermehrung und Vergrößerung von Zellansammlungen und Strukturen.
- Dagegen ist die **asymmetrische Teilung** dadurch charakterisiert, dass die beiden Tochterzellen unterschiedliche Zellschicksale oder Eigenschaften besitzen.

Asymmetrie kann dadurch entstehen, dass es zu einer **ungleichmäßigen Verteilung von Proteinen oder RNA-Komponenten** der Ursprungszelle auf die beiden Tochterzellen kommt. Dieser Mechanismus ist besonders relevant für alle **Stammzellpopulationen**, die sich selbst erhalten müssen und nur eine der Tochterzellen für eine weitere Expansion durch symmetrische Teilungen und anschließende Differenzierung zur Verfügung stellen dürfen. Die präzise Kontrolle dieses Stammzellreservoirs ist essenziell für den Funktionserhalt vieler Organe. Ein Versiegen der Quelle neuer Zellen würde das Wachstum des Organismus frühzeitig beenden und somit zu Defekten führen.

Die Asymmetrie der Teilung kann sich bei epithelialen Zellen auch aus der **Ausrichtung der mitotischen Spindel** ergeben. Steht diese senkrecht zur Oberfläche, so wird eine der Tochterzellen unterhalb oder oberhalb dieser Ebene zu liegen kommen und aus dem Verband ausscheren, während bei einer Achse parallel zur Epithelschicht die Teilung eher symmetrisch erfolgen wird, wenngleich es auch hier zusätzliche Mechanismen der Polaritätsfestlegung von Zellen gibt.

Stammzellnischen

Nicht nur während der Embryonalentwicklung ist der Organismus auf Stammzellen angewiesen. Insbesondere **proliferationsaktive Gewebe** wie die Haut, Darmepithelien oder das hämatopoetische System (➤ Kap. 25.2.1) sind lebenslang auf Stammzellen angewiesen. Diese werden als **adulte Stammzellen** bezeichnet. Sie befinden sich meist geschützt in sog. **Nischen**, die eine strenge Kontrolle der Proliferation erlauben und sie gegen externe Einflüsse abschirmen. Solche Nischen finden sich z.B. in der Haarwurzelscheide oder in den Darmkrypten (➤ Abb. 30.4). Stammzellen erlauben im adulten Organismus eine Regeneration geschädigter Gewebe, wenngleich dies beim Menschen nicht mehr für alle Gewebe in gleicher Weise zutrifft. Sogar bestimmte neuronale Zellen zeigen teilweise ein hohes Regenerationspotenzial, wie z.B. die Zellen des Riechepithels, die einem permanenten Umsatz unterliegen.

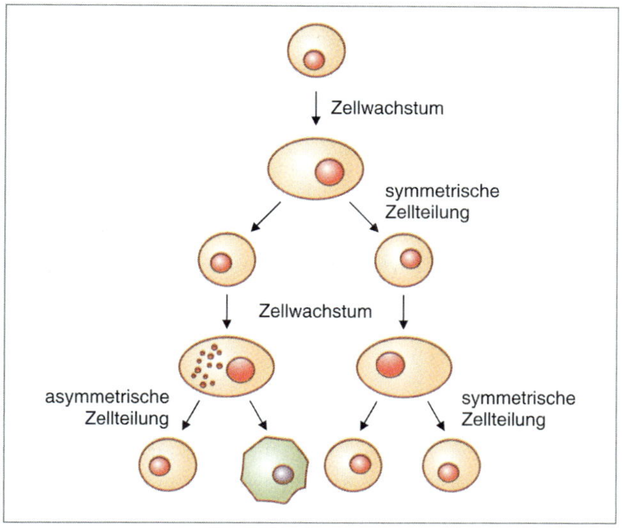

Abb. 30.3 Symmetrische und asymmetrische Zellteilung.

30.2.3 Stammzellen und Reprogrammierung

Während der Embryonalentwicklung entstehen aus der totipotenten Zygote **pluripotente Vorläuferzellen** und immer weiter differenzierte Nachkommen, die nur noch multipotent bzw. später unipotent zur Bildung spezifischer terminal differenzierter Zellen beitragen. Das Entwicklungspotenzial wird also sukzessive eingeschränkt. Dies wird u.a. dadurch bewerkstelligt, dass viele Chromatinbereiche durch **DNA-Methylierung** und **Chromatinmodifikation** dauerhaft abgeschaltet werden (➤ Kap. 12.7 und ➤ 12.8.1). Zellen der inneren Zellmasse sind noch in der Lage, alle Zellen des Embryos zu bilden, nicht jedoch extraembryonale Membranen und die Plazenta.

30

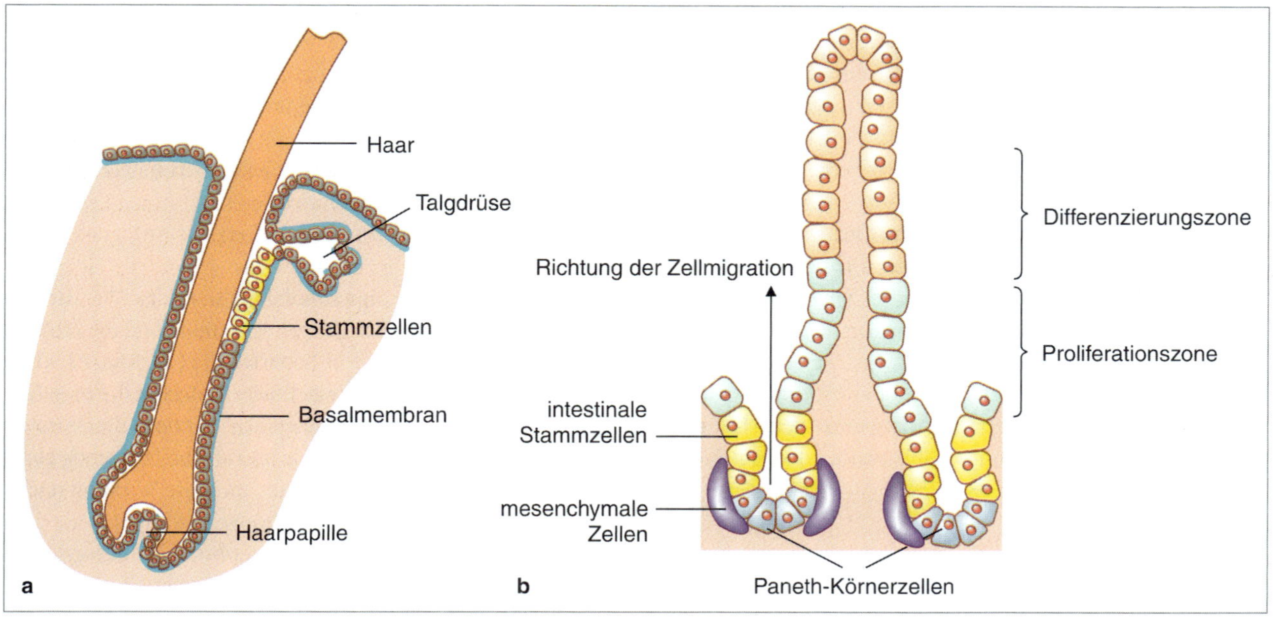

Abb. 30.4 Stammzellen kommen in definierten Nischen der Organe vor, wo sie für Regeneration und Funktionserhalt sorgen. Durch asymmetrische Teilung entfernt sich eine Tochterzelle aus dem Stammzellpool und steigert für eine gewisse Zeit ihre Teilungsrate (transienter Proliferationspool). Diese Zellen differenzieren sich schließlich zu Zellen der Haarwurzel oder der Darmschleimhaut. **a)** Haarbalg, **b)** Darmkrypten.

Embryonale Stammzellen

Aus der inneren Zellmasse leiten sich bei der Maus die **murinen embryonalen Stammzellen** (mES) ab, die in Kultur gezielt genetisch modifiziert werden können. Nach Rücktransfer in Empfängerblastozysten und Implantation in scheinschwangere Tiere können so transgene und Knock-out-Mauslinien hergestellt werden (> Kap. 15.3.3).

Auch **humane embryonale Stammzellen** (hES) können im Labor durch unterschiedliche Behandlungen in eine Vielzahl verschiedener Zelltypen differenziert werden. Viele Hoffnungen ruhen auf der gezielten Produktion von Zellen als Gewebsersatz (z.B. β-Zellen des Pankreas für Diabetiker). Es gibt jedoch Unterschiede zwischen humanen und murinen embryonalen Stammzellen, die sich z.B. in unterschiedlicher Abhängigkeit von Wachstumsfaktoren zeigen: mES werden durch das Zytokin **LIF** (leukemia inhibitory factor) im pluripotenten Zustand gehalten, dagegen benötigen hES **FGF2** (basischer Fibroblastenwachstumsfaktor).

Während mES aus der inneren Zellmasse abstammen, wird vermutet, dass hES möglicherweise aus dem Epiblasten abgeleitet sind und damit eine etwas andere Entwicklungspotenz besitzen. Auf diesem sich rasant entwickelnden Feld sind jedoch noch viele Fragen ungeklärt und manche Forschungsansätze aus ethischen Erwägungen umstritten.

30

Reprogrammierung

Entgegen früheren Annahmen ist selbst der Differenzierungszustand adulter differenzierter Zellen durchaus plastisch. So konnte durch Transfer des Kerns von kultivierten adulten Zellen in Zygoten, denen der Zellkern zuvor entfernt wurde, in verschiedenen Tierspezies eine **Reprogrammierung** des Zellkerns erreicht werden. Das Klonschaf Dolly war hier Wegbereiter für eine Reihe von ähnlichen Arbeiten mit anderen Säugerspezies. Die so erzeugten Klone sind genetisch absolut identisch.

Dieses Klonen hat jedoch auch seine Tücken: Bei der natürlichen Reproduktion werden maternale und paternale Imprinting-Muster, die etwa 50–100 Gene betreffen, in den Keimzellen gelöscht und in frühen Embryonalstadien neu etabliert. Dies stellt sicher, dass Gene wie IGF2 (Insulin-like growth factor) nur von einer parentalen Genkopie exprimiert werden. Diese epigenetische Reprogrammierung unterbleibt beim Klonen und führt zu Entwicklungsproblemen wie fetalem Riesenwuchs (> Kap. 14.5.2 und > 15.5).

Blick ins Labor

Überraschenderweise scheint die gezielte Expression von nur drei oder vier Proteinen (**Oct4**, **Nanog**, **Klf4** und evtl. **c-Myc**; alle Transkriptionsfaktoren) auszureichen, um z.B. aus Fibroblastenkulturen pluripotente Stammzellen zu isolieren, die in alle Körperzellen differenzieren können. Somit wäre es denkbar, in Zukunft durch entsprechende Behandlung von Zellen diese in Stammzellen zurückzuverwandeln, sie zu vermehren und beliebige differenzierte Abkömmlinge zu erzeugen.

MERKE

Zellen können sich durch symmetrische Teilung vermehren, oder sie können durch asymmetrische Teilung verschiedene Zellschicksale ermöglichen. Während Stammzellen ein streng kontrolliertes Reservoir für die Entwicklung und den Erhalt des Organismus darstellen, bilden ihre differenzierten Abkömmlinge den eigentlichen Funktionspool an Zellen, der die Masse der Organe und Gewebe ausmacht.

30.3 Signalmoleküle der Embryonalentwicklung

30.3.1 Zell-Zell- und Zell-Matrix-Kommunikation

Für die Zell-Zell- und die Zell-Matrix-Kommunikation in der Embryonalentwicklung wird eine breite Palette an **Liganden** und **Rezeptoren** benutzt. Meist werden diese Signalkaskaden parallel in verschiedenen Organen eingesetzt. Das Ergebnis hängt dann sowohl vom Ausgangszustand der Zellen als auch vom Zusammenwirken mit anderen gleichzeitig einwirkenden Stimuli ab. Funktionell unterscheidet man die Induktion und die Kompetenz von Zellen:

- Unter **Induktion** versteht man, dass Signale einer Gruppe von Zellen das Schicksal anderer benachbarter Zellen beeinflussen.
- Die **Kompetenz** beschreibt die Fähigkeit von Zellen, auf induzierende Stimuli zu reagieren.

Des Weiteren werden parakrine und juxtakrine Signale unterschieden:

- Wichtige **parakrine Signalmoleküle** sind Liganden der FGF-, der Wnt- und der Hedgehog-Familie und die zahlreichen Mitglieder der TGF-β-Superfamilie (> Kap. 22.5.1). Durch Bindung an die extrazelluläre Matrix (z.B. durch heparinbindende Proteindomänen bzw. spezielle Bindeproteine) oder Lipidmodifikation wie im Fall von Hedgehog bleibt ihre Diffusionsstrecke beschränkt, und ihre Wirkung reicht oftmals nur über wenige Zellen hinweg.
- **Juxtakrine Signale** werden durch Ephrin-, Delta/Jagged- und membranständige Tyrosinkinaserezeptor-Liganden wie Neuregulin übertragen. Diese Liganden erfordern hierfür den direkten Kontakt der miteinander wechselwirkenden Zellen untereinander.

Schließlich greifen auch **Zelladhäsionsmoleküle** wie Cadherine und CAMs (Cell adhesion molecules; Ig-Superfamilie) sowie

Integrine als **Zell-Matrix-Verbindungen** steuernd ein (➤ Kap. 20.1.2). So dienen Zelladhäsionsmoleküle durch die Spezifität der Interaktionen als Sortiermechanismus von Zellen und zum Fixieren von Grenzen: Zellen mit kompatiblen Oberflächenmolekülen aggregieren, während andere aus dem Verband ausgesondert werden. So können sich **Kompartimente** bilden. Ein wichtiges Beispiel für die Funktion von Adhäsionsmolekülen ist das Zusammenhalten und die Kompaktierung von Morula und Blastula, wo v.a. E-Cadherin eine essenzielle Rolle spielt.

30.3.2 Musterbildung durch Morphogengradienten

Insbesondere bei der Entwicklung von *Drosophila* und dem Krallenfrosch *Xenopus laevis* wurde das **Konzept der Morphogene** etabliert und inzwischen auch auf Vertebraten übertragen. Als Morphogene bezeichnet man Signalmoleküle, die von ihrem Produktionsort diffundieren und einen **Konzentrationsgradienten** bilden, auf den Zielzellen je nach ihrem **Schwellenwert** für das Signalmolekül mit **unterschiedlichen Antworten** reagieren. Die Lage einer Zelle innerhalb des Gradienten bestimmt also, welche Reaktionen ausgelöst bzw. welches Genexpressionsprogramm aktiviert wird. Somit kann durch dasselbe Signalmolekül eine Reihe unterschiedlicher Antworten ausgelöst werden.

Der dazu notwendige Konzentrationsgradient kann entweder durch lokale Produktion am einen und Abbau am anderen Ende des Gradienten oder auch durch eingeschränkte Diffusion des Liganden erreicht werden (➤ Abb. 30.5). Eine wichtige Komponente sind **gegenläufige Gradienten** von weiteren Proteinen, die ihrerseits die Liganden binden und so eine Rezeptorbindung und Aktivierung verhindern. Durch einen solchen gegenläufigen Gradienten wird auch sichergestellt, dass in der vorhandenen Strecke zwischen den produzierenden Zellen alle Schwellenwerte erreicht werden, was bei einem passiv auslaufenden Gradienten schwieriger einzustellen wäre.

Bekannte Beispiele für Liganden und ihre Antagonisten sind:

- **BMP** (bone morphogenetic proteins, Mitglieder der TGF-β-Superfamilie) und die hemmenden Faktoren Noggin, Chordin und Follistatin. Während BMP im Ektoderm des Gastrula-Embryos die Bildung von Epidermis induzieren, muss diese Funktion blockiert werden, um eine Differenzierung in neurale Zellen zuzulassen.
- Auch für die **Wnt-Liganden** und deren Antagonisten wie Cerberus, Dickkopf oder die sFRP (Secreted frizzled related proteins) gilt Ähnliches. In diesem Fall kann z.B. Cerberus die Induktion von Epidermis im anterioren Ektoderm durch Wnt-Proteine aufheben und für eine Ausbildung anteriorer neuraler Strukturen wie des Vorderhirns sorgen.

Schon gewusst

Nomenklatur der Gene Viele Gene und Genprodukte besitzen Namen, die offensichtlich wenig mit ihrer Funktion zu tun haben und teils merkwürdig erscheinen. Der Grund liegt meist in der Geschichte ihrer Entdeckung. Häufig stammt der Name von Mutanten, die in groß angelegten Reihenuntersuchungen bei *Drosophila* oder anderen Spezies entdeckt wurden. In aller Regel wurde dabei nur ein genetischer Entwicklungsdefekt beschrieben, ohne dass das mutierte Gen oder das Protein bekannt war. Traditionell haben Erstbeschreiber den Mutanten daher Namen gegeben, die schlagwortartig den Phänotyp beschreiben, wobei der Fantasie und Ausflügen in Mythologie und fremde Sprachen keine Grenzen gesetzt sind. So besitzen *Drosophila*-Larven von Hedgehog-Mutanten ein igelartiges Aussehen. Die anhand ihrer Sequenzverwandtschaft identifizierten Säugergene wurden mithilfe der Namen von Videospielfiguren schließlich als Sonic, Indian und Desert hedgehog (Shh, Ihh, Dhh) bezeichnet. Die Namen gelten immer für das Gen und das Protein, wobei Gene kursiv geschrieben werden, beim

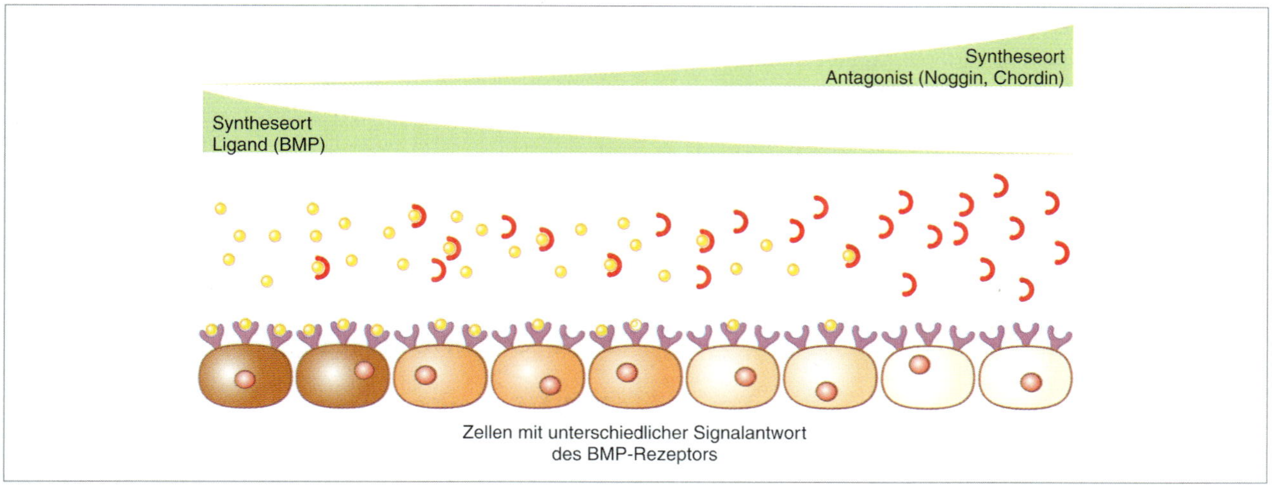

Abb. 30.5 Schema des Aufbaus eines Morphogengradienten. Je nach Signalintensität zeigen die Zielzellen eine unterschiedliche Antwort. Gelbe Kreise: Ligand, rote Halbkreise: Antagonist; die Rezeptoren sind auf der Zelloberfläche dargestellt.

Menschen zudem in Großbuchstaben. Durch parallele Erstbeschreibungen (das den mutierten Phänotyp auslösende Gen war vorher schon in anderem Zusammenhang beschrieben oder in einem anderen Modellorganismus entdeckt worden etc.) besitzen viele Gene auch Zweitnamen, sodass die Nomenklatur manchmal verwirrend sein kann.

30.3.3 Achsen und Rechts-links-Asymmetrie

Eine erste Polarisierung des Embryos erfolgt in der Morula und der Blastozyste. Nur die inneren Zellen tragen zur inneren Zellmasse (ICM) und zum Embryo bei. Die für die initiale Ausrichtung der Körperachsen ausschlaggebenden Signale sind beim Menschen und bei der Maus noch unzureichend erforscht. Bei der Umsetzung spielt der **Hensen-Knoten** am anterioren Ende des Primitivstreifens bzw. der **Spemann-Organisator** in Amphibien eine zentrale Rolle. Diese Strukturen besitzen globale Musterbildungsfunktionen. Sie legen die **anterior-posteriore** und die **dorsoventrale Körperachse** fest. Transplantationsexperimente zeigten, dass durch Einsetzen eines zweiten Knotens im Embryo eine zweite Körperachse erzeugt werden kann. Vor allem die oben erwähnten BMP und Wnt-Liganden und ihre Antagonisten scheinen hierbei eine essenzielle Rolle zu spielen.

Während paarige Strukturen wie die Extremitäten spiegelbildlich entlang der anterior-posterioren Achse ausgebildet werden, gibt es eine Reihe von unpaaren, inneren Organen mit **asymmetrischem Aufbau und Lage.** Ihre Position ist genetisch festgelegt und wird durch asymmetrische Genexpressionsmuster umgesetzt. Das wichtigste Organisationszentrum hierfür ist wiederum der Knoten am anterioren Ende des Primitivstreifens. **Zilien** der Zellen im Knoten **rotieren** im Uhrzeigersinn (➤ Kap. 19.2.2, ➤ Abb. 30.6a). Durch das Kippen der Drehachse nach posterior entsteht ein **nach links gerichteter Flüssigkeitsstrom**, der damit die Symmetrie bricht. Die molekulare Umsetzung ist jedoch noch umstritten.

Eine der Hypothesen besagt, dass dieser Flüssigkeitsstrom kleine, mit Signalmolekülen wie **Sonic hedgehog (Shh) und Retinsäure beladene Vesikel** transportiert, die damit eine unilaterale Signaltransduktion auslösen. Andererseits gibt es in der Peripherie des Knotens **mechanosensorische Zilien**, die auf eine Reizung mit einem Ca^{2+}-Einstrom reagieren, der dann ebenfalls unilateral auftreten würde. Endergebnis ist in jedem Fall eine einseitige Induktion von Faktoren wie Nodal (ein mit TGF-β verwandtes Signalmolekül), die letztlich zu einer Induktion des Transkriptionsfaktors **Pitx2** führt, der linksseitige Strukturen induziert. Auf der kontralateralen Seite bleibt dagegen der Transkriptionsfaktor Snail aktiv, der die Bildung rechtsseitiger Strukturen fördert (➤ Abb. 30.6b).

Klinik
Die Bedeutung des Zilienschlags wird durch Mutationen beim Menschen und bei der Maus eindrücklich bestätigt: Unbewegliche Zilien, die durch **Mutation des Dyneingens** entstehen, führen zu einer Randomisierung der Lateralisation innerer Organe (50% Situs inversus). Bei Menschen mit **Kartagener-Syndrom** (primäre ziliäre Dyskinesie) kommt es durch Ausfall von Dynein zudem zu Sterilität (immobile Spermien) und respiratorischer Infektanfälligkeit (fehlender Zilienschlag im Flimmerepithel).

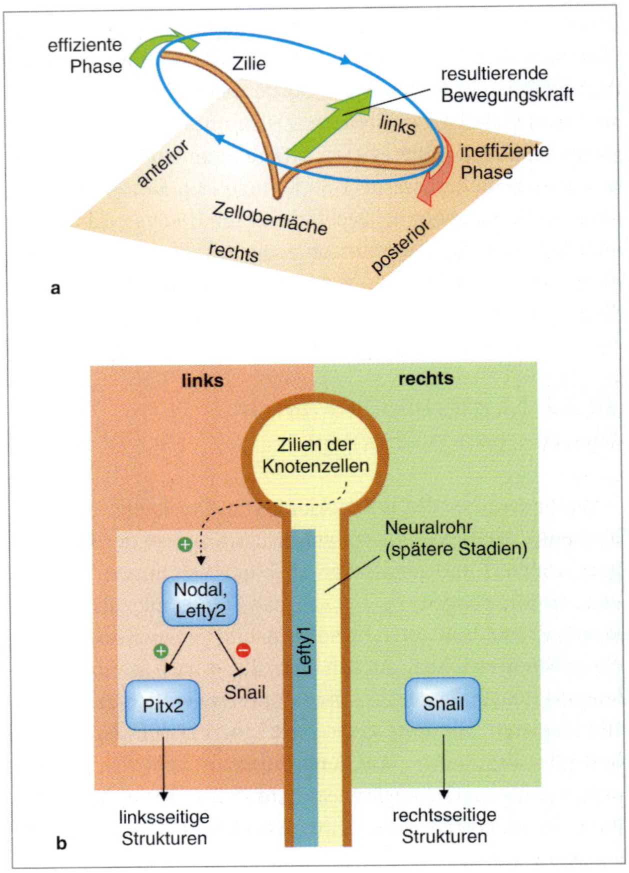

Abb. 30.6 Festlegung der Rechts-links-Asymmetrie durch **a)** Zilienschlag und **b)** Induktion von Pitx2.

MERKE
Die Embryonalentwicklung beruht auf einer Vielzahl v.a. para- und juxtakriner Zell-Zell-Interaktionen sowie Zell-Matrix-Verbindungen. Kompetente Zellen können dabei induziert werden, bestimmte Differenzierungsrichtungen einzuschlagen. Konzentrationsabhängig wirkende Liganden, die in Geweben oft Gradienten bilden, werden auch als Morphogene bezeichnet. Eine wichtige musterbildende Struktur ist der Hensen-Knoten. Durch einen rotierenden Zilienschlag wird dort auch die Ausbildung der Rechts-links-Achse festgelegt.

30.4 Organogenese

30.4.1 Segmentierung

Vertebraten sind entlang ihrer anterior-posterioren Körperachse sichtbar in Form der Wirbel und Rippen gegliedert. Diese **metamere Gliederung** entsteht im Anschluss an die Gastrulation, wobei das neu entstandene **Mesoderm** beiderseits der Mittellinie **epitheliale Somiten** formt und damit eine **Segmentierung** erfährt. Die Umwandlung mesenchymaler in epitheliale Zellen ist jedoch nur temporär. Denn aus den Somiten entstehen das **Sklerotom** und das **Dermomyotom** und daraus schließlich Wirbel und Rippen bzw. Rumpf- und Extremitätenmuskulatur und die Dermis des Rückens. Die Bildung der Somiten schreitet von anterior nach posterior voran, wobei durch das Wachstum des Embryos fortlaufend neues Mesoderm generiert wird. Die verschiedene Struktur der Wirbelkörper und erst recht die unterschiedliche Verknüpfung mit Muskeln und Rippen oder die Art der segmentalen Innervation machen jedoch deutlich, dass jedes der so definierten Körpersegmente eigene und unverwechselbare Eigenschaften aufweist.

Die Bildung der Somiten aus dem zuerst unsegmentierten sog. **präsomitischen Mesoderm** (PSM) ist durch komplexe Regelmechanismen gesteuert. Am posterioren Ende wird der Wachstumsfaktor **FGF8** exprimiert, der die Zellen in einem unreifen, proliferierenden Zustand hält, während von anterior die in den reifen Somiten gebildete **Retinsäure** die Umwandlung der mesenchymalen Zellen in Somiten fördert (➤ Abb. 30.7). Innerhalb des präsomitischen Mesoderms zeigen schließlich die **Notch- und Wnt-Signalwege** zyklische Genexpressionswellen, die sicherstellen, dass am anterioren Ende des PSM jeweils Gruppen von Zellen synchron zu Epithel umgewandelt werden.

Ein Teil dieses Synchronisationsmechanismus scheint auf einer **negativen Rückkopplung** zu beruhen. Repressorproteine wie Hes1 und Hes7 unterdrücken ihre eigene Transkription, sodass auf den Abbau der kurzlebigen RNA und des ebenso kurzlebigen Proteins eine neue Synthesewelle folgt und so ein **zyklisches Genexpressionsmuster** mit einer Periodizität von etwa 2 h bei der Maus entsteht. Diese rhythmische Genexpression wird durch den Notch- und den Wnt-Signalweg synchronisiert, sodass jeweils ein Zellverband nach einer definierten Zahl von Zyklen zu Epithel umgewandelt wird.

Wenngleich noch nicht alle Details dieses molekularen Uhrwerks verstanden sind, zeigt obiges Beispiel, dass durch entsprechende Wahl interagierender Komponenten eine oszillierende Genexpression ähnlich dem zirkadianen Rhythmus entstehen kann.

30.4.2 Musterbildung entlang den Körperachsen

Musterbildung im Rumpf durch Hox-Gene

Morphologische und funktionelle Unterschiede zwischen einzelnen Körpersegmenten werden u.a. durch **Hox-Gene** festgelegt, die für die sog. Homeobox-Transkriptionsfaktoren kodieren (➤ Kap. 12.4). Es gibt bei Säugern vier Hox-Gencluster, die in der Evolution von einem Prototyp mit 13 Genen durch zwei aufeinanderfolgende Duplikationsereignisse entstanden sind (➤ Abb. 30.8). Die am 3'-Ende liegenden Gene beginnen im Embryo am weitesten anterior mit ihrer teils überlappenden Expression, während die 5' gelegenen Gene nur posterior exprimiert sind. Auf diese Weise werden aufeinanderfolgende Segmente und damit das Aussehen der betreffenden Wirbel oder Rippen durch unterschiedliche Kombinationen von Hox-Genen definiert, welche die Form der skelettalen Elemente und deren Position festlegen.

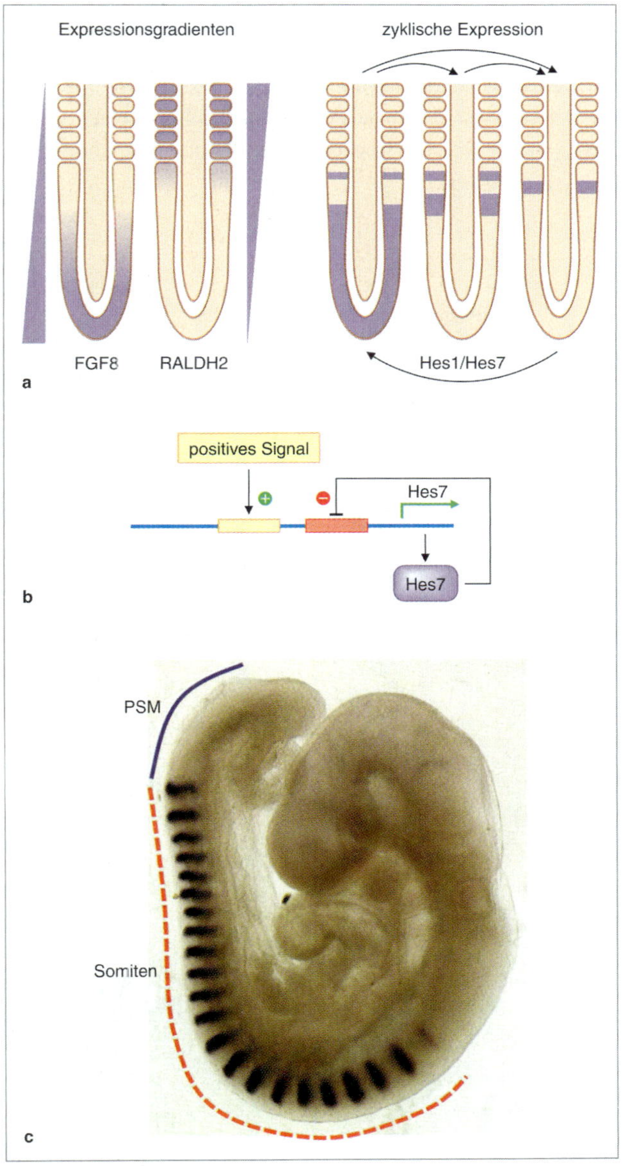

Abb. 30.7 Somitogenese bei Vertebraten.
a) Genexpression im präsomitischen Mesoderm (PSM). FGF8 und die vom Enzym RALDH2 (Retinaldehyd-Dehydrogenase 2) produzierte Retinsäure bilden gegenläufige Morphogengradienten. Dazwischen verlaufen Wellen der Hes1/7-Expression nach anterior.
b) Die kurze Halbwertszeit von Hes1/7-mRNA und -Protein ist Grundlage eines Oszillationsmechanismus, der durch weitere Signale zwischen den Zellen synchronisiert werden kann.
c) Darstellung der metameren Gliederung eines Mausembryos durch Anfärbung der jeweils posterioren Hälfte der Somiten mit dem Marker uncx4.1.

Auch die Musterung des Rhombencephalons oder der Extremitäten wird durch Hox-Gene mit bestimmt. Man spricht hier von einem sog. **Hox-Code**, der einer Postleitzahl gleich Identitäten der Segmente festlegt. Diese Parallelität der Anordnung der Gene im Genom und ihrer betreffenden Expressionsdomänen im Embryo ist sehr ungewöhnlich, denn meist sind die an einem Entwicklungsprozess beteiligten Gene ohne ersichtliche Strukturierung über das Genom verteilt. Interessanterweise sind die Hox-Gene und ihre Anordnung in einem Gencluster bei allen vielzelligen Tieren mit segmentalem Körperbau hoch konserviert.

Mutationen oder Fehlexpression von Hox-Genen können zur Fehlspezifizierung einzelner Abschnitte führen. So führt die Deletion von Hoxa8 bei der Maus zur Bildung einer lumbalen Rippe, da der L1-Wirbel dann die Identität eines thorakalen Wirbels annimmt.

Extremitätenentwicklung

Ähnliche Musterungsprozesse wie im Rumpf finden sich in den Extremitäten. Hier ist es neben den Hox-Genen v.a. **Shh (Sonic hedgehog)**, das nur im posterioren Ende der Extremitätenknospe exprimiert wird und so die anterior-posteriore Achse, also die Richtung von Daumen zum kleinen Finger, festlegt. Wird dieses System gestört oder umprogrammiert, so entstehen spiegelbildliche Duplikationen der Finger.

In den Extremitäten wird auch deutlich, dass nicht nur Proliferation und Differenzierung die Entwicklung bestimmen. So kommt der **Apoptose** bei der Unterteilung der Knorpelkondensate für die Finger- und Handknochen essenzielle Bedeutung zu, ebenso bei der **Separierung der Finger durch Apoptose des interdigitalen Gewebes**, denn Hände und Füße entstehen zunächst in Form einer paddelartigen Scheibe, die erst später unterteilt wird (➤ Abb. 30.9).

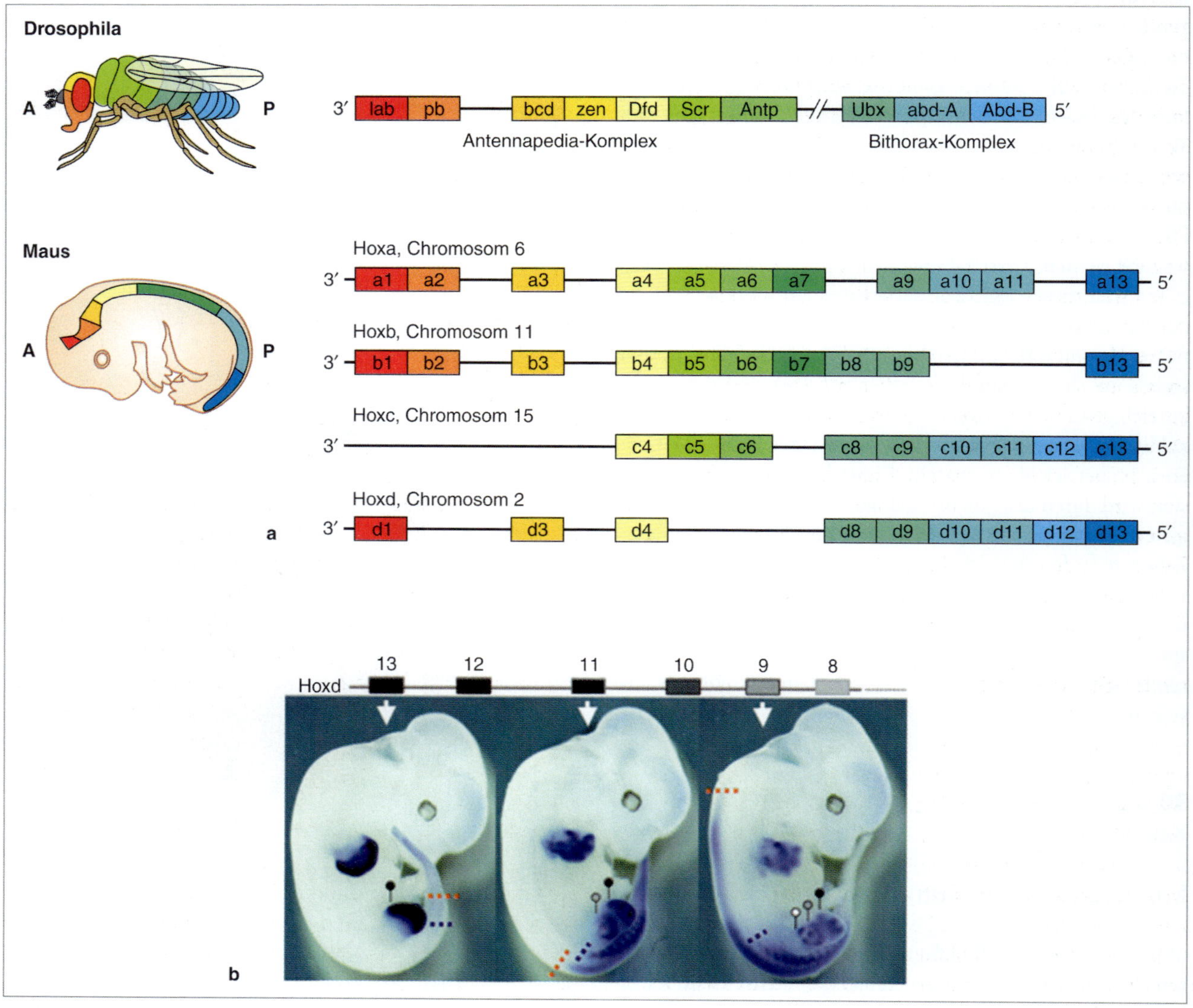

Abb. 30.8 Hox-Gene und ihre Expression.
a) Schematischer Aufbau der Hox-Gencluster bei *Drosophila* und Maus und Expressionsdomänen von anterior (A) nach posterior (P).
b) Expression einzelner Hox-Gene im Mausembryo. Die Expressionsgrenze im Neuralrohr (rote Punkte) liegt immer weiter anterior verglichen mit dem Rumpf (blaue Punkte). Auch die Extremitäten zeigen eine gestufte Expression.

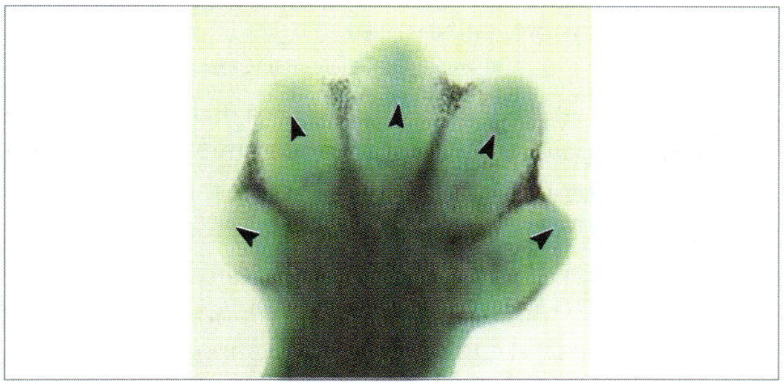

Abb. 30.9 Bildung der Phalangen durch interdigitale Apoptose von Zellen. Dunkle Punkte markieren apoptotische Zellen zwischen den Fingern einer Hand und auch bereits zwischen den Phalangen (Pfeile).

30.4.3 Musterbildung im ZNS

Das **Neuralrohr** entsteht durch Auffaltung des dorsalen Neuroektoderms und anschließenden Verschluss und Epidermisüberzug. Die Musterbildung im Neuralrohr erfolgt durch **gegenläufige Morphogengradienten** (➤ Abb. 30.10). Vom dorsalen Ektoderm werden **BMP (bone morphogenic proteins)** produziert, während **Shh** (sonic hedgehog) von Zellen des Notochords und der Bodenplatte synthetisiert wird. Die lokale Konzentration der Liganden bewirkt in den dazwischen liegenden neuronalen Zellen eine differenzielle Induktion von Transkriptionsfaktoren. Die kombinatorische Funktion dieser Faktoren spezifiziert dann die Art der neuronalen Zelltypen entlang der dorsoventralen Achse, von ventralen Motoneuronen über Interneurone bis zu verschiedenen, weiter dorsal gelegenen sensorischen Neuronen.

Die Musterbildung im **Gehirn** läuft nach ähnlichen Regeln ab, jedoch oftmals komplexer. Hier gibt es zusätzliche Signalzentren, die einzelne Regionen organisieren und voneinander abtrennen. Die enorme Größe und Verschaltung erfordern auch einen anderen Aufbau in Schichten. Die Schichtung entsteht durch Proliferation von Vorläuferzellen im zentralen Anteil um die Ventrikel (subventrikuläre Zone) und ein anschließendes Wandern neu gebildeter Zellen durch bestehende Zellschichten hindurch in Richtung der Oberfläche des ZNS.

Laterale Inhibition

In der Neurogenese wurden – zuerst bei der Fruchtfliege *Drosophila* – interessante biochemische Steuerungsmechanismen entdeckt, welche die gleichmäßige Aufteilung von Zellen auf unterschiedliche Funktionen und Phänotypen gewährleisten. Dies kann durch **laterale Inhibition über den Notch-Signalweg** erfolgen, der es erlaubt, einzelne Zellen aus einem Verbund zuvor gleichartiger Zellen auszuwählen.

Bei der lateralen Inhibition exprimieren anfangs alle Zellen sowohl Notch-Rezeptoren als auch Delta-Liganden in einem metastabilen Gleichgewicht, wobei eine **Aktivierung von Notch** eine **Hemmung der Delta-Expression** in der jeweiligen Zelle bewirkt (➤ Abb. 30.11a). Geringe exogene Einflüsse, aber auch stochastische Variationen können das System zum

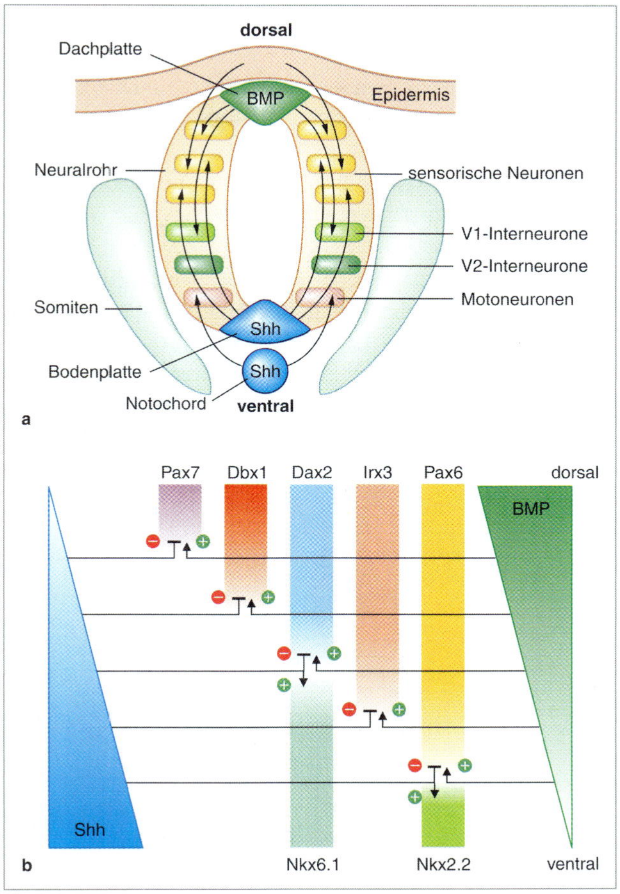

Abb. 30.10 Musterbildung im Neuralrohr und differenzielle Aktivierung von Transkriptionsfaktoren.
a) BMP und Shh wirken antagonistisch von dorsal bzw. ventral auf das Neuralrohr ein.
b) Abhängig von Morphogengradienten (Shh und BMP) wird die Expression unterschiedlicher Transkriptionsfaktoren induziert bzw. reprimiert.

Kippen bringen: Eine erhöhte Notch-Aktivierung in einer Zelle führt durch die daraus resultierende geringere Delta-Expression zu einer reduzierten Stimulation der Nachbarzellen. In diesen wiederum steigt durch die geringere Notch-Aktivierung die Delta-Expression, und das System kippt. Je nach Zelltyp induziert Notch hierzu verschiedene Repressorproteine, welche die Synthese von Aktivatoren der Delta-Expression, wie z.B. Neurogenin, unterdrücken. Endergebnis ist die **Selektion von Einzelzellen mit hoher Delta-Expression**, die von Zellen mit geringer Expression umgeben sind. Auf diese Weise können z.B. **äquidistant verteilte** neuronale Vorläufer aus einer anfangs gleichförmigen Neuroektodermschicht selektioniert werden.

Inzwischen weiß man, dass der Delta-Notch-Signalweg nicht nur eine laterale Inhibition bewirkt, sondern auch **Grenzen** ziehen kann (➤ Abb. 30.11b) oder **induktiv Zellschicksale** bestimmt. Mit jeweils mehreren Delta- und Jagged-Liganden und vier Notch-Rezeptoren ist dieser Signalweg an der Entstehung praktisch jedes Organs oder Gewebes des Menschen beteiligt. Notch-Rezeptoren werden nach Aktivierung innerhalb der Transmembranregion proteolytisch gespalten, und nur der intrazelluläre Anteil gelangt in den Zellkern und aktiviert Zielgene (➤ Kap. 22.6.3). Notch-Signale beeinflussen den Zellzyklus, und sie können über Transkriptionsaktivatoren und -repressoren komplette Genexpressionsprogramme steuern.

30.4.4 Muskelentwicklung

Muskelzellen entstehen v.a. aus dorsolateralen Anteilen der **Somiten**. Zentrale Regulatoren sind dabei die **myogenen bHLH-**(basic helix-loop-helix)-**Transkriptionsfaktoren MyoD und Myf5**, die man allgemein als **MRFs (muscle regulatory factors)** bezeichnet. Sie initiieren die Muskeldifferenzierung, indem sie mit ubiquitären E2A-bHLH-Transkriptionsfaktoren als Heterodimere muskelspezifische Gene aktivieren. Diese Aktivität wird durch **MEFs (myocyte enhancing factors)**, einer weiteren Klasse von Transkriptionsfaktoren, verstärkt. Die Spezifität der Genregulation wird dadurch erreicht, dass meist mehrere Bindungsstellen für MRF und MEF besetzt werden müssen, damit sich große, aktive Transkriptionskomplexe bilden können.

Diese sich teils gegenseitig aktivierenden myogenen Faktoren kontrollieren im **Dermomyotom der Somiten** die Festlegung des Zellschicksals in Richtung Skelettmuskulatur (➤ Abb. 30.12). Die Induktion dieses Programms ist abhängig von morphogenetischen Molekülen wie **Shh**, **Wnt und BMP**, die auf die Somiten einwirken. Im Embryo müssen sowohl Proliferation als auch Migration der Vorläuferzellen miteinander koordiniert werden. Dabei sind die Transkriptionsfaktoren **Pax3** und **Lbx1** notwendig, damit Myoblasten zu ihren Bestimmungsorten z.B. in den Extremitäten migrieren können.

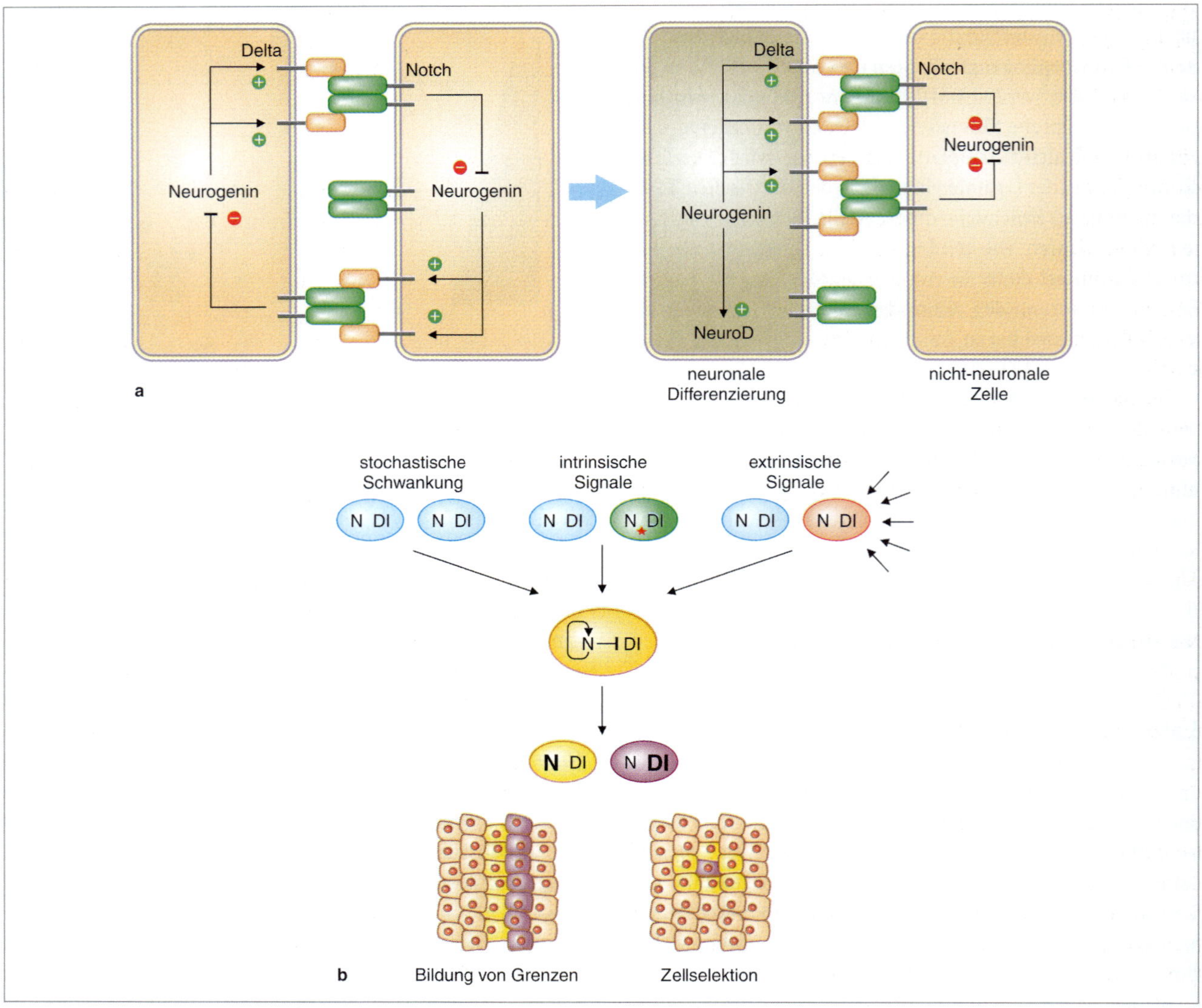

Abb. 30.11 Laterale Inhibition und Bildung von Grenzen.
a) Das vereinfachte Modell zeigt zwei gleichwertige Zellen, deren Delta- und Notch-Expression sich über die Hemmung des Transkriptionsfaktors Neurogenin gegenseitig in Schach halten. Sobald die Signalstärke in einer Zelle überwiegt, kippt das System, und nur die Delta-exprimierende Zelle wird zum Neuroblasten.
b) Jedes Ungleichgewicht zwischen Delta (Dl)- und Notch (N)-Expression wird verstärkt und führt schließlich zur Bildung von Grenzen oder der Selektion einzelner Zellen in Clustern.

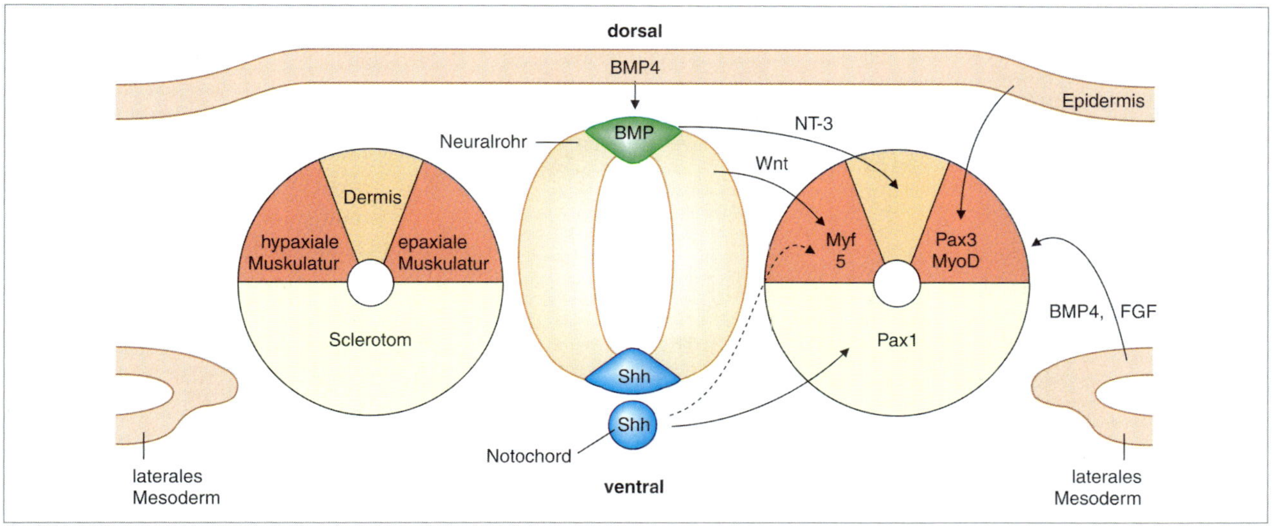

Abb. 30.12 Entstehung von Muskelvorläufern aus den Somiten. Insbesondere Morphogene (Shh, Wnt, BMP) und Wachstumsfaktoren (NT-3, FGF) induzieren konzentrationsabhängig myogene Transkriptionsfaktoren in den dorsalen und lateralen Anteilen der Somiten. Dort entstehen Vorläufer der Rückenmuskulatur (epaxial) sowie der Rumpfwand- und Extremitätenmuskulatur (hypaxial). Der anteromediale Anteil der Somiten wird unter hohen Shh-Konzentrationen zum Sklerotom.

Für den Aufbau der Muskeln muss aber auch eine entsprechende Zellzahl erreicht werden. Wachstumsfaktoren induzieren dazu die Expression sog. **Id-Proteine** (inhibitor of differentiation). Diesen HLH-Proteinen fehlt eine basische Domäne zur DNA-Bindung, und sie können mit bHLH-Faktoren wie E2A oder MyoD inaktive Heterodimere bilden und so die weitere Differenzierung anhalten, um Zeit für Proliferation zu schaffen.

Erst nach dem Stopp des Zellzyklus werden die Strukturproteine der Muskelzellen gebildet, und die Zellen fusionieren zu Muskelfasern. Diese Differenzierung wird von einem weiteren zentralen Regulator, dem bHLH-Faktor **Myogenin**, gesteuert.

30.4.5 Hypoxie und Angiogenese

Nahezu alle Zellen des Körpers sind auf eine effiziente Sauerstoffversorgung angewiesen. Da der Sauerstoffpartialdruck im Gewebe rasch abnimmt, muss ein dichtes Netz an Kapillaren zur Verfügung stehen, um Zellen effizient zu versorgen und eine Hypoxie und Zellschädigung zu vermeiden. In der Embryogenese entsteht dazu aus **mesodermalen Vorläufern** und gesteuert von VEGF-(vascular endothelial growth factor-)Rezeptoren und anderen Tyrosinkinaserezeptoren ein definiertes Netz an Blutgefäßen. Während sich initial Vorläuferzellen zu einem ungeordneten Gefäßnetzwerk zusammenlagern **(Vaskulogenese)**, stehen danach der geordnete Umbau und die gezielte Sprossung **(Angiogenese)** im Vordergrund. Der entstehende Gefäßbaum ist nur zu einem kleinen Teil genetisch vorprogrammiert und verhält sich somit äußerst plastisch. In den kleinsten Verästelungen gleicht kein Gefäßbaum dem anderen.

Wichtigste **treibende Kraft ist die Hypoxie** in Geweben, die zu einer Anpassung der Zelle (erhöhte anaerobe Glykolyse, mehr Glucosetransporter, Apoptoseresistenz) und zur Anlockung neuer Blutgefäße führt. Dabei spielt der **Hypoxia inducible factor (HIF)** als Sauerstoffsensor eine zentrale Rolle (➤ Kap. 12.6.1). Der α-Untereinheit kommt hier regulatorische Funktion zu, da sie konstitutiv synthetisiert wird, jedoch sauerstoffabhängig durch Prolyl-Hydroxylasen modifiziert und dadurch anschließend ubiquitiniert und degradiert wird (➤ Abb. 30.13). Nur bei Sauerstoffmangel akkumuliert HIF und kann dann u.a. die Synthese von VEGF induzieren. **VEGF** wiederum lockt als **chemotaktisches und proliferatives Signal** Endothelzellen an und leitet somit das Einwachsen von Blutgefäßen ein.

Das gerichtete Einwachsen von Blutgefäßen in hypoxische Areale beruht auf zweierlei Mechanismen (➤ Abb. 30.14):

- Mehrere der VEGF-Isoformen binden Heparin und können daher im Gewebe nur eingeschränkt diffundieren. Dies führt zum Aufbau eines **VEGF-Gradienten**, der von Filopodien der auswachsenden Endothelzellen benutzt wird, um die Richtung des Auswachsens festzulegen.
- Der **Delta-Notch-Signalweg** stellt sicher, dass nicht alle Endothelien benachbarter Gefäße gleichzeitig aussprossen, sondern dass eine geordnete Gefäßbildung erreicht wird:
  - Die vorausgehende Zelle (Tip cell), die den höchsten VEGF-Konzentrationen ausgesetzt ist, exprimiert den Notch-Liganden Dll4 besonders stark.
  - Die nachfolgenden Zellen (stalk cells) werden durch Stimulation von deren Notch-Rezeptoren umprogrammiert, sodass sie keine Filopodien mehr ausbilden, jedoch unter VEGF-Einfluss stark proliferieren.

Durch diese molekulare Choreographie wird eine effektive Angiogenese sichergestellt. Diese Mechanismen sind jedoch nicht auf die Embryonalentwicklung beschränkt, sondern laufen in ähnlicher Weise auch bei der **Wundheilung** und **Regeneration** sowie der **Neoangiogenese von Tumoren** ab.

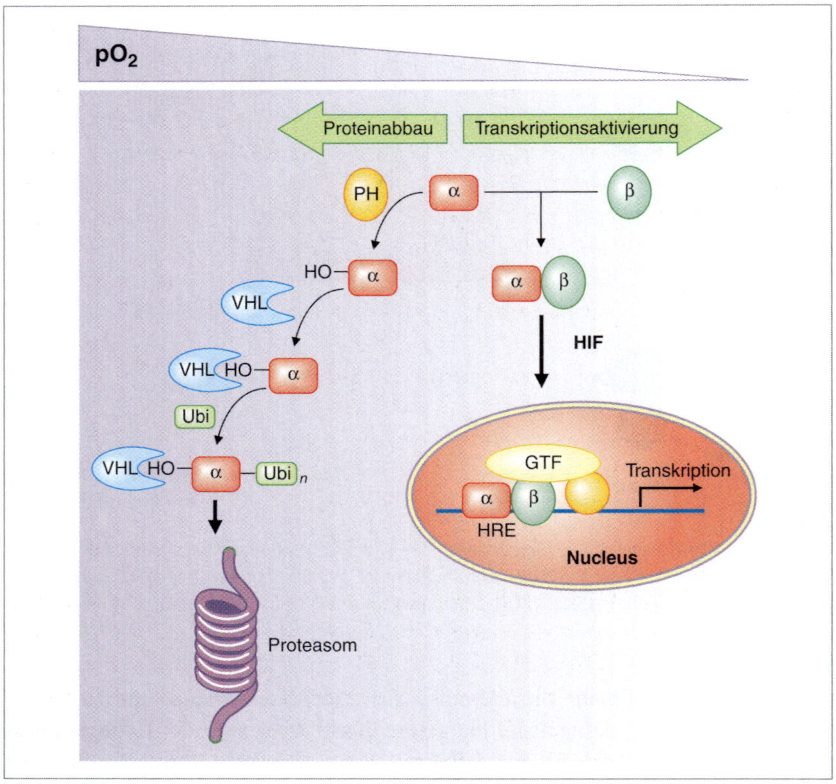

Abb. 30.13 HIF als Sauerstoffsensor. Die α-Untereinheit von HIF wird durch Prolyl-Hydroxylase (PH) modifiziert. Diese enzymatische Reaktion benötigt Sauerstoff und ist daher unter Hypoxie gehemmt. HIF-α-Anreicherung erlaubt die Bildung aktiver HIF-Dimere, die an HRE-Sequenzen (Hypoxia response element) in der DNA binden und Zielgene aktivieren. Hydroxyliertes HIF-α wird dagegen vom VHL-Protein erkannt, das die Ubiquitinierung vermittelt und so den Abbau im Proteasom einleitet. GTF: generelle Transkriptionsfaktoren.

Klinik

Die essenzielle Bedeutung von VEGF für die Angiogenese macht man sich bei der **Therapie von Tumoren** zunutze: Tumoren ab etwa 1 mm Durchmesser sind auf die Versorgung durch neu einsprossende Gefäße angewiesen. Eine reduzierte VEGF-Antwort sollte zu einer verminderten Aktivierung von Endothelien und einer geringeren Neoangiogenese führen. Dies kann erreicht werden durch

- ein Abfangen von VEGF durch Gabe spezifischer monoklonaler Antikörper oder der extrazellulären Bindungsdomäne des VEGF-Rezeptors, die als lösliches Protein infundiert wird
- die Gabe von selektiven Inhibitoren der VEGF-Rezeptor-Kinase.

Beide Strategien werden derzeit bereits in der Klinik eingesetzt.

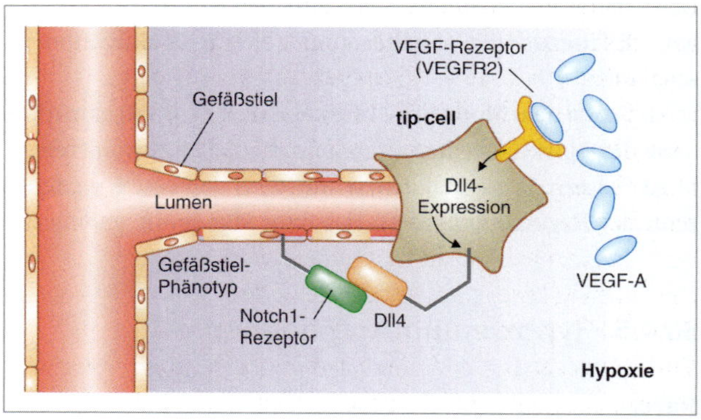

Abb. 30.14 VEGF-induzierte Angiogenese. Die an der Spitze des auswachsenden Sprosses wandernde „Tip cell" bewegt sich auf die Region der höchsten VEGF-Konzentration zu. Proliferation und Lumenbildung im Stiel („stalk cells") sorgen für ein Nachfolgen des neuen Blutgefäßes.

MERKE

Bei der Musterbildung und der Organogenese werden verschiedene Mechanismen eingesetzt. Die Segmentierung des Körpers beruht auf der zyklischen Genexpression, die durch einen biochemischen Oszillator gesteuert wird. Im Rückenmark sind es v.a. Gradienten von BMP und Shh, die eine Spezifizierung neuronaler Subtypen induzieren. Im Zellverband kommt oftmals die laterale Inhibition zur Selektion von Einzelzellschicksalen zum Tragen. Die Muskelentwicklung wird u.a. durch die kombinatorische Funktion myogener Transkriptionsfaktoren gesteuert, während bei der Angiogenese neben proliferatorischen und chemotaktischen VEGF-Funktionen auch pleiotrope Funktionen durch den Hypoxia inducible factor (HIF) und wiederum Notch-Signale zum Einsatz kommen.

30.5 Reaktivierung embryonaler Prozesse

Einzelne Schritte der Differenzierung können auch im adulten Individuum wieder aktiviert sein. Dies tritt z.B. in Form einer **Reexpression fetaler Gene** auf, die nach Schädigung des Herzens oder nach tubulärer Nierenschädigung induziert wird. Die Regeneration kann also die genetischen Programme der Embryogenese nutzen. Häufig bildet sich bei Säugern jedoch funktionell insuffizientes Ersatzgewebe, da der Rückgriff auf embryonale Mechanismen zumeist nur eingeschränkt möglich und erfolgreich ist.

30.5.1 Regeneration

Niedere Wirbeltiere besitzen eine faszinierende Fähigkeit zur Regeneration. So können Salamander den kompletten Verlust von Gliedmaßen durch Regeneration ausgleichen. Unter einer epidermalen Schutzkappe können die lokal vorhandenen differenzierten Zellen in ein embryonales Blastem dedifferenzieren und die embryonale Entwicklung der Struktur rekapitulieren.

Kompensatorische Regeneration der Leber

Eine Regeneration ist beim Menschen in der Leber möglich. Nach **partieller Hepatektomie** erreicht das Organ wieder die ursprüngliche Größe, es wird jedoch nicht die vorherige Struktur, sondern nur die Masse wiederhergestellt. Die Zellen dedifferenzieren nicht, sondern es sind die **ausgereiften Zellen, die erneut proliferieren**, während sie ihre regulären Funktionen weiterhin wahrnehmen. Nur in beschränktem Umfang werden Gene der embryonalen Leberentwicklung reaktiviert. Wichtigster Mediator dieser Regeneration ist **HGF** (hepatocyte growth factor).

Ersatzgewebe vs. Regeneration

Die Reparatur größerer Schäden der übrigen Gewebe oder Organe des Menschen erfolgt oft durch Mechanismen, die funktionell **minderwertige Ersatzstrukturen** hervorbringen. Häufig ist es **Bindegewebe, das Funktionsgewebe ersetzt**. Die rasche Vernarbung von Defekten durch Proliferation von Fibroblasten ist zwar geeignet, um eine schnelle Schadensbegrenzung zu erreichen, jedoch verhindert dies möglicherweise den langsamer erfolgenden Aufbau funktioneller Strukturen. Ein möglicher Ausweg könnte in der gezielten Stimulation embryonaler Entwicklungsprozesse oder der Bereitstellung entsprechender Vorläuferzellen liegen. Daher wird in der Stammzellforschung versucht, sowohl embryonale Signalketten besser zu verstehen als auch gezielt Ersatzzellen aus embryonalen oder adulten Stammzellen zu generieren.

Regeneration aus Stammzellen

Menschliche Stammzellen sind durchaus in der Lage, auf entsprechende Stimuli zu reagieren und zu proliferieren. Bei Blutverlust werden die **hämatopoetischen Stammzellen** aktiviert. Aber auch andere Gewebe mit hohem Zellumsatz, wie die Haut oder Schleimhäute, sind in der Lage, mithilfe von **residenten Stammzellen** Funktionsgewebe neu zu bilden. Auch bei tubulären Nierenschädigungen durch verschiedene Noxen findet sich eine starke Induktion des ursprünglichen embryonalen Genexpressionsprogramms, das hilft, Tubuli zu regenerieren. Selbst im Herzen zeigt sich eine Reaktivierung embryotypischer kardialer Gene nach Ischämie. Jedoch sind diese Mechanismen meist nicht in der Lage, komplexe Strukturen mit Beteiligung verschiedener Zelltypen wiederherzustellen.

Generell ist die Regeneration eines Gewebes, das physiologischerweise einen gewissen Zellumsatz aufweist, leichter möglich, da **gewebespezifische Stammzellen in entsprechenden Nischen** vorgehalten werden (Beispiele: Haut, Darm, Hämatopoese). Fehlen jedoch typische Stammzellen oder kommt es zum Verlust von Organisationsstrukturen (größere Verbrennungen, Infarkte), so ist eine Restitutio ad integrum eher unwahrscheinlich, und Ersatzgewebe entsteht.

Klinik

Einige Tumoren sezernieren Proteine, die üblicherweise nur im Embryo in größerer Menge vorkommen, sog. **onkofetale Antigene**. Beispiele sind das karzinoembryonale Antigen (CEA, ein Zelladhäsionsmolekül) und das α-Fetoprotein (AFP). Sie sind oft bei Tumoren von Kolon, Mamma und Lunge bzw. Leber erhöht. Da teilweise auch normale Zellen eines Menschen diese Proteine an das Blut abgeben können, ist der diagnostische Wert stark eingeschränkt. CEA eignet sich z.B. überhaupt nicht für die Früherkennung von Kolonkarzinomen, jedoch für deren Verlaufskontrolle, um früh Metastasen und Rezidive zu entdecken, die klinisch noch unerkannt bleiben.

30.5.2 EMT und MET

Epithelial-mesenchymale Transformation (EMT) beschreibt den Vorgang, bei dem sich polarisierte Epithelzellen aus dem Zellverband lösen, einen mesenchymalen Phänotyp annehmen und motil werden. Unter **MET (mesenchymal-epitheliale Transformation)** versteht man die Rückumwandlung in epitheliale Zellen.

Die **Gastrulation** ist die erste Umwandlung von epithelialen in mesenchymale Zellen im Embryo (➤ Kap. 30.1.1). Durch Invagination der ektodermalen Zellen am Hensen-Knoten und am Primitivstreifen entstehen mesenchymale Zellen, die sich unter dem darüberliegenden Ektoderm ausbreiten. Auch die später entstehenden **Neuralleistenzellen**, die sich bei der Bildung des Neuralrohrs an der dorsalen Seite ablösen, machen diese Umwandlung durch und beginnen zu wandern. Sie verteilen sich dabei über den gesamten Körper, um schließlich zu Zellen des peripheren und autonomen Nervensystems, Knorpel und Knochen des Gesichtsschädels oder zu Melanozyten der Haut zu differenzieren.

Die Wanderung der neu gebildeten mesenchymalen Zellen wird bestimmt durch **Verlust der Zelladhäsionsmoleküle** und **Reorganisation des Zytoskeletts**. Über Anziehung bzw. Abstoßung durch unterschiedliche Ligandenmoleküle und ECM-Interaktionen finden die Zellen schließlich ihren Bestimmungsort.

EMT ist somit ein fundamentaler Prozess während der Entwicklung des Embryos, spielt aber auch im adulten Organismus eine wichtige Rolle. So werden bei **Regenerationsvorgän-**

gen, der **Wundheilung** und insbesondere bei **fibrotischen Prozessen**, z.B. bei chronischer Hepatitis oder Pankreatitis, epitheliale Zellen zu Fibroblasten umgewandelt.

Plastizität von Tumorzellen

Besondere Bedeutung erlangt der Prozess der EMT auch bei der **Metastasierung von Karzinomen**. In vielen Fällen scheinen das Auswandern und invasive Wachstum von Tumoren durch die Ausbildung eines mesenchymalen Phänotyps der Zellen stark gefördert oder gar erst ermöglicht zu werden. Für die Fernmetastasierung benötigen zirkulierende Tumorzellen zudem einen effektiven Mechanismus zum Verlassen der Blutbahn und zur Invasion am Zielort. Tumorzellen durchlaufen daher zumeist zwei Umwandlungen, **EMT, gefolgt von MET**, denn Metastasen besitzen in der Regel wieder den epithelialen Charakter des Primärtumors (➤ Abb. 30.15).

In den Tumorzellen kommt es bei der MET zu einer Reduktion der Expression epithelientypischer Proteine (z.B. E-Cadherin) und der Induktion mesenchymaler Proteine wie Vimentin oder SMA (smooth muscle actin). Während das Zytokin **TGF-β** in frühen Tumorstadien meist antiproliferativ und tumorsupprimierend wirkt (➤ Kap. 23.2.1), fördert es in etablierten Tumoren die Metastasierung durch die Unterstützung von EMT. Migrierende Tumorzellen können sich nicht in allen Geweben ansiedeln, sondern sind auf Wachstumsfaktoren, Zellinteraktionen oder ECM-Komponenten angewiesen. Dies bedingt den **Tropismus von Tumorzellen verschiedener Ursprungsgewebe** zu jeweils bevorzugten Metastasierungsorten.

MERKE

Bei Zell- und Gewebeschädigung kann eine Reparatur oder Regeneration durch Rückgriff auf embryonale Genexpressionsprogramme und die Aktivierung residenter Stammzellen erfolgen, oder es kommt zum Ersatz durch Bindegewebe. Je nach Organ werden diese Wege in sehr unterschiedlichem Umfang genutzt. Entscheidend ist hierbei oft die Umwandlung epithelialer in migrierende mesenchymale Zellen (EMT), ein Prozess, der auch in der Embryogenese sowie der Tumorausbreitung und Metastasierung eine zentrale Stellung einnimmt.

30.6 Alterung

Die dramatisch angestiegene Lebenserwartung der Menschen, insbesondere im vergangenen Jahrhundert, lässt die Probleme des Alterns jetzt umso offenkundiger werden. Die Zeichen der Alterung sind extrem vielfältig und betreffen alle Ebenen des Lebens:

- Auf dem **Niveau der Organe** sind dies Reduktion der neurokognitiven und sensorischen Fähigkeiten, endokrine Veränderungen, reduzierte Immunabwehr, verminderte kardiovaskuläre Leistungsfähigkeit, Muskelabbau, Haut- und Bindegewebsveränderungen, Osteoporose und erhöhte Tumorinzidenz.
- Auf **zellulärer Ebene** wird Altern meist mit dem sog. **Hayflick-Limit** in Verbindung gebracht. Leonard Hayflick konnte in den 60er Jahren des 20. Jahrhunderts zeigen, dass menschliche embryonale Zellen in Kultur nach ca. 50 Teilungen entweder absterben oder zumindest ihre Proliferationsfähigkeit irreversibel verlieren (Seneszenz). Es ist jedoch unwahrscheinlich, dass dies mit dem menschlichen Altern gleichzusetzen ist. Vielmehr könnte es eine Schutzfunktion vor der Tumorentstehung sein, da sich mit steigender Zahl der Zellteilungen DNA-Schäden anhäufen.
- Auf **molekularer Ebene** unterliegen auch Makromoleküle den Alterungsprozessen. Zellen seneszenter Gewebe enthalten vermehrt veränderte Proteine (fehlgefaltet, quervernetzt, nitrosyliert, sulfoxidiert etc.) und oxidierte Lipide (Lipidperoxide). Letztere finden sich als **Lipofuscin** in tertiären Lysosomen, die als braunes Alterspigment in Zellen vorkommen. Das Genom weist häufig Zeichen der Instabilität auf mit strukturellen Aberrationen und vermehrten Mutationen. Auch die Verkürzung der Telomere trägt vermutlich zur Begrenzung der Teilungsfähigkeit von Zellen bei (➤ Kap. 23.2.3).

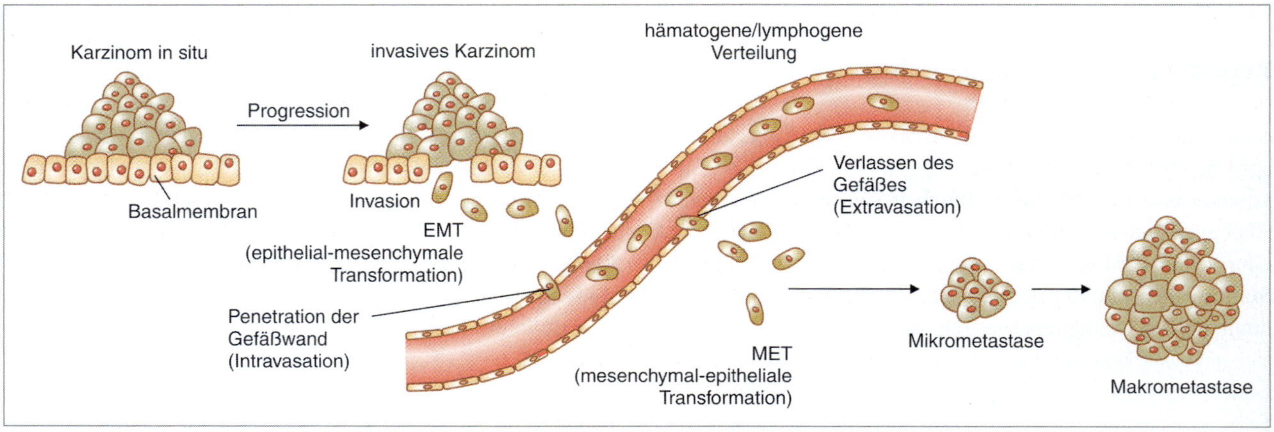

Abb. 30.15 EMT und MET bei der Metastasierung von Tumoren.

Schon gewusst

Die genetische Ausstattung eines Individuums kann den Alterungsprozess deutlich beeinflussen. Ist Alterung damit durch die Evolution genetisch aktiv vorprogrammiert? Eher nicht, denn in den meisten natürlichen Populationen ist der Tod durch andere Lebensumstände und Gefahren sehr viel wahrscheinlicher, als dass eine effektive Selektion genetischer Faktoren jenseits des Reproduktionsalters noch erfolgen könnte. Es gibt jedoch das Gegenargument, dass ein gezielt alternder Organismus seinen Nachkommen einen direkten Nahrungskonkurrenten erspart und ihnen somit einen Selektionsvorteil verschafft.

30.6.1 Molekulare Phänomene des Alterns

Die tägliche Beanspruchung trifft Gewebe, deren Zellen nicht ersetzt werden, besonders stark. Nichtepitheliale Zellen des Darms besitzen eine mittlere Lebensdauer von immerhin ca. 15 Jahren, während im Kleinhirn das Zellalter praktisch dem Lebensalter entspricht, also kein nennenswerter Ersatz erfolgt. Eine Kompensation jeglicher Schädigung langlebiger Zelltypen kann also nur begrenzt oder gar nicht erfolgen.

Es gibt verschiedene Ansätze, die Ursachen und Effekte der Alterung mechanistisch zu erklären. Diese reichen von der **Akkumulation stochastischer Schädigung** aller Zellkomponenten über **genetische Instabilität** und Schädigung durch **Radikale** bis zur **mitochondrialen Dysfunktion**, auf die nachfolgend noch genauer eingegangen wird. Vermutlich tragen alle diese Prozesse jeweils mit unterschiedlicher Gewichtung zum Endresultat der Alterung bei.

Das wohl zutreffendste Szenario ist die Akkumulation von Schädigungen der DNA, aber auch anderer Makromoleküle, v.a. durch **reaktive Sauerstoffspezies** (ROS), die größtenteils dem **mitochondrialen Stoffwechsel** entstammen (➤ Kap. 6.5). Es gibt jedoch große Unterschiede in der Art und Weise, wie diese Noxen entstehen und wie Zellen mit dieser Schädigung umgehen bzw. inwieweit sie in der Lage sind, sie zu beheben.

Progerie als Modell des Alterns

Für die Erforschung von Alterungsprozessen bedient man sich oft unterschiedlicher Modellorganismen mit kürzerer und damit experimentell besser handhabbarer mittlerer Lebensdauer. Schon einfache Einzeller wie Hefen zeigen Alterungsprozesse, und Fruchtfliegen oder Fadenwürmer weisen bereits ein ganzes Spektrum an Alterungsphänomenen auf. Ein besonderes Interesse gilt jedoch der Maus als genetisch manipulierbarem und dem Menschen nahe stehenden Säugerorganismus. Darüber hinaus kennt man beim Menschen eine Reihe seltener Erkrankungen, die mit Zeichen vorzeitigen Alterns einhergehen und auf diesem Wege wertvolle Einsichten erlauben.

Menschliche Erkrankungen, die mit vorzeitiger Alterung einhergehen, werden korrekterweise als **segmentale progeroide Syndrome** bezeichnet (➤ Tab. 30.1), da sie i.d.R. nicht das komplette Spektrum altersabhängiger Veränderungen aufweisen. Das wohl spektakulärste Bild zeigt die **Hutchinson-Gilford-Progerie**, bei der es bereits im Kleinkindalter infolge einer **Mutation des Lamin-A-Gens** zur progressiven Alterung kommt. Zellen von Progeriepatienten weisen eine stark veränderte Zellkernmorphologie mit Ausbuchtungen der Kernmembran, verdickter Kernlamina, Clusterung der Kernporen und Verlust des peripheren Heterochromatins auf. Es ist jedoch unklar, wie die Veränderung der Kernlamina und die vermutlich gestörte Anheftung von Telomeren an die Lamina (Kernhülleninnenfläche) zur Alterung beitragen. Überraschenderweise können Mutationen an anderer Stelle im Lamin-A-Gen völlig verschiedene Erkrankungen hervorrufen, sodass man abhängig vom Mutationsort ein Spektrum von sog. **Laminopathien** (➤ Kap. 16.2.3) erhält.

Alle anderen genetischen Defekte, die mit vorzeitiger Alterung einhergehen, betreffen mehr oder weniger offensichtlich die **Genomintegrität**. Dazu zählen (➤ Tab. 30.1):

- Defekte der Nucleotidexzisionsreparatur
- eine unzureichende Telomeraseaktivität
- chromosomale Instabilität durch Defekte der Erkennung und Reparatur von Doppelstrangbrüchen oder Quervernetzungen der DNA-Stränge
- eine beeinträchtigte Rekombinationsreparatur.

In der Mehrzahl der Erkrankungen treten die Alterungssymptome erst im Erwachsenenalter auf. Viele, aber nicht alle dieser Erkrankungen zeigen auch eine **erhöhte Tumorinzidenz**.

Progeroide Syndrome zeigen sehr deutlich, dass die Beeinträchtigung der Genomintegrität auf verschiedenen Ebenen ein zentraler Bestandteil des Alterungsprozesses ist. Dennoch gibt es keine Evidenz, dass die dabei betroffenen Gene direkt das menschliche Altern steuern. Dies dürfte vielmehr auf einer

Tab. 30.1 Ausgewählte erbliche Syndrome mit vorzeitiger Alterung

Erkrankung	Defekt	betroffener Prozess
Hutchinson-Gilford-Progerie	Lamin A/C (Teil der Kernhülle)	Beeinträchtigung der Funktion der Kernlamina
kongenitale Dyskeratose	TERC	RNA-Komponente der Telomerase
Werner-Syndrom	WRN (RecQ-verwandte Helicase)	DNA-Reparatur und -Rekombination
Bloom-Syndrom	BLM (RecQ-verwandte Helicase)	DNA-Reparatur und -Rekombination
Xeroderma pigmentosum, Cockayne-Syndrom	XP-Gene, CSA/CSB	Nucleotidexzisionsreparatur
Ataxia teleangiectatica	ATM	DNA-Schadensantwort (Doppelstrangbruch und Reparatur)
Fanconi-Anämie	FANC-Gene	DNA-Doppelstrangbruch- und DNA-Quervernetzungsreparatur

Vielzahl exogener und endogener Schäden basieren, deren Häufigkeit und Korrektur von genetischen Determinanten mit bedingt werden.

Mitochondriale Defekte und Altern

Im Mausmodell führen Defekte der mitochondrialen DNA-Polymerase γ zu einer erhöhten **Mutationsrate der mitochondrialen DNA** und zu vorzeitiger Alterung. Auch beim Menschen steigt die Zahl der Mutationen, insbesondere der Deletionen, in der mitochondrialen DNA mit dem Alter stark an. Dies dürfte zu mehr oder minder starken funktionellen Einschränkungen der Mitochondrien führen. Ursache ist vermutlich, dass mitochondriale DNA im Vergleich zur nucleären DNA wenig geschützt in einem Umfeld mit hochaktiven biochemischen Reaktionswegen und deren teils reaktiven Intermediaten vorliegt. Insbesondere den **reaktiven Sauerstoffspezies** kommt hier eine Schlüsselrolle zu (➤ Abb. 30.16). Dementsprechend fußt die **mitochondriale Theorie des Alterns** auf einer Dysfunktion der Atmungskette mit einer erhöhten Produktion von ROS und einer Akkumulation von Mutationen der DNA.

30

Oxidativer Stress

Oxidativer Stress geht zu etwa 90% von den Mitochondrien aus. Man schätzt, dass bereits unter normalen Umständen etwa 1–2% des Elektronenflusses in der Atmungskette zu Sauerstoff fehlgeleitet werden und **Superoxidanionen** ($O_2^{\bullet -}$) als primäre Sauerstoffradikale generieren. Daraus können $\mathbf{H_2O_2}$ und das **Hydroxylradikal** $OH^{\bullet}$ entstehen. Eine ausführliche Beschreibung der Reaktionswege findet sich in ➤ Kap. 6.5. Zwar gibt es auch im Zytosol eine Reihe von Reaktionswegen, die ROS generieren können [NAD(P)H-Oxidasen, Xanthin-Oxidase], jedoch ist deren Beitrag als weit geringer einzustufen.

ROS können alle Komponenten einer Zelle schädigen (➤ Abb. 30.16), u.a. durch **Lipidperoxidation** (➤ Kap. 7.2.1), Proteinmodifikation (Nitrosylierung, Sulfoxidierung) oder die Bildung von **8-Oxo-Guanin** in der DNA (➤ Kap. 14.2.2), und sie können sogar eine Apoptose der Zellen induzieren (➤ Kap. 23.3.1). Zellen haben dagegen Schutzmechanismen wie Superoxid-Dismutase, Glutathion-Peroxidase und Katalase etabliert (➤ Kap. 6.5.1), und sie nutzen die antioxidative Wirkung von Vitamin C und E, Glutathion oder auch Bilirubin.

Dennoch dürfen ROS nicht nur als Gefahr für den Organismus gesehen werden. Sie dienen gleichzeitig als Auslöser von Signalkaskaden, und viele Enzyme oder auch Transkriptionsfaktoren werden über ihren Redoxzustand reguliert, sodass nur bei einer überschießenden ROS-Bildung die Schädigung überwiegt.

30.6.2 Strategien für ein langes Leben?

Neben der Ursachenforschung über das Altern steht die Suche nach Möglichkeiten, dieses aufzuschieben und seine Auswirkungen zu minimieren, immer mehr im Vordergrund des öffentlichen Interesses. Die multifaktoriellen Ursachen lassen es auf den ersten Blick aussichtslos erscheinen, die Lebensspanne zu verlängern, jedoch gibt es inzwischen einige Beispiele, dass, zumindest oberflächlich betrachtet, dieses Ziel erreichbar sein könnte.

Kalorienrestriktion

Allein durch Reduktion der Kalorienzufuhr kann bei *Drosophila* und *C. elegans* eine signifikante **Verlängerung der mittleren und maximalen Lebenserwartung** erreicht werden. Auch bei Nagern erhöht sich im Labor die Lebensspanne unter Kalorienrestriktion um 25–80%. Nicht die veränderte Energiezufuhr per se, sondern die **geringere Aktivierung** insbesondere der **Insulin- und IGF1-Signaltransduktion** scheint hierfür ausschlaggebend zu sein.

Gene für die Langlebigkeit?

Inzwischen sind mehrere Gene bekannt, deren Modulation in verschiedenen Spezies eine Verlängerung der Lebensdauer be-

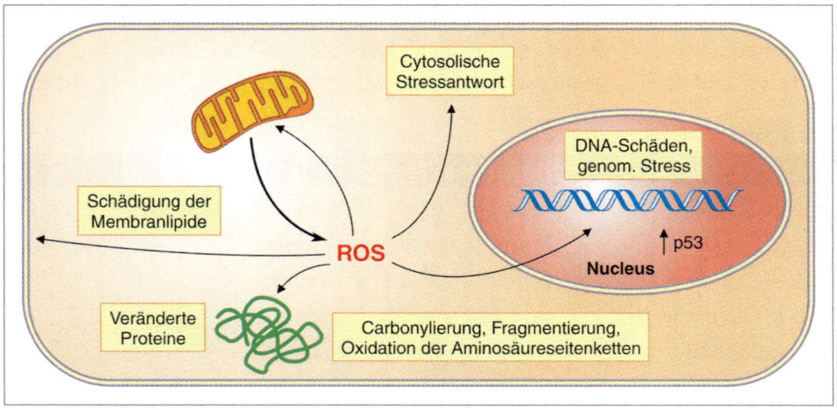

Abb. 30.16 Reaktive Sauerstoffspezies können oxidativen Stress auf vielerlei Ebenen auslösen.

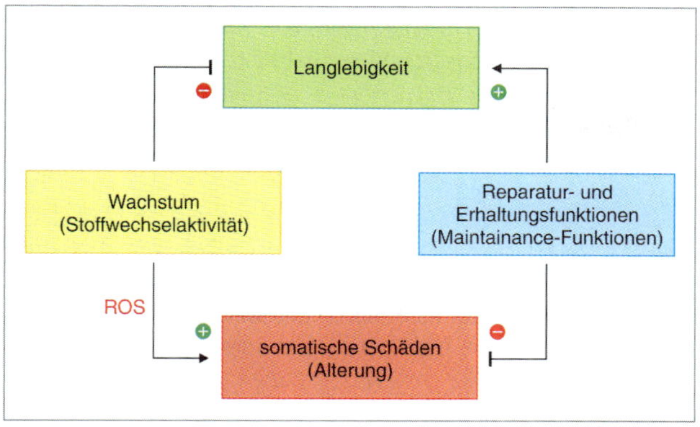

Abb. 30.17 Modell der Lebenserwartung in Abhängigkeit von Stoffwechselaktivität und Maintenance-Funktionen.

wirkt. Einige dieser Faktoren interagieren mit dem Insulin/IGF1-Signalweg (➤ Abb. 30.17 und ➤ 30.18):

- Aktivierung des Energiestoffwechsels durch **Insulin/IGF1** verursacht indirekt durch die erhöhte Stoffwechselaktivität und direkt durch die Aktivierung des Adapterproteins $p66^{shc}$ einen **Anstieg von ROS**. Letztere können Zellschädigung verursachen, und sie können Zellen in die Apoptose treiben und so Organfunktionen beeinträchtigen.
- Kalorienrestriktion dagegen induziert **SIR2** in Hefe bzw. **Sirt1** bei Vertebraten. Als **NAD-abhängige Deacetylasen** können sie Histone oder Transkriptionsfaktoren wie **Fox0** deacetylieren und dadurch in ihrer Aktivität steuern. **Fox0-Proteine** induzieren eine Reihe von zellulären Antworten, die sowohl mit einer höheren metabolischen Stressresistenz als auch einer höheren genetischen Stabilität einhergehen.

Schon gewusst

Der positive Effekt von SIR2/Sirt1 (auch Sirtuine genannt) auf Alterungsprozesse lässt die pharmakologische Beeinflussung des Proteins interessant erscheinen. In der Tat konnten **Polyphenole** als Sirt1-Aktivatoren identifiziert werden. **Resveratrol**, das in Traubenschalen und aufgrund der Maischegärung besonders in Rotwein in größerer Konzentration vorkommt, ist ein solches Polyphenol. Im Tierversuch mit Mäusen konnte es die Effekte einer „ungesunden" Ernährungsweise stark reduzieren, und die Lebenserwartung der Mäuse stieg an. Wenngleich Resveratrol damit als erster Kandidat für einen Anti-Aging-Wirkstoff bezeichnet wurde, muss der Erfolg einer solchen Intervention erst in umfangreicheren Studien validiert werden. Bei alleiniger Zufuhr über Rotwein wäre ein früher Tod durch Alkohol der wahrscheinlichere Ausgang.

Sind Strategien wie Kalorienrestriktion oder Beeinflussung der o.g. Gene und Proteine aus dem Alterungsprozess ein Weg zum Jungbrunnen? Vermutlich nur bedingt, denn wie so oft gibt es auch hier Schattenseiten. Eine Kalorienrestriktion war in der Vergangenheit auch mit anderen Indikationsstellungen (weniger Herzinfarkte, Diabetes etc.) nur begrenzt umsetzbar, vermutlich weil wir in der Evolution eher auf die Prävention des Verhungerns programmiert wurden und instinktiv Nahrung zu uns nehmen, solange sie verfügbar ist. Die beteiligten genetischen Faktoren sind zudem eingebunden in komplexe Netzwerke der Genregulation, Proliferationskontrolle, Seneszenz oder Redoxkontrolle. So könnte eine Aufhebung der Seneszenz, also des irreversiblen Verlusts der Teilungsfähigkeit von Zellen, sicher zu einer Stärkung des regenerativen Potenzials und damit der Langlebigkeit beitragen. Gleichzeitig würde damit jedoch ein wichtiger Schutzmechanismus vor der Tumorentstehung außer Kraft gesetzt, der dafür sorgt, dass Zellen mit DNA-Schäden oder aktivierten Onkogenen sich nicht weiter teilen können.

MERKE

Alterung beruht auf Schädigungen auf molekularer, zellulärer und organismischer Ebene. Genetisch bedingte Erkrankungen mit vorzeitiger Alterung deuten auf eine wichtige Rolle der genomischen Stabilität hin. Eine entscheidende Rolle scheinen reaktive Sauerstoffspezies zu spielen, die v.a. in Mitochondrien generiert werden. Inzwischen sind einige der Signalwege der metabolischen Steuerung, wie z.B. der Insulin/IGF1-Weg, bekannt, die für das Fortschreiten von Altern mitverantwortlich sind. Damit scheint auch der positive Effekt einer Kalorienrestriktion auf Alterungsprozesse erklärbar.

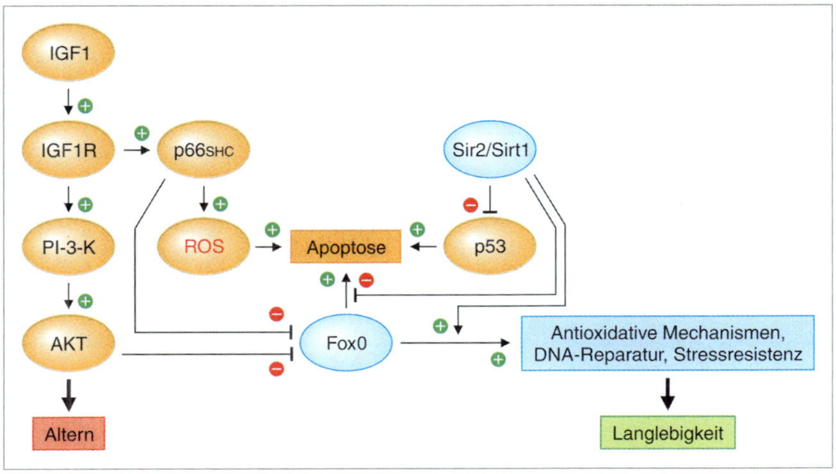

Abb. 30.18 Postulierte Regelkreise, die eine Veränderung der Lebenserwartung in unterschiedlichen Spezies zeigten. Orange: Höhere Aktivität wirkt lebensverkürzend. Hellblau: Höhere Aktivität wirkt lebensverlängernd.

ZUSAMMENFASSUNG

Zelluläre Grundlagen

Die embryonale Entwicklung beruht auf dem Zusammenspiel von Zellwachstum, Differenzierung und dem Signalaustausch zwischen Zellen untereinander und mit ihrer Umgebung. Aus einer totipotenten Zygote entstehen schrittweise immer weiter spezialisierte und in ihrer Entwicklungsfähigkeit eingeschränkte Zellen. Fundamentale Zellschicksalsentscheidungen fallen v.a. in der Gastrulation mit der Bildung der Keimblätter, durch die Ausbildung der Körperachsen und schließlich in der Organogenese.

Stammzellen und asymmetrische Teilung

Die symmetrische Zellteilung ist der Regelfall. Bei den seltenen asymmetrischen Teilungen besitzen die Nachkommen durch ungleiche Verteilung von Zellkomponenten oder ungleiche räumliche Anordnung verschiedene Zellschicksale, wie z.B. Verbleib als Stammzelle vs. Proliferation und Differenzierung. Stammzellen werden meist durch entsprechende Nischen mit vermutlich juxtakrinen Signalen oder anderen Botenstoffen teils lebenslang im undifferenzierten Zustand gehalten. Embryonale Stammzellen sind pluripotent, während adulte, gewebespezifische Stammzellen meist nur multi- oder unipotent sind.

Signalprozesse

Für die Differenzierung von Zellen sind die Induktion über externe Stimuli und die Kompetenz der Zellen zur entsprechenden Reaktion entscheidend. Vor allem para- und juxtakrine Signalmoleküle spielen in der Embryogenese eine wichtige Rolle, wie z.B. FGF-, Wnt-, Hedgehog- oder TGF-β-Liganden sowie die membranständigen Liganden für Notch- und Ephrin- sowie andere Tyrosinkinaserezeptoren. Einige der Faktoren können als Morphogengradienten konzentrationsabhängige Zellantworten auslösen. Darüber hinaus sind auch Zelladhäsionsmoleküle und Zell-Matrix-Interaktionen an der Steuerung der Entwicklung beteiligt.

Mechanismen der Differenzierung

Die Rechts-links-Asymmetrie im Körperbau wird durch rotierende Zilien im Hensen-Knoten induziert, die Grundlage für eine nachfolgende asymmetrische Genexpression sind. Die metamere Gliederung der Körperachse wird durch ein molekulares Uhrwerk kontrolliert, das u.a. den Notch-Signalweg und sich selbst reprimierende bHLH-Transkriptionsrepressoren umfasst.

Die einzelnen Körpersegmente werden durch überlappende Expressionsdomänen der Homeobox-(Hox-)Transkriptionsfaktoren in ihrer Identität festgelegt. Entsprechende Muster finden sich entlang der anterior-posterioren Achse, in den Extremitäten oder auch im ZNS. Die Selektion einzelner Zellen aus Clustern von Vorläufern oder die Definition scharfer Grenzen erfolgt häufig durch Aktivierung des Notch-Signalwegs. Spezifische Kompartimente wie die Muskulatur oder Blutgefäße werden durch übergeordnete Transkriptionsfaktor- und Signalkaskaden definiert. So entstehen aus mesodermalen Vorläufern über MyoD/Myf5-Stimulation und weitere Faktoren Skelettmuskelzellen. Hypoxie bewirkt eine Stabilisierung von HIF-Protein, wodurch die Expression von VEGF induziert wird. Gradienten von VEGF und Notch-Signale ergeben dann ein gerichtetes Auswachsen von Kapillaren in der Angiogenese.

Regeneration und Plastizität

Viele embryonale Prozesse können später bei Reparaturvorgängen reaktiviert werden. Eine echte Regeneration durch Stammzellen oder durch Dedifferenzierung reifer Zellen ist nur eingeschränkt möglich. Häufig erfolgt ein bindegewebiger Ersatz. EMT (epithelial-mesenchymale Transformation) wandelt stationäre epitheliale Funktionszellen in migrationsfähige Zellen um und ist ein zentrales Prinzip vieler Entwicklungsvorgänge, aber auch bei der Wundheilung oder der Invasion und Metastasierung von Tumoren.

Alterung und Langlebigkeit

Alternde Zellen akkumulieren Schäden aller Zellbausteine – der Proteine, Lipide und insbesondere der DNA. Ursache sind v.a. oxidative Schäden durch Sauerstoffradikale, die insbesondere durch mitochondriale Dysfunktion entstehen. Segmentale progeroide Syndrome deuten auf eine wichtige Rolle der Genomstabilität und -integrität, die durch Enzyme der DNA-Schadensantwort und -Reparatur vermittelt wird. Die Seneszenz begrenzt die Teilungsfähigkeit individueller Zellen und trägt so zur Reduktion des Risikos einer Tumorbildung bei.
In vielen Spezies führt eine Kalorienrestriktion zu erhöhter Lebenserwartung. Eine erhöhte Aktivität des Insulin/IGF1-Signalwegs scheint zu vermehrter ROS-Produktion und Alterung zu führen, während Kalorienrestriktion durch vermehrte Sirtuin-Aktivität (Sirt1) die Stressresistenz und genetische Stabilität fördert.

Fragen

1. Wie finden Spermien zu einer Eizelle?
2. Wo wird der Mechanismus der asymmetrischen Teilung eingesetzt?
3. Was sind Charakteristika von Morphogengradienten?
4. Durch welchen grundlegenden Mechanismus wird die Rechts-links-Asymmetrie des Körperbaues festgelegt?
5. Wie kann ein einzelnes Gen zyklisch exprimiert werden?
6. Was besagt der Terminus der lateralen Inhibition?
7. Welcher Mechanismus liegt dem zellulären Sauerstoffsensor zugrunde?
8. Was sind die Konsequenzen von EMT bei epithelialen Zellen? Nennen Sie physiologische und pathologische Beispiele.
9. Welche Mechanismen spielen bei vorzeitiger Alterung im Rahmen segmentaler progeroider Syndrome eine Rolle?
10. Welche Funktion besitzen Mitochondrien im Alterungsprozess?

Themen des IMPP-Gegenstandskatalogs

	GK-Themen	**Im Lehrbuch Biochemie zu finden unter**
Grundlagen der Chemie		➕ Ihr Plus im Web
1.1	Makroskopische Erscheinungsformen der Materie	→ Lehrbücher Chemie
2	Aufbau und Eigenschaften der Materie	→ Lehrbücher Chemie
3	Stoffumwandlungen	→ Lehrbücher Chemie und Kap. 1
3.1	Homogene Gleichgewichtsreaktionen	Kap. 1
3.3	Säure-/Base-Reaktionen	Kap. 1
3.4	Redox-Reaktionen	Kap. 1
3.5	Bildung und Eigenschaften der Salze	Kap. 1
3.6	Ligandenaustausch-Reaktionen	Kap. 1
3.7	Additions-/Eliminierungsreaktionen	Kap. 1
3.8	Substitutionsreaktionen	Kap. 1
3.9	Sonstige Reaktionen	
Chemie biologisch und medizinisch relevanter Naturstoffe		
4	Kohlenhydrate	
4.1	Monosaccharide	Kap. 5
4.2	Disaccharide	Kap. 5
4.3	Oligo- und Polysaccharide	Kap. 5
5	Aminosäuren, Peptide, Proteine	
5.1	Aminosäuren	Kap. 2, 9
5.2	Peptide	Kap. 2
5.3	Proteine	Kap. 2
6	Fettsäuren, Lipide	
6.1	Fettsäuren	Kap. 7
6.2	Acylglycerine	Kap. 7
6.3	Sphingolipide	Kap. 8
6.4	Steroide	Kap. 8
7	Nukleotide, Nukleinsäuren, Chromatin	
7.1	Nukleotide	Kap. 10
7.2	Nukleinsäuren	Kap. 11
7.3	Chromatin	Kap. 11
8	Vitamine, Vitaminderivate, Coenzyme	
8.1	Allgemeines	Kap. 4, 28
8.2	Biochemischer Mechanismus	Kap. 4
8.3	Pathobiochemie	Kap. 28
9	Grundlagen der Thermodynamik und Kinetik	
9.1	Grundbegriffe der Energetik und Kinetik	→ Lehrbücher Chemie und Kap. 1
Funktionelle Biochemie		
10	Bioenergetik und Biokatalyse	
10.1	Energetik und Kinetik biochemischer Reaktionen	Kap. 1, 3, 4
11	Prinzipien der Stoffwechselregulation	Kap. 3, 10, 24
12	Kataboler Stoffwechsel und Energiegewinnung	
12.1	„Energiereiche" Verbindungen	Kap. 1
12.2	Kohlenhydratabbau	Kap. 5
12.3	Triacylglycerin- und Fettsäureabbau	Kap. 7
12.4	Ketonkörpersynthese und -abbau	Kap. 7
12.5	Protein- und Aminosäureabbau	Kap. 2, 9

Biochemie von Organen und Geweben

Quellen

Abbildungen

1.2: Golenhofen K: Basislehrbuch Physiologie. Urban & Fischer bei Elsevier, 4. Aufl. 2006.
2.22: *nach* Petsko GA, Ringe D: Protein Structure and Function. Sinauer Associates 2004.
2.26: *nach* Branden C, Tooze J: Introduction to Protein Structure. Garland Publishing Inc. 1998.
2.30: *nach* Dill KA, Chan HS: From Levinthal to pathways to funnels. Nature Structural Biology 4, 10–19 (1997).
2.40d: *Abdruck mit freundlicher Genehmigung von* Herrn Dr. X. Wu
2.43: *Abdruck der Teilabbildungen b und d mit freundlicher Genehmigung von* Frau Dr. I. Vetter, Dortmund.
5.9b: Sobotta J, Hammersen F, Welsch U: Histologie. Urban & Schwarzenberg 1997.
6.8: *nach* Brandt U: Proton-translocation by membrane-bound NADH: ubiquinone-oxidoreductase (complex I) through redox-gated ligand conduction. Biochimica et Biophysica Acta (BBA) – Bioenergetics 1318, 79–91 (1997).
6.11: *nach* Iverson TM et al.: Structure of the Escherichia coli Fumarate Reductase Respiratory Complex. Science 284, 1961–1966 (1999).
6.16: Köhler W, Eggers HJ, Fleischer B: Medizinische Mikrobiologie. 8. Aufl., Urban & Fischer 2001.
6.17: *nach* Tsukihara T et al.: Structures of metal sites of oxidized bovine heart cytochrome c oxidase at 2.8 A. Science 269, 1069–1074 (1995).
6.18: Ostermeier C et al.: Structure at 2.7 Å resolution of the Paracoccus denitrificans two-subunit cytochrome *c* oxidase complexed with an antibody FV fragment. PNAS 94, 10547–10553 (1997).
6.19: *nach* Elston T et al.: Energy transduction in ATP synthase. Nature 391, 510–513 (1998).
6.20: Rubinstein et al.: Structure of the mitochondrial ATP synthase by electron cryomicroscopy. The EMBO Journal 22, 6182–6192 (2003).
6.22: *nach* Nohl H, Jordan W: The Metabolic Fate of Mitochondrial Hydrogen Peroxide. European Journal of Biochemistry 111, 203–210 (1980).
6.23: Kanski JJ: Klinische Ophthalmologie. Urban & Fischer bei Elsevier, 5. Aufl. 2003.
6.24: Wallesch CW: Neurologie. Urban & Fischer bei Elsevier 2005.
8.11, 8.12, 8.13: *nach* Voet D, Voet JG, Pratt CW: Fundamentals of Biochemistry. Wiley & Sons, 2. Aufl. 2005.
9.14: *nach* Horn F et al.: Biochemie des Menschen. Thieme 2002.
9.16, 9.17 *nach* Voet D, Voet JG, Pratt CW: Fundamentals of Biochemistry. Wiley & Sons, 2. Aufl. 2005.
10.11b: Classen M et al.: Innere Medizin. Urban & Fischer bei Elsevier, 5. Aufl. 2004.
11.3b, 11.19 *nach* Karp GC: Molekulare Zellbiologie. Springer 2005.
11.30 Gil J, Peters G: Regulation of the INK4b-ARF-INK4a tumour suppressor locus: all for one or one for all. Nature Reviews Molecular Cell Biology 7, 667–677 (2006).
12.10c *nach* Billeter M et al.: Determination of the Nuclear Magnetic Resonance Solution Structure of an Antennapedia Homeodomain-DNA Complex. Journal of Molecular Biology 234, 1084–1097 (1993).
12.17b *Abdruck mit freundlicher Genehmigung von* Herrn Prof. Dr. J. Scheer
13.4a *Abdruck mit freundlicher Genehmigung von* Herrn H. Noller, Santa Cruz.
13.4b *Abdruck mit freundlicher Genehmigung von* Herrn J. Frank
13.5: Francke C et al.: Electron microscopic visualization of discrete class of glant translation units in salivary gland cells of Chironomus tentans. The EMBO Journall, 59–62 (1982).
13.14 *Abdruck mit freundlicher Genehmigung von* Herrn J. Bloom aus dem Labor von R. Parker, University of Arizona.
14.2: *nach* Lindahl, 1993
14.6: *Abdruck mit freundlicher Genehmigung von* Herrn Dr. T. Wagner
14.14 *nach* Meselson-Radding, 1975
16.6: *Abdruck der Teilabbildungen b-d mit freundlicher Genehmigung von* Herrn Prof. Dr. W. Baumeister
17.1: *nach* Alberts B, Bray D, Lewis J: Molecular Biology of the Cell. Taylor & Francis, 4. Aufl. 2002.
17.15: Kaufmann GW, Moser E, Sauer R: Radiologie. Urban & Fischer bei Elsevier, 3. Aufl. 2006.
18.1, 18.2, 18.3 *nach* Holthuis JC, Levine TP: Lipid traffic: floppy drives and a superhighway. Nature Reviews Molecular Cell Biology 6, 209–220 (2005).
18.4, 18.5 *nach* van Meer G, Sprong H: Membrane lipids and vesicular traffic. Current Opinion in Cell Biology 16, 373–378 (2004).
18.8a: Segrest JP et al.: A Detailed Molecular Belt Model for Apolipoprotein A-I in Discoidal High Density Lipoprotein. Journal of Biological Chemistry 274, 31755–31758 (1999)
18.8 b *nach* Segrest JP et al.: Structure of apolipoprotein B-100 in low density lipoproteins. Journal of Lipid Research 42, 1346–1367 (2001).
18.8c: Richardson PE et al.: Assembly of Lipoprotein Particles Containing Apolipoprotein-B: Structural Model for the Nascent Lipoprotein Particle. Biophysical Journal 88, 2789–2800 (2005).
18.14 *nach* Steinberg D: Atherogenesis in perspective: Hypercholesterolemia and inflammation as partners in crime. Nature Medicine 8, 1211–1217 (2002).
18.15 *nach* Glass CK, Witztum JL: Atherosclerosis: The Road Ahead. Cell 104, 503–516 (2001).
18.19 *nach* Li AC, Glass CK: The macrophage foam cell as a target for therapeutic intervention. Nature Medicine 8, 1235–1242 (2002).
18.22 *nach* Desvergne B, Michalik L, Wahli W: Transcriptional Regulation of Metabolism. Physiological Reviews 86, 465–514 (2006).
18.23 *nach* Kola B et al.: Expanding role of AMPK in endocrinology. Trends in Endocrinology and Metabolism 17, 205–215 (2006).
19.1: www.rcsb.org/pdb/static.do?p=education_discussion/educational_resources/index.html
19.7: Volkmann N, Hanein D in Borths EL, Welch MD: Turning on the Arp2/3 Complex at Atomic Resolution. Structure 10, 131–135 (2002).
19.25 Omran H: Genetische Defekte bei primärer ziliärer Dyskinesie. Monatsschrift Kinderheilkunde 153, 246–254 (2005).
19.27 Burgess SA et al.: The structure of dynein-c by negative stain electron microscopy. Journal of Structural Biology 146 (2004) 205–216.
19.28 Imai H et al.: Two-dimensional Averaged Images of the Dynactin Complex Revealed by Single Particle Analysis. Journal of Molecular Biology 359, 833-839 (2006).
20.1: Welsch U: Atlas Histologie. Urban & Fischer bei Elsevier, 7. Aufl. 2006.

20.13: *nach* Murata K et al.: Structural determinants of water permeation through aquaporin-1. Nature 407, 599–605 (2000).
20.2, 20.3 *nach* Cavallaro U, Christofori G: Cell adhesion and signalling: implications for tumour progression. Nature Reviews Cancer 4, 118–132 (2004).
20.14: *nach* Myllyharju J, Kivirikko KI: Collagens, modifying enzymes and their mutations in humans, flies and worms. Trends in Genetics 20, 33–43 (2004).
20.16: *nach* Pollard TD, Earnshaw WC: Cell Biology. Saunders 2002.
20.17: *nach* Pollard TD, Earnshaw WC: Cell Biology. 1. Aufl. Saunders 2002.
20.19: *nach* Ng L et al.: Individual cartilage aggrecan macromolecules and their constituent glycosaminoglycans visualized via atomic force microscopy. Journal of Structural Biology 143, 242–257 (2003).
20.21: *nach* Müller LJ et al.: A new three-dimensional model of the organization of proteoglycans and collagen fibrils in the human corneal stroma. Experimental Eye Research 78, 493–501(2004).
22.7, 22.9, 22.28–22.30, 22.34, 22.38: *nach* Krauss G: Biochemistry of Signal Transduction and Regulation. Wiley VCH, 3. Aufl. 2003.
22.13: *nach* Löffler G, Petrides PE: Biochemie & Pathobiochemie. Springer, 6. Aufl. 2002.
22.23a *nach* Lodish H et al.: Molecular Cell Biology. WH Freeman, 6. Aufl. 2002.
22.36 *nach* Moon RT et al.: WNT and ?-catenin signalling: diseases and therapies. Nature Reviews Genetics 5, 691–701 (2004)
23.4: *nach* Lodish H et al.: Molecular Cell Biology, Palgrave Macmillan, 5. Aufl. 2003.
23.5, 23.10 *nach* Weinberg RA: Biology of Cancer. Garland Science 2006.
23.8: *nach* Alberts B, Bray D, Lewis J: Molecular Biology of the Cell. Taylor & Francis, 4. Aufl. 2002.
24.12 Fox KM, Dias JA, van Roey P: Three-dimensional structure of human follicle-stimulating hormone. Molecular Endocrinology 15, 378–389 (2001).
24.26, 24.27 Deetjen P, Speckmann EJ, Hescheler J: Physiologie. Urban & Fischer bei Elsevier, 4. Aufl. 2006.
25.3: *nach* Anderson NL, Anderson NG: The Human Plasma Proteome: History, Character, and Diagnostic Prospects. Molecular and Cellular Proteomics 1, 845–867 (2002).
25.7, 25.14 *nach* Löffler G, Petrides PE: Biochemie & Pathobiochemie. Springer, 5. Aufl. 1997.
25.8: *nach* Schmidt RF, Thews G, Lang F: Physiologie des Menschen. Springer, 28. Aufl. 2000.
25.11 *nach* Bucher U, Beck EA, Bucher R: Labormethoden in der Hämatologie. Huber 1988.
25.13c, 25.15, 25.21: Deetjen P, Speckmann EJ, Hescheler J: Physiologie, Urban & Fischer bei Elsevier, 4. Aufl. 2006.
25.19b *Abdruck mit freundlicher Genehmigung von* Herrn Prof. Dr. U. Dührsen, Essen
25.20 *nach* Renz H: Integrative Klinische Chemie und Laboratoriumsmedizin. Walter de Gruyter 2003.
25.24 *Abdruck der Teilabbildungen a und b mit freundlicher Genehmigung von* Herrn Prof. Dr. P. Groscurth, Zürich. *Abdruck der Teilabbildung c mit freundlicher Genehmigung von* Herrn PD Dr. Klinger
26.1, 26.5 *nach* Schütt C, Bröker B: Grundwissen Immunologie. Spektrum Akademischer Verlag 2006.
26. 2, 26.6, 26.8–26.10, 26.12, 26.20, 26.21, 26.23, 26.24, 26.26–26.29, 26.32–26.34, 26.36: *nach* Abbas AK, Lichtman AH, Pillai S: Cellular and Molecular Immunology. Saunders, 5. Aufl. 2005.
26.33, 26.34: Abbas AK, Lichtman AH: Cellular and Molecular Immunology, Saunders, 5. Aufl. 2005.
27.1, 27.2 Welsch U: Lehrbuch Histologie. Urban & Fischer bei Elsevier, 2. Aufl. 2006.
29.6, 29.16 Deetjen P, Speckmann EJ, Hescheler J: Physiologie. Urban & Fischer bei Elsevier, 4. Aufl. 2006.
29.12b *nach* Müller F, Kaupp UB: Signaltransduktion in Sehzellen. Naturwissenschaften 85, 49–61 (1998).
30.3, 30.4, 30.8a, 30.10, 30.11 Lodish H et al.: Molecular Cell Biology. WH Freeman, 6. Aufl. 2007.
30.8b: Kmita M, Duboule D: Organizing Axes in Time and Space; 25 Years of Colinear Tinkering. Science 301, 331–333 (2003).
30.9: Mori C et al.: Programmed cell death in the interdigital tissue of the fetal mouse limb is apoptosis with DNA fragmentation. Anatomical Record 242, 103–110 (1995).

Tabellen

3.3: *nach* Petsko GA, Ringe D.: Protein Structure and Function. Sinauer Associates, 2004.
3.4: *nach* Wagner FW, Burger AR, Vallee BL: Kinetic properties of human liver alcohol dehydrogenase: oxidation of alcohols by class I isoenzymes. Biochemistry 22, 1857–63 (1983).
3.6: *nach* Fersht A: Structure and Mechanism in Protein Science. Freeman 1999.
3.7, 3.8: *nach* Jungermann K, Möhler H: Biochemie. Springer 1979.
25.3: *nach* Lilleymann J, Hann I, Blanchette V: Pediatric Hematology. Churchill Livingstone, 2. Aufl. 2000.
25.4: *nach* Kleihauer E: Anomale Hämoglobine und Thalassämiesyndrome – Grundlagen und Klinik, Ecomed 1996.

Sachverzeichnis

Hauptfundstellen sind **halbfett** gekennzeichnet; bei Verbindungen finden sich die chemischen Formeln auf den *kursiv* angegebenen Seitenzahlen.

C

Choriongonadotropin, humanes (hCG) **705**, 721

F

G

P

U